Manual de Farmacologia e TERAPÊUTICA de Goodman & Gilman

Equipe de tradução

Augusto Langeloh

Beatriz Araújo do Rosário

Carlos Henrique de Araújo Cosendey

Denise Costa Rodrigues

Maria Elisabete Costa Moreira

Patricia Lydie Voeux

Revisão técnica desta edição

Almir Lourenço da Fonseca

Diretor científico do Dicionário de Especialidades Farmacêuticas (DEF).
Diretor da Divisão de Saúde e responsável técnico da Policlínica José Paranhos Fontenelle, Secretaria Municipal de Saúde (RJ).

M294 Manual de farmacologia e terapêutica de Goodman & Gilman / Organizadores, Randa Hilal-Dandan, Laurence L. Brunton ; [tradução : Augusto Langeloh ... et al. ; revisão técnica: Almir Lourenço da Fonseca]. – 2.ed. – Porto Alegre : AMGH, 2015.
xi, 1204 p. ; 23 cm.

ISBN 978-85-8055-450-2

1. Farmacologia. I. Hilal-Dandan, Randa. II. Brunton, Laurence.

CDU 615(035)

Catalogação na publicação: Poliana Sanchez de Araujo – CRB 10/2094

Manual de Farmacologia e TERAPÊUTICA de Goodman & Gilman

2ª EDIÇÃO

Organizadores

Randa Hilal-Dandan, PhD
Lecturer in Pharmacology
University of California, San Diego
La Jolla, California

Laurence L. Brunton, PhD
Professor of Pharmacology and Medicine
University of California, San Diego
La Jolla, California

Mc Graw Hill Education

artmed

AMGH Editora Ltda.

2015

Obra originalmente publicada sob o título
Goodman & Gilman's manual of pharmacology & therapeutics, 2nd Edition
ISBN 007176917X / 9780071769174

Gerente editorial: *Letícia Bispo de Lima*

Colaboraram nesta edição:

Editor: *Alberto Schwanke*

Editora assistente: *Mirela Favaretto*

Preparação de originais: *Nádia da Luz Lopes*

Leitura final: *Débora Benke de Bittencourt e Nádia da Luz Lopes*

Arte sobre capa original: *Estúdio Castellani*

Editoração: *Estúdio Castellani*

Nota

A farmacologia é uma ciência em constante evolução. À medida que novas pesquisas e a experiência clínica ampliam o nosso conhecimento, são necessárias modificações no tratamento e na farmacoterapia. Os autores desta obra consultaram as fontes consideradas confiáveis, num esforço para oferecer informações completas e, geralmente, de acordo com os padrões aceitos à época da publicação. Entretanto, tendo em vista a possibilidade de falha humana ou de alterações nas ciências médicas, os leitores devem confirmar estas informações com outras fontes. Por exemplo, e em particular, os leitores são aconselhados a conferir a bula de qualquer medicamento que pretendam administrar, para se certificar de que a informação contida neste livro está correta e de que não houve alteração na dose recomendada nem nas contraindicações para o seu uso. Essa recomendação é particularmente importante em relação a medicamentos novos ou raramente usados.

Av. Jerônimo de Ornelas, 670 – Santana
90040-340 – Porto Alegre – RS
Fone: (51) 3027-7000 Fax: (51) 3027-7070

Unidade São Paulo
Av. Embaixador Macedo Soares, 10.735 – Pavilhão 5 – Cond. Espace Center
Vila Anastácio – 05095-035 – São Paulo – SP
Fone: (11) 3665-1100 Fax: (11) 3667-1333

SAC 0800 703-3444 – www.grupoa.com.br

IMPRESSO NO BRASIL
PRINTED IN BRAZIL

In Memoriam

Desmond R.H. Gourley (1922-2012)

Steven E. Mayer (1929-2010)

Prefácio

Este manual é derivado da 12ª edição de *As bases farmacológicas da terapêutica de Goodman & Gilman*, livro que não apenas abrange princípios e mecanismos de ação dos fármacos, mas também apresenta detalhes de uso clínico e pesquisas recentes que fundamentam aplicações terapêuticas e indicam caminhos para novas terapias. Como consequência deste nível de detalhamento, o livro pode conter informações em demasia para algumas necessidades. Com o objetivo de tornar disponível sua essência, condensamos a sua 12ª edição para apresentar os fundamentos mais importantes e omitir as informações detalhadas de pesquisas, as referências, os dados farmacocinéticos do Apêndice II e algumas estruturas de agentes terapêuticos. Este manual está organizado de forma idêntica ao livro que lhe deu origem, utilizando muitas das mesmas figuras e quadros. Além disso, diversas imagens foram aperfeiçoadas e acrescentadas a esta nova edição.

O processo de edição tornou visíveis alguns fatos:

- A invenção de novas classes de fármacos começou a diminuir.
- A terapêutica recém começou a aproveitar as informações do Projeto Genoma Humano.
- O desenvolvimento de resistência aos agentes antimicrobianos, principalmente por seu uso excessivo na medicina e na agricultura, ameaça levar-nos de volta à era pré-antibiótica.

Contudo, temos a capacidade e a engenhosidade para mudar essas situações.

Agradecemos aos autores e organizadores da 12ª edição de *As bases farmacológicas da terapêutica de Goodman & Gilman,* a Saloni Narang, da Thomson Digital, a Christie Naglieri e James Shanahan, da McGraw-Hill, e a extensa lista de pessoas que colaboraram com o livro ao longo das 12 edições. Esta obra é um tributo a Louis Goodman e Alfred Gilman, passados mais de 70 anos da publicação da 1ª edição.

Randa Hilal-Dandan
Laurence Brunton

Sumário

SEÇÃO IV

Inflamação, imunomodulação e hematopoiese 561

SEÇÃO V

Hormônios e seus antagonistas 669

SEÇÃO VI

Fármacos que afetam a função gastrintestinal 789

SEÇÃO VII

Quimioterapia das doenças microbianas 829

SEÇÃO VIII

Quimioterapia das doenças neoplásicas 1015

SEÇÃO IX

Seção I
Princípios gerais

Capítulo 1 A invenção de fármacos e a indústria farmacêutica

A primeira edição do *Goodman & Gilman* ajudou a organizar o campo da farmacologia dando-lhe validade intelectual e identidade acadêmica. Aquela edição iniciava com "O objeto da farmacologia é amplo e compreende o conhecimento de: origem, propriedades físicas e químicas, composição, ações fisiológicas, absorção, destino, excreção e usos terapêuticos dos fármacos. O *fármaco* pode ser definido, grosseiramente, como qualquer substância química que afeta o protoplasma vivo, sendo poucas as substâncias excluídas por esta definição". Esta seção de Princípios Gerais disponibiliza subsídios para estas definições explorando os processos de invenção dos fármacos seguido das propriedades básicas das interações entre fármacos e sistemas biológicos: *farmacodinâmica, farmacocinética* (incluindo transporte e biotransformação) *e farmacogenética*. A seção subsequente trata do uso dos fármacos como agentes terapêuticos em humanos.

Intencionalmente empregamos o termo *invenção* para descrever os processos pelos quais um novo fármaco é identificado e introduzido na prática médica, em vez do termo *descoberta*, mais tradicional. O termo *invenção* enfatiza o processo pelo qual os fármacos são *esculpidos* e introduzidos com base em experimentação e otimização de várias propriedades independentes. Há pouca casualidade.

DAS ANTIGAS EXPERIÊNCIAS COM PLANTAS À QUÍMICA MODERNA

A fascinação, e, às vezes, a paixão, do homem pelas substâncias químicas que alteram funções biológicas (ou seja, os fármacos) é antiga e resulta da sua longa experimentação e dependência das plantas. Várias plantas produzem compostos nocivos com objetivo de se defender, e que os animais aprenderam a evitar e o homem a explorar.

Vários exemplos foram descritos nas edições anteriores deste texto: a apreciação do café (cafeína) pelo prior de um convento árabe que observou o comportamento saltitante e brincalhão de cabras por toda a noite após ingerir os grãos do cafeeiro, o uso de cogumelos ou da dormideira (que contém os alcaloides da beladona atropina e escopolamina) pelos envenenadores profissionais, o uso da beladona ("bela mulher") para dilatar as pupilas, o uso da erva chinesa *ma huang* (que contém efedrina) como estimulante circulatório, o curare usados pelos índios sul-americanos para paralisar e matar animais caçados para sua alimentação, e a papoula (ópio) contendo morfina (denominação oriunda do grego, Morfeu, o deus dos sonhos) para alívio da dor e controle de disenterias. A morfina obviamente também tem propriedades viciantes, mimetizada de certa forma por outros produtos naturais problemáticos ("recreativos") como nicotina, cocaína e etanol.

Ainda que vários organismos terrestres e marinhos continuem sendo fontes valiosas de compostos de ocorrência natural, a invenção de fármacos por síntese passou a ser uma opção melhor com o desenvolvimento da química orgânica sintética que floresceu nos últimos 150 anos começando na indústria de tintas. Tintas, por definição, são compostos corados com afinidade seletiva pelos tecidos biológicos. Estudos destas interações levaram Paul Ehrlich a postular a existência de receptores químicos nos tecidos que interagem com um corante e o "fixam". De modo similar, Ehrlich propôs que receptores exclusivos, em microrganismos ou parasitas podiam reagir especificamente com certas substâncias e que esta seletividade pouparia os tecidos normais. O trabalho de Ehrlich culminou com a invenção da arsfenamina em 1907, patenteada como "salvarsan", sugestivo da esperança que a química seria a salvação da humanidade. Este e outros compostos contendo arsênico foram inestimáveis na quimioterapia da sífilis até a descoberta da penicilina. Por meio do trabalho de Gerhard Domagk, outro corante, o prontosil (a primeira sulfonamida útil clinicamente) revelou-se especialmente eficaz no tratamento de infecções estreptocócicas. Nascia a era da quimioterapia antimicrobiana, e a fascinação com corantes disseminou-se por todo e quase infinito espectro dos compostos orgânicos. A colaboração da farmacologia com a química, por um lado, e com a clínica médica, por outro, tornou-se a principal fonte de tratamento eficaz das doenças, em particular a partir da metade do século XX.

MOLÉCULAS PEQUENAS SÃO A TRADIÇÃO

Com exceção de alguns poucos hormônios de ocorrência natural, como a insulina, a maioria dos fármacos era de moléculas orgânicas pequenas (tipicamente < 500 Da) até que o desenvolvimento da tecnologia do DNA recombinante permitiu a síntese de proteínas de vários organismos (bactérias, leveduras) e de células de mamíferos. A abordagem usual para invenção de um fármaco de molécula pequena era passar em revista uma coleção de substâncias ("biblioteca") à procura de compostos com as características desejadas. Uma alternativa era sintetizar e focar em substâncias intimamente relacionadas com alguma substância conhecida como participante de reação biológica de interesse (p. ex., os congêneres de um substrato específico de enzima escolhidos como possíveis inibidores da reação enzimática), uma estratégia particularmente importante na descoberta de fármacos anticâncer.

Enquanto no passado a descoberta de fármacos resultava de observações acidentais do efeito de extratos de plantas ou substâncias individuais administradas a animais ou ingeridas pelo homem, a abordagem atual se apóia no escrutínio altamente focalizado de bibliotecas contendo centenas de milhares ou mesmo milhões de compostos capazes de interagir com um alvo molecular específico ou de produzir uma determinada resposta biológica. De maneira ideal, as moléculas procuradas são de origem humana, obtidas por transcrição e translação de genes humanos clonados. Portanto, o fármaco potencial identificado neste escrutínio ('acerto') reage com a proteína humana e não somente com as similares (ortólogas) obtidas de camundongos ou outras espécies.

Entre as variáveis consideradas em um escrutínio está a "farmacoabilidade"* do alvo e o rigor do escrutínio em termos da concentração do composto que está sendo testado. O neologismo "farmacoabilidade" se refere à facilidade com a qual a função do alvo pode ser alterada no modo desejado por uma molécula orgânica pequena. Se o alvo proteico tem locais de ligação bem definidos para uma molécula pequena (p. ex., um local catalítico ou alostérico), as possibilidades de sucesso são excelentes. Se o objetivo é usar uma molécula pequena para mimetizar ou impedir a interação entre duas proteínas, o desafio é muito maior.

DO SUCESSO AO FRACASSO

Raramente um sucesso inicial no escrutínio resulta em fármaco comerciável. Os acertos iniciais com frequência têm afinidade modesta pelo alvo, carecem da desejada especificidade e das propriedades farmacológicas desejadas. Químicos qualificados sintetizam derivados da molécula promissora definindo assim a relação entre a estrutura química e a atividade biológica e otimizando variáveis como a afinidade pelo alvo, a atividade agonista/antagonista, a permeabilidade por meio de membranas celulares, a absorção e distribuição no organismo, a biotransformação do fármaco e os efeitos adversos.

Enquanto esta abordagem era, no passado, realizada largamente por instinto e ensaio e erro, o moderno desenvolvimento dos fármacos frequentemente usa a vantagem da determinação da estrutura de alta resolução do possível fármaco ligado ao seu alvo. A cristalografia de raios X oferece informações estruturais pormenorizadas se a proteína alvo pode ser cristalizada com o fármaco principal ligado a ela. Usando técnicas de modelagem molecular e química computacional, a estrutura municia o químico com informações sobre as substituições que provavelmente melhoram o ajuste do fármaco com seu alvo e, assim, aumentam sua afinidade. Estudos de ressonância magnética nuclear (RMN) do complexo fármacorreceptor podem acrescentar informações úteis também com a vantagem de não necessitar a cristalização do complexo.

A grande vantagem desta abordagem na invenção de fármacos é que o sucesso pode ser alcançado inteiramente por meio de computação. Imagine uma base de dados contendo informações químicas pormenorizadas sobre milhões de substâncias e um outro banco de dados contendo informações estruturais detalhadas sobre todas as proteínas humanas. A abordagem computacional é passar todas as substâncias químicas sobre a proteína de interesse para encontrar quais as que apresentam interações de alta afinidade. O sonho é ainda mais ousado se adquirirmos a capacidade de escrutinar as substâncias que se ligam ao alvo de interesse com todas as proteínas humanas, para descartar os compostos que apresentam reações indesejadas. Por fim, também queremos prever as consequências estruturais e funcionais de um fármaco que se liga ao alvo (um desafio enorme), bem como as propriedades farmacocinéticas relevantes da molécula de interesse. Sem dúvida, a abordagem computacional tem sugerido novos usos para fármacos antigos e oferecido explicações para os fracassos recentes de fármacos nos últimos estágios do desenvolvimento clínico (p. ex., torcetrapibe, ver adiante).

MOLÉCULAS GRANDES TORNAM-SE MAIS IMPORTANTES

Fármacos proteicos eram incomuns antes do advento da tecnologia do DNA recombinante. A insulina foi introduzida na medicina clínica para o tratamento da diabetes após os experimentos de Banting e Best em 1921. As insulinas purificadas a partir de pâncreas suíno ou bovino são ativas no homem,

---

*N. de R.T. Os autores criaram um neologismo, "*drugability*". Para manter o espírito do capítulo, optamos por traduzir como "farmacoabilidade".

embora anticorpos contra proteínas estranhas sejam ocasionalmente problemáticos. O hormônio do crescimento, usado contra o nanismo hipofisário, é um caso de especificidade de espécie mais rigoroso: só o hormônio humano pode ser usado após purificação de hipófises coletadas em necropsias e este emprego tem seus perigos. Alguns pacientes que receberam o hormônio humano desenvolveram a doença de Creutzfeldt-Jakob (o equivalente humano do mal da vaca louca), uma doença neurológica degenerativa fatal causada por proteínas príons que contaminam a preparação do fármaco. Graças à clonagem genética e a capacidade de produzir grandes quantidades de proteínas expressando o gene clonado em bactérias ou células eucarióticas, as proteínas terapêuticas atualmente utilizam preparações altamente purificadas de proteínas humanas (ou humanizadas). Proteínas raras podem ser produzidas em quantidade e as reações imunológicas são minimizadas. Outros tipos de macromoléculas também podem ser usados em terapêutica. Por exemplo, oligonucleotídeos antissenso são usados para bloquear a transcrição ou translação, como são os pequenos RNAs interferidores (siRNAs).

Proteínas utilizadas terapeuticamente incluem hormônios, fatores de crescimento (p. ex., eritropoietina, fator estimulante de colônias de granulócitos), citocinas,e numerosos anticorpos monoclonais empregados no tratamento do câncer e doenças autoimunes. Os anticorpos monoclonais murinos podem ser "humanizados" (pela substituição da sequência de aminoácidos de camundongos pela de humanos). Alternativamente, os camundongos têm sido "redesenhados" substituindo seus genes críticos por equivalentes humanos de modo que eles produzem anticorpos completamente humanos. A terapêutica proteica é administrada por via parenteral e seus receptores ou alvos devem ser acessíveis extracelularmente.

ALVOS DA AÇÃO DOS FÁRMACOS

Os primeiros fármacos resultaram da observação dos efeitos de plantas após sua ingestão por animais, sem conhecer seu mecanismo ou local de ação. Embora esta abordagem continue útil (p. ex., no rastreio da capacidade de produtos naturais matarem microrganismos ou células malignas), a invenção de fármacos atual usa em geral abordagem inversa — parte da hipótese de que certa proteína ou via tem um papel crítico na patogenesia de certa doença e que alterando a atividade desta proteína ela por consequência será eficaz contra a doença. Surgem questões cruciais:

- Pode-se encontrar um fármaco que tem o efeito desejado contra seu alvo?
- A modulação da proteína-alvo afeta a evolução da doença?
- Este projeto faz sentido economicamente?

Os esforços investidos para encontrar o fármaco desejado são determinados pela confiança na resposta às duas últimas questões.

O ALVO É SUSCETÍVEL A FÁRMACOS?

A suscetibilidade de um alvo a uma molécula orgânica de baixa massa molecular depende da presença de locais de ligação que possam ser alcançados com considerável afinidade e seletividade pelo fármaco.

Se o alvo é uma enzima ou um receptor para um ligante pequeno, é-se encorajado a prosseguir. Se o alvo está relacionado com outra proteína a qual apresenta, por exemplo, um local de ligação de um ligante regulador, tem-se esperança. Entretanto, se os ligantes conhecidos são peptídeos ou proteínas com extensos conjuntos de contatos com seu receptor, o desafio é muito maior. Se o objetivo é interromper interações entre duas proteínas, pode ser necessário encontrar o "ponto-chave" que é crucial para as interações proteína-proteína e esta região pode não ser descoberta. O acesso do fármaco ao seu alvo é crítico também. Alvos extracelulares são intrinsecamente mais fáceis de alcançar e, em geral, somente alvos extracelulares são acessíveis a fármacos macromoleculares.

O ALVO FOI VALIDADO?

Obviamente esta questão é crítica. Uma resposta negativa, com frequência só obtida retrospectivamente, é a causa comum do fracasso na invenção de fármacos.

Os sistemas biológicos com frequência têm elementos redundantes e podem alterar a expressão de elementos regulados por fármacos compensando seu efeito. Em geral, quanto mais importante a função, maior a complexidade do sistema. Por exemplo, vários mecanismos controlam a alimentação e o apetite e fármacos para controlar a obesidade são notoriamente difíceis de encontrar. A descoberta do hormônio leptina que suprime o apetite foi baseada em mutações que causam a perda de leptina e/ou seu receptor, no camundongo; qualquer tipo de mutação resulta em grande obesidade tanto no camundongo quanto em humanos. A leptina pareceu, assim, uma maravilhosa oportunidade de tratar a obesidade. Contudo, indivíduos obesos têm elevadas concentrações de leptina circulante e parecem insensíveis a sua ação.

As técnicas modernas de biologia molecular oferecem poderosas ferramentas para validar alvos potenciais de fármacos até ao ponto dos sistemas de modelos biológicos assemelharem-se a biologia humana. Os genes podem ser inseridos, interrompidos e alterados em camundongos. Pode-se assim criar modelos de doença em animais ou mimetizar os efeitos de interrupção ou ativação de longa duração em um determinado processo biológico. Se, por exemplo, a interrupção de um gene que codifica uma enzima ou receptor específicos tem efeitos benéficos em um modelo murino válido de doença humana, pode-se pressupor que o alvo potencial do fármaco tenha sido validado. As mutações em humanos também podem fornecer informações extraordinariamente valiosas. Por exemplo, mutação com perda de função no gene *PCSK9* (que codifica proproteína subtilisina/hexina convertase do tipo 9) diminui acentuadamente o LDL colesterol no plasma e reduz o risco de infarto do miocárdio. Com base nestes achados, várias indústrias farmacêuticas procuram ativamente inibidores da função *PCSK9*.

ESTE ESFORÇO PARA INVENÇÃO DE FÁRMACOS É VIÁVEL ECONOMICAMENTE?

A invenção de fármacos e seu desenvolvimento são extraordinariamente dispendiosos e a realidade econômica influencia a direção da pesquisa farmacêutica.

Por exemplo, as companhias mantidas por investidores em geral não gastam no desenvolvimento de produtos para doenças raras ou para doenças que só são comuns em regiões do mundo subdesenvolvidas economicamente. Os recursos para investir em fármacos que atuem contra doenças raras ou doenças que afetam primariamente países em desenvolvimento (especialmente doenças parasitárias) geralmente se originam dos pagadores de impostos ou de um filantropo muito rico.

PESQUISA PRÉ-CLÍNICA ADICIONAL

Seguindo a via recém-descrita pode-se obter uma molécula potencial que interage com um alvo validado e altera sua função da forma desejada. Agora é preciso considerar todos os aspectos da molécula em questão — sua afinidade e seletividade para interagir com o alvo, suas propriedades farmacocinéticas (absorção, distribuição, biotransformação e excreção), questões como a síntese em larga escala ou a purificação, suas propriedades farmacêuticas (estabilidade, solubilidade, questões de formulação) e sua segurança. Pode-se tentar corrigir, na medida do possível, alguma deficiência óbvia modificando a própria molécula ou alterando a forma como a molécula é apresentada para uso.

Antes de serem administrados em humanos, os fármacos potenciais são testados quanto a toxicidade geral monitorando as atividades de vários sistemas em duas espécies de animais por um extenso período de tempo. Os compostos também são avaliados quanto à carcinogenicidade, genotoxicidade e toxicidade reprodutiva. Para muitos destes testes são usados animais. Em geral são usados um roedor (em geral camundongo) e um não roedor (em geral coelhos). Quando possível são usados testes *in vitro* e *ex vivo*, ambos para poupar animais e minimizar custos. Se for observado algum efeito indesejado, a questão óbvia é se é devido ao seu mecanismo (i.e., causado por interação do fármaco com o seu alvo intencional) ou devido a efeito fora do alvo. No caso deste último, resta a esperança de minimizar o efeito otimizando ainda mais a molécula.

Nos EUA, antes que o candidato a fármaco possa ser administrado às pessoas em triagem clínica, o responsável deve preencher um formulário IND* (*Investigation New Drug*) que é um requerimento ao Food and Drug Administration (FDA; ver a próxima seção) para obter permissão de administrar o fármaco a testes em humanos. O formulário IND descreve as evidências preliminares e racionais para a eficácia em sistemas experimentais, bem como a farmacologia, toxicologia, química, fabricação e assim por diante. Também deve descrever o planejamento da pesquisa de fármacos em humanos. O FDA tem 30 dias para analisar o requerimento, neste tempo a agência deve reprovar, solicitar mais informações ou permitir os testes clínicos iniciais.

ENSAIOS CLÍNICOS

O PAPEL DO FDA

O FDA é a agência reguladora do U.S. Department of Health and Human Services.

O FDA é responsável por proteger a saúde pública assegurando a segurança, eficácia e garantia dos fármacos humanos e veterinários, produtos biológicos, aparelhos médicos, suprimento de alimentos para o país, cosméticos e produtos que emitem radiação. O FDA também é responsável pelo progresso da saúde pública ajudando a acelerar as inovações que tornam os medicamentos e alimentos mais eficazes, seguros e acessíveis e ajudar o público a obter informações precisas e baseadas na ciência, necessárias para usar os medicamentos e alimentos na melhoria de sua saúde Uma das responsabilidades primárias da agência é proteger o público de medicações prejudiciais. A emenda Harris-Kefauver a Food, Drug and Cosmetic Act em 1962 estabeleceu a exigência de provas de eficácia bem como documentação relativa à segurança em termos de relação risco-benefício para a entidade nosológica a ser tratada (quanto mais grave a doença, maior o risco aceito).

Entretanto, o FDA se confronta com um enorme desafio, especialmente em vista da ampla crença que sua missão possivelmente não pode ser realizada com os recursos disponíveis. Além disso, os danos por fármacos que causam efeitos adversos não previstos, não são o único risco de um sistema imperfeito, mas também ocorrem prejuízos quando o processo de aprovação atrasa a introdução de um novo fármaco com importantes efeitos benéficos.

---

* N. de R.T. Sigla em inglês para fármaco novo em investigação.

A CONDUÇÃO DE ENSAIOS CLÍNICOS

Os ensaios clínicos (considerando fármacos) são investigações em humanos, com objetivo de obter informações sobre as propriedades farmacocinéticas e farmacodinâmicas de um potencial fármaco. Para um fármaco ser aprovado para comercialização nos EUA, deve ser comprovada sua eficácia e ser estabelecida uma margem de segurança adequada.

O National Institutes of Health destaca sete exigências éticas que devem ser atendidas antes de iniciar o ensaio clínico e compreendem: valor social, validade científica, seleção justa e objetiva dos indivíduos, consentimento informado, relação risco-benefício favorável, aprovação e supervisão de um comitê revisor independente (IRB) e respeito aos participantes.

Tipicamente, os ensaios clínicos regulamentados pelo FDA são conduzidos em quatro fases. As três primeiras são projetadas para estabelecer segurança e eficácia, enquanto a fase IV, ensaios pós-comercialização, delineiam informações adicionais com relação a novas indicações, riscos, doses e esquemas de administração ideais. O Quadro 1-1 e a Figura 1-1 resumem os aspectos importantes de cada fase do ensaio clínico, especialmente a evolução de cada estágio sucessivo pelo relativamente longo e dispendioso processo. Quando os ensaios iniciais da fase III estão completos, o patrocinador (em geral uma companhia farmacêutica) requer do FDA a aprovação para comercializar o fármaco; este requerimento é denominado NDA (*New Drug Application,* requerimento de novo fármaco) ou BLA (*Biologics Licence Application,* requerimento de licença biológica). O requerimento é acompanhado de relatório técnico (RT) que contém informações abrangentes incluindo registro de casos individuais de centenas ou milhares de indivíduos que receberam o medicamento durante a fase de testes III. O RT é revisado por equipe de especialistas e o FDA pode convocar ajuda de especialistas externos nos casos complexos, em simpósios.

Sob as disposições do Prescription Drug User Fee Act (PDUFA; Ato da taxa de usuário de fármacos sujeitos a prescrição, instituído inicialmente em 1992 e renovado em 2007), as companhias farmacêuticas subsidiam uma significativa porção do orçamento do FDA por meio de taxas de usuários, um esforço legislativo para acelerar o processo de revisão de aprovação de fármacos. O PDUFA também ampliou o programa do FDA na segurança de fármacos e aumentou os recursos para revisar as propagandas de fármacos na televisão. O prazo de 1 ano para a apreciação é considerado padrão. A meta são 6 meses se o fármaco candidato tem o *status* de prioridade por sua importância em preencher uma necessidade não atendida. Infelizmente estes alvos não são alcançados sempre.

Antes de o fármaco ser aprovado para comercialização, o fabricante e o FDA devem concordar sobre o conteúdo da bula — as informações oficiais de prescrição. A bula descreve as indicações aprovadas para uso do fármaco e as informações farmacológicas e clínicas, incluindo dosagem, reações adversas, advertências e precauções especiais

Quadro 1-1

Características típicas das várias fases dos ensaios clínicos necessários para a comercialização de novos fármacos

FASE I Primeiro em humanos	**FASE II** Primeiro em pacientes	**FASE III** Ensaio multicêntrico	**FASE IV** Vigilância pós-comercialização
10-100 participantes	50-500 participantes	Poucas centenas a poucos milhares de participantes	Vários milhares de participantes
Em geral, voluntários saudáveis; ocasionalmente pacientes com doença rara ou avançada	Pacientes que recebem o fármaco experimental	Pacientes que recebem o fármaco experimental	Pacientes em tratamento com o fármaco aprovado
Rótulo aberto	Randomizado e controlado (pode ser controlado por placebo), pode ser cego	Randomizado e controlado (pode ser controlado por placebo) ou não controlado, pode ser cego	Rótulo aberto
Segurança e tolerabilidade	Eficácia e faixa de doses	Confirmação da eficácia em população ampliada	Eventos adversos, aderência, interações medicamentosas
De meses até 1 ano	1-2 anos	3-5 anos	Sem duração fixa
US$ 10 milhões	US$ 20 milhões	US$ 50-100 milhões	—
Taxa de êxito: 50%	Taxa de êxito: 30%	Taxa de êxito: 25-50%	—

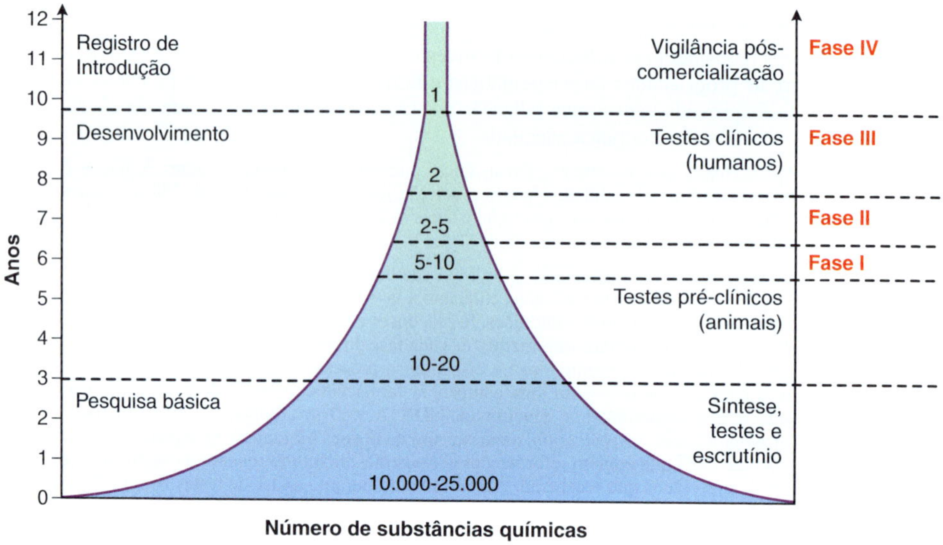

Figura 1-1 *Fases, linhas de tempo e atritos que caracterizam a invenção de novos fármacos.* Ver também o Quadro 1-1.

(algumas vezes inseridas em tarja preta). O material promocional usado pela companhia farmacêutica não pode se desviar das informações contidas na bula. É importante que o médico não fique preso aos dizeres da bula; o médico, nos EUA, *pode* legalmente prescrever o fármaco para qualquer propósito que considere razoável. Entretanto, terceiros envolvidos (companhias de seguro, planos de saúde etc.) em geral não indenizam o paciente dos custos de fármacos usados para indicações não explicitadas na bula a menos que o novo uso seja fundamentado por um ou vários compêndios como a Farmacopeia dos EUA. Além disso, o médico fica vulnerável a litígios decorrentes de efeitos adversos resultantes do uso não aprovado do fármaco.

DETERMINAÇÃO DA SEGURANÇA E EFICÁCIA

Para demonstrar eficácia para o FDA é necessário realizar 'investigações adequadas e bem controladas', em geral interpretadas como dois ensaios clínicos replicados que em geral, mas nem sempre, são randomizados, duplo-cegos e controlados por placebo.

O placebo é o controle adequado? A *Declaração de Helsinki* do World Medical Association (2000) desencoraja o uso de controles placebo quando existe um tratamento alternativo para comparação. O que deve ser mensurado no ensaio? Em um ensaio simples, parâmetros facilmente quantificáveis (um objetivo secundário ou substituto), mas aceito como preditivo de resultado clínico relevante, é mensurado em grupos correspondentes tratados com fármaco ou placebo. Exemplos de objetivos substitutos incluem colesterol LDL como indicador de infarto do miocárdio, densidade mineral óssea como indicador de fraturas ou hemoglobina A_{1C} como indicador de complicações do diabetes melito. Ensaios mais rigorosos exigem a demonstração da redução de incidência de infarto do miocárdio em pacientes que fazem uso do fármaco candidato em comparação com os tratados com um inibidor de HMG-CoA redutase (estatina) ou outro fármaco que reduz o colesterol LDL ou a redução da incidência de fraturas em comparação com os pacientes que recebem bifosfonato. O uso de resultados substitutos reduz significativamente os custos e o tempo necessário para completar os ensaios, mas há vários fatores limitantes, incluindo o significado do objetivo secundário para a doença ou a condição que o fármaco candidato deverá tratar.

Algumas das dificuldades são bem ilustradas com as experiências recentes com ezetimiba, um fármaco que inibe a absorção do colesterol do trato gastrintestinal (TGI) e reduz a concentração de colesterol LDL no plasma, especialmente quando usado em associação com uma estatina. A redução do colesterol LDL foi aceita como um objetivo substituto apropriado para a eficácia da ezetimiba em reduzir infartos do miocárdio e derrames. Surpreendentemente o ensaio ENHANCE demonstrou que a associação de ezetimiba e uma estatina não reduziram a espessura íntima-média das artérias carótidas (a mensuração mais direta do acúmulo de colesterol subendotelial) comparado com a estatina isolada, apesar de a associação reduzir substancialmente mais as concentrações de colesterol LDL do que cada fármaco isolado. Os críticos do ensaio ENHANCE argumentam que os pacientes do estudo tinham hipercolesterolemia familiar, foram tratados com estatinas durante anos e não apresentaram espessamento da artéria carótida no início do estudo. A ezetimiba deveria ter sido aprovada? Devemos voltar a mensurar o objetivo clínico final (p. ex., infartos do miocárdio) antes da aprovação de fármacos que diminuem o colesterol por um novo mecanismo? Os custos envolvidos nestas triagens extensas e dispendiosas devem ser assumidos por alguém (os custos são discutidos adiante neste capítulo). Tal estudo (denominado IMPROVE-IT) está em andamento.

O fármaco torcetrapibe constitui um exemplo relacionado na mesma área terapêutica. O torcetrapibe aumenta o colesterol HDL (o "bom colesterol"), e níveis elevados de colesterol HDL estão associados estatisticamente com menor incidência de infartos do miocárdio (constitui um objetivo substituto). Surpreendentemente a administração clínica de torcetrapibe causou um *aumento* significativo na mortalidade de eventos cardiovasculares, encerrando seu desenvolvimento de 15 anos e US$ 800 milhões. Neste caso foi um erro aprovar o medicamento baseado neste objetivo secundário.

Nenhum fármaco é totalmente seguro; todos os fármacos produzem efeitos indesejados em pelos menos uma pessoa em alguma dosagem. Vários efeitos indesejados e graves de fármacos ocorrem tão raramente, talvez só um em vários milhares de pacientes, que eles não são detectados em população relativamente pequena (poucos milhares) na fase III do ensaio clínico-padrão (Quadro 1-1).

Para detectar e verificar que tais eventos são de fato relacionados ao fármaco seria necessário administrá-lo a dezenas ou centenas de milhares de pessoas durante o ensaio clínico, acrescentando tempo e custos enormes ao desenvolvimento do fármaco e retardando o acesso a tratamentos potencialmente benéficos. Em geral o verdadeiro espectro e a incidência de efeitos indesejados se tornam conhecidos somente após o fármaco ser liberado ao comércio amplo e usado por um grande número de pessoas (fase IV, vigilância pós-comercialização). Os custos de desenvolvimento de fármacos e os preços dos fármacos podem ser reduzidos substancialmente se o público estiver disposto a aceitar maior risco. Isto requer mudar o que pensamos acerca das responsabilidades das companhias farmacêuticas por danos devidos a um efeito adverso do fármaco que não foi detectado em ensaios clínicos aceitos como adequados pelo FDA.

Embora o conceito seja óbvio, muitos perdem de vista o fato que efeitos adversos extremamente graves de um fármaco, incluindo morte, podem ser considerados aceitáveis se o efeito terapêutico é suficientemente único e valioso. Tais dilemas não são simples e podem tornar-se temas para grandes debates.

Existem várias estratégias para detectar efeitos adversos após a comercialização de um medicamento. Abordagens formais para estimar a magnitude de um efeito adverso incluem o acompanhamento ou estudo *coorte* de pacientes que estão recebendo um fármaco particular; o estudo 'caso-controle', onde a frequência do uso do fármaco em casos de respostas adversas é comparado com controles; e meta análises de estudos pré e pós-comercialização. Também precisam ser usadas abordagens adicionais. Relatos espontâneos de reações adversas se mostram como uma via eficaz para gerar sinais precoces de efeitos adversos causados por fármacos. Recentemente foi feito grande esforço para melhorar o sistema de notificação nos EUA, denominado *Medwatch* (ver Apêndice 1). A origem primária de notificações são os médicos responsáveis e atentos; outras fontes úteis são enfermeiros, farmacêuticos e estudantes destas matérias. Além destes, comitês terapêuticos e farmacêuticos e comitês de controle de qualidade do hospital tem a atribuição, frequentemente, de monitorar as reações adversas em pacientes hospitalizados. Nos EUA, o formulário simples para notificação pode ser obtido 24 h por dia, nos 7 dias da semana, telefonando para 800-FDA-1088; como alternativa as reações adversas podem ser notificadas diretamente usando a rede de computadores (*www.fda.gov/medwatch*). Os profissionais da saúde também podem contatar a indústria farmacêutica a qual é obrigada legalmente a preencher os formulários para o FDA.

CONSIDERAÇÕES DE POLÍTICAS PÚBLICAS E CRÍTICAS DA INDÚSTRIA FARMACÊUTICA

Não há dúvida que os fármacos podem salvar, prolongar e melhorar a vida da população. Entretanto, em uma economia de mercado livre, o acesso a fármacos não é equitativo. Não é surpresa que exista uma tensão substancial entre os que querem tratar dos medicamentos como direitos e os que veem os medicamentos como produtos de alta tecnologia da sociedade capitalista. Os simpatizantes ao direito argumentam que o direito constitucional a vida deve assegurar acesso aos medicamentos e outros serviços de saúde, e são críticos às companhias farmacêuticas e outros que têm lucro ao fabricar e comerciar medicamentos. Os simpatizantes ao livre comércio destacam que sem lucros será difícil gerar os recursos e a inovação necessária para o desenvolvimento de novos fármacos. Devido ao interesse do público na indústria farmacêutica o desenvolvimento de fármacos e medicamentos é simultaneamente um processo científico e político no qual as posições podem mudar rapidamente. Há pouco mais de uma década a Merck foi eleita pela revista *Fortune* a companhia americana mais admirada, posto em que ficou sete anos sucessivamente, um recorde que ainda permanece. Em um levantamento feito em 2011, a companhia farmacêutica se colocou entre as dez companhias mais admiradas nos EUA.

Os críticos da indústria farmacêutica em geral se posicionam a partir do ponto de vista que as pessoas (e os animais) devem ser protegidos das gananciosas e inescrupulosas companhias e dos cientistas. Na ausência de empresa governamental de desenvolvimento de fármacos, o modelo atual depende predominantemente de companhias farmacêuticas de propriedade de investidores, assim como outras, que têm como motivação o lucro e a obrigação com seus acionistas. Os preços dos medicamentos prescritos causam grande consternação entre os consumidores, especialmente quando vários planos de saúde procuram controlar custos decidindo não cobrir certos medicamentos de marca. Além disso, alguns medicamentos (especialmente contra o câncer) foram introduzidos em anos recentes com preços que excedem em muito os custos de desenvolvimento, fabricação e divulgação do produto. Vários destes produtos foram descobertos em laboratórios do governo ou em universidades que recebem verbas federais. Os EUA é o único país desenvolvido que não controla os preços dos medicamentos e onde o preço não tem nenhum papel no processo de aprovação. Vários fármacos nos EUA custam muito mais do que em outros países. O resultado é que os consumidores dos EUA subsidiam os custos para o "resto do mundo", o que os irrita.

O desenvolvimento de fármacos é um processo longo, dispendioso e altamente arriscado (Figura 1-1 e Quadro 1-1). Em consequência os fármacos precisam ter preços que recuperem os custos substanciais de invenção e desenvolvimento e para subsidiar a propaganda necessária para introduzir os novos produtos para médicos e pacientes. No entanto, enquanto as despesas com cuidados de saúde nos EUA continuam aumentando em ritmo alarmante, os fármacos prescritos participam só com 10% das despesas totais e uma fração significativa deste custo é com medicamentos genéricos, de baixo custo. Embora o aumento nos preços seja significativo em certas classes (p. ex. medicamentos anticâncer), o preço total dos medicamentos prescritos cresce em um ritmo menor do que os outros custos com a saúde. Mesmo reduções drásticas no preço dos medicamentos, o que limitaria acentuadamente o desenvolvimento de novos fármacos e medicamentos, não reduziriam as despesas totais com cuidados de saúde mais do que um percentual mínimo.

A margem de lucro nas principais indústrias farmacêuticas é excessiva? Não há uma resposta objetiva para esta questão. Respostas pragmáticas vêm das estatísticas de mercado e da sobrevivência das companhias. Os custos para trazer produtos até o mercado são enormes, a taxa de sucesso é baixa (respondendo por alta parcela do custo), a proteção efetiva da patente é de cerca de uma década apenas (ver Propriedade Intelectual e Patente, adiante neste capítulo) exigindo que cada companhia se reinvente a cada ciclo de 10 anos; as regulamentações são rígidas; a responsabilidade do produto aprovado, após alcançar o mercado, é enorme; a competição é feroz; o número de companhias farmacêuticas no mundo está diminuindo com as fusões e aquisições.

QUEM PAGA?

Os custos dos medicamentos prescritos onera aos consumidores (seu próprio bolso), as seguradoras privadas e os programas de seguro públicos tais como Medicare, Medicaid e o State Children's Health Insurance Program (SCHIP). Iniciativas recentes dos principais varejistas e de farmácias que vendem pela internet estimuladas pelas seguradoras privadas incentivam a aquisição de fármacos genéricos, ajudando a diminuir a parcela das despesas domésticas com medicamentos; contudo, mais de um terço dos custos totais de varejo nos EUA são pagos com recursos públicos, os dólares de impostos.

Os custos dos cuidados com a saúde nos EUA são mais caros do que em qualquer outro lugar, mas não são, em média, demonstravelmente melhores que em qualquer outro lugar. Quarenta e cinco milhões de estadunidenses não são segurados e procuram cuidados médicos de rotina nas emergências de hospitais. A solução para estes problemas reais deve reconhecer a necessidade de vias eficazes para incentivar a inovação e permitir, reconhecer e remunerar cuidados médicos compassivos.

PROPRIEDADE INTELECTUAL E PATENTES

A descoberta de fármacos resulta em propriedade intelectual passível de proteção por patente, proteção essa que é importante para a inovação. O sistema de proteção de patente nos EUA assegura cobertura à propriedade por apenas 20 anos a partir da data da petição. Durante esse período, o dono da patente tem direitos exclusivos para anunciar e comercializar o fármaco. Quando a patente expira aparecem produtos equivalentes (*genéricos*) no mercado; os medicamentos genéricos devem ser terapeuticamente equivalentes ao original, devem conter a mesma quantidade do fármaco ativo e alcançar as mesmas concentrações no sangue quando administrado pela mesma via. Os genéricos são comercializados com preços bem mais baixos que o fármaco original e sem os enormes custos de desenvolvimento gastos pelo titular original da patente.

O longo tempo necessário para o desenvolvimento do fármaco, em geral mais de 10 anos (Figura 1-1) reduz o tempo durante o qual a proteção pela patente funciona como desejada. Apesar de o Ato de 1984 "Termo de restauração de patente e competição de preços de medicamentos" (Ato Hatch-Waxman) permitir que o titular requeira a extensão da patente para compensar atrasos na comercialização devido ao processo de aprovação pelo FDA, apesar disso a média do tempo de proteção pela patente de um novo fármaco introduzido no mercado é somente cerca de 10-12 anos. Alguns argumentam que a proteção por patente deve ser reduzida, com esperança de que a competição mais precoce dos genéricos reduza os custos com a saúde. O contra-argumento é que os novos fármacos terão preços ainda maiores para assegurar a compensação adequada durante o tempo de proteção reduzido. Se isso for verdade, o prolongamento da proteção deveria reduzir os preços. Lembre-se que a proteção patentária tem pouco valor se um produto superior e competitivo é inventado e introduzido no mercado.

O Ato Bayh-Dole (35USC200) de 1980 criou grandes incentivos para cientistas em centros médicos acadêmicos desenvolverem um espírito empreendedor na invenção de fármacos. O Ato transferiu os direitos de propriedade intelectual aos próprios pesquisadores e às suas respectivas instituições, com o objetivo de estimular tipos de parcerias com a indústria que resultassem na introdução de novos produtos no mercado para benefício público. Este estímulo à pesquisa em colaboração público-privada deu origem a preocupações sobre conflitos de interesses entre cientistas e universidades.

PROMOÇÃO DE FÁRMACOS

Em um mundo ideal, os médicos deveriam aprender tudo o que necessitassem saber na literatura médica, e bons fármacos seriam vendidos por si próprios. Em vez disso imprimimos anúncios e fazemos visitas da equipe de vendas dirigidas ao médico, e ampla propaganda "direta ao consumidor" dirigida ao público (na imprensa, no rádio e especialmente na televisão). Existem aproximadamente 100.000 vendedores ligados a indústria farmacêutica nos EUA que alcançam aproximadamente 10 vezes este número de médicos. É conhecido que animadores de torcida de times universitários são fortes atrativos de recrutamento destas forças de venda. A quantia gasta na promoção de fármacos aproxima-se e talvez mesmo exceda àquela gasta em pesquisa e desenvolvimento. As companhias farmacêuticas têm sido especialmente vulneráveis à crítica por algumas de suas práticas de propaganda (*marketing*).

Os materiais promocionais usados pelas companhias farmacêuticas não podem desviar-se das informações contidas na bula. Além disso, elas devem ter um equilíbrio aceitável entre as alegações terapêuticas para um produto e a discussão sobre efeitos indesejados. Não obstante, a publicidade direta ao consumidor de fármacos permanece controversa e é permitida somente nos EUA e na Nova Zelândia. Os médicos frequentemente sucumbem ao desejo dos pacientes que recebem propaganda dirigida para que solicitem por medicações específicas. O contra-argumento é que os pacientes são educados por tal trabalho de propaganda e, em muitos casos, vão procurar cuidados médicos, especialmente para condições que eles estavam desprezando (p. ex., depressão). A maior crítica à propaganda de medicamentos envolve algumas das abordagens detestáveis usadas para influenciar o comportamento do médico. Presentes de valor (p. ex., entradas para jogos) são agora proibidos, mas jantares aonde são apresentadas informações para prescrição de medicamentos são muito difundidos. Um grande número de médicos é pago como "consultores" para fazer apresentações em tais cenários. Atualmente a aceitação de qualquer presente, independente de valor, de uma companhia farmacêutica por um médico é proibida em muitos centros médicos acadêmicos e pela lei em diversos Estados.

A junta de diretores da *Pharmaceutical Research and Manufactures of America* (PhRMA) adotou um código melhorado no seu relacionamento com profissionais de saúde nos EUA proibindo que os representantes de vendas das companhias ofereçam refeições em restaurantes para profissionais de saúde, e exigem das companhias que se assegurem de que seus representantes sejam treinados em leis e normas que regulam interações com profissionais de saúde.

EXPLORAÇÃO OU "IMPERIALISMO MÉDICO"

Há preocupações quanto à limitação que as leis de patentes de proteção dos EUA e da Europa causam no acesso a medicamentos potencialmente vitais aos países em desenvolvimento. Como o desenvolvimento de novos fármacos é muito dispendioso, o foco do investimento privado na inovação farmacêutica é em produtos que sejam lucrativos em países ricos como os EUA, que reúnem proteção de patente com economia de livre mercado. Contudo, para reduzir custos, as companhias cada vez mais testam seus fármacos experimentais fora dos EUA e da União Europeia, em países como China, Índia e México, onde há menor regulamentação e fácil acesso a grande número de pacientes. Se o fármaco tem sucesso e é aprovado no mercado, os consumidores destes países em geral não podem pagar pelos medicamentos que ajudaram a desenvolver.

Alguns eticistas argumentam que esta conduta viola o princípio de justiça articulado no *The Belmont Report* (1979), o qual estabelece que "a pesquisa não deve envolver indevidamente pessoas de grupos que não estão entre os possíveis beneficiários de suas aplicações". Ao contrário, a realização dos ensaios em países em desenvolvimento com frequência revela a necessidade de atenção médica a populações abandonadas.

RESPONSABILIDADE PELO PRODUTO

As leis são para proteger o consumidor de produtos defeituosos. As companhias farmacêuticas podem ser processadas por falhas no projeto ou na fabricação, práticas promocionais enganosas, violação de exigências regulamentadas ou por não alertar o consumidor de riscos conhecidos. As queixas denominadas "falhas de advertência" podem ser feitas contra fabricantes de medicamentos mesmo que o produto tenha sido aprovado pelo FDA. Com frequência crescente, a justiça considera as companhias que comercializam fármacos que requerem prescrição diretamente aos consumidores como responsáveis quando deixam de alertar adequadamente possíveis efeitos adversos.

Embora os pacientes lesados tenham direito de procurar soluções jurídicas, os efeitos negativos de ações judiciais contra companhias farmacêuticas na responsabilidade pelo produto podem ser consideráveis. Primeiro, o medo pela responsabilidade faz a companhia farmacêutica ser excessivamente cautelosa nos testes e retarda o acesso ao fármaco. Segundo, os custos aumentam para os consumidores quando a indústria aumenta a duração e o número dos ensaios feitos para identificar mesmo o menor dos riscos e quando as agências reguladoras aumentam o número ou o rigor nas revisões. Terceiro, os custos da responsabilidade excessiva desestimulam o desenvolvimento dos denominados "fármacos órfãos", produtos que beneficiam apenas um pequeno grupo de pacientes. As companhias farmacêuticas devem ser responsáveis por deixar de advertir falhas que ocorrem mesmo quando tenham seguido todas as regras e o produto tenha sido aprovado pelo FDA, mas o efeito indesejado não tenha sido detectado por sua raridade ou outro fator de confusão? A única forma de detectar "todos" os efeitos adversos de um fármaco é tê-lo no mercado para conduzir a Fase IV — "triagem clínica" — ou os estudos observacionais. Esta polêmica entre riscos ao paciente e riscos financeiros do desenvolvimento de medicamentos não parece suscetível de ser resolvida exceto caso a caso.

A Corte Suprema dos EUA acrescentou combustível à polêmica em 2009 no caso *Wieth versus Levine*. A paciente (Levine) sofreu gangrena de um braço após a administração arterial inadvertida de prometazina. O atendente administrou o medicamento pelo denominado *push** intravenoso. A bula aprovada pelo FDA para o fármaco *adverte contra,* mas não proíbe a administração por via IV. A Corte estadual e depois a Corte Suprema dos EUA consideraram ambos, atendente *e a indústria*, responsáveis pelos danos. A aprovação da bula pelo FDA aparentemente não protege a indústria de responsabilidades e nem evita que os estados imponham regulamentações mais rigorosas do que as solicitadas pelo governo federal.

"NÓS TAMBÉM" *VERSUS* INOVAÇÃO VERDADEIRA: O RITMO DE DESENVOLVIMENTO DE NOVOS FÁRMACOS

O "nós também" é a expressão que descreve um medicamento que, em geral, é estruturalmente similar a um ou mais que já estão no mercado. Outras denominações para este fenômeno são "medicamentos derivados", "modificações moleculares" e "medicamentos *follow up* (de acompanhamento). Em alguns casos o medicamento "nós também" é uma molécula diferente, desenvolvida deliberadamente por uma companhia competidora para compartilhar o mercado da indústria inovadora, com fármacos que existem no mercado. Quando o mercado para uma classe de fármacos é especialmente amplo, várias empresas podem compartilhá-lo e ter lucro. Outros produtos "nós também" resultam de coincidências de várias companhias desenvolverem produtos simultaneamente sem saber qual será aprovado para a venda.

Alguns produtos "nós também" são pequenas alterações na formulação, pela própria empresa proprietária, embalados e promovidos como se realmente oferecessem algo novo. Exemplo deste tipo de produto é o medicamento contra azia esomeprazol, comercializado pela mesma empresa que fabrica o omeprazol. O omeprazol é a mistura de dois estéreo-isômeros; o esomeprazol contém somente um dos isômeros e é eliminado mais lentamente. O desenvolvimento do esomeprazol criou um novo período de exclusividade de mercado, apesar de versões genéricas do omeprazol serem comercializadas, como o são os congêneres de marca de omeprazol/esomeprazol.

Há críticas válidas para os medicamentos "nós também" aprovados para venda. Primeiro, argumenta-se que a ênfase excessiva no lucro pode sufocar a inovação verdadeira. Dos 487 fármacos aprovados pelo FDA entre 1998 e 2003, só 67 (14%) foram considerados novas entidades moleculares, pelo FDA. Segundo, alguns medicamentos "nós também" são mais caros do que as versões mais antigas que procuram substituir, aumentando os custos com a saúde sem vantagens correspondentes para os pacientes. No entanto, para alguns pacientes os medicamentos "nós também" têm maior eficácia ou menos efeitos adversos, ou promovem melhor aderência ao tratamento. Por exemplo, o "nós também" pode ser de uso em dose única diária, promovendo a adesão ao tratamento. Alguns

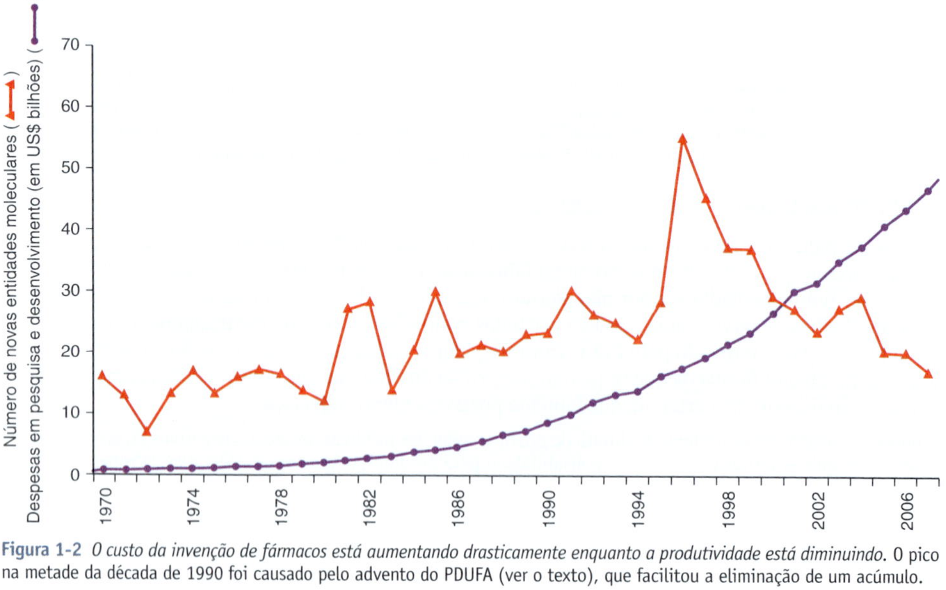

Figura 1-2 *O custo da invenção de fármacos está aumentando drasticamente enquanto a produtividade está diminuindo.* O pico na metade da década de 1990 foi causado pelo advento do PDUFA (ver o texto), que facilitou a eliminação de um acúmulo.

*N. de R.T. De *pushing* (hidráulica), remoção por jato, lavagem.

medicamentos "nós também" têm grande valor tanto do ponto de vista comercial quanto médico. A atorvastatina foi a sétima estatina introduzida no comércio e se tornou o fármaco mais vendido no mundo. Atualmente, como versões genéricas de sinvastatina estão disponíveis, as vendas de atorvastatina estão declinando. Bilhões de dólares podem ser poupados, provavelmente com pouca perda terapêutica, com uso de dosagem adequada do genérico sinvastatina, substituindo a atorvastatina de marca.

Os críticos das companhias farmacêuticas argumentam que elas não são inovadoras, não correm riscos e, além disso, que o progresso médico atual é lento devido a excessiva concentração em produtos "nós também". A Figura 1-2 resume alguns dos fatos por trás deste e alguns dos outros argumentos recém-discutidos. Está claro que um número menor de moléculas foi aprovado pelo FDA durante a última década, apesar dos enormes investimentos industriais em pesquisa e desenvolvimento. Esta lacuna aconteceu no momento em que evoluía a química combinatória, o genoma humano foi sequenciado, foram desenvolvidas técnicas de escrutínio altamente automatizadas e novas técnicas de biologia molecular e genética ofereciam novas visões da fisiopatologia da doença humana. Apesar das inovações e sucessos (p. ex., insulina, hormônio do crescimento, eritropoietina e, mais recente, anticorpos monoclonais para alcançar alvos extracelulares) as indústrias de biotecnologia não foram mais eficientes na invenção ou descoberta de fármacos do que as principais indústrias farmacêuticas tradicionais.

A tendência evidente na Figura 1-2 deve ser revertida. O ritmo atual não sustentará as indústrias atuais quando se defrontarem com uma onda maior de expiração de patentes nos próximos anos. Há argumentos, alguns quase contraintuitivos, de que o desenvolvimento de fármacos individuais, muito mais pontual, com base na nova geração de técnicas diagnósticas moleculares e a melhor compreensão da doença em pacientes individuais, possam melhorar os cuidados médicos e a sobrevivência da indústria farmacêutica. Por fim, vários dos progressos na genética e na biologia molecular ainda são muito recentes, particularmente quando mensurado no tempo necessário para desenvolver fármacos. Pode-se esperar que a medicina molecular moderna sustente o desenvolvimento de tratamentos farmacológicos mais eficazes e mais específicos para um espectro de doenças cada vez maior.

Para uma listagem bibliográfica completa, consulte ***As Bases Farmacológicas da Terapêutica de Goodman e Gilman***, 12ª edição.

Capítulo 2

Farmacocinética: a dinâmica da absorção, distribuição, metabolismo e eliminação dos fármacos

A absorção, a distribuição, o metabolismo (biotransformação) e a eliminação dos fármacos constituem os processos conhecidos como *farmacocinética* (Figura 2-1). O entendimento e a utilização dos princípios farmacocinéticos podem ampliar a probabilidade de sucesso terapêutico e reduzir a ocorrência de efeitos adversos dos fármacos no organismo.

FATORES FÍSICO-QUÍMICOS ENVOLVIDOS NO TRANSPORTE DOS FÁRMACOS ATRAVÉS DAS MEMBRANAS

A absorção, a distribuição, o metabolismo, a excreção e a ação de um fármaco dependem do seu transporte através das membranas celulares. Os mecanismos pelos quais os fármacos atravessam as membranas e as propriedades físico-químicas das moléculas e das membranas que influenciam essa transferência são essenciais para a compreensão da disposição dos fármacos no organismo humano. As características de um fármaco que preveem seu transporte e sua disponibilidade nos locais de ação são: peso molecular e a conformação estrutural, o grau de ionização, a lipossolubilidade relativa dos seus compostos ionizados e não ionizados, que se ligam às proteínas séricas e teciduais. Embora os obstáculos ao transporte do fármaco possam se constituir de uma única camada de células (epitélio intestinal), ou de várias camadas de células e proteínas extracelulares associadas (pele), a membrana plasmática representa a barreira comum à distribuição do fármaco.

A membrana plasmática consiste em uma camada dupla de lipídeos anfipáticos, com suas cadeias de ácidos graxos orientadas para o interior de modo a formar uma fase hidrofóbica contínua, enquanto seus polos hidrofílicos estão orientados para o exterior. Cada molécula lipídica dessa camada dupla varia de acordo com a membrana em questão e pode mover-se lateralmente e combinar-se com o colesterol (p. ex., esfingolipídeos), conferindo à membrana fluidez, flexibilidade, organização, resistência elétrica elevada e impermeabilidade relativa às moléculas altamente polares. As proteínas incrustadas na camada dupla da membrana plasmática funcionam como "âncoras" estruturais, receptores, canais iônicos ou transportadores para a transdução dos sinais elétricos ou químicos, atuando como alvos seletivos para a ação dos fármacos. As proteínas da membrana podem estar associadas à caveolina e

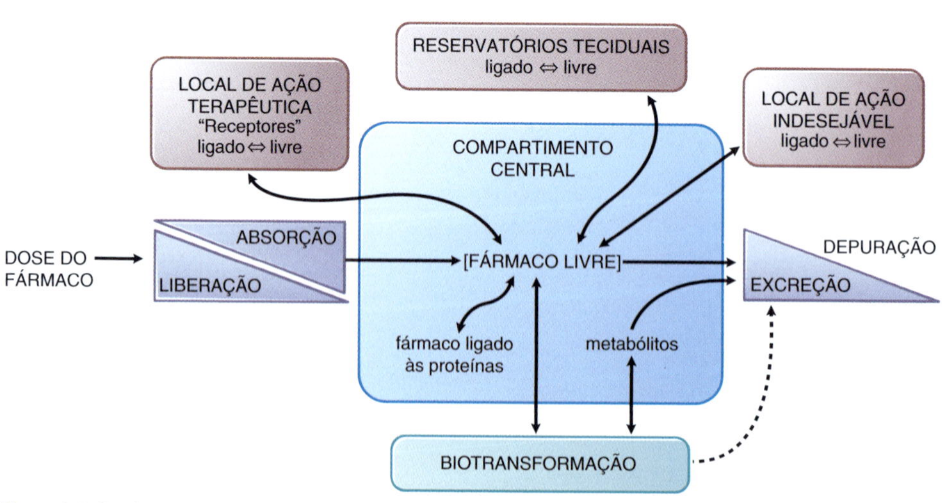

Figura 2-1 *Correlações entre absorção, distribuição, ligação, metabolismo e excreção de um fármaco e sua concentração nos locais de ação.* A figura não mostra a possível distribuição e ligação dos metabólitos, com relação às suas ações potenciais nos receptores.

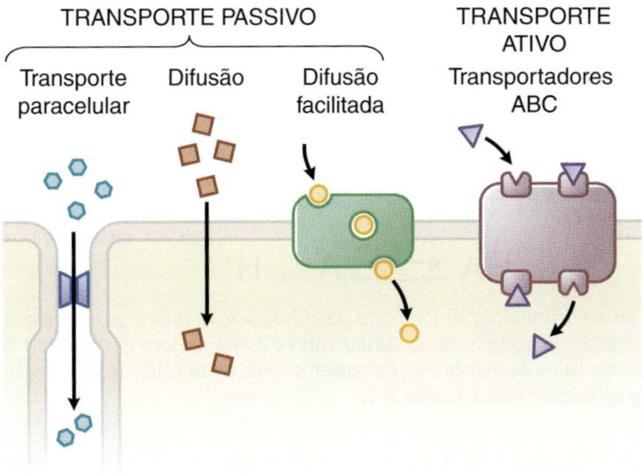

Figura 2-2 *Diversos mecanismos usados pelos fármacos para atravessar as barreiras celulares durante sua distribuição por todo o corpo.*

sequestradas dentro das cavéolas, podem ser excluídas das cavéolas ou estar organizadas em domínios de sinalização ricos em colesterol e esfingolipídeo, que não contêm caveolina ou outras proteínas estruturais (p. ex., balsas lipídicas) As membranas celulares são relativamente permeáveis à água, seja por difusão ou fluxo resultante dos gradientes hidrostáticos ou osmóticos existentes na membrana, mas o fluxo volumoso de água pode levar consigo as moléculas pequenas dos fármacos (< 200 Da). A transferência paracelular pelos espaços intercelulares é bastante ampla, de modo que a passagem pelo endotélio capilar geralmente é limitada pelo fluxo sanguíneo (Figura 2-2). Os capilares do sistema nervoso central (SNC) e de vários tecidos epiteliais têm junções estreitas. A transferência de volumes grandes é limitada quando a massa molecular do soluto é maior que 100 a 200 Da. Por essa razão, a maioria dos fármacos lipofílicos grandes precisa atravessar a membrana celular sem a ajuda da água (Figura 2-2).

TRANSPORTE PASSIVO PELA MEMBRANA. No transporte passivo, a molécula do fármaco em geral penetra por meio de difusão seguindo um gradiente de concentração, em virtude da sua solubilidade na camada lipídica dupla. Essa transferência é diretamente proporcional à amplitude do gradiente de concentração através da membrana, ao coeficiente de partição hidrolipídica do fármaco e à área da membrana exposta ao fármaco. Depois que o estado de equilíbrio for atingido, a concentração do fármaco livre é igual nos dois lados da membrana, desde que ele não seja um eletrólito. No caso dos compostos iônicos, as concentrações no estado de equilíbrio dependem do gradiente eletroquímico do íon e das diferenças de pH através da membrana, que influenciam de maneira diversa o estado de ionização da molécula em cada lado da membrana e podem reter de forma eficaz o fármaco em um dos seus lados.

ELETRÓLITOS FRACOS E A INFLUÊNCIA DO pH. Muitos fármacos são ácidos ou bases fracas, presentes em solução sob as formas lipossolúvel e não ionizada difusível, e na forma ionizada relativamente insolúvel em lipídeos e não difusível. A distribuição transmembrana de um eletrólito fraco é influenciada por seu pK_a e pelo gradiente de pH através da membrana. O pK_a é o pH no qual a metade do fármaco (ácido ou base fraca) está em sua forma ionizada. A relação entre as formas não ionizada e ionizada do fármaco em determinado pH é calculada facilmente pela equação de Henderson-Hasselbalch:

$$\log \frac{[\text{forma protonada}]}{[\text{forma não protonada}]} = pK_a - pH \qquad \text{(Equação 2-1)}$$

A Equação 2-1 correlaciona o pH do meio ao redor do fármaco e a constante de dissociação ácida do fármaco (pK_a) com a relação entre as formas ionizada (HA ou BH^+) e não ionizada (A^- ou B), onde $HA \leftrightarrow A^- + H^+$ ($K_a = [A^-][H^+]/[HA]$) descreve a dissociação de um ácido e $BH^+ \leftrightarrow B + H^+$ ($K_a = [B][H^+]/[BH^+]$) representa a dissociação da forma ionizada de uma base. No estado de equilíbrio, um fármaco ácido acumula-se no lado mais alcalino da membrana, enquanto um fármaco alcalino concentra-se em seu lado mais ácido. Esse fenômeno, conhecido como *retenção iônica*, é um processo importante na distribuição dos fármacos (Figura 2-3).

TRANSPORTE DE MEMBRANA MEDIADO POR CARREADORES. *Transporte ativo* e *difusão facilitada são processos mediados por carreadores*. Transportadores farmacologicamente importantes podem mediar a captação ou a eliminação de um fármaco e, em geral, facilitam o transporte vetorial através de células polarizadas. Um transportador de eliminação importante é a glicoproteína-P codificada pelo gene 1 de resistência a múltiplos fármacos

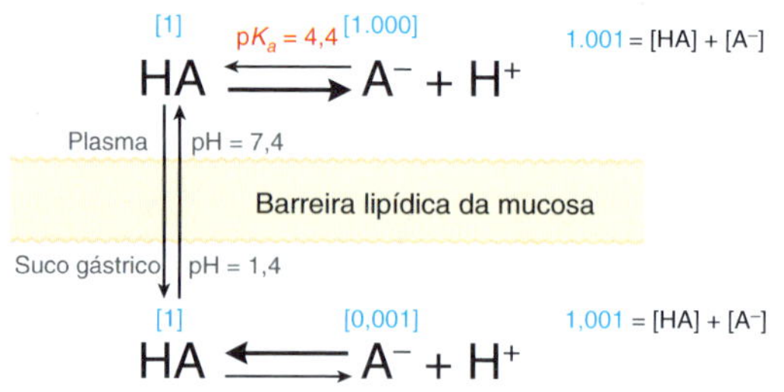

Figura 2-3 *Influência do pH na distribuição de um ácido fraco* (pK_a = 4,4) *entre o plasma e o suco gástrico separados por uma barreira lipídica.* Dissociação do ácido fraco no plasma (pH de 7,4) e no suco gástrico (pH de 1,4). A forma inalterada (HA) equilibra-se entre os dois lados da membrana. Os números azuis entre colchetes demonstram as concentrações relativas de HA e A^-, conforme calculadas pela Equação 2-1.

(*MDR1*, na sigla em inglês) (Quadro 5-4). A glicoproteína-P localizada nos enterócitos limita a absorção oral dos fármacos transportados, pois expulsa os compostos de volta ao interior do trato GI após sua absorção por difusão passiva. A glicoproteína-P também pode conferir resistência a alguns agentes quimioterápicos usados no tratamento do câncer (Capítulos 60-63). Os transportadores e sua participação na ação dos fármacos estão descritos detalhadamente no Capítulo 5.

ABSORÇÃO, BIODISPONIBILIDADE E VIAS DE ADMINISTRAÇÃO DOS FÁRMACOS

Absorção é a transferência do fármaco do seu local de administração para o compartimento central (Figura 2-1). No caso das preparações sólidas, a absorção depende inicialmente da dissolução do comprimido ou da cápsula, que então libera o fármaco. O médico deve interessar-se principalmente pela biodisponibilidade, em vez da absorção. *Biodisponibilidade* é um termo usado para descrever a porcentagem na qual uma dose do fármaco chega ao seu local de ação, ou a um líquido biológico a partir do qual o fármaco chegou ao seu local de ação.

Por exemplo, um fármaco administrado por via oral precisa ser absorvido primeiro pelo trato GI, mas a absorção final pode ser limitada pelas características da preparação do fármaco, por suas propriedades físico-químicas, pelo metabolismo intestinal e pela transferência do fármaco de volta ao lúmen intestinal por ação dos transportadores. Em seguida, o fármaco absorvido passa pelo fígado, onde podem ocorrer metabolismo e excreção biliar antes que ele chegue à circulação sistêmica. Por essa razão, uma fração da dose administrada e absorvida do fármaco será inativada ou desviada no intestino e no fígado, antes que chegue à circulação sistêmica e seja distribuída para seus locais de ação. Se a capacidade metabólica ou excretora do fígado e do intestino for grande para o fármaco, a biodisponibilidade será reduzida significativamente (*efeito de primeira passagem*). Essa redução da biodisponibilidade depende da estrutura anatômica a partir da qual houve a absorção; outros fatores, anatômicos, fisiológicos e patológicos podem influenciar a biodisponibilidade (descrita adiante), e a escolha da via de administração de um fármaco deve basear-se no conhecimento dessas condições.

ADMINISTRAÇÃO ORAL (ENTERAL) *VERSUS* PARENTERAL. O Quadro 2-1 compara algumas características das principais vias de administração usadas para alcançar os efeitos sistêmicos dos fármacos.

A *ingestão oral* é o método mais comumente usado para administrar os fármacos. Também é o mais seguro, conveniente e econômico. Suas desvantagens são a absorção limitada de alguns fármacos em função de suas características (p. ex., hidrossolubilidade reduzida ou permeabilidade baixa das membranas), vômitos causados pela irritação da mucosa GI, destruição de alguns fármacos pelas enzimas digestivas ou pelo pH gástrico baixo, irregularidades na absorção ou propulsão na presença de alimentos ou outros fármacos e necessidade de contar com a colaboração do paciente. Além disso, os fármacos presentes no trato GI podem ser metabolizados por enzimas da flora ou mucosa intestinais ou do fígado, antes que possam alcançar a circulação sistêmica.

A *injeção parenteral* dos fármacos tem algumas vantagens inequívocas em comparação com a administração oral. Em alguns casos, a administração parenteral é essencial para que o fármaco seja liberado em sua forma ativa, como ocorre com os anticorpos monoclonais. Em geral, a biodisponibilidade é mais rápida, ampla e previsível quando o fármaco for administrado por via injetável. Por essa razão, a dose eficaz pode ser administrada com maior precisão. No tratamento de emergência e quando o paciente estiver inconsciente, impossibilitado de colaborar ou incapaz de reter alguma coisa por via oral, o tratamento parenteral pode ser necessário. A administração parenteral também tem suas desvantagens: a assepsia deve ser mantida e isto é muito importante quando os fármacos são administrados repetidamente, como ocorre com a infusão intravenosa ou intratecal; as injeções podem ser dolorosas e algumas vezes é difícil para os pacientes aplicarem as injeções neles mesmos, caso seja necessário fazer a automedicação.

ADMINISTRAÇÃO ORAL. A absorção pelo trato GI é determinada por fatores como área disponível à absorção, fluxo sanguíneo na superfície absortiva, estado físico (solução, suspensão ou preparação sólida) e hidrossolubilidade do

Quadro 2-1

Algumas características das vias comuns de administração dos fármacos[a]

VIA	PADRÃO DE ABSORÇÃO	UTILIDADE ESPECIAL	LIMITAÇÕES E PRECAUÇÕES
Intravenosa	A absorção é contornada Efeitos potencialmente imediatos Adequada para grandes volumes e substâncias irritantes, ou misturas complexas	Valiosa para uso em emergências Permite a titulação da dose Geralmente é necessária para proteínas de alto peso molecular (peptídeos e proteínas)	Aumenta o risco de efeitos adversos Em geral, as soluções precisam ser injetadas *lentamente* Inadequada para soluções oleosas ou substâncias pouco solúveis
Subcutânea	Imediata, no caso de soluções aquosas Lenta e prolongada, no caso das preparações de depósito	Adequada para algumas suspensões pouco solúveis e implantes de liberação lenta	Inadequada para grandes volumes As substâncias irritantes podem causar dor ou necrose
Intramuscular	Imediata, no caso das soluções aquosas Lenta e prolongada, no caso das preparações de depósito	Adequada para volumes moderados, veículos oleosos e algumas substâncias irritantes Adequada para a autoadministração (p. ex., insulina)	Contraindicada durante o tratamento anticoagulante Pode interferir com a interpretação de alguns exames diagnósticos (p. ex., creatinocinase)
Ingestão oral	Variável, depende de muitos fatores (ver texto)	Mais conveniente e econômica; geralmente é mais segura	Depende da adesão do paciente A biodisponibilidade pode ser potencialmente errática e incompleta

[a]Ver o texto para descrição e outras vias de administração.

fármaco e sua concentração no local de absorção. Com os fármacos administrados em preparação sólida, a taxa de dissolução limita sua absorção, principalmente dos que são pouco hidrossolúveis. Como a maior parte da absorção do fármaco pelo trato GI ocorre por difusão passiva, a absorção é facilitada quando o fármaco estiver em sua forma não ionizada mais lipofílica. De acordo com o conceito de pH-partição (Figura 2-3), poderíamos prever que os fármacos que são ácidos fracos seriam mais bem absorvidos pelo estômago (pH de 1-2), do que pelos segmentos proximais do intestino (pH de 3-6) e vice-versa para as bases fracas. Contudo, o epitélio do estômago está recoberto por uma espessa camada de muco e a área disponível para a absorção é pequena; já as vilosidades do intestino proximal oferecem uma superfície extremamente ampla (cerca de 200 m^2) para a absorção. Por essa razão, a taxa de absorção de um fármaco pelo intestino será maior que a do estômago, mesmo que o fármaco esteja predominantemente em sua forma ionizada no intestino e largamente na forma não ionizada no estômago. Portanto, qualquer fator que acelere o esvaziamento gástrico provavelmente aumentará a taxa de absorção do fármaco, enquanto qualquer fator que retarde o esvaziamento do estômago poderá produzir efeito contrário. A taxa de esvaziamento gástrico é influenciada por diversos fatores como teor calórico dos alimentos; volume, osmolalidade, temperatura e pH do líquido ingerido; variações diurnas e individuais; estado metabólico (repouso/exercício); e temperatura ambiente. Nas mulheres, o esvaziamento gástrico é influenciado pelos efeitos do estrogênio (i.e., em comparação com os homens, é mais lento nas mulheres pré-menopausa e nas pacientes que fazem terapia de reposição de estrogênio).

Os fármacos que são destruídos pelas secreções gástricas e pelo pH baixo, ou que causam irritação gástrica, algumas vezes são administrados em preparações com revestimento entérico, o que impede a dissolução no conteúdo ácido do estômago. Os revestimentos entéricos são úteis para os fármacos como o ácido acetilsalicílico, que pode causar irritação gástrica significativa em muitos pacientes, e para a condução de alguns fármacos como a mesalazina aos seus locais de ação no íleo e no colo (Figura 47-4).

Preparações de liberação controlada. A taxa de absorção de um fármaco administrado sob a forma de comprimido ou outra preparação sólida depende, em parte, de sua taxa de dissolução nos líquidos GI. Isto constitui a base das preparações farmacêuticas de *liberação controlada*, *liberação ampliada*, *liberação continuada* e *ação prolongada*, que foram desenvolvidas para produzir absorção lenta e uniforme do fármaco ao longo de 8 h ou mais. As vantagens potenciais dessas preparações são a redução da frequência de administração do fármaco, em comparação com as preparações convencionais (geralmente com maior adesão do paciente); manutenção do efeito terapêutico ao longo da noite; e redução da incidência e/ou intensidade dos efeitos indesejáveis (por eliminação do pico de concentração do fármaco) e dos níveis sanguíneos não terapêuticos do fármaco (por atenuação dos desníveis das concentrações), que geralmente ocorrem depois da administração das preparações de liberação imediata. As preparações de liberação controlada são mais convenientes para os fármacos com meias-vidas curtas ($t_{1/2}$ < 4 horas), ou em determinados grupos de pacientes (p. ex., pacientes tratados com antiepilépticos).

Administração sublingual. A drenagem venosa da boca dirige-se à veia cava superior e isto provoca um desvio da circulação portal e, deste modo, protege o fármaco do metabolismo rápido causado pela primeira passagem pelos intestinos e pelo fígado. Por exemplo, a nitroglicerina (Capítulo 27) é eficaz quando retida sob a língua porque não é iônica e tem lipossolubilidade muito alta.

ABSORÇÃO TRANSDÉRMICA. A absorção dos fármacos capazes de penetrar na pele intacta depende da superfície na qual são aplicados e de sua lipossolubilidade (Capítulo 65). A absorção sistêmica dos fármacos ocorre mais facilmente pela pele que sofreu abrasão, queimadura ou desnudamento. Os efeitos tóxicos são causados pela absorção cutânea de substâncias altamente lipossolúveis (p. ex., um inseticida lipossolúvel em um solvente orgânico). A absorção pela pele pode ser ampliada pela suspensão do fármaco em um veículo oleoso e pela fricção desta preparação na pele. A hidratação da pele com um curativo oclusivo pode ser usada para facilitar a absorção. A disponibilidade de adesivos transdérmicos tópicos de liberação controlada tem aumentado, incluindo-se as de nicotina para interrupção do tabagismo; escopolamina para cinetose; nitroglicerina para angina do peito; testosterona e estrogênio para reposição hormonal; vários estrogênios e progestogênios utilizados na contracepção; e fentanila utilizado em analgesia.

ADMINISTRAÇÃO RETAL. Cerca de 50% do fármaco que é absorvido pelo reto não passa pelo fígado; por esta razão, há redução do metabolismo hepático de primeira passagem. Entretanto, a absorção retal pode ser irregular e incompleta e alguns fármacos podem causar irritação da mucosa retal.

INJEÇÃO PARENTERAL. As principais vias de administração parenteral são a intravenosa, a subcutânea e a intramuscular. A absorção a partir dos tecidos subcutâneos e intramusculares ocorre por difusão simples ao longo do gradiente existente entre o depósito de fármaco e o plasma. A taxa de absorção é limitada pela área das membranas capilares absortivas e pela solubilidade da substância no líquido intersticial. Canais aquosos relativamente amplos existentes na membrana endotelial explicam a difusão indiscriminada das moléculas, independentemente de sua lipossolubilidade. As moléculas maiores como as proteínas entram lentamente na circulação por meio dos canais linfáticos. Os fármacos administrados na circulação sistêmica por qualquer via, com exceção da intra-arterial, estão sujeitos à eliminação potencial na primeira passagem pelos pulmões, antes da distribuição para o restante do corpo. Os pulmões também atuam como filtros para partículas que possam ser administradas por via intravenosa e constituem uma via de eliminação das substâncias voláteis.

Via intravenosa. Os fatores limitantes da absorção são anulados pela injeção intravenosa dos fármacos em solução aquosa, porque a biodisponibilidade é completa e rápida. Além disso, a liberação do fármaco é controlada e assegurada com precisão e rapidez, o que não é possível por qualquer outra via. Algumas soluções irritantes podem ser administradas apenas por via intravenosa, porque o fármaco, injetado lentamente, se distribui de modo amplo na corrente sanguínea.

Existem vantagens e desvantagens no uso dessa via de administração. O paciente pode ter reações indesejáveis porque o fármaco pode atingir rapidamente concentrações altas no plasma e nos tecidos. Existem situações terapêuticas nas quais é aconselhável administrar um fármaco por injeção rápida, em *bolus* (p. ex., *ativador do plasminogênio tecidual*)) e outras circunstâncias nas quais se recomenda a administração mais lenta do fármaco (p. ex., antibióticos). A administração intravenosa dos fármacos exige monitoração cuidadosa da resposta do paciente uma vez o fármaco injetado, geralmente não há como retirá-lo da circulação. As injeções intravenosas repetidas dependem da possibilidade de manter uma veia desobstruída. Fármacos dissolvidos em veículos oleosos, compostos que se precipitam no sangue ou hemolisam eritrócitos e combinações de fármacos que formam precipitados não devem ser administrados por via intravenosa.

Via subcutânea. A injeção por via subcutânea pode ser realizada apenas com os fármacos que não causam irritação dos tecidos; caso contrário, pode provocar dor intensa, necrose e descamação dos tecidos. Em geral, a taxa de absorção após a injeção subcutânea de um fármaco é suficientemente constante e lenta para produzir um efeito prolongado. Além disso, pode-se variar intencionalmente o período durante o qual um fármaco é absorvido, como acontece com a insulina injetável usando alterações na dimensão da partícula, formação de complexo proteico e variação do pH. O acréscimo de um agente vasoconstritor em uma solução do fármaco a ser injetado por via subcutânea também retarda a absorção. A absorção dos fármacos implantados sob a pele na forma de uma microesfera sólida ocorre lentamente ao longo de algumas semanas ou meses; alguns hormônios (p. ex., anticoncepcionais) são administrados de maneira eficaz por esta via.

Via intramuscular. Os fármacos em solução aquosa são absorvidos muito rapidamente após a injeção intramuscular, mas isto depende da taxa de fluxo sanguíneo no local da injeção. A absorção pode ser modulada até certo ponto pelo aquecimento local, pela massagem ou exercício. Em geral, a taxa de absorção após a injeção de uma preparação aquosa no músculo deltoide ou vasto lateral é mais rápida do que quando a aplicação é no glúteo maior. A taxa de absorção é particularmente mais lenta nas mulheres depois da injeção no glúteo maior. Isso tem sido atribuído à distribuição diferente da gordura subcutânea nos homens e nas mulheres e ao fato de que a gordura é relativamente menos perfundida. A absorção lenta e contínua depois de uma injeção intramuscular ocorre quando o fármaco é injetado em solução oleosa ou suspenso em vários outros veículos (depósito).

Via intra-arterial. Em alguns casos, o fármaco é injetado diretamente em uma artéria para localizar seus efeitos em um tecido ou órgão específico, como no tratamento dos tumores hepáticos ou cânceres da cabeça e do pescoço. Alguns agentes diagnósticos são algumas vezes administrados por essa via (p. ex., albumina sérica humana marcada com tecnécio).

Via intratecal. A barreira hematencefálica e o líquido cerebrospinal (LCS) geralmente impedem ou retardam a entrada dos fármacos no SNC. Por essa razão, quando for necessário produzir efeitos locais rápidos dos fármacos nas meninges ou no eixo cerebrospinal, os fármacos desejados são injetados diretamente no espaço subaracnóideo medular. Tumores cerebrais também podem ser tratados pela administração intraventricular direta dos fármacos.

ABSORÇÃO PULMONAR. Fármacos gasosos e voláteis podem ser inalados e absorvidos pelo epitélio pulmonar e pelas mucosas do trato respiratório. O acesso à circulação é rápido por essa via, tendo em vista que a área pulmonar é grande. Além disso, as soluções com fármacos podem ser atomizadas e as gotículas minúsculas em suspensão no ar (aerossol) inaladas pelo paciente. As vantagens dessa via são a absorção quase instantânea do fármaco pela corrente sanguínea; evitar a perda pela primeira passagem hepática; e, no caso de doença pulmonar, a aplicação do fármaco no local de ação desejado (Capítulos 19 e 36).

APLICAÇÃO TÓPICA

Mucosas. Alguns fármacos são aplicados nas mucosas da conjuntiva, nasofaringe, orofaringe, vagina, colo, uretra e bexiga principalmente em decorrência de seus efeitos locais.

Olhos. Os fármacos oftálmicos de aplicação tópica são usados principalmente por seus efeitos locais (Capítulo 64).

BIOEQUIVALÊNCIA

Os produtos farmacológicos são considerados equivalentes farmacêuticos se tiverem os mesmos ingredientes ativos e forem idênticos em potência ou concentração, apresentação e via de administração. Em termos farmacêuticos, dois fármacos equivalentes são considerados *bioequivalentes* quando as taxas e amplitudes da biodisponibilidade do ingrediente ativo em dois produtos não forem significativamente diferentes sob condições experimentais adequadas. Entretanto, o nome comercial e as preparações genéricas do mesmo fármaco nem sempre são legalmente equivalentes; os processos judiciais impetrados contra os produtores de fármacos com nome comercial registrado não conseguiram imputar os produtores das preparações genéricas equivalentes. A prescrição de fármacos está descrita com mais detalhes na seção sobre nomenclatura dos fármacos (Apêndice I).

DISTRIBUIÇÃO DOS FÁRMACOS

Depois da absorção ou administração sistêmica na corrente sanguínea, o fármaco distribui-se para os líquidos intersticiais e intracelulares, dependendo das propriedades físico-químicas específicas de cada fármaco. Débito cardíaco, fluxo sanguíneo regional, permeabilidade capilar e volume tecidual determinam a taxa de liberação e a quantidade potencial do fármaco distribuído aos tecidos. Inicialmente, o fígado, os rins, o cérebro e outros órgãos bem irrigados recebem a maior parte do fármaco; a liberação aos músculos, à maioria das vísceras, à pele e aos tecidos adiposos é mais lenta. Essa segunda fase de distribuição pode levar minutos até várias horas antes que a concentração do fármaco nos tecidos esteja em equilíbrio com a concentração sanguínea. A segunda fase também envolve uma fração muito maior da massa corporal (p. ex., músculo) do que a fase inicial e, em geral, é responsável pela maior parte do fármaco distribuído ao espaço extravascular. Com exceção do cérebro e alguns outros órgãos, a difusão do fármaco para o líquido intersticial ocorre de modo rápido, tendo em vista a natureza altamente permeável da membrana endotelial dos capilares. Dessa forma, a distribuição tecidual é determinada pelo fracionamento do fármaco entre o sangue e os tecidos específicos.

PROTEÍNAS PLASMÁTICAS. Alguns fármacos circulam na corrente sanguínea ligados às proteínas plasmáticas. A albumina é o principal carreador dos fármacos ácidos, enquanto a glicoproteína ácida α_1 liga-se aos fármacos básicos. A ligação inespecífica às outras proteínas plasmáticas geralmente ocorre em uma fração muito menor. Em geral, essa ligação é reversível. Além disso, alguns fármacos podem ligar-se às proteínas que atuam como proteínas carreadoras de hormônios específicos (p. ex., ligação do estrogênio ou à testosterona à globulina de ligação dos hormônios sexuais, ou ligação do hormônio tireóideo à globulina de ligação da tiroxina).

A fração de todo o fármaco presente no plasma ligado às proteínas é determinada pela concentração do fármaco, pela afinidade e pelo número dos locais de ligação do fármaco. Para a maioria dos fármacos, a variação terapêutica das concentrações plasmáticas é limitada; assim, a amplitude de ligação e a fração livre são relativamente constantes. A amplitude da ligação às proteínas plasmáticas também pode ser afetada por fatores relacionados com a doença (p. ex., hipoalbuminemia). Os distúrbios que causam uma resposta da fase aguda (p. ex., câncer, artrite, infarto do miocárdio e doença de Crohn) aumentam os níveis da glicoproteína ácida α_1 e ampliam a ligação dos fármacos básicos. As alterações da ligação dos fármacos às proteínas plasmáticas em consequência de estados patológicos e interações medicamentos entre dois compostos são clinicamente significativas para o pequeno subgrupo dos chamados fármacos de depuração alta e índices terapêuticos exíguos administrados por via intravenosa, inclusive lidocaína. Quando as alterações da ligação às proteínas plasmáticas ocorrem nos pacientes, o fármaco livre equilibra-se rapidamente em todo o corpo e há uma alteração apenas transitória na concentração plasmática da fração livre. Apenas os fármacos que demonstram relação praticamente instantânea entre a concentração plasmática livre e o efeito clínico (p. ex., antiarrítmicos) produzem efeitos mensuráveis. Por essa razão, as concentrações plasmáticas do fármaco livre apresentam alterações significativas apenas quando a dose é administrada ou há depuração da fração livre em consequência do metabolismo ou do transporte ativo. Um problema mais comum resultante da competição dos fármacos por seus sítios de ligação às proteínas plasmáticas é o erro de interpretação das concentrações medidas dos fármacos no plasma, porque a maioria dos ensaios não diferencia as formas livre e ligada às proteínas.

A ligação de um fármaco às proteínas plasmáticas limita sua concentração nos tecidos e em seu local de ação, tendo em vista que apenas a fração livre está em equilíbrio nos dois lados das membranas. Por essa razão, depois que se atingir o equilíbrio de distribuição, a concentração do fármaco ativo (livre) no líquido intracelular é igual à concentração plasmática, exceto quando houver transporte mediado por carreadores. A ligação de um fármaco às proteínas plasmáticas também limita sua filtração glomerular. O transporte e o metabolismo do fármaco também são limitados pela ligação às proteínas plasmáticas, exceto quando eles são particularmente eficazes e a depuração do fármaco, calculada com base no nível da fração livre, é maior do que o fluxo plasmático do órgão.

LIGAÇÃO TECIDUAL. Alguns fármacos acumulam-se nos tecidos em concentrações mais altas do que as detectadas nos líquidos extracelulares e no sangue. Em geral, a ligação tecidual dos fármacos ocorre com os componentes celulares como proteínas, fosfolipídeos ou proteínas nucleares e geralmente é reversível. Uma fração expressiva do fármaco no corpo pode estar ligada dessa forma e funciona como reservatório, que prolonga a ação do fármaco nesse mesmo tecido ou em locais distantes, depois do transporte pela circulação sanguínea. Essa ligação e acumulação teciduais também podem causar efeitos tóxicos locais.

TECIDO ADIPOSO COMO RESERVATÓRIO. Muitos fármacos lipossolúveis são armazenados por solubilização física na gordura neutra. Nos indivíduos obesos, o teor de gordura do corpo pode chegar a 50% e, mesmo nas pessoas magras, a gordura constitui 10% do peso corporal; por esta razão, o tecido adiposo pode funcionar como reservatório para os fármacos lipossolúveis. A gordura é um reservatório muito estável, porque sua irrigação sanguínea é relativamente escassa.

OSSO. Os antibióticos do grupo da tetraciclina (e outros agentes quelantes de íons metálicos divalentes) e os metais pesados podem acumular-se nos ossos por adsorção à superfície dos cristais ósseos e por incorporação final à sua estrutura cristalina. Os ossos podem tornar-se reservatórios para a liberação lenta de agentes tóxicos como chumbo ou rádio para o sangue; por esta razão, os efeitos desses tóxicos podem persistir por muito tempo depois de cessada a exposição. A destruição local da medula óssea também pode reduzir o fluxo sanguíneo e prolongar o efeito de reservatório, porque o agente tóxico fica isolado da circulação; isto pode agravar ainda mais a destruição local direta dos ossos. O resultado é um círculo vicioso, pelo qual quanto maior for a exposição ao agente tóxico, menor será sua taxa de eliminação. A adsorção do fármaco à superfície do cristal ósseo e sua incorporação à estrutura cristalina são vantagens terapêuticas nos pacientes com osteoporose.

REDISTRIBUIÇÃO. A cessação do efeito farmacológico depois da interrupção do uso de um fármaco em geral ocorre por metabolismo e excreção, mas também pode ser causada pela redistribuição do fármaco do seu local de ação para outros tecidos ou locais. A redistribuição é um fator importante para a cessação do efeito farmacológico, principalmente quando um composto altamente lipossolúvel que atua no cérebro ou sistema cardiovascular for administrado rapidamente por injeção intravenosa ou inalação, como o anestésico intravenoso tiopental, um fármaco altamente lipossolúvel. Como o fluxo sanguíneo cerebral é muito grande, o fármaco atinge sua concentração máxima no cérebro no decorrer de 1 minuto após a injeção intravenosa. Depois da injeção, a concentração plasmática diminui à medida que o tiopental difunde-se para outros tecidos como, por exemplo, os músculos. A concentração do fármaco no cérebro mantém-se proporcional ao nível plasmático, porque há pouca ligação do tiopental aos componentes cerebrais. Portanto, nesse exemplo, o início e o término da anestesia produzida pelo tiopental são rápidos e estão diretamente relacionados com a concentração do fármaco no cérebro.

SNC E LÍQUIDO CEREBROSPINAL. As células endoteliais dos capilares cerebrais têm junções estreitas; por esta razão, a penetração do fármaco no cérebro depende do transporte transcelular, em vez da transferência paracelular. As características peculiares das células endoteliais dos capilares cerebrais e das células gliais pericapilares constituem a barreira hematencefálica. No plexo coroide, existe uma barreira semelhante entre o sangue e o líquido cerebrospinal, com exceção de que as células epiteliais é que estão ligadas por junções estreitas. Por essa razão, a lipossolubilidade das formas não ionizada e livre de um fármaco é um determinante importante da sua captação pelo cérebro; quanto mais lipofílica for a substância, maior a probabilidade de que atravesse a barreira hematencefálica. Os químicos farmacêuticos têm utilizado esse fato para regular a extensão com que os fármacos penetram no SNC (p. ex., compare os anti-histamínicos de primeira e segunda gerações; Capítulo 32). Em geral, a função da barreira hematencefálica está bem preservada; contudo, as inflamações das meninges e do encéfalo aumentam a permeabilidade local. Os fármacos também podem ser importados e exportados do SNC por transportadores específicos (Capítulo 5).

TRANSFERÊNCIA PLACENTÁRIA DOS FÁRMACOS. A transferência dos fármacos pela placenta tem importância fundamental, porque alguns compostos podem causar anomalias no desenvolvimento do feto. A lipossolubilidade, a extensão da ligação plasmática e o grau de ionização dos ácidos e das bases fracas são determinantes gerais importantes da transferência dos fármacos pela placenta. O plasma fetal é ligeiramente mais ácido do que o materno (pH de 7-7,2 *vs.* 7,4) e, por esta razão, há sequestro iônico dos fármacos básicos. O conceito de que a placenta é uma barreira absolutamente eficaz para os fármacos é totalmente incorreto, em parte porque também estão presentes alguns transportadores de afluxo. Até certo ponto, o feto fica exposto a todos os fármacos utilizados pela mãe.

EXCREÇÃO DOS FÁRMACOS

Os fármacos são eliminados do organismo pelo processo de excreção sem qualquer alteração, ou são convertidos em metabólitos. Com exceção dos pulmões, os órgãos excretores eliminam de maneira mais eficaz os compostos polares do que as substâncias altamente lipossolúveis. Por essa razão, os fármacos lipossolúveis não são facilmente eliminados até que sejam metabolizados em compostos mais polares.

O rim é o órgão mais importante para a excreção dos fármacos e seus metabólitos. A excreção renal do fármaco inalterado é um mecanismo importante de eliminação de 25 a 30% dos fármacos administrados aos seres humanos. As substâncias excretadas nas fezes são predominantemente fármacos ingeridos por via oral que não foram absorvidos, ou metabólitos dos fármacos excretados na bile ou secretados diretamente no trato intestinal e que não foram reabsorvidos. A excreção dos fármacos no leite materno é importante, não por causa das quantidades eliminadas, mas porque as substâncias excretadas podem causar efeitos farmacológicos indesejáveis na amamentação do lactente. A excreção pulmonar é importante principalmente para a eliminação dos gases anestésicos (Capítulo 19).

EXCREÇÃO RENAL. A excreção dos fármacos e metabólitos na urina inclui três processos independentes: filtração glomerular, secreção tubular ativa e reabsorção tubular passiva. Em geral, as alterações da função renal global afetam esses três processos na mesma extensão. Nos recém-nascidos, a função renal é baixa, em comparação com a massa corporal, mas se desenvolve rapidamente nos primeiros meses após o nascimento. Na vida adulta, há um declínio lento da função renal (cerca de 1% ao ano) e, por esta razão, os indivíduos idosos podem ter graus significativos de limitação funcional.

A quantidade do fármaco que chega ao lúmen tubular por filtração depende da taxa de filtração glomerular e da extensão da ligação plasmática do fármaco; apenas a fração livre é filtrada. No túbulo renal proximal, a secreção tubular ativa mediada por carreadores também pode aumentar a quantidade do fármaco presente no líquido tubular (Capítulo 5). Os transportadores de membrana, que estão localizados predominantemente no túbulo renal distal, também são responsáveis por toda a reabsorção ativa do fármaco do lúmen tubular de volta à circulação sistêmica; entretanto, nos túbulos proximais e distais, as formas não ionizadas dos ácidos e das bases fracas passam por reabsorção passiva final. O gradiente de concentração para a difusão retrógrada é gerado pela reabsorção da água com Na^+ e outros íons inorgânicos. Como as células tubulares são menos permeáveis às formas ionizadas dos eletrólitos fracos, a reabsorção passiva dessas substâncias depende do pH. Quando a urina tubular é alcalinizada, os ácidos fracos estão em grande parte ionizados e, desta forma, são excretados mais rapidamente e em quantidades maiores; por outro lado, a acidificação da urina reduz a ionização percentual e a excreção dos ácidos fracos. A alcalinização e acidificação da urina produzem efeitos contrários na excreção das bases fracas. No tratamento das intoxicações farmacológicas, a excreção de alguns fármacos pode ser acelerada pela alcalinização ou acidificação apropriada da urina.

EXCREÇÕES BILIAR E FECAL. Transportadores existentes na membrana canalicular do hepatócito (Capítulo 5) secretam ativamente fármacos e metabólitos na bile. A P-gp e a PRCM (proteína de resistência do câncer de mama, ou ABCG2) transportam uma pletora de fármacos lipossolúveis anfipáticos, enquanto a MRP2 está envolvida principalmente na secreção dos metabólitos conjugados dos fármacos (p. ex., conjugados da glutationa, glicuronídeos e alguns sulfatos). Por fim, os fármacos e metabólitos presentes na bile são liberados no trato GI durante o processo digestivo. Em seguida, os fármacos e metabólitos podem ser reabsorvidos do intestino de volta ao corpo que, no caso dos metabólitos conjugados como os glicuronídeos, podem necessitar da hidrólise enzimática pela flora intestinal. Essa reciclagem êntero-hepática pode prolongar significativamente a permanência de um fármaco (ou de uma toxina) e seus efeitos no organismo, antes da eliminação por outras vias. Por essa razão, alguns fármacos podem ser administrados por via oral para se ligarem às substâncias excretadas na bile.

EXCREÇÃO POR OUTRAS VIAS. A excreção dos fármacos pelo suor, pela saliva e pelas lágrimas é quantitativamente desprezível. A eliminação por essas vias depende principalmente da difusão da forma lipossolúvel não ionizada dos fármacos pelas células epiteliais das glândulas e depende do pH. Os mesmos princípios aplicam-se à excreção dos fármacos no leite materno. Como o leite é mais ácido do que o plasma, os compostos básicos podem ficar ligeiramente concentrados nesse líquido; por outro lado, a concentração dos compostos ácidos no leite materno é menor do que a do plasma. Os compostos não eletrolíticos como o *etanol* entram facilmente no leite e atingem a mesma concentração do plasma, independentemente do pH do leite. Dessa forma, a administração de fármacos às mulheres que estão amamentando impõe a advertência geral de que o lactente amamentado ficará, até certo ponto, exposto aos fármacos e/ou seus metabólitos. Em alguns casos, como no tratamento com o β-bloqueador atenolol, o lactente pode ser exposto a quantidades significativas do fármaco. Embora a excreção através dos cabelos e da pele seja quantitativamente desprezível, os métodos sensíveis para detectar fármacos nesses tecidos têm significância forense.

METABOLISMO DOS FÁRMACOS

A maioria dos agentes terapêuticos consiste em compostos lipofílicos filtrados pelos glomérulos e reabsorvidos em grande parte para a circulação sistêmica durante a passagem pelos túbulos renais. O metabolismo dos fármacos e outros compostos xenobióticos em metabólitos mais hidrofílicos é essencial à sua eliminação do organismo, bem como à cessação das suas atividades biológica e farmacológica. Em geral, as reações de biotransformação produzem metabólitos inativos mais polares, facilmente excretados pelo organismo. Entretanto, em alguns casos, o organismo produz metabólitos com atividade biológica potente ou propriedades tóxicas. Alguns dos sistemas enzimáticos que transformam fármacos em metabólitos inativos (p. ex., biossíntese dos esteroides) também geram metabólitos biologicamente ativos dos compostos endógenos, como ocorre com a biossíntese dos esteroides.

Os sistemas enzimáticos envolvidos no metabolismo dos fármacos estão localizados principalmente no fígado. Outros órgãos com função metabólica significativa são o trato GI, os rins e os pulmões. *Pró-fármacos* são compostos farmacologicamente inativos desenvolvidos para ampliar a quantidade de moléculas ativas que alcançam seu local de ação. Os pró-fármacos inativos são convertidos rapidamente em metabólitos biologicamente ativos, em geral, por hidrólise de uma ligação éster ou amida (detalhes do metabolismo dos fármacos no Capítulo 6).

FARMACOCINÉTICA CLÍNICA

O princípio fundamental da farmacocinética clínica é que existe uma relação entre os efeitos farmacológicos e a concentração disponível dos fármacos (p. ex., no sangue ou plasma). Na maioria dos casos, a concentração do fármaco nos seus locais de ação está relacionada com sua concentração na circulação sistêmica (Figura 2-1). O efeito farmacológico resultante pode ser o efeito clínico desejado, ou um efeito tóxico ou adverso. Os quatro parâmetros mais importantes que governam a disposição dos fármacos são os seguintes: *biodisponibilidade*, ou fração do fármaco absorvido na forma original para a circulação sistêmica; *volume de distribuição*, que é uma medida do espaço aparentemente disponível no organismo para conter o fármaco, de acordo com a quantidade administrada e a concentração presente na circulação sistêmica; *depuração*, que é uma medida da eficiência do organismo para eliminar o fármaco da circulação sistêmica; e *meia-vida* ($t_{1/2}$) *de eliminação*, que é a taxa de remoção do fármaco da circulação sistêmica.

DEPURAÇÃO

Depuração é o conceito mais importante a ser considerado durante o planejamento de um esquema racional de administração prolongada de um fármaco. Em geral, o médico deseja manter as concentrações de um fármaco em equilíbrio dentro da *janela* ou *faixa terapêutica* associada à eficácia e ao mínimo de efeitos tóxicos de uma determinada substância. Supondo que a biodisponibilidade seja total, a concentração do fármaco no estado de equilíbrio no organismo será atingida quando a taxa de eliminação for igual à taxa de administração do fármaco. Deste modo:

$$\text{Taxa de administração} = CL \cdot C_{ss} \qquad \text{(Equação 2-2)}$$

em que CL é a depuração do fármaco da circulação sistêmica e C_{ss} é a concentração do fármaco em estado de equilíbrio. Se a concentração desejada do fármaco em equilíbrio no plasma ou no sangue for conhecida, a taxa de depuração da substância determinará a frequência com que o fármaco deverá ser administrado.

As enzimas metabólicas e os transportadores geralmente não estão saturados e, por esta razão, a taxa absoluta de eliminação do fármaco é essencialmente uma função linear da sua concentração no plasma (cinética de primeira ordem), na qual uma fração constante do fármaco presente no organismo é eliminada por unidade de tempo. Se os mecanismos de eliminação de determinado fármaco ficarem saturados, a cinética aproximar-se-á de zero (no caso do etanol) e, neste caso, uma quantidade constante do fármaco será eliminada por unidade de tempo. Com a cinética de primeira ordem, a depuração (CL) sofrerá variação com a concentração do fármaco, geralmente de acordo com a seguinte equação,

$$CL = v_m/(K_m + C) \qquad \text{(Equação 2-3)}$$

em que K_m representa a concentração na qual se atinge a metade da taxa máxima de eliminação (em unidades de massa/volume) e v_m equivale à taxa máxima de eliminação (em unidades de massa/tempo). Dessa forma, a depuração é derivada em unidades de volume/tempo. Essa equação é semelhante à equação de Michaelis-Menten para cinética enzimática.

A depuração de um fármaco equivale à sua taxa de eliminação por todas as vias, normalizada pela concentração do fármaco C em algum líquido biológico no qual for possível fazer determinações.

$$CL = \text{taxa de eliminação}/C \qquad \text{(Equação 2-4)}$$

Portanto, quando a depuração for constante, a taxa de eliminação do fármaco será diretamente proporcional à sua concentração. A depuração indica o volume de um líquido biológico (p. ex., sangue ou plasma), a partir do qual o fármaco precisaria ser totalmente removido para calcular a depuração por unidade de peso corporal (p. ex., mL/min/kg). A depuração também pode ser definida de modo mais específico com a depuração sanguínea (CL_s), depuração plasmática (CL_p) ou depuração baseada na concentração do fármaco livre (CL_l), dependendo da determinação efetuada (C_s, C_p ou C_l). A depuração do fármaco pelos vários órgãos é aditiva. Sua eliminação da circulação sistêmica pode estar relacionada com processos que ocorrem nos rins, no fígado e em outros órgãos. A divisão da taxa de eliminação de cada órgão por uma concentração do fármaco (p. ex., concentração plasmática) fornece a respectiva depuração pelo órgão. Quando somadas, essas depurações separadas resultam na depuração sistêmica:

$$CL_{renal} + CL_{hepático} + CL_{outros} = CL \qquad \text{(Equação 2-5)}$$

A depuração sistêmica pode ser determinada no estado de equilíbrio usando a Equação 2-2. Para determinada dose de um fármaco com biodisponibilidade total e cinética de eliminação de primeira ordem, a depuração sistêmica pode ser determinada a partir do equilíbrio das massas e da integração da Equação 2-4 com o tempo:

$$CL = \text{Dose}/ASC \qquad \text{(Equação 2-6)}$$

em que *ASC* é a área total sob a curva, que descreve a concentração determinada do fármaco na circulação sistêmica em função do tempo (de zero ao infinito), como é possível observar na Figura 2-6.

Exemplos. A depuração plasmática do antibiótico cefalexina é de 4,3 mL/min/kg, com 90% do fármaco excretados sem alterações na urina. Para um homem de 70 kg, a depuração plasmática seria de 301 mL/min, com a depuração renal representando 90% dessa eliminação. Em outras palavras, os rins são capazes de excretar cefalexina na taxa pela qual o fármaco é totalmente removido (depurado) a partir de cerca de 270 mL de plasma a cada minuto (depuração renal = 90% da depuração total). Como, em geral, se pressupõe que a depuração permaneça constante em um paciente clinicamente estável (p. ex., sem declínio agudo da função renal), a taxa de eliminação da cefalexina dependerá da concentração plasmática do antibiótico (Equação 2-4).

O antagonista dos receptores β-adrenérgicos propranolol é depurado do sangue a uma taxa de 16 mL/min/kg (ou 1.120 mL/min em um homem de 70 kg), quase exclusivamente pelo fígado. Dessa forma, esse órgão é capaz de remover em 1 min a quantidade de propranolol contida em 1.120 mL de sangue. Mesmo que o fígado seja o principal órgão de eliminação, a depuração plasmática de alguns fármacos é maior do que a taxa de fluxo sanguíneo deste órgão. Em geral, isso ocorre porque o fármaco é distribuído prontamente pelas hemácias e porque a quantidade do fármaco fornecida ao órgão de eliminação é considerada maior do que a que poderia ser sugerida pela determinação de sua concentração plasmática. Os textos originais do Capítulo 2 e o Apêndice II têm descrições mais amplas de depuração.

DEPURAÇÃO HEPÁTICA. Para o caso de um fármaco removido de maneira eficaz do sangue pelos processos hepáticos (metabolismo e/ou excreção do fármaco na bile), a concentração sanguínea do fármaco que sai do fígado será baixa, a taxa de extração ficará próxima de 1 e a depuração sanguínea do fármaco será limitada pelo fluxo sanguíneo do fígado. Os fármacos que são depurados de modo eficaz pelo fígado (p. ex., fármacos com taxas de depuração sistêmica > 6 mL/min/kg, inclusive diltiazem, imipramina, lidocaína e propranolol) têm suas taxas de eliminação limitadas não pelos processos intra-hepáticos, mas pela taxa com que podem ser transportados pelo sangue até o fígado.

DEPURAÇÃO RENAL. A depuração renal de um fármaco resulta no seu aparecimento na urina. A taxa de filtração de um fármaco depende do volume do líquido que é filtrado pelos glomérulos e da concentração plasmática livre do fármaco, tendo em vista que a fração ligada às proteínas não é filtrada. A taxa de secreção do fármaco pelos rins dependerá da sua depuração intrínseca pelos transportadores envolvidos na secreção ativa, afetada pela ligação do fármaco às proteínas plasmáticas, pelo grau de saturação destes transportadores e pela taxa de liberação do fármaco no local de secreção. Além disso, também devem ser levados em consideração os processos envolvidos na reabsorção do fármaco presente no líquido tubular. Esses fatores estão alterados nos pacientes com doença renal.

DISTRIBUIÇÃO

VOLUME DE DISTRIBUIÇÃO. O volume de distribuição (V) relaciona a quantidade do fármaco no organismo à sua concentração (C) no sangue ou plasma, dependendo do líquido dosado. Esse volume não se refere necessariamente a um volume fisiológico determinável, mas simplesmente ao volume de líquido que seria necessário para conter todo o fármaco presente no corpo na mesma concentração dosada no sangue ou plasma.

$$\text{Quantidade do fármaco no corpo}/V = C \quad \text{ou} \quad V = \text{quantidade do fármaco no corpo}/C \qquad \text{(Equação 2-7)}$$

Portanto, o volume de distribuição de um fármaco reflete a extensão em que ele está presente nos tecidos extravasculares, exceto no plasma. É aceitável considerar *V* como um volume imaginário, porque com muitos fármacos o volume de distribuição é maior que o volume conhecido de qualquer compartimento do corpo, ou de todos eles reunidos. Por exemplo, o valor *V* do antimalárico cloroquina (altamente lipofílico) é de cerca de 15.000 L, enquanto o volume plasmático de um homem de 70 kg é de 3 L, o volume sanguíneo é de ≈ 5,5 L, o volume do líquido extracelular (exceto plasma) é de 12 L e o volume de água corporal total é de ≈ 42 L.

Muitos fármacos apresentam volumes de distribuição muito acima desses valores. Por exemplo, se um indivíduo de 70 kg tivesse 500 μg do glicosídeo cardíaco digoxina em seu corpo, a concentração plasmática dosada seria de ≈ 0,75 ng/mL. Ao dividir a quantidade do fármaco presente no corpo pela concentração plasmática, o resultado obtido seria um volume de distribuição da digoxina de ≈ 667 L, que é cerca de 10 vezes maior do que o volume corporal total de um homem de 70 kg. Na verdade, a digoxina distribui-se preferencialmente pelos músculos e tecido adiposo e seus receptores específicos (Na^+/K^+-ATPase), restando no plasma uma pequena quantidade do fármaco para ser dosada. No caso dos fármacos que se ligam amplamente às proteínas plasmáticas, mas que não o fazem aos componentes teciduais, o volume de distribuição se aproximará do volume plasmático, tendo em vista que no primeiro caso o fármaco pode ser dosado pelos ensaios disponíveis para a maioria das substâncias. Por outro lado, alguns fármacos têm volumes de distribuição altos, ainda que a maior parte do fármaco presente na circulação esteja ligada à albumina, porque estes compostos também ficam sequestrados em todos os outros tecidos.

O volume de distribuição pode variar de modo amplo, dependendo dos graus relativos de ligação aos locais receptores de alta afinidade, dos níveis das proteínas plasmáticas e teciduais, do coeficiente de distribuição do fármaco no tecido adiposo e de sua acumulação nos tecidos pouco irrigados. O volume de distribuição de determinado fármaco pode variar de acordo com a idade, o sexo e a composição corporal do paciente e com a existência de doenças. Por exemplo, nos lactentes com menos de 1 ano de vida, a água corporal total varia entre 75-80% do peso corporal, enquanto nos homens adultos esta porcentagem é de 60% e nas mulheres adultas de 55%.

O volume de distribuição definido na Equação 2-7 considera o corpo como um único compartimento homogêneo. Nesse modelo de compartimento único, toda a administração do fármaco ocorre diretamente no compartimento central e sua distribuição por todo o volume (V) é instantânea. A depuração do fármaco presente nesse compartimento segue uma cinética de primeira ordem, conforme foi definido na Equação 2-4; ou seja, a quantidade do fármaco eliminada por unidade de tempo depende da quantidade (concentração) do fármaco no compartimento corporal. A Figura 2-4A e a Equação 2-8 descrevem o declínio temporal da concentração plasmática quando um fármaco é introduzido nesse compartimento central:

$$C = [\text{dose}/V]\,[e^{-kt}] \qquad \text{(Equação 2-8)}$$

onde k é a taxa constante de eliminação, que reflete a fração do fármaco removida do compartimento por unidade de tempo. Essa constante relativa está inversamente relacionada com a meia-vida ($t_{1/2}$) do fármaco ($kt_{1/2} = 0{,}693 = \ln 2$). O modelo teórico de compartimento único referido antes não descreve toda a evolução temporal da concentração plasmática. Ou seja, alguns reservatórios teciduais podem ser diferenciados do compartimento central e a concentração do fármaco parece decair de um modo que pode ser descrito por vários termos exponenciais (Figura 2-4B).

TAXA DE DISTRIBUIÇÃO. Em muitos casos, todos os grupos de tecidos com relações de perfusão-distribuição semelhantes estabilizam-se praticamente à mesma taxa, de modo que se observa apenas uma fase evidente de distribuição (queda inicial rápida da concentração do fármaco injetado por via intravenosa, como se pode observar na Figura 2-4B). É como se o fármaco começasse em um volume "central" (ver Figura 2-1), que consiste nos

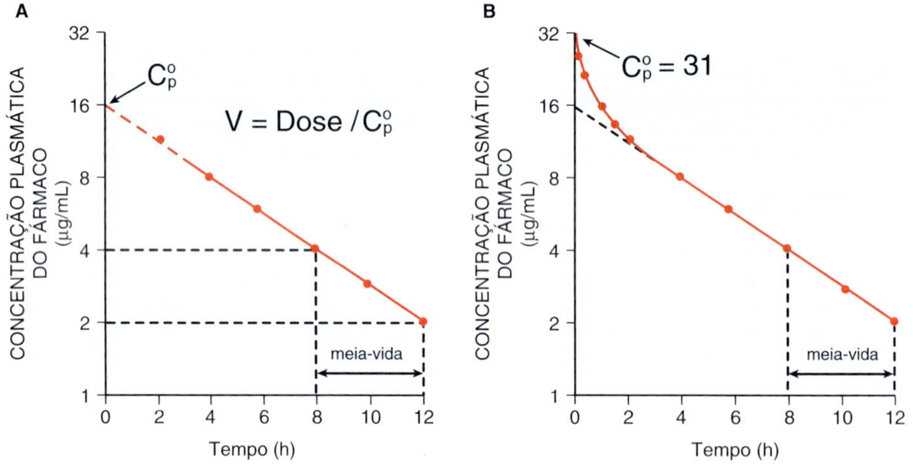

Figura 2-4 *Curvas de concentração plasmática-tempo decorrido após administração de um fármaco (500 mg) a um paciente de 70 kg.* (**A**) As concentrações plasmáticas do fármaco foram dosadas a intervalos de 2 h após sua administração. O gráfico semilogarítmico da concentração plasmática (C_p) *versus* tempo parece indicar que o fármaco é eliminado de um único compartimento por um processo de primeira ordem (Equação 2-8), com meia-vida de 4 h (k = 0,693/meia-vida = 0,173 h^{-1}). O volume de distribuição (V) pode ser calculado a partir do valor da C_p obtida por extrapolação até t = 0. O volume de distribuição (Equação 2-7) para o modelo de um único compartimento é de 31,3 L, ou 0,45 L/kg (V = dose/C_p^o). A depuração desse fármaco é de 90 mL/min; para o modelo de compartimento único, $CL = kV$. (**B**) A coleta de uma amostra antes de 2 h indica que, na verdade, o fármaco segue uma cinética multiexponencial. A meia-vida de distribuição terminal é de 4 h, a depuração é de 84 mL/min (Equação 2-6), o $V_{\text{área}}$ é de 29 L (Equação 2-8) e o V_{ss} é de 26,8 L. O volume de distribuição inicial ou "central" desse fármaco (V_1 = dose/C_p^o) é de 16,1 L. O exemplo escolhido indica que a cinética de múltiplos compartimentos possa passar despercebida, quando se desprezam as amostras coletadas nas primeiras horas. Nesse caso específico, há um erro de 10% apenas na estimativa da depuração, quando as características dos múltiplos compartimentos são ignoradas. Para muitos fármacos, a cinética de múltiplos compartimentos pode ser observada por períodos de tempo significativos e a desconsideração da fase de distribuição pode resultar em erros significativos nas estimativas da depuração e nas previsões das doses adequadas. Além disso, as diferenças entre o volume de distribuição "central" e os outros termos que refletem a distribuição ampla são importantes para a decisão quanto à utilização de uma dose de impregnação.

reservatórios plasmáticos e teciduais que entram em equilíbrio rapidamente, e fosse distribuído para um volume "final", quando então as concentrações plasmáticas diminuem de modo log-linear com um percentual constante de k (Figura 2-4B). O modelo de múltiplos compartimentos para distribuição dos fármacos pode ser entendido como se o sangue e os órgãos magros irrigados profusamente (p. ex., coração, cérebro, fígado, pulmões e rins) funcionassem como um só compartimento, enquanto os tecidos irrigados de modo menos intenso (p. ex., músculos, pele, tecido adiposo e ossos) se comportassem como compartimento final (compartimento tecidual).

ESTADO DE EQUILÍBRIO. A Equação 2-2 (frequência de administração das doses = $CL \cdot C_{ss}$) indica que, por fim, seja atingido um estado de equilíbrio quando o fármaco é administrado a uma taxa constante. Nesse ponto, a eliminação do fármaco (produto da depuração multiplicada pela concentração; Equação 2-4) é igual à sua taxa de disponibilidade. Esse conceito também se aplica às doses administradas a intervalos regulares (p. ex., 250 mg do fármaco a cada 8 h). Durante cada intervalo entre as doses, a concentração do fármaco aumenta quando há absorção e diminui quando ocorre eliminação. No estado de equilíbrio, o ciclo por inteiro é repetido exatamente da mesma forma a cada intervalo (Figura 2-5). A Equação 2-2 também se aplica à administração de doses intermitentes, mas neste caso descreve a concentração média no estado de equilíbrio ($\overline{C}_{ss}$) durante um intervalo entre as doses em que F é fracionada e T é intervalo de dosagem (tempo). Por substituição da taxa de infusão por $F \cdot$ dose/T, a fórmula é equivalente à Equação 2-2 e fornece a concentração mantida no estado de equilíbrio durante a infusão intravenosa contínua.

MEIA-VIDA. Meia-vida ($t_{1/2}$) é o tempo necessário para que a concentração plasmática seja reduzida em 50%. No caso do modelo de compartimento único (Figura 2-4A), a meia-vida pode ser determinada facilmente por inspeção e usada para tomar decisões relativas à posologia dos fármacos. Entretanto, como se pode observar na Figura 2-4B, as concentrações plasmáticas dos fármacos geralmente seguem um padrão multiexponencial de declínio, que reflete a quantidade variável do fármaco no organismo. Quando se utiliza a farmacocinética para calcular as doses dos fármacos utilizados nas doenças, observe que na Equação 2-9 a meia-vida se altera em função da depuração e do volume de distribuição.

$$t_{1/2} \cong 0{,}0693 \cdot V_{ss}/CL \qquad \text{(Equação 2-9)}$$

Essa meia-vida reflete o declínio das concentrações sistêmicas do fármaco durante um intervalo entre duas doses no estado de equilíbrio, conforme está ilustrado na Figura 2-5.

Depuração é a mensuração da capacidade de o organismo eliminar um fármaco; desta forma, à medida que a depuração diminui (p. ex., devido a um processo patológico), a meia-vida provavelmente deveria aumentar. Entretanto, essa relação recíproca é válida apenas quando a doença não altera o volume de distribuição. Por exemplo, a meia-vida do diazepam aumenta com o envelhecimento; contudo, não é a depuração que se altera em função da idade, mas o volume de distribuição. Da mesma forma, as alterações na proteína de ligação de um fármaco podem afetar sua depuração bem como o seu volume de distribuição, resultando em alterações imprevisíveis de $t_{1/2}$ em função de uma doença. A $t_{1/2}$ definida na Equação 2-9 fornece uma aproximação do tempo necessário para alcançar o estado de equilíbrio depois que se inicia ou altera um esquema posológico (p. ex., 4 meias-vidas para chegar a ~ 94% de um novo estado de equilíbrio) e significa estimar o intervalo apropriado entre as doses.

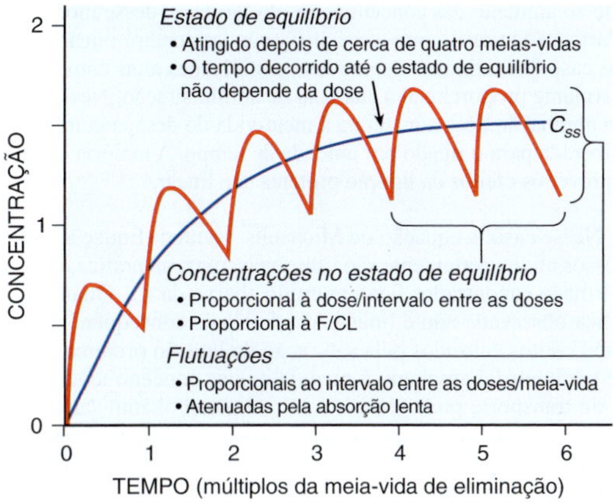

Figura 2-5 *Relações farmacocinéticas fundamentais para a administração de doses repetidas de fármacos.* A linha vermelha é o padrão de acúmulo do fármaco durante sua administração repetida a intervalos iguais à meia-vida de eliminação, quando a absorção do fármaco é 10 vezes mais rápida do que a eliminação. À medida que a taxa de absorção aumenta, a concentração máxima aproxima-se de 2 e a mínima de 1 no estado de equilíbrio. A linha preta ilustra o padrão durante a administração de doses equivalentes por infusão intravenosa contínua. As curvas estão baseadas no modelo de um único compartimento. A concentração média ($\overline{C}_{ss}$) quando o estado de equilíbrio for atingido durante a administração intermitente é representada pela a Equação 2-10 em que F corresponde à biodisponibilidade percentual da dose e T é o intervalo entre as doses (tempo). Com a substituição da taxa de infusão por $F \cdot$ dose/T, a fórmula equivale à Equação 2-2 e fornece a concentração mantida no estado de equilíbrio durante a infusão intravenosa contínua.

AMPLITUDE E TAXA DE ABSORÇÃO

BIODISPONIBILIDADE. É importante diferenciar entre taxa e amplitude de absorção do fármaco e a quantidade dele que finalmente chega à circulação sistêmica. A quantidade da substância que chega à circulação sistêmica depende não apenas da dose administrada, mas também da fração da dose (F) absorvida que escapa de qualquer eliminação durante a primeira passagem. Essa fração corresponde à biodisponibilidade do fármaco.

Quando os fármacos são administrados por uma via sujeita à perda na primeira passagem, as equações apresentadas anteriormente contendo os termos *dose* ou *frequência das doses* (Equações 2-2, 2-6 e 2-8) também precisam incluir o termo de biodisponibilidade *F*, que é a dose disponível ou a frequência de administração usada. Neste caso, por exemplo, a Equação 2-2 é modificada para a equação 2-10:

$$F \cdot \text{frequência de administração} = CL \cdot C_{ss} \qquad \text{(Equação 2-10)}$$

onde o valor de *F* varia de 0 a 1. O valor de *F* varia amplamente para os fármacos administrados por via oral e o sucesso do tratamento também pode ser conseguido com alguns fármacos com valores de *F* de apenas 0,03 (p. ex., etidronato e alisquireno).

TAXA DE ABSORÇÃO. Embora a taxa de absorção dos fármacos geralmente não influencie suas concentrações plasmáticas médias no estado de equilíbrio, ainda assim pode interferir com o tratamento farmacológico. Se o fármaco for absorvido rapidamente (p. ex., depois de uma dose administrada por injeção intravenosa rápida) e tiver volume "central" pequeno, sua concentração inicial será alta. Em seguida, a concentração diminuirá à medida que o fármaco for distribuído no seu volume "final" (maior) (Figura 2-4B). Se o mesmo fármaco for absorvido mais lentamente (p. ex., infusão lenta), uma quantidade expressiva do fármaco será distribuída enquanto estiver sendo administrado e as concentrações de pico serão mais baixas e ocorrerão mais tardiamente. As preparações orais de liberação controlada são projetadas para assegurar taxas lentas e constantes de absorção, a fim de reduzir as variações menores no perfil da concentração plasmática *versus* tempo durante o intervalo entre as doses, em comparação com as preparações de liberação imediata. Como os efeitos benéficos (não tóxicos) dos fármacos dependem do conhecimento da variação ideal ou desejável das concentrações plasmáticas, a manutenção nesta faixa, evitando-se grandes oscilações entre os níveis máximo e mínimo, pode melhorar o resultado do tratamento.

FARMACOCINÉTICA NÃO LINEAR

Em farmacocinética, a não linearidade (i.e., alterações dos parâmetros como depuração, volume de distribuição e meia-vida em função da dose ou da concentração do fármaco) geralmente decorre da saturação da ligação proteica, do metabolismo hepático ou do transporte renal ativo do fármaco.

LIGAÇÃO PROTÉICA SATURÁVEL. À medida que a concentração molar do fármaco aumenta, a fração livre finalmente também deverá aumentar (à medida que todos os locais de ligação fiquem saturados, quando as concentrações plasmáticas do fármaco estão na faixa de dezenas de milhares de μg/mL). Para um fármaco metabolizado pelo fígado com uma relação baixa entre depuração intrínseca e extração, a saturação da ligação às proteínas plasmáticas aumentará o *V* e a *CL*, proporcionalmente ao aumento das concentrações do fármaco; desse modo, a meia-vida pode permanecer constante (Equação 2-9). Para um fármaco como esse, a C_{ss} não aumentará linearmente à medida que sua taxa de administração aumentar. No caso dos fármacos depurados com relações altas entre depuração intrínseca e extração, a C_{ss} pode permanecer linearmente proporcional à sua taxa de administração. Nesse caso, a depuração hepática não sofrerá alteração alguma e a ampliação do *V* aumentará a meia-vida do desaparecimento, devido à redução da fração do fármaco total no corpo liberada para o fígado por unidade de tempo. A maioria dos fármacos fica entre esses dois extremos e pode ser difícil prever os efeitos da ligação proteica não linear.

ELIMINAÇÃO SATURÁVEL. Nesse caso, a equação de Michaelis-Menten (Equação 2-3) geralmente descreve a não linearidade. Todos os processos ativos certamente são saturáveis, mas, na prática, parecerão ser lineares se os valores das concentrações do fármaco encontrados ficarem muito abaixo da K_m. Quando as concentrações do fármaco ultrapassarem a K_m, a cinética observada não é linear. As principais consequências da saturação do metabolismo ou transporte são opostas aos efeitos causados pela saturação da ligação proteica. A saturação da ligação proteica aumenta a *CL*, porque este parâmetro é ampliado à medida que as concentrações do fármaco sobem, enquanto a saturação do metabolismo ou transporte pode reduzir a *CL*. O metabolismo saturável faz que o metabolismo da primeira passagem oral fique abaixo do valor esperado (*biodisponibilidade fracional* mais alta) e haja um aumento percentual maior da C_{ss}, do que o aumento percentual correspondente na taxa de administração do fármaco. O texto original inclui um tratamento mais detalhado.

PLANEJAMENTO E OTIMIZAÇÃO DOS ESQUEMAS POSOLÓGICOS

A intensidade do efeito de um fármaco está relacionada com sua concentração acima de uma concentração eficaz mínima, enquanto a duração do efeito do fármaco reflete o tempo durante o qual seu nível permanece acima desse valor (Figura 2-6). Em geral, essas considerações aplicam-se aos efeitos desejados e indesejáveis (adversos) dos fármacos e, por esta razão, existe uma *janela terapêutica* que reflete a variação das concentrações capazes de assegurar a eficácia do produto sem os efeitos tóxicos inaceitáveis.

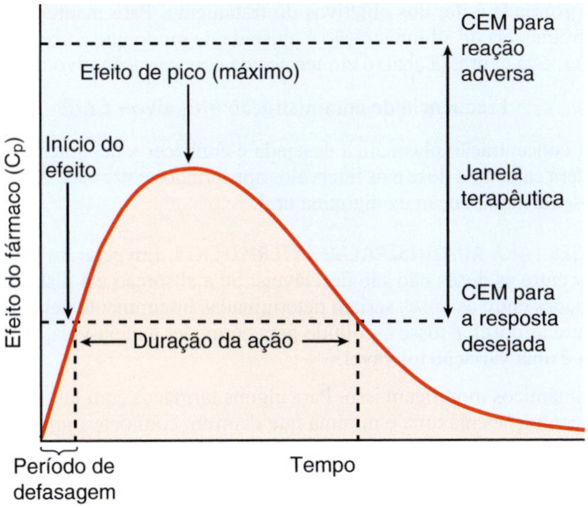

Figura 2-6 *Características temporais dos efeitos dos fármacos e suas relações com a janela terapêutica (p. ex., dose única, administração oral).* Há um período de defasagem antes que a concentração do fármaco (C_p) ultrapasse a concentração eficaz mínima (CEM) para atingir o efeito desejado. Depois do início da resposta, a intensidade do efeito aumenta à medida que o fármaco continua a ser absorvido e distribuído. Esse efeito alcança um pico e, em seguida, a eliminação do fármaco provoca um declínio na C_p e na intensidade do efeito. O efeito desaparece quando a concentração do fármaco cai para um nível abaixo da CEM. Consequentemente, a duração da ação de um fármaco é determinada pelo período durante o qual as concentrações ficam acima da CEM. Existe uma CEM para cada reação adversa e, se a concentração do fármaco ultrapassar este patamar, o paciente apresentará efeitos tóxicos. O objetivo do tratamento é atingir e manter concentrações dentro da janela terapêutica para a resposta desejada, com um mínimo de efeitos tóxicos. Abaixo da CEM para o efeito desejado, a resposta será subterapêutica; acima da CEM para uma reação adversa aumenta a probabilidade de ocorrerem efeitos tóxicos. O aumento ou a redução da dose do fármaco desvia a curva de resposta para cima ou para baixo na escala de intensidade e estas alterações são usadas para modular o efeito do fármaco. O aumento da dose de um fármaco também pode prolongar a duração da sua ação, embora com o risco de aumentar a probabilidade de efeitos adversos. A menos que o fármaco não seja tóxico (p. ex., penicilinas), o aumento da dose não é uma estratégia útil para ampliar a duração da ação. Em vez disso, deve-se administrar outra dose do fármaco, no tempo programado para manter as concentrações dentro da janela terapêutica. A área sob a curva de concentração sanguínea-tempo (área sob a curva, ou ASC, realçada em cinza) pode ser usada para o cálculo da depuração (Equação 2-6) de um fármaco eliminado por cinética de primeira ordem. A ASC também é usada como medida da biodisponibilidade (definida em 100% para um fármaco administrado por via intravenosa). A biodisponibilidade será < 100% para os fármacos administrados por via oral, principalmente porque a absorção é incompleta e há metabolismo e eliminação durante a primeira passagem.

Considerações semelhantes também se aplicam após a administração de várias doses durante um tratamento prolongado e determinam a quantidade e frequência do uso do fármaco para obter o efeito terapêutico ideal. Em geral, o limite inferior da faixa terapêutica do fármaco parece ser praticamente igual à concentração do fármaco que produz cerca da metade do maior efeito terapêutico possível, enquanto o limite superior é aquele no qual não mais do que 5-10% dos pacientes desenvolvem efeito tóxico. No caso de alguns fármacos, isso pode significar que o limite superior da variação não é mais do que duas vezes maior do que o limite inferior. Evidentemente, esses valores podem sofrer variações significativas e alguns pacientes podem ser muito beneficiados por concentrações do fármaco acima da variação terapêutica, enquanto outros podem produzir efeitos tóxicos significativos com níveis muito mais baixos (p. ex., digoxina).

Para um número limitado de fármacos, alguns dos seus efeitos são facilmente mensurados (p. ex., pressão arterial, glicemia) e podem ser usados para ajustar a posologia usando a abordagem de ensaio e erro. Mesmo em uma situação ideal, surgem algumas questões quantitativas, entre elas a de se estabelecer com que frequência a dose deve ser alterada e qual a amplitude desta alteração. Em geral, isso pode ser determinado por regras mnemônicas simples baseadas nos princípios analisados anteriormente (p. ex., não alterar a dose em mais de 50% e não mais do que a cada 3-4 meias-vidas). Por outro lado, alguns fármacos causam pouquíssima toxicidade dose-dependente e, em geral, a eficácia máxima é desejável. Nesses casos, doses muito acima da média necessária asseguram eficácia (se isto for possível) e prolongam a ação do fármaco. A estratégia de "dose máxima" é usada normalmente para as penicilinas. Entretanto, para muitos fármacos, é difícil avaliar seus efeitos tóxicos (ou os fármacos são administrados profilaticamente), a toxicidade e falta de eficácia são riscos potenciais, ou o índice terapêutico é pequeno. Nesses casos, as doses precisam ser tituladas com cuidado e a posologia é limitada pela toxicidade, mais do que pela eficácia.

DOSE DE MANUTENÇÃO

Na maioria das situações clínicas, os fármacos são administrados por uma série de doses repetidas ou infusão contínua para manter a concentração de equilíbrio do fármaco, que está associada à variação terapêutica. O cálculo da dose de manutenção apropriada é um dos objetivos do tratamento. Para manter a concentração de equilíbrio almejada ou escolhida, a frequência de administração é ajustada de modo que a taxa de fornecimento seja igual à de eliminação. Essa relação está expressa abaixo em termos da concentração-alvo desejada:

$$\text{Frequência de administração} = C_p \text{ alvo} \cdot CL/F \qquad \text{(Equação 2-11)}$$

Se o médico estabelecer a concentração plasmática desejada e conhecer a depuração e biodisponibilidade de um determinado paciente, poderá calcular a dose e os intervalos apropriados entre elas. No texto original, há um exemplo de como calcular a dose de manutenção da digoxina oral.

INTERVALO ENTRE AS DOSES PARA ADMINISTRAÇÃO INTERMITENTE. Em geral, as variações acentuadas das concentrações farmacológicas entre as doses não são desejáveis. Se a absorção e a distribuição fossem instantâneas, as variações das concentrações entre as doses seriam determinadas inteiramente pela meia-vida de eliminação do fármaco. Se o intervalo entre as doses *T* fosse escolhido para equivaler à meia-vida, então a variação total seria de duas vezes; em geral, essa é uma variação tolerável.

Alguns aspectos farmacodinâmicos modificam isso. Para alguns fármacos com faixa terapêutica estreita, pode ser importante estimar as concentrações máxima e mínima que ocorrem com determinado intervalo entre as doses. A concentração mínima em estado de equilíbrio, ou $C_{ss,mín}$ pode ser determinada com precisão razoável da seguinte forma:

$$C_{ss,\,mín} = \frac{F \cdot \text{dose} / V_{ss}}{1 - \exp(-kT)} \cdot \exp(-kT) \qquad \text{(Equação 2-12)}$$

onde *k* é igual a 0,693 dividido pela meia-vida plasmática clinicamente relevante e *T* o intervalo entre as doses. Na verdade, o termo $\exp(-kT)$ é a fração da última dose (corrigida pela biodisponibilidade) que permanece no organismo ao final do intervalo entre duas doses. O texto original descreve exemplos de utilização da Equação 2-12.

DOSE DE IMPREGNAÇÃO (OU SATURAÇÃO)

A *dose de impregnação* é uma ou várias doses que podem ser administradas no início do tratamento, com o objetivo de atingir rapidamente a concentração desejada. A magnitude apropriada da dose de impregnação é:

$$\text{Dose de impregnação} = C_p \text{ alvo} \cdot V_{ss}/F \qquad \text{(Equação 2-13)}$$

A dose de impregnação pode ser desejável se o tempo necessário para atingir o estado de equilíbrio com a administração do fármaco a uma taxa constante (4 meias-vidas de eliminação) for relativamente longo para as demandas de tempo impostas pelo distúrbio que está sendo tratado, como é o caso do tratamento das arritmias e da insuficiência cardíaca. A administração da dose de impregnação também traz desvantagens significativas. Em primeiro lugar, um indivíduo excessivamente sensível pode ser exposto de modo repentino a uma concentração tóxica do fármaco, que pode necessitar de um período longo para diminuir (i.e., $t_{1/2}$ longa). As doses de impregnação tendem a ser grandes e, em geral, são administradas por via parenteral em injeção rápida; isto pode ser particularmente tóxico, se os efeitos ocorrerem devido às ações do fármaco nos locais que entram rapidamente em equilíbrio plasmático. Por essa razão, geralmente é aconselhável dividir a dose de impregnação em doses fracionadas menores, administradas ao longo de um intervalo determinado. Como alternativa, a dose de impregnação deve ser administrada por infusão intravenosa contínua em determinado período. Em condições ideais, a infusão deveria ser administrada de forma exponencialmente decrescente para espelhar a acumulação concomitante da dose de manutenção do fármaco, o que é obtido com o uso de bombas de infusão computadorizadas. Veja exemplos de cálculo no texto original.

MONITORAÇÃO FARMACOLÓGICA TERAPÊUTICA

A principal aplicação das dosagens das concentrações dos fármacos (em estado de equilíbrio) é aperfeiçoar a estimativa da relação *CL/F* para o paciente que está sendo tratado usando a Equação 2-10, conforme representado a seguir:

$$CL/F \text{ (paciente)} = \text{frequência de administração}/C_{ss} \text{ (medida)} \qquad \text{(Equação 2-14)}$$

A nova estimativa da relação *CL/F* pode ser usada na Equação 2-11 para ajustar a dose de manutenção com o objetivo de conseguir a concentração-alvo desejada. Veja o texto original para uma descrição mais completa dos detalhes, das precauções e das armadilhas associadas à monitoração farmacológica terapêutica.

Para uma listagem bibliográfica completa, consulte ***As Bases Farmacológicas da Terapêutica de Goodman e Gilman***, 12ª edição.

Capítulo 3 Farmacodinâmica: mecanismos moleculares de ação dos fármacos

Conceitos de farmacodinâmica

A *farmacodinâmica* dedica-se ao estudo dos efeitos bioquímicos e fisiológicos dos fármacos e seus mecanismos de ação. Os efeitos da maioria dos fármacos são atribuídos à sua interação com os componentes macromoleculares do organismo. O termo *receptor* ou *alvo farmacológico* refere-se à macromolécula (ou ao complexo macromolecular) com o qual o fármaco interage para produzir uma resposta celular. Em geral, os fármacos alteram a velocidade ou a magnitude de uma resposta celular intrínseca, em vez de produzir reações que antes não ocorriam. Os receptores dos fármacos geralmente se localizam nas superfícies das células, mas também podem estar localizados nos compartimentos intracelulares específicos (p. ex., núcleo).

Muitos fármacos também interagem com *aceptores* (p. ex., albumina sérica) existentes no organismo. Os aceptores são componentes que não causam diretamente qualquer alteração na resposta bioquímica ou fisiológica. Entretanto, as interações dos fármacos com os aceptores como a albumina sérica podem alterar a farmacocinética das suas ações.

RECEPTORES FISIOLÓGICOS

Alguns receptores de fármacos são proteínas, que normalmente atuam como receptores de ligandos reguladores endógenos. Esses alvos farmacológicos são conhecidos como *receptores fisiológicos*. Os fármacos que se ligam aos receptores fisiológicos e simulam os efeitos reguladores dos compostos sinalizadores endógenos são conhecidos como *agonistas*. Se o fármaco ligar-se ao mesmo *sítio de reconhecimento* que o agonista endógeno, diz-se que o fármaco é um *agonista* primário. Os agonistas alostéricos (ou *alotópicos*) ligam-se a uma região diferente do receptor, que é conhecida como sítio alostérico ou alotópico. Os fármacos que bloqueiam ou reduzem a ação de um agonista são conhecidos como *antagonistas*. Na maioria dos casos, o antagonismo resulta da competição com um agonista pelo mesmo sítio de ligação (ou por um sítio sobreposto) do receptor (interação *sintópica*), mas também pode ocorrer por interação com outros sítios do receptor (antagonismo alostérico), por combinação com o agonista (antagonismo químico); ou por antagonismo funcional por inibição indireta dos efeitos celulares ou fisiológicos do agonista. Os compostos que mostram apenas eficácia parcial como os agonistas, independentemente da concentração utilizada, são descritos como *agonistas parciais*. Muitos receptores exibem alguma atividade constitutiva na ausência de um ligando regulador; os fármacos que estabilizam o receptor em uma conformação inativa são conhecidos como *agonistas inversos* (Figura 3-1). Em presença de um agonista pleno, os agonistas parciais e inversos comportam-se como antagonistas competitivos.

ESPECIFICIDADE DAS RESPOSTAS AOS FÁRMACOS

A força da interação reversível entre um fármaco e seu receptor, que pode ser medida por sua constante de *dissociação*, é definida como afinidade de um pelo outro. A afinidade de um fármaco por seu receptor e sua *atividade intrínseca* são determinadas pela estrutura química da substância. A estrutura química de um fármaco também contribui para sua *especificidade* farmacológica. Um fármaco que interage com apenas um tipo de receptor expresso em apenas algumas células diferenciadas é altamente específico. Por outro lado, os fármacos que atuam em um receptor expresso ubiquamente por todo o organismo produzem efeitos generalizados.

Muitos fármacos importantes na prática clínica apresentam especificidade ampla porque eles conseguem interagir com vários receptores em diversos tecidos. Essa especificidade ampla poderia aumentar a utilidade clínica de um fármaco, mas também contribuir para a ocorrência de vários efeitos adversos atribuídos às interações difusas. Um exemplo de fármaco que interage com vários receptores é a amiodarona, que é usada para tratar arritmias cardíacas. A amiodarona também produz alguns efeitos tóxicos graves, entre os quais alguns são causados pela semelhança estrutural do fármaco com o hormônio tireóideo e sua capacidade de interagir com os receptores tireóideos nucleares. Os efeitos benéficos e tóxicos da amiodarona também podem ser mediados por interações com receptores que ainda não estão bem caracterizados ou são desconhecidos. Alguns fármacos são administrados como misturas racêmicas de estereoisômeros. Os estereoisômeros podem apresentar diferentes propriedades

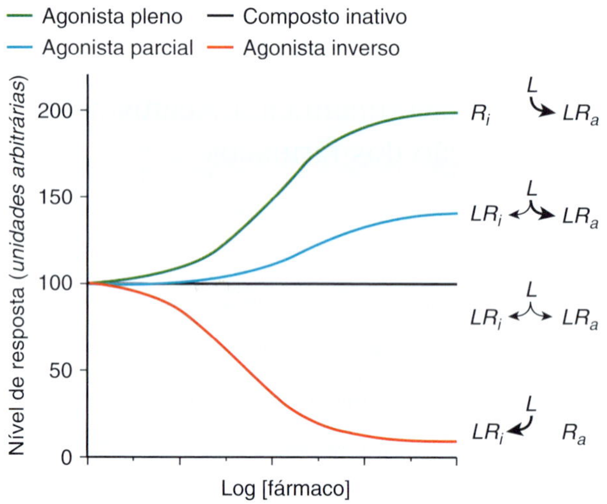

Figura 3-1 *Regulação da atividade de um receptor com fármacos seletivos para sua conformação.* A ordenada representa a atividade do receptor produzida por R_a, ou conformação ativa do receptor (p. ex., estimulação da adenilato-ciclase por um receptor β-adrenérgico). Se um fármaco *L* ligar-se seletivamente ao R_a, a resposta produzida será máxima. Se *L* tiver a mesma afinidade por R_i e R_a, não causará alteração alguma no equilíbrio entre os dois e não produzirá nenhum efeito na atividade final; o fármaco *L* pareceria ser um composto inativo. Se o fármaco ligar-se seletivamente ao R_i, então a quantidade final de R_a diminuirá. Se *L* puder ligar-se ao receptor R_a em uma conformação ativa, mas também se ligar ao receptor R_i inativo com menos afinidade, o fármaco produzirá uma resposta parcial e *L* será um agonista parcial. Se houver R_a em quantidade suficiente para produzir uma elevação da resposta basal na ausência do ligando (atividade constitutiva independente do agonista), então a atividade será inibida; neste caso, o fármaco *L* será um agonista inverso. Os agonistas inversos ligam-se seletivamente à forma inativa do receptor e desviam o equilíbrio conformacional no sentido do estado inativo. Nos sistemas que não são constitutivamente ativos, os agonistas inversos comportam-se como antagonistas competitivos e isto ajuda a entender porque as propriedades dos agonistas inversos e alguns fármacos descritos antes como antagonistas competitivos foram reconhecidos apenas recentemente. Os receptores que possuem atividade constitutiva e são sensíveis aos agonistas inversos incluem os receptores dos benzodiazepínicos, histamina, opioides, canabinoides, dopamina, bradicinina e adenosina.

farmacodinâmicas e também farmacocinéticas. Por exemplo, o agente antiarrítmico sotalol é prescrito na forma de uma mistura racêmica; os enantiômeros d e l são equipotentes como bloqueadores dos canais de K^+, mas o l-enantiômero é um antagonista β-adrenérgico muito mais potente (Capítulo 29). Um fármaco pode ter vários mecanismos de ação, que dependem da especificidade do receptor, da expressão desse(s) receptor(es) em cada tecido específico, do acesso do fármaco aos tecidos-alvos, da concentração do fármaco nos diversos tecidos, da farmacogenética e das interações com outros fármacos.

A administração prolongada de um fármaco pode produzir *hiporregulação* ou *dessensibilização* dos receptores e isto pode exigir ajustes da dose para manter a eficácia do tratamento. A administração prolongada dos nitrovasodilatadores para tratar angina resulta no desenvolvimento rápido de tolerância completa, um processo conhecido como *taquifilaxia*. A resistência farmacológica também pode ocorrer em consequência dos mecanismos farmacocinéticos (i.e., o fármaco é metabolizado mais rapidamente quando há exposição crônica); do desenvolvimento de mecanismos que impedem que o fármaco alcance seu receptor (i.e., ampliação da expressão do transportador de resistência a múltiplos fármacos pelas células neoplásicas; ver Capítulo 5); ou da expansão clonal das células neoplásicas que possuem mutações dos receptores dos fármacos.

Alguns efeitos farmacológicos não são mediados por receptores macromoleculares; os hidróxidos de alumínio e magnésio ($Al[OH]_3$ e $Mg[OH]_2$) reduzem quimicamente a acidez gástrica por neutralização do H^+ e da OH^-, resultando na elevação do pH gástrico. O manitol atua osmoticamente de forma a provocar alterações da distribuição da água e estimular diurese, catarse, expansão do volume circulante do compartimento vascular ou redução do edema cerebral (Capítulo 25). Os agentes anti-infecciosos como os antibióticos, os antivirais e os fármacos usados para tratar infecções parasitárias têm como alvos receptores ou processos celulares fundamentais à proliferação ou à sobrevivência do agente infeccioso, mas que não são essenciais ou não existem no organismo do receptor. A resistência aos antibióticos, aos antivirais e aos outros fármacos pode ser causada por vários mecanismos, inclusive mutação do receptor-alvo, ampliação da expressão das enzimas que decompõem ou aumentam a expulsão do fármaco pelo agente infeccioso e desenvolvimento de reações bioquímicas alternativas, que evitam os efeitos dos fármacos no agente infeccioso.

RELAÇÕES ENTRE ESTRUTURA-ATIVIDADE E DESENVOLVIMENTO DE FÁRMACOS

Os receptores responsáveis pelos efeitos clínicos de muitos desses fármacos ainda não foram identificados. Por outro lado, o sequenciamento completo do genoma humano descobriu novos genes relacionados sequencialmente aos receptores específicos, cujos ligandos endógenos e exógenos são desconhecidos; estes são conhecidos como *receptores órfãos*.

A afinidade de um fármaco por seu receptor e sua atividade intrínseca são determinadas por sua estrutura química. Em geral, essa relação é muito específica. Modificações relativamente pequenas na molécula do fármaco podem provocar alterações significativas em suas propriedades farmacológicas em decorrência da alteração da afinidade por um ou mais receptores. O detalhamento das relações entre estrutura e atividade resultou, frequentemente, na síntese de agentes terapêuticos valiosos. Como as alterações da configuração molecular não alteram necessariamente todas as ações e os efeitos de um fármaco do mesmo modo, algumas vezes é possível desenvolver um congênere com relação mais favorável entre efeitos terapêuticos e adversos, maior seletividade pelas diferentes células ou tecidos, ou características secundárias mais convenientes do que as do fármaco original. Pesquisadores têm desenvolvido antagonistas terapeuticamente úteis de hormônios ou neurotransmissores por meio de modificações químicas na estrutura dos agonistas fisiológicos.

Com base em informações quanto às estruturas moleculares e às atividades farmacológicas de um grupo relativamente grande de congêneres, é possível utilizar a análise computadorizada para descobrir as propriedades químicas (i.e., farmacóforo) necessárias à ação ideal no receptor: tamanho, configuração, posição e orientação dos grupos carregados ou dos doadores de pontes de hidrogênio e assim por diante. Os avanços na modelagem molecular dos compostos orgânicos e nos métodos de identificação dos alvos (receptores) dos fármacos e na determinação das ações primárias dos fármacos em seus receptores têm enriquecido a análise quantitativa das relações estrutura-atividade e sua aplicação no desenvolvimento dos fármacos. A cada dia, essas informações possibilitam a otimização ou o desenvolvimento de compostos químicos que podem ligar-se a um receptor com mais afinidade, seletividade ou efeito regulador. As abordagens baseadas na semelhança estrutural também têm sido usadas para aperfeiçoar as propriedades farmacocinéticas dos fármacos, principalmente se o seu metabolismo for conhecido. O conhecimento das estruturas dos receptores e dos complexos fármacorreceptores, proporcionado pela cristalografia de raios X com resolução atômica, é ainda mais útil ao desenvolvimento de ligandos e ao esclarecimento das bases moleculares da resistência aos fármacos e como evitar esta desvantagem. A tecnologia moderna no campo da farmacogenética (Capítulo 7) está ampliando nosso conhecimento quanto à natureza e à variação dos receptores.

ASPECTOS QUANTITATIVOS DAS INTERAÇÕES DOS FÁRMACOS COM SEUS RECEPTORES

A teoria de ocupação dos receptores pressupõe que a resposta seja gerada por um receptor ocupado por um fármaco e este conceito é a base da lei de ação das massas. A *curva de dose-resposta* representa o efeito observado de um fármaco em função da sua concentração no compartimento receptor. A Figura 3-2 ilustra uma curva de dose-resposta típica.

Alguns fármacos estimulam as respostas em doses baixas e inibem as respostas em doses altas. Essas relações em forma de "U" para alguns sistemas receptores são conhecidas como *hormese*. Vários sistemas de fármacos e seus receptores podem demonstrar essa propriedade (p. ex., prostaglandinas, endotelina e agonistas purinérgicos e serotonérgicos), que pode ser a causa fundamental de alguns efeitos tóxicos dos fármacos.

AFINIDADE, EFICÁCIA E POTÊNCIA. Em geral, a interação entre o fármaco e seus receptores caracteriza-se por: (1) ligação do fármaco ao receptor e (2) geração da resposta em um sistema biológico, conforme está ilustrado na Equação 3-1, na qual o fármaco ou o ligando é representado pela letra *L* e o receptor inativo pela letra *R*.

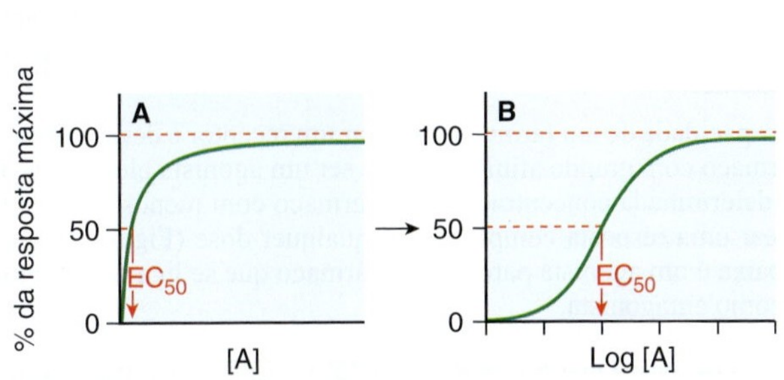

Figura 3-2 *Respostas gradativas (eixo y como percentual da resposta máxima) expressas como função da concentração do fármaco A presente no receptor.* O formato hiperbólico da curva do painel (**A**) torna-se sigmoide quando é representada semilogaritmicamente, como se observa em (**B**) A concentração do fármaco que produz 50% da resposta máxima quantifica sua atividade e é descrita como EC_{50} (concentração eficaz para produzir 50% de resposta). A faixa de concentrações necessárias para demonstrar perfeitamente a relação dose-resposta (~ 3 unidades $\log_{10}$ [10]) é muito ampla para ser utilizável no formato linear da Figura 3-2B. As curvas de dose-resposta ilustradas dessa forma têm configuração sigmoide e demonstram três propriedades: limiar, inclinação e assíntota máxima. Esses três parâmetros representam quantitativamente a atividade do fármaco.

A primeira reação — formação reversível do complexo ligando-receptor *LR* —, é determinada pela propriedade química de *afinidade*.

$$L + R \underset{k_{-1}}{\overset{k_{+1}}{\rightleftharpoons}} LR \underset{k_{-2}}{\overset{k_{+2}}{\rightleftharpoons}} LR^* \qquad \text{(Equação 3-1)}$$

onde LR^* é produzido em quantidades proporcionais à [LR] e gera uma resposta. Essa relação simples ilustra a dependência da afinidade entre o ligando (L) e o receptor (R), tanto no sentido anterógrado, ou *taxa de associação* (k_{+1}), quanto no sentido inverso, ou *taxa de dissociação* (k_{-1}). Em determinado momento, a concentração do complexo ligando-receptor [LR] é igual ao produto de k_{+1} $[L][R]$, ou taxa de formação do complexo bimolecular LR, subtraído do produto k_{-1}[LR], ou taxa de dissociação de LR em L e R. Em equilíbrio (i.e., quando $\delta[LR]/\delta T = 0$), $k_{+1}[L][R] = k_{-1}[LR]$. Desse modo, a *constante de dissociação em equilíbrio* (K_D) é descrita pela razão entre as constantes de *dissociação* e *associação* (k_{-1}/k_{+1}).

Portanto, em equilíbrio,

$$K_D = \frac{[L][R]}{[LR]} = \frac{k_{-1}}{k_{+1}} \qquad \text{(Equação 3-2)}$$

A *constante de afinidade,* ou *constante de associação em equilíbrio* (K_A), é a recíproca da constante de dissociação em equilíbrio (i.e., $K_A = 1/K_D$); por esta razão, um fármaco com grande afinidade tem K_D baixo e liga-se a uma quantidade maior de determinado receptor em uma concentração baixa, em comparação com outro fármaco com baixa afinidade. Por razões práticas, a afinidade de um fármaco é influenciada mais comumente pelas alterações de sua taxa de dissociação (k_{-1}) que por sua taxa de associação (k_{+1}).

A Equação 3-2 permite-nos escrever uma expressão da ocupação percentual (f) dos receptores por seu agonista:

$$f = \frac{[\text{complexos ligando-receptor}]}{[\text{receptores totais}]} = \frac{[LR]}{[R] + [LR]} \qquad \text{(Equação 3-3)}$$

Isso pode ser expresso em termos de K_A (ou K_D) e [L]:

$$f = \frac{K_A[L]}{1 + K_A[L]} = \frac{[L]}{[L] + K_D} \qquad \text{(Equação 3-4)}$$

Essa relação ilustra que, quando a concentração do fármaco é igual à K_D (ou $1/K_A$), $f = 0{,}5$, isto é, o fármaco ocupa 50% dos receptores. É importante salientar que essa relação descreve apenas a ocupação do receptor, não a resposta final que geralmente é amplificada pela célula. Muitos sistemas de sinalização alcançam uma resposta biológica plena com ocupação apenas de uma parte dos receptores (ver adiante).

A *potência* é definida pelo exemplo da Figura 3-3. Basicamente, quando dois fármacos produzem respostas equivalentes, o fármaco cuja curva de dose-resposta (ilustrada na Figura 3-3A) está situada à esquerda da outra (i.e., a concentração que produz a metade do efeito máximo [EC_{50}] é menor) é considerado mais potente.

A *eficácia* reflete a capacidade de um fármaco de ativar um receptor e desencadear uma reação celular. Desse modo, um fármaco com grande afinidade pode ser um agonista pleno, desencadeando uma resposta completa em determinada concentração. Um fármaco com menos eficácia no mesmo receptor pode não desencadear uma resposta completa com qualquer dose (Figura 3-1). Outro fármaco com eficácia intrínseca baixa é um agonista parcial. Um fármaco que se liga ao receptor e apresenta eficácia zero é descrito como antagonista.

QUANTIFICAÇÃO DO AGONISMO. Quando a potência relativa de dois agonistas com a mesma eficácia é medida no mesmo sistema biológico e as respostas sinalizadoras subsequentes são iguais com os dois fármacos, sua comparação fornece uma medida relativa da afinidade e da eficácia dos dois agonistas (Figura 3-3). Em geral, descrevemos a resposta ao agonista determinando a *meia concentração eficaz máxima* (EC_{50}) capaz de produzir determinado efeito. Outro método usado para estimar a atividade agonista é comparar as assíntotas máximas dos sistemas quando os agonistas não produzem resposta máxima (Figura 3-3B). A vantagem de utilizar as assíntotas máximas é que esta propriedade depende unicamente da eficácia, enquanto a *potência* do fármaco é uma função mista de afinidade e eficácia.

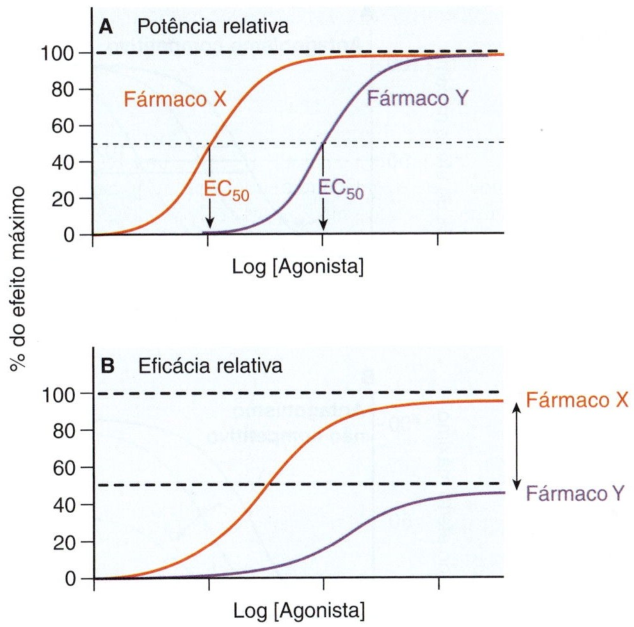

Figura 3-3 *Duas formas de quantificar agonismo.* (**A**) A potência relativa de dois agonistas (fármaco **X**, *linha vermelha;* fármaco **Y**, *linha roxa*) obtida no mesmo tecido é uma função das suas afinidades relativas e eficácias intrínsecas. A EC_{50} do fármaco **X** ocorre em uma concentração de um décimo da EC_{50} do fármaco **Y.** Portanto, o fármaco **X** é mais potente que o fármaco **Y.** (**B**) Nos sistemas em que os dois fármacos não produzem a resposta máxima característica do tecido, a resposta máxima observada é uma função não linear de suas eficácias intrínsecas relativas. O fármaco **X** é mais eficaz do que o fármaco **Y**; as respostas percentuais das assíntotas são de 100% (fármaco **X**) e 50% (fármaco **Y**).

QUANTIFICAÇÃO DO ANTAGONISMO. Os padrões característicos de antagonismo estão associados a determinados mecanismos de bloqueio dos receptores. Um deles é o *antagonismo competitivo* direto, por meio do qual um fármaco com afinidade por seu receptor, mas sem eficácia intrínseca, compete com o agonista pelo sítio de ligação primário do receptor. O padrão característico desse antagonismo é a produção concentração-dependente de um desvio proporcional à direita da curva de dose-resposta do agonista, sem qualquer alteração da resposta máxima (Figura 3-4A). A magnitude do desvio da curva à direita depende da concentração do antagonista e da sua afinidade pelo receptor.

Um *agonista parcial* pode competir com outro agonista "pleno" por sua ligação ao receptor. Contudo, a elevação das concentrações de um agonista parcial inibe a resposta a um nível finito, que é típico da eficácia intrínseca do fármaco. Os agonistas parciais podem ser usados terapeuticamente para "atenuar" uma resposta por inibição da estimulação excessiva dos receptores, sem suprimir por completo sua estimulação.

Um antagonista pode dissociar-se tão lentamente do seu receptor que sua ação seja extremamente prolongada, como ocorre com o agonista opioide parcial buprenorfina e o bloqueador do canal de Ca^{2+} anlodipino. Em presença de um antagonista com dissociação lenta, a resposta máxima ao agonista é deprimida com algumas concentrações do antagonista (Figura 3-4B). Na prática, isso é conhecido como *antagonismo não competitivo*, embora o mecanismo de ação molecular realmente não possa ser inferido com certeza, tendo como base o efeito. Um *antagonista irreversível* que compete pelo mesmo sítio de ligação que o agonista pode produzir o padrão de antagonismo ilustrado na Figura 3-4B. O antagonismo não competitivo também pode ser produzido por outro tipo de fármaco conhecido como *antagonista alostérico* ou *alotópico* que se liga a um sítio receptor diferente do que é usado pelo agonista primário e, deste modo, altera a afinidade do receptor por seu agonista. No caso de um antagonista alostérico, a afinidade do receptor por seu agonista é reduzida pelo antagonista (Figura 3-4C). Por outro lado, o fármaco que se liga a um sítio alostérico pode potencializar os efeitos dos agonistas primários (Figura 3-4D); este fármaco poderia ser descrito como *agonista alostérico ou coagonista.*

A afinidade de um antagonista competitivo (K_i) por seu receptor pode ser determinada por ensaios de ligação de radioligando, ou pela determinação da resposta funcional de um sistema ao fármaco em presença do antagonista. As curvas de concentração são obtidas apenas com o agonista e com o agonista mais uma concentração eficaz do antagonista (Figura 3-4A). À medida que se acrescenta mais antagonista (I), concentrações mais altas do agonista (A) são necessárias para obter uma resposta equivalente (a meia resposta máxima, ou de 50%, é um nível de resposta conveniente e pode ser determinada com mais precisão). A magnitude do desvio da curva de

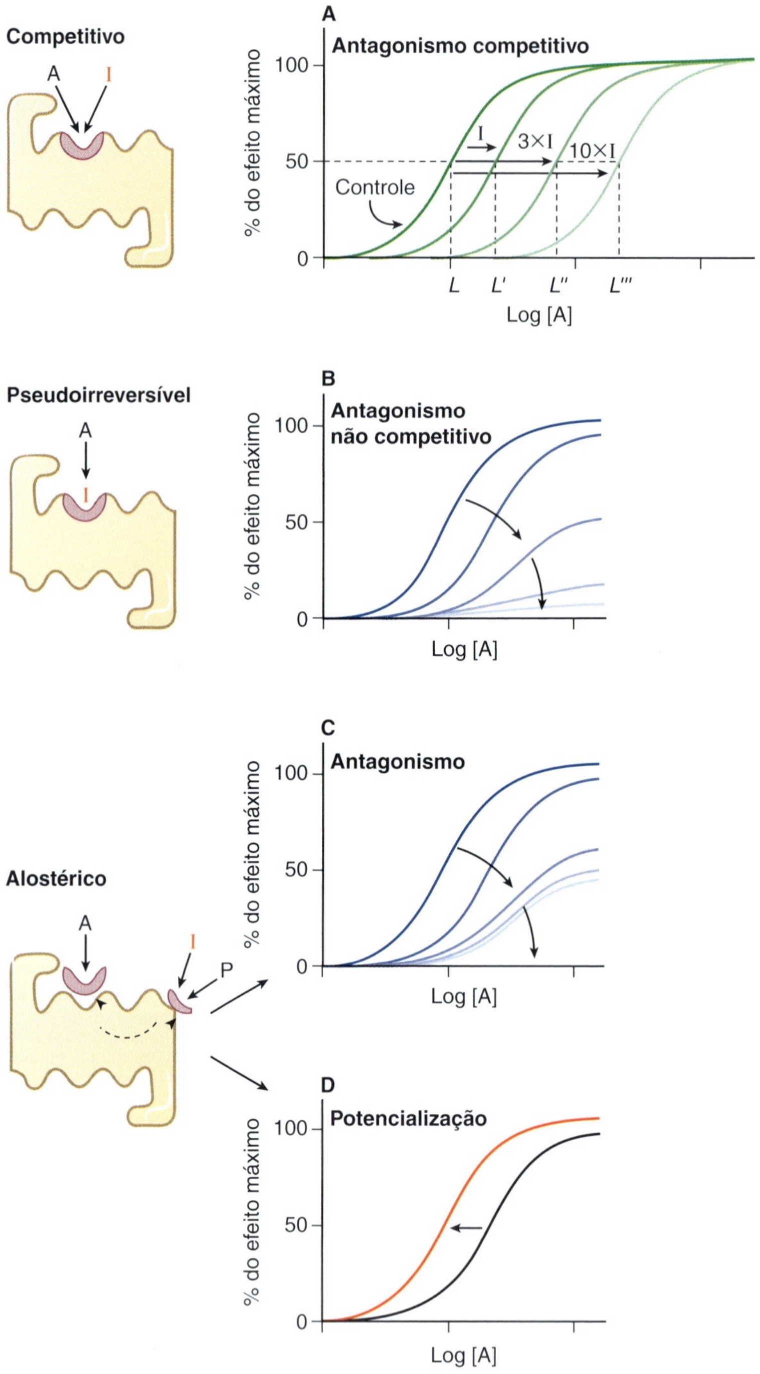

Figura 3-4 *Mecanismos do antagonismo nos receptores.* (**A**) O antagonismo competitivo ocorre quando o agonista A e o antagonista I competem pelo mesmo local de ligação do receptor. As curvas de resposta ao agonista são desviadas pelo antagonista para a direita com uma relação dependente de concentração, de tal forma que a EC_{50} do agonista aumenta (p. ex., L *versus* L′, L″ e L‴) com a concentração do antagonista. (**B**) Se o antagonista ligar-se ao mesmo local do agonista, mas não de forma irreversível ou pseudoirreversível (dissociação lenta, mas sem ligação covalente), causa um desvio à direita na curva de dose-resposta, com redução adicional da resposta máxima. Os efeitos alostéricos ocorrem quando um ligando alostérico I ou P une-se a um local diferente do receptor para inibir (I) (ver gráfico **C**) ou potencializar (P) a resposta (ver gráfico **D**). Esse efeito é saturável, pois a inibição ou a potencialização atinge um valor limitante quando o local alostérico está totalmente ocupado.

concentração-resposta à direita é uma medida da afinidade do inibidor, ou seja, um inibidor com afinidade mais alta causa desvio mais amplo à direita que outro inibidor com afinidade mais baixa na mesma concentração do inibidor. Com base nas Equações 3-3 e 3-4, pode-se redigir as expressões matemáticas da *ocupação percentual* (f) do receptor pelo agonista apenas quando este último está presente (controle) e quando ele está combinado com o inibidor.

Quando apenas o fármaco agonista (L) está presente,

$$f_{\text{controle}} = \frac{[L]}{[\mathrm{L}] + K_{\mathrm{D}}} \qquad \text{(Equação 3-5)}$$

Quando o agonista e o antagonista (I) estão presentes,

$$f_{+\mathrm{I}} = \frac{[L]}{[L] + K_{\mathrm{D}}\left(1 + \frac{[\mathrm{I}]}{K_{\mathrm{i}}}\right)} \qquad \text{(Equação 3-6)}$$

Supondo que as mesmas respostas sejam obtidas com as mesmas ocupações percentuais do receptor, tanto na ausência quanto em presença do antagonista, é possível determinar as ocupações percentuais com as concentrações do agonista (L e L') que geram respostas equivalentes na Figura 3-4A. Desse modo,

$$\frac{L}{L + K_{\mathrm{D}}} = \frac{L'}{L' + K_{\mathrm{D}}\left(1 + \frac{[I]}{K_{\mathrm{i}}}\right)} \qquad \text{(Equação 3-7)}$$

Com a simplificação da expressão, temos:

$$\frac{L'}{L} - 1 = \frac{[I]}{K_{\mathrm{i}}} \qquad \text{(Equação 3-8)}$$

na qual todos os valores são conhecidos, exceto K_{i}. Por essa razão, pode-se determinar o K_{i} de um antagonista competitivo reversível sem conhecer a K_{D} do agonista e sem a necessidade de definir a relação exata entre o receptor e a resposta.

VARIABILIDADE FARMACODINÂMICA: FARMACODINÂMICAS INDIVIDUAL E POPULACIONAL

Os indivíduos variam quanto à magnitude de suas respostas à mesma concentração de um único fármaco ou de compostos semelhantes e determinado indivíduo nem sempre pode responder da mesma forma à mesma concentração do fármaco. A reatividade ao fármaco pode alterar-se em consequência de doenças, ou porque este composto já foi administrado antes. Os receptores são dinâmicos e sua concentração e sua função podem ser reguladas para mais ou para menos por fatores endógenos e exógenos.

Os dados relativos à correlação entre os níveis dos fármacos e sua eficácia e toxicidade devem ser interpretados no contexto da variabilidade farmacodinâmica populacional (p. ex., genética, idade, comorbidades e outros fármacos administrados). A variabilidade da resposta farmacodinâmica da população pode ser analisada construindo-se uma curva quântica de concentração-efeito (Figura 3-5A). A dose do fármaco necessária para produzir determinado efeito em 50% da população é a *dose eficaz mediana* (DE_{50}, Figura 3-5A). Nos estudos pré-clínicos dos fármacos, a *dose letal mediana* (DL_{50}) é determinada nos animais de laboratório (Figura 3-5B). A razão $\mathrm{DL}_{50}/\mathrm{DE}_{50}$ é um indicador do *índice terapêutico*, que descreve a seletividade com que o fármaco produz efeitos desejáveis *versus* indesejáveis. Um termo semelhante — *janela terapêutica* — refere-se à faixa de concentrações no estado de equilíbrio do fármaco que produzem eficácia terapêutica com efeitos tóxicos mínimos (Figura 3-6). Nos estudos clínicos, a dose (ou, preferencialmente, a concentração) de um fármaco necessária para produzir efeitos tóxicos pode ser comparada com a dose (concentração) necessária para gerar efeitos terapêuticos na população, de modo a determinar o *índice terapêutico clínico*. A concentração ou dose do fármaco necessária para produzir um efeito terapêutico na maioria da população, geralmente, se sobrepõe à concentração necessária para produzir efeitos tóxicos em alguns indivíduos dessa população, ainda que o índice terapêutico do fármaco em determinado indivíduo possa ser amplo. Desse modo, a *janela terapêutica* populacional expressa uma faixa de concentrações, nas quais a probabilidade de eficácia é grande e a probabilidade de efeitos adversos é pequena (Figura 3-6); isso não garante que as concentrações sejam seguras ou eficazes. *Desse modo, o uso da janela terapêutica populacional para ajustar a dose de um fármaco deve ser complementado pela monitoração de marcadores clínicos e substitutos apropriados relativos ao(s) efeito(s) do fármaco.*

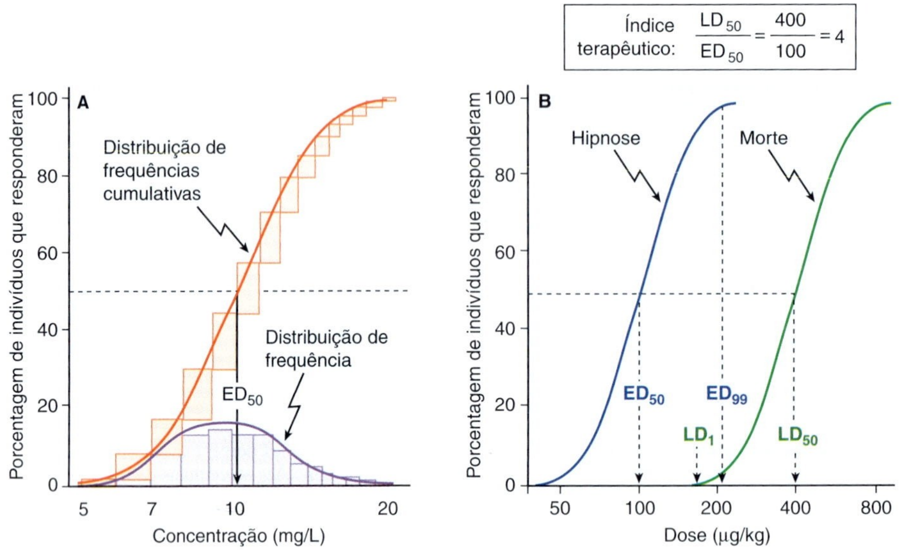

Figura 3-5 *Curvas de distribuição das frequências e das curvas quânticas de concentração-efeito e dose-efeito.* (**A**) *Curvas de distribuição das frequências.* Uma experiência foi realizada com 100 indivíduos e a concentração plasmática efetiva que produziu uma resposta quântica foi determinada para cada um deles. Os números de indivíduos que necessitaram de cada dose estão representados graficamente, gerando uma distribuição de frequência log-normal (*barras em roxo*). As barras vermelhas demonstram que a distribuição normal das frequências, quando totalizada, resulta na distribuição cumulativa das frequências — uma curva sigmoide que representa a curva quântica de concentração-efeito. (**B**) *Curvas quânticas de dose-efeito.* Várias doses de um fármaco foram injetadas nos animais e as respostas foram avaliadas e demonstradas graficamente. O cálculo do índice terapêutico — razão entre LD_{50} e ED_{50} —, é um indicador da seletividade desse fármaco para produzir os efeitos desejados em comparação com os efeitos tóxicos. Ver explicações adicionais no texto.

FATORES QUE MODIFICAM A AÇÃO DE UM FÁRMACO. Muitos fatores contribuem para a ampla variação entre os pacientes no que se refere à dose necessária para o tratamento ideal observado com muitos fármacos (Figura 3-7). Os efeitos desses fatores na variabilidade da farmacocinética dos fármacos estão descritos com mais detalhes nos Capítulos 2 e 5, 6 e7.

TRATAMENTO COMBINADO. Alterações acentuadas dos efeitos de alguns fármacos podem ser causadas pela administração simultânea de outros compostos, inclusive fármacos comercializados com ou sem prescrição e também suplementos e nutracêuticos. Essas interações podem causar efeitos tóxicos ou inibir o efeito do fármaco e anular seu benefício terapêutico. As interações farmacológicas sempre devem ser consideradas quando ocorrem respostas

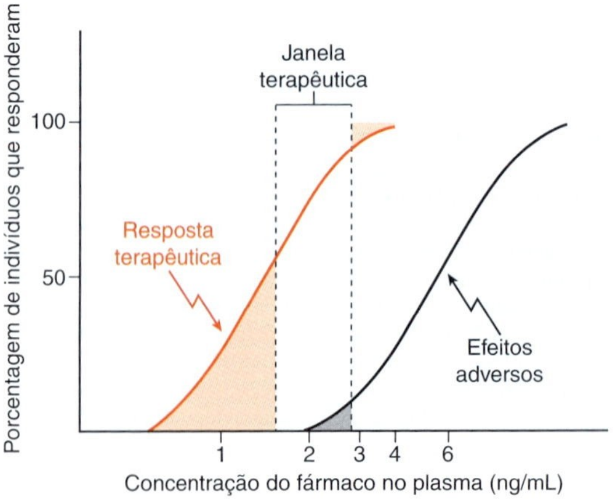

Figura 3-6 *Relação entre janela terapêutica das concentrações do fármaco e efeitos adversos na população.* A ordenada é linear e a abscissa é logarítmica.

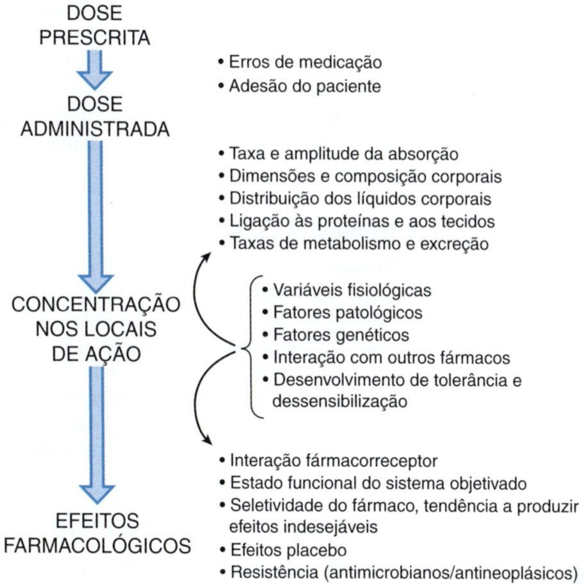

Figura 3-7 *Fatores que afetam a relação entre as doses prescritas e os efeitos dos fármacos.*

inesperadas aos fármacos. O entendimento dos mecanismos das interações farmacológicas constitui a base para sua prevenção. As interações farmacológicas podem ser farmacocinéticas (a liberação de um fármaco no seu local de ação é alterada por outro fármaco) ou farmacodinâmicas (a resposta do fármaco principal é modificada por outro fármaco). O Capítulo 2 descreve alguns exemplos de interações farmacocinéticas que podem aumentar ou diminuir a liberação do fármaco em seu local de ação. Nos pacientes com várias comorbidades que requerem diversos fármacos, pode ser difícil detectar os efeitos adversos atribuídos às interações farmacológicas e determinar se as interações são farmacocinéticas, farmacodinâmicas ou uma combinação destas.

O tratamento combinado é a modalidade preferida para tratar algumas doenças, inclusive insuficiência cardíaca (Capítulo 28), hipertensão (Capítulo 27) e câncer (Capítulos 60-63). Entretanto, algumas combinações de fármacos produzem interações farmacodinâmicas que acarretam efeitos adversos significativos. Por exemplo, os nitrovasodilatadores produzem relaxamento da musculatura lisa dos vasos sanguíneos (vasodilatação) por elevação dos níveis do GMP cíclico na musculatura lisa vascular por ação dependente do óxido nítrico (NO). Os efeitos farmacológicos da sildenafila, tadalafila e vardenafila resultam da inibição da nucleotídeo-fosfodiesterase tipo 5 (PDE5), que hidrolisa o GMP cíclico em 5′GMP nos vasos sanguíneos. Desse modo, a administração simultânea de um doador de NO (p. ex., nitroglicerina) e um inibidor de PDE5 pode causar hipotensão potencialmente catastrófica. O anticoagulante oral varfarina tem margem exígua entre a inibição terapêutica da formação de trombos e as complicações hemorrágicas e está sujeita a várias interações farmacocinéticas e farmacodinâmicas importantes. As oscilações da ingestão de vitamina K também podem afetar significativamente a farmacodinâmica da varfarina e podem ser necessárias alterações posológicas; os antibióticos que alteram a flora intestinal reduzem a síntese bacteriana da vitamina K e, por esta razão, acentuam os efeitos da varfarina; a administração simultânea de anti-inflamatórios não esteroides (AINEs) e varfarina aumenta o risco de sangramento GI em quase 4 vezes, quando comparado com o uso isolado deste último fármaco. Com a inibição da agregação plaquetária, o ácido acetilsalicílico aumenta a incidência de sangramento nos pacientes tratados com varfarina.

A maioria dos fármacos é avaliada nos adultos jovens e de meia idade e existem poucas informações sobre seu uso em crianças e nos idosos. Nos extremos da faixa etária, a farmacocinética e a farmacodinâmica dos fármacos podem estar alteradas e isto pode exigir alterações significativas das doses ou do esquema posológico de forma a obter o efeito clínico desejado sem riscos ao paciente.

MECANISMOS DE AÇÃO DOS FÁRMACOS

RECEPTORES QUE AFETAM AS CONCENTRAÇÕES DOS LIGANDOS ENDÓGENOS

Muitos fármacos atuam alterando a síntese, o armazenamento, a liberação, o transporte ou o metabolismo dos ligandos endógenos como neurotransmissores, hormônios e outros mediadores intercelulares. Por exemplo, alguns dos fármacos que atuam na neurotransmissão adrenérgica (Capítulos 8 e 12) incluem a α-metiltirosina (inibe a síntese da norepinefrina [NE]), a cocaína (bloqueia a recaptação da NE), a anfetamina (facilita a liberação da NE) e a selegelina (inibe a decomposição da NE). Existem exemplos semelhantes de outros sistemas neurotransmissores, inclusive acetilcolina (ACh; Capítulos 8 e 10), dopamina (DA) e serotonina (5HT; Capítulos 13-15). Os fármacos que alteram a síntese dos mediadores circulantes, inclusive dos peptídeos vasoativos (p. ex., inibidores da enzima conversora da angiotensina; Capítulo 26) e autacoides derivados dos lipídeos (p. ex., inibidores da cicloxigenase; Capítulo 33) também são amplamente utilizados no tratamento da hipertensão, dos processos inflamatórios, da isquemia miocárdica e de outras doenças.

RECEPTORES QUE REGULAM A HOMEOSTASIA IÔNICA

Um número relativamente pequeno de fármacos atua alterando o equilíbrio iônico do sangue, da urina e do trato GI. Os receptores desses fármacos são bombas e transportadores iônicos, dos quais muitos estão expressos apenas nas células especializadas dos rins e do sistema GI. A maioria dos diuréticos (p. ex., furosemida, clorotiazida, amilorida) atua alterando diretamente as bombas e os transportadores iônicos das células epiteliais do néfron e isto aumenta a transferência do Na^+ para a urina, ou por alteração da expressão das bombas iônicas nestas células (p. ex., aldosterona). Outro alvo terapeuticamente importante é a H^+/K^+-ATPase (bomba de prótons) das células parietais do estômago. A inibição irreversível dessa bomba de prótons por fármacos como o esomeprazol reduz a secreção ácida do estômago em 80-95% (Capítulo 45).

PROCESSOS CELULARES ATIVADOS PELOS RECEPTORES FISIOLÓGICOS

VIAS DE TRANSDUÇÃO DE SINAIS. Os receptores fisiológicos desempenham duas funções principais: ligação ao ligando e propagação da mensagem (i.e., sinalização). Essas funções pressupõem a existência de no mínimo dois domínios funcionais dentro do receptor: um *domínio de ligação do ligando* e um *domínio efetor*.

As ações reguladoras de um receptor podem ser produzidas diretamente em seu(s) alvo(s) celular(es), nas *proteína(s) efetora(s)*, ou podem ser propagadas por moléculas de sinalização celular intermediária conhecidas como *transdutores*. O receptor, seu alvo celular e quaisquer moléculas intermediárias envolvidas são conhecidos como *sistema receptor-efetor*, ou *via de transdução dos sinais*. Em muitos casos, a proteína efetora celular proximal não é o alvo fisiológico final, mas sim uma enzima, um canal iônico ou uma proteína de transporte que produz, transfere ou decompõe uma molécula pequena (p. ex., um nucleotídeo cíclico, o trifosfato de inositol, ou o NO) ou um íon (p. ex., Ca^{2+}) conhecido como *segundo mensageiro*. Os segundos mensageiros podem difundir-se nas proximidades do local onde são sintetizados ou liberados e propagar a informação para vários alvos, que podem integrar vários sinais. Ainda que inicialmente se pensasse que esses segundo-mensageiros fossem moléculas que se difundiam livremente dentro da célula, exames de imagem demonstraram que sua difusão e suas ações intracelulares são limitadas pela compartimentalização — localização seletiva dos complexos transdutor-efetor--interrupção do sinal —, estabelecida por meio de interações proteínas-lipídeos e proteínas-proteínas. Todas as células expressam vários tipos de proteínas destinadas a localizar as vias de sinalização por meio de interações proteínas-proteínas; estas moléculas proteicas são conhecidas como *proteínas estruturais* ou de *ancoragem*.

Os receptores e suas proteínas efetoras e transdutoras associadas também atuam como integradores de informação, na medida em que coordenam os sinais provenientes de vários ligandos entre si e com a atividade diferenciada da célula-alvo. Por exemplo, os sistemas de transdução de sinais regulados pelas alterações do AMP cíclico (AMPc) e do Ca^{2+} intracelular estão integrados em muitos tecidos excitáveis. Nos miócitos cardíacos, o aumento do AMPc celular causado pela ativação dos receptores β-adrenérgicos aumenta a contratilidade cardíaca em consequência das ampliações da taxa e da quantidade de Ca^{2+} liberado ao aparelho contrátil; deste modo, o AMPc e o Ca^{2+} são sinais contráteis positivos nos miócitos cardíacos. Por outro lado, o AMPc e o Ca^{2+} produzem efeitos contrários na contratilidade das células musculares lisas; contudo, como o Ca^{2+} geralmente é um sinal contrátil, a ativação dos receptores β-adrenérgicos dessas células ativa a via do AMPc-PKA, que resulta no relaxamento por fosforilação das proteínas que efetuam a sinalização do Ca^{2+}, inclusive cinase de cadeia leve da miosina e canais iônicos que hiperpolarizam a membrana celular.

Outra propriedade importante dos receptores fisiológicos é sua capacidade de amplificar significativamente um sinal fisiológico. Os neurotransmissores, os hormônios e outros ligandos extracelulares frequentemente estão presentes no domínio de acoplamento do ligando de um receptor em concentrações muito baixas (níveis em nM ou μM). Contudo, o domínio efetor ou a via de transdução de sinais geralmente contém enzimas e conjuntos enzimáticos que amplificam cataliticamente o sinal pretendido. Esses sistemas de sinalização são alvos excelentes dos fármacos.

FAMÍLIAS ESTRUTURAIS E FUNCIONAIS DE RECEPTORES FISIOLÓGICOS

Os receptores das moléculas fisiológicas reguladoras podem ser classificados em famílias funcionais, cujos representantes compartilham estruturas moleculares semelhantes e mecanismos bioquímicos comuns. O Quadro 3-1 descreve as seis famílias principais de receptores com exemplos de seus ligandos fisiológicos, seus sistemas de transdução de sinais e os fármacos que atuam nestes sistemas.

Quadro 3-1

Receptores fisiológicos

FAMÍLIA ESTRUTURAL	FAMÍLIA FUNCIONAL	LIGANDOS FISIOLÓGICOS	EFETORES E TRANSDUTORES	EXEMPLOS DE FÁRMACOS
GPCR	Receptores β-adrenérgicos	NE, Epi, DA	G_s; AC	Dobutamina, propranolol
	Receptores colinérgicos muscarínicos	ACh	G_i e G_q; AC, canais iônicos, PLC	Atropina
	Receptores dos eicosanoides	Prostaglandinas, leucotrienos, tromboxanos	Proteínas G_s, G_i e G_q	Misoprostol, montelucaste
	Receptores da trombina (PAR)	Peptídeo receptor	$G_{12/13}$, GEFs	(em desenvolvimento)
Canais iônicos	Receptores controlados por ligandos	ACh (M_2), GABA, 5-HT	Na^+, Ca^{2+}, K^+, Cl^-	Nicotina, gabapentina
	Receptores controlados por voltagem	Nenhum (ativado pela despolarização da membrana)	Na^+, Ca^{2+}, K^+, outros íons	Lidocaína, verapamil
Enzimas transmembrana	Tirosinocinases receptoras	Insulina, PDGF, EGF, VEGF, fatores de crescimento	Domínio SH2 e proteínas que contêm PTB	Herceptina, imatinibe
	GCs acopladas à membrana	Peptídeos natriuréticos	GMP cíclico	Neseritida
Transmembrana, não enzimas	Receptores de citocinas	Interleucinas e outras citocinas	Jak/STAT, tirosinocinases solúveis	
	Receptores tipo *toll*	LPS, produtos bacterianos	MyD88, IARKs, NF-κB	
Receptores nucleares	Receptores dos esteroides	Estrogênio, testosterona	Coativadores	Estrogênios, androgênios, cortisol
	Receptores do hormônio tireóideo	Hormônio tireóideo		Hormônio tireóideo
	PPARγ	Eicosanoides, LDL oxidado	RXR	Tiazolidinedionas
Enzimas intracelulares	GC solúvel	NO, Ca^{2+}	GMP cíclico	Nitrovasodilatadores

AC, adenilato-ciclase; GC, guanilato-ciclase; PAR, receptor ativado pela protease; LDL, lipoproteína de baixa densidade; PLC, fosfolipase C; PPAR, receptor ativado pelo proliferador do peroxissomo; TB e SH2, domínio de ligação da fosfotirosina; RXR receptor do retinoide X.

RECEPTORES ACOPLADOS A PROTEÍNAS G (GPCRs)

Os GPCRs atravessam a membrana plasmática de um lado ao outro formando feixes de sete α-hélices (Figura 3-8). Entre os ligandos dos GPCRs estão os neurotransmissores como ACh, aminas biogênicas como a NE, todos os eicosanoides e outras moléculas sinalizadoras lipídicas, hormônios peptídicos, opioides, aminoácidos como o GABA e muitos outros ligandos peptídicos e proteicos. Os GPCRs são reguladores importantes da atividade neural do SNC e são os receptores dos neurotransmissores do sistema nervoso autônomo periférico. Em virtude da sua quantidade e importância fisiológica, os GPCR são os alvos de muitos fármacos.

Subtipos de GPCR. Cada família de receptores inclui vários subtipos. Estudos sobre acoplamento dos ligandos com vários compostos químicos identificaram inicialmente os subtipos de receptores; a clonagem molecular acelerou acentuadamente a descoberta e a definição de outros subtipos de receptores; e sua expressão na forma de proteínas recombinantes facilitou a descoberta de fármacos seletivos para cada subtipo. Contudo, a diferenciação entre as classes e os subtipos dos receptores geralmente é arbitrária ou histórica. Os receptores α_1, α_2 e β-adrenérgicos diferem entre si quanto à seletividade do ligando e ao acoplamento das proteínas G (G_q, G_j e G_s, respectivamente),

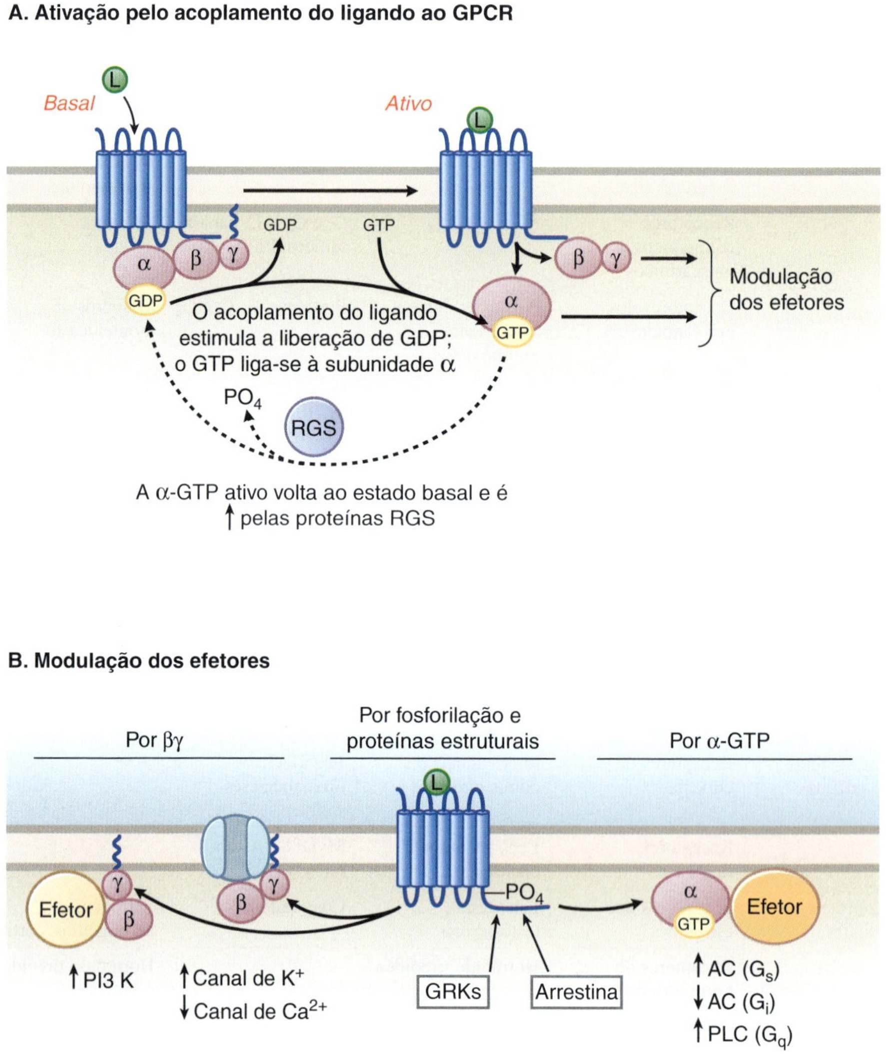

Figura 3-8 *Estimulação de um receptor acoplado às proteínas G por seu ligando, ativação da proteína G e estimulação dos efetores selecionados.* Quando o ligando está ausente, o receptor e o heterotrímero de proteína G formam um complexo na membrana com a subunidade Gα ligada ao GDP. Depois do acoplamento do ligando, o receptor e a subunidade α da proteína G sofrem uma alteração de conformação que resulta na liberação do GDP, no acoplamento do GTP e na dissociação do complexo. A subunidade Gα ativada ligada ao GTP e o dímero βγ liberado ligam-se e regulam os efetores. O sistema volta ao estado basal com a hidrólise do GTP da subunidade γ liberado ligam-se e regulam os efetores. O sistema volta ao estado basal com a hidrólise do GTP da subunidade α e esta reação é acentuadamente potencializada pelas proteínas de sinalização por proteínas G (RGS). A estimulação prolongada do receptor pode causar hiporregulação do receptor. Esse evento é iniciado pelas cinases receptores das proteínas G (GRKs), que fosforilam a extremidade C-terminal do receptor e resultam no recrutamento das proteínas conhecidas como arrestinas; as arrestinas ligam-se ao receptor na superfície interna, deslocam as proteínas G e inibem a sinalização. As descrições detalhadas desses sistemas de sinalização aparecem ao longo de todo o texto referente às ações terapêuticas dos fármacos que atuam por estes mecanismos.

mas os receptores α e β são considerados como classes, enquanto os receptores α_1 e α_2 são subtipos. As diferenças farmacológicas entre os subtipos de receptores são exploradas terapeuticamente com o desenvolvimento e a utilização dos fármacos seletivos para cada receptor. Por exemplo, os agonistas β_2-adrenérgicos como a terbutalina são usados para produzir broncodilatação no tratamento da asma, com a esperança de que atenuem os efeitos adversos cardíacos causados pela estimulação dos receptores β_1-adrenérgicos (Capítulo 12). Por outro lado, o uso dos antagonistas β_1-seletivos reduz as chances de ocorrer broncoconstrição nos pacientes tratados para hipertensão ou angina (Capítulos 12 e 27).

Dimerização do receptor. Os GPCRs sofrem homodimerização e heterodimerização e, possivelmente, oligomerização. A dimerização dos receptores pode regular a afinidade e a especificidade do complexo pelas proteínas E, a sensibilidade do receptor à fosforilação pelas cinases de receptores e a ligação da arrestina, eventos importantes na interrupção da ação dos agonistas e na remoção dos receptores da superfície celular. A dimerização também pode permitir a ligação dos receptores a outras proteínas reguladoras, entre elas os fatores de transcrição.

PROTEÍNAS G. Os GPCRs ligam-se a uma família de proteínas reguladoras heterotriméricas da ligação ao GTP conhecidas como *proteínas G*. Essas proteínas são transdutoras de sinais, que transmitem a informação de que o agonista está ligado ao receptor de uma ou mais proteínas efetoras. Os efetores regulados pelas proteínas G incluem enzimas como adenilato-ciclase, fosfolipase C, fosfodiesterase do GMP cíclico (PDE6) e canais iônicos da membrana seletivos para Ca^{2+} e K^+ (Quadro 3-1 e Figura 3-8).

O heterotrímero da proteína G é formado de uma subunidade α para ligação do nucleotídeo guanina, que possibilita o reconhecimento específico dos receptores e dos efetores; um dímero associado a subunidades β e γ, que ajuda a realizar a localização na membrana do heterotrímero de proteína G por fenilação da subunidade γ. No estado basal do complexo receptor-heterotrímero, a subunidade α contém o GDP ligado e o complexo α-GDP:$\beta\gamma$ está acoplado ao receptor sem o ligando (Figura 3-8). As subunidades α formam quatro famílias (G_s, G_i, G_g e $G_{12/13}$), que são responsáveis pelo acoplamento dos GPCRs aos efetores relativamente diferentes. A subunidade α da G_s sempre ativa a adenilato-ciclase; a subunidade α da G_i pode inibir algumas isoformas da adenilato-ciclase; a subunidade α da G_g ativa todas as formas da fosfolipase Cβ; e as subunidades α da $G_{12/13}$ ligam-se aos fatores de permuta do nucleotídeo guanina (GEFs), inclusive p115RhoGEF para as pequenas proteínas de ligação do GTP como Rho e Rac. A especificidade de sinalização do grande número de combinações $\beta\gamma$ possíveis ainda não está esclarecida; contudo, está demonstrado que os canais de K^+, os canais de Ca^{2+} e a cinase PI-3 (PI3K) são alguns dos efetores do dímero $\beta\gamma$ livre. A Figura 3-8 e sua legenda resumem o esquema básico de ativação/inativação dos sistemas ligados aos GPCRs.

SISTEMAS DE SEGUNDOS MENSAGEIROS

AMP CÍCLICO. O AMP cíclico é sintetizado pela adenilato-ciclase; a estimulação é mediada pela subunidade α da G_s e a inibição pela subunidade α da G_i. Existem nove isoformas de adenilato-ciclase (AC) ligadas à membrana e uma isoforma solúvel encontrada nos mamíferos. O AMP cíclico gerado pelas adenilato-ciclases tem três alvos principais na maioria das células — proteinocinase dependente do AMP cíclico (PKA); fatores de permuta do nucleotídeo guanina regulados pelo AMP cíclico, conhecidos como EPACs (fatores de permuta ativados diretamente pelo AMPc); e via de fosforilação da PKA, um fator de transcrição conhecido como CREB (proteína de ligação do elemento de resposta do AMPc). Nas células com funções especializadas, o AMPc pode ter outros alvos como os canais iônicos controlados por nucleotídeo cíclico (Capítulo 7).

PKA. A holoenzima PKA consiste em duas subunidades catalíticas ligadas reversivelmente a um dímero da subunidade reguladora (R) para formar um complexo heterotetramérico (R_2C_2). Quando a AC é ativada e as concentrações do AMPc aumentam, quatro moléculas do AMP cíclico ligam-se ao complexo R_2C_2, duas para cada subunidade R, provocando uma alteração de conformação das subunidades R, que reduz sua afinidade pelas subunidades C e causa sua ativação. As subunidades C ativas fosforilam as moléculas de serina e treonina dos substratos proteicos específicos. Existem várias isoformas de PKA; a clonagem molecular revelou as isoformas α e β das subunidades reguladoras (RI e RII), assim como três isoformas da subunidade C (Cα, Cβ e Cγ). As subunidades R demonstram localização subcelular e afinidades de ligação diferentes do AMPc, dando origem às holoenzimas PKA com limiares de ativação diferentes. A função da PKA também é modulada pela localização subcelular das proteínas de ancoragem cinase-A (AKAPs).

PKG. A estimulação dos receptores que aumentam as concentrações intracelulares do GMP cíclico (Figura 3-11) resulta na ativação da proteinocinase dependente do GMP cíclico (PKG), que fosforila alguns dos mesmos substratos da PKA e outros que são específicos da PKG. Ao contrário da estrutura heterotetramérica (R_2C_2) da holoenzima PKA, o domínio catalítico e os domínios de ligação dos nucleotídeos cíclicos da PKG estão expressos na forma de um único polipeptídeo, que dimeriza para formar a holoenzima PKG.

A PKG existe em duas formas homólogas, PKG-I e PKG-II. A PKG-I tem um N terminal acetilado, está associada ao citoplasma e possui duas isoformas (Iα e Iβ), que se originam de cortes em pontos diferentes. A PKG-II tem um N terminal miristilado, está associada à membrana e pode estar localizada pelas proteínas de ancoragem da PKG de forma semelhante à descrita para a PKA, embora os domínios de acoplamento da PKA e da PKG sejam estruturalmente muito diferentes. Os efeitos farmacologicamente importantes dos níveis elevados do GMP cíclico incluem a modulação da ativação plaquetária e o relaxamento da musculatura lisa.

PDEs. As fosfodiesterases (PDEs) dos nucleotídeos cíclicos formam outra família de proteínas sinalizadoras importantes, cujas atividades são reguladas pela taxa de transcrição genética e também por segundos mensageiros (nucleotídeos cíclicos ou Ca^{2+}) e interações com outras proteínas sinalizadoras como a arrestina β e as proteinocinases. As PDEs hidrolisam a ligação 3',5'-fosfodiéster cíclica do AMPc e do GMPc e, desta forma, interrompem sua ação. As enzimas constituem uma superfamília com mais de 50 proteínas PDEs diferentes. As especificidades de substrato das diferentes PDEs incluem as que são específicas para a hidrólise do AMPc e a hidrólise do GMPc e algumas que hidrolisam estes dois nucleotídeos cíclicos. As PDEs (principalmente as formas de PDE3) são alvos farmacológicos para o tratamento das doenças como asma; distúrbios cardiovasculares como insuficiência cardíaca, aterosclerose coronariana e doença arterial periférica; e distúrbios neurológicos. Os inibidores da PDE5 (p. ex., sildenafila) são utilizados nos tratamentos da doença pulmonar obstrutiva crônica e da disfunção erétil.

VIA DA G_q-PLC-DAG/IP_3/IP_3-CA^{2+}. O cálcio é um mensageiro importante em todas as células e pode regular diversas respostas, inclusive expressão de genes, contração, secreção, metabolismo e atividade elétrica. O Ca^{2+} pode entrar na célula por meio dos canais de cálcio da membrana plasmática (ver "Canais Iônicos", adiante) ou ser liberado das reservas intracelulares por hormônios ou fatores de crescimento. De forma a desempenhar seu papel como sinal, o nível basal do Ca^{2+} celular é mantido na faixa de 100 nM pelas bombas de Ca^{2+} da membrana, que expulsam o íon para o espaço extracelular, e por uma Ca^{2+}-ATPase (SERCA) da membrana do retículo endoplasmático (RE), que acumula o Ca^{2+} em seus compartimentos de armazenamento no RE/RS.

Hormônios e fatores de crescimento liberam o Ca^{2+} do seu compartimento de armazenamento intracelular (RE) por uma via de sinalização que começa com a ativação da fosfolipase C (PLC) da membrana plasmática, da qual existem duas formas principais (PLCβ e PLCγ). Os GPCRs que se ligam à G_q ou G_i ativam a PLCβ por ativação da subunidade α da proteína G (Figura 3-8) e liberação do dímero βγ. Depois de ativados, a subunidade α ligada à G_q-GTP e o dímero βγ podem ativar algumas isoformas da PLCβ. As isoformas da PLCγ são ativadas pela fosforilação da tirosina, inclusive a fosforilação pelo receptor e por tirosinocinases que não fazem parte do receptor.

As PLCs são enzimas citossólicas que se transferem à membrana plasmática depois da estimulação do receptor. Quando estão ativadas, essas enzimas hidrolisam um pequeno fosfolipídeo da membrana (fosfatidilinositol-4,5-bifosfato) para gerar dois sinais intracelulares: inositol-1,4,5-trifosfato (IP_3) e o lipídeo diacilglicerol (DAG). O DAG ativa diretamente os membros da família das proteinocinases C (PKCs). O IP_3 difunde-se ao RE, onde ativa o receptor do IP_3 na membrana do RE e causa liberação do cálcio armazenado nesta estrutura. A liberação do Ca^{2+} dessas reservas intracelulares aumenta em muitas vezes os níveis deste íon no citoplasma depois de alguns segundos e ativa as enzimas sensíveis à calmodulina, inclusive a PDE AMP cíclico e uma família de proteinocinases sensíveis ao Ca^{2+}/calmodulina (p. ex., fosforilasecinase, cinase da cadeia leve da miosina e cinases CaM II e IV). Dependendo da função diferenciada das células, as cinases sensíveis ao Ca^{2+}/calmodulina e a PKC podem regular a maior parte dos eventos subsequentes que ocorrem nas células ativadas.

CANAIS IÔNICOS

As alterações do fluxo de íons através desta membrana são essenciais aos processos reguladores das células excitáveis e não excitáveis. De forma a estabelecer e manter os gradientes eletroquímicos necessários para conservar o potencial de membrana, todas as células expressam transportadores para os íons Na^+, K^+, Ca^{2+} e Cl^-. Por exemplo, a bomba de Na^+/K^+-ATPase gasta ATP para bombear o Na^+ para fora da célula e o K^+ para dentro. Desse modo, os gradientes eletroquímicos estabelecidos são usados pelos tecidos excitáveis (p. ex., nervos e músculos) para gerar e transmitir impulsos elétricos; pelas células não excitáveis para desencadear reações bioquímicas e secretórias; e por todas as células para sustentar vários processos secundários de simporte e antiporte (Capítulo 5). Em vista de suas funções como reguladores da função celular, essas proteínas são alvos terapêuticos importantes. A família de canais iônicos diferentes pode ser dividida em subfamílias com base nos mecanismos que abrem os canais, sua arquitetura e os íons que eles conduzem. Eles também podem ser classificados como canais ativados por voltagem, por ligando, por reserva, por estiramento e por temperatura. A seguir, detalhamos alguns exemplos dos canais que são alvos terapêuticos importantes.

CANAIS CONTROLADOS POR VOLTAGEM. Os seres humanos expressam várias isoformas dos canais de Na^+, K^+, Ca^{2+} e Cl^- controlados por voltagem. Nas células nervosas e musculares, os canais de Na^+ controlados por voltagem são responsáveis pela geração de potenciais de ação robustos, que despolarizam a membrana do seu potencial de repouso de – 70 mV para o potencial de + 20 mV em alguns milissegundos. Esses canais de Na^+ são formados por três subunidades – uma subunidade α formadora do poro e duas subunidades β reguladoras (Figura 3-9A). Nos neurônios da dor, os canais de Na^+ ativados por voltagem são alvos dos anestésicos locais como lidocaína e tetracaína, que bloqueiam o poro, inibem a despolarização e, deste modo, suprimem a sensibilidade à dor. Esses canais também são alvos das toxinas marinhas naturais como tetrodotoxina e saxitoxina (Capítulo 20). Os canais de Na^+ ativados por voltagem também são alvos importantes para muitos fármacos usados para tratar arritmias cardíacas (Capítulo 29).

Os canais de Ca^{2+} controlados por voltagem possuem arquitetura semelhante à dos canais de Na^+ controlados por voltagem, com uma subunidade α grande (quatro domínios de 6 hélices que atravessam a membrana de um lado ao outro) e três subunidades reguladoras (subunidades β, δ e γ). Os canais de Ca^{2+} podem ser responsáveis por iniciar um potencial de ação (com ocorre nas células marca-passo do coração), mas na maioria dos casos estão encarregados de modificar a configuração e a duração do potencial de ação desencadeado pelos canais de Na^+ rápidos controlados por voltagem. Esses canais iniciam a entrada do Ca^{2+}, que estimula a liberação dos neurotransmissores nos sistemas nervosos central, entérico e autônomo e que controla a frequência cardíaca e a condução dos impulsos nos tecidos do coração (Capítulos 8, 14 e 27). Os canais de Ca^{2+} controlados por voltagem tipo L estão sujeitos à regulação adicional via fosforilação pela PKA. Os canais de Ca^{2+} controlados por voltagem expressos na musculatura lisa regulam o tônus vascular; a concentração intracelular do Ca^{2+} é fundamental à regulação do estado de fosforilação do aparelho contrátil por meio da atividade da cinase da cadeia leve da miosina sensível ao

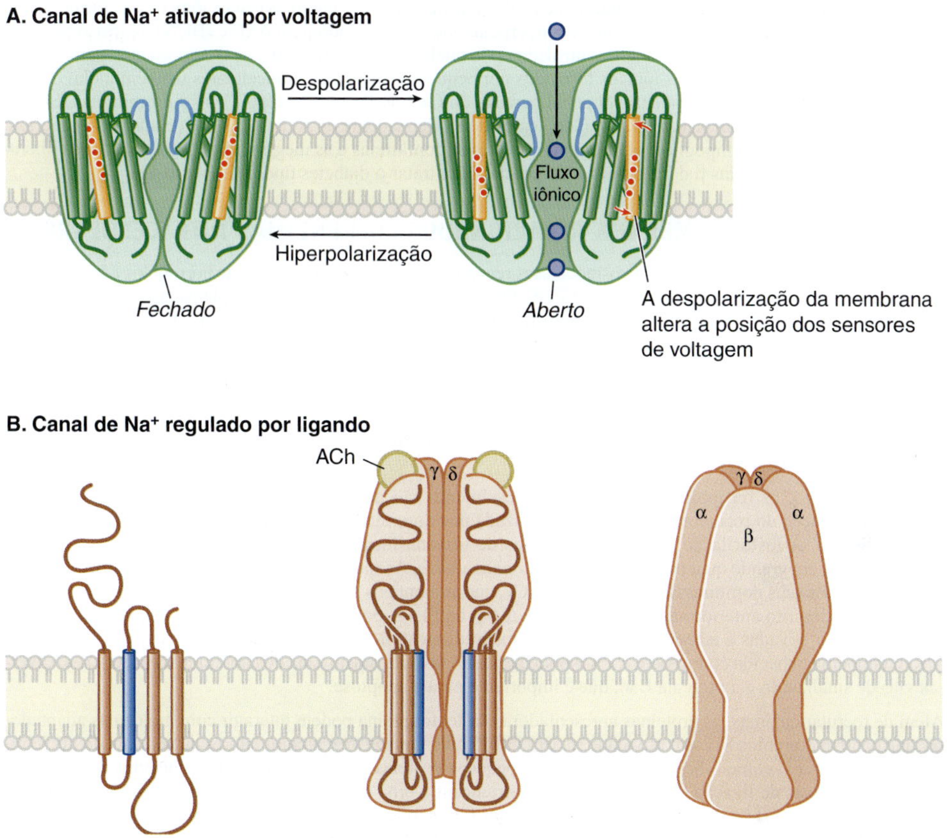

Figura 3-9 *Dois tipos de canais iônicos regulados por receptores e fármacos.* (**A**) Diagrama de um canal de Na^+ ativado por voltagem com o poro nos estados aberto e fechado. As alças P que formam o poro estão ilustradas em azul e estão anguladas para dentro do poro para formar o filtro de seletividade. As hélices S4 que formam o sensor de voltagem estão ilustradas em laranja, com os aminoácidos carregados positivamente ilustrados por pontos vermelhos. (**B**) Receptor nicotínico de acetilcolina controlado por ligando expresso na junção neuromuscular do músculo esquelético. O poro é formado por cinco subunidades, cada qual com um domínio extracelular grande e quatro hélices transmembrana (uma destas subunidades está ilustrada à esquerda do painel **B**. A hélice que reveste o poro está ilustrada em azul. O receptor é formado por duas subunidades α e subunidades β, γ e δ. Ver no texto descrição de outros canais iônicos controlados por ligando. As descrições detalhadas dos canais específicos aparecem ao longo de todo o texto relativo às ações terapêuticas dos fármacos que alteram estes canais (ver principalmente os Capítulos 11, 14 e 20). (Adaptada com autorização de Purves, D, Augustine, GJ, Fitzpatrick, D, Hall, WC, LaMantia, AS, McNamara, JO e White, LE (eds). *Neuroscience*, 4th ed. Sunderland, MA: Sinauer Associates, Inc., 2008.)

Ca^{2+}/calmodulina. Os antagonistas do canal de Ca^{2+} como o nifedipino, o diltiazem e o verapamil são vasodilatadores eficazes e amplamente utilizados para tratar angina, arritmias cardíacas e hipertensão.

Os canais de K^+ controlados por voltagem são os representantes mais numerosos e estruturalmente mais diversos entre a família de canais controlados por voltagem e incluem os seguintes: canais K_v controlados por voltagem; canal de K^+ retificador interno; e os canais de K^+ de "fenda" com domínio de dois poros ou poros paralelos. Os canais retificadores internos e os canais de dois poros são insensíveis à voltagem, são regulados por proteínas G e íons H^+ e são fortemente estimulados pelos anestésicos gerais. A condutância crescente ao K^+ por esses canais torna o potencial de membrana mais negativo; deste modo, estes canais são importantes para a regulação do potencial de membrana em repouso e pelo retorno à voltagem de – 70 a – 90 mV na membrana depois da despolarização.

CANAIS CONTROLADOS POR LIGANDO. Os canais ativados pelo acoplamento de um ligando a um ponto específico da proteína do canal têm arquitetura diferente e seus ligandos são diversos. Os principais canais controlados por ligando do sistema nervoso são os que respondem aos neurotransmissores excitatórios como a acetilcolina (Figura 3-9B) ou ao glutamato (ou agonistas como AMPA e NMDA) e aos neurotransmissores inibitórios como a glicina e o ácido γ-aminobutírico (GABA). A ativação desses canais é responsável pela maioria da transmissão sináptica pelos neurônios do SNC e do sistema nervoso periférico (Capítulos 8, 11 e 14). Além disso, existem vários canais iônicos mais especializados, que são ativados por pequenas moléculas intracelulares e são estruturalmente diferentes dos canais iônicos convencionais controlados por ligando. Isso inclui os canais iônicos que formalmente fazem parte da família K_v, inclusive o canal de hiperpolarização controlado pelo AMPc (HCN) expresso no coração (Capítulo 29), bem como os canais controlados por nucleotídeos cíclicos (CNGs) importantes para a visão (Capítulo 64). O grupo dos canais iônicos formados por pequenas moléculas intracelulares também inclui o canal de Ca^{2+} sensível ao IP_3, que é responsável pela liberação do Ca^{2+} do RE e o "receptor" das sulfonilureias (SUR1) que se combina com o canal $K_{ir}6.2$ para regular o canal de K^+ dependente do ATP (K_{ATP}) nas células β do pâncreas. O canal K_{ATP} é o alvo dos hipoglicemiantes orais como as sulfonilureias e as meglitinidas, que estimulam a liberação de insulina pelas células β do pâncreas e são usados para tratar o diabetes tipo 2 (Capítulo 43).

RECEPTORES TRANSMEMBRANA RELACIONADOS COM ENZIMAS INTRACELULARES

TIROSINOCINASES RECEPTORAS. As tirosinocinases receptoras incluem os receptores de hormônios como insulina e de vários fatores de crescimento, inclusive EGF, fator de crescimento derivado das plaquetas (PDGF), fator de crescimento neural (NGF), fator de crescimento fibroblástico (FGF), fator de crescimento do endotélio vascular (VEGF) e efrinas. Com exceção do receptor da insulina, que tem cadeias α e β (Capítulo 43), essas moléculas consistem em cadeias polipeptídicas simples com grandes domínios extracelulares ricos em cisteína, domínios transmembrana curtos e uma região intracelular contendo um (ou dois, em alguns casos) domínios de tirosinocinase proteica. A ativação dos receptores dos fatores de crescimento possibilita a sobrevivência, a proliferação e a diferenciação das células. A ativação dos receptores das efrinas estimula a angiogênese neuronal, a migração axonial e o direcionamento dos axônios.

No estado inativo, os receptores dos fatores de crescimento são monômeros; o acoplamento do ligando estimula a dimerização do receptor e a fosforilação cruzada dos domínios de cinase em várias moléculas de tirosina (Figura 3-10A). A fosforilação de outras moléculas de tirosina forma pontos de ancoragem para os domínios SH2 existentes em grande quantidade de proteínas sinalizadoras. As moléculas recrutadas às proteínas que contêm fosfotirosina por seus domínios SH2 incluem a PLCγ, que aumenta os níveis intracelulares do Ca^{2+} e ativa a PKC, conforme foi descrito anteriormente. As isoformas α e β da PI3-K possuem domínios SH2, acoplam ao receptor fosforilado, são ativadas e aumentam os níveis do fosfatidilinositol-3,4,5-trifosfato (PIP_3) e da proteinocinase B (PKB, também conhecida como Akt). A PKB pode regular o alvo da rapamicina dos mamíferos (mTOR) em diversas vias de sinalização e a proteína Bad, que é importante para a apoptose.

Além de recrutar enzimas, as proteínas apresentadoras de fosfotirosina podem interagir com moléculas adaptadoras que contêm domínios SH sem atividade (p. ex., Grb2) que, por sua vez, atraem fatores de permuta do nucleotídeo guanina (GEFs) como o Sos, que pode ativar a pequena proteína de ligação do GTP conhecida como Ras. As pequenas proteínas de ligação do GTP Ras e Rho pertencem a uma família numerosa de GTPases monoméricas pequenas. Todas as GTPases pequenas são ativadas por GEFs, que são regulados por vários mecanismos e inibidos pelas proteínas ativadoras de GTPase (GAPs). Por sua vez, a ativação dos membros da família Ras resulta na ativação de uma cascata de proteinocinases conhecida como via das proteinocinases ativadas por mitógeno (cinase MAP, ou MAPK). A ativação da via da MAPK é um dos principais mecanismos usados pelos receptores dos fatores de crescimento para enviar sinais ao núcleo e estimular o crescimento celular.

VIA RECEPTORA JAK-STAT. As células expressam uma família de receptores para citocinas como γ-interferon e hormônios como o hormônio do crescimento e a prolactina, que enviam sinais ao núcleo por uma via mais direta que as tirosinocinases receptoras. Esses receptores não têm atividade enzimática intrínseca, mas o domínio intracelular liga-se a uma tirosinocinase intracelular independente, conhecida como cinase de Janus (JAK). Com a dimerização induzida pelo acoplamento do ligando, as JAKs fosforilam outras proteínas conhecidas como transdutores de sinais e ativadores da transcrição (STATs), que se transferem ao núcleo e regulam a transcrição (Figura 3-10B). A via completa é conhecida como JAK-STAT. Nos mamíferos, existem quatro JAKs e seis STATs que, dependendo do tipo celular e do sinal, combinam-se diferentemente para ativar a transcrição dos genes.

CINASES RECEPTORAS DE SERINA-TREONINA. Os ligandos proteicos como o TFG-β ativam uma família de receptores semelhantes às tirosinocinases receptoras, exceto que possuem um domínio de cinase de serina/treonina na região citoplasmática da proteína. Existem duas isoformas da proteína receptora monomérica: tipo I (7 formas) e tipo II (5 formas). No estado basal, essas proteínas são monômeros; depois do acoplamento de um ligando agonista, estas proteínas dimerizam e resultam na fosforilação do domínio de cinase do monômero tipo I, que ativa o receptor. Em seguida, o receptor ativado fosforila uma proteína reguladora gênica conhecida como *Smad*. Quando é fosforilada pelo receptor ativado de uma molécula de serina, a Smad dissocia-se do receptor, migra ao núcleo, combina-se com fatores de transcrição e regula os genes responsáveis pela morfogênese e transformação. Também existem Smads inibitórias (isoformas Smad6 e Smad7), que competem com as Smads fosforiladas para interromper a sinalização.

RECEPTORES TIPO *TOLL*. A sinalização relacionada com o sistema imune inato é realizada por uma família com mais de 10 receptores transmembrana simples conhecidos como receptores tipo *toll* (TLR), que estão expressos em grandes quantidades nas células hematopoiéticas. Em uma única cadeia polipeptídica, esses receptores contêm um grande domínio de acoplamento do ligando extracelular, um domínio transmembrana curto e uma região citoplasmática conhecida como domínio TIR, que não possui atividade enzimática intrínseca. Os ligandos do TLR são formados por inúmeros produtos originados dos patógenos, inclusive lipídeos, peptidoglicanos, lipopeptídeos e vírus. A ativação desses receptores gera uma resposta inflamatória contra os microrganismos patogênicos.

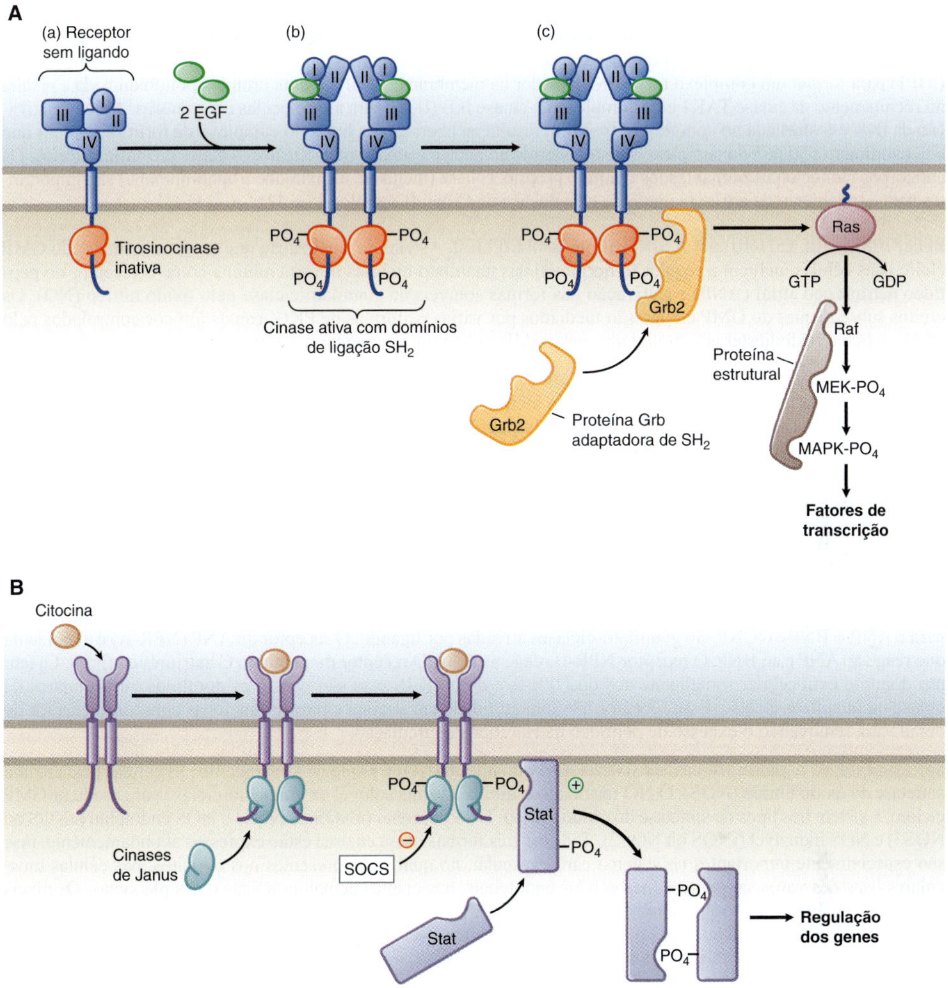

Figura 3-10 *Mecanismo de ativação de uma tirosinocinase receptora e de um receptor de citocina.* (**A**) Ativação do receptor de EGF. A estrutura extracelular do receptor sem o ligando (a) contém quatro domínios (I-IV), que se rearranjam significativamente depois do acoplamento de duas moléculas do EGF (b). As alterações de conformação resultam na ativação dos domínios de tirosinocinase citoplasmáticos e na fosforilação da tirosina das regiões intracelulares para formar os sítios de ligação SH2 (c). A molécula adaptadora Grb2 liga-se às moléculas de tirosina fosforiladas e ativa a cascata das cinases Ras-MAP. (**B**) Ativação de um receptor de citocina. O acoplamento da citocina provoca dimerização do receptor e recruta as cinases de Janus (JAKs) para as extremidades citoplasmáticas do receptor. As JAKs transfosforilam e causam fosforilação dos transdutores de sinais e dos ativadores da transcrição (STATs). Os STATs fosforilados transferem-se ao núcleo e regulam a transcrição. Existem proteínas conhecidas como supressores da sinalização das citocinas (SOCS), que inibem o sistema JAK-STAT.

A primeira etapa da ativação do TLR por ligandos é a dimerização que, por sua vez, faz que as proteínas sinalizadoras liguem-se ao receptor para formar um complexo de sinalização. A dimerização induzida pelo ligando recruta uma série de proteínas adaptadoras, inclusive Mal e a proteína 88 de diferenciação mieloide (MyD88) para o domínio TIR intracelular que, por sua vez, recruta as cinases associadas às interleucinas, conhecidas como IRAKs. As IRAKs autofosforilam no complexo e, em seguida, formam um complexo mais estável com a MyD88. A reação de fosforilação também recruta a TRAF6 para o complexo, que facilita a interação com uma ligase de ubiquitina que fixa uma molécula de poliubiquitina à TRAF6. Então, esse complexo pode interagir com a proteinocinase TAK1 e a proteína adaptadora TAB1. A TAK1 faz parte da família das cinases MAP, que ativa as cinases do NF-κB; a fosforilação dos fatores de transcrição do NF-κB provoca sua transferência ao núcleo e a ativação transcripcional de vários genes envolvidos no processo inflamatório.

RECEPTORES DE TNF-α. O mecanismo de ação da sinalização do fator de necrose tumoral α (TNF-α) aos fatores de transcrição NF-κB é muito semelhante ao utilizado pelos receptores tipo *toll*, porque o domínio intracelular do receptor não possui atividade enzimática. O receptor do TNF-α é outro receptor transmembrana simples com domínio extracelular de acoplamento do ligando, um domínio transmembrana e um domínio citoplasmático conhecido como *domínio da morte*. O TNF-α liga-se a um complexo formado pelos receptores 1 e 2 do TNF. Com a trimerização, os domínios da morte ligam-se à proteína adaptadora TRADD, que recruta a proteína 1 de interação com o receptor (RIP1) para formar um complexo receptor-adaptador na membrana. A RIP1 é uma proteína poliubiquinada e resulta no recrutamento da cinase TAK1 e do complexo da cinase IκB (IKK) para as moléculas ubiquinadas. A alça de ativação da IKK é fosforilada no complexo e, por fim, resulta na liberação da IκBα do complexo de forma a permitir que o heterodímero p50/p65 do complexo seja transferido ao núcleo e ative a transcrição dos genes pró-inflamatórios. Os anticorpos monoclonais humanizados contra o próprio TNF-α (inclusive infliximabe e adalimumabe) são importantes para o tratamento da artrite reumatoide e da doença de Crohn (Capítulos 35 e 47).

RECEPTORES QUE ESTIMULAM A SÍNTESE DE GMP CÍCLICO. As vias de sinalização que regulam a síntese do GMP cíclico nas células incluem a regulação hormonal das guanilato-ciclases transmembrana como o receptor do peptídeo natriurético atrial (ANP) e a ativação das formas solúveis da guanilato-ciclase pelo óxido nítrico (NO). Os efeitos subsequentes do GMP cíclico são mediados por várias isoformas de PKG, canais iônicos controlados pelo GMP cíclico e fosfodiesterases moduladas pelo GMP cíclico que degradam o AMP cíclico.

Receptores do peptídeo natriurético: Guanilato-ciclases ativadas por ligandos. O grupo de receptores de membrana com atividade enzimática intrínseca inclui os receptores de três pequenos ligandos peptídicos liberados pelas células cardíacas e pelo sistema vascular, também conhecidos como peptídeos natriuréticos: peptídeo natriurético atrial (ANP), que é liberado pelos grânulos de armazenamento atrial depois da expansão do volume intravascular ou da estimulação pelos hormônios vasopressores; o peptídeo natriurético cerebral (BNP), que é sintetizado e liberado em grandes quantidades pelos tecidos ventriculares em resposta à sobrecarga de volume; e o peptídeo natriurético tipo C (CNP), que é sintetizado no cérebro e nas células endoteliais. Assim como ocorre com o BNP, o CNP não é armazenado em grânulos; em vez disto, sua síntese e sua liberação são ampliadas pelos fatores de crescimento e pelo estresse de cisalhamento aplicado às células do endotélio vascular. Os principais efeitos fisiológicos desses hormônios são reduzir a pressão arterial (ANP e BNP), atenuar a hipertrofia e a fibrose cardíacas (BNP) e estimular o crescimento dos ossos longos (CNP). Os receptores transmembrana para o ANP, o BNP e o CNP são guanilato-ciclases ativadas por ligando. O receptor do ANP (NPR-A) é a molécula que reage ao ANP e ao BNP. O receptor NPR-B reage ao CNP. O receptor do peptídeo C natriurético (NPR-C) tem um domínio extracelular semelhante aos do NPR-A e do NPR-B, mas não possui os domínios intracelulares de cinase ou guanilato-ciclase. Esse receptor não tem atividade enzimática e parece funcionar como um receptor de depuração, removendo o excesso de peptídeo natriurético da circulação.

Sintetase do NO e guanilato-ciclase solúvel. O óxido nítrico (NO) é produzido localmente nas células pela enzima sintetase do óxido nítrico (NOS). O NO resultante estimula a forma solúvel da guanilato-ciclase para produzir GMP cíclico. Existem três tipos de sintetase do óxido nítrico: NOS neuronal (nNOS ou NOS1), NOS endotelial (eNOS ou NOS3) e NOS induzível (iNOS ou NOS2). Todas as três formas dessa enzima estão expressas abundantemente, mas são especialmente importantes no sistema cardiovascular, no qual estão presentes nos miócitos, nas células musculares lisas dos vasos sanguíneos, nas células endoteliais, nas células hematopoiéticas e nas plaquetas. Os níveis intracelulares altos de Ca^{2+}, que atuam por meio da calmodulina, ativam acentuadamente a nNOS e a eNOS; a forma induzível é menos sensível ao Ca^{2+}, mas a síntese da proteína iNOS nas células pode ser induzida em mais de 1000 vezes por estímulos inflamatórios, inclusive endotoxinas, TNF-α, interleucina-1β e γ-interferon.

A NOS produz NO catalisando a oxidação do nitrogênio guanido da L-arginina com produção de L-citrulina e NO. Por sua vez, o NO ativa a guanilato-ciclase solúvel (sGC), um heterodímero que contém um domínio heme de protoporfirina IX. O NO liga-se a esse domínio em concentrações nanomoleculares (NM) muito baixas e causa aumentos de 200 a 400 vezes na V_{max} da guanilato-ciclase, resultando na elevação do nível celular de GMP cíclico. Os efeitos celulares do GMP cíclico no sistema vascular são mediados por alguns mecanismos, mas principalmente pela PKG. Na musculatura lisa dos vasos sanguíneos, a ativação da PKG causa vasodilatação por:

- Inibição da liberação de Ca^{2+} das reservas intracelulares mediada pelo IP_3
- Fosforilação dos canais de Ca^{2+} controlados por voltagem para inibir a entrada de Ca^{2+}
- Fosforilação do fosfolambam, um modulador da bomba de Ca^{2+} sarcoplasmática, resultando na recaptação mais rápida do Ca^{2+} para dentro das reservas intracelulares
- Fosforilação e abertura do canal de K^+ ativado por Ca^{2+}, resultando na hiperpolarização da membrana celular, que fecha os canais de Ca^2 tipo L e reduz a entrada deste cátion na célula.

RECEPTORES HORMONAIS E FATORES DE TRANSCRIÇÃO NUCLEARES

Os receptores hormonais nucleares constituem uma superfamília de 48 membros que respondem a um conjunto diverso de ligandos. As proteínas receptoras são fatores de transcrição capazes de regular a expressão dos genes que controlam vários processos fisiológicos, inclusive reprodução, desenvolvimento e metabolismo. Entre os membros mais conhecidos dessa família estão os receptores dos hormônios esteroides circulantes como androgênios, estrogênios, glicocorticoides, hormônio tireóideo e vitamina D. Outros membros dessa família são os receptores para um grupo diverso de ácidos graxos, ácidos biliares, lipídeos e metabólitos lipídicos.

Alguns exemplos incluem o receptor do ácido retinoico (RXR); o receptor X hepático (LXR — o ligando é o 22-OH-colesterol); o receptor X farnesoide (FXR — o ligando é o ácido quenodesoxicólico); e os receptores

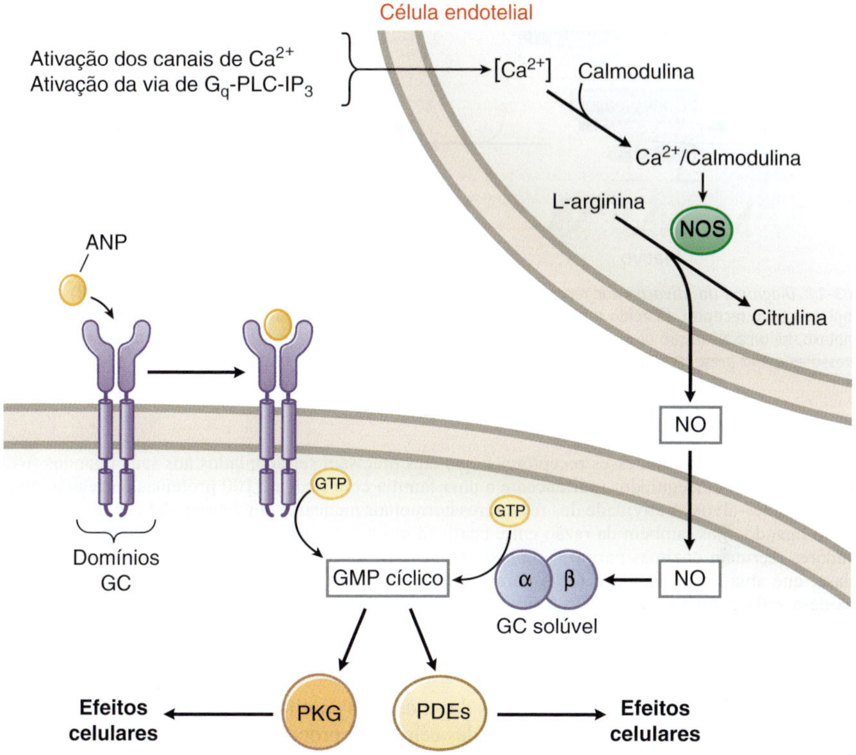

Figura 3-11 *Vias de sinalização do GMP cíclico.* A produção do GMP cíclico é regulada pelos receptores de superfície celular com atividade intrínseca de guanilato-ciclase e pelas formas solúveis da guanilato-ciclase (GC) e pelas formas solúveis da GC. Os receptores da superfície celular respondem aos peptídeos natriuréticos como o peptídeo natriurético atrial (ANP) com aumento do GMP cíclico. A GC solúvel responde ao óxido nítrico (NO) produzido a partir da L-arginina pela sintetase do óxido nítrico (NOS). Os efeitos celulares do GMP cíclico são efetivados pela PKG e pelas fosfodiesterases (PDEs) reguladas pelo GMP cíclico. Nesse diagrama, o NO é produzido por uma NOS dependente do Ca^{2+}/calmodulina em uma célula endotelial adjacente. As descrições detalhadas desses sistemas de sinalização aparecem ao longo de todo o texto referente às ações terapêuticas dos fármacos que afetam estas vias.

ativados pelo proliferador de peroxissomo (PPARs α, β e γ; a 15-desoxiprostaglandina J2 é um dos possíveis ligandos da PPARγ; os fibratos redutores do colesterol ligam-se e regulam a PPARγ). No estado inativo, os receptores para esteroides como os glicocorticoides estão localizados no citoplasma e entram no núcleo depois do acoplamento do ligando. Outros membros dessa família como os receptores LXR e FXR estão localizados no núcleo e são ativados pelas alterações da concentração das moléculas lipídicas hidrofóbicas.

Os receptores hormonais nucleares contêm quatro domínios principais em uma única cadeia polipeptídica. O domínio N-terminal pode conter uma região de ativação (AF-1) essencial à regulação transcripcional, seguida de uma região muito conservada com dois dedos de zinco que se ligam ao DNA (*domínio de ligação do DNA*). A região de ativação N-terminal (AF-1) está sujeita à regulação por fosforilação e outros mecanismos que estimulam ou inibem a capacidade global de ativação da transcrição pelo receptor nuclear. A metade C-terminal da molécula contém uma *região de articulação* (que pode participar da ligação ao DNA), o domínio responsável pelo acoplamento do hormônio ou do ligando (*domínio de acoplamento do ligando* ou LBD) e um conjunto específico de aminoácidos para o acoplamento dos coativadores e correpressores de uma segunda região de ativação (AF-2). O LBD é formado por um feixe de 12 hélices; o acoplamento do ligando provoca uma alteração de conformação da hélice 12, que afeta a ligação das proteínas correguladoras essenciais à ativação do complexo receptor-DNA (Figura 3-12).

Quando estão ligados ao DNA, a maioria dos receptores hormonais nucleares atua como dímeros - alguns são homodímeros e outros são heterodímeros. Os receptores dos hormônios esteroides (p. ex., receptor dos glicocorticoides) geralmente são homodímeros, enquanto os receptores dos lipídeos formam heterodímeros com o receptor RXR. Os dímeros dos receptores ligam-se às sequências repetitivas do DNA, sejam sequências de repetição direta ou invertida, que são conhecidas como elementos de resposta hormonal (HRE), que são específicas para cada tipo de receptor. Os elementos de resposta hormonal do DNA estão presentes em posição proximal aos genes regulados ou, em alguns casos, dentro dos próprios genes regulados. Em geral, o receptor hormonal nuclear acoplado a um agonista ativa vários genes de forma a realizar o programa de diferenciação celular ou regulação metabólica.

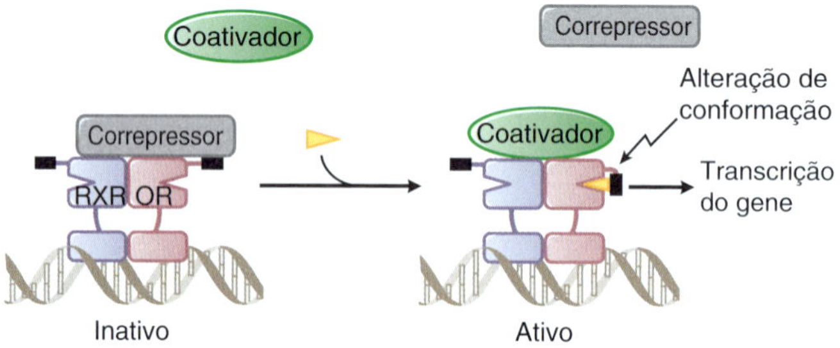

Figura 3-12 *Diagrama da ativação dos receptores hormonais nucleares.* O receptor hormonal nuclear (OR) está ilustrado no complexo com o receptor do ácido retinoico (RXR). Quando um agonista (triângulo amarelo) e um coativador ligam-se ao complexo, há uma alteração de conformação da hélice 12 (barra preta) e a transcrição dos genes é estimulada. Quando correpressores estão presentes, a ativação não ocorre. Ver detalhes no texto e também a Figura 6-13.

Uma propriedade importante desses receptores é que eles precisam ser acoplados aos seus ligandos (os HREs apropriados) e a um corregulador (pertencente a uma família com mais de 100 proteínas correguladoras) para regular seus genes-alvos. A atividade dos receptores hormonais nucleares em determinada célula dependem não apenas do ligando, mas também da razão entre coativadores e correpressores recrutados para o complexo. Os coativadores recrutam enzimas para o complexo de transcrição, que modificam a cromatina (p. ex., histona--acetilase, que atua desdobrando o DNA para a transcrição). Os correpressores recrutam proteínas como a histona-desacetilase, que mantém o DNA firmemente compactado e inibe a transcrição.

APOPTOSE

O desenvolvimento e a renovação dos órgãos dependem do equilíbrio entre sobrevivência e expansão da população celular, a morte e a renovação das células. O processo pelo qual as células são programadas geneticamente para morrer é conhecido como *apoptose.*

A apoptose é um programa altamente regulado de reações bioquímicas, que resultam no arredondamento da célula, na retração do citoplasma, na condensação do núcleo e do seu conteúdo e nas alterações da membrana celular que, por fim, resultam na exposição da fosfatidilserina na superfície exterior da célula. A fosfatidilserina é reconhecida como sinal de apoptose pelos macrófagos, que engolfam e fagocitam a célula que está morrendo. Durante esse processo, a membrana da célula apoptótica permanece intacta e a célula não libera seu citoplasma ou material nuclear. Desse modo, ao contrário da morte de células necróticas, o processo da apoptose não desencadeia uma resposta inflamatória. As alterações das vias da apoptose estão implicadas em várias doenças, inclusive câncer e distúrbios neurodegenerativos e autoimunes.

Dois sistemas sinalizadores principais induzem a apoptose. Esse processo pode ser iniciado por sinais externos que têm aspectos em comum com os que são usados pelos ligandos como TNF-α, ou por uma via interna ativada pelos danos ao DNA, proteínas anormalmente formadas, ou ausência dos fatores necessários à sobrevivência da célula (Figura 3-13). O programa apoptótico é efetivado por uma família numerosa de proteases de cisteína conhecidas como *caspases*. As caspases são proteases citoplásmicas altamente específicas, que se encontram inativas nas células normais, mas são ativadas pelos sinais apoptóticos.

A via de sinalização externa da apoptose pode ser ativada por ligandos como TNF, FAS (outro componente da família do TNF, também conhecido como Apo-1), ou pelo ligando indutor da apoptose relacionado com o TNF (TRAIL). Os receptores do Fas e do TRAIL são receptores transmembrana sem atividade enzimática, semelhantes à organização do receptor do TNF descrito antes. Depois da ligação do TNF, do ligando FAS ou do TRAIL, esses receptores formam um dímero, passam por uma alteração de conformação e recrutam proteínas adaptadoras ao domínio da morte. Em seguida, as proteínas adaptadoras recrutam a proteinocinase de interação com o receptor (RIP1) e a caspase 8 para formar um complexo, que resulta na ativação desta última enzima. A ativação da caspase 8 resulta na ativação da caspase 3, que inicia o programa apoptótico. As últimas etapas da apoptose são realizadas pelas caspases 6 e 7, que resultam na degradação das enzimas e das proteínas estruturais e na fragmentação do DNA, que são características da morte celular (Figura 3-13).

A via interna de apoptose pode ser ativada por sinais como danos ao DNA resultando na transcrição aumentada do gene p53 e envolve a destruição das mitocôndrias pelos membros pró-apoptóticos das família de proteínas Bcl-2. Essa família inclui membros pró-apoptóticos como Bax, Bak e Bad, que induzem a destruição da membrana mitocondrial. Também existem membros antiapoptóticos da família Bcl-2, inclusive Bcl-2, Bcl-X e Bcl-W, que atuam impedindo a destruição das mitocôndrias e são reguladores negativos do sistema. Quando há lesão do DNA, a transcrição do p53 é ativada e mantém o ciclo celular interrompido até que o dano seja reparado. Quando a lesão não pode ser reparada, a apoptose é iniciada pelos membros pró-apoptóticos da família Bcl-2, inclusive Bax. O Bax é ativado e transferido às mitocôndrias, suprime as proteínas antiapoptóticas e induz a liberação do citocromo c

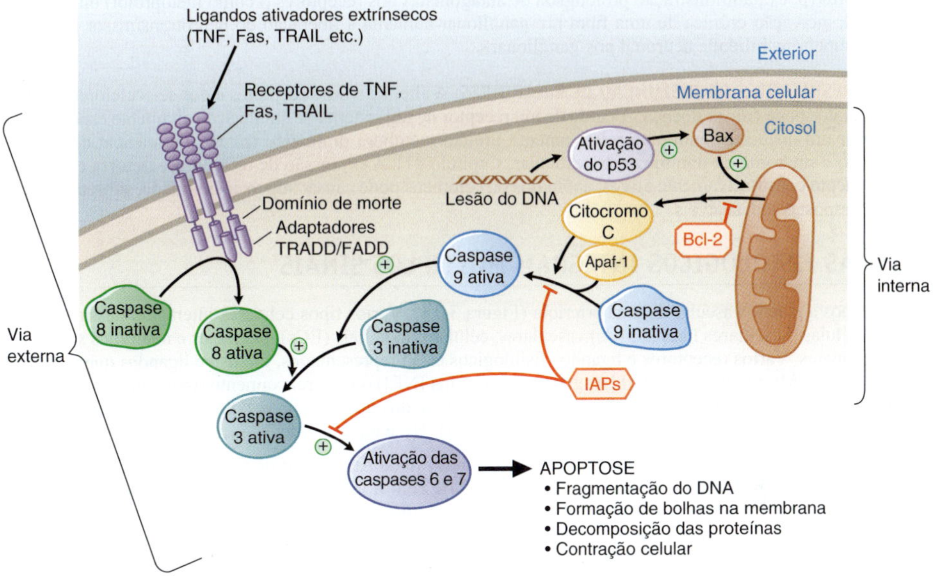

Figura 3-13 *As duas vias que resultam na apoptose.* A apoptose pode ser desencadeada por ligandos externos como TNF, Fas ou ligando indutor de apoptose relacionado com o TNF (TRAIL) nos receptores transmembrana específicos (metade esquerda da figura). A ativação provoca a trimerização do receptor e o acoplamento das moléculas adaptadoras (p. ex., TRADD) ao domínio da morte intracelular. As adaptadoras recrutam a caspase 8, ativam esta enzima e resultam na clivagem e na ativação da caspase efetora (caspase 3), que ativa o sistema das caspases e provoca a apoptose. A apoptose também pode ser iniciada por um sistema intrínseco regulado pelos membros da família Bcl-2, inclusive Bax e Bcl-2. O Bax é ativado pelos danos ao DNA ou por proteínas malformadas por meio da p53 (metade direita da figura). A ativação dessa via resulta na liberação do citocromo c pelas mitocôndrias e na formação de um complexo com a Apaf-1 e a caspase 9. Essa última enzima é ativada no complexo e inicia a apoptose por meio da ativação da caspase 3. A via intrínseca ou extrínseca pode suplantar os inibidores das proteínas da apoptose (IAPs) que, de outro modo, impedem que ocorra apoptose. Veja detalhes no texto.

e de uma proteína conhecida como *segundo ativador de caspase derivado das mitocôndrias* (SMAC). A SMAC liga-se e inativa os inibidores das proteínas apoptóticas (IAPs), que normalmente impedem a ativação da caspase. O citocromo C combina-se no citosol com outra proteína, o fator-1 de protease ativadora da apoptose (Apaf-1), e com a caspase 9. Esse complexo leva à ativação da caspase 9 e, por fim, à ativação da caspase 3. Depois de ser ativada, a caspase 3 ativa os mesmos processos distais descritos antes para a via externa, resultando na clivagem das proteínas, dos elementos do citoesqueleto e das proteínas de reparo do DNA e sua condensação subsequente, com formação de bolhas na membrana que, por fim, resultam na morte celular e na fagocitose da célula pelos macrófagos (Figura 3-13).

DESSENSIBILIZAÇÃO E REGULAÇÃO DE RECEPTORES

Os receptores quase sempre estão sujeitos à regulação por retroalimentação (*feedback*) dos produtos de sua própria sinalização. A estimulação continuada das células pelos agonistas geralmente leva a um estado de *dessensibilização* (também conhecido como *adaptação, refratariedade* ou *hiporregulação*), de tal forma que o efeito gerado pela exposição contínua ou subsequente à mesma concentração do fármaco fica reduzido. Esse fenômeno conhecido como *taquifilaxia* ocorre rapidamente e é importante sob o ponto de vista terapêutico; um exemplo disso é a resposta atenuada ao uso repetido dos agonistas dos receptores β-adrenérgicos, inclusive broncodilatadores para o tratamento da asma (Capítulos 12 e 36).

A dessensibilização pode resultar da inacessibilidade temporária do receptor ao agonista, ou do menor número de receptores sintetizados e disponíveis na superfície celular (p. ex., hiporregulação do receptor). A fosforilação dos receptores GPCR por cinases específicas (GRKs) desempenha uma função primordial na geração da dessensibilização rápida. A fosforilação pelas GRKs dos GPCRs ocupados pelo agonista facilita a ligação ao receptor das proteínas citosólicas conhecidas como *arrestinas*, resultando no desacoplamento da proteína G do seu receptor (Moore e cols., 2007). As β-arrestinas recrutam proteínas como a PDE4 (que limita a sinalização do AMP cíclico), a clatrina e β_2-adaptina, que promovem o sequestro do receptor na membrana (*interiorização*) e, deste modo, formam um arcabouço que permite etapas de sinalização adicionais.

Por outro lado, a *supersensibilidade* aos agonistas também ocorre frequentemente após a redução crônica da estimulação do receptor. Por exemplo, essas condições podem ocorrer após a interrupção prolongada do bloqueio dos receptores (p. ex., administração prolongada de antagonistas dos receptores β como metoprolol) ou nos casos em que a desnervação crônica de uma fibra pré-ganglionar aumenta a liberação do neurotransmissor por pulso, indicando supersensibilidade neuronal pós-ganglionar.

DOENÇAS RESULTANTES DA DISFUNÇÃO DE RECEPTORES. A alteração dos receptores e dos seus efetores sinalizadores imediatos pode causar doença. A perda de um receptor de um sistema de sinalização altamente especializado pode causar um distúrbio fenotípico relativamente limitado, embora dramático (p. ex., deficiência do receptor androgênico e síndrome da feminilização testicular; Capítulo 41). A expressão de receptores, efetores e proteínas de acoplamento constitutivamente ativos, anômalos ou ectópicos pode causar supersensibilidade, subsensibilidade ou outras respostas indesejáveis.

SISTEMAS FISIOLÓGICOS INTEGRAM MÚLTIPLOS SINAIS

Consideremos a parede vascular de uma arteríola (Figura 3-14). Vários tipos celulares interagem nessa estrutura, inclusive células musculares lisas (SMCs) vasculares, células endoteliais (ECs), plaquetas e neurônios simpáticos pós-ganglionares. Vários receptores e ligandos fisiológicos estão representados, inclusive ligandos que provocam a contração das SMCs (angiotensina II [AngII], norepinefrina [NE]) ou seu relaxamento (óxido nítrico [NO], peptídeo natriurético tipo B [BNP] e epinefrina), assim como ligandos que alteram a expressão dos genes das SMCs (fator de crescimento derivado das plaquetas [PDGF], AngII, NE e eicosanoides).

A AngII produz efeitos agudos e crônicos na SMC. A interação da AngII com os receptores AT_1 (AT_1-R) resulta na formação do segundo-mensageiro IP_3 por ação do AT_1-R com a via da G_q-PLC-IP_3. O Ca^{2+} liga-se e ativa a calmodulina e sua proteína-alvo, ou cinase da cadeia leve de miosina (MLCK). A ativação da MLCK resulta na fosforilação da miosina e causa contração da célula muscular lisa. A ativação do sistema nervoso simpático também regula o tônus da SMC por meio da secreção de NE pelos neurônios simpáticos pós-ganglionares em contato com as SMCs. A NE liga-se aos receptores α_1-adrenérgicos, que se acoplam à via da G_q-PLC-IP_3 e aumentam a concentração do Ca^{2+} intracelular e, consequentemente, provocam a contração da SMC; este efeito é aditivo ao produzido pela AngII.

A contração das SMCs é impedida por vários mediadores fisiológicos que estimulam o relaxamento, inclusive NO, BNP e epinefrina. O NO é produzido nas ECs por ação das duas formas da enzima sintetase do NO: eNOS e iNOS. O NO produzido nas ECs difunde para as SMCs e ativa a forma solúvel da guanilato-ciclase (sGC), que catalisa a formação do GMP cíclico, que resulta na ativação da PKG e na fosforilação das proteínas das SMCs, que reduzem as concentrações intracelulares de Ca^{2+} e, desse modo, provocam relaxamento. As concentrações intracelulares do GMP cíclico também aumentam em consequência da ativação do receptor transmembrana do BNP (BNP-R), cuja atividade de guanilato-ciclase é aumentada quando o BNP é acoplado.

Em consequência das diversas vias que afetam o tônus arteriolar, um paciente hipertenso pode ser tratado com um ou vários fármacos que alteram a sinalização dessas vias. Entre os fármacos normalmente utilizados para tratar hipertensão estão os antagonistas β_1 para reduzir a secreção de renina (primeira etapa limitante da síntese de

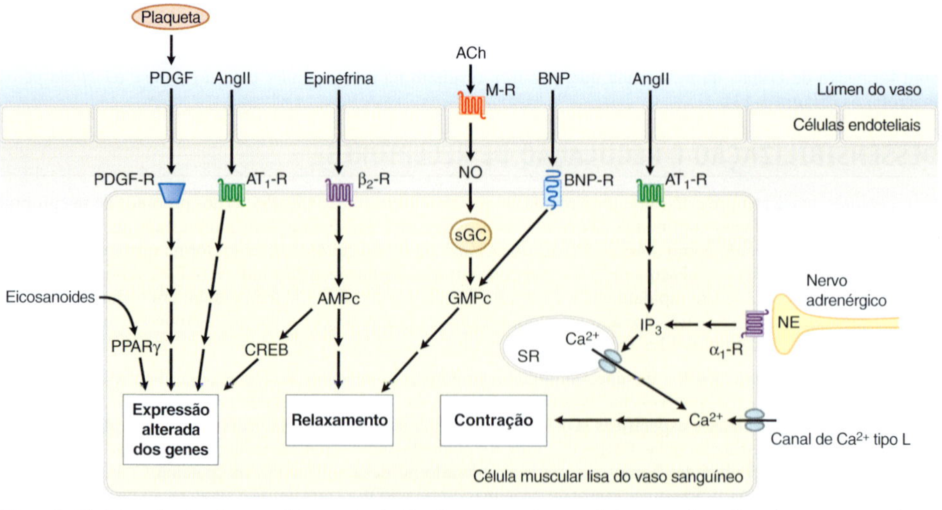

Figura 3-14 *Interação dos diversos sistemas de sinalização para regular as células musculares lisas dos vasos sanguíneos.* Os receptores e os canais da membrana são sensíveis aos antagonistas farmacológicos. Ver texto para explicação dos sistemas de sinalização e contração e suas abreviaturas.

AngII); um inibidor direto da renina (alisquireno) para broquear a etapa limitante da síntese de AngII; inibidores da enzima conversora de angiotensina (ECA) (p. ex., enalapril) para reduzir as concentrações de AngII circulante; bloqueadores do receptor AT_1 (p. ex., losartano) para bloquear a ligação da AngII aos AT_1Rs das SMCs; bloqueadores α_1-adrenérgicos para bloquear a ligação da NE às SMCs; nitroprusseto de sódio para aumentar as quantidades de NO produzidas; ou um bloqueador do canal de Ca^{2+} (p. ex., nifedipino) para impedir a entrada do Ca^{2+} nas SMCs. Os antagonistas β_1 também poderiam bloquear os aumentos da frequência cardíaca e da pressão arterial (ativados pelo reflexo barorreceptor), que são desencadeados pela redução da pressão arterial em consequência do tratamento. Os inibidores de ECA também inibem a decomposição de um peptídeo vasodilatador – a bradicinina (Capítulo 26). Desse modo, as opções e os mecanismos são complexos e o tratamento apropriado a determinado paciente depende de algumas considerações, inclusive as causas diagnosticadas da hipertensão do paciente, efeitos colaterais potenciais dos fármacos, eficácia em determinado indivíduo e custo.

Para uma listagem bibliográfica completa, consulte ***As Bases Farmacológicas da Terapêutica de Goodman e Gilman***, 12ª edição.

Capítulo 4

Toxicidade por fármacos e envenenamento

A *farmacologia* intercepta a *toxicologia* quando a resposta fisiológica ao fármaco é um *efeito adverso*. O *veneno* é qualquer substância, incluindo qualquer fármaco, que tem a capacidade de prejudicar o organismo vivo. O envenenamento implica inerentemente aquele efeito fisiológico prejudicial resultante da exposição a medicamentos, drogas ilícitas ou substâncias químicas.

DOSE-RESPOSTA

Há uma relação dose-resposta gradual nos *indivíduos* e quântica na *população* (Capítulos 2 e 3). As doses gradativas de um fármaco administrado a determinado indivíduo geralmente produzem respostas mais intensas à medida que são aumentadas. Na relação dose-resposta quântica, a porcentagem da população afetada aumenta à medida que as doses são elevadas; a relação é quântica quando o efeito é especificado como presente ou ausente em determinado indivíduo. Esse fenômeno dose-resposta quântica é utilizado para determinar a *dose letal média* (DL_{50}) dos fármacos como definido na Figura 4-1.

Pode-se determinar também a curva dose-resposta quantal do efeito terapêutico de um fármaco para gerar a dose eficaz média (DE_{50}), a concentração de um fármaco para a qual 50% da população têm a resposta desejada e a curva dose-resposta quantal para o efeito letal deste mesmo fármaco. As duas curvas podem ser usadas para gerar o índice terapêutico (IT) que quantifica a segurança relativa de um fármaco.

$$IT = DL_{50}/DE_{50}$$

Obviamente, quanto maior a relação, mais seguro é o fármaco.

Os valores de IT variam amplamente, desde 1-2 até mais de 100. Fármacos que têm IT baixos devem ser administrados com cautela (p. ex., o glicosídeo cardíaco digitalis e os quimioterápicos antineoplásicos). Fármacos com IT muito altos (p. ex., benzilpenicilina) são extremamente seguros, desde que não ocorram respostas alérgicas num dado paciente. Observe que o uso das doses médias não considera as inclinações das curvas dose-resposta dos

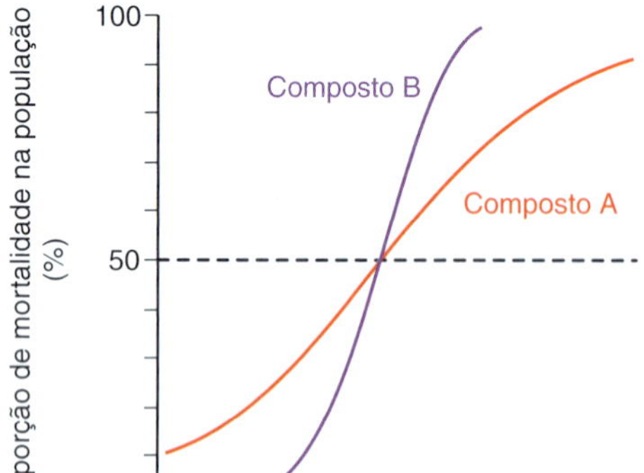

Figura 4-1 *Relação dose-resposta.* A DL_{50} de um composto é determinado experimentalmente, em geral pela administração do fármaco a camundongos ou ratos (por via oral ou intraperitoneal). O ponto médio da curva que representa a porcentagem da população que responde (neste caso, a resposta é morte) *versus* dose (escala logarítmica) representa a DL_{50} ou concentração do fármaco que é letal para 50% da população. O valor da DL_{50} para os dois compostos é o mesmo (cerca de 10 mg/kg); entretanto as inclinações das curvas dose-resposta são bem distintas. Assim, numa dosagem igual à metade da DL_{50} (5 mg/kg), menos de 5% dos animais expostos ao composto **B** morrerão, mas 30% dos animais que recebem o composto **A** morrem.

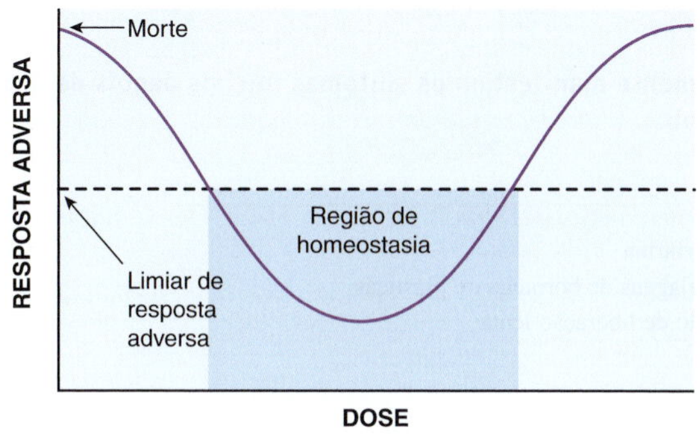

Figura 4-2 *Curva dose-resposta em forma de "U" para metais essenciais e vitaminas.* As vitaminas e os metais essenciais são necessários para a vida e sua falta pode causar efeitos adversos (lançado no eixo vertical), assim como pode o seu excesso, dando origem a curvas concentração-dependência com formato de "U".

efeitos terapêutico e letal (tóxico), que podem diferir (Figura 4-1). Como alternativa podem ser comparados a DE_{99} do efeito terapêutico com a DL_1 do efeito letal (efeito tóxico), resultando na *margem de segurança.*

$$\text{Margem de segurança} = DL_1/DE_{99}$$

As relações dose-resposta quantais são curvas dose-resposta sigmoides típicas. Contudo, nem todas as curvas dose-resposta seguem este formato. Podem ser observadas curvas dose-resposta em formato de "U" para metais essenciais e vitaminas (Figura 4-2). Em doses baixas, os efeitos adversos são observados, pois existe deficiência deste nutriente para manter a homeostasia. A medida que a dose aumenta, a homeostasia é obtida e é alcançado o fundo da curva dose-resposta em "U". A medida que a dose aumenta, ultrapassando a quantidade necessária para manter a homeostasia, pode ocorrer toxicidade por dose excessiva. Portanto, os efeitos adversos são observados tanto com doses baixas quanto com altas.

FARMACOCINÉTICA *VERSUS* TOXICOCINÉTICA

Absorção, distribuição, metabolismo e eliminação (ADME; Capítulos 2, 5 e 6) podem diferir significativamente após o envenenamento e estas diferenças podem alterar profundamente as decisões de tratamento e o prognóstico. A farmacocinética de um fármaco sob circunstâncias que produzem toxicidade ou exposição excessiva é denominada de *toxicocinética.* Ingerir doses de um fármaco maiores do que a sua dose terapêutica pode prolongar sua absorção, alterar sua ligação às proteínas e o volume de distribuição aparente e alterar o destino metabólico. Confrontados com um envenenamento potencial, duas questões predominam no pensamento do clínico:

- *Quanto tempo um paciente assintomático precisa ser monitorizado (absorção e dinâmica do fármaco)?*
- *Quanto tempo o paciente intoxicado precisa para melhorar (eliminação e dinâmica do fármaco)?*

ABSORÇÃO DO FÁRMACO. A intoxicação por ácido acetilsalicílico é a causa líder de morbidade e mortalidade por dosagem excessiva registrada nos centros de controle de intoxicações dos EUA. Em dosagem terapêutica, o ácido acetilsalicílico alcança a concentração plasmática máxima em cerca de 1 h (Capítulo 34). Entretanto, em dose excessiva o ácido acetilsalicílico pode causar espasmo da válvula pilórica, retardando sua entrada no intestino delgado. O ácido acetilsalicílico, especialmente nas formas entéricas revestidas, pode coalescer em bezoares, reduzindo a superfície real de absorção. O pico da concentração plasmática da dose excessiva de ácido acetilsalicílico pode não ser alcançado antes de 4-35 h após a ingestão.

ELIMINAÇÃO DO FÁRMACO. Após dosagem terapêutica o ácido valproico tem uma meia-vida ($t_{1/2}$) de eliminação de cerca de 14 h. A intoxicação com ácido valproico pode causar coma. Ao prever a duração do coma é importante considerar que, após dosagem excessiva, os processos metabólicos de primeira ordem tornam-se saturados e a $t_{1/2}$ de eliminação pode exceder 30-45 h. O Quadro 4-1 relaciona alguns fármacos notáveis por sua característica de desenvolver os sintomas iniciais *após* o período típico de 4-6 h de observação nas emergências médicas.

TIPOS DE TOXICIDADE COM FÁRMACOS TERAPÊUTICOS

Em terapêutica, um fármaco geralmente produz vários efeitos, mas apenas um é almejado como objetivo primário do tratamento; a maioria dos outros efeitos são *efeitos indesejáveis* em tal indicação terapêutica (Figura 4-3). Os *efeitos colaterais* dos fármacos geralmente incomodam, mas não são prejudiciais. Outros efeitos indesejados podem ser caracterizados como efeitos *tóxicos.*

Quadro 4-1

Fármacos que comumente manifestam os sintomas iniciais depois de 4-6 h da dosagem excessiva por via oral[a]

Ácido acetilsalicílico
Ácido valproico
Anticoagulantes tipo varfarina
Drogas ilícitas em embalagens de borracha ou plásticas
Fármacos em formulação de liberação lenta
Hormônios tireóideos
Inibidores de monoaminoxidase
Paracetamol
Sulfonilureias

[a]Fármacos coingeridos com substâncias que tenham atividade anticolinérgica, manifestada por diminuição da motilidade GI, também podem apresentar início de ação retardada.

REAÇÕES DOSE-DEPENDENTES. Os efeitos tóxicos dos fármacos podem ser classificados como farmacológicos, patológicos ou genotóxicos. Geralmente, a incidência e a gravidade da toxicidade é proporcional à concentração do fármaco no organismo e a duração da exposição.

Toxicidade farmacológica. A depressão do SNC produzida pelos barbitúricos é facilmente previsível sob o aspecto da dose-dependência. A progressão dos efeitos clínicos evolui da ansiólise à sedação, à sonolência e ao coma. De modo similar, a intensidade da hipotensão provocada pelo nifedipino está relacionada com a dose administrada. A discinesia tardia (Capítulo 16), um distúrbio motor extrapiramidal associado ao uso de medicação antipsicótica, parece depender da duração da exposição. A toxicidade farmacológica também pode ocorrer quando é administrada a dosagem correta: existe fototoxicidade associada à exposição à luz solar nos pacientes tratados com tetraciclinas, sulfonamidas, clorpromazina e ácido nalidíxico.

Toxicidade patológica. O paracetamol é biotransformado a conjugados glicuronídeos e sulfatos não tóxicos e a um metabólito muito reativo, N-acetil-*p*-benzoquinoneimina (NAPQI) via isoformas de CYP. Em dosagem terapêutica o NAPQI se liga a glutationa nucleofílica, mas em dosagem excessiva, o esgotamento da glutationa pode levar aos achados patológicos de necrose hepática (Figura 4-4).

Efeitos genotóxicos. As radiações ionizantes e várias substâncias químicas ambientais são conhecidas por lesar o DNA e podem levar a toxicidades mutagênicas e carcinogênicas. Vários dos fármacos quimioterápicos contra o câncer (Capítulos 60 a 63) podem ser genotóxicos (Capítulos 6 e 7).

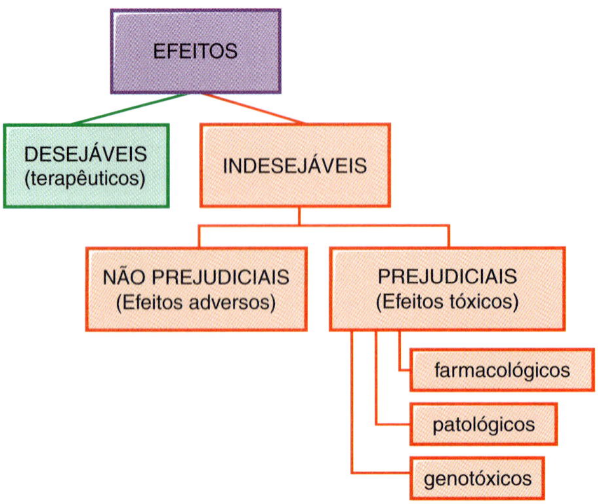

Figura 4-3 *Espectro dos efeitos dos fármacos.*

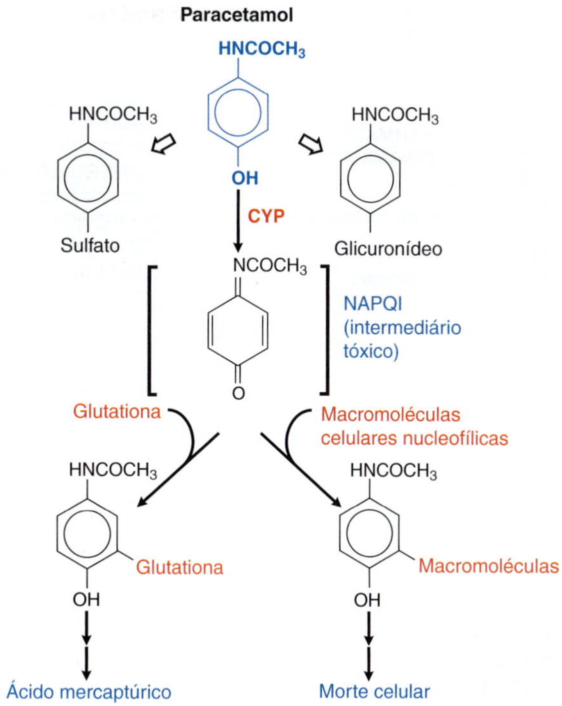

Figura 4-4 *Vias da biotransformação e toxicidade do paracetamol.* O intermediário tóxico NAPQI é a *N*-acetil-*p*-benzoquinoneimina.

REAÇÕES ALÉRGICAS. A alergia é uma reação adversa intermediada pelo sistema imune que resulta da sensibilização prévia a uma determinada substância química ou a outra que é estruturalmente similar. As respostas alérgicas foram divididas em quatro grupos gerais com base no mecanismo da reação imunológica envolvida.

TIPO I: REAÇÕES ANAFILÁTICAS. A anafilaxia é mediada pelos anticorpos IgE. A fração Fc da IgE pode ligar-se aos receptores existentes nos mastócitos e nos basófilos. Se a fração Fab da molécula do anticorpo ligar-se em seguida ao antígeno, vários mediadores (p. ex., histamina, leucotrienos e prostaglandinas) serão liberados e causarão vasodilatação, edema e resposta inflamatória. Os alvos principais desse tipo de reação são o trato gastrintestinal (alergias alimentares), a pele (urticária e dermatite atópica), as vias respiratórias (rinite e asma) e os vasos sanguíneos (choque anafilático). Tais respostas tendem a ocorrer rapidamente depois da exposição a um antígeno ao qual o indivíduo estava sensibilizado e são denominadas de *reações de hipersensibilidade imediata.*

TIPO II: REAÇÕES CITOLÍTICAS. As alergias do tipo II são mediadas pelos anticorpos IgG e IgM, sendo geralmente atribuídas à sua capacidade de ativar o sistema complemento. Os tecidos-alvo principais das reações citolíticas são as células do sistema circulatório. Exemplos de resposta alérgicas do tipo II são a anemia hemolítica induzida pela *penicilina*, a púrpura trombocitopênica induzida pela *quinidina* e a granulocitopenia causada pelas sulfonamidas. Essas reações autoimunes aos fármacos geralmente regridem alguns meses depois da retirada do agente desencadeante.

TIPO III: REAÇÕES DE ARTHUS. As reações tipo III são mediadas predominantemente pela IgG; o mecanismo envolve a formação de complexos antígeno-anticorpo que, em seguida, fixam complemento. Os complexos são depositados no endotélio vascular, onde se desenvolve uma resposta inflamatória destrutiva conhecida como *doença do soro*. Os sinais e sintomas clínicos da doença do soro incluem erupções cutâneas urticariformes, artralgia ou artrite, linfadenopatia e febre. Vários fármacos incluindo os antibióticos comumente usados podem causar reações tipo doença do soro. Em geral, essas reações estendem-se por 6-12 dias e regridem em seguida, depois da eliminação do fármaco desencadeante.

TIPO IV: REAÇÕES DE HIPERSENSIBILIDADE TARDIA. As reações do tipo IV são mediadas pelos linfócitos T e macrófagos sensibilizados. Quando as células sensibilizadas entram em contato com o antígeno, a reação inflamatória é formada pela produção de linfocinas e pelo afluxo subsequente dos neutrófilos e macrófagos. A dermatite de contato causada pelo sumagre venenoso é um exemplo de reação de hipersensibilidade tardia ou tipo IV.

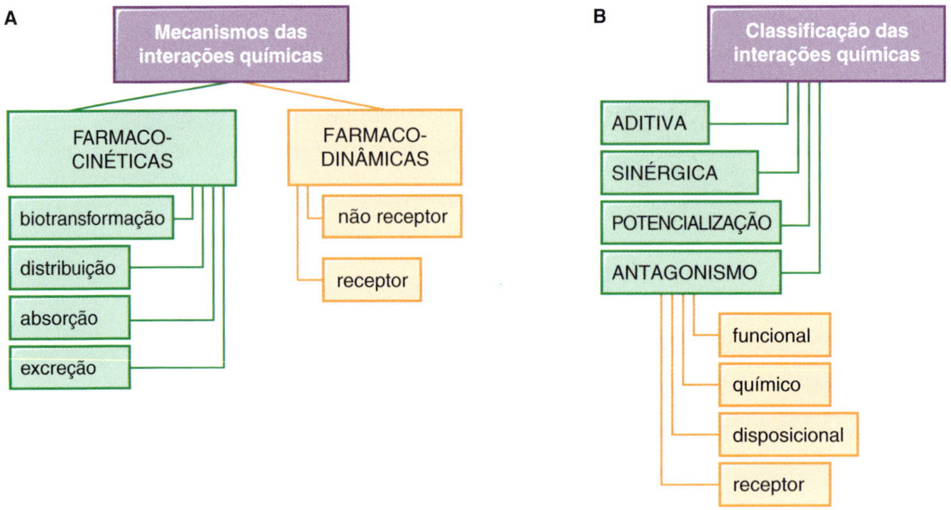

Figura 4-5 *Mecanismos e classificação das interações de fármacos.*

REAÇÕES IDIOSSINCRÁTICAS; CONTRIBUIÇÕES FARMACOGENÉTICAS. *Idiossincrasia* é uma reatividade anormal a uma substância química, peculiar a determinado indivíduo; a resposta idiossincrática pode evidenciar-se por sensibilidade extrema às doses baixas ou por insensibilidade extrema às doses altas dos fármacos.

Várias diferenças interindividuais nas respostas a fármacos tem base *farmacogenética* (Capítulo 7). Alguns homens negros (cerca de 10%) desenvolvem anemia hemolítica grave quando recebem primaquina como tratamento antimalárico devido a deficiência de glicose-6-fosfato desidrogenase eritrocitária. A variabilidade ao efeito anticoagulante da varfarina é devido ao polimorfismo no CYP2C9 e VKORC1 (complexo1 vitamina K epóxido redutase) (Ver Figura 30-6 e Quadro 30-2).

INTERAÇÕES FÁRMACO-FÁRMACO. Os pacientes em geral são tratados com mais de um fármaco, podem também estar usando medicamentos de venda livre, vitaminas e outros suplementos "naturais" e podem ter dietas incomuns; todos esses fatores podem contribuir para a interação de fármacos, falhas no tratamento e toxicidade. A Figura 4-5 resume os mecanismos e tipos de interações.

INTERAÇÕES DA ABSORÇÃO. Os fármacos podem causar aumento ou diminuição da absorção de outro fármaco desde o lúmen intestinal. A ranitidina, um antagonista de receptores H_2 da histamina, aumenta o pH gastrintestinal e pode aumentar a absorção de fármacos básicos como o triazolam. Ao contrário, o sequestrador de ácidos biliares, colestiramina, causa uma redução significativa na concentração sérica do propranolol.

INTERAÇÕES DE LIGAÇÃO ÀS PROTEÍNAS. Vários fármacos como o ácido acetilsalicílico, barbitúricos, fenitoína, sulfonamidas, ácido valproico e varfarina são extensamente ligados às proteínas plasmáticas, e é a sua fração livre (não ligada) que produz o efeito clínico. Estes fármacos têm toxicidade aumentada nas doses excessivas se os locais de ligação plasmática se tornam saturados, em estados fisiológicos que causam hipoalbuminemia ou quando são deslocados da ligação às proteínas por outros fármacos.

INTERAÇÕES NA BIOTRANSFORMAÇÃO. Com frequência, um fármaco pode influenciar a biotransformação de um ou vários outros fármacos (Capítulo 6) especialmente quando as CYPs hepáticas estão envolvidas. O paracetamol é parcialmente transformado no metabólito tóxico NAPQ1 pela CYP2E1 (Figura 4-4). O consumo de etanol, um indutor potente da isoenzima CYP2E1 pode aumentar a suscetibilidade a intoxicação por paracetamol após dosagem excessiva.

INTERAÇÕES NA LIGAÇÃO COM RECEPTORES. A buprenorfina é um opioide com atividades agonista parcial e antagonista usado comumente para tratar a dependência pelo ópio. Ela se liga aos receptores opioides com alta afinidade e pode prevenir a euforia devido ao uso concomitante de fármacos narcóticos de abuso.

INTERAÇÕES NA AÇÃO TERAPÊUTICA. O ácido acetilsalicílico é um inibidor da aglutinação de plaquetas e a heparina é um anticoagulante; administrados concomitantemente aumentam o risco de hemorragias. As sulfonilureias causam hipoglicemia estimulando a liberação de insulina pelo pâncreas, enquanto as biguanidas (metformina) diminuem a produção de glicose pelo fígado. Juntos, os dois fármacos podem controlar a hiperglicemia diabética.

A interação de fármacos é *aditiva* quando o efeito dos fármacos combinados é igual a soma dos efeitos de cada um administrado isoladamente e é *sinérgica* quando o efeito combinado dos dois fármacos excede a soma dos efeitos de cada um administrado isoladamente. *Potencialização* descreve a criação de um efeito tóxico de um dos fármacos pela presença de outro. *Antagonismo* é a interferência de um fármaco com a ação de outro. *Antagonismo funcional* ou *fisiológico* ocorre quando duas substâncias químicas produzem efeitos opostos na mesma função fisiológica. *Antagonismo químico* ou *inativação* é a reação entre dois compostos que neutraliza seus efeitos como é observado no tratamento por quelação. Antagonismo *disposicional* é a alteração da disponibilidade de um fármaco (interferindo na absorção, biotransformação, distribuição ou excreção) de modo que menos fármaco alcance o local de atuação ou sua permanência no órgão-alvo seja reduzida. Antagonismo de *receptor* é o bloqueio do efeito de um fármaco com uso de outro fármaco que compete no local receptor.

TESTES TOXICOLÓGICOS DESCRITIVOS EM ANIMAIS

Todos os testes toxicológicos descritivos realizados em animais têm como base dois princípios básicos.

Primeiro, os efeitos das substâncias químicas produzidos nos animais de laboratório, quando são qualificados adequadamente, aplicam-se à toxicidade humana. Quando calculados com base na dose por unidade de superfície corporal, os efeitos tóxicos observados nos seres humanos geralmente são encontrados na mesma faixa de concentrações dos animais de laboratório. Tendo como base a massa corpórea, os seres humanos geralmente são mais suscetíveis do que os animais de laboratório.

Segundo, a exposição dos animais de laboratório aos agentes tóxicos em doses altas é um método necessário e válido para descobrir possíveis riscos aos seres humanos que se expõem às doses muito menores. Esse princípio baseia-se no conceito de dose-resposta quântica. Por motivos práticos, o número de animais utilizados nas experiências com materiais tóxicos geralmente é pequeno em comparação com a população humana potencialmente sob risco. Por exemplo, a incidência de 0,01% para um efeito tóxico grave (como câncer) representa 25.000 indivíduos em uma população de 250 milhões. Essa incidência seria inaceitavelmente alta. Contudo, para detectar de forma experimental uma incidência de 0,01%, provavelmente seriam necessários no mínimo 30.000 animais. Para estimar o risco com doses baixas, devem ser administradas doses elevadas a grupos relativamente pequenos. Evidentemente, *a validade da extrapolação necessária é claramente uma questão crucial.*

O texto original, na 12ª ed., discute de modo objetivo aspectos racionais, de planejamento, tamanho e duração de estudos de toxicidade.

TESTES DE SEGURANÇA E ENSAIOS CLÍNICOS

Menos de um terço dos fármacos testados em ensaios clínicos (rastreamentos) chegam ao mercado. As leis federais nos EUA e considerações éticas exigem que o estudo de novos fármacos em humanos seja conduzido de acordo com normas rígidas.

Se o fármaco é considerado pronto para estudos em humanos, deve ser preenchido um formulário do FDA denominado **Notice of Claimed Investigational Exemption for a New Drug (IND)**. O IND inclui: 1) informação da composição e origem do fármaco; 2) informações químicas e de fabricação; 3) todos os resultados dos estudos em animais; 4) protocolos e planos de pesquisa clínica propostos; 5) os nomes e credenciais dos médicos que conduzirão os ensaios clínicos; e 6) a compilação dos dados-chave relevantes ao estudo de fármacos no homem, disponibilizados aos pesquisadores e seus comitês institucionais de revisão (IRBs).

Com frequência são necessários 4 a 6 anos de testes clínicos para acumular e analisar todos os resultados necessários. Os testes em humanos iniciam depois de completar estudos toxicológicos agudos e subagudos suficientes em animais. Os testes de segurança crônica em animais, incluindo testes de carcinogenicidade, em geral são feitos concomitantes com os ensaios clínicos. Em cada uma das três fases formais de ensaios clínicos, os voluntários ou pacientes precisam ser informados da situação "sob investigação" do fármaco, bem como dos possíveis riscos e deve ser permitido que desistam ou que consintam em participar e receber o fármaco. Essa regulamentação é baseada em princípios éticos implementados na Declaração de Helsinque. Além dessas, um comitê de ética interdisciplinar (IRB) na instituição onde a triagem será conduzida deve revisar e aprovar os planos científicos e éticos para testar em humanos.

As fases, tempo e duração e os custos para desenvolver um novo fármaco/medicamento são apresentados no Quadro 1-1 e na Figura 1-1.

EPIDEMIOLOGIA DAS RESPOSTAS ADVERSAS DOS FÁRMACOS E INTOXICAÇÕES POR MEDICAMENTOS

As intoxicações podem ocorrer de várias formas após exposição a fármacos terapêuticos ou não terapêuticos e substâncias químicas (Quadro 4-2). Nos EUA, estima-se que cerca de 2 milhões de pacientes hospitalizados têm reações adversas graves a fármacos e cerca de 100.000 têm reações adversas fatais aos fármacos. O uso de boas práticas na prescrição como descrito no Apêndice I e no Quadro 4-6 pode ajudar a evitar estes resultados adversos.

Quadro 4-2

Possíveis cenários para a ocorrência de envenenamento

Toxicidade por fármacos terapêuticos
Exposição exploratória por crianças
Exposição ambiental
Exposição ocupacional
Abuso recreacional
Erro de medicação
  Erro de prescrição
  Erro de dispensação
  Erro de administração
Administração proposital para autoagressão
Administração proposital para prejudicar o próximo

Quadro 4-3

Os principais fármacos envolvidos em mortes relacionadas com substâncias

Cocaína
Opioides
Benzodiazepinas
Álcool
Antidepressivos

Fonte: DHHS, EUA. http://www.dawninfo.samhsa.gov/default.asp.

Algumas toxicidades a medicamentos podem ser previstas com base no seu mecanismo farmacológico, contudo, com frequência somente no período já de comercialização é que o perfil tóxico terapêutico do fármaco se torna completamente conhecido. O sistema de registro de efeitos adversos do FDA depende de dois sinais para detectar eventos adversos mais raros dos fármacos. *Primeiro*, o FDA exige que o fabricante do fármaco realize vigilância pós-comercialização dos medicamentos prescritos e de venda livre. *Segundo*, o FDA opera um sistema de registro voluntário (MedWatch, *on-line* em http://www.fda.gov/Safety/Medwatch/default.htm) disponível para os profissionais da saúde e consumidores. Os hospitais também podem ter comitês de efeitos adversos a fármacos para investigar possíveis eventos adversos. Infelizmente, qualquer conjunto de dados nacional subestima significativamente a morbidade e mortalidade atribuídas a eventos adversos de fármacos devido ao subregistro e porque é difícil estimar o denominador da exposição total de pacientes para cada evento observado uma vez que o medicamento está disponível no mercado aberto.

A toxicidade terapêutica dos fármacos é só um aspecto do problema das intoxicações, como notado no Quadro 4-2. O mau uso e o abuso de medicamentos e drogas ilícitas é um grande problema de saúde pública. A incidência de envenenamentos não intencionais e não iatrogênicos é bimodal, afetando principalmente crianças curiosas, com idades entre 1 e 5 anos e os idosos. A dosagem excessiva *intencional* com medicamentos é mais comum entre adolescentes e adultos. Os cinco fármacos mais envolvidos em mortes relacionadas com substâncias relatados em 2005 são apresentados no Quadro 4-3. As substâncias mais frequentemente envolvidas nas exposições e fatalidades em humanos são apresentadas nos Quadros 4-4 e 4-5.

PREVENÇÃO DAS INTOXICAÇÕES

REDUÇÃO DOS ERROS DE MEDICAÇÃO. Durante a década passada foi dada atenção considerável a redução dos erros de medicação e aos efeitos adversos de fármacos (EAF). Os erros de medicação podem ocorrer em qualquer parte da prescrição médica ou do uso, enquanto os EAFs são lesões relacionadas ao uso ou não da medicação. Nota-se que os erros de medicação são entre 50 e 100 vezes mais comuns

Quadro 4-4

Substâncias mais frequentemente envolvidas em intoxicações em humanos

SUBSTÂNCIA	%
Analgésicos	12,5
Produtos de cuidados pessoais	9,1
Produtos de limpeza	8,7
Sedativos/hipnóticos/antipsicóticos	6,2
Corpos estranhos	5,1
Preparações tópicas	4,5
Medicamentos contra resfriado e tosse	4,5
Antidepressivos	4,0

Fonte: Dados de Bronstein et al., *Clin Toxicol, 2008; 46:927-1057.*

Quadro 4-5

Intoxicações associadas ao maior número de fatalidades humanas

Sedativos/hipnóticos e antipsicóticos
Paracetamol
Opioides
Antidepressivos
Fármacos cardiovasculares
Drogas "de rua" e estimulantes
Álcool

Fonte: Bronstein et al., *Clin Toxicol, 2008; 46:927-1057.*

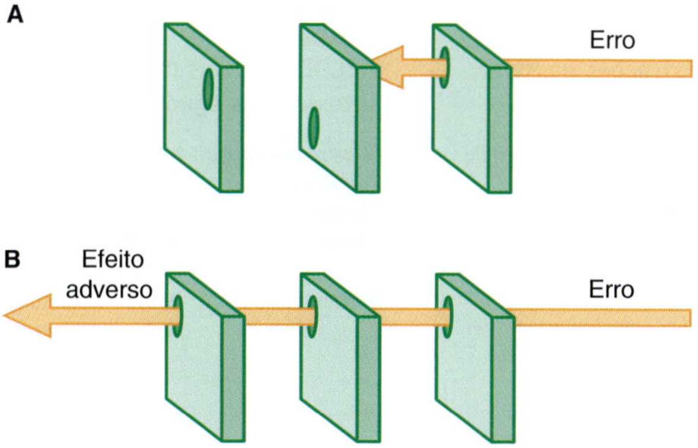

Figura 4-6 *O modelo "queijo suíço" de erro de medicação.* Tipicamente existem várias etapas de confirmação para identificar e prevenir um evento adverso de fármaco. O efeito adverso só acontece se os "furos" nos diversos sistemas se alinham. (**A**) Um erro sistemático não leva ao efeito adverso porque ele é prevenido por outra etapa de verificação no sistema. (**B**) Vários erros sistemáticos se alinham para permitir a ocorrência de um efeito adverso. (Adaptada de Reason J. *Br Med J,* 2000; 320; 768-770.)

do que os EAFs. Os "5 Direitos/Certos" ("5 Rights")* de administração segura de medicação ajudam o usuário a evitar erros de medicação:

Fármaco certo, paciente certo, dose certa, via certa e tempo certo.

Na prática, alcançar a redução nos erros de medicação envolve a seleção de sistemas relacionados com a prescrição, documentação, transcrição, dispensação, administração e monitoração do tratamento, como apresentado no Apêndice I. O uso de boas práticas de medicação tem pontos de verificação obrigatórios e redundantes (Figura 4-6), tais como ter um farmacêutico, um médico e uma enfermeira para revisar e confirmar que uma dosagem prescrita da medicação é apropriada para o paciente antes da sua administração. Várias estratégias práticas podem reduzir os erros de medicação nos hospitais e outras instalações de saúde (Quadro 4-6).

PREVENÇÃO DAS INTOXICAÇÕES NO LAR. O Quadro 4-2 mostra que há vários contextos nos quais a prevenção das intoxicações pode ser direcionada. Depressão e intenções suicidas devem ser identificadas e tratadas. A exposição a riscos nos ambientes doméstico, na rua e no trabalho precisam ser reduzidos a níveis mínimos.

Quadro 4-6

Recomendações de boas práticas para reduzir os erros na administração de fármacos[a]

Curto prazo
- Usar sistema de distribuição de doses unitárias para medicamentos que não são de emergência
- Ter farmacêuticos para preparar as soluções intravenosas
- Retirar as medicações inerentemente perigosas (p. ex., KCl concentrado) das áreas de cuidados dos pacientes
- Desenvolver procedimentos especiais para fármacos de alto risco
- Melhorar as fontes de informações clínicas dos fármacos
- Melhorar a educação de administração de medicações para os clínicos
- Educar o paciente sobre a segurança e o uso acurado de medicamentos
- Melhorar o acesso dos clínicos que acompanham o paciente com o farmacêutico

Longo prazo

Implementar medidas de segurança com base em tecnologia:
- Entrada computadorizada das prescrições
- Confirmações de dosagem e alergias computadorizadas
- Controle de medicação computadorizada
- Uso de código de barras ou leitoras eletrônicas para a preparação e administração das medicações

[a]Ver Mass. Hosp. Assoc. *http://macoalition.org/documents/Best_Practice_Medication_Errors.pdf*

* N. de R.T. Com a tradução, perde-se o jogo de palavras, pois em inglês *right* significa direito ou certo.

Quadro 4-7

Prevenção de intoxicações passivas: estratégias e exemplos

Diminuir a fabricação e comercialização de venenos
Retirada da fenformina do mercado farmacêutico dos EUA
Reduzir a quantidade de venenos em produtos de consumo
Limitar o número de comprimidos em um único frasco de ácido acetilsalicílico infantil
Prevenir o acesso aos venenos
O uso de embalagens criança-resistentes
Alterar a formulação do produto
Remover o etanol dos antissépticos bucais

Quadro 4-8

ABCDE: Medidas de tratamento inicial nas intoxicações agudas

Vias respiratórias (***a**irway*)	Manter patência
Respiração (***b**reathing*)	Manter ventilação e oxigenação adequadas
Circulação	Manter a perfusão dos órgãos vitais
Deficiências	Avaliar as disfunções do SNC *Se há comprometimento considerar:* • *Administração de oxigênio (avaliar oximetria de pulso)* • *Administração de glicose (avaliar a glicemia)* • *Administração de naloxona (considerar rastreamento empírico)* • *Tiamina (para pacientes adultos que recebem glicose)*
Exposição	Avaliar "toxíndrome" (ver Quadro 4-9)

As estratégias de prevenção de intoxicações podem ser classificadas em *passivas*, que não requerem alterações de comportamento de parte do indivíduo ou *ativas*, que exigem adaptação continuada para terem sucesso. As estratégias passivas são mais eficazes (Quadro 4-7) A incidência de envenenamentos em crianças diminuiu dramaticamente nas últimas quatro décadas. Essa evolução favorável decorreu principalmente da maior segurança das embalagens de fármacos, materiais de limpeza, terebintina e outros produtos químicos domésticos, melhora do treinamento e dos cuidados médicos e conscientização pública dos venenos potenciais.

PRINCÍPIOS DE TRATAMENTO DAS INTOXICAÇÕES

Quando há expectativa ou ocorrência de toxicidade, as prioridades do tratamento são:

- *Manter as funções fisiológicas vitais evitando prejuízos*
- *Manter a concentração do tóxico nos tecidos tão baixa quanto possível, prevenindo a absorção e acelerando a eliminação*
- *Combater os efeitos tóxicos do fármaco nos locais efetuadores.*

ESTABILIZAÇÃO INICIAL DO PACIENTE INTOXICADO. O "ABC" mnemônico dos cuidados emergenciais se aplica ao tratamento do envenenamento agudo (Quadro 4-8). Nos casos graves pode ser necessária e apropriada a entubação endotraqueal, assistência ventilatória, manutenção farmacológica da pressão arterial e/ou circulação extracorpórea.

IDENTIFICAÇÃO DO PADRÃO CLÍNICO DE TOXICIDADE. A anamnese minuciosa permite criar uma relação dos medicamentos ou substâncias químicas possivelmente implicadas no quadro de intoxicação. A observação dos sinais físicos e os sintomas, com frequência, podem ser as únicas pistas adicionais para o diagnóstico. Grupos de sinais e sintomas físicos associados a síndromes específicas de intoxicação são denominados de *toxíndromes* (Quadro 4-9).

O teste toxicológico de drogas feito na urina, é o imunoensaio destinado a detectar fármacos comuns de uso abusivo como anfetaminas, barbitúricos, benzodiazepinas, maconha, cocaína e opiatos. Envenenamentos agudos com estas substâncias em geral podem ser determinados com bases clínica, e os resultados destes testes raramente estão disponíveis com velocidade suficiente para orientar a estabilização. Além disso, a detecção da substância ou seus metabólitos no imunoensaio urinário não significa que a substância encontrada seja a responsável pelo quadro apresentado. Quando a ingestão de paracetamol ou ácido acetilsalicílico não pode ser excluída claramente por meio da anamnese é recomendada a quantificação destes fármacos no soro. O ECG pode ser útil na detecção de bloqueios cardíacos, bloqueio dos canais de Na^+ ou de K^+ associados a classes farmacológicas específicas (Quadro 4-10). Análises laboratoriais adicionais devem ser solicitadas conforme a situação de intoxicação particular.

DESCONTAMINAÇÃO DO PACIENTE INTOXICADO. A exposição da vítima pode ser por inalação, absorção cutânea ou pelas mucosas, por ingestão ou injeção. O primeiro passo é interromper a absorção da substância tóxica que estiver em andamento. Se necessário, olhos e pele devem ser lavados abundantemente. A descontaminação GI previne ou reduz a absorção da substância após sua ingestão. As estratégias de descontaminação GI incluem o *esvaziamento gástrico*, a *adsorção* da substância e a *catarse*. As condições mínimas para considerar a descontaminação GI incluem: 1) o veneno é

Quadro 4-9

Toxíndromes comuns

CLASSE DE FÁRMACOS	EXEMPLO(S)	SITUAÇÃO MENTAL	FC	PA	FR	T	TAMANHO DA PUPILA	OUTROS
Simpatomiméticos	Cocaína, Anfetamina	Agitação	↑	↑		↑	↑	Tremores, diaforese
Anticolinérgicos	Difenidramina, *Atropa belladona*	*Delirium*	↑	↑		↑	↑	Íleo, rubor
Colinérgicos	Organofosforados	Sonolência/ coma			↑		↓	SLMDCE;[a] fasciculação
Opioides	Heroína, Oxicodona	Sonolência/ coma	↓		↓		↓	
Sedativo-hipnóticos	Benzodiazepinas, Barbitúricos	Sonolência/ coma		↓	↓			
Salicilato	Ácido acetilsalicílico	Confusão	↑		↑	↑		Diaforese, vômitos
Bloqueador do canal de Ca^{2+}	Verapamil		↓	↓				

FC, frequência cardíaca; PA, pressão arterial; FR, frequência respiratória; T, temperatura.
[a]SLMDCE – efeitos muscarínicos: sialorreia, lacrimejamento, micção, diarreia, cólica gástrica e êmese.

potencialmente perigoso; 2) o veneno permanece não absorvido no estômago ou intestino, ou seja, deve ser logo após a ingestão; e 3) o procedimento deve ser possível de modo seguro e com técnica apropriada. O esvaziamento gástrico raramente é ainda recomendado, mas a administração de carvão ativado e a realização de irrigação de todo o intestino continuam sendo opções terapêuticas. Sob condições ideais, o esvaziamento gástrico reduz a absorção em cerca de 1/3.

Baseando-se em evidências, a American Academy of Pediatrics não recomenda mais o xarope de ipeca como parte do programa de prevenção de lesões em crianças, e a American Academy of Clinical Toxicology desestimula o uso rotineiro do esvaziamento gástrico nos paciente intoxicados.

ADSORÇÃO. Adsorção do tóxico se refere a sua ligação a superfície de outra substância de modo que se torna menos disponível para absorção pelo organismo. A terra de Fuller (floridina) é sugerida como adsorvente para paraquat, o azul da Prússia fixa tálio e césio e o poliestireno de sódio pode adsorver lítio. O adsorvente mais comum usado no tratamento de dosagem excessiva aguda é o carvão ativado.

Quadro 4-10

Diagnóstico diferencial de intoxicações (relação parcial) para manifestações eletrocardiográficas de toxicidade

BRADICARDIA/BLOQUEIO CARDÍACO	PROLONGAMENTO DO INTERVALO QRS	PROLONGAMENTO DO INTERVALO QT_C
Fármacos colinérgicos Fisostigmina Neostigmina Organofosforados, carbamatos *Fármacos simpatolíticos* Antagonistas de receptores β Clonidina Opioides *Outros* Digoxina Bloqueadores dos canais de Ca^{2+} Lítio	Fármacos antiarrítmicos Bupropiona Cloroquina Difenidramina Lamotrigina Fenotiazinas Propranolol Antidepressivos tricíclicos	(Ver o *site* do Arizona Center for Education and Research on Therapeutics, http://www.azcert.org/medical-pros/drug-lists/drug-lists.cfm)

CARVÃO ATIVADO. O carvão é obtido por meio de pirólise controlada de matéria orgânica, *ativado* por meio de calor ou tratamento químico o que aumenta sua estrutura interna de poros e a capacidade de adsorção superficial. A superfície do carvão ativado contém moléculas de carbono capazes de fixar venenos. A dosagem recomendada típica é de 0,5-2 g/kg de massa corpórea até o máximo tolerado de 75-100 g. Como avaliação grosseira 10 g de carvão ativado fixam cerca de 1 g de fármaco. Alcoóis, corrosivos, hidrocarbonetos e metais não são bem adsorvidos pelo carvão. As complicações do tratamento com carvão ativado incluem êmese, constipação, aspiração pulmonar e morte. A administração nasogástrica aumenta a incidência de êmeses e pode aumentar o risco de aspiração pulmonar. Não deve ser administrado carvão a pacientes com suspeita de perfuração GI ou que sejam candidatos a endoscopia.

IRRIGAÇÃO DE TODO O INTESTINO. A irrigação de todo o intestino (ITI) envolve a administração enteral de grande volume de uma solução eletrolítica e isosmótica de polietilenoglicol de alta massa molecular com o objetivo de eliminar a substância tóxica pelo reto antes que seja absorvida. Os potenciais candidatos a ITI incluem: 1) traficantes de tóxicos ("mulas") que ingerem cápsulas intestinais contendo as drogas ilícitas; 2) pacientes com dosagem excessiva de ferro; 3) pacientes que ingeriram produtos farmacêuticos de uso externo e 4) pacientes que ingeriram doses excessivas de fármacos de liberação prolongada ou formadoras de bezoares. As soluções eletrolíticas de polietilenoglicol são administradas em geral na velocidade de 25-40 mL/kg/h até que o efluente retal seja claro e não saia mais fármaco/droga. Para obter esta elevada velocidade de administração pode ser usado um tubo nasogástrico. A ITI é contraindicada na presença de obstrução ou perfuração intestinal e pode ser complicada por distensão abdominal ou aspiração pulmonar.

CATÁRTICOS. As duas classes mais comuns de catárticos simples são os sais de magnésio, como o citrato e o sulfato, e os carboidratos não digeríveis, como o sorbitol. O uso de catárticos simples foi abandonado como estratégia de descontaminação GI.

Lavagem gástrica. Os procedimentos para lavagem gástrica incluem a passagem de tubo orogástrico até o estômago, com o paciente em decúbito lateral esquerdo e a cabeça em nível abaixo dos pés. Após remover o conteúdo gástrico, 10-15 mL/kg (até 250 mL) de soro fisiológico de lavagem é administrado e removido. Esse procedimento continua até que o líquido de lavagem retorne límpido. As complicações do procedimento incluem traumatismo mecânico no estômago ou esôfago, aspiração do conteúdo gástrico e estimulação vagal.

Xarope de ipeca. Os alcaloides cefelina e emetina presentes no xarope atuam como eméticos por ação irritante no trato entérico e por efeito central no quimiorreceptor na zona de gatilho na área postrema do bulbo. A ipeca é administrada por via oral em dose de 15 mL para crianças até 12 anos e 30 mL para crianças maiores e adultos. A administração é seguida, tipicamente, da ingestão de água e produz êmese confiável em 15-30 minutos. As contraindicações do uso do xarope de ipeca incluem depressão existente ou iminente no SNC, ingestão de substâncias corrosivas ou hidrocarbonadas (devido ao risco de pneumonia química) ou presença de condição médica que será agravada pelo vômito.

ACELERANDO A ELIMINAÇÃO DE VENENOS. Uma vez absorvidos, os efeitos toxicodinâmicos prejudiciais de alguns fármacos podem ser reduzidos por métodos que aceleram sua eliminação do organismo como descrito na continuação.

MANIPULAÇÃO DO pH DA URINA: ALCALINIZAÇÃO DA URINA. Fármacos sujeitos a depuração renal são excretados na urina por filtração glomerular e secreção tubular ativa, compostos não ionizados podem ser reabsorvidos mais rapidamente do que moléculas polares ionizadas (Capítulo 2). Ácidos fracos são suscetíveis de aprisionamento iônico na urina. O ácido acetilsalicílico é um ácido fraco com $pK_a = 3,0$. Conforme o pH da urina aumenta, mais salicilato está na sua forma ionizada, em equilíbrio, e mais ácido salicílico se difunde para o lúmen tubular nos rins. Aceita-se que a alcalinização da urina também favorece a depuração do fenobarbital, clorpropamida, metotrexato e herbicidas clorfenoxi. A American Academy of Clinical Toxicology recomenda a alcalinização da urina como tratamento de primeira opção apenas em intoxicações moderadamente graves por salicilatos e que não tem indicação para hemodiálise. Para obter a alcalinização da urina deve-se administrar 100-150 mEq de bicarbonato de sódio em 1 litro de glicose a 5% no dobro da necessidade de reposição de líquidos e então titulado para manter o efeito. A hipopotassemia deve ser tratada, pois ela irá dificultar os esforços de alcalinizar a urina devido às trocas H^+-K^+ nos rins. A alcalinização urinária é contraindicada na presença de insuficiência renal ou quando a administração de líquidos pode piorar o edema pulmonar ou a insuficiência cardíaca congestiva. A acetazolamida não é usada para alcalinizar a urina, pois ela provoca acidemia.

DOSES MÚLTIPLAS DE CARVÃO ATIVADO. O carvão ativado adsorve fármacos a sua superfície e promove eliminação enteral. Doses múltiplas de carvão ativado podem acelerar a eliminação dos fármacos adsorvidos por dois mecanismos. O carvão interrompe a circulação êntero-hepática dos fármacos biotransformados no fígado e excretados na bile e o carvão pode criar um gradiente de difusão através da mucosa GI e promover a movimentação dos fármacos da corrente sanguínea para o carvão no lúmen intestinal. O carvão ativado pode ser administrado em doses múltiplas, 12,5 g/h cada 1, 2, ou 4 h (usar doses menores para crianças). O carvão aumenta a depuração de vários fármacos de baixa massa molecular, baixo volume de distribuição e meia-vida de eliminação prolongada. Doses múltiplas de carvão ativado parecem ter maior potencial de utilidade nas doses excessivas de carbamazepina, dapsona, fenobarbital, quinina, teofilina e oleandro amarelo.

Quadro 4-11
Alguns antídotos comuns e suas indicações

ANTÍDOTO	INDICAÇÃO(ÕES) EM CASO DE ENVENENAMENTO
Acetilcisteína	Paracetamol
Atropina, sulfato	Pesticidas organofosforados e carbamatos
Benztropina	Distonia induzida por fármacos
Bicarbonato de sódio	Bloqueadores dos canais de Na^+
Bromocriptina	Síndrome maligna por neurolépticos
Cálcio, gliconato ou cloreto	Bloqueadores dos canais de Ca^{2+}, fluoretos
Carnitina	Hiperamonemia por valproato
Dantroleno	Hipertermia maligna
Deferoxamina	Ferro
Difenidramina	Distonia induzida por fármacos
Dimercaprol (BAL)	Chumbo, mercúrio e arsênico
EDTA, $CaNa_2$	Chumbo
Etanol	Metanol, etilenoglicol
Fisostigmina, salicilato	Síndrome anticolinérgica
Flumazenil	Benzodiazepinas
Folinato cálcico (leucovorina)	Metotrexato
Fomepizol	Metanol, etilenoglicol
Glucagon, cloridrato	Antagonistas β-adrenérgicos
Hidroxicobalamina, cloridrato	Cianetos
Imuno Fab Crotalídeo, polivalente	Envenenamento por serpente do gênero crotálico norte-americana
Imuno Fab digoxina	Glicosídeos cardíacos
Insulina (dose alta)	Bloqueadores dos canais de Ca^{2+}
Metiltionímio, cloreto (azul-de-metileno)	Metemoglobinemia
Naloxona, cloridrato	Opioides
Octreotida, acetato	Hipoglicemia induzida por sulfoniluréia
Oxigênio hiperbárico	Monóxido de carbono
Penicilamina	Chumbo, mercúrio e cobre
Piridoxina, cloridrato	Convulsões por isoniazida
Pralidoxima, cloreto (2-PAM)	Pesticidas organofosforados
Succímero (DMSA)	Chumbo, mercúrio e arsênico
Tiossulfato sódico	Cianetos
Vitamina K_1 (fitonadiona)	Cumarina, indanediona

REMOÇÃO EXTRACORPÓREA DE FÁRMACOS. O fármaco ideal passível de remoção por hemodiálise tem baixa massa molecular, baixo volume de distribuição, alta solubilidade em água e mínima ligação às proteínas. A hemoperfusão envolve a passagem do sangue através de uma cápsula contendo partículas adsorventes. Os envenenamentos mais comuns para os quais a hemodiálise é usada às vezes incluem salicilatos, metanol, etilenoglicol, lítio, carbamazepina e ácido valproico.

TRATAMENTO COM ANTÍDOTOS. O tratamento com antídotos envolve o antagonismo ou a inativação química de um veneno absorvido. Entre os antídotos específicos mais comuns estão a *N*-acetil-*L*-cisteína contra o envenenamento por paracetamol, os antagonistas opioides contra a dosagem excessiva por opioides e os fármacos quelantes contra a intoxicação por certos íons metálicos. Uma relação dos antídotos mais comumente usados é apresentada no Quadro 4-11.

A farmacodinâmica de um veneno pode ser alterada por competição com o receptor, como é o antagonismo propiciado pela naloxona nas doses excessivas de heroína. Um antídoto fisiológico pode usar diferentes mecanismos celulares para superar os efeitos de um veneno, como no uso do glucagon para estimular uma alternativa ao bloqueio do receptor β-adrenérgico e aumentar o AMPc celular no caso de dosagem excessiva de propranolol. Os antivenenos e os fármacos quelantes se ligam e inativam diretamente os venenos. A biotransformação de um fármaco também pode ser alterada por um antídoto; por exemplo, o fomepizol inibe a álcool desidrogenase e interrompe a formação de metabólitos ácidos tóxicos do etilenoglicol e do metanol. Vários fármacos usados no tratamento de apoio ao paciente intoxicado (anticonvulsivantes, vasoconstritores, etc.) podem ser considerados antídotos funcionais inespecíficos.

A base do tratamento contra os envenenamentos é um bom apoio às vias aéreas, respiração, circulação e processos metabólicos vitais do paciente intoxicado até que o veneno seja eliminado do organismo.

FONTES IMPORTANTES PARA INFORMAÇÕES RELACIONADAS COM A TOXICIDADE DE FÁRMACOS E ENVENENAMENTOS

Informações adicionais sobre o envenenamento com fármacos e substâncias químicas podem ser encontradas em vários livros dedicados a toxicologia. Um banco de dados* informatizado popular para informações sobre substâncias tóxicas é o POISINDEX (Micromedex, Inc., Denver, CO). A National Library of Medicine oferece informações sobre toxicologia e saúde ambiental (http http://sis.nlm.nih.gov/enviro.html), incluindo um *link* para ToxNet (http://toxnet.nlm.nih.gov/). Centros regionais de controle de intoxicações constituem fontes valiosas de informações toxicológicas e podem ser acessados dentro dos EUA, por meio da PoisonHelp *hotline* nacional (http://www.poison.org/).

Para uma listagem bibliográfica completa, consulte ***As Bases Farmacológicas da Terapêutica de Goodman e Gilman***, 12ª edição.

*N. de R.T. No Brasil, a Agência Nacional de Vigilância Sanitária (Anvisa) disponibiliza um telefone para informações de atendimento e esclarecimento à população. O número do Disque Intoxicação é 0800-722-6001, a ligação é gratuita e o usuário é atendido por uma das 35 unidades da Rede Nacional de Centros de Informação e Assistência Toxicológica (Renaciat), presente em 18 Estados e no Distrito Federal.

Capítulo 5

Transportadores de membrana e resposta aos fármacos

Os transportadores são proteínas da membrana encontradas em todos os organismos. Essas proteínas controlam o influxo de nutrientes, íons essenciais, o efluxo de produtos de degradação celular, toxinas ambientais, fármacos e outros xenobióticos (Figura 5-1). Em conformidade com suas funções críticas na homeostasia celular, cerca de 7% dos genes do genoma humano, ou seja, cerca de 2.000 genes, codificam transportadores ou proteínas relacionadas com o transporte. As funções dos transportadores de membrana podem ser facilitadas (equilibradoras, não necessitam de energia) ou ativas (exigem energia). Ao considerar o transporte de fármacos, os farmacologistas geralmente classificam os transportadores em duas grandes superfamílias: os transportadores ABC (*ATP binding cassette* [conjunto de ligação ao ATP]) e os SLC (*solute carrier* [carreador de solutos]).

As proteínas ABC, em sua maioria, pertencem à família dos transportadores ativos primários, que dependem da hidrólise do ATP para bombear ativamente os seus substratos através das membranas. Entre os transportadores mais bem reconhecidos da superfamília ABC, destacam-se a glicoproteína P (P-gp, codificada pelo gene *ABCB1,* também denominado *MDR1*) e o regulador transmembrana da fibrose cística (CFTR, codificado pelo *ABCC7*). A superfamília SLC inclui genes que codificam transportadores de função facilitada e transportadores ativos secundários acoplados a íons, encontrados em várias membranas celulares. Foram identificadas 48 famílias SLC com aproximadamente 315 transportadores no genoma humano. Muitos transportadores SLC servem de alvos para os fármacos ou atuam na sua absorção e na sua disposição. Os transportadores SLC amplamente reconhecidos incluem os transportadores de serotonina (SERT) e o transportador de dopamina (DAT), ambos conhecidos como alvos dos fármacos antidepressivos.

TRANSPORTADORES DE MEMBRANA NAS RESPOSTAS ÀS SUBSTÂNCIAS TERAPÊUTICAS

FARMACOCINÉTICA. Em geral, os transportadores importantes em farmacocinética localizam-se nos epitélios intestinal, renal e hepático, onde atuam na absorção e na eliminação seletivas de substâncias endógenas e xenobióticos, incluindo fármacos. Os transportadores operam em associação às enzimas envolvidas no metabolismo de fármacos, eliminando-os e a seus metabólitos (Figura 5-2). Além

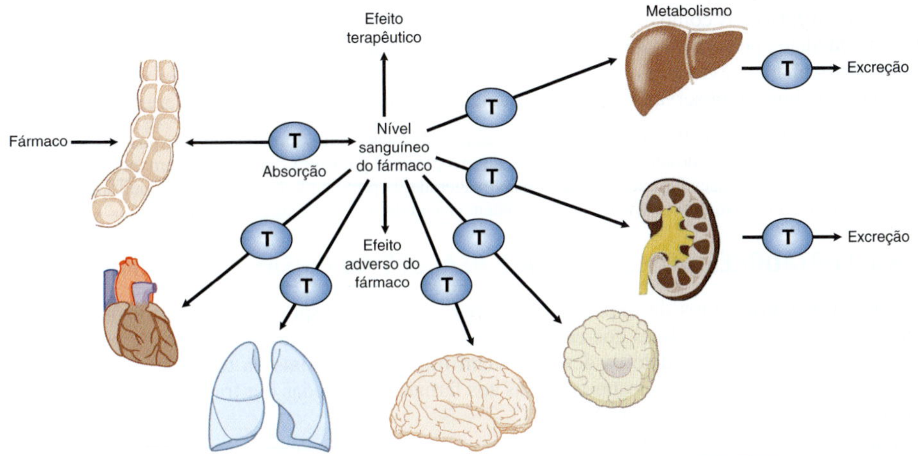

Figura 5-1 *Transportadores de membrana nas vias farmacocinéticas.* Os transportadores de membrana (T) desempenham funções importantes nas vias farmacocinéticas (absorção, distribuição, metabolismo e excreção dos fármacos) e, deste modo, no estabelecimento dos níveis sistêmicos dos fármacos. Em geral, os níveis dos fármacos causam efeitos farmacológicos terapêuticos e adversos.

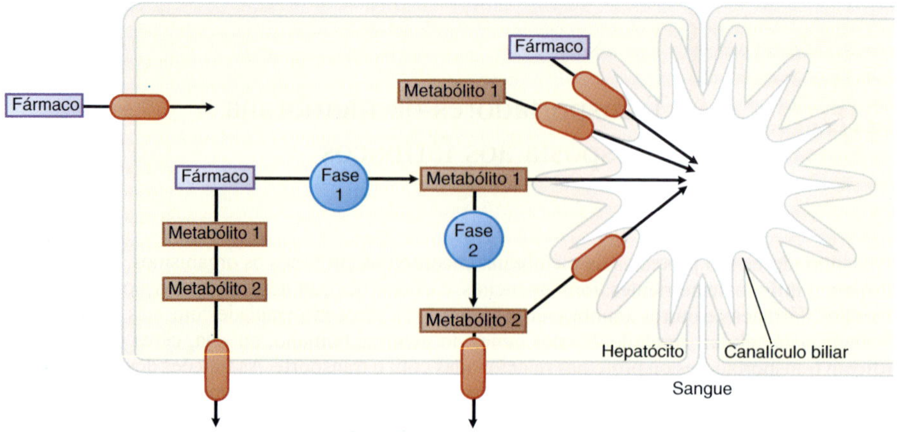

Figura 5-2 *Transportadores hepáticos de fármacos.* Os transportadores de membrana (*círculos vermelhos com setas*) atuam conjuntamente com as enzimas metabolizadoras de fármacos das fases 1 e 2 dentro do hepatócito de forma a mediar a captação e o efluxo dos fármacos e seus metabólitos.

disso, em vários tipos de células, os transportadores medeiam a distribuição dos fármacos aos tecidos específicos (direcionamento dos fármacos). Por outro lado, os transportadores também podem atuar como barreiras protetoras para determinados órgãos e tipos celulares. Por exemplo, a glicoproteína P da barreira hematencefálica protege o sistema nervoso central (SNC) de uma variedade de fármacos estruturalmente diversos, através de seus mecanismos de efluxo.

FARMACODINÂMICA: TRANSPORTADORES COMO ALVOS FARMACÊUTICOS. Os transportadores de membrana constituem os alvos de inúmeros fármacos de uso clínico. O SERT (*SLC6A4*) representa um alvo de uma importante classe de antidepressivos, os inibidores seletivos de recaptação de serotonina (ISRSs). Outros transportadores de recaptação de neurotransmissores servem de alvos farmacológicos para os antidepressivos tricíclicos, várias anfetaminas (incluindo fármacos semelhantes à anfetamina, utilizados no tratamento do transtorno de déficit de atenção em crianças) e anticonvulsivantes.

Esses transportadores também podem estar envolvidos na patogenia dos distúrbios neuropsiquiátricos, incluindo as doenças de Alzheimer e Parkinson. Os transportadores não neuronais também podem atuar como alvos potenciais de fármacos (p. ex., os transportadores de colesterol na doença cardiovascular, os transportadores de nucleosídeos nos cânceres, os transportadores de glicose nas síndromes metabólicas e os contratransportadores de Na^+-H^+ na hipertensão).

RESISTÊNCIA AOS FÁRMACOS. Os transportadores de membrana desempenham funções fundamentais no desenvolvimento da resistência aos antineoplásicos, antivirais e anticonvulsivantes. A *redução da captação dos fármacos* como os antagonistas do folato, os análogos nucleosídicos e os complexos de platina é mediada pela expressão reduzida dos transportadores de entrada necessários para que estes compostos tenham acesso ao tumor. O *aumento do efluxo dos fármacos hidrofóbicos* é um dos mecanismos comumente observados com a resistência antitumoral nos ensaios celulares de resistência.

Por exemplo, a glicoproteína P é expressa em níveis exagerados nas células tumorais após exposição aos antineoplásicos citotóxicos. A glicoproteína P bombeia os antineoplásicos para fora das células, tornando-as resistentes aos efeitos citotóxicos desses fármacos. A expressão exagerada da proteína 4, de resistência a múltiplos fármacos (MRP4), está associada ao desenvolvimento de resistência a análogos nucleosídeos antivirais.

TRANSPORTADORES DE MEMBRANA E REAÇÕES ADVERSAS AOS FÁRMACOS

Por meio dos mecanismos de importação e exportação, os transportadores controlam, em última análise, a exposição das células aos carcinógenos químicos, às toxinas ambientais e aos fármacos. Dessa maneira, os transportadores desempenham funções essenciais na toxicidade celular desses agentes. De modo geral, as respostas adversas aos fármacos mediadas por transportadores podem ser classificadas em categorias (Figura 5-3).

Os transportadores expressos no fígado e nos rins, bem como as enzimas metabólicas, constituem importantes determinantes da exposição aos fármacos no sangue circulante e, deste modo, influenciam a exposição e, consequentemente, seus efeitos tóxicos em todos os órgãos (Figura 5-3, *painel superior*). Por exemplo, depois da administração oral de um inibidor da HMG-CoA-redutase (p. ex., pravastatina), a captação hepática eficiente do fármaco na primeira passagem pelo *polipeptídeo transportador de ânions orgânicos* (OATP1B1) maximiza os efeitos destes

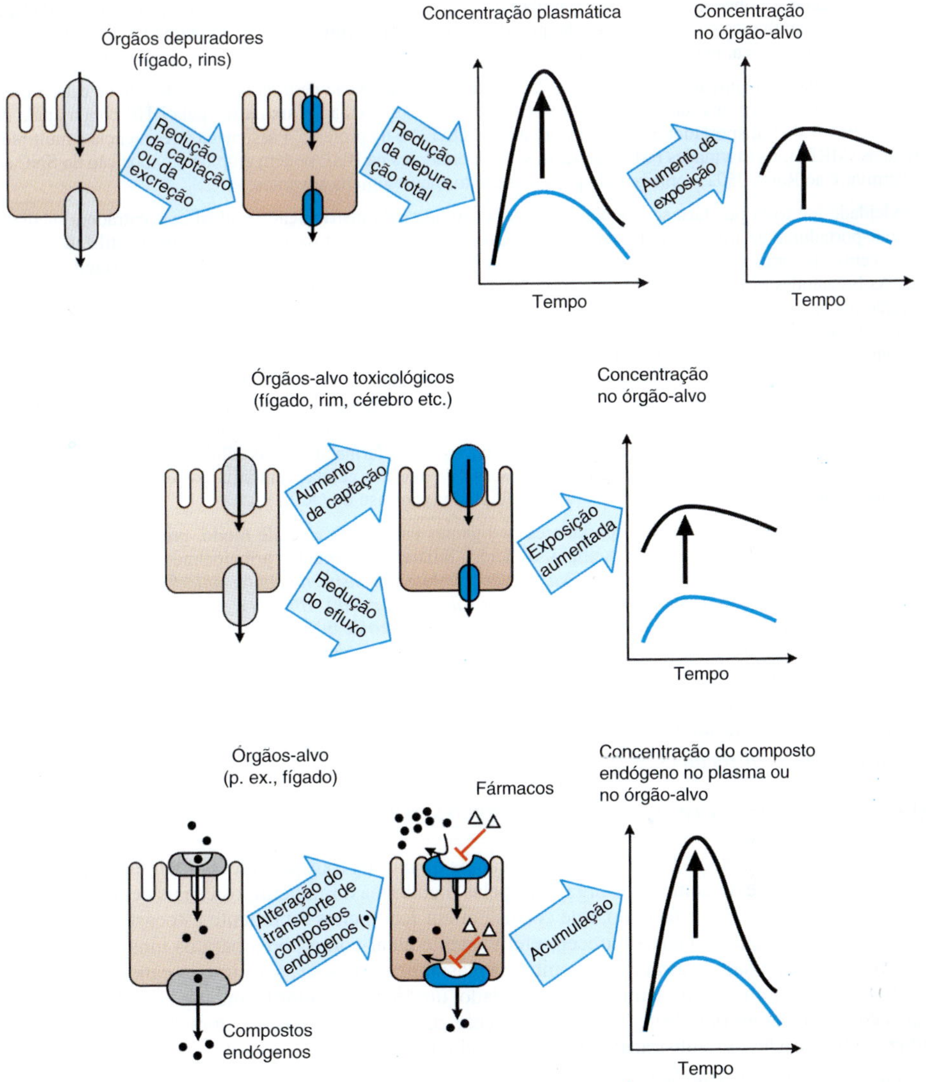

Figura 5-3 *Mecanismos principais por meio dos quais os transportadores medeiam as respostas adversas aos fármacos.* A figura ilustra três situações. O *painel à esquerda* de cada caso mostra uma representação do mecanismo; o *painel à direita* demonstra o efeito resultante nos níveis do fármaco. (*Painel superior*) Aumento das concentrações plasmáticas do fármaco em consequência da redução da captação e/ou excreção nos órgãos depuradores (p. ex., fígado e rim). (*Painel ao centro*) Aumento da concentração do fármaco nos órgãos-alvos toxicológicos em consequência da captação aumentada ou do efluxo reduzido. (*Painel inferior*) Aumento da concentração plasmática de um composto endógeno (p. ex., um ácido biliar) em consequência da inibição do influxo do composto endógeno por um fármaco no órgão-alvo ou de eliminação. O diagrama também pode representar um aumento da concentração do composto endógeno no órgão-alvo em consequência do efluxo do composto endógeno inibido pelo fármaco.

fármacos sobre a HMG-CoA-redutase hepática. A captação pelo OATP1B1 também minimiza o escape desses fármacos na circulação sistêmica, em que podem causar respostas adversas, como miopatia do músculo esquelético.

Os transportadores expressos nos tecidos que podem atuar como alvos de toxicidade dos fármacos (p. ex., cérebro) ou nas barreiras destes tecidos (p. ex., barreira hematencefálica [BHE]) podem controlar rigorosamente as concentrações locais de fármacos e, assim, a exposição desses tecidos a eles (Figura 5-3, *painel do meio*). Por exemplo, as células endoteliais da BHE estão firmemente unidas por junções estreitas e alguns transportadores de efluxo estão expressos no lado voltado para o sangue circulante (luminal); desse modo, limitam a penetração dos compostos farmacêuticos no encéfalo. As interações da loperamida e quinidina são outro exemplo claro de controle da exposição aos fármacos nesse local por um transportador. A loperamida é um opioide periférico utilizado no tratamento da diarreia e utiliza como substrato a glicoproteína P. A inibição do efluxo mediada pela glicoproteína P da BHE poderia aumentar a concentração da loperamida no SNC e potencializar seus efeitos adversos. Na verdade, a administração simultânea da loperamida e da quinidina (um potente inibidor da glicoproteína P) causa depressão respiratória significativa, uma resposta adversa à loperamida.

O caso do oseltamivir (um antiviral) é outro exemplo de que a disfunção de uma barreira ativa pode causar efeitos no SNC. O oseltamivir e sua forma ativa Ro64-0802 estão sujeitos ao efluxo ativo pela BHE com a ajuda da glicoproteína P, do transportador 3 de ânions orgânicos (OAT3) e da proteína 4 associada à resistência a múltiplos fármacos (MRP4). As atividades reduzidas desses transportadores na BHE podem ampliar a exposição do SNC ao oseltamivir e ao Ro64-0802, contribuindo para seus efeitos neurológicos adversos.

A toxicidade induzida por fármacos é algumas vezes causada pela distribuição tecidual concentradora mediada por transportadores de influxo. Por exemplo, as biguanidas (p. ex., metformina e fenformina) utilizadas como hipoglicemiantes orais no tratamento do diabetes melito tipo II, podem produzir acidose láctica, um efeito adverso letal. As biguanidas são substratos do transportador de cátions orgânicos OCT1, altamente expresso no fígado. A captação hepática das biguanidas mediada pelo OCT1 desempenha um papel importante na patogenia da acidose láctica. O transportador de ânions orgânicos 1 (OAT1) e os transportadores de cátions orgânicos (OCT1 e OCT2) também são exemplos de efeitos tóxicos associados ao transportador. O OAT1 é expresso principalmente no rim, onde é responsável pela secreção tubular renal de compostos aniônicos. Os substratos do OAT1, inclusive cefaloridina (antibiótico β-lactâmico) e adefovir e cidofovir (antivirais), causam nefrotoxicidade. Experimentos *in vitro* sugeriram que a cefaloridina, o adefovir e o cidofovir sejam substratos do OAT1 e que as células que expressam este transportador sejam mais suscetíveis aos efeitos tóxicos destes fármacos que as células de controle. As expressões exógenas do OCT1 e do OCT2 aumentam a sensibilidade das células tumorais aos efeitos citotóxicos da oxaliplatina (no caso do OCT1) e da cisplatina e oxaliplatina (no caso do OCT2).

Os fármacos podem modular os transportadores de ligantes endógenos e, deste modo, produzir efeitos adversos (Figura 5-3, *painel inferior*). Por exemplo, os ácidos biliares são captados principalmente pelo polipeptídeo cotransportador de Na^+-taurocolato (NTCP [*Na^+ — taurocholate cotransporting polypeptide]*) e excretados na bile pela bomba de exportação de sais biliares (BSEP [*bile salt export pump*] *ABCB11*). A bilirrubina é captada pelo OATP1B1 e conjugada com ácido glicurônico, sendo o glicuronídeo de bilirrubina excretado, pela proteína associada à resistência a múltiplos fármacos (MRP2, *ABCC2*). A inibição desses transportadores por fármacos pode causar colestase ou hiperbilirrubinemia.

Portanto, os transportadores de captação e de efluxo determinam as concentrações plasmáticas e teciduais de compostos endógenos e de xenobióticos e, dessa maneira, podem influenciar a toxicidade sistêmica ou de localização específica dos fármacos.

MECANISMOS BÁSICOS DE TRANSPORTE DA MEMBRANA

TRANSPORTADORES *VERSUS* CANAIS. Tanto os canais quanto os transportadores facilitam a passagem de íons inorgânicos e de compostos orgânicos pelas membranas. Em geral, os canais ocorrem em dois estados primários, aberto e fechado, que consistem em fenômenos totalmente estocásticos. Somente no estado aberto é que os canais parecem efetivamente atuar como poros para os íons selecionados, permitindo a sua passagem através da membrana plasmática. Após sua abertura, os canais retornam ao estado fechado em função do tempo. Por outro lado, um transformador forma um complexo intermediário com o substrato (soluto) e, subsequentemente, uma alteração na configuração do transportador induz a translocação dos substratos para o outro lado da membrana.

As constantes de taxa de renovação dos canais típicos são de 10^6-10^8 s^{-1}, enquanto as dos transportadores são, quando muito, de 10^1-10^3 s^{-1}. Como um determinado transportador forma complexos intermediários com compostos específicos (denominados *substratos*), o transporte mediado por transportadores através das membranas caracteriza-se por saturabilidade e inibição por análogos do substrato, conforme descrito em "Cinética do Transporte".

Os mecanismos básicos envolvidos no transporte de solutos através das membranas biológicas incluem as difusões passiva e facilitada e o transporte ativo. O transporte ativo pode ser ainda subdividido em transporte ativo primário e secundário. Esses mecanismos estão ilustrados na Figura 5-4.

DIFUSÃO PASSIVA. A difusão simples de um soluto através da membrana plasmática consiste em três processos: partição da fase aquosa para a lipídica, difusão através da dupla camada lipídica e repartição na fase aquosa do lado oposto. A difusão de qualquer soluto (incluindo fármacos) ocorre ao longo de um gradiente de potencial eletroquímico do soluto.

DIFUSÃO FACILITADA. A difusão de íons e compostos orgânicos através da membrana plasmática pode ser facilitada por um transportador de membrana. A difusão facilitada é uma forma de transporte de membrana mediado por transportador, que não necessita de energia. À semelhança da difusão passiva, o transporte de compostos ionizados e não ionizados através da membrana plasmática ocorre ao longo de seu gradiente de potencial eletroquímico. Por conseguinte, o estado de equilíbrio dinâmico será alcançado quando o potencial eletroquímico do composto se tornar igual em ambos os lados da membrana.

TRANSPORTE ATIVO. O transporte ativo é uma forma de transporte de membrana que exige o suprimento de energia. Trata-se do transporte de solutos contra seus gradientes eletroquímicos, levando à concentração de solutos

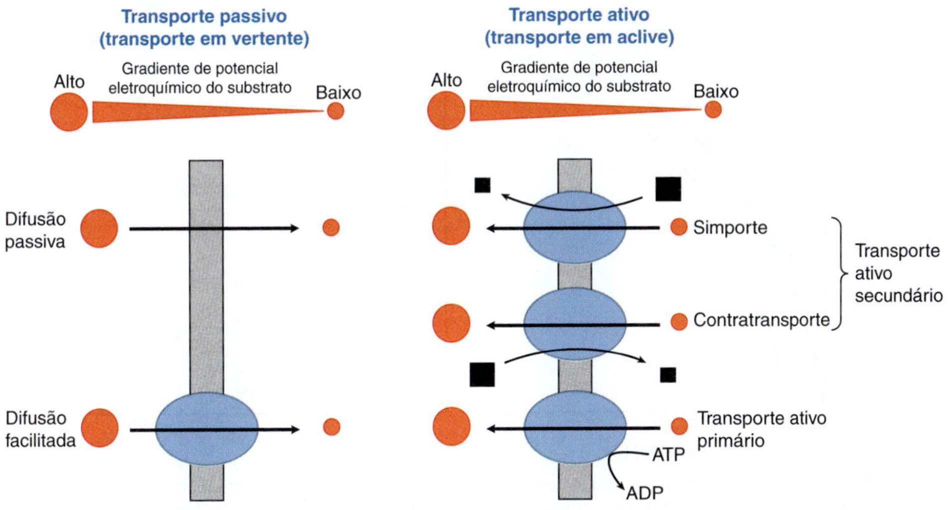

Figura 5-4 *Classificação dos mecanismos de transporte de membrana.* Os círculos vermelhos representam o substrato. Os tamanhos dos círculos são proporcionais à concentração do substrato. As *setas* indicam a direção do fluxo. Os *quadrados negros* representam o íon que supre a força motriz para o transporte (o tamanho é proporcional à concentração do íon). Os *círculos azuis* ilustram as proteínas de transporte.

em um dos lados da membrana e à criação de energia potencial no gradiente eletroquímico formado. O transporte ativo desempenha um importante papel na captação e no efluxo de fármacos e outros solutos. Dependendo da força propulsora, o transporte ativo pode ser subdividido em transporte ativo primário e secundário (Figura 5-4).

Transporte ativo primário. O transporte através da membrana em que ocorre acoplamento direto com hidrólise do ATP é denominado *transporte ativo primário.* Os transportadores ABC são exemplos de transportadores ativos primários. Nas células dos mamíferos, os transportadores ABC medeiam o efluxo unidirecional de solutos através das membranas biológicas.

Transporte ativo secundário. No transporte ativo secundário, o transporte de um soluto S_1 através de uma membrana biológica contra o seu gradiente de concentração é energeticamente impulsionado pelo transporte de outro soluto S_2, de acordo com seu gradiente de concentração. Por exemplo, a Na^+/K^+-ATPase cria um gradiente de concentração de Na^+ dirigido para dentro através da membrana plasmática. Nessas condições, o movimento de Na^+ para dentro produz a energia para impulsionar o movimento de um substrato S_1 contra o seu gradiente de concentração por um transportador ativo secundário, como na troca de Na^+/Ca^{2+}. Dependendo da direção de transporte do soluto, os transportadores ativos secundários são classificados em simportadores ou contratransportadores. Os *simportadores,* também denominados *cotransportadores,* transportam S_2 e S_1 na mesma direção, enquanto os *contratransportadores,* também denominados *permutadores,* deslocam seus substratos em direções opostas (Figura 5-4).

CINÉTICA DO TRANSPORTE

O fluxo de um substrato (velocidade de transporte) através de uma membrana biológica por processos mediados por transportadores é caracterizado pela saturabilidade. A relação entre o fluxo v e a concentração de substrato C em um processo mediado por transportador é fornecida pela equação de Michaelis-Menten:

$$v = \frac{V_{\text{máx}} C}{K_m + C} \qquad \text{(Equação 5-1)}$$

em que $V_{máx}$ é a velocidade máxima de transporte, proporcional à densidade dos transportadores na membrana plasmática, e K_m é a constante de Michaelis, que representa a concentração de substrato em que o fluxo é a metade do valor da $V_{máx}$. K_m é uma aproximação da constante de dissociação do substrato do complexo intermediário.

Os valores de K_m e $V_{máx}$ podem ser determinados ao se examinar o fluxo em diferentes concentrações de substrato. O gráfico de Eadie-Hofstee oferece um método gráfico para determinar os valores de $V_{máx}$ e K_m (Figura 5-5):

$$\frac{v}{C} = \frac{V_{\text{máx}}}{K_m} - \frac{C}{K_m} \qquad \text{(Equação 5-2)}$$

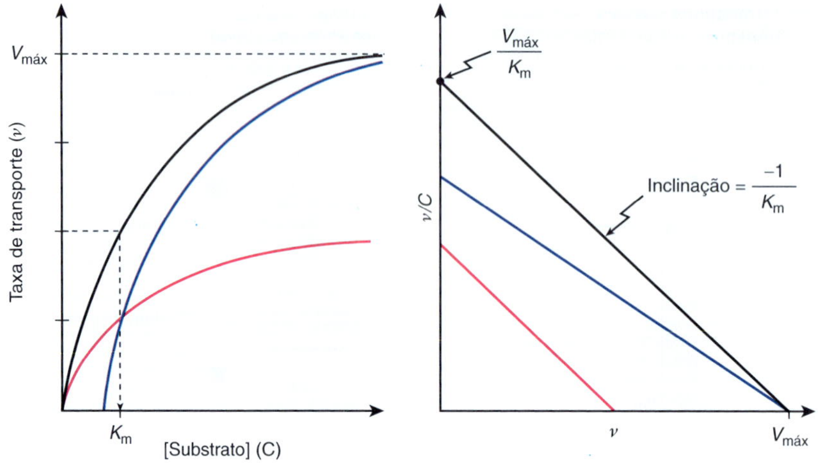

Figura 5-5 *Gráfico de Eadie-Hofstee dos dados de transporte.* As linhas negras demonstram concentração-dependente hiperbólica (ν *versus C, painel à esquerda*) e a transformação de Eadie-Hofstee dos dados de transporte (ν/C *versus* ν, painel à direita) para um sistema de transporte simples. As linhas azuis demarcam o transporte em presença de um inibidor competitivo (inibição superável; alcança o mesmo $V_{máx}$). As linhas vermelhas ilustram o sistema em presença de um inibidor não competitivo que reduz o número de sítios transportadores à metade, mas deixa o K_m dos sítios funcionais inalterados. O envolvimento de vários transportadores com diferentes valores de K_m faz que o gráfico de Eadie-Hofstee seja curvo. Em termos algébricos, o gráfico de Eadie-Hofstee dos dados cinéticos é equivalente ao gráfico de Scatchard dos dados de ligação em equilíbrio.

O transporte de um substrato através da membrana mediado por transportador também se caracteriza pela inibição por outros compostos. O modo de inibição pode ser classificado em três tipos: inibição *competitiva*, *não competitiva* e *sem competição*. Ocorre inibição *competitiva* quando os substratos e os inibidores compartilham um local de ligação comum no transportador, resultando em aumento do valor de K_m aparente na presença do inibidor. O fluxo de um substrato na presença de um inibidor competitivo é:

$$\nu = \frac{V_{máx}C}{K_m\left(1 + I/K_i\right) + C} \qquad \text{(Equação 5-3)}$$

onde I é a concentração do inibidor e K_i a constante de inibição.

A inibição *não competitiva* refere-se à situação em que o inibidor possui um efeito alostérico sobre o transportador, não inibe a formação de um complexo intermediário entre substrato e transportador, porém inibe o processo subsequente de translocação.

$$\nu = \frac{V_{máx}/(1 + I/K_i)\cdot C}{K_m + C} \qquad \text{(Equação 5-4)}$$

O termo *inibição sem competição* pressupõe que o inibidor possa formar um complexo apenas com um complexo intermediário do substrato e o transportador e inibir sua translocação subsequente.

$$\nu = \frac{V_{máx}/\left(1 + I/K_i\right)\cdot C}{K_m/\left(1 + I/K_i\right) + C} \qquad \text{(Equação 5-5)}$$

TRANSPORTE VETORIAL

O transporte assimétrico através de uma monocamada de células polarizadas, como as células epiteliais e endoteliais dos capilares cerebrais, é denominado *transporte vetorial* (Figura 5-6). O transporte vetorial é importante para a absorção de nutrientes e sais biliares no intestino. O transporte vetorial desempenha um importante papel na excreção hepatobiliar e urinária de fármacos do sangue para o lúmen, bem como na absorção intestinal de fármacos. Além disso, a saída dos fármacos do cérebro, *através* das células cerebrais e das células epiteliais do plexo coroide do cérebro, depende do transporte vetorial. Os transportadores ABC realizam apenas o efluxo unidirecional, enquanto os transportadores SLC realizam a captação ou a expulsão dos fármacos. No caso dos compostos

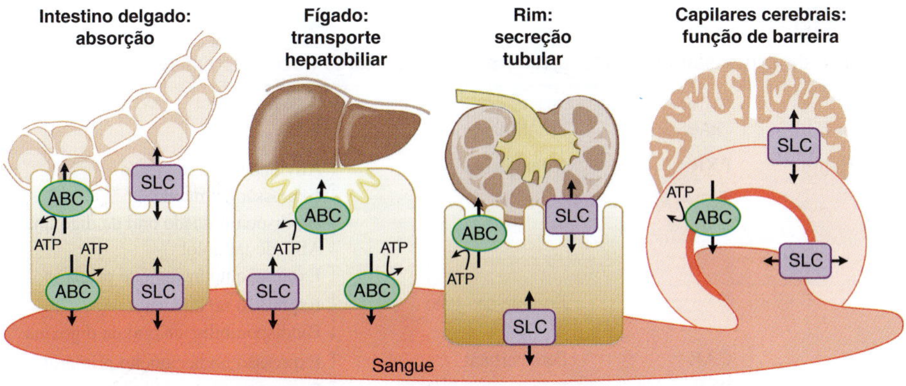

Figura 5-6 *Fluxos transepitelial e transendotelial.* O fluxo transepitelial ou transendotelial dos fármacos depende de diferentes transportadores nas duas superfícies das barreiras epiteliais ou endoteliais. Esses transportadores estão representados esquematicamente com referência ao transporte através do intestino delgado (absorção), do rim e do fígado (eliminação) e dos capilares cerebrais que constituem a barreira hematencefálica.

lipofílicos com permeabilidade de membrana suficiente, os transportadores ABC são capazes de efetuar o transporte vetorial sem a colaboração dos transportadores de influxo. Com os ânions e os cátions orgânicos relativamente hidrofílicos, são necessários transportadores de captação e de efluxo coordenados nas membranas plasmáticas polarizadas para obter um movimento vetorial de solutos através de um epitélio. Os substratos comuns dos transportadores coordenados são transferidos com eficiência através da barreira epitelial.

No fígado, diversos transportadores com especificidades distintas de substratos estão localizados na membrana sinusoidal (voltada para o sangue circulante). Esses transportadores estão envolvidos na captação de ácidos biliares, ânions orgânicos anfipáticos e cátions orgânicos hidrofílicos nos hepatócitos. De forma semelhante, os transportadores ABC da membrana canalicular (voltada para a bile) exportam esses compostos na bile. Várias combinações de transportadores de captação (OATP1B1, OATP1B3, OATP2B1) e de efluxo (MDR1, MRP2 e BCRP) participam do transporte transcelular eficiente de vários compostos no fígado utilizando um sistema celular modelo conhecido como "células duplamente transfectadas", que expressam transportadores de captação e efluxo em cada lado. Em muitos casos, a superposição das especificidades dos substratos entre os transportadores de captação (família OATP) e de efluxo (família MRP) pode tornar altamente eficiente o transporte vetorial dos ânions orgânicos. Também existem sistemas transportadores semelhantes no intestino, nos túbulos renais e nos capilares cerebrais (Figura 5-6).

REGULAÇÃO DA EXPRESSÃO DO TRANSPORTADOR. A expressão dos transportadores pode ser regulada na etapa de transcrição em resposta ao tratamento farmacológico e às condições fisiopatológicas, resultando em indução ou hiporregulação dos mRNAs dos transportadores. Estudos recentes descreveram funções importantes para os receptores nucleares tipo II, que formam heterodímeros com o receptor do ácido 9-cis-retinoico (RXR), na regulação das enzimas envolvidas no metabolismo de fármacos e transportadores (Quadro 6-4 e Figura 6-8). O Quadro 5-1 resume os efeitos da ativação farmacológica dos receptores nucleares tipo II na expressão dos transportadores.

A metilação do DNA é um dos mecanismos responsáveis pelo controle epigenético da expressão gênica. De acordo com alguns estudos, a expressão histosseletiva dos transportadores é conseguida pela metilação do DNA (silenciadora nos tecidos que não possuem transportadores), bem como pela transativação dos tecidos que têm transportadores. Os transportadores sujeitos ao controle epigenético incluem OAT3, URAT1, OCT2, Oatp1b2, Ntcp e PEPT2 das famílias SLC; e MDR1, BCRP, BSEP e ABCG5/ABCG8).

ESTRUTURAS MOLECULARES DOS TRANSPORTADORES

As previsões da estrutura secundária das proteínas de transporte da membrana com base na análise da hidropatia indicam que os transportadores de membrana das superfamílias SLC e ABC sejam proteínas que atravessam várias vezes a membrana. Os transportadores ABC têm domínios de ligação de nucleotídeos (NBDs) na face citoplasmática, que podem ser entendidos como domínios motores com moléculas conservadas (p. ex., molécula de Walker-A, molécula de assinatura ABC), que participam da ligação e da hidrólise do ATP. As estruturas cristalinas dos transportadores ABC demonstram 2 NBDs, um em contato com outro. O mecanismo de transporte por ABC parece envolver a ligação do ATP aos NBDs, que desencadeia uma conformação do transportador; a dissociação dos produtos da hidrólise do ATP resulta em uma conformação aberta na direção do lado contrário da membrana. No caso da expulsão de um fármaco, quando o ATP liga-se, os transportadores abrem para o lado exterior, liberando seus substratos para o meio extracelular; quando os produtos da hidrólise dissociam-se, o transportador volta à conformação voltada para dentro, permitindo a ligação do ATP e do substrato transportável. O Capítulo 5 da 12ª edição do texto original fornece detalhes adicionais sobre o assunto.

Quadro 5-1

Regulação da expressão dos transportadores por receptores nucleares em seres humanos

TRANSPORTADOR	FATOR DE TRANSCRIÇÃO	LIGANDO	EFEITO
MDR1 (P-gp)	PXR	Rifampicina	↑ Atividade de transcrição ↑ Expressão no duodeno ↓ Biodisponibilidade oral da digoxina ↓ ASC do talinolol ↑ Expressão no hepatócito primário
		Erva-de-são-joão	↑ Expressão no duodeno ↓ Biodisponibilidade oral da digoxina
	CAR	Fenobarbital	↑ Expressão no hepatócito primário
MRP2	PXR	Rifampicina	↑ Expressão no duodeno
		Rifampicina/hiperforina	↑ Expressão no hepatócito primário
	FXR	GW4064/ quenodesoxicolato	↑ Expressão no HepG2-FXR
	CAR	Fenobarbital	↑ Expressão no hepatócito
BRCP	PXR	Rifampicina	↑ Expressão no hepatócito primário
	CAR	Fenobarbital	
MRP3	PXR	Rifampicina	↑ Expressão no hepatócito
OATP1B1	SHP1	Ácido cólico	Efeito indireto na expressão do HNF1α
	PXR	Rifampicina	↑ Expressão no hepatócito
OATP1B3	FXR	Quenodesoxicolato	↑ Expressão nas células do hepatoma
BSEP	FXR	Quenodesoxicolato	↑ Atividade de transcrição
OSTα/β	FXR	Quenodesoxicolato/ GW4064	↑ Atividade de transcrição
	FXR	Quenodesoxicolato	↑ Expressão nas biópsias de íleo

Ver detalhes e exemplos de outros mamíferos no texto original da 12ª edição. ASC, área sob a curva.

SUPERFAMÍLIAS DE TRANSPORTADORES NO GENOMA HUMANO

TRANSPORTADORES SLC. A superfamília de carreadores de solutos (SLC) inclui 48 famílias e representa cerca de 315 genes no genoma humano, dos quais alguns estão associados a determinadas doenças genéticas (Quadro 5-2). Os transportadores da superfamília SLC transportam diversos compostos endógenos iônicos e não iônicos e xenobióticos. Os transportadores da superfamília SLC podem ser transportadores facilitados ou simportadores ou contratransportadores ativos secundários.

SUPERFAMÍLIA ABC. Os sete grupos de transportadores ABC são essenciais para muitos processos celulares e mutações de pelo menos 13 dos genes destes transportadores causam ou contribuem para doenças genéticas humanas (Quadro 5-3). Além de conferir resistência a múltiplos fármacos, um aspecto farmacológico importante desses transportadores é a exportação dos xenobióticos presentes nos tecidos normais. Em especial, estudos demonstraram que o MDR1/ABCB1, o MRP2/ABCC2 e o BCRP/ABCG2 estão envolvidos na disposição global dos fármacos.

A superfamília ABC inclui 49 genes, cada um contendo uma ou duas regiões ABC conservadas. A região ABC é um domínio catalítico central de hidrólise do ATP e contém sequências de Walker A e B e, entre elas, uma sequência C de assinatura do transportador ABC. As regiões ABC dessas proteínas ligam-se e hidrolisam o ATP e as proteínas usam energia para o transporte ascendente de seus substratos através da membrana. Embora alguns transportadores da superfamília ABC contenham apenas uma molécula ABC, eles formam homodímeros (BCRP/ABCG2) ou heterodímeros (ABCG5 e ABCG8), que desempenham função de transporte. Os transportadores ABC (p. ex., MsbA) das células procarióticas estão envolvidos na importação de compostos essenciais, que não podem ser obtidos por difusão passiva (açúcares, vitaminas, metais etc.). A maioria dos genes ABC das células eucarióticas transporta compostos do citoplasma para o lado de fora ou de dentro de um compartimento intracelular (retículo endoplasmático, mitocôndrias, peroxissomos).

Quadro 5-2

Superfamília de carreadores de solutos dos seres humanos

GENE	FAMÍLIA	ALGUNS SUBSTRATOS FARMACÊUTICOS	EXEMPLOS DE DOENÇAS HUMANAS ASSOCIADAS
SLC1	T de gli/aa neutros de baixo K_m		ELA
SLC2	GLUT facilitadora		
SLC3	Subunidades pesadas, Ts aa heteroméricos	Melfalano	Cistinúria I clássica
SLC4	Bicarbonato T		Anemia hemolítica, cegueira-déficit auditivo
SLC5	Cot de Na^+-glicose	Dapagliflozina	Má absorção de glicose-galactose
SLC6	Neurotransmissor T dependente de Na^+/Cl^-	Paroxetina, fluoxetina	Déficit de creatina ligado ao X
SLC7	T aa catiônicos	Melfalano	Intolerância proteica lisinúrica
SLC8	Perm. de Na^+/Ca^{2+}	di-CH_3-arg	
SLC9	Perm. de Na^+/H^+	Diuréticos tiazídicos	Diarreia secretória
SLC10	Cot de Na^+/sais biliares	Benzodiazepínicos	Má absorção de sais biliares
SLC11	T íons metálicos acoplados ao H^+		Hemocromatose hereditária
SLC12	Cot de cátion-Cl^- eletroneutro		Síndrome de Gitelman
SLC13	Cot de Na^+-SO_4/COO^-	Conjugados de SO_4^-/cist	
SLC14	T de ureia		Grupo sanguíneo do antígeno Kidd
SLC15	Cot de H^+-oligopeptídeo	Valaciclovir	
SLC16	T de monocarboxilato	Salicitato, T_3/T_4, atorvastatina	Fraqueza muscular
SLC17	T de gli vesicular		Doença do armazenamento de sialato
SLC18	T de amina vesicular	Reserpina	Síndromes miastênicas
SLC19	T de folato/tiamina	Metotrexato	Anemia sensível à tiamina
SLC20	Cot de Na^+-PO_4^- tipo III		
SLC21	T de ânion orgânico	Pravastatina	
SLC22	T de íon orgânico	Pravastatina, metformina	Déficit de carnitina
SLC23	T de ascorbato Na^+-dependente	Vitamina C	
SLC24	Permutador de $Na^+/(Ca^{2+}$-$K^+)$		
SLC25	Carreador mitocondrial		Síndrome de Senger
SLC26	Perm. ânion multifuncional		Diarreia com perda de Cl^-
SLC27	T de ácidos graxos		
SLC28	T de nucleosídeo acoplado a Na^+	Gencitabina, cladribina	
SLC29	T de nucleosídeo facilitador	Dipiridamol, gencitabina	
SLC30	Efluxo de Zn		
SLC31	T de Cu	Cisplatina	
SLC32	T de aa inibitório vesicular	Vigabatrina	
SLC33	T de acetil-CoA		
SLC34	Cot de Na^+-PO_4^- tipo II		Raquitismo hipofosfatêmico
SLC35	T de nucleosídeo-açúcar		Deficiência de adesão leucocitária tipo II
SLC36	T de aa acoplado a H^+	D-serina, cicloserina	
SLC37	Perm. açúcar-fosfato/PO_4^-		Doença do armazenamento de glicogênio
SLC38	T aa neutro acoplado ao Na^+		
SLC39	T íon metálico		Acrodermatite enteropática
SLC40	T de Fe basolateral		Hemocromatose tipo IV
SLC41	T de Mg^{2+} MgtE-*like*		
SLC42	T de amônio Rh		Regulador Rh-nulo
SLC43	T aa semelhante a Na^+-independente		

aa, aminoácido; ELA, esclerose lateral amiotrófica; Perm., permutador; T, transportador; gli, glicose.

Quadro 5-3

Superfamília do cassete de ligação de ATP (ABC) no genoma humano e doenças genéticas associadas

GENE	FAMÍLIA	Nº DE MEMBROS	EXEMPLOS DE DOENÇAS HUMANAS ASSOCIADAS
ABCA	ABC A	12	Doença de Tangier (anormalidade do transporte de colesterol; ABCA1); síndrome de Stargardt (anormalidade do metabolismo da retina; ABCA4)
ABCB	ABC B	11	Síndrome do linfócito desnudo tipo 1 (anormalidade da apresentação de antígenos; ABCB3 e ABCB4); colestase intra-hepática familiar progressiva tipo 3 (anormalidade da secreção de lipídeos biliares; MDR3/ABCB4); anemia sideroblástica ligada ao X com ataxia (uma possível anormalidade da homeostasia do ferro nas mitocôndrias; ABCB7); colestase intra-hepática familiar tipo 2 (anormalidade da excreção de ácidos biliares na bile; BSEP/ABCB11)
ABCC	ABC C	13	Síndrome de Dubin-Johnson (anormalidade da excreção de glicuronídeo de bilirrubina na bile; MRP2/ABCC2); pseudoxantoma (mecanismo desconhecido; ABCC6); fibrose cística (anormalidade da regulação do canal de Cl^-; ABCC7); hipoglicemia hiperinsulinêmica persistente da lactência (anormalidade da regulação da condutância de K^+ retificadora interna nas células B pancreáticas; SUR1)
ABCD	ABC D	4	Adrenoleucodistrofia (uma possível anormalidade do transporte peroxissomal ou do catabolismo dos ácidos graxos de cadeia muito longa; ABCD1)
ABCE	ABC E	1	
ABCF	ABC F	3	
ABCG	ABC G	5	Sitosterolemia (anormalidade das excreções biliar e intestinal de esteróis vegetais; ABCG5 e ABCG8)

PROPRIEDADES DOS TRANSPORTADORES ABC RELACIONADOS COM A AÇÃO DOS FÁRMACOS

A distribuição tecidual dos transportadores ABC relacionados com fármacos no corpo encontra-se resumida no Quadro 5-4, juntamente com informações sobre os substratos típicos.

DISTRIBUIÇÃO TECIDUAL DOS TRANSPORTADORES ABC RELACIONADOS COM FÁRMACOS. O MDR1 (*ABCB1*), o MRP2 (*ABCC2*) e o BCRP (*ABCG2*) estão expressos no lado apical dos epitélios intestinais, onde atuam ao bombear xenobióticos, incluindo muitos fármacos administrados por via oral. O MRP3 (*ABCC3*) está expresso no lado basal das células epiteliais.

Os transportadores ABC, que são fundamentais na excreção vetorial de fármacos na urina ou bile, estão expressos nos tecidos polarizados do rim e fígado: o MDR1, o MRP2, e o MRP4 (*ABCC4*) na membrana de borda em escova dos epitélios renais; o MDR1, o MRP2 e o BCRP na membrana canalicular biliar dos hepatócitos; e o MRP3 e o MRP4 na membrana sinusoidal dos hepatócitos. Alguns transportadores ABC estão expressos especificamente no lado das células endoteliais ou epiteliais voltadas para o sangue circulante, que formam barreiras à entrada livre de compostos tóxicos nos tecidos virgens: a BHE (MDR1 e MRP4 no lado luminal das células endoteliais capilares do cérebro), a barreira hematoliquórica (o MRP1 e o MRP4 no lado basolateral dos epitélios do plexo coroide), a barreira hematotesticular (MRP1 na membrana basolateral das células de Sertoli do camundongo e MDR1 em vários tipos de células testiculares humanas), e a barreira hematoplacentária (MDR1, MDR2 e BCRP no lado materno luminal e MRP1 no lado fetal luminal dos trofoblastos placentários).

FAMÍLIA MRP/ABCC. Os substratos dos transportadores da família MRP/ABCC são, em sua maior parte, ânions orgânicos. O MRP1 e o MRP2 aceitam conjugados de glutationa e glicuronídeo, conjugados sulfatados de sais biliares e ânions orgânicos não conjugados de natureza anfipática (pelo menos uma carga negativa e certo grau de hidrofobicidade). Além disso, transportam antineoplásicos neutros ou catiônicos, como os alcaloides da vinca e

Quadro 5-4

Transportadores ABC envolvidos nos processos de absorção, distribuição e excreção dos fármacos

NOME	SUBSTRATOS
MDR1 (ABCB1)	**Características:** compostos neutros ou catiônicos de estrutura volumosa etopósido, doxorrubicina, vincristina; diltiazem, verapamil; indinavir, ritonavir; eritromicina, cetoconazol; testosterona, progesterona; ciclosporina, tacrolimo; digoxina, quinidina, fexofenadina, loperamida
MRP1 (ABCC1)	**Características:** Anfifílicos carregados negativamente vincristina (com GSH), metotrexato; conjugado de GSH do LTC_4, ácido etacrínico; glicuronídeo de estradiol ou bilirrubina; estrona-3-sulfato; saquinavir; grepafloxacino; folato, GSH, GS-SG
MRP2 (ABCC2)	**Características:** anfifílicos carregados negativamente metotrexato, vincristina; conjugados de GSH do LTC_4, ácido etacrínico; glicuronídeos de estradiol e bilirrubina; sulfato de taurolitocolato; estatinas, antagonistas do receptor de AngII, temocaprilato; indinavir, ritonavir; GSH, GS-SG
MRP3 (ABCC3)	**Características:** anfifílicos carregados negativamente etopósido, metotrexato; conjugados de GSH do LTC_4; PGJ_2; glicuronídeos de estradiol, etopósido, morfina, paracetamol, himecromona, harmol; conjugados sulfatados de sais biliares; glicolato, taurocolato; folato, folinato de sódio ou cálcio
MRP4 (ABCC4)	**Características:** análogos nucleotídicos 6-mercaptopurina, metotrexato; glicuronídeo de estradiol; sulfato de di-hidroepiandrosterona; AMP/GMP cíclico; furosemida, triclormetiazida; adefovir, tenofovir; cefazolina, ceftizoxima; folato, folinato de sódio ou cálcio, taurocolato (com GSH)
MRP5 (ABCC5)	**Características:** análogos nucleotídicos 6-mercaptopurina; AMP/GMP cíclico; adefovir
MRP6 (ABCC6)	doxorrubicina*; etopósido*; conjugado de GSH do LTC_4; BQ-123 (peptídeo cíclico)
BCRP (MXR) (ABCG2)	Metotrexato, mitoxantrona, camptotecinas, SN-38, topotecana, imatinibe; glicuronídeos de 4-metilumbeliferon e estradiol; conjugados sulfatados da di-hidroepiandrosterona e estrona; nitrofurantoína, fluoroquinolonas; pitavastatina, rosuvastatina; colesterol, estradiol, dantroleno, prazosina, sulfassalazina
MDR3 (ABCB4)	**Características:** fosfolipídeos
BSEP (ABCB11)	**Características:** sais biliares
ABCG5,G8	**Características:** esteróis vegetais

*Indica substratos e fármacos citotóxicos com resistência aumentada (a citotoxicidade com resistência aumentada geralmente é causada pela acumulação reduzida dos fármacos). Embora o MDR3 (ABCB4), o BSEP (ABCB11), o ABCG5 e o ABCG8 não estejam diretamente envolvidos na distribuição dos fármacos, sua inibição causa efeitos colaterais indesejáveis.

as antraciclinas, possivelmente por meio de um mecanismo de cotransporte ou simporte com glutationa reduzida. O MRP3 também possui especificidade de substrato que se assemelha à do MRP2, porém com menos afinidade de transporte de conjugados de glutationa, em comparação com o MRP1 e MRP2. O MRP3 é expresso no lado sinusoidal dos hepatócitos e está induzido nas condições colestáticas. O MRP3 tem como função devolver os sais biliares e os glicuronídeos de bilirrubina para a circulação sanguínea. O MRP4 aceita moléculas carregadas negativamente, inclusive compostos citotóxicos (p. ex., 6-mercaptopurina e metotrexato), nucleotídeos cíclicos, antivirais (p. ex., adefovir e tenofovir), diuréticos (p. ex., furosemida e triclormetiazida) e cefalosporinas (p. ex., ceftizoxima e cefazolina). A glutationa permite que o MRP4 aceite taurocolato e leucotrieno B_4. O MRP5 tem especificidades mais restritas de substrato e aceita análogos nucleotídicos e fármacos clinicamente importantes contra o vírus da imunodeficiência humana (HIV). Até hoje, não foram identificados quaisquer substratos que expliquem o mecanismo da doença associada ao MRP6 (pseudoxantoma).

BCRP/ABCG2. O BCRP aceita moléculas tanto neutras quanto de carga negativa, inclusive compostos tóxicos (p. ex., topotecana, flavopiridol e metotrexato), conjugados sulfatados de compostos terapêuticos e hormônios (p. ex., sulfato de estrogênio), antibióticos (p. ex., nitrofurantoína e fluoroquinolonas), estatinas (p. ex., pitavastatina e rosuvastatina) e compostos tóxicos encontrados em alimentos normais [fitoestrogênios, 2-amino-1-metil-6-fenilimidazol [4,5-*b*] piridina (PhIP) e feoforbida A — um catabólito da clorofila].

TRANSPORTADORES ABC NA ABSORÇÃO E NA ELIMINAÇÃO DOS FÁRMACOS. No campo da medicina clínica, o MDR1 é o mais importante dos transportadores ABCs identificados até o momento. A exposição sistêmica à digoxina administrada por via oral é aumentada pela coadministração de rifampicina (um indutor de MDR1) e está negativamente correlacionada com a expressão da proteína MDR1 no intestino humano. O MDR1 também é expresso na membrana da borda em escova dos epitélios renais e sua função pode ser monitorada com o uso de digoxina (> 70% são excretados na urina). Todos os inibidores do MDR1 (p. ex., quinidina, verapamil, valspodar, espironolactona, claritromicina e ritonavir) reduzem acentuadamente a excreção renal da digoxina. Os fármacos com janelas terapêuticas exíguas (p. ex., digoxina, ciclosporina, tacrolimo) devem ser utilizados com muito cuidado quando for provável que ocorram interações farmacológicas.

No intestino, o MRP3 pode efetuar a absorção intestinal em combinação com os transportadores de captação. O MRP3 medeia o efluxo nos sinusoides, reduz a eficácia da excreção biliar dos fármacos presentes no sangue e a excreção dos metabólicos formados dentro das células (principalmente conjugados glicuronídicos). Desse modo, a disfunção do MRP3 abrevia a meia-vida de eliminação ($t_{1/2}$). Os substratos do MRP4 também podem ser transportados pelos transportadores da família OAT (OAT1 e OAT3) na membrana basolateral das células epiteliais dos rins. O processo que limita a secreção nos túbulos renais provavelmente é a etapa de captação na superfície basolateral. A disfunção do MRP4 aumenta a concentração renal, mas tem pouco efeito na concentração sanguínea.

VARIAÇÃO GENÉTICA DOS TRANSPORTADORES DE MEMBRANA: IMPLICAÇÕES NA RESPOSTA CLÍNICA AOS FÁRMACOS

Existem doenças hereditárias associadas aos transportadores SLC (Quadro 5-2) e aos transportadores ABC (Quadro 5-3). Os polimorfismos dos transportadores de membrana desempenham um papel importante na resposta aos fármacos e revelam novas informações no campo da farmacogenética (Capítulo 7).

Estudos clínicos têm focalizado alguns transportadores, relacionando a variação genética dos transportadores de membrana com a disposição e as respostas aos fármacos. Por exemplo, dois polimorfismos de um único nucleotídeo (SNPs) do gene *SLCO1B1* (OATP1B1) foram associados aos níveis plasmáticos altos de pravastatina, que é um fármaco amplamente utilizado para tratar hipercolesterolemia. Estudos recentes utilizando métodos de associação ao genoma amplo demonstraram que as variantes genéticas do SLCO1B1 (OATP1B1) predispõem os pacientes ao risco de vários efeitos tóxicos associados ao uso da sinvastatina. Outros estudos indicaram que as variantes genéticas dos transportadores da família SLC22A estejam associadas à variação da depuração renal e das respostas a vários fármacos, inclusive o antidiabético metformina.

TRANSPORTADORES ENVOLVIDOS NA FARMACOCINÉTICA

Os transportadores de fármacos desempenham função importante na farmacocinética (Figura 5-1 e Quadro 5-4). Os transportadores hepáticos e renais são importantes para a remoção dos fármacos do sangue e, deste modo, para seu metabolismo e sua excreção.

TRANSPORTADORES HEPÁTICOS

A captação hepática de ânions orgânicos (p. ex., fármacos, leucotrienos e bilirrubina), cátions e sais biliares é mediada por transportadores do tipo SLC na membrana basolateral (sinusoidal) dos hepatócitos: OATP (SLCO) e OAT (SLC22), OCT (SLC22) e NTCP (SLC10A1), respectivamente. Esses transportadores medeiam a captação por mecanismo facilitado ou ativo secundário.

Os transportadores ABC como MRP2, MDR1, BCRP, BSEP e MDR2 da membrana canalicular biliar dos hepatócitos medeiam o efluxo (excreção) de fármacos e seus metabólitos, sais biliares e fosfolipídeos contra um acentuado gradiente de concentração entre o fígado e a bile. Esse transporte ativo primário é impulsionado pela hidrólise do ATP.

O transporte vetorial de fármacos do sangue circulante para a bile, utilizando um transportador de captação (família OATP) e um transportador de efluxo (MRP2), é importante na determinação da exposição do fármaco no sangue circulante e no fígado. Além disso, existem muitos outros transportadores de captação e de efluxo hepáticos (Figuras 5-7 e 5-8).

Os exemplos descritos a seguir ilustram a importância do transporte vetorial como determinante da exposição aos fármacos no sangue circulante e no fígado e o papel dos transportadores nas interações farmacológicas.

INIBIDORES DE HMG-CoA. As estatinas são agentes redutores do colesterol, que inibem reversivelmente a HMG-CoA-redutase, uma enzima que catalisa uma etapa limitante da taxa de biossíntese do colesterol (Capítulo 31). A maioria das estatinas na forma ácida atua como substratos dos transportadores de captação, de forma que são captadas de maneira eficiente pelo fígado e entram na circulação entero-hepática (Figuras 5-5 e 5-8). Nesse processo,

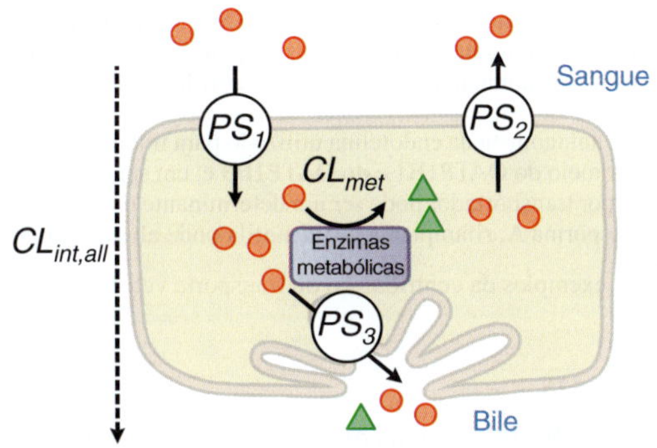

Figura 5-7 *Captação hepática, fluxo retrógado para o sangue, metabolismo e efluxo à bile.* Os *círculos vermelhos* representam os fármacos originais; os *triângulos verdes* ilustram os metabólitos dos fármacos. PS, produto da permeabilidade de superfície; CL_{met}, depuração metabólica; CL_{int}, depuração intrínseca.

os transportadores de captação hepáticos como o OATP1B1 e os transportadores de efluxo como o MRP2 atuam de modo cooperativo, produzindo o transporte transcelular vetorial de bissubstratos no fígado. A eficiente captação hepática de primeira passagem dessas estatinas pelo OATP1B1, após administração oral, ajuda estes fármacos a produzir seus efeitos farmacológicos e também minimiza sua distribuição sistêmica atenuando, deste modo, os efeitos adversos na musculatura lisa. Estudos recentes indicaram que o polimorfismo genético do OATP1B1 também afeta a função desse transportador.

GENFIBROZILA. O agente redutor de colesterol conhecido como genfibrozila, um ativador de PPARa, pode acentuar os efeitos tóxicos (miopáticos) de várias estatinas por um mecanismo que depende do transporte. A genfibrozila inibe a captação das formas hidroxílicas ativas das estatinas pelos hepatócitos por meio do OATP1B1 e, deste modo, aumenta a concentração plasmática das estatinas..

IRINOTECANA (CPT-11). O cloridrato de irinotecana (CPT-11) é um antineoplásico potente, mas seus efeitos tóxicos gastrintestinais de início tardio, inclusive diarreia grave, dificulta seu uso com segurança. Depois da administração intravenosa, o CPT-11 é convertido em SN-38 (um metabólito ativo) pela carboxiesterase. Subsequentemente, o SN-38 é conjugado com o ácido glicurônico no fígado. O SN-38 e o glicuronídeo de SN-38 são então

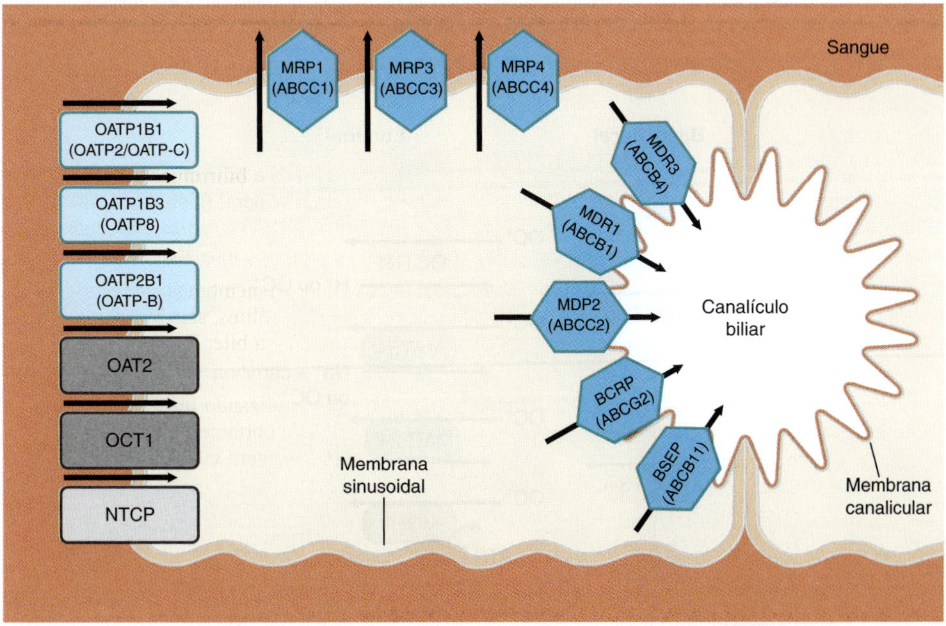

Figura 5-8 *Transportadores do hepatócito que atuam na captação e no efluxo dos fármacos através da membrana sinusoidal e no efluxo dos fármacos para a bile através da membrana canalicular.* Ver detalhes sobre os transportadores ilustrados no texto.

excretados na bile pelo MRP2. A inibição da excreção biliar do SN-38 mediada pelo MRP2 e seu glicuronídeo pela coadministração de probenecida diminui a diarreia induzida pelo fármaco, pelo menos em ratos. Veja detalhes adicionais nas Figuras 6-5 e 6-6; veja também Figura 6-7 da 12ª edição do texto original.

BOSENTANA. A bosentana é um antagonista da endotelina utilizado para tratar hipertensão arterial pulmonar. O fármaco é captado pelo fígado por meio do OATP1B1 e do OATP1B3 e, em seguida, é metabolizado pelo CYP2C9 e CYP3A4. A captação mediada por transportador pode ser um determinante da eliminação da bosentana e a inibição da captação hepática pela ciclosporina A, rifampicina e sildenafila pode alterar sua farmacocinética.

O texto original contém outros exemplos da contribuição do transporte vetorial e da variabilidade genética para o uso clínico de fármacos.

TRANSPORTADORES RENAIS

TRANSPORTE DE CÁTIONS ORGÂNICOS. Cátions orgânicos estruturalmente diversos são secretados no túbulo proximal. Uma das funções principais da secreção de cátions orgânicos é livrar o organismo dos xenobióticos, inclusive alguns fármacos carregados positivamente e seus metabólitos (p. ex., cimetidina, ranitidina, metformina, procainamida e *N*-acetilprocainamida) e toxinas do ambiente (p. ex., nicotina). Os cátions orgânicos secretados pelo rim podem ser hidrofóbicos ou hidrofílicos. Em geral, os fármacos catiônicos orgânicos hidrofílicos têm pesos moleculares menores que 400 daltons; a Figura 5-9 ilustra um modelo atual de sua secreção no túbulo proximal do néfron.

Para o fluxo transepitelial de um composto (p. ex., secreção), ele precisa atravessar sequencialmente duas membranas: a membrana basolateral, voltada para o lado do sangue circulante e a membrana apical, voltada para o lúmen tubular. Os cátions orgânicos são transportados através da membrana do túbulo proximal humano por dois transportadores diferentes da família SLC (SLC 22): OCT2 (*SLC22A2*) e OCT3 (*SLC22A3*). Os cátions orgânicos são transportados através dessa membrana seguindo um gradiente eletroquímico.

O transporte de cátions orgânicos da célula para o lúmen tubular pela membrana apical ocorre por um mecanismo de troca eletroneutra de cátions orgânicos por prótons. A descoberta recente de uma família de transportadores novos (SLC474 — família de extrusão de múltiplos fármacos e toxinas [MATE]) — definiu as composições moleculares do mecanismo de contratransporte eletroneutro de cátions orgânicos-prótons. Os transportadores da família MATE, que se localizam na membrana apical do túbulo proximal, parecem desempenhar um papel fundamental no transporte dos cátions orgânicos hidrofílicos da célula tubular para o lúmen dos túbulos. Além disso, os *novos transportadores de cátions orgânicos* (OCTNs) localizados na membrana apical parecem contribuir para o fluxo de cátions orgânicos pelo túbulo proximal. Nos seres humanos, isso inclui o OCTN1 (*SLC22A4*) e o OCTN2 (*SLC22A5*). Esses transportadores bifuncionais estão envolvidos não apenas na secreção de cátions orgânicos, mas também na reabsorção de carnitina. No modo de recaptação, os transportadores funcionam como cotransportadores de Na^+, recorrendo ao gradiente de Na^+ impulsionado para dentro criado pela Na^+/K^+-APTase

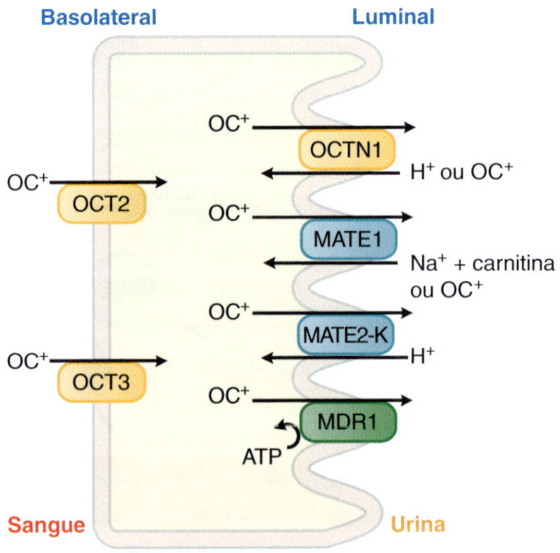

Figura 5-9 *Transportadores secretores de cátions orgânicos no túbulo proximal.* OC^+, cátion orgânico. Veja detalhes sobre os transportadores ilustrados no texto.

para transportar a carnitina do citosol para o lúmen tubular. No modo secretor, os transportadores parecem funcionar como permutadores de prótons-cátions orgânicos. Isto é, os prótons são transferidos do lúmen tubular para o interior da célula em troca de cátions orgânicos, que passam do citosol para o lúmen tubular. O gradiente de prótons internamente dirigido (do lúmen tubular para o citosol) é mantido por transportadores pertencentes à família SLC9, que são permutadores de Na^+/H^+ (NHEs, contratransportadores). Das duas etapas envolvidas no transporte secretor, o transporte através da membrana luminal parece ser a etapa limitante.

OCT2 (*SLC22A2*). Os ortólogos do OCT2 dos seres humanos, dos camundongos e dos ratos estão expressos abundantemente no rim humano e, até certo ponto, nos tecidos neuronais como o plexo coroide. No rim, o OCT2 está localizado no túbulo proximal e nos túbulos distais e ductos coletores. No túbulo proximal, o OCT2 fica restrito à membrana basolateral. O transporte mediado pelo OCT2 dos cátions orgânicos MPP^+ e TEA é eletrogênico e o OCT2 e o OCT1 podem participar da permuta de cátions orgânicos. Em geral, o OCT2 aceita grande variedade de cátions orgânicos monovalentes com pesos moleculares menores que 400 daltons. O OCT2 também está presente nos tecidos neurais; contudo, as monoaminas neurotransmissoras têm afinidades baixas pelo OCT2.

OCT3 (*SLC22A3*). O OCT3 está localizado em paralelo com o OCT1 e OCT2 no cromossomo 6. Estudos de distribuição tecidual sugeriram que o OCT3 humano esteja expresso no fígado, rim, intestino e placenta, embora pareça estar expresso em quantidades significativamente menores que o OCT2 nos rins. À semelhança do OCT1 e do OCT2, o OCT3 parece efetuar o transporte de cátions orgânicos sensíveis ao potencial eletrogênico. O OCT3 pode desempenhar apenas função limitada na eliminação renal dos fármacos.

OCTN1 (*SLC22A4*). O OCTN1 parece funcionar como um permutador de cátions orgânicos-prótons. O influxo de cátions orgânicos modelos mediado pelo OCTN1 é intensificado em pH alcalino, enquanto o efluxo é aumentado por um gradiente de prótons internamente dirigido. O OCTN1 contém um modelo de sequência de ligação de nucleotídeos e o transporte de seus substratos parece ser estimulado pelo ATP celular. O OCTN1 também pode funcionar como permutador de cátions orgânicos-cátions orgânicos. O OCTN1 atua como transportador bidirecional dependente de pH e de ATP na membrana apical das células epiteliais dos túbulos renais.

OCTN2 (*SLC22A5*). O OCTN2 é um transportador bifuncional, funciona como transportador de carnitina Na^+-dependente e como transportador de cátions orgânicos Na^+-independente. O transporte de cátions orgânicos pelo OCTN2 é sensível ao pH, sugerindo que ele possa atuar como permutador de cátions orgânicos. O transporte da *L*-carnitina pela OCTN2 é um processo eletrogênico dependente de Na^+ e mutações deste transportador parecem causar a deficiência sistêmica primária de carnitina.

MATE1 E MATE2-K (*SLC47A1* E *SLC47A2*). Os membros da família de extrusão de múltiplos fármacos e toxinas MATE1 (*SLC47A1*) e MATE2-K (*SLC47A2*) interagem com cátions orgânicos hidrofílicos estruturalmente diferentes, inclusive o antidiabético metformina, o antagonista H_2 cimetidina e o antineoplásico topotecana. Além dos compostos catiônicos, os transportadores também reconhecem alguns ânions, inclusive os antivirais aciclovir e ganciclovir. Os *zwitterions* cefalexina e cefradina são substratos específicos do MATE1. O herbicida *paraquat* (um composto de amônia biquaternária), nefrotóxico aos seres humanos, é um substrato potente do MATE1. O MATE1 e o MATE2-K foram localizados na membrana apical do túbulo proximal. O MATE1, mas não o MATE2-K, também está expresso na membrana canalicular do hepatócito. Esses transportadores parecem representar os contratransportadores de cátions orgânicos há muito procurados na membrana apical do túbulo proximal; então, um gradiente de prótons dirigido em sentido contrário pode realizar a transferência dos cátions orgânicos por meio do MATE1 ou do MATE2-K. Os antibióticos levofloxacino e ciprofloxacino, embora sejam inibidores potentes, não são transportados pelo MATE1 ou pelo MATE2-K.

Polimorfismos dos OCTs. O OCT1 apresenta o maior número de polimorfismos de aminoácidos, seguido do OCT2 e, a seguir, do OCT3. Estudos recentes sugeriram que as variantes genéticas do OCT1 e do OCT2 estejam associadas às alterações da eliminação renal e da resposta ao antidiabético metformina.

TRANSPORTE DE ÂNIONS ORGÂNICOS. A principal função da secreção de ânions orgânicos parece ser a remoção de xenobióticos do corpo, incluindo muitos fármacos fracamente ácidos (p. ex., pravastatina, captopril, *p*-amino-hipurato [PAH] e penicilinas) e toxinas (p. ex., ocratoxina). Os transportadores de ânions orgânicos efetuam o transporte de ânions hidrofóbicos e hidrofílicos, mas também podem interagir com cátions e compostos neutros. A Figura 5-10 ilustra um modelo recente de fluxo transepitelial de ânions orgânicos no túbulo proximal.

OAT1 (*SLC22A6*). As isoformas do OAT1 dos mamíferos estão expressas principalmente no rim, com alguma expressão no cérebro e no músculo esquelético. Em geral, o OAT1 transporta ânions orgânicos de baixo peso molecular, que podem ser endógenos (p. ex., PGE_2 e urato) ou fármacos e toxinas ingeridos.

OAT2 (*SLC22A7*). O OAT2 é encontrado tanto no rim quanto no fígado. No rim, o transportador localiza-se na membrana basolateral do túbulo proximal e parece funcionar como transportador de nucleotídeos, principalmente nucleotídeos de guanina como o GMP cíclico.

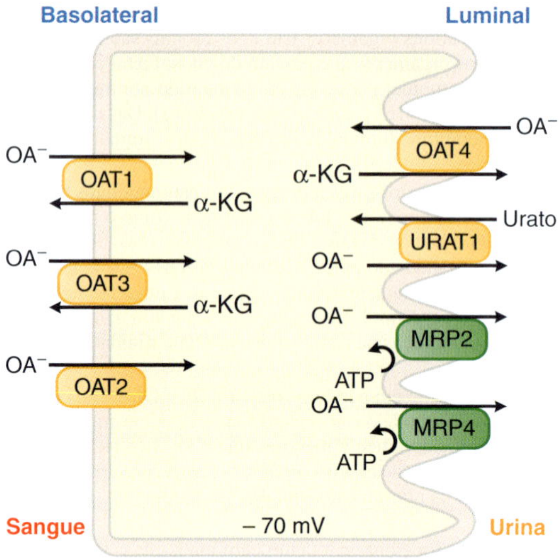

Figura 5-10 *Transportadores secretores de ânions orgânicos no túbulo proximal.* Dois transportadores principais da membrana basolateral medeiam o fluxo dos ânions orgânicos do líquido intestinal para a célula tubular: OAT1 (*SLC22A6*) e OAT3 (*SLC22A8*). Os ânions orgânicos hidrofílicos são transportados através da membrana basolateral contra um gradiente eletroquímico em permuta por α-cetoglutarato intracelular, que segue seu gradiente de concentração do citosol para o sangue. O gradiente de α-cetoglutarato dirigido para fora é mantido ao menos em parte por um transportador de captação de Na^+-dicarboxilato basolateral (NaDC3). O gradiente de Na^+ que puxa o NaDC3 é mantido pela Na^+/K^+-ATPase. AO, ânion orgânico; α-KG, α-cetoglutarato.

OAT3 (*SLC22A8*). O OAT3 transporta uma ampla variedade de ânions orgânicos, incluindo compostos modelares, PAH e sulfato de estrona, bem como muitos produtos farmacêuticos (p. ex., pravastatina, cimetidina, 6-mercaptopurina e metotrexato).

OAT4 (*SLC22A9*). Nos seres humanos, OAT4 está expresso na placenta e no rim (membrana luminal do túbulo proximal). O transporte de ânions orgânicos pelo OAT4A pode ser estimulado por transgradientes de α-cetoglutarato, sugerindo que o OAT4 possa estar envolvido na reabsorção de ânions orgânicos do lúmen tubular para o interior da célula.

OUTROS TRANSPORTADORES DE ÂNIONS. O URAT1 (*SLC22A12*) é um transportador específico do rim, cuja distribuição se limita à membrana apical do túbulo proximal. O URAT1 é responsável principalmente pela reabsorção de urato, mediando o transporte de urato eletroneutro, que pode ser transestimulado por gradientes de Cl^-. O NPT1 (*SLC17A1*) está expresso em quantidades abundantes na membrana luminal do túbulo proximal, bem como no cérebro. O NPT1 transporta o PAH, a probenecida e a penicilina G. Esse transportador parece constituir parte do sistema envolvido no efluxo de ânions orgânicos da célula tubular para o lúmen.

O MRP2 (*ABCC2*) é considerado como principal transportador envolvido no efluxo de muitos conjugados de fármacos (p. ex., conjugados de glutationa) através da membrana canalicular dos hepatócitos. Todavia, o MRP2 também é encontrado na membrana apical do túbulo proximal, onde se acredita que possa desempenhar um papel no efluxo de ânions orgânicos para o lúmen tubular. Em geral, o MRP2 transporta compostos maiores e mais volumosos que a maioria dos transportadores de ânions orgânicos da família SLC22. O MRP4 (*ABCC4*) é encontrado na membrana apical do túbulo proximal e transporta uma ampla variedade de ânions conjugados, incluindo conjugados de glicuronídeo e glutationa. O MRP4 parece interagir com vários fármacos, incluindo o metotrexato, análogos de nucleotídeos cíclicos e de nucleosídeos antivirais.

Polimorfismos dos OATs. Foram identificados polimorfismos do OAT1 e do OAT3 em populações humanas etnicamente diferentes.

TRANSPORTADORES E FARMACODINÂMICA: AÇÃO DOS FÁRMACOS NO CÉREBRO

Os neurotransmissores são acondicionados em vesículas nos neurônios pré-sinápticos, liberados na sinapse por fusão das vesículas com a membrana plasmática e, com exceção da acetilcolina, são recaptados para os neurônios pré-sinápticos ou as células pós-sinápticas (Capítulo 8). Os transportadores envolvidos na recaptação neuronal dos neurotransmissores e na regulação de seus níveis na fenda sináptica pertencem a duas grandes superfamílias, SLC1 e SLC6. Os transportadores pertencentes a ambas as famílias desempenham um papel na recaptação do ácido γ-aminobutírico (GABA), do glutamato e das monoaminas neurotransmissoras como norepinefrina, serotonina e dopamina. Esses transportadores podem servir de alvos farmacológicos para os fármacos neuropsiquiátricos. Os membros da família SLC6 localizados no cérebro e envolvidos na recaptação de neurotransmissores para os neurônios pré-sinápticos incluem os transportadores de norepinefrina (NET, *SLC6A2*), o transportador de dopamina (DAT, *SLC6A3*), o transportador de serotonina (SERT, *SLC6A4*) e vários transportadores de recaptação do GABA (GAT1, GAT2 e GAT3).

Os membros da família SLC6 dependem do gradiente de Na^+ para o transporte ativo de seus substratos para o interior das células. Além disso, é necessária a presença de Cl^-, embora dependa, em grau variável, do membro da família. Por meio dos mecanismos de recaptação, os transportadores de neurotransmissores da família SLC6A regulam as concentrações e os tempos de permanência dos neurotransmissores na fenda sináptica; o grau de captação do transmissor também influencia o armazenamento vesicular subsequente dos transmissores. Muitos desses transportadores são encontrados em outros tecidos (p. ex., rim e plaquetas), onde podem desempenhar outras funções. Além disso, os transportadores podem atuar na direção inversa, isto é, podem exportar neurotransmissores através de um processo independente de Na^+.

SLC6A1 (GAT1), _SLC6A11_ (GAT3) E _SLC6A13_ (GAT2). O GAT1 é o transportador de GABA mais importante no cérebro, está expresso nos neurônios GABAérgicos e é encontrado predominantemente nos neurônios pré-sinápticos. O GAT1 ocorre em quantidades abundantes no neocórtex, cerebelo, núcleos da base, tronco encefálico, medula espinal, retina e bulbo olfatório. O GAT3 é encontrado apenas no cérebro, em grande parte nas células gliais. O GAT2 está presente nos tecidos periféricos, incluindo rim e fígado, bem como no SNC, no plexo coroide e nas meninges. Sob o ponto de vista fisiológico, o GAT1 parece ser responsável pela regulação da interação do GABA nos receptores. A presença do GAT2 no plexo coroide e sua ausência nos neurônios pré-sinápticos sugerem que esse transportador possa desempenhar um papel primário na manutenção da homeostasia do GABA no LCS. O GAT1 é o alvo do antiepiléptico tiagabina, que presumivelmente atua ao aumentar os níveis de GABA na fenda sináptica dos neurônios GABAérgicos, através da inibição da recaptação do GABA. O GAT3 constitui um alvo dos derivados do ácido nipecótico, que são anticonvulsivantes.

SLC6A2 (NET). O NET é encontrado nos tecidos nervosos central e periférico, bem como no tecido cromafínico das glândulas suprarrenais. O NET tem localização idêntica à dos marcadores neuronais o que é compatível com seu papel na recaptação das monoaminas neurotransmissoras. O transportador atua na recaptação de NE e DA dependente de Na^+. O NET consiste em limitar o tempo de permanência sináptica da norepinefrina e interromper suas ações, preservando a NE para recondicionamento subsequente. O NET participa da regulação de muitas funções neurológicas, incluindo a memória e o humor. O NET atua como alvo de fármacos como o antidepressivo desipramina, outros antidepressivos tricíclicos e cocaína. A intolerância ortostática, um distúrbio familiar raro caracterizado por respostas anormais da pressão arterial e da frequência cardíaca às mudanças de postura, foi associada a uma mutação do NET.

SLC6A3 (DAT). O DAT localiza-se principalmente nos neurônios dopaminérgicos do cérebro. A principal função do DAT consiste na recaptação de DA, interrompendo suas ações. Embora esteja presente nos neurônios pré-sinápticos da junção neurossináptica, o DAT também é encontrado abundantemente ao longo dos neurônios, ou seja, distante da fenda sináptica, sugerindo que ele possa estar envolvido nas funções atribuídas ao sistema dopaminérgico, inclusive humor, comportamento, recompensa e cognição. Entre os fármacos que interagem com DAT estão cocaína e seus análogos, anfetaminas e neurotoxina MPTP.

SLC6A4 (SERT). O SERT desempenha um papel na recaptação e na depuração da serotonina no cérebro. A exemplo dos outros membros da família SLC6A, o SERT transporta seus substratos através de um processo que depende do Na^+ e do Cl^- e, possivelmente, do contratransporte de K^+. Os substratos do SERT são 5-HT, vários derivados da triptamina e neurotoxinas como a 3,4-metileno-dioximetanfetamina (MDMA, *ecstasy*) e fenfluramina. O NET é o alvo específico dos antidepressivos da classe dos inibidores seletivos de recaptação de serotonina (p. ex., fluoxetina e paroxetina) e um dos vários alvos dos antidepressivos tricíclicos (p. ex., amitriptilina). As variantes genéticas do SERT têm sido associadas a uma série de distúrbios comportamentais e neurológicos. O mecanismo preciso pelo qual a redução da atividade do SERT, causada por uma variante genética ou por um antidepressivo, afeta em última análise, o comportamento (inclusive a depressão) ainda é desconhecido.

BARREIRAS HEMATENCEFÁLICA E HEMATOLIQUÓRICA

Os fármacos que atuam no SNC precisam atravessar a BHE ou a barreira hematoliquórica, que são constituídas por células endoteliais capilares do cérebro e por células epiteliais do plexo coroide, respectivamente. Essas estruturas não são barreiras anatômicas estáticas, mas barreiras dinâmicas nas quais os transportadores de efluxo desempenham um papel importante. A glicoproteína P expulsa seus substratos farmacológicos presentes na membrana luminar das células endoteliais dos capilares cerebrais para o sangue e, desta forma, dificulta sua penetração. Por conseguinte, o reconhecimento de uma substância pela glicoproteína P como substrato representa uma importante desvantagem para os fármacos utilizados no tratamento de doenças do SNC. Outros transportadores envolvidos na saída dos ânions orgânicos do SNC começam a ser identificados na BHE e na barreira hematoliquórica e incluem OATP1A4 e o OATP1A5 e as famílias OAT3. Esses transportadores medeiam a captação dos compostos orgânicos como antibióticos betalactâmicos, estatinas, *p*-amino-hipurato, antagonistas do receptor H_2 e ácidos biliares na membrana plasmática que está voltada para a barreira hematoliquórica. A definição mais precisa dos transportadores de influxo e efluxo dessas barreiras permitirá a liberação eficiente de fármacos que atuam no cérebro, embora evitando efeitos colaterais indesejáveis relativos ao SNC.

Para uma listagem bibliográfica completa, consulte ***As Bases Farmacológicas da Terapêutica de Goodman e Gilman***, 12ª edição.

Capítulo 6

Metabolismo dos fármacos

CONTROLE DA EXPOSIÇÃO AOS XENOBIÓTICOS

As substâncias estranhas ao organismo, ou *xenobióticos*, são metabolizadas pelas mesmas reações enzimáticas e sistemas transportadores utilizados no metabolismo normal dos componentes da dieta. Os fármacos são considerados xenobióticos e a maioria é amplamente metabolizada pelos seres humanos. A capacidade de metabolizar xenobióticos torna o desenvolvimento de fármacos muito demorado e dispendioso, em grande parte devido:

- *Às variações individuais na capacidade dos seres humanos de metabolizarem os fármacos*
- *Às interações entre os fármacos*
- *À ativação metabólica das substâncias químicas em derivados tóxicos e carcinogênicos*
- *Às diferenças entre as espécies no que se refere à expressão das enzimas que metabolizam os fármacos e, deste modo, limitam o uso dos modelos animais para testar fármacos de modo a prever seus efeitos nos seres humanos*

A maioria dos xenobióticos está sujeita a um ou vários processos metabólicos que constituem a *oxidação da fase* 1 e a *conjugação da fase* 2. O metabolismo atua no sentido de converter essas substâncias químicas hidrofóbicas em derivados mais hidrofílicos, que possam ser eliminados facilmente do corpo através da urina ou da bile.

Muitos fármacos são hidrofóbicos, uma propriedade que lhes permite atravessar as camadas lipídicas duplas e entrar nas células, nas quais interagem com seus receptores-alvo. Essa propriedade de hidrofobicidade torna os fármacos difíceis de eliminar desde que na ausência de metabolismo, poderiam acumular-se na gordura e nas camadas fosfolipídicas duplas das membranas celulares. As enzimas metabolizadoras dos xenobióticos convertem os fármacos e outros xenobióticos em derivados mais hidrofílicos e, consequentemente, podem ser facilmente eliminados por excreção nos compartimentos aquosos dos tecidos.

O metabolismo dos fármacos que resulta em sua eliminação também desempenha um papel significativo na redução da atividade biológica de um fármaco. Por exemplo, a *(S)-fenitoína* — um anticonvulsivante utilizado para tratar epilepsia — é praticamente insolúvel em água. O metabolismo pelos citocromo P450 (CYPs) da fase 1, seguido da ação das difosfato-glicuronosiltransferases (UGTs), produz um metabólito altamente hidrossolúvel e facilmente eliminável do organismo (Figura 6-1). O metabolismo também suprime a atividade biológica do fármaco.

Paradoxalmente essas mesmas enzimas que metabolizam fármacos também podem converter alguns compostos químicos em metabólitos tóxicos e carcinogênicos altamente reativos, ou *carcinógenos.* Dependendo da estrutura do substrato químico, as enzimas metabolizadoras dos xenobióticos podem produzir metabólitos eletrofílicos que reagem com macromoléculas celulares nucleofílicas, entre as quais estão o DNA, o RNA e as proteínas. A reação desses compostos eletrofílicos com o DNA pode causar câncer por meio da mutação dos genes, como os oncogenes ou os genes supressores tumorais. Essa atividade potencialmente carcinogênica faz que os testes de segurança dos possíveis fármacos assumam importância vital, principalmente quando se referem aos fármacos que deverão ser utilizados por períodos longos.

FASES DO METABOLISMO DOS FÁRMACOS

As enzimas metabolizadoras dos fármacos são agrupadas como as que realizam as *reações da fase 1* (que inclui oxidação, redução ou reações hidrolíticas) e as *reações da fase 2* (pelas quais as enzimas catalisam a conjugação do substrato [produto da fase 1] com uma segunda molécula) (Quadro 6-1). *A oxidação pelas enzimas da fase 1 acrescenta ou expõe um grupo funcional, permitindo que os produtos do metabolismo da fase 1 atuem como substratos para as enzimas de conjugação ou síntese da fase 2.* Embora algumas reações efetuadas pelas enzimas da fase 1 geralmente resultem na inativação biológica do fármaco, as reações da fase 2 produzem metabólitos mais hidrossolúveis e, deste modo, facilitam a eliminação dos fármacos. O exemplo das fases 1 e 2 do metabolismo de fenitoína está na Figura 6-1.

As *enzimas da fase 1* resultam na introdução de grupos funcionais, inclusive –OH, –COOH, –SH, –O– ou NH_2. *As reações de oxidação da fase 1* são realizadas por CYPs, monoxigenases que contêm flavina (FMOs) e epóxido-hidrolases (EH).

Os CYP e as FMO compõem superfamílias de enzimas que contêm muitos genes. O acréscimo dos grupos funcionais não aumenta significativamente a hidrossolubilidade do fármaco, mas pode alterar drasticamente suas

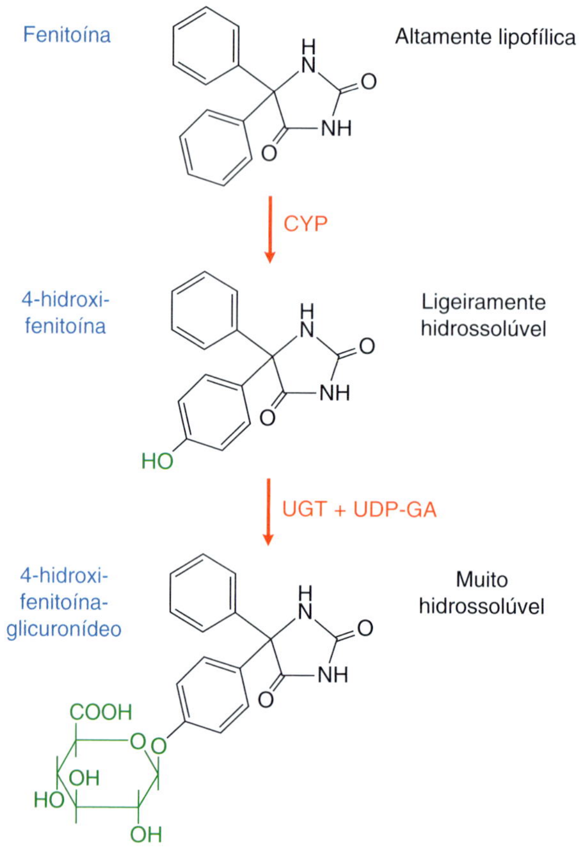

Figura 6-1 *Metabolismo da fenitoína pelas enzimas do citocromo P450 (CYP) da fase 1 e pela uridina-difosfato-glicuroniltransferase (UGT) da fase 2.* O CYP facilita a 4-hidroxilação da fenitoína. O grupo hidroxila funciona como substrato para a UGT, que conjuga uma molécula de ácido glicurônico (em verde) usando o UDP-ácido glicurônico (UDP-GA) como cofator. Essa reação converte uma molécula muito hidrofóbica em um derivado hidrofílico maior, que é eliminado na bile.

Quadro 6-1

Enzimas metabolizadoras dos xenobióticos

ENZIMAS	REAÇÕES
"Oxigenases" da fase 1	
Enzimas do citocromo P450 (P450 ou CYPs)	Oxidação do C ou O, desalquilação, outras
Monoxigenases contendo flavina (FMO)	Oxidação do N, S ou P
Epóxido-hidrolases (mEH, sEH)	Hidrólise dos epóxidos
"Transferases" da fase 2	
Sulfotransferases (SULT)	Adição de sulfato
UDP-glicuronosiltransferases (UGT)	Adição de ácido glicurônico
Glutationa-S-transferase (GST)	Adição de glutationa
N-acetiltransferases (NAT)	Adição do grupo acetila
Metiltransferases (MT)	Adição do grupo metila
Outras enzimas	
Alcooldesidrogenases	Redução dos alcoóis
Aldeidodesidrogenases	Redução dos aldeídos
NADPH-quinona oxidorredutase	Redução das quinonas

mEH e sEH são epóxido-hidrolases microssômicas e solúveis. UDP, difosfato de uridina; NADPH, fosfato dinucleotídico de adenina e nicotinamida reduzido.

propriedades biológicas. As reações realizadas pelas enzimas da fase 1 geralmente resultam na inativação de um fármaco. Entretanto, em certos casos, o metabolismo (geralmente por hidrólise de uma ligação éster ou amida) resulta na bioativação do fármaco. Os fármacos inativos que são metabolizados a um composto ativo são conhecidos como *pró-fármacos*. Por exemplo, o agente antineoplásico ciclofosfamida é bioativado a um derivado eletrofílico citotóxico (Capítulo 61); o clofibrato usado para reduzir os níveis dos triglicerídeos é convertido na célula em um metabólito ácido ativo a partir de um éster.

As enzimas da fase 2 facilitam a eliminação dos fármacos e a inativação dos metabólicos eletrofílicos e potencialmente tóxicos produzidos pela oxidação. As *enzimas da fase 2* incluem várias superfamílias de enzimas conjugadoras, inclusive glutationa-*S*-transferases (GSTs), UDP-glicuronosiltransferases (UGTs), sulfotransferases (SULTs), *N*-acetiltransferases (NATs) e metiltransferases (MTs). Em geral, essas reações de conjugação dependem de que o substrato tenha átomos de oxigênio (grupos hidroxila ou epóxido), nitrogênio o enxofre, que funcionam como sítios aceptores de uma molécula hidrofílica como a glutationa, o ácido glicurônico, o sulfato ou um grupo acetila.

No caso das UGTs, o ácido glicurônico é liberado para o grupo funcional, formando um metabólito glicuronídicos que é mais hidrossolúvel e propício à excreção na urina ou na bile. Quando o substrato é um fármaco, essas reações geralmente convertem o fármaco original em um composto que não consegue ligar-se ao seu receptor alvo e, deste modo, atenuam a resposta biológica ao composto original.

LOCAIS DE METABOLISMO DOS FÁRMACOS

As enzimas metabolizadoras dos xenobióticos estão presentes na maioria dos tecidos do corpo, embora os níveis mais altos sejam encontrados nos tecidos do trato GI (fígado e intestinos delgado e grosso). O fígado é considerado a principal "usina de depuração metabólica" dos compostos químicos endógenos (p. ex., colesterol, hormônios esteroides, ácidos graxos e proteínas) e xenobióticos. O intestino delgado desempenha papel crucial no metabolismo dos fármacos, porque os fármacos administrados por via oral são absorvidos no intestino e levados ao fígado pela veia porta. As enzimas metabolizadoras dos xenobióticos presentes nas células epiteliais do trato GI são responsáveis pelo processamento metabólico inicial de muitos fármacos administrados por via oral. Esse deve ser considerado o local inicial do metabolismo do fármaco. Em seguida, o fármaco absorvido entra na circulação para sua primeira passagem pelo fígado, onde o metabolismo pode ser significativo. Uma parte do fármaco ativo escapa desse metabolismo no trato GI e no fígado e entra na circulação sistêmica; as passagens subsequentes pelo fígado resultam em mais metabolismo do composto original, até que este tenha sido totalmente eliminado. Desse modo, os fármacos que não são amplamente metabolizados permanecem no organismo por mais tempo (têm meias-vidas de eliminação mais longas). Outros órgãos que contêm quantidades significativas de enzimas metabolizadoras dos xenobióticos são tecidos da mucosa nasal e dos pulmões, que desempenham funções importantes no metabolismo dos fármacos administrados por aerossóis.

Dentro da célula, as enzimas da fase 1 como CYPs, FMOs e EHs e algumas enzimas de conjugação da fase 2 (principalmente as UGTs) estão presentes no retículo endoplasmático da célula (Figura 6-2). Depois da oxidação, os fármacos podem ser conjugados diretamente pelas UGTs (no lúmen do retículo endoplasmático) ou pelas transferases citossólicas como a GST e a SULT. Em seguida, os metabólitos podem ser transportados para fora da célula através da membrana plasmática, quando então são transferidos para a corrente sanguínea. Os hepatócitos, que constituem > 90% das células hepáticas, são responsáveis pelo metabolismo da maioria dos fármacos e produzem substratos conjugados, que também podem ser transportados pela membrana dos canalículos biliares para a bile, a partir da qual são eliminados no intestino (Capítulo 5).

REAÇÕES DA FASE 1

CYPS: A SUPERFAMÍLIA DOS CITOCROMOS P450

Os CYPs constituem uma superfamília de enzimas, das quais todas contêm uma molécula de heme ligada não covalentemente à cadeia polipeptídica (Figura 6-2). O ferro do heme liga-se ao oxigênio do sítio ativo do CYP, onde ocorre a oxidação dos substratos. O H^+ é fornecido pela enzima NADHP--citocromo P450 oxidorredutase e seu cofator NADPH. O metabolismo de um substrato pelo CYP consome uma molécula de O_2 e produz um substrato oxidado e uma molécula de água. Dependendo da natureza do substrato, a reação é 'desacoplada", consumindo mais O_2 que substrato metabolizado e formando o que se conhece como oxigênio ativado ou O_2^-. Em geral, o O_2^- é convertido em água pela enzima superóxido-dismutase. O nível alto de O_2^- (uma *espécie reativa de oxigênio*, ou ERO), pode produzir estresse oxidativo, que é deletério às células e está associado às doenças.

Entre as diversas reações efetuadas pelas enzimas CYPs dos mamíferos estão a *N*-desalquilação, a *O*-desalquilação, a hidroxilação aromática, a *N*-oxidação, a *S*-oxidação, a desaminação e a desalogenação (Quadro 6-2). As enzimas CYPs estão envolvidas no metabolismo dos componentes dietéticos e das substâncias químicas xenobióticas (p. ex., esteroides; moléculas sinalizadoras derivadas dos ácidos graxos, inclusive ácidos epoxieicosatrienoicos) e na produção de ácidos biliares a partir do colesterol. Ao contrário dos CYPs metabolizadores de fármacos,

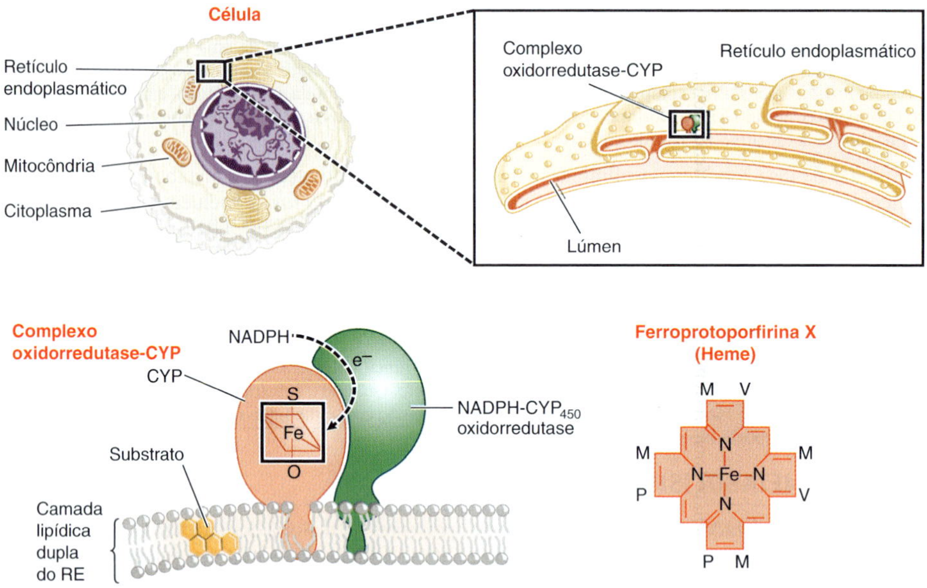

Figura 6-2 *Localização dos CYPs na célula.* Essa figura ilustra níveis de detalhamento microscópico progressivos, ampliando sequencialmente as áreas mostradas dentro dos quadros. Os CYPs estão embebidos na camada fosfolipídica dupla do retículo endoplasmático (RE). A maior parte dessas enzimas está localizada na superfície citossólica do RE. Outra enzima, a NADPH-citocromo P450 oxidorredutase, transfere elétrons para o CYP, onde eles podem, em presença de O_2, oxidar os substratos xenobióticos dos quais muitos são hidrofóbicos e estão dissolvidos no RE. Uma única espécie de NADPH-CYP oxidorredutase transfere elétrons para todas as isoformas de CYP presentes no RE. Cada CYP contém uma molécula de ferroprotoporfirina IX, que funciona no sentido de ligar e ativar o O_2. Os substitutos do anel de porfirina são grupos metila (M), propionila (P) e vinil (V).

os CYPs que catalisam as sínteses dos esteroides e dos ácidos biliares têm preferências por substratos muito específicos. Por exemplo, a enzima CYP que produz estrogênio a partir da testosterona (CYP19 ou aromatase) pode metabolizar apenas a testosterona ou a androstenediona e não metaboliza os xenobióticos. Os inibidores específicos da aromatase (como o *anastrozol*) foram desenvolvidos para serem usados no tratamento dos tumores dependentes de estrogênio (Capítulos 40 e 60-63). Os CYPs que participam da produção dos ácidos biliares exigem substratos muito específicos e não participam do metabolismo dos fármacos ou dos xenobióticos.

As enzimas do CYP envolvidas no metabolismo dos xenobióticos têm capacidade de metabolizar diversas substâncias químicas. Isso é atribuído às suas múltiplas formas; à capacidade de uma única enzima do CYP metabolizar muitos compostos estruturalmente diferentes; à superposição significativa das especificidades por substratos dos CYPs; e à capacidade que os CYPs têm de metabolizar um único composto em várias posições diferentes da molécula. Na verdade, as enzimas do CYP são "promíscuas" em sua capacidade de ligar e metabolizar múltiplos substratos (Quadro 6-2). Essa propriedade sacrifica as taxas de transição metabólica; os CYPs metabolizam substratos em uma fração da taxa metabólica das enzimas mais típicas envolvidas no metabolismo intermediário e na transferência de elétrons mitocondriais. Por essa razão, os fármacos geralmente têm meias-vidas na faixa de 2 a 30 horas, enquanto os compostos endógenos (p. ex., dopamina e insulina) têm meias-vidas na faixa de segundos ou minutos.

A superposição ampla das especificidades pelos substratos dos CYPs é um dos fatores responsáveis pelo predomínio das interações entre os fármacos. Quando dois fármacos administrados simultaneamente são metabolizados pela mesma enzima do CYP, eles competem pela ligação ao local ativo da enzima. Isso pode levar à inibição do metabolismo de um ou dos dois fármacos, resultando em níveis plasmáticos altos. Se os fármacos tiverem índices terapêuticos restritos, os níveis séricos altos podem causar efeitos tóxicos indesejáveis. As interações farmacológicas estão entre as principais causas das reações adversas aos fármacos (RAFs.)

NOMENCLATURA DOS CYPs. O sequenciamento do genoma demonstrou a existência de 57 genes potencialmente funcionais e 58 pseudogenes nos seres humanos. Tomando como base a semelhança das sequências dos aminoácidos, esses genes são agrupados em superfamílias compostas de famílias e subfamílias com semelhança crescente entre as sequências. As enzimas do CYP são denominadas pela raiz CYP seguida de um número para designar a família, uma letra para descrever a subfamília e outro número para assinalar o tipo de CYP. Assim, pode-se dizer que a *CYP3A4* pertence à família 3, à subfamília A e ao gene número 4.

UMA DÚZIA DE CYPs É SUFICIENTE PARA METABOLIZAR A MAIORIA DOS FÁRMACOS. Nos seres humanos, 12 CYPs (CYP1A1, 1A2, 1B1, 2A6, 2B6, 2C8, 2C9, 2C19, 2D6, 2E1, 3A4 e 3A5) são reconhecidamente importantes

Quadro 6-2

Principais reações envolvidas no metabolismo dos fármacos

	REAÇÃO	EXEMPLOS
I. Reações oxidativas		
N-desalquilação	$RNHCH_3 \rightarrow RNH_2 + CH_2O$	Imipramina, diazepam, codeína, eritromicina, morfina, tamoxifeno, teofilina, cafeína
O-desalquilação	$ROCH_3 \rightarrow ROH + CH_2O$	Codeína, indometacina, dextrometorfano
Hidroxilação alifática	$RCH_2CH_3 \rightarrow RCHOHCH_3$	Tolbutamida, ibuprofeno, fenobarbital, meprobamato, ciclosporina, midazolam
Hidroxilação aromática	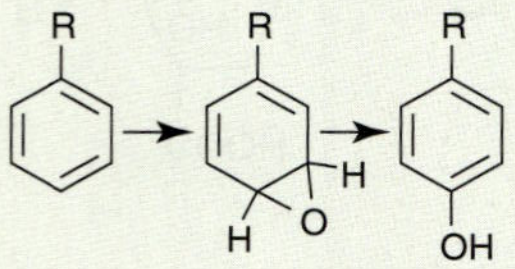	Fenitoína, fenobarbital, propranolol, etinilestradiol, anfetamina, varfarina
N-oxidação	$RNH_2 \rightarrow RNHOH$ 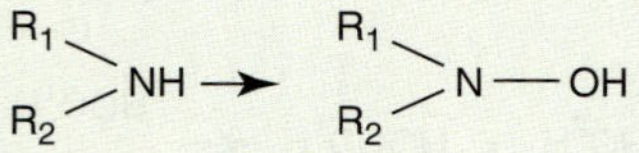	Clorfeniramina, dapsona, meperidina
S-oxidação	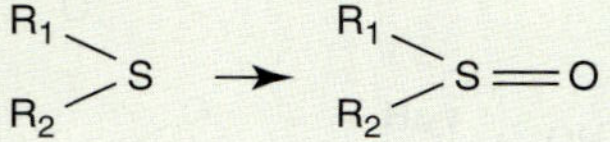	Cimetidina, clorpromazina, tioridazina, omeprazol
Desaminação	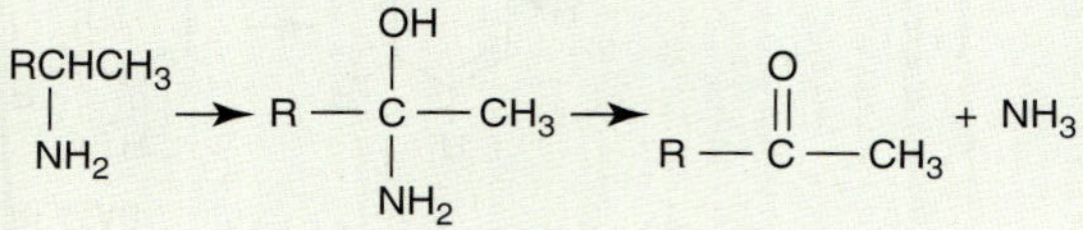	Diazepam, anfetamina

(continua)

Quadro 6-2

Principais reações envolvidas no metabolismo dos fármacos (*Continuação*)

	REAÇÃO	EXEMPLOS
II. Reações hidrolíticas	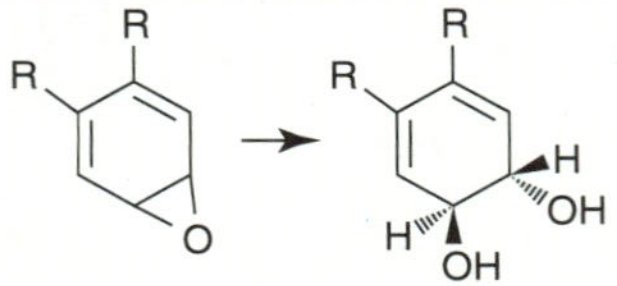	Carbamazepina (Figura 6-4)
	R_1COR_2 (C=O) → R_1COOH + R_2OH	Procaína, ácido acetilsalicílico, clofibrato, meperidina, enalapril, cocaína
	R_1CNHR_2 (C=O) → R_1COOH + R_2NH_2	Lidocaína, procainamida, indometacina
III. Reações de conjugação		
Glicuronidação	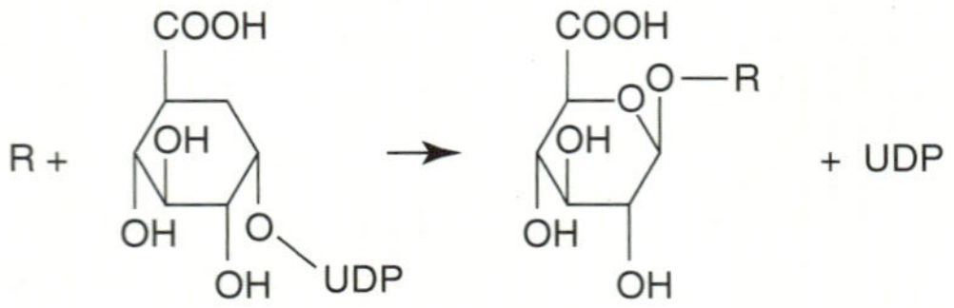	Paracetamol, morfina, oxazepam, lorazepam
Sulfatação	PAPS + ROH → R—O—SO_2—OH + PAP	Paracetamol, esteroides, metildopa
Acetilação	CoAS—CO—CH_3 + RNH_2 → RNH—CO—CH_3 + CoA-SH	Sulfonamidas, isoniazida, dapsona, clonazepam
Metilação	RO–, RS–, RN– + AdoMet → RO-CH_3 + AdoHomCys	L-Dopa, metildopa, mercaptopurina, captopril
Glutationização	GSH +R → R-GSH	Adriamicina, fosfomicina, bussulfano

PAPS, 3′-fosfoadenosina-5′-fosfossulfato; PAP; 3′-fosfoadenosina-5′-fosfato.

no metabolismo dos xenobióticos. O fígado contém as maiores quantidades de CYPs metabolizadores de xenobióticos, assegurando dessa forma a eficiência do metabolismo de primeira passagem dos fármacos. Os CYPs também estão expressos em todo o trato GI e em quantidades menores nos pulmões, nos rins e até mesmo no SNC. Os CYPs mais ativos no metabolismo dos fármacos pertencem às subfamílias CYP2C, CYP2D e CYP3A. A CYP3A4 é a enzima expressa mais abundantemente e está envolvida no metabolismo de mais de 50% dos fármacos usados na prática clínica (Figura 6-3A). As subfamílias CYP1A, CYP1B, CYP2A, CYP2B e CYP2E não têm um envolvimento significativo no metabolismo dos fármacos terapêuticos, mas catalisam a ativação metabólica de muitas protoxinas e procarcinógenos.

CYPs E INTERAÇÕES ENTRE FÁRMACOS. As diferenças na taxa de metabolismo de um fármaco podem ser decorrentes de interações farmacológicas. Na maioria dos casos, isso ocorre quando dois fármacos (p. ex., uma estatina e um antibiótico macrolídeo ou um antifúngico) são metabolizados pela mesma enzima e interferem com os efeitos um do outro. Por essa razão, é importante determinar a especificidade do CYP que metaboliza determinado fármaco e evitar a administração simultânea de outros fármacos que sejam metabolizados pela mesma enzima. Alguns fármacos também podem inibir CYPs, independentemente de serem substratos para determinada enzima CYP.

Por exemplo, o antifúngico comum cetoconazol é um inibidor potente do *CYP3A4* e de outros CYPs, e a administração simultânea deste fármaco com os inibidores de protease viral do HIV reduz a depuração do inibidor de protease e aumenta sua concentração plasmática, com risco de toxicidade. Para a maioria dos fármacos, as informações encontradas nas bulas dos produtos relacionam os CYPs que metabolizam os fármacos e determinam as interações farmacológicas potenciais.

A

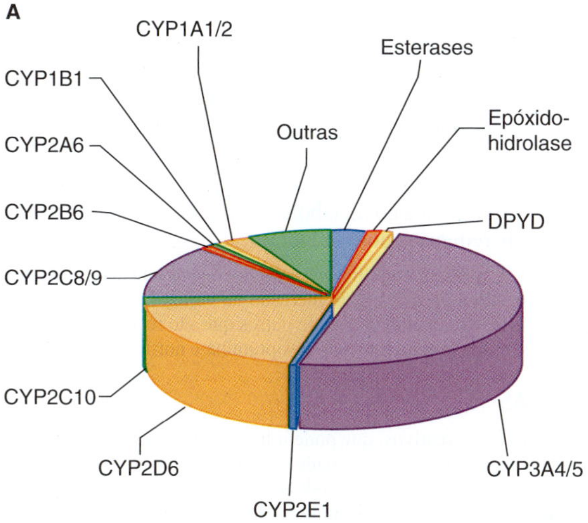

B

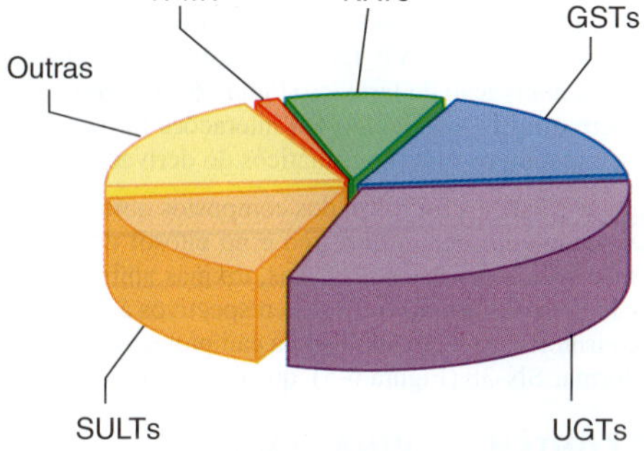

Figura 6-3 *Frações dos fármacos utilizados clinicamente, que são metabolizados pelas principais enzimas das fases 1 e 2.* O tamanho relativo de cada fatia representa a porcentagem estimada dos fármacos metabolizados pelas principais enzimas da fase 1 (gráfico **A**) e da fase 2 (gráfico **B**), tomando-se como base estudos publicados na literatura médica. Em alguns casos, várias enzimas são responsáveis pelo metabolismo de um único fármaco. CYP, citocromo P450; DPYD, desidrogenase da di-hidropirimidina; GST, glutationa-S-transferase; NAT, *N*-acetiltransferase; SULT, sulfotransferase; TPMT, tiopurina metiltransferase; UGT, UDP-glicuronosiltransferase.

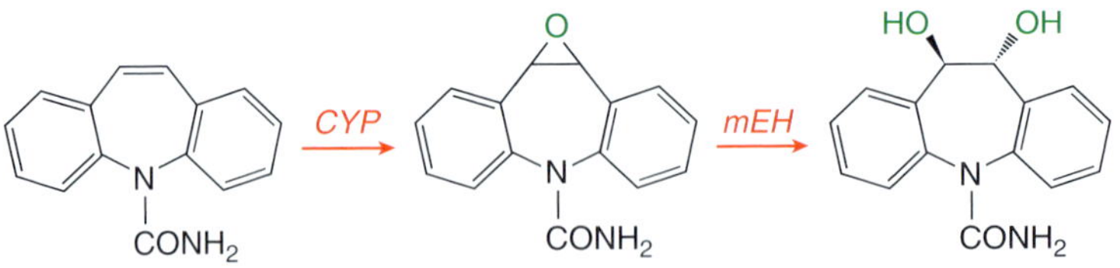

Figura 6-4 *Metabolismo da carbamazepina pela CYP e epóxido-hidrolase microssômica (mEH).* A carbamazepina é oxidada pela CYP ao metabólito farmacologicamente ativo 10,11-epóxido carbamazepina. O epóxido é convertido em um transdi-hidrodiol pela mEH. Esse metabólito é biologicamente inativo e pode ser conjugado pelas enzimas da fase 2.

Alguns fármacos são indutores do sistema CYP e podem aumentar não apenas suas próprias taxas de metabolismo, como também induzir o metabolismo de outros fármacos administrados simultaneamente (ver adiante e Figura 6-8).

Por exemplo, os hormônios esteroides e os produtos fitoterápicos (p. ex., erva-de-são-joão) podem aumentar os níveis hepáticos do *CYP3A4* e, deste modo, aumentar o metabolismo de alguns fármacos administrados por via oral. Na verdade, a erva-de-são-joão pode induzir o metabolismo hepático dos componentes esteroides das pílulas anticoncepcionais, tornando a dose padronizada ineficaz para evitar gravidez.

O metabolismo dos fármacos também pode ser afetado pela dieta.

Os componentes do suco de pomelo* (p. ex., naringina, furanocumarínicos) são inibidores potentes do *CYP3A4* e, por esta razão, o suco dessa fruta pode aumentar a biodisponibilidade de alguns fármacos que são substratos desta mesma enzima. A terfenadina — um anti-histamínico popular no passado — foi retirada do mercado porque seu metabolismo era inibido pelos substratos do *CYP3A4*, inclusive eritromicina e suco de pomelo. Na verdade, a terfenadina era um pró-fármaco que precisava ser oxidado pelo *CYP3A4* ao seu metabólico ativo e, em doses altas, o composto original causava *torsades de pointes* (uma arritmia potencialmente fatal). Desse modo, em consequência da inibição do *CYP3A4* por um fármaco administrado simultaneamente, os níveis plasmáticos do fármaco original poderiam tornar-se perigosamente elevados e causar taquicardia ventricular em alguns pacientes; isto levou à retirada da terfenadina do mercado. Em seguida, um dos seus metabólitos (fexofenadina) foi desenvolvido como fármaco e conserva as propriedades terapêuticas do composto original, embora evite a etapa metabólica que envolve o *CYP3A4*.

Além disso, diferenças interindividuais no metabolismo dos fármacos são influenciadas significativamente pelos polimorfismos hereditários dos CYPs.

Vários genes dos CYPs humanos apresentam polimorfismos, inclusive *CYP2A6, CYP2C9, CYP2C19* e *CYP2D6*. O polimorfismo do *CYP2D6* resultou na retirada do mercado de vários fármacos utilizados clinicamente (p. ex., debrisoquina e perexilina) e em alertas quanto ao uso de outros que são reconhecidamente substratos desta última enzima (p. ex., encainida e flecainida [antiarrítmicos], desipramina e nortriptilina [antidepressivos] e codeína).

ENZIMAS HIDROLÍTICAS

Os epóxidos são eletrófilos altamente reativos, que podem ligar-se aos nucleófilos celulares encontrados nas proteínas, no RNA e no DNA, resultando em citotoxicidade e transformação celular. Dois tipos de epóxido-hidrolase realizam a hidrólise dos epóxidos, cuja maioria é produzida pelos CYPs. A epóxido-hidrolase (EH) solúvel está expressa no citosol, enquanto a epóxido-hidrolase mitocondrial (mEH) está localizada na membrana do retículo endoplasmático. Desse modo, as epóxido-hidrolases participam da desativação dos metabólicos potencialmente tóxicos formados pelos CYPs.

O fármaco antiepiléptico *carbamazepina* é um pró-fármaco, convertido em seu derivado farmacologicamente ativo (carbamazepina-10,11-epóxido) por um CYP. Esse metabólito é hidrolisado de maneira eficiente a um di-hidrodiol pela mEH, resultando na inativação do fármaco (Figura 6-4). O tranquilizante *valnoctamida* e o anticonvulsivante *ácido valpróico* inibem a mEH, resultando em interações farmacológicas clinicamente significativas com a carbamazepina, porque aumentam os níveis plasmáticos do derivado ativo.

A superfamília das carboxiesterase catalisa a hidrólise dos compostos químicos que contêm grupos éster e amida. Essas enzimas estão presentes no retículo endoplasmático e no citosol de muitas células e estão envolvidas na detoxificação ou na ativação metabólica de vários fármacos, toxinas ambientais e carcinógenos. As carboxiesterase também catalisam a ativação dos pró-fármacos em seus respectivos ácidos livres. Por exemplo, o pró-fármaco e quimioterápico antineoplásico irinotecana é um análogo da camptotecina, que é bioativado pelas carboxiesterase plasmática e intracelular para formar SN-38 (Figura 6-5), que é um inibidor potente da topoisomerase 1.

MONOXIGENASES QUE CONTÊM FLAVINA (FMO)

As FMOs constituem outra superfamília de enzimas da fase 1 envolvidas no metabolismo dos fármacos. Assim como ocorre com os CYPs, as FMOs estão expressas em níveis altos no fígado e estão ligadas ao retículo

* N. de R.T. Trata-se do *grapefruit*, também conhecido como toranja, ou turíngia, ou pomelo rosado. Seu uso e consumo não é muito comum no Brasil.

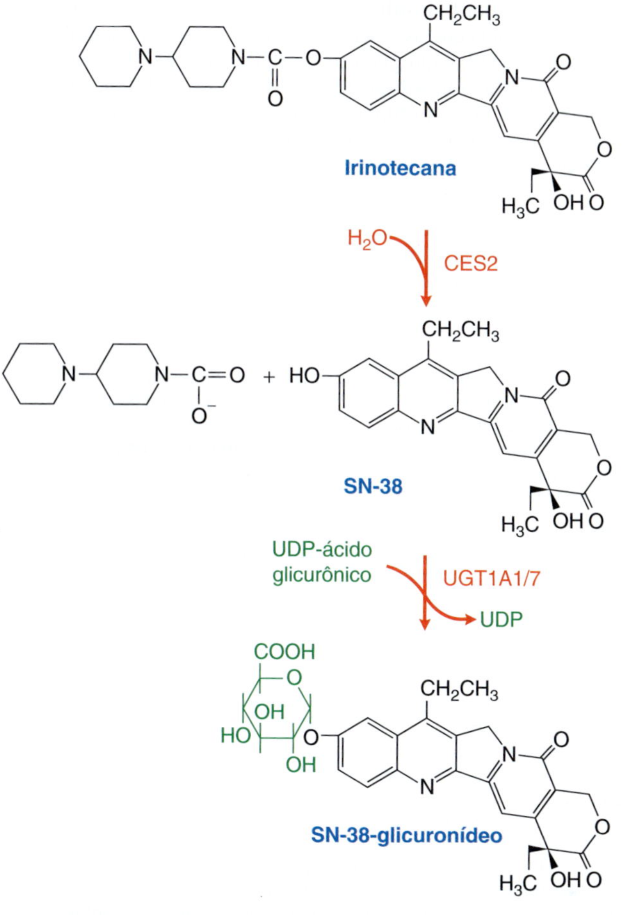

Figura 6-5 *Metabolismo da irinotecana (CPT-11).* O pró-fármaco CPT-11 é metabolizado inicialmente por uma esterase sérica (CES2) ao inibidor da topoisomerase SN-38, um análogo ativo da camptotecina que retarda o crescimento tumoral. Em seguida, o SN-38 sofre glicuronidação, que acarreta a perda da atividade biológica e facilita sua eliminação na bile.

endoplasmático. Existem seis famílias de FMOs, das quais a FMO3 é a mais abundante no fígado. A deficiência genética dessa enzima causa a *síndrome do odor de peixe*, que é decorrente da incapacidade de metabolizar o *N*-óxido de trimetilamina (TMAO) em trimetilamina (TMA). As FMOs parecem contribuir pouco para o metabolismo dos fármacos e quase sempre produzem metabólitos inofensivos. Essas enzimas não são induzidas por quaisquer receptores xenobióticos (veja adiante), ou não são inibidas facilmente; desse modo, ao contrário das enzimas dos CYPs, não se deve esperar que as FMOs estejam envolvidas nas interações medicamentosas. Na verdade, isso foi demonstrado por comparações das vias metabólicas de dois fármacos usados no controle da motilidade gástrica: itoprida e cisaprida. A itoprida é metabolizada pela FMO3, enquanto a cisaprida é metabolizada pela *CYP3A4*; por esta razão, a itoprida tem menor probabilidade de estar envolvida em interações medicamentosas do que a cisaprida. O *CYP3A4* participa das interações medicamentosas por meio da indução e da inibição do metabolismo, enquanto a FMO3 não é induzida ou inibida por quaisquer fármacos usados na prática clínica. As FMOs poderiam ser importantes no desenvolvimento de fármacos novos. Um fármaco potencial poderia ser formado pela introdução de um local para oxidação pela FMO, sabendo-se que o metabolismo favorável e as propriedades farmacocinéticas poderiam ser previstas com precisão.

ENZIMAS DE CONJUGAÇÃO (REAÇÕES DA FASE 2)

As enzimas de conjugação da fase 2, que são consideradas de natureza sintética, catalisam reações que normalmente suprimem a atividade biológica dos fármacos, embora com os fármacos como morfina e minoxidil, os conjugados de glicuronídeo e sulfato, respectivamente, sejam farmacologicamente mais ativos que os compostos originais. A Figura 6-3B ilustra as contribuições das diferentes reações da fase 2 para o metabolismo dos fármacos. Duas reações da fase 2, glicuronidação e sulfatação, resultam na formação de metabólitos com hidrofilicidade significativamente maior. Uma característica das reações da fase 2 é a dependência que as reações catalíticas mostram por cofatores (ou, mais propriamente, cossubstratos) como UDP-ácido glicurônico (UDP-GA) e 3′-fosfoadenosina-5′-fosfossulfato (PAPS), nos casos da UDP-glicuronosiltransferases (UGTs) e sulfotransferases (SULTs), respectivamente; esses cofatores reagem com grupos funcionais disponíveis nos substratos, ou seja, grupos funcionais que comente são produzidos pelos CYPs da fase 1. Todas as reações da fase 2 ocorrem no citosol da célula, com exceção da glicuronidação, que acontece na superfície intraluminar do retículo endoplasmático.

As taxas catalíticas das reações da fase 2 são significativamente maiores que as taxas dos CYPs. Desse modo, se for desenvolvido um fármaco para oxidação por enzimas da fase 1 (CYP), seguida da conjugação por uma enzima da fase 2, geralmente a taxa de eliminação dependerá da reação inicial de oxidação (fase 1).

GLICURONIDAÇÃO. As UGTs catalisam a transferência do ácido glicurônico do cofator UDP-ácido glicurônico para um substrato para formar ácidos β-D-glicopiranosidurônicos (*glicuronídeos*), que são metabólitos sensíveis à clivagem pela β-glicuronidase. A formação dos glicuronídeos pode ocorrer a partir dos grupos hidroxílicos alcoólicos e fenólicos ou moléculas de carboxila, sulfurila e carbonila, assim como pelas ligações às aminas primárias, secundárias e terciárias. O Quadro 6-2 e a Figura 6-5 trazem exemplos das reações de glicuronidação. A diversidade estrutural de muitos tipos diferentes de fármacos e xenobióticos processados por glicuronidação assegura que a maioria dos agentes terapêuticos clinicamente eficazes seja excretada em forma de glicuronídeos.

As UGTs estão expressas com um padrão histoespecífico e geralmente induzível na maioria dos tecidos humanos, embora com concentração mais alta no trato GI e no fígado. Os glicuronídeos são excretados na urina ou, por processos de transporte ativo, através da superfície apical dos hepatócitos para dentro dos ductos biliares, de onde são transportados ao duodeno para excreção com os componentes da bile. A maioria dos ácidos biliares conjugados é reabsorvida do intestino de volta para o fígado por meio da *recirculação entero-hepática*; alguns fármacos glicuronisados e excretados na bile podem voltar à circulação por esse processo.

A expressão da UGT1A1 assume um papel importante no metabolismo dos fármacos, porque a glicuronidação da bilirrubina pela UGT1A1 é a etapa limitante que assegura a depuração eficaz da bilirrubina; essa taxa pode ser afetada por variações genéticas e substratos competitivos (fármacos). A bilirrubina é o produto da degradação do heme, do qual 80% originam-se da hemoglobina circulante e 20% de outras proteínas que contêm heme (inclusive CYPs). A bilirrubina é hidrofóbica, combina-se com a albumina sérica e precisa ser metabolizada ainda mais por glicuronidação para facilitar sua eliminação. A incapacidade de metabolizar de maneira eficaz a bilirrubina por glicuronidação aumenta seus níveis séricos e causa um sinal clínico conhecido como hiperbilirrubinemia ou icterícia. Existem mais de 50 lesões genéticas do gene *UGT1A1* que podem causar hiperbilirrubinemia não conjugada hereditária. A síndrome de Crigler-Najjar tipo I é diagnosticada pela ausência completa de glicuronidação da bilirrubina, enquanto o tipo II desta síndrome é diferenciado pela detecção de quantidades pequenas de glicuronídeos de bilirrubina nas secreções duodenais. Essas síndromes raras resultam de polimorfismos genéticos do gene *UGT1A1*, que causam supressão ou redução acentuada dos níveis da proteína funcional.

A síndrome de Gilbert geralmente é um distúrbio benigno detectável em até 10% da população; esta síndrome é diagnosticada clinicamente por níveis circulantes de bilirrubina cerca de 60-70% mais altos do que as concentrações encontradas em indivíduos normais. O polimorfismo genético mais comumente associado à síndrome de Gilbert é uma mutação do promotor do gene *UGT1A1*, que resulta na redução dos níveis de expressão da UGT1A1. Os pacientes diagnosticados como portadores da síndrome de Gilbert podem estar predispostos a ter respostas farmacológicas adversas (Quadro 6-3) resultantes de sua capacidade reduzida de metabolizar fármacos por meio da UGT1A1. Se um fármaco estiver sujeito ao metabolismo seletivo pela UGT1A1, haverá competição entre seu

Quadro 6-3

Toxicidade dos fármacos e síndrome de Gilbert

PROBLEMA	CARACTERÍSTICA
Síndrome de Gilbert	UGT1A1*28 (variante predominante nos indivíduos de cor branca)
Reações tóxicas estabelecidas	Irinotecana, atazanavir
Substratos da UGT1A1 (risco potencial?)	Genfibrozila[a], ezetimiba
	Sinvastatina, atorvastatina, cerivastatina[a]
	Etinilestradiol, buprenorfina, fulvestranto
	Ibuprofeno, cetoprofeno

[a]Uma reação farmacológica grave resultante da inibição da glicuronidação (UGT1A1) e dos CYPs 2C8 e 2C9, quando os dois fármacos foram combinados, resultou na retirada da cerivastatina do mercado. Reproduzido, com autorização, de Strassburg CP. Pharmacogenetics of Gilbert's syndrome. *Pharmacogenomics* 2008; 9:703-715.

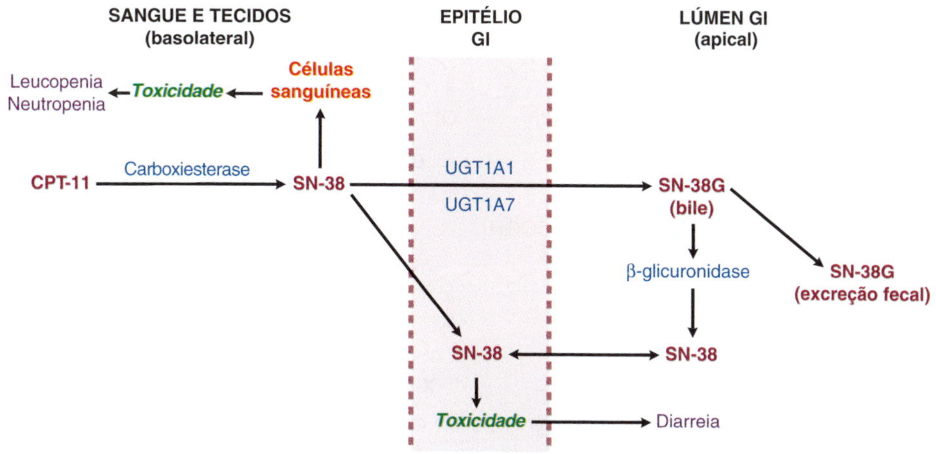

Figura 6-6 *Alvos celulares do SN-38 no sangue e nos tecidos intestinais.* A acumulação excessiva de SN-38 pode causar efeitos tóxicos na medula óssea, inclusive leucopenia e neutropenia, além de lesão do epitélio intestinal. Esses efeitos tóxicos são acentuados nos indivíduos com capacidade reduzida de formar glicuronídeo de SN-38, inclusive pacientes com síndrome de Gilbert. Observe as diferenças quanto aos compartimentos corporais e aos tipos celulares envolvidos. (Modificada, com autorização, de Tukey RH, *et al.* Pharmacogenetics of human UDP-glucuronsyltransferases and irinotecano toxicity. *Mol Pharmacol,* 2002;62:446-450. Copyright© 2002 The American Society for Pharmacology and Experimental Therapeutics.)

metabolismo e a glicuronidação da bilirrubina e isto causará hiperbilirrubinemia acentuada, além de redução da depuração do fármaco metabolizado. A síndrome de Gilbert também altera as respostas dos pacientes à irinotecana (CPT-11). A irinotecana, um pró-fármaco usado na quimioterapia de tumores sólidos (Capítulo 61), é metabolizada em seu composto ativo SN-38 pelas carboxiesterase séricas (Figura 6-5). O SN-38 é um inibidor potente das topoisomerases, que é inativada pela UGT1A1 e excretada na bile (Figuras 6-6). Quando chega ao lúmen intestinal, o glicuronídeo do SN-38 sofre clivagem pela β-glicuronidase bacteriana e entra novamente na circulação por absorção intestinal. Níveis altos do SN-38 no sangue causam efeitos tóxicos na medula óssea, que se caracterizam por leucopenia e neutropenia, além de lesão das células do epitélio intestinal (Figura 6-6) e diarreia aguda potencialmente fatal. Os pacientes portadores de síndrome de Gilbert tratados com irinotecana estão predispostos aos efeitos tóxicos hematológicos e gastrintestinais resultantes dos níveis séricos elevados do SN-38.

SULFATAÇÃO. As sulfotransferases (SULT) são citossólicas e conjugam o sulfato derivado do 3′-fosfoadenosina-5′-fosfossulfato (PAPS) para os grupos hidroxila e, menos comumente, aos grupos amina dos compostos aromáticos e alifáticos. Nos seres humanos, frações significativas das catecolaminas, dos estrogênios, das iodotironinas e da DHEA circulantes estão em suas formas sulfatadas. Na espécie humana, foram identificadas 13 isoformas de SULT e, com base em comparações das sequências, estas enzimas foram classificadas em 4 famílias [SULT1 (8 membros), SULT 2 (3 membros), SULT4 (1 membro) e SULT6 (1 membro)]. Essas enzimas desempenham papel importante na homeostasia humana normal. Por exemplo, a SULT2B1b é a forma expressa predominantemente na pele e efetua a catálise do colesterol. O sulfato de colesterol é um metabólito essencial à regulação da diferenciação dos ceratinócitos e ao desenvolvimento da pele. A SULT2A1 está expressa em grandes quantidades na glândula suprarrenal fetal, onde produz grandes quantidades do sulfato de di-hidroepiandrosterona necessárias à biossíntese dos estrogênios placentários durante a segunda metade da gravidez. A SULT1A3 é altamente específica para catecolaminas, enquanto os estrogênios (principalmente 17β-estradiol) são sulfatados pela SULT1E1.

Os membros da família SULT1 são as principais enzimas envolvidas no metabolismo dos xenobióticos e, entre elas, a SULT1A1 é a mais importante no fígado. Essa enzima demonstra ampla diversidade em sua capacidade de catalisar a sulfatação de grande variedade de xenobióticos estruturalmente heterogêneos com grande afinidade. A SULT1B1 é semelhante à SULT1A1, mas é muito mais abundante no intestino que no fígado. Embora existam três isoformas da SULT1C nos seres humanos, pouco se sabe a respeito da especificidade de substrato dos fármacos ou outros compostos. As enzimas SULT1C estão expressas abundantemente nos tecidos fetais humanos, embora sua abundância diminua nos adultos. A SULT1E catalisa a sulfatação dos esteroides endógenos e exógenos e esta enzima foi localizada no fígado e também nos tecidos sensíveis aos hormônios, entre eles os testículos, as mamas, as glândulas suprarrenais e a placenta. No trato GI alto, a SULT1A3 e a SULT1B1 são particularmente abundantes. O metabolismo dos fármacos por sulfatação geralmente resulta na formação de metabólitos quimicamente reativos, nos quais o sulfato está privado de elétrons e pode ser clivado heteroliticamente, acarretando a geração de um cátion eletrofílico. Muitos exemplos de geração por sulfatação de uma resposta carcinogênica ou tóxica nos ensaios de mutagenicidade animal ou laboratorial foram documentados com substâncias químicas derivadas do ambiente ou dos mutagênicos alimentares formados a partir da carne mal cozida. Por essa razão, é importante determinar se é possível estabelecer relações genéticas associando os polimorfismos conhecidos das SULTs humanas com cânceres que parecem originar-se das exposições ambientais.

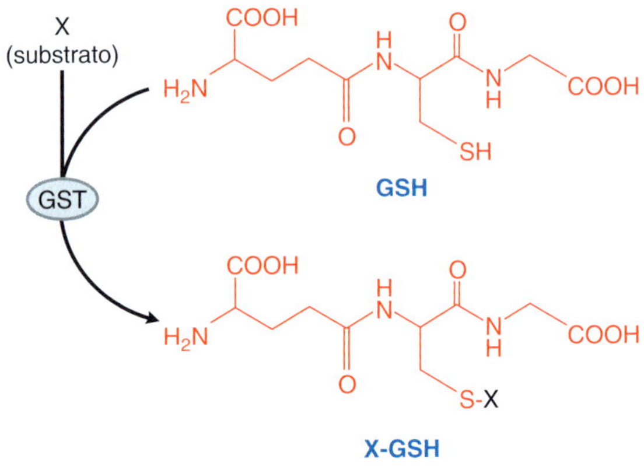

Figura 6-7 *Glutationa (GSH) como cossubstrato da conjugação de um fármaco ou xenobiótico (X) pela glutationa-S--transferase (GST).*

CONJUGAÇÃO COM GLUTATIONA. As glutationa-S-transferases (GSTs) catalisam a transferência da glutationa aos eletrófilos reativos, função que serve para proteger as macromoléculas celulares da interação com eletrófilos que contenham determinados heteroátomos eletrofílicos (–O, –N e –S). O cossubstrato dessa reação é o tripeptídeo glutationa, que é sintetizado a partir do ácido γ-glutâmico, da cisteína e da glicina (Figura 6-7). A glutationa está presente na célula em sua forma oxidada (GSSG) ou reduzida (GSH) e a relação GSH:GSSG é fundamental para a manutenção do ambiente celular em estado reduzido. Além de afetar a conjugação dos xenobióticos com a GSH, a redução profunda da concentração de GSH pode predispor as células à lesão oxidativa, condição que tem sido associada a alguns problemas de saúde humana.

A formação dos conjugados de glutationa produz uma ligação tioéter entre o fármaco ou xenobiótico e a molécula de cisteína do tripeptídeo. Como a concentração de glutationa nas células geralmente é muito alta (em geral, cerca de 7 μmol/g de fígado, ou na faixa de 10 mM), muitos fármacos e xenobióticos podem reagir não enzimaticamente com a glutationa. Entretanto, estudos mostraram que as GSTs representavam até 10% da concentração proteica celular total, uma propriedade que assegura a conjugação eficaz da glutationa com os eletrófilos reativos. Existem mais de 20 GSTs humanas descritas, que foram divididas em duas subfamílias: as formas citossólicas e microssômicas. As formas citossólicas são mais importantes para o metabolismo dos fármacos e xenobióticos, enquanto as GSTs microssômicas são importantes para o metabolismo endógeno dos leucotrienos e das prostaglandinas. A concentração alta de GST também confere às células um escoadouro para as proteínas citossólicas, que sequestra compostos que não são substratos para a conjugação com glutationa. A reserva citossólicas de GSTs liga-se aos esteroides, ácidos biliares, bilirrubina, hormônios celulares e toxinas ambientais, além de formar complexos com outras proteínas celulares.

As concentrações altas de GSH na célula e a abundância de GSTs significam que poucas moléculas reativas deixam de ser detoxificadas. Entretanto, embora aparentemente haja uma capacidade excessiva da enzima e equivalentes redutores, sempre existe a possibilidade de que alguns intermediários reativos escapem à detoxificação e, tendo em vista sua eletrofilicidade, liguem-se aos componentes celulares e causem efeitos tóxicos. A possibilidade dessa ocorrência é maior se houver depleção da GSH, ou se uma forma específica da GST for polimórfica. Os compostos terapêuticos reativos que precisam ser administrados em doses altas para assegurar sua eficácia clínica têm mais chances de reduzir os níveis celulares de GSH. O paracetamol, que normalmente é metabolizado por glicuronidação e sulfatação, também é um substrato para o metabolismo oxidativo pela CYP2E1 e CYP3A4, que forma o metabólito tóxico *N*-acetil-*p*-benzoquinona-imina (NAPQI) que, com as doses usadas normalmente, é prontamente neutralizada por conjugação com a GSH. A superdosagem de paracetamol pode esgotar as reservas celulares da GSH e, desse modo, aumentar o potencial da NAPQI interagir com outros componentes celulares e causar efeitos tóxicos e morte celular (Figura 4-4).

A GSTs são polimórficas e várias formas polimórficas expressam um fenótipo nulo; deste modo, os indivíduos com polimorfismos destes *loci* estão predispostos aos efeitos tóxicos das substâncias que atuam como substratos seletivos destas GSTs. Por exemplo, o alelo mutante GSTM1*0 é detectado em 50% da população caucasiana e foi relacionado geneticamente com neoplasias humanas malignas dos pulmões, do intestino grosso e da bexiga. A atividade nula do gene GSTT1 foi associada aos efeitos adversos e à toxicidade da quimioterapia antineoplásica com agentes citostáticos; os efeitos tóxicos resultam da depuração inadequada dos fármacos por conjugação com GSH. A expressão do genótipo nulo pode chegar a 60% nas populações chinesas e coreanas. Os polimorfismos da GST podem afetar as eficácias e a gravidade dos efeitos adversos dos fármacos. As atividades das GSTs nos tecidos cancerosos foram relacionadas com o desenvolvimento de resistência aos agentes quimioterápicos. Mais detalhes sobre o assunto nas Figuras 6-10 e 6-11 do texto original da 12ª edição.

***N*-ACETILAÇÃO.** As *N*-acetiltransferases (NATs) citossólicas são responsáveis pelo metabolismo dos fármacos e agentes ambientais que contêm uma amina aromática ou um grupo hidrazina. O acréscimo do grupo acetila proveniente do cofator acetilcoenzima A, geralmente, resulta em um metabólito que é menos hidrossolúvel, porque a amina potencialmente ionizável é neutralizada pelo acréscimo covalente do grupo acetila. Nos seres humanos, existem dois genes funcionais de NAT (*NAT1* e *NAT2*). As NATs estão entre as mais polimórficas de todas as enzimas humanas metabolizadoras dos xenobióticos. Existem caracterizadas mais de 25 variantes alélicas dos genes *NAT1* e *NAT2* e, nos indivíduos nos quais a acetilação dos fármacos está comprometida, são necessários genótipos homozigóticos para pelo menos dois alelos variantes predisporem o paciente para um metabolismo diminuído do fármaco. A frequência dos padrões de acetilação lenta é atribuída principalmente ao polimorfismo do gene *NAT2*. A caracterização de um fenótipo acetilador dos seres humanos foi um dos primeiros traços hereditários identificados e foi responsável pelo desenvolvimento do campo da farmacogenética (Capítulo 7). Depois da descoberta de que a hidrazida do ácido isonicotínico (isoniazida, INH) poderia ser usada para curar tuberculose, uma porcentagem expressiva dos pacientes (5 a 15%) desenvolvia efeitos tóxicos. Os indivíduos que apresentam efeitos tóxicos da isoniazida excretavam as maiores quantidades do fármaco sem alterações e, no mínimo, as mesmas quantidades do composto acetilado. Estudos farmacogenéticos resultaram na classificação dos acetiladores "rápidos" e "lentos", dentre os quais o fenótipo "lento" estava associado aos efeitos tóxicos. A caracterização da *N*-acetiltransferase demonstrou polimorfismos que correspondem ao fenótipo acetilador "lento". Mais detalhes do metabolismo da isoniazida e polimorfismos da NAT2 nas Figuras 56-3 e 56-4.

O Quadro 6-4 apresenta uma lista dos fármacos que estão sujeitos à acetilação e seus efeitos tóxicos conhecidos. Quando um fármaco é conhecido por ser metabolizado por acetilação, pode ser importante determinar o fenótipo de um indivíduo de forma a maximizar os resultados do tratamento subsequente. Vários fármacos (inclusive sulfonamidas) que são alvos da acetilação foram implicados em reações de hipersensibilidade idiossincrásicas; nesses casos, a determinação do fenótipo de acetilação de um paciente é especialmente importante. As sulfonamidas são transformadas em hidroxilaminas, que interagem com proteínas celulares e formam haptenos, que podem desencadear reações autoimunes. Os indivíduos classificados como acetiladores lentos estão predispostos a distúrbios autoimunes induzidos por esses fármacos.

Os padrões de expressão histoespecífica da NAT1 e NAT2 têm impacto significativo no resultado do metabolismo dos fármacos e no potencial de desencadear um episódio tóxico. A NAT1 está expressa em quase todos os tecidos humanos, enquanto a NAT2 é encontrada predominantemente no fígado e trato GI. A NAT1 e a NAT2 podem formar metabólitos *N*-hidroxiacetilados a partir dos hidrocarbonetos aromáticos bicíclicos, em uma reação que resulta na liberação não enzimática do grupo acetila e na geração dos íons de nitrênio altamente reativos. Desse modo, a *N*-hidroxiacetilação parece ativar alguns compostos tóxicos ambientais. Por outro lado, a *N*-acetilação direta das

Quadro 6-4

Indicações e efeitos colaterais adversos dos fármacos metabolizados pelas *N*-acetiltransferases

FÁRMACO	INDICAÇÃO	PRINCIPAIS EFEITOS ADVERSOS
Acebutolol	Arritmias, hipertensão	Sonolência, fraqueza, insônia
Amantadina	*Influenza* A, parkinsonismo	Perda do apetite, tontura, cefaleia, pesadelos
Ácido aminobenzoico	Distúrbios dermatológicos, filtros solares	Desconforto gástrico, sensibilização de contato
Aminoglutetimida	Carcinoma do córtex suprarrenal, câncer de mama	Perda da destreza, náuseas, tontura, agranulocitose
Ácido aminossalicílico	Colite ulcerativa	Febre alérgica, prurido, leucopenia
Amonafida	Câncer de próstata	Mielossupressão
Anrinona	Insuficiência cardíaca avançada	Trombocitopenia, arritmias
Benzocaína	Anestesia local	Dermatite, prurido, erupção, metemoglobinemia
Cafeína	Síndrome de angústia respiratória neonatal	Tonteira, insônia, taquicardia
Clonazepam	Epilepsia	Ataxia, tonteira, fala arrastada
Dapsona	Dermatites, hanseníase, complexo relacionado com a Aids	Náuseas, vômitos, hiperexcitabilidade, metemoglobinemia, dermatite
Dipirona, metamizol	Analgésico	Agranulocitose
Hidralazina	Hipertensão	Hipotensão, taquicardia, rubor, cefaleia
Isoniazida	Tuberculose	Neurite periférica, hepatotoxicidade
Nitrazepam	Insônia	Tontura, sonolência
Fenelzina	Depressão	Excitação do SNC, insônia, hipotensão ortostática, hepatotoxicidade
Procainamida	Taquiarritmia ventricular	Hipotensão, lúpus eritematoso sistêmico
Sulfonamidas	Antibacterianos	Hipersensibilidade, anemia hemolítica, febre, síndromes semelhantes ao lúpus

Ver detalhes em Meisel, P. Arylamine *N*-acetyltransferases and Drug response. Pharmacogenomics, 2002;3:349-366.

aminas aromáticas bicíclicas é estável e possibilita a detoxificação. Os indivíduos classificados como acetiladores rápidos da NAT2 são capazes de metabolizar e detoxificar de maneira eficaz as aminas aromáticas bicíclicas, por meio da acetilação dependente do fígado. Os acetiladores lentos (deficientes de NAT2) acumulam aminas aromáticas bicíclicas, que são metabolizadas pelos CYPs em metabólitos *N*-OH eliminados na urina. No epitélio da bexiga, a NAT1 está expressa em níveis altos e pode catalisar a *N*-hidroxiacetilação das aminas aromáticas bicíclicas e formação de íon nitrênio, especialmente nos indivíduos com deficiência de NAT2. Os acetiladores lentos estão predispostos a desenvolver câncer de bexiga, caso sejam expostos às aminas aromáticas bicíclicas formadas no ambiente.

METILAÇÃO. Nos seres humanos, os fármacos e xenobióticos podem sofrer O–, N– e S-metilação. A identificação das metiltransferases (MTs) específicas baseia-se no substrato e no conjugado metila. Os seres humanos expressam três *N*-metiltransferases: uma catecol-*O*-metiltransferase (COMT), uma fenol-*O*-metiltransferase (POMT), uma tiopurina-*S*-metiltransferase (TPMT) e uma tiolmetiltransferase (TMT). Essas MTs usam a *S*-adenosilmetionina (SAM; AdoMet) como doador de metila. Com exceção de uma sequência sinalizadora que é conservada por todas as MTs, há pouca conservação na sequência, indicando que cada MT tenha evoluído para desempenhar uma função catalítica única. Embora todas as MTs formem produtos metilados, a especificidade dos substratos é alta.

A nicotinamida-*N*-metiltransferase (NNMT) metila a serotonina e o triptofano, além dos compostos que contêm piridina, como a nicotinamida e a nicotina. A feniletanolamina-*N*-metiltransferase (PNMT) é responsável pela metilação do neurotransmissor norepinefrina, formando epinefrina; a histamina-*N*-metiltransferase (HNMT) metaboliza os fármacos que contêm um anel imidazol (p. ex., histamina). A COMT metila os grupos hidroxilas cíclicos dos neurotransmissores que contêm uma molécula catecol (p. ex., dopamina e norepinefrina, metildopa e drogas ilícitas como o *ecstasy*).

Do ponto de vista clínico, a MT mais importante pode ser a tiopurina-*S*-metiltransferase (TPMT), que catalisa a *S*-metilação dos compostos sulfidrílicos aromáticos e heterocíclicos, incluindo-se azatioprina (AZA), 6-mercaptopurina (6-MP) e tioguanina. A AZA e a 6-MP são usadas no tratamento da doença intestinal inflamatória (Capítulo 47) e também dos distúrbios autoimunes como lúpus eritematoso sistêmico e artrite reumatoide. A tioguanina é usada no tratamento da leucemia mieloide aguda e a 6-MP é utilizada mundialmente no tratamento da leucemia linfoblástica aguda infantil (Capítulos 61-63). Como a TPMT é responsável pela detoxificação da 6-MP, a deficiência genética desta enzima pode causar efeitos tóxicos graves nos pacientes tratados com esses fármacos. Os efeitos adversos tóxicos ocorrem quando a falta de metilação da 6-MP pela TPMT resulta na acumulação do fármaco, acarretando a formação de níveis tóxicos de nucleotídeos de 6-tioguanina (Figura 47-5). Os testes para determinar a atividade de TPMT possibilitam a identificação dos indivíduos que podem estar predispostos aos efeitos colaterais tóxicos do tratamento com 6-MP.

METABOLISMO, EFICÁCIA E REAÇÕES ADVERSAS AOS XENOBIÓTICOS

Normalmente, o metabolismo dos fármacos resulta na inativação de sua eficácia terapêutica e facilita sua eliminação. A extensão do metabolismo pode determinar a eficácia e a toxicidade de um fármaco por meio do controle de sua $t_{1/2}$ biológica. Entre as considerações mais graves acerca do uso clínico dos fármacos estão as reações adversas aos fármacos (RAFs). Se um fármaco for metabolizado muito rapidamente, a perda da sua eficácia terapêutica será rápida. Se um fármaco for metabolizado muito lentamente, pode acumular-se na corrente sanguínea; a depuração plasmática do fármaco diminui e o parâmetro farmacocinético conhecido como ASC (área sob a curva de concentração plasmática-tempo; Figura 2-6) aumenta. Em geral, o aumento da ASC ocorre quando as enzimas metabolizadoras de xenobióticos específicos são inibidas por interações com fármacos ou dieta.

Por exemplo, o consumo do suco de toronja (que contém inibidores do CYP3A4 como naringina e furanocumarínicos) pode inibir o CYP3A4 intestinal, bloqueando o metabolismo e alterando a biodisponibilidade de algumas classes de fármacos, inclusive imunossupressores, antidepressivos, anti-histamínicos, estatinas e alguns anti-hipertensivos. Alterações fenotípicas do metabolismo dos fármacos também são observadas clinicamente em grupos de pacientes geneticamente predispostos às reações adversas aos fármacos, tendo em vista as diferenças farmacogenéticas na expressão das enzimas metabolizadoras dos xenobióticos (Capítulo 7). Por exemplo, a discussão sobre síndrome de Gilbert neste Capítulo (Figuras 6-5 e 6-6).

Quase todas as classes de agentes terapêuticos têm alguma resposta adversa farmacológica (RAF) descrita. Nos EUA, os custos anuais das RAFs foram estimados em mais de 100.000 mortes e US$ 100 bilhões. Algumas estimativas indicaram que 56% dos fármacos associados às reações adversas estejam sujeitos ao metabolismo por enzimas metabolizadoras dos xenobióticos, principalmente as enzimas do CYP e as UGTs. Como muitos CYPs estão sujeitos à indução e à inibição por fármacos, fatores dietéticos e outros agentes ambientais, essas enzimas desempenham papel importante em muitas RAFs. Desse modo, antes que a utilização de um fármaco novo (UFN) seja aprovada pelo Food and Drug Administration (FDA), a via metabólica e as enzimas envolvidas em seu metabolismo devem ser conhecidas.

Os xenobióticos podem influenciar a extensão do metabolismo dos fármacos, por meio da ativação da transcrição e da indução da expressão dos genes que codificam as enzimas metabolizadoras. Desse modo, um fármaco pode induzir seu próprio metabolismo. Uma consequência potencial disso é a redução da concentração plasmática do fármaco ao longo do tratamento, levando à perda da eficácia.

Quadro 6-5

Receptores nucleares que induzem o metabolismo dos fármacos

RECEPTOR	LIGANDOS
Receptor de aril-hidrocarboneto (AHR)	Omeprazol
Receptor constitutivo do androstano (CAR)	Fenobarbital
Receptor X do pregnano (PXR)	Rifampicina
Receptor X do farsenoide (FXR)	Ácidos biliares
Receptor da vitamina D	Vitamina D
Receptor ativado do proliferador de peroxissomo (PPAR)	Fibratos
Receptor do ácido retinoico (RAR)	Ácido *total-trans*-retinoico
Receptor X dos retinoides (RXR)	Ácido 9-*cis*-retinoico

Alguns ligandos e receptores participam nisso de forma a induzir o metabolismo do fármaco (Quadro 6-5). Um receptor específico, quando ativado por um ligando, pode induzir a transcrição de um conjunto de genes-alvos, inclusive CYPs e transportadores de fármacos, resultando na ocorrência de interações entre os fármacos. O receptor aril-hidrocarbono (AHR) faz parte de uma superfamília de fatores de transcrição. O AHR induz a expressão dos genes que codificam CYP1A, CYP1A2 e CYP1B1, que são três enzimas capazes de ativar metabolicamente os carcinógenos químicos, incluindo-se contaminantes ambientais e carcinógenos derivados dos alimentos. Muitas dessas substâncias são inertes, a menos que sejam metabolizadas pelas enzimas do CYP. A indução dessas enzimas do CYP por um fármaco pode aumentar os efeitos tóxicos e a carcinogenicidade dos procarcinógenos.

Por exemplo, o omeprazol (um inibidor da bomba de prótons) usado para tratar úlceras gástricas e duodenais (Capítulo 45) é um ligando do AHR e pode induzir o CYP1A1 e o CYP1A2, possivelmente ativando toxinas/carcinógenos e também causando interações farmacológicas nos pacientes tratados com fármacos que são substratos destes CYPs.

Outro mecanismo de indução importante está associado aos receptores nucleares tipo 2, que fazem parte da mesma superfamília dos receptores dos hormônios esteroides. A Figura 6-8 ilustra o esquema por meio do qual um fármaco pode interagir com receptores nucleares para induzir seu próprio metabolismo. Muitos desses receptores foram descritos originalmente como "receptores órfãos", porque não havia ligandos endógenos conhecidos por interagirem com eles. Os receptores nucleares tipo 2 mais importantes para o metabolismo dos fármacos e o tratamento farmacológico são o receptor X

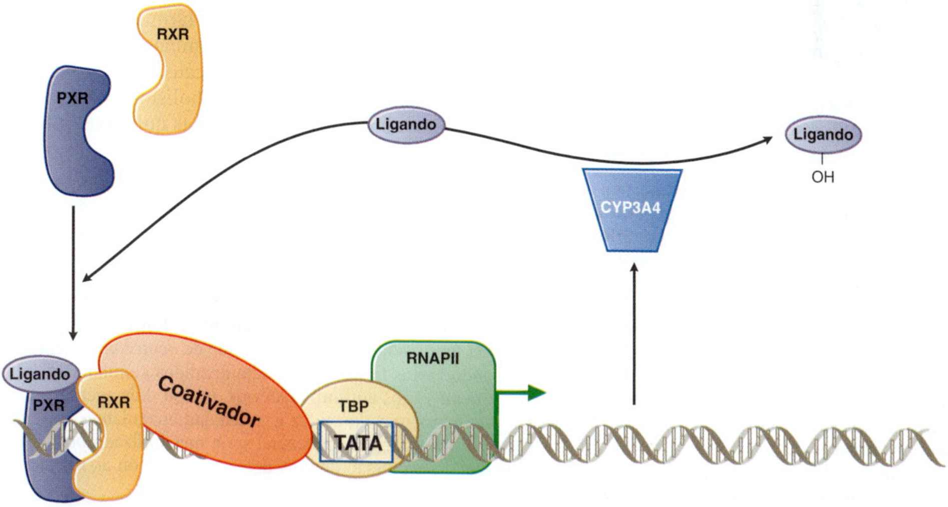

Figura 6-8 *Indução do metabolismo dos fármacos por transdução de sinais mediada por receptores nucleares.* Quando um fármaco como a atorvastatina (ligando) entra na célula, ele pode ligar-se a um receptor nuclear como o receptor de pregnano X (PRX). Em seguida, o PXR forma um complexo com o receptor de retinoide X (RXR), liga-se ao DNA "contracorrente" dos genes alvos, recruta coativador (que se liga à proteína de ligação da caixa TATA, TBP) e ativa a transcrição pela polimerase II do RNA (RNAP II). Entre os genes-alvos do PXR está o CYP3A4, que pode metabolizar a atorvastatina e reduzir sua concentração celular. Desse modo, a atorvastatina induz seu próprio metabolismo. A atorvastatina sofre *orto-* e *para*-hidroxilação.

da pregnona (PXR), o receptor constitutivo do androstano (CAR) e os receptores ativados pelo proliferador dos peroxissomos (PPARs).

O PXR é ativado por alguns fármacos como antibióticos (rifampicina e troleandomicina), bloqueadores do canal de Ca^{2+} (nifedipino), estatinas (mevastatina), antidiabéticos (troglitazona), inibidores de protease do HIV (ritonavir) e antineoplásicos (paclitaxel). A hiperforina, um componente da erva-de-são-joão (erva medicinal, de venda livre usada no tratamento da depressão), também ativa o PXR. Essa ativação parece ser o mecanismo responsável pela ineficácia dos anticoncepcionais orais nas mulheres que fazem uso de erva-de-são-joão: o PXR ativado é um indutor do CYP3A4, que pode metabolizar os esteroides presentes nos anticoncepcionais orais. O PXR também induz a expressão dos genes que codificam alguns transportadores de fármacos e algumas enzimas da fase 2, incluindo-se as SULTs e as UGTs. Desse modo, o PXR facilita o metabolismo e a eliminação dos xenobióticos (inclusive fármacos) e isso tem consequências importantes.

O receptor nuclear CAR foi descoberto por sua capacidade de ativar genes mesmo sem um ligando. Os esteroides como o *androstanol*, o antifúngico *clotrimazol* e o antiemético *meclizina* são agonistas inversos que inibem a ativação dos genes pelo CAR, enquanto o pesticida 1,4-bis(2-[3,5-di cloropiridilox])benzeno, o esteroide 5β-pregnano-3,20-diona e provavelmente outros compostos endógenos são agonistas que ativam a expressão dos genes quando se ligam ao CAR. Entre os genes induzidos pelo CAR estão os que codificam vários CYPs (*CYP2B6*, *CYP2C9* e *CYP3A4*), diversas enzimas da fase 2 (inclusive GSTs, UGTs e SULTs) e transportadores de fármacos e endobióticos. O *CYP3A4* é induzido pelo PXR e CAR e, sendo assim, seu nível é altamente influenciado por alguns fármacos e outros xenobióticos. Existem diferenças entre as espécies no que se refere às especificidades de ligandos desses receptores. Por exemplo, a *rifampicina* ativa o PXR humano, mas não dos camundongos ou ratos, enquanto a meclizina ativa o CAR dos camundongos, mas inibe a indução gênica pelo CAR humano. Essas descobertas enfatizam que os dados obtidos a partir de sistemas modelares de roedores nem sempre refletem a resposta dos seres humanos aos fármacos.

Os membros de uma família de receptores nem sempre demonstram atividades semelhantes com os xenobióticos. Um receptor ativado pelo proliferador dos peroxissomos (PPARα) é o alvo da classe de agentes hipolipemiantes dos fibratos (p. ex., *genfibrozila* e *fenofibrato*). A ativação do PPARα leva à indução dos genes-alvo que codificam as enzimas metabolizadoras dos ácidos graxos (resultado: ↓ dos triglicerídeos séricos) e das enzimas CYP4 que oxidam os ácidos graxos e os compostos com cadeias laterais contendo ácidos graxos, como os análogos dos leucotrienos e do ácido araquidônico. Outro membro dessa família, o PPARγ, é o alvo da classe das tiazolidinedionas usadas no tratamento do diabetes tipo 2 (p. ex., rosiglitazona e pioglitazona). O PPARγ não induz o metabolismo dos xenobióticos.

Os genes das UGTs, principalmente o *UGT1A1*, são induzíveis por vários sistemas de ativação da transcrição, inclusive AHR, Nrf2 (fator eritroide nuclear 2 relacionado com o fator 2, um regulador da transcrição dos genes citoprotetores, que é induzido por uma resposta antioxidante), PXR, CAR e PPARα. Como as UGTs são abundantes no trato GI e no fígado, a regulação dessas enzimas pela ativação desses receptores induzidos por fármacos poderia afetar os parâmetros farmacocinéticos de muitos compostos terapêuticos administrados por via oral.

PAPEL DO METABOLISMO DOS FÁRMACOS NO PROCESSO DE DESENVOLVIMENTO FARMACÊUTICO. Existem dois elementos chaves associados ao desenvolvimento bem-sucedido dos fármacos: eficácia e segurança. Ambos dependem do metabolismo do fármaco. É necessário determinar quais enzimas metabolizam um novo fármaco potencial, de forma a prever se o composto causa interações medicamentosas, ou está sujeito às variações interindividuais marcantes no metabolismo, devidas aos polimorfismos genéticos. As abordagens biológicas e metabolômicas por sistemas químicos computacionais podem facilitar esses estudos.

No passado, os fármacos potenciais eram administrados aos roedores em doses muito acima da faixa posológica humana, para se prever a ocorrência de toxicidade aguda. Para que os fármacos potenciais sejam usados cronicamente por seres humanos, é necessário realizar estudos de carcinogenicidade em longo prazo em modelos de roedores. Para a avaliação do metabolismo, o composto é submetido à análise por células hepáticas humanas ou extratos dessas células, que contêm enzimas metabolizadoras dos fármacos. Se uma enzima do CYP estiver envolvida, pode-se usar um painel de CYPs recombinantes para determinar qual dessas enzimas predomina no metabolismo do fármaco. Se ficar demonstrado que uma única enzima do CYP (p. ex., a CYP3A4) é responsável pelo metabolismo de um fármaco potencial, será possível ter uma ideia da probabilidade de ocorrerem interações medicamentosas. As interações desse tipo ocorrem quando vários fármacos são administrados simultaneamente, por exemplo, nos indivíduos idosos que diariamente tomam vários anti-inflamatórios, um ou dois agentes redutores do colesterol, várias classes de anti-hipertensivos, supressores da acidez gástrica, anticoagulantes e alguns outros fármacos de venda livre. Em condições ideais, o melhor fármaco potencial seria metabolizado por várias enzimas do CYP, de modo que a variabilidade dos níveis de expressão de uma dessas enzimas ou as interações medicamentosas não influenciem significativamente seu metabolismo e sua farmacocinética.

Estudos semelhantes podem ser realizados com enzimas da fase 2 e transportadores de fármacos para prever o destino metabólico do fármaco. Além do uso de enzimas humanas recombinantes metabolizadoras dos xenobióticos, para prever o metabolismo do fármaco, os sistemas baseados em receptores humanos (PXR e CAR), ou linhagens celulares que expressam esses receptores, são usados para avaliar se um fármaco potencial poderia funcionar como ligando para o PXR, o CAR ou o PPARα. Por exemplo, um fármaco que ativa o PXR pode causar depuração rápida de outros fármacos que atuam como substratos do CYP3A4 e, deste modo, reduzir sua biodisponibilidade e eficácia.

Os estudos tradicionais de toxicidade podem representar uma "etapa limitante" do processo de desenvolvimento farmacêutico de otimização do composto básico. Uma tecnologia moderna de rastreamento de *high-throughput* (rastreamento em larga escala) dos biomarcadores de toxicidade tem sido adotada para desenvolver novos fármacos usando a *metabolômicas*, ou seja, identificação e quantificação sistemáticas de todos os metabólitos em determinado organismo ou amostra biológica. As plataformas analíticas como a ^{1}H-NMR e a cromatografia líquida ou gasosa combinadas com a espectrometria de massa, quando combinadas com os dados quimiométricos e as análises de múltiplas variáveis, permitem a determinação e a comparação simultâneas de milhares de compostos químicos em líquidos biológicos como soro e urina, bem como dos constituintes químicos das células e dos tecidos. A metabolômicas pode ser usada para descobrir biomarcadores da eficácia e da toxicidade dos fármacos e isto pode ser útil às experiências clínicas realizadas para identificar os indivíduos que respondem ou não respondem aos compostos estudados.

Para uma listagem bibliográfica completa, consulte ***As Bases Farmacológicas da Terapêutica de Goodman e Gilman***, 12ª edição.

Capítulo 7 Farmacogenética

Farmacogenética é o estudo das bases genéticas da variação da resposta aos fármacos. Nesse sentido mais amplo, a farmacogenética engloba a *farmacogenômica*, que utiliza instrumentos para estudar todo o genoma e avaliar os determinantes poligênicos da resposta aos fármacos. Os indivíduos diferem entre si a cada 300-1.000 nucleotídeos, com total estimado de 10 milhões de *polimorfismos de um único nucleotídeo* (PUNs; substituições de pares de bases isoladas são encontradas com frequências ≥ 1% em determinada população) e milhares de variações do número de cópias do genoma. A tarefa da farmacogenética moderna é definir quais dessas variantes ou combinações de variantes têm consequências funcionais no que se refere aos efeitos farmacológicos.

IMPORTÂNCIA DA FARMACOGENÉTICA NA VARIABILIDADE DA RESPOSTA AOS FÁRMACOS

A resposta aos fármacos é considerada um fenótipo determinado por genes e pelo ambiente. Ou seja, a resposta de um indivíduo a determinado fármaco depende da inter-relação complexa entre fatores ambientais (p. ex., dieta, idade, infecções, fármacos, nível de atividade física, ocupação, exposição às toxinas, tabagismo e ingestão de álcool) e fatores genéticos (p. ex., sexo, variantes dos transportadores dos fármacos e enzimas metabolizadoras de fármacos expressas). Desse modo, a variação da resposta ao fármaco pode ser explicada pela variação dos fatores ambientais e genéticos, isoladamente ou em conjunto.

O metabolismo dos fármacos é profundamente afetado pela hereditariedade e os fatores genéticos explicam a maior parte das variações das taxas metabólicas de alguns fármacos.

A comparação da variabilidade de cada gêmeo *versus* a variabilidade de cada par de gêmeos sugere que cerca de 75-85% da variabilidade das meias-vidas farmacocinéticas dos fármacos eliminados por processos metabólicos sejam hereditárias. Parentes consaguíneos, que vivem na mesma comunidade, podem ser usados para estimar a hereditariedade. A variabilidade interfamiliar *versus* intrafamiliar e as relações entre os membros de uma família são utilizadas para estimar a hereditariedade. Por meio dessa abordagem com células linfoblastoides, estudos mostraram que a citotoxicidade dos quimioterápicos era hereditária, pois estimativas indicaram que 20-70% das variações de sensibilidade à 5-fluorouracila, à cisplatina, ao docetaxel e outros agentes antineoplásicos eram hereditárias.

No caso dos traços fenotípicos "monogênicos", geralmente é possível prever o fenótipo com base no genótipo. Vários polimorfismos genéticos das enzimas que metabolizam fármacos resultam em traços monogênicos. De acordo com um estudo retrospectivo, 49% das reações adversas aos fármacos estavam associados aos fármacos que funcionavam como substratos para enzimas metabólicas polimórficas; isso representa um percentual maior do que o estimado para todos os fármacos (22%) ou para os compostos mais vendidos (7%). As determinações prospectivas do genótipo podem resultar na possibilidade que sejam evitadas reações adversas aos fármacos. A definição dos contribuintes poligênicos para a resposta aos fármacos é uma tarefa muito mais difícil. Para alguns fenótipos poligênicos, como é o caso da resposta aos anti-hipertensivos, o grande número de genes potenciais exigiria uma amostra grande de pacientes para conseguir a potência estatística necessária para superar o problema dos "genes múltiplos".

BASES GENÔMICAS DA FARMACOGENÉTICA

TERMINOLOGIA DETERMINADA PELO FENÓTIPO

Um traço (p. ex., "metabolismo fraco" pela CYP2D6) é considerado *autossômico recessivo* se o gene responsável estiver localizado em um autossomo (i.e., não estiver ligado aos cromossomos sexuais) e um fenótipo diferente estiver evidente apenas com alelos não funcionais dos cromossomos maternos e paternos. O traço autossômico recessivo não se evidencia nos heterozigóticos. Um traço é considerado *codominante* quando os heterozigóticos demonstram um fenótipo intermediário entre o dos homozigóticos para o alelo comum e dos homozigóticos para o alelo variante. Com os avanços na caracterização molecular dos polimorfismos e uma abordagem genótipo-fenótipo, sabe-se que muitos traços polimórficos (p. ex., metabolismo dos fármacos pelo CYP2C19, inclusive mefenitoína e omeprazol) apresentam algum grau de codominância. Dois fatores principais complicam a designação histórica dos traços genéticos como recessivos, codominantes e dominantes. *Primeiro*, mesmo dentro de um único gene, é possível ocorrer grande variedade de polimorfismos (promotor, codificador, não codificador, totalmente inativador ou moderadamente modificador). Cada polimorfismo pode causar um efeito diferente na função do gene e, deste modo, afetar diferentemente um traço estudado. *Segundo*, a maioria dos traços (farmacogenéticos e outros) não é monogênica, mas sim poligênica. Desse modo, mesmo que as designações de recessivo, codominante e dominante sejam informativas para determinado gene, sua utilidade para descrever a variabilidade genética responsável pelas variações no fenótipo de resposta aos fármacos é reduzida, porque a maior parte da variabilidade fenotípica provavelmente é poligênica.

TIPOS DE VARIANTES GENÉTICAS

Polimorfismo é uma variação na sequência do DNA que está presente a uma frequência alélica igual ou superior a 1% em determinada população. Dois tipos principais de variação da sequência foram associados à variação do fenótipo humano: *polimorfismos de um único nucleotídeo* (PUNs) e *inserções/supressões* (indels) (Figura 7-3). Em comparação com as substituições de pares de bases, as indels são muito menos comuns no genoma e têm frequência particularmente baixa nas regiões dos genes codificadores. As substituições de um único par de bases, que ocorrem com frequências ≥ a 1% em determinada população, são conhecidas como PUNs e ocorrem no genoma humano a uma frequência de cerca de 1 PUN para cada centena ou milhares de pares de bases.

Os PUNs localizados nas regiões codificadoras são conhecidos como *PUNc* (PUNs codificadores) e também podem ser subdivididos em *não sinônimos* (ou *missense*) ou *sinônimos* (ou *sense*). Os PUNs não sinônimos codificadores resultam na substituição de um nucleotídeo, que altera o códon de aminoácidos (p. ex., prolina [CCG] por glutamina [CAG]), que poderia alterar a estrutura e a estabilidade das proteínas, as afinidades por substratos ou introduzir um códon de parada. Os PUNs sinônimos codificadores não alteram o códon de aminoácidos, mas podem ter consequências funcionais (estabilidade do transcrito, *splicing*). Nos casos típicos, as substituições do terceiro par de bases — conhecida como *posição de oscilação* — de um códon de 3 pares de bases (p. ex., substituição de G por A na prolina [CCG → CCA)] não altera o aminoácido codificado. As substituições de pares de bases que resultam em um códon de parada são conhecidas como mutações *nonsense*. Além disso, cerca de 10% dos PUNs podem ter mais de dois alelos possíveis (p. ex., um C pode ser substituído por A ou G), de modo que o mesmo local polimórfico pode estar associado às substituições de aminoácidos nos mesmos alelos, mas não em outros.

Em alguns casos, os *polimorfismos sinônimos* parecem contribuir diretamente para um traço fenotípico. Um dos exemplos mais notáveis é o polimorfismo do *ABCB1*, que codifica a glicoproteína P (uma bomba de efluxo que interage com muitos fármacos utilizados clinicamente). O polimorfismo sinônimo C3435T está associado a vários fenótipos e resulta em uma alteração do códon preferido para a isoleucina, que se transforma em um códon menos preferido. Possivelmente, o códon menos preferido é transcrito a uma taxa mais lenta e, aparentemente, isto altera o desdobramento da proteína, sua inserção na membrana e sua interação com os fármacos.

Os PUNs não codificadores podem ocorrer nas regiões promotoras, nos íntrons ou em outras regiões reguladoreas que podem afetar a ligação dos fatores de transcrição, a estabilidade do transcrito ou o *splicing*. Os polimorfismos das regiões não codificadores dos genes podem ocorrer nas regiões não transladadas 3' e 5', nas regiões promotoras ou intensificadoras, nas regiões intrônicas, ou nas regiões amplas situadas entre os genes, conhecidas como regiões intergênicas (veja guia de nomenclatura na Figura 7-1). Os PUNs não codificadores dos promotores ou intensificadores podem alterar os elementos de ação *cis* ou *trans*, que regulam a transcrição dos genes ou a estabilidade dos transcritos. Os PUNs não codificadores dos íntrons ou dos éxons podem formar áreas alternativas de *splicing* do éxon e o transcrito alterado pode ter mais ou menos éxons, mais curtos ou mais longos que o transcrito original. A introdução ou a suspensão da sequência de éxons pode causar um desvio estrutural na proteína transcrita e, dessa maneira, alterar a estrutura ou função da proteína, ou resultar em um códon de parada precoce, que forma uma proteína instável ou não funcional. Como 95% do genoma são intergênicos, a maioria dos polimorfismos não tende a afetar diretamente o transcrito ou a proteína codificada. Entretanto, os polimorfismos intergênicos podem ter consequências biológicas por afetarem a estrutura terciária do DNA, a interação com a cromatina e as topoisomerases, ou a replicação do DNA. Por essa razão, os polimorfismos intergênicos não podem ser considerados destituídos de importância farmacogenética.

O segundo tipo principal de polimorfismos consiste em indels. As indels de PUN podem causar todos os mesmos efeitos das substituições do PUN: repetições curtas do promotor (que podem alterar a quantidade do transcrito) ou

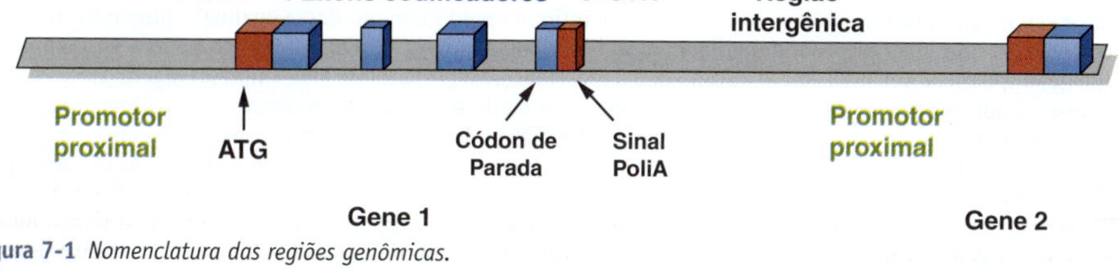

Figura 7-1 *Nomenclatura das regiões genômicas.*

inserções/suspensões que acrescentam ou retiram aminoácidos. Uma diversidade notável de indels é tolerada como polimorfismos da linhagem germinativa. Um polimorfismo comum da glutationa-S-transferase M1 (*GSTM1*) é causado por uma supressão de 50 quilobases (kb) na linhagem germinativa e o alelo nulo tem frequência populacional de 0,3-0,5. Estudos bioquímicos indicaram que o fígado dos indivíduos homozigóticos para o alelo nulo tenha apenas cerca de 50% da capacidade de conjugação da glutationa, em comparação com o dos indivíduos que apresentam pelo menos uma cópia do gene *GSTM1*. O número de repetições TA do promotor do *UGT1A1* afeta a expressão quantitativa dessa glicuronosiltransferase crucial do fígado; 6 ou 7 repetições constituem os alelos mais comuns.

Alguns polimorfismos de supressão e duplicação também podem ocorrer como um caso especial de *variações do número de cópias* (VNCs). As variações do número de cópias envolvem grandes segmentos do DNA genômico, que pode incluir duplicações de genes (replicação de genes da linhagem germinativa estável transmitida geneticamente, que aumentam a expressão e a atividade da proteína), supressões de genes que resultam na ausência completa de síntese da proteína; ou inversões dos genes, que podem suprimir sua função. As VNCs podem variar de 1 kb até muitas megabases. As VNCs parecem ocorrer em cerca de 10% do genoma humano e, de acordo com um estudo, eram responsáveis por cerca de 18% da variação genética detectada na expressão de cerca de 15.000 genes das linhagens de células linfoblastoides. Existem exemplos importantes de VNCs em farmacogenética; as duplicações de genes do CYP2D6 estão associadas a um fenótipo metabolizador ultrarrápido.

O *haplótipo* (que é definido como uma série de alelos encontrados em um *locus* relacionado de um cromossomo) especifica a variação na sequência do DNA de um gene ou região do gene em um cromossomo. Por exemplo, consideremos dois PUNs do *ABCB1* que codifica a proteína de resistência a múltiplos fármacos conhecida como glicoproteína P. Um PUN é uma substituição das bases T por A na posição 3421 e o outro é uma substituição de C por T na posição 3435. Os haplótipos possíveis seriam $T_{3421}C_{3435}$, $T_{3421}T_{3435}$, $A_{3421}C_{3435}$ e $A_{3421}T_{3435}$. Para determinado gene, os indivíduos terão dois haplótipos, um de origem paterna e outro de origem materna. Um haplótipo representa o conjunto de variantes que ocorrem juntos para o gene de cada cromossomo. Em alguns casos, esse conjunto de variantes, mais que a variante ou o alelo específico, pode ser funcionalmente importante. Contudo, em outros casos, uma única mutação pode ser funcionalmente importante, independente das outras variantes relacionadas existentes no(s) haplótipo(s).

Dois termos ajudam a descrever a relação dos genótipos em dois *locus*: *equilíbrio de ligação* e *desequilíbrio de ligação*. O equilíbrio de ligação ocorre quando o genótipo presente em um *locus* não é dependente do genótipo do segundo *locus*. O desequilíbrio de ligação ocorre quando os genótipos dos dois *locus* são dependentes um do outro. Com o desequilíbrio de ligação completo, os genótipos dos dois *locus* sempre ocorrem simultaneamente. Os padrões de desequilíbrio de ligação são específicos para cada população e, à medida que ocorre recombinação, o desequilíbrio de ligação entre os dois alelos diminui e o equilíbrio de ligação é alcançado.

DIVERSIDADE ÉTNICA. Os polimorfismos diferem quanto às suas frequências nas populações humanas e têm sido classificados como cosmopolitas ou específicos para determinada população (raciais e étnicos). Os *polimorfismos cosmopolitas* são os que estão presentes em todos os grupos étnicos, embora as frequências possam variar em cada grupo. É provável que os polimorfismos cosmopolitas tenham surgido antes das migrações dos seres humanos provenientes da África e, em geral, são mais antigos que os polimorfismos de populações específicas. A existência de *polimorfismos étnicos e raciais específicos* é compatível com o isolamento geográfico das populações humanas. Esses polimorfismos provavelmente se originaram de populações isoladas e, mais tarde, alcançaram determinada frequência, porque são vantajosos (seleção positiva) ou, mais provavelmente, neutros para uma população. Os afroamericanos têm os números mais altos de polimorfismos de populações específicas, quando comparados com os americanos de origem europeia, mexicana e asiática.

CONSIDERAÇÕES RELATIVAS AO DESENHO DOS ESTUDOS FARMACOGENÉTICOS

TRAÇOS FARMACOGENÉTICOS

Traço farmacogenético é qualquer traço mensurável ou discernível associado a um fármaco. De acordo com essa definição, alguns exemplos de traços farmacogenéticos são atividade enzimática; níveis do fármaco ou metabólito no plasma ou na urina; redução da pressão arterial ou dos níveis lipídicos produzidos por um fármaco; e padrões de expressão genética induzido farmacologicamente. A determinação direta de um traço (p. ex., atividade enzimática) tem a vantagem de que o efeito final das contribuições de todos os genes que influenciam esse traço está refletido na medida fenotípica. Entretanto, essa abordagem tem a desvantagem de que também reflete influências não genéticas (p. ex., dieta, interações medicamentosas, flutuações diurnas ou hormonais) e, assim, pode ser "instável".

No caso da CYP2D6, se o paciente receber uma dose oral de dextrometorfano e a relação urinária entre o fármaco original e seu metabólito for avaliada, o fenótipo será refletido pelo genótipo dessa enzima. Entretanto, se o dextrometorfano for administrado com quinidina, um inibidor potente da CYP2D6, o fenótipo poderá ser compatível com um genótipo metabolizador fraco, mesmo que o indivíduo seja portador de alelos tipo selvagem dessa enzima. Nesse caso, a administração da quinidina resulta em uma haploinsuficiência *induzida farmacologicamente* e a atribuição de um fenótipo metabolizador fraco para a CYP2D6 poderia não ser real para esse indivíduo, caso a quinidina não tivesse sido administrada. Se uma medida fenotípica como o teste da eritromicina no ar exalado (para a CYP3A) não for estável no mesmo indivíduo, isto indica que o fenótipo pode ser altamente influenciado por fatores não genéticos e pode sugerir um efeito poligênico, ou um efeito fracamente penetrante de um traço monogênico. *A maioria dos traços farmacogenéticos é poligênica em vez de monogênica* (Figura 7-2) e pesquisadores

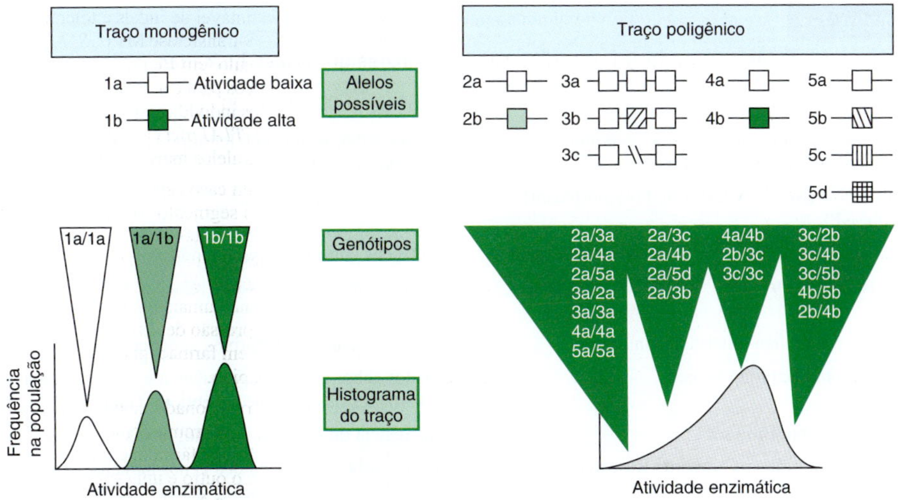

Figura 7-2 *Traços farmacogenéticos monogênicos versus poligênicos.* Alelos possíveis de um traço monogênico (*em cima e à esquerda*) no qual um único gene tem alelos com atividades baixa (1a) e alta (1b). A distribuição das frequências populacionais de um traço monogênico (*embaixo e à esquerda*), aqui representado por uma atividade enzimática, pode demonstrar um padrão de distribuição trimodal com separação relativamente nítida entre as atividades baixa (homozigose para 1a), intermediária (heterozigose para 1a e 1b) e alta (homozigose para 1b). Isso contrasta com os traços poligênicos (p. ex., uma atividade influenciada por até quatro genes diferentes — genes 2 a 5), cada qual com 2, 3 ou 4 alelos (a-d). O histograma populacional da atividade tem padrão unimodal, sem diferenças nítidas entre os grupos genotípicos. As combinações múltiplas dos alelos que codificam as atividades alta e baixa em vários genes podem gerar os fenótipos de baixa, média e alta afinidade.

estão envidando esforços consideráveis no sentido de identificar os genes importantes e seus polimorfismos que influenciam a variabilidade da resposta aos fármacos.

TESTES GENÉTICOS. A maioria dos métodos de genotipagem usa DNA constitucional ou da linhagem germinativa, ou seja, DNA extraído de quaisquer células diploides somáticas, geralmente leucócitos ou células da mucosa oral. O DNA é extremamente estável, desde que seja adequadamente extraído e armazenado e, ao contrário de muitos testes laboratoriais, a genotipagem precisa ser realizada apenas uma vez, porque a sequência do DNA geralmente é invariável ao longo de toda a vida de um indivíduo. Como os testes de genotipagem são dirigidos para regiões polimórficas específicas conhecidas, utilizando várias técnicas e nem todos os polimorfismos funcionais provavelmente são conhecidos para determinado gene, é essencial que a metodologia usada para explorar as regiões polimórficas seja conhecida. Um método usado para estimar a confiabilidade da determinação de qualquer genótipo específico em um grupo de indivíduos é avaliar se os números relativos de homozigotos e heterozigotos são compatíveis com a frequência alélica global de cada local polimórfico. O *equilíbrio de Hardy-Weinberg* é mantido quando o acasalamento entre uma população for randômico e não houver qualquer efeito de seleção natural sobre a variante. Esses pressupostos são descritos matematicamente quando os percentuais da população classificada como homozigótica para o genótipo variante (q^2), homozigótica para o genótipo tipo original (p^2) e heterozigótica ($2*p*q$) não forem significativamente diferentes dos que foram previstos com base nas frequências alélicas globais (p = frequência do alelo tipo selvagem; q = frequência do alelo variante) na população. As porcentagens dos três genótipos observados devem ser somadas e totalizadas em 1.

ABORDAGENS DOS GENES CANDIDATOS *VERSUS* GENOMA GLOBAL

Depois que os genes envolvidos nas reações de resposta aos fármacos estiverem identificados, a etapa seguinte no planejamento de um estudo farmacogenético da associação a um gene candidato é identificar os polimorfismos genéticos que provavelmente contribuem para as respostas terapêuticas e/ou adversas ao fármaco. Existem vários bancos de dados que contêm informações sobre polimorfismos e mutações dos genes humanos (Quadro 7-1); esses bancos de dados possibilitam ao pesquisador procurar os polimorfismos descritos para cada gene. Alguns desses bancos de dados, como o Pharmacogenetics and Pharmacogenomics Knowledge Base (PharmGKB), contêm informações fenotípicas e também genotípicas.

Nos estudos de associação a um gene candidato, como os genes específicos são priorizados, porque desempenham um papel na resposta ou na reação adversa a um fármaco, é importante selecionar os polimorfismos desses genes para este tipo de estudo. Com esse propósito, existem duas categorias de polimorfismos. A primeira engloba os polimorfismos que, intrínseca e diretamente, não causam alteração do nível de função ou expressão da proteína codificada (p. ex., uma enzima que metaboliza o fármaco ou seu receptor). Em vez disso, esses polimorfismos

Quadro 7-1

Bancos de dados contendo informações sobre variações genéticas humanas

NOME DO BANCO DE DADOS	DESCRIÇÃO DO CONTEÚDO
Pharmacogenetics and Pharmacogenomics Knowledge Base (PharmGKB)	Dados sobre genótipo e fenótipo relacionados com a resposta aos fármacos
EntrezSNP (Single Nucleotide Polymorphism) (dbSNP)	PUNs e suas frequências
Human Genome Variation Database (HGVbase)	Relações entre genótipo e fenótipo
HuGE Navigator	Citações da literatura sobre relações entre genótipo e fenótipo
On-line Mendelian Inheritance in Man	Genes humanos e distúrbios genéticos
International HapMap Project	Dados sobre genótipo, frequência e ligação para as variantes das populações étnicas e raciais
UCSC Genome Browser	Sequência do genoma humano; alelos variantes
Genomics Institute of Novartis Research Foundation	Dados sobre expressão dos genes humanos em vários tecidos e linhagens celulares
The Broad Institute Software	Programas (*softwares*) para análise dos estudos genéticos

estão ligados ao alelo variante que produz a alteração funcional. O segundo tipo de polimorfismo é o causativo, ou seja, que desencadeia diretamente o fenótipo. Por exemplo, um PUN causativo pode alterar uma molécula de aminoácido em uma região altamente conservada ao longo de toda a evolução. Essa substituição pode resultar em uma proteína disfuncional, ou que tem função reduzida. Quando a informação biológica que determinado polimorfismo altere a função (p. ex., ensaios celulares das variantes não sinônimas), esse polimorfismo é um candidato excelente para ser utilizado em um estudo de associação. Quando os PUNs são desconhecidos, PUNs marcadores podem ser tipados para representar blocos importantes e relativamente comuns de variação dentro de um gene. Quando o PUN marcador é encontrado em associação com um fenótipo de resposta aos fármacos, a variante (ou as variantes) que pode estar em equilíbrio com o PUN marcador deve ser identificada. Como a variante causativa pode ser desconhecida, o sequenciamento do gene pode ser necessário para identificar possíveis variantes causativas. Essas variantes causativas adicionais podem ser reveladas pelo ressequenciamento mais detalhado do gene.

ABORDAGENS DO GENOMA GLOBAL E DE LARGA ESCALA ALTERNATIVAS. Um inconveniente potencial da abordagem dos genes candidatos é que genes errados podem ser estudados. As abordagens do genoma global, que utilizam conjuntos de expressão genética, varreduras de todo o genoma ou análise proteômica, podem complementar e suprir a abordagem dos genes candidatos ao possibilitarem um estudo relativamente imparcial do genoma para identificar genes candidatos, que até então haviam passado despercebidos. Por exemplo, o RNA, o DNA ou as proteínas dos pacientes que desenvolveram efeitos tóxicos inaceitáveis a um fármaco podem ser comparados com o mesmo material obtido de pacientes tratados da mesma maneira, mas que não apresentaram esta toxicidade. As diferenças de expressão gênica, os polimorfismos do DNA ou as quantidades relativas das proteínas podem ser determinados por meio de recursos de computação com o objetivo de identificar genes, regiões genômicas ou proteínas que possam ser mais bem avaliadas quanto aos polimorfismos da linhagem germinativa que determinam o fenótipo. As abordagens da expressão genética e da proteômica têm a vantagem de que a abundância de sinais pode refletir diretamente alguma variação genética importante; entretanto, esses dois tipos de expressão são altamente influenciados pela escolha do tipo de tecido, que pode não estar disponível a partir da amostra em questão; por exemplo, pode ser impossível obter biópsias de tecido cerebral para estudos da toxicidade no SNC. O DNA tem a vantagem de estar prontamente disponível e não depender do tipo de tecido, mas a maioria da variação genômica não está nos genes e o grande número de polimorfismos aumenta o risco de ocorrer um *erro tipo I* (encontrar diferenças falso-positivas nos estudos do genoma completo). Os desafios científicos atuais incluem priorizar, entre as muitas variações diferenciadoras possíveis nos estudos do genoma completo, o RNA, o DNA e a proteína de modo a focar os estudos naqueles que se mostram mais promissores quanto à utilidade farmacogenômica futura.

ESTUDOS FUNCIONAIS DOS POLIMORFISMOS

Para a maioria dos polimorfismos, não existem informações funcionais. Por essa razão, para selecionar os polimorfismos que provavelmente são causadores, é importante prever se um polimorfismo pode causar alguma alteração do nível de expressão de uma proteína ou uma alteração da função, da estabilidade ou da localização subcelular da proteína. Uma forma de entender os efeitos funcionais dos vários tipos de variações genômicas é estudar as mutações que foram associadas à doença mendeliana humana. O maior número de variações do DNA associadas às doenças ou aos traços mendelianos envolve mutações *missense* e *nonsense*, seguindo-se as *supressões*.

Esses estudos genômicos funcionais de diversas variantes dos transportadores da membrana sugeriram que as variantes que alteram a função provavelmente alterem uma molécula de aminoácido conservado ao longo da evolução e ocorre em frequências baixas dos alelos. Esses dados indicam que os PUNs que alteram moléculas conservadas ao longo da evolução sejam mais deletérios. Por exemplo, a substituição de um aminoácido polar (Arg) por um aminoácido apolar (Cis) tem maior tendência a causar alterações funcionais do que a substituição de moléculas mais semelhantes do ponto de vista químico (p. ex., Arg por Lis). Esses dados também sugerem que os PUNs raros, ao menos na região codificadora, tendam a alterar a função.

Entre os primeiros exemplos farmacogenéticos descobertos estava a deficiência de glicose-6-fosfato desidrogenase (G6PD), que é um traço monogênico ligado ao X que causa anemia hemolítica grave nos pacientes que ingerem feijões de fava ou vários fármacos, incluindo-se alguns antimaláricos. A G6PD está presente normalmente nas hemácias e ajuda a regular os níveis de glutationa (GSH), um antioxidante. Antimaláricos como a primaquina aumentam a fragilidade das hemácias dos pacientes que têm deficiência de G6PD, causando anemia hemolítica grave. A gravidade da síndrome de deficiência varia entre os pacientes e está relacionada com o aminoácido alterado na G6PD. A forma grave da deficiência de G6PD está associada às moléculas que foram altamente conservadas ao longo da história evolutiva. Em conjunto, os estudos dos traços mendelianos e dos polimorfismos sugerem que os PUNs não sinônimos possam alterar moléculas que foram altamente conservadas pelas espécies e que os polimorfismos que resultam em alterações mais radicais na composição do aminoácido provavelmente sejam os melhores candidatos como causadores de alterações funcionais. *As informações apresentadas no Quadro 7-2 podem ser usadas para orientar a priorização dos polimorfismos em estudos da associação dos genes-candidatos.*

Quadro 7-2

Efeito funcional e risco relativo previstos de que uma variante altere a função dos tipos de PUN do genoma humano

TIPO DE VARIANTE	LOCALIZAÇÃO	FREQUÊNCIA NO GENOMA	RISCO RELATIVO PREVISTO DO FENÓTIPO	EFEITO FUNCIONAL
Nonsense	Região codificadora	Muito baixa	Muito alto	Códon de parada
Não sinônima Conservada evolutivamente	Região codificadora	Baixa	Alto	Substituição de AAs de uma molécula conservada ao longo da evolução
Não sinônima Não conservada evolutivamente	Região codificadora	Baixa	Baixo a moderado	Substituição de AAs de uma molécula não conservada ao longo da evolução
Não sinônima Alteração química radical	Região codificadora	Baixa	Moderado a alto	Substituição de AAs de uma molécula quimicamente diferente da original
Não sinônima Alteração química pequena a moderada	Região codificadora	Baixa	Baixo a alto	Substituição de AAs de uma molécula quimicamente semelhante à original
Inserção/deleção	Região codificadora/não codificadora	Baixa	Baixo a alto	Região codificadora: pode causar *frameshift*
Sinônima	Região codificadora	Média	Baixo	Pode afetar a estabilidade ou o *splicing* do mRNA
Região reguladora	Promotor, 5′ UTR, 3′ UTR	Média	Baixo a alto	Pode afetar o nível do mRNA transcrito por alteração da taxa de transcrição ou estabilidade do produto transcrito
Limite íntron/éxon	Dentro de 8 pb do íntron	Baixa	Alto	Pode afetar o *splicing*
Intrônica	Profundo dentro do íntron	Média	Desconhecido	Pode afetar os níveis do mRNA transcrito por mecanismos promotores
Intergênica	Região não codificadora entre os genes	Alta	Desconhecido	

AAs, aminoácidos; pb = pares de base. Adaptado, com autorização, da Macmillan Publishers Ltd: Tabor HK, Risch NJ, Myers RM. Candidate-gene approaches for studying complex genetic traits: Practical considerations. Nat Rev Gent, 2002; 3:391-391Copyright 2002.

Com o número crescente de PUNs que foram identificados, fica claro que os métodos informatizados serão necessários para prever as consequências funcionais desses polimorfismos. Com essa finalidade, pesquisadores desenvolveram algoritmos preditivos para identificar as substituições potencialmente deletérias de aminoácidos. Esses métodos podem ser classificados em dois grupos. O primeiro baseia-se apenas nas comparações das sequências para se identificar e graduar as substituições de acordo com seu grau de conservação entre várias espécies; esses estudos têm utilizado diferentes matrizes de classificação (p. ex., BLOSUM62, SIFT e PolyPhen). O segundo grupo de métodos baseia-se no mapeamento dos PUNs nas estruturas das proteínas, assim como nas comparações das sequências. Por exemplo, pesquisadores desenvolveram regras que classificam os PUNs em termos de seu impacto no desdobramento e na estabilidade da estrutura proteica original, bem como nos formatos dos seus locais de ligação.

A atividade funcional das variantes dos aminoácidos de muitas proteínas pode ser estudada em ensaios celulares. A primeira etapa da caracterização da função de uma variante não sinônima seria isolar o gene variante ou construí-lo por meio da mutagênese sítio-dirigida, expressá-lo nas células e comparar sua atividade funcional com a forma proteica de referência ou mais comum. Para muitas proteínas, inclusive enzimas, transportadores e receptores, os mecanismos pelos quais as substituições de aminoácidos alteram sua função foram caracterizados por estudos cinéticos. A Figura 7-3 ilustra curvas simuladas representando a taxa de metabolismo de um substrato por duas variantes de aminoácidos de uma enzima e da forma genética mais comum desta enzima.

Ao contrário dos estudos com PUNs das regiões codificadoras, sabemos muito menos sobre as PUNs das regiões não codificadoras. Os PUNs identificados nos estudos de associação ao genoma global e considerados associados aos fenótipos clínicos, inclusive os fenótipos de resposta aos fármacos, enfocaram principalmente as regiões não codificadoras (intergênicas ou intrônicas) do genoma. Um exemplo de um efeito funcional extremo num PUN não codificado é fornecido por CYP3A5; um PUN não codificador intrônico do CYP3A5 responde por uma expressão polimórfica em humanos. O PUN que responde pela variação na proteína CYP3A5 cria uma região alternativa de *splicing*, resultando num transcrito com um exon 3 maior, mas também com a introdução de um códon de parada precoce (Figura 7-4).

FENÓTIPOS FARMACOGENÉTICOS

Os genes-candidatos para as respostas terapêuticas e adversas podem ser divididos em três grupos: *farmacocinéticos*, *receptor/alvo* e *modificadores da doença*.

ALTERAÇÕES FARMACOCINÉTICAS. A variabilidade dos genes da linhagem germinativa que codificam os determinantes da farmacocinética de um fármaco, principalmente enzimas metabolizadoras e transportadores, afeta suas concentrações e, por isso, é um determinante importante das respostas terapêuticas e adversas ao fármaco (Quadro 7-3). Várias enzimas e transportadores podem estar envolvidos na farmacocinética de um único fármaco. Diversos polimorfismos das enzimas metabolizadoras dos fármacos foram descobertos como variações dos traços fenotípicos monogênicos

Por exemplo, um número muito grande de fármacos (calculado em 15-25% de todos os compostos medicinais em uso) funciona como substratos para a CYP2D6 (Quadro 7-3 e Figura 6-3A). As consequências fenotípicas do fenótipo deficiente da CYP2D6 (Quadro 7-3) incluem o risco elevado de toxicidade dos antidepressivos ou dos antipsicóticos (catabolizados pela enzima); a falta de efeitos analgésicos da codeína (anabolizada pela enzima); e a

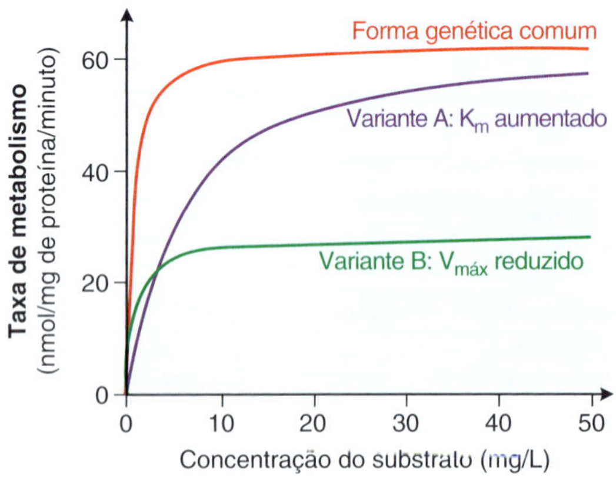

Figura 7-3 *Curvas de concentração-dependência demonstrando a taxa de metabolismo de um substrato teórico pela forma genética comum de uma enzima e por duas variantes não sinônimas.* A variante A tem K_m maior e provavelmente reflete uma alteração do sítio de ligação do substrato na proteína por substituição de aminoácido. A variante B demonstra uma alteração na taxa máxima de metabolismo (V_{max}) do substrato. Isso pode ser atribuído ao nível reduzido de expressão da enzima.

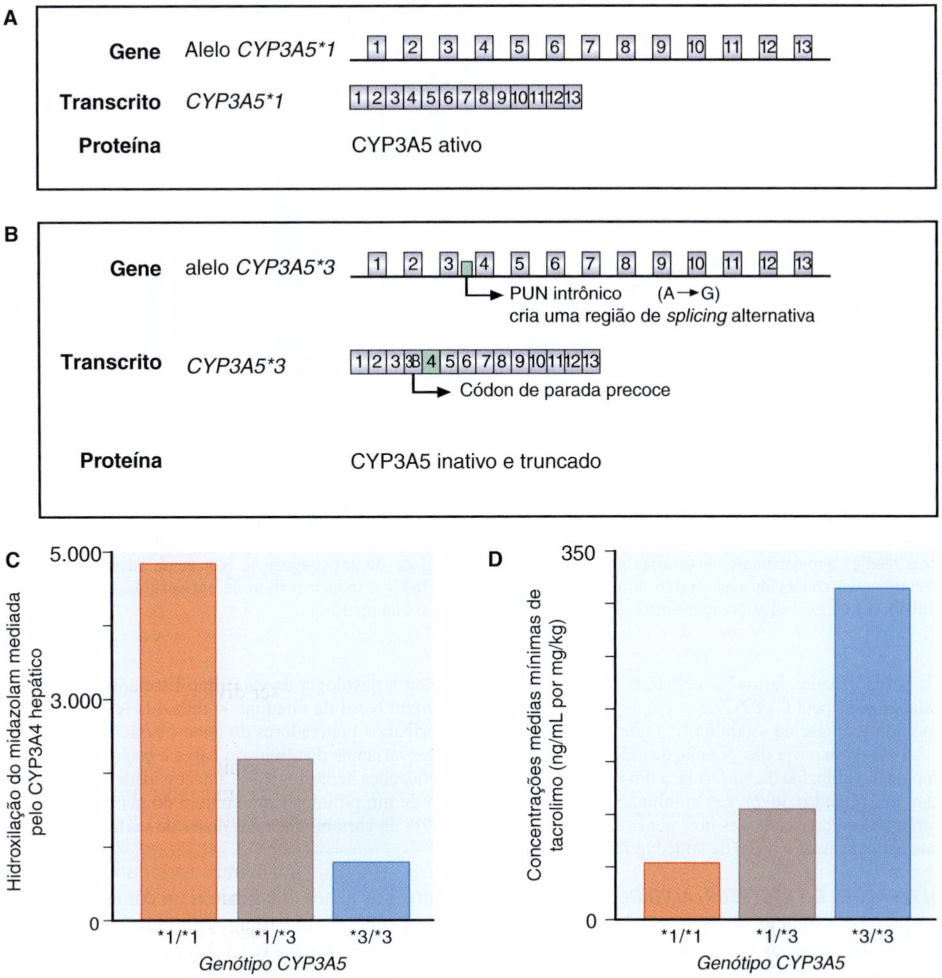

Figura 7-4 *Um PUN intrônico pode afetar o splicing e explicar a expressão polimórfica do CYP3A5.* Um polimorfismo comum (A > G) no íntron 3 do CYP3A5 define os genótipos associados ao alelo CYP3A4*1 original, ou o alelo variante não funcional CYP3A5*3. Esse PUN intrônico produz um sítio de corte alternativo, que resulta na produção de um CYP3A5 transcrito alternativo com um íntron adicional 3B (painel **B**), um códon de parada precoce concomitante e uma proteína CYP3A5 malformada. Embora o gene original (mais comum nas populações africanas que nas brancas ou asiáticas) resulte na produção da proteína CYP3A5 ativa (painel **A**), enquanto a variante *3 resulta na formação da proteína CYP3A5 truncada e inativa. Desse modo, o metabolismo dos substratos do CYP3A5 é reduzido *in vitro* (painel **C**, ilustrado para o midazolam) e as concentrações sanguíneas destes fármacos são maiores *in vivo* (painel **D**, ilustrado para o tacrolimo) nos indivíduos com o alelo *3, quando comparados com o alelo *1.

falta de ativação do tamoxifeno, que aumenta o risco de recidiva ou reaparecimento do câncer de mama. Por outro lado, o fenótipo ultrarrápido está associado à depuração extremamente rápida e, consequentemente, à ineficácia dos antidepressivos.

Uma variante da região promotora da enzima UGT1A1 (UGT1A1*28), que tem um TA adicional em comparação com a forma mais comum do gene, foi associada à redução da taxa de transcrição do *UGT1A1* e à atividade de glicuronidação reduzida por esta enzima. Essa atividade reduzida foi associada a níveis mais altos do metabólito ativo do quimioterápico irinotecana (Capítulo 6), que foram associados ao aumento do risco de ocorrer toxicidade (Figuras 6-5 e 6-6). O CYP2C19, que no passado era conhecido como mefenitoína-hidroxilase, apresenta variabilidade farmacogenética penetrante, na qual apenas alguns PUNs são responsáveis pela maioria dos fenótipos de metabolizador deficiente ou deficiente. O fenótipo deficiente é muito mais comum nas populações chinesa e japonesa. Vários inibidores da bomba de prótons, inclusive omeprazol e lansoprazol, são inativados pelo CYP2C19. Por essa razão, os pacientes que apresentam deficiência fenotípica têm exposições mais acentuadas ao fármaco original ativo, efeito farmacodinâmico mais pronunciado (pH gástrico mais alto) e maior tendência a curar úlceras do que os indivíduos heterozigóticos ou homozigóticos para o gene original.

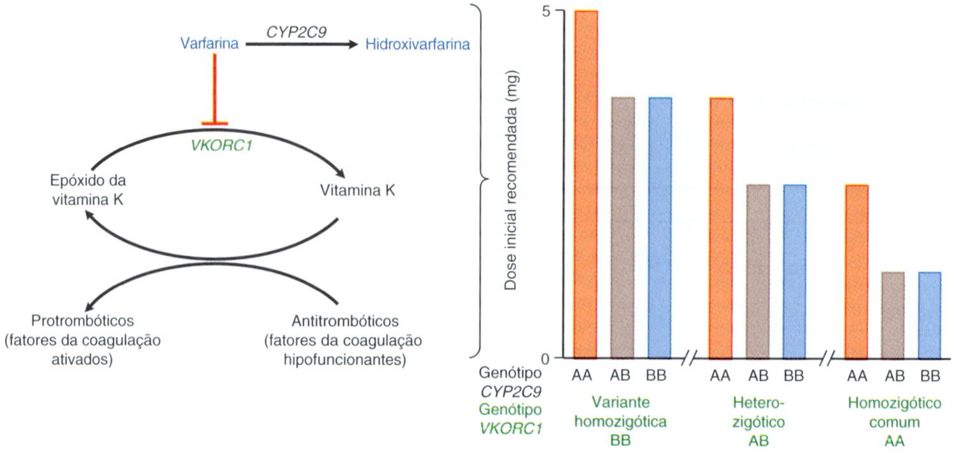

Figura 7-5 *Farmacogenética da posologia da varfarina.* A varfarina é metabolizada pelo *CYP2C9* em metabólitos inativos e produz seu efeito anticoagulante em parte pela inibição da *VKORC1* (epóxido-hidrolase da vitamina K), uma enzima necessária à redução da vitamina K de sua forma inativa à ativa. Polimorfismos comuns desses dois genes (*CYP2C9* e *VKORC1*) afetam a farmacocinética e a farmacodinâmica da varfarina, respectivamente, determinando as doses terapêuticas médias populacionais necessárias para manter o nível desejado de anticoagulação (em geral, baseado no exame hematológico conhecido como razão normalizada internacional [INR]) e reduzir o risco de anticoagulação insuficiente (trombose) ou excessiva (sangramento). Ver também Figura 30-6 e Quadro 30-2.

Os polimorfismos farmacocinéticos e farmacodinâmicos afetam a posologia da varfarina. Esse anticoagulante é catabolizado pela CYP2C9 e sua ação depende em parte do nível basal da vitamina K reduzida (catalisada pela epóxido-redutase da vitamina K; Figuras 7-5 e 30-6). Polimorfismos inativadores do gene *CYP2C9* são comuns e 2-10% da maioria das populações são homozigóticos para as variantes de atividade baixa e estão associados à depuração reduzida da varfarina, a um risco mais alto de complicações hemorrágicas e à necessidade de usar doses menores (Quadro 30-2). Em combinação com a genotipagem de um polimorfismo comum do gene *VKORC1*, a variação hereditária desses dois genes é responsável por 20-60% da variabilidade das doses de varfarina necessárias para alcançar o nível de anticoagulação desejado.

ALTERAÇÕES DO RECEPTOR/ALVO DO FÁRMACO. Os produtos dos genes que funcionam como alvos diretos para os fármacos têm um papel importante na farmacogenética. As variantes altamente penetrantes com consequências funcionais profundas em alguns genes podem causar fenótipos patológicos, que exercem pressão seletiva negativa; as variações mais sutis dos mesmos genes podem ser conservadas na população sem causar doença e, ainda assim, causar variações na resposta aos fármacos.

Por exemplo, a inativação total da metilenotetraidrofolatorredutase (MTHFR) por mutações pontuais raras causa retardo mental grave, doença cardiovascular e redução da expectativa de vida. Por outro lado, o PUN 677C→T causa a substituição de um aminoácido, que é mantida na população com uma frequência alta (na maioria das populações brancas, a frequência é de 0,4) e está associada à redução modesta da atividade da MTHFR (cerca de 30% menos que a do alelo 677C) e à elevação modesta, embora significativa das concentrações plasmáticas de homocisteína (cerca de 25% mais altas). Esse polimorfismo não altera a farmacocinética dos fármacos, mas parece modular a farmacodinâmica, porque predispõe à toxicidade GI do metotrexato (antagonista do folato) nos receptores de transplantes de células-tronco.

FATORES QUE MODIFICAM A AÇÃO DO METOTREXATO. A via metabólica do metotrexato inclui polimorfismos do metabolismo, transporte, modificador farmacológico e do seu alvo de ação. O metotrexato é um substrato para transportadores e enzimas anabolizantes que afetam sua farmacocinética intracelular e que estão sujeitos a polimorfismos comuns. Vários dos alvos diretos (di-hidrofolato redutase, purina-transformilases e timidilato-sintetase [TYMS]) também estão sujeitos a polimorfismos comuns. Um indel polimórfico do *TYMS* (duas *versus* três repetições de uma repetição com 28 pares de bases no intensificador) afeta o grau de expressão da enzima nas células normais e nas células tumorais. O polimorfismo do *TYMS* pode influenciar a toxicidade e a eficácia dos antineoplásicos (p. ex., fluorouracila e metotrexato) que têm como alvo a enzima TYMS. Dessa maneira, a contribuição genética para as variabilidades da farmacocinética e da farmacodinâmica do metotrexato não pode ser entendida se não forem levados em consideração os genótipos de alguns *loci* diferentes.

OUTROS EXEMPLOS DE POLIMORFISMOS DOS ALVOS DOS FÁRMACOS. Estudos mostraram que muitos polimorfismos dos alvos dos fármacos podem prever a capacidade de resposta dos pacientes (Quadro 7-3). Os polimorfismos dos receptores da serotonina preveem não apenas o grau de resposta aos antidepressivos, como também o risco global de desenvolver depressão. Os polimorfismos dos receptores β-adrenérgicos foram relacionados com a reatividade asmática (grau de alteração do volume expiratório forçado em 1 segundo, depois da utilização de um β-agonista), com a função renal depois do uso dos inibidores da enzima conversora da angiotensina (ECA) e com a frequência cardíaca depois do tratamento com β-bloqueadores. Os polimorfismos da HMG-CoA foram correlacionados com o grau de redução lipídica depois do uso das estatinas, que são inibidores dessa enzima (Capítulo 31) e com a intensidade dos efeitos positivos nas lipoproteínas de alta densidade das mulheres que faziam tratamento de reposição estrogênica. Os polimorfismos dos canais iônicos foram correlacionados com o risco de arritmias cardíacas, com ou sem fármacos desencadeantes.

DOENÇAS QUE MODIFICAM POLIMORFISMOS. Alguns genes podem estar envolvidos em uma doença coexistente que está sendo tratada, mas não interagem diretamente com o fármaco. Os polimorfismos modificadores são importantes para o risco primário de alguns eventos e para o risco de reações induzidas por fármacos.

Por exemplo, o polimorfismo do *MTHFR* está relacionado com a homocisteinemia que, por sua vez, afeta o risco de trombose. O risco de trombose induzida por um fármaco depende não apenas do uso de agentes protrombóticos, mas também de fatores ambientais e da predisposição genética à trombose, que podem ser afetados pelos polimorfismos da linhagem germinativa do *MTHFR*, do fator V e da protrombina. Esses polimorfismos não atuam diretamente na farmacocinética ou farmacodinâmica dos agentes protrombóticos (p. ex., glicocorticoides, estrogênios e asparaginase), mas podem modificar o risco do evento fenotípico (trombose) em presença do fármaco. Do mesmo modo, os polimorfismos dos canais iônicos (p. ex., *HERG*, KvLQT1, Mink e *MiRP1*) podem afetar o risco global de arritmias cardíacas, que podem ser acentuadas na presença de um fármaco capaz de prolongar o intervalo QT em algumas circunstâncias (p. ex., antibióticos macrolídeos, anti-histamínicos).

CÂNCER COMO UM CASO ESPECIAL. A farmacogenética do câncer tem um aspecto incomum, porque os tumores apresentam mutações somaticamente adquiridas, além das variações preexistentes na linhagem germinativa do paciente. Desse modo, a eficácia de alguns antineoplásicos depende da genética do hospedeiro e do tumor.

Por exemplo, o câncer pulmonar de células não pequenas é tratado com um inibidor do receptor do fator de crescimento epidérmico (RFCE) conhecido como gefitinibe. Os pacientes cujos tumores têm mutações ativadoras no domínio da tirosinocinase do *EGFR* parecem responder melhor ao gefitinibe que os pacientes que não têm estas mutações. As pacientes com câncer de mama que expressam o antígeno Her2 (como alteração genética adquirida) têm mais chances de melhorar depois do tratamento com o anticorpo trastuzumabe que as mulheres que não têm expressão deste antígeno; isso possibilita a individualização rotineira do tratamento antineoplásico para as pacientes com câncer de mama com base na genética do tumor. Algumas alterações genéticas afetam o tumor e o hospedeiro: a presença de duas em vez de três cópias de um polimorfismo de repetição do intensificador do gene *TYMS* aumenta o risco de ocorrerem efeitos tóxicos no hospedeiro, mas também aumenta as chances de que o tumor seja sensível aos inibidores de timidilato-sintetase.

FARMACOGENÉTICA NA PRÁTICA CLÍNICA

Existem três linhas principais de evidências, que precisam ser acumuladas para implicar determinado polimorfismo na prática clínica:

1. *Rastreamentos dos tecidos obtidos de vários seres humanos para correlacionar o polimorfismo com um traço fenotípico*
2. *Estudos funcionais pré-clínicos complementares indicando que o polimorfismo provavelmente está relacionado com o fenótipo*
3. *Vários estudos clínicos confirmatórios da associação fenótipo/genótipo*

A maioria das posologias farmacológicas baseia-se no uso de uma dose "média" do fármaco para a população. O ajuste das doses com base nas variáveis como disfunção renal ou hepática geralmente é aceito no estabelecimento da posologia de um fármaco. Embora existam muitos exemplos de efeitos significativos dos polimorfismos na disposição dos fármacos (p. ex., Quadro 7-3), há muito mais hesitação por parte dos médicos em ajustar as doses com base em testes genéticos do que com base em variáveis clínicas indiretas das funções renal e hepática. A frequência dos polimorfismos funcionalmente importantes significa que a complexidade da posologia provavelmente aumentará expressivamente na era pós-genômica. Mesmo que todos os fármacos tivessem apenas um polimorfismo importante a ser considerado na determinação posológica, a escala de complexidade seria enorme. A utilidade potencial da farmacogenética para aperfeiçoar o tratamento farmacológico é grande. Com a incorporação crescente da farmacogenética às experiências clínicas, genes e polimorfismos importantes deverão ser identificados e os resultados das pesquisas demonstrarão se a individualização das doses poderá melhorar os desfechos clínicos e reduzir os efeitos adversos de curto e longo prazos.

Existem recursos úteis que permitem aos clínicos acessar informações sobre farmacogenética (Quadro 7-1). A aprovação de leis para evitar discriminação genética pode atenuar as preocupações de que os dados genéticos sejam acrescentados aos prontuários médicos poderia penalizar os indivíduos com genótipos "desfavoráveis".

Quadro 7-3

Exemplos de polimorfismos genéticos que afetam as respostas aos fármacos

PRODUTO DO GENE (*GENE*)	FÁRMACOS[a]	RESPOSTAS AFETADAS
Metabolismo e transporte do fármaco		
CYP2C9	Tolbutamida, varfarina[a], fenitoína, anti-inflamatórios não esteroides	Efeito anticoagulante da varfarina
CYP2C19	Mefenitoína, omeprazol, voriconazol[a], hexobarbital, mefobarbital, propranolol, proguanila, fenitoína, clopidogrel	Resposta da úlcera péptica ao omeprazol; complicações cardiovasculares depois do uso do clopidogrel
CYP2D6	β-bloqueadores, antidepressivos, antipsicóticos, codeína, debrisoquina, atomoxetina[a], dextrometorfano, guanoxano, *N*-propilajmalina, perexilina, fenacetina, fenformina, propafenona, esparteína, tamoxifeno	Discinesia tardia depois do uso de antipsicóticos; efeitos adversos dos narcóticos; eficácia da codeína; dose necessária de imipramina; efeito dos β-bloqueadores; recidiva do câncer de mama depois do tratamento com tamoxifeno
CYP3A4/3A5/3A7	Macrolídeos, ciclosporina, tacrolimo, bloqueadores do canal de Ca^{2+}, midazolam, terfenadina, lidocaína, dapsona, quinidina, triazolam, etopósido, tempósido, lovastatina, alfentanila, tamoxifeno, esteroides	Eficácia dos efeitos imunossupressores do tacrolimo
Di-hidropirimidina-desidrogenase	Fluorouracila, capecitabina[a]	Toxicidade da 5-fluorouracila
N-acetiltransferase (*NAT2*)	Isoniazida, hidralazina, sulfonamidas, amonafida, procainamida, dapsona, cafeína	Hipersensibilidade às sulfonamidas, efeitos tóxicos da amonafida, lúpus induzido pela hidralazina, neurotoxicidade da isoniazida
Glutationa-transferases (*GSTM1, GSTT1, GSTP1*)	Vários agentes antineoplásicos	Resposta reduzida no câncer de mama, mais toxicidade e resposta menos satisfatória na leucemia mieloide aguda
Tiopurina-metiltransferase (*TPMT*)	Mercaptopurina[a], tioguanina[a], azatioprina[a]	Toxicidade e eficácia da tiopurina, risco de cânceres secundários
UDP-glicuronosiltransferase (*UGT1A1*)	Irinotecana[a], bilirrubina	Toxicidade da irinotecana
Glicoproteína P (*ABCB1*)	Antineoplásicos derivados de produtos naturais, inibidores de protease do HIV, digoxina	Resposta reduzida das células CD4 dos pacientes HIV-positivos, redução da ASC da digoxina, resistência aos agentes antiepilépticos
UGT2B7	Morfina	Níveis plasmáticos da morfina
Transportador de ânions orgânicos (*SLC01B1*)	Estatinas, metotrexato, inibidores da ECA	Níveis plasmáticos das estatinas, miopatia; níveis plasmáticos do metotrexato, mucosite
COMT	Levodopa	Efeito farmacológico exacerbado
Transportador de cátions orgânicos (*SLC22A1, OCT1*)	Metformina	Efeito farmacológico e farmacocinética
Transportador de cátions orgânicos (*SLC22A2, OCT2*)	Metformina	Depuração renal
Novo transportador de cátions orgânicos (*SLC22A4, OCTN1*)	Gabapentina	Depuração renal
CYP2B6	Ciclofosfamida	Insuficiência ovariana

(continua)

Quadro 7-3

Exemplos de polimorfismos genéticos que afetam as respostas aos fármacos (*Continuação*)

PRODUTO DO GENE (*GENE*)	FÁRMACOS[a]	RESPOSTAS AFETADAS
Alvos e receptores		
Enzima conversora de angiotensina (ECA)	Inibidores de ECA (p. ex., enalapril)	Efeitos nefroprotetores, hipotensão, redução da massa ventricular esquerda, tosse
Timidilato-sintetase	5-Fluorouracila	Resposta do câncer colorretal
Receptor 5 de quimiocina (*CCR5*)	Antirretrovirais, interferon	Resposta antiviral
Receptor β_2-adrenérgico (*ADBR2*)	β_2-antagonistas (p. ex., salbutamol, terbutalina)	Broncodilatação, suscetibilidade à dessensibilização induzida pelo agonista, efeitos cardiovasculares (p. ex., frequência cardíaca acelerada, aumento do índice cardíaco e vasodilatação periférica)
Receptor β_1-adrenérgico (*ADBR1*)	β_1-agonistas	Pressão arterial e frequência cardíaca depois do uso dos β_1-agonistas
5-Lipoxigenase (*ALOX5*)	Antagonistas dos receptores de leucotrienos	Resposta da asma
Receptores da dopamina (D_2, D_3 e D_4)	Antipsicóticos (p. ex., haloperidol, clozapina, tioridazina, nemonaprida)	Resposta aos antipsicóticos (D_2, D_3 e D_4), discinesia tardia induzida pelos antipsicóticos (D_3) e acatisia aguda (D_3), hiperprolactinemia nas mulheres (D_2)
Receptor α do estrogênio	Tratamento de reposição hormonal com estrogênio	Colesterol-lipoproteína de alta densidade
Transportador da serotonina (5-HTT)	Antidepressivos (p. ex., clomipramina, fluoxetina, paroxetina, fluvoxamina)	Efeitos da clozapina, neurotransmissão por 5-HT, resposta aos antidepressivos
Receptor da serotonina (5-HT_{2A})	Antipsicóticos	Resposta ao antipsicótico clozapina, discinesia tardia, resposta ao antidepressivo paroxetina, discriminação dos fármacos
HMG-CoA-redutase	Pravastatina	Redução do colesterol sérico
Vitamina K oxidorredutase (VKORC1)	Varfarina[a]	Efeito anticoagulante, risco de sangramento
Receptor do hormônio de liberação da corticotrofina (CRHR1)	Glicocorticoides	Broncodilatação, osteopenia
Receptor da rianodina (RYR1)	Anestésicos gerais	Hipertermia maligna
Modificadores		
Aducina	Diuréticos	Infarto do miocárdio ou acidente vascular encefálico (AVE), pressão arterial
Apolipoproteína E	Estatinas (p. ex., sinvastatina), tacrina	Redução dos lipídeos; melhora clínica da doença de Alzheimer
Antígeno leucocitário humano	Abacavir, carbamazepina, fenitoína	Reações de hipersensibilidade
Deficiência de G6PD	Rasburicase,[a] dapsona[a]	Metemoglobinemia
Proteína de transporte dos ésteres de colesterol	Estatinas (p. ex., pravastatina)	Redução da taxa de progressão da aterosclerose

(continua)

Quadro 7-3

Exemplos de polimorfismos genéticos que afetam as respostas aos fármacos (*Continuação*)

PRODUTO DO GENE (*GENE*)	FÁRMACOS[a]	RESPOSTAS AFETADAS
Canais iônicos (*HERG, KvQT1, Mink, MiRP1*)	Eritromicina, cisaprida, claritromicina, quinidina	Risco aumentado de *torsades de pointes* induzida por fármacos, ampliação do intervalo QT
Metilguanina-metiltransferase	Agentes metiladores do DNA	Resposta do glioma à quimioterapia
Parkina	Levodopa	Resposta da doença de Parkinson
MTHFR	Metotrexato	Toxicidade GI
Protrombina, fator V	Anticoncepcionais orais	Risco de trombose venosa
Estromelisina-1	Estatinas (p. ex., pravastatina)	Redução das complicações cardiovasculares e da necessidade de repetir a angioplastia
Inosina-trifosfatase (ITPA)	Azatioprina, mercaptopurina	Mielossupressão
Receptor da vitamina D	Estrogênio	Densidade mineral óssea

[a]Informações baseadas na genética sobre posologia, eventos adversos ou testes acrescentadas à bula do fármaco aprovado pelo FDA (Grossman I. Routine pharmacogenetic testing in clinical practice: Dream or reality? Pharmacogenomics, 2007, 8:1449-1459).

Para uma listagem bibliográfica completa, consulte ***As Bases Farmacológicas da Terapêutica de Goodman e Gilman***, 12ª edição.

Seção II Neurofarmacologia

Capítulo 8 Neurotransmissão: os sistemas nervosos autônomo e somático motor

ANATOMIA E FUNÇÕES GERAIS

O sistema nervoso autônomo (SNA, ou *sistema nervoso visceral*, *vegetativo* ou *involuntário*) regula as funções autônomas que ocorrem sem controle consciente. Na periferia, ele consiste em nervos, gânglios e plexos que inervam o coração, vasos sanguíneos, glândulas e outras vísceras, e os músculos lisos em vários tecidos.

DIFERENÇAS ENTRE OS NERVOS AUTÔNOMOS E SOMÁTICOS

- Os *nervos eferentes* do SNA suprem todas as estruturas inervadas do organismo, com a exceção dos músculos esqueléticos, que são servidos pelos nervos somáticos.
- As junções sinápticas mais distais do arco reflexo autônomo ocorrem em *gânglios* situados inteiramente *fora do eixo cerebrospinal*. Os nervos somáticos são desprovidos de *gânglios* periféricos, e as suas sinapses localizam-se, em sua totalidade, *no interior do eixo cerebrospinal*.
- Muitos nervos autônomos formam extensos plexos, mas tais redes estão ausentes nos sistemas somáticos.
- Enquanto os nervos motores destinados aos músculos esqueléticos são mielinizados, os autônomos pós--ganglionares geralmente não o são.
- Quando os nervos eferentes espinais são interrompidos, os músculos lisos e as glândulas geralmente retêm algum grau de atividade espontânea enquanto os músculos esqueléticos *desnervados* são paralisados

FIBRAS AFERENTES VISCERAIS. As fibras aferentes originadas das estruturas viscerais são o primeiro elo dos arcos reflexos do sistema autônomo. Afora algumas exceções, como os reflexos axoniais locais, a maior parte dos reflexos viscerais é mediada por meio do sistema nervoso central (SNC).

As informações sobre o *status* dos órgãos viscerais são transmitidas ao SNC por meio de dois sistemas sensoriais principais: o sistema *sensorial visceral dos nervos cranianos* (parassimpático) e o sistema *aferente visceral espinal* (simpático). O sistema sensorial visceral craniano conduz principalmente as informações *mecanorreceptoras* e *quimiossensitivas*, enquanto os aferentes do sistema visceral espinal carregam principalmente as sensações relacionadas à *temperatura* e às *lesões teciduais* de origem mecânica, química ou térmica.

As informações sensoriais viscerais cranianas entram no SNC por quatro nervos cranianos: nervos trigêmeo (V), facial (VII), glossofaríngeo (IX) e vago (X). Esses nervos transmitem informações sensoriais viscerais oriundas da parte interna do rosto e da cabeça (V); da língua (paladar, VII); do palato duro e da parte alta da orofaringe (IX); do corpo carotídeo, da parte baixa da orofaringe, da laringe, da traqueia, do esôfago e, com exceção das vísceras pélvicas, dos órgãos torácicos e abdominais (X). As vísceras pélvicas são inervadas por ramos que se originam desde o segundo até o quarto segmentos espinais sacrais. Topograficamente, os aferentes viscerais oriundos desses quatro nervos terminam no *núcleo do trato solitário* (NTS).

Os aferentes sensoriais originados dos órgãos viscerais também entram no SNC através dos nervos espinais e levam informações concernentes à temperatura, bem como aferências viscerais nociceptivas relacionadas com estímulos mecânicos, químicos e térmicos. Aqueles concernentes à quimiossensação muscular podem atingir todos os níveis espinais, enquanto os aferentes sensoriais viscerais simpáticos geralmente chegam aos níveis torácicos, onde se localizam os neurônios pré-ganglionares simpáticos. Os neurotransmissores que intermediam a transmissão originária das fibras sensoriais não foram caracterizados de forma inequívoca. A substância P e o peptídeo relacionado com o gene da calcitonina (CGRP) são os principais candidatos para os neurotransmissores que comunicam os estímulos nociceptivos originados da periferia. Somatostatina (SMT), polipeptídeo intestinal vasoativo (PIV) e colecistocinina (CCC), também ocorrem nos neurônios sensoriais. O trifosfato de adenosina

 (ATP) parece ser um neurotransmissor em certos neurônios sensoriais. As encefalinas, presentes nos interneurônios na medula espinal dorsal têm efeitos antinociceptivos pré-sinápticos e pós-sinápticos destinados a inibir a liberação de substância P. Os aminoácidos excitatórios glutamato e aspartato também têm importantes papéis na transmissão das respostas sensoriais para a medula espinal. Esses transmissores e suas vias de sinalização são revisadas no Capítulo 14.

DIVISÕES DO SISTEMA AUTÔNOMO PERIFÉRICO. O SNA consiste em duas grandes divisões: o *simpático* e o *parassimpático* (Figura 8-1).

O neurotransmissor de todas as fibras autônomas pré-ganglionares, da maioria das fibras parassimpáticas pós-ganglionares e de umas poucas fibras simpáticas pós-ganglionares é a *acetilcolina* (ACh). Alguns nervos parassimpáticos pós-ganglionares usam NO (*óxido nítrico*) e são denominados *nitritérgicos*. A maioria das fibras simpáticas pós-ganglionares são *adrenérgicas*; aqui, o transmissor primário é a *norepinefrina* (NE, *noredrenalina*). Os termos *colinérgico* e *adrenérgico* descrevem os neurônios que liberam ACh ou NE, respectivamente. A substância P e o glutamato podem também mediar muitos impulsos aferentes.

SISTEMA NERVOSO SIMPÁTICO. As células que dão origem às fibras pré-ganglionares dessa divisão se localizam principalmente nas colunas intermediolaterais da medula espinal e se estendem desde o primeiro segmento torácico até o segundo ou terceiro segmento lombar. Os axônios originados nessas células são conduzidos pelas raízes nervosas anteriores (ventrais) e fazem sinapse com neurônios que se situam em gânglios simpáticos fora do eixo cerebrospinal. Esses gânglios são encontrados em três localizações: paravertebral, pré-vertebral e terminal.

Os 22 pares de gânglios simpáticos paravertebrais formam as cadeias laterais de cada lado da coluna vertebral. Eles são conectados entre si por troncos nervosos e aos nervos espinais pelos *ramos comunicantes*. Os ramos brancos conduzem as fibras mielinizadas pré-ganglionares que saem da medula espinal através das raízes espinais anteriores. Os ramos cinzentos conduzem de volta aos nervos espinais as fibras pós-ganglionares, para distribuição às glândulas sudoríparas, músculos pilomotores e vasos sanguíneos dos músculos esqueléticos e da pele. Os gânglios pré-vertebrais se localizam no abdome e na pelve, próximos à superfície ventral da coluna vertebral óssea, e consistem principalmente do celíaco (solar), mesentérico superior, aortorrenal e mesentérico inferior. Os gânglios terminais existem em pequeno número, localizam-se próximos aos órgãos que inervam e incluem aqueles conectados à bexiga e ao reto e, na região do pescoço, o gânglio cervical. Além disso, pequenos gânglios intermediários se situam fora da cadeia vertebral convencional, especialmente na região toracolombar. Eles existem em número e localização variáveis, mas habitualmente estão em estreita proximidade aos ramos comunicantes e às raízes nervosas espinais anteriores.

As fibras pré-ganglionares que saem da medula espinal podem fazer sinapse com neurônios de mais de um gânglio simpático. Seus principais gânglios de destino não necessariamente correspondem ao nível original em que a fibra pré-ganglionar deixou a medula espinal. Muitas dessas fibras, desde o quinto até o último segmento torácico, ultrapassam os gânglios paravertebrais para formar os nervos esplâncnicos. A maior parte das fibras desses nervos não constitui sinapse até que alcançam o gânglio celíaco; outras inervam diretamente a medula suprarrenal (ver discussão que segue).

As fibras pós-ganglionares que se originam nos gânglios simpáticos inervam as estruturas viscerais do tórax, abdome, cabeça e pescoço. O tronco e os membros são supridos por fibras simpáticas nos nervos espinais. Os gânglios pré-vertebrais contêm os corpos celulares cujos axônios inervam as glândulas e os músculos lisos das vísceras abdominais e pélvicas. Muitas das fibras simpáticas torácicas superiores oriundas dos gânglios vertebrais formam plexos terminais, como o cardíaco, o esofágico e o pulmonar. A distribuição simpática para a cabeça e o pescoço (vasomotor, pupilodilatadora, secretória e pilomotora) é feita por meio da cadeia simpática cervical e seus três gânglios. Todas as fibras pós-ganglionares dessa cadeia surgem de corpos celulares localizados nesses três gânglios; todas as fibras pré-ganglionares surgem dos segmentos torácicos superiores da medula espinal, não existindo, acima do primeiro nível torácico, fibras simpáticas deixando o SNC.

Farmacologicamente, as células cromafins da medula suprarrenal se parecem com uma coleção de células nervosas simpáticas pós-ganglionares. As fibras pré-ganglionares que liberam ACh inervam estas células cromafins estimulando a liberação de epinefrina (EPI, adrenalina), em contrapartida, com a NE liberada nas fibras simpáticas pós-ganglionares.

SISTEMA NERVOSO PARASSIMPÁTICO. O sistema nervoso parassimpático consiste nas fibras pré-ganglionares que se originam no SNC e de suas conexões pós-ganglionares. As regiões de origem central são o mesencéfalo, o bulbo e a parte sacral da medula espinal. O efluxo mesencefálico ou tectal consiste em fibras que se originam no núcleo de Edinger-Westphal do terceiro nervo craniano e se encaminham ao gânglio ciliar na órbita. O efluxo bulbar consiste em componentes parassimpáticos do sétimo, nono e décimo nervos cranianos.

As fibras do sétimo nervo cranial (facial) formam a corda do tímpano, que inerva os gânglios localizados nas glândulas submaxilares e sublinguais. Elas também formam o nervo petroso superficial maior, que inerva o

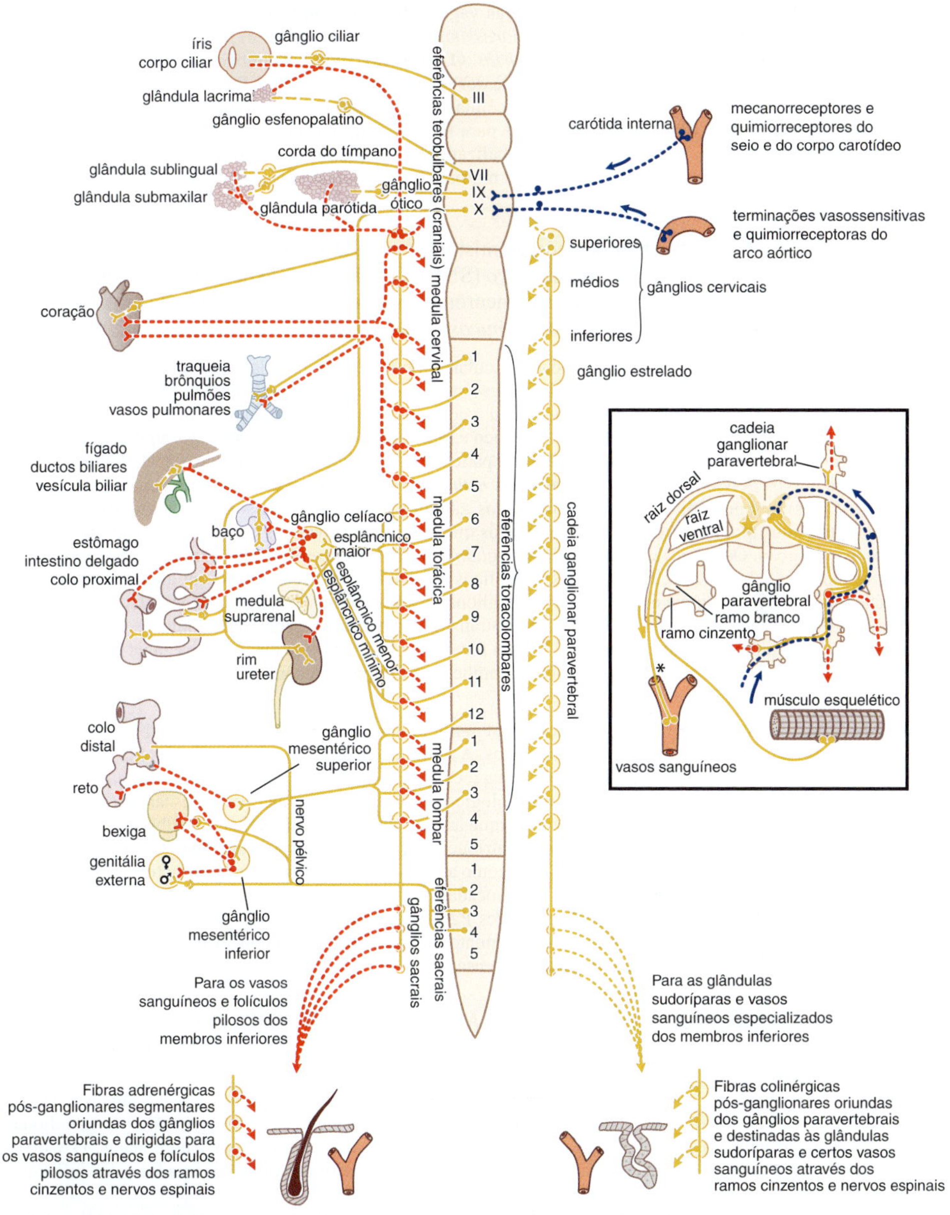

Figura 8-1 *O sistema nervoso autônomo.* Amarelo, colinérgicos; vermelho, adrenérgicos; azul pontilhado, aferentes viscerais; linhas contínuas, pré-ganglionares; linhas interrompidas, pós-ganglionares. No retângulo superior, à direita, são mostrados os detalhes mais precisos das ramificações das fibras adrenérgicas em qualquer um dos segmentos da medula espinal, o trajeto dos nervos aferentes viscerais, a natureza colinérgica dos nervos motores somáticos destinados à musculatura esquelética e a natureza presumivelmente colinérgica das fibras vasodilatadoras nas raízes dorsais dos nervos espinais. O asterisco (*) indica que não se sabe se essas fibras vasodilatadoras são motoras ou sensoriais ou onde estão situados os seus corpos celulares.

gânglio esfenopalatino. Os componentes autônomos do nono nervo (glossofaríngeo) inervam o gânglio ótico. As fibras parassimpáticas pós-ganglionares desses gânglios suprem o esfincter da íris (o músculo constritor da pupila), o músculo ciliar, as glândulas salivares e lacrimais, bem como as mucosas do nariz, da boca e da faringe. Essas fibras também incluem os nervos vasodilatadores desses mesmos órgãos. O décimo nervo craniano (vago) surge do bulbo e contêm fibras pré-ganglionares, a maior parte das quais não faz sinapse até que tenha alcançado os muitos gânglios pequenos que se situam diretamente sobre ou no interior das vísceras do tórax e do abdome. Na parede intestinal, as fibras vagais terminam em torno das células ganglionares dos plexos mioentérico e submucoso. *Assim, no ramo parassimpático do SNA, as fibras pré-ganglionares são muito longas, enquanto as pós-ganglionares são muito curtas.* O nervo vago conduz também um número muito maior de fibras aferentes (mas, aparentemente, nenhuma de dor) desde as vísceras até o bulbo. O efluxo sacral parassimpático consiste em axônios que têm origem em células do segundo, terceiro e quarto segmentos da medula sacra e que caminham como fibras pré-ganglionares para formar os nervos pélvicos (*os nervos eretores*). Essas fibras constituem sinapse em gânglios terminais localizados próximos ou no interior da bexiga, reto e órgãos sexuais. Os efluxos vagais e sacrais fornecem fibras motoras e secretórias para os órgãos torácicos, abdominais e pélvicos (Figura 8-1).

SISTEMA NERVOSO ENTÉRICO. Os processos de mistura, propulsão e absorção de nutrientes no trato GI são controlados pelo *sistema nervoso entérico* (SNE). O SNE consiste de neurônios aferentes sensoriais e um número de nervos motores e interneurônios organizados principalmente em dois plexos nervosos: o *mioentérico* (de Auerbach) e o *submucoso* (de Meissner).

O *plexo mioentérico*, localizado entre as camadas musculares longitudinal e circular, tem um importante papel na contração e no relaxamento do músculo liso GI. O *plexo submucoso* está envolvido com as funções secretórias e absortivas do epitélio GI, com o fluxo sanguíneo local e com atividades neuroimunes. O SNE incorpora componentes dos sistemas nervosos simpático e parassimpático e tem conexões nervosas sensoriais através dos gânglios espinais e nodoso (Figura 46-1). Os impulsos parassimpáticos pré-ganglionares para o trato GI são feitos por meio do vago e dos nervos pélvicos. A ACh é liberada dos *neurônios pré-ganglionares* e ativa receptores nicotínicos da ACh (nAChRs) nos neurônios pós-ganglionares dos gânglios entéricos. Impulsos pré-ganglionares excitatórios ativam neurônios motores excitatórios e inibitórios que controlam processos como a contração muscular, as secreções e a absorção. Os *nervos simpáticos pós-ganglionares* também fazem sinapse com neurônios intrínsecos e em geral induzem relaxamento. Os impulsos simpáticos são excitatórios (contráteis) em alguns esfincteres. A informação dos impulsos neurais aferentes e pré-ganglionares aos gânglios entéricos são integrados e distribuídos por uma rede de interneurônios. A ACh é o neurotransmissor primário, gerando estímulos excitatórios entre interneurônios, mas outras substâncias, como ATP (via receptores P2X pós-juncionais), substância P (por meio de receptores NK_3) e 5-HT (usando receptores 5-HT_3), também são importantes na mediação de processos integradores via interneurônios.

As camadas musculares do trato GI têm inervação dual por neurônios motores excitatórios e inibitórios, com corpos celulares primariamente nos gânglios mioentéricos. A ACh, é o neurotransmissor motor excitatório primário liberado pelos neurônios pós-ganglionares. A ACh ativa receptores M_2 e M_3 nas células pós-juncionais para provocar respostas motoras. Entretanto, o bloqueio farmacológico dos receptores colinérgicos muscarínicos (mAChRs) não bloqueia toda a neurotransmissão excitatória, porque as neurocininas (neurocinina A e substância P) também são liberadas por neurônios motores excitatórios e contribuem para a excitação pós-juncional. Os neurônios motores inibidores no TGI regulam eventos de motilidade como acomodação, relaxamento de esfincteres e relaxamento receptivo descendente. As respostas inibitórias são evocadas por um derivado da purina (ATP ou β-nicotinamida adenina dinucleotídeo (β-NAD) atuando em receptores $P2Y_1$ pós-juncionais) e NO. Neuropeptídeos inibitórios, como o PIV e o peptídeo hipofisário ativador da adenilato-ciclase (PHAAC), também podem ser liberados dos neurônios inibitórios sob condições de estimulação intensa.

COMPARAÇÃO ENTRE OS NERVOS SIMPÁTICOS, PARASSIMPÁTICOS E MOTORES (FIGURA 8-2)

- O sistema *simpático* distribui-se a efetores em todo o organismo, enquanto a distribuição do *parassimpático* é muito mais limitada.
- As *fibras simpáticas pré-ganglionares* podem percorrer uma distância considerável desde a cadeia simpática e passar através de vários gânglios antes de finalmente constituir sinapse com um neurônio pós-ganglionar, assim suas terminações fazem contato com um grande número de neurônios pós-ganglionares. O *sistema parassimpático* tem gânglios terminais muito próximos ou no interior dos órgãos inervados e sua influência é mais circunscrita em geral.
- Os corpos celulares dos *neurônios motores somáticos* residem no corno ventral da medula espinal; o axônio divide-se em muitos ramos, cada um dos quais inerva uma única fibra muscular, de tal modo que mais de 100 fibras musculares podem ser supridas por um único neurônio motor, para formar uma unidade motora. Nas junções neuromusculares, a extremidade do axônio perde a sua bainha de mielina e forma uma arborização terminal que fica em aposição a uma superfície especializada da membrana muscular, denominada *placa terminal motora*. (Figura 11-3)

RESPOSTAS DOS ÓRGÃOS EFETORES AOS IMPULSOS NERVOSOS AUTÔNOMOS. Na maior parte das vezes, os neurotransmissores simpáticos e parassimpáticos podem ser vistos como antagonistas fisiológicos ou funcionais (Quadro 8-1).

A maior parte dos órgãos é inervada por ambas as divisões do SNA, e o nível das suas atividades sobre estruturas específicas podem ser algumas vezes isoladas e independentes, ou integradas e interdependentes. Por exemplo, os efeitos da estimulação simpática e parassimpática do coração e da íris mostram um padrão de antagonismo funcional no controle da frequência cardíaca e da abertura pupilar, respectivamente, enquanto as suas ações sobre os órgãos sexuais masculinos são complementares e integradas para promover a função sexual.

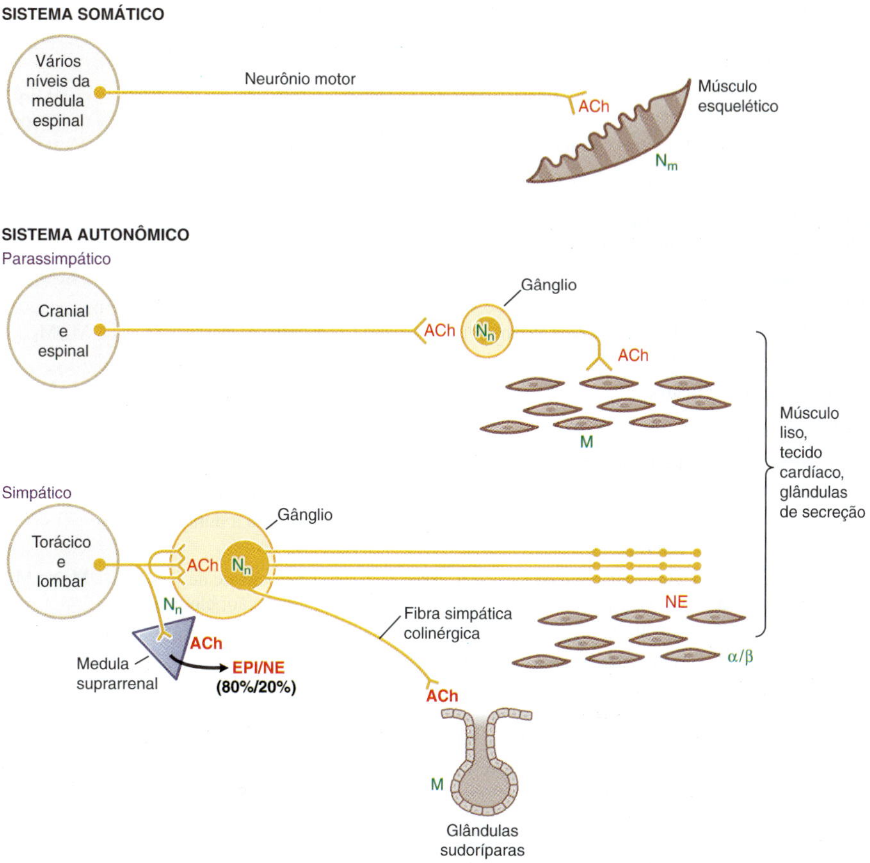

Figura 8-2 *Representação esquemática dos nervos motores somáticos e os nervos eferentes do sistema nervoso autônomo.* Os principais neurotransmissores, acetilcolina (ACh) e norepinefrina (NE), são mostrados em vermelho. Os receptores para estes transmissores, receptores colinérgicos nicotínico (N) e muscarínico (M), receptores α e β adrenérgicos são representados em verde.

- Os nervos somáticos inervam o músculo esquelético diretamente em uma junção sináptica especializada, a placa motora terminal, onde a ACh estimula receptores Nm.
- Os nervos autonômicos inervam os músculos lisos, tecido cardíaco e as glândulas. Ambos os sistemas, simpático e parassimpático, têm gânglios onde o transmissor é a ACh da fibra pré-ganglionar; a ACh atua em receptores Nn nos nervos pós-ganglionares. A ACh também é o neurotransmissor nas células da medula suprarrenal, onde atua em receptores Nn para provocar a liberação da catecolamina epinefrina (EPI) e NE na circulação.
- A ACh é o neurotransmissor predominante nos nervos parassimpáticos pós-ganglioinares e atua em receptores muscarínicos. Os gânglios do sistema parassimpático estão próximos ou dentro dos órgãos inervados com uma relação geral de um para um entre as fibras pré e pós-ganglionares.
- A NE é o principal neurotransmissor dos nervos simpáticos pós-ganglionares, atuando em receptores α e β adrenérgicos. Os nervos autonômicos formam um padrão difuso com múltiplos locais de sinapses. No sistema simpático, os gânglios em geral estão longe das células efetoras (p. ex., dentro da cadeia ganglionar simpática). As fibras pré-ganglionares simpáticas podem fazer contatos com grande número de fibras pós-ganglionares.

FUNÇÕES GERAIS DO SISTEMA NERVOSO AUTÔNOMO. O SNA é o principal regulador da constância do meio interno do organismo.

O *sistema simpático* e a medula suprarrenal a ele associada não são essenciais para a vida em um ambiente controlado, mas a ausência das funções simpático-suprarrenais torna-se evidente em circunstâncias de estresse. Na falta do sistema simpático: a temperatura corporal não pode ser regulada quando a temperatura ambiente varia; a concentração de glicose no sangue não sobe em resposta a uma necessidade urgente; inexistem as respostas compensatórias vasculares à hemorragia, falta de oxigênio, excitação e exercício; perde-se a resistência à fadiga; perdem-se também os componentes simpáticos das reações instintivas ao ambiente externo; e são discerníveis outras sérias deficiências das forças protetoras do organismo. Normalmente, o sistema simpático age de forma contínua; o grau de atividade varia de momento para momento e de órgão para órgão ajustando-se a um ambiente em constante mutação. O sistema simpático suprarrenal pode descarregar como uma unidade.

Quadro 8-1

Respostas dos órgãos efetores aos impulsos nervosos autonômicos

SISTEMA ORGÂNICO	EFEITO SIMPÁTICO[a]	SUBTIPO DE RECEPTOR ADRENÉRGICO[b]	EFEITO PARASSIMPÁTICO[a]	SUBTIPO DE RECEPTOR COLINÉRGICO[b]
Olho				
Músculo radial da íris	Contração (midríase) ++	α_1		
Esfíncter muscular da íris			Contração (miose) +++	M_3, M_2
Músculo ciliar	Relaxamento para visão distante +	β_2	Contração para visão próxima +++	M_3, M_2
Glândulas lacrimais	Secreção +	α	Secreção +++	M_3, M_2
Coração[c]				
Nodo sinoatrial	↑ frequência cardíaca ++	$\beta_1 > \beta_2$	↓ frequência cardíaca +++	$M_2 >> M_3$
Átrio	↑ contratilidade e da velocidade de condução ++	$\beta_1 > \beta_2$	↓ contratilidade ++ e encurta a duração do PA	$M_2 >> M_3$
Nodo atrioventricular	↑ automatismo e da velocidade de condução ++	$\beta_1 > \beta_2$	↓ velocidade de condução; bloqueio AV +++	$M_2 >> M_3$
Sistema de His-Purkinje	↑ automatismo e da velocidade de condução	$\beta_1 > \beta_2$	Pouco efeito	$M_2 >> M_3$
Ventrículo	↑ contratilidade, velocidade de condução e do automatismo e frequência dos marca-passos idioventriculares +++	$\beta_1 > \beta_2$	Leve ↓ contratilidade	$M_2 >> M_3$
Vasos sanguíneos				
Artérias e arteríolas[d]				
Coronárias	Constrição +; dilatação[e] ++	α_1, α_2; β_2	Sem inervação[h]	—
Pele e mucosas	Constrição +++	α_1, α_2	Sem inervação[h]	—
Músculos esqueléticos	Constrição; dilatação[e, f, g] ++	α_1; β_2	Dilatação[h] (?)	—
Cerebrais	Constrição (leve)	α_1	Sem inervação[h]	—
Pulmonares	Constrição +; dilatação	α_1; β_2	Sem inervação[h]	—
Vísceras abdominais	Constrição +++; dilatação +	α_1; β_2	Sem inervação[h]	—
Glândulas salivares	Constrição +++	α_1, α_2	Dilatação[h] ++	M_3
Renais	Constrição ++; dilatação ++	α_1, α_2; β_1, β_2	Sem inervação[h]	
(Veias)[d]	Constrição; dilatação	α_1, α_2; β_2		
Endotélio	—	—	↑ sintase de NO[h]	M_3
Pulmões				
Músculos lisos da traqueia e brônquios	Relaxamento	β_2	Contração	$M_3 = M_2$
Glândulas brônquicas	↓ secreção, ↑ secreção	α_1 β_2	Estimulação	M_2, M_3

(continua)

SEÇÃO II NEUROFARMACOLOGIA

Quadro 8-1

Respostas dos órgãos efetores aos impulsos nervosos autonômicos (*Continuação*)

SISTEMA ORGÂNICO	EFEITO SIMPÁTICO[a]	SUBTIPO DE RECEPTOR ADRENÉRGICO[b]	EFEITO PARASSIMPÁTICO[a]	SUBTIPO DE RECEPTOR COLINÉRGICO[b]
Estômago				
Motilidade e tônus	↓ (habitualmente)[i] +	α_1, α_2, β_1, β_2	↑ +++	$M_2 = M_3$
Esfincteres	Contração (habitualmente) +	α_1	Relaxamento (habitualmente) +	M_3, M_2
Secreção	Inibição	α_2	Estimulação ++	M_3, M_2
Intestinos				
Motilidade e tônus	Redução[h] +	α_1 α_2; β_1 β_2	↑ +++	M_3, M_2
Esfincteres	Contração +	α_1	Relaxamento (habitualmente) +	M_3, M_2
Secreção	↓	α_2	↑++	M_3, M_2
Vesícula biliar	Relaxamento +	β_2	Contração +	M
Rins				
Secreção de renina	↓ +; ↑ ++	α_1; β_1	Sem inervação	—
Bexiga urinária				
Detrusor	Relaxamento +	β_2	Contração +++	$M_3 > M_2$
Trígono e esfincter	Contração ++	α_1	Relaxamento ++	$M_3 > M_2$
Ureter				
Motilidade e tônus	↑	α_1	↑ (?)	M
Útero	Grávido, contração Relaxamento Não grávido, relaxamento	α_1 β_2 β_2	Variável[j]	M
Órgãos sexuais masculinos	Ejaculação +++	α_1	Ereção +++	M_3
Pele				
Músculos pilomotores	Contração ++	α_1	—	
Glândulas sudoríparas	Secreção localizada[k] ++	α_1 —	— Secreção generalizada +++	M_3, M_2
Cápsula esplênica	Contração +++ Relaxamento +	α_1 β_2	— —	—
Medula suprarrenal	—		Secreção de epinefrina e norepinefrina	N $(\alpha_3)_2(\beta_4)_3$; M (secundariamente)
Músculos esqueléticos	Aumento da contratilidade; glicogenólise; captação de K^+	β_2	—	—
Fígado	Glicogenólise e gliconeogênese +++	α_1 β_2	—	—
Pâncreas				
Ácinos	↓ secreção +	α	Secreção ++	M_3, M_2
Ilhotas (células β)	↓ secreção +++ ↑ secreção +	α_2 β_2	—	
Adipócitos[l]	Lipólise +++; (termogênese) Inibição da lipólise	α_1, β_1, β_2, β_3 α_2	—	—

(continua)

Quadro 8-1

Respostas dos órgãos efetores aos impulsos nervosos autonômicos (*Continuação*)

SISTEMA ORGÂNICO	EFEITO SIMPÁTICO[a]	SUBTIPO DE RECEPTOR ADRENÉRGICO[b]	EFEITO PARASSIMPÁTICO[a]	SUBTIPO DE RECEPTOR COLINÉRGICO[b]
Glândulas salivares	Secreção de água e K^+ +	α_1	Secreção de água e K^+ +++	M_3, M_2
Glândulas nasofaríngeas	—		Secreção ++	M_3, M_2
Glândula pineal	Síntese de melatonina	β	—	
Neuro-hipófise	Secreção HAD	β_1	—	
Terminações nervosas autonômicas				
Terminações simpáticas				
Autorreceptores	Inibição da liberação de NE	$\alpha_{2A} > \alpha_{2C}$ (α_{2B})		
Heterorreceptores	—		Inibição da liberação de NE	M_2, M_4
Terminações parassimpáticas				
Autorreceptores	—	—	Inibição da liberação de ACh	M_2, M_4
Heterorreceptores	Inibição da liberação de ACh	$\alpha_{2A} > \alpha_{2C}$	—	—

[a]As respostas são graduadas de + a +++ para dar indicação aproximada da importância da atividade nervosa simpática e parassimpática no controle dos vários órgãos e funções listados.

[b]Receptores adrenérgicos: α_1, α_2 e os seus subtipos; β_1, β_2, β_3. Receptores colinérgicos: nicotínicos (N); muscarínicos (M) com os subtipos 1-4. Os subtipos de receptor são descritos mais pormenorizadamente nos Capítulos 9 e 12 e nos Quadros 8-2, 8-3, 8-6 e 8-7. Quando não se informa o subtipo é porque a sua natureza não foi determinada inequivocamente. Apenas os principais tipos de receptor são mostrados. Outros transmissores, que não a ACh e a NE, também contribuem para as respostas.

[c]No coração humano, a relação entre β_1 e β_2 é de ~ 3:2 nos átrios e de 4:1 nos ventrículos. Embora os receptores M_2 predominem, os M_3 também estão presentes.

[d]O subtipo de receptor α_1 predominante na maior parte dos vasos sanguíneos (tanto artérias quanto veias) é o α_{1A}, embora outros subtipos de α_1 estejam presentes em determinados vasos sanguíneos. O subtipo α_{1D} predomina na aorta (.

[e]A dilatação predomina *in situ* em decorrência de mecanismos metabólicos de autorregulação.

[f]Ao longo da faixa habitual de concentrações de epinefrina circulante liberada de modo fisiológico, a resposta do receptor β (vasodilatação) predomina nos vasos sanguíneos dos músculos esqueléticos e do fígado; a resposta do receptor β (vasoconstrição) nos vasos sanguíneos das outras vísceras abdominais. Os vasos renais e mesentéricos também contêm receptores dopaminérgicos específicos cuja ativação causa dilatação.

[g]Neurônios colinérgicos simpáticos causam vasodilatação nos leitos vasculares dos músculos esqueléticos, mas essa vasodilatação não participa da maior parte das respostas fisiológicas.

[h]O endotélio da maior parte dos vasos libera NO que causa vasodilatação em resposta a impulsos muscarínicos. Entretanto, diferentemente dos receptores inervados por fibras colinérgicas simpáticas nos vasos sanguíneos dos músculos esqueléticos, estes receptores muscarínicos não são inervados e respondem apenas a agonistas muscarínicos exógenos introduzidos na circulação.

[i]Embora as fibras adrenérgicas terminem em receptores β inibitórios nas células dos músculos lisos e em receptores β inibitórios sobre as células ganglionares excitatórias (colinérgicas) simpáticas do plexo mioentérico, a resposta inibitória primária é mediada através de neurônios entéricos por NO, receptores P2Y e por receptores de peptídeos.

[j]As respostas uterinas dependem do estágio do ciclo menstrual, da quantidade de estrogênio e progesterona circulantes e de outros fatores.

[k]Palmas das mãos e alguns outros locais ("sudorese adrenérgica").

[l]Há uma significativa variação entre as espécies nos tipos de receptor que medeia certas respostas metabólicas. Os três receptores β-adrenérgicos foram encontrados em adipócitos humanos. A ativação dos receptores β_3-adrenérgicos produz uma vigorosa resposta termogênica, bem como lipólise. O significado não está claro. A ativação de receptores β-adrenérgicos também inibe a liberação de leptina a partir do tecido adiposo.

A frequência cardíaca acelera; a pressão arterial se eleva; o fluxo sanguíneo é desviado da pele e da região esplâncnica para os músculos esqueléticos; a glicemia se eleva; os bronquíolos e as pupilas se dilatam; e o organismo é mais bem preparado para a eventualidade de "lutar ou fugir". Muitos desses efeitos resultam primariamente ou são reforçados por ações da epinefrina secretada pela medula suprarrenal.

O *sistema parassimpático* é organizado principalmente para descargas limitadas e localizadas. Embora se relacione primariamente à conservação de energia e à manutenção da função dos órgãos durante períodos de atividade mínima, a sua eliminação não é compatível com a vida. O sistema parassimpático reduz a frequência cardíaca, diminui a pressão arterial, estimula os movimentos e secreções GI, ajuda a absorção de nutrientes, protege a retina da luz excessiva e esvazia a bexiga e o reto.

NEUROTRANSMISSÃO

Os impulsos nervosos evocam, pela liberação de neurotransmissores químicos específicos, respostas nos músculos lisos, cardíacos e esqueléticos, nas glândulas exócrinas e nos neurônios pós-sinápticos. A transmissão neuro-humoral se relaciona com a transmissão dos impulsos das fibras pós-ganglionares às células efetoras. As evidências que suportam esse conceito incluem:

- A demonstração da presença de um transmissor fisiologicamente ativo e de suas enzimas biossintéticas nos locais apropriados
- A presença do transmissor no perfusato de uma estrutura inervada durante os períodos de estimulação nervosa, mas não (ou em quantidades grandemente reduzidas) na ausência do estímulo
- A demonstração de que o suposto neurotransmissor é capaz de produzir respostas idênticas àquelas da estimulação do nervo
- A prova de que as respostas à estimulação nervosa e ao composto administrado são modificadas do mesmo modo por vários fármacos, habitualmente antagonistas competitivos

Embora esses critérios sejam aplicáveis à maioria dos neurotransmissores, incluindo a NE e a ACh, há, agora, exceções a essas regras gerais. Verificou-se, por exemplo, que o NO é um neurotransmissor, entretanto, o NO não é armazenado nos neurônios e liberado por exocitose, mas é sintetizado quando necessário e rapidamente se difunde através das membranas. A transmissão sináptica pode ser mediada pela liberação de mais de um neurotransmissor em vários casos.

ETAPAS DA NEUROTRANSMISSÃO

A sequência de eventos envolvidos na neurotransmissão é de particular importância, porque os agentes farmacologicamente ativos modulam de forma individual cada passo.

CONDUÇÃO AXONAL. Durante o repouso, o interior de um axônio típico de mamífero é negativo em relação ao exterior em ~ 70 mV. Em resposta à despolarização até certo limiar, tem início um potencial de ação ou impulso nervoso em uma região localizada da membrana. Esse potencial consiste em duas fases. Depois da despolarização que induz a conformação 'aberta' do canal, a *fase inicial* é causada pelo rápido aumento da permeabilidade e de entrada do Na^+ através dos canais de Na^+ sensíveis à voltagem seguido de rápida despolarização a partir do potencial de repouso, que continua até produzir um excesso positivo. A *segunda fase* resulta da rápida inativação dos canais de Na^+ e da abertura retardada dos canais de K^+, o que permite a saída do K^+ para pôr fim à despolarização.

As correntes iônicas transmembrânicas estabelecem circuitos localizados de modo que canais adjacentes em repouso são ativados, ocorrendo a excitação de uma porção adjacente da membrana axonal, levando a propagação do potencial de ação ao longo do axônio. A região que sofreu despolarização permanece momentaneamente em um estado refratário.

O veneno do baiacu, a *tetrodotoxina*, e um congênere próximo, encontrado em alguns mexilhões, a *saxitoxina*, bloqueiam seletivamente a condução axonial bloqueando os canais de Na^+ sensíveis à voltagem e impedindo o aumento da permeabilidade ao Na^+ associado à fase ascendente do potencial de ação. Em contrapartida, a *batraquiotoxina*, um alcaloide esteroide extremamente potente secretado por um sapo sul-americano, produz paralisia pelo aumento seletivo da permeabilidade dos canais de Na^+, o que induz uma despolarização persistente. As toxinas de escorpião são peptídeos que também causam despolarização persistente, mas inibem o processo de inativação. Os canais de Na^+ e de Ca^{2+} são discutidos com mais detalhes nos Capítulos 11, 14 e 20.

TRANSMISSÃO JUNCIONAL. A chegada do potencial de ação às terminações do axônio inicia uma série de eventos que desencadeia a transmissão de um impulso excitatório ou inibitório através da sinapse ou da junção neuroefetora. Esses eventos, diagramados na Figura 8-3, são os seguintes:

1. *Liberação do transmissor.* Os neurotransmissores não peptídeos (pequenas moléculas) são em grande parte sintetizados na região das terminações axonais e aí armazenados em vesículas sinápticas. O potencial de ação causa a liberação sincrônica de várias centenas de quanta do neurotransmissor. O influxo de Ca^{2+} é uma etapa crítica; o Ca^{2+} entra no citoplasma axonal e promove a fusão entre a membrana axoplasmática e

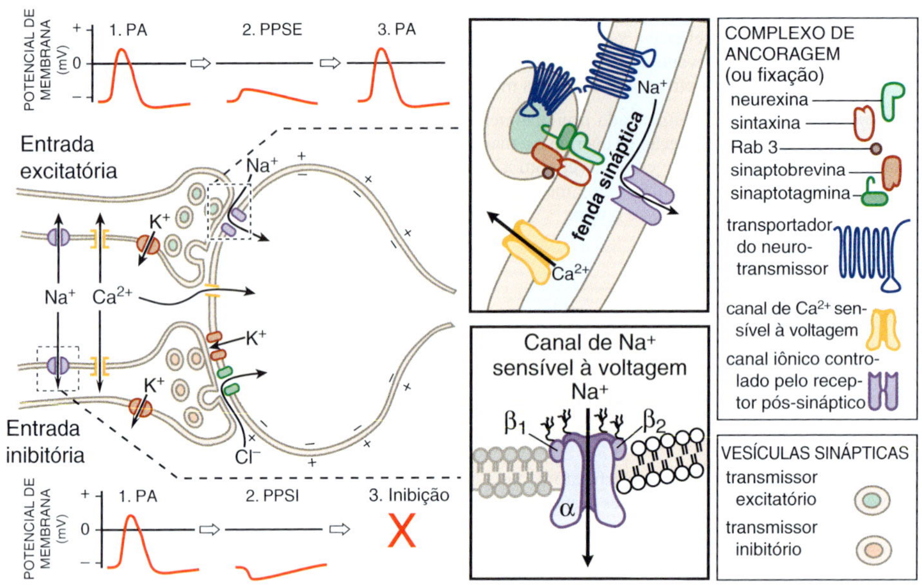

Figura 8-3 *Neurotransmissão excitatória e inibitória.*

1. O potencial de ação (PA) do nervo consiste em uma inversão transitória autopropagada da carga na membrana axonal. (O potencial interno E1 sai do valor negativo, passa pelo potencial zero e assume um valor levemente positivo, principalmente devido a elevações da permeabilidade ao Na^+, e retorna então aos valores de repouso pelo aumento da permeabilidade ao K^+.) Quando atinge a terminação pré-sináptica, o PA dá início à liberação do transmissor excitatório ou inibitório. A despolarização na terminação nervosa e a entrada de Ca^{2+} iniciam a ancoragem e depois a fusão da vesícula sináptica com a membrana da terminação nervosa.
2. A combinação do transmissor excitatório com os receptores pós-sinápticos produz uma despolarização localizada, o potencial pós-sináptico excitatório (PPSE), por meio de um aumento da permeabilidade aos cátions, mais notavelmente o Na^+. O transmissor inibitório causa um aumento seletivo na permeabilidade ao K^+ e ao Cl^-, o que resulta em uma hiperpolarização localizada, o potencial pós-sináptico inibitório (PPSI).
3. O PPSE dá início a um PA que se propaga no neurônio pós-sináptico; entretanto, isto pode ser evitado pela hiperpolarização induzida por um PPSI concomitante. O transmissor é dissipado por destruição enzimática, pela captação para o interior da terminação pré-sináptica ou das células gliais adjacentes, ou por difusão. A despolarização da membrana pós-sináptica pode permitir a entrada de Ca^{2+} se houver canais de Ca^{2+} disparados por voltagem.

a das vesículas em estreita proximidade com ela. O conteúdo das vesículas, incluindo as enzimas é então descarregado para o exterior, por um processo chamado *exocitose*.

Receptores no soma, dentritos e nos axônios dos neurônios respondem aos neurotransmissores ou moduladores liberados. Os *receptores somadendríticos,* quando ativados, primeiramente modificam as funções das regiões somadendríticas, como a síntese de proteínas e a geração de potenciais de ação. *Receptores pré-sinápticos* quando ativados, eles modificam as funções da região terminal, como a síntese e a liberação de transmissores. Duas principais classes de receptores pré-sinápticos foram identificadas na maioria dos neurônios: os *heterorreceptores* são aqueles que respondem a neurotransmissores, neuromoduladores ou neuro-hormônios liberados por neurônios ou células adjacentes. Os *autorreceptores*, que estão localizados sobre ou próximos às terminações axonais de um neurônio, através dos quais o transmissor pode modificar a sua própria síntese e liberação (Figuras 8-3, 8-4 e 8-6).

2. *Combinação do transmissor com os receptores pós-juncionais e produção de um potencial pós-juncional.* O transmissor difunde-se através da fenda sináptica ou juncional e combina-se com receptores especializados existentes sobre a membrana pós-juncional; isto frequentemente resulta em um aumento localizado da permeabilidade ou condutância iônica da membrana. Afora certas exceções pode ocorrer um entre três tipos de alteração da permeabilidade:
   - Um aumento generalizado na permeabilidade a cátions (notavelmente o Na^+, mas de forma ocasional o Ca^{2+}), resultando em uma despolarização localizada da membrana, isto é, em um potencial pós-sináptico excitatório (PPSE).
   - Um aumento seletivo da permeabilidade a ânions, habitualmente o Cl^-, resultando na estabilização ou em uma real hiperpolarização da membrana, o que se constitui em um potencial pós-sináptico inibitório (PPSI).
   - Um aumento da permeabilidade ao K^+. Como o gradiente de K^+ se faz em direção ao exterior da célula, ocorrem a hiperpolarização e a estabilização do potencial de membrana (um PPSI).

As alterações de potencial associadas ao PPSE e ao PPSI são, na maior parte dos locais, o resultado de fluxos passivos de íons em direção ao seus menores gradientes de concentração. As alterações na permeabilidade dos canais, que causam essas modificações de potencial, são especificamente reguladas por receptores pós-juncionais especializados para o neurotransmissor que inicia a resposta (Figuras 8-4; 8-6; 11-4 e Capítulo 14). *Canais iônicos de alta condutância regulados por ligando* em geral permitem a passagem de Na^+ ou de Cl^-; K^+ e Ca^{2+} e estão envolvidos com menos frequência. Esses canais regulados por ligante pertencem a uma grande superfamília de proteínas receptoras ionotrópicas, que inclui os receptores nicotínicos, de glutamato e alguns de serotonina (5-HT_3) e purinas, que conduzem principalmente Na^+, causam despolarização e são excitatórios, e os receptores de GABA e glicina, que conduzem Cl^-, causam hiperpolarização e são inibitórios. Os neurotransmissores também podem modular indiretamente a permeabilidade dos canais de K^+ e de Ca^{2+}. Nesses casos, o receptor e o canal são proteínas separadas, e a informação é conduzida entre eles por proteínas G (Capítulo 3).

3. *Iniciação da atividade pós-juncional.* Se um PPSE excede certo valor limiar, ele inicia um potencial de ação propagado em um neurônio pós-sináptico ou a um potencial de ação muscular nos músculos esquelético ou cardíaco ativando canais voltagem sensíveis nas vizinhanças imediatas. Em certos tipos de músculo liso, nos quais os impulsos propagados são mínimos, o PPSE pode aumentar a taxa de despolarização espontânea, causar a liberação de Ca^{2+} e intensificar o tônus muscular; em células glandulares, o PPSE inicia a secreção pela mobilização de Ca^{2+}. Um PPSI, que se observa em neurônios e no músculo liso tenderá a opor-se aos potenciais excitatórios simultaneamente iniciados por outras fontes neuronais. Se o que se segue é um impulso propagado ou outra resposta depende do somatório de todos os potenciais.

4. *Destruição ou dissipação do transmissor.* Nas sinapses colinérgicas envolvidas na neurotransmissão rápida, concentrações altas e localizadas de acetilcolinesterase (AChE) rapidamente hidrolisam a ACh. Quando a atividade da AChE é inibida, a remoção do transmissor é feita principalmente por difusão. Nessas circunstâncias, os efeitos da ACh liberada são potencializados e prolongados (Capítulo 10).

   A rápida remoção da NE ocorre por uma combinação de difusão simples e de captação, pelas terminações axônicas da NE liberada. O término da ação dos aminoácidos transmissores resulta do seu transporte ativo para o interior dos neurônios e da glia circunjacente. Os neurotransmissores peptídicos são hidrolisados por várias peptidases e dissipados por difusão.

5. *Funções não eletrogênicas.* A atividade e a rotatividade das enzimas envolvidas na síntese e na inativação dos neurotransmissores, a densidade dos receptores pré-sinápticos e pós-sinápticos e outras características das sinapses são controladas por ações tróficas dos neurotransmissores ou de outros fatores liberados pelo neurônio sobre a célula-alvo.

TRANSMISSÃO COLINÉRGICA

Os eventos neuroquímicos subjacentes à neurotransmissão colinérgica estão resumidos na Figura 8-4.

SÍNTESE E ARMAZENAMENTO DA ACh. Duas enzimas, a colina acetiltransferase e a AChE, estão envolvidas na síntese e na degradação da ACh, respectivamente.

Colina acetiltransferase. A *colina acetiltransferase* catalisa o estágio final da síntese de ACh a acetilação da colina pela acetilcoenzima A (CoA). A colina acetiltransferase é sintetizada no interior do pericário e transportada ao longo de todo o comprimento do axônio até a sua terminação. As terminações axônicas contêm um grande número de mitocôndrias, onde há síntese de acetil CoA. A colina é captada por transporte ativo a partir do líquido extracelular para o interior do axoplasma. O estágio final na síntese ocorre no citoplasma, após o que a maior parte da ACh é sequestrada no interior das vesículas sinápticas.

A colina e o seu transporte. A disponibilidade de colina é etapa limitante da síntese de ACh e ela deve ser oferecida pela dieta, pois ocorre pouca síntese de colina. A colina é captada a partir do espaço extracelular por dois sistemas de transporte: um sistema de transporte onipresente de baixa afinidade, *independente de* Na^+ que é inibido por *hemicolínio-3* com K_i de ~ 50 μM e um sistema de alta afinidade, Na^+ *e* Cl^- *dependente* que também é sensível à inibição pelo *hemicolínio-3* (K_i = 10-100 nM). Este segundo sistema de transporte é encontrado de modo predominante nos neurônios colinérgicos. A ACh liberada do neurônio colinérgico é hidrolisada pela *acetilcolinesterase* (AChE) a acetato e colina. A colina é reciclada após ser recaptada pelo terminal nervoso das células colinérgicas e reutilizada para a síntese de ACh.

Armazenamento da acetilcolina. A ACh é transportada para o interior das vesículas sinápticas pela TVACh usando a energia potencial de um gradiente eletroquímico de prótons. O processo é inibido pelo inibidor não competitivo e reversível *vesamicol* o qual não afeta a ATPase vesicular.

LIBERAÇÃO DE ACETILCOLINA. A liberação exocitótica de ACh e dos cotransmissores (p. ex., APT e PIV, NO) ocorre com a despolarização do terminal do nervo. A despolarização dos terminais permite a entrada de Ca^{2+} através de canais de Ca^{2+} disparados por voltagem e promove a fusão da membrana vesicular com a membrana plasmática, permitindo ocorrer a exocitose.

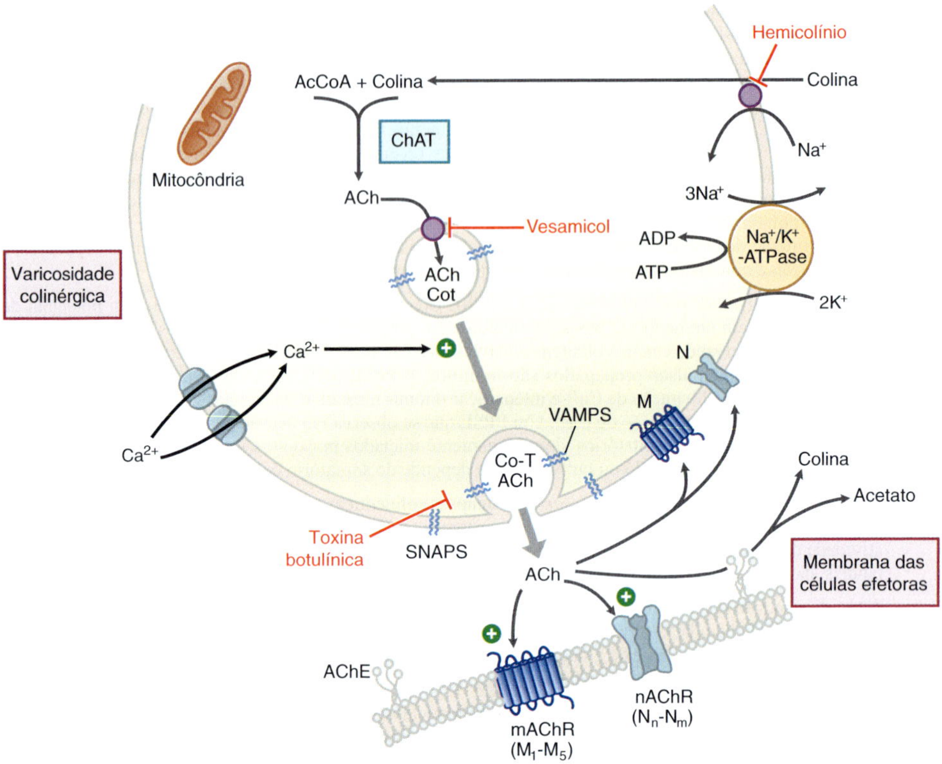

Figura 8-4 *Junção neuroefetora colinérgica.* A síntese de ACh depende da captação de colina através de um transportador dependente de sódio que pode ser bloqueada pelo *hemicolínio*. A colina e a molécula acetila da acetilcoenzima A oriunda da mitocôndria formam ACh, em um processo catalisado pela enzima colina acetiltransferase (ChAT). A ACh é transportada para o interior das vesículas de armazenamento por um outro transportador que pode ser inibido pelo vesamicol. A ACh é armazenada em vesículas juntamente com outros cotransmissores potenciais (Cot), como o ATP e o PIV em certas junções neuroefetoras. A liberação da ACh e do Cot ocorre mediante a despolarização da varicosidade, que permite a entrada de Ca^{2+} através dos canais de Ca^{2+} dependentes de voltagem. A $[Ca^{2+}]_{in}$ elevada promove a fusão das membranas vesicular e celular, ocorrendo então a exocitose do neurotransmissor. O processo de fusão envolve a interação de proteínas especializadas associadas à membrana vesicular (VAMPS, proteínas de membrana associadas às vesículas) e à da varicosidade (SNAPS, proteínas associadas aos sinaptossomos). A liberação de ACh por exocitose pode ser bloqueada pela *toxina botulínica*. Uma vez liberada, ela pode interagir com receptores muscarínicos (M), que são GPCR, ou com receptores nicotínicos (N), que são canais iônicos controlados por ligando, para produzir a resposta característica do efetor. A ACh também age nos mAChR e nos nAChR pré-sinápticos para modificar a sua própria liberação. A sua ação é interrompida por sua degradação em colina e acetato pela acetilcolinesterase (AChE) associada às membranas sinápticas.

A ACh é armazenada em vesículas localizadas próximo da membrana pré-sináptica. Um complexo multiproteico parece ligar a vesícula à membrana neuronal pré-sináptica, próximo a outros componentes sinalizadores. Várias proteínas sinápticas, incluindo a proteína de membrana plasmática sintaxina, a proteína sinaptossomal 25 kDa (PSNA-25) e a proteína de membrana vesicular, sinaptobrevina, formam um complexo denominado de reguladores PSNA (RESNAs). As proteínas RESNAs estão envolvidas na liberação de transmissor que é bloqueado pela neurotoxina botulínica.

ACETILCOLINESTERASE (AChE). Na junção neuromuscular, a remoção imediata é necessária para impedir a difusão lateral e a ativação sequencial dos receptores adjacentes. O tempo necessário para a hidrólise da ACh nessa junção é menos que um milissegundo.

Embora a AChE seja encontrada nos neurônios colinérgicos e ocorre em altas concentrações na placa terminal pós-sináptica da junção neuromuscular. A butirilcolinesterase (BuChE) é virtualmente ausente nos elementos neuronais dos sistemas nervosos central e periférico. A BuChE é sintetizada principalmente no fígado, onde é encontrada, e no plasma; sua função fisiológica, provavelmente vestigial, é a hidrólise dos ésteres ingeridos com os alimentos vegetais. A AChE e a BuChE são tipicamente diferenciadas pelas suas taxas relativas de hidrólise de ACh e de butirilcolina e pelo efeito de inibidores seletivos (Capítulo 10).

Músculo esquelético. Na junção neuromuscular (Figura 8-2), a ACh estimula canais intrínsecos dos receptores nicotínicos os quais abrem por cerca de 1 ms, admitindo ~ 50.000 íons Na^+. O processo de abertura de canais é a base para a despolarização localizada do potencial de placa terminal (PPT) no interior da placa o qual dispara o PA do músculo e leva à contração.

Células efetoras autônomas. A estimulação ou a inibição das células efetoras autônomas ocorre mediante a ativação de receptores de acetilcolina muscarínicos. Em contrapartida com o músculo esquelético e com os neurônios, o músculo liso e o sistema de condução exibem atividade intrínseca, tanto elétrica quanto mecânica, que é modulada, mas não iniciada pelos impulsos nervosos.

No coração, as despolarizações espontâneas normalmente surgem a partir do nódulo SA. No sistema de condução cardíaco, particularmente nos nódulos SA e AV, a estimulação da inervação colinérgica ou a aplicação direta de ACh causa inibição associada à hiperpolarização da membrana e uma notável diminuição da taxa de despolarização. Esses efeitos se devem, pelo menos em parte, a um aumento seletivo da permeabilidade ao K^+.

Gânglios autônomos. A via primária da transmissão colinérgica em gânglios autônomos é similar à da junção neuromuscular do músculo esquelético. A despolarização inicial é o resultado da ativação dos receptores nicotínicos de ACh, que são canais de cátion regulados por ligando com propriedades similares aos encontrados na junção neuromuscular. Vários transmissores ou moduladores secundários intensificam ou diminuem a sensibilidade da célula pós-ganglionar à ACh (Capítulo 11).

Locais pré-juncionais. A liberação de ACh está sujeita a uma complexa regulação por mediadores, incluindo ela própria agindo sobre os autorreceptores M_2 e M_4, e a ativação de *heterorreceptores* (p. ex., a NE agindo sobre os receptores adrenérgicos α_{2A} e α_{2C}) ou substâncias produzidas localmente nos tecidos (p. ex., NO). A inibição da liberação de ACh mediada por ela própria após a ativação dos autorreceptores M_2 e M_4 é mecanismo de controle fisiológico exercido por retroalimentação negativa. Em algumas junções neuroefetoras, (p. ex., o plexo mioentérico do trato GI ou o nódulo SA do coração), as terminações nervosas simpáticas e parassimpáticas estão frequentemente justapostas. Os efeitos opostos da NE e da ACh, portanto, não são consequência apenas dos resultados contrários dos dois transmissores sobre as células dos músculos liso ou cardíaco, mas também da inibição da liberação de ACh pela NE, ou da NE pela ACh, em heterorreceptores das terminações parassimpáticas ou simpáticas.

Locais extraneuronais. Todos os elementos do sistema colinérgico são expressos funcionalmente independentemente da inervação colinérgica em numerosas células não neuronais. Esses sistemas colinérgicos não neuronais podem modificar e controlar funções celulares fenotípicas, como proliferação, diferenciação, formação de barreiras físicas, migração e movimentos de íons e água.

RECEPTORES COLINÉRGICOS E TRANSDUÇÃO DE SINAIS

A ACh produz respostas similares atuando em receptores nicotínicos ou muscarínicos dependendo da preparação farmacológica. Os receptores fisiológicos da ACh são classificados como tendo "ação de nicotina" (*nicotínicos*) ou "ação de muscarina" (*muscarínicos*). A *tubocurarina* e a *atropina* bloqueiam respectivamente os efeitos nicotínicos e muscarínicos.

Os *receptores nicotínicos* são canais iônicos regulados por ligando cuja ativação sempre causa um rápido aumento (em milissegundos) da permeabilidade celular ao Na^+ e ao Ca^{2+}, despolarização e excitação. Em contrapartida, os muscarínicos são receptores acoplados à proteína G (GPCR). As respostas aos agonistas muscarínicos são mais lentas e podem ser algumas vezes excitatórias ou inibitórias e não necessariamente ligadas a alterações da permeabilidade aos íons.

SUBTIPOS DE RECEPTORES NICOTÍNICOS DE ACETILCOLINA (QUADRO 8-2). Os *receptores de ACh nicotínicos* (nAChR) são membros de uma superfamília de canais iônicos regulados por ligando. Eles existem na junção neuromuscular esquelética, nos gânglios autônomos, na medula suprarrenal, no SNC e em tecidos não neuronais. Os nAChR são compostos de cinco subunidades homólogas organizadas ao redor de um poro central (Capítulo 11). Em geral, os nAChR são subdivididos em dois grupos:

1. O *tipo muscular* (Nm), encontrado no músculo esquelético de vertebrados, onde eles medeiam a transmissão na junção neuromuscular (JNM)
2. O *tipo neuronal* (Nn), encontrado principalmente por todo o sistema nervoso periférico, SNC e também em tecidos não neuronais

Os nAChR são amplamente distribuídos no SNC e encontrados em locais pré-, pós- e perissinápticos. Nos locais pré- e perissinápticos os nAChR atuam como autorreceptores ou heterorreceptores regulando a liberação de vários neurotransmissores (ACh, DA, NE, glutamato e 5-HT) em diversos locais por todo o cérebro.

SUBTIPOS DE RECEPTORES MUSCARÍNICOS (QUADRO 8-3). Foram identificados cinco subtipos de receptores muscarínicos de ACh (mAChR), cada um deles produzido por um gene diferente. Tal como ocorre com as diferentes formas de receptores nicotínicos, essas variantes têm localizações anatômicas distintas na periferia e no SNC e diferentes especificidades químicas (Quadro 8-3 e Capítulo 9).

Quadro 8-2

Características dos subtipos de receptores nicotínicos de acetilcolina (nAChR)

RECEPTOR (Receptor subtipo primário)[a]	PRINCIPAL LOCALIZAÇÃO SINÁPTICA	RESPOSTA DA MEMBRANA	MECANISMO MOLECULAR	AGONISTAS	ANTAGONISTAS
Músculo esquelético (N_m) $(\alpha_1)_2\beta_1\varepsilon\delta$ adulto $(\alpha_1)_2\beta_1\gamma\delta$ fetal	Junção neuromuscular esquelética (pós-juncional)	Excitatória; despolarização da placa motora terminal; contração do músculo esquelético	Aumento da permeabilidade a cátions (Na^+; K^+)	ACh Nicotina Suxametônio	Atracúrio Vecurônio *d*-Tubocurarina Pancurônio α-Conotoxina α-Bungarotoxina
Neuronais periféricos (N_n) $(\alpha_3)_2(\beta_4)_3$	Gânglios autônomos; medula suprarrenal	Excitatória; despolarização; disparo do neurônio pós-ganglionar; despolarização e secreção de catecolaminas	Aumento da permeabilidade a cátions (Na^+; K^+)	ACh Nicotina Epibatidina Dimetilfenil-piperazínio	Trimetafano Mecamilamina
Neuronais centrais (SNC) $(\alpha_4)_2(\beta_4)_3$ (insensível à α-btox)	SNC; pré e pós-juncionais	Excitação pré e pós-sináptica Controle pré-juncional da liberação do transmissor	Aumento da permeabilidade a cátions (Na^+; K^+)	Citisina, epibatidina Anatoxina A	Mecamilamina Di-hidro-β-eritrodina Erisodina Lofotoxina
$(\alpha_7)_5$ (sensível à α-btox)	SNC; pré e pós-sinápticos	Excitação pré e pós-sináptica Controle pré-juncional da liberação do transmissor	Aumento da permeabilidade (Ca^{2+})	Anatoxina A	Metilicaconitina α-Bungarotoxina α-Conotoxina ImI

[a]Foram identificadas e clonadas nove subunidades α (α_2-α_{10}) e três β (β_2-β_4) no cérebro humano, as quais combinam em várias conformações para formar os subtipos de cada receptor. A estrutura dos receptores individuais e a composição dos subtipos não são completamente compreendidas. Apenas um número limitado de formas funcionais de nAChR de ocorrência natural foi identificado. α-btox, α-bungarotoxina.

Quadro 8-3

Características dos subtipos de receptores muscarínicos de acetilcolina (mAChR)

RECEPTOR	LOCALIZAÇÃO CELULAR E TECIDUAL[a]	RESPOSTA CELULAR[b]	RESPOSTA FUNCIONAL[c]	RELEVÂNCIA EM DOENÇAS
M_1	SNC; mais abundante no córtex cerebral, no hipocampo, no estriado e no tálamo Gânglios autônomos Glândulas (gástricas e salivares) Nervos entéricos	Acopla por $G_{q/11}$ ativando a via PLC-IP_3/DAG- Ca^{2+}-PKC Despolarização e excitação (↑ PPSE) Ativação de PLD_2, PLA_2; ↑ AA	Aumento da função cognitiva (aprendizado e memória) Aumento da atividade convulsiva Redução da liberação de dopamina e da locomoção Aumento da despolarização dos gânglios autônomos Aumento das secreções	Doença de Alzheimer Disfunções cognitivas Esquizofrenia
M_2	Amplamente expresso no SNC, cérebro posterior, tálamo, córtex cerebral, hipocampo, estriado, coração, músculo liso, terminações nervosas autônomas	Acopla através de G_i/G_o (PTX-sensível) Inibição da AC, ↓ AMPc Ativação dos canais de K^+de influxo retificador Inibição dos canais de Ca^{2+} controlados por voltagem Hiperpolarização e inibição	***Coração:*** Nódulo SA: retarda a despolarização espontânea; hiperpolarização, ↓ FC Nódulo AV: redução da velocidade de condução Átrio: ↓ período refratário, ↓ contração Ventrículos: leve ↓ contração ***Músculo liso:*** ↑ Contração ***Nervos periféricos:*** Inibição neural através de autorreceptores e heterorreceptores ↓ Transmissão ganglionar ***SNC:*** Inibição neural ↑ Tremores; hipotermia; analgesia	Doença de Alzheimer Disfunções cognitivas Dor
M_3	Amplamente expresso no SNC (< que outros mAChR), córtex cerebral, hipocampo Abundante nos músculos lisos e glândulas Coração	Acopla-se através de $G_{q/11}$ ativando a via PLC-IP_3/DAG-Ca^{2+}-PKC Despolarização e excitação (↑ PPSE) Ativação de PLD_2, PLA_2, ↑ AA	*Músculo liso:* ↑ contração (predominantemente em alguns, p. ex., bexiga) *Glândulas:* ↑secreção (predominantemente nas glândulas salivares) Ingestão de alimentos, massa corporal e depósitos de gordura Inibição da liberação de dopamina Síntese de NO	Doença pulmonar obstrutiva crônica (DPOC) Incontinência urinária Síndome do colo irritável

(continua)

Quadro 8-3

Características dos subtipos de receptores muscarínicos de acetilcolina (mAChR) (*Continuação*)

RECEPTOR	LOCALIZAÇÃO CELULAR E TECIDUAL[a]	RESPOSTA CELULAR[b]	RESPOSTA FUNCIONAL[c]	RELEVÂNCIA EM DOENÇAS
M_4	Expresso preferencialmente no SNC, em particular no cérebro anterior, também no estriado, córtex cerebral, hipocampo	Acopla-se através de $G_{q/11}$ (PTX sensível) Inibição da AC, ↓ AMPc Ativação dos canais de K^+de influxo retificador Inibição dos canais de Ca^{2+} controlados por voltagem Hiperpolarização e inibição	Inibição da liberação do transmissor mediada por autorreceptor e heterorreceptor no SNC e na periferia Analgesia; atividade cataléptica Facilitação da liberação de dopamina	Doença de Parkinson Esquizofrenia Dor neuropática
M_5	Substância negra Expresso em baixos níveis no SNC e na periferia O mAChR é predominante nos neurônios no VTA e na substância negra	Acopla-se através de $G_{q/11}$ ativando a via PLC-IP_3/DAG-Ca^{2+}-PKC Despolarização e excitação (↑ PPSE) Ativação de PLD_2, PLA_2; ↑ AA	Mediador da dilatação nas artérias cerebrais e arteríolas (?) Facilita a liberação de dopamina Intensificação do comportamento de procura e recompensa (dependência) relacionado com as drogas (p. ex., opiáceos, cocaína)	Dependência de drogas Doença de Parkinson Esquizofrenia

PLC, fosfolipase C; IP_3, inositol 1,4,5-trifosfato; DAG, diacilglicerol; PLD_2, fosfolipase D; AA, ácido araquidônico; PLA, fosfolipase A; AC, adenilato-ciclase; DA, dopamina; AMPc, AMP cíclico; nódulo SA, nódulo sinoatrial; nódulo AV, nódulo atrioventricular; FC, frequência cardíaca; PTX, toxina *pertussis*; VTA, área do tegumento ventral.

[a]A maioria dos órgãos, tecidos e células expressa múltiplos RAChm.

[b]Os mAChR M_1, M_3 e M_5 parecem acoplar-se às mesmas proteínas G e sinalizar por meio de vias similares. Do mesmo modo, os mAChR M_2 e M_4 acoplam-se por meio de proteínas G similares e sinalizam através de vias similares.

[c]Apesar do fato de que coexistem em muitos tecidos, órgãos e células múltiplos subtipos de mAChR, um subtipo pode predominar na produção de uma função particular; em outros pode não haver predominância.

As funções dos mAChR são mediadas por interações com as proteínas G. Os subtipos M_1, M_3 e M_5 acoplam-se através de $G_{q/11}$ estimulando a via FLC-IP_3/DAG-Ca^{2+} levando a ativação de enzimas FCC e sensíveis ao Ca^{2+}. A ativação dos receptores M_1, M_3 e M_5 também causa ativação da fosfolipase A_2 promovendo liberação de ácido araquidônico e consequente síntese de eicosanoides; esses efeitos dos mAChR M_1, M_3 e M_5 são secundários ao aumento intracelular de Ca^{2+} em geral. Os receptores colinérgicos M_2 e M_4 acoplam a G_i e G_o com resultante inibição da adenilato-ciclase, redução do AMP cíclico celular, ativação de canais de influxo retificadores de K^+ e inibição de canais de Ca^{2+} regulados por ligando. As consequências funcionais desses efeitos são hiperpolarização e inibição de membranas excitáveis. No miocárdio a inibição da adenilato-ciclase e ativação da condutância ao K^+ é responsável pelos efeitos inotrópico e cronotrópico negativos da ACh.

TRANSMISSÃO ADRENÉRGICA

A norepinefrina (NE) é o principal transmissor da maioria das fibras simpáticas pós-ganglionares e de certas vias do SNC, a dopamina (DA) é o transmissor predominante do sistema extrapiramidal dos mamíferos e de várias vias neuronais mesocorticais e mesolímbicas, e a EPI é o principal hormônio da medula suprarrenal. Coletivamente, estas três aminas são chamadas *catecolaminas*.

SÍNTESE DAS CATECOLAMINAS. Os passos na síntese de catecolaminas e as características das enzimas envolvidas estão exibidos na Figura 8-5 e no Quadro 8-4.

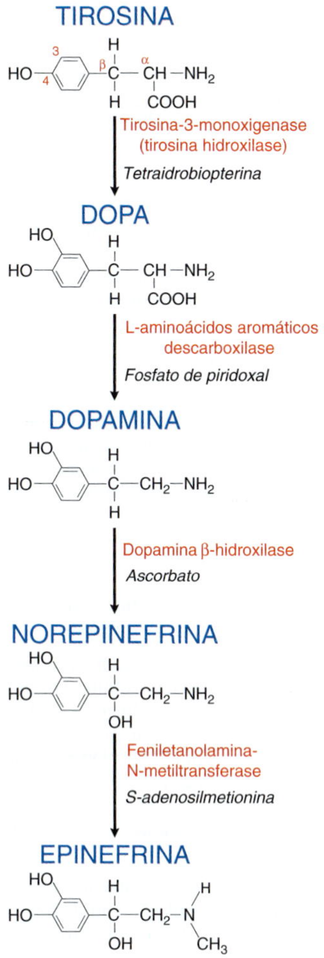

Figura 8-5 *Biossíntese das catecolaminas.* As enzimas envolvidas são mostradas em vermelho; os cofatores essenciais, em itálico. A etapa final ocorre apenas na medula suprarrenal e em umas poucas vias neuronais contendo epinefrina no tronco cerebral.

Quadro 8-4

Enzimas para a síntese de catecolaminas

ENZIMA	OCORRÊNCIA	DISTRIBUIÇÃO SUBCELULAR	NECESSIDADE DE COFATORES	ESPECIFICIDADE DE SUBSTRATO	COMENTÁRIOS
TH	Disseminada;	Citoplasmática	BH_4, O_2, Fe^{2+}	Específica para *L*-tirosina	Constitui a etapa limitante. A inibição pode esgotar a NE
lAAADC	Disseminada;	Citoplasmática	Fosfato de piridoxal	Inespecífica	A inibição não altera apreciavelmente a NE e a EPI nos tecidos
DβH	Disseminada;	Vesículas sinápticas	Ácido ascórbico, O_2 (a DβH contém cobre)	Inespecífica	A inibição pode reduzir os níveis de NE e EPI
PNMT	Em grande parte na suprarrenal	Citoplasmática	*S*-adenosilmetionina (doadora de CH_3)	Inespecífica	A inibição leva à redução de EPI/NE na suprarrenal; regulado por glicocorticoides

TH, tirosina hidroxilase; lAAADC, l-aminoácido aromático descarboxilase; DβH, dopamina β-hidroxilase; PNMT, feniletilamina N-metiltransferase; SAM, S-adenosilmetionina; BH_4, tetraidrobiopterina.

O Quadro 8-4 resume algumas características importantes das quatro enzimas. Essas enzimas não são completamente específicas; por isso, outras substâncias endógenas, bem como certos fármacos são também substratos. Por exemplo, a 5-hidroxitriptamina (5-HT, serotonina) pode ser produzida a partir do 5-hidroxi-L-triptofano pela L-aminoácidos aromáticos descarboxicilase (ou dopa descarboxilase). A dopa descarboxilase também converte a dopa em DA (Capítulo 13), e a metildopa para α-metildopamina, a qual, por seu turno, é convertida pela dopamina β-hidroxilase (DβH) em metilnorepinefrina.

A hidroxilação da tirosina pela tirosina hidroxilase (TH) é o passo limitante da velocidade da biossíntese das catecolaminas.

Esta enzima é ativada após estimulação dos nervos simpáticos ou da medula suprarrenal. A enzima é um substrato para as PKA, PCK e CaM cinases; a fosforilação é associada a uma maior atividade da hidroxilase. Além disso, há um aumento retardado na expressão do gene da TH após a estimulação nervosa. Esses mecanismos servem para manter o teor de catecolaminas em resposta ao aumento da liberação do transmissor. A TH está sujeita também à inibição por retroalimentação exercida por compostos do catecol. A deficiência de TH já foi descrita em humanos e caracteriza-se por rigidez generalizada, hipocinesia e baixos níveis liquóricos dos metabólitos de NE e DA, ácido homovanílico e 3-metoxi-4-hidroxifeniletilenoglicol.

Os principais aspectos dos mecanismos de síntese, armazenamento e liberação das catecolaminas e da sua modificação por fármacos estão resumidos na Figura 8-6.

No caso dos neurônios adrenérgicos, as enzimas que participam da formação da NE são sintetizadas nos corpos celulares dos neurônios e então transportadas ao longo dos axônios para as suas terminações. No curso da síntese, a hidroxilação da tirosina para dopa e a descarboxilação da dopa para DA têm lugar no citoplasma. A DA formada é transportada ativamente para o interior das vesículas de armazenamento contendo DβH, onde é convertida a NE. Nos nervos simpáticos ~ 90% da DA é convertida em NE pela DβH; o restante é metabolizado. Pela MAO a DA é convertida em um intermediário aldeído, DOPAL e então transformado principalmente em ácido 3,4-hidroxifenilacético (DOPAC) pela aldeído desidrogenase e, em menor extensão, ao 3,4-di-hidroxifeniletanol (DOPET) pela aldeído redutase. O DOPAC ainda é convertido em ácido homovanílico (HVA) por *O*-metilação em locais não neuronais.

A medula suprarrenal tem dois tipos distintos de células contendo catecolaminas: as que contêm NE e as que contêm, principalmente, epinefrina. Esta última população tem a enzima feniletanolamina-*N*-metiltransferase (PNMT). Nessas células, a NE formada nos grânulos deixa essas estruturas e é metilada no citoplasma para epinefrina. Ela reentra então nos grânulos cromafins, onde é armazenada até ser liberada. A Epi responde por ~ 80% das catecolaminas da medula suprarrenal, e a NE ~ 20%. O nível de glicocorticoides secretados pela córtex suprarrenal é o principal fator no controle da velocidade de síntese da epinefrina, e a quantidade disponível para liberação a partir da medula suprarrenal. Os vasos do sistema porta intrassuprarrenal conduzem diretamente os corticosteroides às

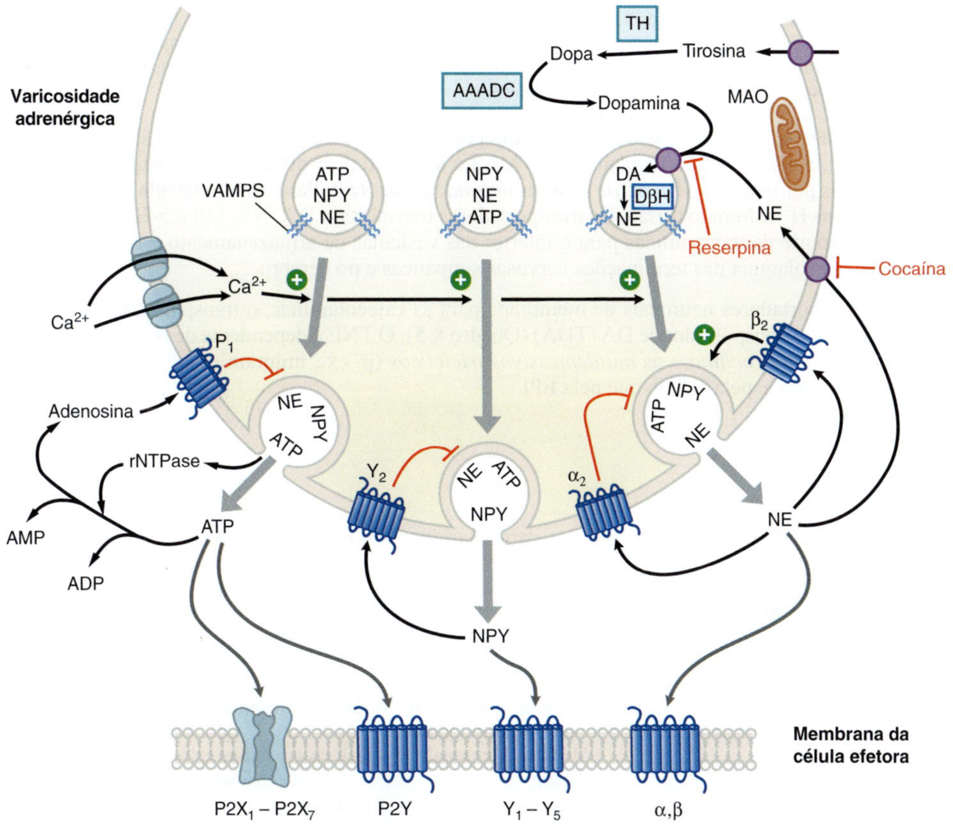

Figura 8-6 *Junção neuroefetora adrenérgica.* A tirosina é transportada para o interior da varicosidade e convertida à DOPA pela tirosina hidroxilase (TH), a *L*-aminoácidos aromáticos descarboxilase (AAADC) converte a dopa em dopamina (DA). A dopamina é captada para o interior das vesículas da varicosidade por um transportador TVMA2 que pode ser bloqueado pela reserpina. A NE citoplasmática também pode ser captada por esse transportador. A DA é convertida a NE pela ação da dopamina-β-hidroxilase (DβH). A NE é armazenada em vesículas juntamente com outros cotransmissores, NPY e ATP, dependendo da junção neuroefetora. A liberação dos transmissores ocorre mediante a despolarização da varicosidade, o que permite a entrada de Ca^{2+} através dos canais de Ca^{2+} dependentes de voltagem. Os níveis elevados de Ca^{2+} promovem a fusão da membrana vesicular com a membrana da varicosidade e subsequente exocitose dos transmissores conforme descrição na legenda da Figura 8-4. NE, NPY e ATP podem ser armazenados na mesma vesícula ou em diferentes e ser coliberados. Uma vez na sinapse, a NE pode interagir com os receptores adrenérgicos α e β para produzir a resposta característica do efetor. Os receptores adrenérgicos são GPCR. Os receptores α e β também podem estar localizados na pré-sinapse, onde a NE pode diminuir (α_2) ou facilitar (β) a sua própria liberação e a dos cotransmissores. O principal mecanismo pelo qual a NE é removida da sinapse é por meio do transportador de captação neuronal (TNE) sensível à cocaína. Uma vez transportada para o interior do citosol, a NE pode ser rearmazenada nas vesículas ou ser metabolizada pela monoaminoxidase (MAO). O NPY exerce seus efeitos pela ativação dos receptores NPY, dos quais há pelo menos cinco tipos (de Y_1-Y_5) todos são GPCR. O NPY pode modificar sua própria liberação e a dos outros transmissores através de receptores pré-sinápticos do tipo Y_2. O NPY é removido da sinapse pela degradação metabólica promovida por peptidases. O ATP produz seus efeitos pela ativação dos receptores P2X ou P2Y (*ver* Quadro 14-8). O ATP pode agir em situação pré--juncional para modificar a sua própria liberação através de receptores de ATP ou através da degradação metabólica para adenosina, que age sobre os receptores P1 (de adenosina). O ATP é eliminado da sinapse por nucleotidases liberáveis (rNTPase) e por ectonucleotidases fixadas às células.

células cromafins da medula suprarrenal, onde induzem a síntese de PNMT. Quando a secreção de glicocorticoides é estimulada, as atividades da TH e da DβH também se elevam na medula suprarrenal.

Além da síntese de novas moléculas, as reservas de NE nas porções terminais das fibras adrenérgicas também são abastecidas por captação da NE após sua liberação. Pelo menos dois sistemas de transporte mediados por carreadores distintos estão envolvidos:

1. Um através da membrana axoplasmática, do líquido extracelular para o citoplasma (TNE, o transportador de NE, anteriormente denominado *captação I*)
2. O outro do citoplasma para o interior das vesículas de armazenamento (TVMA2, *transportador vesicular de monoaminas*).

Os nervos simpáticos como um todo removem através do NET aproximadamente 87% da NE liberada. Mais de 70% da NE captada é sequestrada nas vesículas de armazenamento pelo TVMA2. Em contrapartida, a depuração das catecolaminas circulantes se dá principalmente por mecanismos não neuronais, respondendo o fígado e o rim por ~ 60% da depuração das catecolaminas circulantes.

ARMAZENAMENTO DAS CATECOLAMINAS. As catecolaminas são armazenadas em vesículas, assegurando, assim, a sua liberação regulada. O TVMA2 é impelido pelo pH e por gradientes de potencial estabelecidos por uma *translocase de prótons dependente de ATP*. Para cada molécula de amina captada, dois íons H^+ sofrem extrusão. Os transportadores transportam DA, NE, EPI e 5-HT. A *reserpina* inibe o transporte de monoaminas para o interior das vesículas de armazenamento e leva ao esgotamento da catecolamina nas terminações nervosas simpáticas e no cérebro.

Há dois transportadores neuronais de membrana para as catecolaminas, o transportador NE (TNE), mencionado, e o transportador de DA (TDA) (Quadro 8-5). O TNE é dependente de Na^+ e é bloqueado seletivamente pela *cocaína* e os *antidepressivos tricíclicos* (p. ex., imipramina). Esse transportador tem maior afinidade pela NE do que pela EPI.

Quadro 8-5

Características dos transportadores das catecolaminas endógenas situados na membrana plasmática

TIPO DE TRANSPORTADOR	ESPECIFICIDADE DO SUBSTRATO	TECIDO	REGIÃO/TIPO CELULAR	INIBIDORES
Neuronais				
TNE	DA > NE > EPI	Todos os tecidos com inervação simpática	Nervos simpáticos	Desipramina
		Medula suprarrenal	Células cromafins	Cocaína
		Fígado	Células do endotélio capilar	Nisoxetina
		Placenta	Sinciciotrofoblasto	
TDA	DA > NE > EPI	Rins	Endotélio	Cocaína
		Estômago	Células parietais e endoteliais	Imazindol
		Pâncreas	Ducto pancreático	
Não neuronais				
TOC 1	DA > Epi >> NE	Fígado	Hepatócitos	Isocianinas
		Intestino	Células epiteliais	Corticosterona
		Rins (não o humano)	Túbulo distal	
TOC 2	DA >> NE > EPI	Rins	Túbulos medulares proximais e distais	Isocianinas
		Cérebro	Células gliais de regiões ricas em DA, alguns neurônios não adrenérgicos	Corticosterona
TEN (TOC 3)	EPI >> NE > DA	Fígado	Hepatócitos	Isocianinas
		Cérebro	Células gliais e outras	Corticosterona
		Coração	Miócitos	*O*-metil-isoproterenol
		Vasos sanguíneos	Células endoteliais	
		Rins	Córtex, túbulos proximais e distais	
		Placenta	Sinciciotrofoblasto (membrana basal)	
		Retina	Fotorreceptores, células amácrinas ganglionares	

TNE, transportador de NE, originalmente denominado de captação 1; TDA, transportador de dopamina; TEN (TCO 3), transportador extraneuronal, originalmente conhecido como captação 2; TCO 1, TCO 2, transportadores de cátions orgânicos; EPI, epinefrina; NE, norepinefrina; DA, dopamina.

Fármacos simpatomiméticos de ação indireta (p. ex., a efedrina e a tiramina) produzem alguns dos seus efeitos deslocando a NE das terminações nervosas para as células efetoras. Esses fármacos são substratos para o TNE. Como resultado de seu transporte através da membrana neuronal e da sua liberação no interior do axoplasma, o carreador fica disponível na superfície interna da membrana para realizar o transporte da NE para o exterior ("difusão por troca facilitada"). Essas aminas mobilizam também a NE armazenada nas vesículas, competindo com o processo de captação vesiculosa (TVMA2).

Três *transportadores extraneuronais* (TENs) lidam com uma ampla variedade de substratos endógenos e exógenos (Quadro 8-5). O TEN (ou captação-2 e TCO3) é um transportador de cátions orgânicos que exibe menor afinidade pelas catecolaminas, comparado com o TEN e tem preferência pela EPI em relação a NE ou a DA. Outros membros dessa família são os transportadores de cátions orgânicos TCO1 e TCO2 (Capítulo 5).

LIBERAÇÃO DAS CATECOLAMINAS. Os detalhes do acoplamento excitação-secreção nos neurônios simpáticos e na suprarrenal não são conhecidos. O evento iniciador é a entrada de Ca^{2+} resultando em exocitose do conteúdo granular, incluindo EPI, ATP, alguns peptídeos neuroativos e seus precursores, cromograninas e DβH.

REGULAÇÃO PRÉ-JUNCIONAL DA LIBERAÇÃO DE NOREPINEFRINA

Após sua liberação a partir das terminações simpáticas, os três cotransmissores simpáticos — *NE, neuropeptídeo Y (NPY) e ATP* — podem exercer retroalimentação nos *receptores pré-juncionais* de modo a inibir a liberação de cada um dos outros. Os receptores adrenérgicos α_{2A} e α_{2C} são os principais receptores pré-juncionais que inibem a liberação do neurotransmissor simpático, embora os receptores α_{2B} adrenérgicos também possam inibir a liberação do transmissor em locais específicos. O NPY, agindo nos receptores Y_2, e a adenosina derivada do ATP, agindo sobre os P1, também podem inibir a liberação do neurotransmissor simpático. Inúmeros heterorreceptores presentes nas varicosidades nervosas simpáticas também inibem a liberação de neurotransmissores simpáticos; esses incluem: os receptores M_2 e M_4 muscarínicos e os de 5-HT, PGE_2, histamina, encefalina e DA. A intensificação dessa liberação pode ser obtida com a ativação de receptores β_2-adrenérgicos, de receptores de angiotensina AT_2 e de nAChR.

TÉRMINO DAS AÇÕES DAS CATECOLAMINAS. As ações da NE e da EPI terminam por:

- Recaptação para o *interior das terminações nervosas* pelo TNE
- *Diluição por difusão* para o exterior da fenda juncional e *captação extraneuronal* pelo TEN, TOC1 e TOC2

METABOLISMO DAS CATECOLAMINAS. Após a captação, as catecolaminas podem ser metafolizadas pela monoaminoxidase (MAO) e a catecol-*O*-metiltransferase (COMT). A MAO metaboliza o transmissor que é liberado no interior da terminação nervosa. A COMT, particularmente no fígado, tem papel principal no metabolismo das catecolaminas circulantes, administradas e endógenas. MAO e COMT podem agir sequencialmente em conjunto com a aldeído redutase, aldeído desidrogenase e álcool desidrogenase para produzir uma variedade de intermediários terminando em ácido vanilmandélico que é secretado na urina (Figura 8-7).

As duas enzimas tem distintas localizações subcelulares: a MAO está associada com a superfície externa da mitocôndria principalmente; a COMT é principalmente citoplasmática. Ambas distribuem-se amplamente por todo o organismo, entretanto, pouca ou nenhuma COMT é encontrada nos neurônios simpáticos. Os substratos fisiológicos para a COMT incluem a L-dopa, as três catecolaminas endógenas (DA, NA e EPI), seus metabólitos hidroxilados, catecolestrogênios, ácido ascórbico e os intermediários di-hidroxi-indólicos da melanina. Duas diferentes isoenzimas da MAO (MAO-A e MAO-B) são encontradas em proporções amplamente variáveis em várias células do SNC e dos tecidos periféricos. No cérebro, a MAO-A está em todas as regiões contendo catecolaminas. A MAO-B, por outro lado, localiza-se primariamente nas regiões em que há síntese e armazenamento de 5-HT.

Os inibidores da MAO são úteis no tratamento da doença de Parkinson e depressão mental (Capítulos 15 e 22). Os inibidores da MAO (p. ex., pargilina e nialamida) podem causar um aumento da concentração de NE, DA e 5-HT no cérebro e em outros tecidos.

As células cromafins da medula suprarrenal contêm MAO e COMT. A COMT está presente principalmente na forma ligada à membrana em contraste com a forma encontrada no citoplasma do tecido extraneuronal.

CLASSIFICAÇÃO DOS RECEPTORES ADRENÉRGICOS. Os receptores adrenérgicos são classificados como α ou β com subtipos em cada grupo (Quadro 8-6). A subclassificação original foi baseada na ordem de potência do agonistas:

- Epinefrina ≥ NE >> isoproterenol para receptores α-adrenérgicos
- Isoproterenol > epinefrina ≥ norepinefrina para receptores β-adrenérgicos

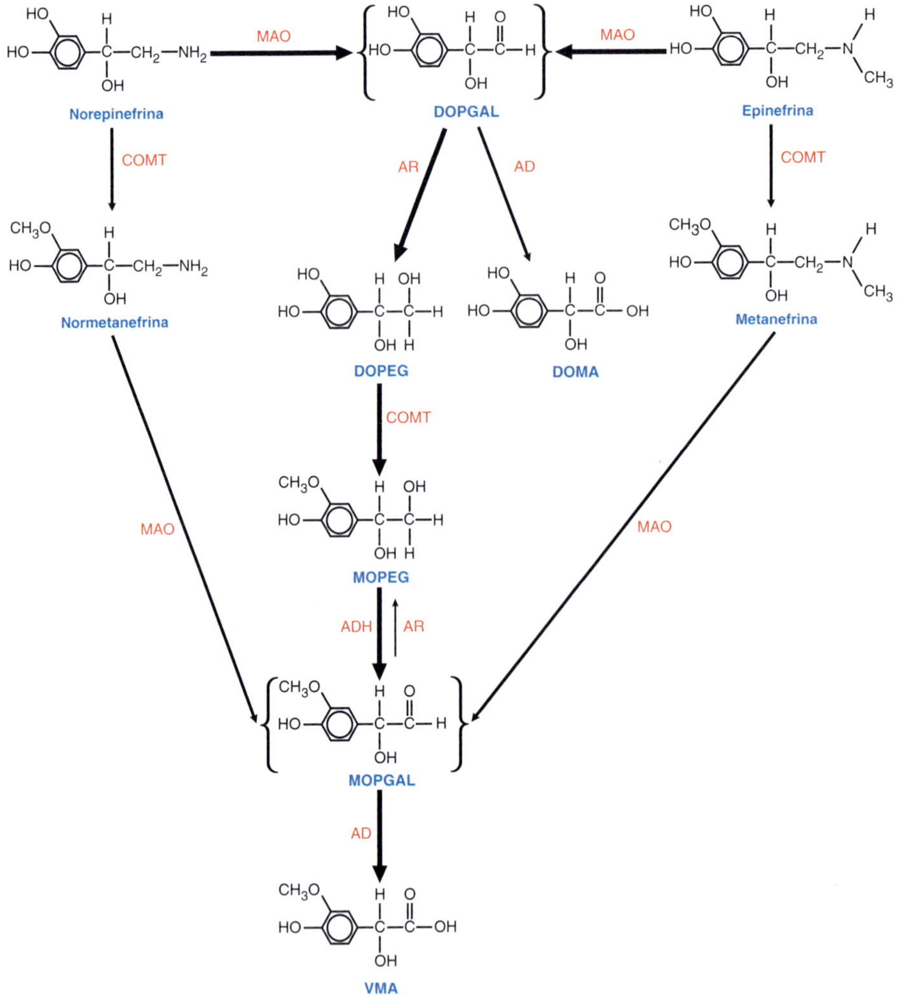

Figura 8-7 *Metabolismo das catecolaminas.* Primeiro NE e EPI são desaminadas por oxidação a um intermediário de vida breve (DOPGAL), pela ação da monoaminoxidase (MAO). O DOGPAL é então metabolizado em em álcool ou ácido desaminados e mais estáveis. A aldeído desidrogenase (AD) metaboliza o DOGPAL em ácido 3,4-di-hidroximandélico (DOMA) enquanto a aldeído redutase (AR) o metaboliza a 3,4-di-hidroxifeniletilenoglicol (DOPEG). Sob condições normais, o DOMA é o metabólito menor e o DOPEG o principal metabólito produzido a partir de NE e EPI. Logo que o DOPEG deixa o principal local de sua formação (nervos simpáticos e medula suprarrenal), ele é convertido a 3-metoxi-4-hidroxifeniletilenoglicol (MOPEG) pela catecol-*O*-metiltransferase (COMT). O MOPEG é convertido ao aldeído instável (MOPGAL) pela alcool desidrogenase (ADH) e finalmente a ácido vanilmandélico (VMA) pela aldeído desidrogenase. O VMA é o principal produto final. Outra via de formação do VMA é a conversão da NE ou EPI em normetanefrina ou metanefrina pela COMT seja na medula suprarrenal ou locais extraneuronais, com subsequente metabolismo a MOPGAL e então a VMA. As catecolaminas também são metabolizadas pelas *sulfotransferases*.

BASE MOLECULAR DA FUNÇÃO DOS RECEPTORES ADRENÉRGICOS. Todos os receptores adrenérgicos são GPCR que se ligam a proteínas G heterodiméricas. Cada um dos tipos principais exibe preferência por uma classe particular de proteínas G, isto é, α_1 para G_q, α_2 para G_i e β para G_s (Quadro 8-6). As respostas que se seguem à ativação resultam dos efeitos mediados pela proteína G sobre a geração de segundos mensageiros e sobre a atividade dos canais iônicos, como discutido no Capítulo 3. As vias se superpõem amplamente com as que foram discutidas para os receptores muscarínicos de acetilcolina.

RECEPTORES α-ADRENÉRGICOS. Os receptores α_1 (α_{1A}, α_{1B} e α_{1D}) e os receptores α_2 (α_{2A}, α_{2B} e α_{2C}) são proteínas heptaelicais que se acoplam diferencialmente a uma variedade de proteínas G para regular a contração do músculo liso, as secreções e o crescimento celular (Quadro 8-6).

Quadro 8-6

Características dos subtipos de receptores adrenérgicos[a]

SUBTIPO[a]	PROTEÍNA G ACOPLADA	EFETORES	LOCALIZAÇÃO NOS TECIDOS	EFEITOS DOMINANTES DO SUBTIPO[b]
α_{1A}	$G\alpha_q$ ($\alpha_{11}/\alpha_{14}/\alpha_{16}$)	↑ FLC, FLA_2 ↑ canais de Ca^{2+} ↑ permutador Na^+/H^+ Modulação dos canais de K^+ ↑ sinalização MAPK	Coração, Pulmões Fígado Músculo liso Vasos sanguíneos Ductos deferentes Próstata Cerebelo Córtex cerebral, Hipocampo	• Principal receptor para contração dos músculos lisos vasculares • Promove o crescimento e a estruturação do coração • Vasoconstrição das grandes arteríolas de resistência, no músculo esquelético
α_{1B}	$G\alpha_q$ ($\alpha_{11}/\alpha_{14}/\alpha_{16}$)	↑ FLC, ↑ FLA_2 ↑ canais de Ca^{2+} ↑ permutador Na^+/H^+ Modulação dos canais de K^+ ↑ sinalização MAPK	Rins, Pulmões Baço Vasos sanguíneos Córtex cerebral Tronco cerebral	• É o subtipo mais abundante no coração • Promove o crescimento e a estruturação do coração
α_{1D}	$G\alpha_q$ ($\alpha_{11}/\alpha_{14}/\alpha_{16}$)	↑ FLC, ↑ FLA_2 ↑ canais de Ca^{2+} ↑ permutador Na^+/H^+ Modulação dos canais de K^+ ↑ sinalização MAPK	Plaquetas, Aorta Artérias coronárias Próstata Córtex Hipocampo	• Principal receptor para vasoconstrição na aorta e nas artérias coronárias
α_{2A}	$G\alpha_i$ $G\alpha_o$ (α_{o1}/α_{o2})	↓ Inibição da via AC-AMPc PKA	Plaquetas Neurônios simpáticos Gânglios autonômicos Pâncreas Vasos coronários e do SNC Substância ferruginosa Tronco cerebral Medula espinal	• Receptor inibitório dominante nos neurônios do simpático • Vasoconstrição dos pequenos vasos pré-capilares, no músculo esquelético
α_{2B}	$G\alpha_i$ família $G\alpha_o$ família (α_{o1}/α_{o2})	↓ Inibição da via AC-AMPc-PKA	Fígado Rins Vasos sanguíneos Vasos coronários e do SNC Diencéfalo Pâncreas Plaquetas	• Principal mediador da α_2-vasoconstrição
α_{2C}	$G\alpha_i$ ($\alpha_{11}/\alpha_{12}/\alpha_{13}$) $G\alpha_o$ (α_{o1}/α_{o2})	↓ Inibição da via AC-AMPc-PKA	Núcleos da base Córtex Cerebelo Hipocampo	• Receptor predominante na modulação da neurotransmissão por dopamina • Receptor predominante na inibição de liberação de hormônios da medula suprarrenal
β_1	$G\alpha_s$	↑ a via AC-AMPc-PKA ↑ Ativação dos canais de Ca^{2+} do tipo L	Coração, Rins Adipócitos Músculo esquelético Núcleo olfatório Córtex, Tronco cerebral Núcleo cerebelar Medula espinal	• Principal mediador de efeitos inotrópicos e cronotrópicos positivos no coração

(continua)

Quadro 8-6

Características dos subtipos de receptores adrenérgicos[a] (*Continuação*)

SUBTIPO[a]	PROTEÍNA G ACOPLADA	EFETORES	LOCALIZAÇÃO NOS TECIDOS	EFEITOS DOMINANTES DO SUBTIPO[b]
β_2[c]	$G\alpha_s$	↑ a via AC-AMPc-FLA ↑ canais de Ca^{2+}	Coração, Pulmão Vasos sanguíneos Músculo liso brônquico e GI Rins Músculo esquelético Bulbo olfatório Córtex piriforme Córtex Hipocampo	• Relaxamento no músculo liso • Hipertrofia do músculo esquelético
β_3[c,d]	$G\alpha_s$	↑ a via AC-AMPc-FLA Ativação de AC ↑ canais de Ca^{2+}	Tecido adiposo TGI coração	• Efeitos metabólicos

AC, adenilato-ciclase; Epi, epinefrina; NE, norepinefrina; Iso, isoproterenol; GI, gastrintestinal; Gu, geniturinário;
[a]No mínimo três subtipos de cada um dos receptores adrenérgicos α_1 e α_2 são conhecidos, mas distinções entre seus mecanismos de ação não estão definidas de modo claro.
[b]Em algumas espécies (p. ex., rato), as respostas metabólicas no fígado são mediadas por receptores α_1-adrenérgicos, ao passo que em outras (p. ex., cão) estão envolvidos de modo predominante os receptores β_2 adrenérgicos. Os dois tipos de receptores parecem contribuir na resposta em humanos.
[c]O acoplamento do receptor β à sinalização celular pode ser mais complexo. Além de acoplar-se a G_s para estimular a AC, os receptores β_2 podem ativar a sinalização pela via da β-arrestina-GRK/β. Os receptores β_2 e β_3 podem se acoplar a G_s e G_i de modo que pode refletir estereoquímica do agonista (Woo e cols., 2009). Ver também o Capítulo 12.
[d]As respostas metabólicas nos tecidos com características farmacológicas atípicas (p. ex., adipócitos) pode ser mediada por este receptores β_2. A maioria dos antagonistas do receptor β-adrenérgico (incluindo o propranolol) não bloqueia estas respostas.
FLC, fosfolipase C; FLA, fosfolipase A; PK, fosfocinase.

RECEPTORES α_1-ADRENÉRGICOS. A estimulação dos receptores α_1-adrenérgicos ativa a via G_q-PLC_β-IP_3/ DAGCa^{2+} e resulta na ativação da FCC e outras vias Ca^{2+} e calmodulina sensíveis como as CaM cinases, com sequelas dependendo da diferenciação celular (p. ex., contração do músculo liso vascular, ativação do eNOs no endotélio vascular) (Capítulo 3). A ativação do subtipo de receptor α_1 também estimula várias fosfolipases (FLA_2, FLD).

A PKC fosforila muitos substratos, incluindo proteínas de membrana que constituem canais, bombas e proteínas de troca iônica (p. ex., ATPase de transporte de Ca^{2+}). A estimulação da PLA_2 leva à liberação de araquidonato livre, que é então metabolizado pelas vias da cicloxigenase (resultando prostaglandinas) e da lipoxigenase (produzindo leucotrienos) (Capítulo 33); a PLD hidrolisa a fosfatidilcolina para obter ácido fosfatídico (AF). Na maioria dos músculos lisos, o aumento da concentração intracelular de Ca^{2+} causa contração (Capítulo 3 e Figura 3-14). Em contrapartida, o aumento da concentração intracelular de Ca^{2+} que resulta da estimulação dos receptores α_1 no músculo liso GI causa hiperpolarização e relaxamento pela ativação dos canais de K^+ dependentes de Ca^{2+}. Os receptores α_1 ativam as MAPK, PI3 cinase e outras afetando o crescimento e proliferação celulares.

RECEPTORES α_2-ADRENÉRGICOS. Os receptores α_2-adrenérgicos (α_{2A}, α_{2B} e α_{2C}) acoplam-se a uma variedade de efetores, em geral inibindo a adenilato-ciclase (reduzindo a sinalização por meio da via AMPc-FCA e ativando os canais de K^+ ativados pela proteína G (resultando em hiperpolarização da membrana).

A ativação dos receptores α_{2A} inibe a liberação de NE a partir das terminações nervosas simpáticas e em suprimir as eferências simpáticas desde o cérebro, levando à hipotensão. No SNC, os receptores α_{2A} provavelmente produzem os efeitos antinociceptivos, sedação, hipotermia, hipotensão e ações comportamentais dos agonistas α_2. O receptor α_{2B} é o principal receptor mediando a vasoconstrição induzida por α_2, enquanto o receptor α_{2C} é o receptor predominante na inibição da liberação de catecolaminas desde a medula suprarrenal e na modulação da neurotransmissão de dopamina no cérebro.

RECEPTORES β-ADRENÉRGICOS. Os receptores β regulam inúmeras funções, incluindo a frequência e a contratilidade cardíacas, o relaxamento do músculo liso e múltiplos eventos metabólicos em vários tecidos, incluindo células adiposas e hepáticas e musculoesqueléticas (Quadro 8-1). Os três subtipos dos receptores β ($β_1$, $β_2$ e $β_3$) acoplam-se à proteína G_s e ativam a adenilato-ciclase (Quadro 8-6). Entretanto, resultados recentes sugerem possíveis diferenças nos sinais e eventos a jusante ativados pelos três receptores β.

Os receptores $β_1$, $β_2$ e $β_3$ diferem em suas vias de sinalização intracelular e em suas localizações subcelulares. A estimulação de receptores $β_2$ causa um aumento transitório na frequência cardíaca, seguido por um prolongado declínio. Após o tratamento com toxina *pertussis*, que impede a ativação de G_i, o efeito cronotrópico negativo da ativação de $β_2$ é abolido. Supõe-se que essas propriedades de sinalização específica aos subtipos dos receptores β estejam ligadas à associação, seletiva para o subtipo, com proteínas-andaime e proteínas de sinalização intracelulares. Nas membranas dos miócitos cardíacos, os receptores $β_2$ estão normalmente confinados em cavéolas; a importância da compartimentalização dos componentes da via do AMP cíclico são discutidas no Capítulo 3.

REFRATARIEDADE ÀS CATECOLAMINAS. A exposição a agonistas adrenérgicos de células e tecidos sensíveis à catecolamina causa uma diminuição progressiva da sua capacidade de responder a essas substâncias. Esse fenômeno, de forma geral é denominado *refratariedade*, *dessensibilização* ou *taquifilaxia* (Capítulo 3). Múltiplos mecanismos estão envolvidos na dessensibilização, incluindo a fosforilação do receptor por cinases como FCA e FCC, sequestro e endocitose, interações com proteína andaime e ativação de fosfodiesterases nucleotídeo cíclicas específicas. Eles foram estudados mais extensamente em células que sintetizam AMPc em resposta a agonistas do receptor $β_2$.

CONSIDERAÇÕES FARMACOLÓGICAS

Cada passo envolvido na neurotransmissão (Figuras 8-3, 8-4 e 8-6) representa um local possível de intervenção terapêutica. Isso é mostrado nos diagramas das terminações colinérgicas e adrenérgicas e dos seus locais pós-juncionais (Figuras 8-4 e 8-6). Os fármacos que afetam os processos responsáveis em cada passo da transmissão nas junções colinérgicas e adrenérgicas estão resumidos no Quadro 8-7.

OUTROS NEUROTRANSMISSORES AUTÔNOMICOS

A maioria dos neurônios nos sistemas nervosos central e periférico contém mais de um neurotransmissor putativo possível (Capítulo 14). Embora a separação anatômica dos componentes parassimpático e simpático do SNA e das ações dos ACh e da NE ainda forneçam a base estrutural essencial para o estudo da função autônoma, uma hoste de outros mensageiros químicos, como purinas, eicosanoides, NO e peptídeos, modulam ou medeiam as respostas que se seguem à estimulação desse sistema.

ATP. O ATP é um cotransmissor junto com a NE. Os nervos simpáticos armazenam ATP e NE nas mesmas vesículas sinápticas e os dois cotransmissores são liberados juntos. O ATP e a NE podem também ser liberados de subconjuntos de vesículas separados e estarem sujeitos a regulações. Também há evidências de que o ATP pode ser um cotransmissor com a ACh em certos nervos parassimpáticos pós-ganglionares.

NPY. Os peptídeos NPY distribuem-se amplamente nos sistemas nervosos central e periférico. O NPY é colocalizado e coliberado com a NE e com o ATP na maior parte dos nervos simpáticos do sistema periférico, especialmente nos que inervam os vasos sanguíneos. Assim, parece que ele, juntamente com a NE e o ATP, é o terceiro cotransmissor simpático. As suas funções incluem (1) efeitos contráteis pós-juncionais diretos; (2) potencialização dos efeitos contráteis de outros cotransmissores simpáticos; e (3) modulação inibitória da liberação induzida pela estimulação nervosa dos três cotransmissores simpáticos.

PIV e ACh. PIV e ACh coexistem nos neurônios autonômicos periféricos, possivelmente em populações separadas de vesículas de armazenamento. Há evidências de sua cotransmissão na regulação da salivação.

TRANSMISSÃO NÃO ADRENÉRGICA E NÃO COLINÉRGICA (NANC) POR PURINAS. Há evidências a favor da transmissão NANC no SNA e de neurotransmissão purinérgica nos tratos GI e geniturinário e certos vasos sanguíneos. Sem dúvidas, o ATP satisfez todos os critérios listados antes para um neurotransmissor. A adenosina gerada por ectoenzimas e nucleotidases liberáveis a partir do ATP liberado, atua como modulador inibindo a liberação do transmissor por retroalimentação. Os receptores purinérgicos são classificados em receptores de adenosina (P1) e receptores para o ATP (P2X e P2Y). Os receptores de adenosina e os receptores P2Y medeiam suas respostas através das proteínas G, enquanto os receptores P2X são uma subfamília de canais iônicos controlados por ligando (Figura 14-8). As metilxantinas (p. ex., cafeína e teofilina) bloqueiam receptores de adenosina preferencialmente (Capítulo 36).

MODULAÇÃO DAS RESPOSTAS VASCULARES POR FATORES DERIVADOS DO ENDOTÉLIO; NO. É necessário um endotélio intacto para obter o relaxamento vascular a ligantes fisiológicos dos receptores ligados a G_q nas células endoteliais e à ACh exógena. Em resposta a vários fármacos vasoativos e a estímulos físicos, as células endoteliais produzem e liberam um vasodilatador denominado fator de relaxamento derivado do endotélio (EDRF), que hoje sabe-se que é o NO. De modo menos comum são liberados um fator hiperpolarizante derivado do endotélio (EDHF) e

Quadro 8-7

Fármacos representativos com ação nas junções neuroefetoras colinérgicas e adrenérgicas periféricas

MECANISMO DE AÇÃO	SISTEMA	FÁRMACOS	EFEITOS
1. Interferência com a síntese do transmissor	Colinérgico	Inibidores da colina acetiltransferase	Depleção mínima da ACh
	Adrenérgico	α-metiltirosina (inibição da tirosina hidroxilase)	Depleção de NE
2. Transformação metabólica pelas mesmas vias usadas pelo precursor do transmissor	Adrenérgico	Metildopa	Deslocamento da NE pela α-metil-NE, que é um agonista α_2, de modo similar à clonidina, que reduz as eferências simpáticas do SNC
3. Bloqueio do sistema de transporte na membrana da terminação nervosa	Colinérgico	Hemicolínio	Bloqueio da captação de colina com consequente depleção de ACh
	Adrenérgico	Cocaína, imipramina	Acúmulo de NE nos receptores
4. Bloqueio do sistema de transporte nas vesículas de armazenamento	Colinérgico	Vesamicol	Bloqueio no armazenamento de ACh
	Adrenérgico	Reserpina	Depleção da NE das vesículas de armazenamento; simpatectomia química
5. Promoção da exocitose ou deslocamento do transmissor da terminação axonal	Colinérgico	Latrotoxinas	Colinomimético, seguido de efeito anticolinérgico
	Adrenérgico	Anfetamina, tiramina	Simpatomimético
6. Impedimento à liberação do transmissor	Colinérgico	Toxina botulínica	Anticolinérgico
	Adrenérgico	Bretílio, guanadrel	Antiadrenérgico
7. Mimetismo do transmissor em locais pós-juncionais	Colinérgico		
	Muscarínico[a]	Metacolina, betanecol	Colinomimético
	Nicotínico[b]	Nicotina, epibatidina, citisina	Colinomimético
	Adrenérgico		
	α_1	Fenilefrina	Agonista seletivo α_1
	α_2	Clonidina	Simpatomimético (na periferia); redução do efluxo simpático (no SNC)
	α_1, α_2,	Oximetazolina	Agonista α não seletivo
	β_1	Dobutamina	Estimulação cardíaca seletiva (também ativa os receptores α_1)
	β_2	Terbutalina, salbutamol, metaproterenol	Agonista seletivo do receptor β_2 (inibição seletiva da contração do músculo liso)
	β_1, β_2	Isoproterenol	Agonista β não seletivo

(continua)

Quadro 8-7

Fármacos representativos com ação nas junções neuroefetoras colinérgicas e adrenérgicas periféricas (*Continuação*)

MECANISMO DE AÇÃO	SISTEMA	FÁRMACOS	EFEITOS
8. Bloqueio do receptor pós-sináptico	Colinérgico		
	Muscarínico[a]	Atropina	Bloqueio muscarínico
	Nicotínico (N_m)[b]	*d*-tubocurarina, atracúrio	Bloqueio neuromuscular
	Nicotínico (N_n)[b]	Trimetafano	Bloqueio ganglionar
	Adrenérgico		
	α_1, α_2	Fenoxibenzamina	Bloqueio não seletivo do receptor α (irreversível)
	α_1, α_2	Fentolamina	Bloqueio não seletivo do receptor α (reversível)
	α_1	Prazosina, terazosina, doxazosina	Bloqueio seletivo do receptor α_1 (reversível)
	α_2	Ioimbina	Bloqueio seletivo do receptor α_2
	β_1, β_2	Propranolol	Bloqueio não seletivo do receptor β
	β_1	Metoprolol, atenolol	Bloqueio seletivo do receptor β_1 (cardiomiócitos; células justaglomerulares renais)
	β_2	—	Bloqueio seletivo do receptor β_2 (músculo liso)
9. Inibição da degradação enzimática do transmissor	Colinérgico	Inibidores da AChE edrofônio, neostigmina, piridostigmina	Colinomimético (locais muscarínicos)
	Adrenérgico	Inibidores não seletivos da MAO pargilina, nialamida	Bloqueio da despolarização (locais nicotínicos)
		Inibidor seletivo da MAO-B selegilina	Pequeno efeito direto sobre a NE ou sobre a resposta simpática; potencializa a tiramina
		Inibidor da COMT Entacapona periférica	Adjuvante na doença de Parkinson
		Inibidor da COMT Tolcapona	Adjuvante na doença de Parkinson

ACh, acetilcolina; AChE, acetilcolinesterase; ChAT, colina acetiltransferase; COMT, catecol-*O*-metiltransferase; MAO, monoaminoxidase; NE, norepinefrina; células j-g, células secretoras de renina no complexo justaglomerular dos rins; TH, tirosina hidroxilase.

[a]Existem pelo menos cinco subtipos de receptores muscarínicos. Os agonistas atuais mostram pouca seletividade para os subtipos, mas vários antagonistas mostram seletividade parcial para os subtipos (ver Quadro 8-3).

[b]Foram identificados dois subtipos de receptores nicotínicos musculares e vários subtipos de receptores neuronais (ver Quadro 8-2).

um fator de contração derivado do endotélio (EDCF). A produção de NO contribui com o tônus vascular e assim pode modular a influência de agonistas e antagonistas α e β. Consulte a Figura 3-14 para mais informações sobre o sistema de sinalização múltipla que pode influenciar o tônus vascular.

Para uma listagem bibliográfica completa, consulte ***As Bases Farmacológicas da Terapêutica de Goodman e Gilman***, 12ª edição.

Capítulo 9 Agonistas e antagonistas dos receptores muscarínicos

ACETILCOLINA E SEU RECEPTOR MUSCARÍNICO

No sistema nervoso periférico, os receptores muscarínicos da acetilcolina ocorrem principalmente nas células efetoras autônomas inervadas pelos nervos parassimpáticos pós-ganglionares. Os receptores muscarínicos também estão presentes nos gânglios autonômicos e em algumas células (p. ex., células endoteliais vasculares) que, paradoxalmente, recebem pouca ou nenhuma inervação colinérgica. No SNC, o hipocampo, córtex e tálamo têm grandes quantidades de receptores muscarínicos. A acetilcolina (ACh) é o neurotransmissor natural para esses receptores e praticamente não tem nenhuma aplicação terapêutica sistêmica, porque suas ações são difusas e sua hidrólise é rápida, catalisada pela acetilcolinesterase (AChE) e butirilcolinesterase plasmática. Os agonistas muscarínicos reproduzem os efeitos da ACh nesses locais e são congêneres da ACh ou alcaloides naturais com ações mais longas.

As sinapses colinérgicas estão presentes:

- Nas áreas efetoras autonômicas inervadas pelos nervos parassimpáticos pós-ganglionares (ou, no caso das glândulas sudoríparas, pelos nervos pós-ganglionares simpáticos)
- Nas células ganglionares simpáticas e parassimpáticas e na medula suprarrenal, que é inervada por nervos autonômicos pré-ganglionares
- Nas placas motoras terminais dos músculos esqueléticos, que são inervadas pelos nervos motores somáticos
- Em certas sinapses no SNC em que a ACh pode ter ações pré ou pós-sinápticas

As ações da ACh, e dos outros fármacos relacionados, nos locais efetores autonômicos, são conhecidas como *muscarínicas*, com base na observação de que o alcaloide muscarina atua seletivamente nesses locais e produz os mesmos efeitos qualitativos da ACh (Quadro 8-1). Os receptores muscarínicos estão presentes nos gânglios autonômicos e na medula suprarrenal com a função primeira de modular as ações nicotínicas da ACh nestes locais (Capítulo 11). No SNC os receptores muscarínicos estão distribuídos amplamente e têm a função de mediar várias respostas importantes. As ações da ACh e dos seus congêneres nos receptores muscarínicos podem ser bloqueadas pela atropina.

PROPRIEDADES E SUBTIPOS DOS RECEPTORES MUSCARÍNICOS

Os receptores muscarínicos compreendem cinco produtos genéticos diferentes designados como receptores muscarínicos M_1 a M_5 (Quadro 8-3). Os receptores muscarínicos são receptores acoplados a proteína G que, por sua vez, acopla a vários efetuadores. Embora a seletividade não seja absoluta, a estimulação dos receptores M_1, M_3 e M_5 ativa a via PLC-G_q-IP_3/DAG-Ca^{2+}, resultando em uma variedade de respostas mediadas por Ca^{2+}. Em contrapartida, os receptores muscarínicos M_2 e M_4 se acoplam à proteína G sensível à toxina *pertussis*, G_i e G_o para inibir a adenilato-ciclase e regular canais iônicos específicos.

Os cinco subtipos de receptores muscarínicos estão amplamente distribuídos no SNC e nos tecidos periféricos; a maioria das células expressa no mínimo dois subtipos (Quadro 8-3). Os receptores M_2 são o subtipo predominante no controle colinérgico do coração, enquanto o receptor M_3 é o subtipo predominante no controle colinérgico dos músculos lisos, glândulas secretoras e dos olhos. O receptor M_1 tem papel importante na modulação da transmissão colinérgica nicotínica em gânglios.

EFEITOS FARMACOLÓGICOS DA ACETILCOLINA (ACH)

SISTEMA CARDIOVASCULAR. A ACh tem quatro efeitos primários no sistema cardiovascular:

- Vasodilatação
- Diminuição da frequência cardíaca (efeito cronotrópico negativo)
- Diminuição da velocidade de condução no nodo atrioventricular (AV) (efeito dromotrópico negativo)
- Diminuição na força de contração cardíaca (efeito inotrópico negativo)

O efeito inotrópico negativo tem menor significado nos ventrículos do que nos átrios. Algumas das respostas referidas anteriormente podem ser obscurecidas pelos reflexos barorreceptores e por outros reflexos que atenuam os efeitos diretos da ACh. Embora a ACh raramente seja administrada por via sistêmica, suas ações cardíacas são importantes, porque os efeitos cardíacos dos glicosídeos cardíacos, dos antiarrítmicos e muitos outros fármacos são, pelo menos em parte, devidos a alterações na estimulação parassimpática (vagal) do coração; além disso, a estimulação aferente das vísceras durante intervenções cirúrgicas pode aumentar reflexamente a estimulação vagal do coração.

A injeção intravenosa de pequena dose de ACh provoca a queda transitória da pressão arterial decorrente da vasodilatação generalizada (mediada pelo NO endotelial vascular) que, em geral, é acompanhada de taquicardia reflexa. Doses significativamente maiores são necessárias para ver efeitos diretos da ACh no coração como para provocar bradicardia ou bloqueio de condução AV. A vasodilatação generalizada produzida pela ACh exógena decorre da estimulação dos receptores muscarínicos, primariamente, do subtipo M_3 (Khurana e cols., 2004; Lamping e cols., 2004) localizados nas células endoteliais vasculares apesar da aparente falta de inervação colinérgica. A ocupação dos receptores por agonistas ativam a via G_q-PLC-IP_3 levando a ativação da NO sintetase endotelial dependente de calmodulina-Ca^{2+} e produção de NO, que difunde para as células musculares lisas vasculares adjacentes e causa seu relaxamento (Capítulos 3 e 8). Se o endotélio está lesado, como ocorre sob várias condições fisiopatológicas, a ACh atua predominantemente em receptores M_3 localizados nas células musculares lisas vasculares, causando vasoconstrição.

A ACh afeta a função cardíaca por mecanismos diretos e indiretos pela inibição da estimulação adrenérgica no coração. Os efeitos cardíacos da ACh são mediados primariamente por receptores muscarínicos M_2 que se acoplam a G_i/G_o. Os efeitos *diretos* incluem:

- Aumento da corrente de K^+ ativada por ACh ($I_{K\text{-}ACh}$) devido a ativação dos canais K-ACh,
- A diminuição da corrente de Ca^{2+} do tipo L ($I_{Ca\text{-}l}$) devido a inibição dos canais de Ca^{2+} do tipo L e
- A diminuição na corrente do marca-passo cardíaco (I_f) devido a inibição dos canais HCN (marca-passo)

Os efeitos *indiretos* incluem:

- A diminuição do AMPc cíclico mediada por $G_{i,}$ que se opõe e neutraliza o aumento do AMPc cíclico mediado por β_1 adrenérgico/G_S e
- A inibição da liberação de NE dos terminais nervosos simpáticos.

A inibição da liberação de NE é mediada por receptores M_2 e M_3 pré-sinápticos que são estimulados pela ACh liberada de terminais nervosos pós-ganglionares parassimpáticos adjacentes. No coração do homem há, ainda, receptores M_2 pré-sinápticos que inibem a liberação de ACh dos terminais nervosos pós-ganglionares parassimpáticos.

A ACh diminui a frequência cardíaca primariamente diminuindo a velocidade de despolarização espontânea no *nodo SA* (Capítulo 29); desse modo, o alcance do potencial limiar e os eventos subsequentes do ciclo cardíaco são retardados. No *átrio* a ACh causa hiperpolarização e diminui a duração do potencial de ação aumentando IK-ACh. A ACh também inibe a formação de AMP cíclico e a liberação de NE diminuindo a contratilidade atrial. A velocidade de condução do impulso não é afetada ou pode aumentar em resposta a ACh; o aumento provavelmente é devido a ativação de canais de Na^+ adicionais em resposta a hiperpolarização causada pela ACh. Em contrapartida, no nodo AV (que tem potenciais de ação dependentes de canais de Ca^{2+}; Capítulo 29), a ACh diminui a condução e aumenta o período refratário inibindo o $I_{Ca\text{-}L}$; a redução da condução AV é responsável pelo bloqueio cardíaco completo, que pode ser observado quando forem administradas grandes quantidades dos agonistas colinérgicos por via sistêmica.

A inervação colinérgica (vagal) do sistema His-Purkinje e do miocárdio ventricular é esparsa e os efeitos da ACh são menores do que os observados nos átrios e tecido nodal. Nos ventrículos, a ACh liberada por estimulação vagal ou aplicada diretamente produz um efeito inotrópico negativo pequeno; esta inibição é mais evidente quando houver estimulação adrenérgica ou tônus simpático subjacente. A automaticidade das fibras de Purkinje é suprimida e o limiar para fibrilação ventricular aumenta.

TRATO RESPIRATÓRIO. O sistema nervoso parassimpático tem importante papel na regulação do tônus broncomotor. Os efeitos da ACh no sistema respiratório incluem não só a bronconstrição, mas também o aumento das secreções traqueobrônquicas e a estimulação dos quimiorreceptores dos corpos carotídeos e aórticos. Esses efeitos são mediados primariamente pelos receptores muscarínicos M_3.

TRATO URINÁRIO. A inervação parassimpática sacral promove a contração do músculo detrusor, aumenta a pressão miccional e o peristaltismo ureteral. Os receptores do subtipo M_2 parecem predominar na bexiga e os receptores M_3, intermediam a contração do músculo detrusor.

TRATO GI. A estimulação da atividade vagal no trato GI aumenta o tônus, a amplitude das contrações e a atividade secretora do estômago e intestino. Os receptores muscarínicos do subtipo M_2 são os prevalentes, mas os M_3 parecem os responsáveis primários para mediar o controle colinérgico da motilidade do TGI.

EFEITOS SECRETORES E OCULARES. A ACh estimula a secreção de todas as glândulas que recebem inervação parassimpática ou simpática colinérgica, incluindo as lacrimais, nasofaríngeas, salivares e sudoríparas. Esses efeitos são mediados primariamente pelos receptores muscarínicos M_3; os receptores M_1 também contribuem significativamente para a estimulação colinérgica da secreção salivar. Instilada nos olhos, a ACh produz miose por contração do músculo esfincter da pupila e acomodação da visão para perto por contração do músculo ciliar (Capítulo 64); os dois efeitos são mediados primariamente pelos receptores muscarínicos M_3

EFEITOS NO SNC. Os cinco subtipos de receptores muscarínicos são encontrados no cérebro e estudos sugerem que vias reguladas pelos receptores muscarínicos podem ter um papel importante na função cognitiva, controle motor, regulação do apetite, nocicepção e outros processos. A elevação da ACh com os inibidores de AChE é usada no tratamento de alguns sintomas cognitivos da doença de Alzheimer (Quadro 22-2).

AGONISTAS DE RECEPTORES MUSCARÍNICOS

Os agonistas dos receptores colinérgicos muscarínicos podem ser divididos em dois grupos:

- Os ésteres da colina incluindo ACh e vários ésteres sintéticos e
- Alcaloides colinomiméticos naturais (principalmente *pilocarpina, muscarina e arecolina*) e seus congêneres sintéticos.

De várias centenas de derivados sintéticos da colina investigados, somente a metacolina, carbacol e betanecol tiveram aplicação clínica juntamente com poucos alcaloides naturais (Figura 9-1; Quadro 9-1).

A metacolina (acetil-β-metilcolina), o análogo β-metil da ACh, é um éster sintético da colina que difere da ACh principalmente por sua ação mais longa e seletiva (a introdução do grupo metila aumenta sua resistência à hidrólise pelas colinesterases) e sua seletividade muscarinica predominante. O carbacol e seu análogo β-metil, o betanecol, são ésteres carbamoílicos não substituídos, completamente resistentes à hidrólise pelas colinesterases; portanto, suas meias-vidas são longas o suficiente para que sejam distribuídos às regiões com fluxo sanguíneo escasso. O carbacol conserva atividade nicotínica substancial, principalmente nos gânglios autonômicos. O betanecol produz ações predominantemente muscarínicas com efeitos proeminentes na motilidade do trato GI e da bexiga urinária. Os principais agonistas muscarínicos alcaloides naturais são *muscarina*, *pilocarpina* e *arecolina*. A muscarina atua quase exclusivamente nos receptores muscarínicos e tem significado toxicológico (ver adiante). A pilocarpina tem ação predominantemente muscarínica, mas é um agonista parcial; as glândulas sudoríparas são particularmente sensíveis a pilocarpina. A arecolina atua nos receptores nicotínicos. Embora esses alcaloides naturais tenham grande utilidade como recursos farmacológicos sua utilização clínica atual limita-se praticamente à administração da pilocarpina como agente sialogogo e miótico (Capítulo 64).

ABSORÇÃO, DISTRIBUIÇÃO E ELIMINAÇÃO. A muscarina e os ésteres da colina são aminas quaternárias (Figura 9-1), por isso são pouco absorvidos por administração oral e têm baixa capacidade de atravessar a barreira hematencefálica, Os ésteres da colina são de ação curta devido à rápida eliminação pelos rins. Entretanto, a muscarina pode ser tóxica quando ingerida e ter efeitos no SNC. A pilocarpina e a arecolina, sendo aminas terciárias, são facilmente absorvidas e podem atravessar a barreira hematencefálica. A depuração da pilocarpina é retardada em pacientes com insuficiência hepática. Os alcaloides naturais são eliminados primariamente pelos rins; a excreção das aminas terciárias pode ser acelerada com a acidificação da urina.

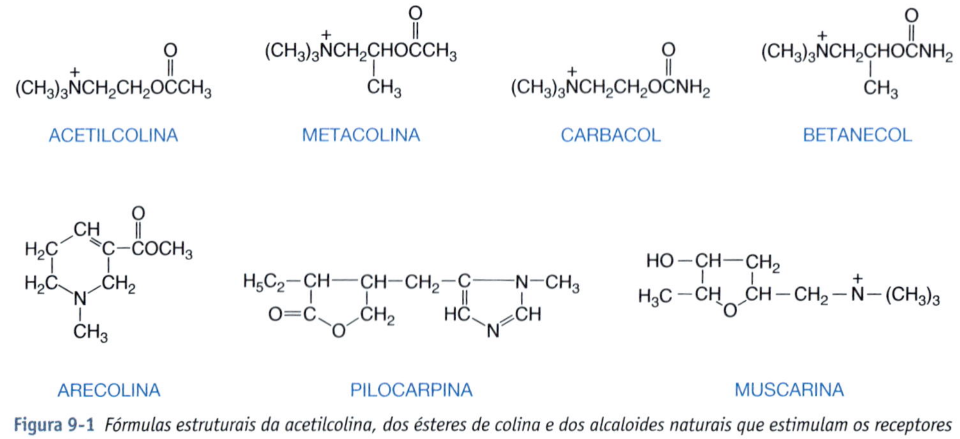

Figura 9-1 *Fórmulas estruturais da acetilcolina, dos ésteres de colina e dos alcaloides naturais que estimulam os receptores muscarínicos.*

Quadro 9-1

Algumas propriedades farmacológicas dos ésteres de colina e alcaloides naturais

		ATIVIDADE MUSCARÍNICA					
	HIDRÓLISE PELAS COLINESTERASES	*Cardio-vascular*	*Gastrin-testinal*	*Bexiga*	*Olho (tópica)*	*Antagonismo pela atropina*	ATIVIDADE NICOTÍNICA
Acetilcolina	+++	++	++	++	+	+++	++
Metacolina	+	+++	++	++	+	+++	+
Carbacol	–	+	+++	+++	++	+	+++
Betanecol	–	±	+++	+++	++	+++	–
Muscarina	–	++	+++	+++	++	+++	–
Pilocarpina	–	+	+++	+++	++	+++	–

USOS TERAPÊUTICOS DOS AGONISTAS DE RECEPTORES MUSCARÍNICOS

Os agonistas muscarínicos são usados atualmente no tratamento de distúrbios da bexiga, na xerostomia e no diagnóstico de hiper-reatividade brônquica. Também são usados em oftalmologia como fármacos mióticos e para o tratamento de glaucoma. Há interesse crescente do papel dos receptores muscarínicos na cognição e na utilidade potencial de agonistas M_1 no tratamento de insuficiência cognitiva associada com doença de Alzheimer.

ACETILCOLINA. A ACh é usada por via tópica para indução de miose durante cirurgia oftálmica; é instilada no olho em solução a 1% (Capítulo 64).

METACOLINA. É administrada por inalação no diagnóstico de hiper-reatividade brônquica em pacientes que não têm asma clínica aparente. As contraindicações ao teste com metacolina incluem limitação grave do fluxo aéreo, infarto miocárdico ou acidente vascular encefálico recentes, hipertensão descontrolada ou gestação. A resposta a metacolina também pode ser exagerada ou prolongada em pacientes que usam antagonistas β-adrenérgicos. A metacolina está disponível como pó que deve ser diluído em solução de cloreto de sódio a 0,9% e administrada por um nebulizador.

BETANECOL. Atua primariamente nos tratos urinário e GI. No trato urinário o betanecol é útil no tratamento da retenção urinária e no esvaziamento inadequado da bexiga, como na retenção urinária pós-cirúrgica. Quando usada de modo crônico, 10-50 mg são dados por via oral, 3 ou 4 vezes/dia, em um indivíduo com estômago vazio (i.e., 1 h antes ou 2 h após as refeições) para minimizar náuseas e êmese. No trato GI o betanecol estimula o peristaltismo, aumenta a motilidade e a pressão de repouso do esfincter esofágico inferior. Anteriormente, o betanecol foi usado no tratamento da distensão abdominal pós-cirúrgica, atonia gástrica, gastroparesia, íleo adinâmico e refluxo gastresofágico; atualmente, estão disponíveis tratamentos mais eficazes para estes distúrbios (Capítulos 45 e 46).

CARBACOL. É usado por via tópica em oftalmologia no tratamento do glaucoma e na indução de miose durante cirurgia; é instilado no olho em solução a 0,01-3% (Capítulo 64).

PILOCARPINA. É usada no tratamento da xerostomia, que se desenvolve depois de radioterapia da cabeça e do pescoço, ou que está associada à síndrome de Sjögren, um distúrbio autoimune que acomete principalmente as mulheres, que apresentam redução da secreção glandular, principalmente salivar e lacrimal. A dose usada é 5-10 mg 3 vezes/dia e deve ser reduzida em pacientes com insuficiência hepática. Os efeitos adversos são típicos da estimulação colinérgica. A pilocarpina é usada por via tópica em oftalmologia no tratamento do glaucoma e como miótico; é instilada no olho em solução a 0,5-6% ou pode ser administrada via inserto ocular (Capítulo 64).

CEVIMELINA. É um derivado quinuclidina da ACh. Como agonista muscarínico tem alta afinidade pelos receptores M_3 nos epitélios das glândulas lacrimais e salivares. A cevimelina tem longa ação sialagoga e pode ter menos efeitos adversos que a pilocarpina. A dose usada é 30 mg 3 vezes/dia.

CONTRAINDICAÇÕES, PRECAUÇÕES E EFEITOS ADVERSOS

As contraindicações ao uso dos agonistas muscarínicos incluem asma, doença pulmonar obstrutiva, obstrução urinária ou do trato GI, doença ácido-péptica, doença cardiovascular, hipotensão e hipertireoidismo (os agonistas muscarínicos podem precipitar fibrilação atrial em pacientes hipertireóideos). Os efeitos adversos comuns incluem diaforese, diarreia, cólicas intestinais, náuseas/vômitos e outros efeitos adversos GI; a sensação de aperto na bexiga; dificuldade de acomodação visual e hipotensão. Esses efeitos adversos têm pouca importância na administração tópica para uso oftálmico.

TOXICOLOGIA

As intoxicações causadas pela ingestão de plantas contendo pilocarpina, muscarina ou arecolina caracterizam-se principalmente pela exacerbação dos seus vários efeitos parassimpatomiméticos e assemelham-se ao quadro produzido pelo consumo de cogumelos do gênero *Inocybe*. O tratamento consiste na administração parenteral de atropina em doses suficientes para atravessar a barreira hematencefálica, medidas de suporte das funções respiratória e cardiovascular.

INTOXICAÇÃO POR COGUMELOS (MICETISMO). Concentrações elevadas de muscarina estão presentes em várias espécies de cogumelos *Inocybe* e *Clitocybe*. Os sinais e sintomas da intoxicação atribuível à muscarina começam 30-60 minutos após a ingestão e incluem salivação, lacrimejamento, náuseas e vômitos, cefaleia, distúrbios visuais, cólicas abdominais, diarreia, broncospasmo, bradicardia, hipotensão e choque. O tratamento com atropina (1-2 mg IM a cada 30 min) bloqueia de maneira eficaz esses efeitos.

Outras espécies de cogumelos produzem toxinas não relacionadas com a ACh. A intoxicação com espécies de *Amanita* resultam das propriedades neurológicas e alucinógenas do muscinol (um agonista $GABA_A$), ácido ibotênico e outros derivados isoxazóis. Essas substâncias estimulam os receptores de aminoácidos excitatórios e inibitórios Os cogumelos das espécies *Psilocybe* e *Panaeolus* contêm alucinógenos (psilocibina [um pró-agonista $5HT_{2A}$] e derivados relacionados da triptamina). As espécies *Gyromitra* (erva-moura falsa) causam distúrbios GI e hepatoxicidade tardia. A forma mais grave de micetismo é produzida pelo *Amanita phalloides*, outras espécies de *Amanita*, *Galerina* e *Lepiota*. Essas espécies são responsáveis por mais de 90% dos casos fatais. A ingestão de apenas 50 g do *A. phalloides* (capuz mortal) pode ser fatal. As principais toxinas são amatoxinas (α e β-amanitina), um grupo de octapeptídeos cíclicos que inibem a RNA-polimerase II, bloqueando assim a síntese do mRNA. Os sinais e sintomas iniciais, que geralmente passam despercebidos ou, quando presentes, são causados por outras toxinas, incluem diarreia e cólicas abdominais. O intervalo assintomático que se estende por até 24 h é seguido de disfunções hepática e renal. A morte ocorre 4-7 dias depois e é causada por essas disfunções. O tratamento consiste basicamente em medidas de suporte.

Como nas intoxicações por cogumelos a gravidade dos efeitos tóxicos e as intervenções terapêuticas dependem da espécie ingerida, deve-se tentar identificá-lo. Nos EUA, os centros regionais de controle das intoxicações mantêm informações atualizadas sobre a incidência dos envenenamentos por região e os procedimentos terapêuticos.

ANTAGONISTAS DOS RECEPTORES MUSCARÍNICOS

Os antagonistas muscarínicos evitam os efeitos da ACh por meio do bloqueio da sua ligação aos receptores muscarínicos nas células efetoras. Em geral, os antagonistas muscarínicos causam pouco bloqueio nos receptores nicotínicos. Entretanto, os antagonistas de amônio quaternário, em geral, mostram graus mais acentuados de atividade bloqueadora nicotínica e, por isso, tendem a interferir mais com a transmissão ganglionar ou neuromuscular.

Importante consideração no uso terapêutico de antagonistas muscarínicos é o fato que as funções fisiológicas dos diferentes órgãos variam quanto à sua sensibilidade ao bloqueio dos receptores muscarínicos (Quadro 9-2).

Quadro 9-2

Efeitos da atropina com relação às doses usadas

DOSE (mg)	EFEITOS
0,5	Discreta redução da frequência cardíaca; algum ressecamento da boca; inibição da sudorese
1	Ressecamento marcante da boca; sede; aceleração da frequência cardíaca, algumas vezes precedida por desaceleração; leve dilatação das pupilas
2	Frequência cardíaca alta; palpitações; ressecamento acentuado da boca; dilatação das pupilas; alguma turvação da visão de perto
5	Acentuação de todos os sinais e sintomas descritos anteriormente; dificuldade em falar e deglutir; agitação e fadiga; cefaleia; pele seca e quente; dificuldade em urinar; redução da peristalse intestinal
≥10	Acentuação de todos os sinais e sintomas descritos acima; pulso rápido e fraco; íris praticamente fechada; turvamento visual acentuado; pele ruborizada, quente, seca e escarlate; ataxia, agitação e excitação; alucinações e *delirium*; coma

O quadro clínico de uma dose alta (tóxica) de atropina pode ser lembrado por um antigo dispositivo mnemônico que resume a sintomas: *Red as a beet* (vermelho como uma beterraba), *Dry as a bone* (seco como um osso), *Blind as a bat* (cego como um morcego), *Hot as a firestone* (quente como uma pederneira) e *Mad as a hatter* (maluco como um chapeleiro).

Os antagonistas dos receptores muscarínicos incluem:

- Os alcaloides naturais atropina e escopolamina;
- Derivados semissintéticos desses alcaloides, que diferem basicamente dos compostos originais por sua disposição no organismo ou pela duração da ação;
- Derivados sintéticos, entre os quais alguns mostram seletividade por subtipos dos receptores muscarínicos.

Entre as duas últimas categorias, os fármacos dignos de nota são a homatropina e a tropicamida, que têm ações menos duradouras do que a atropina e a metescopolamina, o ipratrópio e o tiotrópio, que são compostos quaternários e não atravessam a barreira hematencefálica ou atravessam facilmente outras membranas. Os derivados sintéticos que têm alguma seletividade por receptores incluem a pirenzepina, com seletividade pelos receptores M_1 e darifenacina e solifenacina com seletividade pelos receptores M_3.

Doses pequenas de atropina reduzem as secreções salivares e brônquicas e a sudorese. Doses muito maiores são necessárias para inibir a motilidade e a secreção gástrica que são efeitos colaterais indesejados. Essa hierarquia de sensibilidades relativas não é decorrente das diferenças na afinidade da atropina pelos receptores muscarínicos nesses locais; a atropina não possui seletividade pelos diferentes subtipos desses receptores. Os determinantes mais importantes são os graus de regulação das funções dos diferentes órgãos terminais pelo tônus parassimpático, a "reserva" de receptores e mecanismos de sinalização, o envolvimento dos neurônios e reflexos intramurais.

A maioria dos antagonistas dos receptores muscarínicos disponíveis na clínica é não seletiva e suas ações diferem pouco daquelas da atropina. Nenhum antagonista subtipo-seletivo, incluindo-se a pirenzepina, é totalmente seletivo. De fato, a eficácia clínica de alguns fármacos pode originar-se de um equilíbrio nas ações antagônicas em dois ou mais subtipos de receptores. A atropina e os compostos semelhantes competem com a ACh e com outros agonistas muscarínicos por um local de ligação comum existente no receptor muscarínico. Como o antagonismo produzido pela atropina é competitivo, ele pode ser revertido se a concentração de ACh nos receptores muscarínicos do órgão efetor aumentar a nível suficiente.

EFEITOS FARMACOLÓGICOS DOS ANTAGONISTAS MUSCARÍNICOS

Os efeitos farmacológicos da atropina servem de base para o entendimento dos usos terapêuticos dos vários antagonistas muscarínicos. Os efeitos dos demais antagonistas muscarínicos só serão mencionados quando diferirem significativamente dos da atropina. O Quadro 9-2 resume os principais efeitos farmacológicos de doses crescentes de atropina.

SISTEMA CARDIOVASCULAR

Coração. Embora a resposta dominante seja taquicardia, não raro a frequência diminui transitoriamente com as doses clínicas médias (0,4-0,6 mg). A diminuição é modesta (4-8 bpm) e, em geral, está ausente após injeção IV rápida. Doses maiores de atropina causam taquicardia progressiva por bloqueio dos receptores M_2 nas células marca-passo SA antagonizando, assim, o tônus parassimpático (vagal) ao coração. A frequência cardíaca basal aumenta em ~35-40 bpm em jovens tratados com 2 mg de atropina IM. A frequência cardíaca máxima (p. ex., em resposta ao exercício físico) não se altera com atropina. A influência da atropina é mais notada em adultos jovens saudáveis, nos quais o tônus vagal é considerável. Na infância e na idade avançada, mesmo doses altas de atropina podem não acelerar o coração. A atropina com frequência provoca arritmias cardíacas, mas sem sintomas cardiovasculares significativos.

A atropina pode abolir vários tipos de reflexos vagais cardíacos de redução ou assistolia, como os decorrentes de inalação de vapores irritantes, estimulação dos seios carotídeos, pressão no globo ocular, estimulação peritoneal ou injeção de contraste corante durante cateterização cardíaca. A atropina também previne ou abole abruptamente a bradicardia ou assistolia causada por ésteres da colina, inibidores da acetilcolinesterase ou outros fármacos parassimpatomiméticos, bem como a parada cardíaca decorrentes da estimulação elétrica do vago. A retirada do tônus vagal do coração, pela atropina, também pode facilitar a condução AV.

Circulação. A atropina, se administrada iasoladamente, tem pouco efeito na pressão arterial, pois a maior parte do leito vascular carece de inervação colinérgica significativa. Contudo, em doses clínicas, a atropina neutraliza completamente a vasodilatação periférica e a acentuada queda de pressão arterial causada pelos ésteres da colina. Em doses tóxicas e ocasionalmente em terapêuticas, a atropina pode dilatar os vasos cutâneos, especialmente os da área do rubor (rubor atropínico). Essa pode ser uma reação compensatória que permite a radiação do calor resultante do aumento da temperatura induzido pela atropina ao inibir a sudorese.

SISTEMA RESPIRATÓRIO. A atropina inibe as secreções do nariz, boca, faringe e brônquios e, assim, seca as membranas mucosas do trato respiratório. A atropina pode inibir a broncoconstrição causada por histamina, bradicinina e os eicosanoides, o que presumivelmente reflete a participação de atividade reflexa parassimpática (vagal) na broncoconstrição causada por estas substâncias. A habilidade de bloquear os efeitos broncoconstritores indiretos destes mediadores fundamenta o uso dos antagonistas muscarínicos, junto aos agonistas β-adrenérgicos, no tratamento da asma e da DPOC (Capítulo 36).

OLHOS. Os antagonistas muscarínicos bloqueiam as respostas colinérgicas do músculo esfincter pupilar da íris e o músculo ciliar que controla a curvatura do cristalino (Capítulo 64). Assim, eles dilatam a pupila (midríase) e paralisam a acomodação (cicloplegia). A aplicação local de atropina produz efeito ocular de duração considerável; os reflexos pupilares e a acomodação podem não se recuperar completamente por 7-12 dias. Outros antagonistas muscarínicos com durações mais breves são, por isso, preferidos como midriáticos na clínica oftalmológica (Capítulo 64). Os antagonistas muscarínicos administrados por via sistêmica têm pouco efeito na pressão intraocular, exceto em pacientes predispostos a glaucoma de ângulo fechado, nos quais a pressão pode ocasionalmente aumentar perigosamente.

TRATO GI. Os antagonistas muscarínicos são usados como fármacos antiespasmódicos contra distúrbios GI e no tratamento da úlcera péptica. Embora a atropina neutralize completamente os efeitos da ACh (e outros fármacos parassimpatomiméticos) na motilidade e secreções GI, ela inibe só parcialmente as respostas GI à estimulação vagal. Essa diferença pode ser atribuída ao fato de que as fibras vagais pré-ganglionares inervam o trato GI não só com fibras pós-ganglionares colinérgicas, mas também com uma rede de neurônios intramurais não colinérgicos. Além disso, a estimulação vagal da secreção gástrica é mediada pelo peptídeo liberador de gastrina (PLG), e não ACh. As células parietais secretam ácido em resposta a três agonistas, no mínimo, gastrina, histamina e ACh; além disso, a estimulação dos receptores muscarínicos na células tipo enterocromafins causa liberação de histamina. A atropina inibe o componente da secreção ácida que resulta da estimulação muscarínica das células enterocromafins e células parietais.

Secreções. A secreção salivar é particularmente sensível a inibição pelos antagonistas do recepetor muscarínicos que podem abolir completamente a secreção aquosa abundante induzida pela estimulação parassimpática. A boca torna-se seca e a deglutição e fala se tornam difíceis. A *secreção gástrica* durante as fases cefálica e o jejum também são acentuadamente reduzidos pelos antagonistas dos receptores muscarínicos. Em contrapartida, a fase intestinal da secreção gástrica só diminui parcialmente. Embora os antagonistas muscarínicos possam diminuir a secreção gástrica, as doses necessárias também afetam a secreção salivar, a acomodação ocular, a micção e a motilidade GI (Quadro 9-2). Assim, antagonistas dos receptores H_2 da histamina e os inibidores da bomba de prótons substituíram os antagonistas muscarínicos como inibidores da secreção ácida (Capítulo 45).

Motilidade. Os nervos parassimpáticos aumentam o tônus e a motilidade e relaxam os esfincteres, facilitando, assim, a passagem do conteúdo intestinal. Os antagonistas muscarínicos provocam efeito inibidor prolongado na atividade motora do estômago, duodeno, jejuno, íleo e colo, caracterizado pela redução do tônus e na amplitude e frequência das contrações peristálticas. São necessárias doses relativamente altas para obter tal inibição. Provavelmente, isso pode ser explicado pela capacidade de o sistema nervoso entérico regular a motilidade independente do controle parassimpático (Capítulo 8 e Figura 46-1).

OUTROS MÚSCULOS LISOS

Trato urinário. Os antagonistas muscarínicos diminuem o tônus normal e amplitude das contrações dos ureteres e da bexiga e, com frequência, eliminam o aumento do tônus ureteral causado por fármacos. Contudo, essa inibição não pode ser obtida na ausência de inibição da salivação, do lacrimejamento e da visão turva (Quadro 9-2).

Trato biliar. A atropina exerce leve ação antiespasmódica na vesícula biliar e nos ductos biliares em humanos. Contudo, esse efeito, em geral, não é suficiente para superar ou prevenir o acentuado espasmo e aumento na pressão do ducto biliar induzido por opioides efeitos contra os quais os nitratos (Capítulo 27) são mais eficazes.

GLÂNDULAS SUDORÍPARAS E TEMPERATURA. Pequenas doses de atropina inibem a atividade das glândulas de suor inervadas por fibras colinérgicas simpáticas. A pele torna-se quente e seca. A sudorese pode ser deprimida a ponto de elevar a temperatura corporal, mas só após grandes doses ou sob altas temperaturas de ambientes.

SISTEMA NERVOSO CENTRAL. Em doses terapêuticas, a atropina tem efeitos mínimos no SNC, embora possa ocorrer leve estimulação de centros parassimpáticos bulbares. Doses tóxicas de atropina promovem excitação mais evidente causando intranquilidade, irritabilidade, desorientação, alucinações ou *delirium*. Com doses ainda maiores a estimulação dá lugar à depressão, levando a colapso circulatório e insuficiência respiratória após período de paralisia e coma. Em contrapartida com atropina, a escopolamina tem efeitos centrais proeminentes em doses terapêuticas baixas; por isso, a atropina é preferida ante a escopolamina em várias situações. A base para essa diferença provavelmente é a maior permeação da escopolamina através da barreira hematencefálica. Especificamente, a escopolamina em doses terapêuticas normais causa depressão do SNC manifestada por sonolência, amnésia, fadiga, sono sem sonhos com redução do sono REM. A escopolamina é eficaz para evitar cinetose.

Os antagonistas dos receptores muscarínicos têm sido utilizados, há muito tempo, na doença de Parkinson. Esses fármacos podem ser coadjuvantes eficazes ao tratamento com levodopa (Capítulo 22). Os antagonistas muscarínicos também são usados para combater os sintomas extrapiramidais, que ocorrem comumente como efeitos adversos do tratamento antipsicótico convencional (Capítulo 16). Alguns antipsicóticos são antagonistas relativamente potentes dos receptores muscarínicos e, talvez por isso, causam menos efeitos adversos extrapiramidais.

IPRATRÓPIO E TIOTRÓPIO. Os compostos de amônio quaternário ipratrópio e tiotrópio são usados exclusivamente por seus efeitos no trato respiratório. Quando inalados suas ações limitam-se quase exclusivamente à boca e às vias respiratórias. Boca seca é o único efeito adverso relatado frequentemente, pois a absorção desses fármacos pelos pulmões ou trato GI é muito ineficiente. O ipratrópio parece bloquear todos os subtipos de receptores muscarínicos e também antagoniza a inibição da liberação de ACh pelos receptores pré-sinápticos M_2 nos terminais nervosos pós-ganglionares parassimpáticos nos pulmões; o aumento resultante da liberação de ACh pode neutralizar a broncoconstrição mediada pelo seu bloqueio do receptor M_3. Em contrapartida, o tiotrópio mostra alguma seletividade pelos receptores M_1 e M_3; sua menor afinidade pelos receptores M_2 minimiza o efeito pré-sináptico para aumentar a liberação de ACh.

ABSORÇÃO, DISTRIBUIÇÃO E ELIMINAÇÃO. Os alcaloides da beladona e os derivados sintéticos e semissintéticos *terciários* são absorvidos rapidamente pelo trato GI. Eles também chegam à circulação quando da aplicação tópica nas mucosas do corpo. A absorção pela pele intacta é pequena, embora alguns sejam absorvidos de maneira eficaz pela região retroauricular (p. ex., escopolamina, possibilitando a administração por adesivo transdérmico). A absorção sistêmica dos antagonistas *quaternários* dos receptores muscarínicos administrados por via oral ou inalatória é limitada, até mesmo na conjuntiva do olho. Os fármacos quaternários não atravessam a barreira hematencefálica. A atropina tem meia-vida de cerca de ~ 4 h; a biotransformação hepática é responsável pela eliminação de aproximadamente metade da dose e o restante é excretado inalterado na urina.

O ipratrópio é administrado sob a forma de aerossol ou solução para inalação, enquanto o tiotrópio é aplicado sob a forma de um pó seco. Assim como ocorre com a maioria dos fármacos administrados por inalação, ~ 90% da dose são deglutidos. A maior parte aparece nas fezes. Depois da inalação, as respostas máximas ocorrem em 30-90 min, tendo o tiotrópio o início de ação mais lento. Os efeitos do ipratrópio duram 4-6 h, enquanto os do tiotrópio persistem por 24 h.

USOS TERAPÊUTICOS DOS ANTAGONISTAS DOS RECEPTORES MUSCARÍNICOS

Os antagonistas muscarínicos têm sido usados no tratamento de vários distúrbios clínicos, principalmente para inibir os efeitos do parassimpático nos tratos respiratório, urinário, GI, nos olhos e coração. Os seus efeitos no SNC resultaram no emprego para o tratamento da doença de Parkinson, no controle de efeitos adversos extrapiramidais dos fármacos antipsicóticos e na prevenção da cinetose.

TRATO RESPIRATÓRIO. O ipratrópio e o tiotrópio são fármacos importantes no tratamento da DPOC. Esses fármacos, em geral, são usados com a inalação de agonistas β-adrenérgicos de longa ação. O ipratrópio é administrado 4 vezes/dia por meio de um inalador ou nebulizador de dosagem graduada; o tiotrópio é administrado uma única vez ao dia por meio de inalador de pó seco (Capítulo 36). O ipratrópio também é usado em inaladores nasais contra a rinorreia associada ao resfriado comum ou com rinite perene alérgica ou não alérgica.

TRATO GENITURINÁRIO. A hiperatividade vesical pode ser tratada de maneira eficaz com antagonistas dos receptores muscarínicos. Os antagonistas muscarínicos podem ser usados para tratar a enurese das crianças, principalmente quando o objetivo for aumentar progressivamente a capacidade vesical e, além disso, para reduzir a frequência urinária e aumentar a capacidade da bexiga na paraplegia espástica. Os antagonistas muscarínicos indicados para a bexiga superativa são a oxibutinina, a tolterodina, o cloreto de tróspio, a darifenacina, a solifenacina e a fesoterodina; as preparações e dosagens estão resumidas no Quadro 9-3. As reações adversas mais importantes são consequência do bloqueio do receptor muscarínico e incluem xerostomia, visão turva e efeitos GI como dispepsia e constipação. Os efeitos antimuscarínicos relacionados ao SNC incluem sonolência, tonturas e confusão e são particularmente problemáticos em idosos.

TRATO GASTRINTESTINAL. Embora os antagonistas dos receptores muscarínicos possam reduzir a motilidade e a secreção de ácido gástrico, as doses que bloqueiam a secreção causam efeitos adversos acentuados (Quadro 9-2). Em consequência, a adesão dos pacientes ao tratamento prolongado dos sintomas da doença ácido-péptica com esses fármacos era pequena. A pirenzepina, um fármaco tricíclico semelhante estruturalmente à imipramina, tem seletividade pelos receptores M_1, em comparação com os M_2 e M_3, mas a sua afinidade pelos receptores M_1 e M_4 são semelhantes e, assim, não há seletividade total com o subtipo M_1. A telenzepina, um análogo da pirenzepina, tem potência maior e seletividade semelhante pelos receptores M_1. Esses dois fármacos são usados no tratamento da doença ácido-péptica na Europa, no Japão e no Canadá, mas não estão atualmente disponíveis nos EUA. Com as doses terapêuticas da pirenzepina, a incidência de boca seca, borramento visual e distúrbios muscarínicos centrais é relativamente baixa. Os efeitos centrais não ocorrem, porque seu acesso ao SNC é muito limitado. Os antagonistas dos receptores H_2 e os inibidores da bomba de prótons são considerados, geralmente, como fármacos de escolha para reduzir a secreção ácida do estômago (Capítulo 45).

Os alcaloides da beladona (p. ex., atropina, sulfato de l-hiosciamina e escopolamina) só ou em combinações com sedativos (p. ex., fenobarbital) ou ansiolíticos (p. ex., clordiazepóxido) tem sido usados em uma variedade de condições que envolvem intestino irritável e aumento do tônus (espasticidade) ou motilidade do GI. O glicopirrolato, um antagonista muscarínico estruturalmente não relacionado com os alcaloides da beladona, também é usado para

Quadro 9-3

Antagonistas de receptores muscarínicos usados no tratamento de bexiga urinária hiperativa

NOME GENÉRICO	MEIAS-VIDAS (HORAS)	PREPARAÇÕES[a]	DOSE DIÁRIA (Adulto)
Oxibutinina	2-5	IR ER Adesivo transdérmico Gel tópico	10-20 mg[b] 5-30 mg[b] 3,9 mg 100 mg
Tolterodina	2-9,6[c] 6,9-18[c]	IR ER	2-4 mg[b,d] 4 mg[b,d]
Tróspio, cloridrato	20 35	IR ER	20-40 mg[e] 60 mg[e]
Solifenacina	55	IR	5-10 mg[b]
Darifenacina	13-19	ER	7,5-15 mg[f]
Fesoterodina	7	ER	4-8 mg

[a]As preparações são designadas como segue: IR, comprimido de liberação imediata; ER, comprimido ou cápsula de liberação prolongada.
[b]As doses precisam ser reduzidas em pacientes que recebem fármacos que inibem a CYP3A4.
[c]Os tempos mais longos nas faixas indicadas são observados nos maus biotransformadores.
[d]As doses devem ser reduzidas em pacientes com insuficiência hepática ou renal significativa.
[e]As doses devem ser reduzidas em pacientes com insuficiência renal significativa; o ajuste da dose também pode ser necessário em pacientes com insuficiência hepática.
[f]As doses devem ser reduzidas em pacientes que recebem fármacos inibidores das CYPs 3A4 ou 2D6.

diminuir o tônus e a motilidade GI; sendo uma amina quaternária, é menos propenso a causar efeitos adversos no SNC. Os alcaloides da beladona e seus substitutos sintéticos são eficazes para reduzir a salivação excessiva, como a induzida por fármacos e aquela associada à intoxicação por metais pesados e à doença de Parkinson. Uma dosagem subterapêutica de atrofina é acrescentada ao difenoxilato em preparações antidiarreicas para desestimular seu uso excessivo.

O cloridrato de diciclomina é um antagonista muscarínico fraco que também tem efeitos espasmolíticos diretos não específicos nos músculos lisos do trato GI. É usado, ocasionalmente, para tratar a síndrome do intestino irritável com predomínio de diarreia.

OLHOS. Efeitos restritos aos olhos podem ser obtidos pela administração tópica dos antagonistas dos receptores muscarínicos para produzir midríase e cicloplegia. A cicloplegia não pode ser obtida sem midríase e requer concentrações mais altas ou a aplicação mais prolongada de determinado fármaco. O brometo de homatropina, um derivado semissintético da atropina, o cloridrato de ciclopentolato e a tropicamida são fármacos usados na prática oftalmológica. Eles são preferidos à atropina ou escopolamina tópica devido a sua ação mais curta (Capítulo 64).

SISTEMA CARDIOVASCULAR. Os efeitos cardiovasculares dos antagonistas dos receptores muscarínicos têm limitada utilidade clínica. A atropina pode ser considerada para o tratamento inicial dos pacientes com infarto agudo do miocárdio, nos quais o tônus vagal excessivo estiver causando bradicardia sinusal ou bloqueio AV. A determinação das doses deve ser criteriosa, porque doses muito baixas podem causar bradicardia paradoxal (descrita anteriormente), enquanto doses excessivas causam taquicardia, que pode ampliar o infarto por aumentar as demandas de oxigênio. A atropina pode reduzir o grau do bloqueio AV, quando a hipertonia vagal for o fator principal no distúrbio da condução, como ocorre no bloqueio AV do segundo grau que pode ser produzido pelos digitálicos.

SNC. A escopolamina é o fármaco profilático mais eficaz para as exposições breves (4-6 h) ao enjoo grave e, provavelmente, também para as exposições que se estendem por até alguns dias. Todos os fármacos usados para controlar a cinetose devem ser administrados profilaticamente. Uma preparação transdérmica da escopolamina usada para a prevenção da cinetose é aplicada na região mastóidea retroauricular, área na qual a absorção transdérmica do fármaco é particularmente eficaz e resulta em uma entrega de ~ 0,5 mg de escopolamina ao longo de 72 h. A xerostomia é comum, a sonolência ocorre com alguma frequência e o turvamento visual ocorre em alguns pacientes. Midríase e cicloplegia podem ocorrer. Existem descrições de raros, mas graves episódios de psicose. Os antagonistas muscarínicos de ação central são eficazes na prevenção dos efeitos adversos extrapiramidais como distonias ou sintomas de parkinsonismo em pacientes tratados com fármacos antipsicóticos (Capítulo 16). Os antagonistas muscarínicos usados contra a doença de Parkinson e contra sinais extrapiramidais induzidos por fármacos incluem o mesilato de benztropina, o cloridrato de triexifenidila e o biperideno. Os três são aminas terciárias de fácil acesso ao SNC.

USOS EM ANESTESIA. A atropina é utilizada comumente para bloquear as respostas aos reflexos vagais induzidos pela manipulação cirúrgica dos órgãos viscerais. A atropina ou o glicopirrolato é usado com neostigmina para bloquear os efeitos parassimpáticos quando este último for administrado para reverter o relaxamento da musculatura esquelética no pós-operatório (Capítulo 11). Ocasionalmente, ocorrem arritmias cardíacas graves.

INTOXICAÇÃO POR ANTICOLINESTERÁSICOS. O uso da atropina em doses altas no tratamento das intoxicações por inseticidas organofosforados anticolinesterásicos é discutida no Capítulo 10. A atropina também pode ser usada para antagonizar os efeitos parassimpatomiméticos da piridostigmina ou de outros anticolinesterásicos administrados no tratamento da miastenia grave. A atropina é mais útil no inicio do tratamento, antes que se desenvolva tolerância aos efeitos adversos muscarínicos dos anticolinesterásicos.

OUTROS USOS TERAPÊUTICOS DOS ANTAGONISTAS MUSCARÍNICOS. O brometo de metilescopolamina é um derivado de amônio quaternário da escopolamina usado em certas associações para o alívio temporário de sintomas da rinite alérgica, sinusite e do resfriado comum.

CONTRAINDICAÇÕES E EFEITOS ADVERSOS

A maioria das contraindicações, precauções e efeitos adversos são consequências previsíveis do bloqueio dos receptores muscarínicos: xerostomia, constipação, visão turva, dispepsia e prejuízos cognitivos. Contraindicações importante ao uso dos antagonistas muscarínicos incluem obstrução do trato urinário, obstrução GI e glaucoma de ângulo fechado descontrolado (ou suscetibilidade para ataques de glaucoma).

TOXICOLOGIA DOS FÁRMACOS COM PROPRIEDADES ANTIMUSCARÍNICAS

A ingestão intencional ou acidental dos alcaloides naturais da beladona é uma causa significativa das intoxicações. Muitos antagonistas dos receptores H_1 da histamina, fenotiazinas e antidepressivos tricíclicos também bloqueiam os receptores muscarínicos e, em doses suficientes, produzem síndromes que incluem manifestações típicas da intoxicação atropínica.

Entre os antidepressivos tricíclicos, a protriptilina e amitriptilina são os antagonistas dos receptores muscarínicos mais potentes, embora a afinidade por esses receptores seja cerca de um décimo menor daquela referida para a atropina. Como esses fármacos são administrados em doses terapêuticas significativamente mais altas do que a dose eficaz da atropina, os efeitos antimuscarínicos são observados comumente na prática clínica (Capítulo 15). Além disso, a dosagem excessiva (*overdose*) com intenção suicida é um risco nos usuários de antidepressivos. Felizmente, a maioria dos antidepressivos mais modernos e inibidores da captação da serotonina tem propriedades anticolinérgicas muito menores. Os antipsicóticos mais modernos, que são classificados como "atípicos" e caracterizados por sua baixa propensão a causar efeitos adversos extrapiramidais, também incluem fármacos que são antagonistas potentes dos receptores muscarínicos (p. ex., clozapina e olanzapina). Um efeito adverso paradoxal da clozapina é o aumento da salivação e baba, possivelmente devido à propriedade de agonista parcial desse fármaco.

Os lactentes e as crianças pequenas são particularmente suscetíveis aos efeitos tóxicos dos antagonistas muscarínicos. De fato, existem casos descritos de intoxicação em crianças que receberam gotas conjuntivais para avaliar a refração e outros efeitos oculares. A absorção sistêmica ocorre pela mucosa nasal depois que o fármaco atravessa o ducto nasolacrimal, ou pelo trato GI se a solução for deglutida. A intoxicação com difenoxilato-atropina, usado contra a diarreia, tem sido amplamente relatada na literatura pediátrica. Existem casos descritos de que as preparações transdérmicas da escopolamina, que são usadas para tratar a cinetose, causam psicoses especialmente nas crianças e nos idosos. A figueira-do-inferno ou trombeteira ou extramônio contém uma variedade de alcaloides da beladona, pode ocorrer intoxicação grave por ingestão e inalação da planta.

O Quadro 9-2 relaciona as doses orais da atropina que causam respostas indesejáveis ou sinais e sintomas de dosagem excessiva. Esses sintomas são resultados previsíveis do bloqueio da inervação parassimpática. Nos casos de intoxicação atropínica bem desenvolvidos, a síndrome pode persistir por 48 h ou mais. A injeção intravenosa do anticolinesterásico fisostigmina pode ser usada para confirmar o diagnóstico. Depressão e colapso circulatório são evidentes apenas nos casos de intoxicação grave; a pressão arterial diminui, pode ocorrer convulsões, a respiração torna-se ineficaz e pode ocorrer a morte por insuficiência respiratória. Se houver excitação extrema e não for possível administrar um tratamento mais específico, a opção mais adequada será um benzodiazepínico para produzir sedação e controlar as convulsões. As fenotiazinas ou os fármacos com atividade antimuscarínica não devem ser usados, porque suas ações antimuscarínicas tendem a agravar a intoxicação. A assistência ventilatória e o controle da hipertermia podem ser medidas necessárias.

Para uma listagem bibliográfica completa, consulte ***As Bases Farmacológicas da Terapêutica de Goodman e Gilman***, 12ª edição.

Capítulo 10

Agentes anticolinesterásicos

A acetilcolinesterase (AChE), termina a ação da acetilcolina (ACh) nas junções das várias terminações nervosas colinérgicas com seus órgãos efetores ou locais pós-sinápticos (Capítulo 8). Os fármacos que inibem a AChE são denominados agentes anticolinesterásicos (anti-ChE). Em consequência, provocam o acúmulo de ACh nas proximidades das terminações nervosas colinérgicas e, assim, são potencialmente capazes de exercer efeitos equivalentes à estimulação excessiva dos receptores colinérgicos em todo o sistema nervoso central e no periférico. Os agentes anti-ChE tiveram extensa aplicação como agentes tóxicos, na forma de inseticidas para a agricultura, pesticidas e os potentes "gases dos nervos", na guerra química. Entretanto, alguns compostos dessa classe são usados como agentes terapêuticos no tratamento da doença de Alzheimer.

História. A fisostigmina, também denominada *eserina*, é um alcaloide obtido da fava-de-calabar ou fava-de-ordálio, a semente madura seca de *Physostigma venenosum*, uma planta perene encontrada na região tropical da África ocidental. A fava-de-calabar era outrora utilizada por tribos nativas daquela região como "veneno de ordálio" em julgamentos de bruxaria nos quais o culpado era quem morria devido ao veneno, enquanto o que sobrevivesse era considerado inocente.

Antes da Segunda Guerra Mundial só eram conhecidos os anti-ChE 'reversíveis' dos quais a fisostigmina é o protótipo. Pouco antes e durante a Segunda Guerra foi desenvolvida uma nova classe de substâncias muito tóxicas, os organofosforados, primeiro como inseticidas para agricultura e depois como armas químicas potenciais. A extrema toxicidade desses compostos resulta da inativação 'irreversível' da AChE o que resulta em inibição prolongada da enzima. Como as ações farmacológicas de ambos os grupos, reversível e irreversível, de anti-ChE são similares qualitativamente, eles são discutidos como um grupo.

ESTRUTURA DA ACETILCOLINESTERASE. A AChE ocorre como duas classes moleculares gerais: oligômeros homoméricos simples de subunidades catalíticas e associações heteroméricas de subunidades catalíticas, com subunidades estruturais. As formas homoméricas são encontradas como espécies solúveis na célula, presumivelmente destinadas à exportação, ou para associação à membrana externa da célula, normalmente através de um glicofosfolipídeo fixado. Uma forma heteromérica, encontrada em grande parte em sinapses neuronais, é um tetrâmero de subunidades catalíticas ligadas por dissulfeto a uma subunidade ligada a lipídeos, de 20 kDa e localizada na superfície externa da membrana celular. A outra forma heteromérica consiste em tetrâmeros de subunidades catalíticas, ligadas por dissulfeto a cada um dos três filamentos de uma subunidade estrutural semelhante ao colágeno. Essa espécie molecular, cuja massa aproxima-se de 10^6 Da está associada à lâmina basal de áreas juncionais do músculo esquelético. Um gene separado, porém estruturalmente relacionado, codifica a butirilcolinesterase, sintetizada no fígado e encontrada primariamente no plasma.

O centro ativo da AChE de mamíferos é a base de uma garganta de 2 nm em que o fundo situa a tríade catalítica (Ser203, His447 e Glu334) um bolso acila e um sublocal colina; um local 'periférico' situa-se na boca da garganta. As interações dos ligandos com a AChE podem ser considerados de modo útil examinando suas interações com estes domínios (Figura 10-1). O mecanismo catalítico assemelha-se ao de outras hidrolases; o grupo serina hidroxila torna-se altamente nucleofílico por meio de um sistema de reposição de carga, que envolve o ânion carboxilato do glutamato, o imidazol da histidina e a hidroxila da serina (Figura 10-1A). Durante o ataque enzimático da ACh, forma-se um éster com geometria trigonal, um intermediário tetraédrico entre a enzima e o substrato (Figura 10-1A), que sofre colapso em um conjugado acetilenzima, com liberação concomitante da colina. A acetilenzima é muito lábil à hidrólise, resultando na formação de acetato e enzima ativa. A AChE é uma das enzimas mais eficientes conhecidas: uma molécula de AChE tem a capacidade de hidrolisar 6×10^5 moléculas de ACh por minuto, resultando em um tempo de renovação de 100 μs.

MECANISMO DE AÇÃO DOS INIBIDORES DA AChE. Os fármacos anti-ChE são divididos em 3 classes cujas interações com a AChE são representadas na Figura 10-1: *inibidores 'reversíveis' não covalentes, inibidores carbamoilantes e inibidores organofosforados*

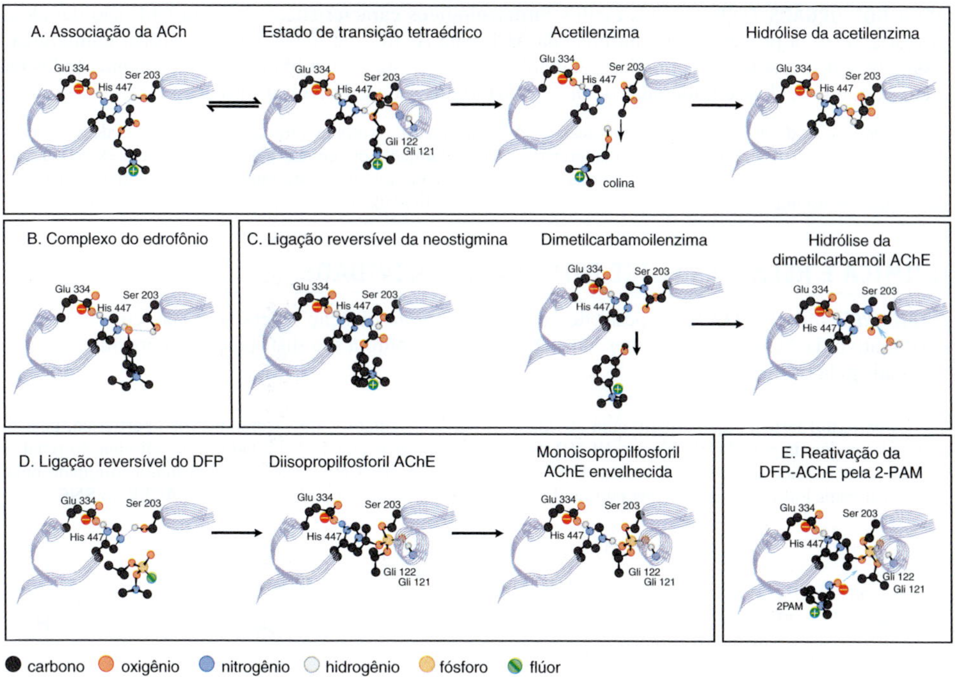

Figura 10-1 *Etapas envolvidas na hidrólise da acetilcolina pela acetilcolinesterase e na inibição e reativação da enzima.* Apenas os três resíduos da tríade catalítica estão ilustrados. As associações e reações mostradas são as seguintes: (**A**) Catálise da acetilcolina (ACh): ligação da ACh, formação do estado de transição tetraédrico, formação da acetilenzima com liberação de colina, hidrólise rápida da acetilenzima, com retorno ao estado original. (**B**) Ligação reversível e inibição pelo edrofônio. (**C**) Reação da neostigmina com a AChE e inibição: ligação reversível da neostigmina, formação da dimetilcarbamoilenzima, hidrólise lenta da dimetilcarbamoilenzima. (**D**) Reação do diisopropilfluorofosfato (DFP) e inibição da AChE: ligação reversível do DFP, formação da diisopropilfosforilenzima, formação da monoisopropilfosforilenzima envelhecida. A hidrólise da diisopropilenzima é muito lenta e não é mostrada. A forma envelhecida da monoisopropilfosforilenzima é praticamente resistente à hidrólise e reativação. O estado de transição tetraédrico da hidrólise da ACh assemelha-se aos conjugados formados pelos inibidores de fosfato tetraédrico, sendo responsável por sua potência. Os hidrogênios de ligação amida das Gli 121 e Gli 122 estabilizam os oxigênios carbonil e fosforil. (**E**) Reativação da diisopropilfosforilenzima pela pralidoxima (2-PAM). O ataque do fósforo pela 2-PAM na enzima fosforilada forma uma fosfoxima, com regeneração da enzima ativa.

- Os ***inibidores reversíveis***, como o edrofônio e a tacrina, ligam-se ao subsítio de colina (Figura 10-1B). Outros inibidores reversíveis incluem a *donepezila*, o *propídio* e a toxina peptídea de serpentes *fasciculina*.
- Os ***inibidores carbamoilantes***, com ligação éster carbamoila como a fisostigmina e a neostigmina, são hidrolisados pela AChE, produzindo a enzima carbamoilada (Figura 10-1C). Em contrapartida com a acetilenzima, a metilcarbamoil AChE e a dimetilcarbamoil AChE são muito mais estáveis (a meia-vida para a hidrólise da dimetilcarbamoilenzima é de 15-30 min). O sequestro da enzima em sua forma carbamoilada impede, assim, a hidrólise da ACh catalisada pela enzima por períodos prolongados. Administrada por via sistêmica, a duração da inibição pelos agentes carbamoilantes é de 3-4 h.
- Os inibidores organofosforados, como o diisopropilfluorofosfato (DFP), formam conjugados extremamente estáveis com a AChE, com o centro ativo de serina fosforilada ou fosfonilada (Figura 10-1D). Se os grupos alquil na enzima fosforilada forem etil ou metil, a regeneração espontânea da enzima ativa necessita de várias horas. Os grupos alquil secundários (como no DFP) ou terciários aumentam ainda mais a estabilidade da enzima fosforilada e, em geral, não se observa uma regeneração significativa da enzima ativa. A estabilidade da enzima fosforilada aumenta ainda mais com o "envelhecimento", que resulta da perda de um dos grupos alquil.

Os termos *reversível* e *irreversível*, quando aplicados aos agentes anti-ChE carbamoil éster e organofosforados, respectivamente, refletem apenas diferenças quantitativas nas velocidades de descarbamoilação ou desfosforilação da enzima conjugada. Ambas as classes químicas reagem de modo covalente com a serina do centro ativo, essencialmente da mesma maneira que a ACh.

AÇÃO NOS ÓRGÃOS EFETORES. Os efeitos farmacológicos característicos dos anti-ChE são devidos, primariamente, à prevenção da hidrólise da ACh pela AChE nos locais de transmissão colinérgica. Assim os transmissores se acumulam, aumentando a resposta à ACh liberada. Praticamente, todos os efeitos agudos de doses moderadas de organofosforados são atribuíveis a essa ação.

As consequências do aumento de concentração de ACh nas placas terminais motoras são peculiares desses locais e discutidas adiante. Os anti-ChE de amina terciária e particularmente de amônio quaternário podem exercer ações diretas adicionais em certos receptores colinérgicos (p. ex., os efeitos da neostigmina sobre a medula espinal e a junção neuromuscular baseiam-se em uma combinação de sua atividade anti-ChE e estimulação colinérgica direta.

QUÍMICA E RELAÇÕES ENTRE ESTRUTURA E ATIVIDADE

INIBIDORES NÃO COVALENTES. Apesar de interagirem por associação reversível e não covalente com o local ativo da AChE, esses agentes anti-ChE diferem quanto a sua distribuição no organismo e sua afinidade pela enzima.

O *edrofônio*, um fármaco quaternário cuja atividade limita-se às sinapses do sistema nervoso periférico, possui afinidade moderada pela AChE (Figura 10-1B). Seu volume de distribuição é limitado, e sua eliminação renal é rápida, o que explica a sua duração curta. Em contrapartida, a tacrina e a donepezila têm maior afinidade pela AChE, são mais hidrofóbicas e atravessam facilmente a barreira hematencefálica, inibindo a AChE no SNC.

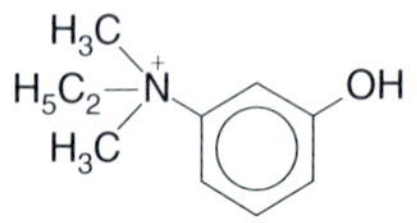
EDROFÔNIO

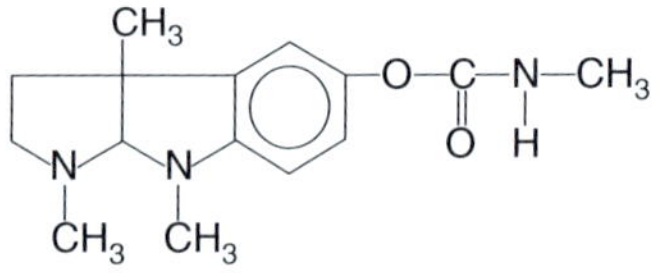
FISOSTIGMINA

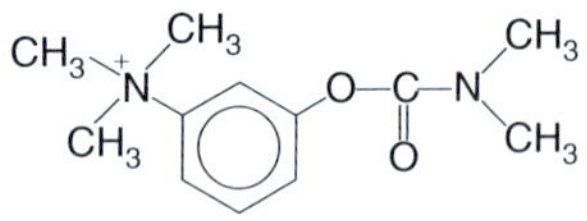
NEOSTIGMINA

INIBIDORES DE CARBAMATO "REVERSÍVEIS". Os fármacos dessa classe que possuem interesse terapêutico incluem fisostigmina, neostigmina e rivastigmina. Sua interação com a AChE é retratada na Figura 10-1C.

A porção essencial da molécula de fisostigmina é o metilcarbamato de um fenol amina-substituído. A potência e a duração de ação dos anti-ChE podem aumentar com ligação de dois componentes de amônio quaternário. Um exemplo disso é o fármaco miótico, *demecário*, que consiste em duas moléculas de neostigmina unidas por uma série de 10 grupos metileno. O segundo grupo quaternário confere estabilidade adicional à interação. Os inibidores carbamoilantes com elevada lipossolubilidade (p. ex., a rivastigmina), que atravessam facilmente a barreira hematencefálica e que apresentam maior duração de ação, estão aprovados ou encontram-se em fase de rastreamento clínico para o tratamento da doença de Alzheimer (Capítulo 22).

Os inseticidas carbamatos, carbaril, propoxur e aldicarb, que são extensamente utilizados como inseticidas em jardins, inibem a ChE de forma idêntica a outros inibidores carbamoilantes. Os sintomas de envenenamento assemelham-se bastante aos dos organofosforados.

COMPOSTOS ORGANOFOSFORADOS. A fórmula geral dessa classe de inibidores da ChE é apresentada no Quadro 10-1. O grupo inclui DFP, soman, malation e ecotiofato.

O DFP provoca inativação praticamente irreversível da AChE e de outras esterases por diisopropilfosforilação seguido de 'envelhecimento' (conversão em AChE monoisopropilfosforilada, Figura 10-1D). Sua elevada lipossolubilidade, sua baixa massa molecular e sua volatilidade facilitam a inalação, a absorção transdérmica e a penetração no SNC. Os "*gases de nervos*" —, *tabun*, *sarin* e *soman* —, estão entre as toxinas sintéticas mais potentes conhecidas; são letais para animais de laboratório em doses da ordem de nanogramas. O emprego insidioso desses agentes já ocorreu em ações de guerra e em ataques de terrorismo. *Devido a sua baixa volatilidade e estabilidade em solução aquosa, o paration e o metilparation* são amplamente utilizados como inseticidas; entretanto, sua toxicidade aguda e crônica limitou o seu emprego. Esses compostos são inativos na inibição da AChE *in vitro*; o paraoxon é o metabólito ativo produzido *in vivo* via substituição do enxofre por fosforil oxigênio realizado por CYP hepáticas. Essa reação também ocorre no inseto, normalmente com mais eficiência do que em mamíferos e muitos outros animais. Outros inseticidas que possuem a estrutura fosforotioato têm sido amplamente empregados incluindo o diazinon e o clorpirifos. Ambos tiveram seu uso restringido, devido a evidências de toxicidade crônica em animais recém-nascidos e foram banidos a partir de 2005.

O *malation* também exige a substituição de um átomo de enxofre por oxigênio *in vivo*, conferindo resistência em espécies de mamíferos. Esse inseticida pode ser destoxificado por hidrólise da ligação carboxilester por

Quadro 10-1

Compostos organofosforados representativos

Fórmula geral 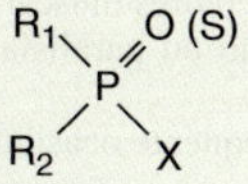

Grupo **A**, X = grupo de partida halogênio, cianeto ou tiocianato; grupo **B**, X = grupo de partida alquiltio, ariltio, alcóxi ou arilóxi; grupo **C**, compostos tionofosforados ou tiotionofosforados; grupo **D**, grupo de partida amônio quaternário. R_1 pode ser um grupo alquil (fosfonatos), alcóxi (fosforados) ou alquilamino (fosforamidatos).

GRUPO	FÓRMULA ESTRUTURAL	NOMES COMUNS, QUÍMICOS E OUTROS NOMES	COMENTÁRIOS
A	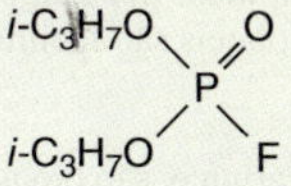	DFP; isofluorofato; diisopropilfluorofosfato	Potente inativador irreversível
	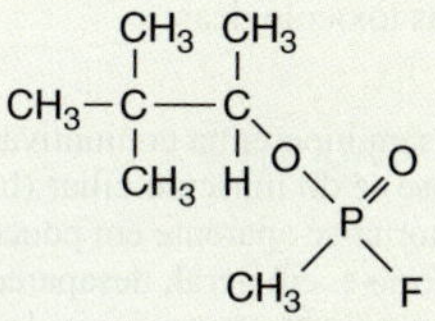	Soman (GD) Pinacolilmetilfosfonofluoridato	"Gás dos nervos" extremamente tóxico, elevado potencial de ação irreversível/ envelhecimento rápido
B	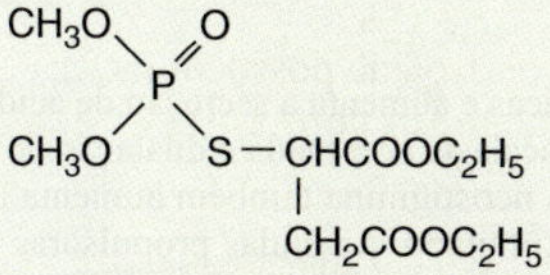	Malaoxon *O,O*-dimetil *S*-(1,2-dicarboxietil)-fosforotioato	Metabólito ativo do malation
C	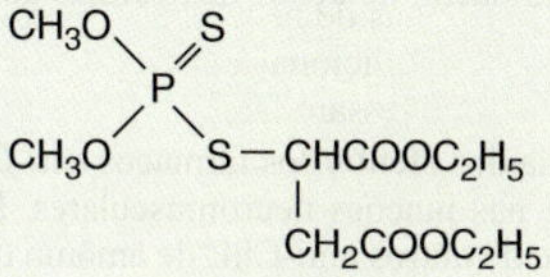	Malation *O,O*-dimetil *S*-(1,2-dicarbetoxietil) fosforoditioato	Inseticida amplamente empregado, mais seguro do que o paration ou outros agentes, em virtude de sua rápida destoxificação por organismos superiores
D	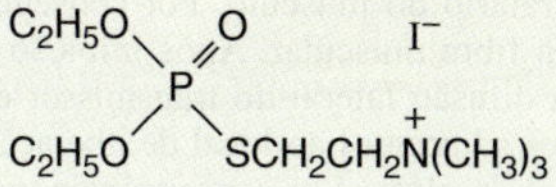	Ecotiofato (IODETO DE FOSFOLINA), MI-217 Iodeto de dietoxifosfiniltiocolina	Derivado extremamente potente da colina; uso tópico no tratamento do glaucoma; relativamente estável em solução aquosa

carboxilesterases plasmáticas, e essa última é que determina a resistência da espécie ao malation. A reação de destoxificação é muito mais rápida nos mamíferos e nas aves do que nos insetos. O malation tem sido empregado na pulverização aérea de áreas relativamente populosas para controle das moscas nas frutas cítricas do Mediterrâneo que destroem pomares, e dos mosquitos que abrigam e transmitem vírus patogênicos aos humanos (p. ex., vírus da encefalite do oeste do Nilo). As evidências de toxicidade aguda do malation surgem apenas nas tentativas de suicídio ou nos envenenamentos deliberados. A dose letal nos mamíferos é ~ 1 g/kg. A exposição cutânea resulta em absorção sistêmica de uma pequena fração (< 10%). O malation é utilizado no tratamento tópico da pediculose (infestação por piolhos).

Entre os compostos organofosforados de amônio quaternário (Quadro 10-1, grupo D), apenas o ecotiofato é clinicamente útil e limita-se a administração oftálmica. Devido sua carga positiva, não é volátil e não penetra na pele com facilidade.

Os anti-ChE têm a capacidade potencial de produzir os seguintes efeitos:

- Estimulação das respostas dos receptores muscarínicos nos órgãos efetores autônomos
- Estimulação, seguida de depressão ou paralisia, de todos os gânglios autônomos e músculo esquelético (ações nicotínicas)
- Estimulação, com depressão subsequente ocasional, dos locais receptores colinérgicos no SNC

Em geral, os compostos que têm um grupo amônio quaternário não atravessam facilmente as membranas celulares; por conseguinte, os fármacos anti-ChE pertencentes a essa categoria são pouco absorvidos pelo trato GI ou pela pele e são excluídos do SNC pela barreira hematencefálica após doses moderadas. Esses compostos atuam de preferência nas junções neuromusculares do músculo esquelético, exercendo sua ação como agentes anti-ChE e como agonistas diretos. Exercem efeito comparativamente menor em locais efetores autônomos e nos gânglios.

Em contrapartida, os mais lipossolúveis são bem absorvidos após administração oral, exercem efeitos onipresentes em locais colinérgicos tanto periféricos quanto centrais e podem ser sequestrados em lipídeos por longos períodos. Os organofosforados lipossolúveis também são bem absorvidos através da pele e os voláteis são facilmente transferidos através da membrana alveolar.

As ações dos agentes anti-ChE em queos receptores são, em grande parte, do tipo muscarínico, são bloqueadas pela *atropina*. Os locais de ação dos anti-ChE de importância terapêutica incluem o SNC, o olho, o intestino e a junção neuromuscular da musculatura esquelética; as outras ações têm consequências toxicológicas.

OLHO. Quando aplicados localmente à conjuntiva, os fármacos anti-ChE causam hiperemia conjuntival e constrição do músculo esfincter da pupila em torno da margem pupilar da íris (miose) e do músculo ciliar (bloqueio do reflexo de acomodação, com consequente foco para visão de perto). A miose torna-se aparente em poucos minutos e pode durar de várias horas a dias. O bloqueio da acomodação é mais transitório e, em geral, desaparece antes do término da miose. A pressão intraocular, quando elevada, diminui habitualmente em consequência da facilitação do fluxo de saída do humor aquoso (Capítulo 64).

TRATO GI. Em humanos, a neostigmina intensifica as contrações gástricas e aumenta a secreção de ácido gástrico. A porção inferior do esôfago é estimulada por ela; em pacientes com acalasia acentuada e dilatação do esôfago, o fármaco pode causar aumento desejável no tônus e no peristaltismo. A neostigmina também aumenta a atividade motora dos intestinos delgado e grosso, o colo é particularmente estimulado. As ondas propulsoras aumentam em amplitude e frequência, e, assim, o movimento do conteúdo intestinal é favorecido. É provável que o efeito total dos anti-ChE sobre a motilidade intestinal represente uma combinação de ações nas células ganglionares do plexo mioentérico e nas fibras musculares lisas (Capítulo 46).

JUNÇÃO NEUROMUSCULAR. Pode-se explicar adequadamente a maioria dos efeitos dos fármacos anti-ChE potentes sobre o músculo esquelético, com base na sua inibição da AChE nas junções neuromusculares. Entretanto, existem boas evidências de uma ação direta acessória da neostigmina e de outros anti-ChE de amônio quaternário sobre o músculo esquelético.

O tempo de vida da ACh livre no interior da sinapse nervo-músculo (cerca de 200 microssegundos) é mais curto que o declínio do potencial da placa terminal ou que o período refratário do músculo. Por conseguinte, cada impulso nervoso dá origem a uma única onda de despolarização na fibra muscular. Após inibição da AChE, o tempo de permanência da ACh na sinapse aumenta, permitindo a difusão lateral do transmissor e sua nova ligação a múltiplos receptores. A estimulação sucessiva dos receptores adjacentes ao local de liberação na placa terminal resulta em prolongamento do tempo de declínio do potencial de placa. Em consequência, ocorre excitação assincrônica e fasciculações das fibras musculares. Quando há inibição suficiente da AChE, predomina a despolarização da placa terminal e, em seguida, ocorre bloqueio devido à despolarização (Capítulo 11). Quando a ACh persiste na sinapse, ela também pode despolarizar o terminal axônico, resultando em disparo antidrômico do neurônio motor; esse efeito contribui para as fasciculações que envolvem toda a unidade motora.

Os fármacos anti-ChE revertem o antagonismo causado por bloqueadores neuromusculares competitivos. A neostigmina não é eficaz contra a paralisia do músculo esquelético causada pelo suxametônio; esse fármaco também produz bloqueio neuromuscular por despolarização, e a despolarização é intensificada pela neostigmina.

AÇÕES EM OUTROS LOCAIS. As glândulas secretoras que são inervadas por fibras colinérgicas pós-ganglionares incluem as glândulas brônquicas, lacrimais, sudoríparas, salivares, gástricas (células G antrais e células parietais), intestinais e acinares pancreáticas. Os anti-ChE em baixas doses aumentam as respostas secretoras à estimulação nervosa, e a administração de doses mais altas provoca efetivamente um aumento na velocidade de secreção em repouso. Os anti-ChE aumentam a contração das fibras musculares lisas dos bronquíolos e dos ureteres, e esses últimos podem exibir um aumento da atividade peristáltica.

As ações cardiovasculares dos agentes anti-ChE são complexas, refletindo efeitos tanto ganglionares quanto pós-ganglionares da ACh acumulada no coração e nos vasos sanguíneos, bem como ações no SNC. O efeito predominante da ação periférica da ACh acumulada sobre o coração consiste em bradicardia, com consequente queda do débito cardíaco. A administração de doses mais altas provoca habitualmente uma queda da pressão arterial, muitas vezes em consequência dos efeitos dos anti-ChE sobre os centros vasomotores medulares do SNC.

Os anti-ChE aumentam as influências vagais sobre o coração, diminuindo o período refratário efetivo das fibras musculares atriais e aumentando esse período e o tempo de condução nos nodos SA e AV. Em nível ganglionar, o acúmulo de ACh é inicialmente excitatório sobre os receptores nicotínicos; todavia, em concentrações mais altas, ocorre bloqueio ganglionar em consequência da despolarização persistente da membrana celular. A ação excitatória sobre as células ganglionares parassimpáticas tende a reforçar a redução do débito cardíaco, enquanto a sequência oposta resulta da ação da ACh sobre as células ganglionares simpáticas. A ACh também causa excitação seguida de inibição, nos centros vasomotores medulares centrais e cardíacos. Todos esses efeitos são complicados pela hipoxemia em decorrência das ações broncoconstritoras e secretoras da ACh aumentada sobre o sistema respiratório; por sua vez, a hipoxemia pode reforçar tanto o tônus simpático quanto a descarga de epinefrina pela medula suprarrenal induzida por ACh. Portanto, não é sobressalto observar um aumento da frequência cardíaca no envenenamento grave por inibidores da ChE. A hipoxemia é, provavelmente, o principal fator na depressão do SNC que surge após grandes doses de agentes anti-ChE. Os efeitos estimulantes sobre o SNC são antagonizados por grandes dosagens de atropina, embora não tão completamente quanto os efeitos muscarínicos nos locais efetores autônomos periféricos.

ABSORÇÃO, DESTINO E EXCREÇÃO. A fisostigmina é rapidamente absorvida pelo trato GI, pelo tecido subcutâneo e mucosas. A instilação conjuntival de soluções do fármaco pode resultar em efeitos sistêmicos se não forem adotadas medidas (p. ex., compressão do canto interno) para impedir a absorção pela mucosa nasal. A fisostigmina administrada por via parenteral é destruída, em grande parte, em 2-3 h, por esterases plasmáticas; a excreção renal tem um papel mínimo na sua eliminação. A neostigmina e a piridostigmina são pouco absorvidas após administração oral, tornando necessário ministrar doses muito maiores do que as utilizadas por via parenteral. Enquanto a dose parenteral eficaz de neostigmina é de 0,5-2 mg, a oral equivalente pode atingir 15-30 mg ou mais. A neostigmina e a piridostigmina são destruídas por esterases plasmáticas, e os alcoóis aromáticos quaternários e compostos originais são excretados na urina; a meia-vida desses fármacos é de 1-2 h.

Os anti-ChE organofosforados com maior risco de toxicidade são líquidos altamente lipossolúveis, muitos dos quais têm altas pressões de vapor. Os menos voláteis, comumente utilizados como inseticidas na agricultura (p. ex., diazinon, malation), geralmente são dispersos na forma de aerossóis ou pós adsorvidos em material inerte e finamente particulado. Desse modo, os compostos sofrem rápida absorção pela pele e mucosas após contato com umidade, pelos pulmões após inalação e pelo trato GI após ingestão.

Uma vez absorvidos, a maioria dos organofosforados é hidrolisado por esterases do plasma e fígado; os produtos da hidrólise são excretados na urina. *As esterases plasmáticas e hepáticas são responsáveis pela hidrólise aos ácidos fosfórico e fosfônico correspondentes. Todavia, as CYPs são responsáveis pela conversão dos fosforotioatos inativos contendo uma ligação fósforo-enxofre (tiono) em fosforatos, com ligação fósforo-oxigênio, resultando em sua ativação.* Essas enzimas também desempenham um papel na inativação de certos agentes organofosforados e, sabe-se que diferenças alélicas afetam a velocidade de biotransformação. As carboxilesterases (aliesterases) plasmáticas e hepáticas e a butirilcolinesterase plasmática são inibidas de modo irreversível pelos compostos organofosforados; sua capacidade de eliminar os organofosfatos pode proporcionar uma proteção parcial contra a inibição da AChE no sistema nervoso. As carboxilesterases também catalisam a hidrólise do malation e de outros compostos organofosforados que contêm ligações carboxil-éster, tornando-os menos ativos ou até mesmo inativos. Como as carboxilesterases são inibidas pelos organofosfatos, a toxicidade em decorrência da exposição a dois inseticidas organofosforados pode ser sinérgica.

TOXICOLOGIA

Os aspectos toxicológicos dos agentes anti-ChE têm importância prática para o médico. Além dos casos de intoxicação acidental em decorrência do uso e da fabricação de compostos organofosforados, como inseticidas para a agricultura, essas substâncias têm sido utilizadas com frequência com propósitos homicidas e suicidas. Os organofosforados são responsáveis por até 80% das internações relacionadas com os pesticidas. A Organização Mundial de Saúde reconhece a intoxicação por pesticidas como um problema global disseminado e associado a mais de 200.000 mortes por ano; a maioria dos casos de envenenamento ocorre no Sudeste Asiático. A exposição ocupacional ocorre mais comumente pelas vias dérmica e pulmonar, enquanto a ingestão oral é mais frequente nos casos de envenenamento não ocupacional.

INTOXICAÇÃO AGUDA. Os efeitos da intoxicação aguda por agentes anti-ChE manifestam-se por sinais e sintomas muscarínicos e nicotínicos relacionados com o SNC, com exceção dos compostos com lipossolubilidade extremamente baixa. O amplo espectro de efeitos da inibição aguda da AChE sobre o SNC inclui confusão, ataxia, fala arrastada, perda dos reflexos, respiração de Cheyne-Stokes, convulsões generalizadas, coma e paralisia respiratória central. As ações sobre o centro vasomotor e outros centros cardiovasculares no bulbo resultam em hipotensão.

Os efeitos sistêmicos aparecem alguns minutos após a inalação de vapores ou aerossóis. O início dos sintomas é tardio após absorção gastrintestinal e percutânea. A duração dos sintomas tóxicos é determinada, em grande parte, pelas propriedades do composto: a sua lipossolubilidade, a necessidade ou não de ser ativado para formar o oxon, a estabilidade da ligação organo-fosforado-AChE e o fato de ter ocorrido ou não o "envelhecimento" da enzima fosforilada.

Após exposição local a vapores ou aerossóis ou após a sua inalação, os efeitos oculares e respiratórios são, em geral, os primeiros a aparecer. As manifestações oculares consistem em miose acentuada, dor ocular, congestão conjuntival, diminuição da visão, espasmo ciliar e dor no supercílio. Em caso de absorção sistêmica aguda, a miose pode não ser evidente, devido à descarga simpática que ocorre em resposta à hipotensão. Além da rinorreia e da hiperemia das vias respiratórias superiores, a resposta respiratória inclui sensação de aperto no tórax e respiração sibilante, causadas pela combinação de broncoconstrição e aumento da secreção brônquica. Os sintomas GI, que são os primeiros a ocorrer após a ingestão, são anorexia, náuseas, vômitos, cólicas abdominais e diarreia.

Na absorção percutânea, em geral, os primeiros sintomas são sudorese localizada e fasciculações musculares na adjacência imediata. A intoxicação grave manifesta-se por salivação extrema, defecação e micção involuntárias, sudorese, lacrimejamento, ereção peniana, bradicardia e hipotensão.

As ações nicotínicas nas junções neuromusculares da musculatura esquelética consistem em geral de fraqueza generalizada, contrações involuntárias, fasciculações dispersas e, por fim, fraqueza intensa e paralisia. A consequência mais grave é a paralisia dos músculos respiratórios.

Após uma única exposição intensa, o tempo até a morte pode variar de < 5 min a quase 24 h, dependendo da dose, da via, do agente e de outros fatores. A causa primária da morte é insuficiência respiratória, em geral, acompanhada de componente cardiovascular secundário. Os sintomas tardios, que aparecem depois de 1-4 dias, e se caracterizam por níveis sanguíneos baixos persistentes de ChE e fraqueza muscular intensa, são denominados *síndrome intermediária*. Neurotoxicidade tardia também pode ser evidente após intoxicação grave.

DIAGNÓSTICO E TRATAMENTO. Em casos suspeitos de intoxicação leve ou crônica, a determinação da atividade da ChE nos eritrócitos e no plasma em geral estabelece o diagnóstico. Apesar de uma considerável variação desses valores na população normal, eles com frequência estão bem abaixo da faixa normal antes do aparecimento dos sintomas. A *atropina* em doses suficientes antagoniza efetivamente as ações nos locais receptores muscarínicos, incluindo aumento das secreções traqueobrônquica e salivar, broncoconstrição, bradicardia e, em grau moderado, ações centrais e ganglionares periféricas.

A atropina deve ser administrada em doses suficientes para atravessar a barreira hematencefálica. Após uma injeção inicial de 2-4 mg, administrada por via intravenosa, se possível, ou, de outra maneira, administrar 2 mg 5-10 min, por via intramuscular, até o desaparecimento dos sintomas muscarínicos, caso reapareçam, ou até o aparecimento de sinais de toxicidade da atropina. Podem ser necessários mais de 200 mg no primeiro dia. A seguir, deve-se manter um leve grau de bloqueio atropínico enquanto os sintomas forem evidentes. Os reativadores da AChE podem ser de grande utilidade no tratamento da intoxicação por anti-ChE, mas seu uso é complementar à administração de atropina.

A atropina é ineficaz contra o comprometimento neuromuscular periférico causado por intoxicação moderada ou grave com anti-ChE organofosforados, o que pode ser revertido com o uso de pralidoxima (2-PAM), um reativador da colinesterase.

A dose recomendada de pralidoxima para adultos é de 1-2 g, na forma de infusão intravenosa durante um período não inferior a 5 min. Se a fraqueza não for aliviada, ou se houver recidiva depois de 20-60 min, deve-se repetir a dose. O tratamento precoce é muito importante para assegurar que a oxima irá alcançar a AChE fosforilada enquanto ainda pode ser reativada. Em caso de toxicidade grave por agentes lipossolúveis é necessário continuar o tratamento com atropina e pralidoxima durante uma semana ou mais.

As medidas de suporte gerais também são importantes, incluindo:

- Interrupção da exposição pela remoção do paciente ou aplicação de uma máscara de gás, se a atmosfera ainda estiver contaminada, retirada das roupas contaminadas, lavagem abundante da pele e das mucosas contaminadas com água ou lavagem gástrica, se indicado
- Manutenção das vias respiratórias desobstruídas, incluindo aspiração endobrônquica
- Assistência respiratória, se necessário administrar oxigênio
- Alívio das convulsões persistentes com diazepam (5-10 mg IV)
- Tratamento do choque

REATIVADORES DA COLINESTERASE. Embora o local esterásico fosforilado da AChE sofra regeneração hidrolítica em uma velocidade lenta ou insignificante, fármacos nucleofílicos, como a hidroxilamina (NH_2OH), os ácidos hidroxâmicos (RCONH–OH) e as oximas (RCH=NOH), reativam a enzima de forma mais rápida do que a hidrólise espontânea. A reativação com pralidoxima ocorre em uma velocidade um milhão de vezes maior que a obtida com a hidroxilamina. A oxima é orientada proximalmente para efetuar um ataque nucleofílico sobre o fósforo; forma-se uma fosforiloxima, regenerando a enzima (Figura 10-1E). Várias oximas *bis*-quaternárias são ainda mais potentes como reativadores no envenenamento por inseticidas e gases dos nervos (p. ex. o HI-6, utilizado na Europa como antídoto).

A ação de reativação das oximas *in vivo* é mais acentuada na junção neuromuscular esquelética. Após uma dose de um composto organofosforado que resulta em bloqueio total da transmissão, a injeção intravenosa de uma oxima é capaz de restaurar a resposta à estimulação do nervo motor dentro de poucos minutos. Os efeitos do antídoto são menos notáveis nos locais efetores autônomos, e o grupo amônio quaternário limita a entrada no SNC. Embora as oximas em altas doses ou o seu acúmulo possam inibir a AChE e causar bloqueio neuromuscular, devem ser administradas até que se possa assegurar a eliminação do organofosfato agressor. Muitos organofosfatos distribuem-se nos lipídeos e são liberados lentamente na forma ativa. O tratamento atual com antídoto contra a exposição a organofosfatos, resultante de guerra química ou terrorismo, inclui atropina por via parenteral, uma oxima (2-PAM ou HI-6) e um benzodiazepínico como anticonvulsivante. A oxima e seus metabólitos são facilmente eliminados pelos rins.

USOS TERAPÊUTICOS

FÁRMACOS DISPONÍVEIS

O salicilato de fisostigmina está disponível na forma injetável. A pomada oftálmica de sulfato de fisostigmina e a solução oftálmica de salicilato de fisostigmina também estão disponíveis. O brometo de piridostigmina está disponível para uso oral ou parenteral. O brometo de neostigmina é apresentado para uso oral. O metilssulfato de neostigmina é comercializado para injeção parenteral. O cloreto de ambenônio está disponível para uso oral. A *tacrina*, a donepezila, a rivastigmina e a galantamina foram aprovadas para o tratamento da doença de Alzheimer. O cloreto de pralidoxima é o único reativador da AChE atualmente disponível nos EUA e pode ser obtido em formulação parenteral. O HI-6 está disponível em vários países da Europa e países próximos ao Oriente.

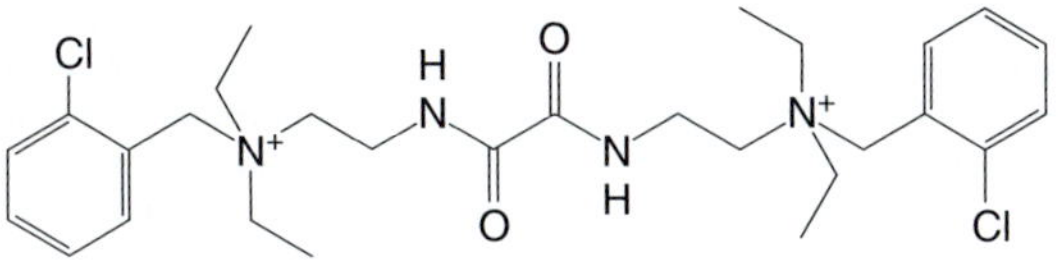

AMBENÔNIO

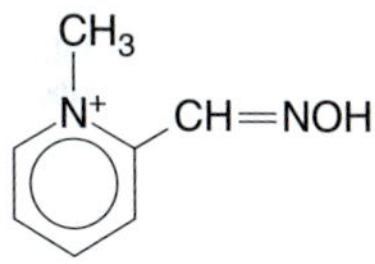

PRALIDOXIMA (2-PAM)

USOS. O uso atual dos anti-AChE é limitado a quatro condições na periferia:

- Atonia dos músculos lisos do trato intestinal e da bexiga
- Glaucoma
- Miastenia grave
- Reversão da paralisia dos bloqueadores neuromusculares

E uma no SNC:

- Tratamento dos sintomas de demência na doença de Alzheimer

ÍLEO PARALÍTICO E ATONIA DA BEXIGA. Para o tratamento destas duas afecções, a neostigmina é geralmente preferida entre os agentes anti-ChE. Agonistas muscarínicos de ação direta (Capítulo 9) são empregados para os mesmos propósitos. A dose subcutânea habitual de metilssulfato de neostigmina para o íleo paralítico pós-operatório é de 0,5 mg, administrada quando necessário. A atividade peristáltica começa entre 10-30 min após a administração parenteral, enquanto para o brometo de neostigmina (15-30 mg), são necessárias 2-4 h após a administração oral. Pode ser necessário ajudar a evacuação com pequeno enema baixo ou gás através de uma sonda retal. Dosagem similar de neostigmina é usada no tratamento da atonia do músculo detrusor da bexiga. A neostigmina não deve ser utilizada em casos de obstrução do intestino ou da bexiga, na presença de peritonite, nos casos de dúvida quanto à viabilidade do intestino ou quando a disfunção intestinal resulta de doença inflamatória nos intestinos.

GLAUCOMA E OUTRAS INDICAÇÕES OFTALMOLÓGICAS. Ver Capítulo 64.

MIASTENIA GRAVE. É uma doença neuromuscular, caracterizada por fraqueza e acentuada fatigabilidade do músculo esquelético; com frequência, ocorrem exacerbações e remissões parciais. O defeito na miastenia grave situa-se na transmissão sináptica, na junção neuromuscular de modo que a resposta mecânica a estimulação do nervo não se sustenta. A miastenia grave é causada por uma resposta autoimune primariamente contra o receptor de ACh na placa terminal pós-juncional. Esses anticorpos antirreceptores são detectados no soro de 90% dos pacientes com a doença. Aparecem imunocomplexos, juntamente com anormalidades ultraestruturais pronunciadas, na fenda sináptica, e aumenta a degradação dos receptores por meio de lise na placa terminal, mediada pelo complemento. Em ~ 10% de pacientes que manifestam a síndrome miastênica a fraqueza muscular tem uma base congênita, mais do que autoimune com mutações no receptor de acetilcolina, que afetam a ligação do transmissor e a cinética e duração da abertura dos canais ou mutações na forma de AChE, que contém a unidade de cauda semelhante ao colágeno. Administração de anti-ChE não promove melhora subjetiva na maioria dos pacientes com miastenia congênita.

Diagnóstico. Embora o diagnóstico de miastenia grave autoimune possa ser habitualmente estabelecido, com base na anamnese e nos sinais e sintomas, sua diferenciação de determinadas doenças neurastênicas, infecciosas, endócrinas, congênitas, neoplásicas e neuromusculares degenerativas pode constituir um desafio. Todavia, a miastenia grave é a única afecção em que as deficiências já mencionadas podem melhorar notavelmente com a medicação anti-ChE. O teste do edrofônio para avaliação de possível miastenia grave é efetuado pela injeção intravenosa rápida de 2 mg de cloreto de edrofônio, seguida de outra dose de 8 mg se a primeira não tiver efeito em 45 s; a resposta positiva consiste em uma breve melhora da força, não acompanhada de fasciculação lingual (que ocorre geralmente em pacientes não miastênicos).

A administração de uma dose excessiva de agente anti-ChE resulta em *crise colinérgica*. Essa crise caracteriza-se por fraqueza em consequência da despolarização generalizada da placa terminal motora; outras características resultam da estimulação excessiva dos receptores muscarínicos. A fraqueza decorrente do bloqueio de despolarização pode assemelhar-se à fraqueza miastênica, que se manifesta quando a medicação anti-ChE é insuficiente. Fazer a distinção tem importância prática e óbvia, visto que a primeira é tratada pela suspensão do agente anti-ChE, e a segunda, pela sua administração. Quando o teste do edrofônio é efetuado com cautela, limitando a dose a 2 mg e com disponibilidade imediata de recursos para reanimação respiratória, a ocorrência de uma diminuição adicional da força indica uma *crise colinérgica*, enquanto uma melhora significa *fraqueza miastênica*. Caso ocorra uma reação muscarínica grave, deve-se administrar imediatamente sulfato de atropina, 0,4-0,6 mg ou mais por via intravenosa. A detecção de anticorpos antirreceptores em biópsias de músculo ou no plasma é amplamente utilizada atualmente para estabelecer o diagnóstico.

Tratamento. A piridostigmina, a neostigmina e o ambenônio constituem os fármacos anti-ChE padrões utilizados no tratamento sintomático da miastenia grave. Todos podem aumentar a resposta do músculo miastênico a impulsos nervosos repetitivos, primariamente pela preservação da ACh endógena. A dose oral única do fármaco anti-ChE pode ser determinada empiricamente. São efetuados registros em condições basais para a força de preensão da mão, capacidade vital e diversos sinais e sintomas que refletem a força de vários grupos musculares. A seguir, o paciente recebe uma dose oral de pirodostigmina (30-60 mg), neostigmina (7,5-15 mg) ou ambenônio (2,5-5 mg). A melhora da força muscular e as alterações nos outros sinais e sintomas são observadas a intervalos frequentes, até haver um retorno ao estado basal. Depois de 1 h ou mais nesse estado, o fármaco é novamente administrado, em uma dose de uma a uma vez e meia a quantidade inicial, repetindo-se, então, as mesmas observações. Essa sequência é continuada, com incrementos crescentes de metade da dose inicial, até obter a resposta ideal. O intervalo necessário entre as doses orais para manter a força muscular é, em geral, de 2-4 h para a neostigmina, de 3-6 h para a piridostigmina ou de 3-8 h para o ambenônio. Entretanto, a quantidade necessária pode variar de um dia para outro; o estresse físico ou emocional, as infecções intercorrentes e a menstruação exigem quase sempre um aumento na frequência ou no tamanho da dose. Exacerbações e remissões imprevisíveis do estado miastênico podem exigir um ajuste da dose.

A piridostigmina está disponível em comprimidos de liberação prolongada, contendo um total de 180 mg, dos quais 60 mg são liberados imediatamente e 120 mg no decorrer de várias horas; esse preparado é útil para manter pacientes por períodos de 6-8 h; entretanto, deve ser reservado para uso ao deitar. Os efeitos adversos muscarínicos cardiovasculares e GI dos fármacos anti-ChE geralmente podem ser controlados com atropina ou outros anticolinérgicos (ver Capítulo 9). Todavia, esses anticolinérgicos mascaram muitos efeitos adversos de uma dose excessiva de um agente anti-ChE. Na maioria dos pacientes, eventualmente desenvolve-se tolerância aos efeitos muscarínicos.

Diversos fármacos, incluindo os curarizantes e determinados antibióticos e anestésicos gerais, interferem na transmissão neuromuscular (Capítulo 11); sua administração a pacientes com miastenia grave exige o ajuste apropriado da dose de anti-ChE e outras precauções. Outras medidas terapêuticas são essenciais no tratamento dessa doença. Os glicocorticoides promovem uma melhora clínica em uma alta porcentagem de pacientes. A instituição do tratamento com esteroides aumenta a fraqueza muscular; entretanto, à medida que o paciente melhora com a administração contínua de esteroides, é possível reduzir a quantidade de fármacos anti-ChE. Outros imunossupressores, como a azatioprina e a ciclosporina, também têm sido benéficos em casos mais avançados (Capítulo 35).

DOENÇA DE ALZHEIMER. Em pacientes com demência progressiva do tipo Alzheimer foi observada uma deficiência de neurônios colinérgicos intactos, particularmente daqueles que se estendem a partir das áreas subcorticais, como o núcleo basal de Meynert (Capítulo 22). Utilizando uma base racional semelhante àquela usada em outras doenças degenerativas do SNC, foi usado um tratamento para aumentar as concentrações de neurotransmissores colinérgicos nesse sistema nos casos de doença de Alzheimer leve a moderada. Inibidores de ChE hidrofóbicos e de longa ação são os únicos inibidores com eficácia bem documentada, embora limitada.

A donepezila pode melhorar a cognição e a função clínica global e retardar a progressão sintomática da doença. Os efeitos adversos são atribuíveis, em grande parte, à estimulação colinérgica excessiva, sendo relatados com mais frequência náuseas, diarreia e vômitos. O fármaco é bem tolerado em doses únicas diárias. Em geral, são administradas doses de 5 mg à noite; se for bem tolerada, pode ser aumentada para 10 mg/dia. A rivastigmina, um inibidor carbamoilante de ação longa, tem eficácia, tolerabilidade e efeitos adversos similares aos da donepezila. A galantamina tem perfil de efeitos adversos semelhante ao da donepezila e rivastigmina. Esses três inibidores de colinesterase, que tem características de afinidade e hidrofobicidade suficiente para atravessar a barreira hematencefálica e ter duração de ação prolongada constituem o tratamento atual, juntamente com um aminoácido excitatório que mimetiza o transmissor, a memantina.

INTOXICAÇÃO POR ANTICOLINÉRGICOS. Além da atropina e de outros agentes muscarínicos, muitos outros fármacos, como as fenotiazinas, os anti-histamínicos e antidepressivos tricíclicos, exibem atividade anticolinérgica central e periférica. A eficácia da fisostigmina na reversão dos efeitos anticolinérgicos desses fármacos foi claramente documentada (a fisostigmina, uma amina terciária, atravessa a barreira hematencefálica, em contrapartida com os fármacos anti-ChE quaternários). Entretanto, outros efeitos tóxicos dos antidepressivos tricíclicos e das fenotiazinas (Capítulos 15 e 16), como déficits de condução intraventricular e arritmias ventriculares, não são revertidos pela fisostigmina. Além disso, a fisostigmina pode provocar convulsões; por conseguinte, seu benefício potencial habitualmente pequeno deve ser avaliado contra esse risco. A sua dose intravenosa ou intramuscular inicial é de 2 mg, com doses adicionais se houver necessidade.

Para uma listagem bibliográfica completa, consulte ***As Bases Farmacológicas da Terapêutica de Goodman e Gilman***, 12ª edição.

Capítulo 11 Fármacos que atuam na junção neuromuscular e nos gânglios autônomos

O receptor nicotínico da acetilcolina (ACh) medeia a neurotransmissão pós-sináptica na junção neuromuscular e nos gânglios autônomos periféricos; no SNC, esse receptor controla em grande parte a liberação dos neurotransmissores pelas estruturas pré-sinápticas. O receptor é denominado de *receptor nicotínico da acetilcolina*, porque pode ser estimulado pelo alcaloide *nicotina* e pelo neurotransmissor ACh. Na junção neuromuscular e nos gânglios, existem diferentes subtipos de receptores nicotínicos.

RECEPTOR NICOTÍNICO DA ACETILCOLINA

A ligação da ACh ao receptor nicotínico inicia o potencial da placa terminal (PPT) nos músculos ou o potencial pós-sináptico excitatório (PPSE) nos gânglios periféricos (Capítulo 8). O receptor nicotínico tornou-se o protótipo de outros canais iônicos pentaméricos ativados por ligandos, que incluem os receptores para os aminoácidos inibitórios (ácido γ-aminobutírico [GABA] e glicina; Capítulo 14) e da serotonina (o receptor da 5-HT_3; Capítulo 13) (Figura 11-1).

A ESTRUTURA DO RECEPTOR NICOTÍNICO. O receptor nicotínico do músculo esquelético dos vertebrados (N_m) é um pentâmero composto de quatro subunidades diferentes (α, β, γ e δ) na relação estequiométrica de 2:1:1:1 respectivamente. Nas placas terminais dos músculos inervados dos adultos, a subunidade γ foi substituída pela subunidade ε, que lhe é bastante semelhante. As subunidades individuais têm cerca de 40% de homologia em suas sequências de aminoácidos. As cinco subunidades estão dispostas ao redor de um pseudoeixo de simetria em torno de um canal. Os locais de ligação dos agonistas estão nas interfaces das subunidades; nos músculos apenas duas das cinco interfaces de subunidades — αγ e αδ — fixam ligantes (Figura 11-2). Ambas as subunidades que formam a interface da subunidade contribuem para a especificidade do ligante.

Os receptores nicotínicos neuronais (N_n) presentes nos gânglios e no SNC também existem como pentâmeros de um ou mais tipos de subunidades. Tipos de subunidades de α2 até α10 e β2 até β4 são encontradas em tecidos neuronais (Figura 11-2). Embora nem todas as permutações de subunidades α e β resultem em receptores funcionais, a diversidade da composição em subunidades é ampla e excede a capacidade do ligando em distinguir subtipos com base na sua seletividade.

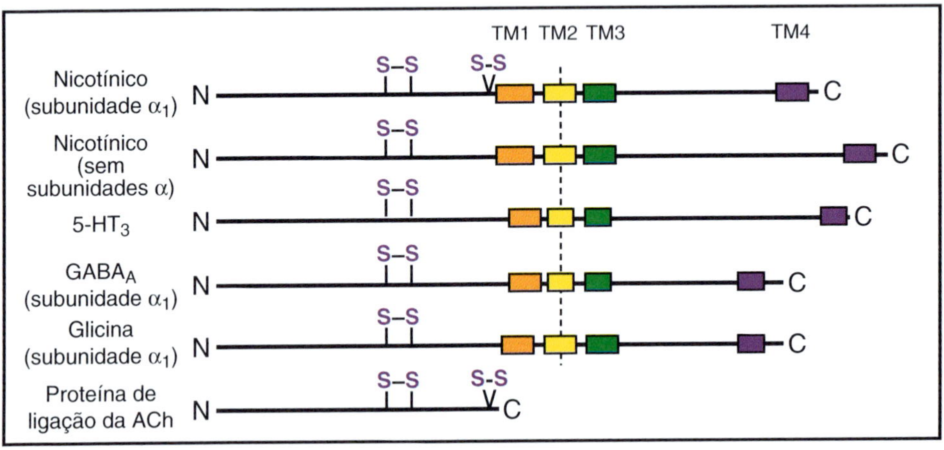

Figura 11-1 *Organização das subunidades dos pentâmeros dos canais iônicos regulados por ligandos e da proteína de ligação da ACh.* Para cada receptor, a região aminoterminal com ~ 210 aminoácidos está presente na superfície extracelular. Em seguida, há quatro regiões hidrofóbicas que atravessam a membrana (TM1-TM4), deixando a terminação carboxílica pequena na superfície extracelular. A região TM2 é uma hélice α, enquanto as regiões TM2 de cada subunidade do receptor pentamérico revestem o poro interno do receptor. Duas pontes dissulfídicas nas posições 128-142 e 192-193 estão presentes na subunidade α do receptor nicotínico. O padrão 128-142 é conservado nas famílias de receptores pentaméricos, as cisteínas vicinais nas posições 192 e 193 só ocorrem nas subunidades α da proteína de ligação da acetilcolina e do receptor nicotínico.

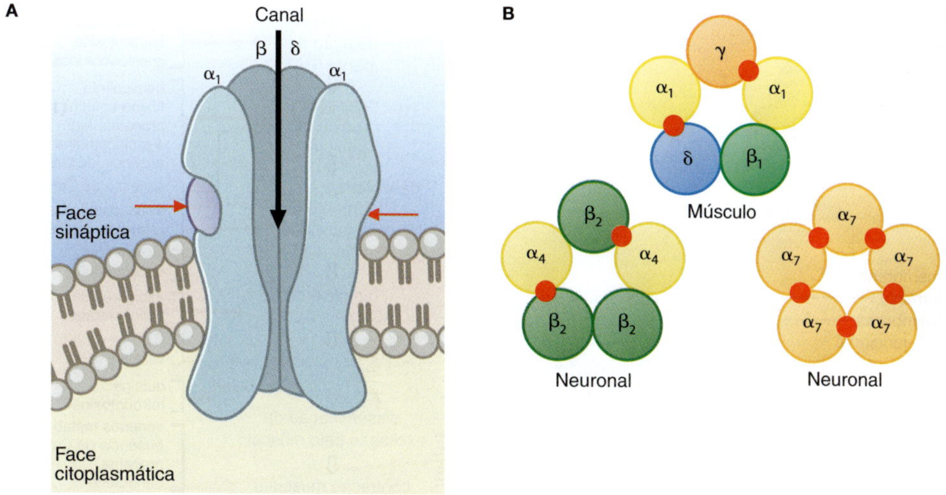

Figura 11-2 *Arranjo da subunidade e estrutura molecular do receptor nicotínico da acetilcolina.* (**A**) Visão longitudinal esquemática com a subunidade γ retirada. As subunidades restantes — duas cópias de α, uma de β e uma de δ — estão ilustradas circundando um canal interno com um vestíbulo externo e sua constrição localizada nos planos profundos da região bilaminar da membrana. As envergaduras das hélices α com estruturas ligeiramente arquedadas formam o perímetro do canal e provêm da região TM2 da sequência linear (Figura 11-1). Os locais de ligação da ACh indicados pelas setas vermelhas estão presentes nas interfaces αγ e αδ (não visíveis). (**B**) Organização da subunidade do receptor nicotínico, com exemplos da montagem da subunidade. O local ligador de agonista (círculos vermelhos pequenos) ocorre nas interfaces que contêm a subunidade α. Foram observados um total de 17 isoformas de receptores funcionais *in vivo*, com diferentes especificidades para ligantes, permeabilidades Ca^{2+}/Na^{+} relativas e funções fisiológicas conforme determinado pela composição da subunidade. A única isoforma encontrada na junção neuromuscular é a mostrada aqui. Há 16 isoformas de receptores neuronais, encontradas em gânglios autonômicos e no SNC, homo e heteropentâmeros de subunidades α (α2-α10) e β (β2-β4).

AGENTES BLOQUEADORES NEUROMUSCULARES

Os bloqueadores neuromusculares atuais caem em duas classes gerais, *despolarizantes* e *competitivas não despolarizantes*. Atualmente, um único fármaco despolarizante, suxametônio, tem uso clínico geral, enquanto estão disponíveis múltiplos fármacos competitivos/não despolarizantes (Quadro 11-2).

Consulte a 12ª edição deste texto para obter a história, fontes e química do curare, o protótipo dos fármacos bloqueadores neuromusculares e veneno de flechas usadas na América do Sul, cuja ação foi descrita por Claude Bernard nos anos de 1850. A 12ª edição também mostra as estruturas de várias classes de bloqueadores neuromusculares despolarizantes e competitivos na Figura 11-3.

EFEITOS FARMACOLÓGICOS

MÚSCULO ESQUELÉTICO. Os *antagonistas competitivos* ligam-se ao receptor nicotínico da ACh na placa terminal e, desse modo, bloqueiam competitivamente a ligação da ACh. Os *agentes despolarizantes*, como o suxametônio despolarizam a membrana abrindo os canais da mesma maneira que a ACh. Entretanto, eles persistem por mais tempo na junção neuromuscular, principalmente, porque são resistentes à AChE. Desse modo, a despolarização é mais prolongada, resultando em um período breve de excitação repetitiva que pode provocar excitação muscular transitória e repetitiva (fasciculações). Essa despolarização inicial é seguida do bloqueio da transmissão neuromuscular e da paralisia flácida (denominado de *bloqueio de fase I*).

O bloqueio aparece, após uma abertura inicial, porque os canais de sódio perijuncionais se fecham e não reabrem enquanto a placa terminal não se repolariza. Neste momento, a liberação neuronal de ACh resulta em ligação da ACh aos receptores da placa terminal que já está despolarizada. Estes canais perijuncionais fechados mantêm o sinal de despolarização afetando os canais de repolarização e isolam o restante do músculo da atividade na placa terminal motora. As características da despolarização em comparação com o bloqueio competitivo são comparadas no Quadro 11-3.

Em condições clínicas, com o aumento progressivo das concentrações do suxametônio e com o decorrer do tempo, o bloqueio pode converter-se lentamente do tipo despolarizante *fase I* para o tipo não despolarizante *fase II*. Embora a resposta a estimulação periférica durante o bloqueio *fase II* pareça com o de fármacos competitivos, a

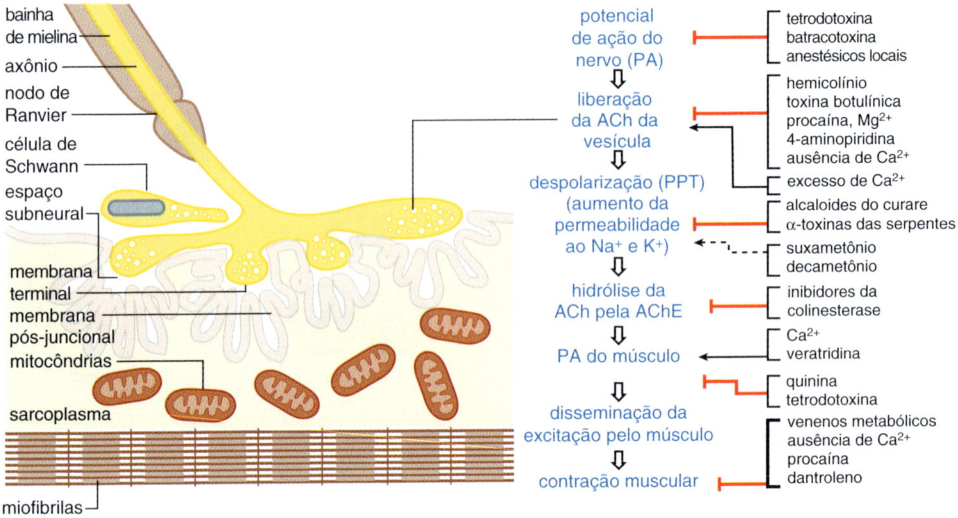

Figura 11-3 *Visão da placa motora pelo farmacologista.* As estruturas da placa motora terminal (lado esquerdo da figura) facilitam a série de efeitos fisiológicos que levam do potencial de ação (PA) do nervo até a contração muscular (coluna do meio). Os fármacos podem modificar a neurotransmissão e o acoplamento excitação-contração em vários locais (coluna da direita). ←——, aumento; ⊢——, bloqueio; ← - - - despolarização e bloqueio de fase II.

reversão do bloqueio de *fase II* com administração de anticolinesterásicos (anti-ChE; p. ex., com neostigmina) é de difícil previsão e deve ser realizado com extrema cautela. O Quadro 11-1 apresenta as características dos bloqueios das fases I e II.

Sequência e características da paralisia. Quando a dose apropriada de um fármaco bloqueador competitivo é injetada por via intravenosa, a fraqueza motora progride até a paralisia flácida total. Os músculos pequenos e de movimentos rápidos como os dos olhos, do maxilar e da laringe relaxam antes dos músculos dos membros e do tronco. Segue-se a paralisia dos músculos intercostais e, por fim, o diafragma é paralisado e a respiração cessa. Em geral, a recuperação dos músculos ocorre em ordem inversa à da paralisia e, desse modo, o diafragma geralmente é o primeiro músculo a recuperar sua função.

Depois de uma dose intravenosa única de 10-30 mg de suxametônio, ocorrem fasciculações musculares breves particularmente no tórax e abdome; o relaxamento começa em 1 min, atinge intensidade máxima em 2 min e geralmente desaparece em 5 min. Em geral, a apneia transitória coincide com o efeito máximo. Relaxamento muscular prolongado é obtido com infusão intravenosa contínua. Ao interromper a infusão, os efeitos do fármaco em geral

Quadro 11-1

Respostas clínicas e monitoração dos bloqueios neuromusculares das fases I e II por infusão de suxametônio

RESPOSTA	FASE I	FASE II
Potencial de membrana da placa terminal	Despolarizada a –55 mV	Repolarização até –80 mV
Início	Imediato	Transição lenta
Dependente da dose	Menor	Geralmente maior ou após a infusão prolongada
Recuperação	Rápida	Mais prolongada
Série de 4 e estimulação tetânica	Nenhuma atenuação	Atenuação[a]
Inibição pela acetilcolinesterase	Acentua	Reverte ou antagoniza
Resposta muscular	Fasciculações → paralisia flácida	Paralisia flácida

[a]A potencialização pós-tetânica segue-se ao enfraquecimento.

regridem rapidamente, devido a eficiente hidrólise pelas butirilcolinesterases plasmática e hepática. Pode ocorrer dor muscular depois da administração do suxametônio.

Durante a despolarização prolongada, as células musculares podem perder quantidades significativas de K^+ e acumular Na^+, Cl^- e Ca^{2+}. Nos pacientes com extensas lesões dos tecidos moles, a saída do K^+ depois da administração prolongada de suxametônio pode ser fatal. Há muitas condições nas quais a administração do suxametônio está contraindicada ou deve ser realizada com muito cuidado. A alteração do tipo de bloqueio produzido por esse fármaco (da fase I para a fase II) constitui uma complicação adicional em infusões prolongadas.

SNC. A tubocurarina e outros agentes bloqueadores neuromusculares quaternários são praticamente destituídos de efeitos centrais após a administração das doses ordinárias, devido a sua incapacidade de atravessar a barreira hematencefálica.

GÂNGLIOS AUTÔNOMOS E RECEPTORES MUSCARÍNICOS. Os bloqueadores neuromusculares mostram potências variáveis na produção de bloqueio ganglionar. O bloqueio ganglionar pela tubocurarina e por outros agentes estabilizadores é revertido ou antagonizado pelos fármacos anti-ChE.

As doses clínicas de tubocurarina provocam bloqueio parcial nos gânglios autônomos e na medula suprarrenal, o que provoca queda da pressão arterial e taquicardia. O pancurônio causa menos bloqueio ganglionar nas doses clínicas habituais. Atracúrio, vecurônio, doxacúrio, pipecurônio, mivacúrio e rocurônio são ainda mais seletivos. Em geral, a preservação dos reflexos cardiovasculares é desejável durante a anestesia. O pancurônio tem ação vagolítica, provavelmente decorrente do bloqueio dos receptores muscarínicos, com taquicardia subsequente.

Entre os fármacos despolarizantes, o suxametônio raramente causa efeitos atribuíveis a bloqueio ganglionar em doses que produzem relaxamento neuromuscular. Entretanto, efeitos cardiovasculares são observados em alguns casos, provavelmente causados pela estimulação sucessiva dos gânglios vagais (evidenciada por bradicardia) e simpáticos (refletida por hipertensão e taquicardia).

MASTÓCITOS E LIBERAÇÃO DE HISTAMINA. A tubocurarina produz pápulas urticariformes (histamínicas) típicas quando é injetada por via intramuscular ou intra-arterial em humanos e algumas das respostas clínicas aos fármacos bloqueadores neuromusculares (p. ex., broncospasmo, hipotensão, secreções brônquicas e salivares excessivas) parecem ser causadas pela liberação de histamina. Suxametônio, mivacúrio e atracúrio também causam liberação desse mediador, mas em menor grau, a menos que sejam administrados rapidamente. Os esteroides de amônio, pancurônio, vecurônio, pipecurônio e rocurônio têm menor tendência a causar liberação de histamina após a injeção intradérmica ou sistêmica. A liberação de histamina é uma ação direta do relaxante muscular nos mastócitos, e não uma reação anafilática mediada por IgE.

ABSORÇÃO, DISTRIBUIÇÃO E ELIMINAÇÃO

Os fármacos bloqueadores musculares de amônio quaternário são pouco absorvidos do trato GI. A absorção por aplicação intramuscular é adequada. Início rápido da ação é obtido com a administração intravenosa. Os fármacos mais potentes devem ser administrados em concentrações mais baixas, e as características de difusão retardam a velocidade com que se inicia sua ação.

Quando são administrados bloqueadores competitivos de ação prolongada, como D-tubocurarina e pancurônio, o bloqueio pode diminuir após 30 min em virtude da redistribuição do fármaco, embora persistam o bloqueio residual e os níveis plasmáticos do fármaco. As doses subsequentes são redistribuídas mais lentamente. Os fármacos de ação prolongada podem acumular-se depois da administração de doses repetidas.

Os esteroides de amônio contêm grupos éster que são hidrolisados no fígado. Em geral, os metabólitos têm cerca de metade da atividade do composto original e contribuem para o perfil de relaxamento total. Os esteroides com duração de ação intermediária como o vecurônio e o rocurônio (Quadro 11-2) são eliminados mais rapidamente pelo fígado do que o pancurônio. A reversão mais rápida do bloqueio neuromuscular pelos compostos de duração intermediária recomenda a administração de doses repetidas desses fármacos, em vez da aplicação de uma única dose de um bloqueador neuromuscular de ação prolongada.

O atracúrio é convertido em metabólitos menos ativos pelas esterases plasmáticas e por degradação espontânea de Hofmann. O cisatracúrio também está sujeito a esta degradação espontânea. Devido a essas vias metabólicas alternativas, atracúrio e cisatracúrio não têm sua meias-vidas aumentadas nos pacientes cuja função renal esteja reduzida e, por esse motivo, são boas escolhas nessa situação.

A duração extremamente curta da ação do suxametônio também resulta em grande parte, da sua hidrólise rápida pelas butirilcolinesterases sintetizadas no fígado e encontradas no plasma. Entre os pacientes ocasionais que apresentam apneia prolongada após a administração de suxametônio ou mivacúrio, a maioria tem colinesterase plasmática atípica ou uma deficiência dessa enzima causada por variações alélicas, doença hepática ou renal, ou distúrbio nutricional; contudo, em alguns casos, a atividade enzimática do plasma apresenta-se normal.

O gantacúrio é degradado por dois mecanismos químicos: adução rápida de cisteína e hidrólise lenta da ligação éster adjacente ao cloro. Os dois processos são puramente químicos e não dependem, portanto, de atividade enzimática. O processo de adução tem meia-vida de 1-2 min e provavelmente é a base para a duração ultracurta do gantacúrio. A administração de cisteína exógena, que pode ter efeito adverso excitotóxico, pode acelerar o antagonismo do bloqueio neuromuscular induzido por gantacúrio.

FARMACOLOGIA CLÍNICA

A ESCOLHA DO FÁRMACO

A seleção do fármaco bloqueador neuromuscular deve basear-se na obtenção de um perfil farmacocinético consistente com a duração da intervenção e minimizando o comprometimento cardiovascular e outros efeitos adversos, com atenção às formas específicas de eliminação do fármaco em pacientes com insuficiência renal ou hepática (Quadro 11-2).

Quadro 11-2

Classificação dos agentes bloqueadores neuromusculares

FÁRMACO	GRUPO QUÍMICO	DURAÇÃO E TIPO	INÍCIO DA AÇÃO (min)[a]	DURAÇÃO DA AÇÃO CLÍNICA (min)[a]	VIA DE ELIMINAÇÃO
Suxametônio	EDC	Ultracurta; despolarizante	0,8-1,4	6-11	Hidrólise pelas colinesterases plasmáticas
D-Tubocurarina[b]	BQCn	Longa; competitivo	6	80	Eliminação renal e hepática
Metocurina[b]		Longa; competitivo	4	110	Eliminação renal
Atracúrio		Intermediária; competitivo	3	45	Degradação de Hofmann; hidrólise pelas esterases plasmáticas; eliminação renal
Cisatracúrio	BQ	Intermediária; competitivo	2-8	45-90	Degradação de Hofmann e eliminação renal
Doxacúrio[b]		Longa; competitivo	4-8	120	Eliminação renal
Mivacúrio		Curta; competitivo	2-3	15-21	Hidrólise pelas colinesterases plasmáticas
Pancurônio		Longa; competitivo	3-4	85-100	Eliminação renal e hepática
Pipecurônio[b]	EA	Longa; competitivo	3-6	30-90	Eliminação renal; biotransformação e depuração hepática
Rocurônio		Intermediária; competitivo	0,9-1,7	36-73	Eliminação hepática
Vecurônio		Intermediária; competitivo	2-3	40-45	Eliminação renal e hepática
Gantacúrio[c]	Clorofumarato ônio-misto assimétrico (CFOM)	Ultracurta; competitivo	1-2	5-10	Adução de cisteína e hidrólise do éster

BOCn, benzilisoquinolina cíclica natural; BQ, benzilisoquinolina; EDC, éster dicolínico; EA, esteroide de amônio;

[a]Tempo de início e duração clínica obtidos com dosagens do Quadro 11-3

[b]D-tubocurarina, doxacúrio, metocurina e pipecurônio não estão mais disponíveis nos EUA.

[c]O gantacúrio está em estágio de pesquisa.

Quadro 11-3

Dosagens dos fármacos bloqueadores neuromusculares

FÁRMACO	DOSAGEM INICIAL (mg/kg)	DOSAGEM DE MANUTENÇÃO	
		INJEÇÃO INTERMITENTE (mg/kg)	INFUSÃO CONTÍNUA (μg/kg/min)
Suxametônio	0,5-1	0,04-0,07	–
D-Tubocurarina[a]	0,6	0,25-0,5	2-3
Metocurina[a]	0,4	0,5-1	–
Atracúrio	0,5	0,08-0,1	5-10
Cisatracúrio	0,1-0,4	0,03	1-3
Mivacúrio	0,15-0,25	0,1	9-10
Doxacúrio[a]	0,03-0,06	0,005-0,01	–
Pancurônio	0,08-0,1	0,01-0,015	1
Rocurônio	0,6-1,2	0,1-0,2	10-12
Vecurônio	0,1	0,01-0,015	0,8-1
Gantacúrio[a]*	0,2-0,5	–	–

[a]Não disponível no comércio, nos EUA.
*N. de R.T. O gantacúrio também não está disponível comercialmente no Brasil, assim como não o são a D-tubocurarina, metocurina, mivacúrio e doxacúrio.

Duas características são úteis na diferenciação dos efeitos adversos e do comportamento farmacocinético dos bloqueadores neuromusculares:

- **Duração da ação**: os fármacos são divididos em ação longa, intermediária e curta. Em geral, os bloqueadores de ação longa são mais potentes e requerem concentrações baixas (Quadro 11-3). A necessidade de administrar bloqueadores potentes em baixas concentrações retarda o início do efeito.
- **A natureza química do fármaco (Quadro 11-2).** Além da duração de ação mais curta, os novos fármacos têm menor incidência de efeitos adversos, sendo os principais: bloqueio ganglionar, bloqueio das respostas vagais e liberação de histamina.

O esteroide de amônio protótipo, pancurônio, praticamente não libera histamina, contudo, bloqueia receptores muscarínicos e este antagonismo se manifesta com bloqueio vagal e taquicardia. A taquicardia foi eliminada com os novos esteroides de amônio, vecurônio e rocurônio. As benzilisoquinolinas parecem isentas de ações vagolítica e bloqueadora ganglionar, mas têm leve tendência a liberar histamina. A metabolização incomum do composto protótipo atracúrio e seu congênere mivacúrio confere indicações especiais para estes fármacos. Por exemplo, a eliminação do organismo do atracúrio, depende da hidrólise da ligação éster pelas esterases plasmáticas e da degradação espontânea de Hofmann (ruptura da porção N-alquila da benzoilquinolina). As duas vias estão disponíveis e ambas permanecem funcionais na insuficiência renal. O mivacúrio é extremamente sensível à catálise pelas colinesterases ou outras hidrolases do plasma, responsáveis pela sua curta duração de ação. Os efeitos adversos não estão completamente caracterizados para o gantacúrio, mas efeitos cardiovasculares transitórios, sugestivos de liberação de histamina foram observados com doses três vezes a DE_{95}.

USOS TERAPÊUTICOS

Relaxamento muscular. O principal uso clínico dos fármacos bloqueadores neuromusculares é como adjuvante da anestesia cirúrgica para produzir relaxamento dos músculos esqueléticos, principalmente da parede abdominal e facilitar as manipulações cirúrgicas. Com relaxamento muscular independente da profundidade da anestesia geral, pode ser suficiente uma anestesia mais superficial. Assim, o risco de depressão respiratória e cardiovascular é reduzido, e a recuperação pós-anestésica é abreviada. Em geral, utilizam-se bloqueadores neuromusculares de ação curta para facilitar a entubação endotraqueal, a laringoscopia, a broncoscopia e a esofagoscopia em associação com um anestésico geral. Os fármacos bloqueadores neuromusculares são administrados por via parenteral, quase sempre intravenosos.

Avaliação do bloqueio neuromuscular em humanos. Em geral, a avaliação do bloqueio neuromuscular é realizada pela estimulação do nervo ulnar. As respostas são monitoradas com base nos potenciais de ação compostos ou na tensão muscular desenvolvida no músculo adutor do polegar. As respostas aos estímulos repetitivos ou tetânicos são mais úteis para avaliação do bloqueio da transmissão. As velocidades de início do bloqueio e da recuperação são mais rápidas na musculatura das vias respiratórias (maxilar, laringe e diafragma) do que no polegar. Por esse motivo, a entubação traqueal pode ser realizada antes do início do bloqueio completo do adutor do polegar, enquanto a recuperação parcial da função desse músculo indica recuperação da respiração suficiente para extubação.

Prevenção de traumatismo durante tratamento com eletrochoque. A terapia eletroconvulsiva (TEC) dos distúrbios psiquiátricos é complicada ocasionalmente por traumatismo do paciente; as convulsões induzidas podem causar luxações ou fraturas. Na medida em que o componente muscular da convulsão não é essencial para o efeito benéfico do procedimento, bloqueadores neuromusculares, em geral, *suxametônio*, e um barbitúrico de curta duração, por exemplo, metoexital ou tiopental, são utilizados.

Controle de espasmos musculares e rigidez. A toxina botulínica e o dantroleno atuam perifericamente reduzindo a contração muscular; vários outros fármacos atuam centralmente para diminuir tônus e espasmos do músculo esquelético. A onubotulina toxina A, abobotulina toxina A e rimabotulina toxina B ao bloquearem a liberação de ACh, produzem paralisia flácida dos músculos esqueléticos e redução das atividades das sinapses colinérgicas simpáticas e parassimpáticas. A inibição dura de algumas semanas até 3-4 meses, e a recuperação funcional depende da proliferação das terminações nervosas.

Aprovada inicialmente para tratamento de distúrbios oculares como estrabismo e blefarospasmo e de espasmos hemifaciais, a toxina botulínica tem sido usada para tratar espasmos e distonias e espasmos associados às fissuras do esfíncter esofágico inferior e do ânus. O tratamento com a toxina botulínica A também se tornou um procedimento estético comum para pacientes que desejam não ter rugas no rosto. A redução das rugas é temporária e o efeito da toxina botulínica pode ser renovado com nova aplicação. O FDA emitiu alertas, advertindo para o risco de paralisia respiratória devido a difusão inesperada da toxina do local da injeção (os usos são descritos no Capítulo 65).

O dantroleno inibe a liberação de Ca^{2+} do retículo sarcoplasmático dos músculos esqueléticos limitando a capacidade do Ca^{2+} e calmodulina em ativar o RYR-1. Devido sua eficácia no tratamento de episódios agudos de hipertermia maligna (descrita sob "Toxicologia"), o dantroleno tem sido usado experimentalmente no tratamento da rigidez muscular e hipertermia na Síndrome Neuroléptica Maligna (SNM). O dandroleno também é usado no tratamento da espasticidade e hiper-reflexia. Com sua ação periférica, esse fármaco causa fraqueza generalizada. Assim, o uso do dantroleno deve ser reservado aos pacientes não ambulatoriais que apresentam espasticidade grave. Existem relatos de hepatotoxicidade com o uso prolongado, exigindo monitoração da função hepática.

Sinergismos e antagonismos. A comparação das interações entre os bloqueadores neuromusculares despolarizantes e competitivos considerada é instrutiva (Quadro 11-4) e um bom teste da compreensão da ação dos fármacos. Além disso, vários outros fármacos afetam a transmissão na junção neuromuscular e assim podem afetar a escolha e a dosagem do bloqueador neuromuscular a ser usado.

Como os anti-ChE neostigmina, piridostigmina e edrofônio preservam a ACh endógena e também atuam diretamente na junção neuromuscular, têm sido usados no tratamento de dosagens excessivas com fármacos bloqueadores

Quadro 11-4

Comparação entre fármacos bloqueadores competitivos (D-tubocurarina) e despolarizantes (decametônio)

	D-TUBOCURARINA	DECAMETÔNIO
Efeito da D-tubocurarina administrada previamente	Aditivo	Antagônico
Efeito do decametônio administrado previamente	Nenhum efeito ou antagonismo	Alguma taquifilaxia; mas pode ser aditivo
Efeito dos agentes anticolinesterásicos no bloqueio	Reversão do bloqueio	Nenhuma reversão
Efeito na placa motora terminal	Elevação do limiar de resposta à acetilcolina; nenhuma despolarização	Despolarização parcial persistente
Efeito excitatório inicial no músculo estriado	Nenhum	Fasciculações transitórias
Tipo de resposta muscular à estimulação tetânica indireta durante o bloqueio *parcial*	Contração mal sustentada	Contração bem-sustentada

competitivos. De modo similar, ao terminar o procedimento cirúrgico, vários anestesiologistas usam neostigmina ou edrofônio para reverter ou diminuir a duração do bloqueio neuromuscular competitivo. Um antagonista muscarínico (atropina ou glicopirrolato) deve ser usado simultaneamente para prevenir a estimulação dos receptores muscarínicos, evitando a bradicardia. Como os fármacos anti-ChE não revertem o bloqueio neuromuscular despolarizante e, de fato, podem aumentá-lo.

Vários anestésicos inalatórios exercem efeito estabilizante na membrana pós-juncional e desta forma potencializam a atividade dos bloqueadores competitivos. Em consequência, quando tais bloqueadores são usados para o relaxamento muscular associados a estes anestésicos, suas doses devem ser reduzidas. A ordem de potenciação é: desflurano > sevoflurano > isoflurano > halotano > óxido nitroso-barbitúricos-opioides ou propofol.

Os antibióticos aminoglicosídeos produzem bloqueio neuromuscular inibindo a liberação de ACh do terminal pré-ganglionar (por competição com o Ca^{2+}) e em menor extensão por bloqueio não competitivo do receptor. O bloqueio é antagonizado com sais de Ca^{2+}, mas só de forma inconsistente com os fármacos anti-ChE (Capítulo 54). As tetraciclinas também podem produzir bloqueio neuromuscular, possivelmente por quelação do Ca^{2+}. Outros antibióticos que tem ação bloqueadora neuromuscular, por ação tanto pré quanto pós-sináptica incluem polimixina B, colistina, clindamicina e lincomicina. Os bloqueadores de canais de Ca^{2+} aumentam o bloqueio neuromuscular produzido pelos antagonistas competitivos e pelos despolarizantes. Quando os bloqueadores neuromusculares são administrados a pacientes que recebem estes fármacos, a dosagem deve ser ajustada.

Outros fármacos que podem ter interação significativa com os bloqueadores musculares competitivos ou despolarizantes incluem o trimetafano, lítio, analgésicos opioides, procaína, lidocaína, quinidina, fenelzina, carbamazepina, fenitoína, propranolol, dantroleno, azatioprina, tamoxifeno, sais de magnésio, corticosteroides, glicosídeos digitálicos, cloroquina, catecolaminas e diuréticos.

TOXICOLOGIA

As respostas indesejadas importantes dos bloqueadores neuromusculares incluem apneia prolongada, colapso cardiovascular, as resultantes da liberação de histamina e, raramente, anafilaxia. Fatores relacionados podem incluir alterações na temperatura corporal, desequilíbrio eletrolítico, particularmente do K^+; níveis plasmáticos de butirilcolinesterase baixos, resultando em redução da velocidade de destruição do suxametônio; a presença de mistenia grave latente ou doenças malignas como carcinoma pulmonar de células pequenas com Síndrome Miastênica de Eaton-Lambert; redução do fluxo sanguíneo aos músculos esqueléticos retardando a remoção dos fármacos bloqueadores e baixa eliminação dos relaxantes musculares secundários a disfunção hepática (cisatracúrio, rocurônio e vecurônio) ou função renal diminuída (pancurônio). Deve-se ter muito cuidado ao administrar bloqueadores neuromusculares a pacientes desidratados ou gravemente doentes. Os fármacos despolarizantes podem liberar K^+ rapidamente do meio intracelular o que pode ser um fator na produção de apneia prolongada em pacientes com desequilíbrio eletrolítico que recebem estes fármacos. A hiperpotassemia causada pelo suxametônio é uma complicação potencialmente fatal.

HIPERTERMIA MALIGNA. A hipertermia maligna é um evento potencialmente letal deflagrado pela administração de certos anestésicos e bloqueadores neuromusculares. Os sinais clínicos incluem contraturas, rigidez e produção de calor pela musculatura esquelética resultando em grave hipertermia (aumentos de até 1°C/5 min), aceleração do metabolismo muscular, acidose metabólica e taquicardia. A liberação descontrolada do Ca^{2+} pelo retículo sarcoplasmático dos músculos esqueléticos é o evento inicial. Embora tenha sido observado que os anestésicos hidrocarbonetos halogenados (p. ex., halotano, isoflurano e sevoflurano) e o suxametônio isolados possam iniciar a resposta, a maioria dos incidentes resulta da associação de fármacos bloqueadores despolarizantes com anestésicos. A suscetibilidade a hipertermia maligna, um traço autossômico dominante, está associada a certas miopatias congênitas como a *doença do núcleo central*. Na maioria dos casos, contudo, não há sinais clínicos visíveis na ausência da intervenção anestésica.

O tratamento inclui administração intravenosa de dantroleno, que bloqueia a liberação de Ca^{2+} do retículo sarcoplasmático do músculo liso (ver "Controle de Espasmos Musculares e Rigidez", anteriormente). O rápido resfriamento, inalação de O_2 a 100% e o controle da acidose devem ser considerados tratamentos auxiliares na hipertermia maligna.

PARALISIA RESPIRATÓRIA. O tratamento da paralisia respiratória originada de reação adversa ou dosagem excessiva de bloqueador neuromuscular deve ser a respiração assistida com pressão positiva de oxigênio e a manutenção da patência das vias respiratórias até obter a recuperação da respiração normal. Com os fármacos bloqueadores competitivos isto pode ser acelerado com a administração de metilsulfato de neostigmina (0,5-2 mg IV) ou edrofônio (10 mg IV, repetido conforme necessário até o total de 40 mg).

ESTRATÉGIAS DE INTERVENÇÕES PARA OUTROS EFEITOS TÓXICOS. A neostigmina antagoniza com eficácia somente a ação bloqueadora muscular esquelética dos fármacos bloqueadores competitivos e pode agravar efeitos adversos como hipotensão ou causar broncospasmo. Nestas circunstâncias, podem ser administradas aminas simpatomiméticas para manter a pressão sanguínea. Atropina ou glicopirrolato é administrado para neutralizar a estimulação muscarínica. Os anti-histamínicos são eficazes para neutralizar as resposta que seguem à liberação de histamina, particularmente quando administrados antes do bloqueador neuromuscular.

REVERSÃO DOS EFEITOS POR TRATAMENTO QUELANTE. O sugamadex, uma ciclodextrina-γ modificada é um fármaco quelante específico para rocurônio e vecurônio. A administração de sugamadex em dosagens > 2 mg/kg é capaz de reverter o bloqueio neuromuscular do rocurônio em 3 min. Em pacientes com insuficiência renal, a depuração do sugamadex diminui acentuadamente e seu uso deve ser evitado. O sugamadex está aprovado para uso clínico na Europa, mas não nos EUA até o presente. Os efeitos adversos incluem disgeusia e rara hipersensibilidade.

NEUROTRANSMISSÃO GANGLIONAR

A neurotransmissão nos gânglios autônomos inclui a liberação de ACh e despolarização rápida das membranas pós-sinápticas pela ativação de receptores nicotínicos neuronais (N_n) pela ACh. Registros intracelulares de neurônios pós-ganglionares indicam que no mínimo quatro distintas alterações no potencial de membrana pós-sináptico podem ser provocadas pela estimulação do nervo pré-ganglionar (Figura 11-4):

- Um potencial pós-sináptico excitatório (PPSE) inicial via receptores nicotínicos que pode resultar em potencial de ação
- Um potencial pós-sináptico inibitório (PPSI) mediado por receptores muscarínicos M_2
- Um PPSE lento secundário, mediado por receptores muscarínicos M_1
- Um PPSE lento e tardio mediado por miríades de peptídeos

Há múltiplas subunidades dos receptores nicotínicos nos gânglios (p. ex., α3, α5, α7, β2 e β4), sendo as subunidades α3 e β2 as mais abundantes. Os receptores ACh nicotínicos ganglionares são sensíveis aos fármacos bloqueadores clássicos, como hexametônio e trimetafano.

O neurônio pós-ganglionar gera um potencial de ação quando o PPSE inicial alcança uma amplitude crítica. Diferentes da junção neuromuscular, nos gânglios não existem placas terminais bem definidas, com localização focal dos receptores; pelo contrário, os dendritos e os corpos celulares dos neurônios têm os receptores. As características dos canais dos receptores nicotínicos dos gânglios e das junções neuromusculares são muito semelhantes.

Os eventos secundários que se seguem à despolarização inicial (PPSI; PPSE lento; PPSE tardio e lento) são insensíveis ao hexametônio ou a outros antagonistas N_n. Evidências eletrofisiológicas e neuroquímicas sugerem que as catecolaminas participam da geração do PPSI. A dopamina e a norepinefrina causam hiperpolarização dos gânglios, contudo em alguns gânglios os PPSIs são mediados por receptores muscarínicos M_2. O PPSE lento é gerado pela ativação de receptores muscarínicos M_1 (acoplado a G_q) pela ACh e é bloqueado por atropina ou antagonistas que são seletivos para receptores M_1 (Capítulo 9).

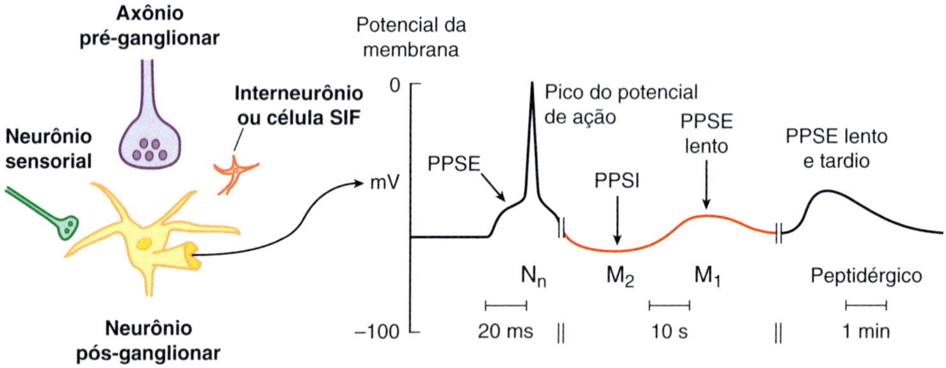

Figura 11-4 *Potenciais pós-sinápticos registrados no corpo celular de um nervo pós-ganglionar autonômico, após a estimulação da fibra do nervo pré-ganglionar.* O nervo pré-ganglionar libera ACh nas células pós-ganglionares. O PPSE inicial resulta da corrente de entrada do Na^+ (e talvez da corrente de Ca^{2+}) através do canal do receptor nicotínico. Se o PPSE é de magnitude suficiente, ele desencadeia um pico de potencial de ação, seguido de um PPSI lento, um PPSE lento e um PPSE lento e tardio. O PPSI e o PPSE lentos não são detectados em todos os gânglios. Os eventos elétricos subsequentes ao PPSE inicial parecem modular a probabilidade de um PPSE subsequente atingir o limiar necessário à geração de um pico. Outros interneurônios, como as células pequenas que contêm catecolaminas e são intensamente fluorescentes (SIF), e os axônios terminais provenientes dos neurônios sensoriais aferentes também liberam transmissores e podem influenciar os potenciais lentos do neurônio pós-ganglionar. Alguns receptores colinérgicos, peptidérgicos, adrenérgicos e aminoacidérgicos estão presentes nos dendritos e nos corpos celulares do neurônio pós-ganglionar e dos interneurônios. A terminação pré-ganglionar libera ACh e peptídeos; os interneurônios armazenam e liberam catecolaminas, aminoácidos e peptídeos; e as terminações dos nervos aferentes sensoriais liberam peptídeos. O PPSE inicial é mediado pelos receptores nicotínicos (N_n), os PPSI e os PPSE lentos são mediados pelos receptores muscarínicos M_2 e M_1, e o PPSE lento tardio é mediado por vários tipos de receptores peptidérgicos.

Os eventos sinápticos secundários modulam o PPSE inicial. Vários peptídeos — incluindo o hormônio de liberação das gonadotrofinas, a substância P, a angiotensina, o peptídeo relacionado com o gene da calcitonina, o polipeptídeo intestinal vasoativo, o neuropeptídeo Y e encefalinas —, foram identificados nos gânglios por imunofluorescência. Esses peptídeos parecem estar localizados em corpos celulares específicos, nas fibras nervosas ou nas células PIF; são liberados depois da estimulação nervosa; e aparentemente medeia o PPSE lento tardio. Outras substâncias neurotransmissoras (p. ex., 5-HT e o GABA) podem modificar a transmissão ganglionar.

FÁRMACOS ESTIMULANTES GANGLIONARES

Os fármacos que estimulam os locais receptores colinérgicos dos gânglios autonômicos foram essenciais no estudo do mecanismo da função ganglionar; contudo esses agonistas ganglionares têm uso terapêutico muito limitado. Eles podem ser agrupados em duas categorias. O primeiro grupo consiste nos fármacos que têm especificidade nicotínica, incluindo nicotina, lobelina, tetrametilamônio (TEA) e dimetilfenilpiperazínio (DMPP). Os efeitos excitatórios da nicotina nos gânglios iniciam rápidos são bloqueados pelos antagonistas nicotínicos ganglionares e imitam o PPSE. O segundo grupo consiste em agonistas muscarínicos como muscarina, McN-A-343 e metacolina (Capítulo 9); seus efeitos excitatórios ganglionares têm início tardio, são bloqueados por fármacos semelhantes à atropina e reproduzem o PPSE lento.

NICOTINA

A nicotina tem importância clínica significativa devido a seus efeitos tóxicos, sua presença no tabaco e tendência a causar dependência nos usuários. Os efeitos crônicos da nicotina e as reações adversas ao uso crônico do tabaco são analisados no Capítulo 24.

AÇÕES FARMACOLÓGICAS. Além das ações da nicotina em vários locais neuroefetores e quimiossensíveis, esse alcaloide pode tanto estimular quanto dessensibilizar receptores. A resposta final em qualquer sistema representa o somatório dos efeitos estimulantes e inibitórios da nicotina. Esse fármaco pode aumentar a frequência cardíaca pela estimulação dos gânglios simpáticos ou por inibição dos gânglios parassimpáticos cardíacos, mas também pode reduzir a frequência cardíaca por inibição dos gânglios cardíacos simpáticos ou estimulação dos gânglios cardíacos parassimpáticos. Os efeitos da nicotina nos quimiorreceptores dos corpos carotídeos e aórticos e em regiões do SNC podem também influenciar a frequência cardíaca, assim como os reflexos barorreceptores compensatórios resultantes das alterações da pressão arterial provocadas pela nicotina. Por fim, a nicotina desencadeia uma descarga de epinefrina da medula suprarrenal, que acelera a frequência cardíaca e aumenta a pressão arterial.

Sistema nervoso periférico. A principal ação da nicotina consiste inicialmente na estimulação transitória e, em seguida, na depressão mais prolongada de todos os gânglios autônomos. Doses pequenas de nicotina estimulam diretamente as células ganglionares e podem facilitar a transmissão dos impulsos nervosos. Quando são administradas doses maiores, a estimulação inicial é seguida muito rapidamente de bloqueio da transmissão. Enquanto a estimulação das células ganglionares coincide com sua despolarização, a depressão da transmissão pelas doses adequadas de nicotina ocorre tanto durante a despolarização quanto depois da sua regressão. A nicotina também produz ação bifásica na medula suprarrenal: doses pequenas provocam descarga de catecolaminas; doses maiores impedem a liberação desses neurotransmissores em resposta à estimulação do nervo esplâncnico.

Os efeitos de altas doses de nicotina na junção neuromuscular são semelhantes aos observados nos gânglios. Entretanto, a fase de estimulação é obscurecida em grande parte pela paralisia que se desenvolve rapidamente. Nesse último estágio, a nicotina também produz bloqueio neuromuscular por dessensibilização dos receptores.

A nicotina, como a ACh, estimula alguns receptores sensoriais. Isso inclui os mecanorreceptores que respondem ao estiramento ou à pressão e estão localizados na pele, no mesentério, na língua, nos pulmões e no estômago; os quimiorreceptores dos corpos carotídeos; os receptores térmicos da pele e língua; e os receptores da dor. A administração prévia de hexametônio impede a estimulação dos receptores sensoriais pela nicotina, mas tem pouco ou nenhum efeito na ativação dos receptores sensoriais pelos estímulos fisiológicos.

SNC. A nicotina estimula significativamente o SNC. Doses baixas produzem analgesia suave, enquanto doses mais altas causam tremores levando a convulsões com doses tóxicas. O estímulo da respiração é uma ação marcante da nicotina: doses grandes atuam diretamente no bulbo e as doses menores estimulam reflexamente a respiração por meio da excitação dos quimiorreceptores dos corpos carotídeos e aórticos. A estimulação do SNC com doses elevadas é seguida de depressão e a morte resulta de insuficiência respiratória causada por paralisia central e bloqueio periférico do diafragma e músculos intercostais que facilitam a respiração.

A nicotina causa vômitos por ações periféricas e centrais. Os locais primários da ação da nicotina no SNC são pré-juncionais, resultando na liberação de outros neurotransmissores. Desse modo, as ações estimulantes e geradoras de prazer da nicotina parecem ser decorrentes da liberação de aminoácidos excitatórios, dopamina e outras aminas biogênicas por vários centros do SNC. A liberação dos aminoácidos excitatórios pode explicar em grande parte a ação estimulante da nicotina. A exposição crônica à nicotina em vários sistemas causa um aumento acentuado da densidade ou do número de receptores nicotínicos o que contribui possivelmente para a tolerância e dependência.

Sistema cardiovascular. Em geral, as respostas cardiovasculares à nicotina são decorrentes da estimulação dos gânglios simpáticos e da medula suprarrenal, combinada com a liberação das catecolaminas pelas terminações nervosas simpáticas. Outra ação que contribui para a resposta simpatomimética à nicotina é a ativação dos quimiorreceptores dos corpos carotídeos e aórticos, que causa vasoconstrição, taquicardia e hipertensão arterial por mecanismos reflexos.

Trato GI. A ativação simultânea dos gânglios parassimpáticos e das terminações nervosas colinérgicas pela nicotina aumenta o tônus e a atividade motora do intestino. Em indivíduos que não foram expostos anteriormente à nicotina, a absorção sistêmica dessa substância causa náuseas, vômitos e diarreia em alguns casos.

Glândulas exócrinas. A nicotina provoca estimulação inicial das secreções salivares e brônquicas, que é seguida de inibição dessa função.

ABSORÇÃO, DISTRIBUIÇÃO E ELIMINAÇÃO. A nicotina é prontamente absorvida pelo trato respiratório, mucosas orais e pele. Existem casos de intoxicação grave após a absorção percutânea. Por ser uma base relativamente forte, a absorção pelo estômago é pequena. A absorção intestinal é muito mais eficiente. A nicotina do fumo de mascar, como é absorvida mais lentamente do que a nicotina inalada, produz efeito mais prolongado. O cigarro comum contém 6-11 mg de nicotina e oferta ~ 1-3 mg na corrente sanguínea do fumante; a biodisponibilidade pode aumentar em até três vezes com a intensidade da tragada e a técnica do fumante.

Cerca de 80-90% da nicotina são transformadas no organismo, principalmente no fígado, mas também nos rins e pulmões. A cotinina é o principal metabólito. A meia-vida da nicotina após a inalação ou administração parenteral é de ~ 2 h. A nicotina e seus metabólitos são eliminados rapidamente pelos rins. A velocidade de excreção urinária da nicotina diminui quando a urina é alcalina. Além disso, a nicotina é excretada no leite de mulheres fumantes que estejam amamentando; o leite de mulheres que fumam muito pode conter 0,5 mg/L.

INTOXICAÇÃO AGUDA POR NICOTINA. A intoxicação por nicotina pode ocorrer por ingestão acidental de aerossóis inseticidas que contenham esta substância, ou em crianças, após a ingestão de produtos do tabaco. Em adultos, a dose fatal de nicotina com administração aguda é, provavelmente, ~ 60 mg. Em geral, o tabaco dos cigarros contém 1-2% de nicotina. Aparentemente, a absorção gástrica da nicotina presente no tabaco mastigado é mais lenta, porque o esvaziamento gástrico é retardado; por esse motivo, os vômitos provocados pelo efeito central da fração absorvida inicialmente podem eliminar grande parte do tabaco restante no trato GI.

O início dos sintomas de intoxicação aguda e grave por nicotina é rápido e inclui náuseas, salivação, dor abdominal, vômitos, diarreia, sudorese fria, cefaleia, tontura, distúrbios visuais e auditivos, confusão mental e fraqueza extrema. Em seguida, o paciente tem desmaios e prostração; a pressão arterial diminui; a respiração fica dificultada; o pulso apresenta-se rápido, fraco e irregular; e pode haver colapso seguido de convulsões terminais. O óbito pode ocorrer após alguns minutos de insuficiência respiratória.

Tratamento. Pode-se induzir o vômito ou realizar lavagem gástrica. Devem-se evitar soluções alcalinas. Em seguida, a suspensão de carvão ativado é introduzida por um tubo e deixada no estômago. Pode ser necessário suporte respiratório e tratamento para reverter o choque.

PARAR DE FUMAR. Os dois objetivos da farmacoterapia para parar de fumar são diminuir a compulsão pela nicotina e inibir o seu efeito reforçador. Miríades de abordagens e regimes de fármacos são usadas, incluindo a reposição de nicotina, bupropiona (Capítulo 15) e agonistas de receptor ACh nicotínico (Capítulos 15 e 24).

A vareniclina foi introduzida recentemente como um auxiliar para parar de fumar. Este fármaco interage com receptores nicotínicos da ACh. Em modelos, a vareniclina é um agonista parcial dos receptores $\alpha_4\beta_2$ e agonista total no subtipo α_7, com baixa atividade nos receptores que contém $\alpha_3\beta_2$ e α_6. O fármaco é clinicamente eficaz, contudo não é benigno. Baseado em estudos pós-comercialização, o FDA emitiu advertência sobre as alterações de humor e comportamentais associadas a seu uso.

A própria nicotina está disponível em várias formas para auxiliar a evitar a abstinência ao uso de tabaco. A nicotina é comercializada em venda livre na forma de goma ou pastilha, adesivo transdérmico, nebulizador nasal ou vapor de inalação. A eficácia destas formas farmacêuticas em produzir abstinência ao fumo aumenta quando associada a aconselhamento e tratamento motivacional.

Há duas classes de fármacos que bloqueiam os receptores nicotínicos ganglionares*. O protótipo do primeiro grupo, nicotina, inicialmente estimula o gânglio por uma ação tipo ACh e, então, o bloqueia causando despolarização persistente. Os fármacos na segunda classe (p. ex., *trimetafano* e *hexametônio*) bloqueiam a transmissão. O trimetafano atua por competição com a ACh, análogo ao mecanismo de ação do curare na junção neuromuscular. O hexametônio parece bloquear o canal após sua abertura; esta ação encurta a duração da corrente de fluxo porque o canal aberto se oclui ou fecha. Assim, o PPSE inicial é bloqueado e a transmissão ganglionar é inibida. Os diversos compostos que bloqueiam os gânglios autônomos sem causar estimulação prévia são:

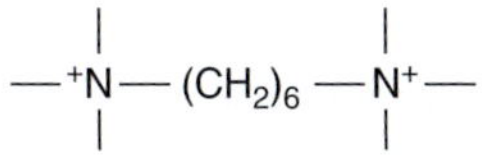

HEXAMETÔNIO (C6)

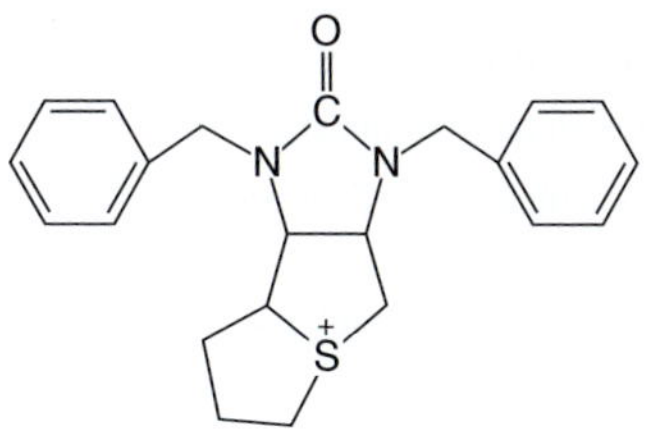

TRIMETAFANO

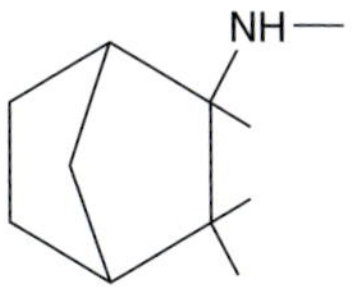

MECAMILAMINA

Os bloqueadores ganglionares foram o primeiro tratamento eficaz contra a hipertensão. Contudo, devido ao papel da transmissão ganglionar tanto na neurotransmissão simpática quanto parassimpática, a ação anti-hipertensiva dos bloqueadores ganglionares é acompanhada de numerosos efeitos adversos. A mecamilamina, uma amina secundária, é licenciada como um fármaco órfão para a síndrome de Tourette.

PROPRIEDADES FARMACOLÓGICAS. Quase todas as alterações fisiológicas observadas depois da administração dos fármacos bloqueadores ganglionares podem ser previstas com precisão razoável por meio de análise cuidadosa da Figura 8-1 e do Quadro 8-1 e pelo conhecimento de qual divisão do sistema nervoso autônomo exerce controle dominante nos diversos órgãos (Quadro 11-5). Por exemplo, o bloqueio dos gânglios simpáticos suprime o controle adrenérgico das arteríolas e causa vasodilatação, aumento da irrigação sanguínea de alguns leitos vasculares periféricos e redução da pressão arterial.

O bloqueio ganglionar generalizado também pode causar atonia da bexiga e do trato GI, cicloplegia, xerostomia, redução da transpiração e hipotensão postural (por supressão das vias reflexas circulatórias). Essas alterações constituem aspectos indesejáveis gerais do bloqueio ganglionar e limitam profundamente a eficácia terapêutica dos agentes bloqueadores ganglionares.

Sistema cardiovascular. O tônus simpático vigente é fundamental para a determinação do grau a que a pressão arterial diminui depois do bloqueio ganglionar; desse modo, a pressão arterial pode ter redução mínima nos indivíduos normotensos deitados, mas pode cair acentuadamente nos indivíduos sentados ou de pé. A hipotensão postural era uma limitação significativa nos pacientes ambulatoriais tratados com agentes bloqueadores ganglionares.

As alterações da frequência cardíaca que se seguem ao bloqueio ganglionar dependem basicamente do tônus vagal vigente. Nos seres humanos, a hipotensão geralmente é acompanhada de taquicardia branda, sinal que indica bloqueio ganglionar praticamente total. Entretanto, se a frequência cardíaca estiver inicialmente alta, ela pode ser diminuída.

O débito cardíaco geralmente é reduzido pelos agentes bloqueadores ganglionares nos pacientes que têm função cardíaca normal, em consequência do retorno venoso reduzido pela dilatação venosa e acumulação de sangue nos leitos periféricos. Nos pacientes que têm insuficiência cardíaca, o bloqueio ganglionar geralmente aumenta o débito cardíaco porque a resistência periférica diminui. Nos indivíduos hipertensos, há reduções do débito cardíaco, do volume ejetado e do trabalho ventricular esquerdo. Embora a resistência vascular sistêmica total diminua nos pacientes tratados com agentes bloqueadores ganglionares, as alterações da irrigação sanguínea e da resistência vascular de cada leito vascular específico variam. A redução do fluxo sanguíneo cerebral é pequena, a menos que a pressão arterial média caia abaixo de 50-60 mmHg. A irrigação sanguínea dos músculos esqueléticos não se altera, mas o fluxo sanguíneo esplâncnico e o renal diminuem.

ABSORÇÃO, DISTRIBUIÇÃO E ELIMINAÇÃO. A absorção dos compostos de amônio quaternário e sulfônio pelo trato entérico é parcial e imprevisível. Isso é atribuído à capacidade reduzida das substâncias ionizadas de penetrarem nas membranas celulares e à depressão dos movimentos propulsores do intestino delgado e do prolongamento

* N. de R.T. Com a exceção da nicotina, nenhum outro bloqueador ganglionar é disponível comercialmente no Brasil.

Quadro 11-5

Predomínio habitual do tônus simpático ou parassimpático nos vários locais efetores e consequências do bloqueio ganglionar autônomo

LOCAL	TÔNUS PREDOMINANTE	EFEITO DO BLOQUEIO GANGLIONAR
Arteríolas	Simpático (adrenérgico)	Vasodilatação; aumento do fluxo sanguíneo periférico; hipotensão
Veias	Simpático (adrenérgico)	Dilatação: acumulo periférico do sangue; redução do retorno venoso; diminuição do débito cardíaco
Coração	Parassimpático (colinérgico)	Taquicardia
Íris	Parassimpático (colinérgico)	Midríase
Músculo ciliar	Parassimpático (colinérgico)	Cicloplegia — focada na visão a distância
Trato gastrintestinal	Parassimpático (colinérgico)	Reduções do tônus e da motilidade; constipação; redução das secreções gástricas e pancreáticas
Bexiga	Parassimpático (colinérgico)	Retenção urinária
Glândulas salivares	Parassimpático (colinérgico)	Xerostomia
Glândulas sudoríparas	Simpático (colinérgico)	Anidrose
Órgãos genitais	Simpático e parassimpático	Redução da estimulação

do esvaziamento gástrico. Embora a absorção da mecamilamina seja menos errática, existe o risco de redução da atividade intestinal e íleo paralítico. Depois da absorção, os agentes bloqueadores de amônio quaternário e sulfônio ficam confinados principalmente no espaço extracelular e a maior parte da dose é excretada inalterada pelos rins. A mecamilamina concentra-se no fígado e nos rins e é excretada lentamente em forma inalterada.

EFEITOS ADVERSOS E REAÇÕES GRAVES. Entre as respostas adversas mais brandas observadas estão distúrbios visuais, boca seca, congestão conjuntival, tenesmo urinário, redução da potência sexual, calafrios subjetivos, constipação moderada, diarreia esporádica, desconforto abdominal, anorexia, pirose, náuseas, eructações, gosto amargo, e sinais e sintomas de síncope causada por hipotensão postural. As reações mais graves são hipotensão acentuada, constipação, síncope, íleo paralítico, retenção urinária e cicloplegia.

Para uma listagem bibliográfica completa, consulte ***As Bases Farmacológicas da Terapêutica de Goodman e Gilman***, 12ª edição.

Capítulo 12 Agonistas e antagonistas adrenérgicos

Catecolaminas e fármacos simpatomiméticos

As catecolaminas e os fármacos simpatomiméticos são classificados em simpatomiméticos de *ação direta, ação indireta ou de ação mista* (Figura 12-1).

Os de ação direta atuam diretamente sobre um ou mais dos receptores adrenérgicos. Esses fármacos podem exibir considerável seletividade para um subtipo específico de receptor (p. ex., a fenilefrina para α_1, a terbutalina para β_2), ou podem ter pouca ou nenhuma seletividade, atuando sobre vários tipos de receptores (p. ex., epinefrina, que atua sobre os receptores α_1, α_2, β_1, β_2 e β_3; norepinefrina, sobre os receptores α_1, α_2 e β_1).

Os fármacos de ação indireta aumentam a disponibilidade da norepinefrina (NE) ou da epinefrina (EPI) para estimular os receptores adrenérgicos por vários mecanismos:

- Liberando ou deslocando NE das varicosidades nervosas simpáticas
- Bloqueando o transporte da NE nos neurônios simpáticos (p. ex., cocaína) aumentando assim o tempo de permanência do transmissor no receptor
- Bloqueando as enzimas envolvidas no metabolismo, a *monoaminoxidase* (MAO) (p. ex., pargilina) ou a *catecol-O-metiltransferase* (COMT) (p. ex., entacapona) aumentando efetivamente a oferta de transmissor

Fármacos que liberam NE indiretamente e também ativam diretamente os receptores são denominados de *simpatomiméticos de ação mista* (p. ex., efedrina, DA).

Uma das características dos fármacos simpatomiméticos de ação direta é que as suas respostas não são reduzidas pelo tratamento prévio com *reserpina* ou *guanetidina*, que causam depleção da NE dos neurônios simpáticos. Após a depleção do transmissor, as ações dos simpatomiméticos de ação direta podem aumentar, visto que a perda do

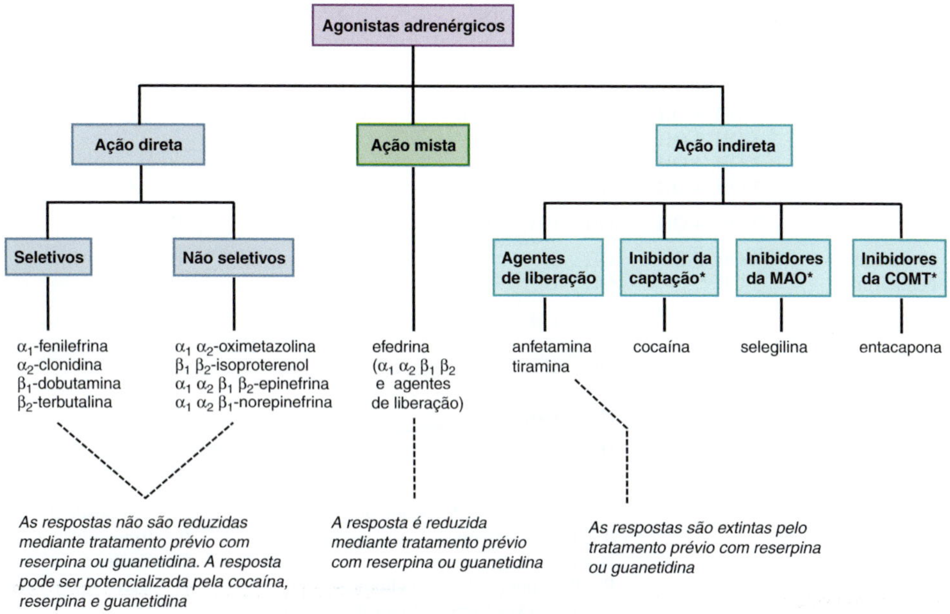

Figura 12-1 *Classificação dos agonistas dos receptores adrenérgicos (aminas simpatomiméticas) ou fármacos que produzem efeitos semelhantes aos simpatomiméticos. Para cada categoria, cita-se um protótipo. (*Não se trata na realidade de fármacos simpáticos; mas, produzem efeitos similares aos simpatomiméticos.)*

neurotransmissor induz alterações compensatórias que determinam a sensibilização dos receptores ou que potencializam a via de sinalização. Em contrapartida, as respostas dos simpatomiméticos de ação indireta (p. ex., anfetamina, tiramina) são abolidas pelo tratamento prévio com reserpina ou guanetidina. A característica fundamental dos simpatomiméticos de ação mista reside no fato de que seus efeitos são atenuados, mas não abolidos, por meio de tratamento prévio com reserpina ou guanetidina.

Como as ações da NE são mais pronunciadas sobre os receptores α e β_1 do que sobre os β_2, muitas não catecolaminas que liberam NE exercem efeitos predominantemente mediados pelos receptores α e cardíacos. Entretanto, certas não catecolaminas com efeito direto e indireto sobre os receptores adrenérgicos exibem atividade β_2 significativa e por isso são utilizadas clinicamente. Assim, a efedrina, apesar de depender da liberação de NE para alguns de seus efeitos, alivia o broncospasmo por meio de sua ação sobre os receptores β_2 no músculo liso brônquico, um efeito que não é observado com a NE. Além disso, algumas não catecolaminas (p. ex., fenilefrina) atuam primariamente e de modo direto sobre as células alvo. Por conseguinte, é impossível prever com precisão os seus efeitos baseando-se apenas na sua capacidade de provocar a liberação de NE.

QUÍMICA E RELAÇÃO ENTRE ESTRUTURA E ATIVIDADE DAS AMINAS SIMPATOMIMÉTICAS. A β-feniletilamina (Quadro 12-1) pode ser considerada como o composto original das aminas simpatomiméticas. É constituída de um anel de benzeno e de uma cadeia lateral de etilamina. Esta estrutura permite efetuar substituições no anel aromático, nos átomos de carbono α e β e no grupo aminoterminal, dando origem a uma variedade de compostos com atividade simpatomimética. A NE, a EPI, a DA, o isoproterenol e alguns outros agentes possuem grupos hidroxila substituídos nas posições 3 e 4 do anel de benzeno. Como o *o*-di-hidroxibenzeno também é conhecido como *catecol*, as aminas simpatomiméticas com essas substituições hidroxílicas no anel aromático são denominadas *catecolaminas*.

Muitos simpatomiméticos de ação direta influenciam tanto os receptores α quanto os β, porém a relação entre as atividades varia entre fármacos ao longo de um espectro contínuo, desde uma atividade predominantemente α (fenilefrina) até uma atividade de predominância β (isoproterenol) (Quadro 12-1).

As catecolaminas exercem apenas uma ação de duração curta e não são eficazes quando administradas por via oral, visto que sofrem rápida inativação na mucosa intestinal e no fígado antes de alcançar a circulação sistêmica (Capítulo 8). Os compostos sem um ou ambos os substituintes hidroxila não sofrem a ação da COMT, e sua eficácia oral e duração de ação são intensificadas.

Quadro 12-1

Estruturas químicas e principais efeitos de alguns fármacos simpatomiméticos

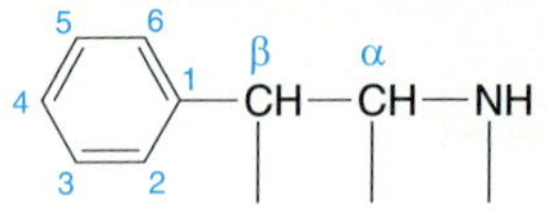

		β	α	NH	PRINCIPAIS USOS CLÍNICOS							
					RECEPTOR α				ATIVIDADE β			CNS
					A	N	P	V	B	C	U	
Feniletilamina		H	H	H								
Epinefrina	3-OH, 4-OH	OH	H	CH_3	A		P	V	B	C		
Norepinefrina	3-OH, 4-OH	OH	H	H			P					
Dopamina	3-OH, 4-OH	H	H	H			P					
Dobutamina	3-OH, 4-OH	H	H	1						C		
Isoproterenol	3-OH, 4-OH	OH	CH_3	$CH(CH_3)_2$					B	C		
Terbutalina	3-OH, 5-OH	OH	H	$C(CH_3)_3$					B		U	
Fenilefrina	3-OH	OH	H	CH_3		N	P					
Metoxamina	2-OCH_3, 5-OCH_3	OH	CH_3	H			P					
Salbutamol	3-CH_2OH, 4-OH	OH	H	$C(CH_3)_3$					B		U	
Anfetamina		H	CH_3	H								+
Metanfetamina		H	CH_3	CH_3								+
Efedrina		OH	CH_3	CH_3		N	P		B	C		

Atividade α
A = Reações alérgicas (inclui ação β)
N = Descongestão nasal
P = Pressora (podendo incluir ação β)
V = Outra vasoconstrição local (p. ex., na anestesia local)

Atividade β
B = Broncodilatadora
C = Cardíaca
U = Útero

SNC = Sistema nervoso central

BASE FISIOLÓGICA DA FUNÇÃO DOS RECEPTORES ADRENÉRGICOS. A densidade e a proporção de receptores α- e β-adrenérgicos constituem importantes fatores na resposta de qualquer célula ou órgão às aminas simpatomiméticas. Por exemplo, a NE possui relativamente pouca capacidade de aumentar o fluxo de ar nos brônquios, pois os receptores existentes no músculo liso brônquico são, em grande parte, do subtipo β_2. Em contrapartida, o isoproterenol e a EPI são broncodilatadores potentes. Os vasos sanguíneos cutâneos expressam fisiologicamente receptores quase exclusivamente α; assim, a NE e a EPI causam constrição desses vasos, enquanto o isoproterenol tem pouco efeito. O músculo liso dos vasos sanguíneos que suprem os músculos esqueléticos possui receptores β_2 e α. A ativação dos receptores β_2 provoca vasodilatação, enquanto a estimulação dos receptores α causa constrição desses vasos. A concentração limiar para a ativação dos receptores β_2 pela EPI, nesses vasos sanguíneos, é menor que a dos receptores α; todavia, quando ambos os tipos de receptores são ativados com altas concentrações de EPI, predomina a resposta aos receptores α. As concentrações fisiológicas de EPI causam primariamente vasodilatação.

A resposta final de um órgão-alvo a aminas simpatomiméticas é determinada não apenas pelos efeitos diretos dos agentes, mas também pelos ajustes homeostáticos reflexos do organismo. Muitas aminas simpatomiméticas produzem uma elevação da pressão arterial causada pela estimulação dos receptores α-adrenérgicos vasculares. Essa estimulação evoca reflexos compensatórios, que são mediados pelo sistema barorreceptor aórtico — carotídeo. Em consequência, o tônus simpático diminui, enquanto o vagal aumenta; cada uma dessas respostas leva a uma diminuição da frequência cardíaca. Já quando um fármaco (p. ex., um agonista β_2) reduz a pressão arterial média nos mecanorreceptores do seio carótico e arco aórtico, o reflexo barorreceptor atua para restabelecê-la reduzindo a descarga parassimpática (vagal) do SNC para o coração e aumentando a descarga simpática para o coração e os vasos.

CONCEITO DE FALSO TRANSMISSOR. Essa hipótese, conhecida como *conceito de falso transmissor*, é uma possível explicação para alguns dos efeitos dos inibidores da MAO. Normalmente, as feniletilaminas são sintetizadas no trato GI em consequência da ação da *tirosina descarboxilase* bacteriana. A *tiramina* formada dessa maneira sofre habitualmente desaminação oxidativa no trato GI e no fígado. Todavia, quando se administra um inibidor da MAO, a tiramina pode ser absorvida sistemicamente e transportada nas terminações nervosas simpáticas, em que seu catabolismo é novamente evitado, em razão da inibição da MAO nesse local. A seguir, a tiramina é β-hidroxilada a *octopamina* que é armazenada nas vesículas. Em consequência, ocorre deslocamento gradual da NE pela octopamina, e a estimulação da terminação nervosa resulta na liberação de uma quantidade relativamente pequena de NE, juntamente com uma fração de octopamina. Esta última amina possui relativamente pouca capacidade de ativar os receptores α ou β. Por conseguinte, ocorre comprometimento funcional da transmissão simpática com a administração prolongada de inibidores da MAO.

Apesar desse comprometimento funcional, os pacientes que recebem inibidores da MAO podem apresentar crises hipertensivas graves se ingerirem queijo, cerveja ou vinho tinto. Esses alimentos e seus derivados, que são produzidos por fermentação, contêm grandes quantidades de tiramina e, em menor grau, de outras feniletilaminas. Quando ocorre inibição da MAO GI e hepática, a grande quantidade de tiramina ingerida é rapidamente absorvida e alcança a circulação sistêmica em altas concentrações. Em consequência, pode ocorrer liberação maciça e precipitada de NE, com consequente hipertensão, que pode ser grave o suficiente para causar infarto do miocárdio ou acidente vascular encefálico (Capítulo 15).

CATECOLAMINAS ENDÓGENAS

EPINEFRINA

A EPI (adrenalina) é um potente estimulador de receptores α- e β-adrenérgicoss. A maioria das respostas relacionadas no Quadro 8-1 são observadas após a injeção de EPI, embora a ocorrência de sudorese, piloereção e midríase dependa do estado fisiológico do indivíduo. As ações da epinefrina sobre o coração, o músculo liso vascular ou outros músculos lisos são particularmente proeminentes.

PRESSÃO ARTERIAL. A EPI é um dos mais potentes fármacos vasopressores conhecidos. Se uma dose farmacológica for rapidamente administrada *por via intravenosa*, provoca um efeito característico sobre a pressão arterial, que se eleva rapidamente até atingir um pico, que é proporcional à dose. O aumento da pressão sistólica é maior que o da diastólica, de modo que a pressão do pulso se eleva. À medida que a resposta declina, a pressão média pode cair abaixo do normal antes de retornar aos níveis de controle.

O mecanismo de elevação da pressão arterial induzida pela EPI é triplo:

- Estimulação direta do miocárdio, que aumenta a força de contração ventricular (*ação inotrópica positiva*)
- Aumento da frequência cardíaca (*ação cronotrópica positiva*)
- Vasoconstrição em muitos leitos vasculares — em especial, nos *vasos de resistência pré-capilares* da pele, das mucosas e dos rins, juntamente com acentuada constrição das veias

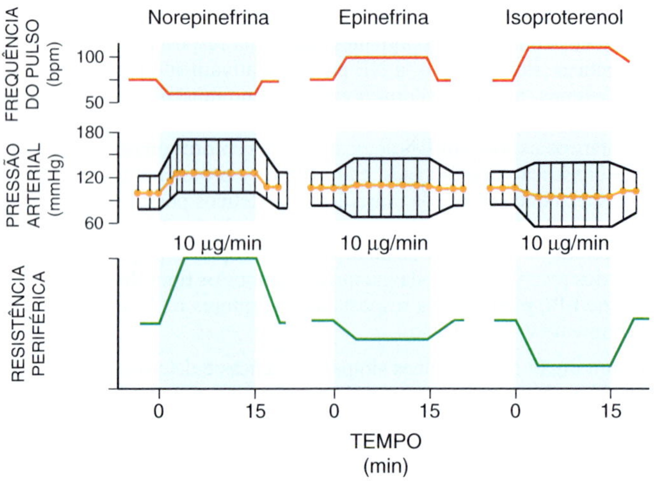

Figura 12-2 *Efeitos da infusão intravenosa de norepinefrina, epinefrina ou isoproterenol em humanos.* (Modificada de Allwood MJ, Cobbold AF, Ginsberg J. Peripheral vascular effects of noradrenaline, isopropylnoradrenaline, and dopamine. *Br Med Bull,* 1963;19:132-136. Com permissão da Oxford University Press.)

A frequência do pulso, que a princípio está acelerada, pode diminuir acentuadamente no auge da elevação da pressão arterial pela descarga vagal compensatória (reflexo barorreceptor). A EPI em pequenas doses (0,1 µg/kg) pode provocar queda da pressão arterial. O efeito depressor dessas doses e a resposta bifásica a doses mais altas decorrem da maior sensibilidade dos receptores β_2 vasodilatadores à EPI do que dos receptores α constritores.

A absorção da EPI após *injeção subcutânea* é lenta, devido à ação vasoconstritora local; os efeitos de doses de até 0,5-1,5 mg podem ser duplicados pela sua infusão intravenosa em uma velocidade de 10-30 µg/min. Ocorre elevação moderada da pressão sistólica, em razão de um aumento da força de contração cardíaca e elevação do débito cardíaco (Figura 12-2). A resistência periférica diminui, devido a uma ação dominante sobre os receptores β_2 dos vasos na musculatura esquelética, em que o fluxo sanguíneo encontra-se aumentado; em consequência, observa-se habitualmente uma queda da pressão diastólica. Como a pressão arterial média não está, em geral, muito elevada, os reflexos barorreceptores compensatórios não antagonizam de modo apreciável as ações cardíacas diretas. A frequência e o débito cardíaco, o volume sistólico e o trabalho ventricular esquerdo por batimento aumentam em consequência da estimulação cardíaca direta e do aumento do retorno venoso ao coração, que se reflete por uma elevação da pressão atrial direita. Os detalhes dos efeitos da infusão intravenosa de epinefrina, NE e isoproterenol, em humanos, são comparados no Quadro 12-2 e na Figura 12-2.

EFEITOS VASCULARES. A EPI exerce sua principal ação vascular sobre as arteríolas menores e os esfíncteres pré-capilares, embora as veias e as artérias de grande calibre também respondam ao fármaco. Vários leitos vasculares reagem de modo diferente, resultando em considerável redistribuição do fluxo sanguíneo. A EPI injetada diminui acentuadamente o fluxo sanguíneo cutâneo, com constrição dos vasos pré-capilares e das pequenas vênulas. A vasoconstrição cutânea é responsável pela intensa diminuição do fluxo sanguíneo nas mãos e nos pés. O fluxo sanguíneo para os músculos esqueléticos aumenta com a administração de doses terapêuticas a seres humanos. Isso se deve, em parte, a uma poderosa ação vasodilatadora mediada pelos receptores β_2, que é apenas parcialmente compensada por uma ação vasoconstritora nos receptores α, que também estão presentes no leito vascular.

O efeito da EPI sobre a circulação cerebral está relacionado com a pressão arterial sistêmica. Em doses terapêuticas habituais, o fármaco exerce relativamente pouca ação constritora sobre as arteríolas cerebrais. Com efeito, os mecanismos de autorregulação tendem a limitar o aumento do fluxo sanguíneo cerebral causado pela elevação da pressão arterial.

As doses de EPI que exercem pouco efeito sobre a pressão arterial média aumentam consistentemente a resistência vascular renal e reduzem o seu fluxo sanguíneo em até 40%. Como a taxa de filtração glomerular exibe uma alteração apenas discreta e variável, observa-se um aumento consistente da fração de filtração. A excreção de Na^+, K^+ e Cl^- encontra-se diminuída, e o volume urinário pode estar aumentado, diminuído ou inalterado. A secreção de renina aumenta em consequência da ação direta da EPI sobre os receptores β_1 no aparelho justaglomerular. Ocorre elevação das pressões pulmonares arterial e venosa. Apesar da vasoconstrição pulmonar direta, a redistribuição do sangue da circulação sistêmica para a pulmonar, em consequência da constrição da musculatura mais potente nas grandes veias sistêmicas, sem dúvida desempenha um importante papel na elevação da pressão pulmonar.

Quadro 12-2

Comparação dos efeitos da infusão de epinefrina e norepinefrina em humanos[a]

EFEITO	EPI	NE
Cardíaco		
Frequência cardíaca	+	–[b]
Volume sistólico	++	++
Débito cardíaco	+++	0,–
Arritmias	++++	++++
Fluxo sanguíneo coronariano	++	++
Pressão arterial		
Arterial sistólica	+++	+++
Arterial média	+	++
Arterial diastólica	+,0,–	++
Pulmonar média	++	++
Circulação periférica		
Resistência periférica total	–	++
Fluxo sanguíneo cerebral	+	0,–
Fluxo sanguíneo muscular	+++	0,–
Fluxo sanguíneo cutâneo	–	–
Fluxo sanguíneo renal	–	–
Fluxo sanguíneo esplâncnico	+++	0,+
Efeitos metabólicos		
Consumo de oxigênio	++	0,+
Glicemia	+++	0,+
Ácido láctico sanguíneo	+++	0,+
Resposta eosinopênica	+	0
Sistema nervoso central		
Respiração	+	+
Sensações subjetivas	+	+

[a]0,1-0,4 μg/kg/min.

EPI, epinefrina; NE, norepinefrina; +, aumento; 0, nenhuma alteração; –, diminuição; [b], após atropina, +, aumento.

Fonte: De Goldenberg M, Aranow H Jr, Smith AA, Faber M. *Pheochromocytoma and essential hypertensive vascular disease*. Arch Inter Med, 1950; 86: 823-36.

Concentrações muito altas de EPI podem causar edema nesse órgão, devido ao aumento da pressão de filtração capilar pulmonar e, possivelmente, por “vazamento” nos capilares.

Em condições fisiológicas, a EPI ou a estimulação simpática cardíaca aumentam o fluxo sanguíneo coronariano. Esse aumento, que ocorre até mesmo com doses que não produzem elevação da pressão sanguínea aórtica, resulta de dois fatores. O primeiro consiste na duração relativa maior da diástole na presença de frequência cardíaca mais alta, o que é parcialmente compensado pela diminuição do fluxo sanguíneo durante a sístole, devido à contração mais acentuada do miocárdio circundante e aumento na compressão mecânica dos vasos coronários. O aumento do fluxo durante a diástole é ainda mais acentuado se a EPI elevar a pressão sanguínea aórtica; em consequência, pode ocorrer aumento do fluxo coronariano total. O segundo fator é um efeito dilatador metabólico resultante de uma força de contração maior e do aumento de consumo de oxigênio do miocárdio, devido aos efeitos diretos da epinefrina sobre os miócitos cardíacos. Essa vasodilatação é mediada, em parte, pela adenosina liberada dos miócitos cardíacos, que tende a superar o efeito vasoconstritor direto da EPI, que resulta da ativação dos receptores α nos vasos coronários.

EFEITOS CARDÍACOS. A EPI é um poderoso estimulante cardíaco. Ela atua diretamente sobre os receptores β_1 predominantes no miocárdio e sobre as células marca-passos e do tecido condutor; no coração, existem também receptores β_2, β_3 e α. As respostas diretas à epinefrina incluem aumento da força contrátil, elevação acelerada da tensão isométrica, maior velocidade de relaxamento, diminuição do tempo para alcançar a tensão máxima, aumento da excitabilidade, aceleração da frequência de batimentos espontâneos e indução de automaticidade em regiões especializadas do coração. Ao acelerar o coração, a EPI encurta preferencialmente a sístole, de modo que a duração da diástole não costuma ser reduzida.

A EPI normalmente diminui o período refratário do nodo atrioventricular (AV) humano por meio de efeitos diretos sobre o coração, embora as doses que diminuem a frequência cardíaca através de descarga vagal reflexa possam ter tendência indireta a prolongá-la. A EPI também diminui o grau de bloqueio AV que ocorre em consequência de doenças, fármacos ou estimulação vagal. A depressão da frequência sinusal e da condução AV por descarga vagal provavelmente desempenha algum papel nas arritmias ventriculares induzidas pela EPI, visto que diversos fármacos que bloqueiam o efeito vagal conferem certa proteção. As suas ações no sentido de aumentar a automaticidade cardíaca e provocar arritmias são efetivamente contrariadas por antagonistas dos receptores β, como o propranolol. Entretanto, existem receptores α_1 na maioria das regiões do coração, cuja ativação prolonga o período refratário e intensifica as contrações do miocárdio. Foram observadas arritmias cardíacas em pacientes após administração intravenosa inadvertida de doses subcutâneas convencionais de EPI. A EPI bem como outras catecolaminas pode causar a morte das células miocárdicas, particularmente após infusão intravenosa. A intoxicação aguda está associada à necrose por faixas de contração e outras alterações patológicas; a estimulação simpática prolongada do coração, como na miocardiopatia congestiva, pode promover a apoptose dos cardiomiócitos.

EFEITOS SOBRE OS MÚSCULOS LISOS. Os efeitos da EPI sobre os músculos lisos de diferentes órgãos e sistemas dependem do tipo de receptor adrenérgico presente no músculo (Quadro 8-1). Em geral, o músculo liso gastrintestinal é relaxado pela EPI devido a ativação tanto dos receptores α quanto β. Ocorre redução do tônus intestinal e da frequência e amplitude das contrações espontâneas. Em geral, o estômago sofre relaxamento e ocorre contração dos esfincteres pilórico e ileocecal; todavia, esses efeitos dependem do tônus muscular preexistente. Se o tônus já estiver elevado, a EPI causará relaxamento; se estiver baixo, produzirá contração.

As respostas do músculo uterino à EPI variam de acordo com a espécie, a fase do ciclo sexual, o estágio da gestação e a dose administrada. Durante o último mês de gravidez e durante o parto, a EPI inibe o tônus e as contrações do útero (Capítulo 66). A EPI relaxa o músculo detrusor da bexiga em consequência da ativação dos receptores β, enquanto causa contração do trígono e dos músculos esfincteres devido à sua atividade α agonista. Esse efeito pode resultar em hesitação à micção e também contribuir para a retenção de urina na bexiga. A ativação da contração do músculo liso na próstata promove retenção urinária.

EFEITOS RESPIRATÓRIOS. A EPI tem poderosa ação broncodilatadora, que se torna mais evidente quando o músculo brônquico está contraído em decorrência de doença, como na asma brônquica, ou em resposta a fármacos ou a vários autacoides.

Os efeitos benéficos da EPI na asma também podem decorrer da inibição da liberação de mediadores da inflamação dos mastócitos induzida por antígenos e, em menor grau, da diminuição das secreções brônquicas e congestão na mucosa. A inibição da secreção dos mastócitos é mediada pelos receptores β_2, enquanto os efeitos sobre a mucosa são mediados por receptores α. Todavia, os glicocorticoides têm efeitos anti-inflamatórios muito mais acentuados (Capítulos 33 e 34).

EFEITOS SOBRE O SNC. A EPI, uma substância polar, penetra pouco no SNC e, portanto, não é um poderoso estimulante desse sistema. Embora possa causar inquietação, apreensão, cefaleia e tremor em muitos indivíduos, esses efeitos podem ser, em parte, secundários aos seus efeitos sobre o sistema cardiovascular, o músculo esquelético e o metabolismo intermediário, isto é, podem resultar de manifestações somáticas da ansiedade.

EFEITOS METABÓLICOS. A EPI aumenta as concentrações de glicose e de lactato no sangue (Capítulo 8). A secreção de insulina é inibida pela interação com os receptores α_2 e intensificada pela ativação dos receptores β_2; o efeito predominante observado com a EPI é inibição. A secreção de glucagon aumenta em consequência de sua ação sobre os receptores β das células α das ilhotas pancreáticas. A EPI estimula a glicogenólise na maioria dos tecidos e na maioria das espécies envolve os receptores β. Em humanos, a ação calorigênica (aumento do metabolismo) da EPI reflete-se por um aumento de 20-30% no consumo de oxigênio após a administração de doses convencionais.

OUTROS EFEITOS. A EPI diminui o volume plasmático circulante pela perda de líquido isento de proteína para o espaço extracelular, com consequente aumento do hematócrito e da concentração de proteínas plasmáticas. A EPI aumenta rapidamente o número de leucócitos polimorfonucleares circulantes, talvez em razão de uma desmarginação dessas células mediada pelos receptores β. A EPI acelera a coagulação sanguínea e promove a fibrinólise. Estimula o lacrimejamento, bem como uma secreção mucosa escassa pelas glândulas salivares. A EPI também atua diretamente sobre as fibras musculares brancas de contração rápida, prolongando o estado ativo, com consequente aumento da tensão máxima.

A epinefrina promove uma queda do K^+ plasmático, devido, em grande parte, à estimulação da captação de K^+ nas células, particularmente, no músculo esquelético, em consequência da ativação dos receptores β_2. Essa ação está associada a uma diminuição na excreção renal de K^+.

ABSORÇÃO, DESTINO E EXCREÇÃO. A EPI não é eficaz após administração oral. A absorção a partir dos tecidos subcutâneos ocorre de modo relativamente lento. A absorção é mais rápida após injeção intramuscular. Quando soluções concentradas são nebulizadas e inaladas, suas ações limitam-se, em grande parte, ao trato respiratório; entretanto, podem ocorrer reações sistêmicas, como arritmias, sobretudo quando são utilizadas quantidades maiores. A epinefrina é rapidamente inativada no fígado pela COMT e MAO (Figura 8-7 e Quadro 8-4).

A epinefrina está disponível em uma variedade de formulações desenvolvidas para diferentes vias de administração, incluindo autoadministração para as reações anafiláticas. A EPI é instável em solução alcalina; quando exposta ao ar ou à luz, torna-se rosada em consequência de sua oxidação a adrenocromo e, em seguida, marrom, devido à formação de polímeros. A EPI injetável está disponível em soluções de 1 mg/mL (1:1.000), 0,1 mg/mL (1:10.000) e 0,5 mg/mL (1:2.000). A dose por via subcutânea, varia de 0,3-0,5 mg. A via intravenosa deve ser utilizada com cautela se houver necessidade imperativa de um efeito imediato e confiável. Se a solução for administrada numa veia deve ser adequadamente diluída e injetada muito lentamente.

TOXICIDADE, EFEITOS ADVERSOS E CONTRAINDICAÇÕES. A EPI pode causar inquietação, cefaleia pulsátil, tremor e palpitações. Esses efeitos desaparecem rapidamente com repouso, calma, posição deitada e tranquilidade. Reações mais graves incluem hemorragia cerebral e arritmias cardíacas. O uso de doses elevadas ou a injeção intravenosa rápida acidental de EPI podem provocar hemorragia cerebral em consequência da elevação aguda da pressão arterial. A EPI pode induzir angina em pacientes com coronariopatia. Em geral, o uso de epinefrina está contraindicado para pacientes que estão recebendo antagonistas bloqueadores não seletivos dos receptores β, visto que suas ações sobre os receptores α_1 vasculares, sem oposição, podem resultar em hipertensão e hemorragia cerebral graves.

USOS TERAPÊUTICOS. O principal uso clínico da EPI consiste em proporcionar alívio rápido das reações de hipersensibilidade, incluindo anafilaxia, a fármacos e outros alergênios. A EPI também é utilizada para prolongar a ação de anestésicos locais, presumivelmente ao diminuir o fluxo sanguíneo local (Capítulo 20). Seus efeitos no coração podem ser utilizados para restaurar o ritmo cardíaco em pacientes com parada cardíaca devido a várias causas. É também utilizada como agente hemostático tópico em superfícies que sangram, como na boca, ou em úlceras pépticas hemorrágicas durante a endoscopia do estômago e do duodeno. Além disso, a sua inalação pode ser útil no tratamento do crupe infeccioso e pós-entubação.

NOREPINEFRINA

A norepinefrina (levarterenol, *l*-norepinefrina, *l*-β-[3,4-di-hidroxifenil]-α-aminoetanol, NE) é o principal mediador químico liberado pelos nervos simpáticos pós-ganglionares dos mamíferos (Quadro 12-1).

A NE constitui 10-20% do conteúdo de catecolaminas da medula suprarrenal humana e até 97% em alguns feocromocitomas.

PROPRIEDADES FARMACOLÓGICAS. As ações farmacológicas da NE e da EPI são comparadas não Quadro 12-2. Ambos os fármacos são agonistas diretos nas células efetoras, e suas ações diferem principalmente na eficácia de estimulação dos receptores α e β_2. Ambas são aproximadamente equipotentes na estimulação dos receptores β_1. A NE é um potente agonista α, enquanto exerce relativamente pouca ação sobre os receptores β_2; todavia, é ligeiramente menos potente que a EPI sobre os receptores α da maioria dos órgãos.

ABSORÇÃO, DESTINO E EXCREÇÃO. Para exemplo da EPI, a NE não é eficaz quando administrada por via oral e sofre pouca absorção nos locais de injeção subcutânea. É rapidamente inativada no organismo por captação e as ações da COMT e MAO. Pequenas quantidades são encontradas na urina. A taxa de excreção pode aumentar acentuadamente em pacientes com feocromocitoma.

EFEITOS CARDIOVASCULARES. Em resposta, a infusão intravenosa de NE (Figura 12-2) ocorre elevação das pressões sistólica e diastólica e, habitualmente, da pressão do pulso. O débito cardíaco diminui ou permanece inalterado, e aumenta a resistência periférica total. A atividade reflexa vagal compensatória diminui a frequência cardíaca, superando a ação cardioaceleradora direta, com aumento do volume sistólico. A resistência vascular periférica aumenta na maioria dos leitos vasculares, e diminui o fluxo sanguíneo renal. A NE provoca constrição dos vasos mesentéricos e diminui o fluxo sanguíneo esplâncnico e hepático. Em geral, ocorre aumento do fluxo coronariano, provavelmente devido à dilatação coronariana indiretamente induzida, como a que ocorre com a epinefrina, e à elevação da pressão arterial. Apesar de ser geralmente um agonista fraco dos receptores β_2, a NE pode aumentar diretamente o fluxo sanguíneo coronariano ao estimular esses receptores nos vasos coronários. A importância fisiológica dessa ação ainda não foi estabelecida. Os pacientes com angina variante de Prinzmetal podem ser hipersensíveis aos efeitos vasoconstritores α-adrenérgicos da NE.

TOXICIDADE, EFEITOS ADVERSOS E PRECAUÇÕES. Os efeitos adversos da NE assemelham-se aos da EPI, embora ocorra tipicamente uma elevação mais acentuada da pressão arterial com a NE. É preciso ter cautela para que não ocorra necrose nem descamação no local da injeção intravenosa, em consequência do extravasamento do fármaco. O comprometimento da circulação nos locais de injeção pode ser aliviado pela infiltração da área com *fentolamina*, um antagonista dos receptores α. Também é necessário determinar a pressão arterial a intervalos frequentes durante a infusão e, particularmente, durante o ajuste da velocidade de infusão. A redução do fluxo sanguíneo para órgãos como os rins e o intestino constitui um perigo constante com o uso da NE.

USOS TERAPÊUTICOS E SITUAÇÃO ATUAL. A NE é usada como vasoconstritor para aumentar ou manter a pressão arterial conforme certas condições de cuidados intensivos. (discutido adiante).

DOPAMINA

A dopamina (3,4-di-hidroxifeniletilamina, DA) (Quadro 12-1) é o precursor metabólico imediato da NE e da EPI, ela é um neurotransmissor central importante na regulação do movimento (Capítulos 14, 16 e 22), e possui importantes propriedades farmacológicas intrínsecas. Na área periférica, ela é sintetizada nas células epiteliais do túbulo proximal, e acredita-se que exerça efeitos diuréticos e natriuréticos locais. A DA é substrato da MAO e da COMT, de modo que é ineficaz quando administrada por via oral.

PROPRIEDADES FARMACOLÓGICAS

Efeitos cardiovasculares. Os efeitos cardiovasculares da DA são mediados por vários tipos distintos de receptores, que variam na sua afinidade (Capítulo 13). Em baixas concentrações, a DA interage primariamente com receptores D_1 vasculares, particularmente nos leitos renais, mesentéricos e coronarianos. Ao ativar a adenilato-ciclase e ao produzir elevação das concentrações intracelulares de AMP cíclico, a estimulação dos receptores D_1 provoca vasodilatação. A infusão de doses baixas de DA aumenta a velocidade de filtração glomerular, o fluxo sanguíneo renal e a excreção de Na^+. A ativação dos receptores D_1, nas células tubulares renais, diminui o transporte de sódio por mecanismos dependentes e independentes de AMPc. As ações tubulares renais da DA, que provocam natriurese, podem ser intensificadas pelo aumento do fluxo sanguíneo renal e pela pequena elevação da taxa de filtração glomerular que ocorrem após a sua administração. A consequente elevação da pressão hidrostática nos capilares peritubulares e a redução da pressão oncótica podem contribuir para a diminuição da reabsorção de sódio pelas células tubulares proximais. Por isso, a DA exerce efeitos farmacologicamente apropriados no tratamento de estados de baixo débito cardíaco associados ao comprometimento da função renal, como a insuficiência cardíaca congestiva grave.

Em concentrações mais altas, a DA exerce um efeito inotrópico positivo sobre o miocárdio, atuando sobre os receptores $β_1$-adrenérgicos. Ela também induz a liberação de NE das terminações nervosas, o que contribui para seus efeitos sobre o coração. A taquicardia é menos proeminente durante a infusão de DA do que durante a do isoproterenol. A DA aumenta habitualmente a pressão arterial sistólica e a pressão do pulso, mas não exerce efeito algum sobre a pressão arterial diastólica ou produz apenas uma ligeira elevação. Em geral, a resistência periférica total permanece inalterada quando são administradas doses baixas ou intermediárias de DA. Em altas concentrações, a DA ativa os receptores $α_1$ vasculares, resultando em vasoconstrição mais generalizada.

PRECAUÇÕES, REAÇÕES ADVERSAS E CONTRAINDICAÇÕES. Antes de administrar DA a pacientes em estado de choque, deve-se corrigir a hipovolemia com infusão de sangue total, plasma ou outro líquido apropriado. Os efeitos adversos devido à superdosagem geralmente são atribuíveis à atividade simpatomimética excessiva (embora isso também possa representar o agravamento do choque). Durante a infusão de DA, podem ocorrer náuseas, vômitos, taquicardia, dor anginosa, arritmias, cefaleia, hipertensão e vasoconstrição periférica. O extravasamento de grandes quantidades de DA durante a infusão pode causar necrose isquêmica e descamação. Raramente, a infusão prolongada do fármaco foi seguida de gangrena dos dedos das mãos ou dos pés. A DA deve ser evitada em paciente que recebeu um inibidor da MAO. É também necessário efetuar um cuidadoso ajuste da posologia para os pacientes em uso de antidepressivos tricíclicos.

USOS TERAPÊUTICOS. A DA é utilizada no tratamento da insuficiência cardíaca congestiva grave, particularmente em pacientes com oligúria e resistência vascular periférica baixa ou normal. O fármaco pode melhorar os parâmetros fisiológicos no tratamento dos choques cardiogênico e séptico. A DA pode produzir melhora aguda das funções cardíaca e renal em pacientes gravemente enfermos com cardiopatia ou insuficiência renal crônica, mas existem relativamente poucas evidências confirmando o seu benefício no desfecho clínico em longo prazo.

O cloridrato de dopamina só é utilizado por via intravenosa administrado em uma velocidade de 2-5 μg/kg/min, que pode ser aumentada de modo gradual até 20-50 μg/kg/min ou mais se a situação clínica exigir. Durante a infusão, os pacientes devem ser submetidos à avaliação clínica da função miocárdica, perfusão dos órgãos vitais, como cérebro, e produção de urina. A redução do fluxo urinário, taquicardia ou o desenvolvimento de arritmias podem ser indicações para reduzir a velocidade da infusão ou suspendê-la. A duração de ação da DA é breve, de modo que a velocidade de administração pode ser utilizada para controlar a intensidade do efeito.

Os fármacos relacionados incluem o *fenoldopam* e a *dopexamina*. O fenoldopam, um derivado da benzazepina, é um vasodilatador de ação rápida, utilizado no controle da hipertensão grave (p. ex., hipertensão maligna com lesão dos órgãos-alvo) em pacientes hospitalizados, não devendo a sua administração ultrapassar 48 h. O fenoldopam é um agonista dos receptores dopamínicos periféricos D_1, que se liga com afinidade moderada aos receptores $α_2$-adrenérgicos; não possui afinidade significativa pelos receptores D_2, nem pelos receptores $α_1$ ou β-adrenérgicos. O fenoldopam é uma mistura racêmica; o isômero R é o componente ativo. Provoca dilatação de uma variedade de vasos sanguíneos, incluindo as artérias coronárias, arteríolas aferentes e eferentes do rim e artérias mesentéricas. Menos de 6% de uma dose administrada por via oral é absorvido, devido à extensa formação de conjugados sulfato, metil e glicuronídeo em sua primeira passagem. A meia-vida de eliminação do fenoldopam em infusão intravenosa, é de ~10 min. Os efeitos adversos estão relacionados com a vasodilatação e consistem em cefaleia, rubor, tontura, taquicardia ou bradicardia.

A dopexamina é um análogo sintético relacionado com a DA, com atividade intrínseca nos receptores D_1 e D_2, bem como nos receptores β_2; pode exercer outros efeitos, como inibição da captação de catecolaminas. Parece exercer ações hemodinâmicas favoráveis em pacientes com insuficiência cardíaca congestiva grave, sepse e choque. Em pacientes com baixo débito cardíaco, a infusão de dopexamina aumenta significativamente o volume sistólico, com diminuição da resistência vascular sistêmica. Podem ocorrer taquicardia e hipotensão, em geral apenas com uma velocidade de infusão alta. A dopexamina não está disponível atualmente nos EUA.

AGONISTAS DOS RECEPTORES β-ADRENÉRGICOS

Os agonistas dos receptores β-adrenérgicos só desempenham um importante papel no tratamento da broncoconstrição em pacientes com asma (obstrução reversível das vias respiratórias) ou com doença pulmonar obstrutiva crônica (DPOC). Outros usos de menor importância incluem tratamento do trabalho de parto prematuro, do bloqueio cardíaco completo no choque e tratamento em curto prazo da descompensação cardíaca após cirurgia ou em pacientes com insuficiência cardíaca congestiva ou infarto do miocárdio. Os agonistas dos receptores β podem ser utilizados para estimular a frequência e a força da contração cardíaca. O efeito cronotrópico é útil no tratamento de emergência das arritmias, como *torsade de pointes*, bradicardia ou bloqueio cardíaco (Capítulo 29).

ISOPROTERENOL

O isoproterenol (Quadro 12-1) é um agonista potente não seletivo dos receptores β, com afinidade muito baixa pelos receptores α. Por conseguinte, o isoproterenol exerce poderosos efeitos sobre todos os receptores β e quase não tem nenhuma ação sobre os receptores α.

AÇÕES FARMACOLÓGICAS. Os principais efeitos cardiovasculares do isoproterenol (em comparação com os da EPI e NE) estão ilustrados na Figura 12-2. A infusão intravenosa de isoproterenol diminui a resistência vascular periférica, primariamente no músculo esquelético, mas também nos leitos vasculares renal e mesentérico. Ocorre queda da pressão diastólica. A pressão arterial sistólica pode permanecer inalterada ou aumentar, embora ocorra tipicamente uma queda da pressão arterial média. O débito cardíaco aumenta em consequência dos efeitos inotrópicos e cronotrópicos positivos do fármaco na presença de diminuição da resistência vascular periférica. Os efeitos cardíacos do isoproterenol podem levar a palpitações, taquicardia sinusal e arritmias mais graves.

O isoproterenol produz relaxamento de quase todas as variedades de músculo liso quando o tônus está elevado; todavia, essa ação é mais pronunciada sobre o músculo liso brônquico e GI. Ele impede ou alivia a broncoconstrição. Seu efeito na asma pode ser causado, em parte, por uma ação adicional, que inibe a liberação de histamina e de outros mediadores da inflamação induzida por antígenos. Essa ação é compartilhada por estimulantes seletivos dos receptores β_2.

ABSORÇÃO, DESTINO E EXCREÇÃO. O isoproterenol sofre absorção rápida quando administrado por via parenteral ou na forma de aerossol. É biotransformado primariamente no fígado e em outros tecidos pela COMT. É um substrato relativamente fraco para a MAO e não é captado pelos neurônios simpáticos com a mesma intensidade que a EPI e a NE. Por conseguinte, a duração de ação pode ser mais longa que a da EPI, embora também seja breve.

TOXICIDADE E EFEITOS ADVERSOS. É comum a ocorrência de palpitações, taquicardia, cefaleia e rubor. Podem ocorrer isquemia cardíaca e arritmias, particularmente em pacientes com coronariopatia subjacente.

USOS TERAPÊUTICOS. O isoproterenol pode ser utilizado em situações de emergência, para estimular a frequência cardíaca em pacientes com bradicardia ou bloqueio cardíaco, particularmente quando se planeja introduzir um marca-passo cardíaco artificial, ou em pacientes com a arritmia ventricular, *torsade de pointes*. Em certos distúrbios, como a asma e o choque, ele foi substituído, em grande parte, por outros simpatomiméticos (ver adiante neste capítulo e no Capítulo 36).

DOBUTAMINA

Os efeitos farmacológicos da dobutamina (Quadro 12-1) decorrem de interações diretas com os receptores α e β e são complexas.

A dobutamina possui um centro de assimetria; ambas as formas enantioméricas estão presentes na mistura racêmica utilizada clinicamente. O isômero (–) da dobutamina é um potente agonista dos receptores α_1, e tem a capacidade de produzir respostas pressoras pronunciadas. A (+)-dobutamina é um potente antagonista desses receptores, capaz de bloquear os efeitos da (–)-dobutamina. Os dois isômeros são agonistas totais nos receptores β, mas o isômero (+) é um agonista mais potente dos receptores β do que o isômero (–) (cerca de 10 vezes).

EFEITOS CARDIOVASCULARES. Os efeitos cardiovasculares da dobutamina racêmica são uma composição das propriedades farmacológicas dos estereoisômeros (–) e (+). Ela exerce efeitos inotrópicos proporcionalmente mais proeminentes do que cronotrópicos sobre o coração, em comparação com o isoproterenol. Embora não esteja totalmente elucidada, é possível que essa seletividade útil seja decorrente do fato de a resistência periférica permanecer relativamente inalterada. Os receptores α_1 cardíacos podem contribuir para o efeito inotrópico. A dobutamina, em doses inotrópicas equivalentes, aumenta a automaticidade do nodo sinusal em menor grau do que o isoproterenol; entretanto, o aumento da condução atrioventricular e intraventricular é semelhante com ambos os fármacos.

EFEITOS ADVERSOS. A pressão arterial e a frequência cardíaca podem aumentar significativamente durante a administração de dobutamina, exigindo redução da velocidade de infusão. Os pacientes com anamnese de hipertensão podem exibir resposta pressora exagerada com mais frequência. Como a dobutamina facilita a condução atrioventricular, os pacientes com fibrilação atrial correm risco de aumento acentuado na taxa de resposta ventricular; para evitar esse problema, pode ser necessário administrar digoxina ou a instituir outras medidas. Alguns pacientes podem desenvolver atividade ventricular ectópica. Como qualquer outro fármaco inotrópico, a dobutamina pode aumentar a dimensão do infarto do miocárdio por elevar a demanda de oxigênio do miocárdio. A sua eficácia é incerta em período maior que alguns poucos dias; há evidências de desenvolvimento de tolerância.

USOS TERAPÊUTICOS. A dobutamina está indicada para o tratamento de curta duração na descompensação cardíaca, que pode ocorrer após cirurgia cardíaca ou em pacientes com insuficiência cardíaca congestiva ou infarto agudo do miocárdio. Nesses pacientes, a dobutamina aumenta o débito cardíaco e o volume sistólico, habitualmente sem aumento pronunciado da frequência cardíaca. As alterações na pressão arterial ou na resistência periférica são de menor importância habitualmente. A sua infusão de dobutamina em combinação com a ecocardiografia é útil na avaliação não invasiva de pacientes com coronariopatia.

A dobutamina tem meia-vida em ~ 2 min; o início do efeito é rápido. A concentração de equilíbrio se obtém em 10 min e os principais metabólitos são conjugados de dobutamina e 3-*O*-metildobutamina. A velocidade de infusão necessária para aumentar o débito cardíaco situa-se entre 2,5 e 10 μg/kg/min, embora seja necessário, em certas ocasiões, o uso de velocidades maiores de infusão. A velocidade e a duração da infusão são determinadas pelas respostas clínicas e hemodinâmicas do paciente.

AGONISTAS SELETIVOS DOS RECEPTORES β_2-ADRENÉRGICOS

Para o tratamento da asma ou DPOC foram desenvolvidos fármacos com afinidade preferencial pelos receptores β_2, em comparação com os receptores β_1. Entretanto, essa seletividade não é absoluta, sendo perdida com concentrações elevadas desses fármacos. Além disso, até 40% dos receptores β no coração humano são receptores β_2 cuja ativação causa estimulação cardíaca. Uma estratégia útil para aumentar a ativação preferencial dos receptores β_2 pulmonares consiste na administração de pequenas doses do fármaco por inalação, na forma de aerossol. Tipicamente, essa conduta leva a uma ativação efetiva dos receptores β_2 nos brônquios, com concentrações sistêmicas muito baixas do fármaco. Por conseguinte, existe menor probabilidade de ativar os receptores β_1 e β_2 cardíacos ou de estimular os receptores β_2 no músculo esquelético, que podem causar tremor e, portanto, limitar a terapia oral.

A administração de agonistas dos receptores β na forma de aerossol (Capítulo 36) leva de maneira característica a uma resposta terapêutica em poucos minutos, embora alguns agonistas, como o salmeterol, tenham um início de ação tardio. Apenas cerca de 10% de uma dose inalada alcançam realmente nos pulmões; grande parte do restante é deglutida e, em última análise, pode ser absorvida.

No tratamento da asma e da DPOC, os agonistas dos receptores β são utilizados para ativar os receptores pulmonares, que relaxam o músculo liso brônquico e diminuem a resistência das vias respiratórias. Os agonistas dos receptores β também podem suprimir a liberação de leucotrienos e da histamina dos mastócitos no tecido pulmonar, aumentar a função mucociliar e diminuir a permeabilidade microvascular.

AGONISTAS β_2-ADRENÉRGICOS DE AÇÃO CURTA

METAPROTERENOL. O metaproterenol (denominado orciprenalina, na Europa), junto com a terbutalina e o fenoterol, pertence à classe estrutural dos broncodilatadores do resorcionol, que possuem grupos hidroxila nas posições 3 e 5 do anel fenil (e não nas posições 3 e 4, como nos catecóis) (Quadro 12-1). Por conseguinte, é resistente à metilação pela COMT e é excretado primariamente na forma de conjugados do ácido glicurônico. É considerado β_2-seletivo, embora seja provavelmente menos seletivo do que o salbutamol ou a terbutalina, de modo que tem maior tendência a causar estimulação cardíaca.

Os efeitos ocorrem em poucos minutos após inalação e persistem por várias horas. Após administração oral, o início de ação é mais lento, porém os resultados duram 3-4 h. O metaproterenol é utilizado no tratamento de longa duração das doenças obstrutivas das vias respiratórias, na asma e no broncospasmo agudo. Os efeitos adversos assemelham-se aos dos broncodilatadores simpatomiméticos de ação curta e intermediária.

SALBUTAMOL.* O salbutamol (Quadro 12-1) é um agonista seletivo do receptor β_2 com propriedades farmacológicas e indicações terapêuticas similares às da terbutalina. É administrado por inalação ou via oral para o alívio sintomático do broncospasmo.

Administrado por inalação produz broncodilatação significativa em 15 min e o efeito persiste por 3-4 h. Os efeitos cardiovasculares do salbutamol são consideravelmente mais fracos do que os do isoproterenol quando doses que produzem broncodilatação comparável são administradas por inalação. O salbutamol por via oral tem potencial de retardar o parto prematuro. Embora raros, algumas vezes são observados efeitos adversos no SNC e respiratórios.

LEVOSSALBUTAMOL. O levossalbutamol é o enantiômero-R do salbutamol, que é usado no tratamento da asma e da DPOC. O levossalbutamol é β_2 seletivo e atua como outros agonistas β_2-adrenérgicos. O levossalbutamol tem propriedades farmacocinéticas e farmacodinâmicas similares às do salbutamol.

PIRBUTEROL. O pirbuterol é um agonista β_2 relativamente seletivo. O acetato de pirbuterol está disponível para tratamento por via inalatória, sendo administrado tipicamente a cada 4-6 h.

TERBUTALINA. A terbutalina é um broncodilatador β_2 seletivo que contém um anel resorcinol e assim não é substrato para a metilação pela COMT. É eficaz quando usada por via oral, subcutânea ou por inalação (não é comercializada para inalação nos EUA).

Os efeitos são observados rapidamente após inalação ou por via parenteral; por inalação a atividade pode durar 3-6 h. Com uso oral, o início do efeito pode retardar 1-2 h. A terbutalina é usada no tratamento de longa duração da doença obstrutiva das vias respiratórias e no tratamento do broncospasmo agudo. Também está disponível para uso parenteral no tratamento de emergência do estado asmático (Capítulo 36).

ISOETARINA. A seletividade da isoetarina pelos receptores β_2 não equivale a de alguns outros fármacos. Embora resista a biotransformação pela MAO, é uma catecolamina e por isso um bom substrato para a COMT. É usada somente por inalação no tratamento de episódios agudos de broncoconstrição. A isoetarina não é comercializada nos EUA.

BITOLTEROL. O bitolterol é um agonista β_2, cujos grupos hidroxila do catecol são protegidos por esterificação. As esterases presentes nos pulmões e em outros tecidos hidrolisam esse pró-fármaco à forma ativa, o colterol, ou terbutilnorepinefrina. A duração do efeito do bitolterol após inalação varia de 3-6 h. O uso de bitolterol foi descontinuado nos EUA.

FENOTEROL. O fenoterol é um agonista seletivo dos receptores β_2. Após a sua inalação, o início de ação é imediato e o efeito persiste tipicamente durante 4-6 h. A possível associação do uso do fenoterol a um aumento no número de mortes por asma, embora controversa, levou a sua retirada do mercado.

PROCATEROL. O procaterol é um agonista seletivo dos receptores β_2. Após inalação, o início de ação é imediato, e persiste por cerca de 5 h. O procaterol não está disponível nos EUA.

AGONISTAS β_2-ADRENÉRGICOS DE LONGA AÇÃO (ABLA)

SALMETEROL. O salmeterol é um agonista seletivo β_2, de ação prolongada (> 12 h). Possui seletividade por esses receptores pelo menos cinquenta vezes maior que a do salbutamol. Proporciona alívio sintomático e melhora a função pulmonar e a qualidade de vida de pacientes com DPOC. Possui efeitos aditivos quando utilizado em associação com o ipratrópio inalado ou a teofilina oral. É altamente lipofílico e apresenta ação prolongada. Além disso, pode ter atividade anti-inflamatória.

O salmeterol é biotransformado pela CYP3A4 a α-hidroxisalmeterol, que é eliminado primariamente nas fezes. Como o início de ação do salmeterol inalado é relativamente lento, não é apropriado como monoterapia para crises agudas de broncospasmo. O salmeterol é geralmente bem tolerado, porém não deve ser utilizado mais de 2 vezes/dia (pela manhã e à noite) e nem ser administrado para tratamento dos sintomas agudos da asma, que devem ser tratados com um agonista β_2 de ação curta (p. ex., salbutamol) quando ocorrem sintomas inesperados, apesar do seu uso 2 vezes/dia. O uso de ABLAs só é recomendado para pacientes aos quais os corticoides inalados fracassaram no controle da asma ou para o tratamento inicial.

FORMOTEROL. O formoterol é um agonista β_2-seletivo de longa ação. Ocorre broncodilatação significativa poucos minutos após inalação de dose terapêutica e pode persistir por até 12 h. Ele é altamente lipofílico e tem alta afinidade pelos receptores β_2. Sua maior vantagem sobre vários outros agonistas β_2-seletivos é sua prolongada duração de ação. O formoterol é aprovado pelo FDA no tratamento da asma, broncospasmo, profilaxia do broncospasmo induzido por exercício e DPOC. Pode ser usado concomitante com agonistas β_2 de ação curta, glicocorticoides (inalados ou sistêmicos) e teofilina.

---

*N. de R.T. Nos EUA, o salbutamol é conhecido como albuterol.

ARFORMOTEROL. O arformoterol, o enantiômero (R,R) do formoterol, é um agonista β_2 seletivo de longa ação que tem o dobro da potência do formoterol racêmico. É usado no tratamento de longa duração contra a broncoconstrição em pacientes com DPOC, incluindo a bronquite crônica e o enfisema. A exposição sistêmica ao arformoterol é devido a absorção pulmonar com níveis plasmáticos alcançando picos de 0,25-1 h. A taxa de ligação às proteínas plasmáticas é de 52-65%. É biotransformado pelos sistemas CYP2D6 e CYP2C19. O arformoterol não inibe nenhuma das CYPs comuns.

INDACATEROL. O indacaterol é um agonista β-adrenérgico de longa ação de dose única diária, classificado como um *ultra ABLA* e recentemente aprovado contra a DOPC.

Tem início de ação rápida, longa duração e parece bem tolerado. O indacaterol se comporta como um agonista β_2 potente com alta eficácia intrínseca que, em contrapartida com o salmeterol, não antagoniza o efeito broncorrelaxante dos agonistas β_2-adrenérgicos de ação curta. As evidências sugerem que o indacaterol tem duração mais longa do que o salmeterol e o formoterol. Não é indicado no tratamento da asma.

Carmoterol também é um ultra ABLA atualmente na fase III de ensaio clínico nos EUA.

RITODRINA. A ritodrina é um agonista β_2-seletivo desenvolvido especificamente para uso como relaxante uterino. Todavia, suas propriedades farmacológicas assemelham-se estreitamente às dos outros fármacos desse grupo.

As propriedades farmacocinéticas da ritodrina são complexas e ainda não foram totalmente definidas, sobretudo em mulheres grávidas. A ritodrina pode ser administrada por via intravenosa a pacientes selecionadas para interromper o trabalho de parto prematuro. Entretanto, os agonistas β_2-seletivos podem não ter benefícios clinicamente significativos sobre a mortalidade perinatal e, na verdade, podem aumentar a morbidade materna. A ritodrina não está disponível nos EUA. Consultar Capítulo 66 para a farmacologia dos fármacos tocolíticos.

EFEITOS ADVERSOS DOS AGONISTAS β_2-SELETIVOS. Os principais efeitos adversos dos agonistas dos receptores β resultam da ativação excessiva desses receptores. Os pacientes com doença cardiovascular subjacente correm risco particular de apresentar reações significativas. Entretanto, a probabilidade de efeitos adversos pode ser acentuadamente reduzida em pacientes com doença pulmonar pela administração do fármaco por via inalatória.

O tremor constitui um efeito adverso relativamente comum dos agonistas seletivos dos receptores β_2. Em geral, desenvolve-se tolerância a esse efeito. Esse efeito adverso pode ser minimizado iniciando a terapia oral com uma dose baixa, e aumentar progressivamente à medida que a tolerância ao tremor se estabelece. A sensação de inquietação, apreensão e ansiedade pode limitar o tratamento com esses fármacos, sobretudo após administração oral ou parenteral.

A taquicardia constitui um efeito adverso comum dos agonistas dos receptores β administrados por via sistêmica. A estimulação da frequência cardíaca ocorre primariamente pelos receptores β_1. Durante uma crise asmática grave, a frequência cardíaca pode diminuir durante o tratamento com o agonista β, presumivelmente devido a uma melhora da função pulmonar, com consequente redução da estimulação simpática cardíaca endógena. Em pacientes que não possuem cardiopatia, esses agonistas raramente causam arritmias significativas ou isquemia do miocárdio; todavia, os pacientes com coronariopatia subjacente ou com arritmias preexistentes correm maior perigo. O risco de efeitos cardiovasculares adversos também é maior em pacientes que usam inibidores da MAO. Em geral, é necessário um intervalo de pelo menos 2 semanas entre o uso desses inibidores e a administração de agonistas β_2 ou outros agentes simpatomiméticos.

Quando administrados por via parenteral, esses fármacos também podem aumentar as concentrações plasmáticas de glicose, lactato e ácidos graxos livres e diminuir a concentração de K^+. A diminuição na concentração de K^+ pode ser especialmente importante em pacientes com cardiopatia que tomam digoxina e diuréticos. Em alguns pacientes diabéticos, a hiperglicemia pode ser agravada por esses fármacos, podendo ser necessária a administração de doses maiores de insulina. Todos esses efeitos adversos são bem menos prováveis com o uso inalatório do que com a terapia parenteral ou oral.

AGONISTAS DOS RECEPTORES ADRENÉRGICOS β_3-SELETIVOS

MIRABEGRON. É um agonista adrenérgico β_3 aprovado para o tratamento da bexiga urinária superativa (urgência urinária, incontinência de urgência). O mirabegron ativa receptores adrenérgicos β_3 no músculo detrusor da bexiga facilitando o enchimento e armazenamento da urina. O fármaco é administrado por via oral com dose inicial de 25 mg uma vez ao dia. Os efeitos adversos incluem hipertensão, nasofaringite, infecção do trato urinário e cefaleia. O mirabegron é um inibidor das CYPs 2D6 e 3A.

AGONISTAS DOS RECEPTORES ADRENÉRGICOS α_1-SELETIVOS

A ativação dos receptores α-adrenérgicos no músculo liso vascular resulta em contração causando aumento da resistência vascular periférica e aumento da pressão arterial. Embora a utilidade clínica desses fármacos seja limitada, podem ser úteis no tratamento de alguns pacientes com hipotensão, incluindo hipotensão ortostática, ou choque. A *fenilefrina* e a *metoxamina* (descontinuada nos EUA) são vasoconstritores de ação direta e ativadores seletivos dos receptores α_1. A *mefentermina* e o *metaraminol* atuam tanto direta quanto indiretamente. A *midodrina* é um pró-fármaco que, após administração oral, é convertido em *desglimidodrina*, um agonista α_1 de ação direta.

FENILEFRINA. A fenilefrina é um agonista α_1-seletivo; ativa os receptores β apenas em concentrações muito mais elevadas. Ela causa acentuada vasoconstrição arterial durante a infusão intravenosa. A fenilefrina também é utilizada como descongestionante nasal e midriático em várias formulações nasais e oftálmicas (Capítulo 64).

MEFENTERMINA. A mefentermina atua direta e indiretamente. Após injeção intramuscular, o início de ação é imediato (em 5 a 15 min), e os efeitos podem persistir por várias horas. Como o fármaco libera NE, a contração cardíaca é intensificada, e ocorre habitualmente aumento do débito cardíaco e das pressões sistólica e diastólica. A alteração na frequência cardíaca é variável, dependendo do grau do tônus vagal. Os efeitos adversos estão relacionados com a estimulação do SNC, elevação excessiva da pressão arterial e ocorrência de arritmias. A mefentermina é utilizada para prevenir a hipotensão, que frequentemente acompanha a anestesia espinal. Esse fármaco foi descontinuado nos EUA.

METARAMINOL. O metaraminol exerce efeitos diretos sobre os receptores α-adrenérgicos vasculares. E também tem ação indireta, e estimula a liberação de NE. Tem sido utilizado no tratamento dos estados hipotensivos ou, extrabula, no alívio das crises de taquicardia atrial paroxística, particularmente aquelas associadas à hipotensão (Capítulo 29).

MIDODRINA. A midodrina é um agonista dos receptores α_1 eficaz por via oral. É um pró-fármaco, cuja atividade decorre de sua conversão em metabólito ativo, a desglimidodrina. As elevações da pressão arterial induzidas pela midodrina estão associadas a uma contração do músculo liso tanto arterial quanto venoso. A hipertensão supina constitui uma complicação frequente, e pode ser minimizada administrando o fármaco em períodos que o paciente permanecerá de pé e elevando a cabeceira da cama. A dose típica, obtida por meio de cuidadosa titulação das respostas da pressão arterial, varia de 2,5-10 mg, 3 vezes/dia.

AGONISTAS DOS RECEPTORES ADRENÉRGICOS α_2-SELETIVOS

Os agonistas adrenérgicos α_2-seletivos são utilizados primariamente no tratamento da hipertensão sistêmica. Sua eficácia como agentes anti-hipertensivos é um tanto surpreendente, visto que inúmeros vasos sanguíneos contêm receptores α_2-adrenérgicos pós-sinápticos, que promovem a vasoconstrição (Capítulo 8). A clonidina, protótipo dos agonistas α_2, baixa a pressão arterial por ativação dos receptores α_2 no SNC. Alguns agonistas α_2 reduzem a pressão intraocular.

CLONIDINA

A infusão intravenosa de clonidina provoca elevação aguda da pressão arterial, devido à ativação dos receptores α_2 pós-sinápticos no músculo liso vascular. Esta vasoconstrição transitória (geralmente não é observada quando é administrada por via oral) é seguida de uma resposta hipotensora mais prolongada, que resulta da diminuição do efluxo simpático do SNC. O efeito parece resultar, pelo menos em parte, da ativação dos receptores α_2 na região inferior do tronco encefálico. Ela também estimula o efluxo parassimpático, o que pode contribuir para a redução da frequência cardíaca. Além disso, alguns dos efeitos anti-hipertensivos da clonidina podem ser mediados pela ativação de receptores α_2 pré-sinápticos, que suprimem a liberação de NE, ATP e NPY dos nervos simpáticos pós-ganglionares. A clonidina diminui a concentração plasmática de NE e reduz a sua excreção na urina.

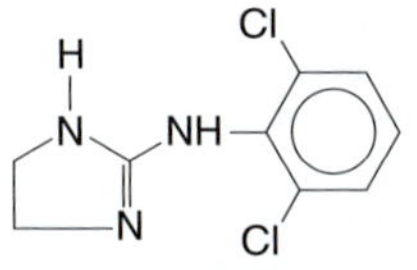

CLONIDINA

ABSORÇÃO, DESTINO E EXCREÇÃO. A clonidina é bem absorvida após administração oral, e a sua biodisponibilidade atinge quase 100%. A concentração máxima no plasma e o efeito hipotensor máximo são observados em 1-3 h após uma dose oral. A meia-vida de eliminação varia de 6-24 h (média de 12 h). Cerca da metade de uma dose administrada pode ser recuperada em sua forma inalterada na urina, podendo haver aumento da meia-vida do fármaco na presença de insuficiência renal. Um adesivo de liberação transdérmica permite a sua administração contínua como alternativa à terapia oral. O fármaco é liberado em uma taxa aproximadamente constante durante 1 semana; são necessários 3-4 dias para atingir concentrações plasmáticas no estado de equilíbrio dinâmico.

Quando se remove o emplastro, as concentrações plasmáticas permanecem estáveis em ~ 8 h e, a seguir, declinam de modo gradual no decorrer de um período de vários dias, estando essa redução associada a uma elevação da pressão arterial.

EFEITOS ADVERSOS. Os principais efeitos adversos da clonidina consistem em ressecamento da boca e sedação cuja intensidade pode diminuir depois de várias semanas de terapia. Além disso, pode ocorrer disfunção sexual. Em alguns pacientes, observa-se bradicardia pronunciada. Esses efeitos estão frequentemente relacionados com a dose e sua incidência pode ser menor com a administração transdérmica. Aproximadamente, 15-20% dos pacientes desenvolvem dermatite de contato com o uso da clonidina no sistema transdérmico. Ocorrem reações de abstinência após a interrupção abrupta da terapia em longo prazo com clonidina em alguns pacientes hipertensos (Capítulo 27).

USOS TERAPÊUTICOS. O principal uso terapêutico da clonidina é o tratamento da hipertensão (Capítulo 27). Ela também possui uma eficácia aparente no tratamento 'extrabula' de uma variedade de outros distúrbios: na redução da diarreia em alguns pacientes diabéticos com neuropatia autônoma; no tratamento e na preparação de adictos para a suspensão de narcóticos, álcool e tabaco (Capítulo 24) por melhorar parte da atividade nervosa simpática adversa associada à interrupção desses agentes, bem como diminuir o desejo mórbido pela droga, para reduzir a incidência das ondas de calor da menopausa. A administração aguda de clonidina tem sido utilizada no diagnóstico diferencial de pacientes com hipertensão e suspeita de feocromocitoma. Entre os outros usos não oficiais da clonidina estão a fibrilação atrial, o transtorno de déficit de atenção/hiperatividade, o atraso de crescimento constitucional em crianças, a nefropatia associada à ciclosporina, a síndrome de Tourette, a hiperidrose, a mania, a neuralgia pós-hepática, a psicose, a síndrome das pernas inquietas, a colite ulcerativa e as reações inflamatórias induzidas por alergia em pacientes com asma extrínseca.

APRACLONIDINA. A apraclonidina é um agonista dos receptores α_2 relativamente seletivo, utilizada topicamente para reduzir a pressão intraocular com efeitos sistêmicos mínimos.

A apraclonidina não atravessa a barreira hematencefálica e é mais útil do que a clonidina para terapia oftálmica. A apraclonidina é útil como terapia adjuvante de curta duração em pacientes com glaucoma, cuja pressão intraocular não é adequadamente controlada por outros agentes farmacológicos. Ela também é utilizada para controlar ou prevenir as elevações da pressão intraocular que ocorrem em pacientes após trabeculoplastia com *laser* ou iridotomia (Capítulo 64).

BRIMONIDINA. A *brimonidina*, é outro derivado da clonidina e agonista α_2 seletivo, administrado ocularmente para reduzir a pressão intraocular em pacientes com hipertensão ocular ou glaucoma de ângulo aberto. Ao contrário da apraclonidina, a brimonidina atravessa a barreira hematencefálica e produzir hipotensão e sedação, embora esses efeitos sobre o SNC sejam discretos, em comparação aos da clonidina.

GUANFACINA. A *guanfacina* é um agonista dos receptores α_2, que é mais seletivo do que a clonidina para esses receptores. A guanfacina diminui a pressão arterial por meio da ativação dos receptores do tronco encefálico, com consequente supressão da atividade simpática. O FDA aprovou recentemente uma forma de liberação prolongada para tratamento do transtorno de déficit de atenção/hiperatividade em crianças e adolescentes de 6 a 17 anos de idade. A guanfacina e a clonidina parecem ter eficácia semelhante no tratamento da hipertensão e padrão de efeitos adversos similares. Pode acontecer síndrome de abstinência após a sua interrupção abrupta; todavia, é menos frequente e mais leve do que aquela observada após a suspensão da clonidina. Parte dessa diferença pode estar relacionada com a meia-vida mais longa da guanfacina.

GUANABENZO. O guanabenzo é um agonista α_2 de ação central, que diminui a pressão arterial por mecanismo semelhante ao da clonidina e da guanfacina. Possui meia-vida de 4-6 h e sofre extensa biotransformação no fígado. Pode ser necessário ajustar a posologia em pacientes com cirrose hepática. Os efeitos adversos produzidos pelo guanabenzo são similares aos da clonidina.

METILDOPA. A metildopa (α-metil-3,4-di-hidroxifenilalanina) é um anti-hipertensivo de ação central. É biotransformada a α-metilnorepinefrina no cérebro, e acredita-se que esse composto seja capaz de ativar os receptores α_2 centrais e reduzir a pressão arterial com mecanismo semelhante ao da clonidina (Capítulo 27).

TIZANIDINA. A *tizanidina* é um relaxante muscular utilizado no tratamento da espasticidade associada a distúrbios cerebrais e medulares. Trata-se também de um agonista α_2, com algumas propriedades semelhantes às da clonidina.

OUTROS AGONISTAS SIMPATOMIMÉTICOS

ANFETAMINA

A anfetamina, a β-fenilisopropilamina racêmica (Quadro 12-1), exerce ações poderosas estimulantes sobre o SNC e estimulação de receptores α e β na periferia. Ao contrário da EPI, é eficaz por via oral, e seus efeitos duram várias horas.

SISTEMA CARDIOVASCULAR. A anfetamina administrada por via oral eleva a pressão arterial tanto sistólica quanto diastólica. A frequência cardíaca muitas vezes diminui de modo reflexo, e podem ocorrer arritmias cardíacas com a administração de grandes doses.

OUTROS MÚSCULOS LISOS. Em geral, os músculos lisos respondem à anfetamina da mesma forma que o fazem a outras aminas simpatomiméticas. O efeito contrátil no esfincter vesical é particularmente pronunciado, e, por essa razão, a anfetamina tem sido utilizada no tratamento da enurese e incontinência. Ocasionalmente, ocorre dor e dificuldade na micção. Os seus efeitos GI são imprevisíveis. Se a atividade entérica for pronunciada, a anfetamina pode causar relaxamento e retardar o trânsito do conteúdo intestinal; se o intestino já estiver relaxado, pode-se observar o efeito oposto. A resposta do útero humano varia, mas observa-se habitualmente um aumento do tônus.

SISTEMA NERVOSO CENTRAL. A anfetamina é uma das aminas simpatomiméticas mais potentes na estimulação do SNC. Estimula o centro respiratório bulbar, reduz o grau de depressão central causado por várias substâncias e produz outros sinais de estimulação do SNC. O isômero *d* (*dextroanfetamina*) é 3-4 vezes mais potente na produção de efeitos excitatórios sobre o SNC, do que o isômero *l*. Os efeitos psíquicos dependem da dose, do estado mental e da personalidade do indivíduo. Os principais resultados da administração de uma dose oral de 10-30 mg incluem estado de vigília, estado de alerta e menor sensação de fadiga; elevação do humor, com maior iniciativa, autoconfiança e capacidade de concentração; com frequência, entusiasmo e euforia e aumento da atividade motora e da fala. O desempenho de tarefas mentais simples é aprimorado; entretanto, embora o indivíduo possa executar mais trabalho, o número de erros pode aumentar. O desempenho físico (p. ex., em atletas), melhora e o fármaco é frequentemente utilizado de modo abusivo para esse propósito. Esses efeitos são variáveis e podem ser revertidos por superdosagem ou uso repetido. O uso prolongado ou doses grandes de anfetamina quase sempre são seguidos de depressão e fadiga. Muitos indivíduos aos quais se administra anfetamina apresentam cefaleia, palpitação, tontura, distúrbios vasomotores, agitação, confusão, disforia, apreensão, *delirium* ou fadiga (Capítulo 24).

FADIGA E SONO. Em geral, a anfetamina prolonga a duração do desempenho adequado antes do aparecimento da fadiga, e os efeitos desta última são pelo menos parcialmente revertidos. A anfetamina reduz a frequência dos lapsos de atenção que prejudicam o desempenho após privação prolongada do sono e, portanto, melhora a execução de tarefas que exigem atenção prolongada. A necessidade de sono pode ser adiada, porém não pode ser evitada indefinidamente. Quando se suspende o fármaco após uso prolongado, o padrão do sono pode levar até 2 meses para se normalizar.

ANALGESIA. A anfetamina e algumas outras aminas simpatomiméticas exercem um pequeno efeito analgésico, que não é pronunciado o suficiente para ser terapeuticamente útil. Todavia, ela pode aumentar a analgesia produzida por opiáceos.

Respiração. A anfetamina estimula o centro respiratório, aumentando a frequência e a profundidade da respiração. Nos indivíduos normais, o fármaco em doses habituais não aumenta apreciavelmente a frequência respiratória ou o volume por minuto. Entretanto, quando a respiração encontra-se deprimida por agentes de ação central, a anfetamina pode estimular a respiração.

Depressão do apetite. A anfetamina e substâncias semelhantes têm sido utilizadas no tratamento da obesidade. A redução da massa corpórea deve-se quase inteiramente a uma redução da ingestão de alimentos e, apenas em pequeno grau, a um aumento do metabolismo. Em humanos, verifica-se o rápido desenvolvimento de tolerância à supressão do apetite.

Mecanismos de ação no SNC. A anfetamina exerce os seus efeitos sobre o SNC através da liberação de aminas biogênicas de seus locais de armazenamento nas terminações nervosas. O transportador neuronal de DA (DAT) e o transportador vesicular de monoaminas 2 (VMAT2) parecem ser dois dos principais alvos da ação da anfetamina. O seu efeito de alerta, o efeito anorético e, pelo menos, um componente de sua ação estimulante da locomoção são presumivelmente mediados pela liberação de NE dos neurônios noradrenérgicos centrais. Alguns aspectos da atividade locomotora e do comportamento estereotipado induzidos pela anfetamina, provavelmente, são consequência da liberação de DA das terminações nervosas dopaminérgicas particularmente no neoestriado. É necessária a administração de doses mais altas para produzir esses efeitos comportamentais. Com doses ainda mais elevadas de anfetamina, ocorrem distúrbios da percepção e comportamento psicótico franco. Esses efeitos podem ser decorrentes da liberação de 5-HT dos neurônios serotonérgicos e da DA no sistema mesolímbico.

TOXICIDADE E EFEITOS ADVERSOS. Os efeitos tóxicos agudos da anfetamina constituem habitualmente extensões de suas ações terapêuticas e, em geral, resultam de dosagem excessiva. Os efeitos sobre o SNC consistem comumente em inquietação, tontura, tremor, reflexos hiperativos, loquacidade, tensão, irritabilidade, fraqueza, insônia, febre e, algumas vezes, euforia. Ocorrem confusão, agressividade, alterações da libido, ansiedade, *delirium*, alucinações paranoides, estados de pânico e tendências suicidas ou homicidas, sobretudo em pacientes com transtornos mentais. Todavia, esses efeitos psicóticos podem ser produzidos em qualquer indivíduo se forem ingeridas quantidades suficientes de anfetamina por um período prolongado. Em geral, a estimulação central é seguida de fadiga e depressão. Os efeitos cardiovasculares são comuns e incluem cefaleia, calafrios, palidez ou rubor, palpitação, arritmias cardíacas, dor anginosa, hipertensão ou hipotensão e colapso circulatório. Ocorre sudorese excessiva. Os sintomas GI incluem boca seca, gosto metálico, anorexia, náuseas, vômitos, diarreia e cólicas abdominais. Em geral, a intoxicação fatal termina em convulsões e coma, e os principais achados patológicos consistem em hemorragias cerebrais.

A dose tóxica varia amplamente. Em certas ocasiões, ocorrem com a ingestão de apenas 2 mg; todavia, são raras com doses inferiores a 15 mg. Foi relatada a ocorrência de reações graves com doses de 30 mg, embora as de 400-500 mg nem sempre sejam fatais. Doses mais elevadas podem ser toleradas após seu uso crônico. O tratamento da intoxicação aguda por anfetamina pode incluir a acidificação da urina com a administração de cloreto de amônio, aumentando a velocidade de eliminação. Faz-se necessário o uso de sedativos para os sintomas do SNC. A hipertensão grave exige a administração de nitroprusseto de sódio ou de antagonistas dos receptores α-adrenérgicos. A intoxicação crônica com anfetamina provoca sintomas semelhantes aos da superdosagem aguda. A perda de peso pode ser pronunciada. O efeito adverso grave mais comum consiste em uma reação psicótica, com alucinações vívidas e delírios paranoides, frequentemente confundido com esquizofrenia. A recuperação é habitualmente rápida após a interrupção da droga; entretanto, em certas ocasiões, a condição torna-se crônica e a anfetamina acelera o início de uma esquizofrenia incipiente. As anfetaminas são classificadas como fármacos de classe II e só devem ser utilizadas sob supervisão médica. A anfetamina não é aconselhada para pacientes com anorexia, insônia, astenia, personalidade psicopática ou com anamnese de tendência homicida ou suicida.

DEPENDÊNCIA E TOLERÂNCIA. Com frequência, ocorre dependência psicológica quando a anfetamina ou a dextroanfetamina são utilizadas de modo crônico, conforme discutido no Capítulo 24. Verifica-se quase sempre o desenvolvimento de tolerância ao efeito anorexígeno das anfetaminas; com frequência, a tolerância também é observada na necessidade de doses crescentes para manter a melhora do humor em pacientes psiquiátricos. O desenvolvimento de tolerância não é invariável, e casos de narcolepsia foram tratados durante anos sem exigir um aumento na dose inicialmente efetiva.

USOS TERAPÊUTICOS. A anfetamina é utilizada principalmente pelos seus efeitos sobre o SNC. A dextroanfetamina é aprovada pelo FDA para o tratamento da narcolepsia e do transtorno de déficit de atenção/hiperatividade (ver adiante).

METANFETAMINA

A metanfetamina (Quadro 12-1) atua centralmente liberando DA e outras aminas biogênicas e inibe os transportadores de monoamina neuronais e vesiculares, bem como a MAO. Em pequenas doses possui efeitos estimulantes centrais proeminentes, sem ações periféricas significativas; doses ligeiramente mais altas produzem elevação duradoura das pressões sistólica e diastólica, devido principalmente à estimulação cardíaca. Nos EUA, a metanfetamina é um fármaco de classe II, com alto potencial de viciar (Capítulo 24).

METILFENIDATO

O metilfenidato é relacionado com a anfetamina do ponto de vista estrutural.

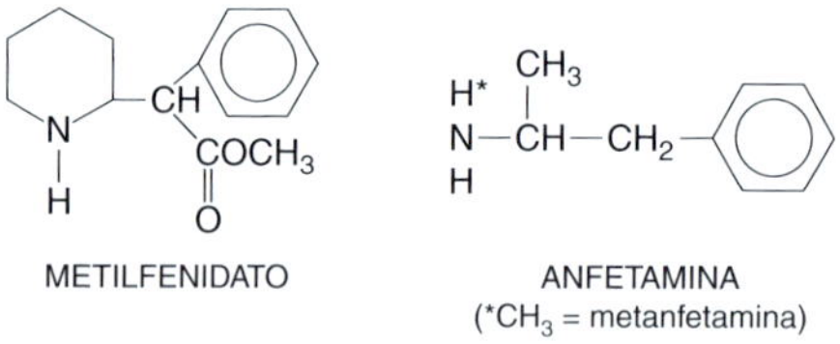

O metilfenidato é um estimulante leve do SNC, com efeitos mais proeminentes sobre a atividade mental do que a motora. Entretanto, em grandes doses provoca sinais de estimulação generalizada do SNC, que podem levar a convulsões. Suas propriedades farmacológicas são similares às das anfetaminas. O metilfenidato também compartilha o potencial de uso abusivo das anfetaminas, sendo considerado como substância controlada da classe II nos EUA. O metilfenidato é eficaz no tratamento da narcolepsia e do transtorno de déficit de atenção/hiperatividade. Seu uso está contraindicado para pacientes com glaucoma.

DEXMETILFENIDATO. O dexmetilfenidato é o enantiômero *d*-treo do metilfenidato racêmico. E aprovado pelo FDA como substância da classe II controlada nos EUA para o tratamento do transtorno de déficit de atenção/hiperatividade.

PEMOLINA. A pemolina difere estruturalmente do metilfenidato, porém produz alterações semelhantes na função do SNC, com efeitos mínimos sobre o sistema cardiovascular. É empregado no tratamento do transtorno de déficit de atenção/hiperatividade. Pode ser administrada 1 vez/dia, em virtude de sua longa meia-vida. Faz-se necessário usar durante 3 a 4 semanas antes de obter melhora clínica. O uso da pemolina foi associado à insuficiência hepática grave e foi descontinuado nos EUA no ano de 2006.

EFEDRINA

A efedrina é um agonista nos receptores α e β. Além disso, intensifica a liberação de NE dos neurônios simpáticos, sendo, portanto, um agente simpatomimético de ação mista. (Quadro 12-1 e Figura 12-1).

Somente a *l*-efedrina e a racêmica são usadas clinicamente. A efedrina é eficaz por via oral. Estimula a frequência e o débito cardíaco e aumenta de modo variável a resistência periférica. Em consequência, provoca habitualmente elevação da pressão arterial. A ativação dos receptores β nos pulmões promove broncodilatação. A efedrina é um potente estimulante do SNC. Após administração oral, seus efeitos podem persistir por várias horas.

USOS TERAPÊUTICOS E TOXICIDADE. O uso da efedrina como broncodilatador em pacientes com asma tornou-se menos frequente com o desenvolvimento de agonistas β_2-seletivos. A efedrina tem sido utilizada para promover continência urinária. Ela também tem sido utilizada no tratamento da hipotensão que pode ocorrer com a anestesia espinal.

Os efeitos adversos da efedrina incluem hipertensão e insônia. Tem havido preocupação quanto à segurança da efedrina. Grandes quantidades de fitoterápicos contendo efedrina (*ma huang*, *ephedra*) são usadas em todo o mundo. Pode haver uma considerável variabilidade no conteúdo dessas preparações, levando ao consumo inadvertido de doses de efedrina e seus isômeros maiores do que as habituais. Em consequência, o FDA proibiu a venda de suplementos dietéticos contendo *ephedra*. Além disso, o "Combat Methamphetamine Epidemic Act" do ano de 2005 regula o comércio de efedrina, fenilpropanolamina e pseudoefedrina, que podem ser usados como precurssores na fabricação ilícita de anfetamina e metanfetamina.

OUTROS FÁRMACOS SIMPATOMIMÉTICOS

Vários simpatomiméticos são utilizados primariamente como vasoconstritores para aplicação local na mucosa nasal ou olho: propilexedrina, nafazolina, oximetazolina e xilometazolina. A fenilefrina, a pseudoefedrina (um estereoisômero da efedrina) e a fenilpropanolamina são os fármacos simpatomiméticos que têm sido utilizados com mais frequência em preparações orais para alívio da congestão nasal. A fenilpropanolamina compartilha as propriedades farmacológicas da efedrina, e sua potência é aproximadamente igual, exceto pelo fato de estimular menos o SNC. Por aumentar o risco de choque hemorrágico, a fenilpropanolamina não está mais liberado para comercialização nos EUA.

USOS TERAPÊUTICOS DOS FÁRMACOS SIMPATOMIMÉTICOS

CHOQUE. O choque consiste em uma redução imediata e potencialmente fatal do suprimento de oxigênio e nutrientes para os órgãos. As suas causas incluem hipovolemia (devido à desidratação ou perda de sangue), insuficiência cardíaca (infarto do miocárdio extenso, arritmia grave), obstrução ao débito cardíaco e disfunção circulatória periférica (sepse ou anafilaxia). Seu tratamento consiste em medidas específicas para reverter a patogenia subjacente, bem como em medidas inespecíficas visando a correção das anormalidades hemodinâmicas. A queda da pressão arterial que acompanha o choque geralmente leva a uma acentuada ativação do sistema nervoso simpático. Por sua vez, essa ativação provoca vasoconstrição periférica e aumento na frequência e na força das contrações cardíacas. Nos seus estágios iniciais, esses mecanismos conseguem manter a pressão arterial e o fluxo sanguíneo cerebral, embora possa haver redução do fluxo sanguíneo para os rins, a pele e outros órgãos, com consequente produção diminuída de urina e acidose metabólica.

A terapia inicial do choque envolve medidas básicas de suporte da vida. É essencial manter o volume sanguíneo, o que exige frequente monitoração dos parâmetros hemodinâmicos. Deve-se iniciar imediatamente a terapia específica (p. ex., antibióticos para pacientes em estado de choque séptico). Se essas medidas não produzirem uma resposta adequada, pode ser necessário recorrer a fármacos vasoativos. Muitas dessas abordagens farmacológicas, apesar de aparentemente razoáveis do ponto de vista clínico, têm eficácia incerta. Podem-se utilizar agonistas dos receptores adrenérgicos na tentativa de aumentar a contratilidade do miocárdio ou de modificar a resistência vascular periférica. Em termos gerais, os agonistas dos receptores β aumentam a frequência cardíaca e a força de contração, os agonistas dos receptores α aumentam a resistência vascular periférica e a DA promove a dilatação dos leitos vasculares renais e esplâncnicos, além de ativar os receptores β e α.

O choque cardiogênico causado por infarto do miocárdio apresenta um prognóstico sombrio. O tratamento tem por objetivo melhorar o fluxo sanguíneo periférico. A intervenção médica pretende otimizar a pressão de enchimento cardíaco (pré-carga), a contratilidade do miocárdio e a resistência periférica (pós-carga). A pré-carga pode ser aumentada com a administração de líquidos intravenosos, ou reduzida com o uso de diuréticos e nitratos. Foram utilizadas diversas aminas simpatomiméticas para aumentar a força de contração do coração. Alguns desses fármacos possuem desvantagens: o isoproterenol é um poderoso agente cronotrópico, capaz de aumentar acentuadamente a demanda de oxigênio do miocárdio; a NE intensifica a vasoconstrição periférica; e a EPI aumenta a frequência cardíaca e pode predispor o coração a arritmias perigosas. A DA é um agente inotrópico efetivo, que aumenta a frequência cardíaca menos do que o isoproterenol. Ela também promove a dilatação arterial renal, que pode ser útil na preservação da função renal. Quando administrada em altas doses (superiores a 10-20 μg/kg/min), ativa os receptores α, causando vasoconstrição periférica e renal. A dobutamina exerce ações farmacológicas complexas, que são mediadas pelos seus estereoisômeros; os seus efeitos clínicos consistem em elevar a contratilidade do miocárdio, com pouco aumento da frequência cardíaca ou da resistência periférica.

Em alguns pacientes em choque, a hipotensão é tão grave que exige o uso de agentes vasoconstritores para manter a pressão arterial adequada para perfusão do SNC. Para esse propósito, são utilizados agonistas α. Essa abordagem pode ser vantajosa em pacientes com hipotensão em consequência da falência do sistema nervoso simpático (p. ex., após anestesia espinal ou lesão). Todavia, em pacientes com outras formas de choque, como o cardiogênico, a vasoconstrição reflexa é habitualmente intensa, de modo que os agonistas dos receptores α podem comprometer ainda mais o fluxo sanguíneo para órgãos como o rim e o intestino, além de aumentar adversamente o trabalho do coração. Com efeito, os vasodilatadores, como o nitroprusseto, têm tendência maior de melhorar o fluxo sanguíneo e diminuir o trabalho cardíaco nesses pacientes ao reduzir a pós-carga se puder ser mantida uma pressão arterial minimamente adequada.

As anormalidades hemodinâmicas no choque séptico são complexas e ainda não são bem entendidas. A maioria dos pacientes nesse estado apresenta resistência vascular periférica baixa ou apenas normal, possivelmente devido aos efeitos excessivos do óxido nítrico de produção endógena, com débito cardíaco normal ou aumentado. Se a síndrome avança, ocorrem depressão do miocárdio, aumento da resistência periférica e comprometimento da oxigenação dos tecidos. O tratamento primário do choque séptico consiste em antibióticos. A terapia com fármacos, como a DA ou a dobutamina, é orientada através de monitoração hemodinâmica.

HIPOTENSÃO. Podem-se utilizar fármacos com atividade α-agonista predominante para elevar a pressão arterial em pacientes com diminuição da resistência periférica em situações, como anestesia espinal ou intoxicação por medicamentos anti-hipertensivos. Entretanto, a hipotensão em si não constitui indicação para tratamento com esses fármacos, a não ser que haja perfusão inadequada de órgãos, como o cérebro, o coração ou os rins. Além disso, a reposição adequada de líquido ou de sangue pode ser mais apropriada do que a terapia farmacológica para muitos pacientes com hipotensão.

Os pacientes com hipotensão ortostática representam frequentemente um desafio farmacológico. As abordagens terapêuticas incluem manobras físicas e uma variedade de fármacos (fludrocortisona, inibidores da síntese de prostaglandinas, análogos da somatostatina, cafeína, análogos da vasopressina, antagonistas da DA e alguns simpatomiméticos). O agente ideal deve aumentar proeminentemente a constrição venosa e produzir relativamente pouca constrição arterial, de modo a evitar a hipertensão supina. No momento, esse tipo de fármaco não está disponível. Os fármacos utilizados incluem os agonistas α_1 de ação direta e os indiretos. A midodrina é promissora nesse tratamento desafiador deste distúrbio.

HIPERTENSÃO. Os agonistas dos receptores α_2 de ação central, como a clonidina, são úteis no tratamento da hipertensão. O seu tratamento farmacológico é discutido no Capítulo 27.

REAÇÕES ALÉRGICAS. A EPI é o fármaco de escolha para reverter as manifestações das reações de hipersensibilidades agudas e graves (p. ex., causadas por alimentos, picada de abelha ou alergia medicamentosa).

Uma injeção subcutânea de EPI alivia rapidamente o prurido, a urticária e o edema dos lábios, das pálpebras e da língua. Em alguns pacientes, pode ser necessária a administração de uma infusão intravenosa cuidadosa de EPI para assegurar efeitos farmacológicos imediatos. Além de seus efeitos cardiovasculares, acredita-se que a EPI possa ativar os receptores β que suprimem a liberação de mediadores dos mastócitos, como histamina e leucotrienos. Autoinjetores de EPI são largamente empregados para o autotratamento de emergência na anafilaxia.

ARRITMIAS CARDÍACAS. A reanimação cardiopulmonar em pacientes com parada cardíaca causada por fibrilação ventricular, dissociação eletromecânica ou assistolia pode ser facilitada com tratamento farmacológico. A EPI constitui um importante agente terapêutico para pacientes com parada cardíaca. Os agonistas α também ajudam a preservar o fluxo sanguíneo cerebral durante a reanimação. Desse modo, durante a massagem cardíaca externa, a EPI facilita a distribuição do débito cardíaco limitado para a circulação cerebral e coronária. A dose ideal de epinefrina para pacientes com parada cardíaca ainda não foi definida. Uma vez restaurado o ritmo cardíaco, pode ser necessário tratar as arritmias, a hipotensão ou o choque.

EFEITOS VASCULARES LOCAIS. A EPI é usada em vários procedimentos cirúrgicos do nariz, da garganta e da laringe para produzir constrição da mucosa e melhorar a visualização ao limitar a hemorragia. A injeção simultânea de EPI com anestésicos locais retarda a absorção do anestésico e aumenta a duração da anestesia (Capítulo 20). A injeção de agonistas α no pênis pode ser útil para reverter o priapismo, uma complicação do uso de antagonistas dos receptores α ou de inibidores da PDE5 (p. ex., sildenafila) no tratamento da disfunção erétil. Tanto a fenilefrina quanto a oximetazolina são vasoconstritores eficazes quando aplicadas localmente durante a cirurgia sinusal.

DESCONGESTIONAMENTO NASAL. Os agonistas dos receptores α são extensamente utilizados como descongestionantes nasais. Os agonistas α podem ser administrados por via oral ou topicamente. Os descongestionantes simpatomiméticos devem ser utilizados com muita cautela em pacientes com hipertensão e em homens com aumento da próstata, sendo a sua administração contraindicada para os que fazem uso de inibidores da MAO. Os descongestionantes orais têm menos probabilidade de causar congestão de rebote, porém estão associados a maior risco de induzir efeitos adversos sistêmicos. Pacientes que têm hipertensão não controlada ou cardiopatia isquêmica, em geral, devem evitar cuidadosamente o consumo oral de produtos ou fitoterápicos adquiridos sem prescrição médica que contenham simpatomiméticos.

ASMA. O uso de agonistas β-adrenérgicos no tratamento da asma e da DPOC é discutido no Capítulo 36.

USOS OFTALMOLÓGICOS. O uso oftalmológico é discutido no Capítulo 64.

NARCOLEPSIA E SÍNDROMES RELACIONADAS. A narcolepsia caracteriza-se por hipersônia. Alguns pacientes respondem ao tratamento com antidepressivos tricíclicos ou com inibidores da MAO. Alternativamente, os estimulantes do SNC podem ser úteis, como a anfetamina, a dextroanfetamina ou a metanfetamina. O tratamento com anfetaminas é complicado pelo risco de uso abusivo e probabilidade de desenvolvimento de tolerância e alterações comportamentais. A modafinila, um estimulante do SNC, pode ser benéfica na narcolepsia. Nos EUA, trata-se de uma substância controlada da classe IV. Seu mecanismo de ação na narcolepsia ainda não está claro. A armodafinila, o enantiômero-R da modafinila (mistura dos enantiômeros R- e S-), também é indicado para a narcolepsia.

REDUÇÃO DE MASSA CORPÓREA. A anfetamina promove perda de massa corpórea mais pela supressão do apetite do que pelo aumento do consumo de energia. Outros anorexígenos incluem a metanfetamina, a dextroanfetamina, a fentermina, a benzfetamina, a fendimetrazina, a fenmetrazina, a dietilpropiona, o mazindol, a fenilpropanolamina e a sibutramina (um fármaco adrenérgico/serotonérgico misto). Fenmetrazina, mazindol e fenilpropanolamina foram descontinuados nos EUA. As evidências disponíveis não aprovam o uso isolado desses fármacos na ausência de um programa mais abrangente, que reforce a necessidade de exercício físico e modificação da dieta.

TRANSTORNO DE DÉFICIT DE ATENÇÃO/HIPERATIVIDADE (TDAH). Essa síndrome, que habitualmente surge pela primeira vez na infância, caracteriza-se por atividade motora excessiva, dificuldade em manter a atenção e impulsividade. Diversos fármacos estimulantes foram usados no tratamento do TDAH, sendo particularmente indicados para os casos moderados a graves. O *metilfenidato* mostra-se eficaz em crianças com TDAH, constituindo a intervenção mais comum. O tratamento pode iniciar com a dose de 5 mg de *metilfenidato* pela manhã e no almoço; a dose é aumentada de modo gradual no decorrer de várias semanas, dependendo da resposta avaliada pelos pais, pelos professores e pelo médico. Em geral, a dose diária total não deve ultrapassar 60 mg; em virtude de sua curta duração de ação, a maioria das crianças necessita de duas ou três doses de metilfenidato ao dia. Preparações de liberação prolongada de *dextroanfetamina*, *metilfenidato*, *dexmetilfenidato* e *anfetamina* podem ser usadas em dose única diária em crianças e adultos. A *lisdexanfetamina* pode ser administrada 1 vez/dia, e formulações transdérmicas de metilfenidato são comercializadas para uso diurno. Os potenciais efeitos adversos dessas medicações consistem em insônia, dor abdominal, anorexia e perda de massa corporal, que pode estar associada a supressão do crescimento nas crianças. Foi aprovada uma formulação de liberação prolongada de *guanfacina*, um agonista de receptor α_{2A} para uso em crianças de 6-17 anos, no tratamento da TDAH.

Antagonistas dos receptores adrenérgicos

Os *antagonistas* dos receptores adrenérgicos inibem a interação da NE, da EPI e de outros simpatomiméticos com os receptores α e β (Figura 12-3). O Capítulo 8 fornece conhecimentos básicos adicionais. Os fármacos que bloqueiam os receptores de DA são considerados no Capítulo 13.

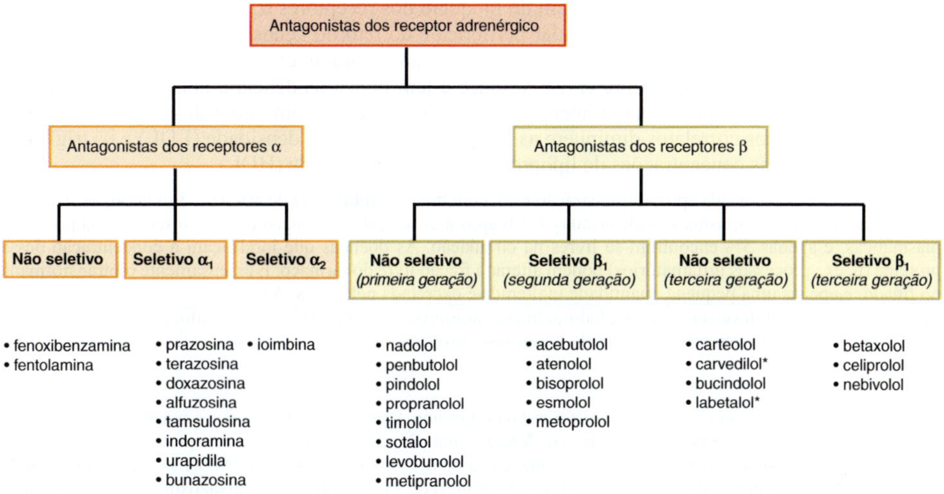

Figura 12-3 *Classificação dos antagonistas de receptores adrenérgicos.* Os fármacos marcados com (*) asterisco também bloqueiam receptores α_1.

Os receptores α_1 intermediam a contração dos músculos lisos arterial, venoso e visceral enquanto os receptores α_2 estão envolvidos na supressão da descarga simpática, no aumento do tônus vagal, na promoção da aglutinação das plaquetas, na inibição da liberação de NE e ACh das terminações nervosas e na regulação dos efeitos metabólicos (p. ex., supressão da secreção de insulina e inibição da lipólise). Os receptores α_2 também medeiam a contração de algumas artérias e veias.

Alguns dos efeitos mais importantes dos agonistas dos receptores α são observados clinicamente no sistema cardiovascular. Os antagonistas dos receptores α exibem um amplo espectro de especificidades farmacológicas e são quimicamente heterogêneos. Alguns desses agentes possuem afinidades acentuadamente diferentes pelos receptores α_1 e α_2. Mais recentemente, foram disponibilizados fármacos que discriminam os vários subtipos de determinado receptor; assim, por exemplo, a tansulosina é mais potente nos receptores α_{1A} do que nos receptores α_{1B}.

ANTAGONISTAS DE RECEPTORES α_1

PROPRIEDADES FARMACOLÓGICAS GERAIS. O bloqueio dos receptores adrenérgicos α_1 inibe a vasoconstrição induzida por catecolaminas endógenas; pode ocorrer vasodilatação nos vasos de resistência arteriolar e veias. O resultado é redução da pressão arterial devido a diminuição da resistência periférica. A intensidade deste efeito depende da atividade do sistema nervoso simpático no momento em que o antagonista é administrado e, assim, é menor em supino do que na posição vertical. Para a maioria dos antagonistas de receptor α, a queda da pressão arterial sofre oposição de reflexos barorreceptores que causam aumento da frequência e débito cardíaco, bem como retenção de líquidos (efeitos amplamente inibidos pelos antagonistas β). Esses reflexos são exagerados se o antagonista também bloqueia os receptores α_2 nas terminações nervosas simpáticas periféricas levando a maior liberação de NE e aumento da estimulação de receptores β_1 no coração e células justaglomerulares (Capítulo 8). O bloqueio dos receptores α_1 pode aliviar alguns dos sintomas da hiperplasia prostática benigna (HPB). A próstata e o trato urinário inferior exibem uma alta proporção de receptores α_{1A}.

AGENTES DISPONÍVEIS

PRAZOSINA E FÁRMACOS CORRELATOS. Devido, em parte, à sua maior seletividade por receptores α_1, esta classe de antagonistas dos receptores α tem maior utilidade clínica e substituiu, em grande parte, os antagonistas dos receptores α não seletivos de haloalquilamina (p. ex., fenoxibenzamina) e imidazolina (p. ex., fentolamina). A prazosina é o protótipo dos antagonistas α_1 seletivos.

A afinidade da prazosina pelos receptores α_1-adrenérgicos é cerca de mil vezes maior do que pelos receptores α_2-adrenérgicos. A prazosina possui potências semelhantes nos subtipos α_{1A}, α_{1B} e α_{1D}. A prazosina e os antagonistas α relacionados, doxazocina e tansulosina, são muitas vezes utilizados no tratamento da hipertensão (Capítulo 27).

PROPRIEDADES FARMACOLÓGICAS

Os principais efeitos da prazosina resultam do bloqueio dos receptores α_1 nas arteríolas e veias, provocando uma queda da resistência vascular periférica e do retorno venoso ao coração. Ao contrário de outros fármacos vasodilatadores, a sua administração habitualmente não aumenta a frequência cardíaca. A prazosina diminui a pré-carga cardíaca e tem pouca tendência a aumentar o débito e a frequência cardíacos. A prazosina também pode atuar no SNC, suprimindo a descarga simpática. A prazosina e fármacos correlatos diminuem as lipoproteínas de baixa densidade (LDL) e os triglicerídeos, e aumentam as concentrações de lipoproteínas de alta densidade (HDL).

A *prazosina* é bem absorvida após administração oral, com biodisponibilidade de 50-70%. Em geral, as suas concentrações máximas no plasma são alcançadas 1-3 h após a dose oral. O fármaco liga-se fortemente às proteínas plasmáticas, e apenas 5% encontram-se livres na circulação. As doenças que modificam a concentração dessa proteína (p. ex., processos inflamatórios) podem alterar a fração livre do fármaco. É extensamente biotransformada no fígado, e apenas uma pequena quantidade inalterada é excretada pelos rins. A meia-vida plasmática é de cerca de 3 h. A dose inicial deve ser de 1 mg, habitualmente administrada ao deitar. A dose é titulada de acordo com a pressão arterial. No tratamento extrabula da hiperplasia prostática benigna (HPB) são utilizados tipicamente de 1-5 mg, 2 vezes/dia.

TERAZOSINA. A *terazosina* é um análogo estrutural da prazosina. É menos potente do que a prazosina, porém mantém uma alta especificidade pelos receptores α_1. A terazosina não discrimina entre os receptores α_{1A}, α_{1B} e α_{1D}. A terazosina é mais hidrossolúvel do que a prazosina, e sua biodisponibilidade é alta (> 90%). A sua meia-vida é de cerca de 12 h, e a sua ação estende-se habitualmente por mais de 18 h. Terazosina e doxazosina induzem apoptose em células musculares lisas da próstata. Esse processo de apoptose pode diminuir os sintomas associados à HPB crônica. O efeito apoptótico da terazosina e da doxazosina parece estar mais relacionado à molécula de quinazolina do que ao antagonismo dos receptores α_1. Recomenda-se uma dose inicial de 1 mg que é titulada lentamente, para mais, dependendo da resposta terapêutica. Podem ser necessárias doses de 10 mg/dia para obter um efeito máximo na HPB.

DOXAZOSINA. A *doxazosina* é outro análogo estrutural da prazosina e antagonista altamente seletivo dos receptores α_1. É não seletivo para os subtipos α_1. A meia-vida da doxazosina é de cerca de 20 h, e a sua ação pode estender-se por 36 h. A biodisponibilidade e a extensão da biotransformação da doxazosina e da prazosina são similares. A doxazosina é administrada inicialmente em uma dose de 1 mg para tratamento da hipertensão ou da HPB. A doxazosina também pode ter ações benéficas no tratamento em longo prazo da HPB relacionada com a apoptose.

ALFUZOSINA. A *alfuzosina* é um antagonista dos receptores α_1 com afinidade semelhante por todos os subtipos de receptores α_1. É utilizada no tratamento da HPB, mas não para o tratamento da hipertensão. Sua biodisponibilidade é de cerca de 64%, com meia-vida de 3-5 h. A alfuzosina é substrato da CYP3A4. A dose recomendada é de um comprimido de liberação prolongada de 10 mg/dia, tomado após a mesma refeição cada dia.

TANSULOSINA. A *tansulosina* é um antagonista dos receptores α_1 com alguma seletividade pelos subtipos α_{1A} (e α_{1D}) em comparação com o subtipo α_{1B}. Essa seletividade pode favorecer o bloqueio dos receptores α_{1A} na próstata. A tansulosina é eficaz no tratamento da HPB, com pouco efeito sobre a pressão arterial. É bem absorvida e extensamente biotransformada por CYPs, apresenta meia-vida de 5-10 h. Pode ser administrada em uma dose inicial de 0,4 mg. A ocorrência de ejaculação anormal é um efeito adverso da tansulosina.

SILODOSINA. A silodosina tem seletividade pelos receptores α_{1A} em comparação com os α_{1B}. É biotransformada pela UGT2B7; a coadministração de inibidores desta enzima (p. ex., probenecida, ácido valproico, fluconazol) aumenta a exposição sistêmica a silodosina. O fármaco é aprovado para o tratamento da HPB. O principal efeito adversos da silodosina é a ejaculação retrógrada (28% dos tratados) A silodosina está disponível em cápsulas de 4 ou 8 mg.

EFEITOS ADVERSOS

O principal efeito adverso potencial da prazosina e de seus congêneres é o efeito da primeira dosagem: hipotensão postural acentuada e síncope são observados 30-90 min após uma dosagem inicial de prazosina. O risco do fenômeno de primeira dose é minimizado limitando a dosagem inicial (p. ex., 1 mg ao deitar), aumentando-a lentamente e acrescendo outros fármacos anti-hipertensivos com muita cautela. Efeitos adversos inespecíficos, como cefaleia, tontura e astenia, raramente limitam o tratamento com prazosina.

USOS TERAPÊUTICOS

Hipertensão. A prazosina e seus congêneres têm sido utilizados com sucesso no tratamento da hipertensão essencial (Capítulo 27).

Insuficiência cardíaca congestiva. Os antagonistas dos receptores α têm sido usados no tratamento da insuficiência cardíaca congestiva, mas não são os fármacos de primeira escolha.

Hiperplasia prostática benigna (HPB). A HPB produz obstrução uretral sintomática resultando em fluxo urinário fraco, polaciúria e nictúria. Os receptores α_1 no trígono da bexiga e na uretra contribuem para a resistência ao fluxo de urina, a prazosina diminui isso. A *finasterida* e a *dutasterida*, dois fármacos que inibem a conversão da testosterona em di-hidrotestosterona (Capítulo 41), e que podem reduzir o volume da próstata em alguns pacientes, foram aprovadas como monoterapia ou em combinação com antagonistas dos receptores α. Antagonistas seletivos α_1 são eficazes na HPB devido ao relaxamento do músculo liso no colo da bexiga, na cápsula da próstata e na uretra prostática. O tratamento combinado de doxazosina e finasterida reduz significativamente o risco de progressão clínica global da HPB mais do que o tratamento com cada fármaco isoladamente. A tansulosina, na dose recomendada de 0,4 mg/dia e silodosina na dose de 0,8 mg são menos propensos a causar hipotensão ortostática do que os outros fármacos. O subtipo de receptor α_1 predominante expressado na próstata humana é o receptor α_{1A}.

Outros distúrbios. Alguns estudos indicaram que a prazosina pode diminuir a incidência de vasospasmo digital em pacientes com doença de Raynaud; todavia, desconhece-se a sua eficácia relativa em comparação com bloqueadores dos canais de Ca^{2+}. A prazosina pode ter algum benefício em pacientes com outros distúrbios vasospásticos. A prazosina também pode ser útil no tratamento de pacientes com insuficiência valvar mitral ou aórtica, presumivelmente devido a uma redução da pós-carga.

ANTAGONISTAS DO RECEPTOR α_2-ADRENÉRGICO

A ativação dos receptores α_2 pré-sinápticos inibem a liberação de NE e outros cotransmissores pelas terminações nervosas simpáticas periféricas. A ativação dos receptores α_2 no SNC inibe a atividade do sistema nervoso simpático e causa a redução da pressão arterial. O bloqueio dos receptores α_2 com antagonistas seletivos como a *ioimbina* pode aumentar o efluxo simpático e potencializar a liberação de NE do terminal nervoso. Os antagonistas que também bloqueiam os receptores α_1 originam efeitos similares no efluxo e liberação de NE, mas o aumento líquido da pressão arterial é evitado pela inibição da vasoconstricção.

Embora certos leitos vasculares tenham receptores α_2 que promovem a contração do músculo liso, estes receptores são estimulados preferencialmente pelas catecolaminas circulantes, enquanto os receptores α_1 são ativados pela NE liberada das fibras nervosas simpáticas. A função fisiológica dos receptores α_2 vasculares na regulação do fluxo de sangue pelo interior de vários leitos vasculares é incerta. Os receptores α_2 contribuem para a contração do músculo liso na veia safena humana, enquanto os receptores α_1 estão mais proeminentes nas veias dorsais da mão. Os efeitos dos antagonistas receptores α_2 no sistema cardiovascular são dominados pelas ações no SNC e nas terminações nervosas simpáticas.

IOIMBINA. A ioimbina é um antagonista competitivo seletivo para os receptores α_2. A ioimbina penetra no SNC, onde atua elevando a pressão arterial e a frequência cardíaca; além disso, intensifica a atividade motora e provoca tremores. A ioimbina antagoniza os efeitos da 5-HT. No passado, foi extensamente utilizada no tratamento da disfunção sexual masculina. Alguns estudos sugerem que a ioimbina também pode ser útil na neuropatia diabética e na hipotensão postural. Nos EUA, a ioimbina pode ser comercializada legalmente como suplemento de dietas, contudo são proibidas as afirmações em bula de que desperta ou aumenta o desejo sexual ou melhore o desempenho sexual.

ANTAGONISTAS α-ADRENÉRGICOS NÃO SELETIVOS: FENOXIBENZAMINA E FENTOLAMINA

A fenoxibenzamina e fentolamina são antagonistas não seletivos dos receptores α. A fenoxibenzamina produz um antagonismo irreversível, enquanto a fentolamina produz um antagonismo competitivo.

Fenoxibenzamina e fentolamina causam redução progressiva da resistência periférica, aumentam o débito cardíaco (devido, em parte, a estimulação simpática reflexa) e aumentam a maior liberação de NE dos nervos simpáticos cardíacos devido ao antagonismo dos receptores α_2 pré-sinápticos. Hipotensão postural, um efeito destacado acompanhado de taquicardia reflexa que pode precipitar arritmias cardíacas, limita gravemente o uso destes fármacos para tratar a hipertensão essencial. Os antagonistas α_1 seletivos substituíram os bloqueadores α "clássicos" no tratamento da hipertensão essencial. Fenoxibenzamina e fentolamina continuam sendo comercializados para vários usos especializados.

Usos terapêuticos. O uso da fenoxibenzamina é no tratamento do feocromocitoma, os quais são tumores da medula suprarrenal e de neurônios simpáticos que secretam enormes quantidades de catecolaminas. A fenoxibenzamina é usada com frequência na preparação do paciente para a remoção cirúrgica do tumor. A conduta conservadora é iniciar o tratamento com fenoxibenzamina (na dosagem de 10 mg 2 vezes/dia) 1-3 semanas antes da cirurgia. A dose é aumentada em dias alternados até obter o efeito desejado na pressão arterial. O tratamento prolongado com fenoxibenzamina pode ser necessário em pacientes com feocromocitoma inoperável ou maligno. Em alguns pacientes, particularmente nos com doença maligna, a administração de metirosina pode ser um adjuvante útil (Capítulo 8). Os antagonistas de receptor β também são usados para tratar feocromocitoma, mas somente depois da administração dos antagonistas α.

A fentolamina pode também ser usada no controle de curta duração da hipertensão em pacientes com feocromocitoma. A fentolamina é usada localmente para prevenir a necrose dermal após o extravasamento inadvertido de um agonista α.

Toxicidade e efeitos adversos. Hipotensão é o principal efeito adverso da fenoxibenzamina e fentolamina. Além disso, a estimulação cardíaca reflexa pode causar taquicardia alarmante, arritmias cardíacas e eventos isquêmicos cardíacos, incluindo infarto do miocárdio. Pode ocorrer inibição reversível da ejaculação devido a impossibilidade de contração do músculo liso dos ductos deferentes e ductos ejaculatórios. A fenoxibenzamina é mutagênica no teste de Ames.

ANTAGONISTAS α-ADRENÉRGICOS ADICIONAIS

Alacaloides do esporão-do-centeio (ergot). Os alcaloides do esporão-do-centeio foram os primeiros antagonistas de receptores adrenérgicos descobertos. Informações sobre os alcaloides do esporão-do-centeio podem ser encontrados no Capítulo 13.

INDORAMINA. A indoramina é um antagonista seletivo e competitivo do receptor α_1 que também antagonisa os receptores H_1 e 5-HT. Como antagonista α_1 seletivo, a indoramina diminui a pressão arterial com taquicardia mínima. O fármaco também diminui a incidência de ataques do fenômeno de Raynaud. Alguns efeitos adversos da indoramina incluem sedação, boca seca e falhas na ejaculação. A indoramina não está disponível nos EUA.*

CETANSERINA. Antagonista de receptor de 5-HT/α_1, a cetanserina não está disponível nos EUA, e é discutida no Capítulo 13.

URADIPILA. A uradipila é um novo antagonista seletivo do receptor α_1 que não está disponível comercialmente nos EUA. O bloqueio dos receptores α_1 periféricos parece ser responsável primário para a hipotensão produzida pela uradipila, embora também tenha ações no SNC.

---

*N. do R.T. Nenhum destes fármacos (indoramina, cetanserina bunazosina e uradipila) está disponível no Brasil.

BUNAZOSINA. A bunazosina é um antagonista α_1 seletivo da classe das quinazolinas que pode reduzir a pressão arterial em pacientes com hipertensão. Este fármaco não está disponível nos EUA.

FÁRMACOS NEUROLÉPTICOS. A clorpromazina, o haloperidol e outros fármacos neurolépticos dos tipos da fenotiazina e butirofenona produzem bloqueio significativo dos receptores α e D_2.

ANTAGONISTAS DOS RECEPTORES β-ADRENÉRGICOS

Os antagonistas β-adrenérgicos podem ser diferenciados pelas seguintes propriedades:

- Afinidade relativa pelos receptores β_1 e β_2
- Atividade simpatomimética intrínseca
- Bloqueio de receptores α
- Diferenças na solubilidade em lípides
- Capacidade de causar vasodilatação
- Variáveis farmacocinéticas

Os antagonistas de receptores β-adrenérgicos são classificados como 'subtipo não seletivo' (primeira geração, β_1-seletivos (segunda geração) e 'não subtipo' ou 'subtipo seletivo' *com atividade cardiovascular adicional* (terceira geração). Esses últimos têm propriedades cardiovasculares adicionais (especialmente vasodilatação) que não parecem relacionadas ao bloqueio β. O Quadro 12-3 resume as propriedades farmacocinéticas e farmacológicas importantes dos antagonistas de receptores β.

Vários antagonistas de receptores β têm também atividade anestésica local ou estabilizadora de membrana que é independente do bloqueio β. Esses fármacos incluem o propranolol, acebutolol e carvedilol. Pindolol, metoprolol, betaxolol e labetalol têm efeito estabilizador de membrana fraco.

Quadro 12-3

Propriedades farmacológicas/farmacocinéticas dos fármacos bloqueadores dos receptores β-adrenérgicos

FÁRMACO	ATIVIDADE ESTABILIZADORA DE MEMBRANA	AAI	LIPOSSOLUBILIDADE	EXTENSÃO DA ABSORÇÃO (%)	BIODISPONIBILIDADE ORAL (%)	MEIA-VIDA PLASMÁTICA (h)
β-bloqueadores não seletivos clássicos: primeira geração						
Nadolol	0	0	Baixa	30	30-50	20-24
Pembutolol	0	+	Alta	~ 100	~ 100	~ 50
Pindolol	+	+++	Baixa	> 95	~ 100	3-4
Propranolol	++	0	Alta	< 90	30	3-5
Timolol	0	0	Baixa a moderada	90	75	4
β-bloqueadores β_1-seletivos: segunda geração						
Acebutolol	+	+	Baixa	90	20-60	3-4
Atenolol	0	0	Baixa	90	50-60	6-7
Bisoprolol	0	0	Baixa	≤ 90	80	9-12
Esmolol	0	0	Baixa	NA	NA	0,15
Metoprolol	+[a]	0	Moderada	~ 100	40-50	3-7
β-bloqueadores não seletivos com ações adicionais: terceira geração						
Carteolol	0	++	Baixa	85	85	6
Carvedilol	++	0	Moderada	> 90	~ 30	7-10
Labetalol	+	+	Baixa	> 90	~ 33	3-4
β-bloqueadores β_1-seletivos com ações adicionais: terceira geração						
Betaxolol	+	0	Moderada	> 90	~ 80	15
Celiprolol	0	+	Baixa	~ 74	30-70	5
Nebivolol	0	0	Baixa	NA	NA	11-30

AAI, atividade agonista intrínseca
[a]Detectável apenas em doses muito maiores do que as necessárias para bloqueio β.

SISTEMA CARDIOVASCULAR. Os principais efeitos terapêuticos dos receptores β-antagonistas ocorrem no sistema cardiovascular. É importante distinguir esses efeitos nos indivíduos normais daqueles observados em portadores de doença cardiovascular, como hipertensão ou isquemia do miocárdio.

Como as catecolaminas exercem ações cronotrópicas e inotrópicas positivas, os antagonistas dos receptores β diminuem a frequência cardíaca e a contratilidade do miocárdio. Quando a estimulação tônica dos receptores β é baixa, esse efeito é correspondentemente modesto. Entretanto, quando o sistema nervoso simpático é ativado, como durante o exercício ou o estresse, os antagonistas dos receptores β atenuam a elevação esperada na frequência cardíaca. A administração de curta duração de antagonistas dos receptores β, como o propranolol, diminui o débito cardíaco; a resistência periférica aumenta proporcionalmente para manter a pressão arterial, em consequência do bloqueio dos receptores β_2 vasculares e dos reflexos compensatórios, como aumento da atividade do sistema nervoso simpático, resultando em ativação dos receptores α vasculares. Entretanto, com o uso prolongado dos antagonistas β, a resistência periférica total retorna a seus valores iniciais ou diminui em pacientes com hipertensão. No caso de antagonistas β que também atuam como antagonistas dos receptores α_1, (p. ex., labetalol, carvedilol e bucindolol), o débito cardíaco é mantido, com maior redução da resistência periférica.

Os antagonistas β exercem efeitos significativos sobre o ritmo e a automaticidade cardíaca o que envolve o bloqueio de ambos os receptores, β_1 e β_2. Os antagonistas dos receptores β reduzem a frequência sinusal, diminuem a velocidade de despolarização espontânea de marca-passos ectópicos, diminuem a velocidade de condução nos átrios e no nodo AV e aumentam o período refratário funcional desse nodo.

ATIVIDADE COMO ANTI-HIPERTENSIVOS. Em geral, os antagonistas β não reduzem a pressão arterial em pacientes com pressão arterial normal. Todavia, esses fármacos baixam essa pressão em pacientes com hipertensão. Um mecanismo que parece colaborar nesta ação é a redução da liberação de renina do aparelho justaglomerular através dos receptores β_1 (Capítulo 26). Como os receptores β pré-sinápticos aumentam a liberação de NE dos neurônios simpáticos, a menor liberação de NE pelo bloqueio β é uma resposta possível. A administração prolongada de bloqueador β a paciente hipertenso leva a diminuição da resistência vascular periférica, finalmente.

Alguns antagonistas dos receptores β exercem efeitos adicionais, que podem contribuir para a sua capacidade de reduzir a pressão arterial. Todos esses fármacos produzem vasodilatação periférica; foram sugeridas propriedades que contribuem para esse efeito, incluindo a produção de óxido nítrico, a ativação dos receptores β_2, o bloqueio dos receptores α_1, o bloqueio da entrada de Ca^{2+}, a abertura dos canais de K^+ e a atividade antioxidante (Quadro 12-4 e Figura 12-4). Esses mecanismos parecem contribuir para os efeitos anti-hipertensivos ao acentuar a hipotensão, ao aumentar o fluxo sanguíneo periférico e ao diminuir a pós-carga. Foi também constatado que o celiprolol e o nebivolol produzem vasodilatação e, portanto, reduzem a pré-carga.

O propranolol e outros antagonistas não seletivos dos receptores β inibem a vasodilatação causada pelo isoproterenol e aumentam a resposta pressora à EPI. Isso é particularmente significativo em pacientes com feocromocitoma, nos quais os antagonistas dos receptores β só devem ser utilizados após estabelecimento de bloqueio adequado dos receptores α.

SISTEMA PULMONAR. Os antagonistas dos receptores β não seletivos, como o propranolol, bloqueiam os receptores β_2 no músculo liso brônquico. Esse bloqueio habitualmente tem pouco efeito sobre a função pulmonar de indivíduos normais. Todavia, nos pacientes com DPOC, esse bloqueio pode resultar em broncoconstrição potencialmente fatal. Embora os antagonistas β_1-seletivos ou os antagonistas com atividade simpatomimética intrínseca

Quadro 12-4

Antagonistas dos receptores β de terceira geração com supostos mecanismos adicionais de vasodilatação

PRODUÇÃO DE ÓXIDO NÍTRICO	AGONISMO DOS RECEPTORES β_2	ANTAGONISMO DOS RECEPTORES α_1	BLOQUEIO DA ENTRADA DE Ca^{2+}	ABERTURA DOS CANAIS DE K^+	ATIVIDADE ANTIOXIDANTE
Celiprolol[a] Nebivolol Carteolol Bopindolol[a] Nipradilol[a]	Celiprolol[a] Carteolol Bopindolol[a]	Carvedilol[b] Bucindolol[a] Bevantolol[a] Nipradilol[a] Labetalol	Carvedilol Betaxolol Bevantolol[a]	Tilisolol[a]	Carvedilol

[a]Atualmente não disponíveis nos EUA, onde a maior parte encontra-se em fase de investigação para uso.
[b]No Brasil, só o carvedilos estão disponíveis para uso sistêmico. O betaxolol está disponível apenas para uso tópico oftálmico.

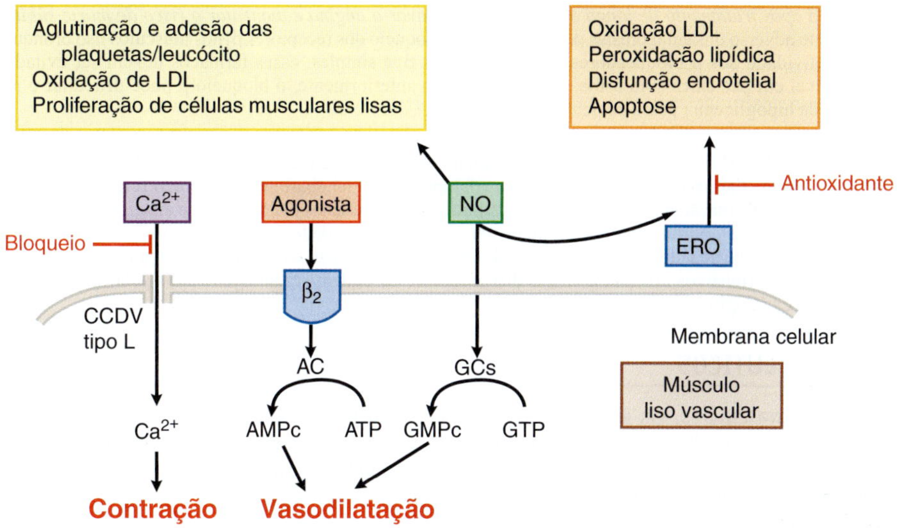

Figura 12-4 *Mecanismos subjacentes às ações vasodilatadoras dos bloqueadores β em vasos sanguíneos.* (ERO, espécie reativa de oxigênio; GCs, guanilato-ciclase solúvel; AC, adenilato-ciclase; CCDV-tipo L, canal de cálcio regulado por voltagem). (Modificada, com permissão, de Toda N. Vasodilating β-adrenoceptor blockers as cardiovascular therapeutics. *Pharmacol Ther*, 2003; 100;215-234, Copyright © Elsevier.)

tenham menor tendência do que o propranolol em aumentar a resistência das vias respiratórias em pacientes com asma, eles devem ser utilizados com muita cautela — ou nem devem ser utilizados —, em pacientes com doenças broncospásticas.

EFEITOS METABÓLICOS. As catecolaminas promovem a glicogenólise e mobilizam a glicose em resposta à hipoglicemia. Os bloqueadores β não seletivos podem retardar a recuperação da hipoglicemia no diabetes melito tipo 1 (dependente de insulina), porém raramente no diabetes melito tipo 2. Os antagonistas β podem interferir nos efeitos contrarreguladores das catecolaminas secretadas durante a hipoglicemia ao atenuar a percepção de sintomas, como tremor, taquicardia e nervosismo. Por conseguinte, os antagonistas dos receptores β-adrenérgicos devem ser utilizados com muita cautela em pacientes com diabetes lábil e reações hipoglicêmicas frequentes. Se um fármaco desse tipo é necessário, é preferível um antagonista $β_1$-seletivo.

Os antagonistas dos receptores β podem atenuar a liberação de ácidos graxos livres do tecido adiposo. Os antagonistas dos receptores β não seletivos reduzem de modo consistente o colesterol HDL e aumentam o LDL e os triglicerídeos. Em contrapartida, os antagonistas $β_1$-seletivos, incluindo o celiprolol, o carteolol, o nebivolol, o carvedilol e o bevantolol, melhoram o perfil dos lipídeos séricos de pacientes com dislipidemia. Enquanto o propranolol e o atenolol aumentam os triglicerídeos, o uso crônico de celiprolol, carvedilol e carteolol reduzem os níveis plasmáticos de triglicerídeos. Em contrapartida com os bloqueadores β clássicos, que diminuem a sensibilidade à insulina, os antagonistas dos receptores β vasodilatadores (p. ex., celiprolol, nipradilol, carteolol, carvedilol e dilevalol) aumentam a sensibilidade à insulina em pacientes que apresentam resistência à insulina.

Outros efeitos. Os antagonistas dos receptores β bloqueiam o tremor induzido pelas catecolaminas. Bloqueiam também a inibição da desgranulação dos mastócitos causada por elas.

EFEITOS ADVERSOS E PRECAUÇÕES

Os efeitos adversos mais comuns dos antagonistas β resultam como consequência farmacológica do bloqueio β. Assim, o bloqueio β pode causar ou agravar a insuficiência cardíaca em pacientes com insuficiência cardíaca compensada, infarto agudo do miocárdio ou cardiomegalia. No entanto, há evidências convincentes que a administração crônica de antagonistas β é eficaz em prolongar a vida no tratamento da insuficiência cardíaca em pacientes selecionados (Capítulo 28). O uso de antagonistas de receptores β adrenérgicos é contraindicado em pacientes com asma, DPOC, bradicardia sinusal e choque cardiogênico.

Bradicardia é a resposta normal ao bloqueio β; contudo, em pacientes com defeito de condução atrioventricular, parcial ou completa, os antagonistas β podem causar bradiarritmias com risco de vida. *A interrupção brusca do antagonista β após tratamento de longa duração pode agravar a angina e aumentar o risco de morte súbita.* O principal efeito adverso dos antagonistas β é causado pelo bloqueio dos receptores $β_2$ nos músculos liso bronquiais. Como a seletividade dos β bloqueadores pelos receptores $β_1$ é simples, esses fármacos devem ser evitados o quanto possível em pacientes com asma. Como registrado anteriormente, o bloqueio β pode dificultar o reconhecimento da hipoglicemia pelos pacientes.

INTERAÇÕES MEDICAMENTOSAS. Os sais de alumínio, a colestiramina e o colestipol, podem diminuir a absorção dos β-bloqueadores. Fármacos como a fenitoína, a rifampicina e o fenobarbital, bem como o fumo, induzem as enzimas de biotransformação hepática e podem diminuir as concentrações plasmáticas de antagonistas dos receptores β. A cimetidina e a hidralazina podem aumentar a biodisponibilidade do propranolol e do metoprolol, afetando o fluxo sanguíneo hepático. Os antagonistas dos receptores β podem comprometer a depuração da lidocaína. Os efeitos anti-hipertensivos dos antagonistas dos receptores β podem ser antagonizados pela indometacina e por outros AINEs (Capítulo 34).

USOS TERAPÊUTICOS

Doenças cardiovasculares. Os antagonistas dos receptores β são extensamente utilizados no tratamento da hipertensão, da angina e das síndromes coronarianas agudas, bem como da insuficiência cardíaca congestiva (Capítulos 27 e 28). Esses fármacos também são utilizados com frequência no tratamento das arritmias supraventriculares e ventriculares (Capítulo 29).

Os antagonistas dos receptores β, particularmente o propranolol, são utilizados no tratamento da miocardiopatia obstrutiva hipertrófica. O propranolol é útil para aliviar a angina, as palpitações e a síncope em pacientes com esses distúrbios. Os β-bloqueadores também podem atenuar a miocardiopatia induzida por catecolaminas no feocromocitoma.

GLAUCOMA. Os antagonistas dos receptores β são muito úteis no tratamento do glaucoma de ângulo aberto crônico.

Atualmente, dispõe-se de seis fármacos: carteolol, betaxolol, levobunolol, metipranolol, timolol e levobetaxolol. Esses fármacos diminuem a produção de humor aquoso. O glaucoma e seu tratamento são apresentados no Capítulo 64.

OUTROS USOS. Os antagonistas dos receptores β controlam muitos dos sinais e sintomas cardiovasculares do hipertireoidismo e mostram-se úteis como adjuvantes da terapia mais definitiva. Além disso, o propranolol inibe a conversão periférica da tiroxina em tri-iodotironina, um efeito que pode ser independente do bloqueio dos receptores β (Capítulo 39). Propranolol, timolol e metoprolol são eficazes na profilaxia da enxaqueca. Taquicardia, tremores musculares e outros sinais de aumento da atividade simpática são diminuídas pelos bloqueadores β.

ANTAGONISTAS DOS RECEPTORES β-ADRENÉRGICOS NÃO SELETIVOS

PROPRANOLOL

O propranolol interage com os receptores $β_1$ e $β_2$ com igual afinidade, carece de atividade simpatomimética intrínseca e não bloqueia os receptores α.

O propranolol é usado no tratamento da hipertensão e da angina. A dose oral inicial é de 40-80 mg/dia titulada para cima, até obter a resposta ótima (normalmente < 320 mg/dia). O propranolol é utilizado também no tratamento das arritmias/taquicardias supraventriculares, arritmias/taquicardias ventriculares, contrações ventriculares prematuras, taquiarritmias induzidas por digitálicos, infarto do miocárdio, feocromocitoma, tremor essencial e profilaxia da enxaqueca. Tem sido também utilizado para várias indicações ainda não aprovadas, incluindo tremores parkinsonianos (apenas a formulação de liberação prolongada), acatisia induzida por agentes antipsicóticos, sangramento de varizes na hipertensão portal e transtorno de ansiedade.

O propranolol é altamente lipofílico e sofre absorção quase completa após administração oral. Grande parte é biotransformada pelo fígado durante a primeira passagem pela circulação porta; em média, apenas cerca de 25% de uma dose alcançam a circulação sistêmica. Variações individuais na depuração hepática contribuem para a enorme variabilidade de suas concentrações plasmáticas (cerca de 20 vezes) após a administração oral. O grau de extração hepática declina com o aumento da dose. A biodisponibilidade do propranolol pode ser aumentada pela ingestão concomitante de alimento. O propranolol entra facilmente no SNC. Foram desenvolvidas formulações de liberação prolongada do propranolol para manter suas concentrações terapêuticas no plasma durante um período de 24 h.

NADOLOL

O nadolol é um antagonista de ação prolongada, com igual afinidade pelos receptores $β_1$ e $β_2$.

Uma característica distintiva do nadolol consiste em sua meia-vida relativamente longa. Pode ser utilizado no tratamento da hipertensão e da angina de peito. Os usos ainda não aprovados incluem profilaxia da enxaqueca, tremores parkinsonianos e sangramento de varizes na hipertensão portal. A sua meia-vida no plasma é de cerca de 20 h. O nadolol é excretado em grande parte na sua forma inalterada na urina e pode acumular-se em pacientes com insuficiência renal.

TIMOLOL

O timolol é um potente antagonista dos receptores β não seletivo utilizado no tratamento da hipertensão, insuficiência cardíaca congestiva, infarto agudo do miocárdio e profilaxia da enxaqueca.

A formulação oftalmológica do timolol, utilizada no tratamento do glaucoma, pode sofrer extensa absorção sistêmica (Capítulo 64). Podem ocorrer efeitos adversos em pacientes suscetíveis como os que padecem de asma ou com insuficiência cardíaca congestiva.

PINDOLOL

O pindolol é um antagonista dos receptores β não seletivo, com atividade simpatomimética intrínseca.

O pindolol possui baixa atividade estabilizadora da membrana e baixa lipossolubilidade. O pindolol é um agonista β parcial fraco e fármacos com esta característica podem ser preferidos como anti-hipertensivos para pacientes com diminuição da reserva cardíaca ou propensão à bradicardia. O pindolol é usado no tratamento da angina de peito e na hipertensão.

ANTAGONISTAS SELETIVOS DOS RECEPTORES β_1-ADRENÉRGICOS

METOPROLOL

O metoprolol é um antagonista β_1-seletivo.

Altamente absorvido por administração oral; todavia, a biodisponibilidade é relativamente baixa (cerca de 40%), devido à biotransformação de primeira passagem. As concentrações plasmáticas variam amplamente (até 17 vezes), talvez em virtude de diferenças geneticamente determinadas na taxa de metabolismo hepático pela CYP2D6. A meia-vida é de 3-4 h, mas pode duplicar-se em indivíduos cujo metabolismo pela CYP2D6 seja deficiente, os quais correm risco cinco vezes maior de apresentar efeitos adversos. Dispõe-se de uma formulação de liberação prolongada para administração 1 vez/dia.

Para o tratamento da hipertensão, a dose inicial usada é de 100 mg/dia. Algumas vezes, o fármaco mostra-se eficaz quando administrado 1 vez/dia, embora seja frequentemente fracionado em duas doses. Pode-se aumentar a dose a intervalos semanais até obter a redução ideal da pressão arterial. Em geral, o metoprolol é utilizado em duas doses no tratamento da angina estável. Para o tratamento inicial de pacientes com infarto agudo do miocárdio, dispõe-se de uma formulação intravenosa de tartarato de metoprolol. Em geral, está contraindicado para o tratamento do infarto agudo do miocárdio em pacientes com frequências cardíacas inferiores a 45 bpm, bloqueio cardíaco maior que o primeiro grau (intervalo PR ≥ 0,24 s), pressão arterial sistólica < 100 mmHg ou insuficiência cardíaca moderada a grave. O metoprolol também é eficaz na insuficiência cardíaca crônica.

ATENOLOL

O atenolol é um antagonista β_1-seletivo.

O atenolol sofre absorção incompleta (cerca de 50%) e excretado, em grande parte, de modo inalterado na urina com meia-vida de eliminação é de cerca de 5-8 h. O atenolol acumula em pacientes com insuficiência renal, devendo-se ajustar a dose em pacientes cuja depuração de creatinina é inferior a 35 mL/min. A dose inicial de atenolol usual para o tratamento da hipertensão é 50 mg/dia, administrada 1 vez/dia. Esta dose pode ser aumentada até 100 mg/dia. Foi constatado que o atenolol é eficaz se associado a um diurético, para pacientes idosos com hipertensão sistólica isolada.

ESMOLOL

O esmolol é um antagonista β_1-seletivo com rápido início de ação, porém com duração muito curta.

É utilizado quando se deseja um bloqueio β de curta duração ou em pacientes criticamente enfermos, nos quais os efeitos adversos de bradicardia, insuficiência cardíaca ou hipotensão podem exigir a rápida retirada do fármaco. O esmolol é administrado em injeção intravenosa lenta. É rapidamente hidrolisado por esterases nos eritrócitos e tem meia-vida de ~8 min. Os efeitos hemodinâmicos máximos ocorrem em 6-10 min após a administração de uma dose de ataque, e ocorre atenuação significativa do bloqueio β no período de 20 min após a interrupção da infusão. Como o esmolol é utilizado em situações urgentes que exigem um início imediato do bloqueio β, administra-se tipicamente uma dose de ataque parcial, seguida de infusão contínua. Se não for observado um efeito terapêutico adequado em 5 min, a mesma dose de ataque é repetida, seguida de infusão de manutenção em uma maior velocidade. Esse processo precisa ser repetido até alcançar o resultado desejado (p. ex., redução da frequência cardíaca ou da pressão arterial).

ACEBUTOLOL. O acebutolol é um antagonista seletivo dos receptores β_1-adrenérgicos, com alguma atividade simpatomimética intrínseca e estabilizadora da membrana. O acebutolol é bem absorvido e sofre biotransformação de primeira passagem significativa a um metabólito ativo, o *diacetolol*, que é responsável pela maior parte da atividade do fármaco. O acebutolol é usado no tratamento da hipertensão, arritmia ventricular e atrial, infarto agudo do miocárdio. A dose inicial de acebutolol na hipertensão é de 400 mg/dia administrado em dose única ou dividido em duas vezes. Em geral, são obtidas respostas ótimas com doses de 400-800 mg/dia (faixa de 200-1.200 mg).

BISOPROLOL. O bisoprolol é um antagonista altamente seletivo dos receptores β_1 aprovado para o tratamento da hipertensão. O bisoprolol pode ser considerado como opção de tratamento-padrão na seleção de um β-bloqueador para uso em associação com inibidores da ECA e diuréticos para pacientes com insuficiência cardíaca e no tratamento da hipertensão. Em geral, é bem tolerado, e os efeitos adversos consistem em tontura, bradicardia, hipotensão e fadiga. É eliminado por excreção renal (50%) e metabolismo hepático (50%).

BETAXOLOL. O betaxolol é um antagonista seletivo do receptor β_1 com leve atividade estabilizadora de membranas. O betaxolol é usado no tratamento da hipertensão, angina de peito e glaucoma. Em geral, é bem tolerado e os efeitos adversos são leves e transitórios. No glaucoma reduz a pressão intraocular reduzindo a produção de humor aquoso no olho,

ANTAGONISTAS DOS RECEPTORES β COM EFEITOS CARDIOVASCULARES ADICIONAIS (β-BLOQUEADORES DE TERCEIRA GERAÇÃO)

Os β-bloqueadores de terceira geração promovem vasodilatação por meio de vários mecanismos (Quadro 12-4 e Figura 12-4).

LABETALOL

O labetalol é um representante de uma classe de fármacos que atua como antagonista competitivo nos receptores α_1 e β. As propriedades farmacológicas desses fármacos são complexas, visto que cada isômero exibe atividades relativas diferentes.

As propriedades da mistura incluem bloqueio seletivo dos receptores α_1 (em comparação com o subtipo α_2), bloqueio dos receptores β_1 e β_2, atividade agonista parcial nos receptores β_2 e inibição da captação neuronal de NE (efeito semelhante ao da cocaína) (Capítulo 8). A potência da mistura para bloqueio dos receptores β é 5-10 vezes maior do que aquela para bloqueio dos α_1. As ações do labetalol sobre os receptores α_1 e β contribuem para a queda da pressão arterial observada em pacientes com hipertensão. O bloqueio dos receptores α_1 causa relaxamento do músculo liso arterial e vasodilatação. O bloqueio β_1 também contribui para a queda da pressão arterial, em parte através da interrupção da estimulação simpática reflexa do coração. Além disso, a atividade simpatomimética intrínseca do labetalol nos receptores β_2 pode contribuir para a vasodilatação.

O labetalol está disponível na forma oral para o tratamento da hipertensão crônica e em uma formulação intravenosa para uso nas emergências hipertensivas. Tem sido associado à lesão hepática em um número limitado de pacientes.

CARVEDILOL

O carvedilol bloqueia os receptores β_1, β_2 e α_1 e tem também efeitos antioxidantes e anti-inflamatórios. O carvedilol produz vasodilatação.

O carvedilol é extremamente lipofílico e capaz de proteger as membranas celulares da lipoperoxidação. Em doses elevadas, o carvedilol exerce atividade bloqueadora dos canais de Ca^{2+}. O carvedilol não aumenta a densidade dos receptores. O carvedilol melhora a função ventricular e diminui a taxa de mortalidade e morbidade em pacientes com insuficiência cardíaca congestiva leve a grave. O carvedilol sofre rápida absorção após administração oral, atingindo concentrações plasmáticas máximas em 1-2 h. Não foi observada alteração significativa da sua farmacocinética em pacientes idosos com hipertensão, e não há necessidade de nenhuma mudança da dose em pacientes com insuficiência renal moderada a grave. Devido ao extenso metabolismo oxidativo do carvedilol no fígado, sua farmacocinética pode ser profundamente afetada pelos fármacos que induzem ou inibem a oxidação, o que inclui o indutor rifampicina e os inibidores como cimetidina, quinidina, fluoxetina e paroxetina.

BUCINDOLOL. O bucindolol é um antagonista β-adrenérgico não seletivo de terceira geração com fraca atividade bloqueadora α_1. O bucindolol reduz a pós-carga e aumenta os níveis plasmáticos de colesterol HDL, porém não afeta os triglicerídeos plasmáticos. O bucindolol é extensamente biotransformado no fígado e tem meia-vida de cerca de 8 h. O requerimento de 'fármaco novo' encontra-se sob avaliação no FDA.

CELIPROLOL. O celiprolol é um antagonista cardiosseletivo dos receptores β, com efeitos vasodilatadores e broncodilatadores fracos, atribuídos à sua atividade agonista β_2-seletivo parcial. O celiprolol pode antagonizar receptores α_2-adrenérgicos periféricos, promover a produção de NO e inibir o estresse oxidativo. Em grande parte não é biotransformado, sendo excretado em sua forma inalterada na urina e nas fezes. O celiprolol é usado no tratamento da hipertensão e da angina.

NEBIVOLOL. O nebivolol é um antagonista seletivo do receptor β_1 com atividade vasodilatadora mediada por NO endotelial e aprovado para o tratamento da hipertensão. O isômero *d* é o componente β-bloqueador ativo, enquanto o isômero *l* é responsável pela maior produção de NO. O nebivolol é lipofílico e a administração simultânea de clortalidona, hidroclortiazida, teofilina ou digoxina reduz a extensão da absorção. A ação vasodilatadora dependente de NO e sua elevada seletividade pelo receptor β_1-adrenérgico provavelmente contribuem para sua eficácia e boa tolerabilidade (p. ex., menos fadiga e disfunções sexuais) como fármaco anti-hipertensivo. A biotransformação ocorre via CYP2D6.

OUTROS ANTAGONISTAS DOS RECEPTORES β-ADRENÉRGICOS. Há vários antagonistas dos receptores β-adrenérgicos comercializados como preparações oftálmicas para o tratamento de glaucoma (Capítulo 64).

Para uma listagem bibliográfica completa, consulte ***As Bases Farmacológicas da Terapêutica de Goodman e Gilman***, 12ª edição.

Capítulo 13

5-Hidroxitriptamina (serotonina) e dopamina

A 5-hidroxitriptamina (5-HT, serotonina) e a dopamina (DA) têm importantes ações no SNC e na periferia. Foram delineados 14 subtipos de receptores de 5-HT e 5 subtipos de receptores de DA por análises farmacológicas e clonagem do cDNA. A disponibilidade de receptores clonados permitiu o desenvolvimento de fármacos seletivos para subtipos, bem como a elucidação das ações desses neurotransmissores no nível molecular.

5-HIDROXITRIPTAMINA

A 5-HT é encontrada em altas concentrações nas células enterocromafins por todo o trato gastrintestinal (GI), em grânulos de armazenamento nas plaquetas e largamente por todo o SNC. A 5-HT regula o músculo liso no sistema cardiovascular e no trato GI e aumenta a aglutinação das plaquetas.

SÍNTESE E METABOLISMO DA 5-HT. A 5-HT é sintetizada em via de duas etapas, a partir do aminoácido essencial, triptofano (Figura 13-1).

O triptofano é transportado ativamente até o cérebro por uma proteína transportadora. Os níveis de triptofano no cérebro refletem sua concentração no plasma e as concentrações plasmáticas de outros aminoácidos que competem pelo transportador de captação no cérebro. A *triptofano hidroxilase*, enzima que limita a velocidade na via de síntese, converte o triptofano em L-5-hidroxitriptofano; essa enzima não é regulada por inibição pelo produto final. A triptofano hidroxilase do cérebro em geral não é saturada com o substrato; em consequência é a concentração de triptofano no cérebro que influencia a síntese de 5-HT.

A L-aminoácido aromático descarboxilase (AADC) converte o L-5-hidroxitriptofano em 5-HT; encontra-se amplamente distribuída e tem ampla especificidade de substrato. O produto sintetizado, a 5-HT, acumula-se em grânulos secretores por um transportador vesicular de monoaminas (TVMA2); a 5-HT vesicular é liberada dos *neurônios serotonérgicos* por *exocitose*. No sistema nervoso, a ação da 5-HT liberada termina por captação neuronal mediada por um transportador 5-HT específico (SERT), localizado na membrana das terminações axônicas serotonérgicas e na membrana das plaquetas. Esse sistema de captação é a forma pela qual as plaquetas adquirem 5-HT, visto que carecem das enzimas necessárias para sua síntese. Os transportadores de aminas são distintos dos TVMA2, que concentram aminas em vesículas de armazenamento intracelulares, sendo um transportador inespecífico de aminas, enquanto o transportador da 5-HT é específico.

A principal via de metabolismo da 5-HT envolve a desaminação oxidativa pela *monoaminoxidase* (MAO); o aldeído intermediário é convertido em ácido 5-hidroxindolacético (5-HIAA) pela *aldeído desidrogenase* (Figura 13-1). O 5-HIAA é ativamente transportado para fora do cérebro por um processo sensível ao inibidor de transporte inespecífico, a *probenecida*. O 5-HIAA do cérebro e dos locais periféricos de armazenamento e metabolismo da 5-HT é excretado na urina, junto a pequenas quantidades de sulfato 5-hidroxitriptofol ou conjugados de glicuronídeo. A faixa habitual de excreção urinária de 5-HIAA por um adulto normal é de 2-10 mg/dia. A ingestão de etanol resulta em quantidades elevadas de $NADH_2$ (Capítulo 23), que desvia o 5-hidroxindolacetaldeído da via oxidativa para a redutora e tende a aumentar a excreção de 5-hidroxitriptofol, reduzindo correspondentemente a excreção de 5-HIAA.

Das duas isoformas da MAO (Capítulo 8) a MAO-A metaboliza preferencialmente a 5-HT e a NE; DA e a triptamina são igualmente metabolizadas por ambas as isoformas. Os neurônios contêm ambas as isoformas da MAO, que se localizam primariamente na membrana externa das mitocôndrias. A MAO-B constitui a principal isoforma nas plaquetas, que contém grandes quantidades de 5-HT.

FUNÇÕES FISIOLÓGICAS DA SEROTONINA

RECEPTORES MÚLTIPLOS DE 5-HT

Os múltiplos subtipos de receptores de 5-HT clonados compreendem a maior das famílias conhecidas de receptores de neurotransmissores. Os subtipos de receptores da 5-HT são expressos em padrões distintos, porém frequentemente superpostos e estão acoplados a diferentes mecanismos de sinalização transmembrana (Quadro 13-1).

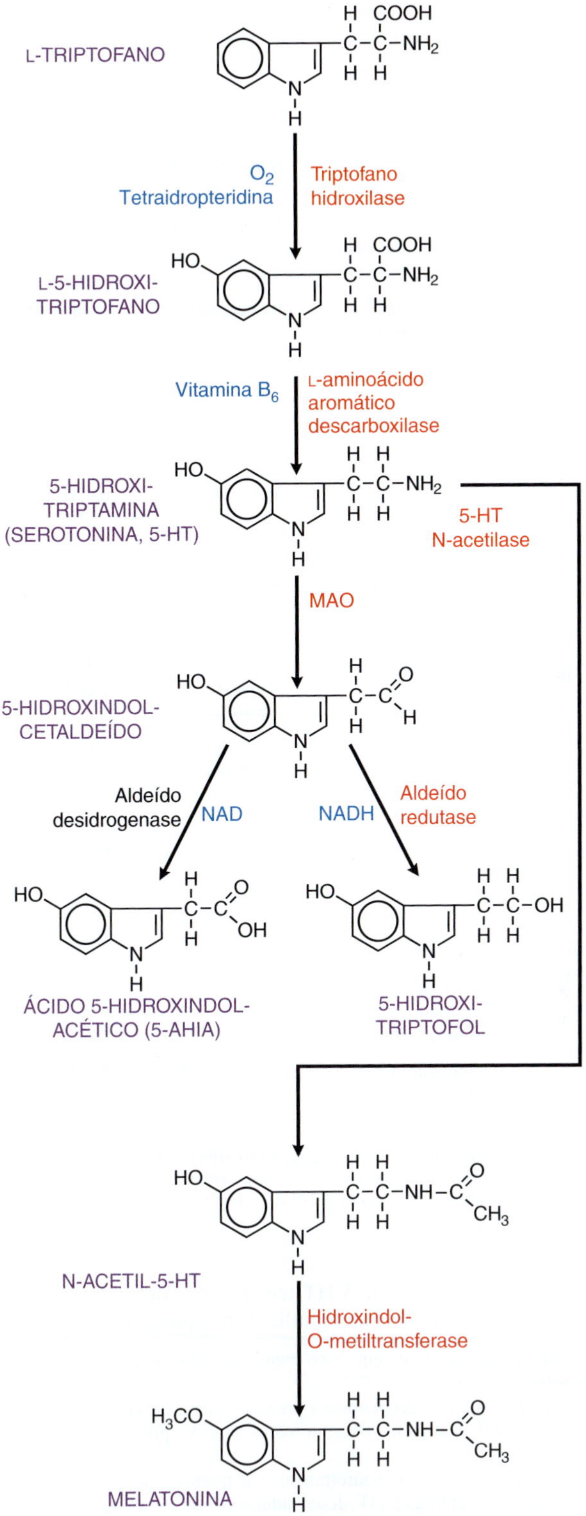

Figura 13-1 *Síntese e inativação da serotonina.* As enzimas são identificadas em letras vermelhas, enquanto os cofatores aparecem em azul.

Quadro 13-1

Subtipos de receptores da serotonina

SUBTIPO	TRANSDUÇÃO DE SINAL	LOCALIZAÇÃO	FUNÇÃO	AGONISTA SELETIVO	ANTAGONISTA SELETIVO
$5\text{-}HT_{1A}$	↓ AC	Núcleo da rafe, córtex, hipocampo	Autorreceptor	8-OH-DPAT	WAY 100135
$5\text{-}HT_{1B}$[a]	↓ AC	Subículo, globo pálido, substância negra	Autorreceptor	—	—
$5\text{-}HT_{1D}$	↓ AC	Vasos sanguíneos cranianas, globo pálido, substância negra	Vasoconstrição	Sumatriptana	—
$5\text{-}HT_{1E}$	↓ AC	Córtex, estriado	—	—	—
$5\text{-}HT_{1F}$[b]	↓ AC	Cérebro e periferia	—	—	—
$5\text{-}HT_{2A}$[c]	↑ PLC e PLA²	Plaquetas, músculo liso, córtex cerebral	Aglutinação, contração, excitação neuronal	$\alpha\text{-}CH_3\text{-}5\text{-}HT$, DOI, MCPP	Cetanserina LY53857
$5\text{-}HT_{2B}$	↑ PLC	Fundo do estômago	Contração	$\alpha\text{-}CH_3\text{-}5\text{-}HT$, DOI	LY53857
$5\text{-}HT_{2C}$	↑ PLC PLA²	Plexo coroide, hipotálamo	Produção de LCS Excitação neuronal	$\alpha\text{-}CH_3\text{-}5\text{-}HT$, DOI,	LY53857 Mesulergina
$5\text{-}HT_3$[d]	Cátions	Nervos parassimpáticos, trato solitário, área postrema	Excitação neuronal	$2\text{-}CH_3\text{-}5\text{-}HT$	Ondansetrona, tropisetrona
$5\text{-}HT_4$	↑ AC	Hipocampo, trato GI	Excitação neuronal	Renzaprida	GR 113808
$5\text{-}HT_{5A}$	↓ AC	Hipocampo	Desconhecido	—	—
$5\text{-}HT_{5B}$	Desconhecido	—	Pseudogene	—	—
$5\text{-}HT_6$	↑AC	Hipocampo, estriado, núcleo acumbente	Excitação neuronal	—	SB 271046
$5\text{-}HT_7$	↑AC	Hipotálamo, hipocampo, trato GI	Desconhecido	5-CAT	

AC, adenilato-ciclase; PLC, fosfolipase C; PLA_2; fosfolipase A_2; 8-OH-DPAT, 8-hidróxi-[2-*N*,*N*-dipropilamino]-tetralina; DOI, 1-[2,5- dimetoxi-4-iodofenil] isopropilamina; MCPP, metaclorfenilpiperazina; MK212; 5-CAT, 5-carboxamino-triptamina
[a]Também referido como $5\text{-}HT_{1D\beta}$. [b]Também referido como $5\text{-}HT_{1E\beta}$. [c]Também referido como receptor D. [d]Canal iônico ligado por 5-HT, também referido como receptor M.

Quatro das sete famílias de receptores de 5-HT têm funções definidas. As famílias de receptores $5\text{-}HT_1$, $5\text{-}HT_2$ e $5\text{-}HT_{4\text{-}7}$ são membros da superfamília de receptores acoplados a proteína-G (GPCR).

- A subfamília do receptor $5\text{-}HT_1$ consiste em cinco membros todos os quais se acoplam preferencialmente ao $G_{i/o}$ e inibem a adenilato-ciclase.
- Os três subtipos de receptores $5\text{-}HT_2$ acoplam-se a proteínas Gq/G_{11} e ativam a via $PLC\text{-}DAG/IP_3\text{-}Ca^{2+}\text{-}PKC$. Os receptores $5\text{-}HT_{2A}$ e $5\text{-}HT_{2C}$ também ativam a fosfolipase A_2, promovendo a liberação de ácido araquidônico.
- O receptor $5\text{-}HT_3$ é o único receptor de neurotransmissor monoamina que atua como canal iônico operado por ligantes. A ativação dos receptores $5\text{-}HT_3$ desencadeia uma despolarização rapidamente dessensibilizante, mediada pela regulação de cátions.
- Os receptores $5\text{-}HT_4$ se acoplam a G_S para ativar a adenilato-ciclase levando ao aumento do AMPc intracelular.

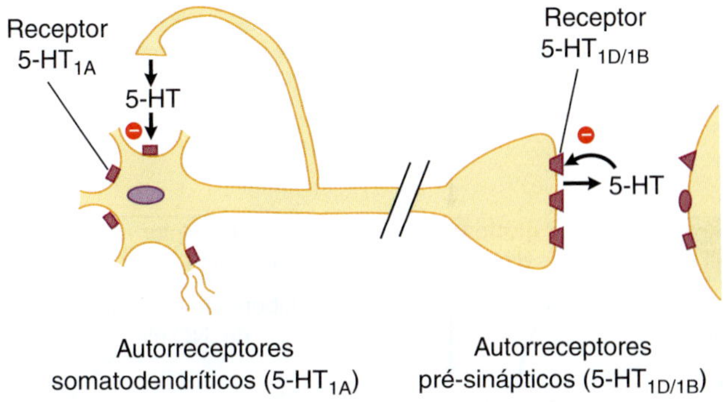

Figura 13-2 *Duas classes de autorreceptores de 5-HT com diferentes localizações.* Os autorreceptores 5-HT_{1A} somatodendríticos diminuem a descarga das células da rafe quando ativados pela 5-HT liberada de colaterais axônicos do mesmo neurônio ou de neurônios adjacentes. O subtipo de receptor do autorreceptor pré-sináptico nos terminais axônicos no prosencéfalo exibe propriedades farmacológicas diferentes e foi classificado como 5-HT_{1D} (nos humanos) ou como 5-HT_{1B} (nos roedores). Esse receptor modula a liberação da 5-HT. Os receptores 5-HT_1 pós-sinápticos também estão indicados.

Os subtipos 5-HT_{1A}, o 5-HT_{1B} e 5-HT_{1D} também ativam um canal de K^+ operado por receptores e inibem um canal de Ca^{2+} regulado por voltagem. O receptor 5-HT_{1A} é encontrado nos núcleos da rafe do tronco encefálico, onde atua como autorreceptor somatodendrítico inibitório nos corpos celulares de neurônios serotonérgicos (Figura 13-2). O receptor 5-$HT_{1D/1B}$ atua como autorreceptor em terminações axônicas, inibindo a liberação de 5-HT. Os receptores 5-HT_{1D} expressos em abundância na substância negra e nos núcleos basais regulam a taxa de descarga das células que contêm DA e sua liberação nas terminações axônicas.

Os receptores 5-HT_{2A} encontram-se distribuídos em ampla escala pelo SNC (primariamente nas áreas de terminação serotonérgicas, com altas densidades em áreas pré-frontal e parietal e córtex somatossensorial) bem como nas plaquetas no sangue (Figura 13-3) e nas células musculares lisas. O receptor 5-HT_{2C} foi implicado no controle da produção do líquido cerebrospinal, no comportamento alimentar e humor.

Os receptores 5-HT_3 localizam-se nas terminações parassimpáticas do trato GI, incluindo aferentes vagais e esplâncnicos. No SNC, verifica-se a presença de receptores 5-HT_3 em alta densidade no núcleo do trato solitário e na área postrema. Os receptores 5-HT_3 tanto no trato GI quanto no SNC participam da resposta emética, proporcionando uma base para as propriedades antieméticas dos antagonistas dos receptores 5-HT_3.

No SNC, os receptores 5-HT_4 são encontrados em neurônios dos colículos superior e inferior, bem como no hipocampo. No trato GI, os receptores 5-HT_4 localizam-se em neurônios do plexo mioentérico, bem como em células musculares lisas e secretoras. No trato GI, a estimulação dos receptores 5-HT_4 induz a secreção e facilita o reflexo peristáltico. O último efeito pode explicar a utilidade das benzamidas procinéticas nos distúrbios gastrintestinais (Capítulo 46).

Dois subtipos do receptor 5-HT_5 foram clonados; embora tenha sido mostrado que o receptor 5-HT_{5A} inibe o adenilato-ciclase, não foi descrito ainda o acoplamento funcional do receptor 5-HT_{5B}. Dois outros receptores clonados, o 5-HT_6 e o 5-HT_7, estão ligados à ativação da adenilato-ciclase. Os receptores 5-HT_7 podem desempenhar um papel no relaxamento do músculo liso no trato GI e nos vasos. O antipsicótico atípico, clozapina, tem alta afinidade pelos receptores 5-HT_6 e 5-HT_7; ainda não se sabe se essa propriedade está relacionada com a maior eficiência da clozapina, quando comparada com os antipsicóticos convencionais (Capítulo 16).

AÇÕES DA 5-HT NOS SISTEMAS FISIOLÓGICOS

PLAQUETAS. As plaquetas diferem dos outros elementos figurados do sangue por expressar mecanismos envolvidos na captação, no armazenamento e na liberação endocitótica de 5-HT. A 5-HT não é sintetizada nas plaquetas, porém captada a partir da circulação e armazenada em grânulos secretores por transporte ativo, de modo semelhante à captação e ao armazenamento da serotonina pelas terminações nervosas serotonérgicas.

Assim, o transporte dependente de Na^+ através da membrana de superfície das plaquetas, por meio do transportador 5-HT, é seguido de captação nos grânulos de armazenamento mediado por TVMA2, criando um gradiente de 5-HT de até 1.000:1, com concentração interna de 0,6 M nas vesículas de armazenamento.

Quando as plaquetas estabelecem contato com o endotélio lesado (Capítulo 30), elas liberam substâncias que promovem a aglutinação plaquetária e secundariamente liberam 5-HT (Figura 13-4). A 5-HT liga-se a receptores 5-HT_{2A} plaquetários e desencadeia uma resposta de aglutinação fraca, acentuadamente intensificada pela presença de colágeno. Se a lesão do vaso sanguíneo atingir uma profundidade a ponto de expor o músculo liso vascular, a 5-HT exerce um efeito vasoconstritor direto,

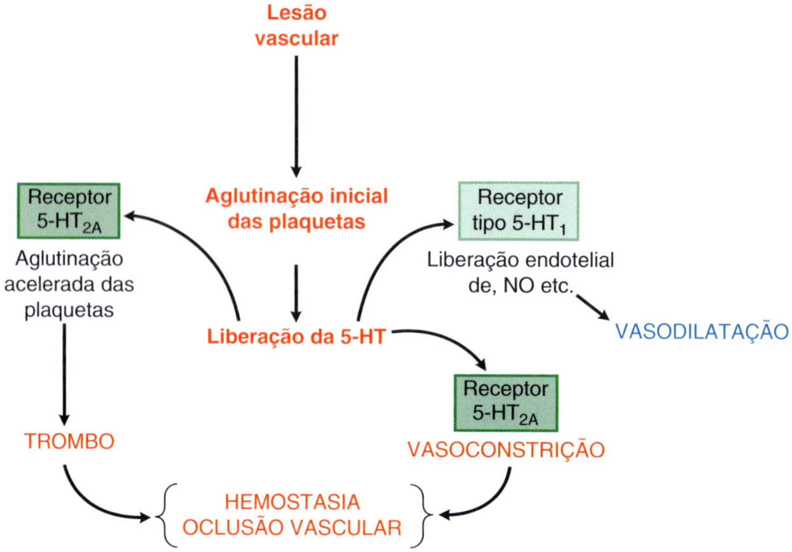

Figura 13-3 *Representação esquemática das influências locais da 5-HT plaquetária.* A liberação da 5-HT armazenada nas plaquetas é desencadeada pela aglutinação. As ações locais da 5-HT consistem em retroalimentação sobre as plaquetas (alteração morfológica e aglutinação acelerada), sendo mediadas por interação com receptores 5-HT_{2A} nas plaquetas, estimulação da produção de NO mediada por receptores semelhantes aos 5-HT_1 no endotélio vascular e contração do músculo liso vascular, mediada por receptores 5-HT_{2A}, influências que atuam em combinação com muitos outros mediadores que não são mostrados, promovendo a formação de trombo e a hemostasia. Consultar Capítulo 30 para mais informações sobre a aderência e a aglutinação plaquetária, bem como os fatores que contribuem para a formação do trombo e a coagulação sanguínea.

contribuindo assim para a hemostasia, que é potencializada pela liberação local de autacoides (tromboxano A_2, cininas e peptídeos vasoativos). Já a 5-HT pode interagir com as células endoteliais e estimular a produção de NO e antagonizar sua própria ação vasoconstritora, bem como a vasoconstrição causada por outros agentes liberados localmente.

SISTEMA CARDIOVASCULAR. A resposta clássica dos vasos sanguíneos a 5-HT consiste em contração, particularmente nas circulações esplâncnica, renal, pulmonar e cerebral. A 5-HT também induz uma variedade de respostas cardíacas, que resultam da ativação de múltiplos subtipos de receptores de 5-HT, da estimulação ou inibição da atividade nervosa autônoma ou do predomínio de respostas reflexas a 5-HT.

Assim, a 5-HT exerce ações inotrópicas e cronotrópicas positivas sobre o coração, que podem ser atenuadas pela estimulação simultânea de nervos aferentes a partir de barorreceptores e quimiorreceptores. A ativação dos receptores 5-HT_3 nas terminações do nervo vago produz o reflexo de Bezold-Jarisch, causando bradicardia extrema e hipotensão. A resposta local dos vasos sanguíneos arteriais a 5-HT também pode ser inibitória, como resultado da estimulação do endotélio para a produção de óxido nítrico (NO) e de prostaglandinas e do bloqueio da liberação de NE dos nervos simpáticos. Por outro lado, a 5-HT amplifica as ações constritoras locais de NE, angiotensina II e histamina, reforçando a resposta hemostática à 5-HT.

TRATO GI. As células enterocromafins na mucosa gástrica são o local de síntese e da maior parte do armazenamento da 5-HT no organismo, constituindo a fonte da 5-HT circulante. A motilidade do músculo liso gástrico e intestinal pode ser intensificada ou inibida por pelo menos seis subtipos de receptores da 5-HT (Quadro 13-2).

A liberação basal de 5-HT entérica aumenta por estiramento mecânico tal como o causado pelo alimento e por estimulação eferente vagal. A 5-HT liberada entra na veia porta e, subsequentemente, é metabolizada pela MAO-A no fígado. A 5-HT que sobrevive à oxidação hepática pode ser capturada pelas plaquetas ou é rapidamente removida pelo endotélio dos capilares pulmonares e inativada. A 5-HT liberada das células enterocromafins também atua localmente, regulando a função GI. Os receptores 5-HT_3, abundantes nos neurônios aferentes vagais e em outros neurônios aferentes, bem como nas células enterocromafins, desempenham um papel central no vômito (Capítulo 46). A 5-HT entérica inicia contrações peristálticas quando liberada em resposta à acetilcolina, à estimulação nervosa simpática, a elevações da pressão intraluminal e à redução do pH.

Quadro 13-2

Algumas ações da 5-HT no trato gastrintestinal

LOCAL	RESPOSTA	RECEPTOR
Células enterocromafins	Liberação de 5-HT	5-HT_3
	Inibição da liberação de 5-HT	5-HT_4
Células ganglionares entéricas (pré-sinápticas)	Liberação de ACh	5-HT_4
	Inibição da liberação de ACh	5-HT_{1P}, 5-HT_{1A}
Células ganglionares entéricas (pós-sinápticas)	Despolarização rápida	5-HT_3
	Despolarização lenta	5-HT_{1P}
Músculo liso, intestinal	Contração	5-HT_{2A}
Músculo liso, fundo gástrico	Contração	5-HT_{2B}
Músculo liso, esôfago	Contração	5-HT_4

ACh, acetilcolina.

SNC. Todos os receptores 5-HT clonados são expressos no cérebro. A 5-HT influencia inúmeras funções cerebrais, incluindo o sono, a cognição, a percepção sensorial, a atividade motora, a regulação da temperatura, a nocicepção, o humor, o apetite, o comportamento sexual e a secreção hormonal. O papel dos receptores 5-HT específicos nestas funções foram definidos em camundongos nocaute (Quadro 13-3).

Os principais corpos celulares dos neurônios de 5-HT localizam-se nos núcleos da rafe do tronco encefálico e projetam-se através do cérebro e da medula espinal (Capítulo 14). Além de sua liberação em sinapses discretas, a liberação da serotonina também ocorre em locais de intumescimento axônico, denominadas *varicosidades,* que não formam contatos sinápticos distintos. Acredita-se que a 5-HT liberada em varicosidades não sinápticas sofra difusão para alvos distantes, em vez de atuar sobre alvos sinápticos discretos, atuando como neuromodulador e como neurotransmissor (Capítulo 14). As terminações nervosas serotonérgicas contêm as proteínas necessárias para a síntese de 5-HT a partir do L-triptofano. A 5-HT recém-formada acumula-se rapidamente nas vesículas sinápticas (por meio da TVMA2), onde está protegida da MAO. A 5-HT liberada pelos impulsos nervosos acumula-se novamente na terminação pré-sináptica por meio do transportador de 5-HT, SERT (SLC6A4; Capítulo 5). A captação pré-sináptica é um mecanismo altamente eficiente para interromper a ação da 5-HT liberada por impulso nervoso. A MAO localizada em elementos pós-sinápticos e nas células vizinhas inativa rapidamente a 5-HT que escapa da recaptação neuronal e do armazenamento.

ELETROFISIOLOGIA. As consequências fisiológicas da liberação de 5-HT variam de acordo com a área do cérebro e o elemento neuronal envolvido, bem como de acordo com a população de subtipo(s) de receptores de 5-HT expresso(s) (Quadro 13-4).

Quadro 13-3

Função fisológica dos receptores de 5-HT definido pelos fenótipos em camundongos nocautes (deficientes em receptores)

	5-HT_{1A}	5-HT_{1B}	5-HT_{2A}	5-HT_{2B}	5-HT_{2C}	5-HT_3	5-HT_4	5-HT_{5A}	5-HT_6	5-HT_7
Ansiedade	↑		↓							
Agressão		↑								
Defeitos cardíacos				Letal						
Ingestão de alimento					↑					
Suscetibilidade a convulsões					↑		↑			
Nocicepção						↓				
Atividade exploratória								↑		
Sensibilidade ao etanol									↓	
Termoregulação										↓

As setas indicam a direção da alteração
Ver o Quadro 13-2 do texto original, 12ª ed. Para as referências.

Quadro 13-4

Efeitos eletrofisiológicos dos receptores de 5-HT

SUBTIPO	RESPOSTA
5-$HT_{1A,B}$	Aumento da condutância do K^+ Hiperpolarização
5-HT_{2A}/5-HT_{2C}	Diminuição da condutância do K^+ Despolarização lenta
5-HT_3	Regulação do Na^+, K^+ Despolarização rápida
5-HT_4	Diminuição da condutância do K^+ Despolarização lenta

COMPORTAMENTO

CICLO DE SONO-VIGÍLIA. A 5-HT tem função no ciclo sono-vigília.

A depleção da 5-HT com o uso de *p*-clorofenilalanina, um inibidor da triptofano hidroxilase, causa insônia que é revertida pela administração do precursor 5-hidroxitriptofano. Já o tratamento com L-triptofano ou com agonistas não seletivos da 5-HT acelerou o início do sono e prolongou o tempo total de sono. Os antagonistas da 5-HT podem aumentar e diminuir o sono de ondas lentas, refletindo provavelmente uma função de interação ou de antagonismo para subtipos de receptores da 5-HT. Um resultado relativamente consistente em seres humanos e animais de laboratório é o aumento do sono de ondas lentas após a administração de um antagonista seletivo dos receptores 5-$HT_{2A/2C}$, como a ritanserina.

AGRESSÃO E IMPULSIVIDADE. A 5-HT tem função crítica na agressão e impulsividade.

Os estudos realizados em humanos revelaram a existência de uma correlação entre os baixos níveis de 5-HIAA no líquido cerebrospinal e a impulsividade violenta e agressão. Os camundongos nocaute que carecem do receptor 5-HT_{1B} exibiram extrema agressividade, sugerindo um papel para os receptores 5-HT_{1B} no desenvolvimento de vias neuronais importantes na agressão, ou um papel direto na mediação do comportamento agressivo. Um estudo genético em humanos identificou uma mutação puntiforme no gene que codifica a MAO-A, que foi associada à extrema agressividade e retardamento mental, o que foi confirmado em camundongos nocaute que carecem de MAO-A.

ANSIEDADE E DEPRESSÃO. Os efeitos de fármacos ativos sobre a 5-HT na ansiedade e em distúrbios depressivos, como os inibidores seletivos da recaptação de serotonina (ISRSs), sugerem fortemente um papel para a 5-HT na mediação neuroquímica desses distúrbios.

Inibidores da recaptação de 5-HT por meio do transportador SERT (SLC6A4) prolongam o tempo de permanência da 5-HT na sinapse. Os ISCSs como a fluoxetina, potencializam e prolongam a ação da 5-HT liberada na atividade neuronal. Se coadministrada com L-5-hidroxitriptofano, o ISRS causa intensa ativação das respostas serotonérgicas. ISRSs (citalopram, escitalopram, fluoxetina, fluvoxamina, paroxetina e sertralina) são os mais usados no tratamento da depressão endógena (Capítulo 15).

APETITE. A *sibutramina*, um inibidor da captação de 5-HT, NE e DA é usada como supressor do apetite no tratamento da obesidade.

A sibutramina é classificada como um inibidor seletivo da captação de serotonina/norepinefrina (ICSN). Outros ICSNs incluem a duloxetina, (aprovada contra depressão, neuropatia periférica e fibromialgia), venlafaxina (aprovada para o tratamento de depressão, ansiedade e doença do pânico), desvenlafaxina (aprovada contra depressão) e milnaciprano (aprovada contra fibromialgia).

AGONISTAS E ANTAGONISTAS DOS RECEPTORES DE 5-HT

AGONISTAS DOS RECEPTORES DE 5-HT

Os agonistas dos receptores de 5-HT de ação direta têm estruturas químicas amplamente diferentes, bem como diversas propriedades farmacológicas e são empregados no tratamento farmacológico da enxaqueca, ansiedade, depressão, vômitos induzidos por quimioterápicos e distúrbios da motilidade GI (Quadro 13-5).

Quadro 13-5

Fármacos serotonérgicos: ações primárias e indicações clínicas

RECEPTOR	AÇÃO	EXEMPLOS DE FÁRMACOS	DISTÚRBIO CLÍNICO
5-HT_{1A}	Agonista parcial	Buspirona, ipsaperona	Ansiedade, depressão
5-HT_{1D}	Agonista	Sumatriptana	Enxaqueca
$5\text{-HT}_{2A/2C}$	Antagonista	Metissergida, risperidona, cetanserina	Enxaqueca, depressão, esquizofrenia
5-HT_3	Antagonista	Ondansetrona	Vômitos induzidos por quimioterapia
5-HT_4	Agonista	Cisaprida	Distúrbios gastrintestinais
SERT (Transportador de 5-HT)	Inibidor	Fluoxetina, sertralina	Depressão, distúrbio obsessivo-compulsivo, transtorno do pânico, fobia social, transtorno de estresse pós-traumático

AGONISTAS DOS RECEPTORES DE 5-HT E ENXAQUECA. A 5-HT constitui um mediador importante na patogenia da enxaqueca. Consistente com esta hipótese, os agonistas de receptor da 5-HT são a base do tratamento *agudo* da crise de enxaqueca. A eficácia dos fármacos antienxaqueca varia com a ausência ou presença de aura, a duração da cefaleia, sua gravidade e sua intensidade, bem como a presença de fatores genéticos e ambientais ainda não definidos.

AGONISTAS DOS RECEPTORES $5\text{-HT}_{1B/1D}$: AS TRIPTANAS. As triptanas são derivadas do indol e são fármacos eficazes contra as enxaquecas agudas. Sua capacidade de diminuir, em vez de agravar, as náuseas e os vômitos da enxaqueca constitui um importante avanço no tratamento dessa condição. Os compostos disponíveis incluem almotriptana, eletriptana, frovatriptana, naratriptana, rizatriptana, sumatriptana e zolmitriptana. A sumatriptana contra a enxaqueca também é comercializada em combinações de dose-fixa com naproxeno.

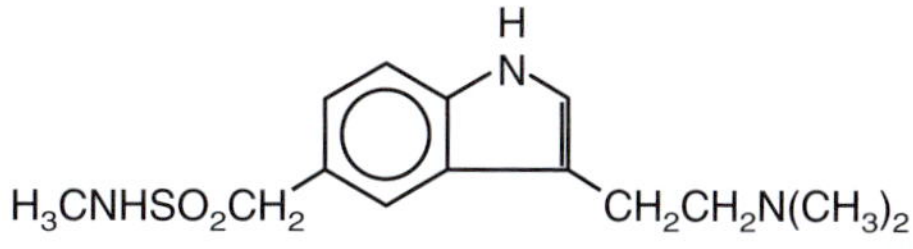

SUMATRIPTANA

Propriedades farmacológicas. Os efeitos farmacológicos das triptanas parecem limitar-se à família de receptores 5-HT_1, constituindo evidência de que essa subclasse de receptores desempenha um importante papel no alívio agudo da crise de enxaqueca. As triptanas interagem de forma potente com os receptores 5-HT_{1B} e 5-HT_{1D}, bem como receptores α_1 e α_2-adrenérgicos, β-adrenérgicos, dopaminérgicos, colinérgicos muscarínicos e dos benzodiazepínicos. As doses clinicamente efetivas das triptanas correlacionam-se bem com sua afinidade pelos receptores 5-HT_{1B} e 5-HT_{1D} apoiando a hipótese de que os receptores 5-HT_{1B} e/ou 5-HT_{1D} são os mais provavelmente envolvidos no mecanismo de ação dos fármacos agudos antienxaqueca.

Mecanismo de ação. O mecanismo da eficácia dos agonistas $5\text{-HT}_{1B/1D}$ na enxaqueca não está resolvido. Uma hipótese de enxaqueca sugere que eventos ainda desconhecidos levam a uma dilatação anormal das anastomoses arteriovenosas da carótida na cabeça e o fluxo de sangue arterial da carótida "desviado" causa isquemia e hipoxia cerebrais percebido como dor de cabeça. A ativação dos receptores $5\text{-HT}_{1B/1D}$ pode causar constrição dos vasos sanguíneos intracranianos incluindo as anastomoses arteriovenosas, fechando os desvios e restabelecendo o fluxo ao cérebro. Uma hipótese alternativa propõe que ambos os receptores 5-HT_{1B} e 5-HT_{1D} atuam como autorreceptores pré-sinápticos que bloqueiam a liberação de neuropeptídeos pró-inflamatórios do terminal nervoso, no espaço perivascular, o que pode explicar sua eficácia no tratamento agudo da enxaqueca.

Absorção, destino e excreção. Administrada por via subcutânea, a sumatriptana alcança a concentração plasmática máxima em cerca de 12 min. Após administração oral, as concentrações plasmáticas máximas são observadas em 1-2 h. A biodisponibilidade pela via subcutânea é cerca de 97%; por via oral ou aerossol nasal, é de apenas 14-17%. A meia-vida de eliminação é de aproximadamente 1-2 h. A sumatriptana é biotransformada predominantemente pela MAO-A, e seus metabólitos são excretados na urina.

A zolmitriptana alcança concentrações plasmáticas máximas 1,5-2 h após administração oral. A zolmitriptana é convertida em um metabólito *N*-desmetil ativo, cuja afinidade pelos receptores 5-HT_{1B} e 5-HT_{1D} é várias vezes maior do que a do fármaco original. Tanto o metabólito quanto o fármaco original têm meias-vidas de 2-3 h.

A naratriptana, administrada por via oral, alcança concentrações plasmáticas máximas em 2-3 h. Trata-se da segunda triptana de ação mais longa, com meia-vida de cerca de 6 h. 50% da dose administrada de naratriptana são excretadas de modo inalterado na urina e cerca de 30% são excretadas como produtos de oxidação das CYPs.

A rizatriptana atinge níveis plasmáticos máximos 1-1,5 h após a ingestão oral. Uma forma posológica de desintegração oral tem velocidade de absorção ligeiramente mais baixa. A principal via de biotransformação da rizatriptana consiste em desaminação oxidativa pela MAO-A.

Efeitos adversos e contraindicações. A administração de agonistas dos receptores 5-HT_1 tem sido associada a eventos cardíacos raros, porém graves, incluindo vasospasmo coronariano, isquemia transitória do miocárdio, arritmias atriais e ventriculares e infarto do miocárdio, predominantemente em pacientes com fatores de risco para coronariopatia. Todavia, em geral, são observados apenas efeitos adversos mínimos com as triptanas no tratamento agudo da enxaqueca. Após a injeção subcutânea de sumatriptana os pacientes, com frequência, sentem irritação no local da injeção (dor leve e transitória, ardência ou sensação de queimação). O efeito adverso mais comum da sumatriptana na forma de aerossol nasal consiste em gosto amargo. As triptanas administradas por via oral podem causar parestesias, astenia e fadiga, rubor, sensação de pressão, aperto ou dor no tórax, no pescoço e na mandíbula, sonolência, tontura, náuseas e sudorese.

Como as triptanas podem causar elevação aguda, habitualmente pequena, na pressão arterial, elas são contraindicadas para pacientes com hipertensão não controlada. A naratriptana está contraindicada para pacientes com comprometimento renal ou hepático graves. A rizatriptana deve ser utilizada com cautela em pacientes com doença renal ou hepática, porém não está contraindicada para eles. A eletriptana é contraindicada na presença de doença hepática. A almotriptana, a rizatriptana, a sumatriptana e a zolmitriptana são contraindicadas para pacientes que usaram inibidores da monoaminoxidase nas duas semanas precedentes, e todas as triptanas são contraindicadas em pacientes recentemente expostos a alcaloides do esporão-do-centeio ou outros agonistas 5-HT.

AS TRIPTANAS NO TRATAMENTO DA ENXAQUECA. As triptanas são eficazes no tratamento da enxaqueca (com ou sem aura).

Cerca de 70% dos indivíduos relatam alívio significativo da enxaqueca com a dose de 6 mg de sumatriptana por via subcutânea. Essa dose pode ser repetida mais uma vez em um período de 24 h. A dose oral de sumatriptana é de 25-100 mg, podendo ser repetida depois de 2 h, até uma dose total de 200 mg durante um período de 24 h. Quando é administrada por aerossol nasal, recomenda-se uma dose de 5-20 mg, dose que pode ser repetida depois de 2 h, até atingir a dose máxima de 40 mg durante um período de 24 h. O início da ação com aplicação nasal é em 15 min. A zolmitriptana é administrada por via oral, na dose de 1,25-2,5 mg, que pode ser repetida depois de 2 h, até o máximo de 10 mg em um período de 24 h. A naratriptana é administrada por via oral, em uma dose de 1-2,5 mg, que não deve ser repetida antes de decorridas 4 h da dose anterior (dose máxima de 5 mg/24h). A dose oral de rizatriptana é de 5-10 mg. A dose pode ser repetida depois de 2 h, até ao máximo de 30 mg em um período de 24 h.

ALCALOIDES DO ERGOT (ESPORÃO-DO-CENTEIO). O ergot é produto de um fungo (*Claviceps purpurea*) que cresce no centeio e em outros cereais. Os efeitos farmacológicos dos alcaloides do ergot são variados e complexos; em geral, os efeitos resultam de suas ações como agonistas parciais ou antagonistas nos receptores serotonérgicos, dopaminérgicos e adrenérgicos. A história, química e propriedades farmacológicas dos alcaloides do ergot são discutidas em detalhes no Capítulo 13 da 12ª edição de *As Bases Farmacológicas da Terapêutica de Goodman e Gilman*. Os principais usos dos alcaloides do ergot são os seguintes:

- No tratamento da enxaqueca (tartarato de ergotamina e mesilato de di-hidroergotamina, em diversas formulações de dosagens; metissergida na profilaxia)
- No controle da secreção de prolactina (bromocriptina, utilizando seu efeito de agonista do receptor DA)
- No aumento do tônus uterino (todos os alcaloides naturais do ergot tem esse efeito, mas a ergometrina* e seu derivado semissintético metilergometrina substituíram outras preparações de ergot como estimulantes uterinos em obstetrícia)

USO DO ERGOT NO TRATAMENTO DA ENXAQUECA. Os múltiplos efeitos farmacológicos dos alcaloides do ergot complicaram a determinação de seu mecanismo de ação exato no tratamento agudo da enxaqueca. As ações dos alcaloides do ergot nos receptores 5-$HT_{1B/1D}$ provavelmente medeiam seus efeitos antienxaqueca *agudos*. O uso dos alcaloides do ergot na enxaqueca deve limitar-se a pacientes que sofrem crises frequentes de enxaqueca moderada ou crises infrequentes de enxaqueca grave. As preparações de ergot devem ser administradas o mais cedo possível após o início da cefaleia. A absorção gastrintestinal dos alcaloides do ergot é errática, o que talvez contribua para a grande variação observada na resposta do paciente a esses fármacos.

USO DOS ALCALOIDES DO ERGOT NA HEMORRAGIA PÓS-PARTO. Todos os alcaloides do esporão-do-centeio naturais aumentam acentuadamente a atividade motora do útero. À medida que aumenta a dose, as contrações tornam-se mais poderosas e prolongadas, o tônus em repouso aumenta dramaticamente e pode ocorrer contratura persistente. Essa característica é muito compatível com seu uso após o parto ou aborto para controlar o sangramento e manter a contração uterina. Na prática obstétrica atual, os alcaloides do esporão-do-centeio são utilizados primariamente na prevenção da hemorragia pós-parto.

---

*N. de R.T. Nos EUA, a ergometrina é conhecida como ergonovina.

EFEITOS ADVERSOS E CONTRAINDICAÇÕES DOS ALCALOIDES DO *ERGOT*. Os alcaloides do esporão-do-centeio estão contraindicados para mulheres grávidas ou passíveis de engravidar, visto que esses fármacos podem causar lesão fetal e aborto. Os alcaloides do esporão-do-centeio também estão contraindicados para pacientes com doença vascular periférica, coronariopatia, hipertensão, comprometimento da função hepática ou renal e sepse. Os alcaloides do esporão-do-centeio não devem ser tomados até 24 h após o uso de triptanas e tampouco devem ser utilizados concomitantemente com outros fármacos capazes de provocar vasoconstrição.

METISSERGIDA. A metissergida (butanolamida do ácido 1-metil-*d*-lisérgico) interage com receptores 5-HT_1, mas seus efeitos terapêuticos parecem refletir primariamente o bloqueio dos receptores 5-HT_{2A} e 5-HT_{2C}.

Apesar de ser um derivado do ergot, a metissergida tem atividade vasoconstritora e ocitócica apenas fraca. A metissergida é usada no tratamento profilático da enxaqueca e de outras cefaleias vasculares. A fibrose inflamatória constitui uma complicação potencialmente grave do tratamento prolongado, dando origem a várias síndromes que incluem fibrose pleuropulmonar e fibrose coronária e endocárdica. Em geral, a fibrose regride após a suspensão do fármaco, embora se tenha relatado a ocorrência de lesão persistente de valvas cardíacas. Se a metissergida for utilizada cronicamente, o tratamento deve ser interrompido durante 3 semanas ou mais a cada 6 meses. A metissergida não está disponível nos EUA.

DIETILAMIDA DO ÁCIDO D-LISÉRGICO (LSD). O LSD é agonista não seletivo da 5-HT. Esse derivado do ergot altera profundamente o comportamento humano, induzindo distorção sensorial (especialmente visual) e alucinações em doses de apenas 1 μg/kg. Os potentes efeitos do LSD sobre a alteração da mente explicam seu uso abusivo pelos humanos.

O LSD interage com os receptores de 5-HT no cérebro, atuando como agonista/agonista parcial. O LSD imita a 5-HT nos autorreceptores 5-HT_{1A} nos corpos celulares da rafe, ocasionando uma acentuada redução na taxa de descarga dos neurônios serotonérgicos. Na rafe, o LSD e a 5-HT são igualmente eficazes; todavia, em áreas de projeções axônicas serotonérgicas (como os centros de conexão visual), o LSD é muito menos eficaz que a 5-HT. Em um modelo comportamental animal os efeitos do LSD e de outros alucinógenos sobre o estímulo discriminativo parecem ser mediados pela ativação dos receptores 5-HT_{2A}. O LSD também interage poderosamente com muitos outros receptores da 5-HT, incluindo receptores clonados cujas funções ainda não foram determinadas. Já os derivados alucinogênicos da fenetilamina são agonistas seletivos dos receptores 5-$HT_{2A/2C}$. As teorias atuais do mecanismo de ação do LSD e de outros alucinógenos focalizam a ruptura entre a passagem talâmica e a sobrecarga sensorial do córtex mediada pelo receptor 5-HT_{2A}. Os exames de imagens tomográficas obtidas por emissão de pósitrons revelaram que a administração do alucinógeno psilocibina (o componente ativo do *shrooms*, uma variedade de cogumelo) imita o padrão de ativação cerebral observado em pacientes esquizofrênicos sofrendo alucinações. Essa ação da psilocibina é bloqueada mediante tratamento prévio com antagonistas dos receptores 5-$HT_{2A/2C}$.

BUSPIRONA. Buspirona, gepirona e ipsapirona são agonistas parciais seletivos nos receptores 5-HT_{1A}. A buspirona tem sido eficaz no tratamento da ansiedade (Capítulo 15). A buspirona mimetiza as propriedades antiansiedade, mas não interage com receptores $GABA_A$ e não tem as propriedades sedativas e anticonvulsivantes das benzodiazepinas.

VILAZODONA. A vilazodona é um ISRS e agonista parcial no receptor 5-HT_{1A}. Está aprovado pelo FDA para o tratamento dos principais distúrbios depressivos em adultos nos EUA.

m-CLOROFENILPIPERAZINA (mCPP). As ações da mCPP *in vivo* refletem primariamente a ativação dos receptores 5-HT_{1B} e/ou 5-$HT_{2A/2C}$; a mCPP um metabólito ativo do fármaco antidepressivo *trazodona*.

Os estudos realizados em animais sugerem participação maior do receptor 5-HT_{2C} nas ações ansiogênicas da mCPP. A mCPP aumenta a secreção de cortisol e de prolactina, provavelmente por meio de uma combinação de ativação dos receptores 5-HT_1 e 5-$HT_{2A/2C}$. Além disso, aumenta a secreção do hormônio do crescimento, aparentemente por um mecanismo que não depende da 5-HT.

LOCARSERINA. A locarserina é um agonista de receptor 5-HT_{2C} aprovado para redução da massa corporal.

A redução do consumo de alimento e a promoção de saciedade parecem resultar da ativação seletiva dos receptores 5-HT_{2C} em neurônios anorexígenos pró-opiomelanocortina (POMC) no núcleo arqueado do hipotálamo.

ANTAGONISTAS DOS RECEPTORES DE 5-HT

As propriedades dos antagonistas dos receptores de 5-HT também variam amplamente. Os alcaloides do esporão-do-centeio e compostos relacionados tendem a atuar como antagonistas inespecíficos dos receptores da 5-HT. Todavia, alguns derivados do esporão-do-centeio, como a metergolina, ligam-se preferencialmente a membros da família dos receptores 5-HT_2. Na atualidade, dispõe-se de vários antagonistas seletivos dos receptores 5-$HT_{2A/2C}$ e 5-HT_3. A cetanserina é o protótipo dos antagonistas dos receptores 5-HT_{2A}. Uma grande série de antagonistas dos receptores 5-HT_3 está sendo explorada para o tratamento de vários distúrbios GI (p. ex., a ondansetrona, a dolassetrona, a granissetrona e a palonossetrona). Todos os antagonistas do receptor 5-HT_3 são muito eficazes no tratamento das náuseas provocadas pela quimioterapia e a alossetrona está indicada contra a síndrome do intestino irritável (Capítulo 46).

CETANSERINA. A cetanserina bloqueia poderosamente os receptores 5-HT_{2A}, exerce bloqueio menos potente sobre os receptores 5-HT_{2C} e não tem efeito significativo sobre os receptores 5-HT_3 ou 5-HT_4 ou qualquer outro membro da família dos receptores 5-HT_1. A cetanserina também bloqueia os receptores α-adrenérgicos e H_1 de histamina.

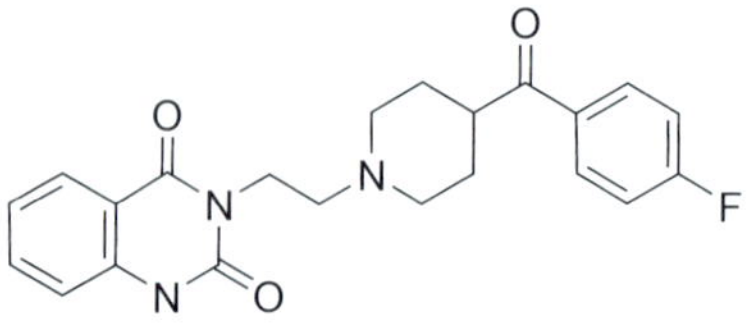

CETANSERINA

A cetanserina diminui a pressão arterial em pacientes com hipertensão, proporcionando uma redução comparável àquela observada com antagonistas dos receptores β-adrenérgicos ou com diuréticos. Este efeito provavelmente se relaciona com o bloqueio dos receptores α_1-adrenérgicos. A cetanserina inibe a agregação plaquetária induzida pela 5-HTSua biodisponibilidade oral é de cerca de 50% e a meia-vida plasmática é de 12-25 h. O mecanismo primário de inativação consiste na biotransformação hepática. A cetanserina não é comercializada nos EUA. Os congêneres químicos da cetanserina, como a ritanserina, são antagonistas mais seletivos dos receptores 5-HT_{2A}, com baixa afinidade pelos receptores α_1 adrenérgicos. Entretanto, a ritanserina, bem como a maioria dos outros antagonistas dos receptores 5-HT_{2A}, também antagonizam de modo potente os receptores 5-HT_{2C}.

ANTIPSICÓTICOS ATÍPICOS. A clozapina, um antagonista dos receptores 5-$HT_{2A/2C}$, representa a classe de antipsicóticos atípicos, com incidência reduzida de efeitos adversos extrapiramidais em comparação com os neurolépticos clássicos (Capítulo 16). A clozapina também tem alta afinidade por subtipos de receptores da DA.

Uma das estratégias comuns para o desenvolvimento de outros antipsicóticos atípicos consiste em combinar a ação bloqueadora dos receptores 5-$HT_{2A/2C}$ e receptores D_2 dopamínicos na mesma molécula. A risperidona é um potente antagonista dos receptores 5-HT_{2A} e D_2. Há relatos de que a administração de baixas doses de risperidona atenua os sintomas negativos da esquizofrenia, com baixa incidência de efeitos adversos extrapiramidais.

CIPROEPTADINA. A ciproeptadina é um antagonista eficaz dos receptores H_1. A ciproeptadina também tem destacada atividade bloqueadora da 5-HT no músculo liso, fixando-se aos receptores 5-HT_{2A}. Além disso, possui fraca atividade anticolinérgica e propriedades depressoras leves do SNC.

A ciproeptadina compartilha as propriedades e os usos de outros antagonistas dos receptores H_1 (Capítulo 32). As ações bloqueadoras da ciproeptadina sobre a 5-HT explicam seu valor no uso extrabula contra a síndrome *dumping* ('despejo') pós-gastrectomia, na hipermotilidade intestinal do carcinoide e na profilaxia da enxaqueca. Todavia, a ciproeptadina não constitui o tratamento preferido contra essas afecções.

METISSERGIDA. A metissergida tem atividade agonista e antagonista em múltiplos receptores da 5-HTe foi descrita anteriormente.

MANIPULAÇÕES CLÍNICAS DOS NÍVEIS DE 5-HT: SÍNDROME SEROTONÍNICA

A elevação excessiva dos níveis de 5-HT no organismo pode causar a *síndrome serotonínica*, uma constelação de efeitos algumas vezes observada em pacientes que iniciam um tratamento ou aumentam a atividade antidepressora ou, ainda, associam um ISRS com um inibidor da captação de NE ou uma triptana (contra enxaqueca). Os sintomas podem incluir intranquilidade, confusão, arrepios, taquicardia, diarreia, abalos ou rigidez muscular, febre, convulsões, perda de consciência e morte.

DOPAMINA

As maiores concentrações de DA são encontradas no cérebro; estoques de DA estão presentes também perifericamente na suprarrenal e são detectáveis nos plexos do trato GI e no sistema nervoso entérico. A DA modula o tônus vascular periférico e a frequência cardíaca.

A DA consiste em uma molécula catecol ligada a uma etilamina, sendo classificada de catecolamina. A DA está intimamente relacionada com a melanina, o pigmento que é formado por oxidação da DA, tirosina ou L-DOPA. A melanina existe na pele e cutícula e confere à substância negra sua denominação homônima de cor escura. Ambos, DA e L-DOPA são facilmente oxidados por vias não enzimáticas formando espécies reativas de oxigênio (ERO) citotóxicas e quinonas. As quinonas de DA e DOPA formam aductos com α-sinucleína, o principal constituinte dos corpos de Lewy na doença de Parkinson (Capítulo 22). A DA é uma molécula polar que não atravessa facilmente a barreira hematencefálica.

SÍNTESE E METABOLISMO DA DA. A biossíntese e o metabolismo da DA estão resumidos na Figura 13-4.

Fenilalanina e tirosina são os precursores da DA. Na maior parte, os mamíferos convertem a fenilalanina da dieta em tirosina pela *fenilalanina hidroxilase*. A tirosina atravessa facilmente para o cérebro por meio de captação; os níveis cerebrais de tirosina são tipicamente saturantes. A conversão de tirosina em L-DOPA (3,4 di--hidroxifenilalanina) pela enzima *tirosina hidroxilase* é o passo limitante na síntese da DA (como na síntese de NE, Capítulo 8). Logo que gerado, o L-DOPA é rapidamente convertido em DA pela AADC, a mesma enzima que produz 5-HT da L-5-hidroxitriptofano. Diferente da DA, a L-DOPA facilmente atravessa a barreira hematencefálica e é convertida em DA no cérebro, o que explica sua utilidade no tratamento da doença de Parkinson (Capítulo 22). Niveis reduzidos de fenilalanina hidroxilase produzem níveis elevados de fenilalanina provocando a condição conhecida como *fenilcetonúria* a qual deve ser controlada por restrições de dieta para evitar comprometimento intelectual.

A SINAPSE DOPAMINÉRGICA. Os eventos neuroquímicos subjacentes a neurotransmissão pela DA estão resumidos na Figura 13-5.

Nos neurônios dopaminérgicos, a DA sintetizada é empacotada em vesículas secretoras (ou em grânulos no interior das células cromafins da suprarrenal) pelo transportador vesicular de monoaminas (TVMA2). Contrastando com células adrenérgicas ou noradrenérgicas, a DA não é empacotada; ao contrário, é convertida em NE pela DA-β-hidroxilase e, nas células adrenérgicas, alterada a EPI, em células que expressam a feniletanolamina N-metil-transferase (Capítulo 8). A DA liberada na sinapse está sujeita a eliminação por transporte ou metabolismo. O transportador de DA (TDA) não é seletivo para DA; além disso, a DA também pode ser removida da sinapse pelo transportador de NE, TNE. A captação de DA pelo TDA é o mecanismo primário para terminar com a ação da DA e permite o reempacotamento vesicular do transmissor ou seu metabolismo. O TDA é regulado por fosforilação, oferecendo o potencial para a DA regular sua própria captação.

O TDA se localiza predominantemente na pré-sinapse, assim que a DA é depurada a distância do seu local de liberação. O TDA é um local de ação da cocaína e metanfetamina. O TDA também é o alvo molecular de algumas neurotoxinas, incluindo 6-hidroxitiramina e 1-metil-4-fenilpiridínio (MPP+), o metabólito neurotóxico do 1-metil-4-fenil-1,2,3,6-tetraidropiridina (MPTP). Após ser captado para o interior do neurônio dopaminérgico, o MPP+ e a 6-hidroxidopamina promovem a liberação intra e extracelular de DA, resultando no final em morte neuronal. Esta degeneração dopaminérgica seletiva mimetiza a doença de Parkinson e serve de modelo animal para estudo do distúrbio.

A metabolização da DA ocorre primariamente pela MAO celular localizada em elementos pré e pós-sinápticos. A MAO age na DA gerando um derivado aldeído inativo por desaminação oxidativa (Figuras 13-4 e 13-5) que é metabolizado na sequencia pela aldeído desidrogenase formando o ácido 3,4-di-hidroxifenilacético (DOPAC). O DOPAC pode ser metabolizado pela COMT formando ácido homovanílico (HVA). A COMT pode converter a DA em 3-metoxitiramina que é transformada em HVA pela MAO. DOPAC e HVA, bem como a DA, são bem excretados na urina.

A COMT na periferia também metaboliza L-DOPA em 3-O-metildopa que, então, compete com L-DOPA pela a captação para o SNC. Em consequência, o L-DOPA administrado no tratamento da doença de Parkinson precisa ser coadministrado com inibidores de COMT periféricos, para preservar a L-DOPA e permitir que entre o suficiente no SNC (Capítulo 22).

FUNÇÕES FISIOLÓGICAS DA DOPAMINA

RECEPTORES MÚLTIPLOS DA DA

Cinco GPCRs distintos foram clonados e intermediam as ações da DA. A família dos receptores de DA é dividida em duas subfamílias D1 e D2 com base no perfil efetuador-acoplamento (Figura 13-6).

A subfamília D_1 consiste dos subtipos de receptor D_1 e D_5; ambos são GPCRs que acoplam a G_s para estimular o acoplamento de produção celular do AMPc, mas que diferem nos seus perfis farmacológicos.

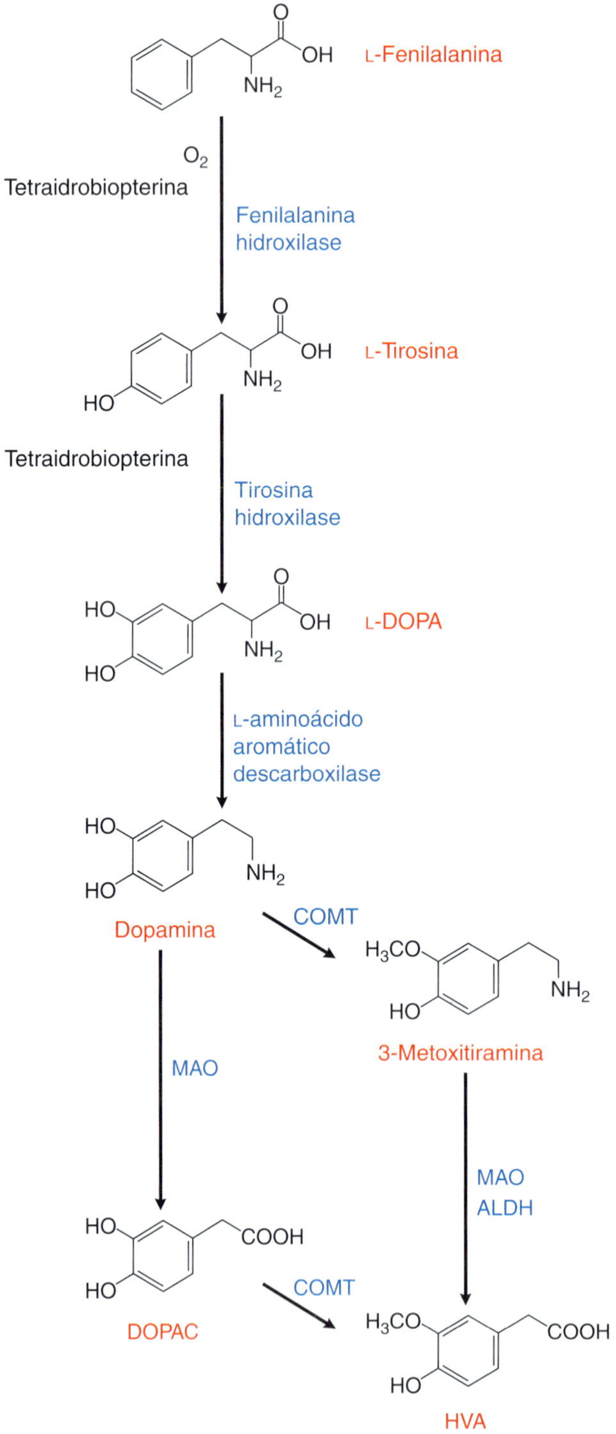

Figura 13-4 *Síntese e inativação da dopamina.* As enzimas estão identificadas em letras azuis e os cofatores são apresentados em preto. Ver a legenda da Figura 13-5 para as abreviaturas.

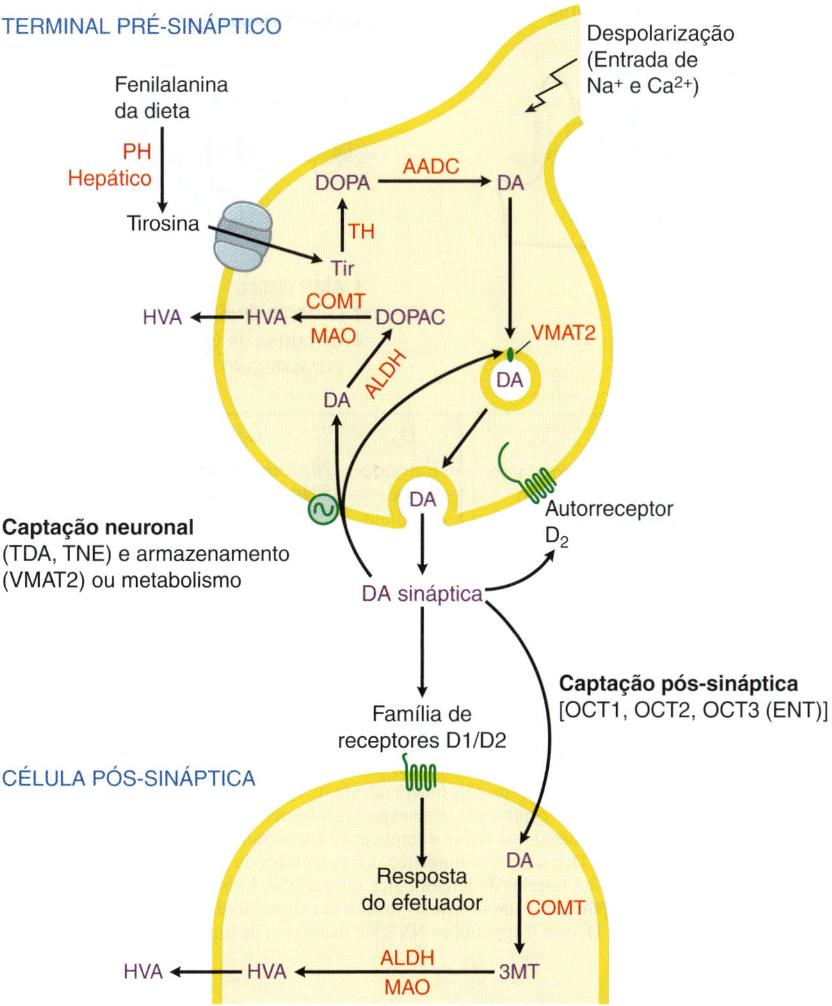

Figura 13-5 *Terminal de nervo dopaminérgico.* A dopamina (DA) é sintetizada a partir da tirosina no terminal do nervo por ação sequencial da tirosina hidroxilase (TH) e do aminoácido aromático descarboxilase (DACA). A DA é sequestrada pelo VMAT2 nos grânulos de armazenamento e liberada por exocitose. A DA presente na sinapse ativa autorreceptores pré-sinápticos e receptores D_1 e D_2 pós-sinápticos. A DA sináptica pode ser captada para o interior do neurônio pelos transportadores de DA (TDA) e NE (TNE) ou removida por captação pós-sináptica, via transportadores OCT3. A DA citosólica está sujeita a degradação pela monoaminoxidase (MAO) e aldeído desidrogenase (ALDH) no neurônio e pela catecol-*O*-metiltransferase (COMT) e MAO/ALDH nas células não neuronais; o produto metabólico final é o ácido homovanílico (HVA). Ver estruturas na Figura 13-4.

O receptor D_1 é o receptor mais bem conservado e o mais expresso dos receptores de DA. Os níveis mais altos de proteína-receptor da D_1 são encontrados no SNC. O neostriado expressa os níveis mais altos de D_1, mas não expressa qualquer proteína $G\alpha_s$ detectável. Nessa região do cérebro, o receptor D_1 se acopla a G_{olf} para aumentar o AMPc e seus efetuadores a jusante. Receptores D_1 também são encontrados nos rins, retina e sistema cardiovascular. O gene D_5 é polimórfico; vários polimorfismos nucleotídicos simples (PNSs) funcionais no interior do domínio transmembrana alteram as propriedades de ligação de inúmeros ligantes, incluindo a DA. Os receptores D_5 estão expressos predominantemente na substância negra, hipotálamo, estriado, córtex cerebral, núcleo acumbente e tubérculo olfatório.

A subfamília D_2 contém os receptores D_2, D_3 e D_4. Todos diminuem a produção intracelular de AMPc acoplando-se a proteína $G_{i/o}$, mas eles se diferenciam na sequência de aminoácidos e na farmacologia.

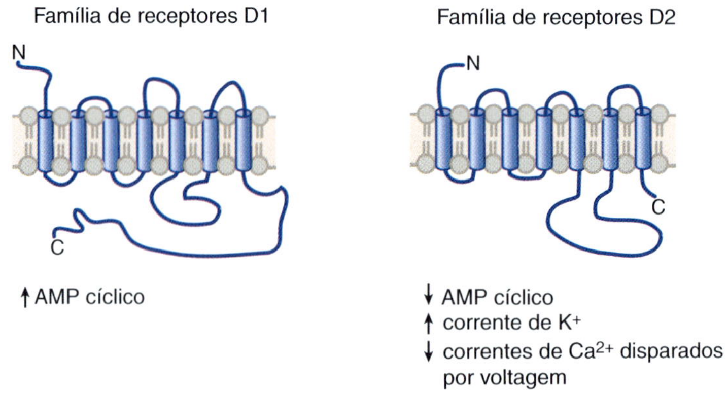

D_1	D_5
• SNpr	• Hipotálamo
• Córtex frontal	• Estriado
• *Nucleus accumbens*	• NAc
• Hipotálamo	

D_2	D_3	D_4
• Estriado	• *Nucleus accumbens*	• PFC
• SNpc	• SNpc	• Hipotálamo
• Hipófise	• VTA	• Amígdala
• PFC		• Hipocampo

Figura 13-6 *Distribuição e caracterização dos receptores da DA no SNC.*

O receptor D_2 se expressa por todo o cérebro. Os receptores D_{2S} e D_{2L} têm propriedades farmacológicas similares e ambos funcionam como autorreceptores, inibindo a formação de AMPc. Os receptores D_2 que sinalizam por meio de $G_{\beta\gamma}$ também regulam uma variedade de funções celulares, incluindo os canais de K^+ retificadores de entrada, os canais de Ca^{2+} do tipo N, PLA_2, a cinase regulada por sinal extracelular (CRE), e os canais de Ca^{2+} do tipo L. Os receptores D_2 são capazes de ativar as proteínas $G_{i/o}$ independente de agonista (atividade constitutiva). Os receptores D_3 são menos abundantes que os receptores D_2 e se expressam somente nas regiões límbicas do cérebro. Os receptores D_4 se expressam em abundância na retina e também se encontram no hipotálamo, córtex pré-frontal, amígdala, hipocampo e hipófise. O D_4 é o mais polimórfico dos receptores da DA contendo um número variável de repetições em *tandem* (NVRT) no interior da terceira alça intracelular. Existem vários polimorfismos nucleotídicos simples (PNSs) nos receptores D_4, um dos quais resulta em alteração drástica na fixação do ligante. Há associação entre uma variante de D_4 com 7 repetições NVRT e distúrbios de hiperatividade e déficit de atenção (DHDA).

AÇÕES DA DOPAMINA EM SISTEMAS FISIOLÓGICOS

CORAÇÃO E VASOS. Em baixas concentrações, a DA circulante estimula receptores vasculares D_1, causando vasodilatação e reduzindo a pós-carga cardíaca. O resultado líquido é uma redução da pressão arterial e aumento da contratilidade cardíaca. Conforme a concentração de DA aumenta, ela torna-se capaz de ativar receptores β-adrenérgicos aumentando ainda mais a contratilidade cardíaca.

Em concentrações muito elevadas, a DA circulante ativa receptores α-adrenérgicos nos vasos causando vasoconstricção; assim, altas concentrações de DA aumentam a pressão arterial. Clinicamente a administração de DA é usada para tratar insuficiência cardíaca congestiva grave, sepse ou choque cardiogênico. A administração é só por via intravenosa e não é considerada para tratamento de longa duração.

RINS. A DA é um transmissor parácrino/autócrino nos rins e liga-se a ambos receptores de ambas as subfamílias D_1 e D_2. A DA renal serve primariamente para aumentar a natriurese, embora também possa aumentar o fluxo sanguíneo renal e a filtração glomerular. Sob condições basais de sódio, a DA regula a excreção de Na^+ inibindo a atividade de vários transportadores de Na^+, incluindo o permutador Na^+-H^+ apical e a Na^+/K^+-ATPase basolateral. A ativação dos receptores D_1 aumenta a secreção de renina, enquanto a ativação de receptores D_3 a reduz. Anormalidades no sistema DA e seus receptores têm sido associadas à hipertensão em humanos.

HIPÓFISE. A DA é o regulador primário da secreção de prolactina pela hipófise. A DA liberada do hipotálamo para o sistema porta hipofisário atua nos receptores D_{2S} e D_{2L} dos lactotrófos diminuindo a secreção de prolactina (Capítulo 38).

LIBERAÇÃO DE CATECOLAMINAS. Ambos os receptores D_1 e D_2 modulam a liberação de NE e EPI. O receptor D_2 fornece inibição tônica da liberação de EPI das células cromafins da medula suprarrenal e da liberação de NE dos terminais nervosos simpáticos. Em contrapartida, os receptores D_1 promovem a liberação de catecolaminas da medula suprarrenal.

SNC. Há três principais grupos de projeções de DA no cérebro (Figura 13-7): mesocortica/mesolímbica (originada na área tegmental ventral), nigroestriatal (originada na parte compacta da substância negra) e tuberoinfundibular (originada no hipotálamo). Os processos fisiológicos sob controle dopaminérgico incluem recompensa, emoções, cognição, memória e atividade motora. A desregulação do sistema dopaminérgico é crítica em inúmeras doenças, incluindo a doença de Parkinson, síndrome de Tourette, depressão bipolar, esquizofrenia, DHDA e dependência e uso abusivo de drogas.

A via mesolímbica está associada a recompensa e pouco menos com os comportamentos aprendidos. Disfunções nesta via estão associadas à dependência (vício, adicção), esquizofrenia e psicoses (incluindo a depressão bipolar) e déficit de aprendizado. A via mesocortical é importante para as funções cognitivas elevadas incluindo motivação, recompensa, emoção e controle de impulsos. Também está implicada em psicoses, incluindo esquizofrenia e no DHDA. A via nigroestriatal é um regulador-chave do movimento (Capítulo 22). Comprometimentos desta via são evidentes na doença de Parkinson e são subjacentes aos efeitos adversos que comprometem o movimento no tratamento dopaminérgico, incluindo a discinesia tardia. A DA liberada na via tuberoina-infundibular é transportada pelo suprimento sanguíneo hipofisário até a hipófise onde regula a secreção de prolactina.

ELETROFISIOLOGIA. A DA não é um neurotransmissor excitatório ou inibitório clássico, ao contrário, a DA atua como um modulador da neurotransmissão. A ativação dos receptores tipo D_1 modula correntes de Na^+, bem como de tipos N-, P- e L- de Ca^{2+}, por meio de uma via dependente de PKA. Os receptores D_2 regulam correntes de K^+. A DA também modula a atividade de canais iônicos dependentes de ligantes, incluindo receptores NMDA e AMPA.

Os neurônios dopaminérgicos são fortemente influenciados por *estímulos excitatórios glutamato e inibitórios GABA*. Em geral, os estímulos glutamato permitem os disparos em salva dos neurônios dopaminérgicos, resultando em altas concentrações de DA na sinapse. A inibição GABA dos neurônios DA causa uma liberação tônica basal de DA nas sinapses. A DA liberada também modula os neurônios GABA e glutamato, fornecendo assim um nível adicional de interações e complexidade entre DA e outros neurotransmissores. A liberação fásica forte ou tônica lenta de DA e a ativação subsequente dos receptores DA têm efeitos diferenciados na indução de potenciação de longa duração (PLD) e depressão de longa duração (DLD). No estriado a ativação fásica dos neurônios DA e estimulação dos receptores D_1 favorece a indução de PLD, enquanto a liberação tônica de DA com ativação concomitante de ambos os receptores tipos D_1 e D_2 favorece a DLD.

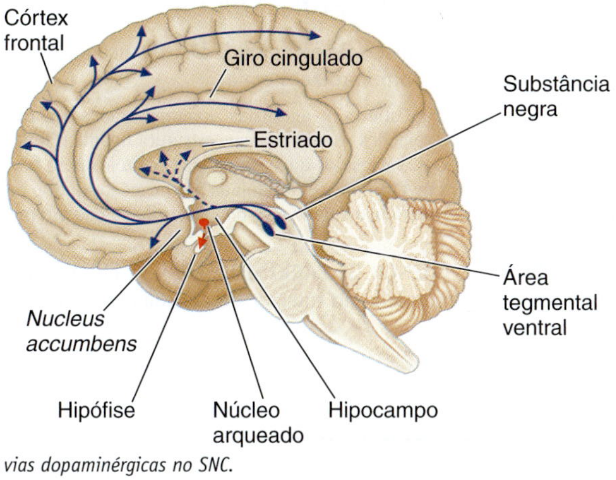

Figura 13-7 *Principais vias dopaminérgicas no SNC.*

- Via nigroestriatal (ou mesoestriatal). Os neurônios da parte compacta da substância negra (SNc) se projetam para o estriado dorsal (setas azuis interrompidas direcionadas para cima). Esta é a via que degenera na doença de Parkinson.
- Via mesocórtico/mesolímbica. Os neurônios na área tegmental ventral se projetam para o estriado ventral (*nucleus accumbens*), bulbo olfatório, amígdala, hipocampo, córtex orbital e pré-frontal medial e giro cingulado (*setas azuis contínuas*).
- Via tuberoinfundibular. Os neurônios no núcleo arqueado do hipotálamo se projetam pela via tuberoinfundibular no hipotálamo de onde a DA é ofertada a hipófise anterior (*setas vermelhas*).

LOCOMOÇÃO: MODELOS DE DOENÇA DE PARKINSON (DP). No início da década de 1980, vários jovens na Califórnia desenvolveram parkinsonismo de rápida instalação. Todos os indivíduos afetados se injetaram um análogo sintético de meperidina que estava contaminado com 1-metil-4-fenil-1,2,3,6-tetraidropiridina (MPTP). O MPTP é biotransformado pela MAO-B na substância neurotóxica MPP^+. Devido à alta especificidade da MPP^+ pelo transportador de DA, a morte neuronal se restringe fortemente a substância negra e área tegumental ventral, resultando em um fenótipo notavelmente similar a DP.

A 6-hidroxidopamina (6-OHDA) é similar ao MPTP tanto no mecanismo de ação quanto na utilidade em modelo animal. As lesões nos animais, com MPTP ou 6-OHDA, resultam em tremor, acentuada diminuição da atividade locomotora e rigidez. Como na DP, estes déficits motores são aliviados com o tratamento com L-DOPA ou agonistas dopaminérgicos.

Outros fármacos também são conhecidos por alterar a atividade locomotora via ações dopaminérgicas, incluindo cocaína e anfetamina. Essas drogas de uso abusivo se ligam ao TDA e inibem a recaptação da DA sináptica.

Estudo com camundongos nocaute do receptor D_1indicam que este receptor, mas não o receptor D_5, é o responsável primário pelo aumento da atividade locomotora que ocorre após a administração de agonistas da família D_1. Camundongos nocaute do receptor D_2 revelam acentuada redução da atividade motora, iniciação do movimento e comportamento de limpeza. Esta redução na atividade motora também está presente nos camundongos em que falta especificamente o receptor D_{2L}. Os camundongos nocaute dos receptores D_3 e D_4 mostram alterações locomotoras singulares em resposta a novos ambientes.

RECOMPENSA: IMPLICAÇÕES NA DEPENDÊNCIA. Em geral, os fármacos de uso abusivo causam aumento dos níveis de DA no núcleo acumbente, uma área crítica no comportamento de recompensa. Este papel para a DA mesolímbica na dependência levou a inúmeros estudos do uso abusivo de drogas nos camundongos nocaute de receptores de DA os quais sugerem papeis complexos dos receptores D_1, D_2 e D_3 na dependência e são revistos no texto original.

COGNIÇÃO, APRENDIZADO E MEMÓRIA. Camundongos sem receptores D_1 exibem déficits de múltiplas formas de memória. Outros resultados em modelos animais dão um papel importante para os receptores D_2 em distúrbios com defeitos nos disparos sensorimotor, mais notavelmente na esquizofrenia. Sem dúvida, vários dos fármacos antipsicóticos usados no tratamento da esquizofrenia são antagonistas com alta afinidade pelos receptores D_2.

AGONISTAS E ANTAGONISTAS DE RECEPTORES DA DA

AGONISTAS DE RECEPTOR DA DA. Os agonistas do receptor da DA são usados atualmente no tratamento da DP, síndrome das pernas inquietas e hiperprolactinemia.

Uma das limitações primárias do uso terapêutico dos agonistas dopaminérgicos é a falta de seletividade pelo subtipo de receptor. Avanços recentes nas relações receptor *versus* estrutura ligante e função permitiram o desenvolvimento de fármacos subtipo específicos, vários dos quais se revelaram úteis como ferramentas experimentais (Quadro 13-6). A atividade dos receptores de DA pode ser modulada por fármacos que se ligam a locais alostéricos no receptor, dessa forma aumentam ou diminuem a sinalização da DA endógena de um modo receptor específico.

AGONISTAS DE RECEPTOR DA DA E DOENÇA DE PARKINSON (DP). A DP é caracterizada por extensa degeneração dos neurônios dopaminérgicos no interior da substancia negra, resultando em tremor,

Quadro 13-6

Ferramentas experimentais nos receptores de DA

	AGONISTA	ANTAGONISTA
Tipo D1	Di-hidrexidina SKF38393	SCH23390 SKF83566
Tipo D2	7-OH-DPAT	Sulpirida
D_3	7-OH-PIPAT	U99194 BP-897
D_4	PD168077	L-745.870
D_5	ADTN	–

rigidez e bradicinesia. Ainda que a principal farmacoterapia da DP seja o L-DOPA, as limitações aos seus efeitos terapêuticos (Capítulo 22) geraram intenso interesse no desenvolvimento de tratamentos alternativos para a DP, com a intenção de retardar o uso do L-DOPA ou reduzir os seus efeitos adversos. Os agonistas DA podem ser usados em conjunto com doses baixas de L-DOPA em um tratamento combinado. Duas classes gerais de agonistas dopaminérgicos são usadas no tratamento da DP: ergots e não ergots. O uso destes fármacos no gerenciamento da DP é descrito no Capítulo 22.

AGONISTAS DE RECEPTOR D_1/D_2: ALCALOIDES DO ERGOT (esporão-do-centeio). Os derivados do ergot atuam em vários sistemas neurotransmissores diferentes, incluindo receptores DA, 5-HT e adrenérgicos. Nos EUA, a *bromocriptina* e a pergolida estão aprovadas para o tratamento da DP, contudo, seu emprego está associado ao risco de graves complicações cardíacas.

A bromocriptina é um agonista potente nos receptores D_2 e um antagonista fraco em D_1. A pergolida é um agonista parcial de receptores D_1 e um forte agonista da família D_2 com alta afinidade para os subtipos de receptores D_2 e D_3. Comumente os derivados do esporão-do-centeio são referidos como causa de efeitos adversos desagradáveis, incluindo náuseas, vertigens e alucinações. A pergolida foi retirada do comércio nos EUA, como fármaco contra DP ao ser associado com aumento do risco de doença valvar cardíaca.

ALCALOIDES DO ESPORÃO-DO-CENTEIO (ERGOT) NO TRATAMENTO DA HIPERPROLACTINEMIA. Os agonistas DA com base no esporão-de-centeio, bromocriptina, e *cabergolina* são usados no tratamento da hiperprolactinemia. Ambos são fortes agonistas em receptores D_2 e têm baixa afinidade pelo D_1, 5-HT e receptores α-adrenérgico. Ambos ativam os receptores D_2 na hipófise reduzindo a secreção de prolactina. O risco de doença valvular cardíaca no tratamento com esporão-de-centeio não está associado a dosagens mais baixas usadas no tratamento da hiperprolactinemia. O uso da bromocriptina e cabergolina no manejo da hiperprolactinemia está descrito no Capítulo 38.

AGONISTAS DE RECEPTOR D_1/D_2 (ALCALOIDES NÃO ERGOT). A *apomorfina* é aprovada para o tratamento da DP. A apomorfina se liga com a seguinte ordem de potência: $D_4 > D_2 > D_3 > D_5$, e com baixa afinidade aos receptores D_1, α-adrenérgico, $5\text{-}HT_{1A}$ e $5\text{-}HT_2$. A apomorfina é mais usada, comumente, em associação com L-DOPA para superar os súbitos períodos desligados que podem ocorrer após o tratamento prolongado com L-DOPA.

A *rotigotina* é disponibilizada em um adesivo transdérmico para o tratamento da DP e da síndrome das pernas irrequietas (SPI). A rotigotina se liga preferencialmente aos receptores D_2 e D_3 e tem afinidade muito mais baixa para os D_1. Além disso, a rotigotina é um agonista nos receptores $5\text{-}HT_{1A}$ e $5\text{-}HT_2$ e antagonista nos receptores α_2 adrenérgicos.

AGONISTAS DE RECEPTOR DA FAMÍLIA D_2 (ALCALOIDES NÃO ERGOT). Pramipexol e ropinirol são agonistas de toda a família de receptores D_2 e ligam-se também com a maior afinidade aos receptores do subtipo D_3. Além da sua utilidade no tratamento da DP o ropinirol também foi aprovado pelo FDA como farmacoterapia da SPI. Leve hipofunção dopaminérgica é observada em pacientes com SPI.

AGONISTAS DE RECEPTOR D_4 E O DHDA. O receptor D_4 é importante na DHDA; há associação entre a sete repetida variante VNTR D_4 e os pacientes com DHDA. Os agonistas seletivos D_4 são promessa significativa para a próxima geração de terapia da DHDA.

ANTAGONISTAS DO RECEPTOR DA

Como com os agonistas de receptores DA, a falta de antagonistas específicos para os subtipos tem limitado a utilidade terapêutica deste grupo de ligantes. Atualmente, estão disponíveis antagonistas seletivos como ferramentas experimentais (Quadro 13-6). Vários antagonistas subtipos seletivos estão nos estágios iniciais de testes pré-clínicos para uso terapêutico.

ANTAGONISTAS DE RECEPTOR DA E ESQUIZOFRENIA. Os antagonistas do receptor da DA são a base da farmacoterapia da esquizofrenia. Ainda que vários sistemas neurotransmissores contribuam para a patologia complexa da esquizofrenia (Capítulo 16), a disfunção DA é considerada a base deste distúrbio. A hipótese DA da esquizofrenia tem sua origem nas características dos fármacos usados para tratar este distúrbio: todos os compostos antipsicóticos usados clinicamente tem alta afinidade por receptores de DA. Os fármacos correntemente usados para tratar a esquizofrenia são classificados como antipsicóticos típicos (primeira geração) ou atípicos (caracterizados pela ausência de efeitos adversos extrapiramidais). A maioria dos antipsicóticos atípicos têm afinidade antagonista baixa no receptor D2 e afinidade antagonista alta ou agonista inversa no receptor 5-HT2A. Alguns dos novos fármacos em desenvolvimento não se encaixam neste esquema de classificação, incluindo o agonista D_1 seletivo, di-hidrexina.

Antipsicóticos típicos. O primeiro fármaco antipsicótico usado para o tratamento da esquizofrenia foi a clorpromazina. Suas propriedades antipsicóticas foram atribuídas ao seu antagonismo nos receptores DA, especialmente os receptores D_2. Foram desenvolvidos ligantes mais seletivos para D_2 visando melhorar as propriedades antipsicóticas, incluindo o haloperidol e fármacos seletivos D_2 similares (Capítulo 16).

Antipsicóticos atípicos. Esta classe de fármacos originou-se com a clozapina. A ausência de efeitos extrapiramidais é atribuída a muito mais baixa afinidade pelo receptor D_2 do que os antipsicóticos típicos. Os fármacos atípicos também são menos prováveis em estimular a produção de prolactina. A clozapina tem maior afinidade pelos receptores D_4. A maioria dos antipsicóticos atípicos é antagonista de baixa afinidade nos receptores D_2 e de alta afinidade ou agonistas inversos nos receptores 5-HT_{2A}.

O *aripiprazol* causa ainda menos efeitos adversos que os antipsicóticos atípicos anteriores. O aripiprazol diverge do perfil atípico tradicional em dois aspectos: primeiro, tem maior afinidade pelos receptores D_2 do que os 5-HT_{2A} e segundo, por ser um agonista parcial nos receptores D_2. Como agonista parcial, o aripiprazol pode diminuir a hiperfunção DA subcortical competindo com a DA pela ligação com os receptores ao mesmo tempo aumenta a neurotransmissão dopaminérgica no córtex pré-frontal atuando como agonista. O mecanismo dual oferecido pelo agonista parcial pode, assim, tratar os sintomas positivos e negativos associados à esquizofrenia.

ANTAGONISTAS DE RECEPTOR D_3 E A DEPENDÊNCIA A FÁRMACOS. Os antagonistas seletivos de D_3 se mostram promissores no tratamento da dependência (adicção, vício).

Para uma listagem bibliográfica completa, consulte ***As Bases Farmacológicas da Terapêutica de Goodman e Gilman***, 12ª edição.

Capítulo 14 Neurotransmissão e sistema nervoso central

PRINCÍPIOS DA ORGANIZAÇÃO DO SNC

O cérebro é uma reunião complexa de neurônios e núcleos inter-relacionados que regulam tanto suas próprias atividades quanto as atividades um do outro de maneira dinâmica, geralmente por meio de neurotransmissão química. É útil analisar as principais regiões anatômicas do SNC e suas associações a sistemas neurotransmissores específicos e o efeito dos agentes farmacológicos sobre eles.

ORGANIZAÇÃO CELULAR CEREBRAL

Neurônios. Os neurônios são classificados de acordo com a função (sensoriais, motores ou interneurônios), a localização, a identidade do transmissor que sintetizam e liberam ou a classe(s) de receptores expressos na superfície celular. Os neurônios apresentam as características citológicas de células secretoras altamente ativas com núcleos volumosos: grandes quantidades de retículo endoplasmático liso e rugoso; e agrupamentos abundantes de retículo endoplasmático liso especializado (complexo de Golgi), nos quais os produtos secretores da célula são acondicionados em organelas envolvidas por membrana para serem transportados do pericário para o axônio ou os dendritos. Os locais de comunicação interneuronal no SNC são chamados de *sinapses.* Como ocorre com as "junções" periféricas, as sinapses centrais caracterizam-se por acúmulos de *vesículas sinápticas* minúsculas (50-150 nm). As proteínas dessas vesículas têm funções específicas no armazenamento dos neurotransmissores, no acoplamento das vesículas secreção e rearmazenamento do neurotransmissor.

Células de sustentação. Os neurônios no SNC são menos numerosos que as células de sustentação, que incluem a macróglia, micróglia, células dos elementos vasculares, células formadoras do líquido cerebrospinal do plexo coroide encontradas no sistema ventricular intracerebral e meninges, que recobrem a superfície do cérebro e formam o envoltório que contém o líquido cerebrospinal. A macróglia constitui a maior parte das células de sustentação; algumas delas são categorizadas como *astrócitos* (células interpostas entre os vasos sanguíneos e os neurônios, em geral circundando compartimentos isolados de complexos sinápticos). Os astrócitos desempenham várias funções de suporte metabólico, como fornecimento de intermediários energéticos e a remoção suplementar de neurotransmissores após a liberação. A *oligodendróglia,* uma segunda categoria proeminente de macróglia, é a categoria de células produtoras de mielina. A mielina, composta de várias camadas de membranas compactadas, isola bioeletricamente os segmentos dos axônios e possibilita a propagação não decrescente dos potenciais de ação. A micróglia é derivada da mesoderme e está relacionada com a linhagem de macrófagos/monócitos. Parte da micróglia localiza-se dentro do cérebro, enquanto outras células desta classe podem ser recrutadas pelo cérebro durante os processos inflamatórios que se desenvolvem na infecção microbiana ou em lesões cerebrais.

BARREIRA HEMATENCEFÁLICA. A *barreira hematencefálica* (BHE) é uma linha divisória importante entre a periferia e o SNC, que forma uma barreira de permeabilidade à difusão passiva das substâncias presentes na corrente sanguínea para o SNC. A BHE diminui a taxa de acesso de muitos compostos químicos do plasma ao cérebro e é a localização de vários sistemas de exportação de fármaco nas células que constituem a BHE (Capítulo 5). Existe uma exceção para as moléculas lipofílicas, que difundem quase que livremente através da BHE e acumulam-se no cérebro.

Essa barreira não existe no sistema nervoso periférico sendo muito menos proeminente no hipotálamo e em vários pequenos órgãos especializados (órgãos circunventriculares) que revestem o terceiro e o quarto ventrículos cerebrais: a eminência mediana, a área postrema, a glândula pineal, o órgão subforniceal e o órgão subcomissural.

Também existem barreiras seletivas à difusão para dentro e para fora do cérebro para pequenas moléculas polares, como os neurotransmissores, seus precursores e metabólitos e alguns fármacos. Essas barreiras à difusão são entendidas como uma combinação da partição do soluto através dos vasos sanguíneos (que controla a passagem por propriedades definíveis como peso molecular, carga e lipofilicidade) e a presença ou ausência de sistemas de transporte dependentes de energia (Capítulo 5). As exceções importantes são os transportadores de captação específicos para aminoácidos, sendo que um deles contribui para a utilidade terapêutica do L-DOPA no tratamento da doença de Parkinson.

O cérebro remove os metabólitos dos neurotransmissores para os ventrículos laterais que contêm líquido por excreção via sistema de transporte de ácidos do plexo coroide. As substâncias na corrente sanguínea que raramente conseguem acesso ao cérebro com frequência podem chegar ao cérebro quando injetadas diretamente no líquido cerebrospinal. Em determinadas condições, é possível abrir a BHE, pelo menos temporariamente, para possibilitar a entrada dos agentes quimioterápicos. Isquemia e inflamação cerebrais também modificam a BHE, facilitando o acesso às substâncias que normalmente não afetariam o cérebro.

Um conceito fundamental da neurofarmacologia é o de que os fármacos que influenciam o comportamento e melhoram o estado funcional dos pacientes com doenças neurológicas ou psiquiátricas atuam aumentando ou atenuando a eficácia de transmissores e canais específicos.

Alvos identificados para fármacos de ação central incluem *canais iônicos* que medeiam alterações da excitabilidade induzida pelos neurotransmissores, *receptores dos neurotransmissores* e *proteínas transportadoras* que reacumulam o transmissor liberado. As proteínas *transportadoras* incluem aquelas seletivas para norepinefrina, dopamina ou serotonina (NET, DAT e SERT) que acumulam transmissor liberado e aquelas que a acondicionam para reutilização (p. ex., VMAU2). A inibição de *recaptação* aumenta a concentração e o tempo do transmissor dentro do espaço sináptico (p. ex., como fazem os inibidores seletivos de recaptação da serotonina e a cocaína). A inibição do *depósito vesicular* leva a depleção de neurotransmissores liberáveis (p. ex., inibição de VMAU2 e armazenamento de norepinefrina pela reserpina).

Para conciliar as propriedades estruturais e funcionais dos sistemas de neurotransmissão central específicos, relacionando os neurônios que produzem e liberam determinado neurotransmissor com seus efeitos comportamentais, é necessário ter conhecimentos em nível sistêmico. O conceito total de modelos animais das doenças psiquiátricas humanas baseia-se na hipótese de que os cientistas podem inferir apropriadamente a partir de observações do comportamento e da fisiologia (frequência cardíaca, respiração, locomoção etc.) que os estados experimentados pelos animais são equivalentes aos estados emocionais experimentados pelos seres humanos, que expressam alterações fisiológicas semelhantes.

IDENTIFICAÇÃO DOS NEUROTRANSMISSORES CENTRAIS. Os critérios para a identificação dos transmissores centrais exigem os mesmos dados usados para estabelecer os transmissores do sistema nervoso autônomo (Capítulo 8).

- *É necessário demonstrar que o transmissor está presente nas terminações pré-sinápticas da sinapse e nos neurônios a partir dos quais se originam as vias pré-sinápticas.*
- *O transmissor deve ser liberado pelo nervo pré-sináptico concomitantemente à atividade nervosa pré-sináptica.*
- *Quando for aplicado experimentalmente nas células-alvo, os efeitos do suposto transmissor devem ser idênticos aos efeitos observados depois da estimulação das vias pré-sinápticas.*
- *Agonistas e antagonistas farmacológicos específicos devem mimetizar e antagonizar, respectivamente, as funções medidas do suposto transmissor com afinidades adequadas e ordem de potência.*

Muitos terminais cerebrais e medulares contêm mais de uma substância transmissora. As substâncias coexistentes (que supostamente são liberadas simultaneamente) podem atuar em conjunto na membrana pós-sináptica, ou podem atuar pré-sinapticamente afetando a liberação do transmissor pela terminação pré-sináptica. É evidente que se mais de uma substância transmitir a informação, nenhum agonista ou antagonista poderia reproduzir confiavelmente ou antagonizar plenamente a ativação de determinado componente pré-sináptico. O coarmazenamento e a coliberação do ATP e da NE são exemplos disso. Além de serem liberadas como um cotransmissor com outras aminas biogênicas,demonstrou-se que ATP e adenosina medeiam diversos efeitos através de interações com receptores *purinérgicos*.

MUITOS NEUROTRANSMISSORES E FÁRMACOS ATUAM EM MACROMOLÉCULAS NEURONAIS IDENTIFICADAS

Alguns mecanismos moleculares ligam a ocupação do receptor a respostas biológicas (Capítulo 3). Os eventos pós-receptor, mais comumente observados, são alterações no *fluxo iônico através de canais* formados por um complexo de receptores com múltiplas subunidades e a alteração de sinalização intracelular via sistema de receptor transmembrana.

CANAIS IÔNICOS. A excitabilidade elétrica dos neurônios é atingida através da modificação dos canais iônicos nas membranas plasmáticas neuronais. Na^+, K^+ e Ca^{2+}, assim como os ânions de Cl^- têm seu fluxo regulado por meio de canais iônicos altamente discriminatórios. Esses canais são agrupados estruturalmente e são denominados canais dependentes de voltagem (Figura 14-1) e canais de Cl^- (Figura 14-2). Os canais controlados por ligandos, regulados pela ligação de neurotransmissores, formam outro grupo distinto de canais iônicos; um exemplo proeminente é o receptor de acetilcolina nicotínica, um canal de Na^+ quando ativado (Figuras 11-1 e 11-2).

Duas outras famílias de canais regulam os fluxos iônicos: *canais controlados por nucleotídeos cíclicos* (CNG) e os *canais potenciais de receptores transitórios (TRP).* Os canais CNG consistem em 2 grupos:

- Os canais CNG, que desempenham papéis importantes na transdução sensorial de neurônios olfatórios e fotorreceptores
- Canais controlados por nucleotídeos cíclicos ativados por hiperpolarização (HCN)

Os canais HCN são canais de cátions que se abrem com hiperpolarização e se fecham com despolarização; sob ligação direta de AMP cíclico ou GMP cíclico, as curvas de ativação para os canais são desviadas para potenciais mais hiperpolarizados. Esses canais desempenham um papel essencial nas células marca-passo cardíacas e presumivelmente nos neurônios de descarga rítmica.

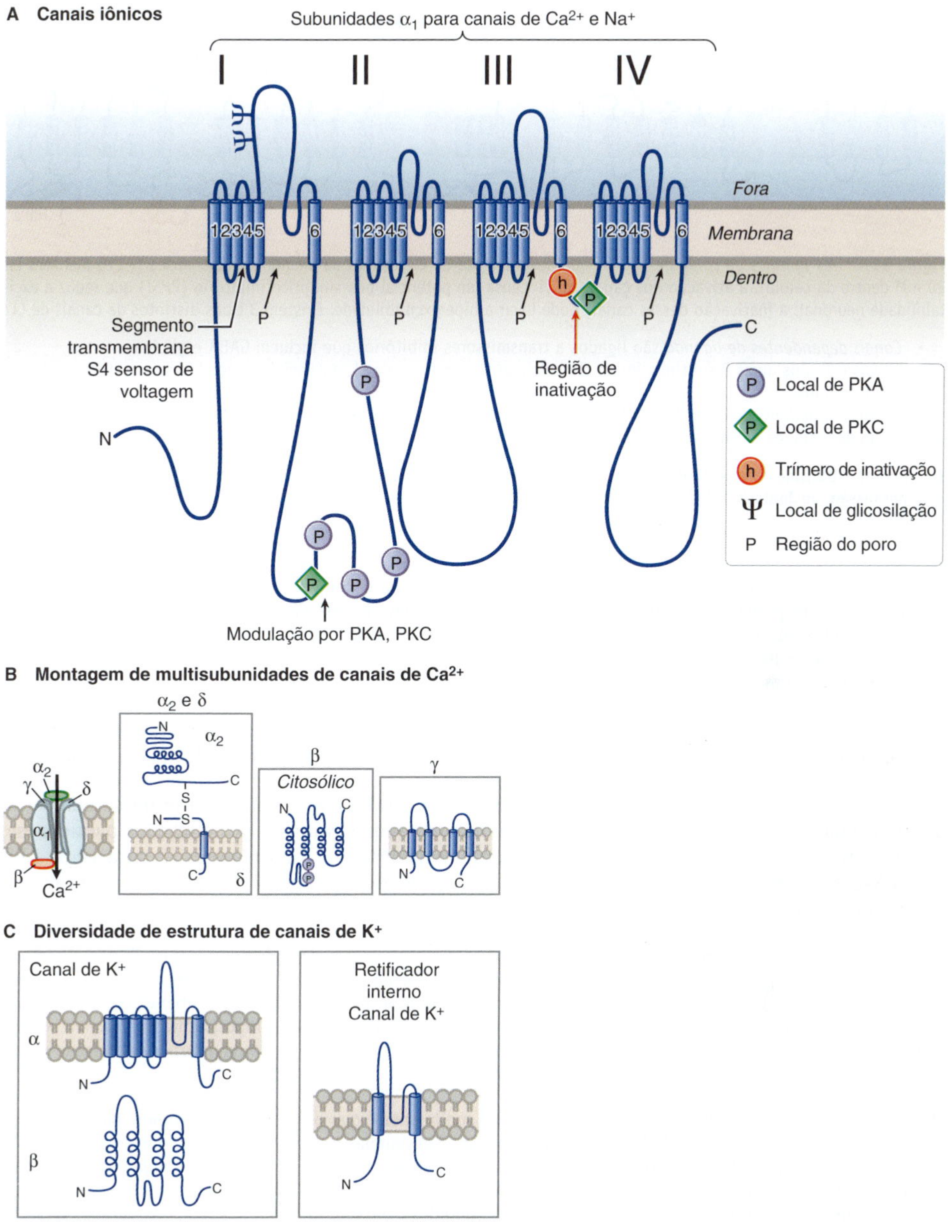

Figura 14-1 *Semelhanças estruturais de canais de Na⁺, Ca²⁺ e K⁺ dependentes de voltagem.* (**A**) A subunidade α tanto nos canais de Ca^{2+} quanto de Na^+ contém quatro subunidades, cada uma com seis domínios hidrofóbicos transmembrana. As regiões hidrofóbicas que conectam os segmentos 5 e 6 em cada domínio formam o poro do canal. O segmento 4 em cada domínio inclui o sensor de voltagem. (Adaptada, com permissão, de Catterall W. *Neuron*, 2000, 26:13-25. Copyright © Elsevier) (**B**) O canal de Ca^{2+} também requer várias proteínas pequenas auxiliares (α_2, β, γ e δ); as subunidades α_2 e δ são ligadas por uma ligação dissulfeto. As subunidades reguladoras também existem para canais de Na^+. (**C**) Canais de K^+ sensíveis à voltagem (K_v) e o canal de K^+ de ativação rápida (K_A) partilham uma suposta estrutura de seis alças semelhante em toda a configuração a uma unidade de repetição dentro da estrutura do canal de Na^+ e Ca^{2+}; a proteína retificadora interna do canal de K^+ (K_{ir}) retém a configuração geral apenas das alças cinco e seis. As subunidades reguladoras β (cistosólicas) podem alterar as funções do canal K_v. Os canais dependentes de voltagem promovem alterações rápidas da permeabilidade iônica ao longo dos axônios e nos dentritos e para acoplamento excitação-secreção que libera neurotransmissores de locais pré-sinapticos. O gradiente transmembrana de Na^+ (~ 140 mM fora *vs.* ~14 mM no interior da célula) significa que aumentos na permeabilidade ao Na^+ causa *despolarização*. Em contrapartida, o gradiente de K^+ (~ 4 mM fora da célula *vs.* ~ 120 mM dentro) é tal que o aumento da permeabilidade a K^+ resulta em hiperpolarização. Alterações na concentração de Ca^{2+} intracelular (Ca^{2+} extracelular livre: 1,25 mM; Ca^{2+} intracelular: em repouso 100 nM, aumentando para ~1 μM quando a entrada de Ca^{2+} é estimulada) afeta vários processos na célula e são cruciais na liberação de neurotransmissores.

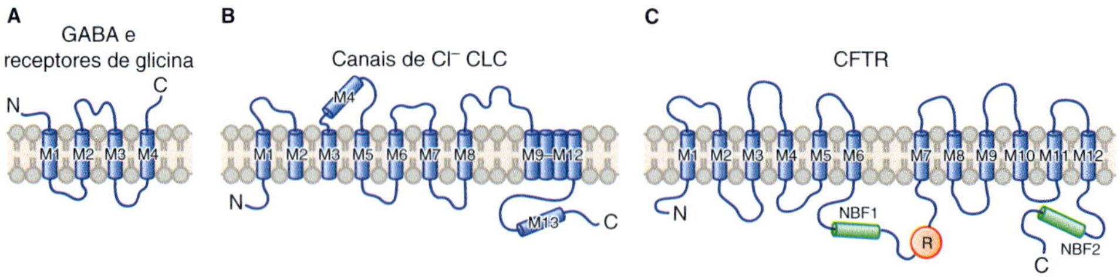

Figura 14-2 *Três famílias de canal de Cl–.* Devido ao gradiente de Cl^- através da membrana plasmática (~116 mM fora *vs.* 20 mM dentro da célula), a ativação dos canais de Cl^- causa um potencial pós-sináptico inibitório (PPSI) que reduz a excitabilidade neuronal; a inativação desses canais pode levar a hiperexcitabilidade. Existem 3 tipos distintos de canais de Cl^-:

- *Canais dependentes de ligando* são ligados a transmissores inibitórios que incluem GABA e glicina.
- *Canais CLC.* Dos quais 9 subtipos foram clonados, afetam o fluxo de Cl, potencial de membrana e o pH de vesículas intracelulares.
- *Canais reguladores de condutância transmembrana da fibrose cística (CFTR)* ligam ATP e são regulados por fosforilação de resíduos de serina.

(M, domínios transmembrana; NFB, prega de ligação ao nucleotídeo; R, domínio regulador [fosforilação]). (Reproduzida, com permissão, de Jentsch J. *Chloride channels: A molecular perspective. Curr Opin Neurobiol,* 1996, 6:303-310. Copyright © Elsevier.)

Os canais TRP são uma família de receptores de seis alças com um domínio de poro permeável ao cátion. Os canais TRP são responsivos a múltiplos estímulos e desempenham papéis fundamentais na fisiologia sensorial, incluindo termossensação, osmossensação e paladar. Membros da subfamília IRPV (receptores vaniloides) interagem com inúmeros ligandos, como o canabinoide endógeno anadamida e a capsaicina, um componente "quente" ou "irritante" das pimentas.

SISTEMAS DO RECEPTOR TRANSMEMBRANA. Uma variedade de receptores de membrana interagem com neurotransmissores e neuro-hormônios. Esses sistemas foram descritos em detalhes no Capítulo 3.

CÉLULA-ALVO SINALIZAÇÃO CELULAR E TRANSMISSÃO SINÁPTICA. A maior parte da comunicação célula-célula no SNC envolve transmissão química que requer várias especializações para síntese, armazenamento, liberação, reconhecimento e término da ação dos transmissores (Figura 14-3; e Figuras 8-2, 8-3 e 8-5). Além dos neurotransmissores primários (em geral vesicular), existem neuro-hormônios neuromoduladores e fatores neurotróficos que influenciam a função do SNC:

NEURO-HORMÔNIOS. As hipófises anterior e posterior secretam uma variedade de hormônios e fatores de liberação. Os neurônios hipotalâmicos que afetam a adeno-hipófise liberam seus hormônios no sistema sanguíneo portal hipotalâmico-adeno-hipofisário, que os distribui para a adeno-hipófise, onde regulam a liberação de hormônios tróficos (ou seja, ACTH, FSH, GH, LH, prolactina) no sangue. Outros neurônios hipotalâmicos projetam sobre a neuro-hipófise, onde liberam seu conteúdo peptídico, ocitocina e arginina-vasopressina (hormônios antidiuréticos) na circulação sistêmica (Capítulos 25 e 38 e Figura 38-1).

NEUROMODULADORES. O aspecto característico de um modulador é que origina-se de estruturas não sinápticas, ainda que influencie a excitabilidade das células nervosas. Substâncias como CO e amônia, que se originam dos neurônios ativos ou da glia, são moduladores potenciais que atuam por meio de ações não sinápticas. Do mesmo modo, atualmente os hormônios esteroides circulantes produzidos no sistema nervoso (i.e., neuroesteroides), a adenosina liberada localmente e outras purinas, os eicosanoides e o óxido nítrico (NO) são considerados moduladores e/ou neurotransmissores.

FATORES NEUROTRÓFICOS. São substâncias produzidas no SNC por neurônios, astrócitos, micróglia ou células inflamatórias ou imunes periféricas que ajudam os neurônios em suas tentativas de reparar a lesão. Existem sete categorias conhecidas de peptídeos neurotróficos:

- *Neurotrofinas clássicas* (fator de crescimento neural, fator neurotrófico derivado do cérebro e as neurotrofinas relacionadas)
- *Fatores neuropoiéticos* (p. ex., fator de diferenciação colinérgica [também conhecido como fator inibitório da leucemia], fator neurotrófico ciliar e algumas interleucinas)
- Fatores peptídicos do crescimento, como o fator de crescimento epidérmico, fatores α e β transformadores do crescimento, fator neurotrófico derivado das células gliais e activina A
- Fatores de crescimento fibroblástico
- Fatores de crescimento semelhantes à insulina
- Fatores de crescimento derivados das plaquetas
- Moléculas de orientação axonial, das quais algumas também afetam as células do sistema imune

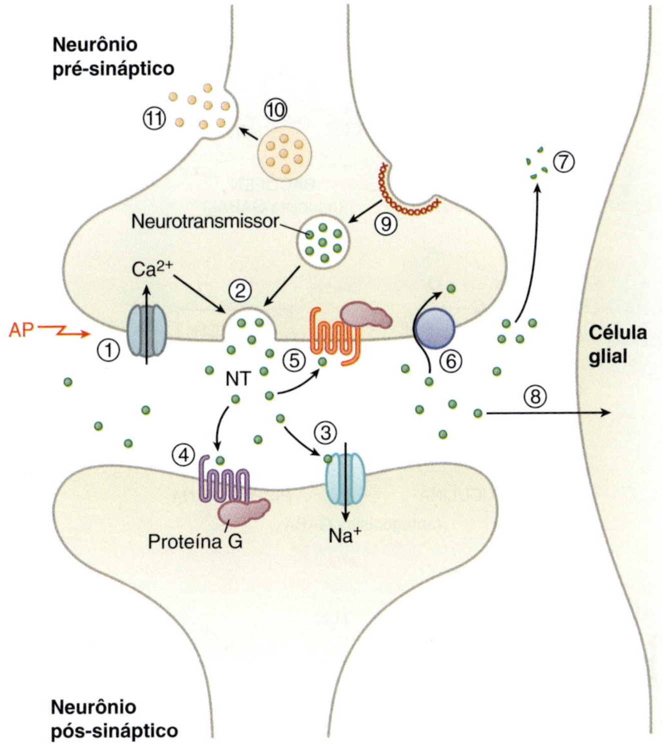

Figura 14-3 *Liberação, ação e inativação de transmissor.* A despolarização abre canais de Ca^{2+} dependentes de voltagem na terminação nervosa pré-sináptica. (1) O influxo de Ca^{2+} durante um potencial de ação (AP) desencadeia (2) exocitose de pequenas vesículas sinápticas que armazenam neurotransmissor (NT) envolvido na neurotransmissão rápida. O neurotransmissor liberado interage com receptores nas membranas pós-sinápticas que acoplam diretamente com canais iônicos (3) ou atuam através de segundos mensageiros, como (4) GPCR. Os receptores do neurotransmissor na membrana da terminação nervosa pré-sináptica (5) podem inibir ou aumentar a exocitose subsequente. O neurotransmissor liberado é inativado pela receptação na terminação nervosa por (6) uma proteína transportadora acoplada ao gradiente de Na^+ (p. ex., DA, NE e GABA) ou por (7) degradação (ACh, peptídeos) ou por (8) captação e metabolismo por células gliais (Glu). A membrana da vesícula sináptica é reciclada por (9) endocitose mediada por clatrina. Os neuropeptídeos e as proteínas são armazenados em (10) grânulos maiores de núcleo denso na terminação nervosa. Esses grânulos de núcleo denso são liberados de (11) locais diferentes das zonas ativas após estimulação repetitiva.

NEUROTRANSMISSORES CENTRAIS

Os neurotransmissores podem ser discutidos dentro de categorias químicas: aminoácidos, aminas e neuropeptídeos. Outras substâncias que podem participar da transmissão sináptica central incluem purinas (como adenosina e ATP), NO e derivados do ácido araquidônico.

AMINOÁCIDOS. O SNC contém concentrações particularmente altas de alguns aminoácidos, principalmente glutamato e ácido γ-aminobutírico (GABA), que podem potencialmente alterar a descarga neuronal. São onipresentes no cérebro e produzem efeitos imediatos, potentes e prontamente reversíveis, ainda que redundantes nos neurônios. Os aminoácidos dicarboxílicos (p. ex., glutamato e aspartato) produziam excitação, enquanto os aminoácidos monocarboxílicos (p. ex., GABA, glicina, β-alanina e taurina) causam inibições. Depois do surgimento dos antagonistas seletivos, tornou-se possível identificar os receptores seletivos e subtipos de receptores. A Figura 14-4 mostra esses transmissores de aminoácido e seus congêneres farmacológicos.

GABA. Os receptores do GABA foram divididos em três tipos principais:

- O receptor $GABA_A$ (subtipo de receptor GABA mais proeminente) é um canal iônico de Cl^- regulado por ligando, um *receptor ionotrópico*.
- O receptor $GABA_B$, uma GPCR, ou receptor metabotrópico.
- O receptor $GABA_C$, *canal de Cl^- controlado por transmissor*.

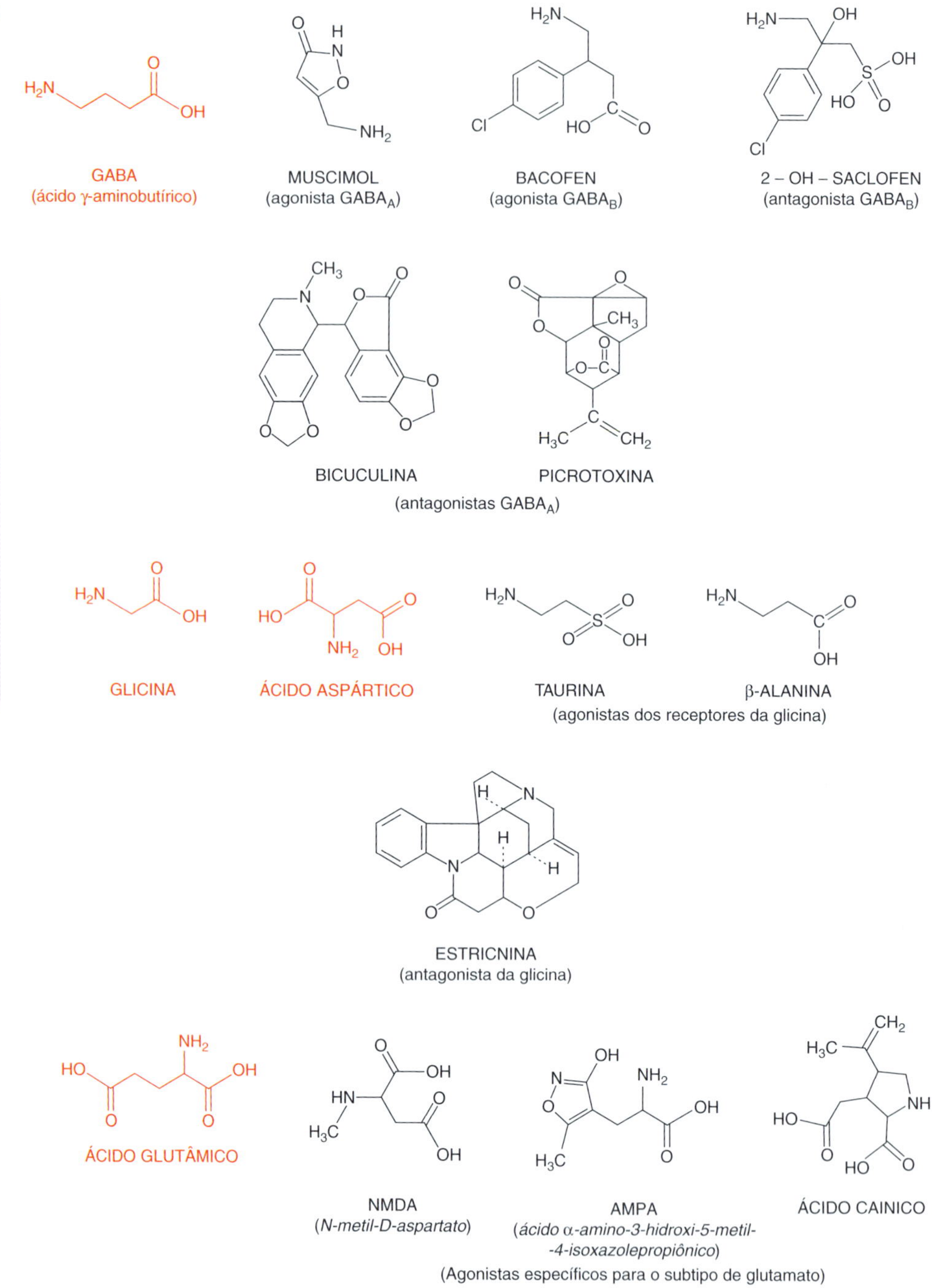

Figura 14-4 *Aminoácidos transmissores e seus congêneres*

O receptor $GABA_A$ foi extensamente caracterizado como local de ação de muitos fármacos neuroativos, principalmente benzodiazepínicos, barbitúricos, etanol, esteroides anestésicos e anestésicos voláteis (Figura 14-5). O receptor $GABA_A$ provavelmente é pentamérico ou tetramérico em sua estrutura com subunidades que se reúnem em torno de um poro central. A forma principal do receptor $GABA_A$ contém pelo menos três subunidades diferentes — α, β e γ, com provável estoiquiometria de 2α, 2β, 1γ. Todas as três subunidades são necessárias à interação com os benzodiazepínicos com o perfil esperado de um receptor $GABA_A$.

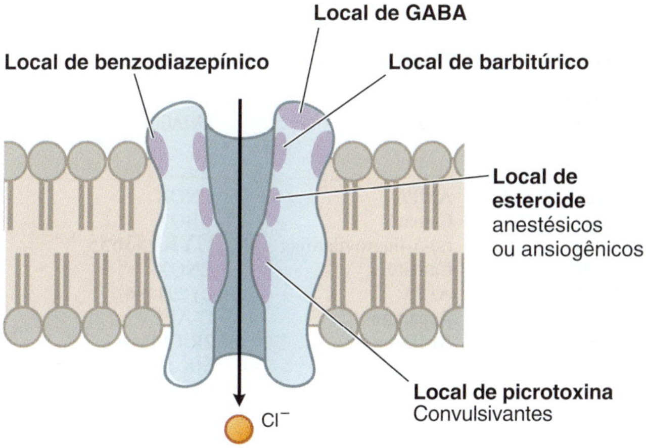

Figura 14-5 *Locais de ligação farmacológica no receptor* $GABA_A$. (Reproduzida, com permissão, de Nestler EJ, Hyman SE, Malenka RC [eds]. *Molecular Neuropharmacology*. Nova York: McGraw-Hill, 2009, p 135. Copyright © pela McGraw-Hill Companies, Inc.)

O receptor $GABA_B$ ou receptores GABA metabotrópicos interage com a G_i e inibe a adenilato-ciclase, ativa os canais de K^+ e reduz a condutância do Ca^{2+} e com G_q aumentando a atividade de PLC. Os receptores $GABA_B$ pré-sinápticos funcionam como autorreceptores, inibindo a liberação do GABA e podem desempenhar a mesma função nos neurônios que liberam outros transmissores. O receptor $GABA_C$ tem distribuição menos ampla do que os subtipos A e B. O GABA é mais potente em uma ordem de magnitude nos receptores $GABA_C$ que no $GABA_A$ e alguns agonistas (p. ex., baclofeno) e moduladores (p. ex., benzodiazepínicos e barbitúricos) do $GABA_A$ não interagem com os receptores $GABA_C$. Os receptores $GABA_C$ são encontrados na retina, na medula espinal, no colículo superior e na hipófise.

GABA medeia as ações inibitórias de interneurônios locais no cérebro e também podem mediar inibição pré-sináptica dentro da medula espinal. Os neurônios que contêm GABA frequentemente coexpressam 1 ou mais neuropeptídios.

Os compostos mais úteis para confirmação de efeitos mediados por GABA foram a *bicuculina* e *picrotoxina;* no entanto, muitos convulsivantes cujas ações previamente eram inexplicáveis (incluindo *penicilina* e pentilenetetrazol) são antagonistas relativamente seletivos da ação de GABA. Os efeitos terapêuticos úteis ainda não foram obtidos por meio do uso de agentes que mimetizam GABA (como *muscimol*), inibem sua receptação ativa (como *2,4-diaminobutirato, ácido nipecótico e guvacina*) ou alterar seu *turnover* (como *ácido amino-oxiacético*)

GLICINA. Muitos dos aspectos descritos com relação à família dos receptores $GABA_A$ também se aplicam ao receptor inibitório da glicina, que é abundante no tronco cerebral e na medula espinal. Várias subunidades reúnem-se para formar os diversos subtipos de receptor da glicina, cuja importância funcional completa não é conhecida.

GLUTAMATO E ASPARTATO. O glutamato e o aspartato exercem efeitos excitatórios potentes nos neurônios de quase todas as regiões do SNC. Os receptores do glutamato são classificados funcionalmente como *receptores dos canais iônicos controlados por ligando* (*ionotrópicos*) ou GPCR *metabotrópicos* (Quadro 14-1). Os canais iônicos regulados por ligando também são classificados em receptores do *N*-metil-D-aspartato (NMDA) e receptores não NMDA. Os receptores não NMDA incluem os receptores do ácido α-amino-3-hidróxi-5-metil-4-isoxazol propiônico (AMPA) e do ácido caínico (KA).

Os agonistas do receptor NMDA incluem os bloqueadores do canal aberto, como a fenciclidina (PCP ou "pó-de--anjo"); antagonistas incluem o ácido 5,7-diclorocinurêmico, que atua em um local de ligação alostérico da glicina; e ifemprodila, que pode atuar como bloqueador do canal fechado. A atividade dos receptores do NMDA é sensível ao pH e à modulação por vários agentes endógenos como Zn^{2+}, alguns neuroesteroides, ácido araquidônico, reagentes redox e poliaminas como a espermina. Os receptores do NMDA estão envolvidos na transmissão sináptica normal; a ativação desses receptores NMDA está relacionada mais diretamente com a indução das várias formas de plasticidade sináptica, do que com a sinalização rápida ponto a ponto do cérebro.

Quadro 14-1

Classificação dos receptores do glutamato e aspartato[a]

CLASSES FUNCIONAIS	FAMÍLIAS DE GENES	AGONISTAS	ANTAGONISTAS	
Ionotrópicas				
AMPA	GluR1, 2, 3, 4	AMPA Cainato (s)-5-fluorovilardina	CNQX NBQX GYK153655	
Cainato	GluR5, 6, 7 KAI1, 2	Cainato ATPA	CNQX LY294486	
NMDA	NR1, 2A, 2B, 2C, 2D	Aspartato NMDA	D-AP5 2R-CPPene MK-801 Cetamina Fenciclidina D-aspartato	
Metabotrópico				SINALIZAÇÃO INTRACELULAR
Grupo 1	mGluR1 mGluR5	3,5-DHPG, quiscalato	AIDA CBPG	↑G_i-PLC-IP_3-Ca^{2+}
Grupo 2	mGluR2 mGluR3	APDC, MGS0028 DCG-IV, LY354740	EGLY PCCG-4	↑G_i-AC (↓AMPc)
Grupo 3	mGluR4 mGluR6 mGluR7 mGluR8	L-AP-4 L-AP4 L-AP4 L-AP4, (S)-3,4-DCPG	MAP4 MPPG LY341495	↑G_i-AC (↓AMPc)

[a]Glutamato é o principal agonista tanto nos receptores ionotrópicos quanto metabotrópicos para glutamato e aspartato. CNQX, 6-ciano-7-nitroquinoxalina-2,3-diona; NBQX, 1,2,3,4-Tetra-hidro-6-nitro-2,3-dioxo-benzo[f]quinoxalina-7-sulfnamida; D-AP-5, ácido D-2-amino-5-fosfonovalérico; CBPG, (S)-(+)-2-(3'-carboxibiciclo(1.1.1)pentil)-glicina; EGLU, ácido (2S)-α-etilglutâmico; PCCG-4, fenilcarboxiciclopropilglicina; MAP4, ácido (S)-amino-2-metil-4-fosfonobutanoico; MPPG, (RS)-a-metil-4-fosfonofenilglicina; AMPA, ácido α-amino-3-hidroxi-5-metil-4-isoxazolpropiônico; ATPA, ácido 2-amino-3(3-hidroxi-5-tert-butilisoxazol-4-il) propanoico; NMDA, N-metil-D-aspartato; 3,5-DHPG, 3,5-di-hidroxifenilglicina; DCH-IV, dicarboxiciclopropil)glicina; ácido L-AP-4, L-2-amino-4-fosfonobutírico; (S)-3,4-DCPG, (S)-3,4-dicarboxifenilglicina.

Os receptores do AMPA e cainato medeiam despolarização rápida nas sinapses glutamatérgicas no cérebro e medula espinal. Os receptores AMPA ou cainato e NMDA podem ser colocalizados em muitas sinapses glutamatérgicas.

Um fenômeno bem caracterizado envolvendo os receptores do NMDA é a indução de potencialização de longo prazo (LTP) e seu inverso, depressão de longo prazo (LTD) (Figura 14-6).

EXCITOTOXICIDADE DO GLUTAMATO. Altas concentrações de glutamato levam à morte das células neuronais (Figura 14-7). Acredita-se que a cascata de eventos que levam à morte neuronal é desencadeada pela excessiva ativação dos receptores do NMDA ou AMPA/cinase, possibilitando um influxo significativo do Ca^{2+} nos neurônios. A excitotoxicidade mediada pelo glutamato pode explicar a lesão que ocorre depois da isquemia ou hipoglicemia cerebral, durante a qual uma liberação maciça e recaptação prejudicada de glutamato na sinapse levam a um excesso de estimulação dos receptores de glutamato e subsequente morte celular. Os antagonistas dos receptores do NMDA podem atenuar a morte neuronal induzida pela ativação destes receptores.

ACETILCOLINA. Os efeitos da ACh resultam da interação com uma combinação de receptores nicotínicos e muscarínicos. Os receptores nicotínicos de ACh (Figuras 11-1 e 11-2) são encontrados nos gânglios autônomos, glândula suprarrenal e no SNC. A ativação pela ACh resulta em um aumento rápido do influxo de Na^+,despolarização e ativação do influxo de e Ca^{2+} sensível à voltagem. Existem cinco subtipos de receptores muscarínicos, sendo que todos são expressos no cérebro. M_1, M_3 e M_5 acoplam-se a G_q enquanto os receptores M_2 e M_4 acoplam-se a G_i (Quadro 14-2).

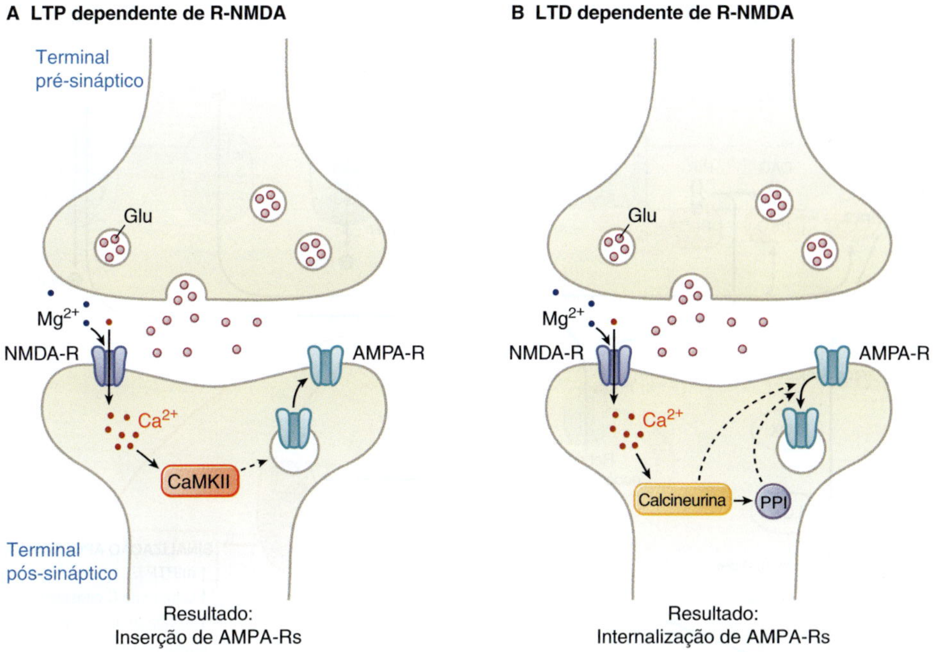

Figura 14-6 *LTP e LTD dependente de receptor NMDA.* LTP refere-se a um aumento prolongado (horas a dias) do tamanho de uma resposta sináptica a um estímulopré-sináptico de determinada potência. A ativação dos receptores NMDA é obrigatória para a indução de LTP que ocorre no hipocampo. Os receptores NMDA normalmente são bloqueados por Mg^{+} nos potenciais de membrana em repouso. Assim, a ativação dos receptores NMDA requer ligação ao glutamato e despolarização simultânea da membrana pós-sináptica. Isto é conseguido pela ativação de receptores AMPA/cainato em sinapses próximas que envolvem impulsos de diferentes neurônios. Os receptores AMPA também são dinamicamente regulados para afetar sua sensibilidade ao sinergismo com NMDA. Assim, os receptores NMDA podem funcionar como detectores de coincidência, sendo ativados apenas quando há disparo simultâneo de 2 ou mais neurônios. LTD é o contrário de LTP. (**A**) LTP dependente do receptor NMDA requer ativação pós-sináptica do receptor NMDA que leva a aumento do Ca^{2+} e a ativação de CaM cinase II (CaMKII). A inserção do receptor AMPA na membrana pós-sináptica é um mecanismo importante subjacente à expressão de LTP. (**B**) LTD dependente de receptor NMDA é desencadeado pela entrada de Ca^{2+} através de canais do receptor NMDA pós-sináptico, levando a aumentos na atividade das proteínas fosfatases calcineurina e PP1. LTD ocorre quando receptores AMPA pós-sinápticos são internalizados. (Redesenhada, com permissão, de Nestler EJ, Hyman SE, Malenka RC, eds. *Molecular Neuropharmacology*. NewYork: McGraw-Hill, 2009, p. 132. Copyright © pela McGraw-Hill Companies, Inc.)

CATECOLAMINAS. O cérebro tem sistemas neuronais independentes que utilizam 3 catecolaminas diferentes — dopamina (DA), norepinefrina (NE) e epinefrina (EPI). Cada sistema é anatomicamente distinto e desempenha funções diferentes em sua área de inervação.

DOPAMINA. Mais da metade do conteúdo do SNC de catecolamina é DA. Os 5 receptores para DA são GPCR que regulam atividade de adenilato-ciclase através do acoplamento a G_S (D_1 e D_5) e G_i ($D_{2\text{-}4}$) (Quadro 14-3). As vias que contêm DA e receptores foram implicados na fisiopatologia da esquizofrenia e da doença de Parkinson e nos efeitos colaterais observados após farmacoterapia para esses distúrbios (Capítulos 16 e 22).

Grandes quantidades de DA são encontradas nos núcleos da base. Existem 3 vias principais que contêm DA no SNC: a nigroestriatal, a mesocortical/mesolímbica e a tuberoinfundibular, como descrito no Capítulo 13 e detalhada na Figura 13-7.

NOREPINEFRINA. Tanto os subtipos de receptores adrenérgicos α como β estão presentes no SNC; todos são GPCR (Quadro 14-4 e Capítulo 8).

Os receptores β acoplam-se a G_s e em seguida a adenilato-ciclase. Os receptores α_1-adrenérgicos estão acoplados a G_q, resultando em estimulação da via de PLC-IP_3/DAG-Ca^{2+}-PKC e estão predominantemente associados aos neurônios. Os receptores α_1 em neurônios-alvo não adrenérgicos respondem a NE com *respostas despolarizantes* devido a reduções da condutância do K^+. Os receptores α_2-adrenérgicos são encontrados nos elementos gliais e vasculares, bem como nos neurônios. Eles são proeminentes nos neurônios noradrenérgicos, onde provavelmente se ligam à G_i, inibem a adenilato-ciclase e medeiam uma *resposta de hiperpolarização* decorrente da estimulação

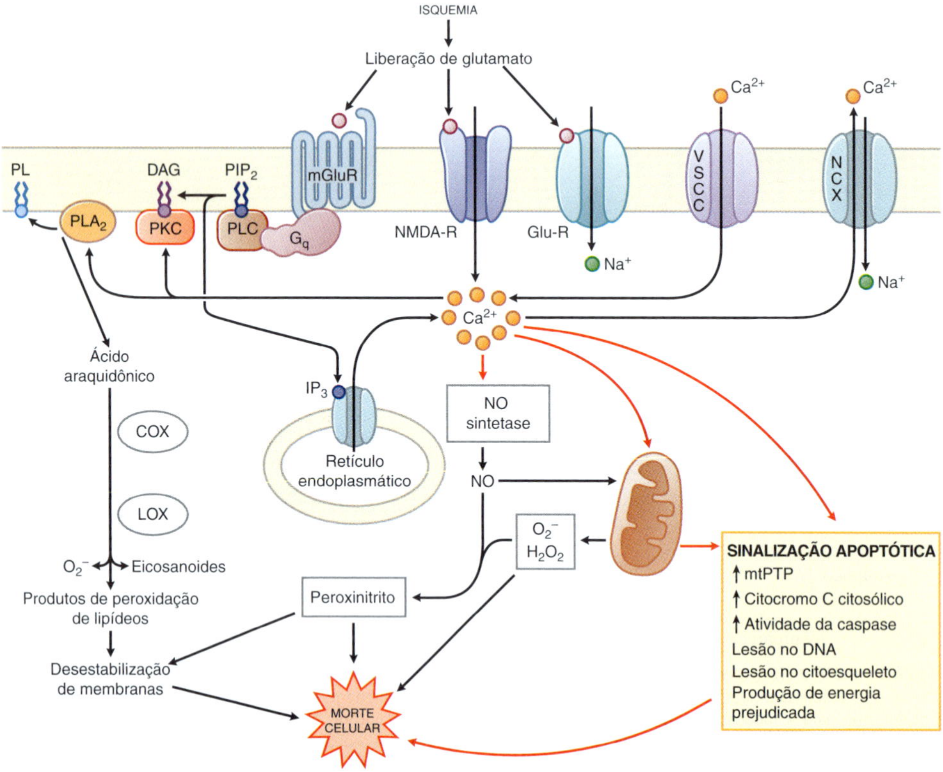

Figura 14-7 *Mecanismos que contribuem para lesão neuronal durante liberação de glutamato induzida por isquemia-reperfusão.* Várias vias contribuem para lesão neuronal excitotóxica na isquemia, com excesso de Ca^{2+} citosólico desempenhando um papel precipitador. *DAG*, diacilglicerol; *GluR*, tipo AMPA/cainato de receptores de glutamato; IP_3, inositol trifosfato; *mGluR*, receptor metabotrópico de glutamato; *NMDA*-R, receptor *N*-metil-D-aspartato; O_2^-, radical superóxido; PIP_2, fosfatildi-inositol 4,5-bifosfato; PKC, proteinocinase C; PL, fosfolipídeos, PLA_2/C fosfolipase; VSCC, canal de Ca^{2+} sensível à voltagem; COX, cicloxigenase; LOX, lipoxigenase; NCX, permutador NA^+/Ca^{2+}; mtPTP, poro de transição de permeabilidade mitocondrial. (Reproduzida com permissão de Dugan LL, Kim-Han JS: Hypoxic-ischemic brain injury and oxidative stress, em Siegel GS, Albers RW, Brady S, Price D, eds: *Basic Neurochemistry: Molecular, Cellular, and Medical Aspects*, 7ª ed. Burlington, MA: Elsevier Academic Press, 2006, p 564. Copyright © 2006, American Society for Neurochemistry.)

de um canal de K^+ retificador interno (via heterodímero $\beta\gamma$). Os receptores α_2 estão localizados pré-sinapticamente, onde funcionam como autorreceptores inibitórios. Os efeitos anti-hipertensivos da clonidina podem ser causados pela estimulação desses autorreceptores.

Existem quantidades relativamente grandes de NE no hipotálamo e em determinadas partes do sistema límbico, como o núcleo central das amígdalas e o giro dentado do hipocampo. NE também está presente em quantidades

Quadro 14-2

Subtipos de receptores muscarínicos no SNC

SUBTIPO	ANTAGONISTAS SELETIVOS	FAMÍLIA DA PROTEÍNA G	LOCALIZAÇÃO NO SNC
M_1	Pirenzepina, telezepina, 4-DAMP	G_q	córtex, hipocampo, estriado
M_2	AF-Dx-384, metoctramina	G_i	cérebro anterior basal, tálamo
M_3	Darifenacina, 4-DAMP	G_q	córtex, hipocampo, tálamo
M_4	AF-Dx-384, 4-DAMP	G_i	córtex, hipocampo, estriado
M_5	4-DAMP	G_q	substância negra

Agonistas não seletivos incluem carbacol, pilocarpina e oxotremorina. Antagonistas não seletivos incluem atropina e escopolamina. McN-A-3436 é um agonista seletivo no receptor M_1. 4-DAMP, 4-difenilacetoxi-N-metilpiperidina.

Quadro 14-3

Receptores da dopamina no SNC

RECEPTOR	AGONISTAS	ANTAGONISTAS	FAMÍLIA DA PROTEÍNA G	ÁREAS DE LOCALIZAÇÃO
D_1	SKF82958 SKF81297	SCH23390 SKF83566; haloperidol	G_S	neoestriado; córtex cerebral; tubérculo olfatório; *nucleus accumbens*
D_2	Bromocriptina, apomorfina	Racloprida, sulpirida, haloperidol	G_i	neoestriado; tubérculo olfatório; *nucleus accumbens*
D_3	Quimpirol 7-OH-DPAT	Racloprida	G_i	*nucleus accumbens*; ilhotas de Calleja
D_4		Clozapina, L-745,870, sonepiprazol	G_i	mesencéfalo; amígdala; hipocampo; hipotálamo
D_5	SKF38393	SCH23390	G_S	

7-OH-DPAT, 7-hidroxi-N, N-di-n-propil-2-aminotetralina.

significativas na maioria das regiões cerebrais. Estudos de mapeamento indicam que os neurônios noradrenérgicos do *locus* cerúleo inervam células alvo específicas em um grande número de campos corticais, subcorticais e espinomedulares.

EPINEFRINA. Os neurônios que contêm epinefrina são encontrados na formação reticular do bulbo. Suas propriedades fisiológicas não foram identificadas.

5-HIDROXITRIPTAMINA (SEROTONINA; 5HT). Existem 5 tipos de receptores 5HT, com 14 subtipos diferentes (Quadro 14-5). Esses subtipos demonstram perfis característicos de ligação aos ligandos,

Quadro 14-4

Receptores adrenérgicos no SNC

RECEPTOR	AGONISTA	ANTAGONISTA	FAMÍLIA DA PROTEÍNA G	ÁREAS DE LOCALIZAÇÃO NO CÉREBRO
α_{1A}	A61603 fenilefrina oximetazolina	nigulpidino prazosina 5-metilurapidil	G_q	córtex; hipocampo
α_{1B}	fenilefrina oximetazolina	espiperona prazosina (+)-ciclazosina	G_q	córtex tronco cerebral
α_{1D}	fenilefrina oximetazolina	A-119637 tansulosina	G_q	córtex
α_{2A}	oximetazolina clonidina	ioimbina; rauwolscina; bromocriptina	G_i	substância ferruginosa e hipocampo
α_{2B}	clonidina dexmedetomidina	ioimbina; rauwolscina; lisurida	G_i	diencéfalo
α_{2C}	clonidina	ioimbina; rauwolscina; lisurida	G_i	amplamente distribuído
β_1	CGP 12177 prenalterol	alprenolol betaxolol metoprolol	G_s	córtex e hipotálamo
β_2	fenoterol salmeterol	propranolol ICI 118551	G_s	cerebelo, hipocampo, córtex
β_3	carazolol	carvedilol; tertalolol	? G_s	desconhecido

Quadro 14-5

Receptores de 5-HT no SNC

RECEPTOR	AGONISTAS	ANTAGONISTAS	TRANSDUTOR	LOCALIZAÇÃO
5-HT_{1A}	8-OH-DPAT, buspirona, lisurida	WAY 100135, NAD299	G_i	hipocampo, septo, amígdala, rafe dorsal, córtex
5-HT_{1B}	sumatriptana, di-hidroergotamina, oximetazolina	GR-127935, cetanserina	G_i	substância negra, núcleos da base
5-HT_{1D}	sumatriptana, di-hidroergotamina, oximetazolina	GR127935, metisergida, L-722405	G_i	substância negra, estriado, *nucleus accumbens*, hipocampo
5-HT_{1E}	eletriptana, ORG-5222		G_i	
5-HT_{1F}	LY334370, naratriptana	metisergida	G_i	rafe dorsal, hipocampo, córtex
5-HT_{2A}	DMT, DOB, DOI, ergotamina, LSD	amoxapina, clorpromazina, cetanserina	G_q	córtex, tubérculo olfatório, claustro
5-HT_{2B}	cabergolina, 5-MeOT	Clozapina, lisurida, LY53857	G_q	não localizado no cérebro
5-HT_{2C}	ergotamina, DOI, lisurida	Amoxepina, fluoxetina, mesulergina	G_q	núcleos da base, plexo coroide, substância negra
5-HT_3		ondansetrona, granissetrona	canal controlado por ligando	medula espinal, córtex, hipocampo, núcleos do tronco cerebral
5-HT_4	cisaprida, metoclopramida	GR113808, SN204070	G_s	hipocampo, *nucleus accumbens* estriado, substância negra
5-HT_{5A}		metiotepina	G_s	córtex, hipocampo, cerebelo
5-HT_{5B}		ergotamina, metiotepina	?G_i	habênula, CA1 do hipocampo
5-HT_6	bromocritpina	metiotepina, clozapina, amitriptilina	G_s	estriado, tubérculo olfatório, córtex, hipocampo
5-HT_7	pergolida, 5-MeOT	metiotepina, clozapina, metergolina	G_s	hipotálamo, tálamo, córtex, núcleo supraquiasmático

8-OH-DPAT, 8-hidroxi-N, N-dipropil-2-aminotetralina; DOB, 2,5-dimetoxi-4-bromoanfetamina; DOI, (±)-2,5-dimetoxi-4--iodoanfetamina; DMT, N,N-dimetiltriptamina; 5-MeOT, 2-(5-metoxi-1H-indol-3-il) etanamina; LSD, dietilamida do ácido lisérgico.

acoplam-se a diferentes sistemas de sinalização intracelular, apresentam distribuições subtipo-específicas no SNC e medeiam diversos efeitos comportamentais causados pela 5-HT. Todos os receptores da 5-HT são de GPCR que se acoplam a uma variedade de subunidades α de proteína G, *exceto o* receptor de 5-HT_3, que é um canal iônico controlado por ligando. As localizações e propriedades de 5-HT estão resumidas no Quadro 13-1, seus papéis fisiológicos em várias atividades do SNC no

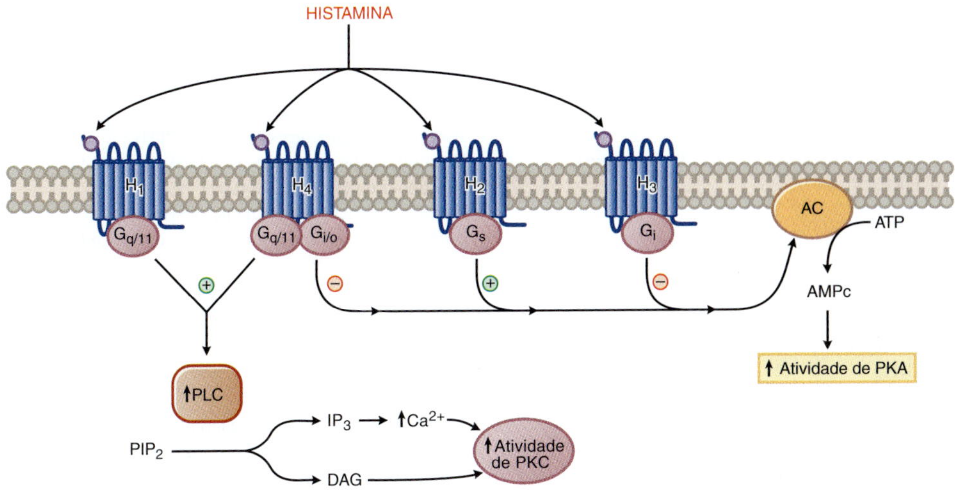

Figura 14-8 *Principais vias de sinalização para receptores da histamina.* A histamina pode acoplar-se a uma variedade de vias de transdução do sinal ligado à proteína G através de quatro receptores diferentes. O receptor H_1 e alguns receptores H_4 ativam a renovação de fosfatidilinositol através de $G_{q/11}$. Os outros receptores acoplam positivamente (receptor H_2) ou negativamente (receptores H_3 e H_4) à atividade de adenilato-ciclase através de G_s e $G_{i/o}$.

Quadro 13-2, os eventos eletrofisiológicos associados à ativação do receptor no Quadro 13-4 e os aspectos de sua farmacologia clínica no Quadro 13-5.

Nos mamíferos, os neurônios que contêm 5-HT estão presentes em nove núcleos situados nas regiões da linha média (rafe) da ponte e no tronco cerebral superior. As células que recebem entrada citoquimicamente demonstrável de 5-HT, como o núcleo supraquiasmático, corpo geniculado ventrolateral, amígdala e hipocampo, exibem um revestimento uniforme e denso de terminações serotinérgicas.

HISTAMINA. Foram descritos quatro subtipos de receptores histamínicos; todos são aclopados a GPCR para regular adenilato-ciclase e PLC como descrito na Figura 14-8. Os *receptores H_1*, que são os mais sensíveis à histamina, estão localizados principalmente nos núcleos da base e regiões olfatórias no cérebro de ratos. Os *receptores H_4* são expressos nas células de origem hematopoiética: eosinófilos, linfócitos T, mastócitos, basófilos e células dendríticas. Postula-se que os receptores H_4 desempenham um papel na inflamação e na quimiotaxia. Para detalhes, consulte o Capítulo 32.

Os neurônios histaminérgicos estão localizados na parte ventral do hipotálamo; eles dão origem aos tratos longos ascendente e descendente que são típicos dos padrões característicos de outros sistemas aminérgicos. Acredita-se que o sistema histaminérgico afete o despertar, a temperatura corporal e a dinâmica vascular.

PEPTÍDEOS. Uma gama notável de neurotransmissores e neuromoduladores foi descrita (Quadro 14-6). Embora alguns pepetídeos do SNC (Quadro 14-6) possam funcionar por conta própria, atualmente acredita-se que a maioria atua principalmentente em conjunto com transmissores coexistentes (aminas e aminoácidos biogênicos), mas sua liberação pode ser regulada de maneira independente (Figura 14-3). Muitos neuropeptídios atuam via GPCR (Quadro 14-7).

A síntese de peptídeos ocorre principalmente no pericário e o peptídeo resultante é então transportado para as terminações nervosas. Os genes simples podem, através de modificações pós-translacionais, produzir vários neuropeptídeos. Por exemplo, o processamento proteolítico de propiomelanocortina (POMC) origina ACTH, α, γ e β-MSH, e β-endorfina (Figura 14-9). Além disso, *splicing* alternativo dos transcritos de RNA pode resultar em espécies distintas de mRNA (p. ex., calcitonina e peptídeo relacionado ao gene da calcitonina [CGRP]).

CANABINOIDES. Delta-9-tetraidrocanabinol (THC) é uma das várias substâncias ativas na maconha (Figura 14-10). Os efeitos farmacológicos primários de THC seguem sua interação com os *receptores* CB_1 no SNC e *receptores* CB_2 na periferia. Ambos os receptores CB_1 e CB_2 são ligados a Gi e daí para a inibição da atividade de adenilato-ciclase. Os ligandos endógenos naturais para estes receptores são derivados do ácido araquidônico, incluindo a *anandamida* e 2-*araquidonil glicerol* (Figura 14-10).

Quadro 14-6

Exemplos de neuropeptídeos

Família da calcitonina
Calcitonina
Peptídeo relacionado ao gene da calcitonina (CGRP)

Hormônios hipotalâmicos
Ocitocina
Vasopressina

Liberação hipotalâmica e hormônios inibitórios
Fator de liberação de corticotrofina (CRF ou CRH)
Hormônio de liberação de gonadotrofina (GnRH)
Hormônio de liberação do hormônio do crescimento (GHRH)
Somatostatina (SST)
Hormônio de liberação da tireotrofina (TRH)

Família de neuropeptídeo Y
Neuropeptídeo Y (NPY)
Neuropeptídeo Y (PYY)
Polipeptídeo pancreático (PP)

Peptídeos opiodes
β-endorfina (também hormônio hipofisário)
Peptídeos dinorfina
Leu-encefalina
Met-encefalina

Hormônios hipofisários
Hormônio adrenocorticotrófico (ACTH)
Hormônio estimulador de α-melanócitos (α-MSH)
Hormônio do crescimento (GH)
Hormônio folículo-estimulante (FSH)
β-lipotropina (β-LPH), hormônio luteinizante (LH)

Taquicininas
Neurocinina A e B
Neuropeptídeo K, substância P

Família VIP-Glucagon
Glucagon
Peptídeo semelhante ao glucagon (GLP-1)
Adenilato-ciclase hipofisária — peptídeo de ativação (PACAP)
Polipeptídeo intestinal vasoativo (VIP)

Alguns outros peptídeos
Peptídeo relacionado com agouti (ARP)
Bombesina, bradicinina (BK)
Colecistocinina (CCK)
Transcrito regulado pela cocaína e anfetamina (CART)
Galanina, grelina
Hormônio concentrador de melanina (MCH)
Neurotensina
Fator de crescimento do nervo (NGF)
Orexinas, orfanina GQ (Nociceptina)

Fonte: Modificado, com permissão, de Nestler, E.J., Hyman, S. E. e Malenka, R.C. Molecular Neuropharmacology. McGraw-Hill, *Nova York, 2009, p. 184, Quadro 7-1. © 2009 por The McGraw-Hill Companies, Inc.*

THC tem efeitos drásticos em curto prazo, incluindo a produção de sensações de euforia e percepção sensorial alterada. Receptores CB_1 são encontrados principalmente nos núcleos da base, hipocampo, cerebelo e córtex cerebral; a ativação de receptores CB_1 resulta na inibição da liberação de glutamato. Algumas células e tecidos não neuronais também expressam receptores CB_1, incluindo leucócitos e testículo. Os receptores CB_2 são expressos no baço, tonsilas, medula óssea e em leucócitos do sangue periférico.

Os esforços para desenvolver antagonistas de CB_1 como rimonabanto (Figura 14-10) concentraram-se em possíveis tratamentos para dependência de drogas e obesidade. Também há esforços em andamento para desenvolver agonistas que interagem com receptores CB_1 e CB_2 para o alívio da dor. THC (dronabinol) é por vezes usado no controle de náuseas e dor moderada (Capítulo 46).

PURINAS. Adenosina, ATP, UDP e UTP desempenham funções como moléculas de sinalização extracelular. O ATP é um componente das vesículas adrenérgicas de armazenamento e é liberado junto com as catecolaminas. Os nucleotídeos intracelulares também podem chegar à superfície celular por outros mecanismos e a adenosina extracelular pode provir da liberação celular e metabolismo de ATP.

Os nucleotídeos extracelulares e a adenosina atuam em uma família de receptores purinérgicos que é dividida em duas classes, P1 e P2 (Quadro 14-8). Os receptores P1 são GPCR que interagem com a adenosina; dois desses receptores (A_1 e A_3) ligam-se à G_i e dois (A_{2a} e A_{2b}) combinam-se com a G_s; as metilxantinas antagonizam os receptores A_1 e A_3. A ativação dos receptores A_1 está associada à inibição da adenilato-ciclase, à ativação das correntes de K^+ e em alguns casos à ativação da PLC; a estimulação dos receptores A_2 ativa a adenilato-ciclase. A classe P2 inclui grande número de receptores P2X, canais iônicos controlados por ligando, e receptores P2Y, uma subclasse igualmente numerosa de GPCR que se combinam com G_q ou G_i. O receptor $P2Y_{14}$ é expresso no SNC; interage com a UDP-glicose e pode ligar-se à G_q. O receptor $P2Y_{12}$ é clinicamente importante: sua inibição nas plaquetas inibe a agregação plaquetária.

Quadro 14-7

Receptores e transmissores peptídicos

PEPTÍDEO	RECEPTOR	AGONISTAS	MECANISMO EFETOR	ANTAGONISTAS
Opioide	δ κ μ	DADLE, diprenorfina bremazocina, etorfina DAMGO, etorfina	↑G_i-AC (↓ AMPc)	naltribeno, naltrindol nalmefeno, naltrexona diprenorfina, naltrexona
Somatostatina	SST_1 SST_2 SST_3 SST_4 SST_5	CST-17 BIM 23059 BIM 23066 CGP 23996 BIM 23313	↑G_i-AC (↓AMPc)	SRA880 D-Tir8-CYN 154806 sst3-ODN-8 L-Tir8-CYN 154806
Neurotensina	NTS1 NTS2	EISAI-1, JMV431 Levocabastina	↑G_q-PLC	SR142948A
Oxenina	OX_1 OX_2		↑G_q-PLC	SB-410220
Taquicinina	NK_1 NK_2 NK_3	Substância P metil éster β-{ala^2}$NKA_{4\text{-}10}$ GR 138676	↑G_q-PLC	
CCK	CCK_1 CCK_2	ARL-15849, SR14613 BC-264, PBC-264	↑G_q-PLC	FK-480, lintitript Triglumida, PD-149164
NPY	Y_1 Y_2 Y_4 Y_5		↑G_i-AC (↓ AMPc) ↓AMPc ↑G_q-PLC ↑G_i-AC (↓ AMPc)	GR231118 BIIE0246 CGP 71683A

DADLE, 2-Alanil-Leucina encefalina; DAMGO, 2-Ala-4-MeFe-5-Gli-encefalina.

Embora alguns desses receptores tenham sido encontrados no cérebro, a maior parte do interesse atual provém de observações farmacológicas, em vez de fisiológicas. Em todo o córtex e na formação hipocampal, a adenosina atua nas estruturas pré-sinápticas no sentido de inibir a liberação das aminas e dos aminoácidos transmissores. As respostas controladas pelo ATP foram relacionadas farmacologicamente a várias funções fisiopatológicas, como ansiedade, acidente vascular encefálico e epilepsia. Os receptores A_2 e os receptores D_2 da dopamina parecem ser funcionalmente antagonistas, levando a investigação de antagonistas de A_{2a} como terapia adjuvante para doença de Parkinson.

MEDIADORES LIPÍDICOS. O *ácido araquidônico*, armazenado normalmente na membrana celular como éster de glicerol, pode ser liberado durante a hidrólise dos fosfolipídeos (por vias que envolvem as fosfolipases A_2, C e D). O ácido araquidônico pode ser convertido em reguladores altamente reativos por três vias enzimáticas principais (Capítulo 33): *hipoxigenases* (que geram prostaglandinas e tromboxanos), *hipoxigenases* (que formam leucotrienos e outros catabólitos transitórios do ácido eicosatetraenoico) e CYP (que são indutíveis e também estão expressos em níveis baixos no cérebro). Os metabólitos do ácido araquidônico foram implicados como moduladores difusíveis no SNC, possivelmente envolvidos na formação de LTP e outras formas de plasticidade neuronal.

ÓXIDO NÍTRICO E MONÓXIDO DE CARBONO. Tanto a forma constitutiva como a indutível de NOS estão expressas no cérebro. A aplicação de inibidores das NOS (p. ex., metilarginina) e de doadores de NO (como o nitroprusseto) sugere o envolvimento do NO em inúmeros fenômenos neurológicos centrais, como LTP, ativação de guanilato-ciclase solúvel, liberação dos neurotransmissores e acentuação da neurotoxicidade mediada pelo glutamato (NMDA). O CO, que é gerado nos neurônios, é outro gás difundível que pode atuar como mensageiro intracelular que estimula a guanilato-ciclase solúvel.

CITOCINAS. As citocinas são uma família de reguladores polipeptídicos. Os efeitos das citocinas são regulados pelas condições impostas por outras citocinas, que interagem em rede com efeitos variáveis resultando em ações sinérgicas, aditivas ou contrárias. Os peptídeos gerados nos tecidos, conhecidos como *quimiocinas*, servem para atrair as células do sistema imune e da linhagem inflamatória para os espaços intersticiais. Essas citocinas especiais têm suscitado o interesse como reguladores potenciais da inflamação do sistema nervoso (como nos estágios iniciais da demência, depois de infecção pelo vírus da imunodeficiência humana e durante a recuperação de uma lesão traumática). Os neurônios e astrócitos podem ser induzidos em algumas condições fisiopatológicas a expressar citocinas ou outros fatores de crescimento.

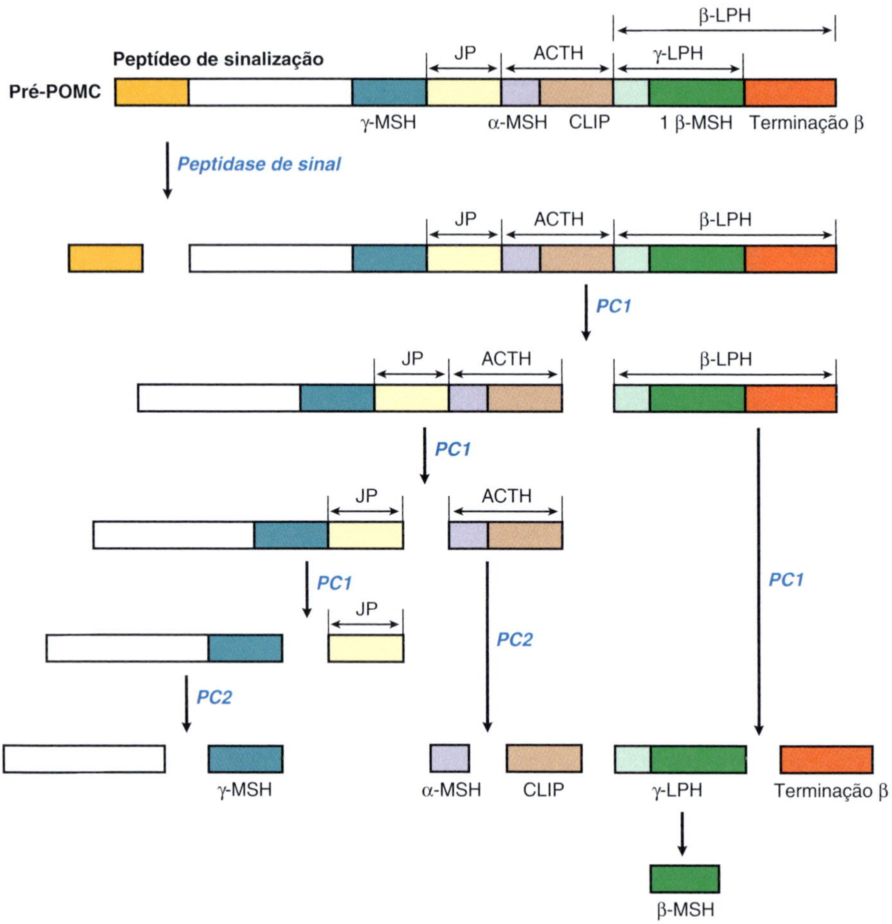

Figura 14-9 *Processamento proteolítico de pró-opiomelanocortina (POMC).* Após a remoção do peptídeo de sinalização do pré-POMC, o propeptídeo restante sofre endoprotólise por convertases pró-hormônio 1 e 2 (PC1 e PC2) em resíduos dibásicos. PC1 libera o hormônio adrenocorticotrófico dos peptídeos bioativos (ACTH), β-endorfina (terminação β) e hormônio γ-lipotrófico (γ-LPH). PC2 cliva ACTH em peptídeo do lobo intermediário semelhante à corticotrofina (CLIP) e hormônio de estimulação do α-melanócito (α-MSH) e também libera γ-MSH da porção do N-terminal do propeptídeo. O peptídeo de ligação (JP) é a região entre ACTH e γ-MSH. β-MSH é formado por clivagem de γ-LPH. Alguns dos peptídeos resultantes são amidatados ou acetilados antes de se tornarem completamente ativos.

AÇÕES DOS FÁRMACOS NO SNC

ESPECIFICIDADE E INESPECIFICIDADE DAS AÇÕES DOS FÁRMACOS NO SNC. O efeito de um fármaco no SNC é considerado específico quando ele afeta um mecanismo molecular reconhecível e único para as células alvo que apresentam receptores para este composto. Mesmo um fármaco que é altamente específico quando testado em concentrações baixas pode produzir ações inespecíficas com doses mais altas. Em geral, quanto mais potente é o fármaco em seu alvo desejado, menor é a probabilidade de ele exercer efeitos diferentes do alvo. Em contrapartida, mesmo os fármacos que têm um amplo espectro de atividade podem não atuar do mesmo modo em todos os níveis do SNC. Por exemplo, os sedativos, hipnóticos e anestésicos gerais poderiam ter muito pouca utilidade se os neurônios centrais que controlam os sistemas respiratório e cardiovascular fossem particularmente sensíveis às suas ações. *A especificidade da ação de um fármaco é frequentemente superestimada. Isto é parcialmente causado pelo fatro de que os fármacos frequentemente são identificados com o efeito que está implícito no nome da classe.*

DEPRESSORES GERAIS (INESPECÍFICOS) DO SNC. Esse grupo inclui os gases e os vapores anestésicos, os alcoóis alifáticos e alguns fármacos hipnóticossedativos. Esses compostos têm em comum a capacidade de deprimir os tecidos excitáveis em todos os níveis do SNC, resultando na redução da quantidade de transmissores liberados por cada impulso nervoso, assim como na depressão geral da reatividade pós-sináptica e no transporte iônico. Nas concentrações subanestésicas, essas substâncias (p. ex., etanol) podem exercer efeitos relativamente específicos em alguns grupos de neurônios, especialmente a tendência para causar dependência.

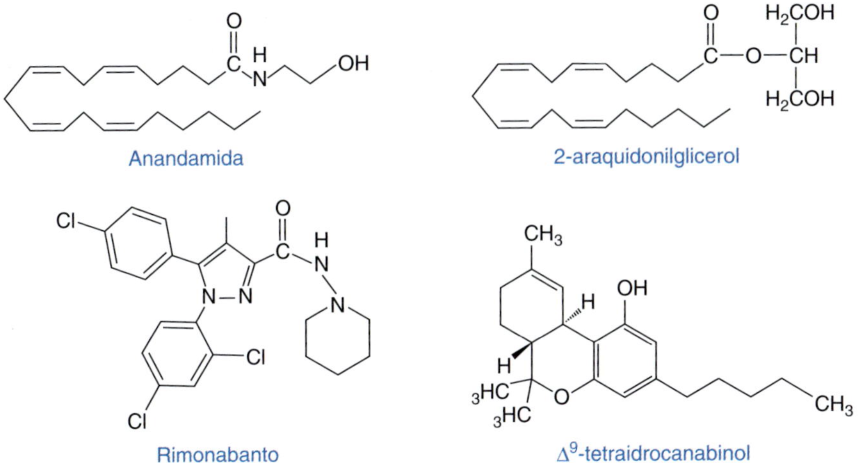

Figura 14-10 *Ligandos do receptor canabinoide.* Anadamida e 2-araquidonilglicerol são agonistas endógenos. Rimonabanto é um antagonista sintético do receptor CB. Δ^9-tetraidrocanabinol é um agonista CB derivado da maconha.

ESTIMULANTES GERAIS (INESPECÍFICOS) DO SNC. Os fármacos desse grupo incluem o *pentilenotetrazol* e os compostos semelhantes capazes de induzir intensa excitação do SNC, assim como as metilxantinas que possuem ação estimulante muito mais fraca. A estimulação pode ser induzida por 1 de 2 mecanismos gerais: (1) bloqueio da inibição, ou (2) excitação neuronal direta que pode envolver o aumento da liberação de transmissores ou o prolongamento da ação dos transmissores, como ocorre quando a receptação de um transmissor liberado é inibida.

FÁRMACOS QUE MODIFICAM SELETIVAMENTE A FUNÇÃO DO SNC. Os compostos desse grupo podem causar depressão ou excitação. Em alguns casos, o fármaco pode produzir os dois efeitos ao mesmo tempo em sistemas diferentes. As classes principais de fármacos com ações no SNC são: anticonvulsivantes, agentes usados no tratamento da doença de Parkinson, analgésicos opioides e não opioides, supressores do apetite, antieméticos, analgésicos-antipiréticos, alguns estimulantes, agentes antidepressivos, antimaníacos e antipsicóticos, tranquilizantes, sedativos e hipnóticos e fármacos usados no tratamento da doença de Alzheimer (inibidores da colinesterase e neuroprotetores antiglutamato). Ainda que a seletividade da ação possa ser expressiva, os fármacos geralmente afetam várias funções neurológicas centrais com intensidades variáveis.

CARACTERÍSTICAS GERAIS DOS FÁRMACOS COM AÇÕES NO SNC. Combinações de fármacos com ações centrais são administradas com propósito terapêutico (p. ex., anticolinérgico e levodopa para doença de Parkinson). Entretanto, outras combinações farmacológicas podem ser deletérias em virtude dos efeitos de adicção ou mutuamente antagônicos potencialmente perigosos. O efeito de determinado fármaco no SNC pode ser aditivo com o estado fisiológico e os efeitos de outros agentes depressores e estimulantes. Por exemplo, os anestésicos são menos eficazes em um indivíduo hiperexcitável que nos pacientes normais; o contrário aplica-se aos estimulantes. Em geral, os efeitos depressores dos fármacos de diferentes classes são aditivos (p. ex., combinação potencialmente fatal de barbitúricos ou benzodiazepínicos com etanol), como ocorre com os efeitos dos estimulantes. Desse modo, a depressão respiratória causada pela morfina é acentuada ainda mais pelos agentes depressores, enquanto os fármacos estimulantes podem intensificar os efeitos excitantes da morfina e causar vômitos e convulsões.

O antagonismo entre depressores e estimulantes é variável. Existem alguns casos conhecidos de antagonismo farmacológico verdadeiro entre fármacos com ações no SNC; por exemplo, os antagonistas opioides podem antagonizar seletivamente os efeitos dos analgésicos opioides. Contudo, o antagonismo demonstrado entre dois agentes com ações no SNC mais frequentemente é de natureza fisiológica. Por exemplo, o paciente com depressão do SNC induzida por um opioide pode não voltar totalmente ao normal com a estimulação da cafeína.

Os efeitos seletivos dos fármacos nos sistemas específicos de neurotransmissores podem ser aditivos ou competitivos. O potencial para interações farmacológicas deve ser considerado sempre que esses fármacos forem administrados simultaneamente. Para atenuar essas interações, pode ser necessário um período de pausa na utilização do fármaco antes de modificar o tratamento; na verdade, o desenvolvimento de estados de dessensibilização e hipersensibilidade com o tratamento prolongado pode limitar a rapidez com que um fármaco pode ser suspenso e outro introduzido. Em geral, observa-se um efeito excitatório com as concentrações baixas de alguns depressores, seja devido à depressão dos sistemas inibitórios ou a um aumento transitório da liberação dos transmissores excitatórios. Exemplos disso incluem o estágio de excitação observado durante a indução de anestesia geral. A fase de excitação tipicamente ocorre com concentrações baixas do agente depressor; depressão uniforme ocorre quando as concentrações do fármaco são aumentadas. Quando for conveniente, os efeitos excitantes podem ser atenuados

Quadro 14-8

Características dos receptores purinérgicos

CLASSE				SUBTIPO DE RECEPTOR				
P1 (adenosina) Transdutor Agonistas Antagonistas	A_1 G_i CPA CPX	A_{2A} G_S CGS21680 SCH58261	A_{2B} G_S MRS-1754	A_3 G_i 1B-MECA				
P2X (ionotrópico) Especificidade do substrato Antagonista	$P2X_1$ ATP > ADP NF449	$P2X_2$ ATP NF279	$P2X_3$ ATP TNP-ATP	$P2X_4$ ATP > CTP prótons	$P2X_5$ ATP PPADS	$P2X_6$ desconhecido nenhum conhecido	$P2X_7$ ATP Azul brilhante G	
P2Y (metabotrópico) Transdutor Especificidade do substrato	$P2Y_1$ G_q ADP, ATP, ApoA	$P2Y_2$ G_q, G_i ATP = UTP	$P2Y_4$ G_q, G_i UTP > ATP	$P2Y_6$ G_q UDP	$P2Y_{11}$ G_q ATP > ADP	$P2Y_{12}$ G_i ADP	$P2Y_{13}$ G_i ADP	$P2X_{14}$ G_i UDP-glicose[a]

[a] $P2Y_{14}$ liga UDP-glicose, UDP-galactose e/ou UDP-acetilglicosamina.
NECA é um agonista não seletivo de receptores P1.
CPA, N6-ciclopentiladenosina; CPX, 8-ciclopentil-1,3-dipropilxantina; 1B-MECA, N6-(3-iodobenzil)-adenosina-5α-N-metilcarboxamida; NECA, 1-(6-amino-9H-purina-9-il)-1-deoxi-N-etil-β-D-ribofuronamida; PPADS, ácido piridoxalfosfato-6-azofenil-2',4'-dissulfônico; TNP-ATP, 2',3'-O-(2,4,6-trinitrofenil)-adenosina-5'-trifosfato.

pelo tratamento prévio com um depressor destituído desses efeitos (p. ex., benzodiazepínicos como medicação pré-anestésica). A estimulação aguda excessiva do eixo cerebrospinal normalmente é seguida de depressão, que em parte resulta da fadiga neuronal e da exaustão dos estoques de transmissores. A depressão pós-ictal soma-se aos efeitos dos depressores. A depressão aguda induzida pelos fármacos em geral não é seguida de estimulação. Contudo, a sedação ou a depressão crônica induzidas por fármacos podem ser seguidas de hiperexcitabilidade prolongada após a suspensão repentina das substâncias (barbitúricos ou álcool). Esse tipo de hiperexcitabilidade pode ser controlado de maneira eficaz pelo mesmo depressor ou por outro fármaco (Capítulos 17, 23 e 24).

Para uma listagem bibliográfica completa, consulte ***As Bases Farmacológicas da Terapêutica de Goodman e Gilman***, 12ª edição.

Capítulo 15 Tratamento farmacológico da depressão e dos transtornos de ansiedade

A depressão e os transtornos de ansiedade são as doenças mentais mais comuns, acometendo mais de 10-15% da população em algum período de suas vidas. Com advento de fármacos mais seletivos e seguros, o uso de antidepressivos e ansiolíticos mudou do domínio da psiquiatria para outras especialidades clínicas, incluindo o atendimento primário. *Apesar da segurança relativa da maioria dos antidepressivos e ansiolíticos comumente usados ainda assim, seu uso ideal requer uma compreensão clara de seu mecanismo de ação, farmacocinética, potenciais interações medicamentosas e do diagnóstico diferencial das doenças psiquiátricas.*

Uma confluência de sintomas de depressão e ansiedade pode afetar um paciente de forma isolada; alguns dos fármacos abordados aqui são eficazes no tratamento de ambos os distúrbios, o que sugere mecanismos comuns subjacentes de fisiopatologia e resposta à farmacoterapia. Em grande medida, nossa compreensão atual dos mecanismos fisiopatológicos subjacentes à depressão e ansiedade foi inferida a partir dos mecanismos de ação dos compostos psicofarmacológicos (Capítulo 14). Embora os transtornos de depressão e ansiedade envolvam uma ampla variedade de sintomas, como alterações do humor, do comportamento, da função somática e da cognição, foi obtido algum progresso no desenvolvimento de modelos animais que respondem com alguma sensibilidade e seletividade aos fármacos antidepressivos ou ansiolíticos. Os últimos 50 anos presenciaram avanços notáveis na descoberta e no desenvolvimento de fármacos para o tratamento de depressão e ansiedade.

CARACTERIZAÇÃO DO TRANSTORNO DEPRESSIVO E DE ANSIEDADE

SINTOMAS DE DEPRESSÃO

A depressão é classificada como depressão maior (depressão unipolar) ou depressão bipolar (doença maníaco-depressiva); a depressão bipolar e seu tratamento serão discutidos no Capítulo 16. O risco durante a vida de depressão unipolar é de aproximadamente 15%. As mulheres são duas vezes mais acometidas do que os homens. Os episódios depressivos são caracterizados por humor deprimido ou triste, preocupação pessimista, diminuição do interesse pelas atividades normais, alentecimento mental e falta de concentração, insônia ou aumento do sono, perda ou ganho significativo de peso devido à alteração dos padrões alimentares e de atividade, agitação ou atraso psicomotor, sentimentos de culpa e inutilidade, diminuição da energia e da libido e ideias suicidas, que ocorrem na maioria dos dias por um período de pelo menos duas semanas. Em alguns casos, a queixa principal dos pacientes envolve dor somática ou outros sintomas físicos e pode representar um desafio de diagnóstico para médicos de atenção primária. Os sintomas depressivos também podem ocorrer secundários a outras doenças, como hipotireoidismo, doença de Parkinson e doenças inflamatórias. Além disso, a depressão frequentemente complica o tratamento de outras doenças (p. ex., traumatismo grave, câncer, diabetes e doenças cardiovasculares, especialmente infarto do miocárdio).

A depressão é subdiagnosticada e subtratada. Cerca de 10-15% das pessoas com depressão grave tentam suicídio em algum momento. Dessa forma, é importante que os sintomas de depressão sejam reconhecidos e tratados em tempo hábil. Além disso, a resposta ao tratamento deve ser avaliada bem como as decisões tomadas em relação ao tratamento continuado com o fármaco inicial, ajuste da dose, terapia adjuvante ou medicação alternativa.

SINTOMAS DE ANSIEDADE. Os transtornos de ansiedade incluem transtorno de ansiedade generalizada, transtorno obsessivo-compulsivo, transtorno do pânico, transtorno de estresse pós-traumático (TEPT), transtorno de ansiedade de separação, fobia social, fobias específicas e estresse agudo. De modo geral, os sintomas de ansiedade que levam ao tratamento farmacológico são aqueles que interferem de maneira significativa na função normal. Os sintomas de ansiedade também são frequentemente associados à depressão e a outras condições clínicas.

A ansiedade é uma emoção humana normal, que serve a uma função adaptativa a partir de uma perspectiva psicobiológica. No entanto, no cenário psiquiátrico, sentimentos de medo ou temor que estão fora de foco (p. ex., transtorno de ansiedade generalizada) ou fora de escala se comparado com a ameaça percebida (p. ex., fobias específicas) frequentemente necessitam de tratamento. O tratamento medicamentoso inclui a administração aguda de medicamentos para controlar os episódios de ansiedade e o tratamento crônico ou repetido para gerenciar os transtornos de ansiedade não aliviados e contínuos.

FÁRMACOS ANTIDEPRESSIVOS

Em geral, os antidepressivos aumentam a transmissão serotonérgica e noradrenérgica. Os locais de interação dos fármacos antidepressivos com neurônios noradrenérgicos e serotonérgicos são detalhados na Figura 15-1. O Quadro 15-1 resume as ações dos antidepressivos mais amplamente utilizados. Os medicamentos mais comumente usados, muitas vezes, chamados de antidepressivos de segunda geração, são os inibidores seletivos de recaptação da serotonina (ISRSs) e os inibidores da recaptação

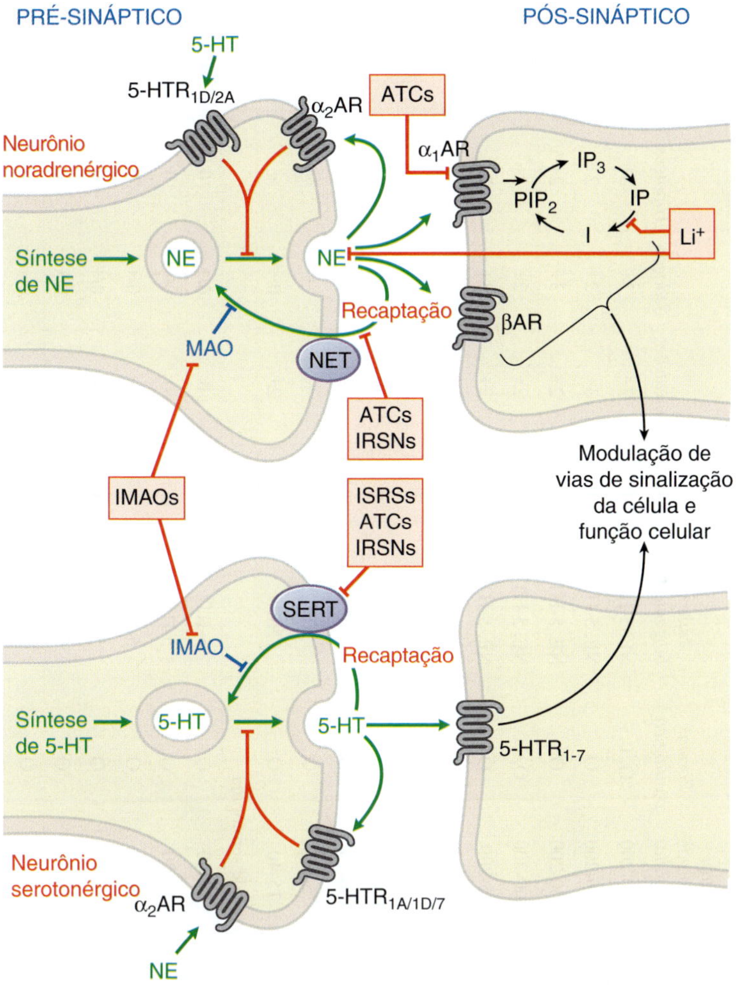

Figura 15-1 *Locais de ação dos antidepressivos nas terminações nervosas noradrenérgicas (no alto) e serotonérgicas (embaixo).* ISRSs, IRSNs e ATCs aumentam a neurotransmissão noradrenérgica ou serotonérgica bloqueando o transportador de norepinefrina ou serotonina nos terminais pré-sinápticos (NET, SERT). Os IMAOs inibem o catabolismo da norepinefrina e da serotonina. A trazodona e fármacos relacionados têm efeitos diretos nos receptores serotonérgicos que contribuem para seus efeitos clínicos. O tratamento crônico com inúmeros antidepressivos dessensibiliza os autorreceptores e heterorreceptores pré-sinápticos, produzindo alterações de longa duração na neurotransmissão monoaminérgica. Os efeitos pós-receptores do tratamento antidepressivo, como modulação de sinalização de GPCR e ativação de proteinocinases e canais iônicos, estão envolvidos na mediação dos efeitos de longo prazo dos fármacos antidepressivos. Observe que NE e 5-HT também afetam os neurônios uns dos outros.

Quadro 15-1

Antidepressivos: Doses e formas posológicas e efeitos colaterais

CLASSE/Agente	ADMINISTRAÇÃO		MEDIADOR	EFEITOS COLATERAIS								
Inibidores da recaptação da norepinefrina: **Tricíclicos aminoterciários**	*Dose habitual*[a] *(mg/dia)*	*Forma posológica*	*Amina biogênica*	*Agitação*	*Convulsões*	*Sedação*	*Hipotensão*	*Efeitos anticoli-nérgicos*	*Efeitos gastrin-testinais*	*Ganho ponderal*	*Efeitos sexuais*	*Efeitos cardíacos*
Amitriptilina	100-200	O, I	NE, 5-HT	0	2+	3+	3+	3+	0/+	2+	2+	3+
Clomipramina	100-200	O	NE, 5-HT	0	3+	2+	2+	3+	+	2+	3+	3+
Doxepina	100-200	O	NE, 5-HT	0/+	2+	3+	2+	2+	0-+	2+	2+	3+
Imipramina	100-200	O, I	NE, 5-HT	0	2+	2+	2+	2+	0/+	2+	2+	3+
(+)-Trimipramina	75-200	O	NE, 5-HT	0	2+	3+	2+	3+	0/+	2+	2+	3+
Tricíclicos aminosecundários												
Amoxapina	200-300	O	NE, DA	0	2+	+	2+	+	0/+	+	2+	2+
Desipramina	100-200	O	NE	+	+	0/+	+	+	0/+	+	2+	2+
Maprotilina	100-150	O	NE	0/+	3+	2+	2+	2+	0/+	+	2+	2+
Nortriptilina	75-150	O	NE	0	+	+	+	+	0/+	+	2+	2+
Protriptilina	15-40	O	NE	2+	2+	0/+	+	2+	0/+	+	2+	3+
Inibidores seletivos da recaptação de serotonina												
(±)-Citalopram	20-40	O	5-HT	0/+	0	0/+	0	0	3+	0	3+	0
(+)-Escitalopram	10-20	O	5-HT	0/+	0	0/+	0	0	3+	0	3+	0
(±)-Fluoxetina	20-40	O	5-HT	+	0/+	0/+	0	0	3+	0/+	3+	0/+
Fluvoxamina	100-200	O	5-HT	0	0	0/+	0	0	3+	0	3+	0
(–)-Paroxetina	20-40	O	5-HT	+	0	0/+	0	0/+	3+	0	3+	0
(+)-Sertralina	100-150	O	5-HT	+	0	0/+	0	0	3+	0	3+	0
(±)-Venlafaxina	75-225	O	5-HT, NE	0/+	0	0	0	0	3+	0	3+	0/+

Antidepressivos atípicos												
(–)-Atomoxetina	40-80	O	NE	0	0	0	0	0	0/+	0	0	0
Bupropiona	200-300	O	DA, ?NE	3+	4+	0	0	0	2+	0	0	0
(+)-Duloxetina	80-100	O	NE, 5-HT	+	0	0/+	0/+	0	0/+	0/+	0/+	0/+
(±)-Mirtazapina	15-45	O	5-HT, NE	0	0	4+	0/+	0	0/+	0/+	0	0
Nefazodona	200-400	O	5-HT	0	0	3+	0	0	2+	0/+	0/+	0/+
Trazodona	150-200	O	5-HT	0	0	3+	0	0	2+	+	+	0/+
Inibidores da monoaminoxidase												
Fenelzina	30-60	O	NE, 5-HT, DA	0/+	0	+	+	0	0/+	+	3+	0
Tranilcipromina	20-30	O	NE, 5-HT, DA	2+	0	0	+	0	0/+	+	2+	0
(–)-Selegilina	10	O	DA, ?NE, ?5-HT	0	0	0	0	0	0	0	+	0

Nota: A selegilina foi aprovada para os estágios iniciais da doença de Parkinson, mas pode produzir efeitos antidepressivos, especialmente se usada em doses diárias de 20 mg e está sendo estudada para administração em forma de adesivo transdérmico.

[a]Tanto doses mais altas quanto mais baixas algumas vezes são utilizadas, dependendo das necessidades individuais do paciente e da resposta ao fármaco; consulte a literatura e as recomendações posológicas aprovadas pelo FDA.

O, comprimido ou cápsula oral; I, injetável; NE, norepinefrina; 5-HT, serotonina; DA, dopamina; 0; desprezível; 0/+, mínimo; +, suave; 2+, moderado; 3+ moderadamente grave; 4+ grave.

Outros efeitos colaterais significativos para fármacos isolados são descritos no texto.

 de serotonina-norepinefrina (IRSNs), que têm maior eficácia e segurança em relação aos fármacos de primeira geração, que incluem os inibidores da monoamin oxidase (MAO) e os antidepressivos tricíclicos (ATC).

Em sistemas de monoaminas, a inibição da recaptação pode aumentar a neurotransmissão, presumivelmente diminuindo a depuração do transmissor da sinapse e prolongando o tempo de permanência do transmissor na sinapse. Os inibidores da recaptação inibem tanto a SERT, o transportador de serotonina neuronal (5-hidroxitriptamina; 5-HT), quanto a NET, o transportador neuronal de norepinefrina (NE), ou ambas. Da mesma maneira, inibidores da MAO e ATC aumentam a neurotransmissão monoaminérgica: os inibidores da MAO inibem o metabolismo da monoamina e assim aumentam o armazenamento do neurotransmissor nos grânulos secretores, os ATC inibem a captação de 5-HT e NE.

Os efeitos de longo prazo dos fármacos antidepressivos evocam mecanismos reguladores que aumentam a eficácia da terapia. Essas respostas incluem aumento da densidade ou sensibilidade do receptor adrenérgico ou serotonérgico, aumento do acoplamento receptor-proteína G e sinalização de nucleotídeos cíclicos, indução de fatores neurotróficos e aumento da neurogênese no hipocampo. Os efeitos antidepressivos persistentes dependem da inibição contínua de transportadores de 5-HT ou NE, ou aumento da neurotransmissão serotonérgica e da noradrenérgica alcançado por um mecanismo farmacológico alternativo. Uma evidência convincente sugere que a sinalização contínua através de NE ou 5-HT aumenta a expressão de determinados produtos de genes a jusante, em particular o fator neurotrófico derivado do cérebro (BDNF), que parece estar relacionado com o mecanismo final da ação desses fármacos.

CONSIDERAÇÕES CLÍNICAS PARA FÁRMACOS ANTIDEPRESSIVOS

O tratamento com fármacos antidepressivos geralmente tem uma "defasagem terapêutica" com duração de 3-4 semanas antes de uma resposta terapêutica mensurável tornar-se evidente. Após a fase de sucesso do tratamento inicial, uma fase do tratamento de manutenção de 6-12 meses é típica, após a qual o fármaco é gradualmente retirado. Se um paciente estiver cronicamente deprimido (ou seja, mais de 2 anos), aconselha-se o tratamento ao longo da vida com um antidepressivo.

Uma questão controversa em relação à utilização de todos os antidepressivos é a sua relação com o suicídio. Faltam dados que estabeleçam uma ligação clara entre tratamento com antidepressivos e o suicídio. No entanto, o FDA publicou um alerta "tarja preta" com relação ao uso de ISRSs e uma série de outros antidepressivos em crianças e adolescentes, devido à possibilidade de uma associação entre o tratamento antidepressivo e suicídio. Para pacientes gravemente deprimidos, o risco de não estar sob tratamento com um fármaco antidepressivo eficaz supera o risco de ser tratado com um.

INIBIDORES SELETIVOS DE RECAPTAÇÃO DA SEROTONINA

Os ISRSs são eficazes no tratamento da depressão maior. Os ISRSs também são ansiolíticos com eficácia demonstrada no tratamento da ansiedade generalizada, pânico, ansiedade social e transtorno obsessivo-compulsivo. A *sertralina* e a *paroxetina* também foram aprovadas para o tratamento do TEPT. Os ISRSs também são usados no tratamento da síndrome pré-menstrual disfórica e para prevenir sintomas vasovagais em mulheres pós-menopausa.

SERT medeia a recaptação da serotonina no terminal pré-sináptico; a captação neuronal é o processo primário pelo qual a neurotransmissão através da 5-HT é encerrada (Figura 15-1). Os ISRSs inicialmente bloqueiam a recaptação e prolongam a neurotransmissão serotonérgica. Os ISRSs usados clinicamente são relativamente seletivos para inibição de SERT em relação a NET (Quadro 15-2; vilazodona, um ISRS e agonista parcial de $5HT_{1A}$, recentemente aprovado pelo FDA para tratamento da depressão maior não é mostrado).

O tratamento com ISRS provoca a estimulação dos autorreceptores $5\text{-}HT_{1A}$ e $5\text{-}HT_7$ nos corpos celulares no núcleo da rafe e dos autorreceptores $5\text{-}HT_{1D}$ nos terminais serotonérgicos e isto reduz a síntese e a liberação de serotonina para níveis anteriores aos do uso do fármaco. Com a repetição do tratamento com ISRSs, há uma hiporregulação e dessensibilização gradativa desses mecanismos autorreceptores. Além disso, a hiporregulação dos receptores pós-sinápticos $5\text{-}HT_{2A}$ pode contribuir diretamente para a eficácia do antidepressivo ou influenciar a função dos neurônios noradrenérgicos e de outros tipos via heterorreceptores serotonérgicos. Outros receptores pós-sinápticos 5-HT provavelmente continuam responsivos a concentrações sinápticas aumentadas de 5-HT e contribuem para os efeitos terapêuticos dos ISRSs.

Os efeitos de desenvolvimento mais tardio do tratamento com ISRS também podem ser importantes nas respostas finais de mediação terapêutica. Esses incluem o aumento contínuo da sinalização e da fosforilação do AMP cíclico do fator de transcrição nuclear CREB, assim como aumentos na expressão de fatores tróficos, tais como BDNF e

Quadro 15-2

Seletividade de antidepressivos nos transportadores de amina biogênica humana

FÁRMACO	SELETIVIDADE	FÁRMACO	SELETIVIDADE
Seletivos para NE	NET *vs.* SERT	Seletivo para 5HT	SERT *vs.* NET
Oxaprotilina	800	*S*-Citalopram	7.127
Maprotilina	532	*R,S*-Citalopram	3.643
Viloxazina	109	Sertralina	1.390
Nomifensina	64	Fluvoxamina	591
Desipramina	22	Paroxetina	400
Protriptilina	14	Fluoxetina	305
Atomoxetina	12	Clomiptramina	123
Reboxetina	8,3	Venlafaxina	116
Nortriptilina	4,2	Zimelidina	60
Amoxapina	3,6	Trazodona	52
Doxepina	2,3	Imipramina	8,0
Seletivo para DA	DAT *vs.* NET	Amitriptilina	8,0
Bupropiona	1.000	Duloxetina	7,0
		Dotiepina	5,5
		Milnaciprano	1,6

A seletividade é definida como a razão entre valores relevantes de K_i (SERT/NET, NET/SERT, NET/DAT). A bupropiona é seletiva para DAT em comparação com NET e SERT.
Ver 12ª edição do *As Bases Farmacológicas da Terapêutica de Goodman e Gilman*, Quadro 15-2, para referências.

aumenta a neurogênese a partir das células progenitoras no hipocampo e zona subventricular. O tratamento repetido com ISRSs reduz a expressão de SERT, resultando em depuração reduzida do 5-HT liberado e em aumento da neurotransmissão serotonérgica.

INIBIDORES DE RECAPTAÇÃO DE SEROTONINA-NOREPINEFRINA

Quatro medicamentos com estrutura não tricíclica que inibem a recaptação tanto de 5-HT quanto norepinefrina foram aprovados para uso, nos EUA para tratamento da depressão, transtornos de ansiedade e dor: venlafaxina e seu metabólito demetilado, desvenlafaxina, duloxetina e milnaciprano.

Os IRSNs inibem tanto SERT quanto NET (Quadro 15-2) e provocam aumento da neurotransmissão serotonérgica e/ou noradrenérgica. Semelhante à ação dos ISRSs, a inibição inicial de SERT induz ativação de autorreceptores 5-HT_{1A} e 5-HTT_{1D}. Esta ação diminui a neurotransmissão serotonérgica por um mecanismo de retroalimentação negativa até que estes autorreceptores serotonérgicos sejam dessensibilizados. Então, a concentração aumentada de serotonina na sinapse pode interagir com receptores pós-sinápticos 5-HT. Os IRSNs foram desenvolvidos com o fundamento de que podem melhorar a resposta global ao tratamento se comparados com os ISRSs. Especificamente, a taxa de remissão para venlafaxina parece ligeiramente melhor do que para ISRSs em ensaios de estudos comparativos. A duloxetina, além de ser aprovada para uso no tratamento de depressão e ansiedade, também é usada para tratamento de fibromialgia e dor neuropática associada a neuropatia periférica. Os usos extra-bula incluem incontinência urinária (duloxetina), autismo, transtornos de compulsão alimentar, ondas de calor, síndromes dolorosas, transtornos disforicos pré-menstruais e TEPT (venlafaxina)

ANTAGONISTAS DOS RECEPTORES DA SEROTONINA

Vários antagonistas da família 5-HT_2 de receptores são antidepressivos eficazes A classe inclui dois análogos estruturais próximos, trazodona e nefazodona, bem como a mirtazapina e mianserina (não comercializada nos EUA).

A eficácia da trazodona pode ser um pouco mais limitada do que a dos ISRSs; no entanto, doses baixas de trazodona (50 a 100 mg) foram usadas amplamente tanto isoladamente quanto de maneira concomitante com ISRSs ou IRSNs para tratar insônia. Tanto a mianserina quanto a mirtazapina são bastante sedativas e são tratamentos de escolha para alguns pacientes deprimidos com insônia. A trazodona bloqueia 5-HT_2 e os receptores α_1-adrenérgicos. A trazodona também inibe o transportador de serotonina, mas é acentuadamente menos potente para essa ação com relação a seu bloqueio de receptores de 5-HT_{2A}. De maneira semelhante, a ação farmacológica mais potente da nefazodona também é o bloqueio da família de receptores de 5-HT_2. Tanto a mirtazapina quanto a mianserina bloqueiam potencialmente os receptores da histamina H_1. Elas também têm alguma afinidade com os receptores α_2-adrenérgicos. Suas afinidades para receptores 5-HT_{2A}, 5-HT_{2C} e 5-HT_3 são altas, embora menos do que para os receptores de histamina H_1. Demonstrou-se que esses dois fármacos aumentam a resposta antidepressiva quando combinados com ISRS se comparado com a ação dos ISRSs isoladamente.

BUPROPIONA

A bupropiona é discutida separadamente, pois parece agir através de mecanismos múltiplos. Ela melhora tanto a neurotransmissão noradrenérgica quanto dopaminérgica através da inibição da recaptação (por NET e também por DAT, embora os efeitos nesse transportador não sejam potentes em estudos em animais) (Quadro 15-2). Seu mecanismo de ação também pode envolver a liberação pré-sináptica de NE e DA e os efeitos em $VMAT_2$, o transportador vesicular de monoamina (Figura 8-6). O metabólito hidroxibupropiona pode contribuir para os efeitos terapêuticos da bupropiona: este metabólito parece ter uma farmacologia semelhante e está presente em níveis substanciais. A bupropiona é indicada para o tratamento da depressão, prevenção de transtorno depressivo sazonal, e como tratamento para cessação do tabagismo. A bupropiona tem efeitos sobre o EEG do sono, que são contrários aos da maioria dos fármacos antidepressivos. A bupropiona pode melhorar os sintomas do déficit de atenção e hiperatividade (TDAH) e tem sido utilizado extra-bula (*off-label*) para a dor neuropática e perda de peso. Clinicamente, a bupropiona é largamente utilizada em combinação com ISRSs para obter uma resposta maior do antidepressivo; no entanto, existem dados clínicos muito limitados que forneçam suporte consistente para esta prática.

ANTIPSICÓTICOS ATÍPICOS

Além de seu uso na esquizofrenia, depressão bipolar e depressão maior com transtornos psicóticos, os antipsicóticos atípicos ganharam ainda mais uso extra-bula para a depressão sem características psicóticas. A combinação de aripiprazol com ISRSs e IRSNs quanto uma combinação de olanzapina e o ISRS fluoxetina foram aprovados pelo FDA para a depressão maior resistente ao tratamento (ou seja, após uma resposta inadequada a pelo menos dois antidepressivos diferentes).

A dose inicial recomendada de aripiprazol é de 2-5 mg/dia com uma dose recomendada máxima de 15 mg/dia após aumentos não superiores a 5 mg/dia a cada semana. A combinação olanzapina-fluoxetina está disponível nas combinações de dose fixa de 6 ou 12 mg de olanzapina e 25 ou 50 mg de fluoxetina. A quetiapina pode ter ações antidepressivas primárias por si só ou benefício adjuvante para depressão resistente ao tratamento; tem uso extra-bula para a insônia. O mecanismo de ação e os efeitos adversos dos antipsicóticos atípicos são descritos em detalhes no Capítulo 16. Os principais riscos desses agentes são o ganho de peso e a síndrome metabólica, um problema maior para a quetiapina e olanzapina do que para o aripiprazol.

ANTIDEPRESSIVOS TRICÍCLICOS

Os ATCs podem provocar efeitos colaterais graves e geralmente não são usados como fármacos de primeira linha para o tratamento da depressão. Os ATCs e antipsicóticos de primeira geração são sinérgicos para o tratamento da depressão psicótica. Os ATCs de amina terciária (p. ex., doxepina, amitriptilina) têm sido usados há anos em doses relativamente baixas para o tratamento da insônia. Além disso, devido ao papel da norepinefrina e da serotonina na transmissão da dor, esses fármacos são comumente usados para tratar uma variedade de condições de dor.

A ação farmacológica dos ATs é o antagonismo da serotonina e transportadores de serotonina e norepinefrina (Quadro 15-2). Além de inibir um pouco a NET um pouco seletivamente (desipramina, nortriptilina, protriptilina, amoxapina) ou ambos SERT e NET (imipramina, amitriptilina), esses fármacos também bloqueiam outros receptores (H_1, 5-HT_2, α_1 e muscarínicos). Dada a atividade superior da clomipramina sobre os ISRSs, alguma combinação dessas ações farmacológicas adicionais pode contribuir para os efeitos terapêuticos dos ATCs. Um ADTs, amoxapina, também é um antagonista dos receptores dopaminérgicos; sua utilização, ao contrário da de outros ATCs, impõe algum risco para o desenvolvimento de efeitos colaterais extrapiramidais, tais como a discinesia tardia.

INIBIDORES DA MONOAMINOXIDASE

Os IMAOs têm eficácia equivalente à dos ATCs, mas raramente são utilizados devido à sua toxicidade e importantes interações medicamentosas e alimentares. Os inibidores da MAO aprovados para o tratamento da depressão incluem tranilcipromina, fenelzina e isocarboxazida. A selegilina está disponível como adesivo transdérmico; a distribuição transdérmica pode reduzir o risco de reações hipertensivas associadas à dieta.

Os inibidores da MAO inibem de maneira não seletiva e irreversível tanto a MAO-A quanto MAO-B, que estão localizados nas mitocôndrias e metabolizam monoaminas, como 5-HT e NE (Capítulo 8). A selegilina inibe a MAO-B em doses menores, com efeitos sobre a MAO-A em doses mais elevadas. A selegilina também é um inibidor reversível de MAO que pode reduzir o potencial para interações medicamentosas e alimentares adversas graves. Embora tanto a MAO-A quanto a MAO-B estejam envolvidas no metabolismo da 5-HT, apenas a MAO-B é encontrada em neurônios serotonérgicos (Capítulo 13).

FARMACOCINÉTICA

O metabolismo da maioria dos antidepressivos é mediado por CYP hepáticas (Quadro 15-3). Alguns antidepressivos inibem a depuração de outros fármacos pelo sistema CYP e essa possibilidade de interações medicamentosas deve ser um fator significativo ao considerar a escolha dos agentes.

INIBIDORES SELETIVOS DA RECAPTAÇÃO DA SEROTONINA. Todos os ISRSs são ativos oralmente e possuem meias-vidas de eliminação compatíveis com dose única diária. No caso da fluoxetina, a ação combinada do composto original e do metabólito desmetilanorfluoxetina possibilita uma formulação de uma vez por semana. CYP2D6 está envolvida no metabolismo da maioria dos ISRSs e os IRSNs são inibidores pelo menos moderadamente potentes dessa isoenzima. Isso cria um potencial significativo para a interação medicamentosa para mulheres na pós-menopausa que tomam o fármaco tamoxifeno para câncer de mama, um antagonista do estrogênio (Capítulo 63). Como a venlafaxina e a desvenlafaxina são inibidores fracos de CYP2D6, esses antidepressivos não são contraindicados nesta situação clínica. No entanto, deve-se ter cuidado ao combinar ISRSs com fármacos que são metabolizados por CYPs.

INIBIDORES DE RECAPTAÇÃO DE SEROTONINA-NOREPINEFRINA. Tanto as preparações de liberação imediata quanto de liberação prolongada (comprimidos ou cápsulas) de venlafaxina produzem níveis de estado estacionário do fármaco no plasma em um período de três dias. As meias-vidas de eliminação para a venlafaxina original e seu principal metabólito ativo desmetilvenlafaxina são de 5 e 11 h, respectivamente. A desmetilvenlafaxina é eliminada por metabolismo hepático e por excreção renal. As reduções da dose de venlafaxina são sugeridas para pacientes com insuficiência renal ou hepática. A duloxetina tem meia-vida de 12 h. A duloxetina não é recomendada para aqueles com doença renal terminal ou insuficiência hepática.

ANTAGONISTAS DOS RECEPTORES DA SEROTONINA. A mirtazapina tem uma meia-vida de eliminação de 16 a 30 h. Assim, as mudanças de dose são sugeridas não mais frequentemente do que a cada 1-2 semanas. A dose inicial recomendada de mirtazapina é de 15 mg/dia com uma dose máxima recomendada de 45 mg/dia. A depuração da mirtazapina é reduzida nos idosos e em pacientes com insuficiência renal ou hepática grave. A farmacocinética e os efeitos adversos da mirtazapina podem ter um componente seletivo para enantiômeros. O estado estacionário da trazodona é observado em um período de três dias após em esquema de dosagem. A trazodona tipicamente é iniciada a 150 mg/dia em doses fracionadas com aumentos de 50 mg a cada 3-4 dias. A dose maximamente recomendada é de 400 mg/dia para pacientes ambulatoriais e 600 mg/dia para pacientes internados. A nefazodona tem uma meia-vida de apenas 2-4 h; seu principal metabólito hidroxinefazodona tem uma meia-vida de 1,5-4 h.

BUPROPIONA. A eliminação da bupropiona tem uma meia-vida de 21 h e envolve tanto a via hepática quanto a renal. Os pacientes com cirrose hepática grave devem receber uma dose máxima de 150 mg a cada dois dias, embora também se deva considerar uma diminuição da dose em casos de insuficiência renal.

ANTIDEPRESSIVOS TRICÍCLICOS. Os ATCs, ou seus metabólitos ativos, têm meias-vidas de exposição plasmática de 8-80 h, o que torna possível a dosagem diária única para a maioria dos compostos. As concentrações de estado estacionário ocorrem em um período de vários dias a várias semanas do início do tratamento. Os ATC são amplamente eliminados por CYP hepáticas (Quadro 15-3). Os ajustes das doses de ATC são normalmente feitos de acordo com a resposta clínica do paciente, não com base nos níveis plasmáticos. No entanto, o monitoramento da exposição plasmática tem uma relação importante com a resposta ao tratamento: há uma janela terapêutica relativamente estreita. Cerca de 7% dos pacientes metabolizam ATCs lentamente devido a uma isoenzima CYP2D6 variante, causando uma diferença de 30 vezes nas concentrações plasmáticas entre os diferentes pacientes que receberam a mesma dose de ATC. Para evitar a toxicidade em "metabolizadores lentos", os níveis plasmáticos devem ser monitorados e as doses ajustadas para baixo.

INIBIDORES DA MONOAMINOXIDASE. Os inibidores da MAO são metabolizados por acetilação. Uma parcela significativa da população (50% da população branca e uma porcentagem ainda mais elevada entre os asiáticos) é de "acetiladores lentos" e irá apresentar níveis plasmáticos elevados. Os inibidores da MAO não seletivos utilizados no tratamento da depressão são inibidores irreversíveis; assim, são necessárias até duas semanas para a atividade de MAO recuperar-se, embora o fármaco precursor seja excretado no prazo de 24 h. A recuperação da função normal da enzima é dependente de síntese e transporte de MAO para os terminais nervosos monoaminérgicos. Apesar desta inibição de enzimas irreversível, os inibidores da MAO requerem dose única diária.

EFEITOS ADVERSOS

Inibidores seletivos de recaptação da serotonina. Os ISRSs não causam efeitos colaterais cardiovasculares maiores. Os ISRSs geralmente são livres de efeitos colaterais antimuscarínicos (boca seca, retenção urinária, confusão), não bloqueiam a histamina ou os receptores α-adrenérgicos e não são sedativos (Quadro 15-4).

Quadro 15-3

Disposição dos antidepressivos

FÁRMACO	MEIA-VIDA DE ELIMINAÇÃO, (h), FÁRMACO ORIGINAL (*Metabólito ativo*)	CONCENTRAÇÕES SÉRICAS TÍPICAS (ng/mL)	CYP PREDOMINANTES ENVOLVIDAS NO METABOLISMO
Antidepressivos tricíclicos			
Amitriptilina	16 (*30*)	100-250	2D6, 2C19, 3A3/4, 1A2
Amoxapina	8 (*30*)	200-500	
Clomipramina	32 (*70*)	150-500	
Desipramina	30	125-300	
Doxepina	18 (*30*)	150-250	
Imipramina	12 (*30*)	175-300	
Maprotilina	48	200-400	
Nortriptilina	31	60-150	
Protriptilina	80	100-250	
Trimipramina	16 (*30*)	100-300	
Inibidores seletivos da recaptação da serotonina			
R,S-Citalopram	36	75-150	3A4, 2C19
S-Citalopram	30	40-80	3A4, 2C19
Fluoxetina	53 (*240*)	100-500	2D6, 2C9
Fluvoxamina	18	100-200	2D6, 1A2, 3A4, 2C9
Paroxetina	17	30-100	2D6
Sertralina	23 (*66*)	25-50	2D6
Inibidores de recaptação de serotonina-norepinefrina			
Duloxetina	11	—	2D6
Venlafaxina	5 (*11*)	—	2D6, 3A4
Outros antidepressivos			
Atomoxetina	5-20; crianças: 3	—	2D6, 3A3/4
Bupropiona	11	75-100	2B6
Mirtazapina	16	—	2D6
Nefazodona	2-4	—	3A3/4
Reboxetina	12	—	—
Trazodona	6	800-1.600	2D6

Os valores mostrados são valores de meia-vida de eliminação para um número de fármacos antidepressivos clinicamente utilizados; os números em parênteses são os valores de meia-vida dos metabólitos ativos. A fluoxetina (2D6), fluvoxamina (1A2, 2C8 e 3A3/4), paroxetina (2D6) e nefazodona (3A3/4) são inibidores potentes de CYP; a sertralina (2D6), citalopram (2C19) e a venlafaxina são inibidores menos potentes. As concentrações plasmáticas são aquelas observadas em doses clínicas típicas. As informações foram retiradas dos resumos informativos dos produtos e do Apêndice II, que o leitor deve consultar para detalhes importantes.

A estimulação excessiva dos receptores cerebrais de 5-HT_2 podem resultar em insônia, aumento da ansiedade, irritabilidade e diminuição da libido, agravando efetivamente os sintomas depressivos proeminentes. O excesso de atividade nos receptores espinais de 5-HT_2 provoca efeitos colaterais sexuais, como disfunção erétil, anorgasmia e retardo na ejaculação; esses efeitos podem ser mais proeminentes com a paroxetina. A estimulação dos receptores 5-HT_3 no SNC e na periferia contribui para os efeitos GI, que em geral são limitados a náuseas, mas podem incluir diarreia e vômitos. Alguns pacientes experimentam um aumento da ansiedade, principalmente com a dosagem inicial de ISRSs. Com a continuação do tratamento, alguns pacientes também relatam um embotamento das capacidades intelectuais e da concentração. Em geral, não há uma forte relação entre as concentrações séricas de ISRS e

Quadro 15-4

Potências de alguns antidepressivos nos receptores muscarínicos, histamínicos H_1 e α_1-adrenérgicos

FÁRMACO	TIPO DE RECEPTOR		
	COLINÉRGICO MUSCARÍNICO	HISTAMINA H_1	α_1-ADRENÉRGICO
Amitriptilina	18	1,1	27
Amoxapina	1.000	25	50
Atomoxetina	≥ 1.000	≥ 1.000	≥ 1.000
Bupropiona	40.000	6.700	4.550
R,S-Citalopram	1.800	380	1.550
S-Citalopram	1.240	1.970	3.870
Clomipramina	37	31,2	39
Desipramina	196	110	130
Doxepina	83,3	0,24	24
Duloxetina	3.000	2.300	8.300
Fluoxetina	2.000	6.250	5.900
Fluvoxamina	24.000	> 100.000	7.700
Imipramina	91	11,0	91
Maprotilina	560	2,0	91
Mirtazapina	670	0,1	500
Nefazodona	11.000	21	25,6
Nortriptilina	149	10	58,8
Paroxetina	108	22.000	> 100.000
Protriptilina	25	25	130
Reboxetina	6.700	312	11.900
Sertralina	625	24.000	370
Trazodona	> 100.000	345	35,7
Trimipramina	59	0,3	23,8
Venlafaxina	> 100.000	> 100.000	> 100.000

Os valores são potências experimentalmente determinadas (valores de K_i em nM) para ligação aos receptores que contribuem para os efeitos colaterais comuns de fármacos antidepressivos clinicamente usados: receptores colinérgicos muscarínicos (p. ex., boca seca, retenção urinária, confusão), receptores de histamina H_1 (sedação) e receptores α_1-adrenérgicos (hipotensão ortostática, sedação).

Fonte: Dados adaptados de Leonard e Richelson E. Synaptic effects of anitdepressants. In, Schizophrenia and Mood Disorders: The New Drug Therapies in Clinical Practice. (Buckley PF, Waddington JL, eds.) Butterworth- Heinemann, Boston, 2000, pp. 67–84.

a eficácia terapêutica. Assim, os ajustes da dosagem são baseados mais na avaliação da resposta clínica e no manejo dos efeitos colaterais.

A súbita retirada dos antidepressivos pode precipitar uma síndrome de abstinência. Para ISRSs ou IRSNs, os sintomas de abstinência podem incluir tontura, cefaleia, nervosismo, náuseas e insônia. Essa síndrome de abstinência parece ser mais intensa para a paroxetina e venlafaxina, em comparação com outros antidepressivos, devido a suas meias-vidas relativamente curtas e, no caso da paroxetina, ausência de metabólitos ativos. Por outro lado, o metabólito ativo da fluoxetina, norfluoxetina, tem uma meia-vida tão longa (1-2 semanas) que poucos pacientes apresentam sintomas de abstinência quando se interrompe a fluoxetina.

Ao contrário dos outros ISRSs, a paroxetina está associada a um risco aumentado de malformações cardíacas quando administrada no primeiro trimestre da gravidez. A venlafaxina também está associada a maiores riscos de complicações perinatais.

INIBIDORES DA RECAPTAÇÃO DA SEROTONINA-NOREPINEFRINA. Os IRSNs têm um perfil de efeitos colaterais semelhante ao dos ISRSs, como náuseas, constipação, insônia, cefaleia e disfunção sexual. A formulação de liberação imediata de venlafaxina pode induzir a hipertensão diastólica sustentada (pressão arterial diastólica de mais de 90 mmHg em consultas semanais consecutivas) em 10-15% dos pacientes com doses mais elevadas; este risco é reduzido com a forma de liberação prolongada. Este efeito da venlafaxina não pode ser associado simplesmente a inibição da NET, pois a duloxetina não partilha deste efeito colateral.

ANTAGONISTAS DO RECEPTOR DA SEROTONINA. Os principais efeitos colaterais da mirtazapina, observados em mais de 10% dos pacientes nos ensaios clínicos, são sonolência, aumento do apetite e ganho de peso. Um efeito colateral raro da mirtazapina é a agranulocitose. O uso de trazodona está associado a priapismo em raros casos. A nefazodona foi voluntariamente retirada do mercado depois que raros casos de insuficiência hepática foram associados a seu uso. A nefazodona genérica ainda está disponível nos EUA.

BUPROPIONA. Em doses mais elevadas do que a recomendada para a depressão (450 mg/dia), o risco de convulsões aumenta significativamente. O uso de formulações de liberação prolongada muitas vezes atenua a concentração máxima observada após a administração e minimiza a chance de se alcançar níveis do fármaco associados a um aumento do risco de convulsões.

ANTIDEPRESSIVOS TRICÍCLICOS. Os ATCs são antagonistas potentes dos receptores de histamina H_1; o antagonismo ao receptor de H_1 contribui para os efeitos sedativos dos ATCs (Quadro 15-4). O antagonismo dos receptores de muscarínicos acetilcolina contribui para o entorpecimento cognitivo, bem como para uma variedade de efeitos adversos mediados pelo sistema nervoso parassimpático (visão turva, boca seca, taquicardia, constipação, dificuldade para urinar). Ocorre uma determinada tolerância para estes efeitos anticolinérgicos. O antagonismo de receptores α_1-adrenérgicos contribui para a hipotensão ortostática e sedação. O ganho de peso é outro efeito colateral desta classe de antidepressivos.

Os ATC também têm efeitos semelhantes à quinidina sobre a condução cardíaca que podem ser fatais com *overdose* e limitam o uso dos ATCs em pacientes com doença coronariana. Esta é a principal razão pela qual apenas um suprimento muito limitado deve estar disponível para o paciente. Tal como outros medicamentos antidepressivos, os ATCs também diminuem o limiar convulsivo.

INIBIDORES DE MONOAMINOXIDASE. A crise hipertensiva decorrente de interações alimentares ou medicamentosas é um dos efeitos tóxicos potencialmente fatais associados ao uso de inibidores da MAO. Alimentos que contêm tiramina são um fator contribuinte. MAO-A na parede intestinal e MAO-A e MAO-B no fígado normalmente degradam tiramina na dieta. Quando a MAO-A é inibida, a ingestão de alimentos que contenham tiramina leva ao acúmulo de tiramina em terminações nervosas e vesículas de neurotransmissores adrenérgicas e induz a liberação de norepinefrina e adrenalina. As catecolaminas liberadas estimulam os receptores pós-sinápticos na periferia, aumentando a pressão arterial para níveis perigosos. O uso de medicamentos prescritos ou de venda livre que contêm compostos simpatomiméticos também resulta em uma elevação da pressão arterial potencialmente ameaçadora da vida. Em comparação com tranilcipromina e isocarboxazida, o adesivo transdérmico de selegilina é bem mais tolerado e mais seguro. Outra questão grave e com risco de vida devido à administração crônica de inibidores da MAO é a hepatotoxicidade.

Os inibidores da MAO-A são eficazes no tratamento da depressão. No entanto, os inibidores da MAO-B como a selegilina (com formulações orais) são eficazes no tratamento da depressão somente quando administrados em doses que bloqueiam tanto MAO-A quanto MAO-B. Embora não disponíveis nos EUA, os inibidores reversíveis da MAO-A (IRMAs, como a moclobemida) têm sido desenvolvidos. Como esses fármacos são seletivos para MAO-A, permanece significativa atividade da MAO-B. Além disso, como a inibição da MAO-A por IRMAs é reversível e competitiva, à medida que as concentrações de tiramina aumentam, a inibição da enzima é superada. Assim, IRMAs produz efeitos antidepressivos com menor risco de crise hipertensiva induzida pela tiramina.

INTERAÇÕES MEDICAMENTOSAS

Muitos desses fármacos são metabolizados por CYP hepática, especialmente CYP2D6. Assim, outros agentes que são substratos ou inibidores de CYP2D6 podem aumentar as concentrações plasmáticas do fármaco primário. A combinação de outras classes de agentes antidepressivos com inibidor da MAO não é aconselhável e pode levar a síndrome serotonérgica.

INIBIDORES SELETIVOS DA RECAPTAÇÃO DA SEROTONINA. A paroxetina e, em menor grau, a fluoxetina, são potentes inibidores de CYP2D6. Os outros ISRSs, com exceção da fluvoxamina, são pelo menos inibidores moderados do CYP2D6. Esta inibição pode resultar em aumentos desproporcionais nas concentrações plasmáticas de fármacos metabolizados pelo CYP2D6 quando as doses desses fármacos são aumentadas. A fluvoxamina inibe diretamente CYP1A2 e CYP2C19; a fluoxetina e a fluvoxamina também inibem CYP3A4. Uma interação proeminente é o aumento da exposição de ATC que pode ser observada durante a coadministração de ATC e ISRSs.

Os inibidores da MAO potencializam os efeitos dos ISRSs devido à inibição do metabolismo da serotonina. A administração destes fármacos em conjunto pode produzir aumentos sinergísticos na serotonina cerebral extracelular, levando à síndrome serotonérgica. Os sintomas da síndrome serotonérgica incluem hipertermia, rigidez muscular, mioclonias, tremores, instabilidade autonômica, confusão, irritabilidade e agitação; isto pode evoluir para coma e morte. Outros fármacos que podem induzir a síndrome serotonérgica incluem anfetaminas substituídas como a metilenodioximetanfetamina (*ecstasy*), que libera serotonina diretamente dos terminais nervosos.

Os ISRSs não devem ser iniciados pelo menos até 14 dias após a descontinuação do tratamento com um inibidor da MAO; isso possibilita a síntese de MAO nova. Para todos os ISRSs, exceto a fluoxetina, devem-se passar pelo menos 14 dias até o início do tratamento com um inibidor da MAO após o término do tratamento com um ISRSs. Como o metabólito ativo norfluoxetina tem uma meia-vida de 1-2 semanas, devem-se passar pelo menos cinco semanas entre a suspensão da fluoxetina e o início de inibidor da MAO.

INIBIDORES DE RECAPTAÇÃO DE SEROTONINA-NOREPINEFRINA. Embora seja sugerido um período de 14 dias para o término do tratamento com inibidor da MAO e o início do tratamento com venlafaxina, um intervalo de apenas sete dias é considerado seguro. A duloxetina tem um intervalo semelhante para início após a terapia com inibidor da MAO, mas requer um período de espera de apenas cinco dias para iniciar o tratamento com inibidor da MAO após o término da duloxetina. A falha em observar esses períodos de espera necessários pode resultar na síndrome serotonérgica.

ANTAGONISTAS DO RECEPTOR DA SEROTONINA. Pode ser necessário reduzir a dosagem de trazodona quando administrada juntamente com fármacos que inibem CYP3A4. A mirtazapina é metabolizada por CYPs 2D6, 1A2 e 3A4. A trazodona e nefazodona são inibidores fracos de captação de serotonina e não devem ser administrados com inibidores da MAO devido à preocupação sobre a síndrome serotonérgica.

BUPROPIONA. A principal via de metabolismo para bupropiona é CYP2B6. Embora não pareça haver qualquer evidência de metabolismo por CYP2D6 e esse fármaco frequentemente seja administrado com ISRSs, o potencial para interações com fármacos metabolizados por CYP2D6 deve ser mantido em mente até que a segurança da combinação seja firmemente estabelecida.

ANTIDEPRESSIVOS TRICÍCLICOS. Os fármacos que inibem CYP2D6, como ISRSs, podem aumentar as exposições plasmáticas de ATCs. Outros fármacos que podem atuar de maneira semelhante são os agentes antipsicóticos com a fenotiazina, fármacos antiarrítmicos tipo 1C e outros fármacos com efeitos antimuscarínicos, anti-histamínicos e antagonísticos α-adrenérgicos. Os ATCs podem potencializar as ações das aminas simpatomiméticas e não devem ser usados concomitantemente com inibidores da MAO ou em um período de 14 dias após a suspensão dos inibidores da MAO.

INIBIDORES DE MONOAMINOXIDASE. Depressores do SNC, como meperidina e outros narcóticos, álcool e agentes anestésicos não devem ser usados com inibidores da MAO. A meperidina e outros agonistas opioides em combinação com inibidores da MAO também induzem a síndrome da serotonérgica. Os ISRSs e IRSNs são contraindicados em pacientes sob tratamento com inibidores da MAO para evitar a síndrome serotonérgica. De modo geral, outros antidepressivos, como ATCs e bupropiona também devem ser evitados em pacientes que estão tomando inibidor da MAO.

FÁRMACOS ANSIOLÍTICOS

Os principais tratamentos para os distúrbios relacionados com a ansiedade incluem os ISRSs, IRSNs, benzodiazepínicos, a buspirona e antagonistas β-adrenérgicos. Os ISRS e o IRSN venlafaxina têm atividade ansiolítica com o tratamento crônico. Os benzodiazepínicos são ansiolíticos eficazes tanto como tratamento agudo quanto crônico. A buspirona, assim como os ISRSs, é eficaz após o tratamento crônico. Ela atua, pelo menos em parte, através do sistema serotonérgico, onde é um agonista parcial nos receptores 5-HT_{1A}. A buspirona também tem efeitos antagônicos nos receptores D_2 de dopamina, mas a relação entre esse efeito e suas ações clínicas é incerta. Os antagonistas β-adrenérgicos (p. ex., o propranolol e nadolol) são usados ocasionalmente para a ansiedade de desempenho, como o medo de falar em público; sua utilização é limitada devido aos efeitos colaterais, como hipotensão.

O anti-histamínico hidroxizina e vários agentes sedativo-hipnóticos têm sido utilizados como ansiolíticos, mas geralmente não são recomendadas devido a seu perfil de efeitos secundários. A hidroxizina, que produz sedação de curta duração, tem sido utilizada em pacientes que não podem usar outros tipos de ansiolíticos (p. ex., aqueles com história de uso abusivo de fármacos ou álcool, onde os benzodiazepínicos seriam evitados). O hidrato de cloral foi utilizado para a ansiedade situacional, mas há uma faixa estreita de dose onde os efeitos ansiolíticos são observados na ausência de sedação significativa e, portanto, o uso de hidrato de cloral não é recomendado.

CONSIDERAÇÕES CLÍNICAS COM FÁRMACOS ANSIOLÍTICOS. O tratamento medicamentoso de escolha para ansiedade é determinado pelos transtornos específicos relacionados à ansiedade e à necessidade clínica de efeitos ansiolíticos agudos. Os benzodiazepínicos e antagonistas β-adrenérgicos são eficazes no tratamento agudo. O tratamento crônico com ISRSs, IRSNs e buspirona é necessário para produzir e sustentar os efeitos ansiolíticos.

Os benzodiazepínicos, como o alprazolam, clordiazepóxido, clonazepam, clorazepato, diazepam, lorazepam e oxazepam, são eficazes no tratamento do transtorno de ansiedade generalizada, transtorno do pânico e ansiedade situacional. Além de seus efeitos ansiolíticos, os benzodiazepínicos produzem efeitos sedativos, hipnóticos, anestésicos, anticonvulsivantes e de relaxamento muscular. Os benzodiazepínicos também prejudicam o desempenho cognitivo e a memória, afetam adversamente o controle motor e potencializam os efeitos de outros sedativos, incluindo o álcool. Os efeitos ansiolíticos dessa classe de fármacos são mediados por interações alostéricas com o complexo receptor pentamérico benzodiazepina- $GABA_A$, em especial aqueles receptores $GABA_A$ compostos de subunidades $\alpha 2$, $\alpha 3$ e $\alpha 5$ (Capítulos 14 e 17). O principal efeito das benzodiazepinas ansiolíticas é aumentar os efeitos inibitórios do neurotransmissor GABA. O uso de benzodiazepínicos no tratamento da ansiedade tem o potencial de hábito, dependência e abuso. A retirada de benzodiazepínicos após o tratamento crônico, particularmente aqueles com curta duração de ação, pode incluir aumento da ansiedade e convulsões. Por esse motivo é importante que a interrupção seja realizada de maneira gradual.

Os benzodiazepínicos causam muitos efeitos adversos, como sedação, leve perda da memória, diminuição do estado de alerta e tempo de reação retardado. Ocasionalmente, podem ocorrer reações paradoxais com benzodiazepínicos, tais como aumento da ansiedade, às vezes atingindo proporções de ataque de pânico. Outras reações patológicas podem incluir irritabilidade, agressão ou desinibição comportamental. As reações amnésicas (ou seja, perda de memória por períodos em particular) também podem ocorrer. Os benzodiazepínicos não devem ser usados em gestantes; houve relatos raros de defeitos craniofaciais. Além disso, os benzodiazepínicos tomados antes do parto podem resultar em recém-nascidos sedados, com baixa responsividade e reações prolongadas de abstinência. Nos idosos, os benzodiazepínicos aumentam o risco de quedas e devem ser usados com cautela. Esses medicamentos são mais seguros do que os sedativos-hipnóticos clássicos na *overdose* e geralmente são fatais apenas se combinados com outros depressores do SNC.

Os benzodiazepínicos têm pelo menos algum potencial para uso abusivo. Quando se faz uso abusivo desses agentes, geralmente é em um padrão de abuso de múltiplos fármacos. Na verdade, a principal razão para a má utilização desses agentes frequentemente são as tentativas malsucedidas de controlar a ansiedade. A tolerância aos efeitos ansiolíticos desenvolve-se com administração crônica, com o resultado que alguns pacientes aumentam a dose de benzodiazepínicos ao longo do tempo. Idealmente, os benzodiazepínicos devem ser utilizados por períodos breves de tempo e em conjunto com outros medicamentos (p. ex., ISRSs) ou psicoterapias baseadas em evidência (p. ex., terapia cognitiva comportamental para transtornos de ansiedade).

Os ISRSs e o IRSNs venlafaxina são tratamentos de primeira linha para a maioria dos tipos de transtornos de ansiedade, exceto quando um efeito farmacológico agudo é desejado; a fluvoxamina é aprovada somente para transtorno obsessivo-compulsivo. Quanto a suas ações como antidepressivo, os efeitos ansiolíticos desses fármacos manifestam-se após o tratamento crônico. Outros fármacos com ações sobre a neurotransmissão serotonérgica, como trazodona, nefazodona e mirtazapina, também são utilizados no tratamento dos transtornos de ansiedade. Detalhes sobre a farmacologia destas classes já foram apresentados anteriormente. Ambos os ISRSs e IRSNs são benéficos em determinadas condições de ansiedade, como o transtorno de ansiedade generalizada, fobias sociais, transtorno obsessivo-compulsivo e transtorno do pânico. Esses efeitos parecem estar relacionados com a capacidade da serotonina de regular a atividade de estruturas cerebrais como a amígdala e a substância ferruginosa, que, acredita-se, estejam envolvidos na gênese da ansiedade. Os pacientes com ansiedade parecem ser particularmente propensos às reações graves após a suspensão de determinados medicamentos, como venlafaxina e paroxetina; portanto, é necessária uma redução gradual e lenta.

A buspirona requer tratamento crônico para sua eficácia. A buspirona é primariamente eficaz no tratamento do transtorno de ansiedade generalizada, mas não para outros transtornos de ansiedade.

Para uma listagem bibliográfica completa, consulte ***As Bases Farmacológicas da Terapêutica de Goodman e Gilman***, 12ª edição.

Capítulo 16

Farmacoterapia da psicose e da mania

A psicose é um sintoma de doença mental caracterizado por um senso distorcido ou inexistente da realidade. Os transtornos psicóticos comuns incluem os transtornos de humor (depressão maior ou mania) com características psicóticas, psicose induzida por substâncias, demência com características psicóticas, *delirium* com aspectos psicóticos, transtorno psicótico breve, transtorno delirante, transtorno esquizoafetivo e esquizofrenia. A esquizofrenia tem prevalência mundial de 1%, mas os pacientes com esquizofrenia apresentam características que se estendem além daquelas observadas em outras doenças psicóticas. Os *sintomas positivos* dos transtornos psicóticos incluem: alucinações, ilusões, fala desorganizada e comportamento desorganizado ou agitado. Os pacientes com esquizofrenia também sofrem com *sintomas negativos* (apatia, avolição, alogia) e déficits cognitivos, principalmente déficits de memória operacional, velocidade de processamento e cognição social.

A hipótese de dopamina (DA) da psicose derivou da descoberta de que a clorpromazina e a reserpina apresentavam propriedades antipsicóticas terapêuticas na esquizofrenia ao diminuir a neurotransmissão dopaminérgica. A hipótese de hiperatividade da DA levou ao desenvolvimento da primeira classe terapêutica de agentes antipsicóticos, atualmente chamados de *fármacos antipsicóticos típicos ou de primeira geração. O termo "neuroléptico" refere-se aos fármacos antipsicóticos típicos, que atuam através do bloqueio do receptor D_2, mas são associados a efeitos colaterais extrapiramidais.*

A hipótese de DA tem suas limitações: ela não é responsável pelos déficits cognitivos associados à esquizofrenia e não explica os efeitos psicotomiméticos do LSD (p. ex., o ácido *d*-lisérgico, um potente agonista do receptor de 5-HT_2 de serotonina), ou os efeitos da fenciclidina e cetamina, antagonistas do receptor do glutamato *N*-metil-D-aspartato (NMDA). Os avanços no tratamento surgiram a partir da exploração de mecanismos alternativos (não dopaminérgicos) para psicose e da experiência com agentes antipsicóticos atípicos como a clozapina. *Os antipsicóticos mais recentes potencialmente antagonizam o receptor 5-HT_2, enquanto bloqueiam os receptores D_2 menos potentemente do que os agentes antipsicóticos típicos mais antigos, resultando na eficácia antipsicótica com efeitos colaterais extrapiramidais limitados.* Também são promissores os medicamentos que almejam o glutamato e os subtipos do receptor 5-HT_7, os receptores para o ácido γ-aminobutírico (GABA) e acetilcolina (ambos muscarínicos e nicotínicos) e até mesmo os receptores de hormônios peptídicos (p. ex., a ocitocina).

FARMACOTERAPIA

A 12ª edição do texto original revisa a fisiopatologia relevante e os objetivos gerais da farmacoterapia da psicose e mania. Independentemente da patologia subjacente, o objetivo imediato do tratamento antipsicótico é a diminuição dos sintomas agudos que induzem a angústia do paciente, particularmente sintomas comportamentais (p. ex., agitação, hostilidade) que podem representar um perigo para o paciente ou outros. A dosagem, via de administração e escolha do antipsicótico dependem do estado subjacente da doença, acuidade clínica, interações medicamentosas com medicações concomitantes e sensibilidade do paciente a efeitos adversos de curto ou longo prazo. Com exceção da eficácia superior da clozapina no tratamento da esquizofrenia refratária, nem a apresentação clínica nem os biomarcadores preveem a probabilidade de resposta a uma classe ou agente antipsicótico específico. Como resultado, evitar os efeitos adversos com base nas características do paciente e do fármaco, e explorar determinadas propriedades de medicamentos (p. ex., sedação relacionada à histamina H_1 ou antagonismo muscarínico) são os principais determinantes para a escolha do tratamento antipsicótico inicial.

Todos os fármacos antipsicóticos comercialmente disponíveis reduzem a neurotransmissão dopaminérgica (Figura 16-1). A clorpromazina e outros agentes antipsicóticos típicos de baixa potência também são profundamente sedativos, um recurso que costumava ser considerado relevante para a sua farmacologia terapêutica. O desenvolvimento do agente antipsicótico de alta potência típico haloperidol, um fármaco com afinidade limitada a H_1 e M_1 e efeitos significativamente menos sedativos, demonstram que a sedação não é necessária para a atividade antipsicótica, embora, às vezes, seja desejável.

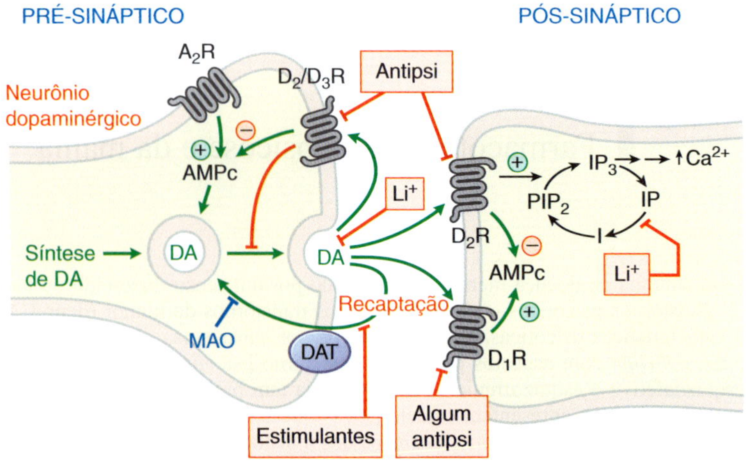

Figura 16-1 *Locais de ação de agentes antipsicóticos e Li^+.* Após liberação exocitótica, a DA interage com receptores pós-sinápticos via transportador de DA DAT, com deaminação secundária por monoaminoxidase mitocondrial (MAO). A estimulação de receptores pós-sinápticos D_1 ativa a via de G_s-adenilato-ciclase-AMPc. Os receptores D_2 acoplam-se através de G_i inibindo adenilato-ciclase e através de G_q ativando a via PLC-IP_3-Ca^{2+}. A ativação da via G_i também pode ativar canais de K^+, levando a hiperpolarização. O lítio inibe a fosfatase que libera inositol (I) do fosfato de inositol (IP). Li^+ também pode inibir a liberação de DA de NE evocada pela despolarização, mas não de 5-HT. Os autorreceptores semelhantes a D_2 suprimem a síntese de DA diminuindo a fosforilação de tirosina hidroxilase (TH) limitante da velocidade e limitando a liberação de DA. Em contrapartida, os receptores A_2 pré-sinápticos de adenosina (A_2R) ativam a via AC-AMPc-PKA, aumentando assim a atividade de TH. Todos os agentes antipsicóticos atuam nos receptores D_2 e autorreceptores; alguns também bloqueiam os receptores D_1 (Quadro 16-2). Os agentes estimulantes inibem a recaptação de DA por DAT, prolongando assim o tempo de permanência da DA na sinapse. Inicialmente no tratamento antipsicótico, os neurônios da DA liberam mais DA, mas após tratamento repetido, entram em um estado de inativação da despolarização fisiológica, com redução da produção e liberação de DA, além de bloqueio continuado do receptor. ——┤, inibição ou bloqueio; +, elevação da atividade; –, redução da atividade.

TRATAMENTO A CURTO PRAZO

***DELIRIUM* E DEMÊNCIA.** As variáveis da doença têm uma influência considerável na seleção de agentes antipsicóticos. Os sintomas psicóticos de *delirium* ou demência geralmente são tratados com doses baixas de medicação, embora talvez seja necessário repetir as doses em intervalos frequentes inicialmente para conseguir o controle comportamental adequado. Apesar de sua vasta utilização clínica, nenhum fármaco antipsicótico recebeu aprovação para psicose relacionada à demência. Além disso, todos os fármacos antipsicóticos têm advertências de que podem aumentar a mortalidade neste contexto. Pelo fato de os efeitos do fármaco anticolinérgico poderem agravar o *delirium* e a demência, os antipsicóticos típicos de alta potência (p. ex., haloperidol) ou agentes antipsicóticos atípicos com propriedades antimuscarínicas limitadas (p. ex., risperidona) são muitas vezes os fármacos de escolha.

As doses mais bem toleradas em pacientes com demência são um quarto da dose do adulto com esquizofrenia. Embora os sintomas neurológicos extrapiramidais (SEP), ortostase e sedação sejam particularmente problemáticos nessa população de pacientes (Capítulo 22). Os benefícios antipsicóticos significativos são geralmente observados na psicose aguda em um período de 60-120 min após a administração do fármaco. As preparações com comprimido de dissolução oral (CDO) para a risperidona, aripiprazol, olanzapina ou formas líquidas concentradas de risperidona ou aripiprazol são opções para alguns pacientes. Os comprimidos de dissolução aderem à língua ou a qualquer superfície oral úmida, e não podem ser cuspidos e são, então, engolidos junto com as secreções orais. A administração intramuscular (IM) de ziprasidona, aripiprazol ou olanzapina representa uma opção para o tratamento de pacientes agitados e minimamente cooperativos e apresenta menos risco de parkinsonismo induzido por fármacos do que o haloperidol. O prolongamento de QT_c associado ao droperidol via intramuscular e a administração intravenosa de haloperidol reduziram o uso dessas formulações especiais.

MANIA. Todos os agentes antipsicóticos atípicos, com exceção da clozapina e iloperidona, têm indicações para mania aguda e as doses são tituladas rapidamente até a dose máxima recomendada nas primeiras 24-72 h de tratamento. Os pacientes com mania aguda que apresentam psicose precisam de doses diárias muito elevadas. A resposta clínica (diminuição da agitação psicomotora e irritabilidade,

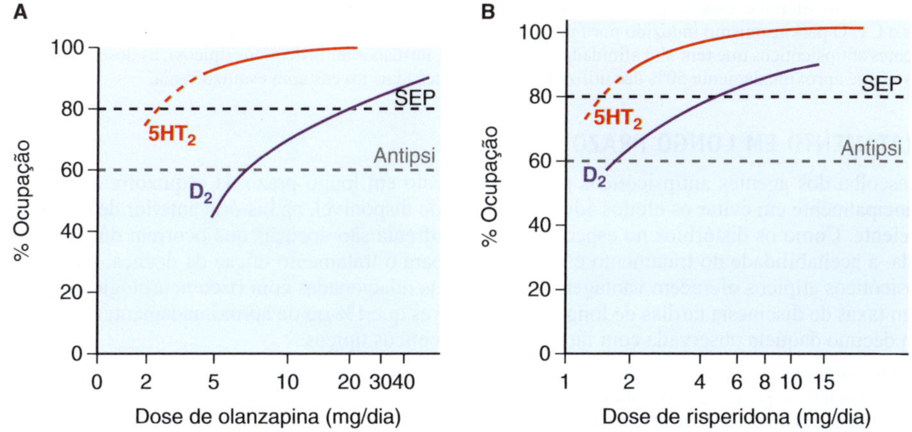

Figura 16-2 *Ocupação do receptor e resposta clínica para agentes antipsicóticos.* Tipicamente, na ocupação do receptor D_2 pelo fármaco maior que 60% produz efeitos antipsicóticos; ocupação do receptor maior que 80% causa sintomas extrapiramidais (SEP). Agentes atípicos combinam bloqueio fraco do receptor D_2 com antagonismo/agonismo inverso de 5-HT_{2A}. O agonismo inverso nos subtipos do receptor 5-HT_2 pode contribuir para risco reduzido de SEP da olanzapina (Painel A) e risperidona (Painel B) e eficácia na ocupação do receptor D_2 inferior (olanzapina, Painel A). O aripiprazol é um agonista parcial de D_2 que pode atingir apenas 75% do bloqueio funcional.

aumento do sono e redução ou ausência de ilusões e alucinações) normalmente ocorre em um período de sete dias. Os pacientes com mania podem precisar continuar o tratamento com antipsicóticos por muitos meses após a resolução dos sintomas psicóticos e maníacos, geralmente em combinação com um estabilizador do humor como as preparações de lítio ou ácido valproico. A combinação de um agente antipsicótico com um estabilizador do humor geralmente melhora o controle de sintomas maníacos, e ainda reduz o risco de recidiva. O ganho de peso decorrente dos efeitos aditivos de agentes antipsicóticos e estabilizadores de humor (lítio, ácido valproico) representa um problema clínico significativo.

DEPRESSÃO MAIOR. Pacientes com transtorno depressivo maior com características psicóticas exigem doses inferiores à medida de medicamentos antipsicóticos, administrados em combinação com um antidepressivo. A maioria dos fármacos antipsicóticos apresenta benefício antidepressivo limitado como agentes de monoterapia. No entanto, os agentes antipsicóticos atípicos são eficazes como terapia adjuvante na depressão resistente ao tratamento. Sua eficácia clínica pode estar relacionada com o fato de quase todos os medicamentos antipsicóticos atípicos serem potentes antagonistas de 5-HT_{2A} (Figura 16-2).

O antagonismo de 5-HT_{2A} e 5-HT_{2C} facilita a liberação de DA e aumenta o fluxo noradrenérgico a partir da substância ferruginosa. A administração de antagonistas de 5-HT_{2A} e 5-HT_{2C} sob a forma de baixas doses de antipsicóticos atípicos, juntamente com os inibidores seletivos de receptação da serotonina (ISRSs), aumenta as taxas de respostas em não respondentes dos ISRSs. Uma preparação combinada de baixas doses de olanzapina e fluoxetina está aprovada para depressão bipolar, e doses baixas de risperidona (ou seja, 1 mg) aumentam as taxas de resposta clínica quando adicionadas ao tratamento existente com ISRS em não respondentes ao ISRS. O aripiprazol é aprovado pelo FDA para uso adjuvante em pessoas que não respondem ao antidepressivo, novamente com doses baixas (2-15 mg). O aripiprazol e a maioria dos outros fármacos antipsicóticos são ineficazes como monoterapia para depressão bipolar, sendo que a quetiapina é a única exceção.

ESQUIZOFRENIA. Os agentes antipsicóticos atípicos mais recentes oferecem um melhor perfil de efeito colateral neurológico do que os fármacos antipsicóticos típicos. Os agentes atípicos apresentam risco de SEP acentuadamente em comparação com agentes antipsicóticos típicos. O bloqueio excessivo de D_2aumenta o risco de efeitos neurológicos motores (p. ex., rigidez muscular, bradicinesia, tremor, acatisia), atrasa o processo do pensamento (bradifrenia) e interfere nas vias de recompensa central, resultando em queixas do paciente de anedonia. Na psicose aguda, a sedação pode ser desejável, mas o uso de um medicamento antipsicótico sedativo pode interferir na função cognitiva do paciente e em sua reintegração social.

Os pacientes com esquizofrenia têm uma prevalência duas vezes maior de síndrome metabólica e diabetes melito (DM) tipo 2 e taxas de mortalidade relacionada a problemas cardiovasculares (CV) duas vezes maiores do que a população geral. As diretrizes consensuais recomendam a determinação de momento basal da glicose, lipídeos, peso, pressão arterial e, quando possível, circunferência da cintura e história pessoal e familiar de doença metabólica e CV. O parkinsonismo induzido por fármaco também pode ocorrer, especialmente entre os idosos expostos a agentes antipsicóticos que têm alta afinidade para D_2 (p. ex., fármacos antipsicóticos típicos); as doses recomendadas são de aproximadamente 50% das utilizadas em pacientes mais jovens com esquizofrenia.

TRATAMENTO EM LONGO PRAZO

A escolha dos agentes antipsicóticos para o tratamento em longo prazo da esquizofrenia baseia-se principalmente em evitar os efeitos adversos e, quando disponível, na história anterior de resposta do paciente. Como os distúrbios no espectro da esquizofrenia são doenças que ocorrem durante toda a vida, a aceitabilidade do tratamento é fundamental para o tratamento eficaz da doença. Agentes antipsicóticos atípicos oferecem vantagens significativas relacionadas com risco neurológico reduzido, com taxas de discinesia tardias de longo prazo menores que 1% ou de aproximadamente um quinto a um décimo daquela observada com fármacos antipsicóticos típicos.

Os tratamentos antipsicóticos são associados a riscos metabólicos que incluem: ganho de peso, dislipidemia (principalmente hipertrigliceridemia) e um impacto adverso na homeostase glicose-insulina, incluindo o início recente de DM tipo 2 e cetoacidose diabética (CAD), com mortes relatadas em decorrência dessa última. A clozapina e a olanzapina têm o maior risco metabólico e são usadas apenas como último recurso.

Os pacientes agudamente psicóticos em geral respondem em um período de horas após a administração do fármaco, mas podem ser necessárias semanas para atingir a resposta máxima ao fármaco, especialmente para os sintomas negativos. As doses habituais para o tratamento agudo e o de manutenção são observadas no Quadro 16-1. Os efeitos adversos limitantes do tratamento podem incluir ganho de peso, sedação, ortostase e SEP, que até certo ponto pode ser prevista com base nas potências do agente selecionado para inibir os receptores do neurotransmissor (Quadro 16-2). A detecção de dislipidemia ou hiperglicemia baseia-se no monitoramento laboratorial (Quadro 16-1). Alguns efeitos adversos, tais como hiperprolactinemia, SEP, ortostase e sedação podem responder à redução da dose, mas as anormalidades metabólicas melhoram apenas com a suspensão do agente agressor e uma mudança para uma medicação metabolicamente mais benigna. Os pacientes com esquizofrenia refratária sob tratamento com clozapina não são bons candidatos para a mudança, porque eles são resistentes a outros medicamentos (ver definição de esquizofrenia refratária mais adiante nesta seção).

O problema comum da não adesão ao tratamento medicamentoso entre pacientes com esquizofrenia levou ao desenvolvimento de medicamentos antipsicóticos injetáveis de longa ação (ILA), frequentemente chamados de *antipsicóticos de depósito* (*depot*). Existem quatro formas de ILA disponíveis nos EUA: ésteres decanoato de flufenazina e haloperidol, microsferas impregnadas de risperidona e palmitato de paliperidona. Os pacientes que recebem medicamentos antipsicóticos ILA apresentam taxas de recidiva consistentemente mais baixas se comparados aos pacientes que recebem formas orais comparáveis e podem sofrer menos efeitos adversos.

A ausência de resposta às doses adequadas de antipsicóticos para períodos adequados de tempo pode indicar doença refratária ao tratamento. A esquizofrenia refratária é definida usando os critérios de Kane: insucesso de experimentos de seis semanas de dois agentes separados e um terceiro experimento de um agente antipsicótico típico de alta dose (p. ex., haloperidol ou flufenazina, 20 mg/dia). Nessa população de pacientes, as taxas de resposta a agentes antipsicóticos típicos, definidas como 20% de redução dos sintomas com uso de escalas de classificação padrão (p. ex., Escala da Síndrome Positiva e Negativa [PANSS]), são de 0%, e para qualquer antipsicótico atípico, exceto clozapina, são menos de 10%. A dose terapêutica de clozapina para um paciente específico não é previsível, mas vários estudos encontraram correlações entre os níveis séricos mínimos de clozapina maiores que 327-504 ng/mL e a probabilidade de resposta clínica. Quando as concentrações séricas terapêuticas são atingidas, a resposta à clozapina ocorre em oito semanas.

A clozapina tem inúmeros outros efeitos adversos, por exemplo, o risco de agranulocitose que exige monitoramento hematológico contínuo de rotina, alto risco metabólico, redução dependente da dose do limiar convulsivo, ortostase, sedação, efeitos anticolinérgicos (especialmente obstipação) e sialorreia relacionada com o agonismo muscarínico em receptores M_4. Como resultado, o uso da clozapina é limitado aos pacientes com esquizofrenia refratária. A eletroconvulsoterapia é considerada o último recurso de tratamento na esquizofrenia refratária e raramente é empregada.

FARMACOLOGIA DOS AGENTES ANTIPSICÓTICOS

Os Quadros 16-1 e 16-2 resumem as classes de fármacos, faixas de doses, efeitos colaterais metabólicos graves e potências são receptores do SNC importantes para uma variedade de agentes antipsicóticos.

A introdução da clozapina estimulou as pesquisas sobre agentes mais seguros com atividade antipsicótica e baixo risco de SEP. Esses esforços resultaram em uma série de antipsicóticos atípicos com algumas semelhanças farmacológicas com a clozapina: especialmente afinidade mais baixa por receptores D_2 do que os fármacos antipsicóticos típicos e altos efeitos antagonistas de 5-HT_2. Os medicamentos antipsicóticos atípicos disponíveis atualmente incluem as estruturalmente relacionadas olanzapina, quetiapina e clozapina; a risperidona, seus metabólitos ativos paliperidona e iloperidona; ziprasidona; lurasidona; asenaprina e aripiprazol (Quadro 16-1).

Quadro 16-1

Fármacos para psicose e esquizofrenia: dosagem e perfil de risco metabólico[a]

NOME GENÉRICO **Forma posológica**	DOSE ORAL (mg/dia) PSICOSE AGUDA 1º episódio	DOSE ORAL (mg/dia) PSICOSE AGUDA Crônica	DOSE ORAL (mg/dia) MANUTENÇÃO 1º episódio	DOSE ORAL (mg/dia) MANUTENÇÃO Crônica	EFEITOS COLATERAIS METABÓLICOS ↑Ganho de peso	EFEITOS COLATERAIS METABÓLICOS Lipídeos	EFEITOS COLATERAIS METABÓLICOS Glicose
Fenotiazinas							
Clorpromazina ***O, S, IM***	200-600	400-800	150-600	250-750	+++	+++	++
Perfenazina ***O, S, IM***	12-50	24-48	12-48	24-60	+/–	–	–
Trifluoperazina ***O, S, IM***	5-30	10-40	2,5-20	10-30	+/–	–	–
Flufenazina ***O, S, IM***	2,5-1,5	5-20	2,5-10	5-15	+/–	–	–
Decanoato de flufenazina ***Depot IM***	Não é para uso agudo		5-75 mg/2 semanas		+/–	–	–
Outros agentes típicos							
Molindona ***O, S***	15-50	30-60	15-50	30-60	–	–	–
Loxapina ***O, S, IM***	15-50	30-60	15-50	30-60	+	–	–
Haloperidol ***O, S, IM***	2,5-10	5-20	2,5-10	5-15	+/–	–	–
Decanoato de haloperidol ***Depot IM***	Não é para uso agudo		100-300 mg/mês		+/–	–	–
Agentes antipsicóticos atípicos							
Aripiprazol ***O, S, CDO, IM***	10-20	15-30	10-20	15-30	+/–	–	–
Asenapina ***CDO***	10	10-20	10	10-20	+/–	–	–
Clozapina ***O, CDO***	200-600	400-900	200-600	300-900	++++	+++	+++
Iloperidona ***O***		12-24[b]		8-16	+	+/–	+/–
Olanzapina ***O, CDO, IM***	7,5-20	10-30	7,5-15	15-30	++++	+++	+++
Paliperidona ***O***	6-9	6-12	3-9	6-15	+	+/–	+/–
Palmitato de paliperidona[c] ***Depot IM***	Ver nota para dosagem[c]				+	+/–	+/–
Quetiapina ***O***	200-600	400-900	200-600	300-900	+	+	+/–
Risperidona ***O, S, CDO***	2-4	3-6	2-6	3-8	+	+/–	+/–
Depot IM	Não é para uso agudo		25-50 mg/2 semanas				
Sertindol[d] ***O***	4-16	12-20	12-20	12-32	+/–	–	–
Ziprasidona[e] ***O, IM***	120-160	120-200	80-160	120-200	+/–	–	–

Posologia: O, comprimido; S, solução; IM, intramuscular aguda; CDO, comprimido de dissolução oral.

[a]Para mais informações, ver otimização de tratamento farmacológico de transtornos psicóticos. J Clin Psychiatry, **2003**, 64 (Suppl 12):2-97.

Doses em pacientes no primeiro episódio, mais jovens ou virgens de tratamento com antipsicóticos são menores do que para pacientes com esquizofrenia crônica. A dose em pacientes idosos com esquizofrenia é de aproximadamente 50% daquela usada em adultos mais jovens ; a dosagem para psicose relacionada com demência é de aproximadamente 25%.

[b]Devido ao risco de ortostase, a titulação da dose de iloperidona é de 1 mg 2 vezes/dia no dia 1, aumentando para 2, 4, 6, 8, 10 e 12 mg 2 vezes/dia nos dias 2, 3, 4, 5, 6 e 7 (como necessário).

[c]Na esquizofrenia aguda, doses de ataque IM no deltoide de 234 mg no dia 1 e 156 mg no dia 8 fornecem níveis de paliperidona equivalentes a 6 mg orais de paliperidona durante a primeira semana, e pico no dia 15 em um nível comparável a 12 mg orais de paliperidona. Nenhum antipsicótico oral necessário na primeira semana. Doses de manutenção IM podem ser administradas no deltoide ou glúteo a cada quatro semanas após o 8º dia. Opções de dose de manutenção: 39, 78, 117, 156 ou 234 mg a cada quatro semanas. A falha em administrar as doses de iniciação (exceto para aqueles que mudam de *depot*) irá resultar em níveis subterapêuticos durante meses.

[d]Não disponível nos EUA.

[e]Dose oral deve ser administrada com alimentos para facilitar a absorção.

MECANISMO DE AÇÃO. Todos os antipsicóticos clinicamente disponíveis são antagonistas dos receptores D_2 de dopamina. Esta redução na neurotransmissão dopaminérgica é atualmente atingida através de antagonismo de D_2 ou agonismo parcial de D_2 (p. ex, aripiprazol).

O aripiprazol tem uma afinidade com receptores de D_2 apenas ligeiramente inferior à DA em si, mas sua atividade intrínseca é de aproximadamente 25% a da dopamina. Ou seja, quando DA é incubada com concentrações

Quadro 16-2

Potências dos agentes antipsicóticos nos receptores dos neurotransmissores[a]

	DOPAMINA	SEROTONINA			$5HT_{2A}/D_2$	DOPAMINA		MUSCARÍNICO	ADRENÉRGICOS		HISTAMINA
	D_2	$5\text{-}HT_{1A}$	$5\text{-}HT_{2A}$	$5\text{-}HT_{2C}$	RAZÃO	D_1	D_4	M_1	α_{1A}	α_{2A}	H_1
Agentes típicos											
Haloperidol	1,2	2.100	57	4.500	47	120	5,5	> 10.000	12	1.130	1.700
Flufenazina	0,8	1.000	3,2	990	3,9	17	29	1.100	6,5	310	14
Tiotixeno	0,7	410	50	1.360	72	51	410	> 10.000	12	80	8
Perfenazina	0,8	420	5,6	130	7,4	37	40	1.500	10	810	8,0
Loxapina	11	2.550	4,4	13	0,4	54	8,1	120	42	150	4,9
Molindona	20	3.800	> 5.000	10.000	> 250	> 10.000	> 2.000	> 10.000	2.600	1.100	2.130
Tioridazina	8,0	140	28	53	3,5	94	6,4	13	3,2	130	16
Clorpromazina	3,6	2.120	3,6	16	1	76	12	32	0,3	250	3,1
Agentes atípicos											
Asenapina[b]	1,4	2,7	0,1	0,03	0,05	1,4	1,1	> 10.000	1,2	1,2	1,0
Ziprasidona	6,8	12	0,6	13	0,1	30	39	> 10.000	18	160	63
Sertindol[b]	2,7	280	0,4	0,90	0,2	12	13	> 5.000	1,8	640	130
Zotepina[b]	8,0	470	2,7	3,2	0,3	71	39	330	6,0	210	3,2
Risperidona	3,2	420	0,2	50	0,05	240	7,3	> 10.000	5,0	16	20
Paliperidona	4,2	20	0,7	48	0,2	41	54	> 10.000	2,5	4,7	19
Iloperidona	6,3	90	5,6	43	0,9	130	25	4.900	0,3	160	12
Aripiprazol	1,6	6,0	8,7	22	5,0	1.200	510	6.800	26	74	28
Sulpirida[b]	6,4	> 10.000	> 10.000	> 10.000	> 1.000	> 10.000	54	> 10.000	> 10.000	> 5.000	> 10.000
Olanzapina	31	2.300	3,7	10	0,1	70	18	2,5	110	310	2,2
Quetiapina	380	390	640	1.840	2,0	990	2.020	37	22	2.900	6,9
Clozapina	160	120	5,4	9,4	0,03	270	24	6,2	1,6	90	1,1

[a]Os dados são os valores médios de K_i (nM) de fontes publicadas determinados por competição com radioligandos para ligação aos receptores humanos clonados indicados. Os dados derivados da ligação do receptor a tecido cerebral humano ou de rato são usados quando não há dados de receptor humano clonado.
[b]Não disponível nos EUA.
Fonte: NIMH psychoactive Drug Screening Program (PDSP) K_i Database: http://pdsp.med.unc.edu/pdsp.php (acesso em 30 de junho de 2009).

crescentes de aripiprazol, a inibição máxima da atividade de D_2 não excede 25% da resposta da DA, o nível de agonismo fornecido pelo aripiprazol. A capacidade do aripiprazol de estimular os receptores de D_2 em áreas do cérebro onde os níveis sinápticos de DA são limitados (p. ex., neurônios do PFC) ou diminuir a atividade dopaminérgica quando as concentrações de dopamina são elevadas (p. ex., córtex do sistema mesolímbico) é a base para os seus efeitos clínicos na esquizofrenia. Mesmo com 100% de ocupação do receptor, o agonismo dopaminérgico intrínseco do aripiprazol pode gerar um sinal pós-sináptico de 25%, implicando uma redução máxima de 75% na neurotransmissão de DA, abaixo do limiar de 78% que desencadeia SEP na maioria dos indivíduos.

A base farmacológica para a eficácia clínica sem indução de SEP dos antipsicóticos atípicos resulta de um antagonismo significativamente mais fraco de D_2, combinado com potente antagonismo de 5-HT_2. A clozapina possui atividade em outros receptores, incluindo antagonismo e agonismo em vários subtipos de receptores muscarínicos e antagonismo em receptores D_4 da dopamina. No entanto, os antagonistas D_4 que não têm antagonismo de D_2 não possuíam atividade antipsicótica. O metabólito ativo da clozapina, *N*-desmetilclozapina, é um potente agonista muscarínico M_1.

A hipótese de hipofunção do glutamato na esquizofrenia levou a novos modelos animais, que analisam a influência dos agentes antipsicóticos com propriedades agonistas em receptores metabotrópicos de glutamato $mGlu_2$ e $mGlu_3$ e outros subtipos. Os fármacos antipsicóticos atípicos são melhores do que os medicamentos antipsicóticos típicos para reversão dos sintomas negativos, déficits cognitivos e isolamento social induzido por antagonistas do glutamato.

OCUPAÇÃO DOS RECEPTORES DA DOPAMINA E EFEITOS COMPORTAMENTAIS. As funções dopaminérgicas excessivas no sistema límbico são centrais para os sintomas positivos da psicose. Os efeitos comportamentais e o curso de tempo da resposta antipsicótica são concomitantes com o aumento da ocupação de D_2 e incluem tranquilização da agitação psicomotora, diminuição da agressividade, diminuição do isolamento social e menos interferência de processos de pensamento desorganizados ou delirantes e alucinações. A ocupação de mais de 78% de receptores D_2 no núcleo da base está associada a um risco de SEP entre todos os agentes antipsicóticos antagonistas da dopamina, enquanto as ocupações na faixa de 60-75% estão associadas à eficácia de antipsicóticos (Figura 16-2). Com exceção do aripiprazol, todos os antipsicóticos atípicos em doses baixas apresentam ocupação muito maior de receptores 5-HT_{2A} (p. ex., 75-99%) do que os agentes típicos (Quadro 16-2).

Receptores D3 e D4 nos núcleos da base e no sistema límbico. Os receptores D_3 e D_4 são preferencialmente expressos em áreas límbicas. Os receptores D_4, que estão localizados preferencialmente nas regiões cerebrais corticais e límbicas em quantidades relativamente pequenas, são hiper-regulados depois da administração repetida da maioria dos antipsicóticos típicos e atípicos. Esses receptores podem contribuir para as ações antipsicóticas clínicas, mas os fármacos seletivos para os receptores D_4 (p. ex., sonepiprazol) ou os antagonistas D_4/5-HT_{2A} mistos (p. ex., fananserina) não apresentam eficácia antipsicótica em estudos clínicos.

Os receptores D_3 provavelmente não desempenham uma função fundamental nas ações dos antipsicóticos. As atividades funcionais sutis e atípicas dos receptores D_3 do cérebro sugerem que os agonistas D_3, em vez dos seus antagonistas, podem ter efeitos psicotrópicos úteis, principalmente por antagonizarem os comportamentos de estimulação-recompensa e dependência.

Papel dos receptores não dopaminérgicos para agentes antipsicóticos atípicos. O conceito de atipicidade foi inicialmente baseado na ausência de SEP da clozapina dentro da faixa terapêutica, combinado com o papel proeminente do antagonismo dos receptores 5-HT_2. Como agentes subsequentes foram sintetizados a partir da proporção 5-HT_2/D_2 da clozapina como modelo, sendo que a maioria deles possuía maior afinidade por D_2 e risco de SEP do que a clozapina, houve um debate considerável sobre a definição de um agente antipsicótico atípico e suas propriedades necessárias. No entanto, o termo "atípico" persiste no uso comum e designa menor risco (mas não ausência) de SEP e outros efeitos reduzidos de antagonismo excessivo de D_2.

Agentes antipsicóticos com afinidade por 5-HT_2 apreciável têm efeitos significativos tanto nos receptores 5-HT_{2A} quanto nos receptores 5-HT_{2C}, sendo que medicamentos isolados variam em suas potências relativas em cada subtipo. Como discutido anteriormente, agentes antipsicóticos atípicos apresentam potente antagonismo funcional em ambos os subtipos de receptores 5-HT_2, mas ensaios *in vitro* sugerem que esses efeitos resultam de agonismo inverso nestes receptores acoplados a G.

TOLERÂNCIA E DEPENDÊNCIA FÍSICA. Conforme definido no Capítulo 24, os fármacos antipsicóticos não provocam adicção; no entanto, a tolerância aos efeitos anti-histamínicos e anticolinérgicos dos agentes antipsicóticos geralmente se desenvolve ao longo de dias ou semanas.

ABSORÇÃO, DISTRIBUIÇÃO E ELIMINAÇÃO. A maioria dos antipsicóticos é altamente lipofílica, liga-se com abundância às membranas ou proteínas e acumula-se no cérebro, nos pulmões e em outros tecidos com irrigação sanguínea profusa. Além disso, esses fármacos entram na circulação fetal e chegam ao leite materno. Apesar das meias-vidas que podem ser curtas, os efeitos biológicos de doses únicas da maioria dos medicamentos antipsicóticos geralmente persistem por pelo menos 24 h, possibilitando dosagem de uma vez ao dia para muitos agentes uma vez que se adaptem aos efeitos adversos iniciais.

A absorção é bastante alta para a maioria dos agentes e a administração concomitante de agentes antiparkinsonianos anticolinérgicos não diminui de maneira apreciável a absorção intestinal. A maioria dos comprimidos de desintegração oral (CDO) e as preparações líquidas fornecem farmacocinética semelhante. A asenapina continua sendo a única exceção; está disponível apenas como preparação CDO administrada por via sublingual e a absorção ocorre através da mucosa oral, com biodisponibilidade de 35% por esta via. Se engolido, o efeito de primeira passagem é superior a 98%, indicando que a ingestão do fármaco com secreções orais não é biodisponível. A administração intramuscular evita grande parte do metabolismo entérico de primeira passagem e fornece as concentrações mensuráveis no plasma em um período de 15-30 min. A maioria dos agentes é altamente ligada às proteínas, mas tal ligação pode incluir locais de glicoproteína. Os medicamentos antipsicóticos são de modo predominante altamente lipofílicos com volumes aparentes de distribuição de até 20 L/kg.

A eliminação do plasma pode ser mais rápida nos locais com concentração e ligação lipídicas altas, principalmente o SNC. A remoção lenta dos fármacos pode contribuir para o agravamento geralmente tardio da psicose depois que o paciente interrompe o tratamento. Ésteres decanoato depot de flufenazina e haloperidol, palmitato de paliperidona, assim como microsferas impregnadas de risperidona, são absorvidas e eliminadas muito mais lentamente que as preparações orais. Por exemplo, a meia-vida de flufenazina oral é de cerca de 20 h, enquanto o éster decanoato injetado por via intramuscular tem meia-vida de 14,3 dias; o haloperidol oral tem meia-vida de 24-48 h em metabolizadores extensos da CYP2D6, enquanto o haloperidol decanoato tem meia-vida de 21 dias; o palmitato de paliperidona tem meia-vida de 25-49 dias se comparado com a meia-vida de paliperidona oral de 23 h. A eliminação do decanoato de flufenazina e haloperidol depois da administração de doses repetidas pode demorar até 6-8 meses. Os efeitos das preparações de *risperidona* ILA são prolongados por 4 semanas em virtude da biodegradação lenta das microesferas e persistem por no mínimo 4-6 semanas depois da interrupção do tratamento injetável. O esquema de dosagem recomendado para pacientes que estão iniciando o tratamento com paliperidona ILA gera níveis terapêuticos na primeira semana, evitando a necessidade de suplementação com antipsicóticos orais de rotina.

Com exceção da asenaprina, paliperidona e ziprasidona, todos os fármacos antipsicóticos passam por extenso metabolismo de fase 1 pelas CYP e subsequente glicuronidação de fase 2, sulfatação e outras conjugações. Os metabólitos hidrofílicos desses fármacos são excretados na urina e em menores quantidades na bile. A maioria dos metabólitos oxidados dos antipsicóticos é biologicamente inativa; alguns (p. ex., metabólito P88 da iloperidona, metabólito hidroxílico do haloperidol 9-OH risperidona, *N*-desmetilclozapina e desidroaripiprazol) são ativos. Esses metabólitos ativos podem contribuir para a atividade biológica do composto original e complicar os níveis séricos correlatos do fármaco com efeitos clínicos. O Quadro 16-3 na 12ª edição do texto original descreve as vias metabólicas dos agentes selecionados em uso comum.

USOS TERAPÊUTICOS

Os agentes antipsicóticos também são utilizados em diversos transtornos neurológicos não psicóticos e como antieméticos.

TRANSTORNOS DE ANSIEDADE. Os tratamentos adjuvantes com fármacos antipsicóticos são benéficos no transtorno obsessivo compulsivo (TOC) e no transtorno de estresse pós-traumático (TEPT). O uso adjuvante em baixa dose de quetiapina, olanzapina e, em especial, risperidona, reduz significativamente o nível geral de sintomas de TEPT resistente a ISRS e os pacientes com TOC com resposta limitada ao esquema-padrão de 12 semanas de altas doses de ISRS também se beneficiam da risperidona adjuvante (dose média de 2,2 mg), mesmo na presença de transtornos comórbidos de tiques. Para transtorno de ansiedade generalizada, os experimentos clínicos duplos-cegos placebo-controlados demonstram eficácia da quetiapina como monoterapia e para a risperidona em baixa dose como adjuvante.

TRANSTORNO DE TOURETTE. A capacidade dos medicamentos antipsicóticos de suprimir os tiques em pacientes com transtorno de Tourette relaciona-se com a redução da neurotransmissão de D_2 nos núcleos da base. Embora não tivesse aprovação do FDA para transtornos de tiques, a risperidona e o aripiprazol têm indicações para o tratamento de crianças e adolescentes com esquizofrenia e transtorno bipolar (mania aguda) e esses agentes (assim como ziprasidona) têm dados publicados que apoiam seu uso para supressão de tiques.

DOENÇA DE HUNTINGTON. A doença de Huntington está associada a patologia dos núcleos da base. O bloqueio de DA pode suprimir a gravidade dos movimentos coreoatetóticos, mas não é fortemente apoiado devido aos riscos associados de antagonismo excessivo de DA que superam os benefícios marginais. A inibição do transportador vesicular de monoamina tipo 2 (VMAT2) com tetrabenazina substituiu bloqueio do receptor de DA no tratamento da coreia (Capítulo 22).

AUTISMO. A risperidona tem aprovação do FDA para irritabilidade associada ao autismo em crianças e adolescentes com idades entre 5-16 anos, com uso comum para problemas de comportamento destruidor no autismo e outras formas de retardo mental. As doses iniciais diárias de risperidona são de 0,25 mg para pacientes com peso inferior a 20 kg e 0,5 mg para os outros, com uma dose-alvo de 0,5 mg/dia naqueles com peso inferior a 20 kg e 1,0 mg/dia para os outros pacientes, com uma variação de 0,5-3,0 mg/dia.

Quadro 16-3

Efeitos colaterais neurológicos dos fármacos antipsicóticos

REAÇÃO	MANIFESTAÇÕES	ÉPOCA DE INÍCIO E INFORMAÇÕES DE RISCO	MECANISMO PROPOSTO	TRATAMENTO
Distonia aguda	Espasmos dos músculos da língua, da face, do pescoço e do dorso	Tempo: 1-5 dias. Pacientes jovens, nunca tratados com antipsicóticos apresentam maior risco	Antagonismo de DA agudo	Agentes antiparkinsonianos são diagnósticos e curativos[a]
Acatisia	Inquietação subjetiva e objetiva; *não* ansiedade ou "agitação"	Tempo: 5-60 dias	Desconhecido	Reduzir a dose ou substituir o fármaco; clonazepam, propranolol mais eficazes do que agentes antiparkinsonianos[b]
Parkinsonismo	Bradicinesia, rigidez, tremor variável, fácies inexpressiva, marcha arrastando os pés	Tempo: 5-30 dias Idosos em maior risco	Antagonismo da dopamina	Redução da dose; mudança do medicamento; agentes antiparkinsonianos[c]
Síndrome neuroléptica maligna	Rigidez extrema, febre, instabilidade da pressão arterial, mioglobinemia; pode ser fatal	Tempo: semanas-meses Pode persistir por alguns dias depois da interrupção do tratamento com antipiscótico	Antagonismo da dopamina	Interromper imediatamente o tratamento com antipsicóticos; cuidado de suporte; dantroleno ou bromocriptina[d]
Tremor perioral ("síndrome do coelho")	Tremor perioral (pode ser uma variante tardia do parkinsonismo)	Tempo: meses ou anos de tratamento	Desconhecido	Agentes antiparkinsonianos em geral são úteis[c]
Discinesia tardia	Discinesia orofacial; coroatetose ou distonia raramente generalizada	Tempo: meses, anos de tratamento Idosos apresentam risco cinco vezes maior. Risco ∞ potência de bloqueio de D_2	Supersensibiliade do receptor pós-sináptico da DA, suprarregulação	Prevenção é crucial; o tratamento não é satisfatório Pode ser reversível com reconhecimento precoce e descontinuação do fármaco

[a]Tratamento: difenidramina 25-50 mg IM ou benzotropina 1-2 mg IM. Devido à meia-vida longa do antipsicótico, pode ser necessário repetir ou acompanhar com fármaco por via oral.
[b]Propranolol em geral é eficaz em doses relativamente baixas (20-80 mg/dia em doses fracionadas). Os antagonistas seletivos dos receptores β_1-adrenérgicos são menos eficazes. Antagonistas β-adrenérgicos não lipofílicos têm penetração limitada no SNC e não apresentam benefícios (p. ex., atenolol).
[c]O uso de amantadina evita efeitos anticolinérgicos da benzotropina ou difenidramina.
[d]Apesar da resposta ao dantroleno, não há evidência de qualquer anormalidade no transporte do Ca^{2+} nos músculos esqueléticos; com seus efeitos antipsicóticos duradouros (p. ex., agentes injetáveis de longa ação), a bromocriptina pode ser tolerada em doses grandes (10-40 mg/dia). Agentes antiparkinsonianos não são eficazes.

USO ANTIEMÉTICO. A maioria dos fármacos antipsicóticos protege contra os efeitos que induzem náuseas e vômitos dos agonistas de DA. Fármacos ou outros estímulos que causam vômitos por uma ação no gânglio nodoso ou localmente no trato gastrintestinal não são antagonizados por fármacos antipsicóticos, mas piperazinas e butirofenonas potentes são por vezes eficazes contra náuseas causadas pela estimulação vestibular. Os antieméticos comumente utilizados fenotiazinas são antagonistas fracos da DA (p. ex., proclorperazina) sem atividade antipsicótica, mas podem ser associados a SEP ou acatisia.

Receptor D_2 de dopamina. Com exceção do agonista parcial D_2 aripiprazol, todos os outros agentes antipsicóticos possuem propriedades antagonistas dos receptores D_2, sendo que sua força determina a probabilidade de SEP, acatisia, risco de discinesia tardia em longo prazo e hiperprolactinemia. As manifestações de SEP estão descritas no Quadro 16-3, juntamente com a abordagem de tratamento usual. As reações distônicas agudas ocorrem nas primeiras horas e dias de tratamento com maior risco entre os pacientes mais jovens (idades de maior incidência 10-19), especialmente indivíduos nunca antes tratados com antipsicóticos, em resposta a reduções abruptas na neurotransmissão nigroestriatal de D_2. A distonia tipicamente envolve os músculos da cabeça e do pescoço, a língua e, em sua forma mais grave, a crise oculogírica, músculos extraoculares, sendo muito assustadora para o paciente.

O parkinsonismo semelhante a sua forma idiopática ocorre quando a ocupação estrital de D_2 excede 78%. Clinicamente, há um alentecimento generalizado e um empobrecimento do movimento volicional (bradicinesia) com fácies inexpressiva e redução dos movimentos dos braços ao andar. Em geral, essa síndrome evolui gradativamente ao longo de vários dias ou semanas, à medida que o risco de ocorrerem distonias diminui. O tratamento da distonia aguda e do parkinsonismo induzido por antipsicóticos envolve o uso de agentes antiparkinsonianos, embora se deva considerar uma redução da dose como estratégia inicial para o parkinsonismo. Os receptores muscarínicos colinérgicos modulam a liberação nigrostriatal de DA, com bloqueio que aumenta a disponibilidade sináptica de DA. Questões importantes no uso de anticolinérgicos incluem o impacto negativo na cognição e na memória, efeitos muscarínicos periféricos adversos (p. ex., retenção urinária, boca seca, ciclopegia etc.) e o risco relativo de agravar a discinesia tardia.

A amantadina, inicialmente comercializada como um agente antiviral para o vírus *influenza* A, representa o medicamento não anticolinérgico mais comumente utilizado para parkinsonismo induzido por antipsicótico. Seu mecanismo de ação não está esclarecido, mas parece envolver o bloqueio da recaptação pré-sináptica de DA, facilitação da liberação de DA, agonismo pós-sináptico de DA e a modulação do receptor.

A discinesia tardia é uma situação de aumento da atividade dopaminérgica nigrostriatal como resultado de supersensibilidade do receptor pós-sináptico e suprarregulação decorrente de níveis cronicamente altos de bloqueio pós-sináptico de D_2 (e possíveis efeitos tóxicos diretos dos antagonistas de alta potência da DA). A discinesia tardia é caracterizada por movimentos coreiformes estereotipados, repetitivos, indolores, involuntários, rápidos (semelhantes a tiques) da face, pálpebras (piscar ou espasmo), boca (caretas), língua, extremidades ou tronco. Os movimentos discinéticos podem ser suprimidos parcialmente pelo uso de um antagonista de DA potente, mas essas intervenções ao longo do tempo podem aumentar a gravidade. Mudar o tratamento dos pacientes de antagonistas potentes de D_2 para agentes mais fracos, especialmente a clozapina algumas vezes demonstrou ser eficaz. Quando possível, a descontinuação do fármaco pode ser benéfica, mas geralmente não pode ser oferecida a pacientes com esquizofrenia.

A acatisia foi muito comumente observada durante o tratamento com doses elevadas de antipsicóticos típicos de alta potência, mas também pode ser observada com agentes atípicos, como aqueles com fraca afinidade pelo D_2 (p. ex., quetiapina) e aripiprazol. Apesar da associação com bloqueio de D_2, a acatisia não tem uma resposta robusta aos fármacos antiparkinsonianos, portanto outras estratégias de tratamento devem ser empregadas, como o uso de benzodiazepínicos de alta potência (p. ex., clonazepam), β-bloqueadores não seletivos com boa penetração no SNC (p. ex., propranolol), e também uma redução da dose, ou a mudança para outro agente antipsicótico. O fato de o clonazepam e o propranolol terem atividade cortical significativa e serem ineficazes para outras formas de SEP aponta para uma origem extraestriatal dos sintomas da acatisia.

A síndrome neuroléptica maligna (SNM) rara assemelha-se à forma muito grave do parkinsonismo com sinais de instabilidade autônoma (hipertermia e instabilidade do pulso, da pressão arterial e da frequência respiratória), estupor, elevação da creatinocinase sérica e, em alguns casos, mioglobinemia potencialmente nefrotóxica. A prevalência dessa reação é maior quando são usadas doses relativamente grandes dos agentes potentes, em especial quando administrados por via parenteral.

A hiperprolactinemia resulta do bloqueio de ações hipofisárias dos neurônios tuberoinfundibulares dopaminérgicos que distribuem DA para a hipófise anterior. Os receptores D_2 em lactotropos na hipófise anterior medeiam a ação tônica de inibição da prolactina da DA. As correlações entre a potência de D_2 de fármacos antipsicóticos e elevações da prolactina são excelentes. Com exceção da risperidona e paliperidona, agentes antipsicóticos atípicos apresentam efeitos limitados (asenapina, iloperidona, olanzapina, quetiapina, ziprasidona) ou quase ausentes (clozapina, aripiprazol) sobre a secreção de prolactina.

Receptores H_1. O antagonismo central dos receptores H_1 está associado a dois efeitos adversos importantes: sedação e ganho de peso através da estimulação do apetite. Exemplos de fármacos antipsicóticos sedativos incluem agentes de baixa potência típicos, tais como clorpromazina e tioridazina, e os agentes atípicos clozapina e quetiapina. O efeito sedativo é facilmente previsível pela sua alta afinidade pelo receptor H_1 (Quadro 16-2). Haverá desenvolvimento de certa tolerância às propriedades sedativas.

Receptores M_1. O antagonismo muscarínico é responsável pelos efeitos colinérgicos centrais e periféricos de medicamentos. A maioria dos medicamentos antipsicóticos atípicos não tem afinidade muscarínica e nenhum efeito anticolinérgico apreciável, enquanto a clozapina e as fenotiazinas de baixa potência têm efeitos adversos anticolinérgicos significativos (Quadro 16-2). A quetiapina possui uma afinidade muscarínica modesta, mas o seu metabólito ativo norquetiapina é provavelmente responsável por queixas anticolinérgicas. A clozapina é particularmente associada à constipação significativa. O uso rotineiro de laxantes e a pesquisa repetida sobre os hábitos intestinais são necessários para evitar obstrução intestinal grave decorrente de constipação não detectada. As medicações com propriedades anticolinérgicas significativas devem ser particularmente evitadas em pacientes idosos, especialmente naqueles com demência ou *delirium*.

Receptores α_1. O antagonismo α_1-adrenérgico está associado ao risco de hipotensão ortostática e pode ser particularmente problemático para os pacientes idosos que têm o tônus vasomotor precário. Comparado a agentes típicos de alta potência, os agentes típicos de baixa potência têm afinidades significativamente maiores para receptores α_1 e maior risco para ortostase. Embora a risperidona possua K_i que indica maior afinidade pelo α_1-adrenérgico que a clorpromazina, tioridazina, clozapina e quetiapina, na prática clínica a risperidona é utilizada com 0,01-0,005 vezes as doses desses medicamentos e, portanto, provoca uma incidência relativamente mais baixa de ortostase em pacientes não idosos. Como os pacientes tratados com clozapina têm poucas outras opções de antipsicóticos, o potente mineralocorticoide fludrocortisona é por vezes tentado na dose de 0,1 mg/dia como expansor de volume.

EFEITOS ADVERSOS NÃO PREVISTOS POR AFINIDADES AOS RECEPTORES DE MONOAMINA

EFEITOS METABÓLICOS ADVERSOS. Esses efeitos tornaram-se a área de maior preocupação durante o tratamento antipsicótico em longo prazo, em paralelo com a preocupação global de alta prevalência de condições pré-diabéticas e diabetes melito tipo 2 e mortalidade por doença cardiovascular duas vezes maior em pacientes com esquizofrenia. Além do ganho de peso, os dois principais efeitos adversos metabólicos observados com medicamentos antipsicóticos são a dislipidemia, principalmente os triglicerídeos séricos elevados, e deficiências no controle glicêmico.

As fenotiazinas de baixa potência eram conhecidas por elevar os valores séricos de triglicerídeos, mas este efeito não foi observado em agentes de alta potência. Como os antipsicóticos atípicos tornaram-se mais amplamente utilizados, observaram-se aumentos significativos nos níveis de triglicerídeos de jejum durante a exposição a clozapina e olanzapina e, em menor grau, com quetiapina. Os aumentos médios durante o tratamento crônico de 50-100 mg/dL são comuns, com níveis séricos de triglicerídeos superiores a 7.000 mg/dL em alguns pacientes. Os efeitos sobre o colesterol total e frações do colesterol são significativamente menores, mas apresentam associações esperadas relacionadas aos agentes de maior risco: clozapina, olanzapina e quetiapina. A risperidona e a paliperidona têm poucos efeitos sobre os lipídeos séricos, enquanto a asenapina, iloperidona, aripiprazol e ziprasidona parecem não ter nenhum. O ganho de peso, em geral, pode induzir alterações lipídicas deletérias, mas não há evidências convincentes para indicar que a hipertrigliceridemia induzida por antipsicóticos é um evento adverso independente do peso que ocorre temporalmente em um período de semanas após o início de um medicamento agressor e que da mesma maneira desaparece em um período de seis semanas após a interrupção do medicamento.

Em indivíduos não expostos a fármacos antipsicóticos, os triglicerídeos de jejum elevados são uma consequência direta da resistência à insulina, pois as lipases dependentes de insulina em células de gordura são normalmente inibidas pela insulina. Níveis elevados de triglicerídeos em jejum, portanto, tornam-se um marcador sensível da resistência à insulina, levando à hipótese de que os aumentos de triglicerídeos observados durante o tratamento antipsicótico são resultado de distúrbios na homeostase glicose-insulina. Análises do banco de dados MedWatch do FDA concluíram que a reversibilidade era alta com a descontinuação do fármaco (aproximadamente 78%) para diabetes e cetoacidose associados a olanzapina e clozapina, sustentando a alegação de um efeito medicamentoso. Taxas comparáveis para a risperidona e a quetiapina foram significativamente menores. O mecanismo pelo qual os fármacos antipsicóticos perturbam a homeostase glicose-insulina não é conhecido.

Os antipsicóticos aumentam o risco de distúrbios metabólicos entre pacientes com esquizofrenia e o medicamento em si parece ser o fator de risco modificável principal. Como resultado, todos os fármacos antipsicóticos atípicos têm um alerta para hiperglicemia no rótulo nos EUA, embora não haja, essencialmente, nenhuma evidência de que a asenapina, iloperidona, aripiprazol e ziprasidona causem hiperglicemia. Os médicos devem obter dados metabólicos de momento basal, como glicemia de jejum, painel lipídico e também circunferência da cintura, dada a conhecida associação entre obesidade central e futuro risco de diabetes tipo 2. O acompanhamento permanente dos parâmetros metabólicos comumente é construído em gráficos psiquiátricos e procedimentos clínicos de saúde mental na comunidade para assegurar que todos os pacientes recebam algum tipo de monitoramento metabólico.

EFEITOS ADVERSOS CARDÍACOS. As arritmias ventriculares e a morte súbita cardíaca (MSC) são preocupações com o uso de antipsicóticos.

A maioria dos agentes antipsicóticos mais antigos (p. ex., tioridazina) inibe os canais de K^+ cardíacos e todos os medicamentos antipsicóticos comercializados nos EUA possuem uma etiqueta de advertência a respeito de prolongamento de QTc. Existe alerta tarja preta para tioridazina, mesoridazina, pimozida, droperidol IM e haloperidol IV (mas não por via oral ou IM) devido a casos relatados de *torsade de pointes* e subsequentes arritmias ventriculares fatais. Embora se acredite que os novos agentes atípicos tenham menos efeitos sobre a eletrofisiologia do coração em comparação com os agentes típicos, uma análise retrospectiva recente encontrou um risco aumentado dependente da dose para MSC entre os usuários de antipsicóticos mais novos e mais antigos semelhante em comparação com os não usuários de antipsicóticos, com um risco relativo de 2.

Outros efeitos adversos. O risco de convulsão é um efeito adverso incomum de fármacos antipsicóticos. Nos EUA, há um alerta no rótulo para risco de convulsão em todos os medicamentos antipsicóticos, com incidências relatadas bem abaixo de 1%. Entre os fármacos antipsicóticos mais comumente usados, somente a clozapina tem um risco de convulsão dependente da dose, com uma incidência de 3-5% ao ano. Os pacientes com transtorno convulsivo que iniciam tratamento antipsicótico devem receber profilaxia adequada, considerando evitar a carbamazepina e a fenitoína, devido à sua capacidade de induzir CYP e glicoproteína P. A carbamazepina também é contraindicada durante o tratamento com clozapina, devido aos efeitos na medula óssea, particularmente leucopenia. A redistribuição e o aumento do espaçamento entre as doses para minimizar os altos níveis de pico séricos da clozapina pode ajudar, mas os pacientes podem subsequentemente necessitar de medicamentos anticonvulsivantes. Os derivados do ácido valproico (p. ex., divalproato de sódio) são frequentemente utilizados, mas irão agravar o ganho de peso associado à clozapina.

A clozapina possui uma série de efeitos adversos incomuns além de indução das convulsões, sendo que o mais preocupante é a agranulocitose. A introdução da clozapina nos EUA foi baseada em sua eficácia na esquizofrenia refratária, mas veio com monitoramento de hemograma completo exigido pelo FDA, que é supervisionado por registros criados pela indústria. Agora que diversas formas genéricas de clozapina estão disponíveis, os médicos devem verificar junto a cada fabricante a história de exposição prévia. O aumento do risco está associado a determinados tipos de HLA e à idade avançada.

Embora raramente utilizado devido a seu risco de prolongamento de QTc, a tioridazina também está associada a retinopatia pigmentar em doses diárias iguais ou superiores a 800 mg/dia. As fenotiazinas de baixa potência estão associadas ao desenvolvimento de fotossensibilidade, que necessitava de advertências relativas à exposição ao sol. As fenotiazinas também são associadas ao desenvolvimento de um quadro colestático em avaliações de laboratório (p. ex., fosfatase alcalina elevada) e raramente a elevações das transaminases hepáticas.

Aumento da mortalidade em pacientes com demência. Todos os agentes antipsicóticos possuem um alerta no rótulo sobre o risco de mortalidade para seu uso em pacientes com demência. A mortalidade é causada por insuficiência cardíaca, morte súbita ou pneumonia. A *overdose* com agentes antipsicóticos típicos é uma preocupação especial com os agentes de *baixa* potência (p. ex., clorpromazina) devido ao risco de *torsade de pointes*, sedação, efeitos anticolinérgicos e ortostase. Os pacientes que tiveram *overdose* de fármacos antipsicóticos típicos de *alta* potência (p. ex., haloperidol) e as benzamidas substituídas apresentam maior risco de SEP devido à alta afinidade de D_2, mas também devem ser observadas para detecção de mudanças no ECG.

INTERAÇÕES MEDICAMENTOSAS. Os antipsicóticos não são inibidores importantes das enzimas CYP com poucas e notáveis exceções (clorpromazina, perfenazina e tioridazina inibem a CYP2 D6). A meia-vida plasmática de vários desses agentes é alterada por indução ou inibição de CYP hepáticas e por polimorfismos genéticos que alteram atividades específicas de CYP (Quadro 7-3; *ver também Quadro 16-3 no texto original, 12ª edição*). O tabagismo causa suprarregulação da atividade de CYP1A2 e alterações no estado de tabagismo pode ser especialmente problemático para pacientes tratados com clozapina e irão alterar os níveis séricos em 50% ou mais.

USO PEDIÁTRICO. Tanto a risperidona quanto o aripiprazol têm indicações para transtorno bipolar em crianças e adolescentes (mania aguda) para idades entre 10-17, e para a esquizofrenia na adolescência (idades entre 13-17). A risperidona e o aripiprazol são aprovados pelo FDA para irritabilidade associada ao autismo em crianças e adolescentes com idades entre 5-16 anos. Os pacientes que nunca receberam tratamento com fármacos antipsicóticos e pacientes mais jovens são mais suscetíveis a SEP e ao ganho de peso. A utilização de dose mínima eficaz pode minimizar o risco de SEP.

USO GERIÁTRICO. O aumento da sensibilidade a SEP, ortostase, sedação e efeitos anticolinérgicos são questões importantes para a população geriátrica e muitas vezes determinam a escolha do medicamento antipsicótico. Evitar interações medicamentosas também é importante, já que pacientes idosos sob tratamento concomitante com inúmeros medicamentos apresentam várias oportunidades de interações. Os pacientes idosos têm risco aumentado para discinesia tardia e parkinsonismo. O aumento do risco de eventos cerebrovasculares e mortalidade por todas as causas também é observado em pacientes idosos com demência. Em comparação com pacientes mais jovens, o ganho de peso induzido por antipsicóticos é menor em pacientes idosos.

USO NA GRAVIDEZ E LACTAÇÃO. Os agentes antipsicóticos possuem advertências de classe B ou C. Os dados em humanos indicam pouco ou nenhum padrão de toxicidade e nenhuma taxa aumentada consistente de malformações. O haloperidol frequentemente é citado como o agente com o melhor índice de segurança com base em décadas de acúmulo de registros de exposição humana. Os fármacos antipsicóticos são projetados para atravessar a barreira hematoencefálica, e todos têm altas taxas de passagem placentária. *O uso na lactação apresenta um conjunto distinto de preocupações devido ao baixo nível de atividade catabólica hepática infantil nos primeiros dois meses após o parto. A incapacidade do recém-nascido de metabolizar adequadamente os xenobióticos apresenta um risco significativo de toxicidade do antipsicótico.*

TRATAMENTO DA MANIA

A mania é um período de humor elevado, expansivo ou irritável, com sintomas coexistentes de aumento de energia e da atividade dirigida a um objetivo e menor necessidade de sono. A mania representa um polo do que foi chamado de doença maníaco-depressiva, mas atualmente é chamado de transtorno bipolar. A mania pode ser induzida por medicamentos (p. ex., agonistas da DA, antidepressivos, estimulantes) ou por substâncias de uso abusivo, principalmente cocaína e anfetaminas, embora períodos de mania induzida por substâncias não devam ser invocados apenas para fazer um diagnóstico de transtorno bipolar.

A mania distingue-se de sua forma menos grave, a hipomania, pelo fato de que a hipomania, por definição, não resulta em prejuízo funcional ou hospitalização e não está associada a sintomas psicóticos. Pacientes que experimentam períodos de hipomania e depressão maior têm transtorno bipolar tipo II, aqueles com uma mania em qualquer momento tem transtorno bipolar tipo I, e aqueles com hipomania, nas formas menos graves de depressão, tem ciclotimia. A prevalência de transtorno bipolar I é de aproximadamente 1% da população e a prevalência de todas as formas de transtorno bipolar de 3-5%. Estudos genéticos do transtorno bipolar produziram vários locais de interesse associados a um risco de doença e preditores de resposta ao tratamento, mas os dados ainda não estão na fase de aplicação clínica.

Nenhuma medicação foi projetada para tratar todo o espectro do transtorno bipolar. Embora muitas classes de agentes demonstrem eficácia na mania aguda, como o lítio, os fármacos antipsicóticos e determinados anticonvulsivantes, nenhuma medicação superou a eficácia do lítio na profilaxia de futura mania e fases depressivas do transtorno bipolar, e nenhum outro medicamento demonstrou redução causada pelo lítio a suicidabilidade entre pacientes bipolares.

PROPRIEDADES FARMACOLÓGICAS DOS AGENTES PARA MANIA

AGENTES ANTIPSICÓTICOS. A química e a farmacologia dos medicamentos antipsicóticos foram abordadas anteriormente neste capítulo.

ANTICONVULSIVANTES. A farmacologia e a química dos anticonvulsivantes com dados significativos para mania aguda (compostos de ácido valproico, carbamazepina) e para a manutenção bipolar (lamotrigina) são extensivamente abordadas no Capítulo 21. Estes compostos são de classes químicas diferentes, mas compartilham a propriedade comum de bloqueio funcional dos canais de Na^+ dependentes da voltagem, embora com diferentes locais de ligação. Os anticonvulsivantes têm diferentes afinidades para canais de Ca^{2+} dependentes de voltagem e diferem em sua capacidade de facilitar GABAérgicos (valproato) ou inibir a neurotransmissão glutamatérgica (lamotrigina).

LÍTIO. Os sais do cátion monovalente lítio (Li^+) compartilham algumas características dos sais de Na^+ e K^+. Traços desse íon podem ocorrer normalmente nos tecidos dos animais, mas não têm qualquer função fisiológica conhecida. O carbonato e o citrato de lítio são usados com finalidades terapêuticas nos EUA.

Hipóteses para o mecanismo de ação do lítio e a relação com anticonvulsivantes. Nos tecidos cerebrais dos animais, o lítio em concentrações de 1-10 mEq/L inibe a liberação de norepinefrina e dopamina dependente do Ca^{2+} e provocada pela despolarização, mas não o 5-HT das terminações nervosas. O Li^+ modifica algumas respostas hormonais mediadas pela adenilato-ciclase ou da fosfolipase C em outros tecidos, incluindo as ações da vasopressina e do hormônio de estimulação da tireoide em seus tecidos-alvo periféricos. O Li^+ pode inibir os efeitos dos agentes bloqueadores dos receptores, que geram hipersensibilidade nesses sistemas. Em parte, as ações do Li^+ podem refletir sua capacidade de interferir na atividade das proteínas G estimuladoras e inibitórias (G_s e G_i), mantendo-as em seu estado $\alpha\beta\gamma$-trimérico inativo.

A eficácia terapêutica do lítio pode envolver a inibição da inositol-monofosfatase da via do fosfatidilinositol (Figura 16-1), levando a redução das concentrações cerebrais de inositol (Capítulo 3). Um apoio adicional para o papel do inositol na sinalização da mania repousa na constatação de que valproato e derivados de valproato diminuem as concentrações intracelulares de inositol. O tratamento com Li^+ também causa reduções consistentes na função das proteinocinases dos tecidos cerebrais, incluindo PKC, particularmente as isoformas α e β. Esse efeito também é compartilhado pelo ácido valproico (particularmente PKC), mas não pela carbamazepina. O impacto do Li^+ ou valproato na atividade de PKC pode alterar de maneira secundária a liberação das aminas neurotransmissoras e dos hormônios, assim como a atividade da tirosina hidroxilase. O mecanismo proposto de inibição do PKC tem sido a base para os experimentos terapêuticos de tamoxifeno, modulador seletivo do receptor do estrogênio que também é um inibidor potente centralmente ativo de PKC. Em pacientes com transtorno bipolar agudamente maníaco 1, o tamoxifeno apresentou evidências de eficácia como tratamento adjuvante.

Os tratamentos com Li^+ e valproato inibem a atividade de cinase-3β glicogênio-sintetase (GSK-3β). O GSK-3β regula o crescimento axonal induzido pelo estabilizador do humor e remodelagem sináptica e modula a resposta do fator neurotrófico derivado do cérebro. Li^+ e valproato reduzem a rotatividade do ácido araquidônico nos fosfolipídeos da membrana cerebral e Li^+ também reduz a expressão gênica de PLA_2 e diminui os níveis de COX-2.

ABSORÇÃO, DISTRIBUIÇÃO E ELIMINAÇÃO. O lítio é imediata e quase completamente absorvido pelo trato gastrintestinal. As concentrações plasmáticas máximas ocorrem cerca de 2-4 h depois de uma dose oral. As preparações de liberação lenta do carbonato de lítio reduzem os picos imediatos nas concentrações plasmáticas e podem reduzir os efeitos adversos GI locais, mas os níveis mínimos aumentados podem aumentar o risco de diabetes insípido nefrogênico. Inicialmente, o Li^+ é distribuído no líquido extracelular e depois se acumula gradativamente em diversos tecidos. O gradiente de concentração através das membranas plasmáticas é muito menor que os gradientes do Na^+ e K^+. O volume final de distribuição (0,7-0,9 L/kg) aproxima-se do valor determinado para a água corporal. A passagem pela barreira hematoencefálica é lenta e, quando se atinge o estado de equilíbrio, a concentração do Li^+ no líquido cerebrospinal e nos tecidos cerebrais corresponde a 40-50% das concentrações plasmáticas.

Aproximadamente 95% de uma dose única de Li^+ são eliminados na urina. Entre 33-66% de uma dose aguda são eliminados durante as primeiras 6-12 h, seguidos da excreção lenta durante 10-14 dias. A meia-vida de eliminação média é de 20-24 h. O estado de equilíbrio é atingido após aproximadamente cinco meias-vidas. A administração de uma dose maciça de Na^+ aumenta ligeiramente a excreção do Li^+, mas a depleção do Na^+ causa graus clinicamente significativos de retenção do Li^+. O Li^+ é completamente filtrado e 80% são reabsorvidos nos túbulos proximais A transpiração profusa leva a secreção preferencial do Li^+, em comparação com o Na^+; no entanto, a repleção de sudorese excessiva com uso livre de água sem eletrólitos pode causar hiponatremia e promover a retenção do Li^+. Os diuréticos tiazídicos depletam Na^+ e reduzem a depuração de Li^+ que resulta em níveis tóxicos. Os diuréticos poupadores de K^+ triantereno, espironolactona e amilorida têm efeitos modestos na excreção de Li^+. Menos de 1% da dose ingerida de Li^+ é eliminado do organismo pelas fezes; e 4-5% são secretados no suor. O Li^+ é secretado na saliva em concentrações cerca de duas vezes maiores que a concentração plasmática, mas seu nível nas lágrimas é praticamente igual à concentração no plasma. O Li^+ é secretado no leite humano, mas os níveis séricos nos lactentes que estão sendo amamentados são de aproximadamente 20% daquele dos níveis maternos, e não estão associados a efeitos comportamentais notáveis.

MONITORAÇÃO DOS NÍVEIS SÉRICOS E POSOLOGIA. Tendo em vista o índice terapêutico baixo do Li^+, as determinações periódicas das concentrações séricas são cruciais.

As concentrações consideradas eficazes e relativamente seguras oscilam entre 0,6 e 1,5 mEq/L. A faixa de 1,0-1,5 mEq/L é preferível para o tratamento dos pacientes com mania ou hipomania aguda. Níveis um pouco menores (0,6-1,0 mEq/L) são considerados adequados e mais seguros para profilaxia em longo prazo. Observou-se que as concentrações séricas de Li^+ acompanham um relação dose-efeito evidente entre 0,4 e 1,0 mEq/L, mas com um aumento correspondente dependente da dose de poliúria e tremor como índices de efeitos adversos. Entretanto, os pacientes que mantêm níveis mínimos de 0,8-1,0 mEq/L apresentam redução do risco de recidiva em comparação com aqueles mantidos em concentrações séricas mais baixas.

USOS TERAPÊUTICOS

TRATAMENTO MEDICAMENTOSO DO TRANSTORNO BIPOLAR. O tratamento com Li^+ idealmente é realizado em pacientes com funções renal e cardíaca normais. O Li^+ é o único estabilizador do humor com dados sobre redução de suicídio em pacientes bipolares e Li^+ também tem vários dados de eficácia para o aumento em pacientes com depressão unipolar, que respondem de maneira inadequada à terapia com antidepressivos.

TRATAMENTO MEDICAMENTOSO DA MANIA. Embora o Li^+, o valproato e a carbamazepina tenham eficácia na fase aguda da mania, na prática clínica eles são geralmente combinados com fármacos antipsicóticos atípicos, devido a seu atraso no início da ação. Preparações com Li^+, carbamazepina e ácido valproico são eficazes apenas com a dose diária que mantém os níveis séricos adequados e requerem monitoramento do nível sérico. Formas agudas IM de olanzapina, ziprasidona e aripiprazol podem ser usadas para obter o controle rápido da psicose e da agitação. Os benzodiazepínicos frequentemente são utilizados de maneira adjuvante para agitação e indução do sono.

Uma dose de ataque de 600 mg de Li^+ pode ser administrada para acelerar o tempo para o estado estacionário. Pacientes com mania aguda podem exigir doses maiores para alcançar os níveis séricos terapêuticos e uma diminuição na dose pode ser necessária se o paciente estiver clinicamente bem.

O anticonvulsivante valproato de sódio promove efeitos antimaníacos mais rápidos que o Li^+, com benefício terapêutico observado em um período de 3-5 dias. A forma mais comum de valproato em uso é o divalproato de sódio, preferível ao ácido valproico devido à menor incidência de efeitos adversos GI e outros efeitos. O divalproex é iniciado com uma dose de 25 mg/kg 1 vez/dia que é ajustada para o efeito ou a concentração sérica desejada. As concentrações séricas de 90-120 μg/mL apresentam a melhor resposta em estudos clínicos. Com formas de liberação imediata de preparações de ácido valproico e divalproato de sódio, níveis mínimos em 12 h são utilizados para orientar o tratamento. Com a preparação de divalproato de liberação prolongada, os pacientes respondem melhor quando os níveis mínimos de 24 h estão no alto da faixa terapêutica.

A carbamazepina é eficaz no tratamento da mania aguda. As formas de liberação imediata de carbamazepina não podem ser de ataque ou rapidamente tituladas durante 24 h devido ao desenvolvimento de efeitos adversos neurológicos, tais como tonturas e ataxia. A forma de liberação prolongada é mais bem tolerada e eficaz como monoterapia com única dosagem diária. As taxas de resposta da carbamazepina são inferiores àquelas para compostos de valproato ou Li^+. As doses iniciais são de 400 mg/dia, sendo que a maior dose é administrada na hora de dormir devido às propriedades sedativas da carbamazepina. A titulação prossegue em incrementos de 200 mg a cada 24-48 h, com base na resposta clínica e nos níveis séricos mínimos. Devido ao risco aumentado de síndrome de Stevens--Johnson em asiáticos, o teste de HLA deve ser realizado em populações de risco antes do tratamento.

TRATAMENTO PROFILÁTICO DO TRANSTORNO BIPOLAR. Ambos o aripiprazol e a olanzapina são eficazes como monoterapia para a profilaxia da mania, mas o uso da olanzapina é evitado devido à preocupação com os efeitos metabólicos e o aripiprazol não apresenta nenhum benefício na prevenção da recidiva da depressão. A risperidona ILA também foi aprovada para tratamento de manutenção do transtorno bipolar para ser utilizada adjuvantemente com Li^+ ou valproato, ou como monoterapia. A clozapina pode ser benéfica em pacientes com mania refratária como terapia adjuvante e como monoterapia.

O transtorno bipolar é uma doença que ocorre durante toda a vida, com altos índices de recorrência. Interromper o tratamento estabilizador de humor pode ser considerado em pacientes que tenham sofrido apenas um episódio maníaco durante a vida, e que se apresentem eutímicos por períodos prolongados. A descontinuação do tratamento de manutenção com Li^+ em pacientes bipolares I tem um risco elevado de recorrência e de comportamento suicida durante um período de vários meses. Este risco pode ser moderado pela remoção lenta e gradual do Li^+, enquanto a interrupção rápida deve ser evitada, a menos que determinada por emergências médicas.

OUTROS USOS DO LÍTIO. Demonstrou-se que o Li^+ era eficaz como terapia adjuvante para a depressão maior resistente ao tratamento. Os dados clínicos também apoiam o uso de Li^+ como monoterapia para a depressão unipolar. Metanálises indicam que o benefício do lítio na redução de suicídio estende-se para os pacientes com transtorno unipolar do humor. Embora os níveis de manutenção de Li^+ de 0,6-1,0 mEq/L sejam usados para a profilaxia bipolar, uma faixa menor (0,4-0,8 mEq/L) é recomendada para a potencialização do antidepressivo.

INTERAÇÕES COM OUTROS FÁRMACOS. As interações entre o Li^+ e os diuréticos (especialmente tiazídicos, espironolactona e amilorida), inibidores da enzima conversora da angiotensina e agentes anti-inflamatórios não esteroides têm sido discutidas anteriormente. A amilorida tem sido usada com segurança para reverter a síndrome do diabetes insípido nefrogênico associado à terapia com Li^+, mas exige acompanhamento cuidadoso e redução da dosagem de Li^+ para evitar toxicidade do lítio.

EFEITOS ADVERSOS

Efeitos no SNC. O efeito mais comum no SNC do Li^+ no âmbito da dose terapêutica é o tremor fino postural das mãos. A gravidade e risco para tremor são dependentes da dose, sendo que a incidência varia de 15-70%. Além de evitar a cafeína e outros agentes que aumentam o tremor, as opções terapêuticas incluem a redução da dose (tendo em mente o aumento do risco de recidiva com níveis séricos menores de Li^+) ou bloqueio β-adrenérgico O tratamento com valproato apresenta problema semelhante e a solução para conter o tremor induzido por valproato é idêntica. Nos níveis séricos de pico (e no SNC), alguns indivíduos podem queixar-se de falta de coordenação, ataxia ou fala arrastada, os quais podem ser evitadas através do uso de Li^+ na hora de dormir. O Li^+ rotineiramente provoca alterações no EEG caracterizadas por desaceleração difusa, espectro de frequência ampliado e potencialização com a desorganização do ritmo de fundo. As convulsões foram relatadas em pacientes não epilépticos, com concentrações plasmáticas terapêuticas de Li^+. O tratamento com Li^+ também tem sido associado a aumento do risco de confusão após eletroconvulsoterapia e geralmente é reduzido de forma gradual antes de um curso de ECT.

O tratamento com Li^+ (e valproato) resulta em ganho significativo de peso, um problema que é aumentado pelo uso concomitante de fármacos antipsicóticos.

Efeitos renais. A capacidade dos rins de concentrar a urina diminui durante o tratamento com Li^+ e aproximadamente 60% dos indivíduos expostos ao Li^+ apresentam alguma forma de poliúria e polidipsia compensatória. O mecanismo de poliúria não está esclarecido, mas o resultado é a diminuição da estimulação feita pela vasopressina da reabsorção renal de água, e o quadro clínico de diabetes insípido nefrogênico. Os volumes médios urinários de 24 h de 3 L/dia são comuns entre usuários de Li^+ de longo prazo, mas a interrupção do Li^+ ou a mudança para uma única dose diária pode reverter o impacto sobre a capacidade de concentração renal em pacientes com menos de cinco anos de exposição ao Li^+. A função renal deve ser monitorada com níveis séricos bianuais de ureia e creatinina, cálculo da TFG estimada utilizando fórmulas e medição anual do volume urinário de 24 h.

Efeitos tireoidianos e endócrinos. Um pequeno número de pacientes em tratamento com Li^+ desenvolve um aumento da tireoide benigno, difuso, não sensível, sugestivo de comprometimento da função da tireoide, embora muitos destes pacientes venham a ter função normal da tireoide. Os efeitos mensuráveis do Li^+ nos índices da tireoide são observados em uma fração dos pacientes: 7-10% desenvolvem hipotireoidismo evidente e 23% têm doença subclínica, sendo que mulheres têm um risco 3-9 vezes maior. O monitoramento contínuo de TSH e T_4 livre é recomendado ao longo do curso de tratamento com Li^+.

Efeitos no ECG. O uso prolongado de Li^+ provoca um achatamento benigno e reversível da onda T em aproximadamente 20% dos pacientes e o surgimento de ondas U, efeitos não relacionados à depleção de Na^+ ou K^+. O efeitos induzidos pelo Li^+ sobre a condução cardíaca e automaticidade do marca-passo tornam-se pronunciados durante a *overdose* e levam a bradicardia sinusal, a bloqueios atrioventriculares e a possível comprometimento cardiovascular. O monitoramento de rotina com ECG pode ser considerado em pacientes idosos, particularmente naqueles com história de arritmia ou doença cardíaca coronária.

Efeitos na pele. Reações alérgicas como dermatite, foliculite e vasculite podem ocorrer com a administração de Li^+. Piora da acne vulgar, psoríase e outras doenças dermatológicas são um problema comum que em geral é tratado com medidas tópicas, mas em um pequeno número pode melhorar apenas com a interrupção do Li^+. Alguns pacientes sob tratamento com Li^+ (e valproato) podem sofrer alopecia.

GRAVIDEZ E LACTAÇÃO. O Li^+ é classificado como categoria de risco D. O uso de Li^+ no início da gravidez pode estar associado a um aumento na incidência de anomalias cardiovasculares do recém-nascido, especialmente malformação de Ebstein. Embora os anticonvulsivantes ácido valproico e carbamazepina também sejam categoria D de risco na gravidez, esses agentes estão associados a defeitos do tubo neural que são irreversíveis. Os tratamentos potencialmente mais seguros para a mania aguda incluem fármacos antipsicóticos ou ECT.

Na gravidez, a poliúria materna pode ser agravada pelo uso de Li^+. O uso concomitante de Li^+ com medicamentos que perdem Na^+ ou uma dieta com baixo Na^+ durante a gravidez pode contribuir para a intoxicação materna e neonatal por Li^+. O Li^+ cruza livremente a placenta e pode haver desenvolvimento de toxicidade fetal ou neontal ao Li^+ quando os níveis sanguíneos maternos estão dentro da faixa terapêutica. A exposição fetal ao Li^+ está associada ao bócio neonatal, depressão do SNC, hipotonia (síndrome do "bebê flácido") e sopro cardíaco. A maioria recomenda suspender a terapia com lítio por 24-48 h antes do parto.

Outros efeitos. Ocorre um aumento benigno, prolongado, dos leucócitos polimorfonucleares circulantes (12.000-15.000 células/mm^3), durante o uso crônico de Li^+, que é revertido em uma semana após o término do tratamento. Alguns pacientes queixam-se de paladar metálico, o que torna os alimentos menos palatáveis. A miastenia grave pode piorar durante o tratamento com Li^+.

TOXICIDADE AGUDA E OVERDOSE. A intoxicação aguda caracteriza-se por vômitos, diarreia profusa, tremor grosseiro, ataxia, coma e convulsões. Os sintomas de toxicidade mais branda incluem náuseas e vômitos, dor abdominal, diarreia, sedação e tremor fino. Os efeitos mais graves referem-se ao sistema nervoso e incluem confusão mental, hiper-reflexia, tremor grosseiro, disartria, convulsões, déficits dos nervos cranianos e outros sinais neurológicos focais, algumas vezes com progressão para o coma e a morte. Em alguns casos, os déficits neurológicos cognitivos e motores podem ser irreversíveis, sendo que o tremor cerebelar persistente é o mais comum. Outros efeitos tóxicos são arritmias cardíacas, hipotensão e albuminúria.

USO NAS POPULAÇÕES PEDIÁTRICAS E GERIÁTRICAS

Uso pediátrico. Somente o Li^+ é aprovado pelo FDA para o tratamento do transtorno bipolar em crianças e adolescentes para idades iguais ou superiores a 12 anos. Recentemente, o aripiprazol e a risperidona foram aprovados pelo FDA para o tratamento da mania aguda em crianças e adolescentes com idades entre 10-17 anos. As crianças e adolescentes têm maiores volumes de água no corpo e taxa de filtração glomerular (TFG) mais elevadas que os adultos. A meia-vida mais curta resultante exige aumentos da dosagem em uma base de mg/kg e frequentemente é necessária uma dosagem diária múltipla. Assim como ocorre com adultos, o monitoramento contínuo da função renal e da tireoide é importante. Alguns estudos sugerem que o valproato tem eficácia comparável ao do Li^+ para mania em crianças ou adolescentes. Assim como com o Li^+, o ganho de peso e tremor podem ser problemáticos. O monitoramento contínuo das plaquetas e dos testes de função hepática, além dos níveis séricos do fármaco, é recomendado.

Uso geriátrico. A maioria dos pacientes idosos em terapia com Li^+ é mantida na medicação. As reduções relacionadas com a idade da água corporal total e depuração de creatinina reduzem a margem de segurança para o tratamento com Li^+ em pacientes idosos. A toxicidade do Li^+ ocorre mais frequentemente em pacientes idosos, em parte como resultado do uso concomitante de diuréticos de alça e inibidores da enzima conversora da angiotensina. Os anticonvulsivantes, especialmente divalproato de liberação prolongada, são uma alternativa razoável para o Li^+. Os pacientes idosos que são virgens de tratamento podem ser mais sensíveis aos efeitos adversos no SNC

PRINCIPAIS FÁRMACOS DISPONÍVEIS NA CLASSE

FORMULAÇÕES. A maioria das preparações com Li^+ utilizadas hoje nos EUA é de comprimidos ou cápsulas com carbonato de lítio de 150, 300 e 600 mg. Também existem preparações de carbonato de lítio com liberação lenta de 300 e 450 mg, assim como xarope de citrato de lítio (com 8 mEq de Li^+/5 mL de citrato líquido, equivalentes a 300 mg de carbonato de lítio). Como as formas de liberação lenta apresentam um aumento de risco para poliúria, seu uso deve ser limitado a pacientes que sofrem efeitos adversos GI relacionados com a absorção rápida.

Para uma listagem bibliográfica completa, consulte ***As Bases Farmacológicas da Terapêutica de Goodman e Gilman***, 12ª edição.

Capítulo 17

Hipnóticos e sedativos

Os depressores do SNC discutidos neste capítulo incluem os benzodiazepínicos, outros agonistas do receptor benzodiazepínico (os "compostos Z"), os barbitúricos e os agentes sedativo-hipnóticos de estrutura química variada. Os fármacos sedativo-hipnóticos mais antigos deprimem o SNC de maneira dependente da dose, produzindo progressivamente um espectro de respostas que vão desde a sedação branda até o coma e a morte. Um fármaco *sedativo* diminui a atividade, modera a excitação e acalma a pessoa que o recebe, enquanto um fármaco *hipnótico* produz sonolência e facilita o início e a manutenção do sono que lembra o natural em suas características eletroencefalográficas e do qual o indivíduo pode ser facilmente acordado.

A sedação é um efeito colateral de muitos fármacos que geralmente não são depressores do SNC (p. ex., agentes anti-histamínicos e antipsicóticos). Embora esses agentes possam intensificar os efeitos dos depressores do SNC, eles em geral produzem efeitos terapêuticos mais específicos com concentrações muito menores do que aquelas que causam substancial depressão do SNC. Os sedativo-hipnóticos benzodiazepínicos são semelhantes a esses agentes; embora possa ocorrer coma com doses muito altas, nem anestesia cirúrgica nem intoxicação fatal são produzidos por benzodiazepínicos na ausência de outros fármacos com ações depressoras do SNC; uma exceção importante é o midazolam, que foi associado a redução do volume respiratório e da frequência respiratória. Além disso, existem antagonistas específicos dos benzodiazepínicos. Esta enorme quantidade de propriedades afasta os agonistas do receptor benzodiazepínico de outros fármacos sedativo-hipnóticos e partilha uma medida de segurança de que os benzodiazepínicos e os compostos Z mais recentes têm substituído amplamente os agentes mais antigos para o tratamento da insônia e da ansiedade.

Os fármacos sedativo-hipnóticos que não almejam especificamente o receptor benzodiazepínico pertencem a um grupo de agentes com ação depressora dependente da dose sobre o SNC que progressivamente produzem calma ou sonolência (sedação), sono (hipnose farmacológica), inconsciência, coma, anestesia cirúrgica e depressão fatal da respiração e da regulação cardiovascular. Eles compartilham essas propriedades com um grande número de produtos químicos, incluindo os anestésicos gerais (Capítulo 19) e os alcoóis alifáticos, mais notavelmente o etanol (Capítulo 23).

BENZODIAZEPÍNICOS

Todos os benzodiazepínicos em uso clínico são capazes de promover a ligação de um importante neurotransmissor inibitório, o ácido γ-aminobutírico (GABA), aos receptores de $GABA_A$, um canal de cloreto formado por múltiplas subunidades e controlados por ligando. A ligação de GABA induz corrente de Cl^- através desses canais (Figura 14-6).

Dados farmacológicos sugerem heterogeneidade dos locais de ligação e ação dos benzodiazepínicos; uma grande variedade das subunidades compõe os canais de cloreto controlados por GABA expressos em diferentes neurônios. Como a composição das subunidades dos receptores parece governar a interação com esses canais dos seus vários moduladores alostéricos, houve uma intensificação dos esforços destinados a encontrar agentes que exibissem diferentes combinações de propriedades, similares às dos benzodiazepínicos, que pudessem refletir ações seletivas em um ou mais dos subtipos de receptores de GABA. Supõe-se que diferentes mecanismos de ação contribuam para os efeitos sedativo-hipnóticos, relaxantes da musculatura, ansiolíticos e anticonvulsivantes dos benzodiazepínicos e que subunidades específicas do receptor $GABA_A$ sejam responsáveis por diferentes propriedades farmacológicas desses fármacos. Embora somente os benzodiazepínicos usados primariamente para hipnose sejam discutidos com detalhes, este capítulo descreve as propriedades gerais do grupo e as importantes diferenças entre os agentes isolados (Ver também Capítulos 15 e 21).

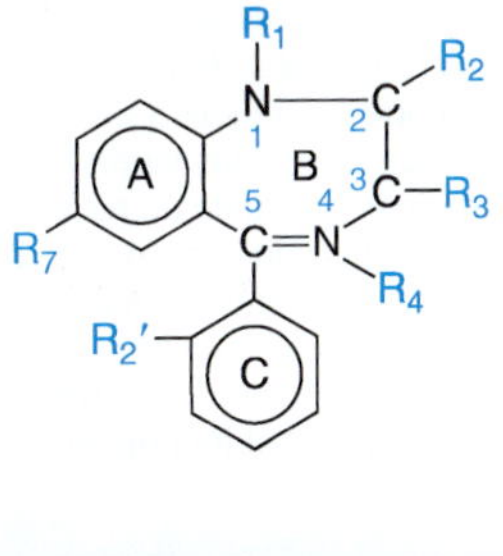

O termo *benzodiazepínico* refere-se à parte da estrutura composta de um anel benzeno (A) fusionado a um anel diazepínico de sete membros (B). Como todos os benzodiazepínicos importantes contêm um substituinte 5-arila (anel C) e um anel 1,4-diazepina, o termo acabou significando as 5-arilas-1,4-benzodiazepinas. Várias modificações na estrutura do sistema de anéis resultaram em compostos com atividades similares, incluindo flumazenil, (em que o anel C é substituído com uma função cetona na posição 5 e um substituinte metila é adicionado na posição 4), um antagonista do receptor benzodiazepínico. Um grande número de compostos não benzodiazepínicos compete com os benzodiazepínicos clássicos ou com o flumazenil pela ligação em locais específicos no SNC (p. ex., β-carbolinas, zolpidem, eszopiclona).

PROPRIEDADES FARMACOLÓGICAS

Quase todos os efeitos dos benzodiazepínicos resultam de suas ações sobre o SNC. Os mais proeminentes desses efeitos são a sedação, a hipnose, a redução da ansiedade, o relaxamento muscular, a amnésia anterógrada e a atividade anticonvulsivante. Apenas dois dos efeitos desses fármacos resultam de ações periféricas: a vasodilatação coronária, observada após administração intravenosa de doses terapêuticas de determinados benzodiazepínicos, e o bloqueio neuromuscular, que se observa apenas com doses muito altas.

SISTEMA NERVOSO CENTRAL. Embora os benzodiazepínicos deprimam a atividade de todos os níveis do neuroeixo, algumas estruturas são preferencialmente afetadas. Os benzodiazepínicos não produzem os mesmos graus de depressão neuronal produzidos pelos barbitúricos e anestésicos voláteis. Todos os benzodiazepínicos têm perfis farmacológicos similares. Entretanto, esses fármacos diferem em seletividade e assim a utilidade clínica de cada um deles varia consideravelmente.

À medida em que a dose de um benzodiazepínico é aumentada, a sedação progride para a hipnose e daí para o estupor. A literatura clínica refere-se frequentemente a usos e efeitos "anestésicos" de determinados benzodiazepínicos, mas esses fármacos não produzem uma verdadeira anestesia geral, pois a consciência geralmente persiste e não se pode obter imobilidade suficiente que possibilite a cirurgia. Entretanto, em doses "pré-anestésicas" há amnésia para os eventos subsequentes à administração do fármaco. Embora tenham sido feitas tentativas consideráveis de separar as ações ansiolíticas dos benzodiazepínicos de seus efeitos sedativo-hipnóticos, distinguir entre esses comportamentos ainda é problemático. É difícil medir ansiedade e sedação em seres humanos e a validade dos modelos animais de ansiedade e sedação é incerta. A existência de múltiplos receptores para os benzodiazepínicos pode explicar, em parte, a diversidade das respostas farmacológicas em diferentes espécies.

Tolerância aos benzodiazepínicos. Estudos sobre tolerância realizados em animais de laboratório são frequentemente citados para apoiar a crença de que os efeitos desinibitórios dos benzodiazepínicos são distintos de seus efeitos sedativo-atáxicos. Embora a maioria dos pacientes que ingerem benzodiazepínicos de modo crônico descreva que a sonolência se desvanece em poucos dias, não se observa tolerância ao comprometimento de algumas medidas de desempenho psicomotor (p. ex., rastreamento visual). O desenvolvimento de tolerância aos seus efeitos ansiolíticos é matéria de debate. Muitos pacientes conseguem manter-se sob uma dose constante; aumentos ou diminuições nas doses parecem corresponder a mudanças nos problemas ou estresses. Por outro lado, alguns pacientes não reduzem as doses quando há alívio do estresse ou as elevam progressivamente. Tal comportamento pode associar-se ao desenvolvimento de dependência ao fármaco (Capítulo 24).

Alguns benzodiazepínicos induzem hipotonia muscular sem interferir na locomoção normal e podem diminuir a rigidez em pacientes com paralisia cerebral. O clonazepam em doses não sedativas causa relaxamento muscular, mas o diazepam e muitos outros benzodiazepínicos não o fazem. Ocorre tolerância aos efeitos relaxantes musculares e atáxicos desses fármacos.

O clonazepam, o nitrazepam e o nordazepam têm atividade anticonvulsivante mais seletiva que a maioria dos outros benzodiazepínicos. Os benzodiazepínicos também suprimem as convulsões fóticas em babuínos e as convulsões por abstinência alcoólica em seres humanos. Entretanto, o desenvolvimento de tolerância aos efeitos anticonvulsivantes limitou a sua utilidade no tratamento dos distúrbios convulsivos recorrentes em seres humanos (Capítulo 21).

Embora tenham sido observados efeitos analgésicos dos benzodiazepínicos em animais de laboratório, os seres humanos exibem apenas analgesia transitória após a administração intravenosa. Tais efeitos podem, na verdade, estar relacionados com a produção de amnésia. Diferentemente dos barbitúricos, os benzodiazepínicos não causam hiperalgesia.

Efeitos sobre o eletrencefalograma (EEG) e sobre os estágios do sono. Os efeitos dos benzodiazepínicos sobre o EEG de vigília lembram os de outros fármacos sedativo-hipnóticos. A atividade α é reduzida, mas há um aumento na atividade de baixa voltagem. Ocorre tolerância a esses efeitos. Quanto ao sono, foram observadas algumas diferenças nos padrões dos efeitos exercidos pelos vários benzodiazepínicos, mas o uso de benzodiazepínico geralmente transmite uma sensação de sono profundo ou restaurador. Os benzodiazepínicos, especialmente quando usados pela primeira vez, diminuem a latência do sono, o número de despertares e o tempo gasto no estágio zero (um estágio de vigília). O tempo no estágio um (sonolência descendente) habitualmente é reduzido e há uma proeminente redução do tempo gasto no sono de ondas lentas (estágios 3 e 4). A maioria dos benzodiazepínicos aumenta o tempo que vai desde o início do sono em fusos até o primeiro episódio de sono com movimentos oculares rápidos (REM); o tempo gasto no sono REM é habitualmente reduzido. Entretanto, o número de ciclos de sono REM em geral aumenta, na maior parte das vezes, tardiamente no decorrer do sono. O zolpidem e a zaleplona suprimem o sono REM em menor extensão que os benzodiazepínicos e podem assim ser superiores a eles quando usados como hipnóticos.

A despeito do encurtamento do estágio quatro e do sono REM, a administração de benzodiazepínicos tipicamente prolonga muito o tempo total de sono ao aumentar o tempo gasto no estágio dois (que é a principal fração do sono não REM). O efeito é maior em indivíduos com os tempos basais de sono total mais curtos. Além disso, a despeito do maior número de ciclos REM, o número de deslocamentos para estágios de sono mais leve (1 e 0) e a quantidade de movimentos corporais diminuem. Os picos noturnos da secreção de hormônio de crescimento, prolactina, e hormônio luteinizante não são afetados. Durante o uso noturno crônico de benzodiazepínicos, os efeitos sobre os vários estágios do sono habitualmente declinam em poucas noites. Quando o uso é interrompido, o padrão de alterações induzidas pelo fármaco nos parâmetros do sono tem possibilidade de sofrer um "rebote", podendo ser especialmente proeminente um aumento na quantidade e na densidade de sono REM. Se a dose não foi excessiva, os pacientes de modo geral notarão apenas um encurtamento do tempo de sono, em vez de uma exacerbação da insônia.

ALVOS MOLECULARES PARA AS AÇÕES DOS BENZODIAZEPÍNICOS NO SNC. Os benzodiazepínicos atuam nos receptores $GABA_A$ ligando-se diretamente a um local específico distinto do ponto de ligação do GABA (Figura 14-6). Ao contrário dos barbitúricos, os benzodiazepínicos não ativam os receptores $GABA_A$ diretamente; em vez disso, os benzodiazepínicos atuam de maneira alostérica modulando os efeitos do GABA. Os benzodiazepínicos e os análogos do GABA ligam-se a seus respectivos locais nas membranas cerebrais com afinidade nanomolar. Os fármacos modulam a ligação do GABA e este altera a ligação dos benzodiazepínicos de modo alostérico.

Os benzodiazepínicos e os compostos a eles relacionados podem agir como agonistas, antagonistas ou agonistas inversos no local de ligação sobre os receptores $GABA_A$. Nesse local de ligação, os agonistas aumentam e os agonistas inversos diminuem a quantidade de corrente de cloreto gerada pela ativação do receptor $GABA_A$. Os agonistas no local de ligação dos benzodiazepínicos deslocam para a esquerda a curva de concentração-resposta do GABA, enquanto os agonistas inversos desviam a curva para a direita. Esses efeitos são bloqueados por antagonistas do local de ligação dos benzodiazepínicos. Na ausência de um agonista ou agonista inverso, um antagonista para o local de ligação não afeta a função do receptor $GABA_A$. Um desses antagonistas, o flumazenil, é usado clinicamente para reverter os efeitos de altas doses de benzodiazepínicos. Os resultados comportamentais e eletrofisiológicos dos benzodiazepínicos também podem ser reduzidos ou prevenidos pelo tratamento prévio com antagonistas do local de ligação do GABA (p. ex., bicuculina).

Acredita-se que cada receptor $GABA_A$ consista de um pentâmero de subunidades homólogas. Até agora já foram identificadas cerca de 16 subunidades diferentes, classificadas em sete famílias de subunidades. Ainda não se conhece a estrutura exata das subunidades dos receptores GABA nativos;, supõe-se que a maior parte dos receptores GABA é composta por subunidades α, β e γ que se arrumam com uma estequiometria ainda incerta. A multiplicidade de subunidades gera a heterogeneidade dos receptores $GABA_A$ e é responsável, pelo menos em parte, pela diversidade farmacológica dos efeitos dos benzodiazepínicos nos estudos comportamentais, bioquímicos e funcionais. O conhecimento de quais subunidades do receptor $GABA_A$ são responsáveis por cada efeito particular dos benzodiazepínicos *in vivo* está surgindo de estudos em animais KO. A atribuição de efeitos comportamentais específicos dos benzodiazepínicos a subunidades individuais do receptor ajudará no desenvolvimento de novos compostos com menos efeitos colaterais indesejáveis.

Eventos elétricos mediados pelo receptor $GABA_A$. Os benzodiazepínicos exercem suas ações principais aumentando o ganho de neurotransmissão inibitória mediada por receptores $GABA_A$. O aumento das correntes de cloreto induzidas por GABA por benzodiazepínicos resulta principalmente de um aumento da frequência de explosão da abertura do canal de Cl^- produzido por quantidades submáximas de GABA. Em concentrações terapeuticamente relevantes, benzodiazepínicos potencializam a transmissão sináptica inibitória medida após estimulação de fibras aferentes.

A notável segurança dos benzodiazepínicos relaciona-se provavelmente ao fato de que os seus efeitos *in vivo* dependem da liberação pré-sináptica de GABA; na ausência dele, os benzodiazepínicos não têm efeitos sobre a função do receptor $GABA_A$. Isso difere dos barbitúricos, que também intensificam os efeitos do GABA em baixas concentrações, *mas, adicionalmente,* em concentrações mais altas eles ativam diretamente os receptores GABA, podendo levar a uma profunda depressão do SNC.

Os efeitos comportamentais e sedativos dos benzodiazepínicos podem ser em parte atribuídos à potencialização das vias GABAérgicas que servem para regular o disparo de neurônios que contêm monoaminas conhecidos por promover a estimulação comportamental e são importantes mediadores dos efeitos inibitórios que o medo e a punição exercem sobre o comportamento. Finalmente, os efeitos inibitórios sobre a hipertonia muscular ou sobre a disseminação da atividade convulsiva podem ser explicados pela potencialização de circuitos inibitórios GABAérgicos em vários níveis no neuroeixo. A magnitude dos efeitos produzidos pelos benzodiazepínicos varia amplamente, dependendo de fatores como o tipo de circuito inibitório em operação, a origem e a intensidade das aferências excitatórias e o modo pelo qual as manipulações experimentais foram realizadas e avaliadas. Assim, os benzodiazepínicos prolongam notavelmente o período que se segue à breve ativação de vias GABAérgicas recorrentes, e durante o qual nem os estímulos excitatórios espontâneos nem os aplicados podem provocar a descarga neuronal; esse efeito é revertido pelo antagonista do receptor $GABA_A$ bicuculina (Figura 14-5).

Respiração. Doses hipnóticas de benzodiazepínicos não têm efeitos sobre a respiração em indivíduos normais, mas deve-se ter especial cuidado no tratamento de crianças e de indivíduos com comprometimento da função hepática. Em doses mais altas, como as usadas para medicação pré-anestésica ou para endoscopia, os benzodiazepínicos deprimem levemente a ventilação alveolar e causam acidose respiratória não como consequência da redução do estímulo hipercápnico, mas sim do estímulo hipóxico; esses efeitos são maiores em pacientes com doença pulmonar obstrutiva crônica (DPOC) e hipoxia alveolar e narcose por CO_2. Esses fármacos podem causar apneia durante a anestesia ou quando administrados com opioides. Pacientes gravemente intoxicados por benzodiazepínicos requerem assistência respiratória apenas quando ingerirem outro fármaco depressor do SNC, mais comumente o etanol.

Em contrapartida, doses hipnóticas de benzodiazepínicos podem piorar os distúrbios respiratórios relacionados com o sono, por afetarem de maneira adversa o controle sobre os músculos das vias respiratórias superiores, ou por diminuírem a resposta ventilatória ao CO_2. Esse último efeito pode causar hipoventilação e hipoxemia em alguns pacientes com DPOC grave. Em pacientes com apneia obstrutiva do sono (AOS), doses hipnóticas de benzodiazepínicos podem diminuir o tônus muscular das vias respiratórias superiores e exagerar o impacto dos episódios apneicos sobre a hipoxia alveolar, a hipertensão pulmonar e a carga ventricular cardíaca. Os benzodiazepínicos podem promover o surgimento de episódios de apneia durante o sono REM (associados a decréscimos na saturação de oxigênio) em pacientes que estão se recuperando de um infarto do miocárdio. Entretanto, não há descrição de qualquer impacto desses fármacos sobre a sobrevivência de pacientes com doença cardíaca.

Sistema cardiovascular. Os efeitos cardiovasculares dos benzodiazepínicos não têm importância em indivíduos normais, exceto na intoxicação grave. Em doses pré-anestésicas, todos os benzodiazepínicos diminuem a pressão sanguínea e aumentam a frequência cardíaca. Com o midazolam, os efeitos parecem estar relacionados a uma diminuição da resistência periférica; com o diazepam os efeitos são secundários a um decréscimo no trabalho ventricular esquerdo e no débito cardíaco. O diazepam aumenta o fluxo coronário, possivelmente porque provoca um crescimento das concentrações intersticiais de adenosina e o acúmulo desse metabólito cardiodepressor também pode explicar os efeitos inotrópicos negativos do fármaco. Em grandes doses, o midazolam diminui consideravelmente o fluxo sanguíneo e a assimilação de oxigênio do cérebro.

Trato GI. Alguns gastroenterologistas julgam que os benzodiazepínicos são capazes de melhorar uma variedade de distúrbios gastrintestinais "relacionados com a ansiedade". O diazepam diminui notavelmente a secreção gástrica noturna em seres humanos. Outros agentes são consideravelmente mais eficazes nos distúrbios ácido-pépticos (Capítulo 45).

ABSORÇÃO, DESTINO E EXCREÇÃO. Todos os benzodiazepínicos são completamente absorvidos (clorazepato é rapidamente descarboxilado no suco gástrico em *N*-desmetildiazepam (nordazepam), que em seguida é completamente absorvido). Os fármacos que agem sobre os receptores de benzodiazepínicos podem ser divididos em quatro categorias com base em suas meias-vidas de eliminação:

- Benzodiazepínicos de ação ultrarrápida
- Agentes de ação curta (meias-vidas de menos de 6 h), incluindo o triazolam e os não benzodiazepínicos zolpidem (meia-vida de aproximadamente 2 h) e eszopiclona (meia-vida de 5-6 h)
- Agentes de ação intermediária (meias-vidas de 6-24 h), incluindo o estazolam e o temazepam
- Agentes de longa ação (meias-vidas de mais de 24 h), incluindo o flurazepam, diazepam e quazepam

O flurazepam em si tem uma meia-vida curta (aproximadamente 2-3 h), mas um metabólito ativo principal, *N*-des-alqui-flurazepam, tem vida longa (meia-vida de 47-100 h), o que complica a classificação dos benzodiazepínicos individualmente.

Os benzodiazepínicos e seus metabólitos ativos ligam-se às proteínas plasmáticas. A extensão da ligação correlaciona-se fortemente com a solubilidade em lipídeos e varia de cerca 70% para o alprazolam a quase 99% para o diazepam. A concentração no líquido cerebrospinal é aproximadamente igual a do fármaco livre no plasma. As concentrações plasmáticas da maior parte dos benzodiazepínicos exibem padrões consistentes com modelos de dois compartimentos, mas modelos de três compartimentos parecem ser mais apropriados para os compostos com alta solubilidade em lipídeos. Assim, há uma rápida captação dos benzodiazepínicos para o interior do cérebro e de outros órgãos altamente perfundidos após a administração intravenosa (ou a administração oral de um composto rapidamente absorvido); essa rápida captação é seguida por uma fase de redistribuição para o interior dos tecidos menos bem perfundidos, especialmente os músculos e a gordura. A redistribuição é mais rápida para fármacos com solubilidade mais alta em lipídeos. As cinéticas de redistribuição do diazepam e de outros benzodiazepínicos lipofílicos são complicadas pela circulação êntero-hepática. Os volumes de distribuição dos benzodiazepínicos são grandes e em muitos casos maiores nos pacientes idosos. Esses fármacos cruzam a barreira placentária e são secretados pelo leite materno.

Os benzodiazepínicos são extensamente metabolizados pelas CYP hepáticas, particularmente CYPs 3A4 e 2C19. Alguns benzodiazepínicos, como o oxazepam, são diretamente conjugados e não são metabolizados por essas enzimas. Eritromicina, claritromicina, ritonavir, itraconazol, cetoconazol, nefazodona e suco de pomelo são inibidores da CYP3A4 (Capítulo 6) e podem afetar o metabolismo dos benzodiazepínicos. Como os metabólitos ativos de alguns benzodiazepínicos são biotransformados mais lentamente que os compostos originais, a duração da ação de muitos benzodiazepínicos tem pouca relação com a meia-vida de eliminação do fármaco precursor administrado, como observado anteriormente para o flurazepam. De forma oposta, a taxa de biotransformação de agentes inativados pela reação inicial é um importante determinante da duração da sua ação; eles incluem o oxazepam, o lorazepam, o temazepam, o triazolam e o midazolam.

Como os benzodiazepínicos aparentemente não induzem de modo significativo a síntese de CYP hepática, a sua administração crônica em geral não resulta em aceleração do metabolismo de outras substâncias ou dos próprios benzodiazepínicos. A cimetidina e os contraceptivos orais inibem a *N*-desalquilação e 3-hidroxilação dos benzodiazepínicos. O etanol, a isoniazida e a fenitoína são menos eficazes a esse respeito. Nos pacientes idosos e naqueles com doença hepática crônica essas reações são habitualmente reduzidas em maior extensão do que as que envolvem conjugação.

FARMACOCINÉTICA E HIPNÓTICO IDEAL. Um agente hipnótico ideal teria um início de ação rápido quando tomado ao deitar, uma ação suficientemente prolongada para facilitar o sono durante toda a noite e nenhuma ação residual na manhã seguinte. Entre os benzodiazepínicos usados de forma mais comum como agentes hipnóticos, o triazolam é o que na teoria mais proximamente se adapta a essa descrição. Por causa da lenta taxa de eliminação do desalquilflurazepam, o flurazepam (ou o quazepam) pode parecer inadequado para essa finalidade. Na prática, parece haver algumas desvantagens para o uso dos agentes com taxa relativamente rápida de desaparecimento, incluindo a insônia que alguns pacientes experimentam no início da manhã e maior probabilidade de insônia de rebote na interrupção do fármaco. Com uma seleção cuidadosa das doses, o flurazepam e outros benzodiazepínicos com taxas de eliminação mais lentas que as do triazolam podem ser empregados de modo eficaz.

USOS TERAPÊUTICOS

Os usos terapêuticos e as vias de administração dos benzodiazepínicos individuais comercializados nos EUA estão resumidos no Quadro 17-1. A maior parte dos benzodiazepínicos pode ser usada de forma intercambiável. Por exemplo, o diazepam pode ser usado para a abstinência alcoólica, e a maior parte dos benzodiazepínicos age como hipnóticos. Os benzodiazepínicos úteis como anticonvulsivantes têm meia-vida longa e a entrada rápida no cérebro é necessária para a eficácia no tratamento do estado epiléptico. Uma meia-vida de eliminação curta é desejável para os hipnóticos. Os agentes usados contra a ansiedade, em contraste, devem ter meia-vida longa, a despeito da desvantagem trazida pelo risco de déficits neuropsicológicos causados pelo seu acúmulo.

EFEITOS ADVERSOS. No momento em que a concentração plasmática atinge o pico, é previsível que doses hipnóticas de benzodiazepínicos causem graus variáveis de sensação de tontura, lassidão, aumento dos tempos de reação, falta de coordenação motora, comprometimento das funções mentais e motoras, confusão e amnésia anterógrada. A cognição parece ser menos afetada que o desempenho motor. *Todos esses efeitos podem comprometer grandemente a capacidade de conduzir veículos e outras habilidades psicomotoras, especialmente quando combinados aos efeitos do etanol.* Quando o fármaco é dado na hora de dormir, a persistência desses resultados durante as horas que se seguem ao despertar é considerada um efeito adverso. A intensidade e a incidência de toxicidade para o SNC geralmente aumentam com a idade. Outros efeitos colaterais comuns dos benzodiazepínicos são fraqueza, cefaleia, visão borrada, vertigem, náuseas e vômitos, desconforto epigástrico e diarreia; são muito mais raras as dores articulares, torácicas e a incontinência. Às vezes, os benzodiazepínicos anticonvulsivantes aumentam a frequência de convulsões em pacientes com epilepsia.

EFEITOS PSICOLÓGICOS ADVERSOS. Os benzodiazepínicos podem causar efeitos paradoxais. O flurazepam aumenta ocasionalmente a incidência de pesadelos — especialmente durante a primeira semana de uso — e às vezes causa tagarelice, ansiedade, irritabilidade, taquicardia e suores. A ocorrência de amnésia, euforia, inquietação, alucinações, sonambulismo, falar ao dormir, outros comportamentos complexos e comportamento hipomaníaco já foi descrita durante o uso de vários benzodiazepínicos. Comportamento bizarro e desinibido já foi notado em alguns usuários, enquanto em outros podem ocorrer hostilidade e raiva; essas reações são, às vezes, coletivamente chamadas de *reações de desinibição* ou de *descontrole*. O uso desses agentes ocasionalmente também é acompanhado de paranoia, depressão e ideação suicida. Essas reações paradoxais ou de desinibição são raras e parecem estar relacionadas com a dose. Em consequência da descrição de maior incidência de confusão e de comportamentos anormais, o triazolam foi proibido no Reino Unido, embora o FDA o tenha declarado seguro e eficaz em doses baixas de 0,125-0,25 mg.

O uso crônico de benzodiazepínicos traz o risco de desenvolver dependência e uso abusivo. O uso abusivo de benzodiazepínicos inclui a administração de flunitrazepam (não licenciado para uso nos EUA) como "droga de estupro" (*date-rape drug*). Os sintomas de abstinência podem incluir a intensificação temporária dos problemas que originalmente levaram ao uso (p. ex., insônia e ansiedade). Disforia, irritabilidade, suores, sonhos desagradáveis, tremores, anorexia, síncopes e tonturas também podem ocorrer, especialmente quando a abstinência de benzodiazepínicos ocorre subitamente. A despeito dos seus efeitos adversos, os benzodiazepínicos são relativamente seguros. O etanol é um contribuinte comum para as mortes envolvendo o uso de benzodiazepínicos, e o coma verdadeiro é incomum na ausência de outros depressores do SNC. Os benzodiazepínicos também podem comprometer ainda mais a respiração em pacientes com DPOC ou apneia obstrutiva do sono (AOS).

Pode ocorrer uma ampla variedade de reações alérgicas, hepatotóxicas e hematológicas graves aos benzodiazepínicos, mas a incidência é bem baixa; essas reações já foram associadas ao uso de flurazepam e de triazolam e temazepam. Grandes doses tomadas antes ou durante o trabalho de parto podem causar hipotermia, hipotonia e leve depressão respiratória no neonato. O uso abusivo por parte da gestante pode resultar em síndrome de abstinência no neonato.

Exceto pelos seus efeitos aditivos com o de outros fármacos sedativos ou hipnóticos, os relatos de interações farmacodinâmicas de importância clínica entre esses e os benzodiazepínicos não são frequentes. O etanol aumenta a

Quadro 17-1

Usos terapêuticos de benzodiazepínicos

COMPOSTO	VIAS DE ADMINISTRAÇÃO[a]	EXEMPLOS DE USOS TERAPÊUTICOS[b]	COMENTÁRIOS	MEIA-VIDA, EM HORAS[c]	DOSES SEDATIVO-HIPNÓTICAS HABITUAIS, EM mg[d]
Alprazolam	Oral	Transtornos de ansiedade, agorafobia	Sintomas de abstinência podem ser especialmente graves	12 ± 2	—
Clordiazepóxido	Oral, IM, IV	Transtornos de ansiedade, tratamento da abstinência alcoólica, pré-medicação anestésica	Ação longa e que por si só determina retirada gradual, por causa dos metabólitos ativos	10 ± 3,4	50-100, 1-4 vezes/dia[e]
Clonazepam	Oral	Distúrbios convulsivos, tratamento adjuvante na mania aguda e em determinados distúrbios do movimento	Surge tolerância aos efeitos anticonvulsivantes	23 ± 5	—
Clorazepato	Oral	Transtornos de ansiedade, distúrbios convulsivos	Um pró-fármaco; a atividade se deve à formação de nordazepam durante a absorção	2,0 ± 0,9	3,75-20, 2-4 vezes/dia[e]
Diazepam	Oral, IM, IV, retal	Transtornos de ansiedade, estado epiléptico, relaxamento muscular esquelético, pré-medicação anestésica	Benzodiazepínico prototípico	43 ± 13	5-10, 3-4 vezes/dia[e]
Estazolam	Oral	Insônia	Contém um anel triazol; os efeitos adversos podem ser semelhantes aos do triazolam	10-24	1-2
Flurazepam	Oral	Insônia	Metabólitos ativos acumulam-se com o uso crônico	74 ± 24	15-30
Lorazepam	Oral, IM, IV	Transtornos de ansiedade, medicação pré-anestésica	Metabolizado somente por conjugação	14 ± 5	2-4
Midazolam	IV, IM	Medicação pré-anestésica e intraoperatória	Rapidamente inativado	1,9 ± 0,6	—[f]
Oxazepam	Oral	Transtornos de ansiedade	Metabolizado somente por conjugação	8,0 ± 2,4	15-30, 3-4 vezes/dia[e]
Quazepam	Oral	Insônia	Metabólitos ativos acumulam-se com o uso crônico	39	7,5-15
Temazepam	Oral	Insônia	Metabolizado principalmente por conjugação	11 ± 6	7,5-30
Triazolam	Oral	Insônia	Rapidamente inativado; pode causar efeitos colaterais inoportunos diurnos	2,9 ± 1,0	0,125-0,25

[a]IM, injeção intramuscular; IV, administração intravenosa. [b]Os usos terapêuticos são identificados como exemplo para enfatizar que a maioria dos benzodiazepínicos pode ser usadas de maneira intercambiável. Em geral, os usos terapêuticos de um determinado benzodiazepínico relacionam-se com a sua meia-vida e podem não condizer com as indicações com as quais é comercializado. Este assunto é abordado mais extensamente no texto. [c]A meia-vida do metabólito ativo pode variar. *Ver* Apêndice II para informações adicionais. [d]Para informações adicionais acerca das doses, *ver* o Capítulo 13 (anestesia), o Capítulo 17 (ansiedade) e o Capítulo 19 (distúrbios convulsivos). [e]Aprovado como um sedativo-hipnótico apenas para o tratamento da abstinência alcoólica; as doses em um indivíduo não tolerante devem ser menores. [f]As doses recomendadas variam consideravelmente com cada uso específico, com a condição de cada paciente e com a administração concomitante de outros fármacos.

taxa de absorção dos benzodiazepínicos e a depressão do SNC a eles associada. A combinação de valproato com benzodiazepínicos pode causar episódios psicóticos. As interações farmacocinéticas foram discutidas previamente.

NOVOS AGONISTAS DOS RECEPTORES BENZODIAZEPÍNICOS

Os hipnóticos nessa classe são comumente chamados de "compostos Z". Eles incluem zolpidem, zaleplona, zopiclona (não comercializado nos EUA) e eszopiclona, que é um enantiômero S(+) da zopiclona. Embora os compostos Z não sejam estruturalmente relacionados um ao outro e aos benzodiazepínicos, seu efeito terapêutico como hipnóticos é devido aos efeitos agonistas no local benzodiazepínico do receptor $GABA_A$. Em comparação com os benzodiazepínicos, os compostos Z são menos eficazes como anticonvulsivantes ou relaxantes musculares, o que pode estar relacionado a sua relativa seletividade para receptores $GABA_A$ que contêm a subunidade α_1. Durante a última década, os compostos Z substituíram amplamente os benzodiazepínicos no tratamento da insônia. Os compostos Z foram inicialmente promovidos como tendo menos potencial para dependência e para uso abusivo do que os benzodiazepínicos tradicionais. Entretanto, com base na experiência clínica após a comercialização com zopiclona e zolpidem, pode-se esperar tolerância e dependência física durante o uso prolongado de compostos Z, especialmente com doses mais altas. A zopiclona e seus isômeros são classificados como fármacos de classe IV nos EUA. A apresentação clínica da *overdose* com compostos Z é semelhante à *overdose* dos benzodiazepínicos e pode ser tratada com o antagonista do benzodiazepínicos flumazenil.

A zaleplona e o zolpidem são eficazes em aliviar a insônia motivada pela incapacidade de conciliar o sono. Ambos já foram aprovados pelo FDA para uso contínuo por até 7-10 dias. Têm eficácia hipnótica prolongada, sem ocorrência de insônia de rebote na interrupção súbita. Têm graus similares de eficácia. O zolpidem tem uma meia-vida de cerca de 2 h, suficiente para cobrir a maior parte de um período típico de 8 h de sono e é atualmente aprovado apenas para uso ao deitar. A zaleplona tem meia-vida mais curta, de cerca de 1 hora, o que oferece a possibilidade de dose segura mais tarde à noite, até 4 h antes da hora prevista para levantar. A zaleplona e o zolpidem diferem em efeitos colaterais residuais; a administração do zolpidem muito tarde à noite já se associou à sedação matutina, ao retardo dos tempos de reação e à amnésia anterógrada, enquanto a zaleplona não difere do placebo.

ZALEPLONA. A zaleplona é um não benzodiazepínico da classe das pirazolpirimidinas. A zaleplona se conecta preferencialmente ao local de ligação dos benzodiazepínicos sobre os receptores $GABA_A$ que contêm subunidades $\alpha 1$. Ela é rapidamente absorvida e alcança concentrações plasmáticas de pico em cerca de 1 hora. Sua biodisponibilidade é de aproximadamente 30%, por causa do metabolismo pré-sistêmico. É metabolizada em grande parte pela aldeído oxidase e em menor extensão pela CYP3A4. Seus metabólitos oxidativos são convertidos em glicuronídeos e eliminados na urina. Menos de 1% da zaleplona é excretada de forma inalterada na urina. Nenhum dos seus metabólitos é farmacologicamente ativo. A zaleplona é habitualmente administrada em doses de 5, 10 e 20 mg.

ZOLPIDEM. O zolpidem é um fármaco sedativo-hipnótico não benzodiazepínico. As ações do zolpidem devem-se a efeitos agonistas sobre os receptores $GABA_A$ e geralmente lembram as dos benzodiazepínicos. O zolpidem tem pouco efeito sobre os estágios do sono em indivíduos humanos normais. Ele é eficaz em diminuir a latência do sono e em prolongar o tempo de sono total em pacientes com insônia. Após a sua interrupção, os efeitos benéficos sobre o sono persistem, segundo relatos, por até uma semana, mas também já se descreveu insônia de rebote leve, na primeira noite. Tolerância e dependência física são raras. No entanto, para insônia, ele é aprovado apenas para tratamentos de curta duração. Em doses terapêuticas (5-10 mg), a produção de sedação diurna residual ou amnésia não é frequente, sendo também baixa a incidência de outros efeitos. Tal como ocorre com os benzodiazepínicos, a *overdose* de zolpidem não produz depressão respiratória grave, a menos que outros agentes (p. ex., etanol) também sejam ingeridos. As doses hipnóticas aumentam a hipoxia e a hipercapnia dos pacientes com apneia obstrutiva do sono.

O zolpidem é prontamente absorvido a partir do trato gastrintestinal; o metabolismo hepático de primeira passagem resulta em uma biodisponibilidade oral de cerca de 70%, mas este valor é mais baixo quando o fármaco é ingerido com alimentos. É eliminado quase que inteiramente por conversão a produtos inativos no fígado, em grande parte por oxidação dos grupos metila existentes sobre os anéis fenila e imidazopiridina aos correspondentes ácidos carboxílicos. Sua meia-vida plasmática é de aproximadamente 2 h em indivíduos com função e fluxo sanguíneo hepático normais. Esse valor pode elevar-se duas vezes ou mais nos indivíduos com cirrose e também tende a ser maior em indivíduos idosos; o ajuste das doses é com frequência necessário em ambas as categorias de pacientes. Embora pouco ou nenhum zolpidem inalterado seja encontrado na urina, a eliminação do fármaco é mais lenta em pacientes com insuficiência renal crônica, em grande parte devido a um aumento no seu volume aparente de distribuição.

ESZOPICLONA. A eszopiclona é o enantiômero S(+) ativo da zopiclona. A eszopiclona não tem semelhança estrutural com benzodiazepínicos, zolpidem ou zaleplona. Acredita-se que a eszopiclona exerça seus efeitos de promoção do sono através do reforço da função do receptor $GABA_A$ no local de ligação ao benzodiazepínico. A eszopiclona é usada para tratamento prolongado de insônia e para a manutenção do sono. Está disponível em comprimidos de 1, 2 ou 3 mg. A eszopiclona diminui a latência do início do sono. Em estudos clínicos, não foi observada nenhuma tolerância, nem sinais de abstinência grave, como convulsões ou insônia de rebote, notados com a descontinuação do fármaco (no entanto, há relatos desse tipo para a zopiclona, o racemato usado fora dos EUA). Abstinência branda que consiste em sonhos anormais, ansiedade, náuseas e mal-estar estomacal podem ocorrer (taxa igual ou inferior a 2%). Um efeito adverso menor da eszopiclona foi paladar amargo. A eszopiclona é uma substância controlada da Lista IV nos EUA.

A eszopiclona é absorvida rapidamente após administração oral, com uma biodisponibilidade de aproximadamente 80%; é metabolizada por CYP 3A4 e 2E1 e tem uma meia-vida de aproximadamente 6 horas.

FLUMAZENIL: UM ANTAGONISTA DO RECEPTOR DE BENZODIAZEPÍNICOS

O flumazenil, o único membro desta classe, é um imidazobenzodiazepínico que se liga com alta afinidade a locais específicos sobre o receptor $GABA_A$, onde antagoniza competitivamente a ligação e os efeitos alostéricos dos benzodiazepínicos e de outros ligandos. O flumazenil antagoniza tanto os efeitos eletrofisiológicos quanto os comportamentais dos benzodiazepínicos agonistas e agonistas inversos e das β-carbolinas.

O fármaco é administrado por via intravenosa. O flumazenil é eliminado quase inteiramente por metabolismo hepático para inativar produtos com uma meia-vida de aproximadamente 1 hora; a duração dos efeitos clínicos em geral é de apenas 30-60 min. Embora absorvido rapidamente após a administração oral, 25% ou menos alcançam a circulação sistêmica devido ao extenso metabolismo de primeira passagem; doses orais eficazes tendem a causar cefaleia e tonturas. A administração de uma série de pequenas injeções é preferível à de uma única injeção em bolo. Uma dose total de 1 mg de flumazenil, dada durante 1-3 min, é com frequência, suficiente para abolir os efeitos de doses terapêuticas de benzodiazepínicos. Os cursos adicionais de tratamento com flumazenil podem ser necessários após 20-30 min, se a sedação reaparecer.

As indicações principais para o uso de flumazenil são o tratamento de *overdose* suspeita de benzodiazepínicos e reversão dos efeitos sedativos produzidos por benzodiazepínicos administrados durante anestesia geral ou procedimentos diagnósticos e/ou terapêuticos. O flumazenil não é eficaz na *overdose* de barbitúricos ou de antidepressivos usados isoladamente ou em pacientes que estavam tomando benzodiazepínicos por períodos prolongados e em quem a tolerância e/ou dependência podem ter se desenvolvido. A administração do flumazenil nesses casos pode ser associada ao início de convulsões, especialmente em pacientes intoxicados com antidepressivos tricíclicos.

CONGÊNERES DA MELATONINA

RAMELTEONA. A ramelteona é um análogo tricíclico sintético da melatonina, aprovada nos EUA para o tratamento de insônia, especificamente dificuldades para iniciar o sono.

Mecanismo de ação. Os níveis de melatonina no núcleo supraquiasmático elevam-se e caem de maneira circadiana, sendo que a concentração aumenta à noite quando o indivíduo prepara-se para dormir, e depois atinge um platô e finalmente cai à medida que a noite prossegue. Os dois GPCR para melatonina, MT_1 e MT_2, são encontrados no núcleo supraquiasmático, sendo que cada um desempenha um papel diferente no sono. A ligação de agonistas, como a melatonina, em receptores MT_1 promove o início do sono; a ligação da melatonina aos receptores MT_2 muda a sincronia do sistema circadiano. A ramelteona liga-se tanto aos receptores MT_1 quanto MT_2 com alta afinidade, mas diferentemente da melatonina, não se liga de maneira apreciável a quinona redutase 2, o receptor estruturalmente não relacionado de MT_3. Não se sabe se a ramelteona liga-se a qualquer outra classe de receptores.

Farmacologia clínica. As diretrizes de prescrição sugerem que se deve tomar um comprimido de 8 mg aproximadamente 30 min antes de dormir. A ramelteona é rapidamente absorvida no trato gastrintestinal. Devido ao significativo metabolismo de primeira passagem, que ocorre após administração oral, a biodisponibilidade da ramelteona é menos de 2%. O fármaco é amplamente metabolizado pelas CYP 1A2, 2C E 3A4 com meia-vida de aproximadamente 2 h em seres humanos. Dos quatro metabólitos, um, M-II, atua como um agonista nos receptores MT_1 e MT_2 e pode contribuir para os efeitos promotores do sono da ramelteona. A ramelteona é eficaz no combate à insônia transitória e crônica. Estudos indicam que fármaco geralmente é bem tolerado pelos pacientes e não prejudica a função cognitiva no dia seguinte. Foi demonstradoque a latência do sono é menor em pacientes que recebem ramelteona comparados com controles placebo. Não se observou nenhuma evidência de insônia de rebote ou efeitos de abstinência com a retirada da ramelteona. Diferentemente da maioria dos agentes mencionados nesse capítulo, a ramelteona não é uma substância controlada.

BARBITÚRICOS

Os barbitúricos já foram extensamente usados como sedativo-hipnóticos. Exceto por uns poucos usos especializados, foram em grande parte substituídos por benzodiazepínicos muito mais seguros. O Quadro 17-2 lista os barbitúricos comuns e suas propriedades farmacológicas.

Quadro 17-2

Principais propriedades farmacológicas de barbitúricos selecionados

COMPOSTO	FORMAS DE DOSAGEM	MEIA-VIDA (horas)	USOS TERAPÊUTICOS	COMENTÁRIOS
Amobarbital	IM, IV	10-40	Insônia, sedação pré-operatória, conduta de emergência nas convulsões	Apenas o sal sódico é administrado por via parenteral
Butabarbital	Oral	35-50	Insônia, sedação pré-operatória	A redistribuição encurta para 8 h a duração da ação de uma única dose
Mefobarbital	Oral	10-70	Distúrbios convulsivos, sedação diurna	Anticonvulsivante de segunda linha
Metoexital	IV	3-5[a]	Indução e manutenção de anestesia	Apenas o sal sódico está disponível; uma única injeção resulta em 5-7 min de anestesia[a]
Pentobarbital	Oral, IM, IV, retal	15-50	Insônia, sedação pré-operatória, conduta de emergência nas convulsões	Apenas o sal sódico é administrado por via parenteral
Fenobarbital	Oral, IM, IV	80-120	Distúrbios convulsivos, estado epiléptico, sedação diurna	Anticonvulsivante de primeira linha; apenas o sal sódico é administrado por via parenteral
Secobarbital	Oral	15-40	Insônia, sedação pré-operatória	Apenas o sal sódico está disponível
Tiopental	IV	8-10[a]	Indução e/ou manutenção de anestesia, sedação pré-operatória, conduta de emergência nas convulsões	Apenas o sal sódico está disponível; injeções únicas resultam em períodos curtos de anestesia[a]

[a]A meia-vida terminal determinada pelo metabolismo hepático; a redistribuição que ocorre após a administração parenteral produz efeitos que duram apenas poucos minutos.

Os barbitúricos são derivados desta estrutura parental:

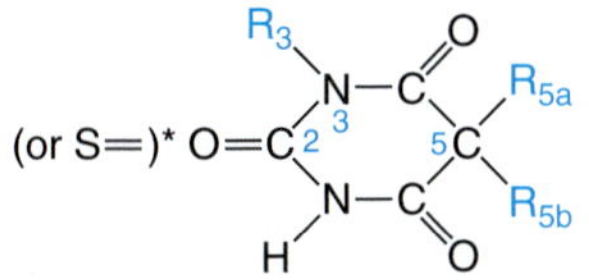

*O exceto no tiopental, onde é substituído por S.

A presença de grupos alquila e arila na posição cinco confere atividade sedativo-hipnótica e às vezes outras atividades. Os barbitúricos nos quais o oxigênio em C2 é substituído por um enxofre são às vezes chamados *tiobarbitúricos*. Esses compostos são mais lipossolúveis que os correspondentes *oxibarbitúricos*. Em geral, as alterações estruturais que aumentam a lipossolubilidade diminuem a duração da ação, reduzem a latência do início da atividade, aceleram a degradação metabólica e aumentam a potência hipnótica.

PROPRIEDADES FARMACOLÓGICAS

Os barbitúricos deprimem reversivelmente a atividade de todos os tecidos excitáveis. O SNC é extraordinariamente sensível, mas os efeitos diretos sobre os tecidos excitáveis periféricos são fracos mesmo quando são administrados em concentrações anestésicas. Entretanto, déficits sérios da função cardiovascular e de outras funções periféricas ocorrem na intoxicação aguda por barbitúricos.

ABSORÇÃO, DESTINO E EXCREÇÃO. Para uso sedativo-hipnótico, os barbitúricos são habitualmente administrados por via oral (Quadro 17-2). Os sais de sódio são absorvidos mais rapidamente do que os ácidos livres correspondentes, especialmente quando em formulações líquidas. O início da ação varia de 10-60 min, e sofre retardo pela presença de alimentos no estômago. As injeções intramusculares de soluções de sais de sódio devem ser feitas profundamente em músculos grandes, para evitar a dor e a possível necrose que podem resultar de injeções mais superficiais. A via intravenosa habitualmente é reservada para o tratamento do estado epiléptico (fenobarbital sódico) ou para a indução e/ou manutenção de anestesia geral (p. ex., tiopental ou metoexital). Os barbitúricos distribuem-se amplamente e cruzam prontamente a placenta. A captação pelos tecidos menos vascularizados, especialmente os músculos e a gordura, leva a um declínio da concentração de barbitúrico no plasma e no cérebro. Com o tiopental e o metoexital, o resultado é que os pacientes despertem em 5-15 min após a injeção de doses anestésicas habituais (Capítulo 19).

Exceto pelos menos lipossolúveis aprobarbital e fenobarbital, o metabolismo quase completo e/ou a conjugação dos barbitúricos no fígado precedem a sua excreção renal. A oxidação de radicais em C5 é a mais importante biotransformação que termina a atividade biológica. Em alguns casos (p. ex., fenobarbital), a *N*-glicosilação é uma via metabólica importante. Outras biotransformações incluem a *N*-hidroxilação, a dessulfuração de tiobarbitúricos em oxibarbitúricos, abertura do anel do ácido barbitúrico e a *N*-desalquilação dos *N*-alquilbarbitúricos a metabólitos ativos (p. ex., mefobarbital em fenobarbital). Cerca de 35% do fenobarbital e quase todo o aprobarbital são excretados inalterados na urina.

A eliminação metabólica dos barbitúricos é mais rápida em pessoas jovens do que em idosos e lactentes, e as meias-vidas aumentam durante a gestação, em parte por causa da expansão do volume de distribuição. A doença hepática crônica aumenta frequentemente a meia-vida dos barbitúricos biotransformáveis. A administração repetida, especialmente de fenobarbital, diminui a meia-vida dos barbitúricos metabolizados, em consequência da indução de enzimas microssomais.

Nos EUA, os barbitúricos comumente usados para hipnose têm valores $t_{1/2}$ tais que os fármacos não são completamente eliminados em 24 h (Quadro 17-2). Assim, esses barbitúricos irão acumular durante a administração repetida, a menos que ajustes apropriados sejam feitos nas doses. Além do mais, a persistência no plasma durante o dia favorece o desenvolvimento de tolerância e o uso abusivo.

SISTEMA NERVOSO CENTRAL

Locais e mecanismos de ação sobre o SNC. Os barbitúricos agem por todo o SNC; doses não anestésicas suprimem preferencialmente as respostas polissinápticas. A facilitação é reduzida e a inibição habitualmente se intensifica. O local de inibição é ora pós-sináptico, como nas células piramidais cerebelares e corticais, no núcleo cuneado, substância negra e neurônios de retransmissão talâmicos, ou pré-sinápticos, como na medula espinal. A intensificação da inibição ocorre primariamente nas sinapses onde a neurotransmissão é mediada pela ação do GABA sobre os receptores $GABA_A$. Os mecanismos subjacentes às ações dos barbitúricos sobre os receptores $GABA_A$ parecem diferentes dos do GABA ou benzodiazepínicos. Os barbitúricos ativam os receptores $GABA_A$ e inibem receptores excitatórios AMPA/cainato. Essas ações podem explicar seus efeitos depressivos do SNC. Para detalhes, ver a 12ª edição do texto original.

Os barbitúricos podem produzir todos os graus de depressão do SNC, variando desde sedação leve até anestesia geral (Capítulo 19). Determinados barbitúricos, particularmente aqueles contendo um substituinte 5-fenila (p. ex., o fenobarbital e o mefobarbital), têm atividade anticonvulsivante seletiva (Capítulo 21). A propriedade contra a ansiedade dos barbitúricos é inferior aà dos benzodiazepínicos.

Exceto pela atividade anticonvulsivante do fenobarbital e seus congêneres, os barbitúricos possuem baixo grau de seletividade e pequeno índice terapêutico. A percepção e a reação à dor são relativamente poupadas até quase o momento da inconsciência e, em pequenas doses, os barbitúricos aumentam as reações aos estímulos dolorosos. Por essa razão não se pode confiar neles para produzir sedação ou sono na presença de dor, ainda que moderada.

Efeitos sobre os estágios do sono. Doses hipnóticas de barbitúricos aumentam o tempo de sono total e alteram os estágios do sono de modo dependente da dose. Tal como os benzodiazepínicos, eles diminuem a latência do sono, o número de despertares e as durações do sono REM e de ondas lentas. Durante a repetição da administração noturna, ocorre, em poucos dias, alguma tolerância aos efeitos sobre o sono, e o efeito sobre o tempo de sono total pode reduzir-se em até 50% após 2 semanas de uso. A interrupção leva a aumentos de rebote em todos os parâmetros para os quais se descreve uma redução pelos barbitúricos.

Tolerância. Com a administração crônica de doses gradualmente crescentes, a tolerância farmacodinâmica continua a se desenvolver durante um período de semanas a meses, dependendo do esquema de doses, enquanto a tolerância farmacocinética alcança seu pico em um período de uns poucos dias a 1 semana. A tolerância aos efeitos sobre o humor, a sedação e a hipnose ocorre mais prontamente e é maior que a tolerância aos efeitos anticonvulsivantes e letais; assim, à medida em que ela aumenta, o índice terapêutico diminui. A tolerância farmacodinâmica aos barbitúricos confere tolerância cruzada a todos os fármacos depressores do SNC, inclusive o etanol.

Uso abusivo e dependência. Tal como ocorre com os outros depressores do SNC, os barbitúricos estão sujeitos ao uso abusivo, e alguns indivíduos desenvolvem dependência (Capítulo 24). Além do mais, os barbitúricos podem ter efeitos euforizantes.

Estruturas nervosas periféricas. Os barbitúricos deprimem seletivamente a transmissão nos gânglios autônomos e reduzem a excitação nicotínica pelos ésteres de colina. Esse efeito pode responder, pelo menos em parte, pela queda da pressão arterial produzida pelos oxibarbitúricos intravenosos e pela intoxicação grave por barbitúricos. Nas junções neuromusculares esqueléticas, os efeitos bloqueadores da tubocurarina e do decametônio são igualmente intensificados durante a anestesia com barbitúricos. Essas ações provavelmente resultam da capacidade dos barbitúricos de inibir, em concentrações hipnóticas e anestésicas, a passagem de corrente através dos receptores colinérgicos nicotínicos. Vários mecanismos distintos parecem envolvidos e há pouca evidência de estereosseletividade.

RESPIRAÇÃO. Os barbitúricos deprimem igualmente o impulso respiratório e os mecanismos responsáveis pelo caráter rítmico da respiração. O impulso neurogênico é essencialmente eliminado por uma dose 3 vezes maior que a usada normalmente para induzir o sono. Tais doses também suprimem o impulso hipóxico e, em menor extensão, o quimiorreceptor. Entretanto, a margem de segurança entre os planos mais superficiais da anestesia cirúrgica e a depressão respiratória perigosa é suficientemente grande para possibilitar que os barbitúricos de ação ultracurta sejam usados, com as devidas precauções, como agentes anestésicos. Os barbitúricos deprimem apenas levemente os reflexos protetores, até que o grau de intoxicação seja suficiente para produzir grave depressão respiratória. Tosse, espirros, soluços e laringospasmo podem ocorrer quando se empregam barbitúricos como anestésicos intravenosos.

SISTEMA CARDIOVASCULAR. Quando administrados por via oral em doses sedativas ou hipnóticas, os barbitúricos não produzem efeitos cardiovasculares significativos e declarados. Em geral, os efeitos da anestesia com tiopental sobre o sistema cardiovascular são benignos, em comparação com os dos agentes anestésicos voláteis; não há habitualmente alteração ou queda na pressão arterial média (Capítulo 19).

Observam-se com frequência outras alterações cardiovasculares quando o tiopental e outros tiobarbitúricos intravenosos são administrados após medicação pré-anestésica convencional, incluindo redução do fluxo sanguíneo renal e cerebral, com notável queda na pressão do LCS. Embora as arritmias cardíacas sejam observadas apenas infrequentemente, a anestesia intravenosa com barbitúricos pode aumentar a incidência de arritmias ventriculares, especialmente quando a epinefrina ou o halotano estão também presentes. As concentrações anestésicas de barbitúricos têm efeitos eletrofisiológicos diretos sobre o coração; além de deprimir os canais de Na^+, eles reduzem a função de pelo menos dois tipos de canais de K^+. Entretanto, a depressão direta da contratilidade cardíaca ocorre apenas quando são administradas doses várias vezes superiores às necessárias para anestesiar.

TRATO GI. Os oxibarbitúricos tendem a diminuir o tônus da musculatura gastrintestinal e a amplitude das contrações rítmicas. Uma dose hipnótica não retarda significativamente o esvaziamento gástrico em seres humanos. O alívio de vários sintomas GI por doses sedativas é provavelmente em grande parte decorrente da ação depressora central.

FÍGADO. Os efeitos variam com a duração de exposição ao barbitúrico. *Agudamente*, os barbitúricos se combinam a várias enzimas do CYP e inibem a biotransformação de um número de outros fármacos e substratos endógenos, como os esteroides; outros substratos podem inibir reciprocamente as biotransformações dos barbitúricos.

A *administração crônica de barbitúricos* aumenta notavelmente o conteúdo de proteína e lipídeos no retículo endoplasmático liso hepático, bem como a atividade da glicuroniltransferase e das CYPs 1A2, 2C9, 2C19 e 3A4. A indução dessas enzimas aumenta o metabolismo de um número de fármacos e substâncias endógenas, incluindo hormônios esteroides, colesterol, sais biliares e vitaminas K e D. Isto também resulta em um aumento da taxa de metabolismo dos barbitúricos, o que responde parcialmente pela tolerância aos barbitúricos. O efeito indutor não se limita às enzimas microssomais; há, por exemplo, aumentos na sintetase do ácido δ-aminolevulínico (AAL), uma enzima mitocondrial, e aldeído desidrogenase, uma enzima citosólica. O efeito dos barbitúricos sobre a sintetase do AAL pode causar perigosas exacerbações mórbidas em pessoas com porfiria intermitente.

RIM. Na intoxicação barbitúrica aguda podem ocorrer oligúria grave ou anúria, em grande parte devido à notável hipotensão.

USOS TERAPÊUTICOS

Os principais usos de cada barbitúrico estão listados no Quadro 17-2. Tal como ocorre com os benzodiazepínicos, a seleção de um deles para uma determinada indicação terapêutica baseia-se principalmente em considerações farmacocinéticas. Os benzodiazepínicos e outros compostos para a sedação substituíram os barbitúricos de maneira ampla.

EFEITOS ADVERSOS

Pós-efeitos. A sonolência pode durar apenas umas poucas horas após uma dose hipnótica de barbitúricos, mas a depressão residual do SNC é, às vezes, evidente no dia seguinte e alterações sutis do humor podem ser demonstráveis, bem como o comprometimento do julgamento e das habilidades motoras finas. Os efeitos residuais também tomam a forma de vertigens, náuseas, vômitos ou diarreia, ou, ocasionalmente, podem manifestar-se como franca excitação.

Excitação paradoxal. Em algumas pessoas, os barbitúricos produzem excitação em vez de depressão e o paciente pode parecer embriagado. Esse tipo de idiossincrasia é relativamente comum entre pacientes geriátricos e debilitados e ocorre mais frequentemente com o fenobarbital e com os *N*-metilbarbitúricos. Os barbitúricos podem causar inquietação, excitação e até mesmo *delirium* quando ministrados na presença de dor e podem piorar a percepção da dor.

Hipersensibilidade. Ocorrem reações alérgicas, especialmente em pessoas com asma, urticária, angioedema ou condições similares. As reações de hipersensibilidade incluem tumefações localizadas, particularmente das pálpebras, bochechas ou lábios, e dermatite eritematosa. Raramente, o fenobarbital pode causar dermatite esfoliativa potencialmente fatal; a erupção cutânea pode associar-se a febre, *delirium* e notáveis alterações degenerativas do fígado e de outros órgãos parenquimatosos.

INTERAÇÕES MEDICAMENTOSAS. Os barbitúricos combinam-se com outros depressores do SNC causando depressão grave; o etanol é o agressor mais frequente, sendo também comuns as interações com anti-histamínicos de primeira geração. A isoniazida, o metilfenidato e os inibidores da monoaminoxidase também aumentam os efeitos depressores sobre o SNC.

Os barbitúricos inibem por competição o metabolismo de certos outros fármacos; entretanto, o maior número de interações medicamentosas resulta da indução das enzimas do CYP hepáticas (como descrito anteriormente) e da aceleração da eliminação de muitos fármacos e substâncias endógenas. A indução de enzimas hepáticas aumenta o metabolismo de hormônios esteroides endógenos, o que pode causar distúrbios endócrinos; e falha dos contraceptivos orais, podendo resultar em gestação indesejada. Os barbitúricos também induzem a geração hepática de metabólitos tóxicos dos clorocarbônicos (clorofórmio, tricloroetileno, tetracloreto de carbono) e promovem, consequentemente, a peroxidação dos lipídeos, o que facilita a necrose periportal do fígado causada por esses agentes.

Outros efeitos adversos. Como aumentam a síntese de porfirina, os barbitúricos são absolutamente contraindicados em pacientes com porfiria intermitente aguda ou porfiria variegada. Doses hipnóticas, na presença de insuficiência pulmonar, são contraindicadas. A injeção intravenosa rápida de um barbitúrico pode causar colapso cardiovascular antes de anestesia começar. A pressão arterial pode cair para níveis de choque; mesmo a injeção intravenosa lenta de barbitúricos com frequência produz apneia e às vezes laringospasmo, tosse e outras dificuldades respiratórias.

INTOXICAÇÃO POR BARBITÚRICOS. A maior parte dos casos resulta de tentativas deliberadas de suicídio, mas alguns são intoxicações acidentais de crianças ou de viciados em drogas. A dose letal de barbitúrico varia, mas é provável que haja envenenamento grave quando for ingerida uma dose 10 ou mais vezes maior que a dose hipnótica plena de uma vez. A dose letal torna-se menor se houver presença de álcool ou de outros fármacos depressores. O tratamento da intoxicação aguda por barbitúricos baseia-se em medidas gerais de suporte, aplicáveis a muitos aspectos do envenenamento por qualquer depressor do SNC. A hemodiálise ou a hemoperfusão raramente é necessária e o uso de estimulantes do SNC é contraindicado, pois aumenta a letalidade. Se as funções renal e cardíaca são satisfatórias, e se o paciente está hidratado, a diurese forçada e a alcalinização da urina acelerarão a excreção do fenobarbital. Devem-se tomar medidas destinadas a impedir ou tratar a atelectasia e a ventilação mecânica deve ser iniciada quando indicada. Ver Capítulo 4, "Toxicidade por fármacos e intoxicação".

OUTROS FÁRMACOS SEDATIVO-HIPNÓTICOS

Muitos fármacos, com diferentes estruturas, foram empregados por suas propriedades sedativo-hipnóticas, como a ramelteona, o paraldeído, o hidrato de cloral, o meprobamato e o paraldeído. Com exceção da ramelteona e do meprobamato, as ações farmacológicas desses fármacos geralmente lembram a dos barbitúricos; todos eles são depressores gerais do SNC e podem produzir profunda hipnose com pouca ou nenhuma analgesia; seus efeitos nos estágios do sono são similares aos dos barbitúricos; seus índices terapêuticos são limitados e a intoxicação aguda, que produz depressão respiratória e hipotensão, é conduzida de modo similar ao empregado para o envenenamento por barbitúricos; seu uso crônico pode resultar em tolerância e dependência física; e a síndrome que ocorre após o uso crônico pode ser grave e potencialmente fatal.

HIDRATO DE CLORAL. O hidrato de cloral pode ser usado para tratar pacientes com reações paradoxais aos benzodiazepínicos. Ele é rapidamente reduzido ao composto ativo, o tricloroetanol (CCl_3CH_2OH), em grande parte pela álcool desidrogenase hepática. Seus efeitos farmacológicos são provavelmente causados pelo tricloroetanol, que pode exercer efeitos similares aos dos barbitúricos sobre os canais do receptor $GABA_A$ *in vitro*.

O hidrato de cloral é mais conhecido nos EUA como um veneno literário, as "gotas nocauteantes" adicionadas a uma bebida alcoólica forte pode produzir um "Mickey Finn" ou "Mickey", um coquetel dado a um bebedor inadvertido para torná-lo maleável ou inconsciente, sendo o mais famoso deles Sam Spade no romance de 1930 de Dashiell Hammett, *The Maltese Falcon**. Atualmente, quando os detetives bebem vinho em vez de uísque, este uso "fora de bula" ou "extrabula" (*off-label*) do cloral hidratado desapareceu.

MEPROBAMATO. O meprobamato é um éster *bis*-carbamato; foi introduzido como um agente para combater a ansiedade, e esse continua sendo seu único uso aprovado nos EUA. Entretanto, o meprobamato também se popularizou como um fármaco sedativo-hipnótico. As propriedades farmacológicas do meprobamato são semelhantes, de diversos modos, às dos benzodiazepínicos. O meprobamato pode, em doses que causam pouco comprometimento

---

*N. de R.T. Publicado em edição brasileira como "O Falcão Maltês".

da atividade locomotora, liberar os comportamentos suprimidos em animais de laboratório e, embora possa causar depressão difusa do SNC, não é capaz de produzir anestesia. Grandes doses de meprobamato causam depressão respiratória grave, além de hipotensão, choque e insuficiência cardíaca. O meprobamato parece exercer um efeito analgésico leve em pacientes com dores musculoesqueléticas e aumenta os efeitos analgésicos de outros fármacos.

O meprobamato é bem absorvido quando administrado por via oral. Não obstante, um importante aspecto da intoxicação por meprobamato é a formação de bezoares gástricos, constituídos de comprimidos de meprobamato não dissolvidos; por esta razão o tratamento pode necessitar de endoscopia, com a remoção mecânica do bezoar. A maior parte do fármaco é metabolizada no fígado, principalmente em um derivado hidróxi de cadeia lateral e em glicuronato; a cinética de eliminação pode depender da dose. A meia-vida do meprobamato pode prolongar-se durante a administração crônica, mesmo que possa induzir algumas enzimas CYP hepáticas.

Os principais efeitos indesejáveis das doses sedativas habituais de meprobamato são sonolência e ataxia; doses maiores produzem comprometimento do aprendizado e da coordenação motora e o prolongamento do tempo de reação. O meprobamato aumenta a depressão do SNC produzida por outros fármacos. A utilização indiscriminada de meprobamato persistiu a despeito de uma substancial redução do seu uso clínico. O carisoprodol, um relaxante muscular cujo metabólito ativo é o meprobamato, também tem potencial para uso abusivo e tornou-se popular como uma "droga de rua".

PARALDEÍDO. O paraldeído é um polímero do acetaldeído, basicamente como um poliéter cíclico. O paraldeído tem odor forte e gosto desagradável. Por via oral é um irritante para a garganta e para o estômago e não é administrado por via parenteral por seus efeitos agressivos sobre os tecidos. O uso do paraldeído foi descontinuado nos EUA.

OUTROS AGENTES. O *etomidato* é usado nos EUA e em outros países como um anestésico intravenoso, frequentemente em combinação com a fentanila. Sua vantagem é carecer de atividade depressiva pulmonar e vascular, embora tenha um efeito inotrópico negativo sobre o coração. Sua farmacologia e usos anestésicos são descritos no Capítulo 19. O *clometiazol* tem propriedades sedativas, relaxante-musculares e anticonvulsivantes. Administrado isoladamente, os seus efeitos sobre a respiração são leves e o índice terapêutico é alto. Entretanto, as mortes por interações adversas com etanol são relativamente frequentes. O *propofol* é um di-isopropilfenol altamente lipofílico e rapidamente ativo usado na indução e manutenção de anestesia geral (Capítulo 19), bem como na manutenção de uma sedação de longo prazo.

FÁRMACOS HIPNÓTICOS VENDIDOS SEM PRESCRIÇÃO. Os anti-histamínicos difenidramina e doxilamina são aprovados pelo FDA como ingredientes em auxiliares do sono isentos de prescrição. Com meia-vida de eliminação de cerca de 9-10 h, esses anti-histamínicos podem ser associados a uma notável sonolência residual diurna quando tomados na noite anterior como auxiliar para o sono.

TRATAMENTO DA INSÔNIA

O hipnótico "perfeito" deveria possibilitar a ocorrência de um sono com arquitetura normal, em vez de produzir um sono com padrão farmacologicamente alterado. Ele não causaria efeitos no dia seguinte, seja ansiedade de rebote ou persistência da sedação. Ele não interagiria com outros medicamentos. Seu uso crônico não provocaria dependência ou insônia de rebote após a interrupção. A controvérsia no tratamento da insônia gira em torno de duas questões:

- Tratamento farmacológico *versus* o não farmacológico.
- Uso de hipnóticos de curta ação *versus* o de longa ação.

CATEGORIAS DE INSÔNIA

- A *insônia transitória* dura menos de três dias, sendo habitualmente causada por um breve estressor ambiental e situacional.
- A *insônia de curto prazo* dura de três dias a três semanas, sendo habitualmente causada por um estressor pessoal, como doença, sofrimentos ou problemas de trabalho. Os hipnóticos são mais bem utilizados de maneira intermitente durante esse tempo, fazendo com que o paciente omita uma dose após uma ou duas noites de sono satisfatório.
- A *insônia de longo prazo* é a que dura mais de três semanas; nenhum estressor específico pode ser identificado.

Insônia que acompanha doenças psiquiátricas importantes. A insônia causada por doenças psiquiátricas importantes com frequência responde ao tratamento farmacológico específico da doença psiquiátrica. Nos episódios depressivos maiores acompanhados de insônia, por exemplo, os inibidores seletivos da recaptação de serotonina, que podem normalmente causar insônia como um efeito colateral, resultarão de forma habitual em melhora do sono, pois tratam a síndrome depressiva. Em pacientes cuja depressão está respondendo a um inibidor de recaptação da serotonina, mas que têm insônia persistente como um efeito colateral do medicamento, o uso vespertino judicioso de trazodona pode melhorar o sono e aumentar o efeito antidepressivo do inibidor de recaptação. Entretanto, o paciente deve ser monitorado quanto a ocorrência de priapismo, hipotensão ortostática e arritmias.

O controle adequado da ansiedade em pacientes com transtornos de ansiedade frequentemente produz resolução adequada da insônia associada. A insônia intensa em pacientes com psicose aguda decorrente de esquizofrenia ou mania responde habitualmente a antagonistas dos receptores de dopamina (Capítulos 13 e 16). Os benzodiazepínicos são frequentemente usados como adjuvantes nessa situação, para reduzir a agitação e resultar em melhora do sono.

Insônia que acompanha outras doenças clínicas. Para a insônia de longo prazo decorrente de outras doenças clínicas, o tratamento adequado do distúrbio subjacente, como insuficiência cardíaca congestiva, asma ou DPOC, pode resolver a insônia. O tratamento adequado da dor em situações de dor crônica tratará igualmente a dor e a insônia e pode tornar desnecessários os hipnóticos. *Atenção adequada à higiene do sono, incluindo a redução da ingestão de cafeína, a não utilização de álcool, o exercício adequado e a estipulação de horários regulares para dormir e acordar, com frequência reduzirá a insônia.*

Insônia de longo prazo. Os tratamentos não farmacológicos são importantes para todos os pacientes com insônia de longo prazo. Esses incluem a educação sobre a higiene do sono, o treinamento de relaxamento e abordagens de modificação comportamental, como restrição do sono e terapias de estímulo e controle.

A utilização de hipnóticos em longo prazo leva a uma diminuição da sua eficácia e pode produzir uma insônia de rebote na interrupção. Quase todos os hipnóticos alteram a arquitetura do sono. Os barbitúricos reduzem o sono REM; os benzodiazepínicos reduzem o sono não REM de ondas lentas e, em menor extensão, o sono REM. Embora o significado dessas descobertas não seja claro, está emergindo um consenso de que o sono de ondas lentas é particularmente importante para os processos de restauração física. O sono REM pode ajudar na consolidação do aprendizado. O bloqueio do sono de ondas lentas por benzodiazepínicos pode responder em parte pela diminuição de sua eficácia de longo prazo e também explicar a sua eficácia em bloquear os terrores noturnos, um distúrbio do despertar do sono de ondas lentas.

Os benzodiazepínicos de ação longa podem causar confusão no dia seguinte, enquanto os agentes de curta ação podem produzir ansiedade de rebote no dia seguinte. Paradoxalmente, os efeitos amnésicos agudos dos benzodiazepínicos podem ser responsáveis pela descrição subsequente, por parte do paciente, de um sono reparador. A amnésia anterógrada pode ser mais comum com o triazolam. Os hipnóticos não devem ser administrados a pacientes com apneia do sono, especialmente a do tipo obstrutiva, porque diminuem o tônus dos músculos da vias respiratórias superiores ao mesmo tempo em que reduzem a resposta de despertar frente à hipoxia.

Insônia em pacientes idosos. O idoso, tal como o indivíduo muito jovem, tende a dormir em um padrão *polifásico* (múltiplos episódios de sono por dia) em vez do padrão *monofásico* característico dos adultos jovens. Esse padrão dificulta a avaliação do tempo adequado de sono. Alterações dos perfis farmacocinéticos dos agentes hipnóticos ocorrem nos idosos por causa da redução da água corporal e da função renal e pelo aumento da gordura corporal, que fazem os benzodiazepínicos obterem uma meia-vida mais longa. Uma dose que produz um sono prazeroso e uma vigília adequada durante o dia ao longo de uma semana de administração poderá causar confusão diurna e amnésia por volta da terceira semana, à medida que o nível continua a subir, particularmente com o uso de hipnóticos de longa ação.

CONDUTA NOS PACIENTES APÓS TRATAMENTO EM LONGO PRAZO COM AGENTES HIPNÓTICOS. Se um benzodiazepínico foi usado regularmente por duas semanas ou mais, ele deve ser reduzido em vez de interrompido subitamente. Em alguns pacientes fazendo uso de hipnóticos com meia-vida curta, é mais fácil substituí-lo primeiro por um hipnótico com meia-vida longa e só então ir reduzindo as doses.

DIRETRIZES PARA A PRESCRIÇÃO MÉDICA NO TRATAMENTO DA INSÔNIA. O uso de hipnóticos que agem nos receptores $GABA_A$, incluindo os hipnóticos benzodiazepínicos e os novos agentes zolpidem, zopiclona e zaleplona, é preferível ao de um barbitúrico, pois têm um índice terapêutico maior, têm efeitos deletérios menores sobre a arquitetura do sono e menor potencial de uso abusivo. Os compostos com meia-vida mais curta devem ser preferidos em pacientes com insônia que se manifesta no início do sono sem ansiedade diurna significativa e que necessitam exercer suas funções com plena eficácia durante o dia. Esses compostos também são apropriados para os idosos pelo reduzido risco de quedas e de depressão respiratória. Os benzodiazepínicos com meias-vidas mais longas são preferidos por pacientes que têm ansiedade diurna significativa. No entanto, os benzodiazepínicos de ação mais longa podem ser associados a comprometimento cognitivo no dia seguinte ou a um comprometimento cognitivo diurno retardado (i.e., após duas ou quatro semanas de tratamento), como resultado do acúmulo do fármaco pela administração repetida.

Agentes mais antigos, como os barbitúricos, hidrato de cloral e meprobamato, devem ser evitados no tratamento da insônia. Eles têm um alto potencial de uso abusivo e são perigosos em caso de overdose.

Para uma listagem bibliográfica completa, consulte ***As Bases Farmacológicas da Terapêutica de Goodman e Gilman***, 12ª edição.

Capítulo 18 Opioides, analgesia e tratamento da dor

A dor é um componente presente praticamente em todas as patologias clínicas e seu tratamento é um imperativo clínico fundamental. Os opioides constituem a base do tratamento da dor, mas o controle eficaz da dor pode envolver, dependendo da condição dolorosa, uma ou mais classes de fármacos, inclusive anti-inflamatórios não esteroides (AINEs), anticonvulsivantes e antidepressivos.

O termo *opiáceo* refere-se aos compostos relacionados estruturalmente com os produtos encontrados no ópio, derivados da resina retirada da papoula (*Papaver somniferum*). Os *opiáceos* incluem os alcaloides vegetais naturais como morfina, *codeína*, tebaína e muitos derivados semissintéticos. *Opioide* é qualquer composto, independentemente da sua estrutura, que possua as propriedades funcionais e farmacológicas de um opiáceo. Os opioides endógenos são os ligandos naturais dos receptores opioides encontrados nos animais. O termo *endorfina* é usado como sinônimo de peptídeos opioides endógenos, mas também se refere a um opioide endógeno específico, *β-endorfina*. Embora o termo *narcótico* tenha sido aplicado inicialmente a qualquer fármaco que causasse narcose ou sono, a palavra passou a ser ligada aos opioides e geralmente é usada no contexto legal para descrever várias substâncias que podem causar abuso ou adicção.

PEPTÍDEOS OPIOIDES ENDÓGENOS

Existem descritas várias famílias diferentes de opioides endógenos, principalmente *encefalinas*, *endorfinas* e *dinorfinas* (Quadro 18-1). Essas famílias possuem várias propriedades em comum:

- Cada família origina-se de uma proteína precursora grande diferente: pré-pró-opiomelanocortina (pré-POMC), pré-pró-encefalina e pré-pró-dinorfina, respectivamente, que são codificadas por seus genes correspondentes.
- Cada precursor está sujeito a processos de clivagem complexos por enzimas diferentes semelhantes à tripsina, além de várias modificações pós-translacionais que resultam na síntese de vários peptídeos, dos quais alguns são ativos.
- A maioria dos peptídeos opioides com atividade em determinado receptor compartilha da mesma sequência aminoterminal de Tir-Gli-Gli-Fen-(Met ou Leu), seguida de várias extensões C-terminais, que formam peptídeos de 5 a 31 moléculas; as endorfinas com sequências terminais diferentes são exceções.

Os precursores peptídicos opioides constituem uma família variada (Figura 18-1). O principal peptídeo opioide derivado da *POMC* é o *potente agonista opioide conhecido como β-endorfina*. A sequência da *POMC* também está presente em vários peptídeos não opioides, inclusive hormônio adrenocorticotrófico (ACTH), hormônio estimulador dos melanócitos (α-MSH) e β-lipotropina (β-LPH). Embora a β-endorfina contenha a sequência da metencefalina em seu segmento aminoterminal, ela não é convertida a este peptídeo. A *pró-encefalina* contém muitas cópias da *met-encefalina*, bem como uma única cópia da *leu-encefalina*. A pró-dinorfina contém três peptídeos de dimensões diferentes e todos começam com a sequência da leu-encefalina: dinorfina A, dinorfina B e neoendorfina. O *peptídeo nociceptina* ou *orfanina FQ* (hoje conhecido como N/OFQ) é estruturalmente semelhante à dinorfina A.

As *endorfinas* pertencem a uma nova família de peptídeos que inclui: *endomorfina-1* (Tir-Pro-Trp-Fen-NH_2) e *endomorfina-2* (Tir-Pro-Fen-Fen-NH_2). As endorfinas têm estruturas atípicas e demonstram seletividade pelo receptor opioide μ. É importante ressaltar alguns pontos:

- Nem todas as células que produzem um precursor dos pró-hormônios opioides armazenam e liberam a mesma mistura de peptídeos opioides; isto é atribuído ao processamento diferencial secundário às variações do complemento celular de peptidases que produzem e degradam os fragmentos opioides ativos.
- O processamento desses peptídeos é alterado pelas demandas fisiológicas, resultando na liberação de misturas diferentes de peptídeos derivados pós-translação por determinada célula em diferentes condições.
- Os peptídeos opioides estão presentes no plasma e isto reflete sua liberação pelos sistemas secretores como a hipófise e as glândulas suprarrenais, que não dependem da liberação neuroaxial. Por outro lado, os níveis desses peptídeos no cérebro ou na medula espinal e no líquido cerebrospinal (LCS) dependem dos sistemas neuroaxiais e não dos sistemas periféricos.

RECEPTORES OPIOIDES

Os três receptores opioides — μ, δ e κ (MOR, DOR e KOR) — pertencem à família rodopsina dos GPCRs (Capítulo 3) e apresentam homologia de sequência muito ampla (55-58%). Pesquisadores

Quadro 18-1

Peptídeos opioides endógenos

	TIPOS DE RECEPTORES		
LIGANDOS OPIOIDES	μ	δ	κ
Met-encefalina (**Tir-Gli-Gli-Fen-Met**)	++	+++	
Leu-encefalina (**Tir-Gli-Gli-Fen-Leu**)	++	+++	
β-Endorfina (**Tir-Gli-Gli-Fen-Met**-Tre-Ser-Glu-Lis-Ser-Gln-Tre-Pro-Leu-Val-Tre-Leu-Fen-Lis-Asn-Ala-Ile-Ile-Lis-Asn-Ala-Tre-Lis-Lis-Gli-Glu)	+++	+++	
Dinorfina A (**Tir-Gli-Gli-Fen-Leu**-Arg-Arg-Ile-Arg-Pro-Lis-Leu-Lis-Trp-Asp-Asn-Gln)	++		+++
Dinorfina B (**Tir-Gli-Gli-Fen-Leu**-Arg-Arg-Gln-Fen-Lis-Val-Val-Tre)	+		+++
α-Neoendorfina (**Tir-Gli-Gli-Fen-Leu**-Arg-Lis-Tir-Pro-Lis)	+	+	+++
Endomorfina-1 (Tir-Pro-Trp-Fen-NH_2)	+++	+	
Nociceptina (orfanina FQ) (Fen-Gli-Gli-Fen-Tregli-Ala-Arg-Lis-Ser-Ala-Arg-Lis-Leu-Ala-Asn-Gln)	–	–	–

+, agonista; –, antagonista; + < ++ < +++ em potência.
Fonte: Reproduzido, com autorização, de Raynor K *et al*. *Pharmacological characterization of the cloned kappa-, delta- and mu-opioide receptors*. Mol Pharmacol, 1994;45:330-334.

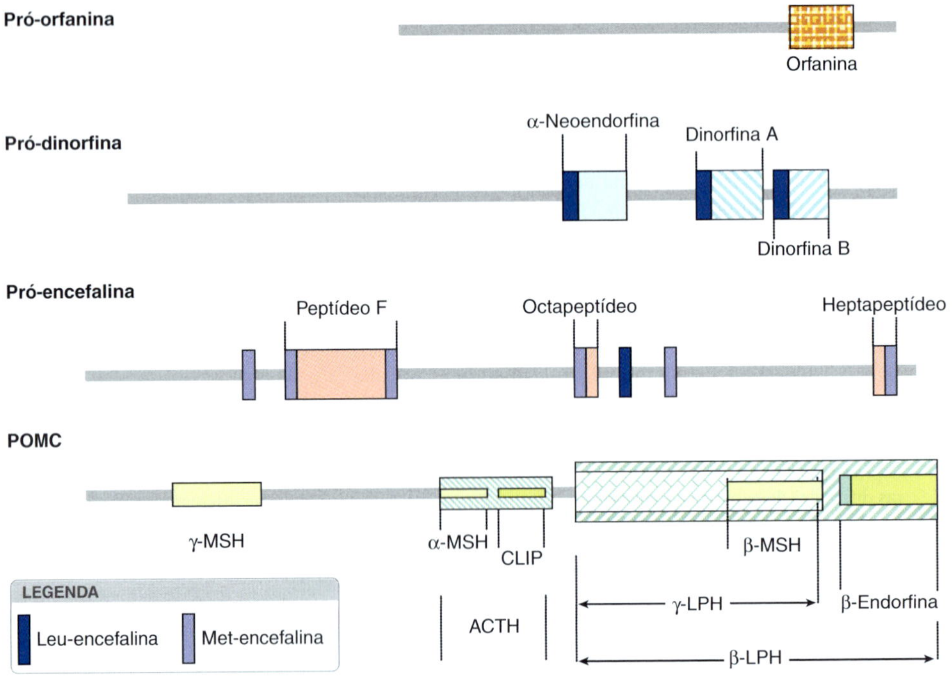

Figura 18-1 *Precursores peptídicos*. (Reproduzida, com autorização, de Akil H, Owens C, Gustein H, *et al*. Endogenous opioids: Overview and current issues. *Drug Alcohol Depend*, 1998;51:127-140. Copyright © da Elsevier.)

Quadro 18-2

Agonistas opioides

LIGANDOS OPIOIDES	TIPOS DE RECEPTOR		
	μ	δ	κ
Etorfina	+++	+++	+++
Fentanila	+++		
Hidromorfona	+++		+
Levorfanol	+++		
Metadona	+++		
Morfina[a]	+++		+
Sufentanila	+++	+	+
DAMGO[a] ([D-Ala²,MeFen⁴,Gli(ol)⁵] encefalina)	+++		
DPDPE[b] ([D-Pen²,D-Pen⁵] encefalina)		++	
[D-Ala²,Glu⁴] deltorfina		++	
DSLET ([D-Ser²,Leu⁵] encefalina-Thr⁶)	+	++	
SNC80		++	
Bremazocina	+++	++	+++
Buprenorfina	P		− −
Butorfanol	P		+++
Etilcetociclazocina	P	+	+++
Nalbufina	− −		++
Espiradolina[c]	+		+++
U50,488[c]			+++
U69,593[c]			+++

+, agonista; −, antagonista; P, agonista parcial. + < ++ < +++ em potência.
[a]Protótipo μ preferencial. [b]Protótipo δ preferencial. [c]Protótipo κ preferencial.
Fonte: Reproduzido, com autorização, de Raynor K, *et al. Pharmacological characterization of the cloned kappa-, delta- and mu-opioide receptors. Mol Pharmacol, 1994;45:330-334.*

desenvolveram agonistas altamente seletivos, que apresentam afinidade específica pelos respectivos sítios de ligação (p. ex., DAMGO pelo receptor μ, DPDPE pelo receptor δ e U-50 e U-69,593 pelo receptor κ) (Quadro 18-2). Os antagonistas utilizados comumente (Quadro 18-3) incluem análogos cíclicos da somatostatina, inclusive CTOP como um antagonista do receptor μ, um derivado da naloxona conhecido como naltrindol como antagonista do receptor δ e um derivado bivalente da naltrexona conhecido como nor-binaltorfina (nor-BNI), como antagonista do receptor κ.

Na membrana, os receptores dos opiáceos podem formar homodímeros e heterodímeros. A dimerização pode alterar as propriedades farmacológicas dos respectivos receptores. Existem variantes de *splicing* para cada uma das três famílias de receptores opioides e este *splicing* alternativo dos transcritos do receptor pode ser crucial à diversidade dos receptores opioides. Em vista da importância funcional dos componentes intracelulares dos GPCRs, não é surpreendente que existam diferenças significativas entre as isoformas de receptor em termos de ativação da proteína G e interiorização do receptor induzidas por um agonista.

Uma proteína semelhante ao receptor opioide (ORL1 ou NOP) foi clonada com base em sua homologia estrutural (semelhança de 48-49%), com os outros membros da família de receptores opioides; essa proteína é acoplada às proteínas G, tem um ligando endógeno (nociceptina/orfanina, FQ: N/OFQ), mas não tem as mesmas propriedades farmacológicas dos opioides.

Quadro 18-3

Antagonistas opioides

LIGANDOS OPIOIDES	TIPOS DE RECEPTOR μ	δ	κ
Naloxona[a]	– – –	–	– –
Naltrexona[a]	– – –	–	– – –
CTOP[b]	– – –		
Diprenorfina	– – –	– –	– – –
β-Funaltrexarnina[b,c]	– – –	–	+ +
Naloxonazina	– – –	–	–
Nor-Binaltorfimina	–	–	– – –
Naltrindol[d]	–	– – –	–
Naloxona benzoil-hidrazona	– – –	–	–

+, agonista; –, antagonista; – < – – < – – – em potência.
[a]Ligando universal. [b]Protótipo μ preferencial. [c]Ligando irreversível. [d]Protótipo δ preferencial.
Fonte: Reproduzido, com autorização, de Raynor K, *et al. Pharmacological characterization of the cloned kappa-, delta- and mu-opioide receptors. Mol Pharmacol, 1994;45:330-334.*

SINALIZAÇÃO DOS RECEPTORES OPIOIDES

Os receptores opioides μ, κ e δ são acoplados por proteínas G_i/G_o sensíveis à toxina pertussis (embora ocasionalmente também por G_s ou G_z). Com a ativação do receptor, o acoplamento G_i/G_o desencadeia diversas reações intracelulares, inclusive:

- Inibição da atividade da adenilato-ciclase
- Redução da abertura dos canais de Ca^{2+} controlados por voltagem (reduz a liberação dos neurotransmissores pelas terminações pré-sinápticas)
- Estimulação do transporte de K^+ por vários canais, inclusive canais de K^+ retificadores internos ativados por proteínas G (GIRKs) (hiperpolariza e inibe os neurônios pós-sinápticos)
- Ativação da PKC e da PLC_β

CONSEQUÊNCIAS FUNCIONAIS DA ATIVAÇÃO AGUDA E CRÔNICA DOS RECEPTORES OPIOIDES

A perda do efeito com a exposição aos opiáceos ocorre depois de intervalos curtos e longos.

INTERNALIZAÇÃO. Os receptores μ e δ podem passar por um processo rápido de internalização mediada por um agonista por meio da via endocítica clássica mediada pela β-arrestina, enquanto os receptores κ não sofrem internalização depois da exposição prolongada a um agonista. A internalização dos receptores μ e δ pode ser induzida diferenciadamente em função da estrutura do ligando.

DESSENSIBILIZAÇÃO. Em face da ativação transitória (minutos a horas), pode-se observar um fenômeno conhecido como tolerância aguda ou dessensibilização, que é específico para cada receptor e desaparece à medida que ocorre a depuração do agonista com o tempo. A dessensibilização aguda provavelmente depende da fosforilação dos receptores, resultando no desacoplamento do receptor de sua proteína G e/ou na interiorização do receptor.

TOLERÂNCIA. Nesse caso, a tolerância depende da redução da eficácia aparente do fármaco com a administração repetida ou contínua do agonista (dias a semanas) que, depois da remoção do agonista, desaparece ao longo de várias semanas. Essa perda de efeito com a exposição persistente a um agonista opiáceo demonstra várias propriedades essenciais:

- As diferentes respostas fisiológicas desenvolvem tolerância a taxas variadas. Desse modo, no nível de um sistema do organismo, alguns parâmetros demonstram desenvolvimento de pouca ou nenhuma tolerância (miose pupilar), algumas apresentam tolerância moderada (constipação, vômitos, analgesia e sedação) e outras desenvolvem tolerância rápida (efeito euforigênico).
- Em geral, os agonistas opiáceos de determinada classe comumente mostram resposta reduzida em um sistema que se tornou tolerante a outro fármaco da mesma classe (p. ex., tolerância cruzada entre os agonistas μ, com a morfina e a fentanila). Essa tolerância cruzada não é consistente ou completa e, por esta razão, constitui a base para a alternância entre os fármacos opioides utilizados na prática clínica.

DEPENDÊNCIA. O termo dependência descreve um estado de adaptação evidenciada pela síndrome de abstinência específica para a classe de receptor/fármaco, que é produzida pela interrupção da exposição à substância (p. ex., abstinência do uso de uma droga) ou pela administração de um antagonista (p. ex., naloxona). No nível dos sistemas do organismo, a abstinência evidencia-se por ativações somatomotora e autonômica significativas (manifestada por agitação, hiperalgesia, hipertermia, hipertensão, diarreia, dilatação pupilar e secreção de quase todos os hormônios hipofisários e adrenomedulares) e por sintomas afetivos (disforia, ansiedade e depressão).

ADICÇÃO. Adicção é um padrão comportamental evidenciado pelo uso compulsivo de uma droga. Os efeitos recompensadores positivos dos opiáceos são considerados o componente motivador para a iniciação do uso ilícito destas drogas. Essa propriedade recompensadora positiva está sujeita ao desenvolvimento de tolerância. Em vista da natureza aversiva dos sintomas da abstinência no organismo dependente, não é surpreendente que a evitação e o alívio destes sintomas possam transformar-se na motivação principal para o uso compulsivo da droga. É importante salientar que a dependência da droga *não* é sinônimo de adicção. Tolerância e dependência são respostas fisiológicas observadas em todos os pacientes, em vez de indicadores de adicção (Capítulo 24). Por exemplo, a dor associada ao câncer geralmente requer tratamento prolongado com doses altas de opioides, que causam tolerância e dependência. Contudo, o uso abusivo nesses casos não é considerado comum.

MECANISMOS DA TOLERÂNCIA/DEPENDÊNCIA-ABSTINÊNCIA. Existem controvérsias quanto aos mecanismos responsáveis pela tolerância e dependência crônicas/abstinência. Vários tipos de respostas parecem contribuir para isso.

Disposição do receptor. A dessensibilização aguda ou a interiorização dos receptores pode desempenhar um papel importante na iniciação da tolerância crônica, mas não é suficiente para explicar as alterações persistentes observadas com a exposição crônica. Desse modo, ao contrário dos outros agonistas dos receptores μ, a morfina não provoca a interiorização ou a fosforilação e a dessensibilização a estes receptores. A dessensibilização e a hiporregulação dos receptores são específicas para cada agonista. A endocitose e o sequestro dos receptores nem sempre resulta em sua degradação, mas também pode causar desfosforilação e reciclagem dos receptores para a superfície da célula. Desse modo, a tolerância aos opioides pode não estar relacionada com a dessensibilização dos receptores, mas sim com a falta de dessensibilização. Os agonistas que interiorizam rapidamente os receptores opioides também poderiam dessensibilizar rapidamente as vias de sinalização, mas esta dessensibilização poderia ser ao menos em parte restabelecida pela reciclagem dos receptores opioides "reativados".

Adaptação dos mecanismos de sinalização intracelular dos neurônios que possuem receptores opioides. O acoplamento do MOR aos efetores celulares — p. ex., inibição da adenilato-ciclase, ativação dos canais de K^+ retificadores internos, inibição das correntes de Ca^{2+} e inibição da liberação final dos transmissores — demonstra a independência funcional entre a ocupação do receptor e a função efetora. É importante mencionar que o efeito opioide crônico inicia alterações contrarreguladoras adaptativas. O melhor exemplo desses processos contrarreguladores celulares é o aumento reflexo dos níveis do AMP cíclico celular produzido pela "superativação" da adenilato-ciclase e hiper-regulação da quantidade de enzima disponível.

Contra-adaptação no nível sistêmico. Com a exposição crônica aos opiáceos, observa-se perda inequívoca do efeito das drogas; isto pode refletir o aumento da excitabilidade do processo regulado. Desse modo, a tolerância à ação analgésica dos opiáceos μ administrados por períodos longos pode resultar na ativação das vias bulboespinhais, que aumentam a excitabilidade das vias de transmissão da dor no corno dorsal da medula. Com a exposição crônica aos opiáceos, a ocupação dos receptores opioides resulta na ativação da PKC, que pode fosforilar e, consequentemente, aumentar a ativação dos receptores de glutamato tipo NMDA locais (Capítulo 14). Esses receptores medeiam um estado facilitado, que resulta na acentuação do processamento da dor na medula espinal. O bloqueio desses receptores pode, ao menos em parte, atenuar a perda da eficácia analgésica depois da exposição prolongada aos opiáceos. Essas hipóteses de contra-adaptação em nível sistêmico representam os mecanismos que podem ser aplicados aos sistemas específicos (p. ex., modulação da dor), mas não necessariamente aos demais (p. ex., sedação ou miose).

EFEITOS DOS OPIOIDES UTILIZADOS NA PRÁTICA CLÍNICA

Dependendo das suas preferências pelos receptores, os opiáceos produzem vários efeitos compatíveis com o papel desempenhado pelos sistemas do organismo com os quais os receptores estão associados. Embora o uso clínico principal dos opioides seja baseado em suas propriedades analgésicas, esses fármacos produzem muitos outros efeitos. Isso não é surpreendente, tendo em vista a distribuição ampla dos receptores opioides no cérebro e nas estruturas periféricas.

ANALGESIA. Os fármacos semelhantes à morfina produzem *analgesia*, *sonolência* e *euforia*. Quando doses terapêuticas de morfina são administradas aos pacientes com dor, eles descrevem que a dor é menos intensa ou desapareceu por completo. Além do alívio do sofrimento, alguns pacientes podem apresentar euforia. A analgesia geralmente ocorre sem perda da consciência, embora seja comum ocorrer sonolência. Nessas doses, a morfina não tem atividade anticonvulsivante e geralmente não causa distúrbios da fala, labilidade emocional ou perda significativa da coordenação motora. Quando se administra morfina nas mesmas doses aos indivíduos normais sem dor, os pacientes podem relatar que a experiência com o fármaco é definitivamente desagradável. Pode haver sonolência, dificuldade de realizar atividades mentais, apatia e redução da atividade física. À medida que se aumenta a dose, os efeitos subjetivos, analgésicos e tóxicos, incluindo depressão respiratória, tornam-se mais pronunciados. O alívio da dor pelos opioides semelhantes à morfina é seletivo, no sentido de que outras modalidades sensoriais (p. ex., toque suave, propriocepção e sensibilidade às temperaturas moderadas) não são afetadas. Doses baixas de morfina produzem reduções no componente afetivo da dor, mas não na intensidade percebida da dor. A dor difusa e persistente (p. ex., produzida pela lesão e inflamação dos tecidos) é aliviada de modo mais eficaz que a dor aguda intermitente (incidente), por exemplo, dor associada à mobilização de uma articulação inflamada; contudo, com doses suficientes do opioide, é possível aliviar até mesmo a dor dilacerante grave associada à cólica biliar ou renal aguda.

ESTADOS DOLOROSOS E MECANISMOS RESPONSÁVEIS PELOS DIFERENTES ESTADOS DOLOROSOS

Nocicepção aguda. A ativação aguda dos pequenos aferentes sensoriais de limiar alto (fibras Aδ e C) gera estimulação transitória da medula espinal que, por sua vez, resulta na ativação dos neurônios que se projetam contralateralmente ao tálamo e daí ao córtex somatossensorial. Uma projeção espinofugal paralela dirige-se ao tálamo e daí para o córtex cingulado anterior, que faz parte do sistema límbico. A resposta produzida pela ativação aguda desse sistema ascendente é suficiente para provocar queixas de dor. Exemplos desses estímulos são o contato com uma xícara de café quente, uma picada de agulha ou uma incisão.

Lesão dos tecidos. Depois da lesão dos tecidos ou da inflamação localizada (p. ex., queimadura da pele local, dor de dente, artrite reumatoide) tem início um estado doloroso persistente que se caracteriza por ardência, sensação de pulsação ou dor difusa e contínua com resposta anormal à dor (hiperalgesia), que pode ser evocada por estímulos inócuos em outras condições ou ligeiramente aversivos (banho com água tépida depois de uma queimadura solar; extensão moderada de uma articulação inflamada). Em geral, essa dor reflete os efeitos dos fatores ativos (como prostaglandinas, bradicinina, citocinas e íons H^+, entre muitos outros mediadores) liberados no local lesado e que podem ativar as terminações dos pequenos aferentes de limiar alto (fibras Aδ e C) e reduzir a intensidade do estímulo necessária para ativar estas fibras aferentes sensoriais (sensibilização periférica). Além disso, o tráfego aferente contínuo desencadeado pela lesão provoca a ativação das vias facilitadoras espinais, ampliando o grau de ativação do cérebro por determinado estímulo. Essa facilitação parece ser responsável pelos estados hiperalgésicos. Em geral, essa dor provocada pela lesão dos tecidos é conhecida como "nociceptiva" (Figura 18-2). Exemplos desse tipo de dor seriam queimaduras, incisões, abrasão da pele, inflamação articular e lesão musculoesquelética.

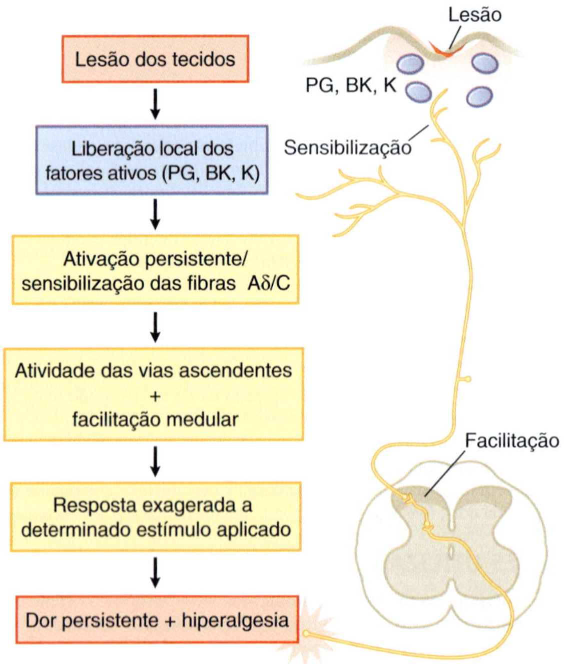

Figura 18-2 *Mecanismos da nocicepção provocada por lesão dos tecidos.*

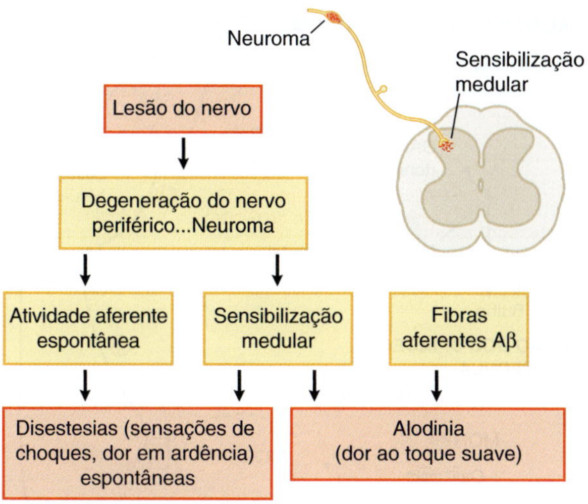

Figura 18-3 *Mecanismos da nocicepção provocada por lesão dos nervos.*

Lesão neural. A lesão do nervo periférico desencadeia alterações anatômicas e bioquímicas complexas no nervo e na medula espinal, que causam disestesias espontâneas (dor em pontadas ou ardência) e alodinia (dor ao toque suave). Esse estado doloroso causado pela lesão neural pode não depender da ativação dos pequenos aferentes, mas pode ser desencadeado pelos aferentes sensoriais de limiar baixo (p. ex., fibras Aβ). Essas lesões neurais resultam no desenvolvimento de atividade ectópica originada dos neuromas formados pela lesão do nervo e dos gânglios das raízes dorsais dos axônios lesados, além de resultar na reorganização do corno dorsal, de forma que os estímulos aferentes de limiar baixo transmitidos pelas fibras Aβ evocam um estado doloroso. Exemplos desse tipo de lesão neural incluem o traumatismo ou a compressão nervosa (síndrome do túnel do carpo), quimioterapia (p. ex., antineoplásica), diabetes e dor pós-herpética (herpes-zóster). Esses estados dolorosos são descritos como neuropáticos (Figura 18-3). Muitas síndromes clínicas dolorosas, inclusive o câncer, geralmente representam uma combinação desses mecanismos inflamatórios e neuropáticos. Embora a dor nociceptiva geralmente responda aos analgésicos opioides, a dor neuropática é comumente menos suscetível ao tratamento com estes analgésicos.

Dimensões sensoriais versus afetivas. Quando a dor não evoca suas respostas habituais (ansiedade, medo, pânico e sofrimento), a capacidade de o paciente tolerar a dor pode aumentar de forma expressiva, mesmo quando a capacidade de perceber a sensação está relativamente preservada. Entretanto, é evidente que a alteração da reação emocional aos estímulos dolorosos não é o único mecanismo da analgesia. Desse modo, a administração intratecal dos opioides pode causar analgesia segmentar profunda sem causar alteração significativa da função sensorial ou motora, ou dos efeitos subjetivos.

MECANISMOS DA ANALGESIA INDUZIDA PELOS OPIOIDES. Depois da administração sistêmica, os efeitos analgésicos dos opiáceos parecem ser atribuídos às ações no cérebro, na medula espinal e nos tecidos periféricos (em alguns casos).

Ações supraespinais. As microinjeções de morfina dentro da substância cinzenta periaqueductal (SPA) bloqueia as respostas nociceptivas, enquanto a naloxona reverte estes efeitos. Existem vários mecanismos por meio dos quais os opiáceos com ação limitada à SPA podem atuar e alterar a transmissão nociceptiva. Esses mecanismos estão resumidos na Figura 18-4. Os agonistas do receptor MOR bloqueiam a liberação do transmissor inibitório GABA pelos sistemas tonicamente ativos da SPA, que regulam a atividade das projeções ao bulbo. As projeções da SPA ao bulbo ativam a secreção bulboespinal de NE e 5-HT no corno dorsal da medula. Essa secreção pode atenuar a excitabilidade do corno dorsal. Curiosamente, essa organização da SPA também pode aumentar a excitabilidade da rafe dorsal e substância ferruginosa, (em que se originam as projeções serotonérgicas e noradrenérgicas ascendentes ao prosencéfalo límbico).

Ação espinal dos opiáceos. A ação local dos opiáceos na medula espinal deprime seletivamente a descarga dos neurônios do corno dorsal, que são provocadas pelas fibras nervosas aferentes finas (limiar alto), mas não pelas fibras calibrosas (limiar baixo). A administração intratecal dos opioides aos animais (desde camundongos a seres humanos) atenua confiavelmente a resposta do organismo a vários estímulos somáticos e viscerais que, de outro modo, provocariam estados dolorosos. A ligação do opiáceo e da proteína receptora específica ficam limitadas em grande parte à substância gelatinosa do corno dorsal superficial, região na qual os aferentes sensoriais finos (limiar alto) têm suas terminações principais. Uma porcentagem significativa desses receptores opioides está associada às fibras C aferentes primárias peptidérgicas; as demais estão situadas nos neurônios do corno dorsal.

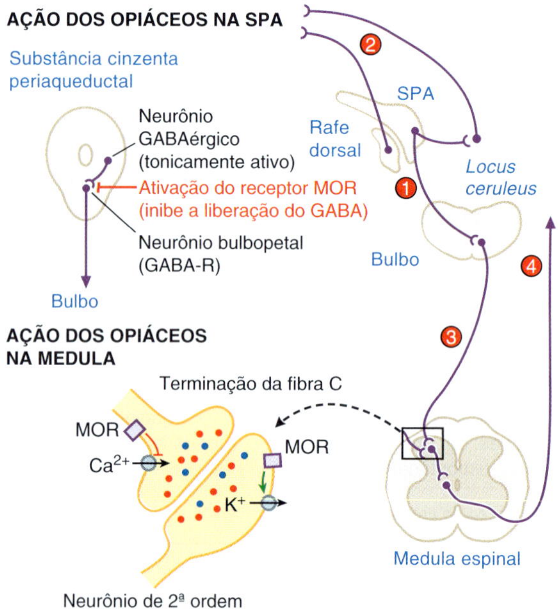

Figura 18-4 *Mecanismos de ação dos opiáceos na produção de analgesia. Ao alto e à esquerda*: ilustração esquemática da organização da ação dos opiáceos na substância cinzenta periaqueductal. *Ao alto e à direita*: vias da SPA sensíveis aos opiáceos μ. As ações dos opiáceos μ bloqueiam a liberação do GABA pelos sistemas tonicamente ativos que, de outro modo, regulam as projeções ao bulbo (1), resultando na ativação do sistema da SPA, que ativa os receptores das monoaminas do prosencéfalo (2) e da medula (3), que regulam as projeções espinais (4) que fornecem estímulos sensoriais aos centros mais elevados e ao humor. *Embaixo e à esquerda*: ilustração esquemática da sinapse aferente primária com o neurônio de segunda ordem do corno dorsal da medula, demonstrando os receptores opioides pré-sinápticos e pós-sinápticos acoplados aos canais de Ca^{2+} e K^+, respectivamente. A ligação ao receptor opioide está expressa em grandes quantidades na superfície do corno dorsal da medula (substância gelatinosa). Esses receptores estão localizados antes das sinapses das terminações dos aferentes primários pequenos (fibras C) e depois da sinapse dos neurônios de segunda ordem. Antes da sinapse, a ativação do receptor MOR bloqueia a abertura do canal de Ca^{2+} sensível à voltagem, resultando em hiperpolarização. Desse modo, um agonista opiáceo que atue simultaneamente nesses níveis serviria para atenuar a excitação do neurônio de segunda ordem desencadeada pelos estímulos aferentes.

Os opiáceos espinais reduzem a secreção dos principais transmissores peptídicos aferentes, inclusive a substância P presente nos pequenos aferentes. A ação pré-sináptica corresponde à capacidade que os opiáceos têm de evitar a abertura dos canais de Ca^{2+} sensíveis à voltagem e, desse modo, impedir a secreção dos transmissores. A ação pós-sináptica é demonstrada pela capacidade que os opiáceos têm de bloquear a excitação dos neurônios do corno dorsal evocada diretamente pelo glutamato, refletindo a ativação direta dos neurônios que se projetam ao corno dorsal. A ativação dos canais de K^+ desses neurônios pós-sinápticos com hiperpolarização resultante é compatível com a inibição pós-sináptica direta. A capacidade simultânea de os opiáceos espinais reduzirem a secreção dos neurotransmissores excitatórios pelas fibras C e diminuírem a excitabilidade dos neurônios do corno dorsal parece explicar o efeito seletivo e potente destes fármacos no processamento nociceptivo medular. Nos seres humanos, existem vários estudos indicando que diversos opiáceos administrados por via espinal (intratecal ou epidural) podem causar analgesia potente revertida pelas doses baixas de naloxona administrada por via sistêmica.

Ação periférica. A aplicação direta dos opiáceos em concentrações altas em um nervo periférico pode, na verdade, causar um efeito semelhante ao dos anestésicos locais, mas esta ação não é revertida pela naloxona e parece refletir uma ação "inespecífica". Por outro lado, as injeções diretas dos opioides nos tecidos periféricos demonstraram que, nas condições inflamatórias em que há sensibilidade terminal exacerbada que resulta em uma resposta exagerada à dor (p. ex., hiperalgesia), a ação local dos opiáceos pode normalizar os limiares aumentados. Ainda não está claro se os efeitos limitam-se à terminação aferente, se o opiáceo atua nas células inflamatórias que liberam produtos que sensibilizam a terminação nervosa ou se são as duas hipóteses combinadas.

ALTERAÇÕES DO HUMOR E PROPRIEDADES RECOMPENSADORAS. Os mecanismos pelos quais os opioides produzem euforia, tranquilidade e outras alterações do humor (incluindo as propriedades recompensadoras ou gratificantes) não estão inteiramente claros. Os sistemas neurais que medeiam o reforço do uso dos opioides superpõem-se,

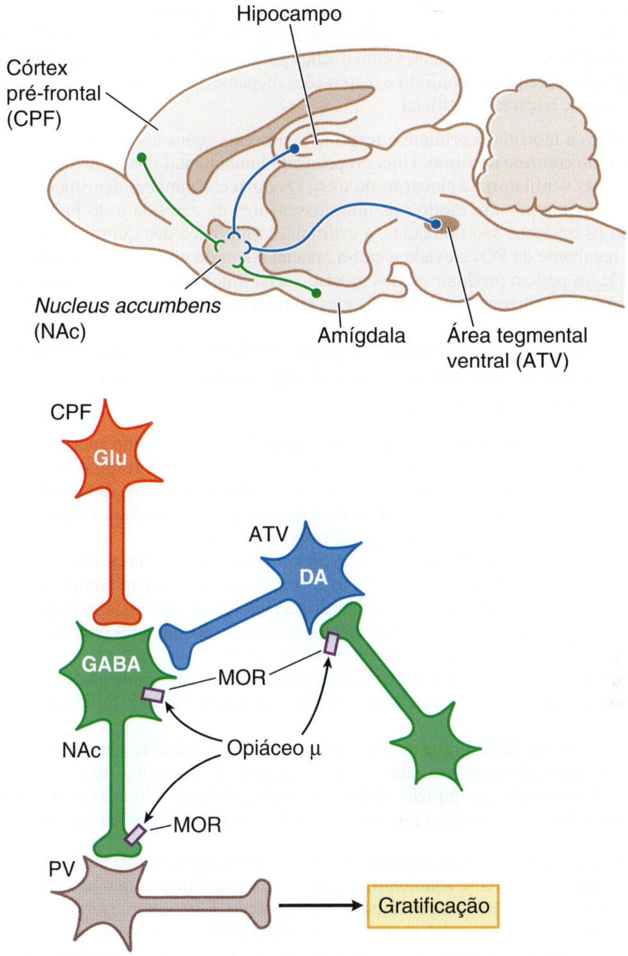

Figura 18-5 *Ilustração esquemática das vias responsáveis pelas propriedades gratificantes dos opiáceos.* Gravura superior: esse corte sagital do encéfalo de rato demonstra simplificadamente os estímulos de DA e GABA provenientes da área tegmental ventral (ATV) e do córtex pré-frontal (CPF), respectivamente, que chegam ao *nucleus accumbens* (NAc). Painel inferior: os neurônios estão assinalados por seus neurotransmissores principais. No nível celular, os agonistas do receptor MOR reduzem a excitabilidade e a liberação do neurotransmissor nos pontos indicados por inibição da entrada de Ca^{2+} e ampliação do fluxo de K^+ (ver Figura 18-4). Desse modo, a inibição induzida pelos opiáceos na ATV sobre os interneurônios GABAérgicos ou no NAc reduz a inibição mediada pelo GABA e aumenta os estímulos gerados pelo pálido ventral (PV), que parece correlacionar-se com um estado reforçador positivo (gratificação aumentada).

mas são diferentes dos que estão envolvidos na dependência física e na analgesia. Dados comportamentais e farmacológicos sugerem uma função fundamental do sistema dopaminérgico mesocorticolímbico, que se projeta ao *nucleus accumbens* (NAc) para gerar a recompensa e a motivação induzidas pela droga (Figura 18-5).

RESPIRAÇÃO. Embora os efeitos respiratórios sejam demonstrados facilmente, a depressão respiratória clinicamente significativa raramente ocorre com as doses analgésicas convencionais, desde que não existam outras variáveis contribuintes (descritas nas seções seguintes). Entretanto, é importante ressaltar que a *depressão respiratória é a causa principal de morbidade secundária ao tratamento com opiáceos*. Nos seres humanos, as mortes por intoxicação opioide quase sempre se devem à parada ou à obstrução respiratória. Os opiáceos deprimem todos os componentes da atividade respiratória (frequência, volume por minuto e volume corrente) e causam respiração irregular e aperiódica. A redução do volume respiratório é atribuída basicamente à diminuição da frequência respiratória; com as doses tóxicas dos opioides, a frequência pode diminuir para 3-4 respirações por minuto. Desse modo, os opioides devem ser utilizados com cautela em pacientes com asma, DPOC, cor pulmonar, reserva respiratória reduzida, depressão respiratória preexistente, hipóxia ou hipercapnia para evitar apneia secundária à redução do estímulo respiratório, que se superpõe ao aumento da resistência nas vias respiratórias. Embora a depressão respiratória não seja considerada um efeito terapêutico favorável dos opiáceos, sua capacidade de suprimir o estímulo respiratório é usada terapeuticamente para tratar a dispneia resultante (p. ex., pacientes com doença pulmonar obstrutiva crônica [DPOC], nos quais a ânsia por respirar causa agitação extrema, desconforto e respirações ofegantes); do mesmo modo, os opiáceos são úteis nos pacientes que necessitam de respiração artificial.

Os opioides semelhantes à morfina deprimem a respiração por suas ações nos receptores μ e δ, em parte por um efeito depressor direto no controle do ritmo. Uma propriedade fundamental dos efeitos dos opiáceos na respiração é a depressão da resposta ventilatória à elevação do CO_2. Os opiáceos também deprimem a ventilação produzida por outras causas de hipóxia por um efeito nos quimiossensores da carótida e do bulbo aórtico. É importante ressaltar que, quando os opiáceos são utilizados, a estimulação hipóxica dos quimiorreceptores anula o estímulo respiratório residual resultante da PO_2 elevada e causa apneia. Além do efeito no ritmo respiratório e na quimiossensibilidade, os opiáceos podem produzir efeitos mecânicos na função das vias respiratórias porque aumentam a rigidez da parede torácica e reduzem a potência das vias respiratórias superiores.

FATORES QUE AGRAVAM A DEPRESSÃO RESPIRATÓRIA INDUZIDA PELOS OPIÁCEOS. Existem alguns fatores que reconhecidamente aumentam o risco de depressão respiratória induzida pelos opiáceos, mesmo quando utilizados em doses terapêuticas:

- ***Outros fármacos***. A combinação dos opiáceos com outros depressores como anestésicos gerais, tranquilizantes, álcool ou hipnóticossedativos produz depressão aditiva da atividade respiratória.
- ***Sono***. O sono natural diminui a sensibilidade do centro bulbar ao CO_2 e os efeitos depressores da morfina e do sono são no mínimo aditivos. A apneia obstrutiva do sono é considerada um fator de risco importante para o aumento da probabilidade de ocorrer depressão respiratória fatal.
- ***Idade***. Os recém-nascidos podem desenvolver depressão respiratória e insaturação significativas; isto pode ser evidenciado nos escores de Apgar mais baixos, caso os opioides sejam administrados por via parenteral às gestantes pouco antes do parto (2-4 h) em consequência da transferência transplacentária dos fármacos. Os pacientes idosos estão mais sujeitos à depressão respiratória, porque seus pulmões são menos elásticos, as paredes torácicas são rígidas e a capacidade vital está reduzida.
- ***Doenças***. Os opiáceos podem causar efeitos depressores mais graves nos pacientes com doenças cardiopulmonares ou renais crônicas, porque esses indivíduos podem ter dessensibilização da resposta à elevação do CO_2.
- ***DPOC***. A depressão respiratória grave também pode ocorrer em pacientes com doença pulmonar obstrutiva crônica (DPOC) e apneia do sono secundária à diminuição do estímulo hipóxico.
- ***Alívio da dor***. A dor estimula a respiração; a eliminação da condição dolorosa (p. ex., analgesia resultante do uso terapêutico do opiáceo) deprime o estímulo ventilatório e causa depressão respiratória aparente.

A depressão respiratória causada por qualquer agonista opiáceo pode ser revertida prontamente pela administração de um antagonista opioide. No paciente sonolento, a reversão da sonolência com o uso de um antagonista opioide é considerada um sinal de que o problema era causado pelo opiáceo. É importante lembrar que a maioria dos antagonistas opiáceos tem duração de ação relativamente curta, em comparação com um agonista como a morfina ou a metadona; desse modo, a "renarcotização" pode ocorrer se o paciente não for mantido em observação.

EFEITOS NEUROENDÓCRINOS. A regulação da secreção dos hormônios e dos fatores hipofisários é controlada por mecanismos complexos por receptores opioides existentes no eixo hipotalâmico-hipofisário-suprarrenal (HPSR). Em termos gerais, os opioides como a morfina bloqueiam a secreção de alguns hormônios desse sistema.

Hormônios sexuais. Nos homens, o tratamento de curta duração com opiáceos reduz os níveis plasmáticos do cortisol, da testosterona e das gonadotrofinas. A inibição da função suprarrenal é refletida pela produção reduzida de cortisol e pelos níveis baixos dos androgênios suprarrenais (desidroepiandrosterona, DHEA). Nas mulheres, a morfina também diminui a secreção do LH e do FSH. Nos dois sexos, o tratamento crônico pode causar endocrinopatias como hipogonadismo hipogonadotrófico. Nos homens, isso pode diminuir a libido e, com a exposição prolongada, obscurecer as características sexuais secundárias. Nas mulheres, essas exposições estão associadas às irregularidades do ciclo menstrual. É importante salientar que essas alterações são reversíveis com a interrupção da exposição aos opiáceos.

Prolactina. A secreção de prolactina pela adeno-hipófise está sob o controle inibitório da dopamina liberada pelos neurônios do núcleo arqueado. Os agonistas dos receptores MORs atuam antes das sinapses dessas terminações que liberam dopamina, de forma a inibir sua liberação e, deste modo, aumentar o nível plasmático da prolactina.

Hormônio antidiurético e ocitocina. Os agonistas dos receptores KORs inibem as secreções da ocitocina e do hormônio antidiurético (e causam diurese profusa). É importante salientar que os fármacos como a morfina podem causar hipotensão secundária à liberação de histamina e que isso poderia ser um estímulo intrínseco para a secreção do ADH.

MIOSE. Os agonistas dos receptores MORs causam constrição pupilar (miose) no indivíduo acordado e bloqueiam a dilatação reflexa das pupilas durante a anestesia. A estimulação parassimpática é regulada localmente pelos interneurônios GABAérgicos. Os opiáceos parecem bloquear a inibição mediada por esses interneurônios.

CRISES EPILÉPTICAS E CONVULSÕES. Nas crianças maiores e nos adultos, doses moderadamente mais altas dos opiáceos causam lentidão no EEG. Nos recém-nascidos, estudos demonstraram que a morfina produz atividade epileptiforme e, ocasionalmente, atividade convulsiva. Vários mecanismos estão envolvidos nessas ações excitatórias:

- *Inibição dos interneurônios inibitórios.* Os fármacos semelhantes à morfina excitam determinados grupos de neurônios, principalmente as células piramidais do hipocampo, provavelmente por inibição da liberação do GABA pelos interneurônios.
- *Efeitos estimuladores diretos.*
- *Ações mediadas pelos receptores não opioides.* Os metabólitos de vários opiáceos foram implicados na atividade convulsiva (morfina-3-glicuronídeo e normeperidina).

TOSSE. A morfina e os opioides relacionados deprimem o reflexo da tosse, ao menos em parte por um efeito direto sobre o centro bulbar da tosse e isso pode ser conseguido sem alterar a função protetora da glote. A tosse é um reflexo protetor desencadeado pela estimulação das vias respiratórias e consiste na expulsão rápida do ar contra a glote transitoriamente fechada.

EFEITOS NAUSEANTES E EMÉTICOS. As náuseas e os vômitos produzidos por fármacos semelhantes à morfina são efeitos colaterais causados pela estimulação direta da zona quimiorreceptora do gatilho emético situado na área postrema do bulbo.

SISTEMA CARDIOVASCULAR. No paciente em posição supina, as doses terapêuticas dos opioides semelhantes à morfina não produzem efeitos expressivos na pressão arterial ou na frequência e no ritmo cardíaco. Contudo, essas doses produzem vasodilatação periférica, diminuem a resistência periférica e inibem os reflexos barorreceptores. Portanto, quando os pacientes deitados põem-se de pé, podem ocorrer hipotensão ortostática e síncope. A vasodilatação arteriolar e venosa periférica produzida pela morfina envolve vários mecanismos:

- A morfina provoca liberação de histamina pelos mastócitos, que causa vasodilatação; este efeito é revertido pela naloxona e bloqueado apenas em parte pelos antagonistas H_1
- A morfina atenua a vasoconstrição reflexa causada pela P_{CO_2} elevada

A morfina pode produzir seu bem conhecido efeito terapêutico no tratamento da angina de peito e do infarto agudo do miocárdio pela diminuição da pré-carga, do inotropismo e do cronotropismo, alterando favoravelmente os determinantes do consumo miocárdico de O_2. Estudos demonstraram que a morfina produz efeitos cardioprotetores. Esse fármaco pode mimetizar o fenômeno de pré-condicionamento isquêmico, no qual um breve episódio isquêmico paradoxalmente protege o coração contra a isquemia adicional. Esse efeito parece ser mediado por receptores que sinalizam por meio de um canal de K^+ mitocondrial sensível ao ATP nos miócitos cardíacos; o efeito também é produzido por outras GPCRs que sinalizam através da G_i. Os opioides semelhantes à morfina devem ser usados com cautela nos pacientes com redução do volume sanguíneo, pois podem agravar o choque hipovolêmico. A morfina deve ser usada com muito cuidado em pacientes com cor pulmonar; existem relatos de mortes ocorridas depois do uso das doses terapêuticas habituais. O uso simultâneo de certas fenotiazinas pode aumentar o risco de hipotensão induzida por morfina.

TÔNUS MOTOR. Doses altas de opioides (p. ex., utilizadas na indução da anestesia) causam rigidez muscular. A mioclonia, que pode variar de tremores suaves até espasmos generalizados, é um efeito colateral ocasional descrito com todos os agonistas opiáceos utilizados clinicamente; a mioclonia é especialmente comum nos pacientes internados em hospitais para doentes terminais e que são tratados com doses altas. A hipertonia motora e a rigidez muscular são revertidas pelos antagonistas dos opiáceos.

TRATO GI. Cerca de 40 a 95% dos pacientes tratados com opioides desenvolvem constipação e alterações da função intestinal. Os receptores opioides estão profusamente distribuídos nos neurônios entéricos entre os plexos mioentérico e submucoso e em várias células secretoras.

Esôfago. A morfina inibe o relaxamento do esfíncter esofágico inferior induzido pela deglutição e pela distensão do esôfago; este efeito parece ser mediado no nível central.

Estômago. A morfina aumenta a contração tônica da musculatura do antro e do segmento proximal do duodeno e reduz o tônus em repouso da musculatura do reservatório gástrico e, deste modo, prolonga o tempo de esvaziamento gástrico e aumenta a probabilidade de ocorrer refluxo esofágico. A passagem do conteúdo gástrico pelo duodeno pode ser retardada em até 12 h e a absorção dos fármacos administrados por via oral também é mais lenta. A morfina e outros agonistas geralmente diminuem a secreção de ácido clorídrico.

Intestino. A morfina diminui a atividade propulsora dos intestinos delgado e grosso e reduz as secreções intestinais. Os agonistas opiáceos suprimem a inibição rítmica do tônus muscular, causando aumentos concomitantes do tônus basal da musculatura lisa dos intestinos delgado e grosso. Isso aumenta a amplitude das contrações fásicas, que não são propulsoras. A porção superior do intestino delgado, particularmente o duodeno, é mais afetada que o íleo. Um período de relativa atonia pode seguir-se à hipertonia. A taxa reduzida de trânsito do conteúdo intestinal, somada à redução das secreções intestinais, aumenta a absorção de água e a viscosidade do conteúdo intestinal e causa constipação. O tônus do esfincter anal aumenta significativamente e o relaxamento reflexo diminui em resposta à distensão retal. Os pacientes que utilizam opioides por períodos longos têm constipação crônica. A secreção intestinal origina-se da ativação dos enterócitos pelos neurônios secretomotores do plexo submucoso colinérgico. Os opioides atuam por meio dos receptores μδ desses neurônios secretomotores e inibem sua atividade excitatória dos enterócitos e, deste modo, reduzem a secreção intestinal.

Vias biliares. A morfina contrai o esfíncter de Oddi e a pressão no ducto biliar comum pode aumentar mais de 10 vezes em 15 min. A pressão do líquido também pode aumentar na vesícula biliar e produzir sintomas que variam de desconforto epigástrico a uma cólica biliar típica. Todos os opioides podem causar espasmo biliar. Alguns pacientes com cólicas biliares têm exacerbação em vez de alívio da dor depois da administração de opioides. O espasmo do esfíncter de Oddi provavelmente é responsável pelas elevações dos níveis plasmáticos de amilase e lípase, que ocorrem ocasionalmente depois da administração de morfina.

OUTROS MÚSCULOS LISOS

Ureter e bexiga. A morfina inibe o refluxo miccional e aumenta o tônus do esfíncter externo, com elevação resultante do volume da bexiga. Há tolerância a esses efeitos dos opioides sobre a bexiga. Clinicamente, a inibição da micção mediada pelos opiáceos pode ser tão intensa que, em alguns casos, é necessário realizar a cateterização depois da administração de doses terapêuticas da morfina, principalmente quando o opioide é administrado por via espinal. É importante salientar que nos seres humanos a inibição dos efeitos miccionais dos opioides sistêmicos é revertida pelos antagonistas de ação unicamente periférica.

Útero. A morfina pode prolongar o trabalho de parto. Quando o útero está hiperativo em consequência da ação da ocitocina, a morfina tende a normalizar o tônus, a frequência e a amplitude das contrações.

PELE. As doses terapêuticas de morfina causam dilatação dos vasos sanguíneos cutâneos. A pele da face, do pescoço e da parte superior do tórax frequentemente se torna ruborizada. Essas alterações podem, em parte, dever-se à liberação de histamina e podem ser responsáveis pela sudorese e por parte do prurido que comumente se segue à administração sistêmica de morfina (descrita adiante). A liberação de histamina provavelmente explica a urticária comumente observada no local da injeção. O prurido é referido imediatamente quando se utilizam morfina e meperidina, mas é muito menos comum com a oximorfona, a metadona, a fentanila ou a sufentanila. Esse prurido pode ser desencadeado pelas injeções sistêmicas e intraespinhais de doses terapêuticas dos opioides, mas parece ser mais intenso após injeção epidural ou intratecal.

SISTEMA IMUNE. Os opioides modulam a função imunológica por efeitos diretos nas células do sistema imune e indiretamente por mecanismos neuronais mediados centralmente. Os efeitos imunomoduladores agudos centrais dos opioides podem ser mediados pela ativação do sistema nervoso simpático; os efeitos crônicos podem envolver a modulação do eixo hipotalâmico-hipófise-suprarrenal (HPA). Os efeitos diretos sobre as células imunes podem envolver variantes únicas parcialmente caracterizadas dos receptores opioides neuronais clássicos, entre as quais as variantes dos receptores μ são as mais proeminentes. Um mecanismo proposto para os efeitos imunossupressores da morfina nos neutrófilos é a inibição da ativação do NF-kB dependente de óxido nítrico. A ativação das cinases MAP também pode ser importante.

REGULAÇÃO DA TEMPERATURA. Os opioides alteram o ponto de equilíbrio dos mecanismos termorreguladores hipotalâmicos, de modo que a temperatura corporal em geral diminui ligeiramente. Os agonistas do receptor μ (p. ex., alfentanila e meperidina), que atuam no SNC, aumentam ligeiramente os limiares de transpiração e reduzem expressivamente as temperaturas limítrofes para a produção de vasoconstrição e calafrios.

CLASSES FUNCIONAIS DOS OPIOIDES

A maioria dos agonistas opioides utilizados clinicamente e descritos no Quadro 18-4 é relativamente seletiva para os receptores MORs. Esses fármacos produzem analgesia, alteram o humor e o comportamento de busca de gratificação e afetam as funções respiratórias, cardiovasculares, GI e neuroendócrinas. Com poucas exceções, os agonistas dos receptores KOR (p. ex., butorfanol) geralmente não são utilizados no tratamento de longa duração porque produzem efeitos disfóricos e psicomiméticos. Os agonistas dos receptores DORs não têm qualquer utilidade clínica conhecida e os agonistas dos receptores NORs não produzem efeitos analgésicos. Os opiáceos relativamente seletivos para determinado receptor em doses mais baixas interagem com outros tipos de receptores quando são administrados em doses altas. Isso é particularmente válido à medida que as doses são aumentadas para superar a tolerância.

Os agonistas-antagonistas mistos geralmente interagem com mais de um tipo de receptor quando são usados nas doses clínicas habituais. Em geral, com os opioides mistos (p. ex., buprenorfina aprovada para o tratamento da dependência dos opioides) têm-se um "efeito máximo" que limita o grau de analgesia alcançável. Alguns agonistas-antagonistas mistos como a pentazocina e a nalorfina (não disponível nos EUA) podem desencadear a síndrome de abstinência nos pacientes tolerantes aos opioides. Por essas razões, com exceção do uso sancionado da buprenorfina para tratar a dependência opioide, a utilidade clínica desses fármacos mistos geralmente é limitada.

As recomendações posológicas e a duração da ação dos diversos opioides utilizados terapeuticamente estão resumidas no Quadro 18-4.

MORFINA. A morfina ainda é o padrão com o qual os analgésicos novos são comparados.

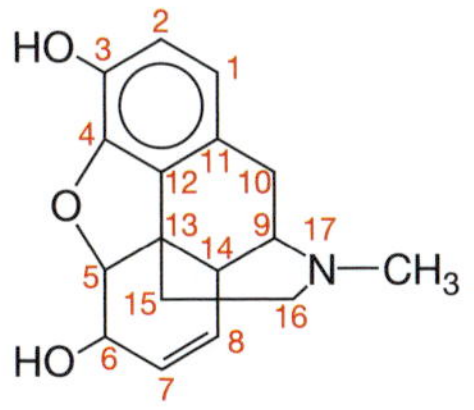

Morfina

A morfina é obtida do ópio ou extraída da palha das papoulas. O ópio em pó contém vários alcaloides, dos quais apenas uns poucos — a morfina, a codeína e a papaverina — têm utilidade clínica. Esses alcaloides podem ser divididos em duas classes químicas distintas, os *fenantrenos* e as *benzilisoquinolinas*. Os principais fenantrenos são a morfina (que constitui 10% do ópio), a codeína (0,5%) e a tebaína (0,2%). As principais benzilisoquinolinas são a papaverina (1%) e a *noscapina* (6%). Alguns derivados semissindéticos são produzidos por modificações relativamente simples da morfina ou da tebaína.

Absorção. Os opioides são absorvidos no trato gastrintestinal; a absorção pela mucosa retal é adequada e alguns fármacos (p. ex., morfina e hidromorfona) estão disponíveis em supositórios. Os opioides mais lipofílicos são também prontamente absorvidos pela mucosa nasal ou oral. Os opioides mais lipossolúveis também podem ser absorvidos por via transdérmica. Os opioides, principalmente a morfina, têm sido amplamente utilizados por infusão espinal para produzir analgesia por uma ação medular. Esses fármacos conseguem atravessar a dura-máter e isso permite sua aplicação por via epidural.

Com a maior parte dos opioides, incluindo a morfina, o efeito de determinada dose é menor depois da administração oral que da parenteral, em vista do metabolismo hepático de primeira passagem, que é variável, mas significativo. Por exemplo, a biodisponibilidade das preparações orais de morfina é de ~ 25%. A configuração da curva tempo-efeito também varia com a via de administração, de modo que a ação geralmente é mais duradoura com a via oral. Quando se ajustam as doses de acordo com a variação do metabolismo de primeira passagem e com a depuração, pode-se obter alívio adequado da dor com a administração oral de morfina. Nos pacientes com câncer, a analgesia satisfatória pela morfina associa-se a uma variedade muito ampla de concentrações plasmáticas de equilíbrio (16-364 ng/mL). Quando são administradas por via intravenosa, a morfina e a maior parte dos opioides agem prontamente. Em comparação com os opioides mais lipossolúveis como a codeína, a heroína e a metadona, a morfina atravessa a barreira hematencefálica a uma taxa consideravelmente menor.

Distribuição e metabolismo. Depois da administração de uma dose terapêutica, cerca de um terço da morfina plasmática está ligado às proteínas plasmáticas. A morfina propriamente dita não persiste nos tecidos e, 24 h após a última dose, as concentrações teciduais são baixas. A via metabólica principal da morfina é a conjugação com ácido glicurônico. Os dois metabólitos principais produzidos são a morfina-6-glicuronídeo e a morfina-3-glicuronídeo. As ações farmacológicas da morfina-6-glicuronídeo são indistinguíveis das ações da morfina. Com a administração crônica, o 6-glicuronídeo é responsável por uma porcentagem significativa das ações analgésicas, a morfina-6-glicuronídeo é excretada pelos rins. Na insuficiência renal, os níveis da morfina-6-glicuronídeo podem aumentar e isto talvez explique a potência e a longa duração das ações da morfina nos pacientes com disfunção renal. Nos adultos, a meia-vida ($t_{1/2}$ da morfina é de ~ 2 h, enquanto a meia-vida da morfina-6-glicuronídeo é um pouco mais longa. As crianças alcançam os níveis de função renal dos adultos em torno da idade de 6 meses. Nos pacientes idosos, recomenda-se a utilização de doses de morfina menores porque seu volume de distribuição é menor e a função renal geralmente é menor nos indivíduos idosos. A morfina-3-glicuronídeo, outro metabólito importante, tem menos afinidade pelos receptores opioides, mas pode contribuir para os efeitos excitatórios da morfina. A N-desalquilação também é importante para o metabolismo de alguns congêneres da morfina.

Excreção. A *morfina* é eliminada por filtração glomerular, principalmente na forma de morfina-3-glicuronídeo; 90% da excreção total ocorre durante o primeiro dia. Quantidades muito pequenas de morfina são excretadas sem alterações.

CODEÍNA. Ao contrário da morfina, a codeína é ~ 60% tão eficaz por via oral quanto por via parenteral, como analgésico e depressor respiratório. Os análogos da codeína como o levorfanol, a oxicodona e a metadona têm razão elevada de potência entre as preparações orais e parenterais. A eficácia oral maior desses fármacos reflete o metabolismo menor durante a primeira passagem pelo fígado. Depois da absorção, a codeína é metabolizada pelo fígado e seus metabólitos são excretados principalmente em formas inativas na urina. Uma pequena fração (~ 10%) da codeína administrada sofre O-desmetilação em morfina e as formas livre e conjugadada morfina

Quadro 18-4

Posologia dos analgésicos opioides utilizados na prática clínica

FÁRMACO	DOSE ORAL EQUIANALGÉSICA APROXIMADA	DOSE PARENTERAL EQUIANALGÉSICA APROXIMADA
Agonistas opioides		
Morfina	30 mg a cada 3-4 h	10 mg a cada 3-4 h
Codeína	130 mg a cada 3-4 h	75 mg a cada 3-4 h
Hidromorfona	6 mg a cada 3-4 h	1,5 mg a cada 3-4 h
Hidrocodona	30 mg a cada 3-4 h	Indisponível
Levorfanol	4 mg a cada 6-8 h	2 mg a cada 6-8 h
Meperidina	300 mg a cada 2-3 h	100 mg a cada 3 h
Metadona	10 mg a cada 6-8 h	10 mg a cada 6-8 h
Oxicodona	20 mg a cada 3-4 h	Indisponível
Oximorfona	10 mg/3-4 horas	1 mg a cada 3-4 h
Propoxifeno	130 mg	Indisponível
Tramadol	100 mg	100 mg
Fentanila transdérmica, adesivo de 72 horas (25 μg/h) = morfina, 50 mg/24 h		
Agonistas-antagonistas ou agonistas parciais opioides		
Buprenorfina	Indisponível	0,3-0,4 mg a cada 6-8 h
Butorfanol	Indisponível	2 mg a cada 3-4 h
Nalbufina	Indisponível	10 mg a cada 3-4 h

Esses dados são meramente recomendações gerais. A resposta clínica deve definir a dose de cada paciente, com consideração das funções hepática e renal, doenças coexistentes, idade e outros fármacos utilizados simultaneamente (seus efeitos e limitações de dose [paracetamol, 3 g/dia nos adultos]) e outros fatores que poderiam modificar a farmacocinética e a resposta ao fármaco. As doses inicias recomendadas são aproximadamente, embora não exatamente equianalgésicas e estão citadas com base nas doses disponíveis nas bulas dos fabricantes. A fentanila transdérmica está contraindicada para tratar dor aguda e nos pacientes que recebem < 60 mg de morfina oral equivalente por dia. Use o Quadro 18-8 para converter as doses de morfina em metadona. No caso da morfina, da hidromorfona e da oximorfona, a administração retal é uma via alternativa para os pacientes que não

(continua)

podem ser detectadas na urina depois da administração das doses terapêuticas de codeína. A codeína tem afinidade excepcionalmente baixa pelos receptores opioides e seu efeito analgésico é atribuído à sua conversão em morfina. Contudo, as ações antitussígenas da codeína podem envolver receptores diferentes que se ligam à própria codeína, que é utilizada comumente no tratamento da tosse. A meia-vida da codeína no plasma é de 2-4 h.

O CYP2D6 catalisa a conversão da codeína em morfina. Polimorfismos genéticos do CYP2D6 levam à incapacidade de converter codeína em morfina, tornando-a assim ineficaz como analgésico em ~ 10% da população caucasoide. Outros polimorfismos (p. ex., genótipo CYP2D6*2x2) podem resultar no metabolismo ultrarrápido e, deste modo, aumentar a sensibilidade aos efeitos da codeína em razão dos níveis séricos mais altos que os níveis séricos esperados de morfina. Desse modo, é importante considerar a possibilidade de um polimorfismo das enzimas metabólicas em qualquer paciente que apresente efeitos tóxicos ou não consiga analgesia adequada com a codeína ou outros pró-fármacos opioides (p. ex., hidrocodona e oxicodona).

HEROÍNA. A heroína (diacetilmorfina) é rapidamente hidrolisada em 6-monoacetilmorfina (6-MAM) que, por sua vez, é hidrolisada em morfina. A heroína e a 6-MAM são mais lipossolúveis que a morfina e entram facilmente no cérebro. Algumas evidências sugerem que a morfina e a 6-MAM sejam responsáveis pelas ações farmacológicas da heroína. Essa droga é excretada principalmente na urina, em sua maior parte como morfina livre e conjugada.

Quadro 18-4

Posologia dos analgésicos opioides utilizados na prática clínica (*continuação*)

DOSE INICIAL RECOMENDADA (adultos > 50 kg)		DOSE INICIAL RECOMENDADA (crianças e adultos < 50 kg)	
ORAL	PARENTERAL	ORAL	PARENTERAL
15 mg a cada 3-4 h	5 mg a cada 3-4 h	0,3 mg/kg a cada 3-4 h	0,1 mg/kg a cada 3-4 h
30 mg a cada 3-4 h	30 mg a cada 2 h (IM/SC)	0,5 mg/kg a cada 3-4 h	Não é recomendada
2 mg a cada 3-4 h	0,5 mg a cada 3-4 h	0,03 mg/kg a cada 3-4 h	0,005 mg/kg a cada 3-4 h
5 mg a cada 3-4 h	Indisponível	0,1 mg/kg a cada 3-4 h	Indisponível
4 mg a cada 6-8 h	2 mg a cada 6-8 h	0,04 mg/kg a cada 6-8 h	0,02 mg/kg a cada 6-8 h
Não é recomendada	50 mg a cada 3 h	Não é recomendada	0,75 mg/kg a cada 2-3 h
5 mg a cada 12 h	Não é recomendada	0,1 mg/kg a cada 12 h	Não é recomendada
5 mg a cada 3-4 h	1 mg a cada 3-4 h	0,1 mg/kg a cada 3-4 h	Indisponível
5 mg a cada 3-4 h	1 mg a cada 3-4 h	0,1 mg/kg a cada 3-4 h	0,1 mg/kg a cada 3-4 h
65 mg a cada 4-6 h	Indisponível	Não é recomendada	Não é recomendado
50-100 mg a cada 6 h	50-100 mg a cada 6 h	Não é recomendada	Não é recomendado
Indisponível	0,4 mg a cada 6-8 h	Indisponível	0,004 mg/kg a cada 6-8 h
Indisponível	2 mg a cada 3-4 h	Indisponível	Não é recomendado
Indisponível	10 mg a cada 3-4 h	Indisponível	0,1 mg/kg a cada 3-4 h

conseguem ingerir fármacos orais, mas as doses equianalgésicas podem diferir das doses orais e parenterais, em razão das diferenças farmacocinéticas.
As doses citadas para pacientes com peso corporal menor que 50 kg não podem ser usadas como doses iniciais para bebês com menos de 6 meses de vida; consulte a Department of Health and Human Services Clinical Practice Guideline # 1, Acute Pain Management: Operative or Medical Procedures and Trauma, seção sobre recém-nascidos, quanto às recomendações.
Veja legenda do Quadro 18-2 na 12ª edição do texto original para precauções adicionais e informações comparativas.
Fonte: Modificada da Agency for Healthcare Policy and Research, 1992.

EFEITOS INDESEJÁVEIS E PRECAUÇÕES

A morfina e os opioides relacionados produzem amplo espectro de efeitos indesejáveis, incluindo depressão respiratória, náuseas, vômitos, tonturas, obnubilação mental, disforia, prurido, constipação, aumento da pressão do trato biliar, retenção urinária e hipotensão. É raro um paciente desenvolver *delirium*. Também pode ocorrer acentuação da sensibilidade à dor depois da regressão do efeito analgésico e durante a abstinência entre as doses.

Alguns fatores podem alterar a sensibilidade do paciente aos analgésicos opioides, incluindo a integridade da barreira hematencefálica. A morfina é hidrofílica e, por esta razão, quantidades proporcionalmente menores do fármaco conseguem entrar no SNC, em comparação com os opioides mais lipofílicos. Nos recém-nascidos ou quando a barreira hematencefálica está violada, os opioides lipofílicos podem produzir resultados clínicos mais previsíveis que a morfina. Nos adultos, a duração da analgesia produzida pela morfina aumenta progressivamente com a idade; contudo, o grau de analgesia obtida com determinada dose pouco se altera. O paciente com dor intensa pode tolerar doses mais altas de morfina. Entretanto, à medida que a dor diminui, o paciente pode desenvolver sedação e até depressão respiratória, à medida que os efeitos estimuladores da dor são atenuados. Todos os analgésicos opioides são metabolizados pelo fígado e devem ser usados com cautela em pacientes com doença hepática. A doença renal também altera significativamente a farmacocinética da morfina, codeína, di-hidrocodeína, meperidina e propoxifeno. Embora as doses únicas de morfina sejam bem toleradas, o metabólito ativo, a morfina-6-glicuronídeo, pode acumular-se com a administração continuada e os sintomas de *overdose* opioide podem ocorrer. Esse metabólito também se acumula durante a administração repetida de codeína aos pacientes com disfunção renal.

A morfina e os opioides relacionados devem ser usados com cautela nos pacientes com comprometimento da função respiratória (p. ex., enfisema, cifoescoliose ou obesidade grave). Os efeitos depressores respiratórios dos opioides e sua capacidade intrínseca de elevar a pressão intracraniana devem ser considerados nos pacientes com traumatismo craniano ou hipertensão intracraniana preexistente. Os pacientes com volume sanguíneo reduzido são significativamente mais suscetíveis aos efeitos vasodilatadores da morfina e dos fármacos relacionados, que devem ser utilizados com cautela nos pacientes com hipotensão de qualquer etiologia.

A morfina causa liberação de histamina, que pode desencadear broncoconstrição e vasodilatação. Esse fármaco também pode provocar ou exacerbar as crises asmáticas e deve ser evitado nos pacientes com história de asma e deve ser evitado nos pacientes com história de asma. Os agonistas de outros receptores associados à incidência mais baixa de liberação de histamina, inclusive os derivados da fentanila, podem ser opções mais apropriadas a esses pacientes. Os analgésicos opioides podem provocar fenômenos alérgicos e, em geral, os efeitos evidenciam-se por urticária e outros tipos de erupção cutânea.

LEVORFANOL

O levorfanol é o principal agonista opioide da série dos morfinanos.

O isômero D (dextrorfano) é relativamente desprovido de ação analgésica, mas pode ter efeitos inibitórios nos receptores NMDA. O levorfanol tem afinidade pelos receptores MORs, KORs e DORs e está disponível em preparações para administração intravenosa (IV), intramuscular (IM) e oral. Os efeitos farmacológicos do levorfanol são muito semelhantes aos da morfina. Contudo, relatos clínicos sugerem que ele possa causar menos náuseas e vômitos. O levorfanol é metabolizado menos rapidamente que a morfina e tem meia-vida de 12-16 h; por essa razão, a administração repetida a intervalos curtos pode resultar em acúmulo do fármaco no plasma.

MEPERIDINA, DIFENOXILATO E LOPERAMIDA

Esses fármacos são agonistas do receptor MOR e seus efeitos farmacológicos principais estão referidos ao SNC e aos elementos neurais do intestino.

MEPERIDINA

A meperidina é predominantemente um agonista do receptor MOR, que produz um padrão de efeitos semelhantes, embora não idênticos aos que já foram descritos com referência à morfina.

Ações no SNC. A meperidina é um agonista potente dos receptores MORs e produz ações analgésicas potentes. A meperidina causa constrição pupilar, aumenta a sensibilidade do labirinto e tem efeitos sobre a secreção dos hormônios hipofisários semelhantes aos da morfina. Em alguns casos, a meperidina causa excitação do SNC, que se caracteriza por tremores, abalos musculares e convulsões; estes efeitos são atribuídos em grande parte ao acúmulo de um metabólito, a normeperidina. A meperidina tem propriedades anestésicas locais bem conhecidas, que são observadas especialmente depois da administração epidural. Como também ocorre com a morfina, a depressão respiratória é responsável pela acumulação de CO_2 que, por sua vez, causa dilatação da circulação cerebral, aumenta o fluxo sanguíneo do cérebro e aumenta a pressão do líquido cerebrospinal.

Sistema cardiovascular. Os efeitos da meperidina no sistema cardiovascular geralmente se assemelham aos da morfina, incluindo a capacidade de liberar histamina depois da administração parenteral. A administração intramuscular de meperidina não afeta significativamente a frequência cardíaca, mas a injeção intravenosa geralmente causa taquicardia significativa.

Músculo liso, trato GI. A meperidina não causa tanta constipação quanto a morfina, mesmo quando administrada por longos períodos; isso pode estar relacionado com sua maior capacidade de penetrar no SNC e, desse modo, produzir analgesia em concentrações sistêmicas mais baixas. Como também ocorre com outros opioides, as doses clínicas de meperidina retardam o esvaziamento gástrico a ponto de prolongar significativamente a absorção de outros fármacos. O útero da mulher que não está grávida é estimulado suavemente pela meperidina. Quando é administrada antes de um ocitócico, a meperidina não produz qualquer efeito antagonista.

Absorção, distribuição, metabolismo e excreção (ADME). A meperidina é absorvida por todas as vias de administração. A concentração plasmática de pico ocorre habitualmente em ~ 45 min, mas a variação é ampla. Após administração oral, apenas ~ 50% escapam ao metabolismo de primeira passagem e entram na circulação e as concentrações plasmáticas de pico geralmente ocorrem em 1-2 h. A meperidina é metabolizada principalmente no fígado com meia-vida de ~ 3 h. Nos pacientes com cirrose, a biodisponibilidade da meperidina (metabólito N-demetil) aumenta até 80% ou mais e as meias-vidas da meperidina e da normeperidina são prolongadas. Apenas uma pequena quantidade de meperidina é excretada sem alterações.

EFEITOS ADVERSOS, PRECAUÇÕES E CONTRAINDICAÇÕES. A incidência global dos efeitos adversos que se seguem ao uso de meperidina é similar à observada depois das doses equianalgésicas de morfina, exceto que a constipação e a retenção urinária podem ser menos comuns. Os pacientes que têm náuseas e vômitos com a morfina podem não ter com meperidina; o inverso também pode ser verdadeiro. Nos pacientes ou indivíduos dependentes e tolerantes aos efeitos depressores da meperidina, grandes doses repetidas a intervalos curtos podem produzir uma síndrome excitatória que inclui alucinações, tremores, abalos musculares, pupilas dilatadas, reflexos hiperativos e convulsões. Esses sinais e sintomas excitatórios devem-se ao acúmulo da normeperidina, que tem meia-vida de 15-20 h, em comparação com as 3 h da meperidina. A disfunção hepática ou renal aumenta as chances de ocorrerem efeitos tóxicos. Em razão dessas propriedades, a meperidina não é recomendada para o tratamento das dores crônicas, em vista da preocupação com os efeitos tóxicos dos metabólitos. Esse fármaco não deve ser utilizado por mais de 48 h ou em doses maiores que 600 mg/dia.

INTERAÇÕES COM OUTROS FÁRMACOS. Reações graves podem seguir-se à administração de meperidina aos pacientes tratados com inibidores da MAO. Dois tipos básicos de interação podem ser observados. O mais proeminente é uma reação excitatória ("síndrome da serotonina") com *delirium*, hipertermia, cefaleia, hipertensão ou hipotensão, rigidez, convulsões, coma e morte. Essa reação pode dever-se à capacidade da meperidina de bloquear a recaptação neuronal da 5-HT, resultando em hiperatividade serotonérgica. Por outro lado, a interação da meperidina com os inibidores da MAO pode assemelhar-se à *overdose* aguda de narcóticos em consequência da inibição dos CYPs hepáticos. Portanto, a meperidina e os seus congêneres estão contraindicados a pacientes que utilizam inibidores da MAO, ou nos primeiros 14 dias após a interrupção do tratamento com estes fármacos. Do mesmo modo, o dextrometorfano (um análogo do levorfanol utilizado como supressor não narcótico da tosse) também inibe a captação neuronal da 5-HT e deve ser evitado nesses pacientes.

A clorpromazina aumenta os efeitos depressores respiratórios da meperidina, mas o mesmo não ocorre com o diazepam. A administração simultânea de fármacos como a prometazina ou a clorpromazina também pode intensificar acentuadamente a sedação induzida pela meperidina, sem prolongar o seu tempo de depuração. O tratamento com fenobarbital ou fenitoína aumenta a depuração sistêmica e diminui a biodisponibilidade da meperidina oral; isso está associado à elevação da concentração plasmática da normeperidina. Como também ocorre com a morfina, estudos demonstraram que a administração concomitante de anfetamina intensifica os efeitos analgésicos da meperidina e de seus congêneres, ao mesmo tempo em que neutraliza a sedação.

INDICAÇÕES TERAPÊUTICAS. A indicação principal da meperidina é a analgesia. Os efeitos analgésicos da meperidina são detectáveis cerca de 15 min pós a administração oral, alcançam intensidade máxima em 1-2 h e regridem gradativamente. O início do efeito analgésico é mais rápido (em 10 min) após a administração subcutânea ou intramuscular e os efeitos atingem intensidade máxima em ~ 1 hora, correspondendo diretamente às concentrações plasmáticas de pico. Na prática clínica, a duração da analgesia eficaz é de cerca de 1,5-3 h. Em geral, a dose de 75-100 mg do cloridrato de meperidina é administrada por via parenteral e equivale a cerca de 10 mg de morfina. Em termos de efeito analgésico total, a eficácia da meperidina administrada por via oral é de cerca de um terço, quando comparada ao uso parenteral.

As doses isoladas de meperidina também podem ser eficazes no tratamento dos tremores pós-anestésicos. A meperidina (25-50 mg) é usada comumente com anti-histamínicos, corticoides, paracetamol ou anti-inflamatórios não esteroides (AINEs) para evitar ou atenuar os tremores e os calafrios que acompanham a infusão intravenosa de anfotericina B, aldesleucina (interleucina 2), trastuzumabe e alentuzumabe. A meperidina atravessa a barreira placentária e, mesmo em doses analgésicas razoáveis, causa aumento significativo da porcentagem dos bebês que mostram retardo da respiração, diminuição do volume respiratório por minuto ou redução da saturação de oxigênio, ou que requerem reanimação. A depressão respiratória materna e a fetal induzidas pela meperidina podem ser tratadas com naloxona.

DIFENOXILATO

O difenoxilato é um congênere da meperidina com efeito constipante bem definido nos seres humanos. Esse fármaco foi aprovado apenas para o tratamento da diarreia (Capítulo 46). O difenoxilato tem a característica singular de que mesmo os seus sais são praticamente insolúveis em soluções aquosas, evitando-se assim a possibilidade de uso abusivo por via parenteral. O cloridrato de difenoxilato está disponível apenas em combinação com o sulfato de atropina. A dose diária recomendada de difenoxilato para o tratamento da diarreia dos adultos é de 20 mg em doses divididas. A difenoxina, um metabólito do difenoxilato, tem ações semelhantes às do composto original e, como também ocorre com o difenoxilato, a difenoxina é comercializada em doses fixas com atropina para o tratamento da diarreia.

LOPERAMIDA

Assim como o difenoxilato, a loperamida é um derivado da piperidina. Esse fármaco reduz a motilidade GI exercendo efeitos nos músculos circulares e longitudinais do intestino. Parte do seu efeito antidiarreico pode dever-se à redução da secreção gastrintestinal. No controle da diarreia crônica, a loperamida é tão eficaz quanto o difenoxilato e os pacientes desenvolvem pouca tolerância ao seu efeito constipante. As concentrações plasmáticas chegam ao pico em cerca de 4 h depois da ingestão. A meia-vida de eliminação aparente é de 7-14 h. A loperamida não é bem absorvida após a administração oral e, além disso, aparentemente não penetra bem no cérebro em virtude da atividade exportadora da glicoproteína P, que está amplamente expressa no endotélio cerebral. A dose habitual é 4-8 mg/dia e a dose diária total não deve exceder 16 mg.

FENTANILA

A fentanila é um opioide sintético relacionado com as fenilpiperidinas. As ações da fentanila e as dos seus congêneres sufentanila, remifentanila e alfentanila, são semelhantes às dos outros agonistas do receptor MOR. Fentanila e a sufentanila são fármacos muitos importantes na prática anestésica em razão do intervalo relativamente curto até produzir seu efeito analgésico máximo, a interrupção rápida dos efeitos após a administração de pequenas doses intermitentes, os efeitos depressores diretos mínimos no miocárdio e sua capacidade de reduzir expressivamente as doses necessárias dos anestésicos voláteis (Capítulo 19). Além da sua utilidade em anestesia, a fentanila também é usada no tratamento para dores graves.

PROPRIEDADES FARMACOLÓGICAS

SNC. A fentanila e seus congêneres são analgésicos extremamente potentes e, em geral, têm ação muito curta quando são administrados por via parenteral. Assim como ocorre com outros opioides pode haver náuseas, vômitos e prurido. Embora possa ocorrer após administração de todos os narcóticos, a rigidez muscular parece ser mais comum após administração das doses altas utilizadas na indução anestésica. A rigidez pode ser controlada por bloqueadores neuromusculares despolarizantes ou não despolarizantes, ao mesmo tempo em que se estabiliza a ventilação do paciente. É importante ter o cuidado de assegurar que o paciente não esteja simplesmente imobilizado, mas consciente. A depressão respiratória é semelhante à observada com outros agonistas dos receptores opioides, mas seu início é mais rápido. Como também ocorre com a analgesia, a depressão respiratória produzida pelas doses baixas tem duração mais breve que a causada pela morfina, mas sua duração é semelhante depois da administração de doses altas ou das infusões prolongadas. Assim como ocorre com a morfina e a meperidina, a depressão respiratória tardia também pode ser observada depois da administração de fentanila ou sufentanila, possivelmente em consequência da circulação entero-hepática.

Sistema cardiovascular. A fentanila e seus derivados reduzem a frequência cardíaca e podem diminuir levemente a pressão arterial. Entretanto, esses fármacos não liberam histamina e os efeitos depressores diretos no miocárdio são mínimos.

ADME. Esses fármacos são altamente lipossolúveis e atravessam prontamente a barreira hematencefálica. Isso é refletido na meia-vida de equilíbrio entre o plasma e o líquido cerebrospinal de ~ 5 min com fentanila e sufentanila. Os níveis no plasma e no líquido cerebrospinal declinam rapidamente em consequência da redistribuição da fentanila dos tecidos profusamente perfundidos para outros tecidos como músculos e gordura. À medida que ocorre saturação dos tecidos menos perfundidos, a duração dos efeitos da fentanila e da sufentanila aproxima-se da sua meia-vida de eliminação (3-4 h). A fentanila e a sufentanila são metabolizados no fígado e excretados pelos rins. Com a utilização de doses mais altas ou infusões prolongadas, há acúmulo do fármaco, saturação progressiva dos mecanismos de depuração e prolongamento das ações da fentanila e da sufentanila.

INDICAÇÕES TERAPÊUTICAS. O citrato de fentanila e o citrato de sufentanila adquiriram ampla popularidade como coadjuvantes anestésicos (Capítulo 19), quando são administrados por via intravenosa, epidural ou intratecal. A fentanila é cerca de 100 vezes mais potente que a morfina, enquanto a sufentanila é ~ 1.000 vezes mais potente que este último opioide. O intervalo até alcançar o efeito analgésico máximo depois da administração intravenosa da fentanila e da sufentanila (~ 5 min) é expressivamente menor que o da morfina e da meperidina (~ 15 min). A recuperação dos efeitos analgésicos também ocorre mais rapidamente. Entretanto, com as doses mais altas ou as infusões prolongadas, os efeitos desses fármacos tornam-se mais duradouros e as durações das ações tornam-se semelhantes a dos opioides de ação prolongada.

O uso da fentanila e da sufentanila no tratamento da dor crônica tornou-se mais difundido. Existem placas transdérmicas que produzem liberação contínua de fentanila por 48-72 h. Entretanto, os fatores que aumentam a absorção (p. ex., febre) podem causar *overdose* relativa e agravamento dos efeitos colaterais. A absorção transbucal com a utilização de comprimidos, películas bucais solúveis e pastilhas semelhantes a pirulito permite a absorção rápida e tem sido útil ao tratamento das dores agudas e no alívio da dor do câncer refratária às outras medidas. Como a fentanila não é bem absorvida pelo trato GI, a melhor absorção ocorre por via bucal. O uso epidural da fentanila e da sufentanila para controlar a dor pós-operatória ou do trabalho de parto é popular. Uma combinação de opioides epidurais com anestésicos locais permite reduzir as doses dos dois componentes.

REMIFENTANILA

As propriedades farmacológicas da remifentanila são semelhantes as da fentanila e da sufentanila. A remifentanila tem incidências semelhantes de náuseas, vômitos e rigidez muscular dose-dependente.

ADME. A remifentanila tem ação analgésica de início mais rápido que a da fentanila ou sufentanila. Os efeitos analgésicos ocorrem em 1-1,5 min após administração intravenosa. A depressão respiratória máxima depois das doses intermitentes da remifentanila ocorre depois de 5 min. A remifentanila é metabolizada pelas esterases plasmáticas e tem meia-vida de 8-20 min; deste modo, a eliminação não depende do metabolismo hepático ou da excreção renal. A idade e o peso podem afetar a depuração da remifentanila. Depois das infusões de remifentanila por 3-5 h, a recuperação da função respiratória ocorre em minutos; a recuperação completa de todos os efeitos deste fármaco é observada em 15 min. O metabólito principal (ácido remifentanílico) tem 0,05-0,025% da potência do composto original e é excretado pelos rins.

INDICAÇÕES TERAPÊUTICAS. O cloridrato de remifentanila é útil para procedimentos curtos e dolorosos que requerem intensa analgesia e atenuação das respostas ao estresse; este fármaco é administrado rotineiramente por infusão intravenosa contínua porque a duração curta de sua ação torna impraticável a administração intermitente. Quando a analgesia pós-operatória é necessária, o uso isolado da remifentanila não é uma boa opção. Nesses casos, deve-se combinar um opioide de ação mais longa ou outra modalidade analgésica com remifentanila para obter analgesia prolongada, ou outro opioide deve ser administrado. A remifentanila não é administrada por via intraespinal porque sua fórmula contém glicina, um transmissor inibitório no corno dorsal da medula.

METADONA E PROPOXIFENO

METADONA

A metadona é um agonista MOR de ação longa com propriedades farmacológicas qualitativamente semelhantes às da morfina. A atividade analgésica da metadona (um racemato) deve-se quase inteiramente ao seu teor de L-metadona, que é 8-50 vezes mais potente que o isômero D. A D-metadona também não demonstra ação depressora respiratória significativa e potencial de adicção, mas possui atividade antitussígena.

EFEITOS PRINCIPAIS; EFEITOS COLATERAIS. As propriedades mais notáveis da metadona são sua atividade analgésica, sua eficácia por via oral, sua ação estendida na supressão dos sintomas de abstinência dos pacientes com dependência física e sua tendência a produzir efeitos persistentes com a administração repetida. Os efeitos mióticos e depressores da respiração podem ser detectados por mais de 24 h após uma única dose; com a administração repetida, alguns pacientes apresentam sedação acentuada. Os efeitos na tosse, na motilidade intestinal, no tônus biliar e na secreção dos hormônios hipofisários são qualitativamente semelhantes aos da morfina. Os efeitos colaterais são semelhantes aos descritos com a morfina. Rifampicina e fenitoína aceleram o metabolismo da metadona e podem desencadear sintomas de abstinência. Ao contrário dos outros opioides, a metadona está associada à síndrome do QT prolongado e tem ação aditiva com os fármacos que reconhecidamente prolongam o intervalo QT.

ADME. A metadona é bem absorvida pelo trato GI e pode ser detectada no plasma 30 min depois da ingestão oral; as concentrações de pico são alcançadas em ~ 4 h. As concentrações de pico no cérebro ocorrem 1-2 h depois da administração subcutânea ou intramuscular e isso se correlaciona bem com a intensidade e a duração da analgesia. A metadona também pode ser absorvida pela mucosa bucal. Ela sofre biotransformação extensiva no fígado. Os principais metabólitos, pirrolidina e pirrolina, são excretados na urina e na bile juntamente com pequenas quantidades do fármaco inalterado. A quantidade de metadona excretada na urina aumenta quando esta é acidificada. A meia-vida da metadona é longa (15-40 h). A metadona parece ligar-se firmemente às proteínas em vários tecidos, incluindo o cérebro. Depois da administração repetida, há acumulação gradativa nos tecidos. Quando a administração é interrompida, as concentrações baixas são mantidas no plasma por liberação lenta dos sítios de ligação extravasculares; este processo provavelmente explica a síndrome de abstinência relativamente branda, porém duradoura.

INDICAÇÕES TERAPÊUTICAS. As indicações principais do cloridrato de metadona são o alívio da dor crônica, o tratamento das síndromes de abstinência dos opioides e o tratamento dos usuários de heroína. O início da analgesia ocorre 10-20 min após administração parenteral e 30-60 min após ingestão oral. A dose oral habitual varia de 2,5-10 mg a cada 8-12 h, conforme a necessidade, dependendo da gravidade da dor e da resposta do paciente. É importante ter cuidado ao aumentar a dose desse fármaco porque a meia-vida é longa e existe tendência a acúmulo em um período de vários dias de administração repetida. Os efeitos depressores respiratórios de pico da metadona geralmente ocorrem mais tarde e persistem por mais tempo que seus efeitos analgésicos máximos e, por esta razão, é necessário cuidado e instruir claramente os pacientes a evitarem automedicação com depressores do SNC, principalmente no início do tratamento e durante a titulação da dose. A metadona não deve ser utilizada durante o trabalho de parto. A despeito de sua meia-vida plasmática mais longa, a duração da ação analgésica de doses únicas é praticamente a mesma que a da morfina. Com o uso repetido, observam-se efeitos cumulativos, de modo que é possível o emprego de doses mais baixas ou de intervalos mais longos entre as doses.

Em razão de sua biodisponibilidade oral e sua meia-vida longa, a metadona tem sido amplamente utilizada como modalidade substitutiva para tratar dependência de heroína. Como também ocorre com outros opiáceos, a metadona produz tolerância e dependência. Desse modo, os dependentes que recebem doses subcutâneas ou orais diárias desenvolvem tolerância parcial aos efeitos nauseantes, anoréxicos, mióticos, sedativos, depressores respiratórios e cardiovasculares da metadona. Muitos ex-usuários de heroína tratados com metadona oral praticamente não demonstram efeitos comportamentais. O desenvolvimento de dependência física durante a administração prolongada da metadona pode ser demonstrado após a interrupção súbita do fármaco ou pela administração de um antagonista opioide. Do mesmo modo, a administração subcutânea de metadona aos ex-dependentes de opioides causa euforia com mesma duração que a causada pela morfina e seu potencial global de uso abusivo é semelhante ao da morfina.

PROPOXIFENO

O propoxifeno é estruturalmente relacionado com a metadona e seu efeito analgésico depende no isômero D. Contudo, o L-propoxifeno parece ter alguma atividade antitussígena.

AÇÕES FARMACOLÓGICAS. Embora seja ligeiramente menos seletivo que a morfina, o propoxifeno liga-se principalmente aos receptores opioides μ e produz analgesia e outros efeitos no SNC, que são semelhantes aos observados com opioides semelhantes à morfina. Em doses equianalgésicas, a incidência de efeitos colaterais como náuseas, anorexia, constipação, dor abdominal e sonolência é a mesma da codeína. Como analgésico, o propoxifeno tem cerca de 50-66% da potência da codeína administrada por via oral. As doses de 90-120 mg do cloridrato de propoxifeno administrado por via oral produzem efeitos analgésicos iguais aos de 60 mg de codeína, quantidade que habitualmente produz quase tanta analgesia quanto 600 mg de ácido acetilsalicílico. As combinações de propoxifeno e ácido acetilsalicílico, bem como de codeína com ácido acetilsalicílico, produzem níveis mais altos de analgesia que se fosse administrado apenas um dos fármacos. Quando é administrado por via oral, a potência do propoxifeno é cerca de um terço da codeína administrada por via oral em seus efeitos depressores respiratórios. Doses altas tóxicas podem causar convulsões, além de depressão respiratória. A naloxona antagoniza os efeitos depressores respiratórios, convulsivantes e alguns efeitos cardiotóxicos do propoxifeno.

ADME. Após administração oral, as concentrações plasmáticas do propoxifeno alcançam seus valores mais altos em 1 ou 2 h. Há grande variabilidade entre os indivíduos no que diz respeito à taxa de depuração. A meia-vida média do propoxifeno no plasma depois de uma única dose é de 6-12 h, ou seja, maior que a da codeína. Nos seres humanos, a principal via de metabolismo é a N-desmetilação para formar norpropoxifeno. A meia-vida do norpropoxifeno é de cerca de 30 h; este fármaco pode acumular-se quando são administradas doses repetidas e pode causar alguns efeitos tóxicos.

Níveis séricos de propoxifeno acima dos esperados ocorrem quando se administram simultaneamente outros inibidores potentes do CYP3A4 (p. ex., ritonavir, cetoconazol, itraconazol, claritromicina, nelfinavir, nefazodona, amiodarona, amprenavir, aprepitanto, diltiazem, eritromicina, fluconazol, fosamprenavir, suco de pomelo e verapamil). As alternativas ao propoxifeno devem ser consideradas para pacientes que utilizam inibidores potentes do CYP3A4 e têm outros fatores de risco para *overdose*, principalmente cardiopatia preexistente.

TOLERÂNCIA E DEPENDÊNCIA. Doses muito grandes (800 mg/dia de cloridrato de propoxifeno ou 1.200 mg/dia de napsilato) reduzem a intensidade da síndrome de abstinência de morfina com eficácia um pouco menor que as doses de 1.500 mg de codeína. As doses máximas toleradas são equivalentes a 20-25 mg/dia de morfina por via subcutânea. O uso de doses mais altas de propoxifeno é acompanhado por efeitos adversos, inclusive psicoses tóxicas. Doses muito grandes produzem alguma depressão respiratória nos indivíduos dependentes da morfina, sugerindo que a tolerância cruzada entre o propoxifeno e a morfina seja parcial. A interrupção súbita do cloridrato de propoxifeno administrado prolongadamente (até 800 mg/dia durante quase 2 meses) resulta em fenômenos de abstinência branda, enquanto as doses orais grandes (300-600 mg) produzem efeitos subjetivos que são considerados prazerosos pelos ex-dependentes. O fármaco é muito irritante quando administrado pela via intravenosa ou subcutânea, de modo que o uso abusivo por estas vias resulta em danos graves das veias e dos tecidos moles.

INDICAÇÕES TERAPÊUTICAS. A European Medicines Agency concluiu que os benefícios do dextropropoxifeno não superam os riscos, que os fármacos contendo dextropropoxifeno são analgésicos fracos com índice terapêutico exíguo e pouca eficácia no tratamento da dor; e que as combinações de paracetamol com dextropropoxifeno não são mais eficazes que as preparações que contêm apenas paracetamol. Por essa razão, esse órgão recomendou a suspensão gradativa da autorização para comercialização na União Europeia. Nos EUA, o FDA solicitou que as empresas retirem voluntariamente do mercado os produtos contendo propoxifeno, em vista das preocupações quanto aos efeitos cardiotóxicos do fármaco em doses terapêuticas.

OUTROS AGONISTAS OPIOIDES

TRAMADOL. O tramadol é um análogo sintético da codeína e um agonista MOR fraco. Parte do seu efeito analgésico é produzida por inibição da captação da norepinefrina e da serotonina. No tratamento das dores brandas a moderadas, o tramadol é tão eficaz quanto a morfina ou a meperidina. Contudo, para o tratamento das dores graves ou crônicas, o tramadol é menos eficaz. O tramadol é tão eficaz quanto à meperidina no tratamento da dor do trabalho de parto e pode causar menos depressão respiratória neonatal.

ADME. O tramadol tem biodisponibilidade de 68% depois de uma única dose oral e de 100% quando é administrado por via intramuscular. Sua afinidade pelos receptores opioides μ é de apenas 1/6.000 quando comparado com a morfina. Contudo, o metabólito O-desmetilado principal do tramadol é 2-4 vezes mais potente que o composto original e pode explicar parte do seu efeito analgésico. O tramadol é fornecido como uma mistura racêmica, que é mais eficaz que se um dos enantiômeros fosse administrado isoladamente. O (+)-enantiômero liga-se ao receptor e inibe a captação da serotonina. O (-)-enantiômero inibe a captação de NE e estimula os receptores α_2-adrenérgicos. O tramadol é amplamente metabolizado no fígado por algumas enzimas, inclusive CYP2D6 e CYP3A4, bem como por conjugação seguida de excreção renal. A meia-vida de eliminação é de 6 h para o tramadol e de 7,5 h para o metabólito ativo. A analgesia começa em uma hora com a administração oral e alcança intensidade máxima em 2-3 h. A duração da analgesia é de ~ 6 h e a dose diária máxima recomendada é de 400 mg.

Efeitos colaterais; efeitos adversos. Os efeitos colaterais do tramadol incluem náuseas, vômitos, tontura, boca seca, sedação e cefaleia. A depressão respiratória parece ser menor que com as doses equianalgésicas da morfina e a gravidade da constipação é menor que a observada após o uso de doses equianalgésicas de codeína. O tramadol pode causar convulsões e, possivelmente, agravar as crises convulsivas dos pacientes com fatores predisponentes. A depressão respiratória induzida pelo tramadol é revertida pela naloxona. A precipitação da síndrome de abstinência exige que a dose do tramadol seja reduzida progressivamente antes de interromper o tratamento. O tramadol não deve ser usado nos pacientes tratados com inibidores da MAO, ISRSs ou outros fármacos que reduzam o limiar convulsivo.

TAPENTADOL. O tapentadol é estruturalmente semelhante ao tramadol e tem mecanismos de ação comparáveis. Esse fármaco tem atividade opioide branda e também atividade de inibidor da recaptação das monoaminas. O tapentadol é considerado semelhante ao tramadol em suas atividades, eficácia e perfil de efeitos colaterais.

AGONISTAS/ANTAGONISTAS E AGONISTAS PARCIAIS OPIOIDES

Os fármacos como a *nalbufina* e o *butorfanol* são antagonistas MOR competitivos, mas produzem seus efeitos analgésicos atuando como agonistas nos receptores KORs. A *pentazocina* assemelha-se qualitativamente a esses fármacos, mas pode ser um antagonista mais fraco ou um agonista parcial nos receptores MORs, embora conserve sua atividade de agonista KOR. Por outro lado, a *buprenorfina* é um agonista parcial dos receptores MORs. O estímulo para o desenvolvimento dos fármacos agonistas/antagonistas mistos foi a necessidade de ter analgésicos que causem menos depressão respiratória e tenham menos potencial de adicção. Contudo, o uso clínico desses compostos é limitado pelos efeitos adversos indesejáveis e pelos efeitos analgésicos precários.

PENTAZOCINA

A pentazocina foi sintetizada como parte de um esforço deliberado para desenvolver um analgésico eficaz com pouco ou nenhum potencial de uso abusivo. Esse fármaco tem ações agonistas e exerce atividade antagonista opioide fraca.

AÇOES FARMACOLÓGICAS E EFEITOS COLATERAIS. O padrão de efeitos produzidos pela pentazocina no SNC geralmente é similar ao dos opioides semelhantes à morfina, incluindo analgesia, sedação e depressão respiratória. Os efeitos analgésicos da pentazocina são atribuídos às suas ações agonistas nos receptores KORs. As doses mais altas de pentazocina (60-90 mg) produzem efeitos disfóricos e psicotomiméticos; estes efeitos podem ser revertidos pela naloxona. As respostas cardiovasculares à pentazocina diferem das observadas com os agonistas típicos dos receptores opioides, porque as doses altas aumentam a pressão arterial e a frequência cardíaca. A pentazocina atua como antagonista fraco ou agonista parcial dos receptores MORs, mas não antagoniza a depressão respiratória produzida pela morfina. Contudo, quando é administrada aos pacientes dependentes de morfina ou de outros agonistas MOR, a pentazocina pode desencadear a síndrome de abstinência. Os efeitos limitantes da analgesia e da depressão respiratória são observados com doses acima de 50-100 mg de pentazocina.

INDICAÇÕES TERAPÊUTICAS. A injeção do lactato de pentazocina está indicada para aliviar as dores moderadas a graves e também é usada como fármaco pré-operatório e suplemento à anestesia. Os comprimidos de pentazocina para uso oral estão disponíveis apenas em combinações de doses fixas de paracetamol ou naloxona. A combinação de pentazocina com naloxona reduz o potencial de uso abusivo dos comprimidos como substituto da pentazocina injetável porque produz efeitos indesejáveis nos indivíduos dependentes dos opioides. A dose oral de ~ 50 mg de pentazocina causa analgesia equivalente a produzida por 60 mg de codeína administrada por via oral.

NALBUFINA

A nalbufina é considerada um opioide agonista KOR e um antagonista MOR com espectro de efeitos qualitativamente semelhantes ao da pentazocina; contudo, acredita-se que este primeiro fármaco tenha menos tendência de produzir efeitos adversos disfóricos que a pentazocina.

AÇÕES FARMACOLÓGICAS E EFEITOS COLATERAIS. A dose intramuscular de 10 mg de nalbufina é equianalgésica a 10 mg de morfina, com os efeitos analgésicos e subjetivos tendo início e duração semelhantes. A nalbufina deprime a respiração tanto quanto doses equianalgésicas de morfina; entretanto, a nalbufina possui um efeito limitante, de modo que aumentos das doses acima de 30 mg não produzem depressão respiratória ou analgesia adicional. Em contrapartida com a pentazocina e o butorfanol, 10 mg de nalbufina administrados aos pacientes com doença estável das artérias coronárias não aumenta o índice cardíaco, a pressão arterial pulmonar ou o trabalho cardíaco e a pressão arterial sistêmica não se altera significativamente; estes índices também permanecem relativamente estáveis quando se administra nalbufina aos pacientes com infarto agudo do miocárdio. A nalbufina produz poucos efeitos colaterais em doses de 10 mg ou menos; sedação, sudorese e cefaleia são os mais comuns. Em doses muito mais altas (70 mg), podem ocorrer efeitos adversos psicotomiméticos (p. ex., disforia, pensamentos acelerados e distorções da imagem corporal). A nalbufina é metabolizada no fígado e tem meia-vida plasmática de 2-3 h e sua eficácia por via oral é de 20-25% da potência após administração intramuscular. A administração prolongada de nalbufina pode causar dependência física. A síndrome de abstinência tem intensidade semelhante à que se observa com a pentazocina.

INDICAÇÃO TERAPÊUTICA. O cloridrato de nalbufina é usado para produzir analgesia. Como é um agonista-antagonista, a administração aos pacientes que estavam recebendo opioides similares à morfina pode criar dificuldades, a menos que se interponha um curto intervalo livre de fármacos. A dose habitual para adultos é de 10 mg por via parenteral a cada 3 ou 6 h esta dose pode ser aumentada para 20 mg nos pacientes sem tolerância. Atenção: estudos demonstraram que os fármacos que atuam por meios dos receptores KORs são mais eficazes em mulheres que em homens.

BUTORFANOL

O butorfanol é um congênere morfinano cujo perfil de ações é similar ao da pentazocina e da nalbufina: opioide agonista KOR e antagonista MOR.

AÇÕES FARMACOLÓGICAS E EFEITOS COLATERAIS. Nos pacientes pós-operatórios, a dose parenteral de 2-3 mg de butorfanol produz analgesia e depressão respiratória praticamente iguais às que são produzidas por 10 mg de morfina ou 80-100 mg de meperidina. A meia-vida plasmática do butorfanol é de cerca de 3 h. Como também ocorre com a pentazocina, as doses analgésicas do butorfanol aumentam a pressão arterial pulmonar e o trabalho cardíaco; a pressão arterial sistêmica diminui ligeiramente. Os efeitos adversos principais do butorfanol são sonolência, fraqueza, sudorese, sensações de flutuação e náuseas. Embora a incidência dos efeitos adversos psicotomiméticos seja menor que com as doses equianalgésicas da pentazocina, qualitativamente eles são semelhantes. A administração nasal causa sonolência e tontura e os pacientes podem desenvolver dependência física.

INDICAÇÃO TERAPÊUTICA. O tartarato de butorfanol é usado para aliviar dor aguda (p. ex., pós-operatória) e, em vista da sua capacidade de antagonizar os agonistas MOR, não deve ser utilizado simultaneamente com estes últimos. Em consequência dos seus efeitos colaterais no coração, o butorfanol é menos útil que a morfina ou a meperidina nos pacientes com insuficiência cardíaca congestiva ou infarto do miocárdio. A dose habitual é de 1 a 4 mg de tartarato por via IM, ou 0,5 a 2 mg por via IV, a cada 3-4 h. Existe uma preparação nasal que se mostrou eficaz no alívio da dor, inclusive da enxaqueca.

BUPRENORFINA

A buprenorfina é um agonista MOR altamente lipofílico, 25-50 vezes mais potente que a morfina. Esse fármaco é um agonista MOR parcial (p. ex., tem atividade intrínseca limitada) e, consequentemente, pode produzir antagonismo quando é administrado com um agonista pleno.

AÇÕES FARMACOLÓGICAS. A buprenorfina produz analgesia e outros efeitos no SNC, que são qualitativamente semelhantes aos da morfina. A dose de cerca de 0,4 mg de buprenorfina é equianalgésica a 10 mg de morfina intramuscular. Alguns efeitos subjetivos e depressores da respiração têm início inequivocamente mais lento e duram mais que os da morfina. A buprenorfina é um agonista MOR parcial; por esta razão, ela pode causar sintomas de abstinência nos pacientes que utilizam agonistas dos receptores opioides há várias semanas. A buprenorfina antagoniza a depressão respiratória produzida pelas doses anestésicas da fentanila, assim como ocorre com a naloxona, sem reverter por completo a analgesia opioide. A depressão respiratória e outros efeitos da buprenorfina podem ser evitados pela administração prévia de naloxona, mas não são prontamente revertidos pelas doses altas de naloxona quando já ocorreram, provavelmente em consequência da dissociação lenta da buprenorfina dos receptores opioides. A meia-vida de dissociação do receptor é de 166 min para a buprenorfina, em contrapartida com 7 min para a fentanila. Portanto, os níveis plasmáticos de buprenorfina podem não acompanhar os efeitos clínicos. Os efeitos colaterais cardiovasculares e de outros sistemas (p. ex., sedação, náuseas, vômitos, tonturas, sudorese e cefaleia) são aparentemente semelhantes aos dos opioides similares à morfina.

Quando é administrada por via sublingual (0,4-0,8 mg), a buprenorfina produz analgesia satisfatória aos pacientes pós-operatórios. As concentrações sanguíneas atingem o pico 5 min após a injeção intramuscular e 1-2 h após a administração oral ou sublingual. Embora a meia-vida plasmática seja de ~ 3 h, este valor não guarda qualquer relação com a velocidade e o desaparecimento dos efeitos (descritos anteriormente). Metabólitos N-desalquilados e conjugados são detectados na urina, mas a maior parte é excretada inalterada nas fezes. Quando o uso da buprenorfina é interrompido, os pacientes desenvolvem uma síndrome de abstinência tardia, que começa 2 a 14 dias depois e persiste por uma a duas semanas.

INDICAÇÕES TERAPÊUTICAS. A injeção de buprenorfina está indicada como analgésico. As preparações orais da buprenorfina e das combinações de doses fixas de buprenorfina com naloxona são usadas para tratar dependência opioide. A dose intramuscular ou intravenosa habitual para analgesia é de 0,3 mg a cada 6 h. A buprenorfina é metabolizada em norbuprenorfina pelo CYP3A4 e não deve ser usada com inibidores reconhecidos desta enzima (p. ex., antifúngicos azólicos, antibióticos macrolídeos e inibidores da protease do HIV), bem como fármacos que induzem a atividade da CYP3A4 (p. ex., alguns anticonvulsivantes e rifampicina).

ANTAGONISTAS OPIOIDES

Vários fármacos que se ligam competitivamente a um ou mais receptores opioides demonstram pouca ou nenhuma atividade intrínseca e antagonizam fortemente os efeitos dos agonistas desses receptores.

Alterações relativamente pequenas da estrutura de um opioide podem converter um fármaco predominantemente agonista em outro com ações antagonistas em um ou mais tipos de receptores opioides. Substituições simples transformam a morfina em nalorfina, o levorfanol em levalorfano e a oximorfona em naloxona ou naltrexona. Em alguns casos, os congêneres produzidos são antagonistas competitivos dos receptores MORs, mas também têm ações agonistas nos receptores KORs; a nalorfina e o levalorfano têm essas propriedades. Outros congêneres, especialmente a naloxona e a naltrexona, parecem ser desprovidos de ações agonistas e interagem com todos os tipos de receptores opioides, embora com afinidades até certo ponto diferentes. O nalmefeno (não é comercializado nos EUA) é um antagonista MOR relativamente puro e mais potente que a naloxona. A maioria dos compostos citados anteriormente é relativamente lipossolúvel e mostra biodisponibilidade excelente no SNC após administração sistêmica. O reconhecimento da necessidade de um antagonista limitado aos sítios periféricos resultou no desenvolvimento dos fármacos que mostram pouca biodisponibilidade no SNC, inclusive a metilnaltrexona.

PROPRIEDADES FARMACOLÓGICAS

Os antagonistas opioides têm utilidade terapêutica inequívoca no tratamento das *overdoses* de opioides. Em condições comuns, esses antagonistas opioides causam poucos efeitos quando não são combinados com um agonista exógeno. Contudo, em determinadas condições (p. ex., choque), quando os sistemas opioides endógenos estão ativados, a administração isolada de um antagonista opioide pode ter consequências perceptíveis.

EFEITOS NA AUSÊNCIA DE AGONISTAS OPIOIDES. Doses subcutâneas da naloxona de até 12 mg não produzem efeitos subjetivos discerníveis nos seres humanos e a dose de 24 mg causa apenas sonolência branda. A naltrexona também é um antagonista relativamente puro, embora com eficácia oral maior e duração de ação mais longa. Os efeitos dos antagonistas dos receptores opioides geralmente são sutis e limitados. Quase certamente, isso reflete os níveis baixos de atividade tônica e a complexidade organizacional dos sistemas opioides nos diversos compartimentos fisiológicos. Nos seres humanos, o antagonismo opioide está associado a várias consequências, desde nenhum efeito até hiperalgesia branda. Contudo, alguns estudos sugeriram que os fármacos como a naloxona pareçam atenuar os efeitos analgésicos do placebo e da acupuntura.

Os peptídeos opioides endógenos participam da regulação da secreção hipofisária, aparentemente por exercer efeitos inibitórios tônicos sobre a liberação de certos hormônios hipotalâmicos (Capítulo 38). Desse modo, a administração de naloxona ou de naltrexona aumenta a secreção do hormônio de liberação das gonadotrofinas e do hormônio de liberação da corticotrofina e eleva as concentrações plasmáticas do LH, do FSH e do ACTH, bem como dos hormônios esteroides produzidos pelos seus órgãos alvo. A naloxona estimula a liberação de prolactina nas mulheres. Os peptídeos opioides endógenos provavelmente têm algum papel na regulação da alimentação ou do metabolismo energético; contudo, a naltrexona não acelera a perda de peso dos indivíduos obesos, ainda que a administração dos antagonistas opioides por períodos curtos reduza a ingestão alimentar dos indivíduos magros e obesos. A administração prolongada dos antagonistas aumenta a densidade de receptores opioides no cérebro e causa acentuação transitória das respostas à administração subsequente dos agonistas opioides.

EFEITOS NA PRESENÇA DE AGONISTAS OPIOIDES

Efeitos antagonistas. Doses pequenas (0,4-0,8 mg) de naloxona administradas por via intramuscular ou intravenosa evitam ou revertem *imediatamente* os efeitos dos agonistas opioides. Nos pacientes com depressão respiratória, o aumento da frequência respiratória ocorre em 1-2 min. Os efeitos sedativos são revertidos e a pressão arterial, quando está reduzida, volta ao normal. Doses mais altas de naloxona são necessárias para antagonizar os efeitos depressores respiratórios da buprenorfina; a dose intravenosa de 1 mg de naloxona bloqueia completamente os efeitos de 25 mg de heroína. A naloxona reverte os efeitos psicotomiméticos e disfóricos dos agonistas-antagonistas como a pentazocina, mas doses muito maiores (10-15 mg) são necessárias. A duração dos efeitos antagonistas depende da dose, mas geralmente é de 1-4 h. O antagonismo dos efeitos opioides pela naloxona geralmente é acompanhada de um fenômeno de "efeito excessivo". Por exemplo, a frequência respiratória deprimida pelos opioides torna-se transitoriamente maior que antes do período de depressão. A liberação reflexa das catecolaminas pode causar hipertensão, taquicardia e arritmias ventriculares. Também existem casos descritos de edema pulmonar depois da administração da naloxona.

Efeitos nos pacientes dependentes dos opioides. Nos pacientes dependentes dos opioides semelhantes à morfina, doses subcutâneas pequenas de naloxona (0,5 mg) desencadeiam uma síndrome de abstinência moderada a grave, que é muito semelhante à observada após a interrupção súbita do uso dos opioides, exceto que a síndrome começa alguns minutos depois da administração e regride em ~ 2 h. A gravidade e a duração da síndrome estão relacionadas com a dose do antagonista e o grau e o tipo de dependência. A naloxona produz fenômenos de antagonismo excessivo sugestivo de dependência física aguda 6-24 h depois de uma única dose de um agonista μ.

ADME

Embora seja prontamente absorvida no trato gastrintestinal, a naloxona é quase completamente metabolizada pelo fígado antes de alcançar a circulação sistêmica e, por esta razão, deve ser administrada por via parenteral. A meia-vida da naloxona é de ~ 1 hora e a duração da ação clinicamente eficaz pode ser ainda menor. Em comparação com a naloxona, a naltrexona retém muito mais sua eficácia quando é administrada por via oral e a duração da sua ação aproxima-se de 24 h depois das doses orais moderadas. As concentrações plasmáticas de pico são alcançadas em 1-2 h e, em seguida, declinam com meia-vida aparente de aproximadamente 3 horas. A naltrexona é metabolizada a 6-naltrexol, que é um antagonista fraco, mas tem meia-vida mais longa (~ 13 h). A naltrexona é muito mais potente que a naloxona e doses orais de 100 mg administradas aos pacientes dependentes de opioides produzem concentrações teciduais suficientes para bloquear os efeitos euforizantes de doses intravenosas de 25 mg de heroína por

48 h. A metilnaltrexona é semelhante a naltrexona; é convertida em isômeros do metil-6-naltrexol e eliminada em grande parte principalmente na forma inalterada por secreção renal ativa significativa. A meia-vida de disposição terminal da metilnaltrexona é de cerca de 8 h.

INDICAÇÕES TERAPÊUTICAS

TRATAMENTO DE OVERDOSES DE OPIOIDES. Os antagonistas opioides, principalmente a naloxona, têm uso estabelecido no tratamento da toxicidade induzida por opioides, especialmente a depressão respiratória. Sua especificidade é tão grande que a reversão da depressão respiratória por esse fármaco praticamente confirma o diagnóstico da intoxicação opioide como causa da depressão. A naloxona atua rapidamente e reverte a depressão respiratória associada às doses altas dos opioides. A naloxona deve ser titulada com cuidado porque também pode desencadear uma síndrome de abstinência nos pacientes dependentes e causa efeitos adversos cardiovasculares indesejáveis. A duração da ação da naloxona é relativamente curta e, em geral, ela deve ser administrada repetidamente ou em infusão contínua. Os antagonistas opioides também têm sido empregados eficazmente para diminuir a depressão respiratória neonatal secundária à administração intravenosa ou intramuscular de opioides à mãe. No recém-nascido, a dose inicial é de 10 μg/kg por via intravenosa, intramuscular ou subcutânea.

TRATAMENTO DA CONSTIPAÇÃO. Os antagonistas com ação limitada aos tecidos periféricos (p. ex., metilnaltrexona) desempenham um papel importante no tratamento da constipação e da redução da motilidade GI encontradas nos pacientes em tratamento crônico com opioides (p. ex., dor crônica ou manutenção com metadona). O Capítulo 46 descreve outras estratégias para tratar a constipação causada pelos opioides.

TRATAMENTO DAS SÍNDROMES ASSOCIADAS AO ABUSO. Existe considerável interesse em torno da utilização dos agonistas opioides (p. ex., naltrexona) como coadjuvantes para o tratamento de várias síndromes de dependência não opioide, inclusive alcoolismo (Capítulos 23 e 24), nas quais o antagonista opioide reduz as chances de recidiva. Curiosamente, os pacientes com um polimorfismo de um único nucleotídeo (SNP) do gene MOR têm índices significativamente menores de recidiva do alcoolismo, quando são tratados com naltrexona. A naltrexona foi aprovada pelo FDA para o tratamento do alcoolismo.

ANTITUSSÍGENOS DE AÇÃO CENTRAL

A tosse é um mecanismo fisiológico útil, que serve para limpar as vias respiratórias de material estranho e do excesso de secreções e não deve ser suprimida indiscriminadamente. Há, entretanto, muitas situações nas quais a tosse não serve a nenhum propósito útil e pode, em vez disso, apenas aborrecer o paciente ou impedir o seu descanso ou sono, ou dificultar a adesão aos outros regimes terapêuticos que, de outro modo, poderiam ser benéficos (p. ex., tosse induzida por um inibidor da enzima conversora da angiotensina [ECA]). Em tais situações, o médico deve tentar substituir por um fármaco com perfil de efeitos colaterais diferente (p. ex., um antagonista do AT_1 no lugar de um inibidor da ECA), ou acrescentar um antitussígeno que reduza a frequência ou a intensidade da tosse. Alguns fármacos reduzem a tosse em consequência de suas ações centrais, inclusive os analgésicos opioides (codeína, hidrocodona e di-hidrocodeína são os opioides utilizados mais comumente para suprimir a tosse). A supressão da tosse geralmente é conseguida com doses de opioides menores que as necessárias para obter analgesia. A dose oral de 10 ou 20 mg de codeína, embora não produza qualquer analgesia, produz efeito antitussígeno demonstrável, enquanto as doses maiores conseguem suprimir de maneira mais eficaz a tosse crônica. A seguir, estão descritos outros antitussígenos.

DEXTROMETORFANO

O dextrometorfano (D-3-metoxi-N-metilmorfinano) é o isômero D do análogo da codeína conhecido como metorfano; entretanto, ao contrário do isômero L, ele não tem propriedades analgésicas e viciantes e não age através dos receptores opioides. Esse fármaco atua centralmente e eleva o limiar para a tosse. Sua eficácia nos pacientes com tosse patológica foi demonstrada em estudos controlados; sua potência é quase igual à da codeína, mas o dextrometorfano produz menos efeitos colaterais subjetivos e gastrintestinais. Em doses terapêuticas, o fármaco não inibe a atividade ciliar e seus efeitos antitussígenos persistem por 5-6 h. Sua toxicidade é baixa, mas doses extremamente altas podem produzir depressão do SNC. A dose média do bromidato de dextrometorfano para adultos é de 10-30 mg, 3-6 vezes/dia, sem ultrapassar a dose diária de 120 mg. Esse fármaco é comercializado para venda sem prescrição em líquidos, xaropes, cápsulas, tiras solúveis, pastilhas e *freezer pops**, ou em combinações com anti-histamínicos, broncodilatadores, expectorantes e descongestionantes. A suspensão de dextrometorfano de liberação prolongada foi aprovada para administração duas vezes ao dia.

Embora o dextrometorfano atue comprovadamente como antagonista do receptor de NMDA, os sítios de ligação deste fármaco não se limitam à distribuição conhecida destes receptores. Desse modo, o mecanismo pelo qual o dextrometorfano produz seu efeito antitussígeno ainda não está esclarecido.

OUTROS ANTITUSSÍGENOS. A *folcodina* [3-O-(2-morfolinoetil) morfina] é usada clinicamente em muitos países, exceto nos EUA. Embora seja estruturalmente relacionada com os opioides, ela não produz ações similares as

*N. do R.T. "Gelatinas" na forma de palitos que são congelados. Seria mais ou menos um picolé, sem o palito.

dos opioides porque há uma substituição na posição 3, que não é removida pelo metabolismo. A folcodina é um antitussígeno pelo menos tão eficaz quanto a codeína, tem meia-vida longa e pode ser administrada 1 ou 2 vezes/dia. O benzonatato é um derivado poliglicólico de cadeia longa relacionado quimicamente com a procaína e tido como capaz de exercer ação antitussígena nos receptores da tosse ou de estiramento do pulmão, bem como por um mecanismo central. Esse fármaco está disponível em cápsulas orais e a dose é de 100 mg 3 vezes/dia; doses de até 600 mg/dia foram utilizadas sem riscos.

VIAS DE ADMINISTRAÇÃO DOS ANALGÉSICOS

Além das preparações de opioides orais e parenterais tradicionais, muitos outros métodos de administração foram desenvolvidos na tentativa de aumentar a eficácia terapêutica e, ao mesmo tempo, minimizar os efeitos adversos.

ANALGESIA CONTROLADA PELO PACIENTE (ACP). Com essa modalidade, o paciente tem controle limitado sobre a dose de opioide liberada por uma bomba de infusão programada dentro de parâmetros rigorosamente controlados. A ACP pode ser usada para infusão intravenosa, epidural ou intratecal dos opioides. Essa técnica evita quaisquer atrasos inerentes à administração por um cuidador e permite maior correspondência entre o controle da dose e as diferenças individuais de percepção da dor e resposta aos opioides.

ADMINISTRAÇÃO ESPINAL. A administração de opioides no interior do espaço epidural ou intratecal proporciona acesso mais direto à primeira sinapse processadora da dor no corno dorsal da medula espinal. Isto permite o uso de doses substancialmente menores que as necessárias para administração oral ou parenteral (Quadro 18-5).

Os opioides epidurais e intratecais causam seus próprios efeitos colaterais dose-dependentes, inclusive prurido, náuseas, vômitos, depressão respiratória e retenção urinária. Os opioides hidrofílicos como a morfina têm tempos de permanência mais longos no líquido cerebrospinal; por esta razão, após administração intratecal ou epidural de morfina, pode-se observar depressão respiratória tardia por até 24 h depois de uma dose intermitente. O risco de depressão respiratória tardia é menor com os opioides lipofílicos. O uso dos opioides intraespinhais em pacientes que nunca usaram estes fármacos é reservado para o controle da dor pós-operatória no ambiente hospitalar monitorado. A administração epidural dos opioides tornou-se popular como tratamento da dor pós-operatória e como analgesia durante o trabalho de parto e o nascimento. Níveis sistêmicos mais baixos dos opioides são conseguidos com a administração epidural, resultando em menos transferência placentária e menos possibilidade de causar depressão respiratória do recém-nascido. Entre os fármacos aprovados para administração espinal estão algumas preparações do sulfato de morfina e da sufentanila sem conservantes. A via de administração espinal constitui um ambiente incomum, no qual o neuroeixo pode ficar exposto a concentrações excessivamente altas de um fármaco

Quadro 18-5

Opioides epidurais ou intratecais para o tratamento da dor aguda (bolo) ou crônica (infusão)

FÁRMACO	DOSE ÚNICA (mg)[a]	TAXA DE INFUSÃO (mg/h)[b]	INÍCIO (minutos)	DURAÇÃO DO EFEITO DE UMA ÚNICA DOSE (h)[c]
Epidural				
Morfina	1-6	0,1-1,0	30	6-24
Meperidina	20-150	5-20	5	4-8
Metadona	1-10	0,3-0,5	10	6-10
Hidromorfona	1-2	0,1-0,2	15	10-16
Fentanila	0,025-0,1	0,025-0,10	5	2-4
Sufentanila	0,01-0,06	0,01-0,05	5	2-4
Alfentanila	0,5-1	0,2	15	1-3
Subaracnóidea (intratecal)				
Morfina	0,1-0,3		15	8-24+
Fentanila	0,005-0,025		5	3-6

[a]As doses baixas podem ser eficazes quando são administradas aos idosos ou quando são injetadas na região torácica.
[b]Se for necessário combinar um anestésico local, considerar o uso de bupivacaína a 0,0625%.
[c]A duração da analgesia é muito variável; doses mais altas produzem efeitos mais duradouros. Com exceção da morfina epidural/intratecal ou da sufentanila epidural, a utilização de todos os outros opioides por via intraespinal é considerada "experimental".
Adaptado da International Association for the Study of Pain, 1992.

por períodos longos; a segurança evidenciada com outra via (p. ex., oral, IV) pode não corresponder à segurança observada depois da administração espinal.

Os narcóticos intraespinhais comumente são combinados com outros fármacos, inclusive anestésicos locais, bloqueadores do canal de Ca^{2+} tipo N (p. ex., ziconotida), agonistas α_2-adrenérgicos e agonistas do $GABA_B$. O sinergismo entre os fármacos com mecanismos de ação diferentes permite o uso de concentrações menores dos dois fármacos, atenuando os efeitos colaterais e as complicações induzidas pelos opioides.

ADMINISTRAÇÃO RETAL. Essa via é uma alternativa para pacientes com dificuldade de deglutir ou outra patologia oral e que preferem uma via menos invasiva que a administração parenteral. Essa via não é bem tolerada pela maioria das crianças. O início da ação começa em 10 min. Nos EUA, apenas a morfina e a hidromorfona estão disponíveis em preparações de supositórios retais.

ADMINISTRAÇÃO PELA MUCOSA ORAL. Os opioides podem ser absorvidos pela mucosa oral mais rapidamente que através do estômago. A biodisponibilidade é maior porque se evita o metabolismo de primeira passagem e os opioides lipofílicos são mais bem absorvidos por essa via que os compostos hidrofílicos como a morfina. Um sistema de liberação transmucosa composta de fentanila suspensa em um pirulito composto de açúcar dissolvível, ou um comprimido bucal que dissolve rapidamente, foi aprovado para o tratamento da dor do câncer.

ADMINISTRAÇÃO TRANSNASAL. O butorfanol, um agonista KOR e antagonista MOR, tem sido administrado por via intranasal. Hoje, o *spray* de fentanila à base de pectina transnasal está sendo estudado clinicamente para o tratamento da dor associada ao câncer. Esse método de administração é bem tolerado e o alívio da dor ocorre cerca de 10 min após a aplicação.

ADMINISTRAÇÃO TRANSDÉRMICA. Os adesivos transdérmicos de fentanila foram aprovados para uso nos pacientes com dor contínua. O opioide permeia a pele e forma-se um "depósito" no nível do estrato córneo. Entretanto, febre e fontes externas de calor (bolsas de água quente, banhos quentes) podem aumentar a absorção de fentanila e potencialmente levar a uma *overdose*. Essa modalidade é muito apropriada para o tratamento da dor associada ao câncer, por causa da facilidade do seu uso, da ação prolongada e da estabilidade dos níveis sanguíneos. Pode haver grande variação dos níveis plasmáticos depois de uma determinada dose. A meia-vida plasmática após a remoção do adesivo é de cerca de 17 h. Assim, se houver sedação excessiva ou depressão respiratória, pode ser necessário manter, por um longo período, infusões de um antagonista. Os efeitos adversos dermatológicos dos adesivos, como exantema e prurido, são habitualmente leves. Existem relatos de que pacientes dependentes de opioides que mastigaram os adesivos tiveram *overdose*.

CONSIDERAÇÕES TERAPÊUTICAS

O tratamento da dor é um componente importante de qualquer intervenção terapêutica. A impossibilidade de controlar adequadamente a dor pode ter consequências negativas importantes na função fisiológica, inclusive hiper--reatividade autonômica (aumentos da pressão arterial e da frequência cardíaca, supressão da motilidade gastrintestinal, redução das secreções), limitação da mobilidade com perda do condicionamento físico, atrofia muscular, enrijecimento articular e descalcificação e pode contribuir para as alterações deletérias do estado psicológico (depressão, síndromes de desesperança, ansiedade). Por exigência de muitas organizações de credenciamento hospitalar e por lei em muitos estados, a avaliação e o controle adequados da dor são considerados padrões de assistência e a dor é classificada como "quinto sinal vital".

RECOMENDAÇÕES PARA O CÁLCULO DAS DOSES DOS OPIOIDES

A Organização Mundial de Saúde propõe uma abordagem progressiva em três etapas para orientar o tratamento da dor associada ao câncer e outros tipos de dor crônica não neoplásica (Quadro 18-6). O protocolo de três etapas recomenda a utilização das abordagens terapêuticas mais conversadoras antes de iniciar o tratamento com opioides. Os opioides mais fracos podem ser substituídos pelos opioides mais fortes nos casos de dor moderada ou grave. Os antidepressivos como a duloxetina e a amitriptilina, que são usados para tratar dor neuropática crônica, têm poucas ações analgésicas intrínsecas nos casos de dor aguda; contudo, os antidepressivos podem potencializar a analgesia induzida pela morfina. Nos casos de dor grave, os opioides devem ser considerados mais precocemente.

Várias sociedades e órgãos publicaram diretrizes para a utilização dos opioides potentes no tratamento da dor. Embora sejam ligeiramente diferentes quanto aos detalhes, todas as diretrizes publicadas até hoje compartilham dos critérios descritos no Quadro 18-7. A posologia da metadona está descrita separadamente no Quadro 18-8.

As sugestões das doses orais e parenterais dos opioides comumente utilizados (Quadro 18-2) são apenas diretrizes gerais. Em geral, esses Quadros são elaborados com base na utilização desses fármacos para o controle da dor aguda (p. ex., no pós-operatório) dos pacientes que ainda não utilizaram opioides. Alguns fatores contribuem para a dose necessária (descritos nas seções subsequentes).

Quadro 18-6

Protocolo analgésico progressivo da Organização Mundial de Saúde[a]

1ª etapa: dor branda a moderada

Analgésico não opioide ± coadjuvante

- Recomenda-se utilizar paracetamol ou um AINE, a menos que haja contraindicação. Os coadjuvantes são fármacos que aumentam a eficácia dos analgésicos, tratam os sintomas coexistentes que agravam a dor e/ou possuem atividade analgésica independente em determinados tipos de dor

2ª etapa: dor branda a moderada, ou dor incontrolável pelas medidas da 1ª etapa

Opioide de ação curta conforme a necessidade ± analgésico não opioide em doses contínuas ± coadjuvante

- A morfina, a oxicodona ou a hidromorfona deve ser combinada com paracetamol ou um AINE para possibilitar flexibilidade máxima da dose do opioide

3ª etapa: dor moderada a grave, ou dor incontrolável pelas medidas da 2ª etapa

Opioide de liberação prolongada ou ação longa em doses contínuas, ou infusão contínua + opioide de ação curta conforme a necessidade ± analgésico não opioide ± coadjuvante

- Oxicodona, morfina ou oximorfona de liberação contínua, ou fentanila transdérmica, conforme a necessidade

[a]http://www.who.int/cancer/palliative/painladder/en

VARIÁVEIS QUE MODIFICAM A RESPOSTA TERAPÊUTICA AOS OPIÁCEOS

As respostas aos opioides variam significativamente caso a caso. A dose intramuscular padronizada de 10 mg do sulfato de morfina aliviam satisfatoriamente a dor em apenas 2 entre 3 pacientes. A concentração analgésica eficaz mínima dos opioides como morfina, meperidina (petidina), alfentanila e sufentanila varia individualmente em uma razão de 5-10.

A 12ª edição do texto original analisa vários fatores que podem afetar a resposta do cliente aos opiáceos, inclusive condição física do indivíduo; doença; intensidade e tipo de dor; caráter agudo ou crônico da dor; tolerância aos opioides; variáveis farmacocinéticas; e fatores genéticos. Esses fatores afetam a escolha do fármaco e a via de administração. Outras considerações incluem a rotação dos opioides (substituir por um opioide diferente quando o paciente não consegue obter efeitos benéficos, ou os efeitos colaterais tornam-se impeditivos, antes que se possa conseguir analgesia suficiente) e as combinações de fármacos.

Algumas combinações de opiáceos são úteis. Por exemplo, nos estados dolorosos crônicos com episódios de dor refratária ou persistente, o paciente poderia receber uma preparação de liberação lenta de morfina para conseguir

Quadro 18-7

Diretrizes para o uso dos opioides no tratamento da dor crônica

- *Avaliação do paciente*: a história médica e o exame físico completo devem ser realizados e documentados no prontuário médico.
- *Plano terapêutico*: o plano terapêutico deve descrever os parâmetros objetivos utilizados para determinar o sucesso do tratamento.
- *Consentimento informado e concordância*: o médico deve conversar com o paciente sobre os riscos, os benefícios e as alternativas ao tratamento crônico com opioides. Muitos profissionais elaboraram um "contrato de uso dos opioides", que descreve as responsabilidades do médico e do paciente relativas à prescrição continuada de substâncias controladas.
- *Revisão periódica*: a intervalos razoáveis, o paciente deve ser atendido pelo médico para revisar a evolução do tratamento e documentar os resultados dos pareceres médicos, os exames diagnósticos e laboratoriais e o sucesso do tratamento.
- *Parecer médico*: quando necessário, o médico deve encaminhar seu paciente a outro profissional de forma a obter um parecer.
- *Documentação/prontuários médicos*: o médico deve manter prontuários médicos completos e atualizados que incluam: (a) anamnese e exame físico; (b) resultados dos exames diagnósticos e laboratoriais e das intervenções terapêuticas; (c) reavaliação e pareceres; (d) objetivos do tratamento; (e) descrição dos riscos e benefícios; (f) tratamento; (g) fármacos usados, inclusive data, tipo, dose e quantidade prescrita; (h) instruções e concordância; e (i) revisões periódicas.
- *Adesão à lei e às regulamentações sobre substâncias controladas*: para prescrever, dispensar ou administrar substâncias controladas, o médico precisa estar autorizado em seu estado e seguir as regulamentações estaduais e federais aplicáveis.

Quadro 18-8

Diretrizes de conversão das doses orais de morfina em metadona

DOSE DIÁRIA DE MORFINA (mg/24 h, via oral)	RAZÕES DE CONVERSÃO		
	MORFINA (oral)	:	METADONA (oral)
< 100	6	:	1
101-300	8	:	1
301-600	10	:	1
601-800	12	:	1
801-1.000	15	:	1
> 1.001	20	:	1

Nota: Ao converter de metadona para morfina, utilizar razão de conversão 3:1.

alívio da dor basal, enquanto os episódios de dor intermitente poderiam ser controlados com uma preparação de início rápido e duração curta (p. ex., fentanila bucal). Nos casos de dor inflamatória ou nociceptiva, os opioides podem ser combinados de maneira eficaz com outros analgésicos, inclusive AINEs ou paracetamol (Quadro 18-9). Em alguns casos, os AINEs podem produzir analgesia igual à que é conseguida com 60 mg de codeína. Nos pacientes com dor neuropática, outras classes farmacêuticas podem ser úteis em combinação com um opiáceo. Por exemplo, os antidepressivos que bloqueiam a captação das aminas (inclusive amitriptilina ou duloxetina) e os anticonvulsivantes (p. ex., gabapentina) podem potencializar o efeito analgésico e ter ação sinérgica em alguns estados álgicos.

INDICAÇÕES TERAPÊUTICAS NÃO ANALGÉSICAS DOS OPIOIDES

DISPNEIA. A morfina é usada para aliviar a dispneia da insuficiência ventricular esquerda aguda e do edema pulmonar, nos quais a resposta à morfina intravenosa pode ser espetacular. O mecanismo subjacente a esse efeito benéfico não está claro, mas pode envolver uma alteração da reação do paciente à disfunção respiratória e uma redução indireta do trabalho do coração, decorrente da diminuição do medo e da apreensão. Entretanto, é mais provável que o principal benefício deva-se aos efeitos cardiovasculares, como a redução da resistência periférica e o aumento da capacitância dos compartimentos vasculares periférico e esplâncnico. A nitroglicerina, que também causa vasodilatação, pode ser mais eficaz que a morfina nessa condição. Nos pacientes com gases arteriais normais, mas que apresentam dispneia grave secundária à obstrução crônica do fluxo ventilatório ("sopradores rosados"), a administração da dose oral de 15 mg de di-hidrocodeína antes de realizar atividades físicas atenua a sensação de dispneia e aumenta a tolerância aos esforços. Não obstante, os opioides geralmente estão contraindicados no edema pulmonar, a menos que haja também dor grave.

ADJUVANTES AOS ANESTÉSICOS. As doses altas dos opioides, principalmente fentanila e sufentanila, são amplamente utilizadas como agentes anestésicos principais em muitos procedimentos cirúrgicos. Esses fármacos produzem efeitos "poupadores de MAC" potentes (p. ex., reduzem as concentrações do anestésico volátil que, de outro modo, seriam necessárias para conseguir a profundidade anestésica adequada). Embora a respiração seja deprimida a ponto de necessitar suporte ventilatório, os pacientes conseguem manter a consciência. Por essa razão, quando se utilizam opioides como anestésico principal, é importante administrar também um fármaco que provoque inconsciência e produza amnésia, inclusive benzodiazepinas ou anestésicos voláteis em concentrações baixas. As doses altas dos opioides também causam rigidez acentuada da parede torácica e dos músculos masseteres e isto exige a coadministração de miorrelaxantes para permitir a entubação e a ventilação artificial.

TRATAMENTO DA INTOXICAÇÃO OPIOIDE AGUDA

A intoxicação opioide aguda pode ser causada por uma *overdose* clínica, uma *overdose* acidental, ou tentativas de suicídio. Em alguns casos, pode ocorrer uma intoxicação tardia depois da injeção de um opioide nas áreas cutâneas resfriadas, ou nos pacientes com hipotensão arterial e choque. Nesses casos, o fármaco não é inteiramente absorvido e, por esta razão, pode ser administrada uma dose adicional. Quando a circulação normal é recuperada, o organismo pode absorver repentinamente uma quantidade excessiva. Nos indivíduos sem tolerância, os efeitos tóxicos graves podem ocorrer depois da ingestão oral de 40-60 mg. No caso da morfina, o adulto normal que nunca usou opioides e não tem dor provavelmente não morreria depois da ingestão de doses orais < 120 mg, ou desenvolveria efeitos tóxicos graves depois da administração parenteral de < 30 mg.

SINTOMAS E DIAGNÓSTICO. O paciente que recebeu *overdose* de opioide geralmente apresenta estupor ou, se a *overdose* for acentuada, pode apresentar-se em coma profundo. A frequência respiratória é muito baixa ou o

Quadro 18-9

Resumo dos alvos e dos sítios de ação dos fármacos de algumas classes farmacêuticas comuns e sua eficácia relativa de acordo com a condição dolorosa

CLASSE DO FÁRMACO (Exemplos)	AÇÃO DO FÁRMACO	LOCAL DE AÇÃO[a]	EFICÁCIA RELATIVA NO ESTADO DOLOROSO[a]
AINEs (ibuprofeno, ácido acetilsalicílico, paracetamol)	Inibidor inespecífico das COX	Periférico e espinal	Lesão tecidual >> estímulos agudos = lesão nervosa = 0
Inibidor da COX-2 (celecoxibe)	Inibidor seletivo da COX-2	Periférico e espinal	Lesão tecidual >> estímulo agudo = lesão nervosa = 0
Opioides (morfina)	Agonista do receptor μ	Supraespinal e espinal	Lesão tecidual = estímulo agudo ≥ lesão nervosa > 0 (ver neste capítulo)
Anticonvulsivantes (gabapentina)	Bloqueador do canal de Na^+, subunidade $\alpha_2\delta$ do canal de Ca^{2+}	Supraespinal e espinal	Lesão nervosa > lesão tecidual = estímulo agudo = 0
Antidepressivos tricíclicos (amitriptilina)	5-HT/NE	Supraespinal e espinal	Lesão nervosa ≥ lesão tecidual >> estímulo agudo = 0

[a]Conforme definido por estudos com modelos pré-clínicos. Veja 12ª edição do texto original, Quadro 18-8.

paciente pode estar em apneia com cianose. Quando a oxigenação é recuperada rapidamente, a pressão arterial aumenta; quando a hipóxia persiste, pode haver lesão capilar e podem ser necessárias medidas para reverter o choque. As pupilas são simétricas e puntiformes; contudo, se a hipóxia for grave, as pupilas podem estar dilatadas. O débito urinário diminui, a temperatura corporal cai e a pele fica fria e úmida. Os músculos esqueléticos ficam flácidos, a mandíbula relaxa e a língua pode retroceder e bloquear as vias respiratórias. Em alguns lactentes e crianças, podem ser observadas convulsões nítidas. Quando o óbito ocorre, quase sempre é secundário à insuficiência respiratória. Mesmo que a respiração seja recuperada, o óbito ainda pode ocorrer em consequência das complicações que se desenvolvem durante o período em coma, inclusive pneumonia ou choque.

TRATAMENTO. As primeiras medidas são estabelecer uma via respiratória patente e ventilar o paciente. Os antagonistas opioides podem produzir reversão dramática da depressão respiratória intensa e a naloxona é o fármaco preferido para essa finalidade. Contudo, deve-se ter o cuidado de evitar a precipitação da síndrome de abstinência nos pacientes dependentes, que podem ser extremamente sensíveis aos antagonistas opioides. A abordagem mais segura é diluir a dose tradicional de naloxona (0,4 mg) e administrar lentamente por via intravenosa com monitoração do nível de consciência e da função respiratória. Com cuidado, geralmente é possível reverter a depressão respiratória sem causar uma síndrome de abstinência significativa. Se não houver resposta depois da primeira dose, outras podem ser administradas. Os pacientes devem ser observados quanto à ocorrência de aumentos reflexos da atividade do sistema nervoso simpático, que podem causar arritmias cardíacas e edema pulmonar. Para reverter a intoxicação opioide das crianças, a dose inicial da naloxona é de 0,01 mg/kg. Se não for detectado qualquer efeito depois da dose total de 10 mg, pode-se seguramente questionar a exatidão do diagnóstico. Em alguns casos, o edema pulmonar associado à *overdose* de opioides pode ser tratado por respiração com pressão positiva. As convulsões tônico-clônicas, que fazem parte das síndromes tóxicas da meperidina, do propoxifeno e do tramadol são controladas pelo tratamento com naloxona.

A presença de depressores gerais do SNC não impede o efeito benéfico da naloxona e, nos casos de intoxicações mistas, as condições do paciente melhoram em grande parte devido ao antagonismo dos efeitos depressores respiratórios do opioide. Entretanto, algumas evidências indicam que a naloxona e a naltrexona também possam antagonizar algumas das ações depressoras dos hipnótico-sedativos. Não é necessário tentar recobrar a consciência plena do paciente. A duração da ação dos antagonistas disponíveis é menor que a de muitos opioides; por esta razão, os pacientes podem voltar a entrar em coma. Isso é particularmente importante quando a *overdose* é causada pela metadona. Os efeitos depressores desse fármaco podem persistir por 24-72 h e alguns óbitos ocorreram em consequência da interrupção prematura do tratamento com naloxona. Nos casos de *overdoses* desses fármacos, deve-se considerar a infusão contínua de naloxona. A intoxicação causada pelas *overdoses* de pentazocina e outros opioides com ações mistas pode exigir doses mais altas de naloxona.

Para uma listagem bibliográfica completa, consulte ***As Bases Farmacológicas da Terapêutica de Goodman e Gilman***, 12ª edição.

Capítulo 19

Anestésicos gerais e gases terapêuticos

Anestésicos gerais

Os anestésicos gerais deprimem o sistema nervoso central em grau suficiente para possibilitar a realização de cirurgias e procedimentos desagradáveis. Os anestésicos gerais têm baixos índices terapêuticos e por esse motivo a sua administração requer grande cuidado. A seleção de um determinado fármaco, bem como da sua via de administração para produzir anestesia geral faz-se com base nas suas propriedades farmacocinéticas e nos efeitos secundários dos vários fármacos, no contexto do procedimento diagnóstico ou cirúrgico proposto, considerando, para cada paciente, a idade e a condição médica associada.

PRINCÍPIOS GERAIS DA ANESTESIA CIRÚRGICA

A administração de anestesia geral é impulsionada por três objetivos gerais:

1. *Minimizar os efeitos diretos e indiretos potencialmente deletérios dos agentes e técnicas anestésicas.*
2. *Manter a homeostase fisiológica durante procedimentos cirúrgicos* que possam acarretar grandes perdas de sangue, isquemia tecidual, reperfusão de tecidos isquêmicos, desvio de líquidos, exposição a ambientes frios e comprometimento da coagulação.
3. *Melhorar os desfechos pós-operatórios* pela escolha de técnicas que bloqueiem ou tratem os componentes da resposta ao estresse cirúrgico, que podem deixar sequelas de curto e longo prazos.

EFEITOS HEMODINÂMICOS DA ANESTESIA GERAL. O efeito fisiológico mais proeminente da indução anestésica é uma redução da pressão arterial sistêmica. As causas incluem ação vasodilatadora direta, depressão do miocárdio, ou ambas; um embotamento do controle barorreceptor e uma diminuição generalizada no tônus simpático central. Os agentes variam quanto à magnitude de seus efeitos específicos, mas em todos os casos a resposta hipotensiva é intensificada pela depleção subjacente de volume ou pela disfunção miocárdica preexistente.

EFEITOS RESPIRATÓRIOS DA ANESTESIA GERAL. Quase todos os anestésicos gerais reduzem ou eliminam o impulso ventilatório e os reflexos que mantêm a patência da via respiratória. Portanto, a ventilação deve geralmente ser assistida ou controlada, pelo menos por algum período, durante a cirurgia. Perde-se o reflexo do vômito e o estímulo à tosse fica embotado. O tônus do esfincter esofágico inferior reduz-se e assim a regurgitação passiva e a ativa podem ocorrer. A entubação endotraqueal tem sido a principal razão para o declínio no número de mortes por aspiração durante a anestesia geral. O relaxamento muscular é valioso durante a indução da anestesia geral, pois facilita o controle das vias respiratórias, incluindo a entubação endotraqueal. Bloqueadores neuromusculares são em geral usados para efetivar tal relaxamento (Capítulo 11). As alternativas para o tubo endotraqueal incluem a máscara facial e a laríngea, uma máscara inflável colocada na orofaringe de modo a formar um selo em torno da glote.

HIPOTERMIA. Durante a cirurgia, os pacientes comumente desenvolvem hipotermia (temperatura corporal < 36ºC). As razões para a hipotermia incluem a baixa temperatura ambiente, a exposição das cavidades corporais, os líquidos intravenosos (IV) frios, a alteração do controle termorregulatório e a redução da taxa metabólica. A taxa metabólica e o consumo corporal total de oxigênio diminuem com a anestesia geral em cerca de 30%, reduzindo a geração de calor. A hipotermia pode levar a um aumento da morbidade perioperatória. A prevenção da hipotermia é um objetivo importante no cuidado anestésico.

NÁUSEAS E VÔMITOS. As náuseas e os vômitos continuam sendo problemas importantes após a anestesia geral e são causados por uma ação dos anestésicos sobre a zona quimiorreceptora do gatilho e sobre o centro dos vômitos no tronco cerebral, que são modulados por serotonina (5-HT), histamina, acetilcolina e dopamina (DA). Os antagonistas do receptor 5-HT_3, ondassetrona e dolassetrona (Capítulos 13 e 46) são muito eficazes em suprimir as náuseas e os vômitos. Tratamentos comuns consistem também no uso de droperidol, metoclopramida, dexametasona e em evitar o emprego de N_2O. O uso de propofol como agente de indução e do fármaco anti-inflamatório não esteroide cetorolaco como substituto para os opioides pode diminuir a incidência e a gravidade das náuseas e dos vômitos.

OUTROS FENÔMENOS PÓS-OPERATÓRIOS E DA RECUPERAÇÃO ANESTÉSICA. À medida que o sistema nervoso simpático retoma o seu tônus, é comum a ocorrência de hipertensão e taquicardia intensificadas pela dor. Em pacientes com doença das artérias coronarianas, a isquemia do miocárdio pode surgir ou piorar notavelmente durante a recuperação anestésica. Ocorre excitação durante a recuperação em 5-30% dos pacientes, caracterizada por taquicardia, inquietação, gritos, gemidos e agitação. Vários sinais neurológicos, como *delirium* espasticidade, hiper-reflexia e sinal de Babinski, frequentemente manifestam-se no paciente que está saindo da anestesia. Os calafrios pós-anestésicos frequentemente ocorrem devido à hipotermia central. Uma pequena dose de meperidina (12,5 mg) diminui a temperatura a partir da qual os calafrios se desencadeiam e interrompe de maneira eficaz sua atividade. A incidência de todos esses fenômenos de emergência reduz-se bastante quando opioides e α_2 agonistas (dexmedetomidina) são empregados.

Pode ocorrer a obstrução das vias respiratórias durante o período pós-operatório devido aos efeitos anestésicos residuais. A função pulmonar é reduzida após todos os tipos de anestesia e cirurgia e pode ocorrer hipoxemia. O controle da dor pode complicar-se no período pós-operatório imediato e a supressão respiratória associada aos opioides pode ser problemática. Técnicas de anestesia regional são parte importante de uma abordagem perioperatória que emprega a infiltração de feridas com anestésicos locais; os bloqueios epidural, espinal e de plexos; e fármacos anti-inflamatórios não esteroides, opioides, agonistas dos receptores α_2-adrenérgicos e antagonistas dos receptores de NMDA.

AÇÕES E MECANISMOS DOS ANESTÉSICOS GERAIS

O ESTADO ANESTÉSICO

Os componentes do estado anestésico incluem:

- *Amnésia*
- *Imobilidade* em resposta a estímulo nocivo
- *Atenuação das reações autonômicas* aos estímulos nocivos
- *Analgesia*
- *Inconsciência*

A potência dos agentes anestésicos gerais é habitualmente medida determinando a concentração necessária para impedir o movimento em resposta à estimulação cirúrgica. Para os anestésicos inalatórios, a potência é medida em *unidades CAM*, sendo uma unidade CAM definida como a concentração alveolar mínima necessária para impedir o movimento em resposta à estimulação cirúrgica em 50% dos indivíduos. As vantagens da CAM como unidade são que:

- As concentrações alveolares podem ser monitoradas continuamente, pela medida da concentração expiratória final do anestésico por meio de espectroscopia infravermelha ou espectrometria de massa
- Ela correlaciona-se diretamente com a concentração livre do anestésico no seu local ou locais de ação no SNC
- Ela corresponde a um critério final de fácil mensuração e que reflete um importante objetivo clínico

Outros critérios finais que não a imobilização também podem ser usados para medir a potência anestésica. Por exemplo, a habilidade de responder a comandos verbais ($CAM_{acordado}$) e a capacidade de memorizar também já foram correlacionadas com a concentração anestésica alveolar. A resposta verbal e a formação de memória são suprimidas a uma fração da CAM. A razão entre as concentrações anestésicas necessárias para produzir amnésia e imobilidade varia significativamente entre os diferentes anestésicos inalatórios (óxido nitroso *versus* isoflurano).

Geralmente, a potência dos agentes intravenosos é definida como a concentração plasmática livre (em equilíbrio) que elimina a resposta à incisão cirúrgica (ou satisfaz outros critérios finais) em 50% dos indivíduos.

MECANISMOS DA ANESTESIA

MECANISMOS CELULARES DA ANESTESIA. Os anestésicos gerais produzem dois efeitos fisiológicos importantes em nível celular:

- Os anestésicos inalatórios podem hiperpolarizar neurônios. Isso pode ser um efeito importante sobre os neurônios que servem de marca-passo e sobre os circuitos geradores de padrão.
- Os anestésicos inalatórios e os intravenosos têm efeitos substanciais sobre a transmissão sináptica e muito menores sobre a geração ou a propagação do potencial de ação.

Os anestésicos inalatórios inibem as sinapses excitatórias e excitam as sinapses inibitórias em várias preparações. O anestésico inalatório isoflurano pode claramente inibir a liberação de neurotransmissor, embora a pequena redução na amplitude do potencial de ação pré-sináptico produzida por ele (3% de redução na CAM) seja o que substancialmente inibe a liberação do neurotransmissor. Os anestésicos inalatórios também podem agir em situação pós-sináptica, alterando a resposta ao neurotransmissor liberado. Supõe-se que essas ações se devam a interações específicas dos agentes anestésicos com os receptores do neurotransmissor.

Os anestésicos intravenosos produzem uma faixa mais estreita de efeitos fisiológicos. As suas principais ações dão-se na sinapse, em que têm efeitos profundos e relativamente específicos sobre a resposta pós-sináptica ao neurotransmissor liberado. A maior parte dos agentes intravenosos age predominantemente pela intensificação da neurotransmissão inibitória, enquanto a cetamina impede de maneira preponderante a neurotransmissão excitatória nas sinapses glutamatérgicas.

AÇÕES MOLECULARES DOS ANESTÉSICOS GERAIS. A maioria dos anestésicos gerais atua predominantemente através de receptores $GABA_A$ e talvez através de algumas interações com outros canais iônicos controlados por ligando, como os receptores NMDA e os canais de K^+ de dois poros.

Os canais de cloreto controlados por receptores $GABA_A$ inibitórios (Figuras 14-3 e 14-6) são sensíveis a concentrações clínicas de uma ampla variedade de anestésicos, incluindo os agentes inalatórios halogenados e muitos intravenosos (propofol, barbituratos, etomidato e neuroesteroides). Em concentrações clínicas, os anestésicos gerais aumentam a sensibilidade do receptor $GABA_A$ ao GABA, intensificando assim a neurotransmissão inibitória e deprimindo a atividade do sistema nervoso central. A ação dos anestésicos sobre o receptor $GABA_A$ é provavelmente mediada pela ligação do anestésico a locais específicos sobre a proteína do receptor $GABA_A$ (mas não competem com GABA por seu local de ligação no receptor). A capacidade do propofol e do etomidato de inibir a resposta a estímulos nocivos é mediada por um local específico na subunidade β_3 do receptor $GABA_A$, ao passo que os efeitos sedativos destes anestésicos são mediados na subunidade β_2.

Outros canais iônicos controlados por ligando, incluindo os *receptores de glicina* e os de *acetilcolina nicotínicos* neuronais, relacionam-se com os receptores $GABA_A$, sob o aspecto estrutural. Os receptores de glicina podem ter um papel em mediar a inibição determinada pelos anestésicos às respostas a estímulos nocivos. Os anestésicos inalatórios intensificam a capacidade da glicina em ativar os *canais de cloreto controlados por ela* (receptores glicinérgicos), que têm um papel importante na neurotransmissão inibitória na medula espinal e no tronco cerebral. O propofol, os neuroesteroides e os barbituratos também potencializam as correntes ativadas por glicina, enquanto o etomidato e a cetamina não o fazem. Concentrações subanestésicas de anestésicos inalatórios inibem algumas classes de receptores de acetilcolina nicotínicos neuronais que parecem mediar outros componentes da anestesia, como a analgesia ou a amnésia.

Os únicos anestésicos gerais que não têm efeitos significativos sobre os receptores $GABA_A$ ou de glicina são a cetamina, o óxido nitroso, o ciclopropano e o xenônio. Esses agentes inibem um tipo diferente de canal iônico controlado por ligando, o receptor de NMDA (Figura 14-7 e Quadro 14-1). Os receptores de NMDA são canais de cátion controlados por glutamato, seletivos para o cálcio, e são envolvidos na modulação de longo prazo das respostas sinápticas (potencialização de longo prazo) e na neurotoxicidade mediada por glutamato.

Os anestésicos inalatórios halogenados ativam alguns membros de uma classe dos canais de K^+ conhecida como *canais com domínios de dois poros*; outros membros da família desses canais com domínios de 2 poros são ativados por xenônio, óxido nitroso e ciclopropano. Esses canais estão localizados tanto em locais pré-sinápticos quanto pós-sinápticos. Os canais pós-sinápticos podem ser o *locus* molecular pelo qual esses agentes hiperpolarizam os neurônios.

Locais anatômicos para ação anestésica. No início, os anestésicos gerais poderiam interromper a função do sistema nervoso central em vários níveis, incluindo os neurônios sensoriais periféricos, a medula espinal, o tronco cerebral e o córtex cerebral. A maioria dos anestésicos provoca, com algumas exceções, uma redução global da taxa metabólica cerebral (TMC) e no fluxo sanguíneo cerebral (FSC). Uma característica consistente da anestesia geral é uma supressão do metabolismo no tálamo, que atua como um transmissor maior pelo qual o impulso sensorial da periferia sobe até o córtex. A supressão da atividade talâmica pode atuar como um interruptor entre os estados de vigília e anestesia. Além disso, a anestesia geral resulta na supressão da atividade em regiões específicas do córtex, como o córtex parietal mesial, córtex posterior cingulado, precúneo e córtex parietal inferior.

As semelhanças entre o sono natural e o estado anestesiado sugerem que os anestésicos poderiam também modular as vias de regulação do sono endógeno, que incluem núcleos pré-ópticos ventrolaterais (POVL) e tuberomamilares. O POVL projeta fibras GABAérgicas inibitórias para os núcleos ascendentes de excitação, que por sua vez projetam para o córtex, prosencéfalo e áreas subcorticais; a liberação de histamina, 5-HT, orexina, NE e ACh medeiam a vigília. Os agentes intravenosos e inalatórios com atividade nos receptores $GABA_A$ podem aumentar os efeitos inibitórios de POVL, suprimindo assim a consciência. A dexmedetomidina, um agonista α_2, também aumenta a inibição mediada por POVL suprimindo o efeito inibitório dos neurônios da substância ferruginosa em POVL. Finalmente, tanto os anestésicos intravenosos quanto os inalatórios deprimem a neurotransmissão hipocampal, um *locus* provável para seus efeitos amnésicos.

ANESTÉSICOS PARENTERAIS

Os anestésicos parenterais são os fármacos mais comuns utilizados para indução anestésica de adultos. Sua lipofilia, juntamente com a perfusão relativamente alta do cérebro e medula espinal, resulta em início rápido e curta duração após uma dose única em bolo. Esses fármacos finalmente acumulam no tecido gorduroso. Cada anestésico possui seu próprio conjunto de propriedades e efeitos colaterais (Quadro 19-1 e 19-2). O propofol e o tiopental são os 2 agentes parenterais mais comumente usados. O propofol é vantajoso para procedimentos em que o retorno rápido para um estado mental pré-operatório é desejável. O tiopental tem uma história estabelecida de segurança há muito tempo. O etomidato em geral é reservado para pacientes em risco de hipotensão e/ou isquemia miocárdica. A cetamina é mais ajustada aos pacientes com asma e para crianças submetidas a procedimentos curtos e dolorosos.

PRINCÍPIOS FARMACOCINÉTICOS

Os anestésicos parenterais são pequenas moléculas hidrofóbicas, aromáticas ou heterocíclicas substituídas (Figura 19-1). A hidrofobicidade é um fator-chave para determinar sua farmacocinética. Após uma única dose intravenosa em bolo, esses fármacos dividem-se preferencialmente nos tecidos altamente perfundidos e lipofílicos do cérebro e da medula espinal, onde já produzem anestesia após uma

Quadro 19-1

Propriedades farmacológicas dos anestésicos parenterais

FÁRMACO	DOSE IV DE INDUÇÃO (mg/kg)	NÍVEL HIPNÓTICO MÍNIMO (μg/mL)	DURAÇÃO DA DOSE DE INDUÇÃO (min)	$t_{½}β$ (h)	*CL* (mL/min/kg)	LIGAÇÃO PROTEICA (%)	V_{SS} (L/kg)
Tiopental	3-5	15,6	5-8	12,1	3,4	85	2,3
Metoexital	1-2	10	4-7	3,9	10,9	85	2,2
Propofol	1,5-2,5	1,1	4-8	1,8	30	98	2,3
Etomidato	0,2-0,4	0,3	4-8	2,9	17,9	76	2,5
Cetamina	0,5-1,5	1	10-15	3,0	19,1	27	3,1

$t_{½}β$, meia-vida da fase β; *CL*, depuração; V_{SS}, volume de distribuição no estado de equilíbrio; EDTA, ácido etilenodiaminotetracético; Na-MBS, metabissulfito de sódio; PG, propilenoglicol; PL, fosfolipídeo.

única circulação. Os níveis sanguíneos caem rapidamente depois, o que resulta em redistribuição do fármaco, com sua saída do SNC de volta para o sangue. O anestésico difunde-se então para os tecidos menos perfundidos, como os músculos e as vísceras e, em uma taxa mais lenta, para o tecido adiposo, que é pouco perfundido, mas altamente hidrofóbico. O término da anestesia após doses únicas de anestésicos parenterais administradas em bolo reflete essa redistribuição e a saída do SNC, e não o metabolismo (Figura 19-2).

Após a redistribuição, os níveis sanguíneos do anestésico caem de acordo com uma interação complexa entre a taxa metabólica e a quantidade e lipofilia do fármaco armazenado nos compartimentos periféricos. Assim, as meias-vidas dos anestésicos parenterais são "sensíveis ao contexto", e o grau dessa contextualidade varia grandemente de um fármaco para outro, como pode ser previsto com base nos seus diferentes graus de hidrofobicidade e de depuração metabólica (Figura 19-3; Quadro 19-1). Por exemplo, após dose única em bolo de tiopental, os pacientes habitualmente se recuperam da anestesia em 10 min; entretanto, um paciente pode necessitar de mais de um dia para acordar de uma infusão prolongada de tiopental. A maior parte da variação individual na sensibilidade aos anestésicos parenterais pode ser atribuída a fatores farmacocinéticos. Por exemplo, em pacientes com débito cardíaco mais baixo, a perfusão relativa do cérebro e a fração da dose do anestésico liberada para este órgão é mais alta; desse modo, pacientes em choque séptico ou com miocardiopatia habitualmente requerem doses mais baixas de anestésico. Os idosos em geral também requerem uma dose anestésica menor, principalmente por causa do menor volume inicial de distribuição.

AGENTES PARENTERAIS ESPECÍFICOS

PROPOFOL, FOSPROPOFOL

O propofol é o anestésico parenteral mais comumente usado nos EUA. O fospropofol é uma forma de pró-fármaco convertida em propofol *in vivo*. As propriedades farmacológicas clínicas do propofol estão resumidas no Quadro 19-1.

Quadro 19-2

Alguns efeitos farmacológicos dos anestésicos parenterais[a]

FÁRMACO	FSC	TMC-O_2	PIC	PAM	FC	DC	FR	$\dot{V}_E$
Tiopental	---	---	---	-	+	-	-	--
Etomidato	---	---	---	0	0	0	-	-
Cetamina	++	0	++	+	++	+	0	0
Propofol	---	---	---	--	+	-	--	---

ABREVIATURAS: FSC, fluxo sanguíneo cerebral; TMC-O_2, consumo cerebral de oxigênio; PIC, pressão intracraniana; PAM, pressão arterial média; FC, frequência cardíaca; DC, débito cardíaco; FR, frequência respiratória; $\dot{V}_E$, volume-minuto.
[a]Efeitos típicos de uma única dose de indução em seres humanos; ver texto para as referências. Escala qualitativa desde --- até +++ = leve, moderado, ou grande decréscimo ou acréscimo, respectivamente; 0 indica que não houve alteração significativa.

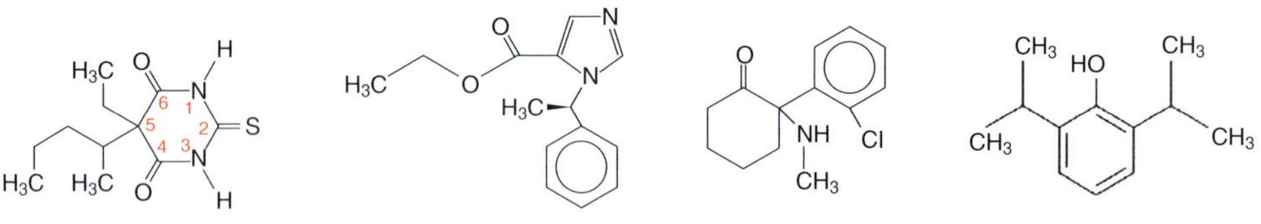

TIOPENTAL ETOMIDATO CETAMINA PROPOFOL

Figura 19-1 *Estruturas de alguns anestésicos parenterais.*

QUÍMICA E FORMULAÇÕES. O ingrediente ativo do propofol, o 2,6-di-hisopropilfenol, é um óleo em temperatura ambiente, insolúvel em soluções aquosas. O propofol é formulado para administração IV como uma emulsão a 1% (10 mg/mL) em óleo de soja a 10%, em glicerol a 2,25% e em fosfatídeo de ovo purificado a 1,2%. Nos EUA, o EDTA dissódico (0,05 mg/mL) ou o metabissulfito de sódio (0,25 mg/mL) são adicionados para inibir o crescimento bacteriano. O propofol deve ser administrado em um período de 4 h após a remoção da embalagem estéril; o fármaco não utilizado deve ser descartado. A formulação em emulsão lipídica do propofol está associada a dor significativa à injeção e hiperlipidemia. Uma nova formulação aquosa de propofol, fospropofol, que não está associada a esses efeitos adversos, foi aprovada recentemente para uso para sedação em pacientes submetidos a procedimentos diagnósticos. O fospropofol, que em si é inativo, é um pró-fármaco de éster fosfato de propofol que é hidrolisado por fosfatases alcalinas endoteliais produzindo propofol, fosfato e formaldeído. O formaldeído é rapidamente convertido em ácido fórmico, que é então metabolizado por tetraidrofolato desidrogenase em CO_2 e água.

DOSES E USO CLÍNICO. A dose de indução de propofol em um adulto saudável é de 2-2,5 mg/kg. As doses devem ser reduzidas nos idosos e na presença de outros sedativos, mas elevadas em crianças. Por causa da sua meia-vida de eliminação razoavelmente curta, o propofol é frequentemente usado para manutenção da anestesia, bem como para indução. Para procedimentos rápidos, são eficazes pequenas doses em bolo (10-50% da dose de indução) a cada 5 min ou conforme necessário. Uma infusão de propofol produz um nível mais estável do fármaco (100-300 μg/kg/min), sendo mais adequada para manutenção anestésica prolongada. Doses sedativas correspondem a

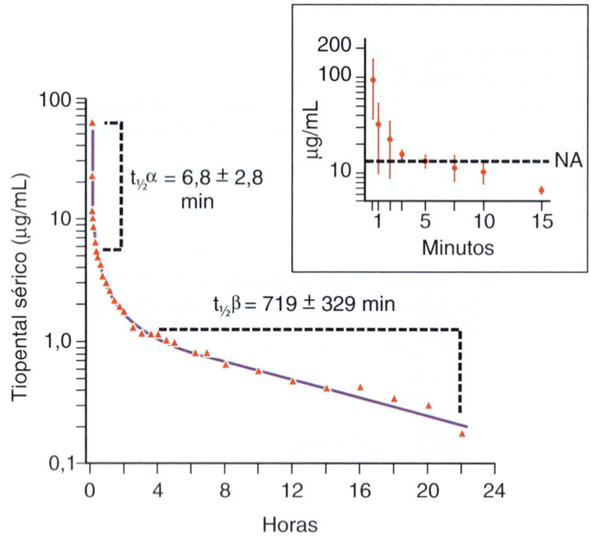

Figura 19-2 *Níveis séricos do tiopental após uma única dose intravenosa de indução.* Os níveis séricos de tiopental após uma dose em bolo podem ser descritos por duas constantes de tempo, $t_{1/2}\alpha$ e $t_{1/2}\beta$. A queda inicial é rápida ($t_{1/2\alpha} < 10$ min) e se deve à redistribuição do fármaco do plasma, do cérebro e da medula espinal intensamente perfundidos para os tecidos menos bem perfundidos, como o músculo e a gordura. Durante essa fase de redistribuição, a concentração sérica de tiopental cai para níveis nos quais os pacientes despertam (NA, nível do acordar; ver inserto — a concentração sérica média de tiopental em 12 pacientes após uma dose intravenosa em bolo de 6 mg/kg de tiopental). O metabolismo e a eliminação subsequentes são muito mais lentos e caracterizados por uma meia-vida ($t_{1/2}\beta$) de mais de 10 h (Adaptada, com permissão, de Burch PG e Stanski DR, *The role of metabolism and protein binding in thiopental anestesia. Anesthesiology*, **1983**, 58:146-152. Copyright Lippincott Williams & Wilkins. http://lww.com.)

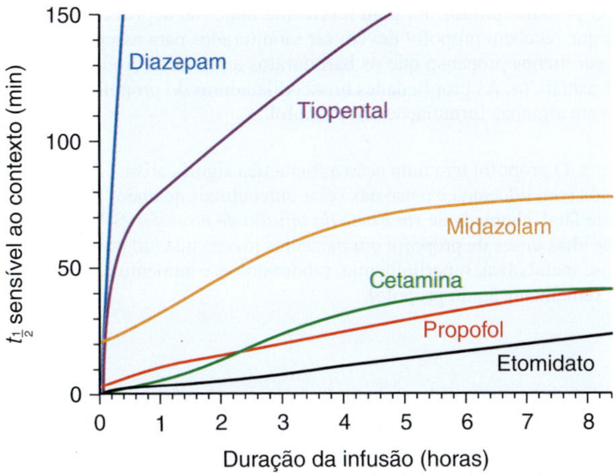

Figura 19-3 *Meia-vida dos anestésicos gerais de acordo com o contexto.* A duração da ação das doses intravenosas únicas de anestésicos/hipnóticos é similarmente curta para todos eles e é determinada pela redistribuição dos fármacos fora de seus locais ativos (ver Figura 19-2). Entretanto, após infusões prolongadas, as meias-vidas e as durações da ação tornam-se dependentes de uma interação complexa entre a taxa de redistribuição, a quantidade acumulada na gordura e a taxa metabólica do fármaco. Esse fenômeno foi denominado *meia-vida sensível ao contexto*; isto é, a meia-vida de um fármaco pode ser estimada apenas quando se conhece o contexto — a dose total e ao longo de quanto tempo foi administrada. Note-se que as meias-vidas de alguns, como o etomidato, propofol e cetamina, aumentam apenas discretamente com as administrações prolongadas; as de outros (p. ex., diazepam e tiopental) aumentam drasticamente. (Reproduzida, com permissão, de Reves JG, Glass PSA, Lubarsky DA, et al.: Intravenous anesthetics, in Miller RD et al., (eds): *Miller's Anesthesia*, 7th ed. Philadelphia: Churchill Livingstone, 2010, p. 718. Copyright © Elsevier.)

20-50% das necessárias para anestesia geral. O fospropofol produz sedação dependente da dose e pode ser administrado em indivíduos saudáveis em outros aspectos a uma dose intravenosa de 2-8 mg/kg (administrados como bolo ou infusão curta durante 5-10 min). A dose ideal para a sedação é de aproximadamente 6,5 mg/kg. Isso resulta em uma perda da consciência em aproximadamente 10 min. A duração do efeito sedativo é de aproximadamente 45 min.

FARMACOCINÉTICA E METABOLISMO. O início e duração da anestesia após dose única em bolo são similares aos do tiopental. O propofol tem uma meia-vida sensível ao contexto de aproximadamente 10 min com uma infusão que dura 3 h e aproximadamente 40 min para infusões que duram até 8 h (Figura 19-3). A menor duração da ação do propofol após a infusão pode ser explicada por sua depuração muito alta, juntamente com a sua lenta difusão desde o compartimento periférico para o central.

O propofol é metabolizado no fígado pela conjugação com sulfato e glicuronida em metabólitos menos ativos que são excretados pelo rim. O propofol liga-se intensamente às proteínas e sua farmacocinética, tal como a dos barbituratos, pode ser afetada por condições que alteram os níveis séricos de proteínas. A depuração do propofol é reduzida nos idosos. Em recém-nascidos, a depuração do propofol também é reduzida. Em contrapartida, em crianças jovens, uma depuração mais rápida em combinação com um volume central maior pode exigir doses maiores de propofol para indução e manutenção da anestesia.

A meia-vida para hidrólise de fospropofol é de 8 min; o fármaco tem um volume pequeno de distribuição e uma meia-vida terminal de aproximadamente 46 min.

EFEITOS COLATERAIS

Sistema nervoso. A sedação e as ações hipnóticas do propofol são mediadas por sua ação nos receptores $GABA_A$; o agonismo nesses receptores resulta em um aumento da condução de cloreto e hiperpolarização dos neurônios. O propofol suprime o EEG e, em doses adequadas, pode produzir surto-supressão no EEG. O propofol reduz a taxa metabólica cerebral de consumo de O_2 (TMC-O_2), o fluxo sanguíneo cerebral e as pressões intracraniana e intraocular com aproximadamente a mesma intensidade que o tiopental. Tal como o tiopental, o propofol já foi usado em pacientes sob risco de isquemia cerebral; entretanto, nenhum estudo de desfechos foi realizado em seres humanos para determinar a sua eficácia como neuroprotetor.

Sistema cardiovascular. O propofol produz na pressão arterial um decréscimo dependente da dose significativamente maior que o produzido pelo tiopental. A queda na pressão arterial pode ser explicada ao mesmo tempo tanto pela vasodilatação quanto possivelmente pela leve depressão da contratilidade miocárdica. Ele parece embotar o reflexo barorreceptor e reduzir a atividade do nervo simpático. Da mesma forma que ocorre com o tiopental, o propofol deve ser usado com cautela em pacientes sob risco ou intolerantes a quedas da pressão arterial.

Sistema respiratório. O propofol produz um grau levemente maior de depressão respiratória em comparação ao tiopental. Os pacientes que recebem propofol devem ser monitorados para assegurar a oxigenação e a ventilação adequadas. Ele parece ser menos propenso que os barbituratos a provocar broncospasmo e pode ser o agente de indução de escolha nos asmáticos. As propriedades broncodilatadoras do propofol podem ser atenuadas pelo conservante metabissulfito em algumas formulações de propofol.

Outros efeitos colaterais. O propofol tem uma ação antiemética significativa. O propofol desencadeia dor à injeção que pode ser reduzida com lidocaína e o uso das veias antecubitais de maior porte do braço. Uma complicação rara, mas potencialmente fatal, chamada de *síndrome da infusão de propofol* (SIP), foi descrita principalmente em infusões prolongadas de altas doses de propofol em pacientes jovens ou com traumatismo craniano. A síndrome é caracterizada por acidose metabólica, hiperlipidemia, rabdomiólise e aumento do fígado. O perfil de efeitos colaterais do fospropofol é semelhante ao do propofol.

ETOMIDATO

O etomidato é um imidazol substituído fornecido como o D-isômero ativo. É precariamente solúvel em água e formulado como uma solução de 2 mg/mL em propilenoglicol a 35%. Diferentemente do tiopental, o etomidato não sofre precipitação com os bloqueadores neuromusculares ou outros fármacos administrados em geral durante a indução anestésica.

DOSE E USO CLÍNICO. O etomidato é usado principalmente para indução anestésica de pacientes sob risco de hipotensão. As doses de indução do etomidato (Quadro 19-1) são acompanhadas de uma alta incidência de dor à injeção e de movimentos mioclônicos. A lidocaína reduz de forma eficaz a dor da injeção, enquanto os movimentos mioclônicos podem ser reduzidos pela pré-medicação com benzodiazepínicos ou opiáceos. O etomidato é farmacologicamente adequado à infusão "fora da bula" para manutenção anestésica (10 μg/kg/min) ou sedação (5 μg/kg/min); entretanto, não se recomendam infusões prolongadas.

FARMACOCINÉTICA E METABOLISMO. Uma dose de indução de etomidato resulta em ação de início rápido; a redistribuição limita a duração da ação. Ocorre metabolismo no fígado, primariamente a compostos inativos. A eliminação é renal (78%) e biliar (22%). Em comparação com o tiopental, a duração da ação do etomidato prolonga-se menos com doses repetidas (Figura 19-3).

EFEITOS COLATERAIS

Sistema nervoso. O etomidato produz hipnose e não tem efeitos analgésicos. Os efeitos do etomidato sobre o fluxo sanguíneo e o metabolismo cerebrais e sobre as pressões intracraniana e intraocular são semelhantes aos do tiopental (sem queda da pressão arterial média. O etomidato produz aumento da atividade no EEG nos focos epileptogênicos e foi associado a convulsões.

Sistema cardiovascular. A estabilidade cardiovascular após a indução é uma vantagem importante do etomidato sobre os barbituratos ou o propofol. Doses de indução tipicamente produzem um pequeno aumento da frequência cardíaca e pouca ou nenhuma redução da pressão arterial ou do débito cardíaco. Tem pouco efeito sobre a pressão de perfusão nas coronárias, ao mesmo tempo em que reduz o consumo de oxigênio miocárdico.

Sistema respiratório e outros efeitos colaterais. O grau da depressão respiratória causado pelo etomidato parece ser menor que o causado pelo tiopental. Assim como o metoexital, o etomidato pode induzir soluços, mas não estimula de modo significativo a liberação de histamina. O etomidato está associado a náuseas e vômitos. O fármaco também inibe as enzimas biossintéticas suprarrenais necessárias à produção de cortisol e de alguns outros esteroides. Assim, embora não seja recomendado para infusão prolongada, o etomidato parece ser seguro para a indução anestésica e tem algumas vantagens únicas em pacientes propensos à instabilidade hemodinâmica.

CETAMINA

A cetamina é uma arilcicloexilamina, um congênere da fenciclidina. A cetamina é fornecida como uma mistura de isômeros R+ e S-, embora o isômero S seja mais potente e tenha menos efeitos colaterais. Apesar de ser mais lipofílica que o tiopental, a cetamina é hidrossolúvel.

DOSE E USO CLÍNICO. A cetamina é útil para anestesiar pacientes sob risco de hipotensão e broncospasmo e para determinados procedimentos pediátricos. Entretanto, efeitos colaterais significativos limitam o seu uso rotineiro. Gera rapidamente um estado hipnótico bem diferente dos produzidos pelos outros anestésicos. Os pacientes têm profunda analgesia, não respondem a ordens, e desenvolvem amnésia, mas podem manter os olhos abertos, mover seus membros involuntariamente e respirar de modo espontâneo. Esse estado cataléptico foi denominado *anestesia dissociativa*. Demonstrou-se que a administração da cetamina reduz o desenvolvimento de tolerância ao uso a longo prazo de opioides. A cetamina é tipicamente administrada por via intravenosa, mas também é eficaz pelas vias intramuscular, oral e retal. Não provoca dor à injeção, ou um comportamento verdadeiramente excitatório como o descrito para o metoexital, embora os movimentos involuntários produzidos por ela possam ser erroneamente tomados por excitação anestésica.

FARMACOCINÉTICA E METABOLISMO. O início e a duração da ação após uma dose de indução com cetamina são determinados pelos mesmos mecanismos de distribuição/redistribuição operativos para todos os anestésicos parenterais. A cetamina é hepaticamente metabolizada em norcetamina, que tem atividade reduzida no SNC; a norcetamina é posteriormente metabolizada e excretada na urina e na bile. A cetamina tem um grande volume de distribuição e uma depuração rápida, o que a torna adequada para infusão contínua sem que haja um prolongamento da ação, como o observado com o tiopental (Quadro 19-1 e Figura 19-3). A ligação proteica é muito menos intensa com ela do que com os outros anestésicos parenterais.

EFEITOS COLATERAIS

Sistema nervoso. A cetamina tem atividade simpatomimética indireta e produz efeitos comportamentais distintos. O estado cataléptico induzido pela cetamina é acompanhado de nistagmo com dilatação pupilar, salivação, lacrimejamento e movimentos espontâneos dos membros, com aumento global do tônus muscular. Os pacientes ficam amnésicos e não respondem a estímulos dolorosos. A cetamina produz analgesia profunda, uma notável vantagem sobre os outros anestésicos parenterais. Ao contrário dos outros anestésicos parenterais, a cetamina aumenta o fluxo cerebral e a pressão intracraniana (PIC) com alteração mínima do metabolismo cerebral. Os efeitos da cetamina no FSC podem ser imediatamente atenuados pela administração simultânea de sedativos hipnóticos.

O *delirium* que surge na recuperação anestésica, caracterizado por alucinações, sonhos vívidos e ilusões, é uma complicação frequente da cetamina, que pode resultar em séria insatisfação por parte dos pacientes e complicar a conduta pós-operatória. Os benzodiazepínicos reduzem a incidência do *delirium* na recuperação.

Sistema cardiovascular. Sem semelhança com outros anestésicos, as doses de cetamina usadas para indução em geral aumentam a pressão arterial, a frequência e o débito cardíacos. Os efeitos cardiovasculares são indiretos e na sua maioria mediados pela inibição da captação de catecolaminas em nível central e periférico. A cetamina tem atividade inotrópica negativa e vasodilatadora diretas, mas esses efeitos são habitualmente sobrepujados pela ação simpatomimética indireta. Assim, ela é um fármaco útil, juntamente com o etomidato, para pacientes sob risco de hipotensão durante a anestesia. Embora não seja arritmogênica, a cetamina aumenta o consumo de oxigênio por parte do miocárdio e não é um fármaco ideal para pacientes sob risco de isquemia miocárdica.

Sistema respiratório. Os efeitos respiratórios da cetamina são talvez a melhor indicação para o seu uso. A dose usada para indução produz decréscimos pequenos e transitórios no volume-minuto, mas a depressão respiratória é menos grave do que a dos outros anestésicos gerais. A cetamina é um broncodilatador potente e é particularmente adequada para a anestesia de pacientes sob alto risco de broncospasmo.

BARBITURATOS

QUÍMICA E FORMULAÇÕES. Os barbituratos são derivados do ácido barbitúrico, intercalando com oxigênio e com um enxofre na posição 2 (Figura 19-1 e Capítulo 17). Os três barbituratos mais comumente utilizados para anestesia clínica são o *tiopental*, o *tiamilal* e o *metoexital* sódicos. O tiopental sódico já foi usado mais frequentemente para produzir anestesia. O tiamidal é licenciado nos EUA apenas para uso veterinário. Os barbitúricos são fornecidos como misturas racêmicas, a despeito da enantiosseletividade de sua potência anestésica. São formulados como sais sódicos em carbonato de sódio a 6% e reconstituídos em água ou solução fisiológica produzindo soluções alcalinas a 2,5% (tiopental), 2% (tiamilal) ou 1% (metoexital) ($10 \leq pH \leq 11$). *A mistura de barbitúricos com fármacos em soluções ácidas durante a indução anestésica pode resultar na precipitação do barbiturato como um ácido livre; assim, o padrão é retardar a administração de outros fármacos até que o barbiturato tenha sido eliminado do equipamento intravenoso.*

PROPRIEDADES FARMACOLÓGICAS. As propriedades farmacológicas e outros usos terapêuticos dos barbituratos são apresentados no Capítulo 17. O Quadro 17-2 lista os barbituratos comuns e suas propriedades farmacológicas clínicas.

DOSES E USO CLÍNICO. As doses intravenosas recomendadas para os anestésicos parenterais em um adulto jovem saudável estão listadas no Quadro 19-1.

FARMACOCINÉTICA E METABOLISMO. O principal mecanismo que limita a duração da anestesia após doses únicas é a redistribuição desses fármacos hidrofóbicos desde o cérebro para os outros tecidos. Entretanto, após doses ou infusões múltiplas, a duração da ação dos barbituratos varia consideravelmente, na dependência das suas depurações. Ver Quadro 19-1 para parâmetros farmacocinéticos.

O metoexital difere dos outros dois barbituratos intravenosos pela sua depuração muito mais rápida; assim, ele se acumula menos durante as infusões prolongadas. As infusões prolongadas ou doses muito grandes de tiopental e tiamilal podem produzir inconsciência que dura vários dias, por causa da sua eliminação lenta e dos seus grandes volumes de distribuição. Todos os três barbitúricos são eliminados principalmente por metabolismo hepático e excreção renal de metabólitos inativos; uma pequena fração do tiopental passa por dessulfuração a pentobarbital em hipnótico de longa ação. Esses fármacos são altamente ligados à proteína. A doença hepática ou outras condições que reduzem a concentração sérica de proteínas irá aumentar a concentração livre inicial e o efeito hipnótico de uma dose de indução.

EFEITOS COLATERAIS

Sistema nervoso. Os barbituratos suprimem o EEG e podem produzir surto-supressão no EEG. Eles reduzem de maneira dependente da dose a taxa metabólica cerebral medida pelo consumo cerebral de oxigênio (TMC-O_2). Em consequência da diminuição da TMC-O_2, o FSC e a PIC reduzem-se de maneira semelhante. Talvez em parte por sua atividade depressora do SNC, os barbituratos são anticonvulsivantes eficazes. O tiopental é um medicamento particularmente seguro no tratamento do estado epiléptico. O metoexital pode aumentar a atividade ictal e foram descritas convulsões em pacientes que receberam doses suficientes para produzir surto-supressão no EEG. Esta propriedade torna o metoexital uma boa escolha para anestesia nos pacientes que são submetidos a eletroconvulsivoterapia.

Sistema cardiovascular. Os barbituratos anestésicos produzem reduções dependentes da dose na pressão arterial. O efeito se deve em primeiro lugar à vasodilatação, particularmente à venodilatação e, em grau menor, à redução direta da contratilidade cardíaca. Tipicamente, a frequência cardíaca aumenta como uma resposta compensatória à redução da pressão arterial, embora os barbituratos possam também embotar o reflexo barorreceptor. O tiopental mantém a proporção entre demanda e suprimento de O_2 miocárdico em pacientes com doença coronariana dentro de uma faixa de pressão arterial normal. A hipotensão pode ser grave em pacientes com comprometimento da capacidade de compensar a venodilatação, como naqueles com hipovolemia, miocardiopatia, doença cardíaca valvar, doença das artérias coronárias, tamponamento cardíaco ou bloqueio β-adrenérgico. Nenhum dos barbituratos já se mostrou arritmogênico.

Sistema respiratório. Os barbituratos são depressores respiratórios. Doses de indução de tiopental diminuem o volume-minuto e o volume corrente, com uma redução menor e inconsistente da frequência respiratória. As respostas reflexas à hipercapnia e à hipoxia são reduzidas pelos barbituratos anestésicos; e pode haver apneia com doses mais altas ou na presença de outros depressores respiratórios, como os opiáceos. Em comparação com o propofol, os barbitúricos produzem uma incidência maior de sibilos nos asmáticos, atribuída à liberação de histamina dos mastócitos, durante a indução da anestesia.

Outros efeitos colaterais. A administração de barbituratos por períodos curtos não tem efeitos clinicamente significativos sobre os sistemas hepático, renal ou endócrino. As verdadeiras alergias aos barbituratos são raras; entretanto, a liberação de histamina induzida diretamente pelos fármacos é ocasionalmente observada. Os barbituratos podem induzir ataques fatais de porfiria em pacientes com porfiria aguda intermitente ou variegada e são contraindicados para esses pacientes. O metoexital pode produzir mais dor à injeção que o tiopental. A injeção intra-arterial inadvertida de tiobarbitúricos pode induzir uma reação inflamatória grave e potencialmente necrótica que pode ameaçar a sobrevivência do membro. O metoexital e, em menor grau, outros barbitúricos, pode produzir sintomas excitatórios à indução como tosse, soluço, tremores musculares, espasmo e hipertonia.

ANESTÉSICOS INALATÓRIOS

Uma ampla variedade de gases e líquidos voláteis pode produzir analgesia. As estruturas dos anestésicos inalatórios usados com frequência são exibidas na Figura 19-4. Eles têm índices terapêuticos (DL_{50}/DE_{50}) que variam entre 2 e 4, o que os coloca entre os mais perigosos fármacos em uso clínico. A toxicidade deles é em grande parte uma função dos seus efeitos colaterais e cada um tem um perfil particular desses efeitos. Decorre daí que a seleção de um anestésico inalatório consiste frequentemente em ajustar a fisiopatologia do paciente ao perfil de efeitos colaterais.

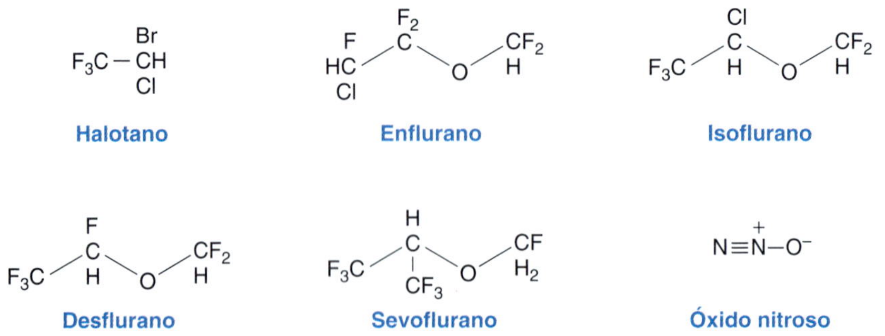

Figura 19-4 *Estrutura dos anestésicos gerais inalatórios.* Note-se que, afora o halotano e o óxido nitroso, todos os anestésicos gerais inalatórios são éteres e que o flúor substitui progressivamente os outros halogênios no desenvolvimento dos agentes halogenados. Todas as diferenças estruturais estão associadas a diferenças importantes nas propriedades farmacológicas.

Quadro 19-3

Propriedades dos anestésicos inalatórios

ANESTÉSICO	CAM[a] (vol %)	$CAM_{acordado}$[b] (vol %)	PRESSÃO DE VAPOR (mmHg a 20°C)	COEFICIENTE DE PARTIÇÃO A 37°C			RECUPERADOS COMO METABÓLITOS (%)
				Sangue: gás	Cérebro: sangue	Gordura: sangue	
Halotano	0,75	0,41	243	2,3	2,9	51	20
Isoflurano[c]	1,2	0,4	250	1,4	2,6	45	0,2
Enflurano	1,6	0,4	175	1,8	1,4	36	2,4
Sevoflurano	2	0,6	160	0,65	1,7	48	3
Desflurano	6	2,4	664	0,45	1,3	27	0,02
Óxido nitroso[c]	105	60,0	Gás	0,47	1,1	2,3	0,004
Xenônio	71	32,6	Gás	0,12	—	—	0

[a]Os valores da CAM (concentração alveolar mínima) são expressos em percentual de volume, ou seja, a porcentagem do anestésico na atmosfera. Um valor de CAM acima de 100% implica a necessidade de condições hiperbáricas.

[b]A $CAM_{acordado}$ é a concentração na qual se perdem as respostas apropriadas às ordens.

[c]A CE_{50} para supressão da memória (% vol): isoflurano, 0,24; N_2O, 52,5; valores não disponíveis para outros agentes.

O Quadro 19-3 lista as propriedades físicas amplamente variadas dos inalatórios em uso clínico. Idealmente, um agente inalatório produziria uma rápida indução de anestesia e recuperação imediata, após a interrupção.

PRINCÍPIOS FARMACOCINÉTICOS

Os anestésicos inalatórios comportam-se como gases e não como líquidos e, portanto, requerem que diferentes elaborações farmacológicas sejam usadas na análise da sua assimilação e distribuição. Os anestésicos inalatórios redistribuem entre os tecidos (ou entre o sangue e o gás) até que ocorra equilíbrio, obtido quando a pressão parcial do gás anestésico é igual nos dois tecidos. Quando uma pessoa respirou um anestésico inalatório por tempo suficientemente longo para que todos os tecidos estejam equilibrados, a pressão parcial do anestésico em todos os tecidos será igual à sua pressão parcial no gás inspirado. Embora sua pressão parcial possa ser igual em todos os tecidos, a concentração de anestésico em cada tecido será diferente. De fato, os coeficientes de partição são definidos como a razão entre as concentrações de anestésico em dois tecidos quando as pressões parciais nos dois tecidos são iguais. Os coeficientes de partição sangue:gás, cérebro:sangue e gordura:sangue para os vários agentes inalatórios estão listados no Quadro 19-3. Esses coeficientes de partição mostram que os anestésicos inalatórios são mais solúveis em alguns tecidos (p. ex., gordura) do que em outros (p. ex., sangue).

Na prática clínica, há equilíbrio quando a pressão parcial do gás inspirado é igual à do gás (alveolar) expiratório final. Para os inalatórios que não são muito solúveis no sangue ou em qualquer outro tecido, o equilíbrio é rapidamente obtido, como ilustrado para o óxido nitroso na Figura 19-5. Se um agente for mais solúvel em um tecido como a gordura, o equilíbrio pode tardar muitas horas. Isso ocorre porque a gordura representa um enorme reservatório para o anestésico, que será preenchido apenas lentamente devido ao fluxo sanguíneo modesto para esse tecido. A anestesia é produzida quando a pressão parcial do anestésico no cérebro é igual ou maior que a CAM. Como o cérebro é bem perfundido, a pressão parcial anestésica no cérebro iguala-se àquela no gás alveolar (e no sangue) no decorrer de alguns minutos. Portanto, a anestesia é obtida logo após a pressão parcial alveolar alcançar a CAM.

A eliminação dos anestésicos inalatórios se dá em grande parte por um processo reverso ao da captação. Para agentes inalatórios com alta solubilidade no sangue e nos tecidos, a recuperação será em função da duração da administração do anestésico. Isso porque as quantidades acumuladas nos reservatórios de gordura impedirão que as pressões parciais no sangue (e, portanto, alveolares) caiam rapidamente. Os pacientes poderão ser despertados quando a pressão parcial alveolar alcançar a $CAM_{acordado}$, uma pressão um pouco mais baixa que a da CAM (Quadro 19-3).

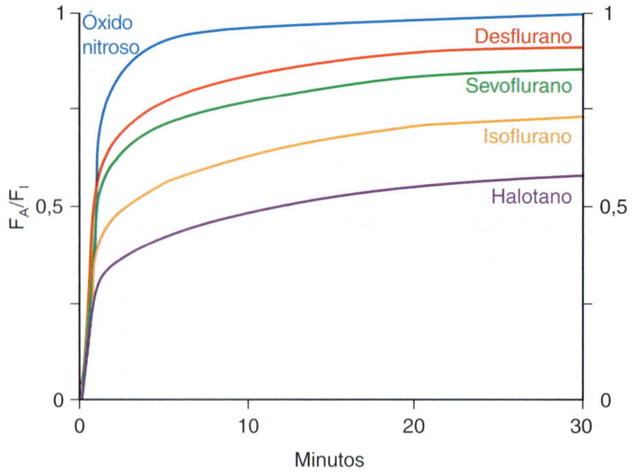

Figura 19-5 *Captação dos anestésicos gerais inalatórios.* A elevação da concentração alveolar expiratória final do anestésico (F_A) em direção à concentração inspirada (F_I) é mais rápida com os anestésicos menos solúveis, o óxido nitroso e o desflurano, e mais lenta com o anestésico mais solúvel, o halotano. Todos os dados são de estudos em seres humanos. (Reproduzida, com permissão, de Eger EI, II: Inhaled anesthetics: Uptake and distribution, em Miller RD e cols., (eds): *Miller's Anesthesia*, 7th ed. Filadelfia: Churchill Livingstone, 2010, p 540. Copyright © Elsevier.)

HALOTANO

O halotano é um líquido volátil em temperatura ambiente e deve ser armazenado em um recipiente hermético. Como é sensível à luz, é comercializado em frascos de vidro âmbar com a adição de timol como conservante. A mistura de halotano com oxigênio ou ar não é inflamável nem explosiva.

FARMACOCINÉTICA. O halotano tem um coeficiente de partição sangue:gás e um coeficiente de partição gordura:sangue relativamente altos. A indução com halotano é relativamente lenta, e a concentração alveolar continua substancialmente mais baixa que a inspirada durante muitas horas de administração. Como é solúvel em gordura e em outros tecidos corporais, o halotano irá acumular-se durante a administração prolongada.

Aproximadamente 60-80% do halotano assimilado pelo corpo são eliminados sem alterações pelos pulmões nas primeiras 24 h após a sua administração. Uma quantidade substancial não eliminada no gás exalado é biotransformada pelos CYP hepáticos. O principal metabólito do halotano é o ácido trifluoroacético, formado pela remoção dos íons de bromo e cloro. O ácido trifluoroacético, o bromo e o cloro podem ser todos detectados na urina. O cloreto de trifluoroacetila, um intermediário do metabolismo oxidativo do halotano, pode trifluoroacetilar várias proteínas hepáticas. Uma reação imune a essas proteínas alteradas pode ser responsável por casos raros de necrose hepática fulminante induzida por halotano.

USO CLÍNICO. O halotano usado para a manutenção da anestesia. É bem tolerado para a indução de anestesia por inalação, que é mais comumente feita em crianças. O seu uso, nos EUA, diminuiu substancialmente, em virtude da introdução de novos agentes inalatórios com melhores perfis farmacocinéticos e de efeitos colaterais. O uso do halotano continua sendo extensamente usado em crianças porque é bem tolerado para a indução por inalação e porque os efeitos colaterais parecem ser menores em crianças. É de baixo custo e ainda é largamente empregado nos países em desenvolvimento.

EFEITOS COLATERAIS

Sistema cardiovascular. O halotano induz uma redução dependente da dose da pressão arterial. A pressão arterial média tipicamente diminui cerca de 20-25% nas concentrações equivalentes à CAM de halotano, principalmente como resultado da depressão miocárdica direta, levando à redução do débito cardíaco e atenuação da função reflexa barorreceptora. As reduções induzidas por halotano na pressão arterial e frequência cardíaca geralmente desaparecem após varias horas de administração constante de halotano, presumivelmente por causa da progressiva estimulação simpática. O halotano não causa alteração significativa da resistência vascular sistêmica, mas dilata os leitos vasculares da pele e do cérebro. O halotano inibe a autorregulação do fluxo renal, esplâncnico e de FSC, levando a redução da perfusão desses órgãos em face de pressão arterial reduzida. A autorregulação coronariana é amplamente preservada durante a anestesia com halotano. O halotano inibe a vasoconstrição pulmonar hipóxica, levando a aumento da perfusão de regiões mal ventiladas do pulmão e do gradiente de oxigênio alveolar:arterial. Com frequência ocorrem bradicardia sinusal e ritmos atrioventriculares durante a anestesia com halotano, mas habitualmente são benignos. Esses ritmos resultam principalmente de um efeito depressivo direto do halotano sobre a descarga do nodo sinoatrial. O halotano também pode sensibilizar o miocárdio aos efeitos arritmogênicos da epinefrina.

Sistema respiratório. A respiração espontânea é rápida e superficial durante a anestesia com halotano. A redução da ventilação alveolar resulta em elevação da tensão arterial de CO_2 de 40 mmHg para > 50 mmHg em concentrações equivalentes à CAM. A elevação do CO_2 não provoca um aumento compensatório na ventilação, pois o halotano inibe de forma dependente da concentração a resposta ventilatória ao CO_2. Supõe-se que essa ação seja mediada pela depressão dos mecanismos quimiorreceptores centrais. O halotano também inibe as respostas quimiorreceptoras periféricas à hipoxemia arterial. Assim, durante a anestesia, não se observam respostas hemodinâmicas (taquicardia e hipertensão) nem ventilatórias à hipoxemia, o que torna prudente a monitoração direta da oxigenação arterial.

Sistema nervoso. O halotano dilata a vasculatura cerebral e aumenta o fluxo sanguíneo cerebral e o volume sanguíneo cerebral. Esse aumento pode resultar em uma elevação da PIC, especialmente em pacientes com massas expansivas intracranianas, edema cerebral ou hipertensão intracraniana preexistente. O halotano atenua a autorregulação do fluxo sanguíneo cerebral de maneira dependente da dose.

Músculos. O halotano causa, por meio de efeitos depressores centrais, algum relaxamento dos músculos esqueléticos. O halotano também potencializa a ação dos relaxantes musculares não despolarizantes (fármacos curariformes; Capítulo 11), aumentando tanto a sua duração quanto a magnitude do seu efeito. O halotano e outros anestésicos inalatórios halogenados podem deflagrar a hipertermia maligna. Essa síndrome é frequentemente fatal, sendo tratada pela imediata interrupção do anestésico e administração de dantroleno. O músculo uterino é relaxado pelo halotano, uma propriedade útil para a manipulação do feto (versão) no período pré-natal e para a liberação da placenta retida.

Rim. Pacientes anestesiados com halotano eliminam habitualmente um pequeno volume de urina concentrada. Isso é consequência da redução induzida pelo halotano no fluxo sanguíneo renal e na taxa de filtração glomerular, que pode diminuir em 40-50% em concentrações equivalentes à CAM. As alterações induzidas pelo halotano na função renal são plenamente reversíveis e não se associam a nenhuma toxicidade em longo prazo.

Fígado e trato GI. O halotano diminui o fluxo sanguíneo esplâncnico e o hepático. O halotano pode produzir necrose hepática fulminante (*hepatite por halotano)* em 1 entre cada 10.000 pacientes que recebem halotano e é denominada *hepatite por halotano*. Esta síndrome (com taxa de fatalidade de 50%) é caracterizada por febre, anorexia, náuseas e vômitos, desenvolvendo vários dias após anestesia e pode ser acompanhada por erupção cutânea e eosinofilia periférica. A hepatite por halotano pode ser resultado de uma resposta imune a proteínas hepáticas que se tornam trifluoroacetiladas em consequência do metabolismo do halotano.

ISOFLURANO

O isoflurano é um líquido volátil em temperatura ambiente que não é inflamável nem explosivo em misturas com ar ou oxigênio.

FARMACOCINÉTICA. O isoflurano tem um coeficiente de partição sangue:gás substancialmente mais baixo que o do halotano ou o do enflurano. Em consequência, a indução e a recuperação anestésicas com o isoflurano são mais rápidas. Mais de 99% do isoflurano inalado são excretados inalterados pelos pulmões. O isoflurano não parece ser mutagênico, teratogênico ou carcinogênico.

USO CLÍNICO. O isoflurano é um anestésico inalatório de uso comum em todo o mundo. É tipicamente empregado, por causa do seu odor pungente, para a manutenção da anestesia *após a indução* com outros agentes, embora a indução possa ser obtida em 10 min ou menos em uma concentração inalada de 3% de isoflurano em O_2; esta concentração é reduzida a 1 ou 2% (aproximadamente 1-2 CAM) para a manutenção da anestesia. O uso de outros fármacos adjuvantes, como os opioides ou o óxido nitroso, reduz a concentração de isoflurano necessária para a anestesia cirúrgica.

EFEITOS COLATERAIS

Sistema cardiovascular. O isoflurano reduz a pressão arterial de forma dependente da concentração; o débito cardíaco mantém-se bem com o isoflurano; a hipotensão resulta da diminuição da resistência vascular sistêmica. Ele produz vasodilatação na maior parte dos leitos vasculares, com efeitos particularmente pronunciados na pele e nos músculos. É um potente vasodilatador coronariano, produzindo simultaneamente aumento do fluxo sanguíneo coronariano e diminuição do consumo de O_2 pelo miocárdio. O isoflurano atenua de maneira significativa a função do barorreceptor. Pacientes anestesiados com isoflurano geralmente têm a frequência cardíaca levemente aumentada, como uma resposta compensatória à redução da pressão arterial; entretanto, rápidas alterações da sua concentração podem produzir taquicardia transitória e hipertensão, devido à estimulação simpática induzida por ele.

Sistema respiratório. O isoflurano produz depressão da ventilação de forma dependente da concentração. O isoflurano é particularmente eficaz em deprimir a resposta ventilatória à hipercapnia e à hipoxia. Embora seja um eficaz broncodilatador, é também um irritante das vias respiratórias e pode, durante a indução da anestesia, estimular reflexos das vias respiratórias, produzindo tosse e laringospasmo.

Sistema nervoso. O isoflurano dilata a vasculatura cerebral, aumentando o fluxo sanguíneo cerebral; essa atividade de vasodilatação é menor do que a do halotano ou enflurano. Há um risco modesto de aumento da pressão intracraniana em pacientes com hipertensão intracraniana preexistente. O isoflurano reduz o consumo metabólico cerebral de O_2 de maneira dose-dependente.

Músculos. O isoflurano produz, por meio de seus efeitos centrais, algum relaxamento do músculo esquelético. Ele também intensifica os efeitos dos relaxantes musculares despolarizantes e não despolarizantes. Tal como os outros anestésicos inalatórios halogenados, o isoflurano relaxa o músculo liso uterino e não é recomendado para a analgesia ou anestesia durante o trabalho e o parto vaginal.

Rim. O isoflurano reduz o fluxo sanguíneo renal e a taxa de filtração glomerular, o que resulta em um pequeno volume de urina concentrada.

Fígado e trato gastrintestinal. Com o aumento das doses de isoflurano, os fluxos sanguíneos esplâncnicos e hepático se reduzem, à medida que a pressão arterial sistêmica diminui. Não há nenhuma descrição de toxicidade.

ENFLURANO

O enflurano é um líquido claro e incolor em temperatura ambiente, com um odor suave e doce. Tal como os outros anestésicos inalatórios, é volátil e deve ser armazenado em frascos hermeticamente fechados. Não é inflamável ou explosivo quando misturado ao ar ou ao oxigênio.

FARMACOCINÉTICA. Por causa do seu coeficiente de partição sangue: gás relativamente alto, a indução e a recuperação anestésicas com o enflurano são relativamente lentas. O enflurano é metabolizado em modesta extensão, e 2-8% do enflurano absorvidos sofrem metabolismo oxidativo no fígado pela ação do CYP2E1. Íons fluoreto são um subproduto do metabolismo do enflurano, mas os níveis plasmáticos de fluoreto são baixos e não tóxicos. Os pacientes que tomam isoniazida exibem uma intensificação do metabolismo do enflurano, com consequente elevação do fluoreto sérico.

USO CLÍNICO. O isoflurano é usado primariamente para manter, e não para induzir, a anestesia. A anestesia cirúrgica pode ser induzida com enflurano em menos de 10 min com uma concentração inalada de 4% em oxigênio e mantida com concentrações de 1,5-3%. As concentrações de enflurano necessárias para produzir anestesia são menores quando ele é coadministrado com óxido nitroso ou opioides.

EFEITOS COLATERAIS

Sistema cardiovascular. O enflurano diminui a pressão arterial com intensidade dependente da sua concentração devido, em parte, à depressão da contratilidade miocárdica, com alguma contribuição da vasodilatação periférica. O enflurano tem efeitos mínimos sobre a frequência cardíaca.

Sistema respiratório. Os efeitos respiratórios do enflurano são similares aos do halotano. O enflurano produz uma depressão maior das respostas ventilatórias à hipoxia e à hipercapnia do que a produzida pelo halotano ou pelo isoflurano. O enflurano, tal como os outros anestésicos inalatórios, é um broncodilatador eficaz.

Sistema nervoso. O enflurano é um vasodilatador cerebral e pode por este motivo aumentar a PIC em alguns pacientes; também reduz o consumo metabólico cerebral de O_2. Altas concentrações de enflurano ou o surgimento de profunda hipocapnia durante a anestesia com enflurano podem resultar em atividade convulsiva elétrica que pode ser acompanhada por manifestações motoras periféricas. As convulsões são autolimitadas e não se acredita que produzam lesão permanente. Os pacientes epilépticos não são particularmente suscetíveis às convulsões induzidas pelo enflurano; não obstante, o enflurano geralmente não é usado em pacientes com transtornos convulsivos.

Músculo. O enflurano produz significativo relaxamento do músculo esquelético mesmo na ausência de relaxantes musculares. Ele também aumenta significativamente os efeitos dos relaxantes musculares não despolarizantes. Tal como ocorre com os outros agentes inalatórios, ele relaxa o músculo liso uterino.

Rim. O enflurano reduz o fluxo sanguíneo renal, a taxa de filtração glomerular e o débito urinário. Esses efeitos são rapidamente revertidos mediante a interrupção do fármaco. Há poucas evidências de nefrotoxicidade em longo prazo após o uso de enflurano e a sua utilização em pacientes com comprometimento renal é segura, desde que a profundidade da anestesia e a duração da administração não sejam excessivas.

Fígado e trato GI. O enflurano reduz o fluxo sanguíneo esplâncnico e hepático de maneira proporcional à redução da pressão arterial. Ele não parece alterar a função hepática ou ser hepatotóxico.

DESFLURANO

O desflurano é um líquido altamente volátil em temperatura ambiente (pressão de vapor = 681 mmHg) e deve ser armazenado em frascos rigorosamente herméticos. A liberação de quantidades exatas requer o uso de um vaporizador especialmente aquecido, que libera vapor puro que é então diluído de modo apropriado com outros gases (O_2, ar ou N_2O). O desflurano não é inflamável ou explosivo em contato com ar ou oxigênio.

FARMACOCINÉTICA. O desflurano tem um coeficiente de partição sangue:gás muito baixo (0,42) e também não é muito solúvel em gordura ou outros tecidos periféricos. Por esta razão, a concentração alveolar e sanguínea sobe rapidamente até o nível da concentração inspirada, promovendo uma rápida indução da anestesia e mudanças rápidas na profundidade da anestesia após modificações feitas na concentração inspirada. A recuperação anestésica é também muito rápida com o desflurano. O desflurano é minimamente metabolizado; 99% do desflurano absorvido são eliminados sem alterações pelos pulmões.

USO CLÍNICO. O desflurano é um anestésico amplamente usado para cirurgias ambulatoriais por causa do rápido início da sua ação e da rápida recuperação anestésica. O fármaco irrita a árvore traqueobrônquica e pode provocar tosse, salivação e broncospasmo. Por este motivo a anestesia é habitualmente induzida com um agente intravenoso e o desflurano subsequentemente administrado para mantê-la. A manutenção da anestesia geralmente requer concentrações inaladas de 6-8% (CAM de aproximadamente 1). Concentrações mais baixas de desflurano são suficientes se ele for coadministrado com óxido nitroso ou opioides.

EFEITOS COLATERAIS

Sistema cardiovascular. O desflurano causa hipotensão principalmente pela redução da resistência vascular sistêmica. O débito cardíaco é bem preservado, assim como o fluxo sanguíneo para os leitos vasculares nos principais órgãos (esplâncnico, renal, cerebral e coronariano). A taquicardia transitória é habitualmente observada com aumentos abruptos da concentração administrada, resultado dessa estimulação do sistema nervoso simpático induzida por desflurano. Os efeitos hipotensivos do desflurano não desaparecem após a administração prolongada.

Sistema respiratório. O desflurano provoca um aumento dependente da concentração da frequência respiratória e uma redução do volume corrente. Em baixas concentrações (menores que 1 CAM), o efeito global é preservar o volume-minuto. As concentrações de desflurano maiores que 1 CAM deprimem o volume-minuto, resultando em elevação da tensão arterial de CO_2 (Pa_{CO2}). O desflurano é um broncodilatador. Entretanto, ele também é um forte irritante das vias respiratórias e pode causar tosse, retenção da respiração, laringospasmo e excesso de secreções respiratórias. *Em decorrência de suas propriedades irritativas, não é usado para a indução anestésica.*

Sistema nervoso. O desflurano diminui a resistência vascular cerebral e o consumo metabólico cerebral de O_2. O padrão surto-supressão no EEG é atingido com aproximadamente 2 CAM de desflurano; nesse nível, TMC-O_2 é reduzida em aproximadamente 50%. Em condições de normocapnia e normotensão, o desflurano produz um aumento do fluxo sanguíneo cerebral e pode assim elevar a pressão intracraniana em pacientes com má complacência intracraniana. A resposta vasoconstritora à hipocapnia é preservada durante a anestesia com desflurano e os aumentos da pressão intracraniana podem assim ser prevenidos pela hiperventilação.

Músculo, rim, fígado e trato GI. O desflurano produz relaxamento direto do músculo esquelético e intensifica também os efeitos dos bloqueadores neuromusculares não despolarizantes e despolarizantes. Compatível com a sua degradação metabólica mínima, o desflurano não apresenta nefrotoxicidade ou hepatotoxicidade relatada.

Desflurano e monóxido de carbono. Os anestésicos inalatórios são administrados através de um sistema que possibilita o fluxo unidirecional do gás e respirar novamente os gases exalados. Para evitar respirar novamente o CO_2 (que pode levar a hipercapnia), os absorventes de CO_2 são incorporados aos circuitos de distribuição circular da anestesia. Com dessecação quase completa dos absorventes de CO_2, quantidades substanciais de CO podem ser produzidas. Esse efeito é maior com o desflurano e pode ser evitado pelo uso de absorvente de CO_2 fresco, bem hidratado.

SEVOFLURANO

O sevoflurano é um líquido claro, incolor e volátil em temperatura ambiente, que deve ser armazenado em um frasco hermético. Não é inflamável nem explosivo em contato com ar ou oxigênio. Entretanto, o sevoflurano pode sofrer uma reação exotérmica com o absorvente de CO_2 já dessecado, de modo a produzir queimaduras nas vias respiratórias, combustão espontânea, explosão e incêndio.

Deve-se estar seguro que o sevoflurano jamais será usado em uma máquina de anestesia na qual o absorvente de CO_2 já tenha sido dessecado por um fluxo de gás prolongado através do absorvente. A reação do sevoflurano com o absorvente de CO_2 dessecado também pode produzir CO, que é capaz de resultar em lesão grave no paciente.

FARMACOCINÉTICA. A baixa solubilidade do sevoflurano no sangue e em outros tecidos redunda em imediata indução de anestesia e rápida alteração na profundidade da anestesia após modificações da concentração. Cerca de 3% do sevoflurano são metabolizados no fígado pelo CYP2E1, sendo o produto predominante o hexafluoroisopropanol. Seu metabolismo hepático também produz fluoreto inorgânico. A interação do sevoflurano com a cal sodada também gera produtos de decomposição que podem ser tóxicos como o composto A, o pentafluoroisopropenil fluorometil éter (ver "Rim" em "Efeitos colaterais").

USO CLÍNICO. O sevoflurano é amplamente usado, em particular para anestesia de pacientes ambulatoriais, por causa do seu rápido perfil de recuperação e porque não é irritante para as vias respiratórias. A indução de anestesia é obtida de forma rápida usando concentrações inaladas de 2-4% de sevoflurano.

Sistema cardiovascular. O sevoflurano produz diminuição da pressão arterial (devido a vasodilatação sistêmica) do débito cardíaco de maneira dependente da concentração. O sevoflurano não produz taquicardia e pode assim ser preferível em pacientes propensos a isquemia miocárdica.

Sistema respiratório. Em pacientes que respiram espontaneamente, o sevoflurano, de forma dependente da concentração, reduz o volume corrente e aumenta a frequência respiratória. A frequência respiratória maior não compensa essa redução do volume corrente, sendo o efeito final uma redução do volume-minuto e um aumento da Pa_{CO2}. O sevoflurano não é irritante para as vias respiratórias e é um potente broncodilatador. Como resultado, o sevoflurano é o mais eficaz broncodilatador entre os anestésicos inalatórios.

Sistema nervoso. O sevoflurano tem efeitos sobre a resistência vascular cerebral, consumo metabólico cerebral de O_2 e o fluxo sanguíneo cerebral que são muito semelhantes aos produzidos pelo isoflurano e pelo desflurano. O sevoflurano pode aumentar a pressão intracraniana em pacientes com má complacência intracraniana, a resposta à hipocapnia está preservada durante a anestesia com sevoflurano e o aumento da pressão intracraniana pode ser prevenido pela hiperventilação. Em crianças, o sevoflurarno é associado a *delirium* no acordar da anestesia. Esse *delirium* tem vida curta e não apresentou sequelas adversas em longo prazo.

Músculos. O sevoflurano relaxa o músculo esquelético e intensifica os efeitos dos bloqueadores neuromusculares não despolarizantes e despolarizantes.

Rim. Há controvérsias sobre o potencial nefrotóxico do composto A, o produto de degradação gerado pela interação do sevoflurano com a cal sodada empregada como absorvente de CO_2. Evidências bioquímicas de lesão renal transitória já foram descritas em voluntários humanos. Estudos clínicos amplos não demonstraram nenhuma evidência de aumento dos níveis séricos de creatinina e ureia, nem qualquer outra evidência de comprometimento renal após a sua administração. *O FDA recomenda que o sevoflurano seja administrado com fluxos de gás fresco de pelo menos 2 L/min, para minimizar o acúmulo do composto A.*

Fígado e trato GI. Pelo o que se sabe, o sevoflurano não causa hepatotoxicidade ou alteração dos testes de função hepática.

ÓXIDO NITROSO

O óxido nitroso (N_2O) é um gás incolor e inodoro em temperatura ambiente. O N_2O é vendido em cilindros de aço e deve ser administrado por fluxômetro calibrado, disponível em todas as máquinas de anestesia. O óxido nitroso não é inflamável nem explosivo, mas contribui para a combustão com tanta eficácia quanto o oxigênio, quando presente em concentrações adequadas junto a um anestésico ou material inflamável.

FARMACOCINÉTICA. O N_2O é muito insolúvel no sangue e em outros tecidos. Isso resulta no rápido equilíbrio entre as concentrações alveolares administradas do anestésico, em rápida indução de anestesia e, após a interrupção da administração, em rápida recuperação anestésica. A imediata assimilação do N_2O a partir do gás alveolar serve para concentrar os anestésicos halogenados coadministrados; esse efeito (o "efeito do segundo gás") acelera a indução da anestesia. Na interrupção da administração de N_2O, ele pode difundir-se do sangue para os alvéolos, diluindo o O_2 no pulmão. Isso pode produzir um efeito chamado *hipoxia por difusão. Para evitar a hipoxia, O_2 a 100% em vez de ar deve ser administrado quando o N_2O é interrompido.*

Quase todo (99,9%) o óxido nitroso absorvido é eliminado de forma inalterada pelos pulmões. O óxido nitroso pode interagir com o cobalto da vitamina B_{12}, evitando assim que a vitamina B_{12} atue como cofator para metionina sintetase. A inativação da metionina sintetase pode produzir sinais de deficiência de vitamina B_{12}, como anemia megaloblástica e neuropatia periférica, uma preocupação especial em pacientes desnutridos, com deficiência de vitamina B_{12} ou alcoolismo. Por esta razão, o N_2O não é usado como analgésico crônico ou como sedativo no contexto de cuidados críticos.

USO CLÍNICO. O N_2O é um agente anestésico fraco que tem efeitos analgésicos significativos. A profundidade da anestesia cirúrgica somente é atingida sob condições hiperbáricas. Em contrapartida, a analgesia é produzida em concentrações de somente 20%. A propriedade analgésica do N_2O é uma função da ativação dos neurônios opioidérgicos na substância cinzenta periaquedutal e os neurônios adrenérgicos na substância ferruginosa. O N_2O frequentemente é usado em concentrações de aproximadamente 50% para promover analgesia e sedação branda em pacientes odontológicos ambulatoriais. O óxido nitroso não pode ser usado em concentrações acima de 80%, pois isso limita a administração de uma quantidade adequada de oxigênio. Por causa dessa limitação, o N_2O é principalmente usado como um adjuvante dos outros anestésicos inalatórios e intravenosos.

Um importante problema com o N_2O é a sua troca por N_2 em qualquer cavidade do corpo contendo ar. Além do mais, em decorrência dos seus diferentes coeficientes de partição sangue:gás, o óxido nitroso irá entrar na cavidade mais rápido que o nitrogênio escapa, aumentando deste modo o volume e/ou a pressão da cavidade. Exemplos de coleções de ar que podem expandir-se pelo óxido nitroso incluem pneumotórax, orelhas médias obstruídas, embolias gasosas, alças intestinais obstruídas, bolhas intraoculares de ar, bolhas pulmonares e ar intracraniano. O óxido nitroso deve ser evitado nessas situações clínicas.

EFEITOS COLATERAIS

Sistema cardiovascular. Embora o N_2O produza um efeito inotrópico negativo sobre o músculo cardíaco *in vitro*, não se observam geralmente efeitos depressivos sobre a função cardíaca dos pacientes, por causa dos efeitos estimulatórios do óxido nitroso sobre o sistema nervoso simpático. Os efeitos cardiovasculares do N_2O também são intensamente influenciados pela administração concomitante de outros agentes anestésicos. Quando o N_2O é coadministrado com anestésicos inalatórios halogenados, ele geralmente aumenta a frequência cardíaca, a pressão arterial e o débito cardíaco. Em contrapartida, quando o N_2O é coadministrado com um opioide, ele geralmente diminui a pressão arterial e o débito cardíaco. O óxido nitroso também aumenta o tônus venoso da vasculatura periférica e pulmonar. Seus efeitos na resistência vascular pulmonar podem estar exacerbados em pacientes com hipertensão pulmonar preexistente; assim, o fármaco não é geralmente usado nesses casos.

Sistema respiratório. O óxido nitroso causa modestos aumentos da frequência respiratória e diminui o volume corrente em pacientes que respiram espontaneamente. Mesmo concentrações modestas de óxido nitroso deprimem notavelmente a resposta ventilatória à hipoxia. Assim, é prudente monitorar diretamente a saturação arterial de O_2 em pacientes que recebem ou estão se recuperando da administração de óxido nitroso.

Sistema nervoso. Quando administrado isoladamente, o óxido nitroso pode aumentar de forma expressiva o fluxo sanguíneo cerebral e a pressão intracraniana. Essa capacidade vasodilatadora cerebral do óxido nitroso é significativamente atenuada por administração simultânea de agentes intravenosos como opiáceos e propofol. Em contrapartida, a combinação de N_2O e agentes inalatórios resulta em maior vasodilatação do que a administração de agente inalado isolado em profundidade anestésica equivalente.

Músculo. O óxido nitroso não relaxa o músculo esquelético e não intensifica o efeito dos bloqueadores neuromusculares

Rim, fígado e trato GI. Ao que se sabe, o óxido nitroso não é nefrotóxico nem hepatotóxico.

XENÔNIO

O xenônio (Xe), um elemento gasoso inerte, não é aprovado para uso nos EUA e é improvável que venha a ter ampla aceitação, uma vez que é um gás raro, que não pode ser manufaturado e deve ser extraído do ar; assim, o xenônio é caro e disponível em quantidades limitadas. Diferentemente de outros agentes anestésicos, o xenônio tem efeitos colaterais mínimos cardiorrespiratórios e outros.

O xenônio é extremamente insolúvel no sangue e em outros tecidos, o que acarreta rápida indução e recuperação anestésica. Ele é suficientemente potente para produzir anestesia cirúrgica quando administrado com oxigênio a 30%. Entretanto, a suplementação com um agente intravenoso como o propofol parece ser necessária para anestesia clínica. O xenônio é bem tolerado em pacientes de idade avançada. Não foram relatados efeitos colaterais a longo prazo decorrentes da anestesia com xenônio.

ADJUVANTES ANESTÉSICOS

Um anestésico geral geralmente é administrado com adjuvantes para aumentar os componentes específicos da anestesia, possibilitando doses menores do anestésico geral com menos efeitos colaterais.

BENZODIAZEPÍNICOS

Os benzodiazepínicos (Capítulo 17) podem produzir anestesia semelhante à dos barbitúricos, são mais comumente usados para sedação e não para anestesia, pois as suas doses anestésicas podem resultar em amnésia e sedação prolongadas. Como adjuvantes, eles são usados como ansiolíticos, amnésticos e sedativos antes da indução da anestesia ou simplesmente para sedação durante os procedimentos que não requerem anestesia geral. O benzodiazepínico mais frequentemente usado no período perioperatório é o midazolam, seguido bem de longe pelo diazepam e pelo lorazepam.

O midazolam é hidrossolúvel, sendo tipicamente administrado por via intravenosa, embora possa também ser ministrado por via oral, intramuscular ou retal; a formulação oral é particularmente útil para a sedação de crianças pequenas. Produz irritação venosa mínima (ao contrário do diazepam e do lorazepam, que são formulados em propilenoglicol e dolorosos no momento da injeção, às vezes produzindo tromboflebite). O midazolam tem a vantagem farmacocinética, particularmente sobre o lorazepam, de ter efeito de início mais rápido e duração mais curta. As doses sedativas de midazolam (0,01-0,05 mg/kg por via intravenosa) alcançam o efeito máximo em cerca de 2 min e determinam sedação por cerca de 30 min. Pacientes idosos tendem a ser mais sensíveis e a terem uma recuperação mais lenta com os benzodiazepínicos. O midazolam é metabolizado no fígado. Seja para sedação prolongada, ou para manutenção da anestesia geral, ele é mais adequado para infusão que os outros benzodiazepínicos, embora a duração da sua ação aumente significativamente com a infusão prolongada (Figura 19-3). Os benzodiazepínicos reduzem o fluxo sanguíneo e o metabolismo cerebral, mas em doses equianestésicas são, a este respeito, menos potentes que os barbituratos. Os benzodiazepínicos diminuem de forma moderada a pressão arterial e o impulso respiratório, resultando ocasionalmente em apneia.

AGONISTAS α_2-ADRENÉRGICOS. A dexmedetomidina é um agonista do receptor α_2-adrenérgico altamente seletivo para sedação em curto prazo (menos de 24 h), de adultos criticamente doentes e sedação anterior durante procedimentos cirúrgicos ou outros procedimentos médicos em pacientes não entubados. A ativação do receptor α_{2A}-adrenérgico pela dexmedetomidina produz sedação e analgesia.

A dose de ataque recomendada é de 1 μg/kg administrados durante 10 min, seguida por infusão contínua a uma taxa de 0,2-0,7 μg/kg/h. Deve-se considerar a redução das doses em pacientes com fatores de risco para hipotensão grave. A dexmedetomidina liga-se intensamente às proteínas e é primariamente metabolizada no fígado; os conjugados com glicuronídeo e metilados são excretados na urina. Os efeitos colaterais mais comuns da dexmedetomidina incluem hipotensão e bradicardia, atribuídas à redução da liberação de catecolaminas determinada pela ativação do receptor α_{2A}-adrenérgico na periferia e no SNC. Náuseas e boca seca são também reações adversas comuns. Em altas concentrações do fármaco, o subtipo α_{2B} é ativado, resultando em hipertensão e em redução adicional da frequência e do débito cardíacos. A dexmedetomidina produz sedação e analgesia com mínima depressão respiratória. Entretanto, a dexmedetomidina não parece resultar em amnésia confiável e pode ser necessário empregar agentes adicionais.

ANALGÉSICOS

Com exceção da cetamina, nenhum dos anestésicos parenterais ou inalatórios disponíveis atualmente é um analgésico eficaz. Analgésicos são tipicamente administrados com os anestésicos gerais para reduzir a necessidade do anestésico e minimizar as alterações hemodinâmicas produzidas pelos estímulos dolorosos. Os anti-inflamatórios não esteroides, os inibidores da cicloxigenase-2 e o paracetamol (Capítulo 34) resultam, às vezes, em analgesia adequada aos procedimentos cirúrgicos menores. Entretanto, os opioides são os principais analgésicos usados durante o período perioperatório devido à analgesia rápida e profunda que produzem. A fentanila, sufentanila, alfentanila, remifentanila, meperidina e morfina são os principais opioides parenterais usados no período perioperatório. A atividade analgésica primária de cada um desses fármacos é produzida pela sua atividade agonista sobre os receptores μ-opioides (Capítulo 18).

A escolha de um opioide para o período perioperatório fundamenta-se principalmente na duração da ação, dado que, em doses apropriadas, todos produzem analgesia e efeitos colaterais similares. A remifentanila tem uma ação curta (cerca de 10 min) e acumula-se minimamente após doses repetidas e é particularmente adequada para procedimentos brevemente dolorosos. Doses únicas de fentanila, alfentanila e sufentanila resultam em ações de duração intermediária similares (30, 20 e 15 min, respectivamente), mas a recuperação após a administração prolongada varia consideravelmente. A duração da ação da fentanila é a que mais se prolonga, a da sufentanila se prolonga bem menos e a da alfentanila é a que menos se prolonga.

A frequência e a gravidade das náuseas, vômitos e pruridos que surgem após a recuperação anestésica são aumentadas por todos os opioides quase no mesmo grau. Um efeito colateral útil da meperidina é a sua capacidade de reduzir calafrios, um problema comum durante a recuperação anestésica; outros opioides não são tão eficazes contra calafrios, talvez devido à menor atividade agonista sobre o receptor κ. Finalmente, os opioides são frequentemente administrados por vias intratecal e epidural para o tratamento da dor aguda e crônica (Capítulo 18). Os opioides neuroaxiais podem, com ou sem anestésicos locais, proporcionar profunda analgesia para muitos procedimentos cirúrgicos; entretanto, a depressão respiratória e o prurido habitualmente restringem o seu uso a grandes cirurgias.

AGENTES BLOQUEADORES NEUROMUSCULARES

Os aspectos práticos do uso de bloqueadores neuromusculares como adjuvantes anestésicos serão brevemente descritos aqui. A farmacologia detalhada dessa classe de fármacos é apresentada no Capítulo 11.

Relaxantes musculares despolarizantes (p. ex., succinilcolina) e não despolarizantes (p. ex., vecurônio) são com frequência administrados durante a indução anestésica, para relaxar os músculos da mandíbula, do pescoço e das vias respiratórias, facilitando deste modo a laringoscopia e a entubação endotraqueal. Os barbituratos precipitarão quando misturados aos relaxantes musculares e deve-se esperar que desapareçam do cateter intravenoso antes que o relaxante muscular seja infundido. A ação dos relaxantes musculares não despolarizantes é habitualmente antagonizada, quando a paralisia muscular não é mais desejada, por um inibidor da acetilcolinesterase, como a neostigmina ou o edrofônio (Capítulo 10) combinados a um antagonista do receptor muscarínico (p. ex., glicopirrolato ou atropina; Capítulo 9), de modo que compense a ativação muscarínica resultante da inibição da esterase. Afora a liberação de histamina por alguns agentes, os relaxantes musculares não despolarizantes usados dessa maneira têm poucos efeitos colaterais. Entretanto, a succinilcolina tem múltiplos efeitos colaterais graves (bradicardia, hiperpotassemia e mialgia grave), incluindo a indução de hipertermia maligna em indivíduos suscetíveis.

Gases terapêuticos

OXIGÊNIO

O oxigênio (O_2) é essencial à vida. Hipoxia é uma condição potencialmente fatal, na qual o fornecimento de oxigênio não é suficiente para atender às demandas metabólicas dos tecidos. A hipoxia pode ser causada por alterações da perfusão tecidual, pela redução da pressão do oxigênio no sangue ou pela diminuição da capacidade de transportar oxigênio. Além disso, ela pode resultar da limitação do transporte de oxigênio da microcirculação para as células, ou à sua utilização reduzida no interior das células. Um fornecimento inadequado de oxigênio leva à cessação do metabolismo aeróbio e da fosforilação oxidativa, à depleção dos compostos ricos em energia, à disfunção celular e à morte.

OXIGENAÇÃO NORMAL

O oxigênio constitui 21% do ar, que ao nível do mar está em uma pressão parcial de 21 kPa (158 mmHg). Embora a fração (porcentagem) de oxigênio permaneça constante em qualquer que seja a pressão atmosférica, a pressão parcial do oxigênio (Po_2) diminui nas pressões atmosféricas mais baixas. A subida a altitudes elevadas diminui a captação e o fornecimento de O_2 aos tecidos, enquanto aumentos da pressão atmosférica (p. ex., terapia hiperbárica ou respiração profunda) elevam a Po_2 do ar inspirado e aumentam a captação do gás. À medida que o ar é liberado para as vias respiratórias distais e aos alvéolos, a Po_2 diminui devido à diluição com o dióxido de carbono e o vapor d'água e com a captação para o sangue.

Em condições ideais, quando a ventilação e a perfusão estão bem equilibradas, a Po_2 alveolar oscila em torno de 14,6 kPa (110 mmHg). As pressões parciais alveolares correspondentes da água e do dióxido de carbono são, respectivamente, de 6,2 kPa (47 mmHg) e 5,3 kPa (40 mmHg). Em condições normais, há equilíbrio absoluto entre os gases alveolares e o sangue capilar e a Po_2 do sangue capilar distal geralmente reflete uma fração de um kPa da pressão alveolar. Entretanto, a Po_2 do sangue arterial é reduzida ainda mais pela mistura venosa (*shunt*), ou seja, pelo acréscimo do sangue venoso misto proveniente das artérias pulmonares, que tem Po_2 em torno de 5,3 kPa (40 mmHg). A barreira de difusão, as discrepâncias entre ventilação e perfusão e a fração de *shunt* são, em conjunto, os determinantes principais do gradiente alvéolo-arterial de oxigênio, que normalmente variam de 1,3-1,6 kPa (10-12 mmHg) quando o indivíduo respira ar ambiente e de 4,0-6,6 kPa (30-50 mmHg) quando inspira oxigênio a 100%. O oxigênio é liberado para os leitos capilares teciduais pela circulação e para deixar o sangue e entrar nas células também segue um gradiente de pressão. Em geral, a extração tecidual do oxigênio reduz a Po_2 do sangue venoso em mais 7,3 kPa (55 mmHg). Embora a Po_2 no local celular de utilização do oxigênio — as mitocôndrias — seja desconhecida, a fosforilação oxidativa pode continuar ainda que a Po_2 seja de apenas alguns milímetros de mercúrio.

No sangue, o oxigênio é transportado principalmente em combinação química com a hemoglobina, e é dissolvido em solução em uma fração diminuta. A quantidade de oxigênio ligada à hemoglobina depende da P_{O2}, conforme está ilustrado pela curva sigmoide de dissociação da oxiemoglobina (Figura 19-6). A hemoglobina tem saturação de oxigênio em torno de 98% quando o indivíduo respira ar ambiente em condições normais e, quando está totalmente saturada, pode transportar cerca de 1,3 mL de oxigênio por grama. A inclinação abrupta dessa curva com a redução progressiva da Po_2 facilita a liberação do oxigênio ligado à hemoglobina para os tecidos e a recombinação quando o sangue venoso misto dessaturado chega aos pulmões. O desvio da curva para a direita, com a elevação da temperatura, o aumento da Pco_2 e a redução do pH, como se observa nos tecidos metabolicamente ativos, reduz a saturação de oxigênio com a mesma Po_2 e, desse modo, fornece quantidades adicionais de oxigênio onde e quando ele é mais necessário. Entretanto, o achatamento da curva com as Po_2 mais altas indica que a elevação da pressão sanguínea por meio da inspiração de misturas enriquecidas com oxigênio possa aumentar apenas minimamente a sua quantidade transportada pela hemoglobina. Em vista da solubilidade baixa do oxigênio (0,226 mL/L/kPa, ou

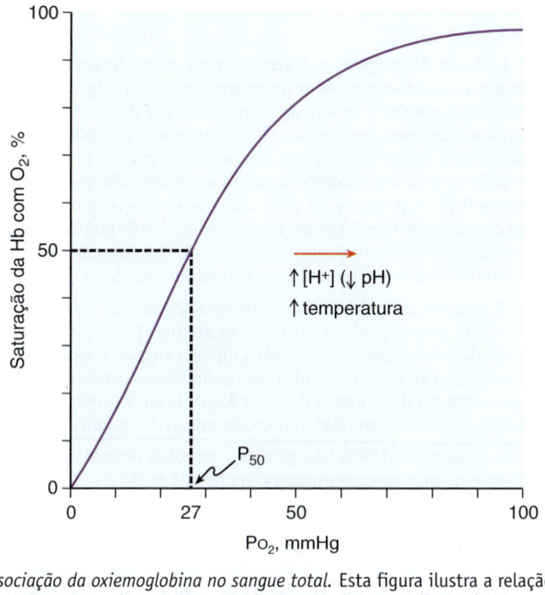

Figura 19-6 *Curva de dissociação da oxiemoglobina no sangue total.* Esta figura ilustra a relação entre Po_2 e saturação da hemoglobina (Hb). A P_{50}, ou Po_2 que resulta na saturação de 50% também está ilustrada. Um aumento da temperatura ou uma redução do pH (como se observa nos músculos em atividade) desvia essa relação para a direita, reduzindo a saturação da hemoglobina com a mesma Po_2 e, dessa forma, facilitando o fornecimento do oxigênio aos tecidos.

0,03 mL/L/mmHg à temperatura de 37°C), a respiração de oxigênio a 100% pode aumentar a quantidade dissolvida no sangue em apenas 15 mL/L, ou seja, menos de 33% das demandas metabólicas normais. Entretanto, se a Po_2 inspirada for aumentada para 3 atm (304 kPa), em uma câmara hiperbárica, a quantidade de O_2 dissolvida é suficiente para atender as demandas metabólicas normais, mesmo na ausência da hemoglobina (Quadro 19-4).

PRIVAÇÃO DE OXIGÊNIO. Em geral, o termo *hipoxemia* é utilizado para caracterizar a impossibilidade de o sistema respiratório oxigenar o sangue arterial. Classicamente, existem cinco causas de hipoxemia:

- Redução da fração de oxigênio inspirado (FI_{O_2})
- Aumento da barreira de difusão
- Hipoventilação
- Desproporção entre ventilação e perfusão
- *Shunt* ou mistura venosa.

O termo *hipóxia* é usado para descrever oxigenação insuficiente dos tecidos. Além da incapacidade de o sistema respiratório oxigenar o sangue adequadamente, alguns fatores adicionais podem contribuir para a hipoxia tecidual. Esses fatores podem ser divididos em fornecimento e utilização do oxigênio. O fornecimento diminui globalmente quando o débito cardíaco é reduzido, ou localmente quando o fluxo sanguíneo regional está diminuído, como se observa na obstrução vascular (p. ex., estenose, trombose ou obstrução da microcirculação) ou na elevação da pressão distal (p. ex., síndrome compartimentar, estase venosa ou hipertensão venosa). Do mesmo modo, a redução da capacidade de transportar oxigênio no sangue diminui o fornecimento desse gás, como se observa na anemia, na intoxicação por monóxido de carbono ou nas hemoglobinopatias. Por fim, a hipoxia pode ocorrer quando o transporte de oxigênio dos capilares para os tecidos está dificultado (edema), ou a sua utilização pelas células está reduzida (intoxicação por cianeto). A hipóxia provoca alteração acentuada da expressão genética, em parte mediada pelo fator 1-α indutível pela hipoxia. As consequências celulares são discutidas no Capítulo 19 da 12ª edição do texto original.

ADAPTAÇÃO À HIPOXIA. A hipoxia prolongada causa alterações fisiológicas adaptativas, que foram estudadas mais detalhadamente nos indivíduos expostos às altitudes elevadas. Essas adaptações incluem o aumento das quantidades de alvéolos pulmonares, elevações das concentrações da hemoglobina no sangue e da mioglobina nos músculos e a redução da resposta ventilatória à hipoxia. A exposição breve às altitudes elevadas produz alterações adaptativas semelhantes. Entretanto, nos indivíduos suscetíveis, a exposição súbita às altitudes elevadas pode causar o *mal agudo das montanhas*, uma síndrome que se caracteriza por cefaleia, náuseas, dispneia, distúrbios do sono e déficit de raciocínio com progressão para edemas pulmonar e cerebral. O mal das montanhas é tratado com repouso e analgésicos quando brando ou com administração de oxigênio suplementar, pela descida a uma altitude mais baixa, ou pela elevação da pressão ambiente quando mais grave. A acetazolamida (um inibidor da anidrase carbônica) e a dexametasona também podem ser eficazes.

INALAÇÃO DE OXIGÊNIO

EFEITOS FISIOLÓGICOS DA INALAÇÃO DE OXIGÊNIO. A inalação de oxigênio é usada principalmente para reverter ou evitar o desenvolvimento da hipoxia. Entretanto, quando o oxigênio é inspirado em quantidades excessivas ou por períodos prolongados, podem ocorrer alterações fisiológicas secundárias e efeitos tóxicos.

SISTEMA RESPIRATÓRIO. A inalação de oxigênio a 1 atm ou mais causa depressão respiratória branda nos indivíduos normais, possivelmente como consequência da supressão da atividade tônica dos quimiorreceptores. Entretanto, a ventilação geralmente aumenta depois de alguns minutos da sua inalação, em virtude do aumento paradoxal da tensão do dióxido de carbono nos tecidos. Esse aumento é causado pela elevação da concentração da oxiemoglobina no sangue venoso, que resulta na remoção menos eficiente do dióxido de carbono presente nos tecidos. A expansão dos alvéolos pouco ventilados é mantida em parte pela concentração do nitrogênio no gás alveolar; o nitrogênio é pouco solúvel e, desta forma, permanece nos espaços aéreos enquanto o oxigênio é absorvido. As concentrações altas de oxigênio liberadas nas regiões pulmonares mal ventiladas diluem a concentração do nitrogênio e podem favorecer ao desenvolvimento de atelectasia de absorção, que em alguns casos acentua o *shunt* e causa agravamento paradoxal da hipoxemia depois de um período de oxigenoterapia.

SISTEMA CARDIOVASCULAR. A frequência e o débito cardíacos são ligeiramente reduzidos quando o indivíduo respira oxigênio a 100% e a pressão arterial pouco se altera. As pressões arteriais pulmonares altas dos pacientes que vivem nas altitudes elevadas e têm hipertensão pulmonar associada à hipoxia crônica podem reverter com a oxigenoterapia, ou depois do retorno ao nível do mar. Em recém-nascidos com cardiopatias congênitas e *shunt* do débito cardíaco da esquerda para a direita, a suplementação de oxigênio deve ser regulada cuidadosamente em vista do risco de reduzir ainda mais a resistência vascular pulmonar e ampliar o fluxo sanguíneo dos pulmões.

METABOLISMO. A inalação de oxigênio a 100% não produz alterações detectáveis no consumo de oxigênio, na produção do dióxido de carbono, no quociente respiratório ou na utilização da glicose.

ADMINISTRAÇÃO DE OXIGÊNIO

O oxigênio é fornecido sob a forma de gás comprimido em cilindros de aço; a pureza de 99% é o *grau médico*. Por motivos de segurança, os cilindros e as tubulações de oxigênio têm código de cores (verde, nos EUA) e utiliza-se algum tipo de especificação das conexões mecânicas para evitar a ligação de outros gases aos sistemas de oxigênio.

Quadro 19-4

Transporte do oxigênio no sangue[a]

Po_2 ARTERIAL, kPa (mmHg)	CONCENTRAÇÃO DO O_2 ARTERIAL (mL de O_2/L)			Po_2 DO SANGUE VENOSO MISTO, kPa (mmHg)	CONCENTRAÇÃO DO O_2 NO SANGUE VENOSO MISTO (mL de O_2/L)			EXEMPLOS
	DISSOLVIDO	LIGADO À HEMOGLOBINA	TOTAL		DISSOLVIDO	LIGADO À HEMOGLOBINA	TOTAL	
4,0 (30)	0,9	109	109,9	2,7 (20)	0,6	59	59,6	Altitudes elevadas; insuficiência respiratória ao respirar ar ambiente
12,0 (90)	2,7	192	194,7	5,5 (41)	1,2	144	145,2	Indivíduos normais respirando ar ambiente
39,9 (300)	9,0	195	204	5,9 (44)	1,3	153	154,3	Indivíduos normais respirando O_2 a 50%
79,7 (600)	18	196	214	6,5 (49)	1,5	163	164,5	Indivíduos normais respirando O_2 a 100%
239 (1.800)	54	196	250	20,0 (150)	4,5	196	200,5	Indivíduos normais respirando O_2 hiperbárico

[a]Este quadro ilustra o transporte do oxigênio no sangue em várias condições. À medida que a pressão do O_2 arterial aumenta, a quantidade de O_2 dissolvido aumenta em proporção direta à Po_2, mas a quantidade de oxigênio ligado à hemoglobina chega ao nível máximo de 196 mL de O_2/L (saturação de 100% da hemoglobina a 15 g/dL). Aumentos adicionais da concentração do O_2 dependem da ampliação da fração do oxigênio dissolvido. Com a inalação de O_2 a 100%, o O_2 dissolvido ainda representa apenas uma fração pequena das necessidades totais. A oxigenoterapia hiperbárica é necessária para aumentar a quantidade de oxigênio dissolvido e atender a grande parte ou a todas as necessidades metabólicas. Observe que, durante a oxigenoterapia hiperbárica, a hemoglobina do sangue venoso misto permanece totalmente saturada de O_2. Os valores apresentados neste quadro são aproximados e estão baseados nos pressupostos de que a hemoglobina seja de 15 g/dL, a extração de oxigênio corporal total seja de 50 mL de O_2/L e o débito cardíaco seja invariável. Em presença de anemia grave, a Po_2 arterial permanece igual, mas a concentração arterial é menor; a extração de oxigênio não se altera, resultando em concentração e pressão mais baixas de O_2 no sangue venoso misto. Do mesmo modo, à medida que o débito cardíaco diminui significativamente, a mesma extração de oxigênio ocorre com um volume menor de sangue e resulta em níveis mais baixos de concentração e pressão de O_2 no sangue venoso misto.

O oxigênio é administrado por inalação, exceto durante a circulação extracorpórea, quando é dissolvido diretamente no sangue circulante. Para o controle preciso da FI_{O_2}, é necessário usar um sistema de fornecimento fechado com vedação de ar até a via respiratória do paciente e separação total dos gases inspirados e expirados. Em todos os outros sistemas, a FI_{O_2} realmente fornecida dependerá do padrão ventilatório (i.e., frequência, volume corrente, relação entre os tempos inspiratório e expiratório e fluxo inspiratório) e das características do sistema de fornecimento.

SISTEMAS DE BAIXO FLUXO. Os sistemas de baixo fluxo, nos quais o fluxo de oxigênio é menor do que a taxa do fluxo inspiratório, têm capacidade limitada de elevar a FI_{O_2} porque dependem do ar ambiente retido para estabelecer o equilíbrio do gás inspirado. Em geral, esses dispositivos atingem FI_{O_2} entre 24 e 28% com volumes de 2-3 L/min. É possível conseguir FI_{O_2} de até 40% com taxas de fluxo maiores, embora isso não seja bem tolerado por períodos mais longos porque há ressecamento das mucosas.

SISTEMAS DE ALTO FLUXO. O dispositivo de fornecimento de oxigênio de alto fluxo mais comumente utilizado é a mascara de Venturi, especialmente desenhada para captar o ar ambiente em uma taxa fixa e, desta forma, fornecer FI_{O_2} relativamente constante com taxas de fluxo comparativamente altas. Tipicamente, cada suplemento desenhado para operar com uma taxa específica de fluxo de oxigênio e são necessários suplementos diferentes para alterar a FI_{O_2}. Os valores mais baixos de FI_{O_2} fornecidos usam taxas de retenção maiores, o que resulta em fluxos totais mais altos (oxigênio mais ar retido) ao paciente variando entre 80 L/min com FI_{O_2} de 24%, até 40 L/min com FI_{O_2} de 50%. Os nebulizadores de oxigênio, outro tipo de dispositivo de Venturi, fornecem oxigênio umidificado aos pacientes com FI_{O_2} entre 35 e 100% com taxas de fluxo altas. Por fim, os misturadores fornecem concentrações altas de oxigênio inspirado com taxas de fluxo muito altas. Esses dispositivos misturam ar comprimido e oxigênio sob alta pressão para atingir qualquer concentração de oxigênio entre 21 e 100% com taxas de fluxo de até 100 L/min. Apesar dos fluxos altos, o fornecimento de FI_{O_2} alta a determinado paciente depende da manutenção da vedação bem adaptada à via respiratória e/ou a utilização de reservatórios para diminuir a retenção do ar ambiente diluente.

MONITORAÇÃO DA OXIGENAÇÃO. Monitoração e titulação são necessárias para atingir o objetivo terapêutico da oxigenoterapia e evitar complicações e efeitos colaterais. Embora a cianose seja um sinal físico de importância clínica significativa, ela não é um indicador precoce, sensível ou confiável da oxigenação. A monitoração não invasiva da saturação arterial de oxigênio pode ser conseguida com uso de oximetria transcutânea de pulso, na qual a saturação do oxigênio é medida a partir da absorção diferencial da luz pela oxiemoglobina e desoxiemoglobina; a saturação arterial é determinada a partir do componente pulsátil desse sinal. A oximetria de pulso mede a saturação da hemoglobina e não a P_{O_2}. Esse método não é sensível aos aumentos da P_{O_2} acima dos níveis exigidos para saturar o sangue por completo. A oximetria de pulso é muito útil à monitoração da adequação da oxigenação durante procedimentos que necessitam de sedação ou anestesia; para a avaliação e monitoração rápidas dos pacientes potencialmente comprometidos; e para a titulação da oxigenoterapia nos casos em que houver preocupação quanto à toxicidade ou aos efeitos colaterais do excesso de oxigênio.

COMPLICAÇÕES DA OXIGENOTERAPIA. Além da possibilidade de facilitar o desenvolvimento da atelectasia de absorção e deprimir a ventilação, os fluxos altos de oxigênio seco podem ressecar e irritar as superfícies mucosas das vias respiratórias e dos olhos, além de reduzir o transporte mucociliar e dificultar a eliminação das secreções. Por essa razão, o oxigênio umidificado deve ser usado quando for necessário tratar o paciente por períodos longos (> 1 hora). Por fim, qualquer atmosfera enriquecida com oxigênio acarreta risco de incêndio e devem ser tomadas precauções apropriadas. A hipoxemia pode ocorrer apesar da administração de oxigênio suplementar. Portanto, é essencial que a saturação de oxigênio e a adequação da ventilação sejam avaliadas a intervalos frequentes.

USOS TERAPÊUTICOS DO OXIGÊNIO

CORREÇÃO DA HIPOXIA. A indicação terapêutica principal da administração de oxigênio é corrigir a hipoxia. Na maioria dos casos a hipoxia é uma consequência de uma doença subjacente e, desse modo, a administração de oxigênio deve ser entendida como uma medida temporária. Os esforços devem ser voltados para a eliminação da causa. A hipoxia causada pela maioria das doenças pulmonares pode ser atenuada, pelo menos em parte, pela administração de oxigênio, proporcionando tempo para que o tratamento definitivo reverta o processo primário.

Redução da pressão parcial de um gás inerte. Como o nitrogênio constitui cerca de 79% do ar ambiente, ele é o gás predominante na maioria dos espaços do corpo preenchidos por ar. Em algumas situações, como a distensão intestinal por obstrução ou íleo, embolia gasosa intravascular ou pneumotórax, é recomendável reduzir o volume de espaços preenchidos por ar. Como o nitrogênio é relativamente insolúvel, a inalação de concentrações altas de oxigênio (e consequentemente de concentrações baixas de nitrogênio) diminui rapidamente a pressão parcial corporal total do nitrogênio e produz um gradiente significativo para a sua remoção dos espaços aéreos. A administração de oxigênio aos pacientes com embolia gasosa também é benéfica porque ajuda a corrigir a hipoxia localizada distalmente à obstrução vascular. No caso de *doença descompressiva* (ou *mal dos mergulhadores*), a redução da pressão dos gases inertes no sangue e nos tecidos por meio da inalação de oxigênio antes ou durante a descompressão barométrica reduz a supersaturação que ocorre depois da descompressão, de modo que não se formem bolhas de ar.

Oxigenoterapia hiperbárica. O oxigênio pode ser administrado em pressão mais alta que a atmosférica em câmaras hiperbáricas. Os usos clínicos de oxigenoterapia hiperbárica incluem o tratamento de traumatismo, queimaduras, lesão por radiação, infecções, úlceras não cicatrizadas, enxertos de pele, espasticidade e outras condições neurológicas. O oxigênio hiperbárico pode ser útil na hipóxia generalizada. Na intoxicação por CO, a hemoglobina (Hb) e a mioglobina tornam-se indisponíveis para ligação a O_2 devido à alta afinidade dessas proteínas com CO.

A PO_2 alta facilita a competição de O_2 por locais de ligação à Hb à medida que CO é trocado nos alvéolos. Além disso, o oxigênio hiperbárico aumenta a disponibilidade de O_2 dissolvido no sangue (Quadro 19-4). Os efeitos adversos da oxigenoterapia hiperbárica incluem barotrauma de orelha média, toxicidade do SNC, convulsões, toxicidade pulmonar e pneumonia por aspiração.

A oxigenoterapia hiperbárica tem dois componentes: elevação da pressão hidrostática e aumento da pressão do oxigênio. Esses dois fatores são necessários ao tratamento da doença da descompressão e embolia gasosa. A pressão hidrostática reduz o volume das bolhas e a ausência do nitrogênio no gás inspirado aumenta o gradiente necessário à sua eliminação, reduzindo a hipoxia dos tecidos distais. O aumento da pressão do oxigênio no nível tecidual é o objetivo terapêutico principal para outras indicações da oxigenoterapia hiperbárica. Os aumentos ainda que discretos da Po_2 nas áreas isquêmicas acentuam a atividade bactericida dos leucócitos e estimulam a angiogênese. As exposições breves e repetidas ao oxigênio hiperbárico podem melhorar a terapia para osteomielite crônica refratária, osteorradionecrose, lesões por esmagamento ou recuperação de enxertos cutâneos e teciduais comprometidos. A pressão elevada do oxigênio pode ser bacteriostática e útil no tratamento da disseminação das infecções por *Clostridium perfringens* e mionecrose por clostrídeos (gangrena gasosa).

TOXICIDADE DO OXIGÊNIO

O oxigênio pode ter ações deletérias no nível celular. A sua toxicidade pode resultar de produção aumentada de peróxido de hidrogênio e radicais reativos, como ânion superóxido, oxigênio singleto e radicais hidroxila, que agridem e lesam os lipídeos, as proteínas e outras macromoléculas, principalmente as que fazem parte das membranas biológicas. Alguns fatores limitam a toxicidade dos radicais reativos derivados do oxigênio, incluindo-se enzimas, como a superóxido dismutase, a glutationa peroxidase e a catalase, que eliminam os subprodutos tóxicos do oxigênio, assim como os agentes redutores como ferro, glutationa e ascorbato. Entretanto, esses fatores não são suficientes para evitar as ações destrutivas do oxigênio quando os pacientes ficam expostos às concentrações altas por períodos longos. Os tecidos mostram diferente sensibilidade aos seus efeitos tóxicos e isso provavelmente é resultante das diferenças na taxa de produção dos compostos reativos e dos mecanismos protetores de cada tecido.

VIAS RESPIRATÓRIAS. Em geral, o sistema pulmonar é o primeiro a evidenciar efeitos tóxicos em função da sua exposição contínua às pressões mais altas de oxigênio no corpo. Alterações sutis da função pulmonar podem ocorrer em 8-12 h depois do início da exposição ao oxigênio a 100%. Os aumentos da permeabilidade capilar, que ampliam o gradiente de oxigênio alvéolo-arterial e por fim agravam a hipoxemia, assim como a depressão da função respiratória, podem ser detectados depois de apenas 18 h de exposição. Entretanto, para que ocorram lesões graves e mortes, a exposição deve ser muito mais prolongada. A lesão pulmonar está diretamente relacionada com a pressão do oxigênio inspirado e concentrações iguais ou inferiores a 0,5 atm parecem ser seguras por longos períodos. O endotélio capilar é o tecido mais sensível do pulmão. A lesão endotelial acarreta perda de superfície por edema intersticial e extravasamento de líquidos para dentro dos alvéolos.

SISTEMA NERVOSO. A retinopatia da prematuridade (RDP) é uma doença ocular em lactentes prematuros que envolve a vascularização anormal do desenvolvimento da retina que pode resultar de toxicidade do oxigênio ou hipoxia relativa. As complicações relacionadas com o SNC são raras e a toxicidade ocorre apenas em condições hiperbáricas, quando a exposição fica acima de 200 kPa (2 atm). Os sintomas são convulsões e alterações visuais, que regridem quando a pressão do oxigênio é trazida ao normal. Nos recém-nascidos prematuros e naqueles que tiveram asfixia *in utero,* a hiperoxia e a hipocapnia estão associadas a desfechos neurológicos piores.

DIÓXIDO DE CARBONO

O CO_2 é produzido pelo metabolismo a uma taxa praticamente igual ao consumo de oxigênio. Em repouso, esse valor é de cerca de 3 mL/kg/min, mas pode aumentar acentuadamente durante a realização de exercícios. Ele difunde-se rapidamente das células para a corrente sanguínea, onde é transportado em parte sob a forma de íon bicarbonato (HCO_3^-) e, parcialmente, em combinação química com a hemoglobina e as proteínas plasmáticas e o restante em solução a uma pressão parcial de cerca de 6 kPa (46 mmHg) no sangue venoso misto. É transportado aos pulmões, de onde normalmente é exalado na mesma taxa em que é produzido, resultando em uma pressão parcial de cerca de 5,2 kPa (40 mmHg) nos alvéolos e no sangue arterial. A elevação da Pco_2 causa acidose respiratória e pode ser decorrente da redução da ventilação ou da inalação de dióxido de carbono, enquanto a ampliação da ventilação diminui a Pco_2 e causa alcalose respiratória. Como o dióxido de carbono é facilmente difusível, as alterações da Pco_2 e do pH sanguíneos são imediatamente refletidas pelas alterações intracelulares da Pco_2 e do pH e pelos efeitos disseminados no corpo, especialmente na respiração, circulação e SNC.

RESPIRAÇÃO. O dióxido de carbono atua como estímulo potente e rápido à ventilação em relação direta com a concentração do gás inspirado. O CO_2 estimula a respiração por acidificação dos quimiorreceptores centrais e corpos carotídeos periféricos. Os níveis altos de P_{CO2} causam broncodilatação, enquanto a hipocapnia provoca contração da musculatura lisa das vias respiratórias; essas respostas podem desempenhar um papel importante no equilíbrio entre ventilação e perfusão.

CIRCULAÇÃO. Os efeitos circulatórios do dióxido de carbono resultam da combinação de suas ações locais diretas e de seus efeitos centralmente mediados no sistema nervoso autônomo. O efeito direto do dióxido de carbono no coração — redução da contratilidade — é atribuído às alterações do pH e redução da responsividade ao Ca^{2+} do miofilamento. O efeito direto nos vasos sanguíneos sistêmicos causa vasodilatação. O dióxido de carbono provoca ativação generalizada do sistema nervoso simpático. Os resultados da ativação do sistema nervoso simpático geralmente são contrários aos efeitos locais do dióxido de carbono. Os efeitos simpáticos consistem em aumentos da contratilidade e frequência cardíacas e em vasoconstrição (Capítulo 12). O equilíbrio entre os efeitos locais e simpáticos contrários determina assim a resposta circulatória final ao dióxido de carbono. Os efeitos finais da inalação desse gás são elevações do débito e da frequência cardíacas, e da pressão arterial. Entretanto, nos vasos sanguíneos as ações vasodilatadoras diretas do dióxido de carbono parecem ser mais importantes e a resistência periférica total diminui quando a P_{CO_2} aumenta. O dióxido de carbono também é um estímulo potente à vasodilatação coronariana. As arritmias cardíacas associadas à elevação da P_{CO_2} são causadas pela liberação das catecolaminas.

A *hipocapnia* produz efeitos contrários: redução da pressão arterial e vasoconstrição da pele, dos intestinos, do cérebro, rim e coração. Essas ações são exploradas clinicamente no uso de hiperventilação para reduzir a hipertensão intracraniana.

SNC. A hipercapnia deprime a excitabilidade do córtex cerebral e aumenta o limiar de percepção da dor cutânea por meio de uma ação central. Essa depressão central tem importância terapêutica. Por exemplo, nos pacientes hipoventilados porque estão usando narcóticos ou anestésicos, a elevação da P_{CO_2} pode acentuar ainda mais a depressão do SNC que, por sua vez, pode aprofundar a depressão respiratória. Esse ciclo de retroalimentação positiva pode ter consequências letais.

MÉTODOS DE ADMINISTRAÇÃO. O dióxido de carbono é comercializado em cilindros metálicos cinzas sob a forma de gás puro ou misturado com oxigênio. Em geral, esse gás é administrado por máscara facial em concentrações de 5-10% em combinação com o oxigênio. Outro método de administração temporária é a respiração, como o de um circuito respiratório para anestesia por um método mais simples como respirar dentro de um saco de papel.

USOS TERAPÊUTICOS. O CO_2 é usado na insuflação necessária à realização dos procedimentos endoscópicos (p. ex., cirurgia laparoscópica), porque esse gás é altamente solúvel e não favorece a combustão. O dióxido de carbono pode ser usado para inundação do campo cirúrgico durante cirurgia cardíaca. Em virtude da sua densidade, esse gás desloca o ar que circunda o coração aberto, de modo que todas as bolhas de ar retidas no coração sejam de dióxido de carbono, em vez de nitrogênio insolúvel. O CO_2 é usado para ajustar o pH durante a circulação extracorpórea enquanto o paciente estiver resfriado.

A hipocapnia ainda tem alguns usos na anestesia; ela contrai os vasos cerebrais, reduzindo ligeiramente o tamanho do cérebro e, portanto, pode facilitar o desempenho de neurocirurgias. Embora a hipocapnia em curto prazo seja eficaz para este propósito, a hipocapnia sustentada foi associada a desfechos piores em pacientes com traumatismo craniano. A hipocapnia deve ser instituída com uma indicação claramente definida e a normocapnia deve ser reestabelecida assim que a indicação para hipocapnia não for mais aplicável.

ÓXIDO NÍTRICO

O óxido nítrico (NO) é um radical livre gasoso conhecido atualmente como uma molécula de sinalização celular endógena essencial com um número crescente de potenciais aplicações terapêuticas.

O NO endógeno é produzido a partir da L-arginina por *NO* sintetases (neural, induzível e endotelial) (Capítulo 3). Nos vasos sanguíneos, a liberação basal do NO produzido pelas células endoteliais é o determinante principal do tônus vascular em repouso. O NO causa vasodilatação das células do músculo liso e inibiçao da agregação e aderência plaquetárias. A produção reduzida desse mediador está implicada na aterosclerose, hipertensão, vasospasmo cerebral e coronariano e lesão por isquemia-reperfusão, inflamação e na mediação de vias nociceptivas centrais. O NO é rapidamente inativado na circulação pela oxiemoglobina e pela reação do NO com ferro heme, levando à formação de nitrosilemoglobina. Pequenas quantidades de metemoglobina também são produzidas e essas são convertidas em forma ferrosa de ferro heme pelo citocromo b5 redutase. A maior parte do NO inalado é excretada na urina na forma de nitrato.

USOS TERAPÊUTICOS. O NO inalado (iNO) dilata seletivamente os vasos sanguíneos pulmonares e tem potencial como terapia para inúmeras doenças associadas a aumento da resistência vascular pulmonar. O NO inalado é aprovado pelo FDA para apenas uma indicação, hipertensão pulmonar persistente do recém-nascido.

USOS DIAGNÓSTICOS. A inalação de NO pode ser usada durante a cateterização cardíaca para avaliar a capacidade de vasodilatação pulmonar dos pacientes com insuficiência cardíaca e dos lactentes com cardiopatia congênita. A inalação de NO também é usada para determinar a capacidade de difusão (DL) através da unidade alveolocapilar. Nessa indicação, o NO é mais eficaz do que o dióxido de carbono porque tem maior afinidade pela hemoglobina e porque é mais hidrossolúvel à temperatura corporal. O NO é produzido pelas vias respiratórias nasais e pelos pulmões dos seres humanos normais e pode ser detectado nos gases exalados. A determinação do nível de NO exalado fracionado (FeNO) é um marcador não invasivo para inflamação da via respiratória com utilidade na avaliação das doenças respiratórias, como asma, infecções das vias respiratórias e doenças pulmonares crônicas.

TOXICIDADE. Administrado em concentrações baixas (0,1-50 ppm), o iNO parece ser seguro e destituído de efeitos colaterais significativos. Efeitos pulmonares tóxicos podem ocorrer com níveis acima de 50-100 ppm. O NO é um poluidor atmosférico; a Occupational Safety and Health Administration estabeleceu o limite de exposição a 7 h na concentração de 50 ppm. Parte da toxicidade do NO pode estar relacionada com a sua oxidação adicional em dióxido de nitrogênio (NO_2) em presença de concentrações altas de oxigênio.

A ocorrência de metemoglobinemia é uma complicação significativa da inalação de NO nas concentrações mais altas e existem relatos de óbitos raros depois das *overdoses* desse gás. As concentrações de metemoglobina devem ser monitoradas intermitentemente durante a inalação de NO. A inalação de NO pode inibir a função plaquetária e alguns estudos clínicos demonstraram aumentos do tempo de sangramento, embora não tenham sido descritas complicações hemorrágicas. Nos pacientes com disfunção ventricular esquerda, o NO pode piorar ainda mais o desempenho do ventrículo esquerdo porque dilata a circulação pulmonar e aumenta o fluxo sanguíneo dessa câmara cardíaca e, desse modo, eleva a pressão atrial esquerda e favorece a formação de edema pulmonar.

Os requisitos mais importantes para a inalação terapêutica segura desse gás são:

- Monitoração contínua das concentrações de NO e NO_2 por quimioluminescência ou analisadores eletroquímicos
- Calibração frequente do equipamento de monitoração
- Análises intermitentes dos níveis sanguíneos da metemoglobina
- Uso de cilindros certificados de NO
- Administração da menor concentração de NO necessária para produzir o efeito terapêutico desejado

MÉTODOS DE ADMINISTRAÇÃO. A duração do tratamento dos pacientes com NO inalatório é muito variável, com doses entre 0,1-40 ppm por períodos de algumas horas até várias semanas. A determinação da relação dose-resposta em uma base frequente deve ajudar na titulação da dose ideal de NO. Existem no comércio sistemas de administração de NO que liberam concentrações inspiratórias exatas entre 0,1-80 ppm e, simultaneamente, medem as concentrações de NO e NO_2.

HÉLIO

O hélio (He) é um gás inerte, cujas indicações diagnósticas e clínicas são asseguradas por sua densidade e solubilidade baixas e por sua condutividade térmica alta. Pode ser misturado com oxigênio e administrado por máscara ou tubo endotraqueal. Em condições hiperbáricas, ele pode ser substituído pela maioria dos outros gases, resultando em uma mistura com densidade muito menor e mais fácil de respirar.

As indicações principais do hélio são na avaliação da função pulmonar, no tratamento da obstrução respiratória, durante a cirurgia a *laser* das vias respiratórias, como marcador em exames de imagens e para mergulhos em profundidade. O hélio também é adequado para as determinações do volume pulmonar residual, da capacidade residual funcional e dos volumes pulmonares relacionados. Essas medições exigem um gás atóxico e altamente difusível e insolúvel e que não saia dos pulmões pela circulação sanguínea, de maneira que, depois da diluição, seja possível medir os volumes pulmonares. O hélio pode ser acrescentado ao oxigênio para reduzir a turbulência causada por uma obstrução das vias respiratórias, pois a densidade do hélio é menor do que a do ar e sua viscosidade é maior do que a do ar. As misturas de hélio e oxigênio reduzem o trabalho respiratório. O hélio tem grande condutividade térmica, o que o torna útil durante a cirurgia das vias respiratórias a *laser*. O hélio polarizado pelo *laser* é usado como contraste inalatório para a ressonância magnética dos pulmões. O bombeamento óptico do hélio hiperpolarizado aumenta os sinais emitidos pelo gás nos pulmões possibilitando o imageamento detalhado das vias respiratórias e o estudo dos padrões dos gases inspirados.

SULFETO DE HIDROGÊNIO

O sulfeto de hidrogênio (H_2S), que tem como característica o odor de ovo podre, é um gás incolor, inflamável, hidrossolúvel que é principalmente considerado um agente tóxico devido a sua capacidade de inibir a respiração mitocondrial através do bloqueio do citocromo c oxidase. A inibição da respiração é potencialmente tóxica; entretanto, se ocorrer depressão da respiração de maneira controlada, ela pode possibilitar que espécies não hibernantes expostas ao H_2S entrem em um estado semelhante à animação suspensa (ou seja, retardar a atividade celular até o ponto onde os processos metabólicos são inibidos, mas não terminais) e, portanto, aumentem a tolerância ao estresse. O H_2S também pode causar ativação dos canais de K^+ dependentes de ATP, provocar propriedades de vasodilatação e servir como antioxidante. Demonstrou-se que o H_2S protege contra hipoxia corporal total, hemorragia letal e lesão de isquemia-reperfusão em vários órgãos como rins, pulmões, fígado e coração. Atualmente, há um esforço em andamento para o desenvolvimento de moléculas liberadoras de gás que poderiam distribuir H_2S e outros gases terapêuticos para o tecido doente. O H_2S em baixas quantidades pode ter potencial para limitar a morte celular.

Para uma listagem bibliográfica completa, consulte ***As Bases Farmacológicas da Terapêutica de Goodman e Gilman***, 12ª edição.

Capítulo 20 Anestésicos locais

Os anestésicos locais ligam-se reversivelmente a um local do receptor específico existente no poro dos canais de Na^+ dos nervos e bloqueiam o transporte dos íons por essa abertura. Quando aplicados localmente nos tecidos nervosos em concentrações adequadas, eles podem atuar em qualquer parte do sistema nervoso e em qualquer tipo de fibra nervosa, bloqueando de maneira reversível os potenciais de ação responsáveis pela condução nervosa.

QUÍMICA E RELAÇÃO ENTRE ESTRUTURA E ATIVIDADE. Os fármacos utilizados mais comumente atualmente são a procaína, a lidocaína, a bupivacaína e a tetracaína (Figura 20-1). Esses agentes foram sintetizados como substitutos para cocaína, preservando o efeito anestésico local da cocaína, mas evitando sua toxicidade e propriedades aditivas. Os anestésicos locais típicos contêm componentes hidrofílicos e hidrofóbicos separados por uma ligação intermediária de éster ou amida. Em geral, o grupo hidrofílico é uma amina terciária, mas também pode ser uma amina secundária; o componente hidrofóbico deve ser aromático. A natureza do grupo de ligação determina algumas das propriedades farmacológicas desses agentes. Por exemplo, os anestésicos locais com ligação éster são hidrolisados facilmente pelas esterases plasmáticas. A hidrofobicidade aumenta a potência e a duração da ação dos anestésicos locais; a combinação do fármaco com os locais hidrofóbicos amplia a partição do anestésico aos seus locais de ação e reduz a taxa de metabolismo pelas esterases plasmáticas e enzimas hepáticas. Além disso, o local receptor desses fármacos nos canais de Na^+ parece ser e hidrofóbico, por esta razão, a afinidade dos agentes anestésicos é maior para fármacos mais hidrofóbicos. A hidrofobicidade também aumenta os efeitos tóxicos, de modo que o índice terapêutico é menor com os fármacos mais hidrofóbicos.

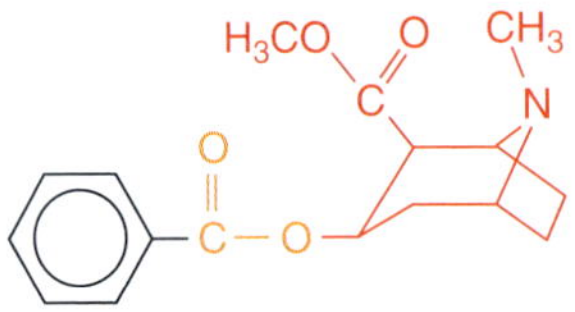

COCAÍNA

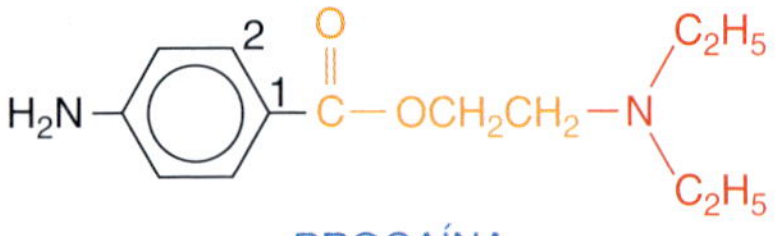

PROCAÍNA

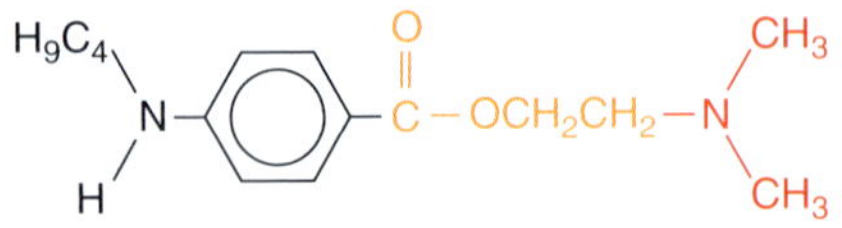

TETRACAÍNA

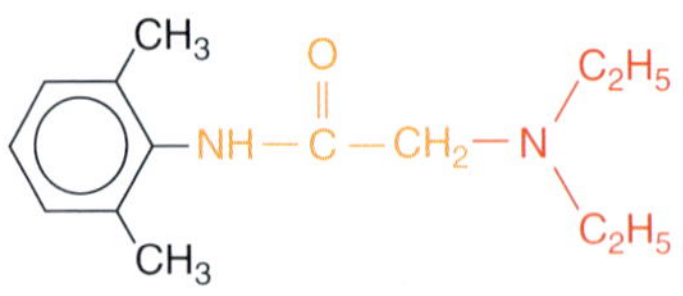

LIDOCAÍNA

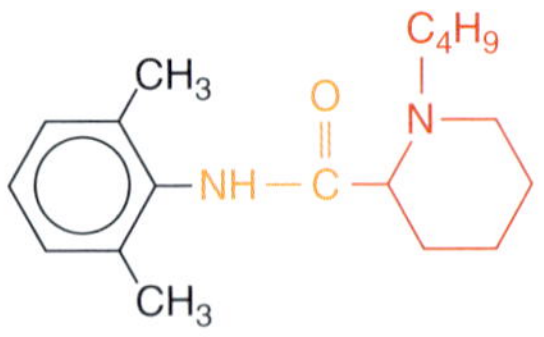

BUPIVACAÍNA

Figura 20-1 *Fórmulas estruturais de alguns anestésicos locais.* A maioria dos anestésicos locais consiste em um componente hidrofóbico (aromático, *em preto*), em uma região de ligação (*alaranjado*) e em uma amina substituída (região hidrofílica, *em vermelho*). A procaína é o protótipo dos anestésicos locais tipo éster; em geral, os ésteres são bem hidrolisados pelas esterases plasmáticas e isto contribui para a duração relativamente curta da ação dos fármacos desse grupo. A lidocaína é o protótipo dos anestésicos locais do tipo amida; em geral, essas estruturas são mais resistentes à depuração e têm duração de ação mais longa. A Figura 20-1 na 12ª edição do texto original mostra variações adicionais da estrutura básica.

O tamanho molecular influencia a taxa de dissociação desses anestésicos de seus locais receptores. As moléculas menores do fármaco podem desprender-se mais rapidamente do local do receptor. Essa característica é importante nas células que despolarizam rapidamente, em que os anestésicos locais ligam-se durante os potenciais de ação e dissociam-se durante o período de repolarização da membrana. Sua ligação rápida durante os potenciais de ação causa dependência de frequência e da voltagem de sua ação.

MECANISMO DE AÇÃO. Os anestésicos locais atuam na membrana celular e impedem a geração e condução dos impulsos nervosos. O mecanismo de ação principal desses fármacos envolve sua interação com um ou mais locais de ligação específicos dentro do canal de Na^+ (Figura 14-1A).

Os anestésicos locais bloqueiam a condução reduzindo ou impedindo o grande aumento transitório da permeabilidade das membranas excitáveis ao Na^+, que normalmente é produzido pela despolarização da membrana. Essa ação de anestésicos locais é decorrente de sua interação direta com os canais de Na^+ regulados por voltagem. À medida que a ação anestésica desenvolve-se progressivamente no nervo, o limiar da excitabilidade elétrica aumenta gradativamente, a velocidade de elevação do potencial de ação declina, a condução dos impulsos fica mais lenta e a condução nervosa falha. Os anestésicos locais podem bloquear os canais de K^+, mas esta interação requer concentrações mais altas do fármaco; assim, o bloqueio de condução não é acompanhado por nenhuma mudança grande no potencial de membrana de repouso.

DEPENDÊNCIA DE FREQUÊNCIA E VOLTAGEM DAS AÇÕES DOS ANESTÉSICOS LOCAIS. Frequências mais altas de estimulação e potencial de membrana mais positivo acentuam o bloqueio produzido pelo anestésico. Esses efeitos dos anestésicos locais dependentes da frequência e da voltagem ocorrem porque as moléculas desses fármacos em sua forma polar têm acesso ao seu local de ligação situado dentro do poro, apenas quando o canal de Na^+ está aberto e porque o anestésico liga-se mais firmemente e estabiliza o canal de Na^+ em seu estado inativado. A dependência da frequência da ação dos anestésicos locais está relacionada diretamente com a taxa de dissociação do local receptor no poro do canal de Na^+. É necessária uma frequência mais elevada de estimulação para os fármacos de dissociação rápida de maneira que o fármaco, que se liga durante o potencial de ação, exceda a dissociação do fármaco entre potenciais de ação.

SENSIBILIDADE DIFERENCIADA DAS FIBRAS NERVOSAS AOS ANESTÉSICOS LOCAIS. Para a maioria dos pacientes o tratamento com anestésicos locais causa primeiramente a supressão da sensação dolorosa e, em seguida, perda das sensibilidades à temperatura, ao toque e à pressão profunda e, por fim, a função motora é suprimida (Quadro 20-1).

Em geral, as fibras dos nervos autônomos, as fibras C pequenas e não mielinizadas (que transmitem sensações dolorosas) e as fibras Aδ pequenas e mielinizadas (que transmitem sensações de dor e temperatura) são bloqueadas antes das fibras Aγ, Aβ e Aα mielinizadas e maiores (que transmitem as sensibilidades postural, tátil e de pressão e estímulos motores). Os mecanismos precisos responsáveis por esta especificidade aparente de ação anestésica local nas fibras de dor não são conhecidos. *As velocidades diferenciais dos bloqueios demonstrados pelas fibras que transmitem os diversos tipos de sensação têm importância prática significativa para o uso dos anestésicos locais.*

EFEITO DO pH. Como aminas não protonadas, os anestésicos locais tendem a ser apenas ligeiramente solúveis. Por essa razão, eles geralmente são comercializados sob a forma de sais hidrossolúveis, em geral cloridratos. Visto que os anestésicos locais são bases fracas (os valores de pK_a geralmente variam de 8-9), seus sais de cloridrato são ligeiramente ácidos. Essa propriedade aumenta a estabilidade dos anestésicos locais do tipo ésteres e das catecolaminas acrescentadas como vasoconstritores. Nas condições habituais de administração, o pH da solução do anestésico local entra rapidamente em equilíbrio com o pH dos líquidos extracelulares.

PROLONGAMENTO DA AÇÃO DOS ANESTÉSICOS POR VASOCONSTRITORES. A duração da ação do anestésico local é proporcional ao tempo de contato com o nervo. Por essa razão, as manobras usadas para conservar o fármaco no nervo prolongam a duração da anestesia. Na prática clínica, um agente vasoconstritor, geralmente epinefrina, é acrescentado comumente aos anestésicos locais. O vasoconstritor, ao reduzir a taxa de absorção, retém o anestésico no local desejado e reduz a toxicidade sistêmica ao possibilitar que o metabolismo acompanhe a taxa com que é absorvido para a circulação. Entretanto, é importante salientar que a epinefrina também dilata os vasos sanguíneos da musculatura esquelética por ações nos receptores β_2-adrenérgicos e, desse modo, pode aumentar os efeitos tóxicos sistêmicos do anestésico depositado nos tecidos musculares.

EFEITOS ADVERSOS DOS ANESTÉSICOS LOCAIS. Os anestésicos locais interferem nas funções de todos os órgãos nos quais há transmissão ou condução dos impulsos. Desse modo, esses fármacos produzem efeitos importantes no SNC, nos gânglios autônomos, na junção neuromuscular e em todos os tipos de músculos.

O risco acarretado por essas reações adversas é proporcional à sua concentração atingida na circulação. Em geral, para os anestésicos locais com centros quirais, o *S*-enantiômero é menos tóxico do que o *R*-enantiômero.

Sistema nervoso central. Depois da absorção, os anestésicos locais podem causar estimulação do SNC evidenciada por inquietude e tremor, que pode progredir para convulsões clônicas. A estimulação central é seguida de

Quadro 20-1

Suscetibilidade das fibras nervosas aos anestésicos locais

TIPO	LOCALIZAÇÃO ANATÔMICA	DIÂMETRO (μm)	VELOCIDADE DE CONDUÇÃO (m/seg)	FUNÇÃO	SENSIBILIDADE CLÍNICA AO BLOQUEIO
Mielinizadas					
Fibras A					
A α	Aferentes e eferentes dos músculos e das articulações	6-22	10-85	Motora e proprioceptiva	+
A β					++
		3-6	15-35		++
A γ	Eferentes aos fusos musculares	1-4	5-25	Tônus muscular	+++
A δ	Raízes sensoriais e nervos periféricos aferentes			Dor, temperatura e sensibilidade tátil	
Fibras B	Simpáticas pré-ganglionares	< 3	3-15	Vasomotoras, visceromotoras, sudomotoras e pilomotoras	++++
Não mielinizadas					
Fibras C					
Simpáticas	Simpáticas pós-ganglionares	0,3-1,3	0,7-1,3	Vasomotoras, visceromotoras, sudomotoras e pilomotoras	++++
Raiz dorsal	Raízes sensoriais e nervos periféricos aferentes	0,4-1,2	0,1-2	Dor, temperatura e sensibilidade tátil	++++

Fonte: Adaptado, com permissão, de Barash PG et al, eds. Clinical Anesthesia, 6th ed. Philadelphia: Lippincott Williams & Wilkins, p 533.

depressão; o óbito geralmente é causado por insuficiência respiratória. As opções preferidas para a profilaxia e o controle das convulsões são os benzodiazepínicos ou barbitúricos de ação rápida administrados por via intravenosa (Capítulo 17). A lidocaína pode causar disforia ou euforia e abalos musculares. Além disso, a lidocaína e a procaína podem provocar perda da consciência precedida apenas por sintomas de sedação.

Sistema cardiovascular. Depois da absorção sistêmica, os anestésicos locais atuam no sistema cardiovascular, principalmente no miocárdio, onde ocorrem reduções da excitabilidade elétrica, da velocidade de condução e da força de contração. Além disso, a maioria deles causa dilatação arteriolar. Em geral, os efeitos cardiovasculares adversos são observados apenas com as concentrações sistêmicas altas e quando também há efeitos no SNC; em casos raros, doses menores de alguns anestésicos locais causam colapso cardiovascular e morte. A taquicardia e a fibrilação ventriculares são consequências relativamente raras dos anestésicos locais, exceto a bupivacaína. Os efeitos cardiovasculares adversos dos anestésicos locais podem ser causados por sua administração intravascular acidental, especialmente se a epinefrina também estiver presente.

Musculatura lisa. Os anestésicos locais deprimem as contrações do intestino. Eles também relaxam a musculatura lisa dos brônquios e dos vasos sanguíneos, embora as concentrações baixas possam inicialmente causar vasoconstrição. As anestesias espinal e epidural, assim como a instilação dos anestésicos locais na cavidade peritoneal, podem causar paralisia do sistema nervoso simpático e isto pode aumentar o tônus da musculatura gastrintestinal. Os anestésicos locais raramente deprimem as contrações uterinas durante a anestesia regional intraparto.

Junção neuromuscular e sinapse ganglionar. Os anestésicos locais também interferem na transmissão na junção neuromuscular, por exemplo, em concentrações nas quais o músculo normalmente responde à estimulação elétrica direta, a procaína pode bloquear a resposta dos músculos esqueléticos à ACh. Resultados semelhantes ocorrem nos gânglios autônomos. Esses efeitos são atribuídos ao bloqueio dos receptores nicotínicos de ACh em virtude das altas concentrações dos anestésicos locais.

HIPERSENSIBILIDADE AOS ANESTÉSICOS LOCAIS. Alguns poucos indivíduos são hipersensíveis aos anestésicos locais. Essa reação pode evidenciar-se por dermatite alérgica ou uma crise típica de asma. A hipersensibilidade parece ocorrer com frequência maior com os anestésicos locais do tipo éster e geralmente também ocorre com os compostos com estruturas químicas semelhantes. As preparações dos anestésicos locais contendo vasoconstritor também podem provocar reações alérgicas atribuídas ao sulfito acrescentado como antioxidante à catecolamina ou ao vasoconstritor.

METABOLISMO DOS ANESTÉSICOS LOCAIS. O destino metabólico dos anestésicos locais tem grande importância prática porque seus efeitos tóxicos dependem principalmente do equilíbrio entre suas taxas de absorção e eliminação. A taxa de absorção de muitos anestésicos pode ser reduzida consideravelmente pelo acréscimo de um agente vasoconstritor à solução anestésica. Entretanto, a taxa de degradação dos anestésicos locais varia significativamente e este é um fator importante para determinar a segurança do agente anestésico específico. Como a toxicidade está relacionada à concentração livre do fármaco, a ligação do anestésico às proteínas plasmáticas e aos tecidos diminui a concentração da substância livre na circulação sistêmica e, por esta razão, atenua os efeitos tóxicos.

Alguns anestésicos locais usados comumente (p. ex., tetracaína) são ésteres; eles são inativados basicamente por uma esterase plasmática. O fígado também participa da hidrólise dos anestésicos locais. Como o líquido cerebrospinal contém pouca ou nenhuma esterase, a anestesia produzida pela injeção intratecal de um anestésico persistirá até que o fármaco tenha sido absorvido na circulação. Os anestésicos locais ligados a um grupo amida geralmente são decompostos pelas CYP hepáticas, cujas reações iniciais envolvem a *N*-desalquilação seguida de hidrólise. Com a prilocaína, a primeira reação é hidrolítica com formação de metabólitos *o*-toluidínicos que causam metemoglobinemia. O uso indiscriminado dos anestésicos locais ligados a um grupo amida em pacientes com doença hepática grave impõe cautela. Os anestésicos locais desse tipo apresentam-se inteiramente ligados às proteínas plasmáticas (55-95%), principalmente à glicoproteína α_1-ácida. Muitos fatores aumentam (p. ex., câncer, cirurgia, traumatismo, infarto do miocárdio, tabagismo e uremia) ou diminuem (p. ex., anticoncepcionais orais) o nível dessa glicoproteína e, dessa forma, alterando a quantidade de anestésico apresentado ao fígado para metabolismo e, portanto, afetando sua toxicidade sistêmica. Também pode haver alterações da ligação proteica dos anestésicos locais associadas ao envelhecimento. Os recém-nascidos apresentam deficiência relativa de proteínas plasmáticas que se ligam aos anestésicos locais e, desse modo, são mais suscetíveis aos efeitos tóxicos. A captação pulmonar também pode desempenhar um papel importante na distribuição dos anestésicos locais com grupos amida no corpo. A redução do débito cardíaco retarda a liberação dos compostos amídicos ao fígado e, por esta razão, diminui seu metabolismo e prolonga suas meias-vidas plasmáticas.

COCAÍNA

A cocaína é um éster de ácido benzoico e metilecgonina e está presente em grandes quantidades nas folhas do arbusto coca.

AÇÕES FARMACOLÓGICAS E PREPARAÇÕES. As ações clinicamente desejáveis da cocaína são o bloqueio dos impulsos nervosos, como consequência de suas propriedades anestésicas locais, e a vasoconstrição local secundária à inibição da recaptação local da NE. A alta toxicidade da cocaína é decorrente da diminuição da captação das catecolaminas nos sistemas nervosos central e periférico. Suas propriedades euforizantes são atribuídas principalmente à inibição da captação das catecolaminas no SNC, em especial da dopamina. A cocaína é usada principalmente como anestésico tópico para procedimentos no trato respiratório superior, em que suas propriedades vasoconstritoras e anestésicas locais combinadas conferem anestesia e retração da mucosa. O cloridrato de cocaína é administrado em solução a 1, 4 ou 10% para obter anestesia tópica. Em vista do uso abusivo, a cocaína foi incluída como substância controlada do grupo II pela U.S. Drug Enforcement Agency.

LIDOCAÍNA

A lidocaína, uma aminoetilamida, é o protótipo dos anestésicos locais amídicos.

AÇÕES FARMACOLÓGICAS; PREPARAÇÕES. A lidocaína produz anestesia mais rápida, intensa, prolongada e ampla do que as concentrações equivalentes da procaína. A lidocaína é uma opção alternativa para indivíduos sensíveis aos anestésicos locais do tipo éster. A lidocaína é absorvida rapidamente depois da administração parenteral e pelos tratos respiratório e gastrintestinal. Embora seja eficaz quando usada sem vasoconstritor, a epinefrina reduz a taxa de absorção e isto geralmente permite diminuir os efeitos tóxicos e prolongar a duração da ação anestésica. Além das preparações injetáveis, a lidocaína é formulada para uso tópico, oftálmico, nas mucosas e transdérmico.

O adesivo transdérmico de lidocaína é usado para aliviar a dor associada à neuralgia pós-herpética. Um adesivo oral está disponível para aplicação nas membranas mucosas acessíveis da boca antes de procedimentos odontológicos superficiais. A combinação de lidocaína (2,5%) e prilocaína (2,5%) em um curativo oclusivo é usada como anestésico antes das punções venosas, da remoção de enxertos cutâneos e da infiltração dos anestésicos na região genital. A lidocaína em combinação com tetracaína em uma formulação que gera uma "casca" é aprovada para analgesia local tópica antes de procedimentos dermatológicos superficiais como injeções de preenchimento e tratamentos a base de *laser*. A lidocaína em combinação com tetracaína é comercializada em uma formulação que gera calor sob exposição ao ar, que é utilizada antes de acesso venoso e procedimentos dermatológicos superficiais como excisão, eletrodessecação e biópsia por raspagem de lesões cutâneas. O aquecimento leve tem o propósito de aumentar a temperatura da pele em até 5°C para aumentar a distribuição do anestésico local na pele. A lidocaína é desalquilada no fígado pelas CYP e metabolizada em monoetilglicina e xilidida. Ambos os metabólitos conservam atividade anestésica local.

TOXICIDADE. Os efeitos colaterais da lidocaína observados com o aumento progressivo das doses são sonolência, tinido, disgeusia, vertigem e tremores. À medida que as doses aumentam, o paciente apresenta convulsões, coma, depressão e parada respiratória. Em geral, a depressão cardiovascular clinicamente significativa ocorre com níveis séricos que causam efeitos acentuados no SNC. Os metabólitos monoetilglicina xilidida e glicina xilidida podem contribuir para alguns desses efeitos colaterais.

APLICAÇÕES CLÍNICAS. A lidocaína tem muitas aplicações clínicas como anestésico local e pode ser usada em quase todas as situações onde for necessário produzir anestesia local de duração intermediária. A lidocaína também é usada como agente antiarrítmico (Capítulo 29).

BUPIVACAÍNA

AÇÕES FARMACOLÓGICAS. A bupivacaína é um anestésico local amídico amplamente utilizado. A bupivacaína é um fármaco potente capaz de produzir anestesia prolongada. Sua longa duração de ação combinada, com sua tendência a produzir mais bloqueio sensorial do que motor, tornou esse anestésico popular para produzir analgesia prolongada durante o trabalho de parto ou período pós-operatório. Com a utilização dos cateteres de demora e as infusões contínuas, a bupivacaína pode ser usada para produzir analgesia eficaz por vários dias.

TOXICIDADE. A bupivacaína é mais cardiotóxica do que a lidocaína em doses equivalentes eficazes. Na prática clínica, isso se evidencia por arritmias ventriculares e depressão miocárdica graves depois da administração intravascular acidental. Embora a lidocaína e a bupivacaína bloqueiem rapidamente os canais de Na^+ do coração durante a sístole, este segundo anestésico dissocia-se muito mais lentamente que a lidocaína durante a diástole e, desse modo, uma porcentagem significativa dos canais de Na^+ nas frequências cardíacas fisiológicas permanece bloqueado pela bupivacaína ao final da diástole. A toxicidade cardíaca causada pela bupivacaína pode ser muito difícil de tratar e sua gravidade aumenta quando também houver acidose, hipercapnia e hipoxemia.

OUTROS ANESTÉSICOS LOCAIS SINTÉTICOS

ANESTÉSICOS LOCAIS PRÓPRIOS PARA INJEÇÃO

ARTICAÍNA. A articaína é um anestésico local amida aprovado nos EUA para procedimentos dentários e periodônticos. A articaína apresenta início rápido de ação (1-6 min) e duração de ação de cerca de 1 h.

CLOROPROCAÍNA. A cloroprocaína é um derivado clorado da procaína. Tem início de ação rápido, duração de ação curta e menor toxicidade aguda atribuída a seu metabolismo rápido (meia-vida plasmática de aproximadamente 25 s). Uma incidência maior do que a esperada de lombalgia após anestesia peridural com 2-cloroprocaína também foi relatada. A dor lombar parece ser decorrente de tetania dos músculos paraespinais, que pode ser causada pela ligação do Ca^{2+} ao EDTA incluído como conservante; a incidência dessa complicação parece estar relacionada com o volume do fármaco injetado e com sua aplicação por infiltração cutânea.

MEPIVACAÍNA. A mepivacaína é uma aminoamida de ação intermediária. Suas propriedades farmacológicas são semelhantes às da lidocaína. A mepivacaína é mais tóxica para os recém-nascidos e, por esta razão, não é utilizada na anestesia obstétrica. A mepivacaína não é eficaz como anestésico tópico.

PRILOCAÍNA. A prilocaína é um anestésico amino-amídico de ação intermediária. Ela tem um perfil farmacológico semelhante ao da lidocaína. Ela causa pouca vasodilatação e, deste modo, pode ser usada sem vasoconstritor e seu volume de distribuição mais amplo causa menos toxicidade no SNC, o que a torna apropriada para bloqueios regionais intravenosos. O uso da prilocaína é grandemente limitado para a odontologia porque o fármaco pode causar metemoglobinemia. Esse efeito é atribuído ao metabolismo do anel aromático de *o*-toluidina. O desenvolvimento de metemoglobinemia depende da dose total administrada e, em geral, desenvolve-se depois da administração de doses na faixa de 8 mg/kg.

ROPIVACAÍNA. A ropivacaína, uma aminoetilamida, é ligeiramente menos potente do que a bupivacaína como anestésico. Em estudos clínicos, a ropivacaína parece ser conveniente para as anestesias peridural e regional, com duração de ação semelhante à da bupivacaína.

PROCAÍNA. A procaína é um aminoéster. Hoje, sua utilização limita-se à anestesia por infiltração e a algumas modalidades de bloqueio nervoso com finalidade diagnóstica. Isso ocorre porque ela é pouco potente, tem início de ação lento e a duração da ação é curta. É hidrolisada *in vivo* produzindo ácido para-aminobenzoico, que inibe a ação das sulfonamidas. Desse modo, não devem ser administradas grandes doses aos pacientes que estiverem sendo tratados com sulfonamidas.

TETRACAÍNA. A tetracaína é um aminoéster de ação prolongada. A potência e a duração da ação são significativamente maiores do que as da procaína. A tetracaína pode causar toxicidade sistêmica mais grave porque é metabolizada mais lentamente do que os outros ésteres anestésicos locais comumente usados. Esse anestésico é amplamente utilizado hoje em anestesia espinal, quando há necessidade de usar um fármaco com duração prolongada. Além disso, a tetracaína é acrescentada em várias preparações anestésicas tópicas. A tetracaína raramente é utilizada em bloqueios nervosos periféricos porque geralmente são necessárias doses elevadas, o início da sua ação é lento e há possibilidade de causar efeitos tóxicos.

ANESTÉSICOS LOCAIS USADOS PRINCIPALMENTE PARA ANESTESIAR AS MUCOSAS E A PELE

Alguns anestésicos são muito irritantes ou ineficazes quando aplicados nos olhos. Entretanto, eles são úteis como anestésicos tópicos na pele e/ou nas mucosas. Essas preparações são eficazes para o alívio sintomático do prurido anal e genital, nas erupções causadas pela hera venenosa e em várias outras dermatoses agudas e crônicas. Em alguns casos, esses anestésicos são combinados com glicocorticoides ou anti-histamínicos e estão disponíveis em algumas preparações comerciais.

DIBUCAÍNA. A dibucaína é um derivado da quinolina e sua toxicidade motivou sua retirada do mercado dos EUA como preparação injetável; ainda é muito popular em outros países como anestésico espinal. A dibucaína atualmente está disponível isenta de prescrição como pomada para uso cutâneo.

DICLONINA. O cloridrato de diclonina tem início de ação rápido e a duração do seu efeito é comparável ao da procaína. Ele é absorvido pela pele e mucosas. A diclonina é um dos ingredientes ativos de alguns fármacos vendidos sem prescrição, incluindo pastilhas para dor de garganta, adesivo para herpes simples e solução a 0,75%.

PRAMOXINA. O cloridrato de pramoxina é um anestésico tópico, mas não faz parte do grupo dos ésteres de benzoato. Sua estrutura química distinta pode ajudar a reduzir o risco de reações de hipersensibilidade cruzada nos pacientes alérgicos aos outros anestésicos locais. A pramoxina produz anestesia superficial satisfatória e é relativamente bem tolerada na pele e nas mucosas.

ANESTÉSICOS DE BAIXA SOLUBILIDADE

Alguns anestésicos locais são pouco hidrossolúveis e, por esta razão, são lentamente absorvidos e não causam efeitos tóxicos. Eles podem ser aplicados diretamente em feridas e em superfícies ulceradas, onde permanecem por longos períodos e exercem ação anestésica prolongada. O representante mais importante desse grupo é a **benzocaína** (etilaminobenzoato). Esse anestésico é acrescentado a inúmeras preparações tópicas. A benzocaína pode causar metemoglobinemia; por esta razão, as recomendações posológicas devem ser seguidas cuidadosamente.

ANESTÉSICOS LOCAIS RESTRITOS PRINCIPALMENTE AO USO OFTÁLMICO

A maioria dos anestésicos locais que foi descrita é muito irritante para uso oftalmológico. Os dois compostos usados mais comumente hoje são a **proparacaína** e a **tetracaína** (Figura 20-1). Além de causar menos irritação depois da aplicação, a proparacaína possui a vantagem adicional de apresentar pouca semelhança antigênica com outros anestésicos locais do grupo do benzoato. Desse modo, ela pode ser usada em alguns pacientes sensíveis aos anestésicos locais do grupo dos aminoésteres. Em uso oftalmológico, esses anestésicos locais são instilados na dose de uma gota de cada vez. Se a anestesia for parcial, podem ser aplicadas gotas subsequentes até que se obtenha o efeito satisfatório. A duração da anestesia é determinada principalmente pela vascularização dos tecidos e, por isso, o efeito é mais longo na córnea normal e mais curto na conjuntiva inflamada. Nessa última condição, as instilações repetidas podem ser necessárias para manter a anestesia adequada durante o procedimento. A administração prolongada dos anestésicos tópicos nos olhos foi associada ao retardo da cicatrização, à formação de depressões, à descamação do epitélio da córnea, e à predisposição às lesões oculares acidentais (Capítulo 64).

USOS CLÍNICOS DOS ANESTÉSICOS LOCAIS

A anestesia local produz supressão da sensibilidade em uma parte do corpo, sem causar perda da consciência ou depressão do controle central das funções vitais. Esse tipo de anestesia possui duas vantagens. Primeiramente, as alterações fisiológicas associadas à anestesia geral são evitadas; em segundo lugar, as respostas neurofisiológicas à dor e ao estresse podem ser modificadas favoravelmente. Há uma relação pouco precisa entre a quantidade injetada e os níveis plasmáticos máximos em adultos. As concentrações plasmáticas de pico variam amplamente, dependendo da área injetada. Desse modo, as doses máximas recomendadas servem apenas como orientação geral.

ANESTESIA TÓPICA

A anestesia das mucosas do nariz, da boca e garganta, da árvore traqueobrônquica, do esôfago e do trato geniturinário pode ser conseguida com a aplicação tópica das soluções aquosas dos sais de alguns anestésicos locais, ou pela suspensão dos anestésicos locais pouco hidrossolúveis. Em geral, as preparações usadas são tetracaína (2%), lidocaína (2-10%) e cocaína (1-4%). A cocaína é usada apenas no nariz, nasofaringe, boca, garganta e orelha, nos quais geralmente produz vasoconstrição e anestesia. A retração das mucosas diminui o sangramento operatório e, ao mesmo tempo, facilita a visão do campo cirúrgico. Com o acréscimo de um agente vasoconstritor em concentração baixa como a fenilefrina (a 0,005%) aos outros anestésicos locais, pode-se conseguir um efeito vasoconstritor comparável. Nos adultos saudáveis de 70 kg, as doses totais *máximas* seguras dos anestésicos tópicos são de 300 mg para a lidocaína, 150 mg para a cocaína e 50 mg para a tetracaína. O efeito anestésico máximo obtido depois da aplicação tópica da cocaína ou lidocaína ocorre em 2-5 min (3-8 min com a tetracaína) e a anestesia dura cerca de 30-45 min (30-60 min com a tetracaína).

Os anestésicos locais são rapidamente absorvidos na circulação depois da aplicação tópica nas mucosas ou na pele exposta. Por essa razão, a anestesia tópica sempre acarreta o risco de reações tóxicas sistêmicas.

O uso de misturas eutéticas dos anestésicos locais lidocaína (2,5%)/prilocaína (2,5%) e lidocaína (7%)/tetracaína (7%) preencheu a falha existente entre as anestesias tópica e infiltrativa. A eficácia de cada uma dessas combinações provém do fato de que a mistura tem um ponto de derretimento menor do que o observado com cada um deles isoladamente; à temperatura ambiente, essa preparação apresenta-se sob a forma de óleo, que pode penetrar na pele intacta. Esses cremes produzem anestesia a uma profundidade máxima de 5 mm e são aplicados topicamente na pele intacta sob um curativo oclusivo antes de qualquer procedimento (aproximadamente 30-60 min). Essas misturas são eficazes para procedimentos que envolvam a pele e as estruturas subcutâneas superficiais (p. ex., punção venosa e remoção de enxertos de pele). Essas misturas não devem ser aplicadas nas mucosas ou na pele lesada, porque a absorção rápida nessas superfícies pode causar toxicidade sistêmica.

ANESTESIA POR INFILTRAÇÃO

A anestesia por infiltração requer a injeção do anestésico local diretamente nos tecidos, sem levar em consideração o trajeto dos nervos cutâneos. Esse tipo de anestesia pode ser muito superficial e atuar apenas na pele. Também é possível incluir as estruturas mais profundas, como os órgãos intra-abdominais, desde que também sejam infiltrados.

A duração da anestesia por infiltração pode ser praticamente duplicada pelo acréscimo de epinefrina (5 μg/mL) à solução injetável. *Contudo, as soluções contendo epinefrina não devem ser injetadas nos tecidos irrigados por artérias terminais (p. ex., dedos das mãos e dos pés, orelhas, nariz e pênis). A vasoconstrição resultante pode causar gangrena.* Os anestésicos locais utilizados mais comumente na anestesia por infiltração são lidocaína (0,5-1%), procaína (0,5-1%) e bupivacaína (0,125-0,25%). Quando usadas sem epinefrina, podem-se aplicar nos adultos até 4,5 mg/kg de lidocaína, 7 mg/kg de procaína ou 2 mg/kg de bupivacaína. Quando a epinefrina é acrescentada, essas doses podem ser aumentadas em um terço. A vantagem da anestesia por infiltração e outras técnicas de anestesia regional é que elas podem produzir efeito satisfatório sem alterar as funções fisiológicas normais. A desvantagem principal da anestesia por infiltração é a necessidade de usar doses relativamente grandes dos fármacos para anestesiar áreas comparativamente pequenas. O volume de anestésico necessário para uma área pode ser reduzido significativamente e a duração da anestesia muito prolongada pelos bloqueios específicos dos nervos que inervam a área de interesse.

ANESTESIA POR BLOQUEIO REGIONAL

A anestesia por bloqueio regional é produzida pela injeção subcutânea de uma solução do anestésico local para atuar na região distal ao ponto injetado. Por exemplo, a infiltração subcutânea da região proximal da superfície volar do antebraço resulta em uma área ampla de anestesia cutânea, que começa 2-3 cm depois do local da injeção. Os fármacos, as concentrações e as doses recomendadas são os mesmos indicados para a anestesia por infiltração. A vantagem da anestesia por bloqueio regional é que se pode usar uma quantidade menor do fármaco para conseguir uma área mais ampla de anestesia, do que se fosse aplicada a técnica por infiltração. Evidentemente, o conhecimento da neuroanatomia da região é essencial ao sucesso da anestesia por bloqueio regional.

ANESTESIA POR BLOQUEIO NERVOSO

A injeção da solução de anestésico local dentro ou ao redor dos nervos periféricos ou plexos nervosos específicos produz áreas ainda maiores de anestesia, do que com as técnicas descritas anteriormente. O bloqueio dos nervos periféricos e plexos nervosos mistos, geralmente, também alcança os nervos motores somáticos e causa relaxamento dos músculos esqueléticos, o que é essencial em alguns procedimentos cirúrgicos. Em geral, as áreas de bloqueios motor e sensorial começam vários centímetros além do local da injeção.

Os bloqueios do plexo braquial são particularmente úteis aos procedimentos realizados no membro superior e no ombro. Os bloqueios dos nervos intercostais são eficazes para conseguir anestesia e relaxamento da parede abdominal anterior. O do plexo cervical é adequado às cirurgias do pescoço. Os bloqueios dos nervos ciático e femoral são úteis às operações distais do joelho. Outros bloqueios nervosos úteis para procedimentos cirúrgicos são os dos nervos específicos do punho e tornozelo; dos nervos específicos do cotovelo, como os mediano e ulnar; e dos nervos cranianos sensoriais.

Quatro fatores principais determinam o início da anestesia sensorial depois da injeção do anestésico nas proximidades de um nervo:

- Proximidade da injeção ao nervo
- Concentração e volume do anestésico
- Grau de ionização do fármaco
- Tempo

O anestésico local nunca é injetado intencionalmente dentro do nervo, pois isto poderia ser doloroso e causar lesão nervosa. Em vez disso, ele é depositado o mais perto possível do nervo. Por essa razão, precisa difundir-se do local da injeção para dentro do nervo em que deverá atuar. A taxa de difusão é determinada principalmente pela concentração do fármaco, por seu grau de ionização (o anestésico local ionizado difunde-se mais lentamente), por sua hidrofobicidade e pelas características físicas dos tecidos que circundam o nervo. As concentrações mais altas do anestésico local asseguram um início mais rápido do bloqueio nervoso periférico. Entretanto, a utilidade das concentrações mais altas é limitada pelas toxicidades sistêmica e neural direta das soluções concentradas dos anestésicos locais. Os anestésicos locais com valores menores de pK_a tendem a produzir início de ação mais rápido, porque volumes maiores do fármaco são apolares no pH neutro. Seria compreensível que a hidrofobicidade maior pudesse acelerar o início da ação por aumentar a penetração no tecido nervoso. Contudo, isso também aumentaria a ligação aos lipídeos teciduais. A quantidade de tecido conectivo que precisa ser penetrada pode retardar ou até mesmo evitar a difusão adequada do anestésico local para as fibras nervosas.

A duração da anestesia por bloqueio nervoso depende das características físicas do anestésico local usado e da presença ou ausência dos vasoconstritores. Seria útil pensar em 3 categorias:

- Aqueles com duração de ação curta (20-45 min) nos nervos periféricos mistos, como a procaína
- Aqueles com duração de ação intermediária (60-120 min), como a lidocaína e a mepivacaína
- Aqueles com duração de ação prolongada (400-450 min), como a bupivacaína, a ropivacaína e a tetracaína

A duração do bloqueio produzido pelos anestésicos locais de ação intermediária (p. ex., lidocaína) pode ser prolongada pelo acréscimo de epinefrina (5 μg/mL).

Os tipos de fibras nervosas bloqueadas quando um anestésico local é injetado em torno de um nervo periférico misto dependem da sua concentração, do diâmetro da fibra nervosa, da distância entre os nodos e da frequência e padrão da transmissão dos impulsos nervosos. Os fatores anatômicos também são importantes. As fibras nervosas do invólucro externo do nervo misto são bloqueadas primeiramente. Em geral, essas fibras são distribuídas para estruturas anatômicas mais proximais do que as fibras localizadas nas proximidades do centro do nervo misto e geralmente são motoras. Se o volume e a concentração da solução de anestésico local depositados ao redor do nervo forem adequados, o fármaco finalmente será difundido para dentro em quantidades suficientes para bloquear até mesmo as fibras localizadas mais ao centro. Quantidades menores produzirão bloqueio apenas das fibras nervosas periféricas e das fibras centrais menores predominantemente sensoriais. Além disso, como a remoção dos anestésicos locais ocorre principalmente ao centro de um nervo ou tronco nervoso misto, onde se localizam os vasos sanguíneos, a duração do bloqueio das fibras nervosas localizadas ao centro é mais curta do que a das situadas na periferia.

A escolha do anestésico local e a quantidade e concentração administradas são determinadas pelos nervos e tipos de fibras a serem bloqueados, pela duração da anestesia necessária e pelo tamanho e condições de saúde do paciente. Para conseguir bloqueios de 2-4 h, pode-se aplicar lidocaína (1-1,5%) nas quantidades recomendadas anteriormente. A mepivacaína (até 7 mg/kg da solução a 1-2%) produz anestesia que se estende por um período praticamente igual ao da lidocaína. A bupivacaína (2-3 mg/kg da solução a 0,25-0,375%) pode ser usada quando for necessária uma ação mais prolongada. A quantidade do anestésico local que pode ser injetada deve ser ajustada de acordo com a localização anatômica do(s) nervo(s) a ser(em) bloqueado(s) para minimizar efeitos adversos.

ANESTESIA REGIONAL INTRAVENOSA (BLOQUEIO DE BIER)

Essa técnica conta com a irrigação sanguínea para levar a solução anestésica local aos troncos nervosos e às terminações dos nervos. Com essa técnica, o membro é exsanguinado com uma bandagem (elástica) de Smarch e o torniquete aplicado em posição proximal é inflado cerca de 100-150 mmHg acima da pressão arterial sistólica. A bandagem de Smarch é retirada e o anestésico local é injetado em uma veia que já havia sido cateterizada. Em geral, a anestesia total do membro começa em 5-10 min. A dor provocada pelo torniquete e a possibilidade de ocorrer lesão isquêmica do nervo limitam a insuflação do torniquete a 2 h ou menos. Contudo, o torniquete deve permanecer inflado por no mínimo 15-30 min para evitar que quantidades tóxicas do anestésico local entrem na circulação depois do seu esvaziamento. O preferido para essa técnica é a lidocaína em solução a 0,5% sem epinefrina no volume de 40-50 mL (0,5 mL/kg nas crianças). Para a anestesia regional intravenosa dos adultos com a solução a 0,5% sem epinefrina, a dose administrada não deve passar de 4 mg/kg. Alguns médicos preferem a prilocaína (0,5%) em vez da lidocaína, tendo em vista seu índice terapêutico mais amplo. A atratividade dessa técnica está em sua simplicidade. Suas desvantagens principais são que ela pode ser usada apenas em algumas regiões anatômicas, a sensibilidade (i.e., dor) retorna rapidamente depois da liberação do torniquete e o esvaziamento prematuro ou a sua falha podem produzir níveis tóxicos do anestésico local (p. ex., 50 mL da solução de lidocaína a 0,5% contém 250 mg do anestésico). O anestésico local mais cardiotóxico, bupivacaína, não é recomendado com essa técnica. A anestesia regional intravenosa é usada mais comumente nas cirurgias do antebraço e da mão, mas pode ser adaptada para os pés e a parte distal da perna.

ANESTESIA ESPINAL

A anestesia espinal ocorre depois da injeção do anestésico local no líquido cerebrospinal (LCS) do espaço lombar. Por algumas razões, incluindo-se a possibilidade de produzir anestesia em uma parte significativa do corpo usando uma dose do anestésico local que atinge níveis plasmáticos insignificantes, a anestesia espinal ainda é uma das técnicas mais populares. Na maioria dos adultos, a medula espinal termina acima da segunda vértebra lombar; entre este ponto e a terminação do saco tecal no sacro, as raízes lombares e sacrais ficam banhadas pelo LCS. Desse modo, nessa região há um volume relativamente grande de LCS no qual o fármaco pode ser injetado, reduzindo assim a possibilidade de traumatismo direto dos nervos.

A maioria dos efeitos colaterais fisiológicos da anestesia espinal é decorrente do bloqueio simpático produzido pelo anestésico local, que bloqueia as fibras simpáticas das raízes dos nervos espinais. As consequências do bloqueio simpático variam em diversos pacientes por função da idade, do condicionamento físico e da coexistência de doenças. Curiosamente, durante a anestesia espinal o bloqueio simpático parece ser mínimo em crianças saudáveis. Os efeitos mais importantes do bloqueio simpático produzido pela anestesia espinal referem-se ao sistema cardiovascular. Com exceção dos níveis mais baixos de bloqueio espinal, sempre há algum grau de vasodilatação. Essa redução do volume sanguíneo circulante é bem tolerada com os níveis baixos de anestesia espinal nos pacientes saudáveis. Com a elevação do nível do bloqueio, a taxa de comprometimento cardiovascular pode acelerar se não for cuidadosamente observada e tratada. O tratamento da hipotensão geralmente estará indicado quando a pressão arterial diminuir em cerca de 30% abaixo dos valores em *repouso*. O tratamento tem como objetivo manter a perfusão e oxigenação do cérebro e do coração. Como a causa habitual da hipotensão é a redução do retorno venoso, com possível complicação pela diminuição da frequência cardíaca, os fármacos com propriedades predominantemente venoconstritoras e cronotrópicas são preferidos. Por essa razão, a opção mais usada é a efedrina na dose de 5-10 mg IV. Além disso, agonistas dos receptores α_1-adrenérgicos de ação direta, como a fenilefrina (Capítulo 12), podem ser administrados por *bolo* ou infusão contínua.

FARMACOLOGIA DA ANESTESIA ESPINAL. Nos EUA, os fármacos usados mais comumente em anestesia espinal são lidocaína, tetracaína e bupivacaína. Ocasionalmente, a procaína é usada nos bloqueios diagnósticos, quando a duração da ação desejada for breve. As recomendações gerais são usar lidocaína para procedimentos de curta duração, bupivacaína para operações intermediárias ou longas e tetracaína para os procedimentos demorados.

Os elementos que contribuem para a distribuição dos anestésicos locais no LCS determinam o nível do bloqueio. Os fatores farmacológicos mais importantes são a quantidade e, possivelmente, o volume do fármaco injetado e sua baricidade. Com determinada preparação do anestésico local, a administração de quantidades crescentes leva a aumentos razoavelmente previsíveis no nível do bloqueio produzido. Por exemplo, com 100 mg de lidocaína, 20 mg de bupivacaína ou 12 mg de tetracaína, geralmente se consegue bloqueio sensorial em T4. Os vasoconstritores podem prolongar a anestesia espinal reduzindo a irrigação sanguínea da medula espinal e, dessa forma, diminuindo a depuração do anestésico local presente no LCS. A epinefrina e outros agonistas α-adrenérgicos reduzem a transmissão nociceptiva na medula espinal, um efeito que pode envolver a ativação de receptores adrenérgicos α_{2A}. Essas ações podem contribuir para os efeitos benéficos da epinefrina, clonidina e dexmedetomidina quando esses agentes são adicionados aos anestésicos locais espinais.

BARICIDADE DO FÁRMACO E POSIÇÃO DO PACIENTE. A baricidade do anestésico local injetado determina a direção da sua migração dentro do saco dural. As soluções hiperbáricas tendem a acumular-se nas regiões distais do saco dural, enquanto as hipobáricas tendem a migrar em direção contrária. Em geral, as soluções isobáricas permanecem nas proximidades do local onde foram injetadas, difundindo-se lentamente em todas as direções. A consideração da posição do paciente durante e depois da realização do bloqueio e a escolha do anestésico local com baricidade apropriada são cruciais ao sucesso do bloqueio usado em alguns procedimentos cirúrgicos.

COMPLICAÇÕES DA ANESTESIA ESPINAL. Os déficits neurológicos persistentes causados pela anestesia espinal são extremamente raros. As causas prováveis são introdução de corpos estranhos no espaço subaracnóideo, infecção, hematoma ou traumatismo mecânico direto. Exceto pela drenagem de um abscesso ou hematoma, o tratamento geralmente é ineficaz. As altas concentrações de anestésico local podem causar bloqueio irreversível. Depois da sua administração, as soluções são diluídas rapidamente e atingem concentrações atóxicas em pouco tempo. Contudo, a anestesia espinal pode ser muito útil em pacientes com lesão medular crônica e estabilizada. Uma sequela muito comum de qualquer punção lombar, inclusive da anestesia espinal, é a cefaleia postural com manifestações clássicas. A incidência desse tipo de cefaleia diminui com o aumento da idade do paciente e com a redução do diâmetro da agulha. A cefaleia referida depois da punção lombar deve ser avaliada cuidadosamente para excluir a possibilidade de complicações graves, como meningite. Em geral, o tratamento é conservador e inclui repouso no leito e analgésicos. Se essas medidas forem ineficazes, pode-se colocar um tamponamento sanguíneo epidural por injeção de sangue autólogo.

AVALIAÇÃO DA ANESTESIA ESPINAL. A anestesia espinal é uma técnica segura e eficaz, principalmente durante cirurgias que envolvam a parte inferior do abdome, os membros inferiores e o períneo. Os distúrbios fisiológicos associados à anestesia espinal baixa geralmente são menos perigosos que os efeitos associados à anestesia geral. O mesmo não se aplica à anestesia espinal alta. Condições operatórias igualmente satisfatórias e mais seguras podem ser realizadas pela combinação do anestésico espinal com uma anestesia geral "suave", ou pela administração de um anestésico geral com um agente bloqueador neuromuscular.

ANESTESIA EPIDURAL

A anestesia epidural é administrada injetando-se o anestésico local no espaço epidural — espaço limitado pelo ligamento amarelo posteriormente, pelo periósteo das vértebras lateralmente e pela dura-máter anteriormente. A popularidade atual dessa técnica é atribuída ao desenvolvimento de cateteres que podem ser colocados no espaço epidural, possibilitando infusões contínuas ou injeções repetidas de anestésicos locais. O local primário de ação dos anestésicos locais é nas raízes dos nervos espinais. Entretanto, os anestésicos locais administrados no espaço epidural também podem agir na medula espinal e nos nervos paravertebrais.

A escolha dos fármacos que serão usados durante a anestesia epidural é determinada principalmente pela duração desejada da anestesia. Entretanto, quando se utiliza um cateter epidural, os fármacos de ação curta podem ser administrados repetidamente, possibilitando um controle mais rigoroso da duração do bloqueio. A bupivacaína (0,5-0,75%) é usada quando se deseja bloqueio cirúrgico de longa duração. As concentrações mais baixas da bupivacaína — 0,25, 0,125 ou 0,0625%, geralmente com acréscimo de 2 μg/mL de fentanila — são usadas comumente para produzir analgesia durante o trabalho de parto. A lidocaína a 2% é o anestésico local epidural de ação intermediária mais comumente utilizado. O acréscimo da epinefrina prolonga a duração da ação, diminui a toxicidade sistêmica e facilita a detecção da injeção intravascular acidental e modifica o efeito do bloqueio simpático durante a anestesia epidural. As concentrações mais altas são usadas quando for necessário produzir bloqueios simpático, somatossensorial e motor somático. As intermediárias possibilitam anestesia somatossensorial sem relaxamento muscular. As baixas bloqueiam apenas as fibras simpáticas pré-ganglionares.

Uma diferença significativa entre as anestesias epidural e espinal é que a dose do anestésico local usado pode produzir concentrações sanguíneas altas depois da absorção do fármaco presente no espaço epidural. As concentrações sanguíneas máximas dependem da dose total do fármaco administrado, e não da concentração ou do volume da solução injetada no espaço epidural. O risco de injeção intravascular acidental é maior com a anestesia epidural, pois o espaço epidural contém um plexo venoso profuso.

Outra diferença significativa entre as anestesias epidural e espinal é que não existe uma zona de bloqueio simpático diferencial com a técnica epidural; desse modo, o nível do bloqueio simpático fica próximo ao nível do bloqueio sensorial. Seria possível esperar que as respostas cardiovasculares a essa primeira técnica anestésica fossem ser menos marcantes; no entanto, na prática, a vantagem potencial da anestesia epidural é anulada pelas respostas cardiovasculares à concentração sanguínea alta do anestésico durante a anestesia epidural. Isso fica mais evidente quando a epinefrina é acrescentada à injeção epidural. A concentração resultante da epinefrina no sangue é suficiente para produzir vasodilatação significativa mediada pelos receptores β_2-adrenérgicos. Por essa razão, a pressão arterial diminui, ainda que o débito cardíaco aumente em consequência dos efeitos inotrópicos e cronotrópicos positivos da epinefrina (Capítulo 12).

As concentrações sanguíneas altas dos anestésicos locais durante a anestesia epidural são particularmente importantes quando esta técnica é usada para controlar a dor do trabalho de parto e nascimento. Os anestésicos locais atravessam a placenta, entram na circulação fetal e, em altas concentrações, podem causar depressão do recém-nascido. Esses temores têm sido atenuados pela tendência de usar soluções mais diluídas de bupivacaína na analgesia do trabalho de parto.

ANALGESIAS EPIDURAL E INTRATECAL COM OPIOIDES. Quantidades pequenas dos opioides injetados no espaço epidural ou no intratecal produzem analgesia segmentar. A analgesia limita-se aos nervos sensoriais que entram no corno dorsal da medula espinal nas proximidades do local da injeção.

Os receptores opioides pré-sinápticos inibem a liberação da substância P e de outros neurotransmissores pelos aferentes primários, enquanto os receptores opioides pós-sinápticos diminuem a atividade de alguns neurônios do corno dorsal dos tratos espinotalâmicos (Capítulo 18). Como a condução nos nervos autônomos, sensoriais e motores não é afetada pelos opioides, geralmente não há alterações da pressão arterial, da função motora e da percepção sensorial não nociceptiva com os opioides espinais. Os efeitos colaterais incluem retenção urinária, prurido, náuseas e vômitos.

De forma isolada, os opioides administrados no espaço espinal não produzem anestesia satisfatória para procedimentos cirúrgicos, mas são usados durante procedimentos cirúrgicos e para alívio da dor pós-operatória e crônica. Em pacientes selecionados, os opioides espinais ou epidurais podem produzir analgesia excelente depois de cirurgias torácicas, abdominais, pélvicas ou dos membros inferiores, sem os efeitos colaterais associados às doses altas administradas sistemicamente. No tratamento da dor associada ao câncer, as doses repetidas dos opioides epidurais podem produzir analgesia durante vários meses. Infelizmente, assim como ocorre com os opioides sistêmicos, a tolerância aos efeitos analgésicos dos epidurais irá desenvolver em decorrência dos opioides epidurais.

Para uma listagem bibliográfica completa, consulte ***As Bases Farmacológicas da Terapêutica de Goodman e Gilman***, 12ª edição.

Capítulo 21

Tratamento farmacológico das epilepsias

As crises convulsivas epilépticas muitas vezes causam depressão transitória da consciência, deixando o indivíduo em risco de lesão corporal e, em muitos casos, interferindo com as atividades educativas e profissionais. O tratamento é sintomático porque os fármacos disponíveis inibem as convulsões, mas não se dispõe de profilaxia eficaz nem de cura. Os mecanismos de ação dos antiepilépticos enquadram-se em três categorias principais.

1. Redução das deflagrações repetitivas e persistentes dos neurônios, um efeito mediado pela promoção do estado inativo dos canais de Na^+ ativados por voltagem.
2. Aumento da inibição sináptica mediada pelo ácido γ-aminobutírico (GABA), um efeito mediado por ação pré-sináptica ou pós-sináptica.
3. Inibição dos canais de Ca^{2+} ativados por voltagem, que são responsáveis pelas correntes de Ca^{2+} do tipo T.

Os fármacos eficazes no tratamento dos tipos mais comuns de crises epilépticas – *crises epilépticas tônico-clônicas parciais e secundariamente generalizadas* – parecem atuar por um dos dois primeiros mecanismos citados. Os fármacos eficazes no tratamento das *crises de ausência* (menos comuns) atuam por meio do terceiro mecanismo.

TERMINOLOGIA E CLASSIFICAÇÃO DAS CRISES EPILÉPTICAS

O termo *crise epiléptica* refere-se à alteração transitória do comportamento decorrente das deflagrações rítmicas, sincrônicas e desordenadas de populações de neurônios cerebrais. O termo *epilepsia* refere-se a um distúrbio da função cerebral caracterizado pela ocorrência periódica e imprevisível de crises epilépticas. Essas crises parecem originar-se do córtex cerebral e não de outras estruturas do SNC. As crises epilépticas são classificadas como *parciais* quando começam em uma área localizada do córtex e *generalizadas* quando envolvem amplamente os dois hemisféricos desde o início da crise. As manifestações comportamentais de uma crise epiléptica são determinadas pelas funções normalmente desempenhadas pela área cortical que a originou. Por exemplo, uma crise envolvendo o córtex motor está associada aos abalos clônicos da parte corporal controlada por aquela região cortical. A crise parcial *simples* está associada à preservação da consciência. A crise parcial *complexa* está associada à depressão do nível de consciência. Exemplos de crises epilépticas generalizadas incluem as ausências e as crises mioclônicas e tônico-clônicas. O Quadro 21-1 fornece informações mais detalhadas sobre a classificação das crises epilépticas e os fármacos disponíveis.

Mais de 50 síndromes epilépticas diferentes foram identificadas e categorizadas em epilepsias parciais *versus* generalizadas. As epilepsias parciais representam cerca de 60% de todas as epilepsias. A etiologia comumente consiste em uma lesão em determinada área do córtex, como tumor, anomalia do desenvolvimento ou lesão decorrente de traumatismo ou acidente vascular encefálico (AVE). As epilepsias generalizadas representam cerca de 40% de todas as epilepsias. A epilepsia generalizada mais comum denomina-se epilepsia mioclônica juvenil e é responsável por cerca de 10% de todas as síndromes epilépticas. Como também ocorre com a maioria das epilepsias que começam com crises generalizadas, a epilepsia mioclônica juvenil é um distúrbio genético complexo, que provavelmente decorre da herança de múltiplos genes de suscetibilidade.

NATUREZA E MECANISMOS DAS CRISES EPILÉPTICAS E FÁRMACOS ANTICONVULSIVANTES

EPILEPSIAS PARCIAIS

A redução da atividade sináptica inibitória ou o aumento da atividade sináptica excitatória poderia desencadear uma crise epiléptica; estudos farmacológicos das crises epilépticas apoiam este conceito. Os neurotransmissores que medeiam a maior parte da transmissão sináptica no cérebro dos mamíferos são aminoácidos, entre os quais o ácido γ-aminobutírico (GABA) e o glutamato são, respectivamente, os principais neurotransmissores inibitórios e excitatórios (Capítulo 14). Os *antagonistas* do receptor $GABA_A$ ou os *agonistas* dos diferentes subtipos de receptor do glutamato (NMDA, AMPA, ou ácido

Quadro 21-1

Classificação das crises epilépticas

TIPO DE CRISE EPILÉPTICA	MANIFESTAÇÕES CLÍNICAS	ANTICONVULSIVANTES CLÁSSICOS	FÁRMACOS ANTICONVUL-SIVANTES DESENVOLVIDOS RECENTEMENTE
Crises parciais			
Parciais simples	Diversas manifestações determinadas pela região do córtex ativada pela crise (p. ex., se for o córtex motor que representa o polegar esquerdo, ocorrem abalos clônicos do polegar esquerdo; se o córtex somatossensorial que representa o polegar esquerdo, ocorre parestesia nesse dedo) com duração aproximada de 20-60 s. *A característica fundamental é a preservação da consciência.*	Carbamazepina, fenitoína, valproato (parciais simples e complexas)	Gabapentina, lacosamida, lamotrigina, levetiracetam, rufinamida, tiagabina, topiramato, zonisamida (todas as crises parciais)
Parciais complexas	Comprometimento da consciência durante 30 s a 2 min, geralmente associado a movimentos despropositados como estalar dos lábios ou contorção das mãos.		
Parciais com crises tônico-clônicas secundariamente generalizadas	A crise parcial simples ou complexa evolui para uma crise tônico-clônica com perda da consciência e contrações persistentes (tônicas) dos músculos de todo o corpo, seguidas por períodos de contrações musculares alternados com períodos de relaxamento (clônico), geralmente com duração de 1-2 min.	Carbamazepina, fenobarbital, fenitoína, primidona, valproato	
Crises generalizadas			
Crises de ausência	Início abrupto de comprometimento da consciência associado a olhar fixo e interrupção das atividades que o indivíduo estava realizando, geralmente com duração menor que 30 s.	Etossuximida, valproato, clonazepam	Lamotrigina
Crises mioclônicas	Contrações musculares breves (talvez 1 segundo) semelhantes a choques, que podem ficar limitadas a uma parte do membro, ou podem ser generalizadas.	Valproato, clonazepam	Levetiracetam
Crises tônico-clônicas	Conforme descrito anteriormente para as crises parciais com crises tônico-clônicas secundariamente generalizadas, exceto que não é precedida por uma crise parcial.	Carbamazepina, fenobarbital, fenitoína, primidona, valproato	Lamotrigina, levetiracetam, topiramato

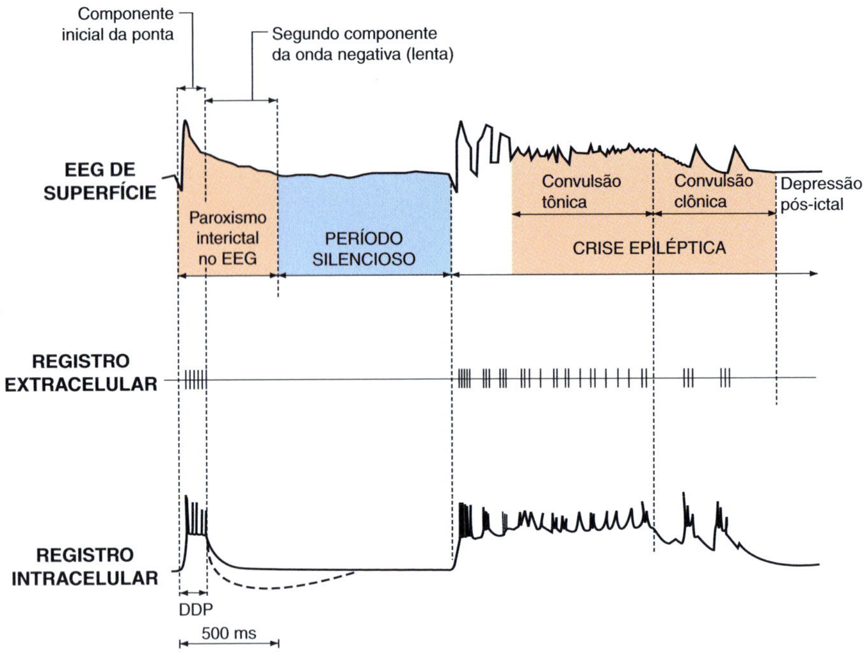

Figura 21-1 *Registros do EEG cortical e registros extracelulares e intracelulares de um foco epiléptico induzido pela aplicação local de um agente convulsivante no córtex de mamífero.* O registro extracelular foi realizado por meio de um filtro de alta passagem. Observe as deflagrações de alta frequência do neurônio, que é evidente nos registros extracelulares e intracelulares durante o desvio de despolarização paroxístico (DDP). (Modificada, com permissão, de Ayala GF; Dichter M, Gumnit RJ, et al., Genesis of epileptic interictal spikes. New knowledge of cortical feedback systems suggest a neurophysiological explanation of brief paroxysms. *Brain Res*, 1973;52: 1-17. Copyright Elsevier.)

caínico) desencadeiam crises epilépticas nos animais de laboratório *in vivo*. Por outro lado, os fármacos que acentuam a inibição sináptica mediada pelo GABA suprimem as crises epilépticas em diversos modelos.

As análises eletrofisiológicas de neurônios isolados durante uma crise epiléptica parcial demonstraram que os neurônios sofrem despolarização e disparam potenciais de ação em frequências altas (Figura 21-1). Esse padrão de despolarização neuronal é típico de uma crise convulsiva e não é comum durante a atividade neuronal fisiológica. Desse modo, a inibição seletiva desse padrão de despolarização poderia reduzir as crises epilépticas com efeitos adversos mínimos. A inibição das despolarizações de alta frequência pode ser mediada por redução da capacidade de recuperação dos canais de Na^+ inativados (Figura 21-2). A abertura dos canais de Na^+ desencadeada pela despolarização da membrana anoxial de um neurônio é necessária à geração de um potencial de ação; depois de abrir,

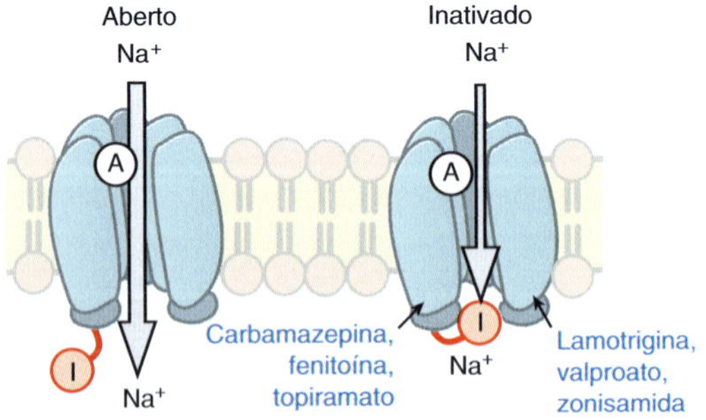

Figura 21-2 *Inativação dos canais de Na+ ampliada pelos fármacos anticonvulsivantes.* Alguns fármacos antiepilépticos (mostrados em *letras azuis*) prolongam a inativação dos canais de Na^+ e, deste modo, reduzem a possibilidade de os neurônios dispararem em altas frequências. Observe que o próprio canal inativado parece permanecer aberto, mas é bloqueado pelo portão de inativação **I**. A, portão de ativação.

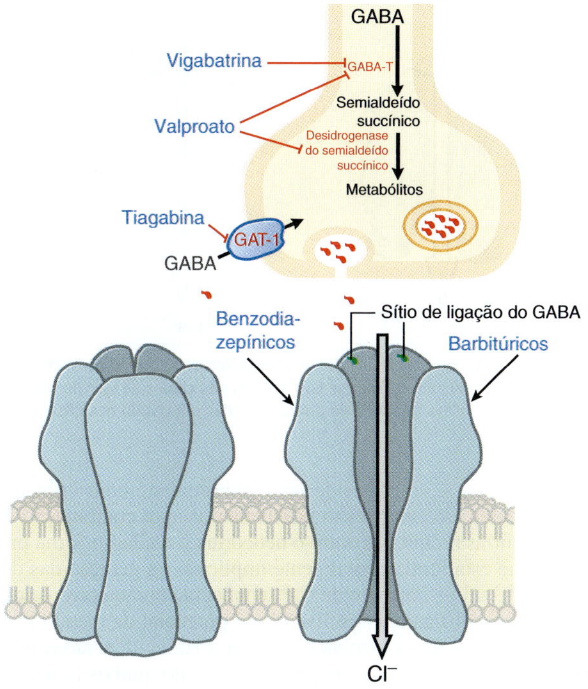

Figura 21-3 *Aumento da transmissão sináptica por GABA.* Na presença do GABA, o receptor $GABA_A$ (estrutura *à esquerda*) é aberto, permitindo a entrada de Cl^- que, por sua vez, aumenta a polarização da membrana (Capítulo 14). Alguns fármacos antiepilépticos (mostrados em *letras azuis maiores*) atuam reduzindo o metabolismo do GABA. Outros atuam no receptor $GABA_A$, aumentando a entrada de Cl^- em resposta ao GABA. Conforme descrito no texto, a gabapentina atua na pré-sinapse promovendo a liberação de GABA e seu alvo molecular está sendo investigado. ▾, Moléculas de GABA; GABA-T, GABA-transaminase; GAT-1, transportador de GABA.

os canais fecham espontaneamente, processo conhecido como *inativação*. Essa inativação parece causar o período refratário, durante o qual não é possível desencadear outro potencial de ação. Como os disparos a uma frequência lenta permitem tempo suficiente para a recuperação dos canais de Na^+ do seu estado de inativação, este último processo tem pouco ou nenhum efeito nas despolarizações de baixa frequência. Contudo, a redução da taxa de recuperação dos canais de Na^+ do estado de inativação poderia limitar a capacidade de um neurônio disparar em frequências altas; este efeito provavelmente é responsável pelas ações terapêuticas da carbamazepina, lamotrigina, fenitoína, topiramato, ácido valproico e zonisamida nos pacientes com crises epilépticas parciais.

A intensificação da inibição sináptica mediada pelo GABA poderia reduzir a excitabilidade neuronal e elevar o limiar convulsivo. Vários fármacos parecem inibir as convulsões por regulação da inibição sináptica mediada pelo GABA com ações em diferentes locais da sinapse. O principal receptor pós-sináptico do GABA liberado na sinapse é conhecido como receptor $GABA_A$ (Capítulos 14 e 17). A ativação do receptor $GABA_A$ inibe a célula pós-sináptica porque aumenta a entrada dos íons Cl^- na célula, o que tende a hiperpolarizar o neurônio. Concentrações clinicamente relevantes das benzodiazepinas e dos barbitúricos aumentam a inibição mediada pelo receptor $GABA_A$ mediante ações distintas neste receptor (Figura 21-3) e esta inibição facilitada provavelmente é responsável pela eficácia destes fármacos no tratamento das crises convulsivas parciais e tônico-clônicas dos seres humanos. Em concentrações mais altas, como as que poderiam ser usadas para reverter o estado de mal epiléptico, esses fármacos também podem inibir a deflagração dos potenciais de ação com frequências altas. Outro mecanismo de acentuação da inibição sináptica mediada pelo GABA parece ser responsável pelo mecanismo anticonvulsivante da tiagabina; este fármaco inibe o transportador do GABA (GAT-1) e reduz a captação neuronal e glial deste neurotransmissor.

EPILEPSIAS DE INÍCIO GENERALIZADO: CRISES DE AUSÊNCIA

Ao contrário das crises parciais, que começam em regiões localizadas do córtex cerebral, as epilepsias de início generalizado originam-se das deflagrações recíprocas do tálamo e do córtex cerebral. Entre as diversas formas de epilepsias generalizadas, as crises de ausência têm sido estudadas mais intensamente. No EEG, a marca característica de uma crise de ausência são as descargas de pontas e ondas generalizadas na frequência de três por segundo (3 Hz). Esses picos no EEG estão associados

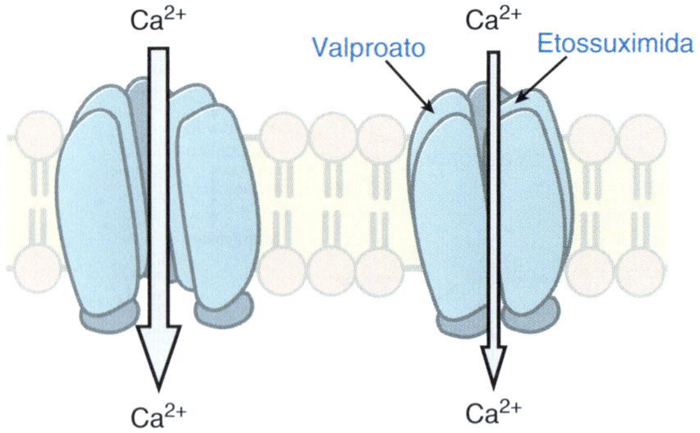

Figura 21-4 *Redução da corrente pelos canais de Ca^{2+} do tipo T induzida pelos anticonvulsivantes.* Alguns agentes antiepilépticos (mostrados em *letras azuis*) reduzem o fluxo de Ca^{2+} através dos canais de Ca^{2+} do tipo T e, deste modo, reduzem a corrente do marcapasso que gera o ritmo talâmico de pontas e ondas observado nas crises de ausência generalizadas.

à deflagração dos potenciais de ação e à onda lenta subsequente com inibição prolongada. Esses ritmos reverberatórios de baixa frequência são possíveis por uma combinação de fatores, incluindo conexões sinápticas excitatórias recíprocas entre o neocórtex e o tálamo. Uma propriedade intrínseca dos neurônios talâmicos que está fundamentalmente implicada na geração das descargas de pontas e ondas a 3 Hz é um tipo especial de corrente de Ca^{2+} conhecida como corrente de baixo limiar ("tipo T"). As correntes do tipo T amplificam as oscilações do potencial de membrana do tálamo, entre as quais uma oscilação é a deflagração de pontas e ondas a 3 Hz evidenciadas nas crises de ausência. É importante salientar que o mecanismo principal, por meio do qual os fármacos usados para tratar a ausência (etossuximida, ácido valproico) parecem atuar, é a inibição dos canais de Ca^{2+} do tipo T (Figura 21-4). Desse modo, a inibição dos canais iônicos regulados por voltagem é um mecanismo comum de ação dos anticonvulsivantes, porque os fármacos usados para controlar as convulsões parciais inibem os canais de Na^+ ativados por voltagem e os anticonvulsivantes usados para tratar crises de ausência inibem os canais de Ca^{2+} ativados por voltagem.

ABORDAGENS GENÉTICAS ÀS EPILEPSIAS. As causas genéticas são responsáveis unicamente por algumas formas raras transmitidas como traço autossômico dominante ou recessivo. As causas genéticas também são os principais responsáveis por algumas formas mais comuns, como a epilepsia mioclônica juvenil (EMJ) ou epilepsia de ausência infantil (EAI), cuja maioria dos casos provavelmente se deve à herança de dois ou mais genes de suscetibilidade. Os determinantes genéticos também podem contribuir até certo ponto para o risco de desenvolver epilepsias causadas por lesão do córtex cerebral. Como a maioria dos pacientes com epilepsia é neurologicamente normal, a elucidação dos genes mutantes responsáveis pela epilepsia familiar encontrada em indivíduos normais sob outros aspectos é particularmente atrativa. Isso resultou na identificação de 25 genes diferentes implicados nas diversas síndromes de epilepsia idiopática, que representam < 1% de todas as epilepsias humanas. Quase todos os genes mutantes codificam canais iônicos controlados por voltagem ou ligandos. As mutações foram localizadas nos canais de Na^+, K^+, Ca^{2+} e Cl^-; nos canais regulados pelo GABA e pela acetilcolina; e mais recentemente nos canais de liberação do Ca^{2+} intracelular (RyR2), que são ativados pelo Ca^{2+}. As correlações entre genótipo e fenótipo dessas síndromes genéticas são complexas. As consequências eletrofisiológicas celulares dessas mutações ajudam a descrever os mecanismos das crises epilépticas e das ações dos fármacos anticonvulsivantes. Por exemplo, a epilepsia generalizada com convulsões febris (EGCF+) é causada por uma mutação pontual da subunidade β de um canal de Na^+ regulado por voltagem (*SCN1B*). O fenótipo do canal de Na^+ mutante parece consistir em inativação defectiva.

FÁRMACOS ANTICONVULSIVANTES: CONSIDERAÇÕES GERAIS

O Quadro 21-2 descreve os mecanismos de ação propostos dos fármacos anticonvulsivantes, que são classificados de acordo com seus alvos moleculares prováveis e suas atividades. É importante escolher o fármaco apropriado, ou a combinação de fármacos que controle de maneira mais eficaz as crises epilépticas de cada paciente com um grau aceitável de efeitos adversos. Como regra geral, o controle total das crises epilépticas pode ser conseguido em até 50% dos pacientes, enquanto outros 25% podem melhorar expressivamente. O grau de sucesso varia em função do tipo de crise epiléptica, causa e outros fatores. Os fármacos utilizados hoje causam frequentemente efeitos adversos, cuja gravidade varia de disfunção mínima do SNC, até ideação e tentativas de suicídio e morte por anemia aplásica ou insuficiência hepática. De forma a atenuar os efeitos tóxicos, é preferível que o tratamento use apenas um fármaco. Quando as crises epilépticas não são controladas pelo fármaco escolhido

Quadro 21-2

Mecanismos de ação propostos para os fármacos anticonvulsivantes

ALVO MOLECULAR E ATIVIDADE	FÁRMACO	CONSEQUÊNCIAS DA AÇÃO
Moduladores do canal de Na^+ que:		
facilitam a inativação rápida	PHT, CBZ, LTG, FBM, OxCBZ, TPM, VPA	• Bloqueiam a propagação dos potenciais de ação • Estabilizam as membranas neuronais • ↓ Liberação dos neurotransmissores, deflagração focal e disseminação da crise epiléptica
facilitam a inativação lenta	LCM	• ↑ Adaptação à frequência de pico • ↓ Surtos AP, deflagração focal e disseminação da atividade epiléptica • Estabilizam a membrana neuronal
Bloqueadores do canal de Ca^{2+}	ESM, VPA, LTG	• ↓ Liberação dos neurotransmissores (tipos N & P) • ↓ Despolarização lenta (tipo T) e as deflagrações das pontas e ondas
Ligandos α2δ	GBP, PGB	• Modulam a liberação dos neurotransmissores
Moduladores alostéricos do receptor $GABA_A$	BZDs, PB, FBM, TPM, CBZ, OxCBZ	• ↑ Hiperpolarização da membrana e o limiar convulsivo • ↓ Deflagrações focais BZDs — atenuam as deflagrações das pontas e ondas PB, CBZ, OxCBZ — agravam as deflagrações das pontas e ondas
Inibidores da captação do GABA/inibidores da GABA-transaminase	TGB, VGB	• ↑ Níveis extrassinápticos do GABA e a hiperpolarização da membrana • ↓ Deflagrações focais • Agravam as deflagrações das pontas e ondas
Antagonistas do receptor de NMDA	FBM	• ↓ Neurotransmissão excitatória lenta • ↓ Neurotoxicidade dos aminoácidos excitatórios • Retardam a epileptogênese
Antagonistas do AMPA/ receptor do cainato	PB, TPM	• ↓ Neurotransmissão excitatória focal e as deflagrações focais
Estimuladores da atividade do canal de HCN	LTG	• Arrefecem os estímulos hiperpolarizantes e despolarizantes fortes • Suprimem a iniciação dos potenciais de ação pelos estímulos dendríticos
Ligando da proteína SV2A	LEV	• Desconhecidas; podem reduzir a liberação dos transmissores
Inibidores da anidrase carbônica do cérebro	ACZ, TPM, ZNA	• ↑ Correntes mediadas por HCN • ↓ Correntes mediadas por NMDA • ↑ Inibição mediada pelo GABA

ACZ, acetazolamida; BZDs, benzodiazepinas; CBZ, carbamazepina; FBM, felbamato; GBP, gabapentina; LEV, levetiracetam; LCM, lacosamida; LTG, lamotrigina; OxCBZ, oxcarbazepina; PB, fenobarbital; PGB, pregabalina; PHT, fenitoína; TGB, tiagabina; TPM, topiramato; VGB, vigabatrina; VPA, ácido valproico; ZNA, zonisamida. Modificado, com autorização, de Leppik IE, Kelly KM, deToledo-Morrell L e cols., Basic research in epilepsy and aging. Epilepsy Res, 2006, 68(Supl. 1):21. © Elsevier.

inicialmente em concentrações plasmáticas adequadas, é preferível substituí-lo por outro fármaco, que manter sua administração combinada com outro anticonvulsivante.

Entretanto, o tratamento com mais de um fármaco pode ser necessário, principalmente quando o mesmo paciente tem dois ou mais tipos de atividade epiléptica. A determinação das concentrações do fármaco no plasma facilita o ajuste cuidadoso do tratamento anticonvulsivante. Contudo, os efeitos clínicos de alguns fármacos não se correlacionam diretamente com sua concentração plasmática. O esquema terapêutico final deve ser determinado pela avaliação clínica dos seus efeitos benéficos e tóxicos. Alguns desses fármacos interagem claramente com outros fármacos por meio da indução ou da inibição dos CYPs e das UGTs responsáveis pelo metabolismo dos fármacos (Quadro 21-3).

Quadro 21-3

Interações dos anticonvulsivantes com as enzimas microssômicas hepáticas

	INDUZ		INIBE		METABOLIZADO POR	
FÁRMACO	CYP	UGT	CYP	UGT	CYP	UGT
Carbamazepina	2C9/3A	Sim			1A2/2C8 2C9/3A4	Não
Etossuximida	Não	Não	Não	Não	?	?
Gabapentina	Não	Não	Não	Não	Não	Não
Lacosamida	Não	Não	Não	Não	2C19	?
Lamotrigina	Não	Sim	Não	Não	Não	Sim
Levetiracetam	Não	Não	Não	Não	Não	Não
Oxcarbazepina	3A4/5	Sim	2C19	Fraco	Não	Sim
Fenobarbital	2C/3A	Sim	Sim	Não	2C9/19	Não
Fenitoína	2C/3A	Sim	Sim	Não	2C9/19	Não
Pregabalina	Não	Não	Não	Não	Não	Não
Primidona	2C/3A	Sim	Sim	Não	2C9/19	Não
Rufinamida	3A4	2C9/19	Não	?	Não	Sim
Tiagabina	Não	Não	Não	Não	3A4	Não
Topiramato	Não	Não	2C19	Não		
Valproato	Não	Não	2C9	Sim	2C9/19	Sim
Vigabatrina	Não	Não	Não	Não	Não	Não
Zonisamida	Não	Não	Não	Não	3A4	Sim

CYP, citocromo P450; UGT, uridina-difosfato-glicuronosiltransferase.

HIDANTOÍNAS

FENITOÍNA

A fenitoína é eficaz em todos os tipos de crises epilépticas parciais e tônico-clônicas, mas não nas crises de ausência.

EFEITOS FARMACOLÓGICOS. A fenitoína exerce atividade anticonvulsivante sem causar depressão geral do SNC. Em doses tóxicas, esse fármaco pode produzir sinais de excitação e, em doses letais, pode causar um tipo de rigidez de descerebração. A fenitoína limita as deflagrações repetitivas dos potenciais de ação provocados por despolarização persistente. Esse efeito é mediado pela diminuição da velocidade de recuperação da inativação dos canais de Na^+ ativados por voltagem, uma ação que depende da voltagem (efeito maior se a membrana estiver despolarizada) e do uso. Em concentrações terapêuticas, os efeitos nos canais de Na^+ são seletivos e não são detectadas alterações da atividade espontânea ou das respostas ao GABA ou ao glutamato aplicado por iontoforese. Em concentrações 5-10 vezes mais altas, a fenitoína causa vários efeitos, incluindo a redução da atividade espontânea e o aumento das respostas ao GABA; estes efeitos podem ser responsáveis por algumas reações tóxicas indesejáveis associadas aos níveis altos de fenitoína.

PROPRIEDADES FARMACOCINÉTICAS. A fenitoína está disponível em dois tipos de preparação oral, que diferem quanto à farmacocinética: preparações de liberação rápida e prolongada. A administração de uma única dose diária é possível apenas com as preparações de liberação prolongada e, em virtude das diferenças na dissolução e de outros fatores dependentes da formulação, o nível plasmático de fenitoína pode mudar quando se substitui uma apresentação pela outra. As doses equivalentes podem ser calculadas aproximadamente quando se consideram os "equivalentes de fenitoína", mas a monitoração do nível sérico também é necessária para garantir a segurança terapêutica. A fenitoína liga-se amplamente (cerca de 90%) às proteínas séricas, principalmente à albumina. Frações aumentadas do fármaco livre são evidentes nos recém-nascidos, nos pacientes com hipoalbuminemia e nos pacientes urêmicos. Alguns fármacos podem competir pela ligação da fenitoína às proteínas plasmáticas e aumentam a fração livre deste anticonvulsivante. O valproato compete pelos sítios de ligação proteica e inibe o metabolismo da fenitoína, resultando em aumentos acentuados e persistentes da fenitoína livre. A determinação da fração livre em vez da concentração total da fenitoína permite a avaliação direta desse problema, que pode ocorrer durante o tratamento do paciente.

A meia-vida plasmática da fenitoína (6 e 24 h com as concentrações plasmáticas menores que 10 μg/mL) aumenta com as concentrações mais altas; por esta razão, a concentração plasmática do fármaco aumenta desproporcionalmente à medida que a dose é elevada, mesmo com pequenos ajustes para níveis próximos da faixa terapêutica. A maior parte (95%) da fenitoína é metabolizada pelo CYP2C9/10 hepático e, em menor grau, pelo CYP2C19 (Quadro 21-3). Outros fármacos que são metabolizados por essas enzimas podem inibir o metabolismo da fenitoína e elevar sua concentração plasmática. Por outro lado, a taxa de degradação dos outros fármacos que são substratos dessas enzimas pode ser inibida pela fenitoína; um deles é a varfarina e a administração de fenitoína a um paciente em uso de varfarina pode acarretar distúrbios hemorrágicos (Capítulo 30). A fenitoína pode induzir diversos CYPs (Capítulo 6); a administração simultânea de fenitoína e fármacos metabolizados por estas enzimas pode acelerar a degradação destes últimos. Por exemplo, a fenitoína pode aumentar o metabolismo dos contraceptivos orais e resultar em gravidez não planejada. A fenitoína também pode causar efeitos teratogênicos. A carbamazepina, a oxcarbazepina, o fenobarbital e a primidona também podem induzir o CYP3A4 e, deste modo, aumentar a degradação dos anticoncepcionais orais.

A hidrossolubilidade baixa da fenitoína impedia sua administração intravenosa e levou à produção da fosfenitoína, um pró-fármaco hidrossolúvel. A *fosfenitoína* é convertida em fenitoína pelas fosfatases do fígado e dos eritrócitos, com meia-vida de 8-15 min. A fosfenitoína liga-se amplamente (95-99%) às proteínas plasmáticas humanas, sobretudo à albumina. A fosfenitoína é útil para adultos com crises parciais ou generalizadas, quando a administração intravenosa ou intramuscular é indicada.

TOXICIDADE. Os efeitos tóxicos da fenitoína dependem da via de administração, da duração da exposição e da dose. Quando a fosfenitoína (pró-fármaco hidrossolúvel) é administrada por via intravenosa a uma taxa excessiva durante o tratamento de emergência do estado epiléptico, os sinais tóxicos mais notórios são arritmias cardíacas com ou sem hipotensão e/ou depressão do SNC. Os efeitos cardiotóxicos são mais comuns nos indivíduos idosos e nos pacientes com doença cardíaca preexistente, que nos pacientes jovens e saudáveis. Essas complicações podem ser atenuadas pela administração de fosfenitoína a uma taxa < 150 mg de equivalentes de fenitoína sódica por minuto. A *overdose* oral aguda causa sinais predominantemente referidos ao cerebelo e ao sistema vestibular; as doses altas foram associadas à atrofia marcante do cerebelo. Os efeitos tóxicos associados ao tratamento crônico também são predominantemente cerebelares e vestibulares dose-dependentes, mas também incluem outros efeitos referidos ao SNC, alterações comportamentais, aumento da frequência das crises convulsivas, transtornos GI, hiperplasia gengival, osteomalácia e anemia megaloblástica. Hirsutismo é um efeito particularmente incômodo para as mulheres jovens. Em geral, esses efeitos adversos podem ser atenuados pelos ajustes apropriados da dose. Os efeitos adversos graves, inclusive cutâneos, hepáticos e referidos à medula óssea, provavelmente se devem à alergia ao fármaco e exigem a interrupção do tratamento. Em alguns casos, são detectadas elevações moderadas das transaminases hepáticas.

A hiperplasia gengival ocorre em cerca de 20% de todos os pacientes durante o tratamento crônico. Essa reação adversa pode ser atenuada pela higiene oral adequada. A inibição da secreção do hormônio antidiurético (ADH) foi observada. A hiperglicemia e a glicosúria parecem advir da inibição da secreção de insulina. A osteomalácia com hipocalcemia e elevação da atividade da fosfatase alcalina foi atribuída à alteração do metabolismo da vitamina D e à inibição concomitante da absorção intestinal de Ca^{2+}. A fenitoína também acelera o metabolismo da vitamina K e reduz as concentrações das proteínas dependentes de vitamina K, que são importantes para o metabolismo normal do Ca^{2+} nos ossos. As reações de hipersensibilidade incluem exantema morbiliforme em 2-5% dos pacientes e, ocasionalmente, reações cutâneas mais graves como a síndrome de Stevens-Johnson e a necrólise epidérmica tóxica. As reações hematológicas incluem neutropenia e leucopenia. Também existem descritos alguns casos de aplasia eritroide, agranulocitose e trombocitopenia leve. A linfadenopatia semelhante à doença de Hodgkin e ao linfoma maligno está associada à redução da produção de imunoglobulina A (IgA). Hipoprotrombinemia e hemorragia ocorreram nos recém-nascidos de mães tratadas com fenitoína durante a gestação; a vitamina K é eficaz profilática ou terapeuticamente.

CONCENTRAÇÕES PLASMÁTICAS DO FÁRMACO. Em geral, observa-se boa correlação entre a concentração total de fenitoína no plasma e seu efeito clínico. Desse modo, o controle das convulsões geralmente é obtido com concentrações acima de 10 μg/mL, enquanto efeitos tóxicos como nistagmo ocorrem com concentrações totais em torno de 20 μg/mL. O controle das convulsões geralmente é conseguido com as concentrações de fenitoína livre na faixa de 0,75-1,25 μg/mL.

INTERAÇÕES MEDICAMENTOSAS. Os fármacos metabolizados pelo CYP2C9 ou CYP2C10 podem aumentar a concentração plasmática de fenitoína devido à redução da sua taxa de metabolismo. A carbamazepina, que pode aumentar o metabolismo da fenitoína, causa diminuição bem documentada da sua concentração.

USOS TERAPÊUTICOS

Epilepsia. A fenitoína é um dos antiepilépticos mais amplamente usados e é eficaz nas crises parciais e tônico-clônicas, mas não crises de ausência. As preparações de fenitoína diferem significativamente quanto à biodisponibilidade e à taxa de absorção. Como regra geral, os pacientes devem ser tratados com o mesmo fármaco fornecido por um único fabricante. Entretanto, caso seja necessário mudar temporariamente de produto, deve-se ter a cautela de selecionar um produto equivalente e monitorar os pacientes atentando à perda de controle das convulsões ou ao aparecimento de novos efeitos tóxicos.

Outros usos. Alguns casos de neuralgia do trigêmeo e neuralgias semelhantes parecem responder à fenitoína, mas a carbamazepina pode ser preferível.

A farmacologia dos barbitúricos em geral está descrita no Capítulo 17; o texto do presente capítulo limita-se ao fenobarbital.

FENOBARBITAL

O fenobarbital foi o primeiro anticonvulsivante orgânico eficaz. Esse fármaco tem toxicidade relativamente baixa, custo baixo e ainda é um dos fármacos mais eficazes e amplamente usados com essa finalidade.

MECANISMO DE AÇÃO. O fenobarbital inibe as convulsões por potencialização da inibição sináptica por ação no receptor $GABA_A$. Em concentrações terapêuticas, o fenobarbital aumenta a corrente mediada pelo receptor $GABA_A$ ampliando a duração dos picos de correntes mediadas por este receptor, sem alterar a frequência destes picos. Com níveis acima das concentrações terapêuticas, o fenobarbital também reduz as deflagrações repetitivas sustentadas; isto pode explicar alguns dos efeitos anticonvulsivantes das concentrações mais altas de fenobarbital, que são conseguidas durante o tratamento do estado epiléptico.

PROPRIEDADES FARMACOCINÉTICAS. A absorção oral do fenobarbital é completa, mas um pouco lenta; as concentrações plasmáticas máximas ocorrem várias horas depois de uma única dose. Cerca de 40-60% da dose estão ligados às proteínas plasmáticas. Até 25% da dose são eliminados por excreção renal do fármaco inalterado dependente do pH; o restante é inativado pelos CYPs hepáticos. O fenobarbital induz as UGTs, bem como as subfamílias CYP2C e CYP3A; deste modo, o fenobarbital estimula a decomposição dos fármacos metabolizados por estes mecanismos (anticoncepcionais orais são metabolizados pelo CYP3A4).

TOXICIDADE. A sedação, efeito adverso mais frequente do fenobarbital, ocorre em todos os pacientes no início do tratamento, mas há tolerância durante o uso crônico. Nistagmo e ataxia ocorrem com doses excessivas. O fenobarbital pode causar irritabilidade e hiperatividade nas crianças e agitação e confusão no idoso. Exantema escarlatiniforme ou morbiliforme, possivelmente com outras manifestações de alergia ao fármaco, ocorre em 1 a 2% dos pacientes. A dermatite esfoliativa é rara. A hipoprotrombinemia com hemorragia foi observada nos recém-nascidos de mães tratadas com fenobarbital durante a gravidez; a vitamina K é eficaz como tratamento ou profilaxia. Como também se observa com a fenitoína, a anemia megaloblástica que responde ao folato e a osteomalácia que melhora com doses altas de vitamina D, ocorre durante o tratamento crônico da epilepsia com fenobarbital. Outros efeitos adversos do fenobarbital estão descritos no Capítulo 17.

CONCENTRAÇÕES PLASMÁTICAS DO FÁRMACO. Durante o tratamento crônico, a concentração plasmática do fenobarbital é, em média, de 10 μg/mL com a dose diária de 1 mg/kg para os adultos e de 5-7 μg/mL por 1 mg/kg para as crianças. Concentrações plasmáticas entre 10-35 μg/mL são recomendadas para controlar as convulsões. Sedação, nistagmo e ataxia geralmente não ocorrem com as concentrações inferiores a 30 μg/mL durante o tratamento crônico, mas podem surgir efeitos adversos por vários dias em concentrações menores, quando o tratamento é iniciado ou sempre que a dose é aumentada. Concentrações > 60 μg/mL estão associadas à intoxicação grave no indivíduo que não desenvolveu tolerância. A concentração plasmática do fenobarbital deve ser aumentada para 30-40 μg/mL apenas se o tratamento for tolerado adequadamente e se contribuir de maneira significativa para o controle das convulsões.

INTERAÇÕES MEDICAMENTOSAS. As interações entre o fenobarbital e outras drogas emvolvem, usualmente, a indução de CYPs hepáticas pelo fenobarbital (ver Quadro 21-3). A interação entre fenitoína e fenobarbital é variável. As concentrações da fenobarbital no plasma podem estar elevadas.

USOS TERAPÊUTICOS. O fenobarbital é um fármaco eficaz para tratar crises epilépticas parciais e tônico-clônicas generalizadas. Sua eficácia, seu perfil tóxico favorável e seu custo baixo fazem desse fármaco uma opção importante para tratar esses tipos de epilepsia. Entretanto, seus efeitos sedativos e sua tendência de alterar o comportamento das crianças têm reduzido sua utilização como fármaco principal.

IMINOESTILBENOS

CARBAMAZEPINA

A carbamazepina é considerada um fármaco importante para o tratamento das crises convulsivas parciais e tônico-clônicas.

MECANISMO DE AÇÃO. Assim como a fenitoína, a carbamazepina limita as deflagrações repetitivas dos potenciais de ação evocados pela despolarização persistente, reduzindo a taxa de recuperação da inativação dos canais de Na^+ ativados por voltagem. Com os níveis terapêuticos de carbamazepina, seus efeitos são seletivos porque não há interferência com a atividade espontânea ou as respostas ao GABA ou ao glutamato aplicado por iontoforese. O metabólito da carbamazepina – 10,11-epoxicarbamazepina — também limita as deflagrações repetitivas sustentadas em concentrações terapeuticamente significativas, sugerindo que este metabólito possa contribuir para a eficácia anticonvulsivante da carbamazepina.

PROPRIEDADES FARMACOCINÉTICAS. A farmacocinética da carbamazepina é complexa e influenciada por sua hidrossolubilidade limitada e pela capacidade que alguns antiepilépticos têm de aumentar sua conversão em metabólitos ativos pelos CYPs hepáticos (Quadro 21-3). A carbamazepina é absorvida lenta e erraticamente depois da administração oral. As concentrações plasmáticas de pico geralmente são observadas 4-8 h depois da ingestão oral, mas podem ser retardadas em até 24 h, especialmente depois da administração de uma dose alta. O fármaco distribui-se rapidamente para todos os tecidos. Cerca de 75% da carbamazepina liga-se às proteínas plasmáticas e suas concentrações no LCS parecem corresponder à concentração do fármaco livre no plasma. O CYP3A4 é a principal enzima responsável pela biotransformação da carbamazepina em 10,11-epóxido. Esse metabólito é tão ativo quanto o composto original e suas concentrações plasmáticas e cerebrais podem chegar a 50% dos níveis da carbamazepina, principalmente durante o tratamento simultâneo com fenitoína ou fenobarbital. O 10,11-epóxido é metabolizado adicionalmente em compostos inativos, que são excretados na urina. A carbamazepina induz os CYPs e as UGTs.

TOXICIDADE. A intoxicação aguda por carbamazepina pode acarretar estupor ou coma, irritabilidade exacerbada, convulsões e depressão respiratória. Durante o tratamento crônico, os efeitos indesejáveis mais frequentes incluem sonolência, vertigem, ataxia, diplopia e turvação visual. A frequência das crises epilépticas pode aumentar, sobretudo quando há *overdose*. Outros efeitos adversos incluem náuseas, vômitos, toxicidade hematológica grave (anemia aplásica, agranulocitose) e reações de hipersensibilidade (reações cutâneas perigosas, eosinofilia, linfadenopatia, esplenomegalia). Uma complicação tardia do tratamento com carbamazepina é a retenção hídrica, com reduções da osmolalidade e da concentração plasmática de Na^+, especialmente nos pacientes idosos com cardiopatia. Os pacientes desenvolvem algum grau de tolerância aos efeitos neurotóxicos da carbamazepina e estes podem ser atenuados pelo aumento gradativo das doses ou pelos ajustes da dose de manutenção. Várias anormalidades hepáticas ou pancreáticas foram descritas durante o tratamento com carbamazepina, mais comumente elevações transitórias das transaminases hepáticas no plasma em 5-10% dos pacientes. Cerca de 10 % dos pacientes desenvolvem leucopenia leve e transitória no início do tratamento, mas isto geralmente regride nos primeiros 4 meses do tratamento contínuo; também existem relatos de trombocitopenia transitória. Leucopenia persistente pode ocorrer e impõe a interrupção do tratamento. A anemia aplásica ocorre em cerca de 1 entre cada 200.000 pacientes tratados. Os efeitos teratogênicos potenciais estão descritos nas seções subsequentes deste capítulo.

CONCENTRAÇÕES PLASMÁTICAS DO FÁRMACO. Não há uma relação simples entre a dose de carbamazepina e suas concentrações no plasma. Estudos demonstraram que as concentrações terapêuticas variavam entre 6 e 12 μg/mL, embora houvesse variações expressivas. Os efeitos adversos relativos ao SNC são comuns com as concentrações > 9 μg/mL.

INTERAÇÕES MEDICAMENTOSAS. O fenobarbital, a fenitoína e o valproato podem aumentar o metabolismo da carbamazepina por indução do CYP3A4; a carbamazepina pode aumentar a biotransformação da fenitoína. A administração concomitante de carbamazepina pode reduzir as concentrações de valproato, lamotrigina, tiagabina e topiramato. A carbamazepina reduz a concentração plasmática e o efeito terapêutico do haloperidol. O metabolismo da carbamazepina pode ser inibido por fármacos como propoxifeno, eritromicina, cimetidina, fluoxetina e isoniazida.

USOS TERAPÊUTICOS. A carbamazepina é útil Nos pacientes com crises tônico-clônicas generalizadas e parciais simples e complexas (Quadro 21-1). Durante o uso desse fármaco, as funções renal e hepática e os parâmetros hematológicos devem ser monitorados. A carbamazepina é o fármaco principal para o tratamento da neuralgia do trigêmeo e das neuralgias glossofaríngeas, mas também é eficaz para tratar a dor lancinante ("tabética") associada à caquexia. Cerca de 70% dos pacientes com neuralgia obtêm alívio contínuo. Os efeitos adversos exigem a suspensão do fármaco em 5-20% dos pacientes. A carbamazepina também é utilizada para tratar transtornos afetivos bipolares, conforme está descrito no Capítulo 16.

OXCARBAZEPINA

A *oxcarbazepina* é um cetoanálogo da carbamazepina e funciona como pró-fármaco, pois é quase imediatamente convertida em seu metabólito ativo principal (um derivado 10-mono-hidroxi), que é inativado por conjugação ao glicuronídeo e eliminado por excreção renal. Seu mecanismo de ação é semelhante ao da carbamazepina. A oxcarbazepina é um indutor enzimático menos potente que a carbamazepina e a substituição da última pela primeira está associada à elevação dos níveis da fenitoína e do ácido valproico, supostamente devido à menor indução das enzimas hepáticas. A oxcarbazepina não induz as enzimas hepáticas envolvidas na sua própria degradação. Embora não pareça reduzir o efeito anticoagulante da varfarina, a oxcarbazepina induz o CYP3A e, deste modo, reduz os níveis plasmáticos dos anticoncepcionais orais esteroides. Esse fármaco foi aprovado para monoterapia ou tratamento coadjuvante das crises parciais dos adultos, assim como para o tratamento coadjuvante das crises parciais das crianças de 4-16 anos e como fármaco coadjuvante para crianças epilépticas de 2 anos ou mais.

ETOSSUXIMIDA

A etossuximida é um fármaco importante para o tratamento das crises de ausência. A etossuximida reduz as correntes de Ca^{2+} de limiar baixo (correntes do tipo T) nos neurônios talâmicos. Com as concentrações terapêuticas, a etossuximida inibe a corrente do tipo T, sem modificar a dependência de voltagem da inativação em estado de equilíbrio, ou a evolução temporal da recuperação da inativação. A etossuximida não inibe as deflagrações repetitivas persistentes, como também não aumenta as respostas ao GABA em concentrações clinicamente relevantes.

PROPRIEDADES FARMACOCINÉTICAS. A absorção da etossuximida é completa e as concentrações plasmáticas de pico são alcançadas cerca de 3 h depois de uma dose oral. A etossuximida não se liga significativamente às proteínas plasmáticas e, durante o tratamento crônico, sua concentração no LCS é semelhante à plasmática. Cerca de 25% do fármaco são excretados sem alterações na urina. O restante é metabolizado pelas enzimas hepáticas. A meia-vida plasmática da etossuximida é em média de 40-50 h nos adultos e cerca de 30 h nas crianças.

TOXICIDADE. Os efeitos colaterais dose-dependentes mais comuns são queixas gastrintestinais (náuseas, vômitos e anorexia) e efeitos no SNC (sonolência, letargia, euforia, tontura, cefaleia e soluços), aos quais os pacientes desenvolvem alguma tolerância. Também foram relatados sintomas de parkinsonismo e fotofobia. Inquietude, agitação, ansiedade, agressividade, incapacidade de concentrar-se e outros efeitos comportamentais ocorreram principalmente nos pacientes com história pregressa de transtorno psiquiátrico. Urticária e outras reações cutâneas (inclusive síndrome de Stevens-Johnson), bem como lúpus eritematoso sistêmico, eosinofilia, leucopenia, trombocitopenia, pancitopenia e anemia aplásica, também foram atribuídas ao fármaco.

USOS TERAPÊUTICOS E CONCENTRAÇÕES PLASMÁTICAS DO FÁRMACO. A etossuximida é eficaz no tratamento das crises de ausência, mas não nas crises tônico-clônicas. A dose diária inicial de 250 mg para crianças (3-6 anos de idade) e 500 mg para crianças maiores e adultos é aumentada em 250 mg a intervalos semanais, até que as crises epilépticas sejam controladas ou ocorram efeitos tóxicos. Em alguns casos, é necessário fracionar as doses para evitar náuseas ou sonolência associada à administração de uma dose única diária. A dose de manutenção habitual é 20 mg/kg/dia. Recomenda-se maior cautela se a dose diária exceder a 1.500 mg nos adultos ou 750-1.000 mg nas crianças. A concentração plasmática média da etossuximida é de cerca de 2 μg/mL com a dose diária de 1 mg/kg. Concentrações plasmáticas entre 40 e 100 μg/mL geralmente são necessárias para obter controle satisfatório das crises de ausência.

ÁCIDO VALPROICO

O ácido valproico produz efeitos em neurônios isolados, assim como a fenitoína e etossuximida (Quadro 21-2). Em concentrações terapeuticamente relevantes, o valproato inibe as deflagrações repetitivas persistentes induzidas pela despolarização dos neurônios do córtex ou da medula espinal dos camundongos. A ação parece ser mediada pela recuperação prolongada da inativação dos canais de Na^+ regulados por voltagem. O valproato também produz reduções discretas das correntes de Ca^{2+} do tipo T. Essas ações de reduzir as deflagrações repetitivas persistentes e diminuir as correntes do tipo T podem contribuir para a eficácia do ácido valproico nas crises epilépticas parciais e tônico-clônicas e nas crises de ausência, respectivamente. *In vitro*, o valproato pode estimular a síntese do GABA e inibir sua decomposição.

PROPRIEDADES FARMACOCINÉTICAS. O ácido valproico é absorvido rápida e completamente depois da administração oral. A concentração plasmática de pico é observada em 1-4 h (retardada por várias horas se o fármaco for administrado em comprimidos de revestimento entérico ou ingerido com alimentos). A porcentagem de ligação às proteínas plasmáticas é de cerca de 90%, mas a fração ligada diminui à medida que a concentração total de valproato aumenta ao longo da faixa terapêutica. A maioria do valproato (95%) sofre metabolismo hepático, principalmente por ação das enzimas UGTs e β-oxidação. Dois metabólitos do fármaco, principalmente os ácidos 2-propil-2-pentenoico e 2-propil-4-pentenoico, são agentes anticonvulsivantes quase tão potentes quanto o composto original. A meia-vida do valproato é de cerca de 15 h, mas é reduzida nos pacientes tratados com outros antiepilépticos.

TOXICIDADE. Os efeitos colaterais mais comuns são sintomas GI transitórios, inclusive anorexia, náuseas e vômitos em cerca de 16% dos pacientes. Os efeitos no SNC incluem sedação, ataxia e tremor; estes sintomas são infrequentes e geralmente melhoram com a redução da dose. Erupção cutânea, alopecia e aumento do apetite são observados eventualmente e alguns pacientes apresentam ganho ponderal com o tratamento crônico. A elevação das transaminases hepáticas no plasma ocorre em até 40% dos. Uma complicação rara é hepatite fulminante, que frequentemente é fatal. Crianças menores de 2 anos com outras doenças clínicas, que estavam sendo tratadas com vários fármacos anticonvulsivantes, eram especialmente propensas à lesão hepática fatal. Pancreatite aguda e hiperamonemia também estão frequentemente associadas ao uso desse fármaco. O ácido valproico também pode produzir efeitos teratogênicos, inclusive anomalias do tubo neural.

INTERAÇÕES MEDICAMENTOSAS. O valproato inibe principalmente o metabolismo dos fármacos que são substratos do CYP2C9, inclusive a fenitoína e o fenobarbital. O valproato também inibe as UGTs e, deste modo, o metabolismo da lamotrigina e do lorazepam. Uma porcentagem alta do valproato liga-se à albumina e as concentrações molares mais altas de valproato no contexto clínico resultam no deslocamento da fenitoína e outros fármacos ligados à albumina.

USOS TERAPÊUTICOS E CONCENTRAÇÕES PLASMÁTICAS DO FÁRMACO. O valproato é um anticonvulsivante de espectro amplo eficaz no tratamento das crises de ausência e das convulsões mioclônicas, parciais e tônico-clônicas. A dose diária inicial geralmente é 15 mg/kg, que pode ser aumentada a intervalos semanais em 5-10 mg/kg/dia até a dose diária máxima de 60 mg/kg. As concentrações plasmáticas associadas aos efeitos terapêuticos oscilam entre cerca de 30 a 50 μg/mL. Entretanto, não há uma correlação direta entre a concentração plasmática e a eficácia.

BENZODIAZEPINAS

As benzodiazepinas são utilizadas principalmente como sedativos e ansiolíticos; sua farmacologia está descrita nos Capítulos 14 e 17. Um grande número de benzodiazepinas têm propriedades anticonvulsivantes amplas, mas apenas o clonazepam e o clorazepato foram aprovados nos EUA para o tratamento prolongado de certos tipos de epilepsia. O midazolam foi desenvolvido como fármaco órfão em 2006 para o tratamento intermitente dos episódios de exacerbação da atividade convulsiva refratária dos pacientes tratados com outros esquemas anticonvulsivantes. O diazepam e o lorazepam desempenham papéis bem definidos no tratamento do estado epiléptico.

MECANISMO DE AÇÃO. As ações anticonvulsivantes das benzodiazepinas resultam em grande parte de sua capacidade de aumentar a inibição sináptica mediada pelo GABA. O receptor das benzodiazepinas é uma parte integral do receptor $GABA_A$, (Figura 14-6). As benzodiazepinas atuam nos subtipos dos receptores $GABA_A$ e aumentam a frequência, mas não a duração da abertura dos canais de Cl^- ativados pelo GABA. Com as concentrações altas, o diazepam e muitas outras benzodiazepinas podem reduzir as deflagrações persistentes de alta frequência nos neurônios, semelhante aos efeitos da fenitoína, da carbamazepina e do valproato. Embora essas concentrações correspondam aos níveis alcançados nos pacientes tratados para estado epiléptico com diazepam, elas são consideravelmente maiores que os níveis associados aos efeitos ansiolíticos ou anticonvulsivantes observados nos pacientes ambulatoriais.

PROPRIEDADES FARMACOCINÉTICAS. As benzodiazepinas são bem absorvidas depois da administração oral e as concentrações plasmáticas máximas geralmente são alcançadas em 1-4 h. Depois da administração intravenosa, os efeitos centrais começam imediatamente, mas diminuem rapidamente à medida que os fármacos se deslocam para outros tecidos. O diazepam tem meia-vida de redistribuição de cerca de 1 hora. A porcentagem de ligação das benzodiazepinas às proteínas plasmáticas correlaciona-se com a lipossolubilidade e varia entre cerca de 99% para o diazepam a cerca de 85% para o clonazepam. O principal metabólito do diazepam (*N*-desmetildiazepam) é um pouco menos ativo que o fármaco original e pode comportar-se como agonista parcial. A meia-vida do diazepam no plasma é de 1-2 dias, enquanto a do *N*-desmetildiazepam é de cerca de 60 h. O clonazepam é metabolizado por redução do grupo nitro para produzir derivados 7-amino inativos. Menos de 1% do fármaco é recuperado sem alterações na urina. A meia-vida do clonazepam no plasma é de cerca de 23 h. O lorazepam é metabolizado principalmente por conjugação com o ácido glicurônico e sua meia-vida no plasma é de cerca de 14 h.

TOXICIDADE. Os principais efeitos adversos do tratamento crônico com clonazepam oral são sonolência e letargia. Isso ocorre em cerca de 50% dos pacientes no início do tratamento, mas geralmente há tolerância com a administração continuada. Perda da coordenação muscular e ataxia são menos frequentes. Embora esses sintomas geralmente possam ser mantidos em níveis toleráveis por redução da dose ou da taxa em que ela é aumentada, eles ocasionalmente exigem a interrupção do fármaco. Outros efeitos colaterais incluem hipotonia, disartria e tonteira. Os transtornos comportamentais, especialmente nas crianças, podem ser muito incômodos e incluem agressividade, hiperatividade, irritabilidade e dificuldade de concentração. Existem relatos de anorexia e hiperfagia. O aumento das secreções salivares e brônquicas pode causar problemas nas crianças. Em alguns casos, as convulsões são exacerbadas e o estado epiléptico pode ser desencadeado se o fármaco for suspenso repentinamente. As depressões cardiovascular e respiratória podem ocorrer depois da administração intravenosa de diazepam, clonazepam ou lorazepam, particularmente quando são administrados depois de outros fármacos anticonvulsivantes ou depressores centrais.

CONCENTRAÇÕES PLASMÁTICAS DOS FÁRMACOS. Como a tolerância influencia a relação entre a concentração do fármaco e seu efeito anticonvulsivante, as concentrações plasmáticas das benzodiazepinas têm valor limitado.

USOS TERAPÊUTICOS. O clonazepam é útil ao tratamento das crises de ausência e das crises epilépticas mioclônicas das crianças. A tolerância aos seus efeitos antiepilépticos geralmente ocorre depois de 1-6 meses de administração, depois dos quais alguns pacientes deixam de responder ao clonazepam em qualquer dose. A doses inicial de clonazepam não deve ultrapassar 1,5 mg/dia para os adultos e de 0,01-0,03 mg/kg/dia para as crianças. Os efeitos colaterais dose-dependentes diminuem quando são administradas duas ou três doses fracionadas por dia. A dose pode ser aumentada a cada 3 dias em quantidades de 0,25-0,5 mg/dia para as crianças e 0,5-1 mg/dia para os adultos. A dose máxima recomendada é 20 mg/dia para adultos e 0,2 mg/kg/dia para crianças. O clonazepam em *spray* intranasal foi desenvolvido como fármaco único para o tratamento das crises epilépticas repetitivas agudas.

Embora o diazepam seja eficaz no tratamento do estado epiléptico, a duração curta da sua ação é desvantajosa, levando ao uso mais frequente do lorazepam. O clorazepato é eficaz quando combinado com alguns outros fármacos para tratar crises epilépticas parciais. A dose inicial máxima do clorazepato é de 22,5 mg/dia em três doses para adultos e crianças com mais de 12 anos e 15 mg/dia em duas doses para crianças de 9 a 12 anos. O clorazepato não é recomendado para crianças com menos de 9 anos. O clobazam foi aprovado recentemente pelo FDA como tratamento adjuvante das crises epilépticas associadas à síndrome de Lennox-Gastaut em crianças com mais de 2 anos. A dose inicial é de 5 mg para crianças com menos de 30 kg de peso corporal e a dose máxima é de 20 mg. A dose inicial para pacientes com mais de 30 kg é de 10 mg e a dose máxima é de 40 mg.

OUTROS FÁRMACOS ANTICONVULSIVANTES

GABAPENTINA E PREGABALINA

A gabapentina e a pregabalina são anticonvulsivantes formados por uma molécula de GABA ligada covalentemente a um anel de cicloexano ou isobutano lipofílico, respectivamente. A gabapentina foi desenvolvida como um agonista do GABA de ação central e sua lipossolubilidade alta facilita sua transferência através da membrana hematencefálica.

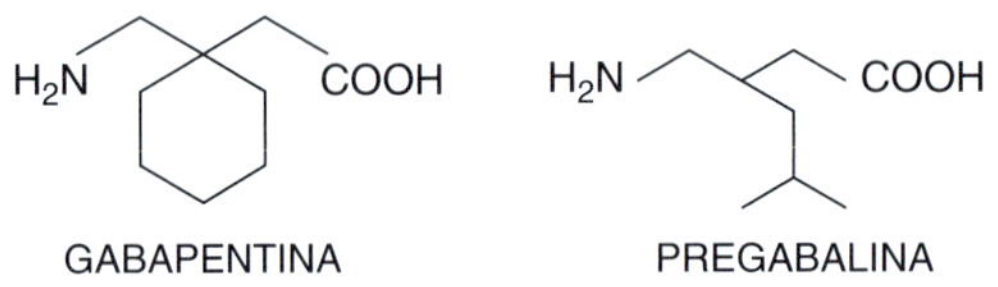

MECANISMOS DE AÇÃO. A gabapentina inibe a extensão tônica membranas posteriores no modelo de convulsão por eletrochoque, inibindo também as convulsões clônicas induzidas por eletrochoque e pelo pentilenotetrazol. A eficácia desse fármaco nesses dois modelos é semelhante a do ácido valproico e isto o diferencia da fenitoína e da carbamazepina. A despeito de sua concepção como agonista de GABA, a gabapentina ou a pregabalina não simula a ação deste mediador quando é aplicada por via iontoforética aos neurônios em cultura primária. Esses compostos ligam-se com grande afinidade a uma proteína das membranas corticais, que possui uma sequência de aminoácidos idêntica a da subunidade α2δ-1 do canal de Ca^{2+}, mas seu mecanismo de ação molecular ainda não está claro, e a pesquisa nesta área continuada sendo necessária. Esses compostos também têm propriedades analgésicas; a eficácia analgésica da pregabalina é suprimida nos camundongos portadores de uma mutação da proteína α2δ-1.

FARMACOCINÉTICA. A gabapentina e a pregabalina são absorvidas depois da administração oral e não são metabolizadas nos seres humanos. Esses fármacos não se ligam às proteínas plasmáticas e são excretados sem alterações, principalmente na urina. Suas meias-vidas são de cerca de 6 h. Esses compostos não têm interações conhecidas com outros anticonvulsivantes.

USOS TERAPÊUTICOS E TOXICIDADE. A gabapentina e a pregabalina são eficazes no tratamento das convulsões parciais com ou sem generalização secundária, quando são combinadas com outros anticonvulsivantes. A pregabalina foi aprovada para tratar dores neuropáticas associadas às lesões da medula espinal. A gabapentina também é usada no tratamento da enxaqueca, da dor crônica, do transtorno bipolar e da síndrome das pernas inquietas. A gabapentina geralmente é eficaz nas doses de 900-1.800 mg/dia em três tomadas, mas alguns pacientes podem necessitar de 3.600 mg. Em geral, o tratamento começa com uma dose baixa (300 mg no primeiro dia), que depois é aumentada a frações diárias de 300 mg, até alcançar a dose eficaz. A gabapentina é bem tolerada e os efeitos adversos comuns são sonolência, tonteira, ataxia e fadiga, que regridem em duas semanas de tratamento continuado. A gabapentina e a pregabalina estão incluídas na classe C dos fármacos utilizados na gravidez.

LAMOTRIGINA

A lamotrigina é um derivado da feniltriazina e foi desenvolvido inicialmente como agente antifolato, mas sua eficácia como anticonvulsivante não está relacionada com suas propriedades antifolato de bloqueio do metabolismo do folato.

MECANISMOS DE AÇÃO. A lamotrigina bloqueia as deflagrações repetitivas persistentes dos neurônios da medula espinal dos camundongos e retarda a recuperação da inativação dos canais de Na^+ recombinantes; estes mecanismos de ação são semelhantes aos da fenitoína e da carbamazepina. A lamotrigina é eficaz em um espectro mais amplo de distúrbios convulsivos que a fenitoína e a carbamazepina, sugerindo que este fármaco tenha outras ações além da regulação da inativação dos canais de Na^+. Os mecanismos subjacentes ao seu amplo espectro de ação não estão bem esclarecidos.

FARMACOCINÉTICA. A lamotrigina é totalmente absorvida no trato gastrintestinal e metabolizada principalmente por glicuronidação. A meia-vida plasmática de uma única dose é 24-30 h. A administração de fenitoína, carbamazepina ou fenobarbital reduz a meia-vida e as concentrações plasmáticas da lamotrigina. O acréscimo de valproato aumenta acentuadamente as concentrações plasmáticas da lamotrigina, provavelmente por inibição da glicuronidação. O acréscimo da lamotrigina ao tratamento com ácido valproico reduz as concentrações de valproato em cerca de 25% depois de algumas semanas. O uso concomitante de lamotrigina e carbamazepina está associado aos aumentos do 10,11-epóxido de carbamazepina e à toxicidade clínica.

USO TERAPÊUTICO. A lamotrigina é útil em monoterapia e tratamento adjuvante para crises parciais e tônico-clônicas secundariamente generalizadas dos adultos e da síndrome de Lennox-Gastaut das crianças e dos adultos. Os pacientes que já utilizam um anticonvulsivante que induz as enzimas hepáticas (p. ex., carbamazepina, fenitoína, fenobarbital ou primidona, mas não valproato) devem usar doses iniciais de lamotrigina na faixa de 50 mg/dia durante duas semanas. Em seguida, a dose é aumentada para 50 mg duas vezes ao dia, durante duas semanas e depois aumentada a incrementos de 100 mg/dia a cada semana, até alcançar uma dose de manutenção entre 300 e 500 mg/dia em duas doses fracionadas. Para os pacientes que utilizam valproato, além de um fármaco anticonvulsivante indutor enzimático, a dose inicial deve ser de 25 mg em dias alternados por duas semanas e, em seguida, aumentada para 25 mg/dia durante mais duas semanas; depois, a dose pode ser aumentada em 25 a 50 mg a cada duas semanas, até alcançar uma dose de manutenção entre 100 e 150 mg/dia em duas doses fracionadas.

TOXICIDADE. Os efeitos adversos mais comuns são tonteira, ataxia, turvação visual ou diplopia, náuseas, vômitos e exantema quando a lamotrigina é combinada com outro anticonvulsivante. Existem alguns casos publicados de síndrome de Stevens-Johnson e coagulação intravascular disseminada. A incidência de exantema grave nos pacientes pediátricos (cerca de 0,8%) é maior que na população adulta (0,3%).

LEVETIRACETAM

O levetiracetam foi aprovado pelo FDA como adjuvante no tratamento das crises epilépticas mioclônicas, parciais e tônico-clônicas generalizadas primárias dos adultos e das crianças a partir da idade de 4 anos. O mecanismo pelo qual o levetiracetam produz seus efeitos anticonvulsivantes é desconhecido.

FARMACOCINÉTICA. O levetiracetam é rápido e quase totalmente absorvido depois da administração oral e não se liga às proteínas plasmáticas. Cerca de 95% do fármaco e do seu metabólito inativo são excretados na urina, dos quais 65% sem alterações; o metabólito principal resulta da hidrólise do acetamida. O levetiracetam não tem interações conhecidas com outros anticonvulsivantes, anticoncepcionais orais ou anticoagulantes.

USO TERAPÊUTICO E TOXICIDADE. Em experiências clínicas, o levetiracetam administrado simultaneamente com outros anticonvulsivantes em adultos com crises parciais refratárias ou crises epilépticas tônico-clônicas generalizadas descontroladas foi mais eficaz que o placebo. O levetiracetam também é eficaz como adjuvante para convulsões mioclônicas generalizadas refratárias. Existem evidências insuficientes quanto à sua utilização isolada no tratamento da epilepsia parcial ou generalizada. O levetiracetam é bem tolerado. Os efeitos adversos são sonolência, astenia e tonteira.

TIAGABINA

A tiagabina é usada para tratar crises epilépticas parciais dos adultos. Esse fármaco inibe um transportador de GABA (GAT-1) e, deste modo, reduz a captação deste neurotransmissor pelos neurônios e pela glia, prolongando dessa maneira o tempo de permanência do GABA nas sinapses inibitórias.

FARMACOCINÉTICA. A tiagabina é rapidamente absorvida depois da administração oral, liga-se amplamente às proteínas séricas ou plasmáticas e é metabolizada principalmente pelo CYP3A no fígado. Sua meia-vida de cerca de 8 h é abreviada em 2-3 h quando é administrada junto com agentes indutores das enzimas hepáticas, como fenobarbital, fenitoína ou carbamazepina.

USO TERAPÊUTICO E TOXICIDADE. A tiagabina é eficaz como adjuvante ao tratamento das crises parciais refratárias com ou sem generalização secundária. Sua eficácia como monoterapia para epilepsia parcial ou generalizada recém-diagnosticada ou refratária não foi estabelecida. Os efeitos adversos são tonteira, sonolência e tremor, que parecem ser brandos a moderados e ocorrem logo depois de iniciar o tratamento. A tiagabina e outros fármacos que acentuam os efeitos do GABA liberado nas sinapses podem facilitar as deflagrações de pontas e ondas nos modelos animais de crises de ausência. Por essa razão, a tiagabina pode estar contraindicada em pacientes com crises de ausência generalizadas. Paradoxalmente, a tiagabina foi associada à ocorrência de crises epilépticas em pacientes sem epilepsia e o uso deste fármaco fora das indicações aprovadas não é recomendável.

TOPIRAMATO

O topiramato foi aprovado pelo FDA como monoterapia inicial (pacientes com idade mínima de 10 anos) e tratamento adjuvante (pacientes com idade mínima de 2 anos) das convulsões parciais ou tônico-clônicas generalizadas primárias, da síndrome de Lennox-Gastaut (crianças com 2 anos ou mais) e como profilaxia da enxaqueca dos adultos.

MECANISMOS DE AÇÃO. O topiramato reduz as correntes de Na^+ regulados por voltagem nas células granulosas cerebelares e pode atuar no estado inativado deste canal, de maneira semelhante à fenitoína. Além disso, o topiramato ativa uma corrente de K^+ hiperpolarizante, aumenta as correntes no receptor $GABA_A$ pós-sináptico e limita a ativação do(s) subtipo(s) AMPA-cainato de receptores de glutamato (Quadro 14-1 e Figuras 14-6, 14-7 e 14-8). Esse fármaco também é um inibidor fraco da anidrase carbônica.

FARMACOCINÉTICA. O topiramato é rapidamente absorvido depois da administração oral, apresenta pouca ligação (10-20%) às proteínas plasmáticas e é excretado principalmente de forma inalterada na urina. O restante é metabolizado por hidroxilação, hidrólise e glicuronidação, mas nenhum metabólito isolado responde por mais de 5% da dose oral. Sua meia-vida é de cerca de 1 dia. Ocorre redução das concentrações plasmáticas do estradiol durante a administração concomitante com topiramato e isto sugere a necessidade de doses mais altas dos anticoncepcionais orais administrados junto com o topiramato.

USO TERAPÊUTICO E TOXICICDADE. O topiramato é equivalente ao valproato e à carbamazepina nas crianças e nos adultos com epilepsias parcial e generalizada primária recém-diagnosticadas. Esse fármaco é eficaz como monoterapia para epilepsia parcial refratária e convulsões tônico-clônicas generalizadas refratárias. O topiramato também é eficaz como tratamento adjuvante (para evitar episódios de queda e crises epilépticas tônico-clônicas dos pacientes com síndrome de Lennox-Gastaut e como profilaxia da enxaqueca dos adultos). O topiramato é bem tolerado. Os efeitos adversos comuns são sonolência, fadiga, perda ponderal e nervosismo. Esse fármaco pode precipitar cálculos renais, o que quase certamente se deve à inibição da anidrase carbônica. O topiramato foi associado à deficiência cognitiva e os pacientes podem queixar-se de uma alteração do paladar das bebidas gaseificadas.

ZONISAMIDA

A zonisamida é um derivado das sulfonamidas e é usada como tratamento adjuvante das crises epilépticas parciais dos adultos. Esse fármaco inibe as correntes de Ca^{2+} do tipo T. Além disso, a zonisamida inibe as deflagrações repetitivas sustentadas dos neurônios da medula espinal, provavelmente porque prolonga o estado inativado dos canais de Na^+ controlados por voltagem por um mecanismo de ação semelhante ao da fenitoína e da carbamazepina.

FARMACOCINÉTICA. A zonisamida é quase totalmente absorvida depois da administração oral, tem meia- vida longa (cerca de 63 h) e liga-se às proteínas plasmáticas na fração aproximada de 40%. Cerca de 85% da dose oral são excretados na urina, principalmente como fármaco não inalterado e um glicuronídeo de um metabólito formado pelo CYP3A4. O fenobarbital, a fenitoína e a carbamazepina reduzem a razão entre concentração plasmática/dose da zonisamida, enquanto a lamotrigina aumenta. A zonisamida tem pouco efeito nas concentrações plasmáticas dos outros anticonvulsivantes.

USO TERAPÊUTICO E TOXICIDADE. Em experiências clínicas, o acréscimo da zonisamida aos outros fármacos usados por pacientes com crises epilépticas parciais refratárias foi mais eficaz que o de um placebo. As evidências são insuficientes quanto à sua eficácia como monoterapia para epilepsia recém-diagnosticada ou refratária. A zonisamida é bem tolerada. Os efeitos adversos comuns incluem sonolência, ataxia, anorexia, nervosismo e fadiga. Cerca de 1% dos pacientes desenvolvem cálculos renais durante o tratamento e isto pode estar relacionado com sua capacidade de inibir a anidrase carbônica. A zonisamida pode causar acidose metabólica, sendo mais comum nos pacientes mais jovens. Os pacientes com distúrbios predisponentes (p. ex., doença renal, doenças respiratórias graves, diarreia, intervenção cirúrgica, dieta cetogênica) podem ser mais suscetíveis. É recomendável determinar o nível de bicarbonato sérico antes de iniciar o tratamento e, em seguida, a intervalos regulares.

LACOSAMIDA

A lacosamida foi aprovada pelo FDA como adjuvante no tratamento das crises epilépticas parciais em pacientes de 17 anos ou mais.

A lacosamida acentua a inativação lenta dos canais de Na^+ regulados por voltagem e diminui as deflagrações repetitivas persistentes, que é o padrão de deflagração neuronal típico das crises parciais. Além disso, a lacosamida também se liga à proteína 2 mediadora da resposta à colapsina (crmp-2), que é uma fosfoproteína envolvida na diferenciação neuronal e na proliferação dos axônios. Seu mecanismo de ação anticonvulsivante quase certamente é mediado pelo prolongamento da inativação dos canais de Na^+. Estudos clínicos com adultos portadores de convulsões parciais refratárias demonstraram que o acréscimo da lacosamida aos outros fármacos anticonvulsivantes foi mais eficaz que o de um placebo.

RUFINAMIDA

A rufinamida é um derivado triazólico aprovado como adjuvante ao tratamento das convulsões associadas à síndrome de Lennox-Gastaut. A rufinamida acentua a inativação lenta dos canais de Na^+ regulados por voltagem e limita as deflagrações repetitivas persistentes, que é o padrão de ativação típico das convulsões parciais. Hoje, ainda não está claro se esse é o mecanismo pelo qual a rufinamida suprime as convulsões.

VIGABATRINA

A vigabatrina é usada como adjuvante ao tratamento das convulsões parciais complexas refratárias dos adultos. Além disso, a vigabatrina foi desenvolvida como fármaco órfão para o tratamento dos espasmos infantis. Em razão da perda visual bilateral progressiva e irreversível, o uso desse fármaco deve ser limitado aos pacientes que não responderam aos outros tratamentos alternativos.

A vigabatrina é um análogo estrutural do GABA, que inibe irreversivelmente a principal enzima responsável por sua degradação (GABA-transaminase) e, desse modo, aumenta as concentrações do neurotransmissor no cérebro. Uma experiência clínica randomizada de duas semanas de tratamento com vigabatrina das crianças com menos de 2 anos com espasmos infantis demonstrou aumentos tempo-dependentes e dose-dependentes naqueles que responderam, conforme se evidenciou por ausência de espasmos por 7 dias consecutivos. O subgrupo das crianças nos quais os espasmos infantis eram causados por esclerose tuberosa foi especialmente sensível à vigabatrina.

EZOGABINA

A ezogabina é um éster etílico de carbamato e um ativador dos canais de K^+ aprovado pelo FDA para tratar crises epilépticas com início parcial.

A ezogabina é administrada por via oral. A dose inicial é de 100 mg três vezes ao dia e pode ser aumentada gradativamente até a dose máxima de 1.200 mg/dia. Esse fármaco é metabolizado principalmente por glicuronidação e eliminado principalmente por excreção renal. A meia-vida da ezogabina é de cerca de 8 a 11 horas. Os efeitos adversos graves são dose-dependentes e incluem dificuldade de urinar, alucinação, pensamentos suicidas e prolongado do QT. Efeitos colaterais menos graves são sonolência, tonteira, fadiga, turvação visual, tremor, déficit de memória, astenia, distúrbio da marca e do equilíbrio e fala arrastada.

PERAMPANEL

O perampanel é um antagonista não competitivo seletivo do receptor de glutamato AMPA. Esse fármaco foi aprovado para tratar crises epilépticas inicialmente parciais, com ou sem crises convulsivas generalizadas secundárias.

A dose oral inicial recomendada é de 2 mg uma vez por dia, titulada até alcançar a dose máxima de 4 a 12 mg por dia a hora de deitar. O fármaco é rapidamente absorvido depois da administração oral e sua meia-vida é de cerca de 105 horas. O perampanel liga-se às proteínas plasmáticas a uma taxa de 95%, especialmente à albumina. O fármaco é metabolizado por oxidação seguida de glicuronidação. Os efeitos adversos são comportamento agressivo, pensamentos suicidas, sonolência, vertigem, tonteira, náuseas, problemas de marcha e coordenação muscular e aumento do peso.

ACETAZOLAMIDA

A acetazolamida, o protótipo dos inibidores da anidrase carbônica (Capítulo 25), é eficaz em alguns casos de crises de ausência, mas sua utilidade é limitada pelo desenvolvimento rápido de tolerância.

FELBAMATO

O felbamato é um dicarbamato. A associação entre esse fármaco e anemia aplásica resultou na interrupção do seu uso terapêutico na maioria dos pacientes. A experiência pós-comercialização demonstrou uma associação entre exposição ao felbamato e insuficiência hepática.

PRINCÍPIOS GERAIS E ESCOLHA DOS FÁRMACOS PARA TRATAR EPILEPSIAS

O diagnóstico e o tratamento precoces dos distúrbios convulsivos com um único fármaco apropriado oferecem as melhores chances de alcançar períodos longos sem convulsões com o menor risco de toxicidade. É importante fazer uma tentativa de determinar a causa da epilepsia, na esperança de descobrir uma lesão estrutural ou metabólica reversível. O Quadro 21-1 descreve os fármacos comumente usados para tratar diferentes tipos de convulsões. A eficácia combinada com os efeitos indesejáveis de determinado fármaco define qual é o ideal para cada paciente.

A menos que existam circunstâncias agravantes como o estado epiléptico, deve-se iniciar o tratamento com apenas um fármaco. A dose inicial deve ser pequena e estabelecer como alvo as concentrações plasmáticas em equilíbrio situadas no limite inferior da faixa associada à eficácia clínica. A dose é aumentada a intervalos apropriados e conforme a necessidade para controlar as convulsões, ou evitar efeitos adversos. A adesão ao tratamento com um único fármaco selecionado adequadamente e utilizado nas doses máximas toleradas assegura o controle completo das convulsões em cerca de 50% dos casos. Quando a adesão está confirmada e, ainda assim, ocorrem convulsões, o fármaco inicial deve ser substituído por outro. A menos que efeitos adversos graves exijam o contrário, sempre se deve reduzir a dose gradativamente durante a suspensão de um fármaco, de modo a reduzir o risco de recidiva das crises. Os estudos sugerem que, entre os pacientes que não estavam sendo tratados até então, 47% ficam livres das convulsões com o primeiro fármaco e outros 14% conseguem controlar as crises com um segundo ou terceiro. Quando o tratamento com um segundo fármaco utilizado isoladamente não é suficiente, o tratamento combinado está justificado; a decisão não deve ser tomada rapidamente, porque a maioria dos pacientes obtêm o controle das convulsões *com efeitos adversos mínimos* utilizando apenas um fármaco. Ao escolher uma combinação de fármacos, parece recomendável selecionar dois que atuem por mecanismos diferentes (p. ex., um que prolongue a inativação dos canais de Na^+ e outro que aumente a inibição sináptica mediada pelo GABA) (Quadro 21-2). Os efeitos colaterais de cada fármaco e as interações farmacológicas potenciais também devem ser considerados.

DURAÇÃO DO TRATAMENTO

Os agentes anticonvulsivantes geralmente são mantidos por no mínimo 2 anos. A redução progressiva e a interrupção do tratamento devem ser consideradas quando o cliente não tem crises epilépticas depois de dois anos. Os fatores associados ao risco elevado de recidiva das crises epilépticas depois da interrupção do tratamento são: anormalidades no EEG; lesões estruturais diagnosticadas; anormalidades do exame neurológico; e história de crises frequentes ou refratárias ao tratamento antes de alcançar seu controle. Por outro lado, os fatores associados a um risco baixo de recidiva das crises epilépticas são: epilepsia idiopática; EEG normal; início das crises na infância; e crises facilmente controladas com um único fármaco. Nos casos típicos, 80% das recidivas ocorrem nos primeiros quatro meses depois de interromper o tratamento. O médico e o paciente devem comparar o risco de recidiva das crises e as consequências potencialmente deletérias associadas (p. ex., suspensão da autorização para dirigir) com as diversas implicações advindas da manutenção do tratamento, inclusive custo, efeitos indesejáveis, implicações do diagnóstico de epilepsia. As doses dos fármacos devem ser reduzidas lentamente ao longo de um período de vários meses.

CRISES EPILÉPTICAS PARCIAIS SIMPLES E COMPLEXAS E CRISES TÔNICO-CLÔNICAS GENERALIZADAS SECUNDÁRIAS

Alguns estudos compararam a eficácia e a toxicidade da carbamazepina, do fenobarbital e da fenitoína no tratamento das crises epilépticas parciais e *tônico-clônicas* generalizadas secundárias dos adultos. A carbamazepina e a fenitoína foram os fármacos mais eficazes.

CRISES DE AUSÊNCIA

A etossuximida e o valproato são considerados igualmente eficazes no tratamento das crises de ausência. Cerca de 50-75% dos pacientes recém-diagnosticados têm suas crises eliminadas depois do tratamento com um desses fármacos. Quando há convulsões tônico-clônicas ou estas começam durante o tratamento, o valproato é a primeira opção terapêutica. A lamotrigina também é eficaz no tratamento das crises de ausência recém-diagnosticadas, apesar do fato de que este fármaco não foi aprovado para esta indicação pelo FDA.

CRISES MIOCLÔNICAS

O ácido valproico é a opção preferível para as crises mioclônicas da síndrome de epilepsia mioclônica juvenil, na qual a mioclonia frequentemente coexiste com convulsões tônico-clônicas e crises de ausência. O levetiracetam também foi comprovadamente eficaz como fármaco coadjuvante no tratamento das crises mioclônicas generalizadas refratárias.

CONVULSÕES FEBRIS

Cerca de 2-4% das crianças têm convulsões associadas a uma doença febril. Cerca de 25-33% destas crianças têm outros episódios de convulsões febris, mas apenas 2-3% tornam-se epilépticas nos anos seguintes, representando um risco seis vezes maior em comparação com a população geral. Vários fatores estão associados ao risco mais alto de desenvolver epilepsia: doença neurológica ou atraso do desenvolvimento preexistente, história familiar de epilepsia, ou convulsão febril complicada (i.e., convulsão com duração maior que 15 min, unilateral ou seguida de uma segunda crise no mesmo dia). Quando todos esses fatores de risco estão presentes, o risco de epilepsia é de cerca de 10%. As incertezas acerca da eficácia da profilaxia para reduzir a epilepsia, somadas aos efeitos colaterais substanciais do fenobarbital, contraindicam a administração crônica com finalidades profiláticas. Para as crianças sob risco alto de desenvolver convulsões febris recorrentes e epilepsia, a administração retal do diazepam durante o episódio de febre pode evitar crises recorrentes e os efeitos adversos do tratamento crônico.

CONVULSÕES DOS LACTENTES E DAS CRIANÇAS PEQUENAS

Os espasmos infantis com hipsarritmia são refratários aos agentes anticonvulsivantes habituais. A corticotrofina ou os glicocorticoides são comumente usados. A vigabatrina (γ-vinil-GABA) foi eficaz em comparação com placebo. A possibilidade de ocorrer perda visual progressiva e irreversível resultou na inclusão de um alerta na bula e na sua comercialização por um programa de distribuição restritiva. A vigabatrina recebeu o *status* de fármaco órfão para o tratamento dos espasmos infantis. A síndrome de Lennox-Gastaut é uma forma grave de epilepsia, que geralmente começa na infância e caracteriza-se por déficits cognitivos e vários tipos de atividade convulsiva, inclusive tônico-clônica, tônica, atônica, mioclônica e crises de ausência atípicas. A lamotrigina é um fármaco adicional eficaz e bem tolerado para esse tipo de epilepsia resistente ao tratamento. O felbamato também é eficaz no controle das convulsões dessa síndrome, mas seu uso foi limitado pela ocorrência ocasional de anemia aplásica e insuficiência hepática. O topiramato também foi considerado eficaz.

ESTADO EPILÉPTICO E OUTRAS EMERGÊNCIAS CONVULSIVAS

O estado epiléptico é uma emergência neurológica. Nos adultos, o coeficiente de mortalidade é de cerca de 20%. O objetivo do tratamento é a rápida interrupção da atividade convulsiva comportamental e elétrica; quanto mais longa for a duração do estado epiléptico não tratado, mais difícil será o controle e maior o risco de lesão cerebral irreversível. O tratamento imediato com fármacos eficazes em doses adequadas é essencial, com atenção à ocorrência de hipoventilação e hipotensão. Como a hipoventilação pode ser causada pelas doses altas dos fármacos usados, pode ser necessário usar suporte ventilatório temporário. Os fármacos devem ser administrados apenas por via intravenosa. Quatro esquemas terapêuticos (diazepam seguido de fenitoína; lorazepam; fenobarbital; e apenas fenitoína) parecem ter eficácias comparáveis, com índices de sucesso na faixa de 44 a 65%. Estudos mostraram que o uso isolado de lorazepam foi significativamente melhor que o tratamento apenas com fenitoína. Com referência às recidivas ou às reações adversas, não houve diferenças significativas.

TRATAMENTO ANTICONVULSIVANTE E GRAVIDEZ

A eficácia dos anticoncepcionais orais parece ser reduzida pelo uso concomitante dos antiepilépticos. Isso pode ser causado pela taxa mais acelerada de metabolismo dos anticoncepcionais pelos fármacos anticonvulsivantes que induzem os CYPs (Quadro 21-3). Os anticonvulsivantes que induzem os CYPs foram associados à deficiência de vitamina K do recém-nascido, que pode causar coagulopatia e hemorragia intracerebral. Alguns autores recomendaram o tratamento profilático com 10 mg/dia de vitamina K_1 durante o último mês de gestação.

TERATOGENICIDADE. Os anticonvulsivantes causam efeitos teratogênicos. As malformações incluem cardiopatias congênitas, anomalias do tubo neural, fenda palatina e outras. Fenitoína, carbamazepina, valproato, lamotrigina e fenobarbital foram associados aos efeitos teratogênicos. Uma possibilidade para as mulheres epilépticas que desejam engravidar é um período de experiência sem anticonvulsivantes; outra opção é a monoterapia com controle cuidadoso dos níveis do fármaco. O tratamento com vários fármacos em níveis tóxicos deve ser evitado. A suplementação de folato (0,4 mg/dia) é recomendada para todas as mulheres em idade reprodutiva de forma a reduzir a probabilidade de ocorrerem anomalias do tubo neural.

Para uma listagem bibliográfica completa, consulte ***As Bases Farmacológicas da Terapêutica de Goodman e Gilman***, 12ª edição.

Capítulo 22

Tratamento das doenças degenerativas do sistema nervoso central

As doenças degenerativas caracterizam-se pela perda progressiva e irreversível dos neurônios localizados em regiões específicas do cérebro. Os protótipos dos distúrbios neurodegenerativos são as doenças de Parkinson (DP) e de Huntington (DH), nas quais a perda dos neurônios das estruturas dos núcleos da base causa anormalidades no controle dos movimentos; doença de Alzheimer (DA), na qual a perda dos neurônios do hipocampo e do córtex causa déficit de memória e disfunção cognitiva; e esclerose lateral amiotrófica (ELA), na qual a fraqueza muscular resulta da degeneração dos neurônios motores espinais, bulbares e corticais. Hoje, os tratamentos disponíveis para os distúrbios neurodegenerativos atenuam os sintomas da doença, mas não alteram a evolução do processo neurodegenerativo.

VULNERABILIDADE SELETIVA E ESTRATÉGIAS DE NEUROPROTEÇÃO

VULNERABILIDADE SELETIVA. Um aspecto marcante das doenças neurodegenerativas é a especificidade extraordinária dos processos patológicos para determinados tipos de neurônios. Por exemplo, na DP há destruição extensiva dos neurônios dopaminérgicos da substância negra, enquanto os neurônios do córtex e de muitas outras áreas do cérebro não são afetados. Por outro lado, a destruição neuronal da DA é mais marcante no hipocampo e no neocórtex e, mesmo no córtex, a perda dos neurônios não é homogênea e apresenta variações marcantes em cada região funcional. Na DH, o gene mutante responsável pelo distúrbio está expresso por todo o cérebro e em muitos outros órgãos, embora as alterações patológicas sejam mais marcantes no neoestriado. Na ELA, há perda dos neurônios motores espinais e dos neurônios corticais que geram seus estímulos descendentes. A diversidade desses padrões de degeneração neural sugere que o processo de lesão neuronal resulte da interação de influências genéticas e ambientais.

GENÉTICA E AMBIENTE. Todas as doenças neurodegenerativas principais podem ter etiologia familiar. A DH, exclusivamente familiar, é transmitida por um padrão hereditário autossômico dominante e o mecanismo molecular da anomalia genética já foi definido. No entanto, os fatores ambientais influenciam expressivamente a idade de início e a taxa de progressão dos sintomas da DH. A DP, a DA e a ELA são predominantemente esporádicas, sem um padrão hereditário bem definido. Contudo, em todas essas doenças, existem formas genéticas bem descritas. Por exemplo, existem mutações genéticas dominantes (α-sinucleína, *LRRK2*) e recessivas (paraquina, *DJ-1, PINK1*) capazes de causar DP. Na DA, as mutações dos genes que codificam a proteína precursora amiloide (PPA) e as proteínas conhecidas como presenilinas (envolvidas no processamento da PPA) causam as formas hereditárias da doença. As mutações do gene que codifica a cobre/zinco superóxido-dismutase (*SOD1*) são responsáveis por cerca de 2% dos casos da ELA iniciada na vida adulta. Também há fatores de risco genéticos, que influenciam a probabilidade de início da doença e modificam o fenótipo. Por exemplo, o genótipo da apolipoproteína E (apoE) é um fator de risco importante para DA. Existem três isoformas diferentes dessa proteína. Embora todas as isoformas desempenhem com igual eficácia seu papel primário no metabolismo dos lipídeos, os indivíduos homozigóticos para o alelo apoE4 ("4/4") têm risco muito mais alto de desenvolver DA em alguma época de suas vidas, em comparação com os indivíduos homozigóticos para o alelo apoE2 ("2/2").

Fatores ambientais como agentes infecciosos, toxinas ambientais e lesões encefálicas adquiridas foram sugeridos para explicar a etiologia dos distúrbios neurodegenerativos. Alguns estudos sugeriram que as lesões cerebrais traumáticas possam funcionar como fator desencadeante dos distúrbios neurodegenerativos. Ao menos uma toxina, a *N*-metil-4-fenil-1,2,3,6-tetraidropiridina (MPTP), pode induzir um distúrbio muito semelhante à DP. Mais recentemente, algumas evidências correlacionaram a exposição aos pesticidas com a DP. A exposição dos soldados às substâncias químicas neurotóxicas foi implicada na etiologia da ELA (como parte da "síndrome da Guerra do Golfo").

MECANISMOS CELULARES COMUNS DA NEURODEGENERAÇÃO. Apesar dos seus fenótipos variados, os distúrbios neurodegenerativos têm algumas características em comum. Por exemplo, proteínas mal formadas e agregadas são encontradas em todos os principais distúrbios neurodegenerativos: α-sinucleína na DP; amiloide-β (Aβ) e tau na DA; huntingtina na DH; e SOD e TDP-43 na ELA. A acumulação de proteínas mal formadas pode ser resultante de mutações genéticas capazes de causar anormalidades estruturais, ou da eliminação celular anormal destes componentes.

O termo *excitotoxicidade* descreve a lesão neural resultante da presença de quantidades excessivas de glutamato no cérebro. O glutamato é usado como neurotransmissor para mediar a maior parte da transmissão sináptica excitatória nos cérebros dos mamíferos (Quadro 14-1). A presença de quantidades excessivas desse neurotransmissor pode provocar morte celular por excitotoxicidade (Figura 14-8). Os efeitos destrutivos do glutamato são mediados por receptores específicos deste mediador, principalmente os do tipo NMDA (*N*-metil-D-aspartato). A lesão excitotóxica contribui para a morte neuronal que ocorre nos processos agudos como acidentes vasculares encefálicos e traumatismo craniano. O papel da excitotoxicidade não é tão evidente nos distúrbios neurodegenerativos crônicos; entretanto, diferenças celulares e regionais na suscetibilidade à lesão excitotóxica (p. ex., expressas por diferenças nos tipos de receptores de glutamato) podem contribuir para a suscetibilidade seletiva. Isso resultou no desenvolvimento dos antagonistas do glutamato como fármacos neuroprotetores e, hoje, dois deles estão sendo utilizados clinicamente (memantina e riluzol, descritos adiante).

O envelhecimento está associado à redução progressiva da capacidade dos neurônios de realizarem metabolismo oxidativo, com produção subsequente de compostos reativos como o peróxido de hidrogênio e os radicais de oxigênio. Esses compostos reativos podem causar danos ao DNA, provocar a peroxidação dos lipídeos da membrana e causar morte neuronal. Isso levou à busca por fármacos que possam melhorar o metabolismo celular (p. ex., o cofator mitocondrial conhecido como coenzima Q_{10}) e às intervenções antioxidantes desenvolvidas como tratamento para evitar ou retardar as doenças degenerativas.

DOENÇA DE PARKINSON (DP)

REVISÃO CLÍNICA. Parkinsonismo é uma síndrome clínica formada por quatro manifestações principais:

- Bradicinesia (lentidão e pobreza de movimentos)
- Rigidez muscular
- Tremor em repouso (que geralmente diminui durante os movimentos voluntários)
- Desequilíbrio postural resultando em distúrbios da marcha e quedas

A forma mais comum do parkinsonismo é a DP idiopática, descrita inicialmente por James Parkinson em 1817 como *paralisia agitante* ou "paralisia trêmula". O achado patológico característico da DP é a perda dos neurônios dopaminérgicos pigmentados da parte compacta da substância negra, com aparecimento de inclusões intracelulares conhecidas como *corpúsculos de Lewy*. A DP sintomática está associada à perda de 70 a 80% desses neurônios que contêm dopamina.

Sem tratamento, a DP progride ao longo de 5-10 anos para um estado de rigidez e acinesia, no qual os pacientes não conseguem cuidar de si próprios. A morte geralmente resulta das complicações da imobilidade, entre elas pneumonia por aspiração ou embolia pulmonar. A disponibilidade de tratamento farmacológico eficaz alterou radicalmente o prognóstico da DP; na maioria dos casos, é possível manter mobilidade funcional satisfatória por muitos anos. A expectativa de vida dos pacientes tratados adequadamente aumentou de forma expressiva, mas a mortalidade global ainda é mais alta que na população em geral. Além disso, embora a perda dos neurônios de DA seja o elemento mais marcante da doença, este distúrbio afeta várias outras estruturas do cérebro, inclusive o tronco cerebral, o hipocampo e o córtex cerebral. Essa patologia provavelmente é responsável pelas manifestações "não motoras" da DP, inclusive distúrbios do sono, depressão e déficit de memória.

Vários outros distúrbios além da DP idiopática também podem causar parkinsonismo, incluindo-se algumas doenças neurodegenerativas relativamente raras, acidentes vasculares encefálicos e intoxicação com antagonistas dos receptores de DA. Entre os fármacos que podem causar parkinsonismo estão os antipsicóticos como o haloperidol e a torazina (Capítulo 16) e os antieméticos como a proclorperazina e a metoclopramida (Capítulo 46). A diferenciação entre DP idiopática e parkinsonismo de outras etiologias é importante porque o parkinsonismo, devido às outras causas, geralmente é refratário a todos os tipos de tratamento.

FISIOPATOLOGIA. O déficit dopaminérgico da DP é atribuído à perda dos neurônios da parte compacta da substância negra, que fornecem inervação dopaminérgica ao estriado (caudado e putâmen). Os conhecimentos atuais sobre a fisiopatologia da DP baseiam-se na observação de que a quantidade de DA estriatal diminui em mais de 80%. Isso correspondia à perda dos neurônios da substância negra, sugerindo que a reposição de DA poderia recuperar a função. Hoje, dispomos de um modelo de função dos núcleos da base que, embora incompleto, ainda é útil.

SÍNTESE, METABOLISMO E RECEPTORES DA DOPAMINA. A DA é uma catecolamina sintetizada nas terminações dos neurônios dopaminérgicos a partir da tirosina e é armazenada, liberada e metabolizada por meio dos processos descritos no Capítulo 13 e resumidos na Figura 22-1. As ações da DA no cérebro são mediadas pelo receptor específico de dopamina, do qual existem dois subtipos gerais: D1 e D2, com cinco subtipos diferentes D_1 a D_5 (Figura 13-6). Todos os receptores de DA são receptores acoplados às proteínas G (GPCRs). Os receptores do grupo D1 (subtipos D_1 e D_5) acoplam-se à proteína G_s e, em seguida, resultam na ativação da via do AMP cíclico. O grupo D2 (receptores D_2, D_3 e D_4) liga-se à proteína G_i para reduzir a atividade da adenilato-ciclase e das correntes de Ca^2 reguladas por voltagem, ao mesmo tempo em que ativam as correntes de K^+ (detalhes nos Capítulos 3 e 13).

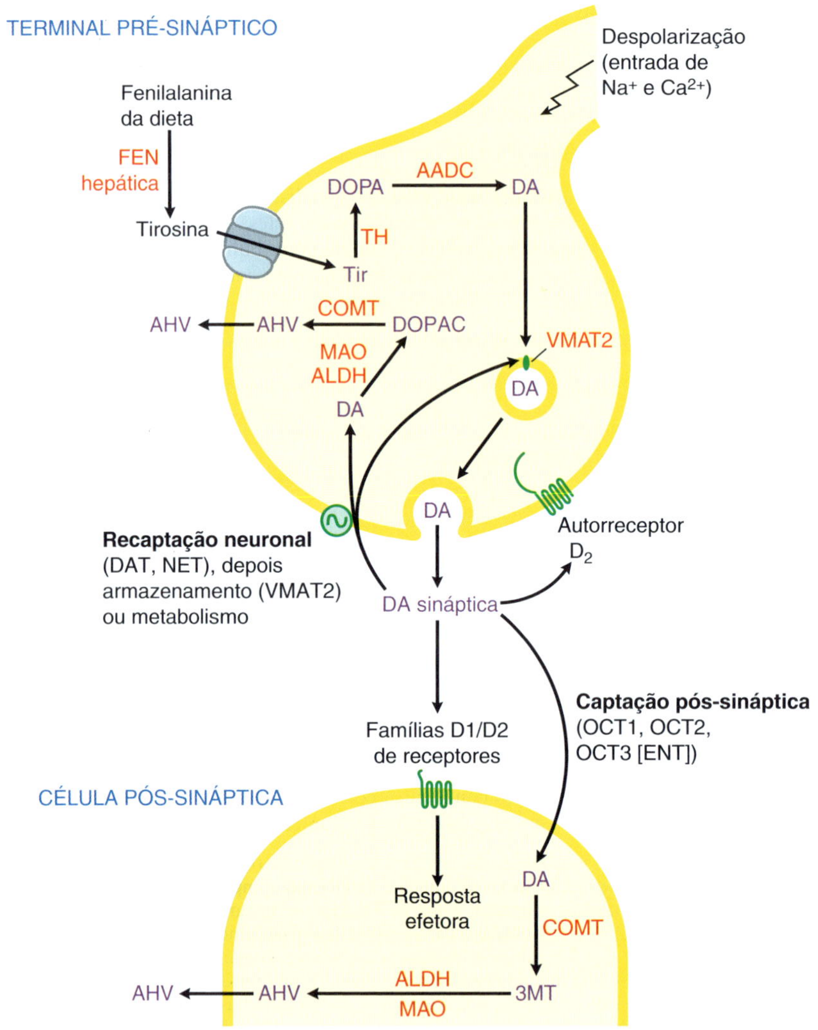

Figura 22-1 *Terminação nervosa dopaminérgica.* A dopamina (DA) é sintetizada a partir da tirosina na terminação nervosa pelas ações sequenciais da tirosina-hidroxilase (TH) e da aminoácidos aromáticos descarboxilase (AADC). A DA é sequestrada pela VMAT2 nos grânulos de armazenamento e liberada por exocitose. A DA sináptica ativa os autorreceptores pré-sinápticos e os receptores D1 e D2 pós-sinápticos. A DA sináptica pode ser captada pelo neurônio por meio dos transportadores de DA e NE (DAT, NET), ou removida por captação pós-sináptica pelos transportadores OCT3. A DA presente no citosol está sujeita à decomposição pela monoaminoxidase (MAO) e pela aldeído-desidrogenase (ALDH) do neurônio, assim como pela catecol-*O*-metiltransferase (COMT) e pela MAO/ALDH das células não neuronais; o produto metabólico final é o ácido homovanílico (AHV). Ver estruturas na Figura 22-4. FEN, fenilalanina-hidroxilase.

Cada um dos cinco receptores de DA tem um padrão anatômico diferente de expressão no cérebro (Figura 13-6). As proteínas D_1 e D_2 são abundantes no estriado e são as estruturas receptores mais importantes no que se refere às causas e ao tratamento da DA. As proteínas D_4 e D_5 são predominantemente extraestriatais, enquanto a expressão do receptor D_3 é baixa no caudado e no putâmen, embora mais abundante no núcleo acumbente e no tubérculo olfativo.

MECANISMO NEURAL DO PARKINSONISMO: UM MODELO DE FUNÇÃO DOS NÚCLEOS DA BASE. Pesquisadores têm realizado esforços significativos para entender como a perda da inervação dopaminérgica dos neurônios do neoestriado resulta nas manifestações clínicas da DP. Os núcleos da base podem ser entendidos como um sistema colateral modulador, que regula o fluxo das informações provenientes do córtex cerebral para os neurônios motores da medula espinal (Figura 22-2).

O neoestriado é a principal estrutura aferente dos núcleos da base e recebe inervação glutamatérgica excitatória de muitas áreas do cérebro. A maioria dos neurônios existentes dentro do estriado é formada por neurônios de

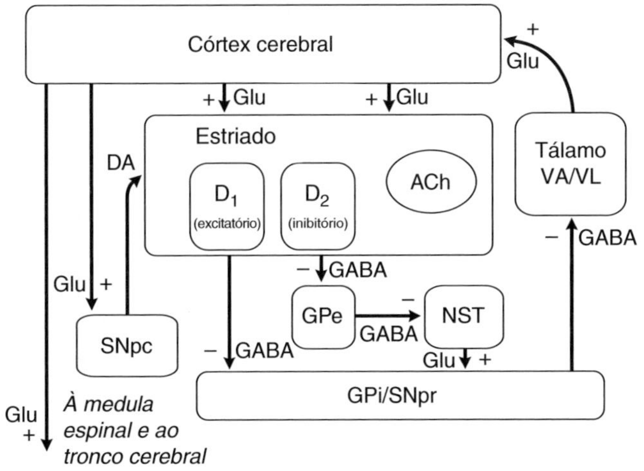

Figura 22-2 *Diagrama esquemático das interconexões dos núcleos da base.* O estriado é a estrutura aferente principal dos núcleos da base e recebe estímulos glutamatérgicos excitatórios provenientes de muitas áreas do córtex cerebral. O estriado contém neurônios de projeção, que expressam predominantemente receptores dopaminérgicos D_1 ou D_2, assim como interneurônios que utilizam a ACh como neurotransmissor. Os estímulos eferentes originados do estriado seguem por duas vias. A via direta — entre o estriado e a parte reticulada da substância negra (SNpr) e a parte interna do globo pálido (GPi) — utiliza o transmissor inibitório GABA. A via indireta — do estriado passando pela parte externa do globo pálido (GPe) e o núcleo subtalâmico (NST) e chegando à SNpr e à GPi — consiste em duas conexões GABAérgicas inibitórias e uma projeção glutamatérgica excitatória (Glu). A parte compacta da substância negra (SNpc) fornece inervação dopaminérgica aos neurônios estriatais, que dá origem às vias direta e indireta, além de regular a atividade relativa destas duas vias. A SNpr e a GPi são as estruturas eferentes dos núcleos da base e fornecem retroalimentação ao córtex cerebral por meio dos núcleos ventroanteriores e ventrolaterais do tálamo (VA/VL).

projeção que inervam outras estruturas dos núcleos da base. Um subgrupo pequeno e importante dos neurônios estriatais consiste em interneurônios, que conectam os neurônios existentes dentro do estriado, mas não se projetam além dos seus limites. A acetilcolina (ACh) e os neuropeptídeos são usados como transmissores por esses interneurônios estriatais.

A inervação eferente do estriado estende-se ao longo de dois trajetos diferentes, conhecidos como *vias direta* e *indireta*. A via direta é formada pelos neurônios do estriado que se projetam diretamente aos estágios de saída dos núcleos da base, da parte reticular da substância negra (SNpr) e da parte interna do globo pálido (GPi); estes neurônios, por sua vez, retransmitem aos núcleos talâmicos anteroventrais e ventrolaterais, que fornecem estímulos excitatórios ao córtex. O neurotransmissor dessas duas conexões da via direta é o ácido gama-aminobutírico (GABA), que é inibitório; desse modo, *o efeito final da estimulação da via direta no nível do estriado é aumentar a saída dos estímulos excitatórios do tálamo para o córtex.*

A via indireta é composta pelos neurônios estriatais que se projetam à parte externa do globo pálido (GPe). Por sua vez, essa estrutura inerva o núcleo subtalâmico (NST), que gera os estímulos eferentes para o SNpr e o estágio de saída da GPi. As primeiras duas conexões — projeções do estriado à Gpe e desta para o NST — usam o transmissor inibitório GABA; contudo, a conexão final — projeção do NST para a SNpr e a GPi — é uma via glutamatérgica excitatória. Desse modo, *o efeito final da estimulação da via indireta no nível do estriado é reduzir a saída dos estímulos excitatórios do tálamo para o córtex cerebral.* O aspecto fundamental desse modelo funcional dos núcleos da base, que explica os sintomas observados na DP em virtude da perda dos neurônios dopaminérgicos, é o efeito diferenciado da dopamina nas vias direta e indireta (Figura 22-3).

Os neurônios dopaminérgicos da parte compacta da substância negra (SNpc) inervam todas as partes do estriado; contudo, os neurônios estriatais inervados expressam diferentes tipos de receptores para a dopamina. Os neurônios estriatais que originam a via direta expressam principalmente a proteína receptora *excitatória* D_1 da dopamina, enquanto os que constituem a via indireta exprimem predominantemente o tipo D_2 *inibitório*. Por essa razão, a DA liberada no estriado tende a aumentar a atividade da via direta e reduzir a da via indireta, enquanto a depleção que ocorre na DP produz o efeito contrário. O efeito final da estimulação dopaminérgica reduzida na DP é aumentar acentuadamente os estímulos inibitórios provenientes da SNpr e da GPi para o tálamo e reduzir a excitação do córtex motor. Esse modelo funcional dos núcleos da base tem várias limitações. As conexões anatômicas são significativamente mais complexas e muitas vias envolvidas não usam apenas um neurotransmissor. No entanto, esse modelo é útil e tem implicações importantes para o planejamento e a aplicação racionais dos agentes farmacológicos na DP.

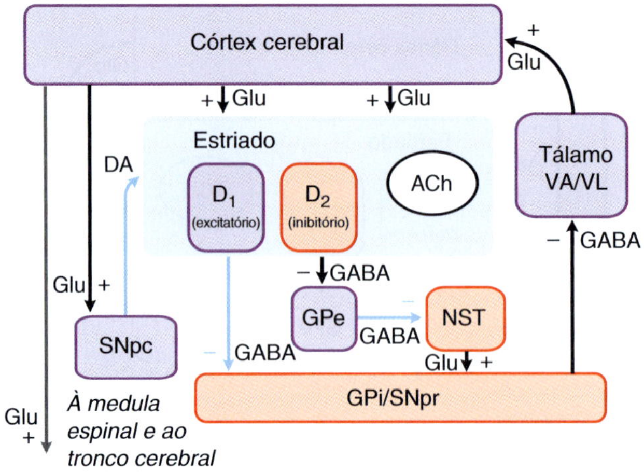

Figura 22-3 *Núcleos da base na doença de Parkinson.* A anormalidade primária é a destruição dos neurônios dopaminérgicos da SNpc. Os neurônios estriatais que formam a via direta entre o estriado e a SNpr e a GPi expressam predominantemente o receptor D_1 *excitatório* da DA, enquanto os neurônios estriatais que se projetam à GPe e formam a via indireta expressam o receptor D_2 *inibitório*. Desse modo, a perda da estimulação dopaminérgica do estriado produz efeitos diferentes nas duas vias eferentes; a via direta que se dirige à SNpr e à GPi é menos ativa (*estruturas em roxo*), enquanto a atividade indireta é aumentada (*estruturas em vermelho*). O efeito final é que os neurônios da SNpr e da GPi tornam-se mais ativos. Isso acentua a inibição do tálamo VA/VL e diminui os estímulos excitatórios do córtex. As *linhas em azul-claro* indicam as vias primárias com atividade reduzida. (Ver definições das abreviaturas anatômicas na legenda da Figura 22-2.)

TRATAMENTO DA DOENÇA DE PARKINSON

O Quadro 22-1 resume os fármacos usados comumente no tratamento da DP.

LEVODOPA. Levodopa (L-dopa, L-3,4-di-hidroxifenilalanina) é o precursor metabólico da DA e isoladamente é o fármaco mais eficaz para o tratamento da DP.

Os efeitos da levodopa resultam da descarboxilação da DA. Quando é administrada por via oral, a levodopa é rapidamente absorvida no intestino delgado pelo sistema transportador dos aminoácidos aromáticos. As concentrações plasmáticas do fármaco geralmente atingem níveis máximos entre 0,5-2 h depois da administração de uma dose oral. A meia-vida plasmática é curta (1-3 h). A taxa e a amplitude da absorção da levodopa dependem da velocidade do esvaziamento gástrico, do pH do suco gástrico e do tempo durante o qual o fármaco fica exposto às enzimas degradativas presentes nas mucosas do estômago e do intestino. A administração junto com as refeições hiperproteicas retarda a absorção e diminui as concentrações plasmáticas de pico. A entrada do fármaco no SNC através da barreira hematoencefálica também é mediada por um transportador de membrana para aminoácidos aromáticos e a competição entre as proteínas da dieta e a levodopa pode ocorrer neste nível. No cérebro, a levodopa é convertida em DA por descarboxilação, principalmente dentro das terminações pré-sinápticas dos neurônios dopaminérgicos do estriado. A DA produzida é responsável pela eficácia terapêutica desse fármaco na DP; depois de ser liberada, a DA é transportada de volta às terminações dopaminérgicas pelo mecanismo de captação pré-sináptica, ou é metabolizada pelas ações da MAO e da catecol-*O*-metiltransferase (COMT) (Figura 22-4).

Na prática clínica, a levodopa quase sempre é administrada em conjunto com um inibidor de ação periférica da descarboxilase dos aminoácidos L-aromáticos, como a carbidopa ou a benserazida (disponível fora dos EUA), que não penetram bem no SNC. Se a levodopa for administrada isoladamente, o fármaco em grande parte é descarboxilado pelas enzimas presentes na mucosa intestinal e em outros tecidos periféricos, de modo que quantidades relativamente pequenas e inalteradas chegam à circulação cerebral e provavelmente < 1% entram no SNC. Além disso, a liberação de DA na circulação depois da conversão periférica da levodopa produz efeitos indesejáveis, principalmente náuseas. A inibição da descarboxilase periférica aumenta significativamente a fração da levodopa administrada que não é metabolizada e continua disponível para atravessar a barreira hematencefálica (Figura 22-5) e reduz a incidência dos efeitos colaterais GIs.

A dose diária de 75 mg de carbidopa é suficiente para evitar a ocorrência de náuseas. Por essa razão, a preparação de carbidopa/levodopa prescrita mais comumente é de 25/100, contendo 25 mg de carbidopa e 100 mg de levodopa. Com essa preparação, os esquemas posológicos de três ou mais comprimidos por dia asseguram a inibição aceitável da descarboxilase na maioria dos casos.

O tratamento com levodopa pode produzir efeitos dramáticos em todos os sinais e sintomas da DP. Nos estágios iniciais da doença, o grau de melhora do tremor, da rigidez e da bradicinesia pode ser

Quadro 22-1

Fármacos comumente usados no tratamento da doença de Parkinson

FÁRMACO	DOSE INICIAL HABITUAL	FAIXA DA DOSE DIÁRIA	COMENTÁRIOS
Formulações de levodopa			
Carbidopa/levodopa	25 mg de carbidopa + 100 mg de levodopa (comprimido de "25/100"), 2-3 vezes/dia	200-1.200 mg de levodopa	
Carbidopa/levodopa de liberação contínua	50 mg de carbidopa + 200 mg de levodopa (comprimido de "50/200 de liberação contínua"), 2 vezes/dia	200-1.200 mg de levodopa	A biodisponibilidade é de 75% com a preparação de liberação imediata
Carbidopa/levodopa em comprimidos de desintegração oral	25 mg de carbidopa + 100 mg de levodopa (comprimido de "25/100"), 2-3 vezes/dia	200-1.200 mg de levodopa	
Inibidores da COMT			
Entacapona	200 mg em cada dose de levodopa/carbidopa	600-2.000 mg	
Tolcapona	100 mg com carbidopa/levodopa	100-300 mg	Pode ser hepatotóxica. Usar apenas nos pacientes que não respondem satisfatoriamente aos outros tratamentos. Requer monitoração da função hepática
Carbidopa/levodopa/entacapona	12,5 mg de carbidopa + 50 mg de levodopa + 200 mg de entacapona, 3 vezes/dia	150-1.200 mg de levodopa	
Agonistas da DA			
Apomorfina	2 mg subcutânea	6-18 mg, por via subcutânea	A trimetobenzamida é utilizada para atenuar as náuseas no início do tratamento
Bromocriptina	1,25 mg	2,5-15 mg/dia	Derivado do esporão-do-centeio; o uso prolongado está associado à fibrose das valvas cardíacas
Pramipexol	0,125 mg, 3 vezes/dia	1,5-4,5 mg	
Ropinirol	0,25 mg, 3 vezes/dia	1,5-24 mg	
Ropinirol de liberação prolongada	2 mg/dia	2-24 mg	
Inibidores da MAO			
Rasagilina	1 mg/dia	0,5-1 mg	
Selegilina	5 mg, 2 vezes/dia	2,5-10 mg	
Outros fármacos			
Triexifenidil, cloridrato	1 mg, 2 vezes/dia	2-15 mg	
Amantadina	100 mg, 2 vezes/dia	100-200 mg	

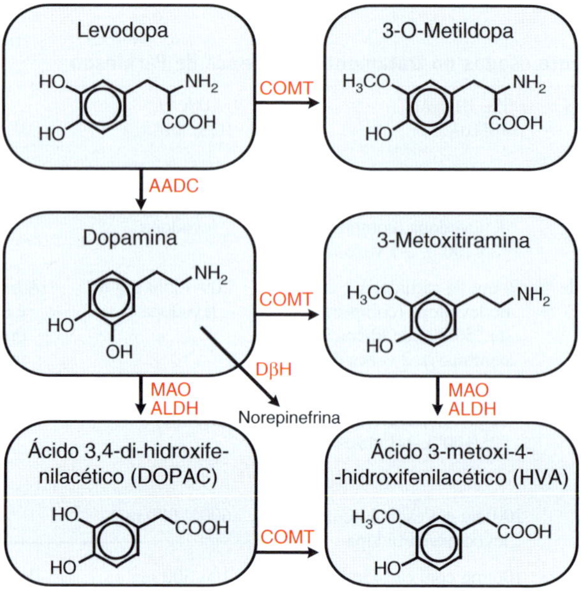

Figura 22-4 *Metabolismo da levodopa (l-DOPA).* ALDH, aldeído-desidrogenase; COMT, catecol-*O*-metiltransferase; DβH, dopamina-β-hidroxilase; AADC, L-aminoácidos aromáticos descarboxilase; MAO, monoaminoxidase.

praticamente completo. Com o tratamento prolongado com levodopa, a capacidade "tamponadora" é perdida e a função motora do paciente oscila drasticamente a cada dose do fármaco, acarretando as *complicações motoras* da levodopa.

Um problema comum é a ocorrência do fenômeno de "esgotamento": cada dose de levodopa melhora efetivamente a mobilidade por algum tempo (talvez 1-2 h), mas a rigidez e a acinesia reaparecem rapidamente ao final do intervalo entre as doses. O aumento da dose e da frequência da administração pode atenuar essa situação, mas isso geralmente é limitado pela ocorrência de discinesia, ou movimentos involuntários anormais e excessivos. Nos estágios mais avançados da doença, os pacientes oscilam rapidamente entre o estado "desligado" (sem qualquer efeito benéfico dos fármacos) e "ligado" (com efeitos benéficos, mas com discinesias incapacitantes), condição conhecida como *fenômeno liga/desliga*. Uma preparação de liberação sustentada, que consiste em levodopa/carbidopa em uma matriz cérea erodível, é útil em alguns casos, mas a absorção desta preparação não é totalmente previsível.

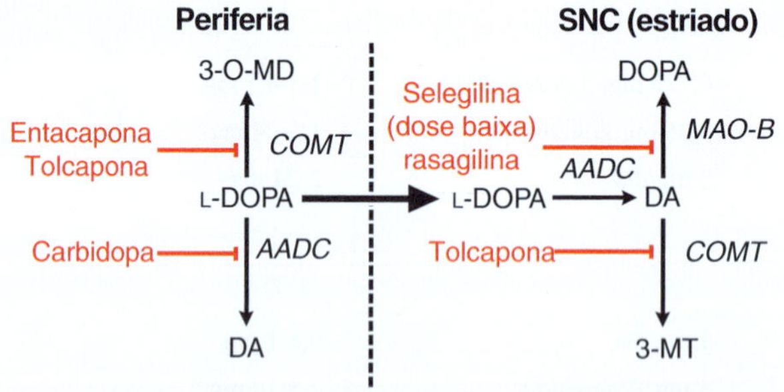

Figura 22-5 *Preservação farmacológica da L-DOPA e da dopamina estriatal.* O local de ação principal dos inibidores da catecol-*O*-metiltransferase (COMT) (inclusive tolcapona e entacapona) é na circulação periférica. Esses fármacos bloqueiam a *O*-metilação da levodopa (L-DOPA) e aumentam a fração do fármaco disponível para liberação ao cérebro. A tolcapona também produz efeitos no SNC. Os inibidores da MAO-B, inclusive selegilina e rasagilina em doses baixas, atuam no SNC e reduzem a desaminação oxidativa da DA e, deste modo, aumentam suas reservas vesiculares. AADC, L-aminoácidos aromáticos descarboxilase; DA, dopamina; DOPA, ácido 3,4-di-hidroxifenilacético; MAO, monoaminoxidase, 3-MT, 3-metoxitiramina; 3-O-MD, 3-O-metil-DOPA.

A levodopa altera a evolução da doença de base, ou simplesmente modifica seus sintomas? Um estudo randomizado recente forneceu evidências de que a levodopa não produza efeito adverso na evolução da doença de base, mas também confirmou que doses altas deste fármaco estão associadas ao início precoce das discinesias. A maioria dos médicos tem adotado uma abordagem pragmática, utilizando levodopa apenas quando os sintomas da DP causam limitação funcional e os outros tratamentos não são adequados ou bem tolerados.

Um dos efeitos adversos frequentes e incômodos é a indução de alucinações e confusão, principalmente nos pacientes idosos ou com disfunção cognitiva preexistente. Os antipsicóticos convencionais (p. ex., fenotiazinas) são eficazes no controle da psicose induzida pela levodopa, mas podem causar agravamento acentuado do parkinsonismo, principalmente por suas ações no receptor D_2 de DA. Uma abordagem alternativa tem sido a de utilizar antipsicóticos "atípicos" (Capítulo 16). Os dois fármacos mais eficazes e mais bem tolerados pelos pacientes com DP avançada são clozapina e quetiapina. A descarboxilação periférica da levodopa e a liberação de DA na circulação podem ativar os receptores dopaminérgicos vasculares e causar hipotensão ortostática. A administração da levodopa com inibidores inespecíficos da MAO acentua significativamente as ações da levodopa e pode desencadear crises hipertensivas potencialmente fatais e hiper-reflexia; os inibidores inespecíficos da MAO sempre devem ser interrompidos no mínimo 14 dias antes de iniciar o tratamento com levodopa (note que esta proibição não se aplica aos inibidores MAO específicos do subtipo B, como selegelina e rasagilina). A interrupção súbita do tratamento com levodopa ou outros agentes dopaminérgicos pode desencadear a *síndrome neuroléptica maligna*, que se caracteriza por confusão, rigidez e hipertermia e é um efeito adverso potencialmente fatal.

AGONISTAS DOS RECEPTORES DE DOPAMINA. Os agonistas dos receptores dopaminérgicos utilizados clinicamente têm ações significativamente mais prolongadas que a da levodopa e, em geral, estes fármacos são úteis ao tratamento das oscilações dependentes da dose da função motora e podem ser úteis à profilaxia das complicações motoras. Alguns autores sugeriram que os agonistas dos receptores de DA possam modificar a evolução da DP porque reduzem a liberação endógena de DA e também a necessidade de administrar levodopa exógena e, deste modo, diminuem a formação de radicais livres.

Dois agonistas dos receptores de DA utilizados por via oral e administrados comumente no tratamento da DP são ropinirol e pramipexol. O ropinirol e o pramipexol têm atividades seletivas nos receptores da classe D2 (especificamente, D_2 e D_3) e pouca ou nenhuma atividade nos receptores da classe D1. Esses dois fármacos são bem absorvidos por via oral e produzem ações terapêuticas semelhantes. Assim como ocorre com a levodopa, esses fármacos podem atenuar os sintomas clínicos da DP. A duração da ação dos agonistas da DA (8-24 h) geralmente é maior que a da levodopa (6-8 h) e eles são particularmente eficazes no tratamento dos pacientes que desenvolveram fenômenos de liga/desliga. O ropinirol também está disponível em uma preparação de liberação prolongada para administração em dose única diária, que é mais conveniente e pode reduzir os efeitos adversos relacionados com as doses intermitentes. O pramipexol e o ropinirol podem causar alucinações ou confusão semelhante à observada com a levodopa e também podem causar náuseas e hipotensão ortostática. Esses fármacos devem ser iniciados em doses baixas e aumentados lentamente de modo a atenuar os efeitos. Assim como ocorre com a própria levodopa, os agonistas da DA também estão associados à fadiga e à sonolência. Os médicos preferem um agonista da DA para o tratamento inicial dos pacientes mais jovens, de forma a reduzir a ocorrência de complicações motoras. Nos pacientes mais idosos ou que têm comorbidade significativa, a levodopa/carbidopa geralmente é mais bem tolerada.

APOMORFINA. A apomorfina é um agonista dopaminérgico que pode ser administrado por meio de injeção subcutânea. Esse fármaco tem grande afinidade pelos receptores D_4; afinidade moderada pelos receptores D_2, D_3 e D_5 e pelos receptores adrenérgicos α_{1D}, α_{2B} α_{2C}; e pouca afinidade pelos receptores D_1. A apomorfina foi aprovada pelo FDA como "resgate" para o tratamento intermitente agudo dos episódios de "desligamento" dos pacientes com respostas flutuantes ao tratamento dopaminérgico.

A apomorfina produz os mesmos efeitos colaterais descritos antes para os agonistas de DA orais. Além disso, esse fármaco é altamente emetogênico e requer o uso de um agente antiemético antes e depois do tratamento. A trimetobenzamida oral na dose de 300 mg 3 vezes/dia deve ser iniciada três dias antes da primeira dose de apomorfina e mantida ao menos durante os primeiros dois meses de tratamento. Existem casos descritos de hipotensão profunda e perda da consciência quando a apomorfina foi administrada junto com a ondansetrona; por esta razão, o uso simultâneo da apomorfina com agentes antieméticos do grupo dos antagonistas dos receptores $5\text{-}HT_3$ está contraindicado. Outros efeitos colaterais potencialmente graves da apomorfina são prolongamento do QT, reações no local das injeções e desenvolvimento de um padrão de uso abusivo, que se caracteriza pela administração das doses a intervalos cada vez menores, resultando em alucinações, discinesia e comportamento anormal. Em vista desses efeitos adversos potenciais, o uso da apomorfina é apropriado apenas quando outras medidas (p. ex., agonistas orais da dopamina ou inibidores da COMT) não conseguem controlar os episódios de "desligamento". O tratamento com apomorfina deve ser iniciado com uma dose de teste de 2 mg, em condições nas quais o paciente possa ser monitorado cuidadosamente. Se for tolerada, a dose pode ser aumentada lentamente até o máximo de 6 mg. Para o controle eficaz dos sintomas, os pacientes podem necessitar de três ou mais injeções diárias.

INIBIDORES DE CATECOL-*O*-METILTRANSFERASE. Quando a levodopa é administrada por via oral, a maior parte da dose é convertida em DA pela descarboxilase dos aminoácidos L-aromáticos (AADC)

(Figura 22-5), que causa náuseas e hipotensão. O acréscimo de um inibidor de AADC (inclusive carbidopa) reduz a produção de DA, mas aumenta a fração de levodopa que é metilada pela COMT. Os inibidores de CMT bloqueiam essa conversão periférica da levodopa em 3-*O*-metil-DOPA, aumentando a meia-vida plasmática do fármaco e também e fração de cada dose que alcança o SNC.

De acordo com alguns estudos, os inibidores de COMT tolcapona e entacapona reduzem expressivamente os sintomas de "esgotamento" dos pacientes tratados com levodopa/carbidopa. Os dois fármacos diferem apenas quanto às suas propriedades farmacocinéticas e seus efeitos adversos: a tolcapona tem ação relativamente longa e parece atuar por inibição central e periférica da COMT. A entacapona tem ação curta (2 horas) e inibe principalmente a COMT periférica. Os efeitos adversos comuns desses fármacos são semelhantes aos observados nos pacientes tratados apenas com levodopa/carbidopa e incluem náuseas, hipotensão ortostática, sonhos vívidos, confusão e alucinações. Um efeito adverso importante associado à tolcapona é a hepatotoxicidade. Existem descritos no mínimo três casos fatais de insuficiência hepática fulminante em pacientes que usavam tolcapona, o que resultou no acréscimo de um alerta na bula do produto. A tolcapona deve ser usada apenas nos pacientes que não tiverem respondido aos outros tratamentos e, ainda assim, sob monitoração cuidadosa da função hepática. A entacapona não foi associada à hepatotoxicidade e não requer monitoração específica. Além disso, esse último fármaco também está disponível em combinações de doses fixas com levodopa/carbidopa.

INIBIDORES SELETIVOS DE MAO-B. Duas isoenzimas da MAO oxidam as catecolaminas: MAO-A e MAO-B. A isoenzima MAO-B é a forma predominante no estriado e é a responsável pela maior parte do metabolismo oxidativo da DA no cérebro. Dois inibidores seletivos da MAO-B são utilizados no tratamento da DP: selegilina e rasagilina. Esses fármacos inativam seletivamente a MAO-B por inibição irreversível da enzima e produzem efeitos benéficos modestos nos sintomas da DP. A base dessa eficácia provavelmente é a inibição da decomposição da DA no estriado.

Os inibidores seletivos da MAO-B não inibem significativamente o metabolismo periférico das catecolaminas e podem ser combinados sem riscos com a levodopa. Esses fármacos também não produzem o chamado "efeito queijo", ou seja, potencialização possivelmente fatal da ação das catecolaminas, observada quando pacientes em tratamento com inibidores inespecíficos de MAO ingerem aminas simpatomiméticas de ação indireta, inclusive tiramina encontrada em alguns queijos e no vinho.

A selegilina geralmente é bem tolerada pelos pacientes mais jovens com DP em estágio inicial ou em sua forma branda. Nos pacientes com DP mais avançada ou com disfunção cognitiva concomitante, a selegilina pode acentuar os efeitos motores e cognitivos adversos da levodopa. Os metabólitos da selegilina são anfetamina e metanfetamina, que podem causar ansiedade, insônia e outros efeitos adversos. A selegilina foi disponibilizada na forma de comprimidos de desintegração oral bem como em adesivos transdérmicos. Essas duas vias de administração pretendem reduzir o metabolismo hepático da primeira passagem e diminuir a formação dos metabólitos da anfetamina.

Ao contrário da selegilina, a rasagilina não forma metabólitos indesejáveis da anfetamina. O tratamento isolado com rasagilina foi eficaz na DP em fase inicial. O tratamento adjuvante com rasagilina reduz significativamente os sintomas de "desligamento" associados à levodopa nos pacientes com DP avançada. Embora os inibidores seletivos da MAO-B geralmente sejam bem tolerados, algumas interações farmacológicas podem ser incômodas. Como também ocorre com os inibidores inespecíficos da MAO, a selegilina pode causar estupor, rigidez, agitação e hipertermia quando administrada com o analgésico meperidina. Embora o mecanismo dessa interação ainda não esteja esclarecido, a selegilina ou a rasagilina não deve ser administrada simultaneamente com meperidina. Também existem relatos de efeitos adversos resultantes da administração simultânea dos inibidores da MAO-B com antidepressivos tricíclicos ou inibidores da recaptação da serotonina.

ANTAGONISTAS DOS RECEPTORES MUSCARÍNICOS. Os antagonistas dos receptores muscarínicos utilizados hoje no tratamento da DP são triexifenidil e mesilato de benzitropina, além do anti-histamínico cloridrato de difenidramina, que também interage com os receptores muscarínicos centrais. A base biológica das ações terapêuticas dos antagonistas muscarínicos não está totalmente esclarecida. Esses fármacos podem atuar no neoestriado por meio dos receptores que normalmente medeiam a resposta à inervação colinérgica intrínseca desta estrutura, que se origina principalmente dos interneurônios estriatais colinérgicos.

Esses fármacos têm atividade antiparkinsoniana relativamente modesta e são usados apenas para tratar DP inicial ou como adjuvante ao tratamento com dopamina. Os efeitos adversos resultam de suas propriedades anticolinérgicas e os mais incômodos são sedação e confusão mental. Todos os anticolinérgicos devem ser utilizados com cautela nos pacientes com glaucoma de ângulo fechado (Capítulo 64). A farmacologia e os mecanismos de sinalização dos receptores muscarínicos estão descritos detalhadamente no Capítulo 9.

AMANTADINA. A amantadina é um antiviral usado para a profilaxia e o tratamento da *influenza* A (Capítulo 58), que também possui atividade antiparkinsoniana. A amantadina parece alterar a liberação de DA no estriado, tem propriedades anticolinérgicas e bloqueia os receptores de glutamato do tipo NMDA. Esse fármaco é usado no tratamento inicial da DP branda e também pode ser útil como adjuvante para pacientes que usam levodopa e apresentam oscilações e discinesias dose-dependentes. Em geral, a amantadina é administrada na dose de 100 mg 2 vezes/dia e é bem tolerada. Tontura, letargia, efeitos anticolinérgicos, distúrbios do sono, náuseas e vômitos têm sido observados ocasionalmente, mas são brandos e reversíveis.

TRATAMENTOS NEUROPROTETORES PARA DOENÇA DE PARKINSON. A inibição da MAO-B no cérebro reduz o catabolismo global da DA e isto pode reduzir a formação dos radicais livres potencialmente tóxicos e, deste modo, a progressão da neurodegeneração associada à DP. Em um estudo recente, os autores demonstraram que a rasagilina teve efeito neuroprotetor. Outra estratégia em estudo é a utilização dos compostos que aumentam o metabolismo energético celular, como a coenzima Q10, um cofator necessário à cadeia de transporte dos elétrons nas mitocôndrias. Um estudo de pequeno porte demonstrou que esse fármaco foi bem tolerado na DP e sugeriu que a coenzima Q10 possa retardar a evolução da doença.

RESUMO CLÍNICO. O tratamento farmacológico da DP deve ser individualizado caso a caso. O tratamento farmacológico não é obrigatório nos estágios iniciais da doença e muitos pacientes podem ser controlados por algum tempo com exercícios e modificações do estilo de vida. Para os pacientes com sintomas brandos, os inibidores da MAO-B, a amantadina ou (para os mais jovens) os anticolinérgicos são opções razoáveis. Na maioria dos casos, o tratamento com um agente dopaminérgico (levodopa ou um agonista da DA) por fim, se torna necessário. Os médicos preferem utilizar um agonista da DA como tratamento inicial dos pacientes mais jovens de forma a atenuar a ocorrência das complicações motoras. Para os pacientes mais idosos ou que apresentam comorbidades significativas, a levodopa/carbidopa geralmente é bem tolerada.

DOENÇA DE ALZHEIMER (DA)

REVISÃO CLÍNICA. A região cerebral mais suscetível à disfunção neuronal e à perda dos neurônios é o lobo temporal medial, inclusive o córtex entorrinal e o hipocampo. Os sinais e sintomas típicos dos estágios iniciais da DA são atribuídos à disfunção dessas estruturas, resultando em perda episódica da memória anterógrada: perguntas repetitivas, colocação dos objetos em locais inadequados, perda dos compromissos agendados e esquecimento dos detalhes do cotidiano. O paciente típico apresenta déficit de memória perceptível por ele e/ou pelos familiares, mas o problema não é grave a ponto de limitar as funções da vida diária. Como os critérios atuais do diagnóstico da DA exigem a existência de demência (i.e., déficits cognitivos suficientes para limitar as funções), esses pacientes geralmente têm o diagnóstico de disfunção cognitiva branda (DCB). Os pacientes com DCB progridem para DA a uma taxa de cerca de 10% ao ano, embora nem todos desenvolvam esta doença. Os declínios da cognição e da capacidade funcional são gradativos e inexoráveis na DA e progridem de forma a afetar outros domínios cognitivos, inclusive as funções visoespacial e executiva. Os estágios mais avançados da doença caracterizam-se por dependência crescente e progressão no sentido de um estado acinético e mudo que caracteriza a doença neurológica terminal. A morte, na maioria dos casos por uma complicação da imobilidade (p. ex., pneumonia ou embolia pulmonar), geralmente ocorre 6-12 anos depois do início da doença.

GENÉTICA. Mutações de três genes foram identificadas como causas da DA autossômica dominante de início precoce: *APP*, que codifica a proteína precursora amiloide-β; e *PSEN1* e *PSEN2*, que codificam as pressenilinas 1 e 2. Todos esses três genes estão envolvidos na produção dos peptídeos do amiloide-β (Aβ). O Aβ é produzido pela clivagem proteolítica sequencial da APP por duas enzimas (β-secretase e γ-secretase); as pressenilinas formam o núcleo catalítico da γ-secretase. As evidências genéticas combinadas com o fato de que o Aβ acumula-se no cérebro na forma de oligômeros solúveis e placas amiloides e é tóxico quando aplicado nos neurônios constituem a base da hipótese amiloide da patogenia da DA. O aumento do risco de desenvolver DA foi associado a alguns alelos de determinados genes. Entre esses genes, certamente o mais importante é o *APOE*, que codifica a proteína transportadora de lipídeos conhecida como apolipoproteína E (apoE). Os indivíduos que herdam o alelo ε4 do *APOE* têm riscos 3 vezes maiores de desenvolver a doença. Embora representem menos de 25% da população, esses indivíduos são responsáveis por mais de 50% de todos os casos da DA.

FISIOPATOLOGIA. As anormalidades patológicas típicas da DA são as placas amiloides que se devem à acumulação extracelular do Aβ e os emaranhados neurofibrilares formados pela proteína tau associada aos microtúbulos. Embora o desenvolvimento das placas amiloides seja uma anormalidade precoce e invariável da DA, a acumulação dos emaranhados com o transcorrer do tempo ocorre a uma taxa que se correlaciona mais diretamente com o desenvolvimento da disfunção cognitiva. Na DA autossômica dominante, o Aβ acumula-se em consequência das mutações que resultam na sua produção excessiva. A agregação do Aβ é um evento importante na patogenia da DA. Embora as placas consistam em fibrilas extremamente ordenadas de Aβ, parece que os oligômeros solúveis de Aβ (talvez tão pequenos quanto dímeros) sejam mais patogênicos. A tau também se agrega para formar os filamentos helicoidais duplos, que constituem os emaranhados neurofibrilares. As modificações pós-translacionais da tau, inclusive fosforilação, proteólise e outras alterações, resultam na perda das funções normais desta proteína e no aumento de sua propensão a agregar. Os mecanismos pelos quais o Aβ e a tau provocam disfunção e morte dos neurônios podem incluir a interferência direta com a transmissão sináptica e a plasticidade, a excitotoxicidade, o estresse oxidativo e a neuroinflamação.

NEUROQUÍMICA. O distúrbio neuroquímico mais marcante na DA é uma deficiência de acetilcolina. As bases anatômicas da deficiência colinérgica são a atrofia e a degeneração dos neurônios colinérgicos subcorticais. A deficiência seletiva de ACh na DA e também a observação de que os antagonistas colinérgicos centrais (como a atropina) podem induzir um estado confusional até certo ponto semelhante à demência da DA, levaram à "*hipótese colinérgica*" que propõe que a deficiência deste neurotransmissor seja fundamental à patogenia dos sinais e sintomas da doença. Entretanto, a DA afeta vários sistemas de neurotransmissores, inclusive glutamato, 5-HT e neuropeptídeos e há destruição não apenas dos neurônios colinérgicos, mas também das estruturas corticais e hipocampais que recebem os estímulos colinérgicos.

TRATAMENTO DA DOENÇA DE ALZHEIMER

Hoje, não existe tratamento capaz de alterar a evolução da DA; o tratamento disponível atualmente consegue apenas atenuar os sintomas.

TRATAMENTO DOS SINTOMAS COGNITIVOS. Hoje, a ampliação da transmissão colinérgica é a base do tratamento para DA. Três fármacos — donepezila, rivastigmina e galantamina — são amplamente utilizados com essa finalidade; um quarto fármaco — a tacrina — foi o primeiro aprovado para tratar a DA, mas raramente é utilizado atualmente porque causa efeitos colaterais muito mais extensivos que os fármacos mais modernos (Quadro 22-2). Todos esses quatro fármacos são antagonistas reversíveis das colinesterases (Capítulo 10). Os inibidores de colinesterase são a primeira opção geral para o tratamento sintomático dos déficits cognitivos associados à DA branda a moderada. Esses fármacos também são amplamente utilizados para tratar outras doenças neurodegenerativas com déficits colinérgicos, inclusive demência com corpúsculos de Lewy e demência vascular. Em geral, esses fármacos são bem tolerados e os efeitos colaterais mais comuns são desconforto GI, cãibras musculares e sonhos anormais. Os fármacos desse grupo devem ser utilizados com cautela pelos pacientes com bradicardia ou síncope.

A memantina é utilizada como fármaco coadjuvante ou alternativo aos inibidores de colinesterase para tratar DA e também é usada frequentemente para tratar outras demências neurodegenerativas. A memantina é um antagonista não competitivo do receptor de glutamato do tipo NMDA. Esse fármaco reduz expressivamente a taxa de deterioração clínica dos pacientes com DA moderada a grave. Os efeitos adversos da memantina incluem cefaleia e tontura. Esse fármaco é excretado pelos rins e as doses devem ser reduzidas nos pacientes com disfunção renal grave.

TRATAMENTO DOS SINTOMAS COMPORTAMENTAIS. Além do declínio cognitivo, os sintomas comportamentais e psiquiátricos da demência (SPCD) são comuns, principalmente nos estágios intermediários da doença. Esses sintomas incluem irritabilidade e agitação, paranoia e ilusões, perambulação, ansiedade e depressão. O tratamento pode ser difícil e as abordagens não farmacológicas geralmente devem ser utilizadas primeiramente.

Também existem várias opções farmacológicas. Os inibidores de colinesterase e a memantina reduzem alguns dos SPCD. Entretanto, seus efeitos são modestos e esses fármacos não controlam alguns dos sintomas mais incômodos, inclusive agitação. Os antipsicóticos atípicos como a risperidona, a olanzapina e a quetiapina (Capítulo 16) são as

Quadro 22-2

Inibidores de colinesterase utilizados no tratamento da doença de Alzheimer

	DONEPEZILA	RIVASTIGMINA	GALANTAMINA	TACRINA[a]
Alvos[b]	AChE	AChE, BuChE	AChE	AChE, BuChE
Mecanismo	Não competitivo	Não competitivo	Competitivo	Não competitivo
Dose de manutenção típica[c]	10 mg/dia	9,5 mg/24 h (transdérmica) 3-6 mg 2 vezes/dia (oral)	8-12 mg 2 vezes/dia (liberação imediata) 16-24 mg/dia (liberação ampliada)	20 mg, 4 vezes/dia
Indicações aprovadas pelo FDA	DA branda a grave	DA branda a moderada DDP branda a moderada[d]	DA branda a moderada	DA branda a moderada
Metabolismo[e]	CYP2D6, CYP3A4	Esterases	CYP2D6, CYP3A4	CYP1A2

[a]A tacrina foi o primeiro inibidor de colinesterase aprovado para o tratamento da DA, mas hoje raramente é utilizada porque causa hepatotoxicidade e outros efeitos adversos.
[b]A AChE (acetilcolinesterase) é a colinesterase principal no cérebro; a BuChE (butilcolinesterase) é uma colinesterase presente no soro e no plasma, que se encontra hiper-regulada no cérebro da DA.
[c]As doses iniciais típicas constituem a metade da dose de manutenção e são administradas durante o primeiro mês de tratamento.
[d]DDP, demência da doença de Parkinson.
[e]Os fármacos metabolizados pelo CYP2D6 e CYP3A4 estão sujeitos à elevação das concentrações quando são administrados simultaneamente com outros fármacos que reconhecidamente inibem estas enzimas, inclusive cetoconazol e paroxetina. Do mesmo modo, os níveis da tacrina aumentam com a administração simultânea dos inibidores do CYP1A2 como teofilina, cimetidina e fluvoxamina.

opções mais eficazes para o tratamento da agitação e da psicose da DA. A risperidona e a olanzapina são eficazes, mas seu uso geralmente é limitado por seus efeitos colaterais, inclusive parkinsonismo, sedação e quedas. Além disso, a administração dos antipsicóticos atípicos em pacientes idosos com psicose associada à demência foi associada a um risco mais alto de acidente vascular encefálico e mortalidade global. Os benzodiazepínicos (Capítulo 17) podem ser usados para o controle ocasional da agitação aguda, mas não são recomendados para o tratamento prolongado, em razão de seus efeitos adversos na cognição e outros riscos na população idosa. O antipsicótico típico haloperidol (Capítulo 16) pode ser útil para controlar a agressividade, mas sedação e sintomas extrapiramidais limitam sua utilidade no controle dos episódios agudos. Os antidepressivos (Capítulo 15) podem ser úteis no tratamento dos SPCD, principalmente quando a depressão ou a ansiedade contribuem. A trazodona produz efeitos benéficos modestos, mas na maioria dos casos os inibidores seletivos da recaptação da serotonina (ISRSs) são os fármacos preferidos.

RESUMO CLÍNICO. O paciente típico com DA nos estágios iniciais de sua evolução provavelmente deve ser tratado com um inibidor de colinesterase. Os pacientes e seus familiares devem ser avisados de que uma meta realista do tratamento é retardar temporariamente a progressão ou, no mínimo, reduzir a taxa de declínio em vez de alcançar a recuperação completa da função cognitiva. À medida que a doença avança, a memantina pode ser acrescentada ao esquema de tratamento. Os sintomas comportamentais geralmente são controlados com um antidepressivo serotonérgico ou, quando são graves a ponto de aumentar o risco de morte, um antipsicótico atípico. Outro aspecto importante do tratamento farmacológico da DA é interromper o uso dos fármacos que tendem a agravar os déficits cognitivos, principalmente anticolinérgicos, benzodiazepinas e outros hipnóticossedativos.

DOENÇA DE HUNTINGTON (DH)

A DH é um distúrbio hereditário autossômico dominante, que se caracteriza por perdas progressivas da coordenação motora e da função cognitiva nos pacientes de meia-idade. Os sinais e sintomas têm início insidioso e evidenciam-se por um distúrbio marcado por movimentos rápidos de estremecimento dos membros, do tronco, da face e do pescoço (coreia), ou alterações da personalidade, ou ambos. As primeiras manifestações clínicas são perda da coordenação dos movimentos finos e limitação dos movimentos oculares rápidos. À medida que a doença avança, os movimentos involuntários tornam-se mais graves, o paciente desenvolve disartria e disfagia e o equilíbrio fica prejudicado. O distúrbio cognitivo começa com lentidão dos processos mentais e dificuldade de organizar tarefas complexas. A memória é afetada, mas os pacientes raramente perdem sua memória relacionada com família, amigos e situações imediatas. Em geral, esses pacientes tornam-se irritáveis, ansiosos e deprimidos. A DH sempre evolui para o óbito; ao longo de um intervalo de 15-30 anos, os pacientes ficam totalmente incapacitados e não conseguem se comunicar, exigindo cuidados em tempo integral; o óbito é causado pelas complicações da imobilidade.

PATOLOGIA E FISIOPATOLOGIA. A DH caracteriza-se por perda marcante dos neurônios do estriado (caudado/putâmen) do cérebro. A atrofia dessas estruturas segue um padrão ordenado, primeiro envolvendo a cauda do núcleo caudado e depois avançando anteriormente da região dorsomedial para a ventrolateral. Outras áreas do cérebro também são afetadas. Os interneurônios e as terminações aferentes são praticamente preservados, enquanto os neurônios de projeção estriatal (neurônios espinhosos mediais) são gravemente afetados. Isso resulta em reduções expressivas das concentrações do GABA no estriado, enquanto as concentrações de SST e DA são relativamente preservadas.

A suscetibilidade seletiva também parece ser responsável pelo desenvolvimento da coreia. Na maioria dos casos da doença de início na vida adulta, os neurônios espinhosos mediais que se projetam à GPi e à SNpr (via indireta) parecem ser afetados mais precocemente que os corpos celulares que se projetam à GPe (via direta; Figura 22-2). O comprometimento desproporcional da via indireta aumenta a estimulação excitatória do neocórtex e causa movimentos coreiformes involuntários (Figura 22-6). Em alguns pacientes, a manifestação clínica predominante é a rigidez e não a coreia e isto é particularmente comum quando a doença começa na infância. Nesses casos, os neurônios estriatais que formam as vias direta e indireta são afetados proporcionalmente.

GENÉTICA. A DH é um distúrbio autossômico dominante com penetrância quase completa. A média de idade de início da doença varia entre 35 e 45 anos, mas a variação etária estende-se de 2 até cerca de 85 anos. Embora a doença seja transmitida igualmente pela mãe e pelo pai, mais de 80% dos pacientes que desenvolvem sinais e sintomas antes dos 20 anos de idade herdam a anomalia do pai. Os indivíduos homozigotos para DH apresentam características clínicas idênticas às dos heterozigotos típicos, indicando que o cromossomo não afetado não atenue a sintomatologia da doença.

Uma região próxima ao final do braço curto do cromossomo 4 tem uma repetição polimórfica de trinucleotídeos $(CAG)_n$, que está expandida significativamente em todos os pacientes com DH. A expansão dessa repetição de trinucleotídeos é a anomalia genética responsável pela doença. Nos indivíduos normais, a variação do comprimento das repetições CAGs é de 9-34 tripletos, com média de 19 repetições nos cromossomos normais. Na DH, o comprimento das repetições varia de 40 a mais de 100. O comprimento das repetições está inversamente relacionado com a idade de início da doença. Quanto mais precoce é o início da doença, maior a probabilidade de encontrar um número grande de repetições. O mecanismo pelo qual a expansão das repetições dos trinucleotídeos

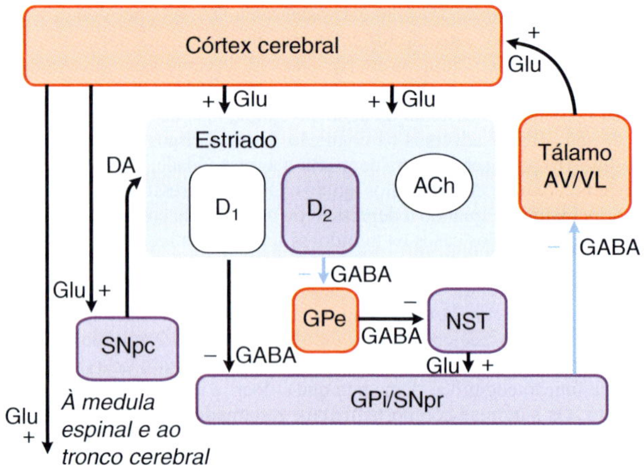

Figura 22-6 *Núcleos da base na doença de Huntington.* A DH caracteriza-se pela perda dos neurônios do estriado. Os neurônios que se projetam do estriado à GPe e formam a via indireta são afetados mais precocemente na evolução da doença que os corpos celulares que se projetam à GPi. Isso resulta na perda da inibição da GPe. Por sua vez, a hiperatividade dessa estrutura inibe o NST, a SNpr e a GPi, levando à perda da inibição do tálamo AV/VL e à exacerbação da excitação talamocortical. As estruturas em *roxo* têm atividade reduzida nos pacientes com DH, enquanto as estruturas em *azul-claro* têm hiperatividade. As linhas em *azul-claro* indicam vias primárias de atividade reduzida. (Ver as definições das abreviaturas anatômicas na legenda da Figura 22-2.)

resulta nas manifestações clínicas e patológicas da DH é desconhecido. A mutação dessa doença está localizada dentro de um gene grande (10 quilobases) conhecido como *IT15*. Esse gene codifica uma proteína com cerca de 348.000 DA. A repetição dos trinucleotídeos que codifica o aminoácido glutamina, ocorre na extremidade 5'5' do *IT15* e é seguida diretamente de uma segunda repetição mais curta do $(CCG)_n$ que codifica a prolina. A proteína denominada *huntingtina* não se assemelha a qualquer outra proteína conhecida e a função normal dessa proteína ainda não foi definida.

TRATAMENTO DA DOENÇA DE HUNTINGTON

TRATAMENTO SINTOMÁTICO. Nenhum dos fármacos disponíveis hoje retarda a progressão da doença.

O tratamento sintomático é necessário aos pacientes deprimidos, irritáveis, paranoides, excessivamente ansiosos ou psicóticos. A depressão pode ser tratada de maneira eficaz com antidepressivos convencionais, com o inconveniente de que os fármacos com perfis anticolinérgicos significativos podem agravar a coreia. A fluoxetina (Capítulo 15) é eficaz no tratamento da depressão e da irritabilidade demonstradas pelos pacientes com HD sintomática. A carbamazepina (Capítulo 21) também foi considerada eficaz na depressão. A paranoia, os estados ilusionais e a psicose geralmente precisam ser tratados com antipsicóticos, mas as doses necessárias em geral são menores que as comumente usadas nos distúrbios psiquiátricos primários (Capítulo 16). Esses fármacos também deprimem a função cognitiva e a mobilidade e, por essa razão, devem ser usados nas menores doses possíveis e interrompidos quando os sintomas psiquiátricos regridem. Na DH com predomínio de rigidez, a clozapina, a quetiapina (Capítulo 16) ou a carbamazepina podem ser mais eficazes para o tratamento da paranoia e da psicose.

A tetrabenazina tornou-se disponível para o tratamento da coreia de grande amplitude associada à DH. A tetrabenazina e a reserpina (um fármaco semelhante) são inibidores do transportador 2 das monoaminas vesiculares (VMAT2) e provocam depleção sináptica das catecolaminas. A tetrabenazina é um inibidor reversível, enquanto a inibição causada pela reserpina é irreversível e pode causar efeitos duradouros. Esses dois fármacos podem causar hipotensão e depressão com ideação suicida; a duração mais curta do efeito da tetrabenazina simplifica muito o tratamento clínico. Muitos pacientes com DH apresentam agravamento dos movimentos involuntários em consequência da ansiedade ou do estresse. Nesses casos, o uso criterioso das benzodiazepinas sedativas ou ansiolíticas pode ser muito benéfico. Nos casos da doença de início juvenil, quando a rigidez predomina sobre a coreia, os agonistas da DA têm sido usados com sucesso variável para melhorar a rigidez. Ocasionalmente, esses indivíduos também desenvolvem mioclonia e convulsões, que podem responder ao tratamento com clonazepam, ácido valproico e outros anticonvulsivantes (Capítulo 21).

ESCLEROSE LATERAL AMIOTRÓFICA (ELA)

A ELA (ou doença de Lou Gehrig) é um distúrbio dos neurônios motores do corno ventral da medula espinal (neurônios motores inferiores) e dos neurônios corticais que geram sua estimulação aferente (neurônios motores superiores). A doença caracteriza-se pela progressão rápida de fraqueza, atrofia e fasciculações musculares, espasticidade, disartria, disfagia e disfunção respiratória. Muitos pacientes com ELA apresentam distúrbios comportamentais e disfunção cognitiva e há superposição clínica, genética e neuropatológica entre a ELA e os distúrbios do espectro da demência frontotemporal. Em geral, a ELA é progressiva e fatal. A maioria dos pacientes morre em consequência da disfunção respiratória e da pneumonia depois de 2-3 anos, embora alguns indivíduos tenham evolução insidiosa e sobrevivam por muitos anos.

ETIOLOGIA. Cerca de 10% dos casos da ELA são familiares (ELAF), geralmente com padrão hereditário autossômico dominante. Um subgrupo significativo dos pacientes com ELAF provém de famílias com uma mutação no gene que codifica a enzima SOD1. As mutações dessa proteína são responsáveis por cerca de 20% dos casos de ELAF. As mutações do gene *TARDBP* que codifica a proteína TAR de ligação do DNA (TDP-43) e do gene *FUS/TLS* como causas da ELAF. A TD-43 e a FUS/TLS ligam-se ao DNA e ao RNA e regulam a transcrição e o *splicing* alternativo. Mais de 90% dos casos de ELA são esporádicos. Entre esses, alguns são causados por novas mutações dos genes *SOD1, TDP-43, FUS/TLS* ou outros, mas na maioria dos casos esporádicos a etiologia é desconhecida. Existem evidências de que a recaptação do glutamato possa ser anormal nessa doença, resultando na acumulação deste neurotransmissor e em excitotoxicidade. O único fármaco aprovado hoje para o tratamento da ELA (riluzol) baseia-se nessas observações.

TRATAMENTO DA ELA

RILUZOL. O *riluzol* (2-amino-6-[trifluorometoxi]benzotiazol) é um composto com ações complexas no sistema nervoso.

O riluzol é absorvido por via oral e liga-se amplamente às proteínas. O fármaco é extensivamente metabolizado no fígado por hidroxilação mediada pelo citocromo P450 e por glicuronidação. Sua meia-vida é de cerca de 12 h. Estudos *in vitro* demonstraram que esse fármaco produz efeitos pré-sinápticos e pós-sinápticos. Ele inibe a liberação do glutamato, mas também bloqueia os receptores dos tipos NMDA e cainato deste neurotransmissor e inibe os canais de sódio dependentes da voltagem. A dose recomendada é de 50 mg 2 vezes/dia, ingerida 1 hora antes ou 2 h depois das refeições. Em geral, o riluzol é bem tolerado, embora possam ocorrer náuseas e diarreia. Em casos raros, o riluzol pode causar lesão hepática com elevações das transaminases séricas e, por esta razão, recomenda-se a monitoração periódica destas enzimas. Metanálises dos estudos clínicos disponíveis sugeriram que o riluzol amplie a sobrevida em 2 a 3 meses. Embora a magnitude do efeito do riluzol na ELA seja pequena, esse fármaco representa um marco terapêutico significativo no tratamento de uma doença refratária a todos os tratamentos experimentados até hoje.

TRATAMENTO SINTOMÁTICO DA ELA: ESPASTICIDADE. Espasticidade é um componente importante do quadro clínico da ELA e é a manifestação clínica mais controlável pelos tratamentos disponíveis hoje. A *espasticidade* é definida por um aumento do tônus muscular, que se caracteriza por resistência inicial à mobilização passiva de um membro ou de uma articulação, seguida de relaxamento súbito (padrão conhecido como fenômeno do canivete de mola). A espasticidade resulta da perda dos estímulos descendentes aos neurônios motores medulares e suas características dependem das vias do sistema nervoso afetadas especificamente.

Baclofeno. O fármaco mais útil ao tratamento sintomático da espasticidade causada pela ELA é o baclofeno, um agonista dos receptores $GABA_B$. As doses iniciais recomendadas variam de 5-10 mg/dia, mas podem ser aumentadas até 200 mg/dia, caso seja necessário. Alternativamente, o baclofeno também pode ser administrado diretamente no espaço existente ao redor da medula espinal por uma bomba e um cateter intratecal implantados cirurgicamente. Essa abordagem atenua os efeitos adversos do fármaco, principalmente a sedação, mas acarreta o risco de depressão potencialmente fatal do SNC.

Tizanidina. A tizanidina é um agonista dos receptores α_2-adrenérgicos do SNC. Esse fármaco atenua a espasticidade, provavelmente porque acentua a inibição pré-sináptica dos neurônios motores. A tizanidina é usada mais comumente no tratamento da espasticidade associada à esclerose múltipla ou a um acidente vascular encefálico, mas também pode ser eficaz nos pacientes com ELA. O tratamento deve ser iniciado com doses baixas de 2-4 mg ao deitar, que devem ser aumentadas gradativamente. Sonolência, astenia e tontura podem limitar a dose administrada.

Outros fármacos. Os benzodiazepínicos (Capítulo 17) como o clonazepam são eficazes como agentes antiespasticidade, mas podem contribuir para a depressão respiratória dos pacientes com ELA avançada.

O dantroleno, aprovado nos EUA para tratar espasmo muscular, não é usado nos pacientes com ELA porque pode agravar a fraqueza muscular. O dantroleno atua diretamente nas fibras musculares esqueléticas, reduzindo a liberação de Ca^{2+} do retículo sarcoplasmático. Esse fármaco é eficaz no tratamento da espasticidade associada a um AVE (acidente vascular encefálico) ou uma lesão da medula espinal, bem como no tratamento da hipertermia maligna (Capítulo 11). O dantroleno pode causar efeitos hepatotóxicos e, por esta razão, é importante monitorar as enzimas hepáticas antes e durante o tratamento com este fármaco.

Para uma listagem bibliográfica completa, consulte ***As Bases Farmacológicas da Terapêutica de Goodman e Gilman***, 12ª edição.

Capítulo 23

Etanol e metanol

O álcool de dois carbonos etanol (CH_3CH_2OH), ou álcool etílico, é uma das drogas mais versáteis conhecidas pelos seres humanos e causa inúmeros efeitos diretos em grande variedade de sistemas neuroquímicos. Produzido *in natura*, satisfatório em seus efeitos e fácil de fabricar, o álcool tem sido consumido pelos seres humanos desde os primórdios da história documentada, ou seja, é consumido pela maioria dos ocidentais e provavelmente causa mais morbidade e mortalidade e gera mais custos com a assistência à saúde pública que todas as outras drogas ilícitas combinadas.

CONSUMO DE ETANOL. Em comparação com outras drogas, é necessária a ingestão de quantidades surpreendentemente grandes de álcool para produzir efeitos fisiológicos e isso explica porque seu consumo é maior como alimento do que como droga. Em geral, o teor alcoólico das bebidas varia de 4 a 6% (volume/volume) na cerveja, 10 a 15% no vinho e 40% ou mais nas bebidas destiladas (o "grau" de uma bebida alcoólica é duas vezes maior do que seu percentual de álcool; por exemplo, álcool a 40% equivale ao grau 80). Um copo de cerveja ou vinho, ou de uma bebida composta, ou um aperitivo de outra bebida destilada, contém cerca de 14 g de álcool, ou cerca de 0,3 mol de etanol. Desse modo, o álcool é consumido em quantidades na ordem de gramas, enquanto a maioria das outras drogas é usada em doses de miligramas ou microgramas.

Como a relação entre o etanol presente nos gases alveolares ao final da expiração e seu nível sanguíneo é relativamente consistente, os níveis sanguíneos de álcool (NSA) dos seres humanos podem ser facilmente estimados pela determinação das concentrações de álcool no ar expirado; o coeficiente de partição do etanol entre o sangue e o ar alveolar é de cerca de 2.000:1. Tendo em vista a relação causal entre o consumo excessivo de álcool e os acidentes automobilísticos, em quase todos os países foram adotadas leis na tentativa de restringir a direção de veículos sob efeito do álcool. Nos EUA em geral, os NSAs permitidos por lei são estabelecidos em 80 mg% ou menos (80 mg de etanol por 100 mL de sangue; 0,08% peso/volume), o que equivale à concentração de 17 mM de etanol no sangue. Uma garrafa de 350 mL de cerveja, um copo de 150 mL de vinho e uma "dose" de 45 mL de destilado a 40% contêm cerca de 14 g de etanol e o consumo de uma dessas bebidas por um indivíduo de 70 kg resulta no NSA de cerca de 30 mg%. Entretanto, é importante salientar que esse valor é aproximado, porque o NSA é determinado por alguns fatores, incluindo-se a velocidade com que a bebida foi ingerida, o sexo, o peso e a porcentagem de água do corpo e as taxas de metabolismo e esvaziamento gástrico (ver "Intoxicação aguda por etanol", adiante neste capítulo).

PROPRIEDADES FARMACOLÓGICAS

ETANOL

ABSORÇÃO. Depois da administração oral, o etanol é rapidamente absorvido no estômago e no intestino delgado e levado à corrente sanguínea, onde se distribui na água corporal total (0,5-0,7 L/kg). Os níveis sanguíneos máximos ocorrem cerca de 30 minutos após ingestão do etanol quando o estômago está vazio. Como a absorção ocorre mais rapidamente no intestino delgado que no estômago, os fatores que retardam o esvaziamento gástrico (p. ex., presença de alimentos) prolongam a absorção do etanol. Em razão do metabolismo de primeira passagem, cujas reações são dependentes das álcool-desidrogenases (ADHs) gástrica e hepática, a ingestão oral do etanol resulta em NSA menores do que os que seriam observados se a mesma quantidade fosse administrada por via intravenosa. O metabolismo gástrico do etanol é menor nas mulheres que nos homens e isso pode contribuir para a maior sensibilidade das mulheres ao álcool. O *ácido acetilsalicílico* aumenta a biodisponibilidade do etanol porque inibe a ADH gástrica.

METABOLISMO. O etanol é metabolizado principalmente (90 a 98%) pela oxidação hepática sequencial, primeiro em acetaldeído pela ADH e depois em ácido acético pela aldeído-desidrogenase (ALDH) (Figura 23-1). Todas as etapas metabólicas necessitam de NAD^+; isso aumenta expressivamente o fornecimento de NAD^+ ao fígado e a disponibilidade desse composto limita o metabolismo do etanol a cerca de 8 ou 10 g/mL (cerca de 170 mmol) por hora em adultos de 70 kg, ou cerca de 120 mg/kg/h. Desse modo, o metabolismo hepático do etanol esgota-se funcionalmente com níveis sanguíneos relativamente baixos, em comparação com os NSAs elevados atingidos; além disso, o metabolismo do etanol é um processo de ordem zero (quantidade constante por unidade de tempo). Quantidades pequenas de etanol são excretadas na urina, no suor e no ar expirado.

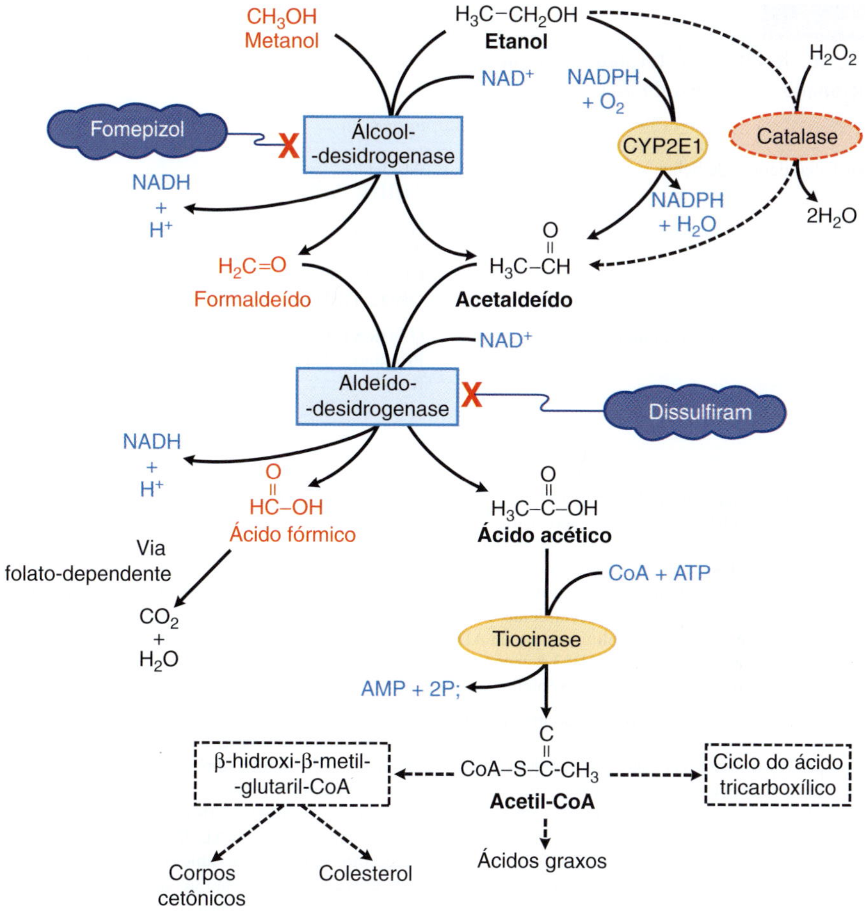

Figura 23-1 *Metabolismo do etanol e do metanol.*

A CYP2E1 também pode contribuir, especialmente quando as concentrações de etanol são mais altas. Essa enzima é induzida pela ingestão crônica de etanol, que aumenta a depuração dos seus substratos e a ativação de algumas toxinas, inclusive CCl_4. Entretanto, a depuração dos mesmos fármacos pode ser reduzida após ingestão de álcool, porque o etanol compete com eles pela oxidação pelo sistema enzimático (p. ex., fenitoína e varfarina).

O aumento expressivo da razão entre NADH:NAD^+ hepáticos durante a oxidação do etanol tem graves consequências, além de limitar sua taxa de metabolismo. As enzimas que dependem do NAD^+ são inibidas e, desse modo, o lactato se acumula, a atividade do ciclo do ácido tricarboxílico diminui e a acetilcoenzima A (acetil-CoA) se acumula (e é produzida em quantidades maiores a partir do ácido acético derivado do etanol; *ver* Figura 23-1). A combinação dos aumentos do NADH e da acetil-CoA favorece a síntese dos ácidos graxos e o armazenamento e acumulação dos triacilglicerídeos; os corpos cetônicos são formados em seguida e agravam a acidose láctica. O metabolismo do etanol pela CYP2E1 produz quantidades aumentadas de $NADP^+$, limitando a disponibilidade do NADHP para a regeneração da glutationa reduzida (GSH) e, desse modo, acentuando o estresse oxidativo.

Variação genética do metabolismo do etanol. As enzimas envolvidas no metabolismo do etanol são principalmente ADH e ALDH e, em menor grau, catalase e CYP2E1. As CYPs 1A2 e 3A4 também podem participar. Várias dessas enzimas têm variantes genéticas que alteram o metabolismo do álcool e a sensibilidade aos seus efeitos.

A genética das isoformas de ADH é importante para o entendimento dos fatores de risco que predispõem aos problemas graves e repetitivos associados ao consumo de álcool. As três isoformas relevantes são ADH 1A, 1B e 1C. As ADHs da classe I têm K_m inferior a 34 nmol (0,15 g/dL) e são responsáveis por 70% da capacidade metabolizadora do etanol com o nível sanguíneo de 22 mM (i.e., cerca de 0,10 g/dL). Essas isoformas de ADH constituem a etapa limitante da taxa de metabolismo do etanol, reduzindo os NSA em cerca de 4 a 5 mM (0,015 a 0,020 g/dL) por hora, ou seja, os níveis aproximados de álcool resultantes da ingestão de uma dose comum.

Quadro 23-1

Genes dos fenótipos intermediários que afetam o risco de desenvolver transtorno relacionado com o uso de álcool

FENÓTIPO	GENES
Rubor facial depois de beber	ALDH2 ADH1B, ADH1C
Impulsividade e desinibição	GABRA2 ADH4 CHRM2 DRD2, DRD4
Nível baixo de resposta ao etanol	GABRA1, GABRA6 Promotor 5HTT KCNMA1 Grupo CHRN

O gene da ADH1A não tem polimorfismos conhecidos que afetem significativamente a taxa de metabolismo do álcool. O gene da ADH1B tem um polimorfismo (ADH1B*2), no qual a arginina 47 é substituída por histidina e resulta em uma variante de ADH com V_{max} cerca de 40 vezes maior que o do ADH1B. Esse polimorfismo é encontrado em 30 a 45% dos chineses, japoneses e coreanos, em menos de 10% da maioria dos europeus, mas em 50 a 90% dos russos e judeus. O metabolismo potencialmente mais rápido do etanol pode resultar em níveis sanguíneos transitórios ligeiramente maiores de acetaldeído e foi relacionado com menor risco de ingestão maciça e problemas associados ao etanol. Outro polimorfismo da ADH1B, ADH1B*3 (substituição da arginina 269 por cisteína) aumenta em 30 vezes o V_{max}. A ADH1B*3 é encontrada em cerca de 30% dos africanos e também foi associada a um menor risco de ingestão maciça e a problemas com álcool.

O acetaldeído é produzido depois da decomposição do etanol a uma taxa de cerca de uma dose convencional por hora. Como se pode observar na Figura 23-1, em seguida o acetaldeído é rapidamente decomposto pelas ações da ALDH2, principalmente nas mitocôndrias das células hepáticas. As ações dessa enzima são importantes, porque os níveis baixos de acetaldeído podem ser percebidos como gratificantes e estimulantes, enquanto as concentrações altas deste metabólito causam reações adversas graves, inclusive vômitos, diarreia e instabilidade da pressão arterial. Há uma mutação do gene da ALDH2 (12q24), também conhecida como ALDH2*2 (resultante da substituição da glicina 487 por lisina). Os indivíduos homozigóticos com ALDH2*2 disfuncional representam 5 a 10% dos japoneses, chineses e coreanos, que têm reações adversas graves após ingestão de uma dose ou menos. Essa reação tem o mesmo mecanismo que ocorre quando se ingere álcool depois de usar dissulfiram (um inibidor de ALDH2). Os indivíduos heterozigóticos para esse polimorfismo (ALDH2*2, 2*1) representam até 30 a 40% dos asiáticos que, após ingerir álcool, apresentam rubor facial e hipersensibilidade às bebidas alcoólicas, mas que não necessariamente referem uma resposta adversa global ao etanol. Alguns desses polimorfismos afetam o risco de desenvolver transtorno associado ao uso de álcool (Quadro 23-1).

METANOL

O metanol (CH_3OH) também é conhecido como álcool metílico ou álcool da madeira. O metanol é um reagente e solvente industrial importante encontrado em produtos como removedores de tinta, verniz e anticongelantes; este álcool também é acrescentado ao etanol de uso industrial de forma a torná-lo impróprio para consumo humano.

Absorção e metabolismo. O metanol é absorvido rapidamente por via oral, por inalação e pela pele e essas duas vias de exposição são mais importantes no contexto industrial. O metanol também é metabolizado pela ADH e pela ALDH. A competição entre o metanol e o etanol pelas isoformas de ADH constitui a base da utilização do álcool no tratamento da intoxicação por metanol. Vários fármacos inibem o metabolismo do álcool, incluindo-se o fomepizol (4-metilpirazol), um inibidor da ADH útil na intoxicação por etilenoglicol, além do *dissulfiram*, que é um inibidor da ALDH usado no tratamento do alcoolismo.

As sensações de intoxicação causadas pelo metanol, embora sejam semelhantes sob muitos aspectos às que são produzidas pelo etanol, são menos intensas e, em geral, começam 8 horas ou mais depois da ingestão e progridem ainda mais lentamente quando o metanol é ingerido junto com etanol. A pequena quantidade de 15 mL de metanol pode causar efeitos tóxicos (inclusive cegueira), enquanto as doses acima de 70 mL podem levar à morte. A intoxicação por metanol caracteriza-se por cefaleia, desconforto GI e dor (parcialmente relacionada à lesão do pâncreas), dificuldade para respirar, inquietude e turvação da visão associadas à hiperemia dos discos ópticos. A acidose metabólica grave pode ocorrer em consequência da acumulação do ácido fórmico e a depressão respiratória pode ser profunda, principalmente quando o paciente entra em coma. Os distúrbios visuais associados à intoxicação por metanol são componentes importantes do quadro clínico e são atribuídos à lesão das células ganglionares da retina pelo metabólito ácido fórmico, que é seguida de inflamação, atrofia e possivelmente cegueira bilateral. O quadro clínico também pode incluir necrose do pâncreas.

William Shakespeare descreveu os efeitos farmacológicos agudos da ingestão de etanol na cena do Porteiro (ato 2, cena 3) de *Macbeth*. O Porteiro, despertado do sono induzido pelo álcool por Macduff, explica os três efeitos do álcool e depois fala sobre um quarto efeito que combina os aspectos contraditórios do excesso de confiança com a limitação física:

Porteiro: ...e a bebida, senhor, é um grande provocador de três coisas.
Macduff: Quais são as três coisas que a bebida provoca especialmente?
Porteiro: Ora, senhor, nariz vermelho (vasodilatação cutânea), sono (depressão do SNC) e urina (em decorrência da inibição da secreção do hormônio antidiurético [vasopressina]), agravada pela ingestão voluntária de maiores quantidades de líquidos. A lascívia, senhor, a bebida provoca e deixa sem efeito: provoca o desejo, mas impede sua execução. Por isso, pode-se dizer que a bebida em quantidade usa de subterfúgios: ela cria a lascívia e a destrói; anima o homem e desencoraja-o; o faz ficar de pé e depois o obriga a recolher-se (a fugir dos desejos imaginários que o corpo cavernoso não pode satisfazer). Em suma, leva-o a dormir com muita lábia e, lançando-lhe o desmentido, abandona-o à sua própria sorte.

Pesquisas mais recentes acrescentaram detalhes à descrição de Shakespeare — ver os acréscimos entre colchetes às palavras do Porteiro reproduzidas no parágrafo precedente e a seção sobre os efeitos do álcool nos sistemas do corpo, que é apresentada adiante —, mas as consequências mais notáveis do uso recreativo do etanol também são bem resumidas pelo Porteiro gregário e tagarela, cuja conduta encantadora e maliciosa demonstra a influência comumente observada das concentrações modestas de etanol no SNC.

SISTEMA NERVOSO CENTRAL

Embora as pessoas geralmente vejam as bebidas alcoólicas como estimulantes, o etanol é basicamente um depressor do SNC. A ingestão de quantidades moderadas de álcool, assim como de outros depressores como os barbitúricos e os benzodiazepínicos, pode ter ações ansiolíticas e produzir desinibição comportamental em uma ampla variação de doses. Os sinais específicos de intoxicação variam de afeto expansivo e vivaz até oscilações descontroladas do humor e explosões emocionais, que podem ter componentes violentos. Nos casos de intoxicação mais grave, as funções do SNC geralmente são deprimidas e, por fim, instala-se uma condição semelhante à anestesia geral. Entretanto, há pouca margem entre as ações anestésicas e os efeitos letais (geralmente decorrentes de depressão respiratória).

O uso abusivo crônico de álcool acompanha-se de tolerância, dependência e desejo irrefreável de usar a droga. O alcoolismo caracteriza-se pelo uso compulsivo, apesar das consequências médicas e sociais claramente deletérias. O alcoolismo é uma doença progressiva e a lesão cerebral causada pelo uso abusivo crônico de álcool contribui para os déficits das funções cognitivas e do discernimento, que são observados nos alcoolistas. Nos EUA, o alcoolismo é uma das principais causas de demência. O uso abusivo crônico de álcool causa redução da massa cerebral em função das perdas das substâncias branca e cinzenta. Além da perda de tecidos cerebrais, o uso abusivo de álcool também reduz o metabolismo cerebral (evidenciado na tomografia por emissão de pósitrons) e esse estado de hipometabolismo repercute em um nível exagerado de metabolismo durante a desintoxicação. O grau de redução metabólica é determinado pelo número de anos de consumo do álcool e pela idade dos pacientes.

Ações do etanol nos sistemas neuroquímicos e nas vias de sinalização. O etanol afeta quase todos os sistemas cerebrais. As alterações das vias neurais ocorrem simultaneamente e, em geral, são interativas. Outra complicação ao descrever os efeitos do álcool no SNC é a adaptação rápida ao etanol observada no cérebro, resultando no fato de que os efeitos agudos da primeira dose de álcool geralmente são contrários às consequências neuroquímicas da administração repetida e às alterações observadas quando os níveis sanguíneos do etanol diminuem e também nas síndromes de abstinência. O álcool altera o equilíbrio entre as influências excitatórias e inibitórias no cérebro e causa ataxia, sedação e efeito ansiolítico. Esses efeitos são produzidos por estimulação da neurotransmissão inibitória, ou antagonismo da neurotransmissão excitatória. A 12ª edição do texto original resume as pesquisas que esclarecem os efeitos do etanol em alguns canais iônicos e nos sistemas de transdução de sinais neurotransmissores, que alteram a excitabilidade neuronal no SNC.

Consumo de etanol e função do SNC. As doses altas de etanol podem interferir na codificação das memórias e causar amnésias anterógradas, geralmente conhecidas como *blecautes alcoólicos*; os pacientes afetados não conseguem se lembrar de parte ou de todas as experiências que tiveram durante o período de ingestão excessiva. Talvez em consequência do efeito do etanol na respiração e também de seus efeitos relaxantes musculares, a ingestão de altas doses pode causar apneia do sono, principalmente nos pacientes alcoolistas idosos. Os efeitos neurológicos centrais transitórios da ingestão maciça de etanol que causam a "ressaca" — a síndrome da "manhã seguinte" evidenciada por cefaleia, sede, náuseas e disfunção cognitiva — podem ser causados por mecanismos semelhantes aos envolvidos na abstinência branda do álcool, na desidratação e/ou na acidose branda.

A ingestão crônica de álcool em altas doses aumenta a probabilidade de desenvolver *demência alcoólica*. Os sinais de déficits cognitivos e a atrofia cerebral observados pouco depois de um período de ingestão maciça provavelmente regridem ao longo das semanas ou dos meses seguintes em abstinência. A deficiência de tiamina associada ao consumo maciço de álcool contribui para as síndromes de Wernicke-Korsakoff. Talvez 3% dos homens e das mulheres dependentes de álcool relatem ter alucinações auditivas e ilusões paranoides transitórias, que se assemelham à esquizofrenia e começam durante os períodos de intoxicação grave; todas essas síndromes psiquiátricas tendem a melhorar acentuadamente ao longo de vários dias ou do primeiro mês em abstinência.

SISTEMA CARDIOVASCULAR

A ingestão de etanol presente em mais de três doses comuns por dia aumenta o risco de ataques cardíacos e acidentes vasculares encefálicos hemorrágicos. Isso inclui um aumento de 6 vezes no risco de doença arterial coronariana, predisposição às arritmias cardíacas e alta incidência de insuficiência cardíaca congestiva. As causas são complexas e as observações são dificultadas por alguns efeitos favoráveis produzidos por pequenas doses de etanol.

Lipoproteínas séricas e efeitos cardiovasculares. Na França, o risco de mortalidade atribuída à cardiopatia coronariana (CC) é relativamente baixo, apesar do consumo de grandes quantidades de gorduras saturadas (o "paradoxo francês"). Estudos epidemiológicos sugeriram que o consumo difundido de vinho (20 a 30 g de etanol/dia) seja um dos fatores que conferem um efeito cardioprotetor, porque a ingestão de 1 a 3 doses por dia acarreta redução de 10 a 40% no risco de desenvolver cardiopatia coronariana, em comparação com os indivíduos que não bebem. Por outro lado, o consumo diário de quantidades maiores de álcool aumenta a incidência das causas não coronarianas de insuficiência cardiovascular, incluindo-se arritmias, miocardiopatia e acidente vascular encefálico (AVE) hemorrágico, suplantando os efeitos benéficos do álcool nas artérias coronárias.

Um possível mecanismo pelo qual o álcool poderia reduzir o risco de CC é atribuído aos seus efeitos nos lipídeos sanguíneos. Alterações dos níveis de lipoproteínas plasmáticas, principalmente o aumento da lipoproteína de alta densidade (HDL; Capítulo 31), foram associadas aos efeitos protetores do etanol. A HDL liga-se ao colesterol e retorna ao fígado para eliminação ou reprocessamento, reduzindo os níveis teciduais de colesterol. Desse modo, os aumentos do colesterol HDL induzidos pelo etanol poderiam antagonizar a acumulação de colesterol nas paredes arteriais e reduzir o risco de infarto. A HDL está presente em duas subfrações denominadas HDL_2 e HDL_3. Os níveis aumentados de HDL_2 (e possivelmente também de HDL_3) estão associados à redução do risco de infarto do miocárdio. Os níveis das duas subfrações aumentam depois do consumo de álcool e diminuem quando o etanol deixa de ser ingerido. As apolipoproteínas A-I e A-II são constituintes da HDL. Níveis altos das apolipoproteínas A-I e A-II são encontrados nos indivíduos que ingerem grandes quantidades de álcool todos os dias. Por outro lado, existem relatos de redução dos níveis séricos da apolipoproteína(a) depois do consumo agudo de álcool. Níveis elevados de apolipoproteína também foram correlacionados com o aumento do risco de desenvolver aterosclerose.

Todos os tipos de bebidas alcoólicas produzem efeitos cardioprotetores. Os flavonoides encontrados no vinho tinto (e no suco de uvas vermelhas) podem produzir um efeito antiaterogênico adicional, protegendo as lipoproteínas de baixa densidade (LDL) contra os danos oxidativos. O consumo de álcool também está relacionado com o aumento dos níveis do ativador do plasminogênio tecidual (uma enzima envolvida na desintegração dos trombos), a redução das concentrações de fibrinogênio e a inibição da atividade plaquetária.

Hipertensão. A ingestão maciça de álcool pode aumentar as pressões sistólica e diastólica. O consumo de mais de 30 g de álcool por dia (mais de duas doses) foi associado às elevações de 1,5 a 2,3 mmHg nas pressões sanguíneas sistólica e diastólica.

Arritmias cardíacas. O álcool prolonga o intervalo QT, prolonga a repolarização ventricular e acentua a estimulação simpática. As arritmias atriais associadas ao consumo crônico de álcool são taquicardia supraventricular, fibrilação e *flutter* atrial. Cerca de 15 a 20% dos casos idiopáticos de fibrilação atrial podem ser induzidos pelo consumo crônico de etanol.

Miocardiopatia. O etanol pode deprimir a contratilidade cardíaca e causar miocardiopatia. A ecocardiografia demonstra hipocinesia global. Cerca de metade de todos os pacientes que apresentam miocardiopatia idiopática é dependente de álcool. A miocardiopatia induzida pelo álcool tem prognóstico mais favorável quando os pacientes conseguem parar de beber. As mulheres correm maior risco de desenvolver miocardiopatia alcoólica do que os homens.

Acidente vascular encefálico (AVE). Vários estudos clínicos sugeriram aumento da incidência dos acidentes vasculares encefálicos isquêmicos e hemorrágicos em indivíduos que ingerem mais de 40 a 60 g de álcool por dia. Os fatores etiológicos sugeridos são:

- Arritmias cardíacas induzidas pelo álcool e formação subsequente de trombos.
- Pressão arterial elevada pelo consumo crônico de álcool e degeneração subsequente das artérias cerebrais.
- Aumentos repentinos da pressão arterial e alterações do tônus das artérias cerebrais.
- Traumatismo craniano.

MÚSCULOS ESQUELÉTICOS

A ingestão diária crônica de álcool em doses altas foi associada à redução da força muscular, mesmo depois da correção para outros fatores como idade, tabagismo e doenças crônicas. Doses maciças de álcool também podem causar lesão irreversível dos músculos, que se reflete na elevação acentuada da atividade da creatinocinase plasmática. As biópsias de músculo de alcoolistas graves também demonstram reservas reduzidas de glicogênio e diminuição da atividade da piruvatocinase. Cerca de 50% dos alcoolistas que ingerem doses altas por longos períodos têm sinais de atrofia das fibras tipo II. A maioria dos pacientes com alcoolismo crônico apresenta evidências de miopatia esquelética semelhante à miocardiopatia alcoólica.

TEMPERATURA CORPORAL

A ingestão de álcool provoca sensação de calor porque o etanol aumenta a irrigação sanguínea da pele e do estômago. Também pode haver aumento da transpiração. Por essa razão, o calor é dissipado mais rapidamente e a temperatura corporal interna diminui. Depois da ingestão de grandes quantidades de etanol, o próprio mecanismo central de regulação térmica fica deprimido e a queda da temperatura corporal pode ser mais pronunciada. A ação do álcool na redução da temperatura corporal é maior e mais perigosa quando a temperatura ambiente é baixa. Os estudos das mortes associadas à hipotermia sugerem que o álcool possa ser um fator de risco significativo nesses eventos.

DIURESE

O álcool inibe a secreção de vasopressina (hormônio antidiurético) pela neuro-hipófise e aumenta a diurese. Os alcoolistas em abstinência têm secreção baixa de vasopressina e, consequentemente, retêm mais água, além de desenvolver hiponatremia diluicional.

SISTEMA GI

Esôfago. O álcool é um dos vários fatores etiológicos associados à disfunção esofágica. Além disso, o etanol também está associado ao desenvolvimento de refluxo esofágico, esôfago de Barrett, ruptura traumática do esôfago, lacerações de Mallory-Weiss e câncer de esôfago. Em comparação aos indivíduos que não bebem e não fumam, os pacientes fumantes e dependentes de álcool têm um aumento de 10 vezes no risco de desenvolver câncer de esôfago. Há pouca alteração da função esofágica em concentrações sanguíneas baixas de etanol, mas com níveis sanguíneos mais altos há redução da peristalse e diminuição da pressão no esfincter esofágico inferior. Os pacientes que apresentam esofagite de refluxo crônica podem melhorar com inibidores da bomba de prótons e com abstinência de álcool.

Estômago. O consumo maciço de álcool pode desintegrar a barreira mucosa do estômago e causar gastrite aguda e crônica. O etanol parece estimular as secreções gástricas por meio da excitação dos nervos sensoriais das mucosas oral e gástrica e da estimulação da liberação de gastrina e histamina. Bebidas que contenham mais de 40% de álcool também produzem um efeito tóxico direto na mucosa gástrica. Os sintomas clínicos incluem dor epigástrica aliviada por antiácidos ou bloqueadores do receptor H_2 da histamina. O etanol parece atuar sinergicamente com o *Helicobacter pylori* e retardar a cicatrização.

Intestinos. Muitos pacientes alcoolistas têm diarreia crônica causada por má absorção no intestino delgado. As fissuras anais e o prurido anal que frequentemente ocorrem com o consumo maciço de álcool provavelmente estão relacionados à diarreia crônica. A diarreia é causada pelas alterações estruturais e funcionais do intestino delgado; a mucosa intestinal apresenta vilosidades achatadas e os níveis das enzimas digestivas geralmente mostram-se reduzidos. Em geral, essas alterações são reversíveis após um período de abstinência.

Pâncreas. Nos EUA, o consumo maciço de álcool é a causa mais comum de pancreatites aguda e crônica. A pancreatite alcoólica aguda caracteriza-se por início súbito de dor abdominal, náuseas, vômitos e elevação dos níveis séricos ou urinários das enzimas pancreáticas. Em geral, o tratamento inclui reposição de líquidos por via intravenosa — normalmente com aspiração nasogástrica — e a administração de analgésicos opioides. A etiologia da pancreatite aguda provavelmente está relacionada com o efeito metabólico tóxico direto do álcool nas células acinares do pâncreas. A pancreatite crônica é tratada pela reposição das deficiências endócrinas e exócrinas resultantes da insuficiência pancreática. O desenvolvimento de hiperglicemia geralmente requer o uso de insulina para controlar os níveis glicêmicos (Capítulo 43). Podem ser necessárias cápsulas com enzimas pancreáticas contendo lipase, amilase e proteases para corrigir a má absorção (Capítulo 46).

Fígado. O etanol causa efeitos deletérios dependentes da dose no fígado, inclusive infiltração gordurosa (esteatose), hepatite e cirrose. A acumulação de gordura no fígado é a primeira alteração e pode ocorrer nos indivíduos normais depois da ingestão de quantidades relativamente pequenas de etanol. Essa acumulação é atribuída à inibição do ciclo do ácido tricarboxílico e à oxidação das gorduras, em parte decorrente da geração de quantidades excessivas de NADH pelas ações da ADH e ALDH (Figura 23-1). A causa básica da cirrose alcoólica é a fibrose resultante de necrose e a inflamação crônica dos tecidos. O álcool pode afetar diretamente as células estreladas do fígado; o consumo crônico de álcool está associado à transformação destas células em elementos celulares semelhantes aos miofibroblastos produtores de colágeno, resultando na deposição de colágeno ao redor das vênulas hepáticas terminais. A principal característica histológica da cirrose alcoólica é a formação dos corpos de Mallory, que parecem estar relacionados com a alteração do citoesqueleto intermediário. A toxicidade hepática induzida pelo paracetamol (Capítulos 4, 6 e 34) foi associada à cirrose alcoólica em consequência de aumentos induzidos por álcool na produção microssômica de metabólitos tóxicos do paracetamol.

VITAMINAS E SAIS MINERAIS

Em geral, os alcoolistas apresentam deficiências causadas pela ingestão reduzida, pelos distúrbios da absorção ou pela utilização ineficaz dos nutrientes. A neuropatia periférica, a psicose de Korsakoff e a encefalopatia de Wernicke diagnosticadas em pacientes alcoolistas provavelmente são causadas por deficiência das vitaminas do complexo B (principalmente tiamina). O retinol e o etanol competem pelo metabolismo pela ADH; por esse motivo, a suplementação de vitamina A deve ser cuidadosamente monitorada nos alcoolistas que ainda ingerem álcool, de forma a evitar hepatotoxicidade induzida por retinol. O consumo crônico de álcool acentua o estresse oxidativo do fígado, em função da formação de radicais livres que contribuem para lesão hepática induzida pelo etanol. Os efeitos antioxidantes do α-tocoferol (vitamina E) podem atenuar alguns desses efeitos hepatotóxicos induzidos por etanol. A ingestão crônica de álcool foi associada à osteoporose. A administração aguda de etanol provoca reduções iniciais nos níveis séricos do hormônio paratireóideo (PTH) e do Ca^{2+}, seguidas do aumento reacional deste hormônio sem normalização das concentrações séricas do Ca^{2+}.

FUNÇÃO SEXUAL

Apesar da crença difundida de que o álcool melhora o desempenho sexual, geralmente se observa o efeito contrário. Muitas drogas sujeitas a uso abusivo, incluindo o álcool, produzem efeitos desinibidores que podem aumentar inicialmente a libido. As ingestões aguda e crônica de álcool podem causar impotência masculina. As concentrações sanguíneas altas de etanol diminuem o estímulo sexual, prolongam a latência ejaculatória e diminuem o prazer do orgasmo. A incidência de impotência pode chegar a 50% nos pacientes alcoolistas crônicos. Além disso, muitos alcoolistas crônicos desenvolvem atrofia testicular e redução da fertilidade. A ginecomastia está associada à hepatopatia alcoólica e está relacionada à resposta celular exagerada ao estrogênio e com o metabolismo acelerado da testosterona. Algumas mulheres alcoolistas referem redução da libido, diminuição da lubrificação vaginal e anormalidades do ciclo menstrual. Em geral, os ovários dessas mulheres são pequenos e não apresentam desenvolvimento folicular. Alguns dados sugerem que as taxas de fertilidade sejam menores entre as mulheres alcoolistas.

EFEITOS HEMATOLÓGICOS E IMUNOLÓGICOS

A ingestão crônica de álcool está associada a alguns tipos de anemia, inclusive anemias microcíticas, macrocíticas e normocíticas, além de anemia sideroblástica induzida pelo álcool. Esse último tipo de anemia pode melhorar com a reposição de vitamina B_6. A ingestão de álcool também está associada à trombocitopenia reversível, embora seja raro encontrar contagens de plaquetas abaixo de 20.000/mm³. O álcool também afeta os granulócitos e os linfócitos. Os efeitos são leucopenia, alteração das subpopulações linfocitárias, diminuição da mitogênese dos linfócitos T e alterações na produção das imunoglobulinas. Em alguns pacientes, a migração leucocitária reduzida para as áreas inflamadas pode explicar em parte a baixa resistência dos alcoolistas a alguns tipos de infecção (p. ex., pneumonia por *Klebsiella*, listeriose e tuberculose). Estudos *in vitro* com linfócitos humanos sugeriram que o álcool possa suprimir a função dos linfócitos T CD4.

INTOXICAÇÃO AGUDA POR ETANOL

Os sinais de intoxicação típicos de depressão do SNC ocorrem na maioria dos indivíduos depois de ingerir 2 a 3 doses e os efeitos mais proeminentes coincidem com os NSA mais altos, ou seja, cerca de 30 a 60 minutos após ingestão com estômago vazio. Esses sinais e sintomas incluem sensação inicial de estimulação (talvez decorrente da inibição dos sistemas inibitórios do SNC), tonteira, relaxamento muscular e alterações do raciocínio. Os níveis sanguíneos mais altos (cerca de 80 mg/dL ou 17 mM) causam fala incompreensível, perda da coordenação, instabilidade da marcha e déficits potenciais de atenção; as concentrações entre 80 e 200 mg/dL (cerca de 17-43 mM) estão associadas à labilidade extrema do humor e aos déficits cognitivos mais graves, possivelmente acompanhados de agressividade e amnésia anterógrada (o blecaute alcoólico). Níveis sanguíneos de etanol maiores de 200 mg/dL podem causar nistagmo e adormecimento involuntário; níveis de 300 mg/dL (cerca de 65 mM) ou mais altos podem causar instabilidade dos sinais vitais, coma e morte. Todos esses sinais e sintomas provavelmente são agravados e ocorrem com NSAs mais baixos quando o etanol é ingerido com outros depressores do SNC (p. ex., diazepam ou outras benzodiazepinas semelhantes), ou com qualquer droga ou fármaco que tenda a causar sonolência e perda da coordenação motora.

Alguns fatores como peso e composição corporais e taxa de absorção pelo trato GI determinam a concentração de etanol no sangue depois da ingestão de determinada quantidade de álcool. Em média, a ingestão de três doses comuns (42 g de etanol) com o estômago vazio produz concentrações sanguíneas máximas entre 67 e 92 mg/dL nos homens. Depois de uma refeição mista, a concentração sanguínea máxima produzida por três doses varia de 30 a 53 mg/dL nos homens. Nos indivíduos que têm função hepática normal, o etanol é metabolizado à taxa de uma dose comum a cada 60 a 90 minutos. Nas mulheres com dimensões corporais menores e menos massa muscular (o volume de distribuição do etanol é menor), a ingestão de doses equivalentes poderia, em média, causar níveis cerca de 30 a 50% maiores.

Coma diabético, intoxicação por drogas, acidentes cardiovasculares e fraturas do crânio podem ser confundidos com intoxicação alcoólica. O odor da respiração de um caso suspeito de intoxicação pode causar confusão, porque existem outras causas de hálito com odor semelhante ao produzido após a ingestão de álcool. É necessário dosar os níveis sanguíneos de álcool para confirmar a existência ou ausência de intoxicação alcoólica.

USOS CLÍNICOS DO ETANOL

A administração sistêmica de etanol limita-se ao tratamento das intoxicações por álcool metílico e etilenoglicol. A ingestão de metanol resulta na formação dos metabólitos do metanol — formaldeído e ácido fórmico (Figura 23-1). O ácido fórmico causa lesão dos nervos e seus efeitos na retina e no nervo óptico podem causar cegueira. O tratamento consiste em administrar bicarbonato de sódio para corrigir a acidose, hemodiálise e ingestão de etanol, que retarda a produção de formato por competir com o metanol pelo metabolismo pela álcool-desidrogenase.

O álcool desidratado pode ser injetado ao redor de nervos ou gânglios simpáticos para produzir analgesia prolongada nos pacientes com neuralgia do trigêmeo, carcinomas inoperáveis e outras doenças. As injeções epidurais, subaracnóideas e lombares de etanol também têm sido realizadas para tratar dores associadas às doenças inoperáveis. Por exemplo, as injeções paravertebrais lombares de etanol podem destruir os gânglios simpáticos e, desse modo, causam vasodilatação e analgesia e promovem a cicatrização das lesões dos pacientes com doença vascular dos membros inferiores.

TOLERÂNCIA, DEPENDÊNCIA E INGESTÃO CRÔNICA DE ETANOL

A *tolerância* é definida como redução das respostas comportamentais ou fisiológicas à mesma dose de etanol (Capítulo 24). Pouco depois da administração de etanol, observa-se tolerância aguda acentuada. A tolerância aguda pode ser demonstrada pela avaliação do déficit comportamental com os mesmos NSAs na parte ascendente da fase de absorção da curva NSA-tempo (minutos após a ingestão de álcool) e no componente descendente dessa curva, à medida que os NSA diminuem devido a seu metabolismo (uma ou mais horas após a ingestão). Também há tolerância crônica, que se desenvolve nos indivíduos que ingerem grandes quantidades de álcool por longos períodos. Ao contrário da tolerância aguda, a forma crônica geralmente tem um componente metabólico atribuído à indução das enzimas que metabolizam o etanol.

A *dependência física* é demonstrada pela ocorrência da síndrome de abstinência quando o consumo de álcool é interrompido. Os sintomas e sua gravidade são determinados pela quantidade e pela duração do consumo de álcool e incluem distúrbios do sono, ativação do sistema nervoso autônomo (simpático), tremores e, nos casos graves, convulsões. Além disso, dois ou mais dias após a abstinência, alguns indivíduos apresentam *delirium tremens*, que se caracteriza por alucinações, delírio, febre e taquicardia. Outros aspectos da dependência são o desejo irrefreável e o comportamento de busca da droga, geralmente descritos como *dependência psicológica*.

ETIOLOGIA DOS TRANSTORNOS ASSOCIADOS AO USO DE ÁLCOOL E PAPEL DOS GENES

Entre os fatores ambientais e culturais que contribuem para a ingestão de álcool estão estresse, padrões de consumo na cultura e no grupo de companheiros, disponibilidade do produto e atitudes quanto à embriaguez. Essas forças não biológicas provavelmente contribuem com 70 a 80% da decisão inicial de beber e no mínimo com 40% para a transição do uso controlado para os problemas relacionados com o álcool e seu uso abusivo. Comparativamente, cerca de 60% da suscetibilidade aos transtornos associados à ingestão de álcool resultam de fatores hereditários (Quadro 23-2).

Os polimorfismos das enzimas do metabolismo do etanol parecem explicar porque algumas populações (principalmente as asiáticas) estão protegidas do alcoolismo. Isso tem sido atribuído às diferenças genéticas das enzimas que metabolizam o álcool e o aldeído. Em termos mais específicos, as variantes genéticas da ADH que mostram atividade alta e as variantes da ALDH que exibem atividade baixa protegem contra a ingestão maciça de álcool, provavelmente porque sua ingestão pelos indivíduos portadores dessas variantes leva à acumulação do acetaldeído, que provoca diversos efeitos desagradáveis. Ao contrário dessas variantes genéticas protetoras, existem poucos dados consistentes acerca dos genes responsáveis pelo risco elevado de alcoolismo. Um mecanismo genético associado ao risco mais alto de ocorrerem distúrbios relacionados ao uso abusivo de álcool e outras drogas parece depender da característica intermediária (ou fenótipo) de impulsividade e desinibição. Os polimorfismos identificados incluem duas variantes dos receptores $GABA_A$, uma variação da ADH4 teoricamente relacionada a características de personalidade e um gene do receptor muscarínico colinérgico CHRM2.

Outro fenótipo está relacionado ao baixo risco de resposta ao etanol. As contribuições genéticas para o nível de resposta foram supostamente associadas a duas subunidades do $GABA_A$, a um polimorfismo da região promotora do transportador de 5HT (que está associado a níveis mais baixos de 5HT na fenda sináptica), um polimorfismo da subunidade α do canal de K^+ KCNMA1 e uma variante do receptor nicotínico de ACh, que também está relacionado com o risco mais alto de tabagismo e suas consequências. O alcoolismo antissocial foi relacionado aos polimorfismos de vários receptores de 5HT.

EFEITOS TERATOGÊNICOS: SÍNDROME ALCOÓLICA FETAL

As crianças nascidas de mães alcoolistas apresentam um padrão comum de dismorfologia característica, que é conhecido como *síndrome alcoólica fetal* (SAF). Em geral, o diagnóstico dessa síndrome baseia-se na detecção de três anormalidades no recém-nascido, que são:

- Um grupo de anomalias craniofaciais
- Disfunção do SNC
- Atraso do crescimento pré-natal e/ou pós-natal

À medida que a criança cresce, distúrbios de audição, de linguagem e da fala podem tornar-se evidentes. As crianças que não preenchem todos os critérios exigidos para o diagnóstico de SAF ainda podem mostrar déficits físicos e mentais compatíveis com um fenótipo parcial conhecido como *efeitos fetais do álcool* (EFAs) ou *distúrbios do desenvolvimento neurológico relacionados ao álcool*. A SAF é diagnosticada em cerca de 5% dos bebês de mães alcoolistas. A incidência de SAF parece oscilar na faixa de 0,5 a 1 por 1.000 nascimentos na população americana em geral, mas essas taxas podem alcançar 2 a 3 por 1.000 nas populações afro-americanas e entre os índios americanos.

As anomalias craniofaciais comumente observadas nos lactentes que têm o diagnóstico de SAF consistem em um padrão de microcefalia, filtro longo e liso, fendas palpebrais encurtadas, achatamento da região central da face e pregas epicantais. Estudos de ressonância magnética mostraram volumes reduzidos dos núcleos da base, do corpo caloso, do cérebro e do cerebelo. A ingestão materna de álcool no primeiro trimestre de gravidez foi associada às anomalias craniofaciais. A disfunção do SNC que ocorre depois da exposição intrauterina ao álcool evidencia-se em forma de hiperatividade, déficits de atenção, retardo mental e dificuldades de aprendizagem. Nos países ocidentais, a SAF é a causa mais comum de retardo mental evitável e as crianças acometidas têm escores consistentemente mais baixos em vários testes de QI, quando comparadas aos seus companheiros da mesma idade. Embora não haja evidências conclusivas, existem indícios de que até mesmo o consumo moderado de álcool (duas doses por dia) no segundo trimestre de gravidez esteja relacionado com a piora do desempenho acadêmico em crianças de 6 anos. Gestantes de mais de 30 anos que ingerem álcool impõem riscos mais altos para seus filhos que mulheres mais jovens que consomem quantidades semelhantes de álcool. Além do risco da criança desenvolver SAF ou EFA, a ingestão de grandes quantidades de álcool pelas gestantes, principalmente durante o primeiro trimestre, aumenta significativamente as chances de abortamento espontâneo.

TRATAMENTO FARMACOLÓGICO DO ALCOOLISMO

Hoje, existem nos EUA três fármacos aprovados para o tratamento do alcoolismo: dissulfiram, naltrexona e acamprosato (Quadro 23-2). O dissulfiram foi usado durante muito tempo, mas caiu em descrédito por seus efeitos adversos e pelos problemas de adesão ao tratamento. A naltrexona e o acamprosato foram introduzidos mais recentemente. O objetivo desses fármacos é ajudar o paciente a manter a abstinência.

NALTREXONA

A naltrexona (um antagonista do receptor opioide μ) está relacionada quimicamente com o antagonista altamente seletivo dos receptores opioides conhecido como naloxona, mas sua biodisponibilidade oral e a duração da ação são maiores. Inicialmente, esses fármacos eram usados no tratamento das *overdoses* e da dependência de narcóticos por sua capacidade de antagonizar todas as ações dos opioides (Capítulos 18 e 24). Existem evidências de que a naltrexona bloqueia a ativação das vias dopaminérgicas cerebrais pelo álcool, as quais parecem ser fundamentais para a sensação de gratificação.

Quadro 23-2

Fármacos orais utilizados no tratamento do abuso de álcool

FÁRMACO	DOSE HABITUAL	MECANISMO/EFEITO
Dissulfiram	250 mg/dia (faixa de 125-500 mg/dia)	Inibe a ALDH com ↑ resultante do nível de acetaldeído depois da ingestão de álcool. A abstinência é reforçada para evitar as reações adversas resultantes
Naltrexona	50 mg/dia	Antagonista do receptor opioide μ; parece ↓ a ingestão de álcool por atenuação da gratificação obtida com a ingestão e/ou diminuição do desejo
Acamprosato	666 mg 3 vezes/dia	Antagonista fraco dos receptores NMDA, ativador dos receptores $GABA_A$; pode ↓ as síndromes de abstinência protraída brandas com atenuação da sensação de "necessitar" de álcool

A naltrexona ajuda a manter a abstinência reduzindo o desejo urgente de ingerir álcool e facilitando o controle quando ocorre um "deslize". Esse fármaco não é a "cura" do alcoolismo e não evita recaídas em todos os pacientes. A naltrexona funciona melhor quando é usada em combinação com algum tipo de terapia psicossocial, entre elas a terapia cognitivo-comportamental. Em geral, esse fármaco é administrado depois da desintoxicação e é usado na dose de 50 mg/dia por vários meses. A adesão ao tratamento é importante para assegurar o valor terapêutico da naltrexona e tem sido um problema para alguns pacientes. O efeito colateral mais comum da naltrexona são náuseas, que são mais comuns nas mulheres que nos homens e regridem quando os pacientes não ingerem álcool. Quando é administrada em doses excessivas, a naltrexona pode causar lesão hepática. Esse fármaco está contraindicado para pacientes que apresentam insuficiência hepática ou hepatite aguda e deve ser usado apenas depois da avaliação cuidadosa dos pacientes que têm doença hepática ativa. O **nalmefeno** é outro antagonista opioide, que tem algumas vantagens em comparação com a naltrexona, inclusive biodisponibilidade oral maior, duração de ação mais longa e inexistência de hepatotoxicidade dependente da dose.

ACAMPROSATO

O acamprosato (*N*-acetil-homotaurina) é um análogo do GABA.

Alguns estudos duplo-cegos controlados por placebo demonstraram que o acamprosato (1,3 a 2 g/dia) reduziu a frequência da ingestão e as recaídas dos alcoolistas abstêmios e sua eficácia parece ser comparável à da naltrexona. Em geral, o acamprosato é bem tolerado pelos pacientes e seu efeito adverso principal é diarreia. O acamprosato é metabolizado minimamente no fígado, é excretado principalmente pelos rins e tem meia-vida de eliminação de 18 horas depois da administração oral. O uso simultâneo com dissulfiram parece aumentar a eficácia do acamprosato, sem quaisquer interações farmacológicas adversas observadas.

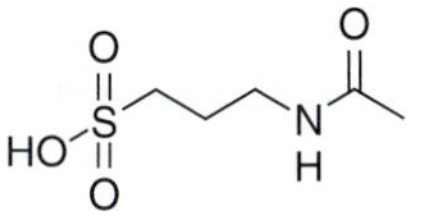

ACAMPROSATO

DISSULFIRAM

O *dissulfiram* (bissulfeto de tetraetiltiuram) administrado isoladamente é uma substância relativamente atóxica, mas inibe a atividade da ALDH e aumenta as concentrações sanguíneas de acetaldeído em 5 a 10 vezes acima do nível alcançado quando o etanol é administrado a um indivíduo que não foi tratado com dissulfiram.

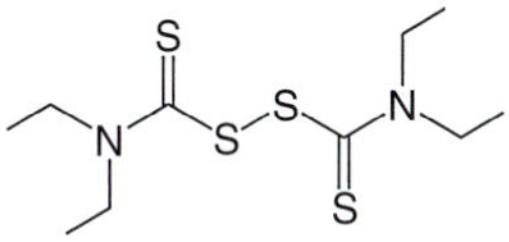

DISSULFIRAM

Depois da administração do dissulfiram, as isoformas citosólica e mitocondrial da ALDH são inativadas irreversivelmente em graus variáveis e a concentração do acetaldeído aumenta. É improvável que o próprio dissulfiram seja responsável pela inativação enzimática *in vivo*; vários metabólitos ativos desse fármaco, especialmente o dietiltiometilcarbamato, comportam-se como inibidores suicidas do substrato ALDH *in vitro*. Esses metabólitos atingem concentrações significativas no plasma após administração do dissulfiram.

A ingestão de álcool por indivíduos que estavam sendo tratados previamente com dissulfiram desencadeia sinais e sintomas marcantes de intoxicação por acetaldeído. Em 5 a 10 minutos, a face torna-se quente e pouco depois ruborizada e com aspecto escarlatiniforme. À medida que a vasodilatação espalha-se por todo o corpo, o indivíduo sente pulsações vigorosas na cabeça e no pescoço e alguns podem ter cefaleia pulsátil. Outros efeitos observados são dificuldade respiratória, náuseas, vômitos copiosos, sudorese, sede, dor torácica, hipotensão significativa, síncope ortostática, inaptidão motora marcante, fraqueza, vertigem, turvação visual e confusão. O rubor facial é substituído por palidez e a pressão arterial pode cair aos níveis do choque. Reações alarmantes podem resultar da ingestão de quantidades mesmo pequenas de álcool por indivíduos que estão em tratamento com dissulfiram. Desse modo, o uso desse fármaco como agente terapêutico não está isento de riscos e deve ser experimentado apenas com supervisão cuidadosa dos médicos e enfermeiros. Os pacientes precisam aprender a evitar as fontes ocultas de álcool, inclusive como molhos, vinagre fermentado, xaropes para tosse e até mesmo loções pós-barba e linimentos para massagear o dorso.

O dissulfiram nunca deve ser administrado até que o paciente esteja em abstinência do álcool no mínimo há 12 horas. Na fase inicial do tratamento, a dose diária máxima de 500 mg é administrada durante 1 a 2 semanas. Em seguida, as doses de manutenção variam de 125 a 500 mg/dia, dependendo da tolerância aos efeitos colaterais. A menos que a sedação seja intensa, a dose diária deve ser administrada pela manhã, ocasião em que a decisão de não beber pode ser mais firme. A sensibilização ao álcool pode estender-se por até 14 dias depois da última dose ingerida de dissulfiram, tendo em vista a lenta taxa de recuperação da ALDH.

O dissulfiram e/ou seus metabólitos podem inibir algumas enzimas com grupos sulfidrílicos essenciais e, desse modo, produzem grande variedade de efeitos biológicos. Esse fármaco inibe as CYP hepáticas e, por esse motivo, interfere no metabolismo da fenitoína, clordiazepóxido, barbitúricos, varfarina e outros fármacos. Em geral, o próprio dissulfiram é inócuo, mas pode causar erupções acneiformes, urticária, lassidão, tremor, agitação, cefaleia, tonteira, gosto de alho ou de metal e distúrbios gastrintestinais suaves. Também existem relatos de neuropatias periféricas, psicose e cetose.

OUTROS FÁRMACOS

A **ondansetrona**, um antagonista dos receptores 5-HT_3 e antiemético (Capítulos 13 e 46), reduz a ingestão de álcool nos animais de laboratório e, atualmente, está sendo testada em seres humanos. Os resultados preliminares sugeriram que a ondansetrona seja eficaz para o tratamento do alcoolismo de início precoce, que responde mal às terapias psicossociais aplicadas isoladamente; contudo, este fármaco não parece atuar bem nos outros tipos de alcoolismo. A administração de ondansetrona reduz a quantidade de álcool consumida, principalmente por alcoolistas que ingerem menos de 10 doses por dia. Além disso, esse fármaco atenua os efeitos subjetivos do etanol em seis das 10 escalas avaliadas, incluindo-se o desejo de beber, embora ao mesmo tempo não produza qualquer efeito na farmacocinética do etanol.

O **topiramato** é usado no tratamento dos distúrbios convulsivos (Capítulo 21) e parece ser útil também para tratar a dependência alcoólica. Em comparação com o grupo placebo, os pacientes que usaram topiramato conseguiram maior número de dias em abstinência e sentiram menos desejo irrefreável de ingerir álcool. O mecanismo de ação do topiramato não está bem esclarecido, mas é diferente dos mecanismos dos outros fármacos usados no tratamento da dependência (p. ex., antagonistas opioides), o que sugere que ele possa ser uma abordagem inédita e única ao tratamento farmacológico do alcoolismo.

Para uma listagem bibliográfica completa, consulte ***As Bases Farmacológicas da Terapêutica de Goodman e Gilman***, 12ª edição.

24

Capítulo

Adicção

A terminologia utilizada para descrever dependência, uso abusivo de drogas e adicção é tradicionalmente confusa. Essa confusão origina-se do fato de que o uso repetido de determinados fármacos vendidos com prescrição pode causar alterações neuroplásticas, que acarretam dois estados anormais diferentes. O primeiro é a *dependência*, também conhecida como dependência "física", que ocorre quando há adaptação farmacológica progressiva ao fármaco, resultando em tolerância. No estado de tolerância, a repetição da mesma dose do fármaco produz efeitos mais brandos. Quando o uso é interrompido repentinamente, surge uma síndrome de abstinência na qual as respostas adaptativas não são contrapostas pelo fármaco. Desse modo, os sinais e os sintomas da abstinência são opostos aos efeitos produzidos pelo fármaco original. A ocorrência dos sintomas de abstinência é o sinal fundamental da dependência "física". O segundo estado anormal produzido pelo uso repetido de um fármaco ou uma droga — adicção — ocorre apenas na minoria dos indivíduos que começam a utilizar tal substância; a adicção avança progressivamente para uso descontrolado e compulsivo da droga.

A adicção pode ser definida fundamentalmente como um tipo de memória mal adaptativa. Isso começa com a administração de substâncias (p. ex., cocaína) ou comportamentos (p. ex., a emoção de jogar), que ativam direta e intensamente os circuitos de recompensa cerebrais. A ativação desses circuitos motiva o comportamento normal e a maioria dos seres humanos simplesmente desfruta da experiência, sem se sentir compelido a repeti-la. Em alguns casos (cerca de 16% dos usuários de cocaína), a experiência desencadeia associações condicionadas intensas aos estímulos ambientais que sinalizam a disponibilidade da droga ou do comportamento. O indivíduo torna-se atraído à repetição compulsiva da experiência, enfatizando o prazer imediato, apesar das consequências negativas a longo prazo, além de negligenciar responsabilidades sociais importantes. A diferença entre dependência e adicção é importante, porque alguns pacientes com dor ficam privados de receber fármacos opioides apropriados, simplesmente porque demonstram indícios de tolerância ou desenvolvem sintomas de abstinência quando o analgésico é interrompido ou sua dose é reduzida repentinamente.

ORIGENS DA DEPENDÊNCIA DE DROGAS

A maioria dos indivíduos que começa a utilizar drogas não progride para adicção. Muitas variáveis atuam simultaneamente de forma a influenciar a probabilidade de que um usuário de drogas iniciante perca o controle e desenvolva adicção. Essas variáveis podem ser classificadas em três grupos: agente (droga), hospedeiro (usuário) e ambiente (Quadro 24-1).

VARIÁVEIS RELATIVAS AO AGENTE (DROGA). O termo *reforço* refere-se à capacidade que as drogas têm de produzir efeitos que fazem com que seu usuário deseje utilizá-las novamente. Quanto maior a capacidade de uma droga reforçar seu próprio uso, maiores as chances de que ela seja usada de maneira abusiva. As propriedades reforçadoras das drogas estão associadas à sua capacidade de aumentar a atividade neuronal de áreas críticas do cérebro (Capítulo 14). Cocaína, anfetamina, etanol, opiáceos, canabinoides e nicotina aumentam consistentemente os níveis de dopamina (DA) no líquido extracelular do estriado ventral, especificamente na região do núcleo acumbente. Já os fármacos que bloqueiam os receptores de DA geralmente produzem sensações desagradáveis (ou seja, *efeitos disfóricos*). Nem os animais, nem os seres humanos ingerem esses fármacos espontaneamente. Apesar dessas correlações diretas convincentes, a relação causal entre DA e euforia/disforia não está estabelecida e outras descobertas enfatizam a participação adicional da serotonina (5-HT), do glutamato, da norepinefrina (NE) e do ácido γ-aminobutírico (GABA) como mediadores dos efeitos reforçadores das drogas.

O *potencial de uso abusivo* de uma droga é aumentado pela rapidez de início da sua ação. Quando as folhas de coca são mastigadas, a cocaína é absorvida lentamente pela mucosa oral e resulta em níveis baixos de cocaína no sangue e poucos ou nenhum transtorno do comportamento. O *crack*, vendido ilegalmente a um preço baixo (US$ 1-US$ 3 por dose), é o alcaloide da cocaína (base livre), que pode ser vaporizado rapidamente com o aquecimento. A simples inalação dos vapores acarreta níveis sanguíneos comparáveis aos produzidos pela administração de cocaína por via intravenosa, tendo em vista a grande superfície disponível para absorção na circulação pulmonar depois da inalação. Por esse motivo, a inalação da cocaína na forma de *crack* tem tendência muito maior de causar adicção que seu consumo por mastigação, ingestão oral ou aspiração nasal. O risco de desenvolvimento de adicção entre aqueles que experimentam nicotina é cerca de duas vezes maior que para a cocaína (Quadro 24-2). Isso não significa que o potencial de adicção farmacológica da nicotina seja duas vezes maior que o da cocaína. Pelo contrário, existem outras variáveis incluídas nas categorias de fatores relativos ao hospedeiro e condições ambientais que influenciam o desenvolvimento da adicção.

VARIÁVEIS RELATIVAS AO HOSPEDEIRO (USUÁRIO). Os efeitos das drogas variam entre os indivíduos. O polimorfismo dos genes que codificam as enzimas envolvidas na absorção, no metabolismo, na excreção e nas respostas

Quadro 24-1

Diversas variáveis que afetam simultaneamente o início e a continuação do uso abusivo de drogas e da adicção

Agente (droga)

Disponibilidade
Custo
Pureza/potência
Via de administração
Mastigação (absorção pelas membranas mucosas orais)
- Gastrintestinal
- Intranasal
- Subcutânea e intramuscular
- Intravenosa
- Inalação

Velocidade de início e término dos efeitos (farmacocinética: combinação do agente e do hospedeiro)

Hospedeiro (usuário)

Hereditariedade
- Tolerância inata
- Rapidez com que se desenvolve tolerância adquirida
- Probabilidade de vivenciar a intoxicação como prazerosa

Metabolismo da droga (já existem dados relativos à nicotina e ao álcool)
Sintomas psiquiátricos
Expectativas/experiências anteriores
Propensão a comportamentos de risco

Ambiente

Contexto social
Atitudes da comunidade
- Influência dos companheiros, modelos de papéis

Disponibilidade de outros fatores reforçadores (fontes de prazer ou recreação)
Oportunidades educacionais ou profissionais
Estímulos condicionados: os estímulos ambientais tornam-se associados às drogas depois do uso repetido no mesmo ambiente

Quadro 24-2

Dependência entre usuários, 1990–1992

DROGA/SUBSTÂNCIA	USARAM ALGUMA VEZ[a] (%)	ADICÇÃO (%)	RISCO DE ADICÇÃO (%)
Tabaco	75,6	24,1	31,9
Álcool	91,5	14,1	15,4
Drogas ilícitas	51,0	7,5	14,7
Maconha	46,3	4,2	9,1
Cocaína	16,2	2,7	16,7
Estimulantes	15,3	1,7	11,2
Ansiolíticos	12,7	1,2	9,2
Analgésicos	9,7	0,7	7,5
Psicodélicos	10,6	0,5	4,9
Heroína	1,5	0,4	23,1
Agentes inalatórios	6,8	0,3	3,7

[a]Os percentuais dos que usaram alguma vez e dos que desenvolveram adicção referem-se à população geral. O risco de adicção é específico para a droga indicada e refere-se ao percentual de indivíduos que preenchem os critérios para adicção, entre aqueles que relataram ter usado o agente pelo menos uma vez (i.e., cada número da 4ª coluna foi obtido expressando o número da 3ª coluna como porcentagem do número da 2ª coluna, sujeito a erros de aproximação).
Fonte: Anthony e cols., 1994; com autorização.

mediadas pelos receptores pode contribuir para os diferentes graus de reforço ou euforia observados entre os indivíduos (Capítulos 6 e 7). A tolerância inata ao álcool pode representar um traço biológico que contribui para o desenvolvimento do alcoolismo (Capítulo 23). Embora a tolerância inata aumente a suscetibilidade ao alcoolismo, o metabolismo reduzido pode conferir um *efeito protetor* (Capítulo 23). Do mesmo modo, os indivíduos que herdaram um gene associado ao metabolismo mais lento da nicotina podem ter efeitos desagradáveis quando começam a fumar e, segundo alguns estudos, têm menor tendência a desenvolver dependência de nicotina.

Os transtornos psiquiátricos constituem outro grupo de variáveis relacionadas com o usuário. Os indivíduos que têm ansiedade, depressão, insônia ou até mesmo timidez podem descobrir que certas drogas trazem alívio. Entretanto, os efeitos benéficos aparentes são transitórios e o uso repetido da droga pode causar tolerância e, por fim, consumo compulsivo e descontrolado. Embora os sintomas psiquiátricos não sejam comumente detectados nos indivíduos que fazem uso abusivo de drogas e buscam tratamento, a maioria desses sintomas apareceu *depois* que eles começaram a fazer uso constante das drogas. Por essa razão, as drogas sujeitas ao uso abusivo parecem produzir mais sintomas psiquiátricos do que proporcionar alívio.

VARIÁVEIS RELATIVAS AO AMBIENTE. A iniciação e a continuação do uso de drogas ilícitas parecem ser significativamente influenciadas pelas normas sociais e pela pressão dos companheiros.

FENÔMENOS FARMACOLÓGICOS

TOLERÂNCIA. A *tolerância*, resposta mais comum ao uso repetido da mesma droga, pode ser definida como redução da resposta à droga depois de administração prolongada. A Figura 24-1 mostra uma curva de dose-resposta hipotética para uma droga administrada. À medida que a dose aumenta, o mesmo acontece com o efeito observado da droga. Contudo, com o uso repetido, a curva desvia para a direita (tolerância). Existem muitos tipos de tolerância, que provavelmente se originam de diversos mecanismos.

A tolerância a alguns efeitos da droga desenvolve-se muito mais rapidamente que aos outros efeitos da mesma droga. Por exemplo, a tolerância à euforia produzida pelos opioides como a heroína desenvolve-se rapidamente e os indivíduos dependentes tendem a aumentar a dose consumida para voltar a experimentar esse "barato" fugaz. Por outro lado, a tolerância aos efeitos gastrintestinais dos opioides demora mais tempo para ocorrer. A discrepância entre a tolerância aos efeitos euforigênicos (rápidos) e a tolerância aos efeitos nas funções vitais (lentos), como a respiração e a pressão arterial, pode causar *overdoses* potencialmente fatais.

A expressão ***tolerância inata*** refere-se à falta de sensibilidade determinada geneticamente a uma droga, que é observada desde a primeira vez que a substância é administrada. A ***tolerância adquirida*** pode ser dividida em três tipos principais: farmacocinética, farmacodinâmica e aprendida, incluindo tolerâncias aguda, reversa e cruzada. A ***tolerância farmacocinética* ou *de disposição*** refere-se às alterações da distribuição ou do metabolismo de uma droga depois do seu uso repetido, de tal forma que determinada dose produz concentrações sanguíneas mais baixas do que a produzida com a primeira dose da mesma droga. O mecanismo mais comum desse tipo de tolerância é o aumento da taxa metabólica do fármaco ou da droga. Por exemplo, os *barbitúricos* estimulam a produção de quantidades maiores de CYPs hepáticas, o que resulta na remoção e decomposição mais rápidas dos barbitúricos presentes na circulação.

A ***tolerância farmacodinâmica*** refere-se às alterações adaptativas que ocorrem dentro dos sistemas afetados pela droga, de modo que a resposta a determinada concentração do fármaco é atenuada. Exemplos são as alterações da quantidade de receptores ou da eficiência do acoplamento do receptor às vias de transdução dos sinais, que são induzidas pelas drogas (Capítulo 3).

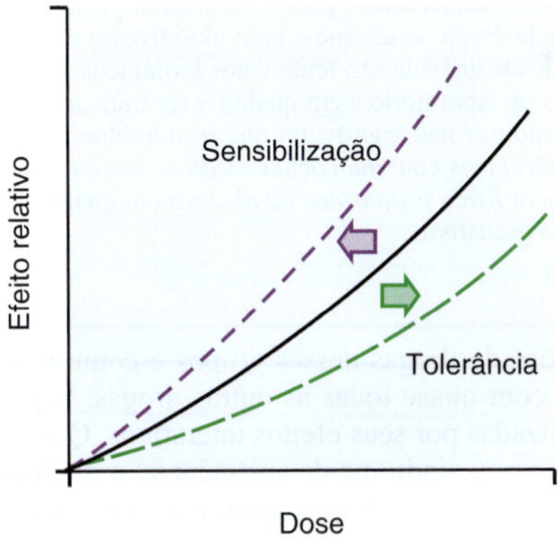

Figura 24-1 *Desvios da curva de dose-resposta com a tolerância e a sensibilização.* Com a tolerância, há um desvio da curva para a direita, à medida que doses maiores do que as iniciais são necessárias para produzir os mesmos efeitos. Com a sensibilização, há um desvio para a esquerda na curva de dose-resposta, de tal modo que para determinada dose há um efeito mais intenso do que o observado depois da primeira dose.

A ***tolerância aprendida*** diz respeito à atenuação dos efeitos de uma droga, em função de mecanismos compensatórios adquiridos por experiência anterior. Um tipo de tolerância aprendida é conhecido como *tolerância comportamental*. Um exemplo comum é aprender a andar em linha reta, apesar da limitação motora produzida pela intoxicação alcoólica. Com níveis mais intensos de intoxicação, a tolerância comportamental é suplantada e os déficits ficam evidentes.

A ***tolerância condicionada*** (tolerância em situações específicas) ocorre quando indícios ambientais como luzes, odores ou situações estão relacionados consistentemente com a administração de uma droga. Quando a substância afeta o equilíbrio homeostático produzindo sedação e alterações da pressão arterial, da frequência do pulso, da atividade intestinal etc., geralmente há uma contra-ação ou adaptação reflexa no sentido de manter o *status quo*. Se a droga sempre for ingerida em presença de determinados indícios ambientais (p. ex., odor da preparação da droga e visão da seringa), esses estímulos começam a prenunciar os efeitos da droga, e as adaptações começam a ocorrer mesmo antes de a droga atingir seus locais de ação. Se o uso da droga sempre for precedido dos mesmos estímulos, a resposta adaptativa à droga será aprendida e isso impedirá a manifestação plena dos efeitos da droga (tolerância). Esse mecanismo de tolerância condicionada segue os princípios (pavlovianos) clássicos da aprendizagem e resulta em tolerância às drogas nas circunstâncias em que seu uso for "esperado".

O termo ***tolerância aguda*** refere-se à tolerância que se desenvolve rapidamente com o uso repetido em uma única ocasião (p. ex., uma "extravagância"). Por exemplo, doses repetidas de cocaína ao longo de várias horas atenuam a resposta às doses subsequentes da droga usada durante uma "farra". Esse fenômeno é o oposto da *sensibilização* observada com o uso intermitente da droga, conforme será descrito adiante. A expressão ***sensibilização ou tolerância reversa*** refere-se ao aumento da resposta com a repetição da mesma dose da droga. A sensibilização resulta no desvio da curva de dose-resposta para a esquerda (Figura 24-1). Ao contrário da tolerância aguda durante uma festa, a sensibilização requer intervalos mais longos entre as doses (geralmente, cerca de um dia). A sensibilização pode ocorrer com estimulantes como cocaína ou anfetamina. A ***tolerância cruzada*** ocorre quando o uso repetido de uma droga de determinado grupo confere tolerância não apenas a esta droga, mas também às outras substâncias com estruturas e mecanismos de ação semelhantes. O entendimento da tolerância cruzada é importante para o tratamento clínico de pacientes dependentes de qualquer droga.

Desintoxicação é um tipo de tratamento para dependência de drogas, que envolve a administração de doses progressivamente menores da droga para evitar os sintomas da abstinência e, desse modo, superar a dependência do paciente à droga. A desintoxicação pode ser realizada com qualquer fármaco da mesma categoria que a droga que originalmente causou dependência. Desse modo, a desintoxicação dos pacientes dependentes de heroína pode ser conseguida com qualquer fármaco que ative os receptores opioides.

DEPENDÊNCIA FÍSICA. A dependência física é um estado que se desenvolve em consequência da adaptação (tolerância) produzida pelo reajuste dos mecanismos homeostáticos em resposta ao uso repetido de uma droga. Nesse estado de adaptação ou dependência física, o indivíduo necessita da administração repetida da droga para manter suas funções normais. Quando a administração da droga é interrompida repentinamente, instala-se outro desequilíbrio e os sistemas afetados precisam reajustar-se até alcançar um novo equilíbrio sem a droga.

SÍNDROME DE ABSTINÊNCIA. A ocorrência da síndrome de abstinência quando a administração da droga é interrompida é a única evidência objetiva de dependência física. Os sinais e sintomas da abstinência ocorrem quando a administração da droga aos indivíduos fisicamente dependentes é interrompida de maneira repentina. Os sinais e sintomas da abstinência têm pelo menos duas causas:

- Interrupção do uso da droga que causou dependência;
- Hiperatividade do SNC decorrente da readaptação à ausência da droga que gerou dependência.

As variáveis farmacocinéticas têm importância significativa na amplitude e na duração da síndrome de abstinência. Os sintomas da abstinência são característicos para determinado grupo de drogas e tendem a ser *contrários* aos efeitos originais produzidos pela droga, antes que o indivíduo tivesse desenvolvido tolerância. A tolerância, a dependência física e a síndrome de abstinência são fenômenos biológicos. São efeitos naturais do uso da droga e podem ser produzidos em animais de laboratório e em qualquer ser humano que use repetidamente determinadas drogas. Intrinsecamente, esses sintomas não significam que o indivíduo esteja envolvido com uso abusivo ou adicção. *Os pacientes que usam fármacos com indicações médicas apropriadas e nas doses certas ainda podem desenvolver tolerância, dependência física e síndrome de abstinência* quando o uso desses fármacos é interrompido abruptamente, e não de modo gradativo.

ASPECTOS CLÍNICOS

O uso abusivo das combinações de drogas desses grupos é comum. O álcool está tão amplamente disponível, que é combinado com quase todas as outras drogas. Segundo descrições mencionadas, algumas combinações são utilizadas por seus efeitos interativos. Quando se depara com um paciente que apresenta sinais de *overdose* ou síndrome de abstinência, o médico deve estar consciente dessas possíveis combinações, porque cada droga requer um tratamento específico.

DEPRESSORES DO SNC

ETANOL. Mais de 90% dos americanos adultos dizem que já experimentaram etanol (conhecido comumente como *álcool*). O etanol é classificado como depressor porque, na verdade, causa sedação e sonolência. Entretanto, os efeitos iniciais do álcool, principalmente em doses mais baixas, em geral são percebidos como estimulantes porque há supressão dos sistemas inibitórios (Capítulo 23). A ingestão de grandes doses de álcool leva ao desenvolvimento de tolerância e dependência física suficientes para definir uma síndrome de abstinência alcoólica (Quadro 24-3).

Tolerância, dependência física e abstinência. Os sintomas da intoxicação alcoólica branda variam entre as pessoas. Alguns apresentam simplesmente perda da coordenação motora e sonolência. Outros inicialmente ficam estimulados e loquazes. À medida que os níveis sanguíneos aumentam, os efeitos sedativos são acentuados e, por fim, o indivíduo entra em coma e morre quando os níveis de álcool estão muito altos. A tolerância inata ao álcool varia significativamente entre os indivíduos e está relacionada com a história familiar de alcoolismo. A experiência contínua com o álcool pode causar maior tolerância (tolerância adquirida), de tal forma que níveis sanguíneos extremamente altos (300 a 400 mg/dL) podem ser detectados nos alcoolistas que não apresentam sedação profunda. Nesses casos, a dose letal não aumenta proporcionalmente à dose sedativa e, por essa razão, a margem de segurança (índice terapêutico) é menor.

Os indivíduos que ingerem grandes quantidades de álcool não desenvolvem apenas tolerância, mas também sempre apresentam um estado de dependência física. Em geral, esse estado leva o indivíduo a beber pela manhã para recuperar os níveis sanguíneos de álcool que diminuíram durante a noite. A síndrome de abstinência alcoólica geralmente depende do volume da dose diária média e é "tratada" pela ingestão de mais álcool. Os sintomas de abstinência são comumente experimentados, mas em geral não são graves ou potencialmente fatais, até que comecem a ocorrer outros problemas concomitantes, como infecção, traumatismo, desnutrição ou distúrbios eletrolíticos. Em presença dessas complicações, a síndrome do *delirium tremens* torna-se provável.

A dependência do álcool causa tolerância cruzada com outros sedativos como as benzodiazepinas. Essa tolerância acontece nos alcóolicos que estão em abstinência, mas enquanto eles estão bebendo os efeitos sedativos do álcool somam-se aos efeitos dos outros sedativos, o que torna essa combinação mais perigosa. Isso é particularmente válido para os benzodiazepínicos, que são relativamente seguros em *overdoses* isoladas, mas podem ser fatais em combinação com o álcool. O uso crônico de álcool e outros sedativos está associado ao desenvolvimento de depressão. Esses déficits melhoram em algumas semanas ou meses em abstinência. Os déficits mais graves da memória recente estão associados à lesão cerebral específica causada pelas deficiências nutricionais comuns nos alcoolistas (p. ex., deficiência de tiamina). As complicações médicas do uso abusivo e da dependência de álcool são doenças hepáticas e cardiovasculares, distúrbios endócrinos e GI e desnutrição, além da disfunção do SNC descrita anteriormente. O etanol atravessa facilmente a barreira placentária e causa a *síndrome alcoólica fetal*, que é uma causa importante de retardo mental (Capítulo 23).

INTERVENÇÕES FARMACOLÓGICAS

Desintoxicação. Embora a maioria dos casos brandos de abstinência alcoólica nunca seja atendida em serviços médicos, os casos graves exigem uma avaliação geral; cuidados com a hidratação e reposição de eletrólitos; vitaminas, especialmente doses altas de tiamina; e um agente sedativo com tolerância cruzada ao álcool. Para suprimir ou atenuar os sinais e os sintomas descritos no Quadro 24-4, pode-se utilizar um benzodiazepínico de ação curta, como o oxazepam na dose de 15 a 30 mg a cada 6 a 8 horas, de acordo com o estágio e a gravidade da abstinência; alguns especialistas recomendam um benzodiazepínico de ação prolongada, a menos que haja disfunção hepática comprovada. Estudos mostraram que anticonvulsivantes como a carbamazepina são eficazes na síndrome da abstinência alcoólica, embora não pareçam atenuar os sintomas subjetivos de maneira tão eficaz quanto os benzodiazepínicos.

Tratamento farmacológico. A desintoxicação é a primeira etapa do tratamento. A abstinência total é o objetivo do tratamento a longo prazo e isso é conseguido principalmente pelas abordagens comportamentais. O dissulfiram (Capítulo 23) tem sido útil em alguns programas que enfatizam intervenções comportamentais para a utilização do fármaco. O dissulfiram bloqueia a aldeído-desidrogenase responsável pela segunda etapa do metabolismo do etanol e produz uma reação desagradável de ruborização quando o indivíduo ingere álcool. O conhecimento dessa reação desagradável ajuda o paciente a resistir a tomar uma dose. Embora seja farmacologicamente muito eficaz, o dissulfiram não foi considerado eficaz em experiências clínicas controladas, porque muitos pacientes não conseguiram tolerar o tratamento.

Naltrexona (Capítulo 23) é um antagonista dos receptores opioides que bloqueia as propriedades reforçadoras do álcool e foi aprovada pelo FDA como coadjuvante no tratamento do alcoolismo. A administração crônica da naltrexona diminuiu o índice de recidiva da ingestão de álcool e a abstinência alcoólica. Hoje, existe disponível uma preparação de depósito com duração de ação por 30 dias; essa preparação aumenta expressivamente a adesão ao tratamento. O acamprosato é um inibidor competitivo do receptor de glutamato tipo *N*-metil-D-aspartato (NMDA) (Quadro 23-2). Esse fármaco parece normalizar a neurotransmissão desregulada associada ao consumo crônico de etanol e, desse modo, atenuar um dos mecanismos que levam à recidiva (Capítulo 23).

BENZODIAZEPINAS. As benzodiazepinas são usadas principalmente no tratamento de transtornos de ansiedade e de insônia (Capítulos 15 e 17). Tendo em vista seu uso generalizado, o uso indiscriminado voluntário de benzodiazepínicos vendidos com prescrição é relativamente raro. A porcentagem de pacientes que desenvolvem tolerância aumenta depois de vários meses em tratamento e a redução da dose ou a interrupção do uso do fármaco causa sintomas de abstinência. (Quadro 24-5).

Quadro 24-3

Síndrome de abstinência alcoólica

Desejo intenso de ingerir álcool
Tremor, irritabilidade
Náuseas
Distúrbios do sono
Taquicardia
Hipertensão
Sudorese
Distorção da percepção
Convulsões (6-48 h depois da última dose)
Alucinações visuais (e ocasionalmente auditivas ou táteis) (12-48 h depois da última dose)
Delirium tremens (48-96 h depois da última dose; raro nos casos de abstinência sem complicações)
- Agitação extrema
- Confusão
- Febre, sudorese profusa
- Taquicardia
- Náuseas, diarreia
- Pupilas dilatadas

Quadro 24-4

Sinais e sintomas da abstinência de benzodiazepinas

Após o uso de doses moderadas
Ansiedade, agitação
Hipersensibilidade à luz e aos sons
Parestesias, sensações estranhas
Cãibras musculares
Abalos mioclônicos
Distúrbios do sono
Tontura

Após o uso de doses altas
Convulsões
Delírio

Pode ser difícil diferenciar entre os sintomas de abstinência e a recidiva dos sintomas de ansiedade para os quais o benzodiazepínico foi inicialmente prescrito. Alguns pacientes podem aumentar a dose porque a tolerância aos efeitos sedativos ocorre comprovadamente. Entretanto, muitos pacientes e seus médicos argumentam que os efeitos ansiolíticos continuam a ocorrer por muito tempo depois da tolerância aos efeitos sedativos. Além disso, esses pacientes continuam a usar o fármaco por anos, seguindo as recomendações do médico sem aumentar a dose, conseguindo manter um nível funcional eficaz contanto que usem o benzodiazepínico. Os pacientes com história de problemas relacionados ao uso abusivo de álcool ou outras drogas têm maior risco de utilização indiscriminada de benzodiazepínicos e raramente ou nunca devem ser tratados com esses fármacos por longos períodos.

Intervenções farmacológicas. Se os pacientes tratados por longos períodos com benzodiazepínicos vendidos com prescrição desejarem interromper o tratamento, o processo de redução gradativa da dose pode demorar vários meses. Os sinais e sintomas da abstinência podem ocorrer durante essa desintoxicação ambulatorial, mas na maioria dos casos as queixas são brandas. Quando os sintomas de ansiedade recidivam, pode-se prescrever um ansiolítico não benzodiazepínico como a buspirona, porém esse fármaco geralmente é menos eficaz que os benzodiazepínicos no tratamento da ansiedade desses pacientes. Durante a desintoxicação, alguns especialistas recomendam a substituição por uma benzodiazepina com meia-vida longa; outros recomendam anticonvulsivantes como carbamazepina e fenobarbital. Os pacientes que têm usado baixas doses de benzodiazepínicos há anos geralmente não apresentam efeitos adversos. O flumazenil, antagonista específico dos receptores benzodiazepínicos, tem sido útil ao tratamento das *overdoses* e para reverter os efeitos dos benzodiazepínicos de ação prolongada usados em anestesia.

Os indivíduos que abusam deliberadamente de altas doses de benzodiazepínicos geralmente devem fazer desintoxicação hospitalar. Em geral, o uso abusivo de benzodiazepínicos faz parte de uma dependência mista que envolve álcool, opioides e cocaína. A desintoxicação pode ser um problema clínicofarmacológico complexo, que requer o conhecimento da farmacocinética de cada droga. Uma abordagem recomendada para a desintoxicação complexa é focar a droga depressora do SNC e manter temporariamente o componente opioide com uma dose baixa de metadona. Para suprimir os sintomas da abstinência de sedativos, pode-se administrar um benzodiazepínico de ação prolongada (p. ex., diazepam ou clorazepato), ou um barbitúrico de ação prolongada (p. ex., fenobarbital). Depois da desintoxicação, a prevenção de recaídas depende de um programa de reabilitação ambulatorial a longo prazo, semelhante ao tratamento do alcoolismo. Nenhum fármaco específico mostrou-se útil na reabilitação dos pacientes dependentes dos sedativos, mas evidentemente transtornos psiquiátricos específicos, como depressão ou esquizofrenia, se estiverem presentes, devem ser tratados com fármacos apropriados.

BARBITÚRICOS. Os problemas associados ao abuso de barbitúricos são semelhantes aos observados com as benzodiazepinas em vários aspectos.

O tratamento do uso abusivo e da adicção de barbitúricos deve ser abordado com intervenções semelhantes às recomendadas para os usos abusivos de álcool e de benzodiazepínicos. Como os fármacos desse grupo geralmente são prescritos como hipnóticos aos pacientes que se queixam de insônia, os médicos devem estar conscientes dos problemas que podem ocorrer quando o uso do agente hipnótico é suspenso. A insônia geralmente é um sintoma de algum problema crônico subjacente como depressão ou disfunção respiratória. A prescrição de agentes sedativos pode modificar a fisiologia do sono, com tolerância subsequente aos efeitos desses fármacos. Quando o uso do sedativo é interrompido, há um efeito de rebote com agravamento da insônia. Essa insônia induzida por fármacos deve ser abordada por desintoxicação com redução progressiva das doses.

Quadro 24-5

Sinais e sintomas da abstinência de nicotina

Irritabilidade, impaciência e hostilidade
Ansiedade
Humor disfórico ou deprimido
Dificuldade de concentrar-se
Inquietude
Redução da frequência cardíaca
Aumento do apetite ou do peso corporal

NICOTINA

A nicotina e os fármacos usados para parar de fumar são analisados no Capítulo 11. Como a nicotina é responsável pela propriedade reforçadora do tabagismo, causa mais comum de morte e doenças evitáveis nos EUA, pode-se afirmar que esta é a mais perigosa das drogas causadoras de dependência. Embora mais de 80% dos fumantes expressem o desejo de parar, anualmente apenas 35% tentam e menos de 5% são bem-sucedidos em suas tentativas de parar sem ajuda.

A dependência de cigarros (nicotina) é influenciada por diversas variáveis. A própria nicotina gera o reforço ao consumo e os usuários a comparam aos estimulantes como cocaína ou anfetamina, ainda que seus efeitos sejam mais brandos. Embora existam muitos usuários casuais de álcool e cocaína, poucos fumantes usam quantidades suficientemente pequenas (cinco cigarros ou menos por dia) para evitar a dependência. A nicotina é rapidamente absorvida pela pele, pelas mucosas e pelos pulmões. A via pulmonar produz efeitos detectáveis no SNC em apenas 7 segundos. Desse modo, cada tragada produz algum reforço discreto. Com 10 tragadas por cigarro, o fumante de um maço por dia reforça o hábito 200 vezes a cada dia.

A expressão *reforço negativo* refere-se aos benefícios obtidos com a interrupção de um estado desagradável. Nos fumantes dependentes, o desejo urgente de fumar correlaciona-se com o nível sanguíneo baixo de nicotina, como se fumar fosse uma forma de conseguir certo nível da droga e, desse modo, evitar os sintomas da abstinência (Quadro 24-5). O humor deprimido (transtorno distímico, transtorno da afetividade) está associado à dependência de nicotina, mas ainda não está claro se a depressão predispõe o indivíduo a começar a fumar, ou se a depressão se desenvolve durante a dependência de nicotina.

INTERVENÇÕES FARMACOLÓGICAS. A síndrome de abstinência da nicotina pode ser atenuada pelas preparações de substituição da nicotina que estão disponíveis com prescrição (p. ex., *spray* nasal de nicotina) ou sem prescrição (p. ex., gomas de mascar e pastilhas de nicotina; adesivos transdérmicos e outras preparações). Os diferentes métodos de administração da nicotina produzem níveis sanguíneos diversos em intervalos variáveis (Figura 24-2). Esses métodos suprimem os sintomas de abstinência da nicotina. Embora isso aumente o número de pacientes que conseguem chegar à abstinência, a maioria volta a fumar nas semanas ou nos meses seguintes. Uma preparação de liberação prolongada do antidepressivo bupropiona (Capítulo 15) aumenta os índices de abstinência entre os fumantes e ainda é uma opção útil. O agonista inverso dos receptores canabinoides CB_1 conhecido como rimonabanto aumenta os índices de abstinência e reduz o aumento do peso comumente observado nos ex-fumantes, mas está associado a sintomas neurológicos e depressivos. A vareniclina, um agonista parcial do subtipo $\alpha_4\beta_2$ do receptor nicotínico de acetilcolina, aumenta os índices de abstinência, mas também foi associado ao risco de desenvolver ideação suicida. *Ver* descrição da farmacologia da vareniclina no Capítulo 11.

OPIOIDES

Os fármacos opioides são principalmente usados no tratamento da dor (Capítulo 18). Alguns dos mecanismos do SNC que atenuam a percepção da dor também geram um estado de bem-estar ou euforia. Desse modo, os fármacos opioides também são utilizados ilicitamente com o propósito de produzir efeitos no humor.

Heroína é o opioide utilizado abusivamente com mais frequência. Nos EUA, não há fornecimento legal de heroína para uso clínico. Entretanto, a heroína está amplamente disponível no mercado ilícito. Nos EUA, a pureza da heroína vendida nas ruas aumentou de cerca de 4 mg da droga por papelote de 100 mg (variação de 0 a 8 mg; o restante era de substâncias usadas como enchimento, entre elas a quinina) para cerca de 45 a 75% de pureza em muitas grandes cidades, embora algumas amostras chegassem a ter pureza de até 90%. Esse aumento da pureza ampliou os níveis de dependência física entre os usuários de heroína. Os usuários que interrompem o uso regular da droga desenvolvem sintomas de abstinência mais graves. As preparações mais potentes podem ser fumadas ou administradas por via nasal (cheiradas) e isso torna a iniciação ao uso da droga acessível às pessoas que não introduziriam agulhas em suas veias.

TOLERÂNCIA, DEPENDÊNCIA E ABSTINÊNCIA. A injeção de uma solução de heroína produz várias sensações descritas como entusiasmo, sabor ou prazer intenso e elevado ("barato"), frequentemente comparado ao orgasmo sexual. Existem algumas diferenças entre os opioides no que diz respeito aos seus efeitos agudos, porque a morfina produz mais um efeito atribuível à liberação de histamina, enquanto a meperidina causa mais excitação ou confusão. Entretanto,

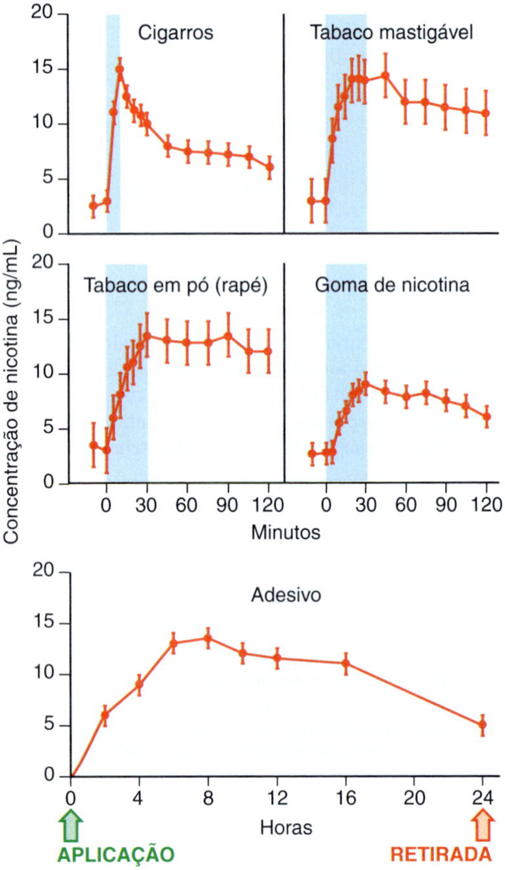

Figura 24-2 *Concentrações sanguíneas de nicotina produzidas por cinco sistemas diferentes de liberação dessa substância.* As áreas sombreadas (painel superior) indicam os períodos de exposição à nicotina. As setas (painel inferior) assinalam quando as placas de nicotina foram aplicadas e retiradas. (Adaptada de Benowitz e cols., 1988 e Srivastava e cols., 1991, com permissão. Benowitz e cols., 1988, direitos autorais © da Macmillan Publishers Ltd. Srivastava e cols., 1991, direitos autorais © da Springer Science e Business Media.)

nos testes duplo-cegos, mesmo os dependentes de opioides experientes não conseguem diferenciar entre heroína e hidromorfona. A popularidade da heroína pode ser atribuída à sua disponibilidade no mercado ilícito e ao seu início de ação rápido. Depois da injeção intravenosa, os efeitos começam em menos de 1 minuto. A heroína é altamente lipossolúvel, atravessa rapidamente a barreira hematencefálica e é desacetilada em metabólitos ativos como 6-monoacetil-morfina e morfina. Depois da euforia intensa, que dura de 45 segundos a vários minutos, há um período de sedação e tranquilidade ("tudo bem") que se estende por até 1 hora. Os efeitos da heroína regridem em 3 a 5 horas, dependendo da dose. Os usuários experientes podem injetar 2 a 4 vezes/dia. Desse modo, o dependente de heroína oscila constantemente entre o estado "alto" e a sensação de mal-estar ocasionado pelos primeiros sintomas de abstinência (Figura 24-3). Isso causa muitos problemas nos sistemas homeostáticos regulados pelo menos em parte pelos opioides endógenos.

Com base no relato de pacientes, a tolerância aos efeitos euforizantes dos opioides desenvolve-se rapidamente. Também há tolerância aos efeitos depressores respiratórios, analgésicos, sedativos e eméticos. Os usuários de heroína tendem a aumentar sua dose diariamente, dependendo de seus recursos financeiros e da disponibilidade da droga. A *overdose* é provável quando a potência da droga de rua é inesperadamente alta, ou quando a heroína é misturada com um opioide muito mais potente, como a fentanila.

A adicção da heroína ou de outros opioides de ação curta causa transtornos comportamentais e geralmente se torna incompatível com a vida produtiva. À parte das alterações comportamentais e do risco de *overdose*, principalmente com opioides muito potentes, o uso crônico dessas drogas é relativamente atóxico por si próprio. No entanto, a taxa de mortalidade entre os usuários de heroína das ruas é muito alta. Os usuários de heroína comumente adquirem infecções bacterianas que causam abscessos cutâneos, endocardite, infecções pulmonares — principalmente tuberculose —, e infecções virais como hepatite C e síndrome da imunodeficiência adquirida (AIDS).

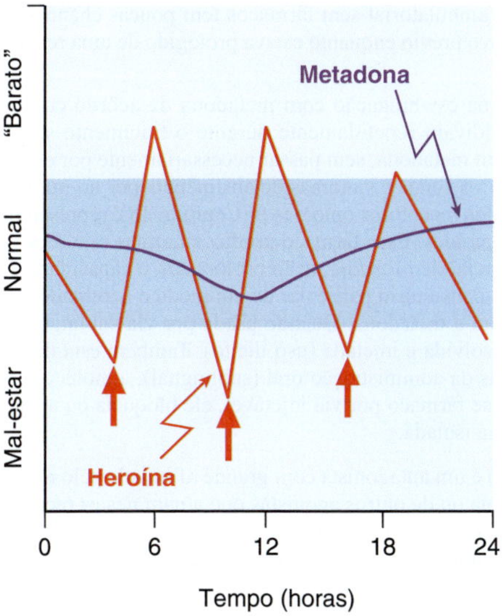

Figura 24-3 *Diferenças das respostas à heroína e à metadona.* Um indivíduo que injeta heroína (↑) várias vezes por dia oscila entre o estado de "mal-estar" e o "barato". Já o paciente típico que usa metadona permanece na variação "normal" (linha em roxo) com poucas flutuações depois da administração de uma dose por dia. Os valores da ordenada representam os estados físico e mental do indivíduo, não os níveis plasmáticos da droga.

Quadro 24-6

Características da abstinência de opioide

SINTOMAS	SINAIS
Abstinência comum	
Desejo incontrolável de usar opioides Inquietude, irritabilidade Acentuação da sensibilidade à dor Náuseas, cãibras Dores musculares Humor disfórico Insônia, ansiedade	Dilatação das pupilas Sudorese Piloereção ("pele de ganso") Taquicardia Vômitos, diarreia Hipertensão arterial Bocejos Febre
Abstinência prolongada	
Ansiedade Insônia Desejo incontrolável de usar a droga	Alterações cíclicas do peso, do diâmetro pupilar e da sensibilidade do centro respiratório

Os opioides são utilizados comumente em combinações com outras drogas. Uma combinação comum é de heroína com cocaína ("*speedball*"). Os usuários relatam intensificação da euforia com essa combinação e existe evidência de interação entre as drogas, porque a cocaína atenua os sinais e sintomas de abstinência dos opioides, enquanto a heroína pode reduzir a irritabilidade observada nos usuários crônicos de cocaína.

O primeiro estágio do tratamento enfatiza a dependência física e consiste na desintoxicação. A síndrome de abstinência de opioides (Quadro 24-6) é muito desagradável, mas não coloca a vida em risco. A síndrome começa 6 a 12 horas depois da última dose de um opioide de ação curta e até 72 a 84 horas depois da ingestão de um opioide de ação prolongada. A duração e a intensidade da síndrome estão relacionadas ao tempo de eliminação de cada droga. A abstinência de heroína tem curta duração (5-10 dias), mas é intensa. A abstinência de *metadona* tem início mais lento e dura mais tempo.

INTERVENÇÕES FARMACOLÓGICAS. Os sinais e os sintomas da abstinência de opioides podem ser tratados por três abordagens diferentes. *A primeira abordagem* (usada mais comumente), baseia-se na tolerância cruzada e consiste na substituição por um fármaco opioide fornecido sob prescrição e, depois, na redução progressiva das doses. É conveniente que o paciente pare de usar um opioide de ação curta (p. ex., heroína) e comece a utilizar um opioide de ação prolongada (p. ex., metadona). Nos casos típicos, a dose inicial da metadona varia de 20 a 30 mg. Em seguida, dependendo da resposta, pode-se calcular a dose total diária inicial que, depois, é reduzida em 20% por dia durante o período de desintoxicação.

A *segunda abordagem* à desintoxicação envolve a utilização por via oral de clonidina, que reduz a neurotransmissão adrenérgica na substância ferruginosa. Muitos dos sinais e sintomas autônomos associados à abstinência de opioides resultam da perda da supressão opioide do sistema da substância ferruginosa durante a síndrome de abstinência. A clonidina pode atenuar muitos dos sinais e sintomas da abstinência de opioides, mas não alivia as dores generalizadas e o desejo irrefreável de usar a droga. Quando a clonidina é usada para tratar esse tipo de abstinência, a dose deve ser titulada de acordo com o estágio e a gravidade da síndrome; hipotensão postural é um efeito adverso comum da clonidina. A *terceira abordagem* ao tratamento da abstinência de opioides envolve a ativação do sistema opioide endógeno sem fármacos. As técnicas propostas incluem acupuntura e vários métodos de ativação do SNC usando estimulação elétrica transcutânea. Embora sejam atraentes em tese, ainda não ficou comprovada a sua praticidade.

TRATAMENTO A LONGO PRAZO. Se os pacientes simplesmente receberem alta do hospital depois do tratamento da síndrome de abstinência de opioides, há grande probabilidade de um rápido retorno ao uso compulsivo dessas drogas. A adicção é um distúrbio crônico que requer tratamento prolongado. Vários fatores influenciam a recaída. A síndrome de abstinência não termina em 5 a 7 dias. Uma *síndrome de abstinência prolongada* (Quadro 24-7) persiste por até seis meses. Os parâmetros fisiológicos tendem a oscilar, como se um novo ponto de equilíbrio estivesse sendo estabelecido; durante esta fase, o tratamento ambulatorial sem fármacos tem poucas chances de sucesso, mesmo quando o paciente recebeu tratamento intensivo prévio enquanto estava protegido de uma recaída por um programa de assistência domiciliar.

O tratamento mais eficaz para adicção de heroína consiste na estabilização com metadona de acordo com as regulamentações federais e estaduais. Os pacientes que recidivam repetidamente durante o tratamento sem a droga podem ser transferidos diretamente para o programa com metadona, sem passar necessariamente por desintoxicação. A dose de metadona deve ser suficiente para evitar os sinais e sintomas de abstinência por no mínimo 24 horas. A introdução da buprenorfina, um agonista parcial dos receptores opioides μ (Capítulo 18), representou uma mudança expressiva do tratamento da dependência de opioides. Esse fármaco produz sintomas mínimos de abstinência quando seu uso é interrompido e tem baixo potencial de *overdose*, ação prolongada e capacidade de bloquear os efeitos da heroína. O tratamento pode ser feito no consultório particular de um médico habilitado, em vez de em um centro especializado, conforme era exigido para a metadona. Quando usada por via sublingual, a buprenorfina é ativa, mas também tem o potencial de ser dissolvida e injetada (uso ilícito). Também está disponível uma combinação de buprenorfina com naloxona. Depois da administração oral (sublingual), a molécula da naloxona é ineficaz, mas se o paciente usar indevidamente esse fármaco por via injetável, ele bloqueia ou atenua a excitação subjetiva que pode ser produzida pela buprenorfina isolada.

TRATAMENTO COM ANTAGONISTA. A naltrexona (Capítulo 18) é um antagonista com grande afinidade pelo receptor opioide μ e bloqueia competitivamente os efeitos da heroína ou de outros agonistas que atuam nestes receptores. A naltrexona não satisfaz o desejo intenso de usar a droga ou alivia os sintomas persistentes de abstinência, mas pode ser usada depois da desintoxicação por pacientes altamente motivados a permanecer abstêmios.

COCAÍNA E OUTROS PSICOESTIMULANTES

COCAÍNA. O número de usuários frequentes (que utilizam a droga no mínimo uma vez por semana) tem permanecido inalterado desde 1991 em cerca de 600.000. Nem todos os usuários tornam-se dependentes. Um fator fundamental é a ampla disponibilidade de cocaína a preço relativamente baixo na forma de alcaloide (base livre, ou *crack*) apropriado para uso inalatório e do pó de cloridrato adequado para uso nasal ou intravenoso. O uso abusivo dessa droga é duas vezes mais comum entre os homens do que entre as mulheres.

Os efeitos reforçadores da cocaína e dos seus análogos correlacionam-se mais diretamente com sua eficácia do bloqueio do transportador que remove a DA da sinapse. Isso aumenta as concentrações de DA nas áreas cerebrais críticas. Contudo, a cocaína também bloqueia as recaptações de NE e 5-HT e seu uso crônico altera estes sistemas neurotransmissores. A farmacologia geral do uso medicinal da cocaína como anestésico local é analisada no Capítulo 20. A cocaína produz aumentos dependentes da dose na frequência cardíaca e na pressão arterial, que são acompanhados de excitação exacerbada, melhora no desempenho das tarefas que exigem atenção e cautela, e sensações de autoconfiança e bem-estar. Doses mais altas produzem euforia, que tem curta duração e geralmente é seguida do desejo de usar mais droga. Doses repetidas podem provocar atividade motora involuntária, comportamento estereotipado e paranoia. Irritabilidade e aumento do risco de violência são comuns entre os usuários crônicos de grandes quantidades. A meia-vida da cocaína no plasma é de cerca de 50 minutos, mas os usuários da droga inalatória (*crack*) geralmente desejam mais cocaína depois de 10 a 30 minutos.

A principal via metabólica da cocaína envolve a hidrólise dos seus dois grupos éster. A benzoilecgonina produzida pela remoção do grupo metila é o principal metabólito urinário e pode ser detectada na urina até 2 a 5 dias após os episódios de uso maciço. Por essa razão, o teste para benzoilecgonina é um método válido para confirmar o uso de cocaína; este metabólito continua detectável na urina dos usuários de grandes quantidades da droga por até 10 dias. O álcool é comumente utilizado de forma abusiva em combinação com a cocaína, porque atenua a irritabilidade induzida por ela. A dupla adicção de álcool e cocaína é comum. Quando essas duas drogas são utilizadas simultaneamente, a cocaína pode ser transesterificada em cocaetileno, que é tão potente quanto a cocaína como bloqueador da recaptação de DA.

A adicção é a complicação mais comum do uso abusivo de cocaína. Em geral, os estimulantes tendem a ser utilizados abusivamente com muito mais irregularidade que os opioides, a nicotina e o álcool. O uso de grandes quantidades é muito comum e a "farra" pode estender-se por várias horas ou dias, terminando apenas quando os suprimentos da droga acabam.

Toxicidade. Além da possibilidade de causar adicção, outros riscos associados ao uso de cocaína são arritmias cardíacas, isquemia miocárdica, miocardite, dissecção aórtica, vasoconstrição cerebral e convulsões. Outras complicações do uso dessa droga são as mortes causadas por traumatismo. A cocaína pode induzir trabalho de parto prematuro e descolamento prematuro da placenta. Alguns estudos demonstraram que a cocaína prolonga e intensifica o orgasmo quando é usada antes da relação sexual. Entretanto, o uso crônico de cocaína reduz a libido sexual. O uso crônico também está associado aos transtornos psiquiátricos como ansiedade, depressão e psicose.

Tolerância, dependência e abstinência. Nos usuários intermitentes de cocaína, o efeito eufórico geralmente não está sujeito à sensibilização. Ao contrário, a maioria dos usuários experientes tem dessensibilização e, com o tempo, necessita de mais cocaína para obter a euforia desejada (i.e., desenvolvem tolerância). Como a cocaína geralmente é utilizada de maneira intermitente, mesmo os usuários inveterados passam por períodos frequentes de abstinência ou "quebra". Os sinais e sintomas da abstinência detectada em usuários internados em hospitais estão relacionados no Quadro 24-7. Estudos cuidadosos com usuários de cocaína em abstinência demonstraram uma

Quadro 24-7

Sinais e sintomas de abstinência de cocaína

Disforia, depressão
Sonolência, fadiga
Desejo intenso de usar a droga
Bradicardia

diminuição progressiva desses sintomas ao longo de 1 a 3 semanas. A depressão residual é comumente detectada depois da abstinência da cocaína e, caso venha a persistir, deve ser tratada com antidepressivos (Capítulo 15).

Intervenções farmacológicas. Como a síndrome de abstinência de cocaína geralmente é branda, o tratamento sintomático não é necessário. O principal problema do tratamento não é a desintoxicação, mas ajudar o paciente a resistir ao forte desejo de reiniciar o uso compulsivo da droga. Os programas de reabilitação que incluem psicoterapia individual e em grupo e que estão baseados nos princípios dos Alcoólicos Anônimos e de terapias comportamentais baseadas em testes urinários reforçadores, possibilitam melhora significativa para a maioria dos usuários de cocaína. No entanto, há grande interesse por desenvolver um fármaco que possa facilitar a reabilitação dos dependentes de cocaína.

ANFETAMINA E DROGAS SEMELHANTES. A *anfetamina*, a *dextroanfetamina*, a *metanfetamina*, a *fenmetrazina*, o *metilfenidato* e a *dietilpropiona* produzem efeitos subjetivos semelhantes aos da cocaína.

As anfetaminas aumentam os níveis de DA, NE e 5HT nas sinapses, principalmente porque estimulam a liberação pré-sináptica, em vez de bloquear sua recaptação, como ocorre com a cocaína. A metanfetamina fumada ou administrada por via intravenosa causa uma síndrome de abuso/dependência semelhante à da cocaína, embora a deterioração clínica possa progredir mais rapidamente. A adicção da metanfetamina tornou-se um problema de saúde pública nos EUA. Os tratamentos farmacológico e comportamental da adicção de metanfetamina são semelhantes aos utilizados nos usuários de cocaína.

CAFEÍNA. A cafeína é um estimulante suave e a droga psicoativa utilizada mais amplamente em todo o mundo. Ela está presente em refrigerantes, café, chá, cacau, chocolate e em vários fármacos vendidos com e sem prescrição.

A cafeína aumenta ligeiramente a liberação de NE e DA e intensifica a atividade neuronal em várias áreas do cérebro. A cafeína é absorvida pelo trato digestivo, é rapidamente distribuída para todos os tecidos e atravessa facilmente a barreira placentária. Muitos dos efeitos da cafeína parecem ser atribuídos ao antagonismo competitivo nos receptores de adenosina. A adenosina é um neuromodulador (Capítulo 14) que se assemelha estruturalmente à cafeína. Os efeitos sedativos suaves que ocorrem quando a adenosina ativa determinados subtipos de receptor desse modulador podem ser antagonizados pela cafeína. A tolerância aos efeitos estimulantes da cafeína desenvolve-se rapidamente. Desse modo, em estudos controlados, observou-se uma síndrome de abstinência branda depois da interrupção súbita da ingestão de apenas duas xícaras de café por dia. A abstinência de cafeína consiste em sensações de fadiga e sedação. Com doses mais altas, foram relatadas cefaleias e náuseas durante a abstinência, mas os vômitos são raros.

CANABINOIDES (MACONHA)

A planta *Cannabis* tem sido cultivada há séculos por suas presumidas propriedades medicinais e psicoativas. A fumaça exalada da queima de *Cannabis* contém várias substâncias químicas, incluindo-se 61 canabinoides diferentes identificados até agora. Um deles, o Δ-9-tetra-hidrocanabinol (Δ-9-THC), produz a maioria dos efeitos farmacológicos característicos da maconha inalada. A maconha é a droga ilícita mais comumente utilizada nos EUA. No Capítulo 14, há uma descrição do ligando/receptor/sistemas de sinalização dos canabinoides humanos endógenos.

Os efeitos farmacológicos do Δ-9-THC variam segundo a dose, a via de administração, a experiência do usuário, a suscetibilidade aos efeitos psicoativos e as condições de uso. A intoxicação produzida pela maconha produz alterações de humor, da percepção e da motivação, mas o efeito buscado pela maioria dos usuários é o "barato" e a "semiembriaguez". Esse efeito é diferente dos "baratos" produzidos por um estimulante ou opioide. Os efeitos variam com a dose, mas geralmente se estendem por 2 horas. Durante esse intervalo, há reduções das funções cognitivas, da percepção, do tempo de reação, da aprendizagem e da memória. A coordenação e o comportamento atentivo podem ser reduzidos por várias horas depois da percepção do "barato". A maconha também provoca alterações comportamentais complexas como perda de destreza e fome exagerada. Reações desagradáveis como pânico ou alucinações e até mesmo psicose aguda podem ocorrer. Essas reações são comumente observadas com doses mais altas e com a ingestão oral, em comparação à inalação da droga. Numerosos estudos clínicos sugeriram que o uso de maconha possa desencadear recidivas de psicose nos pacientes com história de esquizofrenia. Um dos efeitos mais controversos atribuídos à maconha é a produção de uma "síndrome da perda de motivação". Essa

Quadro 24-8

Síndrome de abstinência de maconha

Inquietude
Irritabilidade
Agitação branda
Insônia
Alterações do EEG durante o sono
Náuseas e cãibras

síndrome não é um diagnóstico oficial, mas a expressão tem sido usada para descrever pessoas jovens que se afastam das atividades sociais e mostram pouco interesse na escola, no trabalho ou em outras atividades voltadas para metas. Nenhuma evidência indica que o uso de maconha destrua as células cerebrais ou cause quaisquer alterações funcionais irreversíveis.

A maconha produz efeitos medicinais, inclusive as propriedades antieméticas que atenuam os efeitos da quimioterapia antineoplásica. A maconha também produz efeitos relaxantes musculares e anticonvulsivantes e pode reduzir a pressão intraocular elevada nos pacientes com glaucoma. Esses efeitos benéficos são conseguidos à custa dos efeitos psicoativos, que geralmente dificultam a realização das atividades normais. Por essa razão, não há qualquer vantagem inequívoca da maconha sobre os tratamentos convencionais recomendados para todas essas indicações.

TOLERÂNCIA, DEPENDÊNCIA E ABSTINÊNCIA. A tolerância à maioria dos efeitos da maconha pode começar rapidamente depois de algumas poucas doses, mas também desaparece em pouco tempo. Os sinais e sintomas da abstinência geralmente não são detectáveis nas populações de pacientes atendidos na prática clínica. Os seres humanos desenvolvem uma síndrome de abstinência quando recebem doses orais regulares da droga (Quadro 24-8). Contudo, essa síndrome é detectável clinicamente apenas nos indivíduos que utilizam maconha diariamente e, em seguida, interrompem o uso de forma repentina. O uso abusivo e a adicção de maconha não têm tratamento específico. Os usuários de grandes quantidades podem ter depressão associada e, por essa razão, podem melhorar com antidepressivos.

DROGAS PSICODÉLICAS

Existem duas classes principais de drogas psicodélicas: indoleaminas e fenetilaminas. Os alucinógenos do primeiro grupo são LSD, N,N-dimetiltriptamina (DMT) e psilocibina. Entre as fenetilaminas estão mescalina, dimetoximetilanfetamina (DOM), etilenedioxianfetamina (MDA) e MDMA. Esses dois grupos de drogas têm afinidade relativamente alta pelos receptores 5-HT_2 (Capítulo 13), mas diferem quanto à afinidade por outros subtipos de receptores da 5-HT. Existe uma correlação direta entre a afinidade relativa desses compostos pelos receptores 5-HT_2 e sua potência como alucinógenos nos seres humanos. Contudo, o LSD interage com vários subtipos de receptores em concentrações nanomolares e não é possível atribuir os efeitos psicodélicos a um único subtipo de receptor da 5-HT.

LSD. O LSD é a droga alucinógena mais potente e causa efeitos psicodélicos significativos com doses totais de apenas 25 a 50 μg. Essa droga é mais de 3.000 vezes mais potente que a mescalina. O LSD é vendido no mercado ilícito de várias formas. Um sistema popular hoje são pedaços de papel do tamanho de selos impregnados com doses variáveis de LSD (50 a 300 μg ou mais).

Os efeitos das drogas alucinógenas são variáveis, ainda que no mesmo indivíduo em diferentes ocasiões. O LSD é absorvido rapidamente depois da administração oral e seus efeitos começam em 40 a 60 minutos, atingem intensidade máxima em 2 a 4 horas e regridem gradativamente ao longo de 6 a 8 horas. Na dose de 100 μg, o LSD produz distorções da percepção e ocasionalmente alucinações, alterações de humor, incluindo-se entusiasmo, paranoia ou depressão, excitação intensa e, em alguns casos, sensação de pânico. Os sinais da ingestão de LSD são dilatação das pupilas, elevações da pressão arterial e da frequência do pulso, ruborização, salivação, lacrimejamento e hiper-reflexia. Os efeitos visuais são marcantes. As cores parecem mais intensas e as formas podem parecer alteradas. O indivíduo pode focar a atenção em itens incomuns, como o padrão dos pelos no dorso da mão. Em geral, uma "viagem ruim" consiste em ansiedade grave, embora às vezes possa ser marcada por depressão intensa e pensamentos suicidas. Em geral, os distúrbios visuais são proeminentes. Não existem casos comprovados de morte causada pelo uso de LSD, mas acidentes fatais e suicídios têm ocorrido durante ou logo após a intoxicação. Depois da ingestão de um alucinógeno, podem ocorrer reações psicóticas prolongadas que se estendem por dois dias ou mais. Episódios de esquizofrenia podem ser desencadeados nos indivíduos suscetíveis e existem evidências indicando que o uso crônico dessas drogas esteja associado ao desenvolvimento de transtornos psicóticos persistentes. As alegações de que os agentes psicodélicos possam melhorar os resultados da psicoterapia e facilitar o tratamento das adicções e de outros transtornos mentais não foram confirmadas por estudos controlados; hoje, não há qualquer indicação para o uso dessas drogas como fármacos.

Tolerância, dependência física e abstinência. O uso constante e repetido de drogas psicodélicas não é comum e, por esta razão, a tolerância não ocorre com frequência. A tolerância aos efeitos comportamentais do LSD desenvolve-se depois de três ou quatro doses diárias, mas não se observou qualquer síndrome de abstinência.

Intervenção farmacológica. Tendo em vista a imprevisibilidade dos efeitos das drogas psicodélicas, o uso de qualquer quantidade acarreta algum risco. Os usuários podem necessitar de cuidados médicos em razão de "*bad trips**". A agitação intensa pode melhorar com diazepam (20 mg por via oral). A abordagem por meio da tranquilização (*talking down*)** também é eficaz e a primeira opção terapêutica recomendada. Os fármacos antipsicóticos (Capítulo 16) podem intensificar a experiência e, por essa razão, não são recomendados. Um efeito subsequente particularmente incômodo do uso de LSD e de drogas semelhantes é a ocorrência ocasional de distúrbios visuais transitórios. Originalmente, esses efeitos eram conhecidos como "*flashbacks*" e assemelhavam-se às experiências vividas durante as viagens precedentes com LSD. Os *flashbacks* fazem parte de uma categoria diagnóstica oficial conhecida como *transtorno de percepção persistente provocado por alucinógeno*. Os sintomas incluem a percepção de pontos flutuantes fictícios no campo visual, *flashes* coloridos, pseudoalucinações geométricas e pós-imagens positivas. O distúrbio visual parece estabilizar em 50% dos casos e constitui uma alteração aparentemente irreversível do sistema visual. Os fatores desencadeantes são estresse, fadiga, entrada em um ambiente escuro, uso de maconha e fármacos antipsicóticos e estados de ansiedade.

MDMA ("ECSTASY") E MDA. MDMA e MDA são fenetilaminas que têm propriedades estimulantes e psicodélicas.

Os efeitos imediatos dependem da dose e incluem sensações de vigor, percepção alterada do tempo e experiências sensoriais agradáveis com ampliação da percepção. Os efeitos negativos são taquicardia, boca seca, contração dos maxilares e dores musculares. Em doses mais altas, os efeitos relatados são alucinações visuais, agitação, hipertermia e ataques de pânico. A dose oral típica é de 1 ou 2 comprimidos de 100 mg e o efeito estende-se por 3 a 6 horas, embora a dose e a potência das amostras compradas nas ruas variem (cerca de 100 mg por comprimido).

FENCICLIDINA (PCP). A PCP foi desenvolvida originalmente como anestésico na década de 1950 e, mais tarde, seu uso foi abandonado devido à frequência elevada de delírio pós-operatório com alucinações. Essa droga foi classificada como anestésico dissociativo porque, durante a anestesia, os pacientes permaneciam conscientes com olhar fixo, *fácies* inexpressiva e rigidez muscular. A PCP passou a ser usada de modo abusivo na década de 1970, primeiro em preparação oral e depois na versão inalatória que permite melhor regulação da dose.

Doses de apenas 50 μg/kg causam embotamento emocional, pensamento concreto e respostas bizarras aos testes de projeção. A droga também produz uma postura catatônica semelhante à da esquizofrenia. Os indivíduos que usam doses mais altas podem parecer que estão reagindo a alucinações e podem mostrar comportamento hostil ou agressivo. Os efeitos anestésicos aumentam com a dose e pode haver estupor ou coma com rigidez muscular, rabdomiólise e hipertermia. Os pacientes intoxicados atendidos no setor de emergência passam do comportamento agressivo ao coma com elevação da pressão arterial e pupilas não reativas e dilatadas. A PCP liga-se com grande afinidade às estruturas localizadas no córtex e no sistema límbico, resultando no bloqueio dos receptores do glutamato do tipo *N*-metil-D-aspartato (NMDA) (Capítulo 14). O LSD e outras drogas psicodélicas não ligam-se a esses receptores. Há evidências de que os receptores do NMDA estejam envolvidos na morte neuronal isquêmica causada por altos níveis de aminoácidos excitatórios; por essa razão, há interesse pelos análogos da PCP que bloqueiem os receptores do NMDA com menos efeitos psicoativos. A PCP e a quetamina ("*Special K*"), outra "droga de boate", produzem efeitos semelhantes porque alteram a distribuição do neurotransmissor glutamato.

Intervenção farmacológica. A *overdose* deve ser tratada com medidas de suporte à vida, porque não há antagonistas aos efeitos da PCP e nenhuma abordagem comprovadamente eficaz para acelerar a excreção, embora alguns autores tenham sugerido a acidificação da urina. O coma provocado pela PCP pode durar 7 a 10 dias. O estado de agitação ou psicose produzido pela PCP pode ser tratado com diazepam. O comportamento psicótico prolongado requer o uso de agentes neurolépticos. Em função da atividade anticolinérgica da PCP, devem se evitados antipsicóticos que produzam efeitos anticolinérgicos significativos (p. ex., clorpromazina).

Para uma listagem bibliográfica completa, consulte ***As Bases Farmacológicas da Terapêutica de Goodman e Gilman***, 12ª edição.

---

* N. de R.T. *Bad trips*: viagens ruins, gíria usada para representar as sensações fisiológicas e psicológicas.

** N. de R.T. *Talking down*, ainda sem tradução precisa para o português, é um método de abordagem psicológica (é o "fale baixo para tranquilizar") no qual se esclarece ao usuário que tudo não passou de uma alucinação, uma viagem ruim (*bad trip*). Usado também em outros casos de adicção, alcoolismo, demências e até fora da área de saúde, em vendas

Seção III Modulação da função cardiovascular

Capítulo 25 Regulação da função renal e do volume vascular

ANATOMIA E FISIOLOGIA RENAL

A unidade básica formadora de urina no rim é o néfron, que consiste em um aparato filtrante, o glomérulo, conectado a uma porção tubular longa que reabsorve e condiciona o ultrafiltrado glomerular. Cada rim humano tem aproximadamente 1 milhão de néfrons. A Figura 25-1 ilustra as subdivisões do néfron.

FILTRAÇÃO GLOMERULAR. Uma parte da água do plasma é forçada por meio de um filtro nos capilares glomerulares que possui três componentes básicos: as células endoteliais fenestradas do capilar, uma membrana basal revestindo logo abaixo das células endoteliais e os diafragmas de filtração em fenda formados por células epiteliais que cobrem a membrana basal no seu lado do espaço urinário. Os solutos de pequeno tamanho fluem com a água filtrada (arraste do solvente) para o espaço urinário (de Bowman), enquanto os elementos formados e as macromoléculas são retidos pela barreira filtrante.

VISÃO GERAL DA FUNÇÃO DO NÉFRON. O rim filtra grandes quantidades de plasma, reabsorve substâncias que o corpo deve preservar e retira e/ou secreta substâncias que devem ser eliminadas. A arquitetura responsável pela troca e a diferenciação celular ao longo da extensão de um néfron é crucial para estas funções (Figura 25-1). Os dois rins nos seres humanos produzem juntos cerca de 120 mL de ultrafiltrado por minuto, enquanto apenas 1 mL/min de urina é produzido. Portanto, mais de 99% do ultrafiltrado glomerular é reabsorvido a um incrível custo de energia. Os rins consomem 7% da captação de oxigênio total do corpo apesar de serem responsáveis por apenas 0,5% do peso corporal.

O túbulo proximal está próximo da cápsula de Bowman e faz um caminho tortuoso até finalmente formar uma porção reta que termina na medula renal. Normalmente, cerca de 65% do Na^+ filtrado é reabsorvido no túbulo proximal e como esta parte do túbulo é muito permeável à água, a reabsorção é essencialmente isotônica. Entre as faixas externas e internas da medula externa, o túbulo altera abruptamente sua morfologia para se tornar o ramo descendente delgado (RDD), que penetra na medula interna, forma uma volta como grampo de cabelo e então forma o ramo ascendente delgado (RAD). Na junção entre a medula interna e externa, o túbulo altera sua morfologia mais uma vez e se torna o ramo ascendente espesso (RAE, com três segmentos apresentados na Figura 25-1). Junto ao túbulo reto proximal, RDD, RAD e MTA são conhecidos como à *alça de Henle*.

O RDD é altamente permeável à água, enquanto sua permeabilidade ao NaCl e à ureia é baixa. Em contraste, o RAD é permeável à NaCl e ureia, mas é impermeável à água. O RAE reabsorve de forma ativa o NaCl, mas é impermeável à água e à ureia. Aproximadamente 25% do Na^+ filtrado é reabsorvido na alça de Henle, grande parte no RAE, que tem uma grande capacidade de reabsorção. O RAE passa entre as arteríolas aferente e eferente e faz contato com a arteríola aferente por meio de um grupo de células epiteliais colunares especializadas, conhecida como *mácula densa*. A mácula densa está localizada estrategicamente para sentir as concentrações de NaCl que deixam a alça de Henle. Se a concentração de NaCl for muito elevada, a mácula densa envia um sinal químico (talvez adenosina ou ATP) para a arteríola aferente do mesmo néfron, provocando sua constrição, assim reduzindo a taxa de filtração glomerular (TFG). Este mecanismo homeostático, conhecido como *retroalimentação tubuloglomerular* (RGF) serve para proteger o organismo contra a perda de sal e de volume. A mácula densa também regula a liberação de renina das células justaglomerulares adjacentes na parede da arteríola aferente.

Aproximadamente 0,2 mm após a mácula densa, o túbulo muda sua morfologia mais uma vez para se tornar o túbulo contorcido distal (TCD). Semelhante ao RAE, o TCD transporta de forma ativa o NaCl e é impermeável

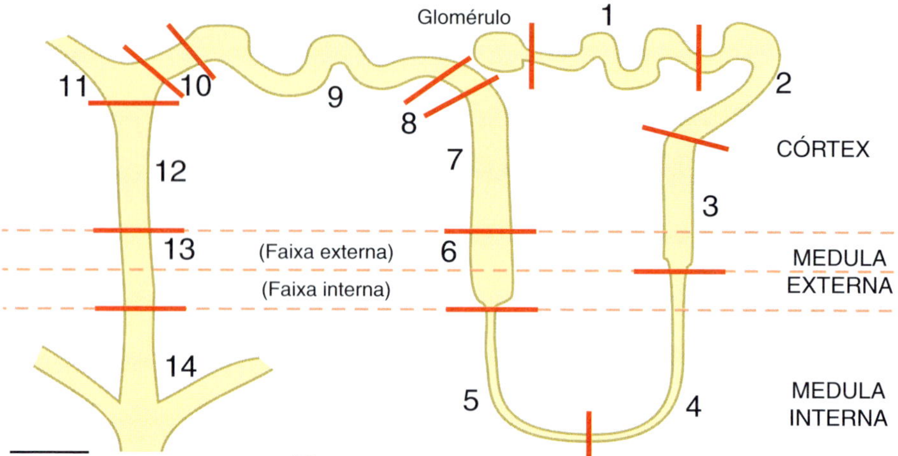

Região	Nº	Nomenclatura	Sinônimos	Agrupamentos
TÚBULO PROXIMAL	1	= Segmento S1 = Segmento P1	Túbulo contorcido proximal = Convolução proximal = Parte convoluta do túbulo proximal = Parte convoluta do túbulo proximal	
	2	= Segmento S2 = Segmento P2		
	3	= Segmento S3 = Segmento P3	Túbulo reto proximal = Parte reta (PR) do túbulo proximal = Parte reta do túbulo proximal	ALÇA DE HENLE (3 a 8)
TÚBULO INTERMEDIÁRIO	4	= Ramo descendente delgado (RDD) = Parte descendente do túbulo proximal = Parte descendente do túbulo proximal		
	5	= Ramo ascendente delgado (RAD) = Parte ascendente do túbulo intermediário = Parte ascendente do túbulo intermediário		
TÚBULO DISTAL	6	= Ramo ascendente espesso medular (MTAL) = Ramo ascendente espesso medular de Henle (mTALH) = Ramo ascendente medular = Ramo espesso medular = Parte reta medular do túbulo reto distal = Parte reta medular do ramo ascendente espesso		RAMO ASCENDENTE ESPESSO ou TÚBULO RETO DISTAL ou *PARS RECTA* DO TÚBULO DISTAL ou PARTE RETA DO TÚBULO DISTAL (6 a 8)
	7	= Ramo ascendente espesso cortical = Ramo ascendente cortical = Ramo ascendente espesso cortical de Henle = Ramo espesso cortical = Parte reta cortical do túbulo reto distal = Parte reta cortical do ramo ascendente espesso		
	8	= Segmento pós-macular do túbulo reto distal = Segmento pós-macular do ramo ascendente espesso		TÚBULO DISTAL INICIAL (8 e 9)
	9	= Túbulo contorcido distal (TCD) = Parte convoluta do túbulo distal = Parte convoluta do túbulo distal		CONVOLUÇÃO DISTAL (9 a 11)
SISTEMA DE DUCTOS COLETORES	10	= Túbulo conector = Segmento conector		TÚBULO DISTAL FINAL (10 e 11)
	11	= Túbulo coletor interno		
	12	= Túbulo coletor cortical (TCC)		DUCTO COLETOR (12 a 14)
	13	= Ducto coletor da medula externa (DCME) = Túbulo coletor da medula externa (TCME)		
	14	= Ducto coletor da medula interna = Túbulo coletor da medula interna = Ducto coletor papilar = Ductos de Bellini		

Figura 25-1 *Anatomia e nomenclatura do néfron.*

à água. Como essas características prejudicam a capacidade de produzir uma urina diluída, o RAE e o TCD são coletivamente chamados de *segmento diluente do néfron*, e o fluido tubular no TCD é hipotônico independentemente do quadro de hidratação da pessoa. Entretanto, de modo diferente do RAE, o TCD não contribui para contrabalançar a hipertonicidade induzida do interstício medular (descrito adiante nesta seção).

O sistema de ductos coletores (segmentos 10 a 14 na Figura 25-1) é uma área de controle fino da composição e volume do ultrafiltrado. É aqui que são feitos os ajustes finais na composição de eletrólitos, um processo modulado pelo esteroide suprarrenal aldosterona. Além disso, a vasopressina (também chamada de hormônio antidiurético [ADH]) modula a permeabilidade a água desta parte do néfron. As porções mais distais do ducto coletor passam pela medula renal, onde o fluido intersticial é marcantemente hipertônico. Na ausência de ADH, o sistema de ductos coletores é impermeável à água e a urina excretada é diluída. Na presença de ADH, o sistema de ductos coletores é permeável à água, que é reabsorvida. O movimento da água para fora do túbulo é acionado pelo gradiente de concentração excessivo que existe entre o fluido tubular e o interstício medular.

A hipertonicidade do interstício medular tem um papel vital na capacidade dos mamíferos e das aves em concentrar a urina, que é obtido pela combinação da topografia única da alça de Henle e das características de permeabilidade especializada dos subsegmentos da alça. A "hipótese de multiplicador de contracorrente passiva" propõe que o transporte ativo no RAE concentra o NaCl no interstício da medula externa. Como este segmento do néfron é impermeável à água, o transporte ativo no ramo ascendente dilui o fluido tubular. À medida que o fluido diluído passa pelo sistema de ductos coletores, a água é extraída, e apenas se o ADH estiver presente. Como os ductos coletores corticais e a medula externa são pouco permeáveis à ureia, esta é concentrada no fluido tubular. O ducto coletor da medula interna, entretanto, é permeável à ureia, de modo que ela se difunde para a medula interna onde é presa pela troca contracorrente nos vasos retos. Como o RDD é impermeável a sal e ureia, a alta concentração de ureia na medula interna extrai a água do RDD e concentra o NaCl no fluido tubular do RDD. À medida que o fluido tubular entra no RAD, o NaCl se difunde do RAD permeável ao sal, assim contribuindo para a hipertonicidade do interstício medular.

MECANISMO GERAL DO TRANSPORTE DO EPITÉLIO RENAL. Existem múltiplos mecanismos pelos quais os solutos podem atravessar as membranas das células (Figura 5-4). Os tipos de transporte alcançados por um segmento particular do néfron dependem muito de quais transportadores estão presentes e se eles estão incrustados na membrana luminal ou basolateral. A Figura 25-2 apresenta um modelo geral de transporte tubular renal que pode ser resumido como a seguir:

1. A Na^+/K^+-ATPase (bomba de sódio) na membrana basolateral transporta Na^+ para os espaços intercelulares e intersticiais, e K^+ para a célula, estabelecendo um gradiente eletroquímico para Na^+ por meio da membrana celular direcionada internamente.
2. O Na^+ pode se difundir no sentido deste gradiente de Na^+ pela membrana luminal por meio de canais de Na^+ e simportes de membrana que usam a energia armazenada no gradiente de Na^+ para transportar solutos para fora do lúmen tubular e para dentro da célula (p. ex., Na^+-glicose, Na^+-$H_2PO_4^-$ e Na^+-aminoácido) e os antiportes (p. ex., Na^+-H^+) que deslocam os solutos para o lúmen à medida que o Na^+ sai do lúmen tubular e entra na célula.
3. O Na^+ deixa a membrana basolateral para os espaços intercelulares e intersticiais por meio da bomba de Na^+.
4. A ação dos simportes ligados ao Na^+ na membrana luminal faz com que a concentração dos substratos para estes simportes aumente na célula epitelial. Estes gradientes de substrato/soluto que permitem a difusão simples ou transporte mediado (p. ex., simportes, antiportes, uniportes e canais) de solutos para os espaços intercelular e intersticial.
5. O acúmulo de Na^+ e de outros solutos no espaço intercelular cria um pequeno diferencial de pressão osmótica pela célula epitelial. No epitélio permeável à água, esta se desloca pelos espaços intercelulares direcionada pelo diferencial de pressão osmótica. A água se move por meio dos poros aquosos nas membranas celulares luminais e basolateral, assim como por meio das junções apertadas (via paracelular). O fluxo em massa de água carrega alguns solutos para o espaço intercelular por meio do arraste de solvente.
6. O movimento da água no espaço intercelular concentra outros solutos no fluido tubular, resultando em um gradiente eletroquímico para estas substâncias por meio do epitélio. Então, os solutos permeáveis à membrana se deslocam no sentido dos seus gradientes para o espaço intercelular por meio das vias transcelular (p. ex., difusão simples, simportes, antiportes, uniportes e canais) e vias paracelulares. Os solutos impermeáveis à membrana permanecem no lúmen tubular e são excretados na urina com uma quantidade obrigatória de água.
7. À medida que a água e os solutos se acumulam no espaço intercelular, a pressão hidrostática aumenta, fornecendo assim uma força direcionada para o fluxo em massa de água. O fluxo em massa de água carrega soluto para fora do espaço intercelular para o espaço intersticial e finalmente, para os capilares peritubulares.

SECREÇÃO DE ÁCIDO E BASE ORGÂNICOS

O rim é o principal órgão envolvido na eliminação de substâncias químicas orgânicas do corpo. As moléculas orgânicas podem entrar nos túbulos renais por meio da filtração glomerular das moléculas ou podem ser secretadas de forma ativa diretamente para os túbulos. O túbulo proximal tem um sistema de transporte muito

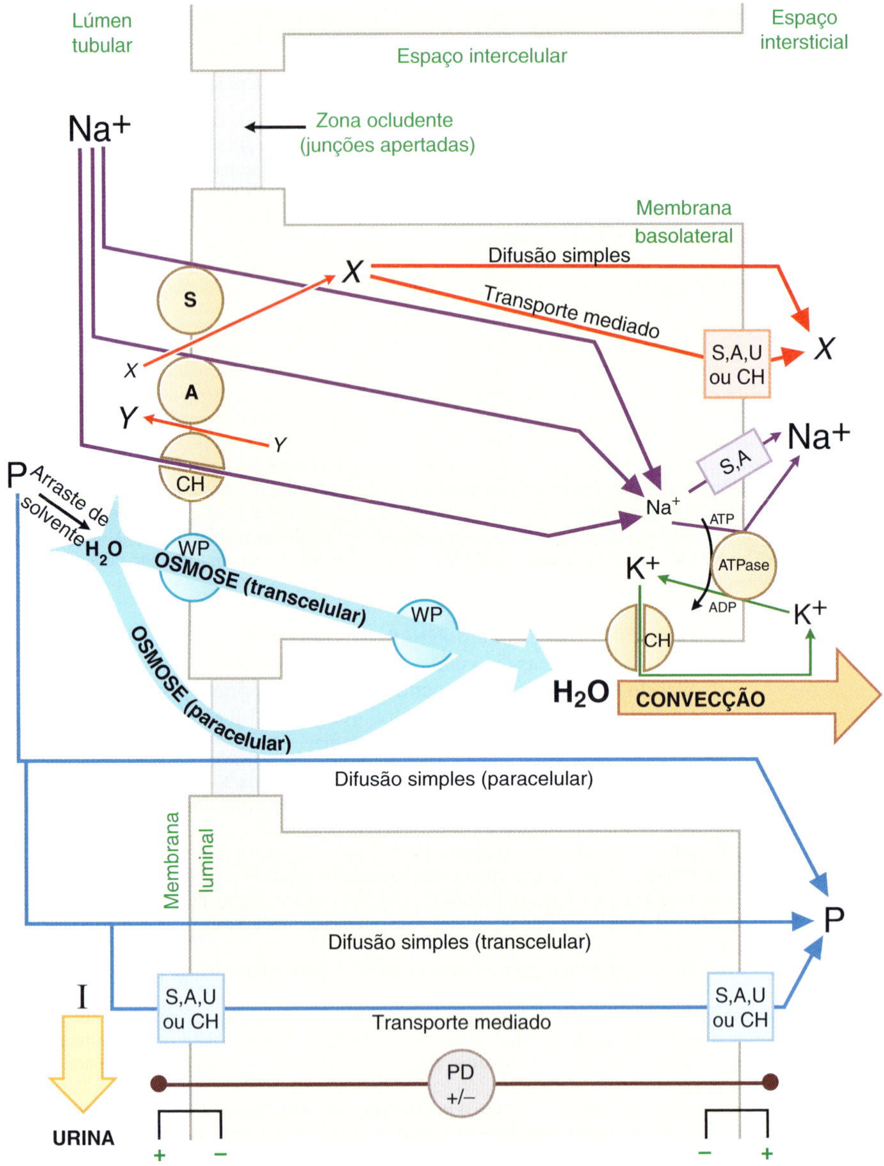

Figura 25-2 *Mecanismo geral de transporte da célula epitelial renal (ver texto para detalhes)*. S, simporte, A, antiporte, CI, canal iônico; PA, poro de água, U, uniporte, ATPase, N^+/K^+-ATPase (bomba de sódio); *X* e *Y*, solutos transportados, *P*, solutos permeáveis à membrana (reabsorvíveis), *I*, solutos impermeáveis (não reabsorvíveis) à membrana; PD, diferença de potencial indicado à membrana ou à célula.

eficiente para ácidos orgânicos e um sistema de transporte igualmente eficiente, mas separado, para bases orgânicas. Os modelos atuais para estes sistemas secretores estão ilustrados na Figura 25-3. Os dois sistemas recebem energia da bomba de sódio na membrana basolateral, envolvem o transporte ativo secundário e terciário e usam uma etapa de difusão facilitada. Existem pelo menos nove transportadores diferentes para ácido orgânico e cinco diferentes para base orgânica (Capítulo 5). Uma família de transportadores de ânion orgânico (TAOs) contratransporta ânions orgânicos com dicarboxilatos (Figura 25-3A).

MANUSEIO RENAL DE ÂNIONS E CÁTIONS ESPECÍFICOS

Em geral, a reabsorção do Cl^- acompanha a reabsorção de Na^+. Nos segmentos do túbulo com junções apertadas de baixa resistência (ou seja, epitélio "vazado"), como o túbulo proximal e o RAE, o movimento de Cl^- pode ocorrer paracelularmente. O Cl^- cruza a membrana luminal pelo antiporte com formato e oxalato (túbulo proximal),

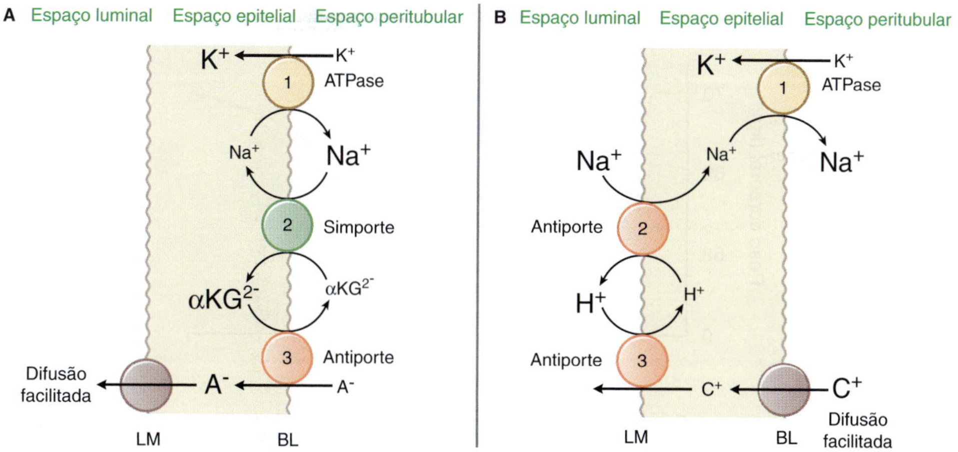

Figura 25-3 *Mecanismos de secreção de ácido orgânico (A) e base orgânica (B) no túbulo proximal.* Os números 1, 2 e 3 indicam o transporte ativo primário, secundário e terciário. A^-, ácido orgânico [ânion]; C^+, base orgânica [cátion]; αKG^{2-}, α-cetoglutarato, mas também outros carboxilatos. BL e LM indicam as membranas basolateral e luminal, respectivamente.

simporte com Na^+/K^+ (RAE), simporte com Na^+ (TCD) e antiporte com HCO_3^- (sistema de ductos coletores). O Cl^- cruza a membrana basolateral pelo simporte com K^+ (túbulo proximal e RAE), antiporte com Na^+/HCO_3^- (túbulo proximal) e canais de Cl^- (RAE, TCD, sistema de ductos coletores).

Cerca de 80 a 90% do K^+ filtrado são reabsorvidos no túbulo proximal (difusão e arraste de solvente) e no ramo RAE (difusão) em grande parte por meio da via paracelular. O TCD e o sistema de ductos coletores secretam quantidade variável de K^+ por meio de uma via de condução mediada por canal. A modulação da taxa de secreção de K^+ no sistema de ductos coletores, particularmente pela aldosterona, permite que a excreção urinária de K^+ seja combinada com a captação dietética. A diferença de potencial transepitelial (V_T), lúmen positivo no RAE e lúmen negativo no sistema de ductos coletores, fornece uma força direcionada importante para reabsorção e secreção de K^+, respectivamente.

A maior parte do Ca^{2+} filtrado (~ 70%) é reabsorvida pelo túbulo proximal por difusão passiva por meio de uma via paracelular. Outros 25% do Ca^{2+} filtrado são reabsorvidos pelo RAE em parte por uma via paracelular direcionada pelo V_T do lúmen positivo e em parte pela reabsorção transcelular ativa de Ca^{2+} modulada pelo hormônio da paratireoide (PTH, *ver* Capítulo 44). A maior parte do Ca^{2+} remanescente é reabsorvida no TCD por meio de uma via transcelular. A via transcelular no RAE e no TCD envolve o influxo passivo de Ca^{2+} por meio da membrana luminal por meio de canais de Ca^{2+}. Também, o Ca^{2+} atravessa a membrana basolateral por um permutador de Na^+-Ca^{2+} (antiporte) no TCD e CNT. Grande parte do fosfato inorgânico (P_i) é reabsorvida (80% da carga filtrada) pelo túbulo proximal. O simporte Na^+-P_i usa a energia livre do gradiente eletroquímico do Na^+ para transportar o P_i para a célula. O simporte Na^+-P_i é inibido pelo PTH.

Os túbulos renais reabsorvem HCO_3^- e secretam prótons (acidificação tubular) e assim participam do equilíbrio ácido-base. Estes processos estão descritos na seção sobre inibidores da anidrase carbônica.

PRINCÍPIOS DA AÇÃO DIURÉTICA

Os diuréticos são fármacos que aumentam a taxa de fluxo da urina; os diuréticos usados na clínica também aumentam a taxa de excreção de Na^+ (natriurese) e de um ânion que o acompanha, em geral Cl^-. A maioria das aplicações clínicas dos diuréticos é direcionada para reduzir o volume de fluido extracelular ao reduzir o teor total de NaCl no corpo.

Embora a administração contínua de diurético provoque um déficit global prolongado do Na^+ total do corpo, o curso do tempo da natriurese é finito porque os mecanismos compensatórios renais equilibram a excreção de Na^+ com a sua captação, um fenômeno conhecido como *freio diurético*. Estes mecanismos compensatórios ou freios incluem a ativação do sistema nervoso simpático, ativação do eixo renina-angiotensina-aldosterona, redução da pressão sanguínea arterial (que reduz a natriurese da pressão), hipertrofia da célula epitelial renal, aumento da expressão do transportador do epitélio renal e talvez alterações nos hormônios natriuréticos, como o peptídeo natriurético atrial. Os efeitos globais ou o volume extracelular e peso corporal são apresentados na Figura 25-4.

Os diuréticos podem modificar o controle renal de outros cátions (p. ex., K^+, H^+, Ca^{2+}, Mg^{2+}), ânions (p. ex., Cl^-, HCO_3^- e $H_2PO_4^-$) e ácido úrico. Além disso, os diuréticos podem alterar a hemodinâmica renal de forma indireta. O Quadro 25-1 fornece uma comparação dos efeitos gerais das principais classes de diuréticos.

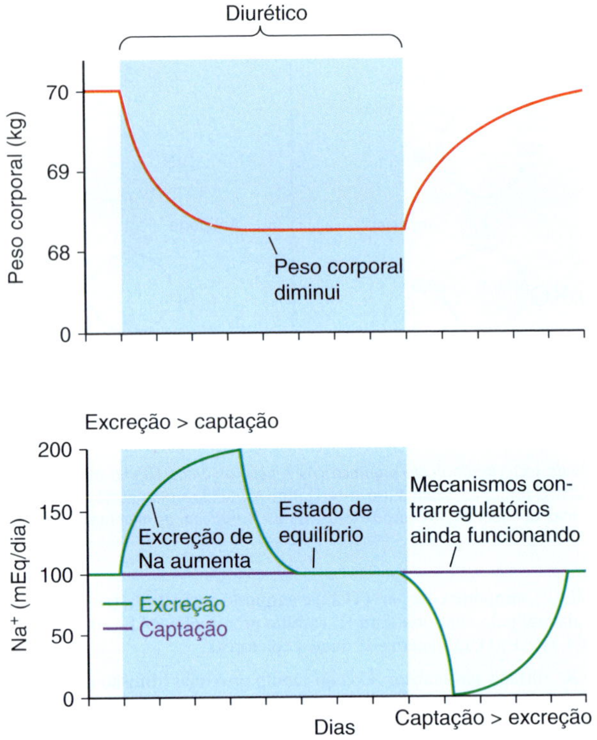

Figura 25-4 *Mudanças no volume do fluido extracelular e peso com a terapia diurética.* O período de administração do diurético é apresentado na caixa sombreada junto com seus efeitos no peso corporal na parte superior da figura e excreção de Na^+ na metade inferior da figura. Inicialmente, quando a excreção de Na^+ excede a captação, o peso corporal e o volume de fluido extracelular (VFEC) reduzem. Consequentemente, um novo estado de equilíbrio é alcançado no qual a captação e a excreção de Na^+ são iguais, mas em um VFED e peso corporal menores. Isso ocorre por causa da ativação do sistema renina-angiotensina-aldosterona (SRAA) e do sistema nervoso simpático (SNS), o "fenômeno de freio". Quando o diurético é interrompido, o peso corporal e o VFEC sobem durante um período no qual a captação de Na^+ excede a excreção. Um novo estado de equilíbrio é então alcançado, como estimulação do SRAA e declínio do SNS.

INIBIDORES DA ANIDRASE CARBÔNICA

Existem três inibidores da anidrase carbônica administrados pela via oral — acetazolamida, diclorfenamida (não comercializada nos EUA) e metazolamida (Quadro 25-2).

MECANISMO E LOCAL DE AÇÃO. As células epiteliais do túbulo proximal possuem grande quantidade da metaloenzima zíncica anidrase carbônica, que é encontrada nas membranas luminal e basolateral (anidrase carbônica tipo IV), assim como no citoplasma (anidrase carbônica tipo II) (Figura 25-5). Esta enzima tem um papel fundamental na reabsorção de $NaHCO_3$ e na secreção ácida.

No túbulo proximal, a energia livre no gradiente de Na^+ estabelecido pela bomba de Na^+ basolateral é usada por um antiporte Na^+-H^+ (também denominado como um permutador Na^+-H^+ [NHE]) na membrana luminal para transportar H^+ no lúmen tubular em troca pelo Na^+. No lúmen, o H^+ reage com o HCO_3^- filtrado para formar H_2CO_3, que se decompõe rapidamente para CO_2 e água na presença da anidrase carbônica na borda em escova. A anidrase carbônica acelera de forma reversível esta reação em milhares de vezes. O CO_2 é lipofílico e rapidamente se difunde pela membrana luminal para a célula epitelial, onde reage com água para formar H_2CO_3, uma reação catalisada pela anidrase carbônica citoplasmática. A operação contínua do antiporte Na^+-H^+ mantém uma baixa concentração de prótons na célula, de modo que o H_2CO_3 é ionizado espontaneamente para formar H^+ e HCO_3^-, criando um gradiente eletroquímico para o HCO_3^- atravessar a membrana basolateral. O gradiente eletroquímico para HCO_3^- é usado por um simporte Na^+-HCO_3^- (também denominado como cotransportador Na^+-HCO_3^- [NBC]) na membrana basolateral para transportar $NaHCO_3$ para o espaço intersticial. O efeito global deste processo é o transporte de $NaHCO_3$ do lúmen tubular para o espaço intersticial, seguido pelo movimento da água (reabsorção isotônica). A remoção da água concentra o Cl^- no lúmen tubular e consequentemente, este se difunde no sentido do seu gradiente para o interstício por meio da via paracelular.

Os inibidores da anidrase carbônica inibem potencialmente as formas ligadas à membrana e as formas citoplasmáticas da enzima, causando uma anulação quase completa da reabsorção de $NaHCO_3$ no túbulo proximal. Em

Quadro 25-1

Efeitos hemodinâmicos excretórios e renais dos diuréticos[a]

Mecanismo do diurético	CÁTIONS					ÂNIONS			ÁCIDO ÚRICO		HEMODINÂMICA RENAL			
(principal local de ação)	Na^+	K^+	H^+[b]	Ca^{2+}	Mg^{2+}	Cl^-	HCO_3^-	$H_2PO_4^-$	Agudo	Crônico	FSR	TFG	FF	RTG
Inibidores da AC (túbulo proximal)	+	++	–	NC	V	(+)	++	++	I	–	–	–	NC	+
Diuréticos osmóticos (alça de Henle)	++	+	I	+	++	+	+	+	+	I	+	NC	–	I
Inibidores do simporte Na^+-K^+-$2Cl^-$ (ramo ascendente espesso)	++	++	+	++	++	++	+[c]	+[c]	+	–	V(+)	NC	V(–)	–
Inibidores do simporte Na^+-Cl^- (túbulo convoluto distal)	+	++	+	V(–)	V(+)	+	+[c]	+[c]	+	–	NC	V(–)	V(–)	NC
Inibidores dos canais de Na^+ epiteliais renais (túbulo distal final, ducto coletor)	+	–	–	–	–	+	(+)	NC	I	–	NC	NC	NC	NC
Antagonistas dos receptores mineralocorticoides (túbulo distal final, ducto coletor)	+	–	–	I	–	+	(+)	I	I	–	NC	NC	NC	NC

FSR, fluxo sanguíneo renal; TFG, taxa de filtração glomerular; FF, fração da filtração; RTG, retroalimentação túbuloglomerular; AC, anidrase carbônica.

[a]Exceto para o ácido úrico, as mudanças são para os efeitos agudos dos diuréticos na ausência de depleção de volume significativa, que acionaria os ajustes fisiológicos complexos.

[b]H^+, ácido titulável e NH_4^+.

[c]Em geral, esses efeitos estão restritos aos agentes individuais que inibem a anidrase carbônica. Entretanto, existem notáveis exceções nos quais os inibidores do simporte aumentam o bicarbonato e o fosfato (p. ex., metolazona, bumetanida).

++, +, (+), –, NC, V, V(+), V (–) e I indicam aumento marcante, aumento leve a moderado, aumento leve, redução, sem mudança, efeito variável, aumento variável, redução variável e dados insuficientes, respectivamente. Para cátions e ânions, os efeitos indicados referem-se a mudanças absolutas na excreção da fração.

Quadro 25-2

Inibidores da anidrase carbônica

FÁRMACO	POTÊNCIA RELATIVA	DISPONIBILIDADE ORAL	MEIA-VIDA (HORAS)	VIA DE ELIMINAÇÃO
Acetazolamida	1	~ 100%	6-9	R
Diclorfenamida	30	ID	ID	ID
Metazolamida	> 1; < 10	~ 100%	~ 14	~ 25%, ~ 75% M

R, excreção renal do fármaco intacto; M, metabolismo; ID, dados insuficientes.

função do grande excesso de anidrase carbônica nos túbulos proximais, uma alta porcentagem de atividade enzimática deve ser inibida antes de se observar um efeito na excreção do eletrólito. Embora o túbulo proximal seja o principal local de ação destes inibidores, a anidrase carbônica também está envolvida na secreção de ácido titulável no sistema de ductos coletores; que é o segundo local de ação desta classe de fármacos.

EFEITOS NA EXCREÇÃO URINÁRIA. A inibição da anidrase carbônica está associada a um rápido aumento na excreção urinária de HCO_3^- em aproximadamente 35% da carga filtrada. Isso, em conjunto com a inibição do ácido titulável e da secreção de NH_4^+ no sistema de ductos coletores, leva a um aumento do pH urinário para cerca de 8 e ao desenvolvimento de acidose metabólica. Entretanto, mesmo com um alto grau de inibição da anidrase carbônica, 65% do HCO_3^- são recuperados da excreção. A alça de Henle tem uma profunda capacidade em reabsorver e capturar grande parte do Cl^- e uma parte do Na^+. Assim, ocorre apenas um pequeno aumento na

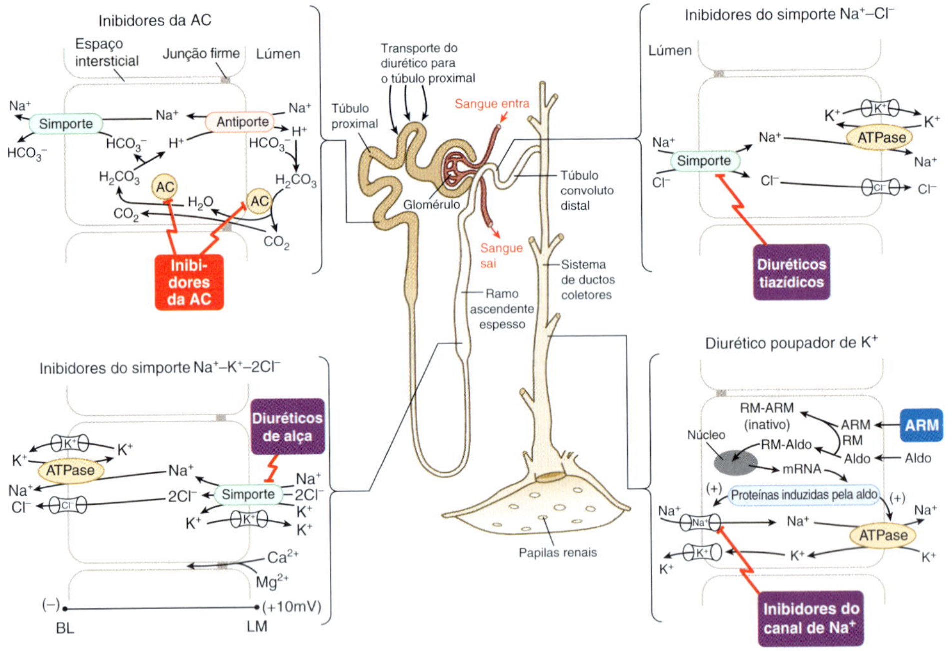

Figura 25-5 *Locais e mecanismos de ação dos diuréticos.* Três características importantes deste resumo merecem uma observação especial:

1. O transporte de soluto pelas células epiteliais em todos os segmentos do néfron envolve proteínas especializadas, que em sua maioria são proteínas integrais da membrana apical e basolateral.
2. Os diuréticos direcionam e bloqueiam a ação das proteínas epiteliais envolvidas no transporte de solutos.
3. O local e o mecanismo de ação de uma dada classe de diuréticos são determinados pela proteína específica inibida pelo diurético.

AC, anidrase carbônica; RM, receptor do mineralocorticoide; ARM, antagonista do receptor do mineralocorticoide; Aldo, aldosterona.

BL, membrana basolateral; LM, membrana luminal.

excreção de Cl^-, sendo HCO_3^- o principal ânion excretado junto com os cátions Na^+ e K^+. A fração de excreção de Na^+ pode ser de até 5% e a fração de excreção de K^+ pode ser de até 70%. A excreção aumentada do K^+ é em parte secundária à liberação elevada de Na^+ para a porção distal do néfron, como está descrito na seção sobre inibidores dos canais de Na^+. Os efeitos desses inibidores na excreção renal são autolimitantes, provavelmente porque a acidose metabólica resultante reduz a carga de HCO_3^- filtrada a um ponto que a reação não catalisada entre CO_2 e água é suficiente para alcançar a reabsorção de HCO_3^-.

EFEITOS NA HEMODINÂMICA RENAL. Ao inibir a reabsorção proximal, os inibidores da anidrase carbônica aumentam a liberação dos solutos para a mácula densa. Este efeito ativa RTG, que aumenta a resistência da arteríola aferente e reduz o fluxo sanguíneo renal (FSR) e a taxa de filtração glomerular (TFG).

OUTRAS AÇÕES. Estes agentes têm locais de ação extrarrenais. A anidrase carbônica nos processos ciliares dos olhos media a formação de grande quantidade de HCO_3^- no humor aquoso. A inibição da anidrase carbônica reduz a taxa de formação do humor aquoso e consequentemente reduz a pressão intraocular. A acetazolamida frequentemente provoca parestesias e sonolência, sugerindo uma ação dos inibidores da anidrase carbônica no SNC. A eficácia da acetazolamida na epilepsia se deve em parte a produção de acidose metabólica; entretanto, as ações diretas da acetazolamida no SNC também contribuem para sua ação anticonvulsivante. Graças à interferência na atividade da anidrase carbônica nos eritrócitos, os inibidores desta enzima aumentam os níveis de CO_2 nos tecidos periféricos e reduzem os níveis de CO_2 no gás expirado. A acetazolamida provoca vasodilatação ao abrir os canais vasculares de K^+ ativados pelo Ca^{2+}; entretanto, a importância clínica deste efeito é desconhecida.

ABSORÇÃO E ELIMINAÇÃO. Ver Quadro 25-2 para os dados farmacocinéticos.

TOXICIDADE, EFEITOS ADVERSOS, CONTRAINDICAÇÕES, INTERAÇÕES MEDICAMENTOSAS. As reações tóxicas graves dos inibidores da anidrase carbônica são raras, entretanto, estes inibidores são derivados da sulfonamida e como outras sulfonamidas, podem provocar depressão da medula óssea, toxicidade cutânea, lesões renais semelhantes às da sulfonamida e reações alérgicas. Os pacientes podem exibir sonolência e parestesias com grandes doses. A maioria dos efeitos adversos, contraindicações e interações medicamentosas são secundárias à alcalinização da urina ou à acidose metabólica, entre elas: (1) desvio da amônia de origem renal da urina para circulação sistêmica, um processo que pode induzir ou piorar a encefalopatia hepática (os fármacos são contraindicados em pacientes com cirrose hepática); (2) formação de cálculo e cólica ureteral por causa da precipitação de sais de fosfato de cálcio na urina alcalina; (3) piora da acidose metabólica ou respiratória (os fármacos são contraindicados em pacientes com acidose hiperclorêmica ou grave doença obstrutiva pulmonar crônica); (4) redução da taxa de excreção urinária de bases orgânicas fracas.

USOS TERAPÊUTICOS. A eficácia dos inibidores da anidrase carbônica como único agente é baixa. A combinação de acetazolamida com diuréticos que bloqueiam a reabsorção de Na^+ em locais mais distantes no néfron provoca uma marcante resposta natriurética em pacientes com baixa excreção da fração basal de Na^+ (< 0,2%) que são resistentes a monoterapia diurética. Mesmo assim, a utilidade a longo prazo dos inibidores da anidrase carbônica é comprometida pelo desenvolvimento de acidose metabólica. A principal indicação para os inibidores da anidrase carbônica é o glaucoma de ângulo aberto. Dois produtos desenvolvidos especificamente para este uso são dorzolamida e brinzolamida, que estão disponíveis apenas como gotas oftálmicas. Os inibidores da anidrase carbônica também podem ser empregados para glaucoma secundário e no pré-operatório no glaucoma de ângulo agudo fechado para reduzir a pressão intraocular antes da cirurgia (Capítulo 64). A acetazolamida também é usada para o tratamento da epilepsia (Capítulo 21). Ela também fornece alívio sintomático em pacientes com *doença de altitude elevada* ou a *doença das montanhas*. Também é útil em pacientes com paralisia periódica familiar. O mecanismo dos efeitos benéficos da acetazolamida na doença de altitude elevada e na paralisia periódica familiar não está claro, mas pode estar relacionado com a indução da acidose metabólica. Finalmente, os inibidores da anidrase carbônica podem ser úteis para corrigir a alcalose metabólica, em especial a causada pelos aumentos na excreção de H^+ induzidos pelos diuréticos.

DIURÉTICOS OSMÓTICOS

Os diuréticos osmóticos são agentes livremente filtrados no glomérulo, sofrem limitada reabsorção pelo túbulo renal e são compostos com inércia farmacológica. Eles são administrados em doses altas o suficiente para aumentar significativamente a osmolalidade do plasma e do fluido tubular. O Quadro 25-3 lista quatro diuréticos osmóticos — glicerina, isossorbida, manitol e ureia (atualmente não disponível nos EUA).

MECANISMO E LOCAL DE AÇÃO. Os diuréticos osmóticos atuam tanto no túbulo distal quanto na alça de Henle, com o último sendo o local principal de ação. Ao extrair a água dos compartimentos intracelulares, os diuréticos osmóticos expandem o volume do fluido extracelular, reduzem a viscosidade do sangue e inibem a liberação de renina. Estes efeitos aumentam a FSR, e o aumento no fluxo sanguíneo na medula renal remove o NaCl e a ureia da medula, reduzindo a tonicidade medular. Uma redução na tonicidade medular produz redução na extração de água do RDD, que por sua vez, limita a concentração de NaCl no fluido tubular que entra no RAD. Este último efeito reduz a reabsorção passiva do NaCl no RAD. Além disso, os diuréticos osmóticos inibem a reabsorção de Mg^{2+}, no RAE.

Quadro 25-3

Diuréticos osmóticos

FÁRMACO	DISPONIBILIDADE ORAL	MEIA-VIDA (HORAS)	VIA DE ELIMINAÇÃO
Glicerina	Ativo por via oral	0,5-0,75	~ 80% M ~ 20% U
Isossorbida	Ativo por via oral	5-9,5	R
Manitol	Desprezível	0,25-1,7[a]	~ 80% R ~ 20% M + B
Ureia	Desprezível	ID	R

R, excreção renal do fármaco intacto; M, metabolismo; B, excreção do fármaco intacto na bile; U, via de eliminação desconhecida; ID, dados insuficientes.
[a]Na insuficiência renal, 6-36.

EFEITOS NA EXCREÇÃO URINÁRIA. Os diuréticos osmóticos aumentam a excreção urinária de quase todos os eletrólitos, incluindo Na^+, K^+, Ca^{2+}, Mg^{2+}, Cl^-, HCO_3^- e fosfato.

EFEITOS NA HEMODINÂMICA RENAL. Os diuréticos osmóticos aumentam a FSR por meio de vários mecanismos, mas a TFG total sofre pouca alteração.

ABSORÇÃO E ELIMINAÇÃO. O Quadro 25-3 apresenta os dados farmacocinéticos sobre os diuréticos osmóticos. A glicerina e a isossorbida podem ser administradas pela via oral, enquanto manitol e ureia devem ser administrados pela via intravenosa.

TOXICIDADE, EFEITOS ADVERSOS, CONTRAINDICAÇÕES E INTERAÇÕES MEDICAMENTOSAS. Os diuréticos osmóticos são distribuídos no fluido extracelular e contribuem com a osmolalidade extracelular. Dessa forma, a água é extraída dos compartimentos intracelulares e o volume do fluido extracelular aumenta. Em pacientes com insuficiência cardíaca ou congestão pulmonar, este efeito pode provocar edema pulmonar franco. A extração da água também provoca hiponatremia, o que pode explicar os efeitos adversos comuns, incluindo cefaleia, náuseas e vômitos. Por outro lado, a perda de água com excesso dos eletrólitos pode provocar hipernatremia e desidratação. Os diuréticos osmóticos são contraindicados em pacientes que estão anúricos por causa de grave doença renal. O extravasamento da ureia pode provocar trombose ou dor e ela não deve ser administrada a pacientes com função hepática comprometida por causa do risco de elevação dos níveis sanguíneos de amônia. O manitol e a ureia são contraindicados em pacientes com hemorragia craniana ativa. A glicerina é metabolizada e pode provocar hiperglicemia.

USOS TERAPÊUTICOS. Um uso para manitol é no tratamento da síndrome de desequilíbrio da diálise. A remoção muito rápida dos solutos do fluido extracelular pela hemodiálise leva a uma redução na osmolalidade desse fluido. Consequentemente, a água se desloca do compartimento extracelular para o compartimento intracelular, provocando hipotensão e sintomas no SNC (cefaleia, náuseas, cãibras musculares, inquietação, depressão do SNC e convulsões). Os diuréticos osmóticos aumentam a osmolalidade do compartimento do fluido extracelular e, portanto, deslocam a água de volta para o compartimento extracelular. Ao aumentar a pressão osmótica do plasma, os diuréticos osmóticos extraem água dos olhos e do cérebro. Todos os diuréticos osmóticos são usados para controlar a pressão intraocular durante os ataques agudos de glaucoma e para reduções rápidas na pressão intraocular no pré-operatório e pós-operatório em pacientes que precisam de cirurgia ocular. O manitol e a ureia também são usados para reduzir o edema e o volume do cérebro antes e após neurocirurgias.

INIBIDORES DO SIMPORTE DE NA^+-K^+-2CL^- (DIURÉTICOS DE ALÇA, DIURÉTICOS DE ALTA POTÊNCIA)

Esses diuréticos inibem a atividade do simporte Na^+-K^+-2Cl^- no RAE da alça de Henle, por isso são chamados de *diuréticos de alça*. Embora o túbulo proximal reabsorva cerca de 65% do Na^+ filtrado, os diuréticos que atuam apenas neste túbulo possuem eficácia limitada porque o RAE tem uma maior capacidade de reabsorção e reabsorve grande parte do material rejeitado. Em contraste, os inibidores do simporte Na^+-K^+-2Cl^- no RAE também chamados de *diuréticos de alta potência*, são muito eficazes, pois (1) aproximadamente 25% da carga de Na^+ filtrada é reabsorvida pelo RAE e (2) os segmentos do néfron depois do RAE não possuem a capacidade de reabsorção para recuperar o fluxo de material rejeitado que sai pelo RAE.

Dos inibidores do simporte Na^+-K^+-2Cl^- (Quadro 25-4), apenas a furosemida, bumetanida, ácido etacrínico e torsemida estão disponíveis no momento nos EUA. A furosemida e a bumetanida contêm um núcleo de sulfonamida. O ácido etacrínico é um derivado do ácido fenoxiacético e a torsemida é uma sulfonilureia. Todos os diuréticos de alça, exceto a torsemida, estão disponíveis nas formas oral e injetável.

Quadro 25-4

Inibidores do simporte Na^+-K^+-$2Cl^-$ (diuréticos de alça, diuréticos de alta potência)

FÁRMACO	POTÊNCIA RELATIVA	DISPONIBILIDADE ORAL	MEIA-VIDA (HORAS)	VIA DE ELIMINAÇÃO
Furosemida	1	~ 60%	~ 1,5	~ 65% R, ~ 35% M[b]
Bumetanida	40	~ 80%	~ 0,8	~ 62% R, ~ 38% M
Ácido etacrínico	0,7	~ 100%	~ 1	~ 67% R, ~ 33% M
Torsemida	3	~ 80%	~ 3,5	~ 20% R, ~ 80% M
Axossemida[a]	1	~ 12%	~ 2,5	~ 27% R, ~ 63% M
Piretanida[a]	3	~ 80%	0,6-1,5	~ 50% R, ~ 50% M
Tripamida[a]	ID	ID	ID	ID

R, excreção renal do fármaco intacto; M, metabolismo; ID, dados insuficientes.
[a]Não disponível nos EUA. [b]Para furosemida, o metabolismo ocorre principalmente no rim.

MECANISMO E LOCAL DE AÇÃO. Os inibidores do simporte Na^+-K^+-$2Cl^-$ atuam principalmente no RAE, onde o fluxo de Na^+, K^+ e Cl^- do lúmen para as células epiteliais é mediado pelo simporte Na^+-K^+-$2Cl^-$ (Figura 25-5). Os inibidores do simporte Na^+-K^+-$2Cl^-$ bloqueiam sua função, paralisando praticamente o transporte de sal neste segmento do néfron. A evidência sugere que estes fármacos atacam o local de ligação do Cl^- localizado no domínio transmembranal do simporte. Os inibidores do simporte Na^+-K^+-$2Cl^-$ também inibem a reabsorção de Ca^{2+} e de Mg^{2+} no RAE ao anular a diferença de potencial transepitelial que é a forma motriz dominante para reabsorção destes cátions. Os simportes Na^+-K^+-$2Cl^-$ são encontrados em muitos epitélios de secreção e absorção. Existem duas variedades de simportes Na^+-K^+-$2Cl^-$. O simporte "absorvente" (chamado de *ENCC2*, *NKCC2* ou *BSC1*) é expresso apenas no rim, está localizado na membrana apical e nas vesículas intracelulares subapicais do RAE e é regulado pelo AMP cíclico/PKA. O simporte "secretor" (chamado de *ENCC3*, *NKCC1* ou *BSC2*) é uma proteína "governante" amplamente expressa e, nas células epiteliais, está localizada na membrana basolateral. A afinidade dos diuréticos de alça para o simporte secretor é de alguma forma menor para o simporte absorvente (p. ex., diferença de 4 vezes para bumetanida).

EFEITOS NA EXCREÇÃO URINÁRIA. Os diuréticos de alça aumentam muito a excreção urinária de Na^+ e de Cl^- (ou seja, até 25% da carga de Na^+ filtrado) e aumentam de forma marcante a excreção de Ca^{2+} e Mg^{2+}. A furosemida tem fraca atividade inibidora da anidrase carbônica e dessa forma aumenta a excreção urinária do HCO_3^- e fosfato. Todos os inibidores do simporte Na^+-K^+-$2Cl^-$ aumentam a excreção urinária de K^+ e de ácido titulável. Este efeito ocorre em parte por causa do aumento da liberação de Na^+ para o túbulo distal (o mecanismo pelo qual a liberação distal aumentada de Na^+ potencializa a excreção de K^+ e H^+ está descrito na seção sobre inibidores dos canais de Na^+). Outros mecanismos que contribuem para potencializar a excreção de K^+ e H^+ incluem a potencialização de secreção do íon dependente do fluxo pelo ducto coletor, liberação não osmótica de vasopressina e ativação do eixo renina-angiotensina-aldosterona.

Com o uso excessivo, os diuréticos de alça aumentam a excreção de ácido úrico, enquanto a administração crônica reduz a excreção desse ácido. Os efeitos crônicos dos diuréticos de alça na excreção do ácido úrico podem ocorrer por causa da potencialização do transporte no túbulo proximal ou secundários à depleção de volume, levando ao aumento da reabsorção de ácido úrico ou competição entre o diurético e o ácido úrico pelo mecanismo secretor de ácido orgânico no túbulo proximal. A hiperuricemia assintomática é uma consequência comum dos diuréticos de alça, mas em raros casos são relatados episódios dolorosos de gota. Ao bloquear a reabsorção ativa de NaCl no RAE, os inibidores do simporte de Na^+-K^+-$2Cl^-$ interferem em uma etapa crítica no mecanismo que produz um interstício medular hipertônico. Portanto, os diuréticos de alça bloqueiam a capacidade do rim em concentrar urina. Como o RAE é parte do segmento diluente, os inibidores do simporte Na^+-K^+-$2Cl^-$ também comprometem de forma marcante a capacidade do rim em excretar urina diluída durante a diurese da água.

EFEITOS NA HEMODINÂMICA RENAL. Se a depleção do volume é evitada ao repor as perdas de fluidos, os inibidores do simporte Na^+-K^+-$2Cl^-$ geralmente aumentam o FSR e o redistribuem para o córtex mediano. O mecanismo de aumento no FSR é desconhecido, mas pode envolver as prostaglandinas: os fármacos anti-inflamatórios não esteroides (AINEs) atenuam a resposta dos diuréticos de alça, em parte, ao evitar o aumento do FSR mediado pelas prostaglandinas. Os diuréticos de alça bloqueiam a RTG ao inibir o transporte de sal na mácula densa de modo que ela não pode mais detectar as concentrações de NaCl no fluido tubular. Portanto, diferentemente dos inibidores da anidrase carbônica, os diuréticos de alça não reduzem a TFG ao ativar a RTG. Os diuréticos de alça são poderosos estimulantes da liberação da renina. Esse efeito ocorre por causa da interferência com o transporte de NaCl pela mácula densa e se ocorrer depleção do volume, da ativação reflexa do sistema nervoso central e estimulação do mecanismo barorreceptor intrarrenal.

OUTRAS AÇÕES. Estes diuréticos, em particular a furosemida, aumentam de forma intensa a capacitância venosa sistêmica e, dessa forma, reduzem a pressão de enchimento do ventrículo esquerdo. Esse efeito, que pode ser mediado pelas prostaglandinas e requer rins intactos, beneficia os pacientes com edema pulmonar antes que ocorra diurese. Altas doses dos inibidores do simporte Na^+-K^+-$2Cl^-$ podem inibir o transporte de eletrólitos em vários tecidos, mas este efeito é clinicamente importante apenas na orelha interna.

ABSORÇÃO E ELIMINAÇÃO. O Quadro 25-4 apresenta algumas propriedades farmacocinéticas dos agentes. Como estes fármacos ligam-se extensivamente a proteínas plasmáticas, a liberação desses fármacos para os túbulos pela filtração é limitada. Entretanto, eles são secretados de forma eficiente pelo sistema de transporte de ácidos orgânicos no túbulo proximal, e, portanto, obtêm acesso a seus locais de ligação no simporte Na^+-K^+-$2Cl^-$ na membrana luminal do RAE. Aproximadamente, 65% da furosemida são excretados inalterados na urina, o restante é conjugado com ácido glicurônico nos rins. Dessa forma, a meia-vida de eliminação da furosemida é prolongada em pacientes com doença renal. A bumetanida e torsemida apresentam significativo metabolismo hepático, de modo que a meia-vida de eliminação desses diuréticos de alça é prolongada pela doença hepática. A biodisponibilidade da furosemida varia (10-100%). Em contraste, as disponibilidades orais de bumetanida e torsemida são elevadas. Os pacientes com insuficiência cardíaca apresentam menor incidência de hospitalização e melhor qualidade de vida com torsemida do que com furosemida, talvez por causa da absorção mais confiável da torsemida.

Como uma classe, os diuréticos de alça possuem meia-vida de eliminação curta e não estão disponíveis preparações de liberação prolongada. Observe que a torsemida tem meia-vida mais longa do que outros agentes disponíveis nos EUA. À medida que a concentração do diurético de alça no lúmen tubular decai, os néfrons começam a reabsorver avidamente o Na^+, que na maioria das vezes anula o efeito geral do diurético de alça sobre o Na^+ total do corpo. Este fenômeno de "retenção de Na^+ pós-diurético" pode ser superado pela captação restrita de Na^+ dietético ou pela administração mais frequente do diurético.

TOXICIDADE, EFEITOS ADVERSOS, CONTRAINDICAÇÕES, INTERAÇÕES MEDICAMENTOSAS. A maioria dos efeitos adversos ocorre por causa das anormalidades do equilíbrio de fluido e de eletrólitos. O uso exagerado destes diuréticos pode provocar grave depleção do Na^+ total do corpo. Este efeito pode se manifestar como hiponatremia e/ou depleção do volume do fluido extracelular, associado à hipotensão, RTG reduzida, colapso circulatório, episódios tromboembolíticos e, em pacientes com doença hepática, encefalopatia hepática. O aumento da liberação de Na^+ no túbulo distal, em particular quando combinado com a ativação do sistema renina-angiotensina, leva ao aumento da excreção urinária de K^+ e H^+, provocando uma alcalose hipoclorêmica. Se a captação dietética de K^+ não for suficiente, pode surgir hipopotassemia, que pode induzir arritmias cardíacas, principalmente em pacientes usando glicosídeos cardíacos. O aumento da excreção de Mg^{2+} e de Ca^{2+} pode provocar hipomagnesemia (um fator de risco para arritmias cardíacas) e hipocalcemia (em raros casos, leva à tetania). Uma evidência recente sugere que os diuréticos de alça devem ser evitados nas mulheres pós-menopausa com osteopenia, nas quais a excreção de Ca^{2+} pode ter efeitos prejudiciais no metabolismo ósseo.

Os diuréticos de alça podem provocar ototoxicidade que surge como zumbido, comprometimento da audição, surdez, vertigem e sensação de ouvido entupido. O comprometimento da audição e a surdez são, em geral, mas nem sempre, reversíveis. A ototoxicidade ocorre com maior frequência com a administração intravenosa rápida e com menor frequência com a administração oral. Parece que o ácido etacrínico induz ototoxicidade com maior frequência do que outros diuréticos de alça e deve ser reservado para o uso apenas em pacientes que não conseguem tolerar outros diuréticos de alça. Os diuréticos de alça também podem provocar hiperuricemia (em alguns casos provocando gota) e hiperglicemia (em raros casos precipitando o diabetes melito) e podem aumentar os níveis plasmáticos do colesterol LDL e triglicerídeos enquanto reduz os níveis plasmáticos do colesterol HDL. Outros efeitos adversos incluem exantemas de pele, fotossensibilidade, parestesias, depressão da medula óssea e distúrbios do trato GI. As contraindicações para o uso dos diuréticos de alça incluem grave depleção de Na^+ e volume, hipersensibilidade às sulfonamidas (para diuréticos de alça à base de sulfonamida) e anúria não responsiva a uma dose de teste do diurético.

As interações medicamentosas podem ocorrer quando os diuréticos de alça são coadministrados com:

- Aminoglicosídeos, carboplatina, paclitaxel e outros agentes (sinergismo da ototoxicidade).
- Anticoagulantes (aumento da atividade anticoagulante).
- Glicosídeos digitálicos (aumento das arritmias induzidas pelos digitálicos).
- Lítio (aumento dos níveis plasmáticos do lítio).
- Propranolol (aumento dos níveis plasmáticos do propranolol).
- Sulfonilureias (hiperglicemia).
- Cisplatina (risco aumentado de ototoxicidade induzida por diurético).
- AINEs (resposta diurética reduzida e toxicidade por salicilato quando administrados com altas doses de salicilatos).
- Probenecida (resposta diurética reduzida).
- Diuréticos tiazídicos (sinergismo da atividade diurética de ambos os fármacos levando à profunda diurese).
- Anfotericina B (aumento do potencial para nefrotoxicidade e toxicidade e intensificação do desequilíbrio eletrolítico).

USOS TERAPÊUTICOS. O uso principal dos diuréticos de alça é no tratamento do edema pulmonar agudo. Um rápido aumento na capacitância venosa junto com uma rápida natriurese reduz as pressões de enchimento do ventrículo esquerdo e, portanto, alivia rapidamente o edema pulmonar. Os diuréticos de alça também são usados amplamente para tratamento de insuficiência cardíaca congestiva crônica quando se deseja reduzir o volume de fluido extracelular para minimizar a congestão venosa e pulmonar (Capítulo 28). Os diuréticos produzem uma significativa redução na mortalidade e no risco de piora da insuficiência cardíaca, assim como uma melhora na capacidade de exercícios. Os diuréticos são amplamente usados para tratar hipertensão (Capítulo 28). Parece que os inibidores do simporte Na^+-K^+-$2Cl^-$ reduzem a pressão sanguínea de modo tão eficiente quanto os inibidores do simporte Na^+-Cl^- enquanto provocam pequenas perturbações no perfil lipídico. Entretanto, a potência relativa e as meias-vidas curtas de eliminação dos diuréticos de alça fazem com eles sejam menos úteis para hipertensão que os diuréticos tiazídicos.

O edema da síndrome nefrótica é refratário na maioria dos casos aos diuréticos menos potentes, e, com frequência, os diuréticos de alça são frequentemente os únicos fármacos capazes de reduzir o edema compacto associado a esta doença renal. Os diuréticos de alça também são empregados no tratamento do edema e ascite da cirrose hepática, entretanto, deve-se ter cuidado para não induzir a contração de volume. Em pacientes com *overdose* de um fármaco, os diuréticos de alça podem ser usados para induzir diurese forçada e facilitar a eliminação renal mais rápida do fármaco em questão. Os diuréticos de alça, combinados com a administração de soro fisiológico isotônico para evitar depleção do volume, são usados para tratar hipercalcemia. Eles interferem na capacidade dos rins em produzir urina concentrada. Consequentemente, sua combinação com soro fisiológico hipertônico é útil para o tratamento de hiponatremia com risco de morte. Os diuréticos de alça também são usados para tratar edema associado à doença renal crônica, na qual a curva de dose-resposta é deslocada para direita, o que exige doses maiores do diurético de alça (*ver* Figura 25-8 na 12ª edição do texto original).

INIBIDORES DO SIMPORTE NA+-CL- (TIAZIDAS E DIURÉTICOS SEMELHANTES A TIAZIDAS)

O termo diuréticos tiazídicos geralmente se refere a todos os inibidores do simporte Na^+-Cl^- (Quadro 25-5) e são chamados assim porque os inibidores originais do simporte Na^+-Cl^- eram derivados da benzotiadiazina. Atualmente, a classe inclui fármacos que são farmacologicamente similares aos diuréticos tiazídicos, mas têm estruturas diferentes (*diuréticos semelhantes à tiazida*).

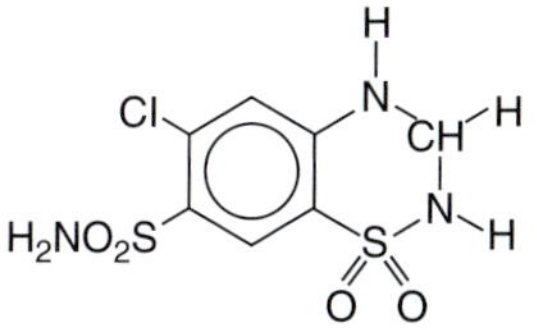

HIDROCLOROTIAZIDA

MECANISMO E LOCAL DE AÇÃO. Os diuréticos tiazídicos inibem o transporte de NaCl no TCD; o túbulo proximal pode representar um segundo local de ação.

A Figura 25-5 ilustra o modelo atual de transporte de eletrólitos no TCD. O transporte é acionado por uma bomba de Na^+ na membrana basolateral. A energia livre no gradiente eletroquímico para Na^+ é aproveitada por um simporte Na^+-Cl^- na membrana luminal que desloca o Cl^- para a célula epitelial contra seu gradiente eletroquímico. O Cl^- então sai pela membrana basolateral de forma passiva por um canal de Cl^-. Os diuréticos tiazídicos inibem o simporte Na^+-Cl^- (chamado de *ENCC1* ou *TSC*), que é expresso predominantemente nos rins e está localizado na membrana apical das células epiteliais do TCD. A expressão do simporte Na^+-Cl^- é regulada pela aldosterona. As mutações neste simporte provocam uma forma de alcalose hipopotassêmica hereditária chamada de síndrome de Gilteman.

EFEITOS NA EXCREÇÃO URINÁRIA. Os inibidores do simporte Na^+-Cl^- aumentam a excreção de Na^+ e Cl^-. Entretanto, as tiazidas são apenas moderadamente eficazes (ou seja, a excreção máxima da carga de Na^+ filtrada é de apenas 5%), porque cerca de 90% da carga de Na^+ filtrado é reabsorvida antes de alcançar o TCD. Alguns diuréticos tiazídicos também são fracos inibidores da anidrase carbônica, um efeito que aumenta a excreção de HCO_3^- e fosfato e provavelmente é responsável pelos seus fracos efeitos no túbulo proximal. Os inibidores do simporte Na^+-Cl^- aumentam a excreção do K^+ e do ácido titulável por meio dos mesmos mecanismos discutidos para os diuréticos de alça. A administração aguda de tiazida aumenta a excreção de ácido úrico. Entretanto, a excreção de ácido úrico é reduzida após a administração crônica pelos mesmos mecanismos discutidos para os diuréticos de alça. Os efeitos agudos dos inibidores do simporte Na^+-Cl^- na excreção do Ca^{2+} são variáveis; com a administração crônica, os diuréticos tiazídicos reduzem a excreção de Ca^{2+}. O mecanismo envolve a reabsorção proximal aumentada graças ao volume de depleção, assim como os efeitos diretos das tiazidas para aumentar a reabsorção de Ca^{2+} no TCD. Os diuréticos tiazídicos podem provocar leve magnesúria; o uso prolongado dos diuréticos tiazídicos pode provocar deficiência de magnésio, particularmente nos idosos. Como os inibidores do simporte Na^+-Cl^- inibem o transporte do segmento diluente cortical, estes diuréticos atenuam a capacidade do rim em

Quadro 25-5

Inibidores do simporte Na^+-Cl^- (diuréticos tiazídicos e semelhantes)

FÁRMACO	POTÊNCIA RELATIVA	DISPONIBILIDADE ORAL	MEIA-VIDA (HORAS)	VIA DE ELIMINAÇÃO
Bendroflumetiazida	10	~ 100%	3–3,9	~ 30% R, ~ 70% M
Clorotiazida	0,1	9 a 56% (dependente da dose)	~ 1,5	R
Hidroclorotiazida	1	~ 70%	~ 2,5	R
Hidroflumetiazida	1	~ 50%	~ 17	40-80% R, 20-60% M
Meticlotiazida	10	ID	ID	M
Politiazida	25	~ 100%	~ 25	~ 25% R, ~ 75% M
Triclormetiazida	25	ID	2,3-7,3	R
Clortalidona	1	~ 65%	~ 47	~ 65% R, ~ 10% B, ~ 25% U
Indapamida	20	~ 93%	~ 14	M
Metolazona	10	~ 65%	ID	~ 80% R, ~ 10% B, ~ 10% U
Quinetazona	1	ID	ID	ID

R, excreção renal do fármaco intacto; M, metabolismo; B, excreção do fármaco intacto na bile; U, via de eliminação desconhecida; ID, dados insuficientes.

excretar urina diluída durante a diurese. Entretanto, como o TCD não está envolvido no mecanismo que gera um interstício medular hipertônico, os diuréticos tiazídicos não alteram a capacidade do rim em concentrar urina durante a hidropenia. Em geral, os inibidores do simporte Na^+-Cl^- não afetam o FSR e reduzem apenas variavelmente a TFG graças aos aumentos na pressão intratubular. As tiazidas têm pouca ou nenhuma influência na RTG.

ABSORÇÃO E ELIMINAÇÃO. O Quadro 25-5 lista os parâmetros farmacocinéticos dos inibidores do simporte Na^+-Cl^-. Observe a ampla faixa de meias-vidas para esta classe de fármacos. As sulfonamidas, enquanto ácidos orgânicos, são secretadas no túbulo proximal por meio da via de secreção de ácidos orgânicos. Como as tiazidas devem ter acesso ao lúmen tubular para inibir o simporte Na^+-Cl^-, fármacos como a probenecida podem atenuar a resposta diurética a tiazidas ao competir pelo transporte para o túbulo proximal. Entretanto, a ligação a proteínas plasmáticas varia consideravelmente entre os diuréticos tiazídicos e este parâmetro determina a contribuição da filtração na liberação tubular de uma tiazida específica.

TOXICIDADE, EFEITOS ADVERSOS, CONTRAINDICAÇÕES, INTERAÇÕES MEDICAMENTOSAS. Raramente, os diuréticos tiazídicos provocam distúrbios do SNC (p. ex., vertigem, cefaleia), do GI, hematológicos e dermatológicos (p. ex., fotossensibilidade e exantemas). A incidência de disfunção erétil é maior com os inibidores do simporte Na^+-Cl^- do que com vários outros agentes anti-hipertensivos, mas geralmente é tolerável. Como ocorre com os diuréticos de alça, os efeitos adversos mais graves das tiazidas estão relacionados com anormalidades do equilíbrio de fluido e eletrólitos. Esses efeitos adversos incluem depleção do volume extracelular, hipotensão, hipopotassemia, hiponatremia, hipocloremia, alcalose metabólica, hipomagnesemia, hipercalcemia e hiperuricemia. Os diuréticos tiazídicos provocam hiponatremia fatal ou quase fatal, e alguns pacientes apresentam risco recorrente de hiponatremia quando expostos novamente às tiazidas.

Estes diuréticos também reduzem a tolerância à glicose, e o diabetes melito latente. Parece que o mecanismo da tolerância a glicose envolve a redução da secreção da insulina e alterações no metabolismo da glicose. A hiperglicemia é reduzida quando o K^+ é administrado junto com o diurético. A hipopotassemia induzida pela tiazida compromete seu efeito anti-hipertensivo e a proteção cardiovascular oferecida pelas tiazidas em pacientes hipertensos. Os diuréticos tiazídicos também podem aumentar os níveis plasmáticos de colesterol HDL, colesterol total e triglicerídeos totais. Os diuréticos tiazídicos podem reduzir os efeitos dos anticoagulantes, agentes uricosúricos usados para tratar gota, sulfonilureias e insulina e podem aumentar os efeitos dos anestésicos, diazóxido, glicosídeos digitálicos, lítio, diuréticos de alça e vitamina D. A efetividade dos diuréticos tiazídicos pode ser reduzida por AINEs, inibidores não seletivos ou seletivos da COX-2 e sequestrantes dos ácidos biliares (absorção reduzida das tiazidas). A anfotericina B e os corticosteroides aumentam o risco de hipopotassemia induzida por estes diuréticos.

Uma interação medicamentosa potencialmente letal justifica uma ênfase especial na que envolve os diuréticos tiazídicos e a quinidina. O prolongamento do intervalo QT causado pela quinidina pode levar ao desenvolvimento de taquicardia ventricular polimórfica (*torsade de pointes*, Capítulo 29). A *torsade de pointes* pode deteriorar para fibrilação ventricular fatal. A hipopotassemia aumenta o risco de *torsade de pointes* induzida pela quinidina e os diuréticos tiazídicos provocam hipopotassemia, e a depleção de K^+ induzida por este diurético pode ser responsável por muitos casos de *torsade de pointes* induzida por quinidina.

USOS TERAPÊUTICOS. Os diuréticos tiazídicos são usados para o tratamento de edema associado à doença cardíaca (insuficiência cardíaca congestiva), hepática (cirrose hepática) e renal (síndrome nefrótica, insuficiência renal crônica e glomerulonefrite aguda). Com as possíveis exceções de metolazona e indapamida, a maioria dos diuréticos tiazídicos é ineficiente quando a TFG é inferior a 30 a 40 mL/min. Os diuréticos tiazídicos reduzem a pressão arterial em pacientes hipertensos e são amplamente usados para o tratamento da hipertensão sozinhos ou combinados com outros fármacos anti-hipertensivos (Capítulo 27). Estes diuréticos são baratos, tão eficazes quando as outras classes de agentes anti-hipertensivos e bem tolerados. As tiazidas podem ser administradas 1 vez/dia, não exigem titulação da dose e possuem poucas contraindicações. Além disso, elas possuem efeitos aditivos ou sinérgicos quando combinadas com outras classes de agentes anti-hipertensivos.

Os diuréticos tiazídicos que reduzem a excreção urinária de Ca^{2+} são empregados em alguns casos para tratar nefrolitíase por Ca^{2+} e podem ser úteis para tratar osteoporose (Capítulo 44). Eles também são o suporte principal para o tratamento de diabetes insípido nefrogênico, reduzindo o volume de urina em até 50%. Embora possa parecer contraintuitivo tratar um distúrbio de volume de urina aumentado por um diurético, as tiazidas reduzem a capacidade do rim de excretar água livre. Eles aumentam a reabsorção de água do túbulo proximal (secundário à contração de volume) e bloqueiam a capacidade do TCD em formar urina diluída. Esse último efeito resulta em um aumento da osmolalidade da urina. Como estes sais haloides são excretados por meio de processos renais similares àqueles para Cl^-, os diuréticos tiazídicos também podem ser úteis para o tratamento da intoxicação pelo Br^-.

INIBIDORES DOS CANAIS DE Na^+ DO EPITÉLIO RENAL (DIURÉTICOS POUPADORES DE K^+)

O triantereno e a amilorida são os únicos dois fármacos desta classe usados na clínica. Ambos os fármacos provocam pequenos aumentos na excreção de NaCl e geralmente são usados por causa de suas ações anticaliuréticas para compensar os efeitos de outros diuréticos que aumentam a excreção de K^+. Consequentemente, triantereno e amilorida, junto com espironolactona (descrita na próxima seção) são classificados como *diuréticos poupadores de potássio (K^+).*

Ambos os fármacos são bases orgânicas e são transportados pelo mecanismo secretor de base orgânica no túbulo proximal e possuem mecanismos de ação semelhantes (Figura 25-5). As principais células no final do túbulo distal e no ducto coletor possuem, nas suas membranas luminais, canais de Na^+ epiteliais que fornecem uma via de condução para entrada de Na^+ na célula no sentido do gradiente eletroquímico criado pela bomba de Na^+ basolateral. A maior permeabilidade da membrana luminal para Na^+ despolariza esta membrana, mas não a membrana basolateral, criando uma diferença de potencial transepitelial negativo do lúmen. Esta voltagem transepitelial fornece uma importante força motriz para a secreção de K^+ para o lúmen por meio de canais de K^+ (ROMK) na membrana luminal. Os inibidores da anidrase carbônica, diuréticos de alça e diuréticos tiazídicos aumentam a liberação de Na^+ para o final do túbulo distal e do ducto coletor, uma situação que frequentemente está associada ao aumento da excreção de K^+ e H^+.

A amilorida bloqueia os canais epiteliais de Na^+ na membrana luminal das células principais no final do túbulo distal e no ducto coletor. O canal de Na^+ sensível à amilorida (chamado de *ENaC*) possui três subunidades (α, β e γ). Embora a subunidade α seja suficiente para a atividade do canal, a permeabilidade máxima ao Na^+ é induzida quando todas as três subunidades são coexpressas na mesma célula, provavelmente formando uma estrutura tetraédrica de duas subunidades α, uma subunidade β e uma subunidade γ. A síndrome de Liddle é uma forma dominante autossômica da hipertensão de baixa renina e volume expandido que ocorre graças a mutações nas subunidades β e γ, levando a um aumento basal da atividade de ENaC.

EFEITOS NA EXCREÇÃO URINÁRIA. Como a porção final do túbulo distal e o ducto coletor possuem limitada capacidade para reabsorver solutos, o bloqueio do canal de Na^+ nesta parte do néfron aumenta levemente as taxas de excreção de Na^+ e Cl^- (cerca de 2 % da carga filtrada). O bloqueio dos canais de Na^+ hiperpolariza a membrana luminal, reduzindo a voltagem transepitelial negativa do lúmen. Como a diferença de potencial negativo do lúmen se opõe a reabsorção de cátion e facilita a secreção de cátion, a atenuação da voltagem negativa do lúmen reduz as taxas de excreção de K^+, H^+, Ca^{2+} e Mg^{2+}. A contração do volume pode aumentar a reabsorção de ácido úrico no túbulo proximal, dessa forma, a administração crônica de amilorida e triantereno pode reduzir a excreção de ácido úrico. A amilorida e o triantereno possuem pouco ou nenhum efeito na hemodinâmica renal e não alteram a RTG.

ABSORÇÃO E ELIMINAÇÃO. O Quadro 25-6 lista os dados farmacocinéticos para amilorida e triantereno. A amilorida é eliminada predominantemente pela excreção urinária do fármaco intacto. O triantereno é metabolizado

Quadro 25-6

Inibidores dos canais de Na^+ epiteliais renais (diuréticos poupadores de K^+)

FÁRMACO	POTÊNCIA RELATIVA	DISPONIBILIDADE ORAL	MEIA-VIDA (HORAS)	VIA DE ELIMINAÇÃO
Amilorida	1	15–25%	~ 21	R
Triantereno	0,1	~ 50%	~ 4	M

R, excreção renal do fármaco intacto; M, metabolismo; entretanto, o triantereno é transformado em um metabólito ativo que é excretado na urina

extensivamente a um metabólito ativo, sulfato de 4-hidroxitriantereno, e este metabólito é excretado na urina. A atividade farmacológica do sulfato de 4-hidroxitriantereno é comparável com a do fármaco original. Portanto, a toxicidade do triantereno pode ser potencializada tanto na doença hepática quanto na insuficiência renal.

TOXICIDADE, EFEITOS ADVERSOS, CONTRAINDICAÇÕES, INTERAÇÕES MEDICAMENTOSAS. O efeito adverso mais perigoso dos inibidores do canal de Na^+ renal é a hiperpotassemia, que pode ter risco de morte. Consequentemente, a amilorida e o triantereno são contraindicados em pacientes com hiperpotassemia, assim como em pacientes com risco maior de desenvolver hiperpotassemia (p. ex., pacientes com insuficiência renal, pacientes recebendo outros diuréticos poupadores de K^+, pacientes usando inibidores da enzima conversora de angiotensina ou pacientes usando suplementos de K^+). Até AINEs podem aumentar a probabilidade de hiperpotassemia em pacientes que recebem inibidores do canal de Na^+. O monitoramento rotineiro do nível sérico de K^+ é essencial em pacientes que recebem diuréticos poupadores de K^+. Os pacientes com cirrose são propensos a desenvolverem megaloblastose porque a deficiência do ácido fólico e o triantereno, um antagonista fraco do ácido fólico, podem aumentar a probabilidade deste evento adverso. O triantereno também pode reduzir a tolerância à glicose e induzir fotossensibilidade e está associado à nefrite intersticial e aos cálculos renais. Os dois fármacos podem produzir efeitos adversos SNC, GI, musculoesqueléticos, dermatológicos e hematológicos. Os efeitos adversos mais comuns da amilorida são náuseas, vômitos, diarreia e cefaleia, os do triantereno são náuseas, vômitos, cãibras nas pernas e tontura.

USOS TERAPÊUTICOS. Por causa da leve natriurese induzida pelos inibidores do canal de Na^+, é raro usar esses fármacos como agentes únicos no tratamento do edema ou da hipertensão, seu principal uso é combinado com outros diuréticos. A coadministração de um inibidor do canal de Na^+ aumenta a resposta diurética e anti-hipertensiva da tiazida e dos diuréticos de alça. Mais importante, a capacidade dos inibidores do canal de Na^+ em reduzir a excreção de K^+ tende a contrabalançar os efeitos caliuréticos da tiazida e diuréticos de alça, e a resultar em valores plasmáticos normais de K^+.

A síndrome de Liddle pode ser tratada de forma eficiente com os inibidores do canal de Na^+. Foi demonstrado que a amilorida aerossolizada melhora a depuração mucociliar em pacientes com fibrose cística. Ao inibir a absorção de Na^+ das superfícies das células epiteliais das vias respiratórias, a amilorida aumenta a hidratação das secreções respiratórias e assim melhora a depuração mucociliar. A amilorida também é útil no tratamento do diabetes insípido nefrogênico induzido pelo lítio porque ela bloqueia o transporte de Li^+ para as células do túbulo coletor.

ANTAGONISTAS DOS RECEPTORES MINERALOCORTICOIDES (ANTAGONISTAS DA ALDOSTERONA, DIURÉTICOS POUPADORES DE K^+)

Os mineralocorticoides provocam retenção de sal e água e aumentam a excreção de K^+ e H^+ ao se ligarem a receptores mineralocorticoides específicos. Atualmente, estão disponíveis dois antagonistas MR nos EUA, espironolactona e eplerenona (Quadro 25-7).

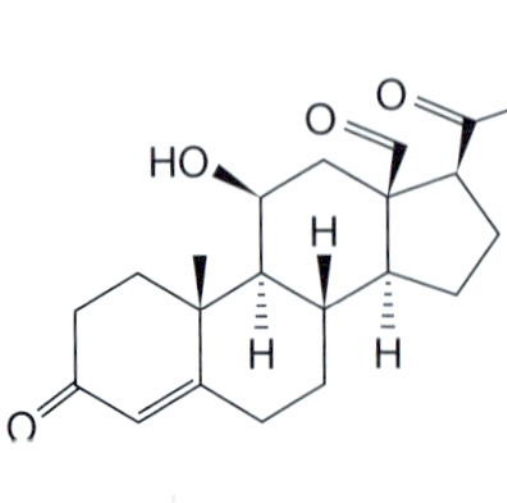

ALDOSTERONA

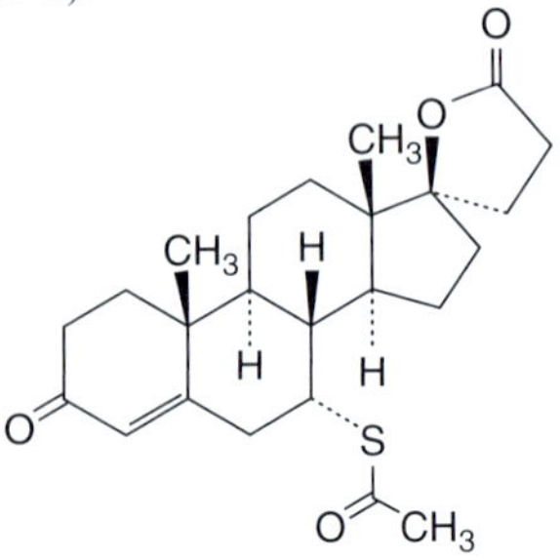

ESPIRONOLACTONA

Quadro 25-7

Antagonistas do receptor dos mineralocorticoides (antagonistas da aldosterona, diuréticos poupadores de potássio)

FÁRMACO	DISPONIBILIDADE ORAL	MEIA-VIDA (HORAS)	VIA DE ELIMINAÇÃO
Espironolactona	~ 65%	~ 1,6	M
Canrenona[a]	ID	~ 16,5	M
Canrenoato de potássio[a]	ID	ID	M
Eplerenona	ID	~ 5	M

[a]Não disponível nos EUA. M, metabolismo; ID, dados insuficientes.

MECANISMO E LOCAL DE AÇÃO (FIGURA 25-6). As células epiteliais no final do túbulo distal e ducto coletor contêm RMs citosólicos com uma alta afinidade pela aldosterona. Quando a aldosterona se liga a RMs, o complexo RM-aldosterona desloca-se para o núcleo, onde regula a expressão de múltiplos produtos de genes chamados de proteínas induzidas da aldosterona (PIAs). Consequentemente, o transporte transepitelial de NaCl é potencializado e a voltagem transepitelial negativa do lúmen é aumentada. O último efeito aumenta a força motriz para secreção de K^+ e H^+ no lúmen tubular.

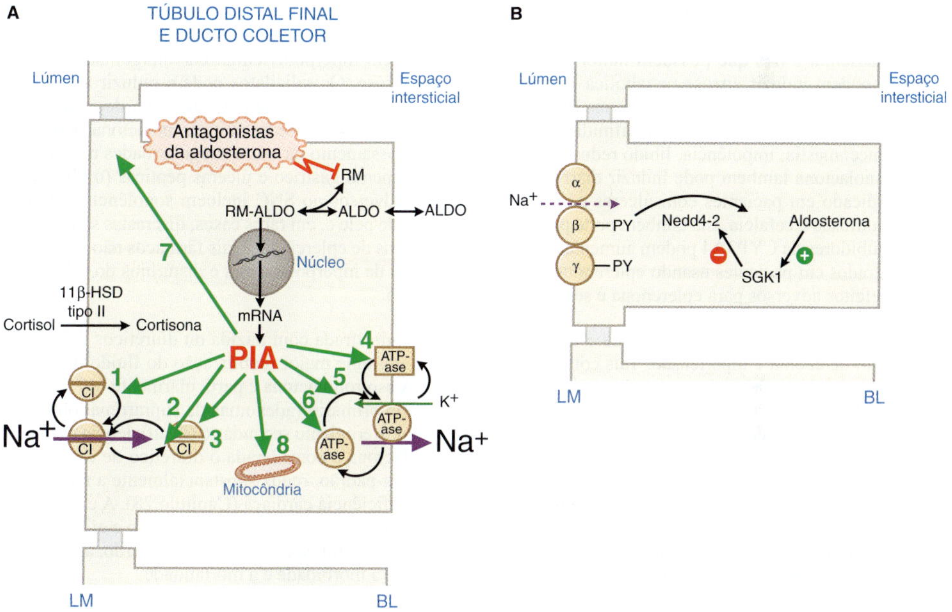

Figura 25-6 *Efeitos da aldosterona no túbulo distal final e ducto coletor e mecanismo diurético dos antagonistas da aldosterona.* **A.** O cortisol também tem afinidade pelo receptor mineralocorticoide (RM), mas é inativado na célula pela 11b-hidroxiesteroide desidrogenase (HSD) tipo II. **B.** A cinase sérica e regulada pelo glicocorticoide (SGK-1) é suprarregulada pela aldosterona. A SGK-1 fosforila e inativa Nedd4-2, uma ligase proteína ubiquitina que atua sobre ENaC, levando à sua degradação. Nedd4-2 fosforilada não interage mais com o motivo PY do ENaC. Como resultado, a proteína não é ubiquitinada e permanece na membrana, o resultado final é o aumento da entrada de Na+ na célula.

1. Ativação dos canais de Na^+ ligados à membrana.
2. A remoção do canal de Na+ (ENaC) da membrana é inibida.
3. Nova síntese dos canais de Na^+.
4. Ativação da Na^+/K^+-ATPase ligada à membrana.
5. Redistribuição da Na^+/K^+-ATPase do citosol para membrana.
6. Síntese *de novo* de Na^+/K^+-ATPase.
7. Mudanças na permeabilidade das junções apertadas.
8. Produção mitocondrial aumentada de ATP.

PIA, proteínas induzidas pela aldosterona; ALDO, aldosterona; RM, receptor mineralocorticoide; CI, canal iônico; BL, membrana basolateral; LM, membrana luminal.

Fármacos como a espironolactona e a eplerenona inibem de forma competitiva a ligação da aldosterona ao RM. Diferentemente do complexo RM-aldosterona, o complexo RM-espironolactona não é capaz de induzir a síntese de PIAs. Como a espironolactona e eplerenona bloqueiam os efeitos biológicos da aldosterona, estes agentes também são citados como *antagonistas da aldosterona*. Os antagonistas do RM são os únicos diuréticos que não exigem acesso ao lúmen tubular para induzir a diurese.

EFEITOS NA EXCREÇÃO URINÁRIA. Os efeitos dos antagonistas do RM na excreção urinária são muito semelhantes aos induzidos pelos inibidores do canal de Na^+ presente no epitélio renal. Entretanto, diferentemente dos inibidores do canal de Na^+, a eficácia clínica dos antagonistas do RM é uma função dos níveis endógenos de aldosterona. Quanto maior o nível endógeno de aldosterona, maiores os efeitos dos antagonistas do MR sobre a excreção urinária. Os antagonistas do RM possuem pouco ou nenhum efeito na hemodinâmica renal e não alteram a RTG.

OUTRAS AÇÕES. A espironolactona tem alguma afinidade pelos receptores de progesterona e androgênio e, portando, induz efeitos colaterais como ginecomastia, impotência e irregularidades menstruais. Devido a seu grupo 9,11-epóxido, a eplerenona tem afinidade muito baixa pelos receptores de progesterona e de androgênios (< 1% e < 0,1%, respectivamente) comparada à espironolactona. Altas concentrações de espironolactona podem interferir na biossíntese de esteroides ao inibir as hidroxilases esteroidais; estes efeitos possuem importância clínica limitada.

ABSORÇÃO E ELIMINAÇÃO. A espironolactona é parcialmente absorvida (~ 65%), é extensivamente metabolizada (mesmo durante sua primeira passagem pelo fígado), sofre recirculação êntero-hepática, liga-se intensamente a proteínas e tem meia-vida curta (~ 1,6 h). A meia-vida é prolongada para 9 horas em pacientes com cirrose. A eplerenona tem boa disponibilidade oral e é eliminada principalmente pelo metabolismo pela CYP3A4 a metabólitos inativos, com uma meia-vida de aproximadamente 5 horas. A canrenona e o canrenoato de potássio também são usados na clínica. O canrenoato não é ativo por si só, mas é convertido para canrenona.

TOXICIDADE, EFEITOS ADVERSOS, CONTRAINDICAÇÕES, INTERAÇÕES MEDICAMENTOSAS. A hiperpotassemia é o principal risco dos antagonistas do RM. Portanto, estes fármacos são contraindicados em pacientes com hiperpotassemia e nos que possuem maior risco de desenvolverem hiperpotassemia. Os antagonistas do RM também podem induzir cirrose metabólica em pacientes com cirrose. Os salicilatos podem reduzir a secreção tubular de canrenona e a eficácia diurética da espironolactona. A espironolactona pode alterar a depuração dos glicosídeos digitálicos. Devido a sua afinidade por outros receptores de esteroides, a espironolactona pode provocar ginecomastia, impotência, libido reduzida, hirsutismo, engrossamento da voz e irregularidades menstruais. A espironolactona também pode induzir diarreia, gastrite, sangramento gástrico e úlceras pépticas (o fármaco é contraindicado em pacientes com úlceras pépticas). Os efeitos adversos no SNC incluem sonolência, letargia, ataxia, confusão e cefaleia. Ela também pode provocar exantemas de pele e, em raros casos, discrasias sanguíneas. Fortes inibidores da CYP3A4 podem aumentar os níveis plasmáticos de eplerenona e tais fármacos não devem ser administrados em pacientes usando eplerenona e vice-versa. Além da hiperpotassemia e distúrbios do trato GI, a taxa de efeitos adversos para eplerenona é semelhante à do placebo.

USOS TERAPÊUTICOS. A espironolactona é frequentemente coadministrada com tiazida ou diuréticos de alça no tratamento de edema e hipertensão. Tais combinações resultam em uma maior mobilização do fluido do edema enquanto provocam menos perturbações na homeostase do K^+. A espironolactona é particularmente útil no tratamento de hipertensão resistente por causa do hiperaldosteronismo primário (adenomas da suprarrenal ou hiperplasia suprarrenal bilateral) e do edema refratário associado ao aldosteronismo secundário (insuficiência cardíaca, cirrose hepática, síndrome nefrótica e ascite grave). A espironolactona é considerada o diurético de escolha em pacientes com cirrose hepática. Este fármaco, adicionado à terapia-padrão, reduz substancialmente a morbidade e a mortalidade e as arritmias ventriculares em pacientes com insuficiência cardíaca (Capítulo 28). A experiência clínica com eplerenona é limitada. Parece que a eplerenona é um fármaco anti-hipertensivo seguro e eficiente Em pacientes com infarto agudo do miocárdio complicado pela disfunção sistólica do ventrículo esquerdo, a adição de eplerenona para otimizar a terapia médica reduz significativamente a morbidade e a mortalidade.

INIBIDORES DO CANAL DE CÁTION NÃO ESPECÍFICO: PEPTÍDEOS NATRIURÉTICOS ATRIAIS

Quatro peptídeos natriuréticos são relevantes para a fisiologia humana: peptídeo natriurético atrial (PNA), peptídeo natriurético cerebral (PNB), peptídeo natriurético tipo C (PNC) e urodilatina. O ducto coletor da medula interna (DCMI) é o principal local de ação dos peptídeos natriuréticos.

Três peptídeos natriuréticos (PNs) — PNA, PNB e PNC — compartilham um anel comum de 17 aminoácidos formados por ponte dissulfeto entre os resíduos de cisteína, embora eles sejam produtos de diferentes genes. A urodilatina, também semelhante do ponto de vista estrutural, surge a partir do processamento alterado da mesma molécula precursora como PNA e tem quatro aminoácidos adicionais na N-terminação. O PNA e PNB são produzidos pelo coração em resposta ao alongamento da parede, o PNC tem origem nas células endoteliais e renais, enquanto a urodilatina é encontrada nos rins e na urina. Os receptores de PN (RPNs), classificados como tipos A, B e C, são monospans de membrana (receptor que tem somente um domínio transmembrana [unipasso]). RPN-A (liga-se a PNA e PNB) e o RPN-B (liga-se a PNC) possuem domínios intracelulares com atividade da guanilato-ciclase e um

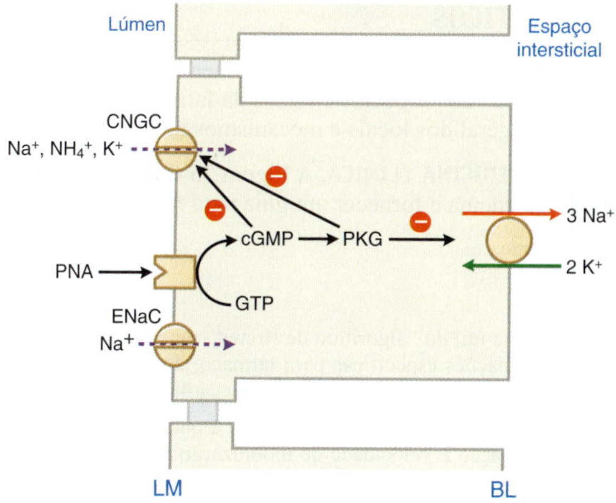

Figura 25-7 *Transporte de Na^+ do ducto coletor da medula interna (DCMI) e sua regulação.* O Na^+ entra na célula do DCMI por meio de uma das duas vias: por meio do canal de Na^+ epitelial ENaC, e por meio de um canal de cátion não específico regulado pelo nucleotídeo (CNGC) que transporta Na^+, K^+ e NH_4^+ e é regulado pelo GMP cíclico. O Na^+ então deixa a célula por meio da Na^+/K^+-ATPase. O canal CNGC é a principal via para entrada de Na^+ e é inibido pelos peptídeos natriuréticos. Os peptídeos natriuréticos atriais (PNA) ligam-se a receptores de superfície (receptores do peptídeo natriurético A, B e C). Os receptores A e B são isoformas da guanilato-ciclase particulada que sintetiza GMP cíclico. O GMP cíclico inibe CNGC direta e indiretamente por meio da PKG. A ativação da PKG também inibe a saída de Na+ por meio da Na^+/K^+-ATPase.

elemento de proteínocinase. RPN-C (liga-se a todos PNs) tem um domínio intracelular truncado e pode ajudar na depuração do PN. Os vários PNs possuem alguns efeitos sobrepostos, o que provoca natriurese, inibição da produção de renina e da aldosterona e vasodilatação (o resultado da elevação de GMP cíclico no músculo liso vascular).

MECANISMO E LOCAL DE AÇÃO. O DCMI é o local final ao longo do néfron onde Na^+ é reabsorvido. Até 5% da carga de Na^+ filtrado podem ser reabsorvidos aqui. Os efeitos dos PNs são mediados por meio dos efeitos do GMP cíclico sobre os transportadores de Na^+ (Figura 25-7). Dois tipos de canais de Na^+ são expressos no DCMI. O primeiro, é um canal de cátion sensível à amilorida, 28pS, não seletivo, acionado pelo canal do nucleotídeo cíclico. Esse canal é inibido por GMPc e PNAs por meio da sua capacidade de estimular a atividade da guanilato-ciclase ligada à membrana e elevar o GMPc celular. O segundo tipo de canal Na^+ expresso no DCMI é o canal Na^+ENaC altamente seletivo, de baixa condutância, 4pS. A maior parte da reabsorção de Na^+ no DCMI é mediada por meio do canal CNG.

EFEITOS NA EXCREÇÃO URINÁRIA E NA HEMODINÂMICA RENAL. A nesiritida (PNB recombinante humano) inibe o transporte de Na^+ na porção proximal e distal do néfron, mas seu principal efeito é no DCMI. A excreção urinária de Na^+ aumenta com nesiritida, mas o efeito pode ser atenuado pela suprarregulação da reabsorção de Na^+ nos segmentos superiores do néfron. A TFG aumenta em resposta à nesiritida administrada em pessoas normais, mas em pacientes tratados com insuficiência cardíaca congestiva, a TFG pode aumentar, reduzir ou permanecer inalterada.

OUTRAS AÇÕES. A administração de nesiritida reduz as resistências sistêmicas e pulmonares e a pressão de enchimento do ventrículo esquerdo e induz um aumento secundário no débito cardíaco.

ELIMINAÇÃO. Os peptídeos natriuréticos são administrados por via intravenosa. A nesiritida tem meia-vida de distribuição de 2 minutos e meia-vida média terminal de 18 minutos. Não é necessário ajustar a dose no caso de insuficiência renal.

TOXICIDADE, EFEITOS ADVERSOS, CONTRAINDICAÇÕES, INTERAÇÕES MEDICAMENTOSAS. Existem preocupações sobre os efeitos renais adversos e relatos de aumento da mortalidade a curto prazo em pacientes tratados com nesiritida. Os aumentos na concentração sérica de creatinina podem estar relacionados a reduções no volume do fluido extracelular, doses maiores de diuréticos usados, reduções na pressão arterial e ativação do sistema renina-angiotensina-aldosterona. O estudo *Vasodilation in the Management of Acute CHF* (VAMC) não mostrou maior risco com doses baixas ou moderadas de diuréticos, mas um maior risco com altas doses de diuréticos (> 160 mg de furosemida), aumentando com as doses crescentes. Os inibidores da ECA orais podem aumentar o risco de hipotensão com nesiritida. Não existem dados que sugiram que a nesiritida reduza a mortalidade a curto ou a longo prazo em pacientes com ICC aguda descompensada.

USOS TERAPÊUTICOS. O PNA recombinante humano (carperitida, disponível apenas no Japão) e PNB (nesiritida) são os agentes terapêuticos disponíveis desta classe. A urodilatina (ularitida) está na fase de desenvolvimento. O uso de nesiritida deve ser limitado a pacientes com ICC aguda descompensada com falta de ar durante o repouso, o fármaco não deve ser usado no lugar dos diuréticos. A nesiritida reduz os sintomas e melhora os parâmetros hemodinâmicos nos pacientes com dispneia durante o repouso que não são hipotensos.

MECANISMO E LOCAL DE AÇÃO DOS DIURÉTICOS. O conhecimento dos locais e mecanismos de ação dos diuréticos melhora a compreensão dos aspectos clínicos da farmacologia desta classe de fármacos. A Figura 25-5 fornece uma visão geral dos locais e mecanismos de ação dos diuréticos.

O PAPEL DOS DIURÉTICOS NA MEDICINA CLÍNICA. A Figura 25-8 ilustra as três estratégias fundamentais para mobilizar o fluido do edema e fornecer um guia para tratamento:

- Correção da doença subjacente;
- Restrição da captação de Na^+;
- Administração de diuréticos.

A Figura 25-9 apresenta uma síntese útil do "algoritmo de Brater", um algoritmo logicamente convincente para a terapia com diuréticos (recomendações específicas para fármaco, dose, via e combinações de fármacos) em pacientes com edema causado por distúrbios renais, hepáticos ou cardíacos.

O quadro clínico indica se um paciente deve receber diuréticos e que regime terapêutico deve ser usado (tipo de diurético, dose, via de administração e velocidade de mobilização do fluido do edema). O edema pulmonar compacto em pacientes com insuficiência cardíaca aguda do lado esquerdo é uma emergência médica que requer terapia rápida, agressiva, que inclua a administração intravenosa de um diurético de alça. Neste cenário, o uso de diuréticos orais ou diuréticos com pouca eficácia é inadequado. Por outro lado, a congestão venosa e pulmonar leve associada à insuficiência cardíaca crônica é melhor tratada com um diurético de alça ou tiazida oral, a dose deve ser titulada com cuidado para maximizar a relação risco-benefício. Os diuréticos de alça e tiazídicos reduzem a morbidade e a mortalidade em pacientes com insuficiência cardíaca: antagonistas de RM também demonstraram reduzida morbidade e mortalidade em pacientes com insuficiência cardíaca recebendo a terapia ideal com outros fármacos.

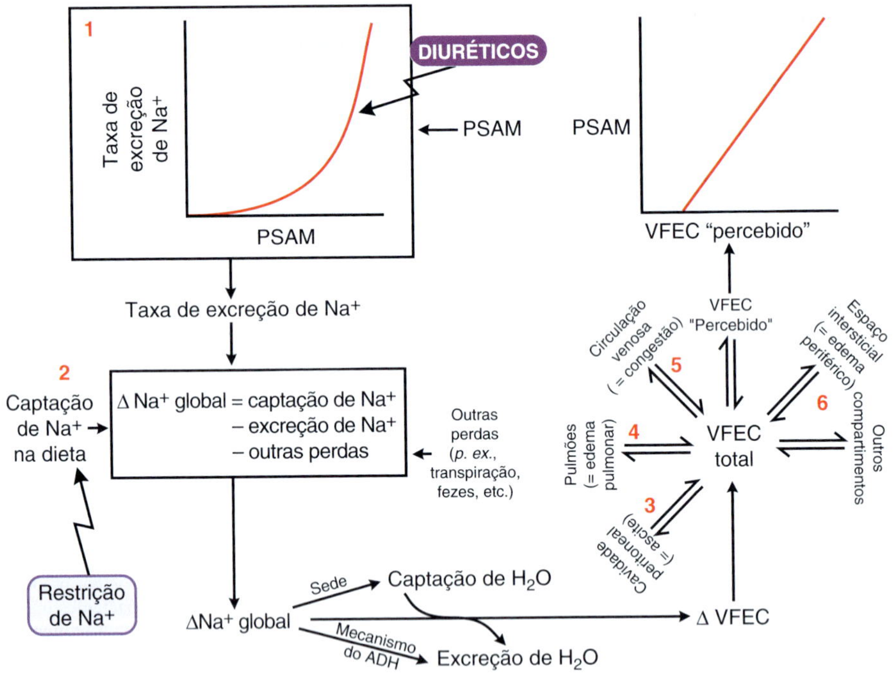

Figura 25-8 *Inter-relações entre função renal, captação de Na^+, homeostase da água, distribuição do volume de fluido intracelular e pressão sanguínea arterial média.* Os mecanismos fisiopatológicos da formação do edema. 1. Deslocamento para direita da curva de natriurese da pressão renal. 2. Ingestão excessiva de Na^+ da dieta. 3. Distribuição aumentada do volume de fluido extracelular (VFEC) para cavidade peritoneal (p. ex., cirrose hepática com aumento da pressão hidrostática sinusoidal hepática) levando à formação de ascite. 4. Distribuição aumentada do VFEC para os pulmões (p. ex., insuficiência cardíaca do lado esquerdo com aumento da pressão hidrostática capilar pulmonar) levando à edema pulmonar. 5. Distribuição aumentada do VFEC para circulação venosa (p. ex., insuficiência cardíaca do lado direito) levando à congestão venosa. 6. Edema periférico provocado pelas forças de Starling alteradas levando ao aumento da distribuição de VFEC para o espaço intersticial (p. ex., proteínas plasmáticas diminuídas na síndrome nefrótica, queimaduras graves e doença hepática).

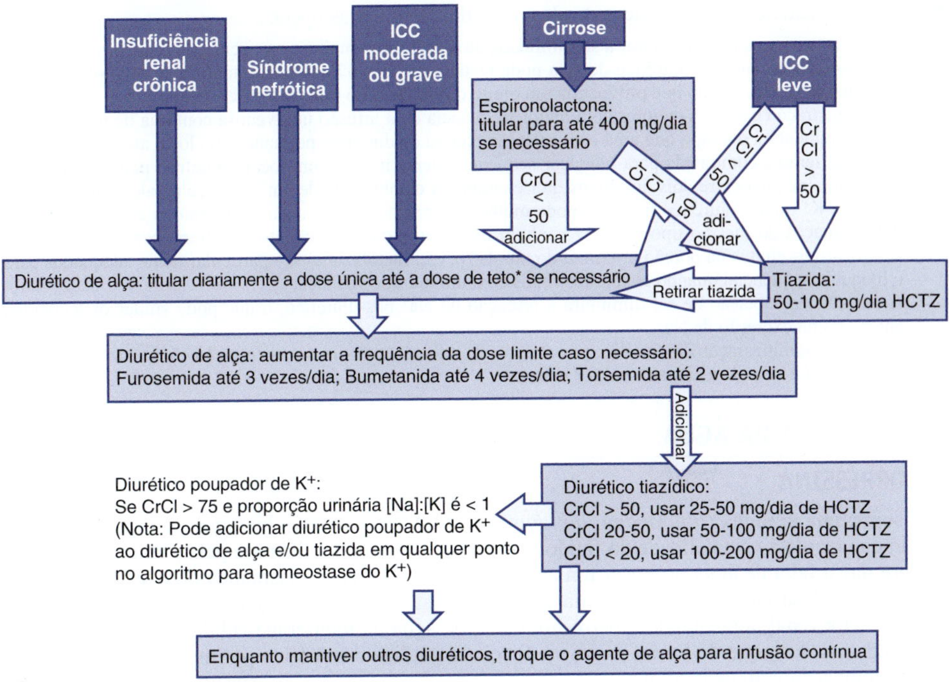

Figura 25-9 *"Algoritmo de Brater" para a terapia diurética da insuficiência renal crônica, síndrome nefrótica, insuficiência cardíaca congestiva e cirrose.* Siga o algoritmo até obter a resposta adequada. Se não for obtida a resposta adequada, avance para a próxima etapa. Para facilitar a interpretação, o diurético tiazídico usado no algoritmo de Brater é a hidroclorotiazida (HCTZ). Um diurético do tipo tiazida alternativo pode substituir com o adequado ajuste de dose de modo que seja farmacologicamente equivalente à dose recomendada de HCTZ. *Não combine dois diuréticos poupadores de K^+ por causa do risco de hiperpotassemia*. CrCl indica a depuração de creatinina em mL/min e a dose limite é a menor dose do diurético que produz o efeito quase máximo. As doses de teto dos diuréticos de alça e os regimes de posologia para infusões intravenosas contínuas destes diuréticos são específicas para o estado da doença. As doses indicadas são apenas para adultos.

A administração periódica de diuréticos em pacientes com cirrose e ascite pode eliminar a necessidade ou reduzir o intervalo entre as paracenteses. Embora os diuréticos possam reduzir o edema associado à insuficiência renal crônica, em geral são necessárias doses maiores de diuréticos de alça mais potentes. Na síndrome nefrótica, frequentemente a resposta ao diurético é desapontadora. Na insuficiência renal crônica e na cirrose, o edema não é um risco de vida imediato, mas pode reduzir muito a qualidade de vida. Nesses casos, deve-se tentar apenas a remoção parcial do fluido do edema e este deve ser lentamente mobilizado usando um regime com diurético que obtenha o resultado com mínima perturbação da fisiologia normal.

A *resistência aos diuréticos* ocorre quando um edema é ou se torna refratário a um dado diurético. Se surgir resistência contra um diurético menos eficaz, um diurético mais eficaz deve substituir o anterior, como um diurético de alça por uma tiazida. Entretanto, a resistência aos diuréticos de alça pode ocorrer por vários motivos. A coadministração de AINE é uma causa comum evitável de resistência ao diurético. A produção da prostaglandina, em especial a PGE_2, é um importante mecanismo de contrarregulação em estados de perfusão renal reduzida como contração de volume, insuficiência cardíaca congestiva e cirrose, caracterizada pela ativação dos sistemas renina-angiotensina-aldosterona (RAA) e nervoso simpático. A administração de AINEs pode bloquear estes efeitos mediados pela prostaglandina que contrabalançam o RAA e o sistema nervoso simpático, levando à retenção de água e sal. Também ocorre resistência ao diurético com os inibidores seletivos da COX-2.

Na insuficiência renal crônica, uma redução no FSR aumenta a distribuição dos diuréticos para o rim e o acúmulo de ácidos orgânicos endógenos compete com os diuréticos de alça para o transporte no túbulo proximal. Consequentemente, a concentração do diurético no local de ação no lúmen do túbulo é reduzida. Na síndrome nefrótica, foi postulado que a ligação dos diuréticos à albumina luminal limita a resposta, entretanto, a validade deste conceito tem sido questionada. Na cirrose hepática, síndrome nefrótica e insuficiência cardíaca, os néfrons podem diminuir a resposta ao diurético por causa da maior reabsorção de Na^+ na porção proximal do túbulo, levando a distribuição reduzida de Na^+ para os segmentos distais do néfron.

 No caso da resistência aos diuréticos de alça, o médico tem várias opções:

- O repouso na cama pode restaurar a sensibilidade ao diurético ao melhorar a circulação renal;
- Um aumento na dose do diurético de alça pode restaurar a sensibilidade; entretanto, não se ganha nada ao aumentar a dose acima do que provocaria um efeito quase máximo (a dose limite) do diurético;
- A administração de doses maiores com maior frequência ou a infusão intravenosa contínua de um diurético de alça aumentará o tempo que uma concentração efetiva do diurético permanece no local ativo;
- O uso de terapia combinada para bloquear sequencialmente mais de um local no néfron pode levar a uma interação sinérgica entre dois diuréticos. Por exemplo, a combinação de um diurético de alça com um poupador de K^+ ou um diurético tiazídico pode melhorar a resposta terapêutica, entretanto, a administração de dois fármacos do mesmo tipo não traz nenhum benefício para o tratamento. Os diuréticos tiazídicos com significativos efeitos na porção proximal do túbulo (p. ex., metolazona) são particularmente adequados para o bloqueio sequencial quando coadministrados com um diurético de alça;
- A redução da captação de sal diminuirá a retenção de Na^+ pós-diurético, o que pode anular os aumentos anteriores na excreção de Na^+;
- Agendar a administração do diurético pouco antes da refeição melhora a concentração efetiva do diurético no lúmen tubular quando a carga de sal for maior.

HOMEOSTASIA DA ÁGUA

VASOPRESSINA

A vasopressina arginina (o *hormônio antidiurético* ou ADH nos seres humanos) é o principal hormônio que regula a osmolalidade do fluido corporal. O hormônio é liberado pela pituitária posterior sempre que a falta de água provocar um aumento na osmolalidade plasmática ou o sistema cardiovascular for desafiado por hipovolemia e/ou hipotensão. A vasopressina atua principalmente no ducto coletor renal aumentando a permeabilidade da água da membrana celular, assim permitindo que a água se desloque de forma passiva a favor do gradiente osmótico por meio do ducto coletor para o compartimento extracelular.

A vasopressina é um potente vasopressor/vasoconstritor. É um neurotransmissor, entre suas ações no SNC estão os aparentes papéis na secreção do hormônio adrenocorticotrófico (ACTH) e na regulação do sistema cardiovascular, da temperatura e de outras funções viscerais. Ela também promove a liberação dos fatores de coagulação pelo endotélio vascular e aumenta a agregabilidade plaquetária.

FISIOLOGIA

ANATOMIA. O mecanismo antidiurético nos mamíferos envolve dois componentes anatômicos: um componente do SNC para síntese, transporte, armazenamento e liberação de vasopressina e um sistema de ductos coletores renais composto por células epiteliais que respondem à vasopressina ao aumentar sua permeabilidade à água. O componente do SNC do mecanismo antidiurético é chamado de *sistema hipotalâmico-neuro-hipofisário* e possui neurônios neurossecretores com pericários localizados predominantemente em dois núcleos hipotalâmicos, o núcleo supraótico (NOS) e o núcleo paraventricular (NPV). Os longos axônios dos neurônios magnocelulares no NOS e NPV terminam no lóbulo neural da pituitária posterior (neuroipófise), onde eles liberam vasopressina e ocitocina (Figura 38-1).

SÍNTESE. A vasopressina e a ocitocina são sintetizadas principalmente nos pericários dos neurônios magnocelulares no NOS e NPV. Os neurônios parvicelulares no NPV também sintetizam vasopressina. Parece que a síntese da vasopressina é regulada unicamente no nível de transcrição. Nos seres humanos, um pré-pró-hormônio de 168 aminoácidos (Figura 25-10) é sintetizado e incorporado aos grânulos associados à membrana. O pró-hormônio contém três domínios: vasopressina (resíduos 1-9), vasopressina (VP)-neurofisina (resíduos 13-105) e VP-glicopeptídeo (resíduos 107-145). O domínio da vasopressina está ligado ao domínio da VP-neurofisina por meio de um sinal de processamento GLY-LIS-ARG e a VP-neurofisina está ligada ao domínio VP-glicopeptídeo por meio de um sinal de processamento de ARG. Nas glândulas secretoras, uma endopeptidase, exopeptidase, monoxigenase e liase atuam em sequência no pró-hormônio para produzir vasopressina, VP-neurofisina (às vezes citada como neurofisina II) e VP-glicopeptídeo. A síntese e o transporte da vasopressina dependem da conformação do pré-pró-hormônio. Em particular, a VP-neurofisina liga-se à vasopressina e é fundamental para o correto processamento, transporte e armazenamento de vasopressina. As mutações genéticas tanto no peptídeo sinalizador quando na VP-neurofisina dão origem ao diabetes insípido central.

SÍNTESE DA VASOPRESSINA FORA DO SNC. A vasopressina também é sintetizada pelo coração e pela glândula suprarrenal. No coração, o elevado estresse da parede aumenta a síntese da vasopressina em várias vezes.

REGULAÇÃO DA SECREÇÃO DE VASOPRESSINA. Um aumento na osmolalidade plasmática é o principal estímulo fisiológico para a secreção da vasopressina pela pituitária posterior. Grave hipovolemia/hipotensão também é um poderoso estímulo para liberação de vasopressina. Além disso, dor, náuseas e hipóxia podem estimular a secreção de vasopressina e vários hormônios endógenos e agentes farmacológicos podem modificar a liberação da vasopressina.

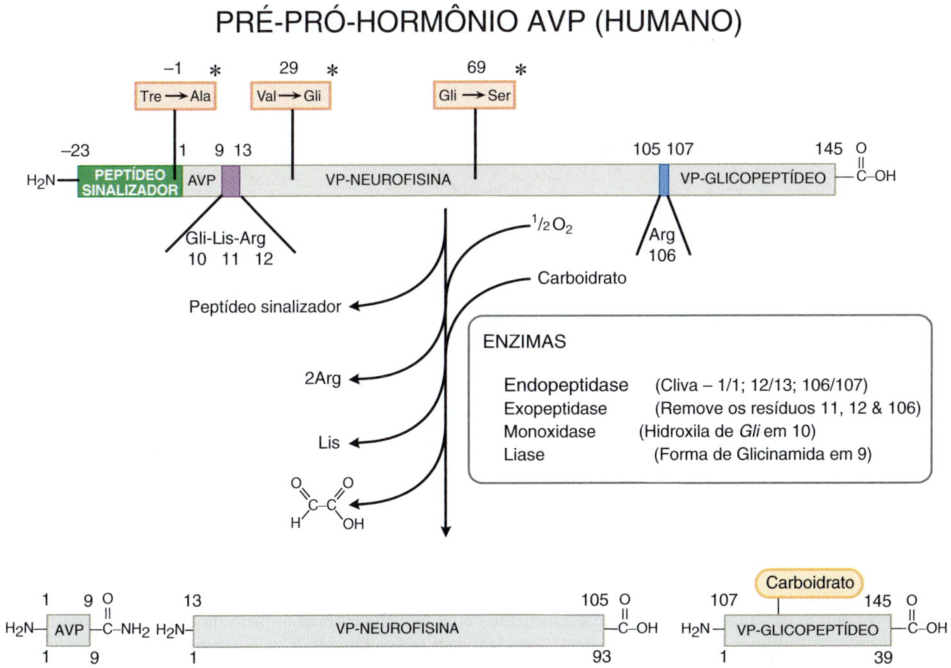

Figura 25-10 *Processamento do pré-pró-hormônio da arginina vasopressina (AVP) humana.* Mais de 40 mutações no único gene no cromossomo 20 que codifica o pré-pró-hormônio AVP dando origem ao diabetes insípido central. *As caixas indicam mutações que levam ao diabetes insípido central.

HIPEROSMOLALIDADE. O limiar da osmolalidade para secreção é aproximadamente 280 mOsm/kg. Abaixo do limiar, é raro detectar a vasopressina no plasma e, acima do limiar, os níveis são excessivos e uma função relativamente linear da osmolalidade do plasma. De fato, uma elevação de 2% na osmolalidade do plasma provoca um aumento de 2 a 3 vezes nos níveis plasmáticos de vasopressina, que, por sua vez, provoca um aumento da reabsorção de água sem soluto, com aumento na osmolalidade da urina. Os aumentos na osmolalidade plasmática acima de 290 mOsm/kg levam a um intenso desejo por água (sede). Assim, o sistema da vasopressina permite que o organismo tenha períodos mais longos sem sede e mesmo quando a água não estiver disponível, permite que o organismo sobreviva períodos maiores sem água. Acima da osmolalidade plasmática de aproximadamente 290 mOsm/kg, os níveis plasmáticos de vasopressina excedem 5 p*M*. Como a concentração urinária é máxima (~ 1.200 mOsm/kg) quando os níveis de vasopressina excedem 5 p*M*, a defesa contra hipertonicidade depende completamente da captação de água em vez da redução na perda de água. *Ver* Figura 25-17 na 12ª edição do texto original para mais detalhes.

OSMORRECEPTORES DO SISTEMA PORTAL HEPÁTICO. Uma carga de sal oral ativa os osmorreceptores do sistema portal hepático, causando um aumento na liberação de vasopressina. Este mecanismo aumenta os níveis plasmáticos de vasopressina mesmo antes da carga de sal oral aumentar a osmolalidade plasmática.

HIPOVOLEMIA E HIPOTENSÃO. A secreção de vasopressina também é regulada pela hemodinâmica por meio de alterações no volume sanguíneo efetivo e/ou pressão sanguínea arterial. Independentemente da causa (p. ex., hemorragia, depleção do Na^+, diuréticos, insuficiência cardíaca, cirrose hepática com ascite, insuficiência suprarrenal ou fármacos hipotensores), as reduções no volume sanguíneo efetivo e/ou na pressão sanguínea arterial podem estar associadas a altas concentrações de vasopressina circulante. Entretanto, diferentemente da osmorregulação, a regulação hemodinâmica da secreção da vasopressina é exponencial; ou seja, pequenas reduções (5%) no volume e/ou pressão do sangue têm pouco efeito sobre a secreção de vasopressina, enquanto reduções maiores (20-30%) podem aumentar os níveis de vasopressina em 20 a 30 vezes o normal (excedendo a concentração necessária da vasopressina para induzir a antidiurese máxima). A vasopressina é um dos mais potentes vasoconstritores conhecidos e sua resposta à hipovolemia ou hipotensão serve como um mecanismo para protelar o colapso cardiovascular durante períodos de grande perda de sangue e/ou hipotensão. A regulação hemodinâmica da secreção da vasopressina não interrompe a regulação osmótica, a hipovolemia/hipotensão altera o ponto de ajuste e inclinação da relação osmolalidade plasmática-vasopressina plasmática (Figura 25-11).

As vias neuronais que medeiam a regulação hemodinâmica da liberação da vasopressina são diferentes das envolvidas na osmorregulação. Os barorreceptores no átrio esquerdo, ventrículo esquerdo e veias pulmonares

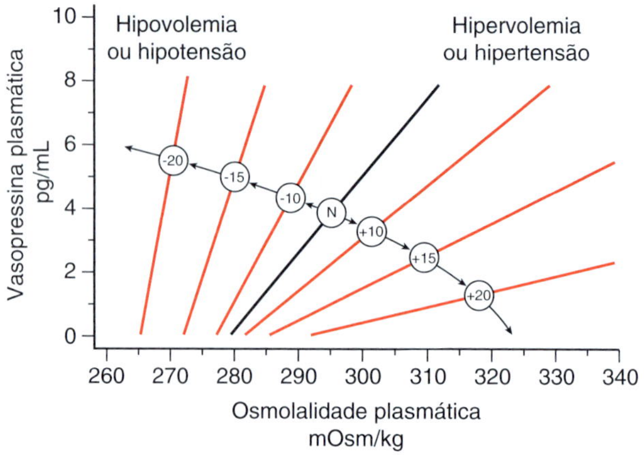

Figura 25-11 *Interações entre osmolalidade e hipovolemia/hipotensão.* Os números nos círculos indicam a porcentagem de aumento (+) ou redução (–) no volume de sangue ou na pressão sanguínea arterial. N indica o volume de sangue/pressão sanguínea normais. (Reimpressa com permissão de Macmillan Publishers Ltd: Robertson GL, Shelton RL, Athar S: The osmoregulation of vasopressin. *Kidney Internat* 10:25, 1976. Direitos © 1976.)

sentem o volume de sangue (pressões de enchimento) e os barorreceptores no seio da carótida e aorta monitoram a pressão sanguínea. Os impulsos nervosos alcançam os núcleos do tronco cerebral principalmente por meio do tronco vagal e do nervo glossofaríngeo, estes sinais são restabelecidos finalmente para NOS e NPV.

HORMÔNIOS E NEUROTRANSMISSORES. Os neurônios magnocelulares que sintetizam a vasopressina possuem um grande arranjo de receptores nos pericários e terminações nervosas, portanto, a liberação de vasopressina pode ser acentuada ou atenuada por meio de agentes químicos nas duas extremidades do neurônio magnocelular. Também, hormônios e neurotransmissores podem modular a secreção de vasopressina ao estimular ou inibir os neurônios nos núcleos que projetam, de forma direta ou indireta, para NOS e NPV. Por causa dessas complexidades, a modulação da secreção da vasopressina pela maioria dos hormônios e neurotransmissores não está clara. Vários agentes estimulam a secreção de vasopressina, incluindo acetilcolina (pelos receptores nicotínicos), histamina (pelos receptores H_1), dopamina (pelos receptores D_1 e D_2), glutamina, aspartato, colecistocinina, neuropeptídeo Y, substância P, polipeptídeo intestinal vasoativo, prostaglandinas e angiotensina II (AngII). Os inibidores da secreção da vasopressina incluem o peptídeo natriurético atrial, ácido γ-aminobutírico e opioides (particularmente a dinorfina por meio dos receptores κ). Os efeitos da AngII vêm recebendo muita atenção. A AngII sintetizada no cérebro e a AngII circulante podem estimular a liberação de vasopressina. A inibição da conversão de AngII em AngIII bloqueia a liberação de vasopressina induzida pela AngII, sugerindo que a AngIII é o principal peptídeo efetor do sistema renina-angiotensina cerebral que controla a liberação de vasopressina.

AGENTES FARMACOLÓGICOS. Vários fármacos alteram a osmolalidade da urina ao estimular ou inibir a secreção de vasopressina. O mecanismo é desconhecido na maioria dos casos. Os estimuladores da secreção de vasopressina incluem vincristina, ciclofosfamida, antidepressivos tricíclicos, nicotina, epinefrina e altas doses de morfina. O lítio, que inibe os efeitos renais da vasopressina, também potencializa a secreção desta. Os inibidores da secreção da vasopressina incluem etanol, fenitoína, baixas doses de morfina, glicocorticoides, flufenazina, haloperidol, prometazina, oxilorfano e butorfanol. A carbamazepina tem uma ação renal para produzir antidiurese em pacientes com diabetes insípido central, mas de fato inibe a secreção da vasopressina por meio de uma ação central.

FARMACOLOGIA BÁSICA

RECEPTORES DA VASOPRESSINA. Os efeitos celulares da vasopressina são mediados principalmente por interações do hormônio com os três tipos de receptores, V_{1a}, V_{1b} e V_2. Todos são GPCRs.

O receptor V_{1a} é o subtipo mais encontrado de receptor da vasopressina, ele é encontrado no músculo liso vascular, glândula suprarrenal, miométrio, bexiga, adipócitos, hepatócitos, plaquetas, células intersticiais da medula renal, vasos retos na microcirculação renal, células epiteliais do ducto coletor do córtex renal, baço, testículos e em muitas estruturas do SNC. Os receptores V_{1b} possuem uma distribuição mais limitada e são encontrados na pituitária anterior, várias regiões do cérebro, pâncreas e medula suprarrenal. Os receptores V_2 estão localizados principalmente nas células principais do sistema de ductos coletores renais, mas também nas células epiteliais no RAE e nas células endoteliais vasculares.

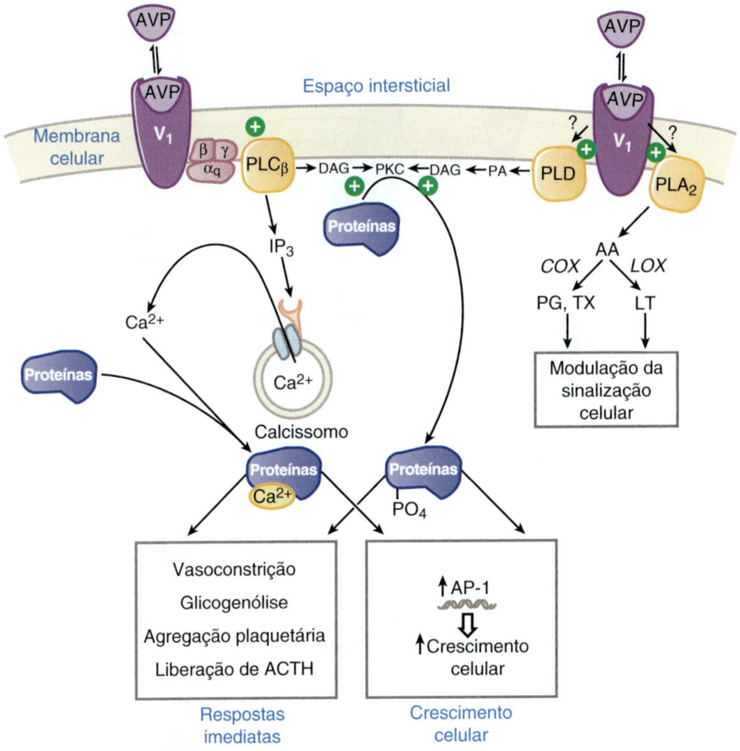

Figura 25-12 *Mecanismo do acoplamento de receptor V_1-efetor.* A ligação da AVP aos receptores V_1 da vasopressina (V_1) estimula várias fosfolipases ligadas à membrana. A estimulação de G_q ativa a via $PLCβ$-IP_3/DAG-Ca^{2+}-PKC. A ativação dos receptores V1 também provoca o influxo de Ca^{2+} extracelular por meio de um mecanismo desconhecido. PKC e as cinases ativadas por Ca^{2+}/calmodulina fosforilam as proteínas específicas do tipo celular gerando as respostas celulares. Outro componente da resposta AVP é oriundo da produção de eicosanoides secundária à ativação do PLA_2; a mobilização resultante do ácido araquidônico (AA) fornece substrato para a síntese de eicosanoides pelas vias da cicloxigenase (COX) e lipoxigenase (LOX), permitindo a produção local de prostaglandinas (PG), tromboxanos (TX) e leucotrienos (LT), que podem ativar várias vias sinalizadoras, incluindo as relacionadas com G_s e G_q.

ACOPLAMENTO RECEPTOR V_1-EFETOR. A Figura 25-12 resume o atual modelo de acoplamento receptor V_1-efetor. A vasopressina liga-se a receptores V_1 e ativa a via G_q-PLC-IP_3, mobilizando Ca^{2+} intracelular e ativando PKC, finalmente provocando efeitos biológicos que incluem respostas imediatas (p. ex., vasoconstrição, glicogenólise, agregação plaquetária e liberação de ACTH) e respostas de crescimento nas células do músculo liso.

ACOPLAMENTO RECEPTOR V_2-EFETOR. As células principais no ducto coletor renal possuem receptores V_2 nas suas membranas basolaterais que se acoplam a G_s para estimular a atividade da adenilato-ciclase (Figura 25-13). Quando a vasopressina liga-se aos receptores V_2, a ativação resultante da via do AMP cíclico/PKA desencadeia um aumento na taxa de inserção de vesículas contendo canais de água (WCV) na membrana apical e na redução na taxa de endocitose das WCVs da membrana apical. Como as WCV contêm canais de água pré-formados (aquaporina 2), seu deslocamento global para as membranas apicais em resposta à estimulação do receptor V_2 aumenta muito a permeabilidade da membrana apical à água (Figuras 25-13 e 25-14).

A ativação do receptor V_2 também aumenta a permeabilidade à ureia em 400% nas porções terminais do DCMI. Os receptores V_2 aumentam a permeabilidade à ureia ao ativar um transportador de ureia regulado pela vasopressina (denominado *VRUT, UT1* ou *UTA1*), mais provavelmente por meio da fosforilação induzida pelo PKA. A cinética da permeabilidade à água e ureia induzida pela vasopressina é diferente e a regulação de VRUT induzida pela vasopressina não permite o trânsito das vesículas para a membrana plasmática.

A ativação do receptor V_2 também aumenta o transporte de Na^+ no RAE e no ducto coletor. O aumento do transporte de Na^+ no RAE é mediado por três mecanismos que afetam o simporte Na^+-K^+-$2Cl^-$: a rápida fosforilação do simporte, a translocação do simporte para a membrana luminal e o aumento da expressão da proteína do simporte.

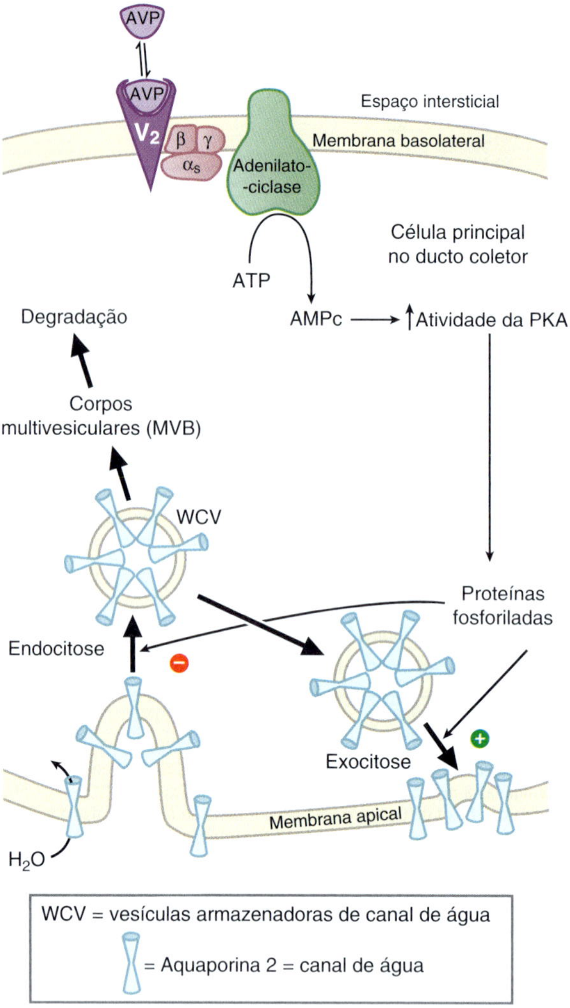

Figura 25-13 *Mecanismo do acoplamento receptor V_2-efetor.* A ligação da vasopressina (AVP) ao receptor V_2 ativa a via da G_s-adenilato-ciclase-AMPc-PKA e desloca o equilíbrio do trânsito da aquaporina 2 no sentido da membrana apical da célula principal do ducto coletor, assim potencializando a permeabilidade da água. Embora a fosforilação da Ser256 da aquaporina 2 esteja envolvida na sinalização do receptor V_2, outras proteínas localizadas nas vesículas armazenadoras de canais de água e na membrana apical do citoplasma também podem estar envolvidas.

O aumento do transporte de Na^+ nos ductos coletores é mediado pela expressão aumentada das subunidades do canal de Na^+ epitelial. A Figura 25-15 resume os múltiplos mecanismos pelos quais a vasopressina aumenta a reabsorção de água.

AÇÕES RENAIS DA VASOPRESSINA. Vários locais de ação da vasopressina nos rins envolvem os receptores V_1 e V_2 (Figura 25-15).

Os receptores V_1 medeiam a contração das células mesangiais no glomérulo e a contração das células do músculo liso vascular nos vasos retos e na arteríola eferente. A redução do fluxo sanguíneo da medula interna mediada pelo receptor V_1 contribui para a capacidade de concentração máxima do rim. Os receptores V_1 também estimulam a síntese de prostaglandina pelas células intersticiais da medula. Como a PGE_2 inibe a adenilato-ciclase no ducto coletor, a estimulação da síntese de prostaglandina pelos receptores V_1 pode contrabalançar a antidiurese mediada pelo receptor V_2. Os receptores V_1 nas células principais no ducto coletor cortical podem inibir o fluxo de água mediado pelo receptor V_2 por meio da ativação da PKC. Os receptores V_2 medeiam a resposta mais evidente à vasopressina que é aumentar a permeabilidade do ducto coletor à água em concentrações menores que 50 fM. Dessa forma, os efeitos da vasopressina mediados pelo receptor V_2 ocorrem em concentrações muito menores que as exigidas para ativar as ações mediadas pelo receptor V_1. Outras ações renais mediadas pelos receptores V_2 incluem transporte de

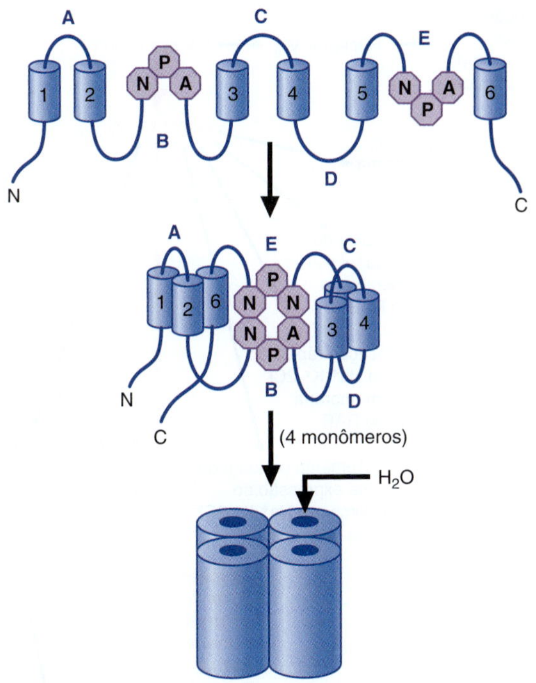

Figura 25-14 *Estrutura das aquaporinas.* As aquaporinas possuem seis domínios transmembranais, e as terminações NH_2 e COOH são intracelulares. As alças B e E contêm uma sequência asparagina-prolina-alanina (NPA). As aquaporinas se dobram nos domínios transmembranais 1, 2 e 6 na proximidade e nos domínios transmembranais 3, 4 e 5 na justaposição. As longas alças B e E afundam na membrana e as sequências de NPA se alinham para criar um poro por meio do qual a água pode difundir. É provável que as aquaporinas formem um oligômero tetramérico. Pelo menos sete aquaporinas são expressas em locais diferentes no rim. Aquaporina 1, abundante no túbulo proximal e ramo descendente delgado, é essencial para concentração da urina. Aquaporina 2, expressa exclusivamente nas células principais do túbulo conector e ducto coletor, é o principal canal de água regulado pela vasopressina. Aquaporina 3 e 4 são expressas nas membranas basolaterais das células principais do ducto coletor e fornecem vias de saída para água reabsorvida na membrana apical pela aquaporina 2. Aquaporina 7 está localizada na borda em escova apical do túbulo proximal reto. Aquaporinas 6 e 8 também são expressas nos rins; suas funções precisam ser elucidadas. A vasopressina regula a permeabilidade à água do ducto coletor ao influenciar o tráfico de aquaporina das vesículas intracelulares para a membrana plasmática apical (Figura 25-13). A ativação da via do AMPc-PKA induzida pela AVP também potencializa a expressão do mRNA e a proteína da aquaporina 2; a desidratação crônica provoca uma suprarregulação da aquaporina 2 e o transporte de água no ducto coletor.

ureia aumentado no DCMI e transporte de Na^+ aumentado no RAE, ambos os efeitos contribuem para a capacidade do rim em concentrar urina. Os receptores V_2 também aumentam o transporte de Na^+ no ducto coletor cortical, e esse efeito pode ser sinérgico com aldosterona para potencializar a reabsorção de Na^+ durante a hipovolemia.

MODIFICAÇÃO FARMACOLÓGICA DA RESPOSTA ANTIDIURÉTICA À VASOPRESSINA. Os AINEs, particularmente a indometacina, potencializam a resposta antidiurética à vasopressina. Como as prostaglandinas atenuam as respostas antidiuréticas à vasopressina e os AINEs inibem a síntese das prostaglandinas, é provável que a produção reduzida de prostaglandinas seja responsável pela potencialização da resposta antidiurética da vasopressina. A carbamazepina e a clorpropamida também potencializam os efeitos antidiuréticos da vasopressina por meio de mecanismos desconhecidos. Em casos raros, a clorpropamida pode induzir intoxicação por água. Vários fármacos inibem as ações antidiuréticas da vasopressina. O lítio é importante por causa de seu uso no tratamento dos transtornos maníaco-depressivos. Na administração aguda, parece que o Li^+ reduz a estimulação da adenilato-ciclase mediada pelo receptor V_2. E ele aumenta também os níveis plasmáticos do hormônio da paratireoide, um antagonista parcial da vasopressina. Na maioria dos pacientes, o antibiótico demeclociclina atenua os efeitos antidiuréticos da vasopressina, provavelmente graças ao acúmulo e ação reduzidos do AMP cíclico.

AÇÕES NÃO RENAIS DA VASOPRESSINA

Sistema cardiovascular. Os efeitos cardiovasculares da vasopressina são complexos. A vasopressina é um potente vasoconstritor (mediado pelo receptor V_1) e os vasos de resistência presentes na circulação podem ser afetados. O músculo liso vascular na pele, músculo esquelético, gordura, pâncreas e tireoide parecem ser mais sensíveis, com significativa vasoconstrição ocorrendo também no trato GI, vasos coronarianos e cérebro. Apesar da potência

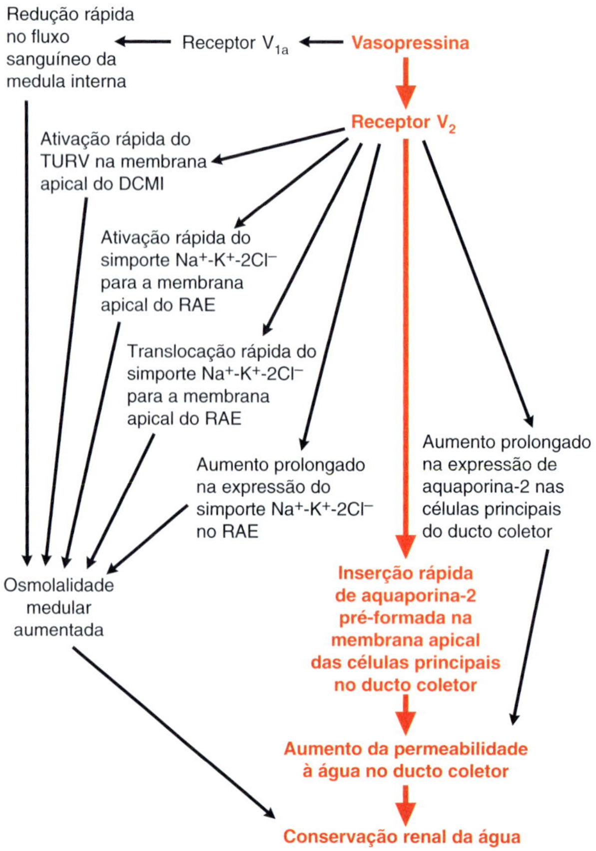

Figura 25-15 *Mecanismos pelos quais a vasopressina aumenta a conservação renal da água.* As setas vermelhas e pretas indicam as vias principais e menos importantes, respectivamente. DCMI, ducto coletor da medula interna; RAE, ramo ascendente espesso; TURV, transportador da ureia regulado pela vasopressina.

da vasopressina como um vasoconstritor direto, as respostas pressoras induzidas por este hormônio *in vivo* são mínimas e ocorrem apenas com concentrações de vasopressina muito maiores que as necessárias para antidiurese máxima. Em uma maior extensão, isso ocorre por causa das ações da vasopressina circulante sobre os receptores V_1 para inibir os eferentes simpáticos e potencializar os barorreflexos. Além disso, os receptores V_2 provocam vasodilatação em alguns vasos sanguíneos.

A vasopressina ajuda a manter a pressão sanguínea arterial durante episódios de grave hipovolemia/hipotensão. Os efeitos da vasopressina sobre o coração (débito e frequência cardíacos reduzidos) são em grande parte indiretos e resultam da vasoconstrição coronariana, redução do fluxo sanguíneo coronariano e alterações no tônus vagal e simpático. Alguns pacientes com insuficiência coronariana experimentam angina mesmo em resposta a quantidades relativamente pequenas de vasopressina necessárias para controlar o diabetes insípido e a isquemia do miocárdio induzida pela vasopressina leva a graves reações e até a morte.

SNC. É provável que a vasopressina tenha um papel como neurotransmissor e/ou neuromodulador. Embora ela possa modular os sistemas autônomos do SNC ao controlar a frequência cardíaca, a pressão sanguínea arterial, a frequência respiratória e os padrões de sono, a importância fisiológica destas ações não está clara. Enquanto a vasopressina não é o principal fator de liberação da corticotrofina, ela pode fornecer uma ativação contínua do eixo hipotalâmico-pituitário-suprarrenal durante o estresse crônico. Os efeitos da vasopressina no SNC parecem ser mediados principalmente pelos receptores V_1.

Coagulação do sangue. A ativação dos receptores V_2 pela desmopressina ou vasopressina aumenta os níveis circulantes do fator VIII pró-coagulante e do fator de von Willebrand. Estes efeitos são mediados pelos receptores V_2 extrarrenais. Aparentemente, a vasopressina estimula a secreção do fator de von Willebrand e do fator VIII a partir dos locais de armazenamento no endotélio vascular. Entretanto, como a liberação do fator de Von Willebrand não ocorre quando a desmopressina é aplicada diretamente em culturas de células endoteliais ou vasos sanguíneos isolados, é provável que existam fatores intermediários envolvidos.

Outros efeitos não renais da vasopressina. Em altas concentrações, a vasopressina estimula a contração do músculo liso no útero (por meio dos receptores da ocitocina) e no trato GI (por meio dos receptores V_1). Ela é armazenada nas plaquetas e a ativação dos receptores V_1 estimula a agregação plaquetária. A ativação dos receptores V_1 nos hepatócitos também estimula a glicogenólise.

AGONISTAS E ANTAGONISTAS DO RECEPTOR DE VASOPRESSINA

Vários peptídeos semelhantes à vasopressina ocorrem naturalmente no reino animal (Quadro 25-8); todos são nonapeptídeos. Em todos os mamíferos, exceto os suínos, o peptídeo neuroipofisário é a 8-arginina vasopressina e os termos vasopressina, arginina vasopressina (AVP) e ADH são intercambiáveis. Também existem vários peptídeos sintéticos com especificidade pelo subtipo de receptor e 1 agonista não peptídico.

Quadro 25-8

Agonistas do receptor da vasopressina

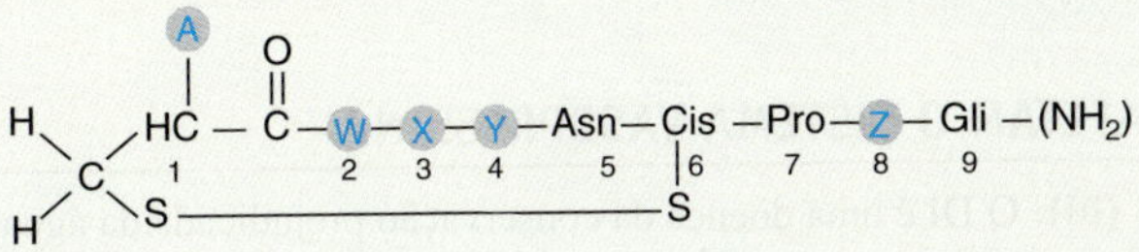

I. PEPTÍDEOS SEMELHANTES À VASOPRESSINA DE OCORRÊNCIA NATURAL

	A	W	X	Y	Z
A. *Vertebrados*					
1.. Mamíferos					
Arginina vasopressina[a] (AVP) (humanos e outros mamíferos)	NH_2	Tir	Fen	Gln	Arg
Lipressina[a] (porcos, marsupiais)	NH_2	Tir	Fen	Gln	Lis
Fenipressina (macropodidos)	NH_2	Fen	Fen	Gln	Arg
2.. Vertebrados não mamíferos					
Vasotocina	NH_2	Tir	Ile	Gln	Arg
B. *Invertebrados*					
1.. Arginina conopressina (*Conus striatus*)	NH_2	Ile	Ile	Arg	Arg
2.. Lisina conopressina (*Conus geographicus*)	NH_2	Fen	Ile	Arg	Lis
3.. Peptídeo do gânglio subesofágico do gafanhoto	NH_2	Leu	Ile	Tre	Arg

II. PEPTÍDEOS SINTÉTICOS DA VASOPRESSINA

	A	W	X	Y	Z
A. *Agonistas seletivos do V_1*					
1.. Seletivo V_{1a}: [Fen², Ile³, Orn⁸] AVP	NH_2	Fen	Ile	Gln	Orn
2.. Seletivo V_{1b}: Desamino [D-3-(3'-piridil)-Ala²] AVP	H	D-3-(3'-piridil)-Ala²	Fen	Gln	Arg
B. *Agonistas seletivos de V_2*					
1.. Desmopressina (DDAVPP)	H	Tir	Fen	Gln	D-Arg
2.. Desamino [Val⁴, D-Arg⁸]AVP	H	Tir	Fen	Val	D-Arg

III. AGONISTA NÃO PEPTÍDICO

A. *OPC-51803*

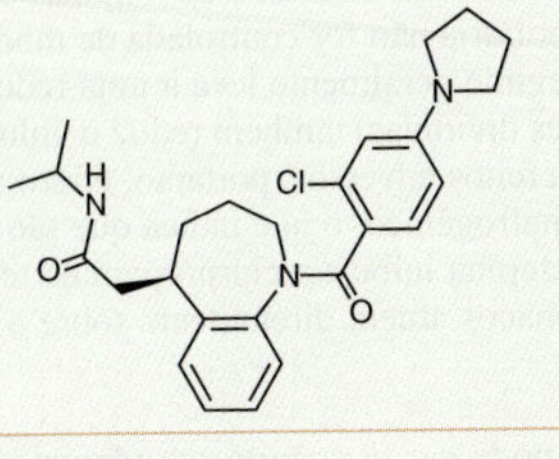

[a]Disponível para uso clínico.

Foram sintetizados muitos análogos da vasopressina com o objetivo de aumentar a duração da ação e seletividade pelos subtipos do receptor da vasopressina (receptores V_1 *versus* V_2 da vasopressina, que medeiam as respostas pressoras e antidiuréticas, respectivamente). Dessa forma, a proporção antidiurético-vasopressor para o agonista V_2-seletivo, 1-desamino-8-D-arginina vasopressina também chamada de desmopressina, é cerca de 3.000 vezes maior que para vasopressina e atualmente a desmopressina é o fármaco preferido para o tratamento do diabetes insípido central. A substituição da valina por glutamina na posição 4 aumenta a seletividade antidiurética e a proporção antidiurético-vasopressina para desamino [Val^4, D-Arg^8]AVP é aproximadamente 1.000 vezes maior do que para vasopressina.

Foi provado que é mais difícil aumentar a seletividade de V_1 do que de V_2. Os receptores da vasopressina na adeno-hipófise que medeiam a liberação de ACTH induzida pela vasopressina não são nenhum dos receptores V_1 ou V_2 clássicos. Como os receptores da vasopressina na adeno-hipófise parecem compartilhar um mecanismo de transdução de sinal comum com os receptores V_1 clássicos e como muitos análogos da vasopressina com atividade vasoconstritora liberam ACTH, os receptores V_1 foram subclassificados em receptores V_{1a} (vascular/hepático) e V_{1b} (pituitária) (também chamados de receptores V_3). Existem agonistas seletivos para os receptores V_{1a} e V_{1b}.

A estrutura química da ocitocina é muito semelhante a da vasopressina: a ocitocina é um [Ile^3, Leu^8]AVP. Com tais semelhanças estruturais, não é surpresa que os agonistas e antagonistas da vasopressina e ocitocina possam se ligar aos receptores de ambas as substâncias. Portanto, a maioria dos agonistas e antagonistas do peptídeo vasopressina disponíveis tem alguma afinidade pelos receptores da ocitocina; eles podem bloquear ou mimetizar os efeitos da ocitocina em doses elevadas.

DOENÇAS QUE AFETAM O SISTEMA VASOPRESSINA

DIABETES INSÍPIDO (DI). O DI é uma doença da conservação prejudicada da água pelo rim por causa da inadequada secreção de vasopressina pela neuro-hipófise (DI central) ou pela resposta insuficiente à vasopressina pelos rins (DI nefrogênico). Em casos muito raros, o DI pode ser causado por uma taxa de degradação altamente anormal da vasopressina pelas vasopressinases circulantes. A gravidez pode acentuar ou revelar DI central e/ou nefrogênica ao aumentar os níveis plasmáticos de vasopressinas e ao reduzir a sensibilidade dos rins à vasopressina. Os pacientes com DI eliminam grandes volumes (> 30 mL/kg por dia) de urina diluída (< 200 mOsm/kg) e se seus mecanismos de sede estiverem funcionando normalmente, eles são polidípsicos. O DI central pode ser diferenciado do DI nefrogênico com a administração da desmopressina, que aumentará a osmolalidade da urina em pacientes com DI central, mas tem pouco ou nenhum efeito em pacientes com DI nefrogênico. O DI pode ser diferenciado da polidipsia primária ao medir a osmolalidade plasmática, que será baixa ou baixa-normal em pacientes com polidipsia primária e alta a alta-normal em pacientes com DI.

DI CENTRAL. Lesão na cabeça, tanto cirúrgica quanto traumática, na região da pituitária e/ou hipotálamo pode provocar DI central. O DI central pós-operatório pode ser temporário, permanente ou trifásico (recuperação seguida de uma recaída permanente). Outras causas incluem tumores no hipotálamo ou na pituitária, aneurismas cerebrais, isquemia no SNC, infiltrações e infecções no cérebro. O DI central também pode ser idiopático ou familiar. Em geral, o DI central hereditário é dominante autossômico (cromossomo 20) e a deficiência da vasopressina ocorre vários meses ou anos após o nascimento e piora gradualmente. O DI central dominante autossômico tem relação com mutações no gene pré-pró-hormônio vasopressina que faz com que o pró-hormônio dobre de forma errada e oligomerise de forma inadequada. O acúmulo do precursor mutante da vasopressina provoca morte do neurônio, portanto, o modo dominante da herança. Em casos raros, o DI central familiar é um recessivo autossômico graças a uma mutação no próprio peptídeo da vasopressina que dá origem a um mutante de vasopressina inativo.

Os peptídeos antidiuréticos são o principal tratamento para o DI central, com a desmopressina sendo o peptídeo de escolha. Existem outras opções de tratamento para pacientes com DI central que não podem tolerar os peptídeos antidiuréticos por causa dos efeitos colaterais ou das reações alérgicas. A clorpropamida, uma sulfonilureia oral, potencializa a ação de quantidades pequenas ou residuais de vasopressina circulante e reduzirá o volume de urina em mais da metade de todos os pacientes com DI central. Doses de 125 a 500 mg ao dia parecem ser eficientes em pacientes com DI central parcial. Se a poliúria não for controlada de modo satisfatório apenas com clorpropamida, a adição de um diurético tiazídico ao regime geralmente leva a uma redução adequada no volume de urina. A carbamazepina (800-1.000 mg/dia em doses divididas) também reduz o volume de urina em pacientes com DI central. O uso prolongado pode induzir graves efeitos adversos, portanto, é raro usar estes fármacos para tratar DI central. Estes agentes não são eficientes no DI nefrogênico, o que indica que são necessários receptores V_2 funcionais para o efeito antidiurético. Como a carbamazepina inibe e a clorpropamida tem pouco efeito sobre a secreção de vasopressina, é provável que esses dois fármacos atuem diretamente sobre o rim para potencializar a diurese mediada pelo receptor V_2.

DI NEFROGÊNICO. O DI nefrogênico pode ser congênito ou adquirido. Hipercalcemia, hipopotassemia, insuficiência renal pós-obstrutiva, Li^+, foscarnete, clozapina, demeclociclina e outros fármacos podem induzir o

DI nefrogênico. Cerca de um entre três pacientes tratados com Li^+ pode desenvolver DI nefrogênico. O DI nefrogênico relacionado ao X é causado por mutações no gene que codifica o receptor V_2, que mapeia Xq28. As mutações no gene do receptor V_2 podem comprometer a transferência do receptor V_2 na superfície da célula, acoplamento defeituoso do receptor às proteínas G ou redução da afinidade do receptor pela vasopressina. O DI nefrogênico autossômico recessivo ou dominante surge a partir de mutações inativadoras na aquaporina 2. Essas descobertas indicam que a aquaporina 2 é essencial para o efeito antidiurético da vasopressina nos seres humanos.

Embora o principal suporte do tratamento de DI nefrogênico seja garantir a captação adequada de água, fármacos também podem ser usados para reduzir a poliúria. A amilorida bloqueia a captação de Li^+ pelo canal de Na^+ no sistema de ductos coletores e pode ser eficiente em pacientes com defeitos leves a moderados na concentração. Os *diuréticos* tiazídicos reduzem a poliúria de pacientes com DI e muitas vezes são usados para tratar DI nefrogênico. O uso dos diuréticos tiazídicos em lactentes com DI nefrogênico pode ser muito importante porque a poliúria não controlada pode exceder a capacidade da criança em embeber e absorver fluidos. É possível que a ação natriurética das tiazidas e a resultante depleção de volume do fluido extracelular tenham um papel importante na antidiurese induzida pela tiazida. Parece que os efeitos antidiuréticos são comparáveis com a capacidade da tiazida em provocar natriurese e os fármacos são administrados em doses semelhantes às usadas para mobilizar o fluido do edema. Em pacientes com DI, uma redução de 50% do volume da urina é uma boa resposta às tiazidas. A restrição moderada da captação de Na^+ pode potencializar a efetividade antidiurética das tiazidas.

Vários relatos de casos descrevem a efetividade da indometacina no tratamento de DI nefrogênico, entretanto, parece que outros inibidores da prostaglandina sintase (p. ex., ibuprofeno) são menos eficientes. O mecanismo do efeito pode envolver uma redução na taxa de filtração glomerular, aumento na concentração do soluto na medula e/ou aumento da reabsorção do fluido no túbulo proximal. Como as prostaglandinas também atenuam a antidiurese induzida pela vasopressina em pacientes com pelo menos um sistema do receptor V_2 parcialmente intacto, parte da resposta antidiurética à indometacina pode ocorrer por causa da diminuição do efeito da prostaglandina e potencialização dos efeitos da vasopressina nas principais células do ducto coletor.

SÍNDROME DA SECREÇÃO INADEQUADA DO HORMÔNIO ANTIDIURÉTICO (SIADH). A SIADH é uma doença de comprometimento da excreção de água acompanhada por hiponatremia e hipo-osmolalidade causados pela secreção *inadequada* da vasopressina. As manifestações clínicas da hipotonicidade plasmática causada pela SIADH podem incluir letargia, anorexia, náuseas e vômitos, cãibras musculares, coma, convulsões e morte. Vários distúrbios podem induzir a SIADH, incluindo malignidades, doenças pulmonares, lesões/doenças do SNC (p. ex., trauma craniano, infecções e tumores) e cirurgia geral.

As três classes de fármacos mais comumente envolvidas na SIADH induzida por fármacos incluem: fármacos psicotrópicos (p. ex., inibidores seletivos da recaptação da serotonina, haloperidol e antidepressivos tricíclicos), sulfonilureias (p. ex., clorpropamida) e alcaloides da vinca (p. ex., vincristina e vimblastina). Outros fármacos fortemente associados à SIADH incluem clonidina, ciclofosfamida, enalapril, felbamato, ifosfamida, metildopa, pentamidina e vinorelbina. Em uma pessoa normal, uma elevação da vasopressina plasmática por si só não induz a hipotonicidade plasmática porque a pessoa simplesmente para de beber por causa de uma aversão a fluidos induzida pela osmose. Portanto, a hipotonicidade plasmática ocorre apenas quando o aporte excessivo de fluido (oral ou intravenoso) acompanha a secreção inadequada da vasopressina. O tratamento da hipotonicidade no quadro da SIADH inclui restrição de água, administração intravenosa de soro fisiológico hipertônico, diuréticos de alça (que interferem na capacidade do rim em concentrar) e fármacos que inibem o efeito da vasopressina ao aumentar a permeabilidade à água nos ductos coletores. Para inibir a ação da vasopressina nos ductos coletores, a demeclociclina, uma tetraciclina, é o fármaco preferido, mas atualmente estão disponíveis dois antagonistas do receptor V_2, tolvaptana e conivaptana (*ver* próxima seção e Quadro 25-9).

Embora o Li^+ possa inibir as ações renais da vasopressina, ele é eficiente em apenas uma minoria de pacientes, pode induzir lesão renal irreversível quando usado de forma crônica, e tem um baixo índice terapêutico. Portanto, o Li^+ deve ser considerado apenas para uso em pacientes com SIADH sintomática que não pode ser controlada por outros meios ou nos quais as tetraciclinas são contraindicadas (p. ex., pacientes com doença hepática). É importante destacar que a maioria dos pacientes com SIADH não precisa de terapia porque o Na^+ plasmático estabiliza na faixa de 125 a 132 m*M*; em geral estes pacientes são assintomáticos. A terapia com demeclociclina deve ser iniciada apenas quando surge hipotonicidade sintomática, em geral quando os níveis de Na^+ plasmático caem para menos de 120 m*M*. Como a hipotonicidade, que leva a entrada de água para as células com consequente edema cerebral, é a causa dos sintomas, o objetivo da terapia é simplesmente aumentar a osmolalidade plasmática para níveis normais.

OUTROS ESTADOS DE RETENÇÃO DE ÁGUA. Os pacientes com insuficiência cardíaca congestiva, cirrose ou síndrome nefrótica apresentam redução do volume de sangue *efetivo* na maioria das vezes e frequentemente a hipovolemia é exacerbada pelo uso exagerado dos diuréticos. Como a hipovolemia estimula a liberação da vasopressina, os pacientes se tornam hiponatrêmicos por causa da retenção de água mediada pela vasopressina. O desenvolvimento de potentes antagonistas do receptor V_2 ativos por via oral e inibidores específicos dos canais de água no ducto coletor fornece uma nova estratégia terapêutica não apenas em pacientes com SIADH, mas também no cenário mais comum de hiponatremia em pacientes com insuficiência cardíaca, cirrose hepática e síndrome nefrótica.

AGONISTAS

Dois peptídeos antidiuréticos estão disponíveis para uso clínico nos EUA:

- *Vasopressina* (8-L-arginina vasopressina sintética) está disponível como solução aquosa estéril, e pode ser administrada por via subcutânea, intramuscular ou intranasal.
- *Acetato de desmopressina* (l-desamino-8-D-arginina vasopressina sintética) está disponível como uma solução aquosa estéril acondicionada para injeção intravenosa ou subcutânea, em uma solução para administração intranasal ou com uma bomba de *spray* nasal ou com um sistema de liberação com tubo nasal e em comprimidos para administração oral.

USOS TERAPÊUTICOS. Os usos terapêuticos da vasopressina e seus congêneres podem ser divididos em duas categorias principais de acordo com o tipo de receptor de vasopressina envolvido.

As aplicações terapêuticas ***mediadas pelo receptor V_1*** baseiam-se no conceito de que os receptores V_1 provocam contração do músculo liso GI e dos vasos. A vasopressina é o principal agente usado.

A contração do músculo liso GI mediada pelo receptor V_1 vem sendo usada para tratar íleo pós-operatório e distensão abdominal e para dissipar gás no intestino antes de radiografia (roentgenografia) abdominal para evitar a interferência das sombras dos gases. A vasoconstrição dos vasos arteriais do baço mediada pelo receptor V_1 reduz o fluxo de sangue para o sistema porta e, dessa forma, atenua a pressão e o sangramento nas varizes esofágicas. Embora a laqueadura endoscópica de varizes com fita elástica seja o tratamento de escolha para as varizes esofágicas com sangramento, os agonistas do receptor V_1 vêm sendo usados em emergências até que a endoscopia possa ser realizada. A administração simultânea de nitroglicerina e agonistas do receptor V_1 pode atenuar os efeitos tóxicos desses agonistas enquanto potencializa seus efeitos benéficos sobre o baço. Os agonistas do receptor V_1 também são usados durante a cirurgia abdominal em pacientes com hipertensão portal para diminuir o risco de hemorragia durante o procedimento. Finalmente, a vasoconstrição mediada pelo receptor V_1 é usada para reduzir o sangramento durante gastrite hemorrágica grave, excisão de ferida de queimadura, cistite hemorrágica induzida por ciclofosfamida, transplante de fígado, cesariana e ressecção de mioma uterino.

As aplicações dos agonistas do receptor V_1 podem ser feitas com vasopressina, entretanto seu uso para todas estas recomendações não é mais aconselhado em função das reações adversas significativas. A terlipressina é preferida para varizes esofágicas com sangramento por causa da maior segurança comparada com a vasopressina e é designada como um fármaco órfão para este uso. Além disso, ela é eficiente em pacientes com síndrome hepatorrenal, em particular quando combinada com albumina. A terlipressina obteve revisão prioritária, status de fármaco órfão e designação de *fast track* (análise acelerada) pelo FDA para a síndrome hepatorrenal tipo I. Os níveis de vasopressina em pacientes com choque por vasodilatação são inadequadamente baixos e tais pacientes são muito sensíveis às ações pressoras da vasopressina. A combinação de vasopressina e norepinefrina é superior à norepinefrina isolada no manejo do choque vasodilatador resistente a catecolaminas. Entretanto, testes clínicos recentes mostraram que, em comparação com as catecolaminas usadas isoladamente, a adição de vasopressina não melhora os desfechos tanto na parada cardíaca quanto no choque séptico.

As aplicações terapêuticas ***mediadas pelo receptor V_2*** baseiam-se no fato de que estes receptores levam a conservação de água e liberação dos fatores de coagulação do sangue. A desmopressina é o fármaco-padrão de escolha.

O DI central, mas não o nefrogênico, pode ser tratado com agonistas do receptor V_2 e a poliúria e polidipsia em geral são bem controladas por estes agentes. Alguns pacientes experimentam DI temporário (p. ex., lesão na cabeça ou cirurgia na área da pituitária), entretanto, para a maioria dos pacientes com DI, a terapia dura toda a vida. A desmopressina é o fármaco-padrão de escolha para a grande maioria dos pacientes. A duração do efeito de uma dose única intranasal é de 6 a 20 horas; a administração de 2 vezes/dia é eficiente na maioria dos pacientes. A dose intranasal comum em adultos é de 10 a 40 μg ao dia como uma dose única ou dividida em duas ou três doses. Por causa do alto custo do fármaco e da importância em evitar a intoxicação pela água, o esquema de administração deve ser ajustado para a menor quantidade necessária. Em alguns pacientes, a rinite alérgica crônica ou outra patologia nasal pode impedir a absorção confiável do peptídeo após a administração nasal. A administração oral de desmopressina em doses de 10 a 20 vezes a dose intranasal fornece níveis sanguíneos adequados de desmopressina para controlar a poliúria. A administração subcutânea de 1 a 2 μg/dia de desmopressina também é eficiente no DI central.

A vasopressina tem pouco espaço, se algum, na terapia prolongada do DI por causa da sua curta duração de ação e dos efeitos colaterais mediados pelo receptor V_1. A vasopressina pode ser usada como uma alternativa à desmopressina na avaliação inicial do diagnóstico de pacientes com suspeita de DI e para controlar a poliúria em pacientes com DI que foram submetidos recentemente à cirurgia ou tiveram trauma craniano. Sob estas circunstâncias a poliúria pode ser temporária e os agentes de longa ação podem produzir intoxicação por água.

A desmopressina é usada nos distúrbios hemorrágicos. Na maioria dos pacientes com a doença de von Willebrand tipo I (vWD) e alguns com vWD tipo II, a desmopressina eleva o fator de von Willebrand e reduz o tempo de sangramento. Entretanto, em geral a desmopressina é ineficiente em pacientes com vWD tipos IIa, IIb e III. Ela pode provocar uma marcante trombocitopenia temporária em pessoas com vWD tipo IIb e é contraindicada para estes pacientes. Ela também aumenta os níveis do fator VIII em pacientes com hemofilia A leve a moderada. Ela não é indicada em pacientes com hemofilia A grave, hemofilia B ou com anticorpos antifator VIII. Em pacientes com insuficiência renal, a desmopressina encurta o tempo de sangramento e aumenta os níveis circulantes do fator VIII, a atividade coagulante, antígeno relacionado ao fator VIII e cofator ristocetina. Ela também induz o surgimento de multímeros maiores do fator de von Willebrand. É efetiva em alguns pacientes com distúrbios hemorrágicos induzidos por cirrose ou fármacos (p. ex., heparina, hirudina e agentes antiplaquetários). A desmopressina, administrada pela via intravenosa em uma dose de 0,3 μg/kg, aumenta o fator VIII e o fator de von Willebrand por mais de 6 horas. Ela pode ser administrada em intervalos de 12 a 24 horas dependendo da resposta clínica e da gravidade do sangramento. A taquifilaxia à desmopressina ocorre geralmente após vários dias (graças à depleção dos locais de estoque do fator VIII e do fator de von Willebrand) e limita sua utilidade na preparação pré-operatória, sangramento pós-operatório, sangramento menstrual excessivo e em situações de emergência.

Outra aplicação terapêutica mediada pelo receptor V_2 é o uso da desmopressina para enurese noturna primária. A administração de *spray* intranasal ou comprimidos de desmopressina na hora de dormir fornece uma alta taxa de resposta que é mantida com o uso prolongado, que é seguro e acelera a taxa de cura. Ela também alivia a cefaleia causada pela punção pós-lombar provavelmente causada pela retenção de água e facilita o rápido equilíbrio de fluido no SNC.

FARMACOCINÉTICA. Quando a vasopressina e a desmopressina são administradas por via oral, elas são inativadas rapidamente pela tripsina. A inativação pelas peptidases em vários tecidos (em particular fígado e rim) leva a uma meia-vida plasmática de 17 a 35 minutos para a vasopressina. Após a injeção intramuscular ou subcutânea, os efeitos antidiuréticos da vasopressina duram 2 a 8 horas.

TOXICIDADE, EFEITOS ADVERSOS, CONTRAINDICAÇÕES, INTERAÇÕES MEDICAMENTOSAS. A maioria dos efeitos adversos é mediada por meio da ativação do receptor V_1 no músculo liso vascular e do GI, estes efeitos adversos são muito menos comuns e menos graves com desmopressina do que com vasopressina. Após a injeção de grandes doses de vasopressina, é comum observar-se palidez facial marcante causada pela vasoconstrição cutânea. É provável que o aumento da atividade intestinal provoque náuseas, eructação, cãibras e urgência de defecar. A vasopressina deve ser administrada com muito cuidado em pessoas que sofrem de doença vascular, especialmente a cardiopatia coronariana. Outras complicações cardíacas incluem arritmia e débito cardíaco reduzido. Foram detectadas vasoconstrição periférica e gangrena em pacientes que receberam grandes doses de vasopressina.

O principal efeito adverso mediado pelo receptor V_2 é a intoxicação pela água. Muitos fármacos, incluindo carbamazepina, clorpropamida, morfina, antidepressivos tricíclicos e AINEs podem potencializar os efeitos antidiuréticos destes peptídeos. Vários fármacos como Li^+, demeclociclina e etanol podem atenuar a resposta antidiurética à desmopressina. A desmopressina e a vasopressina devem ser usadas com cuidado em doenças nas quais um rápido aumento na água extracelular pode apresentar riscos (p. ex., na angina, hipertensão e insuficiência cardíaca) e não devem ser usadas em pacientes com insuficiência renal aguda. Os pacientes que recebem desmopressina para manter a hemostase devem ser orientados a reduzir a captação de fluidos. É imperativo que estes peptídeos também não sejam administrados a pacientes com polidipsia primária ou psicogênica porque podem desenvolver grave hiponatremia. Os efeitos adversos mais comuns associados à desmopressina são leve vermelhidão facial e cefaleia. Podem ocorrer reações alérgicas que variam de urticária a anafilaxia com desmopressina ou vasopressina. A administração intranasal pode provocar efeitos adversos locais na passagem das narinas, como edema, rinorreia, congestão, irritação, prurido e ulceração.

ANTAGONISTAS DO RECEPTOR DA VASOPRESSINA

O Quadro 25-9 lista as seletividades dos antagonistas do receptor de vasopressina.

USOS TERAPÊUTICOS. Quando o rim percebe uma redução no volume de sangue arterial (em doenças como ICC, cirrose e nefrose), a AVP perpetua um estado de excesso total de água e sal no corpo. Os antagonistas do receptor V_2 (R_2V) ou "aquaréticos" podem ter um papel terapêutico nestas condições, especialmente em pacientes com hiponatremia concomitante. Eles também são eficientes na hiponatremia associada à SIADH. Os aquaréticos aumentam a excreção renal de água livre sem pouca ou nenhuma mudança na excreção dos eletrólitos. Como não afetam a reabsorção de Na^+, eles não estimulam o mecanismo RTG com sua consequente redução da TFG associada.

AGENTES DISPONÍVEIS

Mozavaptana. A mozavaptana provoca um aumento dependente da dose na excreção de água livre com apenas leves aumentos na excreção urinária de Na^+ e K^+. Está disponível em comprimidos de 30 mg. Seu efeito de pico ocorre 60 a 90 minutos após uma dose oral. Os principais efeitos colaterais da mozavaptana são boca seca e testes anormais das funções hepáticas.

Tolvaptana. A tolvaptana é um antagonista V_2R oral seletivo. A tolvaptana está aprovada para hiponatremia hipervolêmica e euvolêmica clinicamente importantes. O fármaco é rotulado com uma tarja preta advertindo contra a

Quadro 25-9

Antagonistas do receptor da vasopressina

I. ANTAGONISTAS PEPTÍDICOS

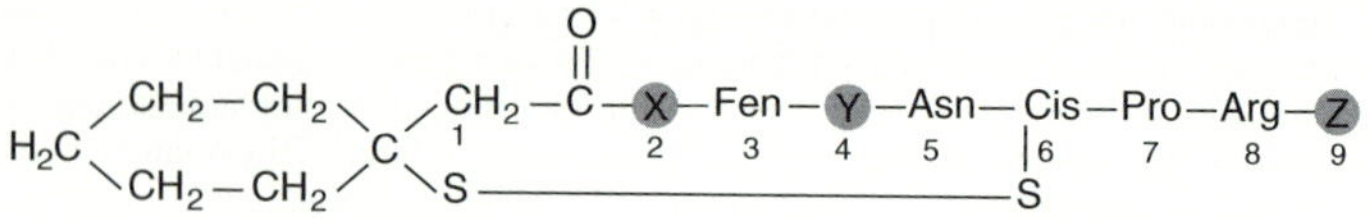

	X	Y	Z
A. *Antagonistas seletivos de V_1*			
Antagonista V_{1a}-seletivo $d(CH_2)_5[Tir(Me)^2]AVP$	Tir—OMe	Gln	Gli (NH_2)
Antagonista V_{1b}-seletivo $dP[Tir(Me)^2]AVP$[a,b]	Tir—OMe	Gln	Gli (NH_2)
B. *Antagonistas seletivos de V_2*[a]			
1. des Gli-NH_2^9-$d(CH_2)_5$[D-Ile^2, Ile^4]AVP	D-Ile	Ile	—
2. $d(CH_2)_5$[D-Ile^2, Ile^4, Ala-NH_2^9]AVP	D-Ile	Ile	Ala (NH_2)

II. ANTAGONISTAS NÃO PEPTÍDICOS

A. *Antagonistas seletivos de V_{1a}*
- OCP-21268
- SR 49059 (relcovaptana)

B. *Antagonistas seletivos de V_{1b}*
- SSR 149415

C. *Antagonistas seletivos de V_2*
- SR 121463A
- VPA-985 (lixivaptana)
- OPC-31260 (mozavaptana)[c]
- OPC-41061 (tolvaptana)[c]

D. *Antagonistas seletivos de V_{1a}/V_2*
- YM-471
- YM 087 (conivaptana)[c]
- JTV-605
- CL-385004

[a]Também bloqueia o receptor V_{1a}.

[b] 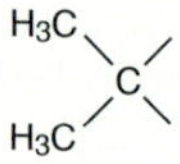

ao invés de 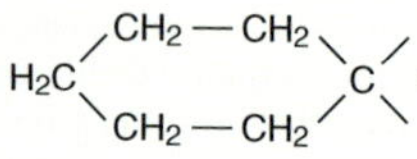

atividade antagônica V_2 em ratos, entretanto, a atividade antagônica pode ser menor ou inexistente em outras espécies. E com a infusão prolongada também pode exibir significativa atividade agonista.

[c]Disponível para uso clínico.

correção rápida demais da hiponatremia (pode ter consequências graves e fatais) e a recomendação para iniciar a terapia em hospital capaz de monitorar de perto o Na^+ sérico. Ela é contraindicada em pacientes que recebem fármacos que inibem a CYP3A4.

A tolvaptana está disponível como comprimidos de 15 e 30 mg. Ela é 29 vezes mais seletiva para V_2R do que $V_{1a}R$. A tolvaptana tem uma meia-vida de 6 a 8 horas e menos de 1% é excretada na urina. Ela é um substrato e uma inibidora da P-glicoproteína e é totalmente eliminada pelo metabolismo da CYP3A. O cetoconazol aumenta as concentrações plasmáticas do fármaco. Os efeitos adversos incluem efeitos GI, hiperglicemia e pirexia. Os efeitos menos comuns são acidente vascular encefálico, trombose de veia profunda, coagulação intravascular disseminada, trombo intracardíaco, fibrilação ventricular, hemorragia uretral, hemorragia vaginal, embolia pulmonar, insuficiência respiratória, cetoacidose diabética, colite isquêmica, aumento no tempo da protrombina e rabdomiólise.

Conivaptana. A conivaptana é um antagonista $V_{1a}R/V_2R$ não seletivo aprovado pelo FDA para o tratamento de pacientes hospitalizados com hiponatremia euvolêmica e hipervolêmica. O fármaco está disponível apenas para infusão intravenosa. Em pacientes com ICC, o fármaco aumenta a excreção renal de água livre sem alterar a resistência vascular sistêmica.

A conivaptana liga-se intensamente a proteínas e tem uma meia-vida de eliminação terminal de 5 a 12 horas, é metabolizada pela CYP3A4 e é parcialmente excretada pelos rins. Deve-se ter cuidado com pacientes com doença hepática e renal. A depuração de doses maiores pode ser reduzida nos idosos. Ela não deve ser administrada em pacientes que recebem cetoconazol, itraconazol, ritonavir, indinavir, claritromicina ou outros fortes inibidores da CYP3A4. A conivaptana aumenta os níveis da sinvastatina, digoxina, anlodipino e midazolam. O efeito adverso mais comum da conivaptana é uma reação no local de infusão. Outros efeitos adversos incluem cefaleia, hipertensão, hipotensão, hipopotassemia e pirexia.

Para uma listagem bibliográfica completa, consulte ***As Bases Farmacológicas da Terapêutica de Goodman e Gilman***, 12ª edição.

Capítulo 26

Renina e angiotensina

O sistema renina-angiotensina (SRA) participa de modo significativo na fisiopatologia da hipertensão, da insuficiência cardíaca congestiva, do infarto do miocárdio e da nefropatia diabética.

COMPONENTES DO SISTEMA RENINA-ANGIOTENSINA

A angiotensina II (AngII), o peptídeo mais vasoativo da angiotensina, participa na regulação da pressão sanguínea, na liberação da aldosterona, na reabsorção de Na^+ nos túbulos renais e na homeostase de eletrólitos e fluido. A AngII é formada a partir do angiotensinogênio por meio de duas etapas proteolíticas (Figura 26-1). Primeiro, a renina, uma enzima liberada pelas células justaglomerulares do rim, cliva o decapeptídeo angiotensina I (AngI) a partir da extremidade aminoterminal do angiotensinogênio (substrato da renina). A seguir, a enzima conversora de angiotensina (ECA) remove o dipeptídeo carboxiterminal da AngI, produzindo o octapeptídeo AngII. A AngII é um ligante agonista para 2 gpcrS AT_1 e AT_2. O SRA também inclui um SRA local (tecidual), vias alternativas para síntese da AngII (independente da ECA), formação de outros peptídeos de angiotensina biologicamente ativos (AngIII, AngIV, Ang [1-7]) e receptores adicionais para angiotensina (AT_1, AT_2, AT_4, Mas), que participam da diferenciação no crescimento celular, hipertrofia, inflamação, fibrose e apoptose.

RENINA E O RECEPTOR PRÓ-RENINA/RENINA. A renina é o principal determinante da taxa de produção de Ang II. Ela é sintetizada, armazenada e secretada por exocitose na circulação arterial renal pelas células justaglomerulares granulosas (Figura 26-2), localizadas nas paredes das arteríolas aferentes que penetram nos glomérulos. Ela é uma aspartilprotease que rompe a ligação entre os resíduos 10 e 11 na extremidade aminoterminal do angiotensinogênio, gerando a AngI. A forma ativa da renina é uma glicoproteína grande que é sintetizada como pré-pró-enzima e processada em pró-renina. A pró-renina pode ser ativada por meio de dois mecanismos: da proteólise pelas enzimas pró-convertase 1 ou catepsina B que removem 43 aminoácidos (pró-peptídeo) da extremidade aminoterminal da pró-renina para revelar o local ativo descoberto da renina (Figura 26-3) e a ativação não proteolítica da pró-renina, quando esta se liga ao receptor pró-renina/renina (RPR), provocando alterações conformacionais que abrem o pró-peptídeo e expõem o local catalítico ativo da enzima. Tanto a renina quanto a pró-renina são armazenadas nas células justaglomerulares. A concentração de pró-enzima na circulação é cerca de 10 vezes maior que a da enzima ativa. A meia-vida da renina circulante é de aproximadamene 15 minutos.

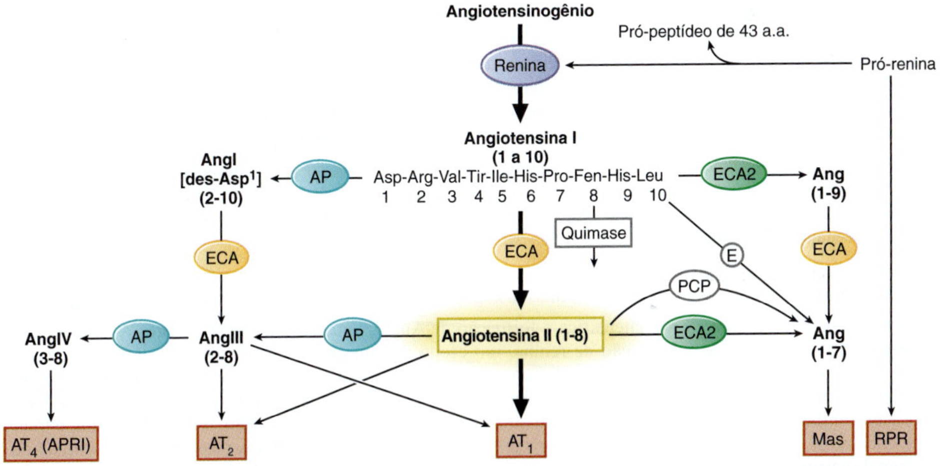

Figura 26-1 *Componentes do SRA.* As setas escuras mostram a via clássica, e as setas claras indicam as vias alternativas. ECA, enzima conversora da angiotensina; Ang, angiotensina; AP, aminopeptidase; E, endopeptidases; APRI, aminopeptidases reguladas pela insulina; PCP, prolilcarboxilpeptidase; RPR, receptor (pró-)renina. Receptores envolvidos: AT_1, AT_2, Mas, AT_4 e RPR. *A exposição do local ativo da renina também pode ocorrer não proteoliticamente; ver texto e Figura 26-4.

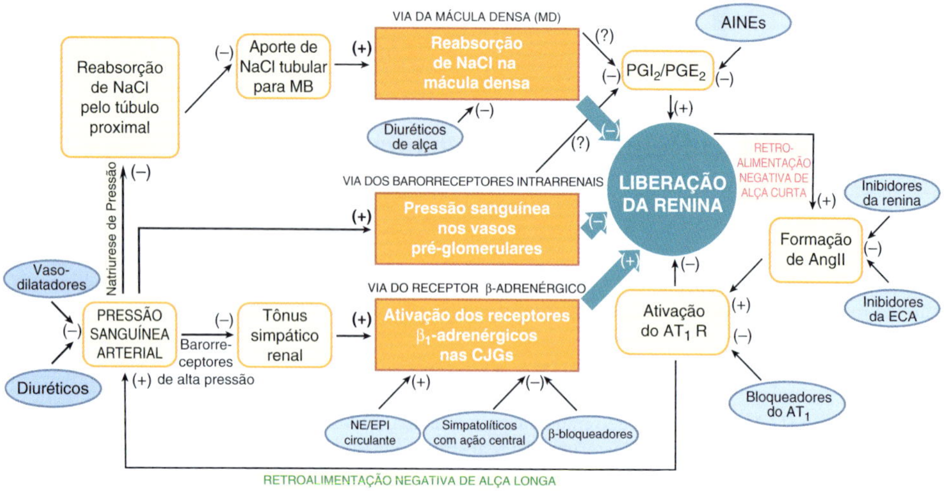

Figura 26-2. *Vias fisiológicas, alças de retroalimentação e regulação farmacológica do sistema renina-angiotensina.* Representação esquemática das três principais vias fisiológicas que regulam a liberação de renina. Ver texto para mais detalhes. MD, mácula densa; PGI_2/PGE_2, prostaglandinas I_2 e E_2; AINEs, anti-inflamatórios não esteroides; AngII, angiotensina II; ECA, enzima conversora de angiotensina; AT1R, receptor de angiotensina do subtipo 1; NE/EPI, norepinefrina/epinefrina; CJG, células justaglomerulares.

CONTROLE DA SECREÇÃO DE RENINA. A secreção de renina pelas células justaglomerulares é controlada predominantemente por três vias (Figura 26-2):

1. *A via da mácula densa.* A mácula densa, cuja localização é adjacente às células justaglomerulares, é composta por células epiteliais colunares especializadas, situadas na parede da porção do ramo ascendente espesso cortical que passa entre as arteríolas aferente e eferente do glomérulo. A ocorrência de uma alteração na absorção de NaCl pela mácula densa resulta na transmissão, para as células justaglomerulares adjacentes, de sinais químicos que modificam a liberação de renina. Os aumentos no fluxo de NaCl por meio da mácula densa inibem a liberação de renina, enquanto a redução do fluxo a estimula.

O ATP, a adenosina e as prostaglandinas modulam a via da mácula densa (Figura 26-3). ATP e adenosina são liberados quando o transporte de NaCl aumenta: o ATP age nos receptores P2Y e a adenosina atua por meio do receptor A_1 da adenosina para inibir a liberação da renina. As prostaglandinas (PGE_2, PGI_2) são liberadas quando o transporte de NaCl reduz e estimulam a liberação de renina ao potencializar a formação de AMP cíclico. A produção da prostaglandina é estimulada pela COX-2 induzível e pela óxido nítrico sintetase neuronal.

A regulação da via da mácula densa depende mais da concentração luminal de Cl^- do que de Na^+. O transporte de NaCl na mácula densa é mediado pelo simporte de Na^+-K^+-$2Cl^-$, (Figura 26-3) e a metade das concentrações máximas de Na^+ e de Cl^- necessárias para o transporte por meio desse simporte são de 2 a 3 e 40 mEq/L, respectivamente. Como a concentração luminal de Na^+ na mácula densa é habitualmente muito maior do que o nível necessário para transporte de metade da quantidade máxima, as variações fisiológicas nas concentrações luminais de Na^+ na mácula densa exercem pouco efeito sobre a liberação de renina (ou seja, o simporte permanece saturado em relação ao Na^+). Por outro lado, as alterações fisiológicas nas concentrações de Cl^- (20-60 mEq/L) na mácula densa afetam profundamente a liberação de renina mediada por ela.

2. *A via dos barorreceptores intrarrenais.* Os aumentos e as reduções da pressão sanguínea ou da perfusão renal nos vasos pré-glomerulares inibem e estimulam, respectivamente, a liberação de renina. Acredita-se que o estímulo imediato para a secreção seja uma redução da tensão dentro da parede da arteríola aferente. A liberação de prostaglandinas renais pode mediar, em parte, a via dos barorreceptores intrarrenais.

3. *A via dos receptores β-adrenérgicos,* é iniciada com a liberação de NE a partir dos nervos simpáticos pós-ganglionares. A ativação dos receptores β_1 nas células justaglomerulares (AMP cíclico) aumenta a secreção de renina.

O aumento da secreção de renina intensifica a formação de AngII, que estimula os receptores AT_1 nas células justaglomerulares, inibindo a liberação de renina, um efeito denominado *retroalimentação negativa de alça curta.* A inibição da liberação da renina graças ao aumento na pressão arterial induzida pela AngII é denominada *retroalimentação negativa de alça longa.* AngII aumenta a pressão arterial por meio dos receptores AT_1; este efeito inibe a liberação de renina ao: (1) ativar os barorreceptores de alta pressão, reduzindo, assim, o tônus simpático renal; (2) aumentar a pressão nos vasos pré-glomerulares e (3) reduzir a reabsorção de NaCl no túbulo proximal (natriurese de pressão), o que aumenta o aporte tubular de NaCl na mácula densa

A liberação de renina é regulada pela pressão arterial, pela ingestão dietética de sal e por diversos agentes farmacológicos (*ver* Figura 26-2). Os diuréticos de alça estimulam a liberação de renina, ao reduzir a pressão arterial e bloquear a reabsorção de NaCl na mácula densa. Os *anti-inflamatórios não esteroides* (AINEs) inibem

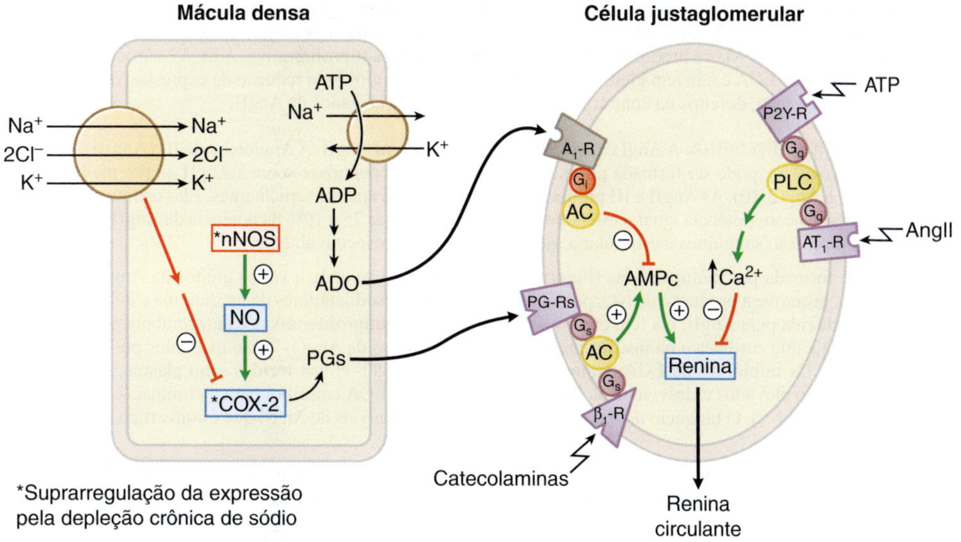

Figura 26-3 *Regulação da liberação da renina pela célula JG pela mácula densa.* Mecanismos pelos quais a mácula densa regula a liberação de renina. As alterações no aporte tubular de NaCl na mácula densa produzem sinais apropriados que são transferidos para as células justaglomerulares. A depleção de sódio exerce uma suprarregulação na nNOS e na COX-2 na mácula densa para potencializar a produção de prostaglandinas (PGs). As PGs e as catecolaminas estimulam a produção do AMP cíclico e a liberação da renina das células justaglomerulares. O aumento do transporte de NaCl depleta ATP e aumenta os níveis de adenosina (ADO). A adenosina difunde-se para as células justaglomerulares e inibe a produção de AMP cíclico e a liberação da renina por meio dos receptores A_1-acoplados a Gi. O transporte aumentado de NaCl na mácula densa aumenta o efluxo de ATP, que pode inibir diretamente a liberação de renina ao ligar-se a receptores P2Y e ativar a via G_q-PLC-IP_3-Ca^{2+} nas células justaglomerulares. A Ang II circulante também inibe a liberação de renina nessas células por meio dos receptores AT_1 acoplados a G_q.

a síntese de prostaglandinas e, portanto, diminuem a liberação de renina. Os inibidores da ECA e da renina, e os bloqueadores dos receptores de angiotensina (BRAs) interrompem os mecanismos de retroalimentação negativa tanto de alça curta quanto de alça longa e, portanto, aumentam a liberação de renina. Os agentes simpatolíticos de ação central, bem como os antagonistas dos receptores β-adrenérgicos, diminuem a secreção de renina ao reduzir a ativação dos receptores β_1-adrenérgicos nas células justaglomerulares.

ANGIOTENSINOGÊNIO. A AngI é clivada pela renina a partir da extremidade aminoterminal do angiotensinogênio, uma proteína globular abundante sintetizada principalmente pelo fígado. As transcrições do angiotensinogênio também são abundantes no tecido adiposo, em certas regiões do sistema nervoso central (SNC) e no rim. A síntese do angiotensinogênio é estimulada pela inflamação, insulina, estrogênios, glicocorticoides, hormônio tireóideo e AngII. Durante a gravidez, os níveis plasmáticos desse substrato aumentam várias vezes, por causa das quantidades elevadas de estrogênios. Os níveis circulantes de angiotensinogênio são aproximadamente iguais à K_m da renina para o seu substrato (~1 μM). Em consequência, a taxa de síntese de AngII e, portanto, a pressão sanguínea podem ser influenciadas por alterações nos níveis de angiotensinogênio. Os anticoncepcionais orais que contêm estrogênio aumentam os níveis circulantes de angiotensinogênio e podem induzir a hipertensão.

ENZIMA CONVERSORA DE ANGIOTENSINA (ECA, CININASE II, DIPEPTIL CARBOXIPEPTIDASE). A ECA é uma ectoenzima e glicoproteína que possui dois domínios homólogos, exibindo cada um com um local catalítico e uma região de ligação do Zn^{2+}. Ela é bastante inespecífica e cliva unidades dipeptídicas a partir de substratos com diferentes sequências de aminoácidos. Os substratos preferidos possuem apenas um grupo carboxila livre no aminoácido carboxiterminal, e a prolina não deve ser o penúltimo aminoácido, assim, a enzima não degrada a AngII. A ECA é idêntica à cininase II, a enzima que inativa a bradicinina e outros peptídeos vasodilatadores potentes. Embora ocorra conversão lenta da AngI em AngII no plasma, o metabolismo muito rápido observado *in vivo* deve-se, em grande parte, à atividade da ECA ligada à membrana, presente na superfície luminal das células endoteliais em todo o sistema vascular.

O gene *ECA* contém um polimorfismo de inserção/supressão no íntron 16, o que explica 47% da variação fenotípica nos níveis séricos de ECA. O alelo de deleção, associado a níveis séricos mais elevados de ECA e a um metabolismo aumentado da bradicinina pode conferir um risco elevado de hipertensão, hipertrofia cardíaca, aterosclerose e nefropatia diabética.

ENZIMA CONVERSORA DE ANGIOTENSINA 2 (ECA2). A ECA2 humana possui um único domínio catalítico, que é 42% idêntico aos dois domínios catalíticos da ECA. A ECA2 cliva um aminoácido do carboxiterminal para converter AngI em Ang(1-9) e AngII em Ang(1-7). A AngII é o substrato preferido para ECA2 com uma afinidade 400 vezes maior que a AngI. A ECA2 regula os níveis de AngII e limita seus efeitos ao convertê-la em Ang(1-7) que se liga ao receptores Mas e produz as respostas vasodilatadora e antiproliferativa. A ECA2 não é inibida pelos inibidores-padrão da ECA e não tem efeito sobre a bradicinina. Em animais, a redução da expressão de ECA2 está associada à hipertensão, defeitos na contratilidade cardíaca e níveis elevados de AngII.

PEPTÍDEOS DA ANGIOTENSINA. A AngI é convertida rapidamente em AngII. A Angiotensina III (AngIII), também denominada Ang(2-8), pode ser formada por meio da ação da aminopeptidase sobre a AngII ou por meio da ação da ECA sobre a Ang(2-10). As AngII e III produzem efeitos qualitativamente semelhantes. Elas estimulam a secreção de aldosterona com potência igual; entretanto, a AngIII tem apenas 25 a 10% da potência da AngII, na sua ação de aumentar a pressão sanguínea e estimular a medula suprarrenal, respectivamente.

A Ang(1-7) é formada por múltiplas vias (Figura 26-1). A Ang(1-7) se opõe a vários efeitos da AngII; ela induz vasodilatação, promove a produção de NO, potencializa os efeitos vasodilatadores da bradicinina e inibe a ativação de ERK1/2 induzida pela AngII; ela tem efeitos antiangiogênicos, antiproliferativos e antitrombóticos e é cardioprotetora na isquemia cardíaca e na insuficiência cardíaca. Os efeitos da Ang(1-7) são mediados por um receptor Mas específico. Os inibidores da ECA aumentam os níveis de Ang(1-7) nos tecidos e no plasma, visto que os níveis de AngI são elevados e desviados da formação de AngII e a ECA contribui para a eliminação (depuração) plasmática de AngI(1-7). O bloqueio do receptor AT_1 potencializa os níveis de AngII que é convertida em Ang(1-7) pela ECA2.

A angiotensina IV (AngIV), também chamada de Ang(3-8), é formada a partir da AngIII por meio da ação catalítica da aminopeptidase M e tem efeitos potentes sobre a memória e a cognição. As ações centrais e periféricas da AngIV são mediadas por meio de receptores AT_4 específicos identificados como aminopeptidases reguladas pela insulina (APRIs). A AngIV que se liga aos receptores AT_4 inibe a atividade catalítica das APRIs e permite o acúmulo de vários neuropeptídeos relacionados à potencialização da memória. Outras ações incluem vasodilatação renal, natriurese, diferenciação neuronal, hipertrofia, inflamação e remodelagem da matriz extracelular. Estão sendo desenvolvidos análogos da angiotensina IV para estudar seu potencial terapêutico sobre a cognição na doença de Alzheimer ou em lesões na cabeça.

SISTEMAS RENINA-ANGIOTENSINA LOCAIS (TECIDUAIS). Muitos tecidos — incluindo o cérebro, a hipófise, os vasos sanguíneos, o coração, o rim e as glândulas suprarrenais — expressam mRNAs para a renina, para o angiotensinogênio e/ou para a ECA, e várias células cultivadas desses tecidos produzem renina, angiotensinogênio, ECA e angiotensinas I, II e III. Dessa forma, parece que os SARs locais existem independentemente do sistema de base renal/hepática e podem influenciar as funções e estruturas vasculares, cardíacas e renais A ativação do SRA (tecidual) e a produção de AngII local requerem a ligação da renina ou pró-renina ao receptor específico de (pró) renina (RPR), localizado na superfície das células.

O receptor (pró)renina. O RPR é o receptor funcional, localizado na superfície das células, que se liga a pró--renina e renina com alta afinidade (K_D ~6 e 20 nM, respectivamente) e especificidade. A ligação da (pró)renina ao RPR potencializa a atividade da renina em 4 a 5 vezes e induz a ativação não proteolítica da pró-renina (Figura 26-4). A (pró)renina ligada, ativada, catalisa a conversão do angiotensinogênio a AngI, que pode ser convertida a AngII pela ECA localizada na superfície das células. A AngII produzida localmente liga-se aos receptores AT_1 e ativa os eventos de sinalização intracelular que regulam o crescimento celular, o depósito de colágeno, a fibrose, a inflamação e apoptose.

A ligação da (pró)renina a RPR também induz os eventos de sinalização *independentes da AngII* que incluem a ativação da ERX 1/2, p38, tirosinocinase, expressão do gene TGF-β e o inibidor do ativador do plasminogênio tipo I

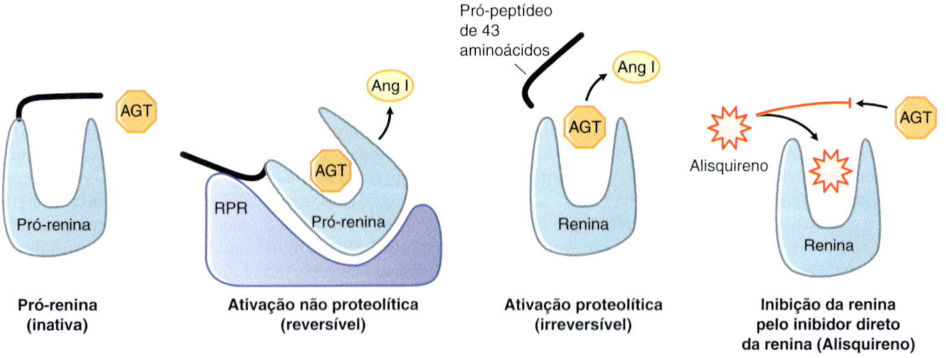

Figura 26-4 *Ativação biológica da pró-renina e inibição farmacológica da renina.* A pró-renina está inativa; a acessibilidade do angiotensinogênio (AGT) para o local catalítico é bloqueada pelo pró-peptídeo (segmento escuro). O local catalítico bloqueado pode ser ativado não proteoliticamente por meio da ligação da pró-renina ao receptor (pró)renina (RPR) ou por meio da remoção proteolítica do pró-peptídeo. O inibidor competitivo da renina, alisquireno, tem uma afinidade maior (~0,1 μm) pelo local ativo da renina do que AGT (~1 μm).

(PAI-1). Estas vias sinalizadoras não são bloqueadas pelos inibidores da ECA ou pelos antagonistas do receptor AT_1 e foi relatado que elas contribuem na fibrose, nefrose e em lesões aos órgãos. O RPR é abundante no coração, cérebro, olhos, glândulas suprarrenais, placenta, tecido adiposo, fígado e rins.

A pró-renina não é mais considerada o precursor inativo da renina, visto que ela é capaz de ativar o SRA local e eventos independentes ou não da AngII que podem contribuir para lesão nos órgãos. As concentrações plasmáticas circulantes da pró-renina são 10 vezes maiores que as de renina em pessoas saudáveis, mas são elevadas em 100 vezes nos pacientes diabéticos e estão associadas a maior risco de nefropatia, fibrose renal e retinopatia. A interação da pró-renina com RPR tornou-se um alvo para intervenções terapêuticas.

A pró-renina e a renina também se ligam ao receptor manose-6-fosfato (M6P), um receptor do fator de crescimento II semelhante à insulina e atua como um receptor de depuração. A desativação (nocaute) do gene RPR é letal. Nos seres humanos, as mutações no gene RPR estão associados com retardo mental e epilepsia, sugerindo um papel importante na cognição, desenvolvimento do cérebro e sobrevivência.

VIAS ALTERNATIVAS DE BIOSSÍNTESE DE ANGIOTENSINA. O angiotensinogênio pode ser convertido a AngI ou diretamente a AngII pela catepsina G e tonina. Outras enzimas que convertem AngI a AngII incluem catepsina G, enzima de geração de AngII sensível à quimostatina e à quimase cardíaca.

RECEPTORES DE ANGIOTENSINA. AngII e AngIII acoplam-se a GPCRs específicos, designados como AT_1 e AT_2. A maioria dos efeitos biológicos conhecidos da AngII é mediada, em grande parte, pelo receptor AT_1. O gene do receptor AT_1 contém um polimorfismo (transversão A para C na posição 1.166) associado à hipertensão, miocardiopatia hipertrófica, miocardiopatia e constrição da artéria coronária. A pré-eclâmpsia está associada ao desenvolvimento de autoanticorpos agonistas contra o receptor AT_1.

Os papéis funcionais dos receptores AT_2 não estão bem definidos; entretanto, eles podem contrabalançar muitos dos efeitos dos receptores AT_1, graças aos efeitos antiproliferativos, pró-apoptóticos, vasodilatadores, natriuréticos e anti-hipertensivos. O receptor AT_1 está amplamente distribuído nos tecidos fetais, mas sua distribuição é mais restrita nos adultos. A expressão dos receptores AT_2 é suprarregulada nas doenças cardiovasculares, incluindo insuficiência cardíaca, fibrose e cardiopatia isquêmica; entretanto, a importância do aumento da expressão do receptor AT_2 não está clara.

O receptor Mas media os efeitos da Ang(1-7), incluindo a vasodilatação e antiproliferação. A eliminação do gene *Mas* em camundongos transgênicos revelou disfunção cardíaca.

O receptor AT_4 media os efeitos da AngIV. Este receptor é uma proteína transmembrana única (1.025 aminoácidos) que está próxima do transportador de glicose GLUT4. Os receptores AT_4 são detectáveis em vários tecidos, como coração, vasculatura, córtex suprarrenal e regiões do cérebro que processam funções sensoriais e motoras.

ACOPLAMENTO DO RECEPTOR DE ANGIOTENSINA COM O SEU EFETOR. Os receptores AT_1 ativam uma grande série de sistemas de transdução de sinais para produzir efeitos, que variam com o tipo de célula e que constituem uma combinação de respostas primárias e secundárias. Eles acoplam-se a várias proteínas G heterotriméricas, incluindo G_q, $G_{12/13}$ e G_i. Na maioria dos tipos celulares, os receptores AT_1 acoplam-se à G_q para ativar a via PLCβ-IP_3–Ca^{2+}. Secundariamente à ativação de G_q, ocorre a de PKC, PLA_2 e PLD e a produção de eicosanoides, bem como pode ocorrer ativação das MAP cinases e Ca^{2+}-dependentes e da NOS dependente de Ca^{2+}-calmodulina. A ativação da G_i pode ocorrer e reduzirá a atividade da adenilato-ciclase, diminuindo o conteúdo celular de AMP cíclico. As subunidades βγ de G_i e a ativação da $G_{12/13}$ levam à ativação de tirosino cinases e de pequenas proteínas G, como a Rho. Por fim, a via JAK/STAT pode ser ativada, e uma variedade de fatores reguladores da transcrição pode ser induzida. Os receptores AT_1 também estimulam a atividade de uma NADH/NADPH oxidase ligada à membrana, que gera espécies reativas de oxigênio (ERO). ERO pode contribuir para os efeitos bioquímicos (ativação da MAP cinase, tirosino cinase e fosfatases; inativação do NO e a expressão da proteína quimioatraente 1 dos monócitos) e efeitos fisiológicos (efeitos agudos sobre a função renal, efeitos crônicos sobre a pressão sanguínea e hipertrofia vascular e inflamação). A presença de outros receptores pode alterar a resposta à ativação dos receptores AT_1. Por exemplo, os receptores AT_1 sofrem heterodimerização com os receptores de bradicinina B_2, um processo que aumenta a sensibilidade à AngII na pré-eclâmpsia.

A sinalização dos receptores AT_2 é mediada pelas vias dependentes e independentes da proteína G. As consequências da ativação dos receptores AT_2 incluem a ativação de fosfatases fosfoproteínas, canais de K^+ e produção de NO, GMP cíclico e bradicinina, bem como a inibição das funções dos canais de Ca^{+2}. Os receptores AT_2 podem ter atividade constitutiva: a expressão excessiva destes receptores induz a produção de NO nas células do músculo liso vascular e hipertrofia em miócitos cardíacos por meio de uma atividade intrínseca do receptor AT_2 independentemente da ligação da angiotensina.

FUNÇÕES E EFEITOS DO SISTEMA RENINA-ANGIOTENSINA

A AngII aumenta a resistência periférica total (RPT) por meio de efeitos diretos e indiretos sobre os vasos sanguíneos (Figura 26-5).

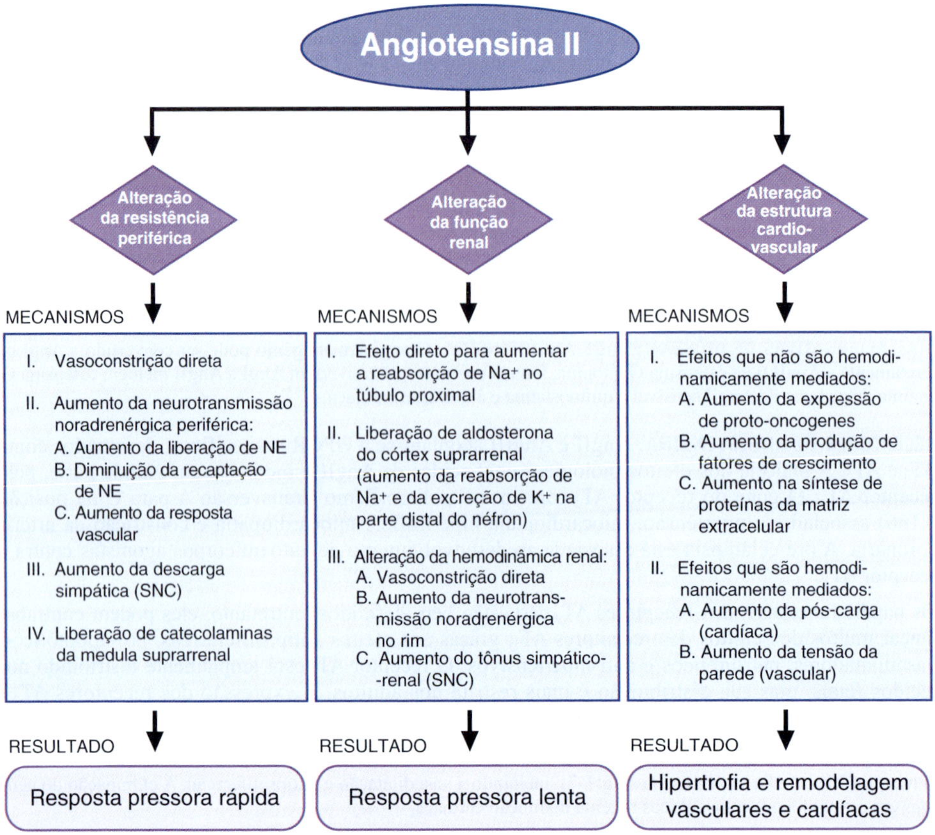
Angiotensina II
Alteração da resistência periférica
Alteração da função renal
Alteração da estrutura cardio-vascular
MECANISMOS
I. Vasoconstrição direta
II. Aumento da neurotransmissão noradrenérgica periférica:
A. Aumento da liberação de NE
B. Diminuição da recaptação de NE
C. Aumento da resposta vascular
III. Aumento da descarga simpática (SNC)
IV. Liberação de catecolaminas da medula suprarrenal
MECANISMOS
I. Efeito direto para aumentar a reabsorção de Na+ no túbulo proximal
II. Liberação de aldosterona do córtex suprarrenal (aumento da reabsorção de Na+ e da excreção de K+ na parte distal do néfron)
III. Alteração da hemodinâmica renal:
A. Vasoconstrição direta
B. Aumento da neurotransmissão noradrenérgica no rim
C. Aumento do tônus simpático-renal (SNC)
MECANISMOS
I. Efeitos que não são hemodinamicamente mediados:
A. Aumento da expressão de proto-oncogenes
B. Aumento da produção de fatores de crescimento
C. Aumento na síntese de proteínas da matriz extracelular
II. Efeitos que são hemodinamicamente mediados:
A. Aumento da pós-carga (cardíaca)
B. Aumento da tensão da parede (vascular)
RESULTADO
Resposta pressora rápida
RESULTADO
Resposta pressora lenta
RESULTADO
Hipertrofia e remodelagem vasculares e cardíacas

Figura 26-5 *Principais efeitos da AngII.* NE, norepinefrina.

EFEITOS NA RPT

Vasoconstrição direta. A AngII provoca constrição das arteríolas pré-capilares e, em menor grau, das vênulas pós-capilares ao ativar os receptores AT_1 localizados nas células musculares lisas vasculares e ao estimular a via G_q-PLC-IP_3-Ca^{2+}. A AngII exerce efeitos diferenciais sobre os leitos vasculares. A vasoconstrição direta é mais forte no rim (Figura 26-5) e no leito vascular esplênico. A vasoconstrição induzida pela AngII é muito menor nos vasos do cérebro e ainda mais fraca nos vasos dos pulmões e do músculo esquelético. Contudo, as altas concentrações de AngII circulante podem diminuir o fluxo sanguíneo cerebral e coronariano.

Aumento da neurotransmissão noradrenérgica periférica. A AngII aumenta a liberação NE das terminações nervosas simpáticas ao inibir a recaptação de NE nas terminações nervosas e ao potencializar a resposta vascular a NE.

Efeitos sobre o SNC. A AngII aumenta o tônus simpático. A infusão de pequenas quantidades de AngII nas artérias vertebrais provoca elevação da pressão arterial. Essa resposta reflete os efeitos do hormônio sobre os núcleos circunventriculares que não são protegidos pela barreira hematencefálica. A AngII circulante também atenua as reduções mediadas por barorreceptores na descarga simpática, aumentando, assim, a pressão arterial. O SNC é afetado tanto pela AngII transportada pelo sangue quanto pela formada no cérebro, O cérebro contém todos os componentes do SRA. AngII também produz um efeito dipsogênico (sede) mediado centralmente e potencializa a liberação de vasopressina da neuroipófise.

Liberação de catecolaminas da medula suprarrenal. A AngII estimula a liberação de catecolaminas da medula suprarrenal por meio da despolarização das células cromafins.

EFEITOS NA FUNÇÃO RENAL

Alteração da função renal. A AngII exerce efeitos pronunciados sobre a função renal, diminuindo a excreção urinária de Na^+ e de água, enquanto aumenta a excreção de K^+. O seu efeito global sobre o rim consiste em deslocar a curva de pressão renal-natriurese para a direita (Figura 26-6).

Efeitos diretos da angiotensina II sobre a reabsorção de Na^+ nos túbulos renais. A AngII em concentrações muito baixas estimula a troca de Na^+/H^+ no túbulo proximal — um efeito que aumenta a reabsorção de Na^+, Cl^- e

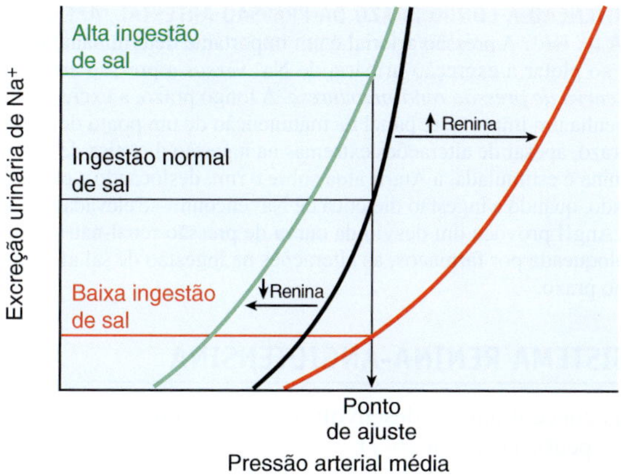

Figura 26-6 *Curva pressão-natriurese: efeito da ingestão de Na⁺ na liberação de renina (formação de AngII) e na pressão arterial.* A inibição do sistema renina-angiotensina provocará uma abrupta queda na pressão sanguínea em pessoas com depleção de Na^+. (Modificada com permissão de Jackson EK, Branch RA, et al.: Physiological funcions of the renal prostaglandin, renin and kalikrein systems, em Seldin DW, Giebisch GH, eds: The Kidney: *Physiology and Pathophysiology*, vol 1. Phyladeplhia: Lippincott Williams & Wilkins, 1985, p. 624.).

bicarbonato. Aproximadamente, 20 a 30% do bicarbonato processado pelo néfron podem ser afetados por esse mecanismo. A AngII também aumenta a expressão do simporte de Na^+-glicose no túbulo proximal. Paradoxalmente, em altas concentrações, ela pode inibir o transporte de Na^+ no túbulo proximal. A AngII também estimula diretamente o simporte de Na^+-K^+-$2Cl^-$ no ramo ascendente espesso.

Liberação de aldosterona pelo córtex suprarrenal. A AngII estimula a zona glomerular do córtex suprarrenal, aumentando a síntese e a secreção de aldosterona, que aumenta as respostas a outros estímulos (p. ex., hormônio adrenocorticotrófico, K^+). O aumento do débito de aldosterona é induzido por concentrações de AngII que exercem pouco ou nenhum efeito agudo sobre a pressão arterial. A aldosterona atua sobre os túbulos distais e coletores, provocando retenção de Na^+ e excreção de K^+ e de H^+. O efeito estimulante da AngII sobre a síntese e a liberação de aldosterona aumenta em condições de hiponatremia ou de hiperpotassemia, enquanto sofre redução quando as concentrações plasmáticas de Na^+ e de K^+ são alteradas na direção oposta.

Alteração da hemodinâmica renal. A AngII diminui o fluxo sanguíneo e a função excretora renais pela constrição direta do músculo liso vascular renal, ao aumentar o tônus simpatorrenal (um efeito do SNC) e facilitar a transmissão adrenérgica renal (um efeito intrarrenal). A vasoconstrição dos microvasos pré-glomerulares induzida pela AngII é intensificada pela adenosina endógena, graças aos sistemas de transdução de sinais ativados pelos receptores AT_1 e receptores de adenosina A_1. A AngII influencia a taxa de filtração glomerular (TFG) por meio de vários mecanismos:

- constrição das arteríolas aferentes, que reduz a pressão intraglomerular e tende a diminuir a TFG;
- contração das células mesangiais, que diminui a área de superfície capilar disponível para a filtração dentro do glomérulo e também tende a reduzir a TFG;
- constrição das arteríolas eferentes, que aumenta a pressão intraglomerular e tende a aumentar a TFG.

Em condições normais, a TFG é ligeiramente reduzida pela AngII; todavia, durante a hipotensão da artéria renal, os efeitos da AngII sobre a arteríola eferente predominam, de modo que a angiotensina II aumenta a TFG. Assim, o bloqueio do SRA pode causar insuficiência renal aguda em pacientes com estenose bilateral da artéria renal ou naqueles com estenose unilateral que possuem apenas um rim.

EFEITOS NA ESTRUTURA CARDIOVASCULAR. As alterações patológicas envolvendo hipertrofia e remodelagem aumentam a morbidade e a mortalidade. As células envolvidas incluem as musculares lisas vasculares, os miócitos cardíacos e os fibroblastos. A AngII estimula a migração, a proliferação e a hipertrofia das células musculares lisas vasculares; provoca hipertrofia dos miócitos cardíacos e aumenta a produção da matriz extracelular pelos fibroblastos cardíacos. A AngII altera a formação da matriz extracelular e a degradação indiretamente ao aumentar a concentração de aldosterona. Além dos efeitos celulares diretos da AngII sobre a estrutura cardiovascular, as alterações na pré-carga (expansão do volume, devido à retenção de Na^+) e na pós-carga cardíacas (elevação da pressão arterial) provavelmente contribuem para a hipertrofia e a remodelagem cardíacas. A hipertensão arterial também contribui para a hipertrofia e a remodelagem dos vasos sanguíneos.

PAPEL DO SRA NA MANUTENÇÃO A LONGO PRAZO DA PRESSÃO ARTERIAL, APESAR DE VARIAÇÕES EXTREMAS NA INGESTÃO DIETÉTICA DE NA^+. A pressão arterial é um importante determinante da excreção de Na^+. Esse fato é ilustrado graficamente ao plotar a excreção urinária de Na^+ *versus* a pressão arterial média (Figura 26-6), um gráfico conhecido como *curva de pressão renal-natriurese*. A longo prazo, a excreção de Na^+ deve ser igual à sua ingestão. O SRA desempenha um importante papel na manutenção de um ponto de ajuste constante para níveis de pressão arterial a longo prazo, apesar de alterações extremas na ingestão dietética de Na^+. Quando a ingestão de Na^+ é baixa, a liberação de renina é estimulada, a AngII atua sobre o rim, deslocando a curva de pressão renal-natriurese para a direita. Por outro lado, quando a ingestão dietética de Na^+ encontra-se elevada, ocorre inibição da liberação de renina, e a suspensão da AngII provoca um desvio da curva de pressão renal-natriurese para a esquerda. Quando a modulação do SRA é bloqueada por fármacos, as alterações na ingestão de sal afetam acentuadamente os níveis de pressão arterial a longo prazo.

INIBIDORES DO SISTEMA RENINA-ANGIOTENSINA

O interesse clínico está concentrado no desenvolvimento dos inibidores do SRA. Três tipos de inibidores são usados na terapêutica (Figura 26-7):

- inibidores da ECA (IECAs)
- bloqueadores do receptor de angiotensina (BRAs)
- inibidores diretos da renina (IDRs)

Enquanto todas estas classes de agentes reduzem as ações da AngII e reduzem a pressão arterial, elas possuem efeitos diferentes sobre os componentes individuais do SRA (Quadro 26-1).

INIBIDORES DA ENZIMA CONVERSORA DE ANGIOTENSINA

EFEITOS FARMACOLÓGICOS. O efeito dos inibidores da ECA sobre o SRA consiste em inibir a conversão da AngI em AngII ativa. A inibição da produção de AngII reduzirá a pressão sanguínea e potencializará a natriurese. A ECA é uma enzima que possui muitos substratos, assim, existem outras consequências da sua inibição, incluindo a inibição da degradação da bradicinina. Eles aumentam em 5 vezes os níveis circulantes do regulador natural das células-tronco, a *N*-acetil-seril-aspartil-lisil-prolina, que pode contribuir para os efeitos cardioprotetores dos inibidores da ECA. Além disso, os inibidores da ECA aumentam a liberação de renina e a taxa de formação de AngI ao interferir na retroalimentação negativa de alça curta e de alça longa na liberação da renina (Figura 26-2). A angiotensina I acumulada é desviada para vias metabólicas alternativas, resultando na produção aumentada de certos peptídeos como a Ang(1-7).

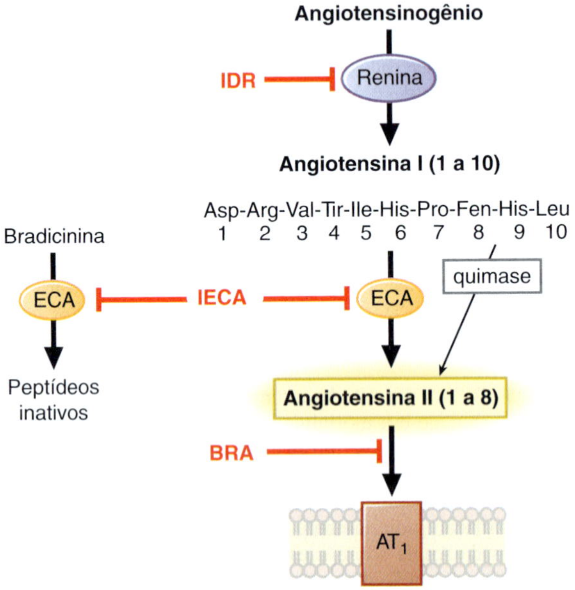

Figura 26-7 *Inibidores do SRA.* IECA, inibidor da enzima conversora de angiotensina; BRA, bloqueador do receptor da angiotensina; IDR, inibidor direto da renina.

Farmacologia clínica. Os inibidores da ECA podem ser classificados em três grandes grupos, com base na sua estrutura química: (1) inibidores da ECA que contêm sulfidrila, estruturalmente relacionados ao captopril; (2) inibidores da ECA que contêm dicarboxila, estruturalmente relacionados ao enalapril (p. ex., lisinopril, benazepril, quinapril, moexipril, ramipril, trandolapril, perindopril); e (3) inibidores da ECA que contêm fósforo, estruturalmente relacionados ao fosinopril. Muitos inibidores da ECA são pró-fármacos que contêm éster, 100 a 1.000 vezes menos potentes que as moléculas ativas, mas que possuem melhor biodisponibilidade oral. Com exceção do fosinopril e do espirapril (que possuem eliminação hepática e renal equilibradas), os inibidores da ECA são depurados predominantemente pelo rim. O comprometimento da função renal diminui significativamente a depuração plasmática da maioria dos inibidores da ECA, devendo-se reduzir a dose desses fármacos em pacientes com comprometimento renal.

Todos os inibidores da ECA bloqueiam a conversão de AngI em AngII e possuem indicações terapêuticas, perfis de efeitos adversos e contraindicações semelhantes. Como a hipertensão requer um tratamento prolongado, as questões sobre qualidade de vida são importantes ao comparar os fármacos anti-hipertensivos. Os inibidores da ECA apresentam distribuição muito variada nos tecidos e é possível que esta diferença possa ser explorada na inibição de algum SRA local (tecidual) enquanto deixa outros SRAs relativamente intactos.

Captopril. O captopril é um potente inibidor da ECA com K_i de 1,7 nM. Administrado via oral, sofre rápida absorção e possui biodisponibilidade de aproximadamente 75%. A biodisponibilidade é reduzida em 25 a 30% com alimentos. As concentrações plasmáticas máximas são alcançadas em 1 hora, e o fármaco é depurado rapidamente, com meia-vida de cerca de 2 horas. A maior parte é eliminada na urina, 40 a 50% na forma de captopril, e o restante na forma de dímeros de dissulfeto de captopril e dissulfeto de captopril-cisteína. A dose oral de captopril varia de 6,25 a 150 mg, 2 a 3 vezes/dia, e as doses de 6,25 mg, 3 vezes/dia, ou de 25 mg, 2 vezes/dia, mostram-se apropriadas para o início da terapia no tratamento da insuficiência cardíaca ou da hipertensão, respectivamente.

Enalapril. O maleato de enalapril é um pró-fármaco hidrolisado por esterases no fígado, produzindo o enalaprilato. O enalaprilato é um inibidor altamente potente da ECA, com K_i de 0,2 nM. O enalapril sofre rápida absorção e tem uma biodisponibilidade oral de aproximadamente 60% (que não é reduzida pela presença de alimento). Embora suas concentrações plasmáticas máximas sejam alcançadas em 1 hora, as concentrações máximas do enalaprilato ocorrem apenas depois de 3 a 4 horas. O enalapril apresenta meia-vida de cerca de 1,3 horas, enquanto o enalaprilato, em função de sua forte ligação à ECA, tem uma meia-vida plasmática de cerca de 11 horas. A eliminação é feita pelos rins na forma de enalapril inalterado ou enalaprilato. A dose oral de enalapril varia de 2,5 a 40 mg/dia, e as doses de 2,5 e 5 mg/dia mostram-se apropriadas para iniciar o tratamento da insuficiência cardíaca e da hipertensão, respectivamente.

Enalaprilato. O enalaprilato não é absorvido por via oral, porém está disponível para administração intravenosa quando a terapia oral não é apropriada. Para pacientes hipertensos, a dose é de 0,625 a 1,25 mg IV, durante 5 minutos. Essa dose pode ser repetida a cada 6 horas.

Lisinopril. O lisinopril é o análogo lisina do enalaprilato; ao contrário do enalapril, o lisinopril é ativo. Ele sofre absorção lenta e incompleta (cerca de 30%) após administração oral (que não é reduzida pela presença de alimento); as concentrações máximas no plasma são alcançadas em cerca de 7 horas. O fármaco é depurado na forma intacta pelo rim, e a sua meia-vida plasmática é de aproximadamente 12 horas. O lisinopril não se acumula nos tecidos. A administração oral varia de 5 a 40 mg/dia (em dose única ou fracionada), e as de 5 e 10 mg/dia são apropriadas para a terapia inicial da insuficiência cardíaca e da hipertensão, respectivamente. É recomendada uma dose diária de 2,5 mg e supervisão médica para pacientes com insuficiência cardíaca que apresentam hiponatremia ou comprometimento renal.

Benazepril. A clivagem do grupo éster por esterases hepáticas transforma o benazepril, um pró-fármaco, em benazeprilato. O benazepril sofre absorção rápida, porém incompleta (37%) após administração oral (que é reduzida apenas ligeiramente pela presença de alimento). O benazepril é metabolizado à benazeprilato e aos conjugados glicuronídeos de benazepril e benazeprilato, que são excretados tanto na urina quanto na bile; as concentrações máximas de benazepril e de benazeprilato no plasma são alcançadas em 0,5 a 1 hora e em 1 a 2 horas, respectivamente. O benazeprilato apresenta meia-vida plasmática de 10 a 11 horas. Com exceção dos pulmões, o benazeprilato não se acumula nos tecidos. A administração oral de benazepril varia de 5 a 80 mg/dia (em dose única ou fracionada).

Fosinopril. A clivagem do grupo éster por esterases hepáticas transforma o fosinopril em fosinoprilato. O fosinopril sofre absorção lenta e incompleta (36%) após administração oral (cuja taxa, mas não extensão, é reduzida pela presença de alimento). O fosinopril é, em grande parte, metabolizado a fosinoprilato (75%) e ao conjugado glicuronídeo de fosinoprilato. Ambos são excretados tanto na urina quanto na bile, e as concentrações máximas de fosinoprilato no plasma são alcançadas em aproximadamente 3 horas. O fosinoprilato apresenta meia-vida plasmática efetiva de cerca de 11,5 horas, e sua depuração não é significativamente alterada na presença de comprometimento renal. A administração oral de fosinopril varia de 10 a 80 mg/dia (em dose única ou fracionada). A dose inicial é reduzida para 5 mg/dia em pacientes com depleção de Na^+ ou de água, ou com insuficiência renal.

Trandolapril. Uma dose oral de trandolapril é absorvida sem redução por alimento e produz níveis plasmáticos de trandolapril (biodisponibilidade de 10%) e trandolaprilato (biodisponibilidade de 70%). O trandolaprilato é cerca de 8 vezes mais potente do que o trandolapril como inibidor da ECA. O trandolapril é metabolizado a trandolaprilato e a metabólitos inativos que são recuperados na urina (33%, principalmente na forma de trandolaprilato) e nas fezes (66%). O trandolaprilato exibe uma cinética de eliminação bifásica, com meia-vida inicial de aproximadamente 10 horas (o principal componente de eliminação), seguida de uma meia-vida mais prolongada (por causa da dissociação lenta do trandolaprilato da ECA tecidual). As insuficiências renal e hepática resultam na diminuição da depuração plasmática do trandolaprilato. A administração oral varia de 1 a 8 mg/dia (em dose única ou fracionada).

 A dose inicial é de 0,5 mg para pacientes em uso de diurético ou que apresentem comprometimento renal e 2 mg para afro-americanos.

Quinapril. A clivagem do grupo éster por esterases hepáticas transforma o quinapril, um pró-fármaco, em quinaprilato. O quinapril é rapidamente absorvido (as concentrações máximas são atingidas em 1 hora), e sua taxa de absorção oral (60%), mas não sua extensão, pode ser reduzida pela presença de alimento (máximo atrasado). O quinaprilato e outros metabólitos de menor importância do quinaprilato são excretados tanto na urina (61%) quanto nas fezes (37%). A conversão do quinapril em quinaprilato encontra-se diminuída em pacientes com redução da função hepática. A meia-vida inicial do quinaprilato é de aproximadamente 2 horas; a meia-vida terminal prolongada, de cerca de 25 horas, pode ser decorrente de uma ligação de alta afinidade à ECA tecidual. A administração oral de quinapril varia de 5 a 80 mg/dia.

Ramipril. A clivagem do grupo éster por esterases hepáticas transforma o ramipril em ramiprilato, um inibidor da ECA que, *in vitro*, é quase tão potente quanto o benazeprilato e o quinaprilato. Ele é rapidamente absorvido (as concentrações máximas são alcançadas em 1 hora), e a taxa, mas não a extensão, de sua absorção oral (50-60%) é reduzida pela presença de alimento. O ramipril é metabolizado a ramiprilato e a metabólitos inativos, que são excretados predominantemente pelo rim. O ramiprilato exibe uma cinética de eliminação trifásica, com meias-vidas de 2 a 4 horas, de 9 a 18 horas e mais de 50 horas. Essa eliminação trifásica deve-se à extensa distribuição do fármaco por todos os tecidos (meia-vida inicial), à depuração do ramiprilato livre do plasma (meia-vida intermediária) e à dissociação do ramiprilato da ECA tecidual (meia-vida terminal longa). A administração oral de ramipril varia de 1,25 a 20 mg/dia (em dose única ou fracionada).

Moexipril. O moexipril é outro pró-fármaco cuja atividade anti-hipertensiva é quase totalmente decorrente de seu metabólito desesterificado, o moexiprilato. O moexipril sofre absorção incompleta, com biodisponibilidade de aproximadamente 13% na forma de moexiprilato. A biodisponibilidade é acentuadamente reduzida pela presença de alimento. A meia-vida de eliminação varia entre 2 e 12 horas. A dosagem recomendada varia de 7,5 a 30 mg/dia, (dose única ou fracionadas). A posologia deve ser reduzida à metade para pacientes que usam diuréticos ou que apresentam comprometimento renal.

Perindopril. O perindopril erbumina é um pró-fármaco, e 30 a 50% do perindopril sistemicamente disponível são transformados em perindoprilato por esterases hepáticas. Embora sua biodisponibilidade oral (75%) não seja afetada pelo alimento, a do perindoprilato é reduzida em aproximadamente 35%. O perindopril é metabolizado a perindoprilato e a metabólitos inativos, que são excretados predominantemente pelo rim. O perindoprilato exibe uma cinética de eliminação bifásica, com meias-vidas de 3 a 10 horas (o principal componente da eliminação) e de 30 a 120 horas (por causa da dissociação lenta do perindoprilato da ECA tecidual). A administração oral varia de 2 a 16 mg/dia (em dose única ou fracionada).

USOS TERAPÊUTICOS DOS INIBIDORES DA ECA. Os fármacos que interferem no SRA desempenham um papel de destaque no tratamento da doença cardiovascular, a principal causa de mortalidade nas sociedades modernas.

Inibidores da ECA na hipertensão. A inibição da ECA diminui a resistência vascular sistêmica e as pressões arteriais média, diastólica e sistólica em diversos estados hipertensivos, exceto quando a pressão arterial elevada é causada por aldosteronismo primário (Capítulo 27). A alteração inicial da pressão arterial tende a estar positivamente correlacionada à atividade da renina plasmática (ARP) e os níveis plasmáticos de AngII antes do tratamento. A queda prolongada da pressão arterial sistêmica observada em indivíduos hipertensos tratados com inibidores da ECA é acompanhada por um desvio da curva de pressão renal-natriurese para a esquerda (Figura 26-6) e de uma redução da resistência periférica total, com participação variável de diferentes leitos vasculares. O rim constitui uma notável exceção: como os vasos renais são excepcionalmente sensíveis às ações vasoconstritoras da AngII, os inibidores da ECA aumentam o fluxo sanguíneo por meio da vasodilatação das arteríolas aferentes e eferentes. Ocorre aumento do fluxo sanguíneo renal sem aumento da TFG; assim, a fração de filtração é reduzida.

Os inibidores da ECA provocam dilatação arteriolar sistêmica e aumentam a complacência das artérias de grande calibre, contribuindo para uma redução da pressão sistólica. Em pacientes com hipertensão não complicada, a função cardíaca geralmente está pouco alterada, embora o volume sistólico e o débito cardíaco possam aumentar ligeiramente com o tratamento contínuo. A função dos barorreceptores e os reflexos cardiovasculares não estão comprometidos, e verifica-se pouca alteração nas respostas a mudanças posturais e ao exercício. Mesmo quando se obtém uma redução considerável da pressão arterial, a frequência cardíaca e as concentrações plasmáticas de catecolaminas em geral aumentam apenas ligeiramente, quando o fazem. Isso reflete talvez uma alteração da função barorreceptora, com aumento da complacência arterial e perda da influência tônica normal da AngII sobre o sistema nervoso simpático.

A secreção de aldosterona é reduzida, mas não gravemente comprometida, pelos inibidores da ECA. A secreção de aldosterona é mantida em níveis adequados por outros estímulos esteroidogênicos, como o ACTH e o K^+. A retenção excessiva de K^+ é observada nos pacientes que fazem uso de K^+ suplementar, naqueles com comprometimento renal ou em indivíduos em uso de outras medicações que reduzem a excreção de K^+.

Isoladamente, os inibidores da ECA normalizam a pressão arterial em cerca de 50% dos pacientes com hipertensão leve a moderada. Em 90% dos indivíduos com hipertensão leve a moderada, obtém-se um controle por meio da combinação de um inibidor da ECA com um bloqueador dos canais de Ca^{2+}, um bloqueador dos receptores β-adrenérgicos ou um diurético. Vários inibidores da ECA são comercializados em combinações de doses fixas com um diurético tiazídico ou bloqueador do canal de Ca^{2+} para o manejo da hipertensão.

Inibidores da ECA na disfunção sistólica ventricular esquerda. A não ser que sejam contraindicados, os inibidores da ECA devem ser administrados a todos os pacientes com comprometimento da função sistólica ventricular esquerda, tanto na presença quanto na ausência de sintomas de insuficiência cardíaca franca (Capítulo 28). A inibição da ECA em pacientes com disfunção sistólica impede ou retarda a progressão da insuficiência cardíaca, reduz a incidência de morte súbita e infarto do miocárdio, diminui a hospitalização e melhora a qualidade de vida.

A inibição da ECA costuma reduzir a pós-carga e a tensão da parede sistólica, e tanto o débito quanto o índice cardíaco aumentam. Na disfunção sistólica, a AngII diminui a complacência arterial, sendo esse efeito revertido por meio da inibição da ECA. Em geral, ocorre redução da frequência cardíaca. A pressão arterial sistêmica cai, algumas vezes de modo acentuado no início; entretanto, tende a retornar aos níveis iniciais. A resistência vascular renal cai abruptamente, e verifica-se um aumento no fluxo sanguíneo renal. Ocorre natriurese em consequência da melhora da hemodinâmica renal, do estímulo reduzido para a secreção de aldosterona pela AngII e dos seus efeitos diretos diminuídos sobre o rim. Ocorre contração do volume excessivo de líquidos corporais, reduzindo o retorno venoso para o lado direito do coração. Verifica-se uma redução adicional devido à venodilatação e ao aumento da capacidade do leito venoso.

A resposta aos inibidores da ECA também envolve reduções da pressão arterial pulmonar, da pressão capilar pulmonar em cunha e dos volumes de enchimento e pressões do átrio esquerdo e ventrículo esquerdo. O melhor desempenho hemodinâmico resulta em aumento da tolerância ao exercício e supressão do sistema nervoso simpático. Em geral, os fluxos sanguíneos cerebral e coronário são bem mantidos, mesmo quando ocorre redução da pressão arterial sistêmica. Na insuficiência cardíaca, os inibidores da ECA reduzem a dilatação ventricular e tendem a restaurar a forma elíptica normal do coração. Os inibidores da ECA podem reverter a remodelagem ventricular pelas alterações na pré-carga/pós-carga ao evitar os efeitos da AngII sobre o crescimento dos miócitos e ao atenuar a fibrose cardíaca induzida por ela e pela aldosterona.

Inibidores da ECA no infarto agudo do miocárdio. Os efeitos benéficos dos inibidores da ECA no infarto agudo do miocárdio são particularmente significativos nos pacientes hipertensos e diabéticos (Capítulo 27). A não ser que estejam contraindicados (p. ex., choque cardiogênico ou hipotensão grave), os inibidores da ECA devem ser iniciados imediatamente durante a fase aguda do infarto do miocárdio e podem ser administrados juntamente com agentes trombolíticos, ácido acetilsalicílico e antagonistas dos receptores β-adrenérgicos. Em pacientes de alto risco (p. ex., infarto de grandes proporções, disfunção ventricular sistólica), os inibidores da ECA devem ser mantidos a longo prazo.

Inibidores da ECA em pacientes com alto risco de eventos cardiovasculares. Os indivíduos com alto risco de eventos cardiovasculares beneficiam-se consideravelmente do tratamento com inibidores da ECA. A inibição da ECA diminuiu significativamente a taxa de infarto do miocárdio, acidente vascular encefálico e morte. Em indivíduos com coronariopatia, mas sem insuficiência cardíaca, a inibição da ECA reduziu a morte por doença cardiovascular e o infarto do miocárdio.

Inibidores da ECA no diabetes melito e na insuficiência renal crônica. O diabetes melito constitui a principal causa de doença renal. Em pacientes com diabetes melito tipo 1 e nefropatia diabética, o captopril impede ou retarda a progressão da doença renal. A proteção renal no diabetes tipo 1, definida por alterações na excreção de albumina, também é observada com o lisinopril. Os efeitos renoprotetores dos inibidores da ECA no diabetes tipo 1 são, em parte, independentes da redução da pressão arterial. Além disso, os inibidores da ECA podem diminuir a progressão da retinopatia em pacientes com diabetes tipo 1 e atenuar a progressão da insuficiência renal em indivíduos com uma variedade de nefropatias não diabéticas.

Vários mecanismos participam na proteção renal proporcionada pelos inibidores da ECA. A elevação da pressão capilar glomerular provoca lesão glomerular, e os inibidores da ECA reduzem esse parâmetro ao diminuir a pressão arterial e ao dilatar as arteríolas eferentes renais. Os inibidores da ECA aumentam a seletividade da permeabilidade da membrana de filtração, diminuindo, assim, a exposição do mesângio a peptídeo e a fatores proteináceos passíveis de estimular a proliferação das células mesangiais e a produção de matriz, dois processos que contribuem para a expansão do mesângio na nefropatia diabética. Como a AngII é um fator de crescimento, a redução dos seus níveis intrarrenais pode atenuar ainda mais o crescimento das células mesangiais e a produção de matriz.

EFEITOS ADVERSOS DOS INIBIDORES DA ECA

Em geral, esses fármacos são tolerados de modo satisfatório. Eles não alteram as concentrações plasmáticas de ácido úrico ou de Ca^{2+} e podem melhorar a sensibilidade à insulina em pacientes com resistência a esta e diminuir os níveis de colesterol e de lipoproteína(a) na doença renal com proteinúria.

Hipotensão. Pode ocorrer uma queda abrupta da pressão arterial após a primeira dose de um inibidor da ECA em indivíduos com ARP elevada. Deve-se ter muita cautela nos pacientes com depleção de sal, usando múltiplos agentes anti-hipertensivos e nos portadores de insuficiência cardíaca congestiva.

Tosse. Em 5 a 20% dos pacientes, os inibidores da ECA induzem tosse seca e incômoda; mediada pelo acúmulo de bradicinina, substância P e/ou prostaglandinas nos pulmões. O antagonismo do tromboxano, o ácido acetilsalicílico e a suplementação de ferro reduzem a tosse induzida por inibidores da ECA. Em alguns casos, a redução da dose ou troca do inibidor da ECA para um BRA é eficiente. Quando os inibidores da ECA são interrompidos, a tosse desaparece geralmente em quatro dias.

Hiperpotassemia. Os inibidores da ECA podem causar hiperpotassemia em pacientes com insuficiência renal ou diabetes, bem como naqueles em uso de diuréticos poupadores de K^+, suplementos de K^+, bloqueadores dos β-receptores ou AINEs.

Insuficiência renal aguda. A inibição da ECA pode induzir insuficiência renal aguda em pacientes com estenose bilateral da artéria renal, estenose da artéria em um único rim remanescente, insuficiência cardíaca ou depleção de volume devido à diarreia ou diuréticos.

Potencial fetopático. Os efeitos fetopáticos podem ser causados, em parte, pela hipotensão fetal. Uma vez diagnosticada a gravidez, é imperativo interromper o mais rápido possível os inibidores da ECA.

Exantema cutâneo. Em certas ocasiões, os inibidores da ECA provocam exantema maculopapular, que pode causar prurido, e pode desaparecer de modo espontâneo ou com anti-histamínicos.

Angioedema. Em 0,1 a 0,5% dos pacientes, os inibidores da ECA induzem rápido edema no nariz, na garganta, na boca, glote, laringe, lábios e/ou língua. Uma vez interrompida a administração de inibidores da ECA, o angioedema desaparece em poucas horas; durante esse período, as vias respiratórias do paciente devem ser protegidas, e, se necessário, devem-se administrar epinefrina, um anti-histamínico e/ou glicocorticoide. Embora raro, também foi relatado angioedema do intestino (angioedema visceral) caracterizado por vômitos, diarreia aquosa e dor abdominal.

Outros efeitos colaterais. Os efeitos colaterais muito raros, mas reversíveis, incluem *disgeusia* (alteração ou perda do paladar), *neutropenia* (os sintomas incluem dor de garganta e febre), *glicosúria* (perda de glicose na urina na ausência de hiperglicemia) e *hepatotoxicidade*.

Interações medicamentosas. Os antiácidos podem diminuir a biodisponibilidade dos inibidores da ECA; a capsaicina pode agravar a tosse induzida por eles; os AINEs, incluindo o ácido acetilsalicílico, podem reduzir a resposta anti-hipertensiva aos inibidores da ECA; e os diuréticos poupadores de K^+ e os suplementos de K^+ podem exacerbar a hiperpotassemia induzida por inibidores da ECA. Esses inibidores podem aumentar os níveis plasmáticos de digoxina e de lítio, bem como as reações de hipersensibilidade ao alopurinol.

ANTAGONISTAS NÃO PEPTÍDICOS DOS RECEPTORES DE ANGIOTENSINA II

EFEITOS FARMACOLÓGICOS. Os bloqueadores dos receptores de AngII ligam-se ao receptor AT_1 com alta afinidade e são mais de 10.000 vezes mais seletivos para o receptor AT_1 do que para o AT_2. Embora a ligação dos BRAs ao receptor AT_1 seja competitiva, a inibição das respostas biológicas à AngII pelos BRAs é, com frequência, insuperável (a resposta máxima à AngII não pode ser restaurada na presença do BRA, independentemente da concentração de AngII adicionada à preparação experimental).

Os BRAs inibem a maioria dos efeitos biológicos da AngII, incluindo: (1) contração do músculo liso vascular induzido pela AngII, (2) respostas pressoras rápidas, (3) respostas pressoras lentas, (4) sede, (5) liberação de vasopressina, (6) secreção de aldosterona, (7) liberação de catecolaminas pelas glândulas suprarrenais, (8) aumento da neurotransmissão noradrenérgica, (9) aumento do tônus simpático, (10) alterações da função renal e (11) hipertrofia e hiperplasia celulares.

Os BRAs possuem eficácia terapêutica equivalente aos inibidores da ECA? Apesar de ambas as classes de fármacos bloquearem o SRA, os BRAs diferem dos inibidores da ECA em vários aspectos importantes:

- *Os BRAs reduzem a ativação dos receptores AT_1 com mais eficiência do que os inibidores da ECA.* Os inibidores da ECA não inibem as vias alternativas de geração da AngII sem ECA. Como os BRAs bloqueiam o receptor AT_1, as ações da AngII por meio desses receptores são inibidas, independentemente da via bioquímica que leva à formação de AngII;
- *Os BRAs permitem a ativação dos receptores AT_2.* Os inibidores da ECA e os BRAs estimulam a liberação de renina; entretanto, no caso dos BRAs, esse efeito provoca um aumento de várias vezes nos níveis circulantes de AngII. Como os BRAs bloqueiam receptores AT_1, esses níveis aumentados de AngII estão disponíveis para ativar os receptores AT_2;
- *Os inibidores da ECA podem aumentar mais os níveis de Ang(1-7) do que os BRAs.* A ECA está envolvida na depuração da Ang(1-7), de modo que a inibição das ECA pode aumentar os níveis de Ang(1-7) mais acentuadamente do que os BRAs;
- *Os inibidores da ECA aumentam os níveis de vários substratos da ECA, incluindo a bradicinina e Ac-SDKP.*

Ainda não foi estabelecido se as diferenças farmacológicas entre os BRAs e os inibidores da ECA resultam ou não em diferenças significativas nos desfechos terapêuticos.

FARMACOLOGIA CLÍNICA

A biodisponibilidade oral dos BRAs é geralmente baixa (< 50%, à exceção do irbesartano, cuja biodisponibilidade é de 70%), enquanto a ligação às proteínas é alta (> 90%).

Candesartano cilexetila. O candesartano cilexetila é um pró-fármaco éster inativo, totalmente hidrolisado à forma ativa, o candesartano, durante a sua absorção pelo trato gastrintestinal. A meia-vida plasmática é de cerca de 9 horas.

A depuração plasmática do candesartano ocorre por eliminação renal (33%) e excreção biliar (67%). O candesartano cilexetila deve ser administrado por via oral, 1 ou 2 vezes/dia, até uma dose diária total de 4 a 32 mg.

Eprosartano. São obtidos níveis plasmáticos máximos em 1 a 2 horas após administração oral do eprosartano, e a meia-vida plasmática varia de 5 a 9 horas. O eprosartano é metabolizado, em parte, ao conjugado glicuronídeo. A depuração é feita por meio da eliminação renal e da excreção biliar. A depuração plasmática do eprosartano é afetada pelas insuficiências renal e hepática. A dose recomendada de eprosartano é de 400 a 800 mg/dia, em 1 ou 2 vezes.

Irbesartano. A meia-vida é de 11 a 15 horas. O irbesartano é metabolizado, em parte, ao conjugado glicuronídeo, sendo o composto original e seu conjugado glicuronídeo depurados por eliminação renal (20%) e excreção biliar (80%). A depuração plasmática do irbesartano não é afetada pela insuficiência renal ou hepática leve a moderada. A dose oral de irbesartano é de 150 a 300 mg, 1 vez/dia.

Losartano. Aproximadamente, 14% de uma dose oral de losartano são convertidos pela CYP2C9 e CYP3A4 ao metabólito ácido 5-carboxílico, EXP 3174, que é mais potente do que o losartano como antagonista dos receptores AT_1. As meias-vidas plasmáticas do losartano e do EXP3174 são, respectivamente, de 2,5 e de 6 a 9 horas. A depuração plasmática do losartano e do EXP 3174 ocorre por depuração renal e hepática (metabolismo e excreção biliar) e é afetada pela presença de insuficiência hepática, mas não pela renal. O losartano deve ser administrado via oral, 1 ou 2 vezes/dia, até uma dose diária total de 25 a 100 mg. O losartano é um antagonista competitivo do receptor de tromboxano A_2, atenuando a agregação plaquetária. Além disso, o EXP 3179, um metabólito ativo do losartano, sem efeitos no receptor da angiotensina, reduz a suprarregulação do mRNA da COX-2 e a geração de prostaglandinas dependente da COX.

Olmesartano medoxomila. O olmesartano medoxomila é um pró-fármaco éster inativo, totalmente hidrolisado à forma ativa, o olmesartano, durante sua absorção pelo trato gastrintestinal. A meia-vida plasmática é 10 a 15 horas. A depuração plasmática do olmesartano ocorre por eliminação renal e excreção biliar. Embora a ocorrência de comprometimento renal e doença hepática diminuam a depuração plasmática do olmesartano, não há necessidade de ajuste posológico em pacientes com comprometimento renal ou hepático leve a moderado. A dose oral do olmesartano medoxomila é de 20 a 40 mg, 1 vez/dia.

Telmisartano. A meia-vida plasmática é de cerca de 24 horas. O telmisartano é depurado da circulação principalmente por secreção biliar do fármaco intacto. A depuração plasmática do telmisartano é afetada pela insuficiência hepática, mas não pela insuficiência renal. A dose oral recomendada é de 40 a 80 mg, 1 vez/dia.

Valsartano. A meia-vida plasmática é de cerca de 9 horas. A presença de alimento diminui acentuadamente a absorção. O valsartano é depurado da circulação pelo fígado (cerca de 70% da depuração total). A depuração plasmática do valsartano é afetada pela insuficiência hepática, mas não pela renal. A dose oral de valsartano é de 80 a 320 mg, 1 vez/dia.

Azilsartano medoxomila. É um pró-fármaco que é hidrolizado no trato GI ao fármaco ativo azilsartano. Está disponível em doses únicas diárias de 40 e 80 mg. A biodisponibilidade do azilsartano é de aproximadamente 60% e não é afetada por alimento. A meia-vida de eliminação é de cerca de 11 horas. Ele é metabolizado principalmente pela CYP2C9 em metabólitos inativos. A eliminação do fármaco é feito 55% nas fezes e 42% na urina. Não é necessário fazer ajustes de dose para pacientes idosos ou pacientes com comprometimento renal ou comprometimento hepático leve a moderado. A dose diária recomendada é 80 mg uma vez ao dia. Estão disponíveis associações em doses fixas de azilsartano medoxomila com o diurético clortalidona em comprimidos de 40/12,5 mg e 40/25 mg em doses únicas diárias.

Usos terapêuticos dos antagonistas dos receptores de AngII. Todos os BRAs são aprovados para o tratamento da hipertensão. Além disso, o irbesartano e o losartano são aprovados para a nefropatia diabética, o losartano está aprovado para profilaxia do acidente vascular encefálico, e o valsartano, para pacientes com insuficiência cardíaca e para a redução da mortalidade cardiovascular em pacientes clinicamente estáveis com insuficiência ventricular esquerda ou disfunção ventricular esquerda após o infarto do miocárdio. A eficácia dos BRAs na redução da pressão arterial é comparável àquela dos inibidores da ECA e de outros anti-hipertensivos estabelecidos, com um perfil favorável de efeitos adversos. Os BRAs também estão disponíveis em combinações de dose fixa com hidroclorotiazida e anlodipino (Capítulos 27 e 28).

As recomendações atuais consistem em utilizar os inibidores da ECA como agentes de primeira linha para o tratamento da insuficiência cardíaca e reservar os BRAs para o tratamento da insuficiência cardíaca em pacientes que não podem tolerar os inibidores da ECA ou que apresentam uma resposta insatisfatória a esses fármacos. Existem evidências divergentes sobre a conveniência em combinar um BRA com um inibidor da ECA no tratamento de pacientes com insuficiência cardíaca.

Os BRAs são renoprotetores no diabetes melito tipo 2, em parte graças aos mecanismos independentes da pressão arterial. Muitos especialistas atualmente os consideram, os fármacos de escolha para a proteção renal de pacientes diabéticos.

Efeitos adversos. Em geral, os BRAs são bem tolerados. A incidência de angioedema e tosse com o seu uso é muito menor do que àquela observada com inibidores da ECA. Os BRAs possuem potencial teratogênico e devem ser interrompidos durante a gravidez. Em pacientes cuja pressão sanguínea ou função renal dependem muito do

SRA (p. ex., estenose da artéria renal), os BRAs podem provocar hipotensão, oligúria, azotemia progressiva ou insuficiência renal aguda. Eles podem causar hiperpotassemia em pacientes com doença renal ou naqueles em uso de suplementos de K^+ ou diuréticos poupadores de K^+. Existem relatos raros de anafilaxia, função hepática anormal, hepatite, neutropenia, leucopenia, agranulocitose, prurido, urticária, hiponatremia, alopecia e vasculite, incluindo a púrpura de Henoch-Schönlein.

INIBIDORES DIRETOS DA RENINA

Os IDRs são uma nova classe de fármacos anti-hipertensivos que inibem o SRA na etapa limitante, a renina. O angiotensinogênio é o único substrato específico para renina e sua conversão para AngI é uma etapa limitante para a geração dos componentes peptídicos. Alisquireno é o único IDR aprovado para uso clínico.

Efeitos farmacológicos. O alisquireno é um não peptídeo de baixo peso molecular e um potente inibidor competitivo da renina. Ele se liga ao local ativo da renina para bloquear a conversão do angiotensinogênio a AngI, assim reduzindo a produção de AngII (Figura 26-4). Ele tem uma afinidade 10.000 vezes maior para renina (IC_{50} ~0,6 nM) do que para qualquer outra peptidase aspártica. Em voluntários saudáveis, o alisquireno (40-640 mg/dia) induz uma redução dependente da dose na pressão sanguínea, reduz os níveis de APR e AngI e AngII, mas aumenta a concentração plasmática da renina em 16 a 34 vezes por causa da perda da retroalimentação negativa da alça curta pela AngII. Ele também reduz os níveis plasmáticos e urinários da aldosterona e potencializa a natriurese.

Farmacologia clínica. O alisquireno é recomendado como uma dose oral única de 150 ou 300 mg/dia. A sua biodisponibilidade é baixa (cerca de 2,5%), mas sua alta afinidade e potência compensam a baixa biodisponibilidade. As concentrações plasmáticas máximas são alcançadas em 3 a 6 horas. A meia-vida é de 20 a 45 horas; o estado de equilíbrio no plasma é alcançado em 5 a 8 dias. O alisquireno é um substrato para a P-glicoproteína (Pgp), responsável pela baixa absorção. As refeições com alto teor de gordura reduzem a absorção do alisquireno. A eliminação ocorre principalmente como fármaco inalterado nas fezes. Cerca de 25% da dose absorvida aparecem na urina como o fármaco original. Ele é bem tolerado na população de idosos, em pacientes com doença hepática e insuficiência renal e pacientes com diabetes tipo 2.

Usos terapêuticos do alisquireno na hipertensão. O alisquireno é um agente anti-hipertensivo eficiente que induz significativas reduções dependentes de dose na pressão sanguínea (75-300 mg). Ele é tão eficiente quanto os inibidores da ECA (ramipril), BRAs (losartano, irbesartano, valsartano) e hidroclorotiazida (HCTZ) na redução da pressão sanguínea em pacientes com hipertensão leve a moderada. O alisquireno é tão eficiente quanto o lisinopril na redução da pressão arterial em pacientes com hipertensão grave. A meia-vida longa deste fármaco permite que seus efeitos anti-hipertensivos durem vários dias após o término da terapia.

Vários estudos indicam que o efeito do alisquireno combinado com inibidores da ECA, BRA e HCTZ é aditivo na redução da pressão arterial sistólica e diastólica do que qualquer um dos fármacos sozinhos. A APR é inibida pelo alisquireno, mas elevada de forma significativa com ramipril, irbesartano e HCTZ (Quadro 26-1). A coadministração de alisquireno com ramipril, irbesartano ou HCTZ neutraliza o aumento na APR para os valores iniciais. Como os níveis plasmáticos da renina possuem relação com a capacidade de gerar AngII, a capacidade do alisquireno em neutralizar a renina plasmática na terapia combinada pode contribuir para um melhor controle da pressão arterial do que a monoterapia. A terapia combinada de alisquireno com inibidores da ECA ou BRAs é contraindicada em pacientes com diabetes ou comprometimento renal. Existem combinações de dose fixa de alisquireno/HCTZ, alisquireno e o bloqueador do canal de Ca^{2+} mesilato de anlodipino e alisquireno/HCTZ/besilato de anlodipino disponíveis para a terapia anti-hipertensiva.

O alisquireno é um eficiente agente anti-hipertensivo bem tolerado na monoterapia e na terapia combinada. Ele tem efeitos cardioprotetores e renoprotetores na terapia combinada. A capacidade do alisquireno em inibir APR aumentada causada pelos inibidores da ECA e BRAs teoricamente fornece um bloqueio mais abrangente do SRA e pode limitar a ativação do SRA local (tecidual) (Quadro 26-1). Estão em andamento estudos para determinar se o alisquireno fornece uma melhor proteção contra o dano ao órgão-alvo nas doenças cardiovascular e renal.

Ele é recomendado para pacientes que são intolerantes a outras terapias anti-hipertensivas ou para uso combinado com outros fármacos para maior controle da pressão arterial.

Eventos adversos. O alisquireno é bem tolerado e os efeitos adversos são suaves ou comparáveis ao placebo sem diferença de sexo. Os efeitos adversos incluem leves sintomas gastrintestinais, como diarreia observada com altas doses (600 mg/dia), dor abdominal, dispepsia e refluxo gastresofágico; dor de cabeça, nasofaringite, tontura, fadiga, infecção do trato respiratório superior, dor nas costas, angioedema e tosse (muito menos comum do que com os inibidores da ECA). Outros efeitos adversos relatados para o alisquireno que eram levemente maiores comparados com o placebo incluem exantema, hipotensão, hiperpotassemia em pacientes diabéticos que recebiam a terapia combinada, elevação do ácido úrico, cálculos renais e gota. Como outros inibidores do SRA, ele não é recomendado na gravidez.

Interações medicamentosas. O alisquireno não interage com fármacos que, por sua vez, interagem com as CYPs. Ele reduz a absorção da furosemida em 50%. O irbesartano reduz a C_{max} do alisquireno em 50%. Os níveis plasmáticos desse fármaco são elevados por fármacos, como cetoconazol, atorvastatina e ciclosporina, que inibem a P-glicoproteína.

Quadro 26-1

Efeitos dos agentes anti-hipertensivos sobre os componentes do SRA

	INIBIDORES DIRETOS DA RENINA	INIBIDORES DA ECA	BRAs	DIURÉTICOS	BLOQUEADORES DO CANAL DE Ca^{2+}	β-BLOQUEA-DORES
CPR	↑	↑	↑	↑	↔ ou ↑	↓
APR	↓	↑	↑	↑	↔	↓
AngI	↓	↑	↑	↑	↔	↓
AngII	↓	↓	↔		↔	↓
ECA	↔	↓	↔			
Bradicinina	↔	↑	↑			
Receptores AT_1	↔	↔	inibição			
Receptores AT_2	↔	↔	estimulação			

CPR, concentração plasmática de renina; APR, atividade plasmática da renina; BRA, bloqueador do receptor de angiotensina.

A REDUÇÃO FARMACOLÓGICA DA PRESSÃO SANGUÍNEA ALTERA OS COMPONENTES DO SRA

O SRA responde a alterações na pressão arterial com alterações compensatórias (*ver* Figura 26-2). Assim, os agentes farmacológicos que reduzem a pressão arterial alteram as alças de retroalimentação que regulam o SRA e provocam alterações nos níveis e nas atividades dos componentes do sistema. Estas alterações estão resumidas no Quadro 26-1.

Para uma listagem bibliográfica completa, consulte ***As Bases Farmacológicas da Terapêutica de Goodman e Gilman***, 12ª edição.

Capítulo 27

Tratamento da isquemia miocárdica e da hipertensão

FISIOPATOLOGIA DA CARDIOPATIA ISQUÊMICA

A angina de peito, que constitui o principal sintoma da cardiopatia isquêmica, é causada por episódios transitórios de isquemia miocárdica, devidos a um desequilíbrio na relação entre o suprimento e a demanda de oxigênio do miocárdio que pode ser produzido por um aumento nessa demanda ou por uma diminuição no suprimento de oxigênio do miocárdio ou, às vezes, por ambos (Figura 27-1). A angina típica é percebida como desconforto subesternal compressivo e pesado (raramente descrito como "dor"), que frequentemente se irradia para o ombro esquerdo, para a face flexora do braço esquerdo, para o maxilar ou para o epigástrio. Entretanto, uma minoria significativa de pacientes queixa-se de desconforto de localização ou de caráter diferentes. A isquemia miocárdica também pode ser *silenciosa,* com evidências de isquemia na eletrocardiografia, na ecocardiografia ou na imagem obtida por radionuclídeos, na ausência de sintomas.

Esta seção descreve os principais agentes farmacológicos utilizados no tratamento da angina: os nitrovasodilatadores, os antagonistas dos receptores β-adrenérgicos e os antagonistas dos canais de Ca^{2+}. Estes agentes antianginosos melhoram o equilíbrio do fornecimento e a demanda de O_2 do miocárdio, aumentando o fornecimento ao dilatar a vasculatura coronariana e/ou reduzindo a demanda ao diminuir o trabalho cardíaco (Figura 27-1).

Os fármacos utilizados na angina típica atuam principalmente ao reduzir a demanda de O_2 do miocárdio por meio da redução da frequência cardíaca, da contratilidade do miocárdio e/ou da tensão da parede ventricular. Em contrapartida, o principal objetivo terapêutico na angina instável é aumentar o fluxo sanguíneo do miocárdio; as estratégias incluem o uso de agentes antiplaquetários e da *heparina* para reduzir a trombose intracoronariana, frequentemente acompanhadas por esforços para restaurar o fluxo por meios mecânicos, incluindo intervenções coronarianas percutâneas usando *stents* coronarianos ou (mais raro), cirurgia de revascularização de emergência. Na angina variante ou de Prinzmetal, o principal objetivo terapêutico é evitar o vasospasmo coronariano.

NITRATOS ORGÂNICOS

Estes agentes são pró-fármacos que servem como fonte de óxido nítrico (NO) (Quadro 27-1)

Os nitratos orgânicos são ésteres polióis do ácido nítrico, enquanto os nitritos orgânicos são ésteres do ácido nitroso. Os ésteres de nitrato (—C—O—NO_2) e os ésteres de nitrito (—C—O—NO) caracterizam-se por uma sequência de carbono-oxigênio-nitrogênio. Os nitratos orgânicos de baixo peso molecular (tais como a nitroglicerina) são líquidos oleosos moderadamente voláteis, enquanto os ésteres de nitrato de alto peso molecular (p. ex., tetranitrato de eritritila, dinitrato de isossorbida e mononitrato de isossorbida) são sólidos. Os nitratos e os nitritos orgânicos, que são denominados, em conjunto, *nitrovasodilatadores*, devem ser metabolizados (reduzidos) para produzir NO gasoso, o princípio ativo dessa classe de compostos. O gás de óxido nítrico também pode ser administrado diretamente por inalação.

PROPRIEDADES FARMACOLÓGICAS

Mecanismo de ação. Os nitritos, os nitratos orgânicos, os compostos nitrosos e uma variedade de outras substâncias que contêm óxido de nitrogênio (incluindo o *nitroprusseto*) são basicamente fontes externas de NO. O NO pode ativar a guanilato-ciclase e aumentar os níveis celulares de GMP cíclico, que ativa a PKG e pode modular as atividades das nucleotídeo cíclico fosfodiesterases (PDE 2, 3 e 5) em uma variedade de tipos de células. No músculo liso, o resultado final consiste em ativação fosforilativa da fosfatase da cadeia leve de miosina, redução da fosforilação da cadeia leve de miosina, diminuição da concentração de Ca^{2+} no citosol e relaxamento. Os efeitos farmacológicos e bioquímicos dos nitrovasodilatadores parecem ser idênticos aos do FRDE (fator de relaxamento derivado do endotélio), que atualmente sabemos ser o NO. Esta via mediada pelo NO leva ao relaxamento do músculo liso na vasculatura, brônquios e trato GI e a inibição da agregação plaquetária. O Capítulo 3 apresenta detalhes da biossíntese e ação do NO.

Efeitos cardiovasculares; efeitos hemodinâmicos. A nitroglicerina em baixas concentrações dilata preferencialmente mais as veias do que as arteríolas. Essa venodilatação diminui o retorno venoso, levando a uma redução no tamanho das câmaras ventriculares esquerda e direita e as pressões diastólicas finais, enquanto ocorre pouca

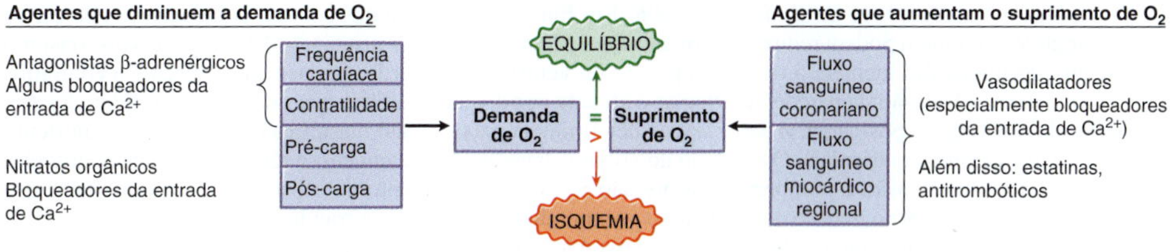

Figura 27-1 *Modificação farmacológica dos principais determinantes do suprimento de O_2 do miocárdio.* Ocorre um episódio isquêmico quando as necessidades de O_2 do miocárdio ultrapassam o suprimento de O_2. A figura mostra os principais locais hemodinâmicos de ação dos agentes farmacológicos capazes de reduzir a demanda de O_2 (*à esquerda*) ou de aumentar o seu suprimento (*à direita*). Algumas classes de agentes exercem múltiplos efeitos. O uso de *stent*, a angioplastia e a cirurgia de derivação da artéria coronária constituem intervenções mecânicas que aumentam o suprimento de O_2. Tanto a farmacoterapia quanto a mecanoterapia procuram restaurar o equilíbrio dinâmico entre a demanda e o suprimento de O_2.

alteração na resistência vascular sistêmica. A pressão arterial sistêmica pode cair de forma sutil, e a frequência cardíaca permanece inalterada ou pode sofrer ligeira elevação em resposta a uma redução da pressão arterial. A resistência vascular pulmonar e o débito cardíaco estão ligeiramente reduzidos. As doses de nitroglicerina que não alteram a pressão arterial sistêmica ainda podem produzir dilatação arteriolar na face e no pescoço, resultando em rubor ou dilatação dos vasos arteriais meníngeos, causando cefaleia.

Os nitratos orgânicos em doses mais altas causam maior acúmulo venoso e também podem diminuir a resistência arteriolar, reduzindo, assim, a pressão arterial sistólica e diastólica, bem como o débito cardíaco, com consequente palidez, fraqueza, tontura e ativação dos reflexos simpáticos compensatórios. A taquicardia reflexa e a vasoconstrição arteriolar periférica tendem a restaurar a resistência vascular sistêmica, sendo esse processo superposto ao acúmulo venoso persistente. O fluxo sanguíneo coronariano pode aumentar transitoriamente em consequência de vasodilatação coronariana; todavia, pode diminuir se houver uma redução suficiente do débito cardíaco e da pressão arterial. Em pacientes que apresentam disfunção autônoma e incapacidade de aumentar o efluxo simpático, a queda da pressão arterial em decorrência da venodilatação produzida por nitratos não pode ser compensada. Nesses contextos clínicos, os nitratos podem reduzir significativamente a pressão arterial e a pressão de perfusão coronariana, produzindo hipotensão potencialmente fatal e agravando até mesmo a angina. A terapia apropriada para pacientes com angina ortostática e artérias coronárias normais consiste em corrigir a hipotensão ortostática ao expandir o volume (*fludrocortisona* e dieta com alto teor de sódio), ao impedir o acúmulo venoso com suportes elásticos ajustados e ao utilizar vasopressores orais cuidadosamente titulados. Uma vez que os pacientes que têm disfunção autônoma podem, em certas ocasiões, apresentar coronariopatia coexistente, é preciso definir a anatomia coronária antes de iniciar a terapia.

Efeitos sobre o fluxo sanguíneo coronariano. A isquemia do miocárdio representa um poderoso estímulo para a vasodilatação coronariana, e o fluxo sanguíneo regional é ajustado por mecanismos autorreguladores. Na presença de estenose aterosclerótica da artéria coronária, a isquemia distal à lesão estimula a vasodilatação; se a estenose for pronunciada, grande parte da capacidade de dilatação é utilizada para manter o fluxo sanguíneo em repouso e pode não ser possível a ocorrência de maior dilatação quando as demandas aumentam. Na presença de estenoses coronarianas significativas, verifica-se uma redução desproporcional do fluxo sanguíneo para as regiões subendocárdicas do coração, que estão sujeitas a compressão extravascular máxima durante a sístole; os nitratos orgânicos tendem a restaurar o fluxo sanguíneo para seu valor normal nessas regiões. É provável que os mecanismos hemodinâmicos responsáveis por esses efeitos produzam dilatação e impeçam a vasoconstrição dos grandes vasos epicárdicos, sem comprometer a autorregulação nos vasos de fino calibre, Um importante mecanismo indireto para o aumento preferencial do fluxo sanguíneo subendocárdico consiste na redução, induzida por nitroglicerina, das pressões sistólica e diastólica intracavitárias, que se opõem ao fluxo sanguíneo para o subendocárdio (ver a seguir).

Quadro 27-1

Nitratos orgânicos

NOMES GENÉRICOS	PREPARAÇÕES, DOSES HABITUAIS E VIAS DE ADMINISTRAÇÃO[a]	
Nitroglicerina (trinitrato de glicerila)	C: 0,3-0,6 mg, quando necessário A: 0,4 mg por aerossol, quando necessário Cp: 2,5-9 mg, 2-4 vezes/dia B: 1 mg, a cada 3-5 h	P: 2,5-5 cm, aplicação tópica na pele, a cada 4-8 h D: 1 disco (2,5-15 mg) para 12-16 h por dia IV: 10-20 μg/min; incrementos de 10 μg/min até uma dose máxima de 400 μg/min
Dinitrato de isossorbida	C: 2,5-10 mg a cada 2-3 h C(m): 5-10 mg a cada 2-3 h	C(o): 5-40 mg a cada 8 h Cp: 40-80 mg a cada 12 h
5-Mononitrato de isossorbida	Co: 10-40 mg 2 vezes/dia	Cp: 60-120 mg/dia

[a]B, comprimido bucal (transmucoso); Cp, cápsula ou comprimido de liberação prolongada; D, disco ou adesivo transdérmico; IV, injeção intravenosa; P, pomada; A, aerossol lingual; C, comprimido para uso sublingual; C(m), comprimido mastigável; C(o), comprimido ou cápsula oral.

Efeitos sobre as necessidades de O_2 do miocárdio. Em função de seus efeitos sobre a circulação sistêmica, os nitratos orgânicos também podem reduzir a demanda de O_2 do miocárdio. Os principais determinantes do consumo de oxigênio do miocárdio incluem a tensão na parede do ventrículo esquerdo, frequência cardíaca e a contratilidade do miocárdio. A tensão da parede ventricular é afetada por diversos fatores, que podem ser considerados nas categorias de pré-carga e pós-carga. A *pré-carga* é determinada pela pressão diastólica que distende o ventrículo (pressão diastólica final ventricular). O aumento do volume diastólico final aumenta a tensão da parede ventricular (pela lei de Laplace, a tensão é proporcional à pressão × o raio). O aumento da capacitância venosa com o uso de nitratos diminui o retorno venoso ao coração, o volume diastólico final ventricular e, portanto, o consumo de O_2. Outro benefício obtido com a redução da pré-carga é a elevação do gradiente de pressão para a perfusão por meio da parede ventricular, o que favorece a perfusão subendocárdica. A *pós-carga* é a impedância contra a qual o ventrículo deve ejetar. Na ausência de valvulopatia aórtica, a pós-carga está relacionada à resistência periférica. A diminuição da resistência arteriolar periférica reduz a pós-carga e, portanto, o trabalho e o consumo de O_2 do miocárdio.

Os nitratos orgânicos diminuem tanto a pré-carga quanto a pós-carga como resultado da dilatação respectiva dos vasos de capacitância venosos e de resistência arteriolares. Os nitratos orgânicos não parecem alterar significativamente o estado inotrópico ou cronotrópico do coração. Como os nitratos afetam vários dos determinantes primários da demanda de O_2 pelo miocárdio, seu efeito final consiste em diminuir o consumo de O_2 do miocárdio. O efeito dos nitrovasodilatadores na inibição da função plaquetária pode contribuir para sua eficácia antianginosa, embora este efeito pareça ser modesto.

Mecanismo de alívio dos sintomas da angina de peito. A capacidade dos nitratos em dilatar as artérias coronárias epicárdicas, mesmo em áreas de estenose aterosclerótica, é modesta, e a maioria das evidências continua favorecendo uma redução do trabalho miocárdico e, portanto, da demanda de O_2 do miocárdio como efeito primário na angina estável crônica. Paradoxalmente, os nitratos orgânicos em altas doses podem reduzir a pressão arterial a ponto de comprometer o fluxo coronariano; e também ocorrem taquicardia reflexa e aumento adrenérgico da contratilidade. Esses efeitos podem superar a ação benéfica dos fármacos sobre a demanda de O_2 do miocárdio, podendo agravar a isquemia. Além disso, a administração sublingual de nitroglicerina pode produzir bradicardia e hipotensão, provavelmente decorrentes da ativação do reflexo de Bezold-Jarisch.

OUTROS EFEITOS. Os nitrovasodilatadores atuam em quase todos os músculos lisos. Ocorre relaxamento do músculo liso brônquico, independentemente do tônus preexistente. Os músculos do trato biliar, incluindo os da vesícula biliar, dos ductos biliares e do esfíncter de Oddi, são efetivamente relaxados. O músculo liso do trato GI, incluindo o do esôfago, pode ser relaxado, e a sua motilidade espontânea pode ser reduzida por nitratos tanto *in vivo* quanto *in vitro*. O efeito pode ser transitório e incompleto *in vivo,* mas o "espasmo" anormal é frequentemente reduzido. De fato, muitas incidências de dor torácica e de "angina" atípicas decorrem de espasmo biliar ou esofágico, e este também pode ser aliviado por nitratos. De modo semelhante, os nitratos podem relaxar o músculo liso ureteral e uterino; todavia, a importância clínica dessas respostas é incerta.

ADME E PREPARAÇÕES

Nitroglicerina. Nos seres humanos, são observadas concentrações máximas de nitroglicerina no plasma em 4 minutos após sua administração sublingual; o fármaco tem meia-vida de 1 a 3 minutos. O início de ação da nitroglicerina pode ser ainda mais rápido se for administrada em aerossol sublingual, em vez de comprimidos sublinguais. Os metabólitos dinitrato de glicerila, que apresentam cerca de um décimo da potência vasodilatadora, parecem ter meias-vidas de aproximadamente 40 minutos.

Dinitrato de isossorbida. A principal via de metabolismo do dinitrato de isossorbida parece ser a desnitração enzimática, seguida de conjugação com glicuronídeo. A administração sublingual produz concentrações plasmáticas máximas do fármaco em 6 minutos, sendo rápida a queda da concentração (meia-vida de ~ 45 min). Os principais metabólitos iniciais, o 2-mononitrato de isossorbida e o 5-mononitrato de isossorbida, apresentam meias-vidas mais longas (3-6 h), e acredita-se que possam contribuir para a eficácia terapêutica do fármaco.

5-Mononitrato de isossorbida. Esse agente está disponível em forma de comprimidos. Não sofre metabolismo de primeira passagem significativo e apresenta uma excelente biodisponibilidade após administração oral. O mononitrato apresenta meia-vida mais longa que a do dinitrato de isossorbida e foi formulado como comprimido simples e como preparação de liberação prolongada; ambas as formas apresentam maior duração de ação do que as formas posológicas correspondentes do dinitrato de isossorbida.

NO inalado. O gás de óxido nítrico administrado por inalação parece exercer a maioria dos seus efeitos na vasculatura pulmonar; sistematicamente, interage com rapidez com grupos heme na hemoglobina no sangue. NO inalado é usado para tratar hipertensão pulmonar em recém-nascidos neonatos hipoxêmicos, em que foi demonstrado que o NO inalado reduz significativamente a morbidade e a mortalidade.

TOLERÂNCIA

Os nitratos orgânicos sublinguais devem ser ingeridos durante o ataque de angina ou antes da prática de exercício ou da ocorrência de estresse. Esse tratamento intermitente causa efeitos cardiovasculares reprodutíveis. Entretanto, a exposição frequentemente repetida ou contínua a altas doses de nitratos orgânicos leva a uma acentuada atenuação na magnitude da maioria dos efeitos farmacológicos. A magnitude da tolerância é função da dose e da frequência de administração do fármaco. A tolerância pode surgir de uma redução da capacidade do músculo liso vascular de converter a nitroglicerina em NO, constituindo uma *verdadeira tolerância vascular,* ou da ativação de mecanismos extrínsecos à parede do vaso, constituindo a *pseudotolerância*. Foram propostos múltiplos mecanismos para explicar a tolerância aos nitratos, incluindo expansão de volume, ativação neuro-humoral, depleção celular de grupos sulfidrila e geração de radicais livres. A inativação da aldeido desidrogenase mitocondrial, uma enzima envolvida na biotransformação da nitroglicerina, é observada em modelos de tolerância aos nitratos, associada potencialmente a um estresse oxidativo. Um intermediário reativo, formado durante a geração do NO a partir dos nitratos orgânicos, pode em si causar lesão e inativar as enzimas da via de ativação; a tolerância poderia envolver espécies reativas de oxigênio derivadas do endotélio.

Uma abordagem mais efetiva para restaurar a responsividade consiste em interromper a terapia durante 8 a 12 horas diariamente, o que possibilita o retorno da eficácia. Em geral, é mais conveniente omitir a dose noturna em pacientes que apresentam angina de esforço, ajustando os intervalos entre as doses de preparações orais ou bucais ou removendo a nitroglicerina cutânea. Todavia, os pacientes que têm angina cujo padrão sugere sua precipitação por aumentos da pressão de enchimento ventricular esquerdo (ou seja, que ocorre em associação com ortopneia ou dispneia paroxística noturna) podem beneficiar-se do uso contínuo de nitratos à noite e de sua omissão durante um período mais tranquilo do dia. Foi também observada a ocorrência de tolerância ao 5-mononitrato de isossorbida; sua eficácia parece ser mantida com um esquema alternativo de duas doses ao dia.

Alguns pacientes desenvolvem uma frequência maior de angina noturna quando é utilizado um intervalo sem nitrato com discos de nitroglicerina; esses pacientes podem necessitar de outra classe de agentes antianginosos durante esse período. A tolerância não é universal, e alguns pacientes só desenvolvem tolerância parcial. O problema do rebote anginoso durante os intervalos sem nitrato é particularmente incômodo no tratamento da angina instável com nitroglicerina intravenosa. Se houver desenvolvimento de tolerância, são necessárias doses crescentes para obter os mesmos efeitos terapêuticos; por fim, a despeito do aumento gradual da dose, o fármaco perde sua eficácia.

Uma forma especial de tolerância à nitroglicerina é observada em indivíduos expostos à nitroglicerina na fabricação de explosivos. Se a proteção for inadequada, os trabalhadores podem apresentar cefaleia intensa, tontura e fraqueza postural durante os primeiros dias de trabalho. Em seguida, ocorre o desenvolvimento de tolerância; entretanto, a cefaleia e outros sintomas podem reaparecer depois de alguns dias longe do trabalho — a "doença da segunda-feira". O efeito mais grave da exposição crônica é uma forma de dependência aos nitratos orgânicos. Foi relatado que os trabalhadores sem doença vascular orgânica demonstrável apresentam aumento na incidência de síndromes coronarianas agudas durante o período de 24 a 72 horas longe do ambiente de trabalho. Por causa do problema potencial da dependência de nitratos, parece prudente não interromper abruptamente o uso de nitratos em um paciente submetido à terapia crônica.

TOXICIDADE E RESPOSTAS ADVERSAS. As respostas adversas ao uso terapêutico de nitratos orgânicos são quase todas secundárias a ações sobre o sistema cardiovascular. A cefaleia é comum e pode ser intensa. Em geral, diminui no decorrer de poucos dias se o tratamento for mantido e, com frequência, pode ser controlada com a diminuição da dose. Podem surgir episódios transitórios de tontura, fraqueza e outras manifestações associadas à hipotensão postural, particularmente se o paciente permanecer imóvel, podendo, em certas ocasiões, progredir para perda de consciência, uma reação que parece ser acentuada pelo álcool. Pode ser também observada com doses muito baixas de nitratos em pacientes que têm disfunção autônoma. Mesmo na síncope grave por nitratos, o posicionamento e outras medidas que facilitam o retorno venoso são as únicas medidas terapêuticas necessárias. Todos os nitratos orgânicos podem, em certas ocasiões, produzir exantema medicamentoso.

INTERAÇÃO DOS NITRATOS COM INIBIDORES DA PDE5. A disfunção erétil constitui um problema frequentemente observado, cujos fatores de risco acompanham os da coronariopatia. Assim, muitos homens que necessitam de terapia para disfunção erétil já podem estar recebendo terapia antianginosa (ou podem necessitar desse tratamento, particularmente em caso de aumento da atividade física). A combinação de sildenafila e de outros inibidores da fosfodiesterase 5 (PDE5) com nitratos orgânicos vasodilatadores pode causar hipotensão extrema.

As células no corpo cavernoso produzem NO durante a estimulação sexual, em resposta à neurotransmissão não adrenérgica não colinérgica. O NO estimula a formação de GMP cíclico que leva ao relaxamento do músculo liso do corpo cavernoso e das artérias do pênis, ao ingurgitamento do corpo cavernoso e à ereção. O acúmulo de GMP cíclico pode ser aumentado por inibição da família da PDE5 específica do GMP cíclico. A sildenafila e congêneres inibem a PDE5, e foi demonstrado que esses fármacos melhoram a função erétil em pacientes com disfunção erétil. Não surpreende que os inibidores da PED5 tenham assumido o *status* de drogas recreativas muito utilizadas. Desde a introdução da sildenafila, foram desenvolvidos três outros inibidores da PDE5 para uso no tratamento de disfunção erétil. A tadalafila, a vardenafila e a avanafila compartilham perfis semelhantes de eficácia terapêutica e efeitos colaterais com a sildenafila; a tadalafila apresenta um tempo de início de ação mais longo e uma meia-vida terapêutica também mais longa do que outros inibidores da PDE5. Entre esses compostos, a sildenafila foi mais extensamente caracterizada; contudo, todos os três inibidores da PDE5 estão contraindicados para pacientes que estejam em uso de nitratos orgânicos vasodilatadores e os inibidores da PDE5 devem ser usados com cuidado em pacientes que usam antagonistas dos receptores α ou β-adrenérgicos (Capítulo 12).

Os efeitos colaterais da sildenafila e de outros inibidores da PDE5 são, em grande parte, previsíveis, com base nos seus efeitos sobre a PDE5. Pode-se observar a ocorrência de cefaleia, rubor e rinite, bem como dispepsia devido ao relaxamento do esfíncter esofágico inferior. A sildenafila e a vardenafila também inibem fracamente a PDE6, a enzima envolvida na transdução de sinais fotorreceptores (Capítulos 3 e 64), e podem produzir distúrbios visuais, notavelmente alterações na percepção da tonalidade ou do brilho das cores. Além dos distúrbios visuais, também foi relatada a perda de audição súbita unilateral. A tadalafila inibe a PDE11, uma isoforma da PDE de ampla distribuição; entretanto, a importância clínica desse efeito não está esclarecida. A toxicidade mais importante de todos esses inibidores da PDE5 é hemodinâmica. Quando administrados isoladamente a homens portadores de coronariopatia grave, esses fármacos exercem efeitos moderados sobre a pressão arterial, produzindo uma queda de mais de 10% nas pressões sistólica, diastólica e sistêmica média, bem como nas pressões sistólica e média da artéria pulmonar. Contudo, a sildenafila, a tadalafila e a vardenafila exibem uma interação significativa e potencialmente perigosa com os nitratos orgânicos, cujas ações terapêuticas são mediadas por aumento do GMP cíclico no músculo liso. Na presença de um inibidor da PDE5, os nitratos causam aumentos profundos do GMP cíclico e podem produzir notáveis reduções da pressão arterial. Devido à toxicidade dessa classe de fármacos, os inibidores da PDE5 não devem ser prescritos a pacientes que utilizam qualquer forma de nitrato, e o paciente deve ser consultado quanto ao uso de inibidores da PDE5 em 24 horas antes da administração de nitratos. Pode ser necessário um período de mais de 24 horas após o uso de um inibidor da PDE5 para a administração segura de nitratos, particularmente com a tadalafila, em razão de sua meia-vida prolongada. Caso o paciente venha a desenvolver hipotensão significativa após a administração combinada de sildenafila e nitrato, devem ser administrados líquidos e agonistas dos receptores α-adrenérgicos como suporte, se necessário. Estas mesmas respostas hemodinâmicas à inibição da PDE5 também podem sustentar a eficácia da sildenafila no tratamento de pacientes com hipertensão pulmonar primária, nos quais o tratamento crônico com o fármaco parece resultar na maior capacidade de exercícios associada a uma redução na resistência pulmonar vascular. Os inibidores da PDE5 também estão sendo estudados em pacientes com insuficiência cardíaca congestiva e hipertrofia cardíaca (Capítulo 28).

A sildenafila, a tadalafila, a vardenafila e a avanafila são metabolizadas por meio do CYP3A4, e sua toxicidade pode ser potencializada em pacientes que usam outros substratos dessa enzima, incluindo antibióticos macrolídeos e imidazóis, algumas estatinas e agentes antirretrovirais (*ver* cada capítulo específico e Capítulo 6). Os inibidores da PDE5 podem prolongar a repolarização cardíaca ao bloquear I_{Kr}. Em pacientes portadores de coronariopatia que não estão fazendo uso de nitratos e cuja capacidade de praticar exercício indica que a sua atividade sexual tem pouca probabilidade de desencadear angina, pode-se considerar o uso de inibidores da PDE5. Essa terapia deve ser individualizada, e o paciente deve ser advertido sobre o risco de toxicidade se forem utilizados nitratos subsequentemente para a angina. Durante esses períodos, deve-se utilizar outra terapia antianginosa sem nitratos, tal como antagonistas dos receptores β-adrenérgicos.

USOS TERAPÊUTICOS

ANGINA. As doenças que predispõem à angina devem ser tratadas como parte de um programa terapêutico abrangente, cuja meta principal é prolongar a vida do paciente. Determinadas doenças, tais como hipertensão, anemia, tireotoxicose, obesidade, insuficiência cardíaca, arritmias cardíacas e ansiedade aguda, podem desencadear sintomas de angina em muitos pacientes. Os pacientes devem parar de fumar, perder peso, manter uma dieta com pouca gordura e muitas fibras; a hipertensão e a hiperlipidemia devem ser corrigidas; e deve-se prescrever ácido acetilsalicílico diariamente (ou clopidogrel, se o ácido acetilsalicílico não for tolerado) (Capítulo 30). A possível exposição a agentes simpatomiméticos deve ser evitada (p. ex., aqueles contidos em descongestionantes nasais e em outras fontes). O uso de fármacos que modificam a percepção da dor é uma abordagem precária para o tratamento da angina, pois a isquemia miocárdica subjacente não é aliviada. O Quadro 27-1 fornece uma lista das preparações e doses dos nitritos e nitratos orgânicos.

Administração sublingual. Em função de sua rápida ação, eficácia bem estabelecida e baixo custo, a nitroglicerina constitui o fármaco mais útil entre os nitratos orgânicos administrados por via sublingual. O início de ação é observado em 1 a 2 minutos, porém os efeitos tornam-se indetectáveis dentro de 1 hora após a administração.

Administração oral. Os nitratos orais são frequentemente utilizados como profilaxia contra episódios de angina. Doses mais altas de dinitrato de isossorbida (p. ex., 20 mg ou mais por via oral, a cada 4 h) ou de preparações de nitroglicerina de liberação prolongada diminuem a frequência de ataques de angina e melhoram a tolerância ao exercício. Os efeitos tornam-se máximos em 60 a 90 minutos e têm duração de 3 a 6 horas. A administração de mononitrato de isossorbida (iniciando geralmente com 20 mg) 1 ou 2 vezes/dia (nesse último caso, com as doses administradas em intervalos de 7 h) é eficaz no tratamento da angina crônica e a administração de dose única diária ou o esquema de administração incomum de 2 vezes/dia podem minimizar o desenvolvimento da tolerância.

Administração cutânea. A pomada de nitroglicerina (2%) é aplicada à pele (2,5-5 cm) e a dose deve ser ajustada para cada paciente. Os efeitos tornam-se visíveis em 30 a 60 minutos (embora a absorção seja variável) e duram 4 a 6 horas. A pomada é particularmente útil para controlar a angina noturna, que costuma desenvolver-se em 3 horas após o paciente adormecer. Para evitar o aparecimento de tolerância, a terapia deve ser interrompida durante pelo menos 8 horas a cada dia.

Nitroglicerina transmucosa ou bucal. Essa formulação é inserida sob o lábio superior, em cima dos incisivos, onde adere à gengiva e dissolve-se gradualmente, de maneira uniforme. São observados efeitos hemodinâmicos em 2 a 5 minutos e, portanto, essa formulação é útil para profilaxia a curto prazo da angina.

INSUFICIÊNCIA CARDÍACA CONGESTIVA. A utilidade dos nitrovasodilatadores no alívio da congestão pulmonar e no aumento do débito cardíaco na insuficiência cardíaca congestiva é discutida no Capítulo 28.

ANGINA DO PEITO INSTÁVEL E INFARTO DO MIOCÁRDIO SEM ELEVAÇÃO DO SEGMENTO ST. A expressão *angina do peito instável* é usada para descrever um amplo espectro de entidades clínicas caracterizadas por agravamento agudo ou subagudo dos sintomas anginosos de um paciente. O prognóstico variável da angina instável sem dúvida alguma reflete a ampla variedade de entidades clínicas incluídas nessa designação. Mais recentemente, foram envidados esforços para identificar pacientes portadores de angina instável com base nos riscos de desfechos adversos subsequentes, tais como infarto do miocárdio ou morte. A expressão *síndrome coronariana aguda* tem sido útil nesse contexto: a ruptura de uma placa coronariana, levando à agregação plaquetária local e trombose na parede arterial, com oclusão subsequente parcial ou total do vaso, é comum à maioria dos quadros clínicos iniciais de síndrome coronariana aguda. Observa-se alguma variabilidade na patogenia da angina instável e a aterosclerose gradualmente progressiva é responsável por alguns casos de angina de esforço de início recente. Com menor frequência, o vasospasmo em vasos coronários com aterosclerose mínima pode ser responsável por alguns casos em que a angina em repouso não foi precedida por sintomas de angina provocada por esforço. Em sua maior parte, os princípios fisiopatológicos subjacentes à terapia para a angina provocada por esforço — cujo objetivo é diminuir a *demanda* de oxigênio do miocárdio — têm eficácia limitada no tratamento das síndromes coronarianas agudas caracterizadas por insuficiência no *suprimento* de oxigênio (sangue) do miocárdio.

OUTROS AGENTES, COMBINAÇÕES DE FÁRMACOS. Os fármacos que reduzem o consumo de O_2 do miocárdio ao reduzir a pré-carga ventricular (nitratos) ou a frequência cardíaca e a contratilidade ventricular (com a administração de antagonistas dos receptores β-adrenérgicos) são eficazes; entretanto, outras formas de terapia são direcionadas para a própria placa aterosclerótica e as consequências (ou prevenção) de sua ruptura. Essas terapias incluem combinações de:

- agentes antiplaquetários, incluindo ácido acetilsalicílico e tienopiridinas, como clopidogrel e prasugrel;
- agentes antitrombina, tais como heparina e terapias antitrombolíticas com anti-integrinas, que inibem diretamente a agregação plaquetária mediada pela glicoproteína (GP)IIb/IIIa;
- abordagens mecanofarmacológicas com *stents* intracoronarianos de disposição percutânea com liberação de fármacos;
- cirurgia de derivação coronariana para pacientes selecionados.

Juntamente com os nitratos e os antagonistas dos receptores β-adrenérgicos, os agentes antiplaquetários representam a base da terapia para síndrome coronariana aguda. O ácido acetilsalicílico inibe a agregação plaquetária e melhora a sobrevida. A heparina (não fracionada ou de baixo peso molecular) também parece reduzir a angina e evitar o infarto. Esses agentes e outros fármacos relacionados são discutidos em detalhes nos Capítulos 34 e 30. Os agentes anti-integrina dirigidos contra a integrina plaquetária GPIIb/IIIa (incluindo o abciximabe, a tirofibana e a eptifibatida) são efetivos em associação com a heparina, conforme se discute adiante. Os nitratos são úteis na redução tanto de vasospasmo quanto do consumo de O_2 do miocárdio ao diminuir a tensão da parede ventricular. A administração intravenosa de nitroglicerina possibilita a rápida obtenção de concentrações elevadas do fármaco. Como a nitroglicerina é degradada em pouco tempo, a sua dose pode ser titulada rapidamente e com segurança pela via intravenosa. Na presença de vasospasmo coronariano, a nitroglicerina intravenosa tende a ser efetiva, embora possa ser necessária a adição de um bloqueador dos canais de Ca^{2+} para se obter um controle completo.

INFARTO AGUDO DO MIOCÁRDIO. As manobras terapêuticas no infarto do miocárdio (IM) visam a redução da extensão do infarto, preservar ou recuperar o tecido viável ao diminuir a demanda de O_2 do miocárdio, e prevenir a remodelagem ventricular que poderia levar à insuficiência cardíaca.

A nitroglicerina é comumente administrada para aliviar a dor isquêmica em pacientes que apresentam infarto do miocárdio; entretanto, as evidências de que os nitratos melhoram a mortalidade no infarto do miocárdio são escassas. Como reduzem a pré-carga ventricular por meio de vasodilatação, os nitratos são efetivos para aliviar a congestão pulmonar. Deve-se evitar uma diminuição da pré-carga ventricular em pacientes que sofreram infarto ventricular direito, devido à necessidade de maiores pressões de enchimento do lado direito do coração nesse contexto clínico. Os nitratos estão relativamente contraindicados para pacientes que têm hipotensão sistêmica. De acordo com as diretrizes da *American Heart Association/American College of Cardiology* (AHA/ACC), "os nitratos não devem ser utilizados se a hipotensão limitar o uso de β–bloqueadores, que exercem efeitos salutares mais poderosos". Como a causa imediata do infarto do miocárdio consiste em trombose intracoronariana, as terapias de reperfusão têm importância decisiva, utilizando, quando possível, intervenções coronarianas percutâneas (ICP) diretas para infarto do miocárdio agudo, habitualmente com o uso de *stents* intracoronarianos com eluição de fármacos. Nos hospitais em que não se efetua a ICP de emergência, são administrados agentes trombolíticos; contudo, os desfechos são melhores com a ICP direta do que com a terapia trombolítica.

ANGINA VARIANTE (DE PRINZMETAL). Em condições normais, as grandes artérias coronárias contribuem pouco para a resistência coronariana. Entretanto, na angina variante, a constrição coronariana resulta em diminuição do fluxo sanguíneo e dor isquêmica. Enquanto os nitratos a longo prazo, quando administrados isoladamente, são, em certas ocasiões, eficazes para abolir episódios de angina variante, é habitualmente necessária uma terapia adicional com bloqueadores dos canais de Ca^{2+}.

ANTAGONISTAS DOS CANAIS DE CA^{2+}

Os canais de Ca^{2+} sensíveis à voltagem (canais de tipo L ou lentos) medeiam a entrada do Ca^{2+} extracelular (~1,25 mM) nos miócitos musculares lisos e cardíacos e nas células do nodo sinoatrial (SA) e

Quadro 27-2

Comparação dos efeitos[a] CV dos bloqueadores dos canais de Ca^{2+}

ESTRUTURA QUÍMICA Nome genérico	VASODILATAÇÃO	↓ SUPRESSÃO DA CONTRATILIDADE CARDÍACA	↓ SUPRESSÃO DA AUTOMATICIDADE (NODO SA)	↓ SUPRESSÃO DA CONDUÇÃO (NODO AV)
Fenilalquilamina Verapamil	4	4	5	5
Benzotiazepina Diltiazem	3	2	5	4
Di-hidropiridina[b] Nifedipino	5	1	1	0

[a]Os efeitos vasculares relativos são classificados de *sem efeitos* (0) a *proeminente* (5). NR, não relacionado.
[b]Consultar o texto para a característica individual das várias di-hidropiridinas.

do nodo atrioventricular (AV) (concentração citosólica na célula em repouso ~100 nM) em resposta à despolarização elétrica. Nos miócitos tanto do músculo liso quanto cardíacos, o Ca^{2+} deflagra o processo de contração, embora por mecanismos diferentes. Os antagonistas dos canais de Ca^{2+}, também denominados *bloqueadores da entrada de Ca^{2+}*, inibem a função dos canais de Ca^{2+}. No músculo liso vascular, essa ação resulta em relaxamento, particularmente nos leitos arteriais. Esses fármacos também podem produzir efeitos inotrópicos e cronotrópicos negativos no coração.

Os antagonistas do canal de Ca^{2+} usados na clínica incluem o composto fenilalquilamina verapamil, a benzotiazepina diltiazem e várias di-hidropiridinas, incluindo o nifedipino, o anlodipino, o felodipino, o isradipino, o nicardipino, o nisoldipino e o nimodipino. As estruturas e especificidades de vários destes fármacos são apresentadas no Quadro 27-2. Embora esses fármacos sejam comumente reunidos e considerados "bloqueadores dos canais de cálcio", existem diferenças fundamentais entre o verapamil, o diltiazem e as di-hidropiridinas, particularmente no que concerne às características farmacológicas, às interações medicamentosas e às toxicidades.

Mecanismos de ação. As concentrações aumentadas de Ca^{2+} citosólico provocam aumento da contração das células musculares cardíacas e musculares lisas vasculares. A entrada de Ca^{2+} extracelular inicia a contração dos miócitos cardíacos (liberação de Ca^{2+} induzida por Ca^{2+}, onde grande parte de Ca^{2+} contrátil vem do retículo sarcoplasmático) e fornece uma fonte de entrada principal de Ca^{2+} no músculo liso (no qual a liberação de Ca^{2+} das vesículas de reserva intracelulares sensíveis a IP_3 e a entrada de Ca^{2+} por meio dos canais operados por receptor também podem contribuir para a contração, particularmente em alguns leitos vasculares). Os antagonistas dos canais de Ca^{2+} exercem seus efeitos por meio de sua ligação com a subunidade α_1 dos canais de Ca^{2+} do tipo L, reduzindo o fluxo de Ca^{2+} por meio do canal. Os efeitos vasculares e cardíacos de alguns bloqueadores do canal de Ca^{2+} estão resumidos na seção a seguir e no Quadro 27-2.

PROPRIEDADES FARMACOLÓGICAS

EFEITOS CARDIOVASCULARES

Ações no tecido vascular. Pelo menos três mecanismos distintos podem ser responsáveis pela contração das células musculares lisas vasculares. Em primeiro lugar, os canais de Ca^{2+} sensíveis à voltagem se abrem em resposta à despolarização da membrana, e o Ca^{2+} extracelular desloca-se ao longo de seu gradiente eletroquímico para dentro da célula. Em segundo lugar, as contrações induzidas por agonistas, que ocorrem sem despolarização da membrana, resultam da estimulação da via G_q-PLC-IP_3, levando à liberação de Ca^{2+} intracelular do retículo sarcoplasmático (Capítulo 3). Em terceiro lugar, os canais de Ca^{2+} operados por receptores permitem a entrada de Ca^{2+} extracelular em resposta à ocupação dos receptores.

Os antagonistas dos canais de Ca^{2+} inibem os canais de Ca^{2+} dependentes da voltagem no músculo liso vascular em concentrações significativamente menores do que aquelas necessárias para interferir na liberação de Ca^{2+} intracelular ou para bloquear os canais de Ca^{2+} operados por receptores. Todos os bloqueadores de Ca^{2+} relaxam o músculo liso arterial, mas exercem um efeito pouco evidente sobre a maioria dos leitos venosos e, portanto, não afetam de forma significativa a pré-carga cardíaca.

Ações nas células cardíacas. Nos nodos SA e AV, a despolarização depende, em grande parte, do movimento de Ca^{2+} por meio do canal lento. O efeito de um bloqueador dos canais de Ca^{2+} sobre a condução AV e sobre a taxa de marca-passo do nodo sinusal depende da capacidade do agente de retardar ou não a recuperação do canal lento. Embora reduza a corrente interna lenta de maneira dependente da dose, ele não afeta a taxa de recuperação do canal de Ca^{2+} lento. O bloqueio do canal causado pelo nifedipino e por di-hidropiridinas relacionadas também depende pouco da frequência do estímulo. Nas doses clinicamente utilizadas, o nifedipino não afeta a condução por meio do nodo AV. Em contrapartida, o verapamil não apenas diminui a magnitude da corrente de Ca^{2+} por meio do canal lento, como também diminui a taxa de recuperação do canal. Além disso, o bloqueio do canal causado pelo verapamil (e, em menor grau, pelo diltiazem) aumenta à medida que aumenta a frequência do estímulo, fenômeno conhecido como *dependência de frequência* ou *dependência de uso.* O verapamil e o diltiazem deprimem a taxa de marca-passo do nodo sinusal e reduzem a velocidade de condução AV; este último efeito constitui a base para o seu uso no tratamento das taquiarritmias supraventriculares (Capítulo 29). O bepridil, à semelhança do verapamil, inibe tanto a corrente de entrada lenta de Ca^{2+} quanto a corrente de entrada rápida de Na^{+}. Ele exerce efeito inotrópico negativo. Suas propriedades eletrofisiológicas levam a uma redução da frequência cardíaca, prolongamento do período refratário efetivo do nodo AV e, sobretudo, prolongamento do intervalo QTc. No contexto da hipopotassemia, em particular, este último efeito pode estar associado a *torsade de pointes*, uma arritmia ventricular potencialmente letal (Capítulo 29).

Nos miócitos cardíacos, o início da liberação de Ca^{2+} induzido pelo Ca^{2+} depende da entrada de cálcio por meio do canal de tipo L em resposta à despolarização. Ao reduzir sua entrada, os bloqueadores do canal de cálcio podem produzir um efeito inotrópico negativo.

Efeitos hemodinâmicos. Todos os bloqueadores dos canais de Ca^{2+} aprovados para uso clínico diminuem a resistência vascular coronariana e podem levar a um aumento no fluxo sanguíneo coronariano. As di-hidropiridinas são vasodilatadores mais potentes do que o verapamil, que é mais potente do que o diltiazem. Os efeitos hemodinâmicos desses agentes variam, dependendo da via de administração e do grau de disfunção ventricular esquerda. Os fármacos que reduzem de forma significativa a pressão média produzirão uma resposta reflexa dos barorreceptores.

O nifedipino, o protótipo da di-hidropiridina, dilata de forma seletiva os vasos de resistência arteriais. A redução da pressão arterial provoca reflexos simpáticos, com consequente taquicardia e inotropismo positivo. O nifedipino também exerce efeitos inotrópicos negativos diretos *in vitro*, mas, relaxa o músculo liso vascular em concentrações significativamente menores do que as necessárias para a produção de efeitos diretos proeminentes sobre o coração. Assim, tanto a resistência arteriolar quanto a pressão arterial diminuem, ocorre melhora da contratilidade e da função ventricular segmentar, e verifica-se um aumento modesto da frequência cardíaca e do débito cardíaco. Após administração oral de nifedipino, a dilatação arterial aumenta o fluxo sanguíneo periférico, enquanto o tônus venoso não se modifica. As outras di-hidropiridinas — anlodipino, felodipino, isradipino, nicardipino, nisoldipino e nimodipino e clevidipino — compartilham muitos dos efeitos cardiovasculares do nifedipino.

O anlodipino tem uma absorção lenta e um efeito prolongado. O anlodipino produz vasodilatação arterial periférica e dilatação coronariana. Ocorre menos taquicardia reflexa com o anlodipino do que com nifedipino, possivelmente pelo fato de a meia-vida longa (35-50 h) produzir picos e depressões mínimos nas concentrações plasmáticas. O felodipino pode exibir uma especificidade vascular ainda maior do que o nifedipino ou o anlodipino. Em concentrações que provocam vasodilatação, não se observa qualquer efeito inotrópico negativo. O nicardipino possui propriedades antianginosas semelhantes àquelas do nifedipino e pode exibir seletividade para os vasos coronários. O isradipino também provoca vasodilatação periférica típica observada com outras di-hidropiridinas; entretanto, devido a seu efeito inibitório sobre o nodo SA, observa-se pouco ou nenhum aumento da frequência cardíaca. Apesar do efeito cronotrópico negativo, o isradipino parece exercer pouco efeito sobre o nodo AV, de modo que o fármaco pode ser utilizado em pacientes que têm bloqueio AV ou em associação com um antagonista dos receptores β-adrenérgicos. Em geral, devido à ausência de depressão miocárdica e, em maior ou menor grau, à ausência de efeito cronotrópico negativo, as di-hidropiridinas são menos efetivas como monoterapia na angina instável do que o verapamil, o diltiazem ou um antagonista dos receptores β-adrenérgicos. O nisoldipino é mais de 1.000 vezes mais potente na prevenção da contração do músculo liso vascular humano do que na prevenção da contração do músculo cardíaco *in vitro*, o que sugere um elevado grau de seletividade vascular. Embora o nisoldipino tenha uma meia-vida de eliminação curta, foi desenvolvida uma preparação de liberação prolongada, que se mostra eficaz como agente antianginoso. O nimodipino possui alta lipossolubilidade e foi desenvolvido como agente para relaxar a vasculatura cerebral. É efetivo na inibição do vasospasmo cerebral e tem sido utilizado principalmente no tratamento de pacientes que apresentam defeitos neurológicos associados ao vasospasmo cerebral, após a hemorragia subaracnóidea.

O clevidipino é um novo bloqueador do canal de Ca^{2+} tipo L derivado da di-hidropiridina — disponível para administração intravenosa — que tem início e término de ação muito rápidos (meia-vida ~ 2 min). É metabolizado por esterases no sangue, similar ao destino do esmolol. Ele afeta preferencialmente o músculo liso arterial comparado com as veias-alvo ou o coração. As infusões iniciam em uma taxa de 1 a 2 μg/kg/min e tituladas para o efeito desejado na pressão arterial.

O verapamil é um vasodilatador menos potente que as di-hidropiridinas. Como as di-hidropiridinas, ele exerce pouco efeito sobre os vasos de resistência venosos em concentrações que produzem dilatação arteriolar. Com doses suficientes para produzir vasodilatação arterial periférica, o verapamil exerce efeitos cronotrópicos, dromotrópicos e inotrópicos negativos mais diretos do que as di-hidropiridinas. O verapamil por via intravenosa provoca redução da pressão arterial, devido a uma diminuição da resistência vascular; entretanto, a taquicardia reflexa é atenuada ou abolida pelo efeito cronotrópico negativo direto do fármaco. Esse efeito inotrópico negativo intrínseco é compensado em parte por uma diminuição da pós-carga e pelo aumento reflexo do tônus adrenérgico. Dessa forma, em pacientes sem insuficiência cardíaca congestiva, o desempenho ventricular não é comprometido e pode, na verdade, melhorar, especialmente se a isquemia limitar o desempenho. Em contraste, nos pacientes que têm insuficiência cardíaca congestiva, o verapamil por via intravenosa pode causar uma acentuada diminuição da contratilidade e da função ventricular esquerda. A administração oral de verapamil diminui a resistência vascular periférica e a pressão arterial, frequentemente com alterações mínimas na frequência cardíaca. O alívio da angina induzida por marca-passo observado com o uso do verapamil deve-se, principalmente, a uma redução na demanda de oxigênio pelo miocárdio.

A administração intravenosa de diltiazem pode resultar, de início, em acentuada redução da resistência vascular periférica e da pressão arterial, produzindo aumento reflexo da frequência cardíaca e do débito cardíaco. Em seguida, a frequência cardíaca cai abaixo dos níveis iniciais, graças ao efeito cronotrópico negativo direto do fármaco. A administração oral de diltiazem diminui tanto a frequência cardíaca quanto a pressão arterial média. Enquanto o diltiazem e o verapamil produzem efeitos semelhantes sobre os nodos SA e AV, o efeito inotrópico negativo do diltiazem é mais modesto.

ADME. Embora a absorção desses agentes seja quase completa após administração oral, sua biodisponibilidade é reduzida, às vezes de modo acentuado, pelo metabolismo hepático de primeira passagem. Os efeitos desses fármacos tornam-se evidentes em 30 a 60 minutos após a administração de uma dose oral, com exceção dos agentes de absorção mais lenta e ação mais longa, como o anlodipino, o isradipino e o felodipino. Todos esses agentes ligam-se extensamente às proteínas plasmáticas (70-98%); suas meias-vidas de eliminação variam muito e estendem-se de 1,3 a 64 horas. Durante a administração oral repetida, a biodisponibilidade e a meia-vida podem aumentar, devido à saturação do metabolismo hepático. A biodisponibilidade de alguns destes fármacos pode ser aumentada pelo suco de pomelo, provavelmente por meio da inibição da enzima CYP3A4. Um metabólito importante do diltiazem é o desacetildiltiazem, cuja potência como vasodilatador é cerca de metade da potência do fármaco original. A *N*-desmetilação do verapamil resulta na produção do norverapamil, que é biologicamente ativo, porém muito menos potente que o composto original. A meia-vida do norverapamil é de aproximadamente 10 horas. Os metabólitos das di-hidropiridinas são inativos ou fracamente ativos. Em pacientes que apresentam cirrose hepática, pode-se verificar um aumento da biodisponibilidade e das meias-vidas dos bloqueadores dos canais de Ca^{2+}, devendo-se reduzir a dose de acordo. As meias-vidas desses agentes também podem ser mais prolongadas nos pacientes idosos. À exceção do diltiazem e do nifedipino, todos os bloqueadores dos canais de Ca^{2+} são administrados como misturas racêmicas.

Toxicidade e respostas adversas. O perfil de reações adversas dos bloqueadores do canal de Ca^{2+} varia entre os membros desta classe. Os pacientes que recebem cápsulas de nifedipino de liberação imediata desenvolvem cefaleia, vermelhidão, tontura e edema periférico. A tontura e a vermelhidão são um problema menos grave com as formulações de liberação controlada e com as di-hidropiridinas que possuem uma meia-vida longa e concentrações plasmáticas do fármaco relativamente constantes. O edema periférico pode surgir em alguns pacientes com os bloqueadores do canal de Ca^{2+}; é mais provável que seja resultado do aumento da pressão hidrostática nas extremidades inferiores causadas pela dilatação pré-capilar e constrição reflexa pós-capilar. Outros efeitos adversos destes fármacos são causados por ações no músculo liso não vascular. A contração do esfincter esofágico inferior é inibida pelos bloqueadores do canal de Ca^{2+}. Esses bloqueadores podem provocar ou agravar o refluxo gastresofágico. A constipação é um efeito colateral comum do verapamil, mas ele ocorre com menor frequência com outros bloqueadores. Os efeitos adversos raros incluem retenção urinária e elevações das enzimas hepáticas.

Foi observado um agravamento da isquemia do miocárdio com nifedipino a partir da hipotensão excessiva e da redução da perfusão coronariana, da vasodilatação coronariana seletiva em regiões não isquêmicas do miocárdio, em um contexto em que os vasos que perfundem as regiões isquêmicas já apresentam dilatação máxima (ou seja, roubo coronariano), ou de um aumento na demanda de O_2, devido ao tônus simpático aumentado e à taquicardia excessiva. Embora se tenha relatado a ocorrência de bradicardia, assistolia transitória e exacerbação da insuficiência cardíaca com o uso de verapamil, essas respostas foram habitualmente observadas após a administração intravenosa do fármaco a pacientes portadores de doença do nodo SA ou de distúrbios de condução do nodo AV, ou na presença de bloqueio dos receptores β-adrenérgicos. O uso do verapamil intravenoso com um antagonista dos receptores β-adrenérgicos está contraindicado, devido à maior propensão ao bloqueio AV e/ou depressão grave da função ventricular. Os pacientes que apresentam disfunção ventricular, distúrbios de condução dos nodos SA ou AV e pressões sistólicas inferiores a 90 mmHg não devem ser tratados com verapamil nem com diltiazem, particularmente por via intravenosa. Alguns antagonistas dos canais de Ca^{2+} podem provocar aumento nas concentrações plasmáticas de digoxina, embora raramente haja desenvolvimento de toxicidade devido ao glicosídeo cardíaco, mas o uso de verapamil está contraindicado no tratamento da intoxicação por digitálicos, podendo ocorrer exacerbação dos distúrbios de condução do nodo AV.

Interações medicamentosas. O verapamil bloqueia o transportador de fármaco P-glicoproteína. A eliminação renal e hepática da digoxina é feita por meio deste transportador. Consequentemente, o verapamil inibe a eliminação da digoxina e outros fármacos que são depurados do corpo pela P-glicoproteína (*ver* Capítulo 5). Quando usados com quinidina, os bloqueadores do canal de Ca^{2+} podem provocar hipotensão excessiva, especialmente em pacientes com estenose subaórtica hipertrófica idiopática.

USOS TERAPÊUTICOS

ANGINA VARIANTE. A angina variante surge da redução do fluxo sanguíneo do que do aumento da demanda de oxigênio. Foi demonstrada a eficácia dos agentes bloqueadores do canal de Ca^{2+} para o tratamento da angina variante. Estes fármacos podem atenuar o vasospasmo induzido pela ergonovina em pacientes com angina variante, o que sugere que a proteção na angina variante ocorre por causa da dilatação coronariana em vez das alterações na hemodinâmica periférica.

ANGINA POR ESFORÇO. Os antagonistas do canal de Ca^{2+} também são eficientes no tratamento da angina induzida por esforço ou exercício. Sua utilidade pode surgir a partir do aumento no fluxo de sangue graças à dilatação arterial coronariana, a redução da demanda de oxigênio do miocárdio (secundária a uma redução na pressão arterial, frequência cardíaca ou contratilidade) ou ambos. Estes fármacos reduzem o número de ataques de angina e atenuam a depressão do segmento ST induzido por exercício.

Os antagonistas do canal de Ca^{2+}, particularmente as di-hidropiridinas, podem agravar os sintomas da angina em alguns pacientes quando usados sem um antagonista do receptor β-adrenérgico. Este efeito adverso não é proeminente com verapamil ou diltiazem por causa da sua capacidade limitada para induzir vasodilatação marcante e taquicardia reflexa. A terapia simultânea com nifedipino e o antagonista do β-receptor propranolol ou com anlodipino e qualquer um dos vários antagonistas dos β-receptores comprovou ser mais eficiente do que qualquer agente administrado sozinho na angina por esforço, provavelmente por que o β-antagonismo suprime a taquicardia reflexa. Esta terapia medicamentosa simultânea é particularmente atraente porque as di-hidropiridinas, diferentemente do verapamil e diltiazem, não atrasam a condução AV e não potencializam os efeitos dromotrópicos negativos associados ao bloqueio do β-receptor. Embora a administração simultânea de verapamil ou diltiazem com um antagonista do β-receptor também possa reduzir a angina, o potencial para bloqueio AV, bradicardia grave e redução da função ventricular requer que estas combinações sejam usadas criteriosamente, em especial se a função do ventrículo esquerdo estiver comprometida antes da terapia. O anlodipino produz menos taquicardia reflexa do que o nifedipino por causa do perfil de concentração plasmática constante. O isradipino, quase equivalente ao nifedipino na potencialização da tolerância a exercícios, também produz menos aumento na frequência cardíaca, provavelmente por causa do seu início de ação lento.

Angina instável. A terapia médica para angina instável envolve a administração do ácido acetilsalicílico, que reduz a mortalidade, nitratos, agentes bloqueadores do receptor β-adrenérgico e heparina. Como ocorre vasospasmo em alguns pacientes com angina instável, os bloqueadores do canal de Ca^{2+} podem oferecer um caminho adicional para o tratamento desta condição.

Infarto do miocárdio. Não existe evidência de que os antagonistas do canal de Ca^{2+} são benéficos no tratamento inicial ou na prevenção secundária de infarto do miocárdio agudo. O diltiazem e o verapamil podem reduzir a incidência de reinfarto em pacientes com infarto do miocárdio que não são candidatos a um antagonista do receptor β-adrenérgico, mas os antagonistas do receptor β-adrenérgico ainda são os fármacos de primeira escolha.

Outros usos. Os antagonistas do canal de Ca^{2+} também são usados como agentes antiarrítmicos, para o tratamento da hipertensão e no tratamento da insuficiência cardíaca. Foi demonstrado que o verapamil melhora a obstrução do fluxo do ventrículo esquerdo e os sintomas em pacientes com miocardiopatia hipertrófica. O verapamil também é usado na profilaxia da enxaqueca. Enquanto vários estudos sugerem que as di-hidropiridinas podem suprimir a progressão da aterosclerose suave, não existe evidência de que elas alterem a mortalidade ou reduzam a incidência de eventos isquêmicos. O nimodipino foi aprovado para uso em pacientes com déficits neurológicos secundários ao vasospasmo cerebral após a ruptura de um aneurisma intracraniano congênito. Parece que o nifedipino, diltiazem, anlodipino e felodipino fornecem um alívio sintomático na doença de Raynaud. Os antagonistas do canal de Ca^{2+} provocam relaxamento do miométrio *in vitro* e podem ser eficientes para interromper as contrações uterinas no trabalho de parto pré-termo (Capítulo 66).

ANTAGONISTAS DO RECEPTOR β-ADRENÉRGICO

Os antagonistas do receptor β-adrenérgico são eficientes na redução da gravidade e da frequência dos ataques de angina por esforço e na melhora da sobrevida de pacientes que tiveram um infarto do miocárdio. Por outro lado, estes agentes não são úteis na angina vasoespástica e se usados isoladamente podem piorar a doença. *Timolol,* metoprolol, *atenolol* e propranolol exercem efeitos cardioprotetores. A efetividade dos antagonistas do receptor β-adrenérgico no tratamento da angina por esforço é atribuída principalmente a uma queda no consumo de O_2 pelo miocárdio em repouso e durante o esforço, embora exista também uma tendência para aumento do fluxo para regiões isquêmicas. A redução no consumo de O_2 pelo miocárdio ocorre por causa do efeito cronotrópico negativo (particularmente durante o exercício), um efeito inotrópico negativo e a redução na pressão arterial (particularmente a pressão sistólica) durante o exercício.

Nem todas as ações dos antagonistas do receptor β-adrenérgico são benéficas para todos os pacientes. As reduções na frequência cardíaca e na contratilidade provocam aumentos no período de ejeção sistólica e no volume diastólico final do ventrículo esquerdo; estas alterações tendem a aumentar o consumo de O_2. Entretanto, o efeito final do bloqueio do β-receptor é a redução do consumo de O_2 pelo miocárdio, particularmente durante o exercício. Contudo, em pacientes com reserva cardíaca limitada muito dependentes da estimulação adrenérgica, o bloqueio do β-receptor pode provocar profunda redução na função do ventrículo esquerdo. Apesar disso, foi demonstrado que vários antagonistas do receptor β-adrenérgico reduzem a mortalidade em pacientes com insuficiência cardíaca congestiva (Capítulos 12 e 28). Vários antagonistas do β-receptor estão aprovados para uso clínico nos EUA (Capítulo 12).

USOS TERAPÊUTICOS

ANGINA INSTÁVEL. Os antagonistas do receptor β-adrenérgico são eficientes na redução dos episódios recorrentes de isquemia e do risco de progressão para infarto do miocárdio agudo. Os estudos clínicos não apresentam força estatística suficiente para demonstrar os efeitos benéficos dos antagonistas do β-receptor sobre a mortalidade. Por outro lado, se a fisiopatologia base é o vasospasmo coronariano, nitratos e bloqueadores do canal de Ca^{2+} podem ser eficientes e os antagonistas do β-receptor devem ser usados com cuidado. Em alguns pacientes, existe uma combinação de grave doença fixa e vasospasmo sobreposto; se for obtida uma adequada terapia antiplaquetária e vasodilatação com outros agentes e a angina permanecer, a adição de um antagonista do β-receptor pode ser útil.

INFARTO DO MIOCÁRDIO. Os antagonistas do receptor β-adrenérgico que não possuem atividade simpatomimética intrínseca melhoram o controle da mortalidade no infarto do miocárdio. Eles devem ser administrados no início e indefinidamente em pacientes que conseguem tolerá-los.

COMPARAÇÃO DAS ESTRATÉGIAS TERAPÊUTICAS ANTIANGINOSAS

Ao avaliar os testes que comparam as diferentes formas de terapia antianginosa, deve-se ter cuidado com a população de pacientes estudada, a fisiopatologia e o estágio da doença. Pode ser observado um importante efeito placebo nestes estudos. A eficácia do tratamento antianginoso dependerá da gravidade da angina, da presença de vasospasmo coronariano e da demanda de O_2 pelo miocárdio. No caso ideal, a dose de cada agente deve ser titulada até alcançar o benefício máximo.

As forças-tarefa do ACC e AHA publicaram diretrizes úteis para a seleção da terapia inicial adequada para pacientes com angina de peito estável e crônica. Os pacientes com coronariopatia devem ser tratados com ácido acetilsalicílico e um bloqueador do β-receptor (principalmente se tiver história de infarto do miocárdio anterior). As diretrizes de ACC/AHA também indicam que dados consistentes defendem o uso de inibidores da ECA em pacientes com coronariopatia que também apresentam disfunção ventricular esquerda e/ou diabetes. A terapia para hipercolesterolemia também é indicada. Os nitratos usados no tratamento dos sintomas da angina e os antagonistas do Ca^{2+} também podem ser usados. O Quadro 27-3 resume as questões que a força-tarefa do ACC/AHA considerou como relevantes ao escolher entre os antagonistas do β-receptor e bloqueadores do canal de Ca^{2+} em pacientes com anginas e outras condições médicas. A comparação dos antagonistas do receptor β-adrenérgico com os bloqueadores do canal de Ca^{2+} mostrou que os primeiros estão associados a menos casos de angina por semana e menor taxa de retirada por causa dos eventos adversos. Entretanto, não existiam diferenças no tempo para início da isquemia durante o exercício ou na frequência de eventos adversos quando os bloqueadores do canal de Ca^{2+} diferentes do nifedipino foram comparados com antagonistas do receptor β-adrenérgico. Não existiam diferenças significativas no desfecho entre os estudos comparando nitratos de longa ação e bloqueadores do canal de Ca^{2+} e os estudos comparando nitratos de longa ação com antagonistas de β-receptor.

TERAPIA COMBINADA E NOVOS FÁRMACOS ANTIANGINOSOS. Como as diferentes categorias de agentes antiantianginosos possuem diferentes mecanismos de ação, foi sugerido que as combinações destes agentes permitissem o uso de doses menores, aumentando a efetividade e reduzindo a incidência de efeitos colaterais. Entretanto, apesar das vantagens previstas, a terapia combinada raramente alcança seu potencial e pode ser acompanhada por graves efeitos colaterais. O novo agente antianginoso ranolazina produz seus efeitos terapêuticos por meio de mecanismos diferentes e pouco compreendidos que distinguem esta nova forma de fármaco das classes "clássicas" de fármacos antianginosos (nitratos orgânicos, bloqueadores β-adrenérgicos e bloqueadores do canal de Ca^{2+}). A ranolazina pode ter eficácia adicional na combinação com outros agentes antianginosos e os efeitos da ranolazina sobre arritmias cardíacas e metabolismo da glicose podem identificar as indicações para este fármaco independentemente de seu papel como agente antianginoso. O Quadro 27-3 mostra algumas das indicações e contraindicações importantes para uso dos agentes antianginosos no contexto de outras doenças.

Nitratos e antagonistas do receptor β-adrenérgico. O uso simultâneo de nitratos orgânicos e antagonistas do receptor β-adrenérgico pode ser muito eficiente no tratamento da angina de esforço típica. A eficácia aditiva é resultado principalmente do bloqueio de um fármaco do efeito reflexo produzido pelo outro fármaco. Os antagonistas do receptor β-adrenérgico podem bloquear a taquicardia reflexa mediada pelos barorreceptores e efeitos inotrópicos positivos que são associados em alguns casos com nitratos, enquanto os nitratos, ao aumentar a capacitância venosa, podem atenuar o aumento no volume diastólico final do ventrículo esquerdo associado ao bloqueio do β-receptor. A administração simultânea de nitratos também pode aliviar o aumento na resistência vascular coronariana associada ao bloqueio dos receptores β-adrenérgicos.

Bloqueadores do canal de Ca^{2+} e antagonistas do β-receptor. Como existe um comprovado benefício sobre a mortalidade com o uso de antagonistas do receptor β-adrenérgico em pacientes com doença cardíaca, esta classe de fármaco representa a primeira linha de terapia. Entretanto, quando a angina não é controlada adequadamente por um antagonista β-receptor mais nitratos, em alguns casos obtém melhora adicional com a adição de um bloqueador do canal de Ca^{2+} em especial se tiver um componente do vasospasmo coronariano. As diferenças entre as classes químicas dos bloqueadores do canal de Ca^{2+} podem levar a importantes interações medicamentosas adversas ou benéficas com os antagonistas do β-receptor. Se o paciente já estiver sendo tratado com doses máximas de verapamil ou diltiazem, é difícil demonstrar qualquer efeito benéfico adicional do bloqueio do β-receptor, que pode causar bradicardia excessiva, bloqueio cardíaco ou insuficiência cardíaca. Entretanto, em pacientes tratados com uma di-hidropiridina como nifedipino ou com nitratos, a taquicardia reflexa substancial limita a efetividade destes agentes. Um antagonista do β-receptor pode ser uma adição útil nesta situação, levando a uma menor frequência cardíaca e à pressão arterial com exercício.

As contraindicações relativas para o uso dos antagonistas do β-receptor para o tratamento da angina — broncospasmo, síndrome de Raynaud ou angina de Prinzmetal — podem levar à escolha de uma terapia inicial com um bloqueador do canal de Ca^{2+}. As flutuações no tônus coronariano são determinantes importantes da angina variante.

Quadro 27-3

Terapia medicamentosa recomendada para angina em pacientes com outras condições médicas

CONDIÇÃO	TRATAMENTO RECOMENDADO (E ALTERNATIVAS) PARA ANGINA	FÁRMACOS A SEREM EVITADOS
Condições médicas		
Hipertensão sistêmica	Antagonistas dos β-receptores (antagonistas do canal de Ca^{2+})	
Enxaqueca ou cefaleias vasculares	Antagonistas dos β-receptores (antagonistas do canal de Ca^{2+})	
Asma ou doença pulmonar crônica obstrutiva com broncospasmo	Verapamil ou diltiazem	Antagonistas dos β-receptores
Hipertireoidismo	Antagonistas dos β-receptores	
Síndrome de Raynaud	Antagonistas dos canais de Ca^{2+} de ação longa e liberação lenta	Antagonistas dos β-receptores
Diabetes melito insulino-dependente	Antagonistas dos β-receptores (particularmente se antes do infarto do miocárdio) ou antagonistas do canal de Ca^{2+} de ação longa e liberação lenta	
Diabetes melito não dependente de insulina	Antagonistas dos β-receptores ou antagonistas do canal de Ca^{2+} de ação longa e liberação lenta	
Depressão	Antagonistas do canal de Ca^{2+} de ação longa e liberação lenta	Antagonistas dos β-receptores
Doença vascular periférica leve	Antagonistas dos β-receptores ou antagonistas do canal de Ca^{2+}	
Doença vascular periférica grave com isquemia em repouso	Antagonistas do canal de Ca^{2+}	Antagonistas dos β-receptores
Arritmias cardíacas e anormalidades de condução		
Bradicardia sinusal	Antagonistas do canal de Ca^{2+} derivados das di-hidropiridinas	Antagonistas dos β-receptores, diltiazem, verapamil
Taquicardia sinusal (não causada por insuficiência cardíaca)	Antagonistas dos β-receptores	
Taquicardia supraventricular	Verapamil, diltiazem ou antagonistas dos β-receptores	
Bloqueio atrioventricular	Antagonistas do canal de Ca^{2+} derivados das di-hidropiridinas	Antagonistas dos β-receptores, diltiazem, verapamil
Fibrilação atrial rápida (com digitálicos)	Verapamil, diltiazem ou antagonistas dos β-receptores	
Arritmias ventriculares	Antagonistas dos β-receptores	
Disfunção do ventrículo esquerdo		
Insuficiência cardíaca congestiva		
Leve (LVEF ≥ 40%)	Antagonistas dos β-receptores	
Moderada a grave (LVEF < 40%)	Anlodipino ou felodipino (nitratos)	
Doença cardíaca da válvula esquerda		
Estenose aórtica leve	Antagonistas dos β-receptores	
Insuficiência aórtica	Di-hidropirinas de ação longa, liberação lenta	
Regurgitação mitral	Di-hidropirinas de ação longa, liberação lenta	
Estenose mitral	Antagonistas dos β-receptores	
Miocardiopatia hipertrófica	Antagonistas dos β-receptores, antagonistas do canal de Ca^{2+} não derivados das di-hidropiridinas	Nitratos, antagonistas do canal de Ca^{2+} derivados das di-hidropiridinas

LVEF, fração de ejeção do ventrículo esquerdo. (Gibbons RJ, et al. ACC/AHA/ACP-ASIM. Guidelines for the management of patients with chronic stable angina. *J Am Coll Cardiol* 1999; 33:2092-197. Copyright © da American College of Cardiology. Foundation).

É provável que os episódios de aumento do tônus, como os precipitados pelo frio e pela emoção, sobrepostos sobre a doença fixa tenham um papel no limiar da angina variável observado em alguns pacientes com angina estável crônica. O aumento no tônus coronariano também pode ser importante nos episódios de angina que ocorrem logo após o infarto do miocárdio e a angioplastia coronariana e provavelmente é responsável pelos pacientes com angina instável que respondem a di-hidropiridinas. As artérias ateroscleróticas possuem respostas vasomotoras anormais a vários estímulos, incluindo exercícios, outras formas de ativação simpática e agonistas colinérgicos, e, nestes casos, os segmentos estenóticos podem se tornar mais gravemente estenosados durante o esforço. Isso indica que o aumento normal induzido pelo exercício no fluxo coronariano é perdido na aterosclerose. São observadas respostas contráteis exageradas semelhantes a dos vasos na hiperlipidemia, mesmo antes de a evidência anatômica da aterosclerose surgir. Por isso, os vasodilatadores coronarianos (nitratos e/ou bloqueadores do canal de Ca^{2+}) são uma parte importante do programa terapêutico na maioria dos pacientes com cardiopatia isquêmica.

Bloqueadores do canal de Ca^{2+} e nitratos. Na angina grave por esforço ou vasoespástica, a combinação de um nitrato e um bloqueador do canal de Ca^{2+} pode fornecer um alívio adicional além do obtido com cada tipo de agente sozinho. Como os nitratos reduzem principalmente a pré-carga, enquanto os bloqueadores do canal de Ca^{2+} reduzem a pós-carga, o efeito conjunto na redução da demanda de O_2 é adicional. Entretanto, podem ocorrer vasodilatação e hipotensão excessivas. A administração simultânea de um nitrato e nifedipino é defendida principalmente para pacientes com angina por esforço com insuficiência cardíaca, síndrome do seio doente ou distúrbios de condução do nodo AV, mas pode ser observada taquicardia excessiva.

Bloqueadores do canal de Ca^{2+}, antagonistas do β-receptor e nitratos. Em pacientes com angina por esforço que não é controlada com a administração de dois tipos de agentes antianginosos, o uso de todos os três pode fornecer alívio, embora a incidência de efeitos colaterais aumente significativamente. As di-hidropiridinas e nitratos dilatam as artérias coronarianas do epicárdio e as di-hidropiridinas reduzem a pós-carga, os nitratos reduzem a pré-carga e os antagonistas do β-receptor reduzem a frequência cardíaca e a contratilidade do miocárdio. Combinar verapamil ou diltiazem com um antagonista do β-receptor aumenta em muito o risco de efeitos colaterais relacionados com o sistema de condução e de disfunção ventricular esquerda e devem ser usados com muito cuidado.

AGENTES ANTIPLAQUETÁRIOS, ANTI-INTEGRINA E ANTITROMBÓTICOS

O ácido acetilsalicílico reduz a incidência de infarto do miocárdio e morte em pacientes com angina instável. Além disso, parece que baixas doses de ácido acetilsalicílico reduzem a incidência de infarto do miocárdio em pacientes com angina crônica instável. O ácido acetilsalicílico, administrado em doses de 160 a 325 mg no início do tratamento do infarto do miocárdio, reduz a mortalidade em pacientes que apresentam angina instável. A adição de clopidogrel à terapia com ácido acetilsalicílico reduz a mortalidade em pacientes com síndromes coronarianas agudas; uma tienopiridina, prasugrel, foi aprovada para o tratamento de síndromes coronarianas agudas. A heparina, na sua forma não fracionada e como heparina de baixo peso molecular, também reduz os sintomas e evita o infarto na angina instável. Os inibidores da trombina, como hirudina ou bivalirudina, inibem de forma direta até a trombina ligada ao coágulo, e não são afetadas pelos inibidores circulantes e funcionam independentemente da antitrombina III. Os agentes trombolíticos, por outro lado, não são benéficos na angina instável. Os inibidores intravenosos do receptor GPIIb/IIIa plaquetário (abciximabe, tirofibana e eptifibatida) são eficientes na prevenção de complicações de IPCs e no tratamento de alguns pacientes que apresentam síndromes coronarianas agudas.

TRATAMENTO DA CLAUDICAÇÃO E DOENÇA VASCULAR PERIFÉRICA

A maioria dos pacientes com doença vascular periférica também apresenta coronariopatia e as alternativas terapêuticas para as doenças arteriais periféricas e coronárias se sobrepõem. É comum ocorrer mortalidade de pacientes com doença vascular periférica por causa da doença cardiovascular, e o tratamento da doença coronária permanece o foco central da terapia. Muitos pacientes com doença arterial periférica avançada são mais limitados por causa da isquemia periférica do que da isquemia do miocárdio. Na circulação cerebral, a doença arterial pode surgir como um acidente vascular encefálico ou ataques isquêmicos temporários. Os sintomas dolorosos da doença arterial periférica nas extremidades inferiores (claudicação) são provocados tipicamente pelo esforço, com aumento na demanda de O_2 pelos músculos esqueléticos excedendo o fluxo sanguíneo comprometido pela estenose proximal. Quando o fluxo para as extremidades se torna muito limitado, as úlceras periféricas e a dor no repouso causadas pela isquemia no tecido podem ser debilitantes.

A maioria das terapias eficazes no tratamento da coronariopatia também possui efeito salutar na progressão da doença arterial periférica. As reduções na morbidade e mortalidade cardiovascular em pacientes com doença arterial periférica foram documentadas com a terapia antiplaquetária usando ácido acetilsalicílico, clopidogrel ou ticlopidina, inibidores da ECA e tratamento da hiperlipidemia. Parece que nem o tratamento intensivo do diabetes melito nem a terapia anti-hipertensiva alteram a progressão dos sintomas da claudicação. Outros fatores de risco e alterações do estilo de vida permanecem como as pedras fundamentais da terapia para pacientes com claudicação: exercícios físicos, reabilitação, deixar de fumar têm eficácia comprovada.

Os fármacos usados especificamente no tratamento da claudicação das extremidades inferiores incluem pentoxifilina e cilostazol. A pentoxifilina é um derivado da metilxantina chamada de *modificador reológico* por causa de seus efeitos no aumento da deformabilidade das células vermelhas do sangue. Entretanto, parece que os efeitos da pentoxifilina na claudicação das extremidades inferiores são modestos. O cilostazol é um inibidor da PDE3 e promove o acúmulo do AMP cíclico intracelular em muitas células, incluindo as plaquetas. Os aumentos no AMP cíclico mediados pelo cilostazol inibem a agregação plaquetária e promovem a vasodilatação. O fármaco é metabolizado pela CYP3A4 e tem interações medicamentosas importantes com outros fármacos metabolizados por esta via (Capítulo 6). O tratamento com cilostazol melhora os sintomas da claudicação, mas não tem efeito sobre a mortalidade cardiovascular. Como um inibidor da PDE3, ele está na mesma classe de fármacos como a milrinona, que tem sido usada pela via oral como um agente inotrópico para pacientes com insuficiência cardíaca. A terapia com milrinona estava associada a um aumento na morte súbita cardíaca e a forma oral do fármaco foi retirada do mercado. As questões sobre vários outros inibidores da PDE3 (inanrinona, flosequinana) acompanharam esta reação. O cilostazol, portanto, é rotulado como contraindicado em pacientes com insuficiência cardíaca, embora não esteja claro se o próprio cilostazol leva ao aumento da mortalidade nestes pacientes. Foi relatado que ele aumenta a taquicardia ventricular não sustentada; a cefaleia é o efeito colateral mais comum. Outros tratamentos para claudicação, incluindo naftidrofurila, propionil levocarnitina e prostaglandinas, também podem ser eficazes.

MECANOFARMACOLOGIA: *STENTS* ENDOVASCULARES ELUIDORES DE FÁRMACOS

Os *stents* intracoronarianos podem melhorar a angina e reduzir os eventos adversos em pacientes com síndromes coronarianas agudas. Entretanto, a eficácia prolongada dos *stents* intracoronarianos é limitada pela reestenose luminal subaguda dentro do *stent*, que ocorre em uma pequena proporção de pacientes. As vias que levam à "reestenose no *stent*" são complexas, mas a proliferação de músculo liso dentro do lúmen da artéria com *stent* é um achado patológico comum.

Dois fármacos são usados atualmente nos *stents* intravasculares: paclitaxel e sirolimo. O paclitaxel é um diterpeno tricíclico que inibe a proliferação celular ao se ligar e estabilizar os microtúbulos polimerizados. O sirolimo é um macrolídeo hidrofóbico que se liga a imunofilina citosólica FKBP12; o complexo FKBP12-sirolimo inibe a cinase dos mamíferos-alvo da rapamicina (mTOR), dessa forma inibe a progressão do ciclo celular (Capítulo 60). A lesão induzida pelo *stent* na camada de células endoteliais do vaso pode levar a trombose; pacientes são tratados com agentes antiplaquetários, incluindo clopidogrel (por até 6 meses) e ácido acetilsalicílico (indefinidamente), às vezes junto com heparina intravenosa e/ou inibidores da GPIIb/IIIa. A inibição da proliferação celular pelo paclitaxel e sirolimo não afeta apenas a proliferação da célula do músculo liso vascular, mas também atenua a formação de camada endotelial intacta dentro da artéria com *stent*. Portanto, a terapia antiplaquetária é continuada por vários meses após o implante de *stent* intracoronariano com *stents* eluidores de fármacos. A taxa de reestenose com os *stents* eluidores de fármacos é visivelmente reduzida se comparada com os *stents* de "metal simples". A trombose do *stent* pode ocorrer mesmo vários meses após a inserção dos *stents*, às vezes temporariamente associada à interrupção da terapia antiplaquetária.

TERAPIA DA HIPERTENSÃO

A hipertensão é a doença cardiovascular mais comum; sua prevalência aumenta com o avanço da idade. A pressão arterial elevada provoca alterações patológicas na vasculatura e hipertrofia do ventrículo esquerdo. A hipertensão é a principal causa do acidente vascular encefálico, o principal fator de risco para a coronariopatia e suas posteriores complicações, e o principal contribuidor para insuficiência cardíaca, insuficiência renal e aneurisma dissecante da aorta.

A hipertensão é definida como um aumento prolongado da pressão arterial de 140/90 mmHg ou mais, um critério que caracteriza um grupo de pacientes cujo risco de doença cardiovascular relacionada à hipertensão é alta o suficiente para obterem atenção médica. De fato, o risco de doença cardiovascular fatal e não fatal nos adultos é menor com a pressão arterial sistólica inferior a 120 mmHg e pressão arterial diastólica inferior a 80 mmHg; estes riscos aumentam progressivamente com pressões arteriais sistólicas e diastólicas maiores (Quadro 27-4). A hipertensão sistólica isolada (às vezes definida como PA sistólica > 140 a 160 mmHg com PA diastólica < 90 mmHg) está restrita, em grande parte, a pessoas com mais de 60 anos. Nos casos de pressão arterial muito elevada (sistólica ≥ 210 mmHg e/ou diastólica ≥ 120 mmHg), um subconjunto de pacientes desenvolve arteriopatia fulminante caracterizada por lesão endotelial e marcante proliferação de células na túnica íntima vascular levando ao espessamento dessa túnica e finalmente à oclusão arteriolar. Este quadro está associado à doença oclusiva microvascular de progressão rápida no rim (com insuficiência renal), cérebro (encefalopatia hipertensiva), insuficiência cardíaca congestiva e edema pulmonar. Estes pacientes precisam de manejo hospitalar emergencial para reduzir imediatamente a pressão arterial. O tratamento farmacológico de pacientes com hipertensão reduz a morbidade e a mortalidade da doença cardiovascular.

PRINCÍPIOS DA TERAPIA ANTI-HIPERTENSIVA. A terapia não farmacológica é um componente importante do tratamento de todos os pacientes hipertensos. Em alguns hipertensos estágio 1, a pressão arterial pode ser adequadamente controlada com uma combinação de perda de peso (em pessoas com sobrepeso), restrição de sódio na alimentação, aumento do exercício aeróbio e moderação no consumo de álcool. Essas mudanças no estilo de vida podem facilitar o controle farmacológico da pressão arterial.

Quadro 27-4

Critérios para hipertensão em adultos

CLASSIFICAÇÃO	PRESSÃO ARTERIAL (mmHg) SISTÓLICA	DIASTÓLICA
Normal	< 120	e < 80
Pré-hipertensão	120-139	ou 80-89
Hipertensão, estágio 1	140-159	ou 90-99
Hipertensão, estágio 2	≥ 160	ou ≥ 100

Os fármacos anti-hipertensivos podem ser classificados de acordo com seus locais ou mecanismos de ação (Quadro 27-5). Os fármacos reduzem a pressão arterial ao agir na resistência periférica, débito cardíaco ou em ambos (lembre que a pressão arterial é o produto do débito cardíaco e da resistência vascular periférica). Os fármacos podem reduzir o débito cardíaco ao inibir a contratilidade do miocárdio ou reduzir a pressão de enchimento do ventrículo. A redução na pressão de enchimento do ventrículo pode ser alcançada por meio de ações sobre o tônus venoso ou no volume de sangue usando efeitos renais. Os fármacos podem reduzir a resistência periférica ao agir sobre o músculo liso para provocar relaxamento dos vasos de resistência ou ao interferir na atividade dos sistemas que produzem constrição dos vasos de resistência. Em pacientes com hipertensão sistólica isolada, a hemodinâmica complexa no rígido sistema arterial contribui para aumentar a pressão arterial, os efeitos dos fármacos podem ser mediados por meio de alterações na resistência periférica, mas também por meio de efeitos na rigidez das artérias maiores.

O uso simultâneo de fármacos de diferentes classes é uma estratégia para alcançar o controle eficiente da pressão arterial enquanto reduz os efeitos adversos relacionados à dose. As consequências hemodinâmicas do tratamento prolongado com agentes anti-hipertensivos justificam a terapia com vários fármacos (Quadro 27-6).

Quadro 27-5

Classificação dos agentes anti-hipertensivos com base no seu principal local ou mecanismo de ação

Diuréticos (Capítulo 25)
1. Tiazídicos e agentes relacionados (hidroclorotiazida, clortalidona, clorotiazida, indapamida, metilclotiazida, metolazona)
2. Diuréticos de alça (furosemida, bumetanida, torsemida, ácido etacrínico)
3. Diuréticos poupadores de K^+ (amilorida, triantereno, espironolactona)

Agentes simpatolíticos (Capítulo 12)
1. Antagonistas β-adrenérgicos (metoprolol, atenolol, betaxolol, bisoprolol, carteolol, esmolol, nadolol, nebivolol, pembutolol, pindolol, propranolol, timolol)
2. Antagonistas α-adrenérgicos (prazosina, terazosina, doxazosina, fenoxibenzamina, fentolamina)
3. Antagonistas α-β-adrenérgicos mistos (labetalol, carvedilol)
4. Agentes de ação central (metildopa, clonidina, guanabenzo, guanfacina)
5. Agentes bloqueadores dos neurônios adrenérgicos (guanadrel, reserpina)

Bloqueadores dos canais de Ca^{2+} (verapamil, diltiazem, nisoldipino, felodipino, nicardipino, isradipino, anlodipino, clevidipino, nifedipino[a])

Inibidores da enzima conversora de angiotensina (Capítulo 26; captopril, enalapril, lisinopril, quinapril, ramipril, benazepril, fosinopril, moexipril, perindopril, trandolapril)

Antagonistas do receptor de angiotensina II (Capítulo 26; losartano, candesartano, irbesartano, valsartano, telmisartano, eprosartano, olmesartano)

Inibidor direto da renina (Capítulo 26; alisquireno)

Vasodilatadores
1. Arteriais (hidralazina, minoxidil, diazóxido, fenoldopam)
2. Arterial e venoso (nitroprusseto)

[a]A apresentação de nifedipino de liberação prolongada está aprovada para hipertensão.

Quadro 27-6

Efeitos hemodinâmicos da administração a longo prazo dos agentes anti-hipertensivos

	FREQUÊNCIA CARDÍACA	DÉBITO CARDÍACO	RESISTÊNCIA PERIFÉRICA TOTAL	VOLUME DO PLASMA	ATIVIDADE DA RENINA PLASMÁTICA
Diuréticos	↔	↔	↓	–↓	↑
Agentes simpatolíticos					
Com ação central	–↓	–↓	↓	–↑	–↓
Bloqueadores do neurônio adrenérgico	–↓	↓	↓	↑	–↑
Antagonistas do α-receptor	–↑	–↑	↓	–↑	↔
Antagonistas do β-receptor					
Sem ASI	↓	↓	–↓	–↑	↓
ASI	↔	↔	↓	–↑	–↓
Vasodilatadores arteriais	↑	↑	↓	↑	↑
Bloqueadores do canal de Ca^{2+}	↓ ou ↑	↓ ou ↑	↓	–↑	–↑
Inibidores da ECA	↔	↔	↓	↔	↑
Antagonistas do receptor AT_1	↔	↔	↓	↔	↑
Inibidor da renina	↔	↔	↓	↔	↓ (mas [renina] ↑)

↑, aumentado; ↓, reduzido; –↑, aumentado ou sem alteração; –↓, reduzido ou sem alteração; ↔ inalterado; ECA, enzima conversora de angiotensina; AT_1, receptor tipo 1 para angiotensina II; ASI, atividade simpatomimética intrínseca.

DIURÉTICOS

Os agentes diuréticos (Capítulo 25) possuem efeitos anti-hipertensivos quando usados sozinhos e eles potencializam a eficácia de praticamente todos os outros fármacos anti-hipertensivos.

O mecanismo exato para redução da pressão arterial pelos diuréticos não está claro. A ação inicial destes fármacos é a redução do volume extracelular ao interagir com o cotransportador de NaCl sensível à tiazida (NCC) no túbulo convoluto distal no rim, potencializando a excreção de Na^+ na urina e causando uma queda no débito cardíaco. Entretanto, o efeito hipotensor é mantido durante a terapia prolongada por causa da redução da resistência vascular; o débito cardíaco retorna para os valores pré-tratamento e o volume extracelular retorna quase ao normal graças às respostas compensatórias como a ativação do SRA. A *hidroclorotiazida* pode abrir os canais de K^+ ativados pelo Ca^{2+}, causando a hiperpolarização das células do músculo liso vascular, que leva ao fechamento dos canais de Ca^{2+} tipo L e a menor probabilidade de abertura, resultando na redução da entrada de Ca^{2+} e em vasoconstrição reduzida.

BENZOTIADIAZINAS E COMPOSTOS RELACIONADOS. As benzotiadiazinas ("tiazidas") e diuréticos relacionados são a classe de agentes anti-hipertensivos mais usada nos EUA. Após a descoberta da *clorotiazida*, foram desenvolvidos vários diuréticos orais que possuem estrutura arilsulfonamida e bloqueiam o cotransportador de NaCl. Alguns destes não são benzotiadiazinas, mas possuem características estruturais e funções moleculares semelhantes às das benzotiadiazinas originais, consequentemente, eles são projetados como membros da classe de tiazidas diuréticas. Por exemplo, a clortalidona, uma das não benzotiadiazinas, é amplamente usada no tratamento da hipertensão, assim como a indapamida.

Regime para administração dos diuréticos da classe das tiazidas na hipertensão. Os efeitos anti-hipertensivos podem ser alcançados em vários pacientes com uma dose pequena como 12,5 mg ao dia de clortalidona ou hidroclorotiazida. Além disso, quando usados como monoterapia, a dose máxima diária dos diuréticos da classe das tiazidas não deve exceder 25 mg de hidroclorotiazida ou clortalidona (ou equivalente). Doses maiores não são mais eficazes na redução da pressão arterial em pacientes com função renal normal. A perda de K^+ pela urina pode ser um problema com as tiazidas. Os inibidores da ECA e os antagonistas do receptor da angiotensina atenuarão, até certo ponto, a perda de K^+ induzida pelos diuréticos e esta é uma questão sobre se um segundo fármaco é necessário para alcançar a redução da pressão arterial além da obtida com o diurético sozinho. Como os efeitos diuréticos e hipotensores desses fármacos são muito potencializados quando administrados em uma combinação, deve-se ter cuidado ao iniciar a terapia combinada com baixas doses de cada um desses fármacos. A administração dos inibidores da ECA ou dos antagonistas do receptor da angiotensina em conjunto com outros agentes poupadores de K^+ ou com suplementos de K^+ requer muito cuidado, combinar agentes poupadores de K^+ um com outro ou com suplementação de K^+ pode provocar hiperpotassemia potencialmente perigosa em alguns pacientes. O tratamento da hipertensão grave que não responde a três ou mais fármacos pode exigir doses maiores destes diuréticos da classe das tiazidas. De fato, os pacientes hipertensos podem se tornar refratários a fármacos que bloqueiam o sistema nervoso simpático ou fármacos vasodilatadores, porque estes fármacos produzem um estado no qual a pressão arterial depende muito do volume. Portanto, é adequado considerar o uso de diuréticos da classe das tiazidas em doses de 50 mg diária de hidroclorotiazida ou equivalente quando o tratamento com as combinações adequadas e doses de três ou mais fármacos não obtêm o controle adequado da pressão arterial. Por outro lado, pode existir uma necessidade de diuréticos mais potentes como a furosemida, especialmente se a função renal não estiver normal em alguns destes pacientes. A restrição de Na^+ na alimentação é um auxiliar valioso no manejo desses pacientes refratários e reduzirá a dose de diurético necessária. Como o grau de perda de K^+ está relacionado com a quantidade de Na^+ liberada no túbulo distal, esta restrição de Na^+ pode minimizar o desenvolvimento da hipopotassemia e alcalose. A efetividade das tiazidas como diuréticos ou agentes anti-hipertensivos é progressivamente reduzida quando a taxa de filtração glomerular cai para menos de 30 mL/ minutos. Uma exceção é a metolazona, que é eficaz em pacientes com este grau de insuficiência renal.

A maioria dos pacientes responderá aos diuréticos tiazídicos com uma redução na pressão arterial em cerca de 4 a 6 semanas. Portanto, as doses não devem ser aumentadas com maior frequência do que a cada 4 a 6 semanas. Como o efeito dos diuréticos tiazídicos é aditivo com o de outros fármacos anti-hipertensivos, os regimes combinados que incluem esses diuréticos são comuns e lógicos. Uma grande quantidade de produtos de combinação com dose fixa contendo uma tiazida é comercializada para este fim. Os diuréticos também têm a vantagem de reduzir a retenção de sal e água que é comumente provocada pelos vasodilatadores e alguns fármacos simpatolíticos. Omitir ou subutilizar um diurético é uma causa frequente de "hipertensão resistente".

Efeitos adversos e precauções. Os efeitos adversos dos diuréticos são discutidos no Capítulo 25. A disfunção erétil é um efeito adverso problemático dos diuréticos da classe de tiazidas. A gota pode ser uma consequência da hiperuricemia induzida por estes diuréticos. A precipitação da gota aguda é relativamente rara com baixas doses de diuréticos. A hidroclorotiazida pode provocar o desenvolvimento rápido de hiponatremia grave em alguns pacientes. As tiazidas inibem a excreção renal de Ca^{2+}, em alguns casos provocando hipercalcemia; embora em geral seja leve, ela pode ser mais grave em pacientes sujeitos à hipercalcemia, como os pacientes com hiperparatireoidismo primário. A excreção de Ca^{2+} reduzida pelas tiazidas pode ser usada na terapia de pacientes com osteoporose ou hipercalciúria.

Existem dois tipos de arritmias ventriculares que podem ser potencializadas pela depleção de K^+. Uma destas é a taquicardia ventricular polimórfica (*torsade de pointes*) que é induzida por vários fármacos, incluindo a quinidina. Como as correntes de K^+ normalmente medeiam a repolarização, os fármacos que produzem depleção deste íon potencializam a taquicardia ventricular polimórfica. A segunda é a fibrilação ventricular isquêmica, a causa principal da morte súbita cardíaca e um principal contribuidor para a mortalidade cardiovascular em pacientes hipertensos tratados. Existe uma correlação positiva entre a dose de diurético e a morte súbita cardíaca e uma correlação inversa entre o uso de agentes poupadores de K^+ auxiliares e a morte súbita cardíaca. Todos os fármacos semelhantes às tiazidas atravessam a placenta, mas não foi demonstrado que eles apresentam efeitos adversos diretos sobre o feto. Entretanto, se a administração de uma tiazida for iniciada durante a gravidez, existe o risco de depleção temporária de volume que pode causar hipoperfusão placentária. Como as tiazidas são secretadas no leite materno, devem ser evitadas pelas mães durante a amamentação.

OUTROS AGENTES ANTI-HIPERTENSIVOS DIURÉTICOS. Os diuréticos tiazídicos são agentes anti-hipertensivos mais eficientes do que os diuréticos de alça, como a furosemida e a bumetanida, em pacientes com função renal normal. É provável que este efeito diferencial esteja mais relacionado à curta duração da ação dos diuréticos de alça, de modo que uma única dose diária não provoca uma perda líquida significativa de Na^+ por um período completo de 24 horas. De fato, os diuréticos de alça são frequente e inadequadamente prescritos como uma medicação de dose única ao dia no tratamento não apenas da hipertensão, mas também da insuficiência cardíaca congestiva e edemas. A incrível eficácia dos diuréticos de alça para produzir uma natriurese rápida e profunda pode ser prejudicial no tratamento da hipertensão. Quando um diurético de alça é administrado 2 vezes/dia, a diurese aguda pode ser excessiva e provocar mais efeitos colaterais do que os que ocorrem com o diurético tiazídico mais suave de ação mais lenta. Os diuréticos de alça podem ser particularmente úteis em pacientes com azotemia ou grave edema associados a um vasodilatador como minoxidil.

A amilorida é um diurético poupador de K^+ que tem alguma eficácia na redução da pressão arterial em pacientes hipertensos. A espironolactona, também reduz a pressão arterial, mas tem importantes efeitos adversos, especialmente nos homens (p. ex., disfunção erétil, ginecomastia, hiperplasia prostática benigna). A eplerenona é um antagonista do receptor da aldosterona mais recente que não tem efeitos sexuais adversos. O triantereno é um diurético poupador de K^+ que reduz o risco de hipopotassemia em pacientes tratados com um diurético tiazídico, mas que sozinho não tem eficácia na redução da pressão arterial. Estes agentes devem ser usados com cuidado e com medidas frequentes das concentrações de K^+ no plasma de pacientes predispostos à hiperpotassemia. Os pacientes devem ser observados cuidadosamente por causa da possibilidade do uso de substitutos do sal contendo K^+ produzirem hiperpotassemia. A insuficiência renal é uma contraindicação relativa para o uso de diuréticos poupadores de K^+. *O uso simultâneo de um inibidor da ECA ou um antagonista do receptor da angiotensina aumenta o risco de hiperpotassemia com estes agentes.*

INTERAÇÕES MEDICAMENTOSAS ASSOCIADAS AOS DIURÉTICOS. Os efeitos depletores de K^+ e Mg^{2+} das tiazidas e diuréticos de alça podem potencializar arritmias oriundas da toxicidade dos digitálicos. Os corticosteroides podem amplificar a hipopotassemia produzida pelos diuréticos. Todos os diuréticos podem reduzir a depuração do Li^+, aumentando as concentrações plasmáticas deste íon e sua potencial toxicidade. Os AINEs (Capítulo 34), incluindo os inibidores seletivos da COX-2, que inibem a síntese das prostaglandinas reduzem os efeitos anti-hipertensivos dos diuréticos. Os AINEs, antagonistas do β-receptor e inibidores da ECA, reduzem as concentrações plasmáticas da aldosterona e podem potencializar os efeitos hipopotassêmicos do diurético poupador de K^+.

AGENTES SIMPATOLÍTICOS

Os antagonistas dos receptores α- e β-adrenérgicos são o grande esteio da terapia anti-hipertensiva (Quadro 27-5).

ANTAGONISTAS DO RECEPTOR β-ADRENÉRGICO

Os antagonistas do receptor β-adrenérgico possuem efeitos anti-hipertensivos O antagonismo dos receptores β-adrenérgicos afeta a regulação da circulação por meio de vários mecanismos, incluindo uma redução na contratilidade do miocárdio, frequência cardíaca e débito cardíaco. Uma consequência importante é o bloqueio dos β_1-receptores do complexo justaglomerular, reduzindo a secreção de renina e consequentemente diminuindo a produção da AngII circulante. Alguns antagonistas do β-receptor podem reduzir a pressão arterial por meio de outros mecanismos. Por exemplo, o labetalol é um antagonista do α_1-receptor e o nebivolol promove a vasodilatação dependente das células endoteliais pela ativação da via do NO.

Efeitos farmacológicos. Os bloqueadores β-adrenérgicos diferem na seletividade pelo subtipo de β_1-receptor, presença de agonista parcial ou atividade simpatomimética intrínseca e capacidade vasodilatadora. Entretanto, estas diferenças influenciam a farmacocinética clínica e o espectro de efeitos adversos de vários fármacos. Os fármacos sem atividade simpatomimética intrínseca produzem uma redução inicial no débito cardíaco e um aumento induzido pelo reflexo na resistência periférica, em geral sem alteração clara na pressão arterial. O débito cardíaco reduzido e persistente e a possível redução da resistência periférica são responsáveis pela redução na pressão arterial. Os fármacos com atividade simpatomimética intrínseca produzem menores reduções na frequência cardíaca e no débito cardíaco em repouso; a queda na pressão arterial está correlacionada com uma queda na resistência vascular para valores menores que os do pré-tratamento, possivelmente graças à estimulação dos receptores β_2 vasculares que medeiam a vasodilatação.

Efeitos adversos e precauções. Os efeitos adversos dos agentes bloqueadores β-adrenérgicos são discutidos no Capítulo 12. Esses fármacos devem ser evitados em pacientes com asma ou com disfunção do nodo SA ou AV ou combinados com outros fármacos que inibem a condução AV, como o verapamil. O risco de reações hipoglicêmicas pode ser aumentado em pacientes diabéticos que usam insulina. Os antagonistas do β-receptor sem atividade simpatomimética intrínseca aumentam as concentrações dos triglicerídeos no plasma e reduzem as do colesterol HDL sem alterar as concentrações do colesterol total. Os agentes bloqueadores do β-receptor com atividade possuem pouco ou nenhum efeito sobre os lipídeos sanguíneos ou aumentam o colesterol HDL.

A interrupção súbita dos bloqueadores β-adrenérgicos pode produzir uma síndrome de retirada que provavelmente ocorre por causa da regulação ascendente dos β-receptores durante o bloqueio, provocando maior sensibilidade do tecido às catecolaminas endógenas; este efeito pode exacerbar os sintomas da coronariopatia. Assim, os bloqueadores β-adrenérgicos devem ser interrompidos gradualmente em 10 a 14 dias.

Os AINEs como a *indometacina* podem mitigar o efeito anti-hipertensivo do propranolol e provavelmente de outros antagonistas do β-receptor. Este efeito pode estar relacionado com a inibição da síntese vascular de prostaciclina, assim como a retenção de Na^+.

A epinefrina pode produzir grave hipertensão e bradicardia quando um antagonista β não seletivo estiver presente por causa da estimulação sem bloqueio dos receptores α-adrenérgicos quando os β_2-receptores vasculares são bloqueados. A bradicardia é o resultado da estimulação do reflexo vagal. Estas respostas hipertensivas paradoxais aos antagonistas do β-receptor foram observadas em pacientes com hipoglicemia ou feocromocitoma durante a retirada com *clonidina*, após a administração de epinefrina como agente terapêutico ou em associação com o uso ilícito da cocaína.

Usos terapêuticos. Os antagonistas do β-receptor fornecem a terapia eficiente para todos os níveis de hipertensão. O efeito anti-hipertensivo de todos os β-bloqueadores tem duração suficiente para permitir uma administração de dose única ou 2 vezes/dia. As populações com uma resposta anti-hipertensiva menor aos agentes β-bloqueadores são os idosos e os americanos afrodescendentes. Entretanto, as diferenças intraindividuais na eficácia anti-hipertensiva são geralmente muito maiores que a evidência estatística das diferenças entre os grupos raciais ou relacionados com a idade. Os antagonistas do β-receptor geralmente não provocam retenção de sal e água, mas, possuem efeitos anti-hipertensivos aditivos quando combinados com os diuréticos. Os antagonistas do β-receptor são os fármacos preferidos pelos pacientes hipertensos com condições como infarto do miocárdio, cardiopatia isquêmica ou insuficiência cardíaca congestiva.

ANTAGONISTAS DO RECEPTOR α_1-ADRENÉRGICO

Fármacos que bloqueiam seletivamente os receptores α_1-adrenérgicos sem afetar os receptores α_2-adrenérgicos são usados na hipertensão. A prazosina, a terazosina e a doxazosina são os agentes disponíveis para o tratamento da hipertensão.

Efeitos farmacológicos. Inicialmente, os antagonistas do receptor α_1-adrenérgico reduzem a resistência arteriolar e aumentam a capacitância venosa; isso provoca um aumento do reflexo simpático na frequência cardíaca e na atividade da renina plasmática. Durante a terapia prolongada, a vasodilatação persiste, mas o débito cardíaco, frequência cardíaca e atividade da renina plasmática retornam ao normal. O fluxo sanguíneo renal é inalterado durante a terapia. Os bloqueadores α_1-adrenérgicos provocam hipotensão postural de grau variável, dependendo do volume plasmático. Ocorre retenção de sal e água em vários pacientes durante a administração contínua, o que atenua a hipotensão postural. Os antagonistas do α_1-receptor reduzem as concentrações plasmáticas dos triglicerídeos e do colesterol LDL e aumentam o colesterol HDL. Estes efeitos favoráveis sobre os lipídeos persistem quando um diurético do tipo tiazida é administrado simultaneamente. As consequências a longo prazo destas pequenas alterações induzidas pelos fármacos nos lipídeos são desconhecidas.

Efeitos adversos. O uso de doxazosina como monoterapia para hipertensão aumenta o risco de desenvolver insuficiência cardíaca congestiva. Isso pode ser um efeito adverso de todos os antagonistas do α_1-receptor. A principal precaução sobre o uso dos antagonistas do α_1-receptor para hipertensão é o chamado fenômeno de primeira dose, no qual ocorre hipotensão ortostática sintomática em 30 a 90 minutos (ou mais) da dose inicial do fármaco ou após o aumento da dose. Esse efeito pode ocorrer em até 50% dos pacientes, em especial nos pacientes que já recebem um diurético ou um antagonista do α-receptor. Após as primeiras doses, os pacientes desenvolvem tolerância a esta marcante resposta hipotensora.

Usos terapêuticos. Os antagonistas do α_1-receptor não são recomendados como monoterapia para pacientes hipertensos, mas eles são usados principalmente com diuréticos, β-bloqueadores e outros agentes anti-hipertensivos. Os antagonistas do β-receptor potencializam a eficácia dos α_1-bloqueadores. Os antagonistas do α_1-receptor não são os fármacos de escolha em pacientes com feocromocitoma, porque uma resposta vasoconstritora à epinefrina ainda pode surgir da ativação dos receptores α_2-adrenérgicos vasculares não bloqueados. Os antagonistas do α_1-receptor melhoram os sintomas urinários em pacientes hipertensos com hiperplasia prostática benigna.

ANTAGONISTAS DOS RECEPTORES α_1 E β-ADRENÉRGICOS COMBINADOS

O **labetalol** (Capítulo 12) é uma mistura equimolar de quatro estereoisômeros. Um isômero é um antagonista α_1 (como a prazosina), outro é um antagonista β não seletivo com atividade agonista parcial (como pindolol) e os outros dois isômeros são inativos. Devido a sua capacidade de bloquear os receptores α_1-adrenérgicos, sua administração intravenosa pode reduzir a pressão arterial rápido o suficiente para ser útil no tratamento de emergências hipertensivas. Ele tem eficácia e efeitos adversos que seriam esperados com qualquer combinação de antagonistas do α_1 e β-receptor.

O **carvedilol** (Capítulo 12) é um antagonista do β-receptor com atividade antagonista do α_1-receptor. Está aprovado para o tratamento de hipertensão e insuficiência cardíaca sintomática. A proporção de potência antagonista do α_1-receptor para o β-receptor é de aproximadamente 1:10. Ele é oxidado pela CYP2D6 e então glicuronado. Reduz a mortalidade em pacientes com insuficiência cardíaca congestiva associada à disfunção sistólica quando usado como auxiliar na terapia com diuréticos e inibidores da ECA. Não deve ser administrado a pacientes com insuficiência cardíaca descompensada dependentes da estimulação simpática. Como ocorre com o labetalol, a eficácia e os efeitos colaterais a longo prazo do carvedilol na hipertensão são previsíveis com base nas suas propriedades como antagonista do receptor β e α_1-adrenérgico.

O **nebivolol** é um antagonista β_1-adrenérgico seletivo que também promove a vasodilatação, ele aumenta o relaxamento do músculo liso vascular por meio do NO e tem atividade agonista nos β_3-receptores, embora a importância clínica desse efeito seja desconhecida.

METILDOPA

A metildopa é um agente anti-hipertensivo com ação central. Ela é um pró-fármaco que exerce sua ação anti-hipertensiva por meio do metabólito ativo. Embora frequentemente usada como um agente anti-hipertensivo no passado, os significativos efeitos adversos da metildopa limitam seu uso atual em grande parte para o tratamento da hipertensão na gravidez, na qual existe um registro da sua segurança.

A metildopa é metabolizada pelo aminoácido L-aromatase descarboxilase nos neurônios adrenérgicos para α-metildopa, que é convertida a α-metilnorepinefrina (α-CH_3-NE). A α-CH_3-NE é armazenada nas vesículas secretoras dos neurônios adrenérgicos, substituindo a própria norepinefrina (NE). Consequentemente, quando o neurônio adrenérgico libera seu neurotransmissor, a α-, CH_3-NE é liberada em vez da NE. A α-, CH_3-NE age no SNC para inibir a corrente neuronal adrenérgica do tronco cerebral e provavelmente atua como um agonista nos receptores α_2-adrenérgicos pré-sinápticos no tronco cerebral atenuando a liberação de NE e, portanto, reduzindo a produção de sinais adrenérgicos vasoconstritores para o sistema nervoso simpático periférico.

ADME. Como a metildopa é um pró-fármaco metabolizado no cérebro para sua forma ativa, sua concentração no plasma tem pouca importância para seus efeitos do que aquela para vários outros fármacos. As concentrações máximas no plasma surgem após 2 a 3 horas. Ela é eliminada com uma meia-vida de aproximadamente 2 horas, mas é prolongada para 4 a 6 horas em pacientes com insuficiência renal. O efeito máximo da metildopa é atrasado em 6 a 8 horas, mesmo após a administração intravenosa e a duração da ação de uma dose única é de cerca de 24 horas, o que permite a administração 1 ou 2 vezes/dia. A discrepância entre os efeitos da metildopa e as concentrações medidas do fármaco no plasma estão mais relacionadas com o tempo necessário para o transporte para o SNC, a conversão para o metabólito ativo, armazenamento da α-, CH_3-NE e sua subsequente liberação na vizinhança dos α_2-receptores importantes no SNC.

Efeitos adversos e precauções. A metildopa produz sedação que é temporária na maioria dos casos e ocorre depressão em alguns casos. Ela pode provocar secura da boca, redução da libido, sinais de parkinsonismo e hiperprolactinemia que podem ser evidentes o suficiente para provocar ginecomastia e galactorreia. A metildopa pode precipitar grave bradicardia e parada sinusal. A hepatotoxicidade, em alguns casos associada à febre, é um efeito tóxico raro, mas potencialmente grave da metildopa. Pelo menos 20% dos pacientes que recebem metildopa por 1 ano desenvolvem um teste de Coombs positivo (teste de antiglobulina) que ocorre por causa dos autoanticorpos direcionados contra o antígeno Rh nos eritrócitos; 1 a 5% desses pacientes desenvolverão anemia hemolítica que requer a imediata interrupção do fármaco. O teste de Coombs pode permanecer positivo por até 1 ano após a interrupção da metildopa, mas a anemia hemolítica em geral desaparece dentro de algumas semanas. A grave hemólise pode ser atenuada com o tratamento com glicocorticoides. Os efeitos adversos que são mais raros incluem leucopenia, trombocitopenia, aplasia das células vermelhas, síndrome semelhante ao lúpus eritematoso, erupções cutâneas liquenoides e granulomatosas, miocardite, fibrose retroperitoneal, pancreatite, diarreia e má absorção.

Usos terapêuticos. A metildopa é um fármaco preferido para o tratamento da hipertensão durante a gravidez com base na sua efetividade e segurança para a mãe e o feto. A dose inicial comum de metildopa é de 250 mg, 2 vezes/dia, e existe pouco efeito adicional com doses superiores a 2 g/dia.

CLONIDINA, GUANABENZO E GUANFACINA

A farmacologia detalhada dos agonistas α_2-adrenérgicos *clonidina, guanabenzo* e *guanfacina* é discutida no Capítulo 12. Estes fármacos estimulam o subtipo α_{2A} dos receptores α_2-adrenérgicos no tronco cerebral, levando a redução na corrente simpática oriunda do SNC. Os pacientes que tiveram corte transversal da coluna espinal acima do nível dos tratos da corrente simpática não apresentam uma resposta hipotensora à clonidina. Em doses maiores que as necessárias para estimular os α_{2A}-receptores centrais, estes fármacos podem ativar os α_{2B}-receptores nas células do músculo liso vascular. Este efeito é responsável pela vasoconstrição inicial que é observada quando são ingeridas *overdoses* desses fármacos e pode ser responsável pela perda do efeito terapêutico que é observado com doses maiores.

Efeitos farmacológicos. Os agonistas α_2-adrenérgicos reduzem a pressão arterial por meio de um efeito no débito cardíaco e na resistência periférica. Na posição supino, quando o tônus simpático para a vasculatura é menor, o principal efeito é reduzir a frequência cardíaca e o volume sistólico; entretanto, na posição ereta, quando o fluxo simpático para a vasculatura aumenta normalmente, estes fármacos reduzem a resistência vascular e podem levar à hipotensão postural. A redução no tônus simpático cardíaco leva a uma redução na contratilidade do miocárdio e na frequência cardíaca, o que poderia promover a insuficiência cardíaca congestiva em pacientes suscetíveis.

Efeitos adversos e precauções. A sedação e xerostomia são efeitos adversos evidentes. A xerostomia pode ser acompanhada por mucosa nasal seca, olhos secos e edema da glândula parótida e dor. A hipotensão postural e a disfunção erétil podem ser importantes em alguns pacientes. A clonidina pode produzir uma menor incidência de boca seca e sedação quando administrada pela via transdérmica. Os efeitos colaterais do SNC menos comuns incluem distúrbios de sono com sonhos vívidos ou pesadelos, inquietação e depressão. Os efeitos cardíacos relacionados com a ação simpatolítica destes fármacos incluem bradicardia simpática e parada sinusal em pacientes com disfunção do nodo SA e bloqueio AV em pacientes com doença do nodo AV ou em pacientes usando outros fármacos que deprimem a condução AV. Cerca de 15 a 20% dos pacientes que recebem clonidina transdérmica podem desenvolver dermatite de contato.

A interrupção súbita de clonidina e de agonistas α_2-adrenérgicos relacionados pode provocar uma síndrome de retirada, com cefaleia, apreensão, tremores, dor abdominal, transpiração e taquicardia. A pressão arterial pode subir para níveis acima dos que estavam presentes antes do tratamento. Os sintomas ocorrem 18 a 36 horas após o fármaco ser interrompido e estão associados a um aumento na descarga simpática. É provável que a síndrome de retirada esteja relacionada com a dose e seja mais perigosa em pacientes com hipertensão precariamente controlada. Na ausência de lesão a órgão-alvo com risco de morte, os pacientes podem ser tratados para restaurar o uso da clonidina. Quando é necessário um efeito mais rápido, o *nitroprusseto de sódio* ou uma combinação de bloqueador α ou β-adrenérgico é adequada. Os agentes bloqueadores β-adrenérgicos não devem ser usados isoladamente neste caso, porque eles podem acentuar a hipertensão ao permitir a ocorrência de vasoconstrição α-adrenérgica causada pela ativação do sistema nervoso simpático.

Os pacientes que são tratados com um agonista α_2-adrenérgico devem trocar o fármaco por outro antes da cirurgia eletiva ou devem receber sua dose matinal e/ou clonidina transdérmica antes do procedimento. Todos os pacientes que recebem um destes fármacos devem ser advertidos sobre o potencial perigo de interrompê-los abruptamente, e no caso de suspeita da não adesão do paciente aos fármacos, esses pacientes não devem receber agonistas α_2-adrenérgicos para tratar a hipertensão. As interações medicamentosas adversas com os agonistas α_2-adrenérgicos são raras. É provável que os diuréticos potencializem o efeito hipotensor desses fármacos. Os antidepressivos tricíclicos podem inibir o efeito anti-hipertensivo da clonidina, mas o mecanismo desta interação é desconhecido.

Usos terapêuticos. Os efeitos no SNC são tantos que esta classe de fármacos não é a primeira opção para monoterapia da hipertensão. Eles reduzem de forma eficiente a pressão arterial em alguns pacientes que não respondem adequadamente às combinações de outros agentes.

GUANADREL

O guanadrel inibe especificamente a função dos neurônios adrenérgicos pós-ganglionares periféricos. É um falso neurotransmissor exógeno, é acumulado, armazenado e liberado como a NE, mas é inativo nos receptores adrenérgicos. No neurônio, ele se concentra dentro da vesícula de armazenamento adrenérgica, onde substitui a NE. Como o guanadrel pode promover a liberação de NE dos feocromocitomas, ele é contraindicado para estes pacientes.

Efeitos farmacológicos. O efeito anti-hipertensivo é alcançado por meio da redução na resistência vascular periférica que surge da inibição de uma vasoconstrição mediada pelo α-receptor. Consequentemente, a pressão arterial é reduzida discretamente na posição supina quando a atividade simpática geralmente é baixa, mas a pressão pode cair muito durante situações nas quais a ativação simpática do reflexo é um mecanismo importante para manter a pressão arterial, principalmente quando o paciente está em pé.

ADME. O efeito máximo na pressão arterial não é observado antes de 4 a 5 horas. A meia-vida do efeito farmacológico do guanadrel é determinada pela persistência do fármaco neste *pool* neuronal e provavelmente dura pelo menos 10 horas.

Efeitos adversos. O guanadrel produz efeitos indesejáveis relacionados ao bloqueio simpático como a hipotensão sintomática durante a posição ereta, exercício, ingestão de álcool ou o clima quente. Uma sensação geral de fadiga e cansaço está relacionada em parte, mas não totalmente, com a hipotensão postural. A disfunção sexual geralmente se apresenta como ejaculação tardia ou retrógrada. Também pode ocorrer diarreia. Os fármacos que bloqueiam ou competem pelo transportador de catecolaminas na membrana pré-sináptica (p. ex., os *antidepressivos tricíclicos, a cocaína, clorpromazina, efedrina, fenilpropanolamina* e *anfetamina*) (Capítulo 8) também inibirão o efeito deste fármaco.

Usos terapêuticos. Como estão disponíveis vários fármacos que reduzem a pressão arterial sem produzir efeitos adversos semelhantes, é muito raro usar o guanadrel; ele não é mais comercializado nos EUA.

RESERPINA

A *reserpina* é um alcaloide extraído da raiz da *Rauwolfia serpentina*. A reserpina inibe o transportador da catecolamina vesicular, VMAT2, de modo que as terminações nervosas perdem sua capacidade em concentrar e armazenar NE e dopamina. As catecolaminas vazam para o citoplasma, onde são metabolizadas. Consequentemente, pouco ou nenhum transmissor ativo é liberado pelas terminações nervosas, resultando em uma simpatectomia farmacológica. A recuperação da função simpática requer a síntese de novas vesículas de armazenamento, o que leva dias a semanas após a interrupção do fármaco. Como a reserpina depleta as aminas no SNC, assim como no neurônio adrenérgico periférico, é provável que seus efeitos anti-hipertensivos estejam relacionados com as ações periféricas e centrais.

Efeitos farmacológicos. O débito cardíaco e a resistência vascular periférica são reduzidos durante a terapia prolongada com reserpina.

ADME. Poucos dados sobre as propriedades farmacocinéticas da reserpina estão disponíveis por causa da falta de um teste capaz de detectar baixas concentrações do fármaco ou seus metabólitos. Por causa da natureza irreversível da ligação da reserpina, é improvável que a quantidade de fármaco no plasma tenha qualquer relação consistente com a concentração do fármaco no local de ação. A reserpina livre é totalmente metabolizada.

Toxicidade e precauções. A maioria dos efeitos adversos da reserpina ocorre por causa do seu efeito no SNC. Sedação e incapacidade para se concentrar ou executar tarefas complexas são os efeitos adversos mais comuns. O efeito mais grave é a depressão psicótica ocasional que pode levar ao suicídio. O fármaco deve ser interrompido ao primeiro sinal de depressão; a depressão induzida pela reserpina pode durar vários meses após a interrupção desta. É provável que o risco de depressão esteja relacionado com a dose, e é incomum com doses de 0,25 mg/dia ou menos. Outros efeitos adversos incluem obstrução nasal e exacerbação da úlcera péptica, que é raro com pequenas doses orais.

Usos terapêuticos. O uso da reserpina vem diminuindo por causa dos seus efeitos colaterais no SNC. Ela é usada 1 vez/dia com um diurético e são necessárias várias semanas para alcançar o efeito máximo. A dose diária deve ser limitada a 0,25 mg ou menos e menos que 0,05 mg/dia pode ser eficaz quando também é usado um diurético.

METIROSINA

A metirosina, α-metil-L-tirosina, inibe a tirosina hidroxilase, a enzima que catalisa a conversão da tirosina a DOPA e a etapa limitada pela velocidade na biossíntese da catecolamina (Capítulo 8).

Em uma dose de 1 a 4 g/dia, a metirosina reduz a biossíntese das catecolaminas em 35 a 80% em pacientes com feocromocitoma. A redução máxima na síntese ocorre após vários dias e pode ser avaliada por meio de medidas das catecolaminas e seus metabólitos na urina. Ela é usada como auxiliar para a fenoxibenzamina e outros agentes bloqueadores α-adrenérgicos para o manejo da feocromocitoma e na preparação pré-operatória de pacientes para ressecção da feocromocitoma. Ela apresenta o risco de cristalúria, que pode ser minimizada ao manter o volume diário de urina superior a 2 L. Outros efeitos adversos incluem hipotensão ortostática, sedação, sinais extrapiramidais, diarreia, ansiedade e distúrbios psíquicos. As doses devem ser tituladas com cuidado para minimizar estes efeitos colaterais.

ANTAGONISTAS DO CANAL DE Ca^{2+}

Os agentes bloqueadores do canal de Ca^{2+} são um grupo importante de fármacos para o tratamento da hipertensão. A farmacologia geral desses fármacos é apresentada no início deste capítulo. Como a contração do músculo liso vascular é dependente da concentração de Ca^{2+} intracelular livre, a inibição do movimento transmembrana do Ca^{2+} por meio de canais de Ca^{2+} sensíveis à voltagem podem reduzir a quantidade total de Ca^{2+} que alcança os locais intracelulares. De fato, os bloqueadores do canal de Ca^{2+} reduzem a pressão arterial ao relaxar o músculo liso da artéria e reduzir a resistência vascular periférica, entretanto, esse efeito dispara a descarga simpática mediada pelos barorreceptores. No caso das di-hidropiridinas, pode ocorrer taquicardia por causa da estimulação adrenérgica do nodo SA. A taquicardia é mínima a ausente com verapamil e diltiazem por causa do efeito cronotrópico negativo direto desses dois fármacos. De fato, o uso simultâneo de um antagonista do β-receptor pode aumentar os efeitos cronotrópicos desses fármacos ou provocar bloqueio cardíaco em pacientes suscetíveis.

Os bloqueadores do canal de Ca^{2+} são eficientes quando usados de forma isolada ou combinados com outros fármacos para o tratamento da hipertensão. Entretanto, não há espaço no tratamento da hipertensão para o uso do nifedipino ou outros bloqueadores do canal de Ca^{2+} di-hidropiridínicos com meias-vidas curtas quando administrados em uma formulação-padrão (liberação imediata), por causa da oscilação na pressão arterial e surtos concomitantes de atividade reflexa simpática a cada intervalo entre as doses. A administração parenteral da di-hidropiridina clevidipino pode ser útil no tratamento de hipertensão grave ou perioperatória. Comparados com outras classes de agentes anti-hipertensivos, pode existir uma frequência maior de alcance do controle da pressão arterial com bloqueadores do canal de Ca^{2+} como monoterapia em idosos e nos afro-americanos, grupos populacionais nos quais o *status* de renina baixo é mais prevalente. Os bloqueadores do canal de Ca^{2+} são eficientes na redução da pressão arterial e reduzem os eventos cardiovasculares nos idosos com hipertensão sistólica isolada.

INIBIDORES DA ENZIMA CONVERSORA DE ANGIOTENSINA

A angiotensina II é um importante regulador da função cardiovascular (Capítulo 26). Os inibidores da ECA incluem o captopril, o enalapril, o lisinopril, o quinapril, o ramipril, o benazepril, o moexipril, o fosinopril, o trandolapril e o perindopril. O Capítulo 26 descreve em detalhes a farmacologia dos inibidores da ECA. Esses inibidores parecem proporcionar uma vantagem especial no tratamento de pacientes com diabetes, reduzindo o desenvolvimento e a progressão da glomerulopatia diabética. Além disso, são eficazes na redução da progressão de outras formas de doença renal crônica, como a glomeruloesclerose, e muitos desses pacientes também apresentam hipertensão. Um inibidor da ECA constitui o agente inicial preferido no tratamento desses indivíduos. Aqueles com hipertensão e cardiopatia isquêmica são candidatos ao tratamento com inibidores da ECA; foi constatado que a administração desses inibidores no período imediato pós-infarto do miocárdio, melhora a função ventricular e diminui a morbidade e a mortalidade (Capítulo 28).

Como esses inibidores atenuam a elevação das concentrações de aldosterona em resposta à perda de Na^+, o papel normal da aldosterona em opor-se à natriurese induzida por diuréticos encontra-se reduzido. Em consequência, os inibidores da ECA tendem a aumentar a eficácia dos diuréticos. Isso significa que até mesmo a administração de doses muito pequenas de diuréticos pode melhorar consideravelmente a eficácia anti-hipertensiva desses inibidores; por outro lado, o uso de altas doses de diuréticos, juntamente com inibidores da ECA, pode levar a uma redução excessiva da pressão arterial e à perda de Na^+. A diminuição da produção de aldosterona pelos inibidores da ECA também influencia a homeostasia do K^+; pode ocorrer uma considerável retenção de K^+ em alguns pacientes com insuficiência renal. Além disso, deve-se considerar o potencial de desenvolvimento de hiperpotassemia quando os inibidores da ECA são utilizados com outros fármacos capazes de provocar retenção de K^+, incluindo os diuréticos poupadores de K^+ (amilorida, triantereno e espironolactona), AINEs, suplementos de K^+ e antagonistas dos receptores β-adrenérgicos. Alguns pacientes com nefropatia diabética correm maior risco de apresentarem hiperpotassemia. Os inibidores da ECA estão contraindicados durante a gravidez.

Na maioria dos pacientes, não ocorre nenhuma alteração apreciável na taxa de filtração glomerular após sua administração. Contudo, na hipertensão vascular renal, a taxa de filtração glomerular é geralmente mantida em consequência do aumento da resistência na arteríola pós-glomerular produzido pela AngII. Assim, naqueles pacientes com estenose bilateral da artéria renal ou com estenose de um único rim, a administração de um inibidor da ECA reduz a fração de filtração e provoca uma redução significativa na taxa de filtração glomerular.

Na maioria dos pacientes com hipertensão, os inibidores da ECA reduzem, até certo ponto, a pressão arterial. Após a dose inicial de um inibidor da ECA, pode ocorrer uma queda considerável da pressão arterial em alguns pacientes; essa resposta à dose inicial é uma função da atividade da renina plasmática antes do tratamento. A possibilidade de uma acentuada queda inicial da pressão arterial é o motivo pelo qual se utiliza uma pequena dose para iniciar a terapia, particularmente naqueles que podem apresentar um SAR muito ativo sustentando a pressão arterial, como os pacientes com contração de volume induzida por diuréticos ou insuficiência cardíaca congestiva. Com a continuação do tratamento, é observada uma queda progressiva da pressão arterial que, na maioria dos pacientes, não alcança um valor máximo durante várias semanas. A pressão arterial observada durante o tratamento crônico não está fortemente correlacionada com a atividade da renina plasmática antes do tratamento. Embora a maioria dos inibidores da ECA esteja aprovada para administração em dose diária única para a hipertensão, uma fração significativa de pacientes apresenta uma resposta cuja duração é de menos de 24 horas e podem necessitar de duas doses ao dia para um controle adequado da pressão arterial.

ANTAGONISTAS DO RECEPTOR AT_1

Os antagonistas não peptídicos do AT_1 aprovados para tratamento da hipertensão incluem o losartano, o candesartano, o irbesartano, o valsartano, o telmisartano e o eprosartano. A farmacologia dos antagonistas dos receptores AT_1 é apresentada detalhadamente no Capítulo 26. Ao antagonizar os efeitos da AngII, esses agentes relaxam o músculo liso e, dessa maneira, promovem vasodilatação, aumentam a excreção renal de sal e de água, reduzem o volume plasmático e diminuem a hipertrofia celular.

Existem dois subtipos distintos de receptores de AngII, AT_1 e AT_2. Como o receptor AT_1 media a inibição da liberação de renina por retroalimentação, as concentrações de renina e de AngII estão aumentadas durante o antagonismo dos receptores AT_1. As consequências clínicas do aumento dos efeitos da AngII sobre um receptor AT_2 não inibido são desconhecidas; todavia, dados recentes sugerem que o receptor AT_2 pode desencadear respostas anticrescimento e antiproliferativas.

Efeitos adversos e precauções. Os efeitos adversos dos inibidores da ECA, que resultam da inibição das funções relacionadas com a AngII (*ver* anteriormente e Capítulo 26), também são observados com os antagonistas dos receptores AT_1. Esses efeitos consistem em hipotensão, hiperpotassemia e redução da função renal, incluindo aquela associada à estenose bilateral da artéria renal e estenose na artéria de um rim solitário. A tosse, um efeito adverso dos inibidores da ECA, é menos frequente com os antagonistas dos receptores de AT_1. Em raros casos ocorre angioedema.

Usos terapêuticos. Quando administrados em doses adequadas, os antagonistas dos receptores AT_1 parecem ser tão eficazes quanto os inibidores da ECA no tratamento da hipertensão. O efeito completo dos antagonistas dos receptores AT_1 sobre a pressão arterial tipicamente só é observado cerca de quatro semanas após o início da terapia. Se a pressão arterial não for controlada apenas com um antagonista dos receptores AT_1, um segundo fármaco que atua por meio de mecanismo diferente (p. ex., um diurético ou bloqueador do canal de Ca^{2+}) pode ser adicionado. A combinação de um inibidor da ECA e um antagonista do receptor AT_1 não é recomendada para o tratamento da hipertensão.

INIBIDORES DIRETOS DA RENINA

O *alisquireno*, é um inibidor direto da renina eficiente pela via oral que reduz a pressão arterial em pacientes com hipertensão. A farmacologia detalhada do alisquireno está descrita no Capítulo 26.

Local e mecanismo de ação. O alisquireno inibe de forma direta e competitiva a atividade catalítica da renina, o que leva a uma produção reduzida de AngI e, por fim, de AngII e aldosterona — com a consequente queda na pressão arterial. O alisquireno, junto com inibidores da ECA e antagonistas do receptor AT_1, provoca um aumento adaptativo nas concentrações plasmáticas de renina; entretanto, como o alisquireno inibe a atividade da renina, a atividade da renina plasmática não aumenta, como ocorre com as outras classes de fármacos (Quadro 26-1).

Absorção, metabolismo e excreção. O alisquireno é pouco absorvido, com uma biodisponibilidade inferior a 3%. A administração do fármaco com uma refeição rica em gordura pode reduzir substancialmente as concentrações plasmáticas. Sua meia-vida de eliminação é de pelo menos 24 horas. A eliminação do fármaco pode ser feita principalmente por meio da excreção hepatobiliar com metabolismo limitado por meio da CYP3A4.

Usos terapêuticos. O alisquireno é eficiente como monoterapia no tratamento de pacientes com hipertensão com aumento da eficácia dependente da dose em 150 a 300 mg/dia. A combinação de alisquireno com hidroclorotiazida tem maior efeito redutor da pressão arterial do que cada um dos fármacos isoladamente. Parece que o alisquireno possui maior eficácia quando adicionado a outros agentes no tratamento da hipertensão, incluindo inibidores da ECA, antagonistas do receptor AT_1, e bloqueadores do canal de Ca^{2+}. A terapia combinada de alisquireno com inibidores da ECA ou BRAs é contraindicada em pacientes com diabetes ou comprometimento renal por causa do risco aumentado de hiperpotassemia, hipotensão e complicações renais. Em geral, parece que o alisquireno é um fármaco anti-hipertensivo eficiente e bem tolerado.

VASODILATADORES

HIDRALAZINA

A hidralazina relaxa diretamente o músculo liso arteriolar. Os mecanismos moleculares que medeiam essa ação ainda não estão esclarecidos, mas podem envolver uma queda das concentrações intracelulares de cálcio. O fármaco não relaxa o músculo liso venoso. A vasodilatação induzida por ele está associada a uma poderosa estimulação do sistema nervoso simpático, devido provavelmente a reflexos mediados por barorreceptores, resultando em aumento da frequência e da contratilidade cardíacas, aumento da atividade da renina plasmática e retenção de líquido; todos esses efeitos tendem a neutralizar o resultado anti-hipertensivo da hidralazina.

A redução da pressão arterial observada após administrá-la está associada a uma diminuição seletiva da resistência vascular nas circulações coronariana, cerebral e renal, com efeito menor sobre a pele e o músculo. Devido à dilatação preferencial das arteríolas em relação às veias, a hipotensão postural não representa um problema comum; ela reduz a pressão arterial de forma similar tanto em decúbito dorsal quanto na posição ortostática.

Absorção, metabolismo e excreção. A hidralazina é bem absorvida em todo o trato gastrintestinal; todavia, a biodisponibilidade sistêmica é baixa (16% nos acetiladores rápidos e 35% nos lentos). A hidralazina é *N*-acetilada no intestino e/ou no fígado. Embora a meia-vida no plasma seja de cerca de 1 hora, a duração do efeito hipotensor da hidralazina pode estender-se por até 12 horas. A depuração sistêmica é de aproximadamente 50 mL/kg/minuto. A taxa de acetilação é determinada pelo perfil genético; cerca da metade da população nos EUA efetua uma acetilação rápida, enquanto a outra metade o faz lentamente. O composto acetilado é inativo; por conseguinte, a dose necessária para produzir um efeito sistêmico é maior nos acetiladores rápidos (a taxa de acetilação é determinada pelo perfil genético, *ver* Figura 56-4). A concentração máxima da hidralazina no plasma e o efeito hipotensor máximo do fármaco ocorrem em 30 a 120 minutos após sua ingestão.

Toxicidade e precauções. Os efeitos adversos incluem cefaleia, náuseas, rubor, hipotensão, palpitações, taquicardia, tontura e angina de peito. Pode ocorrer isquemia miocárdica, devido à demanda aumentada de O_2 provocada pela estimulação do sistema nervoso simpático, induzida por reflexo barorreceptor do sistema nervoso simpático. Após administração parenteral a pacientes com coronariopatia, a isquemia miocárdica pode ser grave e prolongada o suficiente para causar infarto do miocárdio franco. Por esse motivo, a administração parenteral de hidralazina não é aconselhável para pacientes hipertensos com coronariopatia e pacientes hipertensos com múltiplos fatores de risco cardiovascular ou pacientes idosos. Além disso, se o fármaco for utilizado isoladamente, pode ocorrer retenção de sal, com desenvolvimento de insuficiência cardíaca congestiva de alto débito. Quando combinada com um bloqueador dos receptores β-adrenérgicos e um diurético, a hidralazina é mais bem tolerada,

Outros efeitos adversos são causados por reações imunológicas, das quais a síndrome do lúpus induzida por fármacos é a mais comum. A hidralazina também pode resultar em um distúrbio que se assemelha à doença do soro, anemia hemolítica, vasculite e glomerulonefrite rapidamente progressiva. O mecanismo dessas reações autoimunes permanece desconhecido. A síndrome lúpica induzida por fármaco ocorre habitualmente depois de pelo menos seis meses de tratamento contínuo com hidralazina, e a sua incidência está relacionada com a dose, o sexo, o fenótipo acetilador e a raça. A interrupção do fármaco constitui a única medida necessária para a maioria dos pacientes com síndrome do lúpus induzida por hidralazina; entretanto, se os sintomas persistirem em alguns pacientes, pode ser necessária a administração de corticosteroides. A hidralazina também pode produzir polineuropatia responsiva à piridoxina. O mecanismo envolvido parece estar relacionado com a capacidade da hidralazina de se combinar com piridoxina, formando uma hidrazona. Esse efeito colateral é muito incomum com doses de menos 200 mg/dia.

Usos terapêuticos. A hidralazina não é mais um fármaco de primeira linha na terapia da hipertensão, em função de seu perfil de efeitos adversos relativamente desfavorável. O fármaco é comercializado como um comprimido combinado com dinitrato de isossorbida que é usado para o tratamento de insuficiência cardíaca (Capítulo 28). A hidralazina pode ter alguma utilidade no tratamento de alguns pacientes com insuficiência cardíaca congestiva (em associação com nitratos para os que não conseguem tolerar inibidores da ECA ou antagonistas dos receptores AT_1) e pode ser útil no tratamento de emergências hipertensivas em mulheres grávidas (particularmente pré-eclâmpsia). Ela deve ser utilizada com extrema cautela em pacientes idosos e em hipertensos com coronariopatia, por causa da possibilidade de precipitar isquemia miocárdica, devido à taquicardia reflexa. A dose oral habitual de hidralazina é de 25 a 100 mg, 2 vezes/dia. A dose máxima recomendada de hidralazina é de 200 mg/dia para minimizar o risco da síndrome lúpica induzida pelo fármaco.

FÁRMACOS QUE ABREM OS CANAIS DE K^+_{ATP}: MINOXIDIL

O minoxidil é eficaz para pacientes com as formas mais graves e resistentes de hipertensão. O minoxidil é metabolizado pela sulfotransferase hepática à molécula ativa, o *N-O* sulfato de minoxidil. O sulfato de minoxidil ativa o canal de K^+ modulado pelo ATP. Ao abrir os canais de K^+ no músculo liso e, portanto, ao permitir o efluxo de K^+, o minoxidil causa hiperpolarização e relaxamento da musculatura lisa. O minoxidil provoca vasodilatação arteriolar praticamente sem nenhum efeito sobre os vasos de capacitância.

O minoxidil aumenta mais o fluxo sanguíneo para a pele, o músculo esquelético, o trato gastrintestinal e o coração. O aumento desproporcional do fluxo sanguíneo para o coração pode ter uma base metabólica, visto que a administração de minoxidil está associada a um aumento reflexo na contratilidade do miocárdio e no débito cardíaco. O débito cardíaco pode aumentar acentuadamente, de até 3 a 4 vezes. O aumento do retorno venoso provavelmente resulta do aumento do fluxo nos leitos vasculares regionais, com constante de tempo rápida para o retorno venoso ao coração. O aumento da contratilidade miocárdica adrenergicamente mediado contribui para o aumento do débito cardíaco, mas não constitui o fator causal predominante. O minoxidil é um vasodilatador arterial renal; entretanto, a hipotensão sistêmica produzida pode, em certas ocasiões, diminuir o fluxo sanguíneo renal. A função renal melhora habitualmente em pacientes tratados com minoxidil para a hipertensão, particularmente se a disfunção renal for secundária à hipertensão. O minoxidil é um estimulador muito potente da secreção de renina; esse efeito é mediado por uma combinação de estimulação simpática renal e ativação dos mecanismos renais intrínsecos para a regulação da liberação de renina.

ADME. O minoxidil é bem absorvido pelo trato gastrintestinal. Embora as concentrações sanguíneas máximas ocorram 1 hora após sua administração oral, o efeito hipotensor máximo é observado mais tarde, possivelmente em função da formação tardia do metabólito ativo. Grande parte do fármaco absorvido é eliminada pelo metabolismo hepático, cerca de 20% são excretados de modo inalterado na urina. O minoxidil apresenta uma meia-vida plasmática de 3 a 4 horas, porém sua duração de ação é de 24 horas ou ainda mais prolongado.

Efeitos adversos e precauções. Os efeitos adversos do minoxidil podem ser graves e são divididos em três categorias principais: retenção de líquido e de sal, efeitos cardiovasculares e hipertricose.

A retenção de sal e de água resulta do aumento da reabsorção tubular renal proximal que, por sua vez, é secundário à redução da pressão de perfusão renal e estimulação reflexa dos receptores α-adrenérgicos dos túbulos renais. Podem ser observados efeitos antinatriuréticos semelhantes com os outros dilatadores arteriolares (p. ex., diazóxido e hidralazina). Apesar do minoxidil causar aumento da secreção de renina e de aldosterona, não se trata de um mecanismo importante para a retenção de sal e de água, nesse caso. Em geral, a retenção hídrica pode ser controlada pela administração de um diurético. Entretanto, as tiazidas podem não ser eficazes o suficiente, e pode ser necessário utilizar um diurético de alça, particularmente se o paciente tiver qualquer grau de disfunção renal.

As consequências cardíacas da ativação do sistema nervoso simpático mediada por barorreceptores durante a terapia com minoxidil incluem aumento da frequência cardíaca, da contratilidade miocárdica e do consumo de O_2 pelo miocárdio. Por conseguinte, o minoxidil pode induzir isquemia miocárdica em pacientes com coronariopatia. As respostas simpáticas cardíacas são atenuadas pela administração concomitante de um bloqueador β-adrenérgico. O aumento da secreção de renina, que é induzido adrenergicamente, também pode ser melhorado por um antagonista do β-receptor ou por um inibidor da ECA.

O minoxidil tem consequências particularmente adversas em pacientes hipertensos que apresentam hipertrofia ventricular esquerda e disfunção diastólica. Esses ventrículos com complacência deficiente respondem de forma subótima a aumentos na carga de volume, com consequente elevação na pressão de enchimento ventricular esquerdo. Isso provavelmente representa um fator contribuinte importante para a elevação da pressão arterial pulmonar observada com a terapia com minoxidil em pacientes hipertensos, sendo composto pela retenção de sal e de água. Nesses pacientes, a terapia com minoxidil pode resultar em insuficiência cardíaca; o potencial dessa complicação pode ser reduzido, mas não evitado, pela terapia diurética eficaz. O derrame pericárdico constitui uma complicação incomum, porém grave, do minoxidil. Pode ocorrer derrame pericárdico em pacientes com funções cardiovascular e renal normais, embora a sua presença seja mais comumente descrita naqueles com insuficiências cardíaca e renal. A ocorrência de derrame pericárdico leve e assintomático não constitui uma indicação para interromper o minoxidil; todavia, é preciso proceder a uma rigorosa monitoração da situação para evitar a progressão para o tamponamento. Em geral, os derrames regridem quando o fármaco é interrompido; entretanto, podem sofrer recidiva se o tratamento for reiniciado.

Com frequência, são observadas ondas T achatadas e invertidas no eletrocardiograma após o início do tratamento com minoxidil. Essas ondas não são de origem isquêmica e são observadas com outros fármacos que ativam os canais de K^+. Esses agentes aceleram a repolarização miocárdica, encurtam o período refratário, e um deles, o *pinacidil,* reduz o limiar de fibrilação ventricular e aumenta a fibrilação ventricular espontânea no contexto da isquemia miocárdica. Ocorre hipertricose em pacientes que recebem minoxidil por um longo período, e esse efeito provavelmente representa uma consequência da ativação dos canais de K^+. Ocorre crescimento de pelos na face, nas costas, nos braços e nas pernas, o que é particularmente desagradável para as mulheres. O minoxidil tópico é comercializado sem prescrição médica para o tratamento da calvície de padrão masculino: ele pode causar efeitos cardiovasculares detectáveis em alguns indivíduos. Outros efeitos colaterais do fármaco são raros e incluem exantemas, síndrome de Stevens-Johnson, intolerância à glicose, bolhas serossanguinolentas, formação de anticorpos antinucleares e trombocitopenia.

Usos terapêuticos. O melhor é reservar o minoxidil sistêmico para o tratamento da hipertensão grave que responde precariamente a outras medicações anti-hipertensivas, sobretudo em pacientes do sexo masculino com insuficiência renal. Ele deve ser administrado concomitantemente com um diurético para evitar a retenção hídrica e com um agente simpatolítico (habitualmente um antagonista do β-receptor) para controlar os efeitos cardiovasculares reflexos. A dose diária inicial de minoxidil pode ser de apenas 1,25 mg, podendo ser aumentada gradualmente para 40 mg, em uma ou duas doses ao dia.

NITROPRUSSETO DE SÓDIO

O nitroprusseto é um nitrovasodilatador, que atua por meio da liberação de NO que ativa a via guanilato-ciclase-GMP cíclico pKG, resultando em vasodilatação. Ocorre desenvolvimento de tolerância à *nitroglicerina,* mas não ao nitroprusseto. O nitroprusseto dilata tanto as arteríolas quanto as vênulas, e a resposta hemodinâmica à sua administração resulta de uma combinação de acúmulo venoso e redução da impedância arterial. Em indivíduos com função ventricular esquerda normal, o acúmulo venoso afeta mais o débito cardíaco do que a redução da pós-carga; por conseguinte, o débito tende a cair. Em contrapartida, nos pacientes com grave comprometimento da função ventricular esquerda e com distensão ventricular diastólica, a redução da impedância arterial constitui o efeito predominante, resultando em elevação do débito cardíaco (*ver* Capítulo 28).

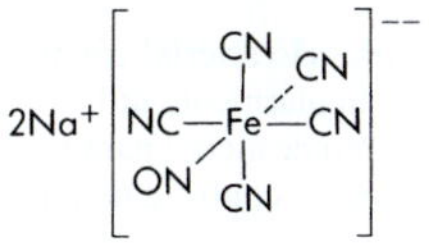

NITROPRUSSETO DE SÓDIO

O nitroprusseto de sódio é um vasodilatador não seletivo, e a distribuição regional do fluxo sanguíneo é pouco afetada pelo fármaco. Em geral, o fluxo sanguíneo renal e a filtração glomerular são mantidos, e verifica-se um aumento na atividade da renina plasmática. O nitroprusseto de sódio geralmente só provoca um aumento moderado da frequência cardíaca e uma redução global da demanda de O_2 pelo miocárdio.

Absorção, metabolismo e excreção. O nitroprusseto de sódio é uma molécula instável, que deve ser protegido da luz e administrado na forma de infusão intravenosa contínua para ser eficiente. O início de ação é observado em 30 segundos; o efeito hipotensor máximo ocorre em 2 minutos e, quando se interrompe a infusão, o efeito desaparece em 3 minutos. O metabolismo do nitroprusseto pelo músculo liso é iniciado pela sua redução, seguida da liberação de cianeto e, a seguir, de óxido nítrico. O cianeto é ainda metabolizado pela rodanase hepática para formar tiocianato, que é quase totalmente eliminado na urina. A meia-vida de eliminação média do tiocianato é de três dias em pacientes com função renal normal, mas pode ser muito mais longa em pacientes com insuficiência renal.

Usos terapêuticos. O nitroprusseto de sódio é utilizado principalmente no tratamento das emergências hipertensivas; entretanto, também pode ser utilizado em muitas situações, quando se deseja obter uma redução a curto prazo da pré-carga e/ou pós-carga cardíaca. Tem sido utilizado para reduzir a pressão arterial durante a dissecção aguda da aorta, para melhorar o débito cardíaco na insuficiência cardíaca congestiva, particularmente em pacientes hipertensos com edema pulmonar que não respondem a outro tratamento (Capítulo 28), e para diminuir a demanda de oxigênio do miocárdio após infarto agudo do miocárdio. Além disso, o nitroprusseto é administrado para induzir hipotensão controlada durante a anestesia, a fim de diminuir o sangramento nos procedimentos cirúrgicos. No tratamento da dissecção aguda da aorta, é importante administrar simultaneamente um antagonista dos receptores β-adrenérgicos, visto que a redução da pressão arterial apenas com nitroprusseto pode aumentar a taxa de elevação da pressão na aorta, em consequência do aumento da contratilidade miocárdica, intensificando, assim, a propagação da dissecção.

O nitroprusseto de sódio está disponível em frascos contendo 50 mg. O conteúdo do frasco deve ser dissolvido em 2 a 3 mL de soro glicosado a 5%. A adição dessa solução em 250 a 1.000 mL de soro glicosado a 5% produz uma concentração de 50 a 200 μg/mL. Como o composto sofre decomposição quando exposto à luz, devem-se utilizar apenas soluções frescas, e o vidro deve ser protegido com uma embalagem opaca. O fármaco deve ser administrado na forma de infusão contínua controlada, e o paciente deve ser rigorosamente observado. A maioria dos hipertensos responde a uma infusão de 0,25 a 1,5 μg/kg/minutos. São necessárias velocidades maiores de infusão para produzir hipotensão controlada em normotensos sob anestesia cirúrgica. Em geral, os pacientes que usam outras medicações anti-hipertensivas necessitam de menos nitroprusseto para reduzir a pressão arterial. Se a velocidade de infusão de 10 μg/kg/minutos não produzir uma redução adequada da pressão arterial em 10 minutos, a velocidade de administração deve ser reduzida para minimizar a toxicidade potencial.

Toxicidade e precauções. Os efeitos adversos a curto prazo do nitroprusseto são decorrentes de vasodilatação excessiva, O monitoramento rigoroso da pressão arterial e o uso de uma bomba de infusão contínua de velocidade variável impedem a ocorrência de uma resposta hemodinâmica excessiva ao fármaco. Com menos frequência, a toxicidade pode resultar da conversão do nitroprusseto em cianeto e tiocianato. Em geral, ocorre acúmulo tóxico de cianeto, levando ao desenvolvimento de acidose láctica grave, quando o nitroprusseto de sódio é infundido em uma velocidade superior a 5 μg/kg/minutos; entretanto, essa toxicidade também pode ser observada em alguns pacientes tratados com doses de aproximadamente 2 μg/kg/minutos, por um período prolongado. A administração concomitante de tiossulfato de sódio pode evitar o acúmulo de cianeto em pacientes que estão recebendo doses de nitroprusseto de sódio mais altas do que as habituais. O risco de intoxicação por tiocianato aumenta quando o nitroprusseto de sódio é infundido por 24 a 48 horas ou mais, particularmente se houver comprometimento da função renal. Os sinais e sintomas de intoxicação por tiocianato consistem em anorexia, náuseas, fadiga, desorientação e psicose tóxica. A concentração plasmática de tiocianato deve ser monitorada durante a infusão prolongada de nitroprusseto e não deve ultrapassar 0,1 mg/mL. Raramente, concentrações excessivas de tiocianato podem causar hipotireoidismo ao inibir a captação de iodo pela glândula tireoide. Nos pacientes com insuficiência renal, o tiocianato pode ser rapidamente removido por hemodiálise.

Ele pode agravar a hipoxemia arterial em pacientes com doença pulmonar obstrutiva crônica, visto que interfere na vasoconstrição pulmonar hipóxica e, portanto, promove um desequilíbrio entre ventilação e perfusão.

TERAPIA NÃO FARMACOLÓGICA DA HIPERTENSÃO

As abordagens não farmacológicas para o tratamento da hipertensão podem ser suficientes em pacientes com pressão arterial modestamente elevada e podem aumentar a eficácia dos fármacos anti-hipertensivos em pacientes com elevações iniciais mais marcantes na pressão arterial.

- A redução do peso corporal para pessoas que apresentam modesto sobrepeso ou são claramente obesas pode ser útil;
- A restrição do consumo de sódio reduz a pressão arterial em alguns pacientes. A dieta do *Dietary Approaches to Stop Hipertension* (DASH) pode ser particularmente útil;
- Para alguns pacientes, a restrição do consumo de álcool para níveis moderados pode reduzir a pressão arterial;
- O aumento da atividade física pode melhorar o controle da hipertensão.

SELEÇÃO DOS AGENTES ANTI-HIPERTENSIVOS EM PACIENTES INDIVIDUAIS

As diretrizes nacionais recomendam os diuréticos como terapia inicial preferida para a maioria com hipertensão de estágio 1 não complicada (*ver* Quadro 27-4), que não respondem às medidas não farmacológicas. Os pacientes também costumam ser tratados com outros fármacos: antagonistas dos β-receptores, inibidores da ECA/antagonistas dos receptores AT_1 e bloqueadores dos canais de Ca^{2+}. Os pacientes com hipertensão de estágio 2 não complicada provavelmente necessitam da instituição precoce de um diurético ou de um fármaco de uma classe diferente. Posteriormente, as doses podem ser tituladas para cima, e podem-se adicionar outros fármacos para atingir a pressão arterial desejada (pressão arterial < 140/90 mmHg em pacientes não complicados).

Um grupo de pacientes importante e de alto risco com hipertensão inclui aqueles com indicações imperiosas de fármacos específicos em razão de outra doença cardiovascular grave subjacente (insuficiência cardíaca, pós-infarto do miocárdio ou alto risco de coronariopatia); doença renal crônica ou diabetes. Por exemplo, um paciente hipertenso com insuficiência cardíaca congestiva deve ser idealmente tratado com um diurético, um antagonista β-receptor, um inibidor da ECA/antagonista dos receptores AT_1 e (em pacientes selecionados) espironolactona, devido ao benefício desses fármacos na insuficiência cardíaca congestiva, mesmo na ausência de hipertensão (Capítulo 28). De forma semelhante, os inibidores da ECA/antagonistas dos receptores AT_1 devem constituir os fármacos de primeira linha no tratamento de pacientes diabéticos com hipertensão, devido a seus benefícios bem-estabelecidos na nefropatia diabética.

Outros pacientes podem apresentar doenças subjacentes menos graves passíveis de influenciar a escolha dos anti-hipertensivos. Por exemplo, um paciente hipertenso com hiperplasia prostática benigna sintomática pode beneficiar-se de um antagonista dos receptores α_1 como parte de seu esquema terapêutico, visto que os antagonistas α_1 mostram-se eficazes em ambas as doenças. De forma semelhante, um paciente com ataques recorrentes de enxaqueca poderia beneficiar-se particularmente do uso de um antagonista do β-receptor, visto que vários fármacos dessa classe são eficazes na prevenção dos ataques de enxaqueca. Os indivíduos com hipertensão sistólica isolada beneficiam-se particularmente dos diuréticos, bem como dos bloqueadores dos canais de Ca^{2+} e inibidores da ECA. Esses fármacos devem constituir os agentes de primeira linha nesses pacientes em termos de eficácia; entretanto, é preciso considerar as indicações imperiosas, conforme assinalado anteriormente.

Para uma listagem bibliográfica completa, consulte ***As Bases Farmacológicas da Terapêutica de Goodman e Gilman***, 12ª edição.

Capítulo 28 Farmacoterapia da insuficiência cardíaca congestiva

A insuficiência cardíaca congestiva (ICC) é responsável por mais de meio milhão de mortes por ano nos EUA; ela tem uma taxa de mortalidade em 1 ano de mais de 50% em pacientes com formas avançadas da condição. Avanços substanciais na farmacoterapia para ICC alteraram a prática clínica, mudando o paradigma de seu tratamento, que antes era, exclusivamente, paliação do sintoma para modificar a progressão da doença e o prolongamento da sobrevida.

DEFINIÇÃO DA INSUFICIÊNCIA CARDÍACA CONGESTIVA. O início e a progressão de ICC clinicamente evidente a partir da disfunção sistólica ventricular esquerda (VE) segue uma sequência fisiopatológica em resposta a um ataque inicial à disfunção miocárdica. Uma redução do débito cardíaco anterógrado leva a uma ativação expandida do sistema nervoso simpático e eixo renina-angiotensina-aldosterona que, juntos, mantêm a perfusão dos órgãos vitais aumentando a pré-carga VE, estimulando a contratilidade miocárdica e aumentando o tônus arterial. Agudamente, mecanismos sustentam o débito cardíaco possibilitando que o coração funcione com volumes diastólicos finais elevados, enquanto a vasoconstrição periférica promove redistribuição regional do débito cardíaco para o sistema nervoso central, coronário e de leitos vasculares renais.

Infelizmente, esses mecanismos compensatórios com o tempo propagam a progressão da doença. A expansão do volume intravascular aumenta o estresse diastólico e sistólico na parede que interrompe a energia miocárdica e provoca hipertrofia patológica de VE. Ao aumentar a pós-carga VE, a vasoconstrição arterial periférica também afeta de maneira adversa o estresse diastólico da parede ventricular, aumentando assim a demanda de O_2 miocárdico. Finalmente, os efetores neuro-humorais como a norepinefrina (NE) e angiotensina II (AngII) estão associados à apoptose do miócito, à expressão gênica do miócito anormal e às alterações patológicas na matriz extracelular que aumentam a rigidez do VE.

Na prática clínica, o termo ICC descreve uma via comum final para a expressão da disfunção miocárdica. Embora alguns enfatizem a distinção clínica entre insuficiência cardíaca sistólica e diastólica, muitos pacientes demonstram disfunção do desempenho contrátil e do relaxamento/enchimento ventriculares. Na verdade, esses processos fisiológicos são inter-relacionados; por exemplo, a taxa e a duração do enchimento diastólico do VE são diretamente influenciadas pela redução do desempenho contrátil sistólico. As definições a seguir são úteis para estabelecer uma estrutura conceitual que descreva essa síndrome clínica:

Insuficiência cardíaca congestiva é o estado fisiopatológico em que o coração é incapaz de bombear sangue a uma taxa satisfatória às necessidades dos tecidos metabolizadores, ou pode fazê-lo apenas a partir de uma pressão de enchimento elevada.

Insuficiência cardíaca é um complexo de sintomas — fadiga, dispneia e congestão — relacionados com a perfusão inadequada dos tecidos durante esforço e muitas vezes com retenção hídrica. Sua causa primária é a incapacidade do coração de encher ou esvaziar o ventrículo esquerdo de maneira adequada.

A partir dessas definições é possível considerar a ICC como um distúrbio em que a insuficiência do coração em realizar um débito anterógrado com pressões de enchimento diastólicas finais normais resulta em uma síndrome clínica de tolerância reduzida ao esforço com congestão venosa pulmonar e sistêmica. Inúmeras comorbidades cardiovasculares estão associadas à ICC, como doença arterial coronariana, infarto do miocárdio e morte súbita cardíaca.

TRATAMENTO FARMACOLÓGICO DA INSUFICIÊNCIA CARDÍACA

As anormalidades da estrutura e da função miocárdicas que caracterizam a ICC muitas vezes são irreversíveis. Essas mudanças reduzem a faixa de volume diastólico final que é compatível com a função cardíaca normal. Embora a ICC seja predominantemente uma doença crônica, alterações sutis do estado hemodinâmico de um indivíduo (p. ex., aumento do volume circulante a partir da ingestão

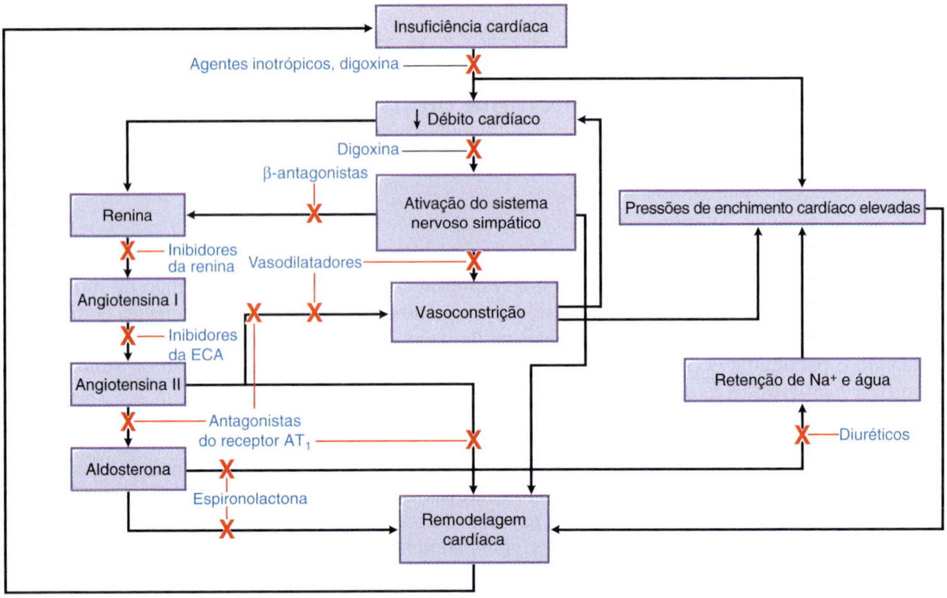

Figura 28-1 *Mecanismos fisiopatológicos da insuficiência cardíaca e principais locais de ação dos fármacos.* A insuficiência cardíaca é acompanhada de respostas neuro-hormonais compensatórias, que incluem a ativação do sistema nervoso simpático e do eixo renina-angiotensina-aldosterona. O aumento da pós-carga ventricular, por vasoconstrição sistêmica e dilatação da câmara, causa depressão da função sistólica. Além disso, a maior pós-carga e os efeitos diretos da angiotensina e da norepinefrina sobre o miocárdio ventricular provocam remodelagem patológica, caracterizada por dilatação progressiva da câmara e perda da função contrátil. A figura ilustra os fármacos importantes para a insuficiência cárdica congestiva e seus alvos de ação. ECA, enzima conversora de angiotensina; receptor AT_1, receptor da angiotensina tipo 1.

dietética de sódio, aumento da pressão arterial sistêmica decorrente de não adesão ao tratamento medicamentoso) frequentemente provocam uma descompensação clínica aguda.

Não é surpreendente, portanto, que o tratamento para ICC tenha utilizado, por muitos anos, diuréticos para controlar a sobrecarga de volume e a subsequente piora da função VE. Outras farmacoterapias comprovadamente têm como alvo o estresse na parede ventricular, o eixo renina-angiotensina-aldosterona e o sistema nervoso simpático para diminuir a remodelagem ventricular patológica, atenuar a progressão da doença e melhorar a sobrevida em determinados pacientes com ICC grave e fração de ejeção VE baixa. A Figura 28-1 fornece uma visão geral dos locais de ação das principais classes de fármacos comumente usados para melhorar a hemodinâmica e a função cardíaca por meio de redução da pré-carga, redução da pós-carga e aumento da inotropia (ou seja, contratilidade miocárdica).

DIURÉTICOS

Os diuréticos reduzem o volume hídrico extracelular e a pressão de enchimento ventricular (ou "pré-carga"). Como muitos pacientes com ICC frequentemente operam em uma fase de "platô" da curva de *Frank-Starling* (Figura 28-2), a redução da pré-carga de aumento ocorre sob essas condições sem redução do débito cardíaco. A natriurese persistente e/ou declínio rápido do volume intravascular, no entanto, pode "empurrar" o perfil de um indivíduo para a esquerda na curva de Frank-Starling, resultando em uma redução indesejada do débito cardíaco. Dessa maneira, a diurese excessiva é contraproducente secundária à *hiperativação* neuro-hormonal recíproca. Por essa razão, é preferível evitar o uso de diuréticos nos pacientes com disfunção assintomática do VE e administrar apenas a dose mínima necessária para manter a euvolemia naqueles pacientes com sintomas de hipervolemia. Apesar da eficácia dos diuréticos de alça ou tiazídicos, no controle dos sintomas congestivos e na melhora da capacidade de exercício, seu uso não está associado a uma redução na mortalidade por ICC.

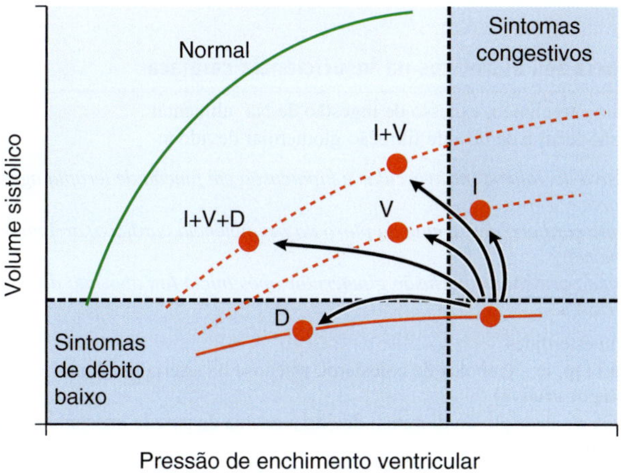

Figura 28-2 *Respostas hemodinâmicas a intervenções farmacológicas na insuficiência cardíaca.* As relações entre a pressão de enchimento diastólica (ou pré-carga) e o volume sistólico (ou desempenho ventricular) estão ilustradas para um coração normal (*linha verde*; a relação de Frank-Starling) e para um paciente com insuficiência cardíaca decorrente da disfunção sistólica predominante (*linha vermelha*). Observar que os agentes inotrópicos positivos (I), como os glicosídeos cardíacos ou a dobutamina, deslocam os pacientes para uma curva de função ventricular superior (*linha tracejada inferior*), resultando em maior trabalho cardíaco para um determinado nível de pressão de enchimento ventricular. Os vasodilatadores (V), como os inibidores da enzima conversora da angiotensina (ECA) ou o nitroprusseto, também deslocam os pacientes para melhores curvas de função ventricular e ao mesmo tempo reduzem as pressões de enchimento cardíacas. Os diuréticos (D) diminuem os sintomas de insuficiência cardíaca congestiva ao deslocarem os pacientes para pressões de enchimento cardíacas menores ao longo da mesma curva de função ventricular.

Restrição do sódio alimentar. Todos os pacientes com disfunção VE clinicamente significativa devem, independentemente do estado dos sintomas, ser aconselhados a limitar a ingestão alimentar de sódio para 2 a 3 g/dia. Uma restrição de sal mais rigorosa raramente é necessária e pode ser contraproducente, pois poderia gerar hiponatremia, hipopotassemia e alcalose metabólica hipoclorêmica quando combinada com a administração de diuréticos de alça.

Diuréticos de alça. A furosemida, a bumetanida e a torsemida são amplamente usadas no tratamento da ICC. Por causa do risco mais alto de ototoxicidade, o ácido etacrínico é recomendado apenas para pacientes alérgicos às sulfonamidas ou que apresentam intolerância aos demais fármacos. Os diuréticos de alça inibem uma proteína específica do transporte de íons, o simportador de Na^+-K^+-$2Cl^-$ na membrana apical das células epiteliais renais no ramo ascendente da alça de Henle aumentando Na^+ e a distribuição de líquidos para os segmentos distais do néfron (Capítulo 25). Esses fármacos também aumentam a secreção de K^+, em particular na presença de níveis de aldosterona elevados, como costuma ser na ICC.

A biodisponibilidade da furosemida administrada por via oral varia de 40 a 70%. Concentrações altas do fármaco frequentemente são necessárias para iniciar a diurese nos pacientes com agravamento dos sintomas ou naqueles com deficiência na absorção gastrintestinal, como pode ocorrer em pacientes gravemente hipervolêmicos com edema intestinal induzido por ICC. Em contraste, a biodisponibilidade da bumetanida e da torsemida excede 80% e, em consequência, esses agentes são absorvidos de maneira mais consistente, porém são mais caros. A furosemida e a bumetanida são fármacos de curta ação e a retenção de Na^+ de rebote que ocorre com níveis de fármaco em estado subestacionário torna uma dosagem igual ou superior a 2/dia, uma estratégia de tratamento aceitável quando se usa esses agentes, desde que seja possível a monitoração diária adequada do peso corporal e dos níveis sanguíneos de eletrólitos.

Diuréticos tiazídicos. A monoterapia com diuréticos tiazídicos tem um papel restrito na ICC. Entretanto, a terapia combinada com diuréticos de alça frequentemente é eficaz naqueles que são refratários apenas aos diuréticos de alça. Os diuréticos tiazídicos atuam no cotransportador de Na^+Cl^- no túbulo convoluto distal (Capítulo 25) e estão associados a maior grau de perda de potássio por redução do volume hídrico, em comparação aos diuréticos de alça.

Diuréticos poupadores de K^+. Os diuréticos poupadores de K^+ (Capítulo 25) inibem os canais de condutância de Na^+ nas células epiteliais renais (p. ex., amilorida, triantereno) ou são antagonistas (p. ex., aldosterona) (p. ex, canrenona [não comercializada nos EUA], espironolactona e eplerenona) do receptor dos mineralocorticoides. Juntos, esses agentes são diuréticos fracos, mas antigamente eram usados para atingir uma redução de volume com perda renal limitada de K^+ e Mg^{2+}.

Quadro 28-1

Causas da resistência aos diuréticos na insuficiência cardíaca

Baixa adesão ao tratamento clínico; excesso de ingestão de Na^+ alimentar
Diminuição da perfusão renal e da taxa de filtração glomerular devido a:

Depleção excessiva do volume intravascular e hipotensão em função de terapia agressiva com diuréticos e vasodilatadores
Declínio do débito cardíaco decorrente da piora da insuficiência cardíaca, arritmias ou outras causas cardíacas primárias
Redução seletiva da pressão de perfusão glomerular após início (ou aumento da dose) da terapia com inibidores da ECA

Anti-inflamatórios não esteroides
Patologia renal primária (p. ex., êmbolos de colesterol, estenose da artéria renal, nefrite intersticial induzida por fármaco, uropatia obstrutiva)
Redução ou deficiência da absorção do diurético devido a edema da parede intestinal e à redução do fluxo sanguíneo esplâncnico

Diuréticos na prática clínica. A maioria dos pacientes com ICC necessita da administração crônica de um diurético de alça para manter a euvolemia. Nos pacientes com retenção hídrica clinicamente evidente, em geral institui-se a furosemida na dose de 40 mg 1 ou 2 vezes/dia e aumenta-se a dose até alcançar a diurese adequada. Uma dose inicial mais alta pode ser necessária em pacientes com ICC avançada e azotemia. Os eletrólitos séricos e a função renal são frequentemente monitorados. Se presente, a hipopotassemia decorrente do tratamento pode ser corrigida por suplementação oral ou intravenosa de K^+ ou acréscimo de um diurético poupador de K^+.

Diuréticos no paciente descompensado. Em pacientes com ICC que justifica a hospitalização, bolos repetitivos administrados por via intravenosa ou por infusão constante titulados para alcançar a resposta desejada podem ser necessários para fornecer diurese imediata. Uma infusão contínua típica de furosemida é iniciada com injeção em bolo de 40 mg seguida por uma taxa constante de 10 mg/hora, com aumento da infusão se necessário. Se a perfusão renal for reduzida, a eficácia do fármaco pode ser aumentada pela coadministração de fármacos que aumentam o débito cardíaco (p. ex., *dobutamina*).

Resistência aos diuréticos. Um aumento compensatório da reabsorção tubular renal de Na^+ pode impedir a diurese eficaz com dosagens diárias; em consequência, a redução dos intervalos de diurético entre as doses pode ser benéfica. Na ICC avançada, a avaliação invasiva das pressões de enchimento intracardíacas e do débito cardíaco pode ser necessária para distinguir entre volume intravascular baixo, decorrente de diurese agressiva, e estados de débito cardíaco baixo. Outros fatores podem contribuir para a resistência ao diurético (Quadro 28-1).

Consequências metabólicas da terapia com diuréticos. No que diz respeito ao uso de diuréticos na ICC, as sequelas adversas mais importantes dos diuréticos são anormalidades eletrolíticas, incluindo hiponatremia, hipopotassemia e alcalose metabólica hipoclorêmica.

Antagonistas do receptor de A_1-adenosina. Os antagonistas do receptor de A_1-adenosina podem fornecer uma estratégia terapêutica protetora renal para a perda do aumento de volume em ICC descompensada. A adenosina é secretada da mácula densa na arteríola renal em resposta a aumentos induzidos por diuréticos nas concentrações do fluxo tubular de Na^+ e Cl^-. Isso resulta em um aumento da reabsorção de Na^+, um mecanismo contrarregulador de perda de volume (Capítulo 26). A reabsorção de Na^+, além da vasoconstrição da arteríola renal induzida por adenosina, parece responsável (em parte) pelo desenvolvimento de complicações comuns ao uso de diuréticos em pacientes com ICC descompensados, particularmente azotemia pré-renal. O papel da adenosina na mácula densa e nas células justaglomerulares (granulosos) sugere outros efeitos de antagonistas de A_1 no sistema renina-angiotensina (Figura 26-3). A administração de antagonistas de A_1 *KW-3902* ou *BG9179* em pacientes com ICC descompensada já tratada com diuréticos de alça foi associada ao aumento da redução do volume, melhora da função renal e menor dosagem de diuréticos, contudo um experimento clínico não conseguiu mostrar benefícios significativos da rolofilina em pacientes com ICC e o desenvolvimento clínico do fármaco foi suspenso em 2009. Nenhum antagonista de A_1 é atualmente comercializado nos EUA.

ANTAGONISTAS DA ALDOSTERONA E RESULTADO CLÍNICO

A disfunção sistólica de VE reduz o fluxo sanguíneo renal e resulta em hiperativação do eixo renina-angiotensina-aldosterona e pode aumentar os níveis circulantes de aldosterona plasmática na ICC para 20 vezes o normal. Os efeitos fisiopatológicos da hiperaldosteronemia são diversos (Quadro 28-2) e estendem-se além da retenção de Na^+ e de líquidos; de maneira importante, no entanto, o mecanismo preciso pelo qual o bloqueio do receptor de aldosterona melhora o resultado na ICC continua não resolvido.

Os antagonistas do receptor-aldosterona em combinação com a terapia inibidora da ECA forneceram efeitos benéficos em estudos clínicos. Nos pacientes com ICC com baixa fração de ejeção do VE, a espironolactona

Quadro 28-2

Papéis em potencial da aldosterona na fisiopatologia da insuficiência cardíaca

MECANISMO	EFEITO FISIOPATOLÓGICO
Aumento da retenção de Na^+ e água	Edema, elevação das pressões de enchimento cardíacas
Perda de K^+ e Mg^{2+}	Arritmogênese e risco de morte súbita cardíaca
Redução da captação miocárdica de norepinefrina	Potencialização dos efeitos de norepinefrina; remodelagem miocárdica e arritmogênese
Redução da sensibilidade dos barorreceptores	Redução da atividade parassimpática e risco de morte súbita cardíaca
Fibrose miocárdica, proliferação de fibroblastos	Remodelagem e disfunção ventricular
Alterações na expressão dos canais de Na^+	Aumento da excitabilidade e da contratilidade dos miócitos cardíacos

(25 mg/dia) reduziu a mortalidade em aproximadamente 30% (decorrente de insuficiência cardíaca progressiva ou de morte súbita cardíaca) e os pacientes tiveram menos hospitalizações relacionadas à ICC em relação ao grupo placebo. O tratamento foi bem tolerado; no entanto, 10% dos homens relataram ginecomastia e 2% de todos os pacientes desenvolveram hiperpotassemia grave (> 6,0 mEq/L).

VASODILATADORES ORAIS

Embora diversos vasodilatadores tenham sido desenvolvidos para melhorar os sintomas da ICC, mostrou-se que apenas a combinação *hidralazina-dinitrato de isossorbida,* inibidores da ECA e bloqueadores dos receptores AT_1 (BRA) aumentam a sobrevida de maneira demonstrável. O uso terapêutico dos vasodilatadores no tratamento da hipertensão e isquemia do miocárdio é abordado em mais detalhes no Capítulo 27. Este capítulo enfoca os usos de alguns desses fármacos vasodilatadores usados para tratar a ICC, principalmente por meio de sua capacidade de reduzir a pré-carga e a pós--carga (Quadro 28-3).

NITROVASODILATADORES. Os nitrovasodilatores são *doadores de óxido nítrico* (NO) que ativam guanilato-ciclase solúvel em células musculares lisas vasculares, levando à vasodilatação. Ao contrário do *nitroprusseto*, que é convertido em NO por agentes redutores celulares como a glutationa, a *nitroglicerina* e outros nitratos orgânicos passam por uma biotransformação enzimática mais complexa em NO ou S-nitrosotiois bioativos. As atividades da enzima específica(s) e dos cofator(es) necessárias para essa transformação parecem diferir em órgão-alvo e até mesmo em leitos de vasculatura diferentes dentro de um determinado órgão.

Nitratos orgânicos. Os nitratos orgânicos estão disponíveis em uma série de formulações que incluem comprimidos de *nitroglicerina* de ação rápida ou *spray* para administração sublingual, agentes orais de curta duração como *dinitrato de isossorbida*, agentes orais de longa ação como *mononitrato de isossorbida*, preparações tópicas, tais como a pomada de nitroglicerina e adesivos transdérmicos e nitroglicerina via venosa. A principal ação dessas preparações na ICC é a redução da pressão de enchimento do VE. Isso ocorre, em parte, por aumento da capacitância venosa periférica que resulta em redução da pré-carga. Os efeitos adicionais de nitratos orgânicos incluem redução da resistência vascular pulmonar e sistêmica e vasodilatação das artérias coronarianas para a qual as funções sistólica e diastólica ventricular são reforçadas pelo aumento do fluxo sanguíneo coronariano. Estes efeitos fisiológicos benéficos são traduzidos em melhor capacidade de exercício e redução de sintomas da ICC. No entanto, esses fármacos não influenciam substancialmente a resistência vascular sistêmica e a *tolerância farmacológica* limita bastante sua utilidade ao longo do tempo. Os nitratos orgânicos são comumente usados em conjunto com outros vasodilatadores (p. ex., *hidralazina) para aumentar a eficácia clínica.*

Tolerância ao nitrato. *A tolerância ao nitrato pode limitar a eficácia à longo prazo desses fármacos no tratamento de ICC. Pode-se deixar que os níveis sanguíneos de nitrato caiam para níveis insignificantes por pelo menos 6 a 8 horas a cada dia* (Capítulo 27). Os pacientes com ortopneia recorrente ou dispneia paroxística noturna, por exemplo, poderiam beneficiar-se do uso de nitrato à noite. Da mesma maneira, o cotratamento com hidralazina pode diminuir a tolerância ao nitrato por um efeito antioxidante que atenua a formação de superóxido, aumentando assim os níveis de biodisponibilidade de NO.

VASODILATADORES PARENTERAIS

Nitroprusseto de sódio. O nitroprusseto de sódio é um doador direto de NO e vasodilatador potente que é eficaz na redução da pressão de enchimento ventricular e na resistência vascular sistêmica (Figura 28-3). O início da ativação do nitroprusseto de sódio é rápido (2-5 min) e o fármaco é rapidamente metabolizado em NO. O nitroprusseto é eficaz no tratamento de pacientes criticamente doentes com ICC que apresentam resistência vascular sistêmica elevada ou complicações mecânicas que acompanham infarto agudo do miocárdio (p. ex., regurgitação mitral ou

Quadro 28-3

Vasodilatadores usados no tratamento da insuficiência cardíaca

CLASSE DE FÁRMACO	EXEMPLOS	MECANISMO DE AÇÃO VASODILATADORA	REDUÇÃO DA PRÉ-CARGA	REDUÇÃO DA PÓS-CARGA
Nitratos orgânicos	Nitroglicerina, dinitrato de isossorbida	Vasodilatação mediada por NO	+++	+
Doadores de óxido nítrico	Nitroprusseto	Vasodilatação mediada por NO	+++	+++
Inibidores da ECA	Captopril, enalapril, lisinopril	Inibição da geração de AngII, redução da degradação de bradicinina	++	++
Bloqueadores do receptor de Ang II	Losartano, candesartano	Bloqueio dos receptores AT_1	++	++
Inibidores da fosfodiesterase	Milrinona, inanrinona	Inibição da degradação do AMP cíclico	++	++
Agonista do canal de K^+	Hidralazina	Desconhecido	+	+++
	Minoxidil	Hiperpolarização das células musculares lisas vasculares	+	+++
Antagonistas α_1	Doxazosina, prazosina	Bloqueio seletivo dos receptores α_1-adrenérgicos	+++	++
Antagonistas α-adrenérgicos não seletivos	Fentolamina	Bloqueio não seletivo dos receptores α_1-adrenérgicos	+++	+++
Antagonistas β/α_1	Carvedilol, labetalol	Bloqueio seletivo dos receptores α_1-adrenérgicos	++	++
Bloqueadores dos canais de Ca^{2+}	Anlodipino, nifedipino, felodipino	Inibição dos canais de Ca^{2+} tipo L	+	+++
Agonistas β	Isoproterenol	Estimulação dos receptores β_2-adrenérgicos vasculares	+	++

AngII, angiotensina II; AT_1, receptor de angiotensina II do tipo 1; NO, óxido nítrico, ECA, enzima conversora de angiotensina.

shunt esquerda-direta induzido por defeito septal ventricular). Ele aumenta o débito cardíaco e o fluxo sanguíneo renal, melhorando tanto a filtração glomerular como a eficácia diurética. O efeito colateral adverso mais comum do nitroprusseto é a hipotensão. A redução excessiva da pressão arterial sistêmica pode limitar ou evitar um aumento do fluxo sanguíneo renal em pacientes com disfunção contrátil de VE mais grave.

O cianeto produzido durante a biotransformação de nitroprusseto é rapidamente metabolizado pelo fígado em tiocianato, que é então excretado por via renal. A toxicidade do cianeto e/ou tiocianato é incomum, mas pode ocorrer em casos de insuficiência renal ou hepática, ou após longos períodos de altas doses de infusão de fármacos (Capítulo 27 para mais detalhes). Os sintomas típicos incluem dor abdominal inexplicada, alterações do estado mental, convulsões e acidose láctica. A metemoglobinemia é outra complicação incomum e é causada por oxidação da hemoglobina pelo NO.

Nitroglicerina intravenosa. A nitroglicerina intravenosa é um doador de NO vasoativo que é comumente utilizado no ambiente da unidade de cuidados intensivos. Ao contrário do nitroprusseto, a nitroglicerina é relativamente seletiva para vasos de capacitância venosa, particularmente em baixas taxas de infusão. Na ICC, a nitroglicerina intravenosa é mais comumente usada no tratamento da disfunção de VE devido a uma isquemia miocárdica aguda. A nitroglicerina parenteral também é usada no tratamento de miocardiopatia não isquêmica quando se deseja redução imediata da pressão de enchimento do VE. Com taxas de infusão mais altas, esse fármaco também pode reduzir a resistência arterial sistêmica. O tratamento com nitroglicerina pode ser limitado pela cefaleia e tolerância ao nitrato; a tolerância pode ser parcialmente compensada pelo aumento da dosagem.

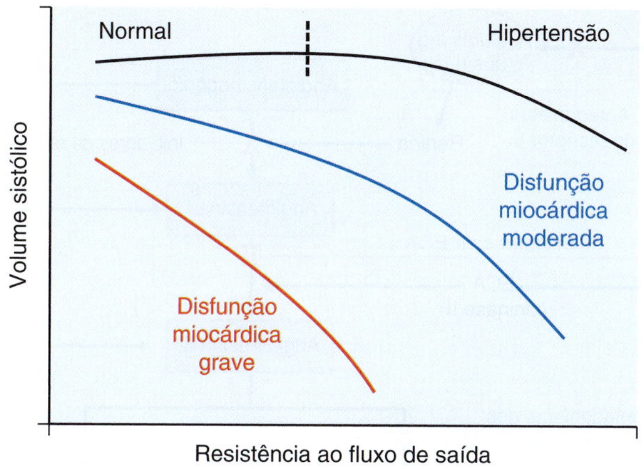

Figura 28-3 *Relação entre a resistência ao fluxo de saída ventricular e o volume sistólico em pacientes com disfunção ventricular sistólica.* Um aumento da resistência ao fluxo de saída ventricular, um determinante principal da pós-carga, tem pouco efeito sobre o volume sistólico em corações normais, o que é ilustrado pela curva relativamente plana. Em contraste, nos pacientes com disfunção ventricular sistólica, um aumento da resistência ao fluxo de saída muitas vezes é acompanhado por declínio abrupto do volume sistólico. Na disfunção ventricular mais grave, a curva se torna mais íngreme. Por causa dessa relação, uma redução da resistência vascular sistêmica (um componente da resistência ao fluxo de saída) em resposta à vasodilatação arterial aumenta sobremodo o volume sistólico em pacientes com disfunção miocárdica grave. O aumento resultante do volume sistólico pode ser suficiente para compensar a redução da resistência vascular sistêmica, prevenindo assim a queda da pressão arterial sistêmica. (Adaptada com autorização de Cohn e Franciosa, 1997.)

Hidralazina. A hidralazina é um vasodilatador direto cujo mecanismo de ação não é bem compreendido. A hidralazina é um fármaco anti-hipertensivo eficaz (ver Capítulo 27), especialmente quando combinado com agentes que bloqueiam aumentos compensatórios do tônus simpático e a retenção de sais e água. Na ICC, a hidralazina reduz a pós-carga ventricular direita e esquerda reduzindo a resistência vascular pulmonar e sistêmica. Isso resulta em um aumento do volume sistólico anterógrado e na redução do estresse da parede ventricular na sístole. A hidralazina também parece ter atividade inotrópica positiva "direta" moderada no músculo cardíaco, independentemente de seus efeitos de redução da pós-carga. A hidralazina é eficaz na redução da resistência vascular renal e no aumento do fluxo sanguíneo renal. A terapia combinada com dinitrato de isossorbida e hidralazina reduz a mortalidade por ICC em pacientes com disfunção sistólica. A hidralazina fornece melhora hemodinâmica adicional para pacientes com ICC avançada (com ou sem nitratos) já tratados com doses convencionais de um inibidor da ECA, digoxina, e diuréticos.

A biodisponibilidade oral e a farmacocinética de hidralazina não são alteradas de maneira significativa na ICC, a menos que haja presença de congestão hepática grave ou hipoperfusão. A hidralazina é tipicamente iniciada com uma dose de 10 a 25 mg, 3 ou 4 vezes/dia e titulada para cima até um máximo de 100 mg, 3 ou 4 vezes/dia, conforme tolerado. Com doses diárias totais de 200 mg, a hidralazina é associada a um risco aumentado de efeitos semelhantes ao lúpus.

Existem várias considerações importantes para o uso da hidralazina. Primeiramente, os inibidores da ECA parecem ser superiores à hidralazina para redução da mortalidade na ICC grave. Em segundo lugar, os efeitos colaterais que exigem ajuste da dose de retirada da hidralazina são comuns. Os efeitos colaterais semelhantes ao lúpus associados à hidralazina são relativamente incomuns e podem apresentar mais probabilidade de ocorrer em determinados pacientes com fenótipo de "acetilador lento" (Capítulo 27). Por fim, a hidralazina é um fármaco tomado 3 a 4 vezes ao dia, e a adesão pode ser difícil para pacientes com ICC, que frequentemente recebem prescrição de vários fármacos de forma concomitante.

REGULAÇÃO NEURO-HORMONAL COMO ALVO: EIXO RENINA-ANGIOTENSINA--ALDOSTERONA E ANTAGONISTAS DA VASOPRESSINA

ANTAGONISTAS DO EIXO RENINA-ANGIOTENSINA-ALDOSTERONA. O eixo renina-angiotensina-aldosterona desempenha um papel central na fisiopatologia da ICC (Figura 28-4).

A AngII é um potente vasoconstritor arterial e mediador importante da retenção de Na^+ e água em função de seus efeitos sobre a pressão de filtração glomerular e a secreção de aldosterona. A AngII também modula a liberação neural e suprarrenal de catecolaminas, é um arritmogênico, promove hiperplasia vascular e hipertrofia miocárdica,

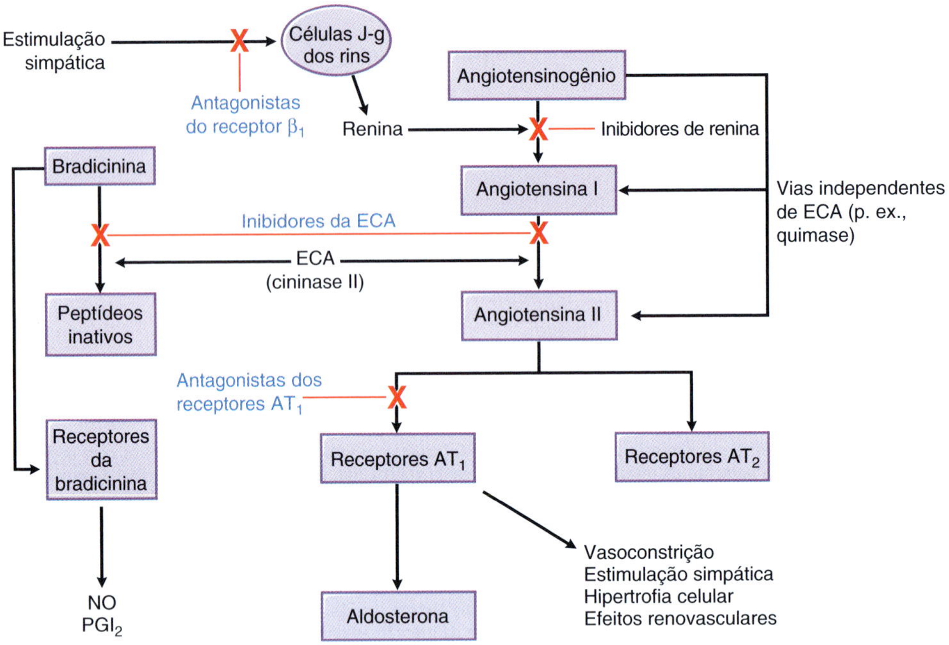

Figura 28-4 *Eixo renina-angiotensina-aldosterona.* A renina, excretada em resposta à estimulação β-adrenérgica das células justaglomerulares (J-g) ou células granulares do rim, cliva o angiotensinogênio plasmático, produzindo angiotensina I. A enzima conversora da angiotensina (ECA) catalisa a conversão da angiotensina I em angiotensina II (Ang II). A maioria dos efeitos biológicos conhecidos de Ang II é mediada pelo receptor da angiotensina tipo 1 (AT_1). Em geral, o receptor AT_2 parece neutralizar os efeitos da Ang II mediados pela ativação da via AT_1. A Ang II também pode formar-se por meio de vias independentes da ECA. Essas vias, e possivelmente a inibição incompleta da ECA tecidual, podem explicar a persistência de Ang II em pacientes tratados com inibidores da ECA. A inibição de ECA reduz a degradação de bradicinina, aumentando assim seus níveis e efeitos biológicos, que incluem a produção de NO e PGI_2. A bradicinina pode mediar alguns dos efeitos biológicos dos inibidores da ECA.

bem como induz a morte dos miócitos. Em consequência, a redução dos efeitos de AngII constitui a base do tratamento da ICC.

Os inibidores da ECA suprimem a produção de AngII (e aldosterona), reduzem a atividade do sistema nervoso simpático e potencializam os efeitos dos diuréticos na ICC. Entretanto, os níveis de AngII muitas vezes retornam aos valores iniciais após tratamento crônico com inibidores da ECA (ver Capítulo 26), devido em parte à produção de AngII por meio de enzimas independentes da ECA. Este "escape" de AngII sugere que mecanismos alternativos contribuem para os benefícios clínicos dos inibidores da ECA na ICC. A ECA é idêntica à cininase II, que degrada a bradicinina e outras cininas que estimulam a produção de NO, GMP cíclico e eicosanoides vasoativos. Esses se opõem à proliferação induzida por AngII de célula do músculo liso vascular e dos fibroblastos cardíacos e inibem a deposição desfavorável da matriz extracelular.

Os inibidores da ECA são vasodilatadores preferenciais. As reduções de pós-carga VE mediada por inibidor da ECA resultam em aumento do volume sistólico e do débito cardíaco. A frequência cardíaca geralmente mantém-se inalterada com o tratamento, frequentemente apesar das reduções na pressão arterial sistêmica, uma resposta que provavelmente é uma consequência da atividade reduzida do sistema nervoso simpático decorrente de inibição da ECA. A maioria das ações clínicas da AngII é mediada pelo receptor da angiotensina AT_1, enquanto a ativação do receptor de AT_2 parece contrabalançar os efeitos biológicos à jusante da estimulação dos receptores AT_1. Devido ao aumento da especificidade do alvo, os antagonistas dos receptores AT_1 bloqueiam de maneira mais eficiente os efeitos da AngII que os inibidores da ECA. Além disso, o nível elevado de AngII circulante, que ocorre secundário ao bloqueio dos receptores AT_1, resulta em aumento relativo da ativação dos receptores AT_2. Diferentemente dos inibidores da ECA, os bloqueadores de AT_1 não influenciam o metabolismo da bradicinina (ver seção a seguir).

INIBIDORES DA ENZIMA CONVERSORA DE ANGIOTENSINA. Os inibidores da ECA captopril, enalapril, ramipril, lisinopril, quinapril, tandolapril e fosinopril (Capítulo 26) foram aprovados pelo FDA para o tratamento da ICC. Dados de inúmeros estudos clínicos sustentam a inibição da ECA no tratamento de ICC de qualquer intensidade, incluindo as com disfunção VE assintomática.

A terapia com inibidores da ECA é tipicamente iniciada em dose baixa (p. ex., 6,25 mg de captopril, 5 mg de lisinopril) para evitar hipotensão iatrogênica. As doses de inibidores da ECA costumam ser aumentadas ao longo de vários dias em pacientes hospitalizados, ou de algumas semanas em pacientes ambulatoriais, com monitoramento da pressão arterial, níveis séricos de eletrólitos e de creatinina. Nos pacientes com ICC e redução do fluxo sanguíneo renal, os inibidores da ECA prejudicam a autorregulação da pressão de perfusão glomerular, refletindo seus efeitos seletivos sobre o tônus arteriolar eferente (em detrimento do aferente). No caso de ocorrência de insuficiência renal aguda ou redução da taxa de filtração glomerular em mais de 20%, deve-se reduzir a dose de inibidor da ECA ou descontinuar o fármaco.

Efeitos colaterais do inibidor da ECA. Níveis elevados de bradicinina decorrentes da inibição da ECA estão associados a angioedema, um efeito colateral do fármaco potencialmente ameaçador à vida. Se isso ocorrer, indica-se a suspensão imediata e permanente de *todos* os inibidores da ECA. Uma tosse seca, típica, decorrente do mesmo mecanismo, é comum; nesse caso, a substituição por um antagonista do receptor de AT_1 para o inibidor da ECA frequentemente é curativa. Uma pequena elevação dos níveis séricos de K^+ é comum com uso de inibidores da ECA. Esse aumento pode ser substancial, contudo, em pacientes com insuficiência renal ou em pacientes diabéticos com acidose tubular renal tipo IV. A hiperpotassemia leve é mais bem tratada pela adoção de uma dieta pobre em potássio ou ajuste da dose.

Inibidores da ECA e sobrevida na ICC. Quando comparados com outros vasodilatadores, os inibidores da ECA parecem superiores na redução da mortalidade na ICC. Os inibidores da ECA prolongam a sobrevida em pacientes com ICC causada por disfunção sistólica. Os inibidores da ECA também evitam o aparecimento de disfunção VE clinicamente significativa após infarto agudo do miocárdio. Os inibidores da ECA parecem conferir esses benefícios evitando remodelagem ventricular adversa associada a pós-infarto.

Em pacientes assintomáticos com disfunção de VE, os inibidores da ECA retardam o desenvolvimento de ICC sintomática.

ANTAGONISTAS DOS RECEPTORES AT_1. O antagonismo do receptor de AT_1 evita o "escape" de AngII e reduz a probabilidade de desenvolvimento de efeitos colaterais mediados pela bradicinina associados à inibição da ECA. Embora raro, tem-se relatado angioedema com o uso de antagonistas do receptor AT_1. Os bloqueadores do receptor AT_1 (BRA) são anti-hipertensivos eficazes e sua influência na mortalidade em ICC aguda ou crônica decorrente de disfunção sistólica após IAM é semelhante à da terapia com inibidor da ECA. Devido ao perfil favorável de efeito colateral, os BRA são uma excelente alternativa para pacientes com ICC intolerantes a inibidores da ECA. Nos idosos, há um aumento da probabilidade de desenvolvimento de hipotensão clinicamente significativa, disfunção renal e hiperpotassemia.

O papel da terapia com combinação de inibidor da ECA e BRA no tratamento de ICC continua desconhecido. Com base na hipótese de que a eficácia de BRA é, pelo menos em parte, uma consequência da redução dos níveis circulantes de aldosterona, o tratamento combinado com a inibição do receptor de aldosterona tem sido explorado. A terapia de combinação está associada a um aumento significativo da fração de ejeção VE dos escores de qualidade de vida em pacientes com ICC decorrente de disfunção sistólica tratados por 1 ano com candesartano (8 mg/dia) e espironolactona (25 mg/dia) em comparação com aqueles tratados com candesartano isoladamente. Os dados referentes aos benefícios com relação à mortalidade que acompanham a terapia da combinação não estão disponíveis no momento.

INIBIDORES DIRETOS DA RENINA. A inibição farmacológica máxima da ECA isoladamente pode ser insuficiente para a atenuação ideal de disfunção cardioavascular induzida por AngII em pacientes com ICC. Vários mecanismos moleculares têm sido listados para explicar esta hipótese (Abassi e cols., 2009), incluindo:

- presença de vias independentes de ECA que facilitam a conversão de AngI para AngII;
- supressão do efeito de retroalimentação negativa exercido por AngI na secreção de renina no rim.

Por essas razões, a inibição da renina para a supressão da síntese de AngII na ICC ganhou popularidade. A conversão de angiotensinogênio mediada pela renina em AngI é o primeiro passo e limitante da velocidade na cascata bioquímica que gera AngII e aldosterona (Figuras 26-1 e 28-4).

O alisquireno é o primeiro inibidor direto de renina administrado por via oral a obter a aprovação do FDA para uso na prática clínica. As vantagens farmococinéticas do alisquireno sobre protótipos inibidores diretos da renina anteriores incluem um aumento da biodisponibilidade (2,7%) e uma meia-vida plasmática longa (aproximadamente 23 h). O alisquireno induz uma diminuição dependente da concentração na atividade da renina plasmática e dos níveis de AngI e AngII que foi associada a uma diminuição da pressão arterial sistêmica sem taquicardia reflexa significativa (Capítulo 26).

O alisquireno é tão eficaz quanto um BRA para a monoterapia de hipertensão leve a moderada. O alisquireno também parece exercer efeitos benéficos sobre a remodelagem do miocárdio por meio da diminuição de massa do VE em pacientes hipertensos, sugerindo que a inibição direta da renina pode atenuar o dano ao órgão final induzido pela hipertensão. Coletivamente, essas observações fornecem evidências de que as reduções mediadas pelo alisquireno na atividade da renina plasmática e dos níveis circulantes de AngII podem ter efeitos salutares sobre o sistema cardiovascular na hipertensão. A terapia de combinação com alisquireno (150 mg/dia) e um antagonista de receptor β e um inibidor da ECA ou BRA não foi associada a um aumento significativo na incidência de hipotensão ou hiperpotassemia em um estudo de coorte que incluiu principalmente pacientes com ICC sintomáticos com fração de ejeção do VE baixa (aproximadamente 30%). Os resultados deste estudo também demonstraram que o alisquireno diminuiu significativamente os níveis plasmáticos de N-terminal-proBNP, um biomarcador neuro-humoral clinicamente útil de ICC ativa. Esses resultados afirmam que a inibição da atividade da renina é um alvo potencial importante para melhora dos sintomas e da capacidade funcional na ICC.

ANTAGONISTAS DOS RECEPTORES DA VASOPRESSINA. A desregulação neuro-humoral na ICC inclui secreção anormal de arginina vasopressina (AVP), resultando na perturbação do equilíbrio hídrico. AVP é secretado na circulação sistêmica em resposta a 1) ativação induzida por hipertonicidade sérica de osmorreceptores da hipófise anterior e 2) uma queda percebida na pressão arterial detectada pelos barorreceptores na artéria carótida, arco aórtico e átrio esquerdo (Capítulo 25).

A forma ativa de AVP é um peptídeo de nove aminoácidos que interage com os três subtipos de receptores: V_{1a}, V_{1b} e V_2. A interação AVP-receptor V_2 na membrana basolateral dos ductos coletores renais estimula a síntese original de canais de água aquaporina 2 que medeiam a reabsorção de água livre, prejudicando a diurese e, finalmente, corrigindo a hipertonicidade plasmática. As outras vias de sinalização celular importantes na fisiopatologia da ICC incluem vasoconstrição, hipertrofia das células e aumento da agregação plaquetária mediada pela ativação de receptores V_{1a} em células musculares lisas vasculares e miócitos cardíacos. Além disso, a ativação mediada por AngII de receptores AT_1 centralmente localizados está associada a um aumento dos níveis de AVP na ICC e pode representar um mecanismo pelo qual o uso de antagonistas do receptor AT_1 são eficazes no tratamento clínico desses pacientes.

Os níveis de AVP são quase 2 vezes acima do normal em pacientes com ICC. Essa síntese de AVP desregulada na ICC pode envolver deficiência da sensibilidade do receptor ao estiramento atrial, normalmente um mecanismo contrarregulador para secreção de AVP e aumento do tônus adrenérgico. No entanto, os níveis elevados de AVP foram observados em pacientes *assintomáticos* com função VE significativamente reduzida. A ICC é uma doença de *responsividade anormal à vasopressina* e não uma doença apenas de produção excessiva de vasopressina. A infusão de vasopressina em pacientes com ICC diminui o débito cardíaco e o volume sistólico e provoca um aumento exagerado da resistência vascular sistêmica e da pressão capilar pulmonar em cunha. Por sua vez, os antagonistas de V_2 atenuam os efeitos fisiopatológicos adversos da hipervasopressinemia diminuindo a pressão capilar pulmonar em cunha, a pressão atrial direita e a pressão arterial sistólica da artéria pulmonar. Estes agentes também restauram e mantêm os níveis séricos normais de sódio em pacientes com ICC descompensada, mas seu uso a longo prazo ainda não foi convincentemente ligado a uma redução dos sintomas ou da mortalidade associados a ICC.

A tolvaptana, que preferencialmente liga-se ao receptor V_2 em detrimento do receptor V_{1a} (afinidade do receptor de aproximadamente 29:1), é talvez o antagonista do receptor da vasopressina mais amplamente testado em pacientes com ICC e também está aprovado para hiponatremia. Devido ao risco de correção excessivamente rápida da hiponatremia que causa desmielinização osmótica, a tolvaptana deve ser iniciada somente em um ambiente hospitalar, onde os níveis de Na^+ podem ser cuidadosamente monitorados e possíveis interações medicamentosas mediadas por CYP e P-gp podem ser consideradas (advertência na caixa preta* [*black box warning*]). A conivaptana, usada principalmente para o tratamento da hiponatremia em vez da ICC, difere, por si só, da tolvaptana, pois pode ser administrada por via intravenosa, demonstra alta afinidade pelos receptores de vasopressina V_2 e V_{1a} e tem uma meia-vida que é quase duas vezes maior.

ANTAGONISTAS DOS RECEPTORES β-ADRENÉRGICOS

O uso a longo prazo de simpatomiméticos está associado a um aumento das taxas de mortalidade por ICC, enquanto o benefício de sobrevida está associado a administração crônica de antagonistas do receptor β. Os antagonistas β (p. ex., *metoprolol*) melhoram os sintomas, a tolerância aos exercícios e são medidas da função VE ao longo de vários meses em pacientes com miocardiopatia dilatada idiopática com ICC. As medições ecocardiográficas seriadas em pacientes com ICC indicam que ocorre diminuição da função sistólica imediatamente após o início de um tratamento com β-antagonista, mas esta é recuperada e melhora além dos níveis iniciais durante os 2 a 4 meses subsequentes.

Mecanismo de ação. Os mecanismos pelos quais os antagonistas dos receptores β influenciam o resultado em pacientes com ICC não estão totalmente definidos. Ao evitar a isquemia do miocárdio sem influenciar significativamente os eletrólitos séricos, os antagonistas dos receptores β provavelmente influenciam a mortalidade, em parte, pela diminuição da frequência de taquiarritmias instáveis às quais os pacientes com ICC estão particularmente propensos. Além disso, esses agentes podem influenciar a sobrevida afetando de maneira favorável a geometria do VE, especificamente por meio da diminuição do tamanho da câmara do VE e aumento da fração de ejeção do VE. Por meio da inibição da ativação sustentada do sistema nervoso simpático, esses agentes evitam ou retardam a progressão da disfunção contrátil do miocárdio por inibição da sinalização celular proliferativa mal adaptada no miocárdio, reduzindo a toxicidade em cardiomiócitos induzida por catecolaminas e a diminuição da apoptose dos miócitos. Antagonistas dos receptores β também podem induzir um remodelamento positivo do VE diminuindo o estresse oxidativo no miocárdio.

Metoprolol. O metoprolol é um antagonista do receptor β_1-seletivo. A apresentação de curta ação do fármaco tem uma meia-vida de eliminação de aproximadamente 6 horas. A formulação de liberação prolongada é suficientemente dosada 1 vez/dia. Uma série de estudos clínicos demonstrou os efeitos benéficos da terapia com β-antagonistas na ICC.

Carvedilol. O carvedilol é um antagonista não seletivo dos receptores β e um antagonista α_1-seletivo que foi aprovado pelo FDA para o tratamento da ICC leve a grave. Em ensaios clínicos, o carvedilol (25 mg 2 vezes/dia) esteve

* N. de R.T. A advertência inserida na bula ou na literatura de um produto, cujo uso possa causar graves efeitos colaterais, é uma exigência do FDA. É a advertência mais categórica exigida para um fármaco. O nome vem do fato desta advertência vir cercada por uma borda preta.

associado à redução de 65% da mortalidade por todas as causas, efeito que independeu de idade, sexo, etiologia da ICC ou fração de ejeção VE. O benefício em termos de mortalidade e a melhora da fração de ejeção VE foram dependentes da concentração de carvedilol. A capacidade de exercício (p. ex., teste de caminhada de 6 min) não melhorou com o carvedilol, mas o tratamento realmente pareceu deter a progressão da ICC em um subgrupo de pacientes com boa capacidade de exercício e sintomas leves no início.

USO CLÍNICO DOS ANTAGONISTAS DOS RECEPTORES β-ADRENÉRGICOS NA ICC

Dados de pacientes com ICC crônica leve a moderada estabeleceram que os antagonistas do receptor β apresentam melhora dos sintomas associados à doença, hospitalização e mortalidade. Assim, os antagonistas dos receptores β são recomendados para uso em pacientes com fração de ejeção VE inferior a 35% e sintomas das classes II ou III da NYHA, juntamente com inibidores da ECA ou antagonistas do receptor AT_1 e diuréticos quando necessários para atenuação dos sintomas.

O papel dos antagonistas dos receptores β na ICC grave ou sob circunstâncias de descompensação clínica aguda não está claro. Da mesma maneira, a utilidade do bloqueio β em pacientes com disfunção VE assintomática não foi avaliada de maneira sistemática. As características farmacológicas heterogêneas acentuadas (p. ex., seletividade dos receptores, farmacocinética) de agentes específicos desempenham um papel em prever a eficácia geral de determinado antagonista dos receptores β. O tratamento com antagonistas dos β-receptores habitualmente é iniciado em doses muito baixas, em geral menos de um décimo da dose-alvo final e titulada para cima.

GLICOSÍDEOS CARDÍACOS

Os benefícios dos glicosídeos cardíacos na ICC em geral são atribuídos a:

- Inibição de Na^+/K^+-ATPase da membrana plasmática em miócitos;
- Efeito inotrópico positivo no miocárdio com insuficiência;
- Supressão de resposta à taxa ventricular rápida na fibrilação atrial associada à ICC;
- Regulação de efeitos deletérios à jusante de superativação do sistema nervoso simpático.

Mecanismo do efeito inotrópico positivo. Com cada despolarização do miócito cardíaco, íons Na^+ o Ca^{2+} que entra na célula pelo canal de Ca^{2+} tipo L e desencadeia a liberação de Ca^{2+} intracelular armazenado do retículo sarcoplasmático por intermédio do receptor de rianodina (RiR). A liberação de Ca^{2+} induzida pelo próprio íon aumenta o nível de Ca^{2+} citosólico disponível para interagir com as proteínas contráteis do miócito, finalmente aumentando a força da contração. Durante a repolarização e o relaxamento do miócito, o Ca^{2+} celular é ressequestrado pela Ca^{2+}-ATPase do retículo sarcoplasmático, e é removido da célula pelo permutador de Na^+-Ca^{2+} e, em muito menor extensão, pela Ca^{2+}-ATPase sarcolêmica.

Os glicosídeos cardíacos ligam-se e inibem a subunidade α fosforilada da Na^+/K^+-ATPase sarcolêmica, reduzindo assim a expulsão de Na^+ e aumentando o $[Na^+]$ citosólico. Isso diminui o gradiente transmembrana de Na^+, que impele a troca Na^+-Ca^{2+} intracelular durante a repolarização do miócito. Como consequência, menos Ca^{2+} é removido da célula e mais Ca^{2+} é acumulado no retículo sarcoplasmático (RS) por SERCA2. Esse aumento do Ca^{2+} liberável (a partir do RS) é o mecanismo pelo qual os glicosídeos cardíacos aumentam a contratilidade miocárdica. Os níveis elevados extracelulares de K^+ (ou seja, hiperpotassemia) causam desfosforilação da subunidade α ATPase, alterando o local de ação do glicosídeo cardíaco mais comumente utilizado e, assim, reduzindo a ligação e o efeito do fármaco.

Ações eletrofisiológicas. Em concentrações séricas ou plasmáticas terapêuticas (i.e., 1-2 ng/mL), a digoxina reduz a automaticidade e aumenta o potencial de membrana em repouso diastólico máximo nos tecidos atriais e no nodo atrioventricular (AV). Isso ocorre por meio de aumentos do tônus vagal e de inibição da atividade do sistema nervoso simpático. Além disso, a digoxina prolonga o período refratário efetivo e reduz a velocidade de condução no tecido do nodo AV. Coletivamente, estes podem contribuir para bradicardia sinusal, parada sinusal, prolongamento da condução AV ou bloqueio AV de alto grau. Em concentrações mais altas, os glicosídeos cardíacos podem aumentar a atividade do sistema nervoso simpático que influencia a automaticidade do tecido cardíaco, mudança associada à gênese das arritmias atriais e ventriculares. A elevação do nível intracelular de Ca^{2+} e do tônus simpático aumenta a taxa espontânea (fase 4) de despolarização diastólica, bem como promove a pós-despolarização tardia; juntos, eles reduzem o limiar de geração de um potencial de ação propagado e predispõem a arritmias ventriculares malignas (ver Capítulo 29).

Regulação da atividade do sistema nervoso simpático. Na ICC ocorre, em parte, hiperativação do sistema nervoso simpático, a partir de respostas aberrantes do barorreflexo arterial ao débito cardíaco baixo. Especificamente, um declínio na resposta do barorreflexo à pressão arterial resulta em um declínio da supressão tônica mediada por barorreflexos da atividade simpática dirigida pelo SNC. Essa cascata contribui para a elevação persistente dos níveis plasmáticos de norepinefrina, renina, vasopressina. Os glicosídeos cardíacos influenciam de maneira favorável a responsividade dos barorreflexos carotídeos para alterações na pressão do seio carotídeo. Nos pacientes com ICC moderada a avançada, a infusão de um glicosídeo cardíaco aumentou o fluxo sanguíneo no antebraço e o índice cardíaco e reduziu a frequência cardíaca. Há evidências clínicas que sugerem que a digoxina diminui o tônus do sistema nervoso simpático centralmente mediado, embora o mecanismo para explicar isso não esteja esclarecido.

Farmacocinética. A meia-vida de eliminação da digoxina é 36 a 48 horas, possibilitando o uso de doses únicas diárias. Os níveis sanguíneos próximos da estabilidade dinâmica são atingidos em cerca de sete dias após o início do

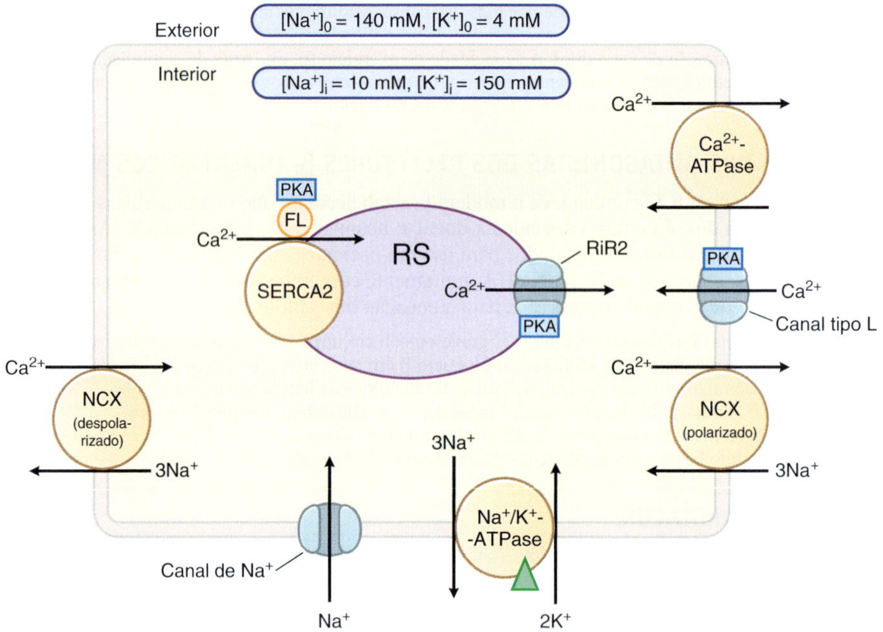

Figura 28-5 *Permuta sarcolêmica de Na^+ e Ca^{2+} durante a despolarização e repolarização celulares.* O Na^+ e Ca^{2+} entram no miócito cardíaco por meio do canal de Na^+ e do canal de Ca^{2+} do tipo L durante cada ciclo de despolarização da membrana, desencadeando a liberação, por meio do receptor de rianodina (RiR), de quantidades maiores de Ca^{2+} das reservas internas no retículo sarcoplasmático (RS). O aumento resultante do Ca^{2+} intracelular interage com a troponina C e ativa interações entre a actina e miosina que resultam em encurtamento do sarcômero. O gradiente eletroquímico de Na^+ por meio do sarcolema é mantido por transporte ativo de Na^+ para fora da célula pela Na^+/K^+-ATPase sarcolêmica. A maior parte do Ca^{2+} citosólico é bombeada de volta para dentro do RS por uma Ca^{2+}-ATPase, SERCA2. O restante é removido da célula por uma Ca^{2+}-ATPase sarcolêmica ou por uma proteína permutadora de Na^+-Ca^{2+} de alta capacidade, NCX. A NCX permuta três Na^+ por cada Ca^{2+}, usando o potencial eletroquímico de Na^+ para impelir a expulsão de Ca^{2+}. A direção da permuta de Na^+-Ca^{2+} pode reverter brevemente durante a despolarização, quando o gradiente elétrico por meio do sarcoma é invertido transitoriamente. Por meio do aumento dos níveis intracelulares de AMP cíclico, os antagonistas dos receptores β e os inibidores da fosfodiesterase ativam a PKA, que fosforila fosfolambam (FL), a subunidade α do canal de Ca^{2+} do tipo L e componentes reguladores do receptor RiR, bem como TnI, a subunidade inibitória da troponina (não mostrada). Como resultado, as probabilidades de abertura do canal de Ca^{2+} do tipo L e do canal de Ca^{2+} RiR2 são duplicadas; SERCA2 não é inibida e acumula Ca^{2+} no RS mais rapidamente, com maior avidez e em maior concentração; e o relaxamento ocorre com $[Ca^{2+}]_i$ ligeiramente mais elevado devido a uma ligeira redução da sensibilidade do complexo de troponina ao Ca^{2+}. O efeito final dessas fosforilações é um efeito inotrópico positivo: *desenvolvimento de tensão mais rápido para nível de tensão mais alto, seguido por taxa de relaxamento mais rápida.* ▲ indica o local de ligação dos glicosídeos cardíacos. Ver no texto o mecanismo do efeito inotrópico positivo dos glicosídeos cardíacos.

tratamento de manutenção. A digoxina é excretada pelo rim e aumentos do débito cardíaco ou do fluxo sanguíneo renal decorrente da terapia vasodilatadora ou com agentes simpatomiméticos podem aumentar a depuração renal de digoxina, exigindo ajuste das doses de manutenção diárias. O volume de distribuição e a taxa de depuração do fármaco são ambos menores nos pacientes idosos. A digoxina não é removida de modo eficaz por hemodiálise em função do seu grande volume de distribuição (4-7 L/kg). O principal reservatório tecidual é o músculo esquelético e a dose deve basear-se na massa corporal magra estimada. As cápsulas cheias de líquido de digoxina têm biodisponibilidade mais alta que os comprimidos; assim, a digoxina está disponível para administração intravenosa.

A insuficiência renal crônica reduz o volume de distribuição da digoxina, exigindo, portanto, uma dose de manutenção menor. As interações medicamentosas que podem influenciar os níveis séricos circulantes de digoxina incluem vários fármacos cardiovasculares comumente usados, como verapamil, amiodarona, propafenona e espironolactona. A administração rápida de Ca^{2+} aumenta o risco de indução de arritmias malignas em pacientes já tratados com digoxina. Alterações eletrolíticas, especialmente hipopotassemia, desequilíbrios acidobásicos e uma forma de cardiopatia subjacente podem modificar a suscetibilidade do paciente aos efeitos colaterais da digoxina. O aumento máximo na contratilidade VE torna-se aparente com níveis séricos de digoxina de aproximadamente 1,4 ng/mL (1,8 nmol). As concentrações séricas mais elevadas não são associadas a benefício clínico grandemente aumentado. O risco de morte é maior com o aumento das concentrações séricas e recomenda-se a manutenção dos níveis de digoxina em menos de 1 ng/mL.

Uso clínico da digoxina na insuficiência cardíaca. Em geral, o uso da digoxina é limitado a pacientes com ICC com disfunção sistólica VE em fibrilação atrial, ou para pacientes em ritmo sinusal que permanecem sintomáticos apesar do tratamento máximo com inibidores da ECA e antagonistas dos receptores β-adrenérgicos. Os últimos agentes são vistos como terapias de primeira linha devido a seu benefício comprovado em termos de mortalidade.

Toxicidade da digoxina. A incidência e a intensidade da toxicidade da digoxina declinaram sobremodo nas últimas duas décadas, como consequência da disponibilidade de fármacos alternativos para o tratamento das arritmias supraventriculares e ICC, à maior compreensão da sua farmacocinética. Manifestações eletrofisiológicas comuns da toxicidade da digoxina são batimentos ectópicos que se originam da junção AV ou ventrículo, bloqueio AV de primeiro grau, resposta da frequência ventricular anormalmente lenta à fibrilação atrial, ou um marca-passo juncional AV acelerado. A lidocaína ou fenitoína, que têm efeitos mínimos sobre a condução AV, podem ser usadas no tratamento de arritmias ventriculares induzidas pela digoxina que ameaçam o estado hemodinâmico (ver Capítulo 29). A cardioversão elétrica encerra maior risco de induzir perturbações graves do ritmo em pacientes com intoxicação digitálica franca. A inibição da atividade de Na^+/K^+-ATPase do músculo esquelético pode causar hiperpotassemia. Um antídoto eficaz para a toxicidade da digoxina é a imunoterapia antidigoxina. Fragmentos Fab purificados de antissoro antidigoxina ovino em geral são dosados pela dose total estimada de digoxina ingerida a fim de atingir um efeito completamente neutralizante.

AGONISTAS β-ADRENÉRGICOS E DOPAMINÉRGICOS

No caso de ICC descompensada decorrente de débito cardíaco reduzido, o foco principal da terapia inicial é aumentar a contratilidade miocárdica. A dopamina e a dobutamina são os agentes inotrópicos positivos mais frequentemente usados para esse fim. Esses fármacos estimulam os receptores da dopamina (D_1) e β-adrenérgicos no miócito cardíaco que estimulam a via G_s-adenilato-ciclase-AMP cíclico pKA. Os inibidores de PDE retardam a degradação do AMP cíclico, elevando assim o nível em estado estacionário do AMP cíclico nas células. A subunidade catalítica da PKA fosforila uma série de substratos que aumentam a contração miocárdica dependente de Ca^{2+} e aceleram o relaxamento (Figura 28-5). O isoproterenol, epinefrina e a norepinefrina têm um papel pequeno no tratamento de rotina da ICC. Na verdade, os agentes inotrópicos que elevam AMP cíclico da célula cardíaca são consistentemente associados a um aumento dos riscos de hospitalização e morte. No nível celular, o aumento dos níveis de AMP cíclico foi associado à apoptose (Capítulo 12).

Dopamina. Os efeitos farmacológicos e hemodinâmicos da dopamina dependem da concentração. Em *baixas doses* (≤ 2 μg/kg de massa corporal magra/min) induz vasodilatação do musculo vascular liso dependente de AMP cíclico. A ativação de receptores D_2 nos nervos pré-sinápticos na circulação periférica nessas concentrações também inibe a liberação de NE e reduz a estimulação α-adrenérgica do músculo liso vascular, particularmente nos leitos arteriais esplâncnicos e renais. A infusão com baixa dose de dopamina é frequentemente usada para aumentar o fluxo sanguíneo renal e assim manter uma taxa de filtração glomerular adequada nos pacientes com ICC hospitalizados com deficiência de função renal refratária a diuréticos. A dopamina também apresenta um efeito pró-diurético diretamente sobre as células epiteliais tubulares renais que contribuem para a redução do volume. Em *taxas de infusão intermediárias* (2-5 μg/kg/min), a dopamina estimula diretamente os receptores β cardíacos e os neurônios simpáticos vasculares, o que aumenta a contratilidade miocárdica e a liberação neural de norepinefrina. Em *taxas de infusão mais altas* (5-15 μg/kg/min), ocorre constrição arterial e venosa periférica mediada por estimulação dos receptores α-adrenérgicos. Isso pode ser desejável em pacientes com hipotensão crítica ou naqueles com insuficiência circulatória decorrente de vasodilatação grave (p. ex., sepse, anafilaxia), mas tem um papel pequeno no tratamento de pacientes com disfunção contrátil primária. A taquicardia, que é mais proeminente com a dopamina que com a dobutamina, pode provocar isquemia em pacientes com coronariopatia.

Dobutamina. A dobutamina é o β-agonista de escolha no tratamento de pacientes com ICC com disfunção sistólica. Para uso clínico, a dobutamina está disponível como mistura racêmica que estimula os subtipos de receptores $β_1$ e $β_2$. Além disso, o enantiômero (–) é agonista dos receptores α-adrenérgicos, enquanto o enantiômero (+) é um agonista parcial fraco. Nas taxas de infusão que resultam em efeito inotrópico positivo em seres humanos, o efeito $β_1$-adrenérgico no miocárdio predomina. Na vasculatura, o efeito agonista α-adrenérgico do enantiômero (–) parece ser anulado pelos efeitos do enantiômero e vasodilatadores da estimulação dos receptores $β_2$. Assim, o principal efeito hemodinâmico da dobutamina é o aumento do volume sistólico devido a sua ação inotrópica positiva, embora a ativação do receptor $β_2$ possa causar uma redução da resistência vascular sistêmica e, portanto, da pressão arterial média. Apesar dos aumentos no débito cardíaco, há relativamente pouco efeito cronotrópico. As infusões contínuas de dobutamina são tipicamente iniciadas com 2 a 3 μg/kg/minutos e tituladas para cima até atingir a resposta hemodinâmica desejada. A tolerância farmacológica pode limitar a eficácia da infusão além de quatro dias e, portanto, a adição ou substituição por um inibidor PDE de classe III pode ser necessária para manter o suporte circulatório adequado. Os principais efeitos colaterais da dobutamina são taquicardia e arritmias supraventriculares ou ventriculares, que podem exigir diminuição da dose. O uso recente de um antagonista do receptor β é uma causa comum de responsividade clínica à dobutamina embotada.

INIBIDORES DA FOSFODIESTERASE

Os inibidores da PDE do AMP cíclico reduzem a degradação do AMP cíclico celular, resultando em níveis elevados de AMP cíclico. Os efeitos fisiológicos são inotropismo miocárdico positivo e dilatação dos vasos de resistência e capacitância. Coletivamente, a inibição de PDE melhora o débito cardíaco por meio de ionotropia e reduzindo a pré-carga e pós-carga (dando assim origem ao termo *inodilatador*).

Inanrinona e milrinona. As apresentações parenterais de *inanrinona* (nome prévio anrinona) e *milrinona* são aprovadas para o suporte circulatório de curto prazo na ICC avançada. Ambos os agentes são inibidores seletivos de PDE3, a PDE do AMP cíclico inibida pelo GMP cíclico. Ao elevar os níveis de AMP cíclico celular, esses fármacos estimulam diretamente a contratilidade miocárdica e aceleram o relaxamento miocárdico. Além disso, causam dilatação arterial e venosa equilibrada com resultante queda das resistências vasculares sistêmicas e pulmonares e das pressões de enchimento cardíacas direitas e esquerdas. Em função de seu efeito na contratilidade VE, o aumento do débito cardíaco com a milrinona é superior ao observado com o nitroprusseto. Em contrapartida, os efeitos dilatadores arteriais e venosos da milrinona são maiores do que os da dobutamina em concentrações que produzem aumentos semelhantes do débito cardíaco.

No caso da inanrinona, um bolo de 0,75 mg/kg administrado durante 2 a 3 minutos tipicamente é seguido por infusão de 2 a 20 μg/kg/minutos. A dose de ataque da milrinona geralmente é de 50 μg/kg, e a taxa de infusão contínua varia de 0,25 a 1 μg/kg/minuto. As meias-vidas de eliminação da inanrinona e milrinona em indivíduos normais são 2 a 3 horas e 0,5 a 1 hora, respectivamente, e são aproximadamente dobradas em pacientes com ICC. Ocorre trombocitopenia clinicamente significativa em cerca de 10% daqueles que recebem inanrinona, mas é rara com a milrinona. Devido à sua seletividade aumentada para PDE3, meia-vida curta e perfil favorável de efeitos colaterais, a milrinona é o agente de escolha entre os inibidores da PDE atualmente disponíveis para suporte inotrópico parenteral a *curto prazo*.

Sildenafila. Em contraste com inanrinona e milrinona, a sildenafila inibe a PDE5, que é a isoforma de PDE mais comum no tecido pulmonar. Essa característica de PDE5 provavelmente é responsável pelo aumento da especificidade da artéria pulmonar observada com o uso de sildenafila. De fato, até recentemente, a aplicação clínica primária do sildenafila na ICC tinha sido limitada principalmente àqueles com insuficiência sistólica ventricular direita isolada decorrente de hipertensão arterial pulmonar. Entretanto, os relatórios publicados recentemente sugerem que a sildenafila influencia de modo favorável a capacidade de exercício e hemodinâmica cardíaca direita em pacientes com hipertensão pulmonar decorrente de disfunção sistólica do VE também. A farmacologia de inibidores da PDE5 é apresentada no Capítulo 27.

TERAPIA INOTRÓPICA POSITIVA CRÔNICA

Embora tenham sido relatadas melhoras nos sintomas de ICC, estado funcional e do perfil hemodinâmico, o efeito do tratamento a longo prazo sobre a mortalidade foi decepcionante. Na verdade, o agonista dopaminérgico *ibopamina*, os inibidores da PDE milrinona, inanrinona e vesnarrinona e o pimobendano estão associados a um aumento da mortalidade. Atualmente, a digoxina continua sendo o único agente inotrópico oral disponível para uso em pacientes com ICC.

INSUFICIÊNCIA CARDÍACA DIASTÓLICA

Até 40% dos pacientes com ICC apresentam função sistólica VE preservada. A patogenia da ICC diastólica inclui anormalidades estruturais e funcionais do(s) ventrículo(s) que estão associadas a comprometimento do relaxamento ventricular e da distensibilidade VE. Essas anormalidades são refletidas na relação pressão-volume do VE durante a diástole, que se desloca para cima e para a esquerda em relação aos indivíduos normais (Figura 28-6). Firma-se o diagnóstico de ICC diastólica quando o VE é incapaz de manter o débito cardíaco normal sem enchimento com uma pressão de enchimento diastólica final anormalmente elevada.

Nos pacientes com disfunção diastólica *primária*, a anormalidade miocárdica que acarreta o enchimento anormal é intrínseca ao miocárdio; por exemplo, por distúrbios infiltrativos como a amiloidose cardíaca, hemocromatose, sarcoidose e afecções mais raras, como a fibrose endomiocárdica e doença de Fabry. Embora não seja uma doença de infiltração do miocárdio, a ICC pode ocorrer apesar da função sistólica de VE íntegra na miocardiopatia hipertrófica familiar. Ocorre disfunção diastólica *secundária* como consequência de pré-carga excessiva (p. ex., insuficiência renal), pós-carga excessiva (p. ex., hipertensão sistêmica) ou alterações da geometria do VE que ocorrem em resposta a distúrbios com carga cronicamente anormal. A ICC diastólica também é observada em pacientes com coronariopatia epicárdica de longa duração ou doenças pericárdicas. A prevalência de disfunção diastólica

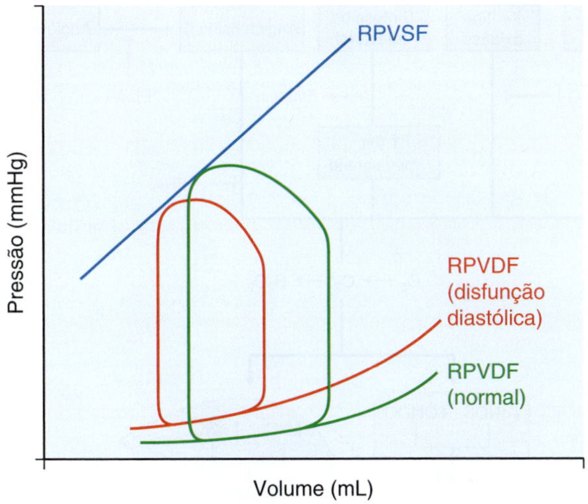

Figura 28-6 *Relações pressão-volume no coração normal e no coração com disfunção diastólica.* Alça P-V normal (*verde*) baseada na relação pressão-volume diastólica final (RPVDF). Alça P-V com disfunção diastólica é mostrada em vermelho. RPVSF, relação pressão-volume sistólica final.

secundária é maior em mulheres e com idade avançada. As taxas anuais de mortalidade relatadas para ICC diastólica são de 5 a 8%, embora essa faixa provavelmente represente uma subestimativa.

Os pacientes com ICC diastólica são tipicamente dependentes da pré-carga para manter um débito cardíaco adequado. Embora os pacientes hipervolêmicos geralmente beneficiem-se da redução cuidadosa do volume intravascular, isso deve ser realizado de forma gradual com reavaliação frequente dos objetivos do tratamento. Manter a contração atrial sincrônica (ou pelo menos o controle de resposta da taxa ventricular) ajuda a manter o enchimento ventricular esquerdo adequado durante a fase final da diástole e é portanto um objetivo essencial no tratamento de ICC decorrente da disfunção diastólica. O tratamento das condições que predispõem a comprometimento da função diastólica, como isquemia miocárdica e hipertensão sistêmica mal controlada, são fundamentais para a estratégia farmacoterapêutica global dessa forma complexa de ICC.

DISFUNÇÃO VASCULAR COMO ALVO NA INSUFICIÊNCIA CARDÍACA CONGESTIVA

A disfunção vascular é um componente estabelecido da síndrome de ICC associada a desfecho clínico mais precário e evoluiu para uma nova meta (Figura 28-7). Os níveis elevados de oxidante, nitrosativo e outras formas de estresse inflamatório observadas em pacientes com ICC podem prejudicar a reatividade vascular pela ruptura das vias de sinalização da célula que levam à vasodilatação.

Xantina oxidase e disfunção vascular. A xantina oxidase (XO) é necessária para metabolismo normal da purina e catalisa a oxidação da hipoxantina em xantina e xantina em ácido úrico, em uma reação que gera superóxido. Os níveis elevados de ácido úrico estão associados à ICC clinicamente evidente. Dados epidemiológicos sustentam uma associação positiva, graduada entre a capacidade de exercício comprometida e os níveis circulantes de ácido úrico. O miocárdio e as células endoteliais vasculares contêm altas concentrações de XO, o que leva à hipótese de que o aumento de superóxido gerado por XO prejudica a reatividade vascular em pacientes com ICC.

O alopurinol (300 mg/dia), um inibidor da XO, reduz de maneira eficaz a geração de radicais livres de oxigênio e melhora a vasodilatação arterial periférica e o fluxo sanguíneo em pacientes hiperuricêmicos com ICC leve a moderada decorrente de disfunção sistólica. Curiosamente, a *probenecida*, que diminui os níveis circulantes de urato aumentando sua eliminação em vez de inibir a atividade de XO, não demonstrou influenciar a reatividade vascular. Em pacientes com ICC avançada, a redução do nível de ácido úrico sérico induzida por alopurinol (acima de 24 semanas) está associada a uma melhora da classe funcional, mas apenas naqueles com níveis de ácido úrico sérico de momento basal superiores a 9,5 mg/dL.

Estatinas e disfunção vascular. HMG-CoA (3-hidroxi-3-metil-glutaril coenzima A) redutase catalisa a formação de ácido L-mevalônico, um precursor bioquímico essencial na via da síntese do colesterol. Evidências atuais sugerem um papel de interação entre o metabolismo do mevalonato e as vias de sinalização celular envolvidos na inflamação e no estresse oxidativo. Os subprodutos intermediários do metabolismo do mevalonato (ou seja, proteínas

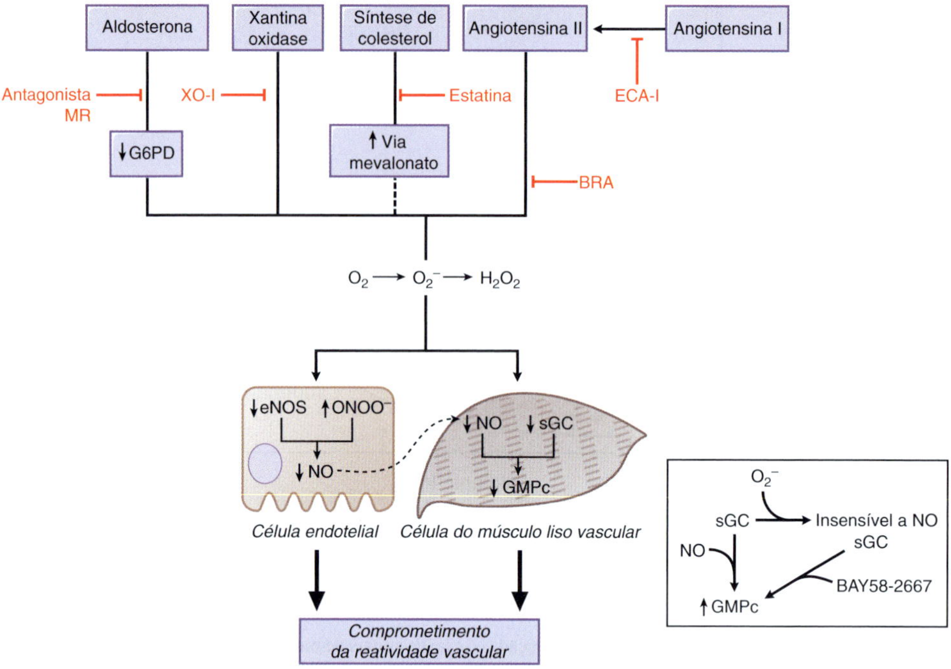

Figura 28-7 *Preservação da reatividade vascular normal é uma meta prioritária no tratamento de pacientes com insuficiência cardíaca congestiva crônica.* Os níveis aumentados de espécies reativas de oxigênio (ERO), como superóxido (O_2^-) e peróxido de hidrogênio (H_2O_2) que são gerados tanto nas células endoteliais (CE) como nas células do músculo liso vascular (CMLV) prejudicam as vias de sinalização celulares importantes necessárias para a função vascular normal. Por exemplo, o excesso de aldosterona pode causar uma redução da atividade da enzima antioxidante na CE, como glicose-6-fosfato desidrogenase (G6PD), resultando em aumento da formação de ERO. Da mesma maneira, o aumento da atividade de xantina oxidase (XO), ativação do receptor AT_1 e suprarregulação de vias de sinalização associada a metabolismo do colesterol criam um ambiente celular favorável para formação de ERO. Na CE, níveis elevados de ERO prejudicam a reatividade vascular, em parte, reduzindo a atividade de óxido nítrico sintase endotelial (eNOS) e aumentando a formação de peroxinitrito ($ONOO^-$) (que irá reduzir o NO biodisponível). Em CMLV, o estresse oxidante diminui os níveis de NO e prejudica a sensibilidade de guanilato-ciclase solúvel (sGC) ao NO, reduzindo assim o relaxamento das CMLV dependentes de GMP cíclico. Os antagonistas do receptor de mineralocorticoides (MR), inibidores XO (XO-I), inibidores de HMG-CoA-redutase (estatina), bloqueadores do receptor AT_1 (BRA) e enzima de conversão da angiotensina (ECA) bloqueiam várias reações celulares associadas a níveis elevados de ERO e comprometimento da reatividade vascular. Os compostos BAY (p. ex., BAY 58-2667; *detalhe na figura*) são um grupo novo de ativadores diretos de sGC que aumentam a atividade da enzima apesar das modificações de sGC induzidas por estresse oxidativo que convertem a enzima em estado insensível em NO.

isopeniladas que suprarregulam a ativação de Rho, RAS e outras proteínas G) estão ligados ao comprometimento da função vascular pelo aumento dos níveis de estresse oxidativo e pela diminuição dos níveis de NO biodisponível. As estatinas inibem estas vias intermediárias e parecem restaurar a função vascular dependente do endotélio e independente do endotélio. Um grande número de estudos populacionais tem demonstrado um efeito favorável do tratamento com estatina sobre o desfecho na ICC.

Ativadores diretos de guanilato-ciclase solúvel. A guanilato-ciclase solúvel (sGC) é uma enzima que catalisa a conversão de guanosina trifosfato de GMP cíclico, um segundo mensageiro necessário para o relaxamento normal de células musculares lisas vasculares. Sob condições fisiológicas, o NO é o principal estimulador biologicamente ativo de sGC. Os níveis elevados de estresse oxidativo desativam sGC por meio de vários mecanismos moleculares. Os nitratos orgânicos, que promovem a ativação de sGC, aumentando os níveis de NO biodisponíveis, estão sujeitos à tolerância farmacológica que complica o uso de fármacos a longo prazo, a dosagem e a frequência de administração (Capítulo 27). Compostos BAY [p. ex., BAY 58-2667 (cinaciguat)] ativam sGC por um mecanismo independente de NO, promovendo assim a função normal de sGC apesar de condições de estresse oxidativo. Em seres humanos saudáveis, a administração de compostos BAY não tem sido associada a efeitos colaterais graves, mas foram relatadas hipotensão e cefaleia. A utilidade de BAY 58-2667 no tratamento clínico de pacientes com ICC é um tema de pesquisas constantes.

PROGRESSÃO DA DOENÇA E TRATAMENTO NA ICC

A insuficiência cardíaca congestiva é uma doença crônica e em geral progressiva. O tratamento também precisa ser progressivo em resposta a essa doença:

Estágio 1. *Paciente em risco, mas assintomático:*

- Identificar e reduzir fatores de risco, orientar o paciente e a família;
- Abordar fatores de risco mensuráveis; tratar hipertensão, diabetes, dislipidemias.

Estágio 2. *Com remodelagem estrutural, mas poucos sintomas*:

- Reduzir efeitos de AngII (IECA ou bloqueador de AT_1); adicionar bloqueador β_1 conforme adequado.

Estágio 3. *Doença estrutural, sintomas de insuficiência*:

- Usar agentes inotrópicos;
- Empregar intervenções cirúrgicas (dispositivo de assistência ventricular; transplante cardíaco).

Alguns tratamentos novos estão avançando por meio de experimentos clínicos. O hormônio relaxina, que atua por meio de quatro GPCR, tem uma fisiologia complexa, mas parece ser útil na insuficiência cardíaca. Em um futuro próximo, poderemos ter tratamentos que corrijam alguns dos contribuintes moleculares da insuficiência cardíaca, como o transgene SERCA2 que aumenta a captação, o armazenamento e a liberação de Ca^{2+} nos miócitos cardíacos (Figura 28-5).

Para uma listagem bibliográfica completa, consulte ***As Bases Farmacológicas da Terapêutica de Goodman e Gilman***, 12ª edição.

Capítulo 29 Fármacos antiarrítmicos

Aproximadamente umas 60 vezes por minuto, as células cardíacas despolarizam-se e repolarizam-se para formar os potenciais de ação cardíacos. A forma e a duração de cada potencial de ação são determinadas pela atividade dos complexos proteicos que constituem os canais iônicos existentes nas membranas de cada célula, e os genes que codificam a maior parte dessas proteínas já foram identificados.

As arritmias podem variar de manifestações clínicas assintomáticas e incidentais até anormalidades potencialmente fatais. Em algumas arritmias humanas, os mecanismos precisos são conhecidos, e o tratamento pode ser direcionado especificamente para esses mecanismos. Em outros casos, os mecanismos podem ser apenas inferidos e a escolha dos fármacos baseia-se em grande parte nos resultados da experiência prévia. O tratamento com fármacos antiarrítmicos pode ter dois objetivos: o fim de uma arritmia em curso ou a prevenção de uma arritmia. Infelizmente, os fármacos antiarrítmicos não apenas controlam as arritmias, mas também podem causá-las, em especial durante o tratamento a longo prazo. Assim, a prescrição de fármacos antiarrítmicos requer que os fatores precipitantes sejam excluídos ou minimizados, que se tenha um diagnóstico preciso do tipo de arritmia e que os riscos da terapia medicamentosa possam ser minimizados.

PRINCÍPIOS DE ELETROFISIOLOGIA CARDÍACA

O fluxo de íons por meio das membranas celulares gera as correntes que formam os potenciais de ação cardíacos. A maioria dos fármacos antiarrítmicos afeta mais de uma corrente iônica e muitos exercem efeitos ancilares, como a modificação da contratilidade cardíaca ou da função do sistema nervoso autônomo. Assim, os fármacos antiarrítmicos habitualmente exercem ações múltiplas e podem ser, em diferentes pacientes, benéficos ou prejudiciais.

A CÉLULA CARDÍACA EM REPOUSO: A MEMBRANA PERMEÁVEL AO K^+

A célula cardíaca normal em repouso mantém um potencial transmembrânico, negativo com relação ao exterior, de aproximadamente 80 a 90 mV; esse gradiente é estabelecido por bombas, especialmente a Na^+/K^+-ATPase, e por cargas aniônicas fixas no interior das células. Há um gradiente elétrico e um gradiente de concentração que poderiam deslocar os íons Na^+ para o interior das células em repouso (Figura 29-1). Entretanto, os canais de Na^+, que permitiriam aos íons Na^+ mover-se ao longo desse gradiente estão fechados nos potenciais transmembrânicos negativos, de modo que o Na^+ não penetra nas células cardíacas normais em repouso. Em contraste, um tipo específico de proteína que serve de canal para o K^+ (o canal de influxo regenerador) está em uma conformação aberta nos potenciais negativos. Por esse motivo, em potenciais negativos, o K^+ pode mover-se por meio desses canais, cruzando a membrana celular em resposta a gradientes elétricos ou de concentração.

Para cada íon individual, há um potencial de equilíbrio E_x, do qual não resultam quaisquer forças motrizes que desloquem o íon por meio da membrana. O E_x pode ser calculado usando a equação de Nernst:

$$E_x = -(\mathrm{RT}/\mathrm{FZ}_x)\ \mathrm{In}([x]_i / [x]_o)$$

em que Z_x é a valência do íon, T é a temperatura absoluta, R é a constante gasosa, F é a constante de Faraday, $[x]_o$ é a concentração extracelular do íon e $[x]_i$ é a concentração intracelular. Para K^+, $[K]_o = 4$ mM e $[K]_i = 140$ mM, o potencial de equilíbrio E_K, calculado para o K^+, é de –94 mV. Não há, assim, forças remanescentes que movam os íons de K^+ para o interior ou para fora das células quando o potencial transmembrânico é de –94 mV, um potencial próximo ao de repouso. Assim, a célula cardíaca normal em repouso é permeável ao K^+ (porque os canais de influxo regenerador estão abertos) e a $[K]_o$ é a principal determinante do potencial de repouso. Se a $[K]_o$ é elevada para 10 mM, como pode ocorrer em doenças como insuficiência renal ou isquemia miocárdica, o E_K calculado se eleva para –70 mV.

POTENCIAL DE AÇÃO CARDÍACO

Os canais de Na^+ têm um ciclo de vida de aberturas e fechamentos que ajuda a regular a excitabilidade da membrana (Figura 29 2). Para iniciar um potencial de ação, um miócito cardíaco em repouso é despolarizado acima de um potencial limiar, em geral, por meio de junções de hiato por um miócito vizinho. Com despolarização da membrana, as proteínas do canal de Na^+ alteram sua conformação, passando do estado "fechado" (em repouso) para

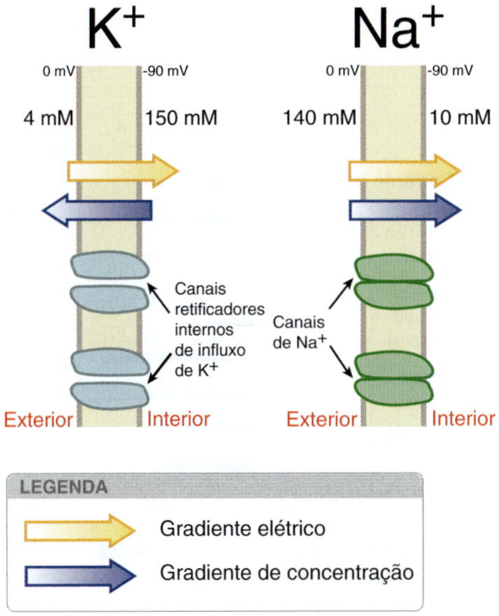

Figura 29-1 *Gradientes elétricos e químicos de Na^+ e K^+ em uma célula cardíaca em repouso.* Os canais retificadores internos (de influxo) de K^+ estão abertos (*à esquerda*), possibilitando que os íons K^+ cruzem a membrana e que o potencial transmembrânico se aproxime do E_K. Em contraste, o Na^+ não penetra na célula, apesar da grande força de impulsão resultante, porque nas células em repouso as proteínas do canal de Na^+ estão na conformação fechada (*à direita*).

o "aberto" (condutor), possibilitando que até 10^7 íons de Na^+ entrem em cada célula por segundo e desloquem o potencial transmembrânico em direção ao E_{Na} (+65 mV). Esse surto de íons Na^+ dura cerca de um milissegundo, após isso a proteína, que serve de canal para o Na^+, rapidamente altera sua conformação, passando para um estado "inativado", não condutor. A inclinação máxima do traço ascendente da fase 0 ($dV/dt_{máx}$, ou $V_{máx}$) do potencial de ação (Figura 29-3) é amplamente governada pela corrente de Na^+ e desempenha um importante papel na velocidade de condução de um potencial de ação de propagação. Sob condições normais, os canais de Na^+, uma vez inativados, não podem reabrir até que reassumam a conformação fechada.

Uma pequena população de canais de Na^+ pode continuar a abrir-se durante o platô do potencial de ação em algumas células, promovendo mais corrente de influxo. Determinadas mutações na isoforma cardíaca do canal de Na^+ também podem aumentar o número de canais que não inativam de maneira adequada, prolongando assim o potencial de ação e provocando uma forma de síndrome de QT longo congênita. Entretanto, em geral, à medida que a membrana celular se repolariza, a negatividade do potencial de membrana move as proteínas do canal de Na^+ de sua conformação inativada para a "fechada". A relação entre a disponibilidade de canais de Na^+ e o potencial transmembrânico é um importante determinante da condução e da refratariedade em muitas células.

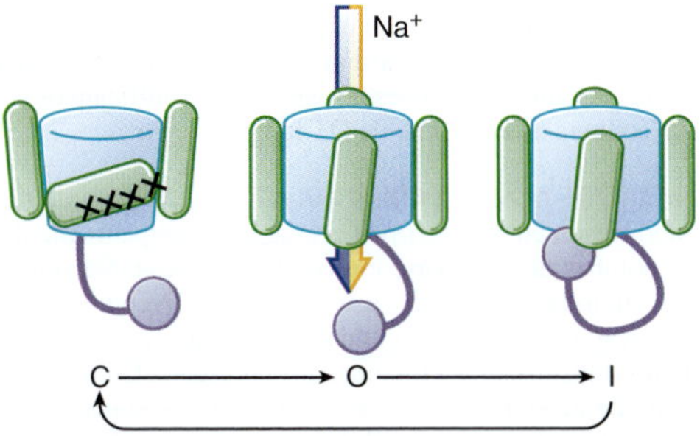

Figura 29-2 *Ciclo de vida de um canal dependente de voltagem.* Alterações conformacionais dependentes de voltagem determinam o fluxo de corrente por meio dos canais de Na^+. Nos potenciais hiperpolarizados, o canal está em uma conformação fechada (C) e sem nenhum fluxo de corrente. À medida que começa a despolarização, o poro se abre (O), possibilitando a condução. À medida que a despolarização é mantida, uma região próxima de uma subunidade do canal move-se para bloquear o fluxo de corrente, colocando o canal em estado inativado, não condutor (I). A restauração do E_m de repouso normal restaura a conformação para o estado fechado (C). Ver Figura 20-2 para detalhes estruturais.

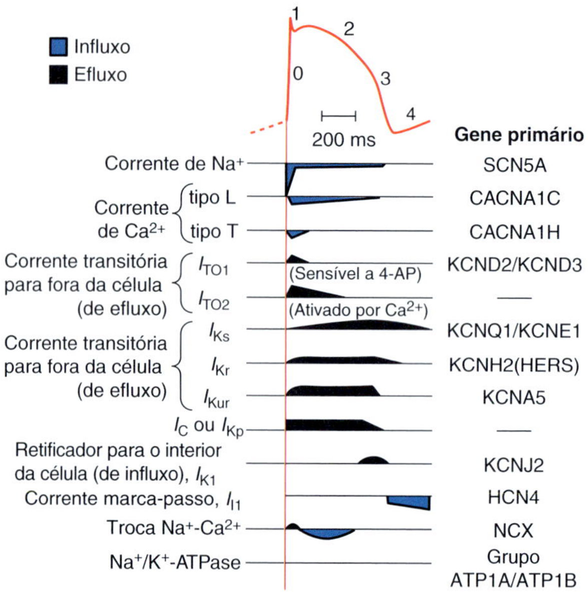

Figura 29-3 *Relação entre um potencial de ação do sistema de condução e as correntes que o geram.* As magnitudes das correntes não estão em escala; a corrente de Na^+ é comumente 50 vezes maior do que qualquer outra corrente, embora a parte que ainda persiste no platô (fase 2) seja pequena. Múltiplos tipos de corrente de Ca^{2+}, de correntes transitórias para fora da célula (de efluxo) (I_{TO}) e de correntes regeneradoras tardias (I_K) foram identificados. Cada uma representa uma proteína diferente que serve de canal, em geral associada a subunidades auxiliares (modificadoras da função). A 4-AP (4-aminopiridina) é um bloqueador de canais de K^+ amplamente utilizado *in vitro*. A I_{TO2} pode ser uma corrente de Cl^- em algumas espécies. Os componentes da I_K foram separados com base na rapidez com que são ativados: lentamente (I_{Ks}), rapidamente (I_{Kr}) ou ultrarrapidamente (I_{Kur}). A corrente, independentemente de tempo e ativada por voltagem, pode ser produzida por Cl^- (I_{Cl}) ou K^+ (I_{Kp}, onde *p* está por platô). Os genes que codificam as principais proteínas formadoras de poro foram clonados para a maioria dos canais mostrados aqui e estão incluídos na coluna da direita. A coluna à direita lista os genes primários que codificam vários canais iônicos e transportadores.

As alterações do potencial transmembrânico, geradas pela corrente de influxo de Na^+, produzem uma série de aberturas (em alguns casos seguidas de inativação) de outros canais (Figura 29-3). Por exemplo, quando uma célula é despolarizada pela corrente de Na^+, canais "transitórios externos" de K^+ rapidamente alteram sua conformação de modo a entrar em um estado aberto, ou condutor; como o potencial transmembrânico no final da fase 0 é positivo em relação ao E_K, a abertura dos canais transitórios externos resulta em uma corrente de efluxo ou repolarizante de K^+ (denominada I_{TO}), que contribui para o "entalhe" da fase 1 observado nos potenciais de ação desses tecidos. Assim como os canais de Na^+, os canais de K^+ transitórios externos inativam-se rapidamente. Durante o platô da fase 2 de um potencial de ação cardíaco normal, correntes despolarizantes, para dentro da célula que fluem primariamente por meio de canais de Ca^{2+}, são equilibradas por correntes repolarizantes de K^+ para fora das células, que fluem principalmente por meio de canais de K^+ ("regeneração tardia"). As correntes regeneradoras tardias (coletivamente denominadas I_K) aumentam com o tempo, ao passo que as correntes de Ca^{2+} inativam-se (e desse modo diminuem com o tempo); como resultado, as células cardíacas repolarizam (fase 3) centenas de milissegundos após a abertura inicial dos canais de Na^+. Algumas mutações nos genes que codificam os canais de K^+ repolarizantes são responsáveis pelas formas mais comuns da síndrome de QT longo congênita.

HETEROGENEIDADE DO POTENCIAL DE AÇÃO NO CORAÇÃO. A descrição geral do potencial de ação e das correntes que o originam deve ser modificada em certos tipos celulares, principalmente devido a uma variabilidade na expressão dos canais iônicos e bombas de transporte iônico eletrogênicas. No ventrículo, a duração do potencial de ação (DPA) e a forma variam em toda a parede de cada câmara, assim como apicobasalmente (Figura 29-4). As células atriais têm potenciais de ação curtos, provavelmente porque a I_{TO} é maior, e uma corrente de K^+ repolarizante adicional, ativada pelo neurotransmissor acetilcolina, está presente. Consequentemente, a estimulação vagal encurta ainda mais os potenciais de ação atriais. As células dos nodos sinusal e atrioventricular (AV) carecem de correntes de Na^+ substanciais. Além disso, essas células, bem como as do sistema de condução, normalmente exibem o fenômeno de despolarização diastólica espontânea, ou da fase 4, e assim alcançam espontaneamente o limiar para gerar um novo potencial de ação. A taxa de disparo espontâneo é mais rápida nas células do nodo sinusal, as quais, por esse motivo, atuam como o marca-passo natural do coração.

Uma das correntes de marca-passo responsáveis por essa automaticidade é gerada por meio de canais de K^+ especializados, os canais dependentes de nucleotídeos cíclicos ativados por hiperpolarização (HCN) que são permeáveis ao potássio e ao sódio. Outro mecanismo importante e responsável pela automaticidade é a liberação

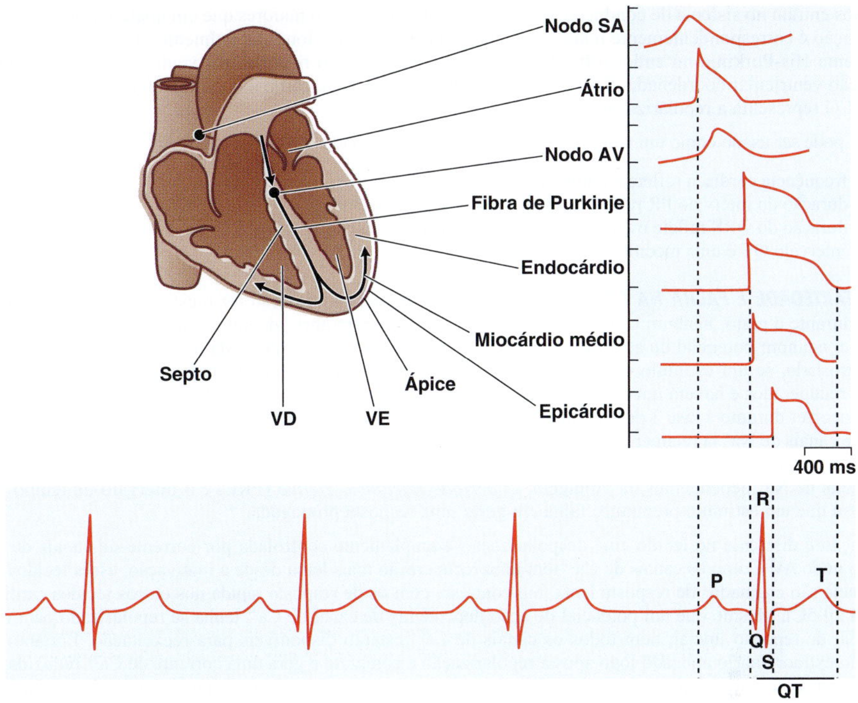

Figura 29-4 *Propagação normal do impulso.* Esquema de um coração humano com exemplo de potenciais de ação de diferentes regiões do coração (*alto*) para um batimento normal e suas contribuições para o ECG macroscópico (*embaixo*). AV, atrioventricular; VE, ventrículo esquerdo; VD, ventrículo direito; SA, sinoatrial. (Utilizada com permissão de The Am Physiol Soc. Nerbonne and Kass, *Physiol Ver*, 2005;85:1205-1253.)

espontânea repetitiva de Ca^{2+} do retículo sarcoplasmático (RS). O aumento do Ca^{2+} citosólico provoca despolarizações da membrana enquanto o Ca^{2+} é expulso da célula por meio do permutador eletrogênico Na-Ca (NCX). Além disso, as células do nodo sinusal não possuem *correntes repolarizantes para fora da célula*, que são os principais responsáveis pela proteção do miocárdio em funcionamento contra despolarizações espontâneas da membrana.

MANUTENÇÃO DA HOMEOSTASE IÔNICA INTRACELULAR

A cada potencial de ação, o interior da célula ganha íons Na^+ e perde íons K^+. Para manter a homeostase intracelular, a Na^+/K^+-ATPase (bomba de Na^+) é ativada na maioria das células, expelindo três íons de Na^+ para cada dois íons de K^+ transferidos do exterior para o interior da célula; consequentemente, o bombeamento gera, por si só, uma corrente para fora da célula (repolarizante).

Normalmente, o Ca^{2+} intracelular basal é mantido em níveis muito baixos (< 100 nM). Em miócitos cardíacos, a entrada de Ca^{2+} na célula, durante cada potencial de ação por meio de canais de Ca^{2+} do tipo L, é um sinal para que o retículo sarcoplasmático libere suas reservas de Ca^{2+}. O efluxo de Ca^{2+} do retículo sarcoplasmático ocorre por meio dos canais de liberação de Ca^{2+} do receptor de rianodina (RiR2) e o aumento resultante do Ca^{2+} intracelular subsequentemente desencadeia processos contráteis dependentes de Ca^{2+} (=acoplamento excitação-contração). A remoção do Ca^{2+} intracelular é feita por Ca^{2+}-ATPase (que move os íons Ca^{2+} de volta para o retículo sarcoplasmático) e por NCX, que troca três íons Na^+ do exterior por cada íon Ca^{2+} expelido (Figura 28-5). A regulação anormal do Ca^{2+} intracelular tem sido cada vez mais descrita na insuficiência cardíaca e contribui para arritmias nesse contexto. Além disso, as mutações que perturbam a atividade normal de canais RiR2 e a isoforma cardíaca de calsequestrina foram ligadas à taquicardia ventricular polimórfica catecolaminérgica (TVPC), demonstrando assim uma ligação direta entre a liberação espontânea de Ca^{2+} do retículo sarcoplasmático e as arritmias cardíacas.

PROPAGAÇÃO DO IMPULSO E O ELETROCARDIOGRAMA

Os impulsos cardíacos normais originam-se no nodo sinusal. Uma vez que tenham deixado o nodo sinusal, os impulsos propagam-se rapidamente nos átrios, produzindo a sístole atrial e a onda P do eletrocardiograma de superfície (ECG; Figura 29-4). A propagação torna-se notavelmente mais lenta quando passa pelo nodo AV, onde a corrente de influxo (por meio dos canais de Ca^{2+}) é muito menor que a corrente de Na^+ nos átrios, ventrículos e sistema de condução subendocárdico. Esse atraso na condução possibilita à contração atrial impelir o sangue para o interior do ventrículo, otimizando assim o débito cardíaco. Após deixarem o nodo AV, os impulsos entram no sistema de condução, onde as correntes de Na^+ são maiores que em qualquer outro local e a propagação é correspondentemente mais rápida, chegando a 0,75 m/s longitudinalmente. A ativação dissemina do sistema His-Purkinje no endocárdio dos ventrículos para todo o restante dos ventrículos, estimulando a contração ventricular coordenada. Essa ativação elétrica manifesta-se como o complexo QRS no ECG. A onda T do ECG representa a repolarização ventricular.

O ECG pode ser usado como um simples guia de algumas propriedades do tecido cardíaco:

- A frequência cardíaca reflete o automatismo do nodo sinusal;
- A duração do intervalo PR reflete o tempo de condução no nodo AV;
- A duração do QRS reflete o tempo de condução nos ventrículos.;
- O intervalo QT é uma medida da DPA.

REFRATARIEDADE E FALHA NA CONDUÇÃO. Se um único potencial de ação for reestimulado muito precocemente durante o platô, nenhum canal de Na^+ estará disponível para abrir, de modo que não haverá corrente de influxo e nenhum potencial de ação será gerado; nesse ponto, a célula é chamada de *refratária* (Figura 29-5). Por outro lado, se um estímulo ocorre após a célula ter-se repolarizado completamente, os canais de Na^+ já estarão recuperados e haverá um traço ascendente normal, dependente do canal de Na^+ (Figura 29-5A). Se o estímulo ocorrer durante a fase 3 do potencial de ação, a magnitude da corrente de Na^+ resultante depende do número de canais de Na^+ já recuperados (Figura 29-5B). A recuperação da inativação é mais rápida nos potenciais de membrana mais hiperpolarizados. Assim, o que determina a refratariedade é a recuperação, da inativação, dos canais de Na^+ dependentes da voltagem. O *período refratário efetivo* (PRE) é o intervalo de tempo mais longo em que um estímulo prematuro falha em gerar uma resposta propagada.

A situação é diferente no tecido cuja despolarização é amplamente controlada por corrente de canais de Ca^{2+} como o nodo AV. Como os canais de Ca^{2+} têm uma recuperação mais lenta desde a inativação, esses tecidos com frequência são chamados de resposta lenta, em contraste com os de resposta rápida nos outros tecidos cardíacos (Figura 29-5C). Mesmo que um potencial de ação dependente de canal de Ca^{2+} tenha se repolarizado para o seu potencial de repouso inicial, nem todos os canais de Ca^{2+} estarão disponíveis para reexcitação. Portanto, um estímulo extraordinário aplicado logo após a repolarização é completo e gera uma corrente de Ca^{2+} reduzida, que pode propagar-se devagar para as células adjacentes antes de extinguir-se. Um estímulo extraordinário aplicado mais tarde resultará em uma corrente de Ca^{2+} maior e de propagação mais rápida. Assim, em tecidos dependentes de canais de Ca^{2+}, que não incluem apenas o nodo AV, mas também tecidos cujas características intrínsecas foram

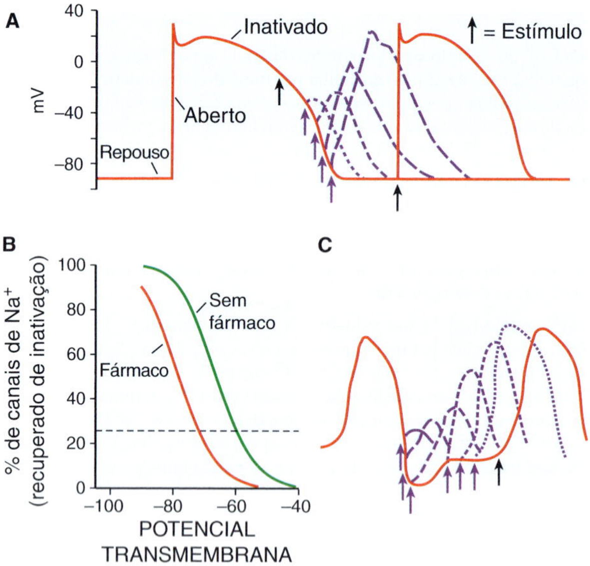

Figura 29-5 *Diferenças qualitativas nas respostas dos tecidos nodal e condutor a estímulos prematuros.* **A.** Com estímulo muito prematuro (seta preta) no miocárdio ventricular, todos os canais de Na^+ ainda estão no estado inativado, e não há traço ascendente. À medida que o potencial de ação repolariza, os canais de Na^+ recuperam-se do estado inativado para o estado de repouso, a partir do qual a abertura pode ocorrer. A inclinação da ascensão da fase 0 dos potenciais de ação prematuros (violetas) é maior com os estímulos mais tardios, porque a recuperação da inativação é dependente da voltagem. **B.** Relação entre o potencial transmembrânico e o grau em que os canais de Na^+ se recuperam da inativação. A *linha tracejada* indica 25% de recuperação. A maioria dos fármacos que bloqueiam o canal de Na^+ desloca essa relação para a esquerda. **C.** Em tecidos nodais, os estímulos prematuros estão deprimidos, mesmo após a plena repolarização do potencial de ação estar deprimida; a recuperação do estado de inativação é dependente de tempo.

alteradas por fatores como isquemia miocárdica, a refratariedade é prolongada e a propagação ocorre lentamente. A condução lenta no coração, um fator crítico na gênese das arritmias reentrantes (*ver* próxima seção), também pode ocorrer quando as correntes de Na^+ estão reduzidas por doença ou pela despolarização da membrana (p. ex., $[K]_o$ elevada), resultando em menor disponibilidade de canais de Na^+ no estado de equilíbrio (Figura 29-5B).

MECANISMOS DAS ARRITMIAS CARDÍACAS

Ocorre arritmia quando há uma perturbação da sequência normal de iniciação e propagação do impulso. Um defeito na iniciação do impulso, no nodo sinusal, pode resultar em frequências cardíacas baixas (bradiarritmias), enquanto a falha na propagação normal dos potenciais de ação do átrio para o ventrículo resulta na omissão de batimentos (comumente chamado de bloqueio cardíaco) que, habitualmente, reflete uma anormalidade no nodo AV ou no sistema de His-Purkinje. Essas anormalidades podem ser causadas por fármacos (Quadro 29-1) ou doença cardíaca estrutural; no último caso, pode ser necessário um marca-passo cardíaco permanente.

Ritmos cardíacos anormalmente rápidos (taquiarritmias) são problemas clínicos comuns, que podem ser tratados com fármacos antiarrítmicos. Três mecanismos subjacentes principais foram identificados: a intensificação do automatismo, o automatismo desencadeado e a reentrada. Esses mecanismos são frequentemente inter-relacionados, pois os dois primeiros com frequência servem para iniciar a reentrada.

Quadro 29-1
Arritmias cardíacas induzidas por fármacos

ARRITMIA	FÁRMACO	MECANISMO PROVÁVEL	TRATAMENTO[a]	MANIFESTAÇÕES CLÍNICAS
Bradicardia sinusal Bloqueio AV	Digoxina	↑ Tônus vagal	Anticorpos antidigoxina Marca-passo temporário	Também pode ocorrer taquicardia atrial
Bradicardia sinusal Bloqueio AV	Verapamil Diltiazem	Bloqueio do canal de Ca^{2+}	Ca^{2+} Marca-passo temporário	
Bradicardia sinusal Bloqueio AV	β-bloqueadores Clonidina Metildopa	Simpatolítico	Isoproterenol Marca-passo temporário	
Taquicardia sinusal Qualquer outra taquicardia	Abstinência de β-bloqueador	Incremento da regulação dos receptores β com tratamento de longo prazo; Abstinência de β-bloqueador ⇒ ↑ efeitos β	Bloqueio β	Hipertensão, a angina também é possível
↑ da frequência ventricular no *flutter* atrial	Quinidina Flecainida Propafenona	Alentecimento da condução no átrio, condução AV intensificada (quinidina) ou não alterada	Bloqueadores do nodo AV	Complexos QRS frequentemente alargados nas frequências rápidas
↑ da frequência ventricular na fibrilação atrial em pacientes com síndrome de WPW	Digoxina Verapamil	↓ da refratariedade da via acessória	Procainamida IV Cardioversão com CC	A frequência ventricular pode exceder 300 batimentos/minuto
Taquicardia atrial multifocal	Teofilina	↑ do Ca^{2+} intracelular e PDT	Abstinência de teofilina Verapamil?	Frequente na doença pulmonar avançada

(continua)

Quadro 29-1

Arritmias cardíacas induzidas por fármacos (*Continuação*)

ARRITMIA	FÁRMACO	MECANISMO PROVÁVEL	TRATAMENTO[a]	MANIFESTAÇÕES CLÍNICAS
TV polimórficas com ↑ do intervalo QT (*torsade de pointes*)	Quinidina Sotalol Procainamida Disopiramida Dofetilida Ibutilida Fármacos "não cardioativos" (ver texto) Amiodarona (raro)	Atividade desencadeada relacionada com PDP	Marca-passo cardíaco Isoproterenol Magnésio	Hipopotassemia, frequente bradicardia Relacionado com ↑ das concentrações plasmáticas, exceto para a quinidina
TV frequentes ou de difícil controle (TV "incessantes")	Flecainida Propafenona Quinidina (mais raro)	Alentecimento da condução em circuitos reentrantes	A infusão em bolo de Na^+ descrita como eficaz em alguns casos	Surge frequentemente em pacientes com cicatrização extensa do miocárdio
Taquicardia atrial com bloqueio AV; bigeminismo ventricular e outras	Digoxina	Atividade desencadeada relacionada com PDT (± ↑ tônus vagal)	Anticorpos antidigoxina	Coexistência de impulsos anormais com função anormal dos nodos sinusal ou AV
Fibrilação ventricular	Uso inapropriado de verapamil IV	Hipotensão grave e/ou isquemia miocárdica	Reanimação cardíaca (cardioversão com CC)	Diagnóstico errôneo de TV como uma TSVP e uso inapropriado de verapamil

AV, atrioventricular; PDT, pós-despolarização tardia; CC, corrente contínua; PDP, pós-despolarização precoce; IV, intravenoso; TSVP, taquicardia supraventricular paroxística; TV, taquicardia ventricular; WPW, Wolff-Parkinson-White; ↑, aumento; ↓, diminuição; ?, incerto.

[a]Em cada um desses casos, são obrigatórios o reconhecimento do fármaco agressor e a interrupção do tratamento.

INTENSIFICAÇÃO DO AUTOMATISMO. A intensificação do automatismo pode ocorrer em células que normalmente exibem despolarização diastólica — os nodos sinusal e AV e o sistema de His-Purkinje. A estimulação β-adrenérgica, a hipopotassemia e o estiramento mecânico das células do músculo cardíaco aumentam a inclinação da fase 4 e aceleram a frequência do marca-passo; a acetilcolina reduz a frequência do marca-passo por diminuir a inclinação da fase 4 e promover hiperpolarização (tornando o potencial diastólico máximo mais negativo). Além disso, pode haver comportamento automático em locais que, ordinariamente, carecem de atividade marca-passo espontânea; por exemplo, a despolarização das células ventriculares (p. ex., por isquemia) pode produzir automatismo "anormal". Quando os impulsos se propagam de uma região em que houve a intensificação do automatismo normal, ou em que o automatismo é anormal, excitando o restante do coração, podem ocorrer arritmias mais complexas a partir da indução da reentrada funcional.

PÓS-DESPOLARIZAÇÕES E AUTOMATISMO DESENCADEADO. Sob determinadas condições fisiopatológicas, um potencial de ação cardíaco normal pode ser interrompido ou seguido por uma despolarização anormal (Figura 29-6). Se essa despolarização anormal alcançar o limiar, ela pode, por sua vez, dar origem a traços ascendentes secundários que podem propagar-se, criando ritmos anormais. Esses traços ascendentes secundários anormais ocorrem após um traço ascendente normal inicial ou "desencadeante" e são chamados de *ritmos desencadeados*.

Na primeira forma de ritmo desencadeado, sob condições de sobrecarga intracelular ou do retículo sarcoplasmático de Ca^{2+} (p. ex., isquemia miocárdica, estresse adrenérgico, intoxicação por digitálico ou insuficiência cardíaca) um potencial de ação normal pode seguir-se de uma *pós-despolarização tardia* (PDT; Figura 29-6A). Se essa pós-despolarização alcançar o limiar, um ou mais batimentos desencadeados secundários podem ocorrer. No

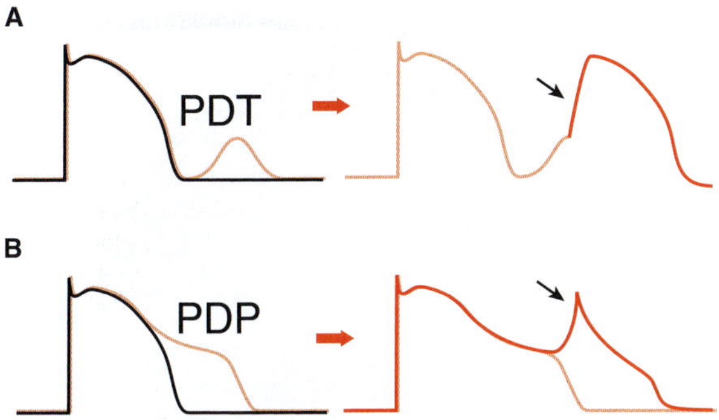

Figura 29-6 *Pós-despolarizações e atividade desencadeada.* **A.** Pós-despolarização tardia (PDT) surgindo após uma repolarização plena. As PDTs são tipicamente causadas por liberação espontânea de Ca^{2+} a partir do retículo sarcoplasmático sob condições de sobrecarga de Ca^{2+}. O Ca^{2+} extracitosólico é removido do citosol por permutador Na-Ca eletrogênico (NCX), que produz influxo de Na^+ e causa uma despolarização da membrana celular na forma de uma PDT. Uma PDT que alcança o limiar resulta em um traço ascendente desencadeado (*seta preta, à direita*). **B.** Pós-despolarização precoce (PDP) que interrompe a fase 3 da repolarização. Vários canais iônicos e transportadores podem contribuir para PDP (p. ex., canal de Na^+, canal de Ca^{2+} do tipo L, NCX). Em determinadas condições, batimento(s) desencadeado(s) podem resultar de uma PDP (*seta preta, à direita*).

segundo tipo de atividade desencadeada, a anormalidade fundamental é um notável prolongamento do potencial de ação cardíaco. Quando isso ocorre, a repolarização de fase 3 pode ser interrompida por uma *pós-despolarização precoce* (PDP; Figura 29-6B). Os ritmos desencadeados mediados *in vitro* pelas PDPs e as arritmias clínicas são mais comuns quando a frequência cardíaca basal é baixa, quando o K^+ extracelular é baixo e quando há presença de alguns fármacos que prolongam a DPA. Os traços ascendentes desencadeados pelas PDP refletem correntes de influxo por meio de canais de Na^+ ou Ca^{2+}. As PDPs são mais prontamente induzidas nas células de Purkinje do que em células epicárdicas ou endocárdicas. Quando a repolarização cardíaca prolonga-se notavelmente, pode ocorrer taquicardia ventricular polimórfica com um intervalo QT longo, conhecida como síndrome de *torsade de pointes*. Supõe-se que essa arritmia seja causada por PDP que desencadeiam uma reentrada funcional decorrente de heterogeneidade das durações dos potenciais de ação na espessura da parede ventricular. A síndrome do QT longo congênita, uma doença em que as *torsade de pointes* são comuns, pode ser frequentemente causada por mutações nos genes que codificam os canais de Na^+ ou os canais envolvidos nas correntes de repolarização I_{Kr} e I_{Ks}.

REENTRADA. A reentrada ocorre quando um impulso cardíaco trafega em uma via para retornar ao seu local original e reativá-lo e autoperpetuar a ativação rápida independentemente da condução do nodo sinusal normal. Essa via de ativação anormal (ou circuito de reentrada) requer retardamento (ou falência) da condução anisotrópica devido a uma barreira anatômica ou funcional.

REENTRADA DEFINIDA ANATOMICAMENTE. Pode ocorrer reentrada quando os impulsos se propagam por mais de uma via entre dois pontos do coração e quando essas vias têm propriedades eletrofisiológicas heterogêneas. Os pacientes com síndrome de Wolff-Parkinson-White (WPW) têm conexões acessórias entre o átrio e o ventrículo (Figura 29-7). A cada despolarização do nodo sinusal, os impulsos podem excitar o ventrículo por meio das estruturas normais (o nodo AV) ou das vias acessórias. Entretanto, as propriedades eletrofisiológicas do nodo AV e das vias acessórias diferem: as vias acessórias consistem em tecidos não nodais e consequentemente diferem muito na refratariedade com o nodo AV. Assim, quando ocorre um batimento prematuro, a condução pode falhar nas vias acessórias e continuar, embora devagar, pelo nodo AV e depois pelo sistema de His-Purkinje; nesse ponto, o impulso em propagação pode encontrar a extremidade ventricular da via acessória quando ela não está mais em estado refratário. A probabilidade de que a via acessória não esteja mais refratária aumenta à medida que a condução pelo nodo AV se torna mais lenta. Uma vez de volta ao átrio, o impulso pode então reentrar no ventrículo por meio do nodo AV, reentrar no átrio por meio da via acessória e assim sucessivamente. A reentrada deste tipo, denominada *taquicardia reentrante AV*, é determinada por:

- presença de um circuito anatomicamente definido;
- heterogeneidade da refratariedade entre as regiões do circuito;
- condução lenta em uma parte do circuito.

Reentradas "anatomicamente definidas" semelhantes em geral ocorrem na região do nodo AV (*taquicardia reentrante do nodo AV*) e no átrio (*flutter atrial*). O termo *taquicardia supraventricular paroxística* (TSVP) inclui a reentrada AV e a reentrada do nodo AV, que compartilham muitas manifestações clínicas. Atualmente, algumas vezes é possível identificar e proceder a ablação de segmentos da via de reentrada (ou focos automáticos), curando assim o paciente e evitando a necessidade de tratamento farmacológico a longo prazo.

REENTRADA DEFINIDA FUNCIONALMENTE. Também pode ocorrer reentrada na ausência de uma via anatomicamente definida (Figura 29-8). Se isquemia ou outras perturbações eletrofisiológicas resultam em uma área de condução

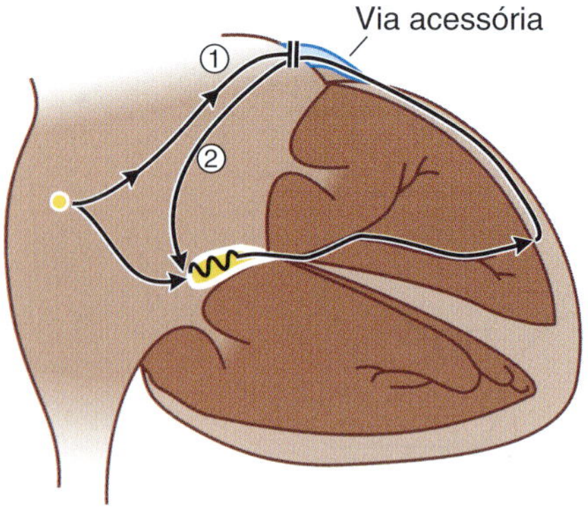

Figura 29-7 *Taquicardia reentrante atrioventricular na síndrome de Wolff-Parkinson-White.* Nesses pacientes, há uma conexão atrioventricular (AV) acessória (*azul-claro*). Um impulso atrial prematuro bloqueia na via acessória (1) e se propaga lentamente por meio do nodo AV e do sistema de condução. Ao alcançar a via acessória (agora não mais em estado refratário), o impulso torna a entrar no átrio (2), onde pode reentrar no ventrículo por meio do nodo AV e tornar-se autossustentável (*ver* Figura 29-9C). Os fármacos que bloqueiam o nodo AV prontamente interrompem essa taquicardia. As recorrências podem ser prevenidas por fármacos que evitam os batimentos prematuros, pelos quais alteram as características eletrofisiológicas dos tecidos que compõem o circuito (p. ex., que prolongam a refratariedade do nodo AV) e por técnicas não farmacológicas de secção da via acessória.

suficientemente lenta no ventrículo, os impulsos que deixam a área encontram o restante do miocárdio em estado reexcitável, ao que pode seguir-se uma reentrada. A fibrilação ventricular (FV) e a fibrilação atrial são exemplos extremos de reentrada "funcionalmente definida" (ou de "círculo condutor"). As células são reexcitadas tão logo estejam suficientemente repolarizadas para possibilitar que um número suficiente de canais de Na^+ se recupere da inativação. Nesse caso, nem padrões organizados de ativação nem atividade contrátil coordenada estão presentes.

ARRITMIAS COMUNS E SEUS MECANISMOS

O Quadro 29-2 lista as arritmias comuns, seus prováveis mecanismos e as abordagens a serem consideradas para sua interrupção imediata e para seu tratamento a longo prazo, com o objetivo de prevenir a recorrência.

MECANISMOS DE AÇÃO DOS FÁRMACOS ANTIARRÍTMICOS

Os fármacos antiarrítmicos têm, quase invariavelmente, múltiplos efeitos sobre os pacientes e seus efeitos sobre as arritmias podem ser complexos. Um fármaco pode modular alvos adicionais além de seu modo primário de ação. Uma única arritmia pode resultar de múltiplos mecanismos subjacentes. Os fármacos podem ser antiarrítmicos por suprimir o mecanismo de iniciação ou por alterar o circuito reentrante. Em alguns casos, os fármacos podem eliminar o fator iniciador mas, não obstante, promover a reentrada.

Os fármacos podem tornar mais lentos os ritmos automáticos, alterando qualquer um dos quatro determinantes da descarga marca-passo espontânea (Figura 29-9):

- redução da inclinação da fase 4;
- aumento do potencial limiar;
- aumento do potencial diastólico máximo;
- aumento da DPA.

A *adenosina* e a *acetilcolina* podem aumentar o potencial diastólico máximo e os antagonistas do receptor β-adrenérgico podem diminuir a inclinação da fase 4. O bloqueio dos canais de Na^+ ou Ca^{2+} habitualmente resulta em alteração do limiar e o bloqueio dos canais de K^+ cardíacos prolonga o potencial de ação.

Os fármacos antiarrítmicos podem bloquear as arritmias que se devem às PDTs e PDPs por dois mecanismos principais:

- inibição do desenvolvimento das pós-despolarizações;
- interferência nas correntes de influxo (habitualmente por meio dos canais de Na^+ e Ca^{2+}), que são responsáveis pelo traço ascendente.

Assim, as arritmias decorrentes da PDT induzida por digitálicos podem ser inibidas por *verapamil* (que bloqueia o desenvolvimento da PDT reduzindo o influxo de Ca^{2+} e subsequente armazenamento/liberação) ou por *quinidina*

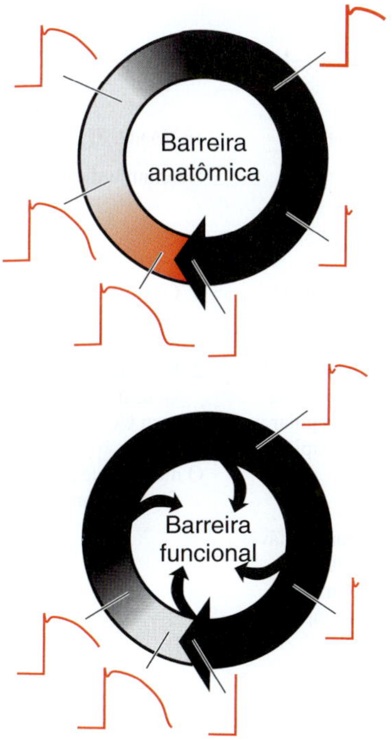

Figura 29-8 *Dois tipos de reentrada.* A borda de uma frente de onda em propagação é exibida como uma grande seta preta. Na reentrada definida anatomicamente (em cima) há uma trajeto fixo (p. ex., Figura 29-7). A *área negra* denota o tecido no circuito reentrante que está completamente refratário em decorrência da passagem recente da frente de onda em propagação; a área cinzenta denota o tecido no qual traços ascendentes deprimidos podem ser obtidos (ver Figura 29-5A) e a *área em vermelho* representa o tecido em que a reestimulação resultaria em potenciais de ação com traços ascendentes normais. A área vermelha é denominada *intervalo excitável*. Na reentrada funcionalmente definida, ou "círculo condutor" (embaixo), não há trajeto anatômico e intervalo excitável. Em vez disso, a onda que circula cria uma área de tecido inexcitável em seu centro. Nesse tipo de reentrada, o circuito não necessariamente permanece na mesma posição anatômica durante os batimentos consecutivos, e muitos desses "rotores" podem estar presentes.

(que bloqueia os canais de Na^+, elevando assim o limiar necessário para produzir o traço ascendente anormal). De maneira semelhante, duas abordagens são empregadas nas arritmias relacionadas com batimentos desencadeados induzidos por PDP (Quadros 29-1 e 29-2). A PDP pode ser inibida pelo encurtamento da DPA; na prática, a frequência cardíaca é acelerada por uma infusão de *isoproterenol* ou pela instalação de um marca-passo. Os batimentos desencadeados que surgem a partir da PDP podem ser inibidos por Mg^{2+}, sem normalizar a repolarização *in vitro* ou o intervalo QT. Em pacientes com prolongamento congênito do intervalo QT, as *torsade de pointes* frequentemente ocorrem quando há estresse adrenérgico; o tratamento inclui bloqueio β-adrenérgico (que não encurta o intervalo QT), bem como a instalação de um marca-passo.

Na reentrada anatomicamente determinada, os fármacos podem fazer cessar a arritmia bloqueando a propagação do potencial de ação. No exemplo de arritmia relacionada à síndrome de WPW, o elo fraco é o nodo AV, sendo provavelmente eficazes os fármacos que, como os bloqueadores de canal de Ca^{2+}, os antagonistas do receptor β-adrenérgico ou os glicosídeos digitálicos, prolongam a refratariedade do nodo AV e tornam mais lenta a condução nodular AV. Em contrapartida, tornar mais lenta a condução em circuitos reentrantes determinados funcionalmente pode alterar a via sem extinguir o circuito. A condução lenta geralmente promove o desenvolvimento de arritmias reentrantes, ao passo que a abordagem que provavelmente porá fim à reentrada determinada funcionalmente é o prolongamento da refratariedade. Em miócitos atriais e ventriculares, a refratariedade pode ser prolongada pelo atraso da recuperação dos canais de Na^+ desde a inativação. Os fármacos que bloqueiam os canais de Na^+ geralmente alteram a dependência que a recuperação do bloqueio tem da voltagem (Figura 29-5B) e assim prolongam a refratariedade (Figura 29-10). Os fármacos que aumentam a DPA sem ação direta sobre os canais de Na^+ (p. ex., bloqueando as correntes de regeneração tardias) também prolongarão a refratariedade. Em tecidos sinoatriais ou do nodo AV, o bloqueio do canal de Ca^{2+} prolonga a refratariedade.

BLOQUEIO DO CANAL IÔNICO DEPENDENTE DO ESTADO

Um conceito fundamental é o de que os fármacos que bloqueiam os canais iônicos ligam-se a locais específicos sobre as proteínas do canal de forma a modificar-lhes a função (p. ex., diminuindo a corrente) e que a afinidade da proteína do canal iônico pelo fármaco nesses locais-alvo variará à medida que a proteína do canal alterna suas

Quadro 29-2

Uma abordagem mecanicista ao tratamento antiarrítmico

ARRITMIA	MECANISMO COMUM	TRATAMENTO IMEDIATO[a]	TRATAMENTO A LONGO PRAZO[a]
Despolarizações prematuras atriais, nodais ou ventriculares	Desconhecido	Nenhum indicado	Nenhum indicado
Fibrilação atrial	Reentrada “funcional” desorganizada Estimulação contínua do nodo AV, frequência ventricular irregular e muitas vezes rápida	1. Controle da resposta ventricular: bloqueio do nodo AV[b] 2. Restaurar o ritmo sinusal: cardioversão com CC O mesmo que para a fibrilação atrial	1. Controle da resposta ventricular: bloqueio do nodo AV[b] 2. Manter o ritmo normal: bloqueio do canal de K^+ e bloqueio do canal de Na^+ com $\tau_{recuperação}$ > 1 s
Flutter atrial	Circuito reentrante estável no átrio direito Frequência ventricular muitas vezes rápida e irregular	O mesmo que para a fibrilação atrial	O mesmo que para a fibrilação atrial Fármacos que bloqueiam o nodo AV são especialmente desejáveis para evitar o ↑ da frequência ventricular Em casos selecionados, ablação[c]
Taquicardia atrial	Intensificação do automatismo, automatismo relacionado com PDT ou reentrada no interior do átrio	*Adenosina	O mesmo que para a fibrilação atrial Ablação do “foco” de taquicardia[c]
Taquicardia reentrante do nodo AV (TSVP)	Circuito reentrante no interior ou próximo ao nodo AV	Bloqueio do nodo AV Menos comumente: ↑ do tônus vagal (digitálico, edrofônio, fenilefrina)	*Bloqueio do nodo AV Flecainida Propafenona *Ablação[c]
Arritmias associadas à síndrome de WPW: 1. Reentrada AV (TSVP)	Reentrada (Figura 29-7)	O mesmo que para a reentrada do nodo AV	Bloqueio do canal de K^+ Bloqueio do canal de Na^+ com $\tau_{recuperação}$ > 1 s *Ablação[c]
2. Fibrilação atrial com condução atrioventricular por meio de uma via acessória	Frequência muito rápida decorrente das propriedades não decrementais da via acessória	*Cardioversão com CC *Procainamida Lidocaína	Bloqueio do canal de K^+ Bloqueio do canal de Na^+ com $\tau_{recuperação}$ > 1 s (bloqueadores do nodo AV podem ser prejudiciais)
TV em pacientes com infarto do miocárdio antigo	Reentrada próxima à borda de um infarto do miocárdio curado	Amiodarona Procainamida Cardioversão com CC Adenosina[e]	*CDI[d] Amiodarona Bloqueio do canal de K^+ Bloqueio do canal de Na^+
TV em pacientes sem doença estrutural do coração	PDT desencadeadas por ↑ do tônus simpático	Verapamil[e] β-bloqueadores[e] Cardioversão com CC *Cardioversão com CC	Verapamil[e] β-bloqueadores[e]

(continua)

Quadro 29-2

Uma abordagem mecanicista ao tratamento antiarrítmico (*Continuação*)

ARRITMIA	MECANISMO COMUM	TRATAMENTO IMEDIATO[a]	TRATAMENTO A LONGO PRAZO[a]
FV	Reentrada desorganizada	Lidocaína Amiodarona Procainamida Marca-passo	*CCI[d] *Amiodarona Bloqueio do canal de K^+ Bloqueio do canal de Na^+
Torsade de pointes, congênitas ou adquiridas (frequentemente relacionadas a fármacos)	Atividade desencadeada relacionada com PDP	Magnésio Isoproterenol	Bloqueio β Marca-passo

*Indica o tratamento de escolha.

[a]O tratamento medicamentoso imediato é administrado por via intravenosa; o tratamento a longo prazo implica uso oral.

[b]O bloqueio do nodo AV pode ser obtido clinicamente por adenosina, bloqueio do canal de Ca^{2+}, bloqueio do receptor β-adrenérgico ou aumento do tônus vagal (um importante efeito antiarrítmico dos glicosídeos digitálicos).

[c]A ablação é um procedimento em que o tecido responsável pela manutenção da taquicardia é identificado por técnicas especializadas de registro e, então, seletivamente destruído por ondas de rádio de alta frequência, por meio de um cateter posicionado no coração.

[d]DCI, cardioversor/desfibrilador implantável. Um dispositivo que pode perceber a TV e a FV e liberar sinais marca-passo e/ou choques de cardioversão, de modo a restaurar o ritmo normal.

[e]Podem ser prejudiciais em TVs reentrantes e devem ser usados para tratamento imediato apenas se o diagnóstico for seguro.

PDT, pós-despolarização tardia; PDP, pós-despolarização precoce; WPW, Wolff-Parkinson-White; TSVP, taquicardia supraventricular paroxística; TV, taquicardia ventricular; FV, fibrilação ventricular.

diferentes conformações funcionais (Figura 29-2). A maioria dos fármacos úteis nesse tipo de bloqueio abre e/ou inativa os canais de Na^+ e tem muito pouca afinidade pelos canais no seu estado de repouso. Assim, a cada potencial de ação, os fármacos ligam-se aos canais de Na^+, bloqueando-os, e a cada intervalo diastólico, os fármacos se dissociam, pondo fim ao bloqueio. Quando a frequência cardíaca aumenta, o tempo disponível para a dissociação diminui, aumentando o bloqueio do canal de Na^+ no estado de equilíbrio. A velocidade com que ocorre a recuperação do bloqueio também diminui, à medida que as células estão mais despolarizadas, como na isquemia. Isso explica o fato de que os bloqueadores de canal de Na^+ deprimem a corrente de Na^+, e portanto a condução, em uma extensão maior nos tecidos isquêmicos do que nos normais. O bloqueio do estado aberto em contraposição ao do estado inativado também pode ser importante em determinar os efeitos de alguns fármacos. Uma duração maior do potencial de ação, que resulta em um aumento relativo no tempo gasto no estado inativado, pode aumentar o bloqueio por fármacos que se ligam aos canais inativados, como a lidocaína e a amiodarona.

A velocidade com que ocorre a recuperação do bloqueio é expressa como uma constante de tempo ($\tau_{recuperação}$, o tempo necessário para que se completem aproximadamente 63% de um processo determinado exponencialmente). No caso de fármacos como a lidocaína, a $\tau_{recuperação}$ é tão curta (< 1 s) e a recuperação do bloqueio é tão rápida, que um bloqueio substancial do canal de Na^+ ocorre apenas em tecidos que recebem impulsos muito rápidos, particularmente na isquemia. De forma contrária, fármacos como a flecainida têm valores de $\tau_{recuperação}$ muito longos (> 10 s), de forma que durante a sístole e a diástole, mais ou menos o mesmo número de canais de Na^+, é bloqueado. Como resultado, ocorre um notável alentecimento da condução, mesmo em tecidos normais com frequências normais.

CLASSIFICAÇÃO DOS FÁRMACOS ANTIARRÍTMICOS

Até onde as ações clínicas dos fármacos podem ser previstas, classificar os fármacos por suas propriedades eletrofisiológicas básicas é útil. Entretanto, há diferenças nos efeitos farmacológicos, mesmo entre fármacos que têm a mesma classificação, sendo que algumas dessas diferenças podem responder pelas diferenças clínicas nas respostas aos fármacos de uma mesma ampla "classe" (Quadro 29-3). Um modo alternativo de abordar o tratamento antiarrítmico é tentar classificar os mecanismos da arritmia e, então, direcionar o tratamento medicamentoso para o mecanismo eletrofisiológico capaz de prevenir ou fazer cessar a arritmia (Quadro 29-2).

Bloqueio do canal de Na^+. O grau de bloqueio do canal de Na^+ depende de forma crítica da frequência cardíaca e do potencial de membrana, bem como das características físico-químicas, específicas para o fármaco, que determinam a $\tau_{recuperação}$ (Figura 29-11). Quando os canais de Na^+ estão bloqueados, o limiar de excitabilidade diminui (i.e., é necessária maior despolarização da membrana para levar canais de Na^+ do estado de repouso para o estado aberto). Essa alteração no limiar de excitabilidade provavelmente contribui para os achados clínicos de que os bloqueadores de canal de Na^+ tendem a aumentar o limiar do marca-passo e a energia necessária para desfibrilação.

Esses efeitos deletérios podem ser importantes quando se usam fármacos antiarrítmicos em pacientes com marca-passos ou desfibriladores implantados. O bloqueio do canal de Na^+ diminui a velocidade de condução em tecidos

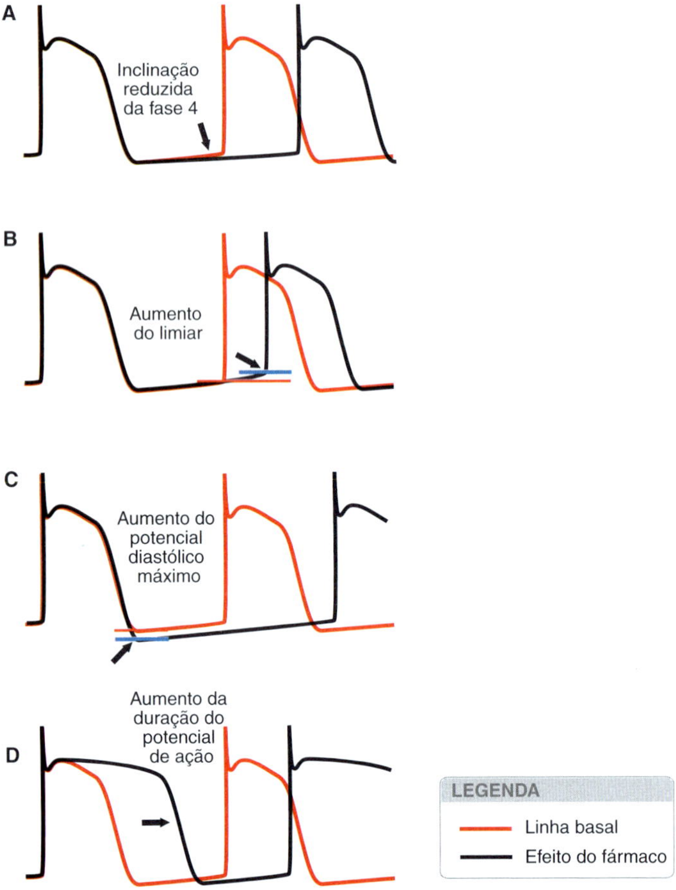

Figura 29-9 *Quatro modos de reduzir a frequência de descargas espontâneas.* A linha horizontal fina azul representa o potencial limiar.

não nodais e aumenta a duração do QRS. As doses habituais de flecainida prolongam os complexos QRS em 25% ou mais durante o ritmo normal, ao passo que a lidocaína aumenta os complexos QRS apenas em frequências cardíacas muito rápidas. Os fármacos com valores de $\tau_{recuperação}$ superiores a 10 segundos (p. ex., flecainida) também tendem a prolongar o intervalo PR; não se sabe se isso representa um bloqueio adicional do canal de Ca^{2+} (ver "Bloqueio do Canal de Ca^{2+}") ou um bloqueio do tecido de resposta rápida na região do nodo AV. Os efeitos dos fármacos sobre o intervalo PR também são altamente modificados por efeitos autônomos. Por exemplo, a quinidina tende na realidade a encurtar o intervalo PR, em grande parte como resultado de suas propriedades vagolíticas. A duração do potencial de ação não é afetada ou encurtada pelo bloqueio do canal de Na^+; alguns fármacos que bloqueiam o canal de Na^+ de fato prolongam os potenciais de ação cardíacos, embora por outros mecanismos, habitualmente um bloqueio do canal de K^+ (Quadro 29-3).

O bloqueio do canal de Na^+ diminui o automatismo (Figura 29-10B) e pode inibir a atividade desencadeada que surge a partir das PDT ou PDP. Muitos bloqueadores de canal de Na^+ também diminuem a inclinação da fase 4 (Figura 29-10A). Na reentrada definida anatomicamente, os bloqueadores de canal de Na^+ podem diminuir a condução o suficiente para extinguir a propagação da frente de onda reentrante. Entretanto, o alentecimento da condução decorrente do bloqueio do canal de Na^+ pode exacerbar a reentrada. Assim, o fato de um determinado fármaco exacerbar ou suprimir as arritmias reentrantes dependerá do equilíbrio entre os seus efeitos sobre a refratariedade e a condução em um determinado circuito reentrante. A *lidocaína* e a *mexiletina* têm $\tau_{recuperação}$ curtas e não têm utilidade na fibrilação ou no *flutter* atrial, ao passo que a *quinidina*, a *flecainida*, a *propafenona* e agentes similares são eficazes em alguns pacientes. Muitos desses agentes devem parte de sua atividade antiarrítmica ao bloqueio dos canais de K^+.

Bloqueio da corrente do canal de Na^+ tardio. A variante de síndrome do QT longo 3 (LQT3) é caracterizada por atraso da corrente de influxo de Na^+ causado por defeitos na inativação da isoforma cardíaca do canal de Na^+. Essa corrente prolonga a DPA e predispõe a arritmia. Muitos fármacos com efeitos anestésicos locais, como *mexiletina*, bloqueiam essa última corrente e podem ser usados para tratar com sucesso pacientes com LQT3.

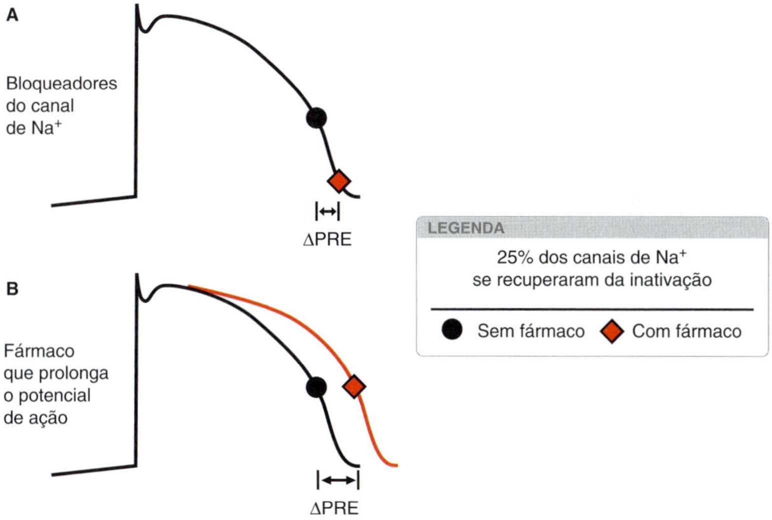

Figura 29-10 *Dois modos de aumentar a refratariedade.* O *ponto negro* indica o momento em que um número suficiente de canais de Na^+ (arbitrado em 25%; *ver* Figura 29-5B) recuperou-se da inativação, de modo a possibilitar que um estímulo prematuro produza uma resposta propagada na ausência de um fármaco. O bloqueio dos canais de Na^+ (***A***) desloca a recuperação dependente de voltagem (*ver* Figura 29-5B) e desse modo retarda o momento em que 25% dos canais se recuperam (*losango vermelho*), prolongando a refratariedade. Quando um fármaco também se dissocia lentamente do canal (*ver* Figura 29-11), a refratariedade nos tecidos de resposta rápida pode, na verdade, estender-se além da repolarização plena ("refratariedade pós-repolarização"). Fármacos que prolongam o potencial de ação (***B***) também retardarão o momento em que um percentual arbitrário de canais de Na^+ se recupera da inativação, mesmo sem interagir diretamente com os canais de Na^+. PRE, período refratário eficaz.

Toxicidade dos bloqueadores dos canais de Na⁺. O alentecimento da condução em circuitos reentrantes potenciais pode responder pela toxicidade dos fármacos que bloqueiam o canal de Na^+ (Quadro 29-1). Por exemplo, o bloqueio do canal de Na^+ diminui a velocidade de condução, tornando mais lenta a frequência do *flutter* atrial. A função normal do nodo AV permite que um número maior de impulsos penetre o ventrículo e a frequência cardíaca pode elevar-se (Figura 29-9). Assim, o *flutter* atrial pode cair de 300/minutos, com uma condução AV de 2:1 ou de 4:1 (i.e. com uma frequência cardíaca de 150-75 bpm), para 220/minutos, mas com uma transmissão 1:1 para o ventrículo (i.e. com uma frequência cardíaca de 220 bpm), com consequências possivelmente desastrosas. Essa forma de arritmia induzida por fármaco é especialmente comum durante o tratamento com quinidina, pois esse fármaco também aumenta, pelas suas propriedades vagolíticas, a condução do nodo AV; a flecainida e a propafenona também já foram incriminadas. O tratamento com bloqueadores de canal de Na^+ em pacientes com taquicardia ventricular reentrante após um infarto do miocárdio (IM), pode aumentar a frequência e a gravidade dos episódios arrítmicos. Diminuir a condução possibilita que a frente de onda reentrante persista no circuito de taquicardia. Essa arritmia exacerbada por fármaco pode ser de difícil controle, e foram descritas mortes decorrentes da taquicardia ventricular intratável induzida por fármaco. A infusão de Na^+ pode ser benéfica nessa situação.

Prolongamento do potencial de ação. A maioria dos fármacos que prolongam o potencial de ação o faz pelo bloqueio dos canais de K^+, embora a intensificação das correntes de influxo de Na^+ também possam causar prolongamento. A intensificação da corrente de influxo pode estar envolvida no prolongamento do QT (e na supressão da arritmia) pela *ibutilida.* O bloqueio dos canais de K^+ cardíacos aumenta a duração do potencial de ação e reduz o automatismo normal (Figura 29-9D). A maior duração do potencial de ação, que se manifesta como um aumento do intervalo QT, faz aumentar a refratariedade (Figura 29-10) e deve portanto ser um modo eficaz de tratar a reentrada. Experimentalmente, o bloqueio do canal de K^+ tem uma série de efeitos desejáveis: necessidade de menos energia para desfibrilação, inibição da fibrilação ventricular decorrente de isquemia aguda e aumento da contratilidade. A maioria dos fármacos bloqueadores do canal de K^+ também interage com os receptores β-adrenérgicos (*sotalol*) ou com outros canais (p. ex., amiodarona, quinidina) (Quadro 29-3). A amiodarona e o sotalol parecem ser pelo menos tão eficazes quanto os fármacos bloqueadores dos canais de Na^+, tanto em arritmias atriais quanto nas ventriculares. Há também fármacos com "pura" ação prolongadora do potencial de ação (p. ex., *dofetilida*, *ibutilida*).

Toxicidade dos fármacos que prolongam o intervalo QT. Esses agentes podem, em sua maioria, prolongar de maneira desproporcional os potenciais de ação cardíacos, quando a frequência cardíaca subjacente é lenta, e causar *torsade de pointes* (Quadro 29-1). Embora esse efeito seja observado com fármacos antiarrítmicos que prolongam o intervalo QT, ele pode ocorrer mais raramente com fármacos com indicações não cardíacas. Com esses agentes, o risco de *torsade de pointes* pode tornar-se aparente após o uso pós-comercialização disseminado. Os hormônios sexuais modificam os canais iônicos cardíacos e ajudam a aumentar a incidência clinicamente observável de *torsade de pointes* induzidas por fármacos.

Quadro 29-3

Principais ações eletrofisiológicas dos fármacos antiarrítmicos

FÁRMACO	BLOQUEIO DO CANAL DE Na^+		↑ DPA	BLOQUEIO DO CANAL DE Ca^{2+}	EFEITOS AUTÔNOMOS	OUTROS EFEITOS
	$\tau_{RECUPERAÇÃO}$[c] (segundos)	DEPENDÊNCIA[c] DO ESTADO				
Lidocaína	0,1	I > A				
Fenitoína	0,2	I				
Mexiletina[a]	0,3					
Procainamida	1,8	A	✓		Bloqueio ganglionar (especialmente intravenosa)	✓: Metabólito prolonga a DPA
Quinidina	3	A	✓	(x)	Bloqueio α, vagolítico Anticolinérgico	
Disopiramida[b]	9	A	✓		Anticolinérgico	
Propafenona[b]	11	A ≈ I	✓		Bloqueio β (efeito clínico variável)	
Flecainida[a]	11	A	(x)	(x)		
β-bloqueadores:						
Propranolol[b]					Bloqueio β	Bloqueio de canal de Na^+ *in vitro*
Sotalol[b]			✓		Bloqueio β	
Amiodarona, dronedarona	1,6	1	✓	(x)	Bloqueio β não competitivo	Ação antitireóidea
Dofetilida[a]			✓			
Ibutilida[a]			✓			
Verapamil[a]				✓		
Diltiazem[a]				✓		
Digoxina[a]					✓: Estimulação vagal	✓: Inibição da Na^+/K^+-ATPase
Adenosina				✓	✓: Ativação do receptor de adenosina	✓: Ativação da corrente de efluxo de K^+
Magnésio				?✓		Mecanismo não é bem compreendido

✓ Indica um importante efeito na mediação do efeito clínico do fármaco; (x) indica um efeito demonstrável, cuja relação com a ação do fármaco nos pacientes é menos estabelecida; [a]indica fármacos prescritos como racematos, supondo-se que os enantiômeros exerçam efeitos eletrofisiológicos similares; [b]indica racematos para os quais foram descritas diferenças clinicamente relevantes nas propriedades eletrofisiológicas de cada enantiômero (ver texto). Um modo de classificar esses fármacos é:

Classe	*Ação principal*
I	Bloqueador de canal de Na^+
II	Bloqueio β
III	Prolongamento do potencial de ação (em geral, por bloqueio do canal de K^+)
IV	Bloqueio do canal de Ca^{2+}

Os fármacos listados aqui estão de acordo com este esquema. É importante ter em mente, entretanto, que muitos fármacos exercem múltiplos efeitos que contribuem para suas ações clínicas. Às vezes é útil, em termos clínicos, subclassificar os bloqueadores do canal de Na^+ pelas velocidades de recuperação do bloqueio induzido pelo fármaco ($\tau_{recuperação}$) em condições fisiológicas. Como essa é uma variável contínua e pode ser modulada por fatores como a despolarização do potencial de repouso, estas distinções podem ser pouco nítidas: classe Ib, $\tau_{recuperação} < 1$ s; classe Ia, $\tau_{recuperação}$ 1-10 s; classe Ic, $\tau_{recuperação} > 10$ s. Esses efeitos de classe e de subclasse associam-se a distintas alterações de ECG, toxicidades características da "classe" e eficácia em síndromes específicas de arritmia (ver texto). [c]Esses dados dependem de condições experimentais, incluindo espécies e temperatura. Os valores da $\tau_{recuperação}$ citados aqui são de Courtney (1987). A, bloqueador de estado aberto, I, bloqueador de estado inativado; DPA, duração do potencial de ação.

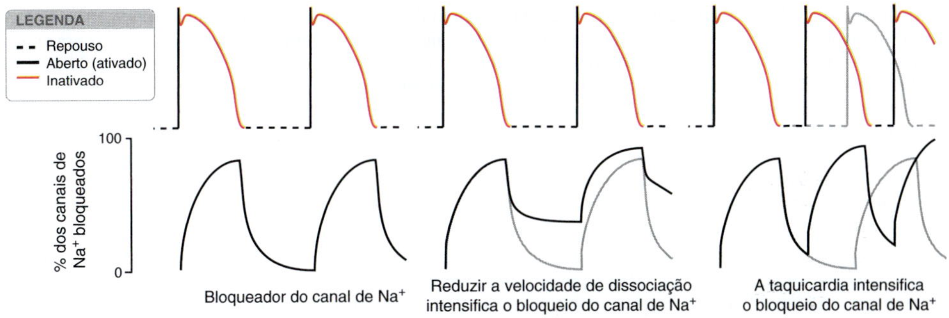

Figura 29-11 *Recuperação do bloqueio dos canais de Na^+ durante a diástole.* Esta recuperação é o fator crítico para determinar o grau de bloqueio do canal de Na^+ em equilíbrio. Os bloqueadores de canal de Na^+ ligam-se aos canais de Na^+ (e os bloqueiam) nos estados aberto e/ou inativado, resultando em alterações fásicas na extensão do bloqueio durante o potencial de ação. Como mostrado no painel *central*, uma redução da velocidade de recuperação do bloqueio aumenta o grau do bloqueio. Diferentes fármacos têm diversas velocidades de recuperação e a despolarização reduz a velocidade de recuperação. O aumento da frequência cardíaca, que resulta em relativamente menos tempo gasto no estado de repouso, também aumenta o grau do bloqueio (painel *direito*). (Modificada de Roden DM, Echt DS, Lee JT, Murray KT. Clinical pharmacology of antiarrhythmic agents. In: Josephson ME, ed. *Sudden Cardiac Death*. London: Blackwell Scientifi c; 1993:182–185, com permissão de Wiley-Blackwell Publishing.)

Bloqueio do canal de Ca^{2+}. Os principais efeitos eletrofisiológicos resultantes do bloqueio do canal de Ca^{2+} cardíaco, ocorrem em tecidos nodais. As di-hidropiridinas, como o *nifedipino*, comumente usadas na angina e na hipertensão, bloqueiam preferencialmente os canais de Ca^{2+} do músculo liso vascular; seus efeitos eletrofisiológicos cardíacos, como a aceleração da frequência cardíaca, resultam principalmente da ativação do reflexo simpático, secundária à vasodilatação periférica. Nas doses utilizadas clinicamente, apenas o *verapamil*, o *diltiazem* e o *bepridil* bloqueiam os canais de Ca^{2+} das células cardíacas. Esses fármacos em geral reduzem a frequência cardíaca (Figura 29-9A), embora a hipotensão, quando notável, possa causar ativação simpática reflexa e taquicardia. A velocidade da condução nodal AV diminui, de modo que o intervalo PR aumenta. O bloqueio do nodo AV ocorre em consequência da condução *decremental*, bem como da maior refratariedade do nodo AV. Os últimos efeitos formam a base das ações antiarrítmicas dos bloqueadores de canal de Ca^{2+} nas arritmias reentrantes, cujo circuito envolve o nodo AV, como a taquicardia reentrante AV (Figura 29-7).

Outra indicação importante para o tratamento antiarrítmico é a redução da frequência ventricular no *flutter* ou na fibrilação atrial. Formas raras de taquicardia ventricular parecem ser mediadas por PDT e respondem ao verapamil. O uso parenteral de verapamil e diltiazem é aprovado para a conversão rápida da TSVP ao ritmo sinusal e para o controle temporário da frequência ventricular rápida no *flutter* ou na fibrilação atrial. O verapamil oral pode ser usado em conjunto com a digoxina para controlar a frequência ventricular nas formas crônicas de *flutter* ou fibrilação atrial, e na profilaxia da TSVP recorrente. Diferentemente dos antagonistas do receptor β-adrenérgico, os bloqueadores do canal de Ca^{2+} não se mostraram capazes de reduzir a mortalidade após infarto do miocárdio.

Verapamil e diltiazem. O principal efeito adverso do uso intravenoso do verapamil ou do diltiazem é a hipotensão, particularmente na administração em bolo. Isso é um problema quando os fármacos são inadvertidamente usados em pacientes com taquicardia ventricular (nos quais os bloqueadores do canal de Ca^{2+} não são eficazes) erroneamente diagnosticada como taquicardia reentrante do nodo AV. A hipotensão também é frequente em pacientes que recebem outros vasodilatadores, incluindo quinidina, e em pacientes com disfunção ventricular esquerda subjacente, que estes fármacos podem exacerbar. Ocorrem também bradicardia sinusal grave ou bloqueio AV, especialmente em pacientes que também recebem β-bloqueadores. Com o tratamento oral, estes efeitos adversos tendem a ser menos graves.

O verapamil é prescrito como um racemato. O L-verapamil é um bloqueador de canal de cálcio mais potente do que o D-verapamil. Entretanto, no tratamento oral, o L-enantiômero sofre intensamente o metabolismo hepático de primeira passagem. Por essa razão, uma certa quantidade de verapamil prolonga o intervalo PR em maior extensão quando administrada por via intravenosa (quando as concentrações dos enantiômeros D e L se equivalem), do que quando administrada por via oral. O *diltiazem* também sofre intenso metabolismo hepático de primeira passagem e ambos os fármacos têm metabólitos com ação bloqueadora do canal de Ca^{2+}. Os efeitos adversos durante o tratamento com verapamil ou diltiazem são, em grande parte, determinados pela doença cardíaca subjacente e pelos tratamentos concomitantes; as concentrações plasmáticas desses agentes não são medidas rotineiramente. Ambos os fármacos podem aumentar a concentração de digoxina sérica, embora a magnitude desse efeito seja variável; em pacientes com fibrilação atrial pode haver um excessivo alentecimento da resposta ventricular. Constipação pode ocorrer com verapamil oral.

Bloqueio dos receptores β-adrenérgicos. A estimulação β-adrenérgica aumenta a magnitude da corrente de Ca^{2+}, retarda a sua inativação, aumenta a magnitude das correntes de K^+ e Cl^- de repolarização, aumenta a corrente marca-passo (acelerando a frequência sinusal), aumenta o Ca^{2+} armazenado no retículo sarcoplasmático e em condições fisiopatológicas pode intensificar as arritmias mediadas por PDT e PDP. As elevações da epinefrina plasmática associadas ao estresse grave (p. ex., infarto agudo do miocárdio ou reanimação após uma parada cardíaca) diminuem o K^+ sérico, especialmente em pacientes que recebem tratamento diurético de longo prazo. Os antagonistas do receptor β-adrenérgico inibem esses efeitos e podem ser antiarrítmicos ao reduzir a frequência cardíaca, ao diminuir a sobrecarga intracelular de Ca^{2+} e ao inibir o automatismo mediado pelas pós-despolarizações. A hipopotassemia induzida pela epinefrina parece ser mediada por receptores β_2-adrenérgicos e é bloqueada por antagonistas "não cardiosseletivos" como o *propranolol* (Capítulo 12). Nos tecidos agudamente isquêmicos, os β-bloqueadores aumentam a energia necessária para fibrilar o coração, uma ação antiarrítmica. Esses efeitos podem contribuir para a redução da mortalidade que se observa em ensaios de tratamento de longo prazo com β-bloqueadores após o infarto do miocárdio. O atenolol e o metoprolol mostraram-se capazes de diminuir a mortalidade na primeira semana após o infarto do miocárdio.

Como ocorre com os bloqueadores de canal de Ca^{2+} e com os digitálicos, os β-bloqueadores prolongam o tempo de condução nodal AV (maior intervalo PR) e prolongam a refratariedade do nodo AV; são, por essa razão, úteis para fazer cessar as arritmias reentrantes que envolvem o nodo AV e para controlar a resposta ventricular na fibrilação ou no *flutter* atrial. Em muitos pacientes com síndrome do QT longo congênito, bem como em muitos outros pacientes, as arritmias são desencadeadas por estresse emocional ou físico; os β-bloqueadores podem ser úteis nesses casos. Alega-se que os antagonistas do receptor β-adrenérgico são eficazes no controle das arritmias devidas aos bloqueadores do canal de Na^+; esse efeito pode dever-se, em parte, à redução da frequência cardíaca que, por sua vez, reduz a intensidade do atraso da condução associado à frequência, determinado pelo bloqueio do canal de Na^+. Os efeitos adversos do bloqueio β incluem fadiga, broncospasmo, hipotensão, impotência, depressão, piora dos sintomas decorrentes de doença vascular periférica e mascaramento dos sintomas de hipoglicemia em pacientes diabéticos (Capítulo 12). Em pacientes com arritmias devidas à estimulação simpática excessiva (p. ex., feocromocitoma ou abstinência de *clonidina*), os β-bloqueadores podem resultar em estimulação α-adrenérgica incontrolada, resultando em grave hipertensão e/ou arritmias α-adrenérgicas. Nesses pacientes as arritmias devem ser tratadas com antagonistas α e β-adrenérgicos ou com um fármaco como o labetalol, que combina propriedades α e β bloqueadoras. A cessação repentina de um tratamento a longo prazo com β-bloqueadores pode produzir sintomas de "rebote"; por essa razão, os antagonistas do receptor β são gradualmente retirados ao longo de duas semanas.

Bloqueadores selecionados do receptor β-adrenérgico. É provável que a maioria dos antagonistas β-adrenérgicos tenha propriedades antiarrítmicas. Alguns, como o propranolol, também exercem, em altas concentrações, efeitos bloqueadores sobre o canal de Na^+. O acebutol é tão eficaz quanto a quinidina em suprimir os batimentos ectópicos ventriculares, uma arritmia que muitos médicos não tratam mais. Em muitas arritmias, o sotalol é mais eficaz que outros β-bloqueadores, provavelmente por causa de suas ações bloqueadoras sobre o canal de K^+. O esmolol é um agente β_1-seletivo que tem uma meia-vida de eliminação muito curta. O esmolol intravenoso é útil em situações clínicas nas quais se deseja o bloqueio β-adrenérgico imediato.

PRINCÍPIOS DO USO CLÍNICO DOS FÁRMACOS ANTIARRÍTMICOS

Os fármacos que modificam a eletrofisiologia cardíaca frequentemente apresentam uma margem muito estreita entre as doses necessárias para produzir o efeito desejado e as que se associam a efeitos adversos. Além do mais, os fármacos antiarrítmicos podem induzir novas arritmias, com consequências possivelmente fatais. São indicados para algumas arritmias, tratamentos não farmacológicos, como a implantação de um marca-passo cardíaco, a desfibrilação elétrica ou a ablação de regiões predeterminadas; em outros casos, não se indica nenhum tratamento, mesmo que uma arritmia seja detectada. Os princípios fundamentais de tratamento, descritos aqui, devem ser aplicados de modo a otimizar o tratamento antiarrítmico.

1. IDENTIFICAR E REMOVER OS FATORES PRECIPITANTES

Os fatores que comumente precipitam as arritmias cardíacas incluem hipoxia, distúrbios eletrolíticos (especialmente hipopotassemia), isquemia miocárdica e alguns fármacos.

A teofilina, por exemplo, pode causar taquicardia atrial multifocal, enquanto as *torsade de pointes* podem surgir não apenas durante o tratamento com antiarrítmicos que prolongam o potencial de ação, mas também com outros fármacos, que nem sempre ordinariamente são classificados entre os que têm efeitos sobre os canais iônicos, como a eritromicina (Capítulo 55); o antiprotozoário pentamidina (Capítulo 50); alguns antipsicóticos, notavelmente a tioridazina (Capítulo 16); alguns analgésicos, notadamente a metadona e o celecoxibe; alguns antieméticos (p. ex., droperidol, dolassetrona); anti-histamínicos como a difenidramina; antifúngicos azólicos como o voriconazol e o fluconazol; broncodilatadores como salbutamol, fomoterol e salmeterol; prednisona; cisaprida; famotidina; tacrolimo; alguns inibidores seletivos da recaptação da serotonina (como o citalopram, a fluoxetina, a paroxetina, a sertralina e a venlafaxina); haloperidol; trazodona; alguns antagonistas da serotonina 5-HT1 (p. ex., sumatriptana, zolmitriptana); alguns antirretrovirais (p. ex., efavirenz); a maioria dos antibióticos quinolônicos (p. ex., levofloxaxino) e determinados antidepressivos tricíclicos (Capítulo 15).

2. ESTABELECIMENTO DE OBJETIVOS DO TRATAMENTO

ALGUMAS ARRITMIAS NÃO DEVEM SER TRATADAS. A mera detecção de uma anormalidade não implica a necessidade de tratamento. No *Cardiac Arrhythmias Suppression Trial* (CAST), os pacientes cujos batimentos ventriculares ectópicos foram ser suprimidos pelos potentes bloqueadores de canal de Na^+ *encainida* (não mais comercializado) ou *flecainida* foram aleatoriamente selecionados para receber esses fármacos ou placebo.

Inesperadamente, a letalidade foi duas ou três vezes mais alta entre os pacientes tratados com os fármacos que entre os tratados com placebo. Esse ensaio clínico fundamental enfatiza o conceito de que o tratamento deve ter início apenas quando se pode identificar um claro benefício para o paciente. Quando os sintomas são obviamente atribuíveis a uma arritmia em curso, costuma haver pouca dúvida de que o término da arritmia será benéfico; os riscos podem ser maiores quando se emprega um tratamento a longo prazo para prevenir a recorrência de uma arritmia. *Entre os fármacos antiarrítmicos discutidos aqui, apenas os bloqueadores β-adrenérgicos e, em menor proporção, a amiodarona demonstraram redução da mortalidade durante o tratamento a longo prazo.*

SINTOMAS DEVIDOS A ARRITMIAS. Se os pacientes com arritmias forem assintomáticos, pode ser muito difícil determinar qualquer benefício para o tratamento. Alguns pacientes podem apresentar-se em pré-síncope, síncope ou até mesmo em parada cardíaca, que pode ser de bradiarritmias ou taquiarritmias. A sensação de batimentos irregulares (i.e., palpitações) pode ser minimamente sintomática em alguns indivíduos e incapacitante em outros. Os batimentos irregulares podem ser por contrações prematuras intermitentes ou por arritmias contínuas, como uma fibrilação atrial (que determina um ritmo ventricular irregular). Finalmente, os pacientes podem apresentar sintomas decorrentes da redução do débito cardíaco. O sintoma mais comum é a falta de ar, seja em repouso, seja ao exercício. Raramente, as taquicardias contínuas podem não provocar qualquer sintoma de "arritmia" (como palpitações), mas sim deprimir a função contrátil; esses pacientes podem ter insuficiência cardíaca congestiva que pode ser controlada pelo tratamento da arritmia.

ESCOLHA DA ABORDAGEM TERAPÊUTICA. Ao escolher entre a terapia, estabeleça com clareza os objetivos do tratamento. Por exemplo, há três opções disponíveis para os pacientes com fibrilação atrial: (1) reduzir a resposta ventricular por meio de bloqueadores do nodo AV, como digitálicos, verapamil, diltiazem ou antagonistas β-adrenérgicos (Quadro 29-1); (2) restaurar e manter o ritmo normal, usando fármacos como quinidina, flecainida ou amiodarona; ou (3) não instituir qualquer tratamento antiarrítmico, em especial quando o paciente está comprovadamente assintomático. A maioria dos pacientes com fibrilação atrial também se beneficia da anticoagulação para reduzir a incidência de acidente vascular encefálico independentemente da presença de sintomas. Os fatores que contribuem para a escolha do tratamento incluem, além dos sintomas, também o tipo e a extensão da doença estrutural do coração, o intervalo QT antes do tratamento farmacológico, a coexistência de doença do sistema de condução e a presença de doenças não cardíacas (Quadro 29-4). No paciente com síndrome de WPW e fibrilação atrial, a resposta ventricular pode ser extremamente rápida e paradoxalmente acelerada por fármacos que bloqueiam o nodo AV, como os digitálicos ou os bloqueadores do canal de Ca^{2+}; já houve mortes decorrentes do tratamento farmacológico.

Deve-se estabelecer a frequência e a reprodutibilidade da arritmia antes de iniciar um tratamento, pois a variação intrínseca da ocorrência da arritmia pode ser confundida com um efeito benéfico ou adverso do fármaco. As técnicas para essa avaliação incluem o registro do ritmo cardíaco por períodos prolongados ou a avaliação da resposta do coração a batimentos prematuros, induzidos artificialmente. É importante reconhecer que o tratamento farmacológico pode ser parcialmente eficaz: uma notável diminuição na duração dos paroxismos da fibrilação atrial pode ser suficiente para tornar o paciente assintomático.

Quadro 29-4

Contraindicações específicas para o paciente dos fármacos antiarrítmicos

CONDIÇÕES	EXCLUIR/USAR COM CAUTELA
Cardíacas	
Insuficiência cardíaca	Disopiramida, flecainida
Disfunção do nodo sinusal ou AV	Digoxina, verapamil, diltiazem, antagonistas do receptor β-adrenérgico, amiodarona
Síndrome de Wolff-Parkinson-White (risco de frequência extremamente rápida se surge uma fibrilação atrial)	Digoxina, verapamil, diltiazem
Doença da condução infranodal	Bloqueadores de canal de Na^+, amiodarona
Estenose aórtica/subaórtica	Bretílio
História de infarto do miocárdio	Flecainida
Prolongamento do intervalo QT	Quinidina, procainamida, disopiramida, sotalol, dofetilida, ibutilida, amiodarona
Transplante cardíaco	Adenosina
Não cardíacas	
Diarreia	Quinidina
Prostatismo, glaucoma	Disopiramida
Artrite	Procainamida a longo prazo
Doença pulmonar	Amiodarona
Tremor	Mexiletina
Obstipação	Verapamil
Asma, doença vascular periférica, hipoglicemia	β-bloqueadores, propafenona

3. MINIMIZAÇÃO DE RISCOS

FÁRMACOS ANTIARRÍTMICOS PODEM CAUSAR ARRITMIAS. Um risco bem conhecido do tratamento antiarrítmico é a possibilidade de provocar novas arritmias, com consequências potencialmente fatais. Os antiarrítmicos podem provocar arritmias por diferentes mecanismos (Quadro 29-1). Essas arritmias provocadas por fármacos devem ser reconhecidas, porque o tratamento com outros antiarrítmicos com frequência exacerba o problema. Pode ser necessário orientar os tratamentos conforme os mecanismos subjacentes às arritmias.

MONITORAMENTO DA CONCENTRAÇÃO PLASMÁTICA. Alguns efeitos adversos dos antiarrítmicos resultam de concentrações plasmáticas excessivas. Medir a concentração plasmática e ajustar a dose para manter a concentração dentro da faixa terapêutica prescrita pode minimizar alguns efeitos adversos. Em muitos pacientes, as reações adversas graves relacionam-se com interações que envolvem os antiarrítmicos (com frequência nas concentrações plasmáticas habituais), certos fatores transitórios como distúrbios eletrolíticos ou isquemia miocárdica e o tipo e a extensão da doença cardíaca subjacente.

CONTRAINDICAÇÕES ESPECÍFICAS PARA O PACIENTE. Outro modo de minimizar os efeitos adversos dos antiarrítmicos é evitar certos fármacos em determinados subconjuntos de pacientes. Por exemplo, os pacientes com história de insuficiência cardíaca congestiva são em particular propensos a desenvolver insuficiência cardíaca durante o tratamento com disopiramida. Em outros casos, pode ser difícil distinguir os efeitos adversos do fármaco das exacerbações da doença subjacente. A amiodarona pode causar doença pulmonar intersticial; seu uso é, portanto, indesejável em pacientes com doença pulmonar avançada, nos quais seria difícil detectar o surgimento desse efeito adverso potencialmente fatal. As doenças específicas que constituem contraindicações relativas ou absolutas a fármacos específicos estão listadas no Quadro 29-4.

4. CONSIDERAÇÃO DE ELETROFISIOLOGIA DO CORAÇÃO COMO UM "ALVO MÓVEL"

A eletrofisiologia cardíaca varia dinamicamente em resposta a influências externas, como as alterações do tônus autônomo, a isquemia miocárdica e o estiramento do miocárdio. Por exemplo, em resposta à isquemia miocárdica, um coração normal pode exibir alterações no potencial de repouso, na velocidade de condução, nas concentrações intracelulares de Ca^{2+} e na repolarização, sendo que uma delas pode então criar arritmias ou alterar a resposta ao tratamento antiarrítmico.

FÁRMACOS ANTIARRÍTMICOS

Os aspectos eletrofisiológicos e farmacocinéticos mais importantes dos fármacos estão resumidos nos Quadros 29-3 e 29-5, respectivamente. Os bloqueadores dos canais de Ca^{2+} e os antagonistas β-adrenérgicos são discutidos nos Capítulos 12, 27 e 28. Os fármacos são apresentados em ordem alfabética.

ADENOSINA. A adenosina é um nucleosídeo de ocorrência natural, administrado em bolo intravenoso rápido para interrupção imediata das arritmias supraventriculares reentrantes. A adenosina também foi usada para induzir a hipotensão controlada durante alguns procedimentos cirúrgicos e no diagnóstico de doença das artérias coronárias. O ATP intravenoso parece ter efeitos similares aos da adenosina.

Efeitos farmacológicos. Os efeitos da adenosina são mediados por suas interações com receptores específicos de adenosina acoplados à proteína G (GPCR). A adenosina ativa a corrente de K^+, sensível à acetilcolina, no átrio e nos nodos sinusal e AV, o que resulta no encurtamento do potencial de ação, hiperpolarização e alentecimento do automatismo normal (Figura 29-9C). A adenosina também inibe os efeitos eletrofisiológicos do aumento do AMP cíclico intracelular, que ocorre com a estimulação simpática. Como a adenosina reduz desse modo as correntes de Ca^{2+}, pode ser antiarrítmica, aumentando a refratariedade do nodo AV e inibindo as PDT evocadas pela estimulação simpática. A administração de um bolo intravenoso de adenosina em seres humanos reduz transitoriamente a frequência sinusal e a velocidade de condução no nodo AV e aumenta a refratariedade do nodo AV. A administração em bolo de adenosina pode induzir ativação simpática transitória por interagir com os barorreceptores carotídeos; uma infusão contínua pode causar hipotensão.

Efeitos adversos. Uma vantagem importante do tratamento com adenosina é que os efeitos adversos são de curta duração, pois o fármaco é transportado para o interior das células e desaminado muito rapidamente. A assistolia transitória é comum, embora dure habitualmente menos de 5 segundos e seja de fato o objetivo terapêutico. A maioria dos pacientes tem sensação de plenitude torácica e dispneia quando recebe doses terapêuticas (6-12 mg) de adenosina. Raramente, a administração em bolo de adenosina pode precipitar broncospasmo ou fibrilação atrial.

Farmacocinética clínica. A adenosina tem meia-vida de segundos, sendo eliminada por captação mediada por carreador e por subsequente metabolismo pela adenosina desaminase. A adenosina é provavelmente o único fármaco cuja eficácia requer administração rápida em bolo, de preferência por meio de um acesso intravenoso central; a administração lenta resulta na sua eliminação antes que possa chegar ao coração. Os efeitos da adenosina são potencializados em pacientes que recebem *dipiridamol*, um inibidor da captação de adenosina, e naqueles com transplantes cardíacos, devido à hipersensibilidade decorrente da desnervação. As metilxantinas, como a teofilina e a cafeína, bloqueiam os receptores de adenosina, razão pela qual são necessárias doses maiores que as habituais, para produzir efeito antiarrítmico em pacientes que consumiram esses agentes no café ou em refrigereantes, ou como tratamento.

Quadro 29-5

Características farmacocinéticas e doses dos fármacos antiarrítmicos

FÁRMACO	BIODISPONIBILIDADE		ELIMINAÇÃO						DOSES HABITUAIS[c]	
	Metabolismo de 1ª passagem reduzido	LIGAÇÃO PROTEICA > 80%	Renal	Hepática	Outras	MEIA-VIDA DE ELIMINAÇÃO[a]	METABÓLITO(S) ATIVO(S)	CONCENTRAÇÕES TERAPÊUTICAS NO PLASMA[b]	Doses de ataque	Doses de manutenção
Adenosina[d]					✓	< 10 s	✓		6-12 mg (apenas IV)	
Amiodarona		✓		✓		Semanas	✓	0,5-2 µg/mL	800-1.600 mg/dia por 1-3 semanas (IV: 1.000 mg durante 24 h)	400 mg (IV: 0,5 mg/min)
Digoxina	– 80%		✓			36 h		0,5-2 ng/mL	0,6-1 mg durante 12-24 h	0,0625-0,5 mg/24 h
Diltiazem	✓			✓		4 h	(x)		0,25 mg/kg durante 10 min (IV)	5-15 mg/h (IV); 180-360 mg/dia em 3-4 doses fracionados (liberação imediata); 120-180 mg/24 h (liberação prolongada)[e]
Disopiramida	> 80%		√	√		4-10 h	(x)	2-5 µg/mL		150 mg a cada 6 h (liberação imediata); 300 mg (liberação controlada[f]
Dofetilida	> 80%		✓	(x)		7-10 h				0,5 mg/12 h
Dronedarona	✓	> 98%	✓			13-19 h	✓			400 mg/12 h
Esmolol					✓	5-10 min			0,5 mg/kg/min durante 1 min (IV)	0,05-0,3 mg/kg/min a cada 4 min; IV)

(continua)

Quadro 29-5
Características farmacocinéticas e doses dos fármacos antiarrítmicos (*Continuação*)

FÁRMACO	BIODISPONIBILIDADE	LIGAÇÃO PROTEICA > 80%	ELIMINAÇÃO			MEIA-VIDA DE ELIMINAÇÃO[a]	METABÓLITO(S) ATIVO(S)	CONCENTRAÇÕES TERAPÊUTICAS NO PLASMA[b]	DOSES HABITUAIS[c]	
	Metabolismo de 1ª passagem reduzido		Renal	Hepática	Outras				Doses de ataque	Doses de manutenção
Flecainida	> 80%			✓		10-18 h		0,2-1 μg/mL		50-100 mg a cada 12 h
Ibutilida	✓			✓		6 h			1 mg (IV) durante 10 min; pode-se repetir uma vez 10 min mais tarde	
Lidocaína	✓	✓		✓		120 min	(x)	1,5 μg/mL	50-100 mg administrados a uma taxa de 25-50 mg/min (IV)	1-4 mg/min (IV)
Mexiletina	> 80%			✓		9-15 h		0,5-2 μg/mL	400 mg	200 mg a cada 8 h
Procainamida	> 80%		✓	✓		3-4 h	✓	4-8 μg/mL	500-600 mg (IV) administrados com 20 mg/min	2-6 mg/min (IV); 250 mg a cada 3 h 500-1.000 mg a cada 6 h
(*N*-acetil-procainamida)	(> 80%)		(✓)			(6-10 h)		(10-20 μg/mL)		
Propafenona	✓			✓		2-32 h	✓	< 1 μg/mL		150-300 mg a cada 8 h (liberação imediata); 225 mg a cada 12 h (liberação prolongada)

FÁRMACO	BIODISPONIBILIDADE	LIGAÇÃO PROTEICA > 80%	ELIMINAÇÃO			MEIA-VIDA DE ELIMINAÇÃO[a]	METABÓLITO(S) ATIVO(S)	CONCENTRAÇÕES TERAPÊUTICAS NO PLASMA[b]	DOSES HABITUAIS[c]	
	Metabolismo de 1ª passagem reduzido		Renal	Hepática	Outras				Doses de ataque	Doses de manutenção
Propranolol	✓	✓	✓			4 h			1-3 mg administrados a não mais que 1 mg/min, pode repetir[e] após 2 min (IV)	10-30 mg a cada 6-8 h (liberação imediata)
Quinidina	> 80%	– 80%	(x)	✓		4-10 h	✓	2,5 μg/mL		648 mg (gliconato) a cada 8 h
Sotalol	> 80%		✓			8 h		< 5 μg/mL (?)		80-160 mg a cada 12 h
Verapamil	✓	✓		✓		3-7 h	✓		5-10 mg/kg durante 2 min ou mais (IV)	40-120 mg a cada 6-8 h (liberação imediata)

✓ Indica um efeito que afeta a ação clínica do fármaco. (x): metabólito ou via de eliminação de pequena importância clínica provável. [a]A meia-vida de eliminação é uma, mas não a única, determinante de quão frequentemente o fármaco deve ser administrado para manter o efeito terapêutico e evitar a toxicidade (Capítulo 2). Para alguns fármacos com meias-vidas de eliminação curtas, a dosagem infrequente é contudo possível, por exemplo, o verapamil. As formulações que possibilitam a liberação lenta para o interior do trato gastrintestinal de um composto rapidamente eliminado (disponível para muitos fármacos como procainamida, disopiramida, verapamil, diltiazem e propranolol) também permitem a administração infrequente. [b]A faixa terapêutica é delimitada por uma concentração plasmática abaixo da qual não é provável qualquer efeito terapêutico, e uma concentração superior acima da qual o risco de efeitos adversos aumenta. Muitas reações adversas graves aos fármacos antiarrítmicos podem, em indivíduos suscetíveis, ocorrer em concentrações "terapêuticas". Quando apenas o limite superior é citado, é porque o limite inferior não foi bem definido. A variação na gênese de metabólitos ativos pode complicar ainda mais a interpretação dos dados sobre a concentração plasmática (Capítulo 2). [c]São apresentadas as doses orais, a menos que indicada de outra forma. As doses são apresentadas como faixas sugeridas em adultos de compleição média; é provável que as doses menores induzam menos toxicidade. Em pacientes com doença renal ou hepática são necessárias doses de manutenção mais baixas. Doses de ataque são indicadas apenas quando se quer um efeito terapêutico antes que o tratamento de manutenção possa trazer as concentrações do fármaco para a faixa terapêutica, isto é, quando se quer um tratamento imediato (p. ex., lidocaína, verapamil, adenosina) ou quando a meia-vida de eliminação é muito longa (amiodarona). [d]Biodisponibilidade reduzida por absorção incompleta. [e]Indica a dose sugerida, empregando uma formulação de liberação lenta. [f]O fármaco está disponível apenas por meio de um sistema de distribuição restrita (ver texto). IV, intravenoso.

AMIODARONA. A amiodarona exerce uma multiplicidade de efeitos farmacológicos, nenhum deles claramente associado a suas propriedades supressoras de arritmia. A amiodarona é um análogo estrutural do hormônio da tireoide, e parte das suas ações antiarrítmicas e da sua toxicidade são devidas à interação com os receptores desse hormônio.

A amiodarona é altamente lipofílica, concentra-se em muitos tecidos, sendo eliminada com extrema lentidão; consequentemente, os seus efeitos adversos podem ser de resolução muito lenta. Nos EUA, o fármaco é indicado para o tratamento oral de pacientes com taquicardia ventricular recorrente ou com fibrilação resistente a outros fármacos. A amiodarona oral também é eficaz para manter o ritmo sinusal em pacientes com fibrilação atrial. Uma forma intravenosa é indicada para a cessação imediata da taquicardia ou da fibrilação ventricular e está suplantando a lidocaína como tratamento de primeira linha para a parada cardíaca fora do hospital. Apesar das incertezas sobre seus mecanismos de ação e acerca do potencial para toxicidade grave, a amiodarona é hoje amplamente usada no tratamento de arritmias comuns como a fibrilação atrial.

Efeitos farmacológicos. A amiodarona bloqueia os canais de Na^+ inativados, sendo a velocidade de recuperação do bloqueio relativamente rápida (constante de tempo de aproximadamente 1,6 s). Ela diminui a corrente de Ca^{2+} e as correntes regeneradoras tardias de efluxo transitórias e as correntes de K^+ regeneradoras de influxo e exerce um efeito bloqueador adrenérgico não competitivo. A amiodarona inibe potentemente o automatismo anormal e, em muitos tecidos, prolonga a duração do potencial de ação. A amiodarona diminui a velocidade de condução pelo bloqueio do canal de Na^+ e por um efeito pouco compreendido sobre o acoplamento célula a célula, que pode ser especialmente importante em tecidos doentes. Durante o tratamento a longo prazo, são frequentes os prolongamentos dos intervalos PR, QRS e QT, e bradicardia sinusal. A amiodarona prolonga a refratariedade em todos os tecidos cardíacos; o bloqueio do canal de Na^+, a repolarização tardia decorrente do bloqueio do canal de K^+ e a inibição do acoplamento célula a célula podem contribuir para esse efeito.

Efeitos adversos. A hipotensão decorrente da vasodilatação e a depressão do desempenho miocárdico são frequentes com a forma intravenosa de amiodarona. Embora possa ocorrer depressão da contratilidade durante o tratamento oral de longo prazo, isso não é habitual. Apesar da administração de doses altas, que poderiam causar toxicidade grave se mantidas em longo prazo, não é comum ocorrerem efeitos adversos durante os esquemas orais de ataque, que tipicamente requerem várias semanas. Ocasionalmente, durante a fase de ataque, poucos pacientes desenvolvem náuseas, que respondem à redução da dose diária.

Os efeitos adversos durante o tratamento de manutenção de longo prazo refletem o tamanho das doses diárias de manutenção e a dose cumulativa, sugerindo que o acúmulo tecidual pode ser o responsável. O efeito adverso mais grave durante o tratamento a longo prazo com amiodarona é a fibrose pulmonar, que pode ser rapidamente progressiva e fatal. Parecem ser fatores de risco a presença de doença pulmonar subjacente, doses de 400 mg/dia ou maiores, e afecções pulmonares recentes como pneumonias. Radiografias de tórax ou estudos seriados da função pulmonar podem detectar, precocemente, a toxicidade da amiodarona; a monitoração das concentrações plasmáticas não é útil. Com doses baixas, de 200 mg/dia ou menores, usadas na fibrilação atrial, a toxicidade pulmonar não é habitual. Outros efeitos adversos durante o tratamento a longo prazo incluem microdepósitos corneanos (com frequência assintomáticos), disfunção hepática, sintomas neuromusculares (neuropatia periférica e fraqueza muscular proximal), fotossensibilidade e hipo ou hipertireoidismo. O tratamento consiste na retirada do fármaco e em medidas de suporte, incluindo corticosteroides. A redução da dose pode ser suficiente se o fármaco for considerado necessário e o efeito adverso não for potencialmente fatal. Apesar do prolongamento acentuado do intervalo QT e da bradicardia típica do tratamento com amiodarona a longo prazo, não são habituais a *torsade de pointes* e outras taquiarritmias medicamentosas.

Farmacocinética clínica. A biodisponibilidade da amiodarona oral é de aproximadamente 30%, que é importante no cálculo de doses equivalentes, quando se faz a conversão do tratamento intravenoso para o oral. Após o início do tratamento com amiodarona, aumentos da refratariedade, um marcador do efeito farmacológico, requerem várias semanas para se desenvolver. A amiodarona sofre, pela ação da CYP3A4, metabolismo hepático em desetilamiodarona, um metabólito com efeitos farmacológicos similares aos do fármaco original. Quando se interrompe o tratamento de um paciente que está recebendo amiodarona há vários anos, as concentrações plasmáticas declinam com uma meia-vida de semanas a meses. Não estão bem estabelecidos os mecanismos pelos quais a amiodarona e a desetilamiodarona são eliminadas.

Já se propôs que a concentração plasmática terapêutica de amiodarona varia de 0,5 a 2 μg/mL. Entretanto, a eficácia depende aparentemente tanto da duração do tratamento quanto da concentração plasmática, e concentrações plasmáticas elevadas não predizem a toxicidade. Por causa do lento acúmulo da amiodarona nos tecidos, um esquema de ataque com doses orais altas (p. ex., 800-1.600 mg/dia) é habitualmente empregado durante várias semanas, antes que o tratamento de manutenção seja iniciado. Se a arritmia de apresentação for potencialmente fatal, doses de mais de 300 mg/dia são normalmente usadas, a menos que ocorra toxicidade inequívoca. Por outro lado, doses de manutenção de 200 mg/dia ou menores são usadas se a recorrência da arritmia puder ser tolerada, como ocorre em pacientes com fibrilação atrial. Em decorrência de sua eliminação muito lenta, a amiodarona é administrada 1 vez/dia e a omissão de uma ou duas doses, durante o tratamento de longo prazo, raramente resulta em recorrência da arritmia. Os ajustes na dose não são necessários nas disfunções hepática, renal ou cardíaca. A amiodarona inibe fortemente o metabolismo hepático ou a eliminação renal de muitos compostos. Os mecanismos até agora identificados incluem a inibição da CYP3A4, da CYP2C9 e da glicoproteína P (Capítulos 5 e 6). As doses de varfarina, de outros antiarrítmicos (p. ex., flecainida, procainamida, quinidina) ou de digoxina requerem redução durante o tratamento com amiodarona.

DIGOXINA. Os glicosídeos digitálicos exercem efeitos inotrópicos positivos e são muito utilizados na insuficiência cardíaca (Capítulo 28). Sua ação inotrópica resulta de um aumento do Ca^{2+} intracelular, que também é a base para as arritmias relacionadas à intoxicação por glicosídeos cardíacos.

Efeitos farmacológicos. Os glicosídeos cardíacos aumentam a inclinação da fase 4 (i.e. aumentam a taxa de automatismo), em especial se a $[K]_o$ for baixa. Eles também exercem ações vagotônicas proeminentes, que resultam em inibição das correntes de Ca^{2+} no nodo AV e ativação das correntes de K^+ mediadas por acetilcolina no átrio. Com isso, os principais efeitos eletrofisiológicos "indiretos" dos glicosídeos cardíacos são a hiperpolarização, o encurtamento dos potenciais de ação e o aumento da refratariedade do nodo AV. A última ação responde pela utilidade do digitálico em fazer cessar as arritmias reentrantes envolvendo o nodo AV e controlar a resposta ventricular em pacientes com fibrilação atrial.

Os glicosídeos cardíacos podem ser especialmente úteis na fibrilação atrial porque muitos desses pacientes têm insuficiência cardíaca, que pode ser exacerbada por outros fármacos que bloqueiam o nodo AV, como os bloqueadores de canal de Ca^{2+} ou antagonistas do receptor β-adrenérgico. Entretanto, o impulso simpático é acentuadamente aumentado em muitos pacientes com insuficiência cardíaca avançada, de modo que o digitálico não é muito eficaz em diminuir a frequência; no entanto, mesmo um modesto decréscimo na frequência pode melhorar a insuficiência cardíaca. Do mesmo modo, em outras condições nas quais um alto tônus simpático acelera a condução atrioventricular (p. ex., doença pulmonar crônica, tireotoxicose), o tratamento com digitálicos pode ser apenas marginalmente eficaz em reduzir a frequência. Em pacientes com transplantes cardíacos, nos quais houve ablação da inervação, os glicosídeos cardíacos são ineficazes para o controle da frequência. O aumento da atividade simpática e a hipoxia podem potencializar as alterações induzidas pelos digitálicos no automatismo e nas PDT, aumentado assim o risco de toxicidade digitálica. Uma complicação adicional na tireotoxicose é a maior depuração de digoxina. Os principais efeitos eletrocardiográficos dos glicosídeos cardíacos são o prolongamento do intervalo PR e a alteração inespecífica da repolarização ventricular (manifesta por depressão do segmento ST), cujo mecanismo subjacente não é bem compreendido.

Efeitos adversos. Por causa do baixo índice terapêutico, a toxicidade dos glicosídeos cardíacos é um problema clínico comum (Capítulo 28). Arritmias, náuseas, distúrbios da função cognitiva e visão borrada ou amarela são as manifestações habituais. Concentrações séricas elevadas de digitálicos, hipoxia e anormalidades eletrolíticas (p. ex., hipopotassemia, hipomagnesemia e hipercalcemia) predispõem a arritmias induzidas por digitálicos. Embora a intoxicação por digitálicos possa causar qualquer arritmia, determinados tipos de arritmias que devem levantar forte suspeita de intoxicação digitálica são aquelas nas quais ocorre taquicardia relacionada com PDT associada ao comprometimento da função do nodo sinusal ou do nodo AV. A taquicardia atrial com bloqueio AV é clássica, mas também pode ocorrer bigeminismo ventricular (batimentos sinusais que se alternam com batimentos de origem ventricular), taquicardia ventricular "bidirecional" (uma entidade rara), taquicardias juncionais AV e vários graus de bloqueio AV. Na intoxicação grave (p. ex., após tentativas de suicídio), observam-se hiperpotassemia grave, decorrente da intoxicação Na^+/K^+-ATPase e bradiarritmias profundas. Em pacientes com níveis séricos elevados de digitálicos, o risco de precipitar fibrilação ventricular por cardioversão com CC é provavelmente maior; nos pacientes com níveis sanguíneos terapêuticos, a cardioversão com CC pode ser usada com segurança.

As formas menos graves de intoxicação por glicosídeos cardíacos podem não requerer tratamento específico, exceto a monitoração do ritmo cardíaco até que se resolvam os sinais e sintomas de toxicidade. A bradicardia sinusal e o bloqueio AV frequentemente respondem à atropina intravenosa. O Mg^{2+} já foi usado com sucesso em alguns casos de taquicardia induzida por digitálicos. Qualquer arritmia grave deve ser tratada com fragmentos Fab antidigoxina, que são eficazes em ligar-se à digoxina e à digitoxina, aumentando muito sua excreção renal (Capítulo 28). Um marca-passo cardíaco temporário pode ser necessário para a disfunção avançada do nodo sinusal ou AV. Os digitálicos exercem efeitos vasoconstritores arteriais diretos, que podem ser especialmente deletérios com o uso intravenoso do fármaco em pacientes com aterosclerose avançada.

Farmacocinética clínica. O único glicosídeo digitálico usado nos EUA é a digoxina. A digitoxina também é usada para o tratamento oral de longo prazo, fora dos EUA. A biodisponibilidade dos comprimidos de digoxina é de aproximadamente 75%. Em alguns pacientes, a flora intestinal pode metabolizar a digoxina, reduzindo acentuadamente sua biodisponibilidade. Nesses pacientes, são necessárias doses mais altas que as habituais para que haja eficácia clínica; a toxicidade é um risco grave com o uso de antibióticos que destroem a flora intestinal. A inibição da glicoproteína P também pode desempenhar um papel em casos de toxicidade. Cerca de 20 a 30% da digoxina ligam-se às proteínas. Os efeitos antiarrítmicos da digoxina podem ser obtidos com tratamento intravenoso ou oral. Entretanto, a distribuição da digoxina para seu(s) local(is) efetor(es) é relativamente lenta, razão pela qual mesmo com o tratamento intravenoso há um intervalo de várias horas entre a administração do fármaco e o desenvolvimento de efeitos antiarrítmicos mensuráveis, como o prolongamento do intervalo PR ou a redução da frequência ventricular na fibrilação atrial. Para evitar a intoxicação, uma dose de ataque de aproximadamente 0,6 mg de digoxina é administrada durante 24 horas. Dosar a concentração de digoxina sérica pós-distribuição e ajustar a dose diária (0,625 mg), de modo a manter concentrações de 0,5 a 2 ng/mL, são medidas úteis durante o tratamento com digoxina em longo prazo (Quadro 29-5). Alguns pacientes podem necessitar e tolerar concentrações mais altas, mas com maior risco de efeitos adversos.

A digoxina é amplamente excretada pelo rim sem alterações, com uma meia-vida de eliminação de aproximadamente 36 horas, de modo que as doses de manutenção são administradas 1 vez/dia. As doses de digoxina devem ser reduzidas (ou o intervalo entre elas aumentado) e as concentrações séricas rigorosamente monitoradass em pacientes com comprometimento da excreção por insuficiência renal ou em pacientes hipotireóideos. O metabolismo da digitoxina é primariamente hepático e o fármaco pode ser útil aos pacientes com disfunção renal avançada ou oscilante. A meia-vida de eliminação da digitoxina é mais longa que a da digoxina (cerca de sete dias); é altamente ligada às proteínas e sua faixa terapêutica é de 10 a 30 ng/mL. O metabolismo da digitoxina é acelerado por fármacos como a fenitoína e rifampicina que induzem o metabolismo hepático. Amiodarona, quinidina, verapamil, diltiazem, ciclosporina, itraconazol, propafenona e flecainida diminuem a depuração de digoxina, provavelmente inibindo a glicoproteína P, a principal via de eliminação da digoxina. Novas concentrações de equilíbrio de digoxina são alcançadas em aproximadamente uma semana. A toxicidade por digitálico é tão frequente com a quinidina ou com a amiodarona que o procedimento de rotina é diminuir a dose de digoxina quando esses fármacos são inciados. Em todos os casos, as concentrações de digoxina devem ser medidas regularmente e a dose ajustada se necessário. A hipopotassemia irá potencializar as arritmias induzidas por digitálicos.

DISOPIRAMIDA. A disopiramida exerce efeitos eletrofisiológicos muito similares aos da quinidina, mas os fármacos têm diferentes perfis de efeitos adversos. A disopiramida é usada para manter o ritmo sinusal em pacientes com *flutter* atrial ou fibrilação atrial e prevenir a recorrência de taquicardia ou fibrilação ventricular.

Ações farmacológicas e efeitos adversos. As ações eletrofisiológicas *in vitro* da *S*-(+)-disopiramida são similares às da quinidina. O *R*-(−)-enantiômero produz um bloqueio similar do canal de Na^+, mas não prolonga os potenciais de ação cardíacos. Diferentemente da quinidina, a disopiramida racêmica não é um antagonista do receptor α-adrenérgico, mas exerce ações anticolinérgicas proeminentes que respondem por muitos dos seus efeitos adversos, os quais incluem a precipitação de glaucoma, constipação, boca seca e retenção urinária. A disopiramida comumente deprime a contratilidade, o que pode precipitar uma insuficiência cardíaca e também causar *torsades de pointes*.

Farmacocinética clínica. A disopiramida é bem absorvida. A ligação com as proteínas plasmáticas depende da concentração, de modo que um pequeno aumento na concentração total pode representar um aumento desproporcionalmente maior na concentração do fármaco livre. A disopiramida é eliminada por metabolismo hepático (em um metabólito fracamente ativo) e excreção renal do fármaco inalterado. A dose deve ser reduzida em pacientes com disfunção renal. Doses mais altas que as habituais podem ser necessárias em pacientes que recebem fármacos indutores do metabolismo hepático, como a fenitoína.

DOFETILIDA. A dofetilida é um bloqueador I_{Kr} potente e "puro" que quase não tem efeitos farmacológicos extracardíacos. A dofetilida é eficaz para manter o ritmo sinusal em pacientes com fibrilação atrial. A dofetilida está disponível por meio de um sistema de distribuição restrito, que inclui somente médicos, hospitais e outras instituições que receberam programas educacionais especiais sobre as doses e o início adequado do tratamento no hospital.

Efeitos adversos. Ocorreram *torsades de pointes* em 1 a 3% dos pacientes estudados em ensaios clínicos com critérios de exclusão estritos (p. ex., hipopotassemia) e que aplicaram monitoração eletrocardiográfica hospitalar contínua para detectar prolongamentos importantes do intervalo QT. A incidência desse efeito adverso durante o uso mais generalizado do fármaco após comercialização é desconhecida.

Farmacocinética clínica. A maior parte de uma dose de dofetilida é excretada inalterada pelos rins. Em pacientes com insuficiência renal leve a moderada, é necessário reduzir as doses com base na depuração de creatinina, para minimizar o risco de *torsade de pointes*. O fármaco não deve ser empregado em pacientes com insuficiência renal avançada ou em uso de inibidores do transporte renal de cátions. A dofetilida também sofre pequeno metabolismo hepático.

DRONEDARONA. A dronedarona é um derivado da amiodarona para o tratamento da fibrilação atrial e *flutter* atrial. Comparada com a amiodarona, o tratamento com dronedarona está associado a menos efeitos adversos, e também é significativamente menos eficaz na manutenção do ritmo sinusal. A dronedarona reduz a morbidade e a mortalidade em pacientes com alto risco de fibrilação atrial. Entretanto, a dronedarona *aumenta* a mortalidade em pacientes com insuficiência cardíaca grave e é contraindicada em pacientes com insuficiência cardíaca de classe 4 da NYHA e em pacientes com descompensação recente de insuficiência cardíaca que requerem hospitalização.

Efeitos farmacológicos. Semelhante à amiodarona, a dronedarona é um potente bloqueador de múltiplas correntes iônicas, incluindo a corrente regeneradora tardia de K^+ de rápida ativação (I_{Kr}), a corrente regeneradora tardia de K^+ de ativação lenta (I_{Ks}), corrente regeneradora de influxo de K^+ (I_{K1}), a corrente ativada de K^+ de acetilcolina, a corrente de Na^+ de pico e a corrente de Ca^{2+} do tipo L. Ela tem efeitos antiadrenérgicos mais fortes que a amiodarona.

Efeitos adversos e interações medicamentosas. As reações adversas mais comuns são diarreia, náuseas, dor abdominal, vômitos e astenia. A dronedarona causa prolongamento do intervalo QTc dependente da dose, mas *torsades de pointes* é raro. A dronedarona é metabolizada pelo CYP3A e é um inibidor moderado do CYP3A, CYP2D6 e P-glicoproteína. Um potente inibidor do CYP3A4, como cetoconazol pode aumentar a exposição à dronedarona em até 25 vezes. A dronedarona não deve ser coadministrada com inibidores potentes do CYP3A4. A coadministração com outros fármacos metabolizados pela CYP2D6 (p. ex., metoprolol) ou P-glicoproteína (p. ex., digoxina) pode resultar em aumento das concentrações do fármaco.

ESMOLOL. É um agente β_1-seletivo metabolizado por esterases eritrocitárias e portanto tem uma meia-vida de eliminação muito curta (9 min). O esmolol intravenoso é útil em situações clínicas em que o bloqueio β-adrenérgico imediato é desejado (p. ex., para controlar a taxa de fibrilação atrial conduzida rapidamente).

FLECAINIDA. Os efeitos do tratamento com flecainida provavelmente são atribuídos ao fato de que a recuperação do bloqueio do canal de Na^+ com esse fármaco se dá com uma $\tau_{recuperação}$ muito longa. Ela está aprovada para manutenção do ritmo sinusal em pacientes com arritmias supraventriculares, incluindo a fibrilação atrial, os quais não tenham doença cardíaca estrutural.

Efeitos farmacológicos. A flecainida bloqueia a corrente de Na^+ e a corrente regeneradora tardia de K^+ (I_{Kr}) e as correntes de Ca^{2+}. A duração do potencial de ação é encurtada nas células de Purkinje, provavelmente devido ao bloqueio dos canais de Na^+ de abertura tardia, e prolongada nas células ventriculares, provavelmente devido ao bloqueio da corrente regeneradora tardia. A flecainida não causa PDP *in vitro*, mas foi associada a casos raros de *torsades de pointes*. No tecido atrial, a flecainida prolonga de maneira desproporcional os potenciais de ação nas frequências rápidas, um efeito farmacológico antiarrítmico especialmente desejável, que contrasta com o da quinidina, que prolonga os potenciais de ação atriais em maior extensão nas frequências mais baixas. A flecainida prolonga a duração dos intervalos PR, QRS e QT, mesmo com frequências cardíacas normais. A flecainida também é um bloqueador dos canais abertos de canais de liberação de Ca^{2+} RiR2 e previne liberação arritmogênica de Ca^{2+} do retículo sarcoplasmático em miócitos isolados. O bloqueio do canal RiR2 pela flecainida visa diretamente o defeito molecular subjacente em pacientes com mutações no receptor de rianodina e calsequestrina cardíaca, o que pode explicar porque a flecainida suprime arritmias ventriculares em pacientes com TVPC refratários à terapia-padrão.

Efeitos adversos. A visão borrada é o efeito adverso não cardíaco mais comum. A flecainida pode aumentar a insuficiência cardíaca congestiva em pacientes com depressão do desempenho ventricular esquerdo. Os efeitos adversos mais sérios são deflagração ou exacerbação de arritmias potencialmente letais, que incluem a aceleração da frequência ventricular em pacientes com *flutter* atrial, maior frequência de episódios de taquicardia ventricular reentrante e maior mortalidade em pacientes que convalescem de um infarto do miocárdio. É provável que todos esses efeitos possam ser atribuídos ao bloqueio do canal de Na^+. A flecainida também pode causar bloqueio cardíaco em pacientes com doença do sistema de condução.

Farmacocinética clínica. A flecainida é bem absorvida. A eliminação ocorre por excreção renal do fármaco inalterado e metabolismo hepático por CYP2D6 em metabólitos inativos. Entretanto, a excreção renal costuma ser suficiente para prevenir o acúmulo do fármaco mesmo nos pacientes em que a via metabólica está ausente, em decorrência de polimorfismo genético ou de inibição por outros fármacos (p. ex., quinidina e fluoxetina). No raro paciente com disfunção renal e ausência de CYP2D6 ativa, a flecainida pode acumular-se e atingir concentrações plasmáticas tóxicas. Alguns relatos sugeriram que se deveriam evitar concentrações plasmáticas de flecainida superior a 1 μg/mL, para minimizar o risco de toxicidade; mas os efeitos eletrofisiológicos adversos do tratamento com flecainida podem ocorrer em concentrações plasmáticas terapêuticas.

IBUTILIDA. A ibutilida é um bloqueador da I_{Kr} que em alguns sistemas também ativa a corrente de influxo de Na^+. O efeito do fármaco em prolongar o potencial de ação pode se originar de qualquer um dos dois mecanismos.

A ibutilida é administrada por infusão rápida (1 mg durante 10 min) para a conversão imediata da fibrilação ou *flutter* atrial em ritmo sinusal. A taxa de eficácia do fármaco é mais alta em pacientes com *flutter* atrial (50-70%) que naqueles com fibrilação atrial (30-50%). Na fibrilação atrial, a taxa de conversão é mais baixa nos pacientes cuja arritmia tem semanas ou meses de duração, em comparação com aqueles em que ela está presente por apenas alguns dias. A principal toxicidade da ibutilida é *torsades de pointes*, que ocorre em até 6% dos pacientes, 33% dos quais requerem cardioversão imediata. O fármaco sofre extenso metabolismo de primeira passagem e portanto não é usado por via oral, sendo eliminado por metabolismo hepático com meia-vida de 2 a 12 horas.

LIDOCAÍNA. A lidocaína é um anestésico local, também útil no tratamento intravenoso imediato das arritmias ventriculares. Sua farmacologia é apresentada no Capítulo 20. Ver também *mexiletina*, adiante.

Efeitos farmacológicos. A lidocaína bloqueia tanto os canais de Na^+ abertos como os inativados. A recuperação do bloqueio é muito rápida, de modo que a lidocaína exerce efeitos maiores em tecidos despolarizados (p. ex., isquêmicos) e/ou que recebem impulsos rápidos. A lidocaína é inútil nas arritmias atriais, possivelmente porque os potenciais de ação atriais são tão curtos que o canal de Na^+ está brevemente no seu estado inativado, em comparação com os tempos diastólicos (de recuperação) longos. A lidocaína pode hiperpolarizar as fibras de Purkinje despolarizadas por baixa $[K]_o$ ou estiramento; a maior velocidade de condução resultante pode ter efeitos antiarrítmicos na reentrada. A lidocaína diminui o automatismo, reduzindo a inclinação da fase 4 e alterando o limiar de excitação. Habitualmente, a duração do potencial de ação não é afetada ou é encurtada; esse encurtamento pode ser causado por bloqueio dos poucos canais de Na^+ que se inativam tardiamente durante o potencial de ação cardíaco. A lidocaína não exerce qualquer efeito significativo sobre a duração do intervalo PR ou do complexo QRS; o intervalo QT fica inalterado ou é levemente encurtado. O fármaco exerce pouco efeito sobre a função hemodinâmica, embora tenham sido descritos alguns raros casos de exacerbação da insuficiência cardíaca associados à lidocaína, em especial em pacientes com a função ventricular esquerda muito precária.

Efeitos adversos. Quando uma grande dose de lidocaína é administrada rapidamente por via intravenosa, podem ocorrer convulsões. Tremores, disartria e alteração dos níveis de consciência são mais comuns quando, durante o tratamento de manutenção, a concentração plasmática do fármaco sobe lentamente acima da faixa terapêutica. O nistagmo é um sinal precoce de toxicidade por lidocaína.

Farmacocinética clínica. A lidocaína é bem absorvida, mas sofre extenso, embora variável, metabolismo hepático de primeira passagem; assim, a administração oral do fármaco não é apropriada e a via intravenosa é preferida (Quadro 29-5). Os metabólitos da lidocaína, a glicina xilídida (GX) e a monetil GX, são menos potentes que o fármaco original como bloqueadores dos canais de Na^+. A GX e a lidocaína parecem competir pelo acesso ao canal de Na^+, sugerindo que a eficácia da lidocaína pode diminuir nas infusões durante as quais a GX se acumula. Nas infusões que duram mais de 24 horas, a depuração de lidocaína cai — efeito atribuído à competição entre o fármaco original e seus metabólitos, pelo acesso às enzimas hepáticas metabolizadoras do fármaco.

Após a administração intravenosa, ocorre rapidamente uma queda inicial da lidocaína plasmática, com meia-vida próxima de 8 minutos, representando a distribuição a partir do compartimento central para os tecidos periféricos. A meia-vida de eliminação terminal, em geral de 110 minutos, representa a eliminação do fármaco por metabolismo hepático. A eficácia da lidocaína depende da manutenção de concentrações plasmáticas terapêuticas no compartimento central. Por consequência a administração de um único bolo de lidocaína pode resultar na supressão transitória da arritmia, que desaparecerá rapidamente à medida que o fármaco se distribui e as concentrações no compartimento central caem. Para evitar essa perda da eficácia relacionada à distribuição, emprega-se um esquema de ataque de 3 a 4 mg/kg durante 20 a 30 minutos — por exemplo, 100 mg iniciais seguidos por 50 mg a cada 8 minutos, perfazendo três doses. Concentrações plasmáticas estáveis podem ser subsequentemente mantidas no plasma com a infusão de 1 a 4 mg/minutos, para repor o fármaco removido pelo metabolismo hepático. O tempo para que se estabeleça uma concentração de equilíbrio de lidocaína é de aproximadamente 8 a 10 horas. É útil medir com frequência a concentração plasmática de lidocaína no momento do estado estacionário esperado para ajustar a velocidade de infusão de manutenção para evitar toxicidades (faixa terapêutica, 1,5-5 μg/mL). O volume central de distribuição diminui na insuficiência cardíaca, razão pela qual o total da dose de ataque deve ser reduzido. A depuração da lidocaína também é diminuída na doença hepática, durante o tratamento com *cimetidina* ou β-bloqueadores e durante as infusões prolongadas. A lidocaína liga-se ao reagente de fase aguda glicoproteína α_1 ácida. Doenças como o infarto agudo do miocárdio associam-se a aumentos da glicoproteína α_1 ácida e da ligação proteica, resultando em uma proporção menor de fármaco livre. Esses achados podem explicar por que alguns pacientes requerem e toleram, para manter a eficácia antiarrítmica, as concentrações plasmáticas totais de lidocaína mais altas que as habituais.

MAGNÉSIO. A administração intravenosa de 1 a 2 g $MgSO_4$, supostamente, é eficaz na prevenção de episódios recorrentes de *torsades de pointes*, mesmo que a concentração sérica de Mg^{2+} seja normal. No entanto, estudos controlados sobre esse efeito não foram realizados.

O mecanismo de ação é desconhecido porque o intervalo QT não está encurtado; um efeito sobre a corrente de influxo, possivelmente uma corrente de Ca^{2+}, responsável pelo traço ascendente desencadeado originário de PDP (*seta preta*, Figura 29-6B) é possível. O Mg^{2+} intravenoso também tem sido usado com sucesso em arritmias relacionadas à intoxicação digitálica.

MEXILETINA. A mexiletina é um análogo da lidocaína que foi modificada para reduzir o metabolismo hepático de primeira passagem e possibilitar o tratamento oral de longo prazo. As ações eletrofisiológicas são semelhantes às da lidocaína. Os principais efeitos adversos relacionados à dose, como tremores e náuseas, podem ser minimizados pela administração dos fármacos com alimentos.

A mexiletina sofre metabolismo hepático induzível por fármacos, como a fenitoína. Ela está aprovada para o tratamento das arritmias ventriculares; combinações de mexiletina com quinidina ou sotalol podem aumentar a eficácia, ao mesmo tempo em que reduzem os efeitos adversos. Estudos *in vitro* e relatos clínicos sugeriram que a mexiletina (ou a flecainida) pode ter um papel na correção da corrente de influxo de Na^+ aberrante em LQT3 congênita.

PROCAINAMIDA. A procainamida é um análogo do anestésico local procaína (Capítulo 20). Exerce efeitos eletrofisiológicos similares aos da quinidina, mas carece das atividades vagolítica e bloqueadora α-adrenérgica da quinidina. A procainamida é mais bem tolerada que a quinidina quando administrada por via intravenosa. Infusões intravenosas de ataque e manutenção são usadas no tratamento imediato de muitas arritmias supraventriculares e ventriculares; o tratamento oral a longo prazo é mal tolerado, sendo com frequência interrompido em decorrência de efeitos adversos.

Efeitos farmacológicos. A procainamida é um bloqueador dos canais de Na^+ abertos com um $\tau_{recuperação}$ intermediário do bloqueio. Ela também prolonga os potenciais de ação cardíacos, provavelmente pelo bloqueio da(s) corrente(s) de efluxo de K^+. A procainamida diminui o automatismo, aumenta os períodos refratários e alentece a condução. Seu principal metabólito, a *N*-acetil-procainamida, carece da atividade bloqueadora de canal de Na^+ do fármaco original, mas é equipotente em prolongar os potenciais de ação. Como as concentrações plasmáticas de *N*-acetil-procainamida com frequência excedem as de procainamida, a maior refratariedade e o prolongamento do intervalo QT durante o tratamento de longo prazo com procainamida podem ser, em parte, atribuídos ao metabólito. Entretanto, é o fármaco original que alentece a condução e produz o prolongamento do intervalo QRS. Ainda que, em altas concentrações plasmáticas possa ocorrer hipotensão, esse efeito costuma ser atribuído ao bloqueio ganglionar e não a qualquer efeito inotrópico negativo.

Efeitos adversos. A hipotensão e um notável alentecimento da condução são os principais efeitos adversos da procainamida em altas concentrações (> 10 μg/mL), em especial durante o uso intravenoso. Náuseas relacionadas à dose são frequentes durante o tratamento oral, podendo ser atribuídas, em parte, às altas concentrações plasmáticas de *N*-acetil-procainamida. Podem ocorrer *torsade de pointes*, em particular quando as concentrações plasmáticas de *N*-acetil-procainamida ultrapassam 30 μg/mL. A procainamida induz aplasia de medula óssea potencialmente fatal em 0,2% dos pacientes. Durante o tratamento a longo prazo, a maioria dos pacientes desenvolve evidências bioquímicas de síndrome lúpica induzida por fármaco, como anticorpos antinucleares circulantes. A simples presença desses anticorpos antinucleares não exige a interrupção do tratamento. Entretanto, 25 a 50% dos pacientes desenvolvem posteriormente sintomas de síndrome lúpica; os sintomas precoces mais comuns são exantema e artralgias das pequenas articulações. Podem ocorrer outros sintomas de lúpus, como pericardite com tamponamento, todavia o acometimento renal não é comum. Os sintomas lúpicos se resolvem com a cessação do tratamento ou durante o tratamento com *N*-acetil-procainamida (ver adiante).

Farmacocinética clínica. A procainamida é eliminada rapidamente (meia-vida de 3-4 h) por excreção renal do fármaco inalterado e metabolismo hepático. A principal via metabólica hepática é a conjugação pela *N*-acetil-transferase, para formar *N*-acetil-procainamida. A *N*-acetil-procainamida é eliminada por excreção renal (meia-vida de 6-10 h). A procainamida oral geralmente é administrada em uma formulação de liberação lenta. Em pacientes com insuficiência renal, é necessário reduzir a dose e a frequência das doses, e monitorar as concentrações plasmáticas de ambos os compostos. Como o composto original e o seu metabólito exercem diferentes efeitos farmacológicos, a prática pregressa de usar a soma de suas concentrações para orientar o tratamento não é apropriada. Em indivíduos que são "acetiladores lentos", a síndrome lúpica induzida por procainamida desenvolve-se com mais frequência e mais cedo durante o tratamento do que entre os acetiladores rápidos. Além disso, os sintomas de lúpus induzido pela procainamida são resolvidos durante o tratamento com *N*-acetil-procainamida. Ambos os achados sugerem que a síndrome lúpica resulta da exposição crônica ao composto original (ou a um metabólito oxidativo).

PROPAFENONA. A *propafenona* é um bloqueador de canal de Na^+ com uma constante de tempo de recuperação do bloqueio relativamente pequena. Assim como ocorre com a flecainida, a propafenona também bloqueia os canais de K^+. Seu principal efeito eletrofisiológico é tornar mais lenta a condução em tecidos de resposta rápida.

O fármaco é prescrito como um racemato; embora os enantiômeros não difiram em suas propriedades de bloquear o canal de Na^+, a *S*-(+)-propafenona é um antagonista do receptor β. A propafenona prolonga a duração do intervalo PR e do complexo QRS. O tratamento a longo prazo com propafenona oral é usado para manter o ritmo sinusal em pacientes com taquicardias supraventriculares, incluindo a fibrilação atrial. Também pode ser usada nas arritmias ventriculares, embora com eficácia apenas modesta.

Efeitos adversos. Os efeitos adversos durante o tratamento com propafenona incluem aceleração da resposta ventricular em pacientes com *flutter* atrial, aumento da frequência e da gravidade dos episódios de taquicardia ventricular reentrante, exacerbação da insuficiência cardíaca e os efeitos adversos do bloqueio β-adrenérgico, como bradicardia sinusal e broncospasmo.

Farmacocinética clínica. A propafenona é bem absorvida, sendo eliminada pelas vias hepática e renal. A atividade da CYP2D6 é a principal determinante da concentração plasmática de propafenona. Na maioria dos indivíduos ("metabolizadores extensos") a propafenona sofre extenso metabolismo hepático de primeira passagem, sendo convertida em 5-hidroxi-propafenona, um metabólito equipotente ao bloqueador dos canais de Na^+, mas muito menos potente como antagonista do receptor β-adrenérgico. Um segundo metabólito, a *N*-desalquil-propafenona, é formado por metabolismo não mediado pela CYP2D6 e é um bloqueador menos potente dos canais de Na^+ e dos receptores β-adrenérgicos. O metabolismo da propafenona mediado pela CYP2D6 é saturável, de modo que pequenos aumentos na dose podem elevar, de forma desproporcional, a concentração plasmática de propafenona. Nos indivíduos que são "maus metabolizadores", em que a CYP2D6 está ausente, as concentrações plasmáticas de propafenona serão muito maiores após uma dose igual. A incidência de efeitos adversos durante o tratamento com propafenona é maior nos "maus metabolizadores".

A atividade da CYP2D6 pode ser notavelmente inibida por alguns fármacos, incluindo a quinidina e a fluoxetina. Em indivíduos metabolizadores extensos que recebem esses fármacos ou nos maus metabolizadores, as concentrações plasmáticas de propafenona com mais de 1 μg/mL associam-se a efeitos clínicos decorrentes do bloqueio do receptor β-adrenérgico, como redução da frequência cardíaca ao exercício. Recomenda-se que em pacientes com doença hepática moderada a grave as doses sejam reduzidas para aproximadamente 20 a 30% da dose habitual, com monitoração cuidadosa. Uma formulação de liberação lenta permite a administração em duas doses diárias.

QUINIDINA. A quinidina, um diastereoisômero do antimalárico quinina, é usada para manter o ritmo sinusal em pacientes com *flutter* ou fibrilação atriais e prevenir a recorrência de taquicardia ou fibrilação ventriculares.

Efeitos farmacológicos. A quinidina bloqueia a corrente de Na^+ e múltiplas correntes cardíacas de K^+. É um bloqueador dos canais de Na^+ em estado aberto, com uma constante de tempo de recuperação na faixa intermediária (cerca de 3 s); em consequência, nas doses terapêuticas, a duração do QRS aumenta modestamente, em geral 10 a 20%. Em concentrações terapêuticas, a quinidina comumente prolonga em até 25% o intervalo QT, mas o efeito é muito variável. Em concentrações tão baixas como 1 μM, a quinidina bloqueia a corrente de Na^+ e o componente rápido de retificação tardia (I_{Kr}); as altas concentrações bloqueiam o componente lento da corrente retificadora tardia e as correntes retificadoras de influxo, transitórias de efluxo e de Ca^{2+} do tipo L.

As propriedades bloqueadoras do canal de Na^+ da quinidina resultam no aumento do limiar para excitabilidade e na diminuição do automatismo. Em consequência de suas ações bloqueadoras do canal de K^+, a quinidina prolonga os potenciais de ação na maioria das células cardíacas, de forma mais proeminente nas frequências cardíacas mais lentas. Em algumas células, como nas mesomiocárdicas e de Purkinje, a quinidina evoca consistentemente a PDP em frequências cardíacas lentas, particularmente quando a $[K]_o$ é baixa. A quinidina prolonga a refratariedade na maioria dos tecidos, provavelmente em consequência da extensão da duração do potencial de ação e do bloqueio do canal de Na^+.

A quinidina também induz o bloqueio do receptor β e a inibição vagal. Assim, o uso intravenoso de quinidina associa-se à notável hipotensão e à bradicardia sinusal. Os efeitos vagolíticos da quinidina tendem a inibir seus efeitos depressores diretos sobre a condução do nodo AV, de modo que o efeito do fármaco sobre o intervalo PR é variável. Além do mais, o efeito vagolítico da quinidina pode resultar em aumento da transmissão pelo nodo AV de taquicardias atriais como o *flutter* atrial (Quadro 29-1).

Efeitos adversos — não cardíacos. A diarreia é o efeito adverso mais comum durante o tratamento com quinidina, ocorrendo em 30 a 50% dos pacientes, surgindo habitualmente nos primeiros dias de tratamento com quinidina, mas podendo ocorrer mais tarde. A hipopotassemia induzida pela diarreia pode potencializar as *torsades de pointes* devidas à quinidina. Algumas reações imunológicas podem ocorrer durante o tratamento com quinidina. A mais comum é a trombocitopenia, que pode ser grave, mas que se resolve rapidamente com a interrupção do tratamento. Ocorrem raramente hepatite, depressão da medula óssea e síndrome lúpica. Nenhum desses efeitos está relacionado com concentrações plasmáticas elevadas de quinidina. A quinidina também pode induzir cinchonismo, uma síndrome que inclui cefaleia e zumbido. Diferentemente das outras respostas adversas ao tratamento com quinidina, o cinchonismo em geral está relacionado com concentrações plasmáticas elevadas de quinidina, podendo ser controlado pela redução da dose.

Efeitos adversos — cardíacos. Dos pacientes tratados com quinidina, 2 a 8% desenvolverão prolongamento acentuado do intervalo QT e *torsades de pointes*. Em contraste com os efeitos do sotalol, da *N*-acetil-procainamida e de muitos outros fármacos, as *torsades de pointes* associadas à quinidina geralmente ocorrem em concentrações plasmáticas terapêuticas e até mesmo subterapêuticas. As razões para a suscetibilidade individual a esse efeito adverso são desconhecidas. Altas concentrações plasmáticas de quinidina podem determinar notável bloqueio do canal de Na^+, com taquicardia ventricular resultante. A quinidina pode exacerbar a insuficiência cardíaca e a doença do sistema de condução. Entretanto, na maioria dos pacientes com insuficiência cardíaca congestiva, a quinidina é bem tolerada, talvez pelas suas ações vasodilatadoras.

Farmacocinética clínica. A quinidina é bem absorvida e 80% ligam-se às proteínas plasmáticas, incluindo a albumina e a glicoproteína β_1 ácida. Assim como a lidocaína, doses maiores do que as habituais (e maiores concentrações plasmáticas totais de quinidina) podem ser necessárias para manter as concentrações terapêuticas de quinidina livre em estados de alto nível de estresse, como o infarto agudo do miocárdio. A quinidina sofre extenso metabolismo oxidativo hepático e cerca de 20% são excretados inalterados pelos rins. Um metabólito, a 3-hidroxiquinidina, é quase tão potente como a quinidina em bloquear os canais de Na^+ cardíacos e prolongar os potenciais de ação cardíacos. Alguns pacientes toleram concentrações de 3-hidroxiquinidina não ligada, iguais ou maiores do que as de quinidina. Há, uma substancial variação individual na faixa das doses necessárias para obter concentrações plasmáticas terapêuticas de 2 a 5 μg/mL. Em pacientes com doença renal avançada ou insuficiência cardíaca congestiva, a depuração de quinidina diminui apenas modestamente. Assim, as doses necessárias para esses pacientes são similares às empregadas em outros pacientes.

Interações medicamentosas. A quinidina é um potente inibidor da CYP2D6. Fármacos extensamente metabolizados pela CYP2D6 podem resultar em alteração dos efeitos do fármaco. Por exemplo, a inibição do metabolismo mediado por CYP2D6 da *codeína* em seu metabólito ativo *morfina* resulta em diminuição da analgesia. De forma oposta, a inibição do metabolismo da propafenona mediado por CYP2D6 resulta em concentrações plasmáticas elevadas de propafenona e aumento do bloqueio do receptor β-adrenérgico. A quinidina reduz a depuração da digoxina; a inibição do transporte de digoxina mediado por glicoproteína P foi implicada. O metabolismo da quinidina é induzido por fármacos como o *fenobarbital* e a fenitoína. Em pacientes que recebem esses agentes, podem ser necessárias doses muito altas de quinidina para se obterem concentrações terapêuticas. A cimetidina e o verapamil também elevam as concentrações plasmáticas de quinidina, mas esses efeitos costumam ser modestos.

SOTALOL. O *sotalol* é um antagonista não seletivo do receptor β-adrenérgico que também prolonga os potenciais de ação cardíacos, inibindo a corrente regeneradora tardia e possivelmente outras correntes de K.

O sotalol é prescrito como um racemato; o enantiômero L é um antagonista do receptor β-adrenérgico muito mais potente que o enantiômero D, mas ambos são equipotentes como bloqueadores do canal de K^+. Nos EUA, o sotalol é um fármaco-órfão aprovado para uso em pacientes com taquiarritmias ventriculares e fibrilação ou *flutter* atriais. Ele é tão eficaz quanto a maioria dos bloqueadores do canal de Na^+. O sotalol prolonga o intervalo QT, diminui o automatismo, alentece a condução no nodo AV e prolonga a refratariedade AV, bloqueando os canais de K^+ e os receptores β-adrenérgicos; mas não exerce efeito algum sobre a velocidade de condução no tecido de resposta rápida. O sotalol causa PDP e atividade desencadeada *in vitro* e pode causar *torsades de pointes*, especialmente quando a concentração sérica de K^+ é baixa. A incidência de *torsades de pointes* parece depender da dose de sotalol. Alguns casos ocorrem em baixas doses, com frequência em pacientes com disfunção renal, porque o sotalol é eliminado por excreção renal. Os outros efeitos adversos do tratamento com sotalol são os que se associam aos receptores β-adrenérgicos (Capítulo 12).

Para uma listagem bibliográfica completa, consulte ***As Bases Farmacológicas da Terapêutica de Goodman e Gilman***, 12ª edição.

Capítulo 30

Coagulação sanguínea e fármacos anticoagulantes, fibrinolíticos e antiplaquetários

O sangue deve permanecer líquido no interior da vasculatura e, mesmo assim, coagular rapidamente quando exposto a superfícies subendoteliais, em locais de lesão vascular. Em circunstâncias normais, ocorre um delicado equilíbrio entre a coagulação e a fibrinólise, para impedir tanto a trombose quanto as hemorragias. A alteração nesse equilíbrio da coagulação leva à trombose. Os trombos, compostos por agregados de plaquetas, fibrina e células vermelhas (eritrócitos) presas, podem se formar nas artérias ou veias. Os fármacos antitrombóticos usados para tratar a trombose incluem fármacos antiplaquetários, que inibem a ativação ou a agregação plaquetária, anticoagulantes, que atenuam a formação da fibrina e agentes fibrinolíticos, que degradam a fibrina. Todos os fármacos antitrombóticos aumentam o risco de sangramento.

Este capítulo revisa os agentes comumente usados no controle da fluidez do sangue, incluindo:

- O anticoagulante parenteral heparina e seus derivados, que ativam um inibidor natural das proteases coagulantes;
- Os anticoagulantes cumarínicos, que bloqueiam diversas etapas na cascata da coagulação;
- Os agentes fibrinolíticos, que degradam os trombos;
- Os agentes antiplaquetários, incluindo o ácido acetilsalicílico, as tienopiridinas e os inibidores da glicoproteína (GP) IIb/IIIa.

VISÃO GERAL DA HEMOSTASIA: FUNÇÃO DAS PLAQUETAS, COAGULAÇÃO SANGUÍNEA E FIBRINÓLISE

A hemostasia é a cessação da perda de sangue a partir de um vaso lesado. No primeiro momento, as plaquetas aderem às macromoléculas nas regiões subendoteliais do vaso sanguíneo lesado, onde são ativadas. As plaquetas aderentes liberam substâncias que ativam plaquetas próximas, recrutando-as para o local da lesão. As plaquetas ativadas se agregam para formar o tampão hemostático primário.

A lesão na parede do vaso também expõe o *fator tecidual* (FT), que inicia o sistema de coagulação. As plaquetas potencializam a ativação do sistema de coagulação ao fornecer uma superfície na qual os fatores de coagulação se reúnem, e por meio da liberação dos fatores de coagulação armazenados. Isso leva à explosão da geração de *trombina* (*fator IIa*). A trombina converte o fibrinogênio à fibrina e amplifica a ativação e a agregação plaquetárias.

Posteriormente, à medida que a ferida cicatriza, a plaqueta se agrega, e os coágulos de fibrina são degradados. Os processos de agregação plaquetária e coagulação do sangue estão resumidos nas Figuras 30-1 e 30-2 (ver também a animação no endereço eletrônico deste livro). A via de remoção do coágulo — a fibrinólise — está apresentada na Figura 30-3, junto com os locais de ação dos agentes fibrinolíticos. A coagulação envolve uma série de reações de ativação de zimogênios, como mostra a Figura 30-2. Em cada etapa, uma proteína precursora, ou *zimogênio,* é convertida em uma protease ativa por meio da clivagem de uma ou mais ligações peptídicas na molécula precursora. A protease final produzida é a trombina.

CONVERSÃO DO FIBRINOGÊNIO EM FIBRINA. O fibrinogênio, uma proteína de 340.000 Da, é um dímero, e cada metade consiste em três pares de cadeias polipeptídicas (designadas como Aα, Bβ e γ). As ligações dissulfeto ligam covalentemente as cadeias às duas metades da molécula. A trombina converte o fibrinogênio em monômeros de fibrina por meio da liberação dos fibrinopeptídeo A (um fragmento de 16 aminoácidos) e fibrinopeptídeo B (um fragmento de 14 aminoácidos) das extremidades aminoterminais das cadeias Aα e Bβ, respectivamente. A remoção dos fibrinopeptídeos permite a criação de novas extremidades aminoterminais, que se ajustam aos orifícios pré-formados nos monômeros de fibrina para formar um gel de fibrina, que constitui o ponto de avaliação final dos testes da coagulação *in vitro* (ver "Coagulação *in vitro*"). A princípio, os monômeros de fibrina ligam-se entre si de modo não covalente. Subsequentemente, o fator XIII, uma transglutaminase que é inativada pela trombina, catalisa uma reação cruzada covalente entre as cadeias dos monômeros de fibrina adjacentes, aumentando a força do coágulo.

ESTRUTURA DOS FATORES DA COAGULAÇÃO. Além do fator XIII, os fatores de coagulação incluem os fatores II (protrombina), VII, IX, X, XI, XII e a pré-calicreína. Uma fita, de cerca de 200 resíduos de aminoácidos na

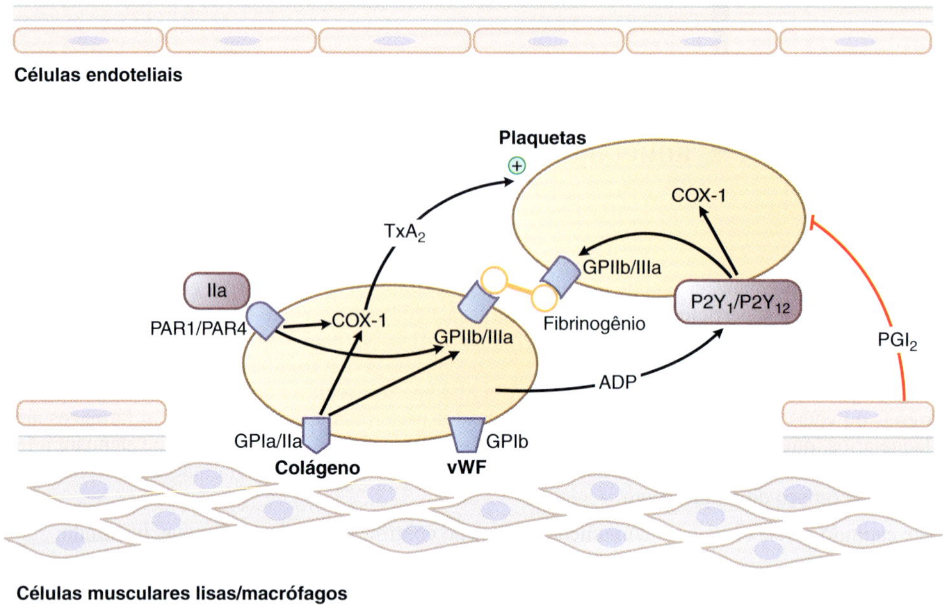

Figura 30-1 *Adesão e agregação plaquetárias.* A GPIa/IIa e a GPIb são receptores da plaqueta, que se ligam ao colágeno e ao fator de von Willebrand (vWF), causando a adesão das plaquetas ao subendotélio de um vaso sanguíneo lesado. Os PAR1 e PAR4 são receptores ativados por protease, que respondem à trombina (IIa); $P2Y_1$ e $P2Y_{12}$ são receptores para ADP; quando estimulados por agonistas, esses receptores ativam a proteína de ligação do fibrinogênio GPIIb/IIIa e a cicloxigenase-1 (COX-1), promovendo a agregação e secreção plaquetárias. O tromboxano A_2 (TxA_2) é o principal produto da COX-1 envolvido na ativação plaquetária. A prostaglandina I_2 (PGI_2), sintetizada pelas células endoteliais, inibe a ativação das plaquetas.

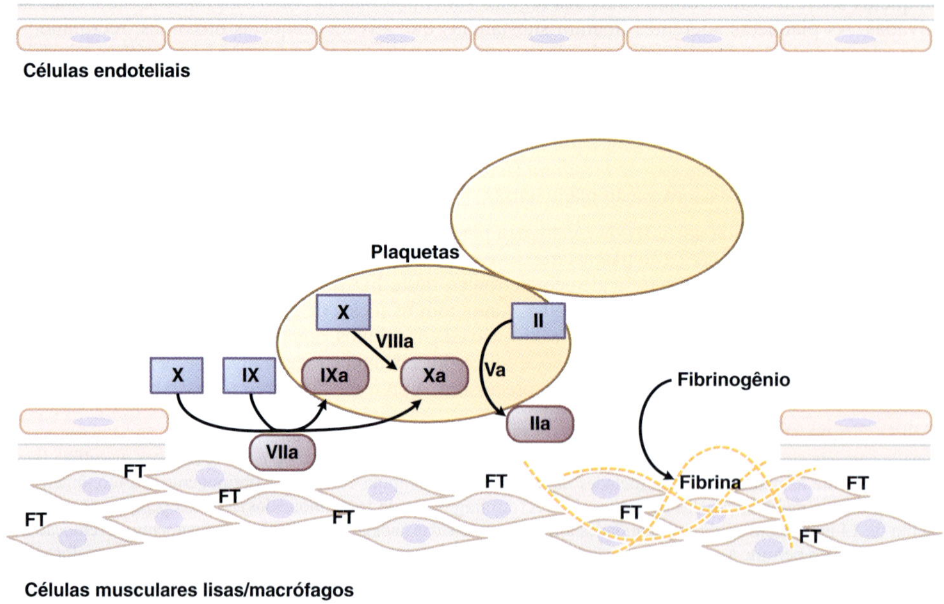

Figura 30-2 *Principais reações da coagulação sanguínea.* A figura mostra as interações entre as proteínas das vias de coagulação "extrínseca" (fator tecidual e fator VII), "intrínseca" (fatores IX e VIII) e "comum" (fatores X, V e II), que são importantes *in vivo*. Os retângulos contêm os zimogênios do fator de coagulação (indicados por algarismos romanos), e as formas ovais representam as proteases ativas. FT, fator tecidual. Os fatores de coagulação ativados são seguidos pela letra "a". II, protrombina; IIa, trombina.

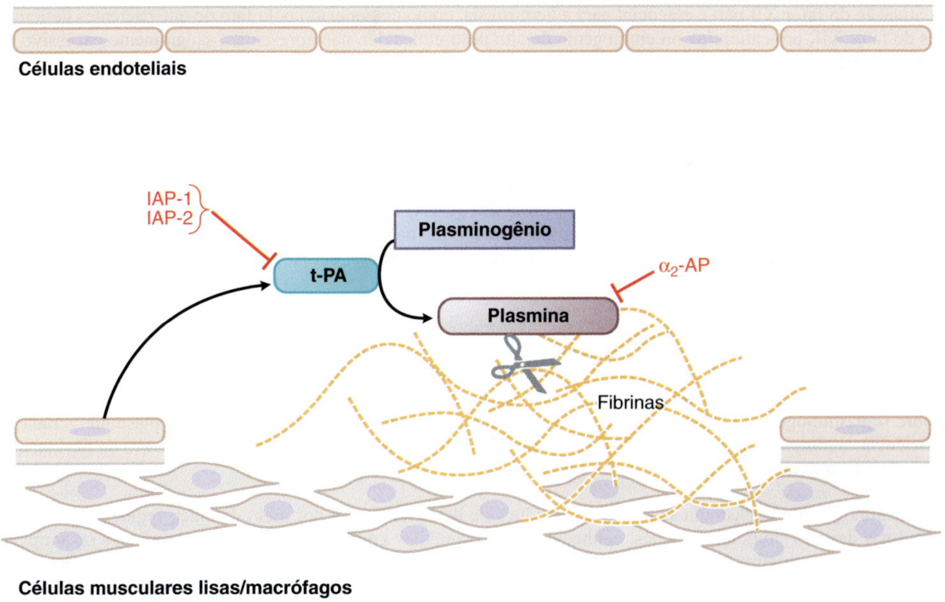

Figura 30-3 *Fibrinólise.* As células endoteliais secretam o ativador do plasminogênio tecidual (t-PA) nos locais de lesão. O t-PA liga-se à fibrina e converte o plasminogênio em plasmina, responsável pela digestão da fibrina. Os inibidores do ativador do plasminogênio 1 e 2 (IAP-1 e IAP-2) inativam o t-PA; a α_2-antiplasmina (α_2-AP) inativa a plasmina.

extremidade carboxiterminal de cada um destes zimogênios, exibe homologia à tripsina e contém o local ativo das proteases. Além disso, os resíduos de glutamato 9-12, próximo às extremidades aminoterminais dos fatores II, VII, IX e X, são convertidos em resíduos de γ-carboxiglutamato (Gla) que ligam-se ao Ca^{2+} e são necessários para as atividades coagulantes dessas proteínas.

COFATORES PROTEICOS NÃO ENZIMÁTICOS. Os fatores V e VIII servem como cofatores. O fator VIII circula no plasma ligado ao *fator de von Willebrand.* O fator V circula no plasma, também é armazenado nas plaquetas em uma forma parcialmente ativada e é liberado quando as plaquetas são ativadas. A trombina cliva os fatores V e VIII, produzindo cofatores ativados (fatores Va e VIIIa).

Os fatores Va e VIIIa atuam como cofatores ao se ligarem à superfície das plaquetas ativadas, quando agem como receptores para os fatores Xa e IXa, respectivamente. Os cofatores ativados também ajudam a localizar a protrombina e o fator X, os respectivos substratos para estas enzimas, na superfície das plaquetas ativadas. Estes complexos de fatores de coagulação aumentam a eficiência catalítica dos fatores Xa e IXa em cerca de 10^9 vezes.

O FT é um cofator lipoproteico não enzimático; ele inicia a coagulação ao potencializar a eficiência proteolítica do fator VIIa. O FT não está presente nas células de contato do sangue, ele é constitutivamente expresso na superfície das células musculares lisas subendoteliais e nos fibroblastos, que são expostos, quando a parede do vaso é rompida. Outra proteína plasmática, o cininogênio de alto peso molecular, também serve como cofator.

ATIVAÇÃO DA PROTROMBINA. Ao clivar duas ligações peptídicas na protrombina, o fator Xa converte-a em trombina. Na presença do fator Va, uma superfície de fosfolipídeo com carga negativa e Ca^{2+}, o fator Xa ativa a protrombina com eficácia maior que 10^9 vezes. A taxa máxima de ativação ocorre apenas quando a protrombina e o fator Xa contêm resíduos de Gla, permitindo que eles se liguem a fosfolipídeos.

Iniciação da coagulação. Na maioria das circunstâncias, o FT exposto aos locais da lesão da parede do vaso inicia a coagulação por meio da *via extrínseca*. A pequena quantidade de fator VIIa circulante no plasma se liga ao FT subendotelial e ao complexo FT-fator VIIa, ativando os fatores X e IX (Figura 30-2). O FT, na presença de fosfolipídeos aniônicos e Ca^{2+}, aumenta a atividade do fator VIIa em cerca de 30.000 vezes.

A *via intrínseca* é desencadeada *in vitro* quando o fator XII, a pré-calicreína e o cininogênio de alto peso molecular, interagem com caolim, vidro ou outra superfície para gerar pequenas quantidades de fator XIIa. Em seguida, ocorre a ativação do fator XI em XIa e do fator IX em IXa. O fator IXa ativa então o fator X, em uma reação acelerada pelo fator VIIIa, por fosfolipídeos aniônicos e pelo Ca^{2+}. A geração ideal de trombina depende da formação deste complexo do fator IXa, porque ele ativa o fator X de forma mais eficiente do que o complexo FT-fator VIIa.

A ativação do fator XII não é essencial para a hemostasia, como evidenciado pelo fato de que pacientes deficientes do fator XII, pré-calicreína ou cininogênio de alto peso molecular, não apresentam sangramento excessivo. A deficiência de fator XI está associada a um distúrbio hemorrágico variável e em geral leve.

Fibrinólise. A via da fibrinólise está resumida na Figura 30-3. O sistema fibrinolítico dissolve a *fibrina* intravascular por meio da ação da *plasmina*. Para iniciar a fibrinólise, os ativadores de plasminogênio convertem primeiro o plasminogênio de cadeia simples, um precursor inativo, em plasmina de duas cadeias, pela clivagem de uma única ligação peptídica. Existem dois ativadores diferentes do plasminogênio; o *ativador de plasminogênio tecidual* (t-PA) e o *ativador de plasminogênio urocinase* (u-PA) ou apenas urocinase. Embora os dois ativadores sejam sintetizados pelas células endoteliais, o t-PA predomina na maioria das condições e direciona a fibrinólise intravascular. Em contraste, a síntese de u-PA ocorre, principalmente, em resposta aos estímulos inflamatórios promovendo a fibrinólise extravascular.

O sistema fibrinolítico é regulado de modo que os trombos desnecessários de fibrina são removidos, enquanto a fibrina é preservada nas feridas para manter a hemostasia. O t-PA é liberado das células endoteliais em resposta a diversos estímulos. O t-PA liberado é depurado rapidamente do sangue, ou inibido pelo *inibidor do ativador do plasminogênio 1* (IAP-1), e o *inibidor do ativador de plasminogênio 2* (IAP-2), exercendo, portanto, pouco efeito sobre o plasminogênio circulante na ausência de fibrina. A α_2-*antiplasmina* inibe qualquer plasmina gerada. A eficiência catalítica da ativação do t-PA do plasminogênio aumenta mais de 300 vezes na presença da fibrina, que promove a geração de plasmina na sua superfície.

O plasminogênio e a plasmina se ligam aos resíduos de lisina na fibrina por meio de cinco regiões do tipo alça próximas de suas aminoterminações, conhecidas como domínios kringle. Para inativar a plasmina, a α_2-antiplasmina se liga ao primeiro desses domínios kringle e, então, bloqueia o local ativo da plasmina. Como os domínios kringle estão ocupados quando a plasmina se liga à fibrina, a plasmina na superfície da fibrina é protegida da inibição pela α_2-antiplasmina e pode digerir a fibrina. Uma vez que o coágulo de fibrina é degradado, a α_2-antiplasmina inibe rapidamente qualquer plasmina que escapa deste local. Para evitar a lise prematura do coágulo, o fator XIIIa media a ligação cruzada covalente de pequenas quantidades de α_2-antiplasmina em fibrina.

Quando os trombos obstruem a maioria das artérias e veias, são administradas doses terapêuticas de ativadores de plasminogênio para degradar a fibrina e restaurar rapidamente o fluxo sanguíneo. Em altas doses, esses ativadores de plasminogênio promovem a geração de tanta plasmina que os controles inibitórios são sobrepujados. A plasmina é uma protease relativamente inespecífica; ela também degrada vários fatores de coagulação. A redução nos níveis destas proteínas de coagulação prejudica a capacidade para geração de trombina, que pode contribuir para o sangramento. Além disso, a plasmina, sem obstáculo, tende a dissolver a fibrina nos tampões hemostáticos, assim como nos trombos patológicos, um fenômeno que também aumenta o risco de sangramento. Dessa forma, os fármacos fibrinolíticos podem ser tóxicos, produzindo a hemorragia como seu principal efeito colateral.

Coagulação *in vitro*. O sangue inteiro normalmente coagula em 4 a 8 minutos quando colocado em um tubo de ensaio. A coagulação é evitada se for adicionado um agente quelante, como o ácido etilenodiaminotetracético (EDTA) ou o citrato, para ligar o Ca^{2+}. O plasma recalcificado normalmente coagula em 2 a 4 minutos. Após a recalcificação, o tempo de coagulação é reduzido para 26 a 33 segundos pela adição de fosfolipídeos de carga negativa e de uma substância particulada, como o caulim (silicato de alumínio) ou o celite (terra diatomácea), que ativa o fator XII; a medida deste tempo é denominada *tempo de tromboplastina parcial ativada* (TTPa). Por outro lado, o plasma recalcificado coagula em 12 a 14 segundos após a adição de "tromboplastina" (uma mistura de FT e fosfolipídeos); a medida deste tempo é denominada *tempo de protrombina* (TP).

Mecanismos anticoagulantes naturais. Normalmente, não ocorre ativação das plaquetas nem coagulação nos vasos sanguíneos intactos. A trombose é evitada por meio de vários mecanismos reguladores, que exigem um endotélio vascular saudável. O óxido nítrico e a prostaciclina (PGI_2) sintetizados pelas células endoteliais inibem a ativação plaquetária (Capítulo 33).

A antitrombina é uma proteína plasmática que inibe as enzimas de coagulação das vias intrínsecas e comuns. Os proteoglicanos do sulfato de heparano, sintetizados pelas células endoteliais, potencializam a atividade da antitrombina em cerca de 1.000 vezes. Outro sistema regulatório envolve a proteína C, um zimogênio plasmático homólogo aos fatores II, VII, IX e X; sua atividade depende da ligação do Ca^{2+} aos resíduos de Gla dentro do seu domínio aminoterminal. A proteína C liga-se a outro receptor da célula endotelial, o receptor endotelial da proteína C (REPC), que apresenta a proteína C ao complexo trombina-trombomodulina para ativação. A proteína C ativada se dissocia a partir do REPC, e combinada com a proteína S, seu cofator não enzimático contendo Gla, a proteína C ativada degrada os fatores Va e VIIIa. Sem estes fatores ativados, as taxas de ativação da protrombina e do fator X são muito reduzidas. A deficiência da proteína C ou proteína S está associada a um risco maior de formação de trombo patológico.

O inibidor da via do fator tecidual (IVFT), é um anticoagulante natural encontrado na fração lipoproteica do plasma. O IVFT liga-se primeiro e inibe o fator Xa, e este complexo binário inibe o fator VIIa. Portanto, o fator Xa regula sua própria geração por meio deste mecanismo.

HEPARINA E SEUS DERIVADOS

A heparina, um glicosaminoglicano encontrado nos grânulos secretores dos mastócitos, é sintetizada a partir de precursores de UDP-açúcar como polímero de resíduos alternados de ácido D-glicurônico e *N*-acetil-D-glicosamina.

A heparina é comumente extraída da mucosa intestinal suína, que é rica em mastócitos, e essas preparações podem conter pequenas quantidades de outros glicosaminoglicanos. As atividades biológicas são semelhantes (cerca de 150 unidades USP/mg) entre as diferentes preparações comerciais de heparina. A unidade USP reflete a quantidade de heparina que impede a coagulação de 1 mL de plasma ovino citratado durante 1 hora após a adição de 0,2 mL de $CaCl_2$ a 1%. Os fabricantes europeus medem a potência com um ensaio do antifator Xa. Para determinar a potência da heparina, a atividade do fator Xa residual na amostra é comparada com a detectada nos controles com concentrações conhecidas de um padrão internacional de heparina. Quando avaliada dessa forma, a potência da heparina é expressa em unidades internacionais por mg. Efetiva em 1º de outubro de 2009, a nova dose por unidade USP está harmonizada com a dose por unidade internacional. Como resultado, uma nova dose por unidade USP é cerca de 10% menos potente que a antiga dose por unidade USP, e as doses de heparina usando as novas unidades USP terão de aumentar um pouco para alcançar o mesmo nível de anticoagulação.

DERIVADOS DA HEPARINA. Os derivados da heparina em uso no momento incluem heparinas de baixo peso molecular (HBPMs) e fondaparinux (ver sua comparação no Quadro 30-1).

Mecanismo de ação. A heparina, as HBPMs e o fondaparinux não têm atividade anticoagulante intrínseca; esses agentes ligam-se à antitrombina e aceleram a taxa na qual ela inibe várias proteases da coagulação. Sintetizada no fígado, a antitrombina circula no plasma em uma concentração próxima de 2,6 μM. Ela inibe os fatores de coagulação ativados envolvidos nas vias intrínseca e comum, e apresenta relativamente pouca atividade contra o fator VIIa. A antitrombina é um "substrato suicida" dessas proteases; ocorre inibição quando a protease ataca uma ligação peptídica Arg-Ser específica na alça do centro reativo da antitrombina e fica retida na forma de um complexo 1:1 estável. A heparina liga-se à antitrombina por meio de uma sequência pentassacarídica específica, que contém um resíduo de glicosa mina 3-O-sulfatado (Figura 30-4). O pentassacarídeo que se liga à antitrombina induz nela uma mudança conformacional que cria seu local reativo mais acessível para a protease-alvo (Figura 30-5). Esta mudança conformacional acelera a taxa de inibição do fator Xa em pelo menos duas ordens de magnitude, mas não tem efeito na taxa da inibição da trombina. Para potencializar a taxa de inibição da trombina pela antitrombina, a heparina serve como um modelo catalítico, ao qual o inibidor e a protease se ligam. Apenas moléculas de heparina compostas por 18 unidades ou mais de monossacarídeos (peso molecular > 5.400 Da) têm comprimento suficiente para unir a antitrombina e a trombina. Consequentemente, por definição, a heparina catalisa as taxas do fator Xa e da trombina em uma extensão semelhante, como expresso por uma proporção de antifator Xa para antifator IIa (trombina) de 1:1. Em contrapartida, pelo menos metade das moléculas de HBPM (peso molecular médio de 5.000 Da, ~ 17 unidades de sacarídeo) é pequena demais para fazer esta ponte e não tem efeito na taxa de inibição da trombina pela antitrombina. Como estas moléculas menores ainda induzem a mudança conformacional na antitrombina que acelera a inibição do fator Xa, as HBPMs possuem maior atividade antifator Xa do que atividade anti-IIa e a proporção varia de 3:1 para 2:1, dependendo da preparação. O fondaparinux, um análogo da sequência de pentassacarídeos na heparina ou HBPMs que medeiam interação destes com a antitrombina, tem apenas atividade antifator Xa, porque é pequeno demais para unir a antitrombina à trombina (Figura 30-5).

Quadro 30-1

Comparação das características da heparina, HBPM e fondaparinux

CARACTERÍSTICAS	HEPARINA	HBPM	FONDAPARINUX
Fonte	Biológica	Biológica	Sintética
Peso molecular (Da)	15.000	5.000	1.500
Alvo	Xa e IIa	Xa e IIa	Xa
Biodisponibilidade (%)	30	90	100
Meia-vida (h)	1	4	17
Excreção renal	Não	Sim	Sim
Efeito antídoto	Completo	Parcial	Nenhum
Trombocitopenia	< 5%	< 1%	< 1%

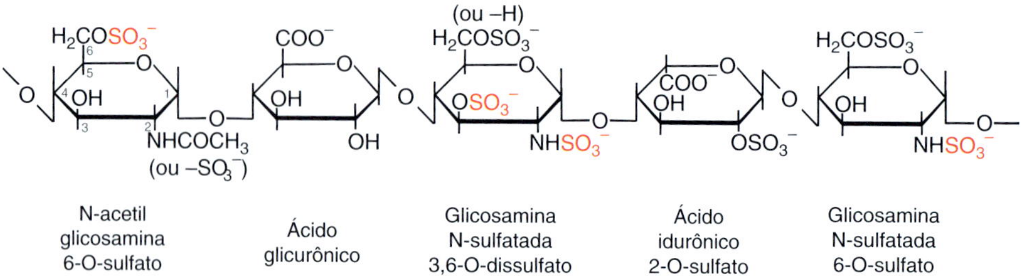

Figura 30-4 *A estrutura pentassacarídica de ligação da heparina à antitrombina.* Os grupos de sulfato necessários para a ligação à antitrombina estão indicados em vermelho.

Heparina, HBPMs e fondaparinux agem como um catalisador. Após se unirem à antitrombina e promoverem a formação de complexos covalentes entre antitrombina e proteases-alvo, eles se dissociam do complexo e então catalisam outras moléculas antitrombinas.

O fator plaquetário 4, uma proteína catiônica liberada dos grânulos α durante a ativação plaquetária, liga-se à heparina e impede que esta interaja com a antitrombina. Esse fenômeno pode limitar a atividade da heparina próxima dos trombos ricos em plaquetas. Como HBPM e fondaparinux possuem menor afinidade pelo fator plaquetário 4, eles podem reter sua atividade nos arredores desses trombos em um grau maior que a heparina.

Efeitos farmacológicos diversos. A heparina em altas doses pode interferir na agregação plaquetária e, portanto, prolongar o tempo de sangramento. Por outro lado, HBPMs e fondaparinux têm pouco efeito nas plaquetas. A heparina "depura" o plasma lipêmico *in vivo* ao induzir a liberação da lipoproteína lipase na circulação. A lipoproteína lipase hidrolisa os triglicerídeos a glicerol e ácidos graxos livres. Pode ocorrer depuração do plasma lipêmico, em concentrações de heparina abaixo das necessárias, para produzir um efeito anticoagulante.

Uso clínico. Heparina, HBPM e fondaparinux podem ser usados no tratamento inicial da trombose venosa e da embolia pulmonar, graças ao seu rápido início de ação. Em geral, administra-se concomitantemente um antagonista da vitamina K, como a varfarina, e a heparina ou seu derivado é mantido durante pelo menos cinco dias para permitir que a varfarina exerça todo o seu efeito terapêutico. A heparina, HBPMs ou o fondaparinux também podem ser utilizados no tratamento inicial de pacientes com angina instável ou infarto agudo do miocárdio. Para a maioria dessas indicações, HBPMs e fondaparinux vêm substituindo as infusões contínuas de heparina por causa de suas vantagens farmacocinéticas, que permitem a administração subcutânea 1 ou 2 vezes ao dia em doses fixas ou ajustadas pelo peso sem monitoramento da coagulação. Assim, HBPMs e fondaparinux podem ser usados no manejo ambulatorial de pacientes com trombose venosa ou embolia pulmonar.

A heparina e o HBPM são usados durante a angioplastia coronariana com balão, com ou sem substituição de *stent*, para evitar trombose. O fondaparinux não é usado neste caso por causa do risco de trombose no cateter, uma complicação causada pela ativação do fator XII induzida pelo cateter; as moléculas de heparina mais longas são melhores que as mais curtas para bloquear este processo. Os circuitos de revascularização cardiopulmonar também ativam o fator XII, podendo provocar coágulo no oxigenador. A heparina permanece como agente de escolha para cirurgia que requer revascularização cardiopulmonar. Ela também é usada para tratar pacientes selecionados com coagulação intravascular disseminada. A administração subcutânea de heparina de baixa dose permanece como o regime recomendado para a prevenção de trombose de veia profunda pós-operatória (TVP) e embolia pulmonar em pacientes submetidos à cirurgia abdominotorácica ou que apresentam risco de desenvolver doença tromboembolítica.

Ao contrário da varfarina, a heparina, a HBPM e o fondaparinux não atravessam a placenta e não estão associados a malformações fetais, por isso, são os fármacos de escolha para anticoagulação durante a gravidez. A heparina, a HBPM e o fondaparinux não parecem aumentar a mortalidade fetal ou a prematuridade. Se possível, o fármaco deve ser interrompido 24 horas antes do parto, a fim de minimizar o risco de sangramento pós-parto.

ADME. Heparina, HBPMs e fondaparinux não são absorvidos por meio da mucosa GI e, portanto, devem ser administrados por via parenteral. A heparina é administrada na forma de infusão intravenosa contínua, infusão intermitente a cada 4 a 6 horas ou injeção subcutânea a cada 8 a 12 horas. Ela tem ação imediata quando administrada por via intravenosa. Em contrapartida, observa-se uma considerável variação na sua biodisponibilidade quando administrada por via subcutânea, e o início de ação é retardado em 1 a 2 horas. A HBPM e o fondaparinux são absorvidos mais uniformemente após a injeção subcutânea. A meia-vida da heparina no plasma depende da dose administrada. Quando são injetadas doses de 100, 400 ou 800 unidades/kg, por via intravenosa, as meias-vidas das atividades anticoagulantes são de cerca de 1, 2,5 e 5 horas, respectivamente. A heparina parece ser depurada e degradada primariamente pelo sistema reticuloendotelial; uma pequena quantidade não degradada também aparece na urina.

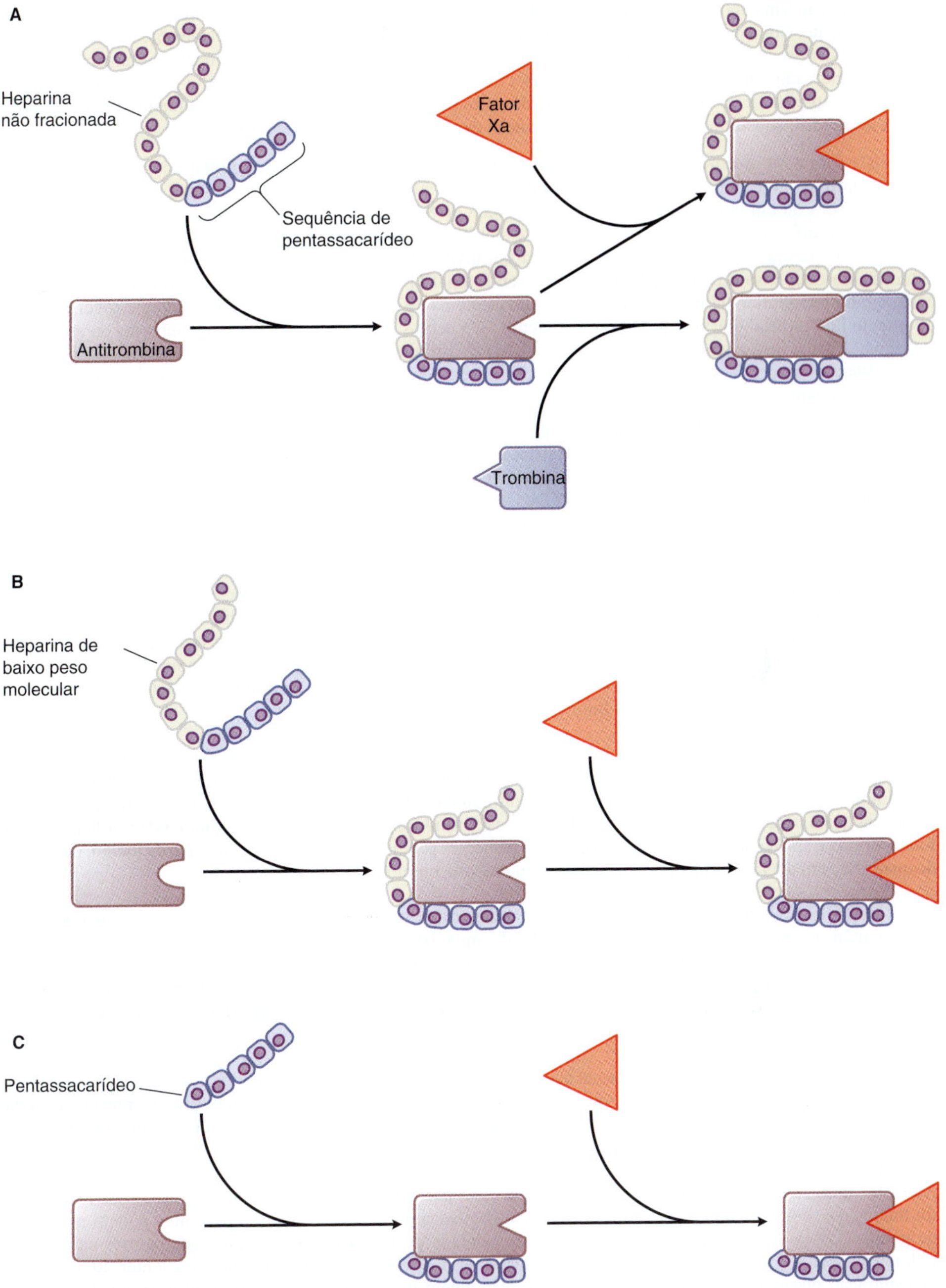

Figura 30-5 *Mecanismo de ação da heparina, da heparina de baixo peso molecular (HBPM) e do fondaparinux, um pentassacarídeo sintético.* **A.** A heparina se liga à antitrombina por meio da sua sequência de pentassacarídeos. Isso leva à mudança conformacional na alça do centro reativo da antitrombina que acelera sua interação com o fator Xa. Para potencializar a inibição da trombina, a heparina deve ligar-se simultaneamente à antitrombina e à trombina. Apenas as cadeias de heparinas compostas por, pelo menos, 18 unidades de sacarídeos (peso molecular ~ 5.400 Da) são longas o suficiente para realizar a função de ponte. Com um peso molecular médio de 15.000 Da, praticamente todas as cadeias de heparina são longas o suficiente para esta função. **B.** HBPM tem capacidade maior para potencializar a inibição do fator Xa do que a trombina, porque pelo menos metade das cadeias de HBPM (peso molecular médio de 4.500-5.000 Da) é curta demais para unir a antitrombina à trombina. **C.** O pentassacarídeo acelera apenas a inibição do fator Xa pela antitrombina, ele é curto demais para ligar a antitrombina à trombina.

HBPMs e fondaparinux possuem meias-vidas biológicas mais longas que a heparina, 4 a 6 horas e cerca de 17 horas, respectivamente. Como estes fragmentos menores de heparina são depurados, quase exclusivamente, pelos rins, os fármacos podem se acumular em pacientes com comprometimento renal, podendo provocar sangramento. HBPM e fondaparinux são contraindicados em pacientes com depuração da creatinina inferior a 30 mL/minuto. Além disso, o fondaparinux é contraindicado em pacientes com peso corporal inferior a 50 kg, submetidos à cirurgia de fratura de quadril, substituição de quadril, substituição de joelho ou cirurgia abdominal.

Administração e monitoramento. A terapia com heparina em doses integrais é administrada por infusão intravenosa contínua. O tratamento da tromboembolia venosa é iniciado com uma injeção em bolo de dose fixa de 5.000 unidades ou em bolo ajustado pelo peso, seguida de 800 a 1.600 unidades/hora, administradas por meio de bomba de infusão. A terapia é rotineiramente monitorada por meio da medida do TTPa. A faixa terapêutica para a heparina é considerada equivalente a um nível plasmático de heparina de 0,3 a 0,7 unidades/mL, determinado com ensaio com antifator Xa. Em geral, um TTPa 2 a 3 vezes o valor médio normal do TTPa é considerado terapêutico. Uma vez estabelecido um esquema de dose uniforme em um paciente estável, o monitoramento laboratorial diário, em geral, é suficiente. São necessárias doses muito altas de heparina para prevenir a coagulação durante a circulação extracorpórea. O TTPa é infinitamente prolongado na faixa posológica utilizada. Nessa situação, emprega-se um teste de coagulação menos sensível, como o tempo de coagulação ativado, para monitorar a terapia.

Por questões terapêuticas, a heparina também pode ser administrada pela via subcutânea 2 vezes/dia. Uma dose diária total de cerca de 35.000 unidades, administrada em doses fracionadas, a cada 8 a 12 horas, é habitualmente suficiente para obter um TTPa duas vezes o valor de controle (medido no intervalo entre as doses). Para terapia com heparina em baixas doses (para evitar TVP e tromboembolismo em pacientes hospitalizados e submetidos a procedimentos cirúrgicos), uma dose subcutânea de 5.000 unidades é administrada 2 a 3 vezes ao dia.

AS PREPARAÇÕES DE HBPM. Incluem enoxaparina, dalteparina, tinzaparina, ardeparina, nadroparina e reviparina (as três últimas não estão disponíveis nos EUA no momento). Esses agentes diferem de modo considerável; não se pode pressupor que duas preparações com atividade antifator Xa semelhante irão produzir efeitos antitrombóticos equivalentes. Como as HBPMs produzem uma resposta anticoagulante relativamente previsível, o monitoramento não é realizado na rotina. Os pacientes com comprometimento renal podem precisar de monitoramento com um teste antifator Xa porque esta condição pode prolongar a meia-vida e atrasar a eliminação das HBPMs. Pacientes obesos e crianças que recebem HBPMs também podem precisar de monitoramento.

O FONDAPARINUX. Administrado por injeção subcutânea, atinge níveis plasmáticos máximos em 2 horas e é excretado na urina (meia-vida de ~ 17 h). Não deve ser administrado em pacientes com insuficiência renal. Pode ser administrado em dose fixa, 1 vez/dia, sem monitoramento da coagulação. O fondaparinux parece ter menos tendência que a heparina ou a HBPM para desencadear a síndrome de trombocitopenia induzida por heparina. O fondaparinux é aprovado para tromboprofilaxia em pacientes submetidos à cirurgia de quadril, de joelho, de fratura de quadril e para a terapia inicial em pacientes com embolia pulmonar ou TVP.

O IDRAPARINUX. Uma versão hipermetilada do fondaparinux tem meia-vida de 80 horas e é administrada pela via subcutânea semanalmente. Para superar a falta de um antídoto, um núcleo de biotina foi adicionado ao idraparinux para gerar idrabiotaparinux, que pode ser neutralizado com avidina intravenosa. Os estudos clínicos de fase III, em andamento, comparam o idrabiotaparinux com a varfarina para o tratamento de embolia pulmonar ou para prevenção do acidente vascular encefálico em pacientes com fibrilação atrial. O idraparinux, o idrabiotaparinux e a avidina não estão disponíveis para uso clínico de rotina.

Resistência à heparina. A dose de heparina necessária para produzir um TTPa terapêutico varia devido a diferenças nas concentrações plasmáticas de proteínas de ligação da heparina que inibem competitivamente a ligação da heparina à antitrombina. Alguns pacientes não alcançam o TTPa terapêutico, a não ser que sejam administradas doses muito altas de heparina (> 50.000 unidades/dia). Esses pacientes podem apresentar concentrações plasmáticas "terapêuticas" de heparina na dose habitual, quando os valores são medidos usando um teste do antifator Xa. Esta "falsa" resistência à heparina ocorre porque esses pacientes apresentam valores reduzidos de TTPa antes do tratamento, como resultado das concentrações aumentadas de fator VIII. Outros pacientes podem necessitar de grandes doses de heparina, devido à depuração acelerada do fármaco, como a que pode ocorrer na embolia pulmonar maciça. Os pacientes com deficiência hereditária de antitrombina costumam apresentar 40 a 60% da concentração plasmática comum desse inibidor e respondem normalmente à heparina intravenosa. Entretanto, pode ocorrer deficiência adquirida de antitrombina, na qual a concentração pode ser inferior a 25% do normal, em pacientes com cirrose hepática, síndrome nefrótica ou coagulação intravascular disseminada; nesses indivíduos, a administração de grandes doses de heparina pode não prolongar o TTPa.

Como HBPMs e fondaparinux exibem ligação reduzida a outras proteínas plasmáticas que não a antitrombina, a resistência à heparina é rara com esses agentes. Por essa razão, não é necessário o monitoramento de rotina da coagulação.

TOXICIDADE E EVENTOS ADVERSOS

SANGRAMENTO. O sangramento constitui o principal efeito adverso da heparina. Ocorre sangramento significativo em 1 a 5% dos pacientes tratados com heparina intravenosa para tromboembolia venosa. A incidência de sangramento é ligeiramente menor em pacientes tratados com HBPM para essa indicação. Com frequência, existe uma causa subjacente para o sangramento, como cirurgia recente, traumatismo, doença péptica ulcerosa ou disfunção plaquetária.

O efeito anticoagulante da heparina desaparece em poucas horas após a suspensão do fármaco. Em geral, o sangramento leve causado pela heparina pode ser controlado sem a administração de um antagonista. Se houver hemorragia potencialmente fatal, o efeito da heparina pode ser rapidamente revertido pela infusão intravenosa de *sulfato de protamina,* (uma mistura de polipeptídeos básicos isolados do esperma de salmão) que liga-se firmemente à heparina e, portanto, neutraliza seu efeito anticoagulante. A protamina também interage com as plaquetas, com o fibrinogênio e com outras proteínas plasmáticas e pode causar um efeito anticoagulante próprio. Dessa forma, deve-se administrar a quantidade mínima de protamina necessária para neutralizar a heparina presente no plasma. Essa quantidade é de cerca de 1 mg de protamina para cada 100 unidades de heparina existentes no paciente; a protamina (até uma dose máxima de 50 mg) é administrada por via intravenosa, em velocidade lenta (durante 10 min). A protamina se liga apenas a moléculas longas de heparina. Dessa forma, ela reverte apenas parte da atividade anticoagulante das HBPMs e não tem efeito sobre a atividade do fondaparinux.

Trombocitopenia induzida por heparina. A trombocitopenia induzida por heparina (contagem plaquetária menor que 150.000/mL ou redução de 50% em relação ao valor antes do tratamento) ocorre em aproximadamente 0,5% dos pacientes entre 5 a 10 dias após o início da terapia com heparina. Embora a incidência de trombocitopenia seja menor, também ocorre trombocitopenia com HBPMs e fondaparinux, e a contagem de plaquetas deve ser monitorada. Em cerca da metade dos pacientes tratados com heparina e afetados são observadas complicações trombóticas que podem ser potencialmente fatais ou levar à amputação, podendo preceder o início da trombocitopenia. As mulheres apresentam uma probabilidade duas vezes maior do que os homens de desenvolver esta condição.

A tromboembolia venosa é mais comum, entretanto, observa-se também a ocorrência de tromboses arteriais que causam isquemia nos membros, infarto do miocárdio e acidente vascular encefálico. A trombocitopenia induzida por heparina pode ser acompanhada de hemorragia suprarrenal bilateral, lesões cutâneas no local de injeção subcutânea da heparina e diversas reações sistêmicas. O desenvolvimento de anticorpos IgG dirigidos contra complexos de heparina com o fator plaquetário 4 (ou raramente outras quimiocinas) parece causar todas essas reações.

Heparina, HBPM e fondaparinux devem ser imediatamente interrompidos se for constatada a ocorrência de trombocitopenia sem explicação ou de qualquer uma das manifestações clínicas mencionadas, em cinco dias ou mais após o início da heparinoterapia, independentemente da dose ou da via de administração. O diagnóstico de trombocitopenia induzida por heparina pode ser confirmado por um ensaio de ativação das plaquetas dependente de heparina ou por um ensaio para anticorpos que reagem com complexos de heparina/fator plaquetário IV. Devido à possível ocorrência de complicações trombóticas após a interrupção da terapia, deve-se administrar um anticoagulante alternativo como lepirudina, argatrobana (ver a próxima seção) ou fondaparinux a pacientes com trombocitopenia induzida por heparina. O uso de HBPM deve ser evitado, visto que esses fármacos com frequência exibem reação cruzada com a heparina-padrão. A varfarina pode causar gangrena venosa dos membros ou necrose cutânea multicêntrica em pacientes com trombocitopenia induzida por heparina e não deve ser usada.

Outras toxicidades. É frequente ocorrerem anormalidades das provas de função hepática em pacientes que recebem heparina ou HBPMs. Apesar de raro, pode ocorrer osteoporose, resultando em fraturas vertebrais espontâneas em pacientes que receberam doses terapêuticas integrais de heparina (> 20.000 unidades/dia) durante períodos extensos (p. ex., 3-6 meses). O risco de osteoporose é menor com HBPMs ou fondaparinux do que com heparina. A heparina pode inibir a síntese de aldosterona pelas glândulas suprarrenais e, em certas ocasiões, provocar hiperpotassemia, mesmo quando administrada em doses baixas. As reações alérgicas à heparina são raras.

OUTROS ANTICOAGULANTES PARENTERAIS

LEPIRUDINA. A lepirudina é um derivado recombinante da hirudina, um inibidor direto da trombina presente nas glândulas salivares da sanguessuga medicinal. Trata-se de um polipeptídeo de 65 aminoácidos, que se liga ao local catalítico e ao local de reconhecimento de substrato ampliado da trombina. Ela está aprovada nos EUA para o tratamento de pacientes com trombocitopenia induzida por heparina.

A lepirudina é administrada por via intravenosa, em uma dose ajustada para manter o TTPa em 1,5 a 2,5 vezes o valor mediano da faixa normal do laboratório. O fármaco é excretado pelo rim e possui meia-vida de aproximadamente 1,3 horas. A lepirudina deve ser utilizada com cautela em pacientes com insuficiência renal. Os pacientes podem desenvolver anticorpos contra hirudina que, em certas ocasiões, prolongam a meia-vida e causam aumento paradoxal do TTPa; portanto, é recomendado o monitoramento diário do TTPa. Não existe nenhum antídoto para a lepirudina.

DESIRUDINA. A desirudina é um derivado recombinante da hirudina que difere apenas por não ter um grupo sulfato na Tir^{63}.

Ela é indicada para a profilaxia de TVP em pacientes submetidos à cirurgia eletiva de substituição de quadril. A dose recomendada é 15 mg a cada 12 horas por injeção subcutânea. Ela é eliminada pelos rins; a meia-vida é de aproximadamente 2 horas após a administração subcutânea. Ela deve ser utilizada com cuidado em pacientes com função renal reduzida, e a creatinina sérica e a TTPa devem ser monitoradas diariamente.

BIVALIRUDINA. A bivalirudina é um polipeptídeo sintético de 20 aminoácidos, que inibe diretamente a trombina por meio de um mecanismo semelhante ao da lepirudina.

A bivalirudina, que é administrada pela via intravenosa, é utilizada como alternativa da heparina em pacientes submetidos à angioplastia coronariana ou à circulação extracorpórea. Os pacientes com trombocitopenia induzida pela heparina ou história desse distúrbio também podem receber bivalirudina, em vez da heparina, durante a angioplastia coronariana. A meia-vida da bivalirudina em pacientes com função renal normal é de 25 minutos; recomenda-se uma redução da dose para pacientes com comprometimento renal.

ARGATROBANA. A argatrobana, um composto sintético com base na estrutura da l-arginina, liga-se reversivelmente ao local catalítico da trombina.

A argatrobana é administrada por via intravenosa. Sua meia-vida é de 40 a 50 minutos. É metabolizada por CYPs hepáticas e excretada na bile. É necessário efetuar a redução da dose em pacientes com insuficiência hepática. A argatrobana pode ser utilizada como alternativa da lepirudina para profilaxia ou tratamento de pacientes com risco de desenvolver trombocitopenia induzida por heparina. Além de prolongar TTPa, ela também prolonga o TP, que pode complicar a transição de pacientes de argatrobana para varfarina. Um teste cromogênico do fator X pode ser usado, em vez do TP, para monitorar a varfarina nestes pacientes.

ANTITROMBINA. A antitrombina é uma forma recombinante da antitrombina humana produzida a partir do leite de cabras geneticamente modificadas. Ela está aprovada como anticoagulante para pacientes com deficiência hereditária da antitrombina submetidos a procedimentos cirúrgicos.

ALFADROTRECOGINA. A *alfadrotrecogina* é uma forma recombinante da proteína C ativada humana, que inibe a coagulação por meio da inativação proteolítica dos fatores Va e VIIIa. Além disso, possui efeitos anti-inflamatórios. Ela foi retirada do mercado dos EUA em outubro de 2011, após um estudo clínico de grande porte não mostrar melhora na sobrevida no período de 28 dias em pacientes adultos com sepse.

ANTICOAGULANTES ORAIS

VARFARINA

Após o relato de um distúrbio hemorrágico no gado por causa da ingestão de forragem de trevo doce estragada, Campbell e Link, em 1939, identificaram o agente hemorrágico como bis-hidroxicumarina (dicumarol). Posteriormente, foi introduzido um congênere sintético mais potente como rodenticida extremamente eficaz; o composto foi denominado *varfarina,* como acrônimo derivado do nome do detentor da patente, a Wisconsin Alumni Research Foundation (WARF). Esses anticoagulantes tornaram-se uma base para a prevenção da doença tromboembólica.

MECANISMO DE AÇÃO. Os anticoagulantes orais são antagonistas da vitamina K. Os fatores da coagulação II, VII, IX e X, e as proteínas anticoagulantes C e S são sintetizados, em grande parte, no fígado e são biologicamente inativos, a não ser que 9-13 dos resíduos de glutamato aminoterminais sejam carboxilados, formando os resíduos de Gla de ligação de Ca^{2+}. Essa reação da proteína precursora descarboxi exige a presença de CO_2, O_2 e vitamina K reduzida, sendo catalisada pela γ-glutamil carboxilase (Figura 30-6). A carboxilação está diretamente acoplada à oxidação da vitamina K a seu epóxido correspondente. A vitamina K reduzida deve ser regenerada a partir do epóxido para carboxilação e síntese de proteínas biologicamente competentes. A enzima que catalisa esse processo, a vitamina K epóxido redutase (VKOR), é inibida por doses terapêuticas de varfarina.

A varfarina em doses terapêuticas diminui em 30 a 50% a quantidade total de cada um dos fatores de coagulação dependentes de vitamina K sintetizados pelo fígado; além disso, as moléculas secretadas estão subcarboxiladas, resultando em diminuição da atividade biológica (10-40% do normal). As deficiências congênitas das proteínas pró-coagulantes para esses níveis causam distúrbios hemorrágicos leves. Os anticoagulantes da vitamina K não exercem nenhum efeito sobre a atividade das moléculas totalmente carboxiladas na circulação. As meias-vidas aproximadas (em horas) são as seguintes: fator VII, 6; fator IX, 24; fator X, 36; fator II, 50; proteína C, 8; e proteína S, 30. Por causa das meias-vidas longas de alguns dos fatores da coagulação, em particular do fator II, o efeito antitrombótico total da varfarina só é atingido depois de vários dias, embora o TP possa ser prolongado logo após a sua administração, graças à redução mais rápida dos fatores com meia-vida mais curta, em particular o fator VII.

POSOLOGIA. A dose habitual de varfarina para adultos é de 2 a 5 mg/dia, durante 2 a 4 dias, seguida de 1 a 10 mg/dia, conforme indicado pela medida da relação normalizada internacional (INR), um valor derivado do TP do paciente (ver a definição funcional da INR na seção "Monitoramento Laboratorial"). Como indicado posteriormente, os polimorfismos genéticos comuns dão aos pacientes maior ou menor sensibilidade à varfarina. Deve-se administrar uma dose inicial mais baixa a pacientes com risco maior de sangramento, incluindo indivíduos idosos. Em geral, a varfarina é administrada por via oral. A varfarina também pode ser administrada por via intravenosa, sem modificação da dose. Não se recomenda a injeção intramuscular, devido ao risco de formação de hematoma.

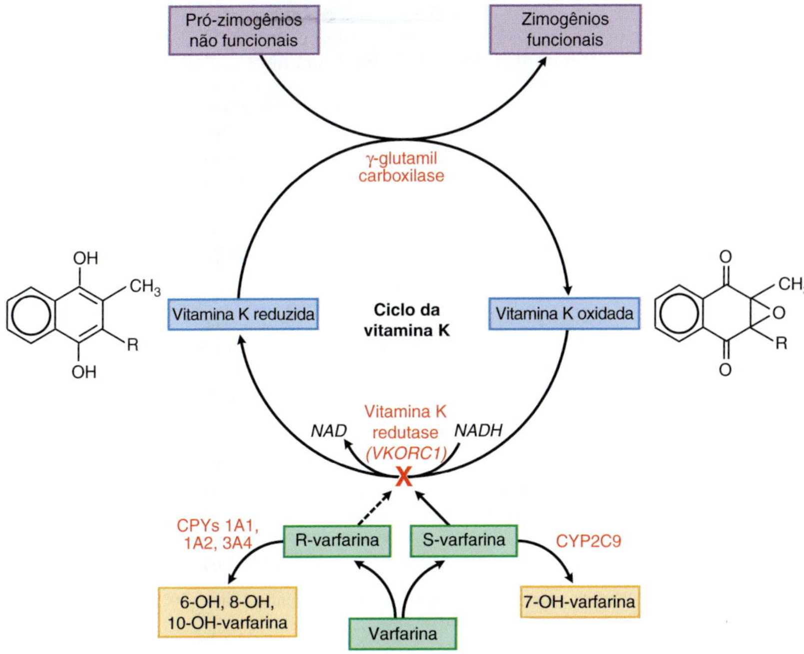

Figura 30-6 *Ciclo da vitamina K e mecanismo de ação da varfarina.* Na mistura racêmica dos enantiômeros S e R, a S-varfarina é mais ativa. Ao bloquear a vitamina K epóxido redutase codificada pelo gene VKORC1, a varfarina inibe a conversão do epóxido da vitamina K oxidase na sua forma reduzida hidroquinona da vitamina K. Isso inibe a γ-carboxilação dependente da vitamina K dos fatores II, VII, IX e X, porque a vitamina K reduzida serve como um cofator para a γ-glutamil carboxilase que catalisa o processo de γ-carboxilação, convertendo os pró-zimogênios a zimogênios capazes de se ligar ao Ca^{2+} e interagir com superfícies de fosfolipídeos aniônicos. A S-varfarina é metabolizada pela CYP2C9; os polimorfismos genéticos, comuns nesta enzima, podem influenciar o metabolismo da varfarina. Os polimorfismos na subunidade C1 da vitamina K redutase (VKORC1) também podem afetar a suscetibilidade da enzima à inibição induzida pela varfarina. Dessa forma, os pacientes que expressam polimorfismos nestas duas enzimas precisam reduzir a dose da varfarina (ver Quadro 30-2).

ADME. A biodisponibilidade da varfarina é quase completa quando o fármaco é administrado por via oral, intravenosa ou retal. As diferentes preparações comerciais de comprimidos de varfarina variam quanto à sua taxa de dissolução, resultando em alguma variação na taxa e extensão de absorção do fármaco. A presença de alimento no trato GI também pode diminuir a taxa de absorção. As concentrações máximas alcançam seus valores máximos em 2 a 8 horas. A varfarina é administrada como uma mistura racêmica de enantiômeros anticoagulantes R e S. A S-varfarina é 3 a 5 vezes mais potente que R-varfarina e é metabolizada principalmente pela CYP2C9. Os metabólitos inativos da varfarina são excretados na urina e nas fezes. A meia-vida varia (25-60 h); a duração de ação da varfarina é de 2 a 5 dias.

O Quadro 30-2 resume os efeitos dos fatores genéticos conhecidos nas exigências de dose da varfarina. Os polimorfismos em dois genes, *CYP2C9* e *VKORC1* (complexo da vitamina K epóxido redutase, subunidade 1), são responsáveis por grande parte da contribuição genética para a variabilidade na resposta à varfarina. As variantes de *CYP2C9* afetam a farmacocinética da varfarina, e as variantes de *VKORC1* afetam a farmacodinâmica desse fármaco. As variantes comuns no gene *CYP2C9* (definidas como *CYP2C9*2* e **3*), codificam uma enzima com atividade reduzida e, por isso, estão associadas a concentrações maiores do fármaco e redução das exigências de dose da varfarina. VKORC1 é o alvo dos anticoagulantes cumarínicos como varfarina (*ver* Figura 30-6). As variantes de *VKORC1* são mais prevalentes que as de *CYP2C9*. A prevalência de variantes genéticas de *VKORC1* é maior em asiáticos, seguidos pelos americanos e afro-americanos. A exigência de dose de varfarina é reduzida nessas variantes. Com base na evidência de que as variações genéticas afetam as exigências de dose da varfarina e as respostas à terapia, o FDA alterou as informações sobre prescrição para varfarina para indicar que devem ser consideradas doses menores de varfarina no início da terapia em pacientes com variações genéticas de *CYP2C9* e *VKORC1*. Os esforços para facilitar a incorporação racional das informações genéticas aos cuidados com o paciente incluem o desenvolvimento de um algoritmo de dose da varfarina e métodos *point-of-care** para genotipagem de *CYP2C9* e *VKORC1*.

---

* N. de R.T. Métodos *point-of-care* podem ser definidos como a análise médica realizada na vizinhança do local de atendimento e assistência ao paciente. Isso aumenta a possibilidade de que o paciente, o médico e a equipe de atendimento recebam os resultados mais rapidamente. Isto significa que as decisões de diagnóstico, terapêutica e realização de novas análises serão realizadas com maior rapidez. Testes *point-of-care* são feitos, muitas vezes, por meio do uso de instrumentos transportáveis como *laptops*, *hand helds* e *kits* de teste.

Quadro 30-2

Efeito dos genótipos *CYP2C9* e haplótipos de *VKORC1* nas necessidades de dose de heparina

GENÓTIPO/ HAPLÓTIPO	FREQUÊNCIA (%)			REDUÇÃO DA DOSE COMPARADA COM O TIPO SELVAGEM (%)
	BRANCOS	AFRO-AMERICANOS	ASIÁTICOS	
CYP2C9				
*1/*1	70	90	95	—
*1/*2	17	2	0	22
*1/*3	9	3	4	34
*2/*2	2	0	0	43
*2/*3	1	0	0	53
*3/*3	0	0	1	76
VKORCI				
Não A/Não A	37	82	7	—
Não A/A	45	12	30	26
A/A	18	6	63	50

Os polimorfismos nos dois genes, CYP2C9 e VKORC1, são responsáveis em grande parte pela contribuição genética da variabilidade na resposta à varfarina. As variantes de CYP2C9 afetam a farmacocinética da varfarina. CYP2C9 metaboliza a varfarina e as variantes não *1/*1 são menos ativas que CYP2C9 *1/*1, e necessitam de redução da dose. As variantes de VKORC1 afetam a farmacodinâmica da varfarina. VKORC1 é o alvo dos anticoagulantes cumarínicos como a varfarina. As formas não A/A e A/A apresentam menos exigência de dose de varfarina.
Fonte: Ghimire LV, Stein CM. Warfarin pharmacogenetics, Goodman and Gilman Online, 2009; www.accessmedicine.com/updatecontext.aspx/aid=1001507, acessado em 26 de julho de 2013.

INTERAÇÕES MEDICAMENTOSAS E OUTRAS INTERAÇÕES. Qualquer substância ou condição é potencialmente perigosa quando altera:

- a captação ou o metabolismo do anticoagulante oral ou da vitamina K;
- a síntese, a função ou a depuração de qualquer fator ou célula envolvidos na hemostasia ou na fibrinólise;
- a integridade de qualquer superfície epitelial.

Os pacientes devem ser orientados a relatar a adição ou a retirada de qualquer medicação, incluindo fármacos adquiridos sem prescrição médica e suplementos alimentares. Alguns dos fatores mais comumente descritos que provocam uma redução no efeito dos anticoagulantes orais incluem:

- redução da absorção do fármaco em consequência da ligação à colestiramina no trato gastrintestinal;
- aumento do volume de distribuição e meia-vida curta em consequência de hipoproteinemia, como na síndrome nefrótica;
- aumento da depuração metabólica do fármaco em decorrência da indução de enzimas hepáticas, particularmente a CYP2C9, por barbitúricos, carbamazepina ou rifampicina;
- ingestão de grandes quantidades de alimentos ou suplementos ricos em vitamina K;
- aumento dos níveis dos fatores da coagulação durante a gravidez.

O TP pode ser reduzido em qualquer um desses casos.

As interações frequentemente citadas que aumentam o risco de hemorragia em pacientes em uso de anticoagulantes orais incluem diminuição do metabolismo, devido à inibição da CYP2C9 pela amiodarona, azóis antifúngicos, cimetidina, clopidogrel, cotrimoxazol, dissulfiram, fluoxetina, isoniazida, metronidazol, sulfimpirazona, tolcapona ou zafirlucaste e deslocamento dos locais de ligação das proteínas causado por diuréticos de alça ou valproato. A deficiência relativa de vitamina K pode surgir de dieta inadequada (p. ex., pacientes no pós-operatório que recebem líquidos parenterais), particularmente quando associada à eliminação da flora intestinal por agentes antimicrobianos. As bactérias intestinais sintetizam a vitamina K e representam uma importante fonte dessa vitamina. Assim, os antibióticos podem causar prolongamento excessivo do TP em pacientes adequadamente controlados com varfarina. Baixas concentrações de fatores da coagulação podem surgir de comprometimento da função hepática, insuficiência cardíaca congestiva ou estados hipermetabólicos, como o hipertireoidismo; em geral, essas condições aumentam o prolongamento do TP. As interações graves que não alteram o TP incluem inibição da função plaquetária por determinados agentes, como o *ácido acetilsalicílico,* e gastrite ou ulceração franca induzidas por anti-inflamatórios. Os agentes podem apresentar mais de um efeito; assim, por exemplo, o clofibrato aumenta a taxa de renovação dos fatores de coagulação e inibe a função plaquetária.

SENSIBILIDADE À VARFARINA. Aproximadamente, 10% dos pacientes necessitam menos de 1,5 mg/dia de varfarina para atingir uma INR de 2 a 3. Como foi indicado, esses pacientes possuem, muitas vezes, alelos variantes da *CYP2C9*, ou haplótipos variantes de *VKORC1*, que afetam, respectivamente, a farmacocinética e a farmacodinâmica da varfarina.

TOXICIDADES

SANGRAMENTO. O sangramento é a principal toxicidade da varfarina. O risco de sangramento aumenta com a intensidade e a duração da terapia anticoagulante, o uso de outras medicações que interferem na hemostasia e a presença de uma fonte anatômica potencial de sangramento. A incidência relatada de episódios hemorrágicos geralmente é inferior a 3% por ano em pacientes tratados com INR-alvo de 2 a 3. O risco de hemorragia intracraniana aumenta acentuadamente com uma INR superior a 4.

Se a INR estiver acima da faixa terapêutica, porém inferior a 5, e o paciente não apresentar sangramento ou não houver necessidade de intervenção cirúrgica, a varfarina pode ser interrompida temporariamente e reiniciada em uma dose mais baixa quando a INR estiver dentro da faixa terapêutica. Se a INR for de 5 ou mais, a vitamina K_1 (fitonadiona) pode ser administrada por via oral, em uma dose de 1 a 2,5 mg (para $\leq$ 5 INR $\leq$ 9) ou de 3 a 5 mg (para INR > 9). Em geral, essas doses de vitamina K_1 por via oral produzem uma considerável queda da INR em 24 a 48 horas, sem tornar o paciente resistente à terapia com varfarina. Podem ser necessárias doses mais altas ou a administração parenteral se for preciso uma correção mais rápida da INR. O efeito da vitamina K_1 é retardado em pelo menos algumas horas, visto que a reversão da anticoagulação exige a síntese de fatores de coagulação totalmente carboxilados. Se houver necessidade de competência hemostática imediata, devido à ocorrência de hemorragia grave ou acentuada *overdose* de varfarina (INR > 20), é possível restaurar as concentrações adequadas dos fatores de coagulação dependentes de vitamina K pela transfusão de plasma fresco congelado (10-20 mL/kg), suplementada com 10 mg de vitamina K_1 administrada por infusão intravenosa lenta. Pode ser necessário repetir a transfusão de plasma, visto que os fatores transfundidos (em particular o fator VII) são depurados da circulação mais rapidamente que o anticoagulante oral residual. A vitamina K_1 administrada por via intravenosa está associada a um risco de reações anafilactoides, devendo ser utilizada com cautela. Os pacientes que recebem altas doses de vitamina K_1 podem tornar-se insensíveis à varfarina durante vários dias; entretanto, podem usar a heparina se houver necessidade de anticoagulação contínua.

Defeitos congênitos. A administração de varfarina durante a gravidez provoca defeitos congênitos e aborto. Foram relatadas anormalidades do sistema nervoso central após exposição à varfarina durante o segundo e o terceiro trimestres. Podem ocorrer hemorragia fetal ou neonatal e morte intrauterina, até mesmo quando os valores maternos do TP estão dentro da faixa terapêutica. Os antagonistas da vitamina K não devem ser utilizados durante a gravidez, entretanto, conforme indicado, podem ser usados heparina, HBPM ou fondaparinux com segurança nessa circunstância.

Necrose cutânea. A necrose cutânea induzida pela varfarina constitui uma complicação rara, caracterizada pelo aparecimento de lesões cutâneas de 3 a 10 dias após o início do tratamento. Tipicamente, as lesões são observadas nos membros, porém o tecido adiposo, o pênis e a mama feminina também podem ser afetados.

Outras toxicidades. Cerca de 3 a 8 semanas após o início da terapia com varfarina, pode aparecer uma coloração azulada reversível e, algumas vezes, dolorosa nas superfícies plantares e faces laterais dos dedos dos pés, que desaparece com a pressão e diminui de intensidade com a elevação das pernas (síndrome do dedo do pé púrpura); os êmbolos de colesterol liberados de placas ateromatosas são as possíveis causas dessa síndrome. Outras reações raras incluem alopecia, urticária, dermatite, febre, náuseas, diarreia, cólicas abdominais e anorexia.

USO CLÍNICO. Os antagonistas da vitamina K são utilizados para impedir a progressão ou a recidiva da TVP aguda ou da embolia pulmonar após um curso inicial de heparina. Além disso, são eficazes na prevenção da tromboembolia venosa em pacientes submetidos à cirurgia ortopédica ou ginecológica, na isquemia coronariana recorrente em pacientes com infarto agudo do miocárdio e na embolização sistêmica em pacientes com próteses de valvas cardíacas ou fibrilação atrial crônica.

Antes do início da terapia, são realizados exames laboratoriais, cujos resultados são usados com a história e o exame físico para detectar defeitos hemostáticos capazes de aumentar o risco associado ao uso de antagonistas da vitamina K (p. ex., deficiência congênita de fatores de coagulação, trombocitopenia, insuficiência hepática ou renal, anormalidades vasculares, etc.). Em seguida, utiliza-se a INR calculada a partir do TP do paciente para acompanhar a extensão da anticoagulação e a adesão dele ao tratamento. As faixas terapêuticas para várias indicações clínicas foram estabelecidas empiricamente e refletem as doses que reduzem a morbidade da doença tromboembólica, mas que aumentam o mínimo possível o risco de hemorragia grave. Para a maioria das indicações, a INR-alvo é 2 a 3. Em geral, recomenda-se um valor mais alto de INR-alvo (p. ex., 2,5-3,5) para pacientes com próteses mecânicas de valvas cardíacas de alto risco.

Para o tratamento da tromboembolia venosa aguda, heparina, HBPM ou fondaparinux são habitualmente mantidos durante pelo menos cinco dias após o início da terapia com varfarina e até que a INR esteja dentro da faixa terapêutica em dois dias consecutivos. Essa superposição permite uma depleção adequada dos fatores de coagulação dependentes de vitamina K com meias-vidas longas, particularmente o fator II. As medidas frequentes da INR são indicadas no início da terapia para evitar a ocorrência de anticoagulação excessiva no paciente muito sensível.

OUTROS ANTAGONISTAS DA VITAMINA K

FEMPROCUMONA E ACENOCUMAROL. Esses agentes não estão disponíveis nos EUA, mas são prescritos na Europa e em outros lugares. A femprocumona possui meia-vida plasmática mais longa (cinco dias) do que a varfarina, bem como início de ação ligeiramente mais lento e maior duração de ação (7-14 dias). É administrada em doses de manutenção diárias de 0,75 a 6 mg. Em contrapartida, o acenocumarol apresenta meia-vida mais curta (10-24 h), efeito mais rápido sobre o TP e menor duração de ação (dois dias). A dose de manutenção é de 1 a 8 mg/dia.

DERIVADOS DA INDANDIONA. A anisindiona está disponível para uso clínico em alguns países. É semelhante à varfarina na sua cinética de ação, mas não oferece nenhuma vantagem bem definida e pode exibir maior frequência de efeitos adversos. A fenindiona continua disponível em alguns países. Em poucas semanas após o início da terapia com esse fármaco, podem ocorrer reações de hipersensibilidade graves e, em certas ocasiões, fatais.

RODENTICIDAS. A bromadiolona, o brodifacum, a difenadiona, a clorofacinona e a pindona são agentes de ação longa (o prolongamento do TP pode persistir por várias semanas). Seu interesse surge por serem, em algumas circunstâncias, agentes de envenenamento acidental ou intencional. Nesse contexto, a reversão da coagulopatia pode exigir doses muito altas de vitamina K (ou seja, > 100 mg/dia) durante semanas ou meses.

NOVOS ANTICOAGULANTES ORAIS

ETEXILATO DE DABIGATRANA. O etexilato de dabigatrana é um pró-fármaco rapidamente convertido em dabigatrana que bloqueia de forma reversível o local ativo da trombina.

O fármaco tem biodisponibilidade oral de aproximadamente 6%, um início máximo de ação em 2 horas e uma meia-vida plasmática de 12 a 14 horas. Quando administrado em doses fixas, o etexilato de dabigatrana produz uma resposta anticoagulante tão previsível que o monitoramento rotineiro da coagulação é desnecessário. O etexilato de dabigatrana está aprovado para a prevenção de acidente vascular encefálico em pacientes com fibrilação atrial.

RIVAROXABANA. A rivaroxabana é um inibidor oral do fator Xa.

Tem 80% de biodisponibilidade oral, início máximo de ação em 3 horas e meia-vida plasmática de 7 a 11 horas. Cerca de um terço do fármaco é eliminado inalterado na urina, o restante é metabolizado pelo fígado e os metabólitos inativos são excretados na urina e nas fezes. Esse fármaco é administrado em doses fixas e não requer o monitoramento da coagulação. Também está aprovada para profilaxia de trombos após cirurgia de substituição de quadril ou joelho e prevenção do acidente vascular encefálico em pacientes com fibrilação atrial não valvular.

APIXABANA. A apixabana é um inibidor oral do fator Xa.

A apixabana é indicada para a prevenção de acidente vascular encefálico e embolia em pacientes com fibrilação não valvular. A dose oral recomendada é 5 mg duas vezes ao dia e metade para pacientes com 80 anos ou mais, com 60 kg ou mais ou com creatinina sérica de 1,5 mg/dL ou mais. Ela tem biodisponibilidade oral de 50%, início máximo em 3 a 4 horas e uma meia-vida aparente de 12 horas devido à absorção prolongada no trato GI. O fármaco é metabolizado principalmente pela CYP3A4 e é um substrato para P-gp. Dessa forma, a coadministração de outros inibidores/substratos destas enzimas (p. ex., cetoconazol, itraconazol, ritonavir, claritromicina) exige uma redução à metade da dose para a apixabana.

AGENTES FIBRINOLÍTICOS

A via fibrinolítica está resumida na Figura 30-3. É possível compreender melhor a ação dos agentes fibrinolíticos por meio do conhecimento das características dos componentes fisiológicos.

PLASMINOGÊNIO. O plasminogênio é uma glicoproteína de cadeia simples que é convertida em uma protease ativa por clivagem proteolítica.

Cinco domínios *kringle* do plasminogênio medeiam a ligação do plasminogênio (ou da plasmina) a resíduos de lisina carboxiterminais na fibrina parcialmente degradada, com consequente aumento da fibrinólise. Uma carboxipeptidase plasmática, denominada *inibidor da fibrinólise ativado por trombina* (IFAT), pode remover esses resíduos de lisina e, assim, atenuar a fibrinólise. Os locais de ligação da lisina no domínio *kringle* do plasminogênio também promovem a formação de complexos de plasmina com α_2-antiplasmina, o principal inibidor fisiológico da plasmina. Uma forma de plasmina degradada do plasminogênio, denominada *lis-plasminogênio*, liga-se à fibrina com maior afinidade que o plasminogênio intacto.

α_2-ANTIPLASMINA. A *α_2-antiplasmina*, uma glicoproteína, forma um complexo estável com a plasmina, inativando-a.

As concentrações plasmáticas de α_2-antiplasmina (1 μM) são suficientes para inibir cerca de 50% da plasmina potencial. Quando ocorre ativação maciça do plasminogênio, o inibidor sofre depleção, e a plasmina livre provoca um "estado lítico sistêmico", no qual se verifica o comprometimento da hemostasia. Nesse estado, o fibrinogênio é destruído, e os produtos de degradação do fibrinogênio comprometem a polimerização de fibrina e, portanto, aumentam o sangramento de feridas. A α_2-antiplasmina inativa quase instantaneamente a plasmina, desde que o primeiro domínio *kringle* na plasmina não esteja ocupado pela fibrina ou por outros antagonistas, como o *ácido aminocaproico* (ver seção "Inibidores da Fibrinólise").

ATIVADOR DO PLASMINOGÊNIO TECIDUAL. O t-PA é uma serina protease e um ativador do plasminogênio fraco na ausência de fibrina. O t-PA liga-se à fibrina por meio dos locais de ligação de lisina na sua extremidade aminoterminal e ativa o plasminogênio ligado à fibrina várias centenas de vezes mais rápido que o plasminogênio presente na circulação.

Como tem pouca atividade, exceto na presença de fibrina, as concentrações fisiológicas de t-PA de 5 a 10 ng/mL não induzem a geração de plasmina sistêmica. Entretanto, durante infusões terapêuticas de t-PA, quando as concentrações aumentam para 300 a 3.000 ng/mL, pode ocorrer um estado de equilíbrio lítico. A depuração do t-PA ocorre principalmente pelo metabolismo hepático, e a meia-vida é de cerca de 5 minutos. O t-PA é eficaz para a lise de trombos durante o tratamento do infarto agudo do miocárdio.

O t-PA (alteplase) é produzido pela tecnologia do DNA recombinante. O esquema atualmente recomendado ("acelerado") para a trombólise coronariana consiste em injeção intravenosa de 15 mg, seguida de 0,75 mg/kg de peso corporal, durante 30 minutos (sem ultrapassar 50 mg) e 0,5 mg/kg (até 35 mg de dose acumulada) na hora seguinte. Atualmente, existem variantes recombinantes de t-PA (reteplase e tenecteplase) disponíveis. Elas diferem do t-PA nativo por terem meias-vidas plasmáticas aumentadas, que permitem sua injeção intravenosa adequada. Eles são relativamente resistentes à inibição pelo IAP 1. Apesar dessas aparentes vantagens, esses agentes assemelham-se ao t-PA na sua eficácia e toxicidade.

ESTREPTOCINASE. A estreptocinase é uma proteína de 47.000 Da, produzida por estreptococos β-hemolíticos.

Não possui nenhuma atividade enzimática intrínseca, porém forma um complexo não covalente estável com o plasminogênio, em uma proporção de 1:1. Esse complexo produz uma alteração de configuração, que expõe o local ativo no plasminogênio e facilita a formação da plasmina. É raro usar a estreptocinase no contexto clínico para tratar a fibrinólise.

TOXICIDADE HEMORRÁGICA DA TERAPIA TROMBOLÍTICA. A principal toxicidade de todos os agentes trombolíticos consiste na ocorrência de hemorragia, que resulta de dois fatores:

1) a lise da fibrina em tampões hemostáticos nos locais de lesão vascular;
2) o estado lítico sistêmico, oriundo da formação sistêmica de plasmina, produzindo fibrinogenólise e destruição de outros fatores da coagulação (especialmente os fatores V e VIII).

As contraindicações da terapia fibrinolítica estão relacionadas no Quadro 30-3. Os pacientes com essas condições listadas não devem receber esse tipo de tratamento.

Quadro 30-3
Contraindicações absolutas e relativas para a terapia fibrinolítica

Contraindicações absolutas

- Hemorragia intracraniana anterior
- Lesão vascular cerebral de estrutura conhecida
- Neoplasma intracraniano maligno conhecido
- Acidente vascular encefálico isquêmico em três meses
- Suspeita de dissecção aórtica
- Sangramento ativo ou diátese hemorrágica (excluindo menstruação)
- Trauma craniano fechado significativo ou trauma na face em três meses

Contraindicações relativas

- Hipertensão não controlada (pressão arterial sistólica > 180 mmHg ou pressão arterial diastólica > 110 mmHg)
- RCP traumática ou prolongada, ou cirurgia de grande porte em três semanas
- Sangramento interno recente (em 2-4 semanas)
- Punção vascular não compressível
- Para estreptocinase: exposição prévia (há mais de cinco dias) ou reação alérgica anterior à estreptocinase
- Gravidez
- Úlcera péptica ativa
- Uso corrente de varfarina e INR > 1,7

RCP, ressuscitação cardiopulmonar; INR, relação normalizada internacional.

Se a heparina for utilizada concomitantemente com t-PA, verifica-se a ocorrência de hemorragia grave em 2 a 4% dos pacientes. A hemorragia intracraniana constitui, sem dúvida alguma, o problema mais grave. Ocorre acidente vascular encefálico hemorrágico com todos os esquemas, sendo mais comum quando se utiliza heparina. O t-PA e a estreptocinase foram essencialmente idênticos quanto à eficácia no tratamento do infarto do miocárdio. Ambos os fármacos reduzem a taxa de mortalidade e o reinfarto em cerca de 30% nos esquemas com ácido acetilsalicílico.

INIBIDORES DA FIBRINÓLISE

ÁCIDO AMINOCAPROICO. O ácido aminocaproico é um análogo da lisina, que compete pelos locais de ligação da lisina no plasminogênio e na plasmina, bloqueando, assim, a interação da plasmina com a fibrina. Desse modo, o ácido aminocaproico é um potente inibidor da fibrinólise, que tem a capacidade de reverter estados associados à fibrinólise excessiva.

O principal problema relacionado com o seu uso consiste no fato de que os trombos formados durante o tratamento com o fármaco não sofrem lise. Por exemplo, em pacientes com hematúria, a obstrução ureteral por coágulos pode levar à insuficiência renal após tratamento com ácido aminocaproico. Esse ácido tem sido utilizado para reduzir o sangramento após cirurgia de próstata ou após extrações dentárias em hemofílicos. O ácido aminocaproico é rapidamente absorvido após administração oral e 50% são excretados em sua forma inalterada na urina, em 12 horas. Para uso intravenoso, administra-se uma dose de ataque de 4 a 5 g durante 1 hora, seguida de infusão de 1 a 1,25 g/horas, até obter controle do sangramento. Não devem ser administrados mais de 30 g em um período de 24 horas. Em casos raros, o fármaco provoca miopatia e necrose muscular.

ÁCIDO TRANEXÂMICO. O ácido tranexâmico é um análogo da lisina, que compete pelos locais de ligação da lisina no plasminogênio e na plasmina, bloqueando, assim, sua interação com a fibrina.

O ácido tranexâmico é usado para as mesmas indicações que o ácido aminocaproico e é administrado pelas vias oral ou intravenosa. Ele é excretado na urina, sendo necessário reduzir a dose em pacientes com comprometimento renal. O ácido tranexâmico está aprovado para tratamento de sangramento menstrual intenso em geral sendo administrado em uma dose de 1 g, 4 vezes/dia, por quatro dias.

FÁRMACOS ANTIPLAQUETÁRIOS

As plaquetas proporcionam o tampão hemostático inicial nos locais de lesão vascular. Elas participam também em tromboses patológicas, que levam ao infarto do miocárdio, ao acidente vascular encefálico e a tromboses vasculares periféricas. Nesses últimos anos, foram desenvolvidos potentes inibidores da função plaquetária. Esses fármacos atuam por meio de mecanismos distintos (Figura 30-7) e, portanto, seus efeitos são aditivos ou até mesmo sinérgicos quando utilizados em combinação.

ÁCIDO ACETILSALICÍLICO. Nas plaquetas, o principal produto da cicloxigenase é o TxA_2, um indutor lábil da agregação plaquetária e um potente vasoconstritor. O ácido acetilsalicílico bloqueia a produção de TxA_2 por meio da acetilação de um resíduo de serina, próximo ao local ativo da cicloxigenase-1 plaquetária (COX-1). Como as plaquetas não sintetizam novas proteínas, a ação do ácido acetilsalicílico sobre a COX-1 plaquetária é permanente, persistindo durante toda a vida da plaqueta (7-10 dias). Assim, o uso de doses repetidas de ácido acetilsalicílico provoca um efeito cumulativo sobre a função plaquetária.

Obtém-se uma inativação completa da COX-1 plaquetária com uma dose diária de 75 mg ácido acetilsalicílico. O ácido acetilsalicílico possui eficácia máxima como agente antitrombótico em doses muito mais baixas do que as necessárias para outras ações do fármaco. Vários estudos clínicos indicam que o ácido acetilsalicílico, quando utilizado como agente antitrombótico, possui eficácia máxima em doses de 50 a 320 mg/dia. O uso de doses mais altas não aumenta a eficácia do fármaco; além disso, são potencialmente menos eficazes, devido à inibição da produção de prostaciclina, que pode ser preservada, em grande parte, pelo uso de doses menores. A administração de doses mais altas também aumenta a toxicidade, particularmente o sangramento. Outros AINEs, que são inibidores reversíveis da COX-1, não demonstraram ter eficácia antitrombótica e, com efeito, podem até mesmo interferir nos esquemas de ácido acetilsalicílico em baixa dose (Capítulos 33 e 34).

DIPIRIDAMOL. O dipiridamol interfere na função plaquetária ao aumentar a concentração celular de AMP cíclico.

Este efeito é mediado pela inibição das fosfodiesterases nucleotídeas cíclicas e/ou pelo bloqueio da captação de adenosina, que atua nos receptores A_2 ao estimular a adenilato-ciclase plaquetária e, consequentemente, o AMP cíclico celular. O dipiridamol é um vasodilatador que, em combinação com a varfarina, inibe a embolização a partir de próteses de valvas cardíacas.

TICLOPIDINA. A ticlopidina é um pró-fármaco tienopiridínico que inibe o receptor $P2Y_{12}$.

As plaquetas contêm dois receptores purinérgicos, $P2Y_1$ e $P2Y_{12}$; ambos são GPCR para o ADP. O receptor $P2Y_1$ plaquetário ativado pelo ADP é acoplado à via G_q-PLC-IP_3-Ca^{2+} e induz uma alteração na morfologia das

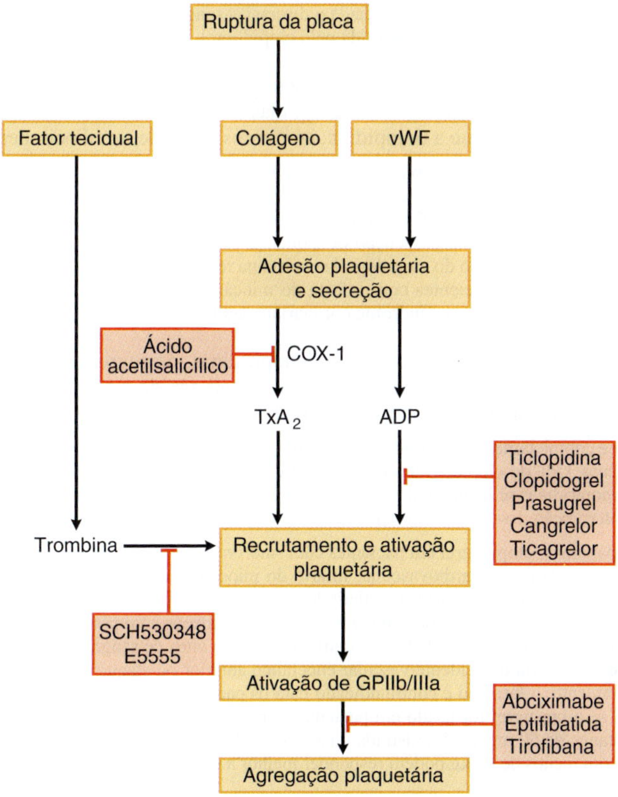

Figura 30-7 *Locais de ação dos fármacos antiplaquetários.* O ácido acetilsalicílico inibe a síntese do tromboxano A_2 (TxA_2) ao acetilar de forma irreversível a cicloxigenase-1 (COX-1). A liberação reduzida de TxA_2 atenua a ativação e o recrutamento de plaquetas para o local da lesão vascular. A ticlopidina, clopidogrel e prasugrel bloqueiam de forma irreversível $P2Y_{12}$, um receptor importante do ADP na superfície das plaquetas; cangrelor e ticagrelor são inibidores reversíveis do $P2Y_{12}$. Abciximabe, eptifibatida e tirofibana inibem a via final comum da agregação plaquetária ao bloquear o fibrinogênio e o fator de von Willebrand (vWF) de se ligarem à glicoproteína (GP) IIb/IIIa ativada. SCH530348 e E5555 inibem a ativação plaquetária mediada pela trombina ao atuarem sobre o receptor ativado por protease (PAR-1), o principal receptor de trombina nas plaquetas.

plaquetas e agregação plaquetária. O receptor $P2Y_{12}$ está acoplado à G_i e, quando ativado pelo ADP, inibe a adenilato-ciclase, resultando em níveis mais baixos de AMP cíclico e, portanto, em menor inibição da ativação plaquetária dependente do AMP cíclico. Ambos os receptores devem ser estimulados para resultar em ativação plaquetária.

A ticlopidina é convertida ao metabólito tiol ativo por uma CYP hepática. Ela é rapidamente absorvida e possui alta biodisponibilidade. Inibe permanentemente o receptor $P2Y_{12}$ ao formar uma ponte dissulfeto entre o tiol no fármaco e um resíduo de cisteína livre na região extracelular do receptor, exercendo, assim, um efeito prolongado, mesmo que o fármaco livre tenha meia-vida curta. A inibição máxima da agregação plaquetária só é observada em 8 a 11 dias após o início da terapia. A dose comum é 250 mg, 2 vezes/dia, As "doses de ataque" de 500 mg são administradas em alguns casos para obter um início mais rápido de ação. A inibição da agregação plaquetária persiste por alguns dias após a interrupção do fármaco.

Efeitos adversos. Os efeitos colaterais mais comuns são náuseas, vômitos e diarreia. O mais grave é a neutropenia grave (contagem absoluta de neutrófilos < 500/μL), que foi observada em 2,4% dos pacientes com acidente vascular encefálico aos quais o fármaco foi administrado durante estudos clínicos de pré-comercialização. Foi constatada a ocorrência de agranulocitose fatal com trombocitopenia nos primeiros três meses de terapia; por esse motivo, contagens hematológicas frequentes devem ser feitas durante os primeiros meses de terapia, com interrupção imediata do tratamento se houver declínio das contagens celulares. As contagens de plaquetas também devem ser monitoradas, devido ao relato de casos de trombocitopenia. Casos raros de púrpura trombocitopênica trombótica e síndrome hemolítico-urêmica (PTT-SHU) foram associados ao uso da ticlopidina, com incidência elevada (1 em 1.600-4.800) quando o fármaco foi administrado após *stenting* cardíaco e elevada taxa de mortalidade associada a esses casos. Foi relatada a remissão da PTT-SHU quando o fármaco foi interrompido.

 Usos terapêuticos. Como a ticlopidina está associada a discrasias sanguíneas potencialmente fatais e a uma taxa relativamente alta de PTT, ela vem sendo substituída pelo clopidogrel.

CLOPIDOGREL. O clopidogrel está estreitamente relacionado com a ticlopidina. Ele também é um inibidor irreversível dos receptores plaquetários $P2Y_{12}$, mas é mais potente e tem um perfil de toxicidade ligeiramente mais favorável do que a ticlopidina, com raros casos de trombocitopenia e leucopenia.

O clopidogrel é um pró-fármaco com início de ação lento. A dose habitual é de 75 mg/dia, com ou sem dose de ataque inicial de 300 ou 600 mg. O fármaco é, de alguma forma, melhor que o ácido acetilsalicílico na prevenção secundária do acidente vascular encefálico, e a combinação de clopidogrel e ácido acetilsalicílico foi superior ao ácido acetilsalicílico isoladamente para prevenção de isquemia recorrente em pacientes com angina instável. A indicação aprovada pelo FDA para uso do clopidogrel consiste na redução da taxa de acidente vascular encefálico, infarto do miocárdio e morte em pacientes com infarto do miocárdio ou acidente vascular encefálico recentes, doença arterial periférica estabelecida ou síndrome coronariana aguda.

PRASUGREL. O mais novo membro da classe das tienopiridinas, prasugrel também é um pró-fármaco que requer ativação metabólica. O início da sua ação é mais rápido que o da ticlopidina ou do clopidogrel e ele produz inibição maior e mais previsível da agregação plaquetária induzida pelo ADP.

O prasugrel é rápido e completamente absorvido no intestino. Praticamente todo prasugrel absorvido sofre ativação, por comparação, apenas 15% do clopidogrel absorvido sofre ativação metabólica. Como os metabólitos ativos do prasugrel e outras tienopiridinas se ligam de forma irreversível ao receptor $P2Y_{12}$, esses fármacos possuem um efeito prolongado após a interrupção. Isso pode ser um problema se os pacientes precisarem de uma cirurgia urgente.

O prasugrel foi comparado ao clopidogrel em pacientes com síndromes coronarianas agudas à espera da intervenção coronariana. A incidência de morte cardiovascular, infarto do miocárdio e acidente vascular encefálico foi muito menor com prasugrel do que com clopidogrel, refletindo principalmente uma redução na incidência de infarto do miocárdio não fatal. A incidência de trombose no *stent* também era menor com prasugrel do que com clopidogrel. Entretanto, essas vantagens eram à custa de taxas significativamente altas de sangramento fatal ou risco de morte. Como os pacientes com história de acidente vascular encefálico anterior ou ataque isquêmico temporário possuem maior risco de sangramento, o fármaco é contraindicado para os pacientes com história de doença cerebrovascular. Deve-se ter cuidado se o prasugrel for usado em pacientes com menos de 60 kg ou com comprometimento renal. Após uma dose de ataque de 60 mg, é administrada uma dose de 10 mg, 1 vez /dia, de prasugrel. Os pacientes com mais de 75 anos ou com menos de 60 kg podem responder melhor a uma dose diária de 5 mg de prasugrel.

INIBIDORES DA GLICOPROTEÍNA IIB/IIIA. A glicoproteína IIb/IIIa é uma integrina da superfície plaquetária que é designada como $\alpha_{IIb}\beta_3$ pela nomenclatura das integrinas. Esta glicoproteína dimérica sofre uma transformação conformacional quando as plaquetas são ativadas para que sirva como receptor para o fibrinogênio e do fator de von Willebrand, que fixa as plaquetas a superfícies estranhas e entre si, mediando, assim, a agregação plaquetária. A inibição da ligação a esse receptor bloqueia a agregação plaquetária induzida por qualquer agonista. Dessa forma, os inibidores desse receptor são potentes agentes antiplaquetários, que atuam por meio de um mecanismo distinto daquele do ácido acetilsalicílico ou dos inibidores plaquetários derivados da tienopiridina. Na atualidade, três agentes estão aprovados para uso, e suas características estão destacadas no Quadro 30-4.

ABCIXIMABE. O abciximabe é o fragmento Fab de um anticorpo monoclonal humanizado, dirigido contra o receptor $\alpha_{IIb}\beta_3$. Liga-se também ao receptor de vitronectina nas plaquetas, nas células endoteliais vasculares e nas células musculares lisas.

Quadro 30-4

Características dos antagonistas GPIIb/IIIa

CARACTERÍSTICA	ABCIXIMABE	EPTIFIBATIDA	TIROFIBANA
Descrição	Fragmento Fab de anticorpo monoclonal humanizado de camundongo	Heptapeptídeo contendo KGD-cíclico	Molécula não peptídica semelhante a RGD
Específico para GPIIb/IIIa	Não	Sim	Sim
Meia-vida plasmática	Curta (min)	Longa (2,5 h)	Longa (2 h)
Meia-vida de ligação a plaquetas	Longa (dias)	Curta (s)	Curta (s)
Depuração renal	Não	Sim	Sim

KGD, Lisina-Glicina-Aspartato; RGD, Arginina-Glicina-Aspartato.

O anticorpo é administrado a pacientes submetidos à angioplastia percutânea para tromboses coronarianas, e, quando utilizado em associação com ácido acetilsalicílico e heparina, demonstrou que previne a reestenose, o infarto do miocárdio recorrente e a morte. O anticorpo não ligado é depurado da circulação com meia-vida de cerca de 30 minutos, porém o anticorpo permanece ligado ao receptor $\alpha_{IIb}\beta_3$ e inibe a agregação plaquetária medida *in vitro* durante 18 a 24 horas após a interrupção da infusão. É administrado em injeção intravenosa de 0,25 mg/kg seguida de 0,125 μg/kg/minutos, durante 12 horas ou mais.

Efeitos adversos. O principal efeito colateral do abciximabe é o sangramento, e as contraindicações para o seu uso assemelham-se àquelas dos agentes fibrinolíticos relacionadas no Quadro 30-3. A frequência de hemorragia significativa nos estudos clínicos conduzidos varia de 1 a 10%, dependendo da intensidade da anticoagulação com heparina. Em cerca de 2% dos pacientes, ocorre trombocitopenia com uma contagem de plaquetas inferior a 50.000, que pode ser decorrente do desenvolvimento de neoepítopes induzidos pelo anticorpo ligado. Como a duração da ação é longa, se houver sangramento significativo ou necessidade de cirurgia de emergência, a transfusão de plaquetas pode reverter o defeito de agregação, visto que as concentrações de anticorpo livre caem rapidamente após a interrupção da infusão. O anticorpo foi readministrado em um pequeno número de pacientes, sem qualquer evidência de redução da eficácia ou reações alérgicas. O elevado custo desse anticorpo limita o seu uso.

EPTIFIBATIDA. A eptifibatida é um peptídeo cíclico inibidor do local de ligação do fibrinogênio no $\alpha_{IIb}\beta_3$. É administrado pela via intravenosa e bloqueia a agregação plaquetária.

A eptifibatida é administrada em injeção intravenosa (bolo) de 180 μg/kg, seguida de 2 μg/kg/minutos, durante um período de até 96 horas. É utilizada no tratamento da síndrome coronariana aguda e para intervenções de angioplastia coronariana (o infarto do miocárdio e a taxa de mortalidade foram reduzidos cerca de 20%). O benefício obtido é ligeiramente menor do que aquele observado com o anticorpo, talvez pelo fato da eptifibatida ser específica para $\alpha_{IIb}\beta_3$ e não reagir com o receptor de vitronectina. A agregação plaquetária é restaurada 6 a 12 horas após a interrupção da infusão. Em geral, a eptifibatida é administrada em associação com o ácido acetilsalicílico e a heparina.

Efeitos adversos. O principal efeito colateral é o sangramento, como no caso do abciximabe. A frequência de sangramento significativo em estudos clínicos foi de cerca de 10%, em comparação com aproximadamente 9% no grupo que recebeu placebo, incluindo heparina. Foi observada a ocorrência de trombocitopenia em 0,5 a 1% dos pacientes.

TIROFIBANA. A tirofibana é um inibidor molecular pequeno não peptídico de $\alpha_{IIb}\beta_3$ que parece ter um mecanismo de ação semelhante ao da eptifibatida.

A tirofibana tem curta duração de ação e mostra-se eficaz no infarto do miocárdio sem onda Q e na angina instável. As reduções na taxa de mortalidade e no infarto do miocárdio foram de aproximadamente 20% em comparação com o placebo. Os efeitos colaterais também são semelhantes aos da eptifibatida. O agente é específico para $\alpha_{IIb}\beta_3$ e não reage com o receptor de vitronectina. A metanálise dos estudos clínicos com inibidores da $\alpha_{IIb}\beta_3$ sugere que o seu valor é limitado na terapia antiplaquetária após infarto agudo do miocárdio. A tirofibana é administrada por via intravenosa, em uma taxa inicial de 0,4 μg/kg/minutos, durante 30 minutos, e, a seguir, mantida em 0,1 μg/kg/minutos, durante 12 a 24 horas, após angioplastia ou aterectomia. É utilizada em associação à heparina.

NOVOS AGENTES ANTIPLAQUETÁRIOS

TICAGRELOR. O ticagrelor é um inibidor reversível do $P2Y_{12}$ ativo pela via oral. O fármaco é administrado 2 vezes/dia e não tem apenas início e término de ação mais rápidos que o clopidogrel, mas também produz inibição maior e mais previsível da agregação plaquetária induzida pelo ADP. Ele está aprovado pelo FDA para a prevenção de eventos trombóticos. O ticagrelor é o primeiro fármaco antiplaquetário a demonstrar uma redução na morte cardiovascular comparado ao clopidogrel em pacientes com síndromes coronarianas agudas.

Novos agentes em estágios avançados de desenvolvimento incluem cangrelor, antagonistas de ação direta, reversíveis da $P2Y_{12}$ e SCH530348 e E5555, inibidores, ativos por via oral, do receptor-1 ativado da protease (PAR-1), o principal receptor da trombina nas plaquetas.

O PAPEL DA VITAMINA K

As plantas verdes constituem uma fonte nutricional de vitamina K para os seres humanos, nos quais atua como cofator essencial para a γ-carboxilação de múltiplos resíduos de glutamato de vários fatores de coagulação e proteínas anticoagulantes. A formação de resíduos de Gla, que depende da vitamina K, permite as interações apropriadas dos fatores da coagulação, do Ca^{2+} e dos fosfolipídeos de membrana e proteínas moduladoras (Figuras 30-1, 30-2 e 30-3). Os antagonistas da vitamina K (derivados cumarínicos) bloqueiam a formação de Gla (γ-carboxiglutamato) e, portanto, inibem a coagulação; a vitamina K_1 em excesso pode reverter os efeitos desses anticoagulantes orais.

A atividade da vitamina K está associada a pelo menos duas substâncias naturais distintas, denominadas vitamina K_1 e vitamina K_2. A vitamina K_1 ou *fitonadiona* (também denominado *filoquinona,*) é a 2-metil-3-fitil-1,4-naftoquinona; é encontrada em plantas e constitui a única vitamina K natural disponível para uso terapêutico. A vitamina K_2 consiste, na realidade, em uma série de compostos (as *menaquinonas*), em que a cadeia lateral fitil da filoquinona é substituída por uma cadeia lateral constituída de 2 a 13 unidades prenil. Ocorre síntese considerável de menaquinonas nas bactérias gram-positivas; na verdade, a flora intestinal é responsável pela síntese da grande quantidade de vitamina K contida nas fezes humanas e de animais. A menadiona é pelo menos tão ativa quanto a fitonadiona em uma base molar.

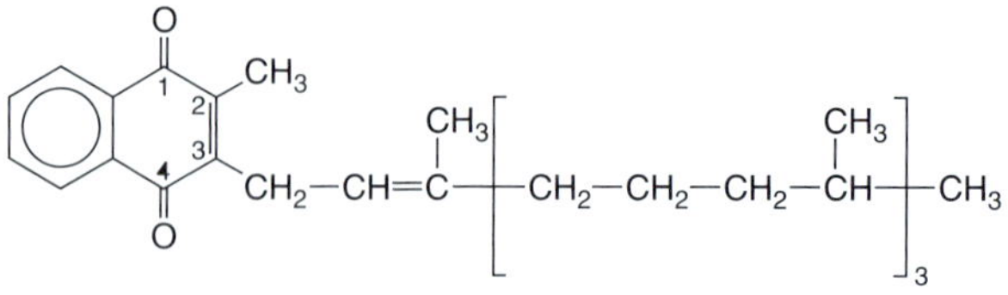

FITONADIONA (vitamina K_1, filoquinona)

FUNÇÕES FISIOLÓGICAS E AÇÕES FARMACOLÓGICAS. A fitonadiona e as menaquinonas promovem a biossíntese de

- as formas Gla dos fatores II (protrombina), VII, IX e X;
- proteínas anticoagulantes C e S, proteína Z (um cofator do inibidor do fator Xa);
- a proteína Gla do osso, osteocalcina;
- a proteína Gla da matriz;
- a proteína específica de parada do crescimento 6 (Gas6);
- e quatro monospans transmembrana de função desconhecida.

A Figura 30-6 fornece um resumo do acoplamento do ciclo da vitamina K com a carboxilação do glutamato. A γ-glutamatil carboxilase e a epóxido redutase são proteínas de membrana integrais do retículo endoplasmático, que parecem atuar como sistema de múltiplos componentes. Quanto às proteínas que afetam a coagulação sanguínea, essas reações ocorrem no fígado, porém a γ-carboxilação do glutamato também ocorre nos pulmões, no osso e em outros tipos de células. Duas mutações naturais na γ-glutamatil carboxilase provocam distúrbios de sangramento.

NECESSIDADES HUMANAS. Em pacientes com deficiência de vitamina K em consequência de dieta causadora de inanição e antibioticoterapia durante 3 a 4 semanas, a necessidade diária mínima é estimada em 0,03 μg/kg de peso corporal e pode atingir 1 μg/kg, que é aproximadamente a quantidade recomendada para adultos (70 μg/dia).

SINTOMAS DE DEFICIÊNCIA. A principal manifestação clínica da deficiência de vitamina K é a tendência aumentada ao sangramento. É comum a ocorrência de equimoses, epistaxe, hematúria, sangramento gastrintestinal e hemorragia pós-operatória; pode ocorrer hemorragia intracraniana. A hemoptise é incomum. A descoberta de uma proteína dependente de vitamina K nos ossos sugere que as anormalidades ósseas fetais associadas à administração de anticoagulantes orais durante o primeiro trimestre de gravidez ("síndrome da varfarina fetal") podem estar relacionadas com uma deficiência da vitamina. A vitamina K desempenha um papel na manutenção do esqueleto do adulto e na prevenção da osteoporose. A vitamina em baixas concentrações está associada a déficits na densidade mineral óssea e a fraturas; a suplementação com vitamina K aumenta o estado de carboxilação da osteocalcina e também melhora a densidade mineral óssea, porém a relação desses dois efeitos não está bem esclarecida. Nos adultos, a densidade mineral óssea não é modificada pelo uso terapêutico de antagonistas da vitamina K, porém a formação de um novo osso pode ser afetada.

TOXICIDADE. A fitonadiona e as menaquinonas não são tóxicas. Entretanto, a menadiona e seus derivados (formas sintéticas da vitamina K) estão envolvidos no desenvolvimento de anemia hemolítica e icterícia nuclear em recém-nascidos, particularmente em prematuros e não devem ser utilizados como forma terapêutica de vitamina K.

ADME. O mecanismo de absorção intestinal dos compostos com atividade de vitamina K varia de acordo com a sua solubilidade. Na presença de sais biliares, a fitonadiona e as menaquinonas são adequadamente absorvidas pelo intestino, a fitonadiona é absorvida por um processo saturável e dependente de energia nas porções proximais do intestino delgado; as menaquinonas sofrem absorção por difusão nas porções distais do intestino delgado e no colo. Após absorção, a fitonadiona é incorporada aos quilomícrons, em estreita associação aos triglicerídeos e às lipoproteínas. Os níveis extremamente baixos de fitonadiona em recém-nascidos podem estar relacionados, em parte, às concentrações plasmáticas muito baixas de lipoproteína no nascimento, podendo levar a uma subestimativa das reservas teciduais de vitamina K. Após absorção, a fitonadiona e as menaquinonas concentram-se no fígado, porém a concentração de fitonadiona declina rapidamente. As menaquinonas, que são produzidas na parte inferior do intestino, exibem menos atividade biológica do que a fitonadiona, em função de sua cadeia lateral longa. Ocorre acúmulo de uma quantidade muito pequena de vitamina K em outros tecidos. O armazenamento da vitamina K no corpo é modesto: em circunstâncias nas quais a falta de bile interfere na absorção de vitamina K, verifica-se o desenvolvimento lento de hipoprotrombinemia no decorrer de um período de várias semanas.

USOS TERAPÊUTICOS. A vitamina K é utilizada terapeuticamente para corrigir a tendência ao sangramento ou à hemorragia associadas à sua deficiência. A deficiência de vitamina K pode resultar de ingestão, absorção ou utilização inadequadas da vitamina, ou da ação de um antagonista da vitamina K.

A fitonadiona está disponível em comprimidos e em uma dispersão com polissorbato tamponado e propilenoglicol ou derivados de ácidos graxos polioxietilados e glicose. A dispersão com polissorbato e propilenoglicol é administrada apenas por via intramuscular. A dispersão com derivados de ácidos graxos pode ser administrada por qualquer via; entretanto, prefere-se a via oral ou a injeção subcutânea, visto que sua administração intravenosa foi seguida de reações graves semelhantes à anafilaxia.

Ingestão inadequada. Depois da lactância, a hipoprotrombinemia causada por deficiência dietética de vitamina K é extremamente rara. A vitamina é encontrada em muitos alimentos e também é sintetizada pelas bactérias intestinais. Em certas ocasiões, o uso de antibiótico de amplo espectro pode, por si só, produzir hipoprotrombinemia, que responde prontamente a pequenas doses de vitamina K e ao restabelecimento da flora intestinal normal. Pode ocorrer hipoprotrombinemia em pacientes submetidos à alimentação intravenosa prolongada. Recomenda-se a administração de 1 mg/semana de fitonadiona (o equivalente a cerca de 150 μg/dia) a pacientes com nutrição parenteral total.

HIPOPROTROMBINEMIA DO RECÉM-NASCIDO

Os recém-nascidos sadios apresentam concentrações plasmáticas diminuídas dos fatores de coagulação dependentes de vitamina K durante alguns dias após o nascimento, que corresponde ao tempo necessário para obter um suprimento dietético adequado da vitamina e estabelecer uma flora intestinal normal. A medida da protrombina não γ-carboxilada sugere a ocorrência de deficiência de vitamina K em cerca de 3% dos nascidos vivos.

A doença hemorrágica do recém-nascido tem sido associada à amamentação no seio materno; o leite humano possui baixas concentrações de vitamina K. Além disso, a flora intestinal de lactentes alimentados com leite materno pode carecer de microrganismos que sintetizam a vitamina. As fórmulas lácteas comerciais para lactentes são suplementadas com vitamina K.

No neonato com doença hemorrágica do recém-nascido, a administração de vitamina K eleva as concentrações desses fatores de coagulação para os valores normais do recém-nascido e controla a tendência ao sangramento em cerca de 6 horas. A administração rotineira de 1 mg de fitonadiona por via intramuscular ao nascimento é exigida por lei nos EUA. Pode ser necessário aumentar ou repetir essa dose se a mãe tiver recebido terapia com anticoagulantes ou anticonvulsivantes, ou caso o lactente desenvolva alguma tendência hemorrágica. Alternativamente, alguns médicos tratam as mães em uso de anticonvulsivantes com vitamina K por via oral antes do parto (20 mg/dia, durante duas semanas).

Absorção inadequada. A vitamina K é pouco absorvida na ausência de bile. Dessa forma, a hipoprotrombinemia pode estar associada à obstrução biliar intra-hepática ou extra-hepática ou a um defeito grave na absorção intestinal de gordura de outras causas.

OBSTRUÇÃO OU FÍSTULA BILIAR

O sangramento que acompanha a icterícia obstrutiva ou a fístula biliar responde prontamente à administração de vitamina K. A fitonadiona oral administrada com sais biliares é segura e eficaz e deve ser utilizada no tratamento do paciente ictérico, tanto no pré quanto no pós-operatório. Na ausência de doença hepatocelular significativa, a atividade da protrombina do sangue normaliza-se rapidamente. Se a administração oral não for possível, deve-se utilizar uma preparação parenteral. A dose habitual é de 10 mg/dia de vitamina K.

SÍNDROMES DE MÁ ABSORÇÃO

Entre os distúrbios que resultam em absorção inadequada de vitamina K pelo trato intestinal, destacam-se: a fibrose cística, o espru, a doença de Crohn e enterocolite, a colite ulcerativa, a disenteria e a ressecção extensa do intestino. Devido ao uso frequente de fármacos que reduzem acentuadamente a população bacteriana do intestino em muitos desses distúrbios, a disponibilidade da vitamina pode ficar ainda mais reduzida. Para a correção imediata da deficiência, deve-se recorrer à terapia parenteral.

Utilização inadequada. A doença hepatocelular pode ser acompanhada ou seguida de hipoprotrombinemia. A lesão hepatocelular também pode ser secundária a uma obstrução biliar de longa duração. Todavia, se a secreção inadequada de sais biliares estiver contribuindo para a síndrome, pode-se obter algum benefício com a administração parenteral de 10 mg/dia de fitonadiona. Paradoxalmente, a administração de grandes doses de vitamina K ou de seus análogos, na tentativa de corrigir a hipoprotrombinemia associada à hepatite ou cirrose graves, pode, na realidade, resultar em maior depressão da concentração de protrombina.

Hipoprotrombinemia induzida por fármacos e veneno. Os anticoagulantes, como a varfarina e seus congêneres, atuam como antagonistas competitivos da vitamina K e interferem na biossíntese hepática dos fatores de coagulação contendo Gla. O tratamento do sangramento causado por anticoagulantes orais já foi discutido no início deste capítulo. A vitamina K pode ser útil para combater o sangramento e a hipoprotrombinemia que ocorrem após a mordida da cascavel ou de outras espécies cujo veneno destrói ou inativa a protrombina.

Para uma listagem bibliográfica completa, consulte ***As Bases Farmacológicas da Terapêutica de Goodman e Gilman***, 12ª edição.

Capítulo 31 Terapia farmacológica para a hipercolesterolemia e a dislipidemia

A hiperlipidemia constitui uma causa importante de aterosclerose e de doenças induzidas por ela, como coronariopatia (CP), doença vascular encefálica isquêmica e doença vascular periférica. Essas afecções causam morbidade e mortalidade na maioria dos adultos de meia-idade ou naqueles com idade mais avançada. As dislipidemias, incluindo a hiperlipidemia (hipercolesterolemia) e os baixos níveis de colesterol das lipoproteínas de alta densidade (HDL-C), constituem as principais causas de aumento do risco aterogênico; tanto os distúrbios genéticos quanto o estilo de vida contribuem para as dislipidemias observadas em países do mundo todo.

As classes de fármacos que modificam os níveis de colesterol incluem:

- Inibidores de 3-hidroxi-3-metilglutaril-coenzima A (HMG-CoA) redutase — as estatinas;
- Resinas de ligação aos ácidos biliares;
- Ácido nicotínico (*niacina*);
- Derivados do ácido fíbrico;
- Inibidor de absorção do colesterol — *ezetimiba*.

Esses fármacos são benéficos em pacientes com todo o espectro de níveis de colesterol, primariamente ao reduzir os níveis de colesterol das lipoproteínas de baixa densidade (LDL-C). Os esquemas farmacológicos que reduzem os níveis de LDL-C moderadamente (30 a 40%) podem reduzir eventos de CP fatais e não fatais e AVE em até 30 a 40%. Em pacientes com baixos níveis de HDL-C e níveis médios de LDL-C, a terapia farmacológica apropriada reduz os eventos finais da CP em 20 a 35%. Como 66% dos pacientes com CP nos EUA apresentam baixos níveis de HDL-C (< 40 mg/dL em homens, < 50 mg/dL em mulheres), os pacientes com baixos valores de HDL-C devem ser tratados para dispilidemia, mesmo se os níveis de LDL-C desses indivíduos estiverem na faixa normal.

A hipertrigliceridemia grave (i.e., níveis de triglicerídeos > 1.000 mg/dL) exige terapia para evitar a pancreatite. Níveis moderadamente elevados de triglicerídeos (150-400 mg/dL) também são preocupantes, visto que ocorrem frequentemente como parte da síndrome metabólica, que inclui resistência à insulina, obesidade, hipertensão, baixos níveis de HDL-C, um estado pró-coagulante e risco consideravelmente elevado de DCV. A dislipidemia aterogênica em pacientes com a síndrome metabólica também se caracteriza por LDL com depleção de lipídeo (algumas vezes designadas como "LDL densas e pequenas"). A síndrome metabólica acomete cerca de 25% dos adultos, e é comum em pacientes com DCV; por conseguinte, a identificação de hipertrigliceridemia moderada em um paciente, mesmo se o nível de colesterol total estiver normal, deve levar a uma avaliação para identificar pacientes insulino-resistentes com esse distúrbio.

METABOLISMO DAS LIPOPROTEÍNAS PLASMÁTICAS

As lipoproteínas são conjuntos macromoleculares que contêm lipídeos e proteínas. Os componentes lipídicos incluem o colesterol livre e esterificado, triglicerídeos e fosfolipídeos. Os componentes proteicos, conhecidos como *apolipoproteínas* ou *apoproteínas*, proporcionam a estabilidade estrutural das lipoproteínas e também podem atuar como ligantes nas interações lipoproteína-receptor ou como cofatores nos processos enzimáticos que regulam o metabolismo das lipoproteínas. As principais classes de lipoproteínas e suas propriedades são resumidas no Quadro 31-1. As apoproteínas têm papéis bem definidos no metabolismo de lipoproteína plasmatica (Quadro 31-2).

Em todas as lipoproteínas esféricas, os lipídeos mais insolúveis em água (ésteres de colesteril e triglicerídeos) são componentes centrais, enquanto os componentes hidrossolúveis mais polares (apoproteínas, fosfolipídeos e colesterol não esterificado) localizam-se na superfície. Com exceção da apo(a), as regiões de ligação de lipídeos de todas as apoproteínas contêm hélices anfipáticas, que interagem com os lipídeos hidrofílicos polares (como os fosfolipídeos de superfície) e com o ambiente plasmático aquoso no qual circulam as lipoproteínas. As diferenças nas regiões de não ligação a lipídeos determinam as especificidades funcionais das apolipoproteínas.

A Figura 31-1 resume as vias envolvidas na captação e no transporte de gordura e colesterol da dieta, vias que envolvem as estruturas da lipoproteína descritas adiante.

QUILOMÍCRONS. Os quilomícrons são sintetizados a partir dos ácidos graxos dos triglicerídeos e colesterol da dieta, absorvidos do intestino delgado pelas células epiteliais. Os quilomícrons, que

Quadro 31-1

Características das lipoproteínas plasmáticas

CLASSE DE LIPOPROTEÍNA	DENSIDADE (g/mL)	PRINCIPAL CONSTITUINTE LIPÍDICO	RELAÇÃO TG:COL	APOPROTEÍNAS SIGNIFICATIVAS	LOCAL DE SÍNTESE	MECANISMO(S) DE CATABOLISMO
Quilomícrons e remanescentes	<1,006	Triglicerídeos e colesterol dietéticos	10:1	B-48, E, A-I, A-IV, C-I, C-II, C-III	Intestino	Hidrólise dos triglicerídeos pela LPL, captação de remanescente pelo fígado mediada pela apoE
VLDL	<1,006	Triglicerídeos hepáticos ou "endógenos"	5:1	B-100, E, C-I, C-II, C-III	Fígado	Hidrólise dos triglicerídeos pela LPL
IDL	1,006-1,019	Ésteres de colesteril e triglicerídeos "endógenos"	1:1	B-100, E, C-II, C-III	Produto do catabolismo das VLDL	Conversão de 50% em LDL, mediada pela HL; 50% da captação pelo fígado mediada pela apoE
LDL	1,019-1,063	Ésteres de colesteril	NS	B-100	Produto do catabolismo das VLDL	Captação mediada pela apoB-100 pelo receptor de LDL (cerca de 75% no fígado)
HDL	1,063-1,21	Fosfolipídeos, ésteres de colesteril	NS	A-I, A-II, E, C-I, C-II, C-III	Intestino, fígado, plasma	Complexo: transferência de éster de colesteril para VLDL e LDL; captação de HDL colesterol pelos hepatócitos
Lp(a)	1,05-1,09	Ésteres de colesteril	NS	B-100, apo(a)	Fígado	Desconhecido

Apo, apolipoproteína; HDL, lipoproteínas de alta densidade; IDL, lipoproteínas de densidade intermediária; Lp(a), lipoproteína(a); LDL, lipoproteínas de baixa densidade; NS, não significativa (os triglicerídeos são menos de 5% das LDL e HDL); VLDL, lipoproteínas de densidade muito baixa; LPL, lipoproteína lipase.

Quadro 31-2

Apolipoproteínas

APOLIPOPROTEÍNA (MW em kDa)	CONCENTRAÇÃO MÉDIA (mg/dL)	LOCAL DE SÍNTESE	FUNÇÕES
ApoA-I (~29)	130	Fígado, intestino	Estrutural nas HDL; cofator da LCAT; ligante do receptor de ABCA1; transporte reverso do colesterol
ApoA-II (~17)	40	Fígado	Forma o complexo –*S*–*S*– com a apoE-2 e E-3, que inibe a ligação de E-2 e E-3 aos receptores de lipoproteína
ApoA-V (~40)	<1	Fígado	Modula a incorporação de triglicerídeos nas VLDL hepáticas; ativa a LPL
ApoB-100 (~513)	85	Fígado	Proteína estrutural das VLDL, IDL, LDL; ligante de receptor de LDL
ApoB-48 (~241)	Oscila de acordo com a ingestão de gordura na dieta	Intestino	Proteína estrutural dos quilomícrons
ApoC-I (~6,6)	6	Fígado	Ativador da LCAT. Modula a ligação dos remanescentes ao receptor
ApoC-II (~8,9)	3	Fígado	Cofator da lipoproteína lipase
ApoC-III (8,8)	12	Fígado	Modula a ligação de remanescentes ao receptor
ApoE (34)	5	Fígado, cérebro, pele, gônadas, baço	Ligante do receptor de LDL e receptores de ligação dos remanescentes; transporte reverso do colesterol (HDL com apoE)
Apo(a) (Variável)	Variável (sob controle genético)	Fígado	Modulador da fibrinólise

Apo, apolipoproteína; HDL, lipoproteínas de alta densidade; IDL, lipoproteínas de densidade intermediária; LCAT, lecitina: colesterol aciltransferase; LDL, lipoproteínas de baixa densidade; LPL, lipoproteína lipase; VLDL, lipoproteínas de densidade muito baixa.

são as maiores lipoproteínas plasmáticas e com menor densidade. Nos indivíduos normolipidêmicos, os quilomícrons estão presentes no plasma durante 3 a 6 horas após uma refeição que contém gordura para ser ingerida. A absorção intestinal de colesterol é mediada pela proteína semelhante a Niemann--Pick C1-1 (NPC1L1), que parece ser o alvo do *ezetimiba*, um inibidor da absorção do colesterol.

Após sua síntese no retículo endoplasmático, os triglicerídeos são transferidos pela *proteína microssômica de transferência de triglicerídeos* (MTP) para o local onde apoB-48 recentemente sintetizado está disponível, formando quilomícrons. A apoB-48, sintetizada apenas pelas células epiteliais intestinais, é exclusiva dos quilomícrons e funciona principalmente como componente estrutural dos quilomícrons. O colesterol da dieta é esterificado pela isoenzima tipo 2 da acil coenzima A: colesterol aciltransferase (ACAT-2). ACAT-2 é encontrada no intestino e no fígado, onde o colesterol celular livre é esterificado antes de as lipoproteínas ricas em triglicerídeos (quilomícrons e lipoproteínas de muito baixa densidade [VLDL]) serem montadas.

Após penetrarem na circulação por meio do ducto torácico, os quilomícrons são inicialmente metabolizados na superfície luminal capilar dos tecidos que sintetizam a *lipoproteína lipase* (LPL), (Figura 31-1), incluindo tecido adiposo, os músculos esquelético e cardíaco, e o tecido mamário de mulheres durante a lactação. Os ácidos graxos livres resultantes são captados e utilizados pelos tecidos adjacentes. A interação dos quilomícrons e da LPL requer apoC-II como cofator.

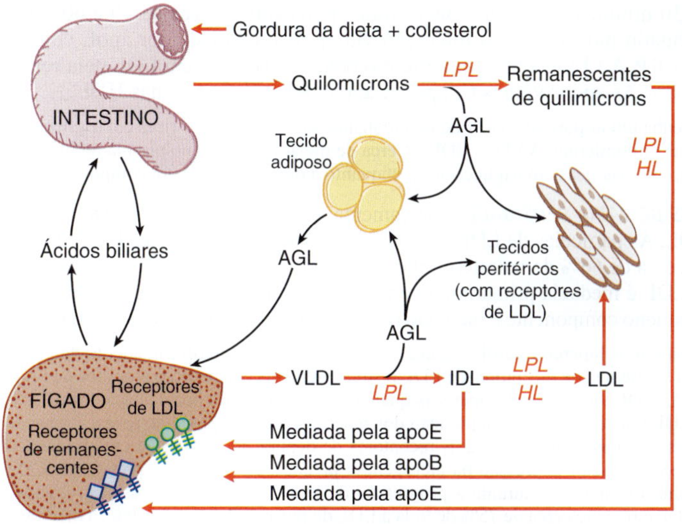

Figura 31-1 *Principais vias envolvidas no metabolismo dos quilomícrons sintetizados pelo intestino e das VLDL sintetizadas pelo fígado.* Os quilomícrons são convertidos em remanescentes de quilomícrons pela hidrólise de seus triglicerídeos pela LPL. Os remanescentes de quilomícrons sofrem rápida depuração do plasma pelo fígado. "Os receptores de remanescentes" incluem a proteína relacionada com o receptor de LDL (LRP), receptores de LDL e talvez outros receptores. O ácido graxo livre (AGL) liberado pela LPL é utilizado pelo tecido muscular como fonte de energia ou é captado e armazenado pelo tecido adiposo. HL, lipase hepática; IDL, lipoproteínas de densidade intermediária; LDL, lipoproteínas de baixa densidade; LPL, lipoproteína lipase; VLDL, lipoproteínas de densidade muito baixa.

REMANESCENTES DE QUILOMÍCRONS. Após remoção de grande parte dos triglicerídeos dietéticos mediada pela LPL, os *remanescentes de quilomícrons*, que ainda contêm todo o colesterol dietético, desprendem-se da superfície capilar e em poucos minutos são removidos da circulação pelo fígado (Figura 31-1). Em primeiro lugar, os remanescentes são sequestrados pela interação da apoE com proteoglicanos de sulfato de heparana na superfície dos hepatócitos e processados pela *lipase hepática* (HL), reduzindo ainda mais o conteúdo de triglicerídeos remanescentes. A seguir, a apoE medeia a captação dos remanescentes mediante interação com o receptor hepático de LDL ou a *proteína relacionada ao receptor de LDL* (LRP).

Durante a hidrólise inicial dos triglicerídeos de quilomícrons pela LPL, a apoA-I e os fosfolipídeos desprendem-se da superfície dos quilomícrons e permanecem no plasma. Esse é um dos mecanismos pelos quais ocorre geração de HDL nascente (precursora). Os remanescentes de quilomícrons não são precursores das LDL; entretanto, o colesterol dietético que chega ao fígado por meio dos remanescentes aumenta os níveis plasmáticos de LDL ao reduzir o catabolismo das LDL mediado pelo receptor de LDL no fígado.

LIPOPROTEÍNAS DE DENSIDADE MUITO BAIXA. As VLDL são produzidas no fígado quando a síntese de triglicerídeos é estimulada por um aumento no fluxo de ácidos graxos livres e aumento na nova síntese de ácidos graxos pelo fígado.

A apoB-100, a apoE e as apoC-I, C-II e C-III são sintetizadas constitutivamente pelo fígado e incorporadas nas VLDL (Quadro 35-2). Os triglicerídeos são sintetizados no retículo endoplasmático e, juntamente com outros constituintes lipídicos, são transferidos pela MTP até o local, no retículo endoplasmático, onde a apoB-100 recém-sintetizada está disponível para formar a VLDL nascente (precursora). Pequenas quantidades de apoE e as apoproteínas C são incorporadas em partículas nascentes no fígado antes da secreção; entretanto, a maior parte dessas apoproteínas é adquirida a partir da HDL plasmática após secreção das VLDL pelo fígado.

As mutações da MTP que resultam na incapacidade de transferência dos triglicerídeos para a apoB-100 no fígado ou para a apoB-48 no intestino impedem a produção de VLDL e de quilomícrons e causam o distúrbio genético conhecido como *abetalipoproteinemia*. As VLDL plasmáticas são catabolizadas pela LPL nos leitos capilares, por um processo semelhante ao processamento lipolítico dos quilomícrons (Figura 31-1). Quando a hidrólise dos triglicerídeos está quase completa, os remanescentes de VLDL, habitualmente denominados *IDL*, são liberados do endotélio capilar e penetram novamente na circulação. As VLDL que contêm apoB-100 e as IDL, cuja meia-vida é de menos de 30 minutos, possuem dois destinos potenciais. Cerca de 40 a 60% são depurados do plasma pelo fígado mediante uma interação via apoB e mediada por apoE com os receptores de LDL e com a LRP. A LPL e a HL convertem o restante das IDL em LDL pela remoção de triglicerídeos adicionais. As apoproteínas C, apoE e apoV redistribuem-se nas HDL.

A apoE desempenha um importante papel no metabolismo das lipoproteínas ricas em triglicerídeos (quilomícrons, remanescentes de quilomícrons, VLDL e IDL). Cerca de metade da apoE no plasma de indivíduos em jejum está associada a lipoproteínas ricas em triglicerídeos, enquanto a outra metade é um componente das HDL.

LIPOPROTEÍNAS DE BAIXA DENSIDADE. Praticamente todas as partículas de LDL na circulação são derivadas de VLDL. As partículas de LDL possuem meia-vida de 1,5 a 2 dias. Em indivíduos sem hipertrigliceridemia, cerca de 66% do colesterol plasmático encontra-se nas LDL. A depuração plasmática das partículas de LDL é mediada primariamente pelos receptores de LDL (ApoB-100 liga LDL ao seu receptor); um pequeno componente é mediado por mecanismos de depuração que não utilizam receptores.

A causa mais comum de hipercolesterolemia autossômica dominante envolve mutações do gene receptor do LDL. A deficiência ou a ausência de receptores de LDL resulta em níveis plasmáticos elevados de LDL e hipercolesterolemia familiar. As LDL tornam-se aterogênicas quando são modificadas por oxidação, uma etapa necessária para a captação de LDL por receptores de depuração dos macrófagos. Esse processo leva à formação de células espumosas nas lesões arteriais. Pelo menos dois receptores de depuração (SR) estão envolvidos (SR-AI/II e CD36). O SR-AI/II parece ter maior expressão na aterogênese precoce, enquanto a expressão de CD36 é maior com a formação de células espumosas durante a progressão da lesão. O fígado expressa um grande complemento de receptores de LDL e remove cerca de 75% de toda a LDL do plasma. Por conseguinte, a manipulação da expressão do gene dos receptores de LDL hepáticos constitui uma das formas mais efetivas de modular os níveis plasmáticos de LDL-C. A tiroxina e o estrogênio aumentam a expressão do gene do receptor de LDL, o que explica seus efeitos de redução de LDL-C. *A modificação dietética mais efetiva (redução no consumo de gordura saturada e colesterol) e o tratamento farmacológico (com estatinas) para a hipercolesterolemia atuam ao aumentar a expressão dos receptores de LDL hepáticos.*

LIPOPROTEÍNAS DE ALTA DENSIDADE. As HDL são lipoproteínas protetoras, que diminuem o risco de CP; por conseguinte, é desejável a presença de níveis elevados de HDL. Esse efeito protetor pode resultar da participação das HDL no transporte reverso do colesterol, o processo pelo qual o colesterol em excesso é adquirido das células e transferido para o fígado para ser excretado. Os efeitos da HDL também incluem supostas atividades anti-inflamatórias, antioxidativas, antiagregadora de plaquetas, anticoagulante e pró-fibrinolíticas. A apoA-I é a principal apoproteína das HDL e sua concentração plasmática constitui um indicador reverso de risco de CP mais poderoso que o nível de HDL-C. A síntese de apoA-I é necessária para a produção normal das HDL.

As mutações no gene da apoA-I que causam deficiência de HDL estão associadas a aterogênese acelerada. Além disso, duas importantes subclasses de partículas de HDL maduras no plasma podem ser diferenciadas pelo seu conteúdo de apoproteínas de HDL principais, a apoA-I e a apoA-II. Evidências epidemiológicas em seres humanos sugerem que apoA II podem ser ateroprotetores.

O transportador de membrana ABCA1 facilita a transferência de colesterol livre das células para as HDL. Após ser adquirido pela HDL pré-β1, o colesterol livre é esterificado pela lecitina:colesterol aciltransferase. O colesterol recém-esterificado e não polar move-se para o centro da partícula, que se torna mais esférica, maior e menos densa com aquisição e esterificação continuada de colesterol. À medida que o conteúdo de éster de colesteril da partícula (agora chamada HDL_2) aumenta, os ésteres de colesteril dessas partículas começam a ser trocados por triglicerídeos derivados de qualquer uma das lipoproteínas contendo triglicerídeos (quilomícrons, VLDL, lipoproteínas remanescentes e LDL). Essa troca, mediada pela proteína de transferência de ésteres de colesteril (CETP), é responsável pela remoção de cerca de 66% do colesterol associado às HDL em seres humanos. O colesterol transferido é subsequentemente metabolizado como parte das lipoproteínas para as quais foi transferido.

Os tratamentos que almejam CETP e os transportadores ABC produziram resultados ambíguos em seres humanos. Embora os inibidores de CETP efetivamente reduzam LDL, eles também parecem aumentar paradoxalmente a frequência dos eventos cardiovasculares adversos (angina, revascularização, infarto do miocárdio, insuficiência cardíaca e morte).

O triglicerídeo que é transferido para a HDL_2 é hidrolisado no fígado pela HL, um processo que regenera partículas de HDL_3 esféricas e menores, que recirculam e adquirem colesterol livre adicional dos tecidos que contêm colesterol livre em excesso.

A atividade da HL é regulada e modulada pelos níveis de HDL-C. Os androgênios aumentam a expressão/atividade da HL, que responde pelos níveis de HDL-C mais baixos observados mais em homens que nas mulheres. Os estrogênios reduzem a atividade da HL, porém seu impacto sobre os níveis de HDL-C nas mulheres é consideravelmente menor do que o dos androgênios nos níveis de HDL-C nos homens. A HL parece desempenhar um papel essencial na regulação dos níveis de HDL-C, visto que a atividade da HL encontra-se aumentada em muitos pacientes com baixos níveis de HDL-C.

LIPOPROTEÍNA(a). A lipoproteína(a) [Lp(a)] é constituída por uma partícula de LDL que tem uma segunda apoproteína, apo(a), além da apoB-100. A apo(a) da Lp(a) está estruturalmente relacionada com o plasminogênio e parece ser aterogênica.

HIPERLIPIDEMIA E ATEROSCLEROSE

Os principais fatores de risco convencionais para DCV são elevação do LDL-C, níveis reduzidos de HDL-C, tabagismo, hipertensão, diabetes melito tipo 2, idade avançada e história familiar de eventos prematuros de CP (homens < 55 anos de idade; mulheres < 65 anos) em um parente de primeiro grau (Quadro 31-3). Quando os níveis totais de colesterol estão abaixo de 160 mg/dL, o risco de CP é acentuadamente atenuado, mesmo na presença de fatores de risco adicionais. Esse papel essencial da hipercolesterolemia na aterogênese levou à hipótese quase universalmente aceita da dieta de colesterol para a CP: os níveis plasmáticos elevados de colesterol causam CP; as dietas ricas em gordura saturada (animal) e em colesterol aumentam os níveis de colesterol; e a redução dos níveis de colesterol diminui o risco de CP.

Uma redução moderada do colesterol total e do LDL-C está associada a reduções nos eventos fatais e não fatais de CP, mas não da mortalidade total. Os pacientes beneficiam-se, independentemente do sexo, da idade, dos níveis basais de lipídeos ou de história pregressa de doença vascular ou diabetes melito tipo 2. O tratamento com estatinas é eficaz na prevenção do primeiro AVE e dos AVE aterotrombóticos subsequentes. Doses moderadas de estatinas que baixam os níveis de LDL-C em cerca de 40% reduzem os eventos cardiovasculares em cerca de um terço. Esquemas mais intensivos que baixam o LDL-C em 45 a 50% reduzem os eventos de DCV em até 50%.

TRATAMENTO DE PACIENTES COM DISLIPIDEMIA: DIRETRIZES DO NATIONAL CHOLESTEROL EDUCATION PROGRAM (NCEP)

A prevenção primária envolve o tratamento dos fatores de risco para evitar a primeira vez de evento de CP. A prevenção secundária destina-se aos pacientes que tiveram um evento anterior de CP e cujos fatores de risco são tratados de maneira mais agressiva. Recentemente, o conceito de prevenção primordial tem sido aplicado para a prevenção de CP. A abordagem é baseada na população para prevenção (e não tratamento) que visa o tabagismo, controle do peso, atividade física, hábitos alimentares saudáveis, níveis de colesterol e glicose, e pressão arterial.

A abordagem baseada no paciente para tratar a dislipidemia é projetada para prevenção primária e secundária e requer uma avaliação de risco, e centra-se na diminuição do LDL-C e colesterol não HDL-C (Quadro 31-4). Antes de iniciar a terapia farmacológica, é preciso excluir as causas secundárias de hiperlipidemia (Quadro 31-5). O tratamento do distúrbio que causa dislipidemia secundária pode evitar a necessidade de tratamento com fármacos hipolipidêmicos. O Quadro 31-6 resume a categoria de risco atual-diretrizes de tratamento baseadas nos níveis de LDL-C.

Quadro 31-3

Fatores de risco para coronariopatia

Idade
Homens > 45 anos ou mulheres > 55 anos
História familiar de CP prematura
Familiar de primeiro grau (homem com menos de 55 anos ou mulher abaixo dos 65 anos quando ocorre o primeiro evento clínico de CP)
Tabagismo atual
Definido como o hábito de fumar nos 30 dias precedentes
Hipertensão
Pressão arterial ≥ 140/90 ou uso de medicação anti-hipertensiva, independentemente da pressão arterial
Baixos níveis de HDL-C
< 40 mg/dL (considerar < 50 mg/dL como "baixo" para as mulheres)
Obesidade[b]
Índice de massa corporal > 25 kg/m² e circunferência da cintura acima de 110 cm (homens) ou 96 cm (mulheres)
Diabetes melito tipo 2

Do *The Expert Panel*, 2002.

Quadro 31-4

Classificação dos níveis plasmáticos de lipídeos (mg/dL)

Colesterol total	
< 200	Desejável
200-239	Limítrofe alto
≥ 240	Alto
HDL-C	
< 40	Baixo (considerar < 50 mg/dL como baixo para as mulheres)
> 60	Alto
LDL-C	
< 70	Ideal para risco muito alto (meta mínima para pacientes com equivalente de CP)
< 100	Ótimo
100-129	Quase ótimo
130-159	Limítrofe alto
160-189	Alto
≥ 190	Muito alto
Triglicerídeos	
< 150	Normal
150-199	Limítrofe alto
200-499	Alto
≥ 500	Muito alto

HDL-C, colesterol das lipoproteínas de alta densidade; LDL-C, colesterol das lipoproteínas de baixa densidade. Do *The Expert Panel*, 2002.

QUEM E QUANDO TRATAR?

Os estudos clínicos em grande escala com estatinas forneceram novos dados sobre quais pacientes com dislipidemia devem ser tratados e quando o tratamento deve ser iniciado.

Sexo. Tanto os homens quanto as mulheres beneficiam-se da terapia de redução dos lipídeos. As estatinas são a terapia farmacológica de primeira linha recomendada para reduzir os lipídeos e prevenir eventos de CP em mulheres após a menopausa.

Idade. Idade acima dos 45 anos nos homens e dos 55 anos nas mulheres é considerada um fator de risco para CP. Os estudos clínicos realizados com estatinas mostraram que os pacientes com mais de 65 anos de idade beneficiam-se da terapia tanto quanto pacientes mais jovens. A idade avançada por si só não é motivo para deixar de instituir uma terapia medicamentosa em uma pessoa sadia nos demais aspectos.

Pacientes com doença vascular cerebral. Os níveis plasmáticos de colesterol exibem uma correlação positiva com o risco de acidente vascular encefálico isquêmico e as estatinas reduzem o acidente vascular encefálico e os ataques isquêmicos transitórios em pacientes com e sem CP.

Pacientes com doença vascular periférica. As estatinas são benéficas em pacientes com doença vascular periférica.

Quadro 31-5

Causas secundárias da dislipidemia

DISTÚRBIO	PRINCIPAL EFEITO LIPÍDICO
Diabetes melito	Triglicerídeos > colesterol; baixos níveis de HDL-C
Síndrome nefrótica	Triglicerídeos habitualmente > colesterol
Consumo de álcool	Triglicerídeos > colesterol
Uso de contraceptivos	Triglicerídeos > colesterol
Uso de estrogênio	Triglicerídeos > colesterol
Excesso de glicocorticoides	Triglicerídeos > colesterol
Hipotireoidismo	Colesterol > triglicerídeos
Doença hepática obstrutiva	Colesterol > triglicerídeos

HDL-C, colesterol das lipoproteínas de alta densidade.

Quadro 31-6

Tratamento baseado nos níveis de LDL-C (revisão das diretrizes do NCEP Adult Treatment Panel III de 2004)

CATEGORIA DE RISCO	META PARA OS NÍVEIS DE LDL-C (mg/dL)	META PARA OS NÍVEIS DE NÃO HDL-C (mg/dL)	MUDANÇA TERAPÊUTICA NO ESTILO DE VIDA	LIMIAR PARA TERAPIA FARMACOLÓGICA (mg/dL)
Risco muito elevado CP induzida por aterosclerose mais um dos seguintes: • múltiplos fatores de risco • diabetes melito • fator isolado inadequadamente controlado • síndrome coronariana aguda • síndrome metabólica	< 70[a]	< 100	Nenhum limiar (iniciar mudança)	Nenhum limiar (iniciar terapia)
Alto risco CP ou equivalente de CP	< 100[a]	< 130	Nenhum limiar	Nenhum limiar
Risco moderadamente elevado 2+ fatores de risco Risco de 10 anos: < 10-20%	< 130 (opcional < 100)	< 160	Nenhum limiar	≥ 130 (100-129)[b]
Risco moderado 2+ fatores de risco Risco de 10 anos < 10%	< 130	< 160	Nenhum limiar	> 160
0-1 fator de risco	< 160	< 160	Nenhum limiar	≥ 190 (opcional: 160-189)[c]

Após atingir a meta de LDL-C, pode ser necessária terapia adicional para atingir a meta de não HDL-C.

CP, coronariopatia; equivalente de CP, doença vascular periférica, aneurisma da aorta abdominal, doença sintomática da artéria carótida, risco de CP de 10 anos > 20% ou diabetes melito; HDL-C, colesterol das lipoproteínas de alta densidade; LDL-C, colesterol das lipoproteínas de baixa densidade; NCEP, National Cholesterol Education Program.

[a]Se o nível de LDL-C antes do tratamento for próximo ou abaixo do valor-alvo de LDL-C, então deve-se prescrever uma dose de estatina suficiente para baixar o nível de LDL-C em 30-40%.

[b]Os pacientes nessa categoria incluem aqueles com risco de 10 anos de 10-20% e um dos seguintes itens: idade > 60 anos, três ou mais fatores de risco, fator de risco grave, triglicerídeos > 200 mg/dL e HDL-C < 40 mg/dL, síndrome metabólica, proteína C-reativa altamente sensível > 3 mg/L e escore de cálcio coronário (ajustado para idade/sexo) > 75º percentil.

[c]Os pacientes incluem aqueles com qualquer fator de risco isolado grave, múltiplos fatores de risco principais, risco de 10 anos > 8%.

Pacientes hipertensos e fumantes. A redução do risco de eventos coronários em experimentos com estatina de pacientes hipertensos assemelha-se àquela de indivíduos sem hipertensão.

Diabetes melito tipo 2. Os pacientes com diabetes melito tipo 2 beneficiam-se significativamente de uma redução agressiva dos lipídeos (ver adiante).

Pacientes após infarto do miocárdio ou com revascularização. Uma vez estabelecido o diagnóstico de CP, é essencial começar a terapia de redução dos lipídeos (diretrizes do NCEP: meta do LDL-C < 70 mg/dL para pacientes em risco muito alto). A terapia com estatina também melhora o desfecho de longo prazo após cirurgia de derivação.

TRATAMENTO DE PACIENTES COM DIABETES TIPO 2

O diabetes melito constitui um indicador independente de alto risco de CP. O controle da glicose é essencial, mas proporciona apenas um benefício mínimo com relação à prevenção de CP. O tratamento agressivo da dislipidemia diabética com dieta, controle do peso e fármacos é decisivo na redução do risco. A dislipidemia diabética caracteriza-se habitualmente por níveis elevados de triglicerídeos, baixos níveis de HDL-C e elevação moderada do colesterol total e LDL-C. Os diabéticos sem CP

Quadro 31-7

Identificação clínica da síndrome metabólica

FATOR DE RISCO	NÍVEL DE DEFINIÇÃO
Obesidade abdominal	Circunferência da cintura
Homens	> 102 cm
Mulheres	> 88 cm
Triglicerídeos	≥ 150 mg/dL
HDL-C	
Homens	< 40 mg/dL
Mulheres	< 50 mg/dL
Pressão arterial	≥ 130/≥ 85 mmHg
Glicose em jejum	> 100 mg/dL

As diretrizes do NCEP de 2001 definem a síndrome metabólica pela presença de três ou mais desses fatores de risco. De *The Expert Panel*, 2002.

diagnosticada apresentam o mesmo nível de risco que os não diabéticos com CP estabelecida. Por conseguinte, as diretrizes de tratamento da dislipidemia para pacientes diabéticos são iguais àquelas de pacientes com CP, independentemente de o paciente diabético ter sofrido ou não um evento de CP.

SÍNDROME METABÓLICA

Existe um risco aumentado de CP associado ao estado pré-diabético resistente à insulina, descrito pela expressão "síndrome metabólica", que consiste em uma constelação de cinco fatores de risco de CP: a obesidade abdominal, hipertensão, resistência à insulina, hipertrigliceridemia e baixo HDL (Quadro 31-7). O tratamento deve concentrar-se na perda de peso e no aumento da atividade física. Deve-se instituir também um tratamento específico para as anormalidades lipídicas.

TRATAMENTO DA HIPERTRIGLICERIDEMIA

Verifica-se um aumento do risco de CP na presença de níveis de triglicerídeos superiores a 150 mg/dL. São reconhecidas três categorias de hipertrigliceridemia (Quadro 31-4) e recomenda-se o tratamento com base no grau de elevação. A perda de peso, o aumento do exercício físico e a restrição de álcool são importantes para todos os pacientes com hipertrigliceridemia. Se os triglicerídeos permanecerem acima de 200 mg/dL após ter alcançado a meta do LDL-C (Quadro 31-6), pode-se obter uma redução adicional dos triglicerídeos ao aumentar a dose de estatina ou de niacina. Pode ser necessária a terapia de combinação (estatina mais niacina ou estatina mais fibrato), porém é preciso ter cautela com essas combinações para evitar o desenvolvimento de miopatia (ver adiante).

TRATAMENTO DOS BAIXOS NÍVEIS DE HDL-C

Os baixos níveis de HDL-C constituem o fator de risco mais frequente para CP prematura.

Em pacientes com baixos níveis de HDL-C, a relação colesterol total:HDL-C constitui um indicador particularmente útil de risco de CP. Estudos observacionais sugerem que uma relação favorável superior a 4,5 está associada a aumento do risco (Quadro 31-8). O tratamento de pacientes com baixos níveis de HDL-C concentra-se na redução do LDL-C para o nível-alvo, com base no fator de risco do paciente ou no estado da CP (Quadro 31-6) *e* em uma redução do colesterol VLDL para menos de 30 mg/dL para atingir o alvo para não HDL-C. Os resultados satisfatórios do tratamento consistem em uma relação de colesterol total:HDL-C de 3,5 ou menos.

TRATAMENTO FARMACOLÓGICO DA DISLIPIDEMIA

ESTATINAS

As estatinas são os agentes mais efetivos e mais bem tolerados para o tratamento da dislipidemia. Esses fármacos são inibidores competitivos da HMG-CoA redutase, que catalisa uma etapa inicial e limitante de velocidade na biossíntese do colesterol. As estatinas mais potentes (p. ex., atorvastatina, sinvastatina e rosuvastatina) também podem reduzir os níveis de triglicerídeos causados pela elevação dos níveis de VLDL. Algumas estatinas também estão indicadas para elevar os níveis de HDL-C, embora a importância clínica desses efeitos sobre o HDL-C ainda não tenha sido comprovada. A Figura 31-2 mostra uma estrutura de estatina representativa e a reação catalisada por HMG-CoA redutase.

Quadro 31-8

Diretrizes baseadas nos níveis de LDL-C e na relação colesterol total:HDL-C para tratamento de pacientes com baixos níveis de HDL-C[a]

	METAS			MUDANÇA NO ESTILO DE VIDA INICIADA PARA			TERAPIA FARMACOLÓGICA INICIADA PARA		
CATEGORIA DE RISCO	LDL-C		TC:HDL-C	LDL-C		TC:HDL-C	LDL-C		TC:HDL-C
CP ou equivalente	< 100	e	< 3,5	≥ 100	ou	≥ 3,5	≥ 100	ou	≥ 3,5
2+ fatores de risco	< 130	e	< 4,5	≥ 130	ou	≥ 4,5	≥ 130	ou	≥ 6,0
0-1 fator de risco	< 160	e	< 5,5	≥ 160	ou	≥ 5,5	≥ 160	ou	≥ 7,0

CP, coronariopatia; HDL-C, colesterol das lipoproteínas de alta densidade; LDL-C, colesterol das lipoproteínas de baixa densidade; TC, colesterol total.
[a]Unidades para LDL-C: mg/dL

MECANISMO DE AÇÃO

As estatinas exercem seu efeito principal — redução dos níveis de LDL — graças a uma porção semelhante ao ácido mevalônico, que inibe competitivamente a HMG-CoA redutase. Ao reduzir a conversão da HMG-CoA em mevalonato, as estatinas inibem uma etapa inicial e limitante de velocidade na biossíntese do colesterol. As estatinas afetam os níveis sanguíneos de colesterol ao inibir a síntese hepática de colesterol, resultando em aumento da expressão do gene do receptor de LDL. Alguns estudos sugerem que as estatinas também podem reduzir os níveis de LDL ao aumentar a remoção dos precursores das LDL (VLDL e IDL) e diminuir a produção hepática de VLDL. Acredita-se que a redução na produção hepática de VLDL induzida pelas estatinas seja mediada pela síntese diminuída de colesterol, um componente necessário das VLDL.

EFEITOS TERAPÊUTICOS

Redução dos triglicerídeos pelas estatinas. Os níveis de triglicerídeos maiores que 250 mg/dL são consideravelmente reduzidos pelas estatinas, e a redução percentual obtida assemelha-se à redução percentual dos níveis de LDL-C.

Efeito das estatinas sobre os níveis de HDL-C. A maioria dos estudos de pacientes tratados com estatinas tem excluído sistematicamente os pacientes com baixos níveis de HDL-C. Em estudos de pacientes com níveis elevados de LDL-C e níveis apropriados de HDL-C de acordo com o sexo (40-50 mg/dL para homens; 50-60 mg/dL para mulheres), foi observado um aumento dos níveis de HDL-C de 5 a 10%, independentemente da dose ou da estatina administrada. Entretanto, em pacientes com níveis reduzidos de HDL-C (< 35 mg/dL), as estatinas podem diferir quanto a seus efeitos sobre os níveis de HDL-C. São necessários mais estudos para verificar se os efeitos das estatinas sobre os níveis de HDL-C em pacientes com baixos níveis de HDL-C são clinicamente significativos.

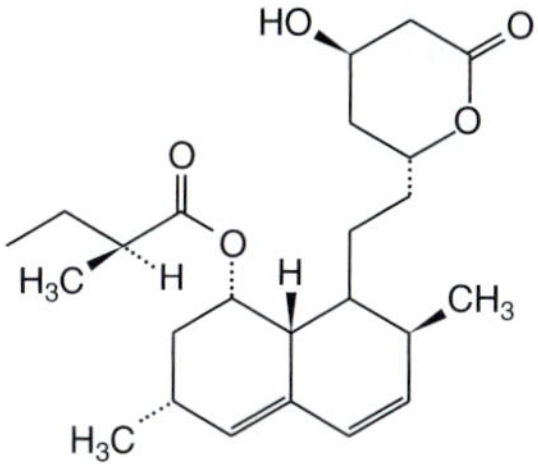

LOVASTATINA

Reação catalisada pela HMG-CoA redutase

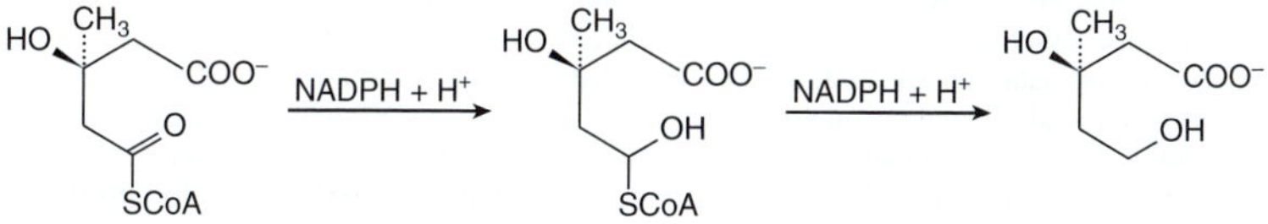

HMG-CoA | Intermediário | MEVALONATO

Figura 31-2 *Reação de lovastatina e HMG-CoA redutase.*

Efeitos das estatinas sobre os níveis de LDL-C. A análise das relações entre dose e resposta para todas as estatinas mostra que a eficácia da redução dos níveis de LDL-C é log-linear; ocorre redução de LDL de cerca de 6% (a partir dos valores basais) a cada duplicação da dose. Os efeitos máximos sobre os níveis plasmáticos de colesterol são alcançados em 7 a 10 dias. As estatinas mostraram-se efetivas em quase todos os pacientes com níveis elevados de LDL-C. A exceção é observada em pacientes com hipercolesterolemia familiar homozigota, que apresentam respostas muito atenuadas às doses habituais de estatinas, visto que ambos os alelos do gene do receptor de LDL codificam receptores de LDL disfuncionais. A terapia com estatinas não diminui os níveis de Lp(a).

Outros efeitos cardioprotetores potenciais além da redução das LDL. Embora as estatinas exerçam claramente seus principais efeitos sobre a CP ao reduzir os níveis de LDL-C e melhorar o perfil lipídico, refletido pelos níveis plasmáticos de colesterol, inúmeros efeitos potencialmente cardioprotetores estão sendo atribuídos a esses fármacos. Entretanto, não se sabe se esses efeitos pleiotrópicos potenciais representam um efeito de ação da classe, diferem entre as estatinas ou são relevantes do ponto de vista biológico ou clínico.

ABSORÇÃO, METABOLISMO E EXCREÇÃO

Após administração oral, a absorção intestinal das estatinas é variável (30-85%). Todas as estatinas, à exceção da sinvastatina e da lovastatina, são administradas na forma de β-hidroxiácido, que é a forma que inibe a HMG-CoA redutase. A sinvastatina e a lovastatina são administradas na forma de lactonas inativas, que devem ser transformadas no fígado em seus respectivos β-hidroxiácidos, a sinvastatina ácida (SVA) e a lovastatina ácida (LVA). Ocorre extensa captação hepática de primeira passagem de todas as estatinas, mediada primariamente pelo transportador de ânions orgânicos OARP1B1 (Capítulo 5).

Por causa da extensa captação hepática de primeira passagem, a biodisponibilidade sistêmica das estatinas e de seus metabólitos hepáticos varia de 5 a 30% da dose administrada. Os metabólitos de todas as estatinas, à exceção da fluvastatina e da pravastatina, exibem alguma atividade inibitória da HMG-CoA redutase. Em condições de equilíbrio dinâmico, podem ser encontradas pequenas quantidades do fármaco original e de seus metabólitos produzidos no fígado na circulação sistêmica. No plasma, mais de 95% das estatinas e seus metabólitos estão ligados às proteínas, com exceção da pravastatina e de seus metabólitos, cuja ligação é de apenas 50%. As concentrações plasmáticas das estatinas atingem um valor máximo em 1 a 4 horas. As meias-vidas dos compostos originais são de 1 a 4 horas, exceto no caso da atorvastatina e da rosuvastatina, que apresentam meias-vidas de cerca de 20 horas e sinvastatina com uma meia-vida de aproximadamente 12 horas. As meias-vidas mais longas da atorvastatina e da rosuvastatina podem contribuir para sua maior eficácia na redução do colesterol. O fígado biotransforma todas as estatinas, e mais de 70% dos metabólitos das estatinas são excretados pelo fígado, com eliminação subsequente nas fezes

EFEITOS ADVERSOS E INTERAÇÕES MEDICAMENTOSAS

Hepatotoxicidade. Apesar da hepatotoxicidade grave ser rara, uma taxa de cerca de um caso por milhão de pessoas/ano de uso foi notificada; é razoável determinar os níveis de alanina aminotransferase (ALT) em condições basais e posteriormente, quando clinicamente indicado.

Miopatia. O principal efeito adverso associado ao uso de estatinas é a miopatia. O risco de miopatia e de rabdomiólise aumenta proporcionalmente com a dose de estatina e as concentrações plasmáticas. Por conseguinte, os fatores que inibem o catabolismo das estatinas estão associados a um aumento do risco de miopatia, incluindo idade avançada (em particular > 80 anos), disfunção hepática ou renal, períodos perioperatórios, doença multissistêmica (particularmente em associação a diabetes melito), pequeno tamanho corporal e hipotireoidismo sem tratamento. O uso concomitante de fármacos que diminuem o catabolismo das estatinas ou interferem na captação hepática está associado a miopatia e rabdomiólise em 50 a 60% de todos os casos. As interações mais comuns das estatinas ocorreram com fibratos, particularmente *genfibrozila* (38%), *ciclosporina* (4%), *digoxina* (5%), *varfarina* (4%), antibióticos macrolídeos (3%), *mibefradil* (2%), e antifúngicos azólicos (1%). Outros fármacos que aumentam o risco de miopatia induzida por estatinas incluem a niacina (raramente), inibidores da protease do HIV, a amiodarona e a nefazodona.

A genfibrozila, o fármaco mais comumente associado à miopatia induzida por estatinas, inibe tanto a captação das formas ativas de hidroxiácido das estatinas nos hepatócitos pela OATPB1 e interfere na transformação da maioria das estatinas pelas glicuronidases. A coadministração de genfibrozila quase duplica as concentrações plasmáticas de ácidos hidroxi-estatinas. Quando as estatinas são administradas com niacina, a miopatia é provavelmente causada por um aumento na inibição da síntese de colesterol do músculo esquelético (uma interação farmacodinâmica).

Os fármacos que interferem na oxidação das estatinas são aqueles metabolizados primariamente pela CYP3A4, incluindo determinados antibióticos macrolídeos (p. ex., *eritromicina*), antifúngicos azólicos (p. ex., *itraconazol*), ciclosporina, nefazodona, uma fenilpiperazina antidepressiva, e os inibidores da protease do HIV e amiodarona. Essas interações farmacocinéticas estão associadas a concentrações plasmáticas aumentadas de estatinas e seus metabólitos ativos. A atorvastatina, a lovastatina e a sinvastatina são primariamente metabolizadas pela CYP3A4 e 3A5. A fluvastatina é metabolizada em sua maior parte (50-80%) pela CYP2C9 em metabólitos inativos, porém a CYP3A4 e a CYP2C8 também contribuem para seu metabolismo. Todavia, a pravastatina não é metabolizada em grau apreciável pelo sistema da CYP e é excretada de modo inalterado na urina. Pelo fato de a pravastatina, a fluvastatina e a rosuvastatina não serem extensamente metabolizadas pela CYP3A4, essas estatinas têm menos tendência a causar miopatia quando utilizadas com um dos fármacos predisponentes. Entretanto, os benefícios da terapia combinada com qualquer estatina devem ser cuidadosamente avaliados com relação ao risco de miopatia.

Quadro 31-9

Doses (mg) de estatinas necessárias para reduções no LDL-C

	REDUÇÕES DE LDL-C A PARTIR DE MOMENTO BASAL (%)					
	20-25%	26-30%	31-35%	36-40%	41-50%	51-55%
ESTATINA						
Atorvastatina	—	—	10	20	40	80
Fluvastatina	20	40	80			
Lovastatina	10	20	40	80		
Pitavastina		1	2	4		
Pravastatina	10	20	40			
Rosuvastatina	—	—	—	5	10	20, 40
Sinvastatina	—	10	20	40	80	

USOS TERAPÊUTICOS. *A síntese hepática de colesterol é máxima entre meia-noite e 2 horas da manhã. Por conseguinte, as estatinas com meias-vidas de 4 horas ou menos (todas, exceto a atorvastatina e a rosuvastatina) devem ser tomadas à noite.* Cada estatina tem uma dose inicial baixa recomendada que reduz o LDL-C em 20 a 30% (Quadro 31-9).

A dose inicial recomendada de **lovastatina** é de 20 mg, sendo ligeiramente mais efetiva se tomada com a refeição noturna que ao deitar. A dose de lovastatina pode ser aumentada a cada 3 a 6 semanas, até um máximo de 80 mg/dia. A dose de 80 mg é ligeiramente (2-3%) mais efetiva quando administrada na forma de 40 mg, 2 vezes/dia. A lovastatina, na dose de 20 mg, é comercializada em combinação com 500, 750 ou 1.000 mg de niacina de liberação prolongada. Poucos pacientes são candidatos apropriados a essa combinação de dose fixa (ver seção "Ácido Nicotínico", posteriormente neste capítulo).

A dose inicial aprovada de **sinvastatina** para a maioria dos pacientes é de 20 mg ao deitar. A dose máxima é de 80 mg. Em pacientes em uso de ciclosporina, fibratos ou niacina, a dose diária não deve ultrapassar 20 mg. A sinvastatina, 20 mg, é comercializada em combinação com 500, 750 ou 1.000 mg de niacina de liberação prolongada.

A terapia com **pravastatina** é iniciada com uma dose de 20 ou 40 mg, que pode ser aumentada para 80 mg. Esse fármaco deve ser tomado ao deitar. Como a pravastatina é um hidroxiácido, os sequestradores de ácidos biliares ligam-se a ela e reduzem sua absorção. A pravastatina também é comercializada em combinação com ácido acetilsalicílico tamponado. A pequena vantagem da combinação desses dois fármacos deve ser avaliada com relação às desvantagens inerentes das combinações de dose fixa.

A dose inicial de **fluvastatina** é de 20 ou 40 mg, com o máximo sendo de 80 mg/dia. À semelhança da pravastatina, a fluvastatina é administrada como hidroxiácido e deve ser tomada ao deitar, várias horas após a ingestão de um sequestrador de ácidos biliares (se a combinação for utilizada).

A **atorvastatina** tem meia-vida longa, o que possibilita sua administração a qualquer momento do dia. A dose inicial é de 10 mg, enquanto a dose máxima é de 80 mg/dia. A atorvastatina é comercializada em combinação com um bloqueador dos canais de Ca^{2+}, o anlodipino, para pacientes com hipertensão ou angina, bem como hipercolesterolemia.

A **rosuvastatina** está disponível em doses que variam de 5 a 40 mg. Apresenta meia-vida de 20 a 30 horas e pode ser tomada a qualquer momento do dia. Se for utilizada a combinação de genfibrozila com rosuvastatina, a dose de rosuvastatina não deve ultrapassar 10 mg.

A **pitavastatina** está disponível em doses de 1, 2 e 4 mg. A genfibrozila reduz a depuração de pitavastatina e eleva as concentrações sanguíneas; consequentemente, a genfibrozila deve ser usada com cautela, se usada em combinação com pitavastatina.

A escolha das estatinas deve basear-se na eficácia (redução dos níveis de LDL-C) e no custo. Três fármacos (lovastatina, sinvastatina e pravastatina) foram utilizados com segurança em estudos clínicos. Recomendam-se determinações basais da ALT, com repetição do teste em 3 a 6 meses. Se a ALT estiver normal depois dos primeiros 3 a 6 meses, sua determinação não precisa ser repetida mais de uma vez a cada 6 a 12 meses. As mensurações da CK não são rotineiramente necessárias, a não ser que o paciente também esteja tomando um fármaco que aumenta o risco de miopatia.

Estatinas em combinação com outros fármacos que reduzem os lipídeos. As estatinas, quando combinadas com as resinas sequestradoras de ácidos biliares, *colestiramina* e *colestipol,* causam reduções dos níveis de LDL-C 20 a 30% maiores do que as que podem ser obtidas apenas com as estatinas. Dados preliminares indicam que o *cloridrato de colesevelam* mais uma estatina reduz o LDL-C 8 a 16% mais que as estatinas isoladamente. A niacina também pode aumentar o efeito das estatinas; entretanto, a ocorrência de miopatia aumenta quando são administradas doses de estatina superiores a 25% da dose máxima (p. ex., 20 mg de sinvastatina ou atorvastatina) com niacina. A combinação de um fibrato (*clofibrato,* genfibrozila ou fenofibrato) com uma estatina é particularmente útil em pacientes com hipertrigliceridemia e níveis elevados de LDL-C. Essa combinação aumenta o risco de miopatia, porém costuma ser segura com um fibrato em sua dose máxima usual e uma estatina em uma dose que não deve ultrapassar 25% da dose máxima. A terapia tríplice com resinas, niacina e estatinas pode reduzir os níveis de LDL-C em até 70%. Uma combinação fixa de sinvastatina (10, 20, 40 ou 80 mg) e ezetimiba (10 mg) diminuiu até 60% os níveis de LDL-C em 24 semanas.

Uso das estatinas em crianças. Algumas estatinas foram aprovadas para uso em crianças com hipercolesterolemia familiar heterozigota. A atorvastatina, a lovastatina e a sinvastatina estão indicadas para crianças a partir de 11 anos de idade. A pravastatina está aprovada para crianças a partir de oito anos.

Gravidez. A segurança das estatinas durante a gravidez não foi estabelecida.

SEQUESTRADORES DE ÁCIDOS BILIARES

COLESTIRAMINA, COLESTIPOL E COLESEVELAM. Os sequestradores estabelecidos de ácidos biliares colestiramina e colestipol estão entre os fármacos hipolipidêmicos mais antigos e são provavelmente os mais seguros, visto que não são absorvidos pelo intestino. Essas resinas também são recomendadas para pacientes de 11 a 20 anos de idade. Devido à eficiência das estatinas como monoterapia, as resinas são mais frequentemente utilizadas como segundos agentes quando a terapia com estatina não reduz os níveis de LDL-C o suficiente. Quando utilizados com uma estatina, a colestiramina e o colestipol são habitualmente prescritos em doses submáximas. As doses máximas podem reduzir o LDL-C em até 25%, porém estão associadas a efeitos colaterais gastrintestinais inaceitáveis (distensão abdominal e constipação). O colesevelam, um sequestrador de ácido biliar mais recente, reduz os níveis de LDL-C em 18% quando administrado em dose máxima.

MECANISMO DE AÇÃO. Os sequestradores de ácidos biliares exibem cargas altamente positivas e ligam-se a ácidos biliares de carga negativa. Em função de seu grande tamanho, as resinas não são absorvidas e os ácidos biliares ligados são excretados nas fezes. Como mais de 95% dos ácidos biliares são normalmente reabsorvidos, a interrupção desse processo causa depleção do reservatório de ácidos biliares, com consequente aumento na síntese hepática de ácidos biliares. Em consequência, o conteúdo hepático de colesterol declina, estimulando a produção de receptores de LDL, efeito semelhante ao das estatinas. O aumento dos receptores hepáticos de LDL aumenta a depuração das LDL e reduz os níveis de LDL-C; entretanto, esse efeito é parcialmente compensado pela síntese aumentada de colesterol provocada pela suprarregulação da HMG-CoA redutase. A inibição da atividade da redutase por uma estatina aumenta consideravelmente a eficiência das resinas. O aumento na produção de ácidos biliares, induzido pelas resinas, é acompanhado de aumento na síntese hepática de triglicerídeos, que tem consequência nos pacientes com hipertrigliceridemia significativa (nível basal de triglicerídeos > 250 mg/dL). O uso do colesevelam para reduzir os níveis de LDL-C em pacientes com hipertrigliceridemia deve ser acompanhado de monitoração frequente (a cada 1-2 semanas) dos níveis de triglicerídeos em jejum.

EFEITOS SOBRE OS NÍVEIS DE LIPOPROTEÍNA. A redução do LDL-C por resinas depende da dose. Doses de 8 a 12 g de colestiramina ou de 10 a 15 g de colestipol estão associadas a reduções de 12 a 18% nos níveis de LDL-C. As doses máximas (24 g de colestiramina, 30 g de colestipol) podem reduzir os níveis de LDL-C em até 25%, porém causam efeitos colaterais gastrintestinais. Uma a duas semanas representam tempo suficiente para atingir uma redução máxima dos níveis de LDL-C por determinada dose de resina. Em pacientes com níveis normais de triglicerídeos, eles podem aumentar transitoriamente e a seguir retornar a seus valores basais. Os níveis de HDL-C aumentam 4 a 5%. As estatinas com resinas ou a niacina com resinas podem reduzir os níveis de LDL-C em até 40 a 60%. O colesevelam em doses de 3 a 3,75 g diminui os níveis de LDL-C em 9 a 19%.

EFEITOS ADVERSOS E INTERAÇÕES MEDICAMENTOSAS. Em geral, as resinas são seguras, visto que não sofrem absorção sistêmica. Como são administradas como sais de cloreto, foram relatados casos raros de acidose hiperclorêmica. A hipertrigliceridemia grave constitui uma contraindicação para o uso da colestiramina e do colestipol, visto que essas resinas aumentam os níveis de triglicerídeos. No momento, não se dispõe de dados suficientes sobre os efeitos do colesevelam sobre os níveis de triglicerídeos.

Tanto a colestiramina quanto o colestipol estão disponíveis em pó, que deve ser misturado com água e tomado em forma de pasta. Inicialmente, a sensação arenosa é desagradável para os pacientes, mas pode ser tolerada. O colestipol está disponível sob a forma de comprimidos. O colesevelam está disponível em cápsula dura, que absorve água e cria um material gelatinoso e mole, que supostamente minimiza o potencial de irritação gastrintestinal. Os pacientes que tomam colestiramina e colestipol queixam-se de distensão e dispepsia, sintomas que podem ser consideravelmente reduzidos se o fármaco for completamente suspenso em líquido várias horas antes de sua ingestão. Pode ocorrer constipação intestinal, porém algumas vezes ela pode ser evitada com a ingestão diária adequada de água e o uso de *Psyllium*. O colesevelam pode ter menos tendência a causar dispepsia, distensão e constipação intestinal.

A colestiramina e o colestipol ligam-se a muitos fármacos e interferem na sua absorção, incluindo algumas tiazidas, a *furosemida*, o *propranolol*, a *L-tiroxina*, a digoxina, a varfarina e algumas das estatinas. O efeito da colestiramina e do colestipol sobre a absorção da maioria dos fármacos não foi estudado. Por esse motivo, é prudente administrar todos os fármacos 1 hora antes ou 3 horas após a dose de colestiramina ou de colestipol. O colesevelam não parece interferir na absorção das vitaminas lipossolúveis ou de fármacos, como a digoxina, a lovastatina, a varfarina, o *metoprolol*, a *quinidina* e o *ácido valproico*. O colesevelam reduz a concentração máxima e a ASC de *verapamil* de liberação pronlongada em 31 e 11%, respectivamente. Na ausência de informações contrárias, parece prudente recomendar que os pacientes tomem outras medicações 1 hora antes ou 3 a 4 horas depois de uma dose de colesevelam. A segurança e eficácia do colesevelam não foram estudadas em pacientes pediátricos e em mulheres grávidas.

PREPARAÇÕES E USOS. As formas em pó da colestiramina (4 g por dose) e do colestipol (5 g por dose) são misturadas com líquido (água ou suco) e ingeridas como pasta ou misturadas com gelo picado no liquidificador. O ideal é que o paciente tome as resinas antes do desjejum e antes do jantar, começando com uma colher ou envelope 2 vezes/dia e aumentando a dose depois de várias semanas ou mais, de acordo com a necessidade e a tolerância. Em geral, os pacientes não irão tomar mais de duas doses (colheres ou envelopes) 2 vezes/dia. O cloridrato de colesevelam está disponível na forma de comprimido sólido contendo 0,625 g de colesevelam e como pó em pacotes de 3,75 g ou 1,875 g. A dose inicial é de três comprimidos, tomados 2 vezes/dia durante as refeições ou todos os seis comprimidos tomados em uma refeição. Os comprimidos devem ser tomados com líquido. A dose máxima diária é de sete comprimidos (4,375 g).

NIACINA (*ÁCIDO NICOTÍNICO*)

A niacina é uma vitamina do complexo B hidrossolúvel que funciona como vitamina apenas depois de sua conversão em NAD ou NADP, na qual ocorre como amida. Tanto a niacina quanto sua amida podem ser administradas por via oral como fonte de niacina pelas suas funções como vitamina, porém apenas a niacina afeta os níveis de lipídeos. Os efeitos hipolipidêmicos da niacina exigem doses mais altas do que aquelas necessárias para seus efeitos de vitamina.

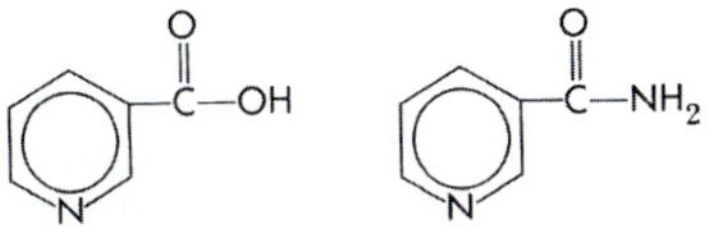

ÁCIDO NICOTÍNICO NICOTINAMIDA

MECANISMO DE AÇÃO. No tecido adiposo, a niacina inibe a lipólise dos triglicerídeos pela lipase sensível a hormônio, reduzindo o transporte de ácidos graxos livres para o fígado e a síntese hepática de triglicerídeos. A niacina pode exercer seus efeitos sobre a lipólise estimulando uma GPCR (GPR109A) que acopla a G_i e inibe a produção de AMP cíclico nos adipócitos. No fígado, a niacina reduz a síntese de triglicerídeos inibindo tanto a síntese como a esterificação de ácidos graxos, efeitos que aumentam a degradação de apoB. A redução da síntese de triglicerídeos diminui a produção hepática de VLDL, responsável pelos níveis reduzidos de LDL. A niacina também aumenta a atividade da LPL, que promove a depuração dos quilomícrons e dos triglicerídeos VLDL. A niacina eleva os níveis de HDL-C ao diminuir a fração de depuração da apoA-I nas HDL e não ao aumentar a síntese de HDL.

EFEITOS SOBRE OS NÍVEIS PLASMÁTICOS DE LIPOPROTEÍNA. A niacina regular ou cristalina, em doses de 2 a 6 g/dia, reduz os triglicerídeos em 35 a 50% (tão de maneira eficaz como os fibratos e estatinas); o efeito máximo ocorre em 4 a 7 dias. São possíveis reduções de 25% nos níveis de LDL-C com doses de 4,5 a 6 g/dia, mas são necessárias 3 a 6 semanas para se obter um efeito máximo. A niacina é o melhor agente disponível para aumentar o HDL-C (30 a 40%), mas o efeito é menor em pacientes com níveis de HDL-C menores que 35 mg/dL. A niacina também é o único fármaco hipolipemiante que reduz os níveis de Lp(a) de maneira significativa. Apesar do efeito salutar sobre os lipídeos, os efeitos colaterais da niacina limitam seu uso (ver "Efeitos Adversos").

ADME. As doses de niacina regular (cristalina) utilizadas no tratamento da dislipidemia sofrem absorção quase completa e as concentrações plasmáticas máximas (até 0,24 mmol) são alcançadas em 30 a 60 minutos. A meia-vida é de cerca de 60 minutos, exigindo 2 a 3 doses diárias. Em doses mais baixas, a maior parte da niacina é captada pelo fígado; apenas o metabólito principal, o ácido nicotinúrico, é encontrado na urina. Em doses mais altas, uma proporção maior do fármaco é excretada na urina como ácido nicotínico inalterado.

EFEITOS ADVERSOS. Dois dos efeitos colaterais da niacina, o rubor e a dispepsia, limitam a obediência do paciente ao tratamento. Os efeitos cutâneos consistem em rubor e prurido na face e na parte superior do tronco, exantemas cutâneos e acantose *nigricans*. O rubor e o prurido associados são mediados por prostaglandinas. O uso diário de ácido acetilsalicílico alivia o rubor em muitos pacientes. O rubor piora quando a terapia é iniciada ou a dosagem é aumentada, mas cessa na maioria dos pacientes após 1 a 2 semanas de dose estável. O rubor tem mais probabilidade de ocorrer quando a niacina é consumida com bebidas quentes ou com álcool. O rubor é minimizado se a terapia for iniciada com doses baixas (100-250 mg 2 vezes/dia) e se o fármaco for tomado após uma refeição. O ressecamento da pele, que constitui uma queixa frequente, pode ser tratado com hidratantes para a pele, enquanto a acantose *nigricans* pode ser tratada com o uso de loções ou cremes contendo *ácido salicílico*. A dispepsia e os episódios mais raros de náuseas, vômitos e diarreia têm menos tendência a ocorrer se o fármaco for tomado depois de uma refeição. Os pacientes com qualquer história de úlcera péptica não devem tomar niacina, pois ela pode reativar a doença ulcerosa.

Os efeitos colaterais mais comuns e clinicamente graves consistem em hepatotoxicidade, que se manifesta na forma de níveis séricos elevados de transaminases e hiperglicemia. Foi relatado que tanto a niacina regular (cristalina) quanto a forma de liberação prolongada, que foi desenvolvida para reduzir o rubor e o prurido, causam hepatotoxicidade grave. Uma preparação de niacina de liberação prolongada parece ter menos tendência a causar hepatotoxicidade grave, talvez simplesmente pelo fato de ser administrado 1 vez/dia. A incidência de rubor e prurido com essa preparação não difere consideravelmente daquela observada com a niacina regular. A hepatotoxicidade grave tem mais tendência a ocorrer quando os pacientes tomam mais de 2 g de preparações de liberação prolongada, adquiridas sem prescrição médica. Os pacientes acometidos apresentam fadiga e fraqueza que lembram as de uma gripe. Em geral, os níveis de aspartato transaminase e de ALT estão elevados, enquanto os níveis séricos de albumina declinam, observando-se uma redução considerável dos níveis de colesterol total e de LDL-C.

Em pacientes com diabetes melito, a niacina deve ser utilizada com cautela, visto que a resistência à insulina induzida por esse fármaco pode causar hiperglicemia grave. Se a niacina for prescrita para pacientes com diabetes confirmado ou suspeito, é preciso monitorar os níveis de glicemia pelo menos 1 vez/semana até que se comprove sua estabilidade. A niacina também eleva os níveis de ácido úrico e pode reativar a gota. Uma história clínica de gota constitui uma contraindicação relativa para o uso de niacina. Os efeitos colaterais reversíveis mais raros incluem ambliopia e maculopatia tóxicas. Foram relatadas taquiarritmias atriais e fibrilação atrial, mais comumente em pacientes idosos. *A niacina, nas doses utilizadas em seres humanos, foi associada a defeitos congênitos em animais de laboratório e não deve ser tomada por mulheres grávidas.*

USOS TERAPÊUTICOS. A niacina está indicada para a hipertrigliceridemia e os níveis elevados de LDL-C, sendo particularmente útil em pacientes com hipertrigliceridemia e baixos níveis de HDL-C. Existem duas formas comumente disponíveis de niacina. A niacina cristalina (de liberação imediata ou regular) refere-se aos comprimidos de niacina, que se dissolvem rapidamente após a ingestão. A niacina de liberação prolongada refere-se a preparações que liberam continuamente niacina durante 6 a 8 horas após ingestão. Existe uma única preparação de niacina aprovada pelo FDA para tratamento da dislipidemia, que exige prescrição médica.

Os comprimidos de niacina cristalina são adquiridos sem prescrição médica em uma variedade de concentrações, em comprimidos de 50 a 500 mg. A dose pode ser aumentada de modo gradativo a cada sete dias até ser atingida uma dose diária total de 1,5 a 2 g. Depois de 2 a 4 semanas com essa dose, devem-se determinar os níveis de transaminases, albumina sérica, glicose em jejum e ácido úrico. Os níveis de lipídeos devem ser verificados, devendo-se aumentar a dose até obter o efeito desejado sobre os lipídeos plasmáticos. Após atingir uma dose estável, deve-se obter uma amostra de sangue a cada 3 a 6 meses para monitorar as várias toxicidades.

As preparações de niacina de liberação prolongada adquiridas sem prescrição médica e a que exige prescrição mostram-se efetivas em uma dose diária total de até 2 g. Há relatos de que todas as doses de niacina de liberação prolongada, porém particularmente aquelas acima de 2 g/dia, causam hepatotoxicidade, que pode ocorrer logo após o início da terapia ou depois de vários anos de uso. O potencial de lesão hepática grave deve excluir a utilização de preparações isentas de prescrição na maioria dos pacientes. A preparação de liberação prolongada disponível sob prescrição médica pode ter menos tendência a causar hepatotoxicidade.

Como o uso concomitante de niacina e estatina pode causar miopatia, a dose de estatina administrada não deve ultrapassar 25% de sua dose máxima. Os pacientes também devem ser instruídos a interromper a terapia se surgirem dores musculares semelhantes às da gripe. A determinação rotineira da CK em pacientes tratados com niacina e estatinas não assegura que o desenvolvimento de miopatia grave será detectado antes do início dos sintomas.

DERIVADOS DO ÁCIDO FÍBRICO: ATIVADORES DO PPAR

O clofibrato é um derivado do ácido fíbrico halogenado. A genfibrozila é um ácido não halogenado que é distinto dos fibratos halogenados. Foram desenvolvidos vários análogos do ácido fíbrico (p. ex., fenofibrato, *bezafibrato* e *ciprofibrato*), que são utilizados na Europa e em outros países.

MECANISMO DE AÇÃO. Os mecanismos pelos quais os fibratos reduzem os níveis de lipoproteínas ou elevam os de HDL permanecem desconhecidos. Muitos dos efeitos desses compostos sobre os lipídeos do sangue são mediados pela sua interação com os receptores ativados pelo proliferador peroxissômico (PPAR), que regulam a transcrição gênica. Os fibratos ligam-se ao PPARα, e reduzem os triglicerídeos pela estimulação mediada pelo PPARα da oxidação dos ácidos graxos, por aumento da síntese de LPL e expressão reduzida da apoC-III. A ocorrência de um aumento na síntese de LPL poderia aumentar a depuração das lipoproteínas ricas em triglicerídeos. Uma redução na produção hepática de apoC-III, que atua como inibidor do processamento lipolítico e da depuração mediada pelo receptor, aumentaria a depuração das VLDL. Os aumentos dos níveis de HDL-C mediados pelo fibrato são devidos à estimulação da expressão da apoA-I e da apoA-II pelo PPARα, com aumento dos níveis de HDL. O fenofibrato é mais efetivo que a genfibrozila no aumento dos níveis de HDL. A maioria dos fibratos exerce efeitos antitrombóticos potenciais, incluindo inibição da coagulação e aumento da fibrinólise.

EFEITOS SOBRE OS NÍVEIS DE LIPOPROTEÍNAS. Os efeitos dos agentes do ácido fíbrico sobre os níveis de lipoproteínas diferem amplamente, dependendo do perfil inicial das lipoproteínas, da presença ou da ausência de hiperlipoproteinemia genética, das influências ambientais associadas e do fibrato específico utilizado. Os pacientes com hiperlipoproteinemia tipo III (disbetalipoproteinemia) estão entre os que respondem mais sensivelmente aos fibratos. Observa-se uma redução drástica dos níveis elevados de triglicerídeos e colesterol, e os xantomas tuberoeruptivos e palmares podem regredir por completo. A angina e a claudicação intermitente também melhoram.

Em pacientes com hipertrigliceridemia leve (p. ex., triglicerídeos < 400 mg/dL), o tratamento com fibrato diminui os níveis de triglicerídeos em até 50% e aumenta as concentrações de HDL-C em cerca de 15%; os níveis de LDL-C podem permanecer inalterados ou aumentar. Os pacientes com hipercolesterolemia familiar heterozigota que apresentam normotrigliceridemia costumam exibir pouca alteração nos níveis de LDL com o uso de genfibrozila; com os outros agentes do ácido fíbrico, podem ocorrer reduções de até 20% em alguns pacientes. Em geral, os fibratos constituem os fármacos de escolha para o tratamento da hipertrigliceridemia grave e da síndrome de quilomícronemia. Enquanto a terapia primária tem por objetivo remover o álcool e reduzir ao máximo a ingestão de gordura da dieta, os fibratos ajudam tanto por meio do aumento da depuração dos triglicerídeos quanto de uma redução na síntese hepática de triglicerídeos. Em pacientes com síndrome de quilomícronemia, a terapia de manutenção com fibratos e uma dieta com baixo teor de gordura mantêm os níveis de triglicerídeos bem abaixo de 1.000 mg/dL e, portanto, evitam episódios de pancreatite.

ADME. Os fibratos sofrem absorção rápida e eficiente (> 90%) quando tomados com uma refeição, sendo menos eficientes quando ingeridos com estômago vazio. As concentrações plasmáticas máximas são alcançadas em 1 a 4 horas. Mais de 95% desses fármacos no plasma estão ligados à proteína, quase exclusivamente à albumina. As meias-vidas dos fibratos variam de 1,1 hora (genfibrozila) a 20 horas (fenofibrato). Os fármacos distribuem-se largamente por todo o corpo e as concentrações no fígado, nos rins e no intestino ultrapassam os níveis plasmáticos. A genfibrozila é transferida por meio da placenta. Os fibratos são excretados predominantemente como conjugados glicuronídeos (60-90%) na urina, com quantidades menores aparecendo nas fezes. A excreção desses fármacos encontra-se comprometida na insuficiência renal.

EFEITOS ADVERSOS E INTERAÇÕES MEDICAMENTOSAS. Os compostos do ácido fíbrico são habitualmente bem tolerados. Podem ocorrer efeitos colaterais GI em até 5% dos pacientes. Outros efeitos colaterais são relatados com pouca frequência, incluindo exantema, urticária, queda dos cabelos, mialgias, fadiga, cefaleia, impotência e anemia. Foram relatados aumentos menos significativos nas transaminases e fosfatase alcalina hepáticas. Há relatos de que o clofibrato, o bezafibrato e o fenofibrato potencializam a ação dos anticoagulantes orais, em parte ao deslocá-los de seus locais de ligação na albumina. A monitoração cuidadosa do tempo de protrombina e a redução da dose do anticoagulante podem ser apropriadas.

Em algumas ocasiões, ocorre uma síndrome miopática em indivíduos que tomam clofibrato, genfibrozila ou fenofibrato, podendo ser observada em até 5% dos pacientes tratados com uma combinação de genfibrozila e doses mais altas de estatinas. Deve-se reduzir a dose de estatina quando se utiliza a terapia de combinação. A genfibrozila inibe a captação hepática das estatinas pela OATP1B1 e compete pelas mesmas glicuronisil-transferases que metabolizam a maioria das estatinas. Em consequência, os níveis de ambos os fármacos podem estar aumentados quando são coadministrados. Os pacientes que usam essa combinação devem ser acompanhados a intervalos de três meses, com anamnese cuidadosa e determinação dos níveis de CK, até o estabelecimento de um padrão estável. Os pacientes que tomam fibratos com rosuvastatina devem ser rigorosamente acompanhados de maneira especial, mesmo quando são administradas baixas doses de rosuvastatina (5-10 mg). O fenofibrato sofre glicuronidação por enzimas que não estão envolvidas na glicuronidação das estatinas. Por conseguinte, as combinações de fenofibrato e estatinas têm menor probabilidade de causar miopatia do que a terapia de combinação com genfibrozila e estatinas.

Todos os fibratos aumentam a litogenicidade da bile. O uso do clofibrato tem sido associado a um risco elevado de formação de cálculos biliares. A insuficiência renal constitui uma contraindicação relativa para o uso de agentes de ácido fíbrico, assim como a disfunção hepática. *Os fibratos não devem ser utilizados por crianças nem por gestantes.*

USOS TERAPÊUTICOS. O clofibrato está disponível para administração oral e pode ser útil em pacientes que não toleram a genfibrozila ou o fenofibrato. A dose habitual é de 2 g/dia, em doses fracionadas. A genfibrozila é habitualmente administrada em uma dose de 600 mg, tomada 2 vezes/dia, 30 minutos antes das refeições pela manhã e à noite. A marca comercial do fibrato está disponível em comprimidos de 48 e 145 mg. A dose diária habitual é de 145 mg. O fenofibrato genérico está disponível em cápsulas contendo 67, 134 e 200 mg. O sal de colina de ácido fenofíbrico está disponível em cápsulas de 135 e 45 mg. As de 135 mg são equivalentes ao fenofibrato de 145 mg e de 200 mg. Os fibratos constituem os fármacos de escolha para o tratamento de indivíduos com hiperlipoproteinemia tipo III que apresentam hiperlipidemia, bem como de indivíduos com hipertrigliceridemia grave (triglicerídeos > 1.000 mg/dL), que correm risco de pancreatite. Os fibratos parecem desempenhar um importante papel em indivíduos com níveis elevados de triglicerídeos e baixos níveis de HDL-C associados à síndrome metabólica ou ao diabetes melito tipo 2. Nesses pacientes, é necessário monitorar os níveis de LDL; se houver elevação dos níveis de LDL, pode ser necessário o acréscimo de uma dose baixa de uma estatina. Hoje, muitos especialistas tratam esses pacientes inicialmente com uma estatina e depois adicionam um fibrato, com base no benefício relatado da terapia com fibrozila.

EZETIMIBA E INIBIÇÃO DA CAPTAÇÃO DIETÉTICA DO COLESTEROL

A ezetimiba é o primeiro composto aprovado para reduzir os níveis de colesterol total e LDL-C, que inibe a absorção do colesterol pelos enterócitos no intestino delgado. O fármaco reduz os níveis de LDL-C em cerca de 20% e é utilizado primariamente como terapia adjuvante com estatinas.

MECANISMO DE AÇÃO. A ezetimiba inibe a captação luminal de colesterol pelos enterócitos jejunais, inibindo a proteína de transporte NPC1L1. Em seres humanos, a ezetimiba reduziu a absorção de colesterol em 54%, precipitando um aumento compensatório na síntese de colesterol, que pode ser inibido com um inibidor da síntese de colesterol (como uma estatina). A consequência da inibição da absorção intestinal de colesterol consiste em uma redução da incorporação do colesterol nos quilomícrons; isso diminui a liberação de colesterol no fígado pelos remanescentes de quilomícrons. O teor diminuído de colesterol dos remanescentes pode diminuir diretamente a aterogênese, visto que os remanescentes de quilomícrons são lipoproteínas muito aterogênicas. A redução do aporte de colesterol intestinal para o fígado pelos remanescentes de quilomícrons estimula a expressão de genes hepáticos que regulam a expressão do receptor de LDL e a biossíntese de colesterol. A maior expressão dos receptores hepáticos de LDL aumenta a depuração do LDL-C do plasma. A ezetimiba reduz os níveis de LDL-C em 15 a 20%.

ADME. A ezetimiba é altamente insolúvel em água, impedindo o estudo de sua biodisponibilidade. Após a ingestão, sofre glicuronidação no epitélio intestinal, é absorvida e em seguida penetra na recirculação entero-hepática. Os estudos de farmacocinética indicam que cerca de 70% são excretados nas fezes e cerca de 10% na urina (como conjugado glicuronídeo). Os sequestradores de ácidos biliares inibem a absorção da ezetimiba, de modo que os dois agentes não devem ser administrados concomitantemente.

EFEITOS ADVERSOS E INTERAÇÕES MEDICAMENTOSAS. Além de reações alérgicas raras, não foram observados efeitos adversos específicos em pacientes tratados com ezetimiba. *Como todas as estatinas estão contraindicadas para gestantes e durante a lactação, os produtos de combinação contendo ezetimiba e uma estatina não devem ser administrados a mulheres em idade fértil na ausência de contracepção.*

USOS TERAPÊUTICOS. A ezetimiba está disponível em comprimidos de 10 mg, que podem ser tomados a qualquer hora durante o dia, com ou sem alimento. A ezetimiba pode ser tomada com qualquer medicação, exceto os sequestradores de ácidos biliares, que inibem sua absorção.

O papel da ezetimiba como monoterapia para pacientes com níveis elevados de LDL-C limita-se ao pequeno grupo de pacientes que não toleram as estatinas. As ações da ezetimiba são complementares àquelas das estatinas. A dupla terapia com ambas as classes de fármacos impede a síntese aumentada de colesterol induzida pela ezetimiba e o aumento da absorção de colesterol induzido pelas estatinas, promovendo uma redução aditiva dos níveis de LDL-C. Foi aprovado um comprimido de combinação contendo 10 mg de ezetimiba e várias doses de sinvastatina (10, 20, 40 e 80 mg). Com a dose mais alta de sinvastatina (80 mg) mais ezetimiba (10 mg), a redução média dos níveis de LDL-C foi de 60%.

MEDICAMENTOS ADJUVANTES RECENTEMENTE APROVADOS

ICOSAPENTE ETÍLICO. O icosapente etílico é um derivado de éster etílico do ácido graxo ômega 3 ácido eicosapentaenoico (EPA). O EPA reduz os triglicerídeos VLDL e é usado como adjuvante à dieta para tratamento de pacientes adultos com hipertrigliceridemia grave (≥ 500 mg/dL). A dose oral recomendada é de 4 g/dia administrada com alimentos. Os efeitos adversos podem incluir artralgia. Como os ácidos graxos ômega 3 podem prolongar o tempo de sangramento, os pacientes que tomam anticoagulantes devem ser monitorados.

LOMITAPIDA. O mesilato de lomitapida atua inibindo MTP, que é essencial para a formação de VLDL. A lomitapida é usada como adjuvante à dieta para redução do LDL-C, colesterol total, apoB e não HDL-C em pacientes com hipercolesterolemia familiar homozigota. A dose oral inicial recomendada (5 mg/dia) é titulada para cima até uma dose máxima de 60 mg diários. O fármaco é metabolizado por CYP3A4 e é contraindicado com inibidores de CYP3A4. Os efeitos adversos relatados incluem diarreia, vômitos, dor abdominal e hepatotoxicidade. O agente é usado sob estratégia de avaliação e minimização de risco do FDA.

MIPOMERSEN SÓDICO. O mipomersen, um oligonucleotídeo antisense, inibe a síntese de apoB-100. O fármaco é aprovado como adição a fármacos hipolipemiantes e dieta para pacientes com hipercolesterolemia familiar homozigota. A dose recomendada é de 1 mL de solução de 200 mg/mL, injetada por via subcutânea, uma vez por semana. Os efeitos adversos comuns incluem reações no local da injeção, sintomas semelhantes à gripe, cefaleia e elevação das enzimas hepáticas. O agente é usado sob estratégia de avaliação e minimização de risco do FDA.

Para uma listagem bibliográfica completa, consulte ***As Bases Farmacológicas da Terapêutica de Goodman e Gilman***, 12ª edição.

Seção IV Inflamação, imunomodulação e hematopoiese

Capítulo 32 Histamina, bradicinina e seus antagonistas

A histamina é o principal mediador da inflamação, da anafilaxia e da secreção ácida do estômago. Além disso, a histamina desempenha um papel na neurotransmissão. Nossos conhecimentos sobre os papéis fisiológicos e fisiopatológicos da histamina foram ampliados com o desenvolvimento de antagonistas específicos para cada subtipo de receptor e a clonagem de quatro receptores da histamina. Os antagonistas competitivos dos receptores H_1 têm diversas ações e são utilizados terapeuticamente para tratar alergias, urticária, reações anafiláticas, náuseas, cinetose, insônia e alguns sintomas de asma. Os antagonistas do receptor H_2 são eficazes para reduzir a secreção ácida do estômago. O peptídeo conhecido como bradicinina produz efeitos cardiovasculares semelhantes aos da histamina e desempenha funções proeminentes na inflamação e na nocicepção.

HISTAMINA

A histamina é uma molécula hidrofílica constituída por um anel imidazólico e por um grupo amina ligados por um grupo etileno; a molécula é sintetizada a partir da descarboxilação da histidina (Figura 32-1). Os quatro receptores de histamina, todos eles GPCRs, podem ser ativados diferencialmente por análogos da histamina e inibidos por antagonistas específicos (Quadro 32-1).

DISTRIBUIÇÃO E BIOSSÍNTESE

DISTRIBUIÇÃO. Quase todos os tecidos dos mamíferos contêm histamina em quantidades que variam de menos de 1 a mais de 100 μg/g. As concentrações no plasma e nos outros líquidos corporais são geralmente muito baixas, mas o líquido cerebrospinal (LCS) humano contém quantidades significativas. A concentração de histamina é particularmente alta nos tecidos que contêm grandes quantidades de mastócitos, como a pele, a mucosa brônquica e a mucosa intestinal.

SÍNTESE, ARMAZENAMENTO E METABOLISMO. A histamina é formada pela descarboxilação do aminoácido histidina por ação da enzima L-histidina-descarboxilase (Figura 32-1). Os mastócitos e os basófilos sintetizam histamina e a armazenam nos seus grânulos secretórios. No pH do grânulo secretório (~ 5,5), a histamina é carregada positivamente e forma complexos iônicos com grupos ácidos negativamente carregados existentes em outros constituintes do grânulo (principalmente proteases e heparina) ou proteoglicanos (como sulfato de condroitina). A taxa de renovação da histamina nos grânulos secretórios é lenta. Os locais de produção de histamina não relacionados aos mastócitos incluem epiderme, mucosa gástrica, neurônios do SNC e células dos tecidos em regeneração ou crescimento rápido. A renovação é rápida nesses tecidos (exceto mastócitos), porque a histamina é liberada continuamente, em vez de ser armazenada. A produção de histamina nesses tecidos contribui significativamente para a excreção diária dos metabólitos da histamina na urina. Como a L-histidina-descarboxilase é uma enzima induzível, a capacidade de sintetizar histamina nesses tecidos está sujeita à regulação. A histamina é rapidamente metabolizada e seus metabólitos são eliminados na urina.

LIBERAÇÃO E FUNÇÕES DA HISTAMINA ENDÓGENA

A histamina é liberada dos grânulos de armazenamento em consequência da interação do antígeno com anticorpos da classe das imunoglobulinas E (IgE) presentes na superfície do mastócito. A histamina desempenha função primordial na hipersensibilidade imediata e nas respostas alérgicas. As ações da histamina no músculo liso dos brônquios e dos vasos sanguíneos são responsáveis por muitos dos sintomas da reação alérgica. Além disso, certos fármacos agem diretamente nos mastócitos, liberam histamina e causam efeitos indesejáveis. A histamina desempenha um papel importante na regulação da secreção de ácido gástrico, bem como modula a liberação de neurotransmissores.

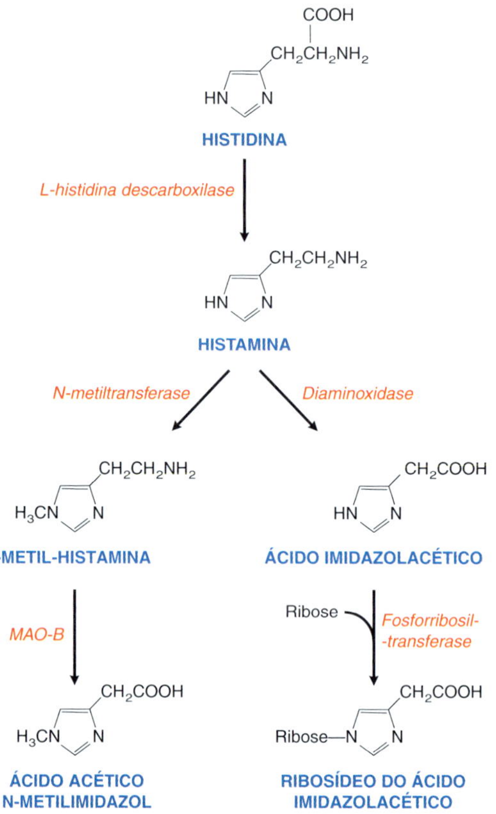

Figura 32-1 *Síntese e metabolismo da histamina nos seres humanos.* A histamina é sintetizada a partir da histidina por descarboxilação. A histamina é metabolizada por duas vias, principalmente por metilação do anel, seguida de desaminação oxidativa (*lado esquerdo da figura*) e, secundariamente, por desaminação oxidativa e depois conjugação com ribose. Esses metabólitos têm pouca ou nenhuma atividade e são excretados na urina. A determinação dos níveis urinários de *N*-metil-histamina oferece um indicador confiável da produção de histamina. Os níveis artificialmente altos de histamina urinária são causados por bactérias das vias geniturinárias, que descarboxilam a histidina. MAO, monoaminoxidase.

PAPEL NAS REAÇÕES ALÉRGICAS. As principais células-alvo das reações de hipersensibilidade imediata são os mastócitos e os basófilos. Como parte da resposta alérgica a um antígeno, os anticorpos IgE são formados e ligam-se às superfícies dos mastócitos e dos basófilos por meio de receptores F_c específicos de alta afinidade. Esse receptor (FcεRI) é formado por cadeias α, β e duas γ (Capítulo 35). Os antígenos ligam-se às moléculas de IgE e, por meio do FcεRI, ativam as vias de sinalização dos mastócitos ou dos basófilos que envolvem as tirosinocinases e a fosforilação subsequente de vários substratos proteicos dentro de 5 a 15 segundos após contato com o antígeno. Esses eventos desencadeiam a exocitose do conteúdo dos grânulos secretórios.

LIBERAÇÃO DE OUTROS AUTACOIDES. A estimulação de receptores de IgE também ativa a fosfolipase A_2 (PLA_2), levando à produção de inúmeros mediadores, como o fator de ativação das plaquetas (PAF), e metabólitos do ácido araquidônico, como os leucotrienos C_4 e D_4, que causam contração dos músculos lisos da árvore brônquica.

LIBERAÇÃO DE HISTAMINA POR FÁRMACOS, PEPTÍDEOS, VENENOS E OUTRAS SUBSTÂNCIAS. Muitos compostos, incluindo um grande número de agentes terapêuticos, estimulam diretamente a liberação de histamina pelos mastócitos, sem necessidade de sensibilização prévia. Respostas desse tipo ocorrem mais provavelmente depois das injeções intravenosas de substâncias de certas categorias. A tubocurarina, o suxametônio, a morfina, alguns antibióticos, os contrastes radiográficos e certos expansores plasmáticos à base de carboidratos também podem deflagrar a resposta. O fenômeno tem importância clínica e pode ser responsável por reações anafilactoides inesperadas. Os polipeptídeos básicos em geral, ativam de maneira eficaz a liberação de histamina e, dentro de uma faixa limitada, sua potência aumenta com o número de grupos básicos. Por exemplo, a bradicinina é um estimulador fraco da liberação de histamina, ao passo que a calidina (Lis-bradicinina) e a substância P, com mais aminoácidos de carga positiva, são mais ativos. Alguns venenos como o da vespa contêm peptídeos que são estimuladores potentes da liberação de histamina. A polimixina B também é muito ativa. Os polipeptídios básicos liberados com a lesão dos tecidos representam estímulos fisiopatológicos à secreção dos mastócitos e dos basófilos.

Quadro 32-1

Características dos receptores da histamina

	H_1	H_2	H_3	H_4
Acoplamento às proteínas G (segundos mensageiros)	$G_{q/11}$ (↑ Ca^{2+}; ↑ NO e ↑ GMPc)	G_s (↑ AMPc)	$G_{i/o}$ (↓ AMPc; ↑ MAP-cinase)	$G_{i/o}$ (↓ AMPc; ↑ Ca^{2+})
Distribuição	Músculo liso, células endoteliais, SNC	Células gástricas parietais, músculo cardíaco, mastócitos, SNC	SNC: pré-sinápticos	Células de origem hematopoiética
Agonista representativo	2-CH_3-histamina	Antamina	(*R*)-α-CH_3-histamina	4-CH_3-histamina
Antagonista representativo	Clorfeniramina	Ranitidina	Tiprolisanto	JNJ7777120

AMPc, AMP cíclico; GMPc, GMP cíclico; SNC, sistema nervoso central; NO, óxido nítrico.

Alguns segundos depois da injeção de um estimulador da liberação de histamina, os seres humanos experimentam sensações de ardência e prurido. Esse efeito é mais acentuado nas palmas das mãos, na face, no couro cabeludo e nas orelhas e logo se segue uma sensação de intenso calor. A pele torna-se avermelhada e esta cor rapidamente se espalha pelo tronco. A pressão arterial diminui, a frequência cardíaca aumenta e o indivíduo habitualmente se queixa de dor de cabeça. Depois de alguns minutos, a pressão arterial retorna ao normal e placas de urticária habitualmente aparecem na pele. Cólicas, náuseas, hipersecreção ácida e broncospasmo moderado também ocorrem com frequência. Os estimuladores da liberação de histamina não causam a depleção da histamina não relacionada com os mastócitos.

PROLIFERAÇÃO AUMENTADA DE MASTÓCITOS E BASÓFILOS E TUMORES CARCINOIDES GÁSTRICOS. Com a urticária pigmentosa (mastocitose cutânea), os mastócitos acumulam-se na camada superior da derme e formam lesões cutâneas pigmentadas que “ferroam” quando são tocadas. Com a mastocitose sistêmica, a proliferação excessiva dos mastócitos também se verifica em outros órgãos. Os pacientes com essas síndromes apresentam vários sinais e sintomas atribuíveis à excessiva liberação de histamina, incluindo urticária, dermatografismo, prurido, cefaleia, fraqueza, hipotensão, rubor facial e várias manifestações GI, como diarreia e úlceras pépticas. Os tumores carcinoides gástricos secretam histamina, que é responsável pelos episódios de vasodilatação que fazem parte do rubor “geográfico” variegado.

SECREÇÃO ÁCIDA DO ESTÔMAGO. Quando atua nos receptores H_2, a histamina é um poderoso secretagogo gástrico e provoca secreção copiosa de ácido pelas células parietais (Figura 45-1); além disso, a histamina também aumenta as secreções de pepsina e fator intrínseco. A secreção de ácido gástrico pelas células parietais também é causada pela estimulação do nervo vago e pelo hormônio entérico conhecido como gastrina. Entretanto, a histamina certamente é o mediador fisiológico predominante na secreção ácida; o bloqueio dos receptores H_2 não apenas antagoniza a secreção ácida em resposta à histamina, como também inibe as respostas à gastrina e à estimulação vagal. (Capítulo 45.)

SNC. Os neurônios que contêm histamina controlam funções homeostáticas e cerebrais superiores, inclusive regulação do ciclo de sono-vigília, ritmos circadiano e alimentar, imunidade, aprendizagem, memória, ingestão de líquidos e temperatura corporal. Contudo, nenhuma doença humana foi relacionada diretamente com a disfunção do sistema histaminérgico do cérebro. A histamina, a histidina-descarboxilase e as enzimas que metabolizam a histamina e os receptores H_1, H_2 e H_3 estão amplamente distribuídos no SNC, embora não uniformemente. Os receptores H_1 estão associados aos neurônios e outras estruturas não neuronais (p. ex., glia, células sanguíneas, vasos) e são encontrados em concentrações maiores nas regiões que controlam a função neuroendócrina, o comportamento e o estado nutricional. A distribuição dos receptores H_2 está mais relacionada com as projeções histaminérgicas que a dos receptores H_1 e isso sugere que estes primeiros receptores desempenhem muitas das ações pós-sinápticas da histamina. Os receptores H_3 também estão concentrados heterogeneamente nas áreas que reconhecidamente recebem projeções histaminérgicas e isso é compatível com sua função como autorreceptores pré-sinápticos. A histamina inibe o apetite e estimula a atenção por meio dos receptores H_1.

EFEITOS FARMACOLÓGICOS

ACOPLAMENTO RECEPTOR-EFETOR E MECANISMOS DE AÇÃO. Os receptores de histamina são GPCRs, que se ligam aos sistemas de segundo mensageiros e produzem seus efeitos, conforme descritos no Quadro 32-1.

Os receptores H_3 e H_4 têm muito mais afinidade pela histamina, que os receptores H_1 e H_2. A ativação dos receptores H_3 também pode ativar a cinase MAP e inibir o permutador de Na^+/H^+; a ativação dos receptores H_4 mobiliza o Ca^{2+} armazenado em algumas células. A ativação dos receptores H_1 do endotélio vascular estimula a eNOS a produzir óxido nítrico (NO), que se difunde para as células musculares adjacentes, aumenta o GMP cíclico e causa relaxamento. A estimulação de receptores H_1 do músculo liso também mobiliza o Ca^{2+}, mas causa contração, ao passo que a ativação dos receptores H_2 da mesma célula muscular lisa atua por meio da G_s e aumenta a acumulação do AMP cíclico, a ativação da PKA e consequentemente causa relaxamento. A definição farmacológica dos receptores H_1, H_2 e H_3 é inequívoca, porque existem disponíveis agonistas e antagonistas relativamente específicos. Contudo, o receptor H_4 tem homologia de 35 a 40% com as isoformas do receptor H_3 e era mais difícil de diferenciar farmacologicamente. Pesquisadores desenvolveram vários compostos não imidazólicos que são antagonistas H_3 mais seletivos e, hoje, também existem vários antagonistas H_4 seletivos. A 4-metil-histamina e a dimaprita, antes reconhecidas como agonistas H_2 específicos, na verdade são agonistas H_4 mais potentes.

RECEPTORES H_1 E H_2. Os receptores H_1 e H_2 estão amplamente distribuídos nos tecidos periféricos e no SNC. A histamina pode produzir efeitos locais ou sistêmicos nos músculos lisos e nas glândulas e causa prurido, estimulando a secreção na mucosa nasal. Além disso, a histamina contrai alguns músculos lisos (p. ex., dos brônquios e do intestino) enquanto relaxa acentuadamente outros (p. ex., vasos sanguíneos). Outros efeitos menos proeminentes incluem a formação de edema e a estimulação das terminações nervosas sensoriais. A broncoconstrição e a contração do intestino são mediadas pelos receptores H_1. A secreção gástrica resulta da ativação dos receptores H_2 e consequentemente pode ser inibida pelos antagonistas desses receptores. Algumas respostas como a dilatação vascular são mediadas pela estimulação dos receptores H_1 e H_2.

RECEPTORES H_3 E H_4. Os receptores H_3 são expressos principalmente no SNC, em especial nos núcleos da base, no hipocampo e no córtex. Os receptores H_3 funcionam como autorreceptores nos neurônios histaminérgicos, de forma muito semelhante aos receptores α_2 pré-sinápticos, inibindo a liberação de histamina e modulando a liberação de outros neurotransmissores. Os receptores H_3 têm atividade constitutiva alta e a liberação de histamina é tonicamente inibida. Por essa razão, os agonistas inversos reduzem a ativação do receptor e aumentam a liberação de histamina pelos neurônios histaminérgicos. Os agonistas H_3 estimulam o sono; por essa razão, os antagonistas H_3 facilitam a manutenção da vigília. Os receptores H_4 são encontrados principalmente nas células de origem hematopoiéticas (p. ex., eosinófilos, células dendríticas, mastócitos, monócitos, basófilos e linfócitos T), mas também são detectados no trato GI, nos fibroblastos da derme, no SNC e nos neurônios aferentes sensoriais primários. A ativação dos receptores H_4 de alguns desses tipos celulares foi associada à indução de alterações da conformação celular, à quimiotaxia, à secreção de citocinas e à hiper-regulação das moléculas de adesão, sugerindo que estes receptores possam ser inibidores úteis das respostas alérgicas e inflamatórias.

REGULAÇÃO DA LIBERAÇÃO POR RETROALIMENTAÇÃO. A estimulação dos receptores H_2 aumenta o AMP cíclico e leva à inibição por retroalimentação da liberação de histamina a partir de mastócitos e basófilos, enquanto a ativação dos receptores H_3 e H_4 produz efeito contrário porque reduz o AMP cíclico celular. A ativação dos receptores H_3 pré-sinápticos também inibe a liberação de histamina pelos neurônios histaminérgicos.

SISTEMA CARDIOVASCULAR. A histamina dilata os vasos de resistência, aumenta a permeabilidade capilar e reduz a pressão arterial sistêmica. Em alguns leitos vasculares, a histamina provoca venoconstrição e isso contribui para o extravasamento de líquidos e a formação de edema proximal aos capilares e vênulas pós-capilares.

Vasodilatação. Esse é o efeito vascular mais importante da histamina nos seres humanos. Os receptores H_1 têm afinidade mais alta pela histamina e causam ativação da eNOS das células endoteliais dependente do Ca^{2+}; o NO difunde-se para a musculatura lisa dos vasos sanguíneos, aumenta o GMP cíclico (ver Quadro 32-1) e causa vasodilatação rápida e de curta duração. Por outro lado, a ativação dos receptores H_2 da musculatura lisa dos vasos sanguíneos estimula a via do AMP cíclico e causa dilatação mais lenta e mais persistente. Por essa razão, os antagonistas H_1 revertem de forma eficaz as respostas vasodilatadoras brandas às concentrações baixas de histamina, mas apenas atenuam a fase inicial das respostas mais intensas às concentrações mais altas desta amina.

Aumento da permeabilidade "capilar". O efeito da histamina nos pequenos vasos resulta na exteriorização das proteínas e dos líquidos plasmáticos para os espaços extracelulares e no aumento do fluxo de linfa, causando edema. Os receptores H_1 das células endoteliais são os principais mediadores desta resposta e a função dos receptores H_2 não está definida.

Reação tríplice de Lewis. Quando a histamina é injetada por via intradérmica, ela desencadeia um fenômeno característico conhecido como *reação tríplice*, que consiste em:

- "Vermelhidão" localizada ao redor do local da injeção, que começa em alguns segundos e alcança intensidade máxima em aproximadamente 1 minuto;
- "Ruborização" mais brilhante, que se estende por cerca de 1 cm além da mancha vermelha original e que se desenvolve mais lentamente;
- Lesão urticada discernível dentro de 1 a 2 minutos.

A mancha vermelha inicial (alguns milímetros) é causada pelo efeito vasodilatador direto da histamina (produção de NO mediada pelo receptor H_1); o rubor é atribuído à estimulação dos reflexos axônicos induzida pela histamina, que causa vasodilatação por mecanismos indiretos; e a lesão urticada é decorrente do aumento da permeabilidade vascular atribuída à histamina (formação de edema).

Coração. A histamina afeta diretamente a contratilidade e a condução elétrica do coração. Ela aumenta a força contrátil dos músculos atrial e ventricular, porque facilita a entrada de Ca^{2+}, e acelera a frequência cardíaca porque abrevia a despolarização diastólica no nódulo sinoatrial (SA). Além disso, a histamina também retarda diretamente a condução atrioventricular, aumenta a automaticidade e, em doses altas, pode causar arritmias. A condução AV mais lenta é atribuída principalmente aos receptores H_1, ao passo que os demais efeitos são atribuíveis em grande parte aos receptores H_2 e à acumulação do AMP cíclico. Os efeitos cardíacos diretos da histamina administrada por via intravenosa são obscurecidos pelos reflexos barorreceptores em consequência da redução da pressão arterial.

MÚSCULO LISO EXTRAVASCULAR. A histamina contrai de forma direta ou, mais raramente, relaxa vários músculos lisos extravasculares. A contração é causada pela ativação dos receptores H_1 do músculo liso, que aumenta o Ca^{2+} intracelular, enquanto o relaxamento é atribuído principalmente à ativação dos receptores H_2. Embora a influência espasmogênica dos receptores H_1 predomine no músculo brônquico humano, também há receptores H_2 com função dilatadora. Por essa razão, o broncospasmo induzido por histamina *in vitro* é ligeiramente potencializado pelo bloqueio H_2.

TERMINAÇÕES NERVOSAS PERIFÉRICAS. A histamina estimula várias terminações nervosas e causa efeitos sensoriais. Na epiderme, ela causa prurido; na derme, provoca dor, às vezes acompanhada de prurido.

CHOQUE HISTAMÍNICO. Quando é administrada em doses altas ou liberada durante uma reação anafilática sistêmica, a histamina causa redução progressiva e grave da pressão arterial. À medida que os vasos sanguíneos pequenos dilatam, eles retêm grandes quantidades de sangue, sua permeabilidade aumenta e o plasma sai da circulação. Com um quadro semelhante ao choque operatório ou traumático, esses efeitos diminuem o volume sanguíneo efetivo, reduzem o retorno venoso e diminuem expressivamente o débito cardíaco.

TOXICIDADE DA HISTAMINA INGERIDA. A histamina é a toxina envolvida na intoxicação alimentar por peixes escombroides como o atum, deteriorados. Os sinais e sintomas são náuseas intensas, vômitos, cefaleia, ruborização e sudorese. A toxicidade da histamina também pode ocorrer após ingestão de vinho tinto por indivíduos que têm menos capacidade de decompor histamina. Os sintomas da toxicidade histamínica podem ser suprimidos pelos antagonistas dos receptores H_1.

ANTAGONISTAS DO RECEPTOR H_1

PROPRIEDADES FARMACOLÓGICAS

Todos os "antagonistas" do receptor H_1 disponíveis são agonistas inversos (Capítulo 3), que reduzem a atividade constitutiva do receptor e competem com a histamina. No nível tecidual, o efeito é proporcional à taxa de ocupação dos receptores pelo anti-histamínico. A maioria dos antagonistas H_1 tem ações farmacológicas e aplicações terapêuticas semelhantes. Os efeitos desses fármacos são em grande parte previsíveis com base no conhecimento das consequências da ativação dos receptores H_1 pela histamina.

Como ocorre com a histamina, alguns antagonistas H_1 contêm uma molécula de etilamina substituída.

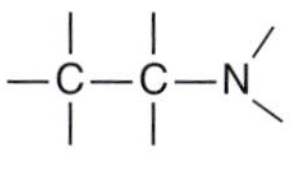

Ao contrário da histamina, que tem um grupo amino primário e um único anel aromático, a maioria dos antagonistas H_1 tem um grupo amino terciário ligado por uma cadeia de 2 ou 3 átomos aos dois substituintes aromáticos e seguem a fórmula geral

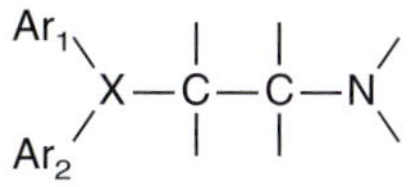

Onde Ar é aril e X é um átomo de nitrogênio ou carbono, ou uma ligação —C—O—éter com a cadeia lateral β-aminoetila. Em alguns casos, os dois anéis aromáticos estão ligados (p. ex., derivados tricíclicos), ou a etilamina pode fazer parte da estrutura do anel.

EFEITOS NOS SISTEMAS FISIOLÓGICOS

Músculo liso. Os antagonistas H_1 inibem os efeitos vasoconstritores da histamina e, em menor grau, os efeitos vasodilatadores mais rápidos mediados pela ativação dos receptores H_1 das células endoteliais (síntese/liberação de NO e outros mediadores).

Permeabilidade capilar. Os antagonistas H_1 bloqueiam eficazmente o aumento da permeabilidade capilar e a formação de edema e das lesões urticadas produzidos pela histamina.

Rubor e prurido. Os antagonistas H_1 suprimem a ação da histamina nas terminações nervosas, inclusive o componente de "vermelhidão" da reação tríplice e o prurido causado pela injeção intradérmica.

Glândulas exócrinas. Os antagonistas H_1 não suprimem a secreção gástrica. Contudo, as propriedades antimuscarínicas de muitos antagonistas H_1 podem contribuir para a redução da secreção das glândulas inervadas pelas terminações colinérgicas e reduzir a secreção persistente (p. ex., nas vias respiratórias).

Reações de hipersensibilidade imediata: anafilaxia e alergia. Durante as reações de hipersensibilidade, a histamina é um dos muitos autacoides potentes liberados e sua contribuição relativa para os sintomas que se seguem varia amplamente com a espécie e com o tecido. Desse modo, a proteção conferida pelos antagonistas H_1 também varia. Nos seres humanos, a formação de edema e o prurido são eficazmente suprimidos.

Sistema nervoso central. A primeira geração de antagonistas H_1 pode estimular e deprimir o SNC. Em alguns casos, a estimulação ocorre nos pacientes tratados com doses convencionais e evidencia-se por inquietude, nervosismo e insônia. A excitação central também é uma manifestação marcante da *overdose* e em geral causa convulsões, principalmente nos lactentes. Por outro lado, a depressão central geralmente está associada às doses terapêuticas dos antagonistas H_1 mais antigos. Déficit de atenção, tempos de reação mais lentos e sonolência são manifestações comuns. Os pacientes variam quanto à suscetibilidade e às respostas a cada fármaco. As etanolaminas (p. ex., difenidramina) são particularmente propensas a causar sedação. Em razão da sedação que ocorre com os anti-histamínicos de primeira geração, esses fármacos não podem ser tolerados ou utilizados sem riscos por muitos pacientes, exceto na hora de dormir. Mesmo assim, os pacientes podem ter uma "ressaca" na manhã seguinte, que causa sedação com ou sem déficit psicomotor. Os antagonistas H_1 "não sedativos" de segunda geração não atravessam a barreira hematencefálica em concentrações consideráveis e seus efeitos sedativos são semelhantes aos produzidos por um placebo.

Alguns antipsicóticos são antagonistas dos receptores H_1 e H_2, mas não está claro se esta propriedade desempenha algum papel importante nos efeitos antipsicóticos desses fármacos. O antipsicótico atípico *clozapina* é um antagonista H_1 eficaz e um antagonista H_3 fraco, mas atua como agonista dos receptores H_4 nos ratos. A atividade antagonista H_1 dos antipsicóticos típicos e atípicos é responsável pelo aumento do peso observado com esses fármacos.

Efeitos anticolinérgicos. Alguns antagonistas H_1 de primeira geração tendem a inibir as respostas à ACh mediadas por receptores muscarínicos e que podem ser observadas durante o uso clínico. Alguns antagonistas H_1 também podem ser usados para tratar cinetose (Capítulos 9 e 46), provavelmente em consequência de suas propriedades anticolinérgicas. Na verdade, a prometazina talvez tenha mais atividade bloqueadora muscarínica entre os fármacos desse grupo e é o antagonista H_1 mais eficaz para tratar cinetose. Os antagonistas H_1 de segunda geração não atuam nos receptores muscarínicos.

Efeito anestésico local. Alguns antagonistas H_1 têm atividade anestésica local e alguns são mais potentes que a procaína. A prometazina é especialmente ativa. Entretanto, as concentrações necessárias para que ocorra esse efeito são muito maiores que as que antagonizam as interações da histamina com seus receptores.

ADME. Os antagonistas H_1 são bem absorvidos no trato GI. As concentrações plasmáticas máximas são alcançadas 2 a 3 horas depois da administração oral e os efeitos habitualmente perduram por 4 a 6 horas; entretanto, alguns fármacos têm ação muito mais prolongada (Quadro 32-2). A difenidramina administrada por via oral alcança a concentração sanguínea máxima em aproximadamente 2 horas, permanece nesse nível por mais 2 horas e, em seguida, diminui exponencialmente com meia-vida de eliminação plasmática de aproximadamente 4 a 8 horas. O fármaco distribui-se amplamente por todo o corpo, incluindo o SNC. Uma pequena parte (ou nada) é excretada sem alterações na urina e a maior parte aparece na forma de metabólitos urinários. As concentrações de pico desses fármacos na pele podem persistir depois do declínio dos níveis plasmáticos. Desse modo, a inibição das respostas de "urticária e eritema" à injeção intradérmica de histamina ou um alergênio pode persistir por 36 horas ou mais depois do tratamento, mesmo quando a concentração plasmática é baixa. Como também ocorre com outros fármacos extensivamente metabolizados, os antagonistas H_1 são eliminados mais rapidamente pelas crianças que pelos adultos e mais lentamente pelos pacientes com doença hepática grave. Os antagonistas dos receptores H_1 também induzem as CYPs hepáticas e, desse modo, podem facilitar seu próprio metabolismo.

A loratadina — um antagonista H_1 de segunda geração — é absorvida rapidamente pelo trato GI e metabolizada no fígado a um metabólito ativo pelas CYPs. Por essa razão, o metabolismo da loratadina pode ser afetado por outros fármacos que competem por essas enzimas. Dois outros antagonistas H_1 de segunda geração lançados recentemente no mercado — *terfenadina* e *astemizol* — também são convertidos em metabólitos ativos pelas CYPs. Estudos demonstraram que, em casos raros, esses fármacos induziram uma arritmia potencialmente fatal (*torsade de pointes*) quando seu metabolismo estava deprimido, inclusive por doença hepática ou fármacos que inibem a família da CYP3A (Capítulo 29). Isso resultou na suspensão da comercialização da terfenadina e do astemizol. O metabólito ativo da terfenadina — fexofenadina — é seu substituto. A fexofenadina não produz os efeitos adversos tóxicos da terfenadina, não é sedativa e conserva as propriedades antialérgicas do composto original. Outro anti-histamínico desenvolvido a partir dessa estratégia foi a *desloratadina*, um metabólito ativo da loratadina. A cetirizina, a loratadina e a fexofenadina são bem absorvidas e excretadas principalmente em suas formas inalteradas. A cetirizina e a loratadina são excretadas principalmente na urina e a fexofenadina é excretada predominantemente nas fezes. A levocetirizina é o enantiômero ativo da cetirizina.

INDICAÇÕES TERAPÊUTICAS

Os antagonistas H_1 são usados para tratar várias reações de hipersensibilidade imediata. As ações centrais de alguns desses fármacos também têm utilidade terapêutica como supressores da cinetose ou sedativos.

DOENÇAS ALÉRGICAS. Os antagonistas H_1 são úteis nas reações alérgicas agudas que se evidenciam por sinais e sintomas de rinite, urticária e conjuntivite. Os efeitos desses fármacos limitam-se à supressão dos sintomas atribuíveis à liberação de histamina depois da reação do antígeno com o anticorpo. Na asma brônquica, os antagonistas da histamina têm pouca eficácia e não são utilizados isoladamente (Capítulo 36). No tratamento da anafilaxia sistêmica, na qual outros autacoides além da histamina desempenham papel importante, a *epinefrina* é o fármaco fundamental; os antagonistas da histamina desempenham apenas um papel coadjuvante secundário. O mesmo se aplica ao angioedema, no qual o edema da laringe pode ser fatal.

Algumas dermatoses alérgicas respondem favoravelmente aos antagonistas H_1. O efeito benéfico é mais marcante na urticária aguda. O angioedema também responde ao tratamento com antagonistas H_1, mas a importância fundamental da epinefrina nas crises graves deve ser enfatizada, principalmente quando há edema de laringe potencialmente fatal (Capítulo 12). Os antagonistas H_1 estão indicados para o tratamento do prurido. Muitos pacientes com dermatites atópica e de contato podem obter algum alívio (embora os corticoides tópicos sejam mais eficazes), assim como em outras condições variadas como picadas de inseto e exposição à hera venenosa. As lesões urticariformes e edematosas da doença do soro melhoram com os antagonistas H_1, mas a febre e a artralgia geralmente não respondem ao tratamento.

RESFRIADO COMUM. Os antagonistas H_1 são inúteis no tratamento do resfriado comum. Os efeitos anticolinérgicos fracos dos fármacos mais antigos tendem a atenuar a rinorreia, mas esse efeito de ressecamento pode ser mais deletério que benéfico, em razão de sua tendência de causar sonolência.

CINETOSE, VERTIGEM E SEDAÇÃO. O antagonista muscarínico escopolamina, administrado por via oral, parenteral ou transdérmica, é o fármaco mais eficaz como profilaxia e tratamento da cinetose. Alguns antagonistas H_1 são

Quadro 32-2

Preparações e doses dos principais antagonistas dos receptores H_1[a]

CLASSE E NOME GENÉRICO	DURAÇÃO DA AÇÃO, HORAS[b]	PREPARAÇÕES[c]	DOSE INDIVIDUAL (ADULTO)
Fármacos de primeira geração			
Dibenzoxepinas tricíclicas			
Doxepina, cloridrato	6-24	O, L, T	10-150 mg
Etanolaminas			
Carbinoxamina, maleato	3-6	O, L	4-8 mg
Clemastina, fumarato	12	O, L	1,34-2,68 mg
Difenidramina, cloridrato	12	O, L, I, T	25-50 mg
Dimenidrato[e]	4-6	O, L, I	50-100 mg
Etilenodiaminas			
Pirilamina, maleato	4-6	O, L, T	25-50 mg
Tripelenamina, cloridrato	4-6	O	25-50 mg, 100 mg (SR)
Tripenelamina, citrato	4-6	L	37,5-75 mg
Alquilaminas			
Clorfeniramina, maleato	24	O, L, I	4 mg, 5-20 mg (I) 8-12 mg (SR)
Bronfeniramina, maleato	4-6	O, L, I	4 mg, 5-20 mg (I) 8-12 mg (SR)
Piperazinas			
Hidroxizina, cloridrato	6-24	O, L, I	25-100 mg
Hidroxizina, pamoato	6-24	O, L	25-100 mg
Ciclizina, cloridrato	4-6	O	50 mg
Ciclizina, lactato	4-6	I	50 mg
Meclizina, cloridrato	12-24	O	12,5-50 mg
Fenotiazinas			
Prometazina, cloridrato	4-6	O, L, I, S	12,5-50 mg
Piperidinas			
Ciproeptadina, cloridrato[f]	4-6	O, L	4 mg
Fenindamina, tartarato	4-6	O	25 mg

(continua)

Quadro 32-2

Preparações e doses dos principais antagonistas dos receptores H_1[a] (*Continuação*)

CLASSE E NOME GENÉRICO	DURAÇÃO DA AÇÃO, HORAS[b]	PREPARAÇÕES[c]	DOSE INDIVIDUAL (ADULTO)
Fármacos de segunda geração			
Tricíclicos			
Dibenzoxepinas	6-8	T	Uma gota em cada olho
Olopatadina, cloridrato	6-8	T	Dois *sprays* em cada narina
Alquilaminas			
Acrivastina[d]	6-8	O	8 mg
Piperazinas			
Cetirizina, cloridrato[d]	12-24	O	5-10 mg
Levocetirizina, cloridrato	12-24	O	2,5-5 mg
Ftalazinonas			
Azelastina, cloridrato[d]	12-24	T	Dois *sprays* em cada narina
Piperidinas			
Levocabastina, cloridrato	6-12	T	Uma gota em cada olho
Cetotifeno, fumarato	8-12	T	Uma gota em cada olho
Loratadina	24	O, L	10 mg
Desloratadina	24	O	5 mg
Ebastina	24	O	10-20 mg
Mizolastina	24	O	10 mg
Fexofenadina, cloridrato	12-24	O	60-180 mg

[a]Ver descrição das fenotiazinas no Capítulo 16.
[b]A duração da ação dos anti-histamínicos H_1 por avaliação objetiva da supressão dos sintomas induzidos pela histamina ou por alérgenos é maior do que se poderia esperar com base nas concentrações plasmáticas ou nos valores de meia-vida de eliminação terminal.
[c]As preparações são designadas da seguinte forma: O, comprimidos orais; L, líquidos orais; I, injeção; S, supositório; SR, liberação contínua; T, tópica. Alguns antagonistas do receptor H_1 também estão disponíveis em preparações que contêm vários fármacos.
[d]Produz efeitos sedativos suaves.
[e]O dimenidrato é uma combinação de difenidramina e 8-cloroteofilina em proporções moleculares iguais.
[f]Também possui propriedades antisserotonérgicas.

úteis nos casos mais leves e causam menos efeitos adversos. Isso inclui o dimenidrato e as piperazinas (p. ex., ciclizina e meclizina). A prometazina (uma fenotiazina) é mais potente e eficaz; suas propriedades antieméticas adicionais podem ser úteis para reduzir os vômitos, mas sua ação sedativa pronunciada geralmente é desfavorável. Sempre que possível, os diversos fármacos utilizados pelo paciente devem ser suspensos cerca de 1 hora antes da atividade antecipada. O tratamento iniciado depois do início das náuseas e dos vômitos raramente é eficaz. Alguns antagonistas H_1, principalmente o dimenidrato e a meclizina, em geral são eficazes nos distúrbios vestibulares como a doença de Ménière e outros tipos de vertigem verdadeira. Apenas a prometazina é útil ao tratamento das náuseas e dos vômitos causados pela quimioterapia ou a radioterapia para doenças malignas; contudo, existem outros antieméticos mais eficazes (p. ex., antagonistas do receptor 5-HT_3) (Capítulo 46). A difenidramina pode reverter os efeitos adversos extrapiramidais causados pelas fenotiazinas (Capítulo 16). A tendência de alguns antagonistas dos receptores H_1 de causar sonolência resultou na sua utilização como hipnóticos. Os antagonistas H_1, principalmente a difenidramina, estão presentes em várias preparações comercializadas sem prescrição para tratar insônia. As atividades sedativa e ansiolítica branda da hidroxizina contribuem para sua utilização como ansiolítico fraco.

EFEITOS ADVERSOS. O efeito adverso mais frequente dos antagonistas H_1 de primeira geração é a sedação. A ingestão simultânea de álcool e outros depressores do SNC produz um efeito aditivo, que compromete as habilidades motoras. Outras ações adversas centrais incluem tonteiras, tinido, lassidão, perda da coordenação motora, fadiga, turvação visual, diplopia, euforia, nervosismo, insônia e tremores. Outros efeitos incluem perda do apetite, náuseas, vômitos, desconforto epigástrico e constipação ou diarreia. A ingestão do fármaco com as refeições pode reduzir sua incidência. Os antagonistas H_1 como a ciproeptadina parecem aumentar o apetite e causar ganho de peso. Outros efeitos adversos devidos às ações antimuscarínicas de alguns dos antagonistas dos receptores H_1 de primeira geração incluem ressecamento da boca e das vias respiratórias (às vezes induzindo a tosse), retenção ou aumento da frequência urinária e disúria. Esses efeitos não são observados com os antagonistas H_1 de segunda geração.

Dermatite alérgica é comum; outras reações de hipersensibilidade incluem febre farmacogênica e fotossensibilização. Complicações hematológicas, como leucopenia, agranulocitose e anemia hemolítica, são muito raras. Como os anti-histamínicos atravessam a placenta, deve-se ter cautela quando eles são administrados às gestantes ou a mulheres que pretendem engravidar. Vários anti-histamínicos (p. ex., azelastina, hidroxizina e fexofenadina) produziram efeitos teratogênicos em estudos em animais, ao passo que outros (p. ex., clorfeniramina, difenidramina, cetirizina e loratadina), não. Os anti-histamínicos podem ser excretados no leite materno em pequenas quantidades e os fármacos de primeira geração utilizados pelas mães que estão amamentando podem causar sintomas, como irritabilidade, sonolência ou depressão respiratória do bebê amamentado.

Na intoxicação aguda por antagonistas H_1, seus efeitos excitatórios centrais são os mais perigosos. A síndrome inclui alucinações, excitação, ataxia, perda da coordenação motora, atetose e convulsões. Pupilas fixas e dilatadas com face ruborizada, taquicardia sinusal, retenção urinária, boca seca e febre conferem à síndrome uma notável semelhança com a intoxicação por atropina. Na fase terminal, há aprofundamento do coma com colapso cardiorrespiratório e morte, em geral em 2 a 18 horas. O tratamento consiste em medidas sintomáticas gerais e de suporte.

Indicações e problemas pediátricos e geriátricos. Embora tenham sido realizados poucos testes clínicos, os anti-histamínicos de segunda geração são recomendados para pacientes idosos (> 65 anos), especialmente aos que apresentam disfunção cognitiva, em razão dos efeitos sedativos e anticolinérgicos dos fármacos de primeira geração. Os anti-histamínicos de primeira geração não são recomendados para crianças, porque seus efeitos sedativos podem dificultar a aprendizagem e comprometer o desempenho escolar. Os fármacos de segunda geração, foram aprovados pelo FDA para uso pediátrico e estão disponíveis em preparações com doses menores (p. ex., comprimidos mastigáveis ou de dissolução rápida, xarope). O uso das preparações para tosse e resfriado vendidas sem prescrição (contendo misturas de anti-histamínicos, descongestionantes, antitussígenos e expectorantes) nas crianças pequenas foi associado a efeitos colaterais graves e mortes. Em 2008, o FDA recomendou que esses fármacos não sejam utilizados nas crianças com menos de 2 anos e que os fabricantes afiliados à *Consumer Healthcare Products Association* refaçam voluntariamente as bulas dos produtos com o alerta "não utilizar em crianças" com menos de 4 anos.

ANTAGONISTAS H_1 DISPONÍVEIS. Os efeitos colaterais terapêuticos de alguns antagonistas H_1 agrupados por suas estruturas químicas estão resumidos a seguir. As preparações representativas estão listadas no Quadro 32-2.

Dibenzoxepinas tricíclicas (doxepina). A doxepina, o único fármaco dessa classe, é comercializada como antidepressivo tricíclico (Capítulo 16). Esse fármaco também é um dos antagonistas H_1 mais potentes e exerce atividade antagonista significativa nos receptores H_2, embora isso não signifique maior eficácia clínica. A doxepina pode causar sonolência e está associada aos efeitos anticolinérgicos. Esse fármaco é mais bem tolerado pelos pacientes com depressão que pelos indivíduos que não estão deprimidos, nos quais mesmo as pequenas doses (p. ex., 20 mg) podem causar desorientação e confusão mental

Etanolaminas (protótipo: difenidramina). Esses fármacos exercem atividade antimuscarínica significativa e mostram tendência marcante de causar sedação. Cerca de metade dos indivíduos tratados por intervalos curtos com doses convencionais experimenta sonolência. Contudo, a incidência dos efeitos adversos GI é baixa com este grupo.

Etilenodiaminas (protótipo: pirilamina). Essa classe inclui alguns dos antagonistas H_1 mais específicos. Embora seus efeitos centrais sejam relativamente fracos, ocorre sonolência em uma porcentagem significativa dos pacientes. Os efeitos adversos GI são muito comuns.

Alquilaminas (protótipo: clorfeniramina). Esses fármacos estão entre os mais potentes antagonistas H_1, têm menos tendência de causar sonolência e são mais apropriados para uso diurno, mas uma porcentagem expressiva dos pacientes tem sedação. Os efeitos adversos referidos à estimulação do SNC são mais comuns que com os outros grupos.

Piperazinas de primeira geração. O membro mais antigo desse grupo, a *clorciclizina*, tem ação mais prolongada e incidência comparativamente baixa de sonolência. A hidroxizina é um composto de longa ação usado amplamente para alergias cutâneas; sua considerável atividade depressora no SNC pode contribuir para a sua proeminente ação antipruriginosa. A ciclizina e meclizina têm sido usadas principalmente para controlar a cinetose, embora a prometazina e a difenidramina sejam mais eficazes (assim como o antimuscarínico escopolamina).

Piperazinas de segunda geração (cetirizina). A cetirizina é o único fármaco dessa classe e produz efeitos anticolinérgicos mínimos. Ele também consegue chegar ao cérebro em concentrações mínimas, mas está associado à incidência um pouco maior de sonolência que os outros antagonistas H_1 de segunda geração. O enantiômero ativo conhecido como levocetirizina tem potência ligeiramente maior e pode ser utilizado com doses 50% menores, que causam menos sedação subsequente.

Fenotiazinas (protótipo: prometazina). A maior parte dos fármacos dessa classe é de antagonistas H_1 que possui também considerável atividade anticolinérgica. A prometazina produz efeitos sedativos pronunciados e seus inúmeros congêneres são usados principalmente por seus efeitos antieméticos (Capítulo 46).

Piperidinas de primeira geração (ciproeptadina, fenindamina). A ciproeptadina tem a particularidade de ter propriedades igualmente anti-histamínicas e antisserotonérgicas. A ciproeptadina e a fenindamina causam sonolência, também produzem efeitos anticolinérgicos significativos e podem aumentar o apetite.

Piperidinas de segunda geração (protótipo: terfenadina). A terfenadina e o astemizol foram retirados do mercado. Os fármacos atualmente existentes dessa classe incluem a loratadina, a desloratadina e a fexofenadina. Esses agentes são altamente seletivos para os receptores H_1, não exercem ação anticolinérgica significativa e penetram pouco no SNC. Essas propriedades parecem responder em conjunto pela baixa incidência de efeitos adversos dos anti-histamínicos piperidínicos.

ANTAGONISTAS DO RECEPTOR H_2

A farmacologia e a utilidade clínica dos antagonistas H_2 como supressores da secreção gástrica ácida estão descritas no Capítulo 45.

RECEPTOR DE HISTAMINA H_3 E SEUS LIGANDOS

Os receptores H_3 são autorreceptores pré-sinápticos localizados nos neurônios histaminérgicos que se originam do núcleo tuberomamilar do hipotálamo e projetam-se por todo o SNC, embora principalmente para o hipocampo, para as amígdalas, para o núcleo acumbente, para o globo pálido, para o estriado, para o hipotálamo e para o córtex. O receptor H_3 ativado deprime a deflagração dos neurônios ao nível dos corpos celulares/dendritos e reduz a liberação da histamina pelas terminações despolarizadas. Desse modo, os agonistas H_3 reduzem a transmissão histaminérgica e os antagonistas facilitam esse processo.

Os receptores H_3 também são heterorreceptores pré-sinápticos existentes em vários neurônios do cérebro e dos tecidos periféricos e sua ativação inibe a ativação dos neurônios noradrenérgicos, serotonérgicos, GABAérgicos, colinérgicos e glutamatérgicos, bem como as fibras C sensíveis à dor. Os receptores H_3 do cérebro demonstram atividade constitutiva significativa na ausência de um agonista; consequentemente, os agonistas inversos ativam esses neurônios.

Os antagonistas/agonistas inversos do receptor H_3 produzem diversos efeitos centrais; por exemplo, esses fármacos ativam a vigília, melhoram a função cognitiva (p. ex., melhoram a memória, a aprendizagem e a atenção) e reduzem a ingestão alimentar. Por essa razão, há interesse significativo em desenvolver antagonistas H_3 que possam ser utilizados terapeuticamente nos distúrbios do sono, transtorno de hiperatividade e déficit de atenção (THDA), epilepsia, disfunção cognitiva, esquizofrenia, obesidade, dor neuropática e doença de Alzheimer. A tioperamida foi o primeiro antagonista/agonista inverso do receptor H_3 "específico" disponível experimentalmente, mas tinha eficácia comparável no receptor H_4. Alguns outros derivados imidazólicos foram desenvolvidos como antagonistas do receptor H_3, inclusive clobempropita, ciproxifano e proxifano. Os antagonistas/agonistas inversos não imidazólicos mais seletivos para o receptor H_3 estão em estudos clínicos da fase II.

RECEPTOR H_4 E SEUS LIGANDOS

O receptor H_4 está expresso nas células que desempenham funções inflamatórias ou imunes e podem mediar a quimiotaxia induzida pela histamina, a indução da alteração do formato das células, a secreção das citocinas e a hiper-regulação das moléculas de adesão. Os receptores H_4 também desempenham um papel importante no prurido e na dor neuropática. Em razão da localização e da função singulares dos receptores H_4, os antagonistas desses receptores são promissores como fármacos para tratar esses distúrbios. Até hoje, nenhum antagonista H_4 foi submetido a testes clínicos.

O receptor H_4 tem homologia mais ampla com o receptor H_3 e liga-se principalmente aos ligandos H_3, especialmente aos que têm anéis imidazólicos, embora produzam efeitos diversos em alguns casos. Por exemplo, a tioperamida é um agonista inverso eficaz nos receptores H_3 e H_4, enquanto o agonista inverso H_3 clobempropita é um agonista parcial do receptor H_4; a impentamina (um agonista H_3) e a iodofempropita (um agonista inverso H_3) são antagonistas H_4 neutros.

BRADICININA, CALIDINA E SEUS ANTAGONISTAS

Lesões teciduais, reações alérgicas, infecções virais e outros fenômenos inflamatórios ativam uma série de reações proteolíticas que geram bradicinina e calidina nos tecidos. Esses peptídeos contribuem para as respostas inflamatórias agindo como autacoides que atuam localmente e causam dor, vasodilatação e aumento da permeabilidade vascular, mas também podem ter efeitos benéficos (p. ex., no coração, nos rins e na circulação). Grande parte de sua atividade decorre da estimulação da liberação de potentes mediadores como as prostaglandinas, o NO ou o fator hiperpolarizante derivado do endotélio (EDHF).

O SISTEMA CALICREÍNA-CININOGÊNIO-CININA ENDÓGENO

A bradicinina é um nonapeptídeo e a calidina é um decapeptídeo contendo uma molécula adicional de lisina N-terminal, algumas vezes descrita como *lisilbradicinina* (Quadro 32-3). Os dois peptídeos são clivados por α_2-globulinas denominadas *cininogênios* (Figura 32-2). Existem dois cininogênios: de alto peso molecular (APM) e de baixo peso molecular (BPM). Algumas proteases serínicas produzem cininas, mas as proteases altamente específicas que liberam bradicinina e calidina a partir dos cininogênios são conhecidas como *calicreínas*

Quadro 32-3

Estruturas dos agonistas e dos antagonistas das cininas

NOME	ESTRUTURA	FUNÇÃO
Bradicinina	Arg-Pro-Pro-Gli-Fen-Ser-Pro-Fen-Arg	Agonista, B_2
Calidina	Lis-Arg-Pro-Pro-Gli-Fen-Ser-Pro-Fen-Arg	Agonista, B_2
[des-Arg^9]-bradicinina	Arg-Pro-Pro-Gli-Fen-Ser-Pro-Fen	Agonista, B_1
[des-Arg^{10}]-calidina	Lis-Arg-Pro-Pro-Gli-Fen-Ser-Pro-Fen	Agonista, B_1
des-Arg^{10}-[Leu^9]-calidina	Lis-Arg-Pro-Pro-Gli-Fen-Ser-Pro-Fen-Leu	Antagonista, B_1
NPC-349	[D-Arg]-Arg-Pro-Hip-Gli-Tir-Ser-D-Fen-Tirz-Arg	Antagonista, B_2
HOE-140	[D-Arg]-Arg-Pro-Hip-Gli-Tir-Ser-Tic-Oic-Arg	Antagonista, B_2
[des-Arg^{10}]-HOE-140	[D-Arg]-Arg-Pro-Hip-Gli-Tir-Ser-Tic-Oic	Antagonista, B_1
FR173657	*Ver* Figura 32-3 da 12ª edição do texto original.	Antagonista, B_2
FR190997		Agonista, B_2
SSR240612		Antagonista, B_1

Hip, trans-4-hidroxi-Pro; Tir, β-(2-Tienil)-Ala; Tic, [D]-1,2,3,4-tetraidroisoquinolina-3-il-carbonil; Oic, (3as,7as)-Octaidroindol-2-il-carbonil.

CALICREÍNAS. A bradicinina e a calidina são clivadas a partir do cininogênio de APM ou de BPM pelas calicreínas plasmática e tecidual, respectivamente (Figura 32-2). A calicreína plasmática e a calicreína tecidual são enzimas diferentes ativadas por mecanismos diversos. A pré-calicreína plasmática é uma proteína inativa de aproximadamente 88.000 daltons que forma complexos com seu substrato, o cininogênio de APM. A cascata proteolítica que se segue é contida pelos inibidores de protease presentes no plasma. Os mais importantes são o inibidor do primeiro componente ativado do complemento (C1-INH) e a α_2-macroglobulina. Em condições experimentais, o sistema calicreína-cinina é ativado pela ligação do fator XII, também conhecido como *fator de Hageman*, às superfícies carregadas negativamente. O fator XII, uma protease comum às cascatas da cinina e da coagulação intrínseca (Capítulo 30), sofre autoativação e, por sua vez, ativa a pré-calicreína. É importante frisar que a calicreína ativa ainda mais o fator XII e, desse modo, produz retroalimentação positiva no sistema. A calicreína tecidual (29.000 Da) é sintetizada como pré-proteína nas células epiteliais ou secretórias de vários tecidos, inclusive glândulas salivares, pâncreas, próstata e néfron distal. A calicreína tecidual também é expressa pelos neutrófilos humanos. Ela atua localmente nas proximidades do seu local de origem. A síntese de pró-calicreína tecidual é controlada por alguns fatores, incluindo a aldosterona, no rim e nas glândulas salivares, e os androgênios, em algumas outras glândulas. A ativação da pró-calicreína tecidual em calicreína requer uma clivagem proteolítica para remover um pro-peptídeo de sete aminoácidos.

CININOGÊNIOS. Os dois substratos das calicreínas, o cininogênio de APM e o cininogênio de BPM, derivam de um único gene, por *splicing* alternativo. O cininogênio de APM é clivado pelas calicreínas plasmática e tecidual de forma a produzir bradicinina e calidina, respectivamente. O cininogênio de BPM é um substrato apenas para a calicreína tecidual e o produto é a calidina.

METABOLISMO DAS CININAS. O decapeptídeo calidina é quase tão ativo quanto o nonapeptídeo bradicinina, mesmo sem conversão à bradicinina, que ocorre quando a molécula aminoterminal de lisina é removida por uma aminopeptidase (Figura 32-2). A meia-vida das cininas no plasma é de apenas cerca de 15 segundos e aproximadamente 80 a 90% das cininas podem ser destruídas em uma única passagem pela circulação pulmonar. É difícil medir as concentrações plasmáticas de bradicinina, porque a inibição inadequada das cininogenases ou cininases sanguíneas pode levar à formação de artefatos ou à degradação da bradicinina durante a coleta do sangue. Quando se tem o cuidado de inibir esses processos, as concentrações fisiológicas referidas de bradicinina no sangue ficam na faixa picomolar.

A principal enzima catabólica da circulação pulmonar e de outros leitos vasculares é a cininase II, ou ECA (Capítulo 26). A remoção do dipeptídeo carboxiterminal pela ECA ou pela endopeptidase neutra 24.11 (neprilisina) inativa as cininas (Figura 32-3). Uma enzima de ação mais lenta conhecida como carboxipeptidase N (lisina-carboxipeptidase, ou cininase I) libera a molécula de arginina C-terminal e forma [desArg^9]-bradicinina ou [des-Arg^{10}]-calidina (Quadro 32-3 e Figuras 32-2 e 32-3), que são agonistas potentes dos receptores B_1. A carboxipeptidase N está expressa constitutivamente no plasma sanguíneo. A deficiência familiar de carboxipeptidase N, atribuída às mutações da subunidade ativa, resulta em níveis plasmáticos baixos dessa enzima e está associada ao angioedema ou à urticária. A carboxipeptidase M, que também cliva os aminoácidos C-terminais, é uma enzima amplamente distribuída e está acoplada às membranas plasmáticas. Por fim, a aminopeptidase P pode clivar a arginina N-terminal e tornar a bradicinina inativa e sujeita à clivagem pela dipeptidilpeptidase IV.

RECEPTORES DE CININA. Os receptores de cininas B_1 e B_2 são GPCRs.

O receptor de bradicinina B_2 está expresso na maior parte dos tecidos normais, onde se liga seletivamente à bradicinina e à calidina intactas (Quadro 32-3 e Figura 32-2). Esse receptor medeia a maioria dos seus efeitos da bradicinina. Em condições normais, enquanto a síntese do receptor B_1 é induzida pelos mediadores inflamatórios

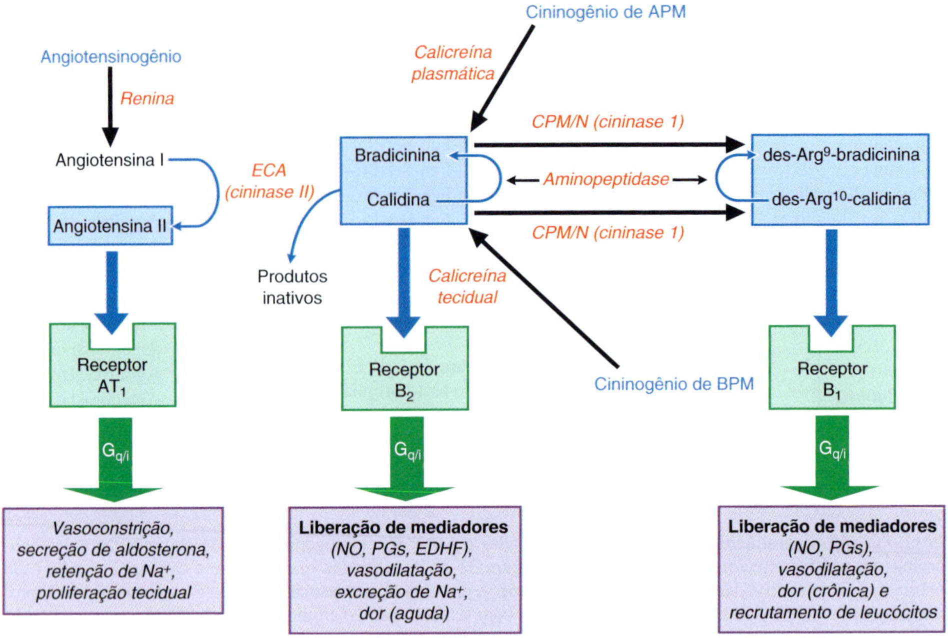

Figura 32-2 *Síntese e interações dos sistemas calicreína-cinina e renina-angiotensina.* A bradicinina é produzida pela ação da calicreína *plasmática* no cininogênio de alto peso molecular (APM) e a calidina (Lis[1]-bradicinina) é liberada pela hidrólise do cininogênio de baixo peso molecular (BPM) pela calicreína *tecidual*. A calidina e a bradicinina são os ligandos naturais do receptor B_2, mas podem ser convertidas em agonistas correspondentes do receptor B_1 pela remoção da Arg C-terminal pelas enzimas semelhantes à cininase I: carboxipeptidase M ligada à membrana plasmática (CPM) ou a carboxipeptidase N plasmática solúvel (CPN). A calidina ou [des-ARg[10]]-calidina pode ser convertida nos peptídeos ativos bradicinina ou [des-Arg[9]]-bradicinina pela clivagem da molécula de Lis N-terminal pela aminopeptidase. Em seguida, a angiotensina I é convertida no peptídeo ativo angiotensina II (AngII) por ação da enzima conversora de angiotensina (ECA). Esses dois sistemas produzem efeitos contrários. A bradicinina é um vasodilatador que estimula a excreção de Na^+ por ativação do receptor B_2. A AngII é um vasoconstritor potente, que também estimula a secreção de aldosterona e a retenção de Na^+ por ativação do receptor AT_1. Simultaneamente, a ECA produz AngII ativo e inativa a bradicinina e a calidina; desse modo, seus efeitos são pró-hipertensivos, enquanto os inibidores de ECA são fármacos anti-hipertensivos.

liberados nas condições inflamatórias. Os receptores B_1 e B_2 ligam-se por meio da G_q para ativar a PLC e aumentar o nível intracelular de Ca^{2+}; a resposta fisiológica depende da distribuição dos receptores em determinados tipos celulares e da ocupação por peptídeos agonistas. Por exemplo, nas células endoteliais, a ativação dos receptores B_2 resulta na ativação da eNOS dependente de Ca^{2+}-calmodulina e na formação de NO, que resulta na acumulação de GMP cíclico e no relaxamento das células musculares lisas adjacentes. Entretanto, nas células endoteliais submetidas às condições inflamatórias, a estimulação do receptor B_1 resulta na produção prolongada de NO via G_i e na ativação da expressão da iNOS dependente da cinase MAP. Nas células musculares lisas, a ativação dos receptores de cinina por acoplamento à G_q resulta no aumento da $[Ca^{2+}]$ e em contração. A bradicinina ativa o fator de transcrição pró-inflamatório NF-κB por meio das subunidades α e βγ da G_q e também ativa a via da cinase MAP. Os receptores B_1 e B_2 também podem ser acoplados à G_i para ativar a PLA_2, resultando na liberação de ácido araquidônico e na formação local de vários metabólitos, inclusive mediadores inflamatórios e ácidos epoxieicosatrienoicos (EETs) vasodilatadores e prostaciclina, inclusive EDHF. A calicreína também desempenha um papel importante na via intrínseca da coagulação sanguínea.

O receptor B_1 é ativado pelos metabólitos des-Arg da bradicinina e da calidina produzidas pelas ações das carboxipeptidase N e M (Quadro 32-3). Curiosamente, a carboxipeptidase M e o receptor B_1 interagem na superfície celular para formar um complexo sinalizador eficiente. Em condições normais, os receptores B_1 estão ausentes ou são expressos em níveis baixos na maioria dos tecidos. A expressão do receptor B_1 é hiper-regulada por lesões e inflamação dos tecidos e pelas citocinas, endotoxinas e fatores de crescimento. A expressão da carboxipeptidase M também é intensificada pelas citocinas, de tal forma que os efeitos do receptor B_1 podem predominar sobre os efeitos do receptor B_2. Os receptores B_1 e B_2 diferem quanto à duração dos processos de hiporregulação; a resposta do receptor B_2 é dessensibilizada rapidamente, mas isso não ocorre com a resposta B_1. Isso provavelmente se deve à modificação de um grupo rico em Ser/Ter presente na extremidade C-terminal do receptor B_2, que não está presente na sequência do receptor B_1.

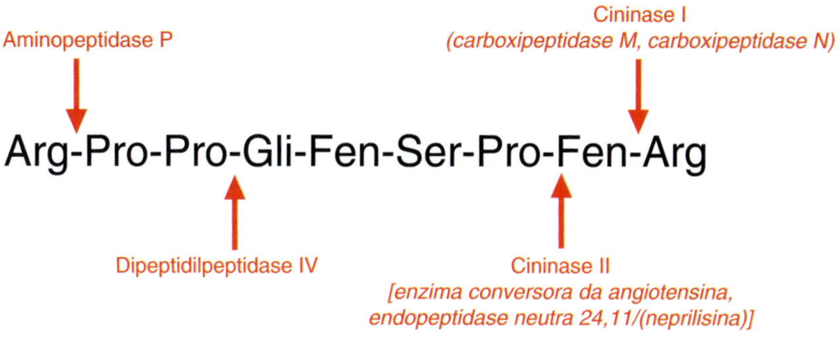

Figura 32-3 *Degradação da bradicinina.*

FUNÇÕES E FARMACOLOGIA DAS CALICREÍNAS E DAS CININAS

Atualmente, a utilidade dos antagonistas está sendo investigada em diversas áreas, inclusive dor, inflamação e doenças inflamatórias crônicas e sistema cardiovascular. O fato de que os efeitos benéficos do tratamento com inibidores de ECA dependem em parte do aumento da atividade da bradicinina (p. ex., no coração, nos rins e na pressão arterial; Capítulo 26) demonstra as complexidades da interpretação das ações desse mediador.

Dor. As cininas são compostos algiogênicos potentes, que causam dor intensa e ardência quando são aplicadas na base exposta de uma bolha. A bradicinina excita os neurônios sensoriais primários e provoca a liberação de neuropeptídeos, como substância P, neurocinina A e peptídeos relacionados ao gene da calcitonina. Embora haja superposição, os receptores B_2 geralmente medeiam a algesia aguda causada pela bradicinina, ao passo que a dor da inflamação crônica parece envolver o aumento quantitativo e a ativação dos receptores B_1.

Inflamação. As cininas participam de vários distúrbios inflamatórios. As cininas plasmáticas aumentam a permeabilidade da microcirculação, atuando nas vênulas diminutas de forma a provocar o rompimento das junções interendoteliais. Isso, somado ao aumento do gradiente de pressão hidrostática, causa edema. O edema combinado com a estimulação das terminações nervosas resulta na reação de "pápula e eritema" à injeção intradérmica. Com o angioedema hereditário, a bradicinina é formada é há depleção dos componentes iniciais da cascata das cininas durante os episódios de inflamação, edema laríngeo e dor abdominal. Os receptores B_1 presentes nas células inflamatórias (p. ex., macrófagos) podem estimular a produção dos mediadores inflamatórios IL-1 e TNF-α. Os níveis de cinina estão aumentados em algumas doenças inflamatórias e podem ser significativos na gota, coagulação intravascular disseminada, doença inflamatória intestinal, artrite reumatoide ou asma. As cininas também podem contribuir para as anormalidades ósseas observadas nos estados inflamatórios crônicos. Elas estimulam a reabsorção óssea por meio dos receptores B_1 e, possivelmente, B_2, talvez por ativação dos osteoclastos mediada pelos osteoblastos (Capítulo 44).

Doença respiratória. As cininas foram implicadas nas doenças alérgicas das vias respiratórias, como asma e rinite. A inalação ou a injeção intravenosa de cininas causa broncospasmo nos pacientes asmáticos, mas não nos indivíduos normais. Esse broncospasmo induzido por bradicinina é bloqueado por agentes anticolinérgicos, mas não por anti-histamínicos ou por inibidores da cicloxigenase. Do mesmo modo, a exposição nasal à bradicinina é seguida por espirros e secreção glandular abundante nos pacientes com rinite alérgica.

Sistema cardiovascular. A infusão de bradicinina causa vasodilatação e reduz a pressão arterial. A bradicinina causa vasodilatação por ativação do seu receptor B_2 nas células endoteliais, resultando na síntese de NO, prostaciclina e um EET hiperpolarizante, que é um metabólito derivado do ácido araquidônico por ação das CYPs. O sistema calicreína-cinina endógeno desempenha um papel secundário na regulação da pressão arterial normal, mas pode ser importante nos distúrbios hipertensivos. As concentrações urinárias da calicreína são menores nos pacientes com hipertensão arterial.

O sistema calicreína-cinina têm funções cardioprotetoras. Alguns dos efeitos benéficos dos inibidores de ECA na função cardíaca eram atribuíveis à acentuação dos efeitos da bradicinina, inclusive sua atividade antiproliferativa ou sua capacidade de aumentar a captação de glicose pelos tecidos. A bradicinina contribui para o efeito benéfico do pré-condicionamento para proteger o coração contra isquemia e lesão por reperfusão. Além disso, a bradicinina estimula a liberação do fator ativador do plasminogênio tecidual (tPA) pelo endotélio vascular e pode contribuir para a defesa endógena contra alguns eventos cardiovasculares, como infarto do miocárdio e acidente vascular encefálico.

Rim. As cininas renais atuam por um mecanismo parácrino para regular o volume e a composição da urina. A calicreína é sintetizada e secretada pelas células de conexão do néfron distal. O cininogênio tecidual e os receptores de cinina estão presentes nas células do ducto coletor. Como ocorre também com outros vasodilatadores, as cininas aumentam o fluxo sanguíneo renal. A bradicinina também causa natriurese inibindo a reabsorção de sódio no ducto coletor cortical. O tratamento com mineralocorticoides, inibidores de ECA e inibidores da endopeptidase neutra (neprilisina) aumenta o nível renal de calicreína.

Outros efeitos. As cininas provocam dilatação da artéria pulmonar fetal, fechamento do canal arterial e constrição dos vasos umbilicais. Tais efeitos colaboram para a transição da circulação fetal à neonatal. As cininas também afetam o SNC, porque rompem a barreira hematencefálica e facilitam a penetração no SNC.

Usos terapêuticos potenciais. A bradicinina contribui para alguns dos efeitos dos inibidores da ECA. A *aprotinina* — um inibidor da calicreína e da plasmina — tem sido administrada aos pacientes que se submetem à derivação coronariana para minimizar o sangramento e a necessidade de transfusões de sangue. Com base nos efeitos pró-inflamatórios e algésicos das cininas, pesquisadores estudam antagonistas dos receptores B_1 e B_2 como tratamento dos distúrbios inflamatórios e de alguns tipos de dor.

INIBIDORES DE CALICREÍNA

A aprotinina é um inibidor natural de proteinase natural, que inibe os mediadores da resposta inflamatória, a fibrinólise e a formação de trombina depois da cirurgia com circulação extracorpórea, incluindo calicreína e plasmina. Na prática clínica, a aprotinina tem sido utilizada para reduzir a perda sanguínea dos pacientes submetidos à cirurgia de derivação coronariana, mas dados estatísticos desfavoráveis quanto à sobrevivência fornecidos por estudos retrospectivos e prospectivos resultaram na interrupção do seu uso. A ecalantida (DX-88), um inibidor sintético da calicreína plasmática, inibe os episódios agudos de angioedema dos pacientes com angioedema hereditário.

BRADICININA E EFEITOS DOS INIBIDORES DE ECA. Os inibidores da ECA, amplamente usados no tratamento da hipertensão, da insuficiência cardíaca congestiva e da nefropatia diabética, bloqueiam a conversão da angiotensina I em angiotensina II e também a decomposição da bradicinina pela ECA (Figura 32-2 e Capítulo 26). Vários estudos demonstraram que a bradicinina também contribui para muitos dos efeitos protetores dos inibidores da ECA. As pesquisas enfatizam a descoberta de um agonista estável do receptor B_2, que possa ser experimentado clinicamente e produza efeitos cardiovasculares benéficos sem desencadear efeitos pró-inflamatórios.

Um efeito colateral raro dos inibidores da ECA é angioedema, que pode estar associado à inibição do metabolismo das cininas pela ECA. Um efeito colateral comum dos inibidores da ECA é a tosse crônica não produtiva, que desaparece quando o fármaco é interrompido. A bradicinina pode contribuir para os efeitos dos antagonistas do receptor AT_1. Durante o bloqueio dos receptores AT_1, as concentrações de AngII aumentam e isso facilita a sinalização por meio do receptor AT_2, aumentando as concentrações renais da bradicinina.

ANTAGONISTAS DO RECEPTOR DE CININA. O antagonista seletivo do receptor B_2 conhecido como HOE-140 (*icatibanto*) foi aprovado para uso na Europa e recentemente também nos EUA para tratar episódios agudos de edema dos pacientes com angioedema hereditário. Esse fármaco é administrado por injeção subcutânea.

Para uma listagem bibliográfica completa, consulte ***As Bases Farmacológicas da Terapêutica de Goodman e Gilman***, 12ª edição.

Capítulo 33 Autacoides derivados dos lipídeos: eicosanoides e fator ativador plaquetário

Os lipídeos da membrana fornecem o substrato para a síntese dos *eicosanoides* e do *fator ativador plaquetário* (PAF). Os eicosanoides — metabólitos do araquidonato, inclusive *prostaglandinas* (PGs), *prostaciclina* (PGI_2), *tromboxano* A_2 (TxA_2), *leucotrienos* (LTs), *lipoxinas* e *hepoxilinas* — não são armazenados, mas sim produzidos pela maioria das células quando vários estímulos físicos, químicos e hormonais ativam as acil-hidrolases que tornam o araquidonato disponível. Os derivados da glicerofosfocolina da membrana podem ser modificados enzimaticamente para produzir PAF, que é formado por um número mais limitado de células, principalmente leucócitos, plaquetas e células endoteliais. Os lipídeos dos eicosanoides e do PAF contribuem para a inflamação, tônus da musculatura lisa, hemostasia, trombose, trabalho de parto e secreções gastrintestinais. Várias classes de fármacos, principalmente ácido acetilsalicílico, anti-inflamatórios não esteroides (AINEs) tradicionais e inibidores específicos da cicloxigenase 2 (COX-2), como os coxibes, produzem seus efeitos terapêuticos por bloqueio da síntese dos eicosanoides.

EICOSANOIDES

As PGs, os LTs e os compostos relacionados são conhecidos como *eicosanoides* (do grego *eikosi*, que significa "vinte"). Os ácidos graxos essenciais precursores contêm 20 carbonos e 3, 4 ou 5 ligações duplas. O ácido araquidônico (AA; ácido 5,8,11,14-eicosatetraenoico) é o precursor mais abundante derivado do ácido linoleico (ácido 9,12-octadecadienoico) da dieta, ou ingerido diretamente como um dos componentes dietéticos.

BIOSSÍNTESE. A biossíntese dos eicosanoides é limitada pela disponibilidade dos substratos e depende principalmente da liberação do AA esterificado no domínio *sn*-2 pelos fosfolipídeos da membrana celular, ou de outros lipídeos complexos que ficam expostos às enzimas que sintetizam eicosanoides por meio das acil-hidrolases, principalmente a fosfolipase A_2 (PLA_2). Depois de ser liberado, o AA é metabolizado rapidamente em produtos oxigenados por *cicloxigenases* (COXs), *lipoxigenases* (LOXs) e CYPs (Figura 33-1).

Estímulos físicos e químicos ativam a translocação Ca^{2+}-dependente do grupo IV_A da PLA_2 citosólica ($cPLA_2$) para a membrana, onde ela hidrolisa a ligação éster *sn-2* da fosfatidilcolina e fosfatidiletanolamina da membrana, liberando AA. Diversas outras isoformas de PLA_2 (secretória [s] e Ca^{2+}-independente [i]) foram caracterizadas. Em condições basais, o AA liberado pela $iPLA_2$ é reincorporado às membranas celulares. A $sPLA_2$ induzível contribui para a liberação de AA em condições de estimulação intensa ou persistente da produção de AA.

PRODUTOS DAS SINTETASES DAS PROSTAGLANDINAS G/H. A endoperóxido G/H-sintetase das PGs também é conhecida como *cicloxigenase* ou *COX*. Os produtos formados por essa via são PGs, prostaciclina (PGI_2) e tromboxanos (TX_2) que, coletivamente, são conhecidos como *prostanoides*. Essa via está descrita com detalhes na Figura 33-1 e sua legenda.

Os prostanoides são diferenciados por suas substituições em seus anéis de ciclopentano, ou número de ligações duplas em suas cadeias laterais, conforme indicado pelos subscritos numéricos (o ácido diomo-γ-linoleico é o precursor da *série*$_1$; o AA da *série*$_2$; e o EPA da *série*$_3$). Os prostanoides derivados do AA contêm o subscrito 2 e constituem a série principal presente nos mamíferos.

Existem duas isoformas de COX: COX-1 e COX-2. A COX-1 é expressa constitutivamente na maioria das células e é a fonte predominante dos prostanoides envolvidos nas funções celulares de manutenção. Por outro lado, a COX-2 é hiper-regulada pelas citocinas, por estresse de cisalhamento e por fatores de crescimento e é a fonte principal da síntese dos prostanoides na inflamação e no câncer. Entretanto, essa diferença não é absoluta; as duas enzimas podem contribuir para a formação dos prostanoides encontrados em alguns processos fisiológicos e fisiopatológicos. Essas enzimas estão expressas com um padrão relativamente específico para cada célula. Por exemplo, o TxA_2 derivado da COX-1 é o produto predominante das plaquetas, enquanto a PGE_2 e o TxA_2 derivados da COX-2 predominam nos macrófagos ativados. Os prostanoides são liberados pelas células principalmente por transporte facilitado pelo transportador de PG e possivelmente por outros transportadores.

PRODUTOS DAS LIPOXIGENASES (LOXs). Os produtos das vias enzimáticas das LOXs são derivados hidroxílicos dos ácidos graxos (HETEs), LTs e lipoxinas (LXs) (Figura 33-2). Os LTs desempenham um papel importante no desenvolvimento e na persistência da resposta inflamatória.

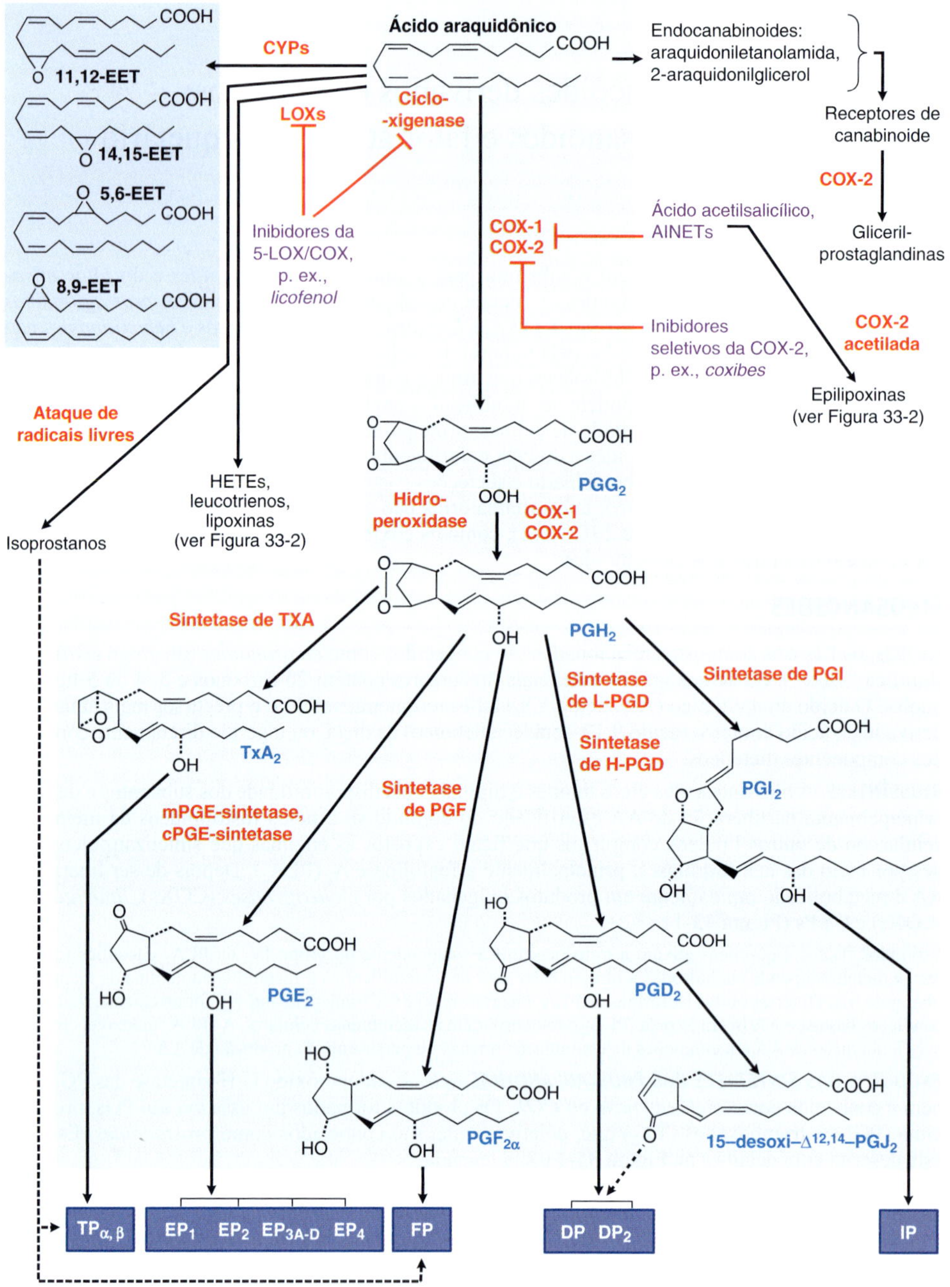

Figura 33-1 *Metabolismo do ácido araquidônico (AA).* A via da cicloxigenase (COX) está realçada em *cinza*. As vias das lipoxigenases (LOXs) estão ampliadas na Figura 33-2. A Figura 33-3 ilustra as principais vias de decomposição. Os endoperóxidos cíclicos (PGG_2 e PGH_2) originam-se das ações sequenciais das cicloxigenase e da hidroperoxidase sobre o AA liberado pelos fosfolipídeos da membrana. Os produtos subsequentes são formados por sintetases teciduais específicas e produzem seus efeitos por meio de receptores acoplados à membrana (*quadrados azuis*). As linhas pontilhadas indicam as supostas interações entre os ligandos e seus receptores. Os ácidos epoxieicosatrienoicos (EETs; *sombreados em azul*) e os isoprostanos são produzidos por ação dos CYPs e pelo ataque não enzimático dos radicais livres, respectivamente. A COX-2 pode utilizar o araquidonoilglicerol modificado (um canabinoide endógeno) para produzir gliceril-prostaglandinas. O ácido acetilsalicílico e os AINEs são inibidores não seletivos da COX-1 e da COX-2, mas não interferem na atividade das LOXs. As epilipoxinas são produzidas pela COX-2 depois da sua acetilação pelo ácido acetilsalicílico (Ver Figura 33-2). Os inibidores duplos das COXs-LOXs interferem com as duas vias enzimáticas. Ver outras abreviaturas no texto.

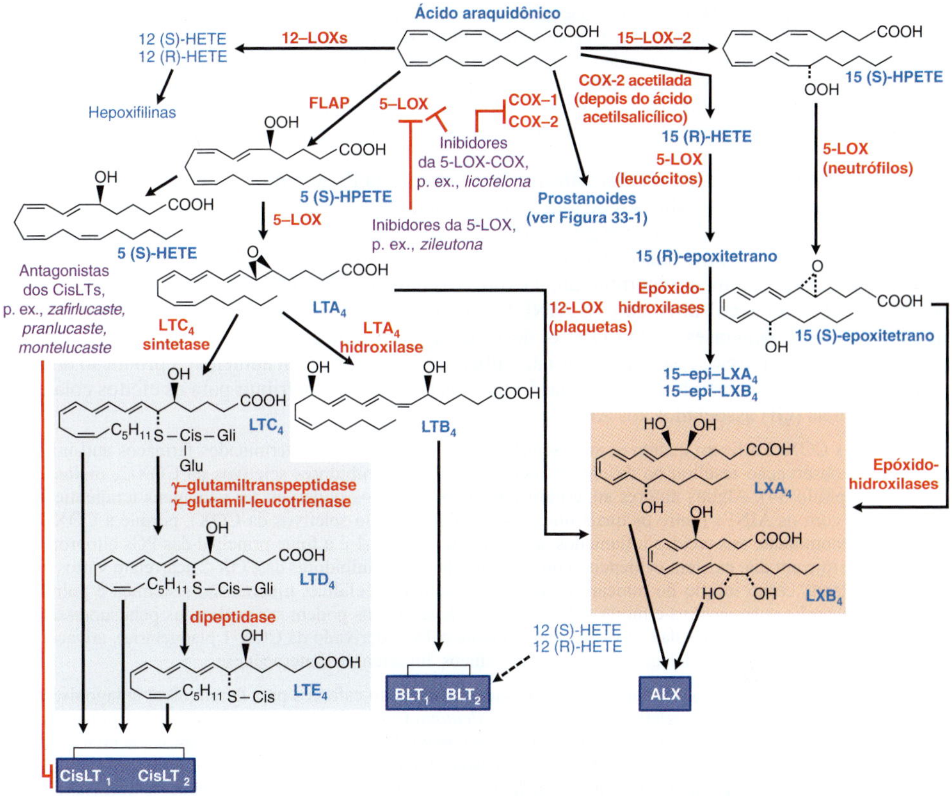

Figura 33-2 *Vias do metabolismo do ácido araquidônico pelas lipoxigenases.* A proteína ativadora da 5-LOX (FLAP) expõe o ácido araquidônico à 5-LOX, resultando na formação dos LTs. Os Cis-LTs estão realçados em *cinza*. As lipoxinas (*sombreadas em cor de laranja*) são produtos da interação celular por uma via de 5-LOX-12-LOX, ou 15-LOX-5-LOX. Os efeitos biológicos são mediados por receptores acoplados à membrana (*quadrados azuis*). A *linha pontilhada* indica as supostas interações entre os ligandos e seus receptores. A zileutona inibe a 5-LOX, mas não as vias metabólicas das COXs (ampliadas da Figura 33-1). Os inibidores duplos da 5-LOX-COX interferem nessas duas vias. Os antagonistas dos CisLTs impedem a ativação do receptor do CisLT1. Ver abreviaturas no texto.

As LOXs constituem uma família de enzimas que contêm ferro não heme, que catalisam a oxigenação dos ácidos graxos poliênicos em hidroxiperóxidos lipídicos correspondentes. As enzimas requerem um substrato de ácido graxo com duas ligações duplas *cis* separadas por um grupo metila. O AA é metabolizado em ácidos eicosatetraenoicos hidroxiperóxidos (HPETEs). Esses compostos são convertidos em HETEs e leucotrienos.

A via da 5-LOX resulta na síntese dos LTs. Quando os eosinófilos, os mastócitos, os leucócitos polimorfonucleares ou os monócitos são ativados, a 5-LOX é transferida para a membrana nuclear e combina-se com a proteína ativadora da 5-LOX (FLAP), uma proteína integral da membrana que facilita a interação entre o AA e essa enzima. Os fármacos que inibem a FLAP bloqueiam a produção dos LTs. A 5-LOX catalisa uma reação em duas etapas: oxigenação do AA no C5 para formar 5-HPETE e, em seguida, desidratação do 5-HPETE resultando em um 5,6-epóxido instável conhecido como LTA_4. O LTA_4 é transformado pela LTA_4-hidroxilase em LTB_4, ou é conjugado com GSH pela LTC_4 sintetase para formar LTC_4. O metabolismo extracelular da molécula peptídica do LTC_4 e a remoção do ácido glutâmico com clivagem subsequente da glicina forma LTD_4 e LTE_4, respectivamente. O LTC_4, o LTD_4 e o LTE_4 são *leucotrienos cisteinílicos* (Cis-LTs). O LTB_4 e o LTC_4 são transportados ativamente para fora da célula. O LTA_4 – produto principal da via da 5-LOX – é metabolizado pela 12-LOX para formar as *lipoxinas* LXA_4 e LXB_4. Esses mediadores também podem formar-se pelo metabolismo do 15-HETE pela 5-LOX. di-hidro.

PRODUTOS DOS CYPs. O AA é metabolizado em ácidos epoxieicosatrienoicos (EETS) pelas epoxigenases CYPs, principalmente CYP2C e CYP2J. Os EETs são sintetizados nas células endoteliais, onde funcionam como fatores de hiperpolarização derivados do endotélio (EDHFs), principalmente na circulação coronariana. A biossíntese dos EETs pode ser alterada por fatores genéticos, nutricionais e farmacológicos que alteram a expressão dos CYPs.

Outras vias metabólicas. Os isoeicosanoides, uma família de isômeros eicosanoides, são produzidos pela oxidação do AA catalisada por radicais livres. Ao contrário das PGs, esses compostos são formados inicialmente em sua conformação esterificada nos fosfolipídeos e depois liberados pelas fosfolipase; em seguida, os isoeicosanoides circulam e são metabolizados e excretados na urina. A produção desses compostos não é inibida *in* vivo pelos inibidores de COX-1 ou COX-2, mas sua síntese é suprimida por antioxidantes. Os isoprostanos correlacionam-se com fatores de risco cardiovascular e com altos níveis encontrados em diversos distúrbios clínicos.

INIBIDORES DA BIOSSÍNTESE DOS EICOSANOIDES. A inibição da PLA_2 reduz a liberação do ácido graxo precursor e, desse modo, as sínteses de todos os seus metabólitos. A PLA_2 pode ser inibida por fármacos que reduzem o aporte de Ca^{2+}. Os *glicocorticoides* inibem indiretamente a PLA_2 porque induzem a síntese de um grupo de proteínas conhecidas como *anexinas*, que modulam a atividade dessa enzima. Os glicocorticoides também hiporregulam a expressão induzida da COX-2, mas não da COX-1 (Capítulo 42). O ácido acetilsalicílico e os AINETs inibem a COX, mas não a hidroperoxidase (HOX), as moléculas das sintetases da PG G/H e, desse modo, a produção de seus produtos prostanoides subsequentes. Além disso, esses fármacos não inibem as LOXs e podem aumentar a produção dos LTs por prescindirem do substrato para a via das LOXs. Os LTs podem contribuir para os efeitos colaterais gastrintestinais (GI) associados aos AINEs.

A COX-1 e a COX-2 diferem quanto às suas sensibilidades à inibição por determinados fármacos anti-inflamatórios. Essa observação resultou no desenvolvimento recente dos inibidores seletivos da COX-2, inclusive os coxibes (Capítulo 34). Alguns autores sugeriram que esses fármacos poderiam ter vantagens terapêuticas em comparação com os AINEs (entre os quais muitos são inibidores não seletivos da COX), porque a COX-2 é a isoforma predominante nos tecidos inflamados, ao passo que a COX-1 é a fonte principal das PGs citoprotetoras do trato GI. Hoje em dia, existem evidências convincentes de que os inibidores da COX-2 acarretam vários riscos cardiovasculares, como infarto do miocárdio, acidente vascular encefálico, hipertensão sistêmica e pulmonar, insuficiência cardíaca congestiva e morte súbita cardíaca. Esses riscos podem ser explicados pela supressão das PGs cardioprotetoras derivadas da COX-2 (principalmente o TxA_2 derivado da COX-1 plaquetária), ativação das plaquetas, proliferação e remodelagem dos vasos sanguíneos, hipertensão e aterogênese.

Como os LTs são mediadores da inflamação, pesquisadores têm feito esforços para desenvolver antagonistas dos receptores dos LTs e inibidores seletivos das LOXs. A *zileutona* (um inibidor da 5-LOX) e os antagonistas seletivos dos receptores dos Cis-LTs (*zafirlucaste, pranlucaste* e *montelucaste*) têm eficácia comprovada no tratamento da asma leve a moderada (Capítulo 36). Um polimorfismo comum do gene que codifica a sintetase do LTC_4 e correlaciona-se com a síntese aumentada desse mediador e está associada à asma reativa ao ácido acetilsalicílico e à eficácia do tratamento anti-LT. Curiosamente, embora os polimorfismos dos genes que codificam a 5-LOX ou a FLAP não pareçam estar associados à asma, estudos demonstraram uma correlação entre estes genes e infarto do miocárdio, acidente vascular encefálico e aterosclerose; desse modo, a inibição da biossíntese dos LTs pode ser útil à profilaxia das doenças cardiovasculares.

DEGRADAÇÃO DOS EICOSANOIDES (FIGURA 33-3). A maioria dos eicosanoides é rápida e de maneira eficiente inativada. As reações catabólicas enzimáticas podem ser classificadas em dois grupos: uma etapa inicial relativamente rápida catalisada por enzimas específicas das PGs amplamente distribuídas, com as quais as PGs perdem suas atividades biológicas; e uma segunda etapa na qual estes metabólitos são oxidados, provavelmente pelas mesmas enzimas responsáveis pela β- e ω-oxidação dos ácidos graxos. Os pulmões, os rins e o fígado desempenham funções importantes nas reações enzimaticamente catalisadas. A PGI_2 e o TxA_2 sofrem hidrólise espontânea como primeira etapa do processo de decomposição.

PROPRIEDADES FARMACOLÓGICAS

Os eicosanoides atuam por ativação dos receptores específicos da superfície celular, que se ligam aos sistemas intracelulares de segundo-mensageiros para modular a atividade celular (Quadro 33-1 e Figura 33-4).

Receptores das prostaglandinas. As PGs ativam receptores da membrana situados próximos de seus locais de síntese. Os receptores dos eicosanoides interagem com as proteínas G_s, G_i e G_q de modo a modular as atividades da adenilato-ciclase e da fosfolipase C (Capítulo 3). Os produtos de cada gene foram identificados para os receptores da PGI_2 (o IP), da $PGF_{2\alpha}$ (o FP) e do TxA_2 (o TP). Existem descritos quatro receptores de PGE_2 (EP_{1-4}) e dois receptores de PGD_2 (DP_1 e DP_2 – também conhecido como $CRTH_2$). Outras isoformas dos receptores de TP (α e β), do FP (A e B) e do EP_3(I-VI, e, f) podem formar-se a partir do *splicing* diferencial do mRNA.

Os receptores dos prostanoides parecem originar-se de um único receptor ancestral de EP e apresentam homologia acentuada. A comparação filogenética dessa família revela três subgrupos:

- Receptores relaxantes EP_2, EP_4 e DP_1, que aumentam a produção celular de AMP cíclico;
- Receptores contráteis EP_1, FP e TP, que aumentam os níveis citosólicos de Ca^{2+};
- Ep_3, que pode estar associado à elevação da [Ca^{2+}] citossólica e à inibição da adenilato-ciclase.

O receptor DP_2 é uma exceção e não está relacionado com os outros receptores dos prostanoides; por outro lado, este receptor faz parte de uma superfamília de receptores de formil-metionil-leucil-fenilalanina (fMLP).

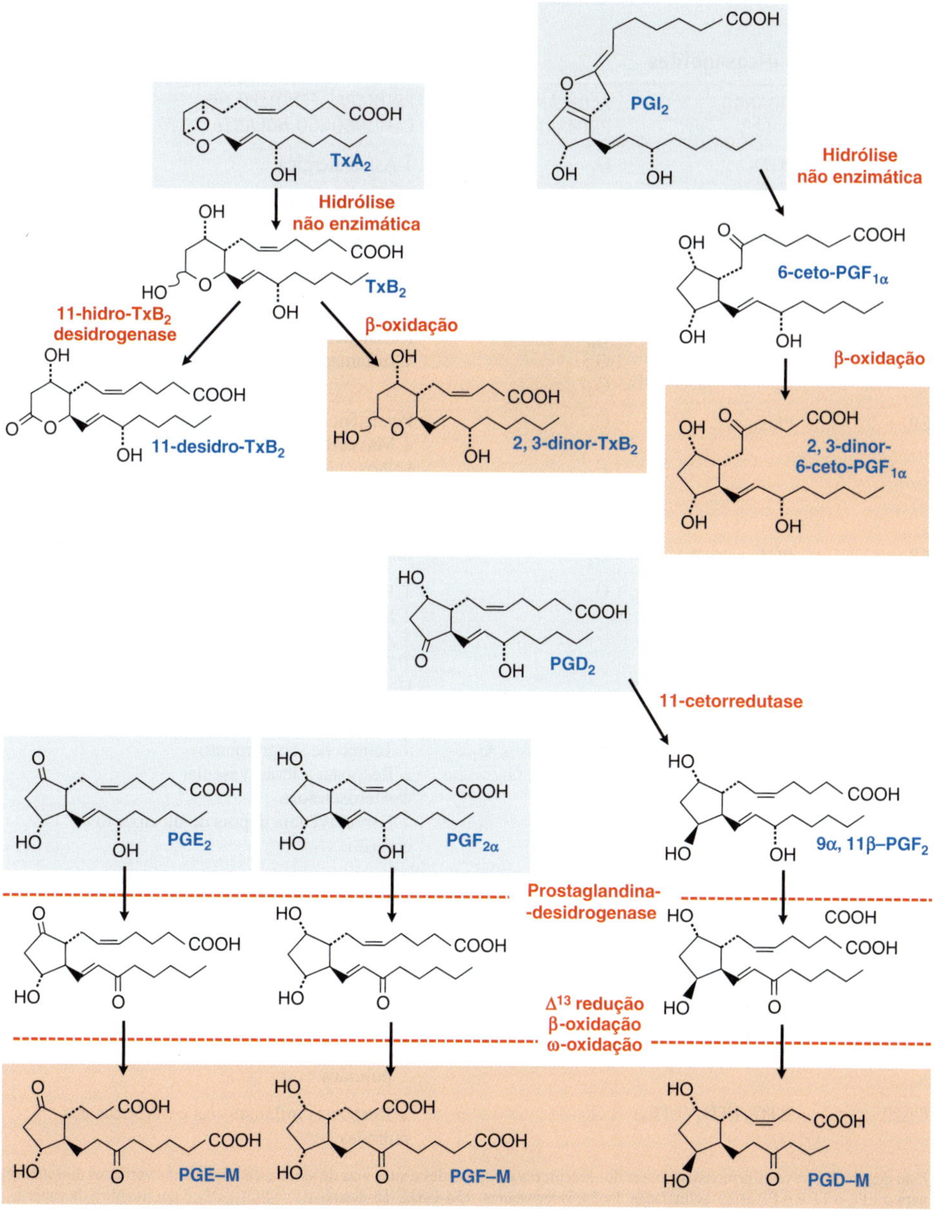

Figura 33-3 *Principais vias metabólicas de decomposição dos prostanoides.* Os metabólitos ativos estão sombreados em *cinza*. Os metabólitos urinários principais estão realçados em *laranja*. As *linhas tracejadas vermelhas* indicam as reações que utilizam os mesmos processos enzimáticos. M, metabólito. Ver outras abreviaturas no texto.

Receptores dos leucotrienos e das lipoxinas. Existem dois receptores para o LTB_4 (BLT_1 E BLT_2) e para os cisteinil-leucotrienos ($CisLT_1$ e $CisLT_2$). Um receptor que se liga à lipoxina (ALX) é idêntico ao receptor de fMLP-1; a nomenclatura atual reflete o fato de que o LXA_4 é um ligando natural potente. Todos esses receptores são GPCR e acoplam-se às proteínas Gq e outras proteínas desse grupo, dependendo do contexto celular. O BLT_1 está expresso predominantemente nos leucócitos, no timo e no baço, enquanto o BLT_2 (receptor de baixa afinidade para o LTB_4) está presente no baço, nos leucócitos, nos ovários, no fígado e nos intestinos. O $CisLT_1$ liga-se ao LTD_4 com mais afinidade que ao LTC_4, enquanto o $CisLT_2$ mostra igual afinidade por esses dois LTs. Os dois receptores ligam-se ao LTE_4 com pouca afinidade. O $CisLT_1$ está expresso na musculatura lisa dos pulmões e do intestino, no baço e nos leucócitos do sangue periférico, enquanto o $CisLT_2$ é encontrado no coração, baço, leucócitos do sangue periférico, medula suprarrenal e cérebro. As respostas à ativação dos receptores de ALX variam com cada tipo celular. O receptor de ALX está expresso nos pulmões, nos leucócitos do sangue periférico e no baço.

Quadro 33-1

Receptores dos eicosanoides

RECEPTOR	LIGANDO 1º (2º)	ACOPLAMENTO PRIMÁRIO	PRINCIPAL FENÓTIPO NO CAMUNDONGO NOCAUTE
DP_1	PGD_2	G_s	↓ Asma alérgica
DP_2/$CHRT_2$	PGD_2 (15d-PGJ_2)	G_i	↑ ou ↓ inflamação alérgica das vias respiratórias
EP_1	PGE_2	G_q	↓ Resposta do intestino grosso aos carcinógenos
EP_2	PGE_2	G_s	Reduções da ovulação e da fecundidade Hipertensão sensível ao sal
EP_3 I-VI, e, f	PGE_2	G_i; G_s; G_q	Resistência aos pirógenos ↓ Inflamação cutânea aguda
EP_4	PGE_2	G_s	Persistência do canal arterial ↓ Massa/densidade óssea dos camundongos velhos ↑ Resposta inflamatória intestinal ↓ Carcinogênese do colo
$FP_{A,B}$	$PGF_{2\alpha}$ (IsoPs)	G_q	Interrupção do trabalho de parto
IP	PGI_2 (PGE_2)	G_s	↑ Resposta trombótica ↓ Resposta à lesão vascular ↑ Aterosclerose ↑ Fibrose cardíaca Hipertensão sensível ao sal ↓ Inflamação articular
$TP_{\alpha,\beta}$	TxA_2 (IsoPs)	G_q, G_i, $G_{12/13}$, G_{16}; G_q, $G_{12/13}$, G_{16}	↑ Tempo de sangramento ↓ Resposta à lesão vascular ↓ Aterosclerose ↑ Sobrevivência depois do aloenxerto de coração
BLT_1	LTB_4 (12*(S)*-HETE, 12*(R)*-HETE)	G_{16}, G_i	Supressão parcial da resposta inflamatória
BLT_2	LTB_4	G_q-*like*, G_i-*like*, G_z-*like*	?
$CisLT_1$	LTD_4 (LTC_4/LTE_4)	G_q	↓ Resposta de permeabilidade vascular induzida pela imunidade inata e adaptativa ↑ Respostas inflamatórias e fibróticas dos pulmões
$CisLT_2$	LTC_4/LTD_4 (LTE_4)	G_q	↓ Respostas inflamatórias e fibróticas dos pulmões

Este quadro descreve as principais classes dos receptores eicosanoides e suas vias de sinalização típicas. As variantes de *splicing* para o EP_3, o TP e o FP estão assinaladas. IsoPs, isoprostanos; 15d-PGJ2, 15-desoxi-$\Delta^{12\text{-}14}$-PGJ_2; DP_2 é um membro da superfamília de receptores fMLP; fMLP, formil-metionil-leucil-fenilalanina.

Outros compostos. Outros metabólicos do AA (p. ex., isoprostanos, ácidos epoxieicosatrienoicos, hepoxilinas) exercem atividades biológicas potentes e existem evidências de diferentes receptores para algumas dessas substâncias. Os receptores específicos para os HETEs e os EETs foram sugeridos, mas ainda não foram isolados.

EFEITOS FARMACOLÓGICOS

SISTEMA CARDIOVASCULAR. Na maioria dos leitos vasculares, a PGE_2, a PGI_2 e a PGD_2 provocam vasodilatação e redução da pressão arterial; fisiologicamente, essas reações são eminentemente localizadas, porque os prostanoides endógenos são mediadores parácrinos que não circulam. As respostas à $PGF_{2\alpha}$ variam com o leito vascular; esse mediador é um vasoconstritor potente das artérias e das veias pulmonares; contudo, não altera a pressão arterial dos seres humanos. O TxA_2 é um vasoconstritor potente e um mitógeno para as células da musculatura lisa.

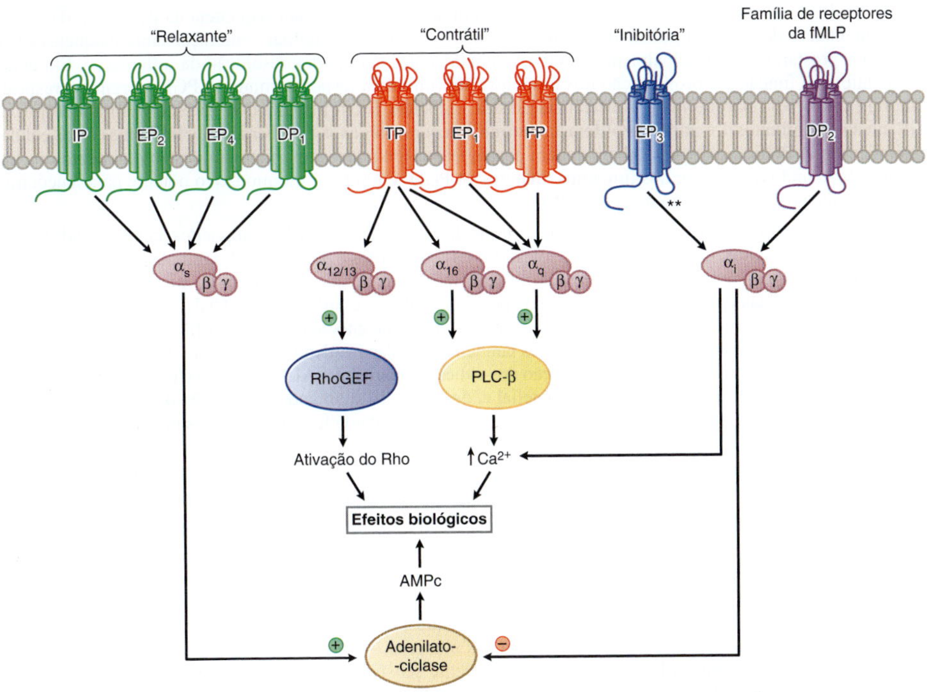

Figura 33-4 *Receptores dos prostanoides e suas principais vias de sinalização.* Os receptores prostanoides fazem parte da superfamília de receptores acoplados às proteínas G com sete domínios transmembrana. Os termos "relaxante", "contrátil" e "inibitório" referem-se à caracterização filogenética dos seus efeitos primários. **Todas as isoformas do EP_3 ligam-se por meio da G_i, mas algumas também podem ativar as vias da G_s ou $G_{12/13}$. Ver detalhes adicionais no texto.

A PGE_2 pode causar vasoconstrição por ativação dos receptores EPI_1 e EP_2. A infusão de PGD_2 nos seres humanos causa ruborização, congestão nasal e hipotensão. A liberação subcutânea localizada de PGD_2 contribui para a dilatação vascular da pele, que causa ruborização facial associada ao tratamento dos seres humanos com niacina. A formação subsequente dos metabólitos com anel F a partir da PGD_2 pode causar hipotensão. A PGI_2 relaxa a musculatura lisa vascular e causa hipotensão e taquicardia reflexa quando é administrada por via intravenosa. O LTC_4 e o LTD_4 podem contrair ou relaxar preparações de musculatura lisa vascular isolada, dependendo das concentrações usadas e do leito vascular. Os vasos sanguíneos renais são resistentes a essa ação vasoconstritora, mas o mesmo não ocorre com os vasos mesentéricos. O LTC_4 e o LTD_4 atuam na microcirculação no sentido de aumentar a permeabilidade das vênulas pós-capilares e, nesse aspecto, são cerca de 1.000 vezes mais potentes que a histamina. Em concentrações mais altas, o LTC_4 e o LTD_4 podem contrair arteríolas e reduzir a exsudação plasmática. Os EETs causam vasodilatação em alguns leitos vasculares por ativação dos canais de K^+ de condutância grande ativados por Ca^{2+} existentes nas células da musculatura lisa e, desse modo, hiperpolarizam a musculatura lisa e causam relaxamento. Os EETs provavelmente também atuam como EDHFs. Em geral, os isoprostanos são vasoconstritores, embora existam exemplos de vasodilatação de vasos previamente contraídos.

PLAQUETAS. As plaquetas maduras expressam apenas COX-1. O TxA_2 (principal produto da COX-1 nas plaquetas) provoca agregação plaquetária e amplifica o sinal de outros agonistas plaquetários mais potentes, inclusive trombina e ADP. Concentrações baixas de PGE_2 formada a partir do EP_3 acentuam a agregação das plaquetas. Por outro lado, concentrações mais altas de PGE_2, que atuam por meio do IP ou possivelmente dos receptores EP_2 ou EP_4, inibem a agregação plaquetária. A PGI_2 e a PGD_2 inibem a agregação das plaquetas. A PGI_2 limita a ativação plaquetária pelo TxA_2 e decompõe os tampões plaquetários formados.

O TxA_2 provoca alterações do formato das plaquetas por regulação da fosforilação das cadeias leves de miosina dependentes da Rho/Rho-cinase mediadas por G_{12}/G_{13} e a agregação por meio da ativação da PKC dependente de G_q. As ações do TxA_2 nas plaquetas são limitadas por sua meia-vida curta (cerca de 30 s), pela dessensibilização rápida do TP e pelos inibidores endógenos da função plaquetária, inclusive NO e PGI_2.

INFLAMAÇÃO E IMUNIDADE. Os eicosanoides desempenham um papel importante nas reações inflamatórias e imunes. Em geral, os LTs são pró-inflamatórios e as lipoxinas são anti-inflamatórias. Os prostanoides podem ter esses dois tipos de atividade. A COX-2 é a fonte principal dos prostanoides formados durante e depois de uma reação inflamatória.

A PGE_2 e a PGI_2 são os prostanoides pró-inflamatórios predominantes, em consequência da permeabilidade vascular aumentada e do fluxo sanguíneo da região inflamada. O TxA_2 pode facilitar a interação entre plaquetas e leucócitos. Os prostanoides, principalmente a PGD_2, também contribuem para a resolução da inflamação. Em geral, as PGs inibem a função e a proliferação dos linfócitos, suprimindo a resposta imune. A PGE_2 deprime a resposta humoral (anticorpos) porque inibe a diferenciação dos linfócitos B em plasmócitos que secretam anticorpos. A PGE_2 atua nos linfócitos T e inibe a proliferação estimulada por mitógenos e a liberação de linfocinas pelas células sensibilizadas. A PGE_2 e o TxA_2 também podem desempenhar um papel importante no desenvolvimento dos linfócitos T, regulando a apoptose dos timócitos imaturos. A PGD_2 é um fator quimiotáxico potente para leucócitos, principalmente por suas ações no receptor DP_2.

O LTB_4 é um fator quimiotáxico potente para neutrófilos, linfócitos T, eosinófilos, monócitos, células dendríticas e, possivelmente, mastócitos. O LTB_4 estimula a agregação dos eosinófilos e promove a desgranulação e a produção de superóxido. O LTB_4 estimula a adesão dos neutrófilos às células do endotélio vascular e sua migração transendotelial e promove a síntese das citocinas pró-inflamatórias pelos macrófagos e linfócitos. Os CisLTs são fatores quimiotáxicos para eosinófilos e monócitos e também induzem a produção de citocinas por eosinófilos, mastócitos e células dendríticas. Em concentrações mais altas, esses LTs também estimulam a aderência dos eosinófilos, a desgranulação, a liberação de citocinas ou quimiocina e a formação dos radicais de oxigênio. Além disso, os Cis-LTs contribuem para a inflamação aumentando a permeabilidade endotelial e, desse modo, facilitando a migração das células endoteliais para o foco inflamatório. As lipoxinas A e B inibem a citotoxicidade das células destruidoras naturais.

MUSCULATURAS BRÔNQUICA E TRAQUEAL. Em geral, $PGF_{2\alpha}$, TxA_2 e PGD_2 contraem, enquanto PGE_2 e PGI_2 relaxam os músculos da traqueia e dos brônquios. A PGD_2 parece ser o principal prostanoide broncodilatador importante nos seres humanos.

Cerca de 10% dos indivíduos que usam ácido acetilsalicílico têm broncoespasmo. Essa reação parece ser atribuível a um desvio do metabolismo do AA no sentido da produção de LT. Esse desvio de substratos parece envolver a COX-1, em vez da COX-2. Os Cis-LTs são broncoconstritores, que atuam principalmente nos músculos lisos das vias respiratórias e são cerca de 1.000 vezes mais potentes que a histamina. Além disso, esses compostos estimulam a secreção de muco brônquico e causam edema das mucosas. A PGI_2 causa broncodilatação na maioria das espécies; os tecidos brônquicos humanos são especialmente sensíveis, e a PGI_2 antagoniza a broncoconstrição induzida por outros mediadores.

ÚTERO. Faixas de útero de mulheres não grávidas são contraídas pela $PGF_{2\alpha}$, mas relaxam quando são expostas às PGEs. Junto com a ocitocina, a PGE_2 é essencial à iniciação do trabalho de parto. A PGI_2 e as concentrações altas de PGE_2 causam relaxamento. A infusão intravenosa de PGE_2 ou $PGF_{2\alpha}$ em concentrações baixas às gestantes provoca aumentos dose-dependentes do tônus uterino e da frequência e da intensidade das contrações uterinas rítmicas. As PGEs e as PGFs são utilizadas para interromper a gravidez.

MÚSCULO LISO DO TRATO GI. As PGEs e as PGFs estimulam a contração da musculatura longitudinal principal do estômago até o intestino grosso. Em geral, a musculatura circular relaxa em resposta à PGE_2 e contrai quando é estimulada pela $PGF_{2\alpha}$. Os LTs causam efeitos contráteis potentes. Diarreia, cólicas e refluxo biliar foram associados à administração de PGE oral. As PGEs e as PGFs estimulam os transportes de água e eletrólitos para a luz dos intestinos. A PGE_2 parece contribuir para as perdas de água e eletrólitos que ocorrem com a cólera, uma doença que responde até certo ponto ao tratamento com AINEs.

SECREÇÕES GASTRINTESTINAIS. No estômago, a PGE_2 e a PGI_2 contribuem para os aumentos da secreção de muco (*citoproteção*), reduzem a secreção ácida e diminuem a concentração de pepsina. A PGE_2 e seus análogos também evitam lesão gástrica causada por vários compostos ulcerogênicos e facilitam a cicatrização das úlceras gástricas e duodenais (Capítulo 45). Por sua ação constritora nos vasos sanguíneos do estômago e em consequência do aumento da produção de citocinas pró-inflamatórias, os Cis-LTs podem predispor à lesão gástrica.

RINS. A PGE_2 e a PGI_2 derivadas da COX-2 aumentam o fluxo sanguíneo medular e inibem a reabsorção tubular de sódio. A expressão da COX-2 medular aumenta quando a ingestão de sal é alta. Os produtos formados pela COX-1 aumentam a excreção de sal nos ductos coletores. A PGE_2 e a PGI_2 sintetizadas pela COX-2 cortical aumentam o fluxo sanguíneo renal e a taxa de filtração glomerular em consequência dos seus efeitos vasodilatadores locais. Contudo, a complexidade desses efeitos é ainda maior: a baixa ingestão de sal dietético aumenta a expressão da COX-2 cortical. Por meio da ação da PGE_2 e, possivelmente, também da PGI_2, isso aumenta a secreção de renina e provoca retenção de sódio e elevação da pressão arterial.

O TxA_2 produzido em níveis baixos pelos rins normais causa efeitos vasoconstritores potentes, que diminuem o fluxo sanguíneo renal e a taxa de filtração glomerular. A infusão de $PGF_{2\alpha}$ causa natriurese e diurese. Por outro lado, a $PGF_{2\alpha}$ pode ativar o sistema renina-angiotensina e contribuir para a elevação da pressão arterial. Existem evidências significativas a favor da participação dos produtos da epoxigenase dos CYPs na regulação da função renal, embora sua função exata nos rins humanos ainda não esteja definida. O 20-HETE e os EETs são produzidos nos tecidos renais. Esse primeiro composto causa constrição das artérias renais, enquanto os EETs provocam vasodilatação e natriurese.

OLHO. A $PGF_{2\alpha}$ causa constrição do músculo esfinctérico da íris, mas seu efeito ocular global é reduzir a pressão intraocular (PIO) por facilitação da drenagem do humor aquoso. Vários agonistas dos receptores FP têm eficácia comprovada no tratamento do glaucoma de ângulo aberto, um distúrbio associado à supressão da expressão da COX-2 no epitélio pigmentado do corpo ciliar (Capítulo 64).

SNC. A PGE_2 causa febre.

O hipotálamo regula o nível basal de temperatura corporal, que aumenta com a exposição aos pirógenos endógenos. Essa resposta é mediada pela indução simultânea da COX-2 e da mPGE-sintetase-1 do endotélio dos vasos sanguíneos da área hipotalâmica pré-óptica no sentido de produzir PGE_2. A PGE_2 atua nos receptores EP_3 e, possivelmente, EP_1 dos neurônios termossensíveis. Isso estimula o hipotálamo a aumentar a temperatura corporal. A administração de $PGF_{2\alpha}$ e PGI_2 exógenas provoca febre, mas não contribui para a reação pirética. A PGD_2 e o TxA_2 não causam febre. A PGD_2 também parece atuar nas células trabeculares aracnóideas do prosencéfalo basal como mediador do aumento da adenosina extracelular que, por sua vez, facilita a indução do sono. Os prostanoides derivados da COX-2 também foram implicados em diversos distúrbios degenerativos do SNC (p. ex., doença de Alzheimer, doença de Parkinson; Capítulo 22).

DOR. Os mediadores inflamatórios como LTs e PGs aumentam a sensibilidade dos nociceptores e potencializam a percepção da dor.

No nível central, a COX-1 e a COX-2 estão expressas na medula espinal em condições basais e produzem PGs em resposta aos estímulos dolorosos periféricos. A PGE_2 e, possivelmente, a PGI_2 e a $PGF_2\alpha$, podem aumentar a excitabilidade das vias neuronais de transmissão da dor na medula espinal, causando hiperalgesia e alodinia. A hiperalgesia também é causada pelo LTB_4. O papel desempenhado pela PGE_2 e pela PGI_2 na dor inflamatória está descrito com mais detalhes no Capítulo 34.

SISTEMA ENDÓCRINO. A administração sistêmica de PGE_2 aumenta as concentrações circulantes do hormônio adrenocorticotrófico (ACTH), do hormônio de crescimento, da prolactina e das gonadotrofinas. Outros efeitos incluem a estimulação da produção de esteroides pelas suprarrenais, estimulação da secreção de insulina e efeitos tireóideos semelhantes aos causados pela tirotrofina. O papel fundamental da $PGF_{2\alpha}$ no trabalho de parto depende de sua capacidade de induzir declínios dos níveis de progesterona por efeito dependente da ocitocina. A PGE_2 atua como parte de um sistema de retroalimentação positiva, que estimula a maturação dos oocistos necessários à fecundação durante e depois da ovulação. Os metabólicos da LOX também produzem efeitos endócrinos. O 12-HETE estimula a secreção de aldosterona pelo córtex suprarrenal e é responsável por parte da secreção desse hormônio em resposta à estimulação pela AngII, mas não em resposta ao ACTH.

OSSO. As PGs são moduladores potentes do metabolismo ósseo. A COX-1 está expressa nos ossos normais, enquanto a COX-2 está hiper-regulada em condições como inflamação e estresse mecânico. A PGE_2 estimula a formação óssea aumentando a osteoblastogênese e a reabsorção óssea por ativação dos osteoclastos.

INDICAÇÕES TERAPÊUTICAS

INIBIDORES E ANTAGONISTAS. Os AINETs não seletivos e os inibidores seletivos da COX-2 são amplamente utilizados como anti-inflamatórios, ao passo que o ácido acetilsalicílico em doses baixas é usado comumente por seus efeitos cardioprotetores. Os antagonistas dos LTs são clinicamente úteis ao tratamento da asma e os agonistas do FP são utilizados no tratamento do glaucoma de ângulo aberto (Capítulo 64). Os agonistas dos receptores EP são utilizados para induzir o trabalho de parto e atenuar a irritação gástrica causada pelos AINEs. Os antagonistas do receptor DP_1 podem ser úteis para atenuar a ruborização facial associada ao tratamento com niacina. Os antagonistas do LTC_4 e do LTD_4 ativos por via oral, que bloqueiam o receptor $CisLT_1$, são utilizados no tratamento da asma leve a moderadamente grave (Capítulo 36). Estudos também demonstraram sua eficácia nos pacientes com asma desencadeada pelo ácido acetilsalicílico. Os prostanoides têm meias-vidas curtas na circulação e sua administração sistêmica causa efeitos adversos significativos. No entanto, vários prostanoides têm utilidade clínica nas seguintes situações.

Abortamento terapêutico. As PGEs, as PGFs e seus análogos são utilizados para induzir o trabalho de parto e interromper a gravidez em qualquer estágio por estimulação das contrações uterinas. A dinoprostona, uma preparação sintética da PGE_2, foi aprovada para induzir aborto no segundo trimestre da gravidez, finalizar aborto inevitável, amadurecer o colo uterino antes de induzir o trabalho de parto e para tratar pacientes com molas hidatiformes benignas. A administração intravaginal ou sistêmica do análogo da PGE_1 conhecido como misoprostol em combinação com mifepristona (RU486) ou metotrexato foi altamente eficaz para interromper a gestação em estágios iniciais. Um análogo da $PGF_{2\alpha}$ (carboprosta trometamina) é utilizado para induzir abortos no segundo trimestre e para controlar a hemorragia puerperal que não responda aos tratamentos tradicionais.

Citoproteção gástrica. Vários análogos das PGs são usados para suprimir a ulceração gástrica. O misoprostol, um análogo da PGE_1, foi aprovado como profilaxia das úlceras gástricas induzidas pelos AINEs.

Impotência. A PGE_1 (alprostadil) administrada por injeção intracavernosa ou supositório uretral é um tratamento de segunda linha para a disfunção erétil, na qual a primeira opção é a administração de inibidores da PDE5 (Capítulos 27 e 28).

Manutenção do canal arterial patente. O canal arterial dos recém-nascidos é extremamente sensível à vasodilatação pela PGE_1. A PGE_1 (alprostadil) é extremamente eficaz como paliativo de forma a manter o canal arterial temporariamente aberto até que possa ser realizada uma intervenção cirúrgica.

Hipertensão pulmonar. O tratamento prolongado com PGI_2 (prostaciclina; epoprostenol) por infusão intravenosa contínua melhora os sintomas e pode postergar ou evitar a necessidade de realizar transplante de coração-pulmão em alguns pacientes. Vários análogos da PGI_2 com meias-vidas têm sido utilizados clinicamente. A iloprosta pode ser inalada ou administrada por infusão intravenosa (não disponível nos EUA). O treprostinil (meia-vida de ~ 4 h) pode ser administrado por infusão intravenosa ou subcutânea contínua.

Glaucoma. O latanoprosta, um derivado estável da $PGF_{2\alpha}$ com ação prolongada, foi o primeiro prostanoide utilizado para tratar glaucoma. Entre os prostanoides semelhantes com efeitos hipotensores oculares estão a bimatoprosta e o travoprosta. Esses fármacos atuam como agonistas do receptor FP e são administradas na forma de colírios oftálmicos (Capítulo 64).

FATOR ATIVADOR PLAQUETÁRIO

O PAF é 1-*O*-alquil-2-acetil-*sn*-glicero-3-fosfocolina. O PAF constitui uma família de fosfolipídeos porque o grupo alquila na posição 1 pode ter comprimentos variáveis de 12 a 18 átomos de carbono. Nos neutrófilos humanos, o PAF consiste predominantemente em uma mistura de éteres de 16 e 18 carbonos, mas sua composição pode mudar quando as células são estimuladas. O PAF não é armazenado nas células, mas é sintetizado a partir de um precursor acila em resposta à estimulação por um processo de duas etapas (Figura 33-5).

O PAF é sintetizado por plaquetas, neutrófilos, monócitos, eosinófilos, células mesangiais renais, células medulares renais e células endoteliais vasculares. Dependendo do tipo, o PAF pode permanecer dentro da célula ou ser secretado. Por exemplo, o PAF é secretado pelos monócitos, mas fica retido nos leucócitos e nas células endoteliais. Nessas últimas células, o PAF é exposto na superfície para sinalização justácrina e estimula os leucócitos aderidos. Moléculas semelhantes ao PAF podem ser formadas pela fragmentação oxidativa dos fosfolipídeos da membrana (oxPLs). Esses compostos aumentam em condições de estresse oxidativo (inclusive tabagismo) e diferem estruturalmente do PAF porque contêm um ácido graxo na *posição sn*-1 do glicerol ligado por uma ligação éster e vários grupos acilas de cadeias curtas na *posição sn*-2. Os oxPLs têm estruturas muito semelhantes a do PAF e podem se ligar ao seu receptor e estimulam as mesmas respostas. Níveis altos de acil-hidrolase do PAF plasmático (PAF-AH) foram associados ao câncer de intestino grosso, à doença cardiovascular e ao acidente vascular encefálico (AVE).

MECANISMO DE AÇÃO DO PAF. O PAF extracelular produz seus efeitos estimulando uma GPCR específica. O receptor do PAF liga-se à G_q (ativação da via da PLC-IP_3-Ca^{2+}) e à G_i (inibição da adenilato-ciclase). A ativação subsequente das fosfolipases A_2, C e D produz inúmeros mensageiros, inclusive PGs, TxA_2 ou LTs derivados do AA, que podem funcionar como mediadores extracelulares dos efeitos do PAF.

Além disso, a MAP-cinase p38 é ativada depois da interação PAF-receptor-G_q, enquanto a ativação do ERK pode ocorrer pela interação do receptor de PAF ativado com a G_q, a G_o ou a $G_{\beta\gamma}$, ou por transativação do receptor de EGF, resultando na ativação do NF-κB. O PAF produz muitos dos seus efeitos pró-inflamatórios importantes sem sair da sua célula de origem. Por exemplo, o PAF é sintetizado por um mecanismo regulado nas células endoteliais estimuladas pelos mediadores inflamatórios. Esse PAF é apresentado na superfície do endotélio, onde ativa seu receptor nas células justapostas, inclusive plaquetas, leucócitos polimorfonucleares e monócitos, atuando juntamente com a selectina P para facilitar a adesão. Essa função do PAF é importante para a orquestração da interação das plaquetas e das células inflamatórias circulantes com o endotélio inflamado.

FUNÇÕES FISIOLÓGICAS E PATOLÓGICAS DO PAF

Respostas inflamatórias e alérgicas. A administração de PAF reproduz muitos dos sinais e sintomas do choque anafilático. Entretanto, os efeitos dos antagonistas do PAF no tratamento dos distúrbios alérgicos e inflamatórios têm sido desanimadores. Nos pacientes asmáticos, os antagonistas do PAF inibem parcialmente a broncoconstrição induzida por estímulos antigênicos, mas não por estimulação com metacolina, esforço físico ou inalação de ar frio.

Sistema cardiovascular. O PAF atua como vasodilatador potente na maioria dos leitos vasculares e, quando é administrado por via intravenosa, causa hipotensão. A vasodilatação induzida pelo PAF não depende dos seus efeitos na inervação simpática, no sistema renina-angiotensina ou no metabolismo do AA e, provavelmente, resulta de uma combinação de ações diretas e indiretas. Alternativamente, o PAF pode causar vasoconstrição, dependendo da concentração, do leito vascular estudado e da participação das plaquetas ou dos leucócitos. A injeção intradérmica

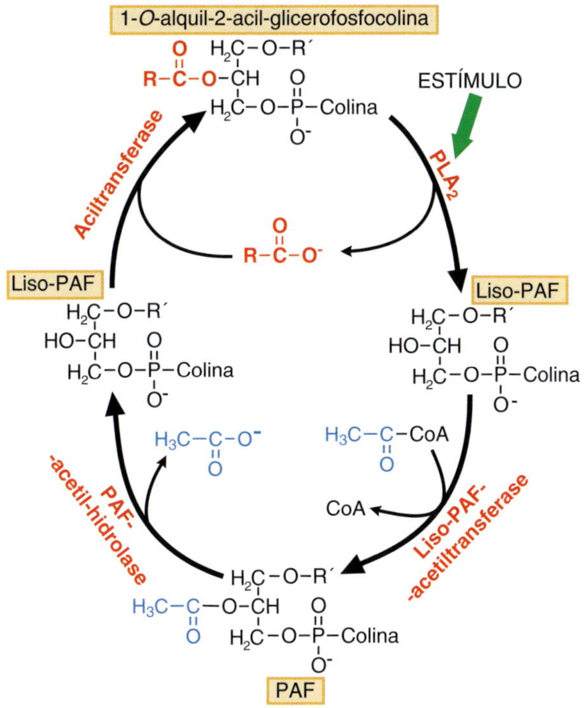

Figura 33-5 *Síntese e decomposição do fator ativador plaquetário (PAF).* A síntese do PAF ocorre em duas etapas. Na primeira, a PLA_2 ativada cliva a 1-*O*-2-acil-glicerofosfolina da membrana para formar liso-PAF e um ácido graxo livre (em geral, AA, que pode ser metabolizado em eicosanoides). Na segunda etapa limitante da taxa de síntese, o PAF é formado a partir do liso-PAF por uma acetil-CoA-liso-PAF-acetiltransferase. A síntese do PAF pode ser estimulada durante as reações antígeno-anticorpo ou por vários compostos, inclusive peptídeos quimiotáxicos, trombina, colágeno e outros autacoides; o PAF também pode estimular sua própria síntese. A síntese de PAF é regulada pela disponibilidade de Ca^{2+}. O PAF é decomposto pelas etapas sintéticas inversas: desacetilação por acetil-hidrolases (AHs) seguida de acilação na posição 2 para produzir uma 1-*O*-alquil-2-acil-glicerofosfocolina. A síntese do PAF também pode ocorrer *de novo*: um substituinte de fosfocolina é transferido para o alquil-acetil-glicerol por uma liso-glicerofosfato-acetil-CoA-transferase diferente. CoA, coenzima A.

do PAF causa vasoconstrição inicial seguida de uma reação típica de pápula e eritema. O PAF aumenta a permeabilidade vascular e o edema, como também ocorre com a histamina e a bradicinina. O aumento da permeabilidade é atribuído à contração das células endoteliais das vênulas, mas o PAF é três vezes mais potente que a histamina ou a bradicinina.

Plaquetas. O receptor do PAF está expresso constitutivamente na superfície das plaquetas. O PAF estimula vigorosamente a agregação plaquetária *in vitro* e *in vivo*. Embora isso seja realizado por meio da liberação de TxA_2 e do conteúdo dos grânulos plaquetários, o PAF não depende da presença do TxA_2 ou de outros agentes agregantes para produzir esse efeito. A injeção intravenosa de PAF provoca formação de agregados plaquetários intravasculares e causa trombocitopenia.

Leucócitos. O PAF é um ativador potente e comum das células inflamatórias. O PAF estimula várias respostas dos leucócitos polimorfonucleares (eosinófilos, neutrófilos e basófilos). O PAF estimula os PMNs a agregarem, a liberarem seus grânulos e a produzirem radicais livres e LTs. O PAF é um fator quimiotáxico potente para eosinófilos, neutrófilos e monócitos e estimula a adesão endotelial dos PMNs, contribuindo com outros sistemas moleculares de adesão para a rolagem, a adesão firme e a migração dos leucócitos por meio da monocamada endotelial. O PAF também estimula os basófilos a liberarem histamina, ativam os mastócitos e induzem a liberação das citocinas pelos monócitos. Além disso, o PAF estimula a agregação dos monócitos e a desgranulação dos eosinófilos.

Músculo liso. O PAF contrai os músculos lisos do trato GI, do útero e dos pulmões. Esse mediador aumenta a amplitude das contrações uterinas espontâneas e os músculos inativos contraem rapidamente; essas contrações são suprimidas pelos inibidores da síntese das PGs. O PAF não afeta os músculos lisos da traqueia, mas contrai a musculatura lisa das vias respiratórias inferiores. Quando é administrado por aerossol, o PAF aumenta a resistência das vias respiratórias e também a reatividade aos agentes broncoconstritores. O PAF também aumenta a secreção de muco e a permeabilidade da microcirculação pulmonar.

Estômago. O PAF é o mais potente dentre todos os agentes ulcerogênicos conhecidos. Quando é administrado por via intravenosa, ele causa erosões hemorrágicas na mucosa gástrica, que se estendem até a submucosa.

Rim. O PAF reduz o fluxo sanguíneo renal, a taxa de filtração glomerular, o volume urinário e a excreção de Na^+, sem alterar a hemodinâmica sistêmica. O PAF produz um efeito bifásico mediado por seus receptores nas arteríolas aferentes, ou seja, dilatação com concentrações baixas e constrição com concentrações mais altas. O efeito vasoconstritor parece ser mediado ao menos em parte pelos produtos das COXs, enquanto a vasodilatação é atribuída à estimulação da produção do NO pelo endotélio.

Outros. O PAF — um mediador potente da angiogênese — foi implicado nos cânceres de mama e próstata. A deficiência de PAF-AH foi associada a aumentos discretos de várias doenças cardiovasculares e trombóticas em algumas populações humanas.

Antagonistas do receptor de PAF. Existem vários antagonistas experimentais dos receptores do PAF, que inibem seletivamente suas ações *in vitro* e *in vivo*. Nenhum tem utilidade clínica comprovada.

Para uma listagem bibliográfica completa, consulte ***As Bases Farmacológicas da Terapêutica de Goodman e Gilman***, 12ª edição.

Capítulo 34 Farmacoterapia da inflamação, febre, dor e gota

Este capítulo descreve os anti-inflamatórios não esteroides (AINEs) empregados no tratamento da inflamação, da dor e da febre e os fármacos usados para a hiperuricemia e gota. Os AINEs são primeiramente considerados por classe, e em seguida por grupos de agentes quimicamente semelhantes descritos em mais detalhes. Muitas das propriedades básicas desses fármacos estão resumidas nos Quadros 34-2, 34-3 e 34-4. Os AINEs tradicionais (AINETs) mais comumente disponíveis agem inibindo as enzimas prostaglandinas sintases (PG) G/H, conhecidas coloquialmente como cicloxigenases (COX; Capítulo 33). Supõe-se que a inibição da cicloxigenase 2 (COX-2) medeia em grande parte as ações antipiréticas, analgésicas e anti-inflamatórias dos AINEs, ao passo que a inibição simultânea da cicloxigenase 1 (COX-1) responde em grande parte, mas não exclusivamente, pelos efeitos adversos indesejáveis sobre o trato GI. Os inibidores seletivos da COX-2 (celecoxibe, etoricoxibe, lumiracoxibe) são uma subclasse dos AINEs. O ácido acetilsalicílico acetila irreversivelmente a COX; várias subclasses estruturais de AINETs, incluindo os derivados do ácido propiônico (ibuprofeno, naproxeno), os derivados do ácido acético (indometacina) e os ácidos enólicos (*piroxicam*) competem de modo reversível com o ácido araquidônico (AA) no local ativo da COX-1 e da COX-2. O paracetamol (acetaminofeno) é eficaz como antipirético e analgésico em doses típicas que inibem parcialmente as COX, tem atividade anti-inflamatória fraca e apresenta menos efeitos colaterais gastrintestinais que os AINETs.

INFLAMAÇÃO, DOR E FEBRE

INFLAMAÇÃO. O processo inflamatório é a resposta a um estímulo prejudicial. Ele pode ser evocado por uma grande variedade de agentes nocivos, infecções, anticorpos, ferimentos físicos. A capacidade de montar uma resposta inflamatória é essencial para a sobrevida ao se enfrentar patógenos do meio ambiente e lesões; em algumas situações e doenças, a resposta inflamatória pode ser exagerada e sustentada sem benefício aparente e até mesmo com consequências adversas graves. A resposta inflamatória é caracterizada mecanicamente por:

- vasodilatação local transitória e aumento da permeabilidade capilar
- infiltração de leucócitos e células fagocíticas
- degeneração tecidual e fibrose.

Muitas moléculas estão envolvidas na promoção e na resolução do processo inflamatório. A histamina, bradicinina, 5-HT, prostanoides, leucotrienos (LT) e fator de ativação de plaquetas são mediadores importantes de inflamação (Capítulo 33).

A biossíntese de prostanoides é significativamente aumentada em tecidos inflamados. Inibidores da COX, que deprimem a formação de prostanoides, são agentes anti-inflamatórios eficazes e amplamente utilizados. A prostaglandina E_2 (PGE_2) e a prostaciclina (PGI_2) são os principais prostanoides que medeiam a inflamação. Elas aumentam o fluxo sanguíneo local, a permeabilidade vascular e a infiltração de leucócitos por meio da ativação de seus respectivos receptores, EP_2 e IP. A PGD_2, um dos principais produtos dos mastócitos, contribui para inflamação nas respostas alérgicas, especialmente no pulmão.

A ativação de células endoteliais desempenha um papel importante no "direcionamento" das células circulantes para locais inflamatórios. A ativação endotelial resulta em adesão de leucócitos, pois os leucócitos reconhecem selectina L e P recentemente expressas e E-selectina com Lewis X sialilado e outras glicoproteínas na superfície do leucócito e molécula de adesão intercelular endotelial (ICAM)-1 com as integrinas dos leucócitos.

O recrutamento de células inflamatórias para os locais de lesão também envolve as interações combinadas de vários tipos de mediadores solúveis. Esses incluem o fator de complemento C5a, FAP, e o eicosanoide LTB_4 (Capítulo 33). Todos podem agir como agonistas quimiotáticos. Várias citocinas também desempenham um papel essencial na orquestração do processo inflamatório, especialmente o fator de necrose tumoral (TNF) e interleucina-1 (IL-1). Outras citocinas e fatores de crescimento (p. ex., IL-2, IL-6, IL-8, a GM-CSF) contribuem para as manifestações da resposta inflamatória. As concentrações de muitos desses fatores são aumentadas na sinóvia de pacientes com artrite inflamatória. Os glicocorticoides interferem na síntese e nas ações de citocinas, como IL-1 ou TNF-α (Capítulo 35). Embora algumas das ações dessas citocinas sejam acompanhadas pela liberação de PGs e tromboxano A_2 (TxA_2), os inibidores da cicloxigenase (COX) parecem bloquear apenas seus efeitos pirogênicos.

DOR. Os mediadores inflamatórios liberados a partir de células não neuronais durante a lesão tecidual aumentam a sensibilidade dos nociceptores e potencializam a percepção da dor. Dentre esses mediadores encontram-se a bradicinina, H^+, 5-HT, ATP, neutrofinas (fator de crescimento neural), LT e PG. PGE_2 e PGI_2 reduzem o limiar para estimulação de nociceptores, provocando *sensibilização periférica*. A PGE_2 centralmente ativa e talvez também PGD_2, PGI_2 e $PGF_{2\alpha}$ contribuem para a *sensibilização central*, um aumento na excitabilidade dos neurônios do corno dorsal espinal que provocam hiperalgesia e alodinia, em parte por desinibição das vias glicinérgicas.

FEBRE. O hipotálamo regula o ponto estabelecido em que a temperatura do corpo é mantida. Esse ponto definido tem febre elevada, que reflete uma infecção ou resulta de lesão tecidual, inflamação, rejeição do enxerto ou malignidade. Todas essas condições reforçam a formação de citocinas como IL-1β, IL-6, TNF-α e interferons, que funcionam como pirogênios endógenos. A fase inicial da resposta de termorregulação a esses pirogênios pode ser mediada pela liberação de ceramida nos neurônios da área pré-óptica na região anterior do hipotálamo. A resposta tardia é mediada por indução coordenada de COX-2 e formação de PGE_2. A PGE_2 pode atravessar a barreira hematencefálica e atua sobre receptores EP_3 e talvez receptores EP_1 em neurônios termossensíveis. Isso provoca o hipotálamo para que eleve a temperatura corporal, promovendo um aumento na geração de calor e uma diminuição na perda de calor. Os AINEs suprimem essa resposta inibindo a síntese de PGE_2.

FÁRMACOS ANTI-INFLAMATÓRIOS NÃO ESTEROIDES

Os AINEs são classificados como AINETs, que inibem tanto COX-1 quanto COX-2, e AINEs *seletivos* para COX-2. A maioria dos AINEs é de inibidores ativos locais competitivos, reversíveis das enzimas COX. No entanto, o ácido acetilsalicílico acetila as isoenzimas e as inibe de maneira irreversível; assim, o ácido acetilsalicílico frequentemente é distinguido dos AINETs. Da mesma maneira, o paracetamol, que é antipirético e analgésico, mas amplamente desprovido de atividade anti-inflamatória, também é convencionalmente segregado do grupo.

A maioria dos compostos AINETs é de ácidos orgânicos com valores de pK_a relativamente baixos (Figura 34-1). Mesmo o fármaco precursor não ácido nabumetona é convertido em um derivado ativo do ácido acético *in vivo*. Assim como os ácidos orgânicos, os compostos em geral são bem absorvidos por via oral, altamente ligados às proteínas plasmáticas e excretados por filtração glomerular e por secreção tubular. Eles também se acumulam em locais de inflamação, onde o pH é mais baixo, confundindo potencialmente a relação entre concentrações plasmáticas e duração do efeito do fármaco. A maioria dos AINEs seletivos para COX-2 é de compostos diaril-heterocíclicos com um grupo lateral relativamente volumoso, que se alinha com uma bolsa lateral grande no canal de ligação AA de COX-2, mas impede sua orientação ideal no canal de ligação menor de COX-1. Tanto os AINETs quanto os AINEs seletivos para COX-2 geralmente são fármacos hidrofóbicos, uma característica que possibilita que eles acessem o canal de ligação hidrofóbico de aracdonato e resulta em características farmacocinéticas partilhadas. Novamente, o ácido acetilsalicílico e o paracetamol são exceções dessa regra.

MECANISMO DE AÇÃO

INIBIÇÃO DA CICLOXIGENASE. Os principais efeitos terapêuticos dos AINEs derivam da sua capacidade de inibir a produção de PG. A primeira enzima na via sintética das PG é COX, também conhecida como PG G/H sintase. Essa enzima converte o AA nos intermediários instáveis PGG_2 e PGH_2, além de promover a produção de prostanoides, TxA_2 e de uma variedade de PG (Capítulo 33). Existem duas formas de COX, COX-1 e COX-2. A COX-1, expressa de maneira constitutiva na maioria das células, é a fonte dominante de prostanoides para funções de manutenção. Em contrapartida, a COX-2, induzida por citocinas, estresse de cisalhamento e promotores de tumor, é a fonte mais importante de formação de prostanoides na inflamação e talvez no câncer (Capítulo 33). A COX-1 é a isoforma dominante nas células epiteliais gástricas e considerada a fonte principal de formação de PG citoprotetora. A inibição de COX-1 é responsável pelos eventos gástricos adversos que complicam o tratamento com os AINETs.

O ácido acetilsalicílico e os AINEs inibem as enzimas COX e a produção de PG; eles não inibem as vias da lipoxigenase (LOX) no metabolismo do AA e por isso não suprimem a formação de LT (Capítulo 33).

INIBIÇÃO IRREVERSÍVEL DE CICLOXIGENASE PELO ÁCIDO ACETILSALICÍLICO. O ácido acetilsalicílico modifica a COX-1 e a COX-2, inibindo de modo irreversível sua atividade COX. Isso é uma distinção

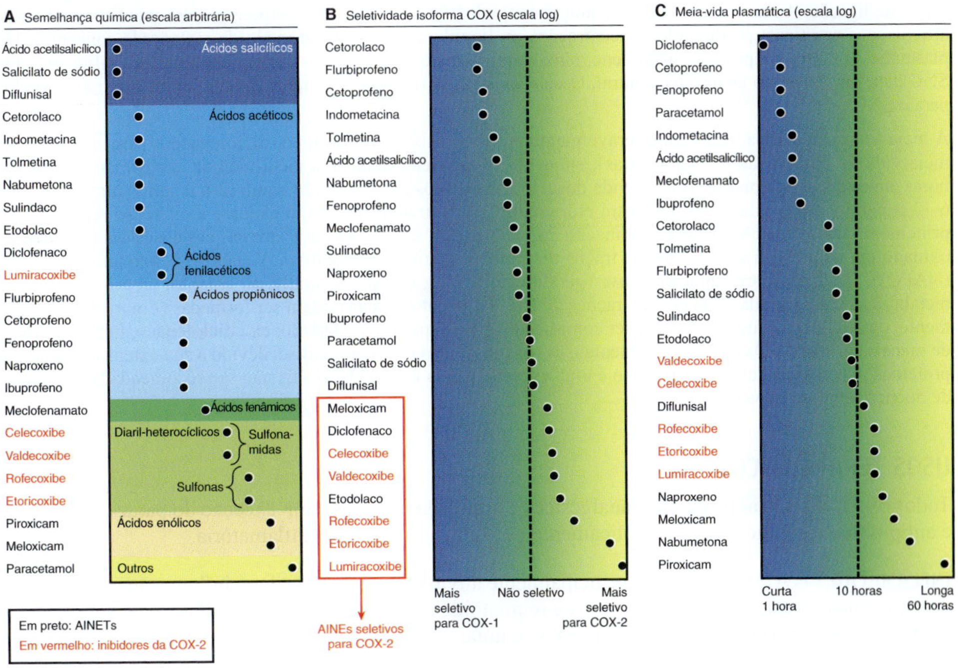

Figura 34-1 *Classificação dos AINEs por semelhança química (painel A), seletividade da isoforma da cicloxigenase (COX) (painel B) e meia-vida plasmática (painel C).* O quadro da seletividade de COX foi elaborado a partir de dados publicados em Warner e cols., 1999 e FitzGerald e Patrono, 2001. AINETs, fármacos anti-inflamatórios não esteroides tradicionais.

importante com relação a todos os outros AINEs, porque a duração dos efeitos do ácido acetilsalicílico relaciona-se com a taxa de rotatividade das COXs em diferentes tecidos-alvo.

A importância da rotatividade da enzima na recuperação de uma ação do ácido acetilsalicílico é mais notável nas plaquetas que, não sendo nucleadas, têm uma capacidade notavelmente limitada de síntese proteica. Assim, as consequências da inibição da COX-1 nas plaquetas persistem por toda a vida da plaqueta. A inibição da formação de TXA_2 dependente de COX-1 nas plaquetas é, portanto, cumulativa com doses repetidas de ácido acetilsalicílico (pelo menos de apenas 30 mg/dia) e levam 8 a 12 dias (o tempo de rotatividade das plaquetas para desaparecer completamente após o tratamento ser interrompido). A sensibilidade especial das plaquetas à inibição por essas doses baixas de ácido acetilsalicílico relaciona-se com a inibição das plaquetas em situação pré-sistêmica, na circulação portal, antes que o ácido acetilsalicílico seja desacetilado em salicilato na primeira passagem por meio do fígado. Ao contrário do ácido acetilsalicílico, o ácido salicílico não tem a capacidade de acetilar, sendo um inibidor competitivo reversível e fraco da COX.

INIBIÇÃO SELETIVA DE CICLOXIGENASE 2. O uso terapêutico de AINETs é limitado pela sua tolerabilidade GI precária. Como COX-1 era a fonte predominante de PG citoprotetoras formadas pelo epitélio GI, inibidores seletivos de COX-2 foram desenvolvidos para promover eficácia semelhante aos AINETs com melhor tolerabilidade GI. Seis inibidores da COX-2, os coxibes, foram inicialmente aprovados para uso: celecoxibe, rofecoxibe, valdecoxibe e seu pró-fármaco parecoxibe, etoricoxibe e lumiracoxibe. A maioria dos coxibes foi gravemente restringida em seu uso ou retirada do mercado, tendo em vista seu perfil de efeitos adversos. O celecoxibe é atualmente o único inibidor da COX-2 licenciado para uso nos EUA.

ADME

Os AINEs são rapidamente absorvidos após ingestão oral e as concentrações plasmáticas de pico são atingidas em 2 a 3 horas. A ingestão de alimentos pode retardar a absorção e a disponibilidade sistêmica (ou seja, fenoprofeno, sulindaco). Antiácidos, comumente prescritos para pacientes em terapia com AINEs, variavelmente atrasam a absorção. Alguns compostos (p. ex., diclofenaco, nabumetona) sofrem primeira passagem ou a eliminação pré-sistêmica. O ácido acetilsalicílico começa a acetilar plaquetas a poucos minutos de entrar na circulação pré-sistêmica.

A maioria dos AINEs está extensamente ligada às proteínas plasmáticas (95-99%), geralmente a albumina. Os AINEs altamente ligados à proteína têm o potencial de deslocar outros fármacos, se eles competirem pelos mesmos locais de ligação. A maioria dos AINEs é amplamente distribuída por todo o corpo e penetra imediatamente nas articulações artríticas, produzindo concentrações no líquido sinovial no intervalo de metade da concentração plasmática (ou seja, ibuprofeno, naproxeno, piroxicam). A maioria dos AINEs atinge concentrações suficientes no SNC para ter um efeito analgésico central. O celecoxibe é particularmente lipofílico e é facilmente transportado para o SNC.

A meia-vida plasmática varia consideravelmente entre os AINEs. Ibuprofeno, diclofenaco e paracetamol têm meia-vida de eliminação de 1 a 4 horas), enquanto o piroxicam tem uma meia-vida de aproximadamente 50 horas em estado estacionário. A meia-vida dos AINEs seletivos para COX-2 variam (2-6 h para o lumiracoxibe, 6-12 h para o celecoxibe e 20-26 h para etoricoxibe). A biotransformação hepática e a excreção renal são as principais vias de metabolismo e eliminação da maioria dos AINEs. O paracetamol, em doses terapêuticas, é oxidado em pequena fração formando traços do metabólito altamente reativo, *N*-acetil-*p*-benzoquinona imina (NAPQI). Quando ocorre uma *overdose* (geralmente > 10 g de paracetamol), no entanto, as principais vias metabólicas são saturadas e as concentrações de NAPQI hepatotóxicas podem ser formadas (Figura 4-5). Raramente, outros AINEs também podem ser complicados pela hepatotoxicidade (p. ex., diclofenaco, lumiracoxibe) de maneira eficiente. Os AINEs geralmente não são removidos por hemodiálise, devido à sua extensa ligação às proteínas plasmáticas; o ácido salicílico é uma exceção a essa regra. Os AINEs não são recomendados em caso de doença renal ou hepática avançada.

USOS TERAPÊUTICOS

Todos os AINEs são antipiréticos, analgésicos e anti-inflamatórios, com exceção do paracetamol, que é antipirético e analgésico, mas praticamente não tem atividade anti-inflamatória.

INFLAMAÇÃO. Os AINEs fornecem principalmente alívio sintomático da dor e inflamação associadas a doenças musculoesqueléticas, como artrite reumatoide e osteoartrite. Alguns AINEs estão aprovados para o tratamento de espondilite anquilosante e gota.

DOR. Os AINEs são eficazes apenas contra dores de baixa a moderada intensidade. Embora sua eficácia máxima seja geralmente muito menor do que a dos opioides, os AINEs não têm os efeitos adversos indesejáveis dos opiáceos. A coadministração de AINEs pode reduzir a dose de opioide necessária para controle suficiente da dor e reduzir a probabilidade de efeitos opioides adversos. Os AINEs são particularmente eficazes quando a inflamação causa sensibilização periférica e/ou central de percepção da dor. Uma exceção a isso é a dor menstrual. A liberação de prostaglandinas pelo endométrio durante a menstruação pode causar cólicas graves e outros sintomas de dismenorreia primária; o uso dos AINEs para o tratamento dessa condição obteve considerável sucesso. Os AINEs são comumente utilizados para tratar ataques de enxaqueca e podem ser combinados com fármacos como os triptanas (p. ex., uma combinação de dose fixa de naproxeno e sumatriptana), ou com antieméticos para auxiliar no alívio das náuseas associadas. Os AINEs não possuem eficácia na dor neuropática.

FEBRE. O tratamento antipirético é reservado aos pacientes nos quais a febre em si pode ser prejudicial e para aqueles que apresentam alívio considerável quando a febre é reduzida. Os AINEs reduzem a febre na maioria das situações, mas não a variação circadiana da temperatura ou o aumento da resposta ao exercício ou aumento da temperatura ambiente. A COX-2 é a fonte predominante de prostaglandinas que medeiam o aumento da temperatura evocado pela administração de lipopolissacarídeo (LPS).

SISTEMA CIRCULATÓRIO FETAL. As PG são implicadas na manutenção da patência do canal arterial e; da indometacina o ibuprofeno e outros AINETs foram usados em recém-nascidos para fechar o canal inadequadamente patente.

CARDIOPROTEÇÃO. A ingestão de ácido acetilsalicílico prolonga o tempo de sangramento. Esse efeito é causado por acetilação irreversível da COX plaquetária e consequente inibição da função plaquetária. É a supressão permanente da formação de plaquetas TxA_2 que é considerada a base do efeito cardioprotetor do ácido acetilsalicílico.

O ácido acetilsalicílico reduz o risco de eventos vasculares graves em pacientes de alto risco (p. ex., aqueles com infarto do miocárdio anterior) em 20 a 25%. A baixa dose (< 100 mg/dia) de ácido acetilsalicílico é relativamente seletiva para a COX-1 e está associada a menor risco de eventos GI adversos. No entanto, a dose baixa de ácido acetilsalicílico aumenta a incidência de hemorragias gastrintestinais graves. Ela também aumenta a incidência de hemorragias intracranianas. O benefício do ácido acetilsalicílico supera esses riscos no caso da prevenção secundária de doença cardiovascular. Dada a sua meia-vida relativamente curta e a inibição reversível da COX, a maioria dos outros AINETs não é considerada cardioprotetora. Os dados sugerem que a cardioproteção é perdida quando se combina baixa dose de ácido acetilsalicílico com ibuprofeno. Os AINEs seletivos para COX-2 são desprovidos de atividade antiplaquetária, pois as plaquetas maduras não expressam COX-2.

OUTROS USOS CLÍNICOS

Mastocitose sistêmica. A mastocitose sistêmica é uma condição em que há mastócitos em excesso na medula óssea, nos sistemas reticuloendotelial e gastrintestinal, nos ossos e na pele. A PGD_2, liberada dos mastócitos em grandes quantidades, é o principal mediador dos graves episódios de rubor, vasodilatação e hipotensão que ocorrem em pacientes com mastocitose sistêmica. O acréscimo de ácido acetilsalicílico ou de cetoprofeno traz alívio. Entretanto, o ácido acetilsalicílico e os AINETs podem causar desgranulação dos mastócitos, de modo que o bloqueio com antagonistas dos receptores H_1 e H_2 de histamina deve ser feito antes que a administração dos AINEs seja iniciada.

Tolerabilidade à niacina. Grandes doses de niacina (ácido nicotínico) reduzem de maneira eficaz os níveis séricos de colesterol, reduzem a lipoproteína de baixa densidade e elevam a lipoproteína de alta densidade (Capítulo 31). No entanto, a niacina induz rubor facial intenso amplamente mediado pela liberação de PGD_2 da pele, que pode ser inibido pelo tratamento com ácido acetilsalicílico.

Quimioprevenção do câncer. Estudos epidemiológicos sugerem que o uso frequente de ácido acetilsalicílico associa-se a um decréscimo de 50% no risco de câncer de colo. Observações semelhantes foram feitas com relação a outros cânceres.

EFEITOS ADVERSOS DO TRATAMENTO COM AINEs

Os eventos adversos que comumente complicam o tratamento com ácido acetilsalicílico e AINEs estão descritos no Quadro 34-1.

GASTRINTESTINAIS. Os sintomas mais comuns associados a esses fármacos são gastrintestinais, incluindo anorexia, náuseas, dispepsia, dor abdominal e diarreia, sintomas que podem estar relacionados à indução de úlceras gástricas ou intestinais, que, segundo estimativas, ocorrem em 15 a 30% dos usuários regulares. As ulcerações podem ser complicadas ou não por sangramento, perfuração ou obstrução. O risco é ainda maior nos infectados por *Helicobacter pylori*, quando há consumo excessivo de álcool ou na presença de outros fatores de risco para lesão de mucosa, incluindo o uso concomitante de glicocorticoides. Todos os inibidores seletivos da COX-2 são menos propensos a induzir úlceras gástricas do que as doses igualmente eficazes de AINETs.

CARDIOVASCULAR. AINEs seletivos para COX-2 foram desenvolvidos para melhorar a segurança GI. Entretanto, experimentos clínicos com celecoxibe, valdecoxibe (fabricação suspensa) e rofecoxibe (fabricação suspensa) revelaram um aumento na incidência de infarto do miocárdio, acidente vascular encefálico e trombose. O inibidores de COX-2 deprimem a formação de PGI_2, mas não inibem a formação catalisada de COX-1 de tromboxano plaquetário TxA_2. A PGI_2 inibe a agregação plaquetária e refreia o efeito do estímulo pró-trombótico e aterogênico por TxA_2.

EVENTOS ADVERSOS NA PRESSÃO ARTERIAL, RENAIS E RENOVASCULARES. Os AINETs e os inibidores da COX-2 foram associados a eventos adversos renais e renovasculares. Em pacientes com insuficiência cardíaca congestiva, cirrose hepática, doença renal crônica, hipovolemia e outros estados de ativação dos sistemas simpatoadrenal e

Quadro 34-1

Efeitos colaterais comuns e partilhados dos AINEs

SISTEMA	MANIFESTAÇÕES
GI	Dor abdominal, náuseas, diarreia, anorexia, erosão/úlceras gástricas[a]
	Anemia[a], hemorragia GI[a], perfuração/obstrução[a]
Plaquetas	Inibição da ativação plaquetária[a], propensão a equimoses[a]
	Maior risco de hemorragias[a]
Renal	Retenção de sal e água, ↓ redução da excreção de uratos (especialmente com ácido acetilsalicílico)
	Edema, piora da função renal em pacientes renais/cardíacos ou cirróticos
	↓ eficácia dos fármacos anti-hipertensivos
	↓ eficácia dos diuréticos, hiperpotassemia
Cardiovascular	Fechamento do canal arterial, infarto do miocárdio[b], AVE[b], trombose[b]
SNC	Cefaleia, vertigem, tonturas, confusão, hiperventilação (salicilatos)
Útero	Prolongamento da gestação, inibição do trabalho de parto
Hipersensibilidade	Rinite vasomotora, edema angioneurótico, asma
	Urticária, rubor, hipotensão, choque

[a]Efeitos colaterais foram reduzidos com AINEs seletivos para COX-2.
[b]Com exceção de baixa dose de ácido acetilsalicílico.

renina-angiotensina, a formação de prostaglandinas torna-se crucial. Os AINEs estão associados à perda da inibição induzida por prostaglandinas na reabsorção de Cl^- e na ação do hormônio antidiurético, ocasionando retenção de sal e de água. Estudos epidemiológicos sugerem que as complicações hipertensivas ocorrem mais comumente em pacientes tratados com coxibes que nos tratados com AINETs.

NEFROPATIA POR ANALGÉSICOS. A nefropatia por analgésicos é um estado de insuficiência renal lentamente progressiva, redução da capacidade de concentração do túbulo renal e piúria estéril. Os fatores de risco são o uso crônico de altas doses de combinação de AINEs e infecções frequentes do trato urinário.

GRAVIDEZ E LACTAÇÃO. A expressão de COX-2 no miométrio e os níveis de prostaglandina E_2 e $F_{2\alpha}$ no miométrio aumentam notavelmente durante o trabalho de parto. O prolongamento da gestação pelos AINEs foi demonstrado em seres humanos. Alguns AINEs, em particular a indometacina, têm sido usados fora de suas indicações formais para interromper o trabalho de parto prematuro. Entretanto, esse uso associa-se ao fechamento do canal arterial e ao comprometimento da circulação fetal *in utero*, particularmente em fetos com mais de 32 semanas de gestação. Os inibidores seletivos da COX-2 já foram usados como agentes tocolíticos; tal uso associou-se a estenose do canal arterial e oligoidrâmnio. Por fim, o uso dos AINEs e de ácido acetilsalicílico no final da gestação pode aumentar o risco de hemorragia pós-parto. Portanto a gestação, em especial quando próxima ao termo, é uma contraindicação relativa ao uso de todos os AINEs. Além disso, seu emprego nessa situação deve ser feito tendo em mente os potenciais riscos para o feto, mesmo em casos de trabalho prematuro, e especialmente nos casos de hipertensão induzida pela gestação.

HIPERSENSIBILIDADE. Os sintomas de hipersensibilidade ao ácido acetilsalicílico e aos AINEs variam desde rinite vasomotora, urticária generalizada e asma brônquica até edema de laringe, broncoconstrição, rubor, hipotensão e choque. A intolerância ao ácido acetilsalicílico é uma contraindicação ao tratamento com qualquer outro AINE devido à sensibilidade cruzada. O tratamento da hipersensibilidade ao ácido acetilsalicílico é semelhante ao de outras reações graves de hipersensibilidade, com suporte da função dos órgãos vitais e administração de epinefrina.

RESISTÊNCIA AO ÁCIDO ACETILSALICÍLICO. Todas as formas de insucesso terapêutico com o ácido acetilsalicílico foram coletivamente denominadas *resistência ao ácido acetilsalicílico*. Variantes genéticas da COX-1 que se cossegregam com a resistência foram descritas, mas sua relação com a evolução clínica não é clara.

SÍNDROME DE REYE. Devido à possível associação à síndrome de Reye, o ácido acetilsalicílico e outros salicilatos são contraindicados em crianças e em adultos jovens com menos de 20 anos de idade com febre associada à doença viral. A síndrome de Reye, uma doença grave e muitas vezes fatal, é caracterizada pelo início agudo de encefalopatia, disfunção hepática e infiltração de gordura no fígado e em outras vísceras. Embora não exista uma compreensão mecanicista, a associação epidemiológica entre o acido acetilsalicílico e a síndrome de Reye é suficientemente forte a ponto de a rotulagem do ácido acetilsalicílico e do subsalicilato de bismuto ter de indicar o risco. Assim como o uso de ácido acetilsalicílico em crianças caiu drasticamente, o mesmo ocorreu com a incidência de síndrome de Reye. O paracetamol não tem sido implicado na síndrome de Reye e é o fármaco de escolha para antipirexia em crianças, adolescentes e adultos jovens.

USO CONCOMITANTE DE AINES E ÁCIDO ACETILSALICÍLICO EM BAIXAS DOSES. Muitos pacientes combinam os AINETs ou os inibidores da COX-2 com baixas doses "cardioprotetoras" de ácido acetilsalicílico. Estudos epidemiológicos sugerem que esse tratamento combinado aumenta significativamente a probabilidade de eventos adversos gastrintestinais em comparação com o uso isolado de qualquer classe de AINEs isoladamente.

INTERAÇÕES MEDICAMENTOSAS

Os inibidores da enzima conversora de angiotensina (ECA) agem, pelo menos em parte, evitando a degradação das cininas que estimulam a produção de prostaglandinas (Figura 32-2). Assim, é lógico que os AINEs podem atenuar a eficácia dos inibidores da ECA ao bloquear a produção de prostaglandinas vasodilatadoras e natriuréticas. Devido à hiperpotassemia, a combinação de AINEs e inibidores da ECA também pode provocar notável bradicardia que resulta em síncope, especialmente em idosos e pacientes com hipertensão, diabetes melito ou doença cardíaca isquêmica. Os corticosteroides e os ISRSs podem aumentar a frequência ou a gravidade das complicações GI quando combinados com AINEs. Os AINEs podem aumentar o risco de sangramento em pacientes que usam varfarina, porque quase todos os AINEs suprimem a função plaquetária normal temporariamente durante o intervalo entre doses e porque alguns AINEs também aumentam os níveis de varfarina interferindo em seu metabolismo. Muitos AINEs são altamente ligados às proteínas plasmáticas e assim podem deslocar outros fármacos dos seus locais de ligação. Tais interações podem ocorrer em pacientes que recebem salicilatos ou outros AINEs juntamente com varfarina, hipoglicemiantes do grupo da sulfonilureia ou metotrexato; as doses de tais agentes podem necessitar de ajuste para prevenir a toxicidade. Os pacientes sob tratamento com lítio devem ser monitorados porque determinados AINEs (p. ex., piroxicam) podem reduzir a excreção renal desse fármaco e levar à toxicidade, enquanto outros podem reduzir os níveis de lítio (p. ex., sulindaco).

USO GERIÁTRICO E PEDIÁTRICO

USOS TERAPÊUTICOS EM CRIANÇAS. As indicações terapêuticas para uso de AINEs em crianças incluem febre, dor branda, dor pós-operatória e transtornos inflamatórios, como artrite juvenil e doença de Kawasaki. Apenas os fármacos que foram largamente testados em crianças devem ser usados (paracetamol, ibuprofeno e naproxeno).

FARMACOCINÉTICA EM CRIANÇAS. As recomendações de dosagem frequentemente baseiam-se na extrapolação de dados farmacocinéticos dos adultos ou crianças maiores que 2 anos e frequentemente há dados insuficientes para a seleção da dose em crianças menores. Por exemplo, a farmacocinética do AINE mais comumente usado em crianças, paracetamol, difere consideravelmente entre o período neonatal e de crianças mais velhas ou adultos. A biodisponibilidade sistêmica das formulações retais de paracetamol em recém-nascidos e bebês prematuros é maior que em pacientes mais velhos. A depuração do paracetamol é reduzida em recém-nascidos prematuros, provavelmente devido a seu sistema imaturo de conjugação de glicuronídeos (sulfatação é a principal via de biotransformação nessa idade). Portanto, os intervalos de dosagem do paracetamol precisam ser estendidos (8-12 h) ou as doses diárias reduzidas para evitar acúmulo e toxicidade hepática. A eliminação do ácido acetilsalicílico também é retardada em recém-nascidos e em lactentes jovens comparados aos adultos que apresentam risco de acúmulo. A doença também pode afetar a disposição do AINE em crianças. Por exemplo, as concentrações plasmáticas de ibuprofeno são reduzidas e a depuração aumentada (aproximadamente 80%) em crianças com fibrose cística. Isso provavelmente está relacionado com patologias GI e hepáticas associadas a esta doença. A cinética do ácido acetilsalicílico é acentuadamente alterada durante a fase febril da febre reumática ou vasculite de Kawasaki. A redução na albumina sérica associada a essas condições provoca uma elevação da concentração de salicilato livre, que pode saturar a excreção renal e resultar em acúmulo de salicilato até níveis tóxicos. Além da redução da dose, o monitoramento do fármaco livre pode ser justificado nessas situações.

FARMACOCINÉTICA NOS IDOSOS. A depuração de muitos AINEs é reduzida em idosos devido a alterações no metabolismo hepático. AINEs com uma meia-vida longa e metabolismo primariamente oxidativo (ou seja, piroxicam, tenoxicam, celecoxibe) apresentam concentrações plasmáticas elevadas em pacientes idosos. Por exemplo, as concentrações plasmáticas após a mesma dose de celecoxibe podem aumentar até 2 vezes mais em pacientes com mais de 65 anos de idade do que em pacientes com menos de 50 anos de idade, justificando o ajuste cuidadoso da dose. A capacidade da albumina plasmática de ligar fármacos é diminuída em pacientes idosos e pode resultar em concentrações mais elevadas de AINEs não ligados. A maior suscetibilidade dos pacientes idosos com complicações GI pode ser causada por uma redução na defesa da mucosa gástrica e por concentrações de AINEs totais e/ou livres elevadas. Geralmente, é aconselhável iniciar a maioria dos AINEs com uma dose baixa nos idosos e aumentar a dose apenas se a eficácia terapêutica for insuficiente.

PROPRIEDADES ESPECÍFICAS DE AINEs ISOLADOS

Propriedades gerais compartilhadas por AINEs foram consideradas na seção anterior, "Fármacos anti-inflamatórios não esteroides". Na seção adiante, serão discutidas características importantes de algumas substâncias. Os AINEs são agrupados por sua semelhança química, como na Figura 34-1.

ÁCIDO ACETILSALICÍLICO E OUTROS SALICILATOS

Os salicilatos incluem o ácido acetilsalicílico, o ácido salicílico, o metilsalicilato, diflunisal, salsalato, olsalazina e sulfassalazina. O ácido acetilsalicílico é o analgésico, antipirético e anti-inflamatório mais comumente usado. Pelo fato do ácido acetilsalicílico estar tão disponível, a possibilidade de mau uso e toxicidade grave é subestimada.

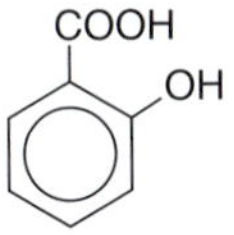

ÁCIDO SALICÍLICO

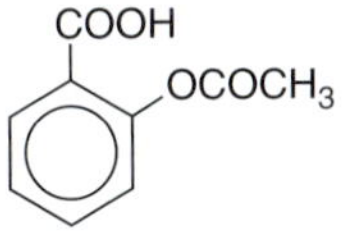

ÁCIDO ACETILSALICÍLICO

O ácido salicílico é tão irritante que pode ser usado apenas externamente; vários derivados desse ácido foram, por isso, sintetizados para uso sistêmico. O ácido acetilsalicílico, por exemplo, é um éster de acetato do ácido salicílico. O Quadro 34-2 resume as propriedades farmacocinéticas clínicas de 2 salicilatos, ácido acetilsalicílico e diflunisal.

MECANISMO DE AÇÃO

Os salicilatos geralmente atuam em função do teor de ácido salicílico. Os efeitos do ácido acetilsalicílico são grandemente causados por sua capacidade de acetilar proteínas, como descrito em "Inibição irreversível da cicloxigenase pelo ácido acetilsalicílico", anteriormente.

ADME

ABSORÇÃO. Os salicilatos ingeridos por via oral são rapidamente absorvidos, um pouco a partir do estômago e em sua maior parte a partir da parte alta do intestino delgado. Concentrações apreciáveis são encontradas no plasma em menos de 30 minutos; após uma única dose, o valor de pico é alcançado em cerca de 1 hora, declinando então gradualmente. A taxa de absorção é determinada por taxas de desintegração e dissolução dos comprimidos administrados, o pH da superfície da mucosa e o tempo de esvaziamento gástrico. A presença de alimentos retarda a absorção dos salicilatos. A absorção retal de salicilato costuma ser mais lenta que a oral, sendo incompleta e inconsistente.

Quadro 34-2

Comparação dos AINEs: Salicilatos, paracetamol e derivados do ácido acético

CLASSE/FÁRMACO	FARMACOCINÉTICA		DOSES[d]		COMENTÁRIOS	COMPARAÇÃO COM O ÁCIDO ACETILSALICÍLICO
Salicilatos						
Ácido acetilsalicílico	C_p de pico[a] Ligação proteica Metabólitos[b] Meia-vida[c], terapêutica Meia-vida, dose tóxica	1 hora 80-90% Ácido salicilúrico 2-3 h 15-30 h	Antiplaquetário Dor/febre Febre reumática Crianças	40-80 mg/dia 325-650 mg a cada 4-6 h 1 g a cada 4-6 h 10 mg/kg a cada 4-6 h	Inibição permanente da COX-1 plaquetária Principais efeitos colaterais: GI, aumento do tempo de sangramento, reação de hipersensibilidade Evitar em crianças com doença febril aguda	
Diflunisal	C_p de pico Ligação proteica Metabólitos Meia-vida	2-3 h 99% Glicuronato 8-12 h	250-500 mg a cada 8-12 h		Não metabolizado em salicilato Inibidor competitivo das COX Excretado no leite materno	Efeitos analgésicos e anti-inflamatórios 4-5 vezes mais potentes Efeito antipirético mais fraco Menos efeitos colaterais sobre as plaquetas e o trato GI
Derivado do paraminofenol						
Paracetamol	C_p de pico Ligação proteica Metabólitos[b] Meia-vida	30-60 min 20-50% Conjugação a glicuronatos (60%); conjugação ao ácido sulfúrico (35%) 2 h	10-15 mg/kg a cada 4 h (máximo de 5 doses/24 h)		Inibidor inespecífico fraco em doses comuns A potência pode ser modulada por peróxidos A *overdose* acarreta a produção de metabólitos tóxicos e necrose hepática	Efeitos analgésicos e antipiréticos equivalentes Menos efeitos anti-inflamatórios, sobre as plaquetas e trato GI que 1.000 mg/dia de ácido acetilsalicílico
Derivados do ácido acético						
Indometacina	C_p de pico Ligação proteica Metabólitos[b] Meia-vida	1-2 h 90% *O*-desmetilação (50%); inalterada (20%) 2 h e meia	25 mg 2-3 vezes/dia; 75-100 mg à noite		Efeitos colaterais (3-50% dos pacientes): cefaleia frontal, neutropenia, trombocitopenia; 20% interrompem o tratamento	10-40 vezes mais potente; a intolerância limita a dose

Sulindaco (pró-fármaco sulfóxido)	C_p de pico	1-2 h/8 h para o metabólito sulfeto; intensa circulação entero-hepática	150-200 mg 2 vezes/dia	20% sofrem efeitos colaterais GI, 10% têm efeitos colaterais sobre o SNC	Eficácia comparável
	Metabólitos	Sulfonas e conjugados (30%); sulindaco e conjugados (25%)			
	Meia-vida	7 h; 18 h para os metabólitos			
Etodolaco	C_p de pico	1 hora	200-400 mg 3-4 vezes/dia	Alguma seletividade para COX-2 *in vitro*	100 mg de etodolaco têm eficácia semelhante a 650 mg de ácido acetilsalicílico, mas podem ser mais bem tolerados
	Ligação proteica	99%			
	Metabólitos[b]	Metabólitos hepáticos			
	Meia-vida	7 h			
Tolmetina	C_p de pico	20-60	Adultos: 400-600 mg 3 vezes/dia. Para crianças > 2 anos: 20 mg/kg/dia em 3-4 doses fracionadas	Alimentos retardam e diminuem pico de absorção Pode persistir mais tempo no líquido sinovial, resultando em eficácia biológica mais persistente que sua meia-vida no plasma	Eficácia semelhante; 25-40% desenvolvem efeitos colaterais; 5-10% interrompem o uso
	Ligação proteica	99%			
	Metabólitos[b]	Oxidado em ácido carboxílico/outros derivados, depois conjugado			
	Meia-vida	5 h			
Cetorolaco	C_p de pico	30-60	< 65 anos: 20 mg (por via oral), então 10 mg a cada 4-6 h (sem exceder 40 mg/24 h); > 65 anos: 10 mg a cada 4-6 h (sem exceder 40 mg/24 h)	Comumente administrado por via parenteral (60 mg IM seguidos por 30 mg a cada 6 h ou 30 mg IV a cada 6 h) Também disponível como preparação ocular a 0,25%, 1 gota a cada 6 h	Analgésico potente, anti-inflamatório fraco
	Ligação proteica	99%			
	Metabólitos[b]	Conjugação a glicuronatos (90%)			
	Meia-vida	4-6 h			
Diclofenaco	C_p de pico	2-3 h	50 mg 3 vezes/dia ou 75 mg 2 vezes/dia	Como gel tópico, solução oftálmica e comprimidos orais combinados com misoprostol Efeito de primeira passagem; biodisponibilidade oral, 50%	Mais potente; 20% desenvolvem efeitos colaterais, 2% interrompem o uso, 15% desenvolvem elevação das enzimas hepáticas
	Ligação proteica	99%			
	Metabólitos[b]	Glicuronato e sulfeto (renal 65%, bile 35%)			
	Meia-vida	1-2 h			

Para explicação da nomenclatura e abreviaturas, ver legenda do Quadro 34-3.

O ácido salicílico é absorvido rapidamente pela pele íntegra, especialmente quando aplicado em linimentos ou pomadas oleosos e já ocorreu intoxicação sistêmica com a aplicação em grandes áreas da pele. O salicilato de metila é do mesmo modo prontamente absorvido quando aplicado por via cutânea; entretanto, sua absorção gastrintestinal pode demorar muitas horas, tornando a lavagem gástrica eficaz para sua remoção, mesmo em intoxicações que se apresentam muito tardiamente para tratamento com relação ao momento da ingestão oral.

DISTRIBUIÇÃO. Após absorção, os salicilatos distribuem-se pela maioria dos tecidos corporais e líquidos transcelulares, principalmente por processos passivos dependentes do pH. Os salicilatos são ativamente expulsos do líquido cerebrospinal (LCS) por meio do plexo coroide. Esses fármacos cruzam prontamente a barreira placentária. O ácido acetilsalicílico ingerido é absorvido principalmente como tal, mas uma parte entra na circulação sistêmica como ácido salicílico, após ter sofrido hidrólise por esterases na mucosa gastrintestinal e no fígado. Entre 80 e 90% do salicilato no plasma ligam-se às proteínas, especialmente à albumina; a proporção do total que se liga cai à medida que as concentrações plasmáticas aumentam. A hipoalbuminemia, como a que pode ocorrer na artrite reumatoide, associa-se a um nível proporcionalmente mais alto de salicilato livre no plasma. O salicilato compete com uma variedade de compostos pelos locais de ligação nas proteínas plasmáticas, incluindo a tiroxina, a tri-iodotironina, a penicilina, a fenitoína, a sulfimpirazona, a bilirrubina, o ácido úrico e outros AINEs como o naproxeno. O ácido acetilsalicílico liga-se em menor extensão, mas acetila a albumina plasmática humana *in vivo* reagindo com o grupo ε-amino da lisina e pode alterar a ligação de outros fármacos à albumina. O ácido acetilsalicílico também acetila hormônios, DNA, hemoglobina e outras proteínas.

METABOLISMO E ELIMINAÇÃO. Os três principais produtos metabólicos são o ácido salicilúrico (conjugado com glicina), o glicuronídeo éter ou fenólico e o glicuronídeo éster ou acila. Os salicilatos e seus metabólitos são excretados na urina. A excreção de salicilatos livres é variável e depende da dose e do pH urinário. Por exemplo, a depuração de salicilato é cerca de 4 vezes maior no pH 8 do que no pH 6 e está bem acima da taxa de filtração glomerular no pH 8. Altas taxas de fluxo urinário diminuem a reabsorção tubular, ao passo que o oposto é verdadeiro na oligúria. A meia-vida plasmática do ácido acetilsalicílico é de cerca de 20 minutos e do salicilato em doses antiplaquetárias é de 2 a 3 horas, elevando-se para 12 horas nas doses anti-inflamatórias habituais. A meia-vida do salicilato pode chegar a 15 ou 30 horas em doses terapêuticas altas ou quando há intoxicação. Essa eliminação dependente da dose decorre da capacidade limitada do fígado de formar ácido salicilúrico e glicuronídeo fenólico, resultando em uma maior proporção de fármaco inalterado excretado na urina com doses mais altas. A depuração do salicilato é reduzida e a exposição ao salicilato é significativamente aumentada nos idosos. A concentração plasmática de salicilato é aumentada por condições que reduzem a taxa de filtração glomerular ou reduzem a secreção do túbulo proximal, como a doença renal ou a presença de inibidores que competem pelo sistema de transporte (p. ex., probenecida).

USOS TERAPÊUTICOS

USOS SISTÊMICOS. A dose *analgésica-antipirética* de ácido acetilsalicílico para adultos é de 324 a 1.000 mg VO a cada 4 a 6 horas. As doses anti-inflamatórias de ácido acetilsalicílico recomendadas para *artrite*, *espondiloartropatias* e *lúpus eritematoso sistêmico* (LES) variam de 3 a 4 g/dia em doses fracionadas. A dose diária máxima recomendada de ácido acetilsalicílico para adultos e crianças maiores de 12 anos é de 4 g. A administração retal de supositórios de ácido acetilsalicílico pode ser preferível em lactentes ou quando a via oral não está disponível. Os salicilatos suprimem os sinais clínicos e melhoram a inflamação dos tecidos na febre reumática aguda. Outros salicilatos disponíveis para uso sistêmico incluem salsalato (ácido salicilsalicílico), salicilato de magnésio e uma combinação de salicilato de colina e salicilato de magnésio (trissalicilato de colina e magnésio).

O diflunisal é um derivado difluorofenil do ácido salicílico que não é convertido em ácido salicílico *in vivo*. O diflunisal é um inibidor competitivo da COX, um anti-inflamatório potente, mas é amplamente desprovido de efeitos antipiréticos, talvez devido à pouca penetração no SNC. O fármaco tem sido utilizado principalmente como analgésico no tratamento de *osteoartrite* e entorses ou estiramentos musculoesqueléticos; nessas circunstâncias, é cerca de 3 a 4 vezes mais potente que o ácido acetilsalicílico. A dose inicial habitual é de 1.000 mg, seguida de 500 mg a cada 8 a 12 horas. O diflunisal produz menos efeitos colaterais auditivos (ver "Efeitos ototóxicos") e parece causar menos efeitos antiplaquetários e GI e com menor intensidade do que o ácido acetilsalicílico.

USOS LOCAIS. A mesalazina (ácido 5-aminossalicílico) é um salicilato usado por seus efeitos locais no tratamento da *doença inflamatória intestinal* (Figura 47-4). Formulações orais que liberam o fármaco no intestino inferior são eficazes no tratamento da doença inflamatória intestinal (em particular na colite ulcerativa). Essas preparações dependem de revestimentos sensíveis ao pH e outros mecanismos de liberação retardados, como a ligação a outra porção para criar um composto precursor precariamente absorvido que deve ser clivado por bactérias no colo formando o fármaco ativo. Alguns fármacos de venda sem prescrição para alívio de indigestão e diarreia contêm subsalicilato de bismuto e têm potencial para causar intoxicação por salicilato, especialmente em crianças.

A ação ceratolítica do ácido salicílico livre é utilizada para o tratamento local das verrugas, calos, infecções fúngicas e alguns tipos de dermatite eczematosa. Após o tratamento com ácido salicílico, as células de tecidos incham, amolecem e descamam. O salicilato de metila (óleo de gaultéria) é um ingrediente comum de pomadas e unguentos para aquecimento profundo utilizados no tratamento da dor musculoesquelética. A aplicação cutânea de salicilato de metila pode resultar em concentrações sistêmicas de salicilato farmacologicamente ativas, e até mesmo tóxicas, e relata-se que aumenta o tempo de protrombina em pacientes que recebem varfarina.

RESPIRAÇÃO. Os salicilatos aumentam o consumo de O_2 e a produção de CO_2 (principalmente no músculo esquelético) com doses anti-inflamatórias, um resultado do desacoplamento da fosforilação oxidativa. O aumento da produção de CO_2 estimula a respiração. Os salicilatos também estimulam o centro respiratório diretamente na medula. A frequência e a profundidade respiratórias aumentam, a P_{CO_2} cai e ocorre alcalose respiratória primária.

EQUILÍBRIO ÁCIDO-BASE E ELETROLÍTICO E EFEITOS RENAIS. As doses terapêuticas de salicilato produzem mudanças definitivas no padrão de equilíbrio acidobásico e de eletrólitos. Uma compensação para o evento inicial, a alcalose respiratória, é atingida pelo aumento da excreção renal de bicarbonato, que é acompanhado por um aumento da excreção de Na^+ e K^+; o bicarbonato plasmático é assim reduzido, e o pH do sangue retorna aos níveis normais. Essa é a fase da acidose renal compensatória. Essa fase é mais frequentemente observada em adultos que estão recebendo terapia intensiva com salicilato e raramente prossegue, a menos que ocorra toxicidade (ver "Intoxicação por Salicilato"). Os salicilatos podem causar retenção de sal e água, bem como a redução aguda da função renal em pacientes com insuficiência cardíaca congestiva, doença renal ou hipovolemia. Embora o uso a longo prazo de salicilatos por si só raramente seja associado à nefrotoxicidade, a ingestão excessiva e prolongada de misturas de analgésicos contendo salicilatos em associação com outros AINEs pode produzir necrose papilar e nefrite intersticial (ver "Nefropatia Analgésica").

EFEITOS CARDIOVASCULARES. Baixas doses de ácido acetilsalicílico (≤ 100 mg/dia) são amplamente utilizadas devido a seus efeitos cardioprotetores. Em doses terapêuticas altas (≥ 0,3 g por dia), como poderia ser administrado para febre reumática aguda, a retenção de sal e água pode levar a um aumento (≤ 20%) do volume plasmático circulante e à redução do hematócrito (por meio de um efeito de diluição). Há uma tendência de dilatação dos vasos periféricos decorrente de um efeito direto sobre o músculo liso vascular. O débito e trabalho cardíacos são maiores. Aqueles com cardite ou comprometimento da função cardíaca podem não ter uma reserva cardíaca suficiente para atender a crescente demanda, e insuficiência cardíaca congestiva e edema pulmonar podem ocorrer. Altas doses de salicilatos podem produzir edema pulmonar não cardiogênico, principalmente em pacientes idosos que ingeriram salicilatos regularmente durante um período prolongado.

EFEITOS GI. A ingestão de salicilatos pode resultar em sofrimento epigástrico, náuseas e vômitos. Os salicilatos também podem causar úlcera gástrica, exacerbação dos sintomas de úlcera péptica (azia, dispepsia), hemorragia GI e gastrite erosiva. Esses efeitos ocorrem principalmente com salicilatos acetilados (ou seja, ácido acetilsalicílico). Pelo fato dos salicilatos não acetilados não possuírem capacidade de acetilar COX e, portanto, inibir irreversivelmente a sua atividade, eles são inibidores mais fracos do que o ácido acetilsalicílico.

EFEITOS HEPÁTICOS. Os salicilatos podem causar lesão hepática, geralmente em pacientes tratados com altas doses de salicilatos, que resultam em concentrações plasmáticas de mais de 150 μg/mL. A lesão não é um efeito agudo; na verdade, o início ocorre caracteristicamente após vários meses de tratamento. A maioria dos casos ocorre em pacientes com transtornos dos tecidos conectivos. Em geral não há sintomas, apenas ocorre um aumento dos níveis séricos de transaminases hepáticas, mas alguns pacientes observam desconforto e sensibilidade no quadrante superior direito. Icterícia evidente é incomum. A lesão geralmente é reversível após descontinuação dos salicilatos. No entanto, o uso de salicilatos é contraindicado em pacientes com doença hepática crônica. Evidências consideráveis implicam o uso de salicilatos como um fator importante na lesão hepática grave e encefalopatia observada na síndrome de Reye. Grandes doses de salicilatos podem causar hiperglicemia e glicosúria e depletar o glicogênio do fígado e do músculo.

EFEITOS URICOSÚRICOS. Os efeitos dos salicilatos na excreção de ácido úrico são acentuadamente dependentes da dose. Doses baixas (1 ou 2 g/dia) podem diminuir a excreção de urato e elevar as concentrações de urato no plasma; doses intermediárias (2 ou 3 g/dia) geralmente não alteram a excreção de urato. Altas doses (superiores a 5 g/dia) induzem uricosúria e reduzem os níveis plasmáticos de urato; no entanto, essas doses altas são mal toleradas. Mesmo doses pequenas de salicilato podem bloquear os efeitos da probenecida e outros agentes uricosúricos que diminuem a reabsorção tubular de ácido úrico.

EFEITOS HEMATOLÓGICOS. A inibição irreversível da função plaquetária é o mecanismo subjacente ao efeito cardioprotetor do ácido acetilsalicílico. Se possível, o tratamento com ácido acetilsalicílico deve ser interrompido pelo menos uma semana antes da cirurgia; no entanto, o uso pré-operatório de ácido acetilsalicílico frequentemente é recomendado antes de colocação de *stent* na artéria carótida, endarterectomia carotídea, revascularização arterial infrainguinal e procedimentos de ICP (intervenção coronária percutânea). Os pacientes com lesão hepática grave, hipoprotrombinemia, deficiência de vitamina K ou hemofilia devem evitar ácido acetilsalicílico porque a inibição da hemostasia de plaquetas pode resultar em hemorragia. O ácido acetilsalicílico é amplamente utilizado para a profilaxia da doença tromboembólica.

EFEITOS OTOTÓXICOS. Deficiência auditiva, alterações de sons percebidos e zumbido comumente ocorrem durante a terapia com altas doses de salicilato. Os sintomas ototóxicos algumas vezes são observados em baixas doses. Os sintomas geralmente desaparecem dentro de dois ou três dias depois da suspensão do fármaco. Como a maioria dos inibidores competitivos da COX não estão associados a perda de audição ou zumbido, um efeito direto do ácido salicílico é provável, e não a supressão da síntese de PG.

SALICILATOS E GRAVIDEZ. Os bebês nascidos de mulheres que ingerem salicilatos por longos períodos podem ter o peso ao nascimento significativamente reduzido. Quando administrado durante o terceiro trimestre, há também um aumento na mortalidade perinatal, anemia e partos complicados; assim, seu uso durante esse período deve ser evitado. A administração de AINEs durante o terceiro trimestre de gestação também pode causar fechamento prematuro do canal arterial.

INTERAÇÕES MEDICAMENTOSAS. A concentração plasmática de salicilatos geralmente é pouco afetada por outros fármacos, mas a administração concomitante de ácido acetilsalicílico reduz as concentrações de indometacina, naproxeno, cetoprofeno e fenoprofeno, pelo menos em parte, pelo deslocamento das proteínas plasmáticas. As interações adversas importantes do ácido acetilsalicílico com a varfarina, sulfonilureias e metotrexato são mencionadas anteriormente (em "Interações medicamentosas"). Outras interações do ácido acetilsalicílico incluem o antagonismo de natriurese induzida por espironolactona e o bloqueio do transporte ativo da penicilina do líquido cerebrospinal para o sangue. Antiácidos de hidróxido de alumínio e magnésio podem alcalinizar a urina o suficiente para aumentar a depuração do ácido salicílico significativamente e reduzir as concentrações em estado estacionário. Por outro lado, a descontinuação da terapia com antiácido pode aumentar as concentrações plasmáticas para níveis tóxicos.

INTOXICAÇÃO POR SALICILATO

Ocorre envenenamento ou intoxicação grave por salicilato em crianças, às vezes até fatal. Os efeitos no SNC, hiperpneia intensa e hiperpirexia são sintomas proeminentes. Já houve mortes após o uso de 10 a 30 g de salicilato de sódio ou ácido acetilsalicílico em adultos, mas quantidades muito maiores (de até 130 g de ácido acetilsalicílico em um caso) já foram ingeridas sem que houvesse evolução fatal. A dose letal de salicilato de metila (também conhecido como óleo de pírola, de gaultéria, de bétula-doce ou de vidoeiro) é consideravelmente menor do que a de salicilato de sódio. Apenas 4 mL (4,7 g) de salicilato de metila podem causar toxicidade sistêmica grave em crianças. A intoxicação crônica leve por salicilato é chamada *salicismo*. Quando plenamente desenvolvida, a síndrome inclui cefaleia, tonturas, tinido, dificuldade auditiva, obscurecimento da visão, confusão mental, lassidão, sonolência, sudorese, sede, hiperventilação, náuseas, vômitos e, ocasionalmente, diarreia.

EFEITOS NEUROLÓGICOS. Em altas doses, os salicilatos exercem efeitos tóxicos sobre o SNC que consistem em estimulação (incluindo convulsões) seguida de depressão. Podem ocorrer confusão mental, tonturas, tinido, surdez para as altas frequências, delírio, psicose, estupor e coma. Os salicilatos induzem náuseas e vômitos, que resultam da estimulação de locais acessíveis desde o LCS, situados provavelmente na zona quimiorreceptora do gatilho no bulbo.

RESPIRAÇÃO. Os efeitos respiratórios dos salicilatos contribuem para os sérios distúrbios do equilíbrio acidobásico que caracterizam o envenenamento por essa classe de compostos. Os salicilatos estimulam a respiração indiretamente por meio do desacoplamento da fosforilação oxidativa e diretamente por meio da estimulação do centro respiratório na medula (descrito anteriormente). O desacoplamento da fosforilação oxidativa também leva à produção excessiva de calor, e a toxicidade por salicilato associa-se a hipertermia, particularmente em crianças. A exposição prolongada a altas doses de salicilatos acarreta depressão bulbar, com depressão respiratória central e colapso circulatório secundário à depressão vasomotora. Como a produção de CO_2 continua elevada, segue-se acidose respiratória. A insuficiência respiratória é a causa habitual de morte nos casos fatais de envenenamento por salicilato.

EQUILÍBRIO ACIDOBÁSICO E ELETRÓLITOS. Altas doses terapêuticas de salicilato associam-se à alcalose respiratória primária e à acidose renal compensatória. A fase de alcalose respiratória primária raramente é reconhecida em crianças com toxicidade por salicilatos. Em geral elas apresentam estado de acidose respiratória e renal mista, caracterizada por decréscimo do pH sanguíneo, redução da concentração plasmática de bicarbonato e P_{CO_2} normal ou quase normal. A depressão direta da respiração induzida pelo salicilato impede a hiperventilação respiratória necessária à neutralização da maior produção periférica de CO_2. Consequentemente, a P_{CO_2} plasmática aumenta e o pH do sangue diminui. Como a concentração de bicarbonato no plasma já é baixa em decorrência do aumento da excreção renal de bicarbonato, o estado acidobásico nesse estágio é essencialmente uma acidose respiratória descompensada. No entanto, há superposição de uma verdadeira acidose metabólica causada pelo acúmulo de ácidos em consequência de três processos. *Primeiro*, as concentrações tóxicas de salicilato deslocam cerca de 2 a 3 mEq de bicarbonato por cada litro de plasma. *Segundo*, a depressão vasomotora causada por doses tóxicas de salicilato compromete a função renal, com acúmulo resultante de ácidos sulfúrico e fosfórico; pode ocorrer insuficiência renal. *Terceiro*, os salicilatos em doses tóxicas podem reduzir o metabolismo aeróbio, em consequência da inibição de várias enzimas. Esse desarranjo do metabolismo dos carboidratos leva ao acúmulo de ácidos orgânicos, especialmente dos ácidos pirúvico, láctico e acetoacético.

A baixa P_{CO_2} plasmática diminui a reabsorção tubular renal de bicarbonato e aumenta a excreção renal de Na^+, K^+ e água. A desidratação, que pode ser profunda, particularmente em crianças, sobrevém rapidamente. Como pelos pulmões e no suor se perde mais água que eletrólitos, a desidratação associa-se à hipernatremia.

TRATAMENTO DE *OVERDOSE* POR SALICILATO. O envenenamento por salicilato constitui-se em uma emergência médica aguda, que pode resultar em morte apesar de grandes esforços. A monitoração dos níveis de salicilato é útil para orientar o tratamento, mas deve ser feita em conjunto com a avaliação das condições clínicas globais do paciente, do equilíbrio acidobásico e da formulação, da dose e do momento em que foi ingerido o salicilato. Não há antídoto específico para o envenenamento por salicilato. A conduta começa com uma rápida avaliação seguida da abordagem ABCD das emergências médicas, em que "A" refere-se às vias respiratórias (*airways*), "B" à respiração (*breathing*), "C" à circulação e "D" à descontaminação.

O paracetamol (acetaminofeno) é o metabólito ativo da fenacetina.

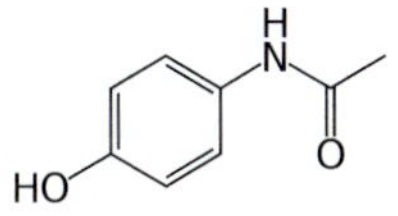
PARACETAMOL

O paracetamol está disponível para venda sem prescrição e é utilizado como analgésico doméstico comum. O fármaco também está disponível em combinações com doses fixas que contêm analgésicos narcóticos e não narcóticos (como ácido acetilsalicílico e outros salicilatos), barbitúricos, cafeína, remédios para cefaleia vascular, auxílio para o sono, remédios para dor de dente, anti-histamínicos, antitussígenos, descongestionantes, expectorantes, preparações para resfriados e gripes e tratamentos para dor de garganta. O paracetamol é bem tolerado e tem baixa incidência de efeitos colaterais GI. Entretanto, a *overdose* aguda pode causar lesão hepática grave (Figura 4-4) e o número de envenenamentos acidentais ou deliberados com paracetamol continua a crescer.

MECANISMO DE AÇÃO

O paracetamol tem efeitos analgésicos e antipiréticos similares aos do ácido acetilsalicílico, mas apenas efeitos anti-inflamatórios fracos e supõe-se que tenha pequena capacidade de inibir as isoformas de COX na presença de altas concentrações de peróxidos, como observado nos locais de inflamação. A inibição das COX pode ocorrer de maneira desproporcionalmente mais alta no cérebro, explicando assim sua eficácia antipirética

ADME

O paracetamol oral tem excelente biodisponibilidade. As concentrações plasmáticas de pico ocorrem em 30 a 60 minutos e a meia-vida no plasma é de cerca de 2 horas. A ligação do fármaco com as proteínas do plasma é variável mas é menor que aquelas que ocorrem com os outros AINEs. Nas concentrações observadas durante a intoxicação aguda apenas 20 a 50% se ligam. Cerca de 90 a 100% do fármaco podem ser recuperados na urina no primeiro dia de uso terapêutico, primariamente após conjugação hepática com o ácido glicurônico (Quadro 34-2). As crianças têm menor capacidade de glicuronidação de fármacos quando comparadas com adultos. Uma pequena proporção do paracetamol sofre *N*-hidroxilação mediada por CYP, de modo a formar NAPQI, um intermediário altamente reativo.

USOS TERAPÊUTICOS

O paracetamol é adequado para uso como analgésico ou antipirético; é particularmente útil em pacientes nos quais o ácido acetilsalicílico está contraindicado (*p. ex.*, aqueles com úlcera péptica, hipersensibilidade ao ácido acetilsalicílico ou crianças com doença febril). A dose oral convencional de paracetamol é de 325 a 650 mg a cada 4 a 6 horas, sendo que as doses totais não devem exceder 4.000 mg (2.000 mg/dia em alcóolicos crônicos). As doses únicas empregadas em crianças de 2 a 11 anos de idade variam de 160 a 480 mg, dependendo da idade e do peso, e não devem ser administradas mais de cinco doses em 24 horas. A dose de 10 mg/kg também pode ser usada. Uma preparação injetável encontra-se atualmente disponível (ver revisão recente no site do Goodman & Gilan em AccessMedicine.com).

EFEITOS ADVERSOS E TOXICIDADE

O paracetamol é geralmente bem tolerado. Ocorrem ocasionalmente exantema e outras reações alérgicas, mas algumas vezes são mais graves e podem ser acompanhadas por febre medicamentosa e lesões da mucosa. Os pacientes que apresentam reações de hipersensibilidade aos salicilatos exibem apenas raramente sensibilidade ao paracetamol. O efeito adverso agudo mais grave da *overdose* de paracetamol é uma necrose hepática potencialmente fatal. A lesão hepática com paracetamol envolve sua conversão ao metabólito tóxico NAPQI. As vias de conjugação com glicuronídeo e sulfato saturam-se, e quantidades crescentes sofrem *N*-hidroxilação mediada por CYP formando NAPQI, que é eliminada rapidamente por conjugação com os GSH e então adicionalmente metabolizada em ácido mercaptúrico e excretada na urina. No contexto de uma *overdose* de paracetamol, há depleção dos níveis hepatocelulares dos GSH. O metabólito altamente reativo NAPQI liga-se de forma covalente a macromoléculas celulares, acarretando disfunção dos sistemas enzimáticos e desarranjo estrutural e metabólico. Além disso, a depleção dos GSH intracelulares torna o hepatócito altamente suscetível ao estresse oxidativo e à apoptose (Figura 4-4). Também podem ocorrer necrose tubular renal e coma hipoglicêmico.

CONDUTA NA *OVERDOSE* DE PARACETAMOL. Ocorre lesão hepática grave em 90% dos pacientes com concentrações plasmáticas de paracetamol superiores a 300 μg/mL em 4 horas ou 45 μg/mL 15 horas após a ingestão do fármaco. O carvão ativado, quando administrado até 4 hoaras após a ingestão, diminui a absorção de paracetamol em 50 a 90% e é o método preferido para descontaminação gástrica. A lavagem gástrica em geral não é recomendada.

A *N*-acetil-cisteína (NAC) é indicada para os que correm risco de lesão hepática. A NAC funciona destoxificando a NAPQI. A NAC repõe as reservas de GSH e pode conjugar-se diretamente à NAPQI, agindo como um substituto dos GSH. Além do tratamento com NAC, estão indicados cuidados de suporte agressivos, o que inclui o controle da insuficiência hepática e renal, se ocorrerem, e a entubação, se o paciente evoluir para o torpor. A insuficiência hepática pode resultar em hipoglicemia e a glicose plasmática deve ser monitorada rigorosamente. A insuficiência hepática fulminante é uma indicação para o transplante de fígado, e o contato com um centro de transplante de fígado deve ser estabelecido precocemente no curso do tratamento de pacientes que desenvolvem lesão hepática grave apesar do tratamento com NAC.

DERIVADOS DO ÁCIDO ACÉTICO

INDOMETACINA

A indometacina é indicada para o tratamento da artrite reumatoide moderada a grave, osteoartrite e artrite gotosa aguda, espondilite ancilosante e dor aguda de ombro. A indometacina é um inibidor não seletivo mais potente de COX do que o ácido acetilsalicílico; ela também inibe a motilidade dos leucócitos polimorfonucleares, deprime a biossíntese de mucopolissacarídeos e pode ter um efeito vasoconstritor direto independente de COX. A indometacina tem propriedades anti-inflamatórias e analgésicas-antipiréticas proeminentes semelhantes às dos salicilatos. Os dados de absorção, distribuição e eliminação da indometacina estão resumidos no Quadro 34-2.

USOS TERAPÊUTICOS. Estima-se que a indometacina seja aproximadamente 20 vezes mais potente que o ácido acetilsalicílico. A alta taxa de intolerância limita o uso a longo prazo da indometacina como analgésico. A indometacina é aprovada para o fechamento do canal arterial persistente em lactentes prematuros com peso entre 500 e 1.750 g, que têm um canal arterial patente e significativo em termos hemodinâmicos e nos quais outras manobras de suporte já foram tentadas. O fechamento bem-sucedido pode ser esperado em mais de 70% dos recém-nascidos tratados. A principal limitação no tratamento dos neonatos é a toxicidade renal, devendo-se interromper sua administração se o débito urinário cair para menos de 0,6 mL/kg/h.

EFEITOS ADVERSOS E INTERAÇÕES MEDICAMENTOSAS. Uma porcentagem muito alta (35-50%) dos pacientes que recebem indometacina experimenta sintomas adversos. Os efeitos GI adversos são comuns e podem ser fatais; os pacientes idosos correm um risco significativamente maior. Pode ocorrer diarreia e algumas vezes ela está associada a lesões ulcerativas do intestino. Já foram descritos casos de pancreatite aguda, bem como casos raros, mas potencialmente fatais, de hepatite. O efeito mais frequente sobre o SNC é uma grave cefaleia frontal intensa. Podem ocorrer tonturas, vertigem, delírios e confusão mental. Já se descreveram convulsões, bem como depressão grave, psicose, alucinações e suicídio. Recomenda-se cautela quando se administra indometacina a pacientes mais idosos ou com epilepsia subjacente, distúrbios psiquiátricos ou doença de Parkinson, porque eles correm maior risco de desenvolver efeitos adversos graves sobre o SNC. As reações hematopoiéticas incluem neutropenia, trombocitopenia e raramente anemia aplásica.

SULINDACO

O SULINDACO É UM CONGÊNERE DA INDOMETACINA. O sulindaco, que tem menos da metade da potência da indometacina, é um pró-fármaco cuja atividade anti-inflamatória reside em seu metabólito sulfeto ativo (que é mais de 500 vezes mais potente que o sulindaco como inibidor da COX, mas menos da metade da potência da indometacina). Os dados de absorção, distribuição e eliminação estão resumidos no Quadro 34-2. *As mesmas precauções que se aplicam aos outros AINEs a respeito dos pacientes sob risco de toxicidade gastrintestinal, risco cardiovascular e comprometimento renal também se aplicam ao sulindaco.*

USOS TERAPÊUTICOS. O sulindaco é usado principalmente para o tratamento da artrite reumatoide, da osteoartrite, da espondilite ancilosante, tendinite, bursite, dor aguda no ombro e dor decorrente de gota aguda. Seus efeitos analgésicos e anti-inflamatórios são comparáveis aos obtidos com o ácido acetilsalicílico. A dose mais comum para adultos é 150 a 200 mg 2 vezes/dia.

EFEITOS ADVERSOS. Embora a incidência de toxicidade seja mais baixa que a da indometacina, reações adversas ao sulindaco são comuns. Os efeitos colaterais gastrintestinais típicos dos AINEs são observados em quase 20% dos pacientes. Os efeitos sobre o SNC já descritos anteriormente para a indometacina são observados em até 10% dos pacientes. Exantema e prurido ocorrem em 5% dos pacientes. São menos comuns as elevações transitórias das transaminases hepáticas no plasma.

ETODOLACO

O etodolaco é um derivado do ácido acético com alguma seletividade para a COX-2 (Quadro 34-2). Em doses anti-inflamatórias, a frequência de irritação gástrica pode ser menor do que a dos outros AINEs. Uma única dose oral (200-400 mg) de etodolaco fornece analgesia pós-operatória que tipicamente dura 6 a 8 horas. O etodolaco também é eficaz no tratamento de osteoartrite, artrite reumatoide e dor branda a moderada e o fármaco parece ser uricosúrico. As preparações com liberação contínua estão disponíveis. O etodolaco é relativamente bem tolerado. Cerca de 5% dos pacientes que tomam o fármaco por até 1 ano interrompem o tratamento por causa de seus efeitos colaterais, que incluem intolerância gastrintestinal, exantemas e efeitos sobre o SNC.

TOLMETINA

A tolmetina está aprovada nos EUA para o tratamento da osteoartrite, da artrite reumatoide e da artrite reumatoide juvenil; também já foi usada no tratamento da espondilite ancilosante. A absorção, distribuição e eliminação, e a comparação com o ácido acetilsalicílico encontram-se no Quadro 34-2. As doses recomendadas de tolmetina (200-600 mg 3 vezes/dia) são administradas tipicamente às refeições, com leite ou antiácidos para reduzir o desconforto abdominal. Entretanto, as concentrações plasmáticas máximas e a biodisponibilidade são reduzidas quando o fármaco é ingerido com alimentos. Os efeitos colaterais ocorrem em 25 a 40% dos pacientes que tomam tolmetina. Os efeitos gastrintestinais colaterais são os mais comuns (15%) e já se observou ulceração gástrica. Ocorrem efeitos colaterais sobre o SNC similares aos observados com a indometacina e com o ácido acetilsalicílico, mas são menos comuns e menos graves.

CETOROLACO

O cetorolaco é um analgésico potente, mas um anti-inflamatório apenas moderadamente eficaz. O uso de cetorolaco é limitado a até cinco dias para dor aguda, requerendo analgesia no nível de um opioide e pode ser administrado por via intramuscular, intravenosa ou oral. As doses típicas são de 30 a 60 mg (intramusculares), 15 a 30 mg (intravenosas) e 10 a 20 mg (orais). O cetorolaco tem início de ação rápido e uma duração de ação curta (Quadro 34-2). É amplamente usado em pacientes pós-operatórios, mas não deve ser empregado para analgesia obstétrica de rotina. O cetorolaco tópico (oftálmico) é aprovado para o tratamento da conjuntivite alérgica sazonal e da inflamação ocular pós-operatória. Os efeitos colaterais incluem sonolência, tonturas, cefaleia, dor gastrintestinal, dispepsia, náuseas e dor no local da injeção. A advertência da tarja preta do cetorolaco destaca a possibilidade de reações adversas graves GI, renais e de sangramento. Os pacientes que receberam doses superiores às recomendadas ou terapia concomitante com AINE e aqueles com idade muito avançada estão particularmente em risco.

NABUMETONA

A nabumetona é o pró-fármaco do ácido 6-metoxi-2-naftil-lacético. A nabumetona é um agente anti-inflamatório com eficácia substancial no tratamento da artrite reumatoide e osteoartrite. Suas propriedades farmacocinéticas comparativas estão resumidas no Quadro 34-2. A nabumetona está associada à dor abdominal inferior do tipo cólica e diarreia, mas a incidência de ulceração GI parece ser menor do que com outros AINETs. Outros efeitos incluem exantema, cefaleia, tontura, azia, zumbido e prurido.

DICLOFENACO

O diclofenaco, um derivado do ácido fenilacético, está entre os AINEs mais comumente usados na UE. O diclofenaco tem atividade analgésica, antipirética e anti-inflamatória. Sua potência é substancialmente maior do que a da indometacina, do naproxeno e de vários outros AINETs. A seletividade do diclofenaco para COX-2 é semelhante à do celecoxibe. Além disso, o diclofenaco tem rápida absorção, ampla ligação às proteínas e meia-vida de 1 a 2 horas (Quadro 34-2). A meia-vida curta torna necessário dosar o diclofenaco de maneira consideravelmente maior do que seria necessário para inibir COX-2 completamente com concentrações plasmáticas de pico para manter a inibição durante todo o intervalo da dose. Há um substancial efeito de primeira passagem, de modo que a disponibilidade sistêmica do diclofenaco é de apenas cerca de 50%. O fármaco acumula-se no líquido sinovial após administração oral, o que pode explicar por que o efeito terapêutico é consideravelmente mais longo que a meia-vida plasmática.

USOS TERAPÊUTICOS. O diclofenaco está aprovado nos EUA para tratamento sintomático a longo prazo da artrite reumatoide, da osteoartrite e da espondilite ancilosante, dor, dismenorreia primária e enxaqueca aguda. Várias formulações orais estão disponíveis para fornecer uma gama de tempos de liberação; a dose diária habitual é de 100 a 200 mg, administrados em várias doses fracionadas. Para enxaqueca, um pacote de pó está disponível para dissolução na água; um gel e adesivo transdérmico também estão disponíveis. O diclofenaco também está disponível em combinação com o misoprostol, um análogo da PGE_1; essa combinação retém a eficácia do diclofenaco e ao mesmo reduz a frequência de úlceras e erosões GI. Além disso, dispõe-se de uma solução oftálmica de diclofenaco para tratamento da inflamação pós-operatória após a extração de catarata.

EFEITOS ADVERSOS. O diclofenaco induz efeitos colaterais (particularmente gastrintestinais) em aproximadamente 20% dos pacientes. A incidência de efeitos adversos GI graves é semelhante ao dos inibidores seletivos de COX-2, celecoxibe e etoricoxibe. As reações de hipersensibilidade ocorreram após aplicação tópica. Elevações modestas reversíveis das transaminases hepáticas no plasma ocorrem em 5 a 15% dos pacientes. As transaminases devem ser medidas durante as primeiras oito semanas de tratamento com diclofenaco. Outras respostas adversas ao diclofenaco incluem os efeitos sobre o SNC, exantemas, reações alérgicas, retenção de líquido, edema e comprometimento da função renal. O fármaco não é recomendado para crianças, mães que amamentam ou gestantes. Diferentemente do ibuprofeno, o diclofenaco não interfere no efeito antiplaquetário do ácido acetilsalicílico.

DERIVADOS DO ÁCIDO PROPIÔNICO

Os derivados do ácido propiônico **ibuprofeno**, **naproxeno**, **flurbiprofeno**, **fenoprofeno**, **cetoprofeno** e **oxaprozina**, estão disponíveis nos EUA (Quadro 34-3). O ibuprofeno é o AINE mais comumente usado nos EUA e está disponível sem necessidade de prescrição médica. O naproxeno, também disponível sem prescrição, tem uma meia-vida longa, embora variável. A oxaprozina também tem uma meia-vida longa e pode ser administrada uma vez por dia.

Quadro 34-3

Comparação de AINE: Fenamatos e derivados do ácido propiônico

CLASSE/FÁRMACO	FARMACOCINÉTICA		DOSES[a]	COMENTÁRIOS	COMPARAÇÃO COM O ÁCIDO ACETILSALICÍLICO
Fenamatos					
Ácido mefenâmico	C_p de pico Ligação proteica Metabólitos[b] Meia-vida	Meia-vida 2-4 h Alta Metabólitos conjugados de 3-hidroxi e 3-carboxila (20% são recuperados nas fezes) 3-4 h	500 mg dose de ataque, depois 250 mg a cada 6 h	Casos isolados de anemia hemolítica Pode apresentar alguma ação central	Eficácia semelhante; efeitos colaterais GI (25%)
Meclofenamato	C_p de pico Ligação proteica Metabólitos[b] Meia-vida	0,5-2 h 99% Metabolismo hepático; excreção fecal e renal 2-3 h	50 mg a 100 mg 4-6/dia (máximo de 400 mg/dia)		Eficácia semelhante; efeitos colaterais GI (25%)
Ácido flufenâmico	Não disponível nos EUA				
Derivados do ácido propiônico (A intolerância de um dos derivados do proprionato não impede o uso de outros. Em geral é mais bem tolerado do que o ácido acetilsalicílico)					
Ibuprofeno	C_p de pico Ligação proteica Metabólitos[b] Meia-vida	15-30 min 99% Metabólitos conjugados de hidroxila e carboxila 2-4 h	Analgesia: 200-400 mg a cada 4-6 h Anti-inflamatório: 300 mg/6-8 h ou 400-800 mg 3-4 vezes/dia	10-15% interrompem o uso em decorrência de efeitos adversos Doses para crianças Febre: 5-10 mg/kg a cada 6 h (máximo 40 mg/kg/dia) Inflamação: 20-40 mg/kg/dia fracionados em 3-4 doses	Equipotente
Naproxeno	C_p de pico Ligação proteica Metabólitos[b] Meia-vida	1 hora 99% (menos nos idosos) 6-demetil e outros metabólitos 14 h	250 mg 4 vezes/dia ou 500 mg 2 vezes/dia Crianças: anti-inflamatório: 5 mg/kg 2 vezes/dia	Efeitos anti-inflamatórios máximos podem tardar por até 2-4 semanas de uso Menor ligação proteica e demora na excreção aumentam o risco de toxicidade em idosos	Mais potente *in vitro*; em geral mais bem tolerado; a duração variável da meia-vida pode propiciar cardioproteção

Fenoprofeno	C_p de pico	2 h	200 mg 4-6 vezes/dia; 300-600 mg 3-4 vezes/dia		15% apresentam efeitos colaterais; poucos interrompem o uso
	Ligação proteica	99%			
	Metabólitos[b]	Metabólitos glicuronídeos, 4-OH			
	Meia-vida	2 h			
Cetoprofeno	C_p de pico	1-2 h	Analgesia, 25 mg 3-4 vezes/dia Anti-inflamatório, 50-75 mg 3-4 vezes/dia		30% desenvolvem efeitos colaterais (em geral GI e leves)
	Ligação proteica	98%			
	Metabólitos[b]	Conjugados glicuronídeos			
	Meia-vida	2 h			
Flurbiprofeno	C_p de pico	1-2 h	200-300 mg/dia fracionados em 2-4 doses	Disponível como solução oftálmica	
	Ligação proteica	99%			
	Metabólitos[b]	Hidroxilados e conjugados			
	Meia-vida	6 h			
Oxaprozina	C_p de pico	3-4 h	600-1.800 mg/dia	A longa meia-vida possibilita a administração diária; o início da ação é lento; não é adequado para febre/analgesia aguda	
	Ligação proteica	99%			
	Principais metabólitos	Oxidatos e conjugados glicuronatos			
	Meia-vida	40-60 h			

SNC, sistema nervoso central; COX, cicloxigenase; GI, gastrintestinal; IM, intramuscular; IV, intravenoso.
[a]Tempo para a concentração plasmática de pico (C_p) após uma única dose. Em geral, os alimentos retardam a absorção, mas não reduzem a concentração de pico. [b]A maioria dos AINEs sofre metabolismo hepático e os metabólitos são excretados na urina. Os principais metabólitos e as vias de eliminação estão listados. [c]A meia-vida típica é listada para as doses terapêuticas; quando é muito diferente com a dose tóxica, esta também é fornecida. [d]São fornecidas as doses-limite. Para outras informações, consulte o texto e a literatura informativa sobre o produto.

MECANISMO DE AÇÃO

Os derivados do ácido propiônico são inibidores não seletivos da COX com os efeitos terapêuticos e colaterais comuns aos outros AINETs. Alguns dos derivados do ácido propiônico, em particular o naproxeno, têm efeitos inibitórios proeminentes sobre a função leucocitária e alguns dados sugerem que o naproxeno pode ter eficácia levemente melhor com respeito à analgesia e ao alívio da rigidez matinal. Tal hipótese de benefício está de acordo com a farmacologia clínica do naproxeno que sugere que alguns, mas não todos os indivíduos que recebem doses de 500 mg, 2 vezes/dia, mantêm uma inibição plaquetária durante todo o intervalo entre as doses.

USOS TERAPÊUTICOS

Os derivados do ácido propiônico são aprovados para uso no tratamento sintomático de artrite reumatoide e osteoartrite. Alguns também são aprovados para dor, espondilite ancilosante, artrite gotosa aguda, tendinite, bursite, enxaqueca e dismenorreia primária. Esses agentes podem ser comparáveis em eficácia ao ácido acetilsalicílico para controle de sinais e sintomas de artrite reumatoide e osteoartrite.

INTERAÇÕES MEDICAMENTOSAS

Também demonstrou-se que o ibuprofeno interfere nos efeitos antiplaquetários do ácido acetilsalicílico. Há ainda evidências de uma interação similar entre o ácido acetilsalicílico e o naproxeno. Não se demonstrou que os derivados do ácido propiônico alteram a farmacocinética dos hipoglicemiantes orais ou da varfarina.

IBUPROFENO

O Quadro 34-3 resume a farmacocinética comparativa do ibuprofeno.

USOS TERAPÊUTICOS. O ibuprofeno é fornecido em comprimidos, cápsulas, pílulas e cápsulas gelatinosas contendo 50 a 800 mg, em gotas orais e suspensão oral. As formas farmacêuticas contendo 200 mg ou menos estão disponíveis para venda sem prescrição. O ibuprofeno é licenciado para a comercialização em combinações de dose fixa com anti-histamínicos, descongestionantes, oxicodona e hidrocodona. A dose habitual para dor branda a moderada é de 400 mg a cada 4 a 6 horas, conforme necessário.

EFEITOS ADVERSOS. O ibuprofeno é considerado mais bem tolerado que o ácido acetilsalicílico e que a indometacina e já foi usado em pacientes com história de intolerância gastrintestinal aos outros AINEs. Entretanto, 5 a 15% dos pacientes experimentam efeitos colaterais gastrintestinais. Os efeitos adversos menos frequentes do ibuprofeno incluem trombocitopenia, exantemas, cefaleia, tonturas, visão borrada e, em poucos casos, ambliopia tóxica, retenção de líquidos e edema. Os pacientes que desenvolvem distúrbios oculares devem interromper o uso do ibuprofeno; ele pode ser usado ocasionalmente por gestantes, mas há preocupação quanto a seus efeitos no terceiro trimestre, entre os quais atraso no parto. A excreção no leite materno é tida como mínima, de modo que o ibuprofeno também pode ser usado com cautela em mulheres que estejam amamentando.

NAPROXENO

O naproxeno é fornecido em comprimidos, comprimidos de liberação retardada, comprimidos de liberação controlada, cápsulas gelatinosas e tabletes* (*caplets*) contendo 200 a 750 mg de naproxeno ou naproxeno sódico e como suspensão oral. As formas de dosagem contendo 200 mg ou menos estão disponíveis sem necessidade de prescrição. O naproxeno está licenciado para a comercialização em combinações de doses fixas com pseudoefedrina e sumatriptana e é coembalado juntamente com lansoprazol. O naproxeno é indicado para artrite juvenil e reumatoide, osteoartrite, espondilite ancilosante, dor, dismenorreia primária, tendinite, bursite e gota aguda.

O naproxeno é totalmente absorvido quando administrado por via oral. Sua meia-vida no plasma é variável: de 14 horas no jovem, pode aumentar aproximadamente 2 vezes no idoso, por causa do declínio da função renal relacionada com a idade (Quadro 34-3). Ele cruza a placenta e aparece no leite de mulheres lactantes em aproximadamente 1% da concentração plasmática materna.

EFEITOS ADVERSOS. O risco relativo de infarto do miocárdio pode ser reduzido em aproximadamente 10% pelo naproxeno, comparado com uma redução de 20 a 25% pelo ácido acetilsalicílico. Entretanto, também foram relatadas taxas aumentadas de eventos cardiovasculares. Os efeitos adversos gastrintestinais com naproxeno ocorrem aproximadamente com frequência igual à da indometacina e outros AINETs, mas talvez com menor gravidade. Os efeitos colaterais sobre o SNC variam desde sonolência, cefaleia, tonturas e suores até fadiga, depressão e ototoxicidade. As reações menos comuns incluem prurido e uma variedade de problemas dermatológicos. Poucos casos de icterícia, comprometimento da função renal, angioedema, trombocitopenia e agranulocitose já foram descritos.

OS FENAMATOS

Os fenamatos incluem os ácidos mefenâmico, meclofenâmico e flufenâmico. As propriedades farmacológicas dos fenamatos são aquelas dos AINETs típicos e, terapeuticamente, eles não têm vantagens claras sobre os outros membros da classe. (Quadro 34-3) O ácido mefenâmico e o meclofenamato sódico são utilizados no tratamento de curta

* N. de R.T. Tablete (*caplet*) – pequeno comprimido de forma oblonga, envolto em um revestimento que se dissolve facilmente e que normalmente não pode ser quebrado ao meio.

duração da dor em lesões de tecidos moles, dismenorreia e artrite reumatoide e osteoartrite. Esses fármacos não são recomendados para o uso em crianças ou mulheres grávidas. Aproximadamente, 25% dos usuários desenvolvem efeitos colaterais GI em doses terapêuticas. Cerca de 5% dos pacientes desenvolvem uma elevação reversível das transaminases hepáticas. Diarreia, que pode ser grave e associada à esteatorreia e inflamação do intestino, também é relativamente comum. A anemia hemolítica autoimune é um efeito colateral potencialmente grave, mas raro.

ÁCIDOS ENÓLICOS (OXICANS)

Os derivados do oxicam são ácidos enólicos que inibem a COX-1 e a COX-2 e têm atividade anti-inflamatória, analgésica e antipirética. Esses agentes têm eficácia similar à do ácido acetilsalicílico, da indometacina ou do naproxeno no tratamento a longo prazo da artrite reumatoide ou osteoartrite. A principal vantagem sugerida para esses compostos é sua meia-vida longa, que possibilita seu uso em dose única diária (ver dados farmacocinéticos e de dosagem comparativos no Quadro 34-4).

PIROXICAM

O piroxicam pode inibir a ativação dos neutrófilos, de forma aparentemente independente da sua capacidade de inibir a COX; por esse motivo já se propuseram modos adicionais para explicar sua ação anti-inflamatória, incluindo a inibição da proteoglicanase e da colagenase na cartilagem. O piroxicam está aprovado nos EUA para o tratamento da artrite reumatoide e da osteoartrite. Devido a seu modo de ação lento e à demora com que alcança o estado de equilíbrio, é menos adequado para analgesia aguda, embora tenha sido usado para tratar gota aguda. A dose diária habitual é de 20 mg. Por causa da meia-vida longa, os níveis sanguíneos de equilíbrio só são alcançados após 7 a 12 dias. Aproximadamente, 20% dos pacientes apresentam efeitos colaterais com piroxicam e aproximadamente 5% dos pacientes interrompem o uso por causa desses efeitos. O piroxicam apresenta mais reações GI e cutâneas graves do que outros AINEs não seletivos. A *European Medicines Agency* não considera mais o piroxicam como agente de primeira linha.

MELOXICAM

O meloxicam é aprovado pelo FDA para uso na osteoartrite. A dose recomendada de meloxicam é de 7,5 a 15 mg 1 vez/dia. O meloxicam exibe seletividade pela COX-2; entretanto, uma vantagem ou risco clínico ainda deve ser estabelecido. Há significativamente menos lesões gástricas em comparação com o piroxicam (20 mg/dia) em indivíduos tratados com 7,5 mg/dia de meloxicam, mas a vantagem se perde com uma dose de 15 mg/dia.

AINEs SELETIVOS PARA A COX-2

O celecoxibe, um coxibe diaril-heterocíclico, é o único desses compostos ainda aprovado nos EUA. (ver suas propriedades clínicas farmacocinéticas e precauções no Quadro 34-4).

O etoricoxibe é aprovado em vários países; o rofecoxibe e o valdecoxibe foram retirados do mercado em todo o mundo. O lumiracoxibe, um derivado do diclofenaco, foi discutido anteriormente. Os inibidores seletivos da COX-2 são usados para alívio da dor de dente e alívio de inflamação na osteoartrite e artrite reumatoide.

CELECOXIBE

ABSORÇÃO, DISTRIBUIÇÃO E ELIMINAÇÃO. A biodisponibilidade do celecoxibe oral não é conhecida, mas os níveis plasmáticos de pico ocorrem 2 a 4 horas após a dose ser administrada. Os idosos (idade igual ou superior a 65 anos) podem ter concentrações de pico e valores ASC até 2 vezes maiores que pacientes mais jovens (idade igual ou inferior a 55 anos). O celecoxibe liga-se amplamente às proteínas plasmáticas. A maior parte é excretada como ácidos carboxílicos e metabólitos glicuronídeos na urina e nas fezes. A meia-vida de eliminação é de aproximadamente 11 horas. O fármaco é comumente ministrado 1 ou 2 vezes/dia durante o tratamento crônico. O celecoxibe não foi estudado em pacientes com insuficiência renal grave. As concentrações plasmáticas aumentam em pacientes com comprometimento hepático leve e moderado, o que exige redução das doses. O celecoxibe é metabolizado predominantemente pela CYP2C9 e inibe CYP2D6. A vigilância clínica é necessária durante a coadministração de fármacos com conhecida capacidade de inibir a CYP2C9 e daqueles metabolizados por CYP2D6.

USOS TERAPÊUTICOS. O celecoxibe é usado para o tratamento de dor aguda em adultos, para o tratamento de osteoartrose, artrite reumatoide, artrite reumatoide juvenil, espondilite anquilosante e dismenorreia primária. A dose recomendada para o tratamento da osteoartrite é de 200 mg/dia em dose única ou dividida em duas doses. No tratamento da artrite reumatoide, a dose recomendada é de 100 a 200 mg, 2 vezes/dia. Devido ao risco cardiovascular, os médicos são aconselhados a usar a menor dose possível pelo menor tempo possível. O celecoxibe também é aprovado para a quimioprevenção de polipose coli.

EFEITOS ADVERSOS. O celecoxibe confere um risco de infarto do miocárdio e acidente vascular encefálico e isso parece estar relacionado com a dose e o risco subjacente de doença cardiovascular. Os efeitos atribuídos à inibição da produção de prostaglandinas no rim — hipertensão e edema — ocorrem com os inibidores da COX não seletivos e também com o celecoxibe. Nenhum dos coxibes tem eficácia clínica superior à dos AINEs. Os inibidores seletivos da COX-2 perdem sua vantagem gastrintestinal sobre os AINETs isolados quando usados em conjunto com o ácido acetilsalicílico.

Quadro 34-4

Comparação dos AINEs: Derivados do ácido enólico e coxibes

CLASSE/FÁRMACO (substituição)	FARMACOCINÉTICA		DOSES[d]	COMENTÁRIOS	COMPARAÇÃO COM O ÁCIDO ACETILSALICÍLICO
Derivados do ácido enólico					
Piroxicam	C_p de pico Ligação proteica Metabólitos[b] Meia-vida	3-5 h 99% Hidroxilatos que são depois conjugados 45-50 h	20 mg/dia	Pode inibir a ativação dos neutrófilos, a atividade da proteoglicanase, colagenases	Equipotente; talvez mais bem tolerado 20% desenvolvem efeitos colaterais; 5% interrompem o fármaco
Meloxicam	C_p de pico Ligação proteica Metabólitos[b] Meia-vida	5-10 h 99% Hidroxilação 15-20 h	7,5-15 mg/dia		Alguma seletividade para COX-2, especialmente em doses mais baixas
Nabumetona (naftilalcanona)	C_p de pico Ligação proteica Principais metabólitos Meia-vida	3-6 h 99% *O*-desmetilação e depois conjugação 24 h	500-1.000 mg 1-2 vezes/dia	Um pró-fármaco, rapidamente metabolizado a ácido 6-metoxi-2-naftilacético; a farmacocinética diz respeito ao composto ativo	Apresenta alguma seletividade para a COX-2 (que o metabólito ativo não tem) Menos efeitos colaterais GI do que muitos AINEs
AINEs diaril-heterocíclicos *(seletivos para COX-2)*				Evidências de eventos cardiovasculares adversos	Redução notável dos efeitos colaterais gastrintestinais e plaquetários
Celecoxibe	C_p de pico Ligação proteica Metabólitos[b] Meia-vida	2-4 h 97% Ácido carboxílico e conjugados glicuronídeos 6-12 h	100 mg 1-2 vezes/dia	Substrato da CYP2C9; inibidor da CYP2D6 Coadministração com inibidores do CYP2C9 ou substratos do CYP2D6 deve ser feita com cautela	Ver no texto uma visão geral dos inibidores da COX-2
Parecoxibe Etoricoxibe Lumiracoxibe	*Uso não aprovado nos EUA*				

Para explicação da nomenclatura e abreviaturas, ver legenda do Quadro 34-3.

PARECOXIBE

O parecoxibe é o único AINE seletivo para COX-2 administrado por via injetável e demonstrou-se que é um analgésico eficaz para o período perioperatório quando os pacientes são incapazes de receber fármacos por via oral. Não está amplamente disponível e a experiência clínica é limitada.

ETORICOXIBE

O etoricoxibe é um inibidor seletivo de COX-2 com seletividade que fica atrás apenas do lumiracoxibe. O etoricoxibe é (cerca de 80%) absorvido de forma incompleta e tem meia-vida longa, de aproximadamente 20 a 26 horas, sendo amplamente metabolizado antes da excreção. Pacientes com comprometimento hepático moderado são propensos ao acúmulo do fármaco. A insuficiência renal não afeta a depuração do fármaco. O etoricoxibe está aprovado para alívio sintomático no tratamento da osteoartrite, da artrite reumatoide e da artrite gotosa aguda, bem como para o tratamento a curto prazo da dor musculoesquelética, pós-operatória e da dismenorreia primária. O fármaco está associado a aumento do risco de ataque cardíaco e AVE.

OUTROS ANTI-INFLAMATÓRIOS NÃO ESTEROIDES

APAZONA (AZAPROPAZONA). A *apazona* é um AINET com atividade anti-inflamatória, analgésica e antipirética que também é um potente agente uricosúrico. Parte de sua eficácia pode originar-se da sua capacidade de inibir a migração, a desgranulação e a produção de superóxidos por parte dos neutrófilos.

A apazona foi usada para o tratamento de artrite reumatoide, da osteoartrite, da espondilite ancilosante e da gota, mas seu uso costuma ser restrito aos casos em que os outros AINETs falharam. As doses típicas são de 600 mg, 3 vezes/dia, para a gota aguda. Uma vez que os sintomas tenham diminuído, ou para outras indicações que não a gota, a dose típica é de 300 mg, 3 ou 4 vezes/dia. A experiência clínica acumulada até agora sugere que a apazona é bem tolerada. Ocorrem efeitos colaterais GI leves (náuseas, dor epigástrica, dispepsia) e exantemas em cerca de 3% dos pacientes, ao passo que efeitos sobre o SNC (cefaleia, vertigem) são descritos com menos frequência. As precauções apropriadas aos outros inibidores não seletivos da COX também se aplicam à apazona.

NIMESSULIDA. A nimessulida é um composto de sulfonamida disponível na Europa que demonstra seletividade para a COX-2 similar à do celecoxibe. Os efeitos adicionais incluem inibição da ativação dos neutrófilos, diminuição da produção de citocinas, redução da produção de enzimas degradantes e possivelmente a ativação de receptores para os glicocorticoides. A nimessulida é administrada por via oral em doses iguais ou inferiores a 100 mg 2 vezes/dia como anti-inflamatório, analgésico e antipirético. Seu uso na Europa é limitado a no máximo 15 dias devido ao risco de hepatotoxicidade.

FÁRMACOS ANTIRREUMÁTICOS MODIFICADORES DA DOENÇA

A artrite reumatoide é uma doença autoimune que afeta aproximadamente 1% da população. O tratamento farmacológico da artrite reumatoide inclui o alívio sintomático pelo uso de AINEs. Entretanto, embora tenham efeitos anti-inflamatórios, os AINEs têm efeito mínimo ou ausente na progressão da deformidade articular. Os FARMDs (fármacos antirreumáticos modificadores da doença), por outro lado, reduzem a atividade da artrite reumatoide e retardam a progressão da destruição do tecido artrítico. Os FARMDs incluem um grupo diverso de agentes biológicos e não biológicos de pequenas moléculas (principalmente anticorpos ou proteínas de ligação), como resumido no Quadro 34-5.

Os FARMDs biológicos permanecem reservados para pacientes com atividade da doença moderada ou alta persistente e indicadores de mau prognóstico. O tratamento é ajustado para o paciente individualmente e o uso desses agentes deve ser ponderado considerando-se seus efeitos adversos potencialmente graves. A combinação de AINE com esses agentes é comum.

FARMACOTERAPIA DA GOTA

A gota resulta da precipitação de cristais de urato nos tecidos e da subsequente resposta inflamatória. A gota aguda em geral causa monoartrite distal dolorosa, mas também pode causar a destruição da articulação, depósitos subcutâneos (os tofos) e cálculos e lesão renais. A gota afeta aproximadamente 0,5 a 1% da população dos países ocidentais.

A fisiopatologia da gota é pouco compreendida. A hiperuricemia, embora seja um pré-requisito, não acarreta inevitavelmente gota. O ácido úrico, o produto final do metabolismo das purinas, é relativamente insolúvel em comparação com seus precursores hipoxantina e xantina, e os níveis séricos normais de urato (aproximadamente 5 mg/dL ou 0,3 mM) aproximam-se do limite da solubilidade. Na maioria dos pacientes com gota, a hiperuricemia surge de uma excreção insuficiente, e não da produção excessiva de urato. As mutações de um dos transportadores de urato renal, URAT-1, são associadas à hiporuricemia. O urato tende a se cristalizar como urato monossódico em condições mais frias ou mais ácidas. Os cristais de urato monossódico ativam monócitos/macrófagos por meio da via do receptor do tipo *toll* montando uma resposta imune inata. Isso resulta na secreção de citocinas, incluindo IL-1β e TNF-α; ativação endotelial e atração dos neutrófilos para o local da inflamação. Os neutrófilos secretam mediadores inflamatórios que diminuem o pH local e determinam uma precipitação adicional de urato.

Quadro 34-5

Fármacos antirreumáticos modificadores da doença

FÁRMACO	CLASSE OU AÇÃO	REFERÊNCIA (NÚMERO DO CAPÍTULO)
Pequenas moléculas		
Metotrexato	Antifolato	61
Leflunomida	Inibidor de pirimidina sintase	61
Hidroxicloroquina	Antimalárico	49
Minociclina	Inibidor da 5-lipoxigenase; antibiótico tetraciclínico	33, 55
Sulfassalazina	Salicilato	34, 47
Azatioprina	Inibidor de purina sintase	35
Ciclosporina	Inibidor de calcineurina	61
Ciclofosfamida	Agente alquilante	
Biológicos		
Adalimumabe	Ab, antagonista, TNF-α	35
Golimumabe	Ab, antagonista, TNF-α	35
Infliximabe	Proteína de fusão do receptor IgG-TNF (anti-TNF)	35
Certolizumabe	Fragmento Fab para TNF-α	35
Abatacepte	Inibidor de coestimulação de célula T (liga proteína B7 na célula de apresentação do antígeno)	35
Rituximabe	Ab para CD20 (citotóxico para células B)	62
Anaquinra	Antagonista do receptor IL-1	35, 62

IL, interleucina; TNF, fator de necrose tumoral.

Os objetivos do tratamento são:

- *Aliviar os sintomas do ataque agudo;*
- *Diminuir o risco de ataques recorrentes;*
- *Reduzir os níveis séricos de urato.*

As substâncias disponíveis para esses objetivos são:

- *Fármacos que aliviam inflamação e dor (AINEs, colchicina, glicocorticoides);*
- *Fármacos que evitam respostas inflamatórias a cristais (colchicina e AINEs);*
- *Fármacos que atuam por inibição da formação de urato (alopurinol, febuxostate) ou para aumentar a excreção de urato (probenecida).*

Os AINEs foram discutidos anteriormente. Os glicocorticoides são discutidos no Capítulo 42. Esta seção coloca em foco a colchicina, o alopurinol, o febuxostato e os agentes uricosúricos — a probenecida e benzobromarona.

COLCHICINA

A colchicina é um dos mais antigos tratamentos disponíveis para a gota aguda. A colchicina é considerada tratamento de segunda linha, por causa do seu estreito índice terapêutico e da alta taxa de efeitos colaterais, particularmente em doses mais altas.

MECANISMO DE AÇÃO. A colchicina exerce uma variedade de efeitos farmacológicos, mas não se sabe bem como se relacionam com sua atividade na gota. Ela tem efeitos antimitóticos, interrompendo a divisão celular em G_1 pela interferência na formação dos microtúbulos e fusos (efeito compartilhado com os alcaloides da vinca). Tal efeito é maior em células com alta taxa de rotatividade (p. ex., neutrófilos e células do epitélio GI). A colchicina pode alterar a motilidade dos neutrófilos e ânions superóxido pelos neutrófilos ativados. A colchicina inibe a liberação pelos mastócitos de grânulos contendo histamina, a secreção de insulina pelas células β do pâncreas e o movimento de grânulos de melanina nos melanóforos. A colchicina também exibe uma variedade de outros efeitos farmacológicos. Ela diminui a temperatura corporal, aumenta a sensibilidade a depressores centrais, deprime o centro respiratório, intensifica a resposta aos simpatomiméticos, contrai os vasos sanguíneos e induz a hipertensão por estimulação vasomotora central. Ela intensifica a atividade gastrintestinal por estimulação neurogênica, embora a deprima por efeito direto, e altera a função neuromuscular.

ADME. A absorção de colchicina oral é rápida, porém variável. As concentrações plasmáticas de pico ocorrem 0,5 a 2 horas após a dose. No plasma, 50% da colchicina estão ligados às proteínas. Há significativa circulação entero-hepática. O metabolismo exato da colchicina em seres humanos é desconhecido, mas estudos *in vitro* indicam que pode sofrer desmetilação oxidativa por CYP3A4. Apenas 10 a 20% são excretados na urina, embora esses percentuais aumentem em pacientes com doença hepática. O rim, o fígado e o baço também contêm altas concentrações de colchicina, mas aparentemente ela é, em grande parte, excluída do coração, do músculo esquelético e do cérebro. A meia-vida plasmática da colchicina é de aproximadamente 9 horas.

USOS TERAPÊUTICOS. Deve-se transcorrer um mínimo de três dias, mas preferivelmente 7 a 14 dias, entre os cursos do tratamento da gota com colchicina para evitar toxicidade cumulativa. Os pacientes com doença hepática ou renal e os pacientes em diálise devem receber doses reduzidas e/ou terapia menos frequente. Para pacientes idosos, ajustar a dose para a função renal.

Gota aguda. A colchicina alivia drasticamente os ataques agudos de gota. É eficaz em mais ou menos 66% dos pacientes quando administrada até 24 horas após o início do ataque. A dor, a tumefação e a vermelhidão diminuem em 12 horas e cessam completamente em 48 a 72 horas. O esquema aprovado para adultos recomenda um total de duas doses, com uma hora de intervalo: 1,2 mg (dois comprimidos) ao primeiro sinal de exacerbação da gota seguidos de 0,6 mg (um comprimido) 1 hora depois.

Prevenção da gota aguda. A principal indicação fora da bula para a colchicina é a prevenção da gota recorrente, em particular nos estágios iniciais do tratamento da hiperuricemia. A dose típica para profilaxia é de 0,6 mg administrados por via oral 3 a 4 dias/semana para pacientes que têm menos de um ataque por ano, 0,6 mg/dia para pacientes que têm mais de um ataque por ano e 0,6 mg, 2 ou 3 vezes/dia, para pacientes que têm ataques graves. A dose deve ser reduzida em pacientes com comprometimento da função renal.

EFEITOS ADVERSOS. A exposição do trato GI a grandes quantidades de colchicina e seus metabólitos via circulação entero-hepática e a taxa rápida de rotatividade da mucosa GI pode explicar por que o trato GI é particularmente suscetível à toxicidade da colchicina. Náuseas, vômitos, diarreia e dor abdominal são os efeitos adversos mais comuns e os sinais mais precoces de toxicidade mais iminente da colchicina. A administração de fármacos deve ser descontinuada assim que esses sintomas ocorrerem. Há um período de latência, que não é alterado pela dose ou via de administração, de várias horas ou mais entre a administração do fármaco e o início dos sintomas. Um estudo de dosagem demonstrou que uma dose inicialmente e uma dose única adicional após 1 hora era muito menos tóxica do que a dosagem de hora em hora tradicional para exacerbações da gota aguda. A intoxicação aguda causa gastropatia hemorrágica. Outros efeitos colaterais graves da terapia com colchicina incluem mielossupressão, leucopenia, granulocitopenia, trombopenia, anemia aplásica e rabdomiólise. As toxicidades potencialmente fatais são associadas à administração de terapia concomitante com glicoproteína P ou inibidores da CYP3A4. O FDA suspendeu a venda nos EUA de todas as formas de dosagem injetáveis da colchicina em 2008.

ALOPURINOL

O alopurinol inibe a xantina oxidase e impede a síntese de urato a partir de hipoxantina e xantina. O alopurinol é usado para tratar a hiperuricemia em pacientes com gota e preveni-la naqueles com doenças malignas hematológicas em vias de serem submetidos à quimioterapia (síndrome da lise tumoral aguda). Embora a excreção insuficiente e não a produção excessiva seja o defeito subjacente na maioria dos pacientes com gota, o alopurinol ainda assim é um tratamento eficaz.

O alopurinol é um análogo da hipoxantina. Seu metabólito ativo, oxipurinol, é um análogo da xantina.

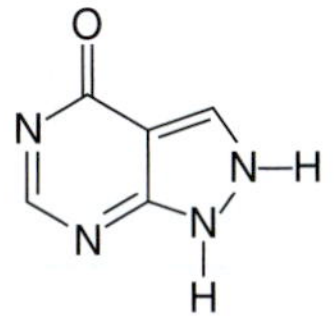
ALOPURINOL

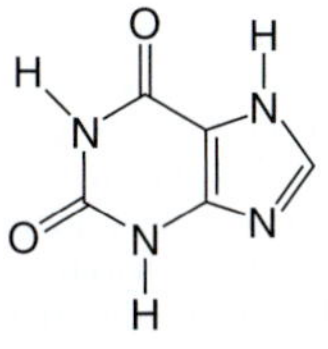
XANTINA

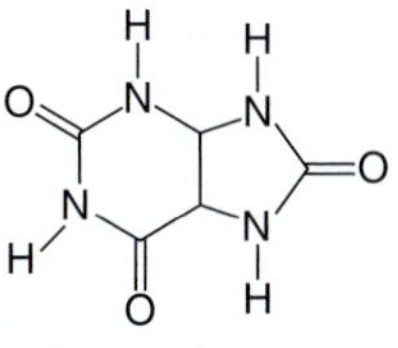
ÁCIDO ÚRICO

MECANISMO DE AÇÃO. Tanto o alopurinol quanto seu metabólito primário, o oxipurinol (aloxantina), reduzem a produção de urato inibindo XO, que converte xantina em ácido úrico. O alopurinol em baixas concentrações inibe de modo competitivo a xantina oxidase, sendo um inibidor não competitivo em altas concentrações. O alopurinol também é um substrato para a xantina oxidase; o produto dessa reação, o oxipurinol, também é um inibidor não competitivo da enzima. A formação do oxipurinol, juntamente com sua longa persistência nos tecidos, é responsável por grande parte da atividade farmacológica do alopurinol.

Na ausência de alopurinol, a purina urinária predominante é o ácido úrico. Durante o tratamento com alopurinol, as purinas urinárias incluem a hipoxantina, a xantina e o ácido úrico. Como cada uma delas tem sua solubilidade independente, a concentração de ácido úrico no plasma diminui e a excreção de purina eleva-se sem expor o trato urinário a uma excessiva carga de ácido úrico. Apesar do aumento de suas concentrações durante o tratamento com alopurinol, a hipoxantina e a xantina são excretadas de maneira eficiente e não ocorre deposição tecidual. Em pacientes com uma carga de urato muito alta antes do início do tratamento com alopurinol, há um pequeno risco de cálculos por xantina, que pode ser minimizado pela ingestão liberal de líquidos e pela alcalinização.

O alopurinol facilita a dissolução dos tofos e previne o desenvolvimento ou a progressão da artrite gotosa crônica, pela redução da concentração plasmática de ácido úrico para valores abaixo do seu limite de solubilidade. A formação de cálculos de ácido úrico quase desaparece com o tratamento, o que previne o desenvolvimento de nefropatia. Uma vez que tenha ocorrido lesão renal significativa, o alopurinol não pode mais restaurar a função renal, embora possa retardar a progressão da doença. A incidência de ataques agudos de artrite gotosa pode aumentar durante os primeiros meses de tratamento com alopurinol, em consequência da mobilização das reservas teciduais de ácido úrico. A coadministração de colchicina ajuda a suprimir os ataques agudos. Em alguns pacientes, o aumento na excreção de oxipurinas induzido pelo alopurinol é menor do que a redução da excreção de ácido úrico; tal disparidade resulta primariamente da reutilização das oxipurinas e da inibição por retroalimentação da biossíntese de novas moléculas de purina.

ADME. A absorção do alopurinol é relativamente rápida após ingestão oral e as concentrações plasmáticas de pico são alcançadas em 60 a 90 minutos. Cerca de 20% são excretados nas fezes em 48 a 72 horas, o que presumivelmente corresponde ao fármaco não absorvido, e 10 a 30% são excretados inalterados na urina. O restante sofre metabolismo, a maior parte em oxipurinol. O oxipurinol é excretado lentamente na urina por filtração glomerular, contrabalançada por alguma reabsorção tubular. A meia-vida plasmática do alopurinol e do oxipurinol é de aproximadamente 1 a 2 horas e 18 a 30 horas (mais longa nos indivíduos com comprometimento renal), respectivamente. Isso possibilita a dose única diária e torna o alopurinol o anti-hiperuricêmico mais comumente empregado. O alopurinol e seu metabólito ativo oxipurinol distribuem-se na água tecidual total, com exceção do cérebro, onde suas concentrações são cerca de 33% daquela dos outros tecidos. Nenhum dos dois compostos se liga às proteínas plasmáticas. As concentrações plasmáticas de ambos os compostos não se correlacionam bem com os efeitos terapêuticos ou tóxicos.

INTERAÇÕES MEDICAMENTOSAS. O alopurinol aumenta a meia-vida da probenecida e intensifica seu efeito uricosúrico, ao passo que a probenecida aumenta a depuração do oxipurinol, elevando assim as doses necessárias de alopurinol. O alopurinol inibe a inativação enzimática da mercaptopurina e do seu derivado azatioprina pela xantina oxidase. Assim, quando o alopurinol é usado concomitantemente com a mercaptopurina oral ou com a azatioprina oral, a dose do antineoplásico deve ser reduzida para 25 a 33% da habitual (Capítulos 35 e 61). Isso é importante quando se está tratando a gota de um paciente submetido à transplante. O risco de supressão de medula óssea também é maior quando o alopurinol é administrado com agentes citotóxicos que não são metabolizados pela xantina oxidase, em particular a ciclofosfamida. O alopurinol também pode interferir na inativação hepática de outros fármacos, incluindo a varfarina. Embora o efeito seja variável, recomenda-se um monitoramento mais intenso da atividade da protrombina em pacientes que recebem ambos os fármacos.

Ainda não se sabe se a maior incidência de exantema em pacientes que recebem alopurinol concomitantemente com ampicilina deve ser creditada ao alopurinol ou à hiperuricemia. Já foram descritas reações de hipersensibilidade em pacientes com comprometimento da função renal, especialmente nos que recebem uma combinação de alopurinol com um diurético tiazídico. A administração concomitante de alopurinol e teofilina acarreta maior acúmulo de um metabólito ativo da teofilina, a 1-metilxantina; a concentração de teofilina no plasma também pode aumentar (Capítulo 36).

USOS TERAPÊUTICOS. O alopurinol está disponível para uso oral e intravenoso. A terapia oral constitui um tratamento eficaz para gota primária e secundária, hiperuricemia secundária a neoplasias malignas e cálculos de oxalato de cálcio. O objetivo do tratamento é reduzir as concentrações plasmáticas de ácido úrico para 6 mg/dL ou menos (menos de 360 μmol). No tratamento da gota, costuma-se anteceder o uso de alopurinol pelo tratamento com colchicina e para evitar o início do alopurinol durante um ataque agudo. A ingestão de líquidos deve ser suficiente para manter em mais de 2 litros o volume urinário diário; é preferível uma urina levemente alcalina. Uma dose diária inicial de 100 mg em pacientes com taxas de filtração glomerular estimadas de mais de 40 mg/minutos é aumentada em incrementos de 100 mg a intervalos semanais. A maioria dos pacientes pode ser mantida em 300 mg/dia. Aqueles acometidos por doença maligna hematológica podem necessitar de até 800 mg/dia, começando 2 a 3 dias antes do início da quimioterapia. Doses diárias que ultrapassam 300 mg devem ser fracionadas. A dose deve ser reduzida em pacientes de acordo com a redução da filtração glomerular.

A dose diária habitual em crianças com hiperuricemia secundária associada a doenças malignas é de 150 a 300 mg, dependendo da idade. O alopurinol também é útil para diminuir as altas concentrações plasmáticas de ácido úrico em pacientes com a síndrome de Lesch-Nyhan, prevenindo assim as complicações que resultam da hiperuricemia; não há evidências de que altere as anormalidades neurológicas e comportamentais progressivas características dessa doença.

EFEITOS ADVERSOS. O alopurinol geralmente é bem tolerado. Os efeitos adversos mais comuns são reações de hipersensibilidade que podem manifestar-se após meses ou anos de tratamento. Reações de hipersensibilidade graves impedem o uso posterior do fármaco. A reação cutânea causada pelo alopurinol é predominantemente uma erupção pruriginosa, eritematosa ou maculopapular, mas ocasionalmente a lesão é urticariforme ou purpúrica. Raramente, ocorre necrólise epidérmica tóxica ou síndrome de Stevens-Johnson, que podem ser fatais. O risco de uma síndrome de Stevens-Johnson limita-se principalmente aos primeiros dois meses de tratamento. Como o exantema pode preceder as reações de hipersensibilidade mais graves, os pacientes que o desenvolvem devem interromper o alopurinol. Se indicada, a dessensibilização ao alopurinol pode ser realizada, começando com doses de 10 a 25 μg/dia diluídos em suspensão oral e duplicados a cada 3 a 14 dias, até que a dose desejada seja alcançada. Esse procedimento é bem-sucedido em aproximadamente 50% dos pacientes. O oxipurinol tem *status* de fármaco-órfão e está disponível nos EUA para uso compassivo em pacientes intolerantes ao alopurinol. Febre, mal-estar e mialgias também podem ocorrer em cerca de 3% dos pacientes, mais frequentemente naqueles com comprometimento renal. Leucopenia ou leucocitose e eosinofilia transitórias são reações raras que podem requerer a interrupção do tratamento. Também podem ocorrer hepatomegalia, elevação dos níveis plasmáticos das transaminases e insuficiência renal progressiva.

O alopurinol é contraindicado em pacientes que apresentaram efeitos adversos graves ou reações de hipersensibilidade à medicação e em lactantes e lactentes, exceto aqueles com neoplasia maligna ou determinados erros congênitos de metabolismo da purina (p. ex., síndrome de Lesche-Nyhan). O alopurinol geralmente é usado em pacientes com hiperuricemia pós-transplante. Pode ser usado em conjunção com um agente uricosúrico.

FEBUXOSTATE

O febuxostate é um novo inibidor da xantina oxidase que foi recentemente aprovado para o tratamento da hiperuricemia em pacientes com gota.

MECANISMO DE AÇÃO. O febuxostate é um inibidor não purínico da xantina oxidase. Diferentemente do oxipurinol, o metabólito ativo do alopurinol, que inibe a forma reduzida da XO, o febuxostate forma um complexo estável tanto com a enzima reduzida como oxidada e inibe a função catalítica em ambos os estados.

ADME. O febuxostate é rapidamente absorvido com concentrações plasmáticas máximas entre 1 a 1,5 horas após a dose. A biodisponibilidade absoluta é desconhecida. O hidróxido de magnésio e o hidróxido de alumínio atrasam a absorção em aproximadamente 1 hora. Os alimentos reduzem a absorção ligeiramente. O febuxostate tem uma meia-vida de 5 a 8 horas e é extensamente metabolizado por oxidação por CYP 1A2, 2C8 e 2C9 e enzimas não CYP e é eliminado tanto por via hepática quanto renal. A insuficiência renal ou hepática leve a moderada não afeta sua cinética de eliminação de maneira relevante.

USO TERAPÊUTICO. O febuxostate é aprovado para pacientes hiperúricos com ataques de gota, mas não é recomendado para o tratamento de hiperuricemia assintomática. Está disponível em comprimidos de 40 e 80 mg. Uma dose de 40 mg/dia de febuxostate reduziram o ácido úrico sérico a níveis semelhantes aos 300 mg/dia de alopurinol. Mais pacientes alcançaram a concentração-alvo de 6 mg/dL (360 μmol/L) em 80 mg/dia de febuxostate do que 300 mg/dia de alopurinol. Assim, a terapia deve ser iniciada com 40 mg/dia e a dose aumentada se a concentração-alvo de ácido úrico sérico não for atingida dentro de duas semanas.

EVENTOS ADVERSOS. As reações adversas mais comuns em estudos clínicos foram anormalidades da função hepática, náuseas, dor nas articulações e erupção cutânea. A função hepática deve ser monitorada periodicamente. Um aumento nos episódios agudos de gota foi frequentemente observado após o início da terapia, devido à redução nos níveis séricos de ácido úrico que resultou em mobilização de urato de depósitos do tecido. O tratamento profilático concomitante com um AINE ou colchicina geralmente é necessário. Houve também uma taxa numericamente maior de infarto do miocárdio e AVE em pacientes sob tratamento com febuxostate do que com alopurinol. Não se sabe atualmente se há uma relação causal entre os eventos cardiovasculares e a terapia com febuxostate ou se estes foram devidos ao acaso. Enquanto isso os pacientes devem ser monitorados para detecção de complicações cardiovasculares.

INTERAÇÕES MEDICAMENTOSAS. Espera-se que os níveis plasmáticos de fármacos que são metabolizados pela xantina oxidase (p. ex., teofilina, mercaptopurina, azatioprina) aumentem quando administrados concomitantemente com febuxostate. Assim, o febuxostate é contraindicado em pacientes sob tratamento com azatioprina, mercaptopurina ou teofilina.

RASBURICASE

A rasburicase é uma urato-oxidase recombinante que catalisa a oxidação enzimática do ácido úrico em um metabólito solúvel e inativo, a alantoína. Já se demonstrou que a rasburicase reduz os níveis de urato de maneira mais eficaz que o alopurinol. Ela é indicada para o tratamento inicial dos níveis plasmáticos elevados de ácido úrico em pacientes pediátricos com leucemia, linfoma e tumores malignos sólidos que recebem tratamento anticâncer que presumivelmente resultará em lise tumoral e hiperuricemia significativa.

A rasburicase é produzida por uma cepa de *Saccharomyces cerevisiae* modificada geneticamente. A eficácia terapêutica pode ser prejudicada pela produção de anticorpos contra o fármaco. Hemólise em pacientes com deficiência de glicose-6-fosfato desidrogenase (G6PD), metemoglobinemia, insuficiência renal aguda e anafilaxia já foram todas associadas ao uso da rasburicase. Outras reações adversas observadas com frequência incluem vômitos, febre, náuseas, cefaleia, dor abdominal, constipação intestinal, diarreia e mucosite. A rasburicase degrada enzimaticamente o ácido úrico de amostras de sangue e é necessário um procedimento especial para impedir a obtenção de valores erroneamente baixos nas medidas de ácido úrico plasmático em pacientes que recebem o fármaco. A dose recomendada de rasburicase é de 0,15 a 0,2 mg/kg em uma única dose diária durante cinco dias, sendo a quimioterapia iniciada 4 a 24 horas após a infusão da primeira dose de rasburicase.

AGENTES URICOSÚRICOS

Os agentes uricosúricos aumentam a taxa de excreção de ácido úrico. Em seres humanos, o urato é filtrado, secretado e reabsorvido pelos rins. A reabsorção predomina, de tal maneira que a quantidade final excretada corresponde habitualmente a 10% do que é filtrado. A reabsorção é mediada por um membro da família dos transportadores de ânion orgânico, URAT-1, que pode ser inibido.

O URAT-6 troca o urato por um ânion orgânico como o lactato ou nicotinato ou menos potentemente por um ânion inorgânico como o cloreto. Os fármacos uricosúricos como probenecida, sulfimpirazona, benzobromarona e losartano competem com o urato pelo transportador, inibindo assim sua reabsorção por meio do sistema de troca de urato por ânion. Entretanto, o transporte é bidirecional e, dependendo da dose, um fármaco pode diminuir ou aumentar a excreção de ácido úrico. Existem dois mecanismos pelos quais um fármaco pode anular a ação uricosúrica de outro. Primeiro, o fármaco pode inibir a secreção do agente uricosúrico, impedindo assim seu acesso ao local de ação, que é a face luminal da borda em escova. Segundo, a inibição da secreção de urato por um fármaco pode contrabalançar a inibição da reabsorção de urato por outro.

PROBENECIDA. A probenecida é um derivado altamente lipossolúvel do ácido benzoico (pK_a 3,4).

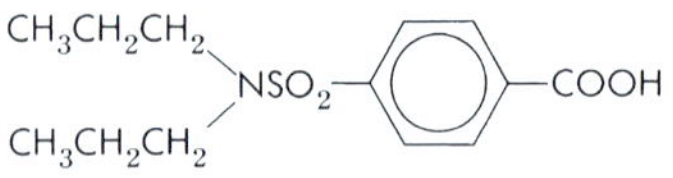

PROBENECIDA

MECANISMO DE AÇÃO

Inibição do transporte de ácidos inorgânicos. As ações da probenecida restringem-se em grande parte à inibição do transporte de ácidos orgânicos por meio das barreiras epiteliais. A probenecida inibe a reabsorção de ácido úrico pelos transportadores de ânion inorgânico, principalmente URAT-1. O ácido úrico é o único composto endógeno importante cuja excreção é sabidamente aumentada pela probenecida. A ação uricosúrica da probenecida é atenuada pela coadministração de salicilatos.

Inibição do transporte de várias substâncias. A probenecida inibe a secreção tubular de certo número de fármacos, como o metotrexato e o metabólito ativo do clofibrato. Ela inibe a secreção renal de metabólitos glicuronídeos inativos de AINEs como o naproxeno, o cetoprofeno e a indometacina, podendo, portanto, aumentar suas concentrações plasmáticas. A probenecida inibe o transporte do ácido 5-hidroxi-indolacético (5-HIAA) e de outros metabólitos acídicos das monoaminas cerebrais do LCS para o plasma. O transporte de fármacos como a penicilina G também pode ser afetado. A probenecida deprime a secreção biliar de certos compostos, incluindo os agentes diagnósticos verde indocianina e bromossulfoftaleína (BSP). Ela também diminui a secreção biliar da rifampicina, elevando as concentrações plasmáticas.

ADME. A probenecida é absorvida completamente após administração oral. As concentrações plasmáticas de pico são alcançadas em 2 a 4 horas. A meia-vida do fármaco no plasma é dependente da dose e varia, dentro da faixa terapêutica, de menos de 5 horas a mais de 8 horas. Entre 85 a 95% do fármaco ligam-se à albumina plasmática; os 5 a 15% não ligados são depurados por filtração glomerular. A maior parte do fármaco é secretada ativamente pelo túbulo proximal. Uma pequena quantidade de glicuronídeo de probenecida aparece na urina. Ela também é hidroxilada em metabólitos que retêm sua função carboxila e têm atividade uricosúrica.

USOS TERAPÊUTICOS (GOTA). A probenecida é comercializada para administração oral. A dose inicial é de 250 mg 2 vezes/dia, aumentada durante 1 a 2 semanas para 500 a 1.000 mg 2 vezes/dia. A probenecida aumenta os níveis urinários de urato. Uma ingestão hídrica liberal deve portanto ser mantida durante todo o tratamento, para minimizar o risco de cálculos renais. A probenecida não deve ser usada em pacientes gotosos com nefrolitíase ou produção excessiva de ácido úrico. O uso concomitante de colchicina ou AINE é indicado precocemente no curso do tratamento, para evitar precipitar um ataque de gota, o que pode ocorrer em até 20% dos pacientes gotosos tratados apenas com probenecida.

Combinação com penicilina. Doses mais altas de probenecida são utilizadas como adjuvante para prolongar as concentrações de penicilina no corpo. Esse método de dosagem habitualmente se restringe aos indivíduos tratados para gonorreia ou neurossífilis ou com resistência à penicilina (Capítulo 53).

EFEITOS ADVERSOS COMUNS. A probenecida é bem tolerada. Aproximadamente, 2% dos pacientes desenvolvem irritação GI branda. O risco é aumentado com doses mais altas. Ela é ineficaz em pacientes com insuficiência renal e deve ser evitada naqueles com depuração de creatinina inferior a 50 mL/minutos. As reações de hipersensibilidade em geral são brandas e ocorrem em 2 a 4% dos pacientes. Sobredosagem substancial com probenecida resulta em estimulação do SNC, convulsões e morte decorrente de insuficiência respiratória.

BENZOBROMARONA

A benzobromarona é um agente uricosúrico potente usado na Europa. É um inibidor reversível do sistema de troca de urato por ânions no túbulo proximal. A hepatotoxicidade foi relatada em conjunção com seu uso. O fármaco é prontamente absorvido após ingestão oral, e as concentrações sanguíneas de pico são alcançadas em cerca de 4 horas. É metabolizada em monobromina e derivados desalogenados, que também têm atividade uricosúrica, sendo excretada principalmente na bile.

É eficaz em uma única dose diária de 40 a 80 mg, sob a forma de pó micronizado. É eficaz em pacientes com insuficiência renal e pode ser prescrita em pacientes alérgicos ou refratários a outros fármacos usados para o tratamento da gota. Preparações que combinam o alopurinol e a benzobromarona são mais eficazes que qualquer um dos fármacos usados isoladamente para diminuir os níveis séricos de ácido úrico, apesar da benzobromarona diminuir os níveis plasmáticos do oxipurinol, o metabólito ativo do alopurinol. A ação uricosúrica é atenuada por ácido acetilsalicílico ou pela sulfimpirazona.

Para uma listagem bibliográfica completa, consulte ***As Bases Farmacológicas da Terapêutica de Goodman e Gilman***, 12ª edição.

Capítulo 35 Imunossupressores, tolerógenos e imunoestimulantes

Este capítulo revisa os componentes da resposta imune e a dos fármacos que modulam a imunidade de três maneiras: imunossupressão, tolerância e imunoestimulação. Quatro classes principais de fármacos imunossupressores são discutidos: glicocorticoides (Capítulo 42), inibidores da calcineurina, agentes antiproliferativos e antimetabólicos (Capítulo 61) e anticorpos. O capítulo termina com um breve estudo de caso de imunoterapia para EM.

A RESPOSTA IMUNE

O sistema imune evoluiu com a capacidade de discriminar entre o que lhe é próprio e o que lhe é estranho. A *imunidade inata* (imunidade natural) é primitiva, não requer exposição pregressa e tem relativamente pouca especificidade, mas reage amplamente aos estímulos. A *imunidade adaptativa* (imunidade adquirida) é específica para cada antígeno, depende da exposição ou estimulação por um antígeno e pode ter afinidade muito alta. Os dois componentes da imunidade atuam simultaneamente, sendo que o sistema imune inato é mais ativo na fase inicial da resposta imunológica, enquanto a imunidade adaptativa torna-se progressivamente predominante com o transcorrer do tempo.

Os efetores principais da *imunidade inata* são granulócitos, complemento, monócitos/macrófagos, células destruidoras naturais (*natural killer*), mastócitos e basófilos. Os efetores principais da *imunidade adaptativa* são os linfócitos B e T. Os linfócitos B produzem anticorpos, enquanto os linfócitos T funcionam como células auxiliares, citolíticas e reguladoras (supressoras). Essas células são importantes na resposta imune normal à infecção e aos tumores, mas também participam da rejeição dos transplantes e da autoimunidade.

As imunoglobulinas (anticorpos) presentes na superfície dos *linfócitos B* são receptores para a grande variedade de conformações estruturais específicas. Por outro lado, os *linfócitos T* reconhecem antígenos como fragmentos peptídicos em presença dos antígenos do complexo de histocompatibilidade principal (MHC) (chamados de antígenos leucocitários humanos [HLA] nos seres humanos), que estão presentes na superfície das células apresentadoras de antígenos, como as células dendríticas, os macrófagos e outros tipos celulares que expressam os antígenos MHC das classes I e II. Quando ativados pelo reconhecimento de antígenos específicos, os linfócitos B e T são estimulados a se diferenciarem e a se dividirem, resultando na liberação de mediadores solúveis (citocinas, linfocinas) que atuam como efetores e reguladores da resposta imune.

IMUNOSSUPRESSÃO

Os fármacos imunossupressores são utilizados para atenuar a resposta imune nos pacientes que receberam transplantes de órgãos e nos pacientes com doenças autoimunes. No transplante, os grupos principais de fármacos imunossupressores utilizados hoje são:

- Glicocorticoides;
- Inibidores da calcineurina;
- Agentes antiproliferativos/antimetabólicos;
- Biológicos (anticorpos).

O Quadro 35-1 resume os locais de ação de imunossupressores representativos na ativação da célula T.

Esses fármacos são usados no tratamento dos distúrbios como rejeição imune aguda dos órgãos transplantados e doenças autoimunes. Entretanto, esses tratamentos devem ser utilizados por toda a vida e suprimem inespecificamente todo o sistema imune, expondo os pacientes a riscos significativamente maiores de infecção e câncer. Os inibidores da calcineurina e os glicocorticoides são particularmente nefrotóxicos e diabetogênicos, respectivamente, o que limita sua utilização em várias situações clínicas. As preparações de anticorpos monoclonais e policlonais dirigidos contra as células T reativas são coadjuvantes terapêuticos importantes e oferecem uma oportunidade ímpar de atuar especificamente nas células imunes reativas. Por fim, moléculas pequenas e anticorpos mais novos ampliaram o arsenal dos imunossupressores disponíveis. Em especial, os inibidores do alvo da rapamicina nos mamíferos ou *mammalian target of rapamycin* (mTOR) como o sirolimo e o everolimo e os anticorpos *anti-CD25* (receptor da interleucina-2 [IL-2]), como o basiliximabe e o daclizumabe, têm como alvo as vias do fator de crescimento, o que limita

Quadro 35-1

Locais de ação de agentes imunossupressores selecionados na ativação dos linfócitos T

FÁRMACO	LOCAL DE AÇÃO
Glicocorticoides	Elementos de resposta aos glicocorticoides no DNA (regulam a transcrição dos genes)
Muromonabe-CD3	Complexo receptor das células T (bloqueia o reconhecimento dos antígenos)
Ciclosporina	Calcineurina (inibe a atividade da fosfatase)
Tacrolimo	Calcineurina (inibe a atividade da fosfatase)
Azatioprina	DNA (incorpora um nucleotídeo falso)
Micofenolato mofetila	Monofosfato de inosina desidrogenase (inibe sua atividade)
Daclizumabe, basiliximabe	Receptor da IL-2 (bloqueia a ativação das células T mediada pela IL-2)
Sirolimo	Proteinocinase envolvida na progressão do ciclo celular (mTOR) (inibe sua atividade)

IL, interleucina; mTOR, alvo da rapamicina nos mamíferos

significativamente a expansão clonal e, desse modo, pode promover a tolerância. Os fármacos imunossupressores utilizados mais comumente hoje serão descritos no restante desta seção. Alguns agentes terapêuticos mais seletivos em desenvolvimento poderão revolucionar a imunoterapia na próxima década.

ABORDAGEM GERAL AO TRATAMENTO PARA TRANSPLANTE DE ÓRGÃOS. O tratamento para transplante de órgãos baseia-se em cinco princípios gerais.

- Preparação cuidadosa dos pacientes e seleção do melhor doador disponível com compatibilidade de grupo sanguíneo ABO e antígenos HLA para a doação do órgão;
- Emprego de uma abordagem multicamadas no tratamento imunossupressor; utilização simultânea de vários agentes, cada qual voltado para um alvo molecular diferente da resposta ao aloenxerto. Os efeitos sinérgicos possibilitam a utilização dos diversos agentes em doses relativamente pequenas, limitando assim os efeitos tóxicos específicos e ampliando o efeito imunossupressor;
- Indução intensiva e manutenção com doses mais baixas dos fármacos; maior grau de imunossupressão é necessário para assegurar a adaptação inicial do enxerto e/ou tratar a rejeição estabelecida do que manter imunossupressor de longo prazo;
- Investigação de cada episódio de disfunção do transplante, incluindo-se a avaliação das possibilidades de rejeição, toxicidade dos fármacos e infecção;
- Redução da dosagem ou retirada de um fármaco se seus efeitos tóxicos suplantarem seus benefícios.

TERAPIA DE INDUÇÃO BIOLÓGICA. A terapia de indução com anticorpos policlonais e monoclonais (mAb) tornou-se um componente importante da imunossupressão a partir da década de 1960, quando Starzl e colaboradores demonstraram o efeito benéfico da globulina antilinfocitária (GAL) na profilaxia da rejeição. Duas preparação estão aprovadas pelo FDA para uso em transplantes: *imunoglobulina linfocitária* e *globulina antitimócitos* (GAT). O GAT é o agente de depleção mais frequentemente utilizado. O alentuzumabe, um anticorpo monoclonal humanizado anti-CD52 que produz depleção linfocitária prolongada, está aprovado para uso na leucemia linfocítica crônica, mas é cada vez mais utilizado extrabula (*off-label*) como terapia de indução no transplante.

Em muitos centros de transplante, o tratamento de indução com agentes biológicos é utilizado para postergar o uso dos inibidores da calcineurina nefrotóxicos, ou intensificar o tratamento imunossupressor inicial dos pacientes sob risco elevado de rejeição (i.e., transplantes repetidos, pacientes amplamente pré-sensibilizados, negros ou crianças). A maioria das limitações dos mAb de origem murina em geral foi superada pela introdução dos mAB quiméricos ou humanizados, que não possuem antigenicidade e têm meias-vidas séricas prolongadas. Os anticorpos derivados de camundongos transgênicos portadores de genes de anticorpo humano são rotulados como "humanizados" (90-95% humanos) ou "completamente humanos" (100% humanos); os anticorpos derivados de células humanas são chamados de "humanos". No entanto, todos os três tipos de anticorpos provavelmente apresentam eficácia e segurança iguais. Os anticorpos quiméricos geralmente contêm aproximadamente 33% de proteína murina e 67% de proteína humana e podem ainda produzir uma resposta ao anticorpo, resultando em eficácia e meia-vida reduzidas se comparados a anticorpos humanizados.

Os agentes biológicos indicados hoje para a terapia de indução como profilaxia da rejeição são utilizados por cerca de 70% dos pacientes que recebem seu primeiro transplante. Os agentes biológicos utilizados na indução podem ser divididos em dois grupos: os *agentes defletores* e os *imunomoduladores*. Os agentes depletores são a imunoglobulina linfocitária, a GAT e o mAb muromonabe-CD3; a eficácia desses fármacos origina-se de sua capacidade de exaurir as células CD3-positivas do receptor, por ocasião do transplante e da exposição aos antígenos. O segundo grupo de agentes biológicos — os mAb anti-IL-2R — não esgotam os linfócitos T, com a possível exceção das células T reguladoras, mas bloqueiam a ativação das células T mediada pela IL-2, por meio da sua ligação à cadeia α do IL-2R. Para pacientes com níveis altos de anticorpos anti-HLA e rejeição humoral, abordagens mais agressivas incluem plasmaférese, imunoglobulinas intravenosas e rituximabe, um anticorpo monoclonal quimérico anti-CD20.

IMUNOTERAPIA DE MANUTENÇÃO. A terapia imunossupressora básica inclui vários fármacos administrados simultaneamente, tipicamente um inibidor da calcineurina, glicocorticoides e micofenolato (um inibidor do metabolismo das purinas), cada qual dirigido para uma etapa diferente da ativação dos linfócitos T. Os fármacos aprovados para utilização em pacientes transplantados são glicocorticoides, azatioprina, ciclosporina, tacrolimo, micofenolato, sirolimo e vários anticorpos monoclonais e policlonais.

TRATAMENTO DA REJEIÇÃO ESTABELECIDA. Doses baixas de prednisona, inibidores da calcineurina, inibidores do metabolismo das purinas ou sirolimo são eficazes para evitar rejeição celular aguda; eles são menos eficazes no bloqueio dos linfócitos T ativados e, por essa razão, não são muito eficientes na rejeição aguda estabelecida, ou como profilaxia absoluta da rejeição crônica. Desse modo, o tratamento da rejeição estabelecida requer a utilização de fármacos dirigidos contra os linfócitos T ativados. Isso inclui glicocorticoides em doses altas (pulsoterapia), anticorpos antilinfocitários policlonais ou muromonabe-CD3.

GLICOCORTICOIDES

Os glicocorticoides são descritos no Capítulo 42. A prednisona, a prednisolona e outros glicocorticoides são utilizados isoladamente e em combinação com outros agentes imunossupressores no tratamento da rejeição dos transplantes e dos distúrbios autoimunes.

Mecanismo de ação. Os glicocorticoides têm efeitos anti-inflamatórios amplos em múltiplos componentes de imunidade celular, mas relativamente pouco efeito na imunidade humoral. Os glicocorticoides ligam-se aos receptores existentes dentro das células e regulam a transcrição de muitos outros genes (Capítulo 42). Além disso, os glicocorticoides impedem a ativação do NF-κB, suprimem a formação de citocinas pró-inflamatórias como IL-1 e IL-6, inibem as células T na produção de IL-2 e proliferação e inibem a ativação dos linfócitos T citotóxicos. Além disso, os neutrófilos e os monócitos apresentam quimiotaxia menos eficaz e liberam menos enzimas lisossômicas.

Usos terapêuticos. Os glicocorticoides comumente são combinados com outros agentes imunossupressores para evitar e tratar a rejeição dos transplantes. Os glicocorticoides também são eficazes no tratamento da doença enxerto *versus* hospedeiro no transplante de medula óssea. Os glicorticoides são utilizados rotineiramente para tratar doenças autoimunes como artrite reumatoide e outras artrites, lúpus eritematoso sistêmico, dermatomiosite sistêmica, psoríase e outras doenças dermatológicas, asma e outros distúrbios alérgicos, doença inflamatória intestinal, doenças oftálmicas inflamatórias, distúrbios hematológicos autoimunes e exacerbações agudas da EM (ver "Esclerose Múltipla", adiante). Além disso, os glicocorticoides limitam as reações alérgicas que ocorrem com outros agentes imunossupressores e são utilizados pelos receptores de transplante para bloquear a "tempestade" de citocinas da primeira dose causada pelo tratamento com muromonabe-CD3 e, em menor grau, pela GAT (ver "Globulina Antitimócito").

Toxicidade. A utilização ampla dos esteroides causa, com frequência, efeitos adversos incapacitantes e potencialmente fatais descritos no Capítulo 42. O desenvolvimento dos esquemas combinados de glicocorticoides e inibidor da calcineurina possibilitou a redução das doses ou a suspensão rápida dos esteroides, resultando em menos morbidades induzidas por esteroides.

INIBIDORES DA CALCINEURINA

Os fármacos imunossupressores mais eficazes em uso rotineiro são os inibidores da calcineurina, ciclosporina e tacrolimo, que têm como alvos as vias sinalizadoras induzidas em consequência da ativação dos receptores dos linfócitos T (Figura 35-1). A ciclosporina e o tacrolimo ligam-se a uma imunofilina (ciclofilina no caso da ciclosporina ou FKBP-12 para o tacrolimo), resultando na interação subsequente com a calcineurina para bloquear a atividade da fosfatase. A desfosforilação catalisada pela calcineurina é necessária ao movimento de um componente do fator nuclear dos linfócitos T ativados (NFAT) para dentro do núcleo. Por sua vez, o NFAT é necessário à indução de alguns genes das citocinas, incluindo-se o da interleucina-2 (IL-2), um protótipo do fator de crescimento e diferenciação dos linfócitos T.

TACROLIMO. O tacrolimo é um antibiótico macrolídeo produzido pelo *Streptomyces tsusubaensis*. Devido à eficácia percebida ligeiramente maior e à facilidade de monitoramento dos níveis sanguíneos, o tacrolimo tornou-se o inibidor da calcineurina preferido na maioria dos centros de transplantes.

Mecanismo de ação. Assim como a ciclosporina, o tacrolimo inibe a ativação de células T inibindo a calcineurina. O tacrolimo liga-se a uma proteína intracelular, a proteína de ligação ao FK506 (FKBP-12), uma imunofilina estruturalmente relacionada com a ciclofilina. Em seguida, forma-se um complexo de tacrolimo-FKBP-12, Ca^{2+}, calmodulina e calcineurina e a atividade da fosfatase calcineurina é inibida (Figura 35-1). A inibição da atividade de fosfatase impede a desfosforilação e a translocação nuclear de NFAT e inibe a ativação de células T. Assim, embora os receptores intracelulares sejam diferentes, a ciclosporina e o tacrolimo almejam a mesma via para a imunossupressão.

ADME. O tacrolimo está disponível para administração oral na forma de cápsulas (0,5, 1 e 5 mg) e como solução injetável (5 mg/mL). Devido à variabilidade interindivíduos na farmacocinética, são necessárias dosagens

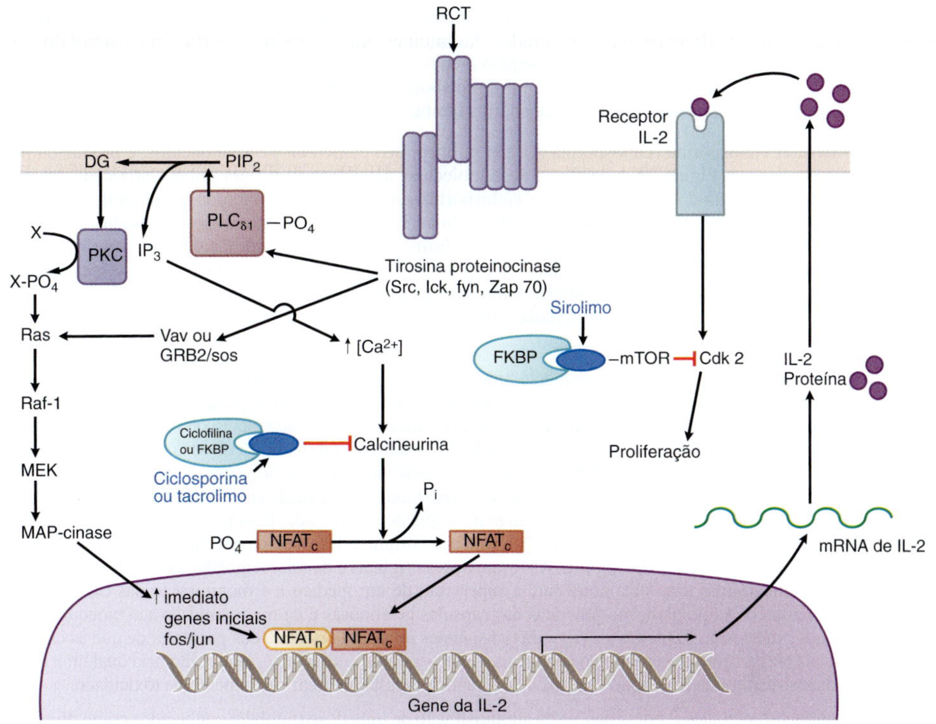

Figura 35-1 *Mecanismos de ação da ciclosporina, do tacrolimo e sirolimo nos linfócitos T.* A ciclosporina e o tacrolimo ligam-se às imunofilinas (ciclofilina e FK506 proteína de ligação do FKBP, respectivamente) e formam um complexo que inibe a calcineurina fosfatase e a desfosforilação catalisada pela calcineurina, que permite a translocação do fator nuclear das células T ativadas (NFAT) para dentro do núcleo. O NFAT é necessário à transcrição da interleucina-2 (IL-2) e outras citocinas (linfocinas) associadas ao crescimento e à diferenciação celular. O sirolimo (rapamicina) atua a jusante depois do receptor da IL-2, ligando-se ao FKBP; o complexo FKBP-sirolimo liga-se ao alvo da rapamicina nos mamíferos (mTOR) (e inibe) uma cinase envolvida na progressão do ciclo celular (proliferação). RCT, receptor das células T que reconhece antígenos ligados ao complexo principal de histocompatibilidade. (Reproduzida com permissão de Clayberger C, Krensky AM. Mechanisms of allograft rejection. In Neilson EG, Couser WG, eds, *Immunologic Renal Diseases*, 2nd ed. Philadelphia: Lippincott Williams & Wilkins, 2001, pp 321–346. http://lww.com.)

individualizadas para uma terapia ideal. Para o tacrolimo, o sangue total parece ser o melhor compartimento para amostragem; o nível mínimo do fármaco no sangue total parece correlacionar-se melhor com eventos clínicos para tacrolimo do que para a ciclosporina. As concentrações-alvo são de 10 a 15 ng/mL no pré-operatório precoce e 100 a 200 ng/mL três meses após o transplante. A absorção gastrintestinal é incompleta e variável. Os alimentos diminuem a taxa e a extensão da absorção. A ligação à proteína plasmática do tacrolimo é 75 a 99%, envolvendo principalmente a albumina e a glicoproteína ácida α_1. A meia-vida do tacrolimo é de aproximadamente 12 horas. O tacrolimo é amplamente metabolizado no fígado pela CYP3A; alguns dos seus metabolitos são ativos. A maior parte da excreção do fármaco precursor e dos metabólitos é nas fezes.

Usos terapêuticos. O tacrolimo é indicado para a profilaxia de rejeição do aloenxerto de órgão sólido de maneira semelhante à ciclosporina (ver "Ciclosporina") e é utilizado extrabula (*off label*) como terapia de resgate em pacientes com episódios de rejeição, apesar dos níveis "terapêuticos" de ciclosporina. As doses iniciais orais recomendadas são de 0,2 mg/kg/dia para pacientes adultos submetidos a transplante de rim, 0,1 a 0,15 mg/kg/dia para pacientes adultos submetidos a transplante de fígado, 0,075 mg/kg/dia para adultos submetidos a transplante cardíaco, e 0,15 a 0,2 mg/kg/dia para pacientes pediátricos submetidos à transplante de fígado dividido em duas doses com intervalo de 12 horas. Estas dosagens destinam-se a atingir níveis mínimos típicos no sangue em uma faixa de 5 a 20 ng/mL.

Toxicidade. Nefrotoxicidade, neurotoxicidade (p. ex., tremores, cefaleia, distúrbios motores, convulsões), queixas GI, hipertensão, hiperpotassemia, hiperglicemia e diabetes estão associados ao uso de tacrolimo. O tacrolimo tem um efeito negativo sobre as células β das ilhotas pancreáticas e a intolerância à glicose e diabetes melito são complicações bem reconhecidas da imunossupressão baseada no tacrolimo. Como ocorre com outros agentes imunossupressores, existe um risco aumentado de tumores secundários e infecções oportunistas. Notavelmente, o tacrolimo não afeta de maneira adversa o ácido úrico ou o colesterol HDL. A diarreia e alopecia são comumente observadas em pacientes em terapia concomitante com micofenolato.

Interações medicamentosas. Devido ao seu potencial para nefrotoxicidade, os níveis sanguíneos de tacrolimo e a função renal devem ser cuidadosamente monitorados. A coadministração com ciclosporina resulta em nefrotoxicidade aditiva ou sinérgica; portanto, um atraso de pelo menos 24 horas é necessário quando se muda um paciente de ciclosporina para tacrolimo. Como o tacrolimo é metabolizado principalmente pela CYP3A, as interações potenciais descritas na seção a seguir para a ciclosporina também se aplicam para o tacrolimo.

CICLOSPORINA. A ciclosporina (ciclosporina A), um polipeptídeo cíclico de 11 aminoácidos, é produzida pelo fungo *Beauveria nivea*. A Figura 35-1 detalha a ação molecular da ciclosporina para inibir a atividade da calcineurina. Ao nível da função do sistema imune, a ciclosporina suprime parte da imunidade humoral, mas é mais eficaz contra os mecanismos imunes dependentes das células T, entre eles os que estão envolvidos na rejeição dos transplantes e em algumas doenças autoimunes. Esse fármaco inibe preferencialmente a transdução de sinais iniciada pelo antígeno nos linfócitos T, dificultando a expressão de muitas linfocinas, inclusive IL-2 e a expressão das proteínas antiapoptose. A ciclosporina também aumenta a expressão do fator β transformador do crescimento (TGF-β), que é um inibidor potente da proliferação das células T estimuladas pela IL-2 e da geração dos linfócitos T citotóxicos (LTC).

ADME. Como a ciclosporina é lipofílica e altamente hidrofóbica, ela é formulada para utilização clínica usando óleo de mamona ou outras estratégias para assegurar sua solubilização. A ciclosporina pode ser administrada por via intravenosa ou oral. A preparação intravenosa é fornecida em solução tendo como veículo óleo de rícino com etanol-polioxietilado, e que ainda precisa ser diluída em solução de cloreto de sódio a 0,9% ou soro glicosado a 5% antes de ser injetada. As preparações orais incluem cápsulas gelatinosas moles e soluções orais. A ciclosporina fornecida nas cápsulas gelatinosas originais é absorvida lentamente e tem biodisponibilidade entre 20 a 50%. Uma formulação em microemulsão modificada tornou-se a preparação mais amplamente utilizada. Essa preparação tem biodisponibilidade mais uniforme e ligeiramente maior do que a formulação original. É fornecida em cápsulas gelatinosas moles de 25 e 100 mg e solução oral com 100 mg/mL. As formulações originais e da microemulsão não são bioequivalentes e não podem ser substituídas uma pela outra sem a supervisão de um médico e a monitoração das concentrações plasmáticas do fármaco. As preparações genéricas das cápsulas gelatinosas e da microemulsão são bioequivalentes de acordo com os critérios do FDA. Os serviços de transplantes precisam orientar seus pacientes de que as cápsulas gelatinosas e suas preparações genéricas não são iguais à microemulsão e seus genéricos, razão pela qual uma preparação não pode ser substituída pela outra sem risco de imunossupressão ineficaz ou aumento da toxicidade.

Os níveis sanguíneos coletados 2 horas depois da administração de uma dose (também conhecidos como níveis C_2) podem ser mais bem correlacionados com ASC do que outros pontos isolados, mas nenhum indicador de tempo pode reproduzir a exposição melhor do que as dosagens mais frequentes das concentrações do fármaco. Na prática, se o paciente tiver sinais ou sintomas clínicos de toxicidade, ou houver rejeição ou disfunção renal inexplicável, o perfil farmacocinético pode ser utilizado para estimar a exposição do paciente ao fármaco.

A absorção da ciclosporina não é completa depois da administração oral e varia em cada paciente e com a preparação utilizada. A eliminação da ciclosporina do sangue geralmente é bifásica, com meia-vida terminal de 5 a 18 horas. Depois da infusão intravenosa, a depuração é de 5 a 7 mL/min/kg nos adultos que receberam transplantes de rim, mas os resultados variam com a idade e a população de pacientes. Por exemplo, a depuração é mais lenta nos pacientes que receberam transplantes de coração e mais rápida nas crianças. Desse modo, a variabilidade interpessoal é tão grande que a monitoração individual é obrigatória. Depois da administração oral da ciclosporina (na forma de microemulsão), o intervalo decorrido até atingir as concentrações sanguíneas máximas varia de 1,5 a 2 horas. A administração com alimentos retarda e diminui a absorção. As refeições ricas e pobres em gorduras consumidas 30 minutos depois da administração do fármaco reduzem a ASC em cerca de 13% e a concentração máxima em 33%. Isso faz com que a individualização dos esquemas posológicos dos pacientes ambulatoriais seja fundamental. A ciclosporina é amplamente metabolizada por CYP3A hepática e em menor grau pelo trato gastrintestinal e pelo rim. A ciclosporina e seus metabólitos são excretados principalmente pela bile nas fezes, com aproximadamente 6% excretados na urina. A ciclosporina também é excretada no leite humano. Em pacientes com disfunção hepática, as doses devem ser ajustadas. Em geral, não é necessário qualquer ajuste nos pacientes em diálise ou com insuficiência renal.

Usos terapêuticos. As indicações clínicas da ciclosporina são transplantes de rim, fígado, coração e outros órgãos, artrite reumatoide e psoríase. O uso desse fármaco em dermatologia é analisado no Capítulo 65. A ciclosporina geralmente é combinada com outros fármacos, principalmente glicocorticoides e azatioprina ou micofenolato e, mais recentemente, com o sirolimo. A dose da ciclosporina varia, dependendo do órgão transplantado e dos outros fármacos utilizados no(s) protocolo(s) terapêutico(s) específico(s). Em geral, a dose inicial não é administrada antes do transplante em vista da preocupação de que possa causar nefrotoxicidade. A dose é determinada pelos sinais de rejeição (doses muito baixas), toxicidade renal ou outros efeitos tóxicos (doses muito altas) e pela monitoração cuidadosa dos níveis sanguíneos. Nos pacientes que receberam transplantes renais, é preciso ter muito cuidado para diferenciar entre nefrotoxicidade e rejeição. A biópsia do enxerto auxiliada pela ultrassonografia é a melhor forma de investigar a causa da disfunção renal. Como as reações adversas têm sido atribuídas mais comumente à preparação intravenosa, essa via de administração é interrompida logo que o paciente seja capaz de ingerir o fármaco por via oral.

Na artrite reumatoide, a ciclosporina é utilizada nos casos graves que não melhoraram com metotrexato. A ciclosporina pode ser combinada com o metotrexato, mas os níveis dos dois fármacos devem ser monitorados cuidadosamente. Na psoríase, a ciclosporina está indicada para o tratamento dos pacientes adultos com função imune preservada e doença grave e incapacitante, nos quais os outros tratamentos sistêmicos foram ineficazes. Por causa do seu mecanismo de ação, há razões teóricas para a utilização da ciclosporina em várias outras doenças mediadas pelos linfócitos T. De acordo com alguns relatos, a ciclosporina é eficaz na síndrome ocular aguda de Behçet, na uveíte endógena, na dermatite atópica, na doença inflamatória intestinal e na síndrome nefrótica, mesmo quando os outros tratamentos padronizados tenham falhado.

Toxicidade. As principais reações adversas à ciclosporina são disfunção renal e hipertensão; tremor, hirsutismo, hiperlipidemia e hiperplasia gengival também são frequentemente encontrados. A hipertensão ocorre em aproximadamente 50% dos transplantes renais e em quase todos os pacientes submetidos a transplante cardíaco. A hiperuricemia pode agravar a gota, aumentar a atividade da glicoproteína-P e a hipercolesterolemia. A nefrotoxicidade ocorre na maioria dos pacientes e é a principal razão para a interrupção ou a modificação do tratamento. O uso simultâneo de inibidores da calcineurina e glicocorticoides é particularmente diabetogênico. Os grupos sob risco particularmente alto são pacientes obesos, receptores de transplantes negros ou latinos ou indivíduos com história familiar de diabetes tipo II ou obesidade. Ao contrário do tacrolimo, a ciclosporina tem mais tendência a aumentar os níveis do colesterol LDL.

Interações medicamentosas. Qualquer fármaco que afete as CYP, especialmente o sistema das CYP3A, pode alterar as concentrações sanguíneas da ciclosporina. Os fármacos que inibem essa enzima podem reduzir o metabolismo da ciclosporina e aumentar suas concentrações sanguíneas. Isso inclui os bloqueadores do canal de cálcio (p. ex., *verapamil, nicardipino*), agentes antifúngicos (p. ex., *fluconazol, cetoconazol*), antibióticos (p. ex., *eritromicina*), glicocorticoides (p. ex., *metilprednisolona*), inibidores de protease do HIV (p. ex., *indinavir*) e outros fármacos (p. ex., *alopurinol, metoclopramida*). O suco de pomelo (*grapefruit*) inibe a CYP3A e a bomba de efluxo de vários fármacos de P-glicoproteína e assim pode aumentar as concentrações sanguíneas do fármaco. Por outro lado, os que induzem a atividade da CYP3A podem acelerar o metabolismo da ciclosporina e reduzir suas concentrações sanguíneas. Entre esses fármacos estão os antibióticos (p. ex., *nafcilina, rifampicina*), os anticonvulsivantes (p. ex., *fenobarbital, fenitoína*) e outros (p. ex., *octreotídeo, ticlopidina*).

As interações entre a ciclosporina e o sirolimo requerem que os dois sejam administrados depois de um intervalo de tempo. O sirolimo agrava a disfunção renal induzida pela ciclosporina, enquanto este último fármaco aumenta a hiperlipidemia e a mielossupressão induzidas pelo sirolimo. Pode ocorrer nefrotoxicidade aditiva causada pela administração simultânea da ciclosporina com agentes anti-inflamatórios não esteroides (AINEs) e outros fármacos que causam disfunção renal; a elevação dos níveis do metotrexato, quando os dois fármacos são administrados simultaneamente; e a redução da depuração de outros fármacos, inclusive *prednisolona, digoxina* e estatinas.

FÁRMACOS ANTIPROLIFERATIVOS E ANTIMETABÓLICOS

SIROLIMO

O sirolimo (rapamicina) é uma lactona macrocíclica produzida pelo *Streptomyces hygroscopicus.* O sirolimo inibe a ativação e a proliferação dos linfócitos T a jusante dos receptores para IL-2 e outros fatores de crescimento das células T (Figura 35-1). Assim como ocorre com a ciclosporina e o tacrolimo, a ação terapêutica do sirolimo depende da formação de um complexo com uma imunofilina, neste caso a FKBP-12. O complexo sirolimo-FKBP-12 não altera a atividade da calcineurina; em vez disso, liga-se a uma proteinocinase conhecida como *mTOR*, que é uma enzima fundamental à progressão do ciclo celular. A inibição da mTOR bloqueia a progressão do ciclo celular na transição das fases $G_1 \rightarrow S$.

ADME. Depois da administração oral, o sirolimo é absorvido rapidamente e atinge a concentração sanguínea máxima dentro de 1 hora depois de uma única dose administrada aos indivíduos saudáveis e em 2 horas depois de várias doses orais utilizadas pelos pacientes de transplante renal. A disponibilidade sistêmica é de aproximadamente 15% e as concentrações sanguíneas são proporcionais às doses entre 3 e 12 mg/m². As refeições ricas em gorduras reduzem em 34% as concentrações sanguíneas máximas; por essa razão, o sirolimo sempre deve ser ingerido de modo coerente com ou sem alimentos e os níveis sanguíneos devem ser monitorados com cuidado. Cerca de 40% do sirolimo presente no plasma estão ligados às proteínas, principalmente à albumina. O fármaco é distribuído aos componentes celulares do sangue (com relação sanguíneo-plasmática de 38 nos pacientes de transplante renal). O sirolimo é amplamente metabolizado pela CYP3A4 e é transportado pela glicoproteína-P. Embora alguns dos seus metabólitos sejam ativos, o próprio sirolimo é o principal componente ativo no sangue total e contribui com mais de 90% do efeito imunossupressor. A meia-vida sanguínea depois de múltiplas doses administradas aos pacientes estáveis pós-transplante renal é de 62 horas. Na maioria dos pacientes, uma dose de ataque três vezes maior do que as doses de manutenção produzem concentrações praticamente estáveis dentro de 24 horas.

Usos terapêuticos. O sirolimo está indicado para a profilaxia da rejeição do transplante de órgãos geralmente em combinação com uma dose reduzida de inibidor da calcineurina e glicocorticoides. O sirolimo tem sido utilizado com glicocorticoides e micofenolato para evitar lesão renal irreversível. Os esquemas de dose de sirolimo são relativamente complexos com níveis sanguíneos visando obter geralmente entre 5 a 15 ng/mL. Recomenda-se que a dose de manutenção seja reduzida em cerca de um terço nos pacientes com disfunção hepática. O sirolimo também tem sido incorporado aos *stents* para inibir a proliferação celular local e a obstrução dos vasos sanguíneos.

Toxicidade. A utilização do sirolimo pelos pacientes de transplante renal está associada aos aumentos do colesterol e dos triglicerídeos séricos dependentes da dose, que podem necessitar de tratamento. Embora a imunoterapia com sirolimo não seja *intrinsecamente* nefrotóxica, os pacientes tratados com este fármaco e também com ciclosporina têm comprometimento da função renal, quando são comparados aos pacientes tratados apenas com ciclosporina. O sirolimo também pode prolongar a função retardada do enxerto em pacientes que receberam transplantes renais de doadores mortos, possivelmente porque ele tem ação antiproliferativa. Por essa razão, a função renal desses pacientes deve ser monitorada atentamente. A incidência de linfocele, uma complicação cirúrgica reconhecidamente associada aos transplantes renais, aumenta com o uso do sirolimo, dependendo da dose, o que requer acompanhamento pós-operatório rigoroso. Outros efeitos adversos são anemia, leucopenia, trombocitopenia, úlceras orais, hipopotassemia, proteinúria e distúrbios gastrintestinais. O tratamento com sirolimo também pode dificultar a cicatrização das feridas. Assim como ocorre com outros agentes imunossupressores, os riscos de desenvolver neoplasias, principalmente linfomas, e infecções são maiores.

Interações farmacológicas. Como o sirolimo é um substrato para a CYP3A4 e é transportado pela glicoproteína-P, é necessário atentar cuidadosamente para as interações com outros fármacos que são metabolizados ou transportados por essas proteínas. Quando o sirolimo é administrado simultaneamente com diltiazem ou rifampicina, pode ser necessário fazer ajustes em suas doses.

EVEROLIMO

O everolimo (40-*O*-2-hidroxietil-rapamicina) tem muitas semelhanças com o sirolimo, mas sua farmacocinética é diferente. A diferença principal é a meia-vida mais curta e, consequentemente, o tempo mais curto necessário para atingir as concentrações farmacológicas estáveis. As doses em miligrama por quilograma são semelhantes às do sirolimo. Assim como ocorre com esse último fármaco, a combinação de um inibidor da calcineurina com um inibidor do mTOR acarreta maior deterioração da função renal em 1 ano, do que o tratamento isolado com inibidor da calcineurina. A toxicidade do everolimo e as interações farmacológicas descritas até hoje são as mesmas observadas com o sirolimo.

AZATIOPRINA

A azatioprina é um antimetabólito da purina. É um derivado imidazolil da 6-mercaptopurina, metabólitos que podem inibir a síntese das purinas.

Mecanismo de ação. Depois da exposição aos nucleófilos como a glutationa, a azatioprina é clivada em 6-mercaptopurina que, por sua vez, é convertida em outros metabólitos que inibem a nova síntese de purina (Capítulo 61). A 6-tio-IMP, um falso nucleotídeo, é convertida em 6-tio-GMP e finalmente em 6-tio-GTP, que é incorporada ao DNA. Dessa forma, a proliferação celular fica inibida e várias funções linfocitárias são suprimidas. A azatioprina parece ser um agente imunossupressor mais potente do que a 6-mercaptopurina.

Disposição e farmacocinética. A azatioprina é bem absorvida por via oral e atinge concentrações sanguíneas máximas dentro de 1 a 2 horas depois da administração. A meia-vida da azatioprina é de cerca de 10 minutos, e a do seu metabólito 6-mercaptopurina é de cerca de 1 hora. Os níveis sanguíneos têm pouco valor preditivo limitado devido ao metabolismo extensivo, à atividade significativa dos diversos metabólitos diferentes e aos altos níveis teciduais obtidos. A azatioprina e a mercaptopurina ligam-se moderadamente às proteínas plasmáticas e são parcialmente dialisáveis. Esses dois compostos são rapidamente removidos do sangue por oxidação ou metilação no fígado e/ou nos eritrócitos.

Usos terapêuticos. A azatioprina está indicada como coadjuvante na profilaxia da rejeição dos órgãos transplantados e no tratamento da artrite reumatoide grave. A dose inicial habitual de azatioprina é de 3 a 5 mg/kg/dia. Doses iniciais menores (1 mg/kg/dia) são utilizadas no tratamento da artrite reumatoide. O hemograma completo e as provas de função hepática devem ser monitorados.

Toxicidade. O efeito colateral principal da azatioprina é a supressão da medula óssea, incluindo leucopenia (comum), trombocitopenia (menos comum) e/ou anemia (rara). Outros efeitos adversos importantes são aumento da suscetibilidade às infecções (principalmente vírus varicela e herpes simples), hepatotoxicidade, alopecia, toxicidade GI, pancreatite e aumento do risco de desenvolver neoplasias.

Interações medicamentosas. A xantina oxidase, uma enzima fundamental ao catabolismo dos metabólitos da azatioprina, é bloqueada pelo alopurinol. Os efeitos adversos resultantes da coadministração de azatioprina com outros agentes mielossupressores ou inibidores da enzima conversora da angiotensina são leucopenia, trombocitopenia e anemia resultantes da mielossupressão.

MICOFENOLATO MOFETILA

O micofenolato mofetila (MMF) é o éster 2-morfolinoetílico do ácido micofenólico (MPA). O MMF é um pró-fármaco rapidamente hidrolisado ao fármaco ativo, MPA, que é um inibidor seletivo, não competitivo, reversível da monofosfato de inosina desidrogenase (IMPDH), uma enzima importante para a nova via de síntese dos nucleotídeos de guanina. Os linfócitos B e T são extremamente dependentes dessa via para sua proliferação celular; o MPA inibe seletivamente a proliferação e as funções linfocitárias, inclusive a produção de anticorpos, a aderência celular e a migração.

Disposição e farmacocinética. O MMF é rápido e totalmente metabolizado em MPA depois da administração oral ou intravenosa. Por sua vez, o MPA é metabolizado para glicuronídeo fenólico inativo conhecido como MPAG. A meia-vida do MPA é de cerca de 16 horas. A maior parte (87%) é excretada na urina na forma de MPAG. As concentrações plasmáticas do MPA e do MPAG aumentam nos pacientes com insuficiência renal.

Usos terapêuticos. O MMF está indicado para a profilaxia da rejeição dos transplantes e geralmente é utilizado com glicocorticoides e um inibidor da calcineurina, mas não com azatioprina. O tratamento combinado com sirolimo é possível, embora a possibilidade de ocorrerem interações medicamentosas exija a monitoração cuidadosa dos níveis dos fármacos. Nos transplantes renais, a dose administrada é de 1 g por via oral ou intravenosa (em 2 h), 2 vezes/dia (2 g/dia). Doses maiores 1,5 g, 2 vezes/dia (3 g/dia), podem ser recomendadas para pacientes negros com transplantes de rim e para todos os pacientes que receberam transplantes cardíacos e de fígado. O MMF está sendo cada vez mais utilizado para uso extrabula para lúpus sistêmico. Uma formulação de liberação tardia de MPA está disponível. Ela não libera MPA sob condições ácidas (pH <5), como no estômago, mas é solúvel em pH neutro, como no intestino. O revestimento entérico resulta em um atraso no tempo para atingir concentração máxima de MPA.

Toxicidade. Os efeitos tóxicos principais do MMF são gastrintestinais e hematológicos: leucopenia, aplasia eritrocitária pura, diarreia e vômitos. Também há incidência mais alta de algumas infecções, principalmente sepse associada ao citomegalovírus. A combinação do tacrolimo com o MMF tem sido associada à ativação de poliomavírus como o vírus BK, que pode causar nefrite intersticial. O uso de micofenolato na gravidez está associado a anomalias congênitas e ao aumento do risco de perda da gravidez.

Interações medicamentosas. O tacrolimo retarda a eliminação do MMF porque bloqueia a conversão do MPA em MPAG. Isso pode acentuar a toxicidade GI. A coadministração com antiácidos contendo hidróxido de alumínio ou magnésio diminui a absorção do MMF; por essa razão, esses fármacos não devem ser administrados simultaneamente. O MMF não deve ser administrado com colestiramina ou outros fármacos que afetem a circulação êntero-hepática. Esses fármacos reduzem as concentrações plasmáticas do MPA nos intestinos. O aciclovir e o ganciclovir podem competir com o MPAG pela secreção tubular e isso pode aumentar as concentrações sanguíneas de MPAG e dos agentes antivirais, efeito que pode ser agravado em pacientes com insuficiência renal.

OUTROS AGENTES ANTIPROLIFERATIVOS E CITOTÓXICOS

Muitos dos agentes citotóxicos e antimetabólicos utilizados na quimioterapia do câncer (Capítulo 61) são imunossupressores por causa de sua ação nos linfócitos e nas outras células do sistema imune. Outros fármacos citotóxicos utilizados extrabula como agentes imunossupressores são o metotrexato, ciclofosfamida, talidomida e clorambucila. O metotrexato é usado no tratamento da doença enxerto *versus* hospedeiro, da artrite reumatoide e de alguns cânceres. A ciclofosfamida e a clorambucila são utilizados no tratamento da leucemia e de linfomas e de várias outras neoplasias malignas. A ciclofosfamida também é aprovada pelo FDA para síndrome nefrótica infantil e é amplamente usada no tratamento do lúpus eritematoso sistêmico grave e de outras vasculites como a granulomatose de Wegener. A leflunomida é um inibidor da síntese das pirimidinas indicado para o tratamento da artrite reumatoide dos adultos. Esse fármaco foi considerado empiricamente útil ao tratamento da nefropatia por poliomavírus detectada nos receptores de transplantes renais imunossuprimidos. Não existem estudos controlados demonstrando sua eficácia em comparação com os pacientes-controle submetidos à interrupção ou redução da imunossupressão isoladamente para nefropatia por vírus BK. A leflunomida inibe a di-hidro-orotato desidrogenase, que faz parte da via envolvida na nova síntese das pirimidinas. Esse fármaco é hepatotóxico e pode causar lesão fetal quando administrado às gestantes.

FINGOLIMODE (FTY720). Esse é o primeiro agente de um grupo novo de pequenas moléculas conhecidas como agonistas do receptor da esfingosina-1-fosfato (S1P-R) (Figura 35-1). Esse pró-fármaco receptor da S1P reduz a recirculação dos linfócitos do sistema linfático para a corrente sanguínea e os tecidos periféricos, desviando assim o linfócitos das lesões inflamatórias e os enxertos de órgãos.

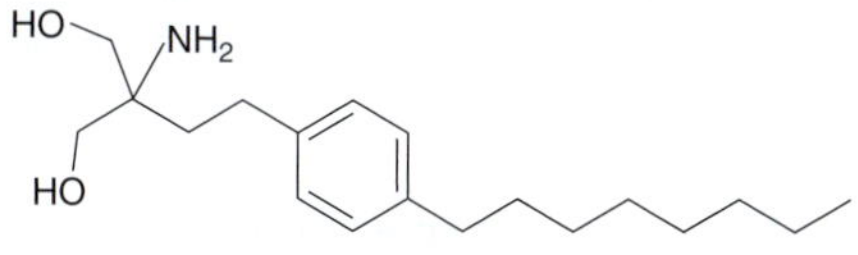

FTY720 (Fingolimode)

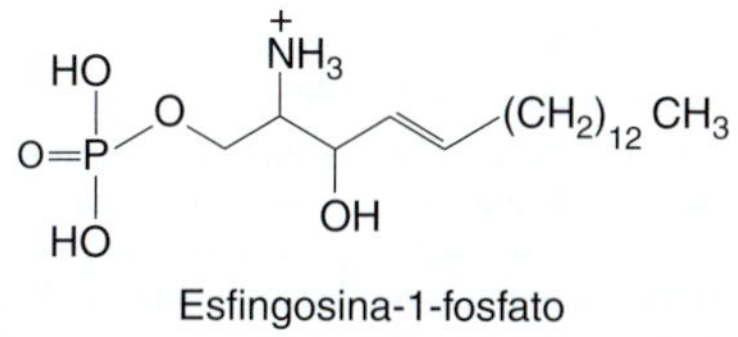

Esfingosina-1-fosfato

Mecanismo de ação. O FTY720 sequestra específica e reversivelmente os linfócitos do hospedeiro nos linfonodos e nas placas de Peyer e, desse modo, mantém essas células afastadas da circulação, protegendo dessa forma lesões e enxertos do ataque mediado pelos linfócitos T. O FTY720 não inibe as funções das células B ou T. O fármaco é fosforilado pela esfingosina cinase-2; o produto FTY720-fosfato é um agonista potente dos receptores do S1P. As alterações da circulação dos linfócitos induzidas pelo FTY720 certamente resultam dos seus efeitos nesses receptores S1P.

Usos terapêuticos. O fármaco não tem sido eficaz como esquema-padrão em experimentos de fase III e o desenvolvimento adicional do fármaco foi limitado.

Toxicidade. A linfopenia, o efeito colateral previsível e mais comum do FTY720, é reversível depois da interrupção do fármaco. Uma preocupação mais importante é o efeito cronotrópico negativo do FTY720 no coração, que foi observado com a primeira dose em até 30% dos pacientes.

ANTICORPOS IMUNOSSUPRESSORES BIOLÓGICOS E PROTEÍNA DE FUSÃO DO RECEPTOR

Os anticorpos policlonais e monoclonais dirigidos contra os antígenos de superfície dos linfócitos são amplamente utilizados na profilaxia e no tratamento da rejeição dos transplantes de órgãos. Os antissoros policlonais são produzidos por injeções repetidas dos timócitos (GAT) ou linfócitos (globulina antilinfócitos, GAL) humanos em animais e, em seguida, a fração das imunoglobulinas séricas é purificada. Essas preparações variam quanto à eficácia e à toxicidade de um lote para outro. A capacidade de produzir anticorpos monoclonais superou os problemas associados à variabilidade de eficácia e toxicidade observados com os produtos policlonais; contudo, os anticorpos monoclonais são mais limitados em sua especificidade-alvo.

Outra classe de agentes biológicos que está sendo desenvolvida para autoimunidade e transplante é a das proteínas de fusão do receptor. Esses agentes, em geral, consistem em domínios de ligação ao ligante de receptores ligados à região Fc de uma imunoglobulina (em geral IgG_1) promovendo uma meia-vida mais longa.

GLOBULINA ANTITIMÓCITOS

A GAT é uma gamaglobulina purificada a partir do soro de coelhos imunizados com timócitos humanos.

MECANISMO DE AÇÃO. A GAT contém anticorpos citotóxicos que se ligam ao CD2, CD3, CD4, CD8, CD11a, CD18, CD25, CD44, CD45 e às moléculas HLA das classes I e II presentes na superfície dos linfócitos T humanos. Os anticorpos esgotam os linfócitos circulantes por citotoxicidade direta (mediada por células e pelo complemento) e bloqueiam as funções do linfócito por sua ligação às moléculas da superfície celular envolvidas na regulação da função linfocitária.

Usos terapêuticos. A GAT é utilizada para induzir a imunossupressão, embora a única indicação aprovada seja o tratamento da rejeição aguda dos transplantes renais, desde que combinada com outros agentes imunossupressores. Os agentes depletores antilinfocitários não foram registrados para uso indutores da imunossupressão. O ciclo de tratamento com globulina antitimócitos geralmente é administrado aos pacientes de transplante renal com recuperação lenta da função do enxerto para evitar o tratamento precoce com inibidores nefrotóxicos da calcineurina e, dessa forma, facilitar a recuperação da lesão por reperfusão da isquemia. A dose recomendada para a rejeição aguda dos transplantes renais é de 1,5 mg/kg/dia (em 4-6 h) durante 7 a 14 dias. As contagens médias dos linfócitos T diminuem em torno do segundo dia de tratamento. A GAT também é utilizada na rejeição aguda de outros tipos de transplantes de órgãos e na profilaxia da rejeição.

Toxicidade. Os anticorpos policlonais são proteínas xenogênicas que podem produzir efeitos colaterais significativos, inclusive febre e calafrios com possibilidade de hipotensão. A pré-medicação com corticosteroides, paracetamol e/ou anti-histamínicos e a administração do antissoro por infusão lenta (em 4-6 h) por um vaso calibroso atenuam essas reações. Pode ocorrer doença do soro e glomerulonefrite; a anafilaxia é rara. As complicações hematológicas são leucopenia e trombocitopenia. Assim como ocorre com outros agentes imunossupressores, os riscos de desenvolver infecções e neoplasias aumentam, principalmente quando vários agentes imunossupressores são combinados.

ANTICORPOS MONOCLONAIS

ANTICORPOS MONOCLONAIS ANTI-CD3. Os anticorpos dirigidos contra a cadeia ε do CD3, uma molécula trimérica situada ao lado do receptor das células T na superfície dos linfócitos T humanos, têm sido utilizados com eficácia significativa nos transplantes humanos. O anticorpo monoclonal murino anti-CD3 humano original (IgG_{2a}) conhecido como muromonabe-CD3 ainda é utilizado para reverter os episódios de rejeição resistentes aos glicocorticoides.

Mecanismo de ação. O muromonabe-CD3 liga-se à cadeia ε do CD3, um componente monomórfico do complexo do receptor das células T envolvido no reconhecimento dos antígenos e na sinalização e proliferação celulares. O tratamento com esse anticorpo provoca a interiorização rápida do receptor das células T e, dessa forma, impede o reconhecimento subsequente dos antígenos. Logo depois da administração do anticorpo, há depleção e extravasamento da maioria das células T presentes na corrente sanguínea e nos órgãos linfoides periféricos como linfonodos e baço. Essa ausência de células T detectáveis nas regiões linfoides habituais é secundária à morte celular induzida pela ativação do complemento e à marginação das células T para dentro das paredes do endotélio vascular e sua redistribuição aos órgãos não linfoides como os pulmões. Além disso, o muromonabe-CD3 reduz a função das células T remanescentes, como definido pela ausência de produção da IL-2 e pela redução profunda da produção de várias citocinas, possivelmente com exceção da IL-4 e da IL-10.

Usos terapêuticos. O muromonabe-CD3 está indicado para o tratamento da rejeição aguda dos transplantes de órgãos. A dose recomendada é de 5 mg/dia (para os adultos; doses menores para as crianças) em injeção intravenosa única (menos de 1 minuto) durante 10 a 14 dias. Os linfócitos T circulantes desaparecem da corrente sanguínea em alguns minutos depois da administração e reaparecem em aproximadamente uma semana depois da interrupção do tratamento. A administração repetida do muromonabe-CD3 causa imunização do paciente contra os determinantes murinos do anticorpo e geralmente é contraindicada. A administração de glicocorticoides antes da injeção do muromonabe-CD3 é padrão; ela evita a liberação de citocinas e reduz as reações da primeira dose consideravelmente, e agora é um procedimento-padrão. As condições circulatórias dos pacientes também devem ser monitoradas com cuidado antes da terapia; um local para reanimação completo deve estar imediatamente disponivel para pacientes que recebem suas primeiras doses dessa terapia.

Toxicidade. O efeito colateral principal do tratamento anti-CD3 é a "síndrome da liberação de citocinas". Essa síndrome começa 30 minutos depois da infusão do anticorpo (embora possa iniciar mais tarde) e pode persistir por horas. A síndrome está associada aos níveis séricos elevados de citocinas (inclusive do fator α de necrose tumoral [TNF-α], IL-2, IL-6 e interferon-γ [IFN-γ]), que são liberadas pelas células T e/ou pelos monócitos ativados. As manifestações clínicas são febre alta, calafrios/rigores, cefaleia, tremores, náuseas/ vômitos, diarreia, dor abdominal, mal-estar, mialgias, artralgias e fraqueza generalizada. Entre as queixas menos comuns estão reações cutâneas e distúrbios cardiorrespiratórios e do sistema nervoso central (SNC). Outras complicações descritas foram edema pulmonar potencialmente fatal, síndrome da angústia respiratória do adulto, colapso cardiovascular, parada cardíaca e arritmias. Outros efeitos tóxicos associados ao tratamento anti-CD3 são anafilaxia e infecções habituais e neoplasias associadas à terapia imunossupressiva. A rejeição de "rebote" foi observada quando o tratamento com muromonabe-CD3 foi interrompido. Os tratamentos anti-CD3 podem ser limitados por anticorpos anti-idiotípicos ou antimurinos presentes no receptor. O muromomabe-CD3 raramente é utilizado em transplantes. Ele foi substituído pela GAT e alentuzumabe.

ANTICORPOS ANTI-CD3 DE ÚLTIMA GERAÇÃO. Recentemente, pesquisadores desenvolveram anticorpos monoclonais anti-CD3 alterados geneticamente, que são "humanizados" para atenuar a ocorrência de respostas aos anticorpos e mutados para evitar sua ligação aos receptores Fc. Nas primeiras experiências clínicas, um anticorpo monoclonal anti-CD3 humanizado que não se ligava aos receptores Fc reverteu a rejeição aguda dos aloenxertos renais sem causar a síndrome da liberação de citocinas depois da primeira dose.

ANTICORPOS ANTIRRECEPTOR DA IL-2 (ANTI-CD25). O **daclizumabe** é um anticorpo monoclonal quimérico IgG_1 humano/ região determinante da complementaridade murina [CDR] humanizado. O **basiliximabe** é um anticorpo monoclonal quimérico murino-humano.

Mecanismo de ação. Os mAb anti-CD25 ligam-se ao receptor da IL-2 presente na superfície das células T ativadas. A depleção significativa das células T não parece desempenhar um papel significativo no mecanismo de ação desses mAb. O tratamento com mAb anti-IL-2R resulta na redução relativa da expressão da epítope da cadeia da IL-2R em linfócitos ativados. A cadeia β possa ser hiporregulada pelo anticorpo anti-CD25. O daclizumabe tem uma afinidade um pouco menor, mas uma meia-vida mais longa (20 dias) do que o basiliximabe.

Usos terapêuticos. Os anticorpos monoclonais antirreceptor da IL-2 são utilizados na profilaxia da rejeição aguda dos transplantes em pacientes adultos.

Ensaios clínicos indicam que a meia-vida do daclizumabe é de 20 dias, resultando na saturação do IL-2Rα dos linfócitos circulantes por até 120 dias após o transplante. O daclizumabe foi administrado em cinco doses (1 mg/kg administrados por via intravenosa durante 15 minutos em 50 a 100 mL de soro fisiológico) começando imediatamente no pré-operatório e subsequentemente em intervalos de duas semanas. O daclizumabe foi utilizado em conjunto com os esquemas imunossupressores de manutenção (ciclosporina, azatioprina e esteroides; ciclosporina e esteroides).

A meia-vida do basiliximabe é de sete dias. Nos experimentos, o basiliximabe foi administrado em uma dose fixa de 20 mg no pré-operatório e nos dias 0 e 4 após o transplante. Esse esquema de basiliximabe saturou IL-2R nos linfócitos circulantes por 25 a 35 dias após o transplante. O basiliximabe foi utilizado com um esquema de manutenção à base de ciclosporina e prednisona e mostrou-se seguro e eficaz quando utilizado em um esquema de manutenção à base de ciclosporina, MMF e prednisona.

Toxicidade. Nenhuma síndrome de liberação das citocinas foi observada, mas reações anafiláticas, distúrbios linfoproliferativos raros e infecções oportunistas podem ocorrer. Nenhuma interação medicamentosa significativa foi descrita.

Alentuzumabe. O alentuzumabe é um mAb humanizado aprovado para utilização no tratamento da leucemia linfocítica crônica. O alvo desse anticorpo é o CD52, uma glicoproteína expressa nos linfócitos, monócitos, macrófagos e células destruidoras naturais; o alentuzumabe causa linfocitólise por induzir a apoptose das células marcadas. Esse agente tem sido utilizado em alguns casos de transplante renal, porque produz depleção prolongada das células B e T e possibilita a redução das doses dos outros fármacos.

REAGENTES ANTI-TNF. O TNF-α é uma citocina pró-inflamatória que foi implicada na patogenia de várias doenças imunomediadas, intestinais, da pele e das articulações. Várias doenças (artrite reumatoide, doença de Crohn) são associadas a níveis elevados de TNF-α. Consequentemente, inúmeros agentes anti-TNF foram desenvolvidos para o tratamento desses distúrbios.

O ***infliximabe*** é um anticorpo monoclonal quimérico IgG_1 que contém uma região humana constante e uma região murina variável. Ele se liga com alta afinidade ao TNF-α e evita que a citocina ligue-se a seus receptores. O infliximabe foi aprovado nos EUA para o tratamento dos sinais e sintomas da artrite reumatoide e também é usado em combinação com o metotrexato para pacientes que não apresentam melhora ao tratamento com apenas esse fármaco. O infliximabe também foi aprovado para o tratamento dos sintomas da doença de Crohn, espondilite ancilosante, psoríase em placas, artrite psoriática e colite ulcerativa. Um em cada seis pacientes tratados com infliximabe desenvolve uma reação à infusão, que se caracteriza por febre, urticária, hipotensão e dispneia 1 a 2 horas após a administração do anticorpo. O desenvolvimento de anticorpos antinucleares e raramente uma síndrome semelhante ao lúpus foram descritos depois do tratamento com infliximabe.

O ***etanercepte*** é uma proteína de fusão que tem como alvo o TNF-α. O etanercepte contém a porção de acoplamento do ligando de um receptor do TNF-α fundido à porção Fc da IgG_1 humana e liga-se ao TNF-α impedindo que ele interaja com seus receptores. Nos EUA, o etanercepte foi aprovado para o tratamento dos sintomas da artrite reumatoide, espondilite ancilosante, psoríase em placas, artrite idiopática juvenil poliarticular e artrite psoriática. O etanercepte pode ser utilizado junto com metotrexato nos pacientes que não responderem adequadamente ao tratamento apenas com este último fármaco. Ocorreram reações no local da injeção (ou seja, eritema, prurido, dor ou inchaço).

O ***adalimumabe*** é outro agente anti-TNF para uso intravenoso. Esse anticorpo monoclonal IgG_1 humano recombinante está aprovado para o tratamento da artrite reumatoide, espondilite ancilosante, doença de Crohn, artrite idiopática juvenil, psoríase em placas e artrite psoriática e colite ulcerativa.

Toxicidade. *Todos os agentes anti-TNF (ou seja, infliximabe, etanercepte, adalimumabe) aumentam o risco de infecções graves, linfomas e outras neoplasias malignas.* Por exemplo, linfomas de células T hepatoesplênicos fatais foram relatados em pacientes adolescentes e em adultos jovens com doença de Crohn tratados com infliximabe juntamente com azatioprina ou 6-mercaptopurina.

INIBIÇÃO DE IL-1

Os níveis plasmáticos de IL-1 são aumentados em pacientes com inflamação ativa (Capítulo 34). Além do antagonista do receptor IL-1 (IL-1RA) de ocorrência natural, vários antagonistas dos receptores de IL-1 estão em desenvolvimento e alguns foram aprovados para uso clínico. O **anakinra** é uma forma não glicosilada, recombinante, aprovada pelo FDA de IL-1RA para o tratamento da doença articular na artrite reumatoide. Pode ser usado isoladamente ou em combinação com agentes anti-TNF, como o etanercepte, o infliximabe ou o adalimumabe. O **canacinumabe** é um anticorpo monoclonal IL-1β aprovado pelo FDA para síndromes periódicas associadas a criopirina (CAPS), um grupo de doenças inflamatórias raras, hereditárias, associadas à superprodução de IL-1, que inclui as síndromes autoinflamatória familiar ao frio e de Muckle-Wells. O canacinumabe também está sendo avaliado para o uso na doença pulmonar obstrutiva crônica. O **rilonacepte** (IL-1 TRAP) é outro bloqueador de IL-1 (uma proteína de fusão que se liga a IL-1) que agora está sendo avaliado em um estudo de fase 3 para gota. O IL-1 é um mediador inflamatório da dor articular associada a níveis elevados de cristais de ácido úrico.

INIBIÇÃO DO ANTÍGENO 1 ASSOCIADO À FUNÇÃO LINFOCITÁRIA (LFA-1)

Efalizumabe é um mAb IgG_1 humanizado dirigido contra a cadeia CD11a do antígeno 1 associado à função linfocitária (LFA-1). Esse anticorpo liga-se ao LFA-1 e impede a interação do LFA-1 com a molécula de adesão intercelular (ICAM) inibindo assim a aderência, a circulação e a ativação dos linfócitos T. O efalizumabe está aprovado para uso em pacientes com psoríase.

Alefacepte. O alefacepte é uma proteína de fusão humana LFA-3-IgG1. A porção de LFA-3 do alefacepte liga-se ao CD2 nos linfócitos T, bloqueando a interação entre o LFA-3 e CD2 e interferindo na ativação de células T. O alefacepte é aprovado pelo FDA para uso no tratamento da psoríase. O tratamento com alefacepte demonstrou produzir uma redução dependente da dose em células T de memória efetora (CD45, RO+), mas não em células virgens (CD45 RA +).

CÉLULAS B COMO ALVO

A maioria dos avanços em transplantes pode ser atribuída a fármacos destinados a inibir as respostas de células T. Como resultado, a rejeição aguda mediada por células T não representa mais um grande problema, enquanto as respostas mediadas por células B, como a rejeição mediada por anticorpos e outros efeitos de anticorpos doador-específicos, tornaram-se mais evidentes. Assim, vários agentes, tanto os agentes biológicos quanto os de pequenas moléculas com efeitos específicos em células B, estão sendo considerados atualmente para o desenvolvimento em transplantes, como anticorpos monoclonais humanizados para CD20 e inibidores dos dois fatores de ativação de células B BLYS e APRIL e seus respectivos receptores. O belimumabe, um anticorpo monoclonal que visa BLYS, foi recentemente aprovado para uso em pacientes com lúpus eritematoso sistêmico.

TOLERÂNCIA

A imunossupressão acarreta riscos intrínsecos de infecções oportunistas e tumores secundários. Por essa razão, o último objetivo das pesquisas com transplante de órgãos e doenças autoimunes é induzir e manter a tolerância imunológica, ou o estado ativo de não reatividade aos antígenos específicos. Se fosse possível, a tolerância representaria a cura definitiva dos distúrbios descritos anteriormente nesta seção sem os efeitos colaterais das várias modalidades de tratamento imunossupressor. Os inibidores da calcineurina impedem a indução de tolerância em alguns modelos pré-clínicos, mas não em todos. Nesses mesmos modelos, o sirolimo não impede a tolerância e pode até mesmo facilitar a sua indução.

BLOQUEIO COESTIMULATÓRIO. A indução das respostas imunes específicas pelos linfócitos T depende de dois sinais: um estímulo específico do antígeno *via* receptor das células T e um sinal coestimulatório gerado pela interação das moléculas como o CD28 presente nos linfócitos T e CD80 e CD86 encontradas nas células apresentadoras de antígenos (Figura 35-2). A inibição do sinal coestimulatório mostrou induzir tolerância.

O ***abatacepte*** (CTLA4-Ig) é uma proteína de fusão que contém a região de ligação do antígeno 4 associado ao linfocito T (CTLA4) citotóxico, que é um homólogo do CD28, além da região constante da IgG_1 humana. A CTLA4-Ig inibe competitivamente a ligação do CD28 ao CD80 e CD86 e assim a ativação de células T. A CTLA4-Ig é eficaz no tratamento da artrite reumatoide em pacientes resistentes a outros fármacos.

O ***belatacepte*** (LEA29Y) é uma CTLA4-Ig de segunda geração com duas substituições de aminoácidos. O belatacepte tem maior afinidade com CD80 (duas vezes) e com CD86 (quatro vezes), o que resulta em aumento de 10 vezes a potência *in vitro*, em comparação com a CTLA4-Ig. Estudos pré-clínicos com transplantes renais em primatas não humanos demonstraram que o belatacepte não induziu tolerância, mas prolongou a sobrevida dos enxertos. Devido ao risco de doença linfoproliferativa pós-transplante (DLPPT), os pacientes negativos para EBV não devem ser tratados com belatacepte. O belatacepte está aprovado como imunossupressor para evitar a rejeição de órgão em transplante renal.

Uma segunda via coestimulatória envolve a interação do CD40 expresso pelas células T ativadas com o ligando do CD40 (CD154) presente nas células B, no endotélio e/ou nas células apresentadoras de antígeno (Figura 35-2).

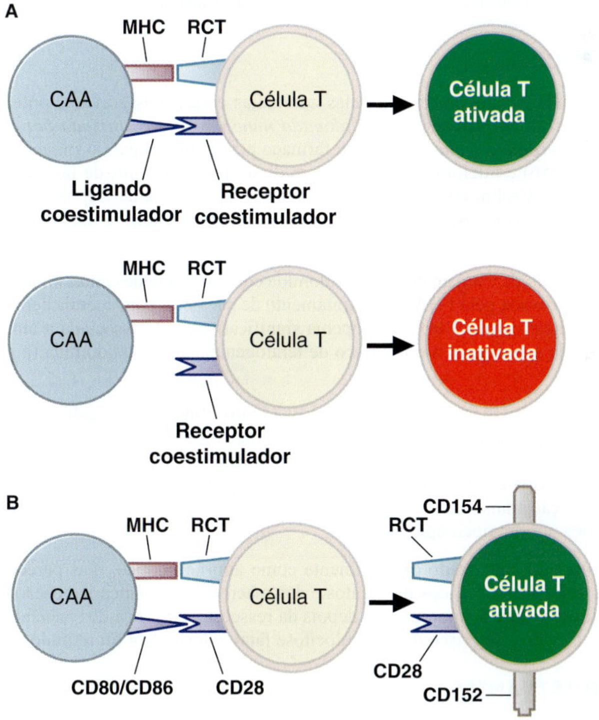

Figura 35-2 *Coestimulação.* **A.** Dois sinais são necessários à ativação das células T. O sinal 1 é transmitido *via* receptor das células T (RCT), enquanto o sinal 2 depende de um par coestimulatório formado pelo ligando e seu receptor. Na ausência do sinal 2, o sinal 1 resulta em células T inativadas. **B.** Uma via coestimulatória importante envolve o CD28 presente na célula T e o B7-1 (CD80) e B7-2 (CD86) encontrados nas células apresentadoras de antígeno (CAA). Depois da ativação da célula T, ela expressa outras moléculas coestimulatórias. O CD152 é o ligando do CD40, que interage com o CD40 para formar um par coestimulador. O CD154 (CTLA4) interage com o CD80 e o CD86 para arrefecer ou infrarregular a resposta imune. Os anticorpos contra CD80, CD86 e CD152 estão sendo avaliados como agentes terapêuticos potenciais. A CTLA4-Ig, uma proteína quimérica formada por parte da molécula de uma imunoglobulina e parte do CD154, também foi avaliada como agente terapêutico. (Adaptada com autorização de Clayberger C., e Krensky, A.M. *Mechanisms of allograft rejection*. Em: *Immunologic Renal Diseases*, 2nd ed. Philadelphia: Lippincott Williams & Wilkins, 2001, pp 321-346. http://lww.com.)

Entre as atividades propostas para o tratamento com anticorpo anti-CD154 está o bloqueio da expressão do B7 induzida pela ativação imune. Dois anticorpos monoclonais anti-CD154 humanizados foram utilizados em experiências clínicas com transplante renal e doenças autoimunes. Entretanto, o desenvolvimento desses anticorpos está suspenso porque houve eventos tromboembólicos associados. Uma abordagem alternativa para bloquear a via CD154-CD40 é desenvolver anticorpos monoclonais contra o CD40. Esses anticorpos estão sendo pesquisados em experimentos no linfoma não Hodgkin, mas provavelmente também são desenvolvidos para autoimunidade e transplantes.

QUIMERISMO COM AS CÉLULAS DO DOADOR. Outra abordagem promissora é a indução de quimerismo (coexistência de células de duas linhas genéticas em um mesmo indivíduo) primeiramente por meio de arrefecimento ou eliminação da função imune do receptor com radiação ionizante, fármacos como a ciclofosfamida e/ou tratamento com anticorpos e, em seguida, fornecendo uma nova fonte à função imune por meio da transferência adotiva (transfusão) de medula óssea ou células-tronco hematopoiéticas. Com a reconstituição da função imune, o receptor não mais reconhece como "estranhos" os antígenos novos apresentados durante um período crítico. Essa tolerância é duradoura e provavelmente tem menos tendência de ser complicada pelo uso dos inibidores da calcineurina.

ANTÍGENOS. Antígenos específicos induzem tolerância imunológica em modelos pré-clínicos de diabetes melito, artrite e esclerose múltipla. Estudos *in vitro* e pesquisas pré-clínicas *in vivo* demonstraram que é possível inibir seletivamente as respostas imunes aos antígenos específicos, sem a toxicidade associada aos tratamentos imunossupressores. Com essas descobertas, surgiram abordagens promissoras às terapias imunes específicas para tratar grande variedade de distúrbios imunes, desde as doenças autoimunes até a rejeição dos transplantes.

IMUNOESTIMULAÇÃO

Ao contrário dos agentes imunossupressores que inibem a resposta imune na rejeição aos transplantes e na autoimunidade, pesquisadores desenvolveram alguns agentes imunoestimuladores que são aplicáveis às infecções, à imunodeficiência e ao tratamento do câncer.

IMUNOESTIMULADORES

TALIDOMIDA. A talidomida é mais conhecida pelas anomalias congênitas graves e potencialmente fatais que causou quando administrada em gestantes. *A talidomida nunca deve ser utilizada por mulheres grávidas ou que possam engravidar durante o tratamento.* Esse fármaco está indicado para o tratamento dos pacientes com eritema nodoso (Capítulo 56) e mieloma múltiplo. Além disso, tem um *status* de fármaco-órfão para infecções micobacterianas, doença de Crohn, consunção associada ao HIV, sarcoma de Kaposi, lúpus, mielofibrose, neoplasias cerebrais malignas, hanseníase, doença do enxerto *versus* hospedeiro e úlceras aftosas. Seu mecanismo de ação não está claro.

LENALIDOMIDA. A lenalidomida é um análogo da talidomida com propriedades imunomoduladoras e antiangiogênicas. A lenalidomida é aprovada pelo FDA para o tratamento de pacientes com anemia dependente de transfusões. A lenalidomida provoca neutropenia e trombocitopenia significativas, está associada a um risco significativo de trombose venosa profunda e carrega o mesmo risco de teratogenicidade da talidomida (a gravidez deve ser evitada).

BACILO DE CALMETTE-GUÉRIN (BCG). Os bacilos vivos BCG são obtidos de uma cultura viva e atenuada do bacilo *Mycobacterium bovis* da cepa Calmette e Guérin que induz uma reação granulomatosa no local da aplicação. Por mecanismos desconhecidos, esse produto é ativo contra tumores e está indicado para o tratamento e a profilaxia do carcinoma *in situ* da bexiga e para a profilaxia dos tumores papilares primários e recorrentes nos estágios Ta e/ou T1 depois da ressecção transuretral. Entre os efeitos adversos estão hipersensibilidade, choque, calafrios, febre, mal-estar e doença por imunocomplexo.

LEVAMISOL. O levamisol foi sintetizado originalmente como anti-helmíntico, mas parece "restaurar" a função imune deprimida dos linfócitos B e T, dos monócitos e dos macrófagos. A única indicação clínica desse fármaco é no tratamento coadjuvante com 5-fluorouracila depois da ressecção cirúrgica dos pacientes com câncer de colo no estágio C de Duke. Devido a seu risco de agranulocitose fatal, o levamisol foi retirado do mercado nos EUA.

CITOCINAS RECOMBINANTES

INTERFERONS. Embora os interferons (α, β e γ) tenham sido reconhecidas inicialmente por sua atividade antiviral, eles também possuem atividades imunomoduladoras importantes. Os interferons ligam-se a receptores específicos da superfície celular, que iniciam uma série de eventos intracelulares: indução de algumas enzimas, inibição da proliferação celular e potencialização das atividades imunes, inclusive aumento da fagocitose pelos macrófagos e estimulação da citotoxicidade específica pelos linfócitos T.

O **IFN-α-2b recombinante** é obtido da *Escherichia coli* por expressão recombinante. Esse fármaco faz parte de uma família de pequenas proteínas de ocorrência natural (15-27 kDa), que são produzidas e secretadas pelas células em resposta às infecções virais e outros estímulos. O IFN-α-2b está indicado para o tratamento de vários tumores (tricoleucemia, melanoma maligno, linfoma folicular e sarcoma de Kaposi associado à Aids) e para doenças infecciosas, hepatite B crônica e condiloma acuminado. O interferon alfa-2b é fornecido em combinação com a ribavirina para o tratamento da hepatite C crônica dos pacientes com função hepática compensada, que ainda não foram tratados com IFN-α-2b ou que tiveram recidivas depois do tratamento com esse último fármaco. Os efeitos adversos mais comuns depois da administração do IFN-α-2b são sintomas semelhantes aos da gripe. Reações adversas envolvendo o sistema cardiovascular (p. ex., hipotensão, arritmias e raramente miocardiopatia e infarto do miocárdio) e efeitos no SNC (p. ex., depressão, confusão) são menos frequentes. Todos os interferons α apresentam, nas embalagens, advertências que alertam para a possibilidade de desenvolvimento de hipertensão pulmonar.

O **IFN-γ-1b** é um polipeptídeo recombinante que ativa os fagócitos e induz a produção de metabólitos do oxigênio por essas células, que são tóxicos para alguns microrganismos. Esse fármaco está indicado para reduzir a frequência e a gravidade das infecções associadas à doença granulomatosa crônica e para retardar o tempo da progressão para osteopetrose maligna grave. As reações adversas são febre, cefaleia, erupções, fadiga, distúrbios GI, anorexia, emagrecimento, mialgia e depressão.

O **IFN-β-1a**, uma glicoproteína recombinante com 166 aminoácidos, e o IFN-β-1b, uma proteína recombinante com 165 aminoácidos, têm propriedades antivirais e imunomoduladoras. Esses dois tipos de interferon foram aprovados pelo FDA para o tratamento da EM recidivante com o objetivo de reduzir a frequência das exacerbações clínicas (ver adiante). O mecanismo de ação desses fármacos na EM é desconhecido. Sintomas semelhantes aos da gripe (p. ex., febre, calafrios, mialgia) e reações no local da injeção são os efeitos adversos mais comuns.

INTERLEUCINA-2. A IL-2 recombinante humana (*aldesleucina*; desalanil-1, IL-2 humana serina-125) difere da IL-2 natural porque não é glicosilada, não tem o aminoácido terminal alanina e tem um resíduo de serina substituído pela cisteína na posição 125. A aldesleucina ativa a imunidade celular, com linfocitose, eosinofilia, trombocitopenia e liberação de várias citocinas (p. ex., TNF, IL-1, interferon-γ). A aldesleucina está indicada para o tratamento dos adultos com carcinoma de células renais e melanoma metastático.

A potência dessa preparação é representada em Unidades Internacionais de um ensaio de proliferação dos linfócitos, de forma que 1,1 mg da proteína IL-2 recombinante equivalem a 18 milhões de UI. A administração desse fármaco tem sido associada a efeitos tóxicos cardiovasculares graves resultantes da síndrome do extravasamento capilar, que inclui perda do tônus vascular e extravasamento das proteínas e líquidos plasmáticos para o espaço extravascular. As consequências possíveis são hipotensão, redução da perfusão visceral e morte. O tratamento com aldesleucina também foi associado ao aumento do risco de infecções disseminadas, em razão da depressão das funções dos neutrófilos.

IMUNIZAÇÃO

A *imunização ativa* inclui a estimulação com um antígeno para desenvolver defesas imunológicas diante de uma exposição futura. A *imunização passiva* envolve a administração de anticorpos pré-formados a um indivíduo que já foi exposto, ou está prestes a ser exposto a um antígeno.

VACINAS. A vacinação, ou imunização ativa, envolve a administração de um antígeno na forma de um microrganismo inteiro e morto (inativado), um microrganismo atenuado (vivo), ou uma proteína, ou um peptídeo específico que faz parte do microrganismo. Em geral, é necessário aplicar doses de reforço, especialmente quando microrganismos mortos são utilizados como imunógenos. Nos EUA, a vacinação reduziu drasticamente ou praticamente eliminou várias infecções significativas como difteria, sarampo, caxumba, coqueluche, rubéola, tétano e infecções por *Haemophilus influenzae* tipo b e pneumococos.

Embora a maioria das vacinas tenha as doenças infecciosas como alvos, uma nova geração de vacinas pode conferir proteção parcial ou total contra cânceres ou doenças autoimunes. Como os linfócitos T são ativados preferencialmente por peptídeos e ligandos coestimulatórios, ambos presentes nas células apresentadoras de antígeno (CAA), uma abordagem à vacinação consiste em imunizar pacientes com CAA que expressam um antígeno tumoral. Vários estudos demonstraram a eficácia das vacinas de DNA em modelos de animais pequenos e grandes com doenças infecciosas e câncer. A vantagem das vacinas de DNA em comparação com a imunização por peptídeos é que as primeiras possibilitam a produção de proteínas inteiras, possibilitando que a seleção determinante ocorra no hospedeiro, sem precisar limitar a imunização aos pacientes que apresentam os alelos HLA específicos. Entretanto, uma questão de segurança relacionada com essa técnica é a possibilidade de incorporação do DNA plasmídico ao genoma do hospedeiro, o que pode suprimir alelos importantes e, desse modo, causar mutações fenotípicas ou carcinogenicidade. Uma última abordagem usada para gerar ou intensificar as respostas imunes contra antígenos específicos consiste em infectar células com vírus recombinantes que codificam o antígeno proteico de interesse.

IMUNOGLOBULINAS. A imunização passiva está indicada quando o indivíduo apresentar deficiência de anticorpos causada por imunodeficiência congênita ou adquirida; quando um indivíduo sob grande risco é exposto a um agente patogênico e não há tempo suficiente para a imunização ativa (p. ex.,

Quadro 35-2

Algumas preparações de imunoglobulinas

NOME GENÉRICO	SINÔNIMOS COMUNS	ORIGEM
Globulina antitimócito	GAT	Coelho
Imunoglobulina intravenosa antibotulismo	IGB-IV	Humano
Imunoglobulina intravenosa anticitomegalovírus	CMV-IGIV	Humano
Imunoglobulina intravenosa anti-hepatite B	IGHB	Humano
Imunoglobulina intramuscular	Gamaglobulina, IgG, IGIM	Humano
Imunoglobulina intravenosa	IGIV	Humano
Imunoglobulina subcutânea	IGSC	Humano
Imunoglobulina linfocítica	ALG, globulina antitimócito (equino), ATG (equino)	Equino
Imunoglobulina antivírus da raiva	IGR	Humano
Imunoglobulina antiRho(D) intramuscular	Rho[D] IGIM	Humano
Imunoglobulina antiRho(D) intravenosa	Rho[D] IGIV	Humano
Imunoglobulina antiRho(D) microdose	Rho[D] IG microdose	Humano
Imunoglobulina antitetânica	IGT	Humano
Imunoglobulina intravenosa antivaccínia	IGVIV	Humano

sarampo, raiva, hepatite B); ou quando uma doença já está presente, mas pode ser atenuada pelos anticorpos passivos (p. ex., botulismo, difteria, tétano). A imunização passiva pode ser realizada com vários produtos diferentes (Quadro 35-2).

As imunoglobulinas inespecíficas ou as imunoglobulinas altamente específicas podem ser usadas de acordo com a indicação. A proteção conferida estende-se por 1 a 3 meses. A imunoglobulina é retirada do plasma misturado de vários pacientes adultos por um procedimento de fracionamento com álcool. Esse produto contém basicamente (95%) IgG e está indicado para distúrbios que se caracterizam por deficiência de anticorpos, para exposição às infecções, como a hepatite A e o sarampo, e para doenças imunológicas específicas, como a púrpura trombocitopênica imune e a síndrome de Guillain-Barré. Por outro lado, as imunoglobulinas específicas ("hiperimunes") diferem das outras preparações de imunoglobulinas porque os doadores são selecionados por seus títulos elevados dos anticorpos desejáveis. As preparações de imunoglobulinas específicas estão disponíveis para hepatite B, raiva, tétano, varicela-zóster, citomegalovírus e vírus sincicial respiratório. A imunoglobulina Rho(D) é uma globulina hiperimune específica para a profilaxia da doença hemolítica do recém-nascido, que é causada pela incompatibilidade de Rh entre a mãe e o feto. Todos esses produtos derivados do plasma acarretam o risco teórico de transmitir doenças infecciosas.

IMUNOGLOBULINA RHO(D). As preparações comerciais da imunoglobulina Rho(D) (Quadro 35-2) consistem em IgG com altos títulos de anticorpos contra o antígeno Rh(D) da superfície das hemácias. Todos os doadores são cuidadosamente triados para reduzir o risco de transmissão das doenças infecciosas. O fracionamento do plasma é realizado por precipitação com álcool gelado seguida da passagem por um sistema de filtragem para vírus. A imunoglobulina Rho(D) liga-se aos antígenos Rho e, dessa forma, impede a sensibilização. As mulheres Rh-negativas podem ser sensibilizadas ao antígeno Rh "estranho" presente nas hemácias transferidas do feto no momento do nascimento, abortamento, gestação ectópica ou qualquer hemorragia transplacentária. Se essas mulheres desenvolverem uma resposta imune primária, haverá produção de anticorpos contra o antígeno Rh, que podem atravessar a placenta e causar danos aos fetos gerados em seguida por destruição das suas hemácias. Essa síndrome, conhecida como doença hemolítica do recém-nascido, pode ser fatal, mas é quase totalmente evitável pela imunização com imunoglobulina Rho(D). A imunoglobulina Rho(D) está indicada sempre que houver suspeita de que as hemácias fetais passaram para a circulação de uma gestante Rh-negativa, a menos que se saiba que o feto também é Rh-negativo. A imunoglobulina é aplicada por via intramuscular. A meia-vida da imunoglobulina na circulação é de cerca de 21 a 29 dias. As reações sistêmicas são extremamente raras; existem casos relatados de mialgia, letargia e choque anafilático.

IMUNOGLOBULINA INTRAVENOSA (IGIV). As indicações para a utilização da imunoglobulina intravenosa (IGIV) foram ampliadas além do tratamento de reposição para agamaglobulinemia e outras imunodeficiências para incluir várias infecções virais e bacterianas, além de diversas doenças autoimunes e inflamatórias como púrpura trombocitopênica, doença de Kawasaki e distúrbios autoimunes cutâneos, neuromusculares e neurológicos. O mecanismo de ação da IGIV na modulação imune continua praticamente desconhecido.

IMUNOTERAPIA PARA ESCLEROSE MÚLTIPLA

MANIFESTAÇÕES CLÍNICAS E PATOLOGIA. A EM é uma doença inflamatória desmielinizante da substância branca do SNC, que se caracteriza por uma tríade de sintomas patogênicos: infiltração de células mononucleares, desmielinização e fibrose (gliose). O sistema nervoso periférico não é afetado.

A doença pode ser episódica ou progressiva e ocorrer com prevalência crescente a partir do final da adolescência até os 35 anos de idade e, a partir daí, diminuir. A EM é praticamente três vezes mais comuns nas mulheres do que nos homens e ocorre principalmente nas latitudes elevadas das regiões com clima temperado. Estudos epidemiológicos sugeriram a participação de fatores ambientais na patogenia dessa doença; apesar de muitos indícios, a relação com agentes infecciosos ainda não foi demonstrada. Existe uma correlação clara com os fatores genéticos: indivíduos de origem norte-europeia são mais suscetíveis à EM e estudos realizados com gêmeos e irmãos sugerem um componente genético forte na suscetibilidade à doença.

A EM é uma doença genética complexa na qual diversas variantes alélicas levam à suscetibilidade da doença. A HLA-DR2 está claramente associada ao risco de desenvolvimento de EM. Também existem evidências significativas de um componente autoimune na EM: os pacientes com essa doença apresentam linfócitos T ativados, que reagem contra diversos antígenos da mielina, incluindo-se a proteína básica da mielina (PBM). Além disso, há indícios da existência de autoanticorpos dirigidos contra a glicoproteína da mielina dos oligodendrócitos (PMO) e a PBM, que podem ser eluídos dos tecidos das placas do SNC. Esses anticorpos podem atuar com as células T patogênicas no sentido de produzir parte da patologia celular associada à EM. O resultado neurofisiológico é a alteração da condução (positiva e negativa) pelas fibras mielinizadas do SNC (substância branca do cérebro, tronco cerebral, tratos cerebelares, nervos ópticos e medula espinal); algumas alterações parecem ser decorrentes da exposição dos canais de K^+ dependentes da voltagem, que normalmente são cobertos por mielina.

Os episódios da doença são classificados de acordo com seu tipo e sua gravidade e provavelmente correspondem aos graus específicos de lesão do SNC e aos processos patológicos. Desse modo, os médicos referem-se à EM recidivante-remitente (encontrada em 85% dos pacientes jovens), à EM progressiva secundária (deterioração neurológica progressiva depois de um período longo de doença recidivante-remitente) e à EM progressiva primária (aproximadamente 15% dos pacientes que apresentam deterioração com graus relativamente brandos de inflamação nos estágios iniciais).

TRATAMENTO FARMACOLÓGICO DA EM. O Quadro 35-3 resume os tratamentos imunomoduladores atuais para EM. Os tratamentos específicos têm como objetivos debelar os episódios agudos, reduzir as recidivas e exacerbações e retardar a progressão da incapacidade. Os tratamentos inespecíficos visam manter a função e a qualidade de vida. Nos episódios agudos, geralmente são utilizados glicocorticoides em pulsos (em geral, 1 g/dia de metilprednisolona administrada por via intravenosa durante 3-5 dias). Para os episódios recidivantes-remitentes, as terapias imunomoduladoras foram aprovadas: interferons β-1 [IFN-β-1a, IFN-β-1b] e acetato de glatiramer.

Polímeros randômicos que contêm aminoácidos comumente utilizados como âncoras do MHC e resíduos de contato do receptor das células T foram propostos como possíveis "LPA (ligandos peptídicos alterados) universais". O ***acetato de glatiramer*** (AG) é um polipeptídeo de sequência randômica formado por quatro aminoácidos (alanina [A], lisina [K], glutamato [E] e tirosina [Y]) com comprimento médio de 40 a 100 aminoácidos, liga-se de maneira eficaz às diferentes moléculas MHC classe II DR, mas não se liga às moléculas MHC classe II DQ ou MHC classe I *in vitro*. Em ensaios clínicos, a administração subcutânea do AG aos pacientes com EM recidivante-remitente reduziu a frequência das exacerbações em cerca de 30%. A administração do AG *in vivo* induz as células T $CD4^+$ com alta reatividade cruzada, que são alteradas imunologicamente para secretar citocinas Th2 e evitar o aparecimento de novas lesões detectáveis pelo exame de ressonância magnética. Isso representa uma das primeiras aplicações bem-sucedidas de um fármaco que atenua a doença autoimune por alterar os sinais gerados pelo complexo receptor dos linfócitos T.

Para os episódios recidivantes-remitentes e para a EM progressiva secundária, o agente alquilante ciclofosfamida e a **mitoxantrona** são utilizados atualmente pelos pacientes refratários a outros imunomoduladores. Esses fármacos, que são utilizados principalmente na quimioterapia do câncer, produzem efeitos tóxicos significativos (Capítulo 61). A mitoxantrona geralmente pode ser tolerada apenas até a dose cumulativa entre 100 e 140 mg/m^2. Entretanto, o FDA recomenda que a fração de ejeção ventricular esquerda (FEVE) seja avaliada antes do início da terapia, antes de cada dose e anualmente após os pacientes terem terminado o tratamento para detectar toxicidade cardíaca de ocorrência tardia.

O anticorpo monoclonal, **natalizumabe**, dirigido contra a molécula de adesão integrina-α_4, antagoniza as interações com os heterodímeros de integrina que contêm a integrina-α_4, como a integrina $\alpha_4\beta_1$ expressa na superfície dos linfócitos e monócitos ativados. Uma interação da integrina-$\alpha_4\beta_1$ com a molécula 1 de adesão vascular-celular (VCAM-1) parece ser fundamental à transferência das células T dos tecidos periféricos para o SNC; o bloqueio dessa interação poderia teoricamente inibir as exacerbações da doença. O uso do natalizumabe foi associado ao desenvolvimento de leucoencefalopatia multifocal progressiva e a disponibilidade foi limitada a um programa de distribuição especial (TOUCH) administrado pelo fabricante. Os anticorpos monoclonais dirigidos contra o receptor da IL-2 e contra CD52 (**alentuzumabe**) estão sendo estudados em experiências clínicas da fase III.

Cada um dos agentes mencionados tem efeitos colaterais e contraindicações que podem ser limitantes: infecções (para os glicocorticoides), hipersensibilidade e gravidez (para os imunomoduladores) e uso anterior de antraciclina/antracenediona, irradiação do mediastino ou doença cardíaca (mitoxantrona). Com todos esses agentes, quanto mais cedo forem usados, mais eficazes serão na prevenção de recidivas de doenças. O que não se sabe é se qualquer um desses agentes irá evitar ou reduzir o início mais tardio de doença progressiva secundária, que causa a incapacidade mais grave.

Quadro 35-3

Tratamento farmacológico para esclerose múltipla

AGENTE TERAPÊUTICO	DOSE (esquema)	INDICAÇÕES	RESULTADOS	MECANISMO DE AÇÃO
IFN-β-1a	Avonex: 30 μg, IM, semanalmente Rebif: 22 ou 44 μg, SC, 3 vezes/semana	Tratamento da EMRR	↓ Redução das recidivas em 33% ↓ Redução das lesões novas detectadas à RM T2 e do volume das lesões expansivas à T2 ↓ Redução do número e do volume das lesões detectadas à RM com contraste de gadolínio Retardamento da atrofia cerebral	Atua na barreira hematencefálica interferindo na adesão das células T ao endotélio, por meio da VLA-4 de ligação das células T, ou inibindo a expressão MMP da célula T ↓ Redução da ativação das células T por interferência nas moléculas HLA classe II e as moléculas coestimulatórias B7/CD28 e CD40:CD40L Desvio imune do perfil das citocinas de Th2 sobre o perfil da citocina Th1
IFN-β-1b	0,25 mg, SC, em dias alternados apos titulação de 6 semanas	Tratamento da EMRR	Iguais aos do IFN-β-1a; ver acima	Iguais ao do IFN-β-1a; acima
Acetato de glatiramer	20 mg, SC, diariamente	Tratamento da EMRR	↓ Redução das recidivas em 33% ↓ Redução do número e do volume das lesões detectadas à RM contrastada por gadolínio	Induz as células T auxiliares tipo 2 que entram no SNC; medeia a supressão das células expectadoras nos locais da inflamação
Mitoxantrona	12 mg/m^2, em infusão IV rápida (5 a 15 min) a cada 3 meses	Formas graves da EMRR EMPS	↓ Redução das recidivas em 67% Retarda a progressão na EDSS e no índice de deambulação e diminui a atividade da doença demonstrada pela RM	Intercala o DNA (Capítulo 61) ↓ Suprime as respostas imunes celulares e humorais

EDSS, *Expanded Disability Status Scale*, uma escala para avaliação neurológica da patologia associada à EM. Gd, gadolínio utilizado na RM contrastada para avaliar o número e a dimensão das lesões cerebrais inflamatórias; IFN, interferon; IM, intramuscular; IV, intravenosa; MMP, metaloprotease da matriz; EM, esclerose múltipla; EMRR, EM recidivante-remitente; SC, subcutânea; EMPS, EM progressiva secundária; RM, ressonância magnética.

Para uma listagem bibliográfica completa, consulte ***As Bases Farmacológicas da Terapêutica de Goodman e Gilman***, 12ª edição.

36 Capítulo

Farmacologia pulmonar

INTRODUÇÃO

Este capítulo discute a farmacoterapia da doença obstrutiva das vias respiratórias, particularmente broncodilatadores, que atuam principalmente na inversão da contração do músculo liso da via respiratória, e fármacos anti-inflamatórios, que suprimem a resposta inflamatória nas vias respiratórias. Este capítulo concentra-se na farmacologia pulmonar de β_2-agonistas e corticosteroides; a farmacologia básica é apresentada em outra parte (Capítulos 12 e 42). Este capítulo também discute outros fármacos usados para tratar doenças obstrutivas das vias respiratórias, tais como mucolíticos e estimulantes respiratórios, e abrange o tratamento medicamentoso da tosse, o sintoma respiratório mais comum, bem como os fármacos usados para tratar a hipertensão pulmonar. Os fármacos usados no tratamento de infecções pulmonares, como tuberculose (Capítulo 56), são cobertos em outros locais.

MECANISMOS DA ASMA

A asma é uma doença inflamatória crônica das vias respiratórias caracterizada pela ativação de *mastócitos* (geralmente presentes em números aumentados), infiltração de *eosinófilos* e *linfócitos T auxiliares 2* (T_H2) (Figura 36-1). A ativação de mastócitos por alergênios e estímulos físicos libera mediadores broncoconstritores, como a histamina, leucotrieno D_4 e prostaglandina D_2, que causam broncoconstricção, vazamento microvascular e exsudação plasmática (Capítulos 32 e 33). Muitos dos sintomas da asma são causados pela contração do músculo liso das vias respiratórias; portanto, os broncodilatadores são importantes como aliviadores dos sintomas. Não se sabe se o músculo liso das vias respiratórias é intrinsecamente anormal na asma, mas um aumento da contratilidade do músculo liso das vias respiratórias pode contribuir para a hiper-responsividade das vias respiratórias, a marca fisiológica da asma. O mecanismo de inflamação crônica na asma ainda não é bem compreendido. Pode ser inicialmente estimulado pela exposição a alergênios, mas parece tornar-se autônomo, de maneira que a asma é essencialmente incurável. A inflamação pode ser orquestrada pelas células dendríticas que regulam as células T_H2 que provocam inflamação eosinofílica e também formação de IgE por linfócitos B. O epitélio das vias respiratórias desempenha um papel importante por meio da liberação de vários mediadores inflamatórios e por meio da liberação de fatores de crescimento, em uma tentativa de reparar os danos causados pela inflamação.

A inflamação crônica pode levar a mudanças estruturais nas vias respiratórias, como aumento do número e tamanho das células do músculo liso das vias respiratórias, vasos sanguíneos e células secretoras de muco. Uma característica histológica típica da asma é a deposição de colágeno (fibrose) abaixo da membrana basal do epitélio das vias respiratórias (Figura 36-1).

MECANISMOS DE DOENÇA PULMONAR OBSTRUTIVA CRÔNICA

A DPOC envolve a inflamação do trato respiratório com um padrão que difere da asma. Na DPOC, há uma predominância de *neutrófilos*, *macrófagos* e *linfócitos T citotóxicos* (células Tc1). A inflamação afeta predominantemente as *pequenas vias respiratórias*, resultando em estreitamento progressivo das vias respiratórias pequenas e fibrose (bronquiolite obstrutiva crônica), e destruição do parênquima pulmonar com destruição das paredes alveolares (enfisema) (Figura 36-2). Essas alterações patológicas resultam em fechamento das vias respiratórias na expiração, levando ao aprisionamento do ar e hiperinsuflação, particularmente ao esforço. Isso explica a falta de ar ao esforço e a limitação de exercícios que são sintomas típicos da DPOC.

Os broncodilatadores reduzem o aprisionamento de ar dilatando as vias respiratórias periféricas e são a base do tratamento na DPOC. Ao contrário da asma, a obstrução do fluxo aéreo na DPOC tende a ser progressiva. Um padrão disperso de mediadores e citocinas medeia a inflamação no pulmão periférico dos pacientes com DPOC. Em contraste com a asma, a inflamação em pacientes com DPOC é amplamente resistente a corticosteroides, e atualmente não há tratamentos anti-inflamatórios eficazes para essa doença. Muitos pacientes com DPOC têm

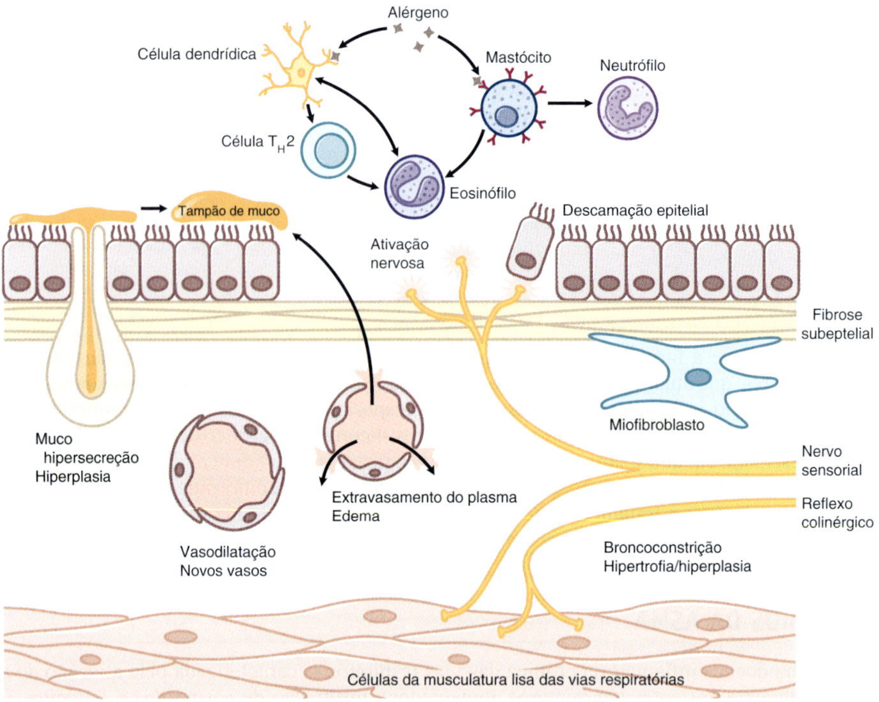

Figura 36-1 *Mecanismos celulares de asma.* Uma miríade de células inflamatórias é recrutada e ativada nas vias respiratórias, onde liberam múltiplos mediadores inflamatórios, que também podem surgir de células estruturais. Esses mediadores levam à broncoconstrição, exsudação plasmática e edema, vasodilatação, hipersecreção de muco e ativação de nervos sensoriais. A inflamação crônica leva a alterações estruturais, incluindo fibrose subepitelial (espessamento da membrana basal), hipertrofia do músculo liso das vias respiratórias e hiperplasia, angiogênese e hiperplasia de células secretoras de muco.

manifestações sistêmicas (perda de massa músculo esquelética, perda de peso, depressão, osteoporose, anemia) e doenças comórbidas (doença cardíaca isquêmica, hipertensão, insuficiência cardíaca congestiva, diabetes). Ainda não se sabe se essas doenças são causadas por transbordamento de mediadores inflamatórios a partir do pulmão ou devido à existência de mecanismos comuns causais (como tabagismo), mas pode ser importante tratar os componentes sistêmicos no tratamento global da DPOC.

VIAS DE DISTRIBUIÇÃO PARA OS PULMÕES

VIA INALATÓRIA

A inalação (Figura 36-3) é o modo preferido de distribuição de muitos fármacos com um efeito direto sobre as vias respiratórias, particularmente para asma e DPOC. A grande vantagem da inalação é a distribuição do fármaco para as vias respiratórias, em doses que sejam eficazes com um risco muito menor de efeitos colaterais sistêmicos. Isso é particularmente importante com o uso de corticosteroides inalados (CSI), o que evita em grande parte os efeitos colaterais sistêmicos. Além disso, broncodilatadores inalatórios têm um início de ação mais rápido do que quando tomados por via oral.

TAMANHO DAS PARTÍCULAS. O tamanho das partículas para inalação é de fundamental importância na determinação do local de deposição no trato respiratório. O tamanho ideal das partículas para que elas se fixem nas vias respiratórias é de 2 a 5 μm de diâmetro aerodinâmico médio de massa (MMAD). As partículas maiores fixam-se fora das vias respiratórias superiores, enquanto as partículas menores permanecem suspensas e são, portanto, expiradas. Existe um interesse crescente pela distribuição dos fármacos para as pequenas vias respiratórias, particularmente na DPOC e na asma grave. Isso envolve a distribuição de partículas de fármaco de aproximadamente 1 μm de MMAD, o que agora é possível usando fármacos formulados em propulsor hidrofluoroalcano (HFA).

FARMACOCINÉTICA. Do total de fármaco distribuído, apenas 10 a 20% entram nas vias respiratórias inferiores com um inalador dosimetrado pressurizado convencional. Os fármacos são absorvidos a partir da luz da via respiratória e têm efeitos diretos sobre as células-alvo das vias respiratórias. Os fármacos também podem ser absorvidos pela circulação brônquica e, em seguida, distribuídos para mais vias respiratórias periféricas. Medicamentos com maior peso molecular tendem a ser retidos em maior medida nas vias respiratórias. No entanto, vários fármacos têm maior eficácia terapêutica quando administrados por via inalatória. Uma distribuição pulmonar mais extensa de um fármaco com um MMAD menor aumenta a deposição alveolar e, portanto, é provável que aumente a absorção dos pulmões para a circulação geral resultando em mais efeitos colaterais sistêmicos.

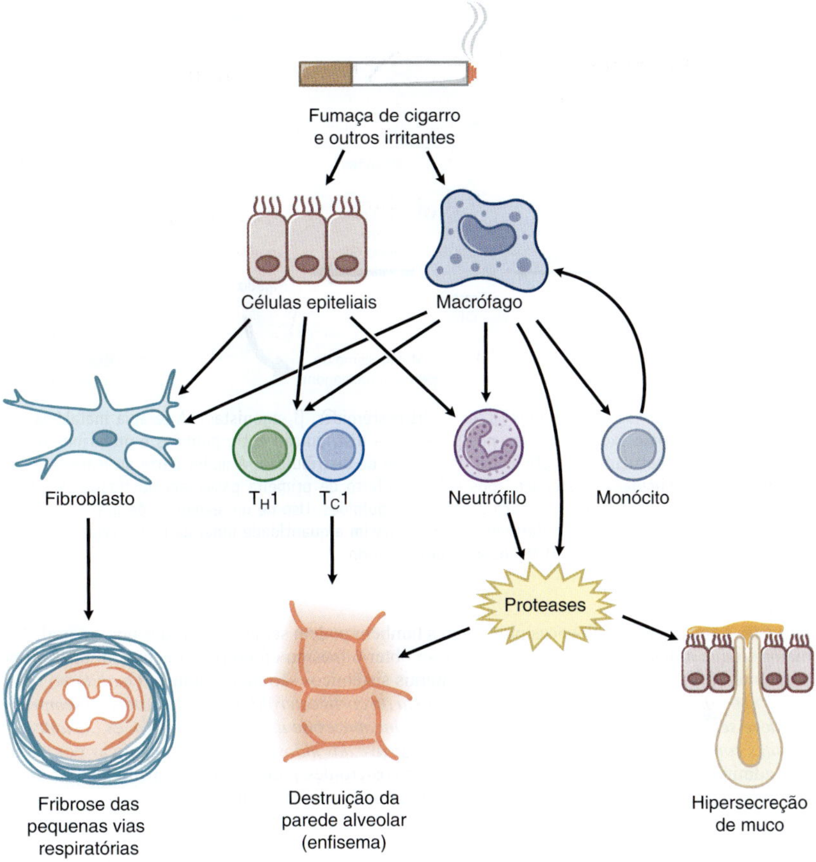

Figura 36-2 *Mecanismos celulares na doença pulmonar obstrutiva crônica.* Fumaça de cigarro e outros irritantes ativam células epiteliais e macrófagos no pulmão liberando mediadores que atraem células inflamatórias circulantes, como monócitos (que se diferenciam dos macrófagos dentro do pulmão), neutrófilos e linfócitos T (células T_H1 e T_C1). Fatores fibrogênicos liberados das células epiteliais e macrófagos levam à fibrose das pequenas vias respiratórias. A liberação de proteases resulta na destruição da parede alveolar (enfisema) e hipersecreção de muco (bronquite crônica).

DISPOSITIVOS DE LIBERAÇÃO

Inaladores dosimetrados pressurizados (pMDI). Os fármacos são retirados do recipiente com a ajuda de um propulsor, anteriormente com um clorofluorcarbono (Freon), mas agora substituído por um hidrofluoroalcano (HFA), que é "amigo da camada de ozônio". Esses dispositivos são convenientes, portáteis e normalmente liberam 100 a 400 doses de fármaco.

Câmaras espaçadoras. Dispositivos expansores de grande volume entre o pMDI e o paciente reduzem a velocidade das partículas que entram nas vias respiratórias superiores e o tamanho das partículas, possibilitando a evaporação do líquido propulsor. Isso reduz a quantidade de fármaco que atinge a orofaringe e que é deglutida, e aumenta a proporção de fármaco inalado para as vias respiratórias inferiores. A aplicação das câmaras expansoras é útil na redução da deposição orofaríngea dos CSI e a consequente redução dos efeitos colaterais locais e sistêmicos desses fármacos. Os dispositivos expansores também são úteis no fornecimento de fármacos por via inalatória para as crianças pequenas que não são capazes de usar um pMDI.

Inaladores de pó seco. Os fármacos também podem ser liberados na forma de pó seco usando dispositivos que espalham um pó fino disperso por turbulência do ar na inalação. Crianças com menos de 7 anos de idade têm dificuldade em usar um inalador de pó seco (IPS). Os IPS foram desenvolvidos para distribuir peptídeos e proteínas, como a insulina, sistemicamente.

Nebulizadores. Dois tipos de nebulizadores estão disponíveis. *Nebulizadores de jato* são movidos por um fluxo de gás (ar ou oxigênio), enquanto os *nebulizadores ultrassônicos* usam um cristal piezoelétrico de vibração rápida e, portanto, não requerem uma fonte de gás comprimido. O fármaco nebulizado pode ser inspirado durante a respiração cíclica, e é possível liberar doses muito mais elevadas de fármaco em comparação com o pMDI. Os nebulizadores são úteis no tratamento de exacerbações agudas de asma e DPOC, para a liberação de fármacos por via inalatória para bebês e crianças com pouca idade e para administrar fármacos, como antibióticos, quando doses relativamente altas devem ser administradas.

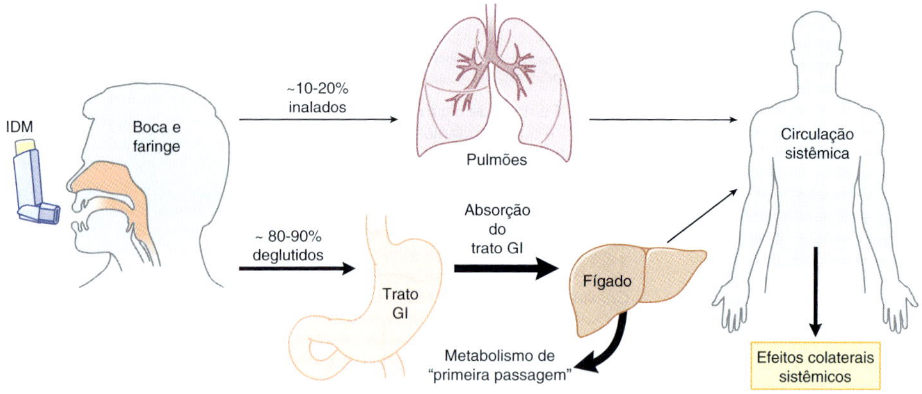

Figura 36-3 *Deposição de fármacos inalatórios* (p. ex., corticosteroides, β_2-agonistas). A terapia inalatória deposita os fármacos diretamente, mas não exclusivamente, nos pulmões. A distribuição entre pulmões e orofaringe depende principalmente do tamanho da partícula e da eficiência do método de distribuição. A maior parte do material será ingerida e absorvida, entrando na circulação sistêmica após sofrer o efeito de primeira passagem no fígado. Alguns fármacos também serão absorvidos na circulação sistêmica a partir dos pulmões. Uso de um expansor de grande volume reduzirá a quantidade de fármaco depositada na orofaringe, reduzindo assim a quantidade ingerida e absorvida no trato GI, limitando dessa forma os efeitos sistêmicos. IDM, inalador dosimetrado.

VIA ORAL

Os fármacos para o tratamento de doenças pulmonares também podem ser administrados por via oral. A dose oral é muito maior do que a dose inalada necessária para se obter o mesmo efeito (geralmente em uma proporção de aproximadamente 20:1), de maneira que efeitos colaterais sistêmicos são mais comuns. *Quando há uma escolha da via inalatória ou oral de um fármaco (p. ex., $\beta_2$agonista ou corticosteroide), a via inalatória é sempre preferível e a via oral deve ser reservada para os poucos pacientes incapazes de usar inaladores (p. ex., crianças em terna idade, pacientes com problemas físicos, tais como artrite grave das mãos).* A teofilina é ineficaz por via inalatória, ela deve ser administrada de maneira sistêmica. Os corticosteroides podem ser administrados por via oral para doenças do parênquima pulmonar (p. ex., nas doenças pulmonares intersticiais).

VIA PARENTERAL

A via intravenosa deve ser reservada para distribuição do fármaco no paciente gravemente doente que é incapaz de absorver fármacos pelo trato gastrintestinal. Os efeitos colaterais geralmente são frequentes devido às altas concentrações plasmáticas.

BRONCODILATADORES

Os fármacos broncodilatadores relaxam o músculo liso das vias respiratórias contraído *in vitro* e causam reversão imediata da obstrução das vias respiratórias na asma *in vivo*. Eles também previnem a broncoconstrição (e assim fornecem broncoproteção). Três classes principais de broncodilatadores estão em uso clínico atualmente:

- *Agonistas β_2-adrenérgicos (simpatomiméticos);*
- *Teofilina (uma metilxantina);*
- *Agentes anticolinérgicos (antagonistas dos receptores muscarínicos).*

Fármacos como o cromoglicato dissódico, que impedem a broncoconstrição, não têm ação broncodilatadora direta e são ineficazes após ocorrer broncoconstrição. Antileucotrienos (antagonistas dos receptores de leucotrienos e inibidores de 5-lipoxigenase) têm um efeito broncodilatador pequeno em alguns pacientes asmáticos e parecem evitar broncoconstrição. Os corticosteroides, embora melhorem gradualmente a obstrução das vias respiratórias, não têm nenhum efeito direto sobre a contração do músculo liso das vias respiratórias e portanto não são considerados broncodilatadores.

AGONISTAS β_2-ADRENÉRGICOS

A inalação dos β_2-agonistas é o tratamento broncodilatador de escolha na asma porque eles são os broncodilatadores mais eficazes e têm efeitos colaterais mínimos quando utilizados corretamente. A farmacologia básica desses agentes (salbutamol, terbutalina, salmeterol, formoterol, indacaterol e compostos relacionados) é apresentada nos Capítulos 8 e 12.

MODO DE AÇÃO

A estimulação agonista dos β_2-receptores no musculo liso da via respiratória resulta na ativação da via G_s-adenilato-ciclase-AMPc-PKA, resultando em eventos fosforilativos que levam ao relaxamento da

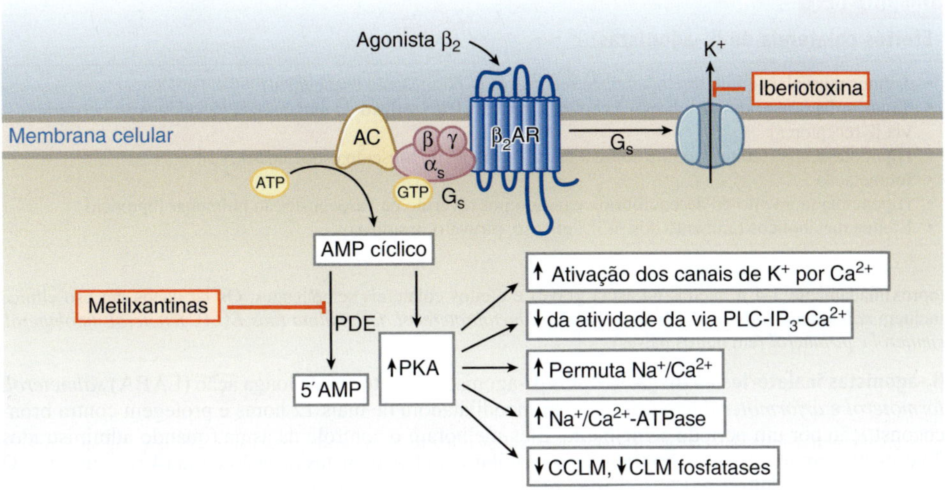

Figura 36-4 *Ações moleculares de β_2-agonistas para induzir o relaxamento das células musculares lisas das vias respiratórias.* Um aumento de [Ca^{2+}] inicia contração por ativação de cinase de cadeia leve de miosina (CCLM), aumentando assim o nível de fosforilação das cadeias leves de miosina e aumentando a interação contrátil de actina e miosina. A estimulação de receptores β_2 ativa a via AMP cíclico-PKA e reverte o processo contrátil reduzindo [Ca^{2+}], reduzindo a ativação de CCLM e promovendo a desfosforilação de cadeias leves. O PKA fosforila uma variedade de substratos-alvo, resultando em: abertura de canais de K^+ ativados por Ca^{2+} (K_{Ca}) [que facilita a hiperpolarização], diminuição da hidrólise de fosfoinositida (PI), aumento da troca de Na^+/Ca^{2+}, aumento da atividade de Na^+/Ca^{2+}-ATPase e diminuição da atividade da CCLM e aumento da atividade de CCL. β_2-receptores também podem acoplar a K_{Ca} via G_s. PDE, fosfodiesterase de nucleotídeo cíclico.

musculatura lisa brônquica (Figura 36-4), revertendo com eficácia os eventos estimulados por Ca^{2+} que iniciam a contração.

Os β_2 agonistas podem produzir broncodilatação *in vivo* não apenas por meio de uma ação direta no músculo liso respiratório, mas também *indiretamente* por inibir a liberação de mediadores broncoconstritores de células inflamatórias e de neurotransmissores broncoconstritores dos nervos da via respiratória. Esses mecanismos incluem:

- Prevenção da liberação do mediador a partir de mastócitos humanos pulmonares isolados (via receptores β_2).
- Prevenção de vazamento microvascular e, assim, desenvolvimento de edema da mucosa brônquica após exposição a mediadores, como a histamina e o leucotrieno D_4.
- Aumento da *secreção de muco* das glândulas submucosas e *transporte de íons* por meio do epitélio das vias respiratórias (podem aumentar a depuração mucociliar, reverter a depuração defeituosa encontrada na asma).
- Redução na *neurotransmissão* nas vias respiratórias em nervos colinérgicos humanos por uma ação nos receptores β_2 pré-sinápticos para inibir a liberação de acetilcolina.

Os β_2-agonistas parecem não ter um efeito inibitório significativo na inflamação *crônica* das vias respiratórias asmáticas, que é suprimido por corticosteroides. Isso pode estar relacionado ao fato de que os efeitos dos β_2-agonistas nos macrófagos, eosinófilos e linfócitos são rapidamente dessensibilizados.

USO CLÍNICO

β_2-agonistas de curta ação. Os β_2-agonistas inalatórios de curta ação são os broncodilatadores mais amplamente utilizados e eficazes no tratamento da asma devido ao seu antagonismo funcional da broncoconstrição. Esses agentes são eficazes na proteção contra vários desafios, como exercício, ar frio e alergênios. A inalação é preferível à administração oral porque a inalação pode ser mais eficaz e os efeitos colaterais sistêmicos são menores. *Os β_2-agonistas inalatórios de curta duração, como* salbutamol*, *devem ser usados "conforme necessário" por sintomas e não em uma base regular no tratamento de asma leve; a maior utilização indica a necessidade de mais terapia anti-inflamatória.*

As preparações de liberação lenta (p. ex., salbutamol e bambuterol de liberação lenta) podem ser indicadas na asma noturna; no entanto, esses agentes apresentam risco aumentado de efeitos colaterais. Todos os β_2-agonistas de curta ação atualmente disponíveis são utilizáveis por inalação e por via oral, têm uma duração de ação semelhante

* N. de R.T. Nos EUA, o salbutamol é conhecido como albuterol.

Quadro 36-1

Efeitos colaterais de β_2-agonistas

- Tremor muscular (efeito direto sobre os receptores β_2 do músculo esquelético)
- Taquicardia (efeito direto sobre β_2 receptores atriais, efeito reflexo do aumento da vasodilatação periférica via β_2 receptores)
- Hipopotassemia (efeito β_2 direto sobre a captação de K^+ do músculo esquelético)
- Inquietação
- Hipoxemia (aumento do desequilíbrio / causado por reversão da vasoconstrição pulmonar hipóxica)
- Efeitos metabólicos (aumento dos AGL, glicose, piruvato, insulina)

(aproximadamente 3-4 h, menos na asma grave) e efeitos colaterais semelhantes. Os fármacos em uso clínico incluem *salbutamol (albuterol), levossalbutamol, metaproterenol, terbutalina (nos EUA), fenoterol, tulobuterol, rimiterol e pirbuterol (*em outros países).

β_2-agonistas inalatórios de longa ação. Os β_2-agonistas inalatórios de longa ação (LABA) *salmeterol, formoterol* e *arformoterol* têm uma ação broncodilatadora de mais 12 horas e protegem contra broncoconstrição por um período semelhante. Eles melhoram o controle da asma (quando administrados 2 vezes/dia) em comparação ao tratamento regular com β_2-agonistas de ação curta (4-6 vezes/dia). O *indacaterol* é um "ultraLABA" tomado uma vez ao dia aprovado para tratamento de DPOC, mas não de asma; sua duração de ação excede aquelas do salmeterol e formoterol.

Na DPOC, LABA são broncodilatadores eficazes que podem ser usados isoladamente ou em combinação com anticolinérgicos ou CEI. Os LABA melhoram os sintomas e a tolerância a exercícios reduzindo tanto o aprisionamento de ar como as exacerbações. Em pacientes com asma, os LABA nunca devem ser usados isoladamente, porque eles não tratam a inflamação crônica subjacente; em vez disso, os LABA devem ser sempre usados em combinação com CEI (de preferência em um inalador com combinação de dose fixa). Os LABA são uma terapia adjuvante eficaz para CEI e são mais eficazes do que aumentar a dose de CEI quando a asma não é controlada com doses baixas. A tolerância ao efeito broncodilatador do formoterol e os efeitos broncoprotetores de formoterol e salmeterol foram demonstrados, mas tem importância clínica discutível. Não foram encontradas diferenças clínicas significativas entre o salmeterol e o formoterol no tratamento de pacientes com asma grave.

INALADORES COMBINADOS. Os inaladores combinados que contêm um LABA e um corticosteroide (p. ex., fluticasona/salmeterol, budesonida/formoterol) são hoje amplamente utilizados no tratamento da asma e DPOC. Combinar um LABA com um corticosteroide oferece ações sinérgicas complementares. O inalador combinado é mais conveniente para os pacientes, simplifica a terapia e melhora a adesão ao tratamento. Esses inaladores combinados são mais eficazes em pacientes com DPOC do que LABA e CEI isoladamente.

EFEITOS COLATERAIS. Efeitos indesejáveis estão relacionados à dose e são causados pela estimulação de receptores β extrapulmonares (Quadro 36-1 e Capítulo 12). Os efeitos colaterais não são comuns com a terapia inalada, mas bastante comuns com administração oral ou intravenosa, geralmente apenas após doses sistêmicas grandes. Os β_2-agonistas inalatórios de curta duração somente devem ser usados sob medida para controle dos sintomas, e com um CEI se eles forem exigidos mais de três vezes por semana. Os LABA somente devem ser usados quando um CEI também é prescrito. Todos os LABA aprovados nos EUA apresentam uma tarja preta com advertência sobre o uso excessivo. Há menos preocupações com a segurança no uso de LABA em pacientes com DPOC.

METILXANTINAS

A metilxantina, teofilina, ainda é amplamente utilizada nos países em desenvolvimento devido ao seu preço baixo. No entanto, a frequência de efeitos colaterais e a relativa baixa eficácia da teofilina levaram a uma redução do seu uso em muitos países porque β_2-agonistas inalatórios são muito mais eficazes como broncodilatadores e CEI têm um maior efeito anti-inflamatório. Em pacientes com asma grave e DPOC ela ainda continua sendo um fármaco muito útil.

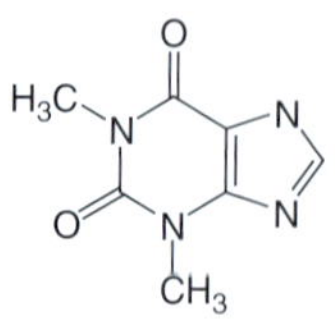

TEOFILINA

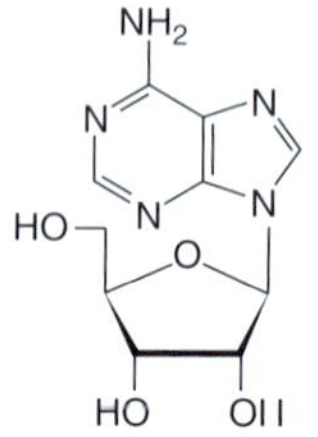

ADENOSINA

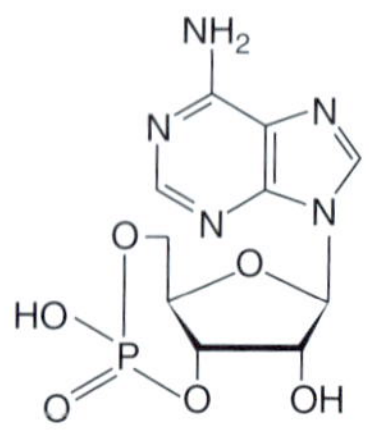

AMPc

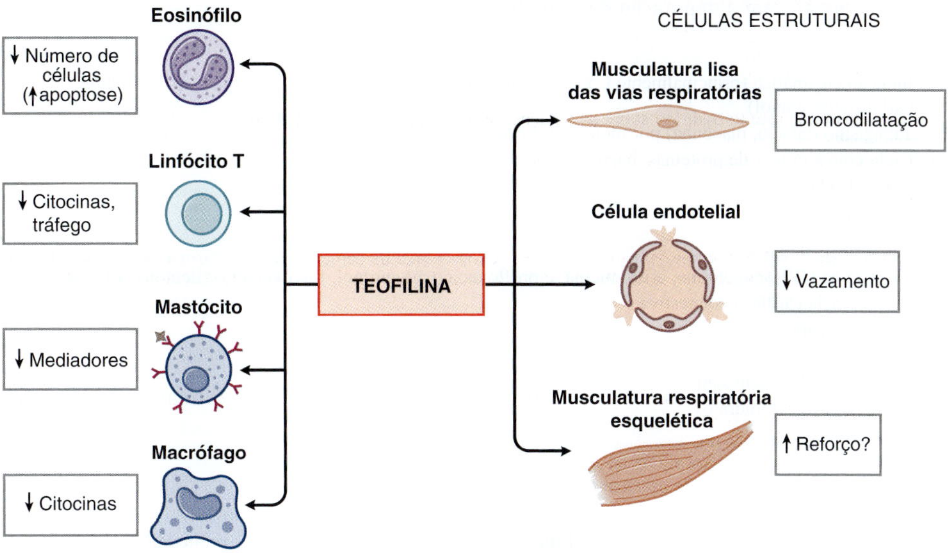

Figura 36-5 *A teofilina afeta vários tipos de células nas vias respiratórias.*

MECANISMO DE AÇÃO. Os mecanismos de ação da teofilina ainda são incertos. Além de sua ação broncodilatadora, a teofilina tem muitos efeitos não broncodilatores que podem ser relevantes para seus efeitos na asma e DPOC (Figura 36-5). Vários mecanismos moleculares de ação têm sido propostos:

- *Inibição das fosfodiesterases*. A teofilina é um inibidor de PDE não seletivo. A inibição de PDE e a elevação concomitante de AMPc celular e GMPc provavelmente são responsáveis pela ação broncodilatadora da teofilina (Figura 36-4). As isoenzimas de PDE reconhecidas no relaxamento da musculatura lisa incluem PDE3, PDE4 e PDE5.
- *Antagonismo do receptor de adenosina*. A teofilina antagoniza receptores de adenosina em concentrações terapêuticas. A adenosina causa broncoconstrição nas vias respiratórias de pacientes asmáticos por meio da liberação de histamina e leucotrienos. O antagonismo de receptores A_1 pode ser responsável por efeitos colaterais graves, como arritmias cardíacas e convulsões.
- *Liberação de interleucina-10*. A IL-10 tem um amplo espectro de efeitos anti-inflamatórios, e há evidências de que sua secreção é reduzida na asma. A liberação de IL-10 é aumentada pela teofilina, e este efeito pode ser mediado por meio da inibição de atividades de PDE.
- *Efeitos sobre a transcrição de genes*. A teofilina impede a translocação do fator de transcrição pró-inflamatório NF-κB no núcleo, reduzindo potencialmente a expressão de genes inflamatórios na asma e DPOC. No entanto, esses efeitos são observados em altas concentrações e podem ser mediados pela inibição da PDE.
- *Efeitos sobre a apoptose*. A sobrevida prolongada de granulócitos devido a uma redução da apoptose pode ser importante na perpetuação da inflamação crônica na asma (eosinófilos) e DPOC (neutrófilos). A teofilina promove a apoptose nos eosinófilos e neutrófilos *in vitro*. Esse efeito pode ser mediado pelo antagonismo dos receptores de adenosina A_{2A}. A teofilina também induz apoptose em linfócitos T por meio da inibição da PDE.
- *Ativação de histona desacetilase*. O recrutamento de histona desacetilase 2 (HDAC2) por receptores de glicocorticoides desliga genes inflamatórios. Concentrações terapêuticas de teofilina ativam HDAC, aumentando assim os efeitos anti-inflamatórios de corticosteroides. Este mecanismo parece ser mediado pela inibição da PI3-δ-cinase, que é ativada por estresse oxidativo.

EFEITOS NÃO BRONCODILATORES. Há evidências crescentes de que a teofilina tem efeitos anti-inflamatórios na asma. Por exemplo, o tratamento oral crônico com teofilina inibe a resposta tardia ao alergênio inalatório e reduz a infiltração de eosinófilos e linfócitos $CD4^+$ nas vias respiratórias após desafio de alergênio. Em pacientes com DPOC, a teofilina reduz o número total e a proporção de neutrófilos no escarro induzido, a concentração de IL-8, e respostas quimiotáticas de neutrófilos. A retirada da teofilina nos pacientes com DPOC resulta em agravamento da doença. A teofilina *in vitro* é capaz de aumentar a capacidade de resposta aos corticosteroides e reverter a resistência a corticosteroides em células de indivíduos com DPOC.

Quadro 36-2

Fatores que afetam a depuração da teofilina

Aumento da depuração

- Indução enzimática (principalmente CYP1A2) por coadministração de fármacos (p. ex., rifampicina, barbitúricos, etanol)
- Tabagismo (tabaco, maconha) por meio da indução de CYP1A2
- Dieta com alto teor de proteínas, baixo teor de carboidratos
- Carne de churrasco
- Infância

Diminuição da depuração

- Inibição da CYP (cimetidina, eritromicina, ciprofloxacino, alopurinol, fluvoxamina, zileutona, zafirlucaste)
- Insuficiência cardíaca congestiva
- Doença hepática
- Pneumonia
- Infecção viral e vacinação
- Dieta rica em carboidratos
- Idade avançada

FARMACOCINÉTICA E METABOLISMO. A teofilina tem efeito antiasma que não os de broncodilatação abaixo de 10 mg/L, de modo que a faixa terapêutica agora é tomada como sendo 5 a 15 mg/L. A dose de teofilina necessária para conferir essas concentrações terapêuticas varia entre os indivíduos, em grande parte devido a diferenças na depuração do fármaco. Além disso, pode haver diferenças na resposta broncodilatadora à teofilina; e ainda, com broncoconstrição aguda, podem ser necessárias concentrações mais elevadas para produzir broncodilatação. A teofilina é rápida e completamente absorvida, mas existem grandes variações interindividuais na depuração, devido a diferenças no metabolismo hepático. A teofilina é metabolizada no fígado, principalmente por CYP1A2; um grande número de fatores influencia o metabolismo e a depuração da teofilina (Quadro 36-2). Devido a essas variações na depuração, a individualização da dosagem de teofilina é necessária e as concentrações plasmaticas devem ser medidas 4 horas após a última dose com preparações de liberação lenta quando o estado estacionário foi atingido.:

PREPARAÇÕES E VIAS DE ADMINISTRAÇÃO. A aminofilina *intravenosa* (o sal etilenediamina de teofilina, com melhor solubilidade em pH neutro) é utilizada no tratamento da asma aguda grave, a uma dose recomendada de 6 mg/kg durante 20 a 30 minutos, seguida de uma dose de manutenção de 0,5 mg/kg por hora. Se o paciente já estiver tomando teofilina, ou existirem quaisquer fatores que reduzam a depuração, essas doses devem ser reduzidas à metade e o nível plasmático verificado com mais frequência. Os comprimidos ou elixir de liberação imediata de teofilina, que são rapidamente absorvidos, conferem oscilações aos níveis plasmáticos e não são recomendados. Várias preparações de liberação contínua fornecem concentrações plasmáticas constantes durante um período de 12 a 24 horas. Tanto a aminofilina como a teofilina de liberação lenta são igualmente eficazes. Para o tratamento contínuo é necessária terapia 2 vezes ao dia (aproximadamente 8 mg/kg 2 vezes/dia).

USO CLÍNICO. Em pacientes com asma aguda, a aminofilina intravenosa é menos eficaz do que a nebulização com β_2-agonistas e deve, portanto, ser reservada para aqueles pacientes que não respondem ou são intolerantes a β-agonistas. A adição de baixas doses de teofilina a uma dose alta ou baixa de CEI em pacientes que não estão adequadamente controlados proporciona um melhor controle dos sintomas e da função pulmonar do que dobrar a dose de esteroide inalatório. Embora a teofilina seja menos eficaz do que um β_2-agonista e corticosteroides, uma minoria de pacientes asmáticos parece obter benefício inesperado; mesmo pacientes sob tratamento com esteroides orais podem apresentar uma deterioração da função pulmonar quando a teofilina é retirada. Embora os LABA sejam mais eficazes como terapia adjuvante, a teofilina tem um custo consideravelmente menor quando os custos da medicação são limitantes.

A teofilina ainda é usada como broncodilatador na DPOC, mas anticolinérgicos inalatórios e β_2 agonistas são preferidos. A teofilina tende a ser adicionada a esses broncodilatadores inalatórios em pacientes mais graves e demonstrou conferir melhora clínica adicional quando adicionado a um β_2-agonista de longa ação.

EFEITOS COLATERAIS. Efeitos indesejáveis da teofilina geralmente estão relacionados com a concentração plasmática e tendem a ocorrer em C_p acima de 15 mg/L. Os efeitos colaterais mais comuns são cefaleia, náuseas e vômitos, desconforto abdominal e inquietação (Quadro 36-3). Também pode haver aumento da secreção de ácido e diurese. A teofilina pode levar a distúrbios comportamentais e dificuldades de aprendizagem em crianças em idade escolar. Em altas concentrações, as arritmias cardíacas e convulsões podem ocorrer. O uso de baixas doses de teofilina, visando concentrações plasmáticas de 5 a 10 mg/L, em grande parte evita efeitos colaterais e interações medicamentosas.

Quadro 36-3

Efeitos colaterais da teofilina e seus mecanismos

EFEITO COLATERAL	MECANISMO PROPOSTO
Náuseas e vômitos	Inibição de PDE4
Cefaleias	Inibição de PDE4
Desconforto gástrico	Inibição de PDE4
Diurese	Antagonismo do receptor da adenosina A_1
Distúrbios comportamentais (?)	?
Arritmias cardíacas	Inibição de PDE3, antagonismo do receptor A_1
Crises epilépticas	Antagonismo do receptor da adenosina A_1

ANTAGONISTAS COLINÉRGICOS ANTIMUSCARÍNICOS

MODO DE AÇÃO

Como antagonistas competitivos de ACh endógena nos receptores muscarínicos, esses agentes inibem o efeito constritor direto sobre o músculo liso brônquico mediado por meio da via M_3-G_q-PLC-IP_3-Ca^{2+} (Capítulo 3 e 9). Sua eficácia decorre do papel desempenhado pelo sistema nervoso parassimpático na regulação do tônus broncomotor. Os efeitos da ACh sobre o sistema respiratório não incluem apenas broncoconstrição, mas também aumento da secreção traqueobrônquica e estimulação dos quimiorreceptores da carótida e dos corpos aórticos. No entanto, uma miríade de mediadores inflamatórios envolvidos na patogenia da asma e DPOC também pode induzir os componentes da capacidade de resposta muscarínica, tais como $G\alpha_q$ e rho e contribuem para a hiper-reatividade das vias respiratórias. Assim, a contratilidade do músculo liso brônquico e o antagonismo de responsividade muscarínica poderiam ser alvos móveis na asma e DPOC.

USO CLÍNICO. Em pacientes asmáticos, os fármacos anticolinérgicos são menos eficazes como broncodilatadores que os β_2-agonistas e oferecem proteção menos eficaz contra estímulos provocatórios brônquicos. Os anticolinérgicos são atualmente utilizados como um broncodilatador adicional em pacientes asmáticos não controlados com um LABA. No tratamento agudo e crônico de asma, os fármacos anticolinérgicos podem ter um efeito aditivo com os β_2-agonistas e devem, portanto, ser considerados quando o controle da asma não é adequado com β_2-agonistas nebulizados. Na DPOC, os fármacos anticolinérgicos podem ser tão eficazes quanto, ou até mesmo superiores, aos β_2-agonistas. Seu efeito relativamente maior na DPOC do que na asma pode ser explicado por um efeito inibitório sobre o tônus vagal (Figura 36-6).

ESCOLHAS TERAPÊUTICAS. O *brometo de ipratrópio* está disponível como um pIDM e preparação nebulizada. O início da broncodilatação é relativamente lento e é geralmente máximo de 30 a 60 minutos após a inalação, mas pode persistir por 6 a 8 horas. Geralmente é administrado por IDM 3 a 4 vezes/dia, de maneira regular, e não intermitentemente para alívio dos sintomas, tendo em vista seu início de ação lento. O brometo de oxitrópio (não disponível nos EUA) é um broncodilatador anticolinérgico quaternário semelhante ao brometo de ipratrópio. Ele está disponível em doses mais elevadas por inalação e pode, portanto, ter um efeito mais prolongado.

Inaladores de combinação de um anticolinérgico e um β_2-agonista, como ipratrópio/salbutamol são populares, especialmente entre os pacientes com DPOC. Os efeitos aditivos desses dois fármacos podem proporcionar uma vantagem sobre o aumento da dose de β_2-agonista em pacientes que têm efeitos colaterais.

O *brometo de tiotrópio* é um fármaco anticolinérgico de ação longa que é adequado para uma dosagem 1 vez/dia como um DPI ou por meio de um dispositivo mininebulizador de névoa suave (não disponível nos EUA). O tiotrópio liga-se a todos os subtipos de receptores muscarínicos, mas dissocia-se muito lentamente dos receptores M_3 e M_1, conferindo-lhe um grau de seletividade cinética do receptor para esses receptores em comparação aos receptores M_2, a partir do qual dissocia mais rapidamente. Assim, em comparação com o ipratrópio, o tiotrópio apresenta menor probabilidade de antagonizar a inibição mediada por M_2 da liberação de ACh. É um broncodilatador eficaz em pacientes com DPOC e é mais eficaz do que o ipratrópio quatro vezes ao dia, sem qualquer perda de eficácia durante um período de tratamento de 1 ano. Ao longo de um período de quatro anos, o tiotrópio melhora a função pulmonar e o estado de saúde e reduz as exacerbações e a mortalidade por todas as causas, embora não haja nenhum efeito sobre a progressão da doença. Consequentemente, o tiotrópio está se tornando o broncodilatador de escolha para pacientes com DPOC.

O *brometo de aclidínio* é um pó inalatório anticolinérgico de longa ação aprovado para tratamento de manutenção de longo prazo de DPOC.

EFEITOS ADVERSOS. Os efeitos colaterais sistêmicos após brometo de ipratrópio e brometo de tiotrópio são incomuns porque há pouca absorção sistêmica. Um efeito indesejado significativo é o *sabor amargo* desagradável do

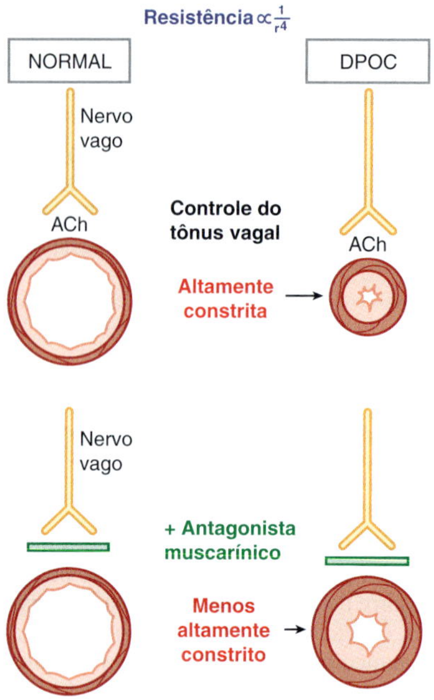

Figura 36-6 *Fármacos anticolinérgicos inibem o tônus das vias respiratórias vagalmente mediado, produzindo assim broncodilatação.* Esse efeito é pequeno nas vias respiratórias normais, mas é maior nas vias respiratórias de pacientes com doença pulmonar obstrutiva crônica (DPOC), que são estruturalmente estreitas e têm maior resistência ao fluxo de ar porque a resistência das vias respiratórias é inversamente proporcional à quarta potência do raio (r). ACh, acetilcolina.

ipratrópio inalado, que pode contribuir para a baixa adesão. O brometo de ipratrópio nebulizado pode precipitar *glaucoma* em pacientes idosos devido a um efeito direto do fármaco nebulizado no olho. Isso pode ser evitado por meio de nebulização com um bocal, em vez de uma máscara facial. Ocasionalmente, pode ocorrer broncoconstrição com brometo de ipratrópio administrado por IDM. O tiotrópio provoca secura da boca em 10 a 15% dos pacientes, mas ela geralmente desaparece durante o tratamento continuado. Ocasionalmente, observa-se retenção urinária em pacientes idosos.

CORTICOSTEROIDES

A introdução de CEI (corticosteroides inalados) revolucionou o tratamento da asma crônica. Pelo fato de a asma ser uma doença inflamatória crônica, os CEI são considerados terapia de primeira linha em todos os pacientes, exceto aqueles com doença mais branda. Em contraste marcante, os CEI são muito menos eficazes em pacientes com DPOC e devem ser utilizados apenas em pacientes com doença grave que têm exacerbações frequentes. Os corticosteroides orais continuam sendo o pilar do tratamento de várias outras doenças pulmonares, como a sarcoidose, doenças pulmonares intersticiais e síndromes pulmonares eosinofílicas (Capítulo 42).

MECANISMO DE AÇÃO. Provavelmente a ação mais importante do CEI na supressão da inflamação asmática é a inibição da expressão de vários genes inflamatórios nas células epiteliais da via respiratória. Os corticosteroides revertem o efeito de ativação destes fatores de transcrição pró-inflamatórios na acetilação das histonas recrutando HDAC2 de genes inflamatórios que foram ativadas por meio de acetilação de histonas associadas (ver detalhes moleculares na Figura 36-7). Os corticosteroides têm efeitos inibidores sobre muitas células inflamatórias e estruturais que são ativadas na asma e evitam o recrutamento de células inflamatórias nas vias respiratórias (Figura 36-8). Os esteroides inibem fortemente a formação de citocinas (p. ex., IL-1, IL-3, IL-4, IL-5, IL-9, IL-13, TNF-α e fator estimulador de colônia de granulócitos-macrófagos, GM-CSF) que são secretados na asma por linfócitos T, macrófagos e mastócitos.

Os corticosteroides não têm efeito direto sobre as respostas contráteis do músculo liso das vias respiratórias; a melhora na função pulmonar após CEI é presumivelmente causada por um efeito sobre a inflamação crônica das vias respiratórias e hiper-responsividade das vias respiratórias. Uma única dose de CEI não tem efeito sobre a resposta inicial ao alergênio (refletindo sua ausência de efeito sobre a liberação mediadora de mastócitos), mas inibe a resposta tardia (que pode ser causada por um efeito sobre os macrófagos, eosinófilos e edema da parede das vias respiratórias) e também inibe o aumento da hiper-responsividade das vias respiratórias.

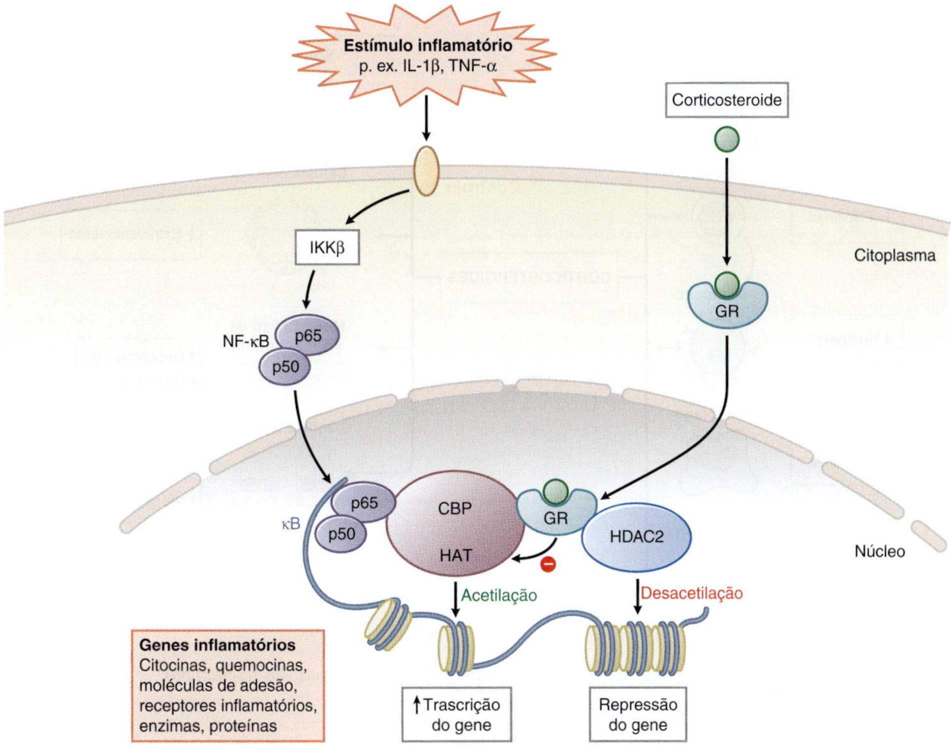

Figura 36-7 *Mecanismo de ação anti-inflamatória dos corticosteroides na asma.* Estímulos inflamatórios ativam a via NF-κB, levando a um aumento da atividade da histona acetiltransferase (HAT), resultando em acetilação das histonas do núcleo e em aumento da expressão dos genes que codificam múltiplas proteínas inflamatórias. Os corticosteroides, que atuam via receptores citosólicos de glicocorticoides (RG), antagonizam a atividade de HAT de duas maneiras: diretamente e, mais importante, por meio do recrutamento de histona deacetilase 2 (HDAC2), que inverte a acetilação de histona levando à supressão de genes inflamatórios ativados. CBP, proteína de ligação a CREB.

Os corticosteroides *suprimem* a inflamação nas vias respiratórias, mas não curam a doença subjacente. Quando os esteroides são retirados há uma recorrência do mesmo grau de hiper-responsividade das vias respiratórias, embora, em pacientes com asma leve, possa levar vários meses para voltar.

EFEITOS SINERGÍSTICOS RECÍPROCOS DOS β_2-AGONISTAS E CORTICOSTEROIDES. Os esteroides potencializam os efeitos dos β-agonistas no músculo liso dos brônquios e evitam ou revertem a dessensibilização do receptor β nas vias respiratórias. Em um nível molecular, os corticosteroides aumentam a transcrição do gene do receptor β_2 no pulmão humano *in vitro* e na mucosa respiratória *in vivo* e aumentam a estabilidade de seu RNA mensageiro. Eles também evitam ou revertem o desacoplamento dos receptores β_2 para G_s. Em sistemas de animais, os corticosteroides evitam a infrarregulação dos receptores β_2. Os β_2-agonistas também intensificam a associação dos receptores de glicocorticoides ligados (RG) ao DNA, um efeito demonstrado em macrófagos do escarro de pacientes asmáticos após um CEI e LABA inalado, sugerindo que β_2 agonistas e corticosteroides aumentam os efeitos benéficos uns dos outros no tratamento da asma.

FARMACOCINÉTICA. A farmacocinética dos corticosteroides orais é descrita no Capítulo 42. A farmacocinética dos corticosteroides inalados é importante em relação aos efeitos sistêmicos. A fração de esteroide que é inalada para os pulmões atua localmente na mucosa das vias respiratórias, mas pode ser absorvida a partir das vias respiratórias e da superfície alveolar e atinge a circulação sistêmica. Além disso, a fração de esteroide inalado que é depositada na orofaringe é engolida e absorvida pelo intestino. A fração absorvida pode ser metabolizada no fígado (metabolismo de primeira passagem), antes de atingir a circulação sistêmica (Figura 36-3). O uso de uma câmara expansora reduz a deposição orofaríngea e, portanto, reduz a absorção sistêmica do CEI. O dipropionato de beclometasona e a ciclesonida são pró-fármacos que liberam o corticosteroide ativo após o grupo éster ser clivado por esterases no pulmão. A ciclesonida está disponível como um IDM para a asma e como um *spray* nasal para rinite alérgica. A budesonida e o propionato de fluticasona têm um maior metabolismo de primeira passagem do que o dipropionato de beclometasona e, portanto, menor probabilidade de produzir efeitos sistêmicos em altas doses inaladas.

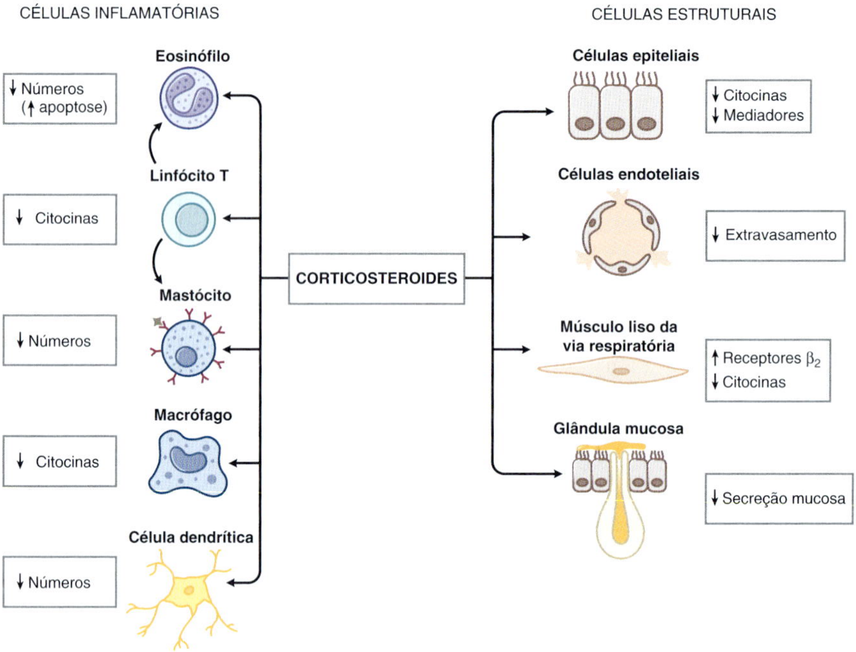

Figura 36-8 *Efeito dos corticosteroides sobre células inflamatórias e estruturais nas vias respiratórias.*

VIAS DE ADMINISTRAÇÃO E DOSAGEM

CORTICOSTEROIDES INALADOS NA ASMA. Os corticosteroides inalados são recomendados como terapia de primeira linha para todos os pacientes com asma persistente. Eles devem ser iniciados em qualquer paciente que precisa usar um β_2 agonista inalatório para controle dos sintomas mais de duas vezes por semana.

A maior parte dos benefícios deriva de doses inferiores a 400 μg de dipropionato de beclometasona ou equivalente. Entretanto, alguns pacientes (com relativa resistência ao corticosteroide) podem beneficiar-se de doses mais elevadas (até 2.000 μg/dia). Para a maioria dos pacientes, o CEI deve ser usado 2 vezes/dia, um esquema que melhora a adesão ao tratamento após o controle da asma ser atingido (o que pode requerer uma dosagem quatro vezes ao dia inicialmente ou um curso de esteroides por via oral, caso os sintomas sejam graves). Uma administração de uma vez ao dia de alguns esteroides (p. ex., budesonida, mometasona e ciclesonida) é eficaz quando doses de 400 μg ou menos são necessárias. Se uma dose superior a 800 μg/dia via IDMp é usada, um dispositivo expansor deve ser empregado para reduzir o risco de efeitos colaterais da orofaringe. O CEI pode ser usado em crianças da mesma forma que em adultos.

CORTICOSTEROIDES INALADOS NA DOENÇA PULMONAR OBSTRUTIVA CRÔNICA

Os pacientes com DPOC ocasionalmente respondem aos esteroides, e esses pacientes são propensos a ter asma concomitante. Os corticosteroides não parecem ter qualquer efeito anti-inflamatório importante na DPOC; parece haver um mecanismo de resistência ativo, que pode ser explicado pela atividade deficiente do HDAC2 como resultado do estresse oxidativo. Os pacientes com fibrose cística, que envolve inflamação das vias respiratórias, também são resistentes a altas doses de CEI.

ESTEROIDES SISTÊMICOS. Os esteroides intravenosos são indicados na asma aguda se a função pulmonar for prevista em menos de 30% e em pacientes que não apresentem melhora significativa com nebulização com β_2-agonista. A hidrocortisona é o esteroide de escolha porque tem o início mais rápido (5-6 h após a administração), comparado com 8 horas com prednisolona.

É comum administrar hidrocortisona 4 mg/kg inicialmente, seguido por uma dose de manutenção de 3 mg/kg a cada 6 horas. A prednisolona oral (40-60 mg) tem um efeito semelhante à hidrocortisona intravenosa. A prednisolona e a prednisona são os esteroides orais mais comumente utilizados. A dose de manutenção usual é de aproximadamente 10 a 15 mg/dia. Os esteroides orais geralmente são administrados em uma única dose pela manhã, porque esta coincide com o aumento diurno normal do cortisol no plasma e produz uma menor supressão suprarrenal do que se for administrada em doses divididas ou à noite.

Efeitos adversos. Os corticosteroides inibem a secreção de ACTH e cortisol por um efeito de retroalimentação negativo sobre a glândula hipofisária (Capítulo 42). A supressão do eixo hipotalâmico-hipofisário-suprarrenal

Quadro 36-4

Efeitos colaterais dos corticosteroides inalatórios

Efeitos colaterais locais
Disfonia, candidíase orofaríngea, tosse
Efeitos colaterais sistêmicos
Supressão e insuficiência suprarrenais, supressão do crescimento
Hematomas, osteoporose, catarata, glaucoma, pneumonia
Anormalidades metabólicas (glicose, insulina, triglicerídeos)
Distúrbios psiquiátricos (euforia, depressão)

(HPA) depende da dose e geralmente ocorre apenas com doses de prednisona superiores a 7,5 a 10 mg/dia. Supressão significativa, após cursos de curta duração de corticoterapia, geralmente não é um problema. *Doses de esteroides após terapia oral prolongada devem ser reduzidas lentamente.* Os sintomas de "síndrome de abstinência de esteroides" incluem cansaço, dores musculoesqueléticas e, ocasionalmente, febre. A supressão de HPA com esteroides inalados geralmente é observada apenas quando a dose diária inalada excede 2.000 μg de dipropionato de beclometasona ou seu equivalente por dia.

Os efeitos colaterais da terapia a longo prazo com corticosteroide oral incluem a retenção de líquidos, aumento do apetite, ganho de peso, osteoporose, fragilidade capilar, hipertensão, úlcera péptica, diabetes, catarata e psicose. Sua frequência tende a aumentar com a idade. Reações adversas muito ocasionais (como anafilaxia) a hidrocortisona intravenosa foram descritas, particularmente em pacientes asmáticos sensíveis ao ácido acetilsalicílico.

Os CEI podem ter *efeitos colaterais locais* devido à deposição de esteroide inalado na orofaringe. O problema mais comum é a rouquidão e fraqueza da voz (disfonia) devido à atrofia das pregas vocais após deposição laríngea de esteroide, que pode ocorrer em até 40% dos pacientes e é observada particularmente por pacientes que precisam usar suas vozes durante o trabalho (palestrantes, professores e cantores). A irritação da garganta e tosse após inalação são comuns com IDM e parecem ser causadas por aditivos, porque esses problemas geralmente não são observados se o paciente mudar para um IPS. A candidíase orofaríngea ocorre em aproximadamente 5% dos pacientes. Evidências crescentes sugerem que altas doses de CEI aumentam o risco de pneumonia em pacientes com DPOC que estão sob tratamento com doses altas de propionato de fluticasona. A incidência de *efeitos colaterais sistêmicos* após CEI é uma consideração importante, particularmente em crianças (Quadro 36-4). A supressão suprarrenal ocorreu apenas com doses inaladas superiores a 1.500 a 2.000 μg/dia, possivelmente menos. É importante reduzir a probabilidade de efeitos sistêmicos utilizando a menor dose de esteroide inalado necessária para controlar a asma, e pelo uso de um expansor de grande volume para reduzir a deposição orofaríngea.

Escolhas terapêuticas. Inúmeros CEI estão agora disponíveis, incluindo dipropionato de beclometasona, triancinolona, flunisolida, budesonida, *hemidrato* de fluticasona, propionato de fluticasona, furoato de mometasona e ciclesonida. Todos são igualmente eficazes como fármacos antiasmáticos, mas existem diferenças em sua farmacocinética: budesonida, fluticasona, mometasona e ciclesonida têm uma menor biodisponibilidade oral do que o dipropionato de beclometasona porque estão sujeitos ao maior metabolismo hepático de primeira passagem; isso resulta em absorção sistêmica reduzida e, portanto, redução dos efeitos adversos. A ciclesonida é outra escolha; é um pró-fármaco que é convertido em metabólito ativo por esterases no pulmão, dando-lhe uma baixa biodisponibilidade oral e alto índice terapêutico.

CROMONAS

O cromoglicato dissódico (cromolina sódica) é um derivado do khellin, um fitoterápico egípcio. Um fármaco estruturalmente relacionado, *nedocromil* sódico, foi posteriormente desenvolvido. O uso de cromoglicato dissódico caiu acentuadamente com a utilização mais generalizada dos CEI mais eficazes.

ANTAGONISTAS MEDIADORES

Tanto os anti-histamínicos H_1 como os antileucotrienos têm sido aplicados para a doença das vias respiratórias, mas seu benefício adicional sobre β_2-agonistas e corticosteroides é leve.

ANTI-HISTAMÍNICOS. A histamina imita muitas das características da asma e é liberada de mastócitos nas respostas asmáticas agudas, sugerindo que os anti-histamínicos podem ser úteis no tratamento da asma. Há pouca evidência de que os antagonistas dos receptores de histamina H_1 forneçam qualquer benefício clínico útil, como demonstrado por uma metanálise. Os anti-histamínicos mais recentes, como a cetirizina e a azelastina, têm alguns efeitos benéficos, mas isso pode não estar relacionado com o antagonismo do receptor H_1.

ANTILEUCOTRIENOS. Há evidências consideráveis de que os cisteinil-leucotrienos (LT) são produzidos na asma e que eles têm efeitos potentes sobre a função das vias respiratórias, induzindo broncoconstrição, hiper-responsividade das vias respiratórias, exsudação do plasma, secreção de muco e inflamação eosinofílica (Figura 36-9; Capítulo 33). Esses dados motivaram o desenvolvimento de inibidores da enzima 5'-lipoxigenase (5-LO) (dos

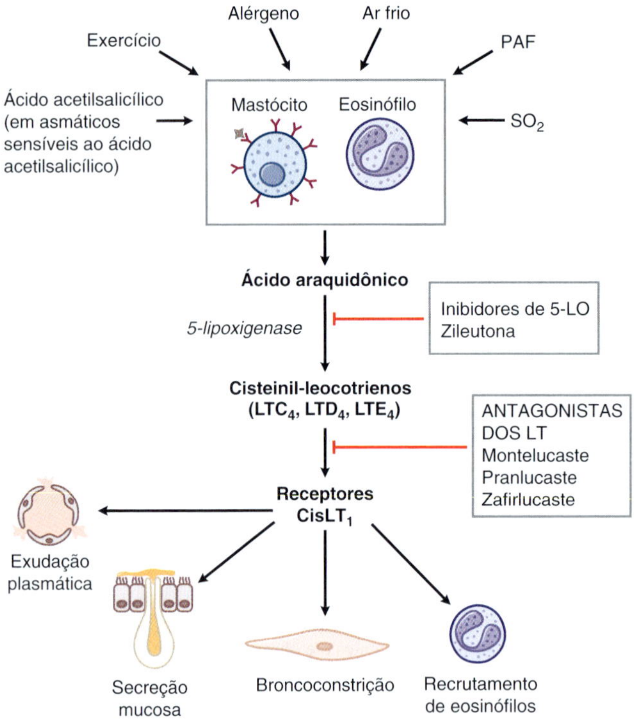

Figura 36-9 *Efeitos dos cisteinil-leucotrienos nas vias respiratórias e sua inibição por antileucotrienos.* 5-LO, 5′-lipoxigenase; LT, leucotrieno, PAF, fator de ativação plaquetária.

quais a zileutona é o único fármaco comercializado) e vários antagonistas do receptor cis-LT_1, incluindo o montelucaste, zafirlucaste e pranlucaste.

Estudos clínicos. Em pacientes com asma branda a moderada, os antileucotrienos causam uma melhora significativa na função pulmonar e nos sintomas da asma, com uma redução no uso de β_2-agonistas inalatórios de resgate. No entanto, os antileucotrienos são consideravelmente menos eficazes do que os corticosteroides inalados no tratamento da asma leve e não podem ser considerados tratamento de primeira escolha. Os antileucotrienos são indicados como terapia adjuvante em pacientes que não estão bem controlados sob tratamento com CEI. O benefício adicional é pequeno e menos eficaz do que a adição de um LABA.

Os antileucotrienos são eficazes na prevenção de asma induzida por esforço, com eficácia semelhante à dos LABA. Os antileucotrienos parecem atuar principalmente como fármacos antibroncoconstritores e eles são claramente menos amplamente eficazes do que os β_2-agonistas porque antagonizam apenas um dos vários mediadores broncoconstritores. Os antagonistas do receptor cis-LT_1 não têm um papel no tratamento da DPOC.

Efeitos adversos. Zileutona, zafirlucaste e montelucaste são associados a casos raros de disfunção hepática, assim, as enzimas associadas ao fígado devem ser monitoradas. Vários casos de síndrome de Churg-Strauss foram associados ao uso de zafirlucaste e montelucaste.

TERAPIAS IMUNOMODULADORAS

TERAPIA IMUNOSSUPRESSORA

A terapia imunossupressora (p. ex., metotrexato, ciclosporina A, ouro, imunoglobulina intravenosa) tem sido considerada na asma quando outros tratamentos não surtiram efeito ou para diminuir a dose oral necessária de esteroides. No entanto, tratamentos imunossupressores são menos eficazes e têm maior propensão a efeitos colaterais do que os corticosteroides orais.

TERAPIA COM ANTIRRECEPTOR IgE

O omalizumabe é um anticorpo monoclonal humanizado que bloqueia a ligação da IgE aos receptores de IgE de alta afinidade (FcεR1) nos mastócitos e, assim, impede sua ativação por alergênios (Figura

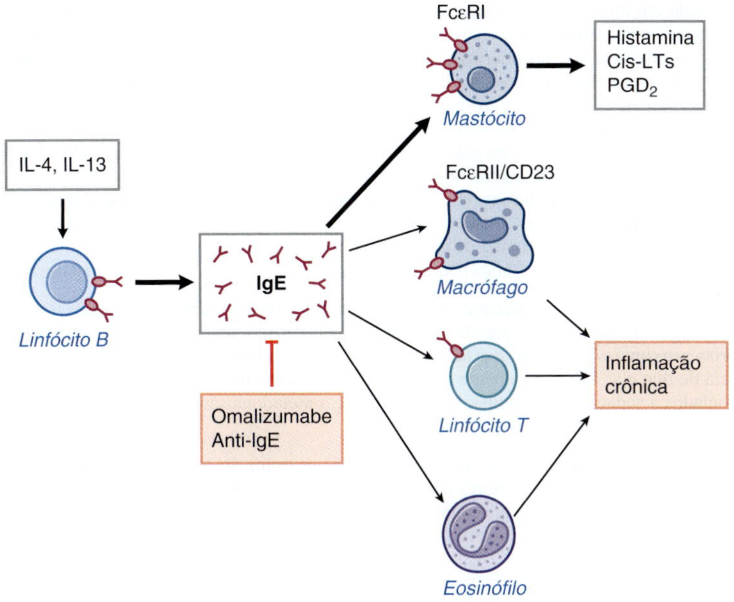

Figura 36-10 *Imunoglobulina (Ig) E desempenha um papel central nas doenças alérgicas.* O bloqueio de IgE usando um anticorpo, como o omalizumabe, é uma abordagem terapêutica racional. O IgE pode ativar receptores de alta afinidade (FcεRI) em mastócitos, bem como receptores de baixa afinidade (FcεRII, CD23) em outras células inflamatórias. O omalizumabe impede essas interações e a inflamação resultante. Cis-LT, cisteinil-leucotrienos; IL, interleucina; PG, prostaglandina.

36-10). Também bloqueia a ligação de IgE aos receptores de IgE de baixa afinidade (FcεRII, CD23) em outras células inflamatórias, incluindo linfócitos T e B, macrófagos e, possivelmente, eosinófilos, para inibir a inflamação crônica. O omalizumabe também reduz os níveis de IgE circulante.

Uso Clínico. O omalizumabe é usado para o tratamento de pacientes com asma grave. O anticorpo é administrado por injeção subcutânea a cada 2 a 4 semanas, e a dose é determinada pelo título de IgE circulante. O omalizumabe reduz a necessidade de corticosteroides orais e inalatórios e reduz acentuadamente as exacerbações da asma. Por causa de seu custo muito elevado, esse tratamento geralmente é usado apenas em pacientes com asma muito grave que não estão bem controlados, mesmo sob tratamento com corticosteroides orais e em pacientes com rinite alérgica concomitante muito grave. O principal efeito colateral do omalizumabe é uma resposta anafilática, que é incomum (< 0,1%).

MUCORREGULADORES

A hipersecreção de muco ocorre na bronquite crônica, DPOC, fibrose cística e asma. Na bronquite crônica, a hipersecreção de muco está relacionada à irritação crônica por fumaça de cigarro e pode envolver mecanismos neurais e a ativação de neutrófilos para liberar enzimas como a elastase de neutrófilos e proteinase-3 que têm poderosos efeitos estimulantes na secreção de muco. A quimase derivada de mastócitos também é um potente secretagogo de muco. Os fármacos anticolinérgicos sistêmicos parecem reduzir a depuração mucociliar, mas esta não é observada com brometo de ipratrópio ou brometo de tiotrópio, presumivelmente refletindo sua absorção precária pelo trato respiratório. Os β_2-agonistas aumentam a produção de muco e a depuração mucociliar. Pelo fato da inflamação levar à hipersecreção de muco, os tratamentos anti-inflamatórios devem reduzir a hipersecreção de muco; os CEI são muito eficazes na redução da produção de muco aumentada na asma.

Os nervos sensoriais e neuropeptídeos são importantes nas atividades secretoras da glândula submucosa e de células caliciformes (mais notáveis nas vias respiratórias periféricas). Os opioides e abridores de canais de K^+ inibem a secreção de muco mediada via liberação de neuropeptídeos sensoriais; no futuro os opioides de ação periférica podem ser desenvolvidos para controlar a hipersecreção de muco decorrente de irritantes.

ANTITUSSÍGENOS

Sempre que possível, trate a causa subjacente, não a tosse.

As infecções virais do trato respiratório superior são a causa mais comum de tosse; a tosse pós-viral geralmente é autolimitada e comumente medicada pelo paciente. Pelo fato de a tosse ser um reflexo defensivo, a sua supressão pode ser inadequada em infecções bacterianas pulmonares. Antes do tratamento com antitussígenos, é importante identificar os mecanismos causais subjacentes que podem necessitar de terapia. A asma comumente apresenta-se como tosse, e a tosse em geral irá responder ao CEI. Uma síndrome caracterizada por tosse, em associação com eosinofilia no escarro, mas sem hiper-responsividade das vias respiratórias e a chamada *bronquite eosinofílica* também responde a CEI. A tosse não asmática não responde a CEI, mas às vezes responde à terapia anticolinérgica. A tosse associada a gotejamento pós-nasal de sinusite responde aos antibióticos (se tal se justificar), descongestionantes nasais e esteroides intranasais. A tosse associada a inibidores da ECA (em aproximadamente 15% dos pacientes tratados) responde à redução da dose ou à retirada do fármaco e substituição de um antagonista do receptor AT_1 (Capítulo 26). O refluxo gastresofágico é uma causa comum de tosse por um mecanismo reflexo e, ocasionalmente, como resultado da aspiração ácida para os pulmões. Essa tosse pode responder à supressão de ácido gástrico com um antagonista dos receptores H_2 ou um inibidor de bomba de prótons (Capítulo 45). Alguns pacientes tem uma tosse crônica sem causa aparente, e essa tosse crônica idiopática pode ser causada por hiperestesia neural sensorial das vias respiratórias.

OPIÁCEOS. Os opiáceos possuem um mecanismo central de ação sobre os receptores opioides μ no centro medular da tosse, mas há alguma evidência de que eles podem ter ação periférica adicional sobre receptores da tosse nas vias respiratórias proximais. A codeína e a folcodina (não disponível nos EUA) são comumente usadas, mas há pouca evidência de que elas são clinicamente eficazes, especialmente na presença de tosse pós-viral; além disso, eles estão associados à sedação e à constipação. A morfina e a metadona são eficazes, mas indicadas apenas para a tosse intratável associada a carcinoma brônquico.

DEXTROMETORFANO. O dextrometorfano é um antagonista do receptor do *N*-metil-D-aspartato (NMDA) de ação central. Também pode antagonizar receptores opioides. Apesar do fato de estar em muitos antitussígenos isentos de prescrição e ser comumente usado para tratar a tosse, é pouco eficaz. Pode causar alucinações em doses mais elevadas e tem potencial de abuso significativo.

BENZONATATO. Anestésico local, atua perifericamente anestesiando os mecanorreceptores localizados nas passagens respiratórias, pulmões e pleura. Ao controlar a atividade desses receptores, o benzonatato pode reduzir o reflexo da tosse em sua origem. A dose recomendada é 100 mg, 3 vezes/dia, e até 600 mg/dia, se necessário. Os efeitos colaterais incluem tontura e disfagia. Convulsões e parada cardíaca ocorreram após uma ingestão aguda. Reações alérgicas graves foram relatadas em pacientes alérgicos ao ácido para-aminobenzoico, um metabólito do benzonatato.

OUTROS FÁRMACOS. Vários outros fármacos supostamente têm pequenos benefícios na proteção contra desafios da tosse ou na redução da tosse em doenças pulmonares. Esses fármacos incluem ***moguisteína*** (não disponível nos EUA), que atua perifericamente e parece abrir canais de K^+ sensíveis ao ATP; ***baclofeno***, um agonista $GABA_B$-seletivo; e ***teobromina***, uma metilxantina de ocorrência natural.

MEDICAMENTOS PARA DISPNEIA E CONTROLE VENTILATÓRIO

FÁRMACOS PARA DISPNEIA

Os broncodilatadores devem reduzir a falta de ar em pacientes com obstrução das vias respiratórias. O oxigênio crônico pode ter um efeito benéfico, mas em alguns pacientes a dispneia pode ser extrema. Fármacos que reduzem a falta de ar também podem deprimir a ventilação em paralelo e podem, portanto, ser perigosos. Alguns pacientes apresentam uma resposta benéfica para di-hidrocodeína e diazepam; no entanto, esses fármacos devem ser usados com grande cautela devido ao risco de depressão ventilatória. Comprimidos de morfina de liberação lenta também podem ser úteis em pacientes com DPOC com dispneia extrema. A morfina nebulizada também pode reduzir a falta de ar na DPOC e poderia agir em parte sobre os receptores opioides no pulmão.

ESTIMULANTES VENTILATÓRIOS

Os estimulantes respiratórios seletivos são indicados quando a ventilação está comprometida em decorrência de *overdose* de sedativos, na depressão respiratória pós-anestésica e na hipoventilação idiopática. Os estimulantes respiratórios raramente são indicados na DPOC porque o estímulo respiratório já é máximo e mais estimulação da ventilação pode ser contraproducente devido ao aumento do gasto energético causado pelos fármacos.

DOXAPRAM. Em baixas doses (0,5 mg/kg IV), o doxapram estimula quimiorreceptores carotídeos; em doses mais elevadas, estimula centros respiratórios medulares. Seu efeito é transitório, assim, a infusão intravenosa (0,3-3 mg/kg por minuto) é necessária para um efeito contínuo. Os efeitos indesejados incluem náuseas, sudorese, ansiedade e alucinações. Em doses mais elevadas, pode ocorrer aumento da pressão pulmonar e sistêmica. O fígado e ambos os rins participam na depuração de doxapram, que deve ser usado com cautela caso a função hepática ou renal esteja comprometida. Na DPOC, a infusão de doxapram é restrita a 2 horas. O uso de doxapram para tratar a insuficiência ventilatória na DPOC hoje foi amplamente substituída por ventilação não invasiva.

ALMITRINA. O bismesilato de almitrina é um derivado da piperazina, que parece estimular seletivamente os quimiorreceptores periféricos e não tem ação central. A almitrina estimula a ventilação apenas quando há hipoxia. O uso a longo prazo de almitrina está associado à neuropatia periférica, limitando sua disponibilidade na maioria dos países.

ACETAZOLAMIDA. O inibidor da anidrase carbônica acetazolamida (Capítulo 25) induz a acidose metabólica e, assim, estimula a ventilação, mas não é amplamente utilizado porque o desequilíbrio metabólico que produz pode ser prejudicial em face de acidose respiratória. Tem um efeito benéfico muito pequeno na insuficiência respiratória em pacientes com DPOC. O fármaco tem se mostrado útil na prevenção da doença de altas altitudes.

NALOXONA. A naloxona é um antagonista opioide competitivo indicado apenas se a depressão ventilatória for causada por *overdose* de opioides.

FLUMAZENIL. O flumazenil é um antagonista do receptor benzodiazepínico que pode reverter a depressão respiratória por *overdose* de benzodiazepínicos.

FARMACOTERAPIA DA HIPERTENSÃO ARTERIAL PULMONAR

A hipertensão arterial pulmonar (HAP) é caracterizada por proliferação vascular e remodelagem de pequenas artérias pulmonares, resultando em um aumento progressivo da resistência vascular pulmonar, que pode levar à insuficiência cardíaca direita e à morte. A HAP envolve disfunção das células do músculo liso e endoteliais vasculares pulmonares e sua interação resulta de um desequilíbrio dos mediadores vasoconstritores e vasodilatadores. Os vasodilatadores são o esteio da terapia medicamentosa para HAP. No entanto, os vasodilatadores utilizados para tratar a hipertensão arterial sistêmica abaixam a pressão arterial sistêmica, que pode resultar em diminuição da perfusão pulmonar. Os bloqueadores dos canais de cálcio, como nifedipino, são pouco eficazes, mas alguns pacientes podem se beneficiar. Na HAP, há um aumento dos mediadores vasoconstritores ET-1, TxA_2 e 5-HT e uma diminuição dos mediadores vasodilatadores prostaciclina (PGI_2), NO e VIP. As terapias visam antagonizar os mediadores vasoconstritores e aumentar a vasodilatação (Figura 36-11).

A maioria dos casos de hipertensão pulmonar está associada a distúrbios do tecido conectivo, como esclerose sistêmica, ou é secundária a doenças pulmonares hipóxicas, como a doença intersticial pulmonar e DPOC, onde a hipoxia crônica leva à vasoconstrição pulmonar hipóxica. Na hipertensão pulmonar secundária decorrente de hipoxia crônica, o tratamento inicial é a correção da hipoxia usando terapia suplementar com O_2. A insuficiência cardíaca direita é tratada inicialmente com diuréticos. Os anticoagulantes são indicados para o tratamento de hipertensão pulmonar secundária à doença tromboembólica crônica, mas podem também ser indicados para pacientes com hipertensão pulmonar grave que têm um risco aumentado de trombose venosa.

PROSTACICLINA

A prostaciclina (PGI_2; epoprostenol) é produzida pelas células endoteliais na circulação pulmonar e relaxa diretamente as células do músculo liso vascular pulmonar por meio do aumento das concentrações intracelulares de AMP cíclico (Capítulo 33). A redução da produção de prostaciclina na HAP levou ao uso terapêutico de epoprostenol e outros derivados de prostaciclina estável. Funcionalmente, a PGI_2 opõe-se aos efeitos da TXA_2.

O epoprostenol intravenoso é eficaz na redução da pressão arterial pulmonar, melhora do desempenho do exercício e prolongamento da sobrevida na HAP primária (HAPP). Devido à sua meia-vida plasmática curta, a prostaciclina deve ser administrada por infusão intravenosa contínua utilizando uma bomba de infusão. Os efeitos colaterais comuns são cefaleia, rubor, diarreia, náuseas e dor maxilar. A infusão intravenosa contínua é inconveniente e tem um alto custo. Isso levou ao desenvolvimento de análogos da prostaciclina mais estáveis. O treprostinil é administrado por infusão subcutânea contínua ou como uma inalação, que consiste em quatro sessões de tratamento diário com nove respirações por sessão. O iloproste é um análogo estável que é administrado por inalação, mas precisa ser administrado por nebulizador 6 a 9 vezes ao dia. Ele é associado a efeitos colaterais vasodilatadores da prostaciclina, incluindo síncope. Também pode causar tosse e broncoconstrição porque sensibiliza os nervos sensoriais das vias respiratórias.

ANTAGONISTAS DO RECEPTOR DA ENDOTELINA

A endotelina-1 (ET-1) é um potente vasoconstritor pulmonar produzido em quantidades aumentadas na HAP. ET-1 contrai células do músculo liso vascular e causa proliferação principalmente por meio dos receptores ET_A. Os receptores ET_B medeiam a liberação de prostaciclina e NO a partir de células endoteliais. Vários antagonistas da endotelina estão atualmente no mercado para o tratamento de HAPP.

A **bosentana** é um antagonista dos receptores ET_A e ET_B. A bosentana é eficaz na redução dos sintomas e melhora da mortalidade na HAPP. A dose inicial é de 62,5 mg, 2 vezes/dia, durante quatro semanas, em seguida aumentando-se para a dose de manutenção de 125 mg, 2 vezes/dia. O fármaco geralmente é bem tolerado. Os efeitos adversos incluem testes de função hepática anormal, anemia, cefaleias, edema periférico e congestão nasal. As aminotransferases hepáticas devem ser monitoradas mensalmente. Um efeito de classe é um risco de atrofia testicular e infertilidade; a bosentana é potencialmente teratogênica.

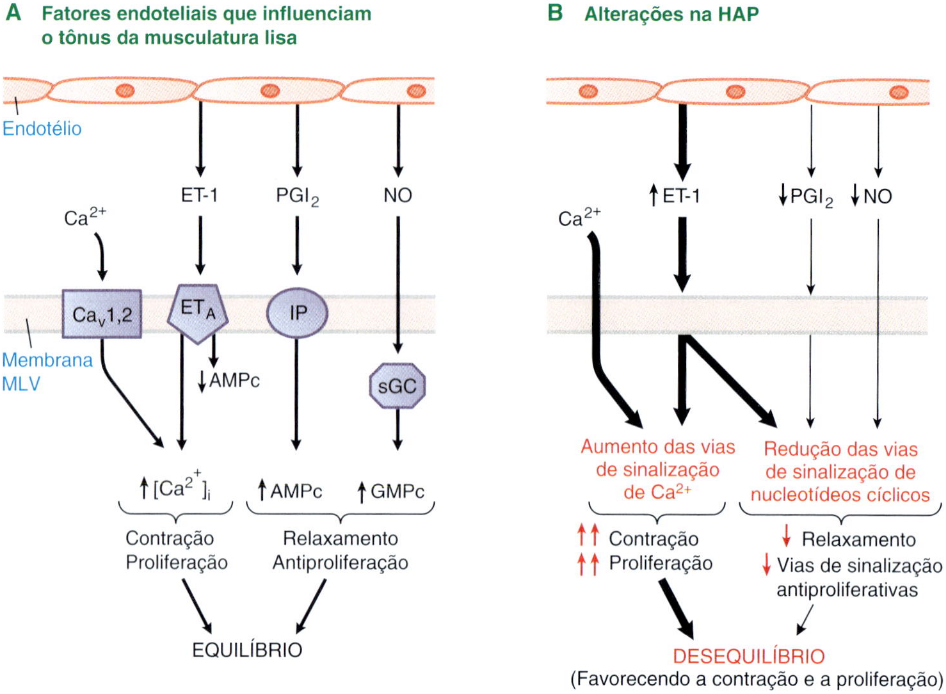

Figura 36-11 *Interações do endotélio e músculo liso vascular na hipertensão arterial pulmonar (HAP).* **A.** Na artéria pulmonar normal, há um equilíbrio entre influências constritoras e relaxantes que podem ser vistas como competição entre vias de sinalização de Ca^{2+} e vias de sinalização de nucleotídeos cíclicos no músculo liso vascular (MLV). A endotelina (ET-1) liga-se ao receptor ETA nas células do MLV e ativa a via G_q-PLC-IP_3 aumentando Ca^{2+} citosólico; ET-1 também podem acoplar a G_i inibindo a produção de AMP cíclico (AMPc). Em células MLV despolarizantes, Ca^{2+} pode entrar por meio do canal de Ca^{2+} tipo L ($Ca_v1,2$). As células endoteliais também produzem fatores relaxantes, prostaciclina (PGI_2) e NO. O NO estimula a guanilato-ciclase solúvel (sGC), causando acúmulo de GMP cíclico (GMPc) nas células do MLV; PGI_2 liga-se ao receptor do IP e estimula a produção de AMPc; a elevação desses nucleotídeos cíclicos promove o relaxamento do MLV (Figuras 36-4 e 3-11). **B.** Na HAP, a produção de ET-1 é maior, a produção de PGI_2 e NO é reduzida, e o equilíbrio é deslocado em direção à constrição e proliferação de músculo liso vascular. (*Continua*)

A **ambrisentana** é um antagonista seletivo do receptor ET_A. É administrada por via oral 1 vez ao dia em uma dose de 5 a 10 mg com eficácia clínica e efeitos adversos semelhantes à da bosentana. O uso de ambrisentana também exige acompanhamento mensal de aminotransferases hepáticas. *A sitaxsentana* (não disponível nos EUA) é um antagonista seletivo do receptor de ET_A que foi retirado do mercado devido a relatos pós-comercialização de complicações hepáticas fatais em pacientes com HAP relacionada com seu uso.

INIBIDORES DA FOSFODIESTERASE 5

O óxido nítrico ativa a guanilato-ciclase solúvel aumentando o GMP cíclico, que é hidrolisado para 5'GMP por PDE5 (Capítulo 27). A elevação da GMPc no músculo liso provoca relaxamento (Capítulo 3), que a inibição da PDE5 prolonga e acentua. No leito pulmonar, a inibição da PDE5 induz vasodilatação.

SILDENAFILA. A sildenafila é um inibidor seletivo de PDE5 que é administrado a uma dose (20 mg 3 vezes/dia por via oral) menor do que a usada para disfunção erétil (100 mg; Capítulo 27). É eficaz na redução da resistência pulmonar e melhora da tolerância ao exercício em pacientes com HAP. Os efeitos colaterais incluem cefaleia, rubor, dispepsia e distúrbios visuais.

TADALAFILA. A tadalafila tem uma duração de ação mais longa do que a sildenafila, portanto pode ser adequada para a dosagem de uma vez ao dia.

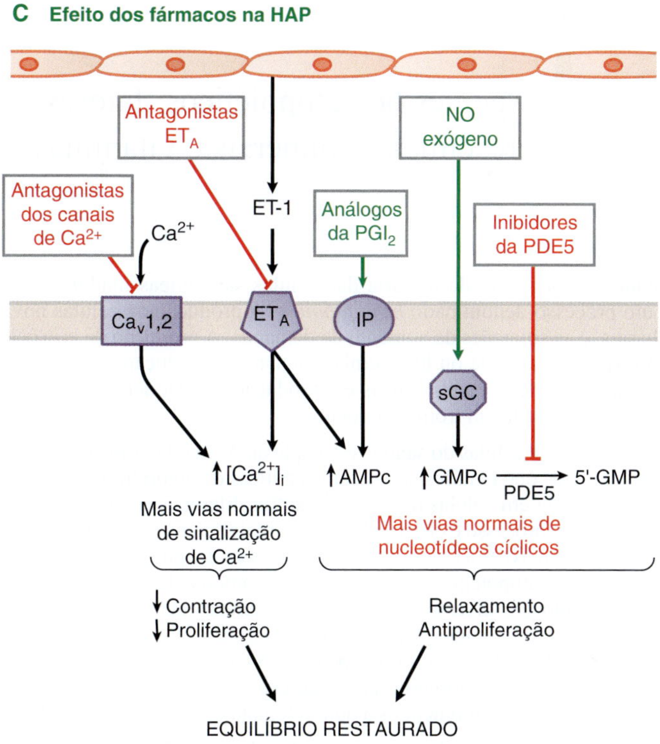

Figura 36-11 *Continuação.* **C.** No tratamento da HAP, antagonistas dos receptores ET_A podem reduzir os efeitos constritores de ET-1 e os antagonistas dos canais de Ca^{2+} podem reduzir ainda mais a contração dependente de Ca^{2+}. PGI_2 e NO exógenos podem ser fornecidos para promover a vasodilatação (relaxamento do MLV); a inibição da PDE5 pode aumentar o efeito relaxante de NO pela inibição da degradação de GMPc. Assim, esses fármacos podem reduzir a sinalização de Ca^{2+} e melhorar a sinalização de nucleotídeos cíclicos, restaurando o equilíbrio entre as forças de contração/proliferação e de relaxamento/antiproliferação. A remodelagem e a deposição de matriz extracelular por fibroblastos adjacentes são influenciadas positiva e negativamente pelas mesmas vias de sinalização contrátil e relaxante, respectivamente.

INIBIDORES DE PDE4

Roflumilaste. O roflumilaste e seu metabólito ativo (roflumilaste N-óxido) inibem seletivamente a PDE4, tem efeitos anti-inflamatórios e são usados para reduzir exacerbações graves da DPOC. O roflumilaste é metabolizado por CYP em roflumilaste N-óxido e em seguida em conjugados que são excretados principalmente na urina. Os efeitos adversos incluem diarreia, perda de peso, náuseas, cefaleia e podem ser limitantes da dose. Alguns pacientes podem apresentar ansiedade, depressão e pensamentos suicidas.

Para uma listagem bibliográfica completa, consulte ***As Bases Farmacológicas da Terapêutica de Goodman e Gilman***, 12ª edição.

Capítulo 37 Agentes hematopoiéticos: fatores de crescimento, minerais e vitaminas

O tempo limitado de sobrevida da maioria das células sanguíneas maduras exige a sua contínua reposição em um processo denominado *hematopoiese*. A produção de células novas deve atender as necessidades basais, e as situações de aumento da demanda. A produção de eritrócitos pode aumentar > 20 vezes em resposta à anemia ou hipoxemia, enquanto a produção dos leucócitos aumenta notavelmente em resposta a infecções sistêmicas e a produção de plaquetas pode aumentar 10-20 vezes quando o seu consumo resulta em trombocitopenia.

A regulação da produção de células do sangue é complexa. As células-tronco hematopoiéticas são células medulares ósseas raras que manifestam as características de autorrenovação e compromisso quanto à sua linhagem, resultando em células destinadas a sofrer diferenciação em nove linhagens de células sanguíneas distintas. Esse processo é observado, em sua maior parte, nas cavidades medulares do crânio, dos corpos vertebrais, da pelve e da parte proximal dos ossos longos; envolve interações entre células-tronco e progenitoras hematopoiéticas e as células e macromoléculas complexas do estroma da medula óssea, sendo influenciado por diversos fatores de crescimento hematopoiéticos solúveis e ligados à membrana. Vários desses hormônios e citocinas foram identificados e clonados, permitindo a sua produção em quantidades suficientes para uso terapêutico. As aplicações clínicas abrangem desde o tratamento de doenças hematológicas primárias até o seu uso como adjuvantes no tratamento de infecções graves e no manejo de pacientes submetidos à quimioterapia do câncer ou transplante de medula óssea.

A hematopoiese também necessita de um suprimento adequado de minerais (p. ex., ferro, cobalto e cobre) e vitaminas (p. ex., ácido fólico, vitamina B_{12}, piridoxina, ácido ascórbico e riboflavina), e as deficiências desses minerais e vitaminas geralmente resultam em anemias características ou, com menos frequência, em falência geral da hematopoiese. A correção terapêutica de uma deficiência específica depende do diagnóstico preciso do estado anêmico, do conhecimento da dose correta, do uso desses agentes em várias combinações e da resposta esperada.

Fatores de crescimento hematopoiéticos

FISIOLOGIA DOS FATORES DE CRESCIMENTO. A hematopoiese no estado de equilíbrio envolve a produção diária de > 400 bilhões de células sanguíneas. Essa produção é rigorosamente regulada e pode aumentar várias vezes em situações de aumento das demandas. O órgão hematopoiético também é peculiar na fisiologia do adulto, visto que vários tipos de células maduras derivam de um número muito menor de progenitores multipotentes, que se desenvolvem a partir de um número mais limitado de células-tronco hematopoiéticas pluripotentes. Essas células são capazes de manter o seu próprio número e de diferenciar-se sob a influência de fatores celulares e humorais, produzindo um grande e diverso número de células sanguíneas maduras.

A diferenciação das células-tronco pode ser descrita em uma série de etapas que levam à produção das denominadas unidades formadoras de explosão (BFU) e das unidades formadoras de colônias (FCU) para cada uma das principais linhagens celulares. Esses progenitores iniciais (BFU e FCU) são capazes de sofrer mais proliferação e diferenciação, com o consequente aumento de seu número em cerca de 30 vezes. Subsequentemente, formam-se colônias de células de morfologia distinta sob o controle de um conjunto de fatores de crescimento adicionais que se superpõem (fator estimulante da colônia de granulócitos [G-CSF], fator estimulante da colônia de macrófagos [M-CSF], eritropoietina e trombopoietina). A proliferação e maturação das FCU de cada linhagem celular podem amplificar o produto resultante de células maduras em 30 vezes ou mais, com a consequente formação de > 1.000 células maduras a partir de cada célula-tronco condicionada.

Os fatores de crescimento hematopoiéticos e linfopoiéticos são glicoproteínas produzidas por diversas células medulares e por tecidos periféricos. Esses fatores são ativos em concentrações muito baixas e tipicamente afetam mais de uma linhagem celular condicionada. A maioria interage de modo sinérgico com outros fatores e estimula a produção de fatores de crescimento adicionais em um processo denominado trabalho em rede (*networking*). Em geral, os fatores de crescimento exercem ações em vários pontos nos processos de proliferação e diferenciação celulares, bem como na função das células maduras. Entretanto, a rede de fatores de crescimento que contribui para qualquer linhagem celular específica depende absolutamente de um fator específico de linhagem, não redundante, de modo que a ausência de fatores que estimulam o desenvolvimento de progenitores precoces é compensada por citocinas redundantes, enquanto a perda do fator específico de linhagem leva ao desenvolvimento de citopenia específica.

Alguns dos efeitos superpostos e não redundantes dos fatores de crescimento hematopoiéticos mais importantes estão ilustrados na Figura 37-1 e relacionados no Quadro 37-1.

AGENTES ESTIMULANTES DA ERITROPOIESE

Agente estimulante da eritropoiese (ESA) é a denominação dada a uma substância farmacológica que estimula a produção das células vermelhas do sangue.

A **eritropoietina** é o regulador mais importante da proliferação de progenitores de eritroides condicionados (FCU-E) e sua progênie imediata. Na sua ausência, ocorre sempre anemia grave, comumente observada em pacientes com insuficiência renal. A eritropoiese é controlada por um sistema de retroalimentação, no qual um sensor nos rins tem a capacidade de detectar alterações no suprimento de oxigênio para modular a excreção de eritropoietina. Atualmente, o mecanismo sensor já está elucidado em nível molecular.

O *fator induzível de hipoxia* (HIF-1), um fator de transcrição heterodimérico (HIF-1α e HIF-1β), aumenta a expressão de múltiplos genes induzíveis por hipoxia, como o fator de crescimento endotelial vascular e a eritropoietina. O HIF-1α é lábil em virtude de sua prolil-hidroxilação, bem como subsequente poliubiquitinação e degradação, cujos processos são auxiliados pela *proteína de von Hippel-Lindau* (VHL). Durante os estados de

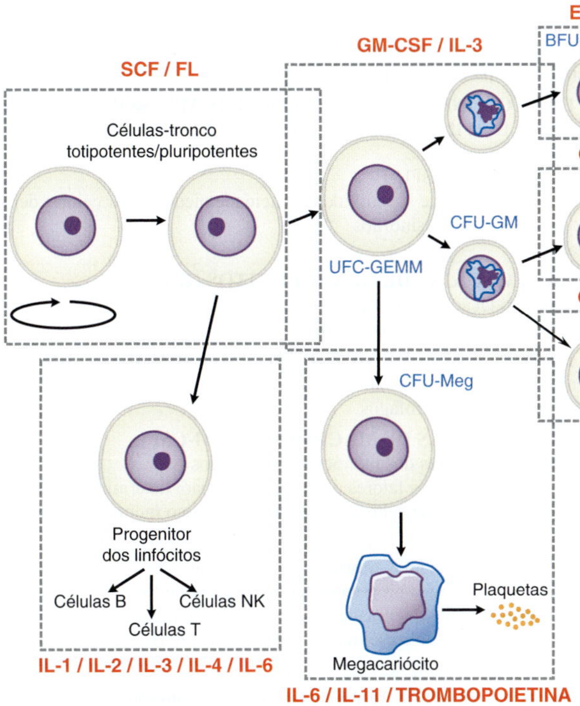

Figura 37-1 *Locais de ação dos fatores de crescimento hematopoiéticos na diferenciação e na maturação das linhagens de células medulares.* Sob a influência de fatores de crescimento hematopoiéticos específicos, um reservatório autossuficiente de células-tronco da medula óssea diferencia-se, formando uma variedade de células hematopoiéticas e linfopoiéticas. O fator de células-tronco (SCF), o ligante (FL), a interleucina 3 (IL-3) e o fator de estimulação das colônias de granulócitos-macrófagos (GM-CSF), juntamente com interações entre células na medula óssea, estimulam as células-tronco a formar uma série de unidades formadoras de explosão (BFU) e unidades formadoras de colônias (UFC): CFU-GEMM (granulócitos, eritrócitos, monócitos e megacariócitos), CFU-GM (granulócitos e macrófagos), CFU-Meg (megacariócitos), BFU-E (eritrócitos) e CFU-E (eritrócitos). Após a ocorrência de considerável proliferação, a diferenciação subsequente é estimulada por interações sinérgicas com fatores de crescimento para cada uma das principais linhagens celulares — fator de estimulação das colônias de granulócitos (G-CSF), fator de estimulação de monócitos/macrófagos (M-CSF), trombopoietina e eritropoietina. Cada um desses fatores também influencia a proliferação, a maturação e, em alguns casos, a função da linhagem celular produzida (Quadro 37-1).

Quadro 37-1

Fatores de crescimento hematopoiéticos

ERITROPOIETINA (EPO)
- Estimula a proliferação e a maturação dos progenitores eritroides condicionados para aumentar a produção de eritrócitos

FATOR DE CÉLULA-TRONCO (SCF, ligante *c-kit* e fator *Steel*) e LIGANTE FLT-3 (FL)
- Atua de modo sinérgico com uma ampla variedade de outros fatores de estimulação das colônias e interleucinas para estimular as células-tronco pluripotentes e condicionadas
- O FL também estimula as células dendríticas e as células NK (resposta antitumoral)
- O SCF também estimula os mastócitos e melanócitos

INTERLEUCINAS

IL-1, IL-3, IL-5, IL-6, IL-9 e IL-11
- Atuam de modo sinérgico entre si e com o SCF, GM-CSF, G-CSF e EPO para estimular o crescimento de BFU-E, CFU-GEMM, CFU-GM, CFU-E e CFU-Meg
- Inúmeras funções imunológicas, incluindo a estimulação do crescimento das células B e células T

IL-5
- Controla a sobrevida e diferenciação dos eosinófilos

IL-6
- A IL-6 estimula a proliferação das células do mieloma humano
- A IL-6 e IL-11 estimulam a BFU-Meg a aumentar a produção de plaquetas

IL-1, IL-2, IL-4, IL-7 e IL-12
- Estimulam o crescimento e a função das células T, células B, células NK e monócitos
- Coestimulam as células B, T e LAK

IL-8 e IL-10
- Inúmeras atividades imunológicas, envolvendo as funções das células B e T
- A IL-8 atua como fator quimiotático para os basófilos e neutrófilos

FATOR DE ESTIMULAÇÃO DAS COLÔNIAS DE GRANULÓCITOS-MACRÓFAGOS (GM-CSF)
- Atua de modo sinérgico com SCF, IL-1, IL-3 e IL-6 para estimular a CFU-GM e CFU-Meg a aumentar a produção de neutrófilos e monócitos
- Com a EPO, pode promover a formação de BFU-E
- Aumenta a migração, fagocitose, produção de superóxido e toxicidade mediada por células dependentes de anticorpos dos neutrófilos, monócitos e eosinófilos
- Impede a proteinose alveolar

FATOR DE ESTIMULAÇÃO DAS COLÔNIAS DE GRANULÓCITOS (G-CSF)
- Estimula a CFU-G a aumentar a produção de neutrófilos
- Aumenta as atividades fagocíticas e citotóxicas dos neutrófilos

FATOR DE ESTIMULAÇÃO DAS COLÔNIAS DE MONÓCITOS/MACRÓFAGOS (M-CSF E CSF-1)
- Estimula a CFU-M a aumentar os precursores dos monócitos
- Ativa e aumenta a função dos monócitos/macrófagos

FATOR DE ESTIMULAÇÃO DAS COLÔNIAS DE MACRÓFAGOS (M-CSF)
- Estimula a CFU-M a aumentar os precursores dos monócitos/macrófagos
- Atua juntamente com fatores teciduais e outros fatores de crescimento para determinar a proliferação, diferenciação e sobrevida de uma variedade de células do sistema fagocítico mononuclear

TROMBOPOIETINA (TPO e ligante *Mpl*)
- Estimula a autorrenovação e expansão das células-tronco hematopoiéticas
- Estimula a diferenciação das células-tronco em progenitores dos megacariócitos
- Estimula seletivamente a megacariocitopoiese, aumentando a produção de plaquetas
- Atua de modo sinérgico com outros fatores de crescimento, particularmente IL-6 e IL-11

BFU, unidade formadora de explosão; CFU, unidade formadora de colônias; E, eritrócito; G, granulócito; M, macrófago; Meg, megacariócito; células NK, células destruidoras naturais; células LAK, células destruidoras naturais ativadas por linfocinas.

hipoxia, a prolil-hidroxilase é inativa, permitindo o acúmulo de HIF-1α e ativando a expressão da eritropoietina que, por sua vez, estimula a rápida expansão dos progenitores eritroides. A ocorrência de alteração específica na proteína de VHL leva a um defeito do sensor de oxigênio, caracterizado por elevação constitutiva dos níveis de HIF-1α e eritropoietina, com a consequente policitemia.

A eritropoietina é expressa primariamente nas células intersticiais peritubulares dos rins. A eritropoietina contém 193 aminoácidos, dos quais os 27 primeiros são clivados durante a excreção. O hormônio final é intensamente glicosilado e apresenta massa molecular de aproximadamente 30.000 Da. Após a sua excreção, a eritropoietina liga-se a um receptor existente na superfície dos progenitores eritroides condicionados na medula óssea, sendo internalizada. Na presença de anemia ou de hipoxemia, a síntese aumenta rapidamente em 100 vezes ou mais, ocorre elevação dos níveis séricos de eritropoietina, e a sobrevida, proliferação e maturação das células progenitoras medulares são extremamente estimuladas. Essa alça de retroalimentação controlada pode ser interrompida em situações de doença renal, lesão da medula óssea ou deficiência de ferro ou de uma vitamina essencial. Na presença de infecção ou de estado inflamatório, a excreção de eritropoietina, o aporte de ferro e a proliferação dos progenitores são suprimidos pelas citocinas inflamatórias, porém esse processo é apenas responsável por parte da anemia resultante; a interferência no metabolismo do ferro também resulta dos efeitos de mediadores inflamatórios sobre a proteína hepática, *hepcidina*.

PREPARAÇÕES. As preparações disponíveis de eritropoietina humana recombinante (alfaepoetina) são fornecidas em frascos de dose única com 2.000-40.000 unidades/mL para administração intravenosa ou subcutânea. Quando injetada por via intravenosa, a alfaepoetina é depurada do plasma com meia-vida de 4-8 h. Entretanto, o efeito sobre os progenitores medulares dura mais e uma dose semanal pode ser suficiente para obter uma resposta adequada. Mais recentemente, uma nova proteína de estimulação da eritropoiese, alfadarbepoetina, foi aprovada para uso clínico em pacientes com indicações semelhantes às da alfaepoetina. É uma forma geneticamente modificada de eritropoietina, com mutação de quatro aminoácidos, com a consequente adição de outras cadeias laterais de carboidrato durante a sua síntese, prolongando a sobrevida do fármaco na circulação por 24-26 h. Outro peptídeo estimulante da eritropoiese, peginesatida, foi aprovado no ano de 2012 para o tratamento da anemia causada por doença renal crônica. Os relatos pós-comercialização sobre reações graves de hipersensibilidade e anafilaxia demandaram o recolhimento do mercado.

A eritropoietina humana recombinante (alfaepoetina) é quase idêntica ao hormônio endógeno. O padrão de modificação do carboidrato da alfaepoetina difere ligeiramente da proteína nativa, porém essa diferença não altera aparentemente a cinética, a potência ou a imunorreatividade do fármaco. Entretanto, os ensaios modernos disponíveis podem detectar tais diferenças, sendo importantes para identificar atletas que fazem uso do produto recombinante para "*dopping* sanguíneo".

USOS TERAPÊUTICOS, MONITORAMENTO E EFEITOS ADVERSOS. A terapia com eritropoietina recombinante, em associação com um aporte adequado de ferro, pode ser altamente eficaz em diversas anemias, particularmente nas associadas à resposta eritropoiética precária. A alfaepoetina também é eficaz no tratamento de anemias associadas a cirurgia, Aids, quimioterapia do câncer, prematuridade e certos distúrbios inflamatórios crônicos. A alfadarbepoetina também foi aprovada para uso em pacientes com anemia associada à doença renal crônica.

Durante a terapia com eritropoietina, pode-se verificar o desenvolvimento de deficiência absoluta ou funcional de ferro. A deficiência funcional de ferro (ou seja, níveis normais de ferritina, porém com baixa saturação da transferrina) resulta presumivelmente da incapacidade de mobilizar com rapidez as reservas de ferro o suficiente para acompanhar o aumento da eritropoiese. Recomenda-se a terapia com suplementos de ferro para todos os pacientes com níveis séricos de ferritina < 100 µg/L ou com saturação da transferrina sérica a $< 20\%$. Durante a terapia inicial e após qualquer ajuste da dose, o hematócrito deve ser determinado 1 vez/semana (em pacientes infectados pelo HIV e com câncer) ou 2 vezes/semana (em pacientes com insuficiência renal) até sua estabilização na faixa alvo e no estabelecimento da dose de manutenção; a seguir, o hematócrito deve ser monitorado a intervalos regulares. Se houver aumento do hematócrito em > 4 pontos em um período de duas semanas, a dose deve ser reduzida. Devido ao tempo necessário à eritropoiese e meia-vida dos eritrócitos, as alterações do hematócrito ocorrem tardiamente, com defasagem de 2-6 semanas em relação ao ajuste da dose. Deve-se reduzir a dose de darbepoetina se o aumento da hemoglobina ultrapassar 1 g/dL em qualquer período de duas semanas, devido à associação de uma taxa excessiva de elevação da hemoglobina com eventos cardiovasculares adversos.

Durante a hemodiálise, os pacientes que recebem alfaepoetina ou darbepoetina podem necessitar de anticoagulação aumentada. O risco de eventos trombóticos, incluindo tromboses de acessos vasculares, é maior em adultos com cardiopatia isquêmica ou insuficiência cardíaca congestiva submetidos a terapia com alfaepoetina com a finalidade de atingir um hematócrito normal (42%) em comparação com pacientes com hematócrito alvo inferior a 30%. O uso de ESA está associado a maiores taxas de recorrência de câncer e redução na sobrevivência durante o estudo em pacientes nos quais os fármacos foram administrados para tratar anemia induzida pelo câncer ou pela quimioterapia. O efeito colateral mais comum da terapia com alfaepoetina consiste em agravamento da hipertensão, que ocorre em 20-30% dos pacientes e está mais frequentemente associado a uma rápida elevação do hematócrito. Os ESAs não devem ser usados em pacientes com hipertensão não controlada preexistente. Os pacientes podem exigir a instituição ou um aumento da terapia anti-hipertensiva. Ocorreram encefalopatia hipertensiva e convulsões em pacientes com insuficiência renal crônica tratados com alfaepoetina. Foi também relatada a ocorrência de cefaleia, taquicardia, edema, dispneia, náuseas, vômitos, diarreia, ardência no local da injeção e sintomas semelhante à gripe (p. ex., artralgias e mialgias) em associação à terapia com alfaepoetina.

Anemia da insuficiência renal crônica. Os pacientes com anemia secundária à doença renal crônica são candidatos ideais à terapia com alfaepoetina. A resposta em pacientes antes da diálise e submetidos à diálise peritoneal e hemodiálise depende da gravidade da insuficiência renal, dose e via de administração da eritropoietina, bem como a disponibilidade de ferro. A via de administração subcutânea preferida em relação à intravenosa, visto que a absorção é mais lenta, e a quantidade do fármaco necessária é reduzida em 20-40%. Deve-se ajustar a dose de alfaepoetina para obter uma elevação gradual do hematócrito no decorrer de um período de 2-4 meses, até atingir um hematócrito final de 33-36%. Não se recomenda tratamento para atingir níveis de hematócrito $> 36\%$.

O tratamento do paciente é iniciado em uma dose de 80-120 unidades/kg de alfaepoetina, administrada por via subcutânea, 3 vezes/semana. A dose de manutenção final de alfaepoetina pode variar de apenas 10 unidades/kg a > 300 unidades/kg com dose média de 75 unidades/kg, 3 vezes/semana. Em geral, as crianças com < 5 anos de idade necessitam de uma dose maior. É comum existir resistência à terapia em pacientes que adquirem doença inflamatória ou que apresentam deficiência de ferro, tornando essencial a rigorosa monitoração do estado geral de saúde e do ferro do paciente. As causas menos comuns de resistência consistem em perda de sangue oculto, deficiência de ácido fólico, deficiência de carnitina, diálise inadequada, toxicidade do alumínio e osteíte fibrosa cística secundária ao hiperparatireoidismo. A alfadarbepoetina também foi aprovada para uso em pacientes com anemia secundária à doença renal crônica. A dose inicial recomendada é de 0,45 μg/kg por via intravenosa ou subcutânea, 1 vez/semana com ajuste da dose, dependendo da resposta. Semelhantemente à alfaepoetina, os efeitos colaterais tendem a ocorrer quando o paciente apresenta rápida elevação da concentração de hemoglobina; em geral, uma elevação de menos de 1 g/dL a cada duas semanas tem sido considerada segura.

Anemia em pacientes com Aids. A terapia com alfaepoetina foi aprovada para o tratamento dos pacientes infectados pelo HIV, particularmente os que recebem terapia com zidovudina. Em geral, são observadas respostas excelentes a doses de 100-300 unidades/kg administradas por via subcutânea, 3 vezes/semana em pacientes com anemia induzida por zidovudina.

Anemias relacionadas ao câncer. A terapia com alfaepoetina, 150 unidades/kg, 3 vezes/semana ou 450-600 unidades/kg 1 vez/semana, pode reduzir a necessidade de transfusão em pacientes com câncer submetidos à quimioterapia. As diretrizes terapêuticas recomendam o uso de alfaepoetina em pacientes com anemia associada à quimioterapia, quando os níveis de hemoglobina declinam para valores abaixo de 10 g/dL, enquanto a decisão de tratar uma anemia menos grave (Hb entre 10-12 g/dL) baseia-se em circunstâncias clínicas. Para a anemia associada a neoplasias hematológicas, as diretrizes indicam o uso de eritropoietina recombinante para os pacientes com síndrome mielodisplásica de baixo grau. A obtenção dos níveis séricos basais de eritropoietina pode ajudar a prever a resposta; a maioria dos pacientes com níveis sanguíneos > 500 UI/L tem pouca probabilidade de responder a qualquer dose do fármaco. Os pacientes tratados com alfaepoetina apresentaram, em sua maioria, melhora da anemia, sensação de bem-estar e qualidade de vida.

Publicações recentes de casos sugeriram um efeito direto da alfaepoetina e da alfadarbepoetina na estimulação das células tumorais. Uma metanálise de vários pacientes e estudos clínicos estima o risco cerca de 10% maior do que em pacientes com câncer não tratados. Essa descoberta está sendo avaliada pelo FDA e requer séria atenção.

Cirurgia e doação de sangue autólogo. A alfaepoetina tem sido utilizada no perioperatório para tratar a anemia (hematócrito 30-36%) e reduzir a necessidade de transfusão de eritrócitos. Os pacientes submetidos a procedimentos ortopédicos e cardíacos eletivos têm sido tratados com 150-300 unidades/kg de alfaepoetina, 1 vez/dia durante os 10 dias que precedem a cirurgia, no dia da operação e durante quatro dias depois. Como alternativa, podem-se administrar 600 unidades/kg nos dias 21, 14 e 7 anteriores à cirurgia, com uma dose adicional no dia do procedimento. A alfaepoetina também tem sido utilizada para melhorar a doação de sangue autólogo.

Outros usos. A alfaepoetina foi classificada como fármaco-órfão pelo FDA para o tratamento da anemia da prematuridade, infecção pelo HIV e mielodisplasia. Neste último caso, até mesmo a administração de doses muito altas > 1.000 unidades/kg, 2 ou 3 vezes/semana teve sucesso limitado. Os atletas em categorias altamente competitivas têm utilizado a alfaepoetina para aumentar os níveis de hemoglobina ("*dopping* sanguíneo") e melhorar seu desempenho. Infelizmente, tal uso incorreto do fármaco está envolvido na morte de diversos atletas, sendo fortemente desestimulado.

FATORES DE CRESCIMENTO MIELOIDES

Os fatores de crescimento mieloides são glicoproteínas que estimulam a proliferação e diferenciação de uma ou mais linhagens celulares mieloides. Foram também produzidas formas recombinantes de vários fatores de crescimento, incluindo o fator de estimulação da colônia de granulócitos-macrófagos (GM-CSF), o G-CSF, a IL-3, o M-CSF ou CSF-1 e o fator de células-tronco (SCF) (Quadro 37-1).

Os fatores de crescimento mieloides são produzidos naturalmente por várias células diferentes, incluindo fibroblastos, células endoteliais, macrófagos e células T (Figura 37-2). São ativos em concentrações extremamente baixas e atuam por meio de receptores de membrana da superfamília do receptor de citocinas, ativando a via de transdução de sinais JAK/STAT. O GM-CSF tem a capacidade de estimular a proliferação, a diferenciação e a função de várias linhagens de células mieloides (Figura 37-1). Atua de modo sinérgico com outros fatores de crescimento, incluindo a eritropoietina, em nível da BFU. O GM-CSF estimula as CFU-GEMM, CFU-GM, CFU-M, CFU-E e CFU-Meg para aumentar a produção de células. Além disso, intensifica a migração, fagocitose, produção de superóxido e toxicidade mediada por células dependentes de anticorpos dos neutrófilos, monócitos e eosinófilos.

A atividade do G-CSF restringe-se aos neutrófilos e seus progenitores, estimulando sua proliferação, diferenciação e função. Atua, principalmente, sobre a CFU-G, embora também desempenhe um papel sinérgico com a IL-3 e o GM-CSF na estimulação de outras linhagens celulares. O G-CSF intensifica as atividades fagocíticas e citotóxicas dos neutrófilos. O G-CSF reduz a inflamação ao inibir a IL-1, o fator de necrose tumoral e o interferon γ. O G-CSF também mobiliza as células hematopoiéticas primitivas, incluindo células-tronco hematopoiéticas, da medula óssea para o sangue periférico. Essa observação praticamente transformou a prática do transplante de células-tronco, de modo que, hoje > 90% dos procedimentos empregam células-tronco do sangue periférico mobilizadas pelo G-CSF como produto doador.

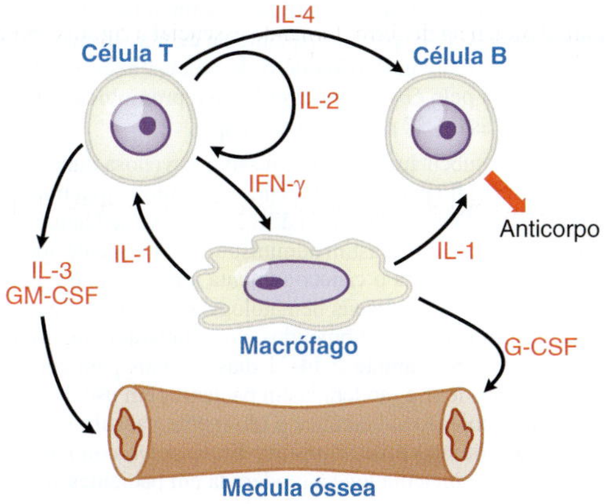

Figura 37-2 *Interações entre citocinas e células.* Os macrófagos, as células T, as células B e as células-tronco da medula óssea interagem por meio de diversas citocinas (IL-1, IL-2, IL-3, IL-4, IFN [interferon]-γ, GM-CSF e G-CSF) em resposta a um estímulo bacteriano ou de um antígeno estranho. Ver o Quadro 37-1 para as atividades funcionais dessas várias citocinas.

FATOR DE ESTIMULAÇÃO DAS COLÔNIAS DE GRANULÓCITOS-MACRÓFAGOS. O GM-CSF recombinante humano (*sargramostim*) é uma glicoproteína de 127 aminoácidos. Seu principal efeito terapêutico consiste em estimular a mielopoiese.

A aplicação clínica inicial do sargramostim foi em pacientes submetidos a transplante de medula óssea autóloga. Ao encurtar a duração da neutropenia, a morbidade associada ao transplante foi significativamente diminuída, sem alteração da sobrevida em longo prazo ou do risco de induzir à recidiva precoce do processo maligno. O papel desempenhado pela terapia com GM-CSF no transplante alogênico não está perfeitamente esclarecido. O efeito desse fator sobre a recuperação dos neutrófilos é menos pronunciado em pacientes que recebem tratamento profilático para a doença do enxerto *versus* hospedeiro (DEVH). Entretanto, o GM-CSF pode melhorar a sobrevida dos pacientes transplantados que apresentam falha precoce do enxerto. O GM-C SF foi também utilizado para mobilizar células progenitoras CD34-positivas para a coleta de células-tronco do sangue periférico para transplante após quimioterapia mieloablativa. O sargramostim tem sido utilizado para encurtar o período de neutropenia e reduzir a morbidade em pacientes submetidos à quimioterapia intensiva para câncer. Além disso, estimula a mielopoiese em alguns pacientes com neutropenia cíclica, mielodisplasia, anemia aplásica ou neutropenia associada à Aids.

O sargramostim é administrado por injeção subcutânea ou por infusão intravenosa lenta, em doses de 125-500 $\mu g/m^2$/dia. Os níveis plasmáticos de GM-CSF aumentam rapidamente após injeção subcutânea, e, em seguida declinam, com meia-vida de 2-3 h. Quando administradas por via intravenosa, as infusões devem ser mantidas em 3-6 h. Com o início da terapia, observa-se redução transitória da contagem absoluta dos leucócitos, secundária à marginação e ao sequestro nos pulmões. Essa redução é seguida de aumento bifásico dependente da dose nas contagens dos leucócitos no decorrer dos próximos 7-10 dias. Com a suspensão do fármaco, a contagem dos leucócitos retorna a seus valores basais dentro de 2-10 dias. Quando o GM-CSF é administrado em doses mais baixas, a resposta é primariamente neutrofílica, enquanto se observa a ocorrência de monocitose e de eosinofilia com doses mais altas. Após transplante de células-tronco hematopoiéticas ou quimioterapia intensiva, o sargramostim deve ser administrado diariamente, durante o período de neutropenia máxima, até observar uma elevação duradoura na contagem dos granulócitos. É essencial efetuar contagens hematológicas frequentes para evitar uma elevação excessiva na contagem dos granulócitos. Entretanto, as doses mais altas estão associadas a efeitos colaterais mais pronunciados, incluindo dor óssea, mal-estar, sintomas semelhantes à gripe, febre, diarreia, dispneia e exantema. Em pacientes sensíveis, ocorre uma reação aguda à primeira dose, caracterizada por rubor, hipotensão, náuseas, vômitos e dispneia, com queda da saturação de oxigênio arterial causada pelo sequestro dos granulócitos na circulação pulmonar. Com a administração prolongada, alguns pacientes podem desenvolver uma síndrome de extravasamento capilar, com edema periférico, bem como derrames pleural e pericárdico. Outros efeitos colaterais graves incluem arritmias supraventriculares transitórias, dispneia e elevação dos níveis séricos de creatinina, bilirrubina e enzimas hepáticas.

FATOR DE ESTIMULAÇÃO DAS COLÔNIAS DE GRANULÓCITOS. O G-CSF humano recombinante, *filgrastim*, é uma glicoproteína de 175 aminoácidos. A principal ação do filgrastim consiste em estimular a CFU-G a aumentar a produção de neutrófilos (Figura 37-1).

O filgrastim é eficaz no tratamento da neutropenia grave após transplante de células-tronco hematopoiéticas autólogas e quimioterapia em altas doses. A exemplo do GM-CSF, ele encurta o período de neutropenia grave e diminui a morbidade secundária a infecções bacterianas e fúngicas. O G-CSF também é eficaz no tratamento das neutropenias congênitas graves. A terapia com filgrastim pode melhorar as contagens dos neutrófilos em alguns pacientes com mielodisplasia ou lesão da medula óssea (anemia aplásica moderadamente grave ou infiltração tumoral da medula óssea). A neutropenia observada em pacientes com Aids tratados com zidovudina também pode ser parcial ou totalmente revertida. O filgrastim é utilizado rotineiramente em pacientes submetidos à coleta de células-tronco do sangue periférico (CTSP) para transplante de células-tronco. Promove a liberação de células progenitoras $CD34^+$ da medula óssea, reduzindo o número de coletas necessárias para transplante. Por fim, a mobilização de células-tronco induzida pelo G-CSF na circulação é promovida como uma forma de potencializar o reparo dos órgãos lesados nos quais as CTSP podem ter um papel.

O filgrastim é administrado por injeção subcutânea ou por infusão intravenosa durante pelo menos 30 min, em doses de 1-20 μg/kg/dia. A dose inicial habitual no paciente submetido à quimioterapia mielossupressora é de 5 μg/kg/dia. A distribuição e a taxa de depuração do plasma (meia-vida de 3,5 h) são semelhantes com ambas as vias de administração. A exemplo da terapia com GM-CSF, o filgrastim administrado diariamente após transplante de células-tronco hematopoiéticas ou quimioterapia intensiva para o câncer aumenta a produção de granulócitos e encurta o período de neutropenia grave. Devem ser realizadas contagens hematológicas frequentes para determinar a eficácia do tratamento e orientar o ajuste da dose. Em pacientes submetidos à quimioterapia mielossupressora intensiva, pode ser necessária a administração diária de G-CSF durante ≥ 14-21 dias ou mais para corrigir a neutropenia. As reações adversas ao filgrastim incluem dor óssea leve a moderada em pacientes em uso de altas doses durante período prolongado, reações cutâneas locais após injeção subcutânea e raramente vasculite necrosante cutânea. Os pacientes com história de hipersensibilidade a proteínas produzidas por *Escherichia coli* não devem receber o fármaco. Foi observado o desenvolvimento de esplenomegalia leve a moderada em pacientes submetidos à terapia prolongada.

O *pegfilgrastim*, o G-CSF humano recombinante peguilado, está disponível para uso clínico. A depuração do pegfilgrastim por filtração glomerular é minimizada, tornando a depuração mediada por neutrófilos a principal via de eliminação. Dessa forma, a meia-vida circulante do pegfilgrastim é mais longa que a do filgrastim, proporcionando maior duração de ação e doses menos frequentes. Assim, a dose recomendada de pegfilgrastim é fixada em 6 mg administrada pela via subcutânea.

FATORES DE CRESCIMENTO TROMBOPOIÉTICOS

INTERLEUCINA-11. A interleucina-11 é uma citocina que estimula a hematopoiese, o crescimento das células epiteliais intestinais e a osteoclastogênese, bem como inibe a adipogênese. A interleucina-11 intensifica a maturação dos megacariócitos *in vitro*. A IL-11 humana recombinante, a *oprelvecina*, resulta em resposta trombopoiética em 5-9 dias quando administrada diariamente a pessoas saudáveis.

O fármaco é administrado na dose de 25-50 μg/kg/dia por via subcutânea com uma meia-vida de cerca de 7 h. A oprelvecina foi aprovada para uso em pacientes submetidos à quimioterapia para neoplasias malignas não mieloides que apresentaram trombocitopenia grave (contagem das plaquetas < 20.000/μL), sendo administrada até uma elevação das contagens das plaquetas para > 100.000/μL. As principais complicações da terapia são retenção hídrica e sintomas cardíacos associados, como taquicardia, palpitação, edema e dispneia; essas complicações representam um problema importante em pacientes idosos e, com frequência, exigem terapia concomitante com diuréticos. Foi também relatada a ocorrência de visão embaçada, exantema ou eritema no local de injeção e parestesias.

TROMBOPOIETINA. A trombopoietina, uma glicoproteína produzida pelo fígado, pelas células do estroma medular e por muitos outros órgãos, é o principal regulador da produção plaquetária. Foram desenvolvidas duas formas de trombopoietina recombinante para uso clínico. Uma delas consiste em uma versão truncada do polipeptídeo nativo, denominada *fator de crescimento e desenvolvimento dos megacariócitos humanos recombinantes* (rHuMGDF), modificado de forma covalente com polietilenoglicol para aumentar a meia-vida na circulação. A segunda forma é o polipeptídeo de tamanho natural, denominado *trombopoietina humana recombinante* (rHuTPO).

Em estudos clínicos realizados, os dois fármacos mostraram-se seguros, mas os resultados de eficácia com esses agentes têm sido mistos. Devido a preocupações relativas à imunogenicidade dos referidos agentes, bem como a outras considerações, os esforços estão sendo direcionados para o desenvolvimento de pequenas imitações moleculares da trombopoietina recombinante. Dois desses agentes estão aprovados pelo FDA para uso em pacientes com púrpura trombocitopênica imunológica (ITP) que não respondem aos tratamentos mais convencionais. O *romiplostim* contém quatro cópias de um pequeno peptídeo que se liga com alta afinidade ao receptor de trombopoietina, enxertado em um esqueleto de imunoglobulina. O romiplostim foi seguro e eficaz em dois estudos clínicos controlados e randomizados em pacientes com ITP. O fármaco é administrado semanalmente por meio de injeção subcutânea, iniciando com uma dose de 1 μg/kg, titulada para um máximo de 10 μg/kg, até a contagem de plaquetas ficar acima de 50.000/μL. O eltrombopag é uma pequena molécula orgânica que é um agonista do receptor da trombopoietina. É administrado por via oral; a dose inicial recomendada é 50 g por dia, titulada para 75 mg dependendo da resposta das plaquetas.

Fármacos efetivos na deficiência de ferro e em outras anemias hipocrômicas

FERRO E SAIS DE FERRO

A deficiência de ferro constitui a causa nutricional mais comum de anemia nos humanos. Pode ser causada pelo aporte inadequado de ferro, má absorção, perda de sangue ou aumento das necessidades, conforme observado durante a gravidez. Quando grave, a deficiência resulta em anemia microcítica

Quadro 37-2
Conteúdo corporal de ferro

	mg/kg DE MASSA CORPORAL	
	Homem	Mulher
Ferro essencial		
Hemoglobina	31	28
Mioglobina e enzimas	6	5
Ferro de armazenamento	13	4
Total	50	37

hipocrômica característica. Além do seu papel na hemoglobina, o ferro também é um componente essencial da mioglobina; das enzimas que contêm heme (como os citocromos, a catalase e a peroxidase) e das enzimas metaloflavoproteínas (p. ex. a xantina oxidase e α-glicerofosfato oxidase). A deficiência de ferro pode afetar o metabolismo no músculo, independentemente do efeito da anemia sobre o suprimento de oxigênio. Isso pode reduzir a atividade das enzimas mitocondriais que dependem do ferro. A deficiência de ferro também foi associada a problemas de comportamento e aprendizagem em crianças, a anormalidades no metabolismo das catecolaminas e, possivelmente, a comprometimento da produção de calor.

METABOLISMO DO FERRO. A reserva corporal de ferro distribui-se entre compostos essenciais que contêm ferro e o ferro em excesso, armazenado (Quadro 37-2).

A *hemoglobina* (Hb) domina a fração essencial. Cada molécula de Hb contém quatro átomos de ferro por molécula, totalizando 1,1 mg de ferro (20 μmol) por mililitro de eritrócitos. Outras formas de ferro essencial incluem a mioglobina e uma variedade de enzimas dependentes de ferro hêmico e não hêmico. A *ferritina* é um complexo de armazenamento de proteína-ferro que ocorre na forma de moléculas individuais ou em agregados. A *apoferritina* (PM ~450 kDa) é composta de 24 subunidades polipeptídicas que formam uma camada externa, dentro da qual reside uma cavidade de armazenamento para o fosfato de óxido férrico hidratado polinuclear. Mais de 30% do peso da ferritina podem consistir em ferro (4.000 átomos de ferro por molécula de ferritina). A ferritina em agregados, conhecida como *hemossiderina*, é visível à microscopia óptica e constitui cerca de um terço das reservas normais. Os dois locais predominantes de armazenamento do ferro são o sistema reticuloendotelial e os hepatócitos.

A troca interna de ferro é efetuada pela proteína plasmática, a *transferrina*, uma β_1-glicoproteína de 76 kDa que possui dois locais de ligação para o ferro férrico. O ferro é liberado da transferrina em locais intracelulares através de receptores específicos de transferrina na membrana plasmática. O complexo ferro-transferrina liga-se ao receptor, e o complexo ternário é internalizado por meio de poços revestidos com clatrina por endocitose mediada pelo receptor. Uma ATPase bombeadora de prótons reduz o pH do compartimento vesicular intracelular (os endossomas) para aproximadamente 5,5. Subsequentemente, o ferro dissocia-se e o receptor retorna com a apotransferrina até a superfície celular, em que ela é liberada no meio extracelular. As células regulam a expressão dos receptores de transferrina e da ferritina intracelular em resposta ao suprimento de ferro. A síntese dos receptores de apoferritina e de transferrina é regulada na pós-transcrição por duas proteínas reguladoras de ferro 1 e 2 (IRP1 e IRP2). Essas IRPs são proteínas ligantes do RNA citosólicas que se ligam a elementos reguladores do ferro (IREs) presentes nas regiões 5' e 3' não traduzidas do mRNA que codificam os receptores da apoferritina e transferrina, respectivamente. A ligação dessas IRPs ao 5' IRE do mRNA da apoferritina reprime a tradução, enquanto a ligação ao 3' IRE do mRNA que codifica os receptores da transferrina potencializa a estabilidade da transcrição, aumentando, assim, a produção da proteína.

O fluxo de ferro por meio do plasma atinge um total de 30-40 mg/dia no adulto (cerca de 0,46 mg/kg do peso corporal). A principal circulação interna do ferro envolve o éritron e as células reticuloendoteliais (Figura 37-3). Cerca de 80% do ferro no plasma dirigem-se à medula eritroide, em que são acondicionados em eritrócitos novos, que normalmente circulam durante cerca de 120 dias antes de serem catabolizados pelo sistema reticuloendotelial. Nesse momento, uma fração do ferro retorna imediatamente ao plasma, ligada à transferrina, enquanto outra porção é incorporada nas reservas de ferritina das células reticuloendoteliais e retorna à circulação de modo mais gradual. Na presença de anormalidades na maturação dos eritrócitos, a fração predominante do ferro assimilada pela medula eritroide pode localizar-se rapidamente nas células reticuloendoteliais à medida que os precursores eritroides defeituosos são degradados, processo denominado *eritropoiese ineficaz*. A taxa de renovação do ferro no plasma pode ser reduzida à metade ou mais na aplasia eritroide, sendo todo o ferro dirigido aos hepatócitos para armazenamento.

Os humanos conservam seus estoques de ferro de forma notável. Apenas 10% do total são perdidos por ano por um homem normal, (ou seja, cerca de 1 mg/dia). Dois terços desse ferro são excretados pelo trato gastrintestinal (GI) na forma de eritrócitos extravasados, ferro na bile e ferro nas células da mucosa esfoliadas. O restante responde por pequenas quantidades de ferro na pele descamada e na urina. Ocorrem perdas adicionais de ferro nas mulheres

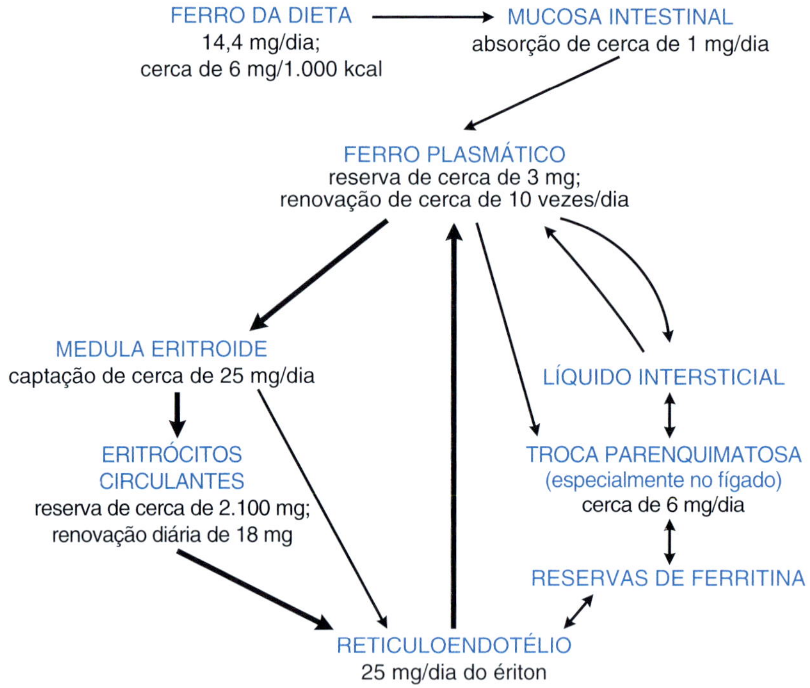

Figura 37-3 *Vias do metabolismo do ferro nos seres humanos (com omissão de sua excreção).*

devido à menstruação. Embora a perda média em mulheres que menstruam seja de cerca de 0,5 mg/dia, 10% das mulheres perdem > 2 mg/dia durante o ciclo menstrual. A gravidez e a lactação impõem uma necessidade ainda maior de ferro (Quadro 37-3). Outras causas de perda de ferro incluem a doação de sangue, o uso de agentes anti-inflamatórios que causam sangramento da mucosa gástrica e doença GI com sangramento associado.

As perdas fisiológicas limitadas de ferro reforçam a importância primária da absorção como determinante do conteúdo de ferro corporal. Após a acidificação e a digestão parcial do alimento no estômago, o ferro é apresentado à mucosa intestinal na forma de ferro inorgânico ou ferro hêmico. Uma ferriductase, citocromo B duodenal (Dcytb), localizada na superfície luminal das células absortivas do duodeno e da parte proximal do intestino reduz o ferro para o estado ferroso, que é o substrato para o *transportador 1 do metal (íon) divalente* (DMT1). O DMT1 transporta o ferro pela membrana basolateral, quando ele é captado por outro transportador a *ferroportina* (Fpn; SLC40A1) e, então, reoxidado para Fe^{3+}, principalmente pela *hefaestina* (HP, HEPH), uma ferroxidase transmembranal dependente do cobre. A apotransferrina (Tf) se liga ao ferro (Fe^{3+}) oxidado resultante.

Quadro 37-3

Necessidades de ferro durante a gravidez

	MÉDIA (mg)	FAIXA (mg)
Perda externa de ferro	170	150-200
Expansão da massa eritrocitária	450	200-600
Ferro fetal	270	200-370
Ferro na placenta e no cordão umbilical	90	30-170
Perda de sangue durante o parto	150	90-310
Necessidade total[a]	980	580-1.340
Custo da gravidez[b]	680	440-1.050

[a]A perda de sangue no parto não está incluída.
[b]Ferro perdido pela mãe; a expansão da massa eritrocitária não está incluída.
Fonte: Council on Foods and Nutrition. Iron deficiency in the United States. JAMA 1968, 203:407–412. Utilizado com autorização. © Copyright 1968 *American Medical Association*. Todos os direitos reservados.

Quadro 37-4

Ingestão e absorção diárias de ferro

INDIVÍDUO	NECESSIDADE DE FERRO, (µg/kg)	FERRO DISPONÍVEL EM UMA DIETA DEFICIENTE — DIETA BOA (µg/kg)	FATOR DE SEGURANÇA, FERRO DISPONÍVEL/NECESSIDADE
Lactente	67	33-66	0,5-1
Criança	22	48-96	2-4
Adolescente (sexo masculino)	21	30-60	1,5-3
Adolescente (sexo feminino)	20	30-60	1,5-3
Adulto (homem)	13	26-52	2-4
Adulto (mulher)	21	18-36	1-2
Da metade da gravidez até o final	80	18-36	0,22-0,45

Os números nas colunas 2 e 3 estão relacionados a absorção de ferro pelo trato GI em µg/kg corporal. Como foi indicado na Figura 37-3, apenas, cerca de 1 mg é absorvido de 14,4 mg de ferro dietético ofertado ao trato GI diariamente. Ver o texto sobre os fatores que influenciam a absorção de ferro e a absorção diferencial do ferro heme *versus* ferro não heme.

NECESSIDADES DE FERRO E DISPONIBILIDADE DO FERRO DIETÉTICO. O homem adulto só necessita de 13 µg/kg/dia (~ 1 mg), enquanto a mulher que menstrua necessita de cerca de 21 µg/kg/dia (~ 1,4 mg). Nos últimos dois trimestres de gestação, as necessidades aumentam para cerca de 80 µg/kg/dia (5-6 mg), e os lactentes têm necessidades semelhantes em virtude de seu rápido crescimento (Quadro 37-4).

A diferença entre o suprimento dietético e as necessidades é refletida no tamanho das reservas de ferro, baixas ou ausentes, quando o equilíbrio de ferro se encontra precário, enquanto se mostram altas quando esse equilíbrio é favorável. Dessa forma, as reservas de ferro são desprezíveis nos lactentes depois do terceiro mês de vida e nas mulheres grávidas depois do primeiro trimestre. As mulheres que menstruam apresentam cerca de um terço das reservas de ferro observadas em homens adultos (Quadro 37-2).

Embora o conteúdo de ferro da dieta seja importante, sua biodisponibilidade no alimento tem maior importância nutricional. O ferro do heme, que representa, apenas, 6% do ferro dietético, está muito mais disponível, e sua absorção não depende da composição da dieta; constituindo 30% do ferro absorvido. Entretanto, a fração não hêmica representa, de longe, a maior quantidade de ferro dietético ingerida por indivíduos economicamente desfavorecidos. Em uma dieta vegetariana, o ferro não hêmico é muito pouco absorvido devido à ação inibitória de uma variedade de componentes dietéticos, particularmente fosfatos. O ácido ascórbico e a carne facilitam a absorção do ferro não hêmico. O ascorbato forma complexos e/ou reduz o íon férrico a ferroso. Nos países desenvolvidos, a dieta normal do adulto contém aproximadamente 6 mg de ferro por 1.000 calorias, proporcionando um aporte diário médio de ferro de 12-20 mg no homem adulto e de 8-15 mg na mulher adulta. Os alimentos ricos em ferro (> 5 mg/100 g) incluem carnes de órgãos, como o fígado e o coração, lêvedo de cerveja, gérmen de trigo, gema do ovo, ostras e certos feijões secos e frutas; os alimentos pobres em ferro (< 1 mg/100 g) incluem o leite e seus derivados e a maioria dos vegetais não verdes. O ferro também pode ser adicionado pelo cozimento do alimento em panelas de ferro. Assim, a avaliação do ferro dietético disponível deve incluir tanto a quantidade de ferro ingerida quanto a estimativa de sua disponibilidade.

DEFICIÊNCIA DE FERRO. A prevalência da anemia ferropriva nos EUA é da ordem de 1-4% e depende do estado econômico da população. Nos países em desenvolvimento, até 20-40% dos lactentes e das gestantes podem ser afetados. Foi obtido um melhor equilíbrio do ferro com a prática de enriquecimento da farinha, o uso de fórmulas lácteas enriquecidas com ferro para lactentes e prescrição de suplementos de ferro medicinal durante a gravidez.

A anemia ferropriva é causada pela ingestão dietética de ferro inadequada para suprir as necessidades normais (deficiência nutricional de ferro), da perda de sangue ou de alguma interferência na absorção do ferro. A deficiência de ferro mais grave resulta da perda de sangue, seja pelo trato GI ou, nas mulheres, pelo útero. Por fim, o tratamento dos pacientes com eritropoietina pode resultar em deficiência funcional de ferro. A deficiência de ferro em lactentes e crianças de pouca idade pode levar a distúrbios do comportamento e comprometer o desenvolvimento, o que pode não ser totalmente reversível. Nas crianças, a deficiência de ferro também pode levar a risco aumentado de toxicidade do chumbo secundária à pica e a um aumento na absorção de metais pesados. Os prematuros e lactentes com baixo peso ao nascimento correm maior risco de desenvolver deficiência de ferro, particularmente, se não forem amamentados e/ou não receberem fórmulas lácteas enriquecidas com ferro. Depois dos 2-3 anos de idade, a necessidade de ferro declina até a adolescência, quando o rápido crescimento combinado a hábitos dietéticos irregulares novamente aumenta o risco de deficiência de ferro. As adolescentes correm maior risco; a ingestão dietética de ferro pela maioria das meninas entre 11-18 anos de idade é insuficiente para suprir as necessidades.

TRATAMENTO DA DEFICIÊNCIA DE FERRO

PRINCÍPIOS TERAPÊUTICOS GERAIS. A resposta da anemia ferropriva à ferroterapia é influenciada por diversos fatores, incluindo a gravidade da anemia, capacidade do paciente de tolerar e absorver o ferro medicinal, bem como a presença de outras doenças complicantes. A eficiência terapêutica é mais bem avaliada pelo consequente aumento observado na taxa de produção dos eritrócitos. A magnitude de a resposta medular à ferroterapia é proporcional à gravidade da anemia (nível de estimulação da eritropoietina) e à quantidade de ferro apresentada aos precursores da medula óssea.

TERAPIA COM FERRO ORAL. O sulfato ferroso administrado por via oral constitui o tratamento de escolha da deficiência de ferro. A absorção dos sais ferrosos é cerca de três vezes a dos sais férricos. As variações do sal ferroso em particular têm relativamente pouco efeito sobre a biodisponibilidade, o sulfato, fumarato, succinato, gliconato, aspartato e outros sais ferrosos e o complexo polissacarídeo--ferriidrito são absorvidos aproximadamente na mesma quantidade.

Outros compostos de ferro são usados no enriquecimento de alimentos. O ferro reduzido (ferro metálico, ferro elementar) é tão eficaz quanto o sulfato ferroso, contanto que o material empregado tenha partículas de pequeno tamanho. O ferro reduzido de partículas grandes e os sais de fosfato de ferro apresentam biodisponibilidade muito menor. Foi constatado que o edetato férrico possui boa disponibilidade e tem vantagens na manutenção do aspecto e do sabor normais do alimento. O aspecto importante é a quantidade de ferro nos comprimidos de ferro. É também essencial que o revestimento do comprimido se dissolva rapidamente no estômago. As preparações de liberação lenta estão disponíveis, mas a absorção de tais preparações varia. O ácido ascórbico (≥ 200 mg) aumenta a absorção do ferro medicinal em pelo menos 30%. Entretanto, o aumento de sua captação está associado à elevação significativa na incidência de efeitos colaterais. É desaconselhável utilizar preparações que contenham outros compostos com ações terapêuticas próprias, como a vitamina B_{12}, folato ou cobalto, visto que a resposta do paciente à combinação não pode ser facilmente interpretada.

A dose média para o tratamento da anemia ferropriva consiste em cerca de 200 mg/dia de ferro (2-3 mg/kg), administrados em três doses iguais de 65 mg. As crianças que pesam 15-30 kg podem tomar metade da dose média do adulto, enquanto as crianças de pouca idade, e os lactentes podem tolerar doses relativamente grandes de ferro, como, por exemplo, 5 mg/kg. Quando o objetivo é prevenir a deficiência de ferro em mulheres grávidas, por exemplo, a administração de doses de 15-30 mg de ferro por dia é adequada. A biodisponibilidade do ferro é reduzida pela presença de alimentos e antiácidos administrados simultaneamente. Para estimular uma resposta rápida ou combater o sangramento contínuo, podem-se administrar até 120 mg de ferro, 4 vezes/dia. A duração do tratamento é determinada pela taxa de recuperação da hemoglobina (Quadro 37-5) e pelo desejo de criar reservas de ferro.

EFEITOS INDESEJÁVEIS DAS PREPARAÇÕES ORAIS DE FERRO. Os efeitos colaterais observados são pirose, náuseas, desconforto gástrico superior e diarreia ou constipação. Uma boa conduta consiste em iniciar a terapia em uma pequena dose, demonstrar a ausência de sintomas nesse nível e, a seguir, aumentar gradualmente a dose até o nível desejado. Apenas os indivíduos com distúrbios subjacentes que aumentam a absorção de ferro correm risco de desenvolver sobrecarga de ferro (hemocromatose).

INTOXICAÇÃO POR FERRO. Os sais ferrosos em grandes quantidades são tóxicos; entretanto, os casos fatais são raros em adultos. A maioria das mortes ocorre em crianças, particularmente entre 12 e 24 meses de idade. Uma pequena quantidade de apenas 1-2 g de ferro pode causar morte; entretanto, são ingeridos 2-10 g nos casos fatais. Todas as preparações de ferro devem ser guardadas em frascos à prova de crianças. Os sinais e sintomas de envenenamento grave podem surgir em 30 min após a ingestão do preparado, ou podem ocorrer mais tardiamente, depois de várias horas. Consistem em dor abdominal, diarreia ou vômitos do conteúdo gástrico marrom ou sanguinolento contendo pílulas. Os sintomas que causam maior preocupação incluem palidez ou cianose, cansaço, sonolência, hiperventilação devido à acidose e colapso cardiovascular. Caso não ocorra morte em 6 h, pode-se observar um período transitório de aparente recuperação, seguido de morte em 12-24 h. A lesão corrosiva do estômago pode resultar em estenose pilórica ou cicatrizes gástricas. Na avaliação de uma criança que possa ter ingerido ferro, pode ser feito um teste de coloração para ferro do conteúdo gástrico com determinação de emergência da concentração

Quadro 37-5

Resposta média ao ferro oral

DOSE TOTAL DE FERRO (mg/dia)	ABSORÇÃO ESTIMADA %	ABSORÇÃO ESTIMADA mg	AUMENTO DA HEMOGLOBINA NO SANGUE (g/L/dia)
35	40	14	0,7
105	24	25	1,4
195	18	35	1,9
390	12	45	2,2

plasmática de ferro. Se essa última for < 63 μmol (3,5 mg/L), a criança não correrá perigo imediato. Entretanto, deve-se induzir aos vômitos se houver ferro no estômago, e obter uma radiografia para avaliar o número de comprimidos que ainda estão no intestino delgado (os comprimidos de ferro são radiopacos). Quando a concentração plasmática de ferro for superior à capacidade total de ligação do ferro (63 μmol; 3,5 mg/L), deve ser administrada *deferoxamina*, (Capítulo 67). O aspecto mais importante é a rapidez do estabelecimento do diagnóstico e da instituição da terapia. Com o tratamento precoce e efetivo, a mortalidade decorrente do envenenamento por ferro pode ser reduzida de 45% para cerca de 1%. A deferiprona é um quelante de ferro oral aprovado para tratar superdose de ferro causada por transfusões de sangue em pacientes com talassemia.

TERAPIA COM FERRO PARENTERAL. Quando a terapia com ferro oral não tem sucesso, a administração parenteral de ferro pode constituir uma alternativa eficaz. As indicações comuns incluem má absorção de ferro (p. ex., espru e síndrome do intestino curto), intolerância grave ao ferro oral, como suplemento rotineiro da nutrição parenteral total, e pacientes tratados com eritropoietina. O ferro parenteral também tem sido administrado a pacientes e mulheres grávidas com deficiência de ferro para criar reservas desse elemento, o que levaria meses se fosse utilizada a via oral.

A taxa de resposta da hemoglobina é determinada pelo equilíbrio entre a gravidade da anemia (o nível de estímulo da eritropoietina) e o suprimento de ferro da medula óssea oriundo de sua absorção e das reservas do elemento. Quando uma grande dose intravenosa de ferrodextrano é administrada a um paciente com anemia grave, a resposta hematológica pode exceder a observada com ferro oral durante 1-3 semanas. Subsequentemente, entretanto, a resposta não é melhor do que a observada com ferro oral.

A terapia com ferro parenteral deve ser usada apenas quando for claramente indicada, pois pode ocorrer hipersensibilidade aguda, incluindo reações anafiláticas e anafilactoides. Outras reações ao ferro intravenoso incluem dor de cabeça, mal-estar, febre, linfadenopatia generalizada, artralgias, urticária e em alguns pacientes com artrite reumatoide, a exacerbação da doença. Existem quatro formulações de ferro disponíveis nos EUA. Elas são ferrodextrano, gliconato férrico de sódio, ferromoxitol e ferro-sacarose. O ferromoxitol é uma nanopartícula de óxido de ferro superparamagnético revestido com carboidrato semissintético aprovado para tratamento de anemia ferropriva em pacientes com doença renal crônica. As indicações para as preparações de ferrodextrano incluem o tratamento de qualquer paciente com deficiência e intolerância ao ferro documentada ou sem resposta ao ferro oral. Em contrapartida, as indicações para o gliconato férrico e ferro-sacarose são limitadas a pacientes com doença renal crônica.

Ferrodextrano. A injeção de ferrodextrano é uma solução coloidal de oxiidróxido férrico complexado com dextrano polimerizado (peso molecular cerca de 180.000 Da), que contém 50 mg/mL de ferro elementar. O uso de ferrodextrano de baixo peso molecular reduz a incidência de toxicidade relativa a observada com preparações de alto peso molecular. O ferrodextrano pode ser administrado por injeção intravenosa (via preferida) ou intramuscular. Quando administrado por via intravenosa em uma dose < 500 mg, o complexo de ferrodextrano sofre depuração exponencial com meia-vida plasmática de 6 h. Com a administração intravenosa de ≥ 1 g como dose total, a depuração pelas células reticuloendoteliais é constante, da ordem de 10-20 mg/horas.

A injeção intramuscular de ferrodextrano só deve ser iniciada após uma dose teste de 0,5 mL (25 mg de ferro). Se não for observada reação adversa, as injeções poderão ser continuadas. Normalmente, a dose diária não deve ultrapassar 0,5 mL (25 mg de ferro) para lactentes pesando < 4,5 kg, 1 mL (50 mg de ferro) para crianças com peso < 9 kg e 2 mL (100 mg de ferro) para os outros pacientes. Entretanto, as reações locais e a preocupação quanto à possível ocorrência de alteração maligna no local de injeção tornam a administração intramuscular inapropriada exceto quando a via intravenosa é inacessível. O paciente deve ser observado à procura de sinais de anafilaxia imediata, bem como durante 1 hora após a injeção para detectar sinais de instabilidade vascular ou de hipersensibilidade, incluindo angústia respiratória, hipotensão, taquicardia ou dor nas costas ou no tórax. São também observadas reações de hipersensibilidade tardia, particularmente em pacientes com artrite reumatoide ou história de alergia. Pode surgir febre, mal-estar, linfadenopatia, artralgias e urticária dentro de vários dias ou semanas após a injeção, com persistência dessas reações durante um período prolongado de tempo. Por isso, o ferrodextrano deve ser utilizado com muito cuidado em pacientes com artrite reumatoide ou outras doenças do tecido conectivo, bem como durante a fase aguda de doença inflamatória. Uma vez documentada a ocorrência de hipersensibilidade, deve-se abandonar a terapia com ferrodextrano. Com doses repetidas de ferrodextrano — particularmente múltiplas infusões de dose total, como as utilizadas algumas vezes no tratamento do sangramento GI crônico —, o acúmulo de reservas de ferrodextrano de metabolismo lento nas células reticuloendoteliais pode ser impressionante. O nível plasmático de ferritina também pode aumentar e atingir valores associados aos da sobrecarga de ferro. Entretanto, parece ser prudente suspender o fármaco sempre que houver elevação dos níveis plasmáticos de ferritina acima de 800 μg/L.

Gliconato férrico de sódio. O gliconato férrico de sódio é uma preparação de ferro intravenosa com tamanho molecular de ~ 295.000 Da e osmolalidade de 990 $mOsm/kg^{-1}$. A administração de gliconato férrico em doses que variam de 62,5-125 mg durante a hemodiálise está associada a uma saturação de transferrina excedendo 100%. Diferente do ferrodextrano, que requer o processamento pelos macrófagos que pode levar várias semanas, cerca de 80% do gliconato férrico de sódio é liberado para transferrina em 24 h. Ele também tem um menor risco de induzir reações anafiláticas graves em relação ao ferrodextrano.

Ferro-sacarose. O ferro-sacarose é um complexo de hidróxido de ferro (III) polinuclear com sacarose. Após a administração intravenosa, o complexo é capturado pelo sistema reticuloendotelial, onde ele se dissocia em ferro e sacarose. O ferro-sacarose é, geralmente, administrado em doses diárias de 100-200 mg em um período de 14 dias para uma dose total acumulada de 1.000 mg. Como o gliconato férrico de sódio, o ferro-sacarose parece ser mais bem tolerado e causar menos eventos adversos do que o ferrodextrano. Esse agente é aprovado pelo FDA para o tratamento de deficiência de ferro em pacientes com doença renal crônica.

COBRE

O cobre tem propriedades redox semelhantes às do ferro, o qual é simultaneamente essencial e potencialmente tóxico para as células. As células praticamente não têm cobre livre, pelo contrário, o cobre é armazenado por metalotioneínas e distribuído por carreadores especializados para locais que usam suas propriedades redox.

É extremamente raro observar deficiência de cobre. Mesmo nos estados clínicos associados à hipocupremia (espru, doença celíaca e síndrome nefrótica), os efeitos da deficiência de cobre geralmente não são demonstráveis. Foi descrita a ocorrência de anemia por deficiência de cobre em indivíduos submetidos à cirurgia de derivação intestinal, em pacientes que recebem nutrição parenteral, em lactentes desnutridos e em pacientes que ingerem quantidades excessivas de zinco. A deficiência de cobre interfere na absorção de ferro e na sua liberação das células reticuloendoteliais. Nos seres humanos, os achados mais evidentes eram leucopenia, particularmente granulocitopenia, e anemia. As concentrações plasmáticas de ferro são variáveis, e a anemia nem sempre é microcítica. Quando é observada baixa concentração plasmática de cobre na presença de leucopenia e anemia, é conveniente realizar uma prova terapêutica com cobre. Foram administradas doses diárias de até 0,1 mg/kg de sulfato cúprico por via oral, podendo-se adicionar 1 ou 2 mg/dia à solução de nutrientes para administração parenteral.

PIRIDOXINA. Pacientes com a anemia sideroblástica hereditária ou adquirida apresentam síntese da hemoglobina prejudicada e acumulam ferro nas mitocôndrias perinucleares das células precursoras eritroides, chamadas de sideroblastos em anel. A terapia oral com piridoxina tem benefício comprovado na correção das anemias sideroblásticas associadas aos agentes tuberculostáticos isoniazida e pirazinamida, que atuam como antagonistas da vitamina B_6. A administração de uma dose diária de 50 mg de piridoxina corrige por completo o defeito, sem interferir no tratamento, e, com frequência, recomenda-se uma suplementação rotineira de piridoxina (Capítulo 56). Se a piridoxina for administrada para corrigir a anormalidade sideroblástica associada à administração de levodopa, a eficiência deste último no controle da doença de Parkinson diminuirá. A terapia com piridoxina não corrige as anormalidades sideroblásticas provocadas pelo cloranfenicol ou pelo chumbo. Em geral, os pacientes com anemia sideroblástica adquirida idiopática não conseguem responder à piridoxina oral, e os indivíduos que parecem ter anemia responsiva à piridoxina necessitam de terapia prolongada com grandes doses da vitamina, de 50-500 mg/dia.

RIBOFLAVINA. Nos humanos, o aparecimento espontâneo de aplasia eritroide devido à deficiência de riboflavina é, sem dúvida alguma, raro, se é que realmente ocorre. Entretanto, parece razoável incluir a riboflavina no controle nutricional dos pacientes com desnutrição generalizada.

Vitamina B_{12}, ácido fólico e tratamento das anemias megaloblásticas

A vitamina B_{12} e o ácido fólico são componentes indispensáveis na dieta. A deficiência de uma dessas vitaminas compromete a síntese do DNA em qualquer célula na qual ocorram replicação e divisão dos cromossomos. Como os tecidos com maior taxa de renovação celular são os que exibem as alterações mais radicais, o sistema hematopoiético é particularmente sensível à deficiência dessas vitaminas.

RELAÇÕES ENTRE A VITAMINA B_{12} E O ÁCIDO FÓLICO. Os principais papéis da vitamina B_{12} e do ácido fólico no metabolismo intracelular estão resumidos na Figura 37-4. A vitamina B_{12} intracelular é mantida na forma de duas coenzimas ativas: a *metilcobalamina* e *desoxiadenosilcobalamina*.

A metilcobalamina (CH_3B_{12}) sustenta a reação da *metionina sintetase*, essencial para o metabolismo normal do folato. São utilizados grupos metila fornecidos pelo metiltetraidrofolato ($CH_3H_4PteGlu_1$) para formar a metilcobalamina que atua como doadora de grupos metila para a conversão da homocisteína em metionina. Essa interação folato-cobalamina é fundamental à síntese normal das purinas e pirimidinas, e, portanto, do DNA. A reação da metionina sintetase é responsável, em grande parte, pelo controle da reciclagem dos cofatores de folato; pela manutenção de concentrações intracelulares de folilpoliglutamatos; e, por meio da síntese da metionina e de seu produto, *S-adenosilmetionina* (SAM), pela manutenção de uma variedade de reações de metilação.

A desoxiadenosilcobalamina (desoxiadenosil B_{12}) é um cofator para a enzima mutase mitocondrial que cataliza a isomerização de 1-metilmalonil CoA em succinil CoA, uma reação importante no metabolismo dos carboidratos e lipídeos. Essa reação não tem relação direta com as vias metabólicas que envolvem o folato.

Como o metiltetraidrofolato constitui o principal congênere do folato fornecido às células, a transferência do grupo metila para a cobalamina é essencial para o suprimento adequado de tetraidrofolato ($H_4PteGlu_1$). O tetraidrofolato é um precursor na formação de folilpoliglutamatos intracelulares; além disso, atua como aceptor de uma unidade de um carbono na conversão da serina em glicina com a consequente formação de 5,10-metilenotetraidrofolato (5,10-CH_2H_4PteGlu). O último derivado doa o grupo metileno ao desoxiuridilato (dUMP) para a síntese do

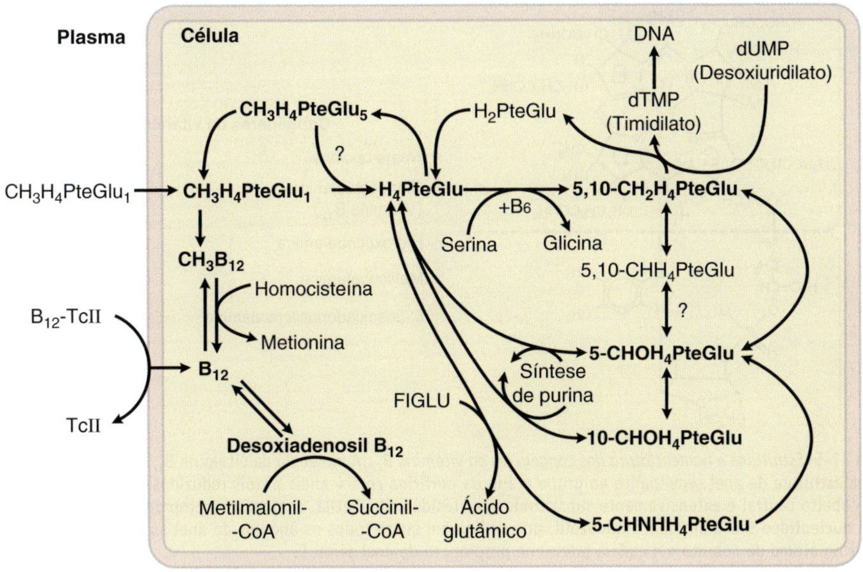

Figura 37-4 *Inter-relações e papéis metabólicos da vitamina B_{12} e do ácido fólico.* Ver no texto a explicação, e a Figura 37-5 para as estruturas das várias coenzimas de folato. FIGLU, ácido formiminoglutâmico, que se origina do catabolismo da histidina; TcII, transcobalamina II; $CH_3H_4PteGlu_1$, metiltetraidrofolato.

timidilato (dTMP) — uma reação extremamente importante na síntese do DNA. No processo, o 5,10-CH_2H_4PteGlu é convertido em di-hidrofolato (H_2PteGlu). O ciclo completa-se, então, com a redução do H_2PteGlu a H_4PteGlu pela di-hidrofolato redutase, a etapa bloqueada por antagonistas do folato, como o metotrexato (Capítulo 61). Como mostra a Figura 37-4, outras vias também levam à síntese do 5,10-metilenotetraidrofolato. Essas vias são importantes no metabolismo do ácido formiminoglutâmico (FIGLU), bem como das purinas e pirimidinas.

Na presença de deficiência de vitamina B_{12} ou de folato, a síntese diminuída da metionina e SAM interfere na biossíntese das proteínas, em várias reações de metilação e na síntese das poliaminas. Além disso, a célula responde à deficiência ao redirecionar as vias metabólicas do folato para suprir quantidades crescentes de metiltetraidrofolato, o que tende a preservar as reações de metilação essenciais à custa da síntese do ácido nucleico. Na deficiência de vitamina B_{12}, a atividade da metilenotetraidrofolato redutase aumenta, orientando os folatos intracelulares disponíveis para o reservatório de metiltetraidrofolato (não indicado na Figura 37-4). A seguir, o metiltetraidrofolato é retido pela ausência de vitamina B_{12} em quantidade suficiente para aceitar e transferir grupos metila, e a etapas subsequentes no metabolismo do folato, que exigem tetraidrofolato, ficam privadas do substrato. Esse processo constitui a base comum para o desenvolvimento de anemia megaloblástica com deficiência de vitamina B_{12} ou de ácido fólico.

Os mecanismos responsáveis pelas lesões neurológicas da deficiência de vitamina B_{12} não estão totalmente compreendidos. A lesão da bainha de mielina constitui a lesão mais evidente nessa neuropatia. Tal observação levou à sugestão inicial de que a reação da metilmalonil CoA mutase, dependente de desoxiadenosil B_{12}, uma etapa no metabolismo do propionato, está relacionada com a anormalidade. Entretanto, outras evidências sugerem que é provável que a deficiência de metionina sintase e o bloqueio da conversão da metionina em SAM sejam os responsáveis.

VITAMINA B_{12}

Os humanos dependem de fontes exógenas de vitamina B_{12} (Figura 37-5). Na natureza, as principais fontes consistem em certos microrganismos que crescem no solo, em esgotos, na água ou no lúmen intestinal de animais que sintetizam a vitamina. A necessidade nutricional diária, de 3-5 μg, deve ser obtida de produtos de origem animal na dieta. Existe uma quantidade de vitamina B_{12} disponível nos legumes, contaminados por bactérias capazes de sintetizar a vitamina, e os vegetarianos frequentemente enriquecem suas dietas com uma grande variedade de vitaminas e minerais; desta forma os vegetarianos estritos raramente desenvolvem deficiência da vitamina B_{12}. Os termos *vitamina B_{12}* e *cianocobalamina* são utilizados de modo intercambiável como termos genéricos para todas as cobamidas ativas nos humanos. As preparações de vitamina B_{12} para uso terapêutico contêm cianocobalamina ou hidroxocobalamina, porque apenas esses derivados mantêm a sua atividade após o armazenamento.

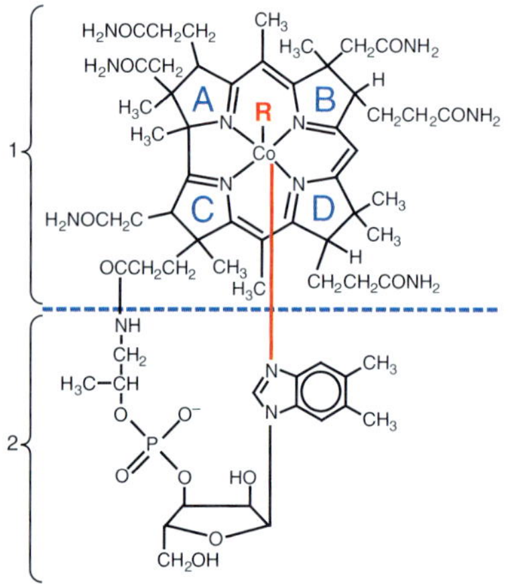

Congêneres da vitamina B_{12}

Nome opcional	*Grupo R*
Cianocobalamina (Vitamina B_{12})	–CN
Hidroxocobalamina	–OH
Metilcobalamina	$–CH_3$
5'-desoxiadenosilcobalamina	–5'-desoxiadenosil

Figura 37-5 *Estruturas e nomenclatura dos congêneres da vitamina B_{12}.* A molécula da vitamina B_{12} tem 3 partes principais:

1. Uma estrutura de anel semelhante ao grupo plano da porfirina com 4 anéis pirróis reduzidos (A-D) ligados ao átomo de cobalto central e extensivamente substituídos por resíduos de metila, acetamida e propionamida.
2. Um nucleotídeo 5,6-dimetilbenzimidazolil, que se liga em quase todos os ângulos do anel ao núcleo plano com ligações ao átomo de cobalto e a cadeia lateral de propionato do anel pirrol C.
3. Um grupo R variável - o mais importante de todos é encontrado nos compostos estáveis cianocobalamina e hidroxoco-balamina e nas coenzimas ativas metilcobalamina e 5-desoxiadenosilcobalamina.

FUNÇÕES METABÓLICAS. As coenzimas ativas metilcobalamina e 5-desoxiadenosilcobalamina são essenciais para o crescimento e para a replicação das células. A metilcobalamina é necessária à conversão da homocisteína em metionina e seu derivado *S*-adenosilmetionina. Além disso, quando as concentrações de vitamina B_{12} estão inadequadas, o folato é "aprisionado" na forma de metiltetraidrofolato, causando deficiência funcional de outras formas intracelulares necessárias de ácido fólico (Figura 37-4). As anormalidades hematológicas observadas em pacientes com deficiência de vitamina B_{12} são causadas por esse processo. A 5-desoxiadenosilcobalamina é necessária ao rearranjo da metilmalonil CoA a succinil CoA (Figura 37-4).

ABSORÇÃO, DISTRIBUIÇÃO, ELIMINAÇÃO E NECESSIDADES DIÁRIAS. Na presença de ácido gástrico e proteases pancreáticas, a vitamina B_{12} da dieta é liberada do alimento e da proteína de ligação salivar, ligando-se ao fator intrínseco gástrico. Quando atinge o íleo, o complexo vitamina B_{12}-fator intrínseco interage com um receptor na superfície das células da mucosa, sendo ativamente transportado na circulação. Nos adultos, é raro observar a deficiência de vitamina B_{12} como resultado da dieta deficiente propriamente dita; na verdade, reflete geralmente um defeito em um ou outro aspecto dessa complexa sequência de absorção (Figura 37-6). Os anticorpos dirigidos contra as células parietais ou contra o complexo do fator intrínseco também podem desempenhar um papel proeminente na produção de deficiência. Várias doenças intestinais podem interferir na absorção da vitamina, incluindo distúrbios pancreáticos (perda da secreção das proteases pancreáticas), proliferação bacteriana, parasitos intestinais, espru e lesão localizada das células da mucosa ileal por doença ou em consequência de cirurgia.

Uma vez absorvida, a vitamina B_{12} liga-se à transcobalamina II, uma betaglobulina plasmática, para ser transportada até os tecidos. O suprimento de vitamina B_{12} disponível para os tecidos está diretamente relacionado ao tamanho do compartimento de reserva hepático e a quantidade da vitamina ligada à transcobalamina II (Figura 37-6). A vitamina B_{12} ligada à transcobalamina II sofre rápida depuração do plasma e distribui-se preferencialmente para as células parenquimatosas hepáticas. No adulto normal, até 90% das reservas corporais de vitamina B_{12}, de 1-10 mg, estão no fígado. A vitamina B_{12} é armazenada na forma de coenzima ativa, com uma taxa de renovação de 0,5-8 μg/dia. O aporte diário recomendado da vitamina em adultos é de 2,4 μg. Aproximadamente, 3 μg de cobalaminas são secretados diariamente na bile, dos quais 50-60% não sofrem reabsorção. A interferência na reabsorção por doença intestinal pode causar depleção progressiva das reservas hepáticas da vitamina.

DEFICIÊNCIA DE VITAMINA B_{12}. Essa deficiência é reconhecida clinicamente pelo seu impacto sobre os sistemas hematopoiético e nervoso. A sensibilidade do sistema hematopoiético está relacionada com a sua elevada taxa de renovação celular. Outros tecidos com altas taxas de renovação celular (p. ex., mucosa e epitélio cervical) também apresentam necessidades altas da vitamina. Com o resultado do suprimento inadequado de vitamina B_{12}, a replicação do DNA torna-se extremamente anormal. Quando uma célula-tronco hematopoiética está condicionada a sofrer uma série programada de divisões celulares, o defeito na replicação dos cromossomos resulta em uma incapacidade das células no processo de maturação para completar as divisões nucleares, enquanto a maturação citoplasmática prossegue em uma taxa relativamente normal, o que resulta na produção de células morfologicamente anormais e, em morte das células durante a maturação, fenômeno conhecido como *hematopoiese ineficaz*. A deficiência grave afeta todas as linhagens celulares, resultando em pancitopenia pronunciada.

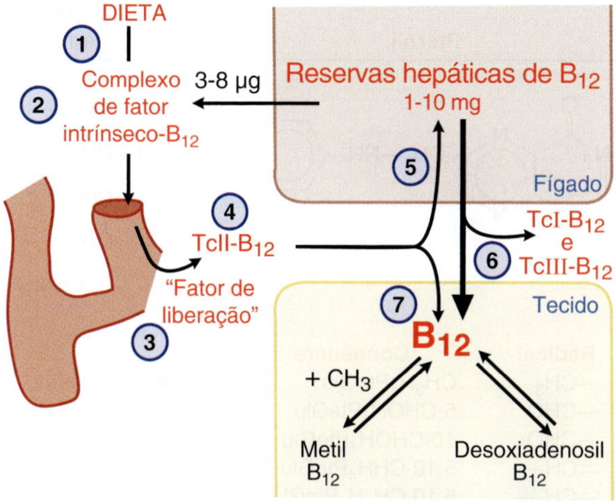

Figura 37-6 *Absorção e distribuição da vitamina B_{12}.* A deficiência de vitamina B_{12} pode surgir de um defeito congênito ou adquirido em qualquer um dos seguintes pontos: (1) suprimento inadequado na dieta; (2) secreção inadequada de fator intrínseco (anemia perniciosa clássica); (3) doença ileal; (4) ausência congênita de transcobalamina II (TcII); ou (5) rápida depleção das reservas hepáticas em decorrência da interferência na reabsorção da vitamina B_{12} excretada na bile. A utilidade das determinações das concentrações plasmáticas de vitamina B_{12} para estimar o suprimento disponível aos tecidos pode ser prejudicada pela presença de doença hepática; (6) aparecimento de quantidades anormais de transcobalaminas e III (TcI e III) no plasma. A formação de metilcobalamina requer um transporte normal (7) no interior das células e um suprimento adequado de ácido fólico na forma de $CH_3H_4PteGlu_1$.

Em geral, o diagnóstico de deficiência de vitamina B_{12} pode ser estabelecido com base na determinação dos níveis séricos de vitamina B_{12} e/ou ácido metilmalônico (que é ligeiramente mais sensível e tem sido utilizado para identificar a deficiência metabólica em pacientes com níveis séricos normais de vitamina B_{12}). Como parte do controle clínico de um paciente com anemia megaloblástica grave, pode ser feita uma prova terapêutica utilizando doses muito pequenas da vitamina para confirmar o diagnóstico. São efetuadas determinações seriadas da contagem dos reticulócitos, nível sérico de ferro e hematócrito para definir a recuperação característica da produção normal de eritrócitos. O *teste de Schilling* pode ser utilizado para medir a absorção da vitamina e delinear o mecanismo da doença. Ao efetuar o referido teste, com ou sem adição de fator intrínseco, é possível discriminar entre a deficiência de fator intrínseco em si e a presença de doença ileal primária. *A deficiência de vitamina B_{12} pode causar lesão irreversível do sistema nervoso.* Como a lesão neurológica pode ser dissociada das alterações no sistema hematopoiético, deve-se considerar a possibilidade da deficiência de vitamina B_{12} em pacientes idosos com demência ou transtornos psiquiátricos, mesmo se não forem anêmicos.

TERAPIA COM VITAMINA B_{12}. A vitamina B_{12} está disponível para injeção ou administração oral; as combinações com outras vitaminas e minerais também podem ser administradas pelas vias oral ou parenteral. A escolha de uma preparação depende sempre da causa da deficiência. Não se pode confiar na via oral de administração para a terapia efetiva do paciente com deficiência acentuada de vitamina B_{12} e hematopoiese anormal ou déficits neurológicos. Por conseguinte, a preparação de escolha para o tratamento do estado de deficiência de vitamina B_{12} é a cianocobalamina, que deve ser administrada por injeção intramuscular ou subcutânea. O uso efetivo da vitamina depende do diagnóstico preciso e da compreensão dos seguintes princípios gerais de terapia:

- A vitamina B_{12} só deve ser administrada de modo profilático quando houver probabilidade razoável de deficiência atual ou futura (ou seja, deficiência dietética em vegetarianos estritos, má absorção previsível de vitamina B_{12} em pacientes submetidos à gastrectomia e certas doenças do intestino delgado). Quando a função GI está normal, pode-se indicar um suplemento profilático oral de vitaminas e minerais, incluindo a vitamina B_{12}. Caso contrário, o paciente deve receber injeções mensais de cianocobalamina.
- A relativa facilidade do tratamento com vitamina B_{12} não deve impedir uma investigação completa da etiologia da deficiência. Em geral, o diagnóstico inicial é sugerido pela presença de anemia macrocítica ou de distúrbio neuropsiquiátrico inexplicado.
- A terapia deve ser sempre a mais específica possível. Apesar da disponibilidade de um grande número de preparações multivitamínicas, o uso da terapia vitamínica "de chumbo grosso" pode ser perigoso no tratamento da deficiência de vitamina B_{12}: pode-se administrar ácido fólico suficiente para produzir uma recuperação hematológica, que pode mascarar a deficiência contínua de vitamina B_{12} e permitir o desenvolvimento de lesão neurológica ou sua progressão.
- Embora uma prova terapêutica clássica com pequenas quantidades de vitamina B_{12} possa ajudar a confirmar o diagnóstico, os pacientes idosos com doença aguda podem não tolerar a demora na correção da anemia grave. Esses pacientes necessitam de transfusões sanguíneas suplementares e de terapia imediata com ácido fólico e vitamina B_{12} para assegurar uma rápida recuperação.

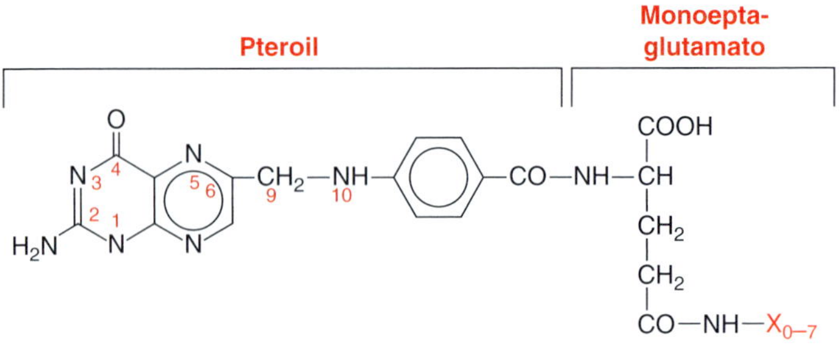

Posição	Radical	Congênere	
N^5	$—CH_3$	$CH_3H_4PteGlu$	Metiltetraidrofolato
N^5	—CHO	$5\text{-}CHOH_4PteGlu$	Ácido folínico (fator citrovorum)
N^{10}	—CHO	$10\text{-}CHOH_4PteGlu$	10-Formiltetraidrofolato
$N^{5,10}$	=CH—	$5,10\text{-}CHH_4PteGlu$	5,10-Meteniltetraidrofolato
$N^{5,10}$	$—CH_2—$	$5,10\text{-}CH_2H_4PteGlu$	5,10-Metilenotetraidrofolato
N^5	—CHNH	$CHNHH_4PteGlu$	Formiminotetraidrofolato
N^{10}	$—CH_2OH$	$CH_2OHH_4PteGlu$	Hidroximetiltetraidrofolato

Figura 37-7 *Estruturas e nomenclatura do ácido pteroilglutâmico (ácido fólico) e seus congêneres.* O X representa resíduos adicionais de glutamato; os poliglutamatos constituem as formas ativas e de armazenamento da vitamina. O número de resíduos de glutamato é variável.

- A terapia prolongada com vitamina B_{12} deve ser avaliada em intervalos de 6-12 meses em pacientes que estão bem nos demais aspectos. A reavaliação deverá ser efetuada com maior frequência se houver alguma outra doença ou condição passível de aumentar as necessidades da vitamina (p. ex., gravidez).

ÁCIDO FÓLICO

O *ácido pteroilglutâmico* (PteGlu) (Figura 37-7) é a forma farmacêutica comum do ácido fólico. Mas ele não é o principal congênere do folato nos alimentos nem a coenzima ativa para o metabolismo intracelular. Após absorção, o PteGlu é rapidamente reduzido nas posições 5, 6, 7 e 8 a *ácido tetraidrofólico* (H_4PteGlu) que passa a atuar como aceptor de várias unidades de um carbono. Tais unidades ligam-se às posições 5 ou 10 do anel de pteridina, ou podem fazer uma ponte entre esses átomos, formando um novo anel de cinco membros. As formas da coenzima mais importantes, sintetizadas por essas reações, estão relacionadas na Figura 37-4 e cada uma delas desempenha um papel específico no metabolismo intracelular:

- *Conversão da homocisteína em metionina.* Essa reação necessita de CH_3H_4PteGlu como doador de metila e usa a vitamina B_{12} como cofator.
- *Conversão da serina em glicina.* Tal reação requer tetraidrofolato como aceptor de um grupo metileno da serina e usa o fosfato de piridoxal como cofator. Resulta na formação de 5,10-CH_2H_4PteGlu, uma coenzima essencial para a síntese do timidilato.
- *Síntese do timidilato.* O 5,10-CH_2H_4PteGlu doa um grupo metileno e equivalentes redutores ao desoxiuridilato para a síntese do timidilato — etapa que limita a velocidade na síntese do DNA.
- *Metabolismo da histidina.* O H_4PteGlu também atua como aceptor de um grupo formimino na conversão do ácido formiminoglutâmico em ácido glutâmico.
- *Síntese das purinas.* Duas etapas na síntese dos nucleotídeos de purina exigem a participação de 10-CH_2H_4PteGlu como o doador de grupo formila nas reações catalisadas pelas transformilases de ribotida: a formilação do ribonucleotídeo glicinamida e do ribonucleotídeo 5-aminoimidazol-4-carboxamida. Por meio dessas reações, os átomos de carbono nas posições 8 e 2, respectivamente, são incorporados ao anel de purina em formação.
- *Utilização ou geração de formato.* Essa reação reversível usa H_4PteGlu e 10-$CHOH_4$PteGlu.

NECESSIDADES DIÁRIAS. Muitos alimentos são ricos em folatos, especialmente, os vegetais verdes frescos, o fígado, a levedura e algumas frutas. Entretanto, o cozimento prolongado pode destruir até 90% do conteúdo de folato desses alimentos. Em geral, a dieta padrão nos EUA fornece 50-500 μg de folato absorvível por dia, embora os indivíduos com alto consumo de vegetais frescos e carnes possam ingerir até 2 mg/dia. No adulto normal, a ingestão diária recomendada é de 400 μg; mulheres grávidas ou durante a lactação, e pacientes com altas taxas de renovação celular (como os pacientes com anemia hemolítica) podem necessitar de 500-600 μg ou mais por dia. Para a prevenção de defeitos do tubo neural, recomenda-se uma ingestão diária de pelo menos 400 μg de folato nos

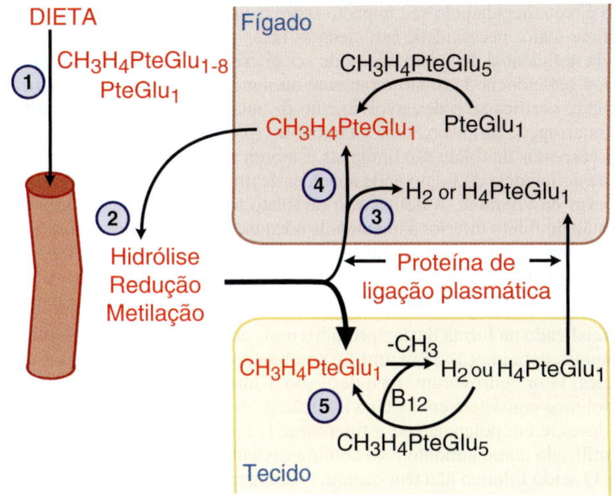

Figura 37-8 *Absorção e distribuição dos derivados do folato.* As fontes dietéticas de poliglutamatos de folato são hidrolisadas a monoglutamato, reduzidas e metiladas a $CH_3H_4PteGlu_1$ durante o transporte gastrintestinal. A deficiência de folato surge comumente de (1) suprimento dietético inadequado e (2) doença do intestino delgado. Em pacientes com uremia, alcoolismo ou hepatopatia, podem-se observar defeitos (3) na concentração das proteínas de ligação do folato no plasma e (4) no fluxo de $CH_3H_4PteGlu_1$ na bile para reabsorção e transporte até os tecidos (ciclo êntero-hepático do folato). Por fim, a deficiência de vitamina B_{12} (5) "retém" o folato na forma de $CH_3H_4PteGlu$, diminuindo, assim, a disponibilidade de $H_4PteGlu_1$ para o seu papel essencial na síntese das purinas e pirimidinas.

alimentos ou na forma de suplementos, começando um mês antes da gravidez e prosseguindo durante pelo menos o primeiro trimestre. A suplementação de folato também está sendo considerada para os pacientes com níveis plasmáticos elevados de homocisteína.

ADME. A exemplo da deficiência de vitamina B_{12}, o diagnóstico e tratamento das deficiências de ácido fólico dependem do conhecimento das vias de transporte e do metabolismo intracelular da vitamina (Figura 37-8). Os folatos presentes nos alimentos estão, em grande parte, na forma de poliglutamatos reduzidos, e a absorção requer o transporte e a ação de uma *pteroilglutamil carboxipeptidase* associada às membranas das células da mucosa. A mucosa do duodeno e da parte proximal do jejuno é rica em *di-hidrofolato redutase* e tem a capacidade de metilar a maior parte do folato reduzido que é absorvido ou todo ele. Como a maior parte da absorção ocorre na porção proximal do intestino delgado, não é rara a ocorrência de deficiência de folato quando o jejuno está doente. Tanto o espru não tropical quanto o espru tropical constituem causas comuns de deficiência de folato e anemia megaloblástica.

Uma vez absorvido, o folato é rapidamente transportado até os tecidos na forma de $CH_3H_4PteGlu$. Embora certas proteínas plasmáticas se liguem efetivamente aos derivados do folato, elas possuem maior afinidade por análogos não metilados. O papel dessas proteínas de ligação na homeostasia do folato não está esclarecido por completo. É possível detectar um aumento da capacidade de ligação na deficiência de folato e em certos estados mórbidos, como uremia, câncer e alcoolismo. Os alimentos e o ciclo êntero-hepático da vitamina mantêm um suprimento constante de $CH_3H_4PteGlu$. O fígado reduz e metila ativamente o PteGlu (e H_2 ou $H_4PteGlu$) e, a seguir, transporta o $CH_3H_4PteGlu$ na bile para reabsorção pelo intestino e suprimento subsequente aos tecidos. Essa via pode fornecer ≥ 200 µg de folato a cada dia para recirculação até os tecidos. A importância do ciclo êntero-hepático é sugerida por estudos em animais que mostram rápida redução da concentração plasmática de folato após a drenagem da bile ou consumo de álcool, que aparentemente bloqueia a liberação de $CH_3H_4PteGlu$ das células parenquimatosas hepáticas.

DEFICIÊNCIA DE FOLATO. Tal deficiência é uma complicação comum de doenças do intestino delgado que interfere na absorção do folato dos alimentos e na sua recirculação por meio do ciclo êntero-hepático. No alcoolismo agudo ou crônico, a ingestão diária de folato nos alimentos pode estar gravemente restrita, e o ciclo êntero-hepático da vitamina pode ficar comprometido em consequência dos efeitos tóxicos do álcool sobre as células parenquimatosas do fígado, constituindo a causa mais comum de eritropoiese megaloblástica por deficiência de folato; entretanto, é também a mais acessível à terapia, visto que a reinstituição de uma dieta normal é suficiente para superar o efeito do álcool. Os estados mórbidos que se caracterizam por elevada taxa de renovação celular, como as anemias hemolíticas, também podem ser complicados pela deficiência de folato. Além disso, os fármacos que inibem a di-hidrofolato redutase (p. ex., metotrexato e trimetoprima) ou que interferem na absorção e no armazenamento do folato nos tecidos (p. ex., certos anticonvulsivantes e anticoncepcionais orais) são capazes de reduzir a concentração plasmática de folato, podendo causar anemia megaloblástica.

A deficiência de folato é reconhecida pelo seu impacto sobre o sistema hematopoiético. Como ocorre com a vitamina B_{12}, esse fato reflete maior necessidade associada às taxas elevadas de renovação celular. A anemia megaloblástica que resulta da deficiência de folato não pode ser diferenciada da causada pela deficiência de vitamina B_{12}. Ao mesmo tempo, a deficiência de folato raramente ou nunca está associada a anormalidades neurológicas. Após a privação de folato, verifica-se o desenvolvimento de anemia megaloblástica muito mais rapidamente do que a que ocorre após interrupção da absorção de vitamina B_{12} (p. ex., cirurgia gástrica). Essa observação reflete o fato de que as reservas corporais de folato são limitadas. Embora a taxa de indução da eritropoiese megaloblástica possa variar, o estado de deficiência de folato pode aparecer dentro de 1-4 semanas conforme os hábitos dietéticos do indivíduo e as reservas da vitamina. A deficiência de folato tem sido implicada na incidência de defeitos do tubo neural. Uma ingestão de folato inferior à quantidade adequada também pode resultar em elevações dos níveis plasmáticos de homocisteína. Como mesmo a hiper-homocisteinemia moderada é considerada um fator de risco independente para coronariopatia e doença vascular periférica, bem como para trombose venosa, o papel do folato como doador de metila na conversão da homocisteína em metionina está sendo alvo de maior atenção.

O ácido fólico é comercializado na forma de comprimidos orais contendo ácido pteroilglutâmico ou L-metilfolato, na forma de solução aquosa para injeção (5 mg/mL) e combinado com outras vitaminas e minerais. O ácido folínico (leucovorina cálcica, fator "citrovorum") é o derivado 5-formil do ácido tetraidrofólico. Os principais usos terapêuticos do ácido folínico consistem em evitar a inibição da di-hidrofolato redutase como parte da terapia com metotrexato em altas doses, e em potencializar a fluorouracila no tratamento do câncer colorretal (Capítulo 61). Além disso, tem sido utilizado como antídoto para abolir a toxicidade de antagonistas do folato, como a pirimetamina ou trimetoprima. O ácido folínico não tem qualquer vantagem sobre o ácido fólico; além disso, o seu custo é mais elevado, por isso não é recomendado. Uma única exceção é a anemia megaloblástica associada à deficiência congênita de di-hidrofolato redutase.

EFEITOS ADVERSOS. Existem relatos de casos raros de reações às injeções parenterais de ácido fólico e leucovorina. O ácido fólico oral não é habitualmente tóxico. O ácido fólico em grandes quantidades pode anular o efeito antiepilético do fenobarbital, da fenitoína e da primidona, bem como aumentar a frequência de convulsões em crianças suscetíveis. O FDA recomenda que os comprimidos orais de ácido fólico sejam limitados a uma concentração de ≤ 1 mg.

PRINCÍPIOS GERAIS DE TERAPIA. O uso terapêutico do ácido fólico limita-se à prevenção e ao tratamento das deficiências da vitamina. Como no caso da terapia com vitamina B_{12}, o uso efetivo da vitamina depende do diagnóstico acurado e do conhecimento dos mecanismos que atuam em um estado mórbido específico. Devem-se respeitar os seguintes princípios gerais de terapia:

- Será necessária suplementação dietética quando houver necessidade que não possa ser suprida por uma dieta "normal". A ingestão diária de uma preparação multivitamínica contendo 400-500 μg de ácido fólico tornou-se prática padrão antes e no decorrer da gravidez, a fim de reduzir a incidência de defeitos do tubo neural, bem como durante a lactação. Em mulheres com história pregressa de gravidez complicada por defeito do tubo neural, foi recomendada uma dose ainda maior de 4 mg/dia. Os pacientes submetidos à nutrição parenteral total devem receber suplementos de ácido fólico como parte do esquema de líquidos, pois as reservas hepáticas de folato são limitadas. Os pacientes adultos com doença caracterizada por alta renovação celular (p. ex., anemia hemolítica) geralmente necessitam de doses maiores, de 1 mg de ácido fólico administrado 1 ou 2 vezes/dia. A dose de 1 mg também tem sido utilizada no tratamento dos pacientes com níveis elevados de homocisteína.
- Como no caso da deficiência de vitamina B_{12}, todo o paciente com deficiência de folato e anemia megaloblástica deve ser cuidadosamente avaliado para estabelecer a causa subjacente da deficiência. Essa avaliação deve incluir os efeitos de medicações, a quantidade de álcool consumido, o histórico do paciente e a função do trato GI.
- A terapia deve ser sempre a mais específica possível. Devem-se evitar as preparações multivitamínicas, a não ser que exista uma razão para se suspeitar de deficiência de várias vitaminas.
- Deve-se ter em mente o perigo potencial de tratar incorretamente um paciente portador de deficiência de vitamina B_{12} com ácido fólico. A administração de grandes doses de ácido fólico pode resultar em melhora aparente da anemia megaloblástica, visto que o PteGlu é convertido pela di-hidrofolato redutase em H_4PteGlu, transpondo o "aprisionamento" do metilfolato. Entretanto, a terapia com folato não impede nem alivia os defeitos neurológicos resultantes da deficiência de vitamina B_{12}, que podem progredir e tornar-se irreversíveis.

Consulte a 12ª edição do texto original para detalhes sobre o tratamento do paciente muito enfermo com anemia megaloblástica.

Para uma listagem bibliográfica completa, consulte ***As Bases Farmacológicas da Terapêutica de Goodman e Gilman***, 12ª edição.

Seção V Hormônios e seus antagonistas

Capítulo 38 Introdução à endocrinologia: o eixo hipotálamo-hipófise

ENDOCRINOLOGIA E HORMÔNIOS: CONCEITOS GERAIS

A endocrinologia analisa a biossíntese dos hormônios e seus locais de produção, bem como os locais e os mecanismos de sua ação e interação. As principais funções dos hormônios consistem na regulação do armazenamento, da produção e da utilização da energia; na adaptação a novos ambientes e condições de estresse; na facilitação do crescimento e desenvolvimento; e na maturação e função do sistema reprodutor. Embora os hormônios fossem originalmente definidos como produtos de glândulas sem ductos, percebemos, hoje, que muitos órgãos que não eram classicamente considerados como "endócrinos" (p. ex., o coração, os rins, o trato GI, os adipócitos e o encéfalo) sintetizam e secretam hormônios que desempenham funções fisiológicas essenciais. Além disso, o campo da endocrinologia expandiu-se para incluir as ações de fatores de crescimento que atuam por meio de mecanismos autócrinos e parácrinos, a influência dos neurônios — particularmente os do hipotálamo — que regulam a função endócrina e as interações recíprocas das citocinas e de outros componentes do sistema imune com o sistema endócrino.

Em termos conceptuais, os hormônios podem ser divididos em duas classes:

- Hormônios que atuam predominantemente por meio de *receptores nucleares*, para modular a transcrição nas células-alvo (p. ex., hormônios esteroides, hormônio tireoidiano e vitamina D)
- Hormônios que tipicamente atuam por meio de receptores de membrana para exercer efeitos rápidos sobre vias de transdução de sinais (p. ex., hormônios peptídicos e constituídos de aminoácidos)

Os receptores para ambas as classes de hormônios proporcionam alvos para um grupo diversificado de compostos que estão entre os fármacos mais amplamente usados em medicina clínica.

O EIXO HIPOTÁLAMO-HIPÓFISE-GLÂNDULA ENDÓCRINA

Muitos dos hormônios endócrinos clássicos (p. ex., cortisol, hormônio tireoidiano, esteroides sexuais, hormônio do crescimento) são regulados por interações recíprocas complexas entre o hipotálamo, a adeno-hipófise e as glândulas endócrinas (Quadro 38-1). A organização básica do eixo hipotálamo--hipófise-glândula endócrina está resumida na Figura 38-1.

Grupos distintos de neurônios hipotalâmicos produzem diferentes hormônios de liberação, que são transportados por meio de axônios até a eminência mediana. Quando estimulados, esses neurônios secretam seus respectivos hormônios de liberação hipotalâmicos no plexo hipotalâmico-adeno-hipofisário, que flui para a adeno-hipófise. Os *hormônios de liberação hipotalâmicos* ligam-se a receptores de membrana em subgrupos específicos de células hipofisárias e estimulam a secreção dos *hormônios hipofisários* correspondentes. Os hormônios hipofisários, que podem ser considerados como *sinais dominantes*, circulam, então, até as glândulas endócrinas alvo, em que ativam receptores específicos para estimular a síntese e a secreção dos *hormônios endócrinos* alvo. Essas interações representam uma *regulação por anteroalimentação*, em que os hormônios dominantes (sinais) estimulam a produção de hormônios-alvo pelos órgãos endócrinos.

Superposta a essa regulação por anteroalimentação positiva está a regulação por *retroalimentação negativa*, que possibilita o controle preciso dos níveis hormonais (Fig. 38-2; Fig. 38-6). Tipicamente, o hormônio-alvo endócrino circula tanto para o hipotálamo quanto para a hipófise, em que atua, por meio de receptores específicos, para inibir a produção e a secreção de seu hormônio de liberação

Quadro 38-1

Hormônios que integram o eixo endócrino hipotálamo-hipófise

HORMÔNIO DE LIBERAÇÃO HIPOTALÂMICO	HORMÔNIO (SINAL) TRÓFICO HIPOFISÁRIO	HORMÔNIO(S)-ALVO
Hormônio de liberação do hormônio do crescimento (GHRH)	Hormônio do crescimento (GH)	IGF-1
Somatostatina (SST)[a]	Hormônio do crescimento	
Dopamina (DA)[b]	Prolactina	—
Hormônio de liberação da corticotrofina (CRH)	Corticotrofina	Cortisol/DHEA
Hormônio de liberação da tireotrofina (TRH)	Hormônio tireoestimulante (TSH)	Hormônio tireoidiano
Hormônio de liberação das gonadotrofinas (GnRH)	Hormônio folículo-estimulante (FSH)	Estrogênio
		Progesterona/Estrogênio (m)
	Hormônio luteinizante (LH)	Testosterona (h)

IGF-1, fator de crescimento semelhante à insulina tipo 1; DHEA, desidroepiandrosterona; m, mulher; h, homem.
[a]A somatostatina inibe a liberação de hormônio do crescimento.
[b]A dopamina inibe a liberação de prolactina.

hipotalâmico e do hormônio regulador hipofisário. Além disso, outras regiões cerebrais possuem aferências para os neurônios de liberação hipotalâmicos, integrando ainda mais a regulação dos níveis hormonais em resposta a diversos estímulos.

HORMÔNIOS HIPOFISÁRIOS E SEUS FATORES DE LIBERAÇÃO HIPOTALÂMICOS

Os hormônios da adeno-hipófise podem ser classificados em três grupos diferentes, com base nas suas características estruturais (Quadro 38-2):

- Os hormônios derivados da pró-opiomelanocortina (POMC) incluem a *corticotrofina* (hormônio adrenocorticotrófico [ACTH]) e o *hormônio α-melanócito-estimulante* (α-MSH). Esses hormônios originam-se da POMC por meio de um processo proteolítico (Capítulos 18 e 42).

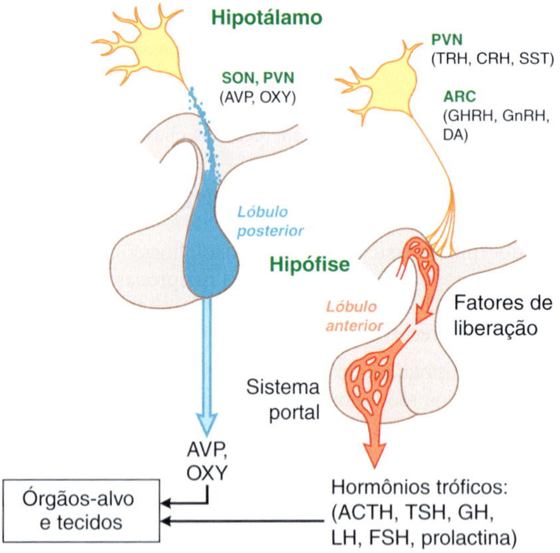

Figura 38-1 *Organização da adeno-hipófise e da neuro-hipófise.* Os neurônios hipotalâmicos nos núcleos supraóptico (SON) e paraventricular (PVN) sintetizam arginina vasopressina (AVP) e ocitocina (OCI). A maior parte de seus axônios projeta-se diretamente na neuro-hipófise, a partir da qual a AVP e a OCI são secretadas na circulação sistêmica para regular seus tecidos alvo. Os neurônios que regulam o lobo anterior estão agrupados na parte mediobasal do hipotálamo, incluindo os núcleos PVN e arqueado (ARC). Secretam hormônios de liberação hipotalâmicos, que alcançam a adeno-hipófise por meio do sistema porta hipotalâmico adeno-hipofisário, estimulando populações distintas de células hipofisárias. Por sua vez, essas células secretam os hormônios (sinais) tróficos, que regulam os órgãos endócrinos e outros tecidos. Ver o Quadro 38-1 para abreviaturas.

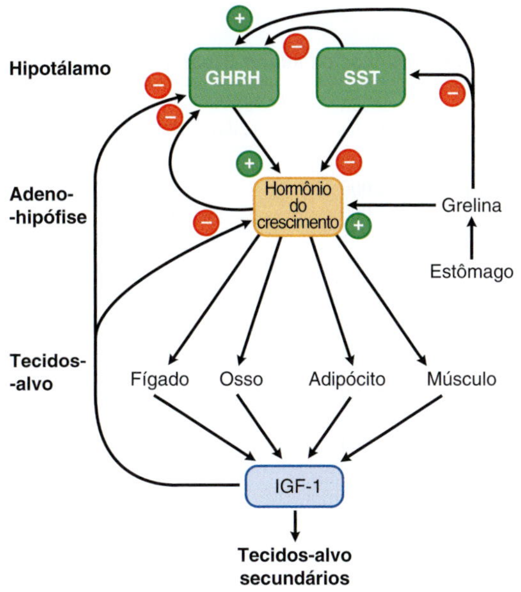

Figura 38-2 *Secreção e ações do hormônio do crescimento.* Dois fatores hipotalâmicos, o hormônio de liberação do hormônio do crescimento (GHRH) e a somatostatina (SST), estimulam ou inibem a liberação do hormônio do crescimento (GH) a partir da hipófise, respectivamente. O fator de crescimento semelhante à insulina tipo 1 (IGF-1), um produto da ação do GH sobre os tecidos periféricos, provoca inibição por retroalimentação negativa da liberação de GH ao atuar no hipotálamo e na hipófise. As ações do GH podem ser diretas ou indiretas (mediadas pelo IGF-1). Ver o texto para uma discussão dos outros agentes que modulam a secreção de GH e dos efeitos do IGF-1 produzido localmente. Inibição, –; estimulação, +.

- Os hormônios somatotrópicos incluem o *hormônio do crescimento* (GH) e a *prolactina.* Nos seres humanos, a família dos hormônios somatotrópicos também inclui o lactogênio placentário.
- Os hormônios glicoproteicos — o *hormônio tireoestimulante* (TSH; também denominado tireotrofina), o *hormônio luteinizante* (LH; também denominado lutoprina) e o *hormônio folículo-estimulante* (FSH; também denominado folitropina). Nos humanos, a família dos hormônios glicoproteicos também inclui a *gonadotrofina coriônica humana* (hCG).

A síntese e a liberação dos hormônios da adeno-hipófise são influenciadas pelo sistema nervoso central (SNC). Sua secreção é regulada positivamente por um grupo de peptídeos, denominados *hormônios de liberação hipotalâmicos* (Figura 38-1). Os hormônios de liberação hipotalâmicos incluem o hormônio de liberação da corticotrofina (CRH), o *hormônio de liberação do hormônio do crescimento* (GHRH), o *hormônio de liberação das gonadotrofinas* (GnRH) e o *hormônio de liberação da tireotrofina* (TRH). A *somatostatina* (SST), outro peptídeo hipotalâmico, regula negativamente a secreção hipofisária do GH e do TSH. O neurotransmissor dopamina inibe a secreção de prolactina pelos lactotropos.

A neuro-hipófise, também conhecida como hipófise posterior, contém as terminações de axônios que se originam de populações distintas de neurônios nos núcleos supraóptico e paraventricular do hipotálamo, que sintetizam arginina vasopressina ou ocitocina (Figura 38-1). A arginina vasopressina desempenha papel importante na homeostasia da água (Capítulo 25); a ocitocina desempenha importantes funções no trabalho de parto e no parto propriamente dito, bem como na ejeção do leite, conforme discutido nas seções seguintes e no Capítulo 66.

HORMÔNIOS SOMATOTRÓPICOS: HORMÔNIO DO CRESCIMENTO E PROLACTINA

O GH e a prolactina são membros estruturalmente relacionados da família de hormônios somatotrópicos, que compartilham muitas características biológicas. Os somatotropos e os lactotropos, as células hipofisárias que produzem GH e prolactina, respectivamente, estão sujeitos a forte impulso aferente inibitório dos neurônios hipotalâmicos; para a prolactina, esse impulso dopaminérgico negativo constitui o regulador predominante da secreção. O GH e a prolactina atuam por meio de receptores de membrana, que pertencem à família dos receptores de citocinas e que modulam a função de células-alvo por meio de vias de transdução de sinais muito semelhantes (Capítulo 3). Vários fármacos utilizados no tratamento da secreção excessiva desses hormônios são efetivos, em graus variáveis, para o GH e a prolactina.

Quadro 38-2

Propriedades dos hormônios proteicos da adeno-hipófise e da placenta nos seres humanos

HORMÔNIO	MASSA (dáltons)	CADEIAS PEPTÍDICAS	RESÍDUOS DE AMINOÁCIDOS	
Hormônios somatotrópicos				
Hormônio do crescimento (GH)	22.000	1	191	
Prolactina (PRL)	23.000	1	199	
Lactogênio placentário (PL)	22.125	1	190	
Hormônios glicoproteicos				
Hormônio luteinizante (LH)	29.400	2	α-92 β-121	Glicoproteínas, heterodiméricas com subunidade α comum e subunidades β peculiares que determinam a especificidade biológica
Hormônio folículo-estimulante (FSH)	32.600	2	α-92 β-111	
Gonadotrofina coriônica humana (hCG)	38.600	2	α-92 β-145	
Hormônio tireoestimulante (TSH)	28.000	2	α-92 β-118	
Hormônios derivados da POMC[a]				Esses peptídeos derivam do precursor comum, a pró-opiomelanocortina (POMC), por meio de processamento hormonal proteolítico
Corticotrofina (ACTH)	4.500	1	39	
Hormônio α-melanócito-estimulante (α-MSH)	1.650	1	13	

[a]Ver Capítulo 42 para uma discussão mais detalhada dos peptídeos derivados da POMC, incluindo o ACTH e α-MSH.

FISIOLOGIA

O Quadro 38-2 fornece algumas das características dos hormônios somatotrópicos.

O GH é secretado pelos somatotropos como uma mistura heterogênea de peptídeos; a principal forma é uma cadeia polipeptídica simples de 22 kDa que possui duas pontes dissulfeto e que não é glicosilada. A ocorrência de junção alternativa (*splicing*) produz uma forma menor (~ 20 kDa) com bioatividade igual, que constitui até 5-10% do GH circulante. O GH humano recombinante consiste totalmente na forma de 22 kDa, proporcionando uma maneira de detectar o abuso de GH. Na circulação, cerca de 45% da forma de 22 kDa e 25% da forma de 20 kDa ligam-se a uma proteína de 55 kDa. Uma segunda proteína não relacionada com o receptor de GH liga-se também a aproximadamente 5-10% do GH circulante com menor afinidade. O GH ligado é depurado mais lentamente e apresenta uma $t_{1/2}$ biológica que corresponde a ~10 vezes a do GH não ligado, o que sugere que o hormônio ligado pode atuar como reservatório de GH, atenuando as flutuações agudas dos níveis de GH associadas à sua secreção pulsátil.

REGULAÇÃO DA SECREÇÃO

A secreção de *GH* apresenta-se elevada em crianças, alcança o nível máximo na puberdade e, em seguida, diminui de acordo com um padrão relacionado com a idade no adulto. O GH é secretado em pulsos distintos, porém irregulares. A amplitude dos pulsos secretores torna-se máxima à noite. O GHRH, produzido por neurônios hipotalâmicos, estimula a secreção de GH (Figura 38-2) por meio de sua ligação a um GPCR específico nos somatotropos. O receptor de GHRH estimulado acopla-se à G_s para elevar os níveis intracelulares de AMP cíclico e de Ca^{2+}, estimulando, assim, a síntese e a secreção de GH. As mutações de perda de função do receptor de GHRH provocam uma forma rara de baixa estatura nos seres humanos. O GH e seu efetor periférico principal, o *fator de crescimento semelhante à insulina tipo 1* (IGF-1), atuam por meio de alças de retroalimentação negativa para suprimir a secreção do GH. O efeito negativo do IGF-1 ocorre predominantemente por meio de efeitos diretos sobre a adeno-hipófise, enquanto a ação de retroalimentação negativa do GH é mediada, em parte, pela SST, que é sintetizada por neurônios de distribuição mais ampla.

A *SST* é sintetizada como precursor de 92 aminoácidos e processada por clivagem proteolítica, produzindo dois peptídeos: a SST-28 e a SST-14 (Figura 38-3). A SST exerce seus efeitos por meio de sua ligação a uma família de cinco GPCR relacionados, ativando-os. Esses receptores emitem sinais por meio de G_i, inibindo a formação de AMP cíclico e ativando os canais de K^+ e as proteínas fosfotirosina fosfatases.

A *grelina*, um peptídeo de 28 aminoácidos, estimula a secreção de GH. A grelina é sintetizada predominantemente por células endócrinas no fundo gástrico, mas também é produzida em níveis menores em vários outros locais. Tanto o jejum quanto a hipoglicemia estimulam os níveis circulantes de grelina. A grelina atua principalmente por meio de um GPCR, denominado receptor secretagogo de GH. A grelina também estimula o apetite e aumenta a ingestão de alimento, aparentemente por meio de ações centrais sobre o NPY e neurônios secretores de peptídeo relacionado com aguti no hipotálamo. Por isso, a grelina e seu receptor atuam de maneira complexa para integrar as funções do GI, do hipotálamo e da adeno-hipófise.

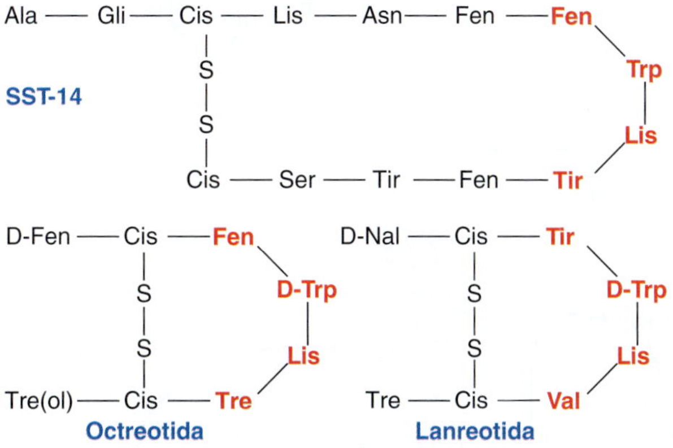

Figura 38-3 *Estruturas da somatostatina-14 e análogos sintéticos selecionados.* Os resíduos que desempenham papéis chave na ligação aos receptores de SST (em ***vermelho***). A octreotida e a lanreotida são análogos sintéticos da somatostatina clinicamente disponíveis. D-Nal, 3-(2-naftil)-D-alanil.

Vários neurotransmissores, fármacos, metabólitos e outros estímulos modulam a liberação de GHRH e/ou SST e, portanto, afetam a secreção de GH. A DA, a 5-HT e os agonistas dos receptores α_2-adrenérgicos estimulam a liberação de GH, assim como a hipoglicemia, o exercício, o estresse, a excitação emocional e a ingestão de refeições ricas em proteínas. Em contrapartida, os agonistas dos receptores β-adrenérgicos, os ácidos graxos livres, a glicose, o IGF-1 e o próprio GH inibem a sua liberação. Muitos dos fatores fisiológicos que influenciam a secreção de *prolactina* também afetam a secreção de GH. Assim, o sono, o estresse, a hipoglicemia, o exercício e o estrogênio aumentam a secreção de ambos os hormônios.

A *prolactina* é singular entre os hormônios da adeno-hipófise, visto que a regulação hipotalâmica de sua secreção é predominantemente inibitória. O principal regulador da secreção de prolactina é a DA, que interage com o receptor D_2, um GPCR nos lactotropos, inibindo a secreção de prolactina (Figura 38-4). A prolactina atua predominantemente em mulheres, tanto durante a gravidez quanto no período pós-parto em mulheres que amamentam. Durante a gravidez, o nível sérico materno de prolactina começa a aumentar com 8 semanas de gestação, atinge níveis máximos de 250 ng/mL a termo e, posteriormente, declina para os valores de pré-gravidez, a não ser que a mãe amamente. A sucção ou a manipulação das mamas em mães que amamentam causam elevação dos níveis circulantes de prolactina. Os níveis de prolactina podem aumentar 10 a 100 vezes 30 min após a estimulação. Essa resposta é distinta da ejeção do leite, que é mediada pela liberação de ocitocina da neuro-hipófise. A resposta de sucção torna-se menos pronunciada depois de vários meses de amamentação, e as concentrações de prolactina sofrem finalmente um declínio para os níveis observados antes da gravidez. A prolactina também é sintetizada nos lactotropos, próximo ao final da fase lútea do ciclo menstrual, bem como pelas células deciduais no início da gravidez (responsável pelos níveis elevados de prolactina no líquido amniótico durante o primeiro trimestre da gravidez humana).

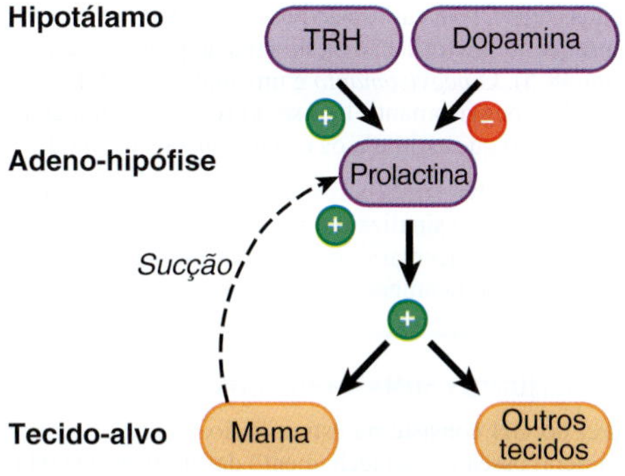

Figura 38-4 *Secreção e ações da prolactina.* A prolactina é o único hormônio da adeno-hipófise para o qual não foi identificado um fator de liberação estimulador específico. Entretanto, o hormônio de liberação da tireotrofina (TRH) pode estimular a liberação de prolactina, enquanto a dopamina a inibe. A sucção induz a secreção de prolactina, e a prolactina afeta a lactação e as funções reprodutivas, mas também possui efeitos sobre muitos outros tecidos. A prolactina não está sob controle de retroalimentação por hormônios periféricos.

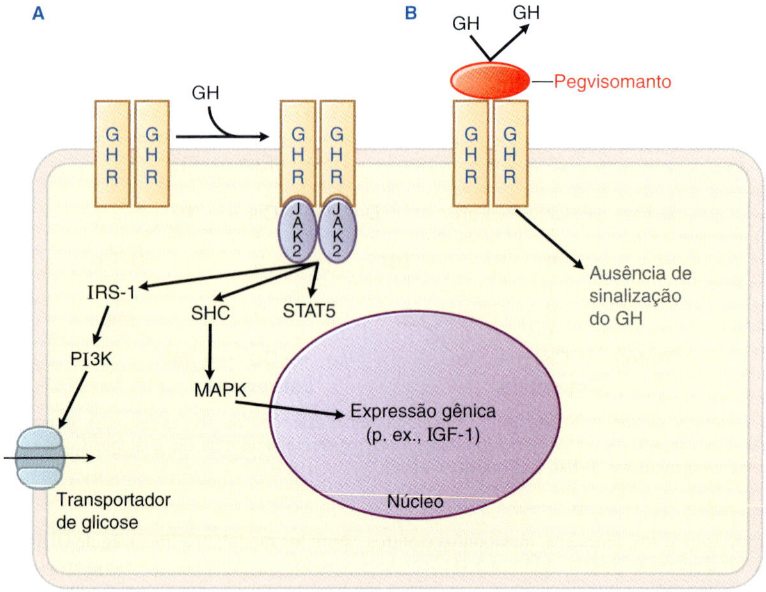

Figura 38-5 *Mecanismos de ação do hormônio do crescimento e da prolactina e antagonismo dos receptores de GH.* (**A**) A ligação do GH a um homodímero do receptor de hormônio do crescimento (GHR) induz a autofosforilação de JAK2. Em seguida, a JAK2 fosforila proteínas citoplasmáticas que ativam vias de sinalização distais, incluindo STAT5 e mediadores proximais da MAPK, que, em última instância, modulam a expressão de genes. O receptor de prolactina estruturalmente relacionado também é um homodímero ativado por ligante, que recruta a via de sinalização JAK-STAT. O GHR também ativa o IRS-1, que pode mediar a expressão aumentada de transportadores da glicose na membrana plasmática. (**B**) O pegvisomanto, uma variante peguilada recombinante do GH humano, é um antagonista do GH de alta afinidade que interfere na sinalização do GH. JAK2, Janus cinase 2; IRS-1, substrato do receptor de insulina 1; PI3K, fosfatidil inositol-3 cinase; STAT, transdutor de sinal e ativador da transcrição; MAPK, proteinocinase ativada por mitógeno; SHC, proteínas contendo homologia Src.

BASES MOLECULARES E CELULARES DA AÇÃO DO HORMÔNIO SOMATOTRÓPICO

Os receptores de GH e de prolactina pertencem à superfamília de receptores de citocinas; esses receptores contêm um domínio extracelular de ligação do hormônio, uma única região que atravessa a membrana e um domínio intracelular que medeia a transdução de sinais.

A ativação do receptor do GH resulta na ligação de um único GH a 2 monômeros de receptores, formando um complexo ternário de receptor de GH-GH (iniciado por uma interação de alta afinidade do GH com um monômero do dímero do receptor de GH [mediada pelo sítio 1 do GH], seguida de segunda interação de menor afinidade do GH com o receptor de GH [mediada pelo sítio 2 do GH]). Essas interações induzem uma mudança de conformação, que ativa a sinalização distalmente. O dímero do receptor de GH ocupado pelo ligante carece de atividade inerente de tirosinocinase, porém fornece locais de atracagem para duas moléculas de JAK2, uma tirosinocinase citoplasmática da família da Janus cinase. A justaposição de duas moléculas de JAK2 leva à *trans*-fosforilação e à autoativação da JAK2, com consequente fosforilação da tirosina de proteínas citoplasmáticas que medeiam eventos de sinalização distais (Figura 38-5). O *pegvisomanto* é um análogo do GH com substituições de aminoácidos que rompem a interação no sítio 2; o pegvisomanto liga-se ao receptor e induz a sua internalização, porém não desencadeia a mudança de conformação que estimula os eventos distais na via de transdução de sinais.

Os efeitos da prolactina sobre as células-alvo também resultam de interações com um receptor da família das citocinas, que está amplamente distribuído e que sinaliza por meio de muitas das mesmas vias do receptor de GH. Ao contrário do GH humano e do lactogênio placentário, que também se ligam ao receptor de prolactina e, portanto, são lactogênicos, a prolactina liga-se especificamente ao receptor de prolactina e não tem atividade somatotrópica (semelhante ao GH).

EFEITOS FISIOLÓGICOS DOS HORMÔNIOS SOMATOTRÓPICOS

O efeito fisiológico mais notável do GH consiste na estimulação do crescimento longitudinal dos ossos. O GH também aumenta a densidade mineral óssea após o fechamento das epífises. O GH também aumenta a massa muscular (em seres humanos que apresentam deficiência de GH), aumenta a taxa de filtração glomerular e estimula a diferenciação dos pré-adipócitos em adipócitos. O hormônio do crescimento atua diretamente sobre os adipócitos, aumentando a lipólise, e sobre os hepatócitos, estimulando a gliconeogênese; entretanto, seus efeitos anabólicos e de promoção do crescimento são mediados, indiretamente, pela indução do IGF-1. O IGF-1 interage com receptores existentes na superfície celular, que medeiam suas atividades biológicas.

Os efeitos da prolactina são limitados aos tecidos que expressam o receptor de prolactina, particularmente a glândula mamária. A prolactina desempenha um importante papel na indução do crescimento e diferenciação dos epitélios ductais e lobuloalveolares, sendo essencial para a lactação. Os receptores de prolactina são encontrados em muitos outros locais, incluindo o hipotálamo, o fígado, as glândulas suprarrenais, os testículos, os ovários, a próstata e o sistema imune, sugerindo que a prolactina pode desempenhar múltiplos papéis além da mama. Os efeitos fisiológicos da prolactina nesses locais ainda estão pouco caracterizados.

FISIOPATOLOGIA DOS HORMÔNIOS SOMATOTRÓPICOS

PRODUÇÃO EXCESSIVA DE HORMÔNIOS SOMATOTRÓPICOS. As síndromes de secreção excessiva de GH e de prolactina são tipicamente causadas por adenomas de somatotropos ou de lactotropos, que secretam os respectivos hormônios em quantidades excessivas.

Manifestações clínicas do excesso de GH. O excesso de GH provoca síndromes clínicas distintas, dependendo da idade do paciente. Se ainda não tiver ocorrido fusão das epífises, o GH em excesso provoca aumento do crescimento longitudinal, resultando em gigantismo. Nos adultos, o excesso de GH causa acromegalia. Os sinais e sintomas de acromegalia (p. ex., artropatia, síndrome do túnel do carpo, visceromegalia generalizada, macroglossia, hipertensão, intolerância à glicose, cefaleia, letargia, sudorese excessiva e apneia do sono) progridem lentamente, e, com frequência, o diagnóstico é estabelecido tardiamente. A taxa de mortalidade está aumentada em pelo menos 2 vezes em relação a controles da mesma idade, predominantemente devido a um aumento da mortalidade por doença cardiovascular.

Manifestações clínicas do excesso de prolactina. A *hiperprolactinemia* é uma anormalidade endócrina relativamente comum, que pode resultar de doenças hipotalâmicas ou hipofisárias que interferem na transmissão de sinais dopaminérgicos inibitórios, de insuficiência renal, de hipotireoidismo primário associado a níveis elevados de TRH ou do tratamento com antagonistas dos receptores de dopamina. Com mais frequência, a hiperprolactinemia é causada por adenomas hipofisários secretores de prolactina. Nas mulheres, as manifestações do excesso de prolactina consistem em galactorreia, amenorreia e infertilidade. Nos homens, a hiperprolactinemia causa perda da libido, disfunção erétil e infertilidade.

COMPROMETIMENTO NA PRODUÇÃO DOS HORMÔNIOS SOMATOTRÓPICOS

Manifestações clínicas da deficiência do hormônio do crescimento. As crianças que têm deficiência do GH apresentam baixa estatura, atraso da idade óssea e redução da velocidade de crescimento ajustada para a idade. A deficiência de GH em adultos está associada a uma diminuição da massa muscular e da capacidade de praticar exercício, diminuição da densidade óssea, comprometimento da função psicossocial e aumento da mortalidade por causas cardiovasculares. Deve-se considerar o diagnóstico de deficiência do GH em crianças com altura > 2 a 2,5 desvios-padrão abaixo do normal, com idade óssea tardia, redução da velocidade de crescimento e altura prevista na idade adulta significativamente abaixo da altura média dos pais. Nos adultos, a deficiência manifesta de GH resulta habitualmente de lesões da hipófise causadas por um adenoma hipofisário funcionante ou não funcionante, secundárias a traumatismo ou relacionadas com cirurgia ou radioterapia para tumor hipofisário ou suprasselar. Quase todos os pacientes que têm vários déficits de outros hormônios hipofisários também apresentam secreção deficiente de GH.

Deficiência de prolactina. A deficiência de prolactina pode resultar de condições que provocam lesão da hipófise, porém a prolactina não é administrada como parte da terapia de reposição endócrina.

FARMACOTERAPIA DOS DISTÚRBIOS DOS HORMÔNIOS SOMATOTRÓPICOS

EXCESSO DE HORMÔNIO DO CRESCIMENTO

As opções de tratamento do gigantismo/acromegalia incluem cirurgia transesfenoidal, irradiação e fármacos que inibem a secreção ou a ação do GH.

ANÁLOGOS DA SOMATOSTATINA. O desenvolvimento de análogos sintéticos da SST revolucionou o tratamento clínico da acromegalia. A meta do tratamento consiste em reduzir os níveis de GH para < 2,5 ng/mL após um teste de tolerância à glicose oral e em obter níveis de IGF-1 dentro da faixa normal para a idade e o sexo. Os dois análogos da SST amplamente utilizados são a *octreotida* e a *lanreotida,* derivados sintéticos que apresentam meia-vida mais longa e que se ligam preferencialmente aos receptores de SST_2 e SST_5 (Figura 38-3). A octreotida (100 μg), administrada por via subcutânea, 3 vezes/dia, exibe uma bioatividade de 100%; os efeitos máximos são observados em 30 min, a $t_{1/2}$ é de ~ 90 min, e a duração da ação é de ~ 12 h. Uma forma de liberação lenta e ação longa reduz acentuadamente a frequência de injeções. Administrada por via intramuscular em uma dose de 20 ou 30 mg, 1 vez a cada 4 semanas, a octreotida, na preparação de depósito é pelo menos tão efetiva quanto a formulação regular e tão bem tolerada. Deve-se utilizar uma dose mais baixa de 10 mg por injeção em pacientes com necessidade de hemodiálise ou com cirrose hepática. Além de seu efeito sobre a secreção de GH, a octreotida pode diminuir o tamanho do tumor, embora o crescimento do tumor geralmente recomece após a interrupção do tratamento com octreotida.

A *lanreotida* é um análogo da SST octapeptídico de ação longa, que produz supressão prolongada da secreção de GH quando administrada em uma dose de 30 mg por via intramuscular. Sua eficácia parece ser comparável àquela da formulação de octreotida de ação longa, e sua duração de ação é mais curta; por isso, é administrada a intervalos de 10 ou 14 dias. Uma formulação aquosa supersaturada de lanreotida, a *lanreotida autogel*, foi aprovada para uso nos EUA. É fornecida em seringas prontas para uso contendo 60, 90 ou 120 mg de lanreotida e administradas por injeção subcutânea profunda uma vez a cada 4 semanas.

A *pasireotida* é um análogo ciclo-hexapeptídico da SST, que foi aprovada para o tratamento da doença de Cushing em pacientes não elegíveis para cirurgia da hipófise ou nos quais a cirurgia não teve sucesso. A pasireotida liga-se a múltiplos receptores de SST (1, 2, 3 e 5), porém tem maior afinidade pelo receptor de SST_5. A faixa posológica recomendada é de 0,3 a 0,9 mg por injeção subcutânea, duas vezes ao dia.

Efeitos adversos. Ocorrem efeitos adversos GI — incluindo diarreia, náuseas e dor abdominal — em até 50% dos pacientes tratados com octreotida. Esses sintomas diminuem habitualmente com o passar do tempo e não exigem a interrupção da terapia. Cerca de 25% dos pacientes tratados com octreotida desenvolven cálculos biliares, presumivelmente devido à redução da contração da vesícula biliar e da secreção de bile. Em comparação com a SST, a octreotida diminui a secreção de insulina em menor grau e apenas raramente afeta o controle da glicemia. Podem ocorrer bradicardia e prolongamento do QT em pacientes com doença cardíaca subjacente. Os efeitos inibitórios sobre a secreção de TSH podem levar ao desenvolvimento de hipotireoidismo, e as provas de função tireoidea devem ser avaliadas periodicamente. A incidência e a gravidade dos efeitos adversos associados à lanreotida e pasireotida assemelham-se àquelas da octreotida. A pasireotida suprime a secreção de ACTH na doença de Cushing e pode levar a uma diminuição da secreção de corticol e ao hipocortisolismo.

Outros usos terapêuticos. A SST bloqueia não apenas a secreção de GH, mas também a de outros hormônios, fatores de crescimento e citocinas. Dessa forma, a octreotida e as formulações de liberação lenta dos análogos da SST têm sido utilizados no tratamento dos sintomas associados a tumores carcinoides metastáticos (p. ex., rubor e diarreia) e a adenomas secretores de peptídeo intestinal vasoativo (p. ex., diarreia aquosa). A octreotida também constitui o tratamento de escolha para pacientes que apresentam adenomas de tireotropos que secretam TSH em excesso.

ANTAGONISTAS DO HORMÔNIO DO CRESCIMENTO. O pegvisomanto é um antagonista do receptor de GH aprovado para o tratamento da acromegalia. O pegvisomanto liga-se ao receptor de GH, mas não ativa a sinalização JAK-STAT nem estimula a secreção de IGF-1 (Figura 38-5). O pegvisomanto é administrado por via subcutânea, em uma dose de ataque de 40 mg, seguida de administração de 10 mg/dia. Com base nos níveis séricos de IGF-1, a dose é titulada a intervalos de 4 a 6 semanas até uma dose máxima de 40 mg/dia. O pegvisomanto não deve ser administrado a pacientes com elevação inexplicada das transaminases hepáticas, e as provas de função hepática devem ser monitoradas em todos os pacientes. Além disso, tem ocorrido lipo-hipertrofia nos locais de injeção, exigindo, algumas vezes, a interrupção da terapia; acredita-se que esse efeito reflita a inibição das ações diretas do GH sobre os adipócitos. Devido à preocupação de que a perda da retroalimentação negativa pelo GH e pelo IGF-1 possa aumentar o crescimento de adenomas secretores de GH, recomenda-se fortemente um cuidadoso acompanhamento com RM da hipófise.

EXCESSO DE PROLACTINA

As opções terapêuticas para pacientes com prolactinomas incluem cirurgia transesfenoidal, radiação e tratamento com agonistas dos receptores de DA, que suprimem a produção de prolactina pela ativação dos receptores D_2.

AGONISTAS DOS RECEPTORES DE DOPAMINA. A *bromocriptina*, a *cabergolina* e a *quinagolida* aliviam o efeito inibitório da prolactina sobre a ovulação e permitem que as pacientes com prolactinomas possam, em sua maioria, engravidar. A bromocriptina geralmente é recomendada para indução da fertilidade em pacientes com hiperprolactinemia. A quinagolida não deve ser usada em pacientes que planejam uma gravidez. Esses agentes geralmente diminuem tanto a secreção de prolactina quanto o tamanho do adenoma. Com o passar do tempo, particularmente com o uso da cabergolina, o prolactinoma pode diminuir de tamanho até possibilitar a suspensão do fármaco sem recidiva da hiperprolactinemia.

BROMOCRIPTINA. A bromocriptina é o agonista do receptor de dopamina com o qual são comparados agentes mais novos. A bromocriptina é um alcaloide do esporão-do-centeio semissintético, que interage com os receptores D_2 para inibir a liberação de prolactina espontânea e induzida pelo TRH; em menor grau, ativa também os receptores D_1. A dose oral de bromocriptina é bem absorvida; entretanto, apenas 7% da dose alcançam a circulação sistêmica, devido ao extenso metabolismo de primeira passagem no fígado. A bromocriptina possui uma $t_{1/2}$ de eliminação curta (entre 2 e 8 h). Dispõe-se de uma forma oral de liberação lenta fora dos EUA. A bromocriptina pode ser administrada por via intravaginal (2,5 mg, 1 vez/dia), com menos efeitos adversos GI. A bromocriptina normaliza os níveis séricos de prolactina em pacientes com prolactinomas e diminui o tamanho do tumor em > 50% dos pacientes. O adenoma subjacente e tanto a hiperprolactinemia quanto o crescimento do tumor sofrem recidiva com a interrupção da terapia. Em concentrações mais altas, a bromocriptina é usada no tratamento da acromegalia e, em concentrações ainda mais altas, no tratamento da doença de Parkinson (Capítulo 22).

Efeitos adversos. Os efeitos adversos frequentes da bromocriptina consistem em náuseas, vômitos, cefaleia e hipotensão postural. Com menos frequência, observa-se a ocorrência de congestão nasal, vasospasmo digital e efeitos sobre o SNC, como psicose, alucinações, pesadelos ou insônia. Esses efeitos adversos podem ser reduzidos ao iniciar o tratamento com uma pequena dose (1,25 mg) administrada ao deitar, com um lanche. Com frequência, os pacientes desenvolvem tolerância aos efeitos adversos.

CABERGOLINA. A cabergolina é um derivado do esporão-do-centeio com $t_{1/2}$ mais longa (~65 h), com maior afinidade e maior seletividade para o receptor D_2 do que a bromocriptina. Sofre metabolismo de primeira passagem significativo no fígado. A cabergolina constitui o fármaco preferido para o tratamento da hiperprolactinemia. A terapia é iniciada em uma dose de 0,25 mg, 2 vezes por semana, ou 0,5 mg, 1 vez por semana. Pode-se aumentar a dose até um valor máximo de 1,5-2 mg, 2 ou 3 vezes por semana, de acordo com a tolerância do paciente; a dose só deve ser aumentada uma vez a cada 4 semanas. A cabergolina induz remissão em um número significativo de pacientes com prolactinomas. Em doses mais altas, a cabergolina é administrada a alguns pacientes com acromegalia.

Efeitos adversos. Em comparação com a bromocriptina, a cabergolina exibe uma tendência muito menor a induzir náuseas, embora ainda possa causar hipotensão e tontura. A cabergolina tem sido associada à cardiopatia valvar, um efeito proposto para refletir a atividade agonista no receptor de serotonina 5-HT_{2B}.

QUINAGOLIDA. A quinagolida é um agonista D_2 não derivado do esporão-do-centeio, com $t_{1/2}$ de 22 h. A quinagolida é administrada 1 vez/dia, em doses de 0,1-0,5 mg/dia. Não é aprovada para uso nos EUA, mas tem sido amplamente utilizada na Europa.

DEFICIÊNCIA DE HORMÔNIO DO CRESCIMENTO

SOMATROPINA. A terapia de reposição está bem estabelecida em crianças com deficiência de GH e está obtendo uma maior aceitação para adultos com deficiência de GH. Na atualidade, o GH humano é produzido pela tecnologia do DNA recombinante. A *somatropina* refere-se aos inúmeros preparados de GH cujas sequências correspondem ao do GH nativo; o *somatrem* refere-se a um derivado do GH com metionina adicional na extremidade aminoterminal, que não está mais disponível nos EUA.

Farmacocinética. O GH, por ser um hormônio peptídico, é administrado por via subcutânea, com biodisponibilidade de 70%. Embora a $t_{1/2}$ circulante do GH seja de apenas 20 min, sua $t_{1/2}$ biológica é consideravelmente mais longa, e a administração do hormônio 1 vez/dia é suficiente.

Indicações para o tratamento com hormônio do crescimento. A deficiência de GH em crianças constitui uma causa bem reconhecida de baixa estatura. Com o advento de suprimentos praticamente ilimitados de GH recombinante, a terapia passou a ser também utilizada em crianças que apresentam outras afecções associadas à baixa estatura, apesar da produção adequada de GH, incluindo síndrome de Turner, síndrome de Noonan, síndrome de Prader-Willi, insuficiência renal crônica, crianças nascidas pequenas para a idade gestacional e com baixa estatura idiopática (i.e., > 2,25 desvios-padrão abaixo da altura média para a idade e o sexo, porém com índices laboratoriais normais dos níveis de GH). Os adultos gravemente acometidos com deficiência de GH podem beneficiar-se da terapia de reposição com GH. O FDA também aprovou a terapia com GH para a debilitação associada à Aids e para má absorção associada à síndrome do intestino curto (com base no achado de que o GH estimula a adaptação das células epiteliais GI).

Contraindicações. O GH não deve ser administrado a pacientes que têm doença crítica aguda em consequência de complicações após cirurgia abdominal ou cardíaca a céu aberto, vários traumatismos por acidente ou insuficiência respiratória aguda. O GH tampouco deve ser utilizado em pacientes que apresentam qualquer evidência de neoplasia, e a terapia antitumoral deve ser concluída antes da instituição da terapia com GH. Outras contraindicações incluem retinopatia proliferativa ou retinopatia diabética não proliferativa grave. Na síndrome de Prader-Willi, foi observada a ocorrência de morte súbita quando o GH foi administrado a crianças com obesidade grave ou que apresentavam comprometimento respiratório grave.

Usos terapêuticos. Em crianças com deficiência de GH, a somatropina é administrada em uma dose de 25-50 μg/kg/dia, por via subcutânea, à noite; doses diárias mais altas (p. ex., 50-67 μg/kg) são utilizadas em pacientes portadores de síndrome de Noonan ou síndrome de Turner, que apresentam resistência parcial ao GH. Em crianças que têm deficiência manifesta de GH, as determinações dos níveis séricos de IGF-1 são utilizadas, algumas vezes, para monitorar a resposta inicial e a adesão do paciente ao tratamento; a resposta em longo prazo é monitorada por meio de rigorosa avaliação da altura, algumas vezes, em associação com determinações dos níveis séricos de IGF-1 o GH é mantido até haver fusão das epífises; todavia, pode-se continuar também a sua administração no período de transição da infância para a idade adulta. Para adultos, a dose inicial típica é de 150-300 μg por dia, com uso de doses mais altas em pacientes mais jovens que estão fazendo a sua transição da terapia pediátrica. A presença de níveis séricos elevados de IGF-1 ou de efeitos adversos persistentes exige uma redução da dose; por outro lado, pode-se aumentar a dose (tipicamente em 100-200 μg por dia) se o nível sérico de IGF-1 não atingir a faixa normal após 2 meses de terapia com GH. Como os estrogênios inibem a ação do GH, as mulheres que fazem uso de estrogênio oral — mas não transdérmico — podem necessitar de doses mais altas de GH para alcançar o nível-alvo de IGF-1.

Efeitos adversos da terapia com hormônio do crescimento. Em crianças, a terapia com GH está associada a um número notavelmente pequeno de efeitos adversos. Raramente, os pacientes desenvolvem hipertensão intracraniana, com papiledema, alterações visuais, cefaleia, náuseas e/ou vômitos. Devido a esses efeitos adversos, recomenda-se um exame fundoscópico no início da terapia e, posteriormente, a intervalos periódicos. O consenso é de que o GH não deve ser administrado no primeiro ano após tratamento de tumores pediátricos, incluindo leucemia, nem durante os primeiros 2 anos após terapia para meduloblastomas ou ependimomas. Devido a uma incidência aumentada de diabetes melito tipo 2, os níveis de glicose em jejum devem ser acompanhados periodicamente durante a terapia. Por fim, a ocorrência de crescimento excessivamente rápido pode estar associada à epifisiólise ou escoliose. Os efeitos adversos associados à instituição da terapia com GH em adultos consistem em edema periférico, síndrome do túnel do carpo, artralgias e mialgias, que ocorrem mais frequentemente em pacientes de idade mais avançada ou obesos e que respondem, em geral, a uma redução da dose. Os estrogênios (p. ex., contraceptivos orais e suplementos de estrogênio) inibem a ação do GH. A terapia com GH pode aumentar a inativação metabólica dos glicocorticoides no fígado.

FATOR DE CRESCIMENTO SEMELHANTE À INSULINA TIPO 1 (IGF-1). Com base na hipótese de que o GH atua predominantemente por meio de aumentos no IGF-1 (Figura 38-2), foi desenvolvido o IGF-1 para uso terapêutico. O IGF-1 humano recombinante (mecasermina) e uma combinação do IGF-1 humano recombinante com a sua proteína de ligação, IGFBP-3 (rinfabato de mecasermina), foram aprovados pelo FDA. Posteriormente, esta última formulação foi suspensa para uso em indivíduos com baixa estatura, devido a problemas de patente, embora permaneça disponível para outras condições, como resistência à insulina grave, distrofia muscular e síndrome de redistribuição adiposa relacionada com o HIV.

ADME. A mecasermina é administrada por injeção subcutânea, e a sua absorção é praticamente completa. O IGF-1 na circulação liga-se a seis proteínas; um complexo ternário que inclui a IGFBP-3 e a subunidade ácido lábil é responsável por > 80% do IGF-1 circulante. Essa proteína de ligação prolonga a $t_{1/2}$ do IGF-1 em ~6 h. Foi constatado que tanto o fígado quanto os rins metabolizam o IGF-1.

Usos terapêuticos. A mecasermina foi aprovada pelo FDA para pacientes com comprometimento do crescimento devido a mutações no receptor de GH ou na via de sinalização pós-receptor, para pacientes com deficiência de GH que desenvolvem anticorpos anti-GH, que interferem na sua ação, e para pacientes com defeitos no gene do IGF-1, que levam a uma deficiência primária de IGF-1. Tipicamente, a dose inicial é de 40-80 μg/kg por dose, 2 vezes/dia, por injeção subcutânea, com máximo de 120 μg/kg por dose, 2 vezes/dia. Em pacientes com comprometimento do crescimento em consequência da deficiência de GH ou com baixa estatura idiopática, a mecasermina estimula o crescimento linear, porém é menos efetiva do que a terapia convencional que utiliza GH recombinante.

Efeitos adversos. Os efeitos adversos da mecasermina incluem hipoglicemia e lipo-hipertrofia. Para diminuir a frequência de hipoglicemia, a mecasermina deve ser administrada pouco antes ou depois de uma refeição ou lanche. Observa-se também a ocorrência e hipertrofia do tecido linfoide, incluindo aumento das tonsilas, podendo exigir intervenção cirúrgica. Outros efeitos adversos assemelham-se àqueles associados à terapia com GH.

Contraindicações. A mecasermina não deve ser usada para promoção do crescimento em pacientes com epífises fechadas. Não deve ser administrada a pacientes com neoplasia ativa ou suspeita e deve ser interrompida se houver qualquer evidência de desenvolvimento de neoplasia.

HORMÔNIO DE LIBERAÇÃO DO HORMÔNIO DO CRESCIMENTO

A *sermorrelina* é uma forma sintética do GHRH humano, que corresponde, na sua sequência, aos primeiros 29 aminoácidos do GHRH humano (um peptídeo de 44 aminoácidos), com atividade biológica integral. Embora a sermorrelina seja aprovada pelo FDA para o tratamento da deficiência de GH e como agente diagnóstico para diferenciar a doença hipotalâmica da hipofisária, o fármaco foi retirado do mercado norte-americano no final do ano de 2008.

HORMÔNIOS GLICOPROTEICOS: TSH E GONADOTROFINAS

As gonadotrofinas incluem o *LH*, o *FSH* e a *hCG*. Esses hormônios são designados como gonadotrofinas, em virtude de suas ações sobre as gônadas. Juntamente com o TSH, constituem a família glicoproteica de hormônios hipofisários (Quadro 38-2). Cada hormônio é um heterodímero glicosilado, contendo uma subunidade α comum e uma subunidade β distinta, que confere especificidade de ação.

O LH e o FSH são sintetizados e secretados pelos gonadotropos, que constituem ~10% das células secretoras de hormônio na adeno-hipófise. A hCG é produzida pela placenta apenas em primatas e éguas. A produção hipofisária de gonadotrofinas é estimulada pelo GnRH e regulada por efeitos de retroalimentação dos hormônios gonadais (Figura 38-6; Figura 40-2 e Capítulos 40 e 41). O TSH é determinado no diagnóstico dos distúrbios da tireoide, e o TSH recombinante é utilizado na avaliação e no tratamento do câncer de tireoide bem diferenciado (Capítulo 39).

FISIOLOGIA DAS GONADOTROFINAS

ASPECTOS DE ESTRUTURA E FUNÇÃO DAS GONADOTROFINAS. Os resíduos de carboidrato nas gonadotrofinas influenciam as suas taxas de depuração da circulação e, portanto, também desempenham um papel na ativação dos receptores de gonadotrofinas. Entre as subunidades β das gonadotrofinas, a da hCG é mais divergente, visto

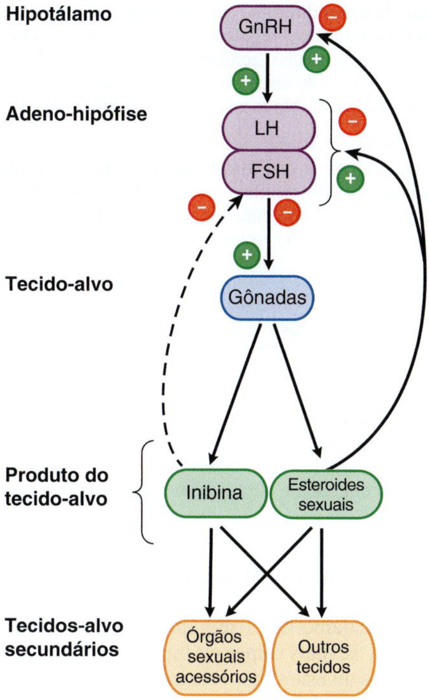

Figura 38-6 *Eixo hipotálamo-hipófise-gônadas.* Em ambos os sexos, a síntese e a liberação de ambas as gonadotrofinas (LH e FSH) são controladas por um único fator de liberação hipotalâmico, o hormônio de liberação das gonadotrofinas (GnRH). Os hormônios esteroides gonadais (androgênios, estrogênios e progesterona) exercem uma inibição por retroalimentação no nível da hipófise e do hipotálamo. O surto de estrogênio pré-ovulatório também pode exercer um efeito estimulador no nível da hipófise e do hipotálamo. As inibinas, uma família de hormônios polipeptídicos produzidos pelas gônadas, inibem especificamente a secreção de FSH pela hipófise.

que ela contém uma extensão carboxiterminal de 30 aminoácidos e resíduos de carboidrato extras que prolongam a sua $t_{1/2}$. A $t_{1/2}$ mais longa da hCG possui alguma relevância clínica para o seu uso nas tecnologias de reprodução assistida (Capítulo 66).

REGULAÇÃO DA SÍNTESE E SECREÇÃO DAS GONADOTROFINAS. O regulador predominante da síntese e secreção das gonadotrofinas é o peptídeo hipotalâmico GnRH. Trata-se de um decapeptídeo com extremidades amino e carboxi-terminais, derivado, por clivagem proteolítica, de um peptídeo precursor de 92 aminoácidos.

A liberação de GnRH é pulsátil e governada por um gerador de pulsos neurais localizado no hipotálamo (principalmente no núcleo arqueado), que controla a frequência e a amplitude da liberação do GnRH. O gerador de pulsos do GnRH é ativo no final da vida fetal e durante ~1 ano após o nascimento, porém diminui posteriormente de modo considerável. Pouco antes da puberdade, a inibição do SNC diminui, e verifica-se um aumento na amplitude e na frequência dos pulsos de GnRH, particularmente durante o sono. Com a progressão da puberdade, os pulsos de GnRH aumentam ainda mais na sua amplitude e frequência até que seja estabelecido o padrão normal do adulto. A liberação intermitente de GnRH é crucial para a síntese e a liberação apropriadas das gonadotrofinas; a administração contínua de GnRH resulta em dessensibilização e infrarregulação dos receptores de GnRH nos gonadotropos da hipófise.

Bases moleculares e celulares da ação do GnRH. O GnRH atua por meio de um GPCR específico nos gonadotropos, que ativa a $G_{q/11}$ e estimula a via PLC-IP_3-Ca^{2+} (Capítulo 3), resultando em aumento na síntese e na secreção de LH e FSH. Embora o AMP cíclico não seja o principal mediador da ação do GnRH, a ligação do GnRH a seu receptor também aumenta a atividade da adenilato-ciclase. Existem também receptores de GnRH no ovário, nos testículos e em outros locais, em que a sua importância fisiológica ainda não foi estabelecida.

Outros reguladores da produção de gonadotrofinas. Os esteroides gonadais regulam a produção de gonadotrofinas no nível da hipófise e do hipotálamo, porém com predomínio dos efeitos sobre o hipotálamo (Figura 38-6). Os efeitos de retroalimentação dos esteroides gonadais dependem do sexo, da concentração e do momento de sua administração. Nas mulheres, os baixos níveis de estradiol e de progesterona inibem a produção de gonadotrofinas, em grande parte por meio de ação opioide sobre o gerador de pulsos neurais. A presença de níveis mais elevados e mais duradouros de estradiol exerce efeitos de retroalimentação positiva que, em última instância, resultam no surto de gonadotrofinas que desencadeia a ovulação. Nos homens, a testosterona inibe a produção de gonadotrofinas, em parte por meio de ações diretas e, em parte, por meio de sua conversão em estradiol pela aromatase. A produção de gonadotrofinas também é regulada pelas *inibinas,* que são membros da família da proteína morfogenética do osso de proteínas de sinalização secretadas. As inibinas A e B são produzidas por células da granulosa nos ovários e pelas células de Sertoli do testículo em resposta às gonadotrofinas e a fatores de crescimento locais. Atuam diretamente sobre a hipófise, inibindo a secreção de FSH sem afetar a do LH.

BASES MOLECULARES E CELULARES DA AÇÃO DAS GONADOTROFINAS. As ações do LH e da hCG sobre os tecidos-alvo são mediadas pelo receptor de LH; as do FSH são mediadas pelo receptor de FSH. Os receptores de FSH e de LH acoplam-se à G_s para ativar a via de adenilato-ciclase-AMP cíclico. Na presença de concentrações mais altas de ligante, os receptores de gonadotrofinas ocupados pelo agonista também ativam as vias de sinalização da PKC e Ca^{2+} por meio de efeitos mediados pela G_q sobre PLCβ. A maior parte das ações das gonadotrofinas pode ser simulada por análogos do AMP cíclico.

EFEITOS FISIOLÓGICOS DAS GONADOTROFINAS. Nos *homens*, o LH atua sobre as células de Leydig dos testículos, estimulando a síntese *de novo* de androgênios, principalmente *testosterona*, a partir do colesterol. O FSH atua sobre as células de Sertoli, estimulando a produção de proteínas e nutrientes necessários para a maturação dos espermatozoides. Nas *mulheres*, as ações do FSH e do LH são mais complexas. O FSH estimula o crescimento dos folículos ovarianos em desenvolvimento e induz a expressão de receptores de LH nas células da teca e da granulosa. O FSH também regula a expressão da aromatase nas células da granulosa, estimulando, assim, a produção de *estradiol*. O LH atua sobre as células da teca, estimulando a nova síntese de *androstenediona*, o principal precursor dos estrogênios ovarianos em mulheres na pré-menopausa (Figura 40-1). O LH também é necessário para a ruptura do folículo dominante durante a ovulação e para a síntese de progesterona pelo corpo lúteo.

DISTÚRBIOS CLÍNICOS DO EIXO HIPOTÁLAMO-HIPÓFISE-GÔNADAS

Os distúrbios clínicos do eixo hipotálamo-hipófise-gônadas podem manifestar-se como alterações nos níveis e nos efeitos dos esteroides sexuais (hiper ou hipogonadismo) ou como comprometimento da reprodução. A produção deficiente de esteroides sexuais em consequência de defeitos hipotalâmicos ou hipofisários é denominada *hipogonadismo hipogonadotrófico*, visto que os níveis circulantes de gonadotrofinas estão baixos ou indetectáveis. Por outro lado, os distúrbios reprodutivos causados por processos que comprometem diretamente a função gonadal são denominados *hipergonadotróficos*, visto que a produção alterada de esteroides sexuais leva a uma perda da inibição por retroalimentação negativa, aumentando, assim, a síntese e a secreção de gonadotrofinas.

GnRH E SEUS ANÁLOGOS SINTÉTICOS

Um peptídeo sintético com a sequência nativa do GnRH tem sido utilizado, tanto para diagnóstico quanto para o tratamento de distúrbios reprodutivos nos seres humanos. Além disso, diversos análogos do GnRH com modificações estruturais foram sintetizados e comercializados.

GnRH SINTÉTICO. O GnRH sintético (gonadorrelina) foi aprovado pelo FDA, porém problemas com a sua disponibilidade limitaram o seu uso clínico nos EUA. A gonadorrelina, por ser um peptídeo, é administrada por via subcutânea ou intravenosa. É bem absorvida após injeção subcutânea e apresenta $t_{1/2}$ circulante de ~2-4 min. Para fins terapêuticos, precisa ser administrada de modo pulsátil para evitar a infrarregulação do receptor de GnRH.

CONGÊNERES DO GnRH. Os agonistas sintéticos congêneres do GnRH possuem meias-vidas mais longas do que o GnRH nativo. Após estimulação transitória da secreção de gonadotrofinas, eles infrarregulam o receptor de GnRH e inibem a secreção de gonadotrofinas. Os agonistas do GnRH disponíveis contêm substituições da sequência nativa na posição 6, que os protegem da proteólise, bem como substituições na extremidade carboxi-terminal, que melhoram a afinidade de ligação ao receptor. Em comparação com o GnRH, esses análogos exibem maior potência e duração de ação prolongada (Quadro 38-3 na 12ª edição do texto original).

Farmacocinética. As numerosas formulações de agonistas do GnRH têm diversas aplicações, incluindo efeitos de prazo relativamente curto (p. ex., tecnologia da reprodução assistida) e ação mais prolongada (p. ex., formas de depósito que inibem a secreção de gonadotrofinas na puberdade precoce dependente de GnRH). As taxas e a extensão de sua absorção variam de modo considerável. As formulações intranasais apresentam uma biodisponibilidade (~4%) que é consideravelmente menor que a das formulações por via parental.

Usos clínicos. A forma de depósito do agonista do GnRH, a leuprolida, tem sido usada para fins diagnósticos, na diferenciação da puberdade precoce dependente de GnRH e independente de GnRH. A leuprolida de depósito (3,75 mg) é injetada por via subcutânea, e os níveis séricos de LH são determinados dentro de 2 h. Um nível plasmático de LH > 6,6 mUI/mL é diagnóstico de doença dependente de GnRH (central). Clinicamente, os vários agonistas do GnRH são utilizados para obter castração farmacológica em distúrbios que respondem a uma redução dos esteroides gonadais. Esse uso está claramente indicado para crianças com puberdade precoce dependente de GnRH, cuja maturação sexual prematura pode ser interrompida com efeitos colaterais mínimos pela administração crônica de uma forma de depósito de um agonista do GnRH. Os agonistas do GnRH de ação longa são utilizados para o tratamento paliativo de tumores responsivos a hormônios (p. ex., câncer de próstata ou de mama), geralmente, em associação com agentes que bloqueiam a biossíntese ou a ação dos esteroides para evitar aumentos transitórios dos níveis hormonais (Capítulos 40-42). Os agonistas do GnRH também são utilizados para suprimir condições que respondem a esteroides, como endometriose, fibroides uterinos, porfiria intermitente aguda e priapismo. As preparações de depósito podem ser administradas por via subcutânea ou intramuscular, mensalmente ou a cada 3 meses. Os agonistas do GnRH de ação longa têm sido utilizados para evitar um surto prematuro de LH e, portanto, a ovulação em vários protocolos de estimulação ovariana para fertilização *in vitro*.

Efeitos adversos. Em geral, os agonistas de ação longa são bem tolerados, e os efeitos adversos são aqueles que previsivelmente ocorrem quando a esteroidogênese gonadal é inibida (p. ex., ondas de calor e diminuição da densidade óssea em ambos os sexos, ressecamento e atrofia da vagina em mulheres e disfunção erétil nos homens). Devido a esses efeitos, a terapia em doenças que não comportam risco de vida, como a endometriose ou os fibroides uterinos, limita-se, em geral, a 6 meses. A vigilância pós-comercialização observou um aumento na incidência de apoplexia hipofisária, uma síndrome de cefaleia, manifestações neurológicas e comprometimento da função hipofisária, que habitualmente resulta de infarto de um adenoma hipofisário. Os agonistas do GnRH estão contraindicados para mulheres durante a gravidez (Categoria X do FDA).

Formulações e indicações. A **leuprolida** é formulada em várias doses para injeção: subcutânea (500 mg/dia), subcutânea de depósito (7,5 mg/mês; 22,5 mg/3 meses; 30 mg/4 meses; 45 mg/6 meses) e intramuscular de depósito (3,75 mg/mês; 11,25/3 meses). Foi aprovada para a endometriose, fibroides uterinos, câncer de próstata avançado e puberdade precoce central. A **gosserrelina** é formulada como implante subcutâneo (3,6 mg/mês; 10,8 mg/12 meses). Foi aprovada para endometriose e câncer de próstata e de mama avançado. A **histrelina** é formulada como implante subcutâneo (50 mg/12 meses). Foi aprovada para a puberdade precoce central e o câncer de próstata avançado. A **nafarrelina** é formulada como *spray* nasal (200 μg/*spray*). Foi aprovada para a endometriose (400 μg/dia) e a puberdade precoce central (1.600 μg/dia). A **triptorrelina**, é formulada para injeção intramuscular de depósito (3,75 mg/mês; 11,25 mg/12 semanas) e foi aprovada para o câncer de próstata avançado. A *busserrelina* e a *deslorrelina* não estão disponíveis nos EUA.

ANÁLOGOS ANTAGONISTAS DO GnRH

Dois antagonistas do GnRH, o *ganirelix*e o *cetrorelix*, foram aprovados pelo FDA para suprimir o surto de LH, e, portanto, impedir a ovulação prematura em protocolos de estimulação ovariana (Capítulo 66).

Ambos os antagonistas do GnRH são formulados para administração subcutânea. A biodisponibilidade ultrapassa 90% em 1-2 h, e a $t_{1/2}$ varia, dependendo da dose. A sua administração 1 vez/dia é suficiente para os efeitos terapêuticos. Foram observadas reações de hipersensibilidade, incluindo anafilaxia, na vigilância pós-comercialização, algumas das quais com a dose inicial. Quando utilizados em associação com injeções de gonadotrofina para reprodução assistida, os efeitos de suspensão dos estrogênios (p. ex., ondas de calor) não são observados. Os antagonistas do GnRH estão contraindicados para gestantes (Categoria X do FDA).

O cetrorelix também é usado sem indicação na bula para a endometriose e os fibromas uterinos, ambos os quais são dependentes de estrogênio. Por serem antagnistas, mais do que agonistas, esses fármacos não aumentam transitoriamente a secreção de gonadotrofinas e a biossíntese dos esteroides sexuais.

GONADOTROFINAS NATURAIS E RECOMBINANTES

As gonadotrofinas são utilizadas tanto para diagnóstico quanto para terapia na endocrinologia reprodutiva. Para uma discussão mais detalhada dos usos das gonadotrofinas na reprodução feminina, *ver* o Capítulo 66.

As preparações de gonadotrofinas originais para terapia clínica eram preparadas a partir da urina humana e incluíam a *gonadotrofina coriônica*, obtida da urina de gestantes, e as *menotropinas,* obtidas da urina de mulheres pós-menopausa. Hoje, são obtidas preparações altamente purificadas de gonadotrofinas humanas utilizando a tecnologia do DNA recombinante, que exibem uma menor variação entre os lotes. Essa tecnologia está sendo usada para produzir formas de gonadotrofinas com aumento da meia-vida ou com maior eficácia clínica. Uma dessas gonadotrofinas projetadas, FSH-CTP, contém a subunidade β do FSH fundida com a extensão carboxi-terminal da hCG, resultando em considerável aumento da $t_{1/2}$ da proteína recombinante.

PREPARAÇÕES

HORMÔNIO FOLÍCULO-ESTIMULANTE

O FSH tem sido, há muito tempo, a base dos esquemas para estimulação ovariana ou fertilização *in vitro*. As formulações de *menotropinas* originais continham quantidades aproximadamente iguais de FSH e de LH, bem como várias outras proteínas urinárias; eram administradas por via intramuscular para diminuir as reações locais. A *urofolitropina* (uFSH), preparada por imunoconcentração do FSH com anticorpos monoclonais, é pura o suficiente para ser administrada por via subcutânea. A quantidade de LH contida nessas preparações é consideravelmente diminuída. O FSH recombinante (rFSH) é preparado pela expressão de cDNA que codificam as subunidades α e β do FSH humano em linhagens de células de mamíferos, fornecendo produtos cujo padrão de glicosilação simula o do FSH produzido pelos gonadotropos. As duas preparações de rFSH disponíveis (*folitropina* α e *folitropina* β) diferem ligeiramente nas suas estruturas de carboidrato; ambas podem ser administradas por via subcutânea, devido à sua pureza consideravelmente maior. As vantagens relativas do FSH recombinante *versus* das gonadotrofinas derivadas da urina não foram definitivamente estabelecidas.

GONADOTROFINA CORIÔNICA HUMANA

A hCG de uso clínico era originalmente obtida da urina de gestantes. Dispõe-se de várias preparações derivadas de urina, e todas são administradas por via intramuscular, devido às reações locais. A hCG recombinante (coriogonadotrofina α) também foi aprovada para uso clínico.

LH HUMANO RECOMBINANTE

Na atualidade, dispõe-se do LH humano produzido com a tecnologia do DNA recombinante e designado como lutropina alfa (Capítulo 66).

USOS DIAGNÓSTICOS DAS GONADOTROFINAS

Teste de gravidez. Durante a gravidez, a placenta produz quantidades significativas de hCG, que podem ser detectadas na urina materna. *Kits* de venda livre para teste de gravidez contendo anticorpos específicos dirigidos contra a subunidade β peculiar da hCG determinam qualitativamente a presença da hCG, podendo detectar a ocorrência de gravidez em poucos dias após a ausência do primeiro período menstrual da mulher.

Determinação do momento da ovulação. A ovulação ocorre ~ 36 h após o início do surto de LH. Por isso, as concentrações urinárias de LH, determinadas com um *kit* de radioimunoensaio de venda livre, podem ser utilizadas para prever o momento da ovulação.

Localização de doença endócrina. As dosagens dos níveis plasmáticos de LH e de FSH com radioimunoensaios específicos para a subunidade β são úteis para o diagnóstico de vários distúrbios reprodutivos. A presença de níveis baixos ou indetectáveis de LH e de FSH indica hipogonadismo hipogonadotrófico e sugere uma doença hipotalâmica ou hipofisária, enquanto a obtenção de níveis elevados de gonadotrofinas sugere doenças gonadais primárias. Um nível plasmático de FSH de ≥ 10-12 mUI/mL no dia 3 do ciclo menstrual está associado a uma redução da fertilidade.

A administração de hCG pode ser utilizada para estimular a produção de testosterona e, dessa maneira, avaliar a função das células de Leydig em homens com suspeita de hipogonadismo primário (p. ex., na puberdade tardia). Os níveis séricos de testosterona são determinados após múltiplas injeções de hCG. A observação de uma resposta diminuída da testosterona à hCG indica insuficiência das células de Leydig, enquanto uma resposta normal da testosterona sugere um distúrbio hipotalâmico-hipofisário e presença de células de Leydig normais.

USOS TERAPÊUTICOS

Infertilidade masculina. Nos homens com comprometimento da fertilidade em consequência de deficiência de gonadotrofinas (hipogonadismo hipogonadotrófico), podem estabelecer ou restaurar a fertilidade. Tipicamente, o tratamento é iniciado com hCG (1.500-2.000 UI por via intramuscular ou subcutânea) 3 vezes/semana, até que os níveis plasmáticos de testosterona indiquem uma indução completa da esteroidogênese. Em seguida, a dose de hCG é reduzida para 2.000 UI, 2 vezes/semana ou para 1.000 UI, 3 vezes/semana, e são injetadas menotropinas (FSH + LH) ou FSH recombinante, 3 vezes/semana (a dose típica é de 150 UI), para indução total da espermatogênese.

O efeito adverso mais comum da terapia com gonadotrofina, nos homens, consiste em ginecomastia, que presumivelmente reflete um aumento na produção de estrogênios, devido à indução da aromatase. Tipicamente, a maturação dos testículos pré-puberais exige tratamento durante > 6 meses. Uma vez iniciada a espermatogênese, o tratamento contínuo com hCG isolada costuma ser suficiente para manter a produção de espermatozoides.

Criptorquidia. A criptorquidia, que se refere à ausência de descida de um ou de ambos os testículos para a bolsa escrotal, acomete até 3% dos lactentes a termo do sexo masculino e torna-se menos prevalente com o avançar da idade pós-natal. Os testículos que não desceram apresentam espermatogênese deficiente e correm maior risco de desenvolver tumores de células germinativas. Por conseguinte, a abordagem atual consiste em induzir a descida dos testículos o mais cedo possível, tipicamente com 1 ano de idade, porém definitivamente antes dos 2 anos. As ações locais dos androgênios estimulam a descida dos testículos; devido a isso, a hCG tem sido utilizada por alguns para induzir a sua descida se a criptorquidia não for secundária a um bloqueio anatômico. Em geral, a terapia consiste em injeções de hCG (3.000 UI/m^2 de área de superfície corporal) por via intramuscular, em dias alternados, para seis doses.

HORMÔNIOS DA NEURO-HIPÓFISE: OCITOCINA E VASOPRESSINA

As estruturas dos hormônios da neuro-hipófise, a ocitocina e a arginina vasopressina (também denominada hormônio antidiurético ou ADH) e a fisiologia e farmacologia da vasopressina são apresentadas no Capítulo 25. A discussão que se segue enfatiza a fisiologia da ocitocina. Os usos terapêuticos da ocitocina sintética como agente estimulador uterino para induzir ou aumentar o trabalho de parto em gestantes grávidas selecionadas e para diminuir a hemorragia pós-parto são descritos no Capítulo 66.

FISIOLOGIA DA OCITOCINA

A *ocitocina* é um nonapeptídeo cíclico que difere da vasopressina apenas por dois aminoácidos (Cap. 25). É sintetizada na forma de um precursor maior em neurônios cujos corpos celulares residem no núcleo paraventricular e, em menor grau, no núcleo supraóptico do hipotálamo. O peptídeo precursor é rapidamente clivado ao hormônio ativo e sua neurofisina, que são acondicionados em grânulos secretores como complexo de ocitocina-neurofisina e secretados pelas terminações nervosas que terminam principalmente na neuro-hipófise (lobo posterior da hipófise). Além disso, os neurônios ocitocinérgicos que regulam o sistema nervoso autônomo projetam-se para regiões do hipotálamo, do tronco encefálico e da medula espinal. Outros locais de síntese da ocitocina incluem as células lúteas do ovário, o endométrio e a placenta. A ocitocina atua por meio de um GPCR (OXT) específico, estreitamente relacionado aos receptores de vasopressina V_{1a} e V_2. No miométrio humano, o OXT acopla-se à G_q/G_{11}, ativando a via PLC_β-IP_3-Ca^{2+} e intensificando a ativação dos canais de Ca^{2+} sensíveis à voltagem.

Os estímulos para a secreção de ocitocina incluem estímulos sensoriais que se originam da dilatação do colo do útero e da vagina e da sucção da mama. O *estradiol* estimula a secreção de ocitocina, enquanto a *relaxina*, um polipeptídeo ovariano, inibe a sua liberação. Outros fatores que afetam primariamente a secreção de vasopressina também têm algum impacto na liberação de ocitocina: o etanol inibe a liberação, e a dor, a desidratação, a hemorragia e a hipovolemia a estimulam. Com base no comportamento da ocitocina administrada por via intravenosa durante a indução do trabalho de parto, a $t_{1/2}$ plasmática da ocitocina é de aproximadamente ~13 min.

EFEITOS FISIOLÓGICOS DA OCITOCINA

Útero. A ocitocina estimula a frequência e a força das contrações uterinas. A capacidade de resposta do útero à ocitocina acompanha aproximadamente o aumento de atividade espontânea e depende altamente do estrogênio, que aumenta a expressão dos receptores de ocitocina. Devido às dificuldades associadas à determinação dos níveis de ocitocina, e visto que a perda da ocitocina hipofisária aparentemente não compromete o trabalho de parto nem o parto, o papel fisiológico da ocitocina durante a gravidez é questionado. A ocitocina exógena pode intensificar as contrações rítmicas a qualquer momento; entretanto, observa-se um aumento de oito vezes na sensibilidade do útero à ocitocina na segunda metade da gestação, acompanhada de um aumento de 30 vezes no número de receptores de ocitocina. O antagonista da ocitocina, o *atosibano*, é efetivo na supressão do trabalho de parto prematuro. A progesterona antagoniza o efeito estimulador da ocitocina *in vitro*, e a refratariedade à progesterona no final da gestação pode contribuir para a iniciação normal do parto na mulher.

Mama. A ocitocina desempenha importante papel fisiológico na ejeção do leite. A estimulação da mama por meio da sucção ou de manipulação mecânica induz a secreção de ocitocina, que provoca contração do mioepitélio que circunda os canais alveolares na glândula mamária. Essa ação força o leite presente nos ductos alveolares para os grandes seios coletores, em que fica disponível para o lactente.

Encéfalo. Estudos realizados em roedores e humanos implicaram a ocitocina como um importante regulador do SNC da confiança e dos sistemas autônomos ligados à ansiedade e ao medo.

USO CLÍNICO DA OCITOCINA

A ocitocina é usada terapeuticamente, apenas, para induzir ou aumentar o trabalho de parto e para o tratamento ou a prevenção da hemorragia pós-parto (Capítulo 66). As deficiências da ocitocina associadas a distúrbios da neuro-hipófise comprometem a ejeção do leite após o parto e podem constituir um dos primeiros sinais de insuficiência hipofisária secundária à hemorragia pós-parto (síndrome de Sheehan); a ocitocina não é utilizada clinicamente nesse contexto.

Para uma listagem bibliográfica completa, consulte ***As Bases Farmacológicas da Terapêutica de Goodman e Gilman***, 12ª edição.

Capítulo 39

Tireoide e fármacos antitireoidianos

O *hormônio da tireoide* é essencial para o desenvolvimento normal, particularmente do sistema nervoso central (SNC). No adulto, o hormônio tireoidiano mantém a homeostasia metabólica e influencia a função de praticamente todos os sistemas orgânicos. O hormônio da tireoide contém iodo, que precisa ser obtido pelo consumo nutricional. A glândula tireoide contém grandes reservas de hormônio tireoidiano na forma de *tireoglobulina*. Essas reservas mantêm as concentrações sistêmicas de hormônio tireoidiano, apesar das variações na disponibilidade e no aporte nutricional de iodo. A secreção da tireoide consiste predominantemente no pró-hormônio *tiroxina*, que é convertido no fígado e em outros tecidos na forma ativa, a *tri-iodotironina*. A ativação local da tiroxina também ocorre nos tecidos-alvo (p. ex., encéfalo e hipófise) e está sendo cada vez mais reconhecida como uma importante etapa reguladora na ação do hormônio tireoidiano. As concentrações séricas dos hormônios da tireoide são reguladas com precisão pelo hormônio hipofisário, a *tireotrofina* (TSH), em um sistema de retroalimentação negativa. As ações predominantes do hormônio tireoidiano são mediadas por meio de *receptores de hormônio tireoidiano* (TR) nucleares e pela modulação da transcrição de genes específicos.

O *hipertireoidismo* e o *hipotireoidismo* francos, isto é, o excesso ou a deficiência de hormônio tireoidiano, estão habitualmente associados a manifestações clínicas notáveis. A doença mais leve tem, com frequência, uma apresentação clínica mais sutil e é identificada com base em provas bioquímicas anormais da função tireoidiana. O hipotireoidismo materno e neonatal, devido à deficiência de iodo, continua sendo a principal causa de retardo mental passível de prevenção no mundo inteiro. O tratamento do paciente hipotireoidiano consiste na reposição de hormônio da tireoide. Os tratamentos para o hipertireoidismo incluem fármacos antitireoidianos para diminuir a síntese e a secreção hormonais, a destruição da glândula por meio da administração de iodo radioativo ou a remoção cirúrgica. Na maioria dos pacientes, os distúrbios da função tireoidiana podem ser curados, ou a doença pode ser controlada. De forma semelhante, as neoplasias da tireoide são mais frequentemente localizadas e passíveis de ressecção. Com frequência, a doença metastática responde ao tratamento com iodo radioativo, mas pode tornar-se altamente agressiva e não responder ao tratamento convencional.

TIREOIDE

A glândula tireoide produz dois tipos de hormônios fundamentalmente diferentes. O folículo da tireoide produz os hormônios de iodotironina, a *tiroxina* (T_4) e a *3,5,3'-tri-iodotironina* (T_3). As células parafoliculares (células C) da tireoide produzem calcitonina (Capítulo 44).

BIOSSÍNTESE DOS HORMÔNIOS TIREOIDIANOS. Os hormônios tireoidianos são sintetizados e armazenados na forma de resíduos de aminoácidos da *tireoglobulina*, uma glicoproteína complexa, formada por duas subunidades aparentemente idênticas (cada uma com 330 kDa) e que constitui a grande maioria do colóide folicular da tireoide. A glândula tireoide é singular pela sua capacidade de armazenar grandes quantidades de hormônio potencial dessa maneira, e a tireoglobulina extracelular pode constituir uma grande parcela da massa glandular. As principais etapas da síntese, do armazenamento, da liberação e da interconversão dos hormônios tireoidianos estão resumidas na Figura 39-1 e são as seguintes:

A. Captação de iodeto. O iodo ingerido na dieta alcança a circulação na forma de íon iodeto (I^-). Em circunstâncias normais, a concentração de I^- no sangue é muito baixa (0,2-0,4 μg/dL; ~ 15-30 nM), porém a tireoide transporta ativamente o íon por meio de uma proteína específica ligada à membrana, denominada *simportador de sódio-iodeto* (NIS). Em consequência, a razão entre concentração de iodeto na tireoide e no plasma situa-se habitualmente entre 20 e 50, podendo ultrapassar 100 quando a glândula é estimulada. O transporte do iodeto é inibido por diversos íons, como tiocianato e perclorato. A tireotrofina (hormônio tireoestimulante [TSH]) estimula a expressão do gene NIS e promove a inserção da proteína NIS na membrana, em uma configuração funcional. Por isso, as reservas diminuídas de iodo da tireoide aumentam a captação de iodeto, e a administração de iodeto pode reverter essa situação ao diminuir a expressão da proteína NIS. O acúmulo de iodo em todo o corpo é mediado por um único gene NIS. Os indivíduos com mutações congênitas do gene NIS apresentam uma concentração de iodo ausente ou deficiente em todos os tecidos que reconhecidamente concentram o iodo.

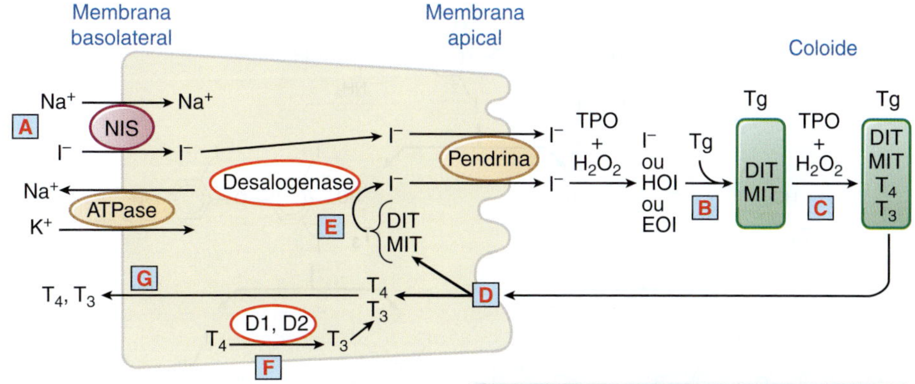

ETAPA METABÓLICA		INIBIDOR
A	Transporte do iodo	ClO_4^-, SCN
B	Iodação	PTU, MMI
C	Acoplamento	PTU, MMI
D	Reabsorção de coloide	Colchicina, Li^+, I^-
E	Desiodação do DIT + MIT	Dinitrotirosina
F	Desiodação da T_4	PTU
G	Secreção	D1

Figura 39-1 *Principais vias de biossíntese e liberação dos hormônios tireoidianos.* Tg, tireoglobulina; DIT, di-iodotirosina; MIT, monoiodotirosina; TPO, tireoide peroxidase; HOI, ácido hipoiodoso; EOI, espécie ligada à enzima; D1 e D2, desiodinases; PTU, propiltiouracila; MMI, metimazol.

B. Oxidação e iodação. A oxidação do iodeto à sua forma ativa é efetuada pela *tireoide peroxidase*. A reação resulta na formação de resíduos de monoiodotirosil (MIT) e di-iodotirosil (DIT) na tireoglobulina, pouco antes de seu armazenamento extracelular no lúmen do folículo tireodieano.

C. Formação de tiroxina e de tri-iodotironina a partir de iodotirosinas. A etapa final no processo de síntese consiste no acoplamento de dois resíduos de di-idotirosil para formar a tiroxina (T_4), ou de um resíduo de monoiodotirosil e um de di-iodotirosil para formar a tri-iodotironina (T_3). Essas reações oxidativas são também catalisadas pela *tireoide peroxidase*. A T_3 intratireoidiana e secretada também é produzida pela 5′-desiodação da tirosina.

D. Reabsorção; Proteólise do coloide; E. Desiodação da DIT/MIT; F. Desiodação da T_4; G. Secreção dos hormônios tireoidianos. Como a T_4 e a T_3 são sintetizadas e armazenadas dentro da tireoglobulina, a proteólise constitui uma importante parte do processo de secreção. Esse processo é iniciado pela endocitose do coloide a partir do lúmen folicular, na superfície apical da célula, com a participação de um receptor de tireoglobulina, a megalina. Essa tireoglobulina "ingerida" aparece na forma de gotículas de coloide intracelulares, que aparentemente sofrem fusão com lisossomos contendo as enzimas proteolíticas necessárias. O TSH intensifica a degradação da tireoglobulina ao aumentar a atividade de várias *tiol endopeptidases* dos lisossomos, que clivam seletivamente a tireoglobulina, produzindo intermediários contendo hormônios, que são subsequentemente processados por exopeptidases. Em seguida, os hormônios liberados abandonam a célula, principalmente na forma de T_4, parte na forma de T_3. por um processo de desiodação (Figura 39-2), que também ocorre perifericamente (Figura 39-3).

CONVERSÃO DA T_4 EM T_{3C} NOS TECIDOS PERIFÉRICOS. A produção diária normal de T_4 varia entre 80 e 100 μg; a da T_3 entre 30 e 40 μg. Embora a T_3 seja secretada pela tireoide, o metabolismo da T_4 por desiodação 5′ ou do anel externo nos tecidos periféricos é responsável por ~ 80% da T_3 circulante. Por outro lado, a remoção do iodo na posição 5 do anel interno produz a 3, 3′, 5′-tri-iodotironina metabolicamente inativa (T_3 reversa ou rT_3; Figura 39-2). Em condições normais, ~ 40% da T_4 são convertidos em T_3, e rT_3 reversa, e ~ 20% são metabolizados por outras vias, como glicuronidação no fígado e excreção na bile. As concentrações circulantes normais de T_4 no plasma variam de 4,5-11 μg/dL, enquanto as da T_3 correspondem a ~ 1/100 (60-180 ng/dL). A tri-iodotironina tem uma afinidade muito maior pelo receptor de hormônio tireoidiano nuclear e, é biologicamente mais potente em uma base molar.

Existem três *iodotironina desiodinases*. As formas 1 e 2 (D1, D2) convertem a T_4 em T_3. A D1 é expressa principalmente no fígado e nos rins, bem como na tireoide e na hipófise (Figura 39-3). Ela é suprarregulada no hipertireoidismo e infrarregulada no hipotireoidismo, sendo inibida pelo fármaco antitireoidiano, a *propiltiouracila.* A D2 é

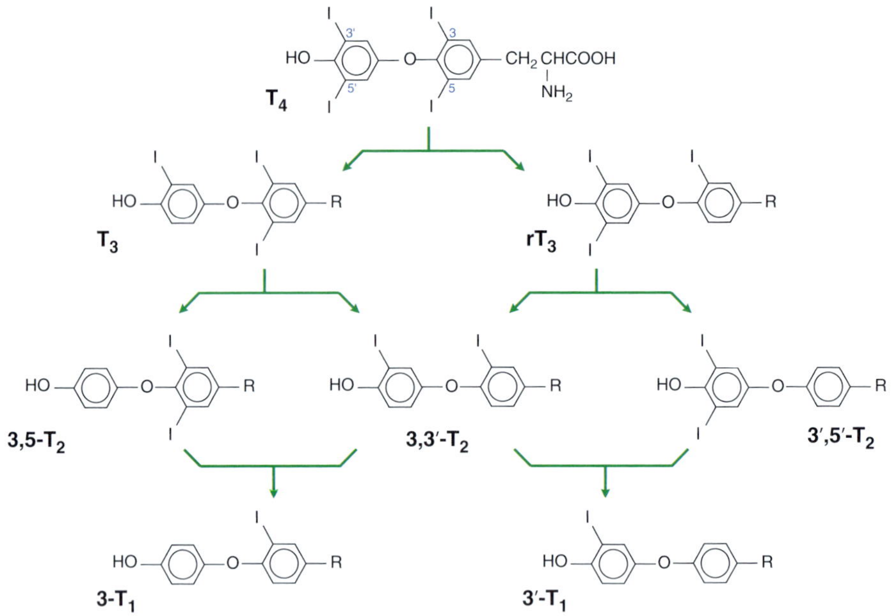

Figura 39-2 *Vias de desiodação da iodotironina.*

expressa principalmente no SNC (incluindo a hipófise e o hipotálamo) e no tecido adiposo marrom, bem como na tireoide, e, em níveis muito baixos, no músculo esquelético. A atividade da D2 não é afetada pela propiltiouracila. A D2 está localizada no retículo endoplasmático, o que facilita o acesso da T_3 produzida pela D2 ao núcleo. Por conseguinte, os órgãos que expressam a D2 tendem a utilizar a T_3 produzida localmente. A D_2 é regulada pela T_4, de modo que são encontrados níveis elevados da enzima no hipotireoidismo, enquanto ocorrem níveis suprimidos no hipertireoidismo. A desiodinase tipo 3 (D3) catalisa a desiodação do anel interno ou 5-desiodação, a principal via de inativação do metabolismo da T_3; a D1 desempenha essa função em certo grau. A D3 é encontrada em níveis mais elevados no SNC e na placenta, mas também é expressa na pele e no útero. As três desiodinases contêm o raro aminoácido, a selenocisteína, em seus locais ativos. As mutações em uma dessas proteínas, a proteína de ligação 2 SECIS, estão associadas a níveis circulantes anormais de hormônios tireoidianos.

TRANSPORTE DOS HORMÔNIOS TIREOIDIANOS NO SANGUE. Os hormônios tireoidianos são transportados no sangue em associação forte, porém não covalente, a determinadas proteínas plasmáticas.

A *globulina de ligação da tiroxina* (TBG) é o principal carreador dos hormônios tireoidianos. Trata-se de uma glicoproteína, que se liga a uma molécula de T_4 por molécula de proteína com afinidade muito alta (a K_d é de ~ 10^{-10} M). A T_3 é ligada com menos avidez. A T_4, mas não a T_3, liga-se também à *transtirretina* (pré-albumina de ligação da tiroxina), uma proteína de ligação do retinol. Essa proteína é encontrada em concentrações mais altas do que a TBG e liga-se principalmente à T_4, com uma K_d de ~ 10^{-7} M. A albumina também pode ligar-se à T_4 quando os

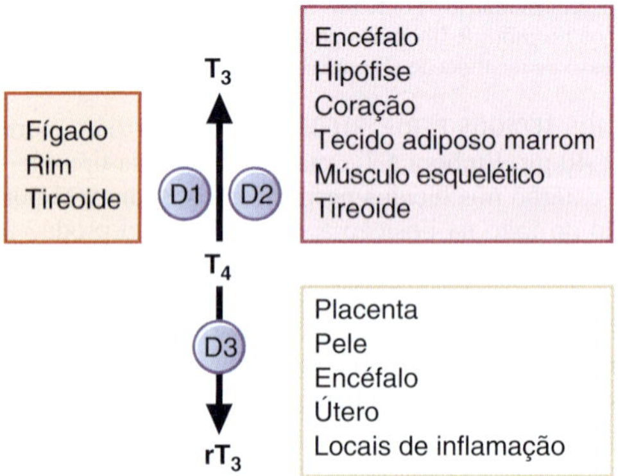

Figura 39-3 *Isozimas da desiodinase.* D1, iodotironina 5′-desiodinase tipo I; D2 iodotironina 5′-desiodinase tipo II; D3, iodotironina 5-desiodinase tipo III.

Quadro 39-1

Fatores que alteram a ligação da tiroxina à globulina de ligação da tiroxina

AUMENTO DA LIGAÇÃO	DIMINUIÇÃO DA LIGAÇÃO
Fármacos	
Estrogênios, tamoxifeno	Glicocorticoides, androgênios
Moduladores seletivos dos receptores de estrogênio	L-Asparaginase, furosemida
Metadona, heroína	Salicilatos, ácido mefenâmico
Clofibrato, 5-fluorouracila	Medicamentos anticonvulsivantes (fenitoína, carbamazepina)
Fatores sistêmicos	
Hepatopatia, porfiria	Doenças agudas e crônicas
Infecção pelo HIV	Herança
Herança	

carreadores mais ávidos se tornam saturados; todavia, a sua importância fisiológica ainda não está bem esclarecida. A ligação dos hormônios tireoidianos às proteínas plasmáticas os protege do metabolismo e da excreção, resultando em suas meias-vidas longas na circulação. O hormônio livre (não ligado) representa uma pequena porcentagem (~ 0,03% da T_4 e ~ 0,3% da T_3) do hormônio total no plasma. As afinidades diferenciais de ligação das proteínas séricas também contribuem para estabelecer as diferenças de 10 a 100 vezes nas concentrações dos hormônios circulantes e nas meias-vidas da T_4 e da T_3.

Apenas o hormônio não ligado possui atividade metabólica. Devido ao elevado grau de ligação dos hormônios tireoidianos às proteínas plasmáticas, a ocorrência de alterações nas concentrações dessas proteínas ou na afinidade de ligação dos hormônios com as proteínas tem efeitos importantes sobre os níveis séricos totais desses hormônios. Determinados fármacos e uma variedade de estados patológicos e fisiológicos podem alterar tanto a ligação dos hormônios tireoidianos às proteínas plasmáticas quanto as quantidades dessas proteínas (Quadro 39-1).

DEGRADAÇÃO E EXCREÇÃO. A T_3 e a T_4 podem ser desiodadas, mas também podem ser metabolizadas por clivagem por éter, conjugação e descarboxilação oxidativa.

A T_4 é eliminada lentamente do organismo, com $t_{1/2}$ de 6-8 dias. No hipertireoidismo, a $t_{1/2}$ encontra-se reduzida para 3-4 dias, enquanto, no hipotireoidismo, pode estender-se por 9-10 dias. Em condições associadas a uma ligação aumentada à TBG, como gravidez, a depuração é retardada. Observa-se o efeito inverso quando a ligação à proteína é inibida por determinados fármacos (Quadro 39-1). A T_3, que se liga menos avidamente à proteína, tem $t_{1/2}$ de ~ 1 dia.

O fígado constitui o principal local de degradação dos hormônios tireoidianos sem o processo de desiodação; a T_3 e a T_4 são conjugadas com os ácidos glicurônico e sulfúrico e excretadas na bile. Uma certa quantidade de hormônio tireoidiano é liberada por hidrólise dos conjugados no intestino, com consequente reabsorção. Uma parcela do material conjugado alcança o colo sem sofrer alteração e é hidrolisada e eliminada nas fezes, em forma de compostos livres.

FATORES QUE REGULAM A FUNÇÃO TIREOIDIANA. A tireotrofina ou TSH é um hormônio glicoproteico com subunidades α e β análogas às das gonadotrofinas (Quadro 38-2). O TSH é secretado de modo pulsátil de acordo com um padrão circadiano (seus níveis apresentam-se mais elevados durante o sono, à noite). A secreção de TSH é controlada pelo peptídeo hipotalâmico, o *hormônio de liberação da tireotrofina* (TRH), e pela concentração de hormônios tireoidianos livres na circulação. O hormônio tireoidiano, em quantidades adicionais, inibe a transcrição do gene do TRH e dos genes que codificam as subunidades α e β do TSH, suprimindo a secreção de TSH; em consequência, a tireoide torna-se inativa e regride. Qualquer redução na taxa normal de secreção dos hormônios tireoidianos pela tireoide desencadeia a secreção aumentada de TSH. Outros mecanismos medeiam o efeito do hormônio tireoidiano sobre a secreção de TSH e parecem consistir na redução da secreção de TRH pelo hipotálamo e em uma diminuição do número de receptores de TRH nas células hipofisárias (Figura 39-4).

HORMÔNIO DE LIBERAÇÃO DA TIREOTROFINA. O TRH é um tripeptídeo (L-piroglutamil-L-histidil-L-prolina amida) sintetizado pelo hipotálamo e liberado na circulação porta hipofisária, em que interage com receptores de TRH nos tireotropos da adeno-hipófise. A ligação do TRH a seu receptor, um GPCR, estimula a via G_q-PLC-IP_3-Ca^{2+} e ativa a PKC, estimulando, em última instância, a síntese e a liberação de TSH. Na atualidade, foram identificados dois receptores de TRH, o TRH-R1 e o TRH-H2, bem como análogos seletivos para esses receptores. A somatostatina, a dopamina e os glicocorticoides inibem a secreção de TSH estimulada pelo TRH.

AÇÕES DO TSH SOBRE A TIREOIDE. O TSH aumenta a síntese e a secreção do hormônio tireoidiano. Esses efeitos acompanham a ligação do TSH a seu receptor (um GPCR) na membrana plasmática das células da tireoide. A ligação do TSH a seu receptor estimula a via G_s adenilato-ciclase AMP cíclico. O TSH em concentrações mais altas ativa a via G_q-PLC. A ocorrência de múltiplas mutações do receptor de TSH resulta em disfunção tireoidiana clínica.

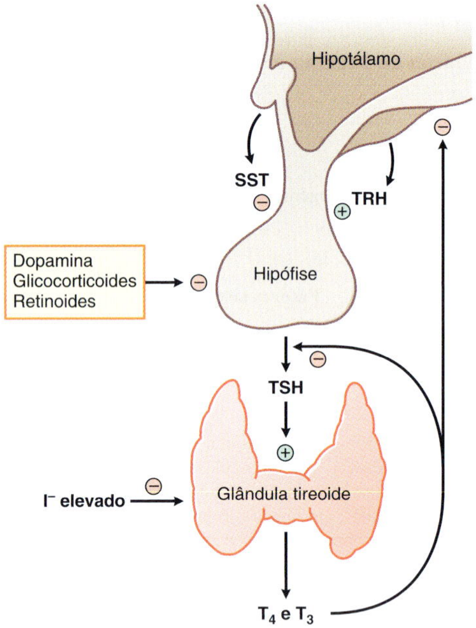

Figura 39-4 *Regulação da secreção dos hormônios tireoidianos.* Inúmeros estímulos neurais influenciam a secreção hipotalâmica do hormônio de liberação da tireotrofina (TRH). O TRH estimula a liberação de tireotrofina (TSH, hormônio tireoestimulante) pela adeno-hipófise; o TSH estimula a síntese e a liberação dos hormônios tireoidianos T_3 e T_4. A T_3 e a T_4 exercem efeito de retroalimentação, inibindo a síntese e a liberação de TRH e de TSH. A somatostatina (SST) pode inibir a ação do TRH, assim como a dopamina e a presença de altas concentrações de glicocorticoides. São necessários baixos níveis de I^- para a síntese da tiroxina; entretanto, a presença de níveis elevados inibe a síntese e a liberação de tiroxina.

IODO E A FUNÇÃO TIREOIDIANA. Em condições normais, a função tireoidiana exige um aporte adequado de iodo; na ausência deste, é impossível haver síntese de quantidades normais do hormônio, o TSH é secretado em excesso, e a tireoide torna-se hiperplásica e sofre hipertrofia. A tireoide aumentada e estimulada torna-se notavelmente eficiente na extração de traços residuais de iodeto do sangue, desenvolvendo um gradiente para o iodo que pode ser 10 vezes o normal; na deficiência leve a moderada de iodo, a tireoide, geralmente, consegue produzir uma quantidade suficiente de hormônio e secreta preferencialmente a T_3. Na deficiência de iodo mais grave, podem ocorrer hipotireoidismo e cretinismo do adulto. A presença de níveis elevados de iodo inibe a síntese e a liberação de tiroxina. Em algumas regiões do mundo, o bócio simples ou atóxico é prevalente, em decorrência da insuficiência de iodo na dieta. A adição de iodato ao sal de cozinha (NaCl) fornece um suplemento conveniente de iodo. Nos EUA, o sal iodado fornece 100 μg de iodo por grama. As cotas diárias recomendadas de iodo são de 90-120 μg para crianças, 150 μg para adultos, 220 μg durante a gravidez e 290 μg durante a lactação. Os legumes, a carne vermelha e as aves contêm quantidades mínimas de iodo, enquanto os laticínios e os peixes apresentam um teor de iodo relativamente alto.

TRANSPORTE DO HORMÔNIO TIREOIDIANO. A passagem transmembrânica dos hormônios tireoidianos parece ser mediada pelo transportador de ácido monocarboxílico 8 (MCT8, SLC16A2; Quadro 5-2). O MCT8 é amplamente expresso, incluindo no fígado, no coração e no cérebro. O MCT10 também transporta a T_4 e a T_3 e está amplamente expresso, porém a sua importância fisiológica no transporte dos hormônios tireoidianos *in vivo* permanece desconhecida. O transportador de ânions orgânicos, OATP1C1, transporta preferencialmente a T_4, em comparação com a T_3, exibe uma alta expressão nos capilares cerebrais, e foi aventada a hipótese de que ele seja responsável pelo transporte da T_4 através da barreira hematencefálica (Capítulo 5).

EFEITOS MEDIADOS POR RECEPTORES NUCLEARES. A ação dos hormônios tireoidianos é mediada, em grande parte, pela ligação da T_3 aos TR, que são membros da superfamília de receptores nucleares de fatores da transcrição.

A T_3 liga-se aos TR com ~ 10 vezes mais afinidade do que a T_4, e não se acredita que a T_4 seja biologicamente ativa na fisiologia normal. Os TR ligam-se a sequências de DNA específicas (elementos de resposta ao hormônio tireoidiano [TRE]) nas regiões promotoras/reguladoras dos genes alvo. A transcrição da maioria dos genes alvo é reprimida por TR sem ligantes e induzida após a ligação da T_3. No estado sem ligante, o domínio de ligação do ligante do TR interage com um complexo correpressor, que inclui *histona desacetilases* e outras proteínas. A ligação da T_3 provoca substituição do complexo correpressor por um complexo coativador, que inclui *histona acetiltransferases, metiltransferases* e outras proteínas. Outros genes alvo do hormônio tireoidiano, como aqueles que codificam o TRH e as subunidades de TSH, são negativamente regulados pela T_3. O mecanismo não está bem definido, porém esses genes tendem a ser induzidos pelo TR sem ligante, além de serem reprimidos pela T_3.

Existem dois genes que codificam os TR: *THRA* e *THRB*. O *THRA* codifica o receptor TRα1. O TRα1 é expresso na maioria dos tipos celulares, porém suas principais atividades consistem na regulação da frequência cardíaca, temperatura corporal, função do músculo esquelético e desenvolvimento do osso e intestino delgado. A junção (*splicing*) alternativa do transcrito primário do TRα resulta na produção de TRα2, que carece de parte do domínio de ligação do ligante (LBD) que não se liga à T_3, e cuja função permanece desconhecida. Um promotor críptico dentro do íntron 7 do *THRA* estimula a produção de pequenas proteínas que só contêm uma porção do LBD do TRα e que parecem desempenhar um papel, juntamente com o TRα1, no desenvolvimento GI. O gene *THRB* possui dois promotores, que levam à produção do TRβ1 e do TRβ2. Esses receptores possuem domínios aminoterminais singulares, porém são idênticos nos demais aspectos. O TRβ1 é ubíquo, e o TRβ2 exibe um padrão altamente restrito de expressão. As mutações no *THRB* causam a síndrome de resistência ao hormônio tireoidiano. O TRβ1 medeia efeitos específicos no metabolismo hepático (incluindo o efeito hipocolesterolêmico da T_3); o TRβ2 desempenha um papel na retroalimentação negativa da T_3 sobre o TRH hipotalâmico e TSH hipofisário e no desenvolvimento dos cones na retina, bem como no desenvolvimento da orelha interna.

EFEITOS NÃO GENÔMICOS DO HORMÔNIO TIREOIDIANO. Os TR são encontrados fora do núcleo, em que podem exercer efeitos biológicos por meio de mecanismos não genômicos rápidos.

Os TR associam-se, de uma maneira dependente de T_3, à subunidade p85α da PI3-cinase, resultando na ativação de PKB/Akt. A via PI3K/Akt possui numerosos efeitos. Por exemplo, ela estimula a produção de NO pelas células endoteliais, resultando em vasodilatação. Por isso, a administração de T_3 causa rápida vasodilatação. Existem também evidências de ações não genômicas do hormônio tireoidiano através de um receptor de membrana plasmática dentro da integrina αVβ3. Esse suposto receptor liga-se de preferência à T_4 extracelular, em comparação com a T_3, resultando em ativação da MAP cinase. Todavia, a importância das ações não genômicas na fisiologia e fisiopatologia do hormônio tireoidiano permanece incerta.

Efeitos dos metabólitos do hormônio tireoidiano. A 3-iodotironamina e a tironamina, que são metabólitos naturais da T_4, constituem ligantes para o GPCR, o receptor associado a traço de amina 1 (TAAR1), uma interação de importância desconhecida nos seres humanos.

PRINCIPAIS EFEITOS DOS HORMÔNIOS TIREOIDIANOS

CRESCIMENTO E DESENVOLVIMENTO. O hormônio tireoidiano desempenha um papel decisivo no desenvolvimento do encéfalo por meio de mecanismos que ainda não estão totalmente elucidados. A ausência de hormônio tireoidiano durante o período de neurogênese ativa (até 6 meses após o parto) resulta em retardo mental irreversível (cretinismo), e, é acompanhada de várias alterações morfológicas no encéfalo. Essas alterações morfológicas graves decorrem de um distúrbio na migração neuronal, da desorganização das projeções axônicas e de uma redução da sinaptogênese. A suplementação de hormônio tireoidiano durante as 2 primeiras semanas de vida impede o desenvolvimento dessas alterações morfológicas. As ações dos hormônios tireoidianos sobre a síntese de proteínas e a atividade enzimática não se limitam ao encéfalo; a maioria dos tecidos é afetada pela administração de hormônio tireoidiano ou pela sua deficiência. Os defeitos extensos no crescimento e no desenvolvimento de indivíduos portadores de cretinismo ilustram vividamente os efeitos difusos dos hormônios tireoidianos nos indivíduos normais.

Em geral, o cretinismo é classificado em *endêmico* (causado por uma deficiência extrema de iodo) ou *esporádico* (em consequência do desenvolvimento anormal da tireoide ou de um defeito na síntese de hormônio tireoidiano). A criança afetada tem baixa estatura, membros curtos e retardamento mental; é inativa, apática e não se queixa. Outras manifestações incluem face edemaciada, língua aumentada, pele seca e de consistência pastosa, frequência cardíaca lenta e temperatura corporal baixa. Para que o tratamento seja totalmente efetivo, é preciso estabelecer o diagnóstico bem antes do aparecimento dessas alterações óbvias. Em regiões de deficiência de iodo endêmica, a reposição de iodo é mais bem instituída antes da gravidez. Nos EUA, e na maioria dos países industrializados, efetua-se um rastreamentos dos recém-nascidos à procura de qualquer deficiência da função tireoidiana.

EFEITOS TERMOGÊNICOS. O hormônio tireoidiano é necessário, tanto para a termogênese obrigatória (o calor resultante dos processos vitais) quanto para a termogênese facultativa ou adaptativa.

Somente alguns órgãos, incluindo o encéfalo, as gônadas e o baço, não são responsivos aos efeitos termogênicos da T_3. A termogênese obrigatória resulta da ação da T_3, que torna a maioria dos processos biológicos termodinamicamente menos eficiente em benefício da produção de calor, porém as vias envolvidas e suas contribuições quantitativas ainda não estão totalmente definidas. A capacidade da T_3 de induzir a ATPase dependente de Ca^{++} do músculo esquelético (SERCA1) contribui para a termogênese ao estimular o ciclo do cálcio entre o citosol e o retículo sarcoplasmático. Além do tecido adiposo marrom, não há evidências de que o desacoplamento da fosforilação seja um importante mecanismo termogênico. Qualquer que seja o mecanismo envolvido, a termogênese é altamente sensível ao hormônio tireoidiano dentro da faixa fisiológica, visto que pequenas mudanças nas doses de reposição de L-tiroxina podem alterar significativamente o gasto energético em repouso no paciente com hipotireoidismo. A capacidade da T_3 de estimular a termogênese evoluiu juntamente com efeitos auxiliares para sustentar essa ação, como a estimulação do apetite e a lipogênese.

EFEITOS CARDIOVASCULARES. Os pacientes com hipertireoidismo apresentam taquicardia, aumento do volume sistólico, aumento do índice cardíaco, hipertrofia cardíaca, redução da resistência periférica vascular e elevação da pressão de pulso. O hipertireoidismo constitui uma causa relativamente comum de fibrilação atrial. Os pacientes portadores de hipotireoidismo apresentam bradicardia, diminuição do índice cardíaco, derrame pericárdico, aumento da resistência vascular periférica, redução da pressão de pulso e elevação da pressão arterial média.

A T_3 regula a expressão dos genes miocárdicos, principalmente através do TRα1, que é expresso em níveis mais elevados do que o TRβ nos cardiomiócitos. A T_3 diminui o tempo de relaxamento diastólico (efeito lusitrópico) ao induzir a expressão da ATPase SERCa2 do retículo sarcoplasmático e ao diminuir o fosfolamban, um inibidor de SERCa2. A T_3 aumenta a força da contração miocárdica (efeito inotrópico), em parte através da indução da expressão do canal de rianodina, o canal de cálcio do retículo sarcoplasmático. A T_3 induz a codificação gênica da isoforma da cadeia pesada de miosina (MHC) α e diminui a expressão do gene MHC β. Como a MHCα confere maior atividade de ATPase à holoenzima da miosina, trata-se de um mecanismo pelo qual a T_3 aumenta a velocidade de contração. O efeito cronotrópico da T_3 é mediado por aumentos da corrente iônica I_f do marca-passo no nódulo sinoatrial. Várias proteínas que compõem o canal de I_f são induzidas pela T_3, incluindo HCN2 e HCN4. A T_3 também parece exercer um efeito vasodilatador não genômico direto sobre o músculo liso vascular, o que pode contribuir para a diminuição da resistência vascular sistêmica e o aumento do débito cardíaco no hipertireoidismo.

EFEITOS METABÓLICOS. O hormônio tireoidiano estimula a expressão dos receptores hepáticos de lipoproteína de baixa densidade (LDL) e o metabolismo do colesterol em ácidos biliares, de modo que a hipercolesterolemia constitui um aspecto característico do hipotireoidismo.

O hormônio tireoidiano possui efeitos complexos sobre o metabolismo dos carboidratos. A tireotoxicose é um estado de resistência à insulina. Os defeitos pós-receptores manifestam-se por depleção das reservas de glicogênio, aumento da gliconeogênese e aumento na taxa de absorção de glicose pelo intestino. Os aumentos compensatórios na secreção de insulina resultam em hiperinsulinemia. Pode haver comprometimento da tolerância à glicose ou até mesmo diabetes clínico, porém os pacientes com hipertireoidismo são, em sua maioria, euglicêmicos. Por outro lado, o hipotireoidismo resulta em diminuição da absorção de glicose pelo intestino, secreção diminuída de insulina e redução da taxa de captação periférica de glicose. Em geral, o metabolismo da glicose não é afetado de modo clinicamente significativo em pacientes não diabéticos, embora as necessidades de insulina diminuam no paciente hipotireoidiano com diabetes.

DISTÚRBIOS DA FUNÇÃO DA TIREOIDE

HIPOFUNÇÃO DA TIREOIDE. O hipotireoidismo, conhecido como *mixedema* quando grave, constitui o distúrbio mais comum da função da tireoide.

No mundo, o hipotireoidismo que resulta da deficiência de iodo continua sendo um problema comum. Nas áreas não endêmicas, onde o iodo está presente em quantidades suficientes, a tireoidite autoimune crônica (tireoidite de Hashimoto) é responsável pela maioria dos casos. Esse distúrbio caracteriza-se por níveis elevados de anticorpos circulantes dirigidos contra a tireoide peroxidase e, algumas vezes, contra a tireoglobulina; pode-se verificar a presença de anticorpos dirigidos contra o receptor de TSH. As condições que foram descritas são exemplos de *hipotireoidismo primário*, isto é, a insuficiência da própria glândula tireoide. O *hipotireoidismo central* ocorre com muito menos frequência e resulta da diminuição da estimulação da tireoide pelo TSH, devido à insuficiência hipofisária (*hipotireoidismo secundário*) ou hipotalâmica (*hipotireoidismo terciário*). O hipotireoidismo presente ao nascimento (*hipotireoidismo congênito*) constitui a causa evitável mais comum de retardo mental no mundo.

Os sintomas comuns de hipotireoidismo consistem em fadiga, letargia, intolerância ao frio, lentidão mental, depressão, pele seca, constipação intestinal, ligeiro ganho ponderal, retenção de líquido, dores e rigidez musculares, menstruações irregulares e infertilidade. Os sinais comuns incluem bócio (apenas no hipotireoidismo primário), bradicardia, fase de relaxamento tardia dos reflexos tendíneos profundos, pele fria e seca, hipertensão, edema não depressível e face edemaciada. A deficiência de hormônio tireoidiano durante os primeiros meses de vida provoca problemas alimentares, atraso do crescimento, constipação intestinal e sonolência. O retardo do desenvolvimento mental é irreversível se o distúrbio não for tratado imediatamente. O hipotireoidismo infantil compromete o crescimento linear e a maturação óssea. O diagnóstico requer o achado de níveis séricos elevados de TSH ou, no caso de hipotireoidismo central, níveis séricos diminuídos de T_4 livre.

HIPERFUNÇÃO DA TIREOIDE. A tireotoxicose é uma afecção causada por concentrações elevadas de hormônios tireoidianos livres circulantes. O aumento da produção de hormônio tireoidiano constitui a causa mais comum, com a associação comum de estimulação dos receptores de TSH e aumento da captação de iodo pela glândula tireoide, conforme demonstrado pela medida da captação percentual de I^{123} ou I^{131} no teste de captação de iodo radioativo (RAIU) de 24 h.

A estimulação dos receptores de TSH é também o resultado de anticorpos estimulantes dos receptores de TSH na doença de Graves ou de mutações somáticas ativadoras dos receptores de TSH em nódulos de função autônoma ou no bócio tóxico. Por outro lado, a inflamação ou a destruição da tireoide, que provocam "extravasamento" excessivo de hormônios tireoidianos, ou o aporte exógeno excessivo de hormônio tireoidiano resultam em baixos valores de RAIU de 24 h. A expressão *hipertireoidismo subclínico* é definida por indivíduos com níveis séricos subnormais de TSH e concentrações normais de T_4 e T_3. As arritmias atriais, o excesso de mortalidade cardíaca e a perda óssea excessiva têm sido associados a esse perfil de provas de função da tireoide.

A doença de Graves constitui a causa mais comum de tireotoxicose com RAIU elevada. A doença de Graves é um distúrbio autoimune, caracterizado por aumento da produção de hormônio tireoidiano, bócio difuso e anticorpos IgG, que se ligam ao receptor de TSH e o ativam. A exemplo da maioria dos tipos de disfunção da tireoide, as mulheres são mais acometidas do que os homens, com proporção que varia de 5:1-7:1. A doença de Graves é mais comum entre 20 e 50 anos de idade, mas pode ocorrer em qualquer faixa etária. A doença de Graves costuma estar associada a outras doenças autoimunes. A exoftalmia característica associada à doença de Graves é uma oftalmopatia infiltrativa, que é considerada uma inflamação do tecido conectivo periorbitário e dos músculos extraoculares mediada por mecanismos autoimunes. O bócio uninodular/multinodular tóxico responde por 10-40% dos casos de hipertireoidismo, sendo mais comum em pacientes idosos. Observa-se uma baixa RAIU na tireoidite destrutiva e na tireotoxicose em pacientes que tomam doses excessivas de hormônio tireoidiano.

Os sinais e sintomas de tireotoxicose provêm, em sua maioria, da produção excessiva de calor, do aumento da atividade motora e do aumento de sensibilidade às catecolaminas produzidas pelo sistema nervoso simpático. A pele apresenta-se ruborizada, quente e úmida; os músculos são fracos e trêmulos; a frequência cardíaca é rápida, o batimento cardíaco forte e os pulsos arteriais são proeminentes e pulsáteis. O aumento no consumo de energia leva a um aumento do apetite e, se a ingestão for insuficiente, à perda de peso. Além disso, podem ocorrer insônia, dificuldade de permanecer quieto, ansiedade e apreensão, intolerância ao calor e aumento da frequência das evacuações. Em pacientes idosos, pode-se verificar a presença de angina, arritmias e insuficiência cardíaca. Os pacientes idosos podem apresentar menos manifestações de estimulação do sistema nervoso simpático. Alguns indivíduos podem exibir debilitação muscular extensa em consequência da miopatia tireoidiana. A tempestade tireoidiana (ver seção adiante, em usos terapêuticos dos fármacos antitireoidianos) constitui a forma mais grave de hipertireoidismo.

PROVAS DE FUNÇÃO TIREOIDIANA. A determinação da concentração plasmática do hormônio total pode não fornecer um quadro acurado da atividade da glândula tireoide; a concentração total de hormônio modifica-se com alterações na quantidade e afinidade da TBG no plasma.

Apesar da diálise de equilíbrio do soro não diluído e do radioimunoensaio para a tiroxina livre (FT_4) no dialisado representarem o padrão ideal para a determinação das concentrações de FT_4, esse ensaio tipicamente não está disponível nos laboratórios clínicos de rotina. Os ensaios mais comuns para a estimativa das concentrações de T_4 e T_3 livres empregam análogos marcados dessas iodotironinas em imunoensaios de quimioluminescência e ligados a enzimas. Esses ensaios podem ser influenciados por alterações das proteínas de ligação no soro, por doença não tireoidiana e por outros fármacos. Nos indivíduos com função hipofisária normal, a determinação do nível sérico de TSH constitui a prova de função tireoidiana de escolha, visto que a secreção hipofisária de TSH é regulada sensivelmente em resposta às concentrações circulantes de hormônios tireoidianos. O ensaio do TSH pode diferenciar os pacientes normais dos pacientes tireotóxicos, que devem apresentar valores suprimidos de TSH. Dispõe-se de TSH humano recombinante (*tireotrofina alfa*), como preparação injetável para avaliar a capacidade do tecido tireoidiano, tanto normal quanto maligno, de captar o iodo radioativo e liberar tireoglobulina.

USOS TERAPÊUTICOS DO HORMÔNIO TIREOIDIANO

As principais indicações para o uso terapêutico do hormônio tireoidiano consistem em terapia de reposição hormonal para pacientes portadores de hipotireoidismo e terapia de supressão de TSH em pacientes com câncer da tireoide.

PREPARAÇÕES DE HORMÔNIO TIREOIDIANO. Dispõe-se de preparações sintéticas dos sais sódicos dos isômeros naturais dos hormônios tireoidianos, que são amplamente utilizadas na terapia com hormônios tireoidianos.

Levotiroxina. A levotiroxina sódica (L-T_3) está disponível em comprimidos e na forma de pó liofilizado para injeção. O Quadro 39-3 fornece uma lista de fármacos e outros fatores que podem influenciar as doses necessárias de levotiroxina. A absorção da tiroxina ocorre no estômago e no intestino delgado e é incompleta (~80% da dose são absorvidos). A absorção aumenta ligeiramente quando o hormônio é tomado com o estômago vazio e está associada a menor variabilidade do TSH quando ingerido regularmente dessa maneira. A T_4 sérica atinge o seu nível máximo 2-4 h após administração oral, com $t_{1/2}$ plasmática de ~7 dias. Para qualquer nível sérico determinado de TSH, a relação T_4/T_3, sérica é mais alta em pacientes em uso de levotiroxina do que naqueles com função tireoidiana endógena, devido ao fato de que ~ 20% da T_3 circulante são normalmente supridos pela secreção direta da tireoide. Tipicamente, são realizados exames de sangue de acompanhamento ~ 6 semanas após qualquer mudança das doses, devido à $t_{1/2}$ plasmática de 1 semana da T_4. Em situações nas quais os pacientes não podem tomar a sua medicação oral, ou quando existe algum problema na absorção intestinal, a levotiroxina pode ser administrada por via intravenosa, 1 vez/dia, em uma dose de ~ 80% da necessidade oral diária do paciente.

Liotironina. A liotironina sódica (L-T_3) é o sal da tri-iodotironina, disponível em comprimidos e em forma injetável. A absorção da liotironina é de quase 100%, com níveis séricos máximos 2-4 h após a sua ingestão oral. A liotironina pode ser utilizada em certas ocasiões, quando se deseja um início de ação mais rápido, como na rara apresentação do coma mixedematoso, ou quando há necessidade de uma rápida terminação de sua ação,

Quadro 39-2

Fatores que influenciam a terapia com levotiroxina oral

Fármacos e outros fatores que podem aumentar as doses necessárias de levotiroxina

Comprometimento da absorção de levotiroxina

Antiácidos contendo alumínio, inibidores da bomba de prótons, sucralfato

Sequestradores de ácidos biliares (colestiramina, colestipol, colesevelam)

Carbonato de cálcio (efeito geralmente pequeno), quelantes do fosfato (carbonato de lantânio, sevelâmer)

Picolinato de cromo, raloxifeno, sais de ferro

Alimento, produtos da soja (efeito geralmente muito pequeno), intolerância à lactose (relato de um único caso)

Aumento do metabolismo da tiroxina, indução da CYP3A4

Bexaroteno, rifampicina, carbamazepina, fenitoína, sertralina

Comprometimento da conversão $T_4 \rightarrow T_3$

Amiodarona

Mecanismos incertos ou multifatoriais

Estrogênio, gravidez, lovastatina, sinvastatina, etionamida, inibidores da tirosinocinase (imatinibe, sunitinibe)

Fármacos e outros fatores que podem diminuir as doses necessárias de levotiroxina

Idade avançada (> 65 anos), androgenioterapia em mulheres

Fármacos que podem diminuir o TSH sem alteração da T_4 livre em pacientes tratados com levotiroxina

Metformina

como, por exemplo, na preparação de um paciente com câncer da tireoide para terapia com I^{131}. A liotironina é menos desejável para terapia de reposição crônica, devido à necessidade de doses mais frequentes ($t_{1/2}$ plasmática = 0,75 dia), maior custo e elevações transitórias das concentrações séricas de T_3 acima da faixa normal. Além disso, os órgãos que expressam a desiodinase tipo 2 utilizam a T_3 produzida localmente, além da T_3 plasmática, e, por isso, existe uma preocupação teórica de que esses órgãos não irão manter os níveis intracelulares fisiológicos de T_3 na ausência da T_4 plasmática. Tipicamente, 10-15 μg de liotironina sódica, 3 vezes/dia, produzem níveis séricos normais de T_3 livre no indivíduo atireótico.

Outras preparações. Uma mistura de tiroxina e de tri-iodotironina de 4:1 por peso é comercializada como liotrix. As preparações de tireoide dessecada com uma relação T_4:T_3 similar também estão disponíveis. Um comprimido de tireoide dissecada de 60 mg equivale aproximadamente, em sua atividade, a 80 μg de tiroxina.

TERAPIA DE REPOSIÇÃO COM HORMÔNIOS TIREOIDIANOS NO HIPOTIREOIDISMO. A tiroxina (L-T_4, levotiroxina sódica) constitui o hormônio de escolha para a terapia de reposição com hormônios tireoidianos, em virtude de sua potência uniforme e da duração de ação prolongada. Essa terapia depende das desiodinases dos tipos 1 e 2 para converter a T_4 em T_3, a fim de manter um nível sérico constante de T_3 livre.

A dose de reposição diária média de levotiroxina sódica para adultos é de 1,7 μg/kg de peso corporal. Em geral, a dosagem deve basear-se na massa corporal sem gordura. A terapia tem por objetivo normalizar os níveis séricos de TSH (no hipotireoidismo primário) ou de T_4 livre (no hipotireoidismo secundário ou terciário) e, em aliviar os sintomas do hipotireoidismo. No hipotireoidismo primário, é geralmente suficiente acompanhar os níveis de TSH, sem determinação da T_4 livre. Em indivíduos com > 60 anos de idade e naqueles com cardiopatia diagnosticada ou suspeita ou com áreas de função autônoma da tireoide, é apropriado instituir a terapia com uma dose diária mais baixa de levotiroxina sódica (12,5-50 μg por dia). A dose pode ser aumentada em uma taxa de 25 μg por dia, a cada 6-8 semanas, até obter a normalização do TSH. Ensaios clínicos controlados não fornecem evidências de que a terapia de combinação com $T_4 + T_3$ possa produzir uma resposta terapêutica mais satisfatória do que a T_4 isoladamente. A monoterapia com levotiroxina simula mais rigorosamente a fisiologia normal e é geralmente preferida.

Hipotireoidismo durante a gravidez. Devido a concentração sérica elevada de TBG induzida pelo estrogênio, à expressão da desiodinase tipo 3 pela placenta e à pequena quantidade de transferência transplacentária de L-T_4 da mãe para o feto, é frequentemente necessário administrar uma dose mais alta de L-T_4 a pacientes grávidas. O hipotireoidismo manifesto durante a gravidez está associado a sofrimento fetal, a um comprometimento do desenvolvimento psiconeural da criança e a um leve comprometimento do desenvolvimento psicomotor nas crianças e parto prematuro. As mulheres devem aumentar a dose de levotiroxina em aproximadamente 30% tão logo seja confirmada a gravidez. A maioria determina os níveis séricos de TSH no primeiro trimestre e, em seguida, ajusta a dose de tiroxina com base nesse resultado. Os ajustes subsequentes da dose, baseados nos níveis séricos de TSH, que são determinados em 4-6 semanas após cada ajuste, devem fazer com que o TSH fique situado na parte mais baixa da faixa de referência.

COMA MIXEDEMATOSO. O coma mixedematoso é uma síndrome rara, que representa a expressão extrema do hipotireoidismo grave de longa duração. O coma mixedematoso ocorre mais frequentemente em pacientes idosos durante os meses de inverno. As principais manifestações do coma mixedematoso são: *hipotermia, depressão respiratória* e *diminuição da consciência.*

Recomenda-se a administração intravenosa de hormônio tireoidiano. A terapia com levotiroxina é iniciada com uma dose de ataque de 250-500 μg, seguida de uma dose de reposição integral diária.

HIPOTIREOIDISMO CONGÊNITO. O sucesso do tratamento do hipotireoidismo congênito depende da idade em que a terapia é iniciada. Se a terapia for instituída nas primeiras 2 semanas de vida, pode-se obter um desenvolvimento físico e mental normal.

Para normalizar rapidamente a concentração sérica de tiroxina no lactente com hipotireoidismo congênito, recomenda-se uma dose diária inicial de levotiroxina de 10-15 μg/kg. As avaliações laboratoriais do TSH e da FT_4 são realizadas em 2 e 4 semanas após o início do tratamento, a cada 1-2 meses nos primeiros 6 meses, a intervalos de 3-4 meses entre 6 meses e 3 anos de idade, e a intervalos de 6-12 meses a partir dos 3 anos de idade até o final do crescimento.

CÂNCER DE TIREOIDE. A base da terapia para o câncer da tireoide bem diferenciado (papilar, folicular) consiste em tireoidectomia cirúrgica, iodo radioativo e levotiroxina para suprimir o TSH. Para a maioria dos pacientes de baixo risco com doença nos estágios 1 ou 2, uma abordagem razoável consiste em manter o nível de TSH logo abaixo da faixa de referência por um período que não ultrapasse 5 anos.

Nódulos da tireoide. Em geral, os nódulos da tireoide são assintomáticos, embora possam causar desconforto no pescoço, disfagia e sensação de sufocação. O uso da levotiroxina para suprimir o TSH em indivíduos eutireoidianos com nódulos da tireoide não pode ser recomendado como prática geral. Entretanto, se nível de TSH estiver elevado, é apropriado administrar levotiroxina para obter um declínio do TSH para a parte inferior da faixa de referência.

EFEITOS ADVERSOS DO HORMÔNIO TIREOIDIANO. Em geral, os efeitos adversos do hormônio tireoidiano só podem ocorrer com tratamento excessivo e assemelham-se às consequências do hipertireoidismo.

FÁRMACOS ANTITIREOIDIANOS E OUTROS INIBIDORES DA TIREOIDE

Diversos compostos são capazes de interferir, direta ou indiretamente, na síntese, na liberação ou na atuação dos hormônios tireoidianos (Quadros 39-2 e 39-3). Vários desses compostos possuem utilidade clínica:

- Fármacos antitireoidianos, que interferem diretamente na síntese dos hormônios da tireoide
- Inibidores iônicos, que bloqueiam o mecanismo de transporte do iodeto
- Concentrações elevadas de iodo, que diminuem a liberação dos hormônios tireoidianos da glândula e que também podem diminuir a síntese de hormônio
- Iodo radioativo, que provoca lesão da glândula com radiação ionizante

A terapia adjuvante com fármacos que não exercem nenhum efeito específico sobre a síntese dos hormônios tireoidianos mostra-se útil no controle das manifestações periféricas da tireotoxicose, incluindo inibidores da desiodação periférica da T_4 em T_3, antagonistas dos receptores β-adrenérgicos e bloqueadores dos canais de Ca^{2+}.

Quadro 39-3

Compostos antitireoidianos

PROCESSO AFETADO	EXEMPLOS DE INIBIDORES
Transporte ativo do iodeto	Ânions complexos: perclorato, fluoborato, pertecnetato, tiocianato
Iodação da tireoglobulina	Tionamidas: propiltiouracila, metimazol, carbimazol Tiocianato, anilinas, sulfonamidas, iodeto
Reação de acoplamento	Tionamidas, sulfonamidas ? Todos os outros inibidores da iodação Sais de lítio, iodeto
Liberação do hormônio	Nitrotirosinas
Desiodação da iodotirosina	Derivados da tiouracila, amiodarona
Desiodação periférica da iodotironina	Agentes colecistográficos orais
Excreção/inativação hormonal	Indutores das enzimas hepáticas envolvidas no metabolismo de fármacos: fenobarbital, rifampicina, carbamazepina, fenitoína Análogos da tiroxina, amiodarona
Ação hormonal	Colestiramina (ligação no intestino) ? fenitoína

Fonte: Dados adaptados de Meier C.A. Effects of drugs and other substances on thyroid hormone synthesis and metabolism. In: Braverman L.E., Utiger R.D. eds Werner and Ingbar's The Thyroid, 9th ed. Philadelphia: Lippincott Williams & Wilkins; 2005.

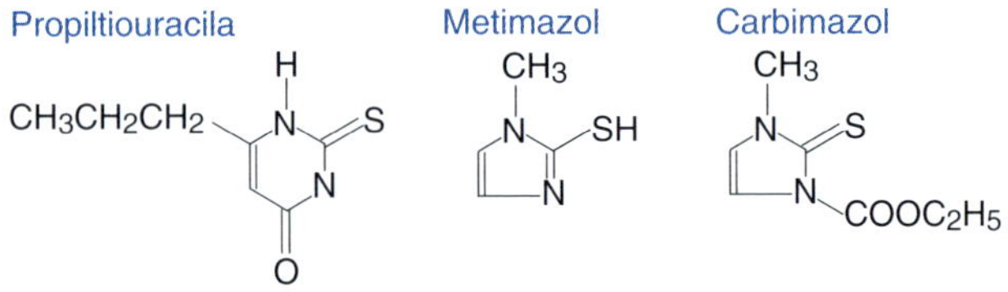

Figura 39-5 *Fármacos antitireoidianos do tipo tiamida.*

FÁRMACOS ANTITIREOIDIANOS

Os fármacos antitireoidianos de utilidade clínica são os *tioureilenos*, que pertencem à família das tionamidas. A propiltiouracila pode ser considerada o protótipo (Figura 39-5).

Mecanismo de ação. Os fármacos antitireoidianos inibem a formação dos hormônios da tireoide ao interferir na incorporação do iodo aos resíduos de tirosila da tireoglobulina. Além disso, inibem o acoplamento desses resíduos de iodotirosila para formar as iodotironinas. Acredita-se que os fármacos inibem a enzima peroxidase. A inibição da síntese hormonal resulta em depleção das reservas de tireoglobulina iodada, à medida que a proteína é hidrolisada e os hormônios são liberados na circulação. Além de bloquear a síntese hormonal, a propiltiouracila inibe parcialmente a desiodação periférica da T_4 em T_3. O *metimazol* não exerce esse efeito; isso fornece uma justificativa para a preferência da propiltiouracila aos demais fármacos antitireoidianos no tratamento dos estados graves de hipertireoidismo ou da tempestade tireoidiana.

ADME. Os compostos antitireoidianos atualmente utilizados nos EUA são a propiltiouracila (6-*n*-propiltiouracila) e o metimazol (1-metil-2-mercaptoimidazol). Na Europa, dispõe-se do carbimazol, um derivado carbetóxi do metilmazol, cuja ação antitireoidiana decorre de sua conversão em metimazol após absorção. O Quadro 39-4 fornece algumas propriedades farmacológicas da propiltiouracila e do metimazol.

Reações adversas. A incidência de efeitos adversos da propiltiouracila e do metimazol, como são atualmente utilizados, é relativamente baixa. A agranulocitose, que constitui a reação mais grave, surge habitualmente durante as primeiras semanas ou meses de terapia, embora possam ocorrer mais tarde. Os pacientes devem ser instruídos a relatar imediatamente o aparecimento de faringite ou febre, e devem interromper o fármaco antitireoidiano e efetuar uma contagem de granulócitos. A agranulocitose é reversível com a suspensão do uso do fármaco agressor, e a administração do fator de estimulação de colônias de granulócitos humano recombinante pode acelerar a recuperação. A granulocitopenia leve, quando observada, pode ser secundária à tireotoxicose, ou constituir o primeiro sinal dessa reação medicamentosa perigosa. Nessa situação, é necessário efetuar contagens frequentes dos leucócitos.

A reação mais comum consiste em exantema papuloso urticariforme discreto, que frequentemente desaparece de modo espontâneo, sem a necessidade de interromper o tratamento; todavia, exige, algumas vezes, a administração de um anti-histamínico, de corticosteroides ou a substituição por outro fármaco. Outras complicações menos frequentes incluem dor e rigidez articulares, parestesias, cefaleia, náuseas, pigmentação cutânea e queda dos cabelos. A febre medicamentosa, a nefrite e a hepatite são raras, embora a observação de resultados anormais das provas de função hepática não seja incomum com doses mais altas de propiltiouracila. Embora a vasculite fosse anteriormente considerada uma complicação rara, foi relatada a ocorrência de anticorpos anticitoplasma de neutrófilos (ANCA) em ~ 50% dos pacientes tratados com propiltiouracila e, raramente, com metimazol.

Quadro 39-4

Características da farmacocinética dos fármacos antitireoidianos

	PROPILTIOURACILA	METIMAZOL
Ligação às proteínas plasmáticas	~75%	Nenhuma
Meia-vida plasmática	75 minutos	~4-6 horas
Volume de distribuição	~20 L	~40 L
Concentração na tireoide	Sim	Sim
Metabolismo do fármaco durante a doença		
Doença hepática grave	Normal	Diminuído
Doença renal grave	Normal	Normal
Frequência das doses	1-4 vezes ao dia	Uma ou duas vezes ao dia
Passagem transplacentária	Baixa	Baixa
Níveis no leite materno	Baixos	Baixos

USOS TERAPÊUTICOS. Os fármacos antitireoidianos são utilizados no tratamento do hipertireoidismo:

- Como tratamento definitivo, para controlar o distúrbio quando se espera uma remissão espontânea da doença de Graves
- Em associação com iodo radioativo, para acelerar a recuperação enquanto se aguardam os efeitos da radiação
- Para controlar o distúrbio na preparação para tratamento cirúrgico

O metimazol constitui o fármaco de escolha para a doença de Graves. Mostra-se efetivo quando administrado em dose diária única, possibilita uma melhor adesão do paciente e é menos tóxico do que a propiltiouracila. O metimazol possui $t_{1/2}$ plasmática e intratireoidiana relativamente longa, bem como duração de ação longa. A dose inicial habitual de metimazol é de 15-40 mg/dia. A dose inicial habitual de propiltiouracila é de 100 mg, a cada 8 h. Quando são necessárias doses > 300 mg/dia, a subdivisão adicional dos intervalos de administração a cada 4-6 h é, em certas ocasiões, útil. Uma vez alcançado o estado de eutireoidismo, que habitualmente ocorre em 12 semanas, pode-se reduzir a dose do fármaco antitireoidiano, sem contudo interrompê-lo, para que não ocorra exacerbação da doença de Graves.

Resposta ao tratamento. Em geral, o estado tireotóxico melhora dentro de 3-6 semanas após o início do uso dos fármacos antitireoidianos. A resposta clínica está relacionada com a dose do agente antitireoidiano, o tamanho do bócio e as concentrações séricas de T_3 antes do tratamento. A taxa de resposta é determinada pela quantidade de hormônio armazenado, pela taxa de renovação do hormônio na tireoide, pela $t_{1/2}$ do hormônio na periferia e pelo grau de bloqueio na síntese imposto pela dose administrada. Pode-se verificar o desenvolvimento de hipotireoidismo em consequência do tratamento excessivo. Uma vez iniciado o tratamento, os pacientes devem ser examinados, e as provas de função tireoidiana (FT_4 sérica e concentrações de tri-iodotironina total ou livre) devem ser medidas a cada 2-4 meses. Uma vez estabelecido o estado de eutireoidismo, é razoável efetuar um acompanhamento a cada 4-6 meses. Em geral, o controle do hipertireoidismo está associado a uma redução do tamanho do bócio. Quando isso ocorre, a dose do fármaco antitireoidiano deve ser significativamente reduzida e/ou pode-se adicionar levotiroxina após confirmação do hipotireoidismo por meio de exames laboratoriais.

Tireotoxicose durante a gravidez. Ocorre tireotoxicose em ~ 0,2% das gestações, causada mais frequentemente pela doença de Graves. Os fármacos antitireoidianos constituem o tratamento de escolha, enquanto o iodo radioativo está claramente contraindicado. Tanto a propiltiouracila quanto o metimazol atravessam igualmente a placenta e ambos podem ser utilizados com segurança na paciente grávida, embora a preocupação com a insuficiência hepática associada à propiltiouracila durante a gravidez possa favorecer o uso do metimazol. O carbimazol é usado na Europa durante a gravidez e raramente está associado a anormalidades intestinais congênitas. A dose do fármaco antitireoidiano deve ser reduzida ao mínimo para se manter o índice de FT_4 sérica na metade superior da faixa normal ou ligeiramente elevado. Com a progressão da gravidez, observa-se frequentemente melhora da doença de Graves. É comum a ocorrência de recidiva ou de agravamento da doença de Graves após o parto, e as pacientes devem ser rigorosamente monitoradas. A administração de doses de metimazol de até 20 mg/dia a mulheres durante a lactação não tem qualquer efeito sobre a função tireoidiana do lactente, e acredita-se que a propiltiouracila passe para o leite materno ainda menos do que o metimazol.

Terapia adjuvante. Diversos fármacos sem atividade antitireoidiana intrínseca mostram-se úteis no tratamento sintomático da tireotoxicose. Os *antagonistas dos receptores β-adrenérgicos* (Capítulo 12) mostram-se efetivos para antagonizar os efeitos simpáticos/adrenérgicos da tireotoxicose, reduzindo, assim, a taquicardia, o tremor e o olhar fixo, com alívio das palpitações, da ansiedade e da tensão. Em geral, administram-se inicialmente 20-40 mg de propranolol, 4 vezes/dia, ou 50-100 mg de atenolol ao dia. Os *bloqueadores dos canais de* Ca^{2+} (diltiazem, 60-120 mg, 4 vezes/dia) podem ser utilizados para controlar a taquicardia e diminuir a incidência de taquiarritmias supraventriculares. Em geral, é necessário apenas um tratamento em curto prazo com antagonistas dos receptores β-adrenérgicos ou com bloqueadores dos canais de Ca^{2+}, de 2-6 semanas de duração, devendo-se interromper o tratamento quando o paciente atingir o estado de eutireoidismo. A *imunoterapia* tem sido utilizada para o hipertireoidismo e a oftalmopatia da doença de Graves. O agente causador de depleção dos linfócitos B, o rituximabe, quando utilizado com o metimazol, prolonga a remissão da doença de Graves.

INIBIDORES IÔNICOS

Os *inibidores iônicos* refere-se a substâncias que interferem na concentração de iodeto pela glândula tireoide. Esses agentes consistem em ânions que se assemelham ao iodeto: o *tiocianato,* o *perclorato* e o *fluoroborato,* todos ânions hidratados monovalentes, com tamanho semelhante ao do iodeto.

O *tiocianato,* difere qualitativamente dos demais; não é concentrado pela glândula tireoide e, em grandes quantidades, pode inibir a organificação do iodo. O perclorato é 10 vezes mais ativo do que o tiocianato. O perclorato bloqueia a entrada de iodeto na tireoide ao inibir competitivamente o NIS. O perclorato pode ser utilizado para controlar o hipertireoidismo; entretanto, quando administrado em quantidades excessivas (2-3 g ao dia), o perclorato tem causado anemia aplásica fatal. O perclorato, em doses diárias de 750 mg, tem sido utilizado no tratamento da doença de Graves. Os vários inibidores de NIS (perclorato, tiocianato e nitrato) são aditivos na inibição da captação de iodo. O lítio diminui a secreção de T_4 e de T_3, podendo causar hipotireoidismo franco em alguns pacientes que estão em uso de Li^+ para tratamento da mania (Capítulo 16).

IODETO

O *iodeto* é o remédio mais antigo para distúrbios da glândula tireoide. O iodeto em altas concentrações pode influenciar várias das funções importantes da glândula tireoide. O iodeto limita seu próprio transporte e inibe de maneira aguda e transitoriamente a síntese de iodotirosinas e de iodotironinas (o *efeito de Wolff-Chaikoff*). Um importante efeito clínico do $[I^-]_{plasma}$ elevado consiste na inibição da liberação de hormônio tireoidiano.

RESPOSTA AO IODETO NO HIPERTIREOIDISMO. A resposta aos iodetos em pacientes que têm hipertireoidismo é frequentemente notável e rápida. A liberação de hormônio tireoidiano na circulação é rapidamente bloqueada, e a sua a síntese também é ligeiramente reduzida. Na glândula tireoide, a vascularização da tireoide encontra-se reduzida, a glândula adquire uma consistência muito mais firme, as células tornam-se menores, ocorre reacúmulo de coloide nos folículos e a quantidade de iodo ligado aumenta. O efeito máximo é alcançado depois de 10-15 dias de terapia contínua. A terapia com iodeto não costuma controlar por completo as manifestações do hipertireoidismo, e o efeito benéfico desaparece. No tratamento do hipertireoidismo, o iodeto é utilizado no período pré-operatório, na preparação para tireoidectomia, e, em associação com antitireoidianos e propranolol, no tratamento da crise tireotóxica.

Outra aplicação do iodeto consiste em proteger a tireoide do iodo radioativo após um acidente nuclear ou exposição militar. Como a captação de iodo radioativo é inversamente proporcional à concentração sérica de iodo estável, a administração diária de 30-100 mg de iodeto diminui acentuadamente a captação de radioisótopos pela tireoide. A solução de iodo forte (solução de Lugol) consiste em 5% de iodo e 10% de iodeto de potássio, produzindo uma dose de 8 mg de iodo por gota. Dispõe-se também de uma *solução saturada de iodeto de potássio* (SSKI), que contém 50 mg por gota. As doses típicas incluem 16-36 mg (2-6 gotas) de solução de Lugol ou 50-100 mg (1-2 gotas) de SSKI, 3 vezes/dia. Nos EUA, dispõe-se de um produto de iodeto de potássio de venda livre na eventualidade de uma emergência de radiação para bloquear a captação de iodeto radioativo na glândula tireoide. A dose para adultos é de 2 mL (130 mg) a cada 24 h, conforme orientação dos funcionários de saúde pública. Os pacientes eutireoidianos que têm história de ampla variedade de distúrbios subjacentes da tireoide podem desenvolver hipotireoidismo induzido por iodo quando expostos a grandes quantidades de iodo presentes em muitos fármacos comumente prescritos (Quadro 39-5), e esses pacientes não escapam do efeito agudo de Wolff-Chaikoff.

REAÇÕES ADVERSAS. Alguns indivíduos exibem uma acentuada sensibilidade ao iodeto. O sintoma proeminente consiste em angioedema, e o edema da laringe pode resultar em asfixia. Pode-se verificar a presença de múltiplas hemorragias cutâneas; podem surgir manifestações de hipersensibilidade do tipo da doença do soro (p. ex., febre, artralgia, aumento dos linfonodos e eosinofilia). Foi também descrita a ocorrência de púrpura trombocitopênica trombótica e de poliarterite nodosa fatal, atribuídas à hipersensibilidade ao iodeto.

A gravidade dos sintomas de intoxicação crônica por iodeto (*iodismo*) está relacionada com a dose. Os sintomas aparecem com gosto metálico desagradável e sensação de queimação na boca e na garganta, bem como desconforto nos dentes e nas gengivas. É comum a observação de aumento da salivação, coriza, espirros e irritação ocular, com edema das pálpebras. O iodismo leve simula um "resfriado comum". A transudação excessiva na árvore brônquica pode resultar em edema pulmonar. Além disso, as glândulas parótidas e submaxilares podem aumentar e ficar hipersensíveis, e a síndrome pode ser confundida com parotidite. As lesões cutâneas são comuns e variam quanto ao tipo e à intensidade. Raramente, após uso prolongado de iodetos, podem ocorrer erupções graves e por vezes fatais (ioderma). As lesões são bizarras; assemelham-se àquelas causadas por bromismo, um raro problema, e, em geral, sofrem rápida involução quando se interrompe o uso de iodeto. Os sintomas de irritação gástrica são comuns, e pode ocorrer diarreia, que, às vezes, é sanguinolenta. Podem ocorrer febre, anorexia e depressão. Os sintomas de iodismo desaparecem poucos dias após a interrupção da administração de iodeto. A excreção renal de I^- pode ser aumentada por meio de procedimentos que promovem a excreção de Cl^- (p. ex., diurese osmótica, diuréticos cloruréticos e sobrecarga de sal). Esses procedimentos podem ser úteis quando os sintomas de iodismo são graves.

IODO RADIOATIVO

Os principais isótopos utilizados para o diagnóstico e o tratamento da doença da tireoide são o I^{123} e o I^{131}. O o I^{123} é principalmente um emissor γ de vida curta, com $t_{1/2}$ de 13 h, que é utilizado em exames complementares. O I^{131} apresenta uma $t_{1/2}$ de 8 dias e emite tanto raios γ quanto partículas β. Mais de 99% de sua radiação são consumidos em 56 dias. É utilizado terapeuticamente para destruição de uma tireoide hiperativa ou aumentada, bem como no câncer da tireoide para ablação da glândula tireoide e tratamento da doença metastática.

O comportamento químico dos isótopos radioativos do iodo é idêntico ao do isótopo estável, I^{127}. O I^{131} é captado rapidamente e com eficiência pela tireoide, incorporado aos iodoaminoácidos e depositado no coloide dos folículos, a partir do qual é lentamente liberado. Assim, as partículas β destrutivas originam-se no interior do folículo e atuam quase exclusivamente sobre as células parenquimatosas da tireoide, com pouca ou nenhuma lesão do tecido circundante. A radiação γ atravessa o tecido e pode ser quantificada por detecção externa. Os efeitos da radiação dependem da dose. Com doses adequadamente selecionadas de I^{131}, é possível destruir por completo a glândula tireoide, sem causar lesão detectável dos tecidos adjacentes.

USOS TERAPÊUTICOS. O iodo radioativo é mais amplamente utilizado no tratamento do hipertireoidismo e no diagnóstico de distúrbios da função tireoidiana. A indicação mais clara para o tratamento com iodo radioativo consiste

Quadro 39-5

Fármacos que contêm iodo comumente usados

FÁRMACOS	CONTEÚDO DE IODO
Orais ou de aplicação local	
Amiodarona	75 mg/comprimido
Xarope de iodeto de cálcio	26 mg/mL
Iodoquinol (diiodo-hidroxiquina)	134-416 mg/comprimido
Iodeto de ecotiopato, solução oftálmica	5-41 μg/gota
Xarope de ácido hidriódico	13-15 mg/mL
Iodocloro-hidroxiquina	104 mg/comprimido
Vitaminas contendo iodo	0,15 mg/comprimido
Idoxuridina, solução oftálmica	18 μg/gota
Kelp/algas marinhas	0,15 mg/comprimido
Solução de Lugol	6,3 mg/gota
Emoliente nasal PONARIS	5 mg/0,8 mL
KI, solução saturada (KISS)	38 mg/gota
Antissépticos tópicos	
Iodoquinol, creme (diiodo-hidroxiquina)	6 mg/g
Tintura de iodo	40 mg/mL
Iodocloro-hidroxiquina, creme	12 mg/g
Iodofórmio	4,8 mg/100 mg de gaze
Iodopovidona	10 mg/mL
Agentes de contraste radiológicos	
Diatrizoato sódico de meglumina	370 mg/mL
Propiliodona	340 mg/mL
Ácido iopanoico	333 mg/comprimido
Ipodato	308 mg/cápsula
Iotalamato	480 mg/mL
Metrizamida (não diluída)	483 mg/mL
Ioexol	463 mg/mL

Fonte: Braverman L.E et al,. eds. Werner & Ingbar's The Thyroid, 10th ed. p.244. c 2013 Lippincott Williams & Wilkins.

em hipertireoidismo em pacientes idosos e naqueles que apresentam cardiopatia. O iodo radioativo também constitui a melhor forma de tratamento quando a doença de Graves é persistente ou sofre recidiva após tireoidectomia subtotal, e quando o tratamento prolongado com antitireoidianos não produz remissão. Por fim, o iodo radioativo está indicado para pacientes que têm bócio nodular tóxico. O iodeto de sódio I^{131} está disponível em forma de solução ou de cápsulas contendo I^{131} livre de carreador, apropriadas para administração oral. Dispõe-se de iodeto de sódio I^{123} para procedimentos de cintilografia.

HIPERTIREOIDISMO. O iodo radioativo proporciona um tratamento alternativo ou adjuvante valioso para o hipertireoidismo. O iodeto estável (não radioativo) pode impedir o tratamento e exames de imagem com iodo radioativo durante várias semanas após a interrupção do iodeto estável. Nos pacientes expostos ao iodeto estável, deve-se realizar uma medida do iodo radioativo de 24 h com dose marcadora de I^{123} antes da administração do I^{131}, para assegurar que existe uma captação suficiente para obter a ablação desejada. A dose ideal de I^{131}, expressa em termos de microcuries captados por grama de tecido tireoidiano, varia em diferentes laboratórios de 80-150 μCi. A dose total habitual é de 4-15 mCi.

Algumas semanas após o tratamento, os sintomas de hipertireoidismo desaparecem gradualmente no decorrer de um período de 2-3 meses. Quando a terapia é inadequada, verifica-se a necessidade de tratamento adicional em 6-12 meses. Entretanto, não é incomum que o nível sérico de TSH permaneça baixo durante vários meses após a terapia com I^{131}. Por conseguinte, a avaliação do fracasso do iodo radioativo com base apenas nas concentrações de TSH pode ser incorreta e deve ser sempre acompanhada de determinação das concentrações de T_4 livre e, habitualmente de T_3 sérica. Dependendo, em certo grau, do esquema posológico adotado, 80% dos pacientes são curados com uma dose única, ~ 20% necessitam de duas doses, e uma fração muito pequena requer três ou mais doses para que o distúrbio seja controlado. Os antagonistas β-adrenérgicos, os fármacos antitireoidianos, ou ambos, ou o iodeto estável podem ser utilizados para acelerar o controle do hipertireoidismo.

Vantagens. Com o tratamento com iodo radioativo, o paciente é poupado dos riscos e do desconforto da cirurgia. O custo é baixo, não há necessidade de hospitalização nos EUA, e os pacientes podem prosseguir com suas atividades diárias durante todo o procedimento, embora haja recomendações para limitar a exposição a crianças pequenas.

Desvantagens. A principal consequência do uso de iodo radioativo consiste na elevada incidência de hipotireoidismo tardio. Embora a taxa de mortalidade por câncer não seja aumentada após a terapia com iodo radioativo, verifica-se um aumento pequeno, porém significativo, nos tipos específicos de câncer, incluindo câncer de estômago, rim e mama. Esse achado é particularmente significativo, visto que todos esses tecidos expressam o transportador de iodo NIS e podem ser particularmente suscetíveis aos efeitos da radiação. O tratamento com iodo radioativo pode induzir tireoidite por radiação, com liberação de tiroxina e tri-iodotironina pré-formadas na circulação. Na maioria dos pacientes, essa condição é assintomática; todavia, em alguns, pode haver agravamento dos sintomas do hipertireoidismo e, raramente, manifestações cardíacas, como fibrilação atrial ou cardiopatia isquêmica, e, muito raramente, tempestade tireoidiana. O tratamento prévio com fármacos antitireoidianos deve reduzir ou eliminar essa complicação.

A gravidez constitui a principal contraindicação para o uso da terapia com I^{131}. Depois do primeiro trimestre, a tireoide fetal concentra o isótopo e, portanto, sofre lesão. Mesmo durante o primeiro trimestre, é melhor evitar o iodo radioativo, visto que podem ocorrer efeitos adversos da radiação nos tecidos fetais. O risco de causar alterações neoplásicas na tireoide tem sido uma constante preocupação, e apenas um pequeno número de crianças recebeu esse tipo de tratamento. Muitas clínicas recusaram-se a tratar pacientes mais jovens e reservam o iodo radioativo para pacientes com mais de 25-30 anos.

Carcinoma da tireoide. Como a maioria dos carcinomas da tireoide bem diferenciados acumula pouco iodo, a estimulação da captação de iodo com TSH é necessária para o tratamento efetivo das metástases. Na atualidade, a estimulação endógena do TSH é induzida pela suspensão da terapia de reposição com hormônio tireoidiano em pacientes previamente tratados com tireoidectomia quase total, com ou sem ablação radioativa do tecido tireoidiano residual. Administra-se uma dose ablativa de I^{131}, que varia de 30 a >150 mCi, e repete-se a cintilografia corporal total em 1 semana. Na atualidade, dispõe-se de TSH humano recombinante para avaliar a capacidade do tecido tireoidiano, tanto normal quanto maligno, de captar iodo radioativo e secretar tireoglobulina. O TSH humano recombinante permite avaliar a presença de doença metastática, sem a necessidade do paciente interromper a terapia supressora com levotiroxina e tornar-se clinicamente hipotireoidiano. A terapia com levotiroxina para supressão do TSH está indicada para todos os pacientes após tratamento do câncer da tireoide. Em geral, a terapia tem por objetivo manter os níveis séricos de TSH na faixa subnormal. Com frequência, a elevação das concentrações séricas de tireoglobulina fornece a primeira indicação de doença recorrente.

Para uma listagem bibliográfica completa, consulte ***As Bases Farmacológicas da Terapêutica de Goodman e Gilman***, 12ª edição.

Capítulo 40

Estrogênios e progestinas

Os *estrogênios* e as *progestinas* são hormônios que produzem inúmeras ações fisiológicas. Nas mulheres, isso inclui efeitos relativos ao desenvolvimento, ações neuroendócrinas envolvidas no controle da ovulação, preparo cíclico do aparelho reprodutor para a fertilização e implantação, bem como importantes ações no metabolismo dos minerais, carboidratos, proteínas e lipídeos. Nos homens, os estrogênios têm também ações importantes, incluindo efeitos sobre os ossos, a espermatogênese e comportamento. Esses agentes são mais comumente usados para o tratamento hormonal da menopausa e para a contracepção em mulheres, mas os compostos específicos e as doses empregadas nestes dois contextos diferem substancialmente. Os antiestrogênios são usados para o tratamento da infertilidade e do câncer de mama que responde a hormônios. Os moduladores seletivos dos receptores de estrogênio (SERM) que exibem atividades agonista e antagonista seletivas para determinados tecidos mostram-se úteis na prevenção do câncer de mama e da osteoporose. O principal uso das antiprogestinas tem sido o abortamento não cirúrgico.

ESTROGÊNIOS

Os estrogênios interagem com 2 receptores da superfamília de receptores nucleares, denominados receptores de estrogênios α (ERα) e β (ERβ). Os estrogênios de ocorrência natural mais potentes em humanos, tanto por suas ações mediadas pelo ERα quanto pelo ERβ, é o 17β-estradiol, seguido pela *estrona* e pelo *estriol*. Estrogênios esteroidais surgem a partir da androstenediona ou da testosterona por meio de uma reação catalisada pela aromatase (CYP19).

Os ovários são a principal fonte de estrogênio circulante na mulher na pré-menopausa, sendo o estradiol o principal produto secretado. As gonadotrofinas, agindo por meio de receptores acoplados à via G_s-adenilato-ciclase-AMP cíclico, aumentam a atividade da aromatase e facilitam o transporte do colesterol (o precursor de todos os esteroides) para o interior das mitocôndrias das células que sintetizam esteroides. No ovário, a *17β-hidroxisteroide desidrogenase* tipo I favorece a produção de testosterona e estradiol a partir da androstenediona e estrona, respectivamente. No fígado, a enzima tipo II favorece a oxidação do estradiol circulante em estrona, e os dois esteroides são então convertidos em estriol (Figura 40-1). Esses três estrogênios são excretados na urina juntamente com seus conjugados glicuronídeos e sulfatos.

Em mulheres na pós-menopausa, a principal fonte de estrogênios circulantes é o estroma do tecido adiposo, em que a estrona é sintetizada a partir da desidroepiandrosterona secretada pelas suprarrenais. Nos homens, os estrogênios são produzidos pelos testículos, mas a produção extragonadal por aromatização dos esteroides C19 circulantes (p. ex., androstenediona e desidroepiandrosterona) responde pela maior parte dos estrogênios circulantes. A produção local de estrogênios por aromatização de androgênios pode ter um papel causal ou promocional no desenvolvimento de certas doenças, como o câncer de mama. Os estrogênios também podem ser produzidos a partir de androgênios pela ação da aromatase no sistema nervoso central (SNC) e em outros tecidos, bem como exercer efeitos locais próximos ao local da sua produção (p. ex., nos ossos afetam a densidade mineral óssea).

A urina humana durante a gestação é uma fonte abundante de estrogênios naturais. A urina da égua prenhe é a fonte dos *estrogênios conjugados equinos*, que foram amplamente usados por muitos anos na terapêutica.

AÇÕES FISIOLÓGICAS E FARMACOLÓGICAS

AÇÕES NO DESENVOLVIMENTO. Os estrogênios são os grandes responsáveis pelas alterações puberais das meninas e pelas características sexuais secundárias.

Os estrogênios induzem o crescimento e o desenvolvimento da vagina, do útero e das tubas uterinas, além de contribuírem para o aumento das mamas. Contribuem também para a modelagem dos contornos do corpo, para o formato do esqueleto e causam o estirão de crescimento puberal dos ossos longos e o fechamento das epífises. O crescimento dos pelos axilares e púbicos, a pigmentação da região genital e a pigmentação regional dos mamilos e aréolas, que ocorrem após o primeiro trimestre da gestação, também são ações estrogênicas. Os androgênios podem igualmente ter um papel secundário no desenvolvimento sexual feminino (Capítulo 41). No sexo masculino, os estrogênios também desempenham um importante papel no desenvolvimento. Nos meninos, a deficiência de estrogênio diminui o estirão de crescimento puberal e retarda a maturação esquelética bem como o fechamento das epífises, de modo que o crescimento linear continua na idade adulta. A deficiência de estrogênio em homens leva à elevação das gonadotrofinas, macrorquidismo, aumento dos níveis de testosterona e, em alguns indivíduos, também pode afetar o metabolismo dos carboidratos e lipídeos, assim como a fertilidade.

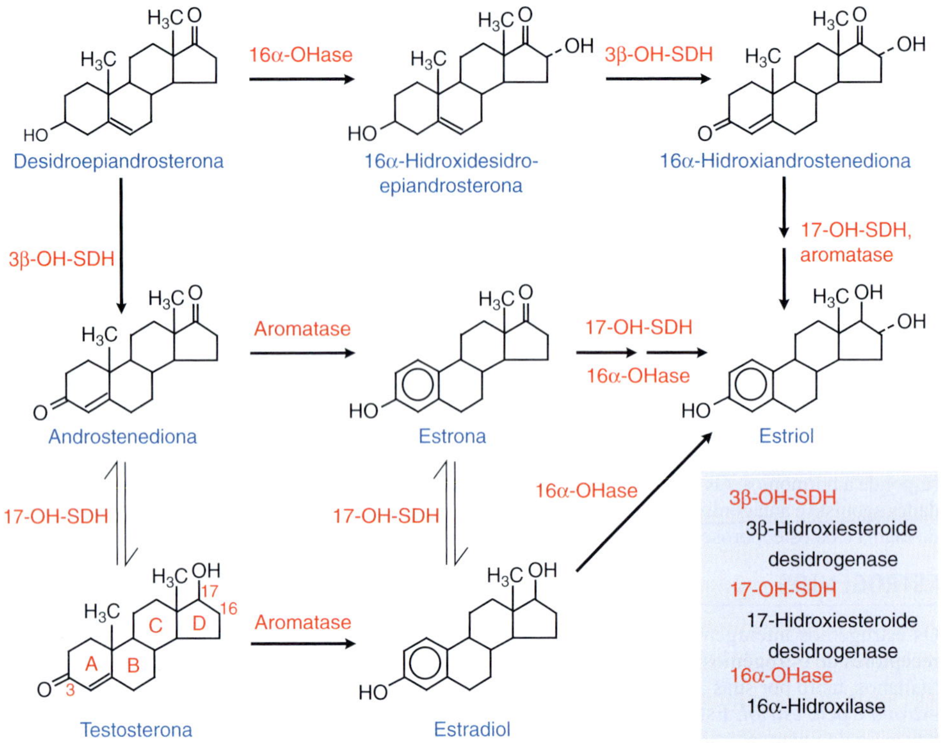

Figura 40-1 *A via de biossíntese dos estrogênios.*

CONTROLE NEUROENDÓCRINO DO CICLO MENSTRUAL. O ciclo menstrual é controlado por uma cascata neuroendócrina que envolve o *hipotálamo*, a *hipófise* e os *ovários* (Figura 40-2). Um oscilador ou "relógio" neuronal no hipotálamo dispara em intervalos que coincidem com a liberação de *hormônio liberador de gonadotrofina* (GnRH) para o interior da vasculatura porta-hipotalâmico-hipofisária (Capítulo 38). O GnRH interage com o seu receptor nos *gonadotropos da hipófise*, para causar a liberação de *hormônio luteinizante* (LH) e de *hormônio folículo-estimulante* (FSH). A frequência dos pulsos de GnRH, que varia nas diferentes fases da ciclo menstrual, controla a síntese relativa de FSH e LH.

As gonadotrofinas (LH e FSH) regulam o crescimento e a maturação dos folículos no ovário, bem como a produção, por parte do ovário, do estrogênio e da progesterona que exercem regulação por retroalimentação sobre a hipófise e o hipotálamo. Como a liberação de GnRH é intermitente, a secreção de LH e FSH é pulsátil. A *frequência* do pulso é determinada pelo "relógio" neural (Figura 40-2), denominado *gerador hipotalâmico de pulsos de GnRH*, mas a quantidade de gonadotrofina liberada em cada pulso (i.e., a *amplitude* do pulso) é, em grande parte, controlada pelas ações dos estrogênios e da progesterona sobre a hipófise. A natureza intermitente, *pulsátil*, da liberação de hormônio é essencial para a manutenção dos ciclos menstruais ovulatórios normais, visto que a infusão constante de GnRH interrompe a liberação de gonadotrofina e a produção de esteroides pelo ovário (Capítulo 38). Embora o mecanismo preciso de regulação temporal da liberação de GnRH (i.e., a frequência do pulso) seja incerto, as células hipotalâmicas parecem ter uma habilidade intrínseca de liberar GnRH de modo episódico. Os esteroides ovarianos, principalmente a progesterona, regulam a frequência de liberação de GnRH. Na puberdade, o gerador de pulsos é ativado e estabelece os perfis cíclicos dos hormônios hipofisários e ovarianos. Embora não seja inteiramente conhecido, o mecanismo de ativação pode envolver elevações dos níveis circulantes do fator de crescimento semelhante à insulina (IGF)-1 e de leptina, esta última agindo para inibir o neuropeptídeo Y (NPY) no núcleo arqueado, de modo a minimizar um efeito inibitório sobre os neurônios de GnRH.

A Figura 40-3 mostra um diagrama esquemático dos perfis de gonadotrofinas e dos níveis dos esteroides gonadais no ciclo menstrual. Na fase folicular inicial do ciclo, (1) o gerador de pulsos produz, com uma frequência de cerca de um a cada hora, surtos de atividade neuronal que correspondem aos pulsos de secreção de GnRH, (2) estes pulsos determinam uma correspondente liberação pulsátil de LH e de FSH a partir dos gonadotropos da hipófise, e (3) o FSH, em particular, faz com que o folículo de Graaf amadureça e secrete estrogênio. Os efeitos dos estrogênios

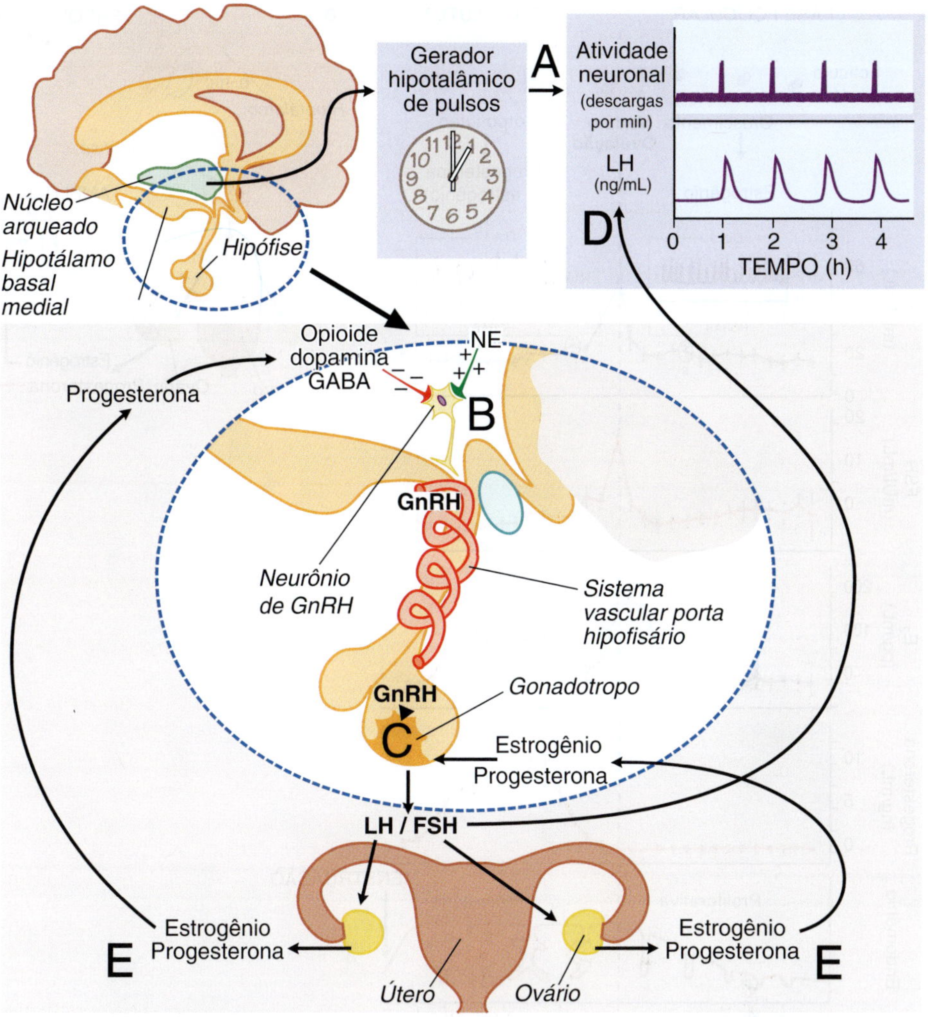

Figura 40-2 *Controle neuroendócrino da secreção de gonadotrofinas no sexo feminino.* O gerador hipotalâmico de pulsos, localizado no núcleo arqueado do hipotálamo, funciona com um "relógio" neuronal, que dispara em intervalos horários regulares (**A**). Isso resulta na liberação periódica de hormônio de liberação das gonadotrofinas (GnRH) de neurônios contendo GnRH no sistema vascular porta hipotalâmico-hipofisário (**B**). Os neurônios de GnRH (**B**) recebem aferências inibitórias de neurônios opioides, de dopamina e de GABA, bem como aferências estimulatórias de neurônios noradrenérgicos (NE, norepinefrina). Os pulsos de GnRH desencadeiam a liberação intermitente dos hormônios luteinizante (LH) e folículo-estimulante (FSH) pelos gonadotropos hipofisários (**C**), resultando no perfil plasmático pulsátil (**D**). O FSH e LH regulam a produção ovariana de estrogênio e de progesterona, que exercem controle por retroalimentação (**E**). (Ver o texto e a Fig. 40-3 para detalhes adicionais.)

sobre a hipófise neste momento são inibitórios e fazem declinar a quantidade de LH e FSH liberados pela hipófise, de modo que os níveis de gonadotrofina caem gradualmente. Os estrogênios atuam primariamente sobre a hipófise para controlar a amplitude dos pulsos de gonadotrofina e também podem contribuir para amplitude dos pulsos de GnRH secretados pelo hipotálamo. A *inibina* produzida pelo ovário também exerce uma retroalimentação negativa, de modo a diminuir seletivamente o FSH sérico.

Na metade do ciclo, o nível de estradiol sérico ultrapassa o limiar de 150-200 pg/mL durante ~36 h, exercendo um breve efeito de retroalimentação positiva sobre a hipófise, de modo a desencadear o surto pré-ovulatório de LH e FSH. Tal efeito envolve principalmente uma alteração das respostas da hipófise ao GnRH. A progesterona pode contribuir para o surto de LH da metade do ciclo. O surto de gonadotrofinas na metade do ciclo estimula a ruptura folicular e a ovulação em 1-2 dias. O folículo rompido transforma-se então no *corpo lúteo*, que produz, sob a influência do LH durante a segunda metade do ciclo, grandes quantidades de progesterona e quantidades menores de estrogênio. Na ausência de gestação, o corpo lúteo para de funcionar, o nível de esteroides diminui,

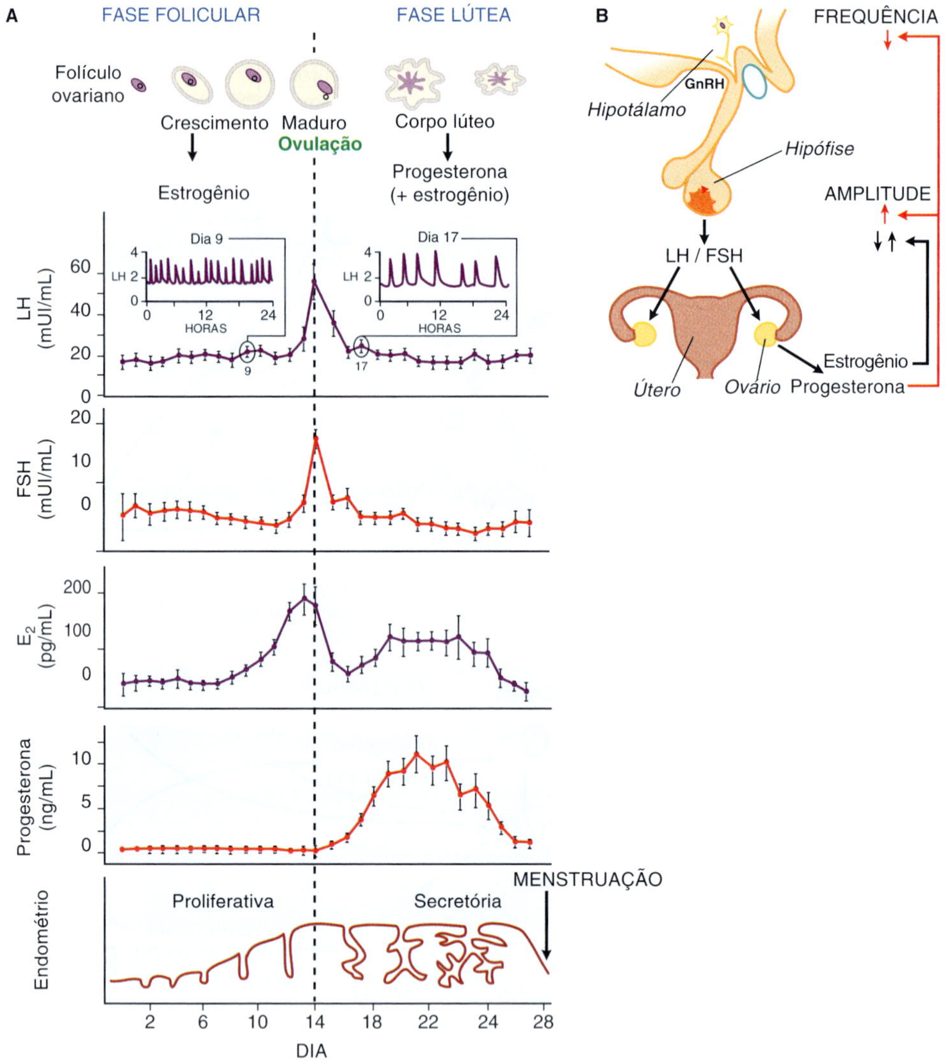

Figura 40-3 *Relações hormonais no ciclo menstrual humano.* (**A**) Valores médios diários de LH, FSH, estradiol (E_2) e progesterona em amostras plasmáticas de mulheres com ciclos menstruais normais de 28 dias. As alterações no folículo ovariano (*acima*) e no endométrio (*abaixo*) estão também ilustradas esquematicamente. A obtenção frequente de amostras de plasma revela padrões pulsáteis na liberação de gonadotrofinas. Estão ilustrados esquematicamente os perfis característicos da fase folicular (dia 9, *parte à esquerda*) e da fase lútea (dia 17, *parte à direita*). Tanto a frequência (o número de pulsos a cada hora) quanto a amplitude (a extensão com que se altera a liberação do hormônio) dos pulsos variam ao longo do ciclo. (Redesenhada, com permissão, de Thorneycroft e cols., 1971. © Elsevier). (**B**) Principais efeitos reguladores dos esteroides ovarianos sobre a função hipotalâmico-hipofisária. O estrogênio diminui a quantidade liberada dos hormônios folículo-estimulante (FSH) e luteinizante (LH) (i.e., a amplitude do pulso de gonadotrofinas) durante a maior parte do ciclo e desencadeia um surto de liberação de LH apenas na metade do ciclo. A progesterona diminui a frequência da liberação de GnRH pelo hipotálamo, reduzindo deste modo a frequência dos pulsos de gonadotrofina plasmática. A progesterona também aumenta a quantidade liberada de LH (i.e., a amplitude do pulso) durante a fase lútea do ciclo.

e a menstruação ocorre. Quando o nível de esteroides diminui, o gerador de pulsos retorna ao padrão de disparos, todo o sistema se reinicializa, e um novo ciclo ovariano ocorre.

Na fase folicular do ciclo, os estrogênios inibem a liberação de gonadotrofina, mas têm na metade do ciclo breve uma ação estimulatória que aumenta a quantidade liberada e causa o surto de LH. A progesterona, agindo sobre o hipotálamo, exerce um controle predominante sobre a frequência da liberação de LH. Diminui a taxa de disparo do gerador hipotalâmico de pulsos, uma ação que se acredita seja mediada, em grande parte, por neurônios opioides inibitórios (contendo receptores de progesterona) que fazem sinapse com os neurônios de GnRH. A progesterona também exerce um efeito direto sobre a hipófise para impedir as ações inibitórias dos estrogênios e intensificar, desse modo, a quantidade de LH liberado (i.e., para aumentar a amplitude dos pulsos de LH). Estes efeitos de retroalimentação dos esteroides, acoplados à atividade intrínseca do gerador hipotalâmico de pulsos de GnRH, produzem pulsos de LH relativamente frequentes e de pequena amplitude na fase folicular do ciclo e menos frequentes e de maior amplitude na fase lútea.

No sexo masculino, a testosterona regula o eixo hipotalâmico-hipofisário-gonadal nos níveis hipotalâmico e hipofisário, e seu efeito de retroalimentação negativa é mediado, em grau significativo, por estrogênios formados por aromatização.

EFEITOS DOS ESTEROIDES GONADAIS CÍCLICOS SOBRE O APARELHO REPRODUTOR

As alterações cíclicas na produção de estrogênio e progesterona pelos ovários regulam os eventos correspondentes nas tubas uterinas, útero, colo do útero e vagina. Fisiologicamente, essas alterações preparam o útero para a implantação, sendo essencial à gravidez que tais eventos ocorram nesses tecidos no momento próprio. Se não ocorre a gravidez, o endométrio é eliminado sob a forma de fluxo menstrual (Figura 40-3).

A menstruação marca o começo do ciclo menstrual. Durante a fase folicular (ou proliferativa) do ciclo, o estrogênio dá início à reconstrução do endométrio, estimulando a proliferação e a diferenciação. Uma importante resposta do endométrio e de outros tecidos ao estrogênio é a indução do receptor de progesterona (PR), o que permite às células responderem a este hormônio durante a segunda metade do ciclo. Na fase lútea (ou secretória) do ciclo, a elevação da progesterona limita o efeito proliferativo sobre o endométrio, estimulando a diferenciação. Os principais efeitos incluem o estímulo das secreções epiteliais importantes à implantação do blastocisto e o característico crescimento dos vasos sanguíneos endometriais, observado nesta ocasião. Em modelos animais, esses efeitos são mediados pelo PR-A. Por isso, a progesterona é importante no preparo para a implantação e para as alterações que têm lugar no útero no local da implantação (i.e., a resposta da decídua). Há uma estreita "janela de implantação", que abrange os dias 19-24 do ciclo endometrial, quando as células epiteliais do endométrio estão receptivas à implantação do blastocisto. Se ocorrer implantação, a gonadotrofina coriônica humana (hCG), produzida inicialmente pelo trofoblasto e mais tarde pela placenta, interage com o receptor de LH no corpo lúteo para manter a síntese do hormônio esteroide durante os estágios iniciais da gestação. Nos estágios tardios, a placenta torna-se o principal local de síntese do estrogênio e da progesterona.

EFEITOS METABÓLICOS. Os estrogênios afetam numerosos tecidos. Muitos tecidos não relacionados ao aparelho reprodutor, incluindo os ossos, o endotélio vascular, o fígado, o SNC, o sistema imune, o trato gastrintestinal (GI) e o coração, expressam baixos níveis dos receptores de estrogênios (ER), e a razão entre ERα e ERβ varia especificamente conforme a célula. Os efeitos dos estrogênios sobre determinados aspectos do metabolismo mineral, dos lipídeos, dos carboidratos e das proteínas são particularmente importantes ao entendimento de suas ações farmacológicas.

A administração prolongada de estrogênio está associada a uma redução da renina plasmática, da enzima conversora de angiotensinogênio e da endotelina-1; a expressão do receptor AT1 para a AngII também está reduzida. As ações do estrogênio sobre a parede vascular incluem o aumento da produção de NO e de prostaciclina. Todas essas alterações promovem vasodilatação e retardam a aterogênese. Os estrogênios alteram algumas vias metabólicas que afetam a cascata da coagulação. Os efeitos sistêmicos incluem alterações na produção hepática das proteínas plasmáticas. Os estrogênios causam um pequeno aumento dos fatores de coagulação II, VII, IX, X e XII, bem como redução dos fatores de anticoagulação, a proteína C, proteína S e antitrombina III (Capítulo 30). As vias fibrinolíticas também são afetadas, e vários estudos sobre mulheres tratadas com estrogênio isolado ou combinado a uma progestina demonstraram uma redução dos níveis da proteína, o inibidor do ativador de plasminogênio 1 (PAI-1), com aumento concomitante na fibrinólise. Assim, os estrogênios aumentam as vias tanto da coagulação quanto fibrinolítica, podendo o desequilíbrio dessas duas atividades opostas causar efeitos adversos.

Os estrogênios aumentam a massa óssea. O osso é continuamente remodelado pela ação reabsortiva dos *osteoclastos* e pela ação formadora de osso dos *osteoblastos*. Os estrogênios regulam diretamente os osteoblastos e aumentam a sobrevida dos osteócitos, inibindo a apoptose. O principal efeito dos estrogênios é diminuir o número e a atividade dos osteoclastos.

Os estrogênios elevam discretamente os triglicerídeos séricos e reduzem ligeiramente os níveis séricos de colesterol total. Aumentam os níveis de lipoproteínas de alta densidade (HDL) e reduzem os níveis de lipoproteínas de baixa densidade (LDL) e de lipoproteína A (LPA) (Capítulo 31). A presença de ER no fígado sugere que os efeitos benéficos do estrogênio sobre o metabolismo das lipoproteínas podem ser devidos, em parte, a ações hepáticas diretas. Os estrogênios também alteram a composição da bile, aumentando a secreção de colesterol e reduzindo a secreção de ácidos biliares. Isso resulta em maior saturação da bile com colesterol e parece ser a origem do aumento na formação de cálculos biliares em algumas mulheres que recebem estrogênios. Em geral, os estrogênios aumentam os níveis plasmáticos da globulina de ligação ao cortisol, da globulina de ligação à tiroxina e da globulina de ligação aos hormônios sexuais (SHBG), que se liga tanto aos androgênios quanto aos estrogênios.

RECEPTORES DE ESTROGÊNIO

Os estrogênios exercem seus efeitos por meio de sua interação com receptores que são membros da superfamília de receptores nucleares. Os dois genes para os receptores de estrogênio localizam-se em cromossomos distintos: o ESR1 codifica o ERα, enquanto o ESR2 codifica o ERβ. Ambos os ER são fatores de transcrição nucleares dependentes de estrogênio, com diferentes distribuições nos tecidos e efeitos que regulam a transcrição de uma ampla variedade de genes alvo. Tanto o ERα quanto o ERβ existem como múltiplas isoformas de mRNA em decorrência do uso de promotores diferenciais e de junção (*splicing)* alternativa. Existem diferenças significativas entre as duas isoformas do receptor nos domínios de ligação ao ligante e em ambos os domínios de transativação. O ERβ humano não parece conter um domínio funcional AF-1. Os receptores parecem ter funções biológicas distintas e respondem diferentemente a vários compostos estrogênicos. Entretanto, a alta homologia de seus domínios de ligação ao DNA sugere que ambos os receptores reconhecem sequências similares de DNA e que, portanto, regulam muitos dos mesmos genes alvo.

O ERα é expresso mais abundantemente no aparelho reprodutor feminino — em especial no útero, na vagina e nos ovários — bem como nas glândulas mamárias, no hipotálamo, nas células endoteliais e no músculo liso vascular. O ERβ é mais altamente expresso na próstata e nos ovários, com menor expressão nos pulmões, no encéfalo, nos ossos e na vasculatura. Ambas as formas são expressas no câncer de mama, embora se acredite que o ERα seja a forma predominante responsável pela regulação do crescimento (Capítulo 63). Foram identificadas variantes polimórficas de ER, mas as tentativas de correlacionar polimorfismos específicos com a frequência do câncer de mama, a massa óssea, o câncer endometrial ou a doença cardiovascular) tiveram resultados contraditórios.

Um receptor clonado acoplado à proteína G, o GPR30, também parece interagir com os estrogênios em alguns sistemas celulares, e a sua participação nos efeitos rápidos do estrogênio constitui uma ideia atraente. Pode existir uma interação/comunicação cruzada entre o ERα e o GPR30 localizado na membrana em algumas células cancerosas, porém falta uma confirmação *in vivo*.

MECANISMOS DE AÇÃO

Ambos os ER são fatores de transcrição ativados por ligante, que aumentam ou diminuem a transcrição de genes alvo (Figura 40-4). Após penetrar na célula por difusão passiva por meio da membrana plasmática, o hormônio liga-se a um ER no núcleo. O ER existe no núcleo como um monômero inativo ligado à proteína de choque térmico 90 (HSP90), e, por meio da ligação do estrogênio, uma alteração na conformação do ER dissocia as proteínas de choque térmico e que causa dimerização do receptor, aumentando a afinidade e a velocidade da ligação do receptor ao DNA. Dependendo do complemento do receptor em determinada célula, podem ser produzidos homodímeros de ERα ou ERβ e heterodímeros de ERα/ERβ. O dímero de ER liga-se aos elementos de resposta ao estrogênio (ERE), localizados tipicamente na região do promotor dos genes-alvo. O complexo ER/DNA recruta uma cascata de coativadores e outras proteínas para a região do promotor do gene alvo (Figura 40-4B e legenda) e permite que as proteínas constituam o aparelho geral de transcrição, para montar e iniciar a transcrição.

Alguns ER localizam-se na membrana plasmática das células. Esses ER são codificados pelos mesmos genes que codificam o ERα e o ERβ, porém são transportados até a membrana plasmática e residem principalmente nas cavéolas. A translocação de todos os receptores de esteroides sexuais para a membrana é mediada pela palmitoilação de um motivo de nove aminoácidos comum a esses receptores. Os ER localizados nas membranas medeiam a rápida ativação de algumas proteínas, como a MAPK (fosforilada em vários tipos de células), e o rápido aumento do AMP cíclico causado pelo hormônio. Essas interações de membrana e sequelas proporcionam níveis adicionais de intercomunicação e complexidade na sinalização dos estrogênios.

ADME. Existem vários estrogênios disponíveis para administração oral, parenteral e transdérmica ou tópica. Tendo em vista a natureza lipofílica dos estrogênios, a absorção é geralmente boa com a preparação apropriada. Dispõe-se de ésteres de estradiol aquosos ou em base oleosa para injeção intramuscular, cuja frequência varia desde uma vez por semana a uma vez por mês. Os estrogênios conjugados estão disponíveis para administração IV ou IM. Os adesivos transdérmicos trocados uma ou duas vezes por semana liberam estradiol continuamente por meio da pele. Há preparações disponíveis para uso tópico vaginal ou para aplicação na pele. Existem também preparações disponíveis de estrogênio em associação com uma progestina. Todos os estrogênios têm rótulos nos quais são ressaltadas precauções que advertem sobre a necessidade de prescrever a menor dose efetiva durante o menor período de tempo em consonância com as metas do tratamento e os riscos para cada paciente.

A administração oral é comum e pode empregar estradiol, estrogênios conjugados, ésteres de estrona e outros estrogênios, bem como o *etinilestradiol (em combinação com uma progestina)*. O estradiol está disponível em preparações não micronizadas e micronizadas. As formulações micronizadas proporcionam uma grande superfície para rápida absorção, superando parcialmente a baixa biodisponibilidade oral absoluta em decorrência do metabolismo de primeira passagem. A adição do substituinte etinil em C17 (etinilestradiol) inibe o metabolismo hepático de primeira passagem. Outras preparações orais comuns contêm estrogênios equinos conjugados, que são principalmente os ésteres sulfato de estrona, equilina e outros compostos de ocorrência natural; *ésteres*

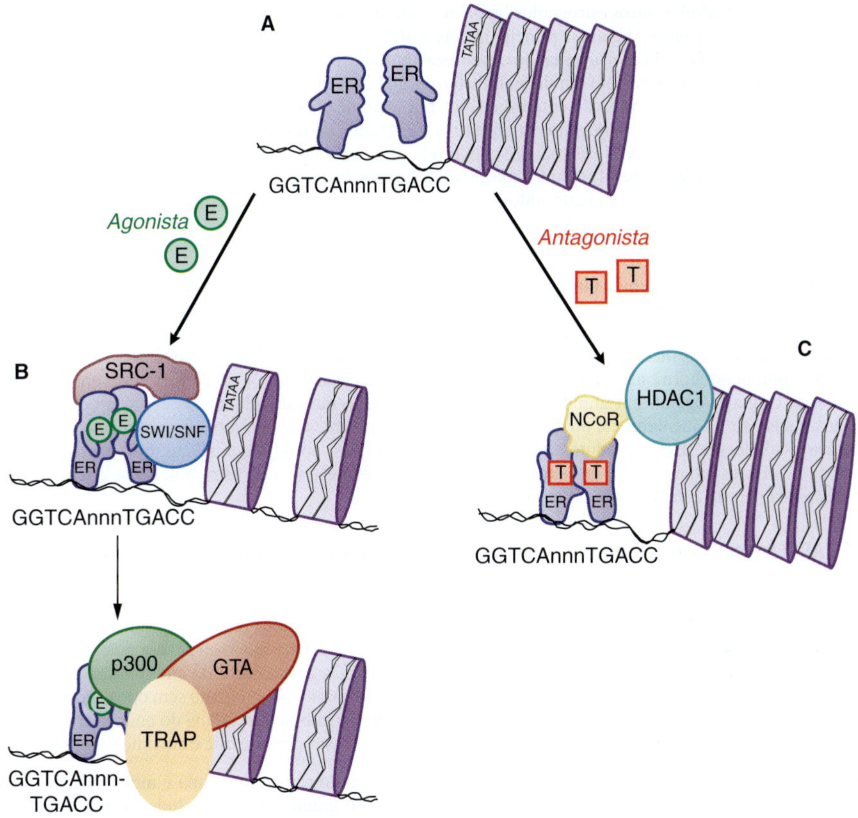

Figura 40-4 *Mecanismo molecular de ação do receptor nuclear de estrogênio.* (**A**) O receptor de estrogênio (ER) sem ligante existe no interior do núcleo sob a forma de um monômero. (**B**) Agonistas como o 17β-estradiol (E) ligam-se ao ER, provocando uma alteração da conformação controlada pelo ligante, que facilita a dimerização e a interação com elementos de resposta dos estrogênios específicos no DNA. O complexo ER-DNA recruta coativadores como SWI/SNF, que modificam a estrutura da cromatina, e coativadores como o coativador-1 do receptor de esteroide (SRC-1), dotado de atividade de histona acetiltransferase (HAT), que altera ainda mais a estrutura da cromatina. Essa remodelagem facilita a troca das proteínas recrutadas, de tal modo que outros coativadores (p. ex., p300 e o complexo TRAP) associam-se ao promotor do gene alvo, e ocorre recrutamento de proteínas que compõem o aparelho geral de transcrição (GTA), com síntese subsequente de mRNA. (**C**) Antagonistas como o tamoxifeno (T) também ligam-se ao ER, mas produzem uma conformação diferente do receptor. A conformação induzida pelo antagonista também facilita a dimerização e a interação com o DNA, porém um conjunto diferente de proteínas, denominadas correpressoras, como o correpressor do receptor nuclear de hormônio (NcoR), é recrutado para o complexo. O NcoR recruta ainda outras proteínas, como a histona desacetilase I (HDAC1), que atuam sobre histonas para estabilizar a estrutura do nucleossomo e prevenir a interação com o GTA.

esterificados; ou misturas de estrogênios conjugados sintéticos preparadas a partir de fontes vegetais. Essas preparações são hidrolisadas por enzimas presentes na parte inferior do intestino que removem os grupos sulfato carregados, permitindo a absorção do estrogênio por meio do epitélio intestinal. Em outra preparação oral, o *estropipato*, a estrona é solubilizada como o sulfato e estabilizada com piperazina. Devido, em grande parte, a diferenças no metabolismo, as potências das várias preparações orais diferem amplamente; o etinilestradiol, por exemplo, é muito mais potente que os estrogênios conjugados.

A administração de estradiol por meio de adesivos transdérmicos proporciona uma liberação lenta e contínua do hormônio, bem como uma distribuição sistêmica e níveis sanguíneos mais constantes que a administração oral. O estradiol também está disponível na forma de emulsão tópica ou como gel. A via transdérmica não produz os níveis elevados do fármaco que são observados na circulação portal após a administração oral, e, por conseguinte, espera-se que possa minimizar os efeitos hepáticos dos estrogênios. As preparações disponíveis para injeção intramuscular incluem compostos, como o *valerato de estradiol* ou o *cipionato de estradiol*, que podem ser absorvidos durante várias semanas após uma única injeção intramuscular. Dispõe-se de preparações de estradiol e cremes de estrogênio conjugado disponíveis para administração tópica vaginal. A cada três meses, um anel vaginal pode ser empregado para proporcionar a liberação lenta de estradiol, e dispõe-se também de comprimidos para uso vaginal.

O estradiol, o etinilestradiol e outros estrogênios ligam-se extensamente às proteínas plasmáticas. O estradiol e outros estrogênios de ocorrência natural ligam-se principalmente à SHBG; o etinilestradiol liga-se extensamente à albumina sérica, mas não à SHBF. Devido ao seu tamanho e natureza lipofílica, os estrogênios não ligados distribuem-se rápida e extensamente. Os estrogênios sofrem rápida biotransformação hepática, com $t_{1/2}$ plasmática medida em minutos. Os estrogênios também sofrem recirculação êntero-hepática por meio de (1) conjugação com sulfato e glicuronídeo no fígado, (2) secreção biliar destes conjugados no intestino, e (3) hidrólise no intestino (em grande parte, por enzimas bacterianas) seguida de reabsorção. O estradiol é convertido principalmente pela 17β-hidroxisteroide desidrogenase em estrona, que sofre conversão por 16α-hidroxilação e 17-cetorrredução em estriol, o principal metabólito urinário. Numerosos conjugados de sulfatos e glicuronídeos aparecem na urina. O etinilestradiol é depurado muito mais lentamente que o estradiol, devido à redução do metabolismo hepático, com $t_{1/2}$ de 13-27 h. O *mestranol*, um componente de alguns contraceptivos orais de combinação, é o 3-metil éter do etinilestradiol.

Muitos fármacos, agentes presentes no ambiente (p. ex., a fumaça dos cigarros) e nutracêuticos (p. ex., erva-de--são-joão) atuam como indutores ou inibidores de várias enzimas que metabolizam estrogênios e, por conseguinte, têm o potencial de alterar a sua depuração. É importante considerar o impacto destes fatores na eficácia e nos efeitos adversos é cada vez mais importante, tendo em vista as doses diminuídas de estrogênios atualmente empregadas para o tratamento hormonal da menopausa e para a contracepção. Dispõe-se de vários gêneros alimentícios e produtos de origem vegetal, em grande parte derivados da soja, que são adquiridos como produtos de venda livre e aos quais são frequentemente atribuídos benefícios semelhantes aos obtidos de compostos com atividade estrogênica estabelecida. Esses produtos podem conter flavonóides, como a genisteína, que possuem atividade estrogênica nos testes laboratoriais, embora geralmente muito menor que a do estradiol; a sua eficácia em doses relevantes ainda não foi estabelecida em ensaios clínicos humanos.

EFEITOS ADVERSOS. Na atualidade, os contraceptivos orais contêm quantidades muito menores de estrogênios e de progestinas, o que reduziu de modo significativo os riscos associados a seu uso.

PREOCUPAÇÕES ACERCA DAS AÇÕES CARCINOGÊNICAS. Os primeiros estudos realizados estabeleceram que o uso de estrogênios está associado a um risco de desenvolver cânceres de mama, endometrial, cervical e vaginal. O uso de estrogênio durante a gestação também pode aumentar a incidência de câncer e de anormalidades genitais não malignas na prole tanto do sexo masculino quanto do sexo feminino. O uso de estrogênio sem oposição no tratamento hormonal de mulheres na pós-menopausa aumenta em 5-15 vezes o risco de carcinoma do endométrio. Esse maior risco pode ser prevenido se uma progestina for coadministrada com o estrogênio, e esta é atualmente a prática padrão.

A associação entre o uso de estrogênio e/ou estrogênio-progestina e o câncer de mama é motivo de grande preocupação. Os resultados de dois ensaios clínicos randomizados de grande porte (o estudo Women´s Health Initiative [WHI] e o Million Women Study [MWS]) sobre estrogênio/progestina e estrogênio apenas em mulheres na pós-menopausa estabeleceram claramente um aumento pequeno, porém significativo, no risco de câncer de mama, aparentemente devido à medroxiprogesterona. No estudo WHI, uma combinação de estrogênio e progestina aumentou em 25% o risco global de câncer de mama; o aumento absoluto de casos de doença atribuíveis ao uso dos hormônios foi de 6 em cada 1.000 mulheres e exigiu três ou mais anos de tratamento. Em mulheres sem útero que receberam apenas estrogênio, o risco relativo de câncer de mama foi efetivamente reduzido. Por conseguinte, os dados sugerem que o componente progestina na terapia de reposição hormonal combinada desempenha um importante papel no risco aumentado de câncer de mama. É importante assinalar que o excesso no risco de câncer de mama associado ao uso de hormônio menopáusico parece diminuir em cinco anos após a interrupção do tratamento. Por conseguinte, a terapia de reposição hormonal por ≤ 5 anos é frequentemente prescrita para diminuir as ondas de calor e provavelmente possui efeito mínimo sobre o risco de câncer de mama.

EFEITOS METABÓLICOS E CARDIOVASCULARES. Embora possam elevar levemente os triglicerídeos plasmáticos, os estrogênios geralmente têm efeitos globais favoráveis sobre os perfis das lipoproteínas plasmáticas. Entretanto, a adição de progestinas pode reduzir as ações favoráveis dos estrogênios. Os estrogênios aumentam os níveis biliares de colesterol e produzem um aumento relativo de até 2-3 vezes na incidência de doença da vesícula biliar. Muitos estudos e ensaios clínicos sugerem que o tratamento com estrogênio em mulheres na pós-menopausa deve reduzir o risco de doença cardiovascular. Entretanto, dois ensaios clínicos recentes randomizados não verificaram esse tipo de proteção. Em mulheres com doença cardíaca coronariana (DCC) estabelecida, o estrogênio associado a uma progestina aumentou o risco relativo de infarto do miocárdio não fatal ou de morte por DCC em 1 ano de tratamento, porém não houve nenhuma alteração global em cinco anos. Em mulheres *sem* DCC tratadas com estrogênio mais progestina, foram observados efeitos protetores, porém apenas quando a reposição hormonal foi iniciada dentro de 10 anos após a menopausa. Entretanto, é claro que os estrogênios orais aumentam o risco de doença tromboembólica em mulheres saudáveis e em mulheres com doença cardiovascular preexistente.

EFEITOS SOBRE A COGNIÇÃO. Vários estudos retrospectivos sugeriram que os estrogênios tinham efeitos benéficos sobre a cognição e retardavam o início da doença de Alzheimer. Entretanto, em estudos mais recentes, o tratamento com estrogênio e progestina foi associado a uma incidência aumentada de demência, e não foi observado qualquer benefício do tratamento hormonal sobre a função cognitiva global.

OUTROS EFEITOS ADVERSOS POSSÍVEIS. Náuseas e vômitos são uma reação inicial ao tratamento com estrogênio em algumas mulheres, mas estes efeitos podem desaparecer com o tempo ou ser minimizados utilizando os estrogênios com alimentos ou logo antes de dormir. É possível a ocorrência de turgência e sensibilidade das mamas e edema, que, às vezes, podem diminuir com a redução da dose. Uma maior preocupação é a de que os estrogênios possam causar enxaqueca grave em algumas mulheres. Eles também podem reativar ou exacerbar a endometriose.

USOS TERAPÊUTICOS. Os dois principais empregos dos estrogênios são o tratamento hormonal da menopausa (THM) e o uso como componente dos contraceptivos orais em combinação. A dose "efetiva" de estrogênio usada no THM é menor que a dos contraceptivos orais quando se considera a potência. As doses de estrogênios empregadas em ambos os contextos diminuíram substancialmente, reduzindo, assim, a incidência dos efeitos adversos.

TRATAMENTO HORMONAL DA MENOPAUSA. Os benefícios comprovados do tratamento da mulher na pós-menopausa com estrogênio incluem a melhora dos sintomas vasomotores e a prevenção das fraturas ósseas e da atrofia urogenital.

Sintomas vasomotores. Na maior parte das mulheres, o declínio da função ovariana na menopausa associa-se a sintomas vasomotores. As ondas de calor características podem alternar-se com calafrios, sudorese inapropriada e (menos comumente) parestesias. O tratamento com estrogênio é específico e constitui a farmacoterapia mais eficaz. O acetato de medroxiprogesterona (discutido na seção sobre as progestinas) pode trazer algum alívio para os sintomas vasomotores; o agonista α_2 adrenérgico clonidina diminui os sintomas vasomotores em algumas mulheres, presumivelmente pelo bloqueio das eferências do SNC que regulam o fluxo sanguíneo nos vasos cutâneos. Em muitas mulheres, as ondas de calor diminuem com o passar de alguns anos; a dose e duração do estrogênio devem corresponder ao mínimo necessário para trazer alívio.

Osteoporose. A osteoporose é uma doença do esqueleto associada à perda da massa óssea (Capítulo 44). O resultado é a rarefação e o enfraquecimento dos ossos, bem como uma incidência maior de fraturas. A osteoporose é uma indicação para tratamento com estrogênio. A maioria das fraturas no período pós-menopausa ocorre em mulheres sem história prévia de osteoporose, e, nessas mulheres os estrogênios são os agentes mais eficazes disponíveis para a prevenção de fraturas em todos os locais do corpo. Os estrogênios atuam principalmente ao diminuir a reabsorção óssea; consequentemente, os estrogênios são mais eficazes em prevenir do que em restaurar a perda óssea e são mais efetivos se o tratamento for iniciado antes que ocorra perda óssea significativa. O benefício máximo requer uso contínuo; a perda óssea reinicia-se quando o tratamento é interrompido. Uma dieta apropriada, com ingestão adequada de Ca^{2+} e vitamina D, e exercícios destinados a suportar peso intensificam os efeitos do tratamento com estrogênio. Os bifosfonatos (Capítulo 44) também podem ser considerados.

Ressecamento vaginal e atrofia urogenital. A perda do tecido que reveste a vagina ou a bexiga na pós-menopausa leva a uma variedade de sintomas em muitas mulheres, incluindo ressecamento e prurido vaginal, dispareunia, tumefação dos tecidos na região genital, dor durante a micção, necessidade de urinar urgente ou frequentemente, e súbita e inesperada incontinência urinária. Para alívio das atrofias vaginal e vulvar, pode-se considerar a administração local sob a forma de creme vaginal, dispositivo de anel ou comprimidos.

Doença cardiovascular. A incidência de doença cardiovascular é baixa em mulheres na pré-menopausa, aumentando rapidamente após a menopausa; os estudos epidemiológicos mostram a existência de uma associação entre o uso de estrogênio e a redução da doença cardiovascular em mulheres na pós-menopausa. Os estrogênios produzem um perfil das lipoproteínas favorável, promovem a vasodilatação, inibem a resposta à lesão vascular e reduzem a aterosclerose. Entretanto, os estrogênios também promovem a coagulação e eventos tromboembólicos. Estudos randomizados e prospectivos indicaram inesperadamente que a incidência de doença cardíaca e de acidentes vasculares encefálicos em mulheres mais velhas na pós-menopausa tratadas com estrogênios conjugados e com uma progestina aumentou inicialmente, embora a tendência tivesse revertido com o tempo. A terapia combinada com estrogênios e progestina está associada com uma diminuição dos ataques cardíacos em mulheres mais jovens.

REGIMES HORMONAIS NA MENOPAUSA. O uso do *tratamento de reposição hormonal* ou TRH, que inclui uma progestina além do estrogênio, limita a hiperplasia endometrial relacionada ao estrogênio. O TRH na pós-menopausa, quando indicado, deve incluir tanto um estrogênio quanto uma progestina, para mulheres com útero. Para as mulheres que foram submetidas a histerectomia, o carcinoma de endométrio não é uma preocupação, e o estrogênio isolado evita os possíveis efeitos deletérios das progestinas. O tratamento hormonal da menopausa com estrogênios deve usar a menor dose e a menor duração necessárias para alcançar uma meta terapêutica apropriada.

Os estrogênios conjugados e o *acetato de medroxiprogesterona* (MPA) têm sido usados mais comumente em esquemas de hormônios menopáusicos, embora o estradiol, a estrona e o estriol tenham sido utilizados como estrogênios, e a *noretindrona*, o *norgestimato*, o *levonorgestrel*, a *noretisterona* e a *progesterona* também tenham sido amplamente usados (especialmente na Europa). Vários esquemas "contínuos" e "cíclicos" foram usados; os últimos incluem dias sem fármacos. Segue-se um exemplo de esquema cíclico: (1) administração de um estrogênio por 25 dias; (2) a adição de MPA nos últimos 12-14 dias do tratamento com estrogênio; e (3) 5 a 6 dias sem tratamento hormonal, durante os quais o sangramento por retirada ocorre normalmente, em decorrência da degradação e eliminação do endométrio. A administração contínua de estrogênio combinado a uma progestina não produz a eliminação regular e recorrente do endométrio, mas pode causar pequenos sangramentos intermitentes, especialmente no primeiro ano de uso. Outros esquemas incluem o uso intermitente de uma progestina (p. ex., a cada três meses), porém a segurança em longo prazo desses esquemas em relação ao endométrio ainda não está firmemente estabelecida. Os estrogênios conjugados, combinados com MPA e administrados diariamente em doses fixas, bem como estrogênios conjugados, administrados por 28 dias, acompanhados de MPA por 14 dos 28 dias, são formulações de combinação amplamente usadas. Outros produtos de combinação disponíveis nos EUA são o etinilestradiol com acetato de noretindrona, o estradiol mais noretindrona, o estradiol e norgestimato e o estradiol e drospirenona. As doses e os esquemas costumam ser ajustados empiricamente, com base no controle dos sintomas e na aceitação dos padrões de sangramento e/ou de outros efeitos adversos pelas pacientes.

Outra consideração de ordem farmacológica é a via de administração do estrogênio. A administração oral expõe o fígado a concentrações mais altas de estrogênio que a administração transdérmica e pode aumentar os níveis de SHBG, outras globulinas de ligação, o angiotensinogênio e, possivelmente, o teor de colesterol da bile. O estrogênio transdérmico parece causar menos alterações benéficas nos perfis da LDL e da HDL (~50% dos observados com a via oral).

A tibolona é amplamente usada na Europa para o tratamento dos sintomas vasomotores e para prevenção da osteoporose, mas não é atualmente aprovada nos EUA. O composto original é, por si só, desprovido de atividade, mas metabolizado de modo seletivo para cada tecido em três metabólitos, que têm atividades predominantemente estrogênicas, progestogênicas e androgênicas.

TRATAMENTO DA FALHA DO DESENVOLVIMENTO OVARIANO COM ESTROGÊNIO. Em várias condições (p. ex., síndrome de Turner), os ovários não se desenvolvem, e a puberdade não ocorre. O tratamento com estrogênio no momento apropriado reproduz os eventos da puberdade, e os androgênios (Capítulo 41) e/ou hormônio do crescimento (Capítulo 38) podem ser empregados concomitantemente para promover o crescimento normal. Embora os estrogênios e androgênios promovam o crescimento ósseo, eles também aceleram o fechamento das epífises, de modo que o seu uso prematuro pode resultar em estatura final mais baixa.

MODULADORES SELETIVOS DOS RECEPTORES DE ESTROGÊNIO E ANTIESTROGÊNIOS

MODULADORES SELETIVOS DOS RECEPTORES DE ESTROGÊNIO: TAMOXIFENO, RALOXIFENO E TOREMIFENO. Os moduladores seletivos dos receptores de estrogênio ou SERM, são compostos com ações seletivas nos tecidos. O objetivo farmacológico desses fármacos é produzir ações estrogênicas genéticas em certos tecidos (p. ex., osso, cérebro e fígado), porém atividade antagonista em tecidos como as mamas e o endométrio. Nos EUA, os fármacos dessa classe atualmente aprovados são o citrato de tamoxifeno, o cloridrato de raloxifeno e o toremifeno.

ANTIESTROGÊNIOS: CLOMIFENO E FULVESTRANTO. Esses compostos distinguem-se dos SERM por serem antagonistas puros em todos os tecidos estudados. O clomifeno é aprovado para o tratamento da infertilidade em mulheres anovulatórias, e o fulvestranto é usado para o tratamento do câncer de mama em mulheres com progressão da doença após o tamoxifeno.

EFEITOS FARMACOLÓGICOS. Todos esses agentes ligam-se à bolsa de ligação de ligantes do ERα e do ERβ, bloqueando competitivamente a ligação do estradiol. Entretanto, a conformação dos ER ligados a ligantes difere de acordo com diferentes ligantes, o que tem 2 importantes consequências em relação ao mecanismo de ação. As conformações ER-ligante distintas recrutam diferentes coativadores e correpressores sobre o promotor de um gene alvo. Por conseguinte, as ações dos SERM em tecidos específicos podem ser explicadas, em parte, pela conformação distinta do ER quando ocupado por ligantes distintos, em combinação com níveis variáveis de coativadores e correpressores em diferentes tipos celulares.

O **tamoxifeno** exibe atividade antiestrogênica, estrogênica ou mista, dependendo da espécie e do gene alvo avaliado. Em testes clínicos e exames laboratoriais com células humanas, a atividade do fármaco depende do tecido e critério final medido. Por exemplo, o tamoxifeno inibe a proliferação de células do câncer de mama humanas em cultura e reduz o tamanho e o número de tumores em mulheres, porém ainda assim estimula a proliferação de células endometriais, promovendo o espessamento do endométrio. O fármaco tem sobre o osso um efeito antirreabsortivo e, em seres humanos, diminui o colesterol total, LDL e LPA, mas não aumenta as HDL e os triglicerídeos. O tratamento com tamoxifeno aumenta o risco relativo de trombose venosa profunda, embolia pulmonar e carcinoma endometrial. O tamoxifeno produz ondas de calor e outros efeitos adversos, incluindo cataratas e náuseas. Devido à sua atividade agonista no osso, o tamoxifeno não aumenta a incidência de fraturas, quando usado nesse contexto. Embora o 17α-estradiol induza uma conformação que recruta coativadores para o receptor, o tamoxifeno induz uma conformação que possibilita o recrutamento do correpressor para o ERα e o ERβ. A atividade agonista do tamoxifeno, observada em tecidos como o endométrio, é mediada pelo domínio de transativação AF-1 independente de ligante do ERα; como o ERβ não contém um domínio AF-1 funcional, o tamoxifeno não ativa o ERβ.

O **raloxifeno** é um agonista estrogênico no osso, onde exerce um efeito antirreabsortivo. O fármaco também atua como agonista estrogênico ao reduzir o colesterol total e as LDL, porém não aumenta as HDL. O raloxifeno não causa proliferação nem espessamento do endométrio. Os estudos conduzidos indicam que o raloxifeno diminui significativamente o risco de câncer de mama ER-positivo, mas não ER-negativo. O raloxifeno não alivia os sintomas vasomotores associados à menopausa. Os efeitos adversos incluem ondas de calor, câimbras da perna e aumento de três vezes na incidência de trombose venosa profunda e embolia pulmonar.

O **clomifeno** aumenta a secreção de gonadotrofinas e estimula a ovulação. O principal uso farmacológico do clomifeno consiste em induzir a ovulação em mulheres com amenorreia, síndrome do ovário policístico ou sangramento disfuncional com ciclos anovulatórios, mas que apresentam um sistema hipotalâmico-hipofisário-ovariano funcional e produção adequada de estrogênio endógeno.

O **fulvestranto** é um antiestrogênio. Em ensaios clínicos, mostra-se eficaz no tratamento do câncer de mama resistente ao tamoxifeno. O fulvestranto liga-se ao ERα e ERβ com alta afinidade, comparável à do estradiol, mas reprime a transativação. Aumenta também significativamente a degradação proteolítica intracelular do ERα, enquanto protege aparentemente o ERβ da degradação. Esse efeito sobre os níveis de proteína do ERα pode explicar a eficácia do fulvestranto no câncer de mama resistente ao tamoxifeno.

ADME. O tamoxifeno é administrado por via oral, e os níveis plasmáticos de pico são alcançados dentro de 4 a 7 h. Esse fármaco exibe duas fases de eliminação, com meias-vidas de 7 a 14 h e 4 a 11 dias; por conseguinte, são necessárias 3 a 4 semanas de tratamento para alcançar os níveis plasmáticos em estado de equilíbrio dinâmico. Nos humanos, o tamoxifeno é metabolizado por múltiplas CYP hepáticas, algumas das quais ele também induz. Nos seres humanos, o metabólito antiestrogênio mais potente, o 4-hidroxitamoxifeno, é produzido no fígado. A principal via de eliminação corporal envolve a *N*-desmetilação e desaminação. O fármaco sofre circulação êntero-hepática, e a excreção ocorre principalmente nas fezes, na forma de conjugados do metabólito desaminado.

O *raloxifeno oral* é absorvido rapidamente, com biodisponibilidade de ~2%. O fármaco possui $t_{1/2}$ de ~28 h e é eliminado principalmente nas fezes após glicuronidação hepática. O *clomifeno* é bem absorvido após administração oral, e o fármaco e seus metabólitos são eliminados primariamente nas fezes. A longa $t_{1/2}$ plasmática (5 a 7 dias) deve-se, em grande parte, à ligação às proteínas plasmáticas, à circulação êntero-hepática e ao acúmulo nos tecidos adiposos. O *fulvestranto* é administrado mensalmente por meio de injeções intramusculares de depósito. As concentrações plasmáticas alcançam níveis máximos em 7 dias e são mantidas por um mês. Nos humanos, o fármaco é eliminado principalmente (90%) pelas fezes.

USOS TERAPÊUTICOS

CÂNCER DE MAMA. O tamoxifeno é altamente eficaz no tratamento paliativo do câncer de mama avançado em mulheres com tumores ER-positivos e, no momento atual, está indicado como tratamento hormonal de escolha para o câncer de mama tanto inicial quanto avançado em mulheres de todas as idades. As taxas de resposta são de ~50% em mulheres com tumores ER-positivos. O tamoxifeno aumenta a sobrevida sem doença e a sobrevida global; o tratamento por 5 anos é mais eficaz do que períodos mais curtos de tratamento, de 1 a 2 anos, na redução da recidiva do câncer e morte. O tratamento profilático deve limitar-se a 5 anos, visto que a eficácia diminui posteriormente. O efeito colateral mais frequente consiste em ondas de calor. O tamoxifeno tem atividade estrogênica sobre o útero, aumenta em 2 a 3 vezes o risco de câncer de endométrio e também causa um aumento comparável no risco de doença tromboembólica, levando a um sério risco para mulheres que recebem tratamento anticoagulante e para aqueles com história de trombose venosa profunda ou acidente vascular encefálico. O tamoxifeno tem ações terapêuticas similares às do tamoxifeno, e o fulvestranto pode ser eficaz em mulheres que adquirem resistência ao tamoxifeno. Os efeitos adversos do fulvestranto incluem ondas de calor, sintomas GI, cefaleia, dor lombar e faringite.

OSTEOPOROSE. O raloxifeno diminui a taxa de perda óssea e pode aumentar a massa óssea em certos locais. O raloxifeno não parece aumentar o risco de desenvolvimento de câncer endometrial. O fármaco tem ações benéficas sobre o metabolismo das lipoproteínas, reduzindo o colesterol total e as LDL; não há aumento das HDL. Os efeitos adversos incluem ondas de calor, trombose venosa profunda e câimbras de perna.

INFERTILIDADE. O clomifeno é usado principalmente para o tratamento da infertilidade feminina decorrente da anovulação. Ao elevar os níveis de gonadotrofinas, principalmente de FSH, o clomifeno intensifica o recrutamento folicular. É relativamente barato, ativo por via oral e requer monitoramento menos extenso do que outros protocolos de tratamento. Os efeitos adversos incluem hiperestimulação dos ovários, incidência aumentada de nascimentos múltiplos, cistos ovarianos, ondas de calor e visão borrada. O uso prolongado (p. ex., ≥12 ciclos) pode aumentar o risco de câncer de ovário. O fármaco não deve ser administrado a gestantes, devido a relatos de teratogenicidade em animais, porém não há evidências disso quando o fármaco é usado para induzir a ovulação.

INIBIDORES DA SÍNTESE DE ESTROGÊNIO

A administração contínua de agonistas do GnRH impede a síntese ovariana de estrogênios, mas não a sua síntese periférica a partir dos androgênios suprarrenais (Capítulo 38). O reconhecimento de que os estrogênios produzidos localmente podem, assim como os estrogênios circulantes, desempenhar um papel significativo no câncer de mama estimulou acentuadamente o interesse pelo uso de inibidores da aromatase para bloquear de forma seletiva a produção de estrogênios (Capítulo 63). Dispõe-se de agentes, tanto esteroides (p. ex., **formestano** e **exemestano**) quanto não esteroides (p. ex., **anastrozol**, **letrozol** e **vorozol**). Os agentes esteroides ou do tipo I são análogos dos substratos que atuam como inibidores suicidas para inativar irreversivelmente a aromatase, enquanto os agentes não esteroides, ou tipo II, interagem reversivelmente com os grupos heme das CYP. Na atualidade, o exemestano, o letrozol e o anastrozol são aprovados nos EUA para o tratamento do câncer de mama. Esses agentes podem ser usados como tratamento de primeira linha do câncer de mama ou, após o tamoxifeno, como fármacos de segunda linha (Capítulo 62). São altamente eficazes e atualmente superiores ao tamoxifeno no uso adjuvante para mulheres pós-menopáusicas e estão indicadas após o uso de tamoxifeno por 2 a 5 anos ou como agentes iniciais. Esses fármacos têm a vantagem adicional de não aumentar o risco de câncer uterino ou de tromboembolismo venoso. Como reduzem dramaticamente os níveis de estrogênios tanto circulantes quanto locais, eles produzem ondas de calor. Carecem do efeito benéfico do tamoxifeno para manter a densidade óssea.

PROGESTINAS

A progesterona é secretada pelo ovário, principalmente pelo corpo lúteo, durante a segunda metade do ciclo menstrual (Fig. 40-3). O LH, que atua por meio de seu receptor acoplado à proteína, estimula a secreção de progesterona durante o ciclo normal.

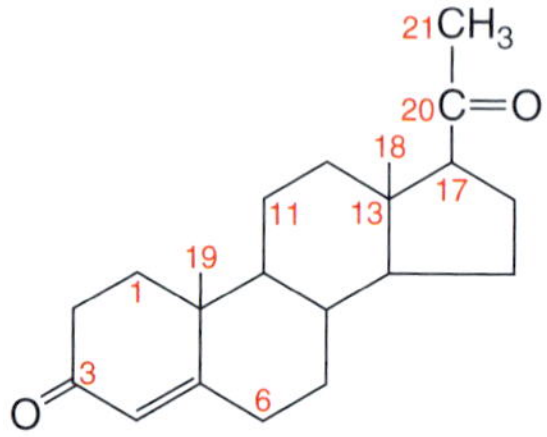

PROGESTERONA

Após a fertilização, o trofoblasto secreta hCG na circulação materna, que estimula, então, o receptor de LH a sustentar o corpo lúteo e a manter a produção de progesterona. Durante o segundo ou terceiro mês de gravidez, a placenta em desenvolvimento começa a secretar estrogênio e progesterona, em colaboração com as glândulas suprarrenais fetais, e, posteriormente, o corpo lúteo não é essencial para a continuação da gestação. O estrogênio e progesterona continuam a ser secretados em grandes quantidades pela placenta até o momento do parto.

As progestinas são amplamente usadas como estrogênios para o THM. Utiliza-se o MPA de depósito como contraceptivo injetável de ação prolongada. Os derivados da 19-nortestosterona (*estranos*) foram desenvolvidos para uso como progestinas em contraceptivos orais, porém eles também exibem atividade androgênica e outras atividades. Os gonanos são os compostos "19-nor" que apresentam atividade androgênica diminuída em comparação com os estranos. Essas duas classes de derivados da 19-nortestosterona são os componentes progestacionais da maioria dos contraceptivos orais e de alguns contraceptivos injetáveis de ação longa. Os contraceptivos orais restantes contêm uma classe de progestinas derivadas da espironolactona (p. ex., drospirenona), que tem propriedades antimineralocorticoides e antiandrogênicas. Outras progestinas esteroides incluem o gonano dienogesta; derivados da 19-nor-progestina (p. ex., *nomegestrol, nesterona* e *trimegestona*), que exibem maior seletividade para o receptor de progesterona e menor atividade androgênica do que os estranos; e o derivado da espironolactona, a *drospirenona*, que é usada em associação com contraceptivos orais. À semelhança da espironolactona, a drospirenona também é um antagonista do receptor mineralocorticoide e do receptor de androgênio.

AÇÕES FISIOLÓGICAS E FARMACOLÓGICAS

AÇÕES NEUROENDÓCRINAS. A progesterona produzida na fase lútea do ciclo diminui a frequência dos pulsos de GnRH. Essa diminuição da frequência dos pulsos de GnRH mediada pela progesterona é decisiva para a supressão da liberação de gonadotrofina e reajusta o eixo hipotálamo-hipófise-gonadal para a transição de volta da fase lútea para a fase folicular. Além disso, a supressão do GnRH é o principal mecanismo de ação dos contraceptivos contendo progestinas.

Aparelho reprodutor. A progesterona diminui a proliferação endometrial estimulada pelo estrogênio e provoca o desenvolvimento de um endométrio secretório (Fig. 40-3). O declínio abrupto da progesterona no final do ciclo é o principal determinante do início da menstruação. Se a duração da fase lútea é artificialmente prolongada, seja pela manutenção da função lútea, seja pelo tratamento com progesterona, podem ser induzidas no estroma do endométrio alterações deciduais similares às observadas no início da gestação. Em circunstâncias normais, o estrogênio antecede e acompanhada a progesterona em sua ação sobre o endométrio, sendo essencial para o desenvolvimento do padrão menstrual normal. A progesterona também influencia as glândulas endocervicais, e a secreção aquosa abundante das estruturas estimuladas pelo estrogênio é alterada de forma a dar origem a um material viscoso e escasso. Esses e outros efeitos das progestinas diminuem a penetração dos espermatozoides no colo do útero. A maturação do epitélio vaginal humano induzida pelo estrogênio é modificada para a situação da gestação pela ação da progesterona. A progesterona é muito importante para a manutenção da gestação. Ela suprime a menstruação e a contratilidade uterina.

Glândula mamária. O desenvolvimento da glândula mamária requer igualmente estrogênio e progesterona. Durante a gestação e, em menor grau, durante a fase lútea do ciclo, a progesterona, agindo com o estrogênio, dá origem a uma proliferação dos ácinos da glândula mamária. Já para o final da gestação, os ácinos enchem-se com secreções, e a vasculatura da glândula aumenta notavelmente; entretanto, a lactação só começa depois que os níveis de estrogênio e de progesterona diminuem no parto. Durante a fase lútea do ciclo menstrual, a progesterona desencadeia um *único* ciclo de atividade mitótica no epitélio mamário. Esse efeito é transitório; a exposição contínua ao hormônio é rapidamente seguida da parada de crescimento das células epiteliais.

SNC. Durante o ciclo menstrual normal, um aumento da temperatura corporal basal de ~0,6ºC pode ser observado na metade do ciclo, o que se correlaciona com a ovulação. Esse aumento se deve à progesterona, porém o mecanismo exato desse efeito é desconhecido. A progesterona também aumenta a resposta ventilatória dos centros respiratórios ao dióxido de carbono e reduz a P_{CO2} arteriolar e alveolar na fase lútea do ciclo menstrual e durante a gestação. A progesterona também pode ter ações depressoras e hipnóticas sobre o SNC, respondendo, possivelmente, por relatos de sonolência após a administração do hormônio. Esse possível efeito adverso pode ser abolido pela administração de preparações de progesterona ao deitar, o que pode ajudar algumas pacientes a dormir.

Efeitos metabólicos. A própria progesterona aumenta os níveis basais de insulina e a elevação da insulina que ocorre após a ingestão de carboidratos, porém não altera normalmente a tolerância à glicose. Entretanto, a administração em longo prazo de progestinas mais potentes, como o norgestrel, pode diminuir a tolerância à glicose. A progesterona estimula a atividade da lipoproteína lípase e parece intensificar a deposição de gordura. Foi relatado que a progesterona e seus análogos, como MPA, aumentam as LDL, sem causar nenhum efeito ou apenas reduções modestas nos níveis séricos de HDL. O MPA diminui o aumento benéfico de HDL causado pelos estrogênios conjugados durante a reposição hormonal na pós-menopausa, porém não altera o efeito benéfico dos estrogênios em reduzir as LDL. Por outro lado, a progesterona micronizada não altera de modo significativo os efeitos benéficos do estrogênio sobre os perfis de HDL ou LDL; a drospirenona, um derivado da espironolactona, pode, na verdade, ter efeitos vantajosos sobre o sistema cardiovascular, devido às suas atividades antiandrogênicas e antimineralocorticoides. A progesterona também pode diminuir os efeitos da aldosterona no túbulo renal e causar uma diminuição da reabsorção de sódio, que pode aumentar a secreção de mineralocorticoides pelo córtex suprarrenal.

MECANISMO DE AÇÃO CELULAR. Um único gene codifica 2 isoformas do receptor de progesterona, PR-A e PR-B. Os primeiros 164 aminoácidos N-terminais do PR-B estão ausentes no PR-A. Como os domínios de ligação de ligante das 2 isoformas do PR são idênticos, suas propriedades de ligação de ligantes também são iguais. Entretanto, as diferenças estruturais fora da região de ligação de ligante contribuem para diferentes interações com coativadores e correpressores e, portanto, para atividades diferenciais do PR-A e do PR-B. As atividades biológicas do PR-A e do PR-B são distintas e dependem do gene alvo. Na maioria das células, o PR-B medeia as atividades estimulatórias do progesterona; o PR-A inibe fortemente essa ação do PR-B e também atua como inibidor transcricional de outros receptores esteroides. Vários genes uterinos parecem ser regulados exclusivamente pelo PR-A, incluindo a calcitonina e a anfirregulina e o efeito antiproliferativo da progesterona sobre o endométrio estimulado por estrogênio. Por outro lado, o PR-B pode ser responsável pela mediação dos efeitos da progesterona sobre a glândula mamária.

Na ausência de ligante, o PR está presente principalmente no núcleo em um estado monomérico inativo, ligado a proteínas de choque térmico. Quando os receptores se ligam à progesterona, as proteínas de choque térmico se dissociam, e os receptores são fosforilados, formando dímeros (homo- e heterodímeros) que se ligam aos PRE (elementos de resposta à progesterona) localizados nos genes alvo. a atividade transcricional pelo PR ocorre principalmente pelo recrutamento de coativadores. O complexo receptor/coativador favorece, então, a ocorrência de mais interações que medeiam outros processos, como atividade da histona acetilase. A acetilação da histona causa uma remodelação da cromatina, que aumenta a acessibilidade das proteínas de transcrição gerais, incluindo PolII, ao promotor-alvo. Os antagonistas da progesterona também facilitam a dimerização do receptor e a ligação ao DNA; entretanto, à semelhança do ER, a conformação do PR ligado ao antagonista é diferente da conformação do PR ligado ao agonista. Essa conformação diferente favorece a interação do PR com correpressores, que recrutam histona desacetilases, reduzindo a acessibilidade de um promotor alvo ao aparelho de transcrição. Em termos gerais de mecanismo, o PR funciona de maneira semelhante ao ER (Fig. 40-4).

Certos efeitos da progesterona, como aumento da mobilização do Ca^{2+} nos espermatozoides, podem ser observados dentro de apenas 3 min e, portanto, são considerados independentes da transcrição. De modo semelhante, a progesterona pode promover a maturação dos oócitos (reinício da meiose), independentemente da transcrição.

ADME. A $t_{1/2}$ da progesterona é de ~5 min, e o hormônio é metabolizado principalmente no fígado a metabólitos hidroxilados e seus conjugados de sulfato e glicuronídios, que são eliminados na urina. Um importante metabólito especifico da progesterona é o pregnano-3α, 20 α-diol; sua mensuração na urina e no plasma é usada como índice de secreção endógena de progesterona. As progestinas sintéticas apresentam meias-vidas muito mais longas (p. ex., ~7 h para a noretindrona, 16 h para o norgestrel, 12 h para o gestodeno e 24 h para o MPA). O metabolismo das progestinas sintéticas é primariamente hepático, e a eliminação ocorre, em geral, pela urina, sob a forma de conjugados e vários metabólitos polares.

Embora a progesterona sofra rápido metabolismo de primeira passagem, dispõe-se de preparações em altas doses (p. ex., 100 a 200 mg) de progesterona micronizada para uso oral. A biodisponibilidade absoluta dessas preparações é baixa, porém podem ser obtidos níveis plasmáticos eficazes. A progesterona também está disponível em solução oleosa para injeção, como gel vaginal, como dispositivo intrauterino de liberação lenta para contracepção e como comprimidos vaginais para a tecnologia reprodutiva assistida. Dispõe-se de ésteres, como o MPA, para administração intramuscular, e o MPA e acetato de megestrol podem ser usados por via oral. Os 19-nor-esteroides têm boa atividade oral, visto que o substituinte etinila em C17 retarda significativamente o metabolismo hepático. Em muitos países, dispõe-se de implantes e preparações de depósito de progestinas sintéticas para liberação durante períodos muito longos de tempo.

USOS TERAPÊUTICOS. As progestinas são usadas principalmente para contracepção, isoladamente ou com um estrogênio, e em combinação com estrogênio para terapia hormonal de mulheres pós-menopáusicas. As progestinas também são usadas para fins diagnósticos na amenorreia secundária. As combinações de estrogênios e progestinas também podem ser usadas para testar a responsividade endometrial em pacientes com amenorreia. As progestinas são altamente eficazes para diminuir a ocorrência de hiperplasia do endométrio e carcinoma causado pelo uso de estrogênios sem oposição. A aplicação local intrauterina por meio de um dispositivo intrauterino (DIU) de liberação hormonal contendo levonorgestrel pode ser usada para diminuir a hiperplasia endometrial induzida pelos estrogênios, enquanto diminui os efeitos adversos das progestinas administradas por via sistêmica. Por fim, o levonorgestrel é usado na denominada contracepção de emergência após relação sexual sem proteção suspeita ou conhecida. A medicação é administrada por via oral dentro de 72 h após a relação sexual ou em dose única de 1,5 mg, ou em 2 doses de 0,75 mg, com intervalo de 12 h. O mecanismo de ação pode envolver vários fatores, incluindo prevenção da ovulação, fertilização e implantação.

ANTIPROGESTINAS E MODULADORES DO RECEPTOR DE PROGESTERONA

A antiprogestina RU 38486 (frequentemente designada como RU-486) ou *mifepristona*, está disponível para a interrupção da gravidez. O acetato de *ulipristal*, um agonista parcial dos receptores de progesterona, é usado para contracepção de emergência.

MIFEPRISTONA

A *mifepristona* é um derivado da 19-norprogestina noretindrona, que contém um substituinte dimetilaminofel na posição 11β. Compete efetivamente com a progesterona e com os glicocorticoides para ligação aos respectivos receptores. A mifepristona é considerada como um modulador dos receptores de progesterona (PRM), devido à sua atividade dependente do contexto. A *onapristona* (ou ZK 98299) é um antagonista puro da progesterona, cuja estrutura se assemelha à da mifepristona, porém com um substituinte metila na orientação 13α, em lugar de 13β.

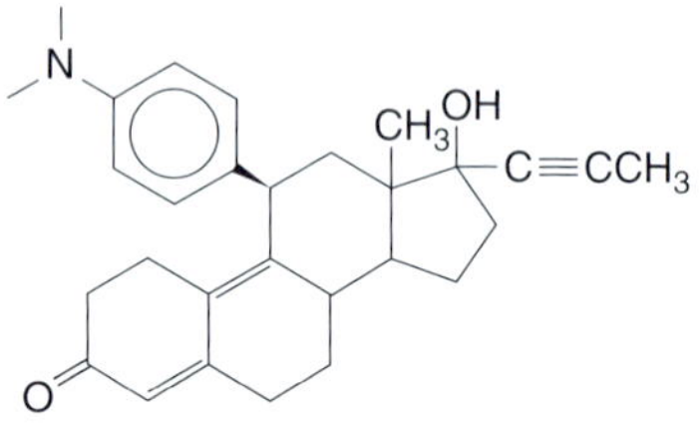

MIFEPRISTONA

AÇÕES FARMACOLÓGICAS. A mifepristona atua primariamente como antagonista competitivo de ambos os receptores de progesterona, embora tenha alguma atividade agonista em certos contextos. Quando administrada no início da gestação, a mifepristona causa degradação decidual por meio de bloqueio dos receptores uterinos de progesterona. Isso leva ao descolamento do blastocisto, diminuindo a produção de hCG. Por sua vez, isso causa uma redução da secreção de progesterona pelo corpo lúteo, o que acentua ainda mais a degradação decidual. A diminuição da progesterona endógena acoplada ao bloqueio dos receptores de progesterona no útero aumenta os níveis das prostaglandinas uterinas e sensibiliza o miométrio às suas ações contráteis. A mifepristona também causa amolecimento cervical, o que facilita a expulsão do blastocisto descolado. A mifepristona pode retardar ou evitar a ovulação, dependendo da ocasião e do modo de sua administração. Quando administrada durante 1 ou vários dias na metade ou no final da fase lútea, a mifepristona prejudica o desenvolvimento do endométrio secretório e produz menstruação. A mifepristona também se liga aos receptores de glicocorticoides e de androgênios e exerce ações antiglicocorticoides e antiandrogênicas. Por conseguinte, a mifepristona bloqueia a inibição por retroalimentação exercida pelo cortisol sobre a secreção hipofisária de ACTH, aumentando, assim, os níveis plasmáticos de corticotrofina e esteroides suprarrenais.

ADME. A mifepristona é ativa por via oral, com boa biodisponibilidade. Os níveis plasmáticos máximos ocorrem dentro de várias horas. No plasma, a mifepristona liga-se a uma glicoproteína α_1 ácida, o que contribui para a sua $t_{1/2}$ longa (20 a 40 h). Os metabólitos são principalmente produtos mono e di-desmetilados (que se acredita tenham atividade farmacológica) formados pela ação da CYP3A4. O fármaco sofre metabolismo hepático e circulação êntero-hepática; os produtos metabólicos são encontrados predominantemente nas fezes.

USOS TERAPÊUTICOS. A mifepristona, em combinação com misopristol ou outras prostaglandinas, está disponível para o término da gestação em início. Quando a mifepristona é usada para produzir uma abortamento médico, administra-se uma prostaglandina 48 h após a antiprogestina para aumentar ainda mais as contrações do miométrio e assegurar a expulsão do blastocisto descolado. A *sulprostona* intramuscular, a *gemeprosta* intravaginal e o misoprostol oral têm sido usados. O efeito adverso mais grave é o sangramento vaginal, que mais frequentemente dura 8 a 17 dias, mas que só raramente (0,1% dos pacientes) é grave o suficiente para exigir transfusões de sangue. Um alto percentual de mulheres também apresentaram dor abdominal e cólicas uterinas, náuseas, vômitos e diarreia em consequência da prostaglandina. Mulheres que recebem tratamento glicocorticoide crônico não devem receber mifepristona, em virtude de sua atividade antiglicocorticoide. Na realidade, devido à sua alta afinidade pelo receptor de glicocorticoides, a mifepristona em altas doses pode resultar em insuficiência suprarrenal.

ULIPRISTAL

O *ulipristal*, um derivado da 19-norprogesterona, funciona como modulador seletivo do receptor de progesterona (SPRM), atuando como agonista parcial nos receptores de progesterona. Diferentemente da mifepristona, o ulipristal parece ser um antagonista dos glicocorticoides relativamente fraco.

AÇÕES FARMACOLÓGICAS. Em altas doses, o ulipristal tem efeitos antiproliferativos no útero; entretanto, suas ações mais relevantes até o momento envolvem a sua capacidade de inibir a ovulação. As ações antiovulatórias do ulipristal ocorrem provavelmente devido à regulação da progesterona em muitos níveis, incluindo a inibição da liberação de LH por meio do hipotálamo e da hipófise, e a inibição da ruptura do folículo induzida pelo LH no ovário. Uma dose de 30 mg de ulipristal pode inibir a ovulação quando tomada até 5 dias após a relação sexual. O ulipristal pode bloquear a ruptura ovariana ao mesmo tempo ou logo depois do surto de LH. O ulipristal também pode bloquear a implantação endometrial do ovo fertilizado, embora não esteja claro se isso contribui para seus efeitos como contraceptivo de emergência.

USOS TERAPÊUTICOS. O acetato de ulipristal foi recentemente licenciado na Europa e nos EUA como contraceptivo de emergência. Estudos comparando o ulipristal com o levonorgestrel (contraceptivo de emergência de progesterona apenas ou POEC) demonstraram que o ulipristal é pelo menos tão efetivo quando administrado 72 h após uma relação sexual sem proteção. Além disso, o ulipristal permanece efetivo por um período de até 120 h (5 dias) após a relação sexual, fazendo do ulipristal um contraceptivo de emergência mais versátil do que o levonorgestrel, que não funciona bem 72 h após uma relação sexual não protegida. O efeito colateral mais grave em ensaios clínicos tem sido a ocorrência de cefaleia e dor abdominal.

CONTRACEPTIVOS HORMONAIS

O incrível crescimento da população humana mundial projeta-se como um dos eventos fundamentais dos últimos 2 séculos. O Velho Testamento diz "Crescei e multiplicai-vos" (Gênese 9:1), e este preceito foi seguido religiosamente por leitores e também por não leitores da bíblia. Em 1798, Malthus iniciou uma grande controvérsia ao opor o ponto de vista predominante de progresso ilimitado da humanidade pela criação de dois postulados e uma conclusão. Malthus postulou "que o alimento é necessário para a existência do homem" e que a atração sexual entre mulher e homem é necessária e plausível de persistir, visto que "não se caminhe em direção à extinção da paixão entre os sexos, nenhum progresso, qualquer que seja, foi feito até agora", exceto "exceções individuais". Malthus concluiu que "o poder das populações é infinitamente maior do que o poder da terra de produzir subsistência para o homem", produzindo uma desigualdade natural, que levaria algum dia a aparecer como "obstáculo intransponível na perfectibilidade da sociedade."

Malthus estava certo: a paixão entre os sexos persiste, e o poder das populações é, de fato, muito grande, tanto que nossos números absolutos aumentaram a ponto de estarem forçando a capacidade da terra de fornecer alimento, energia, matérias primas e absorver os detritos de sua carga humana. O pescado marinho está sendo esgotado, florestas e aquíferos estão desaparecendo, e a atmosfera está acumulando gases do efeito estufa da combustão de combustíveis fósseis que fornecem a energia necessária para 7 bilhões de pessoas, a partir de 1 bilhão na época de Malthus. Talvez alguma culpa possa ser depositada aos pés da ciência médica: os avanços na saúde pública e na medicina levaram a um declínio significativo da mortalidade e a um aumento na expectativa de vida. Entretanto, a ciência médica também começou a assumir a sua parte de responsabilidade pela superpopulação e seus efeitos adversos. Com essa finalidade, fármacos na forma de hormônios e seus análogos foram desenvolvidos para controlar a fertilidade humana.

CONTRACEPTIVOS ORAIS EM COMBINAÇÃO. Os agentes mais frequentemente usados nos EUA são os contraceptivos orais em combinação, que contêm um estrogênio e uma progestina. Sua eficácia teórica é de 99,9%. As combinações de contraceptivos orais estão disponíveis em muitas formulações. Pílulas monofásicas, bifásicas ou trifásicas são geralmente apresentadas em embalagens de 21 dias. (Praticamente todas as preparações são apresentadas em embalagens de 28 dias, com as pílulas para os últimos 7 dias contendo somente ingredientes inertes.) Para os agentes monofásicos, quantidades fixas de estrogênio e de progestina estão presentes em cada pílula, que é tomada diariamente por 21 dias, seguidos por um período de 7 dias "sem pílula". As preparações bifásicas e trifásicas fornecem 2 ou 3 pílulas diferentes, que contêm quantidades variáveis de ingredientes ativos para serem tomadas em diferentes momentos do ciclo de 21 dias. Isso reduz a quantidade total de esteroides administrados e reproduz mais fielmente as razões entre estrogênio e progestina que ocorrem durante o ciclo menstrual. Com essas preparações, o sangramento menstrual previsível geralmente ocorre durante o período de 7 dias "sem pílulas" de cada mês. Todavia, dispõe-se, na atualidade, de vários contraceptivos orais, em que a retirada da progestina é induzida somente a cada 3 meses.

O teor de estrogênio das preparações atuais varia de 20 a 50 μg; a maioria contém 30 a 35 μg. Preparações contendo ≤ 35 μg de um estrogênio geralmente são designadas como pílulas de "baixa dose" ou "modernas". A dose de progestina é mais variável, devido a diferenças na potência dos compostos usados. Uma preparação transdérmica de norelgestromina e etinilestradiol é comercializada para aplicação semanal na nádega, no abdome, na parte superior do braço ou no tronco nas primeiras 3 semanas consecutivas, seguidas de uma semana sem adesivo para cada ciclo de 28 dias. Um ciclo semelhante de 3 semanas com/1 semana sem é empregado para um anel intravaginal contendo etinilestradiol e etonogestrel.

CONTRACEPTIVOS DE PROGESTINA PURA. Dispõe-se de vários agentes com eficácia teórica de 99%. As preparações específicas incluem a "minipílula"; baixas doses de progestinas (p. ex., 350 μg de noretindrona tomadas diariamente sem interrupção); implantes subdérmicos de 216 mg de norgestrel para ação como contraceptivo de longo prazo (p. ex., até 5 anos) ou 68 mg de etonogestrel para contracepção de 3 anos de duração; e suspensão cristalina de acetato de medroxiprogesterona para injeção intramuscular de 104 mg ou 150 mg do fármaco; cada um deles proporciona uma contracepção efetiva por 3 meses. Dispõe-se de um DIU, que libera localmente baixas quantidades de progesterona, para inserção anual. Sua eficácia é considerada de 97 a 98%, e a ação contraceptiva deve-se, provavelmente, a efeitos locais sobre o endométrio. Um DIU libera levonorgestrel por um período de até 5 anos.

MECANISMO DE AÇÃO

CONTRACEPTIVOS ORAIS EM COMBINAÇÃO. Os contraceptivos orais em combinação atuam evitando a ovulação. Mensurações diretas dos níveis plasmáticos dos hormônios indicam que os níveis de LH e de FSH estão suprimidos, que o surto de LH na metade do ciclo está ausente, que os níveis de esteroides endógenos estão diminuídos, e que a ovulação não ocorre. As ações hipotalâmicas dos esteroides desempenham um importante papel no mecanismo de ação dos contraceptivos orais. A progesterona diminui a frequência dos pulsos de GnRH. Como a frequência adequada de pulsos de LH é essencial à ovulação, esse efeito da progesterona provavelmente desempenha um importante papel na ação contraceptiva desses agentes.

É provável que os efeitos hipofisários múltiplos do estrogênio e da progestina contribuam para a ação contraceptiva oral. Parece provável que os contraceptivos orais diminuam a responsividade da hipófise ao GnRH. Os estrogênios também suprimem a liberação de FSH pela hipófise durante a fase folicular do ciclo menstrual, e esse efeito provavelmente contribui para a ausência de desenvolvimento folicular em usuárias de contraceptivos orais. O componente progestina também pode inibir o surto de LH induzido pelo estrogênio na metade do ciclo. Outros efeitos podem contribuir, em menor grau, para a extraordinária eficácia dos contraceptivos orais. O trânsito dos espermatozoides, do óvulo fertilizado é importante para estabelecer a gestação, e os esteroides provavelmente afetam o transporte na tuba uterina. No colo do útero, os efeitos da progestina provavelmente também produzem um muco viscoso e espesso para reduzir a penetração dos espermatozoides e, no endométrio, para produzir um estado não receptivo à implantação.

CONTRACEPTIVOS COM PROGESTINA ISOLADA. As pílulas com progestina isolada e os implante de levonorgestrel são altamente eficazes, porém bloqueiam a ovulação em apenas 60 a 80% dos ciclos. Acredita-se que a sua eficácia se deva, em grande parte, a um espessamento do muco cervical, que diminui a penetração dos espermatozoides, e a alterações endometriais, que comprometem a implantação; esses efeitos locais respondem pela eficácia dos DIU que liberam progestinas. Acredita-se que as injeções de depósito de MPA exerçam efeitos similares, porém elas também dão origem a níveis do fármaco altos o suficiente para impedir a ovulação, presumivelmente pela diminuição da frequência dos pulsos de GnRH.

EFEITOS ADVERSOS

CONTRACEPTIVOS ORAIS EM COMBINAÇÃO. Os efeitos adversos dos contraceptivos hormonais iniciais foram classificados em várias categorias principais: efeitos adversos cardiovasculares; cânceres de mama, hepatocelulares e cervicais; e certo número de efeitos endócrinos e metabólicos. O consenso atual é o de que, em mulheres sem fatores de risco predisponentes, as preparações de baixas doses acarretam riscos mínimos para a saúde.

Efeitos cardiovasculares. Para as mulheres não fumantes sem outros fatores de risco, como hipertensão ou diabetes melito, não há aumento significativo no risco de infarto do miocárdio ou de acidente vascular encefálico. Verifica-se um aumento de 28% no risco relativo de tromboembolismo venoso, porém o aumento absoluto estimado é muito pequeno, visto que a incidência desses eventos em mulheres sem outros fatores predisponentes é baixa (p. ex., mais ou menos a metade da associada ao risco de tromboembolismo venoso na gestação). O risco é significativamente maior em mulheres que fumam ou que têm outros fatores predisponentes à trombose ou tromboembolismo. Estudos realizados após comercialização indicam que as mulheres que usam contraceptivos transdérmicos apresentam uma exposição ao estrogênio maior do que o esperado e correm risco aumentado de desenvolvimento de tromboembolismo venoso.

Os contraceptivos orais em combinação iniciais, em altas doses, causaram hipertensão em 4 a 5% das mulheres normotensas e aumentaram a pressão arterial em 10 a 15% das que tinham hipertensão preexistente. Essa incidência é muito mais baixa com as novas preparações em baixas doses, e a maior parte das alterações na pressão arterial é insignificante. O risco cardiovascular associado ao uso de contraceptivos orais não parece persistir após a sua interrupção. Os estrogênios aumentam os níveis séricos de HDL e diminuem os níveis de LDL; as progestinas tendem a apresentar o efeito oposto. Estudos recentes com várias preparações de baixa dose não encontraram alterações significativas no colesterol sérico total ou nos perfis de lipoproteínas, embora tenham sido relatados aumentos leves dos triglicerídeos.

Câncer. Em decorrência dos efeitos estrogênicos promotores de crescimento, houve sempre uma preocupação de que os contraceptivos orais pudessem aumentar a incidência de cânceres endometrial, cervical, de ovário, de mama e outros. *Não* existe uma ampla associação entre o uso de contraceptivos orais e o câncer. Evidências epidemiológicas sugerem que o uso de contraceptivos orais combinados pode aumentar em cerca de 2 vezes o risco de câncer cervical, mas apenas em usuárias a longo prazo (> 5 anos) com infecção pelo papiloma vírus humano. Houve relatos de aumento na incidência de adenoma hepática e carcinoma hepatocelular. As estimativas atuais indicam que há aproximadamente uma duplicação do risco de câncer hepático após 4 a 8 anos de uso; trata-se de cânceres raros, e os aumentos absolutos são pequenos.

O efeito dos contraceptivos orais sobre o câncer de mama é uma preocupação. O risco de câncer de mama em mulheres em idade fértil é muito baixo, e as usuárias atuais de contraceptivos orais nesse grupo têm apenas um aumento muito pequeno do risco relativo, de 1,1 a 1,2, dependendo de outras variáveis. Esse pequeno aumento não é substancialmente afetado pela duração do uso, dose ou tipo de componente, nem da idade em que foi usado pela primeira vez ou da paridade. Significativamente, após 10 anos de interrupção do uso de contraceptivos orais, não há nenhuma diferença na incidência de câncer de mama entre antigas usuárias e as que nunca usaram contraceptivos. Os contraceptivos orais em combinação diminuem a incidência de câncer endometrial em 50%, um efeito que perdura por 15 anos após a interrupção das pílulas. Acredita-se que isso se deva à inclusão de uma progestina durante todo o ciclo de 21 dias de administração. Esses agentes também diminuem a incidência do câncer de ovário. Há dados cumulativos indicando que o uso de contraceptivos orais diminui o risco de câncer colorretal.

Efeitos metabólicos e endócrinos. Os efeitos dos esteroides sexuais sobre o metabolismo da glicose e a sensibilidade à insulina são complexos e podem diferir entre agentes da mesma classe. Os estudos iniciais com contraceptivos em altas doses geralmente relataram um comprometimento da tolerância à glicose; esses efeitos diminuíram à medida que as doses dos esteroides foram reduzidas; os contraceptivos em combinação atuais de baixas doses podem até mesmo melhorar a sensibilidade às insulinas. De modo semelhante, as progestinas em altas doses nos contraceptivos orais antigos elevavam os níveis de LDL e reduziam os níveis de HDL; todavia, as preparações modernas em baixas doses não produzem perfis desfavoráveis dos lipídeos. Houve também relatos periódicos de que os contraceptivos orais aumentavam a incidência de doença da vesícula biliar, porém esses efeitos parecem ser fracos e associados a uso muito prolongado.

O componente estrogênico dos contraceptivos orais pode aumentar a síntese hepática de várias proteínas séricas, incluindo as que ligam os hormônios da tireoide, os glicocorticoides e os esteroides sexuais. Embora os mecanismos de retroalimentação fisiológicos geralmente ajustem a síntese hormonal para manter níveis normais de hormônio "livre", essas mudanças podem afetar a interpretação das provas de função endócrina que medem os níveis plasmáticos *totais* de hormônio e podem exigir um ajuste da dose em pacientes que recebem reposição de hormônio tireoidiano. O etinilestradiol presente nos contraceptivos orais parece causar um aumento dependente da dose em vários fatores séricos, que aumentam a coagulação. Entretanto, em mulheres saudáveis que não fumam, há também um aumento na atividade fibrinolítica, que exerce um efeito contrário, de modo que, globalmente, verifica-se um efeito mínimo sobre o equilíbrio hemostático. Esse efeito compensatório fica diminuído em mulheres fumantes.

Outros efeitos. Ocorrem náuseas, edema e cefaleia leve em algumas mulheres; os contraceptivos orais podem precipitar cefaleias da enxaqueca em uma fração menor de mulheres. Pode ocorrer sangramento de escape durante o ciclo de 21 dias, quando as pílulas ativas estão sendo tomadas. O sangramento de retirada pode não ocorrer em uma pequena fração de mulheres durante os 7 dias do período "sem pílula", causando, assim, alguma confusão acerca de possível gestação. A acne e o hirsutismo podem ser causados pela atividade androgênica das 19-nor--progestinas.

CONTRACEPTIVOS DE PROGESTINA ISOLADA. O efeito adverso mais frequentemente encontrado consiste em episódios de pequeno sangramento irregular e imprevisível e sangramento de escape, constituindo a principal razão pela qual as mulheres interrompem o uso de contraceptivos de progestina isolada. Com o tempo, a incidência desses episódios de sangramento diminui. Não há evidência de que as minipílulas de progestina isoladas aumentem os eventos tromboembólicos. A acne pode ser um problema, devido à atividade androgênica das preparações contendo noretindrona. Essas preparações podem ser atraentes para as mães que amamentam, visto que elas não diminuem a lactação.

A cefaleia é um efeito adverso comumente descrito do MPA de depósito. Foram também relatadas alterações do humor, bem como ganho de peso. Muitos estudos encontraram diminuições dos níveis de HDL e aumento dos níveis de LDL, e houve relatos de redução da densidade óssea. Esses efeitos podem decorrer da redução dos estrogênios endógenos, visto que o MPA de depósito diminui os níveis de gonadotrofinas. Devido ao tempo necessário para eliminar completamente o fármaco, o efeito contraceptivo desse agente pode persistir por 6 a 12 meses após a última injeção. Implantes de noretindrona podem estar associados a infecção, irritação local, dor no local de inserção e, raramente, expulsão do implante. Foi relatada a ocorrência de cefaleia, ganho de peso e alterações do humor. A acne é observada em algumas pacientes. A ovulação ocorre logo após a remoção do implante, alcançando 50% em 3 meses e quase 90% em 1 ano.

CONTRAINDICAÇÕES. Os contraceptivos orais modernos são geralmente considerados seguros para a maior parte das mulheres saudáveis; entretanto, *esses agentes podem contribuir para a incidência e a gravidade de doenças cardiovasculares, tromboembólicas ou malignas, particularmente na presença de outros fatores de risco.* As contraindicações para o uso de contraceptivos orais em combinação incluem: presença ou história de doença tromboembólica, doença cerebrovascular, infarto do miocárdio, doença das artérias coronárias ou hiperlipidemia congênita; carcinoma de mama conhecido ou suspeitado, carcinoma do trato reprodutor feminino, sangramento vaginal anormal não diagnosticado; gravidez conhecida ou suspeitada; e tumores hepáticos passados e presentes ou comprometimento da função hepática. *O risco de efeitos colaterais cardiovasculares graves é particularmente acentuado em mulheres de > 35 anos de idade que fumam excessivamente* (p. ex., > 15 cigarros por dia); até mesmo contraceptivos orais em baixa dose estão contraindicados para essas pacientes.

Outras contraindicações relativas incluem cefaleia da enxaqueca, hipertensão, diabetes melito, icterícia obstrutiva da gestação ou uso prévio de contraceptivos orais, e doença da vesícula biliar. Se houver cirurgia eletiva planejada, recomenda-se a interrupção dos contraceptivos orais por várias semanas a um mês, para minimizar a possibilidade de tromboembolismo após a cirurgia. Esses agentes devem ser usados com cuidados em mulheres com diabetes gestacional prévio ou fibroides uterinos, e, em geral, devem-se usar pílulas de baixa dose nesses casos. Os contraceptivos de progestina isolada estão contraindicados na presença de sangramento vaginal não diagnosticado, doença hepática benigna ou maligna e suspeita ou presença de câncer de mama. O MPA de depósito e os implantes de levonorgestrel estão contraindicados para mulheres com história ou predisposição à tromboflebite ou a distúrbios tromboembólicos.

ESCOLHA DAS PREPARAÇÕES CONTRACEPTIVAS

O tratamento geralmente deve começar com preparações contendo a dose mínima de esteroide necessária para cobertura contraceptiva efetiva. Tipicamente, isso representa uma pílula com 30 a 35 μg de estrogênio, porém preparações com 20 μg podem ser adequadas para mulheres com menos peso ou com > 40 anos de idade e sintomas perimenopáusicos; pode ser necessária uma preparação contendo 50 μg de estrogênio para mulheres com mais peso. Em mulheres para as quais os estrogênios estão contraindicados ou indesejáveis, os contraceptivos de progestina isolada podem ser uma opção. A minipílula de progestina isolada pode ter maior eficácia em várias dessas mulheres (p. ex., mães durante a lactação e mulheres com > 40 anos de idade, nas quais a fertilidade pode estar reduzida). A escolha de uma preparação também pode ser influenciada pelo componente 19-nor-progestina específico, visto que esse componente pode ter graus variáveis de atividade androgênica e outras. A atividade androgênica desse componente pode contribuir para efeitos adversos, como ganho de peso, acne em virtude do aumento das secreções das glândulas sebáceas e perfis desfavoráveis das lipoproteínas. Esses efeitos adversos estão acentuadamente reduzidos nos novos contraceptivos de baixa dose que contêm progestinas com pouca ou nenhuma atividade androgênica.

BENEFÍCIOS NÃO CONTRACEPTIVOS PARA A SAÚDE

Os contraceptivos orais em combinação têm benefícios substanciais para a saúde, que não estão relacionados com o seu uso contraceptivo. Os contraceptivos orais reduzem significativamente a incidência de cânceres de ovário e de endométrio em 6 meses de uso. As injeções de MPA de depósito reduzem substancialmente a incidência de câncer uterino. Esses agentes também diminuem a incidência de cistos de ovário e a doença fibrocística benigna da mama. Os contraceptivos orais trazem muitos benefícios relacionados com a menstruação em muitas mulheres, incluindo menstruação mais regular, redução da perda de sangue menstrual, menos anemia ferropriva e diminuição da frequência de dismenorreia. Há também uma diminuição da incidência de doença inflamatória pélvica e gravidez ectópica, e pode ocorrer melhora da endometriose.

Para uma listagem bibliográfica completa, consulte ***As Bases Farmacológicas da Terapêutica de Goodman e Gilman***, 12ª edição.

Capítulo 41 Androgênios

TESTOSTERONA E OUTROS ANDROGÊNIOS

Nos homens, o principal androgênio secretado é a testosterona. As *células de Leydig* sintetizam a maior parte da testosterona pelas vias ilustradas na Figura 41-1. Nas mulheres, a testosterona também é o principal androgênio, sendo sintetizada por vias similares no corpo lúteo e no córtex suprarrenal. A *androstenodiona* e a *desidroepiandrosterona*, precursores da testosterona, são androgênios fracos que podem ser convertidos em testosterona nos tecidos periféricos.

SECREÇÃO E TRANSPORTE DA TESTOSTERONA. Em quase todos os estágios da vida, a secreção de testosterona é maior nos homens do que nas mulheres, uma diferença que explica muitas das outras diferenças observadas entre homens e mulheres. No primeiro trimestre da vida intrauterina, os testículos fetais, provavelmente estimulados pela gonadotrofina coriônica humana (hCG) produzida pela placenta, começam a secretar testosterona, o principal fator da diferenciação sexual masculina. No início do segundo trimestre, a concentração sérica de testosterona está próxima daquela observada na metade da puberdade, atingindo ~ 250 ng/dL (Figura 41-2). A produção de testosterona cai por volta do final do segundo trimestre; entretanto, por ocasião do nascimento, seus níveis atingem novamente ~ 250 ng/dL, possivelmente em decorrência da estimulação das células de Leydig fetais pelo *hormônio luteinizante* (LH) produzido pela hipófise fetal. O nível de testosterona cai novamente nos primeiros dias após o nascimento, porém aumenta mais uma vez até alcançar um pico de ~ 250 ng/dL aos 2-3 meses de vida, caindo então para < 50 ng/dL aos 6 meses de idade, valor em que permanece até a puberdade. Durante a puberdade, dos ~ 12 aos 17 anos de idade, as concentrações séricas de testosterona aumentam no sexo masculino, de modo que, no início da idade adulta, as concentrações séricas de testosterona são de 500 a 700 ng/dL nos homens, em comparação com 30 a 50 ng/dL nas mulheres. A magnitude da concentração de testosterona no sexo masculino é responsável pelas alterações puberais que diferenciam ainda mais os homens das mulheres. À medida que os homens envelhecem, suas concentrações séricas de testosterona diminuem gradualmente, o que pode contribuir para outros efeitos do envelhecimento nos homens.

O LH, secretado pelos gonadotropos da hipófise (Capítulo 38), constitui o principal estímulo para a secreção de testosterona nos homens, sendo talvez potencializado pelo hormônio *folículo-estimulante* (FSH), também secretado pelos gonadotropos. A secreção de LH pelos gonadotropos é regulada positivamente pelo hormônio de liberação das gonadotrofinas do hipotálamo (GnRH), e a testosterona inibe diretamente a secreção de LH através de uma alça de retroalimentação negativa. O LH é secretado em pulsos, que ocorrem aproximadamente a cada 2 h e que são de maior magnitude pela manhã. A pulsabilidade parece resultar da secreção pulsátil do GnRH pelo hipotálamo. A secreção de testosterona é igualmente pulsátil e diurna; as concentrações plasmáticas mais altas ocorrem em torno de 8 horas da manhã, enquanto as mais baixas são observadas em torno de 20 horas. Os picos observados pela manhã diminuem à medida que os homens envelhecem. A *globulina de ligação dos hormônios sexuais* (SHBG) liga-se com alta afinidade a ~ 40% da testosterona circulante, de modo que o hormônio ligado não está disponível para exercer seus efeitos biológicos. A albumina liga-se com baixa afinidade a quase 60% da testosterona circulante, deixando ~ 2% não ligados ou livres. Nas mulheres, o LH estimula a secreção de testosterona pelo *corpo lúteo* (formado pelo folículo após a liberação do óvulo). Em circunstâncias normais, entretanto, o *estradiol* e a *progesterona*, e não a testosterona, são os principais inibidores da secreção de LH em mulheres.

METABOLISMO DA TESTOSTERONA EM COMPOSTOS ATIVOS E INATIVOS. A testosterona tem muitos efeitos diferentes sobre os tecidos, tanto diretamente quanto por meio de seu metabolismo a *di-hidrotestosterona* e o *estradiol* (Figura 41-3). A enzima 5α-redutase catalisa a conversão da testosterona em di-hidrotestosterona. A di-hidrotestosterona liga-se ao *receptor de androgênio* (RA) com maior afinidade do que a testosterona e ativa a expressão gênica com mais eficiência. Foram identificadas duas formas de 5α-redutase: o tipo I, que é encontrado predominantemente na pele não genital, no fígado e nos ossos, e o tipo II, que ocorre predominantemente no tecido urogenital dos homens e na pele genital de homens e mulheres. O complexo enzimático aromatase, que está presente em muitos tecidos, catalisa a conversão da testosterona em estradiol. Essa conversão responde por ~ 85% do estradiol circulante nos homens; o restante é secretado diretamente pelos testículos. O metabolismo hepático converte a testosterona nos compostos biologicamente inativos, a androsterona e etiocolanolona (Figura 41-3). A di-hidrotestosterona é metabolizada em androsterona, androstanediona e androstanediol.

EFEITOS FISIOLÓGICOS E FARMACOLÓGICOS DOS ANDROGÊNIOS

A testosterona é o principal androgênio circulante no homem. Os efeitos variados da testosterona resultam de sua capacidade de atuar por meio de pelo menos 3 mecanismos: ligação ao RA, conversão em certos tecidos em di-hidrotestosterona, que também se liga ao RA, e conversão em estradiol, que se liga ao receptor de estrogênio (Figura 41-4).

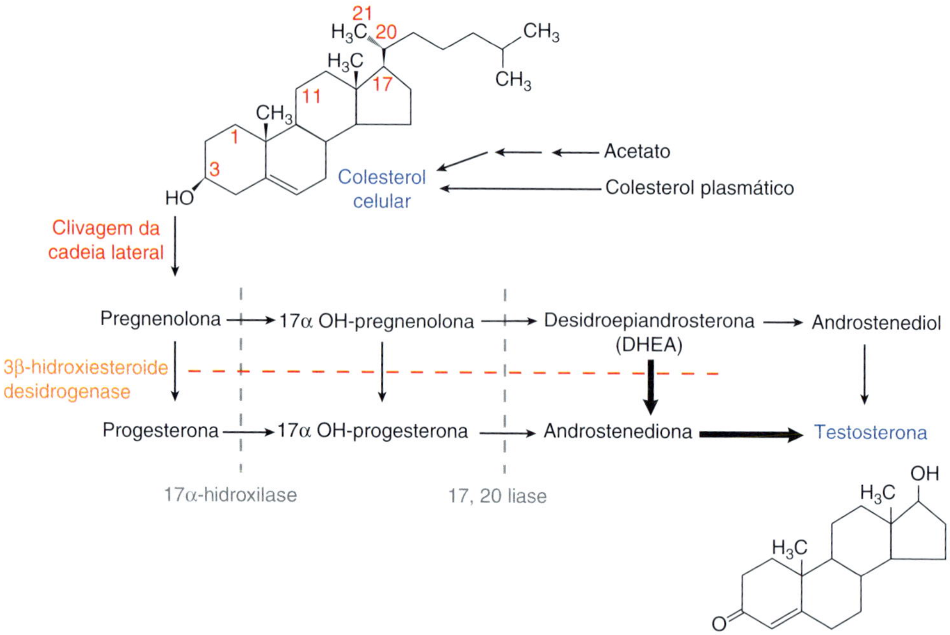

Figura 41-1 *Via de síntese da testosterona nas células de Leydig dos testículos.* Nas células de Leydig, as 11 e 21 hidroxilases (presentes no córtex suprarrenal) estão ausentes, enquanto a CYP17 (17α-hidroxilase) está presente. Por conseguinte, ocorre síntese de androgênios e estrogênios; a corticosterona e o cortisol não são formados. As setas em negrito indicam as via preferenciais.

EFEITOS QUE OCORREM POR MEIO DO RECEPTOR DE ANDROGÊNIO. A testosterona e a di-hidrotestosterona atuam como androgênios através de um único RA, um membro da superfamília de receptores nucleares, designado como NR3A.

Na ausência de ligante, o RA localiza-se no citoplasma associado a um complexo de proteína de choque térmico. Quando a testosterona ou a di-hidrotestosterona ligam-se ao domínio de ligação do ligante, o RA dissocia-se do complexo da proteína de choque térmico, sofre dimerização e transloca-se para o núcleo. Em seguida, o dímero liga-se, através dos domínios de ligação do DNA, aos elementos de resposta aos androgênios presentes em certos genes responsivos. O complexo ligante-receptor recruta coativadores e atua como complexo do fator de transcrição, estimulando ou reprimindo a expressão desses genes.

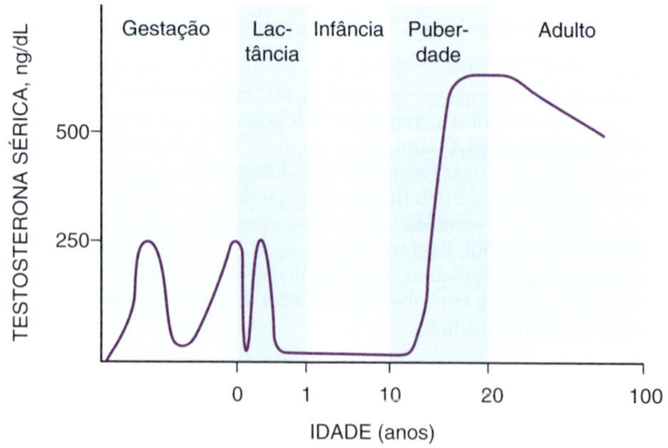

Figura 41-2 *Representação esquemática da concentração sérica de testosterona desde o início da gestação até a idade avançada.*

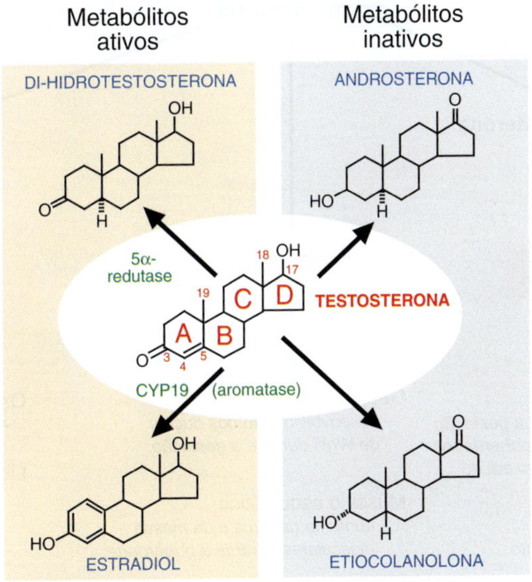

Figura 41-3 *Metabolismo da testosterona para seus principais metabólitos ativos e inativos.*

A ocorrência de mutações no hormônio ou em regiões de ligação ao DNA resulta em uma resistência à ação da testosterona, que já se manifesta *in utero*. Por conseguinte, a diferenciação sexual masculina é incompleta, bem como o desenvolvimento puberal. Ocorrem outras mutações em pacientes que apresentam atrofia muscular espinal e bulbar, conhecida como doença de Kennedy. Esses pacientes exibem uma expansão da repetição CAG, que codifica a glutamina, na porção aminoterminal da molécula. O resultado é uma resistência muito leve ao androgênio, que se manifesta principalmente por ginecomastia e por atrofia do neurônio motor progressivamente grave. O mecanismo pelo qual a atrofia neuronal ocorre é desconhecido. Outras mutações do RA podem explicar por que o câncer de próstata metastático com frequência regride inicialmente em resposta ao tratamento com privação de androgênio, porém torna-se, em seguida, não responsivo à privação continuada. O RA continua sendo expresso no câncer de próstata independente de androgênio, e a sua sinalização permanece ativa. A sinalização independente de ligante pode resultar de mutações no gene do RA ou de alterações nas proteínas correguladoras do RA. Em alguns pacientes resistentes à terapia padrão de privação de androgênio, o tumor responde à depleção adicional dos androgênios por inibidores da síntese de androgênios suprarrenais, como a abiraterona.

EFEITOS QUE OCORREM POR MEIO DO RECEPTOR DE ESTROGÊNIO. Certos efeitos da testosterona são mediados pela sua conversão em estradiol, catalisada pela CYP19.

Nos raros casos de indivíduos com deficiência de CYP19 ou do receptor de estrogênio, as epífises não se fundem, e o crescimento dos ossos longos continua indefinidamente. Além disso, esses pacientes são osteoporóticos. A administração de estradiol corrige as anormalidades ósseas em pacientes que apresentam deficiência de aromatase, mas não naqueles que têm defeito no receptor de estrogênio. Como os homens têm ossos maiores do as mulheres, e o osso expressa o RA, a testosterona também pode exercer um efeito nos ossos por meio do RA. A administração de estradiol a um homem com deficiência de CYP19 pode aumentar a libido, sugerindo que o efeito da testosterona sobre a libido masculina pode ser mediada pela conversão em estradiol.

EFEITOS DOS ANDROGÊNIOS EM DIFERENTES ESTÁGIOS DA VIDA

In utero. Quando, por volta da oitava semana de gestação, o testículo fetal, estimulado pela hCG, começa a secretar testosterona, a alta concentração local de testosterona em torno dos testículos estimula os ductos de Wolff adjacentes a se diferenciarem na genitália masculina interna. Nos rudimentos da genitália externa, a testosterona é convertida em di-hidrotestosterona, que causa o desenvolvimento da genitália masculina externa. O aumento da testosterona no final da gestação pode resultar em crescimento fálico adicional.

Lactância. As consequências do aumento da secreção de testosterona pelos testículos durante os primeiros meses de vida não são conhecidas.

Puberdade. A puberdade no sexo masculino começa em média aos 12 anos de idade, com um aumento da secreção de FSH e de LH pelos gonadotropos, estimulados pelo aumento da secreção de GnRH a partir do hipotálamo. A maior secreção de FSH e de LH estimula os testículos. O aumento da produção de testosterona pelas células de

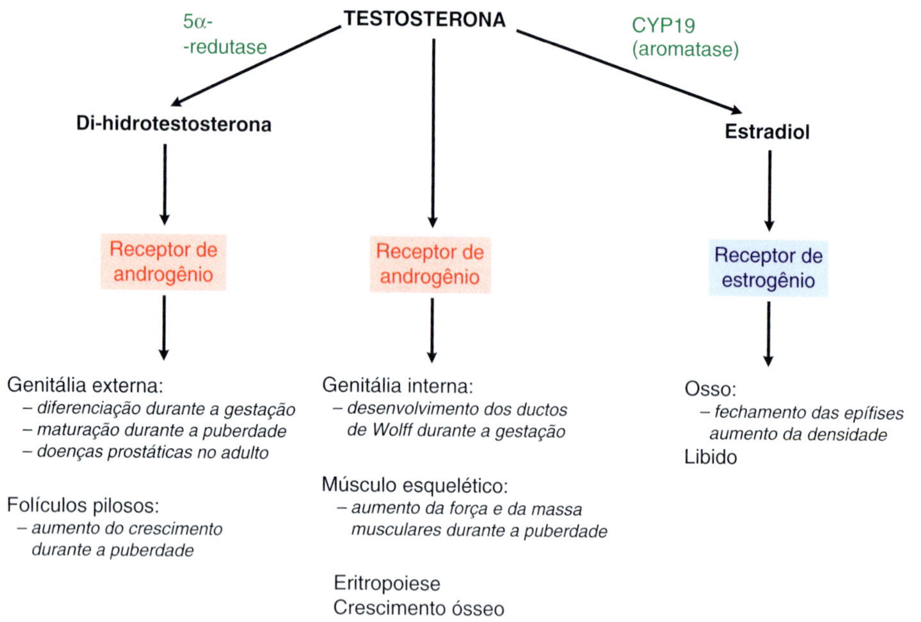

Figura 41-4 *Efeitos diretos da testosterona e efeitos mediados indiretamente por meio da di-hdrotestosterona ou do estradiol.*

Leydig e o efeito do FSH sobre as células de Sertoli estimulam o desenvolvimento dos túbulos seminíferos, que posteriormente produzirão espermatozoides maduros. A maior secreção de testosterona na circulação sistêmica afeta muitos tecidos de modo simultâneo, e as alterações na maior parte deles ocorrem gradualmente durante o curso de vários anos. O pênis aumenta em comprimento e largura, o escroto se enruga e a próstata começa a secretar o líquido que contribui para a formação do sêmen. Devido à maior produção de sebo, a pele torna-se mais grossa e mais oleosa, o que contribui para o desenvolvimento de acne. Os pelos sexuais começam a crescer, inicialmente os púbicos e axilares, depois os das partes baixas das pernas e, finalmente, os outros pelos corporais e faciais. A massa e a força musculares aumentam, especialmente na cintura escapular, e a gordura subcutânea diminui. O crescimento do osso epifisário acelera-se, resultando no surto de crescimento puberal, mas a maturação das epífises leva inicialmente a uma diminuição e, depois, a uma cessação do crescimento. Os ossos também se tornam mais grossos. A eritropoiese aumenta, resultando em valores do hematócrito e concentrações de hemoglobina mais altos nos homens do que nos meninos e nas mulheres. A laringe se engrossa, o que resulta em um tom de voz mais baixo. A libido se desenvolve. O aumento da testosterona durante a puberdade também pode determinar outras alterações. Os homens tendem a ter um melhor senso das relações espaciais do que as mulheres e a exibir um comportamento que difere do comportamento das mulheres em certos aspectos, entre os quais a maior agressividade.

Idade adulta. A concentração sérica de testosterona e as características do homem adulto mantêm-se, em grande parte, inalteradas durante o início da vida adulta e a meia-idade. Uma alteração que ocorre durante esse período é o gradual desenvolvimento de um padrão masculino de calvície, que tem início com a regressão dos cabelos nas têmporas e/ou no vértice do crânio. Duas outras alterações têm grande importância clínica. Uma delas é a *hiperplasia prostática* benigna, que ocorre em quase todos os homens em grau variável, obstruindo às vezes o fluxo urinário pela compressão da uretra no local em que passa pela próstata. Esse desenvolvimento é mediado pela conversão da testosterona em di-hidrotestosterona pela 5α-redutase II no interior das células prostáticas. A outra alteração é o aparecimento do *câncer de próstata*. Embora nenhuma evidência direta sugira que a testosterona cause a doença, o câncer de próstata depende da estimulação androgênica. Essa dependência constitui a base para o tratamento do câncer de próstata metastático pela redução da concentração sérica de testosterona ou pelo bloqueio da sua ação no receptor.

Senescência. À medida que o homem envelhece, a concentração sérica de testosterona gradualmente declina (Figura 41-2), e a concentração de SHBG aumenta gradualmente, de tal modo que, por volta dos 80 anos de idade, a concentração de testosterona total corresponde a ~ 80%, e a da testosterona livre, a ~ 40% das concentrações presentes aos 20 anos. Essa queda da testosterona sérica pode contribuir para várias outras alterações que ocorrem nos homens com o avanço da idade, incluindo os decréscimos na energia, na libido, na massa e na força musculares, bem como na densidade mineral óssea. A privação de androgênio também leva à resistência à insulina, obesidade do tronco e lipídeos séricos anormais, conforme observado em pacientes com câncer de próstata metastático aos quais se administra esse tratamento (também Capítulo 63).

CONSEQUÊNCIAS DA DEFICIÊNCIA DE ANDROGÊNIO

As consequências da deficiência de androgênio dependem do estágio da vida durante o qual a deficiência passa a ocorrer e do grau da deficiência.

DURANTE O DESENVOLVIMENTO FETAL. Em um feto do sexo masculino, a deficiência de testosterona *in utero* durante o primeiro trimestre resulta em diferenciação sexual incompleta. A deficiência completa da secreção de testosterona resulta em uma genitália externa inteiramente feminina. A deficiência de testosterona nesse estágio do desenvolvimento também faz com que os ductos de Wolff não se diferenciem nas estruturas da genitália interna masculina, porém os ductos de Müller tampouco se diferenciam na genitália interna feminina, já que os testículos estão presentes e secretam a substância inibitória dos ductos de Müller. Alterações similares ocorrem quando a testosterona é secretada normalmente, mas tem a sua ação diminuída por uma anormalidade do RA ou da enzima 5α-redutase. As anormalidades do RA podem ter efeitos bem variados. A forma mais grave resulta em ausência completa de ação androgênica e em um fenótipo feminino; as formas moderadamente graves resultam em virilização parcial da genitália externa; e as formas mais leves permitem uma virilização normal *in utero* e resultam apenas em comprometimento da espermatogênese na idade adulta. A anormalidade da 5α-redutase resulta em virilização incompleta da genitália externa *in útero,* porém em desenvolvimento normal da genitália interna masculina. A deficiência de testosterona durante o terceiro trimestre compromete o crescimento do pênis. O resultado, designado como microfalo, é de ocorrência comum em meninos que depois se descobrem incapazes de secretar LH, em decorrência de anormalidades da síntese de GnRH. Além disso, com a deficiência de testosterona, os testículos não descem para o interior do escroto; esta condição, chamada criptorquidia, costuma ocorrer em meninos cuja secreção de LH é subnormal (Capítulo 38).

ANTES DE COMPLETAR A PUBERDADE. Quando um menino pode secretar testosterona normalmente *in utero*, mas perde a capacidade de fazê-lo antes da idade prevista para a puberdade, o resultado é uma incapacidade de completar a puberdade. Todas as alterações puberais descritas anteriormente, incluindo as da genitália externa, pelos pubianos, massa muscular, a voz e o comportamento, ficam comprometidas em grau proporcional à anormalidade da secreção de testosterona. Além disso, se durante os anos em que se espera que ocorra a puberdade, a secreção de hormônio do crescimento é normal enquanto a secreção de testosterona é subnormal, os ossos longos continuam a alongar-se, uma vez que as epífises não se fecham. O resultado são braços e pernas mais longos em relação ao tronco. Outra consequência da secreção subnormal de testosterona durante a idade em que se espera ocorrer a puberdade é o crescimento do tecido glandular das mamas, denominado *ginecomastia.*

APÓS COMPLETAR A PUBERDADE. Quando ocorre comprometimento da secreção de testosterona depois da puberdade (p. ex., após castração ou tratamento com antiandrogênios), a regressão dos efeitos puberais da testosterona depende do grau e da duração da deficiência de testosterona. Quando o grau de deficiência de testosterona é substancial, a libido e a energia diminuem em uma ou duas semanas, enquanto as outras características dependentes de testosterona declinam mais lentamente. Não ocorre um decréscimo clinicamente detectável da massa muscular em determinado indivíduo durante vários anos. Ocorrerá uma redução pronunciada do hematócrito e da hemoglobina dentro de vários meses. Uma redução na densidade mineral óssea provavelmente poderá ser detectada em 2 anos por absorciometria de dupla energia. A perda dos pelos sexuais leva muitos anos.

EM MULHERES. A perda da secreção androgênica em mulheres resulta em decréscimo dos pelos sexuais, mas não antes de muitos anos. A perda dos androgênios (especialmente a grave perda dos androgênios ovarianos e suprarrenais que ocorre no pan-hipopituitarismo) pode resultar em desaparecimento dos efeitos associados à libido, energia, massa e força musculares e densidade mineral óssea.

PREPARAÇÕES TERAPÊUTICAS DE ANDROGÊNIOS

A ingestão de testosterona não é um meio eficaz de repor a sua deficiência, devido ao rápido metabolismo hepático. Por conseguinte, a maior parte das preparações farmacêuticas de androgênios é concebida de modo a evitar o catabolismo hepático da testosterona.

ÉSTERES DE TESTOSTERONA. A esterificação de um ácido graxo no grupo 17α-hidroxila da testosterona cria um composto ainda mais lipofílico que a própria testosterona. Quando um éster, como o enantato de testosterona (heptanoato) ou o cipionato (ciclopentilpropionato) (Quadro 41-1), é dissolvido em óleo e administrado por via intramuscular a cada 2-4 semanas a homens com hipogonadismo, o éster sofre hidrólise *in vivo* e produz concentrações séricas de testosterona que vão desde valores acima da faixa normal nos primeiros dias após a injeção até valores normais baixos exatamente antes da próxima injeção (Figura 41-5). As tentativas de diminuir a frequência das injeções aumentando a quantidade administrada em cada injeção resultam em flutuações mais amplas e em resultados terapêuticos mais precários. O éster undecanoato de testosterona, quando dissolvido em óleo e ingerido por via oral, é absorvido através da circulação linfática, desviando-se assim do catabolismo hepático inicial. O *undecanoato de testosterona* em óleo também pode ser injetado e produz concentrações séricas estáveis de testosterona por 2 meses. O éster undecanoato de testosterona não é atualmente comercializado nos EUA.

ANDROGÊNIOS ALQUILADOS. Há várias décadas, os químicos verificaram que a adição de um grupo alquila à posição 17α da testosterona retarda o seu catabolismo hepático. Consequentemente, os androgênios 17α-alquilados são androgênicos quando administrados por via oral; entretanto, são menos androgênicos que a própria testosterona e causam hepatotoxicidade, o que não ocorre com a testosterona natural. Alguns androgênios 17α-alquilados exercem

Quadro 41-1

Androgênios disponíveis para uso terapêutico

TESTOSTERONA
Ésteres de testosterona
Enantato/undecanoato/cipionato de testosterona
Androgênios 17α-alquilados
Metiltestosterona, oxandrolona, estanozolol
Fluoximesterona, danazol
Outros
7α-Metil-19-nortestosterona, tetraidrogestrinona

efeitos anabólicos maiores do que efeitos androgênicos, em comparação com a testosterona natural em testes realizados em ratos de laboratório. Todavia, esses esteroides "anabólicos", tão procurados por atletas para melhorar ilicitamente o seu desempenho, não demonstraram convincentemente ter esses efeitos diferenciais em seres humanos. O FDA, citando riscos potencialmente graves para a saúde, fez recomendações contra o uso de produtos para fisiculturistas, que são comercializados como contendo esteroides ou substâncias semelhantes aos esteroides.

SISTEMAS DE LIBERAÇÃO TRANSDÉRMICA. Produtos químicos denominados excipientes são usados para facilitar a absorção controlada de testosterona nativa através da pele. Essas preparações transdérmicas fornecem concentrações séricas de testosterona mais estáveis que as injeções de ésteres de testosterona. As primeiras de tais preparações foram de adesivos transdérmicos, dos quais um ainda está disponível. As novas preparações incluem géis e um comprimido de absorção bucal (Figura 41-5).

DI-IDROMODULADORES SELETIVOS DO RECEPTOR DE ANDROGÊNIO. Foram desenvolvidos moduladores seletivos do receptor de estrogênio (MSRE) (Capítulo 40). É possível desenvolver moduladores seletivos do RA capazes de exibir os efeitos desejáveis da testosterona em alguns tecidos, como os músculos e os ossos, sem os efeitos indesejáveis em outros tecidos, como a próstata? Foram desenvolvidas moléculas não esteroides com essas propriedades, que estão sendo testadas em seres humanos.

USOS TERAPÊUTICOS DOS ANDROGÊNIOS

HIPOGONADISMO MASCULINO. A indicação mais bem estabelecida para a administração de androgênios é a deficiência de testosterona em homens. Qualquer uma das preparações de testosterona ou ésteres de testosterona descritas pode ser usada para tratar a deficiência de testosterona.

Monitorando a eficácia. O objetivo da administração de testosterona a um homem que apresenta hipogonadismo é simular o mais rigorosamente possível as concentrações séricas normais (Figura 41-5). Por conseguinte, a determinação das concentrações séricas de testosterona durante o tratamento constitui o aspecto mais importante da monitoração do tratamento com testosterona para a sua eficácia. Quando os ésteres enantato ou cipionato de testosterona são administrados uma vez a cada 2 semanas, a concentração sérica de testosterona medida na metade do período entre as duas doses deve ser normal; se não for, o esquema de administração deve ser ajustado de acordo. Se a deficiência de testosterona é resultado de uma doença testicular, tal como indica uma concentração sérica elevada de LH, a adequação do tratamento com testosterona também pode ser julgada indiretamente pela normalização do LH em até 2 meses após o início do tratamento. A normalização da concentração sérica de testosterona induz a virilização normal em meninos pré-púberes e restaura a virilização nos homens que adquiriram hipogonadismo quando adultos. Em poucos meses, e frequentemente mais cedo, há normalização da libido, da energia e do hematócrito. Em 6 meses, a massa muscular aumenta, e a massa de gordura diminui. A densidade óssea, entretanto, continua a aumentar durante 2 anos.

Monitorando os efeitos deletérios. Quando administrada como preparação transdérmica, a testosterona não tem nenhum "efeito adverso" (ou seja, nenhum efeito que a testosterona de síntese endógena não tenha), contanto que a dose não seja excessiva. Os compostos de testosterona modificados, como os androgênios 17α-alquilados, têm efeitos indesejáveis mesmo quando as doses destinam-se apenas à reposição fisiológica. Alguns desses efeitos indesejáveis ocorrem logo após o início da administração de testosterona, enquanto outros habitualmente não surgem antes de muitos anos de administração. Elevar a concentração sérica de testosterona pode resultar em efeitos indesejáveis similares aos que ocorrem durante a puberdade, incluindo acne, ginecomastia e comportamento sexual mais agressivo. Quantidades fisiológicas de testosterona não parecem afetar os lipídeos séricos ou as apolipoproteínas. A reposição dos níveis fisiológicos de testosterona pode ocasionalmente ter efeitos indesejáveis na presença de doenças concomitantes. Se a dose de testosterona é excessiva, ocorrem eritrocitose e, incomumente, retenção de sal e água e edema periférico, mesmo em homens não predispostos a essas condições. Quando a idade é > 40 anos, o indivíduo está sujeito a certas doenças dependentes de testosterona, incluindo hiperplasia prostática benigna e câncer de próstata. Os principais efeitos adversos dos androgênios 17α-alquilados são hepáticos, incluindo colestase e, incomumente, peliose hepática, isto é, cistos hepáticos repletos de sangue. Há descrição

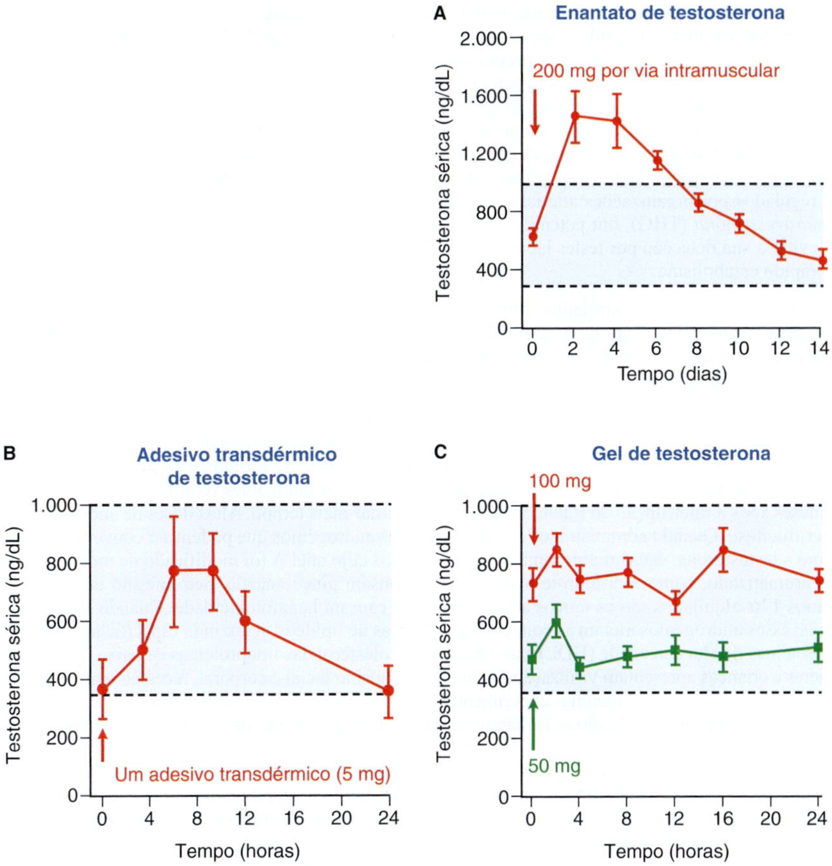

Figura 41-5 *Perfis farmacocinéticos de preparações de testosterona durante a sua administração crônica a homens com hipogonadismo.* Doses de cada uma foram administradas no momento 0. As áreas sombreadas indicam a faixa dos níveis normais. (**A**) Dados adaptados de Snyder PJ, et al. *J Clin Endocrinol Metab, 1980; 51:1535-1539*. (**B**) Dados adaptados de Dobs AS, et al. *J Clin Endocrinol Metab*,1999; 84: 3469-3478. (**C**) Dados adaptados de Swerdloff RS, et al. *J Clin Endocrinol Metab*, 2000;85:4500-4510.

de casos raros de câncer hepatocelular. Os androgênios 17α-alquilados, especialmente em grandes quantidades, podem abaixar os níveis séricos de colesterol das lipoproteínas de alta densidade.

Monitorando o momento previsto para a puberdade. A testosterona acelera a maturação das epífises, levando inicialmente a um estímulo ao crescimento e logo depois ao fechamento das epífises e à cessação permanente do crescimento linear. Em consequência, devem ser considerados a estatura e o *status* do menino quanto ao hormônio do crescimento. Meninos cuja baixa estatura se deve a uma deficiência do hormônio do crescimento devem ser tratados com hormônio do crescimento antes que seu hipogonadismo seja tratado com testosterona.

SENESCÊNCIA MASCULINA. Evidências preliminares sugerem que aumentar a concentração sérica de testosterona em homens cujos níveis séricos são subnormais por nenhuma outra razão, a não ser a idade, aumentará a densidade mineral óssea e a massa dos tecidos magros, diminuindo a massa de gordura. Entretanto, não se sabe ao certo se esse tratamento irá piorar a hiperplasia prostática benigna ou aumentará a incidência de câncer de próstata.

HIPOGONADISMO FEMININO. Em um estudo de mulheres com baixas concentrações séricas de testosterona devido à presença de pan-hipopituitarismo, o aumento da concentração de testosterona para valores normais foi associado a pequenos aumentos na densidade mineral óssea, na massa sem gordura e na função sexual, em comparação com o grupo placebo.

MELHORA DO DESEMPENHO ATLÉTICO. Alguns atletas tomam fármacos, incluindo androgênios, na tentativa de melhorar o seu desempenho. O FDA, citando riscos potencialmente graves para a saúde, fez recomendações contra o uso de produtos para fisiculturistas, que são comercializados como contendo esteroides ou substâncias semelhantes aos esteroides.

Tipos de androgênios utilizados. Praticamente todos os androgênios produzidos para uso humano ou veterinário já foram tomados por atletas. Quando o seu uso por atletas começou há mais de 25 anos, os androgênios 17α-alquilados e outros compostos, que se supunha terem mais efeitos anabólicos do que androgênicos em relação à testosterona (os denominados esteroides anabolizantes), eram usados mais comumente. Como esses compostos podem ser prontamente detectados pelas organizações que dirigem as competições atléticas, outros agentes que aumentam a concentração sérica da própria testosterona, tais como os ésteres de testosterona ou a hCG, foram ganhando popularidade. Recentemente, os precursores da testosterona, tais como a *androstenediona* e a *desidroepiandrosterona* (DHEA), cresceram também em popularidade, pois são tratados como suplementos nutricionais e, portanto, não são regulados por organizações atléticas. Um novo agente desenvolvido no uso de androgênios por atletas é a *tetraidrogestrinona* (THG), um potente androgênio que parece ter sido projetado e sintetizado com a finalidade de evitar a sua detecção por testes laboratoriais *antidopping*, em razão de sua nova estrutura (Quadro 41-1) e de seu rápido catabolismo.

Eficácia. Os poucos estudos controlados sobre os efeitos de doses farmacológicas de androgênios sugerem um efeito da testosterona dependente da dose sobre a força muscular, que atua de modo sinérgico com o exercício. Em outro estudo, a androstenediona não produziu aumento da força muscular em homens, em comparação com aqueles que receberam placebo. O tratamento tampouco elevou a concentração sérica média de testosterona.

Efeitos adversos. Todos os androgênios suprimem a secreção de gonadotrofina quando tomados em altas doses e, desse modo, suprimem a função testicular endógena. Isso diminui a testosterona endógena e a produção de espermatozoides, resultando em redução da fertilidade. Se a administração se prolongar por muitos anos, o tamanho dos testículos pode diminuir. A produção de testosterona e de espermatozoides retorna habitualmente ao normal poucos meses após a interrupção do tratamento, mas pode tardar mais tempo. Altas doses de androgênios também causam eritrocitose. Quando administrados em altas doses, os androgênios que podem ser convertidos em estrogênios, como a testosterona, causam ginecomastia. Androgênios cujo anel A foi modificado de modo que não possa ser mais aromatizado, como a di-hidrotestosterona, não causam ginecomastia, nem mesmo em altas doses. Os androgênios 17α-alquilados são os únicos androgênios que causam hepatotoxicidade. Quando administrados em altas doses, esses androgênios afetam as concentrações séricas de lipídeos, reduzindo especificamente o colesterol das lipoproteínas de alta densidade (HDL) e aumentando o colesterol das lipoproteínas de baixa densidade (LDL). As mulheres e crianças apresentam virilização, incluindo hirsutismo facial e corporal, recessão temporal dos cabelos em padrão masculino e acne. Os meninos experimentam aumento do pênis e as mulheres, aumento do clitóris. Meninos e meninas cujas epífises ainda não se fecharam sofrem fechamento prematuro e supressão do crescimento linear.

ESTADOS CATABÓLICOS E DE EMACIAÇÃO. A testosterona, pelos seus efeitos anabólicos, tem sido usada na tentativa de melhorar os estados catabólicos e de emaciação muscular, mas geralmente isto não tem sido eficaz. Uma exceção é o tratamento da emaciação muscular associada à síndrome de imunodeficiência adquirida (Aids), que frequentemente se acompanha de hipogonadismo.

ANGIOEDEMA. Em pacientes que têm angioedema, o tratamento em longo prazo com androgênio previne efetivamente as crises. A doença é causada pelo comprometimento hereditário do inibidor de esterase C1 ou pela aquisição de anticorpos contra o inibidor. Androgênios 17α-alquilados (p. ex., estanozolol, danazol) estimulam a síntese hepática do inibidor da esterase. Como alternativa, o inibidor da C1-esterase concentrado derivado do plasma humano pode ser utilizado para proteção em pacientes com angiodema hereditário.

DISCRASIAS SANGUÍNEAS. Androgênios como o danazol, ainda são ocasionalmente usados como tratamento adjuvante para anemia hemolítica e púrpura trombocitopênica idiopática, que são refratárias aos agentes de primeira linha.

ANTIANDROGÊNIOS

INIBIDORES DA SECREÇÃO DE TESTOSTERONA. Os análogos do GnRH inibem de maneira eficaz a secreção de testosterona inibindo a secreção de LH. Os análogos do GnRH, quando administrados repetidamente, infrarregulam receptor de GnRH e estão disponíveis para o tratamento de câncer de próstata.

Alguns fármacos antifúngicos da família do imidazol, como o *cetoconazol* (Capítulo 57), inibem as CYP e, desse modo, bloqueiam a síntese de hormônios esteroides, incluindo a testosterona e o cortisol. Como podem induzir insuficiência suprarrenal e estão associados a hepatotoxicidade, esses fármacos geralmente não são usados para inibir a síntese de androgênios, sendo, às vezes, empregados em casos de excesso de glicocorticoides (Capítulo 42).

INIBIDORES DA AÇÃO DO ANDROGÊNIO. Esses fármacos inibem a ligação dos androgênios ao RA ou inibem a 5α-redutase.

ANTAGONISTAS DO RECEPTOR DE ANDROGÊNIO

Flutamida, bicalutamida, nilutamida e enzalutamida. Esses antagonistas relativamente potentes do RA têm eficácia limitada quando usados isoladamente, pois o aumento da secreção de LH estimula a elevação das concentrações séricas de testosterona. Em geral, são usados em conjunto com um análogo do GnRH no tratamento do câncer de próstata metastático (Capítulo 63). A flutamida também tem sido usada para tratar o hirsutismo em mulheres; entretanto, sua associação com hepatotoxicidade justifica uma recomendação contra o seu emprego para propósito cosmético.

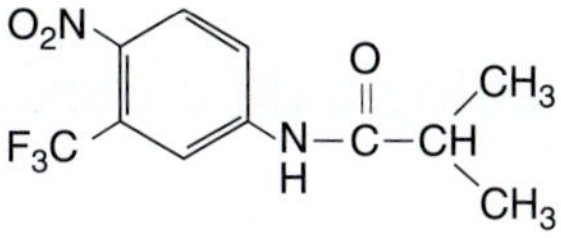

Flutamida

A ***espironolactona*** (Capítulo 25) é um inibidor da aldosterona que é também um inibidor fraco do RA e um inibidor fraco da síntese de testosterona. Quando o agente é usado em homens para tratar retenção de líquidos ou hipertensão, a ginecomastia é um efeito adverso comum. Em parte por causa desse efeito adverso, foi desenvolvido o antagonista seletivo do receptor de mineralocorticoides, a epleronona. A espironolactona pode ser administrada a mulheres para tratamento do hirsutismo. O *acetato de ciproterona* é uma progestina de ação antiandrogênica fraca, em resultado de sua ligação ao RA. É efetivo para reduzir o hirsutismo, mas não é aprovado para uso nos EUA.

INIBIDORES DA 5α-REDUTASE. A finasterida e a dutasterida são antagonistas da 5α-redutase. Ambos os agentes bloqueiam a conversão de testosterona em di-hidrotestosterona, especialmente na genitália externa masculina. Esses fármacos foram aprovados para tratar a hiperplasia prostática benigna.

A impotência, embora infrequente, é um efeito adverso documentado desse uso. A ginecomastia é um efeito adverso raro. A finasterida também é aprovada para uso no tratamento do padrão masculino de calvície e mostra-se efetiva no tratamento do hirsutismo.

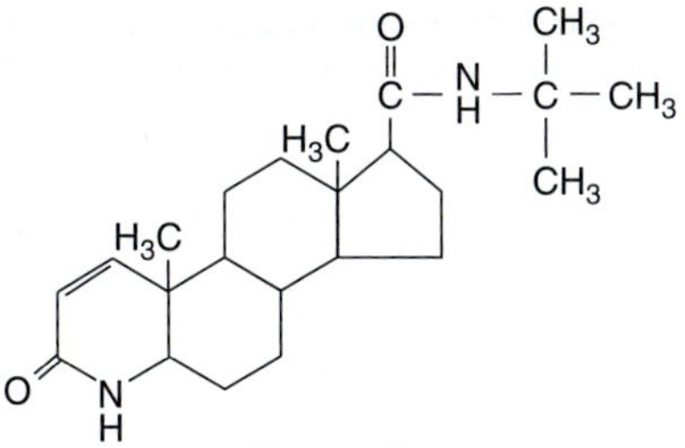

Finasterida

Para uma listagem bibliográfica completa, consulte ***As Bases Farmacológicas da Terapêutica de Goodman e Gilman***, 12ª edição.

Capítulo 42 Farmacologia do córtex suprarrenal

Os principais efeitos fisiológicos e farmacológicos do *hormônio adrenocorticotrófico* (ACTH, corticotrofina) resultam de sua ação para aumentar os níveis circulantes de *esteroides adrenocorticais*. Os derivados sintéticos do ACTH são utilizados principalmente na avaliação diagnóstica da função adrenocortical. Como os corticosteroides simulam os efeitos terapêuticos conhecidos do ACTH, utilizam-se, em geral, esteroides sintéticos em lugar do ACTH para fins terapêuticos.

Os corticosteroides e seus derivados sintéticos biologicamente ativos diferem nas suas atividades metabólicas (glicocorticoides) e de regulação dos eletrólitos (mineralocorticoides). Esses agentes são utilizados em doses fisiológicas para terapia de reposição quando ocorre comprometimento na produção endógena. Os glicocorticoides são potentes na supressão da inflamação, e, em razão de serem utilizados em de doenças inflamatórias e autoimunes, estão entre as classes de fármacos prescritos com mais frequência. Como os glicocorticoides exercem efeitos sobre quase todos os sistemas de órgãos, o uso clínico e a suspensão dos corticosteroides são complicados devido a vários efeitos colaterais graves. Consequentemente, a decisão quanto à instituição de terapia com corticosteroides sistêmicos sempre exige uma cuidadosa consideração dos riscos e benefícios relativos em cada paciente.

ACTH

O ACTH humano, um peptídeo de 39 aminoácidos, é sintetizado como parte de uma proteína precursora maior, a pró-opiomelanocortina (POMC), e liberado desse precursor através de clivagem proteolítica nos resíduos dibásicos pela *serina endoprotease*, a *pró-hormônio convertase 1* (também conhecida como pró-hormônio convertase 3) (Figura 42-1). São também produzidos vários outros peptídeos biologicamente importantes, incluindo *endorfinas, lipotropinas e hormônios melanócito-estimulantes* (MSH), por meio de processamento proteolítico do mesmo precursor POMC (Capítulo 18).

As ações do ACTH e das outras melanocortinas liberadas da POMC são mediadas por meio de suas interações específicas com cinco subtipos de *receptores de melanocortina* (MCR) (MC1R-MC5R), que formam uma subfamília de receptores acoplados à proteína G (GPCR). Os efeitos bem conhecidos do MSH sobre a pigmentação resultam de interações com o MC1R nos melanócitos. O ACTH, que é idêntico ao α-MSH nos primeiros 13 aminoácidos, exerce seus efeitos sobre o córtex suprarrenal através do MC2R. A afinidade do ACTH pelo MC1R é muito maior que a sua afinidade pelo MC2R; todavia, em condições patológicas nas quais os níveis de ACTH estão persistentemente elevados, como na insuficiência suprarrenal primária, o ACTH também pode emitir sinais através do MC1R e produzir hiperpigmentação. O β-MSH e, possivelmente, outras melanocortinas que atuam por meio do MC4R e do MC3R no hipotálamo, desempenham um papel na regulação do apetite e peso corporal. O papel do MC5R não está bem definido.

AÇÕES SOBRE O CÓRTEX SUPRARRENAL. Ao atuar por intermédio do MC2R, o ACTH estimula o córtex suprarrenal a secretar *glicocorticoides, mineralocorticoides* e precursor androgênico, a *desidroepiandrosterona* (DHEA). Do ponto de vista histológico e funcional, o córtex suprarrenal pode ser dividido em três zonas (Figura 42-2), que sintetizam produtos esteroides diferentes sob diferentes influências reguladoras:

- A *zona glomerulosa externa* secreta o mineralocorticoide aldosterona.
- A *zona fasciculada intermediária* secreta o glicocorticoide cortisol.
- A *zona reticular interna* secreta a DHEA e seu derivado sulfatado, o DHEAS (concentração plasmática 1.000 × a da DHEA). O DHEAS é convertido em DHEA na periferia pela DHEA sulfatase.

As células da zona externa possuem receptores para a angiotensina II (AngII) e expressam a *aldosterona sintase* (CYP11B2), uma enzima que catalisa as reações terminais na biossíntese dos mineralocorticoides. Apesar do ACTH estimular agudamente a produção de mineralocorticoides pela zona glomerulosa, essa zona é regulada predominantemente pela AngII e pelo *K^+ extracelular* (Capítulo 25) e não sofre atrofia na ausência de estimulação contínua pela hipófise. Na presença de níveis persistentemente elevados de ACTH, os níveis de mineralocorticoides aumentam inicialmente e, a seguir, retornam a seus valores normais (um fenômeno denominado *escape do*

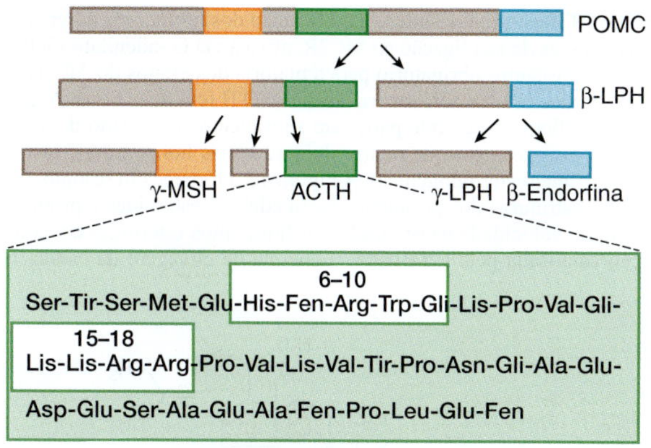

Figura 42-1 *Processamento da pró-opiomelanocortina POMC em ACTH.* A pró-opiomelanocortina (POMC) é convertida em hormônio adrenocorticotrófico (ACTH) e em outros peptídeos na adeno-hipófise. Os boxes dentro da estrutura do ACTH indicam as regiões importantes para a atividade esteroidogênica (resíduos 6-10) e para a ligação ao receptor de ACTH (15-18). O hormônio α-melanócito-estimulante também deriva do precursor POMC e contém os primeiros 13 resíduos do ACTH. LPH, lipotropina; MSH, hormônio melanócito-estimulante.

ACTH). As células da zona fasciculada possuem poucos receptores para a AngII e expressam as enzimas *esteroide 17α-hidroxilase* (CYP17) e a *11β-hidroxilase* (CYP11B1), que catalisam a produção de glicocorticoides. Na zona reticular, a CYP17 é responsável por uma reação adicional de C17-20 liase, que converte os corticosteroides C21 em precursores androgênicos C19.

Na ausência da adeno-hipófise e de estimulação do ACTH, as zonas internas do córtex sofrem atrofia, e a produção de glicocorticoides e de androgênios suprarrenais encontra-se acentuadamente comprometida. Os níveis persistentemente elevados de ACTH, devido à administração repetida de grandes doses de ACTH ou à sua produção endógena excessiva, induzem hipertrofia e hiperplasia das zonas internas do córtex suprarrenal, com produção excessiva de cortisol e de androgênios suprarrenais. A hiperplasia suprarrenal é mais pronunciada nos distúrbios congênitos da esteroidogênese, quando os níveis de ACTH estão continuamente elevados como resposta secundária ao comprometimento da biossíntese de cortisol.

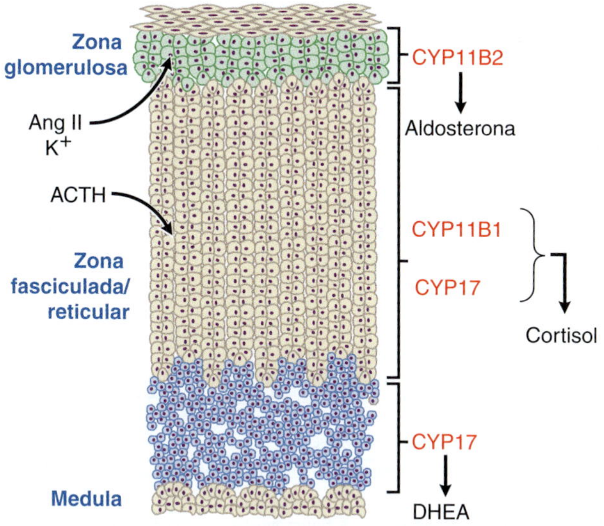

Figura 42-2 *Os três compartimentos anatômica e funcionalmente distintos do córtex suprarrenal.* Os principais compartimentos funcionais do córtex suprarrenal são mostrados juntamente com as enzimas esteroidogênicas que determinam os perfis peculiares dos produtos corticosteroides. A figura também mostra os reguladores fisiológicos predominantes da produção de esteroides: a angiotensina II (Ang II) e o K^+, para a zona glomerulosa, e o ACTH para a zona fasciculada. O(s) regulador(es) fisiológico(s) da produção da desidroepiandrosterona (DHEA) pela zona reticular ainda não é (são) conhecido(s), apesar de o ACTH aumentar agudamente a biossíntese de DHEA.

MECANISMO DE AÇÃO. O ACTH estimula a síntese e a liberação dos hormônios adrenocorticais pelo aumento de nova biosíntese. O ACTH, através de sua ligação ao MC2R, ativa a via G_s-adenilato-ciclase-AMP cíclico-pKA. O AMP cíclico é um segundo mensageiro obrigatório para a maioria dos efeitos do ACTH sobre a esteroidogênese. Cronologicamente, a resposta das células adrenocorticais ao ACTH tem duas fases. A *fase aguda*, que ocorre em poucos segundos a minutos, reflete, em grande parte, um suprimento aumentado do substrato colesterol para as enzimas esteroidogênicas. A *fase crônica*, que ocorre durante várias horas a dias, resulta, em grande parte, da transcrição aumentada das enzimas esteroidogênicas. A Figura 42-3 fornece um resumo das vias de biossíntese dos esteroides suprarrenais e das estruturas dos principais intermediários esteroides e produtos do córtex suprarrenal humano. A etapa limitadora de velocidade na produção dos hormônios esteroides é a conversão do colesterol em pregnenolona, uma reação catalisada pela CYP11A1, a enzima de clivagem da cadeia lateral do colesterol. As

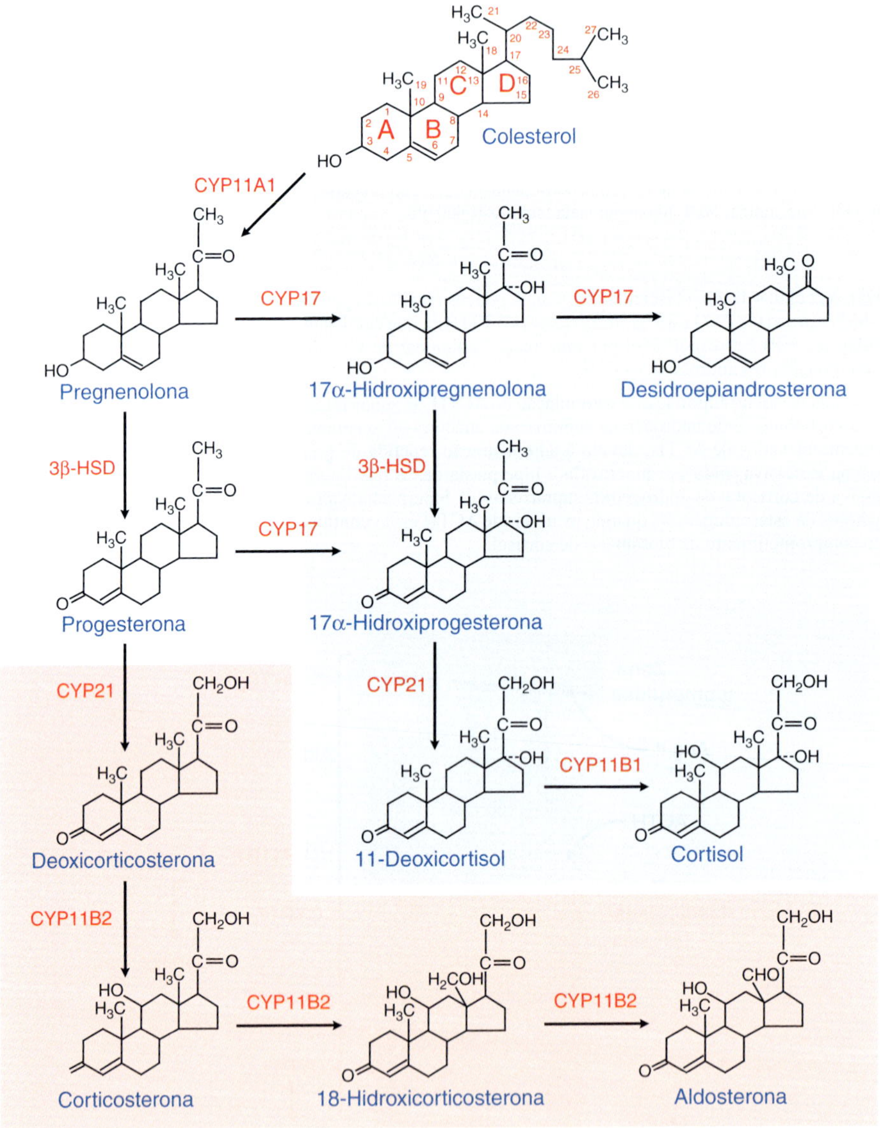

Figura 42-3 *Vias de biossíntese dos corticosteroides.* A figura mostra as vias esteroidogênicas utilizadas na biossíntese dos corticosteroides, juntamente com as estruturas dos intermediários e produtos. As vias singulares da zona glomerulosa são mostradas no boxe cor de laranja, e as que ocorrem na zona fasciculada interna e na zona reticular são mostradas no boxe cinza. A zona reticular não expressa a 3β-HSD e, portanto, sintetiza preferencialmente DHEA; *ver* Figura 42-2. CYP11A1, enzima de clivagem da cadeia lateral do colesterol; 3β-HSD, 3β-hidroxiesteroide desidrogenase; CYP17, esteroide 17α-hidroxilase; CYP21, esteroide 21-hidroxilase; CYP11B2, aldosterona sintase; CYP11B1, esteroide 11β-hidroxilase.

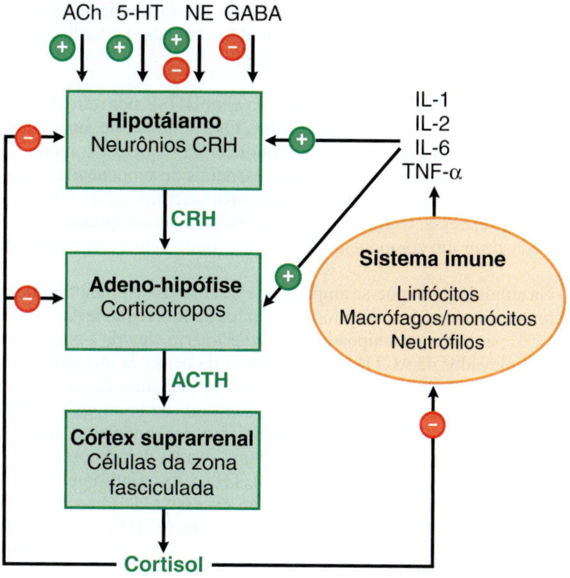

Figura 42-4 *O eixo hipotálamo-hipófise-suprarrenal (HHSR) e a rede inflamatória imune.* A figura também mostra os impulsos aferentes dos centros neuronais superiores que regulam a secreção de CRH. + indica um regulador positivo; – indica um regulador negativo; + e – indica um efeito misto, como para a NE (norepinefrina). Além disso, a vasopressina-arginina estimula a liberação de ACTH dos corticotropos.

enzimas necessárias para a biossíntese dos hormônios esteroides, incluindo a CYP11A1, são, em sua maioria, membros da superfamília do citocromo P450 (Capítulo 6).

REGULAÇÃO DA SECREÇÃO DE ACTH

EIXO HIPOTÁLAMO-HIPÓFISE-SUPRARRENAL. A taxa de secreção de glicocorticoides é determinada por flutuações na liberação do ACTH pelos corticotropos hipofisários. Esses corticotropos são regulados pelo *hormônio de liberação da corticotrofina* (CRH) e pela *arginina vasopressina* (AVP), hormônios peptídicos liberados por neurônios especializados do hipotálamo endócrino. Esse eixo hipotálamo-hipófise-suprarrenal (HHSR) forma um sistema integrado que mantém níveis apropriados de glicocorticoides (Figura 42-4). As três maneiras características de regulação do eixo HHSR são o *ritmo diurno* na esteroidogênese basal, a regulação pelos corticosteroides suprarrenais por meio de *retroalimentação negativa* e o *aumento* pronunciado da *esteroidogênese em resposta ao estresse*.

O ritmo diurno é produzido por centros neuronais superiores em resposta aos ciclos de sono-vigília, de modo que os níveis de ACTH atingem um pico nas primeiras horas da manhã, causando níveis circulantes máximos de glicocorticoides às ~ 8 h da manhã. A regulação por retroalimentação negativa ocorre em múltiplos níveis do eixo HHSR e constitui o principal mecanismo que mantém os níveis circulantes de glicocorticoides dentro da faixa apropriada. O estresse pode superar os mecanismos normais de controle por retroalimentação negativa, levando a aumentos pronunciados nas concentrações plasmáticas de glicocorticoides.

ARGININA VASOPRESSINA. A AVP também atua como secretagogo para os corticotropos, potencializando significativamente os efeitos do CRH. A AVP é produzida no núcleo paraventricular e é secretada no plexo hipofisário a partir da eminência mediana. A AVP liga-se ao receptor V_{1b} e ativa a via G_q-PLC-IP_3-Ca^{2+}, aumentando a liberação de ACTH. Em contrapartida com o CRH, a AVP não aumenta a síntese de ACTH.

RETROALIMENTAÇÃO NEGATIVA DOS GLICOCORTICOIDES. Os glicocorticoides inibem a secreção de ACTH através de ações diretas e indiretas sobre os neurônios de CRH, diminuindo os níveis de mRNA do CRH e a liberação de CRH, bem como através de efeitos diretos sobre os corticotropos. Os efeitos inibitórios indiretos sobre os neurônios de CRH parecem ser mediados por receptores de corticosteroides específicos no hipocampo. Na presença de níveis mais baixos de cortisol, o receptor de mineralocorticoides (MR), que possui maior afinidade pelos glicocorticoides do que os receptores de glicocorticoides clássicos (GR), constitui a principal espécie de receptor ocupado. À medida que as concentrações de glicocorticoides aumentam e saturam o MR, o GR passa a ser cada vez mais ocupado. Tanto o MR quanto o GR controlam aparentemente a atividade basal do eixo HHSR, enquanto a inibição exercida pelos glicocorticoides por retroalimentação envolve predominantemente o GR. Na hipófise, os glicocorticoides atuam através do GR, inibindo a liberação de ACTH dos corticotropos, bem como a expressão da POMC. Esses efeitos são rápidos (ocorrem em poucos segundos a minutos) e tardios (necessitam de várias horas e envolvem alterações na transcrição gênica mediadas por GR).

RESPOSTA AO ESTRESSE. O estresse sobrepuja a regulação do eixo HHSR por retroalimentação negativa, levando a uma acentuada elevação na produção de corticosteroides. Os exemplos de sinais de estresse incluem lesão, hemorragia, infecção grave, cirurgia de grande porte, hipoglicemia, frio, dor e medo. Embora os mecanismos precisos subjacentes a essa resposta ao estresse e as ações essenciais desempenhadas pelos corticosteroides ainda não estejam totalmente definidos, a secreção aumentada de corticosteroides é de vital importância para manter a homeostasia nessas situações de estresse. Conforme discutido adiante, as complexas interações entre o eixo HHSR e o sistema imune podem constituir um componente fisiológico fundamental dessa resposta ao estresse

ENSAIOS PARA O ACTH. Na atualidade, dispõe-se amplamente de ensaios de imunoquimioluminescência, que utilizam dois anticorpos diferentes dirigidos contra epítopos distintos na molécula de ACTH. Esses ensaios aumentam a capacidade de diferenciar os pacientes com hipoadrenalismo primário, devido a uma doença intrínseca da suprarrenal, que apresentam níveis elevados de ACTH em decorrência da perda da inibição normal dos glicocorticoides por retroalimentação, daqueles com formas secundárias de hipoadrenalismo, devido a níveis baixos de ACTH em consequência de distúrbios hipotalâmicos ou hipofisários. Os ensaios de imunoquimioluminescência para ACTH também são úteis para diferenciar as formas de hipercorticismo dependentes e independentes de ACTH: são observados níveis elevados de ACTH quando o hipercorticismo resulta de adenomas hipofisários (p. ex., doença de Cushing) ou de tumores não hipofisários que secretam ACTH (p. ex., síndrome de ACTH ectópico), enquanto ocorrem baixos níveis de ACTH em pacientes com produção excessiva de glicocorticoides, devido a distúrbios primários da suprarrenal. Um dos problemas dos imunoensaios para ACTH é o fato de que a sua especificidade para o ACTH intacto pode levar a valores falsamente baixos em pacientes com secreção ectópica de ACTH; esses tumores podem secretar formas de ACTH processadas de modo aberrante, que possuem atividade biológica, mas que não reagem nos ensaios com anticorpos.

USOS TERAPÊUTICOS E APLICAÇÕES DIAGNÓSTICAS DO ACTH. O ACTH possui utilidade limitada como agente terapêutico. Todos os efeitos terapêuticos comprovados do ACTH podem ser obtidos com doses apropriadas de corticosteroides, com menor risco de efeitos colaterais. Além disso, a terapia com ACTH é menos previsível e menos conveniente do que a terapia com corticosteroides. O ACTH estimula a secreção de mineralocorticoides e de androgênios suprarrenais e, por isso, pode causar retenção aguda de sal e de água, bem como virilização. A cosintropina, um peptídeo sintético que corresponde aos resíduos 1-24 do ACTH humano, é usada para testar a integridade do eixo HHSR. Na dose consideravelmente suprafisiológica de 250 μg, a cosintropina produz estimulação máxima da esteroidogênese adrenocortical. A observação de uma elevação do cortisol circulante para níveis superiores a 18-20 μg/dL indica uma resposta normal.

Teste de estimulação com CRH. O CRH ovino (corticorrelina) e o CRH humano estão disponíveis para avaliação diagnóstica do eixo HHSR, sendo o primeiro utilizado nos EUA, enquanto o segundo é preferido na Europa. Em pacientes com hipercorticismo dependente de ACTH documentado, o teste do CRH pode ajudar a diferenciar uma fonte hipofisária (i.e. doença de Cushing) de uma fonte ectópica de ACTH.

ABSORÇÃO E DESTINO; TOXICIDADE. O ACTH é prontamente absorvido dos locais parenterais. O hormônio desaparece rapidamente da circulação após a sua administração intravenosa; nos seres humanos, a $t1/2$ no plasma é de ~ 15 min, devido principalmente à sua rápida hidrólise enzimática. Além de reações de hipersensibilidade raras, a toxicidade do ACTH é principalmente atribuível à secreção aumentada de corticosteroides. Em geral, a cosintropina é menos antigênica do que o ACTH nativo.

ESTEROIDES ADRENOCORTICAIS

O córtex suprarrenal sintetiza duas classes de esteroides: os *corticosteroides* (glicocorticoides e mineralocorticoides; Figura 41-3), que possuem 21 átomos de carbono, e os *androgênios*, que possuem 19 carbonos (Figura 41-1 e 41-3). Historicamente, as ações dos corticosteroides foram descritas como *glicocorticoides* (que refletem a sua atividade de regulação do metabolismo dos carboidratos) e *mineralocorticoides* (que refletem sua atividade de regulação do equilíbrio eletrolítico). Nos humanos, o *cortisol* (*hidrocortisona*) é o principal glicocorticoide, enquanto a aldosterona é o principal mineralocorticoide (Quadro 42-1).

Embora o córtex suprarrenal seja uma importante fonte de precursores androgênicos nas mulheres, pacientes com insuficiência suprarrenal podem voltar a ter uma expectativa de vida normal por meio de terapia de reposição com glicocorticoides e mineralocorticoides. Os androgênios suprarrenais não são essenciais para a sobrevida. Os níveis de DHEA e de DHEA-S atingem um pico na terceira década de vida e, a seguir, declinam progressivamente. Além disso, os pacientes com várias doenças crônicas apresentam níveis muito baixos de DHEA, levando algumas autoridades a propor que o tratamento com DHEA poderia, pelo menos em parte, aliviar a perda da libido, o declínio da função cognitiva, a diminuição da sensação de bem-estar e outras consequências fisiológicas adversas do processo de envelhecimento. Entretanto, estudos sobre os benefícios da adição de DHEA ao esquema de reposição-padrão em mulheres com insuficiência suprarrenal não foram conclusivos.

Quadro 42-1

Taxas de produção diária normal e níveis circulantes dos corticosteroides predominantes

	CORTISOL	ALDOSTERONA
Taxa de secreção em condições ideais	10 mg/dia	0,125 mg/dia
Concentração no plasma periférico:		
8 h (manhã)	16 μg/100 mL	0,01 μg/100 mL
16 h (manhã)	4 μg/100 mL	0,01 μg/100 mL

FUNÇÕES FISIOLÓGICAS E EFEITOS FARMACOLÓGICOS

AÇÕES FISIOLÓGICAS. Os corticosteroides possuem efeitos numerosos, que incluem alterações no metabolismo dos carboidratos, proteínas e lipídeos; manutenção do equilíbrio hidreletrolítico; e preservação da função normal do sistema cardiovascular, do sistema imune, dos rins, do sistema musculo-esquelético, do sistema endócrino e do sistema nervoso. Além disso, os corticosteroides conferem ao organismo a capacidade de resistir a estímulos estressantes e nocivos e a alterações ambientais. Na ausência do córtex suprarrenal, a sobrevida só é possível com a manutenção de um ambiente ideal, incluindo alimentação adequada e regular, ingestão de quantidades relativamente grandes de NaCl e manutenção de uma temperatura ambiente apropriada; nesse contexto, determinados estresses, como infecção, traumatismo e temperaturas extremas, podem ser potencialmente fatais.

As ações dos corticosteroides estão relacionadas com as de outros hormônios. Por exemplo, na ausência de hormônios lipolíticos, o cortisol praticamente não tem nenhum efeito sobre a taxa de lipólise pelos adipócitos. Por outro lado, na ausência de glicocorticoides, a EPI e a NE exercem apenas efeitos mínimos sobre a lipólise. Entretanto, a administração de uma pequena dose de glicocorticoide potencializa acentuadamente a ação lipolítica nessas catecolaminas. Esses efeitos dos corticosteroides, que envolvem ações combinadas com outros reguladores hormonais, são denominados *permissivos* e refletem, mais provavelmente, alterações da síntese de proteína induzidas pelos esteroides, as quais, por sua vez, modificam a responsividade dos tecidos a outros hormônios.

Os corticosteroides são designados como *mineralocorticoides* e *glicocorticoides* de acordo com suas potências relativas na retenção de Na^+, efeitos sobre o metabolismo dos carboidratos (i.e. depósito hepático de glicogênio e gliconeogênese) e efeitos anti-inflamatórios. Em geral, as potências dos esteroides, com base na sua capacidade de manter a vida de animais suprarrenalectomizados, estão estreitamente relacionadas com aquelas determinadas para a retenção de Na^+, ao passo que as potências com base nos efeitos sobre o metabolismo da glicose acompanham estreitamente as dos efeitos anti-inflamatórios. Os efeitos sobre a retenção de Na^+ e as ações sobre os carboidratos/anti-inflamatórias não estão estreitamente relacionados e refletem ações seletivas em receptores distintos. Conforme assinalado adiante (ver relações de estrutura e atividade e Quadro 42-3), alguns derivados de esteroides exibem seletividade relativa para efeitos sobre a retenção de Na^+ ou efeitos anti-inflamatórios.

MECANISMOS GERAIS DOS EFEITOS DOS CORTICOSTEROIDES. Os corticosteroides ligam-se a proteínas receptoras específicas nos tecidos-alvo para regular a expressão dos genes responsivos aos corticosteroides, modificando, assim, os níveis e o conjunto de proteínas sintetizadas pelos vários tecidos-alvo (Figura 38-5). Os efeitos dos corticosteroides não são, em sua maioria, imediatos, porém tornam-se aparentes depois de várias horas; clinicamente, observa-se, em geral, uma demora para a manifestação dos efeitos benéficos da terapia com corticosteroides. Apesar de os corticosteroides atuarem predominantemente para aumentar a transcrição dos genes, existem exemplos nos quais os glicocorticoides diminuem a transcrição dos genes. Além disso, os corticosteroides podem exercer alguns de seus efeitos imediatos por mecanismos não genômicos.

Receptores de glicocorticoides (GR). Os receptores de corticosteroides são membros da família de receptores nucleares dos fatores de transcrição. O GR localiza-se predominantemente no citoplasma, em uma forma inativa, complexado com outras proteínas. A ligação do esteroide resulta em ativação do receptor e sua translocação para o núcleo (Figura 38-5). Várias isoformas resultam da junção (*splicing*) alternativa do RNA. Dessas isoformas, o GRα é o protótipo das isoformas responsivas a glicocorticoides. Uma segunda isoforma importante do GR, o GRβ,é uma variante negativa dominante truncada, que não tem 35 aminoácidos na extremidade C-terminal e que é incapaz de se ligar aos glicocorticoides ou de ativar a expressão gênica. Foram identificados polimorfismos no GR humano que estão associados a diferenças na função do GR e que foram ligados a uma insensibilidade aos glicocorticoides.

Regulação da expressão gênica pelos glicocorticoides. Após a ligação do ligante, o GR dissocia-se de suas proteínas associadas e dirige-se até o núcleo, onde interage com sequências específicas do DNA, denominadas *elementos responsivos aos glicocorticoides* (GRE), que proporcionam especificidade para a indução da transcrição gênica pelos glicocorticoides. Os genes podem ser ativados ou inibidos por interações GR-GRE. Os mecanismos pelos quais o GR ativa a transcrição são complexos e não estão totalmente elucidados; todavia, envolvem a interação do GR com coativadores da transcrição e com proteínas que constituem o aparelho de transcrição basal. Em um caso de inibição da transcrição pelo GR, o GR inibe a transcrição da POMC por meio de uma interação direta com um GRE no promotor *POMC*, contribuindo, assim, para a regulação do eixo HHSR por retroalimentação negativa. Outros genes regulados negativamente pelos glicocorticoides incluem os genes da ciclooxigenase-2 (COX-2), da NO sintase induzível (NOS2) e das citocinas inflamatórias. Alguns efeitos inibitórios dos glicocorticoides, como a infrarregulação da expressão de genes que codificam diversas citocinas, colagenase e a estromelisina, têm sido associados a interações proteína-proteína entre o GR e outros fatores de transcrição (p. ex., NF-κB e AP-1), e não aos efeitos negativos do GR em GRE específicos. Essas interações de proteína-proteína e seus consequentes efeitos negativos sobre a expressão gênica parecem contribuir significativamente para os efeitos anti-inflamatórios e imunossupressores dos glicocorticoides.

Regulação da expressão gênica pelos mineralocorticoides. À semelhança do GR, o *receptor de mineralocorticoides* (MR) também é um fator de transcrição ativado por ligante, que se liga de modo muito semelhante a um elemento de resposta ao hormônio. O MR também associa-se à HSP90 e ativa a transcrição de grupos distintos de genes em tecidos alvo. As ações seletivas do GR e do MR resultam de diferenças na sua capacidade de inibir a ativação gênica mediada por AP-1 e interações diferenciais com outros fatores de transcrição. Além disso, o MR possui uma expressão restrita: é expresso nos tecidos epiteliais envolvidos no transporte de eletrólitos (i.e. o rim, o colo, as glândulas salivares e as glândulas sudoríparas) e em tecidos não epiteliais (p. ex., hipocampo, coração, vascularização e tecido adiposo).

A *aldosterona* exerce seus efeitos sobre a homeostasia do Na^+ e do K^+, principalmente através de suas ações sobre as células principais dos túbulos renais distais e ductos coletores, ao passo que os efeitos sobre a secreção de H^+ são exercidos, em grande parte, nas células intercaladas. A ligação da aldosterona ao MR no rim desencadeia uma sequência de eventos, que inclui a rápida indução da *cinase regulada pelo soro e pelos glicocorticoides*, que, por sua vez, fosforila e ativa os canais de Na^+ epiteliais sensíveis à amilorida na membrana apical. Em seguida, o aumento do influxo de Na^+ estimula a Na^+/K^+-ATPase na membrana basolateral. Além dessas ações genômicas rápidas, a aldosterona também aumenta a síntese dos componentes individuais dessas proteínas de membrana, como parte de um efeito mais tardio.

Mecanismo da especificidade dos corticosteroides independente de receptores. A aldosterona (um mineralocorticoide clássico) e o cortisol (em geral, considerado predominantemente um glicocorticoide) se ligam ao MR com igual afinidade. A especificidade aparente do MR para a aldosterona é mantida na presença de níveis circulantes muito mais elevados de glicocorticoides pela isozima tipo 2 da *11β-hidroxiesteroide desidrogenase* (11β-HSD2). Essa enzima metaboliza glicocorticoides, como o cortisol, a derivados 11-ceto inativos para os receptores, como a cortisona (Figura 42-5). Como a sua forma fisiológica predominante é o derivado hemiacetal, que é resistente à ação da 11β-HSD, a aldosterona escapa dessa inativação e mantém a sua atividade mineralocorticoide.

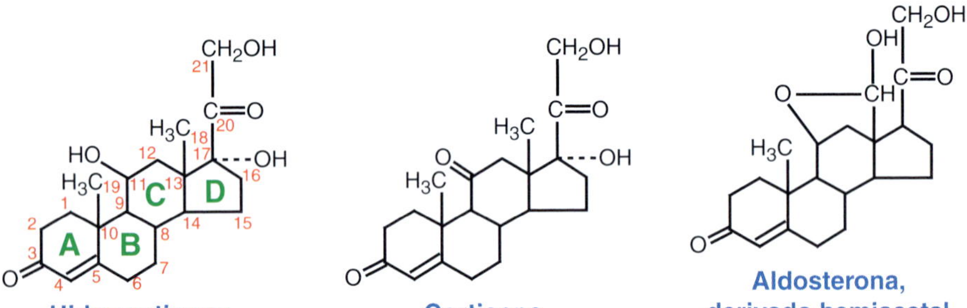

Hidrocortisona

Cortisona

Aldosterona, derivado hemiacetal

METABOLISMO DOS CARBOIDRATOS E DAS PROTEÍNAS. Os corticosteroides afetam profundamente o metabolismo dos carboidratos e das proteínas. Esse efeito pode ser interpretado como forma de proteção dos tecidos dependentes de glicose (p. ex., o encéfalo e o coração) contra a inanição. Os corticosteroides estimulam a produção de glicose pelo fígado a partir dos aminoácidos e glicerol, bem como o armazenamento de glicose na forma de glicogênio hepático. Na periferia, os glicocorticoides diminuem a utilização da glicose, aumentam a degradação das proteínas e a síntese de glutamina e ativam a lipólise, fornecendo, assim, aminoácidos e glicerol para a gliconeogênese. O resultado final consiste em aumento dos níveis de glicemia. Devido a seus efeitos sobre o metabolismo da glicose, os glicocorticoides podem agravar o controle glicêmico em pacientes com diabetes franco e precipitar o desenvolvimento de hiperglicemia em pacientes suscetíveis.

METABOLISMO DOS LIPÍDEOS. Dois efeitos dos corticosteroides sobre o metabolismo dos lipídeos estão firmemente estabelecidos. O primeiro consiste na notável redistribuição da gordura corporal, que ocorre na presença de hipercorticismo, como a síndrome de Cushing. Nesse contexto, observa-se um aumento do tecido adiposo na região dorsal do pescoço ("giba de búfalo"), na face ("face de lua cheia") e na área supraclavicular, juntamente com perda de gordura nos membros. O outro efeito consiste na facilitação permissiva do efeito lipolítico de outros agentes, como o hormônio do crescimento e os agonistas dos receptores β-adrenérgicos, resultando em aumento dos ácidos graxos livres após a administração de glicocorticoides.

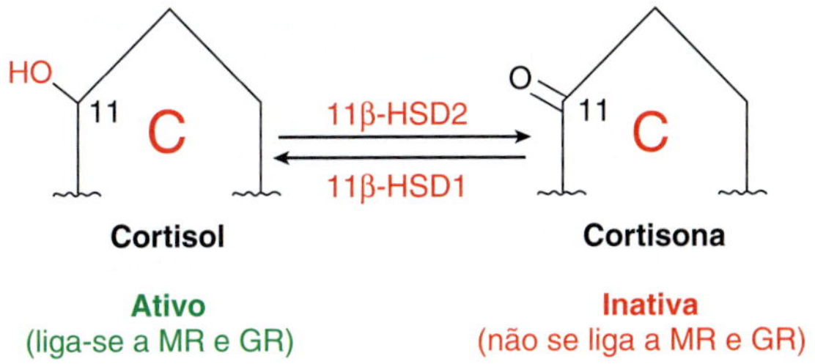

Figura 42-5 *A 11β-hidroxiesteroide desidrogenase confere especificidade à ação corticosteroide.* A 11β-hidroxiesteroide desidrogenase tipo 2 (11β-HSD2) converte o cortisol, que se liga tanto ao receptor de mineralocorticoides (MR) quanto ao receptor de glicocorticoides (GR), em cortisona, que não se liga ao MR nem ao GR, protegendo, assim, o MR das concentrações circulantes elevadas de cortisol. Essa inativação permite respostas específicas à aldosterona em determinados locais, como o néfron distal. O hemiacetal de aldosterona é resistente à 11β-HSD. A isozima tipo 1 da 11β-HSD (11β-HSD1) catalisa a reação inversa, que converte a cortisona inativa em cortisol ativo em determinados tecidos, como o fígado e a gordura. Apenas o anel C do corticosteroide está ilustrado; *ver* Figuras do texto para a estrutura da cortisona e do hemiacetal de aldosterona.

EQUILÍBRIO HIDRELETROLÍTICO. A aldosterona é, sem dúvida, o corticosteroide endógeno mais potente no que concerne ao equilíbrio hidreletrolítico. Os mineralocorticoides atuam sobre os túbulos distais e ductos coletores dos rins para intensificar a reabsorção de Na^+ a partir do líquido tubular; além disso, aumentam a excreção urinária de K^+ e H+. Essas ações sobre o transporte de eletrólitos no rim e em outros tecidos (p. ex., colo, glândulas salivares e glândulas sudoríparas) parecem responder pelas atividades fisiológicas e farmacológicas que caracterizam os mineralocorticoides. Por isso, as principais manifestações do hiperaldosteronismo consistem em balanço positivo do Na^+, com consequente expansão do volume de líquido extracelular, aumentos normais ou discretos na concentração plasmática de Na^+, níveis plasmáticos normais ou baixos de K^+ e alcalose. Em contrapartida, a deficiência de mineralocorticoides resulta em perda de Na^+ e contração do volume de líquido extracelular, hiponatremia, hiperpotassemia e acidose. Cronicamente, o hiperaldosteronismo provoca hipertensão, ao passo que a deficiência de aldosterona pode levar à hipotensão e ao colapso vascular.

Os glicocorticoides também exercem efeitos sobre o equilíbrio hidreletrolítico, devido, em grande parte, aos efeitos permissivos sobre a função tubular e às ações que mantêm a taxa de filtração glomerular. Os glicocorticoides desempenham um papel permissivo na excreção renal de água livre. A incapacidade de pacientes com deficiência de glicocorticoides de excretar água livre resulta, em parte, da secreção aumentada de AVP, que estimula a reabsorção de água nos rins. Além de seus efeitos sobre os cátions monovalentes e sobre a água, os glicocorticoides também exercem múltiplos efeitos sobre o metabolismo do Ca^{2+}. Os esteroides reduzem a captação de Ca^{2+} a partir do intestino e aumentam a sua excreção pelos rins. Esses efeitos, em seu conjunto, levam a uma redução das reservas corporais totais de Ca^{2+}.

SISTEMA CARDIOVASCULAR. Os efeitos mais notáveis dos corticosteroides sobre o sistema cardiovascular resultam de alterações induzidas pelos mineralocorticoides na excreção renal de Na^+, conforme evidenciado no aldosteronismo primário. A ativação do MR tem efeitos diretos sobre o coração e a parede vascular; a aldosterona induz hipertensão e fibrose cardíaca intersticial em modelos animais. O aumento de fibrose cardíaca parece resultar das ações diretas dos mineralocorticoides sobre o coração, e não do efeito da hipertensão, visto que o tratamento com espironolactona, um antagonista do MR, bloqueia o desenvolvimento de fibrose, sem alterar a pressão arterial. A segunda ação importante dos corticosteroides sobre o sistema cardiovascular consiste em intensificar a reatividade vascular a outras substâncias vasoativas. O hipoadrenalismo está associado a uma resposta reduzida a vasoconstritores, como a NE e a angII, devido, talvez, a uma redução da expressão dos receptores adrenérgicos na parede vascular. Em contrapartida, observa-se a ocorrência de hipertensão em pacientes com secreção excessiva de glicocorticoides, na maioria dos pacientes com síndrome de Cushing e em um subgrupo de pacientes tratados com glicocorticoides sintéticos (mesmo aqueles que não possuem qualquer ação mineralocorticoide significativa).

MÚSCULO ESQUELÉTICO. São necessárias concentrações permissivas de corticosteroides para o funcionamento normal do músculo esquelético, e a diminuição da capacidade de trabalho constitui um sinal proeminente de insuficiência adrenocortical. Em pacientes com doença de Addison, a fraqueza e a fadiga constituem sintomas frequentes. Os glicocorticoides ou os mineralocorticoides em quantidades excessivas também comprometem a função muscular. No aldosteronismo primário, a fraqueza muscular resulta primariamente da hipopotassemia, e não dos efeitos diretos dos mineralocorticoides sobre o músculo esquelético. Por outro lado, o excesso de glicocorticoides durante períodos prolongados, seja ele secundário à terapia com glicocorticoides ou devido ao hipercorticismo endógeno, provoca emaciação do músculo esquelético. Esse efeito, denominado *miopatia por esteroides,* é responsável, em parte, pela fraqueza e fadiga observadas em pacientes com excesso de glicocorticoides.

SNC. Os corticosteroides exercem diversos efeitos indiretos sobre o SNC por meio de manutenção da pressão arterial, da concentração plasmática de glicose e das concentrações dos eletrólitos. Os efeitos diretos dos corticosteroides sobre o SNC vêm sendo reconhecidos cada vez mais, incluindo efeitos sobre o humor, o comportamento e a excitabilidade cerebral. Os pacientes com insuficiência suprarrenal exibem um conjunto diverso de manifestações neurológicas, incluindo apatia, depressão e irritabilidade e até mesmo psicose. Essas anormalidades são corrigidas por meio de terapia de reposição apropriada. Por outro lado, a administração de glicocorticoides pode induzir múltiplas reações do SNC. A maioria dos pacientes responde com elevação do humor, que pode conferir uma sensação de bem-estar, apesar da persistência da doença subjacente. Alguns pacientes apresentam alterações comportamentais mais pronunciadas, como mania, insônia, inquietação e aumento da atividade motora. Um percentual menor, porém significativo, de pacientes tratados com glicocorticoides apresenta ansiedade, depressão ou psicose leve. Em pacientes com síndrome de Cushing, observa-se uma alta incidência de neuroses e psicoses. Em geral, essas anormalidades desaparecem após a interrupção da terapia com glicocorticoides ou com o tratamento da síndrome de Cushing.

ELEMENTOS FIGURADOS DO SANGUE. Os glicocorticoides exercem efeitos menores sobre a hemoglobina e o número de eritrócitos do sangue, conforme evidenciado pela ocorrência frequente de policitemia na síndrome de Cushing e de anemia normocítica normocrômica na insuficiência suprarrenal. São observados efeitos mais profundos na presença de anemia hemolítica autoimune, em que os efeitos imunossupressores dos glicocorticoides podem diminuir a destruição dos eritrócitos. Os corticosteroides também afetam os leucócitos circulantes. A doença de Addison está associada a um aumento da massa de tecido linfoide e ao desenvolvimento de linfocitose. Por outro lado, a síndrome de Cushing caracteriza-se por linfocitopenia e redução da massa de tecido linfoide. A administração de glicocorticoides leva a uma redução do número de linfócitos, eosinófilos, monócitos e basófilos circulantes. A hidrocortisona em dose única produz declínio na contagem dessas células circulantes em 4-6 h; esse efeito persiste por 24 h e resulta da redistribuição das células para fora da periferia, e não de um aumento de sua destruição. Em contrapartida, os glicocorticoides aumentam os leucócitos polimorfonucleares circulantes em consequência da liberação aumentada pela medula óssea, diminuição da taxa de remoção da circulação e diminuição da aderência às paredes vasculares. Por fim, certas neoplasias malignas linfoides são destruídas mediante tratamento com glicocorticoides, um efeito que pode estar relacionado com a capacidade dos glicocorticoides de ativar a apoptose.

AÇÕES ANTI-INFLAMATÓRIAS E IMUNOSSUPRESSORAS. Além de seus efeitos sobre o número de linfócitos, os corticosteroides alteram profundamente as respostas imunes dos linfócitos. Esses efeitos constituem uma importante faceta das ações anti-inflamatórias e imunossupressoras dos glicocorticoides. Embora o uso de glicocorticoides como agentes anti-inflamatórios não atue na causa subjacente da doença, a supressão da inflamação possui enorme utilidade clínica e fez com que esses fármacos fossem incluídos entre os agentes prescritos com mais frequência. De modo semelhante, os glicocorticoides são de imenso valor no tratamento de doenças que resultam de reações imunes indesejáveis. Essas doenças incluem desde condições que resultam predominantemente de imunidade humoral, como a urticária (Capítulo 65), até condições mediadas por mecanismos imunes celulares, como a rejeição de transplante (Capítulo 35). As ações imunossupressoras e anti-inflamatórias dos glicocorticoides estão intrinsicamente ligadas, talvez pelo fato de ambas envolverem a inibição das funções dos leucócitos.

Existem múltiplos mecanismos envolvidos na supressão da inflamação pelos glicocorticoides. Os glicocorticoides inibem a produção de fatores por múltiplas células, que são decisivos na geração da resposta inflamatória. Em consequência, ocorrem liberação diminuída de fatores vasoativos e quimioatraentes, redução da secreção de enzimas lipolíticas e proteolíticas, extravasamento diminuído dos leucócitos para áreas de lesão e, por fim, diminuição da fibrose. Os glicocorticoides também podem reduzir a expressão de citocinas pró-inflamatórias, bem como a COX-2 e NOS2. O Quadro 42-2 fornece um resumo de alguns dos tipos de células e mediadores que são inibidos pelos glicocorticoides.

ADME

ABSORÇÃO. A hidrocortisona e inúmeros congêneres, incluindo os análogos sintéticos, são efetivos por via oral. Certos ésteres hidrossolúveis da hidrocortisona e seus congêneres sintéticos são administrados por via intravenosa visando à rápida obtenção de concentrações elevadas do fármaco nos líquidos corporais. São obtidos efeitos mais prolongados com a injeção intramuscular de suspensões de hidrocortisona, seus ésteres e congêneres. A taxa de absorção, o tempo de início do efeito e a duração de ação podem ser acentuadamente alterados pela realização de pequenas alterações na estrutura química. Os glicocorticoides também são absorvidos sistemicamente a partir dos locais de administração, como os espaços sinoviais, o saco conjuntival, a pele e o trato respiratório. Quando a administração é prolongada, quando se recobre o local de aplicação com um curativo oclusivo, ou quando grandes áreas da pele estão envolvidas, a absorção pode ser suficiente para produzir efeitos sistêmicos, incluindo supressão do eixo HHSR.

TRANSPORTE, METABOLISMO E EXCREÇÃO. Após a sua absorção, ≥ 90% do cortisol no plasma se ligam de modo reversível às proteínas em circunstâncias normais. Apenas a fração do corticosteroide que não está ligada é ativa e pode entrar nas células. Duas proteínas plasmáticas são responsáveis por quase toda a capacidade de ligação dos esteroides: a *globulina de ligação dos corticosteroides* (CBG; também denominada *transcortina*) e a *albumina*. A CBG é uma α-globulina secretada pelo fígado, que possui alta afinidade pelos esteroides (constante de dissociação

Quadro 42-2

Efeitos inibitórios dos glicocorticoides sobre as respostas inflamatórias/imunes

TIPO DE CÉLULA	FATOR INIBIDOR	COMENTÁRIOS
Macrófagos e monócitos	Ácido araquidônico, PG e LT	Mediados pela inibição da COX-2 e da PLA_2 pelos glicocorticoides
	Citocinas: IL-1, IL-6 e fator de necrose tumoral α (TNF-α)	Ocorre bloqueio da produção e da liberação; as citocinas exercem múltiplos efeitos sobre a inflamação (p. ex., ↑ células T, ↑ proliferação dos fibroblastos)
	Reagentes de fase aguda	Incluem o terceiro componente do complemento
Células endoteliais	ELAM-1 e ICAM-1	De importância crítica para a localização dos leucócitos
	Reagentes de fase aguda Citocinas (p. ex., IL-1) Derivados do ácido araquidônico	Igual ao comentário anterior para os macrófagos e monócitos
Basófilos	Histamina, LTC_4	Liberação dependente de IgE ↓ pelos glicocorticoides
Fibroblastos	Metabólitos do ácido araquidônico	Igual ao comentário anterior para os macrófagos e monócitos. Os glicocorticoides ↓ a síntese de DNA induzida pelo fator de crescimento e a proliferação dos fibroblastos
Linfócitos	Citocinas (IL-1, IL-2, IL-3, IL-6, TNF-α, GM-CSF, interferon γ)	Igual ao comentário anterior para os macrófagos e monócitos

ELAM-1, molécula de adesão leucocitária endotelial-1; ICAM-1, molécula de adesão intercelular-1; LT, leucotrieno; PG, prostaglandina.

estimada de ~ 1,3 × 10^{-9} M), porém com capacidade de ligação total relativamente baixa, enquanto a albumina, que também é produzida pelo fígado, exibe uma capacidade de ligação relativamente alta, porém com baixa afinidade (constante de dissociação estimada de 1 × 10^{-3} M). Na presença de concentrações normais ou baixas de corticosteroides, a maior parte do hormônio está ligada às proteínas. Em concentrações mais elevadas de esteroide, a capacidade de ligação às proteínas é ultrapassada, e uma maior fração do esteroide encontra-se no estado livre. A CBG possui afinidade relativamente alta pelo cortisol e alguns de seus congêneres sintéticos, enquanto exibe baixa afinidade pela aldosterona e pelos metabólitos esteroides conjugados com glicuronídeos; por isso, são encontradas maiores porcentagens destes últimos esteroides na forma livre. Durante a gravidez, observa-se um estado especial de hipercorticismo fisiológico. Os níveis circulantes elevados de estrogênio induzem a produção de CBG, e verifica-se um aumento de várias vezes na CBG e no cortisol plasmático total. A importância fisiológica dessas alterações ainda não foi estabelecida.

Os esteroides sintéticos com um grupo 11-ceto, como a cortisona e a prednisona, devem ser reduzidos enzimaticamente ao derivado 11β-hidroxi correspondente antes de se tornarem biologicamente ativos. Essa redução é catalisada pela isozima tipo 1 da 11β-hidroxiesteroide desidrogenase (11β-HSD1), que ocorre predominantemente no fígado, mas também em locais especializados, como os adipócitos, o osso, o olho e a pele. Em condições nas quais ocorre comprometimento dessa atividade enzimática, é prudente utilizar esteroides que não necessitam de ativação enzimática (p. ex., hidrocortisona ou prednisolona, em vez de cortisona ou prednisona). Essas condições incluem insuficiência hepática grave e pacientes com o raro distúrbio de deficiência de cortisona redutase.

RELAÇÕES ENTRE ESTRUTURA E ATIVIDADE. As modificações químicas efetuadas na molécula de cortisol produziram derivados com maior separação entre as atividades glicocorticoide e mineralocorticoide (Quadro 42-3); no caso de vários glicocorticoides sintéticos, os efeitos sobre os eletrólitos são mínimos, mesmo com o uso das doses mais elevadas. Além disso, essas modificações levaram a derivados com maiores potências e com duração de ação mais longa. Dispõe-se de um vasto conjunto de preparações de esteroides para uso oral, parenteral e tópico. Nenhum desses derivados atualmente disponíveis têm os efeitos anti-inflamatórios efetivamente separados dos efeitos sobre o metabolismo dos carboidratos, das proteínas e dos lipídeos ou dos efeitos supressores sobre o eixo HHSR.

As estimativas das potências de retenção de Na^+ e anti-inflamatórias dos esteroides representatiivos estão listadas no Quadro 42-3. Alguns esteroides, classificados predominantemente como glicocorticoides (p. ex., cortisol), também possuem atividade mineralocorticoide significativa e, por isso, podem afetar o processamento hidreletrolítico no contexto clínico. Nas doses utilizadas para terapia de reposição em pacientes com insuficiência suprarrenal primária, os efeitos mineralocorticoides desses "glicocorticoides" são insuficientes para substituir os da

Quadro 42-3

Potências relativas e doses equivalentes de corticosteroides representativos

COMPOSTO	POTÊNCIA ANTI--INFLAMATÓRIA	POTÊNCIA DE RETENÇÃO DE Na^+	DURAÇÃO DA AÇÃO[a]	DOSE EQUIVALENTE (mg)[b]
Cortisol	1	1	C	20
Cortisona	0,8	0,8	C	25
Fludrocortisona	10	125	I	[c]
Prednisona	4	0,8	I	5
Prednisolona	4	0,8	I	5
6α-Metilprednisolona	5	0,5	I	4
Triancinolona	5	0	I	4
Betametasona	25	0	L	0,75
Dexametasona	25	0	L	0,75

[a]$t_{1/2}$ biológica: C, curta (8-12 h); I, intermediária (12-36 h); L, longa (36-72 h).
[b]Essas relações de doses aplicam-se apenas à administração oral ou IV, visto que as potências dos glicocorticoides podem diferir acentuadamente após administração IM ou intra-articular.
[c]Esse agente não é utilizado para efeitos glicocorticoides.

aldosterona, e, em geral, torna-se necessária uma terapia concomitante com um mineralocorticoide mais potente. Por outro lado, a aldosterona mostra-se extremamente potente no que concerne à retenção de Na^+, porém exibe potência apenas modesta para efeitos sobre o metabolismo dos carboidratos. Nas taxas normais de secreção pelo córtex suprarrenal, ou em doses que afetam ao máximo o equilíbrio eletrolítico, a aldosterona não exibe atividade glicocorticoide significativa e, portanto, atua como mineralocorticoide puro.

TOXICIDADE E ESTEROIDES ADRENOCORTICAIS

O uso terapêutico de corticosteroides resulta em duas categorias de efeitos tóxicos: os que resultam da interrupção da terapia com esteroides e aqueles que decorrem do uso contínuo em doses suprafisiológicas. Os efeitos colaterais de ambas as categorias comportam um risco potencial de vida, exigindo uma cuidadosa avaliação dos riscos e benefícios em cada paciente.

INTERRUPÇÃO DA TERAPIA. O problema mais frequente na interrupção dos esteroides consiste na exacerbação da doença subjacente para a qual foram prescritos. Várias outras complicações estão associadas à interrupção dos esteroides. A complicação mais grave da suspensão de um esteroide, a insuficiência suprarrenal aguda, resulta da interrupção muito rápida dos corticosteroides após a supressão do eixo HHSR por terapia prolongada. Muitos pacientes recuperam-se da supressão do eixo HHSR induzida pelos glicocorticoides em várias semanas a meses; todavia, em alguns indivíduos, o tempo de recuperação pode estender-se para um ano ou mais. Foram propostos protocolos para suspender a terapia com corticosteroides em pacientes submetidos a tratamento de longo prazo. Nos pacientes que receberam doses suprafisiológicas de glicocorticoides por um período de 2-4 semanas no ano precedente, deve-se considerar a existência de algum grau de comprometimento do eixo HHSR. A síndrome de abstinência de glicocorticoides característica consiste em febre, mialgia, artralgia e mal-estar, podendo dificultar a sua diferenciação de algumas das doenças subjacentes para as quais a terapia com esteroides foi instituída. Por fim, o *pseudotumor cerebral,* uma síndrome clínica que se caracteriza por elevação da pressão intracraniana com papiledema, é uma condição rara que, algumas vezes, está associada a uma redução ou interrupção da terapia com corticosteroides.

USO CONTINUADO DE DOSES SUPRAFISIOLÓGICAS DE GLICOCORTICOIDES. Além das consequências que resultam da supressão do eixo HHSR, existem várias outras complicações que resultam da terapia prolongada com corticosteroides. Essas complicações incluem anormalidades hidreletrolíticas, hipertensão, hiperglicemia, aumento da suscetibilidade à infecção, possíveis úlceras pépticas, osteoporose, miopatia, transtornos do comportamento, cataratas, parada do crescimento e compleição característica da *overdose* de esteroides, que consiste em redistribuição da gordura, estrias e equimoses.

USOS TERAPÊUTICOS

À exceção da terapia de reposição nos estados de deficiência, o uso dos glicocorticoides é, em grande parte, empírico. Tendo em vista o número e a gravidade dos efeitos colaterais potenciais, a decisão quanto à instituição da terapia com glicocorticoides exige sempre uma cuidadosa análise dos riscos e benefícios relativos em cada paciente. Para qualquer doença e qualquer paciente, a dose apropriada para obter um benefício terapêutico específico deve ser determinada por ensaio e erro, devendo ser reavaliada periodicamente à medida que a atividade da doença subjacente estiver mudando, ou quando surgirem complicações da terapia. *A administração de uma dose única de glicocorticoide, mesmo uma grande dose, é praticamente desprovida de efeitos prejudiciais, sendo pouco provável que uma terapia de curta duração (até 1 semana), na ausência de contraindicações específicas, seja deletéria. À medida que a duração da terapia com glicocorticoides aumenta além de uma semana, observam-se aumentos relacionados com o tempo e com a dose na incidência de efeitos incapacitantes e potencialmente letais.* Exceto nos pacientes que recebem terapia de reposição, os glicocorticoides não são específicos nem curativos; eles são paliativos em razão de suas ações anti-inflamatórias e imunossupressoras. Por fim, *a interrupção abrupta dos glicocorticoides após terapia prolongada está associada ao risco de insuficiência suprarrenal, que pode ser fatal.*

Quando é necessário administrar glicocorticoides por longos períodos, a dose precisa ser determinada por ensaio e erro, devendo ser a menor possível capaz de produzir o efeito desejado. Quando a terapia tem por objetivo aliviar sintomas dolorosos ou incapacitantes, não associados a uma doença que comporta risco de vida imediato, não se procura obter alívio completo, e a dose de esteroide é reduzida de modo gradual até que o agravamento dos sintomas indique a dose mínima aceitável. Quando possível, a substituição por outras medicações, como anti-inflamatórios não esteroides, pode facilitar o processo de redução gradual da dose de glicocorticoide, uma vez alcançado o benefício inicial da terapia. Quando a terapia está direcionada para uma doença potencialmente fatal (p. ex., pênfigo ou cerebrite do lúpus), a dose inicial deve ser grande, visando à obtenção de um rápido controle da crise. Se não for observado qualquer benefício rápido, a dose deve ser então duplicada ou triplicada. Uma vez obtido o controle inicial em uma doença potencialmente letal, a redução da dose deve ser efetuada em condições que permitam observações acuradas e frequentes do paciente.

A ausência de efeitos deletérios demonstrados com uma dose única de glicocorticoides dentro da faixa terapêutica convencional justifica sua administração a pacientes criticamente doentes, que podem apresentar insuficiência suprarrenal. Se a condição subjacente não for causada por deficiência de glicocorticoides, uma injeção intravenosa única de um glicocorticoide solúvel poderá então impedir a morte imediata e proporcionar o tempo necessário para o estabelecimento de um diagnóstico definitivo. Se a doença subjacente não consistir em insuficiência suprarrenal, a dose única não irá prejudicar o paciente. Ciclos longos de terapia em altas doses devem ser reservados para doenças que comportam risco de vida. Para diminuir a supressão do eixo HHSR, as preparações de esteroides de ação intermediária (p. ex., prednisona ou prednisolona) devem ser administradas pela manhã, em dose única. A terapia em dias alternados com os mesmos glicocorticoides também tem sido empregada, visto que determinados pacientes apresentam respostas terapêuticas adequadas a esse esquema. Alternativamente, a terapia em pulsos com doses mais altas de glicocorticoides (p. ex., doses de até 1-1,5 g/dia de metilprednisolona durante 3 dias) é utilizada com frequência para iniciar a terapia em pacientes com distúrbios fulminantes e imunologicamente relacionados, como rejeição aguda de transplante, glomerulonefrite necrosante e nefrite do lúpus.

TERAPIA DE REPOSIÇÃO PARA A INSUFICIÊNCIA SUPRARRENAL. A insuficiência suprarrenal pode resultar de lesões estruturais ou funcionais do córtex suprarrenal (insuficiência suprarrenal primária ou doença de Addison), ou de lesões estruturais ou funcionais da adeno-hipófise ou do hipotálamo (insuficiência suprarrenal secundária). Nos países desenvolvidos, a insuficiência suprarrenal primária é mais frequentemente secundária à doença suprarrenal autoimune, e a adrenalite tuberculosa constitui a etiologia mais frequente nos países em desenvolvimento. Outras causas incluem suprarrenalectomia, hemorragia suprarrenal bilateral, infiltração neoplásica das glândulas suprarrenais, síndrome de imunodeficiência adquirida, distúrbios herdados das enzimas esteroidogênicas e adrenoleucodistrofia ligada ao X. A insuficiência suprarrenal secundária em decorrência de disfunção da hipófise ou do hipotálamo manifesta-se, em geral, de modo mais insidioso do que o distúrbio primário, provavelmente devido à preservação da biossíntese dos mineralocorticoides.

INSUFICIÊNCIA SUPRARRENAL AGUDA. Essa doença potencialmente fatal caracteriza-se por sintomas GI (náuseas, vômitos e dor abdominal), desidratação, hiponatremia, hiperpotassemia, fraqueza, letargia e hipotensão. Em geral, está associada a distúrbios da suprarrenal, mais do que da hipófise ou do hipotálamo, e surge, algumas vezes, após a interrupção abrupta de glicocorticoides administrados em altas doses ou por períodos prolongados.

O tratamento imediato do paciente com insuficiência suprarrenal aguda consiste em terapia intravenosa com solução de cloreto de sódio isotônica, suplementada com glicose a 5% e corticosteroides, juntamente com terapia apropriada para as causas precipitantes, como infecção, traumatismo ou hemorragia. Como a função cardíaca está frequentemente reduzida na presença de insuficiência adrenocortical, o paciente deve ser monitorado à procura de sinais de sobrecarga de volume, como elevação da pressão venosa central ou edema pulmonar. Após uma injeção intravenosa inicial de 100 mg, a hidrocortisona (cortisol) deve ser administrada por infusão contínua, em uma taxa de 50-100 mg, a cada 8 h, uma dose que confere atividade mineralocorticoide suficiente para suprir todas as necessidades. Com a estabilização do paciente, pode-se diminuir a dose de hidrocortisona para 25 mg, a cada 6-8 h. Posteriormente, os pacientes são tratados da mesma maneira que aqueles com insuficiência suprarrenal crônica. Para o tratamento da insuficiência suprarrenal aguda não confirmada, a hidrocortisona pode ser substituída por

4 mg de fosfato sódico de dexametasona, visto que a dexametasona não exibe reação cruzada no ensaio do cortisol, nem interfere na determinação deste último (seja em condições basais ou em resposta ao teste de estimulação com cosintropina). A ausência de resposta à cosintropina nesse contexto é diagnóstica de insuficiência suprarrenal.

INSUFICIÊNCIA SUPRARRENAL CRÔNICA. Os pacientes com insuficiência suprarrenal crônica apresentam muitas das manifestações observadas na crise suprarrenal, porém com menos gravidade. Esses pacientes necessitam de tratamento diário com corticosteroides.

Os esquemas de reposição tradicionais têm utilizado hidrocortisona em doses de 20-30 mg/dia. O *acetato de cortisona*, que é inativo até ser convertido em cortisol pela 11β-HSD1, também tem sido administrado em doses que variam de 25-37,5 mg/dia. Em um esforço para imitar o ritmo diurno normal da secreção de cortisol, esses glicocorticoides geralmente têm sido administrados em doses fracionadas, com ~ 66% da dose pela manhã, e o restante no final da tarde. Embora alguns pacientes com insuficiência suprarrenal primária possam ser mantidos com hidrocortisona e ingestão liberal de sal, a maioria desses pacientes também necessita de reposição com glicocorticoides; em geral, administra-se acetato de fludrocortisona em doses de 0,05-0,2 mg/dia. Para pacientes com insuficiência suprarrenal secundária, a administração isolada de um glicocorticoide é, em geral adequada, devido à integridade da zona glomerulosa, que produz os mineralocorticoides. Ao iniciar o tratamento em pacientes com pan-hipopituitarismo, é importante administrar glicocorticoides antes de iniciar o tratamento com hormônio tireoidiano, visto que a administração de hormônios tireoidianos pode precipitar uma insuficiência suprarrenal aguda ao aumentar o metabolismo do cortisol.

A suficiência da terapia de reposição com corticosteroides é avaliada por critérios clínicos e por determinações bioquímicas. O bem-estar subjetivo do paciente constitui um importante parâmetro clínico na doença tanto primária quanto secundária. Na insuficiência suprarrenal primária, o desaparecimento da hiperpigmentação e a resolução das anormalidades eletrolíticas proporcionam indicadores valiosos de uma reposição adequada. O tratamento excessivo pode produzir manifestações da síndrome de Cushing, em adultos, e diminuição do crescimento linear, em crianças. Os níveis plasmáticos de ACTH podem ser utilizados para monitorar a terapia em pacientes com insuficiência suprarrenal primária; os níveis de ACTH pela manhã não devem estar suprimidos, porém devem ser < 100 pg/mL (22 pmol/L).

Com frequência, é preciso ajustar as doses-padrão de glicocorticoides, aumentando-as em pacientes que também estão tomando fármacos que aumentam a sua depuração metabólica (p. ex., fenitoína, barbitúricos ou rifampicina) ou que sofrem do estresse de doença intercorrente. *Todos os pacientes com insuficiência suprarrenal devem utilizar uma pulseira ou um cordão de alerta médico, indicando o diagnóstico e as informações acerca de seu esquema de esteroides.* Na presença de doença discreta, deve-se duplicar a dose de glicocorticoides. O paciente e seus familiares também devem ser treinados para a administração parenteral de dexametasona (4 mg por via subcutânea ou intramuscular) em caso de náuseas ou vômitos intensos que impeçam a administração oral dos medicamentos; em seguida, devem procurar assistência médica imediatamente. As doses de glicocorticoides também são ajustadas quando o paciente com insuficiência suprarrenal é submetido a uma cirurgia. Nessa circunstância, as doses são planejadas para aproximar-se da taxa de secreção máxima de cortisol de 200 mg/dia ou ultrapassá-la; um esquema-padrão consiste em hidrocortisona, 100 mg por via parenteral, a cada 8 h. Depois da cirurgia, a dose é reduzida à metade diariamente, até atingir os níveis de manutenção de rotina.

HIPERPLASIA SUPRARRENAL CONGÊNITA (HSRC). Trata-se de um grupo de distúrbios genéticos nos quais a atividade de uma das várias enzimas necessárias para a biossíntese dos glicocorticoides está deficiente. A produção comprometida de cortisol e a consequente falta de inibição por retroalimentação negativa levam a um aumento na liberação de ACTH. Em consequência, ocorre produção excessiva de outros esteroides de atividade hormonal, de localização proximal ao bloqueio enzimático na via esteroidogênica. A HSRC abrange um espectro de distúrbios, cujo quadro clínico preciso, achados laboratoriais e tratamento dependem da enzima esteroidogênica deficiente. Em ~ 90% dos pacientes, a HSRC resulta de mutações da CYP21, a enzima responsável pela reação da 21-hidroxilação (Figura 42-3).

Clinicamente, os pacientes são divididos naqueles com HSRC clássica, que apresentam defeitos graves da atividade enzimática e que manifestam pela primeira vez o distúrbio durante a infância, e naqueles com HSRC não clássica, que se manifesta depois da puberdade, com sinais e sintomas de excesso leve de androgênios, como hirsutismo, amenorreia, infertilidade e acne. As pacientes com HSRC clássica, se não forem tratadas *in utero* com glicocorticoides, nascem frequentemente com genitália externa virilizada (pseudo-hermafroditismo feminino), devido à produção elevada de precursores androgênicos suprarrenais em estágios críticos da diferenciação sexual *in utero*. Os indivíduos do sexo masculino têm aspecto normal ao nascimento e, mais tarde, podem apresentar desenvolvimento precoce das características sexuais secundárias (puberdade precoce isossexual). Em ambos os sexos, o crescimento linear é acelerado na infância, porém a altura do indivíduo fica reduzida em consequência do fechamento prematuro das epífises. Alguns pacientes com HSRC clássica são incapazes de conservar normalmente o Na^+ e, por isso, são descritos como "perdedores de sal". Todos os pacientes com HSRC clássica necessitam de terapia de reposição com hidrocortisona ou com um congênere apropriado, e os que apresentam perda de sal também necessitam de reposição mineralocorticoide. A terapia tem por objetivo restaurar os níveis de hormônios esteroides fisiológicos para a faixa normal e suprimir o ACTH, anulando, dessa maneira, os efeitos da produção excessiva dos androgênios suprarrenais. A dose oral típica de hidrocortisona é de ~ 0,6 mg/kg/dia, em duas ou três doses fracionadas. O mineralocorticoide utilizado é o acetato de fludrocortisona (0,05-0,2 mg/dia). Muitos especialistas também administram sal de cozinha aos lactentes (um quinto de uma colher de chá dissolvido no leite*, diariamente) até a criança ingerir alimentos sólidos. A terapia é orientada pelo ganho de peso e de altura, pelos níveis plasmáticos de 17-hidroxiprogesterona e pela pressão arterial. A elevação da atividade da renina plasmática sugere que o paciente está recebendo uma dose inadequada de mineralocorticoide. A súbita ocorrência de um estirão de crescimento linear frequentemente indica a supressão inadequada da hipófise e a secreção excessiva de androgênios, enquanto a ausência de crescimento sugere tratamento excessivo com glicocorticoides.

USOS TERAPÊUTICOS EM DOENÇAS NÃO ENDÓCRINAS. Existem aplicações importantes dos glicocorticoides em doenças que não acometem diretamente o eixo HHSR. Os distúrbios discutidos adiante ilustram os princípios que governam o uso dos glicocorticoides em doenças selecionadas para as quais esses fármacos são prescritos com mais frequência. A dose de glicocorticoides varia consideravelmente, dependendo da natureza e da gravidade do distúrbio subjacente. São fornecidas doses aproximadas de um glicocorticoide representativo (p. ex., prednisona).

Distúrbios reumáticos. Os glicocorticoides são amplamente utilizados no tratamento de uma variedade de distúrbios reumáticos e constituem a base do tratamento das doenças reumáticas e inflamatórias mais graves, como o lúpus eritematoso sistêmico, bem como de uma variedade de distúrbios vasculíticos, como a poliarterite nodosa, a granulomatose de Wegener, a síndrome de Churg-Strauss e a arterite de células gigantes. Para esses distúrbios mais graves, a dose inicial de glicocorticoides deve ser suficiente para suprimir rapidamente a doença e minimizar a lesão tecidual resultante. A princípio, utiliza-se frequentemente a prednisona (1 mg/kg/dia, em doses fracionadas), em geral seguida de consolidação com uma dose única diária, com subsequente redução gradual até atingir uma dose mínima efetiva, determinada pela quadro clínico.

Os glicocorticoides são frequentemente utilizados em associação com outros agentes imunossupressores, como a ciclofosfamida e o metotrexato, que oferecem um melhor controle em longo prazo do que os esteroides isoladamente. A exceção é a arterite de células gigantes, para a qual os glicocorticoides continuam sendo superiores a outros fármacos. É preciso ter cautela no uso dos glicocorticoides em algumas formas de vasculite (p. ex., poliarterite nodosa), nas quais as infecções subjacentes por vírus da hepatite podem desempenhar um papel patogênico. Os glicocorticoides de ação intermediária, como a prednisona e a metilprednisolona, são geralmente preferidos aos esteroides de ação mais longa, como a dexametasona.

Na artrite reumatoide, devido aos efeitos colaterais graves e debilitantes associados a seu uso crônico, os glicocorticoides são empregados como agentes estabilizadores para a doença progressiva que não responde aos tratamentos de primeira linha, como fisioterapia e agentes anti-inflamatórios não esteroides. Nesse caso, os glicocorticoides proporcionam alívio até que outros fármacos antirreumáticos de ação mais lenta (p. ex., como o metotrexato ou os agentes direcionados para o fator de necrose tumoral) exerçam seus efeitos. A dose inicial típica é de 5-10 mg de prednisona ao dia. Na presença de exacerbação aguda, podem ser utilizadas doses mais altas de glicocorticoides (tipicamente, 20-40 mg/dia de prednisona ou equivalente), com rápida redução subsequente da dose. Alternativamente, os pacientes com sintomatologia significativa limitada a uma ou a algumas articulações podem ser tratados com injeções intra-articulares de esteroides. Dependendo do tamanho da articulação, as doses típicas são de 5-20 mg de acetonido de triancinolona ou seu equivalente.

Nas doenças articulares degenerativas não inflamatórias (p. ex., osteoartrite) ou em uma variedade de síndromes de dor regional (p. ex., tendinite ou bursite), os glicocorticoides podem ser administrados por injeção local para o tratamento das exacerbações episódicas da doença. É importante utilizar um glicocorticoide que não exija bioativação (p. ex., prednisolona, em vez da prednisona) e minimizar a frequência de administração local de esteroides, sempre que possível. No caso de injeções intra-articulares repetidas de esteroides, observa-se uma incidência significativa de destruição articular indolor, lembrando a artropatia de Charcot. Recomenda-se que as injeções intra-articulares sejam aplicadas em intervalos de pelo menos 3 meses para minimizar as complicações.

Doenças renais. Os pacientes com síndrome nefrótica secundária à doença por lesão mínima geralmente respondem de modo satisfatório à esteroidoterapia, e os glicocorticoides constituem o tratamento de primeira linha para adultos e crianças. As doses diárias inicias de prednisona são de 1-2 mg/kg durante 6 semanas, seguidas de redução gradual da dose durante 6-8 semanas, embora alguns nefrologistas recomendem uma terapia em dias alternados. São observadas evidências objetivas de resposta, como diminuição da proteinúria em 2-3 semanas em 85% dos pacientes, e > 95% dos pacientes apresentam remissão em 3 meses. Os pacientes com doença renal secundária ao lúpus eritematoso sistêmico também são submetidos a uma prova terapêutica com glicocorticoides. No caso da glomerulonefrite membranosa, muitos nefrologistas recomendam uma prova terapêutica com glicocorticoides em dias alternados, durante 8-10 semanas (p. ex., prednisona, 120 mg em dias alternados), seguida de um período de redução gradual da dose de 1-2 meses.

Doença alérgica. O início de ação dos glicocorticoides é tardio nas doenças alérgicas, e os pacientes que apresentam reações alérgicas graves, como anafilaxia, necessitam de terapia imediata com epinefrina. As manifestações das doenças alérgicas de duração limitada — como febre do feno, doença do soro, urticária, dermatite de contato, reações medicamentosas, picadas de abelha e edema angioneurótico — podem ser suprimidas com doses adequadas de glicocorticoides, administradas como suplementos da terapia primária. Na presença de doença grave, os glicocorticoides por via intravenosa (metilprednisolona, 125 mg IV, a cada 6 h, ou equivalente) são apropriados. Na rinite alérgica, os esteroides intranasais são atualmente considerados como os fármacos de escolha por muitos especialistas.

---

* N. de R.T. No original *in formula*. Nos EUA, *formula* significa: leite em pó para bebês.

Doenças pulmonares. O uso dos glicocorticoides na asma brônquica e em outras doenças pulmonares é discutido no Capítulo 36. Os glicocorticoides no período pré-natal são frequentemente utilizados em caso de trabalho de parto prematuro, diminuindo a incidência da síndrome da angústia respiratória, hemorragia intraventricular e morte de recém-nascidos com parto prematuro. A betametasona (12 mg IM, a cada 24 h, para um total de duas doses) ou a dexametasona (6 mg IM, a cada 12 h, para quatro doses) são administradas a mulheres com sinais definitivos de trabalho de parto prematuro entre 26 e 34 semanas de gestação.

Doenças infecciosas. Embora o uso dos glicocorticoides imunossupressores nas doenças infecciosas possa parecer paradoxal, existe um número limitado de condições para as quais estão indicados na terapia de patógenos infecciosos específicos. Um exemplo desses efeitos benéficos é observado em pacientes com Aids que apresentam pneumonia por *Pneumocystis carinii* e hipoxia moderada a grave; a adição de glicocorticoides ao esquema antibiótico aumenta a oxigenação e diminui a incidência de insuficiência respiratória e mortalidade. De forma semelhante, os glicocorticoides diminuem claramente a incidência de comprometimento neurológico em longo prazo associado à meningite por *Haemophilus influenzae* tipo B em lactentes e crianças com ≥ 2 meses de idade.

Doenças oculares. Com frequência, os glicocorticoides são utilizados para suprimir a inflamação do olho, podendo preservar a visão, quando utilizados apropriadamente. São administrados topicamente para as doenças do olho externo e do segmento anterior, atingindo concentrações terapêuticas no humor aquoso após instilação no saco conjuntival. Para as doenças do segmento posterior, é necessária a sua administração sistêmica ou por injeção intraocular. Esses usos dos glicocorticoides são discuticos no Capítulo 64.

Doenças cutâneas. Os glicocorticoides mostram-se notavelmente eficazes no tratamento de uma ampla variedade de dermatoses inflamatórias. Um esquema típico para uma erupção eczematosa consiste em pomada de hidrocortisona a 1%, aplicada localmente, 2 vezes/dia. A eficiência aumenta com a aplicação do esteroide tópico sob uma película oclusiva, como curativo de plástico; infelizmente, o risco de absorção sistêmica também é aumentado pelos curativos oclusivos, podendo representar um problema significativo quando são aplicados glicocorticoides mais potentes à pele inflamada. Os glicocorticoides são administrados por via sistêmica para episódios graves de distúrbios dermatológicos agudos, bem como para exacerbações de distúrbios crônicos. Nessas situações, a dose habitual é de 40 mg/dia de prednisona. A administração sistêmica de esteroides pode salvar a vida do paciente com pênfigo, podendo ser necessário o uso de doses diárias de até 120 mg de prednisona. O Capítulo 65 descreve os usos dermatológicos dos glicocorticoides.

Doenças GI. Pacientes com doença intestinal inflamatória (colite ulcerativa crônica e doença de Crohn), que não conseguem responder a uma abordagem mais conservadora (i.e. repouso, dieta e sulfassalazina) podem beneficiar-se dos glicocorticoides; os esteroides são mais úteis para as exacerbações agudas (Capítulo 47).

Doenças hepáticas. O uso de corticosteroides na doença hepática tem sido altamente controvertido. Os glicocorticoides são claramente benéficos na hepatite autoimune; até 80% dos pacientes exibem remissão histológica quando tratados com prednisona (dose inicial de 40-60 mg/dia, com redução gradual para uma dose de manutenção de 7,5-10 mg/dia após queda dos níveis séricos de transaminases). O papel dos corticosteroides na hepatopatia alcoólica não está totalmente definido; a metanálise mais recente não conseguiu estabelecer um papel benéfico dos corticosteroides. Na presença de doença hepática grave, deve-se utilizar a prednisolona, em lugar da prednisona, visto que esta última exige a sua conversão hepática para se tornar ativa.

Neoplasias malignas. Os glicocorticoides são utilizados na quimioterapia da leucemia linfocítica aguda e dos linfomas, em virtude de seus efeitos antilinfocíticos, mais comumente como componente da quimioterapia de combinação (Capítulos 46 e 63).

Edema cerebral. Os corticosteroides são valiosos na redução ou na prevenção do edema cerebral associado a parasitos e neoplasias, particularmente as que são metastáticas.

USOS DIVERSOS

Sarcoidose. Os corticosteroides constituem a terapia indicada para pacientes com sintomas debilitantes ou formas de sarcoidose que comportam risco de vida. Os pacientes com comprometimento pulmonar grave são tratados com 10-20 mg de prednisona ao dia ou com uma dose equivalente de esteroides alternativos para induzir remissão. Podem ser necessárias doses mais altas para o tratamento de outras formas dessa doença. As doses de manutenção podem ser baixas, de apenas 5 mg/dia de prednisona. Todos os pacientes que necessitam de terapia crônica com glicocorticoides, em doses que ultrapassam a taxa de produção diária normal, correm risco aumentado de tuberculose secundária; por isso, os pacientes com reação tuberculínica positiva ou com outras evidências de tuberculose devem receber terapia antituberculosa profilática.

Trombocitopenia. Na trombocitopenia, a prednisona (0,5 mg/kg) é utilizada para diminuir a tendência ao sangramento. Nos casos mais graves, bem como para o início do tratamento da trombocitopenia idiopática, são administradas doses diárias de prednisona (1-1,5 mg/kg). Os pacientes com trombocitopenia idiopática refratária podem responder à terapia com glicocorticoides em pulsos, em altas doses.

Destruição autoimune dos eritrócitos. Os pacientes com destruição autoimune dos eritrócitos (i.e. anemia hemolítica com teste de Coombs positivo) são tratados com prednisona (1 mg/kg/dia). Na presença de hemólise grave, podem ser administradas doses mais altas, com redução gradual à medida que a anemia for melhorando. Podem ser necessárias pequenas doses de manutenção durante vários meses nos pacientes que respondem ao tratamento.

Transplante de órgãos. No transplante de órgãos, são administradas altas doses de prednisona (50-100 mg) por ocasião da cirurgia de transplante, em associação com outros agentes imunossupressores, e a maioria dos pacientes é mantida com um esquema de manutenção que inclui doses mais baixas de glicocorticoides (Capítulo 35). Para alguns transplantes de órgãos sólidos (p. ex., pâncreas), os protocolos que suspendem precocemente os corticosteroides depois do transplante ou aqueles que os evitam por completo estão se tornando cada vez mais comuns.

Lesão da medula espinal. Vários estudos clínicos controlados multicêntricos demonstraram uma redução significativa dos defeitos neurológicos em pacientes com lesão aguda da medula espinal, tratados 8 h após a lesão com grandes doses de succinato sódico de metilprednisolona (30 mg/kg no início, sendo esta dose seguida de infusão de 5,4 mg/kg por hora durante 23 h).

APLICAÇÕES DIAGNÓSTICAS DA DEXAMETASONA. Além de seus usos terapêuticos, a dexametasona é utilizada como agente de primeira linha para o diagnóstico de hipercortisolismo e sua diferenciação das causas diferentes de síndrome de Cushing. A justificativa para o seu uso e o procedimento são descritos de modo detalhado na página 1.233 da 12ª edição do texto original.

INIBIDORES DA BIOSSÍNTESE E DA AÇÃO DOS ESTEROIDES ADRENOCORTICAIS

O hipercortisolismo com sua consequente morbidade e mortalidade é mais frequentemente causado por adenomas de corticotropos que produzem ACTH em excesso (doença de Cushing) ou por tumores adrenocorticais ou hiperplasia bilateral que produzem cortisol em excesso (síndrome de Cushing). Com menos frequência, o hipercortisolismo pode resultar de carcinomas adrenocorticais ou de tumores com produção ectópica de ACTH ou de CRH. Embora a cirurgia seja o tratamento de escolha, ela nem sempre é efetiva, tornando-se necessária uma terapia adjuvante com inibidores da esteroidogênese. Nesses contextos, o cetoconazol, a metirapona, o etomidato e o mitotano são clinicamente úteis. O cetoconazol, o etomidato e o mitotano são discutidos mais detalhadamente em outros capítulos. Todos esses agentes estão associados ao risco comum de precipitar insuficiência suprarrenal aguda; por isso, devem ser utilizados nas doses apropriadas, devendo-se monitorar cuidadosamente o estado do eixo HHSR do paciente. Os agentes que atuam como antagonistas dos receptores de glicocorticoides (antiglicocorticoides) são discutidos mais adiante, neste capítulo, e os antagonistas dos mineralocorticoides são considerados no Capítulo 25.

Cetoconazol. O cetoconazol é um agente antifúngico (Capítulo 57). Em doses superiores àquelas empregadas na terapia antifúngica, o cetoconazol atua como inibidor efetivo da esteroidogênese suprarrenal e gonadal, principalmente em virtude da inibição da atividade da CYP17 (17α-hidroxilase). Em doses ainda mais altas, o cetoconazol também inibe a CYP11A1, bloqueando efetivamente a esteroidogênese em todos os tecidos esteroidogênicos primários. O cetoconazol constitui o inibidor mais bem tolerado e mais efetivo da biossíntese dos hormônios esteroides em pacientes com hipercortisolismo (embora o FDA não tenha aprovado o uso do cetoconazol para essa indicação). Na maioria dos casos, é necessário um esquema posológico de 600-800 mg/dia (em duas doses fracionadas), e alguns pacientes podem necessitar de até 1.200 mg/dia (em 2-3 doses). Os efeitos colaterais consistem em disfunção hepática. O potencial de interação do cetoconazol com isoformas da CYP pode levar a interações medicamentosas de consequências graves (Capítulo 6).

Metirapona. A metirapona é um inibidor relativamente seletivo da CYP11B1 (11β-hidroxilase), que converte o 11-desoxicortisol em cortisol, reduzindo, assim, a produção de cortisol e aumentando os níveis de precursores (por exemplo, 11-desoxicortisol). Embora a biossíntese da aldosterona também esteja comprometida, os níveis elevados de 11-desoxicortisol mantêm as funções dependentes dos mineralocorticoides. Em um teste diagnóstico de todo o eixo HHSR, administra-se metirapona (30 mg/kg, com dose máxima de 3 g) por via oral à meia-noite, com um lanche, e determinam-se os níveis plasmáticos de cortisol e de 11-desoxicortisol na manhã seguinte, às 8 h. A obtenção de um nível plasmático de cortisol de < 8 μg/dL confirma a inibição adequada da CYP11B1; nesse contexto, um nível de 11-desoxicortisol de < 7 μg/dL é altamente sugestivo de comprometimento da função hipotalâmico-hipofisária-suprarrenal.

A metirapona tem sido utilizada no tratamento do hipercorticismo resultante de neoplasias suprarrenais ou de tumores com produção ectópica de ACTH. A supressão máxima da esteroidogênese exige doses de 4 g/dia. Com mais frequência, a metirapona é utilizada como terapia adjuvante em pacientes submetidos à irradiação da hipófise, ou em combinação com outros agentes que inibem a esteroidogênese. Nesse contexto, administra-se uma dose de 500-750 mg, 3 ou 4 vezes/dia. O uso da metirapona no tratamento da síndrome de Cushing secundária à hipersecreção hipofisária de ACTH é mais controvertido. A administração crônica de metirapona pode causar hirsutismo, em decorrência da síntese aumentada de androgênios suprarrenais proximalmente ao bloqueio enzimático, bem como hipertensão, que resulta dos níveis elevados de 11-desoxicortisol. Outros efeitos colaterais incluem náuseas, cefaleia, sedação e exantema.

Etomidato. O etomidato, um imidazol substituído utilizado principalmente como agente anestésico e sedativo, inibe a secreção de cortisol em doses sub-hipnóticas, principalmente através da inibição da atividade da CYP11B1.

O etomidato tem sido utilizado sem indicação na bula para o tratamento do hipercortisolismo, quando há necessidade de um rápido controle em um paciente que não pode tomar medicação por via oral. O etomidato é administrado em injeção intravenosa direta de 0,03 mg/kg, seguida de infusão de 0,1 mg/kg por hora, até um máximo de 0,3 mg/kg por hora.

Mitotano. O mitotano um agente adrenocorticolítico utilizado no tratamento do carcinoma adrenocortical inoperável. Sua ação citolítica deve-se à sua conversão metabólica em cloreto de acila reativo pelas CYP mitocondriais suprarrenais e reatividade subsequente com proteínas celulares. As doses administradas variam de 0,5-3, 3 vezes/dia. O início de sua ação leva várias semanas a meses, e os principais efeitos tóxicos consistem em distúrbios GI e ataxia.

Aminoglutetimida. A aminoglutetimida inibe principalmente a CYP11A1 (a etapa inicial e limitadora de velocidade na biossíntese de todos os esteroides fisiológicos) e também inibe a CYP11B1 e a CYP19 (aromatase). A aminoglutetimida foi recentemente retirada do mercado pelo seu fabricante e não está mais disponível.

ANTIGLICOCORTICOIDES

O antagonista do receptor de progesterona, a *mifepristona* (RU-486) recebeu considerável atenção, em virtude de seu uso como antiprogestogênio capaz de interromper precocemente a gravidez (Capítulo 66). Em doses mais altas, a mifepristona também inibe o GR, bloqueando a regulação do eixo HHSR por retroalimentação e aumentando secundariamente os níveis de ACTH endógeno e de cortisol. Em virtude de sua capacidade de inibir a ação dos glicocorticoides, a mifepristona também tem sido estudada como agente terapêutico potencial em um pequeno número de pacientes com hipercortisolismo. Na atualidade, o seu uso para essa finalidade limita-se a pacientes com causas inoperáveis de excesso de cortisol que não responderam a outros fármacos.

Para uma listagem bibliográfica completa, consulte ***As Bases Farmacológicas da Terapêutica de Goodman e Gilman***, 12ª edição.

Capítulo 43

Pâncreas endócrino e farmacoterapia do diabetes melito e da hipoglicemia

O diabetes melito é um espectro de distúrbios metabólicos comuns, que se originam de uma variedade de mecanismos patogênicos, resultando, todos eles, em hiperglicemia. Tanto fatores genéticos quanto ambientais contribuem para a sua patogenia, que envolve a secreção insuficiente de insulina, uma redução da responsividade à insulina endógena ou exógena, aumento na produção de glicose e/ou anormalidades no metabolismo dos lipídeos e das proteínas. O consequente desenvolvimento de hiperglicemia pode levar a sintomas agudos e a anormalidades metabólicas. As principais causas de morbidade do diabetes consistem nas complicações crônicas que surgem em decorrência da hiperglicemia prolongada, incluindo retinopatia, neuropatia, nefropatia e doença cardiovascular. Em muitos pacientes, essas complicações crônicas podem ser aliviadas por meio de um controle contínuo do nível de glicemia. Na atualidade, dispõe-se de uma ampla variedade de opções de tratamento para a hiperglicemia, que têm como alvo diferentes processos envolvidos na regulação ou desregulação da glicose.

FISIOLOGIA DA HOMEOSTASIA DA GLICOSE

REGULAÇÃO DA GLICEMIA. A manutenção da homeostasia da glicose, designada como *tolerância à glicose*, é um processo sistêmico altamente desenvolvido, que envolve a integração de vários órgãos importantes (Figura 43-1). Embora as ações da insulina sejam de importância central, uma rede de comunicação entre órgãos, por meio de outros hormônios, nervos, fatores locais e substratos, também desempenha um papel vital. A célula β pancreática é de suma importância nesse processo homeostático, uma vez que ajusta de modo muito preciso a quantidade de insulina secretada para promover a captação da glicose após as refeições e regular o débito de glicose do fígado durante o jejum.

No *estado de jejum* (Figura 43-1A), as demandas energéticas do organismo são supridas pela oxidação dos ácidos graxos. O encéfalo não utiliza efetivamente os ácidos graxos para atender suas necessidades energéticas e, no estado de jejum, necessita de glicose para a sua função normal. As necessidades de glicose são de ~ 2 mg/kg por minuto nos adultos humanos, o suficiente para suprir abundantemente o sistema nervoso central (SNC) de uma fonte de energia. As necessidades de glicose em jejum são supridas principalmente pelo fígado. As reservas hepáticas de glicose fornecem parte dessa glicose, enquanto a conversão do lactato, da alanina e do glicerol em glicose é responsável pelo restante. A regulação dominante da *glicogenólise* e da *gliconeogênese* hepáticas é realizada pelos hormônios das ilhotas pancreáticas, a *insulina* e o *glucagon*. A insulina inibe a produção hepática de glicose, e o declínio das concentrações circulantes de insulina no estado pós-absortivo (jejum) é permissivo para taxas mais elevadas de débito de glicose. O glucagon mantém as concentrações sanguíneas de glicose em níveis fisiológicos na ausência de carboidrato exógeno (durante a noite ou entre as refeições) ao estimular a gliconeogênese e a glicogenólise pelo fígado. A secreção de insulina é estimulada pela *ingestão de alimento*, absorção de nutrientes e aumentos da glicemia, e a insulina promove o anabolismo da glicose, dos lipídeos e das proteínas (Figura 43-1B). A posição central da insulina no metabolismo da glicose é ressaltada pelo fato de que todas as formas de diabetes humano apresentam como causa básica alguma anormalidade na secreção ou na ação da insulina.

A função das células β é controlada principalmente pelas concentrações plasmáticas de glicose. São necessárias elevações do nível de glicemia acima dos valores basais para a liberação de insulina, e outros estímulos são relativamente ineficazes quando o nível plasmático de glicose encontra-se na faixa de jejum (4,4-5,5 mM ou 80-100 mg %). Esses outros estímulos incluem substratos de nutrientes, *hormônios insulinotrópicos* liberados pelo trato gastrintestinal (GI) e vias neurais autônomas. Os estímulos neurais produzem algum aumento da secreção de insulina antes do consumo de alimento. A estimulação neural da secreção de insulina ocorre durante a refeição e contribui significativamente para a tolerância à glicose. A chegada do quimo nutritivo ao intestino leva à liberação de peptídeos insulinotrópicos por células endócrinas especializadas na mucosa intestinal. O *polipeptídeo insulinotrópico dependente de glicose* (GIP) e o *peptídeo semelhante ao glucagon 1* (GLP-1), denominados, em seu conjunto, *incretinas*, constituem os hormônios intestinais essenciais que contribuem para a *tolerância à glicose*. São secretados de modo proporcional à carga de nutrientes ingerida e transmitem essa informação às ilhotas como parte de um mecanismo de anteroalimentação, que permite uma resposta da insulina apropriada ao tamanho da refeição. As taxas de secreção de insulina em seres humanos sadios são maiores na fase digestiva inicial das refeições, precedendo e limitando o pico da glicemia. Esse padrão de secreção premonitória de insulina constitui uma característica essencial da tolerância normal à glicose. Um dos principais desafios da insulinoterapia bem-sucedida em pacientes diabéticos consiste em determinar como imitar esse padrão.

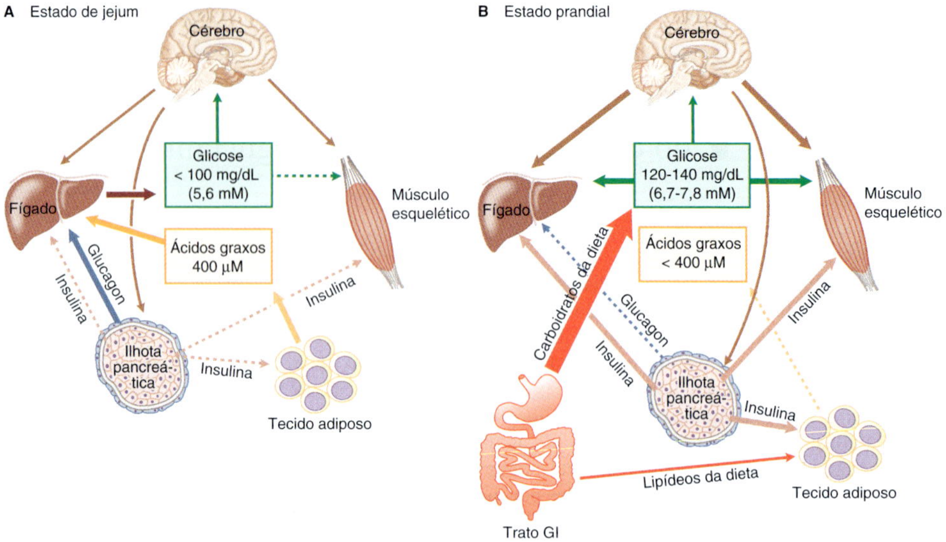

Figura 43-1 *Insulina, glucagon e homeostasia da glicose.* (**A**) **Estado de jejum** — Nos seres humanos sadios, o nível plasmático de glicose é mantido em uma faixa de 4,4-5 mM, enquanto os ácidos graxos são mantidos em níveis próximos de 400 μM. Na ausência de absorção de nutrientes pelo trato GI, a glicose é suprida principalmente pelo fígado, e os ácidos graxos, pelo tecido adiposo. Durante o jejum, os níveis plasmáticos de insulina estão baixos, enquanto os níveis plasmáticos de glucagon estão elevados, contribuindo para o aumento da glicogenólise e da gliconeogênese hepáticas; a insulina em baixos níveis também libera os adipócitos de sua inibição, permitindo um aumento da lipogênese. A maioria dos tecidos oxida principalmente ácidos graxos durante o jejum, preservando a glicose para uso pelo SNC. (**B**) **Estado prandial** — Durante a alimentação, a absorção de nutrientes produz uma elevação da glicose plasmática, resultando na liberação intestinal de incretinas e em estímulos neurais que promovem a secreção de insulina. Sob o controle da insulina, o fígado, o músculo esquelético e o tecido adiposo captam ativamente a glicose. Tanto a produção de glicose hepática quanto a lipólise são inibidas, e a oxidação corporal total da glicose aumenta. O encéfalo detecta as concentrações plasmáticas de glicose e fornece impulsos aferentes reguladores que contribuem para a homeostasia energética. A espessura das setas reflete a intensidade relativa de ação, enquanto as linhas tracejadas indicam pouca ou nenhuma atividade.

As concentrações circulantes elevadas de insulina reduzem o nível de glicemia ao inibir a produção hepática de glicose e ao estimular a captação e o metabolismo da glicose pelo músculo e pelo tecido adiposo. A produção de glicose é inibida em metade de seu nível máximo por uma concentração de insulina de ~ 120 pmol/L, enquanto a utilização da glicose é estimulada em metade de seu nível máximo por uma concentração de insulina de ~ 300 pmol/L. Alguns dos efeitos da insulina sobre o fígado ocorrem rapidamente, nos primeiros 20 min após a ingestão de uma refeição, enquanto a estimulação da captação de glicose periférica pode exigir até 1 hora para atingir uma taxa significativa. A insulina possui efeitos potentes para reduzir a lipólise dos adipócitos, principalmente por meio da inibição da lipase sensível a hormônio, e também aumenta o armazenamento de lipídeos ao promover a síntese de lipoproteína lipase e a captação de glicose pelos adipócitos. A insulina também estimula a captação de aminoácidos e a síntese de proteínas e inibe a degradação proteica no músculo e em outros tecidos.

As reservas limitadas de glicogênio no músculo esquelético são mobilizadas no início da atividade, porém a maior parte do suporte do exercício pela glicose provém da gliconeogênese hepática. A regulação dominante da produção hepática de glicose durante o exercício é realizada pela EPI e NE. As catecolaminas estimulam a glicogenólise e a gliconeogênese, inibem a secreção de insulina e aumentam a liberação de glucagon, contribuindo para um aumento do débito hepático de glicose. Além disso, as catecolaminas promovem a lipólise, liberando ácidos graxos para oxidação no músculo em exercício e glicerol para a gliconeogênese hepática.

FISIOLOGIA DAS ILHOTAS PANCREÁTICAS E SECREÇÃO DE INSULINA. As ilhotas pancreáticas representam 1-2% do volume pancreático. A ilhota pancreática é um mini órgão altamente vascularizado e inervado, que contém cinco tipos de células endócrinas: as *células* α, que secretam glucagon, as *células* β, que secretam glicose, as células δ, que secretam somatostatina, as células que secretam o polipeptídeo pancreático, e as *células* ε, que secretam a *grelina*.

A insulina é inicialmente sintetizada na forma de uma cadeia polipeptídica simples, a *pré-pró-insulina* (110 aminoácidos), que é processada em *pró-insulina* e, a seguir, em *insulina* e *peptídeo C* (Figura 43-2). Esse processo complexo e altamente regulado envolve o complexo de Golgi, o retículo endoplasmático e os grânulos secretores das células β. Os grânulos secretores são críticos não apenas pelo transporte da insulina até a superfície celular para exocitose, mas também para a clivagem e o processamento do pró-hormônio nos produtos finais de secreção, a insulina e o peptídeo C. Ocorre cossecreção de quantidades equimolares de insulina e de peptídeo C

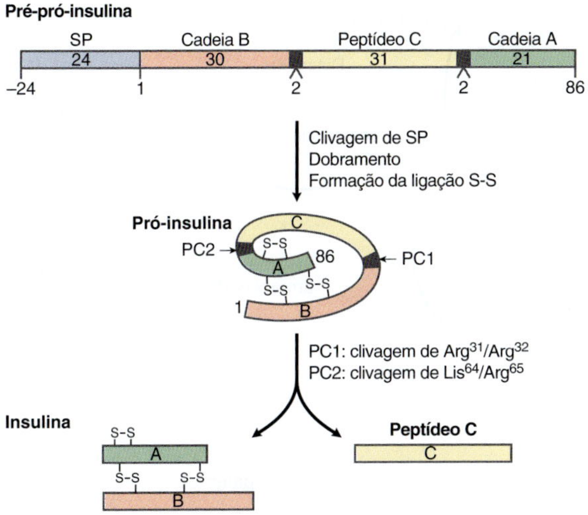

Figura 43-2 *Síntese e processamento da insulina.* O peptídeo inicial, a pré-pró-insulina (110 aminoácidos) consiste em um peptídeo de sinal (SP), uma cadeia B, o peptídeo C e uma cadeia A. O SP é clivado, e formam-se ligações S-S com o dobramento da pró-insulina. A pró-insulina é clivada por dois pró-hormônio convertases, a PC1 e a PC2, em insulina, peptídeo C e dois dipeptídeos. A insulina e o peptídeo C são armazenados em grânulos e cossecretados em quantidades equimolares.

(31 aminoácidos). A insulina apresenta uma $t_{1/2}$ de 5-6 min, devido à extensa depuração hepática. Por outro lado, o peptídeo C, que não possui nenhuma função fisiológica conhecida como receptor, tem uma $t_{1/2}$ de ~ 30 min. O peptídeo C mostra-se útil na avaliação da secreção das células β, bem como para diferenciar a hiperinsulinemia endógena da exógena (p. ex., na avaliação da hipoglicemia induzida por insulina). A célula β também sintetiza e secreta o *polipeptídeo amiloide das ilhotas* (IAPP) ou *amilina*, um peptídeo de 37 aminoácidos. O IAPP influencia a motilidade GI e a velocidade de absorção da glicose. A pranlintida é um agente utilizado no tratamento do diabetes, que imita a ação do IAPP.

A secreção de insulina é um processo rigorosamente regulado, destinado a proporcionar concentrações estáveis de glicose no sangue tanto em jejum quanto no estado prandial. Essa regulação é efetuada por uma interação coordenada de vários nutrientes, hormônios GI, hormônios pancreáticos e neurotransmissores autônomos. A glicose, os aminoácidos (arginina etc.), os ácidos graxos e os corpos cetônicos promovem a secreção de insulina. A glicose constitui o principal secretagogo da insulina, e a secreção de insulina está estreitamente acoplada à concentração extracelular de glicose. A secreção de insulina é muito maior quando a mesma quantidade de glicose é fornecida por via oral em comparação com a via intravenosa (efeito das incretinas). As ilhotas são ricamente inervadas por nervos tanto adrenérgicos quanto colinérgicos. A estimulação dos receptores α_2-adrenérgicos inibe a secreção de insulina, enquanto os agonistas dos receptores β_2-adrenérgicos e a estimulação do nervo vagal intensificam a sua liberação. Em geral, qualquer condição capaz de ativar a divisão simpática do sistema nervoso autônomo (como hipoxia, hipoglicemia, exercício, hipotermia, cirurgia ou queimaduras graves) suprime a secreção de insulina por meio da estimulação dos receptores α_2-adrenérgicos. O glucagon e a somatostatina inibem a secreção de insulina.

Os eventos moleculares que controlam a secreção de insulina estimulada pela glicose começam com o transporte da glicose no interior da célula β por meio do GLUT, um transportador facilitador de glicose, principalmente o GLUT1 nas células β humanas (Figura 43-3). Com sua entrada na célula β, a glicose é rapidamente fosforilada pela glicocinase (GK; hexocinase IV); essa fosforilação constitui a etapa limitadora de velocidade no metabolismo da glicose na célula β. A afinidade distinta da GK pela glicose leva a um aumento acentuado do metabolismo da glicose dentro de uma faixa de glicose de 5-10 mM, quando a secreção de insulina estimulada pela glicose é mais pronunciada. A glicose-6-fosfato produzida pela atividade da GK entra na via glicolítica, produzindo alterações do NADPH e da razão ADP/ATP. Os níveis elevados de ATP inibem um canal de K^+ sensível ao ATP (canal de K_{ATP}), levando à despolarização da membrana celular. Esse canal de K_{ATP} heteromérico consiste em um canal de K^+ retificador de influxo (Kir6.2) e em uma proteína estreitamente associada, conhecida como receptor de sulfonilureia (SUR). As mutações no canal de K_{ATP} são responsáveis por alguns tipos de diabetes neonatal ou hipoglicemia. A despolarização da membrana leva então à abertura de um canal de Ca^{2+} dependente de voltagem e a um aumento na concentração intracelular de Ca^{2+}, resultando na liberação de insulina das vesículas de armazenamento por exocitose. Esses eventos intracelulares são modulados por alterações na produção de AMPc, no metabolismo de aminoácidos e no nível de fatores de transcrição. Os GPCR para o glucagon, o GIP e o GLP-1 acoplam-se à G_s para estimular a adenilato-ciclase e a secreção de insulina; os receptores de somatostatina e os agonistas α_2-adrenérgicos acoplam-se à G_i para reduzir a produção celular e a secreção de AMPc.

A célula α pancreática secreta glucagon, principalmente em resposta à hipoglicemia. A biossíntese do glucagon começa com o pré-pró-glucagon, que é processado por um mecanismo celular específico em vários peptídeos

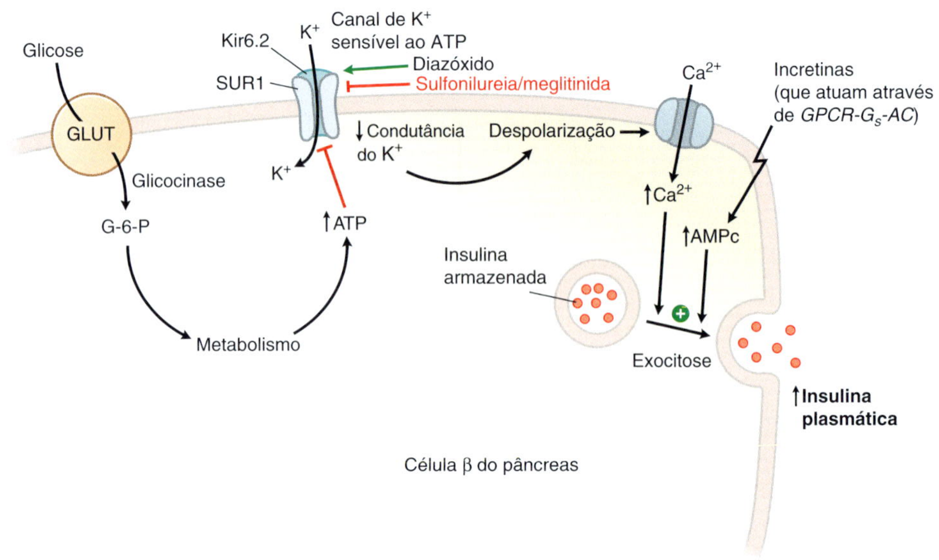

Figura 43-3 *Regulação da secreção de insulina pela célula β pancreática.* A célula β do pâncreas no estado de repouso (nível de glicemia em jejum) encontra-se hiperpolarizada. A glicose, que entra por intermédio dos transportadores GLUT (principalmente o GLUT1 nos seres humanos e o GLUT2 em roedores), é metabolizada e eleva o nível de ATP celular, que reduz a condutância do K^+ por meio do canal de K_{ATP}; a condutância diminuída do K^+ resulta em despolarização, levando à exocitose da insulina armazenada dependente de Ca^{2+}. O canal de K_{ATP}, composto das subunidades SUR1 e Kir 6.2, constitui o local de ação de várias classes de fármacos: O ATP liga-se ao Kir 6.2 e o inibe; as sulfonilureias e as meglitinidas ligam-se ao SUR1 e o inibem; por conseguinte, todos os três agentes promovem a secreção de insulina. O diazóxido e o ADP-Mg^{2+} (baixo nível de ATP) ligam-se ao SUR1 e o ativam, inibindo consequentemente a secreção de insulina. As incretinas intensificam a secreção de insulina.

biologicamente ativos, como glucagon, GLP-1 e peptídeo semelhante ao glucagon-2 (GLP-2) (Figura 43-9). *Em geral, a secreção de glucagon e a da insulina são reguladas de modo recíproco, isto é, os agentes ou os processos que estimulam a secreção de insulina inibem a do glucagon. As exceções notáveis são a arginina e a somatostatina: a arginina estimula a secreção de ambos os hormônios, enquanto a somatostatina a inibe.*

AÇÃO DA INSULINA. Ocorre expressão do receptor de insulina em praticamente todos os tipos de células de mamíferos. Os tecidos considerados críticos para a regulação do nível de glicemia são o fígado, o músculo esquelético e o tecido adiposo (Figura 43-1), bem como regiões específicas do encéfalo e as ilhotas pancreáticas. As ações da insulina são anabólicas, e a sinalização da insulina é fundamental para promover a captação, o uso e o armazenamento dos principais nutrientes: glicose, lipídeos e aminoácidos. A insulina estimula a glicogênese, a lipogênese e a síntese de proteínas; ela também inibe o catabolismo desses compostos. Em nível celular, a insulina estimula o transporte de substratos e íons dentro das células, promove a translocação de proteínas entre os compartimentos celulares, regula a ação de enzimas específicas e controla a transcrição gênica e a tradução do mRNA. Alguns efeitos da insulina são observados em segundos ou minutos (p. ex., a ativação dos sistemas de transporte da glicose e de íons e a fosforilação ou desfosforilação de enzimas específicas); outros efeitos manifestam-se em vários minutos a horas e até mesmo dias (p. ex., os que promovem a síntese de proteínas e regulam a transcrição gênica e a proliferação celular). Os efeitos da insulina sobre a proliferação e diferenciação celulares são observados no decorrer de vários dias.

O RECEPTOR DE INSULINA. A ação da insulina é transmitida por meio de um receptor de tirosinocinase, que exibe uma semelhança funcional com o *receptor do fator de crescimento semelhante à insulina tipo 1 (IGF-1)*. O receptor de insulina é composto de dímeros de subunidades α/β ligados, que são produtos de um único gene; os dímeros ligados por pontes de dissulfeto formam uma glicoproteína heterotetrâmera transmembrânica, constituída por duas subunidades α extracelulares e duas subunidades β que atravessam a membrana (Figura 43-4). O número de receptores varia desde apenas 40 por célula nos eritrócitos até 300.000 por célula nos adipócitos e nos hepatócitos.

As subunidades α inibem a atividade inerente da tirosinocinase das subunidades β. A ligação da insulina às subunidades α libera essa inibição e possibilita a transfosforilação de uma subunidade β pela outra, bem como a autofosforilação em sítios específicos, desde a região justamembrana até a cauda intracelular do receptor. A ativação do receptor de insulina inicia a sinalização pela fosforilação de proteínas intracelulares, tais como os subtratos dos receptores de insulina (IRS) e proteínas contendo Src homologia-2 (Shc). Esses IRS interagem com efetores, que amplificam e estendem a cascata de sinalização.

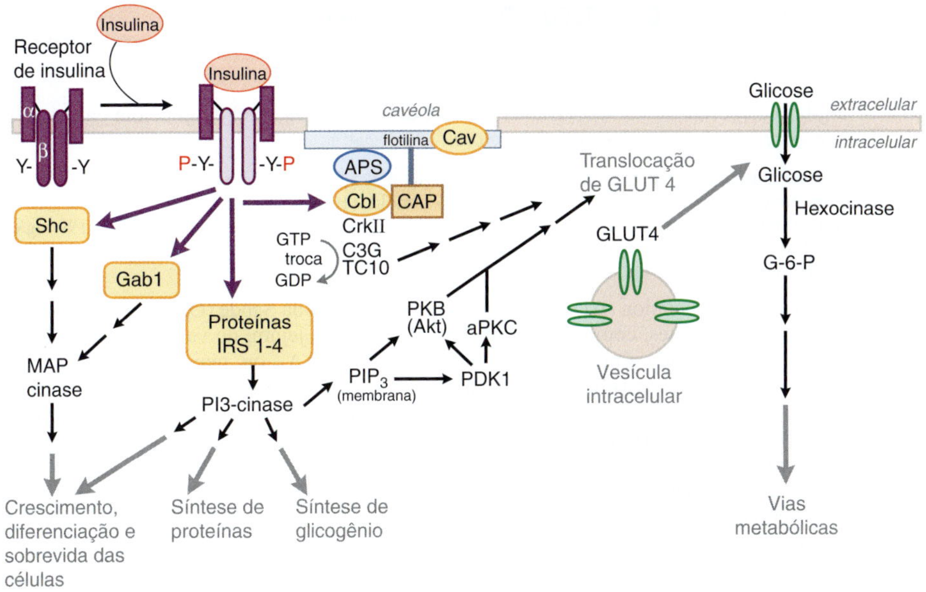

Figura 43-4 *Vias de sinalização da insulina.* A ligação da insulina a seu receptor na membrana plasmática ativa uma cascata de eventos de sinalização distais. A ligação da insulina ativa a atividade intrínseca da tirosinocinase do dímero do receptor, resultando em fosforilação da tirosina (Y-P) das subunidades β do receptor e de um pequeno número de substratos específicos (*em amarelo*): as proteínas do substrato do receptor de insulina (IRS), Gab-1 e SHC; no interior da membrana, um reservatório caveolar de receptor de insulina fosforila a caveolina (Cav), a APS e Cbl. Essas proteínas com tirosina fosforilada interagem com cascatas de sinalização por meio dos domínios SH2 e SH3 para mediar os efeitos da insulina, e cada via resulta em efeitos específicos. Nos tecidos-alvo, como o músculo esquelético e os adipócitos, um evento-chave é a translocação do transportador de glicose GLUT4 das vesículas intracelulares para a membrana plasmática; essa translocação é estimulada pelas vias tanto caveolar quanto não caveolar. Na via não caveolar, a ativação da PI3K é crucial, e a PKB/Akt (ancorada na membrana por PIP3) e/ou uma forma atípica de PKC estão envolvidas. Na via caveolar, a proteína caveolar, a flotilina, localiza o complexo de sinalização da cavéola; a via de sinalização envolve uma série de interações do domínio SH2, que contribuem para a proteína adaptadora CrkII, a proteína de troca de nucleotídeo de guanina C3G e uma pequena proteína de ligação do GTP, a TC10. As vias são inativadas por fosfoproteína fosfatases específicas (p. ex., PTB1B). Além das ações indicadas, a insulina também estimula a Na^+/K^+-ATPase da membrana plasmática por um mecanismo que ainda está sendo elucidado; o resultado consiste em aumento da atividade da bomba e acúmulo efetivo de K^+ no interior das células. APS, proteína adaptadora com domínios PH e SH2; CAP, proteína associada a Cbl; CrkII, vírus do tumor de galinhas regulador da cinase II; GLUT4, transportador da glicose 4; Gab-1, ligador associado a Grb-2; MAP cinase, proteinocinase ativada por mitógeno; PDK, cinase dependente de fosfoinositídeo; PI3 cinase, fosfatidilinositol-3-cinase; PIP3, trifosfato de fosfatidilinositol; PKB, proteinocinase B (também denominada Akt); aPKC, isoforma atípica da proteinocinase C; Y, resíduo de tirosina; Y-P, resíduo de tirosina fosforilado.

A ação da insulina sobre o transporte de glicose depende da ativação da fosfatidilinositol-3-cinase (PI3K). A PI3K é ativada por interação com proteínas IRS e gera o fosfatidilinositol 3,4,5-trifosfato (PIP3), que regula a localização e a atividade de várias cinases distais, incluindo Akt, isoformas atípicas de proteinocinase C (PKC ζ e λ/τ), e o alvo da rapamicina dos mamíferos (mTOR). A isoforma Ak 2 parece controlar as etapas distais que são importantes para a captação de glicose no músculo esquelético e no tecido adiposo e regular a produção de glicose no fígado. Os substratos da Akt2 coordenam a translocação do transportador de glicose 4 (GLUT4) para a membrana plasmática, por meio de processos que envolvem remodelagem da actina e outros sistemas de trânsito pela membrana. As ações das proteínas G pequenas, como Rac e TC10, também foram implicadas na remodelagem da actina necessária para a translocação do GLUT4. O GLUT4 é expresso em tecidos que respondem à insulina, como o músculo esquelético e o tecido adiposo. No estado basal, a maior parte do GLUT4 reside no espaço intracelular; após ativação dos receptores de insulina, o GLUT4 é deslocado rapidamente e em abundância para a membrana plasmática, em que facilita o transporte interno da glicose a partir da circulação. A sinalização da insulina também reduz a endocitose do GLUT4, aumentando o tempo de permanência da proteína na membrana plasmática. Após a sua difusão facilitada para dentro das células, ao longo de um gradiente de concentração, a glicose é fosforilada a glicose-6-fosfato (G-6-P) por hexocinases. A hexocinase II é encontrada em associação com o GLUT4 no músculo esquelético, no músculo cardíaco e no tecido adiposo. À semelhança do GLUT4, a hexocinase II é regulada no nível de transcrição pela insulina. A G-6-P pode ser isomerizada a G-1-P e armazenada como glicogênio (a insulina intensifica a atividade da glicogênio sintase); a G-6-P pode entrar na via glicolítica (levando à produção de ATP) e na via de pentose fosfato.

HOMEOSTASIA DA GLICOSE E DIAGNÓSTICO DO DIABETES

Existem amplas categorias de homeostasia da glicose, definidas pelo nível de glicemia em jejum ou pelo nível de glicose após uma carga de glicose oral:

- Homeostasia normal da glicose: glicose plasmática em jejum < 5,6 mmol/L (100 mg/dL)
- Comprometimento da glicose em jejum (CGJ): 5,6-6,9 mmol/L (100-125 mg/dL)
- Comprometimento da tolerância à glicose (CTG): nível de glicose entre 7,8 e 11,1 mmol/L (140-199 mg/dL) dentro de 120 min após a ingestão de 75 g de solução de glicose
- Diabetes melito (Quadro 43-1)

A American Diabetes Association (ADA) e a Organização Mundial da Saúde (OMS) adotam critérios para o diagnóstico de diabetes, com base no nível de glicemia em jejum, no valor da glicose depois de uma carga oral de glicose ou no nível de hemoglobina A_{1c} (HbA_{1c} ou, mais simplesmente, A1c; a exposição de proteínas a uma [glicose] elevada produz glicação não enzimática dessas proteínas, incluindo a Hb. Por conseguinte, o nível de A1c representa uma medida da concentração média de glicose à qual foi exposta a Hb) (Quadro 43-1). Recentemente, os critérios diagnósticos mudaram para incluir também um valor da hemoglobina A_{1c} (A1c) de ≥ 6,5%. O comprometimento da glicose em jejum (CGJ) e o comprometimento da tolerância à glicose (CTG) ou uma A1c de 5,7-6,4% comportam um risco acentuadamente aumentado de progressão para o diabetes tipo 2 e estão associados a um risco aumentado de doença cardiovascular.

As quatro grandes categorias de diabetes incluem: o diabetes tipo 1, o diabetes tipo 2, outras formas de diabetes e o diabetes gestacional (Quadro 43-2). Apesar de a hiperglicemia ser comum a todas as formas de diabetes, os mecanismos patogênicos que levam ao diabetes são bastante distintos.

RASTREAMENTO E CATEGORIAS DE RISCO AUMENTADO PARA DIABETES. Muitos indivíduos com diabetes tipo 2 são assintomáticos por ocasião do diagnóstico, e o diabetes é frequentemente descoberto em um exame de sangue de rotina por motivos não relacionados com a glicose. A ADA recomenda rastreamento disseminado para diabetes tipo 2 nos indivíduos que apresentam as seguintes características:

- > 45 anos de idade ou
- Índice de massa corporal > 25 kg/m^2 com um desses fatores de risco adicionais: hipertensão, baixos níveis de lipoproteína de alta densidade, história familiar de diabetes tipo 2, grupo étnico de alto risco (negros americanos, latinos, índios americanos, americanos de origem asiática e das ilhas do Pacífico), teste de glicose anormal (CGJ, CTG, A1c de 5,7-6,4%), doença cardiovascular e mulheres com síndrome de ovário policístico ou que anteriormente deram à luz um lactente com alto peso ao nascer.

O diagnóstico e o tratamento do diabetes tipo 2, quando estabelecidos mais precocemente, devem retardar as complicações relacionadas ao diabetes e reduzir a carga da doença. Diversas intervenções mostram-se efetivas, incluindo o uso de agentes farmacológicos e a modificação do estilo de vida. Na atualidade, não se recomenda o rastreamento para o diabetes tipo 1.

PATOGENIA DO DIABETES TIPO 1. O diabetes tipo 1 responde por 5-10% dos casos de diabetes e resulta da destruição das células β das ilhotas mediada por processos autoimunes, levando a uma deficiência total ou quase total de insulina. A terminologia antiga incluía o diabetes melito de início juvenil ou diabetes melito dependente de insulina. O diabetes tipo 1 causado pela destruição autoimune das células β pode ocorrer em qualquer idade. Os indivíduos portadores de diabetes tipo 1 e suas famílias exibem uma prevalência aumentada de doenças autoimunes, como doença de Addison, doença de Graves e doença de Hashimoto, anemia perniciosa, vitiligo e espru celíaco.

Quadro 43-1

Critérios para o diagnóstico de diabetes

- Sintomas de diabetes e nível de glicemia aleatório de ≥ 11,1 mM (200 mg/dL)[a] ou
- Glicose plasmática em jejum de ≥ 7,0 mM (126 mg/dL)[b] ou
- Glicose plasmática de 2 h ≥ 11,1 mM (200 mg/dL) durante um teste de tolerância à glicose oral[c]
- HbA_{1c} ≥ 6,5%

[a]O termo aleatório é definido como qualquer momento desde a última refeição.
[b]O jejum é definido pela ausência de aporte calórico durante pelo menos 8 h.
[c]O teste deve ser realizado utilizando uma carga de glicose contendo o equivalente de 75 g de glicose anidra dissolvidos em água; esse teste não é recomendado para uso clínico de rotina.
Nota: Na ausência de hiperglicemia inequívoca e descompensação metabólica aguda, esses critérios devem ser confirmados mediante repetição do teste em dia diferente.
Fonte: Adaptado de Diabetes Care, *2010*; 33:S62-S69.

Quadro 43-2

Diferentes formas de diabetes melito

I. Diabetes tipo 1 (destruição das células β, resultando habitualmente em deficiência absoluta de insulina)
 A. Imunologicamente mediado
 B. Idiopático
II. Diabetes tipo 2 (pode incluir desde predominantemente uma resistência à insulina com deficiência relativa de insulina até predominantemente um defeito secretor da insulina com resistência à insulina)
III. Outros tipos específicos de diabetes
 A. Defeitos genéticos da função das células β, caracterizados por mutações em:
  1. Fator de transcrição nuclear dos hepatócitos (HNF) 4α (MODY 1)
  2. Glicocinase (MODY 2)
  3. HNF-1α (MODY 3)
  4. Fator promotor da insulina 1 (IPF-1; MODY 4)
  5. HNF-1β (MODY 5)
  6. NeuroD1 (MODY 6)
  7. DNA mitocondrial
  8. Subunidades do canal de K^+ sensível ao ATP
  9. Conversão da sequência de pró-insulina ou insulina
 B. Defeitos genéticos na ação da insulina
  1. Resistência à insulina tipo A
  2. Leprechaunismo
  3. Síndrome de Rabson-Mendenhall
  4. Síndromes de lipodistrofia
 C. Doenças do pâncreas exócrino — pancreatite, pancreactectomia, neoplasia, fibrose cística, hemocromatose, pancreatopatia fibrocalculosa, mutações da carboxil éster lipase
 D. Endocrinopatias — acromegalia, síndrome de Cushing, glucagonoma, feocromocitoma, hipertireoidismo, somatostatinoma, aldosteronoma
 E. Induzido por fármacos ou substâncias químicas — Vacor (um rodenticida); ver Quadro 43-3
 F. Infecções — rubéola congênita, citomegalovírus
 G. Formas incomuns de diabetes imunologicamente mediado — síndrome do "homem rígido", anticorpos antirreceptor de insulina
 H. Outras síndromes genéticas algumas vezes associadas ao diabetes — síndrome de Wolfram, síndrome de Down, síndrome de Klinefelter, síndrome de Turner, ataxia de Friedreich, corea de Huntington, síndrome de Laurence-Moon-Biedl, distrofia miotônica, porfiria, síndrome de Prader-Willi
IV. Diabetes melito gestacional (DMG)

MODY, diabetes juvenil de início na maturidade.
Fonte: Copyright 2010 American Diabetes Association. De Diabetes Care, 2010; 33 (Suppl 1), S62. Reimpresso, com permissão, da American Diabetes Association.

A concordância do diabetes tipo 1 em gêmeos geneticamente idênticos é de 40-60%, indicando um componente genético significativo. O principal risco genético (40-50%) é conferido por genes HLA da classe II, que codificam HLA-DR e HLA-DQ (e, possivelmente, outros genes com o *locus* HLA). Todavia, existe claramente uma interação crítica da genética com um agente ambiental ou infeccioso. Na maioria dos casos, os indivíduos com diabetes tipo 1 (~ 75%) não possuem nenhum familiar com diabetes tipo 1, e os genes que conferem suscetibilidade genética são encontrados em uma fração significativa da população não diabética.

Acredita-se que os indivíduos geneticamente suscetíveis tenham um número ou uma massa de células β normais até o desenvolvimento de autoimunidade dirigida contra a célula β e o início da perda das células β. O estímulo iniciador ou deflagrador do processo autoimune não é conhecido, porém a maioria das autoridades aponta para uma exposição a vírus (enterovírus, etc.) ou outros agentes ambientais ubíquos. A destruição das células β é mediada por células, e há também evidências da produção de agentes inflamatórios locais por células infiltrantes, como TNF-α, IFN-γ e IL-1, os quais podem levar à morte das células β. A destruição das células β ocorre durante um período de vários meses a anos, e, quando > 80% das células β são destruídas, verifica-se o desenvolvimento de hiperglicemia, e o diagnóstico clínico de diabetes tipo 1 é estabelecido. A maioria dos pacientes relata várias semanas de poliúria e polidipsia, fadiga e perda de peso frequentemente abrupta e significativa. Alguns adultos com a aparência fenotípica do diabetes tipo 2 (obesos, sem necessidade de insulina inicialmente) apresentam autoanticorpos dirigidos contra as células das ilhotas, sugerindo uma destruição autoimune das células β; nesses casos, o diagnóstico estabelecido é de diabetes autoimune latente do adulto (LADA).

PATOGENIA DO DIABETES TIPO 2. A condição é mais bem considerada como uma síndrome heterogênea de desregulação da homeostasia da glicose associada a um comprometimento na secreção e na ação da insulina. O sobrepeso ou a obesidade constituem um achado associado ao diabetes tipo 2, ocorrendo em ~ 80% dos indivíduos acometidos. Na maioria dos indivíduos que desenvolvem diabetes tipo 2, não existe nenhum incidente desencadeador claro, e acredita-se que a doença se desenvolva de modo gradual no decorrer dos anos, com progressão por meio de estágios pré-diabéticos identificáveis. Ocorre diabetes tipo 2 quando a ação da insulina torna-se insuficiente para manter os níveis plasmáticos de glicose dentro da faixa normal. A ação da insulina é o efeito conjunto das concentrações plasmáticas de insulina (determinadas pela função das células β das ilhotas) e da sensibilidade dos tecidos-alvo essenciais à insulina (fígado, músculo esquelético e tecido adiposo). Todos esses locais de regulação estão comprometidos em graus variáveis em pacientes com diabetes tipo 2 (Figura 43-5). A etiologia do diabetes tipo 2 exibe um forte componente genético. Trata-se de um distúrbio passível de ser herdado, com um aumento de quatro vezes no risco relativo da doença em indivíduos que têm um dos pais ou um irmão diabético, aumentando para seis vezes se ambos os pais forem portadores de diabetes tipo 2. Embora mais de 20 *loci* genéticos com associações bem definidas com o diabetes tipo 2 tenham sido identificados por meio de estudos recentes de associação ampla de genoma, a contribuição de cada um deles é relativamente pequena.

Comprometimento da função das células β. Nos indivíduos com diabetes tipo 2, ocorre redução da sensibilidade das células β à glicose, e observa-se também uma perda de responsividade a outros estímulos, como hormônios GI insulinotrópicos e sinalização neural. Isso resulta em secreção tardia de quantidades insuficientes de insulina, permitindo uma elevação pronunciada do nível de glicemia depois das refeições e levando à incapacidade de limitar a liberação hepática de glicose durante o jejum. A massa absoluta dessas células também está acentuadamente reduzida em pacientes portadores de diabetes tipo 2. A redução progressiva da massa e da função das células β explica a história natural do diabetes tipo 2 na maioria dos pacientes que necessitam de um aumento constante da terapia para manter o controle da glicose.

Com frequência, os pacientes com diabetes tipo 2 apresentam níveis elevados de insulina em jejum, uma consequência dos níveis mais elevados de glicose em jejum e da resistência à insulina. Outro fator que contribui para os níveis aparentemente elevados de insulina no início da evolução da doença é a presença de quantidades aumentadas de pró-insulina. A pró-insulina, o precursor da insulina, não é processada de modo eficiente nas ilhotas de indivíduos diabéticos. Enquanto indivíduos sadios apresentam apenas 2-4% da insulina circulante total na forma de pró-insulina, os pacientes portadores de diabetes tipo 2 podem apresentar 10-20% da insulina plasmática mensurável nesta forma. A pró-insulina possui um efeito consideravelmente atenuado na redução dos níveis de glicemia em comparação com a insulina.

Resistência à insulina. A *sensibilidade à insulina* é medida como a quantidade de glicose depurada do sangue em resposta a uma dose de insulina. A incapacidade da insulina em quantidades normais de produzir a resposta esperada é descrita como *resistência à insulina.* Existe uma variabilidade inerente da sensibilidade à insulina entre células, tecidos e indivíduos. A sensibilidade à insulina é afetada por muitos fatores, incluindo idade, peso corporal, níveis de atividade física, doença e medicamentos. Entretanto, os indivíduos com diabetes tipo 2 ou com intolerância à glicose apresentam uma redução da resposta à insulina e podem ser facilmente diferenciados dos grupos com tolerância normal à glicose.

Os principais tecidos que respondem à insulina são o músculo esquelético, o tecido adiposo e o fígado. A resistência à insulina no músculo e no tecido adiposo caracteriza-se, em geral, por uma diminuição no transporte da glicose a partir da circulação. A resistência hepática à insulina refere-se geralmente a uma redução da capacidade da insulina de suprimir a produção de glicose. A resistência à insulina nos adipócitos provoca taxas aumentadas de lipólise

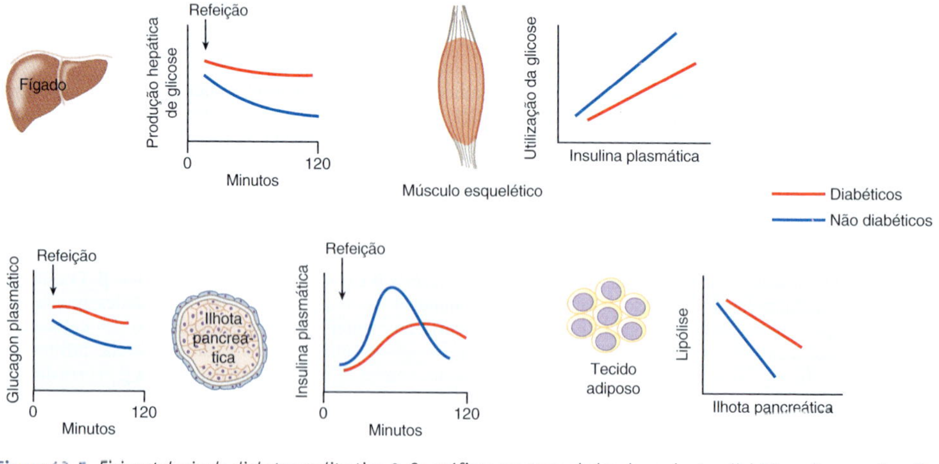

Figura 43-5 *Fisiopatologia do diabetes melito tipo 2.* Os gráficos mostram dados de pacientes diabéticos (——) e não diabéticos (——), comparando a secreção pós-prandial de insulina e de glucagon e a produção hepática de glicose e a sensibilidade do uso da glicose pelo músculo e lipólise dos adipócitos à insulina.

e liberação de ácidos graxos na circulação, o que pode contribuir para a resistência à insulina no fígado e nos músculos, a esteatose hepática e a dislipidemia. A sensibilidade dos seres humanos aos efeitos da administração da insulina está inversamente relacionada com a quantidade de gordura acumulada na cavidade abdominal; a adiposidade mais visceral leva a uma maior resistência à insulina. Os lipídeos intracelulares ou seus subprodutos podem exercer efeitos diretos, impedindo a sinalização da insulina. Os acúmulos aumentados de tecido adiposo, sejam eles viscerais ou em outros locais, estão frequentemente infiltrados com macrófagos e podem constituir um local de inflamação crônica. As adipocitocinas, secretadas pelos adipócitos e por células imunes, incluindo o TNF-α, a IL-6, a resistina e a proteína de ligação do retinol 4, também podem causar resistência sistêmica à insulina.

Os indivíduos sedentários são mais resistentes à insulina do que os indivíduos ativos, e o treinamento físico pode melhorar a sensibilidade à insulina. A atividade física pode diminuir o risco de desenvolver diabetes e melhorar o controle glicêmico a indivíduos portadores de diabetes. A resistência à insulina é mais comum no idoso; dentro das populações, a sensibilidade à insulina diminui de modo linear com a idade. Em nível celular, a resistência à insulina envolve comprometimento em etapas da cascata, desde o receptor tirosinocinase da insulina até a translocação dos transportadores GLUT4, porém os mecanismos moleculares envolvidos não estão totalmente definidos. Foram descobertas > 75 mutações diferentes no receptor de insulina, cuja maior parte provoca comprometimento significativo na ação da insulina. Essas mutações afetam o número de receptores de insulina, o seu movimento de ida e volta para a membrana plasmática, a ligação e a fosforilação. As mutações que envolvem os domínios de ligação da insulina na cadeia α extracelular são as que causam as síndromes mais graves. A sensibilidade à insulina encontra-se sob controle genético, mas não se sabe ao certo se os indivíduos com resistência à insulina apresentam mutações em componentes específicos da cascata de sinalização da insulina, ou se eles apresentam um complemento de efetores de sinalização que operam em uma faixa abaixo do normal. Qualquer que seja a situação, é evidente que a resistência à insulina ocorre em famílias e constitui um importante fator de risco para o desenvolvimento do diabetes.

Desregulação do metabolismo hepático da glicose. No diabetes tipo 2, o débito hepático de glicose apresenta-se excessivo em jejum e é inadequadamente suprimido após as refeições. A secreção anormal dos hormônios das ilhotas pancreáticas, tanto a secreção insuficiente de insulina quanto a secreção excessiva de glucagon, é responsável por uma parte significativa do metabolismo hepático alterado da glicose no diabetes tipo 2. As concentrações elevadas de glucagon, particularmente em associação com resistência hepática à insulina, podem levar a uma gliconeogênese e glicogenólise hepáticas excessivas e a concentrações anormalmente altas de glicose em jejum. O fígado é resistente à ação da insulina no diabetes tipo 2. Isso contribui para a redução da capacidade da insulina de suprimir a produção hepática de glicose e promover a captação de glicose e a síntese de glicogênio pelo fígado após as refeições. Apesar dos efeitos ineficientes da insulina sobre o metabolismo hepático da glicose, os efeitos lipogênicos da insulina no fígado são mantidos e até mesmo acentuados pela hiperinsulinemia de jejum. Isso contribui para a esteatose hepática e para maior agravamento da resistência à insulina.

PATOGENIA DE OUTRAS FORMAS DE DIABETES. As mutações em genes essenciais envolvidos na homeostasia da glicose causam diabetes monogênico, que é herdado como caráter autossômico dominante. Essas mutações resultam em duas grandes categorias: diabetes de início no período neonatal imediato (< 6 meses de idade) e diabetes em crianças ou adultos. Algumas formas de diabetes neonatal são causadas por mutações SUR e seu canal de K^+ retificador de influxo associado e por mutações no gene da insulina. O diabetes monogênico depois do primeiro ano de vida pode ser clinicamente semelhante ao diabetes tipo 1 ou tipo 2. Em outros casos, indivíduos jovens (adolescentes até adultos jovens) podem exibir formas monogênicas de diabetes, conhecidas como diabetes juvenil de início na maturidade (MODY). Fenotipicamente, esses indivíduos não são obesos e não se mostram resistentes a insulina, mas podem inicialmente apresentar hiperglicemia modesta. As causas mais comuns consistem em mutações em fatores-chave de transcrição enriquecidos das ilhotas ou na glicocinase. Os indivíduos com MODY são, em sua maioria, tratados de modo semelhante àqueles com diabetes tipo 2.

O diabetes também pode resultar de outros processos patológicos, como acromegalia e doença de Cushing (Quadro 43-2). Diversos medicamentos promovem o desenvolvimento de hiperglicemia ou levam ao diabetes ao comprometer a secreção ou a ação da insulina (Quadro 43-3).

COMPLICAÇÕES RELACIONADAS COM O DIABETES. O diabetes pode causar alterações metabólicas ou complicações agudas, como distúrbios metabólicos potencialmente fatais da cetoacidose diabética e estado hiperosmolar hiperglicêmico. Essas complicações exigem a hospitalização do paciente para administração de insulina, reidratação com líquidos intravenosos e monitoração cuidadosa dos eletrólitos e dos parâmetros metabólicos. As complicações crônicas do diabetes costumam ser divididas em complicações microvasculares e macrovasculares. As complicações microvasculares ocorrem somente em indivíduos com diabetes e consistem em retinopatia, nefropatia e neuropatia. As complicações macrovasculares ocorrem mais frenquentemente em indivíduos com diabetes, mas não são específicas do diabetes (p. ex., aumento dos eventos relacionados à aterosclerose, como infarto do miocárdio e acidente vascular encefálico). Nos EUA, o diabetes constitui a principal causa de cegueira em adultos, o principal motivo de insuficiência renal exigindo diálise ou transplante renal e a principal causa de amputações não traumáticas dos membros inferiores. Felizmente, essas complicações relacionadas ao diabetes podem, em sua maioria, ser evitadas, retardadas ou reduzidas por meio de uma quase normalização do nível de glicemia em uma base consistente. Não se sabe ao certo como a hiperglicemia crônica provoca essas complicações. No caso das complicações microvasculares, a hipótese atual formulada é a de que a hiperglicemia resulta em produtos finais de glicosilação avançada (AGE), metabolismo aumentado da glicose por meio da via do sorbitol, aumento da formação de diacilglicerol, resultando em ativação da PKC, e aumento do fluxo por meio da via da hexosamina. Os fatores de crescimento, como o fator de crescimento endotelial vascular α, podem estar envolvidos na retinopatia diabética, enquanto o TGF-β pode estar envolvido na nefropatia diabética.

Quadro 43-3

Alguns fármacos que podem causar hiperglicemia ou hipoglicemia

HIPERGLICEMIA	HIPOGLICEMIA
Glicocorticoides, T_3, T_4	Antagonistas β-adrenérgicos, inibidores da ECA
Antipsicóticos (atípicos, outros)	Etanol, LiCl, teofilina
Inibidores da protease, pentamidina	Salicilatos, anti-inflamatórios não esteroides
Agonistas β-adrenérgicos, epinefrina	Pentamidina, bromocriptina, mebendazol
Diuréticos (tiazídicos, de alça)	
Hidantoínas (fenitoína, outros)	
Opioides (fentanila, morfina, outros)	
Diazóxido, ácido nicotínico	
Interferons, anfotericina B	
Acamprosato, basiliximabe, asparaginase	

Para mais detalhes, ver Murad MH, Coto-Yglesias F, Wang AT, et al., Clinical review: Drug-induced hypoglycemia; a systematic review. J Clin Endocrinol Metab, 2009, 94: 741-745.

TERAPIA DO DIABETES

OBJETIVOS DA TERAPIA. O tratamento para o diabetes tem por objetivo aliviar os sintomas relacionados à hiperglicemia (fadiga, poliúria etc) e evitar ou reduzir as complicações agudas e crônicas do diabetes.

O controle da glicemia é realizado utilizando dosagens em curto prazo (automonitoração da glicemia) e em longo prazo (A1c, frutosamina). Com a medição da glicose do sangue capilar, o paciente avalia a glicose do sangue capilar de modo regular (em jejum, antes das refeições ou no período pós-prandial) e relata esses valores à equipe de tratamento do diabetes. A A1c reflete o controle glicêmico durante os três meses precedentes; a albumina glicosilada (frutosamina) é uma medida do controle glicêmico durante as duas semanas precedentes. O termo *assistência integral ao diabetes* descreve o tratamento ótimo, que envolve mais do que o controle da glicose e abrange o tratamento agressivo das anormalidades da pressão arterial e lipídeos e detecção e tratamento das complicações relacionadas ao diabetes (Figura 43-6). O Quadro 43-4 mostra as metas do tratamento recomendadas pela ADA para a assistência integral ao diabetes, o nível de glicose, a pressão arterial e os lipídeos. No final deste capítulo, encontra-se um resumo dos agentes farmacológicos disponíveis para o tratamento do diabetes (Quadro 43-8).

ASPECTOS NÃO FARMACOLÓGICOS DA TERAPIA DO DIABETES. O paciente portador de diabetes deve receber educação nutricional, praticar exercícios e receber instruções sobre os medicamentos destinados a reduzir o nível plasmático de glicose. No diabetes tipo 1, a correspondência entre o aporte de calorias e a dose de insulina é muito importante. No diabetes tipo 2, a dieta é direcionada para a perda de peso, a redução da pressão arterial e o risco de aterosclerose. De modo notável, a cirurgia bariátrica também melhora rapidamente a tolerância à glicose e pode prevenir o desenvolvimento do diabetes tipo 2 ou revertê-lo.

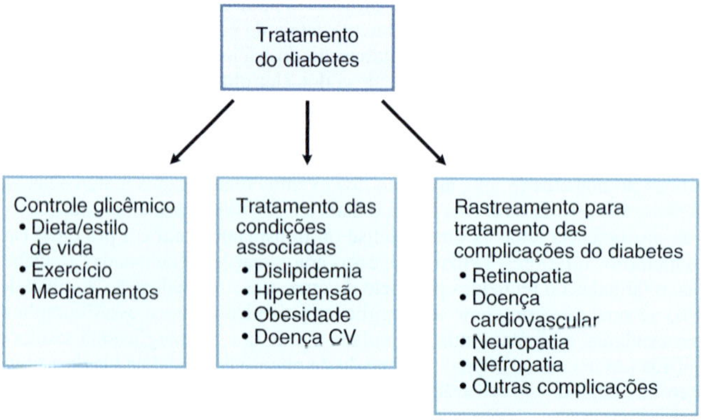

Figura 43-6 *Componentes da assistência integral ao diabetes.*

Quadro 43-4

Metas da terapia para o diabetes

ÍNDICE	META[a]
Controle glicêmico[b]	
A1c	< 7,0%[c]
Glicose plasmática capilar pré-prandial	3,9-7,2 mmol/L (70-130 mg/dL)
Pico pós-prandial da glicose plasmática capilar	10,0 mmol/L (< 180 mg/dL)[d]
Pressão arterial	< 130/80
Lipídeos[e]	
Lipoproteínas de baixa densidade	< 2,6 mmol/L (< 100 mg/dL)[f]
Lipoproteínas de alta densidade	> 1,1 mmol/L (> 40 mg/dL)[g]
Triglicerídeos	< 1,7 mmol/L (< 150 mg/dL)

[a]As metas devem ser individualizadas para cada paciente e podem ser diferentes para determinadas populações de pacientes.
[b]A A1c constitui a principal meta.
[c]Enquanto a ADA recomenda, em geral, um valor de A1c < 7,0%, a recomendação para cada paciente é uma meta apropriada, com base na idade, duração do diabetes, expectativa de vida, outras condições clínicas e doença cardiovascular.
[d]1 a 2 h após o início de uma refeição.
[e]Por ordem decrescente de prioridade.
[f]Em indivíduos com doença arterial coronária, a meta é LDL < 1,8 mmol (70 mg/dL).
[g]Para as mulheres, alguns sugerem que a meta seja um valor 0,25 mmol/L (10 mg/dL) mais alto.
Fonte: Adaptado de *Diabetes Care* 2010; 33:S11.

INSULINOTERAPIA

A insulina constitui a base do tratamento de praticamente todos os pacientes portadores de diabetes tipo 1 e de muitos portadores de diabetes tipo 2. A insulina pode ser administrada por via intravenosa, intramuscular ou subcutânea. O tratamento em longo prazo baseia-se, predominantemente, na injeção subcutânea do hormônio. A administração subcutânea de insulina liberada na circulação periférica pode levar a um nível de glicemia quase normal, porém difere da secreção fisiológica do hormônio em dois aspectos importantes:

- A cinética de absorção não reproduz a rápida elevação e declínio da insulina endógena em resposta à glicose após administração intravenosa ou oral.
- A insulina injetada é transportada na circulação periférica, em lugar de ser liberada na circulação porta. Por conseguinte, a concentração porta/periférica de insulina não é fisiológica, o que pode alterar sua influência sobre os processos metabólicos hepáticos.

PREPARAÇÃO E QUÍMICA DA INSULINA. A insulina humana, produzida pela tecnologia do DNA recombinante, é solúvel em solução aquosa. As doses e a concentração das preparações de insulina para fins clínicos são expressas em unidades internacionais. Uma unidade de insulina é igual à quantidade necessária para reduzir o nível de glicemia de um coelho em jejum para 45 mg/dL (2,5 mM). As preparações comerciais de insulina são fornecidas em solução ou suspensão, em uma concentração de 100 unidades/mL, o que corresponde a ~ 3,6 mg de insulina por mililitro (0,6 mM), designada como U-100. A insulina também está disponível em uma solução mais concentrada (500 unidades/mL ou U-500) para pacientes resistentes ao hormônio.

FORMULAÇÕES DE INSULINA. As preparações de insulina são classificadas, de acordo com sua duração de ação, em preparações *de ação curta* e *de ação longa* (Quadro 43-5).

Na categoria de ação curta, alguns distinguem as insulinas de ação muito rápida (asparte, glulisina, lispro) da insulina regular. De forma semelhante, alguns distinguem as formulações com duração mais longa de ação (detemir, glargina) da insulina NPH. São utilizadas duas abordagens para modificar a absorção e o perfil farmacocinético da insulina. A primeira abordagem baseia-se em formulações que retardam a absorção após a injeção subcutânea. Outra abordagem consiste em modificar a sequência de aminoácidos ou a estrutura proteica da insulina humana, de modo que ela retenha a sua capacidade de ligar-se ao receptor de insulina; entretanto, seu comportamento em solução ou após injeção é acelerado ou prolongado, em comparação com a insulina nativa ou regular (Figura 43-7). Existe uma ampla variabilidade na cinética de ação da insulina entre indivíduos e até mesmo no próprio indivíduo. O tempo levado para obter o pico de efeito hipoglicêmico e os níveis máximos de insulina pode variar em 50%, devido, em parte, a amplas variações na velocidade de absorção subcutânea.

Insulina regular de ação curta. As moléculas de insulina nativa ou regular estão associadas na forma de hexâmeros em solução aquosa, em pH neutro, e essa agregação retarda a absorção após a injeção subcutânea do hormônio. A insulina regular deve ser injetada 30-45 min antes de uma refeição. A insulina regular também pode ser administrada por via intravenosa ou intramuscular.

Quadro 43-5

Propriedades das preparações de insulina

PREPARAÇÃO		TEMPO DE AÇÃO INÍCIO (h)	PICO (h)	DURAÇÃO EFETIVA (h)
De ação curta				
	Asparte	< 0,25	0,5-1,5	3-4
	Glulisina	< 0,25	0,5-1,5	3-4
	Lispro	< 0,25	0,5-1,5	3-4
	Regular	0,5-1,0	2-3	4-6
De ação longa				
	Detemir	1-4	—[a]	20-24
	Glargina	1-4	—[a]	20-24
	NPH	1-4	6-10	10-16
Combinações de insulina				
	75/25-75% de lispro protamina, 25% de lispro	< 0,25	1,5 h	Até 10-16
	70/30-70% de asparte protamina, 30% de asparte	< 0,25	1,5 h	Até 10-16
	50/50-50% de lispro protamina, 50% de lispro	< 0,25	1,5 h	Até 10-16
	70/30-70% de NPH, 30% de regular	0,5-1	Duplo[b]	10-16

[a]A insulina glargina e a insulina detemir apresentam um pico de atividade mínimo.
[b]Duplo: dois picos — o primeiro em 2-3 h; o segundo, várias horas mais tarde.
Fonte: Copyright 2004 American Diabetes Association. Adaptado, com permissão, de Skyler JS. Insulin treatment. In Lebovitz HE, ed. Therapy for Diabetes melito. Alexandria, VA: American Diabetes Association; 2004.

Análogos da insulina de ação curta. Esses análogos são absorvidos mais rapidamente do que a insulina regular a partir dos locais subcutâneos. (Figuras 43-7 e 43-8; Quadro 43-5). Os análogos da insulina devem ser injetados ≤ 15 min antes de uma refeição.

A insulina lispro é idêntica à insulina humana, exceto nas posições B28 e B29. Ao contrário da insulina regular, a insulina lispro dissocia-se quase instantaneamente em monômeros após sua injeção. Essa propriedade resulta em sua absorção rápida característica e duração de ação mais curta em comparação com a insulina regular. A prevalência da hipoglicemia é reduzida com a insulina lispro, e o controle da glicose, avaliado pela A1c, melhora moderadamente, porém de modo significativo (0,3-0,5%).

A *insulina asparte* é formada pela substituição da prolina pelo ácido aspártico em B28, reduzindo a autoassociação. À semelhança da lispro, a insulina asparte sofre rápida dissociação em monômeros após a sua injeção. A insulina asparte e a insulina lispro exercem efeitos semelhantes sobre o controle da glicose e a frequência da hipoglicemia, com taxas mais baixas de hipoglicemia noturna, em comparação com a insulina regular.

A *insulina glulisina* é obtida pela substituição da lisina por ácido glutâmico em B29 e substituição da asparagina pela lisina em B23. Essas substituições levam a uma redução da autoassociação e rápida dissociação em monômeros ativos. O perfil de tempo ação da insulina glulisina assemelha-se ao da insulina asparte e insulina lispro.

Insulinas de ação longa. A insulina com protamina neutra de hagedorn (NPH; insulina isófana) é uma suspensão de insulina nativa complexada com zinco e protamina em tampão de fosfato. Isso produz uma solução turva ou esbranquiçada, em comparação com a aparência transparente de outras soluções de insulina. Essa formulação dissolve-se de modo mais gradual quando injetada por via subcutânea e, por conseguinte, sua duração de ação é prolongada. A insulina NPH é habitualmente administrada 1 vez/dia (ao deitar) ou 2 vezes/dia, em combinação com uma insulina de ação curta.

A *insulina glargina* é um análogo da insulina humana de ação longa. São adicionados dois resíduos de arginina à extremidade C-terminal da cadeia B, e uma molécula de asparagina na posição 21 da cadeia A é substituída por glicina. A insulina glargina é uma solução transparente com pH de 4,0, o que estabiliza o hexâmero de insulina. Quando injetada no pH neutro do espaço subcutâneo, ocorre agregação, resultando em absorção prolongada, porém previsível, a partir do local de injeção. Devido ao pH ácido da insulina glargina, ela não pode ser misturada com preparações de insulina de ação curta que são formuladas em pH neutro. A insulina glargina exibe um perfil de absorção sustentado sem pico e proporciona uma melhor cobertura de insulina durante 24 h do que a insulina NPH. Dados obtidos de estudos clínicos sugerem que a insulina glargina apresenta menor risco de causar hipoglicemia, particularmente à noite, em comparação com a insulina NPH. A insulina glargina pode ser administrada em

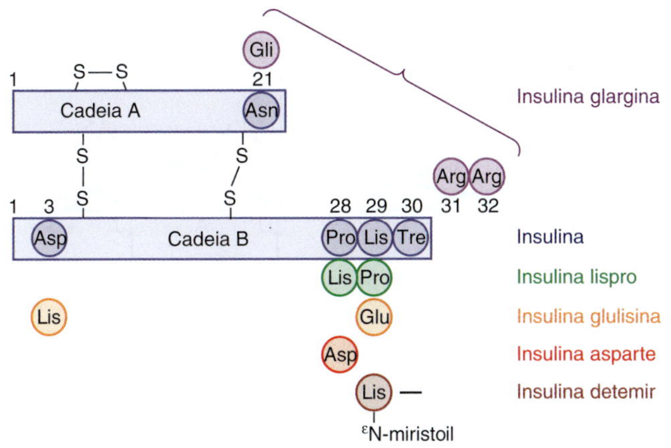

Figura 43-7 *Análogos da insulina.* A realização de modificações da insulina nativa pode alterar o seu perfil farmacocinético. A inversão dos aminoácidos 28 e 29 na cadeia B (lispro) ou a substituição da Pro^{28B} por Asp (asparte) produz análogos com tendência reduzida à autoassociação molecular, que possuem ação mais rápida. A substituição da Asp^{3B} por Lis e da Lis^{29B} por Glu produz uma insulina (glulisina) com início mais rápido e duração de ação mais curta. A substituição da Asn^{21A} por Gli e o alongamento da cadeia B pela adição Arg^{31} e Arg^{32} produzem um derivado (insulina glargina) com solubilidade reduzida em pH de 7,4, que, consequentemente, é absorvido de modo mais lento e atua por um período mais longo de tempo. A supressão de Tre^{30B} e a adição de um grupo miristoil ao grupo ε-amino da Lis^{29B} (detemir) aumenta a ligação reversível à albumina, lentificando, assim, o transporte por meio do endotélio vascular para os tecidos e proporcionando uma ação prolongada.

qualquer momento durante o dia com eficácia equivalente e não se acumula depois de várias injeções. O local de administração não influencia o perfil de tempo-ação da insulina glargina.

A *insulina detemir* é um análogo da insulina modificado pela adição de um ácido graxo saturado ao grupo amino ε da LisB29, produzindo uma insulina miristoilada. Quando a insulina detemir é injetada por via subcutânea, liga-se à albumina por meio de sua cadeia de ácido graxo. Os estudos clínicos realizados em pacientes com diabetes tipo 1 demonstraram que, quando administrada 2 vezes/ dia, a insulina detemir apresenta um perfil de tempo-ação mais uniforme e redução da prevalência da hipoglicemia, em comparação com a insulina NPH. Os perfis de absorção das insulinas glargina e detemir são semelhantes, porém a insulina detemir frequentemente exige ser administrada 2 vezes/dia.

Outras formulações de insulina. Dispõe-se de combinações estáveis de insulina NPH e regular em proporções de 70:30, assim como combinações de protamina lispro/lispro (50/50 e 75/25) e protamina asparte/asparte (70/30) (Quadro 43-5).

FORMAS DE ADMINISTRAÇÃO DA INSULINA. A maioria das insulinas é injetada por via subcutânea. Os injetores do tipo caneta preenchidas com insulina regular, lispro, NPH, glargina, protamina lispro-lispro pré-misturadas ou protamina asparte-asparte pré-misturadas demonstraram ser populares entre muitos pacientes diabéticos. Dispõe-se de sistemas de injetor a jato, que permitem ao paciente receber injeções subcutâneas de insulina sem agulha. As infusões intravenosas de insulina mostraram-se úteis para pacientes com cetoacidose ou quando as necessidades de insulina podem mudar rapidamente, como, por exemplo, durante o período perioperatório, durante o trabalho de parto ou em situações de cuidados intensivos.

Infusão de insulina subcutânea contínua (IISC). As insulinas de ação curta constituem a única forma do hormônio utilizado em bombas de infusão subcutânea. Dispõe-se de diversas bombas para terapia com IISC. As bombas de infusão permitem uma infusão basal constante de insulina e fornecem a opção de diferentes taxas de infusão durante o dia e a noite, ajudando a evitar o fenômeno do amanhecer (elevação do nível de glicemia que ocorre exatamente antes do despertar) e as injeções intravenosas diretas programadas de acordo com o volume e a natureza das refeições. A seleção dos pacientes mais apropriados é de suma importância para o sucesso da terapia com IISC. A terapia com o uso de bomba é capaz de produzir um perfil mais fisiológico de reposição de insulina durante o exercício (quando a produção do hormônio está diminuída) e, portanto, menos hipoglicemia do que as injeções subcutâneas tradicionais de insulina.

FATORES QUE AFETAM A ABSORÇÃO DE INSULINA. Os fatores que determinam a taxa de absorção da insulina após sua administração subcutânea incluem o local de injeção, o tipo de insulina, o fluxo sanguíneo subcutâneo, o tabagismo, a atividade muscular regional no local da injeção, o volume e a concentração da insulina injetada e a profundidade da injeção (a insulina tem um início de ação mais rápido quando administrada por via intramuscular do que por via subcutânea). O aumento do fluxo sanguíneo subcutâneo (produzido por massagem, banho quente

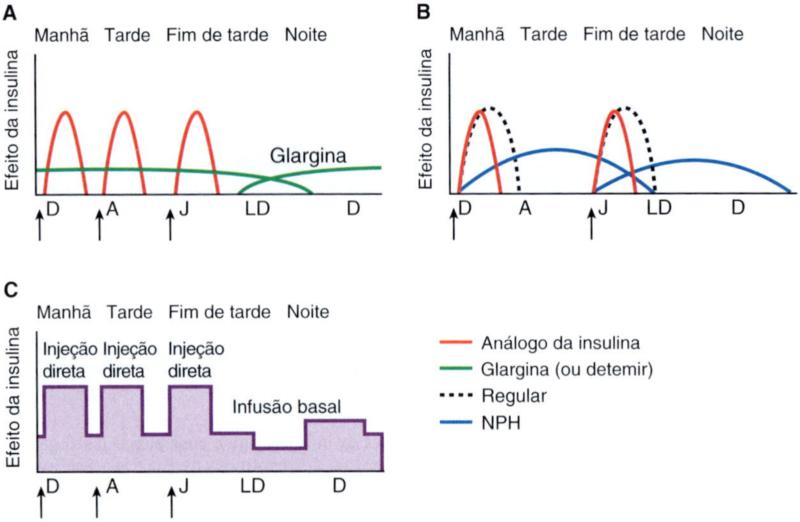

Figura 43-8 *Esquemas de insulina comumente utilizados.* O painel A mostra a administração de uma insulina de ação longa, como a glargina (a insulina detemir também pode ser utilizada, porém frequentemente exige uma administração 2 vezes/dia) para fornecer uma insulina basal e um análogo da insulina de ação curta antes das refeições (Quadro 43-5). O painel B mostra um esquema de insulina menos intensivo com injeção de NPH 2 vezes/dia para fornecer uma insulina basal e insulina regular ou um análogo da insulina para proporcionar uma cobertura de insulina nas refeições. Deve-se utilizar apenas um tipo de insulina de ação curta. O painel C mostra o nível de insulina alcançado após administração subcutânea de insulina (análogo da insulina de ação curta) por uma bomba de insulina programada para liberar diferentes taxas basais. Em cada refeição, administra-se uma injeção direta de insulina. D = desjejum; A = almoço; J = jantar; LD = lanche ao deitar. As setas voltadas para cima mostram a administração de insulina nas refeições. (Copyright 2008 *American Diabetes Association*. From Kaufman FR, ed. *Medical Management of Type 1 Diabetes*, Fifth ed. Modificada, com permissão, da *American Diabetes Association*.)

ou exercício) aumenta a taxa de absorção. Hoje, o abdome constitui o local preferido de injeção pela manhã, visto que a insulina é absorvida 20-30% mais rapidamente a partir desse local do que no braço. Tradicionalmente, o revezamento dos locais de injeção da insulina tem sido recomendado para evitar a ocorrência de lipo-hipertrofia ou lipoatrofia. Em um pequeno grupo de pacientes, foi observada a ocorrência de degradação subcutânea de insulina, exigindo a injeção de grandes quantidades do hormônio para obter um controle metabólico adequado.

POSOLOGIA E ESQUEMAS DE INSULINA. A Figura 43-8 mostra vários esquemas posológicos comumente utilizados, que incluem misturas de insulina administradas em duas ou mais injeções ao dia.

Na maioria dos pacientes, a terapia de reposição com insulina inclui uma insulina de ação longa (basal) e uma insulina de ação curta para suprir as necessidades pós-prandiais. Em uma população mista de pacientes com diabetes tipo 1, a dose média de insulina é habitualmente de 0,6-0,7 unidade/kg de peso corporal ao dia, com faixa de 0,2-1 unidade/kg/dia. Em geral, os pacientes obesos e os adolescentes na puberdade necessitam de uma dose maior (~ 1-2 unidades/kg/dia) em virtude da resistência dos tecidos periféricos à insulina. Os pacientes que necessitam de menos de 0,5 unidade/kg de insulina ao dia podem apresentar alguma produção endógena de insulina, ou podem ser mais sensíveis ao hormônio, devido a um bom condicionamento físico. A dose basal em geral, corresponde a 40-50% da dose diária total, sendo o restante administrado como insulina prandial ou antes das refeições. A dose de insulina na hora da refeição deve refletir o consumo antecipado de carboidratos. Uma escala suplementar de insulina de ação curta é acrescentada à dose de insulina prandial para efetuar a correção da glicemia. *A insulina administrada na forma de dose diária única de insulina de ação longa, isoladamente ou em combinação com insulina de ação curta, é raramente suficiente para obter um estado de euglicemia. Para alcançar essa meta, são necessários esquemas mais complexos que incluam múltiplas injeções de insulina de ação longa ou de insulina de ação curta. Em todos os pacientes, a monitoração cuidadosa dos parâmetros terapêuticos finais direciona a dose de insulina administrada. Essa abordagem é facilitada pela automonitoração da glicose e determinações da A1c.* Nos pacientes com gastroparesia ou perda do apetite, a injeção pós-prandial de um análogo de ação curta, com base na quantidade real de alimento consumido, pode proporcionar um controle glicêmico mais uniforme.

REAÇÕES ADVERSAS. A hipoglicemia constitui o principal risco que deve ser considerado em relação aos benefícios dos esforços para normalizar o controle da glicose. O tratamento do diabetes tipos 1 e 2 com insulina está associado a um ganho de peso modesto. Embora incomuns, as reações alérgicas à insulina humana recombinante, ainda podem ocorrer em consequência de uma reação às pequenas quantidades de insulina agregada ou desnaturada nas preparações, a quantidades mínimas de contaminantes, ou em virtude da sensibilidade do indivíduo a um dos componentes adicionados à insulina na sua formulação (protamina, Zn^{2+} etc.). A atrofia da gordura subcutânea no local de injeção da insulina (lipoatrofia) era um efeito colateral raro das preparações mais antigas de insulina. A lipo-hipertrofia (aumento dos depósitos de gordura subcutânea) tem sido atribuída à ação lipogênica das altas concentrações locais de insulina.

TRATAMENTO DA CETOACIDOSE E DE OUTRAS SITUAÇÕES ESPECIAIS COM INSULINA. A administração intravenosa de insulina é mais apropriada para pacientes com cetoacidose ou hiperglicemia grave com estado hiperosmolar. A infusão de insulina inibe a lipólise e a gliconeogênese por completo e produz estimulação quase máxima da captação de glicose. Na maioria dos pacientes com cetoacidose diabética, os níveis de glicemia caem ~ 10% por hora, enquanto a acidose é corrigida mais lentamente. À medida que o tratamento prossegue, é frequentemente necessário administrar glicose em conjunto com insulina para evitar o desenvolvimento de hipoglicemia e permitir a depuração de todas as cetonas. Os pacientes com estado hiperosmolar hiperglicêmico não cetótico podem ser mais sensíveis à insulina do que aqueles com cetoacidose. A reposição apropriada de líquidos e eletrólitos constitui uma parte integrante da terapia em ambas as situações, visto que existe sempre um grande déficit. Uma insulina de ação longa deve ser administrada por via subcutânea antes de interromper a infusão de insulina.

TRATAMENTO DO DIABETES EM CRIANÇAS OU ADOLESCENTES. O diabetes constitui uma das doenças crônicas mais comuns da infância, e as taxas de diabetes tipo 1 em jovens norte-americanos são estimadas em 1 em 300. Uma das consequências lamentáveis das taxas crescentes de obesidade nessas últimas três décadas é o aumento do número de crianças e adolescentes com diabetes não autoimune ou tipo 2. Segundo estimativas atuais, 15-20% dos novos casos de diabetes pediátrico podem consistir em diabetes tipo 2; as taxas variam de acordo com a etnicidade, com taxas desproporcionalmente elevadas em índios e negros americanos e latinos. A prática atual consiste em uma reposição de insulina mais intensiva e fisiologicamente baseada, tendo como meta um controle estrito da glicose, que alcançada com combinações de reposição de insulina basal e prandial. O principal fator que limita a insulinoterapia mais agressiva é a hipoglicemia. Os pacientes diabéticos com < 5 anos de idade apresentam taxas aumentadas de hipoglicemia grave com convulsões e coma e podem sofrer disfunção cognitiva permanente em consequência de episódios repetidos de baixos níveis de glicemia. As crianças com mais idade e os adolescentes não parecem apresentar comprometimento cognitivo demonstrável associado à hipoglicemia, e um bom controle da glicemia está associado a uma melhora na função mental. Na atualidade, o tratamento-padrão com insulina inclui múltiplos esquemas posológicos, com 3-5 injeções por dia ou IISC. Os esquemas mistos/fracionados que utilizam NPH e insulina regular foram cada vez mais suplantados por esquemas que empregam análogos da insulina, uma vez que oferecem maior flexibilidade na posologia e nos padrões de refeições. De forma semelhante, a IISC está sendo utilizada com frequência crescente na população diabética pediátrica, bem como em crianças de mais idade e adolescentes.

Devido à associação do diabetes tipo 2 com a obesidade no grupo etário pediátrico, recomenda-se uma mudança do estilo de vida como primeira etapa do tratamento. As metas de redução do peso corporal e de aumento da atividade física são amplamente recomendadas. O único medicamento atualmente aprovado pelo FDA especificamente para o tratamento clínico do diabetes tipo 2 é a *metformina.* A metformina foi aprovada para crianças a partir de 10 anos de idade e está disponível em formulação líquida (100 mg/mL). A insulina constitui a terapia de segunda linha típica depois da metformina; a insulina basal pode ser acrescentada à terapia com agentes orais, ou podem ser utilizadas múltiplas injeções diárias quando os esquemas mais simples não são bem-sucedidos. O ganho de peso representa um problema mais significativo do que a hipoglicemia no tratamento do diabetes tipo 2 pediátrico com insulina.

TRATAMENTO DO DIABETES EM PACIENTES HOSPITALIZADOS. A hiperglicemia é comum em pacientes hospitalizados. As estimativas de prevalência de elevação dos níveis de glicemia entre pacientes internados com e sem diagnóstico prévio de diabetes variam de 20-100% para pacientes tratados em unidades de terapia intensiva (UTI) e de 30-83% fora da UTI. O estresse da doença tem sido associado a uma resistência à insulina, possivelmente como resultado da secreção de hormônios contrarreguladores, citocinas e outros mediadores inflamatórios. O consumo de alimento frequentemente mostra-se variável, devido à doença concomitante ou preparação do paciente para exames complementares. Os medicamentos administrados no hospital, como glicocorticoides ou soluções intravenosas glicosadas, podem exacerbar a tendência à hiperglicemia. Por fim, o balanço hídrico e a perfusão tecidual podem afetar a absorção da insulina subcutânea e a depuração da glicose. O tratamento da hiperglicemia no paciente hospitalizado precisa ser ajustado para essas variáveis.

Existem informações emergentes indicando que a hiperglicemia está associada a resultados precários em pacientes hospitalizados. Na atualidade, a ADA sugere os seguintes níveis alvo de glicemia: 140-180 mg/dL (7,8-10,0 mM) para pacientes em estado crítico e glicose aleatória de 180 mg/dL (10 mM) ou glicose pré-prandial de 140 mg/dL (7,8 mM) para pacientes não criticamente enfermos. A insulina constitui a base do tratamento da hiperglicemia em pacientes hospitalizados. Para pacientes em estado crítico e para aqueles com pressão arterial, edema e perfusão tecidual variáveis, a insulina por via intravenosa constitui o tratamento de escolha. Os agentes orais desempenham um papel limitado no tratamento de pacientes hiperglicêmicos hospitalizados, devido ao início de ação lento, potência insuficiente, necessidade de integridade da função GI e efeitos colaterais. A administração intravenosa de insulina também é muito apropriada para o tratamento de pacientes diabéticos durante o período perioperatório e durante o parto.

SECRETAGOGOS DA INSULINA E AGENTES HIPOGLICEMIANTES ORAIS

Diversas sulfonilureias, meglitinidas, agonistas do GLP-1 e inibidores da dipeptidil peptidase-4 (DPP-4) são utilizados como secretagogos para estimular a liberação de insulina (Quadro 43-6).

Quadro 43-6

Propriedades dos secretagogos de insulina

CLASSE/NOME GENÉRICO	DOSE DIÁRIA[a], mg	DURAÇÃO DE AÇÃO, h
Sulfonilureias — primeira geração		
Clorpropamida	100-500	> 48
Tolazamida	100-1.000	12-24
Tolbutamida	1.000-3.000	6-12
Sulfonilureias — segunda geração		
Glimepirida	1-8	24
Glipizida	5-40	12-18
Glipizida (liberação prolongada)	5-20	24
Glibenclamida	1,25-20	12-24
Glibenclamida (micronizada)	0,75-12	12-24
Não sulfonilureias (meglitinidas)		
Repaglinida	0,5-16	2-6
Nateglinida	180-360	2-4
Agonista do GLP-1		
Exenatida	0,01-0,02	4-6
Inibidores da dipeptidil peptidase-4		
Saxagliptina	2,5-5	
Sitagliptina	100	12-16
Vildagliptina	50-100	12-24

[a]A dose pode ser menor em alguns pacientes.

MODULADORES DOS CANAIS DE K_{ATP}: SULFONILUREIAS

As sulfonilureias de primeira geração (tolbutamida, tolazamida e clorpropamida) são raramente utilizadas, hoje, no tratamento do diabetes tipo 2. A segunda geração mais potente de sulfonilureias hipoglicemiantes inclui a glibenclamida (gliburida), a glipizida e a glimepirida. Algumas estão disponíveis em uma formulação de liberação prolongada (glipizida) ou micronizada (gliburida).

MECANISMO DE AÇÃO. As sulfonilureias estimulam a liberação de insulina por meio de sua ligação a um local específico no complexo do canal de K_{ATP} da célula β (SUR), inibindo sua atividade. A inibição dos canais de K_{ATP} causa despolarização da membrana celular e deflagra a cascata de eventos que levam à secreção de insulina (Figura 43-3). A administração aguda de sulfonilureias a pacientes portadores de diabetes tipo 2 aumenta a liberação de insulina do pâncreas. Com sua administração crônica, os níveis circulantes de insulina declinam para aqueles existentes antes do tratamento; todavia, apesar dessa redução nos níveis de insulina, os níveis plasmáticos diminuídos de glicose são mantidos. A ausência de efeitos estimuladores agudos das sulfonilureias sobre a secreção de insulina durante o tratamento crônico é atribuída a uma infrarregulação dos receptores de superfície celular das sulfonilureias na célula β do pâncreas.

ADME. As sulfonilureias são absorvidas efetivamente pelo trato GI. A presença de alimento e a hiperglicemia podem reduzir a absorção das sulfonilureias. As sulfonilureias no plasma estão ligadas, em grande parte (90-99%) às proteínas, particularmente à albumina. Os volumes de distribuição da maioria das sulfonilureias são de ~ 0,2 L/kg. Embora suas meias-vidas sejam curtas (3-5 h), os efeitos hipoglicêmicos são evidentes durante 12-24 h, e esses fármacos frequentemente podem ser administrados 1 vez/dia. Todas as sulfonilureias são metabolizadas pelo fígado, e os metabólitos são excretados na urina. Por conseguinte, as sulfonilureias devem ser administradas com cautela a pacientes com insuficiência renal ou hepática.

EFEITOS ADVERSOS E INTERAÇÕES MEDICAMENTOSAS. As sulfonilureias podem causar reações hipoglicêmicas, incluindo coma. Um ganho de peso de 1-3 kg constitui um efeito colateral comum do melhor controle glicêmico obtido por meio do tratamento com sulfonilureias. Os efeitos colaterais menos frequentes das sulfonilureias incluem náuseas, vômitos, icterícia colestática, agranulocitose, anemias aplásica e hemolítica, reações de hipersensibilidade generalizadas e reações dermatológicas. Raramente, os pacientes tratados com esses fármacos desenvolvem rubor induzido por álcool, semelhante àquele produzido pelo dissulfiram ou pela hiponatremia.

O efeito hipoglicêmico das sulfonilureias pode ser intensificado por diversos mecanismos (diminuição do metabolismo hepático ou da excreção renal, deslocamento dos sítios de ligação às proteínas). Alguns fármacos (sulfonamidas, clofibrato e salicilatos) deslocam as sulfonilureias das proteínas de ligação, com consequente aumento transitório na concentração do fármaco livre. O etanol pode aumentar a ação das sulfonilureias e causar hipoglicemia. A hipoglicemia pode ser mais frequente em pacientes em uso de uma sulfonilureia e um desses seguintes agentes: androgênios, anticoagulantes, antifúngicos azólicos, cloranfenicol, fenfluramina, fluconazol, genfibrozila, antagonistas H_2, sais de magnésio, metildopa, inibidores da MAO, probenecida, sulfimpirazona, sulfonamidas, antidepressivos tricíclicos e acidificantes urinários. Outros fármacos podem diminuir o efeito hipoglicemiante das sulfonilureias por meio de aumento do metabolismo hepático, excreção renal aumentada ou inibição da secreção de insulina (β-bloqueadores, bloqueadores dos canais de Ca^{2+}, colestiramina, diazóxido, estrogênios, hidantoínas, isoniazida, ácido nicotínico, fenotiazinas, rifampicina, simpatomiméticos, diuréticos tiazídicos e alcalinizantes urinários).

FORMAS POSOLÓGICAS DISPONÍVEIS. O tratamento é iniciado com uma dose na extremidade inferior da faixa posológica e titulada para cima, com base na resposta glicêmica do paciente. Algumas sulfonilureias apresentam maior duração de ação e podem ser prescritas em uma dose diária única (glimeripida), enquanto outras são formuladas como liberação prolongada ou formulações micronizadas para estender sua duração de ação (Quadro 43-6). As sulfonilureias, como a glipizida ou a glimepirida, parecem ser mais seguras em indivíduos idosos com diabetes tipo 2.

USOS TERAPÊUTICOS. As sulfonilureias são utilizadas para tratar a hiperglicemia no diabetes tipo 2. Entre 50 e 80% dos pacientes adequadamente selecionados respondem a essa classe de agentes. Todos os membros da classe parecem ser igualmente eficazes. Um número significativo de pacientes que respondem inicialmente a uma sulfonilureia cessa posteriormente de responder e desenvolvem níveis inaceitáveis de hiperglicemia (falha secundária) Isso pode ocorrer em consequência de uma alteração no metabolismo do fármaco ou, mais provavelmente, da progressão da insuficiência das células β. Alguns indivíduos com diabetes neonatal ou MODY-3 respondem a esses fármacos. As contraindicações para o uso desses fármacos incluem diabetes tipo 1, gravidez, lactação e, para as preparações mais antigas, insuficiência hepática ou renal significativa.

MODULADORES DOS CANAIS DE K_{ATP}: NÃO SULFONILUREIAS

REPAGLINIDA. A repaglinida é um secretagogo da insulina oral pertencente à classe da meglitinida (Quadro 43-6). À semelhança das sulfonilureias, a repaglinida estimula a liberação de insulina por meio do fechamento dos canais de K_{ATP} nas células β do pâncreas.

O fármaco é rapidamente absorvido pelo trato GI, e são obtidos níveis sanguíneos máximos em 1 hora. A $t_{1/2}$ é de ~ 1 hora. Essas características do fármaco permitem o seu uso pré-prandial em múltiplas doses. A repaglinida é metabolizada principalmente pelo fígado (CYP3A4) a derivados inativos. Como uma pequena proporção (~ 10%) é metabolizada pelos rins, a determinação da dose também deve ser efetuada com cautela em pacientes com insuficiência renal. O principal efeito colateral da repaglinida consiste em hipoglicemia. A repaglinida também está associada a um declínio de sua eficácia (falha secundária) após produzir uma melhora inicial no controle da glicemia. Determinados fármacos podem potencializar a ação da repaglinida ao deslocá-la dos locais de ligação das proteínas plasmáticas (β-bloqueadores, cloranfenicol, cumarínicos, IMAOs, AINEs, probenecida, salicilatos e sulfonamida) ou ao alterar o seu metabolismo (genfibrozila, itraconazol, trimetoprima, ciclosporina, sinvastatina, claritromicina).

Nateglinida. A nateglinida é um secretagogo da insulina efetivo por via oral. A nateglinida estimula a secreção de insulina por meio do bloqueio dos canais de K_{ATP} nas células β do pâncreas. A nateglinida promove uma secreção de insulina mais rápida, porém menos duradoura do que outros agentes antidiabéticos orais disponíveis. O principal efeito terapêutico do fármaco consiste em reduzir as elevações pós-prandiais da glicemia em pacientes portadores de diabetes tipo 2.

A nateglinida é mais efetiva quando administrada em uma dose de 120 mg, 1-10 min antes de uma refeição. A nateglinida é metabolizada principalmente por CYP hepáticas [2C9, 70%; 3A4, 30%] e, portanto, deve ser utilizada com cautela em pacientes com insuficiência hepática. Cerca de 16% de uma dose administrada são excretados pelos rins na forma inalterada. Alguns fármacos reduzem o efeito hipoglicemiante da nateglinida (corticosteroides, rifamicinas, simpatomiméticos, diuréticos tiazídicos, produtos da tireoide), enquanto outros (álcool, AINEs, salicilatos, IMAOs e β-bloqueadores não seletivos) podem aumentar o risco de hipoglicemia com a nateglinida. A terapia com nateglinida pode produzir menos episódios de hipoglicemia do que outros secretagogos da insulina orais atualmente disponíveis, incluindo a repaglinida. Como no caso das sulfonilureias e da repaglinida, ocorre falha secundária.

ATIVADORES DA AMPK E DO PPARγ

METFORMINA. A metformina é o único membro da classe das biguanidas de agentes hipoglicemiantes orais disponíveis para uso na atualidade.

Mecanismo de ação. A metformina aumenta a atividade da proteinocinase dependente de AMP (AMPK). A AMPK é ativada por fosforilação quando as reservas energéticas celulares encontram-se reduzidas. A AMPK ativada estimula a oxidação dos ácidos graxos, a captação de glicose e o metabolismo não oxidativo e reduz tanto a lipogênese quanto a gliconeogênese. O resultado final dessas ações consiste em aumento do armazenamento de glicogênio no músculo esquelético, taxas mais baixas de produção hepática de glicose, aumento da sensibilidade à insulina e níveis mais baixos de glicemia.

Quadro 43-7

Comparação da metformina e das tiazolidinedionas

PARÂMETRO	METFORMINA	TIAZOLIDINEDIONAS
Alvo molecular	AMPK	PPARγ
Ação farmacológica	Supressão da PHG	Aumento da sensibilidade à insulina
Redução da HbA_{1c}[a]	1,0-1,25	0,5-1,4
Redução dos AGL	Mínima	Moderada
Estimulação da adiponectina	Mínima	Significativa
Efeito sobre o peso corporal	Mínimo	Aumentado
Edema periférico	Mínimo	Moderado
Risco de fratura	Nenhum	Aumentado
Acidose láctica	Rara[b]	Nenhuma

PHG, produção hepática de glicose.
[a]A magnitude da redução absoluta depende do valor inicial de A1C.
[b]Na insuficiência renal.

O mecanismo molecular pelo qual a metformina ativa a AMPK não é conhecido; pode ser indireto, possivelmente por meio da redução das reservas energéticas intracelulares. A metformina exerce pouco efeito sobre o nível de glicemia nos estados normoglicêmicos e não afeta a liberação de insulina ou de outros hormônios das ilhotas e raramente provoca hipoglicemia. Todavia, mesmo em indivíduos com hiperglicemia apenas leve, a metformina reduz o nível de glicemia por meio de uma diminuição da produção hepática de glicose e aumento da captação periférica de glicose. Esse efeito é, pelo menos parcialmente, mediado por uma diminuição da resistência à insulina nos tecidos-alvo essenciais. O Quadro 43-7 fornece uma comparação da metformina e das tiazolidinedionas (glitazonas).

ADME

A metformina é absorvida principalmente pelo intestino delgado. O fármaco não se liga às proteínas plasmáticas e é excretado de modo inalterado na urina. Possui uma $t_{1/2}$ na circulação de ~ 2 h. O transporte da metformina nas células é mediado, em parte, por transportadores catiônicos orgânicos, OCT 1 e OCT 2.

USOS TERAPÊUTICOS E POSOLOGIA. Na atualidade, a metformina é o agente oral mais comumente utilizado para tratamento do diabetes tipo 2, e, em geral, é aceita como tratamento de primeira linha para essa doença. A metformina é efetiva como monoterapia e em combinação. Dispõe-se de combinações em doses fixas de metformina em associação com glipizida, glibenclamida, pioglitazona, repaglinida, rosiglitazona e sitagliptina. A metformina está disponível em uma forma de liberação imediata. A dose atualmente recomendada é de 0,5-1,0 g, 2 vezes/dia, com dose máxima de 2.550 mg. Dispõe-se de uma preparação de liberação prolongada para dose única ao dia; a dose máxima é de 2 g.

A metformina possui uma eficácia superior ou equivalente na redução do nível de glicose quando comparada com outros agentes orais empregados no tratamento do diabetes; além disso, diminui as complicações relacionadas ao diabetes em pacientes portadores de diabetes tipo 2. A metformina tipicamente não causa ganho de peso e, em alguns casos, produz uma redução de peso corporal. A metformina não é efetiva no tratamento do diabetes tipo 1. Nos indivíduos com CTG, o tratamento com metformina retarda a progressão para o diabetes. A metformina tem sido utilizada como tratamento para infertilidade em mulheres com síndrome de ovário policístico. Embora ainda não esteja formalmente aprovada para essa finalidade, a metformina possui efeitos demonstráveis, melhorando a ovulação e o ciclo menstrual e reduzindo os androgênios circulantes e o hirsutismo.

EFEITOS ADVERSOS; INTERAÇÕES. Os efeitos colaterais mais comuns (10-25%) da metformina são GI: náuseas, indigestão, cólicas ou distensão abdominais, diarreia ou alguma associação desses efeitos. A metformina exerce efeitos diretos sobre a função GI, incluindo absorção de glicose e sais biliares. O uso da metformina está associado a uma redução de 20-30% nos níveis sanguíneos de vitamina B_{12}. Os efeitos GI adversos da metformina desaparecem, em sua maioria, com o passar do tempo, com o uso continuado do fármaco, e podem ser minimizados iniciando com doses baixas e titulando gradualmente para uma dose alvo no decorrer de várias semanas, sendo o fármaco tomado com as refeições.

A metformina tem sido associada à acidose láctica, principalmente relatada em pacientes com distúrbios concomitantes passíveis de causar perfusão tecidual deficiente, como sepse, infarto do miocárdio e insuficiência cardíaca congestiva; várias análises recentes dessa associação levantaram dúvidas quanto ao fato de a associação da acidose láctica com a metformina ser causal. A insuficiência renal constitui outra comorbidade comum relatada em pacientes que apresentam acidose láctica associada ao uso de metformina, e acredita-se que a diminuição da taxa de filtração glomerular possa aumentar os níveis plasmáticos de metformina ao reduzir a depuração do fármaco da circulação (p. ex., quando a depuração da creatinina declina abaixo de 50 mL/min). É importante avaliar a função renal antes de iniciar a metformina e monitorar a função pelo menos uma vez por ano. A metformina deve ser interrompida antecipadamente em situações nas quais pode ocorrer declínio precipitado da função renal, como antes de procedimentos radiográficos que utilizam meios de contraste e durante uma internação para doença grave. A metformina não deve ser utilizada na presença de doença pulmonar grave, insuficiência cardíaca descompensada, doença hepática grave ou abuso crônico de álcool. Os fármacos catiônicos que são eliminados por secreção tubular renal têm o potencial de interagir com a metformina, competindo por sistemas de transporte tubular renal comuns. Recomenda-se um ajuste da dose de metformina em pacientes em uso de medicamentos catiônicos, como cimetidina, furosemida e nifedipino.

TIAZOLIDINEDIONAS

As tiazolidinedionas são ligantes do receptor PPARγ, um par de receptores hormonais nucleares envolvidos na regulação de genes relacionados com o metabolismo da glicose e dos lipídeos. Duas tiazolidinedionas estão atualmente disponíveis para o tratamento de pacientes portadores de diabetes tipo 2: a rosiglitazona e a pioglitazona. O Quadro 43-7 compara a metformina e as tiazolidinedionas.

Mecanismo de ação; efeitos farmacológicos. As tiazolidinedionas ativam os receptores de PPARγ. O PPARγ é expresso principalmente no tecido adiposo, com menor expressão nas células musculares cardíacas, esqueléticas e lisas, células β das ilhotas, macrófagos e células endoteliais vasculares. Os ligantes endógenos do PPARγ incluem pequenas moléculas lipofílicas, como ácido linoleico oxidado, ácido araquidônico e o metabólito da prostaglandina 15d-PGJ2; a rosiglitazona e a pioglitazona são ligantes sintéticos do PPARγ. A ligação do ligante ao PPARγ determina a formação de heterodímero com o receptor X retinoide e interação com elementos de resposta ao PPAR em genes específicos. A principal resposta à ativação do PPARγ consiste na diferenciação dos adipócitos. A atividade do PPARγ promove a captação dos ácidos graxos circulantes nas células adiposas e desloca as reservas de lipídeos de tecidos extra-adiposos para o tecido adiposo. Uma das consequências das respostas celulares à ativação do PPARγ consiste em aumento da sensibilidade tecidual à insulina.

A pioglitazona e a rosiglitazona são agentes sensibilizantes da insulina, e, em pacientes portadores de diabetes tipo 2, ambos aumentam a captação de glicose mediada pela insulina em 30-50%. Embora o tecido adiposo pareça constituir o principal alvo dos agonistas do PPARγ, modelos tanto pré-clínicos quanto clínicos sustentam um papel para o músculo esquelético — o principal local de disposição da glicose mediada pela insulina — na resposta às tiazolidinedionas. Além de promover a captação de glicose no músculo e no tecido adiposo, as tiazolidinedionas reduzem a produção hepática de glicose e aumentam sua captação hepática. Ainda não foi esclarecido se a melhora da resistência à insulina, induzida pelas tiazolidinedionas, é decorrente dos efeitos diretos sobre tecidos-alvo essenciais (músculo esquelético e fígado), de efeitos indiretos mediados por produtos secretados dos adipócitos (p. ex., adiponectina) ou de alguma combinação desses efeitos.

As tiazolidinedionas também afetam o metabolismo dos lipídeos. O tratamento com rosiglitazona ou pioglitazona diminui os níveis plasmáticos de ácidos graxos por meio de aumento de sua depuração e redução da lipólise. Esses fármacos também produzem um deslocamento das reservas de triglicerídeos dos tecidos não adiposos para o tecido adiposo e dos depósitos de gordura viscerais para os subcutâneos. Nos estudos clínicos conduzidos, a pioglitazona diminui os níveis plasmáticos de triglicerídeos em 10-15%, enquanto eleva os níveis de HDL-colesterol. Entretanto, estudos clínicos randomizados demonstraram um benefício questionável da pioglitazona, e não foi constatado nenhum efeito da rosiglitazona sobre eventos importantes relacionados com a aterosclerose.

ADME. Ambos os agentes são absorvidos em 2-3 h, e a biodisponibilidade não é afetada pela presença de alimento. As tiazolidinedionas são metabolizadas pelo fígado e podem ser administradas a pacientes com insuficiência renal; entretanto, não devem ser utilizadas se houver hepatopatia ativa. A rifampicina induz as CYP e provoca uma diminuição significativa nas concentrações plasmáticas de rosiglitazona e pioglitazona; a genfibrozila impede o metabolismo das tiazolidinedionas e pode aumentar seus níveis plasmáticos em ~ 2 vezes. Pode ser prudente reduzir as doses de tiazolidinedionas quando são administradas juntamente com genfibrozila.

Usos terapêuticos e posologia. A rosiglitazona e a pioglitazona são administradas 1 vez/dia. A dose inicial de rosiglitazona é de 4 mg e não deve ultrapassar 8 mg/dia. A dose inicial de pioglitazona é de 15-30 mg, até um valor máximo de 45 mg/dia. As tiazolidinedionas aumentam a ação da insulina sobre o fígado, o tecido adiposo e o músculo esquelético, proporcionam uma melhora do controle glicêmico em indivíduos portadores de diabetes tipo 2 e produzem reduções médias de 0,5-1,4% na A1c. As tiazolidinedionas necessitam da presença de insulina para a sua atividade farmacológica, e seu uso não está indicado para o tratamento do diabetes tipo 1. Tanto a pioglitazona quanto a rosiglitazona mostram-se efetivas como monoterapia e como terapia aditiva com metformina, sulfonilureias ou insulina. O início de ação das tiazolidinedionas é relativamente lento, e os efeitos máximos sobre a homeostasia da glicose surgem gradualmente no decorrer de um período de 1-3 meses.

EFEITOS ADVERSOS E INTERAÇÕES MEDICAMENTOSAS. O ganho de peso e o edema constituem os efeitos adversos mais comuns das tiazolidinedionas. As tiazolidinedionas provoca aumento da adiposidade corporal e ganho de peso médio de 2-4 kg durante o primeiro ano de tratamento. O uso de insulina com tiazolidinedionas duplica aproximadamente a incidência de edema e a quantidade de ganho de peso, em comparação com o fármaco isoladamente. O edema da mácula foi relatado em pacientes em uso de rosiglitazona e pioglitazona, habitualmente em associação com retenção hídrica mais generalizada. Além de exames regulares da retina, os pacientes diabéticos em uso de tiazolidinedionas também devem ser observados quanto à ocorrência de alterações visuais.

A exposição a esses fármacos em estudos clínicos durante vários anos tem sido associada a um aumento na incidência de insuficiência cardíaca (até 2 vezes). Isso foi, geralmente, atribuído ao efeito dos fármacos que causam expansão do volume plasmático em pacientes com diabetes tipo 2 que apresentam risco significativamente aumentado de insuficiência cardíaca. A pioglitazona ou a rosiglitazona não parecem ter um efeito agudo na redução da contratilidade miocárdica ou fração de ejeção. O tratamento com tiazolidinedionas pode ser iniciado em pacientes diabéticos sem história de insuficiência cardíaca ou com insuficiência cardíaca compensada; entretanto, é importante que exista uma monitoração dos sinais e sintomas de insuficiência cardíaca congestiva, particularmente quando se administra também insulina. As tiazolidinedionas não devem ser utilizadas em pacientes com insuficiência cardíaca moderada a grave. Evidências recentes sugerem que a rosiglitazona, mas não a pioglitazona, aumenta o risco de eventos cardiovasculares (infarto do miocárdio, acidente vascular encefálico). O FDA exige que as novas prescrições para a rosiglitazona sejam feitas com uma avaliação dos riscos e estratégia de moderação, devendo ser restritas a pacientes cujo diabetes não pôde ser adequadamente controlado com outros medicamentos (incluindo pioglitazona).

O tratamento com tiazolidinedionas foi associado a um risco aumentado de fraturas ósseas em mulheres e a uma pequena redução, porém consistente, do hematócrito. A pioglitazona e a rosiglitazona estão associadas a uma redução das transaminases, refletindo, provavelmente, reduções da esteatose hepática; por conseguinte, as tiazolidinedionas devem interrompidas em pacientes com doença hepática clinicamente aparente, devendo a função hepática ser monitorada de modo intermitente durante o tratamento.

AGENTES BASEADOS NO GLP-1

As incretinas são hormônios GI liberados após as refeições, que estimulam a secreção de insulina. As incretinas mais conhecidas são o GLP-1 e o GIP. O GIP não é efetivo na estimulação da liberação de insulina e redução do nível de glicemia em indivíduos portadores de diabetes tipo 2, enquanto o GLP-1 mostra-se efetivo. Em consequência, o sistema de sinalização do GLP-1 tornou-se um alvo bem-sucedido para fármacos.

Tanto o GLP-1 quanto o glucagon são produtos derivados do pré-pró-glucagon, um precursor de 180 aminoácidos com cinco domínios processados separadamente (Figura 43-9) aminoterminal. O GLP-1, quando administrado por via intravenosa a indivíduos diabéticos em quantidades suprafisiológicas, estimula a secreção de insulina, inibe a liberação de glucagon, retarda o esvaziamento gástrico, diminui a ingestão de alimento e normaliza a secreção de insulina em jejum e pós-prandial. O efeito insulinotrópico do GLP-1 depende da glicose, visto que a secreção de insulina, nas concentrações de glicose em jejum, mesmo com altos níveis circulantes de GLP-1, é mínima. O GLP-1 é rapidamente inativado pela enzima dipeptidil peptidase IV (DPP-4), com $t_{1/2}$ plasmática de 1-2 min; por conseguinte, o peptídeo natural em si não constitui um agente terapêutico útil. Foram utilizadas duas amplas estratégias para a aplicação do GLP-1 à terapia: o desenvolvimento de agonistas peptídicos injetáveis do receptor de GLP-1, resistentes à DPP-4, e a criação de pequenas moléculas inibidoras da DDP-4 (Figura 43-10; Quadro 43-6).

AGONISTAS DO RECEPTOR DE GLP-1. Dois agonistas do receptor de GLP-1 foram aprovados para o tratamento de pacientes diabéticos nos EUA. A exendina-4, um peptídeo de ocorrência natural em répteis, de 39 aminoácidos e homólogo do GLP-1, é um potente agonista do receptor de GLP-1, que compartilha muitos dos efeitos fisiológicos e farmacológicos do GLP-1. Não é metabolizado pela DPP-4 e, portanto, apresenta uma $t_{1/2}$ plasmática de 2-3 h após injeção subcutânea. A exendina-4 provoca secreção de insulina dependente de glicose, esvaziamento gástrico tardio, níveis mais baixos de glucagon e redução do consumo de alimentos.

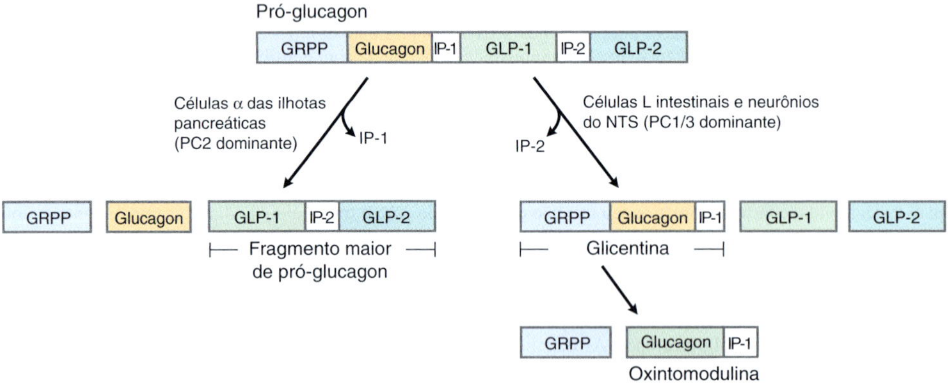

Figura 43-9 *Processamento do pró-glucagon em glucagon, GLP-1, GLP-2 e GRPP.* O pró-glucagon é sintetizado nas células α das ilhotas, nas células enteroendócrinas intestinais (células L) e em um subgrupo de neurônios no rombencéfalo. Nas células α, o processamento do pró-hormônio ocorre principalmente pela ação da proconvertase 2, com liberação de glucagon, polipeptídeo pancreático relacionado à glicentina (GRPP) e um fragmento importante do pró-glucagon, contendo os dois peptídeos semelhantes ao glucagon (GLP). Nas células L e nos neurônios, a clivagem do pró-glucagon é realizada principalmente pela proconvertase 1/3, dando origem à glicentina, oxintomodulina, GLP-1 e GLP-2 . NTS, núcleo do trato solitário.

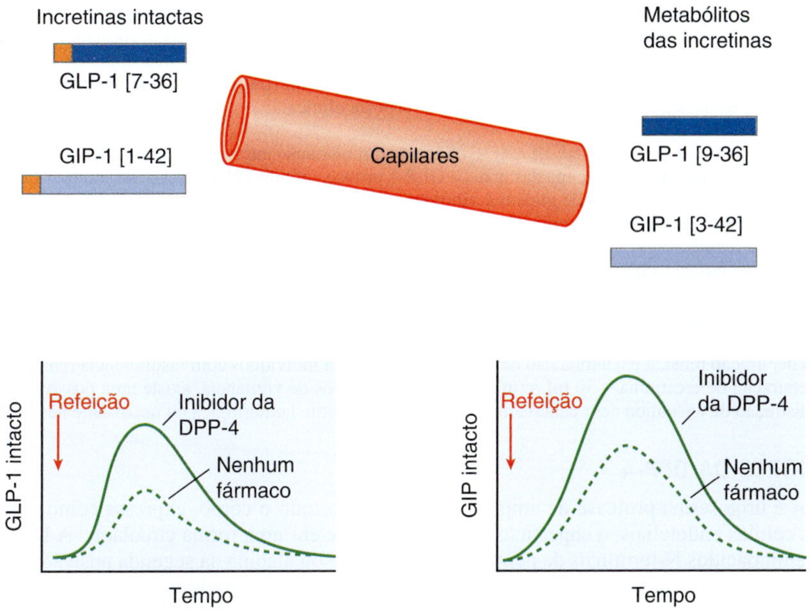

Figura 43-10 *Efeitos farmacológicos da inibição da DDP-4.* A DDP-4, uma ectoenzima localizada no lado luminal das células endoteliais capilares, metaboliza as incretinas, o peptídeo semelhante ao glucagon 1 (GLP-1) e o polipeptídeo insulinotrópico dependente de glicose (GIP), por meio da remoção dos dois aminoácidos N-terminais. O alvo de clivagem da DPP-4 é um resíduo de prolina ou alanina na segunda posição da sequência peptídica primária. Os metabólitos truncados GLP-1[9-36] e GIP[3-42] constituem as principais formas das incretinas no plasma e são inativos como secretagogos da insulina. O tratamento com um inibidor da DPP-4 aumenta as concentrações de GLP-1 e GIP intactos.

A **exenatida**, uma exendina-4 sintética, foi aprovada para uso como monoterapia e terapia adjuvante para pacientes portadores de diabetes tipo 2 que não alcançam os alvos glicêmicos com outros fármacos.

Nos estudos clínicos conduzidos, a exenatida, isoladamente ou em combinação com metformina, sulfonilureia ou tiazolidinedionas, foi associada a uma melhora do controle glicêmico, refletindo-se por uma redução de ~ 1% na A1c e perda de peso de 2,5-4 kg, em média.

A **liraglutida** também é um agonista do receptor de GLP-1. Do ponto de vista estrutural, a liraglutida é quase idêntica ao GLP-1 nativo, com substituição de Arg por Lis^{34} e adição de um espaçador de ácido α-glutâmico acoplado a um grupo de ácido graxo C16.

A cadeia lateral de ácido graxo permite a ligação à albumina e a outras proteínas plasmáticas e é responsável por um aumento da $t_{1/2}$, possibilitando a administração do fármaco 1 vez/ dia. O perfil farmacodinâmico da liraglutida simula o do GLP-1 e da exenatida, e, nos estudos clínicos realizados, a liraglutida produziu uma melhora tanto no controle glicêmico quanto na perda de peso. Em um único estudo clínico comparativo, a liraglutida reduziu a A1c ~ 30% mais do que a exenatida. A liraglutida está indicada para terapia adjuvante em pacientes que não conseguiram um controle da glicemia com metformina, sulfonilureia ou a combinação de metformina/sulfonilureia ou metformia/ tiazolidinediona.

MECANISMO DE AÇÃO. Todos os agonistas do receptor de GLP-1 compartilham um mecanismo comum: a ativação do receptor de GLP-1. Os receptores de GLP-1 estão expressos nas células β, células do sistema nervoso periférico e central, coração e sistema vascular, rins, pulmões e mucosa GI. A ligação de agonistas ao receptor de GLP-1 ativa a via AMP cíclico pKA e vários GEF (fatores de troca de nucleotídeos de guanina). A ativação dos receptores de GLP-1 também inicia sinais por meio da PKC e PI3K e altera a atividade de vários canais iônicos. Nas células β, o resultado final dessas ações consiste em aumento da biossíntese e exocitose da insulina por um processo dependente de glicose (Figura 43-3).

ABSORÇÃO, DISTRIBUIÇÃO, METABOLISMO, EXCREÇÃO E POSOLOGIA. A exenatida é administrada como injeção subcutânea, 2 vezes/dia, tipicamente antes das refeições. A exenatida é rapidamente absorvida, alcança concentrações máximas em ~ 2 h, sofre pouco metabolismo na circulação e apresenta um volume de distribuição de quase 30L. A depuração do fármaco ocorre principalmente por filtração glomerular, com proteólise tubular e reabsorção mínima. A exenatida é comercializada na forma de injetor do tipo caneta, que libera 5 ou 10 μg; tipicamente, a dose é iniciada na menor quantidade e aumentada quando necessário. A liraglutida é administrada como injeção subcutânea, 1 vez/dia. Os níveis máximos do fármaco são alcançados em 8-12 h, e a $t_{1/2}$ de eliminação é de 12-14 h. Ocorre pouca excreção renal ou intestinal da liraglutida, e sua depuração é efetuada principalmente por meio das vias metabólicas das grandes proteínas plasmáticas. A liraglutida é apresentada em injetor do tipo caneta, que libera 0,6, 1,2 ou 1,8 mg do fármaco; a dose baixa é administrada para iniciar o tratamento, passando geralmente para as duas doses mais altas com base na resposta clínica.

EFEITOS ADVERSOS E INTERAÇÕES MEDICAMENTOSAS. A administração intravenosa ou subcutânea de GLP-1 provoca náuseas e vômitos. As doses acima das quais o GLP-1 provoca efeitos colaterais GI são maiores do que aquelas necessárias para regular o nível de glicemia. Entretanto, até 40-50% dos indivíduos queixam-se de náuseas no início do tratamento. Os efeitos colaterais GI desses fármacos desaparecem com o tempo. A ativação do receptor de GLP-1 pode retardar o esvaziamento gástrico; por conseguinte, e os agonistas do GLP-1 podem alterar a farmacocinética dos fármacos que necessitam de rápida absorção GI, como os contraceptivos orais e os antibióticos. Na ausência de outros fármacos antidiabéticos que produzem baixos níveis de glicemia, a hipoglicemia associada ao tratamento com agonistas do GLP-1 é rara. A combinação da exenatida ou da liraglutida com sulfonilureias provoca um aumento na taxa de hipoglicemia, em comparação com o tratamento apenas com sulfonilureias. Devido à depuração renal, a exenatida não deve ser administrada a indivíduos com insuficiência renal moderada a grave (depuração de creatinina < 30 mL/min). Com base em dados de vigilância, existe uma possível associação da administração de exenatida com pancreatite, incluindo pancreatite hemorrágica ou necrosante não fatal e fatal.

INIBIDORES DA DPP-4

A DPP-4 é uma serina protease de ampla distribuição em todo o corpo, expressa como ectoenzima sobre as células endoteliais, a superfície dos linfócitos T e em uma forma circulante. A DDP-4 cliva os dois aminoácidos N-terminais de peptídeos com prolina ou alanina na segunda posição. Ela parece ser particularmente crítica para a inativação do GLP-1 e do GIP. Os inibidores da DDP-4 aumentam a ASC do GLP-1 e do GIP quando sua secreção ocorre devido a uma refeição (Figura 43-10). Vários agentes produzem inibição quase completa e duradoura da DPP-4, aumentando, assim, a proporção do GLP-1 ativo de 10-20% da imunorreatividade do GLP-1 circulante total para quase 100%. Nos EUA, dispõe-se da **sitagliptina**, da **saxagliptina**, da **linagliptina** e da **alogliptina**; a **vildagliptina** está disponível na Europa.

MECANISMOS DE AÇÃO; EFEITOS. A sitagliptina e a alogliptina são inibidores competitivos da DPP-4, enquanto a vildagliptina e a saxagliptina ligam-se de modo covalente à enzima. Todos os quatro fármacos podem ser administrados em doses que reduzem a atividade mensurável da DPP-4 em > 95% durante 12 h. Isso provoca uma elevação de mais de duas vezes nas concentrações plasmáticas de GIP e GLP-1 ativos e está associado a um aumento da secreção de insulina, redução dos níveis de glucagon e melhora da hiperglicemia, tanto em jejum quanto pós-prandial. A inibição da DPP-4 não parece ter efeitos diretos sobre a sensibilidade à insulina, a motilidade gástrica ou a saciedade, e tampouco o tratamento crônico com inibidores da DPP-4 afeta o peso corporal. Os inibidores da DPP-4, utilizados como monoterapia em pacientes portadores de diabetes tipo 2, reduziram os níveis de A1c em ~ 0,8%, em média. Esses compostos também são efetivos para o controle crônico da glicose, quando acrescentados ao tratamento de pacientes diabéticos em uso de metformina, tiazolidinedionas, sulfonilureias e insulina. Os efeitos dos inibidores da DPP-4 em esquemas de combinação parecem ser aditivos. A dose recomendada de sitagliptina é de 100 mg, 1 vez/dia, e a dose recomendada de saxagliptina é de 5 mg, 1 vez/dia.

ADME. Os inibidores da DPP-4 são absorvidos efetivamente pelo intestino delgado. Circulam principalmente na forma não ligada e são excretados, em sua maior parte, de modo inalterado na urina. Tanto a sitagliptina quanto a saxagliptina são excretadas pelos rins e são administradas doses mais baixas a pacientes com redução da função renal. A sitagliptina sofre metabolismo mínimo pelas enzimas microssomais hepáticas. A saxagliptina é metabolizada pela CYP 3A4/5 a um metabólito ativo. A dose de saxagliptina deve ser reduzida para 2,5 mg/dia quando coadministrada com inibidores potentes da CYP 3A4 (p. ex., cetoconazol, atazanavir, claritromicina, indinavir, itraconazol, nefazodona, nelfinavir, ritonavir, saquinavir e telitromicina).

EFEITOS ADVERSOS; INTERAÇÕES MEDICAMENTOSAS. Nos estudos clínicos realizados, não foram observados quaisquer efeitos adversos consistentes com os inibidores da DPP-4. A DPP-4 é expressa nos linfócitos; na literatura da imunologia, a enzima é designada como CD26. Essa área necessita de vigilância à medida que mais pacientes estão sendo tratados com esses compostos.

OUTROS AGENTES HIPOGLICEMIANTES

INIBIDORES DA ALFA GLICOSIDASE

Os inibidores da α-glicosidase reduzem a absorção intestinal do amido, da dextrina e dos dissacarídeos por meio da inibição da ação da α-glicosidase na borda em escova do intestino. Esses fármacos também aumentam a liberação do hormônio regulador da glicose, o GLP-1, na circulação, o que pode contribuir para seus efeitos hipoglicemiantes. Os fármacos dessa classe são a **acarbose**, o miglitol e a **voglibose**.

POSOLOGIA; ADME. A posologia da acarbose e a do miglitol são semelhantes. Ambos os fármacos são apresentados em comprimidos de 25, 50 ou 100 mg, que são tomados antes das refeições. O tratamento deve ser iniciado com doses mais baixas e titulado, com base no controle da glicose pós-prandial, A1c e sintomas GI. A acarbose sofre absorção mínima, e a pequena quantidade do fármaco que alcança a circulação sistêmica é depurada pelos rins. A absorção do miglitol é saturável, e 50-100% de qualquer dose passam para a circulação. O miglitol é depurado quase totalmente pelos rins, e recomenda-se uma redução da dose para pacientes com depuração de creatinina < 30 mL/min.

EFEITOS ADVERSOS E INTERAÇÕES MEDICAMENTOSAS. Os efeitos adversos mais proeminentes consistem em má absorção, flatulência, diarreia e distensão abdominal. Foram relatadas elevações discretas a moderadas das transaminases hepáticas com o uso da acarbose, porém a ocorrência de doença hepática sintomática é muito rara. Foi descrita a ocorrência de hipersensibilidade cutânea, que também é rara. Foi descrito o desenvolvimento de hipoglicemia quando os inibidores da α-glicosidase são acrescentados à insulina ou a um secretagogo da insulina. A acarbose pode diminuir a absorção de digoxina, enquanto o miglitol pode reduzir a absorção de propranolol e ranitidina. Os inibidores da α-glicosidase estão contraindicados para pacientes com insuficiência renal de estágio 4.

USOS TERAPÊUTICOS. Os inibidores da α-glicosidase estão indicados como adjuvantes da dieta e do exercício em pacientes com diabetes tipo 2 que não alcançam os alvos glicêmicos. Além disso, podem ser utilizados em combinação com outros agentes antidiabéticos orais e/ou insulina. Nos estudos clínicos realizados, os inibidores da α-glicosidase reduzem a A1c em 0,5-0,8%, o nível de glicose em jejum em ~ 1 mM, e a glicose pós-prandial, em 2,0-2,5 mM. Esses agentes não provocam ganho de peso nem apresentam efeitos significativos sobre os lipídeos plasmáticos.

PRANLINTIDA

O polipeptídeo amiloide das ilhotas (IAPP, amilina) é um peptídeo de 37 aminoácidos, produzido nas células β do pâncreas e secretado com a insulina. Uma forma sintética de amilina com várias modificações de seus aminoácidos para melhorar a biodisponibilidade, a pranlintida, foi desenvolvida como fármaco para o tratamento do diabetes. A pranlintida pode afetar suas ações por meio do receptor de amilina em regiões específicas do rombencéfalo. A ativação do receptor de amilina produz redução da liberação de glucagon, esvaziamento gástrico tardio e saciedade.

ADME; POSOLOGIA. A pranlintida é administrada como injeção subcutânea antes das refeições. A pranlintida não se liga extensamente às proteínas plasmáticas e apresenta $t_{1/2}$ de 50 min. O metabolismo e a depuração ocorrem primariamente no rim. As doses para pacientes com diabetes tipo 1 começam com 15 μg e são tituladas até uma dose máxima de 60 μg; no diabetes tipo 2, a dose inicial é de 60 μg, e a dose máxima, de 120 μg. Devido a diferenças no pH das soluções, a pranlintida não deve ser administrada na mesma seringa da insulina.

EFEITOS ADVERSOS; INTERAÇÕES MEDICAMENTOSAS. Os efeitos adversos mais comuns consistem em náuseas e hipoglicemia. Embora a pranlintida isoladamente não reduza o nível de glicemia, foi constatado que sua adição à insulina nas horas das refeições produz uma taxa aumentada de hipoglicemia ocasionalmente grave. Na atualidade, recomenda-se que a dose de insulina prandial seja reduzida em 30-50% quando se inicia a pranlintida, com titulação posterior. Em virtude de seus efeitos sobre a motilidade GI, a pranlintida está contraindicada para pacientes com gastroparesia ou outros distúrbios de motilidade. A pranlintida é um fármaco incluído na categoria C para gravidez. A pranlintida pode ser utilizada em indivíduos com doença renal moderada (depuração da creatinina > 20 mL/min).

USOS TERAPÊUTICOS. A pranlintida foi aprovada para o tratamento do diabetes tipos 1 e 2, como adjuvante em pacientes que fazem uso de insulina nas refeições. Na atualidade, a pranlintida está sendo avaliada como fármaco para a perda de peso em indivíduos não diabéticos.

RESINAS DE LIGAÇÃO DE ÁCIDOS BILIARES

O único sequestrador de ácidos biliares especificamente aprovado para o tratamento do diabetes tipo 2 é o *colesevelam.*

MECANISMO DE AÇÃO. Ainda não foi estabelecido o mecanismo pelo qual a ligação dos ácidos biliares e sua remoção da circulação êntero-hepática reduz o nível de glicemia. Os sequestradores de ácidos biliares podem reduzir a absorção intestinal de glicose, embora não haja nenhuma evidência direta disso. Os ácidos biliares também atuam como moléculas de sinalização por meio de receptores nucleares, alguns dos quais podem atuar como sensores de glicose.

ADME. O colesevelam é fornecido em pó para solução oral e em comprimidos de 625 mg; a posologia típica é de três comprimidos, 2 vezes/dia, antes do almoço e do jantar, ou seis comprimidos antes da maior refeição do paciente. A distribuição do fármaco limita-se ao trato GI.

EFEITOS ADVERSOS E INTERAÇÕES MEDICAMENTOSAS. Os efeitos colaterais mais comuns do colesevelam são gastrintestinais, e até 10% dos pacientes tratados apresentam constipação intestinal, dispepsia, dor abdominal e náuseas. A exemplo de outras resinas de ligação de ácidos biliares, o colesevelam pode aumentar os níveis plasmáticos de triglicerídeos em indivíduos com tendência inerente à e deve ser utilizado com cautela em pacientes com níveis plasmáticos de triglicerídeos > 200 mg/dL. O colesevelam pode interferir na absorção de fármacos comumente utilizados (p. ex., fenitoína, varfarina, verapamil, glibenclamida, L-tiroxina e etinilestradiol e vitaminas lipossolúveis). O colesevelam é um fármaco de categoria B para gravidez, que não tem nenhuma contraindicação para pacientes com doença renal ou hepática.

USOS TERAPÊUTICOS. O colesevelam, uma resina de ligação de ácidos biliares, que foi aprovado para o tratamento da hipercolesterolemia, pode ser utilizado no tratamento do diabetes tipo 2, como adjuvante da dieta e do exercício. Em ensaios clínicos realizados, o colesevelam reduziu a A1c em 0,5% quando adicionado à metformina, sulfonilureia ou tratamento com insulina em pacientes com diabetes tipo 2.

BROMOCRIPTINA

Uma formulação de bromocriptina, um agonista do receptor de dopamina, foi aprovada para o tratamento do diabetes tipo 2, porém ainda não está disponível nos EUA. A bromocriptina constitui um tratamento estabelecido para a doença de Parkinson e a hiperprolactinemia (Capítulos 13, 22 e 38). Os efeitos da bromocriptina sobre o nível de glicemia são modestos e podem refletir uma ação no SNC.

ABORDAGENS FARMACOLÓGICAS COMBINADAS PARA O DIABETES TIPO 2

TRATAMENTO PROGRESSIVO DO DIABETES TIPO 2

Existem vários algoritmos ou fluxogramas úteis para o tratamento do diabetes tipo 2 (Figura 43-11). Existem diversas vias ou combinações de fármacos utilizadas para o tratamento do diabetes tipo 2 quando o controle da glicose não alcança o alvo terapêutico. O Quadro 43-8 fornece um resumo dos agentes farmacológicos disponíveis para o tratamento do diabetes.

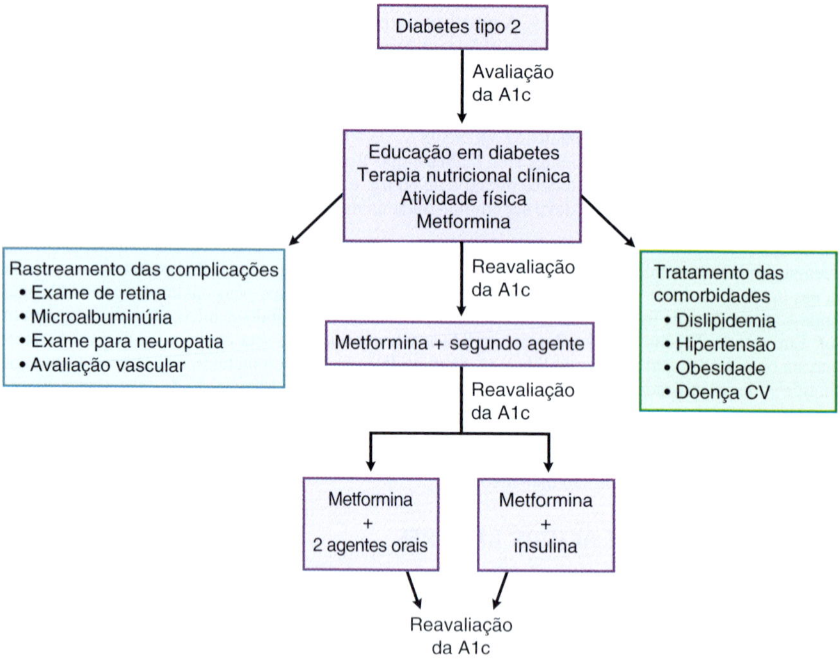

Figura 43-11 *Algoritmo para tratamento do diabetes melito tipo 2.* Os pacientes com diagnóstico de diabetes tipo 2, seja por meio do nível de glicose em jejum, do teste de tolerância à glicose oral ou da A1c, devem receber uma educação em diabetes, incluindo instrução sobre a terapia nutricional clínica e a atividade física. Os pacientes com diagnóstico recente de diabetes tipo 2 tiveram, em sua maioria, diabetes subclínico ou não diagnosticado durante muitos anos e devem ser avaliados à procura de complicações diabéticas (exame de retina, teste para excreção excessiva de proteína ou de albumina na urina e avaliação clínica para neuropatia periférica e insuficiência vascular); as comorbidades comuns (hipertensão e dislipidemia) devem ser tratadas. A metformina constitui o tratamento de primeira linha de consenso e deve ser iniciada por ocasião do diagnóstico. A incapacidade de atingir o alvo glicêmico, geralmente A1c ≤ 7% em 3 a 4 meses, deve levar à adição de um segundo agente oral. É preciso reforçar as intervenções no estilo de vida a cada visita e verificar o nível de A1c a cada três meses. O tratamento pode ser escalonado para a metformina, mas dois agentes orais, ou metformina mais insulina, se necessário.

Quadro 43-8

Comparação dos agentes utilizados no tratamento do diabetes

	MECANISMO DE AÇÃO	EXEMPLOS	REDUÇÃO DA HbA_{1c} (%)[a]	VANTAGENS ESPECÍFICAS DOS AGENTES	DESVANTAGENS ESPECÍFICAS DOS AGENTES	CONTRAINDICAÇÕES
Oral						
Biguanidas[c]	↓ Produção hepática de glicose	Metformina	1-2	Efeito neutro sobre o peso, Não causam hipoglicemia, custo baixo	Diarreia, náuseas, acidose láctica	TFG < 50 mL/min, ICC, exames com meios radiográficos, pacientes gravemente enfermos, acidose
Inibidores da α-glicosidase[c]	↓ Absorção GI de glicose	Acarbose, miglitol	0,5-0,8	Reduzem a glicemia pós-prandial	Flatulência GI, provas de função hepática	Doença renal/hepática
Inibidores da dipeptidil peptidase-4[c]	Prolongamento da ação do GLP-1 endógeno	Saxagliptina, sitagliptina, vildagliptina	0,5-1,0	Não causam hipoglicemia		Reduzir a dose na doença renal
Secretagogos da insulina — Sulfonilureias[c]	↑ Secreção de insulina	Ver texto e Quadro 43-7	1-2	De baixo custo	Hipoglicemia, ganho de peso	Doença renal/hepática
Secretagogos da insulina — Não sulfonilureias[c]	↑ Secreção de insulina	Ver texto e Quadro 43-7	1-2	Início de ação curto, reduzem a glicose pós-prandial	Hipoglicemia	Doença renal/hepática
Tiazolidinedionas[c]	↓ Resistência à insulina, ↑ utilização da glicose	Rosiglitazona, pioglitazona	0,5-1,4	Reduzem as necessidades de insulina	Edema periférico, ICC, ganho de peso, fraturas, edema da mácula. A rosiglitazona pode aumentar o risco de doença CV	ICC, doença hepática
Sequestradores de ácidos biliares[c]	Ligação aos ácidos biliares; mecanismo de redução da glicose desconhecido	Colesevelam	0,5		Constipação intestinal, dispepsia, dor abdominal, náuseas, ↑ triglicerídeos, interferem na absorção de outros fármacos, obstrução intestinal	

(continua)

Quadro 43-8

Comparação dos agentes utilizados no tratamento do diabetes (*Continuação*)

	MECANISMO DE AÇÃO	EXEMPLOS	REDUÇÃO DA HbA_{1c} (%)[a]	VANTAGENS ESPECÍFICAS DOS AGENTES	DESVANTAGENS ESPECÍFICAS DOS AGENTES	CONTRAINDICAÇÕES
Parenteral						
Insulina	↑ Utilização da glicose, ↓ Produção hepática de glicose e outras ações anabólicas	Ver texto e Quadro 43-5	Não limitada	Perfil de segurança conhecido	Injeção, ganho de peso, hipoglicemia	
Agonistas do GLP-1[c]	↑ Insulina, ↓ Glucagon, esvaziamento gástrico lento, saciedade	Exenatida, liraglutida	0,5-1,0	Perda de peso	Injeção, náuseas, ↑ risco de hipoglicemia com secretagogos da insulina, pancreatite	Doença renal, agentes que também retardam a motilidade GI, pancreatite
Agonistas da amilina[b,c]	Esvaziamento gástrico lento, ↓ Glucagon	Pranlintida	0,25-0,5	Reduzem a glicemia pós-prandial; perda de peso	Injeção, náuseas, ↑ risco de hipoglicemia com insulina	Agentes que também retardam a motilidade GI
Terapia nutricional clínica e atividade física[c]	↓ Resistência à insulina, ↑ secreção de insulina	Dieta de baixa caloria e pobre em gordura, exercício	1-3	Outros benefícios para a saúde	Dificuldade de adesão, sucesso a longo prazo baixo	

[a]A redução da A1C (absoluta) depende, em parte, de seu valor inicial.
[b]Usados em conjunção com insulina para tratamento do diabetes tipo 1.
[c]Usados para o tratamento do diabetes tipo 2.
Fonte: Adaptado, com permissão, de Fauci AS, Braunwald E, Kasper DL, Hauser SL, Longo DL, Jameson JL, Loscalzo J, eds. Harrison's Principles of Internal Medicine, 17ed New York: McGraw-Hill, 2008.

HIPOGLICEMIA

Na ausência de jejum prolongado, os indivíduos sadios quase nunca apresentam níveis de glicemia < 3,5 mM. Isso se deve a um sistema contrarregulador neuroendócrino altamente adaptado, que impede a hipoglicemia aguda, uma situação perigosa e potencialmente letal. As duas principais situações clínicas nas quais ocorre hipoglicemia são:

- Tratamento do diabetes
- Produção inapropriada de insulina endógena ou de uma substância semelhante à insulina por tumor das ilhotas pancreáticas (insulinoma) ou por tumor não das ilhotas

A hipoglicemia no primeiro cenário pode ocorrer em jejum ou com o paciente no estado alimentado, enquanto, no segundo cenário, a hipoglicemia ocorre quase exclusivamente no estado de jejum ou pós-absortivo. Alguns fármacos que não são usados no tratamento do diabetes promovem hipoglicemia (Quadro 43-3).

A hipoglicemia constitui o evento adverso mais comum e mais grave relacionado com o tratamento do diabetes. Embora seja uma reação adversa a diversas terapias orais, a hipoglicemia é mais pronunciada e grave com a insulinoterapia. A hipoglicemia pode resultar de uma dose inapropriadamente grande, da falta de correspondência entre o momento da administração máxima de insulina e a ingestão de alimento, ou da superposição de fatores adicionais que aumentam a sensibilidade à insulina (p. ex., insuficiência suprarrenal ou hipofisária) ou que aumentam a captação de glicose independente da insulina (p. ex., exercício). A hipoglicemia constitui o principal risco que deve ser sempre considerado em relação aos benefícios dos esforços para normalizar o controle da glicose.

A primeira resposta fisiológica à hipoglicemia consiste em uma redução da secreção de insulina endógena, que é observada com níveis plasmáticos de glicose de ~ 70 mg/dL (3,9 mM); posteriormente, ocorre liberação dos hormônios contrarreguladores (EPI, glucagon, hormônio do crescimento, cortisol e NE). Os sintomas de hipoglicemia são detectados pela primeira vez com níveis plasmáticos de glicose de 60-80 mg/dL (3,3-4,4 mM). Em primeiro lugar, observa-se habitualmente a ocorrência de sudorese, fome, parestesias, palpitações, tremor e ansiedade, principalmente de origem autônoma. A dificuldade de concentração, a confusão, a fraqueza, a sonolência, uma sensação de calor, tontura, a visão embaçada e a perda da consciência (i.e., sintomas neuroglicopênicos mais importantes) ocorrem habitualmente com níveis plasmáticos de glicose mais baixos do que os sintomas autônomos.

Nos pacientes portadores de diabetes tipos 1 e 2 de maior duração, a resposta secretora do glucagon à hipoglicemia torna-se deficiente. Por conseguinte, os pacientes diabéticos ficam dependentes da EPI para a contrarregulação, e, se esse mecanismo tornar-se deficiente, a incidência de hipoglicemia grave aumenta. A hipoglicemia grave pode resultar em convulsões e coma. Com a pronta disponibilidade da monitoração domiciliar da glicose, a hipoglicemia pode ser documentada na maioria dos pacientes que apresentam sintomas sugestivos. Pode ser difícil detectar a hipoglicemia que ocorre durante o sono, que deve ser suspeita com base em uma história de cefaleia matinal, sudorese noturna ou sintomas de hipotermia. A hipoglicemia leve a moderada pode ser tratada simplesmente com a ingestão de glicose (15 g de carboidrato). Quando grave, a hipoglicemia deve ser tratada com glicose intravenosa ou com uma injeção de glucagon.

AGENTES UTILIZADOS NO TRATAMENTO DA HIPOGLICEMIA

O **glucagon** é um polipeptídeo de cadeia simples de 29 aminoácidos, que atualmente é produzido pela tecnologia do DNA recombinante. O glucagon interage com um GPCR na membrana plasmática das células alvo, que transmite sua sinalização por meio de G_s. Os principais efeitos do glucagon sobre o fígado são mediados pelo AMPc. O glucagon é utilizado no tratamento da hipoglicemia grave, particularmente em pacientes diabéticos, quando estes não podem consumir glicose oral com segurança e quando não há disponibilidade de glicose intravenosa.

Para as reações hipoglicêmicas, administra-se 1 mg de glucagon por via intravenosa, intramuscular ou subcutânea. Após a resposta inicial ao glucagon, o paciente deve receber glicose ou ser aconselhado com insistência a comer para evitar a hipoglicemia recorrente. Os efeitos adversos mais frequentes consistem em náuseas e vômitos.

O **diazóxido** é um derivado benzotiadiazínico anti-hipertensivo e antidiurético, com potentes ações hiperglicêmicas quando administrado por via oral. A hiperglicemia resulta primariamente da inibição da secreção de insulina. O diazóxido interage com o canal de K_{ATP} na membrana da célula β e impede seu fechamento ou prolonga o tempo de abertura; esse efeito é oposto ao das sulfonilureias (Figura 43-3).

A dose oral habitual é de 3-8 mg/kg/dia em adultos e crianças e de 8-15 mg/kg em lactentes e recém-nascidos. O fármaco pode causar náuseas e vômitos e, por esse motivo, é habitualmente administrado em doses fracionadas nas refeições. O diazóxido circula, em grande parte, ligado às proteínas plasmáticas e apresenta uma $t_{1/2}$ de ~ 48 h. O diazóxido possui vários efeitos adversos, incluindo retenção de Na^+ e de líquido, hiperuricemia, hipertricose, trombocitopenia e leucopenia, o que algumas vezes limita seu uso. Apesar desses efeitos colaterais, o diazóxido pode ser útil em pacientes com insulinomas inoperáveis, bem como em crianças com hiperinsulinismo neonatal.

SOMATOSTATINA. A somatostatina (SST) é produzida pelas células δ das ilhotas pancreáticas, por células do trato GI e no SNC. A somatostatina, uma molécula peptídica de 14 ou de 28 aminoácidos, atua por meio de uma família de cinco GPCR, $SSTR_{1-5}$. A SST inibe uma ampla variedade de secreções endócrinas e exócrinas, incluindo a secreção de TSH e GH pela hipófise, gastrina, motilina, VIP, glicentina e insulina, glucagon e polipeptídeo pancreático das ilhotas do pâncreas. O papel fisiológico da somatostatina ainda não foi estabelecido com precisão; entretanto, sua $t_{1/2}$ curta (3-6 min) impede o seu uso terapêutico. Os análogos de ação mais longa, como a octreotida e a lanreotida, mostram-se úteis para o tratamento de tumores carcinoides, glucagonomas, VIPomas e acromegalia (Capítulo 38). Com frequência, ocorrem anormalidades da vesícula biliar (cálculos e lama biliar) com o uso crônico dos análogos da somatostatina, assim como sintomas GI.

Para uma listagem bibliográfica completa, consulte ***As Bases Farmacológicas da Terapêutica de Goodman e Gilman***, 12ª edição.

Capítulo 44

Fármacos que afetam a homeostasia dos íons minerais e a renovação óssea

FISIOLOGIA DA HOMEOSTASIA DOS ÍONS MINERAIS

CÁLCIO

O cálcio elementar é essencial para uma variedade de funções biológicas. A sua forma ionizada, Ca^{2+}, é um importante componente do fluxo de corrente por meio das membranas excitáveis. O Ca^{2+} é de importância vital para a contração muscular, a fusão e a liberação das vesículas de armazenamento. Na faixa submicromolar, o Ca^{2+} intracelular atua como segundo mensageiro crítico (Capítulo 3). No líquido extracelular, o Ca^{2+} em concentrações milimolares promove a coagulação sanguínea e sustenta a formação e a contínua remodelagem do esqueleto.

Na presença de Ca^{2+} extracelular milimolar, o Ca^{2+} livre intracelular é mantido em níveis baixos, de ~ 100 nM nas células em estado basal, por meio de sua eliminação ativa por Ca^{2+}-ATPases, pela troca de Na^+/Ca^{2+} e pelo seu acúmulo em redes de armazenamento celulares, como o retículo sarcoplasmático, As alterações no Ca^{2+} citosólico (seja por meio da liberação das reservas intracelulares, seja por meio da entrada por meio dos canais de Ca^{2+} da membrana) podem modular alvos efetores, frequentemente ao interagir com a proteína de ligação do Ca^{2+}, a *calmodulina*. A rápida cinética de associação-dissociação do Ca^{2+}, bem como a afinidade e seletividade relativamente altas dos domínios de ligação do Ca^{2+}, permitem a regulação efetiva do Ca^{2+} ao longo de uma faixa de 100 nM a 1 μM.

O conteúdo corporal de cálcio em homens e mulheres adultos sadios é de ~ 1.300 e 1.000 g, respectivamente, dos quais > 99% encontram-se nos ossos e nos dentes. O Ca^{2+} nos líquidos extracelulares é rigorosamente regulado dentro de limites estreitos. Nos adultos, as concentrações séricas normais de Ca^{2+} variam de 8,5-10,4 mg/dL (4,25-5,2 mEq/L, 2,1-2,6 mM) e incluem três formas químicas distintas do Ca^{2+}: *ionizado* (50%), *ligado às proteínas* (40%) e *complexado* (10%). Por conseguinte, enquanto a concentração plasmática total de cálcio é de ~ 2,54 mM, a do Ca^{2+} ionizado no plasma humano é de ~ 1,2 mM. Os vários reservatórios de Ca^{2+} estão ilustrados de modo esquemático na Figura 44-1. Apenas o cálcio difusível (i.e., o cálcio ionizado mais o complexado) pode atravessar as membranas celulares. A albumina é responsável por ~ 90% do Ca^{2+} sérico ligado às proteínas plasmáticas; pode-se esperar que uma alteração de 1,0 g/dL na concentração plasmática de albumina a partir do valor normal de 4,0 g/dL produza uma alteração de ~ 0,8 mg/dL na concentração total de Ca^{2+}. Os 10% restantes do Ca^{2+} sérico estão complexados com pequenos ânions polivalentes, primariamente fosfato e citrato. O grau de formação desses complexos depende do pH do ambiente, bem como das concentrações de Ca^{2+} ionizado e ânions. O Ca^{2+} ionizado é o componente fisiologicamente importante, que medeia os efeitos biológicos do cálcio e quando comprometido, produz os sinais e sintomas característicos de hipocalcemia ou hipercalcemia. A concentração extracelular de Ca^{2+} é rigorosamente controlada por hormônios que afetam a sua entrada no intestino e a sua saída dos rins; quando necessário, estes mesmos hormônios regulam a retirada do grande reservatório esquelético.

Reservas de cálcio. O esqueleto contém 99% do cálcio corporal total em uma forma cristalina que se assemelha ao mineral hidroxiapatita; verifica-se também a presença de outros íons, incluindo Na^+, K^+, Mg^{2+} e F^-, nessa rede cristalina. O conteúdo de Ca^{2+} do osso em estado de equilíbrio dinâmico reflete o efeito final da reabsorção e da formação ósseas.

Absorção e excreção de cálcio. Nos EUA, ~ 75% do Ca^{2+} da dieta provêm do leite e de seus derivados. A ingestão adequada de Ca^{2+} é de 1.300 mg/dia nos adolescentes e de 1.000 mg/dia nos adultos. Depois dos 50 anos de idade, a ingestão adequada é de 1.200 mg/dia. A Figura 44-2 ilustra os componentes da renovação corporal total diária de Ca^{2+}. O Ca^{2+} só penetra no organismo por meio do intestino. Ocorre *transporte ativo dependente de vitamina D* na parte proximal do duodeno, enquanto a *difusão facilitada* em todo o intestino delgado é responsável pela maior parte da captação total do Ca^{2+}. Essa captação é contrabalançada por uma perda intestinal diária obrigatória de cálcio de ~ 150 mg/dia, que reflete o Ca^{2+} contido nas secreções da mucosa e da bile, bem como nas células intestinais descamadas. A eficiência da absorção intestinal de Ca^{2+} está inversamente relacionada com a ingestão de cálcio. Por conseguinte, uma dieta com baixo teor de cálcio resulta em aumento compensatório na absorção fracionária devido, em parte, à ativação da vitamina D. Os estados mórbidos associados à esteatorreia, diarreia crônica ou má absorção promovem a perda fecal de Ca^{2+}. Certos fármacos, como os glicocorticoides e a fenitoína, deprimem o transporte intestinal de Ca^{2+}.

A excreção urinária de Ca^{2+} representa a diferença final entre a quantidade filtrada no glomérulo e a quantidade reabsorvida. São filtrados cerca de 9 g de Ca^{2+} por dia, dos quais > 98% são reabsorvidos nos túbulos. A eficiência da reabsorção é altamente regulada pelo paratormônio (PTH), mas também influenciada pelo Na^+ filtrado, pela presença de ânions não absorvidos e por agentes diuréticos (Capítulo 25).

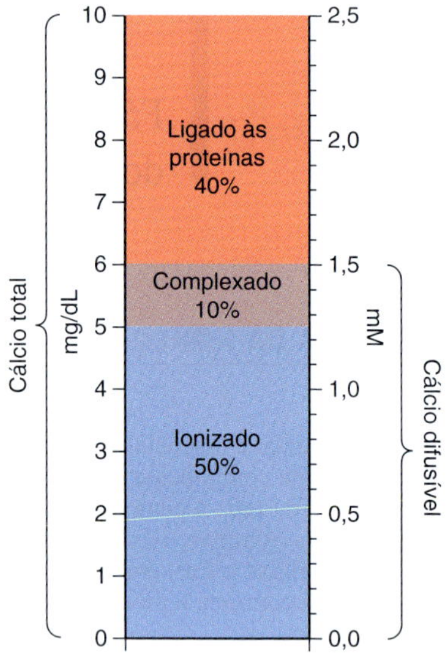

Figura 44-1 *Reservatórios do cálcio no soro.* As concentrações são expressas em mg/dL no eixo à esquerda e em mM à direita. A concentração sérica total de cálcio é de 10 mg/dL ou 2,5 mM, dividida em três reservatórios: cálcio ligado às proteínas (40%), cálcio complexado com pequenos ânions (10%) e cálcio ionizado (50%). Os reservatórios de cálcio complexado e ionizado representam as formas difusíveis de cálcio.

FOSFATO

O fosfato está presente no plasma, no líquido extracelular, nos fosfolipídeos das membranas celulares, no líquido intracelular, no colágeno e no tecido ósseo. Mais de 80% do fósforo corporal total são encontrados nos ossos, e ~ 15% nos tecidos moles. Além disso, o fosfato é um constituinte dinâmico dos metabolismos intermediário e energético, bem como um regulador chave da atividade enzimática quando transferido por proteinocinases do ATP para resíduos de serina, treonina e tirosina passíveis de fosforilação. Biologicamente, o fósforo (P) encontra-se nas formas tanto orgânica quanto inorgânica (P_i). As formas orgânicas incluem os fosfolipídeos e vários ésteres orgânicos. No líquido extracelular, a maior parte do fósforo é encontrada como fosfato inorgânico, na forma de NaH_2PO_4 e Na_2HPO_4. O nível agregado de fosfato inorgânico (P_i) modifica as concentrações teciduais de Ca^{2+} e desempenha um importante papel na excreção renal de H^+. No osso, o fosfato é complexado com o Ca^{2+} na forma de hidroxiapatitas e de fosfato de cálcio.

Absorção, distribuição e excreção. O fosfato é absorvido pelo trato GI, onde também é secretado em grau limitado. O fosfato é um componente ubíquo dos alimentos; mesmo o consumo de uma dieta inadequada raramente provoca a depleção de fosfato. O transporte do fosfato a partir do lúmen intestinal é um processo ativo dependente

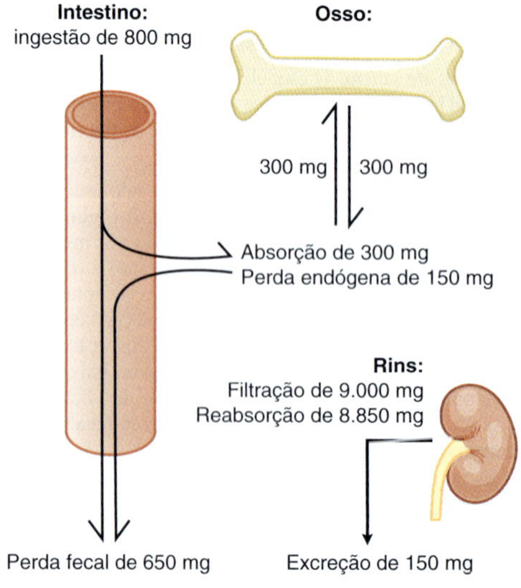

Figura 44-2 *Renovação corporal total diária do cálcio.* (Adaptada, com permissão, de Yanagawa N, Lee DBN. Renal handling of calcium and phosphorus. Em: Coe FL, Favus MJ, eds. *Disorders of Bone and Mineral Metabolism*, New York, Raven Press, 1992, pp 3-40.)

de energia, que é regulado por diversos fatores, principalmente a vitamina D, que estimula a sua absorção. Nos adultos, cerca de dois terços do fosfato ingerido são absorvidos e quase totalmente excretados na urina. Nas crianças em crescimento, o equilíbrio do fosfato é positivo, e as concentrações plasmáticas de fosfato são maiores do que nos adultos.

A excreção do fosfato na urina representa a diferença entre a quantidade filtrada e a reabsorvida. Mais de 90% do fosfato plasmático são livremente filtrados no glomérulo, e 80% sofrem reabsorção ativa, predominantemente no túbulo contornado proximal. A absorção do fosfato renal é regulada por uma variedade de hormônios e outros fatores, entre os quais os mais importantes são o PTH e fosfato da dieta, enquanto o volume extracelular e o estado de equilíbrio acidobásico desempenham funções de menor importância. A deficiência de fosfato na dieta suprarregula os transportadores renais de fosfato e diminui a excreção, enquanto uma dieta rica em fosfato aumenta a sua excreção; essas alterações são independentes de qualquer efeito sobre os níveis plasmáticos de P_i, Ca^{2+} ou PTH. Esse último aumenta a excreção urinária de fosfato ao bloquear a sua absorção. A expansão do volume plasmático aumenta a excreção urinária de fosfato.

PAPEL DO FOSFATO NA ACIDIFICAÇÃO DA URINA. O fosfato concentra-se progressivamente no túbulo renal e passa a constituir o sistema tampão mais abundante no túbulo distal e néfron terminal. A troca de H^+ e Na^+ na urina tubular converte o Na_2HPO_4di-hidro em NaH_2PO_4, permitindo a excreção de grandes quantidades de ácido, sem reduzir o pH da urina a ponto de bloquear o transporte de H^+.

AÇÕES FARMACOLÓGICAS DO FOSFATO. Os sais de fosfato são utilizados como laxantes suaves (Capítulo 46).

REGULAÇÃO HORMONAL DO CÁLCIO E HOMEOSTASIA DO FOSFATO

Diversos hormônios interagem para regular o balanço extracelular de Ca^{2+} e fosfato. Os mais importantes são o PTH e a *1,25-di-hidroxivitamina D_3 (calcitriol)*, que regulam a homeostasia do mineral por meio dos seus efeitos sobre o rim, o intestino e o osso (Figura 44-3).

PARATORMÔNIO

O PTH é um polipeptídeo que ajuda a regular o Ca^{2+} plasmático ao afetar a reabsorção/formação ósseas, a excreção/reabsorção do Ca^{2+} renal e a síntese do calcitriol (portanto, a absorção GI de Ca^{2+}).

O PTH é uma cadeia polipeptídica simples de 84 aminoácidos com massa molecular de ~ 9.500 Da. A atividade biológica está associada à porção N-terminal do peptídeo; são necessários os resíduos 1-27 para a ligação ótima ao receptor de PTH e para a atividade hormonal. Os derivados que carecem do primeiro e do segundo resíduos

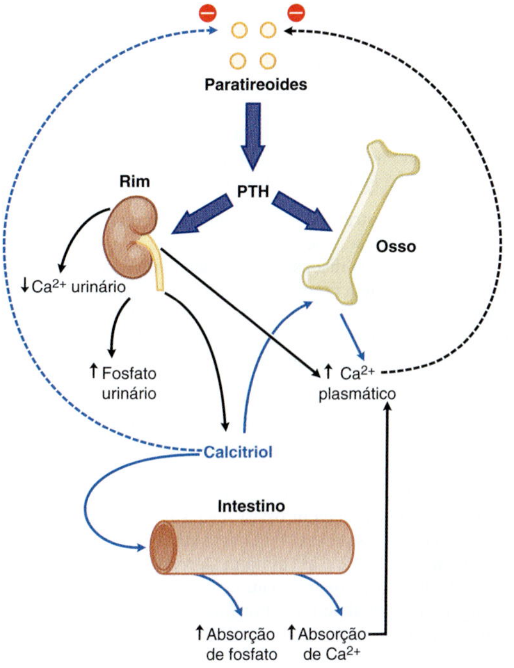

Figura 44-3 *Homeostasia do cálcio e sua regulação pelo paratormônio (PTH) e pela 1,25-di-hidroxivitamina D.* O PTH exerce efeitos estimulantes sobre o osso e os rins, incluindo a estimulação da atividade da 1α-hidroxilase nas mitocôndrias renais, levando à produção aumentada de 1,25-di-hidroxivitamina D (calcitriol) a partir do 25-hidroxicolecalciferol, o metabólito mono-hidroxilado da vitamina D (Figura 44-5). O calcitriol é o metabólito biologicamente ativo da vitamina D.

ligam-se aos receptores de PTH, mas não ativam o AMP cíclico nem as vias de sinalização IP_3–Ca^{2+}. O fragmento de PTH que carece dos primeiros seis aminoácidos inibe a ação do PTH.

SÍNTESE E SECREÇÃO. O PTH é sintetizado na forma de um peptídeo de 115 aminoácidos, denominado *pré-pró-paratormônio* que é convertido em pró-paratormônio por meio da clivagem de 25 resíduos aminoterminais no retículo endoplasmático. O pró-paratormônio é convertido no complexo de Golgi em PTH por meio da clivagem de seis aminoácidos. O PTH(1-84) permanece no interior de grânulos secretores até ser liberado na circulação. O PTH (7-84) possui uma $t_{1/2}$ no plasma de ~ 4 min; a sua remoção pelo fígado e pelos rins é responsável por ~ 90% de sua depuração. A proteólise do PTH gera fragmentos menores (p. ex., um fragmento N-terminal de 33-36 aminoácidos que é totalmente ativo, um peptídeo C-terminal maior e o PTH[7-84]). O PTH(7-84) e outros fragmentos de PTH aminotruncados são normalmente depurados da circulação predominantemente pelos rins, enquanto o PTH intacto também é removido por mecanismos extrarrenais.

Funções fisiológicas. A principal função do PTH consiste em manter uma concentração constante de Ca^{2+} e de P_i no líquido extracelular. Os principais processos regulados incluem a absorção renal de Ca^{2+} e de P_i e a mobilização do Ca^{2+} do osso (Figura 44-3). As ações do PTH são mediadas por pelo menos dois receptores: o receptor de PTH_1 e o receptor de PTH_2. Ambos os receptores são GPCR, que podem acoplar-se a G_s e G_q de modo específico de acordo com o tipo celular. O PTH também pode ativar a fosfolipase D por meio de uma via $G_{12/13}$ — RhoA. Um terceiro receptor, designado como receptor CPTH, interage com formas de PTH que são truncadas na região aminoterminal, que contêm a maior parte da extremidade carboxiterminal e que são inativas no receptor de PTH_1; foi relatada a expressão desses receptores de CPTH nos osteócitos.

Regulação da secreção. A concentração plasmática de Ca^{2+} constitui o principal fator que regula a secreção de PTH. Quando a concentração de Ca^{2+} diminui, a secreção de PTH aumenta. A hipocalcemia induz a hipertrofia e a hiperplasia das glândulas paratireoides. Por outro lado, se a concentração de Ca^{2+} estiver elevada, a secreção de PTH diminuirá. As alterações na concentração plasmática de Ca^{2+} regulam a secreção de PTH por meio de um *receptor sensor de cálcio* (CaSR) associado à membrana plasmática das células paratireóideas. O CaSR é um GPCR que se acopla à G_q e à G_i. Por conseguinte, a ocupação do CaSR pelo Ca^{2+} estimula a via G_q-PLC-IP_3-Ca^{2+}, levando à ativação da PKC; isso resulta em inibição da secreção de PTH, um caso incomum em que a elevação da concentração celular de Ca^{2+} inibe a secreção (sendo outro caso representado pelas células granulosas do complexo justaglomerular do rim, onde a elevação da concentração celular de Ca^{2+} inibe a secreção de renina). A ativação simultânea da via da G_i pelo Ca^{2+} reduz a síntese de AMP cíclico e diminui a atividade da PKA, constituindo também um sinal negativo para a secreção de PTH. Por outro lado, a redução da ocupação do CaSR pelo Ca^{2+} reduz a sinalização por meio de G_i e G_q, promovendo, assim, a secreção de PTH. Outros agentes que aumentam os níveis de AMP cíclico das células paratireóideas, como os agonistas dos receptores β-adrenérgicos e a dopamina, também aumentam a secreção de PTH, porém em grau bem menor do que a hipocalcemia. O metabólito ativo da vitamina D, a 1,25-di-hidroxivitamina D (*calcitriol*), suprime diretamente a expressão do gene do PTH. A hipermagnesemia ou a hipomagnesemia graves podem inibir a secreção de PTH.

Efeitos sobre o osso. A elevação crônica do PTH aumenta a reabsorção óssea e, portanto, aumenta a liberação de Ca^{2+} no líquido extracelular, enquanto a exposição intermitente ao PTH promove ações anabólicas. A principal célula-alvo do PTH no osso é o osteoblasto.

Efeitos sobre os rins. Nos rins, o PTH aumenta a eficiência de reabsorção do Ca^{2+}, inibe a reabsorção tubular de fosfato e estimula a conversão da vitamina D em sua forma biologicamente ativa, a 1,25-di-hidroxivitamina D_3 (calcitriol; Figura 44-3). Em consequência, o Ca^{2+} filtrado é avidamente retido, e a sua concentração aumenta no plasma, enquanto o fosfato é excretado, e a sua concentração plasmática cai. A 1,25-di-hidroxivitamina D_3 recém-sintetizada interage com receptores específicos de alta afinidade no intestino, com a finalidade de aumentar a eficiência da absorção intestinal de Ca^{2+}, contribuindo, assim para o aumento da (Ca^{2+}) plasmática.

Síntese do calcitriol. A etapa final na ativação da vitamina D a calcitriol ocorre nas células tubulares proximais do rim. A atividade enzimática da 25-hidroxivitamina D_3-1α-hidroxilase, que catalisa essa etapa, é governada por três reguladores primários: o P_i, o PTH e o Ca^{2+} (ver adiante para uma discussão mais detalhada). A redução do conteúdo de fosfato na circulação ou nos tecidos aumenta rapidamente a produção de calcitriol, enquanto a hiperfosfatemia ou hipercalcemia a suprimem. O PTH estimula poderosamente a síntese do calcitriol. Por conseguinte, quando a hipocalcemia provoca um aumento na concentração de PTH, tanto a redução do P_i circulante dependente de PTH quanto um efeito mais direto do hormônio sobre a 1α-hidroxilase levam a um aumento das concentrações circulantes de calcitriol.

Regulação integrada da [Ca^{2+}] extracelular pelo PTH. A secreção de PTH é estimulada até mesmo por reduções modestas dos níveis séricos de Ca^{2+}. Na presença de hipocalcemia prolongada, ocorre indução da 1α-hidroxilase renal, aumentando a síntese e a liberação de calcitriol, que estimula diretamente a absorção intestinal de Ca^{2+} (Figura 44-3), e ocorre aumento da liberação de cálcio do osso para o líquido extracelular. Na presença de hipocalcemia prolongada e grave, a ativação de novas unidades de remodelagem óssea leva a uma restauração das concentrações circulantes de Ca^{2+}, embora à custa da integridade do esqueleto. Quando a atividade plasmática do Ca^{2+} aumenta, a secreção de PTH é suprimida, e a reabsorção tubular de Ca^{2+} diminui. A redução do PTH circulante promove a conservação renal de fosfato, e tanto o PTH diminuído quanto o aumento do fosfato deprimem a produção de calcitriol, diminuindo, dessa maneira, a absorção intestinal de Ca^{2+}. Por fim, a remodelagem do osso é suprimida. Esses eventos fisiológicos integrados asseguram uma resposta coerente às excursões positivas ou negativas da concentração plasmática de Ca^{2+}.

A vitamina D é mais um hormônio do que uma vitamina e desempenha um papel ativo na homeostasia do Ca^{2+}. As ações biológicas da vitamina D são mediadas pelo receptor da vitamina D (VDR), um receptor nuclear. A vitamina D é o termo aplicado para referir-se a duas substâncias lipossolúveis relacionadas, a vitamina D_3 (*colecalciferol*) e a vitamina D_2 (*ergocalciferol*) (Figura 44-4), que compartilham a capacidade de evitar ou de curar o raquitismo. Nos humanos, não existe diferença prática entre as potências antirraquíticas da vitamina D_2 e as da vitamina D_3. Por conseguinte, o termo "vitamina D" é utilizado aqui como termo coletivo para as vitaminas, D_2 e D_3.

A principal pró-vitamina encontrada nos tecidos animais é o 7-desidrocolesterol, que é sintetizado na pele. A exposição da pele à luz solar converte o 7-desidrocolesterol em colecalciferol (vitamina D_3). O ergosterol, que só é encontrado em plantas e fungos, é a pró-vitamina da vitamina D_2 (ergocalciferol). A vitamina D_2 é o constituinte ativo de diversas preparações vitamínicas comerciais, bem como do pão e leite irradiados.

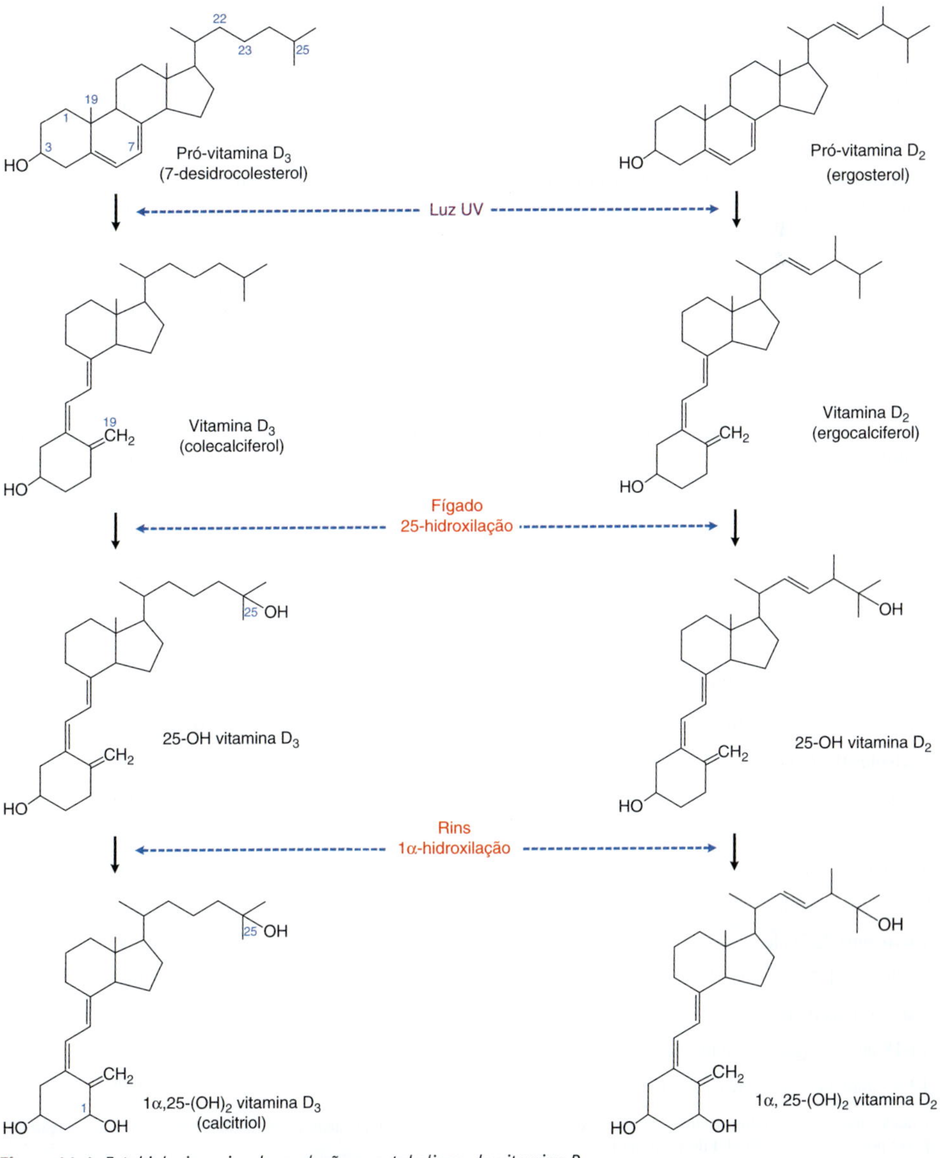

Figura 44-4 *Fotobiologia e vias da produção e metabolismo da vitamina D.*

NECESSIDADES HUMANAS E UNIDADES. Embora a luz solar proporcione suprimentos adequados de vitamina D na zona equatorial, a radiação solar cutânea insuficiente especialmente durante o inverno, nos climas temperados, pode exigir uma suplementação dietética de vitamina D. Os níveis séricos de vitamina D variam amplamente, refletindo, provavelmente, a constituição genética, a dieta, a latitude, o tempo de permanência ao ar livre, o tamanho do corpo, o estágio de desenvolvimento e o estado de saúde, bem como os níveis plasmáticos da *proteína de ligação da vitamina D*, uma α-globulina específica. As ações da vitamina D podem variar com a expressão de componentes das vias de síntese e de ação da vitamina. Outros fatores que contribuem para o aumento da deficiência de vitamina D podem inccluir o consumo reduzido de alimentos enriquecidos com vitamina D devido a preocupações relativas à ingestão de gordura; redução da ingestão de produtos derivados do leite; uso aumentado de filtros solares e diminuição da exposição à luz solar para reduzir o risco de câncer de pele e evitar o envelhecimento prematuro em consequência da exposição à radiação ultravioleta; e aumento da prevalência e da duração do aleitamento exclusivo (o leite humano é uma fonte pobre em vitamina D). Não existe consenso sobre o consumo ideal de vitamina D. O US Institute of Medicine sugere alcançar um nível sérico de 25-OH vitamina D de 50 nmol/L (20 ng/mL) e recomenda um aporte diário para a maioria das crianças e adultos de 600 UI (15 μg) por dia (Quadro 44-1).

ADME. Tanto a vitamina D_2 quanto a vitamina D_3 são absorvidas pelo intestino delgado. A bile é essencial à absorção adequada da vitamina D (Capítulo 46). A principal via de excreção da vitamina D é a bile. Os pacientes submetidos à cirurgia de derivação intestinal ou que apresentam inflamação do intestino delgado podem não absorver a vitamina D o suficiente para manter níveis normais; as disfunções hepática ou biliar também podem comprometer seriamente a absorção de vitamina D. A vitamina D absorvida circula no sangue em associação à proteína de ligação da vitamina D. A vitamina desaparece do plasma com $t_{1/2}$ de 20-30 h, porém é armazenada em depósitos de gordura por períodos prolongados.

ATIVAÇÃO METABÓLICA. A vitamina D precisa ser modificada para se tornar biologicamente ativa. O principal metabólito ativo é a 1α, 25-di-hidroxivitamina D (calcitriol), o produto de duas hidroxilações sucessivas (Figura 44-4).

25-Hidroxilação da vitamina D. A hidroxilação inicial ocorre no fígado, produzindo 25-OH colecalciferol (25-OHD ou *calcifediol*) e 25-OH-ergocalciferol, respectivamente. O 25-OHD constitui a principal forma circulante da vitamina D_3; possui $t_{1/2}$ biológica de 19 dias, e as concentrações normais no estado de equilíbrio dinâmico são de 10-50 ng/mL.

1α-Hidroxilação do 25-OHD. Após ser produzido no fígado, o 25-OHD penetra na circulação, em que é transportado pela globulina de ligação da vitamina D. A ativação final ocorre primariamente nos *rins*, onde a enzima 1α-hidroxilase nos túbulos proximais converte o 25-OHD em *calcitriol*. Esse processo é altamente regulado (Figura 44-5). O calcitriol controla a atividade da 1α-hidroxilase por um mecanismo de retroalimentação negativa que envolve uma ação direta sobre os rins bem como inibição da secreção de PTH. A $t_{1/2}$ plasmática do calcitriol é estimada em 3-5 dias nos seres humanos.

Quadro 44-1

Cota diária recomendada de Ca^{2+} e de vitamina D

GRUPO POR FASE DE VIDA	CÁLCIO (mg/dia)	VITAMINA D (UI/dia)
Lactentes 0 a 6 meses	200	400
Lactentes 6 a 12 meses	260	400
1-3 anos de idade	700	600
4-8 anos de idade	1.000	600
9-18 anos de idade	1.300	600
19-70 anos de idade	1.000	600
Mulheres 51-70 anos de idade	1.200	600
+ de 71 anos de idade	1.200	800
14-18 anos de idade, gravidez/aleitamento	1.300	600
19-50 anos de idade, gravidez/aleitamento	1.000	600

Uma xícara da maioria dos produtos derivados do leite contém 200-300 mg de cálcio e 100 UI de vitamina D. Uma porção de peixe pode conter 200-500 UI de vitamina D.

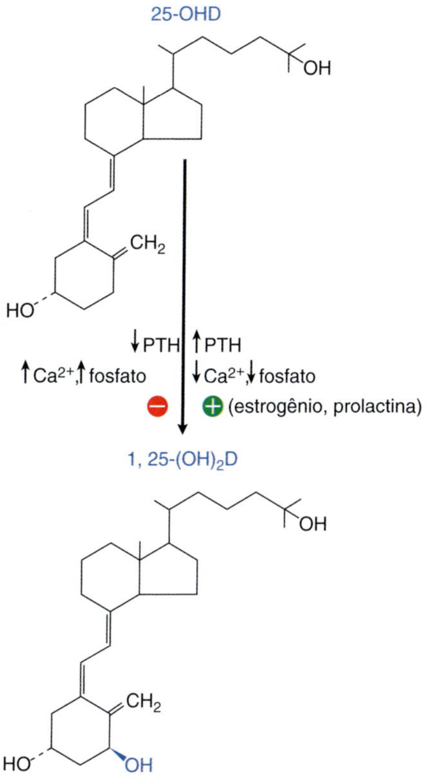

Figura 44-5 *Regulação da atividade da 1α-hidroxilase.* As alterações nos níveis plasmáticos de PTH, Ca^{2+} e fosfato modulam a hidroxilação da 25-OH vitamina D à forma ativa, a 1,25-di-hidroxivitamina D. 25-OHD, 25-hidroxicolecalciferol; 1,25-$(OH)_2$-D, calcitriol; PTH, paratormônio.

FUNÇÕES FISIOLÓGICAS E MECANISMO DE AÇÃO. O calcitriol aumenta a absorção e a retenção do Ca^{2+} e fosfato. O calcitriol atua para manter concentrações normais de Ca^{2+} e fosfato no plasma ao facilitar a sua absorção pelo intestino delgado, interagir com o PTH para aumentar a sua mobilização do osso e diminuir a sua excreção renal. As ações do calcitriol são mediadas pela sua ligação aos VDR citosólicos nas células alvo, e o complexo receptor-hormônio migra para o núcleo, em que interage com o DNA para modificar a transcrição gênica. O VDR pertence à superfamília dos receptores de esteroides e de hormônio tireoidiano. O calcitriol também exerce efeitos não genômicos.

O cálcio é absorvido predominantemente no duodeno. Na ausência de calcitriol, a absorção de cálcio não é eficiente e envolve a difusão passiva por meio de uma via paracelular. A absorção de Ca^{2+} é acentuadamente aumentada pelo calcitriol. É provável que o calcitriol aumente todas as três etapas envolvidas na absorção intestinal do Ca^{2+}: a entrada de Ca^{2+} por meio das mucosas (envolvendo possivelmente canais de Ca^{2+} TRVP6) , a difusão pelos enterócitos e a extrusão ativa por meio das membranas plasmáticas da serosa. O calcitriol suprarregula a síntese da calbindina D_{9K} e calbindina $D_{28K,}$ bem como a Ca^{2+}-ATPase da membrana plasmática serosa. A calbindina D_{9K} intensifica a extrusão do Ca^{2+} pela Ca^{2+}-ATPase, porém a função precisa da calbindina D_{28K} ainda não foi estabelecida.

O principal papel do calcitriol consiste em estimular a absorção intestinal de Ca^{2+}, que, por sua vez, promove indiretamente a mineralização óssea. Por conseguinte, o PTH e o calcitriol atuam independentemente para aumentar a reabsorção óssea. Os osteoblastos, as células responsáveis pela formação óssea, expressam VDR, e o calcitriol induz a produção de várias proteínas pelos osteoblastos, incluindo a osteocalcina, uma proteína dependente de vitamina K que contém resíduos do ácido γ-carboxiglutâmico, e interleucina 1 (IL-1), uma linfocina que promove a reabsorção óssea. Por conseguinte, de acordo com a opinião atual, o calcitriol é um hormônio mobilizador do osso, mas não um hormônio de formação óssea. A osteoporose é uma doença caracterizada por grave comprometimento da capacidade de resposta dos osteoclastos ao calcitriol ou a outros agentes de reabsorção óssea, resultando em reabsorção óssea deficiente.

Outros efeitos do calcitriol. Os efeitos do calcitriol estendem-se bem além da homeostasia do cálcio. Os receptores de calcitriol encontram-se amplamente distribuídos por todo o organismo. O calcitriol afeta a maturação e a diferenciação das células mononucleares e também influencia a produção de citocinas e a função imunológica. O calcitriol inibe a proliferação epidérmica e promove a diferenciação da epiderme, constituindo, dessa maneira, um tratamento potencial para a psoríase vulgar (Capítulo 65).

CALCITONINA

A calcitonina é um hormônio hipocalcêmico cujas ações geralmente são opostas às do PTH. As células C parafoliculares da tireoide constituem o local de produção e secreção de calcitonina. A calcitonina é o mais potente inibidor peptídico da reabsorção óssea mediada pelos osteoclastos e ajuda a proteger o esqueleto durante períodos de "estresse por cálcio", como crescimento, gravidez e lactação.

Regulação da secreção. A calcitonina é um peptídeo de cadeia simples de 32 aminoácidos, com uma ponte de dissulfeto ligando cis1 a cis7. A biossíntese e a secreção da calcitonina são reguladas pela [Ca^{2+}] plasmática. A secreção de calcitonina aumenta quando os níveis plasmáticos de Ca^{2+} estão elevados, enquanto diminui quando a concentração plasmática de Ca^{2+} se encontra baixa. As concentrações circulantes de calcitonina são baixas, normalmente < 15 e 10 pg/mL nos homens e nas mulheres, respectivamente. A $t_{1/2}$ circulante da calcitonina é de ~ 10 min. A hiperplasia das células C da tireoide e o carcinoma medular da tireoide caracterizam-se por níveis anormalmente elevados de calcitonina. O *splicing* diferencial dos 6 exons do gene da calcitonina leva à produção tecidual específica de calcitonina, catacalcina e peptídeo relacionado com o gene da calcitonina (CGRP).

Mecanismo de ação. As ações da calcitonina são mediadas pelo receptor de calcitonina (CTR), um CGRP que se acopla a múltiplas proteínas G. Os efeitos hipocalcêmicos e hipofosfatêmicos da calcitonina são produzidos predominantemente pela inibição direta da reabsorção óssea osteoclástica. O CGRP e o peptídeo estreitamente relacionado, a *adrenomedulina*, são poderosos vasodilatadores endógenos.

FATOR DE CRESCIMENTO DOS FIBROBLASTOS 23 E KLOTHO

O fator de crescimento dos fibroblastos 23 (*FGF23),*uma proteína de 251 aminoácidos, é produzido principalmente por células ósseas, incluindo osteoblastos, osteócitos e células de revestimento. O FGF23 é secretado em resposta a uma carga nutricional de fósforo, e a sua principal função consiste na promoção da excreção urinária de fosfato e na supressão da produção de vitamina D ativa pelos rins. O Klotho é uma proteína de membrana, que atua como cofator essencial na transdução da sinalização do FGF23. A administração de FGF23 exógeno reduz os níveis séricos de P_i e a síntese de calcitriol. Embora ainda não tenha sido desenvolvido nenhum agente clínico baseado no FGF23, os fragmentos bioativos ou os inibidores do FGF23 poderiam demonstrar alguma utilidade para contrabalançar as ações hiperfosfatêmicas da terapia com vitamina D.

FISIOLOGIA DO OSSO

O esqueleto é o suporte estrutural primário do corpo, que também proporciona um ambiente protegido para a hematopoiese. Contém uma grande matriz mineralizada e um compartimento celular altamente ativo.

MASSA ÓSSEA. A densidade mineral óssea (DMO) e o risco de fratura nos anos mais avançados refletem o conteúdo de mineral ósseo máximo por ocasião da maturidade do esqueleto (massa óssea máxima) e a taxa subsequente de perda óssea. O principal aumento da massa óssea, responsável por ~ 60% dos níveis finais do adulto, ocorre durante a adolescência, principalmente durante os anos de maior velocidade de crescimento. A herança é responsável por grande parte da variação na aquisição óssea; os outros fatores são os estrogênios e androgênios circulantes, a atividade física e o cálcio dietético. A massa óssea atinge o seu pico durante a terceira década, permanece estável até os 50 anos de idade e, a seguir, declina de modo progressivo. Nas mulheres, a perda do estrogênio por ocasião da menopausa acelera a velocidade da perda óssea. *Os reguladores primários da massa óssea do adulto incluem a atividade física, o estado endócrino reprodutivo e a ingestão de cálcio. A manutenção ótima da DMO exige um estado de suficiência dessas três áreas, e a deficiência em uma delas não é compensada por uma atenção excessiva em outra.*

REMODELAGEM DO OSSO. Uma vez depositado, o osso novo é submetido a um processo contínuo de degradação e renovação, denominado *remodelagem*, por meio do qual a massa óssea é ajustada durante toda a vida adulta. A remodelagem é efetuada por inúmeras "unidades de remodelagem óssea" independentes, distribuídas por todo o esqueleto. Em resposta a sinais físicos ou bioquímicos, o recrutamento das células precursoras da medula óssea para a superfície do osso resulta em sua fusão nos osteoclastos multinucleados característicos, que reabsorvem ou produzem uma cavidade no osso. A produção de osteoclastos é regulada por citocinas derivadas dos osteoblastos (por ex., IL-1 e IL-6). Um importante mecanismo é o receptor para a ativação de NFκB (RANK) e seu ligante natural, o ligante de RANK (RANKL; anteriormente denominado *fator de diferenciação dos osteoclastos*. Com a sua ligação ao RANK, o RANKL induz a formação dos osteoclastos (Figura 44-6). O RANKL inicia a ativação dos osteoclastos maduros, bem como a diferenciação dos precursores dos osteoclastos. Osteoblastos produzem a osteoprotegerina (OPG), que atua como ligante "chamariz" que inibe a produção dos osteoclastos ao competir efetivamente com o RANKL pela sua ligação ao RANK. Em condições que favorecem um aumento da reabsorção óssea, como a privação de estrogênio, a OPG é suprimida, o RANKL liga-se ao RANK, e a produção de osteoclastos aumenta. Quando a suficiência de estrogênio é restabelecida, a OPG aumenta e compete efetivamente com o RANKL pela sua ligação ao RANK.

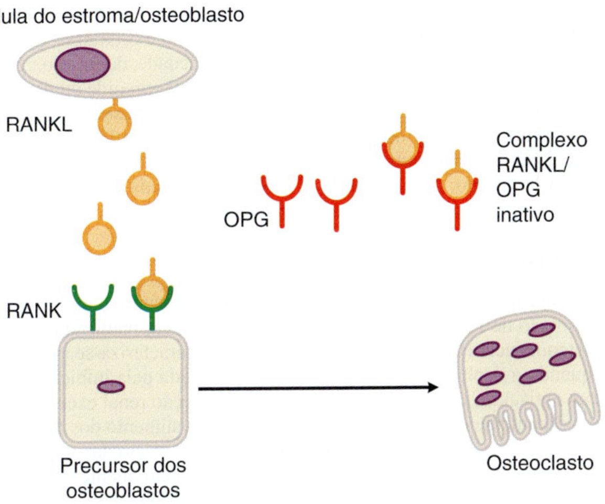

Figura 44-6 *Receptor para a ativação do ligante de NF-κB (RANKL) e formação dos osteoclastos.* O RANKL, ao atuar sobre o RANK, promove a formação dos osteoclastos e a reabsorção subsequente da matriz óssea. A osteoprotegerina (OPG) liga-se ao RANKL, reduzindo a sua ligação ao RANK e inibindo, consequentemente, a diferenciação dos osteoclastos.

A fase de reabsorção é seguida de invasão dos pré-osteoblastos na base da cavidade de reabsorção. Essas células transformam-se em osteoblastos e elaboram novos constituintes da matriz óssea, que ajudam a formar o osteoide. Quando o osteoide recém-formado atinge uma espessura de ~ 20 μm, começa o processo de mineralização. A conclusão de um ciclo de remodelagem leva normalmente ~ 6 meses. Verifica-se a persistência de pequenos déficits de osso no final de cada ciclo, refletindo uma ineficiência da dinâmica da remodelagem. Em consequência, o acúmulo de déficits de remodelagem durante toda a vida é responsável pelo fenômeno bem documentado da perda óssea relacionada com a idade, um processo que começa pouco depois da parada do crescimento. *As alterações na atividade de remodelagem representam a via final por meio da qual diversos estímulos, como suficiência dietética, exercício, hormônios e fármacos, afetam o equilíbrio do osso.*

DISTÚRBIOS DA HOMEOSTASIA MINERAL E DO OSSO

ANORMALIDADES DO METABOLISMO DO CÁLCIO

HIPERCALCEMIA. No paciente ambulatorial, a causa mais comum de hipercalcemia consiste em hiperparatireoidismo primário, que resulta da hipersecreção de PTH por uma ou mais glândulas paratireoides. Os sinais e sintomas do hiperparatireoidismo primário consistem em fadiga, exaustão, fraqueza, polidipsia, poliúria, dor articular, dor óssea, constipação intestinal, depressão, anorexia, náuseas, pirose, nefrolitíase e hematúria. Com frequência, esse distúrbio é acompanhado de hipofosfatemia significativa devido aos efeitos do PTH na redução da reabsorção tubular renal de fosfato.

O *excesso de vitamina D* pode causar hipercalcemia na presença de níveis suficientes de 25-OHD para estimular a hiperabsorção intestinal de Ca^{2+}, resultando em hipercalcemia e supressão dos níveis de PTH, bem como de 1,25-di-hidroxivitamina D. A determinação dos níveis de 25-OHD é diagnóstica. Os ensaios séricos para PTH, PTHrP, bem como 25-OH e 1,25-di-hidro$(OH)_2$ D, permitem o estabelecimento de um diagnóstico acurado na grande maioria dos casos.

A hipercalcemia em pacientes hospitalizados é causada mais frequentemente por neoplasia sistêmica, com ou sem metástases ósseas. A proteína relacionada com o PTH (PTHrP) é uma proteína primitiva e altamente conservada que pode exibir expressão anormal no tecido maligno. O PTHrP interage com o receptor de PTH-1 nos tecidos alvo, produzindo, assim, a hipercalcemia e hipofosfatemia observadas na hipercalcemia humoral dos processos malignos. Em alguns pacientes com linfomas, a hipercalcemia resulta da produção excessiva de 1,25-di-hidroxivitamina D pelas células tumorais, devido à expressão da 1β-hidroxilase.

HIPOCALCEMIA. A privação combinada de Ca^{2+} e vitamina D, como aquela observada em estados de má absorção, promove o rápido desenvolvimento de hipocalcemia. Quando causada por má absorção, a hipocalcemia é acompanhada de baixas concentrações de fosfato, proteínas plasmáticas totais e magnésio. A hipocalcemia leve (i.e., concentração sérica de Ca^{2+} na faixa de 8-8,5 mg/dL [2-2,1 mM]) é habitualmente assintomática. Os pacientes apresentam mais sintomas quando a hipocalcemia se desenvolve de forma aguda.

Os sinais e sintomas de hipocalcemia consistem em tetania e fenômenos relacionados, como parestesias, aumento da excitabilidade neuromuscular, laringospasmo, cãibras musculares e convulsões tônicoclônicas. No *hipoparatireoidismo* crônico, são observadas alterações ectodérmicas (p. ex., que consistem em queda dos cabelos, unhas das mãos com sulcos e quebradiças, defeitos do esmalte dentário e cataratas). Com frequência, verifica-se a presença de sintomas psiquiátricos, como labilidade emocional, ansiedade, depressão e *delirium*. O hipoparatireoidismo constitui, com mais frequência, uma consequência da cirurgia de tireoide ou de pescoço, mas também pode resultar de distúrbios genéticos ou autoimunes. O *pseudo-hipoparatireoidismo* representa uma família diversificada de distúrbios hipocalcêmicos e hiperfosfatêmicos. O pseudo-hipoparatireoidismo resulta de uma resistência ao PTH; essa resistência é causada por mutações da $G_s\alpha$ *(GNAS1),* que normalmente medeia a ativação da adenilato-ciclase induzida por hormônio. A mutação de *GNAS1* foi associada a múltiplas anormalidades hormonais, porém nenhuma delas é tão grave quanto a resposta deficiente ao PTH.

DISTÚRBIOS DO METABOLISMO DO FOSFATO

A insuficiência dietética raramente provoca depleção de fosfato. Entretanto, o uso prolongado de antiácidos pode limitar seriamente a absorção de fosfato e resultar em depleção clínica, manifestando-se na forma de mal-estar, fraqueza muscular e osteomalacia (Capítulo 45). A *osteomalacia* caracteriza-se por desmineralização da matriz óssea e pode ocorrer quando a depleção contínua de fosfato é causada pela inibição de sua absorção no trato GI (como a que ocorre com antiácidos contendo alumínio) ou por excreção renal excessiva devido à ação do PTH. A *hiperfosfatemia* ocorre comumente na insuficiência renal crônica. O aumento dos níveis de fosfato diminui a concentração sérica de Ca^{2+}, que, por sua vez, ativa o receptor sensor de cálcio das glândulas paratireoides, estimula a secreção de PTH e exacerba a hiperfosfatemia. O FDA aprovou recentemente o uso terapêutico do agonista do receptor sensor de cálcio, o *cinacalcete*, para suprimir a secreção de PTH.

DISTÚRBIOS DA VITAMINA D

HIPERVITAMINOSE D. A administração aguda ou em longo prazo de quantidades excessivas de vitamina D ou o aumento da capacidade de resposta a quantidades normais da vitamina levam a distúrbios no metabolismo do cálcio. Nos adultos, a hipervitaminose D resulta do tratamento excessivo do hipoparatireoidismo e do uso de doses excessivas por modismo. A quantidade de vitamina D necessária para causar hipervitaminose varia amplamente. Como aproximação grosseira, a ingestão diária contínua de $\geq$ 50.000 unidades pode resultar em intoxicação. Os sinais e sintomas iniciais da toxicidade da vitamina D são aqueles associados à hipercalcemia.

Deficiência de vitamina D. Essa deficiência resulta em absorção inadequada de Ca^{2+} e fosfato. A consequente redução da concentração plasmática de Ca^{2+} estimula a secreção de PTH, que atua para restaurar os níveis plasmáticos de Ca^{+2} à custa do osso. As concentrações plasmáticas de fosfato permanecem subnormais devido ao efeito fosfatúrico do aumento dos níveis circulantes de PTH. Nas crianças, o resultado consiste na ausência de mineralização do osso recém-formado e da matriz cartilaginosa, causando o defeito de crescimento conhecido como *raquitismo.* Nos adultos, a deficiência de vitamina D resulta em osteomalacia, uma doença caracterizada pelo acúmulo generalizado de matriz óssea insuficientemente mineralizada. A fraqueza muscular, particularmente observada nos grandes músculos proximais, é típica e pode refletir tanto a hipofosfatemia quanto a ação inadequada da vitamina D no músculo. Só ocorre deformidade grosseira no osso nos estágios avançados da doença. As concentrações circulantes de 25-OHD < 8 ng/mL são altamente indicadoras de osteomalacia.

RAQUITISMO METABÓLICO E OSTEOMALACIA. Esses distúrbios caracterizam-se por anormalidades na síntese do calcitriol ou na resposta a esse agente. As variantes incluem o *raquitismo hipofosfatêmico resistente à vitamina D,* o *raquitismo dependente de vitamina D*, a *resistência hereditária à 1,25-di-hidroxivitamina D* e a *osteodistrofia renal (raquitismo renal).* Ver o Capítulo 44 da 12ª edição do texto original para mais detalhes.

OSTEOPOROSE

A osteoporose é uma condição caracterizada por redução da massa óssea e desorganização da microarquitetura, resultando em fraturas após traumatismo mínimo. Muitas mulheres (30-50%) e homens (15-30%) sofrem fraturas em consequência da osteoporose. Os locais característicos das fraturas são os corpos vertebrais, a parte distal do rádio e a parte proximal do fêmur; todavia, os indivíduos com osteoporose apresentam fragilidade generalizada do esqueleto, sendo também comum a ocorrência de fraturas em outros locais, como as costelas e ossos longos. O risco de fratura aumenta de modo exponencial com a idade, e as fraturas da coluna e do quadril estão associadas a uma redução da sobrevida.

A osteoporose pode ser classificada em *primária* ou *secundária*. A osteoporose primária representa duas condições diferentes: a *osteoporose tipo I,* caracterizada por perda de osso trabecular devido à falta de estrogênio na menopausa, e a *osteoporose tipo II,* caracterizada por perda de osso cortical e trabecular em homens e mulheres, devido à ineficiência prolongada da remodelagem, deficiência dietética e ativação do eixo da paratireoide com a idade. A osteoporose secundária é causada por doença sistêmica ou por determinados medicamentos, como glicocorticoides ou fenitoína. A abordagem mais bem-sucedida para a osteoporose secundária consiste em rápida resolução da causa subjacente ou interrupção do fármaco. A osteoporose, primária ou secundária, está associada a um distúrbio característico da remodelagem óssea, de modo que as mesmas formas de terapia podem ser utilizadas.

DOENÇA DE PAGET. Caracteriza-se por locais isolados ou múltiplos de remodelagem desordenada do osso. Acomete até 2-3% da população com > 60 anos de idade. A anormalidade patológica primária consiste em aumento da reabsorção óssea, seguida de formação óssea exuberante. Entretanto, o osso recém-formado é desorganizado e de qualidade precária, resultando em arqueamento característico, fraturas por estresse e artrite das articulações adjacentes ao osso acometido. A alteração da estrutura do osso pode provocar problemas secundários, como surdez, compressão da medula espinal, insuficiência cardíaca de alto débito e dor. A degeneração maligna em sarcoma osteogênico constitui uma complicação rara, porém letal, da doença de Paget.

OSTEODISTROFIA RENAL. A doença óssea constitui uma consequência frequente de insuficiência renal crônica e diálise. Do ponto de vista patológico, as lesões são típicas do hiperparatireoidismo (osteíte fibrosa), da deficiência de vitamina D (osteomalacia) ou de uma mistura de ambos. A fisiopatologia de base reflete o aumento do fosfato e a diminuição do cálcio no soro, resultando em perda de osso.

TRATAMENTO FARMACOLÓGICO DOS DISTÚRBIOS DA HOMEOSTASIA DOS ÍONS MINERAIS E DO METABOLISMO DO OSSO

HIPERCALCEMIA

A hipercalcemia pode ser potencialmente fatal. Com frequência, esses pacientes apresentam grave desidratação, devido ao comprometimento dos mecanismos de concentração renal pela hipercalcemia. Por conseguinte, a reidratação com grandes volumes de soro fisiológico isotônico deve ser imediata e agressiva (6-8 L/dia). Os agentes que aumentam a excreção de Ca^{2+}, como os diuréticos de alça (Capítulo 25), podem ajudar a contrabalançar o efeito da expansão do volume plasmático pelo soro fisiológico; todavia, estão contraindicados até obter uma repleção do volume.

Os corticosteroides administrados em altas doses (p. ex., 40-80 mg/dia de prednisona) podem ser úteis quando a hipercalcemia resulta de sarcoidose, linfoma ou hipervitaminose D (Capítulo 42). A resposta à esteroidoterapia é lenta; podem ser necessárias 1-2 semanas para haver uma queda dos níveis plasmáticos de Ca^{2+}. A calcitonina pode ser útil no controle da hipercalcemia. A redução do Ca^{2+} pode ser rápida, embora seja comum a ocorrência de um "escape" do hormônio em vários dias. A dose inicial recomendada é de 4 unidades/kg do peso corporal por via subcutânea a cada 12 h; se não for obtida uma resposta em 1-2 dias, pode-se aumentar a dose até um máximo de 8 unidades/kg a cada 12 h. Se a resposta em 2 dias ainda for insatisfatória, pode-se aumentar a dose até no máximo 8 unidades/kg a cada 6 h. A calcitonina pode reduzir o nível sérico de cálcio em 1-2 mg/dL.

Os *bifosfonatos* (*pamidronato, zoledronato*) intravenosos comprovaram ser muito efetivos no tratamento da hipercalcemia (ver mais adiante para uma discussão desses fármacos). Atuam como potentes inibidores da reabsorção óssea pelos osteoclastos. O pamidronato é administrado na forma de infusão intravenosa de 60-90 mg durante 4-24 h. Com o uso do pamidronato, observa-se uma resolução da hipercalcemia em vários dias, e o efeito persiste habitualmente por várias semanas. O zoledronato suplantou o pamidronato, devido à normalização mais rápida dos níveis séricos de Ca^{2+} e à sua duração de ação mais longa.

A plicamicina (mitramicina) é um antibiótico citotóxico, que também diminui as concentrações plasmáticas de Ca^{2+} ao inibir a reabsorção óssea. Ocorre redução das concentrações plasmáticas de Ca^{2+} em 24-48 h quando se administra uma dose relativamente baixa desse agente (15-25 μg/kg do peso corporal) para minimizar a elevada toxicidade sistêmica do fármaco; com efeito, a sua toxicidade geralmente impede seu uso.

Uma vez controlada a crise hipercalcêmica, ou em pacientes com elevações mais discretas do cálcio, inicia-se a terapia de longo prazo. A paratireoidectomia continua sendo o único tratamento definitivo para o hiperparatireoidismo primário. Conforme descrito posteriormente, um composto mimético do cálcio, que estimula o CaSR, representa uma nova terapia promissora para o hiperparatireoidismo. A terapia da hipercalcemia dos processos malignos é orientada idealmente para o câncer subjacente. Quando isso não é possível, os bifosfonatos parenterais frequentemente irão manter os níveis de Ca^{2+} dentro de uma faixa aceitável.

HIPOCALCEMIA E OUTROS USOS TERAPÊUTICOS DO CÁLCIO

O hipoparatireoidismo é tratado primariamente com vitamina D e suplementação dietética com Ca^{2+}, na forma de vários sais de cálcio. O *cloreto de cálcio* ($CaCl_2 \cdot 2H_2O$) contém 27% de Ca^{2+}; mostra-se valioso no tratamento da tetania e do laringospasmo hipocalcêmicos. O sal é administrado por via intravenosa e *nunca deve ser injetado* nos tecidos. As injeções de cloreto de cálcio são acompanhadas de vasodilatação periférica e sensação de queimação da pele. Em geral, o sal é administrado por via intravenosa em uma concentração de 10% (equivalente a 1,36 mEq de Ca^{2+}/mL). A velocidade da injeção deve ser lenta (não > 1 mL/minuto) para impedir a ocorrência de arritmias cardíacas devido a uma concentração elevada de Ca^{2+}. A injeção pode induzir uma queda moderada da pressão arterial, devido à vasodilatação. A injeção de *gluceptato de cálcio* (solução a 22%; 18 mg ou 0,9 mEq de Ca^{2+}/mL) é administrada por via intravenosa, em uma dose de 5-20 mL, para o tratamento da tetania hipocalcêmica grave. A injeção de *gliconato de cálcio* (solução a 10%; 9,3 mg de Ca^{2+}/mL) administrada por via intravenosa constitui o tratamento de escolha para a tetania hipocalcêmica grave. Não se deve utilizar a via intramuscular, devido à possível formação de abscesso no local de injeção.

O *carbonato de cálcio* e o *acetato de cálcio* são utilizados para restringir a absorção de fosfato em pacientes com insuficiência renal crônica e a absorção de oxalato em pacientes com doença inflamatória intestinal. A administração aguda de Ca^{2+} pode salvar a vida dos pacientes com hiperpotassemia extrema (nível sérico de $K^+ > 7$ mEq/L). O gliconato do cálcio (10-30 mL de uma solução a 10%) pode reverter alguns dos efeitos cardiotóxicos da hiperpotassemia. Outros usos do Ca^{2+} aprovados pelo FDA incluem o tratamento intravenoso do envenenamento pela aranha viúva-negra e o tratamento da toxicidade do magnésio.

FORMAS CLÍNICAS DA VITAMINA D. O calcitriol (1,25-di-hidroxicolecalciferol) está disponível para administração oral ou injeção. Vários derivados da vitamina D também são utilizados terapeuticamente.

O doxercalciferol (1α-hidroxivitamina D_2) é um pró-fármaco que deve ser inicialmente ativado por 25-hidroxilação hepática, aprovado para uso no tratamento do hiperparatireoidismo secundário. O di-hidrotaquisterol (DHT) é uma forma reduzida da vitamina D_2. No fígado, o DHT é convertido em sua forma ativa, o 25-OH di-hidrotaquisterol. O DHT é efetivo na mobilização do mineral ósseo em altas doses. Por conseguinte, pode ser utilizado para manter os níveis plasmáticos de Ca^{2+} no hipoparatireoidismo. O DHT é bem absorvido pelo trato GI e produz o aumento máximo das concentrações séricas de Ca^{2+} depois de duas semanas de administração diária. Tipicamente, os efeitos hipercalcêmicos persistem por 2 semanas, mas podem estender-se por até um mês. O DHT está disponível para administração oral em doses que variam de 0,2-1 mg/dia (média de 0,6 mg/dia).

O ergocalciferol (calciferol) é a vitamina D_2 pura. Está disponível para administração oral, intramuscular ou intravenosa. O ergocalciferol é indicado para a prevenção da deficiência de vitamina D e o tratamento da hipofosfatemia familiar, hipoparatireoidismo e raquitismo resistente à vitamina D tipo II, tipicamente em doses de 50.000-200.000 unidades/dia em associação a suplementos de cálcio. O 1α-hidroxicolecalciferol (1-OHD_3, alfacalcidol) é um derivado sintético da vitamina D_3, já hidroxilado na posição 1 α e que sofre rápida hidroxilação pela 25-hidroxilase, formando 1,25-$(OH)_2D_3$. É igual ao calcitriol nos ensaios de estimulação da absorção intestinal de Ca^{2+} e mineralização óssea, e não exige ativação renal. Está disponível, nos EUA, para fins experimentais.

ANÁLOGOS DO CALCITRIOL. Vários análogos da vitamina D suprimem a secreção de PTH pelas glândulas paratireoides, porém apresentam atividade hipercalcêmica menor ou insignificante. Por conseguinte, oferecem um meio mais seguro e mais efetivo de controlar o hiperparatireoidismo secundário.

O **calcipotriol** (calcipotrieno) é um derivado sintético do calcitriol com uma cadeia lateral modificada. O calcipotriol apresenta < 1% da atividade do calcitriol na regulação do metabolismo do Ca^{2+}. Foi extensamente estudado para o tratamento da psoríase (Capítulo 65).

O **paricalcitol** (1,25-di-hidroxi-19-norvitamina D_2) é um derivado sintético do calcitriol que carece do C19 exocíclico e apresenta uma cadeia lateral de vitamina D_2 em lugar de vitamina D_3 (Figura 44-4). Diminui os níveis séricos de PTH sem produzir hipercalcemia nem alterar o nível sérico de fósforo. O paricalcitol por via intravenosa foi aprovado pelo FDA para o tratamento do hiperparatireoidismo secundário em pacientes com insuficiência renal crônica.

O **22-oxacalcitriol** (1,25-di-hidroxi-22-oxavitamina D_3, OCT, maxacalcitol) difere do calcitriol apenas pela substituição de C22 por um átomo de oxigênio. O oxacalcitriol tem baixa afinidade pela proteína de ligação da vitamina D; em consequência, uma maior quantidade do fármaco circula na forma livre (não ligada), permitindo o seu metabolismo mais rápido que o do calcitriol, com consequente $t_{1/2}$ mais curta. O oxacalcitriol é um potente supressor da expressão do gene do PTH, que exibe atividade muito limitada no intestino e no osso. Trata-se de um composto útil para os pacientes com produção excessiva de PTH na insuficiência renal crônica.

INDICAÇÕES TERAPÊUTICAS PARA A VITAMINA D

Os principais usos terapêuticos da vitamina D são:

- Profilaxia e cura do raquitismo nutricional
- Tratamento do raquitismo e da osteomalacia metabólicos, particularmente na presença de insuficiência renal crônica
- Tratamento do hipoparatireoidismo
- Prevenção e tratamento da osteoporose
- Suplementação diatética

RAQUITISMO NUTRICIONAL. O raquitismo nutricional resulta da exposição inadequada à luz solar ou de deficiência da vitamina D na dieta. Nos EUA, a incidência dessa doença está atualmente aumentando. Os lactentes e as crianças que recebem quantidades adequadas de alimento enriquecido com vitamina D não necessitam de quantidades adicionais. Entretanto, os lactentes amamentados ao seio materno ou os que tomam fórmulas lácteas não enriquecidas devem receber 400 unidades de vitamina D diariamente como suplemento (Quadro 44-1), habitualmente administradas com vitamina A; para esse propósito, dispõe-se de vários preparados balanceados de vitaminas A e D. *Como o feto adquire > de 85% de suas reservas de cálcio durante o terceiro trimestre, os lactentes prematuros são especialmente suscetíveis ao raquitismo, podendo necessitar de vitamina D suplementar.* O tratamento do raquitismo totalmente desenvolvido requer uma dose de vitamina D maior do que a utilizada profilaticamente. A administração diária de 1.000 unidades normaliza as concentrações plasmáticas de Ca^{2+} e fosfato em ~ 10 dias, com evidências radiográficas de cura em ~ 3 semanas. Todavia, é frequente a prescrição de uma dose diária maior, de 3.000-4.000 unidades, para obter uma cura mais rápida, particularmente quando a respiração está comprometida por raquitismo torácico grave.

TRATAMENTO DA OSTEOMALACIA E OSTEODISTROFIA RENAL. A osteomalacia, caracterizada por mineralização deficiente da matriz óssea, ocorre comumente durante a depleção prolongada de fosfato. Os pacientes com doença renal crônica correm risco de desenvolver osteomalacia, mas também podem apresentar uma doença óssea complexa, denominada *osteodistrofia renal*. Nesse contexto, o metabolismo ósseo é estimulado por um aumento do PTH e atraso da mineralização óssea, devido a uma redução da síntese renal do calcitriol. Na osteodistrofia renal, a baixa densidade mineral óssea pode ser acompanhada de lesões ósseas por alta renovação, observadas tipicamente em pacientes com hiperparatireoidismo não controlado, ou por baixa atividade de remodelagem do osso, observada em pacientes com doença óssea adinâmica. A abordagem terapêutica para o paciente com osteodistrofia renal depende do tipo específico. Na doença com alta renovação (hiperparatireoidiana) ou alta renovação mista com mineralização deficiente, recomenda-se a restrição dietética de fosfato, geralmente em associação a um agente de ligação do fosfato. Os agentes de ligação do fosfato que contêm cálcio, juntamente com a administração de calcitriol, podem contribuir para a supressão excessiva da secreção de PTH e resultar em doença óssea adinâmica e incidência aumentada de calcificação vascular.

Foram desenvolvidos agentes de ligação do fosfato altamente efetivos que não contêm cálcio. O *cloridrato de sevelâmer*, um polímero de ligação do fosfato não absorvível, reduz efetivamente a concentração sérica de fosfato em pacientes submetidos a hemodiálise. O sevelâmer é moderadamente hidrossolúvel, e apenas quantidades mínimas são absorvidas pelo trato GI. Os efeitos colaterais do sevelâmer consistem em vômitos, náuseas, diarreia e dispepsia. O sevelâmer não afeta a biodisponibilidade da digoxina, da varfarina, do enalapril ou do metoprolol. O *carbonato de lantânio* é um cátion trivalente pouco permeável, que possui utilidade no tratamento da hiperfosfatemia associada à osteodistrofia renal.

HIPOPARATIREOIDISMO. A vitamina D e seus análogos constituem a base da terapia para o hipoparatireoidismo. O DHT apresenta início de ação mais rápido, duração de ação mais curta e maior efeito sobre a mobilização do osso do que a vitamina D e, tradicionalmente, tem sido o agente preferido. O calcitriol pode ser preferido para o tratamento temporário da hipocalcemia, enquanto se aguardam os efeitos de uma forma de vitamina D de ação mais lenta.

PREVENÇÃO E TRATAMENTO DA OSTEOPOROSE. São descritos separadamente, em seções anteriores deste capítulo.

SUPLEMENTAÇÃO DIETÉTICA. Ver Quadro 44-1.

EFEITOS ADVERSOS DA TERAPIA COM VITAMINA D

A principal toxicidade associada ao calcitriol reflete a sua potente capacidade de aumentar a absorção intestinal de Ca^{2+} e fosfato, juntamente com o potencial de mobilizar o Ca^{2+} e o fosfato do osso. A terapia com calcitriol costuma ser complicada por hipercalcemia com ou sem hiperfosfatemia, podendo limitar o seu uso nas doses necessárias para suprimir efetivamente a secreção de PTH. Os análogos da vitamina D não calcêmicos fornecem intervenções alternativas, apesar de não eliminarem a necessidade de monitorar as concentrações séricas de Ca^{2+} e de fósforo. A hipervitaminose D é tratada com a interrupção imediata da vitamina, dieta com baixo teor de cálcio, administração de glicocorticoides e hidratação vigorosa; a diurese salina forçada com diuréticos de alça também é útil. Com esse esquema, as concentrações plasmáticas de Ca^{2+} caem para valores normais, e o Ca^{2+} dos tecidos moles tende a ser mobilizado. Ocorre melhora evidente da função renal, a não ser que a lesão renal tenha sido grave.

CALCITONINA

USO DIAGNÓSTICO. A calcitonina constitui um marcador sensível e específico para a presença de carcinoma medular da tireoide (CMT), uma neoplasia maligna neuroendócrina que se origina nas células C parafoliculares da tireoide.

USO TERAPÊUTICO. A calcitonina diminui as concentrações plasmáticas de Ca^{2+} e de fosfato em pacientes com hipercalcemia. Embora a calcitonina seja efetiva por um período de até 6 h no tratamento inicial da hipercalcemia, os pacientes tornam-se refratários em poucos dias. Isso se deve provavelmente a uma infrarregulação dos receptores. O uso da calcitonina não substitui a reidratação agressiva, e os bifosfonatos constituem os agentes preferidos. A calcitonina mostra-se efetiva nos distúrbios de remodelagem aumentada do esqueleto, como na doença de Paget, bem como em alguns pacientes com osteoporose. Para a doença de Paget, a calcitonina é geralmente administrada por injeção subcutânea, visto que a administração intranasal é relativamente ineficaz, devido à biodisponibilidade limitada. Após terapia inicial com 100 unidades/dia, a dose é tipicamente reduzida para 50 unidades 3 vezes/semana. Os efeitos colaterais da calcitonina consistem em náuseas, edema nas mãos, urticária e, raramente, cólica intestinal.

BIFOSFONATOS

Os bifosfonatos são análogos do pirofosfato que contêm dois grupos de fosfonato fixados a um carbono geminal (central), o qual substitui o oxigênio no pirofosfato (Figura 44-7). Esses agentes formam uma estrutura tridimensional capaz de fixar cátions divalentes, como o Ca^{2+}, e possuem acentuada afinidade pelo osso, especialmente pelas superfícies ósseas em processo de remodelagem.

Esses agentes são extensamente utilizados em afecções caracterizadas por reabsorção óssea mediada por osteoclastos, como a osteoporose, a osteoporose induzida por esteroides, a doença de Paget, a osteólise associada a tumores, os cânceres de mama e de próstata, bem como a hipercalcemia. Os suplementos de cálcio, os antiácidos, os alimentos e os medicamentos contendo cátions divalentes, como o ferro, podem interferir na absorção intestinal dos bifosfonatos. Evidências recentes sugerem que os bifosfonatos de segunda e terceira gerações também podem ser efetivos como agentes anticâncer.

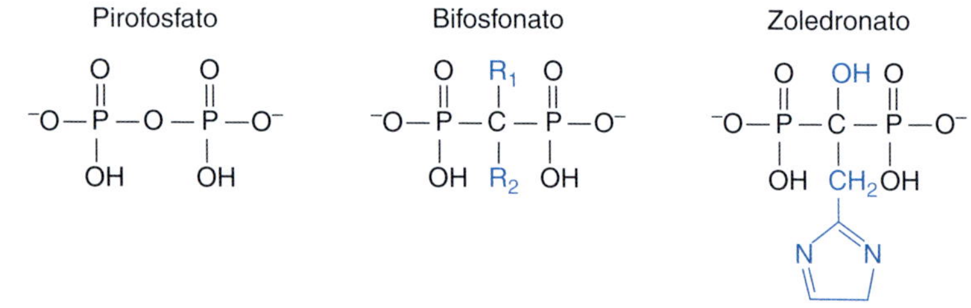

Figura 44-7 *Pirofosfato e bifosfonatos.* Os substituintes (R_1 e R_2) no carbono central da estrutura original do bifosfonato são mostrados em *azul*.

Os bifosfonatos atuam por meio da inibição direta da reabsorção óssea. Os bifosfonatos de primeira geração contêm cadeias laterais com modificações mínimas (medronato, clodronato e etidronato) ou possuem um grupo clorofenol (tiludronato) e são os menos potentes. Os aminobifosfonatos de segunda geração (p. ex., alendronato e pamidronato) possuem um grupo nitrogênio na cadeia lateral e são 10-100 vezes mais potentes do que os compostos de primeira geração. Os bifosfonatos de terceira geração (p. ex., risedronato e zoledronato) contêm um átomo de hidrogênio dentro de um anel heterocíclico e são até 10.000 vezes mais potentes do que os agentes de primeira geração.

Os bifosfonatos concentram-se nos locais de remodelagem ativa, permanecem na matriz até que o osso seja remodelado e, a seguir, são liberados no ambiente ácido das lacunas de reabsorção e induzem apoptose dos osteoclastos. Apesar de os bifosfonatos impedirem a dissolução da hidroxiapatita, sua ação antirreabsortiva é decorrente de efeitos inibitórios diretos sobre os osteoclastos, mais do que de efeitos estritamente físico-químicos. A atividade antirreabsortiva envolve aparentemente dois mecanismos primários: a apoptose dos osteoclastos e a inibição dos componentes da via de biossíntese do colesterol.

BIFOSFONATOS DISPONÍVEIS. O *etidronato sódico* é utilizado no tratamento da doença de Paget. O etidronato foi substituído, em grande parte, pelo pamidronato e zoledronato no tratamento da hipercalcemia. O *pamidronato* foi aprovado para o tratamento da hipercalcemia e para a prevenção da perda óssea no câncer de mama e no mieloma múltiplo; todavia, mostra-se também efetivo em outros distúrbios do esqueleto. Para o tratamento da hipercalcemia, ele pode ser administrado na forma de infusão intravenosa de 60-90 mg durante 4-24 h. Vários bifosfonatos mais recentes foram aprovados para o tratamento da doença de Paget, incluindo o *tiludronato*, o *alendronato* e o *risedronato*. A dose-padrão de tiludronato é de 400 mg/dia por via oral, durante três meses. O tiludronato nas doses recomendadas não interfere na mineralização óssea, ao contrário do que ocorre com o etidronato. O zoledronato foi aprovado para o tratamento da doença de Paget; quando administrado em uma infusão única de 5 mg, diminuiu os marcadores de renovação óssea por um período de seis meses, sem perda do efeito terapêutico. O zoledranato é amplamente empregado para a prevenção da osteoporose em pacientes portadores de câncer de próstata e em mulheres com câncer de mama submetidos a terapia hormonal. Reduz as fraturas tanto vertebrais quanto não vertebrais. Dispõe-se de uma formulação de 4 mg para o tratamento intravenoso da hipercalcemia dos processos malignos, mieloma múltiplo e metástases ósseas resultantes de tumores sólidos. O *ibandronato*, um potente bifosfonato, teve seu uso aprovado para prevenção e tratamento da osteoporose em mulheres na pós-menopausa. A dose oral recomendada é de 2,5 mg/dia ou 150 mg 1 vez/mês.

Para pacientes nos quais os bifosfonatos orais causam desconforto esofágico intenso, o *zoledronato intravenoso* ou o ibandronato oferecem proteção esquelética sem causar efeitos GI adversos. Para o tratmento da osteoporose, o ibandronato (3 mg) é administrado por via intravenosa a cada 3 meses. O zoledronato é o primeiro bifosfonato a ser aprovado para tratamento intravenoso da osteoporose uma vez ao ano (5 mg anualmente).

ADME. Todos os bifosfonatos orais são muito pouco absorvidos pelo intestino e apresentam biodisponibilidade notavelmente limitada (< 1% [alendronato, risendronato] a 6% [etidronato, tiludronato]). Por conseguinte, esses fármacos devem ser tomados com um copo cheio de água após uma noite de jejum e pelo menos 30 min antes do desjejum. Os bifosfonatos orais não têm sido utilizados amplamente em crianças e adolescentes, devido a seus efeitos em longo prazo incertos sobre o esqueleto em crescimento. Os bifosfonatos são excretados primariamente pelos rins e não são recomendados para os pacientes com depuração de creatinina < 30 mL/min.

EFEITOS ADVERSOS. Os bifosfonatos orais podem causar pirose, irritação esofágica ou esofagite. Outros efeitos colaterais GI incluem dor abdominal e diarreia. Com frequência, os sintomas desaparecem quando os pacientes tomam o medicamento depois de uma noite de jejum, com água potável ou filtrada (mas não com água mineral) e permanecem em posição ereta. Os pacientes com doença ativa do trato GI superior não devem tomar bifosfonatos orais. A osteonecrose grave da mandíbula está associada ao uso dos bifosfonatos. A infusão parenteral inicial de pamidronato pode causar rubor cutâneo, sintomas semelhantes aos da gripe, dores musculares e articulares, náuseas, vômitos, desconforto abdominal e diarreia (ou constipação intestinal), porém principalmente quando administrado em concentrações mais altas ou em velocidade maior que as recomendadas. Esses sintomas são de curta duração e, em geral, não sofrem recidiva com a sua administração subsequente. O zoledronato pode causar hipocalcemia grave e tem sido associado a toxicidade renal, deterioração da função renal e insuficiência renal potencial. A infusão de zoledronato deve ser administrada durante pelo menos 15 min, e a dose deve ser de 4 mg, e nesses pacientes, é necessário avaliar os parâmetros clínicos e laboratoriais da função renal antes do tratamento e periodicamente após o tratamento, a fim de monitorar qualquer deterioração da função renal.

OUTROS USOS TERAPÊUTICOS

Osteoporose pós-menopausa. Existe muito interesse no papel dos bifosfonatos no tratamento da osteoporose. Os estudos clínicos realizados mostraram que o tratamento está associado a um aumento da densidade mineral óssea e proteção contra fraturas.

Câncer. Os bifosfonatos também podem exercer uma ação antitumoral direta ao inibir a ativação de oncogenes e por meio de seus efeitos antiangiogênicos. Estudos clínicos randomizados dos bifosfonatos em pacientes com câncer de mama sugerem que eles podem retardar ou evitar o desenvolvimento de metástases como um componente da terapia adjuvante endócrina.

PARATORMÔNIO

A administração contínua de PTH ou a presença de níveis circulantes elevados do hormônio no hiperparatireoidismo primário provocam desmineralização óssea e osteopenia. Entretanto, a administração *intermitente* de PTH promove o crescimento ósseo. O fragmento de PTH humano sintético aminoterminal de 34 aminoácidos [hPTH(1-34), *teriparatida*] foi aprovado para uso no tratamento da osteoporose grave.

ADME. A farmacocinética e as ações sistêmicas da teriparatida sobre o metabolismo mineral são iguais às do PTH. A teriparatida é administrada em injeção subcutânea de 20 μg 1 vez/dia na coxa ou no abdome. As concentrações séricas de PTH tornam-se máximas 30 min após a injeção e declinam para níveis indetectáveis em 3 h, enquanto a concentração sérica de Ca^{2+} atinge um valor máximo em 4-6 h após a administração. A biodisponibilidade da teriparatida é, em média, de 95%; a depuração média é de 62 L/h nas mulheres e de 94 L/h nos homens. A $t_{1/2}$ sérica da teriparatida é de ~ 1 hora quando administrada por via subcutânea *versus* 5 min quando administrada por via intravenosa. A eliminação do PTH(1-34) e PTH de comprimento integral ocorre por meio de mecanismos enzimáticos inespecíficos no fígado, seguida de excreção renal.

EFEITOS CLÍNICOS. Em mulheres na pós-menopausa com osteoporose, a teriparatida aumenta a DMO e reduz o risco de fraturas vertebrais e não vertebrais. Os candidatos à terapia com teriparatida incluem mulheres com história de fratura osteoporótica, que apresentam múltiplos fatores de risco para fraturas, ou que não responderam ou são intolerantes à terapia anterior para a osteoporose. Os homens com osteoporose primária ou hipogonadal também são candidatos ao tratamento com teriparatida.

EFEITOS ADVERSOS. Os efeitos adversos incluem exacerbação da nefrolitíase e elevação dos níveis séricos de ácido úrico. O uso da teriparatida deve limitar-se a um período de 2 anos, no máximo, e o fármaco não deve ser administrado a pacientes com risco basal aumentado de osteossarcoma (incluindo aqueles com doença de Paget do osso, elevações inexplicadas da fosfatase alcalina, epífises abertas ou radioterapia anterior envolvendo o esqueleto). Uma análise baseada em registro de tumores sobre a ocorrência de osteossarcoma em pacientes tratados com teriparatida está em andamento; os casos de osteossarcoma associados ao fármaco devem ser relatados ao FDA.

SENSOR MIMÉTICO DO CÁLCIO: CINACALCETE

Os *calcimiméticos* são fármacos que simulam o efeito estimulador do Ca^{2+} sobre o receptor sensor de cálcio (CaSR), inibindo a secreção de PTH pelas glândulas paratireoides. Ao aumentar a sensibilidade do CaSR ao Ca^{2+} extracelular, os calcimiméticos reduzem a concentração de Ca^{2+} em que a secreção de PTH é suprimida. Os cátions di e trivalentes inorgânicos, juntamente com policátions, como a espermina, os aminoglicosídeos (p. ex., estreptomicina, gentamicina e neomicina), e os aminoácidos polibásicos (p. ex., polilisina) são agonistas integrais e são designados como *calcimiméticos tipo I*. Os derivados da fenilalquilamina, que são moduladores alostéricos do CaSR que exigem a presença de Ca^{2+} ou outros agonistas integrais para aumentar a sensibilidade da ativação, sem alterar a resposta máxima, são designados como *calcimiméticos tipo II*. O cinacalcete foi aprovado para o tratamento do hiperparatireoidismo secundário. O cinacalcete reduz os níveis séricos de PTH em pacientes com função renal normal ou diminuída.

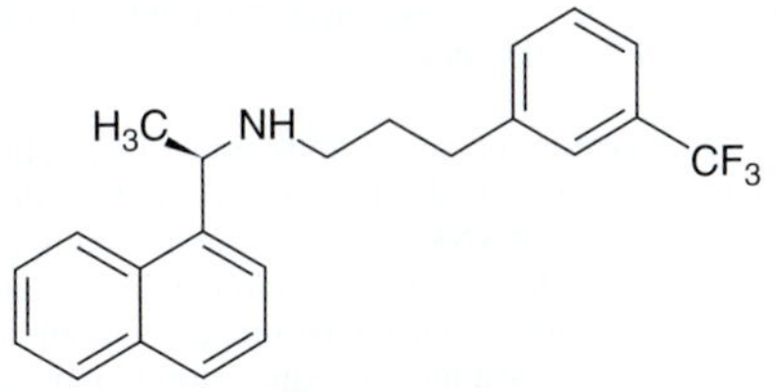

Cinacalcete

ADME. O cinacalcete exibe absorção de primeira ordem, atingindo concentrações séricas máximas em 2-6 h após sua administração oral. Os efeitos máximos sobre o nível sérico de PTH são observados 2-4 h após a sua administração. O cinacalcete tem uma $t_{1/2}$ de 30-40 h e é eliminado primariamente por excreção renal (85%); o fármaco também é metabolizado por múltiplos citocromos hepáticos, como as CYP 3A4, 2D6 e 1A2.

O cinacalcete está disponível em comprimidos de 30, 60 e 90 mg. Para o tratamento do hiperparatireoidismo secundário em pacientes com doença renal crônica submetidos a diálise, a dose inicial recomendada é de 30 mg 1 vez/dia, com dose máxima de 180 mg/dia. Para o tratamento do carcinoma das paratireoides, recomenda-se uma dose inicial de 30 mg 2 vezes/dia, com dose máxima de 90 mg, 4 vezes/dia. A dose inicial é titulada para cima a cada 2-4 semanas para manter os níveis de PTH entre 150 e 300 pg/mL (hiperparatireoidismo secundário) ou para normalizar os níveis séricos de cálcio (carcinoma das paratireoides).

REAÇÕES ADVERSAS. A hipocalcemia constitui o principal evento adverso do cinacalcete. Por conseguinte, o fármaco não deverá ser utilizado se a $[Ca^{2+}]$ sérica inicial for < 8,4 mg/dL. As concentrações séricas de Ca^{2+} e fósforo devem ser determinadas em uma semana, devendo-se determinar o PTH dentro de quatro semanas após o início da terapia ou após uma mudança da dose. O limiar convulsivo é reduzido por diminuições significativas dos níveis séricos de Ca^{2+}, razão pela qual é necessário proceder a uma monitoração particularmente rigorosa nos pacientes com história de distúrbios convulsivos. Por fim, pode-se verificar o desenvolvimento de doença óssea adinâmica se os níveis de PTH forem < 100 pg/mL, devendo o fármaco ser interrompido, ou sua dose diminuída, se for constatada uma queda dos níveis de PTH abaixo de 150 pg/mL.

INTERAÇÕES MEDICAMENTOSAS. É possível antecipar interações medicamentosas potenciais com fármacos que interferem na homeostasia do Ca^{2+} ou que dificultam a absorção do cinacalcete. Os fármacos que interferem potencialmente podem incluir análogos da vitamina D, agentes de ligação do fosfato, bifosfonatos, calcitonina, glicocorticoides, gálio e cisplatina. Recomenda-se ter cautela quando o cinacalcete é coadministrado com inibidores da CYP3A4 (p. ex., cetoconazol, eritromicina ou itraconazol), CYP2D6 (muitos bloqueadores dos receptores β-adrenérgicos, flecainida, vimblastina e a maioria dos antidepressivos tricíclicos) e com muitos outros fármacos.

ABORDAGEM INTEGRADA PARA PREVENÇÃO E TRATAMENTO DA OSTEOPOROSE

A osteoporose é um problema de saúde pública importante e crescente nos países desenvolvidos. Em torno de 50% das mulheres e 25% dos homens com > 50 anos de idade deverão sofrer fratura em decorrência da osteoporose. Entretanto, é possível obter uma importante redução do risco de fraturas com atenção apropriada para a prevenção durante toda a vida (exercícios de fortalecimento dos músculos; evitar o tabagismo e o consumo excessivo de álcool). Além disso, pode ser necessária uma atenção para o estado nutricional (i.e., aumento dos suplementos dietéticos de cálcio ou de cálcio e/ou vitamina D). Os agentes farmacológicos utilizados no tratamento da osteoporose atuam diminuindo a taxa de reabsorção óssea e, portanto, retardando a taxa de perda óssea (terapia antirreabsortiva) ou promovendo a formação óssea (terapia anabólica). Como a remodelagem do osso é um processo acoplado, os fármacos antirreabsortivos diminuem a taxa de formação óssea e, por isso, não promovem ganhos apreciáveis na DMO.

O tratamento farmacológico da osteoporose tem por objetivo restaurar a força do osso e evitar fraturas. Os agentes antirreabsortivos, como os bifosfonatos, o estrogênio ou o modulador seletivo do receptor de estrogênio (MSRE), raloxifeno e, em menor grau, a calcitonina inibem a perda do osso mediada pelos osteoclastos, reduzindo, assim, a renovação óssea. Embora a administração de estrogênio a mulheres na menopausa constitua uma poderosa intervenção para preservar o osso e proteger contra fraturas, os efeitos prejudiciais da terapia de reposição hormonal (TRH) levaram a uma importante reavaliação das opções de tratamento (Capítulo 40). Além dos fármacos antirreabsortivos, o FDA aprovou o fragmento de PTH biologicamente ativo, PTH(1-34) (*teriparatida*), para uso no tratamento de mulheres na pós-menopausa com osteoporose, bem como para aumentar a massa óssea em homens com osteoporose primária ou hipogonadal.

AGENTES ANTIRREABSORTIVOS

Bifosfonatos. Os bifosfonatos são os fármacos mais frequentemente utilizados para a prevenção e o tratamento da osteoporose. Os bifosfonatos orais de segunda e de terceira gerações, o alendronato e o risendronato, possuem potência suficiente para suprimir a reabsorção óssea em doses que não inibem a mineralização. O alendronato, o risedronato e o ibandronato foram aprovados para a prevenção e o tratamento da osteoporose, bem como para o tratamento da osteoporose associada a glicocorticoides.

Denosumabe. O RANKL liga-se a seu receptor cognato RANK sobre a superfície dos osteoclastos precursores e maduros e estimula essas células a amadurecer e a reabsorver o osso. A OPG, que compete com o RANK pela sua ligação ao RANKL, é o inibidor fisiológico do RANKL. O denosumabe é um anticorpo monoclonal humano em fase de pesquisa, que se liga com alta afinidade ao RANKL, simulando o efeito da OPG e reduzindo, portanto, a ligação do RANKL ao RANK. O denosumabe bloqueia a formação e a ativação dos osteoclastos. Aumenta a DMO e diminui os marcadores de renovação óssea quando administrado por via subcutânea, em dose de 60 mg, a cada seis meses.

Moduladores seletivos dos receptores de estradiol (MSRE). O raloxifeno, atua como agonista estrogênico sobre o osso e o fígado, é inativo no útero e atua como antiestrogênio nas mamas (Capítulo 40). Nas mulheres na pós-menopausa, o raloxifeno estabiliza e aumenta moderadamente a DMO, e foi também constatado que o fármaco diminui o risco de fraturas por compressão vertebral. O raloxifeno foi aprovado, tanto para a prevenção quanto para o tratamento da osteoporose. A principal desvantagem do raloxifeno reside no fato de que ele pode agravar os sintomas vasomotores.

Estrogênio. O estado de pós-menopausa ou a deficiência de estrogênio em qualquer idade aumentam significativamente o risco de osteoporose e de fraturas. De forma semelhante, inúmeras evidências confirmam o impacto positivo da reposição de estrogênio sobre a conservação do osso e a proteção contra fraturas osteoporóticas depois da menopausa (Capítulo 40). Desde que o resultado dos estudos do Women's Health Initiative (WHI) indicou um aumento significativo no risco de cardiopatia e câncer de mama, o consenso atualmente é reservar a TRH apenas para o alívio em curto prazo dos sintomas vasomotores associados à menopausa.

Cálcio. A base racional para a administração de cálcio suplementar para proteger os ossos varia de acordo com o período de vida do indivíduo. Nos pré-adolescentes e adolescentes, é necessária uma quantidade adequada de cálcio para a acreção do osso. O consumo de quantidades maiores de cálcio durante a terceira década de vida está positivamente relacionado com a fase final de aquisição do osso. Há controvérsias quanto ao papel desempenhado pelo cálcio nos primeiros anos após a menopausa, quando a base primária da perda óssea consiste na ausência de estrogênio. Nos indivíduos idosos, o cálcio suplementar suprime a renovação óssea e melhora a DMO.

Vitamina D e seus análogos. A suplementação modesta com vitamina D (400-800 UI/dia) pode melhorar a absorção intestinal de Ca^{2+}, suprimir a remodelagem do osso e melhorar a DMO em indivíduos com quantidade de vitamina D marginal ou deficiente. Um estudo prospectivo constatou que nem o cálcio dietético nem a ingestão de vitamina D foram de grande importância na prevenção primária das fraturas osteoporóticas em mulheres. Entretanto, a vitamina D suplementar em combinação com cálcio reduziu a incidência de fraturas em múltiplos estudos clínicos. O uso do calcitriol no tratamento da osteoporose é diferente de garantir uma suficiência nutricional de vitamina D. Aqui, a base racional consiste em suprimir diretamente a função das paratireoides e reduzir a renovação óssea. O calcitriol e o metabólito polar da vitamina D, o 1α-hidroxicolecalciferol, são utilizados frequentemente no Japão e em outros países; entretanto, a experiência nos EUA tem sido mista.

Calcitonina. Inibe a reabsorção óssea pelos osteoclastos e aumenta moderadamente a massa óssea em pacientes com osteoporose, o que é mais proeminente em pacientes com taxas intrínsecas elevadas de renovação óssea. O *spray* nasal de calcitonina (200 unidades/dia) diminuiu a incidência de fraturas por compressão vertebral em ~ 40% das mulheres com osteoporose.

Diuréticos tiazídicos. Embora não sejam estritamente antirreabsortivas, as tiazidas diminuem a excreção urinária de Ca^{2+} e limitam a perda óssea em pacientes com hipercalciúria. A hidroclorotiazida, 25 mg 1 ou 2 vezes/dia, pode produzir redução considerável da excreção urinária de Ca^{2+}. Em geral, as doses efetivas de tiazidas para diminuir a excreção urinária de Ca^{2+} são menores do que as necessárias para o controle da pressão arterial (Capítulo 25).

Teriparatida. A teriparatida é o único agente atualmente disponível que aumenta a nova formação de osso. Foi aprovada pelo FDA para o tratamento da osteoporose por até dois anos, tanto em homens quanto em mulheres na pós-menopausa com alto risco de sofrer fraturas. A teriparatida diminuiu significativamente a incidência de fraturas vertebrais (4-5% *versus* 14%) e não vertebrais (3% *versus* 6%) em comparação com placebo em um estudo clínico controlado, randomizado e prospectivo. A teriparatida aumenta predominantemente o osso trabecular na coluna lombar e no colo do fêmur; possui efeitos menos significativos nos locais corticais. A teriparatida foi aprovada na dose de 20 μg, administrada 1 vez/dia por injeção subcutânea na coxa ou na parede abdominal. Os efeitos adversos mais comuns associados ao uso da teriparatida incluem dor no local de injeção, náusea, cefaleias, cãibras nas pernas e tontura.

TERAPIAS DE COMBINAÇÃO

OSTEOPOROSE. Como a teriparatida estimula a formação óssea, enquanto os bifosfonatos reduzem a reabsorção óssea, era de prever que uma terapia combinando esses dois fármacos aumentasse os efeitos sobre a DMO mais do que qualquer um dos dois isoladamente. Entretanto, a adição de alendronato ao tratamento com PTH não produziu benefício adicional sobre a DMO e reduziu o efeito anabólico do PTH tanto em mulheres quanto em homens. O tratamento sequencial com PTH (1-84), seguido de alendronato, aumentou a DMO vertebral em maior grau do que o alendronato ou o estrogênio isoladamente.

DOENÇA DE PAGET. Embora a maioria dos pacientes com doença de Paget não necessite de tratamento, certos fatores, como dor intensa, compressão neural, deformidade progressiva, hipercalcemia, insuficiência cardíaca congestiva de alto débito e risco de fraturas repetidas, são considerados indicações para tratamento. Os bifosfonatos e a calcitonina diminuem os marcadores bioquímicos elevados da renovação óssea, como a atividade da fosfatase alcalina do plasma e a excreção urinária de hidroxiprolina. Tipicamente, administra-se um curso inicial de bifosfonato uma vez ao dia ou uma vez por semana, durante seis meses. Com o tratamento, a maioria dos pacientes apresenta redução da dor óssea no decorrer de várias semanas. Esse tratamento pode induzir à remissão de longa duração. Se houver recidiva dos sintomas, a administração de cursos adicionais de terapia poderá ser efetiva. A escolha da terapia ótima para a doença de Paget varia de um paciente para outro. Os bifosfonatos constituem a terapia-padrão. O pamidronato por via intravenosa induz à remissão em longo prazo após uma única infusão. O zoledronato parece estar associado a maior taxa de resposta e duração mediana mais longa de resposta completa. Em comparação com a calcitonina, os bifosfonatos têm as vantagens de administração oral, menor custo, ausência de antigenicidade e, em geral, menos efeitos colaterais.

O *fluoreto* é considerado aqui em virtude de seu efeito sobre a dentição e o osso e de suas propriedades tóxicas.

ADME. O fluoreto é obtido da ingestão de vegetais e água, e a maior parte de sua absorção ocorre no intestino. Os pulmões constituem uma segunda via de absorção, e a inalação de fluoreto presente em poeiras e gases representa a principal via de exposição industrial. O fluoreto distribui-se amplamente pelos órgãos e tecidos, porém se concentra nos ossos e dentes, estando a sua carga no esqueleto relacionada com o aporte e a idade. O depósito de fluoreto nos ossos reflete a renovação do esqueleto; os ossos em crescimento exibem maior deposição do que o osso maduro. Os rins constituem a principal via de excreção do fluoreto. Pequenas quantidades de fluoreto também aparecem no suor, no leite e nas secreções intestinais.

AÇÕES FARMACOLÓGICAS E USOS. Devido à sua concentração no osso, o radionuclídeo F^{18} tem sido utilizado na obtenção de imagens do esqueleto. O fluoreto de sódio aumenta a atividade dos osteoblastos e o volume ósseo. Esses efeitos podem ser bimodais, isto é, estimulação dos osteoblastos com baixas doses e supressão dessas células com doses mais altas. Entretanto, os efeitos aparentes do fluoreto na osteoporose são discretos em comparação com os obtidos com o PTH ou outros fármacos. O fluoreto pode inibir vários sistemas enzimáticos e diminuir a respiração tecidual e a glicólise anaeróbia.

Fluoreto e cáries dentárias. A suplementação do conteúdo de fluoreto da água para 1,0 ppm constitui uma intervenção segura e prática, que diminui consideravelmente a incidência de cáries nos dentes permanentes. Existem benefícios parciais para as crianças que começam a beber água fluoretada em qualquer idade; entretanto, são obtidos benefícios ótimos nas idades anteriores à irrupção dos dentes permanentes. A aplicação tópica de soluções de fluoreto por dentistas parece ser particularmente efetiva nos dentes recém-irrompidos, podendo diminuir a incidência de cáries em 30-40%. Deve-se considerar o uso de suplementos dietéticos de fluoreto para as crianças com $<$ 12 anos de idade que bebem água potável contendo $<$ 0,7 ppm de fluoreto. A incorporação adequada de fluoreto nos dentes endurece as camadas externas do esmalte e aumenta a resistência à desmineralização. Os sais de fluoreto habitualmente empregados nos dentifrícios são o fluoreto de sódio e o fluoreto de estanho. O fluoreto de sódio também está disponível em uma variedade de preparações para usos oral e tópico.

A fiscalização periódica da concentração de fluoreto nos abastecimentos de água das comunidades enfrenta periodicamente uma oposição verbal, incluindo alegações de supostas consequências adversas da água fluoretada para a saúde. O exame cuidadoso dessas questões indica que as taxas de mortalidade por câncer e por todas as outras causas não diferem significativamente entre comunidades que consomem água fluoretada e não fluoretada.

ENVENENAMENTO AGUDO. O envenenamento agudo por fluoreto resulta, em geral, da ingestão acidental de inseticidas ou rodenticidas que contêm fluoreto. Os sintomas iniciais (salivação, náuseas, dor abdominal, vômitos e diarreia) são secundários à ação local do fluoreto sobre a mucosa intestinal. Os sintomas sistêmicos variam e são graves: aumento da irritabilidade do sistema nervoso central, compatível com o efeito do fluoreto de ligação do Ca^{2+}, com consequente hipocalcemia; hipotensão, presumivelmente devido à depressão vasomotora central, bem como cardiotoxicidade direta; e estimulação e, a seguir, depressão da respiração. Pode ocorrer morte por paralisia respiratória ou insuficiência cardíaca. A dose letal de fluoreto de sódio nos seres humanos é de ~ 5 g, embora haja considerável variação. O tratamento consiste na administração intravenosa de soro glicosado e lavagem gástrica com água de cal (solução de hidróxido de cálcio a 0,15%) ou outros sais de Ca^{2+} para precipitar o fluoreto. Administra-se gliconato de cálcio por via intravenosa para a tetania; o volume de urina é mantido alto com reidratação vigorosa.

ENVENENAMENTO CRÔNICO. Nos humanos, as principais manifestações da ingestão crônica de fluoreto em excesso consistem em osteosclerose e esmalte mosqueado. A osteosclerose caracteriza-se por aumento da densidade óssea secundariamente à atividade elevada dos osteoblastos e à substituição da hidroxiapatita pela fluoroapatita mais densa. O grau de comprometimento do esqueleto varia desde alterações dificilmente detectáveis em radiografias até um acentuado espessamento cortical dos ossos longos, inúmeras exostoses distribuídas por todo o esqueleto e calcificação de ligamentos, tendões e inserções musculares. Em sua forma mais grave, trata-se de doença incapacitante que provoca invalidez.

O esmalte mosqueado, ou fluorose dentária, foi descrito pela primeira vez há $>$ 60 anos. No mosqueamento muito leve, observa-se a presença de pequenas áreas opacas de cor branca irregularmente espalhadas pela superfície dos dentes. Nos casos graves, ocorrem depressões isoladas ou confluentes, de coloração marrom a negra, conferindo ao dente um aspecto corroído. A fluorose dentária resulta de incapacidade parcial dos ameloblastos formadores do esmalte de elaborar e depositar o esmalte. O mosqueamento constitui um dos primeiros sinais visíveis de aporte excessivo de fluoreto durante a infância. O uso contínuo de água contendo ~ 1 ppm de fluoreto pode resultar em mosqueamento muito leve em 10% das crianças; com 4-6 ppm, a incidência aproxima-se de 100% com acentuado aumento da gravidade. Antigamente, a fluorose dentária grave ocorria em regiões onde o abastecimento de água local continha um teor de fluoreto muito elevado (p. ex., Pompeia, na Itália, e *Pike's Peak*, no Colorado). Nos EUA, as leis atuais exigem uma redução do conteúdo de fluoreto do abastecimento de água ou uma fonte alternativa de água potável aceitável para as comunidades atingidas. O consumo contínuo de água com teor de fluoreto de 4 mg/L (4 ppm) está associado a déficits na massa óssea cortical e taxa aumentada de perda óssea com o decorrer do tempo.

Para uma listagem bibliográfica completa, consulte ***As Bases Farmacológicas da Terapêutica de Goodman e Gilman***, 12ª edição.

Seção VI

Fármacos que afetam a função gastrintestinal

Capítulo 45

Farmacoterapia da acidez gástrica, úlceras pépticas e doença do refluxo gastresofágico

O tratamento e a prevenção de distúrbios relacionados a acidez é alcançado diminuindo a acidez gástrica e aumentando a defesa da mucosa. O reconhecimento de que um agente infeccioso, o *Helicobacter pylori,* desempenha um papel chave na patogênese das doenças ácido-pépticas, tem estimulado novas abordagens para a prevenção e para o tratamento.

FISIOLOGIA DA SECREÇÃO GÁSTRICA

A secreção de ácido gástrico é um processo contínuo e complexo: fatores neuronais (acetilcolina, ACh), parácrinos (histamina) e endócrinos (gastrina), regulam a secreção de H^+ pelas células parietais (Figura 45-1).

Receptores específicos (M_3, H_2 e CCK_2, respectivamente) localizam-se na membrana basolateral das células parietais no corpo e no fundo gástrico. Alguns desses receptores também estão presentes nas células tipo-enterocromafins (TE) em que regulam a liberação de histamina. O receptor H_2 é um GPCR que ativa a via da G_s-adenilato-ciclase-AMPc-PKA. A ACh e a gastrina sinalizam por meio dos GPCR, que se acoplam à via G_q-PLC-IP_3-Ca^{2+} nas células parietais. Nas células parietais, o AMPc e as vias dependentes de Ca^{2+} ativam a H^+/K^+-ATPase (a bomba de prótons), que efetua a troca de H^+ e K^+ através da membrana da célula parietal. Essa bomba gera o maior gradiente iônico conhecido nos vertebrados, com um pH intracelular de ~ 7,3 e um pH intracanalicular de ~ 0,8.

A liberação de ACh das fibras vagais pós-ganglionares estimula diretamente a secreção de ácido gástrico por meio dos receptores M_3 muscarínicos na membrana basolateral das células parietais. O SNC modula predominantemente a atividade do sistema nervoso entérico através da ACh, estimulando a secreção de ácido gástrico em resposta à visão, olfato, paladar ou antecipação do alimento (a fase "cefálica" da secreção ácida). A ACh também afeta indiretamente as células parietais ao aumentar a liberação de histamina das células TE e de gastrina pelas células G. As células ECL, fonte de secreção gástrica de histamina, são encontradas habitualmente em estreita proximidade com as células parietais. A histamina atua como mediador parácrino, difundindo-se de seu local de liberação para as células parietais vizinhas, onde ativa os receptores H_2 Para estimular a secreção gástrica.

A *gastrina*, que é produzida pelas células G do antro, é o indutor mais potente da secreção de ácido. A liberação de gastrina é estimulada por múltiplas vias, incluindo ativação do SNC, distensão local e componentes químicos do conteúdo gástrico. A gastrina estimula a secreção ácida indiretamente ao induzir a liberação de histamina pelas células TE; um efeito direto sobre as células parietais desempenha um papel menos importante. A *somatostatina* (SST), que é produzida pelas células D do antro, inibe a secreção de ácido gástrico. A acidificação do pH luminal gástrico para < 3 estimula a liberação de SST que, por sua vez, suprime a liberação de gastrina em uma alça de retroalimentação negativa. As células produtoras de SST estão diminuídas em pacientes com infecção por *H. pylori* e a consequente redução do efeito inibitório da SST podem contribuir para a produção excessiva de gastrina.

DEFESAS GÁSTRICAS CONTRA O ÁCIDO. A concentração extremamente elevada de H^+ no lúmen gástrico requer mecanismos vigorosos de defesa para proteger o esôfago e o estômago. A principal defesa do esôfago é proporcionada pelo esfincter esofágico inferior, que impede o refluxo do conteúdo gástrico ácido para dentro do esôfago. O estômago protege a si próprio da lesão ácida por diversos mecanismos que exigem um fluxo sanguíneo adequado pela mucosa. Constitui defesa importante a secreção de uma camada de muco que auxilia a proteção das células epiteliais gástricas retendo na superfície celular o bicarbonato secretado. O muco gástrico é solúvel quando secretado, porém forma rapidamente um gel insolúvel que reveste a superfície mucosa do estômago, retarda a difusão de íons e impede a lesão da mucosa por macromoléculas, como a pepsina. A produção de muco é estimulada pelas prostaglandinas E_2 e I_2, que também inibem diretamente a secreção de ácido gástrico pelas células parietais. Assim,

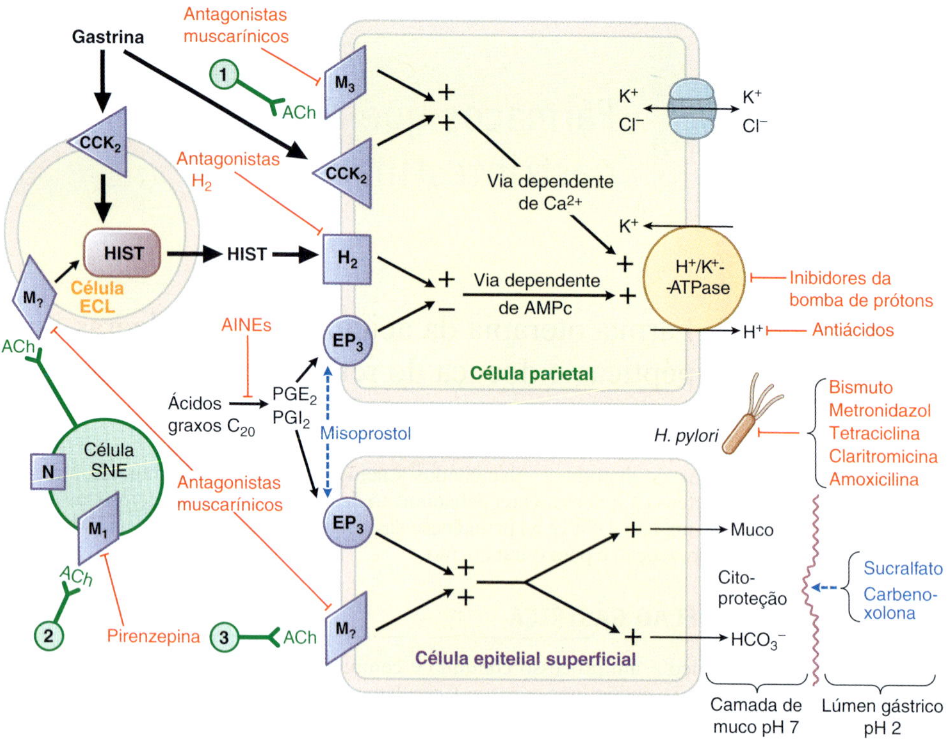

Figura 45-1 *Olhar do farmacologista na secreção gástrica e sua regulação: a base para a terapia das doenças ácido-pépticas.* A figura mostra as interações entre uma célula semelhante às células enterocromafins (ECL) que secreta histamina, uma célula ganglionar do sistema nervoso entérico (SNE), uma célula parietal que secreta ácido e uma célula epitelial superficial, que secreta muco e bicarbonato. As vias fisiológicas, mostradas em negrito, podem ser estimuladoras (+) ou inibidoras (−). ***1*** e ***3*** indicam possíveis influxos de fibras colinérgicas pós-ganglionares, enquanto ***2*** mostra o influxo neural do nervo vago. Os agonistas fisiológicos e seus respectivos receptores de membrana incluem receptores de acetilcolina (ACh), muscarínicos (M) e nicotínicos (N); gastrina, receptor de colecistocinina 2 (CCK_2); histamina (HIST), receptor H_2; e prostaglandina E_2 (PGE_2), receptor EP_3. O vermelho indica os alvos de antagonismo farmacológico. A seta tracejada em azul claro indica uma ação farmacológica que imita ou potencializa uma via fisiológica. Os fármacos utilizados no tratamento das doenças ácido-pépticas são mostrados em vermelho. AINEs são fármacos anti-inflamatórios não esteroides que podem induzir úlceras por inibição da cicloxigenase.

fármacos que inibem a formação de prostaglandinas (p. ex., AINEs e etanol) diminuem a secreção de muco e predispõem ao desenvolvimento de doença ácido-péptica. A Figura 45-1 fornece a base racional e farmacológica para o tratamento das doenças ácido-pépticas. Os inibidores da bomba de prótons são utilizados mais comumente, seguidos dos antagonistas dos receptores H_2 de histamina.

INIBIDORES DA BOMBA DE PRÓTONS

Os supressores mais potentes da secreção de ácido gástrico são os inibidores da H^+/K^+-ATPase gástrica (bomba de prótons) (Figura 45-2). Esses fármacos diminuem a produção diária de ácido (basal e estimulada) em 80-95%.

QUÍMICA, MECANISMO DE AÇÃO E FARMACOLOGIA. Dispõe-se de seis inibidores da bomba de prótons para uso clínico: o omeprazol e seu S-isômero, o esomeprazol, o lansoprazol e seu enantiômero-R, o dexlansoprazol, o rabeprazol e o pantoprazol. Todos os inibidores da bomba de prótons possuem eficácia equivalente em doses comparáveis.

Os inibidores da bomba de prótons (IBPs) são pró-fármacos que exigem ativação em ambiente ácido. Após a sua absorção na circulação sistêmica, o pró-fármaco difunde-se nas células parietais do estômago e acumula-se nos canalículos secretores ácidos, onde é ativado pela formação de uma sulfenamida tetracíclica catalisada por prótons (Figura 45-2), retendo o fármaco de modo que ele não pode difundir-se novamente por meio da membrana canalicular. A seguir, a forma ativada liga-se de modo covalente a grupos sulfidrila de cisteínas na H^+/K^+-ATPase, inativando irreversivelmente a molécula da bomba. A secreção de ácido só retorna após a síntese de novas moléculas da

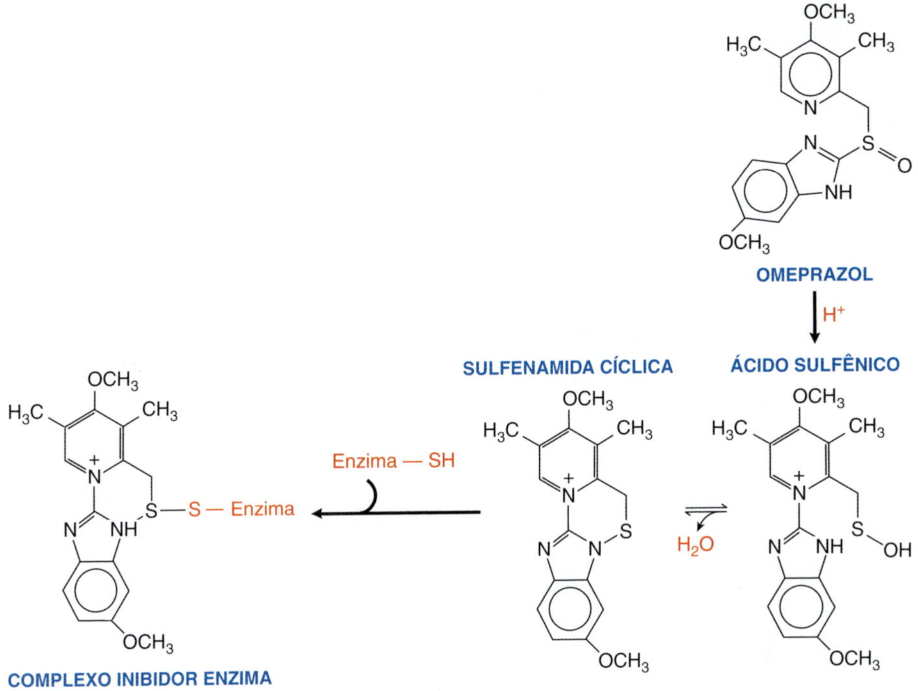

Figura 45-2 *Ativação de um pró-fármaco inibidor de bomba de prótons.* O omeprazol é convertido em uma sulfenamida nos canalículos secretores de ácido da célula parietal. A sulfenamida interage de modo covalente com grupos sulfidrila na bomba de prótons, inibindo irreversivelmente a sua atividade. Lanzoprazol, rabeprazol e pantoprazol sofrem conversões análogas.

bomba e sua inserção na membrana luminal, proporcionando, assim, uma supressão prolongada da secreção ácida (de até 24-48 h), apesar das meias-vidas plasmáticas muito mais curtas do composto original (0,5-2 h).

Para impedir a degradação dos inibidores da bomba de prótons pelo ácido no lúmen gástrico, as formas posológicas orais são preparadas em diferentes formulações:

- Fármacos de revestimento entérico contidos em cápsulas de gelatina (omeprazol, dexlansoprazol, esomeprazol e lansoprazol)
- Grânulos de revestimento entérico fornecidos na forma de pó para suspensão (lansoprazol)
- Comprimidos de revestimento entérico (pantoprazol, rabeprazol e omeprazol)
- Omeprazol em pó combinado com bicarbonato de sódio embalado em cápsulas e formulado para suspensão oral

Pacientes nos quais a via de administração oral não está disponível podem ser tratados com esomeprazol, pantoprazol ou lansoprazol. A dose de pantoprazol intravenoso aprovada pelo FDA para a doença do refluxo gastresofágico é de 40 mg/dia, durante até 10 dias. São utilizadas doses mais altas (p. ex., 160-240 mg em doses fracionadas) para o tratamento de distúrbios hipersecretores, como a síndrome de Zollinger-Ellison.

ADME. Devido à necessidade de um pH ácido nos canalículos ácidos das células parietais para a ativação dos fármacos, e como o alimento estimula a produção de ácido, a conduta ideal consiste na administração desses fármacos ~ 30 min antes das refeições. A administração concomitante de alimento pode reduzir a taxa de absorção dos IBPs. Uma vez no intestino delgado, os iBP sofrem rápida absorção, ligam-se altamente às proteínas e são extensamente biotransformados por CYP hepáticas, particularmente CYP2C19 e CYP3A4. Os asiáticos têm mais tendência do que os brancos ou os afro-americanos a apresentar o genótipo CYP2C19, que se correlaciona com um metabolismo lento dos IBPs (23% *versus* 3%, respectivamente), podendo contribuir para a maior eficácia e/ou toxicidade desses fármacos nesse grupo étnico.

Como nem todas as bombas ou nem todas as células parietais estão simultaneamente ativas, a supressão máxima da secreção ácida requer várias doses dos IBPs. Por exemplo, podem ser necessários 2-5 dias de tratamento com uma dose única ao dia para obter a inibição de 70% das bombas de prótons observada no estado de equilíbrio dinâmico. A dosificação inicial mais frequente (p. ex., 2 vezes/dia) reduzirá o tempo para obtenção de uma inibição completa, porém não foi comprovado se esse esquema pode melhorar o desfecho da doença. Como a inibição da bomba de prótons é irreversível, a secreção ácida permanece suprimida por 24-48 h ou mais, até que ocorra síntese de novas bombas de prótons e sua incorporação na membrana luminal das células parietais. A presença de insuficiência renal crônica não leva ao acúmulo do fármaco com uma dose única ao dia do IBP. A doença hepática reduz consideravelmente a depuração do omeprazol e do lansoprazol.

EFEITOS ADVERSOS E INTERAÇÕES MEDICAMENTOSAS. Em geral, os IBPs causam notavelmente poucos efeitos adversos. Os mais comuns consistem em náuseas, dor abdominal, constipação, flatulência e diarreia. Foi relatada a ocorrência de miopatia subaguda, artralgias, cefaleias e exantemas cutâneos. Conforme abordado anteriormente, os IBPs são biotransformados por CYP hepáticas e, portanto, podem interferir na eliminação de outros fármacos depurados por essa via. Foi observada uma interação dos IBPs com varfarina (esomeprazol, lansoprazol, omeprazol e rabeprazol), *diazepam* (esomeprazol e omeprazol) e ciclosporina (omeprazol e rabeprazol). Entre os IBPs, apenas o omeprazol inibe a CYP2C19 (diminuindo, assim, a depuração do dissulfiram, da fenitoína e de outros fármacos) e induz a expressão da CYP1A2 (com consequente aumento da depuração da imipramina, de vários antipsicóticos, da tacrina e da teofilina). Emergem evidências que o omeprazol pode inibir a transformação do clopidogrel (ao nível da CYP2C19) a forma anticoagulante ativa. É menos provável que o pantoprazol apresente essa interação; o uso concomitante de clopidogrel e IBPs (principalmente pantoprazol) reduz significativamente o sangramento GI sem aumentar os efeitos adversos no coração (Capítulo 30).

O tratamento crônico com omeprazol diminui a absorção de vitamina B_{12}, todavia, a relevância clínica desse efeito não está esclarecida. A perda da acidez gástrica também pode afetar a biodisponibilidade de fármacos como o cetoconazol, os ésteres de ampicilina e os sais de ferro. O uso crônico dos IBPs foi associado ao aumento do risco de fraturas ósseas e com maior suscetibilidade a certas infecções (p. ex., pneumonia adquirida no hospital, infecção por *Clostridium difficile* adquirida na comunidade). A hipergastrinemia é mais frequente e mais grave com os IBPs do que com os antagonistas dos receptores H_2. Essa hipergastrinemia pode predispor à hipersecreção de rebote de ácido gástrico com a interrupção do tratamento e também pode promover o crescimento de tumores GI.

Usos terapêuticos. A prescrição dos IBPs é para promover a cicatrização de úlceras gástricas e duodenais e para tratar a *doença* do refluxo gastresofágico (DRGE), incluindo esofagite erosiva, que é complicada ou refratária ao tratamento com antagonistas dos receptores H_2. O Omeprazol de venda livre está aprovado para o autotratamento da azia. Os IBPs também constituem a base para o tratamento dos distúrbios hipersecretores patológicos, incluindo a síndrome de Zollinger-Ellison. O lansoprazol e o esomeprazol foram aprovados para tratamento e prevenção da recidiva de úlceras gástricas associadas ao uso de AINEs em pacientes que fazem uso contínuo desses fármacos. Não está claro se os IBPs afetam a suscetibilidade às lesões e sangramentos causados pelos AINEs nos intestinos delgado e grosso. Além disso, todos os IBPs são aprovados para reduzir o risco de recidiva de úlcera duodenal associada a infecções por *H. pylori*. As aplicações terapêuticas dos IBPs são discutidas de modo mais pormenorizado adiante sob 'distúrbios ácido-pépticos específicos e estratégias terapêuticas'.

ANTAGONISTAS DOS RECEPTORES H_2

Os antagonistas dos receptores H_2 inibem a produção de ácido competindo de modo reversível com a histamina pela ligação aos receptores H_2 na membrana basolateral das células parietais.

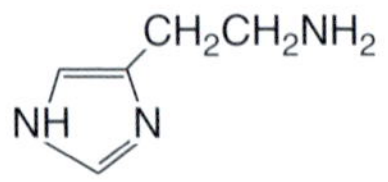

HISTAMINA

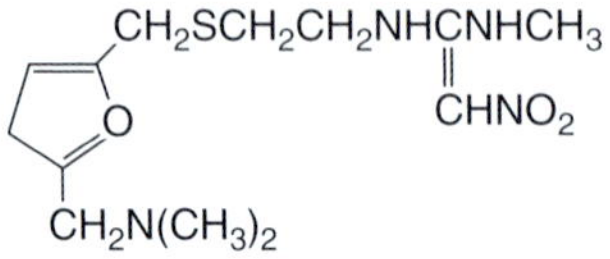

RANITIDINA

Quatro antagonistas diferentes dos receptores H_2 estão disponíveis nos EUA: a cimetidina, a ranitidina, a famotidina e a nizatidina. Esses fármacos são menos potentes do que os IBPs, porém ainda suprimem a secreção de ácido gástrico em ~ 70% durante 24 h. Como o determinante mais importante da cicatrização de úlceras duodenais consiste no nível de acidez noturna, a administração de antagonistas dos receptores H_2 à noite constitui um tratamento adequado na maioria dos casos. Os quatro antagonistas dos receptores H_2 estão disponíveis em formulações de venda livre para administração oral. Dispõem-se também de apresentações para uso intravenoso e intramuscular de cimetidina, ranitidina e famotidina.

ADME. Os antagonistas dos receptores H_2 são absorvidos rapidamente após administração oral, com concentrações séricas máximas em 1-3 h. A absorção pode ser aumentada pela presença de alimento ou diminuída por antiácidos; entretanto, esses efeitos não são provavelmente importantes no contexto clínico. Os níveis terapêuticos são alcançados rapidamente após uma dose intravenosa e se mantém por 4-5 h (cimetidina), 6-8 h (ranitidina) ou 10-12 h (famotidina). Apenas uma pequena porcentagem dos antagonistas dos receptores H_2 liga-se às proteínas. Pequenas quantidades (de < 10% a ~ 35%) desses fármacos sofrem biotransformação hepática; todavia, a presença de doença hepática em si não constitui uma indicação para ajuste das doses. Os rins excretam esses fármacos e seus metabólitos por filtração e secreção tubular renal, e, é importante reduzir as doses de antagonistas dos receptores H_2 em pacientes com diminuição da depuração de creatinina. Nem a hemodiálise nem a diálise peritoneal removem quantidades significativas desses fármacos.

REAÇÕES ADVERSAS E INTERAÇÕES MEDICAMENTOSAS. Os antagonistas dos receptores H_2 geralmente são bem tolerados, com baixa incidência (< 3%) de efeitos adversos. Os efeitos adversos são habitualmente mínimos e incluem diarreia, cefaleia, sonolência, fadiga, dor muscular e constipação. Os efeitos menos comuns incluem aqueles que afetam o SNC (confusão, *delirium*, alucinações, fala arrastada e cefaleias), que ocorrem primariamente com a administração intravenosa dos fármacos ou em indivíduos idosos. Vários relatos associaram os antagonistas dos receptores H_2 a várias discrasias hematológicas, incluindo trombocitopenia. Os antagonistas dos receptores H_2 atravessam a placenta e são excretados no leite materno. Embora nenhum risco teratogênico significativo tenha sido associado a esses fármacos, justifica-se, ainda assim, muita cautela quando são utilizados durante a gravidez.

Todos os fármacos que inibem a secreção de ácido gástrico podem alterar a velocidade de absorção e a biodisponibilidade subsequente dos antagonistas dos receptores H_2 (ver seção Antiácidos). As interações medicamentosas com os antagonistas dos receptores H_2 são observadas principalmente com a cimetidina, e o seu uso diminuiu acentuadamente. A cimetidina inibe as CYP (p. ex., CYP1A2, CYP2C9 e CYP2D6) e, dessa maneira, pode aumentar os níveis de uma variedade de fármacos que são substratos dessas enzimas. A ranitidina também interage com as CYP hepáticas, porém com afinidade de apenas 10% daquela observada com a cimetidina. A famotidina e a nizatidina são ainda mais seguras nesse aspecto. Pode ocorrer pequeno aumento na concentração sanguínea de etanol com o uso concomitante de antagonistas dos receptores H_2.

Usos terapêuticos. As principais indicações terapêuticas dos antagonistas são promover a cicatrização de úlceras gástricas e duodenais, tratar a DRGE não complicada e evitar a ocorrência de úlceras de estresse. São fornecidas mais informações sobre as aplicações terapêuticas dos antagonistas dos receptores H_2 na seção "Distúrbios ácido-pépticos específicos e estratégias terapêuticas".

TOLERÂNCIA E REBOTE COM MEDICAÇÕES SUPRESSORAS DE ÁCIDO

A tolerância aos efeitos supressores dos antagonistas dos receptores H_2 sobre a secreção de ácido pode-se desenvolver em 3 dias após o início do tratamento e pode ser resistente ao aumento da dose da medicação. A sensibilidade diminuída a esses fármacos pode resultar da hipergastrinemia secundária que estimula a liberação de histamina das células ECL. Os IBPs não causam esse fenômeno, entretanto, aumentos rebote na acidez gástrica podem ocorrer quando ambas as classes desses fármacos são interrompidas.

FÁRMACOS QUE AUMENTAM AS DEFESAS DA MUCOSA

ANÁLOGOS DAS PROSTAGLANDINAS: MISOPROSTOL

A prostaglandina E_2 (PGE_2) e a prostaciclina (PGI_2) constituem as principais prostaglandinas sintetizadas pela mucosa gástrica. Ao contrário do efeito elevador do AMPc em várias células via receptores EP_2 e EP_4 estes prostanoides se ligam ao receptor EP_3 (nas células parietais) e estimulam a via G_i, diminuindo, assim, o AMPc intracelular e a secreção de ácido gástrico. A PGE_2 também pode evitar a lesão gástrica por meio de efeitos citoprotetores, que incluem a estimulação da secreção de mucina e bicarbonato e o aumento do fluxo sanguíneo da mucosa. A supressão ácida parece constituir o efeito clinicamente mais importante.

Como os AINEs diminuem a síntese de prostaglandinas por meio da inibição da ciclooxigenase, os análogos sintéticos das prostaglandinas oferecem uma abordagem lógica para reduzir a lesão da mucosa induzida por AINEs. O misoprostol (15-desoxi-16-hidroxi-16-metil-PGE_1) é um análogo sintético da PGE_1 aprovado pelo FDA para prevenir a lesão da mucosa induzida por AINEs. O grau de inibição da secreção de ácido gástrico pelo misoprostol está diretamente relacionado com a dose; dose oral de 100-200 μg inibe significativamente a secreção de ácido basal (até 85-95%) ou a secreção ácida estimulada pelo alimento (inibição de 75-85%). A dose habitual recomendada para profilaxia da úlcera é de 200 μg 4 vezes/dia.

ADME. O misoprostol é raramente utilizado, devido a seus efeitos adversos. Ele é rapidamente absorvido após administração oral e é rápida e extensamente desesterificado para formar misoprostol ácido, o metabólito principal e ativo. Uma dose única inibe a produção de ácido em 30 min; o efeito terapêutico torna-se máximo em 60-90 min e persiste por até 3 h. Alimentos e antiácidos reduzem a taxa de absorção do misoprostol. O ácido livre é excretado principalmente na urina, com meia-vida de eliminação de 20-40 min.

EFEITOS ADVERSOS. Ocorre diarreia, com ou sem dor e cólicas abdominais em até 30% dos pacientes tratados com misoprostol. A diarreia, que aparentemente está relacionada com a dose, começa tipicamente nas primeiras 2 semanas após o início do tratamento e, com frequência, desaparece espontaneamente em uma semana. Os casos mais graves podem exigir a interrupção do fármaco. *O misoprostol pode causar exacerbações clínicas da doença inflamatória intestinal* (Capítulo 47). *O misoprostol está contraindicado durante a gravidez,* visto que pode aumentar a contratilidade uterina.

SUCRALFATO

Na presença de lesão induzida por ácido, a hidrólise das proteínas da mucosa mediada pela pepsina contribui para a erosão e as ulcerações da mucosa. Esse processo pode ser inibido por polissacarídeos sulfatados. O *sucralfato* consiste no octassulfato de sacarose ao qual foi acrescentado $Al(OH)_3$. Em ambiente ácido ($pH < 4$), o sucralfato sofre extensa ligação cruzada, produzindo um polímero viscoso e pegajoso, que adere às células epiteliais e às crateras das úlceras durante até 6 h após uma dose única. Além de inibir a hidrólise das proteínas da mucosa pela pepsina, o sucralfato pode ter outros efeitos citoprotetores, incluindo a estimulação da produção local de prostaglandinas e fator de crescimento epidérmico. O sucralfato liga-se também aos sais biliares; por conseguinte, alguns médicos usam o fármaco no tratamento de pacientes com as síndromes de esofagite ou gastrite biliar (cuja existência é controversa).

Usos terapêuticos. O uso do sucralfato no tratamento da doença ácido-péptica diminuiu nos últimos anos. Entretanto, como o aumento do pH gástrico pode constituir um fator no desenvolvimento da pneumonia hospitalar em pacientes criticamente enfermos, o sucralfato pode ter vantagem sobre os IBPs e os antagonistas dos receptores H_2 para a profilaxia das úlceras de estresse. O sucralfato também tem sido utilizado em várias outras afecções associadas à inflamação/ulceração da mucosa, que podem não responder à supressão de ácido, incluindo mucosite oral (úlceras por radiação e aftosas) e gastropatia por refluxo de bile. O sucralfato administrado por enema retal também tem sido utilizado na proctite por irradiação e em úlceras retais solitárias. Como é ativado pelo ácido, o sucralfato deve ser tomado com estômago vazio, 1 h antes das refeições. Deve-se evitar o uso de antiácidos em até 30 min após uma dose de sucralfato. A dose habitual de sucralfato é de 1 g, 4 vezes/dia (para a úlcera duodenal ativa), ou de 1 g, 2 vezes/dia (no tratamento de manutenção).

EFEITOS ADVERSOS. O efeito mais comum do sucralfato consiste em constipação (~ 2%). O sucralfato deve ser evitado em pacientes com insuficiência renal, que correm risco de sobrecarga de alumínio. De forma semelhante, os antiácidos que contêm alumínio não devem ser usados em combinação com o sucralfato nesses pacientes. O sucralfato forma uma camada viscosa no estômago, que pode inibir a absorção de outros fármacos, incluindo fenitoína, digoxina, cimetidina, cetoconazol e fluoroquinolonas. Por conseguinte, recomenda-se que o sucralfato seja tomado pelo menos 2 h após a administração de outros fármacos. A natureza "pegajosa" do gel viscoso produzido pelo sucralfato no estômago também pode ser responsável pelo desenvolvimento de bezoares em alguns pacientes.

ANTIÁCIDOS

Há fármacos mais eficazes e persistentes do que os antiácidos, mas seu preço, acessibilidade e ação rápida os torna populares entre os consumidores. Muitos fatores, incluindo a palatabilidade, determinam a escolha e a eficácia do antiácido. Apesar do bicarbonato de sódio ser eficaz na neutralização do ácido, ele é muito hidrossolúvel, sendo rapidamente absorvido do estômago, e as cargas de álcali e de sódio podem ser um risco para pacientes com insuficiência cardíaca ou renal. O $CaCO_3$ neutraliza o H^+ gástrico rapidamente e de modo eficaz, porém a liberação de CO_2 dos antiácidos contendo bicarbonato e carbonato pode causar eructação, náuseas, distensão abdominal e flatulência. O cálcio também pode induzir secreção ácida de rebote, exigindo a sua administração mais frequente. As combinações de hidróxido de Mg^{2+} (de reação rápida) e de Al^{3+} (de reação lenta) proporcionam uma capacidade de neutralização relativamente equilibrada e mantida e são preferidas pela maioria dos especialistas. O magaldrato é um complexo aluminato de hidroximagnésio, rapidamente convertido no ácido gástrico em $Mg(OH)_2$ e $Al(OH)_3$, os quais são pouco absorvidos e, portanto, exercem um efeito antiácido sustentado. Embora as combinações fixas de magnésio e alumínio neutralizem teoricamente os efeitos adversos um do outro sobre o intestino (o Al^{3+} pode relaxar o músculo liso gástrico, produzindo esvaziamento gástrico tardio e constipação, enquanto o Mg^{2+} exerce efeitos opostos), esse equilíbrio nem sempre é obtido na prática. A dimeticona, um surfactante que pode diminuir a formação de espuma e, portanto, o refluxo esofágico, é incluída em muitas preparações de antiácidos. Entretanto, outras combinações fixas, particularmente aquelas com ácido acetilsalicílico, que são comercializadas contra "indigestão ácida" são potencialmente inseguras em pacientes com predisposição a úlceras gastroduodenais e não devem ser usadas.

Para tratamento de úlceras não complicadas, os antiácidos são administrados por via oral, 1 e 3 h após as refeições e ao deitar. Para os sintomas graves ou o refluxo não controlado, os antiácidos podem ser administrados a cada 30-60 min. Em geral, os antiácidos devem ser administrados na forma de suspensão, por que provavelmente tem maior capacidade de neutralização do que nas formas em pó ou comprimidos. Os antiácidos são removidos do estômago vazio em ~ 30 min. Entretanto, a presença de alimento é suficiente para elevar o pH gástrico para ~ 5 durante 1 h e prolongar o efeito de neutralização dos antiácidos durante ~ 2-3 h.

Os antiácidos variam quanto a seu grau de absorção e, portanto, nos seus efeitos sistêmicos. Em geral, a maioria dos antiácidos tem a capacidade de elevar o pH urinário em cerca de uma unidade. Os antiácidos que contêm Al^{3+}, Ca^{2+} ou Mg^{2+} são menos absorvidos do que aqueles que contêm $NaHCO_3$. Sob insuficiência renal, o Al^{3+} absorvido pode contribuir para a osteoporose, a encefalopatia e a miopatia proximal. Cerca de 15% do Ca^{2+} administrado por via oral são absorvidos, causando hipercalcemia transitória. A hipercalcemia em decorrência de apenas 3-4 g de $CaCO_3$ ao dia pode ser problemática para pacientes com uremia. No passado, quando era comum administrar grandes doses de $NaHCO_3$ e $CaCO_3$ com leite ou creme para o tratamento da úlcera péptica, verificava-se com frequência o desenvolvimento da *síndrome de leite-álcali* (alcalose, hipercalcemia e insuficiência renal). Hoje, essa síndrome é rara e, em geral, resulta da ingestão crônica de grandes quantidades de Ca^{2+} (5 a 40 comprimidos de 500 mg/dia de carbonato de cálcio) tomadas com leite.

Ao alterar o pH gástrico e urinário, os antiácidos podem afetar diversos fármacos (p. ex., hormônios tireóideos, alopurinol e antifúngicos imidazólicos, alterando as taxas de dissolução e absorção, biodisponibilidade e eliminação renal). Os antiácidos contendo Al^{3+} e Mg^{2+} também são notáveis pela sua propensão a quelar outros fármacos presentes no trato GI, reduzindo assim sua absorção. É possível evitar a maioria das interações se os antiácidos forem tomados 2 h antes ou depois da ingestão de outros fármacos.

OUTROS SUPRESSORES DE ÁCIDOS E CITOPROTETORES. Os antagonistas dos receptores muscarínicos M_1, a *pirenzepina* e a *telenzepina* (Capítulo 9), podem reduzir a produção basal de ácido em 40-50%. O próprio receptor de ACh nas células parietais é do subtipo M_3, e acredita-se que esses fármacos suprimem a estimulação neural da produção de ácido por meio de ações sobre os receptores M_1 dos gânglios intramurais (Figura 45-1). Em virtude de sua eficácia relativamente precária, dos efeitos adversos anticolinérgicos significativos e indesejáveis, e do risco de discrasias sanguíneas (pirenzepina), esses fármacos são raramente utilizados hoje.

A *rebamipida* é utilizada no tratamento da úlcera em alguns países da Ásia. Exerce seu efeito citoprotetor aumentando a produção de prostaglandinas na mucosa gástrica e neutralizando espécies reativas de oxigênio. O *ecabete*, que parece aumentar a formação da PGE_2 e da PGI_2, também é utilizado no tratamento da úlcera, principalmente no Japão. A *carbenoxolona*, um derivado do ácido glicirrízico encontrado na raiz de alcaçuz, tem sido utilizada com sucesso moderado no tratamento das úlceras na Europa. Infelizmente, a carbenoxolona inibe a isozima tipo I da 11β-hidroxiesteroide desidrogenase, que protege o receptor de mineralocorticoides de sua ativação pelo cortisol no néfron distal; por conseguinte, provoca hipopotassemia e hipertensão, devido à ativação excessiva dos receptores de mineralocorticoides (Capítulo 42). Os *compostos de bismuto* (Capítulo 46) são prescritos em combinação com antibióticos frequentemente para a erradicação do *H. pylori* e para prevenir a recidiva das úlceras. Os compostos do bismuto ligam-se à base da úlcera, promovem a produção de mucina e de bicarbonato e exercem efeitos antibacterianos significativos.

DISTÚRBIOS ÁCIDO-PÉPTICOS ESPECÍFICOS E ESTRATÉGIAS TERAPÊUTICAS

DOENÇA DO REFLUXO GASTRESOFÁGICO

Embora a maioria dos casos de pirose ou regurgitação gastresofágica siga uma evolução relativamente benigna, estes sintomas, frequentemente referidos como doença do refluxo gastresofágico (DRGE) podem causar esofagite erosiva grave; formar estenoses e metaplasia de Barrett (substituição do epitélio escamoso por epitélio colunar intestinal), que, por sua vez, estão associados ao risco pequeno, porém significativo de adenocarcinoma. O tratamento da DRGE tem por objetivo a resolução completa dos sintomas e a cura da esofagite. Os IBPs são claramente mais eficazes que os antagonistas dos receptores H_2 na obtenção dessas metas. (Figura 45-3).

Em geral, a dose ideal para cada paciente é determinada com base no controle dos sintomas. As estenoses associadas à DRGE também respondem de modo mais satisfatório aos IBPs do que aos antagonistas dos receptores H_2. Uma das complicações da DRGE, o esôfago de Barrett, parece ser mais refratária ao tratamento, porque nem a supressão de ácido nem a cirurgia antirrefluxo demonstraram produzir convincentemente a regressão da metaplasia.

Os esquemas para o tratamento da DRGE com IBPs e antagonistas dos receptores H_2 de histamina são relacionados na Quadro 45-1. Embora alguns pacientes com sintomas leves de DRGE possam ser tratados com doses noturnas de antagonistas dos receptores H_2, é habitualmente necessária a administração do fármaco 2 vezes/dia. Os antiácidos são recomendados, apenas, para o paciente com episódios leves e infrequentes de pirose. Em geral, os fármacos procinéticos (Capítulo 46) não são particularmente úteis contra a DRGE, seja isoladamente ou em associação com supressores da secreção ácida.

SINTOMAS GRAVES E SECREÇÃO NOTURNA DE ÁCIDO. Em pacientes com sintomas graves ou manifestações extraintestinais de DRGE, pode ser necessária a administração de iBP 2 vezes/dia. Entretanto, é difícil, se não impossível, tornar esses pacientes aclorídricos e 66% ou mais dos indivíduos continuam produzindo ácido, particularmente à noite. Esse fenômeno, denominado *secreção noturna de ácido,* foi apontado como causa de sintomas

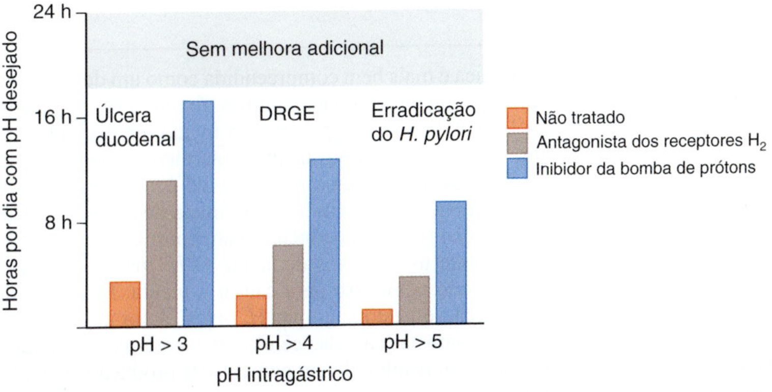

Figura 45-3 *Comparação do sucesso do tratamento com inibidores da bomba de prótons e antagonistas dos receptores H_2.* Os dados mostram os efeitos de um inibidor da bomba de prótons (administrado 1 vez/dia) e de um antagonista dos receptores H_2 (administrado 2 vezes/dia) na elevação do pH gástrico para a faixa-alvo (i.e., pH 3 para a úlcera duodenal, pH 4 para a DRGE e pH 5 para a erradicação do *H. pylori* com antibiótico).

Quadro 45-1

Esquemas de fármacos antissecretores para tratamento e manutenção da remissão da DRGE

FÁRMACO	DOSE (2 vezes/dia)
Antagonistas dos receptores H_2	
Cimetidina	400[a]/800[a] mg
Famotidina	20/40 mg
Nizatidina	150[a]/300[a] mg
Ranitidina	150/300 mg
Inibidores da bomba de prótons	
Esomeprazol	20/40 mg/dia, 40[a] mg
Lansoprazol	30[a]/60[a] mg/dia, 30[a] mg
Omeprazol	20/40[a] mg/dia, 20[a] mg
Pantoprazol	40/80[a] mg/dia, 40[a] mg
Rabeprazol	20/40[a] mg/dia, 20[a] mg

[a]Indica uso não especificado na bula.

refratários em alguns pacientes com DRGE. Entretanto, a redução do pH gástrico à noite durante o tratamento em geral não está associado a um refluxo de ácido no esôfago, e a base racional para a supressão da secreção noturna de ácido ainda não foi estabelecida. Os pacientes com sintomas persistentes, apesar do uso de IBPs 2 vezes/dia, são frequentemente tratados com a adição de um antagonista dos receptores H_2 à noite. Embora essa abordagem possa suprimir ainda mais a produção de ácido, o efeito é de curta duração, provavelmente em virtude do desenvolvimento de tolerância.

TRATAMENTO DAS MANIFESTAÇÕES EXTRAINTESTINAIS DA DRGE. O refluxo de ácido foi implicado em uma variedade de sintomas atípicos, incluindo dor torácica não cardíaca, asma, laringite, tosse crônica e outros distúrbios otorrinolaringológicos. Os IBPs têm sido utilizados com algum sucesso em certos pacientes com esses distúrbios, geralmente em doses mais altas.

DRGE E GRAVIDEZ. Estima-se que 30-50% das gestantes tenham pirose, com a incidência podendo alcançar quase 80% em algumas populações. Na grande maioria dos casos, a DRGE desaparece pouco depois do parto e, portanto, não representa uma exacerbação de alguma afecção preexistente. Entretanto, em virtude de sua alta prevalência e ao fato de que pode contribuir para náuseas da gravidez, é frequentemente necessário instituir um tratamento. Nesse contexto, a escolha do tratamento é complicada pela escassez de dados sobre os fármacos mais comumente utilizados. Em geral, a maioria dos fármacos contra a DRGE estão incluídos na categoria B do FDA, à exceção do omeprazol (categoria C do FDA). Os casos leves de DRGE durante a gravidez devem ser tratados de modo conservador; os antiácidos ou o sucralfato são considerados os fármacos de primeira escolha. Se os sintomas persistirem, podem-se utilizar antagonistas dos receptores H_2, entre os quais a ranitidina tem um registro histórico mais estabelecido nesse contexto. Os IBPs são reservados para mulheres com sintomas refratários ou com doença de refluxo complicada. Nessas situações, o lansoprazol é preferido.

DOENÇA ULCEROSA PÉPTICA

A fisiopatologia da doença ulcerosa péptica é mais bem compreendida como um desequilíbrio entre os fatores de defesa da mucosa (bicarbonato, mucina, prostaglandinas, óxido nítrico e outros peptídeos e fatores de crescimento) e fatores lesivos (ácido e pepsina). Em média, os pacientes com úlceras duodenais produzem mais ácidos que os indivíduos controle, particularmente à noite (secreção basal). Embora os pacientes com úlceras gástricas tenham uma produção de ácido normal ou até mesmo diminuída, as úlceras raramente ou nunca ocorrem na ausência completa de ácido. Presumivelmente, a defesa da mucosa fragilizada e a produção reduzida de bicarbonato contribuem para a lesão nesses pacientes, mesmo com níveis relativamente mais baixos de ácido. O *H. pylori* e os fármacos exógenos, como os AINEs, interagem de modo complexo para causar a úlcera. Em torno de 60% das úlceras pépticas estão associadas à infecção do estômago por *H. pylori*. Essa infecção pode resultar em comprometimento na produção de somatostatina pelas células D e, com o decorrer do tempo, em redução da inibição da produção de gastrina, resultando em aumento da produção de ácido e redução da produção duodenal de bicarbonato.

O Quadro 45-2 fornece um resumo das recomendações atuais para o tratamento farmacológico das úlceras gastroduodenais. Os IBPs aliviam os sintomas das úlceras duodenais e promovem uma cicatrização mais rápida do que os antagonistas dos receptores H_2, embora ambas as classes sejam muito eficazes nesse contexto (Figura 45-3).

Quadro 45-2

Recomendações para o tratamento das úlceras gastroduodenais

FÁRMACO	ÚLCERA ATIVA	TRATAMENTO DE MANUTENÇÃO
Antagonistas dos receptores H_2		
Cimetidina	800 mg ao deitar, 400 mg 2 vezes/dia	400 mg ao deitar
Famotidina	40 mg ao deitar	20 mg ao deitar
Nizatidina/ranitidina	300 mg após o jantar ou ao deitar, 150 mg 2 vezes/dia	150 mg ao deitar
Inibidores da bomba de prótons		
Lansoprazol	15 mg/dia (UD; redução do risco dos AINEs) 30 mg/dia (UG, incluindo aquela associada aos AINEs)	
Omeprazol	20 mg/dia	
Rabeprazol	20 mg/dia	
Análogos das prostaglandinas		
Misoprostol	200 μg 4 vezes/dia (prevenção da úlcera associada ao uso de AINEs)[a]	

UD, úlcera duodenal; UG, úlcera gástrica.
[a]Foi demonstrado que apenas o misoprostol, 800 μg/dia, reduz diretamente o risco de complicações da úlcera, como perfuração, hemorragia ou obstrução (Rostom A, Moayyedi P, Hunt R. Canadian Association of Gastroenterology Consensus Group. Canadian consensus guidelines on long-term nonsteroidal anti-inflammatory drug therapy and the need for gastroprotection: Benefits *versus* risks. *Aliment Pharmacol Ther,* 2009, *29:*481–496).

A úlcera péptica é uma doença crônica, cuja recidiva é esperada em 1 ano na maioria dos pacientes que não recebem supressão profilática da secreção de ácido. Com o reconhecimento de que o *H. pylori* desempenha o papel etiopatogênico principal na maioria das úlceras pépticas, a prevenção das recidivas focaliza-se na eliminação do microrganismo do estômago. Pantoprazol ou lansoprazol por via intravenosa constituem claramente o tratamento preferido para pacientes com úlceras hemorrágicas agudas. O benefício teórico da supressão máxima da secreção de ácido nesse contexto consiste em apressar a cicatrização da úlcera subjacente. Além disso, um pH gástrico mais elevado aumenta a formação de coágulo e retarda a sua dissolução.

Os AINEs também estão frequentemente associados a úlceras pépticas e sangramentos. Os efeitos desses fármacos são mediados por via sistêmica; no estômago os AINEs suprimem a síntese de prostaglandinas (particularmente PGE_2 e PGI_2) e dessa forma reduzem a produção de muco e a citoproteção (Figura 45-1). Assim, minimizar o uso de AINEs é um auxílio importante para o tratamento da úlcera gastroduodenal.

TRATAMENTO DA INFECÇÃO POR *Helicobacter pylori*. O *H. pylori,* um bastonete gram-negativo, tem sido associado à gastrite e ao desenvolvimento subsequente de úlceras gástrica e duodenal, adenocarcinoma gástrico e linfoma gástrico de células B. Devido ao papel decisivo do *H. pylori* na patogenia das úlceras pépticas, a erradicação dessa infecção constitui o cuidado padrão em indivíduos com úlceras gástricas ou duodenais. Contanto que os pacientes não estejam fazendo uso de AINEs, essa estratégia elimina quase por completo o risco de recidiva da úlcera. A erradicação do *H. pylori* também está indicada no tratamento dos linfomas gástricos de tecido linfoide associados à mucosa, que podem regredir significativamente após esse tipo de tratamento.

Cinco aspectos importantes influenciam a seleção do esquema de erradicação (Quadro 45-3).

- Regimes com antibiótico único são ineficazes na erradicação da infecção pelo *H. pylori* e levam ao desenvolvimento de resistência microbiana. O tratamento associando dois ou três antibióticos (mais supressão da secreção de ácido) está associado à taxa mais elevada de erradicação do *H. pylori.*
- A administração de um IBP ou de um antagonista dos receptores H_2 aumenta significativamente a eficácia dos esquemas antibióticos contra *H. pylori* contendo amoxicilina ou claritromicina (Figura 45-3).
- O esquema de tratamento de 10-14 dias parece ser melhor que os esquemas de duração mais curta.
- A pouca adesão do paciente ao tratamento está associada aos efeitos adversos produzidos pela medicação, observados em até 50% dos que usam o esquema tríplice, e à inconveniência do uso de três ou quatro fármacos, administrados várias vezes ao dia. Há disponível apresentações que combinam as doses diárias em uma unidade conveniente o que melhora a adesão ao tratamento.
- O aparecimento de resistência à claritromicina e ao metronidazo*l* está sendo cada vez mais reconhecido como importante fator no insucesso da erradicação do *H. pylori.* Na presença de evidências *in vitro* de resistência ao metronidazol, deve-se utilizar amoxicilina em seu lugar. Em áreas com alta frequência de resistência à claritromicina e ao metronidazol, um esquema terapêutico quádruplo de 14 dias (três antibióticos combinados com um inibidor da bomba de prótons) é geralmente eficaz.

Quadro 45-3

Tratamento da infecção por *Helicobacter pylori*

Tratamento tríplice durante 14 dias: Inibidor da bomba de prótons + claritromicina 500 mg + metronidazol 500 mg ou amoxicilina 1 g duas vezes/dia. (A amoxicilina ou o metronidazol podem ser substituídos pela tetraciclina 500 mg)
Tratamento quádruplo durante 14 dias: inibidor da bomba de prótons, duas vezes/dia + metronidazol 500 mg, três vezes/dia + (subsalicilato de bismuto 525 mg + tetraciclina 500 mg quatro vezes/dia)
ou
Antagonista do receptor H_2, duas vezes/dia mais subsalicilato de bismuto 525 mg + metronidazol 250 mg + tetraciclina 500 mg quatro vezes/dia

Doses:

Inibidores da bomba de prótons:	Antagonistas dos receptores H_2:
Omeprazol: 20 mg	Cimetidina: 400 mg
Lansoprazol: 30 mg	Famotidina: 20 mg
Rabeprazol: 20 mg	Nizatidina: 150 mg
Pantoprazol: 40 mg	Ranitidina: 150 mg
Esomeprazol: 40 mg	

ÚLCERAS RELACIONADAS COM OS AINEs. Os usuários crônicos de AINEs apresentam 2-4% de risco de desenvolver úlcera sintomática, sangramento GI ou perfuração. De modo ideal, o uso de AINEs deve ser suspenso em pacientes com úlcera, se possível. A cicatrização das úlceras apesar do uso contínuo de AINEs é possível com a administração de fármacos supressores da secreção ácida, habitualmente em doses mais elevadas e por um período consideravelmente mais longo do que os esquemas padrões (p. ex., 8 semanas ou mais). Nessa situação, também, os IBPs são superiores aos antagonistas dos receptores H_2 e ao misoprostol em promover a cicatrização das úlceras ativas e na prevenção da recidiva das úlceras gástricas e duodenais em caso de administração contínua de AINEs.

ÚLCERAS RELACIONADAS COM ESTRESSE. As úlceras de estresse são aquelas do estômago ou do duodeno, que surgem no contexto de uma doença profunda ou de traumatismo que exigem tratamento intenso. A etiologia das úlceras relacionadas com estresse difere um pouco daquela de outras úlceras pépticas, envolvendo a presença de ácido e isquemia da mucosa. Devido às limitações da administração oral de fármacos em muitos pacientes com úlcera de estresse, os antagonistas dos receptores H_2 por via intravenosa têm sido extensamente utilizados para reduzir a incidência de hemorragia GI causada pelas úlceras de estresse. Hoje, com a disponibilidade de IBPs para uso intravenoso, é provável que esses fármacos se mostrem igualmente benéficos. *Entretanto, existe certa preocupação quanto ao risco de pneumonia secundária à colonização gástrica por bactérias em meio alcalino.* Nesse contexto, o sucralfato parece proporcionar uma profilaxia razoável contra o sangramento, sem aumentar o risco de pneumonia por aspiração.

SÍNDROME DE ZOLLINGER-ELLISON. Os pacientes com essa síndrome desenvolvem gastrinomas pancreáticos ou duodenais, que estimulam a secreção de grandes quantidades de ácido, algumas vezes, no contexto da neoplasia endócrina múltipla tipo I. Isso pode levar a uma ulceração gastroduodenal grave e a outras consequências de hipercloridria não controlada. Os IBPs constituem claramente os fármacos de escolha e, em geral, são administrados em doses duas vezes maiores que aquelas utilizadas rotineiramente para úlceras pépticas, com o objetivo terapêutico de reduzir a secreção de ácido para 1-10 mmol/h.

DISPEPSIA NÃO ULCEROSA. Esse termo refere-se a sintomas semelhantes aos da úlcera em pacientes que não apresentam ulceração gastroduodenal óbvia. Isso pode ocorrer em associação com gastrite (com ou sem *H. pylori*) ou com o uso de AINEs, porém a patogenia dessa síndrome permanece controversa.

Para uma listagem bibliográfica completa, consulte ***As Bases Farmacológicas da Terapêutica de Goodman e Gilman***, 12ª edição.

Capítulo 46 Motilidade intestinal e fluxo da água; Êmese; Doenças biliares e pancreáticas

MOTILIDADE GASTRINTESTINAL

O trato gastrintestinal (GI) está em constante atividade contrátil, absortiva e secretora. O controle desse estado funcional é complexo e tem contribuições dos próprios músculos e epitélio, bem como dos nervos locais do sistema nervoso entérico (SNE), do sistema nervoso autômico (SNA) e dos hormônios circulantes. Entre esses, talvez o regulador mais importante da função intestinal fisiológica seja o SNE (Figura 46-1).

O SNE é um extenso conjunto de nervos que constitui a terceira divisão do SNA e é a única parte do SNA verdadeiramente capaz de funcionar autonomamente se separado do sistema nervoso central (SNC). O SNE situa-se dentro das paredes do trato GI e é organizado em duas redes de neurônios e fibras nervosas interligados: o *plexo mioentérico* (*Auerbach*), localizado entre as camadas musculares circulares e longitudinais, e o *plexo submucoso* (*Meissner*) localizado na submucosa. O primeiro é o grande responsável pelo controle motor, enquanto o segundo regula a secreção, o transporte de líquidos e o fluxo sanguíneo. O SNE e o SNA também estão envolvidos nas defesas do hospedeiro e inervam órgãos e células do sistema imune.

GERAÇÃO E REGULAÇÃO DA ATIVIDADE DO TRATO GI

O SNE é responsável pela natureza amplamente autônoma da maior parte das atividades gastrintestinais. Essa atividade está organizada em programas relativamente distintos, que respondem aos estímulos provenientes das estruturas locais do intestino, bem como do SNA-SNC. Cada programa consiste em uma série de padrões complexos e coordenados de secreção e movimento, que mostram variações regionais e temporais. O programa intestinal do jejum é conhecido como CMM (*complexo mioelétrico migratório* quando se refere à atividade elétrica; e *complexo motor migratório* quando se refere às contrações associadas) e consiste em uma série de quatro atividades fásicas. A fase mais característica (fase III) consiste em grupos de contrações rítmicas que envolvem segmentos curtos do intestino por um período de 6-10 min, antes de avançarem caudalmente (em direção ao ânus). A fase II do CMM está associada à liberação do hormônio peptídico motilina. Os agonistas da motilina estimulam a motilidade no intestino proximal. Um ciclo completo de CMM (ou seja, todas as quatro fases) demora ~ 80-110 min. O complexo motor migratório ocorre no estado de jejum, durante o qual ajuda a deslocar os resíduos para os segmentos distais do intestino e limitar o crescimento excessivo de bactérias luminais. O CMM é interrompido pelo programa alimentar nos animais que se alimentam de modo intermitente como os humanos. O programa alimentar consiste em contrações de alta frequência (12-15 min), que são propagadas por segmentos curtos (*propulsivas*) ou são irregulares e não se propagam (*misturadoras*).

A *persistalse* é uma série de respostas reflexas à presença do bolo alimentar no lúmen de determinado segmento do intestino; o reflexo excitatório ascendente resulta na contração dos músculos circulares no lado oral do bolo alimentar, enquanto o reflexo inibitório descendente resulta no relaxamento da musculatura no lado anal. O gradiente de pressão final move o bolo alimentar em direção distal. Os neurônios motores recebem estímulos de interneurônios ascendentes e descendentes (que constituem os sistemas de retransmissão e programação), que são de dois grandes tipos: excitatórios e inibitórios. O neurotransmissor primário dos neurônios motores excitatórios é a acetilcolina (ACh). O neurotransmissor principal dos neurônios motores inibitórios parece ser o óxido nítrico (NO), embora contribuições importantes possam ser feitas pelo ATP, o peptídeo intestinal vasoativo e o peptídeo hipofisário ativador da adenilato-ciclase (PHAAC). Células enterocromafins dispersas por todo o epitélio do intestino liberam serotonina (5-HT) para iniciar vários reflexos do intestino atuando localmente nos neurônios entéricos. A liberação excessiva de 5-HT da parede intestinal (p. ex., por fármacos quimioterápicos) provoca vômitos por ação da 5-HT em terminações vagais no intestino delgado proximal. Compostos que atuam no sistema 5-HT são moduladores importantes da motilidade, secreção e êmese.

Outros tipos celulares são importantes incluindo as células intersticiais de Cajal, que se encontram distribuídas nas paredes do intestino e são responsável por estabelecer o ritmo elétrico e assim a frequência das contrações nas diversas regiões do intestino. Essas células também traduzem ou modulam a comunicação neuronal excitatória e inibitória ao músculo liso.

ACOPLAMENTO EXCITAÇÃO-CONTRAÇÃO DA MUSCULATURA LISA DO TRATO GI

O controle da tensão do músculo liso GI é dependente da concentração intracelular de Ca^{2+}. Em geral, existem dois tipos de acoplamento excitação-contração. Os receptores ionotrópicos podem mediar alterações do potencial da membrana que, por sua vez, ativam os canais de Ca^{2+} dependentes da voltagem para desencadearem a entrada de Ca^{2+} (acoplamento eletromecânico); os receptores metabotrópicos ativam várias vias de transdução de sinais para liberar Ca^{2+}

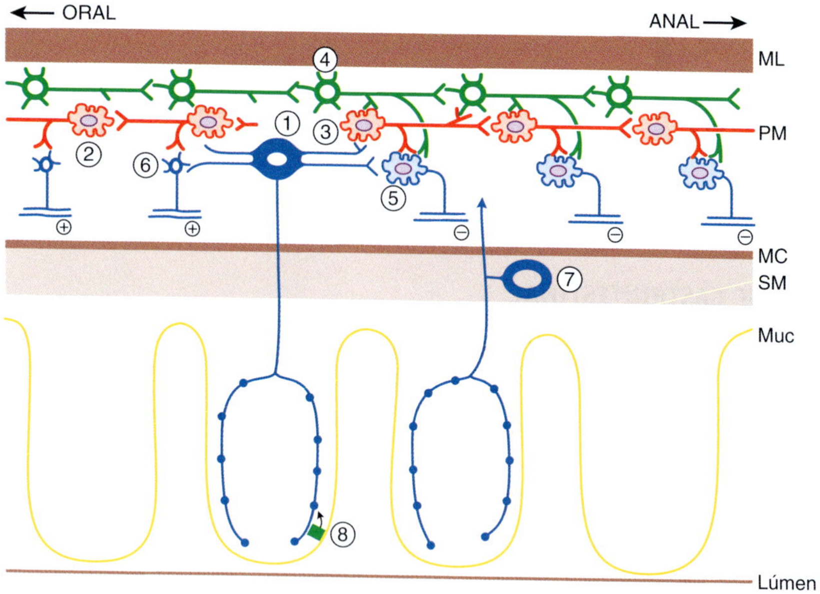

Figura 46-1 *Rede neural que desencadeia e gera a resposta peristáltica.* A estimulação da mucosa provoca a liberação de serotonina pelas células enterocromafins (8), que estimulam os neurônios aferentes primários intrínsecos (1) que, por sua vez, comunicam-se com os interneurônios ascendentes (2) e descendentes (3) das vias reflexas locais. O reflexo resulta na contração do segmento oral *via* neurônio motor excitatório (6) e no relaxamento do segmento aboral *via* neurônio motor inibitório (5). Nessa figura, o complexo mioelétrico migratório (ver texto) está ilustrado como se fosse conduzido por uma cadeia diferente de interneurônios (4). Além disso, a figura ilustra outro neurônio aferente primário intrínseco com seu corpo celular na submucosa (7). PM, plexo mioentérico; MC, músculo circular; ML, músculo longitudinal; SM, submucosa; Muc, mucosa. (Adaptada, com permissão, da Annual Reviews, de Kunze WA, Furness JB. The enteric nervous system and regulation of intestinal motility. Annu Rev Physiol, 1999; 61:117-142. Permissão transmitida por meio de Copyright Clearance Center, Inc.).

das reservas intracelulares (acoplamento farmacomecânico). Os receptores inibitórios atuam por meio da PKA e da PKG, e causam hiperpolarização, redução do [Ca^{2+}] citosólico e menor interação entre actina e miosina. Por exemplo, o NO pode causar relaxamento *via* ativação da guanilato-ciclase (via do GMPc) e abrir vários tipos de canais de K^+.

DISTÚRBIOS DA FUNÇÃO E DA MOTILIDADE INTESTINAIS

Os distúrbios da motilidade GI constituem um grupo heterogêneo de síndromes. Os distúrbios típicos da motilidade são acalasia do esôfago (redução do relaxamento do esfincter esofágico inferior associado a uma anormalidade da peristalse do esôfago, que resultam em disfagia e regurgitação), gastroparesia (demora do esvaziamento gástrico) e as formas miopática e neuropática de dismotilidade intestinal, entre outros. Esses distúrbios podem ser congênitos, idiopáticos ou secundários a doenças sistêmicas (p. ex., diabetes melito ou esclerodermia). Tradicionalmente, esse termo também tem incluído distúrbios como a síndrome do colo irritável (SCI) e a dor torácica não cardíaca. Para a maioria desses distúrbios, o tratamento ainda é empírico e sintomático, o que reflete ignorância quanto a fisiopatológia envolvida.

AGENTES PROCINÉTICOS E OUTROS ESTIMULANTES DA CONTRATILIDADE GI

Agentes *procinéticos* são fármacos que estimulam a motilidade GI coordenada e o trânsito do material no trato GI. Esses fármacos parecem estimular a liberação do neurotransmissor excitatório na junção neuromuscular, sem interferir no padrão e no ritmo fisiológico normal da motilidade. Em contrapartida, a ativação dos receptores muscarínicos com os antigos colinomiméticos (Capítulo 9) ou inibidores da AChE (Capítulo 10) aumenta as contrações em padrão relativamente incoordenado que produz pouca ou nenhuma atividade propulsiva.

ANTAGONISTAS DOS RECEPTORES DA DOPAMINA

A dopamina (DA) está presente em quantidades significativas no trato GI e produz vários efeitos inibitórios na motilidade, incluindo redução das pressões do esfincter esofágico inferior e intragástricas, efeitos que resultam da supressão da liberação da ACh pelos neurônios motores mioentéricos e são mediados por receptores dopaminérgicos D_2. Os antagonistas dos receptores da DA são eficazes fármacos procinéticos; além disso têm a vantagem adicional de aliviar as náuseas e os vômitos por meio do antagonismo aos receptores dopaminérgicos na zona de gatilho dos quimiorreceptores. *Metoclopramida* e *domperidona* são exemplos de fármacos desse grupo.

METOCLOPRAMIDA. A metoclopramida e outras benzamidas substituídas são derivadas do ácido *para*-aminobenzoico e relacionadas estruturalmente com a *procainamida*.

Os mecanismos de ação da metoclopramida são complexos e envolvem o agonismo dos receptores 5-HT_4, o antagonismo vagal e central dos receptores 5-HT_3 e, possivelmente, a sensibilização dos receptores muscarínicos dos músculos lisos, além do antagonismo dos receptores da DA. A administração de metoclopramida provoca contrações coordenadas que aceleram o trânsito. Os seus efeitos limitam-se em grande parte ao trato digestivo superior, em que ele aumenta o tônus do esfincter esofágico inferior e estimula as contrações do antro gástrico e do intestino delgado. A metoclopramida não tem efeitos clinicamente significativos na motilidade do intestino grosso.

ADME. A metoclopramida é rapidamente absorvida depois da administração oral, submetida à sulfatação e conjugação com glicuronídeos no fígado e excretada principalmente na urina com meia-vida de 4-6 h. As concentrações máximas ocorrem 1 h depois da administração de uma única dose oral e a duração da ação é de 1-2 h.

Uso terapêutico. A metoclopramida é indicada para pacientes sintomáticos com gastroparesia, nos quais pode causar melhora modesta no esvaziamento gástrico. A metoclopramida injetável é usada como medida coadjuvante em procedimentos clínicos ou diagnósticos como entubação intestinal ou radiografia contrastada do trato GI. Sua *maior utilidade é aliviar as náuseas e os vômitos que geralmente acompanham as síndromes de dismotilidade do trato GI.* A metoclopramida está disponível em preparações orais (comprimidos e solução) e injetável para administração intravenosa ou intramuscular. A dose oral inicial habitual é de 10 mg administrados 30 min antes de cada refeição e ao deitar. O início da ação ocorre 30-60 min depois da dose oral. Nos pacientes com náuseas intensas, a dose inicial de 10 mg pode ser administrada por via intramuscular (início de ação em 10-15 min) ou intravenosa (início de ação em 1-3 min). Como profilaxia dos vômitos induzidos pela quimioterapia, a metoclopramida pode ser administrada em infusão de 1-2 mg/kg de massa corporal, lentamente por 15 min pelo menos, começando 30 min antes do início da quimioterapia e repetida a cada 2 h por duas dosificações e, então, a cada 3 h, por três dosificações, se necessário.

Efeitos adversos. Os efeitos adversos principais da metoclopramida são reações extrapiramidais. As distonias, que geralmente ocorrem logo depois da injeção intravenosa, e os sintomas parkinsonianos que podem começar várias semanas depois do início do tratamento, em geral; respondem ao tratamento com fármacos anticolinérgicos ou anti-histamínicos e são reversíveis com a interrupção do uso da metoclopramida. Discinesia tardia também pode ocorrer com o tratamento crônico (meses a anos) e pode ser irreversível. Os efeitos extrapiramidais parecem ocorrer mais comumente em crianças e adultos jovens e com as doses mais altas. A metoclopramida também pode causar galactorreia decorrente do bloqueio do efeito inibitório da dopamina na secreção da prolactina (observação incomum na prática clínica). Existem relatos ocasionais de metemoglobinemia em recém-nascidos prematuros e a termo tratados com metoclopramida.

DOMPERIDONA, UM ANTAGONISTA DOS RECEPTORES D_2. Ao contrário da metoclopramida, a domperidona antagoniza principalmente o receptor dopaminérgico D_2, sem afetar significativamente os outros receptores.

A domperidona não está disponível para uso clínico nos EUA, mas tem sido utilizado em outros países e mostra atividade procinética modesta em doses de 10-20 mg 3 vezes/dia. Embora não atravesse facilmente a barreira hematencefálica a ponto de causar efeitos adversos extrapiramidais, a domperidona exerce efeitos nas estruturas do SNC que não possuem tal barreira, como os centros que controlam os vômitos, a temperatura e a secreção de prolactina. A domperidona não parece ter efeitos significativos na motilidade do trato GI baixo.

AGONISTAS DOS RECEPTORES DA SEROTONINA

A serotonina (5-HT) desempenha um papel importante nas funções motoras e secretoras normais do intestino (Capítulo 13). Na verdade, mais de 90% da quantidade total de 5-HT do corpo estão no trato GI. A célula enterocromafínica produz a maior parte dessa 5-HT e libera rapidamente esse mediador em resposta aos estímulos químicos e mecânicos (p. ex., bolo alimentar; agentes nocivos como a cisplatina; algumas toxinas microbianas; agonistas dos receptores adrenérgicos, colinérgicos e purinérgicos). A 5-HT desencadeia o reflexo peristáltico (Figura 46-1) estimulando os neurônios sensoriais intrínsecos do plexo mioentérico (via receptores 5-HT_{1p} e 5-HT_4), bem como dos neurônios sensoriais vagais e espinais extrínsecos (via receptores 5-HT_3). Além disso, a estimulação dos neurônios aferentes intrínsecos da submucosa ativa os reflexos secretomotores que resultam na secreção epitelial.

Os receptores da 5-HT também estão presentes em outros neurônios do SNE, onde podem exercer efeitos estimuladores (5-HT_3 e 5-HT_4) ou inibidores (5-HT_{1a}). Além disso, a 5-HT também estimula a liberação de outros neurotransmissores. Desse modo, a estimulação dos receptores 5-HT_1 do fundo gástrico leva à liberação de óxido nítrico e reduz o tônus da musculatura lisa. A estimulação dos receptores 5-HT_4 dos neurônios motores excitatórios aumenta a liberação de ACh na junção neuromuscular, enquanto os receptores 5-HT_3 e 5-HT_4 facilitam a sinalização interneuronal. A recaptação da serotonina pelos neurônios entéricos e pelas células epiteliais é mediada pelo mesmo transportador (SERT; Capítulos 5 e 13) de recaptação da 5-HT pelos neurônios serotonérgicos do

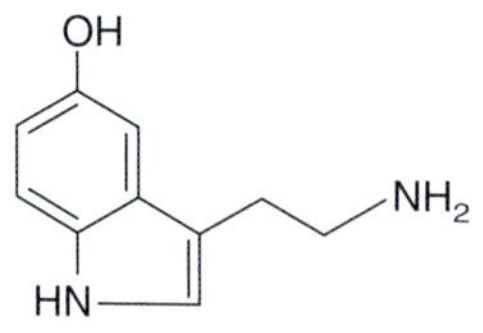

5HT

Ligante ANTAGONISTA	ESPECIFICIDADE
Alossetrona	antagonista 5-HT_3
Cisaprida	agonista 5-HT_4; antagonista 5-HT_3
Prucaloprida	agonista 5-HT_4
Tegaserode	agonista parcial 5-HT_4

Figura 46-2 *Fármacos serotonérgicos que modulam a motilidade gastrintestinal.*

SNC. Por essa razão, tal captação também é bloqueada pelos inibidores seletivos da recaptação de serotonina (ISRSs, Figura 15-1 e Quadro 15-1), o que explica o efeito adverso comum de diarreia associada ao uso desses fármacos. A modulação de vários efeitos complexos e, algumas vezes, opostos da 5-HT na função motora intestinal passou a ser uma estratégia significativa para o desenvolvimento de novos fármacos. A disponibilidade de fármacos procinéticos serotonérgicos nos últimos anos foi restringida devido aos graves eventos cardíacos. O maleato de tegaserode foi suspenso e a cisaprida só é disponibilizada por meio de um protocolo restrito de investigação de fármacos. Um novo agonista de 5-HT_4, o prucaloprida foi aprovado para uso na Europa para o tratamento sintomático da constipação crônica em mulheres nas quais os laxantes não produziram o alívio adequado.

CISAPRIDA. A *cisaprida* (Figura 46-2) é um agonista 5-HT_4 que estimula a atividade da adenilato-ciclase em neurônios. Ela também tem propriedades antagonistas fracas nos receptores 5-HT_3 e pode estimular diretamente os músculos lisos. A cisaprida era um agente procinético utilizado comumente, mas não está mais disponível nos EUA, em virtude do seu potencial de causar arritmias cardíacas graves e ocasionalmente fatais decorrentes do prolongamento do intervalo QT. A cisaprida está contraindicada para pacientes com história de intervalo QT prolongado, insuficiência renal, arritmias ventriculares, cardiopatia isquêmica, insuficiência cardíaca congestiva, insuficiência respiratória, distúrbios eletrolíticos não corrigidos, ou que estiverem usando fármacos que comprovadamente prolongam o intervalo QT. Hoje, a cisaprida pode ser conseguida apenas por meio de um programa experimental de acesso limitado para pacientes com DRGE, gastroparesia, pseudo-obstrução, constipação crônica grave refratária e intolerância neonatal a alimentação enteral que não responderam a todas as modalidades de tratamento e padrão e passaram por uma investigação diagnóstica detalhada, incluindo ECG.

PRUCALOPRIDA. A prucaloprida (Figura 46-2) é um agonista específico dos receptores 5-HT_4, que facilita a neurotransmissão colinérgica. Ela atua em toda extensão do intestino aumentando o trânsito oral-cecal e o trânsito colônico sem afetar o esvaziamento gástrico em voluntários normais. Administrada em doses de 2-4 mg, por via oral, 1 vez/dia melhora os hábitos intestinais. A prucaloprida recentemente foi aprovado na Europa para uso em mulheres com constipação crônica nas quais os laxantes falharam em produzir o devido alívio.

MOTILÍDEOS

MACROLÍDEOS E ERITROMICINA. A motilina, um hormônio peptídico de 22 aminoácidos encontrado nas células M e, em algumas células enterocromafínicas do intestino delgado proximal, é um agente contrátil potente do trato GI alto. Os níveis desse hormônio variam com a fase do complexo motor migratório e parecem ser responsáveis pela amplificação, ou mesmo pela indução efetiva da atividade da fase III. Além disso, os receptores da motilina estão presentes nas células musculares lisas e nos neurônios entéricos.

Os efeitos da motilina podem ser mimetizados pela eritromicina, uma propriedade compartilhada em graus variáveis pelos outros antibióticos macrolídeos (p. ex., oleandomicina, azitromicina e claritromicina; Capítulo 55). Além dos seus efeitos similares aos da motilina, que são mais pronunciados com doses mais altas (250-500 mg), a eritromicina em doses mais baixas (p. ex., 40-80 mg) também pode atuar por outros mecanismos pouco definidos, possivelmente envolvendo a facilitação colinérgica. A eritromicina exerce vários efeitos na motilidade GI anterior, aumentando a pressão esofágica distal e estimulando a contratilidade do estômago e do intestino delgado. Em contrapartida, tem pouco ou nenhum efeito na motilidade do intestino grosso. Em doses maiores que 3 mg/kg, pode causar um tipo de contração espástica no intestino delgado que resulta em cólicas, redução do trânsito e vômitos.

USO TERAPÊUTICO. A eritromicina é usada como fármaco procinético em pacientes com gastroparesia diabética, nos quais ela pode melhorar o esvaziamento gástrico em pouco tempo. As contrações gástricas estimuladas pela eritromicina podem ser intensas e provocar o "derramamento" dos alimentos relativamente indigeridos no intestino delgado. Essa desvantagem potencial pode ser explorada clinicamente para eliminar do estômago os resíduos indigeríveis como tubos plásticos ou bezoares. O desenvolvimento rápido de tolerância à eritromicina, possivelmente por dessensibilização dos receptores da motilina, assim como os efeitos do antibiótico (neste contexto indesejáveis) têm limitado o uso desse fármaco como procinético. Para estimulação gástrica, a dosagem convencional de eritromicina é de 3 mg/kg por via intravenosa, ou 200-250 mg VO a cada 8 h. Para induzir estimulação do intestino delgado, doses menores (p. ex., 40 mg IV) podem ser mais úteis; as doses elevadas podem de fato retardar a motilidade. Preocupações com intoxicação, colite pseudomembranosa e a indução de cepas bacterianas resistentes, entre outros, limita o uso da eritromicina a situações agudas ou para situações onde o paciente é resistente a outras medicações.

O mitencinal (GM-611) é um macrólideo não antibiótico, promissor para o tratamento da gastroparesia.

FÁRMACOS DIVERSOS PARA ESTIMULAR A MOTILIDADE

O hormônio colecistocinina (CCK) é liberado pelo intestino em resposta às refeições e retarda o esvaziamento gástrico, causa contração da vesícula biliar, estimula a secreção de enzimas pancreáticas, aumenta a motilidade intestinal e promove saciedade. O octapeptídeo C-terminal da CCK, *sincalida*, é útil para estimular a vesícula biliar e/ou o pâncreas e também para acelerar o trânsito do bário por meio do intestino delgado para testes diagnósticos nestes órgãos. A *dexloxiglumida* é um antagonista do receptor CCK_1 (ou CCK-A) que pode melhorar o esvaziamento gástrico e tem sido investigado para o tratamento da gastroparesia e da síndrome do colo irritável com predomínio de constipação, mas também pode ter uso na intolerância alimentar de pacientes criticamente doentes. Alguns estudos também sugeriram que a clonidina seja eficaz nos pacientes com gastroparesia. O acetato de octreotida é um análogo da somatostatina, que também tem sido usado em alguns pacientes com dismotilidade intestinal.

FÁRMACOS QUE SUPRIMEM A MOTILIDADE

Os relaxantes da musculatura lisa como os nitratos orgânicos e os antagonistas do canal de Ca^{2+}, geralmente, proporcionam alívio temporário e parcial dos sintomas associados aos distúrbios da motilidade como a acalasia, na qual o esfincter esofágico inferior não relaxa e provoca dificuldade grave para deglutir. Preparações da *toxina botulínica* injetada diretamente dentro do esfincter esofágico inferior por um endoscópio em doses de 80-100 unidades inibem a liberação de ACh pelas terminações nervosas e podem causar paralisia parcial da musculatura do esfincter, com melhoras significativas dos sintomas e do esvaziamento esofágico.

LAXANTES, CATÁRTICOS E TRATAMENTO CONTRA CONSTIPAÇÃO

REVISÃO DOS FLUXOS DE ÁGUA E ELETRÓLITOS NO TRATO GI. Normalmente, a água constitui 70-85% da massa fecal total. O teor final de líquidos nas fezes reflete o equilíbrio entre a quantidade que entra no lúmen (ingestão e secreção de água e eletrólitos) e o volume que sai (absorção) ao longo de todo o trato GI. O desafio diário do intestino é extrair água, minerais e nutrientes do conteúdo intraluminar, deixando passar uma quantidade manuseável de líquidos para a expulsão apropriada dos resíduos por meio do processo da defecação.

Normalmente, ~ 8-9 L de líquidos entram diariamente no intestino delgado provenientes de fontes exógenas e endógenas (Figura 46-3). A absorção final da água ocorre no intestino delgado em resposta aos gradientes osmóticos que resultam da captação e da secreção de íons e da absorção dos nutrientes (principalmente açúcares e aminoácidos); apenas ~ 1-1,5 L atravessam a válvula ileocecal. Em seguida, o intestino grosso extrai a maior parte dos líquidos restantes e deixa diariamente ~ 100 mL de água fecal. Em condições normais, essas quantidades encontram-se perfeitamente dentro da faixa da capacidade absortiva total do intestino delgado (~ 16 L) e do colo (4-5 L). Mecanismos neuro-humorais, patógenos e fármacos podem alterar a secreção ou absorção de líquidos pelo epitélio intestinal. A alteração da motilidade também contribui nesse processo. Com a redução da motilidade e a remoção excessiva de líquidos, as fezes podem ficar endurecidas e impactadas levando à constipação. Quando a capacidade de absorção de líquidos do colo é suplantada, o indivíduo apresenta diarreia.

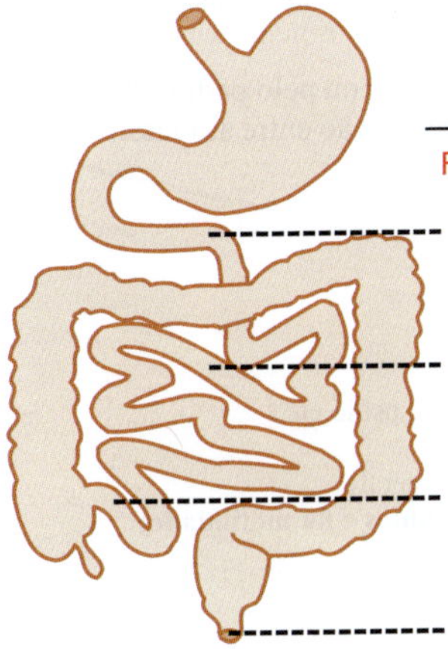

Volume (litros/dia)		Concentrações dos íons (mEq/litro)				Osmolalidade
Fluxo	Captação de H_2O	Na^+	K^+	Cl^-	HCO_3^-	
9,0		60	15	60	15	variável
	6,0					
3,0		140	6	100	30	isotônico
	1,5					
1,5		140	8	60	70	isotônico
	1,4					
0,1		40	90	15	30	isotônico

Figura 46-3 *Volume aproximado e composição dos líquidos que passam diariamente pelos intestinos delgado e grosso.* Dos 9 litros de líquidos ofertados diariamente ao intestino delgado, 2 L provêm da dieta e 7 L são originados das secreções (salivares, gástricas, pancreáticas e biliares). A capacidade absortiva do intestino grosso é de 4-5 L/dia.

CONSTIPAÇÃO: PRINCÍPIOS GERAIS DA FISIOPATOLOGIA E DO TRATAMENTO. Os pacientes empregam o termo *constipação* não, apenas, para descrever a redução da frequência, como também para a dificuldade de iniciar ou evacuar, a eliminação de fezes duras ou poucas, ou a sensação de evacuação incompleta.

A constipação tem muitas causas reversíveis ou secundárias, incluindo escassa ingestão de fibras dietéticas, fármacos, problemas hormonais, distúrbios neurogênicos e doenças sistêmicas. Na maioria dos casos de constipação crônica não foi encontrada uma causa específica. Até 60% dos pacientes que se apresentam com constipação têm trânsito colônico normal. Esses indivíduos têm síndrome do colo irritável (SCI) ou definem constipação por outros parâmetros diferentes da frequência das evacuações. Nos demais casos, geralmente são realizadas tentativas de classificar a fisiopatologia subjacente como um distúrbio com trânsito colônico lento em virtude de alguma anormalidade primária da motilidade do colo ou, menos comumente, como um distúrbio isolado da defecação ou evacuação (anormalidade de saída) causado pela disfunção do aparelho neuromuscular da região anorretal.

A motilidade do intestino grosso é responsável pela mistura do conteúdo intraluminal para facilitar a absorção da água e pela transferência desse material dos segmentos proximais aos distais por meio de contrações propulsoras. A mistura no colo é conseguida por um mecanismo semelhante ao que se observa no intestino delgado: por meio de contrações estacionárias (não propulsoras) de curta ou longa duração. Em alguns pacientes, geralmente não é possível determinar o fator predominante. Por essa razão, a abordagem farmacológica à constipação ainda é empírica e baseia-se na maioria dos casos em princípios inespecíficos.

Em muitos casos, a constipação pode ser corrigida com uma dieta rica em fibras (20-35 g/dia), pela ingestão adequada de líquidos, pelos hábitos intestinais e treinamentos apropriados e evitando fármacos que a causam. A constipação causada por fármacos pode ser corrigida pelo uso de outras substâncias quando for possível, ou pelos ajustes da dose. Se as medidas não farmacológicas isoladamente não forem suficientes ou praticáveis (p. ex., devido a idade avançada ou fraqueza), elas podem ser suplementadas com fármacos formadores do bolo fecal ou laxantes osmóticos.

Quando são usados laxantes estimulantes, devem ser administrados na menor dose eficaz e pelo menor tempo possível para evitar abuso. Além de perpetuar a dependência dos fármacos, o hábito de usar laxantes pode levar à perda excessiva de água e eletrólitos; se a depleção de volume for grave, pode ocorrer aldosteronismo secundário. Existem relatos de esteatorreia, enteropatia com perda proteica e hipoalbuminemia e osteomalacia decorrente de perda excessiva de cálcio nas fezes. Os laxantes comumente são administrados antes de procedimentos cirúrgicos, radiológicos e endoscópicos quando é necessário o intestino grosso vazio. Os termos *laxantes, catárticos, purgantes, laxativos* e *evacuantes* frequentemente são utilizados como sinônimos. Entretanto, há diferença entre *laxação* (evacuação do material fecal formado do reto) e *catarse* (evacuação do material fecal não formado, geralmente na forma líquida, de todo o intestino grosso). Os fármacos usados comumente produzem laxação, mas alguns são realmente catárticos que funcionam como laxantes em doses baixas.

Os laxantes aliviam a constipação e promovem a evacuação do intestino por:

- Aumentar a retenção dos líquidos intraluminais por mecanismos hidrofílicos ou osmóticos;
- Diminuir a absorção global de líquidos por ações no transporte de líquidos e eletrólitos nos intestinos delgado e grosso;
- Alterar a motilidade por inibição das contrações segmentares (não propulsoras) ou estimulação das contrações propulsoras.

Os laxantes podem ser classificados com base em suas ações (Quadro 46-1) ou pelo padrão dos efeitos produzidos nas dosagens clínicas usuais (Quadro 46-2) com certa sobreposição entre as classificações.

Quadro 46-1

Classificação dos laxantes

1. Fármacos ativos no lúmen intestinal
Coloides hidrofílicos; fármacos formadores do bolo fecal (farelo de cereais, psílio etc.)
Fármacos osmóticos (sais inorgânicos ou açúcares não absorvíveis)
Fármacos umectantes (surfactantes) e emolientes fecais (docusato, óleo mineral)

2. Estimulantes ou irritantes inespecíficos (com efeitos na secreção de líquidos e na motilidade)
Difenilmetanos (bisacodil)
Antraquinonas (sena e cáscara)
Óleo de rícino

3. Fármacos procinéticos (atuam principalmente na motilidade)
Agonistas do receptor 5-HT_4
Antagonistas dos receptores da dopamina
Motilídeos (eritromicina)

Quadro 46-2

Classificação e comparação dos laxantes mais importantes

EFEITO LAXATIVO E LATÊNCIA NA DOSE CLÍNICA HABITUAL		
AMOLECIMENTO DAS FEZES, 1-3 DIAS	FEZES MOLES OU SEMILÍQUIDAS, 6-8 h	EVACUAÇÃO LÍQUIDA, 1-3 h
Laxantes formadores de volume	***Laxantes estimulantes***	***Laxantes osmóticos***[a]
Farelo de cereais	Derivados do difenilmetano	Fosfatos de sódio
Preparações de psílio	Bisacodil	Sulfato de magnésio
Metilcelulose		Leite de magnésia
Policarbofila cálcica		Citrato de magnésio
Laxantes surfactantes	***Derivados da antraquinona***	***Óleo de rícino***
Docusatos	Sene	
Poloxâmeros	Cáscara-sagrada	
Lactulose		

[a]Utilizados em doses altas para obter efeito catártico rápido e em doses mais baixas para exercer efeito laxativo.

Vários laxantes, tanto os osmóticos quanto os estimulantes, aumentam a atividade da NO sintetase e a biossíntese do fator de ativação plaquetária no intestino. O fator de ativação plaquetária é um mediador pró-inflamatório fosfolipídico, que estimula a secreção colônica e a motilidade GI. O NO também estimula a secreção intestinal e inibe as contrações segmentares do colo, causando laxação. Os fármacos que reduzem a expressão da NO sintetase ou sua atividade podem evitar os efeitos laxantes do óleo de rícino, da cáscara-sagrada e do bisacodil, mas não da sena, bem como do sulfato de magnésio.

FIBRAS DIETÉTICAS E SUPLEMENTOS

O volume, a consistência e a hidratação das fezes dependem do teor de fibras da dieta. A definição de fibra é a parte do alimento que resiste à digestão enzimática e chega ao intestino grosso praticamente inalterada. As bactérias do colo fermentam as fibras em graus variáveis, dependendo de sua composição química e hidrossolubilidade. A fermentação das fibras exerce dois efeitos importantes: (1) forma ácidos graxos de cadeias curtas, que são tróficos para o epitélio do intestino grosso; e (2) aumentam a massa bacteriana. Embora a fermentação das fibras geralmente reduza a quantidade de água das fezes, os ácidos graxos de cadeia curta podem exercer um efeito procinético e o aumento da massa de bactérias podem contribuir para a ampliação do volume fecal. Já a fibra que não é fermentada pode atrair água e aumentar o volume das fezes. Desse modo, o efeito final nas evacuações varia com as diferentes composições das fibras dietéticas (Quadro 46-3). *Em geral, as fibras insolúveis e pouco fermentáveis, como a lignina, são mais eficazes para aumentar o volume fecal e o trânsito intestinal.*

O *farelo*, o resíduo formado quando é produzida a farinha a partir de grãos de cereais, contém mais de 40% de fibras dietéticas. O farelo de trigo com seu alto teor de lignina é mais eficaz para aumentar o peso fecal. As frutas e os vegetais contêm mais *pectinas* e *hemiceluloses*, que são mais facilmente fermentáveis e exercem menos efeitos no trânsito intestinal. A *casca do psílio* derivada das sementes da erva plantago (*Plantago ovata*) é um dos componentes de vários produtos comerciais contra a constipação. A casca do psílio contém um muciloide hidrofílico

Quadro 46-3

Propriedades das fibras dietéticas

TIPO DE FIBRA	HIDROSSOLUBILIDADE	% DE FERMENTAÇÃO
Não polissacarídeos		
Lignina	Baixa	0
Celulose	Baixa	15
Polissacarídeos, que não a celulose		
Hemicelulose	Boa	56-87
Mucilagens e gomas	Boa	85-95
Pectinas	Boa	90-95

Fibras pouco fermentáveis e insolúveis, como a lignina, são mais eficazes em aumentar o volume fecal e a velocidade de trânsito em geral.

que sofre fermentação significativa no intestino grosso e aumenta a massa bacteriana do colo. A dose habitual é de 2,5-4 g (1-3 colheres de sopa em 250 mL de suco de frutas), que pode ser aumentada até obter o efeito desejado. Também existem várias celuloses semissintéticas —, p. ex., *metilcelulose* e a resina hidrofílica *policarbofila cálcica*, um polímero da resina ácida acrílica. Esses compostos pouco fermentáveis absorvem água e aumentam o volume fecal. O extrato de malte, um extrato obtido de grãos de cevada é outro produto formador de volume, administrado por via oral. A distenção abdominal (timpanismo) é o efeito adverso mais comum dos produtos contendo fibras solúveis (talvez devido à fermentação colônica), mas, em geral, diminui com o tempo.

AGENTES OSMOTICAMENTE ATIVOS

SOLUÇÕES ELETROLÍTICAS DE POLIETILENOGLICOL. Os polietilenoglicóis de cadeia longa (PEG; massa molecular de ~ 3.350 Da) não são bem absorvidos e retém água em virtude da sua natureza altamente osmótica. Quando usadas em grande volume, as soluções aquosas dos PEG com eletrólitos provocam catarse eficaz e substituíram o fosfato de sódio oral como a preparação mais utilizada para limpeza do colo antes de procedimentos radiológicos, cirúrgicos e endoscópicos.

Em geral, 240 mL dessa solução são ingeridos a cada 10 min até consumir o total de 4 L ou que o efluente retal seja límpido. Para evitar a passagem de íons por meio da parede intestinal, essas preparações contêm uma mistura isotônica de sulfato de sódio, bicarbonato de sódio, cloreto de sódio e cloreto de potássio. A atividade osmótica das moléculas do PEG retém mais água e a concentração eletrolítica assegura pouca ou nenhuma transferência iônica. Hoje, existe uma preparação em pó de polietilenoglicol 3.350 disponível para o tratamento a curto prazo (até 2 semanas) da constipação ocasional. A dose habitual é de 17 g do pó por dia, diluídos em 250 mL de água.

LAXANTES SALINOS. Os laxantes que contêm cátions magnésio ou ânions fosfato geralmente são conhecidos como *laxantes salinos*: sulfato de magnésio, hidróxido de magnésio, citrato de magnésio ou fosfato de sódio. Aparentemente, a ação catártica desses fármacos resulta da retenção de água mediada osmoticamente, que então estimula a peristalse. Outros mecanismos podem contribuir para seus efeitos, inclusive a produção de mediadores inflamatórios.

Os *laxantes que contêm magnésio* podem estimular a liberação de colecistocinina, que resulta no acúmulo intraluminar de líquidos e eletrólitos e aumenta a motilidade intestinal. Para cada mEq adicional de Mg^{2+} no lúmen intestinal, o peso fecal aumenta ~ 7 g. A dose habitual dos sais de magnésio contém 40-120 mEq de Mg^{2+} e forma 300-600 mL de fezes em 6 h.

Os *sais de fosfato* são mais bem absorvidos que os compostos à base de magnésio, razão pela qual precisam ser administrados em doses maiores para induzir catarse. A forma de fosfato de sódio utilizada mais comumente é a solução oral ou os comprimidos orais. O FDA determinou que só produtos sujeitos a prescrição devem ser disponíveis para este propósito. Para diminuir a possibilidade de nefropatias agudas por fosfato, os fosfatos orais devem ser evitados em pacientes sob risco (idosos, pacientes com patologias intestinais ou disfunções renais conhecidas, pacientes sob tratamento com inibidores de ECA, bloqueadores de receptor de angiotensina ou AINEs) e o regime de duas doses deve ser fracionada uniformemente, sendo a primeira ingerida na noite prévia ao exame e a segunda iniciada 3-5 h antes do exame. A ingestão adequada de líquidos (1-3 L) é essencial a todos os esquemas orais de fosfato de sódio usados na preparação do colo.

As preparações contendo magnésio e fosfato devem ser administradas com cautela ou evitadas em pacientes com insuficiência renal, doença cardíaca ou distúrbios eletrolíticos preexistentes e nos pacientes sob tratamento com diuréticos. Os pacientes que ingerem mais de 45 mL de fosfato de sódio por via oral, conforme é prescrito para a preparação intestinal, podem ter distúrbios eletrolíticos que os tornam suscetíveis a desenvolver sinais e sintomas de desidratação, insuficiência renal, acidose metabólica e tetania associada à hipocalcemia e podem mesmo evoluir para o óbito naqueles mais vulneráveis.

AÇÚCARES E ALCOÓIS INDIGERÍVEIS. A *lactulose* é um dissacarídeo sintético formado por galactose e frutose, que resiste à atividade das dissacaridases intestinais. Esse e outros açúcares não absorvíveis como o *sorbitol* e o *manitol* são hidrolisados no intestino grosso em ácidos graxos de cadeia curta, que estimulam a motilidade propulsora do colo por atraírem osmoticamente a água para o lúmen intestinal. O sorbitol e a lactulose são igualmente eficazes no tratamento da constipação causada pelos opioides e pela vincristina; da constipação dos idosos e da constipação crônica idiopática. Esses açúcares estão disponíveis em soluções a 70%, que devem ser administradas em doses de 15-30 mL à noite, com aumentos das doses até 60 mL/dia em doses fracionadas, de acordo com a necessidade. O início dos efeitos pode demorar 24-48 h depois da primeira dose. Desconforto ou distensão abdominal e flatulência são relativamente comuns, mas em geral regridem com a manutenção do uso.

A lactulose também é utilizada para tratar encefalopatia hepática. Os pacientes com doença hepática grave têm menos capacidade de decompor a amônia formada no intestino grosso, onde ela é produzida pelo metabolismo bacteriano da ureia fecal. A queda do pH intraluminal que acompanha a hidrólise dos ácidos graxos de cadeia curta no intestino grosso resulta na "aprisionamento" da amônia por sua conversão em íon amônio polar. Somado ao aumento do trânsito colônico, esse tratamento reduz significativamente os níveis de amônia circulante. Nesses casos, o objetivo terapêutico é administrar quantidades suficientes de lactulose (geralmente 20-30 g 3-4 vezes/dia) para produzir 2 ou 3 evacuações moles por dia, com pH entre 5 e 5,5.

AGENTES UMECTANTES E EMOLIENTES FECAIS

Os *sais de docusato* são surfactantes aniônicos que reduzem a tensão superficial das fezes com o objetivo de facilitar a mistura das substâncias aquosas e gordurosas, amolecer as fezes e permitir a evacuação mais fácil. Esses compostos também estimulam a secreção intestinal de líquidos e eletrólitos (possivelmente por aumentar o nível de AMPc na mucosa) e alterar a permeabilidade da mucosa intestinal. O *docusato sódico* (sulfossuccinato de dioctil sódico) e o *docusato cálcico* (sulfossuccinato de dioctil cálcico) estão disponíveis em várias preparações. Apesar do seu uso generalizado, esses fármacos têm eficácia questionável ou nula na maioria dos casos de constipação.

O *óleo mineral* é uma mistura de hidrocarbonetos alifáticos retirados da vaselina. O óleo é indigerível e absorvido apenas em pequenas quantidades. Quando o óleo mineral é administrado por via oral durante 2 ou 3 dias, ele penetra e amacia as fezes, podendo interferir na reabsorção da água. Os efeitos adversos do óleo mineral impedem sua utilização regular e incluem: interferência na absorção de substâncias lipossolúveis (como as vitaminas); desenvolvimento de reações de corpo estranho na mucosa intestinal e em outros tecidos; e vazamento do óleo pelo esfincter anal. Complicações raras como pneumonite lipoídica decorrente da aspiração também podem ocorrer, razão pela qual o óleo mineral "pesado" não deve ser ingerido ao deitar e o óleo mineral "leve" (tópico) jamais deve ser administrado por via oral.

LAXANTES ESTIMULANTES (IRRITANTES)

Os laxantes estimulantes exercem efeitos diretos nos enterócitos, nos neurônios intestinais e na musculatura lisa do TGI. Esses fármacos provavelmente induzem inflamação branda e limitada dos intestinos delgado e grosso, o que promove o acúmulo de água e eletrólitos e estimula a motilidade intestinal. Nesse grupo, estão incluídos os derivados do *difenilmetano*, as *antraquinonas* e o *ácido ricinoleico*.

DERIVADOS DO DIFENILMETANO. O *bisacodil* é comercializado como comprimido regular e de revestimento entérico e como supositório para aplicação retal. A dose oral diária habitual do bisacodil é de 10-15 mg para adultos e 5-10 mg para crianças de 6-12 anos. A ativação do fármaco depende da hidrólise por esterases endógenas existentes no intestino, razão pela qual o efeito laxante de uma dose oral geralmente não começa antes de passadas 6 h. Os supositórios atuam em 30-60 min. Devido a possibilidade de provocar disfunção atônica do colo, o bisacodil não deve ser utilizado por mais de 10 dias consecutivos. O bisacodil é excretado principalmente nas fezes, mas ~ 5% são absorvidos e eliminados na urina como um glicuronídeo. Dosagens excessivas podem causar catarse e déficits hidreletrolíticos. Os difenilmetanos podem lesar a mucosa e desencadear uma resposta inflamatória nos intestinos delgado e grosso.

O *picossulfato* de sódio é um derivado do difenilmetano amplamente utilizado fora dos EUA. Esse composto é hidrolisado pelas bactérias do intestino grosso em sua forma ativa e, desse modo, atua localmente apenas no colo. As doses eficazes dos derivados do difenilmetano variam em até 4-8 vezes nos diversos pacientes. A *fenolftaleína* era um dos laxantes mais populares, mas foi retirada do mercado dos EUA em virtude da sua carcinogenicidade potencial. A *oxifenissatina* foi retirada porque causava hepatotoxicidade.

LAXANTES ANTRAQUINÔNICOS. Esses derivados das plantas como aloé, cáscara-sagrada e sene compartilham um núcleo antracênico tricíclico modificado por grupos hidroxila, metila ou carboxila para formar monoantronas como frângula e *rhein*. Para uso as monoantronas (irritantes da mucosa oral) são convertidas em formas mais inócuas diméricas (diantronas) ou glicosídicas. Esse processo é revertido pela ação bacteriana no colo para gerar as formas ativas.

O sene é obtida das folhas secas das vagens da *Cassia acutifolia* ou *Cassia angustifolia* e contém os glicosídeos diantrônicos do *rhein, senosídeos A* e *B*. A cáscara-sagrada é retirada da casca do espinheiro cerval e contém os glicosídeos *barbaloína* e *crisaloína*. A monoantrona sintética conhecida como *dantrona* foi retirada do mercado nos EUA suspeita de ser carcinogênica. Além disso, todos os produtos com aloé e cáscara-sagrada vendidos como laxantes foram classificados em "não reconhecidos como seguros e eficazes, para uso livre" pelo FDA, devido a falta de informações científicas sobre o potencial de carcinogenicidade. Embora esses componentes possam continuar sendo comercializados sem prescrição nos EUA, legalmente não podem ser indicados como laxantes. Esse posicionamento é prudente sob o aspecto médico, mas pode provocar saudade dos tempos passados, em Joyceans*, que recordam que a *cáscara-sagrada, the sacred bar*, funcionou bem para Leopold Bloom, em Dublin, em 16 de junho de 1904:

> *"Midway, his last resistence yelding, he allowed his bowels to ease themselves quietly as he read, reading still patiently that slight constipation of yesterday quite gone. Hope its not too big to bring on piles again. No, just right. So. Ah! Costive one tabloid of cascara sagrada. Life might be so." (Joyce, 1922).*

---

* N. de R.T. Pedindo desculpas antecipadas pela ousadia de tentar traduzir James Joyce, o texto fica mais ou menos assim: *"A meio caminho, submisso a sua última resistência, ele permitiu a seus intestinos aliviarem-se calmamente enquanto ele lia, lendo ainda resignado de que a leve constipação de ontem se fora. Espero que não seja tão grande para causar hemorroidas de novo. Não, só alívio. Assim está bem. Ah! Constipado em comprimido de cáscara sagrada. A vida pode ser assim." (Joyce, 1922).*

ÓLEO DE RÍCINO. Usado desde o Egito antigo, o óleo de rícino é derivado das sementes da mamona (*Ricinus communis*). O óleo de rícino é fonte de uma proteína extremamente tóxica, a *ricina*, assim como o óleo (basicamente triglicerídeo do ácido ricinoleico). Sob ação das lipases do intestino delgado, o triglicerídeo é hidrolisado em glicerol e ácido ricinoleico, que atua principalmente no intestino delgado estimulando a secreção de líquidos e eletrólitos e acelerando o trânsito intestinal. Quando é ingerido em jejum, volumes de apenas 4 mL do óleo de rícino podem ter efeito laxante em 1-3 h; contudo, a dose habitual para obter um efeito catártico varia de 15-60 mL para adultos. Em virtude de seu gosto desagradável e seus efeitos tóxicos potenciais no epitélio intestinal e nos neurônios entéricos, o óleo de rícino raramente é recomendado hoje.

AGENTES PROCINÉTICOS E OUTROS FÁRMACOS USADOS NO TRATAMENTO DA CONSTIPAÇÃO

O termo procinético geralmente é reservado para os fármacos que aumentam o trânsito GI por meio da interação com receptores específicos envolvidos na regulação da motilidade.

O potente agonista dos receptores 5-HT_4 prucaloprida, pode ser útil no tratamento da constipação crônica. O misoprostol, um análogo sintético das prostaglandinas utilizado principalmente para evitar úlceras gástricas causadas pelo uso de AINEs (Capítulos 34 e 45). As prostaglandinas podem estimular as contrações do intestino grosso, principalmente do colo descendente, o que pode explicar a diarreia que limita a utilização do misoprostol como gastroprotetor, mas pode ser útil em pacientes com constipação intratável. A colchicina, um inibidor da formação dos microtúbulos usado no tratamento da gota (Capítulo 34), também é eficaz contra a constipação, mas sua toxicidade tem limitado sua utilização generalizada. Recentemente, foi mostrado que a neurotrofina 3 (NT-3) é eficaz em melhorar a frequência e a consistência das fezes, por mecanismo desconhecido.

A *lubiprostona* é um prostanoide ativador de canais de Cl^- que parece fixar-se aos receptores EP_4 ligados a ativação da adenilato-ciclase e aumenta a condutância apical ao Cl^-. A lubiprostona promove a secreção de líquido rico em cloretos melhorando, assim, a consistência das fezes e aumentando a frequência por ativar a motilidade reflexamente. A dose de 8 μg 2 vezes/dia é eficaz na SCI-C, embora doses maiores (24 μg, 2 vezes/dia) sejam usadas na constipação crônica. Os efeitos adversos da lubiprostona incluem náuseas, cefaleia, diarreia, reações alérgicas e dispneia.

Outra classe de fármaco secretor é representada pelo linaclotida, um peptídeo de 14 aminoácidos agonista da guanilatociclase C que estimula secreção e motilidade. Esse fármaco se mostra promissor no tratamento da SCI-C e constipação crônica. Os efeitos adversos incluem gás, dor abdominal e diarreia.

CONSTIPAÇÃO CAUSADA POR OPIOIDES

Os opioides causam constipação grave. Laxantes e estratégias na dieta são, com frequência, ineficazes no controle da constipação pelos opioides. Uma estratégia promissora é a prevenção da constipação causada pelo opioide com antagonistas de receptor opioide-μ que atuem na periferia (MOR), origem específica da constipação, sem limitar a analgesia produzida por ação central. A metilnaltrexona um antagonista MOR restrito a periferia, foi aprovada para o tratamento da constipação causada pelos opioides. Em rastreamentos multicêntricos a administração de metilnaltrexona (0,15-0,3 mg/kg) em dias alternados durante duas semanas promoveu movimentos intestinais em 50% dos pacientes, comparado com 8-15% dos pacientes tratados com placebo. Outro antagonista MOR, alvimopan (0,5-1 mg 2 vezes/dia durante 6 semanas) aumentou os movimentos intestinais espontâneos e amenizou outros sintomas da constipação induzida por opioides sem comprometer a analgesia.

ÍLEO PÓS-CIRÚRGICO

Por íleo pós-cirúrgico entende-se a intolerância a alimentação oral e a obstrução não mecânica do intestino que ocorre depois de cirurgias abdominal e não abdominal. A patogenia é complexa, sendo a associação da ativação de reflexos inibidores neuronais envolvendo receptores MOR e a ativação de mecanismos inflamatórios locais que diminuem a contratilidade do músculo liso. Essa condição é agravada pelos opioides que são a base da analgesia pós-cirúrgica. Os fármacos procinéticos têm pouco efeito nesta condição, mas recentemente, dois novos fármacos foram introduzidos visando reduzir o tempo de recuperação GI pós-cirúrgico.

O *alvimopan* é um antagonista do receptor opioide-μ limitado a periferia, ativo por via oral, aprovado para indicações pós-cirúrgicas limitadas (12 mg antes da cirurgia e então 1 vez/dia durante 7 dias ou até a alta hospitalar, não excedendo a 15 doses no total). A metilnaltrexona (ver anteriormente) é aprovada pelo FDA para o tratamento da constipação induzida por opioides em pacientes que recebem cuidados paliativos quando o tratamento com laxantes não é suficiente. O dexpantenol é o álcool do ácido pantotênico (vitamina B_5). É um congênere do ácido pantotênico, precursor da coenzima A, que serve de cofator na síntese de ACh pela colina acetiltransferase. Foi proposto que atua aumentando a síntese de ACh, que é o principal transmissor excitatório do intestino. O dexpantenol é injetado imediatamente após grandes cirurgias abdominais para minimizar a ocorrência do íleo paralítico. Usado por via intramuscular (200-500 mg) imediatamente e então 2 h após e a cada 6 h até que a situação se resolva. Pode causar leve hipotensão e dispneia, bem como irritação local.

ENEMAS E SUPOSITÓRIOS

Os enemas são empregados como medida isolada ou como coadjuvante dos esquemas de preparação intestinal para esvaziar o colo distal ou o reto do material sólido retido. A distensão intestinal por qualquer meio estimula o reflexo da evacuação na maioria das pessoas e quase todos os tipos de enema, incluindo o soro fisiológico, podem exercer esse efeito. Os enemas especializados contêm substâncias adicionais osmoticamente ativas ou irritantes; entretanto, sua segurança e eficácia não foram avaliadas. Os enemas repetidos com soluções hipotônicas podem causar hiponatremia; enemas repetidos com soluções contendo fosfato de sódio podem causar hipocalcemia.

A *glicerina* é absorvida se usada por via oral, mas age como um agente higroscópico e lubrificante quando é aplicada por via retal. A retenção de água resultante estimula a peristalse e geralmente provoca uma evacuação em menos de 1 h. A glicerina deve ser usada apenas por via retal e é administrada em dose única diária, um supositório retal de 2-3 g, ou enema de 5-15 mL da solução a 80%. A glicerina retal pode causar desconforto, ardência ou hiperemia local e sangramento (mínimo). Outros supositórios contém bicarbonato de sódio e bitartarato de potássio atuando por distensão retal para iniciar a defecação. Introduzido no reto, o supositório produz CO_2 o que inicia o movimento intestinal em 5-30 min.

FÁRMACOS ANTIDIARREICOS

DIARREIA: PRINCÍPIOS GERAIS E ABORDAGEM TERAPÊUTICA. A investigação e o entendimento dos processos etiológicos responsáveis pela diarreia facilitam o tratamento eficaz. De uma perspectiva mecanística, a diarreia pode ser causada pela sobrecarga osmótica presente no intestino (resultante da retenção de água dentro do lúmen intestinal); pela secreção excessiva de eletrólitos e água no lúmen do órgão; pela exsudação de proteínas e líquidos presentes na mucosa; e pela alteração da motilidade intestinal resultando em aceleração do trânsito (e redução da absorção dos líquidos). Na maioria dos casos, vários processos são envolvidos simultaneamente e resultam no aumento global do peso e do volume das fezes com elevação da porcentagem de água fecal.

Muitos pacientes com diarreia de início súbito têm doenças benignas e autolimitadas, que não necessitam de tratamento ou avaliação. Nos casos graves os riscos mais importantes são desidratação e distúrbios eletrolíticos. Por essa razão, a *terapia de reidratação oral* é uma medida essencial para os pacientes com doenças agudas e diarreia significativa. Essa terapia baseia-se no fato de que o cotransporte de água e eletrólitos ligados aos nutrientes permanece intacto no intestino delgado da maioria dos pacientes com diarreia aguda. A absorção de sódio e cloreto está relacionada com a captação de glicose pelos enterócitos; com isso, a água é transportada na mesma direção. Desse modo, as misturas balanceadas de glicose e eletrólitos em volumes proporcionais às perdas podem evitar a desidratação. Esse objetivo pode ser atendido por muitas fórmulas comerciais pré-misturadas com glicose e eletrólitos, ou pelas soluções fisiológicas à base de arroz.

O tratamento farmacológico da diarreia deve ser reservado para os pacientes com sintomas persistentes ou significativos. Em geral, os fármacos antidiarreicos inespecíficos não atuam no mecanismo fisiopatológico subjacente responsável pela diarreia. Vários desses antidiarreicos atuam por meio da diminuição da motilidade intestinal e devem ser evitados nas doenças diarreicas agudas causadas por microrganismos patogênicos, casos em que esses fármacos podem obscurecer o quadro clínico, retardar a eliminação dos microrganismos e aumentar o risco de invasão sistêmica pelos agentes infecciosos.

FÁRMACOS HIGROSCÓPICOS E FORMADORES DO BOLO FECAL. Os coloides ou os polímeros hidrofílicos e pouco fermentáveis como a *carboximetilcelulose* e a policarbofila cálcica absorvem água e aumentam o volume fecal (a policarbofila absorve 60 vezes sua massa em água). Em geral, são usados contra a constipação, mas são úteis, às vezes, em diarreia episódica aguda e em diarreias crônicas brandas em pacientes com IBS. Alguns desses agentes também podem ligar-se às toxinas bacterianas e aos sais biliares. As argilas como o *caulim* (silicato de alumínio hidratado) e outros silicatos como a *atalpugita* (dissilicato de magnésio e alumínio) ligam-se avidamente à água e também fixam enterotoxinas. Entretanto, a fixação não é seletiva e pode envolver outros fármacos e nutrientes; por essa razão, esses fármacos devem ser evitados nas primeiras 2-3 h depois da ingestão de outros medicamentos. A mistura de caulim e pectina (um polissacarídeo vegetal) é um remédio popular de venda livre (sem prescrição), que pode proporcionar alívio sintomático na diarreia branda.

SEQUESTRADORES DOS ÁCIDOS BILIARES. A colestiramina, o colestipol e o colessevalam ligam-se de maneira eficaz aos ácidos biliares e a algumas toxinas bacterianas. A colestiramina é útil no tratamento da diarreia provocada pelos sais biliares, como ocorre nos pacientes que fizeram ressecção do íleo distal. Nesses pacientes, a concentração excessiva desses sais alcança o intestino grosso e estimula a secreção de água e eletrólitos. Os pacientes que fizeram ressecção ileal ampla (em geral mais de 100 cm) eventualmente desenvolvem deficiência de sais biliares, que pode causar esteatorreia em virtude da formação inadequada dos micélios necessários à absorção das gorduras. Nesses pacientes, o uso da colestiramina agrava a diarreia. Em pacientes com diarreia provocada pelos sais biliares, pode-se fazer uma tentativa com colestiramina na dose de 4 g da resina desidratada 4 vezes/dia. Se for eficaz, a dose pode ser reduzida com o objetivo de conseguir a frequência de evacuações desejada.

BISMUTO. Os compostos à base de bismuto são usados para tratar várias doenças e sintomas GI embora seu mecanismo de ação permaneça mal compreendido. O subsalicilato de bismuto é uma preparação de venda livre formado por bismuto trivalente e salicilato suspensos em uma mistura de silicato de magnésio e alumínio. No pH baixo do estômago, o subsalicilato de bismuto reage com o ácido clorídrico e forma oxicloreto de bismuto e ácido salicílico. Embora 99% do bismuto, inalterado e não absorvido, saia com as fezes, o salicilato é absorvido pelo estômago e pelo intestino delgado. Por essa razão, a bula do produto contém a mesma advertência com relação a síndrome de Reye como os demais salicilatos.

O bismuto parece produzir efeitos antissecretores, anti-inflamatórios e antimicrobianos. As náuseas e as cólicas abdominais também são aliviadas pelo bismuto. A argila presente em alguns produtos e formulações genéricas também pode ter efeitos benéficos adicionais na diarreia, mas isso não está comprovado. O subsalicilato de bismuto utilizado é usado para a profilaxia e o tratamento da diarreia dos viajantes, mas também é eficaz em outros tipos de diarreia transitória e na gastrenterite aguda. Hoje a indicação antibacteriana mais comum desse fármaco é para o tratamento da infecção por *Helicobacter pylori* (Capítulo 45). A dose recomendada de subsalicilato de bismuto (30 mL da solução em concentração padronizada, ou 2 comprimidos) contém praticamente as mesmas quantidades de bismuto e salicilato (262 mg de cada). Para controlar a indigestão, as náuseas ou a diarreia, a dose é repetida a cada 30-60 min de acordo com a necessidade, até 8 doses por dia. As fezes escuras (algumas vezes confundidas com melena) e a coloração negra da língua associadas aos compostos de bismuto são causadas pelo sulfeto de bismuto formado por uma reação entre o fármaco e os sulfetos bacterianos presentes no trato GI.

PROBIÓTICOS. O trato GI contém ampla flora comensal necessária para a saúde. Alterações no equilíbrio ou composição desta flora são responsáveis pelas diarreias associadas ao uso de antibióticos e possivelmente outras doenças. Preparações probióticas contendo uma variedade de cepas bacterianas mostraram algum grau de benefício nas diarreias agudas, diarreias associadas a antibióticos e diarreias infecciosas, mas a maioria dos estudos clínicos foi pequena e por isso as conclusões são limitadas.

FÁRMACOS ANTISSECRETORES E SUPRESSORES DA MOTILIDADE

OPIOIDES. Os opioides continuam sendo amplamente usados no tratamento da diarreia. Esses fármacos atuam por vários mecanismos diferentes, que são mediados principalmente pelos receptores opioides μ ou δ presentes nos nervos entéricos, nas células epiteliais e nos músculos (Capítulo 18). Esses mecanismos incluem alterações da motilidade intestinal (receptores μ), da secreção intestinal (receptores δ) ou da absorção (receptores μ e δ). Os antidiarreicos utilizados comumente como difenoxilato, difenoxina e loperamida, atuam principalmente *via* receptores opioides μ periféricos e são preferíveis aos opioides que entram no SNC.

Loperamida. A loperamida, com atividade MOR, é um antidiarreico ativo por via oral. O fármaco é 40-50 vezes mais potente que a morfina como agente antidiarreico e pouco penetra no SNC. A loperamida aumenta os tempos de trânsito no intestino delgado e do trajeto da boca ao ceco. A loperamida também aumenta o tônus do esfincter anal. Além disso, apresenta atividade antissecretora contra a toxina da cólera e alguns tipos de toxina da *Escherichia coli*, possivelmente por atuar nos receptores ligados à proteína G_i e impedir a estimulação da adenilato-ciclase pelas toxinas.

A loperamida é de venda livre e está disponível em cápsulas, solução e comprimidos mastigáveis. O fármaco atua rapidamente depois da administração oral e os níveis plasmáticos máximos são atingidos em 3-5 h. A meia-vida da loperamida é de ~ 11 h e sofre extensa biotransformação hepática. A dose usual para os adultos é de 4 mg inicialmente, seguida de 2 mg a cada evacuação diarreica subsequente, até a dose diária total de 16 mg. Se não houver melhora clínica da diarreia aguda em 48 h, o uso da loperamida deve ser suspenso. As doses diárias máximas recomendadas para crianças são: 3 mg para crianças de 2-5 anos; 4 mg para pacientes de 6-8 anos; e 6 mg para crianças de 8-12 anos. A loperamida não é recomendada para crianças com menos de 2 anos de idade. A loperamida é eficaz na diarreia dos viajantes quando utilizada isolada ou em combinação com antimicrobianos (trimetoprima, trimetoprima-sulfametoxazol ou fluoroquinolona). A loperamida também é usada como coadjuvante no tratamento de quase todos os tipos de doença diarreica crônica, com poucos efeitos adversos. Esse fármaco tem potencial baixo de abuso e é mais eficaz contra a diarreia que o difenoxilato. Entretanto, dosagem excessiva pode causar depressão do SNC (principalmente em crianças) e íleo paralítico. Nos pacientes com doença inflamatória intestinal ativa envolvendo o colo (Capítulo 47), a loperamida deve ser usada com muita cautela ou evitada para prevenir o desenvolvimento de megacolo tóxico.

Difenoxilato e difenoxina. O difenoxilato e seu metabólito ativo difenoxina (ácido difenoxílico) são relacionados estruturalmente com a meperidina. Como antidiarreicos são um pouco mais potentes que a morfina. Ambos são amplamente absorvidos depois da administração oral e os níveis máximos são atingidos em 1-2 h. O difenoxilato é rapidamente desesterificado em difenoxina, que é eliminada com meia-vida de ~ 12 h. Ambos podem causar efeitos no SNC quando administrados em doses maiores (40-60 mg), razão pela qual tem potencial de abuso e/ou dependência. Esses fármacos estão disponíveis em preparações contendo doses pequenas (consideradas subterapêuticas) de atropina para desestimular o abuso e a ingestão intencional de doses excessivas: 25 μg de sulfato de atropina por comprimido de 2,5 mg do cloridrato de difenoxilato, ou 1 mg do cloridrato de difenoxina. A dose habitual é de 2 comprimidos iniciais seguidos de 1 comprimido a cada 3-4 h sem exceder oito comprimidos por dia. Com o uso excessivo ou dosagem elevada, o paciente pode desenvolver constipação e, nos distúrbios inflamatórios do colo, megacolo tóxico. Em doses altas, esses fármacos causam efeitos no SNC e também efeitos anticolinérgicos provocados pela atropina (boca seca, borramento visual, etc.) (Capítulo 9).

OUTROS OPIOIDES. Utilizados no tratamento da diarreia incluem codeína (em doses de 30 mg, 3-4 vezes/dia) e compostos contendo ópio. O elixir paregórico (tintura canforada de ópio) contém o equivalente a 2 mg de morfina por 5 mL (0,4 mg/mL); a tintura desodorizada de ópio, que é 25 vezes mais potente, contém o equivalente a 50 mg de morfina por 5 mL (10 mg/mL). A dose antidiarreica da tintura de ópio para os adultos é de 0,6 mL (equivalente a 6 mg de morfina) 4 vezes/dia; a dose do elixir paregórico para os adultos é de 5-10 mL (equivalente a 2 ou 4 mg de morfina), 1-4 vezes/dia. O elixir paregórico é utilizado nas crianças na dose de 0,25-0,5 mL/kg (equivalente a 0,1-0,2 mg de morfina/kg), 1-4 vezes/dia.

As encefalinas são opioides endógenos que atuam como neurotransmissores entéricos importantes. Elas inibem a secreção intestinal sem alterar a motilidade. A racecadotrila (acetorfano), um inibidor dipeptídico da encefalinase, reforça os efeitos das encefalinas endógenas no receptor opioide δ de forma a exercer um efeito antidiarreico.

AGONISTAS DOS RECEPTORES α_2-ADRENÉRGICOS. Os agonistas dos receptores α_2-adrenérgicos como a *clonidina* podem interagir com receptores específicos nos neurônios entéricos e nos enterócitos, estimulando, assim, a absorção e inibindo a secreção de líquidos e eletrólitos, aumentando o tempo de trânsito intestinal. Esses fármacos podem ser úteis para pacientes diabéticos com diarreia crônica.

Nesses pacientes tem sido utilizada clonidina oral (dose inicial de 0,1 mg 2 vezes/dia), mas a aplicação de uma preparação tópica (p. ex., 2 adesivos por semana) pode resultar em níveis plasmáticos mais estáveis do fármaco. A clonidina também tem sido útil aos pacientes com diarreia causada pela abstinência dos opioides. Efeitos adversos como hipotensão, depressão e sensação de fadiga podem limitar as doses usadas pelos pacientes suscetíveis.

OCTREOTIDA E SOMATOSTATINA. A octreotida (Capítulo 43) é um octapeptídeo análogo à somatostatina (SST), eficaz para inibir a diarreia secretora grave desencadeada pelos tumores secretores de hormônios do pâncreas e no trato GI.

A octreotida inibe a secreção hormonal de 5-HT e vários peptídeos GI. A maior utilidade da octreotida pode estar na "síndrome do *dumping*" observada em alguns pacientes submetidos a cirurgia gástrica com piloroplastia nos quais ela inibe a liberação dos hormônios, (desencadeada pela passagem rápida do alimento para dentro do intestino delgado), responsável pelos efeitos locais e sistêmicos aflitivos. A octreotida tem meia-vida de 1-2 h e é administrada por via subcutânea ou em injeções intravenosas na forma de bolo. O tratamento inicial padrão com octreotida usa doses de 50-100 μg administradas por via subcutânea 2 ou3 vezes/dia, com titulação até a dose máxima de 500 μg 3/vezes/dia, de acordo com as respostas clínicas e bioquímicas. Também há uma preparação de ação prolongada com acetato de octreotida encerrado em microesferas biodegradáveis para uso no tratamento das diarreias associadas aos tumores carcinoides e aos que secretam PIV, bem como para o tratamento da acromegalia (Capítulo 38). Essa preparação é injetada por via intramuscular 1 vez/mês na dose de 20 ou 30 mg. Os efeitos adversos da octreotida dependem da duração do tratamento náuseas transitórias, timpanismo ou dor no local das injeções no tratamento a curto prazo e cálculos biliares e hipoglicemia ou hiperglicemia no prolongado. Um análogo da SST de ação prolongada, lanreotida está disponível na Europa; outro, a vapreotida está em desenvolvimento. A SST também está disponível na Europa.

Sangramento varicoso. A SST e a octreotida são eficazes para reduzir o fluxo sanguíneo hepático, a pressão venosa hepática em cunha e o fluxo sanguíneo do sistema ázigo. Esses fármacos contraem as arteríolas esplâncnicas por ação direta na musculatura lisa vascular e por meio da inibição da liberação dos peptídeos que contribuem para a síndrome circulatória hiperdinâmica da hipertensão portal. A octreotida também pode atuar por meio do SNA. Em virtude da meia-vida curta da SST (1-2 min), ela pode ser administrada apenas por infusão intravenosa (infusão rápida de 250 μg, seguida de 250 μg a cada hora durante 5 dias). Dosagens mais altas (até 500 μg/h) são mais eficazes e podem ser usadas em pacientes que continuam sangrando com uso das doses menores. Para os pacientes com sangramentos varicosos, o tratamento com octreotida geralmente é iniciado enquanto eles esperam pela endoscopia.

Dismotilidade intestinal. A octreotida produz efeitos complexos e aparentemente conflitantes na motilidade GI, incluindo inibição da atividade motora do antro e do tônus do intestino grosso. Entretanto, a octreotida também pode induzir rapidamente a atividade da fase III do complexo motor migratório do intestino delgado e provoca contrações mais rápidas e duradouras que as que ocorrem espontaneamente. Estudos mostraram que a octreotida melhora alguns pacientes com esclerodermia e disfunção do intestino delgado.

Pancreatite. Ambos, SST e a octreotida, inibem a secreção pancreática e têm sido utilizadas para a profilaxia e o tratamento da pancreatite aguda. A justificativa para o uso desses fármacos é "deixar o pâncreas repousar" de modo a não agravar a inflamação pela produção continuada das enzimas proteolíticas, reduzir as pressões intraductais e atenuar a dor. A octreotida provavelmente é menos eficaz que a SST para essa indicação, porque ela pode aumentar a pressão do esfincter de Oddi e talvez também exercer efeitos deletérios no fluxo sanguíneo pancreático.

OUTROS FÁRMACOS

A berberina é um alcaloide vegetal que tem ações farmacológicas complexas, incluindo efeitos antimicrobianos, estimulação do fluxo biliar, inibição das taquiarritmias ventriculares e, possivelmente, efeitos antineoplásicos. A berberina é utilizada mais comumente na diarreia bacteriana e na cólera, mas também é eficaz aparentemente nas parasitoses intestinais. Em parte, o efeito antidiarreico pode estar relacionado com sua atividade antimicrobiana, assim como com a capacidade de inibir a contração dos músculos lisos e retardar o trânsito intestinal por antagonismo dos efeitos da ACh (por mecanismos competitivos e não competitivos) e bloquear a entrada do Ca^{2+} nas células. Além disso, a berberina inibe a secreção intestinal.

SÍNDROME DO COLO IRRITÁVEL (SCI)

A SCI, que afeta até 15% da população dos EUA. Os pacientes podem queixar-se de vários sintomas, dos quais o mais característico é a dor abdominal recidivante associada a movimentação intestinal alterada. A SCI parece resultar de uma combinação variável de anormalidades das funções sensoriais e motoras viscerais, geralmente associadas a distúrbios significativos da afetividade. A anormalidade da função intestinal podem ser por constipação ou diarreia, ou ambas, em diferentes ocasiões. Evidências significativas sugerem um aumento específico da sensibilidade visceral (em vez de somática) aos estímulos nocivos bem como aos fisiológicos nessa síndrome.

Muitos pacientes podem ser tratados com restrições dietéticas e suplementação com fibras. Muito não. O tratamento dos sintomas intestinais (seja diarreia ou constipação) é basicamente sintomático e inespecífico usando os fármacos discutidos acima. Alguns estudos sugeriram a participação da serotonina com base na sua participação reconhecida na sensibilização dos neurônios nociceptivos nos distúrbios inflamatórios. Isso levou ao desenvolvimento de moduladores específicos desses receptores, como o antagonista 5-HT_3, alossetrona (Figura 46-2).

Uma classe de fármacos eficazes contra a SCI tem sido a dos antidepressivos tricíclicos (Capítulo 15), que podem ter propriedades neuromoduladoras e analgésicas independentes do seu efeito antidepressivo. Os antidepressivos tricíclicos têm uma longa história de eficácia comprovada no tratamento da dor visceral "funcional" crônica. As doses analgésicas eficazes desses fármacos (p. ex., 25-75 mg/dia de nortriptilina) são significativamente menores do que as necessárias para tratar a depressão. Embora geralmente não ocorram alterações do humor com essas doses, podem-se observar certa redução da ansiedade e normalização dos padrões do sono. Os inibidores seletivos da recaptação da serotonina têm menos efeitos adversos e têm sido recomendados especialmente para os pacientes com constipação funcional, porque podem aumentar os movimentos intestinais e até mesmo causar diarreia. Entretanto, esses, provavelmente, não são tão eficazes quanto os antidepressivos tricíclicos no tratamento da dor visceral.

Os agonistas α_2-adrenérgicos como a clonidina (Capítulo 12) também podem aumentar a distensibilidade visceral e atenuar a dor induzida pela distensão. O análogo da SST octreotida produz efeitos inibitórios seletivos nos nervos aferentes periféricos que se projetam do intestino à medula espinal dos seres humanos saudáveis; além disso, alguns estudos mostraram que esse fármaco atenua a percepção da distensão retal nos pacientes com SCI.

ANTAGONISTAS DOS RECEPTORES 5-HT_3 ALOSSETRONA

O receptor 5-HT_3 participa da sensibilização dos neurônios sensoriais espinais, da sinalização vagal das náuseas e dos reflexos peristálticos. Os efeitos clínicos dos antagonistas do receptor 5-HT_3 incluem a redução global da contratilidade GI com diminuição do trânsito colônico e aumento da absorção dos líquidos. A alossetrona, um antagonista muito potente dos receptores 5-HT_3, foi retirada inicialmente do mercado norte-americano em virtude da incidência excepcionalmente alta (até 3 casos por 1.000) de colite isquêmica com necessidade de intervenção cirúrgica e até mesmo mortes de um pequeno número de pacientes. No entanto, o FDA voltou a liberar o uso desse fármaco para a SCI com predomínio de diarreia, por meio de um sistema de distribuição restrita. O fabricante exige um programa de prescrição, que inclui um médico certificado, orientação detalhada dos pacientes e um protocolo de consentimento esclarecido antes da dispensação do fármaco. A alossetrona é rapidamente absorvida pelo trato GI e a duração da sua ação (~ 10 h) é maior do que seria esperada com base em sua meia-vida de 1,5 h. O fármaco é biotransformado pelas CYP hepáticas e deve ser iniciado na dose de 1 mg/dia durante as primeiras 4 semanas, com aumentos da dose até o máximo de 1 mg 2 vezes/dia. Outros antagonistas do receptor 5-HT_3 disponíveis hoje nos EUA foram aprovados para o tratamento das náuseas e dos vômitos (ver adiante neste capítulo e no Capítulo 13).

ANTIESPASMÓDICOS E OUTROS FÁRMACOS

Os fármacos anticolinérgicos ("espasmolíticos" ou "antiespasmódicos") são usados comumente pelos pacientes com SCI. Nos EUA, os fármacos mais comuns desse grupo são os antagonistas inespecíficos dos receptores muscarínicos (Capítulo 9), que incluem as aminas terciárias diciclomina e hiosciamina e os compostos de amônio quaternário glicopirrolato e metescopolamina. A vantagem dos dois últimos fármacos é que eles pouco atravessam a barreira hematencefálica e portanto causam riscos menores de efeitos adversos neurológicos como tontura, sonolência e nervosismo. Em geral, esses fármacos são utilizados de acordo com a necessidade ou antes das refeições para evitar a dor e a urgência fecal, que ocorrem em alguns pacientes com SCI.

A diciclomina é administrada em doses inicial de 20 mg VO, a cada 6 h, aumentando para 40 mg a cada 6 h a menos que impedido pelos efeitos adversos. A hiosciamina está disponível para liberação imediata, como cápsulas orais, comprimidos, elixir e gotas e um *spray* não aerossol (todos são administrados como 0,125-0,25 mg a cada 4 h, de acordo com a necessidade) e uma preparação de liberação prolongada para uso oral (0,25-0,375 mg a cada 12 h, de acordo com a necessidade). O glicopirrolato está disponível como comprimido de liberação imediata; a dose é de 1-2 mg 2 ou 3 vezes/dia sem exceder 8 mg/dia. A metescopolamina está disponível em comprimidos de 2,5 mg e 5 mg e a dose é de 2,5 mg meia hora antes das refeições e 2,5-5 mg ao deitar.

OUTROS FÁRMACOS. O cimetrópio, um fármaco antimuscarínico, eficaz nos pacientes com SCI, não está disponível nos EUA. O brometo de otilônio é um sal de amônio quaternário com efeitos antimuscarínicos, que também parece bloquear os canais de Ca^{2+} e os receptores NK_2 da neurocinina; não está disponível nos EUA. O cloridrato de mebeverina é um derivado da hidroxibenzamida, que parece exercer um efeito direto nas células musculares lisas por bloqueio dos canais de K^+, Na^+ e Ca^{2+}. É utilizado fora dos EUA como antiespasmódico para pacientes com SCI.

AGENTES ANTIEMÉTICOS E ANTINAUSEANTES

NÁUSEAS E VÔMITOS

Em geral, a ação de vomitar e a sensação de náusea que a acompanha são considerados reflexos protetores que ajudam a livrar o estômago e o intestino das substâncias tóxicas e impedir sua ingestão adicional. O vômito é um processo complexo coordenado por um centro do vômito localizado na formação reticular lateral do tronco cerebral médio, próximo da zona de gatilho dos quimiorreceptores (ZDQ) na região postrema (RP), na base do quarto ventrículo e do núcleo do trato solitário (NTS). A inexistência da barreira hematencefálica permite que a ZDQ monitore constantemente o sangue e o líquido cerebrospinal para detectar substâncias tóxicas e retransmitir informações ao centro do vômito, que provoca náuseas e vômitos. O centro do vômito também recebe as informações geradas no intestino, principalmente pelo nervo vago (via NTS), mas também dos nervos aferentes esplâncnicos via medula espinal. Dois outros estímulos importantes para o centro do vômito provêm do córtex cerebral (principalmente nas náuseas ou nos vômitos preventivos) e do aparelho vestibular (na cinetose). A ZDQ apresenta grandes quantidades de receptores para serotonina ($5\text{-}HT_3$), dopamina (D_2) e opioides, enquanto o NTS é rico em receptores para encefalina, histamina e ACh e também tem receptores $5\text{-}HT_3$. Vários desses neurotransmissores estão envolvidos nas náuseas e nos vômitos (Figura 46-4). Em geral, os antieméticos são classificados de acordo com os receptores predominantes nos quais provavelmente atuam (Quadro 46-4). Para o tratamento e a profilaxia das náuseas e dos vômitos associados à quimioterapia do câncer, vários antieméticos de diferentes classes farmacológicas podem ser usados simultaneamente (Quadro 46-5).

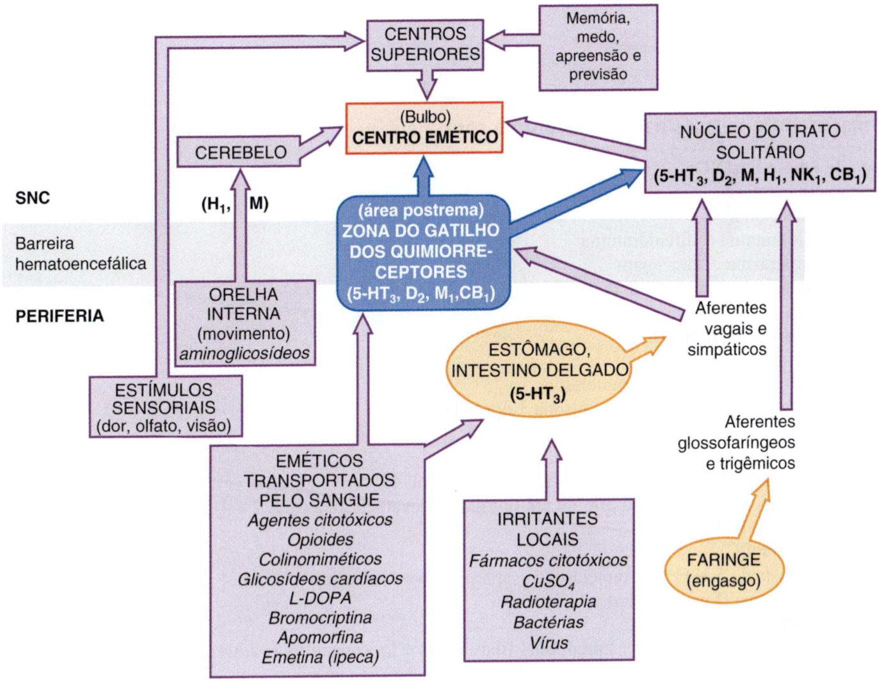

Figura 46-4 *Visão dos estímulos eméticos sob a ótica do farmacologista.* Inúmeras vias de sinalização transmitem estímulos da periferia ao centro emético. Os estimulantes dessas vias estão em *itálico*. Essas vias envolvem neurotransmissores específicos e seus receptores (***negrito***). Os receptores ilustrados são para dopamina (D_2), acetilcolina (muscarínicos, M), histamina (H_1), canabinoides (CB_1), substância P (NK_1) e 5-hidroxitriptamina ($5\text{-}HT_3$). Alguns desses receptores também podem mediar a sinalização no centro emético.

Quadro 46-4

Classificação geral dos fármacos antieméticos

CLASSE DO ANTIEMÉTICO	EXEMPLOS	TIPO DE VÔMITOS EM QUE É MAIS EFICAZ
Antagonistas do receptor 5-HT_3[a]	Ondansetrona	Vômitos induzidos por substâncias citotóxicas
Antagonistas dos receptores dopaminérgicos de ação central	Metoclopramida[b]	Vômitos induzidos por substâncias citotóxicas
	Prometazina[c]	
Antagonistas do receptor H_1 da histamina	Ciclizina	Vestibular (cinetose)
Antagonistas dos receptores muscarínicos	Escopolamina (Hioscina)	Cinetose
Antagonistas do receptor da neurocinina	Aprepitanto	Vômitos induzidos por substâncias citotóxicas (vômitos tardios)
Agonistas dos receptores canabinóides	Dronabinol, nabilona	Vômitos induzidos por substâncias citotóxicas

[a]Os fármacos mais eficazes para o tratamento das náuseas e dos vômitos induzidos pela quimioterapia são os antagonistas do receptor 5-HT_3 e a metoclopramida. Além da sua utilização isolada, esses fármacos, em geral, são associados a outros fármacos para ampliar a eficácia e reduzir a incidência dos efeitos adversos. Ver Quadro 46-5.
[b]Também tem alguma atividade nos receptores 5-HT_3.
[c]Também tem algumas atividades anti-histamínicas e anticolinérgicas.

ANTAGONISTAS DO RECEPTOR 5-HT_3

A ondansetrona é o protótipo desse grupo. Os antagonistas do receptor 5-HT_3 (Quadro 46-6) são os fármacos mais utilizados no tratamento dos vômitos causados pela quimioterapia. Outros fármacos desse grupo são a granissetrona, a dolassetrona, a palonossetrona e a tropissetrona (não disponível nos EUA).

Quadro 46-5

Fármacos antieméticos na quimioterapia contra o câncer[a]

Risco de êmese BAIXO:
Pré-quimioterapia
- Dexametasona
- Metoclopramida ± difenidramina
- Proclorperazina ± lorazepam

Pós-quimioterapia (Êmese tardia)
- Nenhum

Risco de êmese MODERADO
Pré-quimioterapia
- Antagonista de 5-HT_3 + dexametasona
- Antagonista de 5-HT_3 + dexametasona + aprepitanto

Pós-quimioterapia (Êmese tardia)
- Aprepitanto (dias 2 e 3)
- Dexametasona ou antagonista de 5-HT_3 (dias 2 e 3 ou 4)
- Aprepitanto (dias 2 e 3, se usado na pré-quimio) ± dexametasona (dias 2 a 4) ± Lorazepam (dias 2 a 4)

Risco de êmese ALTO
Pré-quimioterapia
- Antagonista de 5-HT_3 + dexametasona + aprepitanto ± lorazepam

Pós-quimioterapia (Êmese tardia)
- Dexametasona + aprepitanto
- Dexametasona (dias 2 a 4) + aprepitanto (dias 2 e 3) ± lorazepam (dias 2 a 4)

5-HT, 5-hidroxitriptamina (serotonina).
[a]Recomendações específicas e dosagens são ajustadas ao paciente e ao regime quimioterápico. Para informações atualizadas consulte o *site* National Cancer Institute (Cancer Topics: Nausea and Vomiting).
Alguns pacientese se beneficiam dos canabinóides (dronabinol e nabilona) ± um fenotiazínico ou dexametasona. O pó de gengibre (Zingiber officinale) está sendo avaliado como antiemético.

Quadro 46-6

Antagonistas do receptor 5-HT_3 para náuseas e vômitos induzidos pela quimioterapia

FÁRMACO	NATUREZA QUÍMICA	INTERAÇÕES COM OS RECEPTORES	MEIA-VIDA	DOSE (IV)
Ondansetrona	Derivado carbazol	Antagonista do 5-HT_3 e antagonista fraco do 5-HT_4	3,9 h	0,15 mg/kg
Granissetrona	Indazol	Antagonista do 5-HT_3	9-11,6 h	10 μg/kg
Dolassetrona	Molécula indol	Antagonista do 5-HT_3	7-9 h	1,8 mg/kg
Palonossetrona	Isoquinolina	Antagonista do 5-HT_3; tem a maior afinidade pelo receptor do 5-HT_3 nesse grupo	40 h	0,25 mg

IV, intravenosa.

Os receptores 5-HT_3 estão presentes em várias estruturas críticas envolvidas nos vômitos, incluindo-se aferentes vagais, NTS (que recebem estímulos dos aferentes vagais) e a própria RP (Figura 46-4). A 5-HT é liberada pelas células enterocromafínicas do intestino delgado em resposta aos quimioterápicos e pode estimular os aferentes vagais (via receptores 5-HT_3) a iniciar o reflexo do vômito. As concentrações mais altas dos receptores 5-HT_3 no SNC são encontradas no NTS e na ZDQ e os antagonistas desses receptores também podem suprimir as náuseas e os vômitos por sua ação nesses locais.

ADME. Esses fármacos são bem absorvidos pelo trato GI. A ondansetrona é amplamente biotransformada no fígado pelas CYP1A2, CYP2D6 e CYP3A4 seguida de conjugação com glicuronídeo ou sulfato. Os pacientes com disfunção hepática têm depuração plasmática mais lenta e é recomendável efetuar algum ajuste da dosagem. A granissetrona também é biotransformada principalmente pelo fígado pela a família CYP3A. A dolassetrona é convertida rapidamente pela carbonil redutase plasmática em seu metabólito ativo hidrodolassetrona. Parte desse composto sofre biotransformação adicional pela CYP2D6 e pela CYP3A4 no fígado, enquanto ~ 33% é excretado sem alterações na urina. A palonossetrona é biotransformada principalmente pela CYP2D6 e excretada na urina em suas formas metabolizada e inalterada em proporções praticamente iguais. Os efeitos antieméticos desses fármacos persistem depois do seu desaparecimento da circulação, sugerindo sua interação persistente com os receptores. De fato, todos esses fármacos podem ser eficazes administrados em dose única diária.

Uso terapêutico. Esses fármacos são mais eficazes para o tratamento das náuseas induzidas pela quimioterapia e das náuseas secundárias à irradiação do abdome superior. Também são eficazes no tratamento da hiperêmese gestacional e, em menor grau, no controle das náuseas pós-operatórias, mas são ineficazes na cinetose. Ao contrário dos outros fármacos desse grupo, a palonossetrona também pode ser útil nos vômitos tardios, talvez refletindo sua meia-vida longa. Os fármacos desse grupo estão disponíveis em comprimidos, solução oral e preparações intravenosas. Para os pacientes em tratamento quimioterápico contra o câncer, esses fármacos podem ser administrados em dose intravenosa única (Quadro 46-6) infundida durante 15 min, começando 30 min antes da quimioterapia, ou em 2-3 doses fracionadas, das quais a primeira geralmente é administrada 30 min antes e as doses seguintes a intervalos variados depois da quimioterapia. Esses fármacos também podem ser administrados por via intramuscular (somente a ondansetrona) ou via oral. A granissetrona é disponibilizada em uma formulação transdermal que é aplicada 24-48 h antes da quimioterapia e perdura por até 7 dias.

Efeitos adversos. Em geral, esses fármacos são muito bem tolerados e os efeitos adversos mais comuns são constipação ou diarreia, cefaleia e tontura.

ANTAGONISTAS DOS RECEPTORES DA DOPAMINA

As fenotiazinas como a proclorperazina, a tietilperazina (interrompida nos EUA) e a clorpromazina (Capítulo 16) estão entre os agentes antinauseantes e antieméticos de "indicação geral" utilizados mais comumente. Seu mecanismo de ação principal é o antagonismo aos receptores dopaminérgicos D_2 na ZDQ. As fenotiazinas não são uniformemente eficazes nos vômitos induzidos pela quimioterapia do câncer, mas elas exercem atividades anti-histamínicas e anticolinérgicas, úteis em outros tipos de náuseas como a da cinetose.

ANTI-HISTAMÍNICOS

Os antagonistas dos receptores histamínicos H_1 são úteis, principalmente, na cinetose e nos vômitos pós-operatórios, atuando nos nervos aferentes vestibulares e no tronco cerebral. *Ciclizina, hidroxizina, prometazina* e *difenidramina* são alguns exemplos desse grupo de fármacos. A ciclizina exerce efeito adicional anticolinérgico, que podem ser úteis aos pacientes com câncer no abdome. Para uma discussão detalhada desses fármacos, ver o Capítulo 32.

AGENTES ANTICOLINÉRGICOS

O antagonista dos receptores muscarínicos utilizado mais comumente é a *escopolamina* (hioscina), que pode ser injetada na forma de bromidrato, mas, em geral, é administrada como base livre na forma de adesivo transdérmico.

Sua principal utilidade é a profilaxia e o tratamento da cinetose, com alguma atividade nas náuseas e nos vômitos pós-operatórios. Em geral, os anticolinérgicos não são eficazes no tratamento das náuseas induzidas pela quimioterapia.

ANTAGONISTAS DO RECEPTOR DA SUBSTÂNCIA P

As náuseas e a êmese associadas a cisplatina (Capítulo 61) têm dois componentes: uma fase aguda que é experimentada universalmente (em 24 h após a quimioterapia) e uma fase tardia que afeta só alguns pacientes (nos dias 2-5). Os antagonistas de receptor 5-HT_3 não são muito eficazes contra a êmese tardia. Os antagonistas dos receptores NK_1 da substância P, como o aprepitanto (e sua preparação precursora, fosaprepitanto), têm efeito antiemético nas náuseas tardias e melhoram a eficácia dos regimes antieméticos-padrão em pacientes que recebem sessões múltiplas de quimioterapia.

Após absorção, o aprepitanto se liga extensamente às proteínas plasmáticas (> 95%); é biotransformado, primariamente pela CYP34 hepática e é excretado nas fezes; a meia-vida é de 9-13 h. O aprepitanto tem o potencial de reagir com outros substratos CYP3A4, sendo necessário reajustar as dosagens dos outros fármacos, incluindo dexametasona, metilprednisolona (cuja dose pode necessitar ser reduzida em 50%) e varfarina. O aprepitanto é contraindicado em pacientes que recebem cisaprida ou pimozida, nos quais se detectou prolongamento do segmento QT com risco à vida. O aprepitanto é apresentado em cápsulas de 40, 80 e 125 mg e é administrado por três dias em conjunto com a quimioterapia altamente emetogênica, mais o antagonista de 5-HT_3 e um corticosteroide. A dosagem recomendada para adulto é de 125 mg administrado 1 h antes da quimioterapia no primeiro dia, seguido de 80 mg 1 vez/dia, na manhã dos dias 2 e 3 do regime de tratamento.

CANABINOIDES

O **dronabinol** (Δ-9-tetraidrocanabinol) é um canabinoide natural que pode ser sintetizado ou extraído da maconha (*Cannabis sativa*). O mecanismo exato da ação antiemética do dronabinol é desconhecido, mas é provável que esteja relacionado com a estimulação dos receptores canabinoides do subtipo CB_1 nos neurônios e ao redor do ZDQ (Figura 46-4).

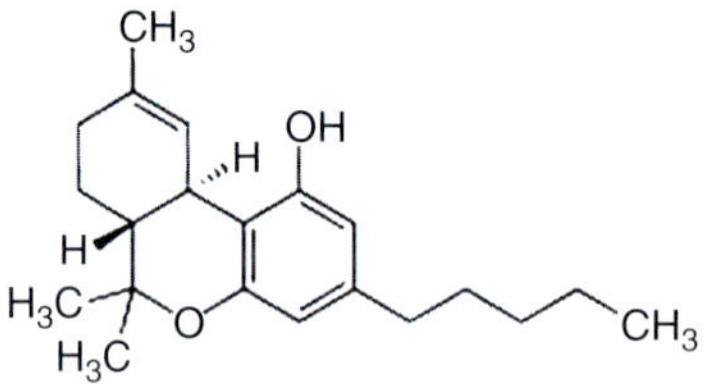

DRONABINOL

ADME. O dronabinol é um composto altamente lipossolúvel e absorvido rapidamente depois da administração oral; o início da ação ocorre em 1 h e os níveis máximos são atingidos em 2-4 h. É amplamente biotransformado na primeira passagem pelo fígado e tem biodisponibilidade sistêmica baixa depois da administração de uma única dose (apenas 10-20%). O principal metabólito ativo é o 11-OH-δ-9-tetraidrocanabinol. Os metabólitos são excretados principalmente por via biliar-fecal e apenas 10-15% são excretados na urina. O dronabinol e seus metabólitos ligam-se amplamente (> 95%) às proteínas plasmáticas. Em vista desse volume de distribuição amplo, uma única dose do dronabinol pode resultar em níveis detectáveis dos metabólitos por várias semanas.

Uso terapêutico. O dronabinol é um fármaco profilático útil para os pacientes que estão fazendo quimioterapia contra o câncer, quando os outros antieméticos são ineficazes. Além disso, pode estimular o apetite e tem sido útil para os pacientes com síndrome da imunodeficiência adquirida (Aids) e anorexia. Como antiemético, o dronabinol é administrado na dose inicial de 5 mg/m^2 ingerida 1-3 h antes da quimioterapia e, em seguida, a cada 2-4 h até completar o total de 4 a 6 doses. Se isso não for suficiente, aumentos progressivos da dose podem ser efetuados até chegar a 15 mg/m^2 por dose. Para as demais indicações, a dose inicial habitual é de 2,5 mg 2 vezes/dia, que pode ser titulado até o máximo de 20 mg/dia.

Efeitos adversos. O dronabinol exerce efeitos complexos no SNC, incluindo hiperatividade simpatomimética central, que pode causar palpitações, taquicardia, vasodilatação, hipotensão e congestão conjuntival (olhos injetados). A supervisão do paciente é necessária porque os "baratos" semelhantes aos produzidos pela maconha (p. ex., euforia, sonolência, desinteresse, tontura, ansiedade, nervosismo, pânico etc.) podem ocorrer, assim como efeitos mais perturbadores, como reações paranoides e distúrbios do raciocínio. Depois da interrupção repentina do tratamento com dronabinol, pode haver uma síndrome de abstinência (irritabilidade, insônia e agitação). Em vista da grande afinidade pelas proteínas plasmáticas, o dronabinol pode deslocar outros fármacos ligados às proteínas, razão pela qual pode ser necessário ajustar suas doses. O dronabinol deve ser prescrito com muito cuidado aos pacientes com história de uso abusivo de drogas (álcool ou outras), porque ele também pode ser utilizado abusivamente nesses casos.

A **nabilona** é um canabinoide sintético com modo de ação similar ao do dronabinol.

ADME. A nabilona é altamente lipossolúvel e rapidamente absorvida após administração oral; o início da ação ocorre em 1 h e a concentração máxima é alcançada em 2 h. Sua meia-vida é ~ 2 h e a dos metabólitos 35 h. Os metabólitos são excretados primariamente por via biliar-fecal (60%) e só ~ 25% na urina.

Usos terapêuticos. A nabilona é útil na profilaxia do vômito de pacientes sob quimioterapia anticâncer, quando outros antieméticos não são eficazes. Uma dose (1-2 mg) pode ser administrada na noite da véspera da quimioterapia; a dosagem usual inicia-se 1-3 h antes do tratamento e então a cada 8-12 h durante o curso da quimioterapia e por mais 2 dias após seu encerramento.

Efeitos adversos. São amplamente similares aos do dronabinol com ação significativa no SNC em mais de 10% dos pacientes. Efeitos cardiovasculares, GI e outros também são comuns e, junto com as ações no SNC, limitam a utilidade deste fármaco.

GLICOCORTICOIDES E ANTI-INFLAMATÓRIOS

Os glicocorticoides como a dexametasona podem ser coadjuvantes úteis (Quadro 46-5) no tratamento das náuseas dos pacientes com câncer generalizado, possivelmente porque suprimem a inflamação peritumoral e a produção das prostaglandinas. Um mecanismo semelhante foi sugerido para explicar os efeitos benéficos dos AINEs nas náuseas e nos vômitos induzidos pela radioterapia sistêmica. Para uma discussão detalhada desses fármacos, ver Capítulos 34 e 42.

BENZODIAZEPINAS

Intrinsecamente, as benzodiazepinas como o lorazepam e o alprazolam não são antieméticos muito eficazes, mas seus efeitos sedativos, amnésicos e ansiolíticos podem ser úteis para reduzir o componente antecipatório das náuseas e dos vômitos desses pacientes. Para uma discussão detalhada desses fármacos, ver Capítulo 17.

SOLUÇÕES DE CARBOIDRATOS FOSFORADAS

Soluções aquosas de glicose, frutose e ácido fosfórico, de venda livre, estão disponíveis para aliviar as náuseas. O mecanismo de ação não está estabelecido.

FÁRMACOS USADOS EM DIVERSOS DISTÚRBIOS GASTRINTESTINAIS

PANCREATITE CRÔNICA E ESTEATORREIA

ENZIMAS PANCREÁTICAS. A pancreatite crônica é uma síndrome debilitante que causa sinais e sintomas decorrentes da perda das funções glandulares (endócrina e exócrina) e da inflamação (dor). Os objetivos do tratamento farmacológico são evitar a má absorção e aliviar a dor.

Preparações enzimáticas. Enzimas pancreáticas são prescritas com base no conteúdo de lipase. Somente a pancrelipase está licenciada no EUA. Os produtos com pancrelipase contêm várias quantidades de lipase, protease e amilase e assim não podem ser intercambiados.

Tratamento de reposição para má absorção. A má absorção de gordura (esteatorreia) e a má digestão das proteínas ocorrem quando o pâncreas perde mais de 90% da sua capacidade de produzir enzimas digestivas. A diarreia e a má absorção resultantes podem ser razoavelmente corrigidas se forem liberadas 30.000 unidades USP de lipase pancreática no duodeno em um período de 4 h, durante e depois das refeições. Como alternativa, pode-se titular a dose pelo teor de gordura da dieta, pois são necessárias ~ 8.000 unidades USP de atividade da lipase para cada 17 g de gordura dietética. As preparações de enzimas pancreáticas disponíveis contêm até 20.000 unidades de lipase e 76.000 unidades de protease e a dose típica da pancrelipase é de 1-3 cápsulas junto ou logo antes das refeições. A perda da amilase pancreática não causa problemas significativos porque existem outras fontes dessa enzima (p. ex., glândulas salivares).

Enzimas para tratamento da dor. Dor é outro sintoma fundamental da pancreatite crônica. As razões para seu tratamento com enzimas pancreáticas baseiam-se no princípio da inibição por retroalimentação negativa do pâncreas, em virtude da presença das proteases duodenais. A liberação de colecistocinina (CCK), principal secretagogo das enzimas pancreáticas, é desencadeada pelo peptídeo monitor da liberação da CKK no duodeno, que normalmente é desnaturado pela tripsina pancreática. Na pancreatite crônica, a deficiência de tripsina resulta na ativação persistente desse peptídeo e na liberação exagerada de CCK, que parece causar a dor pancreática em virtude da estimulação contínua da secreção das enzimas pancreáticas e da elevação da pressão dentro dos ductos. Por essa razão, a liberação de proteases ativas no duodeno (que pode ser conseguida confiavelmente apenas com as preparações não revestidas) é importante para a interrupção desse ciclo. Embora a reposição enzimática esteja firmemente incorporada ao tratamento da pancreatite dolorosa, as evidências que apóiam essa prática são no mínimo questionáveis.

Em geral, as preparações de enzimas pancreáticas são muito bem toleradas pelos pacientes. Os pacientes com fibrose cística podem desenvolver hiperuricosúria e também existem relatos de má absorção de folato e ferro.

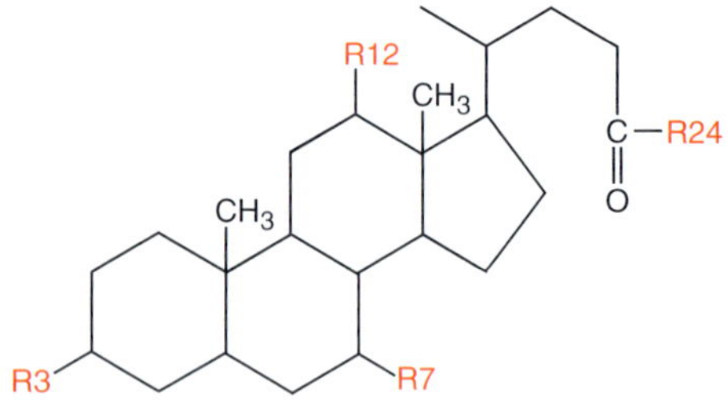

Ácido biliar	R3	R7	R12	R24
Ácido cólico	–OH	–OH	–OH	Glicina (75%) Taurina (24%) –OH (<1%)
Ácido quenodesoxicólico	–OH	–OH	–H	
Ácido desoxicólico	–OH	–H	–OH	
Ácido litocólico	$-SO_2^-$ / –OH	–H	–H	
Ácido ursodesoxicólico	–OH	◄OH	–H	

Figura 46-5 *Principais ácidos biliares dos adultos.*

ÁCIDOS BILIARES

Os ácidos biliares e seus conjugados são sintetizados a partir do colesterol no fígado. Os ácidos biliares estimulam o fluxo da bile, inibem por retroalimentação a síntese do colesterol, promovem a excreção intestinal de colesterol e facilitam a dispersão e a absorção dos lipídeos e das vitaminas lipossolúveis. Depois da secreção nas vias biliares, os ácidos biliares são reabsorvidos em grande parte (95%) no intestino, retornam ao fígado e são secretados novamente na bile (circulação êntero-hepática). Ácido cólico, ácido quenodesoxicólico e ácido desoxicólico constituem 95% dos ácidos biliares, enquanto os ácidos litocólico e ursodesoxicólico são componentes menores. Os ácidos biliares são encontrados principalmente na forma de conjugados com glicina e taurina, cujos sais são conhecidos como *sais biliares*. O ácido ursodesoxicólico (AUDC; ursodiol) (Figura 46-5) é um ácido biliar hidrofílico desidroxilado formado pela epimerização do ácido biliar quenodesoxicólico (AQDC; quenodiol) no intestino pelas bactérias intestinais. Quando administrados por via oral, os ácidos biliares litolíticos, como o quenodiol e o ursodiol, alteraram as concentrações relativas dos ácidos biliares, diminuem a secreção lipídica biliar e reduzem o teor de colesterol da bile, de forma que se torne menos litogênica. O ursodiol também pode ter efeitos citoprotetores nos hepatócitos e efeitos no sistema imune, que explicam parte dos seus efeitos benéficos nas doenças hepáticas colestáticas.

FÁRMACOS ANTIFLATULENTOS

"Gases" é uma queixa GI comum e relativamente vaga, usada para descrever não apenas a flatulência e a eructação, como também o timpanismo (distensão) ou a sensação de plenitude. As preparações fitoterápicas e outros remédios de venda livre são muito populares. A *dimeticona*, que é a mistura de polímeros de siloxano estabilizados com dióxido de silício é um líquido inerte, atóxico e insolúvel. Em vista de sua capacidade de colapsar bolhas formando uma fina camada em sua superfície, esse fármaco é um agente antiespumante eficaz, não está claro se isso produz algum resultado terapêutico no trato GI. A dimeticona está disponível em comprimidos mastigáveis, pérolas ('cápsulas' preenchidas com líquido), suspensões e tiras desintegradoras orais, seja isoladamente ou em combinação com outros fármacos de venda livre, incluindo antiácidos e outros digestivos. A dose habitual para os adultos é de 40-25 mg 4 vezes/dia. Carvão ativado pode ser usado só ou em associação com dimeticona, mas seu benefício não foi demonstrado conclusivamente. Uma preparação de α-galactosidase de venda livre está disponível para reduzir gases de feijões cozidos.

SÍNDROME DO INTESTINO CURTO

AGONISTAS DE RECEPTOR GLP-2.

Teduglutida é um análogo com 33 aminoácidos do GLP aprovado para o tratamento da síndrome do intestino curto. As injeções de teduglutida são administradas via SC uma vez ao dia para ajudar a melhorar a absorção intestinal de nutrientes e reduzir a necessidade de complemento parenteral. Os efeitos adversos incluem dor abdominal, náuseas, cefaleia e sintomas tipo gripe. A teduglutida pode causar efeitos adversos graves incluindo câncer do intestino, bloqueio intestinal e inflamação da vesícula biliar ou pâncreas. A teduglutida tem o *status* de fármaco órfão.

Para uma listagem bibliográfica completa, consulte ***As Bases Farmacológicas da Terapêutica de Goodman e Gilman***, 12ª edição.

Capítulo 47 Tratamento farmacológico da doença inflamatória intestinal

A doença inflamatória intestinal (DII) é um espectro de distúrbios inflamatórios intestinais idiopáticos crônicos. A DII causa sintomas GI significativos, como diarreia, dor abdominal, sangramento, anemia e emagrecimento. Por convenção, a DII é classificada em dois subtipos principais: colite ulcerativa e doença de Crohn. A primeira caracteriza-se por inflamação confluente da mucosa do intestino grosso, que se estende desde o orifício anal por extensões variáveis em direção aos segmentos proximais (p. ex., proctite, colite do lado esquerdo, ou pancolite). A doença de Crohn é caracterizada por inflamação transmural de qualquer segmento do trato GI, mas na maioria dos casos afeta a região adjacente à valva ileocecal. Nessa doença, a inflamação não é necessariamente confluente e, em geral, deixa "áreas preservadas" de mucosa relativamente normal. A natureza transmural da inflamação pode causar fibrose e estenoses ou a formação de fístulas.

PATOGENIA DA DII. A doença de Crohn e a colite ulcerativa são distúrbios inflamatórios idiopáticos crônicos do trato GI; a Figura 47-1 apresenta um resumo dos fenômenos patogenéticos propostos e os locais potenciais de intervenção terapêutica. A doença de Crohn e a colite ulcerativa resultam de mecanismos patogenéticos distintos. Histologicamente, as lesões transmurais da doença de Crohn mostram infiltração maciça de linfócitos e macrófagos, formação de granulomas e fibrose da submucosa, enquanto as lesões superficiais da colite ulcerativa apresentam infiltrados linfocíticos e neutrofílicos. Nos segmentos intestinais afetados pela doença de Crohn, o perfil das citocinas inclui níveis elevados de interleucina (IL)-12, IL-23, interferon γ e fator de necrose tumoral α (TFN-α), ou seja, achados característicos dos processos inflamatórios mediados pelos linfócitos auxiliares T1 (T_H1). Em contrapartida, a resposta inflamatória observada na colite ulcerativa é muito semelhante às reações mediadas pelos linfócitos T_H2. O entendimento do processo inflamatório evoluiu com a descrição das células reguladoras T e das células pró-inflamatórias T_H17, uma nova população de células T que expressa receptores IL-23 como marcador de superfície e produz, entre outros, as citocinas pró-inflamatórias IL-17, IL-21, IL-22 e IL-26. As células T_H17 parecem desempenhar um papel importante na inflamação intestinal, particularmente na doença de Crohn.

TRATAMENTO FARMACOLÓGICO CONTRA A DII. O tratamento médico da DII é problemático. Como não se identifica uma anormalidade única, o tratamento da DII procura combater a resposta inflamatória generalizada. Lamentavelmente nenhum fármaco consegue isto de modo confiável e a resposta de cada paciente individualmente a um determinado fármaco pode ser limitado e imprevisível. Os objetivos farmacoterapeuticos na DII incluem o controle das exacerbações, manter a remissão e tratar complicações específicas como as fístulas. As principais opções terapêuticas são consideradas na continuação e resumidas no fim de capítulo na Quadro 47-1.

TRATAMENTOS À BASE DE MESALAZINA (5-ASA)

O tratamento de primeira linha para a colite ulcerativa moderada, geralmente, inclui mesalazina (mesalamina, ácido 5-aminossalicílico ou 5-ASA). O arquétipo desse grupo de fármacos é a sulfassalazina, que consiste na 5-ASA ligado à *sulfapiridina* por uma ponte azo (Figura 47-2).

MECANISMO DE AÇÃO E PROPRIEDADES FARMACOLÓGICAS. A sulfassalazina é um pró-fármaco oral que libera 5-ASA de forma eficaz no trato GI distal. A ligação azo da sulfassalazina impede a absorção no estômago e no intestino delgado e os componentes individuais não ficam disponíveis para absorção, até que as bactérias do intestino grosso quebrem essa ligação. A 5-ASA é a molécula terapêutica, com pouca ou nenhuma contribuição da sulfapiridina. Ainda que a 5-ASA seja um salicilato, seu efeito terapêutico não parece se relacionar com a inibição da ciclooxigenase; de fato, os AINEs tradicionais podem até agravar a DII. Alguns locais potenciais de ação (efeitos na função imune e na inflamação) foram demonstrados *in vitro* para a sulfassalazina ou a mesalazina (inibição da produção da IL-1 e do TFN-α; inibição da via de lipoxigenase; eliminação dos radicais livres e oxidantes; e inibição do NF-κB, um fator de transcrição fundamental à produção dos mediadores inflamatórios), mas um mecanismo de ação específico não foi identificado.

Embora inative terapeuticamente, a sulfapiridina causa vários dos efeitos adversos observados nos pacientes tratados com sulfassalazina. Para preservar o efeito terapêutico da 5-ASA sem que ocorram os efeitos adversos da sulfapiridina, vários compostos de 5-ASA de segunda geração foram desenvolvidos (Figuras 47-2, 47-3 e 47-4). Esses fármacos são divididos em dois grupos: *pró-fármacos* e *compostos revestidos*. Os pró-fármacos contêm a

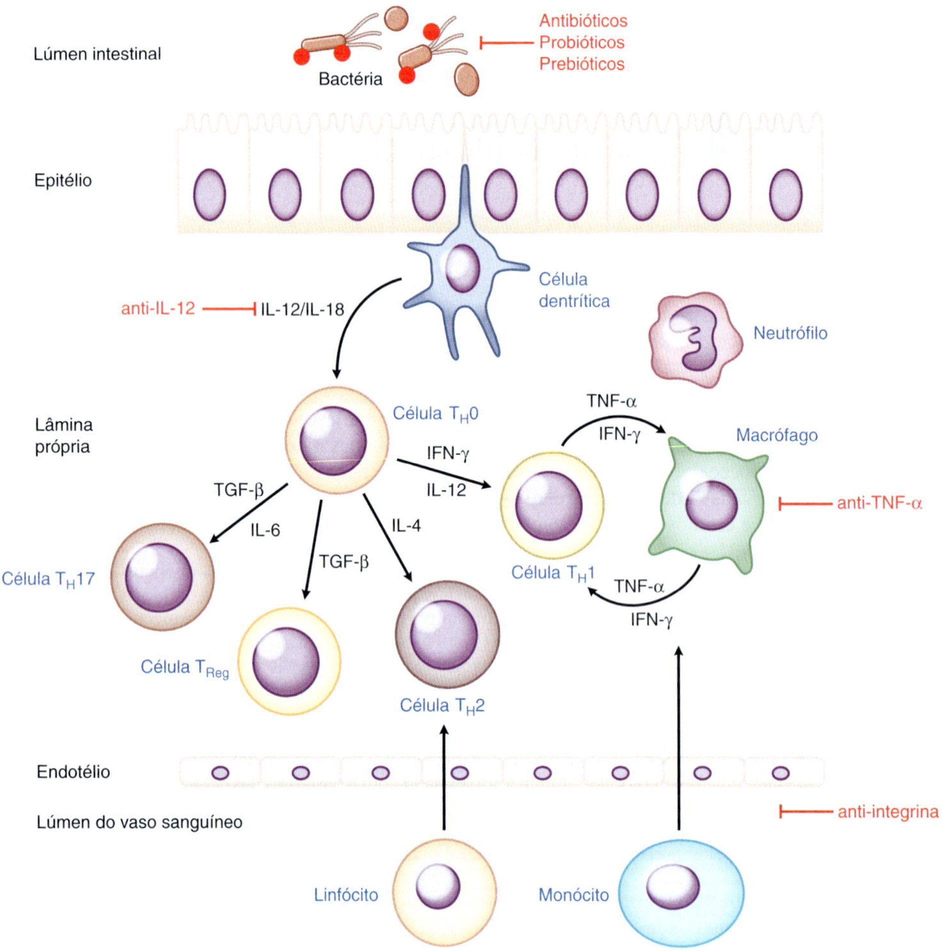

Figura 47-1 *Patogenia proposta para explicar a doença inflamatória intestinal e os locais alvos de intervenção farmacológica.* São mostradas interações entre antígenos bacterianos no lúmen intestinal e células imunes na parede intestinal. Se a barreira epitelial está danificada, os antígenos bacterianos podem ter acesso às células apresentadoras de antígenos (APC) tais como as células dendríticas na lâmina própria. Essas células apresentam o(s) antígeno(s) aos linfócitos $CD4^+$ e também secretam citocinas tais como interleucina IL-12 e IL-18 induzindo desse modo a diferenciação das células T_H1 na doença de Crohn (ou, sob o controle de IL-4, linfócitos T auxiliares tipo 2 [T_H2] na colite ulcerativa). O equilíbrio entre eventos pró-inflamatórios e anti-inflamatórios é também governado por células regulatórias T_H17 e T_{Reg}, ambas servem para limitar as respostas imune e inflamatória no trato GI. O fator de crescimento transformador β (TGF-β) e a IL-6 são citocinas importantes que levam à expansão dos subconjuntos de células T regulatórias. As células T_H1 produzem um conjunto característico de citocinas, incluindo interferon (IFN)-γ e TNF-α, que por seu turno ativam os macrófagos. Os macrófagos regulam positivamente as células T_H1 pela secreção de citocinas adicionais, incluindo IFN-γ e TNF-α. O recrutamento de uma variedade de leucócitos é mediada pela ativação de células imunes residentes incluindo neutrófilos. As moléculas de adesão celular tais como as integrinas são importantes na infiltração de leucócitos e novas estratégias terapêuticas biológicas visando bloquear o recrutamento de leucócitos são eficazes na redução da inflamação. Os imunossupressores gerais (p. ex., glicocorticoides, derivados da tioguanina, metotrexato e ciclosporina) afetam locais múltiplos da inflamação. Os locais de intervenção mais específicos envolvem bactérias intestinais (antibióticos, prebióticos e probióticos) e terapia direcionada para TNF-α ou IL-12.

mesma ponte azo presente na sulfassalazina, mas substituem a sulfapiridina ligada por uma outra molécula 5-ASA (*olsalazina*) ou um composto inerte (*balsalazida*). As abordagens alternativas utilizam uma preparação de liberação retardada ou revestimento sensível ao pH. A mesalazina de liberação retardada é liberada ao longo de todo o intestino delgado e colo, enquanto a mesalazina pH-sensível é liberada no íleo terminal e no intestino grosso. Essas diferenças nas áreas de liberação dos fármacos têm implicações terapêuticas potenciais.

A sulfassalazina oral é eficaz nos pacientes com colite ulcerativa branda a moderada e produz índices de resposta de 60-80%. A dose habitual é de 4 g/dia ingeridos em quatro doses fracionadas junto com os alimentos; para evitar efeitos adversos a dose aumenta gradualmente a partir da dose inicial de 500 mg 2 vezes. Podem ser usadas doses

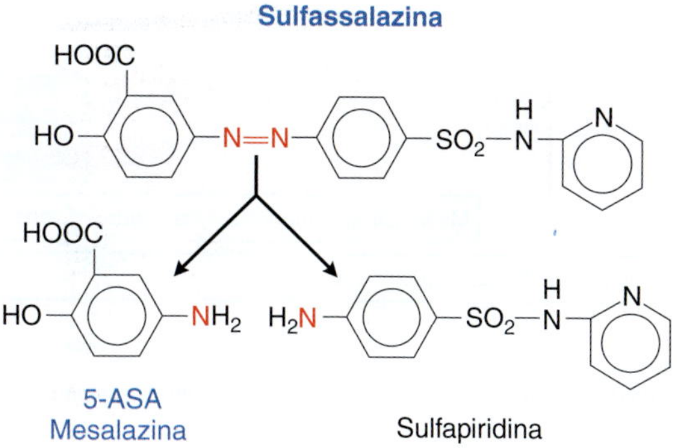

Figura 47-2 *Geração da mesalazina do pró-fármaco sulfassalazina.* Os átomos de N vermelhos indicam a ligação diazo, que é clivada para formar a molécula ativa.

de até 6 g/dia, mas elas aumentam a incidência dos efeitos adversos. Para pacientes com colite grave, a sulfassalazina tem utilidade menos evidente, mesmo que geralmente seja acrescentada como coadjuvante a glicocorticoides sistêmicos. A sulfassalazina desempenha uma função útil na profilaxia das recidivas depois que o paciente estiver em remissão. Em virtude da ausência dos efeitos adversos dependentes da dose da sulfapiridina, as formulações mais modernas podem ser utilizadas para administrar doses maiores de mesalazina, com alguma melhora do controle da doença. As doses habituais utilizadas para tratar a doença em atividade são 800 mg 3 vezes/dia da preparação de liberação retardada, e 1 g 4 vezes/dia da preparação de revestimento sensível ao pH. Doses menores são administradas para manutenção (p. ex., 800 mg/dia da preparação de liberação retardada). A eficácia das preparações de 5-ASA (p. ex., sulfassalazina) na doença de Crohn é menos contundente, e as experiências controladas demonstraram, no máximo, benefícios moderados. A segunda geração de pró-fármacos 5-ASA (p. ex., olsalazina e balsalazida) não produzem efeitos significativos na doença de Crohn do intestino delgado.

As preparações tópicas em suspensão de mesalazina em supositórios de matriz de cera ou enema de suspensão são eficazes na proctite e colite ulcerativa distal, respectivamente. Nesses casos, esses fármacos parecem ser superiores à *hidrocortisona* tópica, com índices de resposta entre 75-90%. Os enemas de mesalazina (4 g/60 mL) devem ser aplicados ao deitar e retidos por no mínimo 8 h; o supositório (500 mg) deve ser usado 2-3 vezes/dia, com a recomendação de que sejam retidos por no mínimo 3 h. A resposta ao tratamento tópico com mesalazina pode ocorrer no decorrer de 3-21 dias; contudo, a duração habitual do tratamento varia de 3-6 semanas. Quando o paciente tiver entrado em remissão, doses menores são utilizadas para a manutenção.

ADME. Entre 20-30% da dose administrada de sulfassalazina oral são absorvidos no intestino delgado. Grande parte é captada pelo fígado e excretada sem alterações na bile; o restante (~ 10%) é excretado inalterado na urina. Os 70% remanescentes chegam ao colo onde, se for clivado completamente pelas enzimas bacterianas, forma 400 mg de mesalazina por grama do composto original. A partir daí, cada componente da sulfassalazina segue vias metabólicas diferentes. A sulfapiridina é absorvida rapidamente pelo intestino grosso e é amplamente biotransformada no fígado, incluindo acetilação e hidroxilação, conjugação com ácido glicurônico e excretada na urina. O fenótipo acetilador do paciente determina os níveis plasmáticos da sulfapiridina e a probabilidade de ocorrerem efeitos adversos; os acetiladores rápidos têm níveis sistêmicos menores e desenvolvem menos efeitos adversos. Somente 25% da mesalazina são absorvidos pelo intestino grosso e a maior parte é excretada nas fezes. A pequena quantidade absorvida é acetilada na parede da mucosa intestinal e no fígado e, em seguida, excretada na urina. Por essa razão, as concentrações intraluminais da mesalazina podem ser muito altas (~ 1.500 μg/mL).

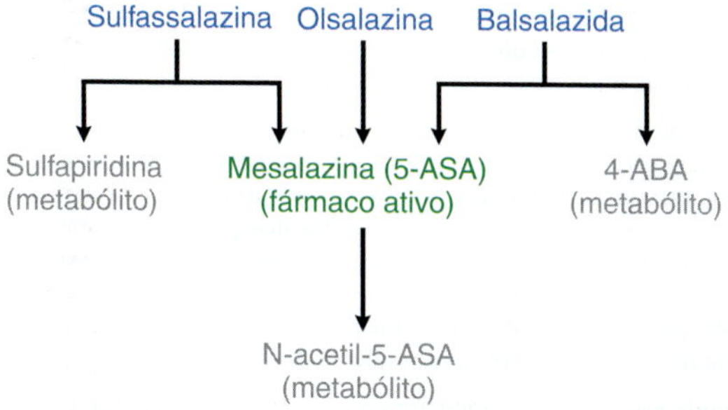

Figura 47-3 *Destino metabólico das diferentes preparações orais da mesalazina (5-ASA).*

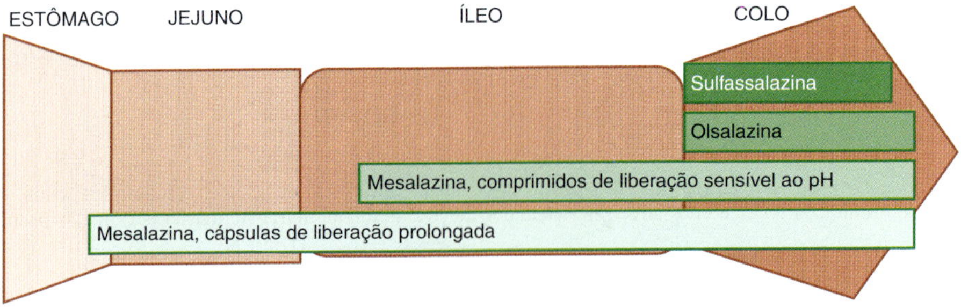

Figura 47-4 *Áreas de liberação da mesalazina (5-ASA) no trato GI das diferentes preparações orais.*

O revestimento sensível ao pH limita a absorção da 5-ASA no estômago e no intestino delgado. A farmacocinética da preparação de liberação retardada é um pouco diferente. Os micrograñulos revestidos por etilcelulose são liberados no trato GI alto sob a forma de pequenas unidades de liberação prolongada de mesalazina. A mesalazina acetilada pode ser detectada na circulação dentro de 1 h após a ingestão, indicando que houve alguma absorção rápida, mas alguns microgrânulos intactos também podem ser encontrados no intestino grosso. Como é liberada no intestino delgado, uma fração maior da preparação de liberação retardada é absorvida para a circulação sistêmica, em comparação com outras preparações à base de 5-ASA.

EFEITOS ADVERSOS. Os efeitos adversos da sulfassalazina ocorrem em 10-45% dos pacientes com colite ulcerativa e estão relacionados principalmente com a molécula de sulfa. Alguns desses efeitos são dependentes da dose, incluindo cefaleia, náuseas e fadiga. Essas reações podem ser atenuadas pela administração às refeições, ou pela redução da dose. As reações alérgicas são erupções, febre, síndrome de Stevens-Johnson, hepatite, pneumonite, anemia hemolítica e supressão da medula óssea. A sulfassalazina reduz reversivelmente o número e a motilidade dos espermatozoides, mas não compromete a fertilidade feminina. A sulfassalazina inibe a absorção intestinal do folato e, por essa razão, ele geralmente é administrado junto com a sulfassalazina. Em geral, as preparações mais modernas de mesalazina são bem toleradas. Cefaleia, dispepsia e erupção cutânea são os mais comuns. A diarreia parece ser particularmente comum com a olsalazina (ocorre em 10-20% dos pacientes tratados). Embora seja rara, a nefrotoxicidade é a principal preocupação. A mesalazina foi associada à nefrite intersticial e a função renal deve ser monitorada em todos os pacientes tratados com esses fármacos. A sulfassalazina e seus metabólitos atravessam a placenta, mas não se demonstrou efeitos nocivos ao feto. As novas formulações parecem também ser seguras na gravidez.

GLICOCORTICOIDES

Os efeitos dos glicocorticoides na resposta inflamatória são numerosos (Capítulos 38 e 42). Os glicocorticoides são indicados para os casos moderados a graves de DII.

As respostas de determinado paciente com DII aos glicocorticoides podem ser subdivididas em três grupos gerais:

- *Pacientes que respondem aos glicocorticoides* apresentam melhora clínica dentro de 1-2 semanas e permanecem em remissão à medida que as doses são reduzidas e o tratamento finalmente é suspenso.
- *Pacientes dependentes de glicocorticoides* respondem aos glicocorticoides, mas ocorre recaída dos sintomas à medida que as doses são reduzidas.
- *Pacientes refratários aos glicocorticoides* não melhoram, mesmo com o tratamento prolongado e doses altas.

Em torno de 40% dos pacientes são sensíveis aos glicocorticoides, 30-40% apresentam apenas respostas parciais ou se tornam dependentes e 15-20% não respondem ao tratamento com glicocorticoides. Às vezes, os glicocorticoides são usados por longos períodos para controlar os sintomas dos pacientes dependentes de corticoides. Entretanto, se os pacientes não respondem aos esteroides com remissão prolongada (i.e., a doença recidiva), deve-se considerar imediatamente o uso de tratamentos alternativos incluindo imunossupressores e terapia anti-TNFα. Os glicocorticoides são ineficazes na manutenção da remissão da colite ulcerativa ou da doença de Crohn.

As doses iniciais na DII são de 40-60 mg/dia de prednisona ou equivalente; em geral, as doses maiores não são mais eficazes. A dose do glicocorticoide usada pelos pacientes com DII é reduzida progressivamente ao longo de algumas semanas ou meses. Devem ser envidados esforços no sentido de minimizar a duração do tratamento com esteroide. Os glicocorticoides induzem remissões na maioria dos pacientes com colite ulcerativa ou doença de Crohn. A maioria dos pacientes melhora significativamente 5 dias após o início do tratamento; outros necessitam de tratamento por várias semanas antes de ocorrer remissão. Para os casos mais graves, glicocorticoides como a metilprednisolona ou a hidrocortisona são administrados por via intravenosa. Alguns especialistas acreditem que a *corticotrofina* (ACTH) seja mais eficaz nos pacientes que ainda não utilizaram qualquer tipo de esteroide.

Os enemas de glicocorticoide são eficazes principalmente nos pacientes cuja doença se limita ao reto e ao colo esquerdo. A hidrocortisona está disponível para enema de retenção (100 mg/60 mL) e a dose habitual é de um enema de 60 mL à noite durante 2-3 semanas. Os pacientes com doença distal geralmente melhoram em 3-7 dias. A absorção, embora seja menor do que com as preparações orais, ainda é significativa (até 50-75%). A hidrocortisona também pode ser administrada uma ou duas vezes por dia na forma de suspensão espumosa a 10%, que libera 80 mg de hidrocortisona por aplicação; essa formulação pode ser útil aos pacientes com áreas muito curtas de proctite distal e dificuldade de reter líquidos.

A *budesonida* é uma preparação de liberação entérica de esteroide sintético, utilizada no tratamento da doença de Crohn ileocecal. Sua finalidade é liberar esteroide em quantidades adequadas em uma parte específica do intestino inflamado, minimizando os efeitos adversos sistêmicos devidos a ampla biotransformação hepática da primeira passagem que forma derivados inativos. O tratamento tópico (p. ex., enemas e supositórios) também é eficaz nos pacientes com colite limitada ao lado esquerdo do intestino grosso. A budesonida (9 mg/dia até 8 semanas seguida de 6 mg/dia para manutenção da remissão por até 3 meses) é eficaz para o manejo agudo das exacerbações brandas a moderadas da doença de Crohn.

AGENTES IMUNOSSUPRESSORES

Vários fármacos desenvolvidos inicialmente para a quimioterapia do câncer ou como imunossupressores nos transplantes de órgãos têm sido adaptados ao tratamento da DII. A experiência clínica tem definido as indicações específicas de cada um desses fármacos como base do tratamento farmacológico para a DII. Entretanto, seu potencial de efeitos adversos graves exige a avaliação cuidadosa dos riscos e benefícios em cada paciente.

DERIVADOS DA TIOPURINA

Os derivados citotóxicos da tiopurina *mercaptopurina* (6-MP) e azatioprina (Capítulos 35 e 61) são utilizados para tratar pacientes com DII grave, ou resistentes ou dependentes aos esteroides. Essas tiopurinas suprimem a biossíntese das purinas e inibem a proliferação celular. Ambas são pró-fármacos: a azatioprina é convertida em mercaptopurina, que depois é biotransformada em nucleotídeos de 6-tioguanina, a molécula provavelmente ativa (Figura 47-5).

Em geral, esses fármacos são utilizados de modo intercambiável com ajustes posológicos adequados, geralmente azatioprina (2-2,5 mg/kg) ou mercaptopurina (1,5 mg/kg). Tendo em vista as preocupações com os efeitos adversos, esses fármacos foram utilizados inicialmente apenas na doença de Crohn, para a qual falta a opção cirúrgica curativa. Hoje, os derivados da tiopurina são considerados igualmente eficazes na doença de Crohn e na colite ulcerativa. Esses fármacos são eficazes para manter as remissões dessas duas doenças e também impedem ou retardam a recidiva da doença de Crohn depois da ressecção cirúrgica. Por fim, a azatioprina e a mercaptopurina são eficazes no tratamento das fístulas associadas à doença de Crohn. A resposta clínica à azatioprina ou à mercaptopurina pode demorar semanas ou meses e, por essa razão, os fármacos com início de ação mais rápida (p. ex., mesalazina, glicocorticoides ou infliximabe) são preferidos para os casos agudos.

Em geral, os médicos que tratam pacientes com DII acreditam que os riscos em longo prazo associados ao uso da azatioprina-mercaptopurina sejam menores que aqueles causados pelos esteroides. Desse modo, essas purinas são utilizadas em pacientes resistentes aos glicocorticoides ou deles dependentes e nos indivíduos que tiveram recidivas recentes da doença e necessitam de ciclos repetidos de corticoterapia. Além disso, os pacientes que não responderam satisfatoriamente à mesalazina, mas não apresentam doença aguda, podem se beneficiar com a troca dos glicocorticoides pelos agentes imunossupressores. Por essa razão, esses últimos fármacos podem ser considerados como agentes poupadores de esteroide.

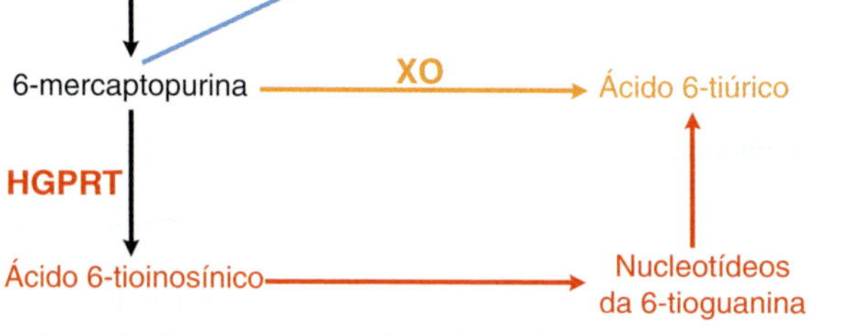

Figura 47-5 *Metabolismo da azatioprina e 6-mercaptopurina.* HGPRT, hipoxantina-guanina fosforribosiltransferase; TPMT, tiopurina metiltransferase; XO, xantina oxidase. As atividades dessas enzimas variam entre os humanos porque os polimorfismos genéticos têm expressão variável, o que explica as respostas e os efeitos adversos observados durante o tratamento com azatioprina-mercaptopurina. (Ver detalhes no texto).

Os efeitos adversos da azatioprina-mercaptopurina podem ser divididos em três grupos gerais: idiossincrásicos, dependentes da dose e potenciais. Os efeitos adversos ocorrem a qualquer tempo depois do início do tratamento e podem afetar até 10% dos pacientes. A reação idiossincrásica mais grave é a pancreatite, que ocorre em 5% dos pacientes tratados com esses fármacos. Febre, erupções cutâneas e artralgias são efeitos adversos ocasionais, enquanto náuseas e vômitos são um pouco mais frequentes. O principal efeito adverso dependente da dose é a supressão da medula óssea, e as contagens das células sanguíneas circulantes devem ser monitoradas cuidadosamente quando o tratamento é iniciado e a intervalos menos frequentes durante o período de manutenção. As elevações das provas de função hepática também podem ser dependentes da dose. O efeito adverso mais grave, a hepatite colestática, é relativamente raro. Imunossupressores utilizados na quimioterapia do câncer ou nos transplantes de órgãos foram associados ao aumento da incidência de neoplasias malignas, principalmente do linfoma não Hodgkin.

BIOTRANSFORMAÇÃO E FARMACOGENÉTICA. As respostas favoráveis à azatioprina-mercaptopurina ocorrem em até 66% dos pacientes. A mercaptopurina tem três destinos metabólicos (Figura 47-5):

- Conversão em ácido 6-tioúrico pela xantina oxidase
- Metabolismo em 6-metilmercaptopurina (6-MMP) pela tiopurina metiltransferase (TPMT)
- Conversão em nucleotídeos 6-tioguanínicos e outros metabólitos pela hipoxantina-guanina fosforribosiltransferase

As atividades relativas dessas três vias metabólicas podem explicar em parte as variações individuais da eficácia e dos efeitos adversos desses imunossupressores.

A meia-vida plasmática da mercaptopurina é limitada por sua captação relativamente rápida (i.e., em 1-2 h) pelos eritrócitos e pelas células de outros tecidos. Depois dessa captação, as diferenças na atividade da TPMT determinam o destino do fármaco. Em torno de 80% da população dos EUA apresentam o que se considera metabolismo "normal", enquanto uma em cada 300 pessoas tem atividade mínima da TPMT. Nesse último grupo, o metabolismo da mercaptopurina é desviado da 6-metil-mercaptopurina e levado no sentido dos nucleotídeos da 6-tioguanina, que podem suprimir profundamente a medula óssea. Cerca de 10% dos indivíduos têm atividade intermediária da TPMT; quando tratados com dose similar, esses pacientes tendem a apresentar níveis mais altos de 6-tioguanina do que os metabolizadores normais. Por fim, ~ 10% da população são classificados como metabolizadores rápidos. Nesses indivíduos, a mercaptopurina é desviada dos nucleotídeos da 6-tioguanina para a 6-MMP, que tem sido associada às anormalidades da função hepática. Além disso, em comparação com os metabolizadores normais, os níveis da 6-tioguanina desses metabolizadores rápidos são menores do que os obtidos com uma dose oral equivalente, possivelmente com redução da resposta terapêutica. A tipificação farmacogenética pode orientar o tratamento (Capítulo 7).

A xantina oxidase presente no intestino delgado e no fígado converte a mercaptopurina em ácido tioúrico, que é inativo como imunossupressor. A inibição dessa enzima pelo alopurinol desvia a mercaptopurina no sentido dos metabólitos mais ativos como a 6-tioguanina e aumenta os efeitos imunossupressores e tóxicos potenciais. Desse modo, os pacientes tratados com mercaptopurina devem ser alertados quanto à possibilidade de ocorrerem interações potencialmente graves com os fármacos usados para tratar a gota ou a hiperuricemia; além disso, as doses padronizadas devem ser reduzidas em 25% nos pacientes que já utilizam alopurinol.

METOTREXATO

O *metotrexato* é reservado para os pacientes com DII resistente ou dependente de esteroides. Na doença de Crohn, esse fármaco induz e mantém as remissões. O tratamento da DII com metotrexato é um pouco diferente da sua utilização em outras doenças autoimunes. O aspecto mais importante é que doses maiores (p. ex., 15-25 mg/semana) são administradas por via parenteral. A eficácia maior com a administração parenteral pode refletir a absorção intestinal imprevisível das doses mais altas do metotrexato.

O *metotrexato* inibe a di-hidrofolato redutase bloqueando a síntese de DNA e causando morte cerebral (Figura 61-4). Os efeitos anti-inflamatórios do metotrexato podem envolver outros mecanismos em adição a inibição da di-hirofolato redutase.

CICLOSPORINA

A ciclosporina é um inibidor da calcineurina — e um imunomodulador potente utilizado mais comumente depois de transplantes de órgãos (Figura 35-1 e texto). A ciclosporina é eficaz na DII em condições clínicas específicas, mas a alta incidência de efeitos adversos significativos limita sua utilização como primeira opção de tratamento. A ciclosporina é eficaz nos pacientes com colite ulcerativa grave que não responderam satisfatoriamente ao tratamento com glicocorticoides.

Entre 50-80% de pacientes gravemente doentes melhoram significativamente (em geral, em 7 dias) em resposta a ciclosporina intravenosa (2-4 mg/kg/dia), em alguns casos evitando a realização da colectomia emergente. A monitoração cuidadosa dos níveis da ciclosporina é necessária para manter o nível terapêutico no sangue total entre 300-400 ng/mL. A ciclosporina oral é menos eficaz no tratamento de manutenção dos pacientes com doença de Crohn, talvez porque sua absorção intestinal é limitada. Nesses casos, o tratamento prolongado com preparação de ciclosporina em microemulsão ou com biodisponibilidade oral ampliada pode ser mais eficaz. A ciclosporina pode ser usada para tratar as complicações fistulosas da doença de Crohn. Foram observadas respostas rápidas e significativas à ciclosporina intravenosa; contudo, recaídas frequentes estão associadas ao tratamento oral com ciclosporina e outras estratégias médicas são necessárias para manter as fístulas fechadas. Desse modo, os inibidores da calcineurina geralmente são utilizados para tratar problemas específicos por períodos curtos, até a instituição do tratamento mais prolongado.

Outros imunomoduladores que estão sendo avaliados na DII incluem o inibidor de calcineurina tacrolimo (FK 506), o micofenolato de mofetila e os inibidores da iosina monofosfato desidrogenase à qual os linfócitos são particularmente suscetíveis (Capítulo 35).

TRATAMENTOS BIOLÓGICOS

DOENÇA DE CROHN

O *infliximabe* (cA2) é uma imunoglobulina quimérica (25% murina e 75% humana) que se liga e neutraliza o TNF-α, uma das principais citocinas encarregadas de mediar a resposta imune T_H1, que é característica da doença de Crohn (Figura 47-1).

Embora o infliximabe tenha sido desenvolvido especificamente para atingir o TFNα, ele pode ter ações mais complexas. O infliximabe liga-se ao TNF-α preso a membrana e pode lisar estas células por citotoxicidade dependente de anticorpo ou mediada por células. Assim, o infliximabe pode acabar com populações específicas de células inflamatórias subepiteliais. Estes efeitos juntamente com sua meia-vida plasmática terminal de 8-10 dias podem explicar os seus efeitos clínicos prolongados. O infliximabe (5 mg/kg infundidos por via intravenosa a intervalos de várias semanas ou meses) reduz a frequência das exacerbações agudas em ~ 66% dos pacientes com doença de Crohn moderada a grave e facilita também o fechamento das fístulas enterocutâneas associadas com a doença de Crohn. Evidências crescentes sugerem sua eficácia para manter a remissão e evitar recidivas das fístulas. A associação de infliximabe e azatioprina é mais eficaz do que o infliximabe isolado, na indução de remissão e cicatrização da mucosa em pacientes resistentes aos corticosteroides. O infliximabe também é eficaz no tratamento da colite ulcerativa refratária.

Desenvolvem-se reações agudas (febre, calafrios, urticária ou até mesmo anafilaxia) e subagudas (semelhantes à doença do soro) após a infusão do infliximabe. Os anticorpos contra o infliximabe podem reduzir sua eficácia clínica. As estratégias para minimizar o desenvolvimento desses anticorpos (p. ex., tratamento com glicocorticoides ou outros imunossupressores) podem ser críticas na preservação da eficácia do infliximabe. O tratamento com infliximabe está associado à maior incidência de infecções respiratórias e uma preocupação especial é a possibilidade de reativação da tuberculose ou de outras infecções granulomatosas com disseminação subsequente. O FDA recomenda que os candidatos ao tratamento com infliximabe devem ser avaliados quanto à existência de tuberculose latente por um teste com derivado proteico purificado ; pacientes com testes positivos devem ser tratados profilaticamente com isoniazida. O infliximabe é contraindicado para pacientes com insuficiência cardíaca congestiva grave. Há preocupação quanto à possibilidade de aumentar a incidência do linfoma não Hodgkin, mas a relação causal ainda não foi estabelecida. Por fim, o elevado custo do infliximabe é uma consideração importante para alguns pacientes.

O *adalimumabe* é um anticorpo monoclonal IgG_1 humano recombinante humanizado contra TNF-α, eficaz na indução de remissões de doença de Crohn leve a moderada, grave e fistulada.

O *certolizumabe pegol* é um fragmento humanizado peguilado do antígeno (Fab) que liga o TNF-α. Está aprovado, nos EUA, para o tratamento da doença de Crohn. Com ambos, adalimumabe e certolizumabe pegol, a imunogenicidade parece ser um problema menor do que a associada ao infliximabe.

O *natalizumabe* é um anticorpo monoclonal humanizado contra a integrina-α4 (também conhecida por VLA-4). A ligação do anticorpo a esta molécula de adesão diminui o extravasamento de certos leucócicos (p. ex., linfócitos), prevenindo-os de migrarem aos locais de inflamação em que podem agravar a lesão tecidual.

O natalizumabe é aprovado pelo FDA para indução e manutenção da remissão da doença de Crohn moderada a grave. O natalizumabe é contraindicado para uso com outros imunomoduladores. Os pacientes que farão uso de natalizumabe contra a doença de Crohn devem ter suas doses de corticosteroides diminuídas antes de começar o tratamento com natalizumabe.

O *etanercepte*, fármaco anti-TNF-α, é a proteína de fusão da porção ligante-ligação do receptor de TNF-α e a porção F_C da IgG humana. Essa substância se liga ao TNF-α e bloqueia seus efeitos biológicos, mas é ineficaz na doença de Crohn.

Quadro 47-1

Fármacos comumente usados no tratamento da doença inflamatória intestinal

	DOENÇA DE CROHN					COLITE ULCERATIVA			
	DOENÇA EM ATIVIDADE			MANUTENÇÃO		DOENÇA EM ATIVIDADE			MANUTENÇÃO
GRUPO/Fármaco	Branda a moderada	Moderada a grave	Fístula	Remissão clínica	Remissão cirúrgica	Colite distal	Branda a moderada	Moderada a grave	
Mesalazina									
Enema	+[a]	–	–	–	–	+	+[a,b]	–	+
Oral	+	–	–	+/–	+[c]	+	+	–	+
Antibióticos									+[c]
(metronidazol, ciprofloxacino, outros)	+	+	+	?	+[c]	–	–	–	
Corticosteroides									
Enema, espuma, supositório	+[a]	–	–	–	+	+[b]	–	–	–
Oral	+	+	–	–	–	+	+	+	–
Intravenosos	–	+	–	–	–	+[d]	–	+	–
Imunomoduladores									
6-MP/AZA	–	+	+	+	+[c]	+[d]	–	+[d]	+[d]
Metotrexato	–	?	?	?	?	–	–	–	–
Ciclosporina	–	+[d]	+[d]	–	–	+[d]	–	+[d]	–
Modificadores da resposta biológica									
Infliximabe	+[d]	+	+	+[c]	?	+	–	+	?
Adalimumabe	+	+	+	+	?	?	?	?	?
Certolizumabe pegol	+	+	?	+	?	?	?	+	?
Natalizumabe	–	+	?	+	?	?	?	?	?

[a]Doença limitada ao colo distal.
[b]Como tratamento auxiliar.
[c]Alguns dados apoiam o uso; permanece controverso.
[d]Pacientes selecionados.
6-MP, 6-mercaptopurina; AZA, azatioprina.
Fonte: Sands, BE. Therapy of inflammatory bowel disease. *Gastroenterology*. 2000;118(2 Suppl 1): S68-S82. table 1, pg S71. Com autorização de Elsevier. Copyright © Elsevier.)

O papel dos tratamentos anti-TNF nas colites ulcerativas refratárias ou dependentes de corticosteroides não está claro. Grandes triagens clínicas controladas demonstraram que os fármacos anti-TNF reduzem significativamente a gravidade da inflamação. Diferente da doença de Crohn, a colite ulcerativa pode ser curada com cirurgia; assim, os custos e a gravidade dos efeitos adversos associados ao tratamento anti-TNF devem ser avaliados com a eficácia do fármaco em prevenir a necessidade de colectomia.

ANTIBIÓTICOS E PROBIÓTICOS

Normalmente, existe um equilíbrio entre o epitélio da mucosa, a flora intestinal normal e a resposta imune no trato GI. As bactérias do intestino grosso podem iniciar ou perpetuar a inflamação da DII e estudos recentes arrolaram antígenos bacterianos específicos na patogenia da doença de Crohn. Desse modo, certas cepas bacterianas podem ser pró-inflamatórias (p. ex., *Bacteroides*) ou anti-inflamatórias (p. ex., *Lactobacillus*); estimulando tentativas de manipular a flora do intestino grosso nos pacientes com DII. Tradicionalmente, os antibióticos têm sido utilizados principalmente na doença de Crohn.

Os antibióticos podem ser utilizados como:

- Tratamento coadjuvante aos outros fármacos usados na DII ativa
- Tratamento das complicações específicas da doença de Crohn
- Profilaxia das recidivas pós-operatórias da doença de Crohn

O *metronidazol*, *ciprofloxacino* e *claritromicina* são os antibióticos utilizados mais frequentemente. As complicações associadas à doença de Crohn que podem melhorar com o tratamento antibiótico são abscessos e tumores inflamatórios intra-abdominais; doença perianal (inclusive fístulas e abscessos perirretais); proliferação bacteriana excessiva no intestino delgado, secundária à obstrução parcial no intestino delgado; infecções secundárias causadas por microrganismos como o *Clostridium difficile*; e complicações pós-operatórias. Mais recentemente, os *probióticos* têm sido utilizados para tratar situações clínicas específicas da DII. Os probióticos são uma mistura de bactérias liofilizadas potencialmente benéficas administrados por via oral. Vários estudos evidenciam efeitos benéficos dos probióticos na colite ulcerativa e na *pouchite**. Contudo, a utilidade dos probióticos como tratamento primário da DII permanece indefinido.

TRATAMENTO DE APOIO PARA DOENÇA INFLAMATÓRIA INTESTINAL

Analgésicos, anticolinérgicos e antidiarreicos constituem tratamento complementar para diminuir os sintomas e melhorar a qualidade de vida. As preparações orais de *ferro*, *folato* e *vitamina* B_{12} devem ser administradas quando indicado. A *loperamida* ou o *difenoxilato* (Capítulo 46) podem ser usados para reduzir a frequência das evacuações e aliviar a sensação de urgência retal dos pacientes com doença branda; esses fármacos estão contraindicados para pacientes com doença grave porque podem predispor ao desenvolvimento do megacolo tóxico. A colestiramina pode ser utilizada para evitar a secreção colônica induzida pelos sais biliares nos pacientes submetidos às ressecções ileocólicas limitadas. Os anticolinérgicos (cloridrato de diciclomina; Capítulo 9) são usados para reduzir as cólicas abdominais, a dor e a urgência retal. Assim como ocorre com os antidiarreicos, esses fármacos estão contraindicados para pacientes com doença grave, ou quando há suspeita de obstrução intestinal.

TRATAMENTO DA DOENÇA INFLAMATÓRIA INTESTINAL NA GRAVIDEZ

A DII é uma doença crônica que afeta as mulheres em idade reprodutiva. Em geral, diminuindo a atividade da doença aumenta a fertilidade e melhora o êxito da gestação. A mesalazina e os glicocorticoides são fármacos do grupo B do FDA, utilizados frequentemente na gravidez, e, em geral, considerados seguros, enquanto o metotrexato está claramente contraindicado para as gestantes. Aparentemente, não há qualquer aumento dos resultados adversos das gestações de pacientes mantidas com imunossupressores do grupo das tiopurinas.

RESUMO DOS TRATAMENTOS MEDICAMENTOSOS DISPONÍVEIS

O Quadro 47-1 resume as medicações usadas rotineiramente no tratamento da DII.

Para uma listagem bibliográfica completa, consulte ***As Bases Farmacológicas da Terapêutica de Goodman e Gilman***, 12ª edição.

*N. de R.T. Também chamada de "bolsite" é uma das complicações mais comuns da retocolectomia total com confecção de reservatório ideal (RI).

Seção VII Quimioterapia das doenças microbianas

Capítulo 48 Princípios gerais do tratamento antimicrobiano

QUIMIOTERAPIA ANTIMICROBIANA

Os microrganismos importantes sob a perspectiva médica podem ser classificados em quatro grupos gerais: bactérias, vírus, fungos e parasitos. De forma similar, os antibióticos são diretamente classificados como (1) antibacterianos, (2) antivirais, (3) antifúngicos e (4) antiparasitários. As moléculas antimicrobianas devem ser entendidas como ligantes, cujos receptores são proteínas microbianas. As proteínas microbianas atingidas pelo antibiótico são componentes essenciais das reações bioquímicas dos microrganismos e a interferência com estes processos fisiológicos resulta na sua destruição. Os processos bioquímicos geralmente inibidos incluem a síntese das paredes celulares das bactérias e dos fungos; as sínteses da membrana celular e das subunidades ribossômicas 30s e 50s; o metabolismo dos ácidos nucleicos; as funções das topoisomerases e das proteases e integrases virais; as proteínas de fusão do envoltório viral; a síntese do folato pelos parasitos; e os processos de desintoxicação química dos parasitos.

A classificação de um antibiótico baseia-se nos seguintes fatores:

- A classe e o espectro de microrganismos que ele destrói
- Os processos bioquímicos com os quais interfere
- A estrutura química do seu farmacóforo

A relação entre a concentração do fármaco e o efeito em uma população de microrganismos ainda é representada pela curva-padrão de Hill para receptores e agonistas (Capítulos 2 e 3), que se caracteriza por três parâmetros: concentração inibitória de 50%, ou CI_{50} (também conhecida como CE_{50}), uma medida que reflete a potência do antimicrobiano; o efeito máximo, ou $E_{máx}$; e H, ou fator de Hill, que representa a inclinação da curva. Com relação ao tratamento antimicrobiano, essa relação geralmente é expressa por um modelo sigmoide de $E_{máx}$ inibitório, de modo a levar em consideração o controle da população bacteriana sem tratamento (E_{con}) como quarto parâmetro (Equação 48-1 e Figura 48-1), em que E representa o efeito avaliado com base na contagem bacteriana.

$$E = E_{con} - E_{máx} \times [CI]^H/([CI]^H + [CI_{50}]^H) \qquad \text{(Equação 48-1)}$$

BASES FARMACOCINÉTICAS DO TRATAMENTO ANTIMICROBIANO

PENETRAÇÃO DOS ANTIMICROBIANOS NOS COMPARTIMENTOS ANATÔMICOS. Em muitas infecções, o patógeno não causa doença em todo o organismo, mas em órgãos específicos. Os antibióticos geralmente são administrados a uma distância considerável desses focos infecciosos. Por essa razão, antes de escolher um antimicrobiano para tratar determinado paciente, uma consideração crucial é se o fármaco consegue penetrar no local da infecção.

Por exemplo, o antibiótico levofloxacino alcança as seguintes razões entre as concentrações de pico 1,4 entre a pele e o plasma, 2,8 entre o líquido do revestimento epitelial e o plasma e 67 entre a urina e o plasma. Em uma experiência com pacientes tratados com levofloxacino, os índices de falência terapêutica foram de 0% entre os pacientes com infecções urinárias, de 3% nos indivíduos com infecções pulmonares e de 16% entre os pacientes com infecções da pele e dos tecidos moles. Evidentemente, quanto pior a penetração em determinado compartimento anatômico, maiores são as chances de falência terapêutica. A penetração do fármaco em determinado compartimento anatômico depende das barreiras físicas que a molécula precisa atravessar, das propriedades químicas

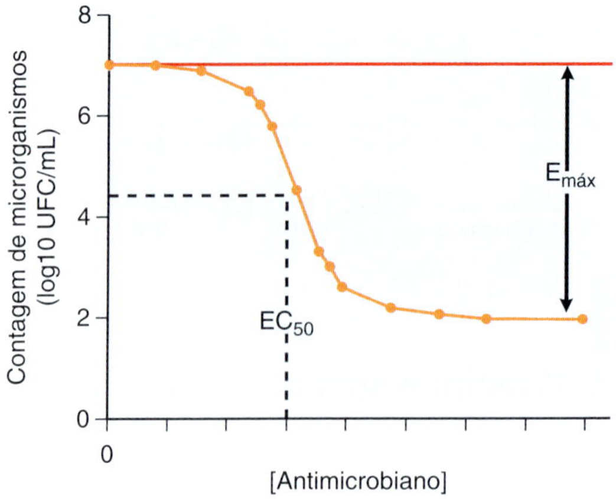

Figura 48-1 *Curva sigmoide de $E_{máx}$ inibitório.* UFC, unidades formadoras de colônias.

do antimicrobiano e da existência de transportadores para múltiplos fármacos. Em geral, as barreiras físicas são representadas pelas camadas de células epiteliais e endoteliais e pelos tipos de junções formadas entre estas células. A penetração por meio dessas barreiras físicas geralmente se correlaciona com o coeficiente de partição do antimicrobiano em octanol-água, que é uma medida da hidrofobicidade. As moléculas hidrofóbicas ficam concentradas na bicamada lipídica da membrana celular, enquanto as moléculas hidrofílicas tendem a concentrar-se no sangue, no citosol e nos outros compartimentos aquosos (Figura 2-3).

Outro obstáculo é representado pelos transportadores de membrana, que exportam ativamente os fármacos do compartimento celular ou tecidual de volta à corrente sanguínea (Capítulo 5). Um exemplo bem conhecido é a *glicoproteína P*. Embora o coeficiente de partição em octanol-água favoreça a transferência das moléculas lipofílicas pelas barreiras celulares, a glicoproteína P exporta as moléculas anfifílicas e lipofílicas estruturalmente não relacionadas de 3-4 kDa, dificultando sua penetração eficaz. Outros exemplos de antimicrobianos que funcionam como substratos para a glicoproteína P incluem os inibidores de protease do HIV, o antiparasitário ivermectina, o antibacteriano telitromicina e o antifúngico itraconazol.

O sistema nervoso central (SNC) está protegido pela *barreira hematencefálica*. A transferência dos antibióticos pela barreira hematoencefálica é dificultada pelas junções estreitas que interconectam as células endoteliais da microcirculação cerebral do parênquima cerebral, assim como pelos transportadores de proteínas. Os antimicrobianos polares no pH fisiológico geralmente não penetram de modo satisfatório; alguns deles, inclusive a *penicilina G*, são transportados ativamente para fora do líquido cerebrospinal (LCS) e alcançam concentrações liquóricas de apenas 0,5-5,0% em comparação com o nível alcançado no plasma. Entretanto, a integridade da barreira hematoencefálica diminui durante as infecções bacterianas ativas; as junções estreitas dos capilares cerebrais abrem e isto resulta no aumento acentuado da penetração, mesmo dos fármacos polares.

Os olhos, o líquido do revestimento epitelial do pulmão e a biopelícula e vegetações nas valvas cardíacas artificiais e cateteres intravasculares são um problema especial para a penetração do fármaco e terapia eficiente.

COMPARTIMENTOS FARMACOCINÉTICOS. Depois que um antibiótico penetrou no foco infeccioso, ele pode ficar sujeito aos processos de distribuição e eliminação, que são diferentes dos que ocorrem no sangue. Os locais nos quais os perfis de concentração-tempo diferem entre si são considerados como compartimentos farmacocinéticos separados e, por esta razão, o corpo humano é entendido como multicompartimental. A concentração do antibiótico em cada compartimento é supostamente homogênea. O modelo também é definido como *aberto* ou *fechado*; o modelo aberto é aquele a partir do qual o fármaco é eliminado do organismo (p. ex., rins). A ordem do processo também deve ser especificada (Capítulo 2): um processo de primeira ordem correlaciona-se diretamente com a concentração do fármaco D, ou $[D]^1$, em contraste com a ordem zero, que é independente da [D] e reflete um processo que fica saturado com os níveis ambientes de D.

Suponhamos que um paciente tenha pneumonia causada por um patógeno presente no líquido de revestimento do epitélio respiratório (LRER). O paciente ingere um antibiótico que é absorvido pelo trato GI (*g*) para a corrente sanguínea ou para o compartimento central (compartimento 1) por uma cinética de primeira ordem. Nesse processo, a constante de transferência do trato GI para o compartimento central é conhecida como *constante de absorção* e designada pelo termo k_a. Em seguida, o antibiótico presente no compartimento central é liberado para os pulmões, em que penetra no LRER (compartimento 2). Contudo, o fármaco também penetra nos outros tecidos corporais periféricos ao foco infeccioso, que são conhecidos como *compartimento periférico* (compartimento 3). Desse modo, temos quatro compartimentos (incluindo *g*, um compartimento específico, o trato GI, a partir do conjunto de compartimentos de absorção inicial rotulado como "p" na Figura 48-2), cada qual com seu perfil próprio

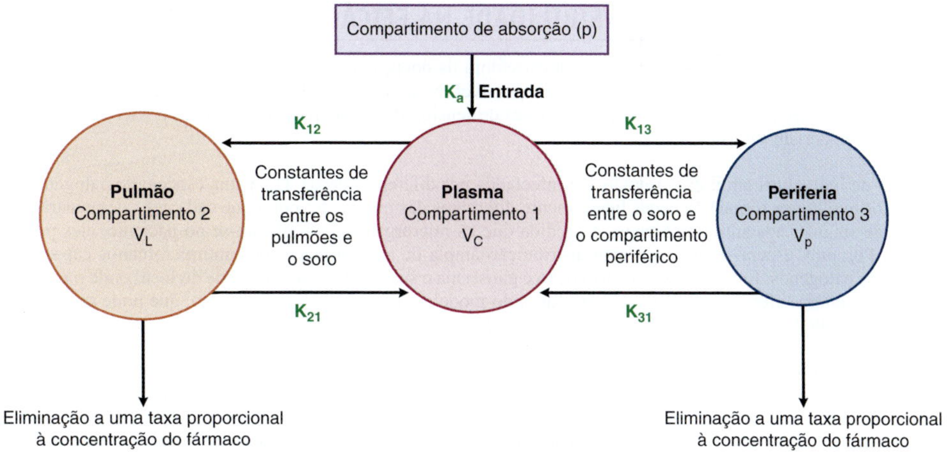

Figura 48-2 *Representação esquemática de um modelo multicompartimental.*

de concentração-tempo, conforme se pode observar na Figura 48-2. A penetração do antibiótico do compartimento 1 para 2 depende dos fatores de penetração descritos antes e é definida pela constante de transferência k_{12}. Entretanto, o fármaco também é redistribuído do compartimento 2 de volta ao 1, um processo definido pela constante de transferência k_{21}. Um processo semelhante entre o sangue e os tecidos periféricos resulta nas constantes de transferência k_{13} e k_{31}. O antibiótico também pode ser eliminado do corpo (*ou seja*, sistema aberto) pelos pulmões e por outros tecidos periféricos (p. ex., rins ou fígado) a uma taxa proporcional à concentração.

As concentrações do antibiótico em cada compartimento alteram-se com o tempo (as alterações das quantidades do antibiótico em cada compartimento ao longo do tempo são descritas por equações diferenciais padronizadas). Se X for a quantidade do antibiótico num compartimento, SCL for a depuração do fármaco e V_c for o volume do compartimento central, então as equações para o compartimento de absorção (Equação 48-2), o compartimento central (Equação 48-3), o foco infeccioso ou compartimento 2 (Equação 48-4) e o compartimento periférico (Equação 48-5) seriam as seguintes:

$$dX_g/dt = -K_a \bullet X_g \qquad \text{(Equação 48-2)}$$

$$dX_1/dt = K_a \bullet IX_g - [(SCL/V_c) + K_{12} + K_{13}] \bullet X_1 + K_{21} \bullet X_2 + K_{31} \bullet X_3 \qquad \text{(Equação 48-3)}$$

$$dX_2/dt = K_{12} \bullet X_1 - K_{21} \bullet X_2 \qquad \text{(Equação 48-4)}$$

$$dX_3/dt = K_{13} \bullet X_3 - K_{31} \bullet X_3 \qquad \text{(Equação 48-5)}$$

Esses modelos foram utilizados em combinação com a farmacocinética populacional para descrever e modelar inúmeros antimicrobianos usados para tratar bactérias, fungos, vírus e parasitos. Nos últimos anos, os modelos foram refinados para incluir subpopulações do patógeno (destruído, inibido, ou resistente ao fármaco) e outros refinamentos descritos no Capítulo 48 da 12ª edição do texto original.

FARMACOCINÉTICA POPULACIONAL E VARIABILIDADE DAS RESPOSTAS AOS FÁRMACOS. Quando vários pacientes são tratados com a mesma dose de um fármaco, cada paciente tem parâmetros farmacocinéticos diferentes dos demais. Isso é conhecido como *variabilidade entre pacientes*. Mesmo quando doses iguais são administradas ao mesmo paciente em duas ocasiões diferentes, ele pode ter perfis diferentes de concentração-tempo nas duas situações. Isso é conhecido como *variabilidade entre ocasiões ou do mesmo paciente*. A variabilidade é refletida nos níveis dos parâmetros farmacocinéticos compartimentais, inclusive k_a, K_{12}, K_{21}, SCL, V_c etc. Mesmo quando se administra a dose recomendada, o fármaco não consegue alcançar uma concentração terapêutica em alguns pacientes. Em outros indivíduos, o fármaco pode alcançar concentrações altas e tóxicas. Essa variabilidade poderia ser atribuída a fatores explicáveis como variabilidade genética. Além disso, as medidas antropométricas como peso, estatura e idade também contribuem para essas variações. Além do mais, alguns pacientes podem ter comorbidades como disfunções renal e hepática, que podem causar variabilidade. As interações farmacológicas são causas importantes de variabilidade e suas consequências podem ser perigosas (Capítulos 5 e 6). Mesmo quando esses fatores são levados em consideração, ainda podem ocorrer variações atribuídas à interferência computacional, à variabilidade dos ensaios e aos fatores inexplicáveis. A prática comum do uso de um valor "médio" dos dados ou "união inocente" pode evitar a identificação de subgrupos de pacientes com risco de falência terapêutica ou aumento da toxicidade do antibiótico. O conhecimento das covariáveis associadas à variabilidade farmacocinética facilita os ajustes das doses, a substituição de um antibiótico por outro, ou ainda as alterações dos fármacos utilizados simultaneamente.

Depois da identificação da espécie microbiana causadora da doença, a escolha racional da classe de antibióticos que provavelmente funciona no paciente torna-se possível. Nesses casos, o laboratório de microbiologia desempenha um papel secundário, ou seja, realizar os testes de sensibilidade para reduzir a lista dos possíveis antimicrobianos que poderiam ser usados.

Milhões de indivíduos em todo o mundo são infectados por diferentes cepas da mesma espécie de patógeno. Os processos evolutivos tornam as cepas ligeiramente diferentes das outras, de modo que cada cepa demonstra sensibilidade singular aos antimicrobianos. À medida que os microrganismos replicam-se no paciente, eles podem evoluir. Portanto, espera-se que haja uma distribuição ampla de concentrações dos antimicrobianos capazes de destruir os patógenos. Em geral, essa distribuição é gaussiana e sua "inclinação" depende do local onde o paciente vive. Esses fatores afetam a configuração da curva do modelo sigmoide de $E_{máx}$ inibitório, que pode ser descrito pela Equação 48-1.

Com as alterações da sensibilidade, a curva sigmoide de $E_{máx}$ é desviada basicamente em dois sentidos. O primeiro é um desvio à direita, ou seja, um *aumento da* CI_{50}, como se pode observar na Figura 48-3A. Isso significa que concentrações muito maiores tornam-se agora necessárias para produzir determinado efeito. Os testes de sensibilidade para bactérias, fungos, parasitos e vírus foram desenvolvidos para determinar se esses desvios ocorreram num grau suficiente para justificar o uso de doses mais altas do fármaco para conseguir determinado efeito. A alteração da CI_{50} pode ser tão grande que se torna impossível superar o déficit de concentração aumentando a dose do antimicrobiano sem causar efeitos tóxicos no paciente. Nesse contexto, o microrganismo agora tornou-se "*resistente*" a determinado antibiótico. A segunda alteração possível da curva é a *redução* do $E_{máx}$ (Figura 48-3B), de forma que o aumento da dose do antimicrobiano além de determinado ponto não consegue efeito adicional; isto é, as alterações do microrganismo são de tal magnitude que sua erradicação por determinado fármaco nunca seria possível. Isso ocorre porque as proteínas alvos disponíveis foram reduzidas ou o microrganismo desenvolveu uma via alternativa para superar a inibição bioquímica.

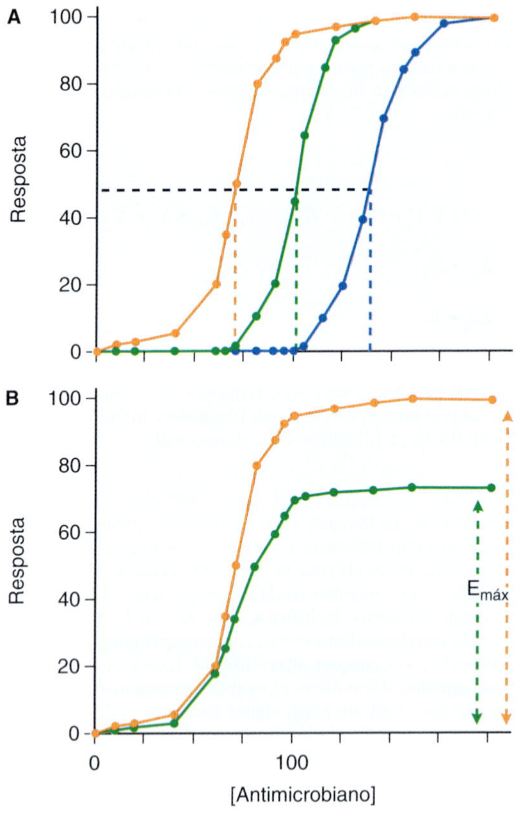

Figura 48-3 *Alterações do modelo sigmoide de $E_{máx}$ com os aumentos da resistência aos fármacos.* O aumento da resistência pode causar alterações da CI_{50} (**gráfico A:** a CI_{50} aumenta de 70 [linha laranja] para 100 [linha verde] e 140 [linha azul]), ou o $E_{máx}$ diminui (**gráfico B:** a eficácia diminui da resposta plena [linha laranja] para um efeito de 70% [linha verde]).

Bactérias. Os testes de diluição para sensibilidade bacteriana utilizam os antibióticos em concentrações progressivamente menores em ágar sólido ou meios de cultura que contêm o microrganismo a ser testado. A menor concentração do fármaco que impede o crescimento visível depois de 18-24 h de incubação é conhecida como *concentração inibitória mínima* (CIM).

Fungos. Para os fungos que formam leveduras (ou seja, *Candida*), os testes de sensibilidade são semelhantes aos utilizados com as bactérias. Entretanto, as definições da CIM diferem de acordo com o fármaco e o tipo de levedura, de modo que existem pontos de corte de redução de 50% da turvação em comparação com os controles em 24 h, ou de 80% em 48 h, ou de eliminação total da turvação. Alguns estudos demonstraram exaustivamente que os testes de sensibilidade e as CIMs dos triazólicos correlacionam-se com os resultados clínicos.

Vírus. Com os ensaios fenotípicos do HIV, o RNA do vírus do paciente é extraído do plasma e os genes usados como alvos dos antivirais, como transcriptase reversa e protease, são amplificados. Em seguida, os genes são introduzidos em um vetor padronizado do HIV, que não possui as sequências gênicas análogas, de modo a produzir um vírus recombinante que é coincubado com o fármaco a ser estudado em um ensaio de viabilidade das células de mamíferos. A replicação é comparada com um vírus-controle padronizado do tipo natural. Por exemplo, no caso da transcriptase reversa do HIV, os aumentos < 4 vezes na CI_{50} são definidos como "sensíveis", os aumentos de 4-10 vezes na CI_{50} são "intermediários" e os aumentos > 10 vezes são classificados como "resistentes". Outra aplicação da CI_{50} viral é estabelecer o quociente inibitório (QI). O QI representa a razão entre a concentração plasmática do antiviral e a CI_{50}. O QI fenotípico é a razão entre a concentração plasmática mínima e a CI_{50}.

Parasitos. Os testes de sensibilidade para parasitos, principalmente malária, têm sido realizados em laboratório. Esses testes são semelhantes aos testes em meio de cultura para bactérias, fungos e vírus. As espécies *Plasmodium* do sangue do paciente são cultivadas *ex vivo* com diferentes diluições do agente antimalárico. Uma curva sigmoide de $E_{máx}$ de efeito *versus* concentração do fármaco é usada para calcular a CI_{50} e o $E_{máx}$. Esses testes são utilizados principalmente em pesquisas e não para individualizar o tratamento.

BASE PARA A ESCOLHA DA DOSE E DO ESQUEMA POSOLÓGICO

Ainda que os testes de sensibilidade sejam essenciais às decisões que devem ser tomadas, eles não preveem completamente as respostas dos pacientes. Os microrganismos presentes nos pacientes ficam expostos às concentrações variáveis do antimicrobiano e os antibióticos são prescritos com um esquema definido (p. ex., 3 vezes/dia), de modo que há periodicidade nas flutuações do fármaco no foco infeccioso. Desse modo, os microrganismos ficam expostos a uma configuração especial de curva de concentração-tempo, um determinante importante da eficácia do antibiótico, para o qual podemos chegar a 3 conclusões:

1. Ao determinar os desfechos terapêuticos, é importante aplicar o conhecimento sobre a sensibilidade (CIM ou CE_{90}) do microrganismo ao antimicrobiano e determinar a exposição do fármaco a CIM.
2. A dose ideal do antibiótico para determinado paciente é a que consegue exposições entre CI_{80} e C_{90} no foco infeccioso.
3. A atividade microbicida ideal produzida pelo antibiótico pode ser alcançada mais facilmente pela maximização de determinadas configurações da curva de concentração-tempo, considerando que alguns esquemas posológicos maximizam o efeito antimicrobiano (ver adiante).

Por exemplo, consideremos um antibiótico com meia-vida sérica de 3 h, que está sendo usado para tratar uma infecção sanguínea por um patógeno com CIM de 0,5 mg/L e é administrado a intervalos de 24 h (*ou seja*, esquema de uma dose diária). A Figura 48-4A ilustra a curva de concentração-tempo do antibiótico, com definições da concentração de pico ($C_{Pmáx}$), da área sob a curva (ASC) e da fração do intervalo posológico durante o qual a concentração do fármaco fica abaixo da CIM (T > CIM). A ASC é uma medida da concentração total do fármaco e é calculada traçando-se uma integral entre dois pontos de tempo, neste caso, 0-24 h ($ASC_{0\text{-}24}$). Agora, se alterássemos o esquema posológico do mesmo antibiótico de modo a fracionar as doses em três partes iguais administradas nas horas 0, 8 e 16, a configuração das curvas de concentração-tempo passaria a ser a que está ilustrada na Figura 48-4B. Como seria administrada a *mesma dose cumulativa* que a do intervalo posológico de 24 h, a $ASC_{0\text{-}24}$ *seria semelhante* a que seria obtida se fosse administrada 1 ou 3 doses por dia. Entretanto, a $C_{Pmáx}$ *diminuiria* a um terço quando a dose total fosse dividida em terços administrados a intervalos mais frequentes (*ver* Figura 48-4B). Desse modo, quando a dose é fracionada e administrada a intervalos menores, a razão $C_{Pmáx}$/CIM *diminui*. Por outro lado, o intervalo durante o qual a concentração do fármaco persiste acima da CIM (T > CIM) *aumenta* com o esquema posológico de doses mais frequentes.

Algumas classes de antimicrobianos têm mais atividade microbicida quando a concentração persiste acima da CIM por mais tempo durante o intervalo entre as doses. Na verdade, a elevação da concentração do fármaco a mais de 4-6 vezes acima da CIM não aumenta a atividade microbicida. Dois exemplos claros são os antibacterianos β-lactâmicos (p. ex., penicilina) e o antifúngico 5-fluorocitosina (5-FC). Na verdade, geralmente existem boas explicações bioquímicas para esse padrão farmacológico. Contudo, a implicação clínica é que um fármaco otimizado pelo T > CIM deveria ser administrado com mais frequência ou, se possível, deveria ter sua meia-vida prolongada por outros fármacos, de modo que as concentrações farmacológicas persistissem acima da CIM (ou CE_{95}) pelo maior tempo possível. Desse modo, a eficácia da penicilina aumenta quando ela é administrada por infusão contínua. Os inibidores de protease do HIV geralmente são "potencializados" pelo ritonavir; esse "reforço" inibe o metabolismo dos inibidores de protease pelos CYP3A4 e CYP2D6 e, deste modo, prolonga o intervalo acima da CE_{95}.

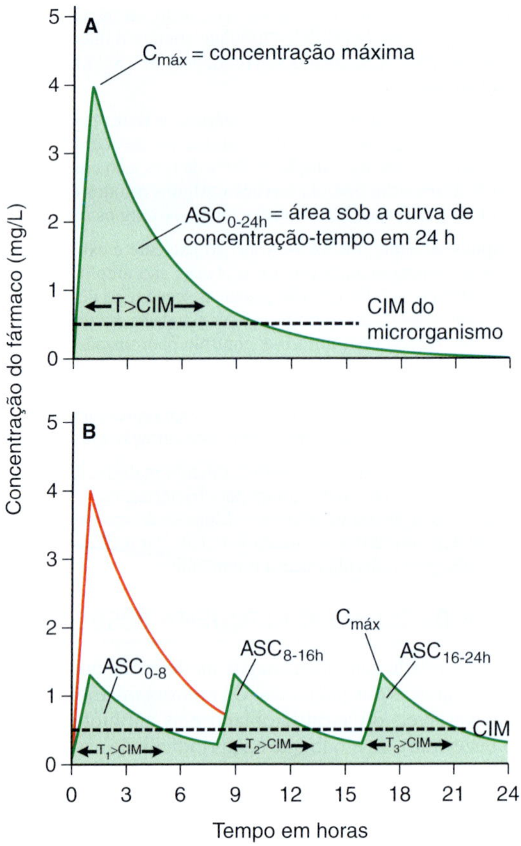

Figura 48-4 *Efeito dos diferentes esquemas posológicos na configuração da curva de concentração-tempo.* A ASC total para a dose fracionada na **curva B** é determinada somando-se a ASC_{0-8h}, a ASC_{8-16h} e a ASC_{16-24h}, que totaliza a mesma ASC_{0-24} da **curva A.** O intervalo durante o qual a concentração do fármaco fica acima da CIM na **curva B** também é determinado somando-se $T_1 > CIM$, $T_2 > CIM$ e $T_3 > CIM$, resultando em uma fração maior que a da curva A.

Entretanto, a concentração de pico é o que importa para alguns antimicrobianos. A persistência da concentração acima da CIM tem menos importância para esses fármacos, ou seja, suas doses podem ser administradas a intervalos mais longos. Os aminoglicosídeos são exemplos claros dessa classe: são administrados 3 vezes/dia, mas são altamente eficazes quando administrados em dose única diária. Esses fármacos com dependência entre $C_{Pmáx}$/CIM geralmente podem ser administrados a intervalos mais longos porque seu efeito *pós-antibiótico* (EPA) é mais duradouro. Em outras palavras, o efeito persiste por muito tempo depois que as concentrações do antibiótico declinam abaixo da CIM. A rifampicina é um exemplo desse tipo de fármaco. A penetração da rifampicina no *Mycobacterium tuberculosis* aumenta quando a concentração dos bacilos no microambiente é alta. Quando está dentro da bactéria, o anel macrocíclico do fármaco liga-se à subunidade β da polimerase do RNA dependente do DNA (*rpoB*) e forma um complexo farmacoenzima muito estável em 10 min; este processo não é acelerado pela incubação mais longa do fármaco com a enzima. O EPA da rifampicina é longo e dependente da concentração.

Existe um terceiro grupo de fármacos com os quais o esquema posológico não tem qualquer efeito na eficácia, mas o que importa é a dose cumulativa. Desse modo, é mais importante a razão entre concentração total (ASC) e CIM que o intervalo durante o qual a concentração persiste acima de determinado limite. Os antibacterianos como a daptomicina fazem parte desse grupo. Esses fármacos também produzem EPAs satisfatórios. A razão ASC/CI_{50} explica porque os análogos nucleosídicos inibidores da transcriptase reversa, como o tenofovir e a entricitabina, são combinados num único comprimido administrado 1 vez/dia para o tratamento da Aids.

A configuração da curva de concentração-tempo que otimiza a supressão da resistência geralmente é diferente da que aumenta a atividade microbicida. Em muitos casos, a exposição ao fármaco associada à supressão da resistência é muito maior que a da atividade microbicida ideal. A dose ideal deve ser planejada de forma a assegurar uma probabilidade alta de ultrapassar o índice FC/FD microbicida CE_{80} (farmacocinético/farmacodinâmico) ou o índice associado à supressão da resistência, levando em consideração a variabilidade farmacocinética populacional e a distribuição da CIM das cepas isoladas clinicamente. A variabilidade farmacocinética populacional possibilita a integração da farmacogenômica, das medidas antropométricas e da variabilidade residual na decisão de escolher a dose ideal. Quando isso é conseguido, o esquema posológico é selecionado com base na possibilidade de que a eficácia seja determinada pela ASC/CIM (ou ASC/CE_{95}), pela $C_{Pmáx}$/CIM ou pelo T > CIM. Em seguida, a duração do tratamento é definida com base nas melhores evidências disponíveis.

TIPOS E OBJETIVOS DO TRATAMENTO ANTIMICROBIANO

Uma abordagem útil para organizar os tipos e os objetivos do tratamento antimicrobiano é considerar quando o tratamento é iniciado ao longo da linha de progressão da doença (Figura 48-5); o tratamento pode ser *profilático*, *antecipatório*, *empírico*, *definitivo* ou *supressor*.

PROFILAXIA. A profilaxia consiste em tratar pacientes que ainda não estão infectados ou não desenvolveram a doença. O objetivo da profilaxia é evitar a infecção de alguns pacientes ou impedir o desenvolvimento de uma doença potencialmente perigosa em indivíduos que já têm evidências de infecção. O princípio fundamental da profilaxia é o tratamento dirigido.

A profilaxia é usada em pacientes imunossuprimidos, por exemplo, pacientes com HIV-Aids ou que receberam transplantes e fármacos usados para suprimir a rejeição. Nesses grupos de pacientes, os tratamentos antiparasitários, antibacterianos, antivirais e antifúngicos específicos são administrados tendo como base o padrão bem definido de patógenos que são as causas principais de morbidade durante a imunossupressão. A análise de risco-benefício é usada para determinar a escolha e a duração da profilaxia. A profilaxia das infecções oportunistas dos pacientes com Aids é iniciada quando a contagem de células CD4 diminui a menos de 200 células/mm^3. Nos pacientes com Aids, a profilaxia é interrompida quando a contagem de células CD4 aumenta acima de 200 células/mm^3. As infecções para as quais se utiliza profilaxia incluem *Pneumocystis jiroveci, Mycobacterium avium-intracellulare, Toxoplasma gondii,* espécies de *Candida* e *Aspergillus*, *citomegalovírus* e outros *Herpesviridae*.

A *quimioprofilaxia* também é usada para evitar infecções das feridas depois de vários procedimentos cirúrgicos. Vários fatores são importantes para o uso criterioso e eficaz dos antibióticos para profilaxia cirúrgica. Primeiramente, a atividade antimicrobiana deve estar presente na ferida por ocasião do seu fechamento. Desse modo, a infusão da primeira dose do antimicrobiano deve ser realizada nos primeiros 60 min antes da incisão cirúrgica e a profilaxia deve ser interrompida dentro de 24 h após o final do procedimento. Em segundo lugar, o antibiótico deve ser ativo contra os microrganismos que mais provavelmente contaminam esse tipo de procedimento cirúrgico. A quimioprofilaxia pode estar justificada nos procedimentos cirúrgicos contaminados ou "sépticos" (p. ex., ressecção do intestino grosso), com os quais a incidência das infecções das feridas é alta. Nos procedimentos cirúrgicos "limpos", que representam ~ 75% do total, a incidência esperada de infecções das feridas é < 5% e os antibióticos não devem ser utilizados rotineiramente. Quando o procedimento inclui a colocação de um implante prostético (p. ex., valva artificial, enxerto vascular, prótese articular), cirurgia cardíaca ou intervenções neurocirúrgicas, as complicações das infecções são tão dramáticas que a maioria dos especialistas concorda em utilizar quimioprofilaxia para estas indicações.

A profilaxia pode ser usada para proteger indivíduos saudáveis contra a aquisição ou a invasão por microrganismos específicos aos quais poderiam ser expostos. Isso é conhecido como *profilaxia pós-exposição*. Exemplos bem-sucedidos dessa prática incluem a administração de rifampicina para evitar meningite meningocócica nos contatos diretos de um paciente com a doença; profilaxia da gonorreia ou da sífilis depois do contato com um paciente infectado; e macrolídeos depois do contato com casos confirmados de coqueluche. A profilaxia pós-exposição também é recomendável nos indivíduos que se expuseram acidentalmente à infecção pelo HIV.

A transmissão materno-infantil do HIV e da sífilis são problemas importantes de saúde pública. O tratamento antirretroviral é administrado como profilaxia da infecção por HIV durante a gestação e no período perinatal. O tratamento profilático da sífilis durante a gestação consegue reduzir as incidências de morte neonatal e malformações neurológicas, auditivas e ósseas dos lactentes.

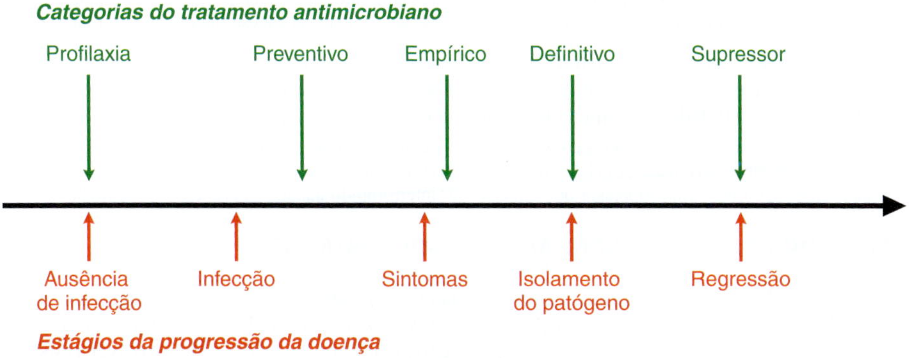

Figura 48-5 *Linha de progressão da doença-tratamento antimicrobiano.*

TRATAMENTO PREVENTIVO. O tratamento preventivo é o tratamento precoce dirigido aos pacientes de alto risco que já tenham indícios laboratoriais ou outro teste indicando que um paciente assintomático se tornou infectado. O princípio desse tratamento é que sua administração antes do desenvolvimento dos sinais e dos sintomas (pré-sintomático) erradica a doença iminente; este tratamento deve ter duração curta e pré-definida.

Esse tipo de tratamento é usado para evitar a doença causada por citomegalovírus depois dos transplantes de células-tronco hematopoiéticas e órgãos sólidos.

TRATAMENTO EMPÍRICO DO PACIENTE SINTOMÁTICO. Um paciente sintomático deve ser tratado imediatamente? A primeira consideração ao escolher um antimicrobiano é determinar se ele está realmente indicado. *A ação reflexa de associar febre com infecções tratáveis e prescrever antimicrobianos sem uma avaliação mais cuidadosa é irracional e potencialmente perigosa.*

O diagnóstico pode ser obscurecido quando o tratamento é iniciado antes de obter os materiais para as culturas apropriadas. Os antimicrobianos são potencialmente tóxicos e podem favorecer a seleção dos microrganismos resistentes. Com algumas doenças, o custo de esperar alguns dias é pequeno. Se os riscos de esperar são altos, tendo como base o estado imune do indivíduo ou outros fatores de risco que reconhecidamente agravam o prognóstico, o início do tratamento antimicrobiano empírico deve basear-se na apresentação e experiência clínicas. O método mais valioso e consagrado pelo tempo para a identificação imediata das bactérias é o exame das secreções ou dos líquidos corporais infectados com o corante de Gram. Nas áreas endêmicas de malária, ou nos viajantes que retornaram destas áreas, um simples esfregaço fino e espesso de sangue pode significar a diferença entre o tratamento apropriado de um paciente ou sua morte enquanto utiliza um tratamento inadequado para uma suposta infecção bacteriana. Do mesmo modo, os pacientes neutropênicos com febre têm riscos elevados de mortalidade e, quando estão febris, provavelmente apresentam uma infecção bacteriana ou fúngica; por esta razão, deve ser administrada uma combinação de fármacos antibacterianos e antifúngicos de espectro amplo, que cubram as infecções encontradas mais comumente nos pacientes granulocitopênicos. A realização das culturas ainda é obrigatória com o objetivo de modificar o tratamento com base nos seus resultados.

TRATAMENTO DEFINITIVO PARA PATÓGENOS CONHECIDOS. Quando um patógeno for isolado e os resultados dos testes de sensibilidade estão disponíveis, o tratamento deve ser individualizado com um antibiótico específico. O tratamento com um único fármaco é preferível para reduzir os riscos de toxicidade antimicrobiana e seleção de patógenos resistentes. As doses e os esquemas posológicos adequados são cruciais para aumentar a eficácia e reduzir os efeitos tóxicos. Além disso, a duração do tratamento deve ser a menor possível.

O tratamento com mais de um fármaco é exceção, mais que uma regra. Quando o patógeno é isolado, não deve haver razão para utilizar vários antibióticos, exceto quando existem evidências convincentes demonstrando o contrário. A utilização de dois antimicrobianos quando apenas um é necessário aumenta a toxicidade e causa danos desnecessários às floras bacteriana e fúngica. As situações especiais nas quais há evidências inequívocas a favor do tratamento combinado são:

- Evitar resistência a um fármaco utilizado isoladamente
- Acelerar a rapidez da atividade microbicida
- Aumentar a eficácia terapêutica com a utilização de combinações sinérgicas,
- Reduzir a toxicidade (*ou seja*, quando a eficácia plena de um antibacteriano tradicional pode ser conseguida apenas com doses tóxicas para o paciente e quando um segundo fármaco é coadministrado para permitir a redução da dose do primeiro fármaco)

As situações clínicas nas quais o tratamento combinado é recomendável incluem tratamento antirretroviral para Aids; tratamento antiviral para hepatites B e C; tratamento da tuberculose, da infecção por *Mycobacterium avium-intracellulare* e da hanseníase; combinações de doses fixas dos antimaláricos; tratamento do *Cryptococcus neoformans* com flucitosina e anfotericina B; tratamento empírico dos pacientes neutropênicos febris; e tratamento dos pacientes febris com Aids avançada. A combinação de uma sulfonamida com um inibidor da di-hidrofolato redutase, como a trimetoprima, produz efeitos sinérgicos porque bloqueia etapas sequenciais da síntese microbiana do folato.

TRATAMENTO SUPRESSOR PÓS-TRATAMENTO. Em alguns pacientes, após o controle da doença inicial com o antimicrobiano, o tratamento é mantido com uma dose mais baixa se a infecção não for completamente erradicada e a anormalidade anatômica ou imune que causou a infecção original ainda persiste.

Isso é comum, por exemplo, nos pacientes com Aids e nos receptores de transplantes. O objetivo é mais propriamente de profilaxia secundária. No entanto, os riscos de toxicidade com os tratamentos mais longos ainda se aplicam. Nesse grupo de pacientes, o tratamento supressor por fim deve ser interrompido quando sua função imune melhora.

MECANISMOS DA RESISTÊNCIA AOS ANTIMICROBIANOS

Hoje, todas as classes de antibióticos estão associadas ao desenvolvimento de resistência significativa. *Os dois fatores principais associados ao desenvolvimento de resistência antimicrobiana são: evolução e práticas clínicas/ambientais.* Os patógenos evoluem de forma a desenvolver resistência às armas químicas que utilizamos para destruí-los. Essa evolução é facilitada principalmente pelas práticas terapêuticas inadequadas dos profissionais de saúde, assim como pelo uso indiscriminado dos antibióticos na agricultura e na pecuária.

O desenvolvimento da resistência pode acontecer como consequência dos seguintes fatores:

- Acesso reduzido do antibiótico ao patógeno
- Aumento da eliminação do antibiótico por bombas de efluxo
- Liberação de enzimas microbianas que destroem o antibiótico
- Alterações das proteínas microbianas que transformam os pró-fármacos em moléculas ativas
- Alterações das proteínas-alvos
- Desenvolvimento de vias metabólicas alternativas às que foram suprimidas pelo antibiótico

Os mecanismos responsáveis pelo desenvolvimento da resistência podem incluir a aquisiçãao de elementos genéticos que codificam o mecanismo resistente, as mutações que ocorrem em consequência da pressão exercida pelos antibióticos, ou a indução constitutiva.

RESISTÊNCIA SECUNDÁRIA AO ACESSO REDUZIDO DO FÁRMACO AO PATÓGENO. A membrana externa das bactérias gram-negativas é uma barreira permeável, que impede que moléculas polares grandes entrem na célula. As moléculas polares pequenas, inclusive muitos antibióticos, entram na bactéria por canais proteicos conhecidos como *porinas*. A inexistência, a mutação ou a perda de um canal de porina preferencial pode reduzir a taxa de penetração do fármaco em uma célula ou impedir totalmente seu acesso, reduzindo de modo eficaz a concentração do fármaco no local de ação. Quando o alvo é intracelular e o fármaco precisa ser transportado ativamente através da membrana celular, uma mutação ou alteração fenotípica que retarde ou impeça este mecanismo de transporte pode conferir resistência.

Por exemplo, o *Trypanosoma brucei* é tratado com suramina e pentamidina nos estágios iniciais da doença, mas com melarsoprol e eflornitina quando há acometimento do SNC (doença do sono). O melarsoprol é captado ativamente pela proteína transportadora P2 do tripanossomo. Quando o parasito não possui esse transportador, ou tem uma forma mutante, há resistência ao melarsoprol e resistência cruzada à pentamidina em consequência da captação reduzida.

RESISTÊNCIA SECUNDÁRIA À EXPULSÃO DO FÁRMACO. Os microrganismos podem expressar quantidades aumentadas das bombas de efluxo e, nestes casos, conseguem expulsar os antibióticos aos quais seriam sensíveis normalmente. Existem cinco sistemas principais de bombas de efluxo relevantes para os antimicrobianos:

- Extrusor de compostos tóxicos e múltiplos fármacos (*multidrug and toxic compound extruder*, ou MATE)
- Transportadores da superfamília de facilitadores principais (*major facilitator superfamily*, ou MFS)
- Sistema de resistência a múltiplos fármacos pequenos (*small multidrug resistence*, ou SMR)
- Exportadores de divisão da nodulação de resistência (*resistence nodulation division*, ou RND)
- Transportadores do cassete de ligação do ATP (*ATP binding cassette*, ou ABC)

As bombas de efluxo constituem um mecanismo importante de resistência dos parasitos, das bactérias e dos fungos. Uma das consequências trágicas do surgimento de resistência foi o desenvolvimento do *Plasmodium falciparum* resistente aos fármacos. A resistência antimicrobiana à maioria dos antimaláricos é mediada por um transportador ABC codificado pelo gene 1 de resistência do *Plasmodium falciparum* a vários fármacos (Pf*mdr1*). Mutações pontuais do gene Pf*mdr1* causam resistência aos fármacos e falência da quimioterapia.

RESISTÊNCIA SECUNDÁRIA À DESTRUIÇÃO DO ANTIBIÓTICO. A inativação dos fármacos é um mecanismo comum de resistência antimicrobiana. A resistência das bactérias aos aminoglicosídeos e aos antibióticos β-lactâmicos, geralmente, é atribuída à produção de uma enzima modificadora dos aminoglicosídeos ou da β-lactamase, respectivamente.

RESISTÊNCIA SECUNDÁRIA À REDUÇÃO DA AFINIDADE DO FÁRMACO PELA ESTRUTURA ALTERADA DO ALVO. Uma consequência comum das mutações pontuais ou multipontuais são as alterações da composição dos aminoácidos e da conformação da proteína alvo. Essas alterações diminuem a afinidade do fármaco por seu alvo, ou de um pró-fármaco pela enzima que o converte no composto ativo.

Essas alterações podem ser atribuídas à mutação do alvo natural (p. ex., resistência às fluoroquinolonas), à modificação do alvo (p. ex., resistência aos macrolídeos e às tetraciclinas por proteção ribossômica), ou à aquisição de uma forma resistente do alvo natural sensível (p. ex., resistência estafilocócica à meticilina em consequência da produção de uma proteína de ligação à penicilina com baixa afinidade). Do mesmo modo, as mutações de resistência do HIV associadas à perda de afinidade são encontradas com os inibidores de protease, integrase e fusão e com os inibidores não nucleosídicos da transcriptase reversa. Outro exemplo são as mutações pontuais do gene da β-tubulina resultam na modificação da tubulina e em resistência aos benzimidazóis.

INCORPORAÇÃO DO FÁRMACO. Uma situação incomum ocorre quando o microrganismo não apenas se torna resistente a um antimicrobiano, como também começa a depender dele para sua proliferação.

O enterococo, que facilmente desenvolve resistência à vancomicina após a exposição prolongada ao fármaco, pode desenvolver cepas que necessitam de vancomicina para sua proliferação.

RESISTÊNCIA SECUNDÁRIA À EXCISÃO AUMENTADA DO FÁRMACO INCORPORADO. Os inibidores nucleosídicos da transcriptase reversa, inclusive zidovudina, são análogos do 2'-desoxirribonucleosídeo que depois são convertidos em sua forma de 5'-trifosfato e competem com os nucleosídeos naturais. Esses fármacos são incorporados ao DNA viral e causam bloqueio da síntese da cadeia. Quando surge resistência por mutações de vários pontos do gene da transcriptase reversa, aumenta a excisão fosforolítica do análogo nucleosídico bloqueador da cadeia.

HETERORRESISTÊNCIA E SEMIESPÉCIES VIRAIS. A heterorresistência ocorre quando um subgrupo da população microbiana total é resistente, embora a população inteira seja considerada sensível nos testes *in vitro*. Desse modo, espera-se que um subclone com alterações dos genes associados à resistência antimicrobiana reflita as taxas de mutação normais, que ocorrem entre 10^{-6} e 10^{-5} colônias.

Com as bactérias, a heterorresistência foi associada principalmente à vancomicina para o *S. aureus* e o *Enterococcus faecium*; à colistina para o *Acinetobacter baumannii-calcoaceticus*; à rifampicina, à isoniazida e à estreptomicina para o *M. tuberculosis*; e à penicilina para o *S. pneumoniae*. Os aumentos da ineficácia terapêutica e dos coeficientes de mortalidade foram demonstrados nos pacientes com heterorresistência aos estafilococos e ao *M. tuberculosis*. Com os fungos, a heterorresistência com ineficácia clínica foi descrita com o fluconazol para *Cryptococcus neoformans* e *Candida albicans*.

A replicação viral é mais suscetível a erros que as replicações dos fungos e das bactérias. A evolução viral sob pressões farmacológicas e imunes ocorre com relativa facilidade e geralmente resulta no desenvolvimento de variantes ou semiespécies que podem conter subpopulações resistentes aos antimicrobianos. Em geral, esse fenômeno não é descrito como heterorresistência, mas o princípio é o mesmo descrito para as bactérias e os fungos. Essas semiespécies minoritárias resistentes aos antirretrovirais foram associadas à falência do tratamento dos retrovírus.

BASE EVOLUTIVA DA EMERGÊNCIA DA RESISTÊNCIA

DESENVOLVIMENTO DE RESISTÊNCIA POR SELEÇÃO MUTACIONAL. A mutação e a seleção antibiótica dos mutantes resistentes constituem as bases moleculares das resistências de muitas bactérias, vírus e fungos. As mutações podem ocorrer no gene que codifica

- A proteína alvo, alterando sua estrutura de forma que não possa mais se ligar ao antimicrobiano;
- Uma proteína envolvida no transporte do fármaco;
- Uma proteína importante para a ativação ou inativação do fármaco;
- Um gene regular ou promotor que afeta a expressão do alvo, de uma proteína de transporte ou de uma enzima inativadora.

As mutações não são causadas pelo próprio antimicrobiano. São eventos aleatórios que conferem a possibilidade de sobreviver quando o fármaco está presente. Qualquer população grande de bactérias sensíveis a um fármaco provavelmente contém mutantes raros, que são apenas ligeiramente menos sensíveis que os microrganismos originais. Entretanto, os esquemas posológicos insatisfatórios resultam na destruição seletiva da população mais sensível, restando as cepas resistentes que proliferam.

Em alguns casos, uma mutação em etapa única confere resistência expressiva. Contudo, em outros casos, a aquisição sequencial de mais de uma mutação é responsável pela resistência clinicamente significativa. Por exemplo, a combinação da pirimetamina com a sulfadoxina inibe a via de biossíntese do folato do *Plasmodium falciparum* por inibição da di-hidrofolato redutase (DHFR) pela pirimetamina e por inibição da di-hidropteroato sintetase (DHPS) pela sulfadoxina. A resistência clinicamente significativa ocorre quando há uma única mutação pontual do gene *DHPS* combinada com no mínimo uma mutação dupla do gene *DHFR*.

FENÓTIPOS HIPERMUTÁVEIS. As capacidades de proteger a informação genética da desintegração e também de ser suficientemente flexível para aceitar as alterações genéticas que levam à adaptação ao ambiente e são essenciais a todos os seres vivos. Isso é conseguido principalmente pela inserção do par de bases certas pela polimerase III do DNA, pela "revisão dos erros" pela polimerase e pela reparação pós-replicativa. A aquisição de uma falha em um desses mecanismos de reparação resulta em um índice alto de mutações em muitos genes; estas cepas são conhecidas como *fenótipos mutantes* (*Mut*) e podem incluir mutações dos genes que causam resistência aos antibióticos.

Essa seleção de segunda ordem dos alelos hipermutáveis (mutantes) baseados nas alterações dos genes de reparação do DNA foi implicada no desenvolvimento do genótipo de Beijing das cepas de *M. tuberculosis* resistentes a vários fármacos.

RESISTÊNCIA PELA AQUISIÇÃO EXTERIOR DE ELEMENTOS GENÉTICOS. A resistência antimicrobiana pode ser adquirida por mutação e seleção com a passagem do traço *verticalmente* para as células filhas. Para que a mutação e a seleção consigam gerar resistência, a mutação não pode ser letal e não deve alterar consideravelmente a virulência. Para que o traço seja transmitido, o mutante original ou sua progênie também devem disseminar-se e replicar-se.

A resistência antimicrobiana é adquirida mais comumente por *transferência horizontal* dos determinantes de resistência por uma célula doadora por *transdução*, *transformação* ou *conjugação*. A resistência adquirida por transferência horizontal pode ser disseminada rápida e amplamente por disseminação clonal da cepa resistente, ou por transferências subsequentes às outras cepas receptoras sensíveis. A transferência horizontal da resistência oferece várias vantagens em comparação com a seleção por mutação. A mutação letal de um gene essencial pode ser evitada e, em geral, o nível de resistência é maior que o produzido pelas mutações, que tendem a provocar alterações progressivas; o gene, que ainda pode ser transmitido verticalmente, pode ser mobilizado e amplificado rapidamente dentro de uma população por transferência às células sensíveis; e o gene de resistência pode ser eliminado quando não mais oferece uma vantagem seletiva.

TRANSFERÊNCIA HORIZONTAL DE GENES. A transferência horizontal dos genes de resistência é enormemente facilitada e altamente dependente dos elementos genéticos móveis. Os elementos genéticos móveis incluem os plasmídeos e os fagos transdutores. Outros elementos móveis – elementos transferíveis, íntegrons e cassetes de genes – também participam do processo. Os *elementos transferíveis* pertencem a três grupos gerais: sequências de inserção, transposons e fagos transferíveis. Apenas as sequências de inserção e os transposons são importantes para a resistência.

As *sequências de inserção* são sequências curtas de DNA que codificam funções enzimáticas (p. ex., transposase e resolvase) por recombinação sítio específica com sequências de repetição invertida em uma das pontas. Essas sequências podem copiar-se e inserir-se em um cromossomo ou em um plasmídeo. As sequências de inserção não codificam resistência, mas funcionam como pontos para a integração de outros elementos que conferem resistência (p. ex., plasmídeos ou transposons). Os *transposons* são sequências de inserção que também codificam outras funções, entre as quais uma pode ser a resistência antimicrobiana. Como os transposons movimentam-se entre o cromossomo e o plasmídeo, o gene de resistência pode "pegar carona" com um elemento transferível fora do hospedeiro e entrar em um receptor. Os transposons são elementos móveis que cortam e integram-se ao DNA do plasmídeo ou do genoma da bactéria. Os *íntegrons* não são formalmente móveis e não se copiam, mas codificam uma integrase e oferecem um ponto específico ao qual os cassetes de genes móveis podem ser integrados. Os *cassetes de genes* codificam determinantes de resistência,geralmente sem um promotor, com uma sequência de repetição distal. A integrase reconhece essa sequência de repetição e direciona a inserção do cassete na posição posterior a um promotor forte existente no íntegron. Os íntegrons podem estar localizados dentro de transposons ou nos plasmídeos e, deste modo, podem ser mobilizáveis, ou estão situados no cromossomo.

A *transdução* consiste na aquisição de DNA bacteriano de um *fago* (um vírus que se propaga nas bactérias) que incorporou ao seu revestimento proteico externo o DNA de um hospedeiro bacteriano prévio. Quando o DNA inclui um gene que confere resistência antimicrobiana, a bactéria recém-infectada pode adquirir resistência. A transdução é particularmente importante para a transferência de resistência antimicrobiana entre as cepas de *S. aureus*. A *transformação* evidencia-se pela captação e pela incorporação ao genoma do hospedeiro por recombinação homóloga do DNA livre liberado no ambiente por outras células bacterianas. A transformação é a base molecular da resistência à penicilina dos pneumococos e da *Neisseria*. A *conjugação* consiste na transferência de genes por contato direto entre as células por meio de uma ponte ou pelo sexual. Esse mecanismo complexo e fascinante de disseminação da resistência antimicrobiana é extremamente importante porque vários genes de resistência podem ser transferidos em um único evento. A conjugação com permuta genética entre microrganismos patogênicos e não patogênicos provavelmente ocorre nos tratos GIs dos seres humanos e dos animais. A eficiência de transferência é pequena, mas os antibióticos podem produzir pressão seletiva poderosa de forma a permitir o desenvolvimento da cepa resistente. A transferência genética por conjugação é comum entre os bastonetes (bacilos) gram-negativos e a resistência é conferida às células sensíveis por um evento único. Os enterococos também possuem plasmídeos conjugativos, com uma ampla variedade de hospedeiros, que estão envolvidos na transferência e disseminação dos genes de resistência entre as bactérias gram-positivas.

Para uma listagem bibliográfica completa, consulte ***As Bases Farmacológicas da Terapêutica de Goodman e Gilman***, 12ª edição.

Capítulo 49

Quimioterapia da malária

A malária afeta aproximadamente um quarto de bilhão de pessoas e é responsável por quase 900.000 mortes por ano Essa doença é causada pela infecção por protozoários parasitos unicelulares do gênero *Plasmodium*. São conhecidas cinco espécies de *Plamodium* que infectam humanos: *P. falciparum*, *P. vivax*, *P. ovale*, *P. malariae* e *P. knowlesi*. O *P. falciparum* e o *P. vivax* são responsáveis pela maior parte das infecções maláricas em todo o mundo. O *P. falciparum* causa a maior parte dos surtos de malária na África Subsaariana e está associado à doença mais grave. O *P. vivax* é responsável pela metade do surto de malária no sul e no leste da Ásia e 80% das infecções maláricas da América.

BIOLOGIA DA INFECÇÃO MALÁRICA

Os esporozoítos do *Plasmodium*, que iniciam a infecção em humanos, são inoculados na derme e entram na corrente sanguínea após a picada de um mosquito anofelino fêmea infectado pelo *Plasmodium*. Em minutos, os esporozoítos viajam até o fígado, onde infectam os hepatócitos *via* eventos mediados por receptores de superfície. Esse processo inicia o *período pré-patente assintomático* ou *estágio exoeritrocítico* da infecção, que dura tipicamente uma semana.

Durante este período, o parasito sofre replicação assexuada no interior dos hepatócitos, originando os esquizontes do estágio hepático. Na ruptura dos hepatócitos infectados, dezenas de milhares de *merozoítos* são liberados na corrente sanguínea e infectam os eritrócitos. Após o estágio exoeritrocítico inicial, os *P. falciparum* e *P. malariae* não são mais encontrados no fígado. Os *P. vivax* e *P. ovale*, entretanto, podem sustentar uma infecção quiescente dos hepatócitos como uma forma dormente do parasito, conhecida como *hipnozoíto* e podem reiniciar uma doença sintomática muito depois que os sintomas iniciais são reconhecidos e tratados. As formas eritrocíticas não podem restabelecer a infecção dos hepatócitos. A transmissão de parasitos maláricos que infectam humanos é mantida nesta população pela persistência duradoura dos hipnozoítos (de alguns meses a poucos anos para os *P. vivax* e *P. ovale*), pela variação antigênica do *P. falciparum* (provavelmente de meses) e pela possível variação antigênica do *P. malariae* (de até algumas décadas).

Os *estágios eritrocíticos assexuados* dos parasitos da malária são responsáveis pelas manifestações clínicas da doença. Esta parte do ciclo de vida do *Plasmodium* é iniciada pelo reconhecimento dos eritrócitos pelo merozoíto, mediado pelos receptores da superfície celular, seguido pela invasão das células.

Uma vez no interior dos eritrócitos, o merozoíto assume uma forma anelar, tornando-se um trofozoíto que irá sofrer maturação e se transformar em um esquizonte sanguíneo assexuado. Com a ruptura dos eritrócitos infectados, esses esquizontes liberam de 8 a 32 merozoítos, que poderão estabelecer novas infecções nos eritrócitos à sua volta. O ciclo de replicação eritrocítica dura 24 h (para o *P. knowlesi*), 48 h (para os *P. falciparum*, *P. vivax* e *P. ovale*) e 72 h (para o *P. malariae*). Embora a maioria dos merozoítos invasores se transforme em esquizontes, uma pequena proporção se transforma em gametócitos, a forma do parasito que é infectiva para os mosquitos. Os gametócitos são ingeridos e vão para o intestino médio do mosquito durante um repasto sanguíneo infeccioso e, em seguida, se transformam em gametas, que podem sofrer fertilização e se tornarem zigotos. Esses amadurecem no interior de oocinetos, que atravessam a parede do intestino médio do mosquito e se desenvolvem no interior de oocistos. Numerosas séries de replicação assexual ocorrem no oocisto de forma a gerar esporozoitos em 10-14 dias. Os esporozoítos completamente desenvolvidos são liberados dos oocistos e invadem as glândulas salivares do mosquito, de onde poderão dar início a uma nova infecção, durante um repasto sanguíneo subsequente feito pelo mosquito (Figura 49-1).

O *P. falciparum* possui uma familia de proteínas de ligação que podem reconhecer uma variedade de moléculas da célula hospedeira; ele invade todos os estágios dos eritrócitos e, portanto, pode causar altas parasitemias. O *P. vivax* se liga seletivamente à proteína receptora de quimiocina Duffy, assim como às proteínas específicas dos reticulócitos. O *P. falciparum* monta proteínas de citoaderência (as PfEMP1s, codificadas por uma família altamente variável de genes *var*) em estruturas chamadas *knobs* (botões, nódulos, nodosidades) na superfície do eritrócito. Os *knobs* permitem ao eritrócito parasitado ligar-se ao endotélio vascular pós-capilar, de modo a evitar a depuração mediada pelo baço e permitir que o parasito cresça em um microambiente com pouco oxigênio e alto teor de dióxido de carbono.

Os sinais e sintomas cardinais da malária são febre alta em picos (com ou sem periodicidade), calafrios, dores de cabeça, mialgias, mal-estar e sintomas GI. As manifestações clínicas da malária estão detalhadas no Capítulo 49 da 12ª edição do texto original.

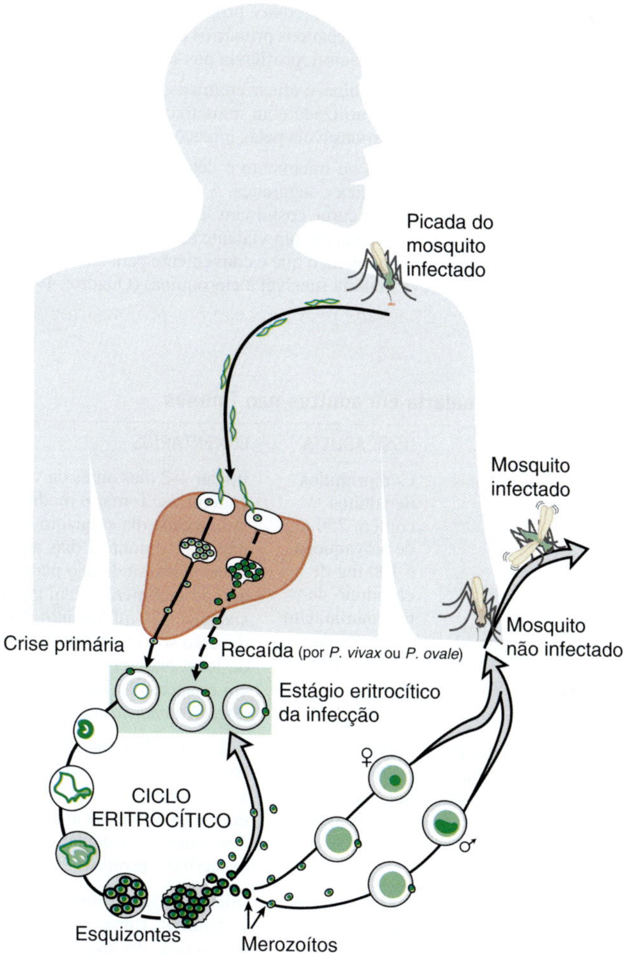

Figura 49-1 *Ciclo vital dos parasitos da malária.*

CLASSIFICAÇÃO DE AGENTES ANTIMALÁRICOS

Os vários estágios do ciclo de vida do parasito da malária em humanos diferem uns dos outros na sua sensibilidade aos fármacos. Portanto, os fármacos antimaláricos podem ser classificados com base em suas atividades durante este ciclo de vida, bem como pelo seu uso pretendido para a quimioprofilaxia ou tratamento. O espectro de atividade dos fármacos antimaláricos leva a várias generalizações.

A primeira diz respeito à quimioprofilaxia: *como nenhum fármaco antimalárico mata os esporozoítos, não é verdadeiramente possível prevenir a infecção; os fármacos podem apenas evitar o desenvolvimento da malária sintomática, causada pelas formas eritrocíticas assexuadas.*

A segunda diz respeito ao tratamento de uma infecção estabelecida: *nenhum único fármaco antimalárico é eficaz contra todos os estágios hepáticos e intraeritrocíticos do ciclo vital, que podem coexistir em um mesmo paciente. Portanto, a completa eliminação da infecção parasitária poderá requerer mais de um fármaco.*

Os padrões de atividade clinicamente útil caem em três categorias gerais.

O primeiro grupo de agentes (artemisininas, cloroquina, mefloquina, quinina e quinidina, pirimetamina, sulfadoxina e tetraciclina) não são comprovadamente eficazes contra os estágios hepáticos primários ou latentes. Alternativamente, a sua ação é dirigida contra os estágios sanguíneos assexuados responsáveis pela doença. Estes fármacos irão tratar, ou impedir, a malária clinicamente sintomática.

O segundo grupo de fármacos (representados pela atovaquona e proguanila), que é dirigida não apenas às formas eritrocíticas assexuadas, como também aos estágios hepáticos primários do *P. falciparum*. Essa atividade adicional abrevia em alguns dias o período necessário para a quimioprofilaxia pós-exposição.

A terceira categoria, composta apenas pela primaquina, é eficaz contra os estágios hepáticos primários e latentes, bem como sobre os gametócitos. A primaquina é utilizada com mais frequência na erradicação dos hipnozoítos intra-hepáticos dos *P. vivax* e *P. ovale*, que são responsáveis pelas infecções recorrentes.

A utilidade dos antimaláricos na quimioprofilaxia ou tratamento é determinada não somente pela sua atividade antiparasitária, como também por sua farmacocinética e segurança. A quinina e a primaquina, que possuem significativa toxicidade e têm meias-vidas relativamente curta, costumam ser reservadas para o tratamento de infecções estabelecidas, não sendo usadas para quimioprofilaxia em um viajante saudável. Em contrapartida, a cloroquina é relativamente livre de toxicidade e tem meia-vida longa, o que é conveniente para administração quimioprofilática (naquelas poucas áreas onde ainda se descreve malária sensível à cloroquina) (Quadros 49-1 e 49-2).

Quadro 49-1

Regimes para a prevenção da malária em adultos não imunes

FÁRMACO	USO	DOSE ADULTA	COMENTÁRIOS
Atovaquona/ proguanila	Profilaxia em todas as áreas	Comprimidos de adultos contêm 250 mg de atovaquona e 100 mg de cloridrato de proguanila. Um comprimido diário por via oral	Iniciar 1-2 dias antes da viagem para áreas endêmicas. Tomar o medicamento na mesma hora a cada dia enquanto estiver na área de malária e durante 7 dias após deixar estas áreas. Contraindicado para indivíduos com comprometimento renal grave (depuração de cratinina < 30 mL/minuto). Atovaquona/proguanila deverão ser administrados junto com a comida ou leite. Não recomendados para profilaxia em crianças < 5 kg, gestantes e mulheres que estejam amamentando bebês com < 5 kg.
Fosfato de cloroquina	Profilaxia apenas em áreas com malária sensível à cloroquina	300 mg de base (500 mg de sal) por via oral, 1 vez/semana	Iniciar 1-2 dias antes da viagem para áreas endêmicas. Tomar o medicamento uma vez a cada semana, sendo sempre no mesmo dia, enquanto estiver na área de malária e durante 4 semanas após deixar estas áreas. Poderá exacerbar a psoríase.
Doxiciclina	Profilaxia em todas as áreas	100 mg diárias, por via oral	Iniciar 1-2 dias antes da viagem para áreas endêmicas. Tomar o medicamento na mesma hora a cada dia enquanto estiver na área de malária e durante 4 semanas após deixar estas áreas. Contraindicada para crianças com < 8 anos de idade e gestantes.
Sulfato de hidro-xicloroquina	Uma alternativa à cloroquina para profilaxia apenas em áreas com malária sensível a este fármaco	310 mg de base (400 mg de sal) por via oral, 1 vez/semana	Iniciar 1-2 dias antes da viagem para áreas endêmicas. Tomar o medicamento uma vez a cada semana, sendo sempre no mesmo dia, enquanto estiver na área de malária e durante 4 semanas após deixar estas áreas.
Mefloquina	Profilaxia nas áreas com malária sensível à mefloquina	228 mg de base (250 mg de sal) por via oral, 1 vez/semana	Iniciar 1-2 dias antes da viagem para áreas endêmicas. Tomar o medicamento uma vez a cada semana, sendo sempre no mesmo dia, enquanto estiver na área de malária e durante 4 semanas após deixar estas áreas. Contraindicada para indivíduos alérgicos à mefloquina ou compostos relacionados (p. ex., quinina, quinidina) e indivíduos com depressão ativa, história recente de depressão transtorno de ansiedade generalizada, psicose, esquizofrenia, outros transtornos psiquiátricos importantes ou convulsões. Usar com cautela em indivíduos com transtornos psiquiátricos ou com história prévia de depressão. Não recomendada para indivíduos com anormalidades de condução cardíaca.

(continua)

Quadro 49-1

Regimes para a prevenção da malária em adultos não imunes (*Continuação*)

FÁRMACO	USO	DOSE ADULTA	COMENTÁRIOS
Primaquina	Profilaxia para viagens de curta duração para áreas que apresentem principalmente *P. vivax*	30 mg de base (52,6 mg de sal) por via oral, diariamente	Iniciar 1-2 dias antes da viagem para áreas endêmicas. Tomar o medicamento na mesma hora a cada dia enquanto estiver na área de malária e durante 7 dias após deixar estas áreas. Contraindicada para indivíduos com deficiência de G6PD[a] e durante a gravidez e lactação, a menos que o bebê que está sendo amamentado apresente níveis normais de G6PD documentados
Primaquina	No caso de terapia preventiva antirrecaída (profilaxia terminal), para reduzir o risco de recorrências (*P. vivax, P. ovale*)	30 mg de base (52,6 mg de sal) por via oral, 1 vez ao dia por 14 dias após deixar as áreas de malária	Indicada para indivíduos que apresentem exposição prolongada ao *P. vivax* e *P. ovale* ou a ambos. Contraindicada para indivíduos com deficiência em G6PD[a]. Também contraindicada durante a gravidez e lactação, a menos que o bebê que está sendo amamentado apresente níveis normais de G6PD documentados.

[a]Glicose-6-fosfato desidrogenase. Todos os indivíduos que recebem primaquina devem apresentar níveis normais de G6PD documentados antes do início da medicação. Estes regimes se baseiam em recomendações publicadas nos CDCs (*United States Centers for Disease Control and Prevention*). Essas recomendações poderão sofrer alterações ao longo do tempo. Informações atualizadas poderão ser obtidas em www.cdc.gov/travel. As recomendações e tratamentos disponíveis diferem entre os países do mundo industrializado, em desenvolvimento e nas regiões endêmicas para malária; nestas últimas, alguns tratamentos antimaláricos poderão estar disponíveis sem prescrição, porém os fármacos mais eficazes geralmente são controlados pelas agências governamentais. Consultar o Livro Amarelo do CDC para informações atualizadas e para dosagem pediátrica.
Fonte: CDC Yellow Book 2014, www.cdc.gov/features/yellowbook/, acesso em 23 de agosto de 2013.

Para facilitar sua referência, informações detalhadas sobre os fármacos antimaláricos aparecem adiante listados em ordem alfabética por nome do fármaco.

ARTEMISININA E DERIVADOS

A artemisinina e seus três principais derivados semissintéticos para o uso clínico, di-hidroxiartemisinina, artemeter e artesunato, são bastante potentes e de ação rápida. Eles se adaptam particularmente bem ao tratamento da malária grave por *P. falciparum* e também são eficazes contra os estágios eritrocíticos assexuados do *P. vivax*. Cada vez mais, o tratamento-padrão da malária utiliza as terapias de combinação com base na artemisinina (ACTs) para melhorar a eficácia do tratamento e reduzir a pressão da seleção para a emergência de resistência às medicações.

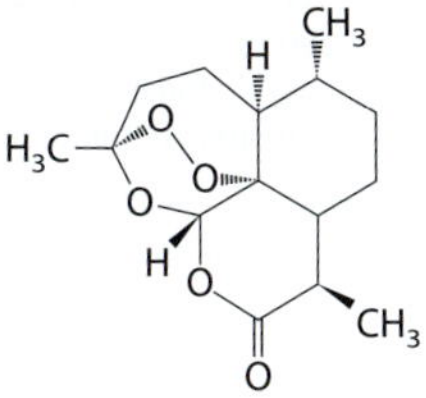

ARTEMISININA

As artemisininas levam a uma redução significativa da carga parasitária, com uma redução de quatro escalas logarítmicas na população de parasitos, para cada ciclo de 48 h de invasão intraeritrocítica, replicação e egresso. Apenas três a quatro ciclos (6-8 dias) de tratamento para remover todos os parasitos da corrente sanguínea. Além disso, as artemisininas possuem certa atividade gametocitocida, levando a uma diminuição na transmissão dos parasitos.

Mecanismo de ação. A atividade da artemisinina e de seus derivados parece resultar da clivagem da ponte peróxido do fármaco pelo ferro do heme reduzido, produzido no interior do vacúolo digestivo altamente ácido (VD) do parasito, durante a sua digestão da hemoglobina. O local de ação dos adutos de heme possivelmente tóxicos é desconhecido. Além disso, a própria artemisinina ativada poderá gerar radicais livres que alquilam e oxidam macromoléculas no parasito.

ADME. As artemisininas semissintéticas foram formuladas para administração pelas vias oral (di-hidroartemisinina, artesunato e artemeter), intramuscular (artesunato e artemeter), intravenosa (artesunato) e retal (artesunato). A biodisponibilidade após administração oral é tipicamente ≤ 30%. As artemisininas atingem rapidamente os níveis séricos máximos e o artemeter intramuscular, em 2 a 6 horas. Tanto o artesunato quanto o artemeter apresentam níveis modestos de ligação à proteína plasmática, oscilando entre 43-82%. Esses derivados são intensamente metabolizados e convertidos a di-hidroartemisinina, que apresenta uma meia-vida plasmática de 1 a 2 horas. A biodisponibilidade do fármaco *via* administração retal é altamente variável entre cada paciente individual. Com a administração repetida, a artemisinina e o artesunato induzem seu próprio metabolismo mediado por CYP, primariamente via CYPs 2B6 e 3A4. Essa poderá aumentar a depuração em até cinco vezes.

Usos terapêuticos. Devido à sua atividade rápida e potente contra os parasitos, mesmo contra parasitos resistentes a múltiplos fármacos, as artemisininas têm grande valor para o tratamento de malária grave por *P. falciparum*. As artemisininas, em geral, não são utilizadas isoladamente, devido à sua habilidade limitada em erradicar completamente a infecção. As artemisininas se mostraram altamente eficientes, quando combinadas a outros fármacos antimaláricos no tratamento de primeira linha da malária. As artemisininas não devem ser utilizadas como quimioprofilaxia por causa da sua meia-vida curta.

Toxicidade e contraindicações. Em ratas e coelhas grávidas, as artemisininas podem levar a uma elevada taxa de letalidade dos embriões ou a malformações logo após a concepção. Estudos pré-clínicos de toxicidade identificaram o cérebro (e o tronco cerebral), o fígado, a medula óssea e o feto como os principais órgãos alvo. Entretanto, não se atribuiu alterações neurológicas sistemáticas ao tratamento de pacientes com > 5 anos de idade. Os pacientes podem apresentar redução nas contagens de reticulócitos e neutrófilos, reversíveis e relacionadas com a dose e elevação dos níveis de transaminases. Aproximadamente, um em cada 3.000 pacientes desenvolve uma reação alérgica. Os estudos sobre o tratamento com artemisinina durante o primeiro trimestre de gravidez não encontraram evidências de efeitos adversos sobre o desenvolvimento fetal. Entretanto, recomenda-se que as ACTs não sejam utilizadas para o tratamento de crianças com ≤ 5 kg ou durante o primeiro trimestre de gravidez.

PARCERIA DE FÁRMACOS COM ACT. Os atuais regimes de ACT bem tolerados por adultos e crianças com ≥ 5 kg incluem artemeter-lumefantrina, artesunato-mefloquina, artesunato-amodiaquina, artesunato-sulfadoxina-pirimetamina e di-hidroxiartemisinina-piperaquina.

A ***lumefantrina*** apresenta semelhanças estruturais com os fármacos arilaminoálcoois mefloquina e halofantrina e é formulada com o artemeter. Essa combinação tem se mostrado altamente eficiente para o tratamento da malária não complicada e é a terapia antimalárica de primeira linha mais amplamente utilizada na África. As propriedades farmacocinéticas da lumefantrina incluem um amplo volume de distribuição aparente e uma meia-vida de eliminação terminal de quatro a cinco dias. Recomenda-se a administração acompanhada por uma refeição rica em gorduras, que aumentam significativamente a absorção. Foi aprovada uma fórmula dispersível adoçada com artemeter-lumefantrina para o tratamento de crianças.

A ***amodiaquina*** é uma congênere da cloroquina não mais recomendada, nos EUA, para a quimioprofilaxia da malária por *P. falciparum* devido à sua toxicidade (hepática e agranulocitose), que foi normalmente associados ao seu uso profilático. A amodiaquina é rapidamente convertida em monodesetil-amodiaquina pelas CYPs hepáticas. Esse metabólito, que conserva atividade antimalárica substancial, possui uma meia-vida plasmática de 9 a 18 dias e atinge um pico de concentração de ~ 500 nM duas horas após a administração oral. Em contrapartida, a amodiaquina possui uma meia-vida de ~ 3 h, atingindo um pico de concentração de ~ 25 nM em 30 min após a administração oral. A depuração *in vivo* das taxas de amodiaquina apresenta uma variação individual que oscila entre 78 e 943 mL/min/kg.

A ***piperaquina*** é um composto potente e bem tolerado estruturalmente relacionado à cloroquina. A piperaquina apresenta um amplo volume de distribuição e taxas reduzidas de excreção após múltiplas doses. É rapidamente absorvida, com um $T_{máx}$ (tempo para atingir a concentração mais elevada) de 2 horas após uma única dose. A piperaquina possui a mais longa meia-vida plasmática (5 semanas) de todas os fármacos utilizados em parceria nas ACTs, o que poderá ser eficiente na redução das taxas de reinfecção após o tratamento.

A ***pironaridina*** é um fármaco antimalárico estruturalmente relacionado à amodiaquina. É bem tolerada e altamente potente contra os *P. falciparum* e *P. vivax,* promovendo a eliminação da febre em 1 a 2 dias e a depuração parasitária, em dois a três dias.

ATOVAQUONA

Uma combinação fixa de *atovaquona* com *hidrocloreto de proguanila* encontra-se disponível nos EUA para a quimioterapia da malária e para o tratamento da malária não complicada por *P. falciparum* em adultos e crianças.

Ação antimalárica e resistência. A atovaquona é um análogo lipofílico da ubiquinona, o aceptor de elétrons para a di-hidroorotato desidrogenase do parasito, uma enzima essencial para a biossíntese da pirimidina no parasito. A atovaquona inibe o transporte de elétrons, anula o potencial de membrana mitocondrial e inibe a regeneração de ubiquinona. O fármaco é altamente ativo contra os parasitos do estágio sanguíneo assexuado do *P. falciparum in vitro* e contra os estágios hepáticos do *P. falciparum,* porém não contra os hipnozoítos de estágio hepático do *P. vivax.* O sinergismo entre a proguanila e a atovaquona resulta da habilidade da proguanila não metabolizada em aumentar a toxicidade mitocondrial à atovaquona. A resistência do *P. falciparum* à atovaquona isolada desenvolve-se facilmente e é conferida por polimorfismos únicos de nucleotídeos não sinônimos no gene que codifica o gene do citocromo b, localizado no genoma mitocondrial. A adição de proguanila reduz marcantemente a frequência de aparição da resistência à atovaquona. Entretanto, uma vez presente a resistência à atovaquona, o sinergismo com o fármaco parceiro proguanila diminui.

ADME. A absorção de atovaquona após uma única dose oral é lenta e variável, devido à sua lipofilicidade. A absorção melhora quando o fármaco é administrado durante uma refeição com gordura. Mais de 99% do fármaco se ligam às proteínas plasmáticas, e os níveis no líquido cerebrospinal são de $< 1\%$, quando comparados aos existentes no plasma. As curvas de concentração dos fármacos *versus* tempo demonstram frequentemente um duplo pico, o primeiro pico em 1-8 h, ao passo que o segundo ocorre em 1-4 dias após uma única dose; este padrão sugere a existência de uma circulação êntero-hepática. Na ausência de uma segunda medicação indutora de CYP, os seres humanos não metabolizam significativamente a atovaquona. O fármaco é excretado na bile, e $> 94\%$ são recuperados inalterados nas fezes. A atovaquona apresenta uma meia-vida para eliminação do plasma de 2 a 3 dias em adultos e de 1 a 2 dias em crianças.

Usos terapêuticos. Um comprimido contendo uma dose fixa de 250 mg de atovaquona e 100 mg de cloridrato de proguanila, ingerido por via oral em um esquema de 3 dias, é altamente eficaz e seguro para o tratamento de ataques leves a moderados de malária por *P. falciparum* resistente à cloroquina, ou à sulfadoxina-pirimetamina. O mesmo regime, seguido por um curso de primaquina, è eficaz no tratamento da malária por *P. vivax.* A atovaquona-proguanila é um agente-padrão para a quimioprofilaxia da malária. A experiência na prevenção da malária não *P. falciparum* é limitada. A infecção por *P. vivax* pode ocorrer após a interrupção do fármaco, indicando uma atividade imperfeita contra os estágios exoeritrocíticos deste parasito.

Toxicidade. A atovaquona pode causar efeitos adversos (dor abdominal, náuseas, vômitos, diarreia, dor de cabeça, exantema) que exijam a interrupção da terapia. Os vômitos e a diarreia podem diminuir a absorção do fármaco, resultando em falha terapêutica. Entretanto, uma nova administração desse fármaco em até 1 h após o vômito pode ser ainda eficaz em pacientes com malária por *P. falciparum.* A atovaquona causa ocasionalmente elevações transitórias dos níveis séricos de transaminase e amilase.

Precauções e contraindicações. Embora a atovaquona seja normalmente considerada segura, ela necessita de avaliação adicional em pacientes pediátricos com < 11 kg, em gestantes e lactantes. A atovaquona pode competir com certos fármacos pela ligação às proteínas plasmáticas, e o tratamento com rifampicina, um potente indutor do metabolismo de fármacos mediado por CYP, pode reduzir substancialmente os níveis plasmáticos de atovaquona, ao mesmo tempo que a atovaquona pode elevar os níveis plasmáticos de rifampicina. A administração conjunta de tetraciclina associa-se a uma redução de 40% nas concentrações plasmáticas de atovaquona.

DIAMINOPIRIMIDINAS

A *sulfadoxina-pirimetamina* foi um tratamento primário para a malária não complicada por *P. falciparum,* especialmente contra as cepas resistentes à cloroquina. Devido à sua resistência generalizada, ela não mais é recomendada para o tratamento da malária não complicada.

Mecanismos de ação e resistência antimalárica. A pirimetamina é um *esquizontocida* sanguíneo de ação lenta, com efeitos antimaláricos *in vivo* similares aos da proguanila, resultante da inibição da *biossíntese do folato* no *Plasmodium.* A eficácia da pirimetamina contra as formas hepáticas de *P. falciparum* é menor do que a da proguanila e, em doses terapêuticas, a pirimetamina é incapaz de erradicar os hipnozoítos do *P. vivax* ou os gametócitos de qualquer espécie de *Plasmodium.* Ela aumenta a quantidade de *P. falciparum* maduros circulantes, infectando os gametócitos, provavelmente levando a um aumento na transmissão para os mosquitos durante o período de tratamento.

O sinergismo entre a pirimetamina e as sulfonamidas ou sulfonas resulta da inibição de duas etapas metabólicas fundamentais na biossíntese do folato no parasito:

- A utilização do ácido *p*-aminobenzoico para a síntese de ácido di-hidropteroico, catalisada pela di-hidropteroato sintetase e inibida pelas sulfonamidas
- A redução do di-hidrofolato a tetraidrofolato, catalisada pela di-hidrofolato redutase e inibida pela pirimetamina (Figura 52-2)

A presença de ácido *p*-aminobenzoico ou folato na dieta pode afetar a resposta terapêutica aos antifolatos. A resistência à pirimetamina desenvolveu-se em regiões em que houve uso prolongado ou extenso do fármaco e pode ser atribuída a mutações na di-hidrofolato redutase, que reduzem a afinidade de ligação da pirimetamina

ADME. A pirimetamina é lenta, porém completamente absorvida, alcançando níveis plasmáticos máximos em 2 a 6 horas. O composto é significativamente distribuído nos tecidos e se encontra $\sim 90\%$ ligado às proteínas plasmáticas. A pirimetamina é lentamente eliminada do plasma com uma meia-vida de 85-100 h. Concentrações supressoras para cepas responsivas do *Plasmodium* persistem no sangue por duas semanas. A pirimetamina também penetra no leite de mães nutrizes.

Usos terapêuticos. A combinação pirimetamina-sulfadoxina não é mais recomendada para o tratamento da malária não complicada ou para a quimioprofilaxia, devido à crescente resistência ao fármaco. Entretanto, para aqueles que vivem em áreas endêmicas, alguns ainda a recomendam para o tratamento preventivo intermitente da malária durante a gravidez.

Toxicidade, precauções e contraindicações. Doses antimaláricas de pirimetamina isolada causam toxicidade mínima, exceto nos casos de exantemas ocasionais e hematopoiese reduzida. Doses excessivas podem produzir uma anemia megaloblástica que lembra a provocada pela deficiência de folato, que responde prontamente à retirada do fármaco ou ao tratamento com ácido folínico. Em altas doses, a pirimetamina é teratogênica em animais e, em seres humanos, a combinação relacionada trimetoprima-sulfametoxazol pode causar defeitos no nascimento.

A toxicidade associada à administração conjunta destes antifolatos deve-se, geralmente, às sulfonamidas ou às sulfonas, e não à pirimetamina. A combinação de pirimetamina e sulfadoxina causa reações cutâneas graves e até mesmo fatais, como eritema multiforme, síndrome de Stevens-Johnson ou necrólise epidérmica tóxica. Essa combinação também já foi associada a reações semelhantes à doença do soro, urticária, dermatite esfoliativa e hepatite. A associação pirimetamina-sulfadoxina é contraindicada em indivíduos com reações prévias às sulfonamidas, mães lactentes e para bebês com < 2 meses de idade. A administração de pirimetamina com dapsona, uma combinação de fármacos indisponível nos EUA, tem sido ocasionalmente associada à agranulocitose.

PROGUANILA

A atividade antimalárica da proguanila é atribuída à cicloguanila, um metabólito triazínico cíclico (estruturalmente relacionado à pirimetamina) e inibidor seletivo da di-hidrofolato redutase/timidilato sintetase bifuncional plasmodial, que é crucial para a nova síntese de purinas e pirimidinas do parasito.

Mecanismos de ação e resistência antimalárica. Na malária por *P. falciparum* sensível aos fármacos, a proguanila exerce atividade contra os estágios hepáticos primários e os estágios assexuados nas hemácias, controlando, assim, adequadamente o ataque agudo e, em geral, erradicando a infecção. A proguanila é também ativa contra a malária aguda por *P. vivax*, mas como os estágios teciduais latentes desse plasmódio não são afetados, podem ocorrer recaídas após a suspensão do fármaco. O tratamento com proguanila não destrói os gametócitos, porém os oócitos do intestino do mosquito poderão não se desenvolver normalmente.

A cicloguanila inibe seletivamente a di-hidrofolato redutase/timidilato sintetase bifuncional dos plasmódios sensíveis, levando à inibição da síntese de DNA e à depleção de cofatores do folato. Foram identificadas diversas alterações nos aminoácidos próximos ao sítio de ligação da di-hidrofolato redutase, responsáveis pela resistência à cicloguanila, à pirimetamina ou a ambos. A presença da di-hidrofolato redutase do *Plasmodium* não é necessária para a atividade antimalárica intrínseca da proguanila ou da clorproguanila; entretanto, a base molecular dessa atividade alternativa permanece desconhecida. A proguanila acentua a ação aniquilante da atovaquona sobre o potencial de membrana mitocondrial no *P. falciparum*, porém não exibe tal atividade por si só. Em contrapartida com a cicloguanila, a resistência ao fármaco parental, proguanila, seja isoladamente ou em combinação com a atovaquona, ainda não está bem documentada.

ADME. A proguanila é lenta, porém adequadamente absorvida pelo trato GI. Após uma única dose oral, o pico das concentrações plasmáticas é alcançado em cinco horas. A meia-vida média de eliminação plasmática é de 180-200 h ou mais. O metabolismo e a ativação do fármaco envolve a subfamília CYP2C; aproximadamente 3% dos indivíduos de raça branca apresentam deficiência nesse fenótipo de oxidação, em contraste com 20% dos asiáticos e quenianos. A proguanila é oxidada em dois metabólitos principais, a cicloguanila e uma 4-clorofenilbiguanida inativa. Em um esquema de doses diárias de 200 mg, os níveis plasmáticos de cicloguanila em metabolizadores intensos excede o nível terapêutico, ao passo que os maus metabolizadores não chegam a alcançar os níveis terapêuticos de cicloguanila. A própria proguanila não se acumula apreciavelmente nos tecidos durante a administração continuada, exceto nos eritrócitos, onde suas concentrações são cerca de três vezes superiores às do plasma. Em seres humanos, 40-60% da proguanila absorvida são excretados na urina, ora como o fármaco original, ora como o metabólito ativo.

Usos terapêuticos. A proguanila não está disponível nos EUA como um fármaco isolado, porém tem sido prescrito como quimioprofilaxia na Inglaterra e na Europa, para indivíduos que viajam para áreas de malária na África. Cepas de *P. falciparum* resistentes à proguanila emergem rapidamente em áreas onde o fármaco é usado isoladamente, porém a infecção também pode irromper em decorrência da conversão deficiente da proguanila em seu metabólito antimalárico ativo. A proguanila é eficaz e bem tolerada em combinação com a atovaquona, administrada em doses diárias por três dias, para o tratamento de cepas de *P. falciparum* e *P. vivax* resistentes a fármacos ou à cloroquina (ver seção sobre atovaquona). O *P. falciparum* desenvolve prontamente uma resistência clínica após a monoterapia com proguanila ou atovaquona; entretanto, a resistência à combinação é incomum, a menos que a cepa seja inicialmente resistente à atovaquona.

Toxicidade e efeitos adversos. Em doses quimioprofiláticas diárias de 200-300 mg, a proguanila causa relativamente poucos efeitos adversos, exceto ocasionais náuseas e diarreia. Grandes doses ($\geq$ 1 g diária) podem causar vômitos, dor abdominal, diarreia, hematúria e aparecimento transitório de células epiteliais e cilindros na urina. Doses de até 700 mg, em 2 vezes/dia, já foram administradas por mais de duas semanas sem toxicidade grave. A proguanila é considerada segura para uso durante a gestação. É notavelmente segura quando usada em conjunto com outros fármacos antimaláricos.

A quinina é o principal alcalóide da quina, a casca triturada da árvore de quina (murta-do-mato) da América do Sul. As quininas e seus diversos derivados foram o principal pilar da quimioterapia antimalárica durante 400 anos. A análise da estrutura e atividade dos alcalóides da quina forneceram a base para o descobrimento dos mais recentes fármacos antimaláricos, como a mefloquina.

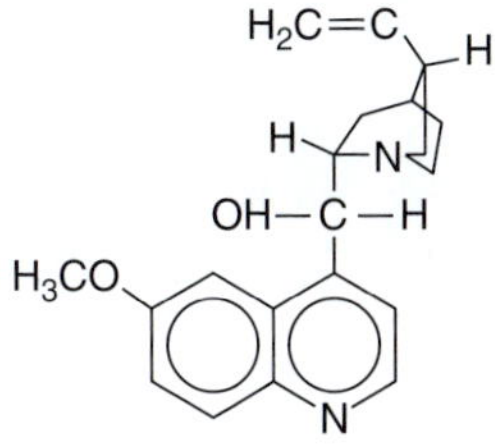

QUININA

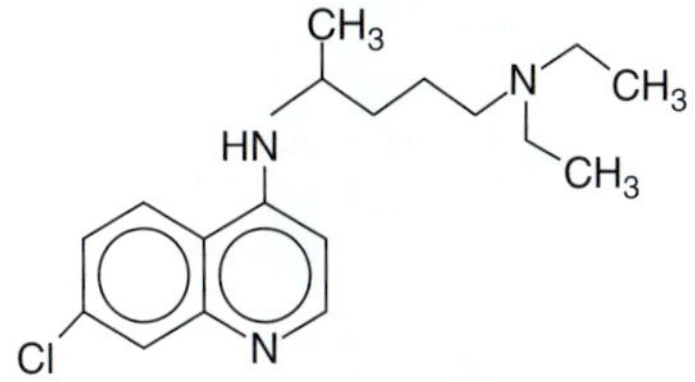

CLOROQUINA

AÇÃO ANTIMALÁRICA. As formas assexuadas dos parasitos da malária proliferam nos eritrócitos do hospedeiro pela digestão da hemoglobina; este processo gera radicais livres e heme ligado ao ferro como subprodutos altamente reativos. O heme é sequestrado como um pigmento malárico insolúvel e quimicamente inerte, denominado *hemozoína*. As quinolinas interferem na detoxificação do heme. A incapacidade de inativar o heme ou os complexos fármaco-heme é tida como capaz de destruir os parasitos, em decorrência de lesão oxidativa das membranas ou outras biomoléculas críticas.

CLOROQUINA E HIDROXICLOROQUINA

A cloroquina, uma base fraca, concentra-se nos vacúolos digestivos altamente acídicos de *Plasmodium* suscetíveis, onde se liga ao heme e impede a sua captura. A hidroxicloroquina, na qual um dos substitutos *N*-etil da cloroquina é β-hidroxilado, é essencialmente equivalente à cloroquina contra a malária por *P. falciparum.*

Resistência. A resistência das formas eritrocíticas assexuadas do *P. falciparum* às quinolinas antimaláricas, especialmente à cloroquina, é agora comum (Figura 49-2). A resistência à cloroquina resulta de mutações no gene polimórfico *pfcrt* (*pfcrt*, por transportador de resistência à cloroquina do *P. falciparum*) que codifica um provável transportador que reside na membrana do vacúolo digestivo acídico, o sítio de degradação da hemoglobina e de ação da cloroquina. Além do PfCRT, a glicoproteína-P transportadora codificada por *pfmdr1* e outros transportadores, incluindo o PfMRP, podem ter um papel modulador na resistência à cloroquina.

ADME. A cloroquina é bem absorvida a partir do trato GI e rapidamente assimilada a partir dos locais de injeção intramuscular ou subcutânea. Esse fármaco é extensamente sequestrado pelos tecidos, em particular fígado, baço, rins, pulmões, e, em menor extensão, pelo cérebro e medula espinal. A cloroquina liga-se moderadamente (60%) às proteínas plasmáticas e sofre apreciável biotransformação pelas CYP hepáticas em dois metabólitos ativos, a desetilcloroquina e a bisdesetilcloroquina. A depuração renal de cloroquina corresponde a cerca de metade de sua depuração sistêmica total. A cloroquina inalterada e a desetilcloroquina respondem por > 50 e 25% dos produtos urinários do fármaco, respectivamente, e a excreção renal de ambos os compostos aumenta com a acidificação da urina. Para se evitar toxicidade potencialmente letal, a cloroquina parenteral é lentamente administrada por infusão intravenosa contínua ou em pequenas doses fracionadas por via subcutânea ou intramuscular. A cloroquina é mais segura quando administrada por via oral, pois nesse caso as taxas de absorção e distribuição se aproximam. O pico dos níveis plasmáticos é obtido em 3-5 h após a administração por essa via. A meia-vida da cloroquina aumenta de poucos dias para semanas, à medida que os níveis plasmáticos declinam. A meia-vida terminal varia de 30-60 dias, e vestígios do fármaco podem ser encontrados na urina durante anos após o seu uso terapêutico.

Usos terapêuticos. A cloroquina é altamente eficaz contra as formas eritrocíticas dos *P. vivax, P. ovale, P. malariae, P. knowlesi* e cepas de *P. falciparum* sensíveis à cloroquina. No caso de infecções causadas por *P. ovale* e *P. malariae,* ela permanece como agente de escolha para a quimioprofilaxia e o tratamento. Nos casos de infecção por *P. falciparum,* este fármaco tem sido amplamente substituído pelos ACTs.

A utilidade da cloroquina diminuiu na maioria das regiões do mundo endêmicas para a malária, devido à disseminação do *P. falciparum* resistente à cloroquina. Exceto em áreas em que se descrevem cepas de *P. vivax* resistentes, a cloroquina é muito eficaz na quimioprofilaxia ou no tratamento de ataques agudos de malária causados por *P. vivax*, *P. ovale* e *P. malariae*. A cloroquina não apresenta atividade contra estágios hepáticos primários ou latentes dos parasitos. Para prevenir as recaídas nas infecções por *P. vivax* e *P. ovale*, a primaquina pode ser administrada juntamente com a cloroquina ou utilizada até a saída do paciente de uma área endêmica. Nas crises agudas de malária, a cloroquina controla rapidamente os sintomas clínicos e a parasitemia. A maioria dos pacientes está completamente afebril em 24-48 h após receber doses terapêuticas. Se o paciente não responder até o segundo dia de tratamento com

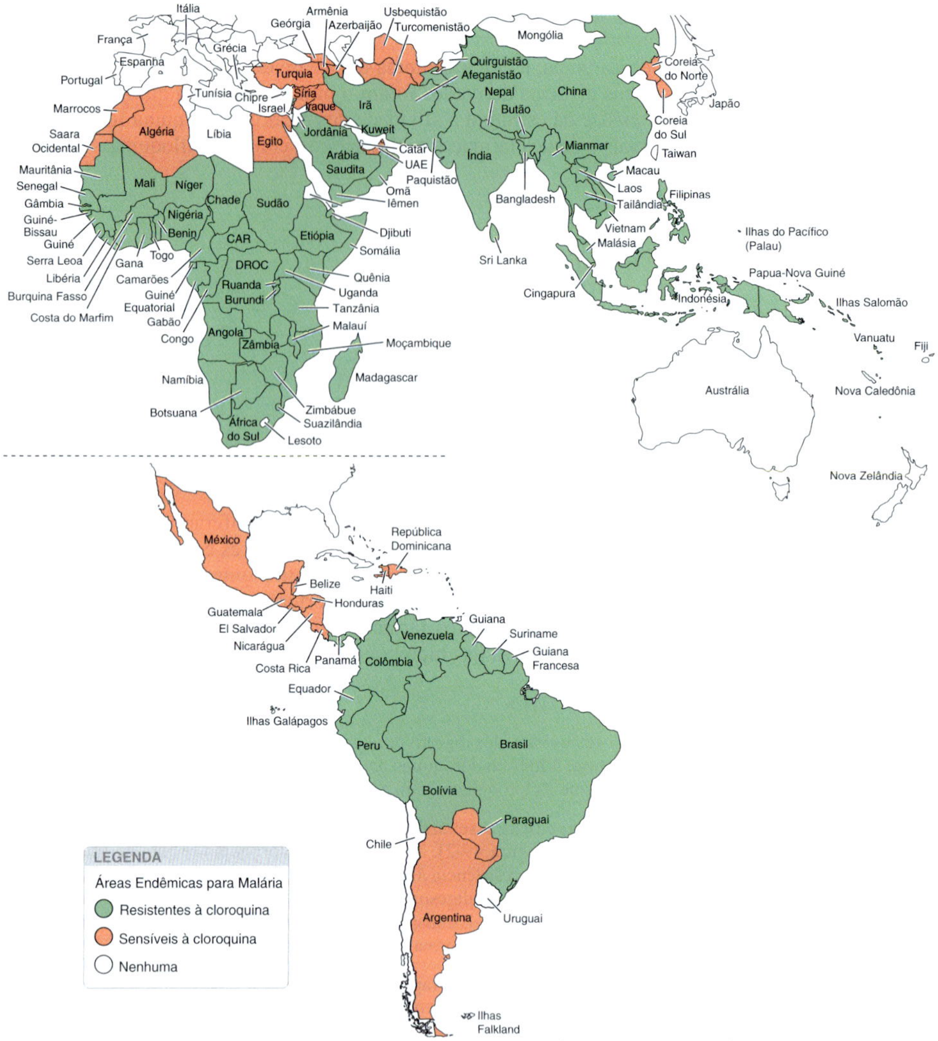

Figura 49-2 *Países endêmicos para malária nas Américas (embaixo), na África, Oriente Médio, Ásia e Pacífico Sul (acima), 2007.* CAR, República da África Central; DROC, República Democrática do Congo; UAE, Emirados Árabes Unidos. (Reproduzida, com permissão, de Fauci AS, Braunwald E, Kasper DL, Hauser SL, Longo DL, Jameson JL e Loscalzo J, Eds. *Harrison's Principles of Internal Medicine*, 17th ed. New York, McGraw-Hill, 2008. Figura 203-2, p. 1282. Copyright 2008 pela McGraw-Hill, Inc.)

cloroquina, deve-se suspeitar da presença de cepas resistentes e instituir o tratamento com quinina mais tetraciclina ou doxiciclina, ou atovaquona-proguanila, ou artemeter-lumefantrina, ou mefloquina, caso os outros fármacos não estejam disponíveis. Em crianças comatosas, a cloroquina é bem absorvida e eficaz quando administrada por meio de um cateter nasogástrico. Os Quadros 49-1 e 49-2 trazem informações sobre os esquemas recomendados de administração quimioprofilática e terapêutica envolvendo o uso da cloroquina. A cloroquina e seus análogos também são empregados no tratamento de certas condições não maláricas, incluindo a amebíase hepática.

Toxicidade e efeitos adversos. Em doses apropriadas e nos períodos de tempo recomendados, a cloroquina é muito segura. Entretanto, sua margem de segurança é estreita e uma única dose de 30 mg/kg pode ser fatal. A toxicidade aguda por cloroquina é encontrada mais frequentemente quando doses terapêuticas ou altas são administradas muito rapidamente por via parenteral. Os efeitos cardiovasculares incluem hipotensão, vasodilatação, supressão da função miocárdica, arritmias cardíacas e uma eventual parada cardíaca. Confusão, convulsões e coma também podem ser consequências de uma superdosagem. Doses de > 5 g de cloroquina administradas por via parenteral costumam ser fatais. O tratamento imediato com ventilação mecânica, epinefrina e diazepam pode salvar vidas.

As doses de cloroquina usadas para o tratamento oral dos ataques agudos de malária podem causar irritação GI, cefaleia, distúrbios visuais e urticária. O prurido também ocorre mais comumente entre indivíduos de pele escura.

O tratamento prolongado com doses supressivas ocasionalmente leva a efeitos adversos, como cefaleia, visão borrada, diplopia, confusão, convulsões, erupções líquenoides da pele, embranquecimento dos cabelos, alargamento do complexo QRS e anormalidades da onda T. Tais complicações em geral desaparecem logo após a interrupção do fármaco. Já foram descritos raros casos de hemólise e discrasias sanguíneas. A cloroquina pode causar descoloração dos leitos ungueais e das membranas mucosas. A interferência deste fármaco na imunogenicidade de certas vacinas também foi demonstrada. Doses altas diárias de cloroquina ou hidroxicloroquina (> 250 mg) acumulando doses totais de > 1 g/kg podem resultar em retinopatia e ototoxicidade irreversíveis. A retinopatia provavelmente se relaciona com o acúmulo do fármaco nos tecidos contendo melanina e pode ser evitada se a dose diária for ≤ 250 mg. O tratamento prolongado com altas doses de cloroquina ou hidroxicloroquina também pode causar miopatia tóxica, cardiopatia e neuropatia periférica. Estas reações melhoram se a administração do fármaco for prontamente interrompida. Transtornos neuropsiquiátricos, incluindo o suicídio, podem raramente estar relacionados com a superdosagem.

Precauções e contraindicações. A cloroquina não é recomendada para tratar indivíduos que apresentam epilepsia ou miastenia grave e deverá ser usada com cautela, caso seja necessário, na presença de insuficiência hepática avançada ou de distúrbios GI, neurológicos ou sanguíneos graves. Em indivíduos com comprometimento da função renal, a dose deve ser ajustada. Em casos raros, a cloroquina pode causar hemólise em pacientes com deficiência de G6PD. A cloroquina não deve ser prescrita a pacientes com psoríase ou outra condição esfoliante da pele. Ela não deve ser usada para tratar malária em pacientes com porfiria cutânea tardia; entretanto, pode ser usada em doses menores para o tratamento de manifestações desta forma de porfiria. A cloroquina inibe a CYP2D6 e interage, portanto, com uma variedade de diferentes fármacos. Ela atenua a eficácia da vacina contra a febre amarela, quando administrada simultaneamente. Ela não deve ser administrada com mefloquina, devido ao maior risco de convulsões. A cloroquina se opõe à ação dos anticonvulsivantes e aumenta o risco de arritmias ventriculares, quando administrada em conjunto com amiodarona ou halofantrina. Ao elevar os níveis plasmáticos de digoxina e ciclosporina, a cloroquina pode aumentar o risco de toxicidade por esses agentes. Pacientes que recebem tratamento continuado com altas doses, deverão ser submetidos a avaliações oftalmológicas e neurológicas a cada 3-6 meses.

QUININA E QUINIDINA

A quinina oral está aprovada pelo FDA para o tratamento da malária não complicada por *P. falciparum.* A quinidina, um estereoisômero da quinina, é mais potente e mais tóxico do que a quinina como fármaco antimalárico.

MECANISMOS DE AÇÃO ANTIMALÁRICA E RESISTÊNCIA PARASITÁRIA. A quinina age contra as formas eritrocíticas assexuadas e não possui efeito sobre as formas hepáticas dos parasitos da malária. Esse fármaco é mais tóxico e menos eficaz que a cloroquina contra os parasitos da malária suscetíveis a ambos os fármacos. Entretanto, a quinina, juntamente com seu estereoisômero quinidina, é especialmente valiosa para o tratamento parenteral de doença grave decorrente de cepas de *P. falciparum* resistentes aos fármacos. Por causa de sua toxicidade e curta meia-vida, a quinina geralmente não é usada para quimioprofilaxia. O mecanismo de ação antimalárica da quinina se assemelhe ao da cloroquina. A base para a resistência do *P. falciparum* à quinina é complexa. Os padrões de resistência do *P. falciparum* à quinina se correlacionam em algumas cepas com a resistência à cloroquina, ainda que em outras se correlacione mais estreitamente com a resistência à mefloquina e à halofantrina. Uma série de genes que codificam transportadores podem conferir resistência à quinina.

Ação sobre o músculo esquelético. A quinina aumenta a resposta tensora a um estímulo máximo isolado, aplicado ao músculo diretamente ou por meio dos nervos, mas também aumenta o período refratário do músculo, de modo que a resposta à estimulação tetânica diminui. A excitabilidade da região da placa terminal motora diminui, reduzindo as respostas aos estímulos nervosos repetidos e à acetilcolina. A quinina pode antagonizar as ações da fisostigmina sobre o músculo esquelético. A quinina pode também provocar desconforto respiratório alarmante e disfagia alarmantes em pacientes com miastenia grave.

ADME. A quinina é prontamente absorvida quando administrada por via ou oral ou intramuscular. No primeiro caso, a absorção ocorre principalmente a partir da parte superior do intestino delgado e é > 80%, mesmo em pacientes com diarreia marcante. Após uma dose oral, os níveis plasmáticos alcançam um pico máximo em 3-8 h e, após a distribuição em um volume aparente de ~ 1,5 L/kg em indivíduos saudáveis, declinam com uma meia-vida de ~ 11 h. A farmacocinética da quinina pode mudar de acordo com a gravidade da infecção malárica; o volume aparente de distribuição e a depuração sistêmica de quinina diminuem, de modo que a meia-vida média de eliminação aumenta para 18 h. Os altos níveis plasmáticos da glicoproteína ácida α_1, que surgem na malária grave, podem impedir a toxicidade pela ligação com a quinina, reduzindo, assim, a fração livre do fármaco. As concentrações de quinina são mais baixas nos eritrócitos (33-40%) e no LCS (2-5%) do que no plasma, e o fármaco alcança prontamente os tecidos fetais. Os alcaloides da quina são extensamente metabolizados, em especial pela CYP3A4 hepática; portanto, apenas ~ 20% de uma dose administrada são excretados de forma inalterada na urina. O principal metabólito da quinina, a 3-hidroxiquinina, retém alguma atividade antimalárica e, em pacientes com insuficiência renal, pode acumular-se e possivelmente causar toxicidade. A excreção renal da própria quinina é mais rápida quando a urina é ácida.

USOS TERAPÊUTICOS. A quinina e a quinidina têm sido historicamente considerados como tratamento de escolha para a malária por *P. falciparum* grave e resistente aos fármacos. Entretanto, o advento da terapia com artemisinina está alterando essa situação. Na doença grave, o uso imediato de quinina em doses de ataque intravenosas (ou de quinidina, onde a quinina intravenosa não está disponível, pode salvar vidas. A forma oral da medicação é, então, administrada para manter as concentrações terapêuticas, tão logo seja tolerada e mantida por 5-7 dias. Esquizonticidas sanguíneos de ação lenta, como as tetraciclinas ou a clindamicina, são administrados simultaneamente para intensificar a eficácia da quinina, especialmente no tratamento de infecções por cepas de *P. falciparum* resistentes a múltiplos fármacos. O Quadro 49-2 mostra as formulações de quinina e quinidina e os esquemas específicos para seu emprego no tratamento da malária por *P. falciparum*. A faixa terapêutica para a quinina "livre" situa-se entre 0,2 e 2 mg/L. Os regimes necessários para alcançar esse objetivo podem variar conforme a idade do paciente, a gravidade da doença e a resposta do *P. falciparum* ao fármaco. Os esquemas de administração de quinidina são similares aos da administração de quinina, embora a quinidina se ligue menos às proteínas plasmáticas e tenha, em comparação com a quinina, maior volume aparente de distribuição, maior depuração sistêmica e menor meia-vida de eliminação terminal. A dose de quinidina recomendada pelos CDC é de 10 mg/kg de sal inicialmente, seguidos por 0,02 mg/kg de sal por minuto.

Câibras noturnas nas pernas. Acredita-se que as câibras noturnas podem ser aliviadas pela administração de quinina ao deitar em doses de 200-300 mg. O FDA emitiu uma norma determinando aos fabricantes que interrompessem a comercialização sem receita dos produtos de quinina destinados ao tratamento das câibras noturnas, afirmando que os dados que suportam a segurança e a eficácia da quinima para esta indicação eram inadequados e que os riscos ultrapassavam os potenciais benefícios.

TOXICIDADE E EFEITOS ADVERSOS. A dose oral fatal de quinina para adultos é de ~ 2-8 g. A quinina associa-se a uma tríade de toxicidades relacionadas com a dose, que são o quinismo, a hipoglicemia e a hipotensão. Formas leves de quinismo (consistindo em tinido, surdez para as altas frequências, distúrbios visuais, cefaleia, disforia, náuseas, vômitos e hipotensão postural) ocorrem muito frequentemente e desaparecem logo após a interrupção do fármaco. A hipoglicemia é também comum e pode ser fatal se não for prontamente tratada com glicose intravenosa. A hipotensão é mais rara, mas também é séria e com mais frequência associada a infusões intravenosas excessivamente rápidas de quinina ou quinidina. O uso prolongado ou doses únicas altas também pode induzir manifestações GI, cardiovasculares e cutâneas. Os sintomas GI (náuseas, vômitos, dores abdominais e diarreia) resultam da ação irritante local da quinina, mas as náuseas e a êmese também têm uma base central. As manifestações cutâneas podem incluir rubor, sudorese, erupções e angiodema, em especial da face. A quinina e a quinidina, mesmo em doses terapêuticas, podem causar hiperinsulinemia e grave hipoglicemia, por seus poderosos efeitos estimulantes sobre as células β-pancreáticas.

A quinina raramente causa complicações cardiovasculares, a menos que sejam excedidas as concentrações plasmáticas terapêuticas. O prolongamento do QTc é leve e não parece ser afetado pelo tratamento simultâneo com mefloquina. A *overdose* aguda também pode causar disritmias cardíacas sérias e mesmo fatais, como parada sinusal, ritmos juncionais, bloqueio AV e taquicardia e fibrilação ventriculares. A quinidina é ainda mais cardiotóxica que a quinina. Sempre que possível, é aconselhável monitorar a função cardíaca de pacientes em uso de quinidina intravenosa.

A hemólise grave pode resultar da hipersensibilidade a estes alcaloides da quina. Mais raramente, podem ocorrer hemoglobinúria e asma por quinina. A "febre das águas negras"— uma tríade de hemólise maciça, hemoglobinemia e hemoglobinúria que conduz à anúria, à insuficiência renal e, em alguns casos, até mesmo à morte — é um raro tipo de reação de hipersensibilidade ao tratamento com quinina, que pode ocorrer durante o tratamento da malária. A quinina pode, em certas ocasiões, causar hemólise discreta, em especial nas pessoas com deficiência de G6PD. A púrpura trombocitopênica trombótica representa um efeito adverso raro, porém significativo. Essa reação pode ocorrer até mesmo em resposta à ingestão de água tônica, que tem ~ 4% da dose terapêutica oral por cada 350 mL ("púrpura dos coquetéis"). Outros efeitos adversos raros incluem hipoprotrombinemia, leucopenia e agranulocitose.

PRECAUÇÕES CONTRAINDICAÇÕES E INTERAÇÕES. A quinina deve ser usada com considerável cautela, quando absolutamente necessária, em pacientes que manifestam hipersensibilidade. A quinina deverá ser imediatamente interrompida caso surjam evidências de hemólise. Esse fármaco deve ser evitado em pacientes com tinido ou neurite óptica. Em pacientes com disritmias cardíacas, a administração de quinina requer as mesmas precauções que as necessárias à quinidina. A quinina parece ser segura na gestação e é comumente usada para o tratamento da malária associada à gravidez. Entretanto, os níveis de glicose devem ser monitorados devido ao risco aumentado de hipoglicemia.

Os fármacos são altamente irritantes e não deve ser administrado por via subcutânea. Soluções concentradas podem causar abscessos, quando injetadas por via intramuscular, ou tromboflebite, quando infundidas por via intravenosa. Antiácidos que contenham alumínio podem retardar a absorção de quinina a partir do trato GI. A quinina e a quinidina podem retardar a absorção e elevar os níveis plasmáticos de glicosídeos cardíacos, de warfarina e de anticoagulantes relacionados. A ação da quinina nas junções neuromusculares intensifica o efeito dos agentes bloqueadores neuromusculares e antagoniza a ação dos inibidores da acetilcolinesterase. A proclorperazina pode, tal como a halofantrina, ampliar a cardiotoxicidade da quinina. A depuração renal da quinina pode ser reduzida pela cimetidina e elevada pela acidificação da urina e pela rifampicina.

MEFLOQUINA

A mefloquina é um produto do Programa de Pesquisa em Malária estabelecido pelo *Walter Reed Institute for Medical Research* (Instituto Walter Reed de Pesquisa Médica) como um medicamento seguro e eficaz contra cepas de *P. falciparum* resistentes aos fármacos.

MECANISMOS DE AÇÃO E RESISTÊNCIA PARASITÁRIA. A mefloquina é um esquizonticida sanguíneo altamente eficaz. A mefloquina se associa com a hemozoína intraeritrocítica, sugerindo similaridades com o modo de ação da cloroquina. Entretanto, o aumento do número de cópias de *pfmdr1* está associado tanto à suscetibilidade reduzida do parasito à mefloquina quanto ao aumento da entrada de soluto mediada por PfMDR1 para o interior do vacúolo digestivo dos parasitos intraeritrocíticos, sugerindo que o alvo do fármaco possa residir fora deste compartimento vacuolar. O (-)-enantiômero está associado aos efeitos adversos sobre o SNC, enquanto o (+)-enantiômero conserva a atividade antimalárica com menos efeitos colaterais. A mefloquina pode ser combinada ao artesunato para reduzir a pressão seletiva para a resistência. Essa combinação se mostrou eficaz para o tratamento da malária por *P. falciparum,* mesmo em regiões com alta prevalência de parasitos resistentes à mefloquina.

ADME. A mefloquina é administrada por via oral porque as preparações parenterais causam graves reações locais. O fármaco é rapidamente absorvido, porém com marcante variabilidade entre os indivíduos. Provavelmente, em decorrência da extensa circulação enterogástrica e êntero-hepática, os níveis plasmáticos de mefloquina elevam-se de modo bifásico, alcançando seu pico em ~ 17 h. A mefloquina apresenta uma meia-vida longa e variável, de 13-24 dias, refletindo a sua alta lipofilicidade, extensa distribuição tecidual e extensa capacidade de ligação às proteínas plasmáticas (~ 98%). A eliminação lenta de mefloquina gera a emergência de parasitos resistentes ao fármaco. A mefloquina é intensamente metabolizada no fígado pelaCYP3A4; esta CYP pode ser inibida pelo cetoconazol e induzida pela rifampicina. A excreção da mefloquina se dá principalmente por via fecal; apenas ~ 10% da mefloquina aparecem inalterados na urina.

Usos terapêuticos. A mefloquina deve ser reservada para a prevenção e o tratamento da malária causada por *P. falciparum* e *P. vivax* resistentes a fármacos; ela não mais é considerada como tratamento de primeira linha para a malária. O fármaco é especialmente útil como um agente quimioprofilático para viajantes que passam semanas, meses ou anos em áreas onde essas infecções são endêmicas (Quadro 49-1). Em áreas onde a malária se deve a cepas de *P. falciparum* resistentes a múltiplos fármacos, a mefloquina é mais eficaz quando usada em combinação com um composto de artemisinina.

Toxicidade e efeitos adversos. A mefloquina administrada por via oral é, em geral, bem tolerada. Episódios de sonhos reais são comuns; sinais neuropsiquiátricos e sintomas significativos podem ocorrer em 10% (ou mais) dos indivíduos que recebem doses de tratamento; eventos adversos sérios (psicose, ataques) são raros. Efeitos adversos curtos do tratamento incluem náuseas, vômitos e tonturas. A divisão da dose melhora a tolerância. A dose completa deverá ser repetida se houver ocorrência de vômitos durante a primeira hora. A toxicidade sobre o SNC após tratamento com mefloquina pode ser bastante alta, chegando a até 0,5%;os sintomas incluem convulsões, confusão ou diminuição do sensório, psicose aguda e vertigem incapacitante. Tais sintomas são reversíveis mediante a interrupção do fármaco. Toxicidades leves a moderadas (p. ex., distúrbios do sono, disforia, cefaleia, distúrbios GI e tonturas) ocorrem mesmo em doses quimioprofiláticas. Os efeitos adversos manifestam-se habitualmente entre a primeira e a terceira doses e, com frequência cedem, mesmo com a continuidade do tratamento. São raros os relatos de anormalidades cardíacas, hemólise e agranulocitose.

Contraindicações e interações. Em doses muito altas, a mefloquina é teratogênica em roedores. Estudos sugeriram um maior risco de natimortalidade com o uso de mefloquina, especialmente durante o primeiro trimestre de vida. A gestação deve ser evitada por três meses após o uso de mefloquina, por causa da prolongada meia-vida deste agente. Este fármaco é contraindicado em pacientes com história de convulsões, depressão, distúrbio bipolar e outras condições neuropsiquiátricas graves, ou reações adversas a antimaláricos quinolínicos. Embora este fármaco possa ser tomado com segurança 12 h após a última dose de quinina, tomar quinina logo após o uso de mefloquina pode ser muito perigoso, pois o último fármaco é eliminado muito lentamente. O tratamento feito com ou após o uso de halofantrina, ou antes que sejam decorridos 2 meses a partir da administração prévia de mefloquina, é contraindicado. Estudos controlados sugerem que a mefloquina não compromete o desempenho de de inidvíduos que toleram o fármaco; no entanto, recomenda-se contra o uso de mefloquina em pacientes cujas ocupações requerem concentração focada, destreza e função cognitiva em áreas que dependem de segurança, como ocorrem com pilotos, estudos controlados sugerem que a mefloquina não prejudica o desempenho de indivíduos que toleram bem o fármaco.

PRIMAQUINA

A primaquina, em contraste com outros antimaláricos, age nos estágios teciduais exoeritrocíticos dos plasmódios no fígado, de modo a prevenir e curar a malária recorrente. Os pacientes devem passar por rastreamento para deficiência de G6PD antes que seja iniciada a terapia com esse fármaco.

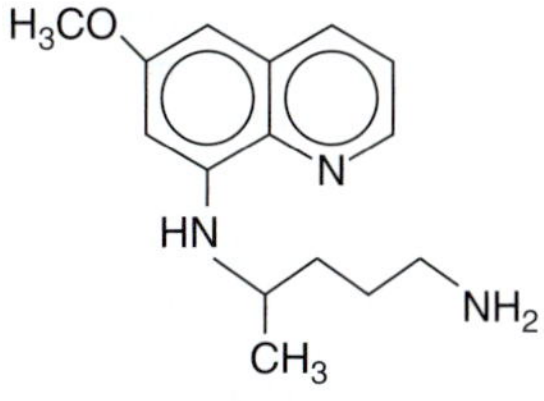

PRIMAQUINA

Mecanismos de ação antimalárica e resistência parasitária. O mecanismo de ação das 8-aminoquinolinas não foi elucidado. A primaquina atua contra os estágios hepáticos primários e latentes de *Plasmodium* sp. e previne as recaídas de infecções provocadas por *P. vivax* e *P. ovale*. Esse fármaco e as outras 8-aminoquinolinas também exercem atividade gametocitocida contra o *P. falciparum* e outras espécies de *Plasmodium*. Entretanto, a primaquina é inativa contra os parasitos em seu estágio sanguíneo assexuado.

ADME. A absorção da primaquina a partir do trato GI se aproxima de 100%. A concentração plasmática alcança um nível máximo em 3 h, caindo então com uma meia-vida de eliminação variável em torno de sete horas. A primaquina é rapidamente metabolizada; apenas uma pequena fração da dose administrada é excretada como o fármaco original. É importante mencionar que a primaquina induz a CYP1A2. O principal metabólito, a carboxi-primaquina, é inativo.

Usos terapêuticos. A primaquina é usada principalmente como quimioprofilaxia terminal e cura radical das infecções por *P. vivax* e *P. ovale* (recorrentes), pela sua alta atividade contra as formas teciduais latentes (hipnozoítos) dessas espécies de *Plasmodium*. O composto é dado juntamente com um esquizonticida sanguíneo, habitualmente a cloroquina, de forma a erradicar os estágios eritrocíticos desses plasmódios e reduzir a possibilidade de emergência de resistência aos fármacos. Para a quimioprofilaxia terminal, os regimes de primaquina devem ser iniciados antes ou imediatamente após o indivíduo deixar a área endêmica (Quadro 49-1). A cura radical das malárias por *P. vivax* ou *P. ovale* pode ser obtida quando o fármaco for administrado durante um período latente assintomático da suposta infecção ou durante um ataque agudo. A administração simultânea de um fármaco esquizonticida associado à primaquina é mais eficaz na cura radical do que o tratamento sequencial. Estudos limitados demonstraram eficácia na prevenção da malária por *P. falciparum* e *P. vivax* quando a primaquina é administrada como quimioprofilaxia. Em geral, a primaquina é bem tolerada quando administrada por até um ano.

Toxicidade e efeitos adversos. A primaquina causa poucos efeitos adversos quando administrada em doses terapêuticas habituais. A primaquina pode causar desconforto abdominal leve a moderado em alguns indivíduos. A administração do fármaco junto com a refeição normalmente alivia estes sintomas. Anemia leve, cianose (metemoglobinemia) e leucocitose são menos comuns. Altas doses (60-240 mg/dia) pioram os sintomas abdominais. A metemoglobinemia pode ocorrer mesmo com doses habituais de primaquina e pode ser grave em indivíduos com deficiência congênita de NADH metemoglobina redutase. Nesses pacientes, a cloroquina e a dapsona podem sinergizar com a primaquina para produzir metemoglobinemia. Granulocitopenia e agranulocitose são complicações raras do tratamento e costumam estar associadas a *overdoses*. Outras reações adversas raras são hipertensão, arritmias e sintomas relacionados com o SNC.

Doses terapêuticas ou mais altas de primaquina podem causar hemólise aguda e anemia hemolítica em seres humanos com deficiência de G6PD. A primaquina é o protótipo de > 50 fármacos, incluindo as sulfonamidas antimaláricas, que causam hemólise em indivíduos deficientes em G6PD.

Precauções e contraindicações. A deficiência em G6PD deverá ser resolvida antes da administração de primaquina. Essa tem sido usada com cautela em indivíduos com a forma A da deficiência de G6PD, embora os benefícios do tratamento não compensem necessariamente os riscos, mas não deve ser usada em pacientes com deficiência mais grave. Se for administrada uma dose diária > 30 mg de primaquina base (> 15 mg em pacientes potencialmente sensíveis), as contagens sanguíneas deverão ser acompanhadas cuidadosamente. Os pacientes deverão ser aconselhados a ficar atentos para uma urina de coloração escura ou avermelhada, interpretada como indicação de hemólise. A primaquina não deve ser administrada em gestantes; no tratamento de mães lactantes, deverá ser prescrita apenas quando houver certeza que seus bebês em período de amamentação apresentam níveis normais de G6PD. A primaquina é contraindicada em pacientes agudamente acometidos de doença sistêmica caracterizada por tendência à granulocitopenia (p. ex., formas ativas de artrite reumatoide e lúpus eritematoso). A primaquina não deve ser dada a pacientes que recebem outros fármacos capazes de causar hemólise ou deprimir os elementos mielóides da medula óssea.

SULFONAMIDAS E SULFONAS

As sulfonamidas e as sulfonas são esquizonticidas sanguíneos de ação lenta e mais ativos contra *P. falciparum* do que contra *P. vivax*.

MECANISMO DE AÇÃO. As sulfonamidas são análogos do *p*-aminobenzoato que inibem competitivamente a di-hidropteroato sintase do *Plasmodium*. Esses agentes são combinados com um inibidor da di-hidrofolato redutase do parasito, de modo a intensificar sua ação antimalárica.

RESISTÊNCIA AOS FÁRMACOS. A resistência à sulfadoxina é conferida por diversas mutações pontuais no gene que codifica a di-hidropteroato sintase. Essas mutações de resistência à sulfadoxina, quando combinadas com mutações da di-hidrofolato redutase conferindo resistência à pirimetamina, aumentam significativamente a probabilidade de falha no tratamento sulfadoxina-pirimetamina. Estes fármacos, quando administrados de forma intermitente durante o segundo e terceiro trimestres de gravidez, representam um componente rotineiro do tratamento pré-natal na África. As estratégias de tratamento preventivo intermitente também poderão beneficiar os bebês.

Em geral, pode-se antecipar que, na ausência de novos antifolatos eficazes contra cepas existentes resistentes aos fármacos, o uso desses antimaláricos como prevenção ou tratamento continuará a diminuir.

TETRACICLINAS E CLINDAMICINA

A tetraciclina e a doxiciclina, são úteis no tratamento da malária, assim como o é a clindamicina. Esses agentes são esquizonticidas sanguíneos de ação lenta que podem ser utilizados isoladamente para quimioprofilaxia em curto prazo, em áreas onde há malária resistente à cloroquina e à mefloquina (apenas a doxiciclina é recomendada para a quimioprofilaxia da malária).

Esses antibióticos agem *via* um mecanismo de morte retardado, que inibe a tradução de proteínas no plastídeo do parasito. Esse efeito sobre os parasitos da malária se manifesta como morte da progênie dos parasitos tratados com o fármaco, levando a um aparecimento lento da atividade antimalárica. O seu modo de ação relativamente lento torna estes fármacos ineficazes como agentes isolados no tratamento da malária. Os esquemas de administração das tetraciclinas e da clindamicina estão listados nos Quadros 49-1 e 49-2. Por causa dos seus efeitos adversos sobre os ossos e os dentes, as tetraciclinas não devem ser dadas a gestantes ou crianças com < 8 anos de idade.

PRINCÍPIOS E DIRETRIZES PARA QUIMIOPROFILAXIA E QUIMIOTERAPIA DA MALÁRIA

A prevenção farmacológica da malária é um desafio difícil, pois o *P. falciparum*, responsável por quase todas as mortes por malária humana, tornou-se progressivamente mais resistente aos fármacos antimaláricos disponíveis. A cloquina permanece eficaz contra a malária causada por *P. ovale*, *P. malariae*, *P. knowlesi,* a maioria das cepas de *P. vivax* e pelas cepas de *P. falciparum* sensíveis à cloroquina encontradas em algumas áreas geográficas. Entretanto, as cepas de *P. falciparum* resistentes à cloroquina agora representam a regra, e não a exceção, na maior parte das áreas endêmicas para malária (Figura 49-2). Existe também uma extensa superposição geográfica entre a resistência à cloroquina e a resistência à combinação pirimetamina-sulfadoxina. A malária por *P. falciparum* resistente a múltiplos fármacos é especialmente prevalente e grave no Sudeste Asiático e na Oceania. Essas infecções podem não responder adequadamente nem mesmo à mefloquina ou à quinina. A seção seguinte traz uma visão geral da quimioprofilaxia e da quimioterapia da malária. As recomendações atuais dos CDCs para os fármacos e regimes de dosagens usados na quimioprofilaxia e tratamento da malária em indivíduos não imunes são mostrados nos Quadros 49-1 e 49-2.

É importante saber que os fármacos não devem substituir as medidas simples e baratas de prevenção da malária. Os indivíduos que visitam as áreas malarígenas devem tomar medidas apropriadas para prevenir picadas de mosquitos. Uma destas medidas é evitar a exposição a mosquitos nos crepúsculos matutinos e vespertinos, que são geralmente as ocasiões em que mais se alimentam. Outras incluem o uso de repelentes de insetos contendo pelo menos 30% de *N,N'*-dietilmetatoluamida (DEET) e dormir em quartos bem protegidos por telas, ou sob mosquiteiros de cama impregnados com inseticida à base de piretrina, como a permetrina.

QUIMIOPROFILAXIA DA MALÁRIA. Os regimes para a quimioprofilaxia da malária incluem primariamente três fármacos: *atovaquona-proguanila* e *doxiciclina*, que podem ser usados em todas as áreas, e *mefloquina*, que poderá ser empregada nas áreas de malária sensível a este fármaco. Outras opções disponíveis são a cloroquina ou a hidroxicloroquina (porém o seu uso é restrito às poucas áreas que apresentam malária sensível à cloroquina) e a primaquina (para o caso de viagens de curta duração para áreas com *P. vivax* principalmente). Em geral, a administração deve ser iniciada antes da exposição, idealmente antes que o viajante deixe o seu país de origem (Quadro 49-1).

Nas poucas áreas onde existem cepas de *P. falciparum* sensíveis à cloroquina, este fármaco ainda é adequado para a quimioprofilaxia. Em áreas em que a malária resistente à cloroquina é endêmica, a mefloquina e a atovaquona-proguanila são os regimes de escolha para a quimioprofilaxia. Para a quimioprofilaxia no caso de viagens de longa duração, a cloroquina é segura nas doses utilizadas, porém recomendam-se exames anuais da retina e existe a indicação de uma dose final limite para a quimioprofilaxia com cloroquina, devido à toxicidade ocular. A mefloquina e a doxiciclina são bem toleradas. A mefloquina é o fármaco mais bem documentado para ser usado em caso de viagens de longa duração, pois quando bem tolerada, pode ser usada por períodos prolongados. A combinação atovaquona-proguanila tem sido acompanhada em até 20 semanas, mas provavelmente deverá ser aceitável por anos, com base na experiência de seus componentes individuais.

DIAGNÓSTICO E TRATAMENTO DA MALÁRIA. O diagnóstico de malária deve ser considerado no caso de pacientes que apresentam estado febril agudo após retornar de uma região endêmica para a malária Uma estratégia racional e organizada para o diagnóstico, a identificação do parasito e o tratamento

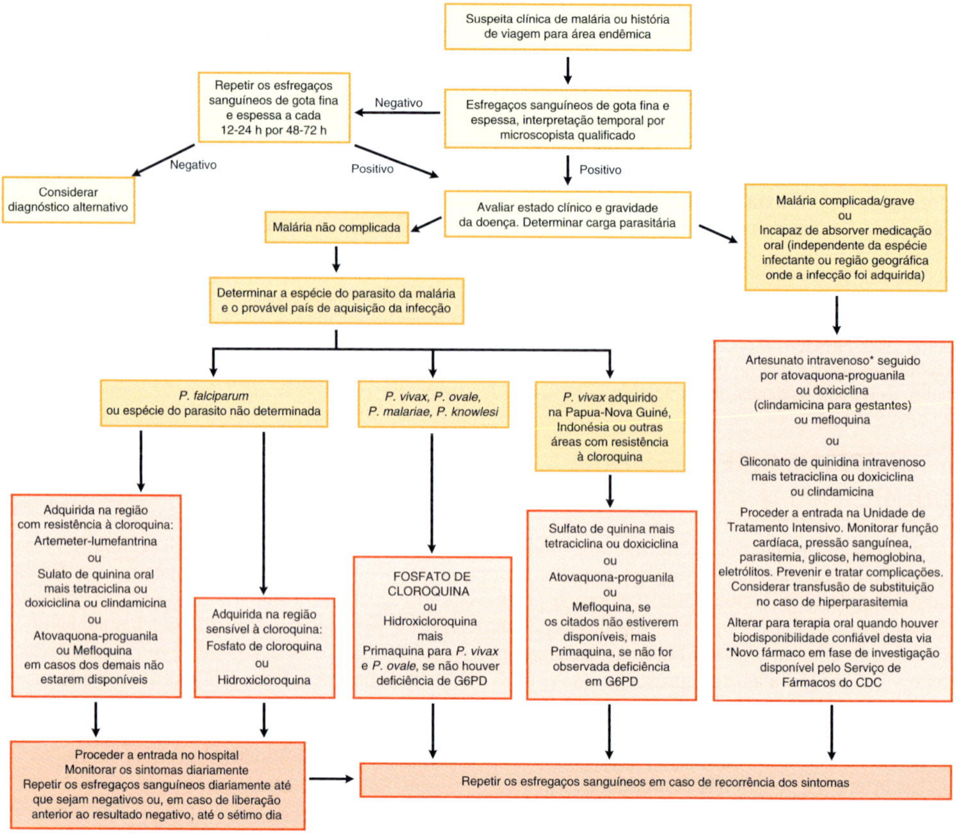

Figura 49-3 *Estratégia para o tratamento da malária.* Atovaquona-proguanila, mefloquina, artemeter-lumefantrina, tetraciclina e doxiciclina não são indicados durante a gravidez. A tetraciclina e a doxiciclina não são indicadas para crianças com < 8 anos de idade. G6PG, glicose-6-fosfato desidrogenase. (Modificada de *Centers for Disease Control and Prevention.* Malária. http://www.cdc.gov/malaria/resources/pdf/algorithm.pdf. Acesso em 14 de junho de 2013.)

apropriado é crucial. As orientações para o tratamento da malária nos EUA são fornecidas pelo CDC e são mostradas no Quadro 49-2 e na Figura 49-3.

Crianças e gestantes são os indivíduos mais suscetíveis à malária grave. O tratamento das crianças é geralmente o mesmo empregado para os adultos (a dose pediátrica nunca deverá exceder a dose do adulto). Entretanto, as tetraciclinas não devem ser administradas a crianças com < 8 anos de idade, exceto em uma emergência, e a combinação atovaquona-proguanila só foi aprovada, como tratamento, para crianças com peso superior a 5 kg.

QUIMIOPROFILAXIA E TRATAMENTO DURANTE A GRAVIDEZ. A quimioprofilaxia é complexa durante a gravidez, e as mulheres devem avaliar, juntamente com uma equipe médica experiente, os benefícios e os riscos das diferentes estratégias em relação à sua situação particular. A malária grave durante a gravidez deverá ser tratada com administração intravenosa de antimaláricos de acordo com as normas gerais para a malária grave, levando em consideração os fármacos que devem ser evitados durante a gravidez. Em mães lactantes, o tratamento com a maioria dos compostos é aceitável, embora a cloroquina e a hidroxicloroquina sejam os agentes preferidos. O uso de atovaquona-proguanila não é recomendado, a menos que os bebês lactentes pesem > 5 kg. E ainda, o bebê lactente deve ser examinado para se assegurar que tenha um nível normal de G6PD antes do uso de primaquina.

AUTOTRATAMENTO DA MALÁRIA PRESUMÍVEL PARA VIAJANTES. O CDC fornece as normas do viajante para o autotratamento de malária presumível (atovaquona-proguanila, conforme descrito no Quadro 49-2), no caso do tratamento profissional não estar disponível em 24 h. Nestes casos, os cuidados médicos deverão ser procurados imediatamente após o tratamento. Tais recomendações poderão sofrer alterações ao longo do tempo e em relação a localidades específicas. Consultar o Livro Amarelo do CDC ou www.cdc.gov/travel.

Quadro 49-2

Regimes para o tratamento da malária

FÁRMACO	INDICAÇÃO	DOSAGEM DE ADULTOS[a]	EFEITOS POTENCIAIS ADVERSOS E COMENTÁRIOS
Artemeter-lumefantrina	*P. falciparum* de regiões resistentes à cloroquina ou desconhecidas	Comprimido: 20 mg artemeter, lumefantrina Dose: 4 comprimidos 1º dia: 2 doses separadas por 8 h; em seguida 2 vezes/dia, por 2 dias	Dor de cabeça, anorexia, tontura, astenia, artralgia, mialgia Ingerir junto com a comida ou leite integral. Se o paciente vomitar em 30 min, repetir a dose. Contraindicado na gravidez
Artesunato (IV; disponível nos CDCs dos EUA)	Malária grave (ver normas do CDC)	Indicação de tratamento (CDC): 4 doses iguais de artesunato (2,4 mg/cada kg) por um período de 3 dias seguido por tratamento oral com atovaquona-proguanila, doxiciclina, clindamicina ou mefloquina (para evitar o aparecimento de resistência)	Ver Artemeter e normas do CDC
Atovaquona-proguanila (oral)	*Plasmodium falciparum* de regiões resistentes à cloroquina; pode ser usado para *P. vivax*	Comprimido adulto 250 mg atovaquona/100 mg, proguanila. Quatro comprimidos de adulto por dia via oral 3 vezes/dia	Dor abdominal, náuseas, vômitos, diarreia, dor de cabeça, erupção cutânea, elevações brandas reversíveis nos níveis hepáticos de aminotransferase. Contraindicações: gravidez, hipersensibilidade à atovaquona ou proguanila; comprometimento renal grave (depuração de creatinina < 30 mL/min). Deve ser ingerido junto com o alimento para aumentar a absorção da atovaquona
Fosfato de cloroquina	*P. falciparum* e *P. vivax* de regiões sensíveis à cloroquina Todos os *P. ovale* Todos os *P. malariae* Todos os *P. knowlesi*	600 mg base (1.000 mg de sal) por via oral imediatamente, seguidos de 300 mg base (500 mg de sal) por via oral em 6, 24 e 48 h Dose total: 1.500 mg base	Náuseas, vômitos, erupção cutânea, dor de cabeça, tontura, urticária, dor abdominal, prurido. Seguro para crianças e gestantes. Fornecido como quimioprofilaxia (500 mg de sal por via oral a cada semana) para gestantes com *P. vivax* de regiões sensíveis à cloroquina. Contraindicações: alteração da retina ou do campo visual; hipersensibilidade às 4-aminoquinolinas. Usado com cautela naqueles com atividade hepática comprometida (o fármaco se concentra no fígado)
Clindamicina (oral ou IV)	*P. falciparum* de regiões resistentes à cloroquina *P. vivax* de regiões resistentes à cloroquina	Oral: 20 mg base/kg/dia por via oral divididas em 3 doses diárias × 7 dias IV: 10 mg base/kg dose IV seguidas por 5 mg base/kg IV a cada 8 h; trocar para clindamicina oral (como anterior) logo que o paciente puder receber medicamento oral; duração = 7 dias	Diarreias, náuseas, exantema. Usar sempre em combinação com quinina-quinidina. Segura para crianças e gestantes

(continua)

Quadro 49-2

Regimes para o tratamento da malária (*Continuação*)

FÁRMACO	INDICAÇÃO	DOSAGEM DE ADULTOS[a]	EFEITOS POTENCIAIS ADVERSOS E COMENTÁRIOS
Doxiciclina (oral ou IV)	*P. falciparum* e *P. vivax* de regiões resistentes à cloroquina	Oral: 100 mg VO 2 vezes/dia × 7 dias IV: 100 mg IV a cada 12 h e em seguida trocar para doxiciclina oral (como anterior) logo que o paciente puder receber medicamento oral; duração = 7 dias	Náuseas, vômitos, diarreia, dor abdominal, tontura, fotossensibilidade, dor de cabeça, esofagite, odinofagia; raramente hepatotoxicidade, pancreatite e hipertensão intracraniana benigna. Usar sempre em combinação com quinina-quinidina. Contraindicada para crianças < 8 anos, gestantes e indivíduos com hipersensibilidade conhecida às tetraciclinas. Comida e leite diminuem a absorção da doxiciclina e irão reduzir os distúrbios GI. Para prevenir esofagite, administrar as tetraciclinas com grandes quantidades de líquidos, (os pacientes não deverão se deitar por 1 hora após a administração dos fármacos). Barbituratos, carbamazepina ou fenitoína podem causar redução no C_p da doxiciclina.
Hidroxicloroquina (oral)	Alternativa de segunda linha para o tratamento dos *P. falciparum* e *P. vivax* de regiões sensíveis à cloroquina Todos os *P. ovale* Todos os *P. malariae*	620 mg base (= 800 mg sal) por via oral imediatamente, seguidos por 310 mg base (= 400 mg sal) por via oral em 6, 24 e 48 h Dose total: 1.550 mg base	Náuseas, vômitos, erupção cutânea, dor de cabeça, tontura, urticária, dor abdominal, prurido.[b] Segura para crianças e gestantes. Contraindicada nos casos de alteração da retina ou do campo visual ou no caso de hipersensibilidade às 4-aminoquinolinas. Usada com cautela naqueles com atividade hepática comprometida.
Mefloquina[c]	*P. falciparum* de regiões resistentes à cloroquina (exceto nas fronteiras Tailândia-Birmânia e Tailândia-Cambodja). *P. vivax* de regiões resistentes à cloroquina	684 mg base (= 750 mg sal) por via oral como dose inicial, seguidos por 456 mg base por via oral dadas 6-12 h após a dose inicial Dose total = 1.250 mg sal	Queixas GI, queixas brandas relacionadas ao SNC, mialgia, erupção cutânea branda e fadiga; reações neuropsiquiátricas moderadas a graves, arritmia sinusal, bradicardia sinusal, bloqueio A-V de primeiro grau, prolongamento QTc e ondas T anormais. Contraindicações: hipersensibilidade ao fármaco, anormalidades de condução cardíaca, transtornos psiquiátricos e distúrbios convulsivos. Não administrar se o paciente estiver recebendo fármacos relacionados (cloroquina, quinina, quinidina) em um intervalo inferior a 12 h

(continua)

Quadro 49-2

Regimes para o tratamento da malária (*Continuação*)

FÁRMACO	INDICAÇÃO	DOSAGEM DE ADULTOS[a]	EFEITOS POTENCIAIS ADVERSOS E COMENTÁRIOS
Fosfato de primaquina	Cura radical de *P. vivax* e *P. ovale* (para eliminar hipnozoítos)	30 mg base por via oral por dia × 14 dias	Distúrbios GI, metemoglobinemia (autolimitante), hemólise em indivíduos com deficiência de G6PD (a deficiência de G6PD deve ser investigada antes do seu uso). Contraindicado para indivíduos com deficiência de G6PD e gestantes. Deve ser ingerido com alimentos para minimizar os efeitos adversos GI.
Sulfato de quinina (oral)	*P. falciparum* de regiões resistentes à cloroquina *P. vivax* de regiões resistentes à cloroquina	542 mg base (650 mg sal)[d] por via oral 3 vezes/dia × 3 dias (infecções adquiridas fora do Sudeste Asiático) a 7 dias (infecções adquiridas no Sudeste Asiático)	Quinismo[e], arritmia sinusal, ritmos juncionais, bloqueio atrioventricular, intervalo QT prolongado, taquicardia ventricular, fibrilação ventricular (esses são eventos raros e mais comumente observados com a quinidina), hipoglicemia. Combinado com tetraciclina, doxiciclina ou clindamicina, exceto nas infecções por *P. vivax* em crianças < 8 anos ou gestantes. Contraindicações: hipersensbilidade, história de febre hemoglobinúrica, púrpura trombocitopênica ou trombocitopenia associada ao uso de quinina ou quinidina. diversos distúrbios de condução cardíaca e arritmias[f]; miastenia grave; neurite óptica.
Gliconato de quinidina (IV)	Malária grave (todas as espécies, independentemente da resistência à cloroquina) Pacientes incapazes de receber medicação oral Parasitemia > 10%	6,25 mg base/kg (= 10 mg sal/kg) dose inicial IV durante 1-2 h, seguidos por 0,0125 mg base/kg/min infusão contínua por pelo menos 24 h. Regime alternativo:[g]	Quinismo, taquicardia, prolongamento de intervalos QRS e QTc, achatamento da onda T (efeitos são em geral transitórios). Arritmias ventriculares, hipotensão, hipoglicemia. Combinar com tetraciclina, doxiciclina ou clindamicina. Contraindicações: similares às do sulfato de quinina.[h]

(continua)

Quadro 49-2

Regimes para o tratamento da malária (*Continuação*)

FÁRMACO	INDICAÇÃO	DOSAGEM DE ADULTOS[a]	EFEITOS POTENCIAIS ADVERSOS E COMENTÁRIOS
Tetraciclina (oral ou IV)	*P. falciparum* (regiões resistentes à cloroquina) *P. vivax* de regiões resistentes à cloroquina (com quinina/ quinidina)	Oral: 250 mg 4 vezes/dia × 7 dias IV: dosagem semelhante à administração oral	Ver doxiciclina

G6PD, glicose-6-fosfato desidrogenase; IV, intravenosa.
[a]Ver o Livro Amarelo do CDC de 2012 online para os regimes de dosagens pediátricas e informações atualizadas. A dosagem pediátrica nunca deverá exceder a dosagem de adultos.
[b]Retirado da literatura sobre cloroquina.
[c]A mefloquina não deverá ser usada para tratar infecções pelo *P. falciparum* adquiridas nas seguintes regiões: fronteiras da Tailândia com a Birmânia (Mianmar) e Cambodja, províncias ocidentais do Cambodja, Estados orientais da Birmânia (Mianmar), fronteira entre a Birmânia e China, Laos ao longo das fronteiras do Laos e Birmânia (e partes adjacentes da fronteira Tailândia-Cambodja) e o sudeste do Vietnam, devido às cepas resistentes.
[d]Comprimido de sulfato de quinina fabricada nos EUA equivale a uma dose de 324 mg; portanto, dois comprimidos deverão ser suficientes para uma dose de adulto.
[e]Náuseas, vômitos, dor de cabeça, tinido, surdez, tontura e distúrbios visuais.
[f]Refere-se ao sulfato de quinina, ver bula (Mutual Pharmaceutical Inc. Philadelphia, PA, Rev 08, novembro 2009).
[g]Regime de dosagem alternativa para hipoglicemia e neurite óptica para o gliconato de quinidina (IV): 15 mg base/kg (24 mg sal/kg) dose inicial IV infundida por 4 h, seguida de 7,5 mg base/kg (=12 mg sal/kg) infundidas por 4 h a cada 8 h, iniciando 8 h após a dose inicial (ver bula); uma vez que a parasitemia alcance < 1% e o paciente possa receber medicação oral, completar o tratamento com quinina oral, dose conforme a descrita para um curso de quinidina ou quinina = 7 dias no Sudeste Asiático (3 dias na África ou América do Sul).
[h]Refere-se ao gliconato de quinidina, ver bula (Eli Lilly Co, Indianapolis, IN, fevereiro 2002).
Estes regimes se baseiam em recomendações publicadas pelos US Centers for Disease Control and Prevention (CDC). Embora fossem atuais no momento deste registro, essas recomendações poderão sofrer alterações ao longo do tempo. Informações atualizadas poderão ser obtidas no site do CDC, www.cdc.gov/travel. As recomendações e tratamentos disponíveis diferem entre os países do mundo industrializado, em desenvolvimento e nas regiões endêmicas para malária; nestas últimas, alguns tratamentos antimaláricos poderão ser disponibilizados sem prescrição, porém os fármacos mais eficazes geralmente são controlados pelas agências governamentais.
De http://wwwnc.cdc.gov/travel/content/yellowbook/home-2010.aspx; acesso em 12 janeiro de 2010.

Para uma listagem bibliográfica completa, consulte ***As Bases Farmacológicas da Terapêutica de Goodman e Gilman***, 12ª edição.

Capítulo 50 Quimioterapia das infecções por protozoários: amebíase, giardíase, tricomoníase, leishmaniose e infecções por outros protozoários

Os seres humanos alojam uma ampla variedade de protozoários parasitos que podem ser transmitidos por insetos vetores, adquiridos diretamente de outros mamíferos que agem como reservatórios ou transmitidos de uma pessoa para outra. O sistema imune tem papel crucial na proteção das consequências patológicas das infecções por protozoários. Por essa razão, as infecções oportunistas causadas por protozoários assumem importância nos lactentes, nos indivíduos com câncer e nos que recebem transplantes, medicamentos imunossupressores ou extenso tratamento antibiótico, bem como em pessoas com infecção avançada pelo vírus da imunodeficiência humana (HIV). Como as vacinas eficazes não estão disponíveis, a quimioterapia tem sido a única forma prática tanto de tratar os indivíduos infectados quanto de reduzir a transmissão. Muitos fármacos antiprotozoários eficazes são tóxicos em doses terapêuticas, um problema exacerbado pela crescente resistência aos fármacos.

INTRODUÇÃO ÀS INFECÇÕES CAUSADAS POR PROTOZOÁRIOS EM HUMANOS

AMEBÍASE. A amebíase afeta ~ 10% da população mundial, comumente em indivíduos que vivem na pobreza, em condições de aglomeração e em áreas onde as condições sanitárias são precárias. Três espécies morfologicamente idênticas, porém geneticamente distintas, de *Entamoeba* (i.e., *E. histolytica, E. díspar* e *E. moshkovskii*) foram isoladas de pessoas infectadas, com a *E. histolytica* sendo responsável por apenas 10% das infecções humanas. Apenas a *E. histolytica* é capaz de causar doença e requer tratamento.

Os seres humanos são os únicos hospedeiros conhecidos desses protozoários, transmitidos quase que exclusivamente por via fecal-oral. Cistos de *E. histolytica* ingeridos com alimentos ou água contaminados sobrevivem ao ácido gástrico e transformam-se em *trofozoítos* que residem no intestino grosso. O desfecho da infecção por *E. histolytica* é variável. Muitos indivíduos permanecem assintomáticos, mas excretam a forma cística infecciosa, o que faz deles uma fonte de novas infecções. Em outros, os trofozoítos de *E. histolytica* penetram a mucosa do colo, o que leva à colite e diarreia sanguinolenta (disenteria amebiana). Em uma menor proporção de pacientes, os trofozoítos de *E. histolytica* atravessam a mucosa do colo, alcançam a circulação portal e deslocam-se até o fígado, onde estabelecem um abscesso hepático amebiano.

O fundamento do tratamento da amebíase é o metronidazol ou seus análogos tinidazol e ornidazol. Como o metronidazol é muito bem absorvido no intestino, níveis terapêuticos podem não ser alcançados no lúmen do colo e o fármaco se tornar menos eficaz contra os cistos. Por essa razão, os pacientes com amebíase invasiva (colite amebiana ou abscesso hepático amebiano) devem também receber um agente luminal para erradicar quaisquer trofozoítos de *E. histolytica* presentes no lúmen intestinal. Os agentes luminais são usados também para tratar indivíduos assintomáticos nos quais se descobre uma infecção por *E. histolytica*. O aminoglicosídeo não absorvível *paromomicina* e o composto 8-hidroxiquinoleínico *iodoquinol* são dois agentes luminais eficazes. O furoato de diloxanida, previamente considerado o agente luminal de escolha na amebíase, não está mais disponível nos EUA. A *nitazoxanida*, um fármaco aprovado nos EUA para o tratamento de criptosporidiose e giardíase, é também ativo contra *E. histolytica*.

GIARDÍASE. A giardíase, infecção causada pelo protozoário flagelado *Giardia intestinalis*, é prevalente em todo o mundo, sendo a infecção intestinal por protozoário mais comumente descrita nos EUA. A infecção resulta da ingestão da forma cística do parasito, encontrada na água ou em alimentos com contaminação fecal.

A infecção por *Giardia* resulta em uma de três síndromes: um estado de portador assintomático, uma diarreia aguda autolimitada ou uma diarreia crônica. A quimioterapia com um curso de cinco dias de *metronidazol* é habitualmente bem-sucedida, embora em alguns casos o tratamento tenha de ser repetido ou prolongado. Uma dose única de *tinidazol* é provavelmente superior ao metronidazol no tratamento da giardíase. A *paromomicina* já foi usada no tratamento de gestantes, para evitar quaisquer possíveis efeitos mutagênicos dos outros fármacos. A *nitazoxanida*, a N-(nitrotiazolil) salicilamida e o tinidazol estão aprovados para tratamento de giardíase em crianças imunocompetentes menores de 12 anos de idade. A furazolidona foi descontinuada nos EUA.

TRICOMONÍASE. A tricomoníase é causada pelo protozoário flagelado *Trichomonas vaginalis*. Esse organismo habita o trato geniturinário do hospedeiro humano, em que causa vaginite nas mulheres e, incomumente, uretrite nos homens. A tricomoníase é uma doença sexualmente transmissível e tem sido associada a um risco maior de infecção pelo HIV. Apenas as formas de *trofozoíto* do *T. vaginalis* têm sido identificadas nas secreções infectadas.

O metronidazol continua sendo o fármaco de escolha para o tratamento da tricomoníase. O tinidazol, outro nitroimidazol, parece ser mais bem tolerado que o metronidazol e tem sido usado com sucesso em doses mais altas para tratar *T. vaginalis* resistente ao metronidazol.

TOXOPLASMOSE. A toxoplasmose é uma infecção zoonótica cosmopolita causada pelo *Toxoplasma gondii*. Embora os hospedeiros naturais sejam os gatos e outras espécies de felinos, já se recuperaram cistos teciduais (*bradizoítos*) de todas as espécies de mamíferos examinadas. As vias de transmissão comuns em seres humanos são as seguintes:

- Ingestão de carne mal cozida contendo cistos teciduais
- Ingestão de matéria vegetal contaminada com solo contendo *oocistos* infectantes
- Contato oral direto com fezes de gatos que eliminam oocistos
- Infecção fetal transplacentária com *taquizoítos* provenientes de mães com infecção aguda

A doença aguda é habitualmente autolimitada e o tratamento raramente é necessário. Indivíduos imunocomprometidos, entretanto, estão sob risco de desenvolver encefalite toxoplasmótica pela reativação dos cistos teciduais depositados no cérebro. O principal tratamento para a encefalite toxoplasmótica consiste nos antifolatos *pirimetamina* e *sulfadiazina*, administrados juntamente com *ácido folínico (leucovorina)*. Em aproximadamente 40% dos casos o tratamento deverá ser interrompido por toxicidade, devido principalmente à sulfa; a clindamicina pode substituir a sulfadiazina sem perda da eficácia. Os regimes alternativos que combinam azitromicina, claritromicina, atovaquona ou dapsona com trimetoprima-sulfametoxazol ou com pirimetamina e ácido folínico são menos tóxicos, mas também menos efetivos. A *espiramicina*, que se concentra no tecido placentário, é usada para o tratamento da toxoplasmose aguda adquirida na gestação, com a finalidade de prevenir a transmissão para o feto. Se a infecção fetal é detectada, a combinação de pirimetamina, sulfadiazina e ácido folínico é administrada à mãe (apenas após as primeiras 12-14 semanas de gestação) e ao recém-nascido no período pós-natal. A espiramicina não está disponível nos EUA.

CRIPTOSPORIDIOSE. Os criptosporídeos são parasitos protozoários coccídeos que podem causar diarreia. O *Cryptosporidium parvum* e o recentemente denominado *C. hominis* parecem responder por quase todas as infecções em seres humanos. Os *oocistos* infecciosos presentes nas fezes podem disseminar-se por contato direto entre pessoas ou pela contaminação do suprimento de água.

Após a ingestão, o oocisto maduro é digerido, liberando *esporozoítos* que invadem as células epiteliais do hospedeiro. Na maioria dos indivíduos, a infecção é autolimitada. Entretanto, em pacientes com Aids e em outros indivíduos imunocomprometidos, a gravidade da diarreia pode tornar necessários a hospitalização. O tratamento mais eficaz para a criptosporidiose em pacientes com Aids é a restauração da funcionamento do sistema imune pela terapia antirretroviral de alta atividade (HAART) (ver Capítulo 59). A *nitazoxanida* demonstrou atividade no tratamento da criptosporidiose em crianças imunocompetentes e é possivelmente eficaz em adultos imunocompetentes. Sua eficácia em crianças e em adultos com infecção pelo HIV e Aids não está claramente estabelecida.

TRIPANOSSOMÍASE. A tripanossomíase africana, ou "doença do sono", é causada por subespécies do hemoflagelado *Trypanosoma brucei* transmitidos por moscas hematófagas tsé-tsé do gênero *Glossinia*. Em grande parte restrita à África Subsaariana, a infecção causa doença humana grave e também ameaça o gado (*nagana*), levando à má nutrição proteica. Em seres humanos, a infecção é fatal quando não tratada. Estima-se que 500 mil africanos sejam portadores da infecção e que mais de 50 milhões de pessoas estejam sob risco da doença.

O parasito é inteiramente extracelular e a infecção humana inicial caracteriza-se pela presença de parasitos que se replicam na corrente sanguínea ou linfa sem envolvimento do SNC (estágio 1); o estágio 2 da doença é caracterizado pelo envolvimento do SNC. Os sintomas da doença no estágio inicial incluem febre, linfadenopatia, esplenomegalia e ocasionalmente miocardite, resultantes da disseminação sistêmica dos parasitos. Há dois tipos de tripanossomíase africana: a variedade da África Oriental (rodesiana, *T. brucei rhodesiense*) produz uma forma progressiva e rapidamente fatal da doença, marcada por envolvimento precoce do SNC e por insuficiência cardíaca terminal frequente; a variedade da África Ocidental (gambiana, *T. brucei gambiense*) causa uma doença caracterizada pelo envolvimento mais tardio do SNC e por um curso mais prolongado, em que há progressão, em meses a anos, para os sintomas clássicos da doença do sono. Os sintomas neurológicos incluem confusão, má coordenação, um conjunto de sinais psiquiátricos, desarranjo do ciclo do sono e eventual progressão para o coma e morte.

O tratamento-padrão para a doença em estágio inicial é a *pentamidina* para o *T. brucei gambiense* e *suramina* para o *T. brucei rhodesiense*. Ambos os compostos devem ser administrados por via parenteral durante períodos longos e não são eficazes na doença em estágio tardio. A fase do SNC tem sido tradicionalmente tratada com melarsoprol (disponível nos CDC), um agente altamente tóxico que causa uma encefalopatia reativa fatal em 2-10% dos pacientes tratados. Além disso, a ausência de resposta a esse agente vem resultando em um número cada vez maior de falhas de tratamento. A *eflornitina*, um inibidor da ornitina descarboxilase, uma enzima chave no metabolismo das poliaminas, oferece a única alternativa para o tratamento da doença em estágio tardio. Ela possui eficácia contra ambos os estágios, precoce e tardio, da infecção humana por *T. brucei gambiense;* entretanto, é ineficaz como monoterapia para infecções por *T. brucei rhodesiense.* É importante mencionar que a eflornitina causa significativamente menos efeitos adversos que o melarsoprol no tratamento do estágio final da tripanossomíase gambiense, sugerindo que este é o melhor fármaco disponível para o tratamento de primeira linha desta forma da doença. A terapia de combinação nifurtimox-eflornitina (NECT) permite uma exposição mais curta a este segundo fármaco com boa eficácia e uma redução de efeitos adversos.

A *tripanossomíase americana*, ou *doença de Chagas*, uma infecção zoonótica causada pelo *Trypanosoma cruzi*, afeta aproximadamente 15 milhões de pessoas desde o México até a Argentina e o Chile, com o aparecimento de 50.000 a 200.000 novas infecções a cada ano. A forma crônica da doença em adultos é uma importante causa de cardiomiopatia, megaesôfago, megacolo e morte. O que ocorre mais comumente é a transmissão dessa infecção a crianças pequenas por insetos triatomídeos hematófagos que infestam as moradias rurais pobres; a transmissão transplacentária também pode ocorrer nas áreas endêmicas. Dois fármacos nitro-heterocíclicos, o *nifurtimox*, disponível nos CDC, e o *benzonidazol*, são usados para tratar essa infecção. Ambos os agentes suprimem a parasitemia e podem curar a fase aguda da doença de Chagas em 60-80% dos casos; entretanto, ambos os fármacos são tóxicos e devem ser tomados por longos períodos.

LEISHMANIOSE. A leishmaniose é uma complexa zoonose transmitida por vetor, causada por aproximadamente 20 espécies diferentes do protozoário intramacrofágico do gênero *Leishmania.* Pequenos mamíferos e canídeos geralmente servem como reservatórios para esses patógenos, que podem ser transmitidos a seres humanos por picadas das fêmeas de flebotomos.

As principais síndromes de leishmaniose humana foram classificadas, conforme a ordem crescente de envolvimento sistêmico e de potencial gravidade clínica, nas formas *cutânea*, *mucocutânea*, *cutânea difusa* e *visceral* (*calazar*). As formas cutâneas de leishmaniose são geralmente autolimitantes, ocorrendo a cura em 3-18 meses decorridos da infecção. Entretanto, essa forma da doença pode deixar cicatrizes desfigurantes. As formas mucocutânea, cutânea difusa e visceral da doença não são resolvidas sem tratamento. A leishmaniose visceral, causada por *L. donovani*, é fatal se não for tratada. O tratamento clássico de todas as espécies de *Leishmania* é o *antimônio pentavalente* (gliconato de antimônio e sódio; estibogliconato de sódio; a resistência a este composto é ampla na Índia, embora continue sendo útil em outras partes do mundo. Como alternativa, *a anfotericina B lipossômica* é um agente altamente eficaz para a leishmaniose visceral e é atualmente o fármaco de escolha para a doença resistente ao antimônio. O tratamento da leishmaniose vem passando por grandes mudanças, decorrentes do sucesso do primeiro agente ativo por via oral, a *miltefosina.* O fármaco também parece ser promissor no tratamento da doença cutânea e no tratamento de cães, que servem de importante reservatório animal da doença. A paromomicina tem sido utilizada com sucesso como um agente parenteral na doença visceral e formulações tópicas de paromomicina são eficazes contra a doença cutânea. A pentamidina também tem sido usada nos casos de doença cutânea.

OUTRAS INFECÇÕES POR PROTOZOÁRIOS. Entre as muitas infecções humanas menos comuns por protozoários, somente algumas serão enfatizadas aqui.

A ***babesiose***, causada por *Babesia microcoti* ou *B. divergens*, é uma zoonose transmitida por carrapatos que lembra superficialmente a malária, pois os parasitos invadem os eritrócitos produzindo doença febril, hemólise e hemoglobinúria. Essa infecção é habitualmente leve e autolimitada, mas pode ser grave ou mesmo fatal em indivíduos asplênicos ou gravemente imunocomprometidos. O tratamento atualmente recomendado é feito com uma combinação de *clindamicina e quinina* para a doença grave e a combinação de *azitromicina e atovaquona* para infecções brandas a moderadas.

A ***balantidíase***, causada pelo protozoário ciliado *Balantidium coli*, é uma infecção do intestino grosso que pode ser confundida com amebíase. Ao contrário da amebíase, esta infecção habitualmente responde ao tratamento com *tetraciclina.*

A ***Isospora belli***, um parasito coccídeo, causa diarreia em pacientes com Aids e responde ao tratamento com *trimetoprima-sulfametoxazol.* A *Cyclospora cayetanensis* causa diarreia autolimitada em hospedeiros normais e pode causar diarreia prolongada em indivíduos com Aids.

Os **microsporídeos** são parasitos fúngicos, eucariotas, unicelulares e formadores de esporos, que podem causar certo número de síndromes mórbidas, incluindo diarreia, em indivíduos imunocomprometidos. As infecções por microsporídeos foram tratadas com sucesso com *albendazol*, um inibidor da polimerização da β-tubulina (Capítulo 51). Indivíduos imunocomprometidos com microsporidiose intestinal causada por *E. bieneusi* (que não responde tão bem ao albendazol) já foram tratados com sucesso com o antibiótico *fumagilina.*

FÁRMACOS ANTIPROTOZOÁRIOS

Para facilitar a referência, os diversos agentes utilizados para o tratamento das doenças causadas por protozoários não maláricos serão apresentados por ordem alfabética.

ANFOTERICINA B

A farmacologia, formulação e toxicologia da anfotericina serão apresentadas no Capítulo 57.

Efeitos antiprotozoários. A anfotericina B é um agente antileishmaniótico altamente eficaz, que em estudos clínicos cura mais de 90% dos casos de leishmaniose visceral e que se tornou o fármaco de escolha para os casos resistentes aos antimoniais. Ela é considerada um fármaco de segunda linha contra a leishmaniose cutânea ou mucosa, onde se mostrou eficiente no tratamento de pacientes imunocomprometidos. As preparações lipídicas do fármaco reduziram sua toxicidade, mas o seu custo e a dificuldade de administração permanecem como problema nas regiões endêmicas.

Mecanismo de ação. A base da ação da anfotericina B contra as leishmanias é similar ao da atividade antifúngica do fármaco (Capítulo 57). A anfotericina forma complexos com os precursores do ergosterol na membrana plasmática, dando origem a poros que permitem a entrada de íons na célula. A leishmania tem esteroides cuja composição é similar à composição dos fungos patógenos e o fármaco liga-se preferencialmente a esses esteroides, quando comparado à ligação com o colesterol do hospedeiro. Nunca se encontrou qualquer resistência significativa ao fármaco, mesmo após quase 30 anos de uso como agente antifúngico.

Usos terapêuticos. Os esquemas típicos de uma dose total de 10-20 mg/kg, administradas em doses divididas ao longo de 10-20 dias por infusão intravenosa, alcançaram taxas de cura maior de 95%. Nos EUA, o FDA recomenda a administração intravenosa de 3 mg/kg nos dias 1-5, 14 e 21 totalizando uma dose de 21 mg/kg. Dados recentes sugerem que uma única dose de 5 mg/kg seguida por um tratamento de 7-14 dias com miltefosina oral foi eficiente na cura da leishmaniose visceral e esse esquema de dosagem necessita de estudo adicional.

CLOROQUINA

A farmacologia e toxicologia da cloroquina foram apresentadas no Capítulo 49 (antimaláricos). O uso da cloroquina foi aprovado pelo FDA para a *amebíase extraintestinal*, em uma dose diária de 1 g (600 mg de base) por dois dias, seguida por 500 mg diárias por pelo menos 2-3 semanas. O tratamento é normalmente combinado com um amebicida intestinal eficaz.

FUROATO DE DILOXANIDA

O furoato de diloxanida é um derivado da dicloroacetamida. O furoato de diloxanida é um agente luminal muito eficaz no tratamento de infecções por *E. histolytica*, mas não está mais disponível nos EUA.

EFLORNITINA

A eflornitina (α-D, L difluorometilornitina, DFMO) é um inibidor catalítico irreversível (suicida) da ornitina descarboxilase, a enzima que catalisa o primeiro passo, que é também o passo limitante, na biossíntese das poliaminas (putrescina, espermidina e espermina), necessárias para a divisão e diferenciação celulares normais. Nos tripanossomas, a espermidina é também necessária para a síntese de tripanotiona, um conjugado de espermidina e glutationa que na célula parasitária substitui a glutationa em muitas de suas funções.

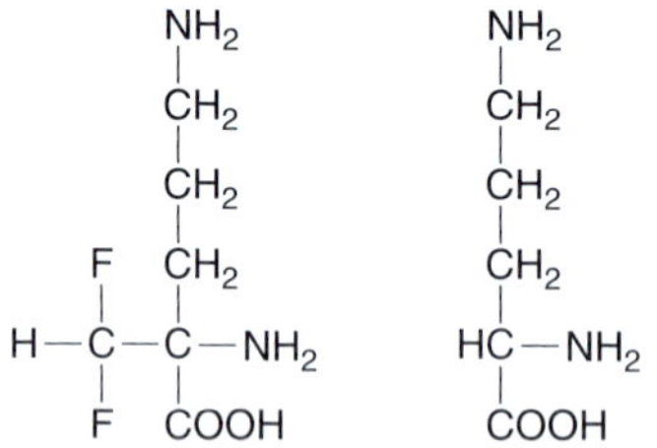
EFLORTININA ORTININA

A eflornitina é atualmente usada para tratar a tripanossomíase africana ocidental (gambiense) causada por *T. brucei gambiense*; o fármaco é em grande parte ineficaz para a tripanossomíase africana oriental. O difícil regime de tratamento da eflornitina limita o seu uso. A eflornitina não se encontra mais disponível para uso sistêmico nos EUA, porém está disponível para o tratamento da tripanossomíase gambiense por pedido especial dirigido ao CDC. A eflortinina é mais segura e eficaz do que o melarsoprol no estágio tardio da doença do sono gambiense e é recomendada como tratamento de primeira linha para esta doença, quando puderem ser fornecidos os cuidados adequados durante a sua administração.

Efeitos antitripanossomais. A eflornitina é um agente citostático com múltiplos efeitos bioquímicos sobre os tripanossomas, todos eles consequentes à depleção das poliaminas. As enzimas do parasito e as humanas são igualmente suscetíveis à inibição pela eflornitina; entretanto, a enzima dos mamíferos é rapidamente reciclada, enquanto a enzima do parasito é estável, sendo provável que essa diferença tenha um papel na toxicidade seletiva. As células do *T. brucei rhodesiense* são menos sensíveis à inibição pela eflornitina que as do *T. brucei gambiense;* estudos *in vitro* sugerem que as doses eficazes são 10-20 vezes maiores nas células refratárias. A base molecular para a necessidade de doses mais altas para o *T. brucei rhodesiense* é ainda mal compreendida

ADME. A eflornitina é administrada por infusão intravenosa. O fármaco não se liga às proteínas plasmáticas, porém é bem distribuído e penetra no LCS, onde se estima que sejam alcançadas concentrações de pelo menos 50 μM para eliminar os parasitos e penetrar no LCS. A depuração renal após a administração intravenosa é rápida (2 mL/minuto por kg), com mais de 80% do fármaco sendo depurado pelo rim, em grande parte de forma inalterada. Alguns estudos indicam que a suramina aumenta a captação de eflornitina para o SNC e poderia reduzir as doses necessárias dessa última.

Usos terapêuticos. A eflornitina é usada no tratamento do estágio final da tripanossomíase africana ocidental causada pelo *T. brucei gambiense*. O regime preferido para pacientes adultos foi de 100 mg/kg administrados por via intravenosa a cada 6 h, como uma infusão de 2 h durante 14 dias. Foram registradas índices de melhora superiores a 90% em pacientes de estágio tardio. Crianças (< 12 anos de idade) receberam doses mais altas de eflornitina (150 mg/kg por via intravenosa a cada 6 h por 14 dias) com base em descobertas anteriores de que as concentrações mínimas de eflornitina, tanto no LCS quanto no sangue, foram significativamente inferiores entre as crianças, quando comparadas às observadas em adultos. O curso de tratamento da eflornitina foi reduzido para 7 dias em combinação com nifurtimox. Tal protocolo de combinação, NECT, usa um curso reduzido de eflortinina com nifurtimox oral com a seguinte dose: 400 mg/kg por dia por via intravenosa, com uma infusão de 2 h a cada 12 h durante sete dias mais nifurtimox (por via oral a 15 mg/kg/dia, divididas em três doses [a cada 8 h]) durante 10 dias. A eflornitina é menos bem-sucedida para o tratamento de pacientes aidéticos com tripanossomíase da África Ocidental, provavelmente porque as defesas do hospedeiros desempenham um papel crítico na depuração do *T. brucei gambiense* tratado com fármacos da corrente sanguínea.

Toxicidade e efeitos adversos. A eflornitina causa reações adversas geralmente reversíveis com a retirada do medicamento. A dor abdominal, tanto branda quanto moderada e a dor de cabeça foram as queixas predominantes, seguidas por reações nos locais da injeção. Infecções teciduais e pneumonia também foram observadas. As mais graves reações registradas incluíram picos de febre (6%), convulsões (4%) e diarreia (2%). A taxa de fatalidade da eflortinina (~ 1,2%) é significativamente inferior a do melarsoprol (4,9%) e a eflotnina total é superior ao melarsoprol no que diz respeito à segurança e à eficácia. Após tratamento prolongado com doses orais, pode ocorrer surdez reversível. As doses terapêuticas de eflornitina são grandes e requerem a coadministração de quantidades substanciais de líquido intravenoso. Esse fato leva a limitações práticas em regiões remotas e pode causar sobrecarga hídrica em pacientes suscetíveis.

FUMAGILINA

A fumagilina é um macrolídeo poliênico acíclico. A fumagilina e seu análogo sintético TNP-470 são tóxicos para os microsporídeos.

A fumagilina é empregada para tratar a ceratoconjuntivite causada por *E. hellem* em doses de 3-10 mg/mL em uma suspensão salina balanceada. Para o tratamento da microsporidiose intestinal causada por *E. bieneusi*, a fumagilina foi usada na dose de 20 mg VO 3 vezes/dia durante duas semanas. Os efeitos adversos da fumagilina podem incluir cólicas abdominais, náuseas, vômitos e diarreia. Também foram descritas trombocitopenia e neutropenia reversíveis. A fumagilina não foi aprovada para tratamento sistêmico de infecções por microsporídeos nos EUA.

Tanto a fumagilina quanto o seu análogo sintético TNP-470 são tóxicos para microsporídeos, e a fumagilina é amplamente usada para tratar a infecção pelo microsporídeo *Nosema apis*, um patógeno de abelhas melíferas. A fumagilina e o TNP-470 também inibem a angiogênese e suprimem o crescimento tumoral, e o TNP-470 está sendo submetido a ensaios clínicos como um agente anticâncer (Capítulo 61). O alvo para a atividade antitumoral dos fármacos foi identificado como sendo a metionina-aminopeptidase-2 humana (Met AP2) e no genoma do microsporídeo parasito *E. cuniculi* há um gene que codifica a metionina-aminopeptidase-2.

8-HIDROXIQUINOLEÍNAS

As 8-hidroxiquinoleínas halogenadas iodoquinol (diiodoidroxiquina) e clioquinol (iodocloridroxiquina) já foram usadas como agentes luminais para eliminar a colonização intestinal por *E. histolytica*.

O iodoquinol é o mais seguro dos dois agentes e o único disponível para uso oral nos EUA. Quando usados em doses apropriadas (nunca excedendo 2 g/dia e nunca por mais de 20 dias em adultos), os efeitos adversos são raros. Entretanto, o uso desses fármacos associa-se a riscos substanciais, especialmente, quando feito por longos períodos em doses maiores que 2 g/dia. A reação tóxica mais importante, atribuída principalmente ao clioquinol, é a neuropatia mielóptica subaguda. A neuropatia periférica é uma manifestação menos grave de neurotoxicidade devida a esses fármacos. A administração de iodoquinol em altas doses a crianças com diarreia crônica associou-se a atrofia óptica e cegueira permanente.

Em razão do seu perfil superior no que diz respeito aos eventos adversos, a paromomicina é preferida por muitas autoridades como agente luminal no tratamento da amebíase; entretanto, o iodoquinol é uma alternativa razoável. O iodoquinol é usado em combinação com o metronidazol no tratamento de indivíduos com colite amebiana ou abscesso hepático amebiano, mas pode ser usado como um agente isolado em indivíduos assintomáticos nos quais se descobre uma infecção por *E. histolytica*. Para adultos, a dose recomendada de iodoquinol é de 650 mg VO 3 vezes/dia, durante 20 dias, ao passo que crianças recebem 10 mg/kg de peso corporal, por via oral 3 vezes/dia (sem exceder 1,95 g/dia) durante 20 dias.

MELARSOPROL

A despeito de causar uma encefalopatia frequentemente fatal em 2-10% dos pacientes, o melarsoprol continuou sendo o único fármaco para o tratamento dos estágios tardios (SNC) da tripanossomíase africana oriental causada pelo *T. brucei rhodesiense*. Embora o melarsoprol também seja eficiente contra o estágio final da tripanossomíase africana ocidental causada pelo *T. brucei gambiense*, a efornitina se tornou o tratamento de primeira linha para esta doença. A continuidade do uso do melarsoprol em condições de campo é um indicativo da escassez de tratamentos alternativos para o estágio final da doença do sono.

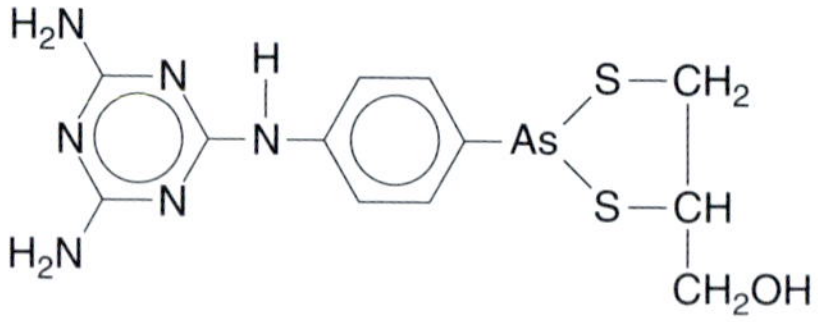

MELARSOPROL

O melarsoprol é fornecido em uma solução de propilenoglicol a 3,6% (p/v) para administração intravenosa. Nos EUA, está disponível apenas junto ao CDC.

Mecanismo de ação; Efeitos antiprotozoários. O melarsoprol é metabolizado à sua forma ativa, o óxido de melarsen. Os arsenóxicos reagem ávida e reversivelmente com os grupos sulfidrila vizinhos, O melarsoprol reage com a tripanotiona, o aduto de espermidina – glutationa que substitui, nesses parasitos, a glutationa. A ligação do melarsoprol com a tripanotiona resulta na formação de um aduto de óxido de melarsen, que inibe a tripanotiona redutase. Supõe-se que o sequestro da tripanotiona e a inibição da tripanotiona redutase tenham ambos consequências letais sobre a célula; entretanto, ainda não há evidências deste mecanismo de ação. O número de falhas de tratamento decorrentes do aumento da resistência dos tripanossomas ao melarsoprol cresceu muito nos últimos anos e algumas das cepas resistentes são uma ordem de grandeza menos suscetíveis à ação do fármaco. A resistência ao melarsoprol envolve provavelmente defeitos de transporte. O transportador de adenina-adenosina, denominado *transportador P2*, representa um exemplo. Ele atua não só sobre o melarsoprol, mas também sobre a pentamidina e o diminazeno; foram observadas mutações pontuais desse transportador em isolados resistentes ao melarsoprol. Outro transportador, o HAPT1, foi identificado, e a perda de ambos os transportadores P2 e HAPT levou a uma resistência cruzada de alto nível a ambos os fármacos, melarsen e pentamidina.

ADME. O melarsoprol é sempre administrado por via intravenosa, O melarsoprol é um pró-fármaco rapidamente metabolizado ($t_{½}$ = 30 min) a óxido de melarsen, sua forma ativa. Uma quantidade pequena, porém significativa sob o ponto de vista terapêutico, penetra no LCS e tem efeito letal sobre os tripanossomas que infectam o SNC. O composto é rapidamente excretado e 70-80% do arsênico aparece nas fezes.

Usos terapêuticos. O melarsoprol é o único fármaco eficaz disponível para o tratamento do estágio meningoencefalítico tardio da tripanossomíase africana oriental (rodesiana), que é 100% fatal quando não tratada. O fármaco também é eficaz no estágio hemolinfático precoce dessas infeções, mas, em razão de sua toxicidade, é reservado para o tratamento das infecções em estágio tardio. Os pacientes infectados por *T. brucei rhodesiense* que recaem após um curso de melarsoprol habitualmente respondem a um segundo tratamento com o fármaco. Em contraste, os pacientes infectados com *T. brucei gambiense* que não se curam com melarsoprol raramente se beneficiam com a repetição do tratamento com este fármaco. Esses pacientes frequentemente respondem bem à eflornitina.

Para o *T. brucei gambiense,* uma terapia de 10 dias contínuos de 2,2 mg/kg/dia equivale ao tratamento mais longo e é atualmente recomendada. está passando atualmente pelos testes clínicos. Para o *T. brucei rhodesiense*, o CDC recomenda três séries de três doses diárias, com um período de sete dias de descanso entre as séries. A primeira série fornece 1,8, 2,7 e 3,6 mg/kg nos dias 1, 2 e 3, respectivamente. As séries subsequentes são de 3,6 mg/kg diárias. A encefalopatia se desenvolve mais frequentemente em pacientes com *T. brucei rhodesiense*, quando comparada com o *T. brucei gambiense*. A administração concorrente de prednisolona é frequentemente empregada ao longo do tratamento

Toxicidade e efeitos adversos. O tratamento com melarsoprol é associado à toxicidade e morbidade significativas. Uma reação febril ocorre normalmente logo após a injeção do fármaco, especialmente em caso de parasitemia alta. As complicações mais sérias envolvem o sistema nervoso. Uma encefalopatia reativa ocorre em ~ 5-10% dos pacientes, levando metade destes ao óbito. A causa é desconhecida, porém a encefalopatia, quando ocorre, se desenvolve tipicamente de 9-11 dias após o início do tratamentro. A neuropatia periférica, observada em ~ 10% dos pacientes que recebem melarsoprol. É comum a ocorrência de hipertensão e lesão miocárdica, embora o choque seja raro. Frequentemente, ocorre albuminúria e o surgimento de evidências de distúrbios hepáticos ou renais torna ocasionalmente necessária a modificação do tratamento. Vômitos e cólicas abdominais também são comuns, mas sua incidência pode ser reduzida injetando-se o melarsoprol lentamente em um paciente supino e em jejum.

Precauções e contraindicações. O melarsoprol deve ser administrado apenas em pacientes sob supervisão hospitalar. O início do tratamento durante um episódio febril já se associou a uma incidência maior de encefalopatia reativa. A administração de melarsoprol a pacientes com hanseníase pode precipitar o eritema nodoso. O uso do fármaco é contraindicado durante epidemias de influenza. Reações hemolíticas graves já foram descritas em pacientes com deficiência de glicose-6-fosfato desidrogenase. O fármaco pode ser usado durante a gestação.

METRONIDAZOL

O metronidazol e os nitroimidazóis relacionados são ativos *in vitro* contra uma ampla variedade de organismos anaeróbios, sejam eles protozoários parasitos ou bactérias. O metronidazol é clinicamente eficaz na tricomoníase, na amebíase e na giardíase, e também em uma variedade de infecções causadas por bactérias obrigatoriamente anaeróbias, incluindo *Bacteroides*, *Clostridium*, e bactérias microaerófilas como *Helicobacter* e *Campylobacter* spp. O metronidazol exibe atividade antibacteriana contra todos os cocos anaeróbios, contra os bacilos gram-negativos anaeróbios, incluindo *Bacteroides* spp., e contra os bacilos gram-positivos anaeróbios formadores de esporos. Os bacilos gram-positivos que não formam esporos são frequentemente resistentes, bem como as bactérias aeróbias e anaeróbias facultativas.

MECANISMOS DE AÇÃO E RESISTÊNCIA. O metronidazol é um pró-fármaco que requer ativação redutiva do grupo nitro pelos organismos suscetíveis. Diferentemente de seus congêneres aeróbios, patógenos anaeróbios e microaerófilos (p. ex., os protozoários amitocondriados *T. vaginalis*, *E. histolytica* e *G. lamblia* e várias bactérias anaeróbias) possuem componentes envolvidos no transporte de elétrons com potencial redox suficientemente negativo para doar elétrons ao metronidazol. A transferência de um único elétron dá origem a um nitrorradical aniônico altamente reativo, que destrói os organismos suscetíveis mediante a ação do radical sobre o DNA. O metronidazol sofre regeneração catalítica; a perda do elétron pelo metabólito ativo recompõe o composto original. Níveis crescentes de O_2 inibem a citotoxicidade induzida pelo metronidazol porque o O_2 compete com o metronidazol pelos elétrons gerados pelo metabolismo energético. Assim, o O_2 pode não só diminuir a ativação redutiva do metronidazol como aumentar a regeneração do fármaco ativado. Organismos anaeróbios ou microaerófilos suscetíveis ao metronidazol derivam a sua energia da fermentação oxidativa de cetoácidos como o piruvato. A descarboxilação do piruvato, catalisada pela piruvato:ferredoxina oxidorredutase (PFOR), produz elétrons que reduzem a ferredoxina, que, por sua vez, doa de modo catalítico seus elétrons aos aceptores biológicos de elétrons ou para o metronidazol.

A resistência clínica ao metronidazol por parte de *T. vaginalis*, *G. lamblia* e de uma variedade de bactérias anaeróbias e microaerófilas está bem documentada. A resistência correlaciona-se ao comprometimento da capacidade de remover o oxigênio, o que dá origem a concentrações locais mais altas de O_2, menor ativação do metronidazol e inútil regeneração do fármaco ativado. Outras cepas resistentes apresentam menores níveis de PFOR e de ferredoxina, provavelmente explicando porque tais cepas ainda respondem a doses mais altas de metronidazol. No caso do *Bacteroides* spp., a resistência ao metronidazol associa-se à família dos genes de resistência ao nitroimidazol (*nim*), que podem ser codificados em cromossomos ou em epissomos. Os genes *nim* parecem codificar uma nitroimidazol redutase capaz de converter um 5-nitroimidazol em um 5-aminoimidazol, fazendo cessar assim a formação do grupo nitroso reativo responsável pela destruição microbiana.

ADME. Há preparações de metronidazol disponíveis para administração oral, intravenosa, intravaginal e tópica. O fármaco é em geral completa e prontamente absorvido após a ingestão oral e seu volume de distribuição se aproxima do observado para a água corporal total; menos de 20% do fármaco liga-se às proteínas plasmáticas. Uma relação linear entre a posologia e a concentração plasmática aplica-se a doses entre 200-2.000 mg. Doses repetidas a cada 6-8 h resultam em algum acúmulo do fármaco. A meia-vida plasmática do metronidazol é de aproximadamente 8 h,. Com exceção da placenta, o metronidazol penetra bem nos tecidos e líquidos corporais, incluindo as secreções vaginais, o líquido seminal, a saliva, o leite materno e o LCS. Após uma dose oral, > 75% do metronidazol marcado são eliminados na urina, em grande parte como metabólitos formados pelo fígado a partir da oxidação das cadeias laterais do fármaco, um hidroxiderivado e um ácido; apenas 10% se recuperam como fármaco inalterado. Dois principais metabólitos são originados. O hidroximetabólito tem meia-vida mais longa (~ 12 h) e apresenta ~ 50% da atividade antitricomonas exibida pelo metronidazol. Também se observa a formação de glicuronídeos. Pequenas quantidades de metabólitos reduzidos são formados pela microbiota do intestino. A urina de alguns pacientes pode adquirir cor vermelho-acastanhada pela presença de pigmentos não identificados, derivados do fármaco. O metabolismo oxidativo do metronidazol é induzido pelo fenobarbital, prednisona, rifampicina e possivelmente pelo etanol e é inibido pela cimetidina.

USOS TERAPÊUTICOS. O metronidazol cura infecções genitais por *T. vaginalis* em mais de 90% dos casos, tanto em homens como em mulheres. O regime preferido de tratamento é 2 g de metronidazol em dose única oral para homens e mulheres. O tinidazol, que possui uma meia-vida mais longa do que o metronidazol, também é utilizado em dose única de 2 g e parece fornecer respostas equivalentes ou melhores do que este último. Quando, em razão de infecções não curadas ou recorrentes, há necessidade de cursos repetidos ou de doses mais altas do fármaco, recomenda-se que se estabeleçam intervalos de 4-6 semanas entre os cursos. Em tais casos, contagens leucocitárias devem ser feitas antes, durante e após cada curso de tratamento. As falhas de tratamento decorrentes da presença de cepas de *T. vaginalis* resistentes ao metronidazol estão tornando-se cada vez mais comuns. A maior parte desses casos pode ser tratada com sucesso administrando-se uma segunda dose de 2 g ao paciente e ao seu parceiro sexual. Além do tratamento oral, o uso de um gel tópico contendo 0,75% de metronidazol, ou de um supositório vaginal de 500-1.000 mg, aumenta a concentração local do fármaco e pode ser benéfico em casos refratários.

O metronidazol é o agente de escolha no tratamento de todas as formas sintomáticas de amebíase, incluindo a colite amebiana e o abscesso hepático amebiano. A dose recomendada é de 500-750 mg de metronidazol tomados por via oral 3 vezes/dia durante 7-10 dias ou, para crianças, 35-50 mg/kg/dia, divididas em três doses por 7-10 dias. Cursos curtos (dose oral única diária de 2,4 g durante 2 dias) de metronidazol ou tinidazol já foram bem-sucedidos no tratamento do abscesso amebiano do fígado. A *E. histolytica* persiste na maior parte dos pacientes que se recupera de uma amebíase aguda após tratamento com metronidazol, de modo que recomenda-se que todos os indivíduos sejam também tratados com um amebicida luminal. Embora eficaz para a terapia da giardíase, o metronidazol ainda precisa ser aprovado para tratamento da giardíase nos EUA. Entretanto, o tinidazol está aprovado para o tratamento da giardíase como dose única de 2g e é apropriado como terapia de primeira linha.

O metronidazol é um fármaco relativamente barato e altamente versátil, dotado de eficácia clínica contra um amplo espectro de bactérias anaeróbias e microaerófilas. É usado para o tratamento de infecções sérias decorrentes de bactérias anaeróbias suscetíveis, incluindo *Bacteroides*, *Clostridium*, *Fusobacterium*, *Peptococcus*, *Peptostreptococcus*, *Eubacterium* e *Helicobacter*. Também é dado em combinação com outros agentes antimicrobianos para tratar infecções polimicrobianas com bactérias aeróbias e anaeróbias. O metronidazol alcança níveis clinicamente eficazes nos ossos, articulações e SNC. Pode ser administrado por via intravenosa quando a administração oral não é possível. O metronidazol é usado para compor o esquema de profilaxia para a cirurgia colorretal e é empregado como um agente isolado para tratar a vaginose bacteriana. É usado em combinação com outros antibióticos e com um inibidor da bomba de prótons em regimes destinados ao tratamento da infecção por *H. pylori* (Capítulo 45). O metronidazol é usado como o tratamento primário da infecção por *Clostridium difficile*, a principal causa de colite pseudomembranosa. O metronidazol também é usado no tratamento de pacientes com doença de Crohn com fístulas perianais e pode ajudar a controlar a doença de Crohn do colo.

Toxicidade, contraindicações e interações medicamentosas. Os efeitos adversos mais comuns são cefaleia, náuseas, boca seca e um gosto metálico na boca. Vômitos, diarreia e desconforto abdominal são experimentados ocasionalmente. Tonturas, vertigem e, muito raramente, encefalopatia, convulsões, falta de coordenação e ataxia são efeitos neurotóxicos que indicam a interrupção do metronidazol. O fármaco também deve ser interrompido se ocorrerem dormências ou parestesias das extremidades. A reversão das neuropatias sensoriais graves pode ser lenta ou incompleta. Urticária, rubores e prurido são indicativos de sensibilidade ao fármaco e podem tornar necessária sua interrupção. O metronidazol é uma rara causa de síndrome de Stevens-Johnson, que deverá ser mais comum em indivíduos que recebem altas doses de metronidazol e tratamento concorrente com o anti-helmíntico mebendazol. Disúria, cistite e uma sensação de pressão pélvica foram descritas. O efeito do metronidazol é bem documentado e similar ao do dissulfiram, e alguns pacientes experimentam desconforto abdominal, vômitos, rubores e cefaleia, em caso de uso de bebidas alcoólicas durante ou após três dias decorridos do tratamento com esse fármaco. O metronidazol não deve ser tomado juntamente com dissulfiram ou com qualquer fármaco similar a este, pois podem ocorrer estados confusionais e psicóticos. O metronidazol deve ser usado com cautela em pacientes com doença ativa do SNC, pela sua potencial neurotoxicidade. O fármaco também pode precipitar sinais de toxicidade determinada por lítio sobre o SNC em pacientes que recebem altas doses do metal. O metronidazol pode prolongar o tempo de protrombina em pacientes sob tratamento com anticoagulantes do tipo da varfarina. As doses de metronidazol devem ser reduzidas em pacientes com doença hepática grave. O seu uso durante o primeiro trimestre geralmente não é aconselhado.

MILTEFOSINA

A miltefosina é um análogo da alquilfosfocolina (APC) originalmente desenvolvida como um agente anticâncer. Ela é altamente curativa contra a leishmaniose visceral nos ensaios conduzidos até hoje e parece ser eficaz contra a forma cutânea da doença. Sua principal desvantagem é a teratogenicidade; consequentemente, não deve ser utilizado em mulheres grávidas.

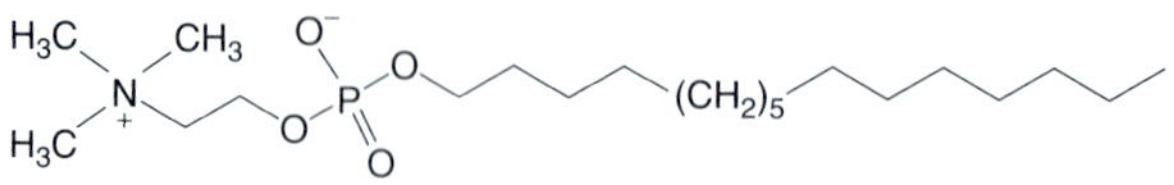

MILTEFOSINA

Efeitos antiprotozoários. A miltefosina é o primeiro tratamento oral para a leishmaniose. Ela representa um tratamento seguro e eficaz para a leishmaniose visceral e foi demonstrada uma eficácia > 90% contra algumas espécies de leishmaniose cutânea. O mecanismo de ação da miltefosina não está ainda elucidado. Estudos em *Leishmania* sugerem que o fármaco pode alterar o metabolismo éter-lipídico, a sinalização celular ou a biossíntese da âncora de glicosilfosfatidilinositol. Mutações em uma ATPase do tipo P, pertencente à subfamília da aminofosfolipídeo translocase, aparentemente reduz a sua captação e confere resistência ao fármaco.

ADME. A miltefosina é bem absorvida por via oral e distribui-se por todo o corpo humano. Não existem dados de farmacocinética detalhados, com exceção de que a miltefosina apresenta uma longa meia-vida (1-4 semanas). As concentrações plasmáticas são proporcionais à dose.

Usos terapêuticos. A miltefosina oral é registrada na Índia para emprego no tratamento da leishmaniose visceral: para adultos > 25 kg, 100 mg diárias divididas em duas doses e para adultos com < 25 kg, 50 mg/dia em uma dose por 28 dias; para crianças, 2,5 mg/kg/dia divididos em duas doses. Nos EUA, a dose recomendada tanto para doença visceral como doença cutânea é 2,5 mg/kg/dia (dose máxima de 150 mg/dia) durante 28 dias, administrados em duas doses divididas. O composto não pode ser administrado por via intravenosa, pois apresenta atividade hemolítica.

Toxicidade e efeitos adversos. Vômitos e diarreia já foram descritos como efeitos adversos frequentes em até 60% dos pacientes. Elevações dos níveis séricos de transaminases hepáticas e creatinina também já foram descritos. Estes efeitos são tipicamente brandos e reversíveis. Devido ao seu potencial teratogênico, a miltefosina é contraindicada para mulheres grávidas.

NIFURTIMOX E BENZONIDAZOL

Nifurtimox e benzonidazol são utilizados para tratar a tripanossomíase americana causada por *T. cruzi*. O nifurtimox, um análogo do nitrofurano e o benzonidazol, um análogo nitroimidazólico, podem ser obtidos nos EUA junto ao CDC.

Efeitos antiprotozoários e mecanismos de ação. O nifurtimox e o benzonidazol são igualmente tripanocidas contra formas tripomastigotas e amastigotas de *T. cruzi*. O nifurtimox também apresenta atividade contra *T. brucei* e pode ser curativo em ambos os estágios, precoce e tardio, da doença (ver discussão anterior sobre a terapia de combinação nifurtimox-eflornitina). Os efeitos tripanocidas do nifurtimox e do benzonidazol derivam de sua ativação por uma nitrorredutase mitocondrial dependente de NADH, levando à geração intracelular de radicais nitroaniônicos, que são tidos como responsáveis pelos efeitos tripanocidas. Os radicais nitroaniônicos gerados estabelecem ligações covalentes com macromoléculas, levando a lesões celulares que incluem a peroxidação dos lipídeos, lesão da membrana, inativação enzimática e lesão do DNA.

ADME. O nifurtimox é bem absorvido após a administração oral, sendo observado o pico de seus níveis plasmáticos após ~ 3,5 h. Menos de 0,5% da dose é excretada na urina. A meia-vida de eliminação é de aproximadamente 3 h. Observam-se altas concentrações de vários metabólitos não identificados e o nifurtimox sofre claramente uma rápida biotransformação, provavelmente por meio de um efeito de primeira passagem pré-sistêmico. Não se sabe se os metabólitos têm qualquer atividade tripanocida.

Usos terapêuticos. O nifurtimox e o benzonidazol são empregados no tratamento da tripanossomíase americana (doença de Chagas), causada pelo *T. cruzi*. Por questões de toxicidade, o benzonidazol é o tratamento preferido. Ambos os fármacos reduzem notavelmente a parasitemia, a gravidade e a letalidade da doença de Chagas aguda, obtendo curas parasitológicas em 80% desses casos. Na forma crônica da doença, as curas parasitológicas são ainda possíveis em até 50% dos pacientes, embora o fármaco seja menos eficaz do que no estágio agudo. A resposta clínica da doença aguda ao tratamento farmacológico varia com a região geográfica; as cepas do parasito presentes na Argentina, no sul do Brasil, Chile e Venezuela parecem ser mais suscetíveis do que as encontradas na região central do Brasil. As recomendações atuais são para que os pacientes menos de 50 anos de idade com doença de fase aguda ou de fase crônica recente, sem miocardiopatia avançada, deverão ser tratados. Em pacientes com > 50 anos de idade, o tratamento é opcional devido à menor tolerabilidade. A terapia é fortemente recomendada para pacientes que receberão tratamento imunossupressor ou que são HIV positivos. O tratamento com nifurtimox ou benzonidazol deverá ter início prontamente após a exposição ao risco de infecção por *T. cruzi* em acidentes de laboratório ou por transfusões sanguíneas.

Ambos os fármacos são administrados por via oral. Para o nifurtimox, os adultos (> 17 anos de idade) com infecção aguda devem receber 8-10 mg/kg/dia, fracionados em 3-4 doses durante 90-120 dias; crianças de 1-10 anos de idade devem receber 15-20 mg/kg/dia, fracionados em 3-4 doses durante 90 dias; para indivíduos entre 11-16 anos de idade, a dose diária é de 12,5-15 mg/kg, administrados de acordo com o mesmo esquema. Quanto ao benzonidazol, o tratamento recomendado para adultos (> 13 anos) é de 5-7 mg/kg/dia, fracionados em duas doses durante 60 dias, com as crianças de até 12 anos recebendo 10 mg/kg/dia. Em casos de irritação gástrica e perda ponderal durante o tratamento, a dose deve ser reduzida. A ingestão de álcool deve ser evitada. O nifurtimox é utilizado em combinação com a eflornitina no tratamento do estágio tardio da doença do sono causada por *T. b. gambiense*.

Toxicidade e efeitos adversos. Os efeitos adversos são comuns e variam desde reações de hipersensibilidade (p. ex., dermatite, febre, icterícia, infiltrados pulmonares e anafilaxia) a complicações dependentes da dose e da idade relacionadas principalmente ao trato GI e aos sistemas nervosos periférico e central. Náuseas e vômitos são comuns, bem como mialgias e fraqueza. A neuropatia periférica e os sintomas GI são especialmente comuns após tratamentos prolongados; esta última complicação pode levar à perda de peso e impedir a continuidade do tratamento. Por causa da gravidade da doença de Chagas e da falta de medicamentos melhores, há poucas contraindicações absolutas ao uso desses fármacos.

NITAZOXANIDA

A *nitazoxanida* (N-[nitrotiazolil] salicilamida) é um agente antiparasitário oral de amplo espectro sintetizado (Capítulo 51). A nitazoxanida recebeu aprovação do FDA para o tratamento da criptosporidiose e da giardíase em crianças.

Efeitos antimicrobianos. A nitazoxanida e seu metabólito ativo, a tizoxanida (desacetilnitazoxanida) inibem o crescimento de esporozoítos e oocistos de *C. parvum* e de trofozoítos de *G. intestinalis*, *E. histolytica* e *T. vaginalis*, *in vitro*. A nitazoxanida também demonstrou atividade contra os helmintos intestinais.

Mecanismo de ação. A nitazoxanida interfere na reação de transferência de elétrons dependente da enzima PFOR, essencial ao metabolismo anaeróbio em protozoários e espécies bacterianas.

ADME. Após administração oral, a nitazoxanida é rapidamente hidrolisada ao seu metabólito ativo tizoxanida, que sofre conjugação ao glicuronídeo de tizoxanida. A biodisponibilidade após uma dose oral é excelente e as concentrações plasmáticas máximas dos metabólitos são detectadas em 1-4 h após a administração. A tizoxanida se encontra ligada às proteínas do plasma em > 99,9% de sua concentração. A tizoxanida é excretada na urina, bile e fezes; o glicuronídeo de tizoxanida é excretado na urina e na bile.

Usos terapêuticos. Nos EUA, a nitazoxanida está aprovada para o tratamento de infecção por *G. intestinalis* (eficácia terapêutica de 85-90% para resposta clínica) e para o tratamento da diarreia causada por criptosporidia (eficácia terapêutica de 56-88% para resposta clínica) em adultos e crianças maiores de 1 ano de idade. A eficácia da nitazoxanida em crianças (ou em adultos) com Aids e infecção por *Cryptosporidium* não foi bem estabelecida. Para crianças com idades entre 12-47 meses, a dose recomendada é de 100 mg de nitazoxanida a cada 12 h durante três dias; para crianças entre 4-11 anos de idade, a dose é de 200 mg de nitazoxanida a cada 12 h durante três dias. Um comprimido de 500 mg, adequado para emprego em adultos (a cada 12 h), está disponível. A nitazoxanida já foi usada como um agente isolado no tratamento de infecções mistas por parasitos intestinais (protozoários e helmintos). A eliminação eficaz dos parasitos (com base na negatividade de amostras fecais de acompanhamento) após tratamento com nitazoxanida foi demonstrada em *G. intestinalis*, *E. histolytica* e *E. dispar*, *B. hominis*, *C. parvum*, *C. cayetanensis*, *I. belli*, *H. nana*, *T. trichura*, *A. lumbricoides* e *E. vermicularis*, embora em alguns casos fosse necessário mais de um curso de tratamento. A nitazoxanida pode ter alguma eficácia contra infecções por *Fasciola hepatica* e foi usada para tratar infecções por *G. intestinalis* resistentes ao metronidazol e ao albendazol.

Toxicidade e efeitos adversos. Os efeitos adversos parecem ser raros com a nitazoxanida. Observa-se uma tonalidade esverdeada da urina na maior parte dos indivíduos que recebem nitazoxanida. Para uso na gestação, ela é classificada como um agente na categoria B, com base em estudos de teratogênese e fertilidade em animais.

PAROMOMICINA

A paromomicina (aminosidina) é um aminoglicosídeo usado como um agente oral no tratamento da infecção por *E. Histolytica,* a criptosporidiose e a giardíase. Uma formulação tópica pode ser usada para tratar tricomoníase; a administração parenteral já foi empregada na leishmaniose visceral.

Mecanismo de ação; ADME. A paromomicina tem o mesmo mecanismo de ação da neomicina e da canamicina (ligação à subunidade 30S do ribossomo) e o mesmo espectro de atividade antibacteriana. O fármaco não é absorvido a partir do trato GI e, portanto, as ações de uma dose oral ficam confinadas ao trato GI; 100% da dose oral é recuperada nas fezes. Nos EUA, a paromomicina está disponível apenas para uso oral.

Efeitos antimicrobianos; Usos terapêuticos. A paromomicina é o fármaco de escolha para o tratamento da colonização intestinal por *E. histolytica* e, é usada em combinação com o metronidazol para tratar colite amebiana e abscesso amebiano do fígado. Os efeitos adversos são raros com o uso oral, mas incluem dores e cólicas abdominais, dores epigástricas, náuseas, vômitos, esteatorreia e diarreia. Já foram descritos, em raras ocasiões, exantemas e dores de cabeça. As doses para adultos são de 500 mg VO 3 vezes/dia durante 10 dias, ao passo que crianças já foram tratadas por via oral com 25-30 mg/kg/dia, fracionados em três doses. A paromomicina formulada em creme a 6,25% já foi usada para tratar a tricomoníase vaginal em pacientes que não responderam ao tratamento com metronidazol ou não puderam receber metronidazol. Algumas curas foram descritas, mas ulcerações vulvovaginais e dor podem complicar o tratamento. Uma formulação tópica contendo 15% de paromomicina também é eficaz em combinação com cloreto de metilbenzetônio a 12% para tratamento da leishmaniose cutânea. O fármaco tem sido administrado por via parenteral, isoladamente ou em combinação com antimônio para tratar a leishmaniose visceral. A paromomicina tem sido defendida como um tratamento para a giardíase em mulheres grávidas, nos casos de contraindicação do metronidazol e como um agente alternativo para os isolados de *G. intestinalis* resistentes ao metronidazol.

PENTAMIDINA

A pentamidina é uma diamina aromática de carga positiva. É um agente de amplo espectro com atividade contra diversas espécies de protozoários patogênicos e alguns fungos.

A pentamidina é comercializada como o sal diisetionato para injeção ou para uso em aerossol. O diisetionato é altamente hidrossolúvel; entretanto, as soluções devem ser usadas imediatamente após o preparo, porque a pentamidina é instável em solução.

Efeitos antiprotozoários e antifúngicos. A pentamidina é usada para o tratamento do estágio inicial da infecção por *T. brucei gambiense*, porém é ineficaz para o tratamento do estágio tardio da doença e apresenta eficácia reduzida contra o *T. brucei rhodesiense*. A pentamidina é um agente alternativo para o tratamento da leishmaniose cutânea. A pentamidina é um agente alternativo para o tratamento e profilaxia da pneumonia por *Pneumocystis*, causada pelo fungo ascomiceto *Pneumocystis jiroveci*. O *diminazeno* é uma diamidina relacionada que é usada como uma alternativa barata à pentamidina para o tratamento da tripanossomíase africana precoce.

Mecanismo de ação e resistência. O mecanismo de ação das diamidinas é desconhecido. Os compostos exibem múltiplos efeitos sobre determinado parasito e agem por mecanismos díspares em parasitos diferentes. Múltiplos transportadores são responsáveis pela captação da pentamidina e isso pode responder ao fato de que se observa pouca resistência a esse fármaco em amostras de campo, a despeito de seus anos de uso como agente profilático.

ADME. O isetionato de pentamidina é bastante bem absorvido desde os locais parenterais de administração. Após uma única dose intravenosa, o fármaco desaparece do plasma com uma meia-vida aparente de vários minutos a umas poucas horas e as concentrações plasmáticas máximas após a injeção intramuscular ocorrem em 1 hora. A meia-vida de eliminação é muito lenta (de semanas a meses); 70% do fármaco liga-se às proteínas plasmáticas. Esse composto altamente carregado é mal absorvido por via oral e não cruza a barreira hematoencefálica, explicando sua ineficácia contra a tripanossomíase em estágio tardio. A inalação de aerossóis de pentamidina é usada para profilaxia da pneumonia por *Pneumocystis*; a administração do fármaco por essa via resulta em pouca absorção sistêmica e redução da toxicidade, em comparação com a administração intravenosa.

Usos terapêuticos. O isetionato de pentamidina é usado para o tratamento do estágio inicial de *T. brucei gambiense* e é administrado por injeção intramuscular em doses únicas de 4 mg/kg/dia durante sete dias. A pentamidina já foi usada com sucesso em cursos de 15-20 doses intramusculares de 4 mg/kg em dias alternados, para tratar leishmaniose visceral. Esse composto constitui uma alternativa aos antimoniais, às formulações lipídicas de anfotericina B ou à miltefosina, porém ele é, no total, o menos bem tolerado.

A pentamidina é um dos vários fármacos ou combinações de fármacos usados para tratar ou prevenir a infecção por *Pneumocystis*. A pneumonia por *Pneumocystis* (PCP) é a principal causa de mortalidade em indivíduos com infecção pelo HIV e Aids e pode ocorrer em pacientes imunossuprimidos por outros mecanismos. A associação trimetoprima-sulfametoxazol é o medicamento de escolha para o tratamento e prevenção da PCP (Capítulo 52). A pentamidina fica reservada para duas indicações: (1) a administração por via intravenosa em uma única dose diária de 4 mg/kg durante 21 dias para tratar PCP graves em indivíduos que não toleram trimetoprima-sulfametoxazol e não são candidatos a agentes alternativos (p. ex., a atovaquona ou a combinação de clindamicina e primaquina); (2) como um agente de "resgate" em indivíduos com PCP que não responderam ao tratamento inicial (habitualmente trimetoprima-sulfametoxazol; a pentamidina pode ser menos eficaz do que a combinação de clindamicina com primaquina ou atovaquona para essa indicação).

A pentamidina administrada em aerossol é usada para a prevenção da PCP em indivíduos sob risco que não toleram a associação trimetoprima-sulfametoxazol e que não são bons candidatos à dapsona (isolada ou em combinação com pirimetamina) ou à atovaquona. Os candidatos à profilaxia da PCP são indivíduos com infecção pelo HIV com contagem de CD4 $< 200/mm^3$ e indivíduos infectados pelo HIV acometidos de febre persistente e inexplicada ou de candidíase orofaríngea. Para fins profiláticos, o isetionato de pentamidina é dado mensalmente em uma dose de 300 mg em solução a 5-10%, nebulizada durante 30-45 min. Embora o esquema de administração mensal seja conveniente, a pentamidina aerossolizada tem várias desvantagens, incluindo sua incapacidade de tratar o *Pneumocystis* em qualquer local extrapulmonar, a ineficácia contra qualquer outro possível patógeno oportunista (em comparação com a associação trimetoprima-sulfametoxazol) e um risco levemente maior de pneumotórax.

Toxicidade e efeitos adversos. Aproximadamente, 50% dos indivíduos que recebem o fármaco nas doses recomendadas exibem algum efeito adverso. A administração intravenosa de pentamidina pode associar-se à hipotensão, taquicardia e cefaleia. Esses efeitos são provavelmente secundários à capacidade da pentamidina em ligar-se aos receptores imidazolínicos e podem ser mitigados pelo alentecimento da taxa de infusão intravenosa A hipoglicemia, que pode ser potencialmente fatal, pode ocorrer a qualquer momento durante o tratamento com pentamidina. A monitoração cuidadosa da glicemia é essencial. Paradoxalmente, já se observou pancreatite, hiperglicemia e o desenvolvimento de diabetes em alguns pacientes. A pentamidina é nefrotóxica (~ 25% dos pacientes tratados mostram sinais de disfunção renal) e se a concentração de creatinina sérica aumenta > 1,0-2,0 mg/dL, poderá ser necessário suspender temporariamente a administração do fármaco ou optar por um agente alternativo. Outros efeitos adversos incluem exantemas cutâneos, tromboflebite, anemia, neutropenia e elevação das enzimas hepáticas. A administração intramuscular de pentamidina, embora eficaz, associa-se, no local da injeção, ao desenvolvimento de abscessos estéreis que podem infectar-se secundariamente; a maior parte das autoridades recomenda a administração intravenosa. A pentamidina aerossolizada associa-se a menos eventos adversos.

ESTIBOGLICONATO DE SÓDIO

O estibogliconato de sódio (gliconato de antimônio sódico) é um composto antimonial pentavalente que tem sido o principal esteio do tratamento da leishmaniose. A resistência crescente aos antimoniais reduziu sua eficácia e não são mais utilizados na Índia, onde a anfotericina B em base lipídica e a miltefosina estão sendo atualmente recomendadas em seu lugar. Nos EUA, o estibogliconato de sódio pode ser obtido no CDC.

Mecanismo de ação. Os antimoniais pentavalentes relativamente atóxicos agem como pró-fármacos. Esses compostos são reduzidos à espécie mais tóxica de Sb^{3+} que destrói as formas amastigotas no interior dos fagolisossomos dos macrófagos. Após a redução, os fármacos parecem interferir no sistema redox tripanotiona, Sb^{3+} induz um rápido efluxo de tripanotiona e glutationa a partir das células e também inibe a tripanotiona redutase, causando desse modo uma significativa perda do potencial de redução por tióis nas células.

ADME. O fármaco é administrado por via intravenosa ou intramuscular; não age por via oral. O agente é rapidamente absorvido, distribui-se em um volume aparente de ~ 0,22 L/kg e é eliminado em duas fases. A primeira fase tem uma meia-vida de aproximadamente 2 h e a segunda é muito mais longa (meia-vida = 33-76 h). A fase de eliminação terminal prolongada pode refletir a conversão de Sb^{5+} à sua forma mais tóxica Sb^{3+}, concentrada nos tecidos e daí lentamente eliminada. O fármaco é eliminado pela urina.

Usos terapêuticos. O estibogliconato de sódio é administrado por via parenteral. O curso-padrão é 20 mg/kg/dia durante 21 dias para a doença cutânea e durante 28 dias para a doença visceral. O aumento da resistência comprometeu muito a eficácia desses fármacos e o fármaco está atualmente obsoleto na Índia. A anfotericina B lipossomal é a alternativa recomendada para o tratamento da leishmaniose visceral (calazar) na Índia e da leishmaniose mucosa em geral; é provável que o composto de ação oral miltefosina venha a ter um uso mais amplo nos anos vindouros. O tratamento intralesional também tem sido defendido como método alternativo mais seguro para o tratamento da forma cutânea da doença. As crianças toleram habitualmente bem o fármaco e a dose por quilograma é a mesma administrada aos adultos. Os pacientes que respondem favoravelmente mostram melhora clínica em 1-2 semanas após o início do tratamento. O fármaco pode ser dado em dias alternados ou em intervalos mais longos se ocorrerem reações desfavoráveis em indivíduos especialmente debilitados. Pacientes infectados pelo HIV representam um desafio, pois habitualmente recaem após um tratamento inicial bem-sucedido com antimoniais pentavalentes ou anfotericina B.

Toxicidade e efeitos adversos. Em geral, regimes consistindo em altas doses de estibogliconato de sódio são muito bem tolerados; as reações tóxicas habitualmente são reversíveis e a maior parte delas cede a despeito da manutenção do tratamento. Os efeitos adversos mais comumente notados incluem dor no local da injeção intramuscular, pancreatite química em quase todos os pacientes, elevação das transaminases hepáticas no soro supressão da medula óssea manifestada por redução da contagem sanguínea de eritrócitos, leucócitos e plaquetas, dores musculares e articulares, fraqueza e mal-estar, cefaleia, náuseas e dor abdominal, e exantemas cutâneos. Já se descreveu uma polineuropatia reversível. Anemia hemolítica e lesão renal são manifestações raras de toxicidade antimonial, bem como choque e morte súbita.

SURAMINA

A *suramina sódica* é um tripanocida solúvel em água; as soluções se deterioram rapidamente quando expostas ao ar e devem ser usadas apenas quando recém-preparadas. Nos EUA, a suramina está disponível apenas junto ao CDC.

Efeitos antiparasitários. A suramina é um tripanocida de ação relativamente lenta (> 6 h *in vitro*), dotado de alta atividade clínica contra *T. b. gambiense* e *T. b. rhodesiense.* O seu mecanismo de ação é desconhecido. A toxicidade seletiva é provavelmente o resultado da capacidade que o parasito tem de captar, por endocitose mediada por receptor, o fármaco ligado a proteínas, sendo as lipoproteínas de baixa densidade as mais importantes proteínas a interagirem para esse evento. A suramina inibe muitas enzimas tripanossômicas e de mamíferos, e também receptores não relacionados com seus efeitos antiparasitários. Não há um consenso claro sobre o mecanismo de ação e a falta de qualquer resistência significante em amostras de campo aponta para múltiplos alvos possíveis.

ADME. Por não ser absorvida após a ingestão oral, e para evitar a inflamação e necrose local associada às injeções subcutâneas ou intramusculares, a suramina é administrada por via intravenosa. Após sua administração, o fármaco exibe complexa farmacocinética, com notável variação interindividual. O fármaco é encontrado sob a forma de proteína sérica ligada na concentração de 99,7% e a sua meia-vida de eliminação terminal é de 41-78 dias. A suramina não é apreciavelmente metabolizada; a depuração renal responde pela eliminação de aproximadamente 80% do composto do corpo. Muito pouca suramina penetra no LCS, o que é consistente com a sua ineficácia em caso de invasão do SNC pelos tripanossomas.

Usos terapêuticos. A suramina é usada como tratamento de primeira linha para o estágio inicial da infecção por *T. brucei rhodesiense*. Como apenas pequenas quantidades do fármaco penetram o cérebro, a suramina é usada apenas como tratamento para o estágio precoce da tripanossomíase africana (antes do envolvimento do SNC).

O tratamento da tripanossomíase africana ativa deve começar no mínimo em 24 h, antes da punção lombar diagnóstica, para assegurar que não haverá envolvimento do SNC provocado pela própria punção e é necessário cautela se o paciente tem oncocercose (cegueira dos rios), pela possibilidade de deflagrar uma reação de Mazzotti (i.e. exantema pruriginoso, febre, mal-estar, tumefação dos linfonodos, eosinofilia, artralgias, taquicardia, hipotensão e cegueira possivelmente permanente). A suramina é administrada lentamente por via intravenosa como uma solução aquosa a 10%. A dose única usual para adultos com infecção por *T. brucei rhodesiense* é de 1 g. É aconselhável empregar inicialmente uma dose de 200 mg, para detectar a sensibilidade, após o que a dose normal pode ser administrada por via intravenosa (p. ex., nos dias 1, 3, 7, 14 e 21). A dose pediátrica é de 20 mg/kg, administrados de acordo com o mesmo esquema. Pacientes em más condições devem ser tratados com doses mais baixas durante a primeira semana. Os pacientes que apresentam recaídas após o tratamento com suramina deverão ser tratados com melarsoprol.

Toxicidade e efeitos adversos. A reação imediata mais séria, que consiste em náuseas, vômitos, choque e perda da consciência, é rara (~ 1 em 2.000 pacientes). Mal-estar, náuseas e fadiga são também reações imediatas comuns. O problema mais comumente observado após várias doses de suramina é a toxicidade renal, manifestada por albuminúria, e complicações neurológicas tardias, que incluem cefaleia, gosto metálico, parestesias e neuropatia periférica. Em geral, essas complicações desaparecem de forma espontânea, a despeito da manutenção do tratamento. Outras reações, menos prevalentes, incluem vômitos, diarreia, estomatite, calafrios, dores abdominais e edema. Os pacientes que recebem suramina devem ser cuidadosamente acompanhados. O tratamento deve ser descontinuado naqueles que exibem intolerância às doses iniciais, e o fármaco deve ser empregado com grande cautela em indivíduos com insuficiência renal.

Para uma listagem bibliográfica completa, consulte ***As Bases Farmacológicas da Terapêutica de Goodman e Gilman***, 12ª edição.

Capítulo 51

Quimioterapia das infecções por helmintos

As infecções por helmintos, ou vermes parasitários, afetam mais de 2 bilhões de pessoas em todo o mundo (Figura 51-1). Nas regiões rurais dos países tropicais pobres, nas quais a prevalência é mais alta, é comum encontrar infecções simultâneas por mais de um tipo de helminto.

Os vermes patogênicos aos seres humanos são metazoários e podem ser classificados em *nematódeos* (*vermes cilíndricos*) e dois tipos de *platelmintos* (vermes achatados ou em forma de fita), a saber, *trematódeos* (*esquistossomos*) e *cestódeos* (*tênias*). Esses organismos eucarióticos biologicamente diversos variam quanto ao ciclo de vida, à estrutura corporal, ao desenvolvimento, à fisiologia, à localização no hospedeiro e à suscetibilidade ao tratamento farmacológico. As formas imaturas invadem os seres humanos pela pele ou trato GI e transformam-se em vermes adultos bem diferenciados com distribuições teciduais características. Com poucas exceções, como *Strongyloides* e *Echinococcus*, esses organismos não conseguem completar seus ciclos de vida e replicar-se no hospedeiro humano de forma a produzir progênie viável. Desse modo, a extensão da exposição aos vermes determina a quantidade de parasitos que infectam o hospedeiro. Em segundo lugar, qualquer redução das contagens dos parasitos adultos por agentes quimioterápicos é duradoura, a menos que haja reinfecção. A carga de helmintos parasitários em uma população infectada não se distribui homogeneamente e, em geral, demonstra uma distribuição binomial negativa na qual números relativamente pequenos de indivíduos abrigam as maiores quantidades de parasitos; isso explica a morbidade mais grave entre estes pacientes e também contribui desproporcionalmente para a transmissão da doença.

Os *anti-helmínticos* são fármacos que atuam localmente no lúmen intestinal de modo a expulsar os vermes do trato GI, ou têm ações sistêmicas contra os helmintos localizados fora do trato intestinal. Entretanto, o tratamento de muitos helmintos que se localizam nos tecidos como as filárias, não é totalmente eficaz. Há o reconhecimento crescente do impacto das infecções helmínticas na saúde e na educação das crianças em idade escolar. Com grande esforço da saúde pública, organizações internacionais de saúde têm estimulado o uso frequente e periódico dos anti-helmínticos nas escolas como forma de controlar a morbidade causada pelos geo-helmintos (transmitidos pelo solo) e pelos esquistossomos nos países em desenvolvimento. Hoje, os programas de controle baseados no uso dos anti-helmínticos estão entre os principais esforços de saúde pública mundial e centenas de milhões de pessoas são tratadas anualmente.

Este capítulo está dividido em duas partes principais:

- Apresentação clínica e quimioterapia recomendada para as infecções helmínticas comuns;
- Propriedades farmacológicas dos anti-helmínticos específicos.

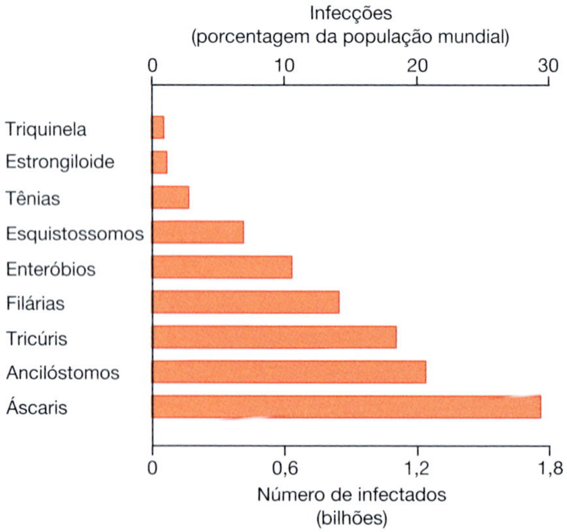

Figura 51-1 *Incidência mundial relativa das infecções por helmintos.*

NEMATÓDEOS (VERMES CILÍNDRICOS)

Os principais parasitos nematódeos dos seres humanos são os *helmintos transmitidos pelo solo* (HTS; algumas vezes descritos como "geo-helmintos") e os *nematódeos filariais*. As principais infecções causadas por HTS (ascaridíase [áscaris], tricuríase [tricúris] e ancilostomíase [ancilóstomos]) estão entre as mais prevalentes nos países em desenvolvimento. Os fármacos utilizados mais comumente para reduzir a morbidade são os anti-helmínticos benzimidazólicos (BZs), como albendazol ou mebendazol (Figura 51-2).

LOMBRIGA: *ASCARIS LUMBRICOIDES*. O *Ascaris lumbricoides*, também conhecido como "lombriga", pode acometer 70 a 90% das populações de algumas regiões tropicais, mas também ocorre nos climas temperados. Os indivíduos infectam-se ingerindo alimentos ou solo contaminado pelos ovos embrionados do *A. lumbricoides*.

Os anti-helmínticos preferidos são os benzimidazólicos (BZs) como mebendazol e albendazol e o pamoato de pirantel, um anti-helmíntico de amplo espectro. Com todos esses fármacos, a cura pode ser alcançada em praticamente 100% dos casos. O mebendazol e o albendazol são preferíveis para o tratamento dos casos de ascaridíase assintomática ou moderada, mas devem ser utilizados com cautela para tratar a ascaridíase grave isolada ou combinada com ancilostomíase. Por essa razão, alguns médicos recomendam o uso do pirantel para tratar ascaridíase grave, porque este fármaco paralisa os vermes antes de serem expulsos.

TOXOCARÍASE: *TOXOCARA CANIS*. Esta infecção zoonótica causada pelo áscaris canino *Toxocara canis*, é uma helmintíase comum na América do Norte e na Europa.

O *T. canis* causa três síndromes principais: *larva migrans* visceral (LMV), *larva migrans* ocular (LMO) e toxocaríase clássica (CTox). A CTox pode ser uma causa pouco reconhecida de asma e crises convulsivas. O tratamento específico da LMV é reservado aos pacientes com sintomas graves, persistentes ou progressivos. O albendazol é o fármaco preferido. Por outro lado, o tratamento anti-helmíntico da LMO e da Ctox é controverso.

ANCILÓSTOMOS: *NECATOR AMERICANUS E ANCYLOSTOMA DUODENALE*. Essas espécies de ancilóstomo são muito semelhantes e infectam aproximadamente 1 bilhão de pessoas nos países em desenvolvimento (ver Figura 51-1).

O *N. americanus* é o ancilóstomo predominante em todo o mundo, enquanto o *A. duodenale* apresenta focos endêmicos no Egito e em algumas regiões do norte da Índia e na China. As larvas dos ancilóstomos vivem no solo e penetram na pele exposta. Depois de chegarem aos pulmões, as larvas migram para a cavidade oral e são deglutidas. Após se aderirem à mucosa do intestino delgado, os vermes adultos formados alimentam-se do sangue do hospedeiro. Existe uma relação geral entre a quantidade de ancilóstomos (gravidade da ancilostomíase), determinada pelas contagens dos ovos fecais e o volume de sangue perdido nas fezes. Ao contrário das infecções profusas por *Ascaris* e *Trichuris*, que afetam principalmente as crianças, as infecções maciças por ancilóstomos também ocorrem nos adultos, inclusive nas mulheres em idade reprodutiva. Embora a suplementação de ferro (e a transfusão para os casos graves) geralmente seja útil aos pacientes com anemia ferropriva grave, o objetivo principal do tratamento é eliminar os ancilóstomos adultos dos intestinos, onde se alimentam do sangue. O albendazol é o fármaco de primeira escolha e é considerado muito mais eficaz que o mebendazol para eliminar os ancilóstomos adultos do trato GI. O albendazol oral é o fármaco preferível para o tratamento da *larva migrans cutânea*, ou "erupção serpiginosa", que se deve mais comumente à migração cutânea das larvas dos ancilóstomos caninos (*A. braziliense*). A ivermectina oral ou o *tiabendazol* tópico também podem ser usados.

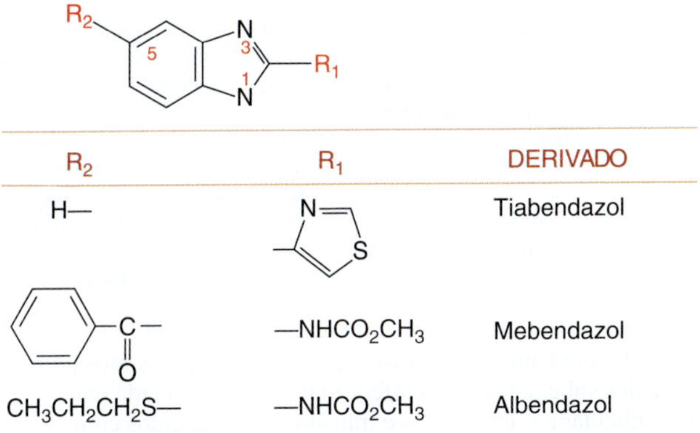

Figura 51-2 *Estrutura dos benzimidazólicos.*

TRICOCÉFALO: *TRICHURIS TRICHIURA*. A infecção por *Trichuris* (tricuríase) é adquirida por ingestão dos ovos embrionados. Nas crianças, as contagens profusas de *Trichuris* podem causar colite, disenteria por *Trichuris* e prolapso retal. O mebendazol e o albendazol são os fármacos mais eficazes para o tratamento da tricuríase. Esses dois fármacos produzem reduções significativas das contagens de vermes, mesmo quando são utilizados em dose única. Contudo, é necessário um esquema de tratamento por três dias para conseguir a "cura" (ou seja, eliminação de todos os vermes).

VERME FILIFORME: *STRONGYLOIDES STERCORALIS*. O *S. stercoralis* é praticamente único entre os helmintos porque é capaz de completar seu ciclo de vida no hospedeiro humano, infectando 30 a 100 milhões de pessoas em todo o mundo, mais comumente nas regiões tropicais e em outras áreas com clima quente e úmido. Nos EUA, a estrongiloidíase ainda é endêmica na região dos Apalaches, assim como ocorre em algumas áreas da América do Sul.

As larvas infectantes localizadas no solo contaminado pelas fezes penetram na pele ou nas mucosas, viajam até os pulmões e, por fim, transformam-se em vermes adultos no intestino delgado, onde se estabelecem. Muitos indivíduos infectados são assintomáticos, mas alguns desenvolvem erupções cutâneas, sintomas GIs inespecíficos e tosse. A doença disseminada potencialmente fatal conhecida como *síndrome de hiperinfecção* pode ocorrer nos pacientes imunossuprimidos, mesmo décadas depois da primoinfecção, quando a replicação do parasito no intestino delgado ocorre sem controle do sistema imune competente. A ivermectina é o fármaco preferido para o tratamento da estrongiloidíase.

OXIÚRO: *ENTEROBIUS VERMICULARES*. O *Enterobius*, ou oxiúros, é uma das infecções por helmintos mais comuns nas regiões temperadas, inclusive nos EUA.

Embora esse parasito raramente cause complicações graves, o prurido das regiões perianal e perineal pode ser grave e a escarificação da pele pode causar infecção secundária. Nas mulheres, os vermes podem vaguear pelo trato genital e penetrar na cavidade peritoneal, causando salpingite ou até peritonite. Como a infecção dissemina-se facilmente entre os membros de uma família, nas escolas ou nas instituições, o médico deve decidir se é necessário tratar todos os indivíduos que mantêm contato direto com o paciente infectado. O pamoato de pirantel, o mebendazol e o albendazol são altamente eficazes. As doses orais únicas desses fármacos devem ser repetidas após duas semanas. Quando seu uso é combinado com os padrões rígidos de higiene pessoal, pode-se conseguir um índice de cura muito alto.

TRIQUINOSE: *TRICHINELLA SPIRALIS*. O *T. spiralis* é um parasito nematódeo zoonótico onipresente. Nos EUA e nos países em desenvolvimento, a triquinose geralmente é causada pela ingestão de carnes cruas ou malcozidas de veado ou de porco.

Quando são liberadas pelo conteúdo ácido do estômago, as larvas encistadas transformam-se em vermes adultos no intestino. Em seguida, os adultos produzem larvas infectantes que invadem os tecidos, principalmente os músculos cardíaco e esquelético. A infecção grave pode ser fatal, mas na maioria dos casos causa dor muscular intensa e complicações cardíacas. Felizmente, a infecção é facilmente evitável ao cozinhar todas as carnes suínas, inclusive salsichas, antes de serem consumidas. As larvas encistadas são destruídas pela exposição à temperatura de 60ºC por 5 minutos. O albendazol e o mebendazol são eficazes contra as formas intestinais do *T. spiralis* presentes nos estágios iniciais da infecção. A eficácia desses fármacos ou de qualquer outro anti-helmíntico contra as larvas que já migraram aos músculos é questionável.

FILARIOSE LINFÁTICA: *WUCHERERIA BANCROFTI, BRUGIA MALAYI* E *B. TIMORI*. Os vermes adultos que causam a filariose linfática (FL) humana vivem nos vasos linfáticos. A transmissão ocorre pelas picadas dos mosquitos infectados e aproximadamente 90% dos casos são causados pela *W. bancrofti*, enquanto a maioria dos casos restantes é atribuída à *B. malayi*.

Com a FL, a reação do hospedeiro aos vermes adultos causa inicialmente inflamação linfática, que se evidencia por episódios febris, linfangite e linfadenite. Esse estágio pode evoluir para obstrução linfática e geralmente é agravado pelas crises secundárias de celulite bacteriana, que causa linfedema evidenciado por hidrocele e elefantíase. Todos os indivíduos de alto risco devem ser tratados uma vez ao ano com uma combinação de dois fármacos orais. Para a maioria dos países, a OMS recomenda a dietilcarbamazina (DEC) por seus efeitos microfilaricidas e macrofilaricidas quando é combinado com o albendazol para melhorar a atividade macrofilaricida. As exceções incluem muitos países da África Subsaariana e o Iêmen, onde a loíase ou a oncocercose é coendêmica. Nessas regiões, a DEC é substituída pela ivermectina. A DEC é o fármaco de escolha para o tratamento específico dos vermes adultos. Entretanto, o efeito anti-helmíntico nos vermes adultos é variável. Quando há elefantíase de longa duração, os procedimentos cirúrgicos podem ser necessários para melhorar a drenagem linfática e remover os tecidos redundantes.

LOÍASE: *LOA LOA*. A *L. loa* é uma filária tecidual migratória encontrada nas regiões dos rios mais caudalosos da África central e ocidental, e o parasito é transmitido pelos mosquitos. Os vermes adultos estabelecem-se nos tecidos subcutâneos, e a infecção pode ser detectada quando esses vermes migratórios causam edemas subcutâneos episódicos e transitórios conhecidos como "calabares". Os vermes adultos também atravessam a esclerótica e causam infecção ocular.

Em casos raros, a infecção maciça causa encefalopatia, cardiopatia ou nefropatia, principalmente depois da quimioterapia. Hoje, a DEC utilizada isoladamente é a melhor opção terapêutica para a loíase. Os glicocorticoides podem ser usados para atenuar as reações agudas subsequentes ao tratamento. Em casos raros, a encefalopatia potencialmente fatal ocorre depois do tratamento da loíase, provavelmente em consequência da reação inflamatória às microfilárias atenuadas ou mortas alojadas na microcirculação cerebral. Alguns especialistas elaboraram diretrizes voltadas para o rastreamento das populações com infecção maciça, de forma que não sejam tratadas com ivermectina, que também foi associada à encefalopatia fatal.

ONCHOCERCA VOLVULUS (ONCOCERCOSE OU CEGUEIRA DOS RIOS). O *Onchocerca volvulus*, transmitido pelos mosquitos que habitam os córregos e os rios de circulação rápida, infecta 17 a 37 milhões de pessoas em 22 países da África Subsaariana e menos de 100.000 habitantes de seis países da América Latina.

As reações inflamatórias, causadas principalmente pelas microfilárias em vez dos vermes adultos, afetam os tecidos subcutâneos, os linfonodos e os olhos. A oncocercose é uma das principais causas de cegueira infecciosa. A ivermectina é o fármaco preferido para o controle e o tratamento da oncocercose. A DEC não é mais recomendada porque a ivermectina causa reações sistêmicas mais brandas e pouca ou nenhuma complicação ocular. Embora a suramina (*ver* Capítulo 50) destrua os vermes adultos do *O. volvulus*, o tratamento com esse fármaco relativamente tóxico geralmente não é recomendável.

VERME DA GUINÉ: _DRACUNCULUS MEDINENSIS_. Conhecido como verme da guiné, verme dragão ou verme de Medina, esse parasito causa a dracunculíase, uma infecção em declínio (< 5.000 casos notificados em 2009, a maioria registrada no Sudão, em Gana e em Mali).

Os indivíduos são infectados quando ingerem água contendo copépodes que abrigam as larvas infectantes. Depois de cerca de um ano, as fêmeas adultas do verme migram e emergem da pele, geralmente nas pernas ou nos pés. As estratégias como filtragem da água potável e a redução do contato dos indivíduos infectados com a água diminuíram expressivamente a transmissão e a prevalência da dracunculíase na maioria das regiões endêmicas. Nenhum anti-helmíntico é eficaz para o tratamento da infecção por *D. medinensis*. O *metronidazol,* 250 mg, 3 vezes/dia durante 10 dias, pode proporcionar alívio sintomático e melhora funcional.

CESTÓDEOS (VERMES PLANOS)

TÊNIA DO BOI: _TAENIA SAGINATA_. Os seres humanos são hospedeiros definitivos da *Taenia saginata*.

Essa infecção é evitável pela cocção das carnes a 60° por mais de 5 minutos e raramente causa doença clínica grave, mas deve ser diferenciada da infecção por *Taenia solium*. O praziquantel é o fármaco de escolha para a terapia da infecção por *T. saginata*, embora a niclosamida também possa ser usada.

TÊNIA DE PORCO: _TAENIA SOLIUM_. A *Taenia solium*, causa dois tipos de infecção. A forma intestinal produzida pelas tênias adultas é causada pela ingestão de carnes mal cozidas contendo cisticercos ou, mais comumente, pela transmissão orofecal dos ovos infectantes da *T. solium* eliminados por outro ser humano infectado. A *cisticercose*, que certamente é a forma sistêmica mais perigosa e geralmente coexiste com a forma intestinal, é causada pelas formas larvárias invasivas do parasito.

A infecção sistêmica é causada pela ingestão de material infectante contaminado pelas fezes, ou pelos ovos liberados de um segmento grávido que ascende ao duodeno, no qual suas camadas mais externas são digeridas. De qualquer forma, as larvas conseguem entrar na circulação e nos tecidos, exatamente como ocorre durante o seu ciclo no hospedeiro intermediário, em geral, os porcos. A invasão do cérebro (neurocisticercose) é comum e perigosa. A niclosamida é o fármaco preferido para o tratamento das infecções intestinais por *T. solium*, porque não produz qualquer efeito quando há neurocisticercose subclínica. O albendazol é a melhor opção para o tratamento da cisticercose. A indicação da quimioterapia da neurocisticercose é controvertida e é apropriada apenas quando se pretende destruir cisticercos viáveis, não quando os cisticercos estão morrendo ou mortos. O pré-tratamento com glicocorticoides é altamente recomendável nesses casos para atenuar as reações inflamatórias aos parasitos mortos. Alguns especialistas recomendam o uso do albendazol nos pacientes com cistos múltiplos ou viáveis.

TÊNIA DO PEIXE: _DIPHYLLOBOTHRIUM LATUM_. O *D. latum* é encontrado mais comumente nos rios e nos lagos do hemisfério norte. Na América do Norte, o peixe lúcio é o segundo hospedeiro intermediário mais comum. A ingestão das carnes mal cozidas de peixes introduz as larvas no intestino humano; as larvas podem desenvolver-se em vermes adultos de até 25 m de comprimento. A maioria dos pacientes infectados é assintomática. As manifestações clínicas mais comuns são queixas abdominais e emagrecimento; a anemia megaloblástica é causada pela deficiência de vitamina B_{12}, que é utilizada pelo parasito. O tratamento com praziquantel elimina facilmente os vermes e assegura a remissão hematológica.

TÊNIA ANÃ: _HYMENOLEPIS NANA_. A *H. nana* é o menor e o mais comum dos platelmintos que parasitam os seres humanos. A *H. nana* é o único cestódeo que pode desenvolver-se do ovo à forma adulta nos seres humanos, sem depender de um hospedeiro intermediário. Os cisticercos desenvolvem-se nas vilosidades intestinais e, em seguida, voltam novamente à luz intestinal onde as larvas transformam-se em vermes adultos. O praziquantel é eficaz como tratamento das infecções por *H. nana*, mas geralmente são necessárias doses maiores que as utilizadas para tratar outras infecções por platelmintos. O albendazol é parcialmente eficaz contra *H. nana*.

ESPÉCIES *ECHINOCOCCUS*. Os seres humanos são um dos vários hospedeiros intermediários das formas larvárias das espécies *Echinococcus* que causam as formas cística (*E. granulosus*) e "alveolar" (*E. multilocularis* e *E. vogeli)* da hidatidose. Os cães e outros canídeos são os hospedeiros definitivos desses platelmintos.

Os ovos dos parasitos presentes nas fezes dos cães são uma das principais causas mundiais da doença entre os animais domésticos (p. ex., ovelhas e cabras). A remoção cirúrgica dos cistos é o tratamento preferível, mas o material extravasado dos cistos rompidos pode disseminar a doença para outros órgãos. Os esquemas prolongados de albendazol, isoladamente ou em combinação com a intervenção cirúrgica, produzem algum efeito benéfico. Entretanto, alguns pacientes não são curados, apesar de vários ciclos de tratamento, principalmente quando têm equinococose alveolar, razão pela qual pode ser necessário tratamento com albendazol pelo resto da vida. O tratamento com um benzimidazólico deve ser administrado no período perioperatório.

TREMATÓDEOS

ESQUISTOSSOMOSE: *SCHISTOSOMA HAEMATOBIUM, SCHISTOSOMA MANSONI, SCHISTOSOMA JAPONICUM*. Essas são as principais espécies de esquistossomos que causam a esquistossomose humana; outras espécies menos comuns são *Schistosoma intercalatum* e *Schistosoma mekongi*. Os caramujos de água doce infectados atuam como hospedeiros intermediários para a transmissão da infecção, que continua a difundir-se à medida que a agricultura e os recursos hídricos aumentam.

As manifestações clínicas da esquistossomose geralmente estão relacionadas à intensidade da infecção e as principais lesões patológicas envolvem o fígado, o baço e o trato GI (*S. mansoni* e *S. japonicum*) ou os tratos geniturinários (*S. haematobium*). A infecção profusa por *S. haematobium* predispõe ao carcinoma de células escamosas da bexiga. As infecções crônicas podem causar *shunting* portossistêmico em consequência da formação dos granulomas hepáticos e da fibrose periportal do fígado.

O praziquantel é o fármaco preferido para o tratamento da esquistossomose. A oxamniquina é eficaz para o tratamento das infecções por *S. mansoni*, principalmente na América do Sul, onde a sensibilidade da maioria das cepas pode permitir o tratamento em dose única. São necessárias doses mais altas para tratar as cepas africanas que as brasileiras do *S. mansoni*. O metrifonato (triclorfona) é eficiente para tratar infecções por *S. haematobium*, mas este fármaco não é eficaz contra *S. mansoni* e *S. japonicum*. O arteméter (*ver* Capítulo 49) produziu resultados promissores como fármaco antiesquistossômico, tendo como alvo os estágios larvários do esquistossomo.

***TREMATÓDEOS PULMONARES: PARAGONIMUS WESTERMANI E OUTRAS ESPÉCIES PARAGONIMUS*.** Os trematódeos pulmonares, inclusive várias espécies *Paragonimus*, infectam seres humanos e carnívoros; o *P. westermani* é o mais comum. Os seres humanos são infectados quando ingerem carnes cruas ou mal cozidas de caranguejos ou camarão de água doce. A doença é causada pelas reações aos vermes adultos localizados nos pulmões ou em focos ectópicos. O praziquantel é eficaz, assim como o triclabendazol. O bitionol é considerado a segunda opção de tratamento.

***CLONORCHIS SINENSIS, OPISTHORCHIS VIVERRINI, OPISTHORCHIS FELINEUS*.** Esses trematódeos diretamente relacionados são encontrados no Extremo Oriente (*C. sinensis*, o "trematódeo hepático chinês", e *O. viverrini*) e algumas áreas da Europa Oriental (*O. felineus*). As metacercárias liberadas das carnes mal cozidas dos peixes ciprinoides (carpa) transformam-se em vermes adultos que se estabelecem no sistema biliar dos seres humanos. As infecções maciças podem causar doença hepática obstrutiva, distúrbios inflamatórios da vesícula biliar associados ao colangiocarcinoma e pancreatite obstrutiva. O tratamento de um dia com praziquantel é altamente eficaz contra esses parasitos.

***FASCIOLA HEPATICA*.** Os seres humanos são infectados apenas acidentalmente por *F. hepatica*, que é o maior entre todos os trematódeos hepáticos e que infecta principalmente os ruminantes herbívoros como bois e ovelhas. O triclabendazol administrado em dose oral única de 10 mg/kg ou, nos casos de infecção grave, na dose de 20 mg/kg fracionados em duas doses, é o fármaco preferido para o tratamento da fasciolíase.

***FASCIOLOPSIS BUSKI, HETEROPHYES HETEROPHYES, METAGONIMUS YOKOGAWAI E NANOPHYETUS SALMINCOLA*.** Transmitida no Sudeste Asiático pela ingestão de castanhas d'água e outros potamogetos contaminados, a *F. buski* é um dos maiores parasitos que causa infecção humana. A carne de peixe mal cozida transmite a infecção no caso dos outros trematódeos GI, muito menores, e amplamente distribuídos geograficamente. Os sintomas abdominais causados pelas reações a esses trematódeos geralmente são brandos, mas as infecções maciças por *F. buski* podem causar obstrução intestinal e peritonite. As infecções causadas por todos os trematódeos intestinais respondem bem ao tratamento com praziquantel em um único dia.

BENZIMIDAZÓLICOS (BZs)

O tiabendazol, o mebendazol e o albendazol têm sido amplamente utilizados como tratamento para helmintíases humanas. As estruturas químicas desses fármacos estão ilustradas na Figura 51-2.

O tiabendazol é ativo contra uma grande variedade de nematódeos que infectam o trato GI. Contudo, sua utilidade clínica no tratamento desses organismos declinou acentuadamente em consequência dos efeitos tóxicos que causava (efeitos colaterais indesejáveis no sistema nervoso central [SNC], fígado, sistema visual e reações de hipersensibilidade). O mebendazol, um protótipo do carbamato de benzimidazol, foi introduzido como tratamento das infecções por nematódeos intestinais. O albendazol é um carbamato benzimidazólico utilizado mundialmente para o tratamento dos nematódeos e cestódeos intestinais, mas também em razão da biodisponibilidade sistêmica do seu metabólito sulfóxido, que é ativo contra os nematódeos e cestódeos alojados nos tecidos. O albendazol tornou-se a opção preferida para o tratamento da cisticercose e da hidatidose cística. Quando é administrado em dose única combinada com ivermectina ou DEC, estudos demonstraram que o albendazol produziu efeitos aditivos no controle da filariose linfática e das infecções filarióticas teciduais semelhantes. É importante ressaltar que o albendazol não é ativo contra o trematódeo hepático *F. hepatica*.

AÇÃO ANTI-HELMÍNTICA. O mecanismo principal de ação dos BZs parece ser a inibição da polimerização dos microtúbulos por sua ligação à β-tubulina. A toxicidade seletiva desses fármacos contra os helmintos é atribuída à sua afinidade mais alta pela β-tubulina parasitária que pelo mesmo alvo nos seres humanos.

As doses apropriadas do mebendazol e do albendazol são altamente eficazes para o tratamento da maioria das infecções mais importantes causadas por HTS (ascaridíase, enterobíase, tricuríase e ancilostomíase) e também das infecções humanas por nematódeos menos comuns. Esses fármacos são ativos contra as formas larvárias e adultas dos nematódeos que causam essas infecções e têm atividade ovicida para *Ascaris* e *Trichuris*. A imobilização e a morte dos parasitos GIs sensíveis ocorrem lentamente e sua eliminação do trato GI pode não estar concluída senão vários dias depois do tratamento. Os indícios de desenvolvimento de mutações do gene da β-tubulina associadas à resistência dos nematódeos humanos limitam-se ao *T. trichuris* e à *W. bancrofti*. Existem casos descritos de falência terapêutica nas infecções por ancilóstomos, mas há poucos indícios de disseminação generalizada das formas resistentes.

O albendazol é mais eficaz que o mebendazol para curar ancilostomíase e tricuríase das crianças, principalmente quando administrado em dose única. Além disso, o albendazol é mais eficaz que o mebendazol contra estrongiloidíase e superior ao mebendazol contra todos os helmintos alojados nos tecidos, em razão de seu metabólito ativo sulfóxido de albendazol. Por essa razão, esse é o fármaco preferido para tratar as formas cística e alveolar da hidatidose causada por *Echinococcus granulosus* e *E. multilocularis* e a neurocisticercose causada pelas formas larvárias da *Taenia solium*. Os BZs provavelmente são ativos contra as formas intestinais da *Trichinella spiralis* dos seres humanos, mas quase certamente não afetam os estágios larvários teciduais. O albendazol é altamente eficaz contra as formas migratórias dos ancilóstomos de cães e gatos causadores da *larva migrans* cutânea, embora o tiabendazol tópico também possa ser utilizado com esta finalidade. As espécies microsporídias que causam infecções intestinais nos pacientes HIV-positivos respondem parcial (*Enterocytozoon bieneusi*) ou totalmente (*Encephalitozoon intestinais* e outras espécies *Encephalitozoon* semelhantes) ao albendazol. O albendazol também é eficaz contra protozoários anaeróbios, inclusive *Trichomonas vaginalis* e *Giardia lamblia*. Embora os BZs tenham atividade antifúngica *in vitro*, estes fármacos não são úteis ao tratamento clínico das micoses humanas.

ADME. O tiabendazol é hidrossolúvel, enquanto o mebendazol e o albendazol são pouco solúveis em solução aquosa. A biodisponibilidade sistêmica baixa (22%) do mebendazol é atribuída a uma combinação de absorção reduzida e metabolismo rápido durante a primeira passagem pelo fígado. O mebendazol absorvido é aproximadamente 95% ligados às proteínas plasmáticas e extensivamente metabolizados. Ao contrário dos seus metabólitos, o mebendazol parece ser o composto farmacologicamente ativo. Os conjugados do mebendazol e seus metabólitos foram detectados na bile, mas quantidades mínimas do composto original aparecem na urina. A administração simultânea de *cimetidina* aumenta os níveis plasmáticos do mebendazol, possivelmente em consequência da inibição do metabolismo da primeira passagem mediada pelas enzimas do CYP.

Após administração oral, a absorção do albendazol é variável e errática, mas aumenta em presença de alimentos gordurosos e possivelmente sais biliares. O albendazol é rapidamente metabolizado em sulfóxido de albendazol no fígado e possivelmente também no intestino; este metabólito tem atividade anti-helmíntica potente. Cerca de 70% do sulfóxido de albendazol estão ligados às proteínas plasmáticas e tem uma meia-vida plasmática muito variável de 4 a 15 horas. O albendazol distribui-se bem aos diversos tecidos, inclusive cistos hidáticos, nos quais alcança concentrações de aproximadamente 20% dos níveis plasmáticos. A biodisponibilidade do composto original e a atividade do sulfóxido de albendazol explicam porque este fármaco é mais eficaz que o mebendazol no tratamento dos helmintos alojados nos tecidos. A oxidação dos derivados do sulfóxido no metabólito sulfona não quiral do albendazol, desprovido de ação farmacológica, provavelmente é a etapa limitante que determina a depuração e a meia-vida plasmática do enantiômero (+) do sulfóxido bioativo. Os metabólitos do albendazol são excretados principalmente na urina.

Usos terapêuticos. O tiabendazol ainda é útil quando aplicado topicamente para tratar larva *migrans* cutânea (erupção serpiginosa). A ivermectina substituiu o tiabendazol no tratamento da estrongiloidíase.

O mebendazol é eficaz para o tratamento das infecções por nematódeos GIs. Para o tratamento da enterobíase, o paciente deve ingerir um único comprimido de 100 mg, que deve ser repetido após duas semanas. Para o tratamento da ascaridíase, da tricuríase ou da ancilostomíase, o esquema posológico recomendado é de 100 mg de mebendazol ingeridos pela manhã e ao anoitecer durante três dias consecutivos (ou um único comprimido de 500 mg administrado em dose única). Se o paciente não ficar curado em três semanas depois do tratamento, deve-se administrar um segundo ciclo. Em dose única, o albendazol é mais eficaz que o mebendazol para tratar ancilostomíase e tricuríase.

O albendazol é seguro e altamente eficaz para o tratamento das infecções por nematódeos GIs, inclusive *A. lumbricoides*, *T. trichiura* e ancilóstomos. Para o tratamento das parasitoses transmitidas pelo solo (enterobíase, ascaridíase, tricuríase e ancilostomíase), o albendazol deve ser ingerido em dose única de 400 mg para adultos e crianças com mais de 2 anos de idade. Para as crianças com idades entre 12 e 24 meses, a OMS recomendou uma dose reduzida de 200 mg. A dose de 400 mg de albendazol parece ser mais eficaz que o mebendazol em dose única de 500 mg para curar ancilostomíases e reduzir as contagens de ovos.

O albendazol é o fármaco preferido para tratar hidatidose cística causada pelo *Echinococcus granulosus*. Embora esse fármaco consiga índices de cura modestos quando utilizado isoladamente, ele é útil como tratamento coadjuvante no período perioperatório para reduzir o risco de disseminação da infecção em consequência do derramamento do conteúdo dos cistos durante o procedimento cirúrgico, ou antes de intervenções não cirúrgicas como punção, aspiração, injeção e repetição da aspiração (PAIR). O esquema posológico habitual para os adultos é de 400 mg, 2 vezes/dia (para as crianças, 15 mg/kg/dia, com dose máxima de 800 mg), por 1 a 6 meses. Embora seja o único fármaco disponível com atividade eficaz contra a equinococose alveolar causada pelo *E. multilocularis*, o albendazol é parasitostático em vez de parasiticida e o tratamento por toda a vida, com ou sem intervenção cirúrgica, geralmente é necessário para controlar a infecção. O albendazol, no mesmo regime por 8 a 30 dias, também é o tratamento preferido para a neurocisticercose causada pelas formas larvárias da *Taenia solium*. O ciclo de tratamento pode ser repetido nas crianças e nos adultos, caso seja necessário, contanto que os efeitos tóxicos hepáticos e medulares ósseos sejam controlados. Em geral, o tratamento com glicocorticoides é iniciado antes de começar a administração do albendazol e é mantido por vários dias subsequentes de forma a reduzir a incidência dos efeitos colaterais resultantes das reações inflamatórias aos cisticercos em processo de destruição ou já mortos. Os glicocorticoides aumentam os níveis plasmáticos do sulfóxido de albendazol.

O albendazol (400 mg/dia) também mostrou-se eficaz como tratamento das infecções intestinais por microsporídeos nos pacientes com Aids. A infecção por *Capillaria phillippinensis* pode ser tratada com o esquema de albendazol (400 mg/dia) durante 10 dias. O albendazol tem sido combinado com a DEC nos programas implantados para controlar a FL na maioria das regiões do mundo. A estratégia consiste em administrar o tratamento combinado anualmente durante 4 a 6 anos para manter a microfilaremia nos níveis mais baixos, de modo que a transmissão não possa ocorrer. O período de tratamento foi estimado de modo a corresponder à duração da fecundidade dos vermes adultos. Entretanto, para evitar reações graves às microfilárias em processo de destruição, a combinação de albendazol com ivermectina é recomendada nas regiões nas quais a filariose coexiste com a oncocercose ou a loíase.

Toxicidade, efeitos colaterais, precauções e contraindicações. Com exceção do tiabendazol, os BZs têm perfis de segurança excelentes. Em geral, a incidência de efeitos colaterais, principalmente sintomas GIs brandos, é de apenas 1% das crianças tratadas. Os efeitos colaterais encontrados comumente durante a utilização das doses terapêuticas incluem anorexia, náuseas, vômitos e tontura. Na prática clínica rotineira, o mebendazol não causa efeitos tóxicos sistêmicos significativos, graças à sua baixa biodisponibilidade sistêmica. Os sintomas transitórios como dor e distensão abdominais e diarreia foram descritos nos pacientes com infecções profusas e expulsão de vermes do trato GI. O albendazol causa poucos efeitos colaterais quando utilizado como tratamento de curta duração para helmintíases do trato GI, mesmo nos pacientes com infecções profusas. Mesmo durante os tratamentos prolongados da hidatidose cística e da neurocisticercose, o albendazol é bem tolerado pela maioria dos pacientes. O efeito colateral mais comum é a disfunção hepática, geralmente evidenciada por altos níveis das transaminases séricas; em casos raros, pode haver icterícia, mas as atividades enzimáticas retornam ao normal depois da conclusão do tratamento. As provas de função hepática devem ser monitoradas durante o tratamento prolongado com albendazol, que também não é recomendável para pacientes cirróticos. A segurança desse fármaco nas crianças com menos de 2 anos de idade ainda não foi confirmada.

Como grupo, os BZs demonstram pouquíssimas interações clinicamente significativas com outros fármacos. O albendazol provavelmente induz seu próprio metabolismo e os níveis plasmáticos dos seus metabólitos sulfóxidos podem aumentar quando ele é administrado simultaneamente com glicocorticoides e, possivelmente, praziquantel. É recomendável ter cautela quando utilizam-se doses altas de albendazol com inibidores gerais dos CYPs hepáticos. Como foi mencionado, a administração simultânea de cimetidina pode aumentar a biodisponibilidade do mebendazol.

Uso na gravidez. O albendazol e o mebendazol não são recomendados nas mulheres grávidas. Uma revisão do risco de anomalias congênitas associadas aos BZs concluiu que sua utilização durante a gravidez não estava associada ao aumento do risco de malformações congênitas graves; no entanto, recomenda-se que o tratamento seja evitado no primeiro trimestre da gravidez. A ancilostomíase ocorre em muitas gestantes dos países em desenvolvimento, inclusive em até um terço das mulheres grávidas da África Subsaariana. Como algumas dessas mulheres infectadas podem desenvolver anemia ferropriva resultando em desfechos gestacionais adversos, o tratamento com BZ poderia ser benéfico no segundo e no terceiro trimestres da gravidez. Não existem evidências de que o tratamento materno com BZ acarrete riscos aos bebês amamentados.

Uso nas crianças pequenas. Os BZs não foram extensivamente estudados nas crianças com menos de 2 anos de idade. A OMS concluiu que os BZs podem ser usados para tratar crianças com mais de 1 ano de vida, contando que os riscos atribuídos às consequências adversas causadas pelos HTSs estejam justificados. A dose recomendada é de 200 mg de albendazol para crianças com idades entre 12 e 24 meses.

DIETILCARBAMAZINA (DEC)

A dietilcarbamazina (DEC) é o fármaco preferido para o controle e o tratamento da filariose linfática causada por *Wuchereria bancrofti* e *Brugia malayi* e para o tratamento da eosinofilia pulmonar tropical, que é uma apresentação clínica incomum da filariose linfática. A DEC também é o fármaco preferido para o tratamento da loíase causada pela infecção do parasito *L. loa*.

Entretanto, é preciso ter cautela durante o tratamento das infecções graves por esse parasito, porque a destruição rápida de grandes quantidades de microfilárias pode causar complicações potencialmente fatais depois do tratamento. A quimioterapia combinada em dose única anual de DEC e albendazol mostrou-se muito promissora ao controle da filariose linfática nas regiões geográficas nas quais não há endemias associadas de oncocercose e loíase.

Ação anti-helmíntica. O mecanismo de ação da DEC contra as espécies sensíveis de filárias não está bem esclarecido. As microfilárias das espécies sensíveis são as mais afetadas pela DEC. Esses estágios de desenvolvimento da *W. bancrofti*, da *B. malayi* e da *L. loa* desaparecem rapidamente do sangue humano depois da ingestão desse fármaco. As microfilárias do *O. volvulus* também desaparecem rapidamente da pele após o tratamento com DEC, mas esse fármaco não destrói as microfilárias dos nodos que contêm vermes adultos (fêmeas). Esse fármaco tem alguma atividade contra os estágios adultos dos ciclos de vida da *W. bancrofti*, da *B. malayi* e da *L. loa*, mas sua ação contra os vermes adultos do *O. volvulus* é desprezível.

ADME. A DEC é absorvida rapidamente pelo trato GI. Os níveis plasmáticos de pico ocorrem em 1 a 2 horas depois da administração de uma única dose oral e a meia-vida plasmática varia de 2 a 10 horas, dependendo do pH urinário. A alcalinização da urina pode aumentar os níveis plasmáticos, prolongar a meia-vida plasmática e acentuar os efeitos terapêuticos e tóxicos da DEC. Por essa razão, pode ser necessário reduzir as doses dos pacientes com disfunção renal. O metabolismo é rápido e extensivo e o metabólito principal, DEC-*N*-óxido, é ativo.

Indicações terapêuticas. Os esquemas recomendados são diferentes quando o fármaco é utilizado para quimioterapia populacional, tratamento da filariose confirmada ou profilaxia da infecção por filárias.

W. bancrofti, B. malayi e B. timori. Tradicionalmente, o esquema padronizado para o tratamento da FL dura 12 dias e utiliza a dose de 6 mg/kg/dia de DEC. Nos EUA, a prática corrente é administrar pequenas doses de teste com 50 a 100 mg (1-2 mg/kg para as crianças) durante um intervalo de três dias, antes de iniciar o esquema de tratamento por 12 dias. Contudo, a dose única de 6 mg/kg teve eficácias microfilaricida e macrofilaricida comparáveis às do esquema convencional. O tratamento em dose única pode ser repetido a cada 6 a 12 meses, conforme a necessidade. Embora a DEC geralmente não reverta as lesões linfáticas existentes, o tratamento precoce dos pacientes sintomáticos pode evitar que se desenvolvam novas lesões deste tipo. Para o tratamento em massa com o objetivo de reduzir a microfilaremia a níveis suficientes para interromper a transmissão, entre as estratégias eficazes está o acréscimo da DEC ao sal de mesa (0,2-0,4% da base por peso). A DEC administrada em dose oral única anual de 6 mg/kg é mais eficaz para reduzir a microfilaremia quando combinada com o albendazol (400 mg) ou com a ivermectina (0,2-0,4 mg/kg). Em geral, a terapia é bem tolerada.

O. volvulus e L. loa. A DEC está contraindicada para o tratamento da oncocercose porque causa reações graves associadas à destruição das microfilárias, inclusive o agravamento das lesões oculares. A ivermectina é o fármaco preferido para tratar essa infecção. Apesar dos seus inconvenientes, a DEC ainda é o melhor fármaco disponível para tratar loíase. O tratamento é iniciado com doses de teste de 50 mg/dia (1 mg/kg para crianças) durante 2 a 3 dias, aumentando-se a dose até o máximo tolerável de 9 mg/kg em três tomadas diárias por 2 a 3 semanas no total. Para os pacientes com microfilaremia grave, são recomendadas doses de teste menores, geralmente precedidas do tratamento com glicocorticoides ou anti-histamínicos para atenuar as reações à destruição das microfilárias. O albendazol pode ser útil aos pacientes que não responderam ao tratamento com DEC ou que não conseguem tolerar esse fármaco. A DEC é clinicamente eficaz contra as microfilárias e os vermes adultos da *Dipetalonema streptocerca*. A DEC não é mais recomendada como primeira opção para o tratamento da toxocaríase.

Toxicidade e efeitos colaterais. Com as doses diárias menores que 8 a 10 mg/kg, as reações tóxicas diretas à DEC raramente são graves e, em geral, desaparecem depois de alguns dias, apesar da continuação do tratamento. Essas reações incluem anorexia, náuseas, cefaleia e, em doses altas, vômitos. Os efeitos adversos principais resultam direta ou indiretamente da resposta do hospedeiro à destruição dos parasitos, principalmente das microfilárias. As reações tardias aos vermes adultos em processo de destruição podem causar linfangite, edema e abscessos linfoides com as filarioses causadas pela *W. bancrofti* e *B. malayi*, além de pequenas pápulas cutâneas com a loíase. A DEC causa efeitos colaterais graves em alguns pacientes com infecções profusas por *L. loa*, inclusive hemorragias retinianas e encefalopatia grave. Nos pacientes com oncocercose, a *reação de Mazzotti* geralmente ocorre em algumas horas após a primeira dose.

Precauções e contraindicações. O tratamento populacional com DEC deve ser evitado quando há endemia de oncocercose ou loíase, mas esse fármaco pode ser usado para proteger viajantes de outros países contra essas infecções. O tratamento prévio com glicocorticoides e anti-histamínicos geralmente é utilizado para atenuar as reações indiretas à DEC, que resultam da liberação dos antígenos das microfilárias em processo de destruição. A redução da dose pode ser apropriada aos pacientes com disfunção renal ou urina persistentemente alcalina.

DOXICICLINA

Os parasitos filarióticos, inclusive *W. bancrofti* e *O. volvulus*, são portadores de simbiontes bacterianos do gênero *Wolbachia* contra os quais os ciclos de tratamento com doxiciclina (Capítulo 55)

(≥ 6 semanas) nos pacientes com filariose por *W. bancrofti* e oncocercose são eficazes. O tratamento com doxiciclina (100 mg/dia) para destruição da *Wolbachia* por seis semanas resulta na esterilização das fêmeas adultas dos vermes *Onchocerca*.

IVERMECTINA

A ivermectina é um análogo semissintético da avermectina B_{1a} (abamectina) utilizada como inseticida para controle das plantações. Hoje, a ivermectina é amplamente utilizada para controlar e tratar uma grande variedade de infecções causadas por nematódeos (vermes cilíndricos) parasitários e artrópodes (insetos, carrapatos e ácaros) que infectam animais silvestres e domésticos.

MECANISMO DE AÇÃO. A ivermectina imobiliza os parasitos expostos induzindo paralisia tônica da musculatura. As avermectinas induzem paralisia por ativação de uma família de canais de Cl^- ativados por ligandos, principalmente os canais de Cl^- controlados por glutamato, que estão presentes apenas nos invertebrados. A ivermectina provavelmente liga-se aos canais de Cl^- ativados por glutamato, que estão presentes nas células nervosas ou musculares dos nematódeos, causando hiperpolarização em consequência do aumento da concentração intracelular do cloreto, levando à paralisia do parasito. As avermectinas também ligam-se com grande afinidade aos canais de Cl^- controlados pelo ácido γ-aminobutírico (GABA) e outros ligandos, que estão presentes nos nematódeos, por exemplo, *Ascaris*, e nos insetos, mas as consequências fisiológicas desta ligação não estão bem definidas.

ATIVIDADE ANTIPARASITÁRIA. Nos seres humanos infectados pelo *O. volvulus*, a ivermectina causa redução rápida e profunda das contagens de microfilárias na pele e nos tecidos oculares, que persiste por 6 a 12 meses. Esse fármaco produz poucos efeitos discerníveis nos parasitos adultos, mas atua nas larvas em desenvolvimento e bloqueia a saída das microfilárias do útero das fêmeas adultas do parasito. Com a redução das microfilárias da pele, a ivermectina diminui a transmissão ao mosquito vetor do gênero *Simulium*. A ivermectina também é eficaz contra as microfilárias, mas não contra os vermes adultos da *W. bancrofti, B. malayi, L. loa* e *M. ozzardi*. Nos seres humanos, esse fármaco tem eficácia excelente contra *Ascaris lumbricoides*, *Strongyloides stercoralis* e larva *migrans* cutânea.

ADME. Nos seres humanos, os níveis de pico plasmático da ivermectina são alcançados 4 a 5 horas após a administração oral. A meia-vida terminal longa (~ 57 h nos adultos) depende principalmente da depuração sistêmica baixa (~ 1-2 L/hora) e o amplo volume aparente de distribuição. A porcentagem de ligação da ivermectina às proteínas plasmáticas é de 93%. O fármaco é, em sua maior parte, convertido pelo CYP3A4 hepático. Quase nenhuma ivermectina aparece na urina humana em sua forma conjugada ou livre.

INDICAÇÕES TERAPÊUTICAS

Oncocercose. A ivermectina administrada em dose oral única (150-200 μg/kg) durante 6 a 12 meses é o fármaco preferido para o tratamento da oncocercose dos adultos e das crianças com idade de 5 anos ou mais. A redução acentuada das microfilárias da pele proporciona alívio importante do prurido intenso, que é uma das manifestações clínicas da oncocercose. A eliminação das microfilárias da pele e dos tecidos oculares ocorre depois de alguns dias e persiste por 6 a 12 meses; em seguida, a dose deve ser repetida. Entretanto, o tratamento não leva à cura porque a ivermectina tem pouca ação contra o verme adulto do *O. volvulus*. As doses administradas anualmente são muito seguras e reduzem de forma substancial a transmissão dessa infecção. A resistência à ivermectina e a um fármaco semelhante, moxidectina, foi detectada em vários parasitos de importância veterinária, sugerindo o potencial para desenvolver resistência semelhante pelos parasitos humanos, principalmente durante as campanhas de tratamento em massa.

Filariose linfática. A ivermectina é tão eficaz quanto a DEC para o controle da filariose linfática e, ao contrário desta última, pode ser utilizada nas regiões endêmicas para oncocercose, loíase ou ambas. Uma única dose anual de ivermectina (200 μg/kg) com uma única dose anual de albendazol (400 mg) são ainda mais eficazes para controlar a filariose linfática, em comparação com o uso isolado de um destes fármacos. Esse esquema duplo também reduz as infecções por nematódeos intestinais.

Estrongiloidíase. A ivermectina administrada em dose única de 150 a 200 μg/kg é o fármaco preferido para o tratamento da estrongiloidíase humana. Em geral, recomenda-se a administração de uma segunda dose na semana seguinte à primeira. Esse esquema é mais eficaz que o tratamento com albendazol por três dias.

Infecções por outros nematódeos intestinais. A ivermectina é mais eficaz contra ascaridíase e enterobíase, que a tricuríase ou a ancilostomíase. Com essas duas últimas infecções, embora não consiga a cura, esse fármaco reduz significativamente a intensidade da infecção.

Outras indicações. Administrada em dose oral única de 200 μg/kg, a ivermectina é a primeira opção de tratamento para larva *migrans* cutânea causada pelos ancilóstomos de cães ou gatos e para o tratamento da escabiose. Nos casos de escabiose sem complicações, devem ser administradas duas doses com intervalos de 1 a 2 semanas. Doses repetidas devem ser administradas aos pacientes com escabiose grave (crostosa), com um esquema recomendado de sete doses de 200 μg/kg administradas durante as refeições nos dias 1, 2, 8, 9, 15, 22 e 29. A ivermectina também parece ser eficaz na pediculose humana do couro cabeludo.

Toxicidade, efeitos colaterais e precauções. A ivermectina é bem tolerada pelos seres humanos não infectados. Nas filarioses, o tratamento com ivermectina comumente desencadeia uma reação semelhante à de Mazzotti à medida que as microfilárias são destruídas. A intensidade e as características dessas reações estão relacionadas com a quantidade de microfilárias presentes. Depois do tratamento das infecções por *O. volvulus*, esses efeitos colaterais geralmente se limitam a prurido brando e linfadenopatia dolorosa, que ocorrem em 5 a 35% dos pacientes, persistem por apenas alguns dias e são atenuadas pelo ácido acetilsalicílico e pelos anti-histamínicos. Em casos raros, ocorrem reações mais graves como febre alta, taquicardia, hipotensão, prostração, tontura, cefaleia, mialgia, artralgia, diarreia e edemas facial e periférico; essas reações podem melhorar com o tratamento glicocorticoide. A ivermectina causa efeitos colaterais mais brandos que a DEC e, ao contrário dessa última, raramente agrava as lesões oculares causadas pela oncocercose. Esse fármaco pode causar efeitos colaterais graves, embora sejam raros, inclusive incapacidade física grave e encefalopatias nos pacientes com contagens altas de microfilárias da *L. loa*. A encefalopatia causada pela *L. loa* está associada ao tratamento com ivermectina dos pacientes com níveis de microfilaremia em 30.000 microfilárias por mililitro de sangue ou mais. Em razão dos seus efeitos nos receptores de GABA do SNC, esse fármaco está contraindicado aos pacientes com anormalidades da barreira hematencefálica (p. ex., tripanossomíase africana e meningite). A ivermectina não foi aprovada para crianças com idade inferior a 5 anos ou para gestantes ou as mulheres que estão amamentando (são encontrados baixos níveis do fármaco no leite materno).

PRAZIQUANTEL

O praziquantel é eficaz contra a maioria dos cestódeos e trematódeos que infectam seres humanos, mas os nematódeos geralmente não são sensíveis. Esse fármaco é utilizado mais comumente no tratamento da esquistossomose.

Mecanismo de ação anti-helmíntica. O praziquantel produz dois efeitos principais nos esquistossomos adultos. Com as concentrações eficazes mais baixas, esse fármaco aumenta a atividade muscular e, em seguida, causa contrações e paralisia espástica. Os vermes tratados desprendem-se das paredes dos vasos sanguíneos e migram das veias mesentéricas para o fígado. Com concentrações ligeiramente maiores, o praziquantel causa lesão tegumentar e expõe alguns antígenos do tegumento parasitário. A eficácia clínica desse fármaco correlaciona-se mais diretamente com sua ação tegumentar. O praziquantel é ineficaz contra os esquistossomos juvenis e, por essa razão, é relativamente ineficaz nas infecções recentes. A integridade do sistema imune parece ser importante para a eficácia clínica desse fármaco.

Absorção, destino e excreção. O praziquantel é prontamente absorvido depois da administração oral e seus níveis de pico no plasma humano são alcançados em 1 a 2 horas. O metabolismo extensivo durante a primeira passagem pelo fígado, com formação de muitos derivados hidroxilados e conjugados inativos, limita a biodisponibilidade do fármaco e resulta em concentrações plasmáticas desses metabólitos no mínimo 100 vezes maiores que as do praziquantel. A porcentagem de ligação do fármaco às proteínas plasmáticas é de aproximadamente 80%. Sua meia-vida plasmática é de aproximadamente 0,8 a 3 horas, dependendo da dose, em comparação com as 4 a 6 horas dos seus metabólitos; a meia-vida pode ser prolongada nos pacientes com doença hepática grave, inclusive esquistossomose hepatoesplênica. Em torno de 70% da dose oral do praziquantel são recuperados na forma de metabólitos urinários nas primeiras 24 horas; a maior parte restante é eliminada na bile.

Indicações terapêuticas. O praziquantel é o fármaco preferido para o tratamento da esquistossomose causada por todas as espécies de *Schistosoma* que infectam seres humanos. A dose oral única de 40 mg/kg, ou três doses de 20 mg/kg administradas a intervalos de 4 a 6 horas, geralmente assegura índices de cura entre 70 a 95% e reduções consistentemente altas (> 85%) das contagens de ovos. Três doses de 25 mg/kg administradas a cada 4 a 8 horas no mesmo dia asseguram altos índices de cura das infecções com trematódeos hepáticos como *C. sinensis* e *O. viverrini*, ou com trematódeos intestinais como *F. buski*, *H. heterophyes* e *M. yokogawai*. O mesmo esquema de três doses administradas por dois dias é altamente eficaz contra as infecções pelo trematódeo pulmonar *P. westermani*. É importante salientar que o trematódeo hepático *F. hepatica* é resistente ao praziquantel e deve ser tratado com o BZ triclabendazol. Pequenas doses de praziquantel podem ser usadas com sucesso para tratar infecções intestinais por cestódeos adultos, (uma dose oral única de 25 mg/kg para *H. nana* e 10-20 mg/kg para *D. latum*, *T. saginata* ou *T. solium*). A repetição do tratamento depois de 7 a 10 dias é recomendada para pacientes com infecções maciças por *H. nana*. Embora o albendazol seja preferido para o tratamento da cisticercose humana, o praziquantel é uma alternativa, mas seu uso com esta finalidade é limitado pela interação farmacocinética importante com a dexametasona e outros corticoides que precisam ser administrados simultaneamente nessa doença.

Toxicidade, precauções e interações. Logo depois da ingestão do praziquantel, o paciente pode ter desconforto abdominal e sonolência; estes efeitos diretos são transitórios e dose-dependentes. Os efeitos indiretos como febre, prurido, urticária, erupções, artralgia e mialgia são referidos ocasionalmente. Esses efeitos colaterais e a acentuação da eosinofilia geralmente estão relacionados com a carga parasitária e, consequentemente, parecem ser atribuíveis à destruição e à liberação dos antígenos dos parasitos. Com a neurocisticercose, as reações inflamatórias ao praziquantel podem causar meningismo, convulsões, distúrbios mentais e pleocitose do líquido cerebrospinal. Em geral, esses efeitos têm início tardio, persistem por 2 a 3 dias e melhoram com o tratamento sintomático à base de analgésicos e anticonvulsivantes. O praziquantel é considerado seguro para crianças com idade superior a 4 anos. Concentrações baixas do fármaco aparecem no leite materno, mas não existem evidências de que ele seja mutagênico ou carcinogênico. A biodisponibilidade do praziquantel é reduzida pelos indutores dos CYPs hepáticos. A dexametasona reduz a biodisponibilidade do praziquantel. Em determinadas circunstâncias, o praziquantel pode aumentar a biodisponibilidade do albendazol. O praziquantel está contraindicado aos pacientes com cisticercose ocular porque a reação do hospedeiro pode lesar irreversivelmente os olhos. Pouco depois de ingerir o fármaco, devem ser evitadas atividades como dirigir, operar máquinas e realizar outras tarefas que exijam atenção mental. A doença hepática grave pode prolongar a meia-vida do praziquantel e isso requer ajustes posológicos para esses pacientes.

METRIFONATO

O metrifonato (triclorfona) é um composto organofosforado utilizado inicialmente como inseticida e depois como anti-helmíntico, principalmente para tratar *S. haematobium*. O metrifonato é um pró-fármaco que, em pH fisiológico, é convertido por reações não enzimáticas em *diclorvos* (2,2-diclorovinil-dimetilfosfato, ou DDVP), um inibidor potente das colinesterases (Capítulo 10). Contudo, não é provável que apenas a inibição das colinesterases explique as propriedades antiesquistossômicas do metrifonato.

OXAMNIQUINA. A oxamniquina é utilizada como segunda opção de tratamento (a primeira é o praziquantel) da infecção por *S. mansoni*. O *S. haematobium* e o *S. japonicum* são resistentes a esse fármaco.

NICLOSAMIDA. A niclosamida, um derivado halogenado da salicilanilida, foi introduzida para uso humano como tenicida. O uso da niclosamida não é mais autorizado nos EUA.

PIPERAZINA. A piperazina foi suplantada como primeira opção de anti-helmíntico pelos fármacos mais bem tolerados e mais facilmente administrados como os derivados benzimidazólicos.

PAMOATO DE PIRANTEL

Inicialmente, o pamoato de pirantel foi introduzido na prática veterinária como anti-helmíntico de amplo espectro para tratar infecções por ancilóstomos, nematódeos e oxiúros. Sua eficácia e a inexistência de efeitos tóxicos levaram à sua experimentação como anti-helmíntico intestinal para os seres humanos. O *pamoato de oxantel*, um análogo *m*-oxifenólico do pirantel, é eficaz em dose única para o tratamento da tricuríase.

Ação anti-helmíntica. O pirantel e seus análogos são agentes bloqueadores neuromusculares despolarizantes. Esses fármacos abrem os canais de cátions não seletivos, induzem a ativação persistente dos receptores nicotínicos da acetilcolina e causam paralisia espástica dos vermes. O pirantel também inibe as colinesterases. Esse fármaco é eficaz contra ancilóstomos, oxiúros e nematódeos, mas é ineficaz contra *T. trichiura*, que paradoxalmente é sensível ao análogo oxantel.

ADME. O pamoato de pirantel não é bem absorvido pelo trato GI e esta característica limita sua ação contra os nematódeos GIs intraluminares. Menos de 15% da dose são excretados na urina na forma de composto original e seus metabólitos. A porcentagem principal da dose administrada é recuperada das fezes.

Indicações terapêuticas. O pamoato de pirantel é uma alternativa ao mebendazol ou ao albendazol como tratamento da ascaridíase e da enterobíase. Índices altos de cura foram conseguidos com a administração de uma única dose oral de 11 mg/kg, no máximo 1 g. O pirantel também é eficaz contra as ancilostomíases causadas por *A. duodenale* e *N. americanus*, embora seja necessário repetir o tratamento para curar as infecções profusas por *N. americanum*. O pirantel deve ser utilizado em combinação com o oxantel para tratar infecções mistas por *T. trichiura*. Na enterobíase, é recomendável repetir o tratamento depois de um intervalo de duas semanas. Nos EUA, o pirantel é comercializado como fármaco vendido sem prescrição para tratar enterobíase.

Precauções. Sintomas GIs brandos e transitórios são detectados ocasionalmente nos seres humanos, assim como cefaleia, tontura, erupções cutâneas e febre. Os efeitos do pamoato de pirantel não foram estudados em gestantes. Como o pamoato de pirantel e a piperazina são mutuamente antagônicos no que se refere a seus efeitos neuromusculares sobre os parasitos, esses fármacos não devem ser administrados simultaneamente.

Para uma listagem bibliográfica completa, consulte ***As Bases Farmacológicas da Terapêutica de Goodman e Gilman***, 12ª edição.

Capítulo 52

Sulfonamidas, trimetoprima-sulfametoxazol, quinolonas e agentes para infecções do trato urinário

SULFONAMIDAS

As sulfonamidas foram os primeiros agentes quimioterápicos eficazes a serem utilizados por via sistêmica para a profilaxia e a cura de infecções bacterianas dos seres humanos. O advento da penicilina e, posteriormente de outros antibióticos, diminuiu a utilidade das sulfonamidas, mas a introdução da combinação de trimetoprima e sulfametoxazol em meados da década de 1970 aumentou o uso das sulfonamidas na profilaxia e no tratamento de infecções microbianas específicas. As *sulfonamidas* são derivados da *para*-aminobenzeno-sulfonamida (sulfanilamida; Figura 52-1) e são congêneres do ácido para-amino benzoico. A maioria é relativamente insolúvel em água, mas seus sais de sódio são rapidamente solúveis.

Todos os pré-requisitos estruturais mínimos para a ação antibacteriana estão reunidos na própria sulfanilamida. O enxofre deve estar diretamente ligado ao anel benzeno. O grupo *para*-NH_2 (cujo N foi designado como N4) é essencial e pode ser substituído apenas pelas moléculas que possam ser convertidas *in vivo* a um grupo amino livre. As substituições efetuadas no grupo NH_2 amida (posição N1) exercem efeitos variáveis sobre a atividade antibacteriana da molécula. Todavia, a substituição dos núcleos aromáticos heterocíclicos em N1 produz compostos altamente potentes.

MECANISMO DE AÇÃO. As sulfonamidas são inibidores competitivos da *di-hidropteroato-sintase*, a enzima bacteriana responsável pela incorporação do ácido *para*-aminobenzoico (PABA) ao *ácido di-hidropteroico*, o precursor imediato do *ácido fólico* (Figura 52-2). Os microrganismos sensíveis são aqueles que precisam sintetizar o seu próprio ácido fólico; as bactérias capazes de utilizar o folato pré-formado não são afetadas. A toxicidade é seletiva para as bactérias porque as células de mamíferos necessitam do ácido fólico pré-formado, não conseguem sintetizá-lo e não são sensíveis aos fármacos que atuam por este mecanismo.

SINERGISMO DAS SULFONAMIDAS. A *trimetoprima* produz efeito sinérgico quando utilizado com uma sulfonamida. Esse antibiótico é um inibidor competitivo potente e seletivo da di-hidro*folato redutase* microbiana, a enzima que reduz o *di-hidrofolato* a *tetraidrofolato*, que é necessária para as reações de transferência de um carbono. Por conseguinte, a administração simultânea de sulfonamida e trimetoprima causa bloqueios sequenciais da via de síntese de tetraidrofolato dos microrganismos (Figura 52-2), a combinação é muito mais eficiente do que cada agente isolado.

EFEITOS ANTIMICROBIANOS

As sulfonamidas exibem uma ampla faixa de atividade antimicrobiana contra bactérias gram-positivas e gram-negativas. Entretanto, as cepas resistentes tornaram-se comuns, de modo que a utilidade desses fármacos declinou proporcionalmente. Em geral, as sulfonamidas são *bacteriostáticas* e os mecanismos de defesa celular e humoral do hospedeiro são essenciais para a erradicação final da infecção.

ESPECTRO ANTIBACTERIANO. A resistência às sulfonamidas é um problema crescente. Os microrganismos que podem ser sensíveis às sulfonamidas *in vitro* incluem *Streptococcus pyogenes, Streptococcus pneumoniae,*

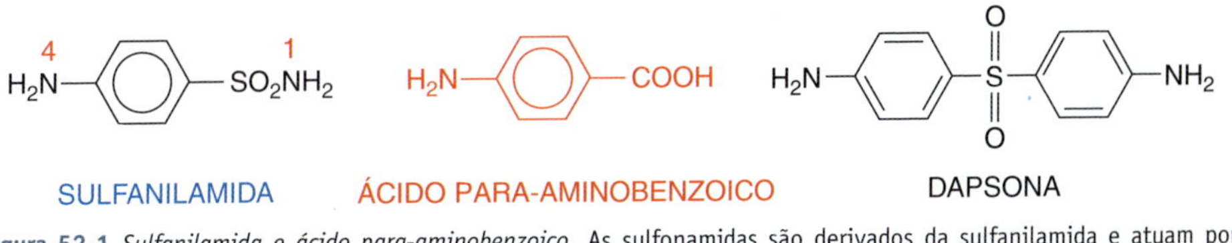

Figura 52-1 *Sulfanilamida e ácido para-aminobenzoico.* As sulfonamidas são derivados da sulfanilamida e atuam por serem congêneres do para-aminobenzoato (PARA). O agente antimicrobiano e anti-inflamatório dermatológico dapsona (4,4′-diaminodifenilsulfona, ver Figura 56-5 e Capítulo 65) também apresenta semelhança com o PABA e a sulfanilamida.

Haemophilus influenzae, Haemophilus ducreyi, Nocardia, Actinomyces, Calymmatobacterium granulomatis e *Chlamydia trachomatis*. As concentrações inibitórias mínimas (CIMs) variam de 0,1 μg/mL para a *C. trachomatis* a 4 a 64 μg/mL para *Escherichia coli*. As concentrações plasmáticas máximas dos fármacos que podem ser obtidas *in vivo* são de aproximadamente 100 a 200 μg/mL. A maioria das cepas isoladas de *Neisseria meningitidis* e *Shigella* tornou-se resistente, assim como várias cepas de *E. coli* isoladas dos pacientes com infecções do trato urinário (adquiridas na comunidade).

RESISTÊNCIA BACTERIANA ADQUIRIDA ÀS SULFONAMIDAS. A resistência bacteriana às sulfonamidas provavelmente se desenvolveu por mutação e seleção aleatórias, ou por transferência de resistência por meio de plasmídeos (Capítulo 48). Em geral, a resistência adquirida às sulfonamidas não envolve resistência cruzada aos antimicrobianos de outras classes. A resistência às sulfonamidas pode surgir a partir de: (1) menor afinidade da di-hidropteroato sintase pelas sulfonamidas, (2) diminuição da permeabilidade bacteriana ou efluxo ativo do fármaco, (3) uma via metabólica alternativa para a síntese de um metabólito essencial, ou (4) produção aumentada de um metabólito essencial ou um antagonista do fármaco (p. ex., PABA). A resistência mediada por plasmídeos deve-se à di-hidropteroato sintetase resistente codificada por plasmídeos.

ADME

Com exceção das sulfonamidas especialmente desenvolvidas pelos seus efeitos locais no intestino (Capítulo 47), essa classe de fármacos é rapidamente absorvida pelo trato GI. Em torno de 70 a 100% da dose oral é absorvida e pode-se detectar a presença de sulfonamida na urina 30 minutos depois da sua ingestão. Os níveis plasmáticos máximos são alcançados em 2 a 6 horas, dependendo do fármaco. O intestino delgado constitui o principal local de absorção, mas parte do fármaco é absorvida no estômago. A absorção em outros locais como a vagina, o trato respiratório ou a pele esfoliada é variável e imprevisível, mas uma quantidade expressiva pode entrar no organismo e causar reações tóxicas nos indivíduos suscetíveis, ou causar sensibilização.

Todas as sulfonamidas ligam-se em grau variável às proteínas plasmáticas, particularmente a albumina. O grau de ligação é determinado pela hidrofobicidade do fármaco específico e por seu pK_a; em pH fisiológico, os fármacos com valor elevado de pK_a têm porcentagens pequenas de ligação às proteínas e vice-versa. As sulfonamidas distribuem-se por todos os tecidos do corpo. A fração difusível da *sulfadiazina* distribui-se uniformemente pela água corporal total, enquanto o *sulfisoxazol* limita-se, em grande parte, ao espaço extracelular. Como o conteúdo de proteína desses líquidos é habitualmente baixo, o fármaco encontra-se presente na forma ativa livre. Depois da administração sistêmica de doses adequadas, a sulfadiazina e o sulfisoxazol atingem concentrações no líquido cerebrospinal que podem ser eficazes contra infecções das meninges. Entretanto, devido ao aparecimento de microrganismos resistentes às sulfonamidas, esses fármacos raramente são utilizados para o tratamento da meningite. As sulfonamidas atravessam rapidamente a placenta e alcançam a circulação fetal. As concentrações obtidas nos tecidos fetais são suficientes para causar efeitos antibacterianos e tóxicos.

As sulfonamidas são metabolizadas no fígado. O principal derivado metabólico é a sulfonamida N4-acetilada. A acetilação, gera os produtos resultantes que não possuem atividade antibacteriana, mas continuam retendo o potencial tóxico da substância original.

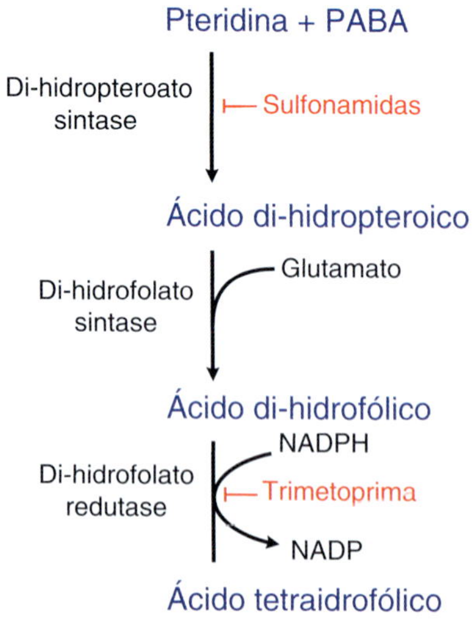

Figura 52-2 *Etapas do metabolismo do folato bloqueadas pelas sulfonamidas e pela trimetoprima.* A coadministração de uma sulfonamida e trimetoprima introduz blocos sequenciais na via biossintética para o tetraidrofolato; a combinação é muito mais eficiente do que cada agente sozinho.

As sulfonamidas são eliminadas do organismo em parte na forma inalterada e, em parte, como produtos metabólicos. A maior fração é excretada na urina, de modo que a meia-vida das sulfonamidas no organismo depende da função renal. Na urina ácida, as sulfonamidas mais antigas são insolúveis e podem precipitar, formando depósitos cristalinos que podem causar obstrução urinária. Quantidades pequenas são eliminadas nas fezes, na bile, no leite e em outras secreções.

PROPRIEDADES FARMACOLÓGICAS DAS SULFONAMIDAS ESPECÍFICAS

Com base na velocidade de sua absorção e excreção, as sulfonamidas podem ser classificadas (Quadro 52-1).

SULFONAMIDAS ABSORVIDAS E ELIMINADAS RAPIDAMENTE

Sulfisoxazol. O sulfisoxazol é uma sulfonamida rapidamente absorvida e excretada com excelente atividade antibacteriana. Sua elevada solubilidade elimina grande parte da toxicidade renal inerente ao uso das sulfonamidas mais antigas. O sulfisoxazol liga-se extensivamente às proteínas plasmáticas. Depois de uma dose oral de 2 a 4 g, são obtidas concentrações plasmáticas máximas de 110 a 250 μg/mL em 2 a 4 horas. Cerca de 30% do sulfisoxazol no sangue e aproximadamente 30% na urina encontram-se na forma acetilada. Os rins excretam aproximadamente 95% de uma dose única em 24 horas. Por conseguinte, as concentrações urinárias do fármaco ultrapassam acentuadamente as do sangue e podem ser bactericidas. A concentração no líquido cerebrospinal é, em média, cerca de um terço do seu nível sanguíneo. O acetilsulfisoxazol é comercializado em combinação com o etilsuccinato de eritromicina para uso nas crianças com otite média.

Os efeitos adversos produzidos por esse fármaco assemelham-se aos observados de outras sulfonamidas. Em virtude de sua solubilidade relativamente alta na urina, em comparação com a sulfadiazina, o sulfisoxazol raramente causa hematúria ou cristalúria (0,2%-0,3%). Apesar disso, os pacientes que fazem uso desse fármaco devem ingerir quantidades adequadas de água. O sulfisoxazol deve ser utilizado com cautela em pacientes com disfunção renal. A exemplo de todas as outras sulfonamidas, esse fármaco pode produzir reações de hipersensibilidade, algumas potencialmente fatais.

Sulfametoxazol. O sulfametoxazol é um congênere próximo do sulfisoxazol; todavia, suas taxas de absorção entérica e excreção urinária são mais lentas. Esse fármaco é administrado por via oral e utilizado para tratar infecções urinárias e sistêmicas. É preciso tomar as devidas precauções para evitar a ocorrência de cristalúria causada pelo sulfametoxazol, devido à elevada porcentagem da forma acetilada relativamente insolúvel do fármaco na urina. As indicações clínicas do sulfametoxazol são as mesmas do sulfisoxazol. Nos EUA, o sulfametoxazol é comercializado apenas em combinações de doses fixas com trimetoprima.

Sulfadiazina. A sulfadiazina administrada por via oral é rapidamente absorvida pelo trato GI. As concentrações sanguíneas máximas são alcançadas em 3 a 6 horas. Em torno de 55% do fármaco ligam-se às proteínas plasmáticas. As concentrações terapêuticas são alcançadas no líquido cerebrospinal em 4 horas após da administração de uma dose única de 60 mg/kg por via oral. A sulfadiazina é rapidamente excretada pelo rim, tanto na forma livre quanto na acetilada; em torno de 15 a 40% da sulfadiazina excretada encontram-se na forma acetilada. A alcalinização da urina acelera a depuração renal de ambas as formas ao reduzir sua reabsorção tubular. Devem ser tomadas todas as precauções para assegurar uma ingestão adequada de líquidos, de modo a obter um débito urinário de pelo menos 1.200 mL nos adultos e volumes correspondentes nas crianças. Se não for possível obter esse débito, pode-se administrar bicarbonato de sódio para reduzir o risco de cristalúria.

SULFONAMIDAS POUCO ABSORVIDAS

SULFASSALAZINA. A sulfassalazina é pouco absorvida pelo trato GI. Ela é utilizada no tratamento da colite ulcerativa e enterite regional. A sulfassalazina é degradada por bactérias intestinais a sulfapiridina e 5-aminossalicilato (5-ASA, mesalazina; Figuras 47-2 a 47-4), o agente ativo nas doenças intestinais inflamatórias e a sulfapiridina, uma sulfonamida que é absorvida e excretada na urina.

Quadro 52-1

Classes das sulfonamidas

CLASSE	SULFONAMIDA	MEIA-VIDA SÉRICA (horas)
Absorvidas e excretadas rapidamente	Sulfisoxazol Sulfametoxazol Sulfadiazina	5-6 11 10
Pouco absorvidas e ativas no lúmen intestinal	Sulfassalazina	—
Aplicadas topicamente	Sulfacetamida Sulfadiazina de prata	— —
Ação prolongada	Sulfadoxina	100-230

SULFONAMIDAS PARA USO TÓPICO

Sulfacetamida. A sulfacetamida é o derivado N1-acetil substituído da sulfanilamida. Sua hidrossolubilidade é cerca de 90 vezes maior que a da sulfadiazina. As soluções do sal sódico do fármaco são amplamente empregadas no tratamento das infecções oftálmicas. As concentrações muito altas alcançadas no humor aquoso não são irritantes para os olhos e mostram-se eficazes contra microrganismos sensíveis. O fármaco penetra nos líquidos e nos tecidos oculares em alta concentração. As reações de sensibilidade à sulfacetamida são raras, mas esse fármaco não deve ser utilizado pelos pacientes com hipersensibilidade reconhecida às sulfonamidas. Uma solução do sal sódico a 30% tem pH de 7,4, enquanto as soluções sódicas das outras sulfonamidas são altamente alcalinas. Ver descrição das indicações oftálmicas e dermatológicas nos Capítulos 64 e 65.

Sulfadiazina de prata. A sulfadiazina de prata é utilizada topicamente para reduzir a colonização microbiana e a incidência de infecções das feridas decorrentes de queimaduras. A sulfadiazina de prata não deve ser utilizada no tratamento de infecção grave estabelecida. A prata é liberada lentamente da preparação em concentrações que são seletivamente tóxicas para os microrganismos. Entretanto, as bactérias podem desenvolver resistência a este fármaco. Apesar da pouca absorção da prata, a concentração plasmática da sulfadiazina pode aproximar-se dos níveis terapêuticos se uma grande área de superfície estiver envolvida. As reações adversas — ardência, erupção e prurido — são pouco frequentes. A sulfadiazina de prata é considerada o fármaco preferido para a profilaxia das infecções das queimaduras.

Mafenida. Essa sulfonamida (α-amino-*p*-tolueno-sulfonamida) é aplicada de forma tópica, para evitar a colonização de queimaduras por uma grande variedade de bactérias gram-negativas e gram-positivas. A mafenida não deve ser utilizada no tratamento de infecção profunda estabelecida. Os efeitos adversos consistem em dor intensa nos locais de aplicação, reações alérgicas e perda de líquido por evaporação da superfície da ferida porque os curativos oclusivos não são aplicados. O fármaco e seu metabólito principal inibem a *anidrase carbônica* e a urina torna-se alcalina. Alguns pacientes podem ter acidose metabólica com taquipneia e hiperventilação compensatórias; estes efeitos limitam a utilidade deste fármaco. A mafenida é rapidamente absorvida por via sistêmica e convertida em *para*-carboxibenzeno-sulfonamida, alcançando concentrações plasmáticas máximas em 2 a 4 horas.

SULFONAMIDAS DE AÇÃO LONGA

Sulfadoxina. Esse agente tem meia-vida particularmente longa (7-9 dias). É utilizado em combinação com pirimetamina (500 mg de sulfadoxina mais 25 mg de pirimetamina) para profilaxia e tratamento da malária causada por cepas de *Plasmodium falciparum* resistentes à mefloquina (Capítulo 49). Entretanto, em vista das reações graves e ocasionalmente fatais (inclusive síndrome de Stevens-Johnson) e do surgimento de cepas resistentes, esse fármaco tem utilidade limitada no tratamento da malária.

TRATAMENTO COM SULFONAMIDAS

INFECÇÕES DO TRATO URINÁRIO (ITUs). Como uma porcentagem significativa das infecções do trato urinário em muitas partes do mundo é provocada por microrganismos resistentes às sulfonamidas, esses fármacos não constituem mais o tratamento preferido para estas infecções. Os agentes preferidos incluem trimetoprima-sulfametoxazol, uma quinolona, trimetoprima, fosfomicina ou ampicilina. Todavia, o *sulfisoxazol* pode ser utilizado de maneira eficaz nas áreas onde a prevalência de resistência não é elevada. A dose inicial habitual é de 2 a 4 g, seguida de 1 a 2 g por via oral, 4 vezes/dia, durante 5 a 10 dias. Os pacientes com pielonefrite aguda, febre alta e outras manifestações constitucionais graves correm risco de bacteremia e choque e não devem ser tratados com sulfonamidas.

NOCARDIOSE. As sulfonamidas são valiosas no tratamento de infecções causadas por espécies *Nocardia*. O sulfisoxazol ou a sulfadiazina podem ser administrados em doses de 6 a 8 g/dia e esse esquema é mantido por vários meses após o controle de todas as manifestações clínicas. A administração de sulfonamida associada a um segundo antibiótico foi recomendada, particularmente para os casos avançados e, para esse propósito, foi sugerido o uso de ampicilina, eritromicina ou estreptomicina; mas não existem dados clínicos disponíveis demonstrando a superioridade do tratamento combinado em comparação com o uso isolado de uma sulfonamida. A trimetoprima-sulfametoxazol também tem sido eficaz e alguns especialistas consideram essa combinação como o fármaco de escolha.

TOXOPLASMOSE. A combinação de pirimetamina e sulfadiazina constitui o tratamento de escolha para a toxoplasmose (Capítulo 50). A pirimetamina é administrada com uma dose de impregnação de 75 mg, seguida de 25 mg/dia por via oral juntamente com sulfadiazina, 1 g via oral a cada 6 horas e ácido folínico (leucovorina) 10 mg/dia por via oral durante pelo menos 3 a 6 semanas. Os pacientes devem ingerir pelo menos 2 L de líquido por dia para evitar a ocorrência de cristalúria durante o tratamento.

USO PROFILÁTICO DAS SULFONAMIDAS. As sulfonamidas são tão eficazes quanto a penicilina oral para a profilaxia das infecções estreptocócicas e das recidivas da febre reumática nos indivíduos suscetíveis. Devido à sua toxicidade e à possibilidade de infecção por estreptococos resistentes às sulfonamidas, estes fármacos são menos desejáveis que a penicilina para essa finalidade. Entretanto, elas devem ser utilizadas sem hesitação nos pacientes hipersensíveis à penicilina. Quando ocorrem reações adversas, elas habitualmente surgem nas primeiras oito semanas de tratamento. As contagens dos leucócitos devem ser realizadas uma vez por semana durante as primeiras oito semanas.

REAÇÕES ADVERSAS ÀS SULFONAMIDAS

Os efeitos adversos que ocorrem após administração das sulfonamidas são numerosos e variados; a incidência global destas reações é de aproximadamente 5%.

DISTÚRBIOS DO TRATO URINÁRIO. O risco de cristalúria é muito baixo com o uso dos fármacos mais solúveis como o sulfisoxazol. Os pacientes desidratados com a síndrome de imunodeficiência adquirida (Aids), que estavam sendo tratados com sulfadiazina para a encefalite por *Toxoplasma*, desenvolveram cristalúria. A ingestão de líquido deve ser suficiente para assegurar um volume urinário diário de pelo menos 1.200 mL (em adultos). A alcalinização da urina pode ser desejável se o volume ou o pH estiverem inusitadamente baixos, visto que a solubilidade do sulfisoxazol aumenta de forma acentuada com pequenas elevações do pH.

DISTÚRBIOS DO SISTEMA HEMATOPOIÉTICO. Embora seja rara, pode surgir anemia hemolítica aguda. Em alguns casos, pode ser um fenômeno de sensibilização, mas em outros a hemólise está relacionada com uma deficiência na atividade da glicose-6-fosfato-desidrogenase dos eritrócitos. A agranulocitose ocorre em aproximadamente 0,1% dos pacientes tratados com sulfadiazina; essa complicação também pode ocorrer após o uso de outras sulfonamidas. Embora a normalização dos níveis de granulócitos possa demorar várias semanas ou meses depois da interrupção da sulfonamida, a maioria dos pacientes recupera-se de forma espontânea com as medidas de suporte. A anemia aplástica envolve a supressão completa da atividade da medula óssea com anemia profunda, granulocitopenia e trombocitopenia graves é um evento extremamente raro observado durante o tratamento com sulfonamidas. Esse tipo de anemia provavelmente resulta de um efeito mielotóxico direto e pode ser fatal. Entretanto, a supressão reversível da medula óssea é muito comum em pacientes com reserva medular limitada (p. ex., pacientes com Aids ou que fazem quimioterapia mielossupressora).

REAÇÕES DE HIPERSENSIBILIDADE. Entre as manifestações cutâneo-mucosas atribuídas à sensibilização às sulfonamidas destacam-se as erupções morbiliformes, escarlatinaniformes, urticariformes, erisipeloides, penfigoides, purpúricas e petequiais, além de eritema nodoso, eritema multiforme tipo Stevens-Johnson, síndrome de Behçet, dermatite esfoliativa e fotossensibilidade. Essas reações de hipersensibilidade ocorrem com mais frequência depois da primeira semana de tratamento, embora possam ocorrer mais cedo nos indivíduos previamente sensibilizados. É comum verificar-se a presença simultânea de febre, mal-estar e prurido. A incidência de efeitos adversos cutâneos é de aproximadamente 2% com o sulfisoxazol, embora os pacientes com Aids tenham uma frequência de exantemas maior que outros grupos durante o tratamento com sulfonamidas. Depois de vários dias de tratamento com sulfonamida, pode surgir uma síndrome semelhante à doença do soro. A febre farmacogênica é uma manifestação adversa comum do tratamento com sulfonamidas e a sua incidência aproxima-se de 3% com o sulfisoxazol. Em menos de 0,1% dos pacientes, ocorre necrose focal ou difusa do fígado, devido à toxicidade direta do fármaco ou à sensibilização do indivíduo. Em geral, esses pacientes apresentam cefaleia, náuseas, vômitos, febre, hepatomegalia, icterícia e evidências laboratoriais de disfunção hepatocelular 3 a 5 dias depois do início do tratamento com sulfonamidas; esta síndrome pode progredir para atrofia amarela aguda e morte.

REAÇÕES DIVERSAS. Em 1 a 2% dos indivíduos que fazem uso de sulfonamidas, ocorrem anorexia, náuseas e vômitos. A administração de sulfonamidas aos recém-nascidos, particularmente prematuros, pode causar o deslocamento da bilirrubina ligada à albumina plasmática, causando uma encefalopatia conhecida como *icterícia nuclear.* As sulfonamidas não devem ser administradas às mulheres grávidas próximo ao parto, visto que esses fármacos atravessam a placenta e são secretados no leite.

INTERAÇÕES MEDICAMENTOSAS. As interações mais importantes das sulfonamidas envolvem os anticoagulantes orais, os hipoglicemiantes do grupo das sulfonilureias e os anticonvulsivantes derivados da hidantoína. Em cada caso, as sulfonamidas podem potencializar os efeitos do outro fármaco por mecanismos que parecem envolver principalmente a inibição do metabolismo e possivelmente o deslocamento do fármaco ligado à albumina. Pode ser necessário um ajuste da dose quando se administra concomitantemente uma sulfonamida.

TRIMETOPRIMA-SULFAMETOXAZOL

A trimetoprima inibe a di-hidrofolato redutase bacteriana, uma enzima oriunda da enzima que as sulfonamidas inibem na mesma sequência biossintética (Figura 52-2). A introdução da trimetoprima em combinação com o sulfametoxazol representou um importante avanço no desenvolvimento de agentes antimicrobianos clinicamente eficazes e sinérgicos. Em grande parte do mundo, a combinação da trimetoprima com o sulfametoxazol é conhecida como *cotrimoxazol.* Além de sua combinação com o sulfametoxazol, a trimetoprima também está disponível na forma de preparação isolada.

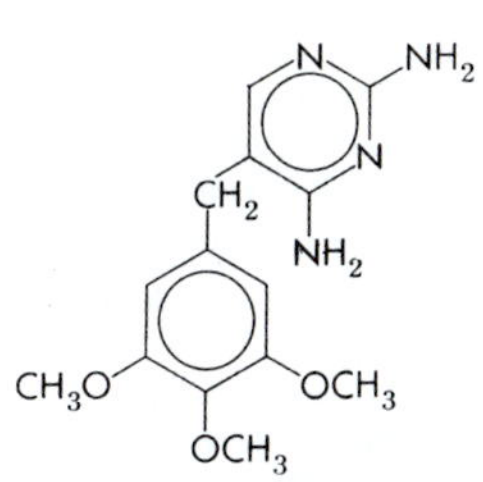

TRIMETOPRIMA

ESPECTRO ANTIBACTERIANO. O espectro antibacteriano da trimetoprima assemelha-se ao do sulfametoxazol, embora este primeiro fármaco geralmente seja 20 a 100 vezes mais potente que o último. A maioria dos microrganismos gram-negativos e gram-positivos é sensível à trimetoprima, mas pode desenvolver resistência quando o fármaco é utilizado de forma isolada. Em geral, o *Pseudomonas aeruginosa*, o *Bacteroides fragilis* e os enterococos são resistentes. A sensibilidade das *Enterobacteriaceae* à trimetoprima é significativamente variável nas diferentes regiões geográficas, devido à disseminação da resistência mediada por plasmídeos e transposons (Capítulo 48).

Eficácia da combinação trimetoprima-sulfametoxazol. *Chlamydia diphtheriae* e *N. meningitidis* são sensíveis à trimetoprima-sulfametoxazol. Embora a maioria das cepas de *S. pneumoniae* seja sensível, houve um aumento preocupante na resistência. Em torno de 50 a 95% das cepas de *Staphylococcus aureus*, *Staphylococcus epidermidis*, *S. pyogenes*, estreptococos do grupo *viridans*, *E. coli*, *Proteus mirabilis*, *Proteus morganii*, *Proteus rettgeri*, espécies de *Enterobacter*, *Salmonella*, *Shigella*, *Pseudomonas pseudomallei*, *Serratia* e espécies de *Alcaligenes* são inibidas. As espécies de *Klebsiella*, *Brucella abortus*, *Pasteurella haemolytica*, *Yersinia pseudotuberculosis*, *Yersinia enterocolitica* e *Nocardia asteroides* também são sensíveis.

MECANISMO DE AÇÃO. A atividade antimicrobiana da combinação de trimetoprima e sulfametoxazol resulta de suas ações sobre duas etapas da via enzimática da síntese do ácido tetraidrofólico (Figura 52-2). O tetraidrofolato é essencial às reações de transferência de um carbono (p. ex., a síntese de timidilato a partir do desoxiuridilato). A toxicidade seletiva aos microrganismos é obtida de duas maneiras. As células dos mamíferos utilizam folatos pré-formados fornecidos pela dieta e não sintetizam o composto. Além disso, a trimetoprima é um inibidor altamente seletivo da di-hidrofolato redutase dos microrganismos inferiores: é necessária uma quantidade aproximadamente 100.000 vezes maior do fármaco para inibir a redutase humana em comparação com a enzima bacteriana. Existe uma relação ótima entre as concentrações dos dois agentes para obter o sinergismo, que é igual à relação entre as concentrações inibitórias mínimas dos fármacos quando atuam de forma independente. Embora essa relação varie entre as diferentes bactérias, a mais eficaz para o maior número de microrganismos é de 20 partes de sulfametoxazol para 1 parte de trimetoprima. Por conseguinte, a combinação é formulada para obter uma concentração de sulfametoxazol *in vivo* 20 vezes maior que a da trimetoprima. As propriedades farmacológicas do sulfametoxazol são críticas, visto que é desejável obter uma relativa constância nas concentrações de ambos os compostos no corpo.

RESISTÊNCIA BACTERIANA. A resistência bacteriana à trimetoprima-sulfametoxazol é um problema que se espalha rapidamente. Com frequência, a resistência deve-se à aquisição de um plasmídeo que codifica uma di-hidrofolato redutase alterada. A resistência à trimetoprima-sulfametoxazol ocorre em quase 30% das cepas de *E. coli* isoladas da urina.

ADME. Absorção, distribuição e excreção. Os perfis farmacocinéticos do sulfametoxazol e da trimetoprima são muito semelhantes, embora não sejam idênticos, permitindo alcançar a razão constante de 20:1 entre suas concentrações no sangue e nos tecidos. Depois de uma dose oral única da combinação, a trimetoprima é absorvida mais rapidamente que o sulfametoxazol. Em geral, são obtidas concentrações sanguíneas máximas de trimetoprima em 2 horas na maioria dos pacientes, enquanto as concentrações máximas de sulfametoxazol são alcançadas em 4 horas depois de uma única dose oral. As meias-vidas da trimetoprima e do sulfametoxazol são de aproximadamente 11 e 10 horas, respectivamente.

Quando são administrados 800 mg de sulfametoxazol com 160 mg de trimetoprima (razão convencional de 5:1), 2 vezes/dia, as concentrações máximas dos fármacos no plasma são de aproximadamente 40 e 2 μg/mL, isto é, a razão ideal. As concentrações máximas são semelhantes (46 e 3,4 μg/mL) depois da infusão intravenosa de 800 mg de sulfametoxazol e 160 mg de trimetoprima durante um período de 1 hora.

A trimetoprima distribui-se e concentra-se rapidamente nos tecidos e cerca de 40% ficam ligados às proteínas plasmáticas na presença de sulfametoxazol. O volume de distribuição da trimetoprima é quase 9 vezes maior que o do sulfametoxazol. O fármaco penetra facilmente no líquido cerebrospinal e no escarro. Além disso, os dois componentes dessa combinação são encontrados em altas concentrações na bile. Cerca de 65% do sulfametoxazol estão ligados às proteínas plasmáticas. Cerca de 60% da trimetoprima e 25 a 50% do sulfametoxazol administrados são excretados na urina em 24 horas. Dois terços da sulfonamida não são conjugados. Os metabólitos da trimetoprima também são excretados. Nos pacientes com uremia, as taxas de excreção e as concentrações urinárias dos dois compostos estão significativamente reduzidas.

INDICAÇÕES TERAPÊUTICAS

Infecções do trato urinário. O tratamento de infecções do trato urinário (ITUs) inferiores simples com trimetoprima-sulfametoxazol geralmente é muito eficaz quando as bactérias são sensíveis. O esquema de dose única (320 mg de trimetoprima mais 1.600 mg de sulfametoxazol para adultos) tem sido ocasionalmente eficaz para o tratamento das ITUs não complicadas. A trimetoprima também é encontrada em concentrações terapêuticas nas secreções prostáticas e sua combinação com sulfametoxazol geralmente é eficaz no tratamento da prostatite bacteriana.

Infecções bacterianas do trato respiratório. A combinação de trimetoprima-sulfametoxazol é eficaz para as exacerbações agudas da bronquite crônica. A administração de 800 a 1.200 mg de sulfametoxazol com 160 a 240 mg de trimetoprima, 2 vezes/dia, parece ser eficaz para reduzir a febre, a purulência e o volume de escarro, bem como a contagem de bactérias no escarro. Essa combinação *não* deve ser utilizada para tratar faringite estreptocócica, porque ela não erradica o microrganismo. A trimetoprima-sulfametoxazol é eficaz para o tratamento da otite média aguda das crianças e da sinusite maxilar aguda dos adultos causadas por cepas sensíveis de *H. influenzae* e *S. pneumoniae*.

Infecções GIs. Essa combinação é uma alternativa para as fluoroquinolonas no tratamento da *shigelose*. A trimetoprima-sulfametoxazol parece ser eficaz no tratamento dos portadores de cepas sensíveis de *Salmonella typhi* e outras espécies de *Salmonella*; contudo, existem casos descritos de falência deste esquema. A diarreia aguda causada por cepas sensíveis de *E. coli* enteropatogênica pode ser tratada ou evitada com trimetoprima, ou com a combinação da trimetoprima com sulfametoxazol. Entretanto, o tratamento antibiótico da doença diarreica causada por *E. coli* O157:H7 entero-hemorrágica pode aumentar o risco de síndrome hemolítico-urêmica, talvez porque aumente a liberação da toxina Shiga pelas bactérias.

Infecção por Pneumocystis jiroveci. O tratamento com doses altas (15-20 mg/kg/dia de trimetoprima e 75-100 mg/kg/dia de sulfametoxazol, em 3 ou 4 doses fracionadas) é eficaz nessa infecção grave dos pacientes com Aids. Os corticoides coadjuvantes devem ser administrados no início do tratamento anti-*Pneumocystis* dos pacientes com Po_2 inferior a 70 mmHg ou gradiente alveoloarterial superior a 35 mmHg. A profilaxia com 800 mg de sulfametoxazol e 160 mg de trimetoprima administrados 1 vez/dia ou 3 vezes por semana consegue evitar a pneumonia causada por esse microrganismo nos pacientes com Aids. As reações adversas são menos comuns quando utilizadas doses profiláticas menores de trimetoprima-sulfametoxazol. As reações mais comuns são erupções, febre, leucopenia e hepatite.

Profilaxia para pacientes neutropênicos. O tratamento com baixas doses (150 mg/m^2 de superfície corporal de trimetoprima e 750 mg/m^2 de superfície corporal de sulfametoxazol) para evitar infecção por *P. jiroveci* é eficiente. Além disso, foi observada proteção significativa contra a sepse causada por bactérias gram-negativas quando administrados 800 mg de sulfametoxazol e 160 mg de trimetoprima, 2 vezes/dia, aos pacientes gravemente neutropênicos.

Infecções diversas. As infecções causadas por *Nocardia* têm sido tratadas com sucesso pela combinação de trimetoprima-sulfametoxazol, mas também existem casos descritos de falência terapêutica. Mesmo que a combinação de doxiciclina e estreptomicina ou gentamicina seja atualmente considerada o tratamento de escolha para a brucelose, a trimetoprima-sulfametoxazol pode ser uma substituta eficaz para a combinação de doxiciclina. A trimetoprima-sulfametoxazol também tem sido utilizada com sucesso no tratamento da doença de Whipple, na infecção por *Stenotrophomonas maltophilia* e na infecção pelos parasitos intestinais *Cyclospora* e *Isospora*. A granulomatose de Wegener pode responder, dependendo do estágio da doença.

EFEITOS ADVERSOS. A margem entre as toxicidades bacteriana e humana pode ser relativamente exígua quando as células do paciente apresentam deficiência de folato. Nessas circunstâncias, a combinação de trimetoprima-sulfametoxazol pode causar ou precipitar megaloblastose, leucopenia ou trombocitopenia. No uso rotineiro, essa combinação parece produzir pouca toxicidade. Cerca de 75% dos efeitos adversos afetam a pele. Entretanto, foi relatado que a trimetoprima-sulfametoxazol causou até 3 vezes mais reações dermatológicas que o sulfisoxazol administrado isoladamente (5,9% *vs.* 1,7%). A dermatite esfoliativa, a síndrome de Stevens-Johnson e a necrólise epidérmica tóxica são raras e ocorrem principalmente nos indivíduos idosos. As náuseas e os vômitos constituem as principais reações GIs, enquanto raramente ocorre diarreia. Glossite e estomatite são relativamente comuns. Existem casos descritos de icterícia branda e transitória, que parece estar associada às anormalidades histológicas típicas da hepatite colestática alérgica. As reações referidas ao SNC incluem cefaleia, depressão e alucinações, isto é, manifestações reconhecidamente produzidas pelas sulfonamidas. As reações hematológicas, além das que já foram mencionadas, consistem em vários tipos de anemia, distúrbios da coagulação, granulocitopenia, agranulocitose, púrpura, púrpura de Henoch-Schönlein e sulfemoglobinemia. Nos pacientes com doença renal, o uso de trimetoprima-sulfametoxazol pode ser seguido de disfunção renal irreversível, mas também foram detectadas reduções da depuração de creatinina dos pacientes com função renal normal. Os pacientes com Aids comumente têm reações de hipersensibilidade (erupções, neutropenia, síndrome de Stevens-Johnson, síndrome de Sweet e infiltrados pulmonares) quando usam a combinação de trimetoprima-sulfametoxazol. É possível continuar o tratamento desses pacientes depois da dessensibilização oral rápida.

AS QUINOLONAS

As quinolonas são derivadas do ácido nalidíxico. As 4-quinolonas fluoradas, como o *ciprofloxacino* e o *moxifloxacino* têm ampla atividade antimicrobiana e mostram-se eficazes depois da administração oral para o tratamento de grande variedade de doenças infecciosas (Quadro 52-2).

Entretanto, efeitos colaterais raros e potencialmente fatais causaram a retirada do mercado americano do lomefloxacino e esparfloxacino (fototoxicidade, prolongamento do QTc), gatifloxacino (hipoglicemia), temofloxacino (anemia hemolítica imune), do trovafloxacino (hepatotoxicidade), grepafloxacino (cardiotoxicidade) e clinafloxacino (fototoxicidade).

MECANISMO DE AÇÃO. Os antibióticos quinolônicos têm como alvo a *DNA-girase* e a *topoisomerase IV* bacterianas. Para muitas bactérias gram-positivas, a topoisomerase IV é o alvo principal inibido. Em contraste, para muitas bactérias gram-negativas, o principal alvo das quinolonas é a DNA-girase. A enzima bacteriana DNA-girase é responsável pela introdução contínua de superespirais negativas no DNA que ocorrem durante a replicação do DNA (Figura 52-3). Esses fármacos inibem o superespiralamento do DNA mediado pela girase em concentrações que se correlacionam de forma adequada com as necessárias para inibir o crescimento bacteriano (0,1-10 μg/mL). As mutações do gene que codificam o polipeptídeo da subunidade A podem conferir resistência a esses fármacos. A topoisomerase IV separa as moléculas geradas de DNA interligadas (concatenadas) irmãs, que são os produtos da replicação do DNA, também é alvo para as quinolonas.

Quadro 52-2

Fórmulas estruturais de algumas quinolonas e fluoroquinolonas

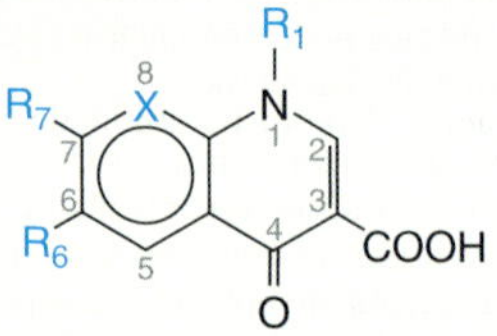

CONGÊNERE	R_1	R_6	R_7	X
Ácido nalidíxico	$-C_2H_5$	–H	$-CH_3$	–N–
Norfloxacino	$-C_2H_5$	–F	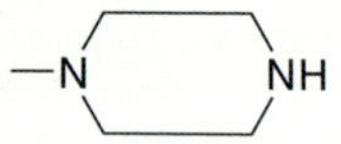	–CH–
Ciprofloxacino	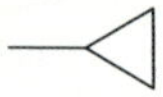	–F	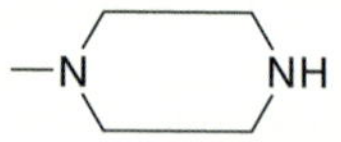	–CH–
Levofloxacino	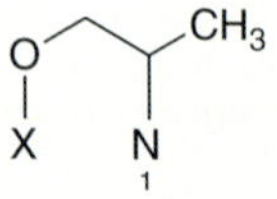	–F	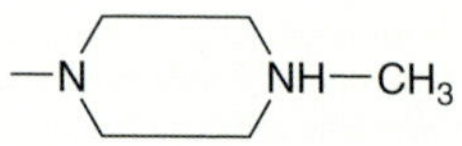	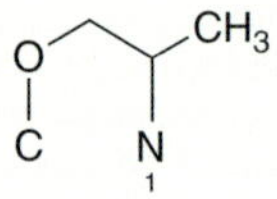

As células eucarióticas não contêm DNA-girase. Elas possuem um tipo conceitual e mecanisticamente semelhante de topoisomerase tipo II, mas as quinolonas inibem apenas a topoisomerase tipo II em concentrações muito mais altas (100-1.000 μg/mL) que as necessárias para inibir a DNA-girase bacteriana.

ESPECTRO ANTIBACTERIANO. As fluoroquinolonas são agentes bactericidas potentes contra *E. coli* e várias espécies de *Salmonella, Shigella, Enterobacter, Campylobacter* e *Neisseria* (as CIM_{90} geralmente são < 0,2 μg/mL). As fluoroquinolonas também exibem boa atividade contra os estafilococos, mas não contra as cepas resistentes à meticilina (CIM_{90} = 0,1-2 μg/mL). A atividade contra estreptococos limita-se a um subgrupo de quinolonas, incluindo levofloxacino, gatifloxacino e moxifloxacino. Várias bactérias intracelulares são inibidas pelas fluoroquinolonas em concentrações que podem ser alcançadas no plasma; isso inclui as espécies *Chlamydia, Mycoplasma, Legionella, Brucella* e *Mycobacterium* (incluindo *Mycobacterium tuberculosis*). O ciprofloxacino, o ofloxacino e o pefloxacino apresentam valores de CIM_{90} de 0,5 a 3 μg/mL para *M. fortuitum, M. kansasii* e *M. tuberculosis.* Várias fluoroquinolonas, inclusive garenoxacino (não disponível nos EUA) e gemifloxacino, são ativas contra bactérias anaeróbias.

O desenvolvimento de resistência às quinolonas pode ocorrer durante o tratamento em consequência de mutações nos genes cromossômicos bacterianos que codificam a DNA-girase ou a topoisomerase IV, ou devido ao transporte ativo do fármaco para fora da bactéria. A resistência aumentou depois da introdução das fluoroquinolonas, particularmente no tratamento de infecções por *Pseudomonas* e estafilococos. Uma resistência crescente às fluoroquinolonas também foi detectada no *C. jejuni,* na *Salmonella,* na *N. gonorrhoeae* e no *S. pneumoniae.*

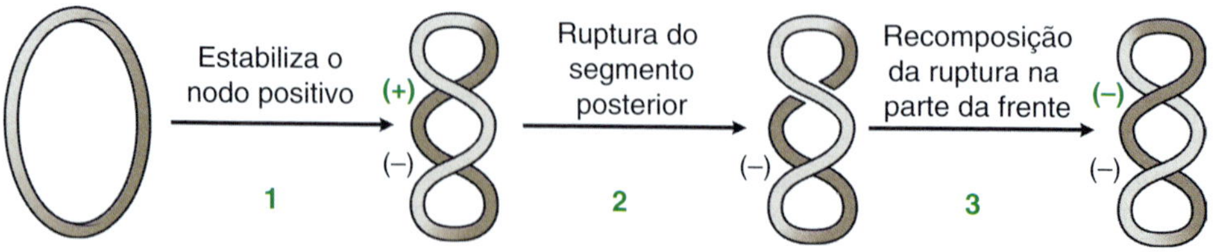

Figura 52-3 *Modelo de formação dos superespirais de DNA negativo pela DNA-girase.* A enzima liga-se a dois segmentos do DNA (1) e forma um nodo de super-hélice positiva (+). Em seguida, a enzima produz uma ruptura da hélice dupla do DNA e passa o segmento frontal pela falha (2). A seguir, a falha é liberada (3) e forma uma superespiral negativa (–). As quinolonas inibem as atividades de corte e fechamento da girase e, em concentrações mais altas, bloqueiam a atividade de desconcatenação da topoisomerase IV. (Segundo Cozzarelli NR. *DNA gyrase and the supercoiling of DNA*. *Science*, 1980, 207:953-960. Reproduzida com autorização da AAAS.)

ADME. As quinolonas são bem absorvidas depois da administração oral. Os níveis séricos máximos das fluoroquinolonas são alcançados em 1 a 3 horas depois de uma dose oral de 400 mg. O volume de distribuição das quinolonas é grande e suas concentrações na urina, nos rins, nos pulmões, na próstata, nas fezes, na bile, nos macrófagos e nos neutrófilos são maiores que os níveis séricos. Níveis séricos relativamente baixos são alcançados com o norfloxacino e isso limita sua utilidade no tratamento das infecções urinárias. Os alimentos podem prolongar o intervalo até alcançar as concentrações séricas máximas. Nos adultos, as doses orais são de 200 a 400 mg a cada 12 horas para o ofloxacino, 400 mg a cada 12 horas para o norfloxacino e o pefloxacino e 250 a 750 mg a cada 12 horas para o ciprofloxacino. A biodisponibilidade das fluoroquinolonas é superior a 50% com todos os fármacos e superior a 95% com vários deles. A meia-vida sérica varia de 3 a 5 horas para o norfloxacino e o ciprofloxacino. As concentrações das quinolonas no líquido cerebrospinal, nos ossos e no líquido prostático são menores que os níveis séricos. Os níveis do pefloxacino e do ofloxacino no líquido ascítico ficam próximos das concentrações séricas, enquanto o ciprofloxacino, o ofloxacino e o pefloxacino foram detectados no leite humano. A maioria das quinolonas é eliminada predominantemente pelos rins e suas doses devem ser ajustadas quando há insuficiência renal. As exceções são o pefloxacino e o moxifloxacino, que são metabolizados predominantemente pelo fígado e não devem ser utilizados em pacientes com insuficiência hepática. Nenhum desses antibióticos é removido de maneira eficiente pela diálise peritoneal ou hemodiálise.

Aspectos farmacocinéticos. Os parâmetros farmacocinéticos e farmacodinâmicos dos agentes antimicrobianos são importantes para evitar a seleção e a disseminação de cepas resistentes e levam à descrição da concentração para evitar mutação, que é a menor concentração do antibiótico que evita a seleção de bactérias resistentes a partir de inóculos bacterianos profusos. Os β-lactâmicos são agentes que dependem do tempo sem efeitos significativos pós-antibióticos, resultando na erradicação bacteriana quando as concentrações séricas do fármaco não ligado excedem as CIMs desses agentes contra patógenos infectantes para mais de 40 a 50% do intervalo da dose. Por outro lado, as fluoroquinolonas são agentes que dependem da concentração e do tempo, resultando na erradicação bacteriana quando as razões entre a área sob a curva não ligadas para a CIM excedem 25 a 30. Uma formulação de liberação prolongada de ciprofloxacino exemplifica este princípio (Figura 48-4).

USOS TERAPÊUTICOS

Infecções do trato urinário. O ácido nalidíxico é útil apenas para ITUs causadas por microrganismos sensíveis. As fluoroquinolonas são significativamente mais potentes e apresentam um espectro de atividade antimicrobiana muito mais amplo. O norfloxacino e ciprofloxacino foram aprovados para uso nos EUA apenas para tratamento das infecções do trato urinário. As fluoroquinolonas são mais eficazes que a combinação de trimetoprima-sulfametoxazol no tratamento das ITUs.

Prostatite. O norfloxacino, o ciprofloxacino e o ofloxacino foram eficazes em estudos clínicos não controlados para o tratamento da prostatite causada por bactérias sensíveis. As fluoroquinolonas administradas durante 4 a 6 semanas parecem ser eficazes nos pacientes que não responderam à trimetoprima-sulfametoxazol.

Doenças sexualmente transmissíveis. As quinolonas estão contraindicadas durante a gravidez. As fluoroquinolonas são inativas contra *Treponema pallidum,* mas demonstraram atividade *in vitro* contra *C. trachomatis* e *H. ducreyi.* Na uretrite/cervicite por clamídias, o esquema de sete dias de ofloxacino é uma alternativa para o tratamento de sete dias com doxiciclina, ou com dose única de azitromicina; as outras quinolonas disponíveis não se mostraram confiáveis quanto à sua eficácia. A administração de uma dose oral única de uma fluoroquinolona, como o ofloxacino ou o ciprofloxacino, constitui um tratamento eficaz para cepas sensíveis de *N. gonorrhoeae*, mas a resistência crescente às fluoroquinolonas fez com que a ceftriaxona se tornasse o antibiótico preferido para esta infecção. O cancroide (infecção por *H. ducreyi*) pode ser tratado com ciprofloxacino administrado durante três dias.

Infecções gastrintestinais e abdominais. Para o tratamento da diarreia do viajante (frequentemente causada por *E. coli* enterotoxigênica), as quinolonas são tão eficazes quanto a trimetoprima-sulfametoxazol, reduzindo a duração da diarreia em 1 a 3 dias. O norfloxacino, o ciprofloxacino e o ofloxacino administrados durante cinco dias têm sido eficazes no tratamento de pacientes com shigelose. O tratamento com ciprofloxacino e ofloxacino cura a maioria dos pacientes com febre entérica causada por *S. typhi,* bem como a maioria dos pacientes com Aids que apresentam infecções bacterêmicas não tifóideas, além de eliminar o estado de portador fecal crônico. A capacidade das quinolonas de induzir *in vitro* o gene *stx2* da toxina Shiga (a causa da síndrome hemolítico-urêmica) da *E. coli* sugere que estes fármacos não devam ser utilizados para tratar infecções por *E. coli* produtora de toxina Shiga. O ciprofloxacino e o ofloxacino têm sido menos eficazes no tratamento dos episódios de peritonite que ocorrem nos pacientes submetidos à diálise peritoneal ambulatorial crônica (provável causa: estafilococos coagulase-negativos).

Infecções do trato respiratório. As fluoroquinolonas mais novas como o gatifloxacino (disponível nos EUA apenas para uso oftálmico) e o moxifloxacino têm atividades excelentes contra *S. pneumoniae*. As fluoroquinolonas exibem atividade *in vitro* contra os demais patógenos respiratórios comumente identificados. O antibiótico de escolha para *L. pneumophila* consiste em fluoroquinolona (ciprofloxacino ou levofloxacino) ou azitromicina. As fluoroquinolonas têm sido muito eficazes para erradicar *H. influenzae* e *M. catarrhalis* do escarro. As exacerbações respiratórias leves a moderadas causadas por *P. aeruginosa* nos pacientes com fibrose cística melhoraram com o tratamento com fluoroquinolonas orais.

Infecções dos ossos, das articulações e dos tecidos moles. O tratamento da osteomielite crônica requer administração prolongada (semanas a meses) de antibióticos ativos contra *S. aureus* e bastonetes gram-negativos. As fluoroquinolonas, em razão de sua administração oral e de seu espectro antibacteriano apropriado contra essas infecções, podem ser utilizadas adequadamente em alguns casos; as doses recomendadas são de 500 mg a cada 12 horas ou, nos casos graves, 750 mg, 2 vezes/dia. As doses devem ser reduzidas nos pacientes com disfunção renal grave.

A cura clínica foi obtida em até 75% dos casos de osteomielite crônica na qual predominavam bastonetes gram--negativos. A falência terapêutica foi associada ao desenvolvimento de resistência do *S. aureus,* da *P. aeruginosa* e da *Serratia marcescens.* Nas infecções dos pés diabéticos, as fluoroquinolonas combinadas com um antibiótico dotado de atividade antianaeróbia constituem uma escolha razoável.

Outras infecções. O ciprofloxacino tem sido amplamente utilizado como profilaxia do antraz e é eficaz no tratamento da tularemia. As quinolonas podem ser utilizadas como parte dos esquemas de poliquimioterapia para o tratamento da tuberculose resistente a múltiplos fármacos, bem como para o tratamento das micobacterioses atípicas e das infecções causadas pelo complexo *Myobacterium avium* nos pacientes com Aids (Capítulo 56). Quando foram utilizadas profilaticamente nos pacientes neutropênicos, as quinolonas reduziram a incidência da bacteremia gram-negativa. O levofloxacino está aprovado para tratar e evitar antraz, assim como a peste causada por *Yersinia pestis*.

EFEITOS ADVERSOS. Em geral, as quinolonas e as fluoroquinolonas são bem toleradas. As reações adversas mais comuns referem-se o trato GI com 3 a 17% dos pacientes queixando-se principalmente de náuseas brandas, vômitos e/ou desconforto abdominal. O ciprofloxacino é a causa mais comum de colite causada por *C. difficile*. O gatifloxacino foi associado à hipoglicemia e à hiperglicemia em pacientes idosos. Os efeitos colaterais referidos ao SNC (1-11%), incluem cefaleia branda e tontura. Raramente, ocorreram alucinações, delírio e convulsões, sobretudo nos pacientes que também utilizavam teofilina ou um anti-inflamatório não esteroide. O ciprofloxacino e o pefloxacino inibem o metabolismo da teofilina e podem ocorrer efeitos tóxicos em consequência das concentrações elevadas da metilxantina. Os AINEs podem aumentar o deslocamento do ácido γ-aminobutírico (GABA) de seus receptores pelas quinolonas. Além disso, podem ocorrer erupções cutâneas, incluindo-se reações de fotossensibilidade. A ruptura ou a tendinite do tendão do calcâneo é um efeito adverso bem descrito, principalmente nos indivíduos com idade superior a 60 anos, nos pacientes que estão sendo tratados com corticoides e nos receptores de órgãos sólidos, o ciprofloxacino não deve ser administrado em gestantes nem em crianças.

Raramente, ocorrem leucopenia, eosinofilia e elevações discretas das transaminases séricas. Foi observado prolongamento do intervalo QT com o esparfloxacino e, em menor grau, com o gatifloxacino e o moxifloxacino. As quinolonas provavelmente devem ser utilizadas apenas com cautela nos pacientes tratados com antiarrítmicos das classes III (amiodarona) e IA (quinidina, procainamida) (Capítulo 29).

ANTISSÉPTICOS E ANALGÉSICOS PARA O TRATAMENTO DAS INFECÇÕES DO TRATO URINÁRIO

Os antissépticos do trato urinário concentram-se nos túbulos renais, onde inibem o crescimento de muitas espécies. Esses fármacos não podem ser utilizados no tratamento das infecções sistêmicas, visto que não alcançam concentrações eficazes no plasma com o uso de doses seguras; entretanto, eles podem ser administrados por via oral para tratar ITUs. Além disso, são obtidas concentrações antibacterianas efetivas na pelve renal e na bexiga.

METENAMINA. A metenamina (hexametilenamina) é um antisséptico das vias urinárias e um pró-fármaco, cuja atividade decorre de sua capacidade de gerar formaldeído de acordo com a seguinte reação:

$$NH_4(CH_2)_6 + 6H_2O + 4H^+ \rightarrow 4NH_4^+ + 6HCHO$$

No pH de 7,4, quase não ocorre decomposição; a produção de formaldeído é de 6% da quantidade teórica no pH de 6 e de 20% no pH de 5. Por conseguinte, a acidificação da urina favorece a produção do formaldeído e a ação antibacteriana dependente desse composto. A reação de decomposição é muito lenta e são necessárias 3 horas para atingir o total de 90%. Quase todas as bactérias são sensíveis ao formaldeído livre em concentrações de aproximadamente 20 μg/mL. Os microrganismos que decompõem a ureia (p. ex., espécies *Proteus*) tendem a elevar o pH da urina e, portanto, a inibir a liberação de formaldeído.

Farmacologia, toxicologia e usos terapêuticos. A metenamina é absorvida por via oral, mas 10 a 30% sofrem decomposição no suco gástrico, a não ser que o fármaco seja protegido por revestimento entérico. Devido à produção de amônia, a metenamina está contraindicada na insuficiência hepática. A excreção do fármaco na urina é semiquantitativa. Quando o pH da urina é de 6 e o volume urinário diário atinge 1.000 a 1.500 mL, a administração de uma dose diária de 2 g produz uma concentração de 18 a 60 μg/mL de formaldeído; esse nível é maior que a CIM da maioria dos patógenos das vias urinárias. O pH baixo é bacteriostático, de modo que a acidificação desempenha dupla função. Os compostos comumente utilizados são os ácidos mandélico e hipúrico. O uso de doses superiores a 500 mg 4 vezes/dia, mesmo com comprimidos de revestimento entérico, frequentemente causa desconforto GI. Podem ocorrer micções dolorosas e frequentes, albuminúria, hematúria e erupções depois da administração de doses de 4 a 8 g/dia durante um período de mais de 3 a 4 semanas. A insuficiência renal não é uma contraindicação ao seu uso isolado, mas os ácidos administrados concomitantemente podem ser prejudiciais; o mandelato de metenamina está contraindicado quando há insuficiência renal. A metenamina combina-se com o sulfametizol e talvez com outras sulfonamidas na urina, resultando em antagonismo mútuo; por essa razão, esses fármacos não devem ser administrados simultaneamente. A metenamina não é um dos principais fármacos utilizados no tratamento das ITUs agudas, mas é valiosa para o tratamento supressivo crônico. Esse fármaco é mais útil quando o agente etiológico é *E. coli,* mas geralmente consegue suprimir os microrganismos gram-negativos comuns e, com frequência, *S. aureus* e *S. epidermidis.* Em geral, *Enterobacter aerogenes* e *Proteus vulgaris* são resistentes. O médico deve empenhar-se para manter o pH abaixo de 5,5.

NITROFURANTOÍNA. A nitrofurantoína é um nitrofurano sintético utilizado na profilaxia e no tratamento das ITUs.

Atividade antimicrobiana. A nitrofurantoína é ativada por meio de redução enzimática, com a formação de intermediários altamente reativos que parecem ser responsáveis pela capacidade do fármaco de causar danos ao DNA. As bactérias reduzem a nitrofurantoína mais rapidamente que as células de mamíferos e acredita-se que essa propriedade seja responsável pela atividade antimicrobiana seletiva do fármaco. A nitrofurantoína é ativa contra muitas cepas de *E. coli* e enterococos. Entretanto, a maioria das espécies de *Proteus* e *Pseudomonas* e muitas espécies de *Enterobacter* e *Klebsiella* são resistentes. A nitrofurantoína é bacteriostática para a maioria dos microrganismos sensíveis em concentrações de 32 μg/mL ou menores, mas é bactericida em concentrações de 100 μg/mL ou maiores. A atividade antibacteriana é maior em urina ácida.

Farmacologia, toxicidade e terapia. A nitrofurantoína é rápida e completamente absorvida pelo trato GI. As concentrações antibacterianas não são alcançadas no plasma depois da ingestão das doses recomendadas, devido à rápida eliminação do fármaco. A meia-vida plasmática é de 0,3 a 1 hora; aproximadamente 40% são excretados em sua forma inalterada na urina. A dose média de nitrofurantoína produz a concentração urinária de cerca de 200 μg/mL. Essa concentração é solúvel em pH maior que 5, porém a urina não deve ser alcalinizada, visto que isso reduz a atividade antimicrobiana. A taxa de excreção tem relação linear com a depuração da creatinina, de modo que nos pacientes com comprometimento da função glomerular, a eficácia do fármaco pode diminuir e a sua toxicidade sistêmica aumentar. A nitrofurantoína confere à urina uma cor castanha.

A dose oral de nitrofurantoína para adultos é de 50 a 100 mg, 4 vezes/dia, junto com as refeições e ao deitar, mas é menor com a preparação macrocristalina (100 mg a cada 12 h durante sete dias). Uma dose única de 50 a 100 mg ao deitar pode ser suficiente para evitar as recidivas. A dose diária para crianças é de 5 a 7 mg/kg, mas pode ser de apenas 1 mg/kg quando o tratamento é prolongado. A duração do tratamento não deve ultrapassar 14 dias e os cursos repetidos devem ser intercalados por períodos sem administração. As gestantes, os indivíduos com disfunção renal (depuração da creatinina < 40 mL/min) e as crianças com menos de 1 mês de idade não devem usar nitrofurantoína. A nitrofurantoína foi aprovada apenas para o tratamento das ITUs. A nitrofurantoína não é recomendada para o tratamento da pielonefrite ou da prostatite.

Os efeitos adversos mais comuns consistem em náuseas, vômitos e diarreia; a preparação macrocristalina é mais bem tolerada que as preparações tradicionais. Várias reações de hipersensibilidade ocorrem ocasionalmente, incluindo calafrios, febre, leucopenia, granulocitopenia, anemia hemolítica (associada à deficiência de G6PD), icterícia colestática e lesão hepatocelular. A hepatite ativa crônica é um efeito colateral raro e grave. Algumas horas a vários dias após o início do tratamento, podem ocorrer pneumonite aguda com febre, calafrios, tosse, dispneia, dor torácica, infiltração pulmonar e eosinofilia; em geral, esses sintomas regridem rapidamente depois da interrupção do fármaco. Pode ocorrer fibrose pulmonar intersticial nos pacientes tratados por longos períodos (especialmente os idosos). É raro ocorrer anemia megaloblástica. Cefaleia, vertigem, sonolência, mialgias e nistagmo são rapidamente reversíveis. Foram descritos casos de polineuropatias graves com desmielinização e degeneração dos nervos sensoriais e motores, resultando em sinais de desenervação e atrofia muscular; as neuropatias têm maior tendência a ocorrer nos pacientes com disfunção renal e nos indivíduos submetidos a tratamento prolongado.

FENAZOPIRIDINA. O cloridrato de fenazopiridina *não* é um antisséptico urinário. Todavia, esse fármaco tem ação analgésica no trato urinário e alivia os sintomas como disúria, polaciúria, ardência e urgência. A dose habitual é de 200 mg, 3 vezes/dia. A fenazopiridina é um corante azo, que confere à urina uma cor alaranjada ou vermelha. Até 10% dos pacientes têm desconforto GI, que pode ser atenuado com a administração do fármaco junto com alimentos; as *overdoses* podem causar metemoglobinemia. O FDA está reavaliando os produtos isentos de prescrição que contêm fenazopiridina para determinar se são considerados seguros e eficazes.

Para uma listagem bibliográfica completa, consulte ***As Bases Farmacológicas da Terapêutica de Goodman e Gilman***, 12ª edição.

Capítulo 53 Penicilinas, cefalosporinas e outros antibióticos β-lactâmicos

Os antibióticos β-lactâmicos — penicilinas, cefalosporinas e carbapenems — possuem a mesma estrutura e mecanismo de ação, a inibição da síntese da parede celular bacteriana de peptidoglicano. A resistência bacteriana aos antibióticos β-lactâmicos continua aumentando em uma velocidade assustadora. Os inibidores da β-lactamase, como o clavulanato, são utilizados para ampliar o espectro das penicilinas contra microrganismos produtores de β-lactamase. Infelizmente, os mecanismos de resistência incluem não apenas a produção de β-lactamases que destroem os antibióticos, como também alterações das proteínas de ligação das penicilinas ou aquisição de novas proteínas de ligação à penicilina (PLPs) e redução da penetração e/ou efluxo ativo do antibiótico. Não é exagero dizer que estamos entrando novamente na era pré-antibiótico, com muitas infecções bacterianas gram-negativas nosocomiais resistentes aos antibióticos disponíveis.

MECANISMO DE AÇÃO: INIBIÇÃO DA SÍNTESE DO PEPTIDOGLICANO. O peptidoglicano é um componente heteropolimérico da parede celular, que proporciona estabilidade mecânica rígida. Os antibióticos β-lactâmicos inibem a última etapa na síntese do peptidoglicano (Figura 53-1).

Nos microrganismos gram-positivos, a parede celular tem espessura de 50 a 100 moléculas, ao passo que a das bactérias gram-negativas tem espessura de apenas 1 ou 2 moléculas (Figura 53-2A). O peptidoglicano é constituído por cadeias de glicano, que consistem em filamentos lineares de dois aminoaçúcares alternados (*N*-acetilglicosamina e ácido *N*-acetilmurâmico) e unidos por meio de ligações cruzadas de cadeias peptídicas. A formação do precursor, ocorre no citoplasma. A síntese de (UDP)-acetilmuramil-pentapeptídeo, é concluída com a adição de um dipeptídeo, a D-alanil-D-alanina (formada por meio da racemização e condensação da L-alanina). O UDP-acetilmuramilpentapeptídeo liga-se a UDP-acetilglicosamina (com liberação dos nucleotídeos de uridina) para formar um polímero longo. A ligação cruzada é concluída com a reação de transpeptidação que ocorre fora da membrana celular (Figura 53-2B). Essa última etapa da síntese do peptidoglicano é inibida pelos antibióticos β-lactâmicos

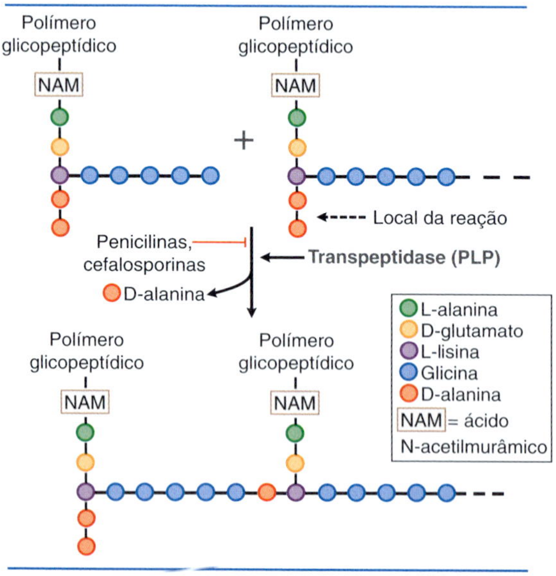

Figura 53-1 *Ação dos antibióticos b-lactâmicos contra o Staphylococcus aureus.* A parede celular da bactéria consiste em polímeros glicopeptídicos (uma estrutura central de amino-hexose NAM-NAG) unidos por ligações entre as cadeias laterais dos aminoácidos. No *S. aureus*, a ligação é $(Gli)_5$-D-Ala entre as lisinas. A ligação cruzada é catalisada por uma transpeptidase, a enzima que as penicilinas e as cefalosporinas inibem.

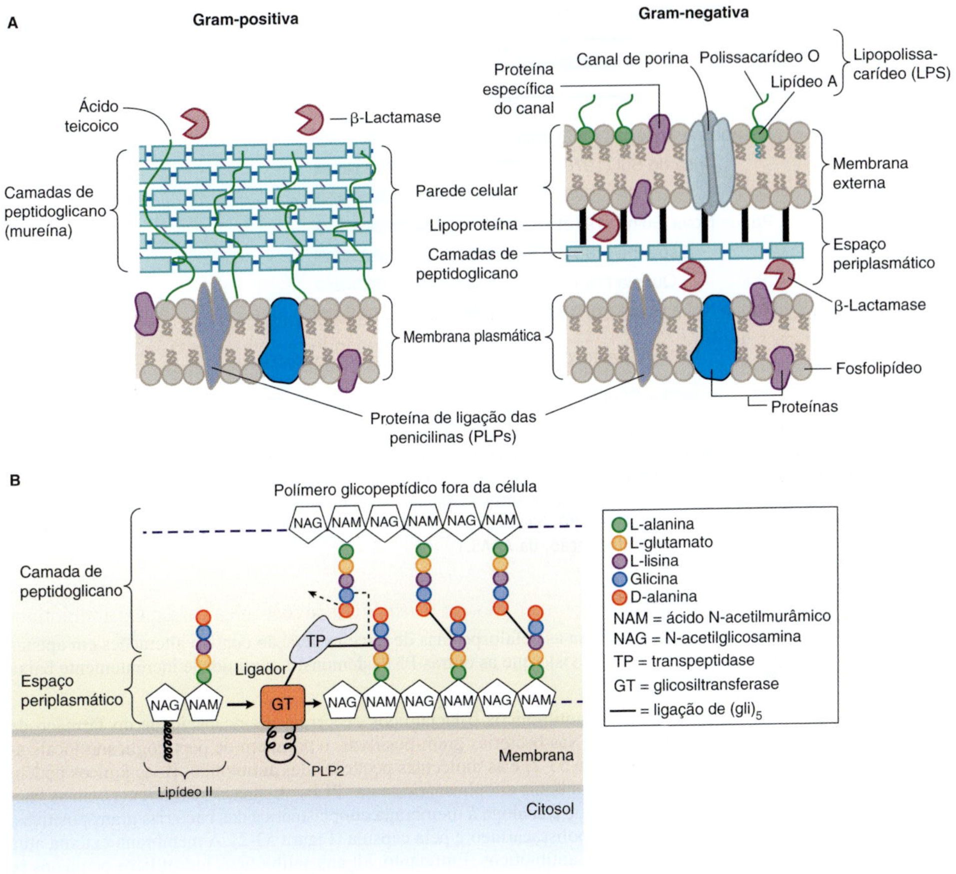

Figura 53-2 **A.** *Comparação das estruturas e das composições das paredes celulares das bactérias gram-positivas e gram-negativas.* (Fig. 4-11, pág. 83 do livro *Microbiology: An Introduction*, 3rd ed. Gerald J. Tortora, Berdell R. Funke e Christine L. Case. Direitos autorais © de 1989, 1986 e 1982 da Benjamin/Cummings Company Inc. Reproduzida com autorização da Pearson Education, Inc.). **B.** *Ilustração esquemática da proteína 2 de ligação das penicilinas (PLP2) do S. aureus.* A PLP2 tem duas atividades enzimáticas cruciais à síntese das camadas de peptidoglicano das paredes celulares das bactérias: uma transpeptidase (TP) que forma ligações cruzadas entre as cadeias laterais dos aminoácidos; e uma glicosiltransferase (GT) que liga as subunidades do polímero glicopeptídico (Figura 53-2). Os domínios de transpeptidase e glicosiltransferase estão separados por uma região de ligação. A glicosiltransferase parece estar parcialmente incrustada na membrana.

(Figura 53-1), provavelmente por meio da acilação da transpeptidase com a clivagem da ligação –CO–N– do anel β-lactâmico. Existem outros alvos relacionados para as ações das penicilinas e das cefalosporinas; essas estruturas são conhecidas coletivamente como *proteínas de ligação das penicilinas* (PLPs). A transpeptidase responsável pela síntese do peptidoglicano é uma destas PLPs. A ação letal da penicilina sobre as bactérias parece envolver mecanismos líticos e não líticos.

MECANISMOS DE RESISTÊNCIA BACTERIANA ÀS PENICILINAS E ÀS CEFALOSPORINAS. Existem vários mecanismos por meio dos quais as bactérias podem resistir aos antibióticos β-lactâmicos.

Uma cepa sensível pode adquirir resistência por meio de mutações que reduzem a afinidade das PLPs ao antibiótico. Como os antibióticos β-lactâmicos inibem muitas PLPs diferentes de uma única bactéria, é preciso que ocorra redução da afinidade de várias PLPs pelos antibióticos β-lactâmicos para que o microrganismo adquira resistência. Os *S. aureus* resistentes à meticilina tornam-se resistentes quando adquirem uma PLP adicional de alto peso molecular (por meio de um transposon) com afinidade muito baixa por todos os antibióticos β-lactâmicos; este mecanismo é responsável pela resistência à meticilina nos estafilococos coagulase-negativos. As PLPs alteradas que têm menor afinidade pelos antibióticos β-lactâmicos são adquiridas por recombinação homóloga entre os genes de PLP de diferentes espécies bacterianas. Quatro das cinco PLPs de alto peso molecular das cepas isoladas de *Streptococcus pneumoniae* mais altamente resistentes à penicilina têm afinidade diminuída pelos antibióticos β-lactâmicos, em decorrência de eventos de recombinação homóloga entre espécies (Figura 53-3). Por outro lado,

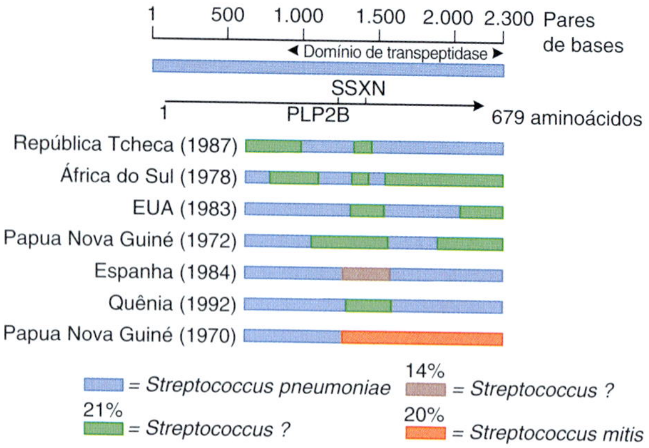

Figura 53-3 *Genes da proteína 2B em mosaico de ligação da penicilina dos pneumococos resistentes às penicilinas.* A figura ilustra as regiões divergentes dos genes das PLP2B de sete pneumococos resistentes isolados em diferentes países. Essas regiões foram introduzidas de no mínimo três fontes, das quais uma parece ser o *Streptococcus mitis*. A figura também ilustra a divergência percentual aproximada entre as sequências das regiões divergentes dos genes da PLP2B dos pneumococos sensíveis. (Segundo Spratt BG. Resistance to antibiotics mediated by target alterations. *Science*, 1994, 264:388-293. Reproduzida, com autorização, da AAAS.)

as cepas isoladas com alto nível de resistência às cefalosporinas de terceira geração contêm alterações em apenas duas das cinco PLPs de alto peso molecular, visto que as outras PLPs demonstram afinidade inerentemente baixa pelas cefalosporinas desta geração.

Outros casos de resistência bacteriana aos antibióticos β-lactâmicos decorrem da incapacidade do fármaco de penetrar no seu local de ação (Figura 53-4). Nas bactérias gram-positivas, o polímero de peptidoglicano localiza-se muito próximo à superfície celular (Figura 53-2) e as moléculas pequenas dos antibióticos β-lactâmicos podem penetrar facilmente na camada externa da membrana citoplasmática e nas PLPs. A situação é diferente com as bactérias gram-negativas, a membrana interna, que é análoga à membrana citoplasmática das bactérias gram-positivas, é recoberta pela membrana externa, por lipopolissacarídeo e pela cápsula (Figura 53-2). A membrana externa atua como uma barreira impenetrável para alguns antibióticos. Entretanto, alguns antibióticos hidrofílicos pequenos se difundem por meio dos canais aquosos presentes na membrana externa, que são constituídos por proteínas denominadas *porinas.* O número e o tamanho dos poros da membrana externa variam entre diferentes bactérias gram-negativas, fornecendo maior ou menor acesso para os antibióticos ao local de ação. As bombas de efluxo ativo atuam como outro mecanismo de resistência, removendo o antibiótico do seu local de ação antes que possa atuar (Figura 53-4).

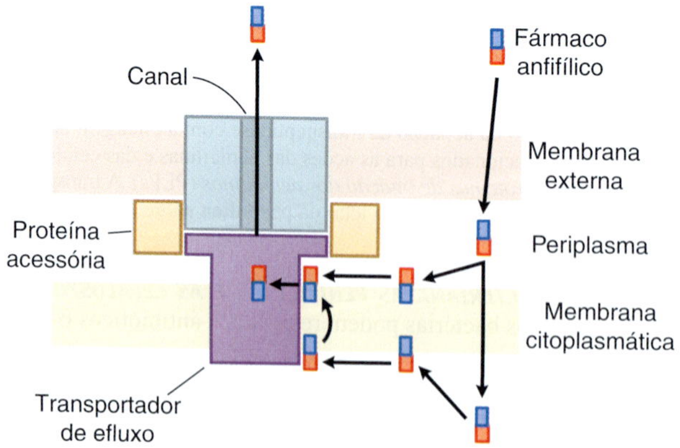

Figura 53-4 *Bombas de efluxo dos antibióticos das bactérias gram-negativas.* As bombas de efluxo de vários antibióticos atravessam as membranas interna e externa das bactérias gram-negativas. Essas bombas são formadas por no mínimo três proteínas e são energizadas pela força motriz dos prótons. A expressão ampliada dessas bombas é uma causa importante de resistência aos antibióticos. (Reproduzida, com autorização, da University of Chicago Press. Nikaido H. Antibiotic resistance caused by gram-negative multidrug efflux pumps. *Clin Infect Dis*, 1998, 27(supl. I):S32-S41. © 1998 da Infectious Diseases Society of America. Todos os direitos reservados.)

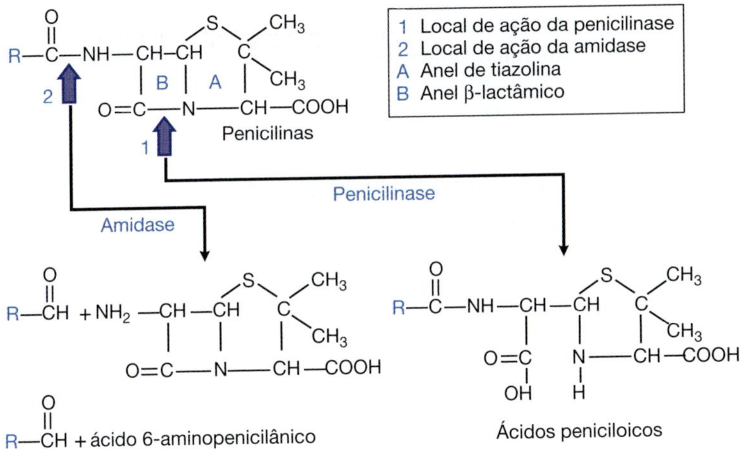

Figura 53-5 *Estruturas das penicilinas e dos produtos de sua hidrólise enzimática.*

As bactérias também são capazes de destruir enzimaticamente os antibióticos β-lactâmicos por meio da ação das β-lactamases. (Figuras 53-2 e 53-5). As β-lactamases são classificadas em quatro grupos: A até D. As especificidades por substrato de algumas dessas enzimas são relativamente exíguas e elas, em geral, são descritas como penicilinases ou cefalosporinases. Outras enzimas de "espectro ampliado" são menos discriminativas e podem hidrolisar vários antibióticos β-lactâmicos. Em geral, as bactérias gram-positivas produzem e secretam grandes quantidades de β-lactamase (Figura 53-2A). Essas enzimas são, em sua maioria, penicilinases. A informação para a penicilinase estafilocóccica é codificada por um plasmídeo, que pode ser transferido por um bacteriófago para outras bactérias e é induzível pelos substratos. Nas bactérias gram-negativas, as β-lactamases são encontradas em quantidades relativamente pequenas, mas se localizam no espaço periplasmático entre as membranas celulares interna e externa (Figura 53-2A) para a máxima proteção do microrganismo. As β-lactamases das bactérias gram-negativas são codificadas por cromossomos ou plasmídeos e podem ser constitutivas ou induzíveis. Essas enzimas podem hidrolisar penicilinas, cefalosporinas ou ambas.

OUTROS FATORES QUE INFLUENCIAM A ATIVIDADE DOS ANTIBIÓTICOS β-LACTÂMICOS. Os microrganismos que aderem aos dispositivos prostéticos (p. ex., cateteres, articulações artificiais, próteses de valvas cardíacas, etc.) produzem biopelículas. As bactérias localizadas nas biopelículas produzem polissacarídeos extracelulares e, em parte devido à diminuição das taxas de proliferação, são menos sensíveis à antibioticoterapia. A densidade da população bacteriana e a duração de uma infecção influenciam a atividade dos antibióticos β-lactâmicos. Esses antibióticos são mais ativos contra bactérias na fase logarítmica de crescimento e produzem pouco efeito sobre os microrganismos que estão na fase estacionária. Da mesma forma, as bactérias que sobrevivem no interior das células viáveis do hospedeiro geralmente estão protegidas da ação dos antibióticos β-lactâmicos.

AS PENICILINAS

Apesar do surgimento de resistência microbiana, atualmente, as penicilinas são os fármacos preferidos para várias infecções. As penicilinas (Figura 53-5) apresentam um anel tiazolidina (A) conectado a um anel β-lactâmico (B), ao qual uma cadeia lateral é presa (R). O núcleo da penicilina propriamente dito é a exigência estrutural principal para a atividade biológica. As cadeias laterais podem ser adicionadas de modo que alterem a suscetibilidade dos compostos resultantes para inativar as enzimas (β-lactamases) e que alteram a atividade antibacteriana e as propriedades farmacológicas do fármaco (Quadro 53-1).

UNIDADE DA PENICILINA. A unidade internacional da penicilina é a atividade específica da penicilina contida em 0,6 ug do sal sódico de penicilina G cristalino. Um miligrama de penicilina G sódica pura é igual a 1.667 unidades, 1,0 mg de penicilina G potássica pura representa 1.595 unidades. A dose e a potência antibacteriana das penicilinas semissintéticas são expressas por peso.

CLASSIFICAÇÃO DAS PENICILINAS E RESUMO DE SUAS PROPRIEDADES FARMACOLÓGICAS

As penicilinas são classificadas de acordo com o seu espectro de atividade antimicrobiana.

- A ***penicilina G*** e seu congênere próximo ***penicilina V*** são altamente ativos contra cepas sensíveis de cocos gram-positivos, mas são facilmente hidrolisados pela penicilinase. Por isso, são *ineficazes contra a maioria das cepas de S. aureus.*

Quadro 53-1

Estruturas químicas das penicilinas selecionadas

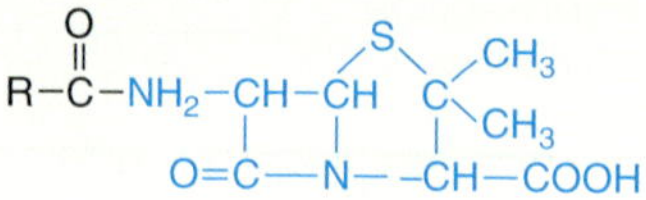

As penicilinas são ácidos 6-aminopenicilânicos substituídos

A adição de substitutos (grupos R) indicados abaixo a estrutura original produz penicilinas com suscetibilidade alterada a enzimas inativadoras (β-lactamases), atividade antibacteriana e propriedades farmacológicas

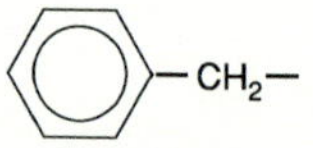

Penicilina G

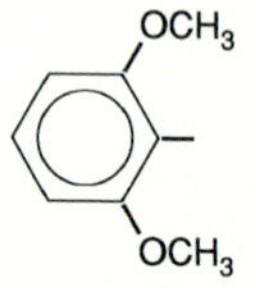

Meticilina

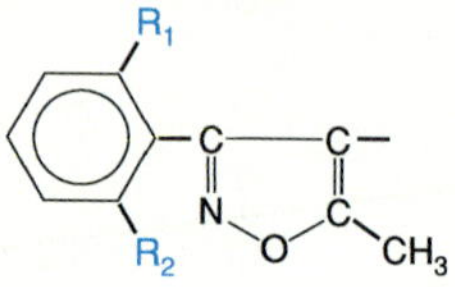

Oxacilina

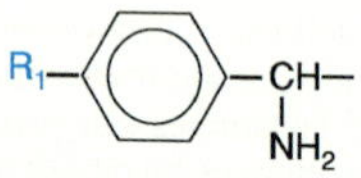

Amoxicilina

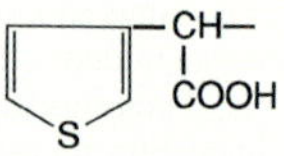

Ticarcilina

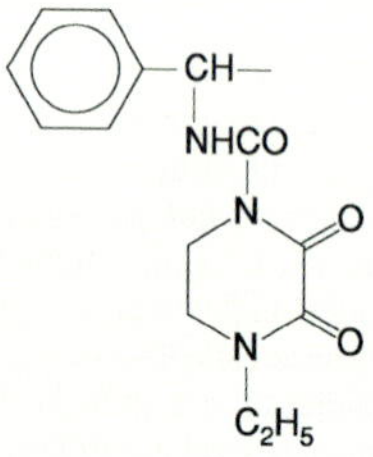

Piperacilina

- ***As penicilinas resistentes às penicilinases*** (*meticilina* [retirada do mercado dos EUA], *nafcilina, oxacilina, cloxacilina* [atualmente não comercializadas nos EUA] e *dicloxacilina*) têm atividade antimicrobiana menos potente contra os microrganismos sensíveis à penicilina G, mas constituem os antibióticos preferidos para o tratamento das infecções causadas por *S. aureus* e *Staphylococcus epidermidis produtores de penicilinase, que não sejam resistentes à meticilina.*
- A ampicilina, a amoxicilina e outras constituem um grupo de **penicilinas cuja atividade antimicrobiana é ampliada para incluir microrganismos gram-negativos**, (p. ex., *Haemophilus influenzae, E. coli* e *Proteus mirabilis*). Com frequência, esses **fármacos são administrados com um inibidor da β-lactamase**, como clavulanato ou sulbactam, para impedir a hidrólise por β-lactamases da classe A.
- **Agentes com atividade antimicrobiana ampliada** que incluem espécies de *Pseudomonas, Enterobacter* e *Proteus*, carbenicilina (retirada do mercado nos EUA), do seu indanil-éster (indanil-carbenicilina) e da ticarcilina (comercializada com clavulanato nos EUA). Esses antibióticos são inferiores à ampicilina contra cocos gram-positivos e *Listeria monocytogenes* e são menos ativos do que a piperacilina contra *Pseudomonas.*
- A ***mezlocina***, a ***azlocilina*** (ambas retiradas do mercado nos EUA) e a ***piperacilina*** têm excelente atividade antimicrobiana contra *Pseudomonas, Klebsiella* e alguns outros microrganismos gram-negativos. A piperacilina conserva a atividade da ampicilina contra cocos gram-positivos e *L. monocytogenes.*

Propriedades gerais comuns: Depois da absorção das penicilinas administradas por via oral, estes fármacos distribuem-se amplamente por todo o corpo. As concentrações terapêuticas das penicilinas são alcançadas rapidamente nos tecidos e nas secreções, como os líquidos articular, pleural e pericárdico e a bile. As penicilinas não penetram em grau significativo nas células fagocitárias vivas e são encontradas apenas concentrações baixas desses fármacos nas secreções prostáticas, no tecido cerebral e no líquido intraocular. As concentrações de penicilinas no líquido cerebrospinal (LCS) variam, mas são menos de 1% das concentrações alcançadas no plasma quando as meninges estão normais. Na presença de inflamação, as concentrações no LCS podem aumentar até 5% dos níveis plasmáticos. As penicilinas são rapidamente eliminadas, sobretudo por filtração glomerular e secreção tubular renal, de modo que as meias-vidas desses fármacos no corpo são curtas, em geral, 30 a 90 minutos. Consequentemente, as concentrações na urina são elevadas.

PENICILINA G E PENICILINA V

ATIVIDADE ANTIMICROBIANA. Os espectros antimicrobianos da penicilina G (benzilpenicilina) e da penicilina V (derivado fenoximetílico) são muito semelhantes para os microrganismos gram-positivos aeróbios. Entretanto, a penicilina G é 5 a 10 vezes mais ativa contra espécies *Neisseria* sensíveis às penicilinas e contra alguns anaeróbios. Os estreptococos (mas não os enterococos) são, em sua maioria, muito sensíveis. Entretanto, os estreptococos *viridans* e o *S. pneumoniae* resistentes à penicilina estão se tornando mais comuns. Os pneumococos resistentes às penicilinas são particularmente comuns nas populações pediátricas, inclusive crianças que frequentam creches. Muitos pneumococos resistentes às penicilinas também são resistentes às cefalosporinas de terceira geração. Mais de 90% das cepas de estafilococos isolados são agora resistentes à penicilina G (e ~ 50% são resistentes à meticilina). A maioria das cepas de *S. epidermidis* e muitas cepas de gonococos também são resistentes. Com raras exceções, os meningococos são muito sensíveis à penicilina G.

A maioria dos microrganismos anaeróbios, inclusive espécies de *Clostridium,* é altamente sensível. O *Bacteroides fragilis* é uma exceção, visto que esse microrganismo apresenta resistência às penicilinas e às cefalosporinas por causa da expressão de uma cefalosporinase de amplo espectro. Algumas cepas de *Prevotella melaninogenicus* também adquiriram esse traço. *Actinomyces israelii, Streptobacillus moniliformis, Pasteurella multocida* e *L. monocytogenes* são inibidos pela penicilina G. A maioria das espécies *Leptospira* é moderadamente sensível ao fármaco. Um dos microrganismos mais intensamente sensíveis é o *Treponema pallidum.* A *Borrelia burgdorferi*, o microrganismo responsável pela doença de Lyme, também é sensível. Nenhuma das penicilinas é eficaz contra amebas, plasmódios, riquétsias, fungos ou vírus.

ADME

Administração oral de penicilina G. Cerca de um terço da dose de penicilina G administrada por via oral é absorvido pelo trato intestinal em condições favoráveis. O suco gástrico com pH 2 destrói rapidamente o antibiótico. A absorção é rápida, e as concentrações máximas são alcançadas no sangue em 30 a 60 minutos. A ingestão de alimentos pode interferir na absorção entérica de todas as penicilinas. Por isso, a penicilina G oral deve ser administrada pelo menos 30 min antes ou 2 horas depois das refeições. Apesar da conveniência da administração oral de penicilina G, essa via só deve ser utilizada em infecções nas quais a experiência clínica tenha comprovado a sua eficácia.

Administração oral de penicilina V. A vantagem de penicilina V em comparação com a penicilina G é o fato de ela ser mais estável em meio ácido e, portanto, ser mais bem absorvida pelo trato GI, produzindo concentrações plasmáticas 2 a 5 vezes maiores que as obtidas com a penicilina G.

Administração parenteral de penicilina G. Depois da injeção intramuscular, as concentrações máximas no plasma são alcançadas em 15 a 30 minutos. Esse valor declina rapidamente (a meia-vida é de 30 min). As preparações de depósito de penicilina G aumentam a duração do efeito. A preparação preferida hoje é a penicilina G benzatina, que libera penicilina lentamente no local onde é injetada e produz concentrações baixas e persistentes desse antibiótico no sangue. A duração média da atividade antimicrobiana demonstrável no plasma é de aproximadamente 26 dias. Essa preparação é administrada mensalmente como profilaxia da febre reumática e pode ser administrada em dose única para tratar faringite estreptocóccica. A longa persistência da penicilina no sangue depois da aplicação de uma dose intramuscular apropriada reduz o custo, a necessidade de injeções repetidas e o traumatismo local. O efeito anestésico local da penicilina G benzatina é comparável ao da penicilina G procaína.

Distribuição. A penicilina G distribui-se amplamente por todo o corpo, mas as concentrações observadas nos diversos líquidos e tecidos diferem acentuadamente. Seu volume de distribuição aparente é de aproximadamente 0,35 L/kg. Cerca de 60% da penicilina G no plasma se ligam reversivelmente à albumina. Quantidades significativas são detectadas no fígado, na bile, nos rins, no sêmen, no líquido articular, na linfa e no intestino. A probenecida reduz acentuadamente a secreção tubular das penicilinas e também produz redução significativa do volume aparente de distribuição das penicilinas.

Penetração no líquido cerebrospinal (LCS). A penicilina não penetra facilmente no LCS quando as meninges estão normais. As concentrações em geral oscilam na faixa de 5% do valor plasmático e são terapeuticamente eficazes contra microrganismos sensíveis. A penicilina e outros ácidos orgânicos são secretados rapidamente do LCS para a corrente sanguínea por um processo de transporte ativo. A probenecida inibe competitivamente esse transporte e, portanto, eleva a concentração de penicilina no LCS. Na presença de uremia, outros ácidos orgânicos acumulam-se no LCS e competem com a penicilina por sua secreção; em certas ocasiões, o fármaco atinge concentrações tóxicas no cérebro e pode causar convulsões.

Excreção. Cerca de 60 a 90% de uma dose intramuscular de penicilina G em solução aquosa são eliminados na urina, em grande parte na primeira hora após a injeção. O restante é metabolizado em ácido peniciloico (Figura 53-5). A meia-vida de eliminação da penicilina G é de aproximadamente 30 minutos nos adultos normais. Cerca de 10% do fármaco são eliminados por filtração glomerular e 90%, por secreção tubular. A depuração renal aproxima-se do fluxo plasmático renal total. Os valores de depuração são consideravelmente menores nos recém-nascidos e nos lactentes; em consequência, depois da administração de doses proporcionais à superfície corporal, a persistência da penicilina no sangue é várias vezes mais longa nos prematuros que em crianças e nos adultos. A meia-vida do antibiótico nos lactentes com menos de 1 semana de vida é de 3 horas; com 14 dias de vida, é de 1,4 horas. Quando a função renal está plenamente desenvolvida nas crianças pequenas, a taxa de excreção renal da penicilina G é consideravelmente mais rápida que nos adultos. A anúria aumenta a meia-vida da penicilina G de seu valor normal de meia hora para cerca de 10 horas. Quando a função renal está comprometida, 7 a 10% do antibiótico podem ser inativados a cada hora pelo fígado. É preciso reajustar a dose do fármaco durante a diálise e o período de recuperação progressiva da função renal. Se, além da insuficiência renal, também houver insuficiência hepática, a meia-vida da penicilina G será ainda mais prolongada.

USOS TERAPÊUTICOS

Infecções pneumocóccicas. A penicilina G ainda é o antibiótico preferido para o tratamento das infecções causadas por cepas sensíveis de *S. pneumoniae*, mas a resistência é um problema crescente.

Pneumonia pneumocóccica. A pneumonia pneumocóccica deve ser tratada com uma cefalosporina de terceira geração ou com 20 a 24 milhões de unidades de penicilina G ao dia por infusão intravenosa constante. Se o microrganismo for sensível à penicilina, a dose pode ser então reduzida. Para o tratamento parenteral dos pneumococos sensíveis, prefere-se o uso de penicilina G. O tratamento deve ser mantido durante 7 a 10 dias, incluindo 3 a 5 dias depois da normalização da temperatura do paciente.

Meningite pneumocóccica. A meningite pneumocóccica deve ser tratada com uma combinação de vancomicina e cefalosporina de terceira geração até determinar se o pneumococo em questão é sensível a penicilina. A dexametasona administrada junto com os antibióticos foi associada ao prognóstico mais favorável. O tratamento recomendado é de 20 a 24 milhões de unidades de penicilina G por dia, por infusão intravenosa contínua ou em doses fracionadas administradas em forma de injeção a cada 2 a 3 horas durante 14 dias.

Infecções estreptocóccicas. *Faringite estreptocóccica (inclusive escarlatina)* é a doença mais comum provocada por *S. pyogenes* (estreptococo β-hemolítico do grupo A). Ainda não foram isoladas cepas de *S. pyogenes* resistentes à penicilina. O tratamento oral preferido consiste em penicilina V, 500 mg a cada 6 horas, durante 10 dias. O tratamento da faringite estreptocóccica com penicilina reduz o risco de febre reumática subsequente; contudo, evidências recentes sugerem que a incidência de glomerulonefrite pós-estreptocóccica não é reduzida de forma significativa pelo tratamento com penicilina.

Choque tóxico e fasceíte necrosante estreptocóccicos. Essas duas condições são infecções potencialmente fatais associadas à produção de toxinas e devem ser tratadas preferencialmente com penicilina e clindamicina (para reduzir a síntese de toxinas).

Pneumonia, artrite, meningite e endocardite estreptocóccicas. Essas infecções incomuns devem ser tratadas com penicilina G quando são causadas por *S. pyogenes*; as doses diárias administradas por via intravenosa variam de 12 a 20 milhões de unidades durante 2 a 4 semanas (quatro semanas para endocardite).

Infecções causadas por outros estreptococos. O grupo dos estreptococos *viridans* é a causa mais comum de endocardite infecciosa. Eles são microrganismos α-hemolíticos não grupáveis, que estão se tornando cada vez mais resistentes à penicilina G. É importante determinar as sensibilidades microbianas quantitativas à penicilina G nos pacientes que apresentam endocardite. Os pacientes que têm endocardite por estreptococos do grupo *viridans* sensíveis à penicilina podem ser tratados com sucesso com doses diárias de 12 a 20 milhões de unidades de penicilina G intravenosa durante duas semanas, em combinação com 1 mg/kg de gentamicina a cada 8 horas. O tratamento recomendado para a endocardite enterocóccica sensível à penicilina e aos aminoglicosídeos é de 20 milhões de unidades de penicilina G ou 12 g de ampicilina ao dia, por via intravenosa, em combinação com doses baixas de gentamicina. Em geral, o tratamento deve ser mantido por seis semanas.

Infecções por anaeróbios. Muitas infecções por anaeróbios são causadas por associações de microrganismos. A maioria é sensível à penicilina G. Uma exceção é o grupo do *B. fragilis,* do qual até 75% das cepas podem ser resistentes. Em geral, as infecções pulmonares e periodontais respondem bem à penicilina G, embora a clindamicina seja mais eficaz que a penicilina no tratamento de abscesso pulmonar. As infecções leves a moderadas desses locais podem ser tratadas com fármacos orais (penicilina G ou penicilina V, 400.000 unidades [250 mg] 4 vezes/dia). As infecções mais graves devem ser tratadas com 12 a 20 milhões de unidades de penicilina G por via intravenosa. Com frequência, os abscessos cerebrais também contêm várias espécies de anaeróbios, e a maioria dos especialistas prefere tratar esta doença com doses altas de penicilina G (20 milhões de unidades ao dia) mais metronidazol ou *cloranfenicol.*

Infecções estafilocóccicas. A maioria das infecções estafilocóccicas é causada por microrganismos produtores de penicilinase. Os estafilococos resistentes à meticilina e adquiridos nos hospitais também são resistentes à penicilina G, a todas as penicilinas resistentes às penicilinases e às cefalosporinas. Em alguns casos, as cepas isoladas podem parecer sensíveis a várias cefalosporinas *in vitro*, mas as populações resistentes desenvolvem-se durante o tratamento e resultam em falência terapêutica. Vancomicina, linezolida, quinupristina-dalfopristina e daptomicina são eficazes contra infecções causadas por essas bactérias, embora tenha sido observada sensibilidade reduzida à vancomicina. Em muitos casos, o *S. aureus* resistente à meticilina (MRSA) e adquirido nas comunidades ainda é sensível à trimetoprima-sulfametoxazol, à doxiciclina e à clindamicina.

Infecções meningocóccicas. A penicilina G ainda é o fármaco preferido para tratar doença meningocóccica. Os pacientes devem ser tratados com altas doses de penicilina administradas por via intravenosa (ver anteriormente). A presença de cepas resistentes à penicilina deve ser considerada nos pacientes que respondem de forma lenta ao tratamento. A penicilina G não elimina o estado de portador dos meningococos e, por essa razão, seu uso profilático é ineficaz.

Infecções gonocóccicas. Os gonococos tornaram-se gradativamente mais resistentes à penicilina G, e as penicilinas não são mais os fármacos preferidos. Para a uretrite gonocóccica sem complicações o tratamento recomendado consiste em uma única injeção intramuscular de 250 mg de ceftriaxona. A artrite gonocóccica, as infecções gonocóccicas disseminadas com lesões cutâneas e a gonococcemia devem ser tratadas com ceftriaxona na dose de 1 g/dia por via intramuscular ou intravenosa durante 7 a 10 dias. A oftalmia neonatal também deve ser tratada com ceftriaxona durante 7 a 10 dias (25-50 mg/kg/dia, por via intramuscular ou intravenosa).

Sífilis. O tratamento da sífilis com penicilina G é altamente eficaz. As formas primária, secundária e latente da sífilis com menos de 1 ano de duração podem ser tratadas com penicilina G procaína (2,4 milhões de unidades ao dia por via intramuscular) mais probenecida (1,0 g/dia por via oral) durante 10 dias, ou com 1 a 3 doses intramusculares semanais de 2,4 milhões de unidades de penicilina G benzatina (três doses para os pacientes portadores de infecção pelo HIV). Os pacientes com neurossífilis ou sífilis cardiovascular recebem terapia intensiva de 20 milhões de unidades de penicilina G ao dia durante 10 dias. Uma vez que não existe alternativa comprovada para o tratamento da sífilis nas gestantes, as pacientes alérgicas à penicilina devem ser submetidas à dessensibilização rápida para prevenir anafilaxia. Os lactentes portadores de sífilis congênita detectada ao nascer ou durante o período pós-natal devem ser tratados por no mínimo 10 dias com 50.000 unidades/kg/dia de penicilina G aquosa, em duas doses fracionadas, ou com 50.000 unidades/kg de penicilina G procaína em dose diária única.

A maioria dos pacientes com sífilis secundária desenvolve a reação de Jarisch-Herxheimer, que inclui calafrios, febre, cefaleia, mialgias e artralgias várias horas depois da primeira injeção de penicilina. A reação parece ser decorrente da liberação dos antígenos dos espiroquetas, com reação subsequente do hospedeiro aos seus produtos. O ácido acetilsalicílico proporciona alívio sintomático, e o tratamento com penicilina não deve ser interrompido.

Actinomicose. A penicilina G é o fármaco preferido para o tratamento de todas as formas de actinomicose (10-20 milhões de unidades de penicilina G ao dia, por via intravenosa, durante seis semanas). Pode ser necessário realizar drenagem ou excisão cirúrgica da lesão para obter a cura.

Difteria. Nenhuma evidência sugere que a penicilina ou qualquer outro antibiótico possa alterar a incidência das complicações ou o prognóstico da difteria; a antitoxina específica é o único tratamento eficaz. Entretanto, a penicilina G elimina o estado de portador. A administração parenteral de 2 a 3 milhões de unidades ao dia, em doses fracionadas, durante 10 a 12 dias, elimina os bacilos da difteria da faringe e de outros locais em praticamente 100% dos pacientes. Uma injeção única diária de penicilina G procaína durante o mesmo período produz resultados comparáveis.

Antraz. Foram recuperadas cepas de *Bacillus anthracis* resistentes à penicilina de infecções humanas. Quando a penicilina G é utilizada, a dose deve ser de 12 a 20 milhões de unidades por dia.

***Infecções por* Clostridium.** A penicilina G é o antibiótico preferido para a gangrena gasosa; (12-20 milhões de unidades por dia, por via parenteral). É essencial realizar o desbridamento adequado das áreas infectadas. Os antimicrobianos provavelmente não exercem qualquer efeito no prognóstico final do tétano. Pode ser necessário realizar desbridamento e administrar imunoglobulina antitetânica humana.

Infecções por fusoespiroquetas. A gengivoestomatite causada pela ação sinérgica da *Leptotrichia buccalis* e dos espiroquetas presentes na boca é tratada facilmente com penicilina. Para a "boca das trincheiras" simples, a administração de 500 mg de penicilina V, a cada 6 horas, durante vários dias, geralmente é suficiente para eliminar a doença.

Febre da mordida de rato. Os dois microrganismos responsáveis por essa infecção, *Spirillum minor* no extremo oriente e *Streptobacillus moniliformis* na América e na Europa, são sensíveis à penicilina G, que é o agente terapêutico de escolha. Como a maioria dos casos provocados por *Streptobacillus* é complicada por bacteremia e, em muitos casos, por infecções metastáticas, particularmente da sinóvia e do endocárdio, têm sido recomendadas doses diárias de 12 a 15 milhões de unidades por via parenteral, durante 3 a 4 semanas.

***Infecções por* Listeria.** A ampicilina (com gentamicina para pacientes imunossuprimidos com meningite) e a penicilina G são os fármacos preferidos para o tratamento das infecções causadas por *L. monocytogenes.* A dose diária recomendada de penicilina G é de 15 a 20 milhões de unidades por via parenteral, por no mínimo duas semanas. Quando o problema é endocardite, a dose é igual, mas a duração do tratamento não deve ser inferior a quatro semanas.

Doença de Lyme. Embora a tetraciclina seja o fármaco geralmente preferido para tratar a doença incipiente, a amoxicilina é eficaz, e a dose administrada é de 500 mg, 3 vezes/dia, durante 21 dias. A doença grave é tratada com uma cefalosporina de terceira geração, ou 20 milhões de unidades de penicilina G intravenosa ao dia durante 14 dias.

Erisipeloide. O agente etiológico dessa doença, *Erysipelothrix rhusiopathiae,* é sensível à penicilina. A infecção sem complicações responde bem a uma injeção única de 1,2 milhão de unidades de penicilina G benzatina. Quando há endocardite, a dose de 12 a 20 milhões de penicilina G por dia é eficaz, mas o tratamento deve ser mantido por 4 a 6 semanas.

Pasteurella multocida. A *Pasteurella multocida* é a causa de infecções das feridas por mordida de gato ou cão. Essas infecções sempre são sensíveis à penicilina G e à ampicilina, mas resistentes às penicilinas resistentes à penicilinase e às cefalosporinas de primeira geração. Quando a infecção causa meningite, é preferível usar uma cefalosporina de terceira geração.

Usos profiláticos das penicilinas. À medida que a profilaxia era investigada em condições controladas, tornou-se evidente que a penicilina era altamente eficaz em algumas situações, inútil e potencialmente perigosa em outras e de valor questionável em outras (Capítulo 48).

Infecções estreptocóccicas. A administração de penicilina aos indivíduos expostos ao *S. pyogenes* proporciona proteção contra a infecção. A ingestão oral de 200.000 unidades de penicilina G ou de penicilina V, 2 vezes/dia, ou em injeção única de 1,2 milhão de unidades de penicilina G benzatina é eficaz. As indicações desse tipo de profilaxia incluem surtos de doença estreptocóccica em populações isoladas (internatos ou bases militares).

Recidivas da febre reumática. A administração oral de 200.000 unidades de penicilina G ou de penicilina V, a cada 12 horas, reduz expressivamente a incidência de recidivas da febre reumática nos indivíduos suscetíveis. A injeção intramuscular de 1,2 milhões de unidades de penicilina G benzatina por mês produz excelentes resultados.

A profilaxia deve ser mantida durante todo o ano. Alguns autores sugeriram que a profilaxia deveria ser mantida durante toda a vida, devido à observação de casos de febre reumática aguda na quinta e sexta décadas de vida, mas não foi estabelecida a necessidade dessa profilaxia prolongada.

Sífilis. A profilaxia para exposição à sífilis consiste em um ciclo de tratamento conforme foi descrito para sífilis primária. O teste sorológico para sífilis deve ser realizado mensalmente por no mínimo quatro meses depois da profilaxia.

Procedimentos cirúrgicos nos pacientes com cardiopatia valvar. Cerca de 25% dos casos de endocardite bacteriana subaguda ocorrem depois de extrações dentárias. Devido à ocorrência ocasional de invasão bacteriana transitória da corrente sanguínea depois de procedimentos cirúrgicos (p. ex., tonsilectomia e procedimentos geniturinários e gastrintestinais), bem como durante o parto, essas também são indicações para profilaxia nos pacientes com cardiopatia valvar. Ainda não foi estabelecido se a incidência de endocardite bacteriana é realmente alterada por esse tipo de quimioprofilaxia.

AS PENICILINAS RESISTENTES À PENICILINASE

Estas penicilinas são resistentes à hidrólise pela penicilinase estafilocóccica. Seu uso apropriado deve ser restrito ao tratamento das infecções suposta ou comprovadamente causadas por estafilococos produtores desta enzima que, hoje, incluem a maioria das cepas isoladas na prática clínica. Esses fármacos são muito menos ativos que a penicilina G contra outros microrganismos sensíveis à penicilina.

O papel das penicilinas resistentes à penicilinase como antibióticos preferidos para a maioria das doenças estafilocóccicas está mudando com a incidência cada vez maior do isolamento dos chamados ***microrganismos resistentes à meticilina***. Esse termo indica resistência dessas bactérias a todas as penicilinas resistentes à penicilinase e às cefalosporinas. A vancomicina também é o fármaco preferido para o tratamento da infecção grave causada por *S. epidermidis* resistente à meticilina; a rifampicina é administrada simultaneamente quando existe um corpo estranho.

AS ISOXAZOLILPENICILINAS: OXACILINA, CLOXACILINA E DICLOXACILINA. Essas penicilinas semissintéticas congêneres são relativamente estáveis em meio ácido e adequadamente absorvidas após a absorção oral. Todas são acentuadamente resistentes à clivagem pela penicilinase. Esses fármacos não substituem a penicilina G no tratamento de doenças sensíveis a esse antibiótico e não são ativos contra enterococos ou *Listeria*. A administração oral não substitui a via parenteral para o tratamento das infecções estafilocóccicas graves que exigem uma penicilina resistente à penicilinase.

Propriedades farmacológicas. As isoxazolilpenicilinas são inibidores potentes do crescimento da maioria dos estafilococos produtores de penicilinase. A dicloxacilina é a mais ativa, e muitas cepas de *S. aureus* são inibidas por concentrações de 0,05 a 0,8 μg/mL. Em geral, esses antibióticos são menos eficazes contra microrganismos sensíveis à penicilina G e não são úteis contra bactérias gram-negativas. Esses fármacos são rapidamente absorvidos pelo trato GI, mas a absorção é parcial (30-80%). A absorção dos fármacos é mais eficiente quando são administrados 1 hora antes ou 2 horas depois das refeições. As concentrações plasmáticas máximas são atingidas após 1 hora. Todos esses congêneres ligam-se amplamente à albumina plasmática (~ 90-95%) e nenhum é removido em quantidades significativas pela hemodiálise. As isoxazolilpenicilinas são rapidamente excretadas pelos rins. Também há eliminação hepática significativa desses fármacos na bile. As meias-vidas de todos os antibióticos desse grupo variam entre 30 e 60 minutos. Os intervalos entre as doses de oxacilina, cloxacilina e dicloxacilina não precisam ser alterados quando o paciente tem insuficiência renal.

NAFCILINA. Essa penicilina semissintética é altamente resistente à penicilinase e se mostrou eficaz contra infecções causadas por cepas de *S. aureus* produtoras de penicilinase.

Propriedades farmacológicas. A nafcilina é ligeiramente mais ativa do que a oxacilina contra *S. aureus* resistente à penicilina G (a maioria das cepas é inibida por 0,06-2 μg/mL). Embora seja a mais ativa das penicilinas resistentes à penicilinase contra outros microrganismos, a nafcilina não é tão potente quanto a penicilina G. A concentração plasmática máxima é de aproximadamente 8 μg/mL dentro de 60 minutos depois da administração da dose intramuscular de 1 g. Cerca de 90% da nafcilina ficam ligados às proteínas plasmáticas. As concentrações máximas da nafcilina na bile ficam muito acima dos níveis plasmáticos. As concentrações desse antibiótico no LCS parecem ser suficientes para o tratamento da meningite estafilocóccica.

AS AMINOPENICILINAS: AMPICILINA, AMOXICILINA E SEUS CONGÊNERES

Esses antibióticos têm atividade antibacteriana semelhante e espectro de ação mais amplo que os antibióticos descritos até aqui. Todos são destruídos pela β-lactamase (das bactérias gram-positivas e gram-negativas).

ATIVIDADE ANTIMICROBIANA. A ampicilina e as aminopenicilinas semelhantes são bactericidas para microrganismos gram-positivos e gram-negativos. Os meningococos e a *L. monocytogenes* são sensíveis a essa classe de fármacos. Muitos pneumococos isolados demonstram níveis variáveis de resistência à ampicilina. As cepas resistentes à penicilina devem ser consideradas resistentes à ampicilina/amoxicilina. O *H. influenzae* e os estreptococos do grupo *viridans* apresentam graus variáveis de resistência. Os enterococos são cerca de duas vezes mais sensíveis à ampicilina que a penicilina G. Em torno de 30 a 50% das *E. coli*, um número significativo de *P. mirabilis* e praticamente todas as espécies de *Enterobacter* são atualmente insensíveis. Foram isoladas cepas resistentes de *Salmonella* com crescente frequência em várias partes do mundo. A maioria das cepas de *Shigella, Pseudomonas, Klebsiella, Serratia, Acinetobacter* e *Proteus* indol-positivos também demonstra resistência a esse grupo de penicilinas; estes antibióticos são menos ativos contra o *B. fragilis* que a penicilina G. Entretanto, a administração concomitante de um inibidor da β-lactamase como o clavulanato ou o *sulbactam* expande de forma acentuada o espectro de atividade desses fármacos.

ADME

Ampicilina. A ampicilina é estável em ácido e bem absorvida depois da administração oral. A dose oral de 0,5 g produz concentrações plasmáticas máximas de aproximadamente 3 μg/mL em 2 horas. A ingestão de alimento antes da administração da ampicilina diminui a sua absorção. A injeção intramuscular de 0,5 a 1 g de ampicilina sódica produz concentrações plasmáticas máximas de aproximadamente 7 ou 10 μg/mL, respectivamente, em 1 hora. Tais valores declinam exponencialmente com meia-vida de cerca de 80 minutos. A existência de disfunção renal grave prolonga acentuadamente a meia-vida. A diálise peritoneal não consegue retirar o fármaco do sangue, e a hemodiálise remove cerca de 40% das reservas corporais em aproximadamente 7 horas. Na presença de disfunção renal, é necessário um ajuste da dose de ampicilina. A ampicilina aparece na bile, tem circulação êntero-hepática e é excretada em quantidades apreciáveis nas fezes.

Amoxicilina. A amoxicilina, que é uma penicilina semissintética sensível à penicilinase, está estreitamente relacionada com a ampicilina dos pontos de vista químico e farmacológico (Quadro 53-1). O fármaco é estável em ácido e foi desenvolvido para uso oral e é absorvido mais rápida e completamente pelo trato GI que a ampicilina. O espectro antimicrobiano da amoxicilina é praticamente idêntico ao da ampicilina, com a importante exceção de que este primeiro fármaco parece ser menos eficaz que a ampicilina no tratamento da shigelose. As concentrações plasmáticas máximas de amoxicilina são 2 a 2,5 vezes maiores que as da ampicilina depois da administração oral de uma dose idêntica. A presença de alimento não interfere na absorção. Talvez por causa da absorção mais completa desse congênere, a incidência de diarreia com amoxicilina é menor que depois da administração de ampicilina. As incidências dos outros efeitos adversos parecem ser semelhantes. Embora a meia-vida da amoxicilina seja semelhante à da ampicilina, as concentrações plasmáticas eficazes da amoxicilina administrada por via oral persistem por um intervalo duas vezes maior que com a ampicilina, também devido à sua absorção mais completa. Cerca de 20% da amoxicilina ligam-se às proteínas plasmáticas e esse valor é semelhante ao da ampicilina. A maior parte de uma dose do antibiótico é excretada em sua forma ativa na urina. A probenecida retarda a excreção do fármaco.

INDICAÇÕES TERAPÊUTICAS

Infecções das vias respiratórias superiores. A ampicilina e a amoxicilina são ativas contra *S. pyogenes* e contra muitas cepas de *S. pneumoniae* e *H. influenzae*. Esses fármacos são eficazes nos tratamentos da sinusite, da otite média, das exacerbações agudas da bronquite crônica e da epiglotite causadas por cepas sensíveis desses microrganismos. A amoxicilina é o mais ativo entre todos os antibióticos β-lactâmicos orais contra *S. pneumoniae* sensível e resistente à penicilina. Em razão da prevalência crescente da resistência dos pneumococos à penicilina, recomenda-se um aumento na dose de amoxicilina oral (de 40-45 para 80-90 mg/kg/dia) para o tratamento empírico da otite média das crianças. O *H. influenzae* resistente à ampicilina é um problema em muitas regiões. O acréscimo de um inibidor da β-lactamase (amoxicilina-clavulanato ou ampicilina-sulbactam) amplia o espectro de forma a incluir o *H. influenzae* produtor de β-lactamase e as Enterobacteriaceae. A faringite bacteriana deve ser tratada com penicilina G ou penicilina V, visto que o *S. pyogenes* é o principal patógeno.

Infecções do trato urinário. A maioria das infecções não complicadas do trato urinário é causada por *Enterobacteriaceae*, entre as quais a *E. coli* é a espécie mais comum; a ampicilina geralmente é eficaz, embora a resistência seja cada vez mais comum. As infecções enterocóccicas do trato urinário são tratadas de maneira eficaz apenas com ampicilina.

Meningite. A meningite bacteriana aguda das crianças é causada mais frequentemente por *S. pneumoniae* ou *N. meningitidis*. Como hoje cerca de 20 a 30% das cepas de *S. pneumoniae* podem ser resistentes a esse antibiótico, a ampicilina não está indicada isoladamente para o tratamento da meningite. A ampicilina apresenta excelente atividade contra *L. monocytogenes*, que causa meningite nos indivíduos imunossuprimidos. Por isso, a combinação de ampicilina e vancomicina com uma cefalosporina de terceira geração é um esquema racional para o tratamento empírico dos casos em que há suspeita de meningite bacteriana.

***Infecções por* Salmonella.** A doença associada à bacteremia, a doença com focos metastáticos e a síndrome de febre entérica (incluindo febre tifoide) respondem favoravelmente aos antibióticos. Alguns especialistas consideram que uma fluoroquinolona ou a ceftriaxona seja o fármaco preferido, mas a administração de trimetoprima-sulfametoxazol ou ampicilina em doses altas (12 g/dia para adultos) também é eficaz. O estado de portador da febre tifoide tem sido eliminado com sucesso dos pacientes que não têm doença da vesícula biliar com ampicilina, trimetoprima-sulfametoxazol ou ciprofloxacino.

PENICILINAS ANTIPSEUDOMONAS: AS CARBOXIPENICILINAS E AS UREIDOPENICILINAS

ATIVIDADE ANTIMICROBIANA. As carboxipenicilinas, a carbenicilina (retirada do mercado americano) e a ticarcilina (comercializada em combinação com clavulanato nos EUA) e seus congêneres são ativas contra algumas cepas isoladas de *P. aeruginosa* e algumas espécies de *Proteus* indol-positivos, que são resistentes à ampicilina e seus congêneres. Esse grupo de fármacos é ineficaz contra a maioria das cepas de *S. aureus*, *Enterococcus faecalis*, *Klebsiella* e *L. monocytogenes*. O *B. fragilis* é sensível às altas concentrações desses fármacos, mas, em bases ponderais, a penicilina G é realmente mais ativa. As ureidopenicilinas, como a mezlocilina (descontinuada nos EUA) e a piperacilina, têm atividade superior contra *P. aeruginosa* em comparação com a carbenicilina e a ticarcilina. Além disso, a mezlocilina e a piperacilina são úteis ao tratamento das infecções causadas por *Klebsiella*. As carboxipenicilinas e as ureidopenicilinas são sensíveis à destruição pelas β-lactamases.

PROPRIEDADES FARMACOLÓGICAS

Carbenicilina. A carbenicilina foi a primeira penicilina com atividade contra *P. aeruginosa* e algumas cepas de *Proteus* resistentes à ampicilina. As preparações de carbenicilina podem causar efeitos adversos, além daqueles que acompanham o uso de outras penicilinas. Pode ocorrer insuficiência cardíaca congestiva em consequência da administração de quantidades excessivas de Na^+. A hipopotassemia pode ser causada pela excreção obrigatória do cátion com a grande quantidade de ânion não reabsorvível (carbenicilina) apresentada ao túbulo renal distal. O fármaco interfere com a função plaquetária e pode ocorrer sangramento devido à agregação anormal das plaquetas.

Indanil-carbenicilina sódica. Esse congênere é o indanil-éster da carbenicilina, é estável em meio ácido e mostra-se apropriado para a administração oral. Depois da absorção, o éster é rapidamente convertido em carbenicilina pela hidrólise da ligação éster. Devido a isso, o espectro antimicrobiano do fármaco é igual ao da carbenicilina. O componente ativo é rapidamente excretado na urina, onde atinge concentrações eficazes. Por isso, a única indicação desse fármaco consiste no tratamento das infecções do trato urinário causadas por espécies de *Proteus* diferentes de *P. mirabilis* e por *P. aeruginosa*.

Piperacilina. A piperacilina amplia o espectro da ampicilina de forma a incluir a maioria das cepas de *P. aeruginosa*, *Enterobacteriaceae* (não produtoras de β-lactamases), muitas espécies de *Bacteroides* spp. e *E. faecalis*. Em combinação com um inibidor da β-lactamase (piperacilina-tazobactam), a piperacilina apresenta o mais amplo espectro antibacteriano dentre todas as penicilinas. As propriedades farmacocinéticas assemelham-se às das outras ureidopenicilinas. São obtidas concentrações altas do fármaco na bile.

INDICAÇÕES TERAPÊUTICAS. A piperacilina e os antibióticos semelhantes são importantes para o tratamento dos pacientes portadores de infecções graves causadas por bactérias gram-negativas, incluindo infecções geralmente adquiridas no hospital. Como consequência, essas penicilinas são principalmente utilizadas no tratamento de bacteremias, pneumonias, infecções depois de queimaduras e infecções do trato urinário por microrganismos resistentes à penicilina e à ampicilina; as bactérias mais comumente envolvidas incluem *P. aeruginosa*, cepas de *Proteus* indol-positivos e espécies de *Enterobacter*. Como as infecções causadas por *Pseudomonas* são comuns nos pacientes neutropênicos, o tratamento das infecções bacterianas graves desses indivíduos deve incluir um antibiótico β-lactâmico (p. ex., piperacilina) com boa atividade contra esses microrganismos.

AGENTES RELACIONADOS

Ticarcilina. Essa penicilina semissintética é muito semelhante à carbenicilina, mas é 2 a 4 vezes mais ativa contra *P. aeruginosa*. A ticarcilina é inferior à piperacilina no tratamento das infecções graves causadas por *Pseudomonas*, Nos EUA, é comercializada apenas em combinação com clavulanato.

Mezlocilina. Essa ureidopenicilina é mais ativa contra *Klebsiella* que a carbenicilina e, *in vitro*, sua atividade contra *Pseudomonas* é semelhante à da ticarcilina. Ela é mais ativa que a ticarcilina contra *E. faecalis*. A mezlocilina sódica foi retirada do mercado americano.

REAÇÕES ADVERSAS ÀS PENICILINAS

REAÇÕES DE HIPERSENSIBILIDADE. As reações de hipersensibilidade são, sem dúvida, os efeitos adversos mais comuns observados com as penicilinas e é provável que esses antibióticos sejam a causa mais comum de alergia a fármacos.

As reações alérgicas complicam (incidência geral de 0,7-4%) todos os tratamentos. As manifestações de alergia às penicilinas incluem erupção maculopapulosa, erupção urticariforme, febre, broncospasmo, vasculite, doença do soro, dermatite esfoliativa, síndrome de Stevens-Johnson e anafilaxia. A hipersensibilidade às penicilinas geralmente também inclui outros antibióticos β-lactâmicos (p. ex., cefalosporinas, alguns carbapenems). As reações de hipersensibilidade podem ocorrer com qualquer preparação de penicilina; a alergia a uma penicilina expõe o paciente a um risco mais alto de reação se for administrado outro fármaco desse grupo. Contudo, a ocorrência de um efeito adverso não implica necessariamente a sua repetição com exposições subsequentes. As reações de hipersensibilidade podem ocorrer na ausência de exposição prévia conhecida ao fármaco. Isso pode ser causado por uma exposição anterior não reconhecida à penicilina no ambiente (p. ex., em alimentos de origem animal ou fungos produtores de penicilina). Embora a eliminação do antibiótico geralmente resulte no rápido desaparecimento das manifestações alérgicas, elas podem persistir por uma ou duas semanas ou mais após a interrupção do tratamento. Em alguns casos, a reação é leve e desaparece até mesmo quando o uso de penicilina é mantido; em outros, exige a interrupção imediata do tratamento com penicilina. Em alguns casos, é necessário proibir o uso futuro de penicilina em vista da possibilidade de o paciente morrer, e ele deve ser alertado sobre esse fato.

As penicilinas e seus produtos de degradação atuam como haptenos depois da reação covalente com proteínas. O produto de degradação mais abundante é o componente peniciloil [componente determinante principal (CDP)], que é formado quando o anel β-lactâmico é aberto (Figura 53-5). Uma grande porcentagem das reações mediadas por IgE consiste em reações ao CDP, mas no mínimo 25% consistem em reações a outros produtos de degradação.

Os termos *determinante principal* e *determinante secundário* referem-se à frequência com que surgem anticorpos contra esses haptenos. Eles não descrevem a gravidade da reação que pode ocorrer. Com efeito, as reações anafiláticas à penicilina são habitualmente mediadas por anticorpos IgE dirigidos contra os determinantes secundários.

Os anticorpos contra penicilina podem ser detectados em quase todos os pacientes que receberam o fármaco e em muitos que nunca foram reconhecidamente expostos a ele. As reações alérgicas imediatas são mediadas por anticorpos sensibilizantes cutâneos ou IgE, geralmente com especificidade contra os determinantes secundários. Em geral, as reações urticariformes aceleradas e tardias são mediadas por anticorpos sensibilizantes cutâneos específicos contra os determinantes secundários. Algumas reações maculopapulosas e eritematosas podem ser decorrentes dos complexos antígeno-anticorpo tóxicos com anticorpos IgM específicos contra os determinantes principais. As erupções cutâneas de todos os tipos podem ser causadas pela alergia à penicilina. A incidência de erupções cutâneas parece ser maior após o uso da ampicilina (~ 9%); a administração de ampicilina é seguida de erupções em quase todos os pacientes portadores de mononucleose infecciosa.

As reações de hipersensibilidade mais graves provocadas por penicilinas consistem em angioedema e anafilaxia. As reações anafiláticas ou anafilactoides agudas, que são induzidas por várias preparações de penicilina, constituem o risco imediato mais importante associado ao seu uso. Podem ocorrer reações anafilactoides em qualquer idade. A sua incidência parece variar de 0,004 a 0,04%. Cerca de 0,001% dos pacientes tratados com esses antibióticos morre de anafilaxia. A anafilaxia ocorre depois da injeção de penicilina, embora essa reação também tenha sido observada depois da ingestão oral do fármaco e até mesmo depois da aplicação intradérmica. O quadro mais dramático consiste em início súbito de hipotensão grave com morte rápida. Em outros casos, os episódios anafiláticos foram caracterizados por broncoconstrição com asma grave, dor abdominal, náuseas e vômitos; fraqueza extrema e queda da pressão arterial; ou diarreia e erupções cutâneas purpúricas. A doença do soro de intensidade e gravidade variáveis é mediada por anticorpos IgG, é rara, mas quando ocorre, surge depois do tratamento com penicilina mantido por uma semana ou mais; entretanto, a reação também pode ser tardia e persistir uma ou duas semanas depois da interrupção do fármaco. A vasculite pode estar relacionada com a hipersensibilidade à penicilina. Em geral, a reação de Coombs torna-se positiva durante o tratamento prolongado com uma penicilina ou cefalosporina, mas a anemia hemolítica é rara. Pode ocorrer neutropenia reversível, que ocorre em até 30% dos pacientes tratados com 8 a 12 g de nafcilina por um período de mais de 21 dias. A medula óssea apresenta uma parada de maturação. A eosinofilia acompanha ocasionalmente outras reações alérgicas à penicilina. Raramente, as penicilinas causam nefrite intersticial, e a meticilina tem sido implicada com maior frequência. A febre pode ser o único sinal da reação de hipersensibilidade às penicilinas. A reação febril geralmente desaparece 24 a 36 horas depois da interrupção da administração do fármaco, mas pode persistir por vários dias.

Tratamento do paciente potencialmente alérgico à penicilina. A avaliação da história do paciente é a forma mais prática de evitar o uso de penicilina nos pacientes com riscos mais altos de desenvolver reações adversas. Em certas ocasiões, recomenda-se a *dessensibilização* aos pacientes alérgicos às penicilinas que precisem ser tratados com esses fármacos. Esse procedimento consiste em administrar doses gradativamente crescentes de penicilina na tentativa de evitar uma reação grave, devendo ser efetuado apenas em um local que disponha de terapia intensiva. Quando são atingidas doses plenas, o uso de penicilina não deve ser suspenso e depois reiniciado, visto que pode ocorrer recidiva das reações imediatas. A eficácia deste procedimento não foi comprovada. Os pacientes portadores de infecções potencialmente fatais (p. ex., endocardite ou meningite) podem continuar a usar penicilina, apesar do desenvolvimento de erupção maculopapulosa, embora devam ser utilizados outros agentes antimicrobianos, sempre que possível. Com frequência, a erupção desaparece com a continuação do tratamento, talvez devido ao desenvolvimento de anticorpos bloqueadores da classe IgG. Raramente, esses pacientes podem desenvolver dermatite esfoliativa com ou sem vasculite quando o tratamento com penicilina é mantido.

OUTRAS REAÇÕES ADVERSAS. As penicilinas têm toxicidade direta mínima. Foram relatados efeitos tóxicos aparentes, incluindo depressão da medula óssea, granulocitopenia e hepatite. Esse último efeito é raro, no entanto é mais comumente observado depois da administração de oxacilina e nafcilina. A administração de penicilina G, carbenicilina, piperacilina ou ticarcilina foi associada a um distúrbio potencialmente significativo da hemostasia, que parece dever-se ao comprometimento da agregação plaquetária. Entre as respostas irritativas à penicilina, as mais comuns consistem em dor e em reações inflamatórias estéreis nos locais de injeção intramuscular. Em alguns indivíduos tratados com penicilina por via intravenosa, verifica-se o desenvolvimento de flebite ou tromboflebite. Muitos pacientes que utilizam várias preparações de penicilina por via oral apresentam náuseas com e sem vômitos, e alguns têm diarreia leve a intensa.

Quando a penicilina é injetada de forma acidental no nervo ciático, ocorre dor intensa e verifica-se o desenvolvimento de disfunção na área de distribuição desse nervo, que persiste por várias semanas. A injeção intratecal de penicilina G pode provocar aracnoidite ou encefalopatia grave e fatal. Devido a esse problema, deve-se evitar a administração intratecal ou intraventricular de penicilinas. Quando a concentração de penicilina G no LCS ultrapassa 10 μg/mL, é comum ocorrer disfunção significativa do SNC. A injeção intravenosa rápida de 20 milhões de unidades de penicilina G potássica, que contém 34 mEq de K^+, pode levar ao desenvolvimento de hiperpotassemia grave ou até mesmo fatal em indivíduos que apresentam disfunção renal. A injeção de penicilina G procaína pode causar uma reação imediata caracterizada por tontura, zumbido, cefaleia, alucinações e, às vezes, convulsões. Isso se deve à rápida liberação de concentrações tóxicas de procaína.

REAÇÕES NÃO RELACIONADAS COM HIPERSENSIBILIDADE OU TOXICIDADE. A penicilina modifica a composição da flora porque elimina os microrganismos sensíveis. Em geral, esse fenômeno não tem importância clínica, e a flora normal é restabelecida pouco depois da interrupção do tratamento. Todavia, em alguns indivíduos, ocorre superinfecção em consequência das alterações da flora. A administração oral e, menos comumente, parenteral de penicilina tem sido seguida por colite pseudomembranosa relacionada à proliferação excessiva de *Clostridium difficile* e à produção de uma toxina por esse microrganismo.

As cefalosporinas são produzidas a partir do ácido 7-aminocefalosporânico por meio do acréscimo de cadeias laterais (Quadro 53-2).

Os compostos que contêm ácido 7-aminocefalosporânico são relativamente estáveis em ácido diluído e altamente resistentes à penicilinase, independentemente da composição de suas cadeias laterais e de sua afinidade pela enzima. Parece que as modificações efetuadas na posição 7 do anel β-lactâmico estão associadas a uma alteração da atividade antibacteriana, e as substituições na posição 3 do anel de di-hidrotiazina estão associadas às alterações do metabolismo e das propriedades farmacocinéticas dos fármacos. As cefamicinas são semelhantes às cefalosporinas, mas contêm um grupo metoxi na posição 7 do anel β-lactâmico do núcleo do ácido 7-aminocefalosporânico.

MECANISMO DE AÇÃO. As cefalosporinas e as cefamicinas inibem a síntese da parede celular bacteriana por mecanismos semelhantes aos da penicilina.

CLASSIFICAÇÃO. A *classificação por gerações* baseia-se nas características gerais de atividade antimicrobiana (Quadro 53-3).

As cefalosporinas de ***primeira geração*** (p. ex. cefalotina e cefazolina) apresentam boa atividade contra bactérias gram-positivas e atividade relativamente moderada contra microrganismos gram-negativos. A maioria dos cocos

Quadro 53-2

Fórmulas estruturais e doses de algumas cefalosporinas selecionadas

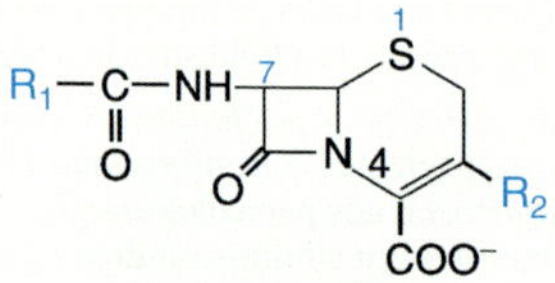

Núcleo cefêmico

FÁRMACOS	R_1	R_2	PREPARAÇÕES,[a] DOSES PARA INFECÇÕES GRAVES DOS ADULTOS E MEIA-VIDA
Primeira geração Cefalexina	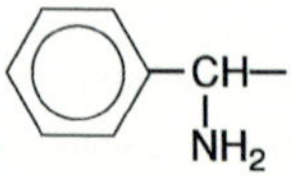	$—CH_3$	O: 1 g a cada 6 h Meia-vida = 0,9 h
Segunda geração Cefaclor	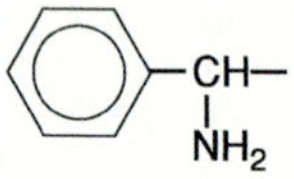	— Cl	O: 1 g a cada 8 h Meia-vida = 0,7 hora
Terceira geração Cefdinir	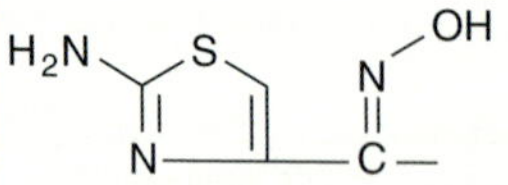	$CH{=}CH_2$	O: 300 mg a cada 12 h, ou 600 mg a cada 24 h Meia-vida = 1,7 h
Ceftazidima	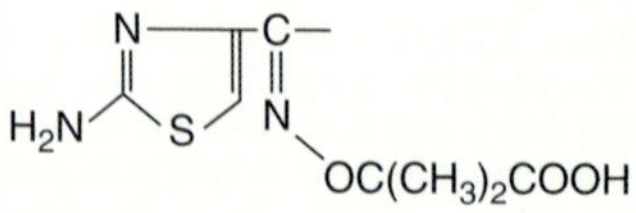	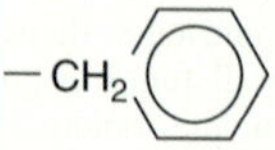	I: 2 g a cada 8 h Meia-vida = 1,8 h
Quarta geração Cefepima	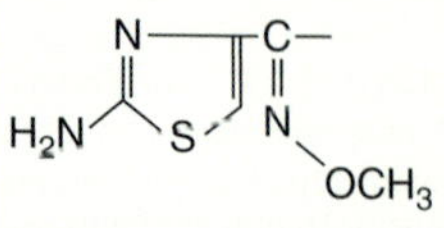	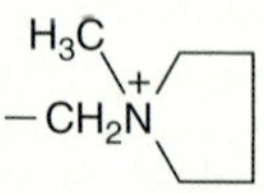	I: 2 g a cada 8 h Meia-vida = 2 h

[a]T, comprimido; C, cápsula; O, suspensão oral; I, injeção.

Quadro 53-3

Gerações das cefalosporinas

EXEMPLOS	ESPECTRO ÚTIL[a]
Primeira geração	
Cefazolina Cefalexina monoidratada Cefadroxila Cefradina	Estreptococos[b]; *Staphylococcus aureus*[c]
Segunda geração	
Cefuroxima Cefuroxima axetila Cefprozila Cefmetazol Loracarbef	*Escherichia coli, Klebsiella, Proteus, Haemophilus influenzae, Moraxella catarrhalis*. Não são tão ativas contra bactérias gram-positivas quanto as cefalosporinas de primeira geração Atividade mais fraca contra *S. aureus*, em comparação com a cefuroxima, mas com atividade ampliada contra *Bacteroides fragilis* e outras espécies de *Bacteroides*
Terceira geração	
Cefotaxima Ceftriaxona Cefdinir Cefditoreno pivoxila Ceftibuteno Cefpodoxima proxetila Ceftizoxima	*Enterobacteriaceae*[d]; *Pseudomonas aeruginosa*[e]; *Serratia; Neisseria gonorrhoeae*; as atividades contra *S. aureus, Streptococcus pneumoniae* e *Streptococcus pyogenes*[f] são comparáveis às das cefalosporinas de primeira geração. A atividade contra as espécies *Bacteroides* é inferior à da cefoxitina e à da cefotetana
Cefoperazona Ceftazidima	Ativas contra *Pseudomonas*
Quarta geração	
Cefepima	Comparáveis às cefalosporinas de terceira geração, embora mais resistentes a algumas β-lactamases

[a]Todas as cefalosporinas são inativas contra enterococos, *Listeria monocytogenes*, espécies de *Legionella*, *S. aureus* resistentes à meticilina, *Xanthomonas maltophilia* e espécies de *Acinetobacter*. [b]Exceto cepas resistentes às penicilinas. [c]Exceto cepas resistentes à meticilina. [d]A resistência às cefalosporinas pode ser induzida rapidamente durante o tratamento por repressão das β-lactamases cromossômicas bacterianas, que destroem as cefalosporinas. [e]Apenas a ceftazidima. [f]A ceftazidima não tem atividade significativa contra gram-positivos. A cefotaxima é o mais eficaz do grupo contra *S. aureus* e *S. pyogenes*.

gram-positivos (com exceção dos enterococos, do MRSA e do *S. epidermidis*) é sensível. Os anaeróbios da cavidade oral são sensíveis em sua maior parte, mas o grupo do *B. fragilis* é resistente. A atividade contra *Moraxella catarrhalis, E. coli, K. pneumoniae* e *P. mirabilis* é boa.

As cefalosporinas de ***segunda geração*** têm atividade ligeiramente aumentada contra microrganismos gram-negativos, mas são muito menos ativas que os fármacos de terceira geração. Um subgrupo das cefalosporinas de segunda geração (*cefoxitina,* cefotetana e cefmetazol, que não é mais utilizado nos EUA) também é ativo contra o grupo do *B. fragilis.*

As cefalosporinas de ***terceira geração*** são, em geral, menos ativas que as de primeira geração contra cocos gram-positivos, mas exibem muito mais atividade contra as *Enterobacteriaceae*, embora a resistência esteja aumentando drasticamente pelas cepas produtoras de β-lactamase. Um subgrupo de cefalosporinas de terceira geração (ceftazidima e cefoperazona) também possui atividade contra *P. aeruginosa,* mas é menos ativo do que outros fármacos de terceira geração contra cocos gram-positivos.

As cefalosporinas de ***quarta geração***, como a cefepima, possuem amplo espectro de atividade em comparação com as de terceira geração e têm maior estabilidade à hidrólise por β-lactamases mediadas por plasmídeos e cromossomos (mas não pelas β-lactamases KPC classe A). As cefalosporinas de quarta geração são particularmente úteis para o tratamento empírico de infecções graves dos pacientes hospitalizados, quando os agentes etiológicos potenciais consistem em microrganismos gram-positivos, *Enterobacteriaceae* e *Pseudomonas.*

É importante lembrar que nenhuma das cefalosporinas tem atividade confiável contra as seguintes bactérias: *S. pneumoniae* resistente à penicilina, MRSA, *S. epidermidis* e outros estafilococos coagulase-negativos resistentes à meticilina, *Enterococcus, L. monocytogenes, Legionella pneumophila, L. micdadei, C. difficile, Xanthomonas maltophilia, Campylobacter jejuni, Enterobacteriaceae* produtora de KPC e espécies de *Acinetobacter.*

MECANISMOS DE RESISTÊNCIA BACTERIANA ÀS CEFALOSPORINAS. A resistência às cefalosporinas pode estar relacionada com a incapacidade do antibiótico de atingir seus locais de ação, ou a alterações das proteínas de ligação da penicilina (PLPs), que são alvos das cefalosporinas. As alterações de duas PLPs (1A e 2X), que anulam a sua afinidade pelas cefalosporinas, tornam os pneumococos resistentes às cefalosporinas de terceira geração, visto que as outras três PLPs de alto peso molecular têm afinidade intrinsecamente baixa.

O mecanismo mais prevalente de resistência às cefalosporinas consiste na destruição dos fármacos por hidrólise do anel β-lactâmico. As cefalosporinas têm sensibilidade variável à β-lactamase. Por exemplo, entre os fármacos de primeira geração, a cefazolina é mais sensível à hidrólise pela β-lactamase do *S. aureus* que a cefalotina (que não é mais comercializada). A cefoxitina, a cefuroxima e as cefalosporinas de terceira geração são mais resistentes à hidrólise pelas β-lactamases produzidas por bactérias gram-negativas que as cefalosporinas de primeira geração. As cefalosporinas de terceira geração são mais sensíveis à hidrólise por β-lactamases induzíveis e codificadas por cromossomos (tipo I). A indução das β-lactamases tipo I por meio do tratamento de infecções causadas por bacilos gram-negativos aeróbios com cefalosporinas de segunda ou de terceira geração ou imipenem pode resultar no desenvolvimento de resistência a todas as cefalosporinas de terceira geração. As cefalosporinas de quarta geração, como a cefepima, são indutores fracos das β-lactamases tipo I e são menos sensíveis à hidrólise por β-lactamases tipo I que os agentes de terceira geração. Entretanto, elas são suscetíveis à degradação por KPC e metalo-β-lactamases.

FARMACOLOGIA GERAL

Muitas cefalosporinas (cefalexina, a cefradina, o cefaclor, a cefadroxila, o loracarbefe, a cefprozila, a cefpodoxima proxetila, o ceftibuteno e a cefuroxima axetila, o cefdinir e o cefditoreno) são rapidamente absorvidas depois da administração oral. As outras cefalosporinas podem ser administradas por via intramuscular ou intravenosa. Esses fármacos são excretados principalmente pelos rins; por isso, suas doses devem ser ajustadas para os pacientes com insuficiência renal. A probenecida retarda a secreção tubular da maioria das cefalosporinas. As exceções são a cefpiramida e a cefoperazona, que são excretadas principalmente na bile. A cefotaxima é desacetilada a um metabólito com menos atividade antimicrobiana que o composto original e é excretado pelos rins. Nenhuma das outras cefalosporinas parece sofrer metabolismo apreciável. Várias cefalosporinas penetram no LCS em concentração suficiente para serem úteis no tratamento da meningite. As cefalosporinas também atravessam a placenta e são encontradas em altas concentrações nos líquidos sinovial e pericárdico. A penetração no humor aquoso do olho é relativamente satisfatória depois da administração sistêmica dos fármacos de terceira geração, ao passo que a penetração no humor vítreo é precária. As concentrações na bile em geral são altas, especialmente com cefoperazona e cefpiramida.

CEFALOSPORINAS ESPECÍFICAS

CEFALOSPORINAS DE PRIMEIRA GERAÇÃO

O espectro antibacteriano da **cefazolina** é típico das outras cefalosporinas de primeira geração, exceto pelo fato de que o fármaco demonstra atividade contra algumas espécies de *Enterobacter*. A cefazolina é relativamente bem tolerada depois da administração intramuscular ou intravenosa, e é excretada por filtração glomerular e liga-se a cerca de 85% às proteínas plasmáticas. Em geral, a cefazolina é a preferida entre as cefalosporinas de primeira geração, visto que pode ser administrada em intervalos menos frequentes, em razão de sua meia-vida mais longa.

A **cefalexina** tem o mesmo espectro antibacteriano que as outras cefalosporinas de primeira geração. Entretanto, ela é um pouco menos ativa contra estafilococos produtores de penicilinase. O tratamento oral com cefalexina (em geral 0,5 g) resulta em concentrações plasmáticas adequadas para a inibição de muitos patógenos gram-positivos e gram-negativos. O fármaco não é metabolizado e aproximadamente 70 a 100% são excretados na urina.

A **cefradina** assemelha-se à cefalexina na sua estrutura, e a sua atividade *in vitro* é quase idêntica. A cefradina não é metabolizada e, depois da rápida absorção pelo trato GI, é excretada sem alterações na urina. Como a cefradina é tão bem absorvida, as concentrações no plasma são quase equivalentes depois da sua administração oral ou intramuscular.

A **cefadroxila** é o análogo *para*-hidroxi da cefalexina. As concentrações de cefadroxila no plasma e na urina são ligeiramente mais elevadas que as da cefalexina. O fármaco pode ser administrado por via oral, 1 ou 2 vezes/dia, para o tratamento de infecções do trato urinário. Sua atividade *in vitro* assemelha-se à da cefalexina.

CEFALOSPORINAS DE SEGUNDA GERAÇÃO. As cefalosporinas de segunda geração têm espectro mais amplo que os fármacos de primeira geração e mostram-se ativas contra cepas sensíveis das espécies de *Enterobacter*, espécies de *Proteus* indol-positivos e espécies de *Klebsiella*.

A **cefoxitina** é resistente a algumas β-lactamases produzidas por bastonetes gram-negativos. Esse antibiótico é menos ativo que as cefalosporinas de primeira geração contra bactérias gram-positivas, mas é mais ativo que outros fármacos de primeira ou de segunda geração contra anaeróbios, particularmente *B. fragilis*. A cefoxitina parece desempenhar um papel especial no tratamento de determinadas infecções anaeróbias e aeróbio-anaeróbias mistas, como doença inflamatória pélvica e abscesso pulmonar.

A concentração plasmática do **cefaclor** após sua administração oral é aproximadamente 50% daquela obtida depois de uma dose oral equivalente de cefalexina. Entretanto, o cefaclor é mais ativo contra *H. influenzae* e *M. catarrhalis*, embora algumas cepas produtoras de β-lactamase desses microrganismos possam ser resistentes.

O **loracarbefe** tem atividade semelhante à do cefaclor, mas é mais resistente a algumas β-lactamases.

A **cefuroxima** assemelha-se ao loracarbefe, com atividade mais ampla contra algumas espécies de *Citrobacter* e *Enterobacter*. Ao contrário da cefoxitina, do cefmetazol e da cefotetana, a cefuroxima não é ativa contra *B. fragilis*. O fármaco pode ser administrado a cada 8 horas. As concentrações alcançadas no LCS correspondem a aproximadamente 10% das concentrações plasmáticas, e o fármaco mostra-se eficaz (embora inferior à ceftriaxona) no tratamento da meningite causada por *H. influenzae* (incluindo cepas resistentes à ampicilina), *N. meningitidis* e *S. pneumoniae*.

A **cefuroxima axetila** é o éster 1-acetiloxietil da cefuroxima. Ocorre absorção de 30 a 50% de uma dose oral e, em seguida, o fármaco é hidrolisado em cefuroxima; as concentrações plasmáticas resultantes variam.

A **cefprozila** é um antibiótico administrado por via oral e é mais ativo que as cefalosporinas de primeira geração contra estreptococos sensíveis às penicilinas, *E. coli, P. mirabilis,* espécies *Klebsiella* e *Citrobacter*. A meia-vida sérica é de aproximadamente 1,3 horas.

CEFALOSPORINAS DE TERCEIRA GERAÇÃO

A **cefotaxima** é altamente resistente a muitas das β-lactamases bacterianas e exibe boa atividade contra numerosas bactérias aeróbias gram-positivas e gram-negativas. Entretanto, a atividade contra *B. fragilis* é precária, em comparação com outros antibióticos, como a clindamicina e o metronidazol. A cefotaxima tem meia-vida plasmática de cerca de 1 hora e deve ser administrada a cada 4 a 8 horas para o tratamento das infecções graves. O fármaco é metabolizado *in vivo* em desacetilcefotaxima, que é menos ativa que o composto original. A cefotaxima tem sido utilizada eficazmente nas meningites causadas por *H. influenzae, S. pneumoniae* sensível à penicilina e *Neisseria meningitidis*.

A **ceftizoxima** tem espectro de atividade *in vitro* muito semelhante ao da cefotaxima, exceto pelo fato de que é menos ativa contra *S. pneumoniae* e exibe maior atividade contra *B. fragilis*. A meia-vida é de 1,8 horas, de modo que o fármaco pode ser administrado a cada 8 a 12 horas para tratar infecções graves. A ceftizoxima não é metabolizada, e 90% são recuperados na urina.

A **ceftriaxona** tem atividade *in vitro* muito semelhante à da ceftizoxima e à da cefotaxima, mas sua meia-vida é mais longa (~ 8 h). A administração de ceftriaxona 1 ou 2 vezes/dia tem sido eficaz para pacientes portadores de meningite. Cerca de metade da ceftriaxona pode ser recuperada da urina, ao passo que o restante parece ser eliminado por secreção biliar. Uma dose única de ceftriaxona (125-250 mg) é eficaz para o tratamento da gonorreia uretral, cervical, retal ou faríngea, incluindo a doença causada por microrganismos produtores de penicilinase.

A **cefpodoxima proxetila** é um fármaco de terceira geração administrado por via oral, cuja atividade é muito semelhante à da cefepima, exceto pelo fato de que não é mais ativa contra as espécies de *Enterobacter* ou *Pseudomonas*.

O **cefditoreno pivoxila** é um pró-fármaco que é hidrolisado por esterases ao seu fármaco ativo — cefditoreno, durante a absorção. O cefditoreno é eliminado sem alterações na urina. O fármaco é ativo contra cepas de *S. aureus* sensíveis à meticilina, cepas de *S. pneumoniae* sensíveis à penicilina, *S. pyogenes, H. influenzae, H. parainfluenzae* e *M. catarrhalis.* O cefditoreno pivoxila está indicado apenas para o tratamento de faringite leve à moderada, amidalite, infecções não complicadas da pele e suas estruturas e exacerbações agudas da bronquite crônica.

A **cefixima** é eficaz contra infecções do trato urinário causadas por *E. coli* e *P. mirabilis*, otite média causada por *H. influenzae* e *S. pyogenes*, faringite por *S. pyogenes* e gonorreia sem complicações. Esse fármaco está disponível em suspensão oral. A cefixima tem meia-vida plasmática de aproximadamente 3 a 4 horas e é excretada na urina e eliminada na bile. A dose padronizada para adultos é de 400 mg/dia por 5 a 7 dias, mas o tratamento deve ser mais longo para os pacientes infectados por *S. pyogenes*. As doses devem ser reduzidas para os pacientes com disfunção renal. As doses pediátricas variam com o peso do paciente.

O **ceftibuteno** é uma cefalosporina eficaz por via oral menos ativa contra microrganismos gram-positivos e gram-negativos que a cefixima e tem atividade limitada contra *S. pneumoniae* e *S. pyogenes, H. influenzae* e *M. catarrhalis*. O ceftibuteno está indicado apenas para exacerbações bacterianas agudas de bronquite crônica, otite média bacteriana aguda, faringite e amidalite.

O **cefdinir** é eficaz por via oral e é eliminado principalmente em sua forma inalterada na urina. O cefdinir é mais ativo que as cefalosporinas de segunda geração contra bactérias gram-negativas facultativas, mas não tem atividade contra anaeróbios. Esse fármaco também é inativo contra as espécies *Pseudomonas* e *Enterobacter*.

Cefalosporinas de terceira geração com boa atividade contra pseudomonas. A **ceftazidima** é cerca de 25 a 50% tão ativa quanto a cefotaxima contra microrganismos gram-positivos. Sua atividade contra as *Enterobacteriaceae* é muito semelhante, mas o principal aspecto que a diferencia consiste na sua excelente atividade contra *Pseudomonas* e outras bactérias gram-negativas. A ceftazidima tem pouca atividade contra *B. fragilis*. Sua meia-vida no plasma é de aproximadamente 1,5 horas e o fármaco não é metabolizado.

CEFALOSPORINAS DE QUARTA GERAÇÃO: CEFEPIMA E CEFPIROMA

Apenas a cefepima está disponível para uso nos EUA. A cefepima é resistente à hidrólise por muitas das β-lactamases codificadas por plasmídeos. Esse fármaco é um indutor fraco das β-lactamases tipo I codificadas por cromossomos e de algumas β-lactamases de espectro ampliado. Por isso, a cefepima mostra-se ativa contra muitas *Enterobacteriaceae* resistentes às outras cefalosporinas pela indução de β-lactamases tipo I. Mas permanece sensível à hidrólise por muitas bactérias que expressam β-lactamases mediadas por plasmídeos de amplo espectro. A cefepima é excretada pelos rins e as doses devem ser ajustadas quando o paciente tem insuficiência renal. Esse fármaco tem excelente penetração no LCS em modelos animais de meningite. A dose recomendada para adultos é de 2 g pela intravenosa a cada 12 horas. A meia-vida sérica é de 2 horas.

A cefepima possui atividade *in vitro* comparável ou superior à da cefotaxima contra as bactérias gram-negativas de difícil tratamento (*H. influenzae, N. gonorrhoeae* e *N. meningitidis*). No caso de *P. aeruginosa,* a cefepima possui atividade comparável à da ceftazidima, embora seja menos ativa que esta última contra outras espécies de *Pseudomonas* e contra *X. maltophilia.* A cefepima tem maior atividade que a ceftazidima e atividade comparável à da cefotaxima contra estreptococos e *S. aureus* sensível à meticilina. Esse fármaco não é ativo contra MRSA, pneumococos resistentes à penicilina, enterococos, *B. fragilis, L. monocytogenes,* complexo *Mycobacterium avium* ou *Mycobacterium tuberculosis.* A excreção renal de cefepima é de quase 100%, e as doses devem ser ajustadas quando o paciente tem insuficiência renal.

REAÇÕES ADVERSAS

As reações de hipersensibilidade às cefalosporinas são os efeitos colaterais mais comuns; elas são idênticas àquelas causadas pelas penicilinas. Os pacientes alérgicos a uma classe de antibióticos podem manifestar reatividade cruzada a um membro da outra classe.

São observadas reações imediatas, como anafilaxia, broncospasmo e urticária. Com maior frequência, verifica-se o desenvolvimento de exantema maculopapular, geralmente depois de vários dias de tratamento; isso pode ou não ser acompanhado por febre e eosinofilia. Os pacientes com história de reação leve ou cronologicamente distante à penicilina parecem ter baixo risco de erupção ou outra reação alérgica depois da administração de uma cefalosporina. Entretanto, nos pacientes que tiveram recentemente uma reação imediata e grave a uma penicilina, as cefalosporinas devem ser administradas com muita cautela, ou não ser utilizadas. Com frequência, observa-se uma reação de Coombs positiva nos pacientes tratados com altas doses de cefalosporina. Em casos raros, as cefalosporinas provocaram depressão da medula óssea evidenciada por granulocitopenia.

As cefalosporinas foram implicadas como agentes potencialmente nefrotóxicos. A administração de cefaloridina em doses superiores a 4 g/dia foi seguida por necrose tubular aguda, e esse antibiótico não está mais disponível nos EUA. Outras cefalosporinas, quando utilizadas nas doses recomendadas, raramente produzem toxicidade renal significativa. A cefalotina (que não está mais disponível nos EUA) em altas doses provocou necrose tubular aguda em certos casos, e nas doses habituais (8-12 g/dia) tem causado nefrotoxicidade nos pacientes que apresentam doença renal preexistente. Pode ocorrer diarreia em consequência da administração de cefalosporinas e isso pode ser mais frequente com o uso de cefoperazona, talvez por causa de sua maior excreção na bile. Foi constatada intolerância ao álcool com cefalosporinas que contêm o grupo metiltiotetrazol (MTT). Existem relatos de sangramento grave em consequência de hipoprotrombinemia causada pelo grupo MTT, trombocitopenia e/ou disfunção plaquetária.

INDICAÇÕES TERAPÊUTICAS

As **cefalosporinas de primeira geração** são excelentes para as infecções da pele e dos tecidos moles causadas por *S. aureus* sensível a meticilina e *S. pyogenes.* Uma dose única de cefazolina administrada pouco antes de um procedimento cirúrgico é a profilaxia preferida para procedimentos nos quais a flora cutânea esteja implicada como patógeno provável. Para cirurgia colorretal, em que se deseja profilaxia contra os anaeróbios intestinais, prefere-se uma cefalosporina de segunda geração.

Em geral, as **cefalosporinas de segunda geração** têm sido substituídas pelos fármacos de terceira geração. As cefalosporinas de segunda geração para uso oral podem ser utilizadas no tratamento de infecções do trato urinário, embora não sejam ideais (em comparação com a amoxicilina oral) para o tratamento da pneumonia e da otite média por *S. pneumoniae* resistente à penicilina. Em situações nas quais estão envolvidos anaeróbios e bactérias gram-negativas facultativos, inclusive infecções intra-abdominais, doença inflamatória pélvica e infecção dos pés dos diabéticos, a cefoxitina e a cefotetana são efetivas.

As **cefalosporinas de terceira geração** são os fármacos preferidos para tratar infecções graves causadas por espécies de *Klebsiella, Enterobacter, Proteus, Providencia, Serratia* e *Haemophilus.* A ceftriaxona é o fármaco preferido para todas as formas de gonorreia e para as formas graves da doença de Lyme. As cefalosporinas de terceira geração, cefotaxima ou ceftriaxona, são utilizadas como tratamento inicial da meningite dos adultos não imunossuprimidos e das crianças com idade superior a 3 anos (em combinação com vancomicina e ampicilina enquanto se aguarda a identificação do agente etiológico). Esses são os fármacos preferidos para tratar meningite causada por *H. influenzae, S. pneumoniae* sensível, *N. meningitidis* e bactérias entéricas gram-negativas. A cefotaxima não foi eficaz como tratamento da meningite em razão da resistência do *S. pneumoniae*; desse modo, a vancomicina deve ser acrescentada. A ceftazidima combinada com um aminoglicosídeo é o tratamento preferido para meningite por *Pseudomonas.* Entretanto, as cefalosporinas de terceira geração são inativas contra *L. monocytogenes* e pneumococos resistentes à penicilina, que podem causar meningite. Os espectros antimicrobianos da cefotaxima e da ceftriaxona são excelentes para o tratamento de pneumonia adquirida na comunidade.

As **cefalosporinas de quarta geração** estão indicadas para o tratamento empírico das infecções hospitalares, nas quais se espera resistência aos antibióticos, devido às β-lactamases de amplo espectro ou às β-lactamases induzidas por cromossomos. Por exemplo, a cefepima é mais eficaz contra microrganismos hospitalares isolados das espécies *Enterobacter, Citrobacter* e *Serratia,* em comparação com a ceftazidima e a piperacilina. Entretanto, as cepas que expressam metalo-β-lactamases ou β-lactamases KPC são resistentes à cefepima.

OUTROS ANTIBIÓTICOS β-LACTÂMICOS

CARBAPENEMS

Os carbapenems são β-lactâmicos que contêm um anel β-lactâmico acoplado e uma estrutura anular de cinco elementos, que difere das penicilinas por ser insaturado e conter um átomo de carbono em lugar do átomo de enxofre. Essa classe de antibióticos possui espectro de atividade mais amplo que a maioria dos outros antibióticos β-lactâmicos.

IMIPENEM. O imipenem é comercializado em combinação com cilastatina, um fármaco que inibe a degradação do imipenem por uma dipeptidase tubular renal.

Atividade antimicrobiana. O imipenem, a exemplo dos outros antibióticos β-lactâmicos, liga-se às PLPs, interrompe a síntese da parede celular bacteriana e provoca a morte dos microrganismos sensíveis. Esse antibiótico é muito resistente à hidrólise pela maioria das β-lactamases. A atividade do imipenem é excelente *in vitro* contra uma ampla variedade de microrganismos aeróbios e anaeróbios. Os estreptococos (inclusive *S. pneumoniae* resistente à penicilina), os enterococos (exceto *E. faecium* e as cepas resistentes à penicilina não produtoras de β-lactamase), os estafilococos (inclusive cepas produtoras de penicilinase) e *Listeria* são todos sensíveis. Embora algumas cepas de estafilococos resistentes à meticilina sejam sensíveis, muitas cepas não são. A atividade do imipenem era excelente contra as Enterobacteriaceae, até o surgimento das cepas KPC produtoras de carbapenemase. A maioria das cepas de *Pseudomonas* e *Acinetobacter* é inibida. Os anaeróbios, inclusive *B. fragilis,* são altamente sensíveis.

Farmacocinética e reações adversas. O imipenem não é absorvido por via oral. O fármaco é rapidamente hidrolisado por uma dipeptidase encontrada na borda em escova do túbulo renal proximal. Para prolongar a atividade do fármaco, o imipenem é combinado com a cilastatina, um inibidor da desidropeptidase, existe uma preparação combinada disponível. O imipenem e a cilastatina têm meias-vidas de aproximadamente 1 hora. Quando é administrado junto com a cilastatina, cerca de 70% do imipenem administrado são recuperados na urina em forma do fármaco ativo. A dose deve ser ajustada para pacientes que apresentam insuficiência renal. As reações adversas mais comuns consistem em náuseas e vômitos (1-20%). Foram também observadas convulsões em até 1,5% dos pacientes, particularmente quando são administradas altas doses a pacientes que têm lesões do SNC e insuficiência renal. Os pacientes alérgicos aos outros antibióticos β-lactâmicos podem desenvolver reações de hipersensibilidade quando são tratados com imipenem.

Indicações terapêuticas. O imipenem-cilastatina é eficaz no tratamento de uma ampla variedade de infecções, inclusive infecções do trato urinário e das vias respiratórias inferiores; infecções intra-abdominais e ginecológicas; e infecções da pele, dos tecidos moles, dos ossos e das articulações. Essa combinação parece ser particularmente útil para tratar infecções causadas por bactérias hospitalares resistentes às cefalosporinas. Seria prudente utilizar o imipenem no tratamento empírico de infecções graves dos pacientes hospitalizados que fizeram uso recente de outros antibióticos β-lactâmicos. O imipenem não deve ser utilizado como monoterapia para infecções causadas por *P. aeruginosa*, devido ao risco de desenvolver resistência durante o tratamento.

MEROPENEM. O meropenem é um derivado da tienamicina. Ele não precisa ser administrado junto com cilastatina, visto que o fármaco não é sensível à dipeptidase renal. Sua toxicidade assemelha-se à do imipenem, exceto pelo fato de que pode ter menos tendência a provocar convulsões.

DORIPENEM. O doripenem tem espectro de atividade semelhante ao do imipenem e do meropenem, embora com atividade mais eficaz contra algumas cepas resistentes de *Pseudomonas*.

ERTAPENEM. O ertapenem difere do imipenem e do meropenem por sua meia-vida sérica mais longa, que permite a administração de uma dose única ao dia, assim como por ter atividade inferior contra *P. aeruginosa* e espécies de *Acinetobacter.* O espectro de atividade contra bactérias gram-positivas, *Enterobacteriaceae* e anaeróbios torna o ertapenem interessante para tratar infecções intra-abdominais e pélvicas.

AZTREONAM. O aztreonam é resistente a muitas das β-lactamases que são elaboradas pela maioria das bactérias gram-negativas, inclusive metalo-β-lactamases, mas não resiste à ação das β-lactamases KPC.

A atividade antimicrobiana do aztreonam é diferente dos antibióticos β-lactâmicos e é mais semelhante a de um aminoglicosídeo. O aztreonam é ativo apenas contra bactérias gram-negativas e não tem qualquer atividade contra bactérias gram-positivas e microrganismos anaeróbios. Entretanto, sua atividade contra as Enterobacteriaceae é excelente, assim como contra *P. aeruginosa.* Esse antibiótico também é muito ativo *in vitro* contra *H. influenzae* e gonococos. O aztreonam é administrado por via intramuscular ou intravenosa. A meia-vida de eliminação é de 1,7 horas e a maior parte do fármaco é recuperada em sua forma inalterada na urina. A meia-vida aumenta para aproximadamente 6 horas em pacientes anéfricos. A dose habitual de aztreonam para infecções graves é de 2 g a cada 6 a 8 horas (reduzida para os pacientes com insuficiência renal). Uma de suas características notáveis consiste em sua pouca reatividade alérgica cruzada com antibióticos β-lactâmicos, com a possível exceção da ceftazidima, com a qual possui considerável semelhança estrutural. Por isso, o aztreonam é muito útil no tratamento das infecções causadas por microrganismos gram-negativos, que normalmente seriam tratadas com um antibiótico β-lactâmico, não fosse a história de reação alérgica prévia. Em geral, o aztreonam é bem tolerado.

INIBIDORES DA β-LACTAMASE

Certas moléculas são capazes de inativar as β-lactamases e, desse modo, impedir a destruição dos antibióticos β-lactâmicos que são substratos dessas enzimas. Os inibidores da β-lactamase são mais ativos contra β-lactamases codificadas por plasmídeos (incluindo as enzimas que hidrolisam a ceftazidima e a cefotaxima), mas são inativos nas concentrações clinicamente alcançadas contra as β-lactamases cromossômicas tipo I, que são induzidas nos bastonetes gram-negativos (como *Enterobacter, Acinetobacter* e *Citrobacter*) pelo tratamento com cefalosporinas de segunda e de terceira gerações.

O **ácido clavulânico** tem pouca atividade antimicrobiana intrínseca, mas atua como inibidor "suicida", ligando-se irreversivelmente às β-lactamases produzidas por uma ampla variedade de microrganismos gram-positivos e gram-negativos. O ácido clavulânico é bem absorvido por via oral e também pode ser administrado por via parenteral. Esse fármaco foi combinado com amoxicilina em uma preparação oral e com ticarcilina em uma preparação parenteral.

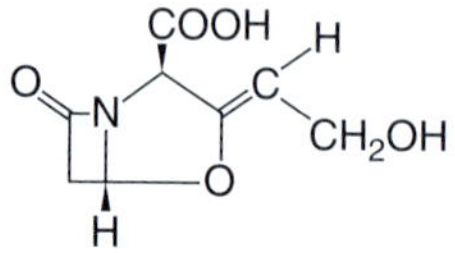

ÁCIDO CLAVULÂNICO

A amoxicilina com clavulanato mostra-se efetiva contra cepas de estafilococos produtores de β-lactamase, *H. influenzae,* gonococos e *E. coli.* Essa combinação também é eficaz no tratamento da otite média das crianças, sinusite, feridas de mordidas de animais ou seres humanos, celulite e infecções dos pés diabéticos. O acréscimo do clavulanato à ticarcilina amplia seu espectro, de modo que se assemelha ao imipenem ao incluir bacilos gram-negativos aeróbios, *S. aureus* e espécies *Bacteroides.* A atividade não aumenta contra as espécies de *Pseudomonas.* A combinação mostra-se particularmente útil ao tratamento de infecções hospitalares mistas, sendo frequentemente utilizada com um aminoglicosídeo. A dose deve ser ajustada para pacientes que têm insuficiência renal.

O **sulbactam** é outro inibidor da β-lactamase, com estrutura semelhante à do ácido clavulânico. Ele está disponível para uso intravenoso ou intramuscular em associação com ampicilina. A dose deve ser ajustada para pacientes com disfunção renal. A combinação tem boa atividade contra cocos gram-positivos, incluindo cepas de *S. aureus* produtoras de β-lactamase, aeróbios gram-negativos (exceto *Pseudomonas*) e anaeróbios. Além disso, a combinação tem sido utilizada com sucesso para tratar infecções intra-abdominais e pélvicas mistas.

O **tazobactam** é um inibidor de β-lactamase com boa atividade contra muitas das β-lactamases codificadas por plasmídeos, inclusive algumas da classe com espectro ampliado. O tazobactam tem sido combinado com a piperacilina em preparação parenteral que deve ter um espectro antimicrobiano equivalente ao da ticarcilina combinada com clavulanato.

Para uma listagem bibliográfica completa, consulte ***As Bases Farmacológicas da Terapêutica de Goodman e Gilman***, 12ª edição.

54 Capítulo
Aminoglicosídeos

Os aminoglicosídeos (*gentamicina, tobramicina, amicacina, netilmicina, canamicina, estreptomicina, paromomicina e neomicina*) são utilizados principalmente para o tratamento de infecções causadas por bactérias aeróbias gram-negativas. A estreptomicina é um importante agente no tratamento da tuberculose e a paromomicina é utilizada por via oral nos casos de amebíase intestinal e no controle do coma hepático. Os aminoglicosídeos são *inibidores bactericidas* da síntese proteica. A ocorrência de mutações que afetam as proteínas no ribossomo bacteriano pode conferir uma acentuada resistência à sua ação. Essa resistência deve-se mais comumente à aquisição de plasmídeos ou de genes que codificam transposons para enzimas que metabolizam os aminoglicosídeos, ou a um defeito no transporte do fármaco para o interior da célula. Por conseguinte, pode ocorrer resistência cruzada entre membros da classe.

Os aminoglicosídeos são produtos naturais ou derivados semissintéticos de compostos produzidos por uma variedade de actinomicetos do solo. A amicacina, um derivado da canamicina, e a netilmicina, um derivado da sisomicina, são produtos semissintéticos. Esses agentes contêm aminoaçúcares unidos por ligação glicosídica ao núcleo de hexose (Figura 54-1). Eles são policátions e sua polaridade é responsável, em parte, pelas propriedades farmacocinéticas compartilhadas por todos os membros do grupo. Por exemplo, nenhum deles é absorvido de forma adequada após administração oral, concentrações inadequadas são encontradas no líquido cerebrospinal (LCS) e todos são excretados de forma relativamente rápida pelo rim normal. Todos os membros do grupo compartilham o mesmo espectro de toxicidade, principalmente em relação à nefrotoxicidade e ototoxicidade, que poderá envolver as funções vestibular e auditiva do oitavo nervo craniano.

PROPRIEDADES GERAIS

MECANISMO DE AÇÃO. Os antibióticos aminoglicosídicos exibem rápida atividade bactericida. A destruição bacteriana depende da concentração: quanto maior a concentração maior a taxa de destruição das bactérias. A atividade bactericida persiste após a queda da concentração sérica abaixo da *concentração inibitória mínima* (CIM). Essas propriedades são provavelmente responsáveis pela eficácia dos esquemas de doses altas dos aminoglicosídeos em intervalos estendidos.

Os aminoglicosídeos difundem-se por meio dos canais aquosos formados pelas proteínas *porinas* na membrana externa das bactérias gram-negativas, penetrando no espaço periplasmático. O transporte dos aminoglicosídeos por meio da membrana citoplasmática (interna) depende de um gradiente elétrico transmembrânico acoplado ao transporte de elétrons para impulsionar a penetração desses antibióticos. Essa fase dependente de energia é autolimitante e pode ser bloqueada ou inibida por cátions divalentes (p. ex., Ca^{2+} e Mg^{2+}), pela hiperosmolaridade, por uma redução do pH e por condições anaeróbias. Por conseguinte, a atividade antimicrobiana dos aminoglicosídeos é acentuadamente reduzida no ambiente anaeróbio de um abscesso e na urina ácida hiperosmolar.

Uma vez no interior da célula, os aminoglicosídeos ligam-se aos polissomos e interferem na síntese de proteínas, levando a erros de leitura e terminação precoce da tradução do mRNA (Figura 54-2). O principal local intracelular de ação dos aminoglicosídeos é a subunidade 30S dos ribossomos. Pelo menos três dessas proteínas ribossômicas e talvez, também, o RNA ribossômico 16S contribuem para o local de ligação da estreptomicina. Os aminoglicosídeos interferem na iniciação da síntese de proteínas, levando ao acúmulo de complexos de iniciação anormais; os fármacos também podem causar uma leitura incorreta do modelo de mRNA, bem como a incorporação de aminoácidos incorretos nas cadeias polipeptídicas em crescimento. As proteínas aberrantes resultantes poderão se inserir na membrana celular, levando a uma permeabilidade alterada e a um posterior estímulo do transporte do aminoglicosídeo.

RESISTÊNCIA MICROBIANA AOS AMINOGLICOSÍDEOS. As bactérias podem ser resistentes aos aminoglicosídeos devido aos seguintes motivos:

- Inativação do fármaco por enzimas microbianas;
- Incapacidade do antibiótico de penetrar no interior da célula;
- Baixa afinidade do fármaco pelo ribossomo bacteriano.

Clinicamente, a inativação do fármaco é o mecanismo mais comum de resistência microbiana adquirida. Os genes que codificam as enzimas modificadoras dos aminoglicosídeos são adquiridos primariamente por conjugação e

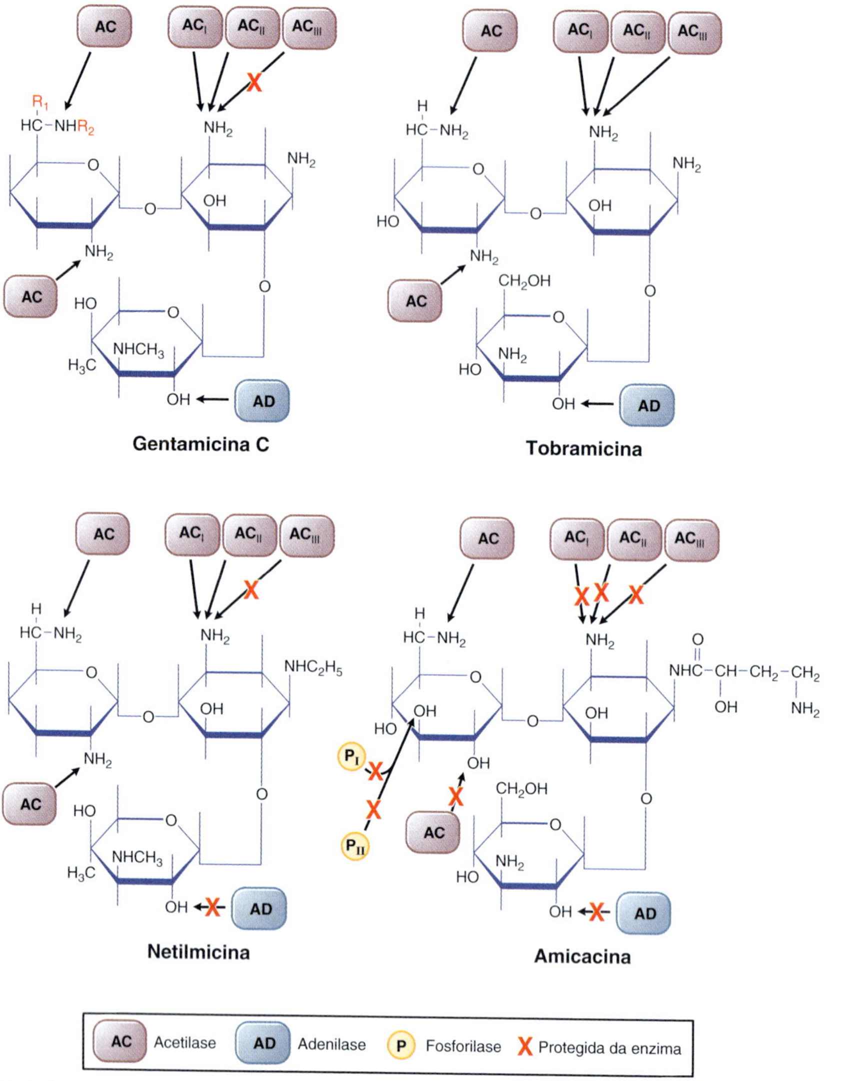

Figura 54-1 *Sítios de atividade de várias enzimas mediadas por plasmídeos capazes de inativar aminoglicosídeos.* O **X** vermelho indica as regiões das moléculas que são protegidas das enzimas designadas. Na gentamicina C_1, $R_1=R_2=CH_3$; na gentamicina C_2, $R_1=CH_3$, $R_2=H$; na gentamicina C_{1a}, $R_1=R_2=H$. (Reproduzida, com permissão, de Moellering RC Jr. *Microbiological considerations in the use of tobramycin and related aminoglucosidic aminocyclitol antibiotics. MJA* 1977;2S:4-8. *Copyright* 1977. *Medical Journal of Australia.*)

transferência de plasmídeos de resistência (Capítulo 48). Essas enzimas fosforilam, adenilam ou acetilam grupos hidroxila ou amino específicos (Figura 54-1). A amicacina é um substrato adequado apenas para algumas dessas enzimas inativadoras (Figura 54-1); portanto, as cepas que são resistentes a diversos outros aminoglicosídeos tendem a ser suscetíveis à amicacina. Entretanto, uma significativa porcentagem de isolados clínicos do *Enterococcus faecalis* e do *E. faecium* são altamente resistentes a todos os aminoglicosídeos. A resistência à gentamicina indica resistência cruzada com a tobramicina, amicacina, canamicina e netilmicina, pois a enzima inativadora é bifuncional e pode modificar todos esses aminoglicosídeos. Devido às diferenças nas estruturas químicas da estreptomicina e de outros aminoglicosídeos, essa enzima não modifica a estreptomicina, que é inativada por outra enzima; consequentemente, as cepas de enterococos resistentes à gentamicina poderão ser suscetíveis à estreptomicina. A resistência intrínseca aos aminoglicosídeos pode ser causada pela incapacidade do fármaco de atravessar a membrana plasmática (interna). O transporte de aminoglicosídeos por meio da membrana citoplasmática é um processo ativo dependente do metabolismo oxidativo. As bactérias estritamente anaeróbias, portanto, resistem a esses fármacos por não necessitarem do sistema de transporte. A ocorrência de mutações de sentido incorreto em *Escherichia coli*, que resultam na substituição de um único aminoácido em uma proteína ribossômica essencial,

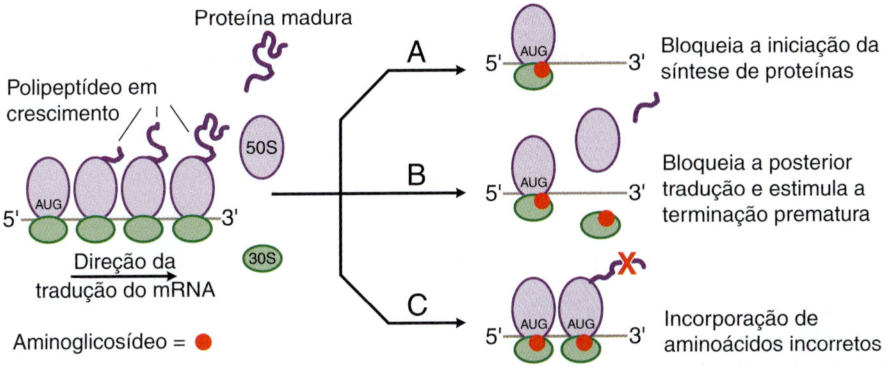

Figura 54-2 *Efeitos dos aminoglicosídeos sobre a síntese de proteínas.* ***A.*** *O aminoglicosídeo* (representado pelos círculos vermelhos) liga-se à subunidade ribossômica 30S e interfere na iniciação da síntese de proteínas fixando o complexo ribossômico 30S-50S no códon de iniciação (AUG) do mRNA. Enquanto os complexos 30S-50S localizados a jusante completam a tradução do mRNA e se liberam, os complexos de iniciação anormais, chamados de monossomas da estreptomicina, acumulam-se bloqueando a posterior tradução da mensagem. O aminoglicosídeo que se liga à subunidade 30S também causa erro de leitura do mRNA, levando a ***B,*** terminação prematura da tradução com liberação do complexo ribossômico e da proteína incompleta ou ***C,*** incorporação de aminoácidos incorretos (indicados pelo X vermelho), resultando na produção de proteínas anormais ou não funcionais.

pode impedir a ligação da estreptomicina. Apesar de serem altamente resistentes à estreptomicina, essas cepas não são amplamente disseminadas na natureza. De forma semelhante, apenas 5% das cepas de *Pseudomonas aeruginosa* exibem essa resistência ribossômica à estreptomicina. Como a resistência ribossômica é habitualmente específica para a estreptomicina, essas cepas de enterococos continuam sendo sensíveis a uma combinação de penicilina e gentamicina *in vitro*.

ESPECTRO ANTIBACTERIANO DOS AMINOGLICOSÍDEOS. A atividade antibacteriana da gentamicina, da tobramicina, da canamicina, da netilmicina e da amicacina é dirigida principalmente contra bacilos gram-negativos aeróbios. A canamicina, assim como a estreptomicina, possui espectro mais limitado. Os bacilos gram-negativos aeróbios variam quanto à sua sensibilidade aos aminoglicosídeos (Quadro 54-1).

Os aminoglicosídeos apresentam pouca atividade contra microrganismos anaeróbios ou bactérias facultativas sob condições anaeróbias. Sua ação contra a maioria das bactérias gram-positivas é limitada e não devem ser usados como agentes isolados no tratamento de infecções causadas por essas bactérias. Em combinação com um agente ativo na parede celular, como a penicilina ou a vancomicina, um aminoglicosídeo produz um efeito bactericida sinérgico *in vitro*. Clinicamente, a superioridade dos regimes de combinação dos aminoglicosídeos sobre os β-lactâmicos isolados não está provada, com exceção de relativamente poucas infecções (discutidas mais adiante).

ADME E POSOLOGIA

ABSORÇÃO. Os aminoglicosídeos são cátions altamente polares e, portanto, são pouco absorvidos pelo trato GI. Menos de 1% de uma dose sofre absorção após administração oral ou retal. Os fármacos são eliminados quantitativamente nas fezes. Entretanto, a administração oral ou retal a longo prazo de aminoglicosídeos pode até resultar em concentrações tóxicas em pacientes com comprometimento renal. A absorção da gentamicina pelo trato GI pode aumentar na presença de doença GI (p. ex., úlceras ou doença inflamatória intestinal). A instilação desses fármacos em cavidades corporais com superfícies serosas também pode resultar em rápida absorção e em toxicidade inesperada (i.e., bloqueio neuromuscular). De forma semelhante, pode ocorrer intoxicação quando os aminoglicosídeos são aplicados topicamente em grandes feridas, queimaduras ou úlceras cutâneas por longos períodos, particularmente se houver insuficiência renal.

Todos os aminoglicosídeos são rapidamente absorvidos nos locais de injeção intramuscular. São obtidas concentrações plasmáticas máximas depois de 30 a 90 minutos. Essas concentrações variam de 4 a 12 μg/mL após uma dose de 1,5 a 2 mg/kg de gentamicina, tobramicina ou de netilmicina e de 20 a 35 μg/mL após uma dose de 7,5 mg/kg de amicacina ou canamicina. Está ocorrendo um aumento na administração de aminoglicosídeos por inalação, primariamente no controle de pacientes com fibrose cística que apresentam infecções pulmonares crônicas por *P. aeruginosa.* As soluções de amicacina e tobramicina para injeção têm sido utilizadas, bem como uma fórmula comercial de tobramicina destinada à inalação.

DISTRIBUIÇÃO. Em razão de sua natureza polar, os aminoglicosídeos não penetram na maioria das células, no SNC e no olho. À exceção da estreptomicina, ocorre ligação insignificante dos aminoglicosídeos à albumina plasmática. O volume aparente de distribuição desses fármacos é de 25% do peso corporal magro e aproxima-se

Quadro 54-1

Típicas concentrações inibitórias mínimas de aminoglicosídeos que irão inibir 90% (CIM_{90}) de isolados clínicos de diversas espécies

	CIM_{90} µg/mL				
ESPÉCIES	CANAMICINA	GENTAMICINA	NETILMICINA	TOBRAMICINA	AMICACINA
Citrobacter freundii	8	0,5	0,25	0,5	1
Enterobacter spp.	4	0,5	0,25	0,5	1
Escherichia coli	16	0,5	0,25	0,5	1
Klebsiella pneumoniae	32	0,5	0,25	1	1
Proteus mirabilis	8	4	4	0,5	2
Providencia stuartii	128	8	16	4	2
Pseudomonas aeruginosa	> 128	8	32	4	2
Serratia spp.	> 64	4	16	16	8
Enterococcus faecalis	—	32	2	32	≥ 64
Staphylococcus aureus	2	0,5	0,25	0,25	16

Adaptado com permissão de Wiedemann B, Atkinson BA. *Susceptibility to antibiotics: Species incidence and trends*. Em: *Antibiotics in Laboratory Medicine,* 3ª ed. (Lorian V, ed.), Lippincott Williams & Wilkins, Baltimore, 1991, pp. 962-1208.)

do volume de líquido extracelular. Os aminoglicosídeos se distribuem fracamente pelo tecido adiposo, o que deverá ser considerado quando estiverem sendo empregados esquemas de posologia baseados no peso de pacientes obesos.

As concentrações de aminoglicosídeos em secreções e tecidos são baixas. Altas concentrações são encontradas apenas no córtex renal e na endolinfa e perilinfa da orelha interna; a alta concentração nesses locais provavelmente contribui para a nefrotoxicidade e ototoxicidade causada por estes fármacos. Como resultado da secreção hepática ativa, as concentrações na bile se aproximam de 30% daquelas observadas no plasma, porém esta representa uma via de excreção bastante minoritária para os aminoglicosídeos. A inflamação aumenta a penetração dos aminoglicosídeos nas cavidades peritoneal e pericárdica. As concentrações dos aminoglicosídeos alcançadas no LCS com administração parenteral são habitualmente subterapêuticas. O tratamento da meningite com administração intravenosa é geralmente subótimo. A administração intratecal ou intraventricular de aminoglicosídeos tem sido utilizada para atingir níveis terapêuticos, entretanto, a disponibilidade das cefalosporinas de terceira e de quarta gerações tornou essa via de administração desnecessária na maioria dos casos.

A administração de aminoglicosídeos a mulheres no final da gravidez pode resultar em acúmulo do fármaco no plasma fetal e no líquido amniótico. A estreptomicina e a tobramicina podem causar perda auditiva em crianças nascidas de mulheres que receberam o fármaco durante a gravidez. Dispõe-se de dados insuficientes sobre os outros aminoglicosídeos; por conseguinte, recomenda-se que eles sejam utilizados com cautela durante a gravidez e apenas para indicações clínicas especiais, na ausência de alternativas adequadas.

ELIMINAÇÃO. Os aminoglicosídeos são excretados quase totalmente por filtração glomerular, e são alcançadas concentrações de 50 a 200 µg/mL na urina. As meias-vidas dos aminoglicosídeos no plasma são semelhantes, 2 a 3 horas em pacientes com função renal normal. Como a eliminação dos aminoglicosídeos depende quase totalmente do rim, existe uma relação linear entre a concentração de creatinina no plasma e a meia-vida de todos os aminoglicosídeos em pacientes com comprometimento moderado da função renal. *Como a incidência de nefrotoxicidade e de ototoxicidade provavelmente está relacionada à exposição total do fármaco aos aminoglicosídeos, é de suma importância reduzir a dose de manutenção desses fármacos em pacientes com comprometimento da função renal.*

Apesar da excreção dos aminoglicosídeos ser semelhante em adultos e em crianças com mais de 6 meses de idade, as meias-vidas dos fármacos podem estar significativamente prolongadas no recém-nascido: 8 a 11 horas na primeira semana de vida em recém-nascidos com peso inferior a 2 kg e cerca de 5 horas naqueles com peso superior a 2 kg. Por conseguinte, é de suma importância monitorar as concentrações plasmáticas dos aminoglicosídeos durante o tratamento de recém-nascidos. A depuração dos aminoglicosídeos encontra-se aumentada e a meia-vida reduzida em pacientes com fibrose cística. Doses maiores de aminoglicosídeos poderão ser, dessa forma, necessárias em pacientes afetados devido à depuração mais rápida do fármaco, possivelmente por causa de sua perda por meio do tecido afetado. Aminoglicosídeos podem ser removidos do corpo por hemodiálise ou por diálise peritoneal.

Os aminoglicosídeos podem ser inativados *in vitro* por várias penicilinas e, portanto, não devem ser administrados em solução. Alguns estudos indicam que essa inativação pode ocorrer *in vivo* em pacientes com insuficiência renal terminal, tornando o monitoramento das concentrações plasmáticas de aminoglicosídeos ainda mais necessário em tais pacientes. A amicacina parece ser o aminoglicosídeo menos afetado por essa interação; as penicilinas que sofrem menor eliminação renal (como a piperacilina) podem apresentar menor tendência para causar tal interação.

POSOLOGIA. A administração de doses elevadas de aminoglicosídeos em intervalos estendidos é a forma preferida para utilizar esses fármacos na maior parte das indicações e populações de pacientes. A administração de doses elevadas em intervalos estendidos, uma vez ao dia, provavelmente é considerada pelo menos igualmente eficaz e potencialmente menos tóxica do que a administração de doses fracionadas. Devido ao efeito pós-antibiótico dos aminoglicosídeos, podem ser alcançadas boas respostas terapêuticas mesmo quando suas concentrações caem abaixo das concentrações inibitórias para uma fração substancial do intervalo de administração. Os esquemas de doses altas em intervalos estendidos para os aminoglicosídeos também poderá reduzir as características de oto e nefrotoxicidade desses fármacos. Essa diminuição da toxicidade provavelmente se deve a um efeito limiar do acúmulo do fármaco na orelha interna ou no rim. Os regimes de doses altas em intervalos estendidos, apesar das concentrações máximas mais elevadas, proporcionam um período mais longo durante o qual as concentrações caem abaixo do limiar para a toxicidade, em comparação com um esquema de múltiplas doses (comparar os dois regimes de dosagem mostrados na Figura 54-3).

As exceções ao uso desse esquema de administração de altas doses/intervalos estendedidos incluem gravidez, neonatos e em infecções pediátricas, e na terapia de combinação para endocardite. Nessas infecções, a administração de múltiplas doses diárias (com uma dose diária total inferior) é preferida, pois os dados que documentam a segurança e a eficácia equivalentes das dosagens em intervalos estendidos são inadequados. As dosagens dos aminoglicosídeos em intervalos estendidos deverão ser evitadas em pacientes com insuficiência renal significativa (i.e. depuração de creatinina < 25 mL/minuto). As doses de aminoglicosídeos deverão ser ajustadas para pacientes com depuração de creatinina inferior a 80 mL/minuto (Quadro 54-2) e as concentrações plasmáticas deverão ser monitoradas. As concentrações de aminoglicosídeos alcançadas no plasma após a administração de uma dose variam amplamente entre os pacientes.

Para esquemas de duas ou três doses ao dia, devem-se determinar as concentrações plasmáticas máximas e mínimas. A concentração máxima documenta a presença de concentrações terapêuticas do fármaco induzidas pela dose, enquanto a concentração mínima é utilizada para evitar sua toxicidade. As concentrações mínimas devem ser menores que 1 a 2 μg/mL para a gentamicina, a netilmicina e a tobramicina e menor que 10 μg/mL para a amicacina e a estreptomicina. A monitoração das concentrações plasmáticas de aminoglicosídeos também é importante

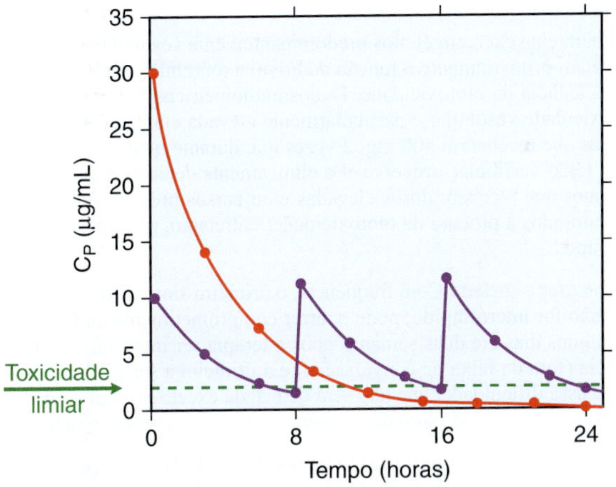

Figura 54-3 *Comparação entre os regimes de dose única e de doses fracionadas para a gentamicina.* Em um paciente hipotético, é administrada uma dose de gentamicina (5,1 mg/kg) por via intravenosa como *bolus* único (*linha vermelha*) ou em três partes, um terço da dose a cada 8 horas (*linha roxa*), de modo que a quantidade de fármaco administrada seja a mesma nos dois casos. O limite de toxicidade (*linha verde pontilhada*) escolhido foi a concentração plasmática de 2 μg/mL, o máximo recomendado no caso de exposição prolongada. O regime de dose única induz uma concentração plasmática mais elevada do que o regime de administração a cada 8 horas; esse pico mais elevado proporciona uma eficácia que, de outra forma, estaria comprometida devido às concentrações prolongadas subliminares presentes mais adiante no intervalo de dosagem ou que seria fornecida pelos níveis mínimos inferiores alcançados com o regime de administração a cada 8 horas. O regime de uma única dose diária também fornece um período de 13 horas durante o qual as concentrações plasmáticas estão abaixo do limite de toxicidade. O regime de 8 em 8 horas, por outro lado, fornece apenas três períodos curtos (~1 h) em 24 horas durante o qual as concentrações plasmáticas estão abaixo do limite de toxicidade. O regime de dose única elevada, de intervalo estendido é geralmente preferível para aminoglicosídeos, com poucas exceções (durante a gravidez, em neonatos, etc.), conforme menção no texto. Por outro lado, um regime de doses fracionadas poderá ser útil para maximizar o tempo acima do limiar (p. ex., CIM) para alguns antibióticos (Figura 48-4).

Quadro 54-2

Redução da dose de aminoglicosídeos com base na depuração de creatinina calculada

DEPURAÇÃO DE CREATININA (mL/min)	% DA DOSE MÁXIMA DIÁRIA*	FREQUÊNCIA DA DOSE
100	100	A cada 24 h
75	75	
50	50	
25	25	
20	80	A cada 48 h
10	60	
< 10	40	

*A dose máxima diária de adultos para amicacina, canamicina e estreptomicina é de 15 mg/kg; para gentamicina e tobramicina, 5,5 mg/kg; e para netilmicina, 6,5 mg/kg.

quando se utiliza um esquema de dose em intervalos estendidos. O método mais acurado para o monitoramento dos níveis plasmáticos a fim de se obter o ajuste da dose é a avaliação da concentração em duas amostras de plasma, coletadas com algumas horas de intervalo (p. ex., 2 e 12 h após a administração de uma dose). Em seguida, a depuração poderá ser calculada e a dose ajustada para alcançar a faixa-alvo desejada.

EFEITOS ADVERSOS. Todos os aminoglicosídeos têm o potencial de produzir toxicidade vestibular, coclear e renal reversíveis e irreversíveis.

OTOTOXICIDADE. Pode ocorrer disfunção vestibular e auditiva após a administração de qualquer um dos aminoglicosídeos e a ototoxicidade poderá tornar-se um efeito adverso limitante. A ototoxicidade induzida por aminoglicosídeos resulta em perda da audição de alta frequência bilateral e irreversível e hipofunção vestibular temporária. A degeneração das células pilosas e dos neurônios da cóclea se correlaciona com a perda de audição. O acúmulo no interior da perilinfa e endolinfa ocorre predominantemente quando são altas as concentrações de aminoglicosídeo no plasma. A difusão de retorno para o interior da corrente sanguínea é lenta; a meia-vida dos aminoglicosídeos é 5 a 6 vezes maior nos fluidos óticos do que no plasma. Determinados fármacos, como o *ácido etacrínico* e a *furosemida,* potencializam os efeitos ototóxicos dos aminoglicosídeos em animais, porém os dados em humanos que implicam a furosemida são menos convincentes.

A estreptomicina e a gentamicina exercem efeitos predominantemente vestibulares, enquanto a amicacina, a canamicina e a neomicina afetam primariamente a função auditiva; a tobramicina afeta ambas as funções igualmente. É difícil determinar a incidência da ototoxicidade. Dados audiométricos sugerem que a incidência pode atingir 25%. A incidência de toxicidade vestibular é particularmente elevada em pacientes que recebem estreptomicina; quase 20% dos indivíduos que receberam 500 mg, 2 vezes/dia, durante quatro semanas, para a endocardite enterocócica desenvolveram lesão vestibular irreversível e clinicamente detectável como os sintomas iniciais podem ser reversíveis, os pacientes que recebem doses elevadas e/ou cursos prolongados de aminoglicosídeos deverão ser cuidadosamente monitorados à procura de ototoxicidade; entretanto, pode-se observar surdez várias semanas após a interrupção da terapia.

Sintomas clínicos de toxicidade coclear. Com frequência, o primeiro sintoma de toxicidade consiste em um zumbido alto. Se o fármaco não for interrompido, pode ocorrer comprometimento auditivo após alguns dias. O zumbido pode persistir por alguns dias até duas semanas após a terapia ser interrompida. Como a percepção do som na faixa de alta frequência (fora da faixa de conversação) é a primeira a ser perdida, o indivíduo acometido nem sempre tem consciência dessa dificuldade, que não será detectada exceto por um cuidadoso exame audiométrico. Se a perda auditiva progredir, as faixas de som de frequência mais baixa serão afetadas.

Sintomas clínicos de toxicidade vestibular. O início da disfunção do labirinto pode ser precedido de cefaleia de intensidade moderada, com 1 a 2 dias de duração. O distúrbio é imediatamente seguido por um estágio agudo, em que aparecem náuseas, vômitos e dificuldades no equilíbrio, que persistem por 1 a 2 semanas. Os sintomas proeminentes consistem em vertigem na posição ortostática, incapacidade de perceber o término do movimento ("passando mentalmente do ponto") e dificuldade em sentar ou permanecer ereto sem pistas visuais. O estágio agudo termina de forma súbita, sendo acompanhado pelo aparecimento de manifestações de labirintite crônica, em que, apesar de assintomático no leito, o paciente tem dificuldade ao tentar caminhar ou fazer movimentos súbitos; a ataxia constitui a característica mais proeminente. A fase crônica persiste por aproximadamente dois meses. A recuperação dessa fase pode exigir de 12 a 18 meses, e a maioria dos pacientes apresenta alguma lesão residual permanente. A interrupção precoce do fármaco pode permitir uma recuperação antes que ocorra lesão irreversível das células ciliadas.

NEFROTOXICIDADE. Aproximadamente, 8 a 26% dos pacientes que recebem um aminoglicosídeo por vários dias desenvolvem comprometimento renal leve, que quase sempre é reversível. A toxicidade decorre do acúmulo e da retenção do aminoglicosídeo nas células tubulares proximais. A manifestação inicial da lesão nesse local consiste na excreção de enzimas da borda em escova das células tubulares renais seguida por proteinúria leve, e aparecem cilindros hialinos e granulosos. A taxa de filtração glomerular diminui após vários dias. Acredita-se que a fase não oligúrica da insuficiência renal seja devida aos efeitos dos aminoglicosídeos sobre a porção distal do néfron, com sensibilidade reduzida do epitélio do ducto coletor à vasopressina. Embora raramente possa ocorrer necrose tubular aguda grave, o achado significativo mais comum consiste em discreta elevação da creatinina plasmática. O comprometimento da função renal é quase sempre reversível, devido à capacidade de regeneração das células tubulares proximais. A toxicidade correlaciona-se com a quantidade total do fármaco administrado e com ciclos de terapia de maior duração. As estratégias de dosagens elevadas em intervalos estendidos levam a uma menor nefrotoxicidade em relação ao mesmo nível de exposição total ao fármaco (medido pela área sob a curva) do que as estratégias com base em doses divididas (Figura 54-3). A neomicina, que se concentra em maior grau, é altamente nefrotóxica em seres humanos e não deve ser administrada de modo sistemático. A estreptomicina, que não se concentra no córtex renal, é o aminoglicosídeo menos nefrotóxico. Outros fármacos como a anfotericina B, a vancomicina, os inibidores da enzima conversora de angiotensina, a cisplatina e a ciclosporina, podem potencializar a nefrotoxicidade induzida pelos aminoglicosídeos.

BLOQUEIO NEUROMUSCULAR. Uma reação tóxica incomum de bloqueio neuromuscular agudo e a apneia têm sido atribuídas aos aminoglicosídeos; pacientes com miastenia grave são particularmente suscetíveis. Nos seres humanos, o bloqueio neuromuscular geralmente ocorre após instilação intrapleural ou intraperitonial de grandes doses de um aminoglicosídeo; entretanto, a reação pode surgir após a administração intravenosa, intramuscular e até mesmo oral desses agentes. O bloqueio neuromuscular pode ser revertido pela administração intravenosa de um sal de cálcio.

OUTROS EFEITOS ADVERSOS. Em geral, os aminoglicosídeos têm pouco potencial alergênico; tanto a anafilaxia quanto o exantema são incomuns. Foram relatadas raras reações de hipersensibilidade — incluindo exantemas cutâneos, eosinofilia, febre, discrasias sanguíneas, angioedema, dermatite esfoliativa, estomatite e choque anafilático — como hipersensibilidade cruzada entre fármacos dessa classe.

USOS TERAPÊUTICOS DE AMINOGLICOSÍDEOS

A gentamicina é um importante agente no tratamento de muitas infecções graves por bacilos gram-negativos. Trata-se do aminoglicosídeo de primeira escolha em razão de seu custo mais baixo e de sua atividade confiável contra todos os aeróbios gram-negativos, exceto os mais resistentes. Dispõe-se de preparações de gentamicina para administração parenteral, oftálmica e tópica. A gentamicina, a tobramicina, a amicacina e a netilmicina podem ser utilizadas de modo intercambiável para o tratamento da maioria das infecções seguintes. Para a maioria das indicações, a gentamicina constitui o agente preferido, devido à longa experiência com seu uso e ao seu custo inferior. Muitos tipos diferentes de infecções podem ser tratados de modo bem-sucedido com esses aminoglicosídeos; entretanto, em razão de suas toxicidades, seu uso prolongado deve limitar-se ao tratamento das infecções potencialmente fatais e daquelas para as quais um agente menos tóxico está contraindicado ou é menos eficaz.

Os aminoglicosídeos são frequentemente utilizados em combinação com um agente ativo na parede celular (*β-lactâmico ou glicopeptídeo*) para a terapia de infecções bacterianas sérias suspeitas ou conhecidas. Existem três fundamentos lógicos para esta estratégia: expandir o espectro empírico de atividade do regime antimicrobiano; proporcionar efeito sinérgico na morte bacteriana; e impedir que se desenvolva resistência aos agentes individuais. A terapia de combinação é usada em infecções como a pneumonia ou a sepse em serviços de saúde, em que organismos gram-negativos resistentes a múltiplos fármacos, como *P. aeruginosa, Enterobacter, Klebsiella* e *Serratia,* podem ser os protagonistas, e as consequências de não se fornecer tratamento inicialmente ativo são terríveis. O uso de aminoglicosídeos para alcançar um efeito sinérgico na morte bacteriana e melhorar a erradicação microbiológica e a resposta clínica está mais bem estabelecido para o tratamento da endocardite causada por organismos gram-positivos, principalmente pelo *Enterococcus.* Os dados clínicos não sustentam o uso da terapia de combinação para a morte sinérgica dos organismos gram-negativos, com as possíveis exceções de infecções sérias causadas por *P. aeruginosa*.

GENTAMICINA

POSOLOGIA. A dose intramuscular ou intravenosa típica recomendada de sulfato de gentamicina, quando usada como agente isolado no tratamento de organismos gram-negativos suspeitos ou conhecidos ou como terapia de combinação para adultos com função renal normal, consiste em 5 a 7 mg/kg diárias administrados durante 30 a 60 minutos. Para pacientes com disfunção renal, o intervalo poderá ser estendido. No caso de pacientes não candidatos ao esquema de dosagem com intervalos estendidos, recomenda-se uma dose de ataque de 2 mg/kg seguidas por 3 a 5 mg/kg por dia, com a administração de um terço a cada 8 horas. Pode ser necessário utilizar o limite superior dessa faixa posológica para obter níveis terapêuticos em pacientes com traumatismos ou queimaduras, com choque séptico, com fibrose cística e outros, nos quais a depuração do fármaco é mais rápida ou cujo volume de distribuição é maior do que o normal. Foram sugeridos vários esquemas posológicos para recém-nascidos e lactentes: 3 mg/kg, 1 vez/dia, para recém-nascidos prematuros com menos de 35 semanas de gestação; 4 mg/kg, 1 vez/dia, para recém-nascidos com mais de 35 semanas de gestação; 5 mg/kg/dia em duas doses fracionadas para recém-nascidos com infecções graves; e 2 a 2,5 mg/kg, a cada 8 horas, para crianças de até 2 anos de idade. As concentrações plasmáticas máximas variam de 4 a 10 mg/mL (dose: 1,7 mg/kg, a cada 8 h) a 16 a 24 mg/mL (dose: 5,1 mg/kg, 1 vez/dia). É preciso ressaltar que as doses recomendadas de gentamicina nem sempre produzem as concentrações desejadas. Recomenda-se enfaticamente a realização de determinações periódicas das concentrações plasmáticas de aminoglicosídeos.

USOS TERAPÊUTICOS

Infecções do trato urinário. Em geral, os aminoglicosídeos não estão indicados para o tratamento das infecções não complicadas do trato urinário, embora uma dose intramuscular única de gentamicina (5 mg/kg) tenha sido eficaz em infecções não complicadas das vias urinárias inferiores. Entretanto, como as cepas de *E. coli* adquiriram resistência aos β-lactâmicos, trimetoprima-sulfametoxazol e fluoroquinolonas, o uso de aminoglicosídeos pode aumentar. Uma vez isolado o microrganismo e determinada sua sensibilidade a antibióticos, o aminoglicosídeo deverá ser suspenso caso o microrganismo infectante seja sensível a antibióticos menos tóxicos.

Pneumonia. Os organismos que causam pneumonia adquirida na comunidade são sensíveis aos antibióticos β-lactâmicos de amplo espectro, aos macrolídeos ou a uma fluoroquinolona, e, em geral, não há necessidade de adicionar um aminoglicosídeo. Os aminoglicosídeos são ineficazes no tratamento da pneumonia causada por organismos anaeróbios ou por *S. pneumoniae*, que constituem causas comuns de pneumonia adquirida na comunidade. Não devem ser considerados como monoterapia efetiva para cocos gram-positivos aeróbios (incluindo *S. aureus* ou estreptococos), que são os microrganismos comumente responsáveis pela pneumonia supurativa ou por abscessos pulmonares. Pode-se utilizar um aminoglicosídeo em combinação com um antibiótico β-lactâmico para a terapia empírica da pneumonia hospitalar, quando o provável agente etiológico consistir em aeróbios gram-negativos resistentes a múltiplos fármacos. Uma vez estabelecido que o β-lactâmico é ativo contra o agente etiológico, em geral não há benefícios em dar continuidade ao aminoglicosídeo.

Meningite. A disponibilidade das cefalosporinas de terceira geração, particularmente cefotaxima e ceftriaxona, reduziu a necessidade de tratamento com aminoglicosídeos na maioria dos casos de meningite, exceto para infecções causadas por microrganismos gram-negativos, que são resistentes aos antibióticos β-lactâmicos (p. ex., espécies de *Pseudomonas* e *Acinetobacter*). Se houver necessidade de terapia com aminoglicosídeo em adultos, são administrados 5 mg de uma formulação de gentamicina isenta de preservativo (ou dose equivalente de outro aminoglicosídeo) diretamente por via intratecal ou intraventricular, 1 vez/dia.

Peritonite associada à diálise peritoneal. Os pacientes que desenvolvem peritonite em consequência de diálise peritoneal podem ser tratados com um aminoglicosídeo diluído no líquido de diálise, em uma concentração de 4 a 8 mg/L de gentamicina, netilmicina ou tobramicina ou de 6 a 12 mg/L de amicacina. Não há necessidade de administração intravenosa ou intramuscular do fármaco, devido ao rápido equilíbrio do soro e do líquido peritoneal.

Endocardite bacteriana. Em certas circunstâncias, para o tratamento de infecções causadas por organismos gram-positivos, primariamente a endocardite bacteriana, tem sido recomendada a administração de gentamicina "sinérgica" ou em baixa dose (3 mg/kg ao dia, em três doses fracionadas) em combinação com uma penicilina ou vancomicina. A combinação da penicilina com a gentamicina é eficaz como esquema de curta duração (i.e., duas semanas) para a endocardite estreptocócica não complicada em valvas nativas. Nos casos de endocardite enterocócica, a administração concomitante de penicilina e de gentamicina, durante 4 a 6 semanas, tem sido recomendada. Um esquema de duas semanas de gentamicina ou tobramicina em combinação com nafcilina mostra-se eficaz para o tratamento de casos selecionados de endocardite estafilocócica de valva nativa tricúspide. Em pacientes com endocardite estafilocóccica da valva aórtica ou mitral nativa, os riscos da administração de aminoglicosídeos provavelmente ultrapassam os benefícios.

Sepse. A inclusão de um aminoglicosídeo em um esquema empírico é comumente recomendada para pacientes febris com granulocitopenia e para sepse, quando *P. aeruginosa* representa um patógeno potencial. Estudos mais recentes que utilizaram antibióticos β-lactâmicos potentes de amplo espectro (p. ex., carbapenems e cefalosporinas antipseudomonas), não demonstraram qualquer benefício da adição de um aminoglicosídeo ao esquema, exceto quando há suspeita de que uma infecção possa ser causada por um microrganismo resistente a múltiplos fármacos.
Aplicações Tópicas. A gentamicina sofre absorção lenta quando aplicada topicamente na forma de pomada, enquanto sua absorção é ligeiramente mais rápida quando aplicada na forma de creme. Quando o antibiótico é aplicado em grandes áreas da superfície corporal desnuda, como no caso de pacientes com queimaduras, as concentrações plasmáticas podem atingir 4 μg/mL e 2 a 5% do fármaco utilizado pode aparecer na urina.

EFEITOS ADVERSOS. Os efeitos adversos mais graves e importantes associados ao uso da gentamicina consistem em nefrotoxicidade e ototoxicidade irreversíveis. A administração intratecal ou intraventricular é raramente utilizada, visto que pode causar inflamação local.

TOBRAMICINA

A atividade antimicrobiana, as propriedades farmacocinéticas e o perfil tóxico da tobramicina são muito semelhantes aos da gentamicina. A tobramicina pode ser administrada por via intramuscular ou intravenosa, ou por inalação. A tobramicina também está disponível sob a forma de pomadas e soluções oftálmicas. As indicações para o uso da tobramicina são iguais às da gentamicina. A superioridade da atividade da tobramicina contra *P. aeruginosa* pode torná-la o aminoglicosídeo preferido para o tratamento de infecções graves comprovadas ou suspeitas causadas por esse microrganismo. A tobramicina geralmente é utilizada com um antibiótico β-lactâmico antipseudomonas. Em contraste com a gentamicina, a tobramicina exibe pouca atividade em combinação com uma penicilina contra muitas cepas de enterococos. As cepas de *E. faecium* são, em sua maioria, altamente resistentes. A tobramicina é ineficaz contra micobactérias. As dosagens e as concentrações séricas são idênticas às mencionadas para gentamicina.

AMICACINA

O espectro de atividade antimicrobiana da amicacina é o mais amplo do grupo. Em razão de sua resistência a muitas das enzimas inativadoras de aminoglicosídeos, a amicacina desempenha um papel especial no tratamento inicial de infecções nosocomiais sérias causadas por bacilos gram-negativos em hospitais onde a resistência à gentamicina e à tobramicina se tornou um problema significativo. A amicacina mostra-se ativa contra a maioria das cepas de *Serratia, Proteus* e *P. aeruginosa,* assim como contra quase todas as cepas de *Klebsiella, Enterobacter* e *E. coli* que são resistentes à gentamicina e à tobramicina. A maior resistência à amicacina é encontrada entre cepas de *Acinetobacter, Providencia* e *Flavobacter* e cepas de *Pseudomonas* diferentes de *P. aeruginosa;* esses são todos patógenos incomuns. A amicacina é menos ativa do que a gentamicina contra enterococos e não deve ser utilizada contra esse organismo. A amicacina não é ativa contra a maioria das bactérias anaeróbias gram-positivas. Ela mostra-se ativa contra *Mycobacterium tuberculosis*, incluindo cepas resistentes à estreptomicina e micobactérias atípicas.

A dose recomendada de amicacina é de 15 mg/kg/dia em dose única ou fracionada em duas ou três porções iguais, que deverá ser reduzida em pacientes com insuficiência renal. O fármaco é rapidamente absorvido após injeção intramuscular, e as concentrações plasmáticas máximas aproximam-se de 20 μg/mL após uma injeção de 7,5 mg/kg. A concentração observada 12 horas após uma dose de 7,5 mg/kg tipicamente situa-se entre 5 a 10 μg/mL. A administração de uma dose única diária de 15 mg/kg resulta em concentrações máximas situadas de 50 a 60 μg/mL, com concentração mínima inferior a 1 μg/mL. Para o tratamento de infecções micobacterianas, normalmente são utilizados esquemas de três vezes por semana de dosagem da amicacina, com doses de até 25 mg/kg. A exemplo dos outros aminoglicosídeos, a amicacina provoca ototoxicidade, perda auditiva e nefrotoxicidade.

NETILMICINA

A netilmicina assemelha-se à gentamicina e à tobramicina nas suas propriedades farmacocinéticas e posologia. A exemplo da amicacina, a netilmicina não é metabolizada pela maioria das enzimas inativadoras de aminoglicosídeos; portanto, pode ser ativa contra certas bactérias resistentes à gentamicina (com exceção de enterococos resistentes). A netilmicina mostra-se útil para o tratamento de infecções graves causadas por *Enterobacteriaceae* e outros bacilos gram-negativos aeróbios sensíveis. A dose recomendada de netilmicina para infecções complicadas do trato urinário em adultos é de 1,5 a 2 mg/kg, a cada 12 horas. Para outras infecções sistêmicas graves, administra-se uma dose diária total de 4 a 7 mg/kg, em dose única ou em duas ou três doses fracionadas. As crianças devem receber 3 a 7 mg/kg/dia, em duas ou três doses fracionadas; para recém-nascidos, são administrados 3,5 a 5 mg/kg/dia, em uma dose única diária. A meia-vida de eliminação é habitualmente de 2 a 2,5 horas nos adultos e aumenta na presença de insuficiência renal. A netilmicina pode provocar ototoxicidade e nefrotoxicidade.

ESTREPTOMICINA

A estreptomicina é utilizada no tratamento de certas infecções incomuns, geralmente em associação com outros agentes antimicrobianos. Em geral, é menos ativa que outros membros da classe contra bastonetes gram-negativos aeróbios.

USOS TERAPÊUTICOS

Endocardite bacteriana. A combinação de penicilina G (bacteriostática contra enterococos) e estreptomicina mostra-se eficaz como terapia bactericida para a endocardite enterocócica. A gentamicina é geralmente preferida devido à sua menor toxicidade; além disso, ela deve ser utilizada quando a cepa do enterococo for resistente à estreptomicina (CIM > 2 mg/mL). A estreptomicina deve ser utilizada em lugar da gentamicina quando a cepa é resistente a esta última, e for demonstrada uma suscetibilidade à estreptomicina, que pode ocorrer porque as enzimas que inativam esses dois aminoglicosídeos são diferentes.

A estreptomicina deve ser administrada por injeção intramuscular profunda ou por via intravenosa. A injeção intramuscular pode ser dolorosa, com aparecimento de massa quente e hipersensível no local da aplicação. A dose de estreptomicina é de 15 mg/kg/dia para pacientes cuja depuração de creatinina é superior a 80 mL/minuto. Tipicamente, é administrada em uma dose única diária de 1.000 mg, ou 500 mg 2 vezes/dia, produzindo concentrações séricas máximas de aproximadamente 50 a 60 e de 15 a 30 μg/mL e concentrações mínimas inferiores a 1 e 5 a 10 μg/mL, respectivamente. A dose diária total deve ser reduzida em proporção direta à redução da depuração da creatinina para valores superiores a 30 mL/minuto (Quadro 54-2).

Tularemia. A estreptomicina (ou a gentamicina) constitui o fármaco de escolha para o tratamento da tularemia. A maioria dos casos responde à administração de 1 a 2 g (15-25 mg/kg) de estreptomicina por dia (em doses fracionadas) durante 10 a 14 dias.

Peste. A estreptomicina constitui um agente eficaz para o tratamento de todas as formas de peste. A dose recomendada é de 2 g/dia em duas doses fracionadas por 10 dias. A gentamicina provavelmente é tão eficaz quanto a estreptomicina.

Tuberculose. A estreptomicina é um agente de segunda linha para o tratamento da tuberculose ativa e deve sempre ser utilizada em combinação com pelo menos um ou dois outros fármacos aos quais a cepa causadora seja sensível.

A dose para pacientes com função renal normal é de 15 mg/kg/dia, na forma de injeção intramuscular única, durante 2 a 3 meses, e, a seguir, 2 ou 3 vezes/semana.

EFEITOS ADVERSOS. A estreptomicina tem sido substituída pela gentamicina para a maioria das indicações porque a toxicidade desta última é primariamente renal e reversível, enquanto a da estreptomicina é vestibular e irreversível. A administração da estreptomicina poderá produzir disfunção do nervo ótico, incluindo escotomas, apresentando-se como um alargamento do ponto cego. Entre as reações tóxicas menos comuns à estreptomicina está a neurite periférica.

NEOMICINA

A neomicina é um antibiótico de amplo espectro. Os microrganismos sensíveis são habitualmente inibidos por concentrações de 10 μg/mL ou menos. As espécies gram-negativas altamente sensíveis incluem *E. coli, Enterobacter aerogenes, Klebsiella pneumoniae* e *Proteus vulgaris.* Os microrganismos gram-positivos que são inibidos incluem *S. aureus* e *E. faecalis.* O *M. tuberculosis* também é sensível à neomicina. As cepas de *P. aeruginosa* mostram-se resistentes a esse fármaco. O sulfato de neomicina está disponível para administração tópica e oral. Atualmente, a neomicina está disponível em muitas marcas comerciais de cremes, pomadas e outros produtos, isoladamente ou em associação com polimixina, bacitracina, outros antibióticos e uma variedade de corticosteroides. Não há evidências de que essas preparações tópicas possam reduzir o tempo necessário para a cicatrização de feridas ou que aquelas que contêm um esteroide sejam mais eficazes.

USOS TERAPÊUTICOS. A neomicina tem sido amplamente utilizada para aplicação tópica em uma variedade de infecções da pele e das mucosas. A administração oral de neomicina (habitualmente em associação com eritromicina base) tem sido utilizada primariamente para a "preparação" do intestino para cirurgia. A neomicina e a polimixina B têm sido utilizadas para a irrigação da bexiga com a finalidade de impedir a bacteriúria e a bacteriemia associadas aos cateteres internos. Para esse fim, 1 mL de uma preparação contendo 40 mg de neomicina e 200.000 unidades de polimixina B por mililitro é diluída em 1L de solução de cloreto de sódio a 0,9% e é utilizada para irrigação contínua da bexiga urinária por meio de sistemas de cateteres apropriados. A bexiga é irrigada a uma taxa de 1L a cada 24 horas.

ABSORÇÃO E EXCREÇÃO. A neomicina é pouco absorvida pelo trato GI e é excretada pelo rim. Uma dose diária total de 10 g, durante três dias, resulta em uma concentração sanguínea abaixo daquela associada à toxicidade sistêmica, quando a função renal estiver normal. Aproximadamente, 97% de uma dose oral de neomicina não é absorvida e é eliminada de modo inalterado nas fezes.

EFEITOS ADVERSOS. Ocorrem reações de hipersensibilidade, primariamente exantemas cutâneos, em 6 a 8% dos pacientes quando a neomicina é aplicada de forma tópica. Os efeitos tóxicos mais importantes da neomicina são a ototoxicidade e a nefrotoxicidade; como consequência, o fármaco não está mais disponível para administração parenteral. Ocorreu também um bloqueio neuromuscular com paralisia respiratória após irrigação de feridas ou de cavidades serosas. Os indivíduos tratados com 4 a 6 g/dia do fármaco por via oral desenvolvem algumas vezes uma síndrome semelhante ao espru, com diarreia, esteatorreia e azotorreia. A proliferação excessiva de leveduras no intestino também pode ocorrer.

CANAMICINA

A canamicina se situa entre os aminoglicosídeos mais tóxicos e existem poucas indicações para o seu uso. Ela não apresenta vantagens terapêuticas sobre a estreptomicina ou a amicacina, sendo provavelmente mais tóxica; poderá ser usada como fármaco substituto, dependendo da suscetibilidade do isolado.

Para uma listagem bibliográfica completa, consulte ***As Bases Farmacológicas da Terapêutica de Goodman e Gilman***, 12ª edição.

55 Capítulo

Inibidores da síntese de proteínas e agentes antibacterianos diversos

Os agentes antimicrobianos discutidos neste capítulo podem ser ordenados em três grupos:

- *Bacteriostáticos, inibidores da síntese de proteínas que atuam sobre os ribossomos*, como tetraciclinas e glicilciclinas, cloranfenicol, macrolídeos e cetolídeos, lincosamidas (clindamicina), estreptograminas (quinupristina/dalfopristina), oxazolidinonas (linezolida) e aminociclitóis (espectinomicina).
- *Agentes que atuam sobre a parede celular ou sobre a membrana celular* como polimixinas, glicopeptídeos (vancomicina e teicoplanina) e lipopeptídeos (daptomicina).
- *Agentes diversos* que atuam por meio de mecanismos distintos com indicações limitadas: bacitracina e mupirocina.

TETRACICLINAS E GLICILCICLINAS

As tetraciclinas constituem uma série de derivados de uma estrutura básica de 4 anéis, mostrada a seguir como a doxiciclina. As glicilciclinas são tetraciclinas congêneres com radicais substitutos que conferem atividade de amplo espectro e atividade contra bactérias resistentes a outros antibióticos; a glicilciclina disponível é a tigeciclina.

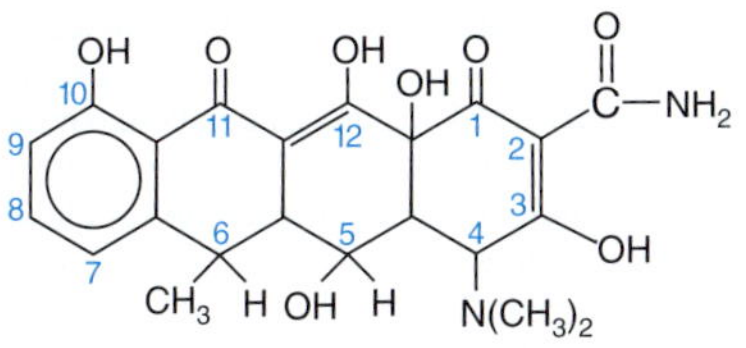

DOXICICLINA

MECANISMO DE AÇÃO. As tetraciclinas e as glicilciclinas inibem a síntese de proteínas bacterianas pela sua ligação ao ribossomo bacteriano 30S, impedindo o acesso do aminoacil-tRNA ao local aceptor (A) no complexo mRNA-ribossomo (Figura 55-1). Esses fármacos penetram nas bactérias gram-negativas por difusão passiva, por meio dos canais formados pelas proteínas porinas da membrana celular externa, bem como por transporte ativo que bombeia tetraciclinas por meio da membrana citoplasmática.

ATIVIDADE ANTIMICROBIANA. As tetraciclinas são antibióticos bacteriostáticos com atividade contra uma ampla variedade de bactérias aeróbias e anaeróbias gram-positivas e gram-negativas.

A doxiciclina, o mais importante membro das tetraciclinas, representa o fármaco de escolha para as doenças sexualmente transmitidas, infecções por riquétsias, peste, brucelose, tularemia e infecções por espiroquetas, e também é usado no tratamento de infecções do trato respiratório, incluindo patógenos atípicos de pneumonia e no caso de infecções da pele e dos tecidos moles, causadas pelas cepas comunitárias do *Staphylococcus aureus* resistente à meticilina (MRSA), para as quais a minociclina também é eficaz. As glicilciclinas são ativas contra bactérias resistentes às tetraciclinas de primeira e segunda gerações.

Esses agentes são eficazes contra alguns microrganismos, como *Rickettsia*, *Coxiella burnetii*, *Mycoplasma pneumoniae*, *Chlamydia* spp., *Legionella* spp., *Ureaplasma*, algumas micobactérias atípicas e *Plasmodium* spp., que são resistentes aos agentes antimicrobianos ativos contra a parede celular. As tetraciclinas são ativas contra muitos espiroquetas, incluindo *Borrelia recurrentis*, *Borrelia burgdorferi* (doença de Lyme), *Treponema pallidum* (sífilis) e *Treponema pertenue*. A demeclociclina, a tetraciclina, a minociclina e a doxiciclina estão disponíveis nos EUA para uso sistêmico. A resistência de uma cepa bacteriana a qualquer um dos membros da classe pode ou não resultar em resistência cruzada a outras tetraciclinas. A tigeciclina geralmente é ativa contra organismos que são suscetíveis às tetraciclinas, bem como àqueles com resistência adquirida às tetraciclinas.

Intrissecamente as tetraciclinas são mais ativas contra os microrganismos gram-positivos do que contra os gram-negativos, embora seja comum haver resistência adquirida. Dados recentes dos EUA sobre a atividade da tetraciclina e de outros agentes são mostrados no Quadro 55-1. O *Bacillus anthracis* e a *Listeria monocytogenes*

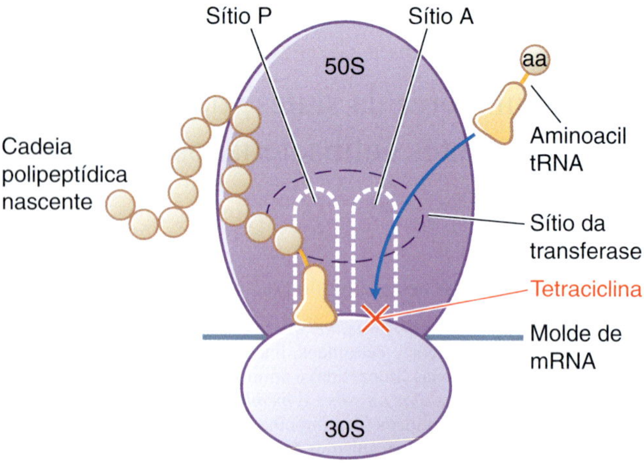

Figura 55-1 *Inibição da síntese de proteínas bacterianas pelas tetraciclinas.* O RNA mensageiro (mRNA) liga-se à subunidade 30S do RNA ribossômico bacteriano. O sítio P (peptidil) da subunidade do RNA ribossômico 50S contém a cadeia polipeptídica nascente; normalmente, o aminoacil tRNA, carregado com o próximo aminoácido (aa) a ser adicionado à cadeia, move-se para o sítio A (aceptor) com a base complementar pareando entre a sequência do códon do mRNA. As *tetraciclinas* inibem a síntese proteica bacteriana mediante ligação à subunidade 30S e bloqueio da ligação do tRNA ao sítio A.

são sensíveis. A doxiciclina e a minociclina podem ser ativas contra alguns isolados resistentes à tetraciclina. *H. influenzae* é geralmente sensível, enquanto muitas *Enterobacteriaceae* apresentam resistência adquirida. Embora todas as cepas de *Pseudomonas aeruginosa* sejam resistentes, 90% das cepas de *Burkholderia pseudomallei* (a causa da melioidose) são sensíveis. As tetraciclinas continuam sendo úteis no tratamento de infecções causadas por *Haemophilus ducreyi* (cancroide), *Vibrio cholerae* e *V. vulnificus* e inibem o crescimento de *Legionella pneumophila, Campylobacter jejuni, Helicobacter pylori, Yersinia pestis, Yersinia enterocolitica, Francisella tularensis* e *Pasteurella multocida.* As tetraciclinas são ativas contra muitos microrganismos anaeróbios e facultativos. A tetraciclina constitui o fármaco de escolha para o tratamento da actinomicose.

Em geral, a tigeciclina é igualmente ou mais ativa *in vitro* do que as tetraciclinas contra bactérias, incluindo os organismos resistentes à tetraciclina, especialmente os gram-negativos. Existem poucas exceções nas quais outras tetraciclinas podem ser mais ativas contra certos organismos, tais como *Stenotrophomonas* e *Ureaplasma.*

RESISTÊNCIA ÀS TETRACICLINAS E ÀS GLICILCICLINAS. A resistência é mediada primariamente por plasmídeos e frequentemente induzível. Os três principais mecanismos de resistência são:

- Diminuição do acúmulo de tetraciclina em consequência de uma redução do influxo do antibiótico ou da aquisição de uma via de efluxo dependente de energia;
- Produção de uma proteína de proteção ribossômica que desloca a tetraciclina de seu alvo;
- Inativação enzimática das tetraciclinas.

A resistência cruzada, ou a sua falta, entre as tetraciclinas depende do mecanismo atuante. A resistência às tetraciclinas devido ao mecanismo de proteção ribossômica (*tetM*) produz resistência cruzada à doxiciclina e à minociclina, visto que o local-alvo protegido é o mesmo para todas as tetraciclinas. A porção glicilamido característica da tigeciclina diminui sua afinidade pela maioria das bombas de efluxo, restaurando a atividade contra muitos microrganismos resistentes à tetraciclina em decorrência desse mecanismo. A ligação das glicilglicinas a ribossomos é também aumentada, melhorando a atividade contra microrganismos possuidores de proteínas protetoras de ribossomos que conferem resistência a outras tetraciclinas.

ADME

A absorção oral da maioria das tetraciclinas é incompleta. A porcentagem não absorvida do fármaco aumenta à medida que a dose administrada aumenta. A tigeciclina está disponível somente para administração parenteral. A ingestão concomitante de cátions divalentes e trivalentes (p. ex., Ca^{2+}, Mg^{2+}, Al^{3+}, $Fe^{2+/3+}$ e Zn^{2+}) comprometem a absorção. Portanto, laticínios, antiácidos, géis de hidróxido de alumínio, sais de cálcio, magnésio e ferro ou zinco, subsalicilato de bismuto e suplementos de Fe e Zn da dieta podem interferir na absorção de tetraciclinas. Após uma dose única oral, a concentração plasmática máxima é atingida em 2 a 4 horas. Esses fármacos possuem meia-vida na faixa de 6 a 12 horas e, com frequência, são administrados 2 a 4 vezes/dia. A demeclociclina que também sofre absorção incompleta, pode ser administrada em doses diárias menores, porque a sua meia-vida de 16 horas proporciona concentrações plasmáticas eficazes durante 24 a 48 horas.

Quadro 55-1

Atividade de antimicrobianos selecionados contra patógenos gram-positivos importantes

	CONCENTRAÇÃO DE AGENTES MICROBIANOS NECESSÁRIA PARA INIBIR O CRESCIMENTO DE 90% DE ISOLADOS, µg/mL (% SENSÍVEL EM CONCENTRAÇÕES CLINICAMENTE ATINGÍVEIS DO FÁRMACO)						
	Streptococcus pyogenes	*Streptococcus pneumoniae*		*Staphylococcus aureus*		*Enterococcus faecalis*	*Enterococcus faecium*
		PCN-S	PCN-R	MSSA	MRSA		
Tetraciclina	4 (89,7)	≤ 2 (94,6)	> 8 (36,7)	≤ 2 (95,7)	≤ 2 (93,4)	> 8 (24,6)	> 8 (58,7)
Tigeciclina	≤ 0,03 (100)	≤ 0,03 (NR)	≤ 0,03 (NR)	0,25 (100)	0,25 (99,9)	0,25 (99,9)	0,12 (NR)
Eritromicina	1 (89,7)	> 2 (87,3)	> 2 (17,2)	> 2 (70,8)	> 2 (6,1)	> 2 (9,1)	> 2 (3,0)
Clindamicina	≤ 0,25 (97,7)	≤ 0,25 (97,1)	> 2 (44,4)	≤ 0,25 (94,6)	> 2 (57,9)	NA	NA
Quinupristina/dalfopristina	≤ 0,12 (100)	0,5 (99)	0,5 (100)	0,25 (100)	0,5 (100)	8 (3,9)	2 (92,6)
Linezolida	1 (100)	1 (100)	1 (100)	2 (99,9)	2 (99,9)	2 (99,9)	2 (98,0)
Vancomicina	0,25 (100)	≤ 1 (100)	≤ 1 (100)	1 (99,9)	1 (99,9)	2 (94,5)	>16 (26,6)
Daptomicina	0,06 (100)	0,12 (NA)	0,12 (NA)	0,25 (100)	0,5 (100)	2 (100)	4 (100)

PCN-S, sensível à penicilina; *PCN-R*, resistente à penicilina; *MSSA*, *Staphylococcus aureus* sensível à meticilina; *MRSA*, *Staphylococcus aureus* resistente à meticilina; *NR*, não relatado; *NA*, não aplicável.
Os números na linha de cada antibiótico representam, em µg/mL, as concentrações do fármaco necessárias para inibir o crescimento de 90% dos isolados daquele organismo. Entre parênteses, embaixo da concentração de cada fármaco está a porcentagem de isolados inibidos em concentrações clinicamente úteis do fármaco.
Fontes: Gales AC, Sader HS, Fritsche TR. Diagn Microbiol Infect Dis. 2008;60:421-427 e cCritchley IA, Blasser-Middleton RS, Jones ME e cols. Antimicrob Agents Chemother, 2003;47:1689-1693.

As doses orais de doxiciclina e de minociclina são bem absorvidas (90-100%), com meia-vida de 16 a 18 horas; esses fármacos podem ser administrados com menos frequência e em doses mais baixas do que a tetraciclina ou a demeclociclina. As concentrações plasmáticas são equivalentes quando a doxiciclina é administrada por via oral ou parenteral. O alimento, incluindo laticínios, não interfere na absorção de doxiciclina e de minociclina.

As tetraciclinas distribuem-se amplamente por todo o organismo, incluindo a urina e a próstata. Acumulam-se nas células reticuloendoteliais do fígado, do baço e da medula óssea, bem como no osso, na dentina e no esmalte dos dentes que ainda não irromperam. A tigeciclina distribui-se rápida e extensamente para os tecidos, com um volume aparente estimado de 7 a 10 L/kg. Uma inflamação das meninges não é necessária para a passagem das tetraciclinas para o líquido cerebrospinal (LCS). A penetração desses fármacos na maioria dos outros líquidos e tecidos é excelente. As concentrações no líquido sinovial e na mucosa do seio maxilar aproximam-se dos níveis plasmáticos. As tetraciclinas atravessam a placenta e penetram na circulação fetal e no líquido amniótico. São também encontradas concentrações relativamente altas desses fármacos no leite materno.

Exceto a doxiciclina, a maioria das tetraciclinas é eliminada pelo rim, embora sejam também concentradas no fígado, excretadas na bile e parcialmente reabsorvidas por meio da recirculação êntero-hepática. São excretadas quantidades comparáveis de tetraciclina (i.e., 20-60%) na urina em 24 horas após administração oral ou intravenosa. A doxiciclina é amplamente excretada de forma inalterada tanto na bile quanto na urina; a tigeciclina, em sua maioria, é excretada inalterada juntamente com uma pequena quantidade de metabólitos do ácido glicurônico; e a minociclina é extensamente metabolizada pelo fígado antes de ser excretada. As doses de tais agentes não precisam ser ajustadas em pacientes com disfunção renal. Recomendações para o ajuste de doses específicas em hepatopatias encontram-se disponíveis apenas para a tigeciclina. Há alguma evidência de interações medicamentosas entre a doxiciclina e agentes indutores de enzimas hepáticas tais como fenitoína e rifampicina, mas não em referência à minociclina ou à tigeciclina.

As tetraciclinas têm sido usadas extensivamente para tratar doenças infecciosas e como aditivo na alimentação de animais para auxiliar o crescimento (uma função que provavelmente contribui para o desenvolvimento de resistência bacteriana). Os fármacos permanecem úteis como terapia de primeira linha contra infecções causadas por riquétsias, micoplasmas e clamídias. As glicilciclinas têm recuperado grande parte da atividade antibacteriana perdida pelas tetraciclinas em razão de resistência e podem ser usadas em uma variedade de infecções provocadas por microrganismos gram-positivos e gram-negativos.

A dose oral de tetraciclina oscila entre 1 a 2 g/dia em adultos. Crianças com mais de 8 anos de idade devem receber 25 a 50 mg/kg/dia em quatro doses fracionadas. O pH baixo da tetraciclina, mas não da doxiciclina ou da minociclina, invariavelmente causa flebite se infundida em uma veia periférica. A dose oral ou intravenosa de doxiciclina para adultos é de 100 mg a intervalos de 12 horas no primeiro dia e, a seguir, 50 mg a cada 12 horas, 100 mg, 1 vez/dia ou 100 mg 2 vezes/dia na presença de infecção grave; para crianças com mais de 8 anos de idade, a dose é de 4 a 5 mg/kg/dia, em duas doses fracionadas no primeiro dia; a seguir, 2 a 2,5 mg/kg, 1 ou 2 vezes/dia. A dose de minociclina para adultos inicialmente é de 200 mg VO ou intravenosa, seguida de 100 mg a cada 12 horas; para crianças, a dose inicial é de 4 mg/kg, seguida de 2 mg/kg a cada 12 horas. A tetraciclina é administrada por via intravenosa em adultos como uma dose de ataque de 100 mg, seguida de 50 mg a cada 12 horas. A tigeciclina é administrada por via intravenosa em adultos com uma dose de ataque de 100 mg, seguidas por 50 mg a cada 12 horas. Em pacientes com comprometimento hepático grave, a dose de ataque deve ser seguida por uma dose de manutenção reduzida de 25 mg a cada 12 horas. Dados sobre posologia não estão disponíveis para tigeciclina em pacientes pediátricos.

As tetraciclinas não devem ser administradas por via intramuscular em razão de irritação local e absorção inadequada. Desconforto GI, náuseas e vômitos podem ser minimizados mediante a administração de tetraciclinas com alimento. Em geral, a administração oral de tetraciclinas deve ocorrer 2 horas antes ou 2 horas depois da administração simultânea com qualquer um dos agentes listados. Colestiramina e colestipol também ligam-se a tetraciclinas administradas por via oral e interferem na absorção do antibiótico.

Infecções do trato respiratório. A doxiciclina apresenta boa atividade contra *S. pneumoniae* e *H. influenzae* e excelente atividade contra patógenos atípicos como *Mycoplasma* e *Chlamydophilia pneumoniae.* Foi demonstrado que a tigeciclina é eficaz para uso como um agente único em adultos hospitalizados com pneumonia bacteriana adquirida na comunidade.

Infecções cutâneas e de tecidos moles. A tigeciclina está aprovada pelo Food and Drug Administration (FDA) para o tratamento de infecções cutâneas e de tecidos moles não complicadas. Doses relativamente baixas de tetraciclina têm sido usadas para tratar a acne (250 mg VO, 2 vezes/dia).

Infecções intra-abdominais. A resistência entre *Enterobacteriaceae* e aeróbios gram-negativos limita a utilidade das tetraciclinas contra infecções intra-abdominais. Entretanto, a tigeciclina é dotada de excelente atividade contra tais patógenos, bem como contra *Enterococcus*.

Infecções GI. A terapia com as tetraciclinas é quase sempre ineficaz em infecções causadas por *Shigella*, *Salmonella* ou outras *Enterobacteriaceae,* em razão das cepas resistentes aos fármacos. A resistência limita a utilidade das tetraciclinas no tratamento de diarreia do viajante. A doxiciclina (300 mg como uma dose única) é eficaz na redução do volume fecal e na erradicação de *Vibrio cholerae* das fezes dentro de 48 horas. Algumas cepas de *Vibrio cholerae* são resistentes às tetraciclinas.

Doenças sexualmente transmissíveis. A doxiciclina não mais é recomendada para infecções gonocócicas. A *C. trachomatis* costuma ser um patógeno coexistente na doença inflamatória pélvica aguda. A doxiciclina, 100 mg IV 2 vezes/dia, é recomendada por pelo menos 48 horas após melhora clínica substancial, seguida por terapia oral na mesma dose para completar um curso de 14 dias. A epididimite aguda é causada por infecção por *C. trachomatis* ou *Neisseria gonorrhoeae* em homens com menos de 35 anos de idade. Regimes eficazes incluem uma única injeção de ceftriaxona (250 mg) mais doxiciclina, 100 mg VO 2 vezes/dia durante 10 dias. Parceiros sexuais também devem ser tratados. A doxiciclina, 100 mg a cada 12 horas durante sete dias, é eficaz; contudo, a azitromicina em geral é preferida porque pode ser administrada como uma única dose de 1 g. A doxiciclina (100 mg 2 vezes/dia durante 21 dias) constitui a terapia de primeira linha para tratamento de linfogranuloma venéreo. Os pacientes alérgicos à penicilina, não grávidos, que têm sífilis primária, secundária ou latente, podem ser tratados com um esquema de tetraciclinas tal como doxiciclina, 100 mg, oralmente, 2 vezes/dia, por duas semanas. As tetraciclinas não devem ser usadas no tratamento da neurossífilis.

Infecções por riquétsias. As tetraciclinas podem salvar vidas em infecções causadas por riquétsias, entre elas febre maculosa das Montanhas Rochosas, tifo epidêmico recrudescente (doença de Brill), tifo murino, tifo rural, riquetsiose variceliforme e febre Q. A melhora clínica costuma ser evidente 24 horas após o início da terapia. A doxiciclina é o fármaco de escolha para o tratamento de febre maculosa das Montanhas Rochosas suspeitada ou comprovada em adultos e em crianças, incluindo aquelas com menos de 9 anos, nas quais o risco de modificação da cor dos dentes permanentes é superado pela gravidade dessa infecção potencialmente fatal.

Antraz. Doxiciclina, 100 mg a cada 12 horas (2,2 mg/kg a cada 12 h para crianças com peso < 45 kg), é indicada para prevenção ou tratamento de antraz. Deve ser usada em combinação com outro agente quando se estiver tratando uma infecção inalatória ou GI. A duração recomendada do tratamento é de 60 dias para o caso de exposições decorrentes de um ato de terrorismo.

Aplicação local. À exceção de sua aplicação local nos olhos, não se recomenda o uso tópico das tetraciclinas. São utilizadas microesferas de liberação prolongada de minociclina para administração subgengival em odontologia.

Outras infecções. As tetraciclinas em combinação com rifampicina ou estreptomicina são eficazes contra infecções agudas e crônicas causadas por *Brucella melitensis*, *Brucella suis* e *Brucella abortus*. Embora a estreptomicina seja preferível, as tetraciclinas também são eficazes na tularemia. A actinomicose, embora mais responsiva à penicilina G, pode ser tratada com sucesso utilizando-se uma tetraciclina. A minociclina é uma alternativa para o tratamento de nocardiose, mas uma sulfonamida deve ser utilizada concomitantemente. Bouba e febre recidivante respondem favoravelmente às tetraciclinas. As tetraciclinas são úteis no tratamento agudo e na profilaxia de leptospirose (*Leptospira* spp.). *Borrelia* spp., incluindo *B. recurrentis* (febre recidivante) e *B. burgdorferi* (doença de Lyme), respondem à terapia com uma tetraciclina. As tetraciclinas têm sido usadas para tratar patógenos micobacterianos atípicos sensíveis, entre eles *Mycobacterium marinum*.

EFEITOS ADVERSOS

GI. Todas as tetraciclinas podem produzir irritação GI, mais comumente após administração oral. A tolerabilidade pode ser melhorada mediante a administração de tais fármacos com alimento, mas as tetraciclinas não devem ser tomadas juntamente com laticínios ou antiácidos. As tetraciclinas têm sido associadas à esofagite, úlceras esofágicas e pancreatite. *A colite pseudomembranosa causada por supercrescimento de Clostridium difficile é uma complicação potencialmente ameaçadora à vida.*

Fotossensibilidade. Demeclociclina, doxiciclina e outras tetraciclinas e glicilciclinas em menor extensão podem produzir reações de fotossensibilidade discretas a graves na pele de indivíduos tratados expostos à luz solar.

Toxicidade hepática. A toxicidade hepática desenvolveu-se em pacientes com insuficiência renal que recebiam 2 g ou mais do fármaco diariamente por via parenteral, mas tal efeito também pode ocorrer quando grandes quantidades são administradas por via oral. As gestantes são particularmente suscetíveis.

Toxicidade renal. As tetraciclinas podem agravar a azotemia em pacientes com doença renal em razão de seus efeitos catabólicos. Doxiciclina, minociclina e tigeciclina exercem menos efeitos adversos renais do que outras tetraciclinas. O diabetes insípido nefrogênico foi observado em alguns pacientes em tratamento com demeclociclina, e esse fenômeno foi explorado para o tratamento da síndrome de secreção inapropriada de hormônio antidiurético (Capítulo 25). A síndrome de Fanconi foi observada em pacientes que ingeriram tetraciclina fora do prazo de validade e degradada, provavelmente resultantes de um efeito tóxico dos produtos em degradação nos túbulos renais proximais.

Efeitos sobre os dentes. As crianças em tratamento com uma tetraciclina ou glicilciclina podem desenvolver coloração acastanhada permanente dos dentes. A duração da terapia parece ser menos importante do que a quantidade total de antibiótico administrada. O risco desse efeito indesejado é mais alto quando uma tetraciclina é administrada a neonatos e lactentes antes da primeira dentição, porém poderá desenvolver-se caso o fármaco for administrado entre as idades de 2 meses a 5 anos, quando os dentes estão sendo calcificados. O tratamento de gestantes com tetraciclinas pode produzir descoloração nos dentes da criança.

Outros efeitos tóxicos e irritantes. As tetraciclinas são depositadas no esqueleto durante a gestação e por toda a infância, e podem deprimir o crescimento ósseo em lactentes prematuros. Isso é prontamente reversível se o período de exposição ao fármaco for curto. A tromboflebite costuma ocorrer após administração intravenosa. Esse efeito irritante das tetraciclinas foi usado terapeuticamente em pacientes com derrames pleurais malignos. A terapia prolongada com tetraciclina pode produzir leucocitose, linfócitos atípicos, granulação tóxica de granulócitos e púrpura trombocitopênica. As tetraciclinas podem causar hipertensão intracraniana (pseudotumor cerebral) em lactentes jovens, mesmo quando administradas nas doses terapêuticas usuais. Os pacientes que recebem minociclina podem ser acometidos de toxicidade vestibular, que se manifesta por tonturas, ataxia náuseas e vômitos. Os sintomas ocorrem logo após a dose inicial e geralmente desaparecem em 24 a 48 horas após a suspensão do fármaco. Várias reações cutâneas raramente podem seguir-se ao uso de qualquer uma das tetraciclinas. Entre as respostas alérgicas mais graves estão angioedema e anafilaxia; reações anafilactoides podem ocorrer mesmo após o uso oral desses agentes. Outras reações de hipersensibilidade são queimação dos olhos, quilose, glossite atrófica ou hipertrófica, prurido anal ou vulvar e vaginite. Febre de vários graus e eosinofilia podem ocorrer quando esses agentes são administrados. Asma também foi observada. A sensibilização cruzada entre várias tetraciclinas é comum.

CLORANFENICOL

O cloranfenicol pode provocar discrasias sanguíneas graves e fatais; por esse motivo, é reservado hoje para o tratamento de infecções potencialmente fatais em pacientes que não podem receber fármacos alternativos mais seguros por causa de resistência ou alergias.

MECANISMO DE AÇÃO. O cloranfenicol inibe a síntese de proteínas nas bactérias e, em menor grau, nas células eucarióticas. O fármaco atua primariamente por meio de sua ligação reversível à subunidade ribossômica 50S (próximo ao local de ligação dos antibióticos macrolídeos e da clindamicina). O fármaco impede aparentemente a ligação da extremidade do aminoacil-tRNA contendo o aminoácido ao local aceptor na subunidade 50S do ribossomo. A interação entre a peptidiltransferase e seu substrato aminoácido não pode ocorrer, com consequente inibição da formação da ligação peptídica (Figura 55-2).

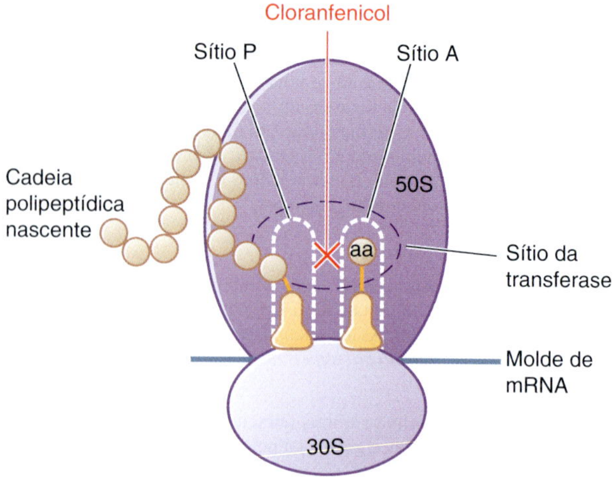

Figura 55-2 *Inibição da síntese de proteínas bacterianas pelo cloranfenicol.* O cloranfenicol liga-se à subunidade ribossômica 50S no sítio da peptidiltransferase e inibe a reação de transpeptidação. Ele se liga à subunidade 50S do ribossomo próximo ao sítio de ação da clindamicina e dos antibióticos macrolídeos. Esses agentes interferem na ligação do cloranfenicol e, portanto, podem intervir nas ações de cada um se forem administrados concomitantemente. *Ver* Figura 55-1 e sua legenda para informações adicionais.

O cloranfenicol também pode inibir a síntese de proteína mitocondrial nas células de mamíferos, talvez pelo fato de que os ribossomos mitocondriais se assemelham mais aos ribossomos bacterianos (ambos são 70S); as células eritropoiéticas mostram-se particularmente sensíveis.

AITIVIDADE ANTIMICROBIANA. O cloranfenicol é bacteriostático contra a maioria das espécies, embora possa ser bactericida contra *H. influenzae*, *Neisseria meningitidis* e *S. pneumoniae.* Muitas bactérias gram-negativas e a maioria das bactérias anaeróbias são inibidas *in vitro.* Cepas de *S. aureus* tendem a ser menos suscetíveis. O cloranfenicol é ativo contra *Mycoplasma*, *Chlamydia* e *Rickettsia.* As *Enterobacteriaceae* são variavelmente sensíveis ao cloranfenicol. *P. aeruginosa* é resistente mesmo a concentrações muito elevadas de cloranfenicol. Cepas de *V. cholerae* têm permanecido amplamente sensíveis ao cloranfenicol. Cepas prevalentes de *Shigella* e *Salmonella* são resistentes a múltiplos fármacos, entre os quais o cloranfenicol.

RESISTÊNCIA AO CLORANFENICOL. A resistência ao cloranfenicol é habitualmente causada por uma acetiltransferase codificada por plasmídeos, que inativa o fármaco. A resistência também pode resultar de uma diminuição da permeabilidade de mutação dos ribossomos.

ADME. O cloranfenicol é absorvido rapidamente pelo trato GI. Para uso parenteral, o succinato sódico é um pró-farmaco que é hidrolisado por esterases a cloranfenicol *in vivo.* O succinato de cloranfenicol é rapidamente depurado do plasma pelos rins; esse fato pode reduzir sua biodisponibilidade global, visto que até 30% da dose pode ser excretada antes da ocorrência de hidrólise. A função renal deficiente no recém-nascido e em outros estados de insuficiência renal resulta em aumento das concentrações plasmáticas de succinato de cloranfenicol. Foi observada uma redução da atividade da esterase no plasma de recém-nascidos e lactentes, prolongando o tempo necessário para atingir as concentrações máximas de cloranfenicol ativo (até 4 h) e estendendo o período durante o qual pode ocorrer a depuração renal.

O cloranfenicol distribui-se amplamente pelos líquidos corporais e atinge rapidamente concentrações terapêuticas no LCS. Na verdade, o fármaco pode acumular-se no cérebro. O cloranfenicol é encontrado na bile, no leite e no líquido placentário. Ocorre também no humor aquoso, após injeção subconjuntival. O metabolismo hepático a glicuronídeo inativo constitui a principal via de eliminação do cloranfenicol. Esse metabólito e o próprio cloranfenicol são excretados na urina após filtração e secreção. Os pacientes com cirrose hepática ou comprometimento da função hepática apresentam uma diminuição da depuração metabólica, devendo-se ajustar a dose do fármaco nesses indivíduos. A meia-vida do cloranfenicol correlaciona-se com as concentrações plasmáticas de bilirrubina. Aproximadamente, 50% do cloranfenicol ligam-se às proteínas plasmáticas; essa ligação encontra-se diminuída nos pacientes cirróticos e nos recém-nascidos. A meia-vida do fármaco não sofre alteração significativa pela insuficiência renal ou pela hemodiálise e, em geral, não há necessidade de ajuste da dose. Entretanto, se a dosagem de cloranfenicol for reduzida devido à presença de cirrose, sua depuração por hemodiálise pode ser significativa. Esse efeito pode ser minimizado administrando-se o fármaco no final da hemodiálise. A variabilidade significativa presente no metabolismo e na farmacocinética do cloranfenicol em recém-nascidos, lactentes e crianças exige a monitoração das concentrações plasmáticas.

USOS TERAPÊUTICOS E POSOLOGIA. *A terapia com cloranfenicol deve limitar-se à infecções para as quais o benefício do fármaco supera os riscos de toxicidade potencial. Quando se dispuser de outros agentes antimicrobianos igualmente eficazes e potencialmente menos tóxicos, eles devem ser utilizados em substituição ao cloranfenicol.*

Febre tifoide. As cefalosporinas de terceira geração e as quinolonas constituem os fármacos de escolha para o tratamento da febre tifoide. A dose de cloranfenicol para adultos no tratamento da febre tifoide é de 1 g a cada 6 horas durante quatro semanas.

Meningite bacteriana. O cloranfenicol continua sendo um fármaco alternativo para o tratamento da meningite causada por *H. influenzae, N. meningitidis* e *S. pneumoniae* em pacientes com alergia grave aos β-lactâmicos e nos países em desenvolvimento. A dose diária total para crianças deve ser de 50 mg/kg de peso corporal, fracionada em quatro doses iguais, que são administradas por via intravenosa, a cada 6 horas.

Doenças Causadas por Riquétsias. Em geral, as tetraciclinas constituem os fármacos preferidos para o tratamento das riquetsioses. Todavia, nos pacientes alérgicos a esses fármacos, naqueles com redução da função renal, nas mulheres grávidas e nas crianças menores de 8 anos de idade, que necessitam de ciclos prolongados e repetidos de terapia, o cloranfenicol pode constituir o fármaco de escolha. A febre maculosa das Montanhas Rochosas, o tifo epidêmico, murino, rural e recrudescente e a febre Q respondem de modo satisfatório ao cloranfenicol. Para adultos e crianças com tais doenças, recomenda-se uma dosagem de 50 mg/kg/dia fracionada em intervalos de 6 horas. A terapia deve ser continuada até que a condição geral tenha melhorado e o paciente permaneça sem febre por 24 a 48 horas.

EFEITOS ADVERSOS. O cloranfenicol inibe a síntese de proteínas da membrana mitocondrial interna, provavelmente por meio da inibição da peptidiltransferase ribossômica. Grande parte da toxicidade observada com esse fármaco pode ser atribuída a esses efeitos.

Reações de hipersensibilidade. Exantemas cutâneos maculares ou vesiculares podem ocorrer em consequência da hipersensibilidade ao cloranfenicol. A febre pode aparecer de forma simultânea, ou pode constituir a única manifestação. O angioedema representa uma complicação rara. Podem ocorrer reações de Jarisch-Herxheimer após a instituição da terapia com cloranfenicol para sífilis, brucelose e febre tifoide.

Toxicidade hematológica. O cloranfenicol afeta o sistema hematopoiético de duas maneiras: pelo efeito tóxico relacionado à dose, que se manifesta na forma de anemia, leucopenia ou trombocitopenia, e por meio de uma resposta idiossincrásica manifestada por anemia aplásica, levando, em muitos casos, à pancitopenia fatal. A pancitopenia ocorre mais comumente em indivíduos submetidos à terapia prolongada e particularmente naqueles expostos ao fármaco em mais de uma ocasião. Embora a incidência da reação seja baixa — aproximadamente 1 em 30.000 ou mais ciclos de terapia — a taxa de mortalidade apresenta-se elevada quando a aplasia da medula óssea é completa, e verifica-se uma incidência aumentada de leucemia aguda naqueles que se recuperam. A anemia aplásica responde por aproximadamente 70% dos casos de discrasia sanguínea causada pelo cloranfenicol; anemia hipoplásica, agranulocitose e trombocitopenia são responsáveis pelos casos restantes. O mecanismo proposto envolve a conversão do grupo nitro em um intermediário tóxico pelas bactérias intestinais.

O risco de anemia aplásica não contraindica o uso do cloranfenicol em situações nas quais ele pode salvar a vida do paciente. Entretanto, o fármaco nunca deve ser utilizado em situações indefinidas ou em doenças que podem ser tratadas com facilidade, segurança e eficácia com outros agentes antimicrobianos.

A supressão eritroide reversível e relacionada com a dose provavelmente reflete uma ação inibitória do cloranfenicol sobre a síntese de proteínas mitocondriais nos precursores eritroides, comprometendo, por sua vez, a incorporação do ferro ao heme. Verifica-se a ocorrência regular de supressão da medula óssea quando as concentrações plasmáticas atingem 25 μg/mL ou mais com o uso de grandes doses de cloranfenicol, durante o tratamento prolongado ou em ambas as situações. A supressão da medula óssea relacionada com a dose pode progredir para a aplasia fatal se o tratamento for mantido, entretanto, a maioria dos casos de aplasia da medula óssea desenvolve-se sem supressão medular prévia relacionada à dose.

Outros efeitos tóxicos e irritantes. A administração oral de cloranfenicol pode ser seguida de náuseas, vômitos, gosto desagradável, diarreia e irritação perineal. Visão embaçada e parestesias digitais raramente podem ocorrer. Os tecidos que apresentam uma taxa elevada de consumo de oxigênio (p. ex., coração, cérebro) podem ser particularmente suscetíveis aos efeitos do cloranfenicol sobre as enzimas mitocondriais.

Os recém-nascidos, particularmente quando prematuros, podem desenvolver uma doença grave, denominada *síndrome do bebê cinzento,* quando expostos a doses excessivas de cloranfenicol. Em geral, essa síndrome surge em 2 a 9 dias após o início do tratamento. Nas primeiras 24 horas, ocorrem vômitos, recusa em mamar, respiração irregular e rápida, distensão abdominal, períodos de cianose e evacuação de fezes moles e de coloração esverdeada. Nas próximas 24 horas, os neonatos adquirem uma cor cinzenta e tornam-se flácidos e hipotérmicos. Foi relatada uma "síndrome cinzenta" semelhante em adultos que receberam acidentalmente uma superdosagem do fármaco. Ocorre morte em aproximadamente 40% dos pacientes em dois dias após o aparecimento dos sintomas. Em geral, aqueles que se recuperam não apresentam nenhuma sequela. Dois mecanismos são aparentemente responsáveis pela toxicidade do cloranfenicol nos recém-nascidos: (1) deficiência de desenvolvimento da glicuronil transferase, a enzima hepática que metaboliza o cloranfenicol; e (2) excreção renal inadequada do fármaco não conjugado. No início da síndrome clínica, as concentrações plasmáticas de cloranfenicol habitualmente ultrapassam 100 μg/mL, embora possam ser tão baixas quanto 75 μg/mL.

As crianças com 2 semanas ou mais de idade devem receber uma dose diária de cloranfenicol não superior a 25 mg/kg de peso corporal; depois dessa idade, os lactentes a termo podem receber quantidades diárias de até 50 mg/kg.

Interações medicamentosas. O cloranfenicol inibe CYP hepáticas e, portanto, prolonga a meia-vida dos fármacos que são metabolizados por esse sistema. Ocorreram toxicidade grave e casos de morte devido ao não reconhecimento desses efeitos. A administração concomitante de fenobarbital ou rifampicina, que induzem poderosamente as CYP, encurta a meia-vida do antibiótico, podendo resultar em concentrações subterapêuticas do fármaco.

MACROLÍDEOS E CETOLÍDEOS

Os macrolídeos e os cetolídeos são eficazes para o tratamento de infecções do trato respiratório causadas por patógenos comuns da pneumonia adquiridos na comunidade. Todos, exceto a azitromicina, apresentam importantes interações farmacológicas por inibirem as CYPs hepáticas.

O Capítulo 55 do texto original inclui uma apresentação mais completa dos dados relativos à estrutura-atividade destes compostos. Os *antibióticos macrolídeos* contêm um anel de lactona de muitos membros (anéis de 14 membros para a eritromicina e a claritromicina e de 15 para a azitromicina), ao qual estão fixados um ou mais desoxiaçúcares. Essas modificações estruturais (p. ex., em *claritromicina* e *azitromicina*), melhoram a estabilidade em ácido e a penetração tecidual e ampliam o espectro de atividade. Os *cetolídeos* constituem-se em sistemas de anéis estruturalmente múltiplos semelhantes, porém com substituições distintas. A *telitromicina* é o único cetolídeo atualmente aprovado nos EUA. A telitromicina difere da eritromicina visto que um grupo 3-ceto substitui a α-L-cladinose do anel de 14 membros dos macrolídeos, e há um carbamato substituído em C_{11}-C_{12}. Essas modificações tornam os cetolídeos menos suscetíveis aos mecanismos de resistência mediados por metilase (*erm*) e por efluxo (*mef* ou *msr*). Os cetolídeos, portanto, são ativos contra muitas cepas gram-positivas resistentes aos macrolídeos.

MECANISMO DE AÇÃO. Os antibióticos macrolídeos são agentes bacteriostáticos, que inibem a síntese de proteínas por meio de sua ligação reversível às subunidades ribossômicas 50S de microrganismos sensíveis (Figura 55-3), no local de ligação do cloranfenicol ou muito próximo dele (Figura 55-2). A eritromicina não inibe a formação da ligação peptídica em si, mas inibe a etapa de translocação, em que uma molécula de peptidil-tRNA recém-sintetizada desloca-se do local aceptor sobre o ribossomo para o local doador peptidil. Os cetolídeos e os macrolídeos têm o mesmo local-alvo ribossômico.

ATIVIDADE ANTIMICROBIANA. A eritromicina é habitualmente bacteriostática, mas em altas concentrações pode ser bactericida contra microrganismos muito sensíveis. O antibiótico exibe maior atividade *in vitro* contra cocos gram-positivos aeróbios e bacilos (Quadro 55-1). A resistência aos macrolídeos entre *S. pneumoniae* frequentemente coexiste com a resistência à penicilina. Os estafilococos não são confiavelmente sensíveis à eritromicina. As cepas de *S. aureus* resistentes aos macrolídeos exibem resistência cruzada potencial à clidamicina e à estreptogramina B (quinupristina). Os bacilos gram-positivos também são sensíveis à eritromicina, incluindo *Clostridium perfringens*, *Corynebacterium diphtheriae* e *L. monocytogenes*.

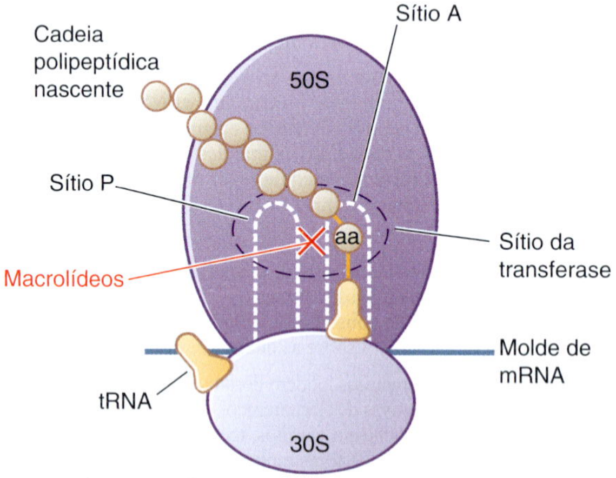

Figura 55-3 *Inibição da síntese de proteínas bacterianas por eritromicina, claritromicina e azitromicina.* Os antibióticos macrolídeos são agentes bacteriostáticos que inibem a síntese de proteína por sua ligação reversível às subunidades ribossômicas 50S de microrganismos sensíveis. A eritromicina parece inibir a etapa de translocação de modo que a cadeia peptídica nascente, que reside temporariamente no sítio A da reação da transferase, não consegue deslocar-se até o sítio P ou doador. Como alternativa, os macrolídeos podem ligar-se e produzir uma alteração de configuração que interrompe a síntese de proteína interferindo indiretamente na transpeptidação e na translocação. Para informações adicionais, *ver* Figura 55-1 e sua legenda.

A eritromicina é inativa contra a maioria dos bacilos gram-negativos entéricos aeróbios. Possui atividade moderada *in vitro* contra *H. influenzae* e *N. meningitidis*, e boa atividade contra a maioria das cepas de *N. gonorrhoeae*. Observa-se também uma atividade antibacteriana útil contra *Pasteurella multocida*, *Borrelia* spp. e *Bordetella pertussis*. A resistência é comum em *B. fragilis*. Em geral, os macrolídeos mostram-se ativos contra *C. jejuni*. A eritromicina é ativa contra *M. pneumoniae* e *L. pneumophila*. A maioria das cepas de *C. trachomatis* é inibida por eritromicina. Algumas micobactérias atípicas são sensíveis à eritromicina *in vitro*.

A claritromicina é ligeiramente mais potente do que a eritromicina contra cepas sensíveis de estreptococos e estafilococos e exibe atividade modesta contra *H. influenzae* e *N. gonorrhoeae*. A claritromicina e a azitromicina têm boa atividade contra *M. catarrhalis, Chlamydia* spp., *L. pneumophila, B. burgdorferi, M. pneumoniae* e *H. pylori*. A azitromicina e a claritromicina apresentam atividade aumentada contra *Mycobacteriun avium-intracellulare,* bem como contra alguns protozoários (p. ex., *Toxoplasma gondii, Cryptosporidium* e *Plasmodium* spp.). A claritromicina tem boa atividade contra o *Mycobacterium leprae.* O espectro de atividade da telitromicina é semelhante ao da claritromicina e da azitromicina. A capacidade da telitromicina de opor-se a muitos mecanismos de resistência aos macrolídeos aumenta a sua atividade contra *S. pneumoniae* e *S. aureus* resistentes a macrolídeos.

RESISTÊNCIA A MACROLÍDEOS E CETOLÍDEOS. A resistência aos macrolídeos resulta habitualmente de um dos quatro mecanismos:

- Efluxo do fármaco por um mecanismo ativo de bomba;
- Proteção ribossômica pela produção induzível ou constitutiva de enzimas metilases, que modificam o alvo ribossômico e diminuem a ligação do fármaco;
- Hidrólise dos macrolídeos por esterases produzidas pelas Enterobacteriaceae;
- Mutações cromossômicas que alteram uma proteína ribossômica 50S (em *B. subtilis*, *Campylobacter* spp., micobactérias e cocos gram-positivos).

ADME

Absorção. A eritromicina base sofre absorção incompleta, porém adequada, na parte superior do intestino delgado. Como é inativada pelo ácido gástrico, a eritromicina é administrada em comprimidos de revestimento entérico, em cápsulas que contêm grânulos de revestimento entérico que se dissolvem no duodeno, ou na forma de éster. O alimento poderá retardar a absorção. Os ésteres de eritromicina base (p. ex., estearato, estolato e etilsuccinato) apresentam melhor estabilidade em ácido, e a sua absorção é menos alterada pela presença de alimento. Uma dose oral única de 250 mg de estolato de eritromicina produz concentrações séricas máximas de aproximadamente 1,5 μg/mL após 2 horas.

A claritromicina é rapidamente absorvida pelo trato GI após administração oral, porém o metabolismo de primeira passagem diminui sua biodisponibilidade para 50 a 55%. São obtidas concentrações máximas em aproximadamente 2 horas após a administração do fármaco. Ela pode ser administrada com ou sem alimento, porém a forma de liberação prolongada, tipicamente dada 1 vez/dia em uma dose de 1 g, deve ser administrada com alimento para melhorar sua biodisponibilidade. A azitromicina administrada por via oral sofre rápida absorção e distribui-se amplamente por todo o organismo, exceto no cérebro e no LCS. A azitromicina não deve ser administrada com alimento. Ela também pode ser administrada por via intravenosa, produzindo concentrações plasmáticas de 3 a 4 μg/mL após uma infusão de 500 mg durante 1 hora. A telitromicina é formulada como um comprimido de 400 mg para administração oral. Não há forma parenteral. É bem absorvida com aproximadamente 60% de biodisponibilidade. As concentrações plasmáticas máximas são obtidas em 30 minutos a 4 horas.

Distribuição. A eritromicina difunde-se rapidamente nos líquidos intracelulares, e verifica-se uma atividade antibacteriana em praticamente todos os locais, exceto no cérebro e no LCS. As concentrações no exsudato da orelha média atingem apenas 50% das concentrações séricas e, portanto, podem ser inadequadas para o tratamento da otite média causada por *H. influenzae.* A ligação da eritromicina-base às proteínas é de aproximadamente 70 a 80% e até maior para o estolato. A eritromicina atravessa a placenta, e as concentrações do fármaco no plasma fetal correspondem a cerca de 5 a 20% dos níveis presentes na circulação materna. As concentrações no leite materno são de 50% em relação aos níveis séricos.

A claritromicina e seu metabólito ativo, a 14-hidroxiclaritromicina, distribuem-se amplamente pelo organismo, incluindo a orelha média e alcançam concentrações intracelulares elevadas. As propriedades farmacocinéticas singulares da azitromicina incluem sua extensa distribuição tecidual e as concentrações elevadas do fármaco no interior das células (incluindo fagócitos), resultando em concentrações muito mais elevadas nos tecidos ou nas secreções em comparação com as concentrações séricas determinadas simultaneamente. A telitromicina penetra bem na maioria dos tecidos, excedendo as concentrações plasmáticas em aproximadamente 2 a 10 vezes ou mais. A telitromicina concentra-se em macrófagos e leucócitos, onde concentrações de 40 μg/mL (500 vezes a concentração plasmática simultânea) são mantidas 24 horas após administração.

Eliminação. Apenas 2 a 5% da eritromicina administrada por via oral é excretada em sua forma ativa na urina; esse valor varia de 12 a 15% após infusão intravenosa. O antibiótico concentra-se no fígado e é excretado na bile. A meia-vida de eliminação sérica da eritromicina é de aproximadamente 1,6 horas. Embora a meia-vida possa ser prolongada em pacientes com anúria, rotineiramente não se recomenda a redução da dose nos pacientes com insuficiência renal. O fármaco não é removido significativamente por diálise peritoneal nem por hemodiálise.

A claritromicina é metabolizada no fígado em vários metabólitos; o metabólito ativo 14-hidroxi é o mais importante. As principais vias metabólicas consistem em *N*-desmetilação oxidativa e hidroxilação na posição 14. As meias-vidas de eliminação são de 3 a 7 horas para a claritromicina e de 5 a 9 horas para a 14-hidroxiclaritromicina. O metabolismo é saturável, resultando em farmacocinética não linear e meias-vidas mais longas após a administração de doses mais altas. A quantidade de claritromicina excretada de modo inalterado na urina varia de 20 a 40%, dependendo da dose administrada e da formulação (comprimido *versus* suspensão oral). Ocorre excreção de mais 10 a 15% de uma dose na urina na forma de 14-hidroxiclaritromicina. Não há necessidade de ajuste da dose, a não ser que a depuração da creatinina seja inferior a 30 mL/minuto.

A azitromicina sofre algum metabolismo hepático em metabólitos inativos, porém sua excreção biliar constitui a principal via de eliminação. Apenas 12% do fármaco são excretados em sua forma inalterada na urina. A meia-vida de eliminação, que é de 40 a 68 horas, é prolongada devido a sequestro e ligação teciduais extensos. Com uma meia-vida de 9,8 horas, a telitromicina pode ser administrada 1 vez/dia. O fármaco é depurado principalmente por metabolismo hepático, 50% por CYP3A4 e 50% por metabolismo não dependente de CYP. Nenhum ajuste da dose é necessário para insuficiência hepática ou insuficiência renal discreta a moderada.

USOS TERAPÊUTICOS E POSOLOGIA. A dose oral habitual de eritromicina (eritromicina base) para adultos varia de 1 a 2 g/dia, em quantidades igualmente fracionadas e administradas a intervalos também iguais, habitualmente a cada 6 horas. A eritromicina em doses diárias de até 8 g por via oral, administradas durante três meses, tem sido bem tolerada. Se possível, não se deve ingerir alimento concomitantemente com as formulações de eritromicina base ou de estearato, porém essa precaução não é necessária com a administração de estolato de eritromicina. A dose oral de eritromicina para crianças é de 30 a 50 mg/kg/dia, fracionada em quatro doses; essa dose pode ser duplicada na presença de infecções graves. Não se recomenda a administração intramuscular, devido à dor no local de injeção. A administração intravenosa é geralmente reservada para a terapia das infecções graves, como a legionelose. A dose habitual é de 0,5 a 1 g a cada 6 horas; foi administrada 1 g de gluceptato de eritromicina (não disponível nos EUA) por via intravenosa, a cada 6 horas, durante um período de até quatro semanas, sem qualquer efeito adverso, exceto a ocorrência de tromboflebite no local da injeção. O lactobionato de eritromicina está disponível para injeção intravenosa. A combinação de eritromicina e sulfisoxazol parece exercer atividade bacteriana sinérgica; encontra-se disponível como uma suspensão usada principalmente para tratamento de otite média em crianças.

A claritromicina é habitualmente administrada 2 vezes/dia, em uma dose de 250 mg para crianças maiores de 12 anos e adultos com infecção leve a moderada. Indica-se a administração de doses mais altas (p. ex., 500 mg, 2 vezes/dia) para infecções mais graves, como a pneumonia, ou quando é causada por microrganismos mais resistentes, como o *H. influenzae.* A formulação de liberação prolongada de 500 mg é administrada em dois comprimidos, 1 vez/dia. A claritromicina (500 mg) é também preparada com lansoprazol (30 mg) e amoxicilina (1 g) como esquema de combinação, administrado 2 vezes/dia durante 10 ou 14 dias para erradicar *H. pylori*.

A azitromicina deve ser administrada 1 hora antes ou 2 horas após as refeições, quando utilizada por via oral. Para a terapia ambulatorial da pneumonia adquirida na comunidade, da faringite ou de infecções da pele e das estruturas cutâneas, administra-se uma dose de ataque de 500 mg no primeiro dia, seguida de 250 mg/dia, nos dias 2 até 5. O tratamento ou a profilaxia da infecção causada por *M. avium-intracellulare* em pacientes com Aids exige doses mais altas: 600 mg/dia em combinação com um ou mais agentes para tratamento, ou 1.200 mg 1 vez/semana para prevenção primária. A azitromicina mostra-se útil no tratamento das doenças sexualmente transmitidas, particularmente durante a gravidez, quando as tetraciclinas estão contraindicadas. O tratamento da uretrite não gonocócica não complicada supostamente causada por *C. trachomatis* consiste em uma dose única de 1 g de azitromicina. Essa dose também é eficaz para tratamento do cancroide. A azitromicina (1 g/semana, durante três semanas) constitui um esquema alternativo para o tratamento do granuloma inguinal ou do linfogranuloma venéreo. Nas crianças, a dose recomendada de suspensão oral de azitromicina para tratamento da otite média aguda e pneumonia é de 10 mg/kg no primeiro dia (máximo de 500 mg) e 5 mg/kg (máximo de 250 mg/dia) nos dias 2 até 5. Uma única dose de 30 mg/kg é aprovada como alternativa para otite média. A dose utilizada para a amigdalite ou a faringite é de 12 mg/kg/dia, até um total de 500 mg durante cinco dias.

Infecções do trato respiratório. Os macrolídeos e cetolídeos são fármacos apropriados para o tratamento de diversas infecções do trato respiratório. A azitromicina e a claritromicina são escolhas adequadas para o tratamento de pneumonia adquirida na comunidade de natureza discreta a moderada entre pacientes ambulatoriais. Em pacientes hospitalizados, um macrolídeo é comumente adicionado a uma cefalosporina para cobertura de patógenos respiratórios atípicos. Macrolídeos, fluoroquinolonas e tetraciclinas constituem fármacos de escolha para tratamento de pneumonia causada por *C. pneumoniae* ou *M. pneumoniae.* A eritromicina foi considerada o fármaco de escolha para tratamento da pneumonia causada por *L. pneumophila, L. micdadei* ou outras espécies de *Legionella.* Em razão de sua excelente atividade *in vitro*, concentração tecidual superior, facilidade de administração em dose única diária e melhor tolerabilidade em comparação com a eritromicina, a azitromicina (ou uma fluoroquinolona) suplantou a eritromicina como agente de primeira linha no tratamento da legionelose. A dose recomendada é de 500 mg/dia, por via intravenosa ou oral, com duração total de 10 a 14 dias. Os macrolídeos também são agentes alternativos apropriados para o tratamento de exacerbações agudas de bronquite crônica, otite média aguda, faringite estreptocócica aguda e sinusite bacteriana aguda. A azitromicina ou a claritromicina é geralmente preferida em relação à eritromicina para tais indicações em razão de seu espectro mais amplo e tolerabilidade superior.

A telitromicina é eficaz no tratamento de pneumonia adquirida da comunidade, exacerbações agudas de bronquite crônica e sinusite bacteriana aguda, apresentando uma potencial vantagem sobre os macrolídeos em regiões onde cepas resistentes a macrolídeos são comuns. Em decorrência de diversos casos de hepatotoxicidade grave atribuída à telitromicina, a aprovação do fármaco por parte do FDA é limitada à pneumonia adquirida da comunidade; *a telitromicina deve ser usada apenas em circunstâncias nas quais ela proporciona uma vantagem substancial sobre terapias menos tóxicas.*

Infecções cutâneas e de tecidos moles. Os macrolídeos constituem alternativas para o tratamento de erisipela e celulite em pacientes com alergia intensa à penicilina. A eritromicina tem sido um agente alternativo para o tratamento de infecções cutâneas e de tecidos moles relativamente mais brandas causadas por *S. aureus* sensível à penicilina ou resistente à penicilina. Entretanto, muitas cepas de *S. aureus* são resistentes a macrolídeos.

Infecções por clamídia. As infecções causadas por clamídias podem ser tratadas de modo eficaz com qualquer um dos macrolídeos. Recomenda-se uma dose única de 1 g de azitromicina para pacientes com infecções uretrais, endocervicais, retais ou epididimárias não complicadas, devido à facilidade de adesão do paciente ao tratamento. Durante a gravidez, recomenda-se o uso de eritromicina base, 500 mg, 4 vezes/dia, durante sete dias, como terapia de primeira linha para as infecções urogenitais causadas por clamídias. A azitromicina, em uma dose única de 1 g por via oral, constitui uma alternativa apropriada. Prefere-se a eritromicina-base no tratamento da pneumonia do lactente e da oftalmia neonatal por clamídias (50 mg/kg/dia, em quatro doses fracionadas durante 10-14 dias). A azitromicina, 1 g/semana, durante três semanas, pode ser eficaz no tratamento do linfogranuloma venéreo.

Difteria. A eritromicina, 250 mg, 4 vezes/dia, durante sete dias, é muito eficaz no tratamento das infecções agudas ou na erradicação do estado de portador. Os outros macrolídeos não foram aprovados pelo FDA para essa indicação. A presença de um antibiótico não altera a evolução de uma infecção aguda pelo bacilo da difteria nem o risco de complicações. Indica-se a administração de antitoxina no tratamento da infecção aguda.

Coqueluche. A eritromicina constitui o fármaco de escolha para o tratamento de indivíduos com doença causada por *B. pertussis* e para a profilaxia de todos os membros da casa e contatos íntimos após exposição. Um esquema de sete dias de estolato de eritromicina (40 mg/kg/dia; dose máxima: 1 g/dia; não disponível nos EUA) é eficaz. A claritromicina e a azitromicina também são eficazes. Se for administrada no início da evolução da coqueluche, a eritromicina pode diminuir a duração da doença; por outro lado, tem pouca influência sobre ela, uma vez alcançado o estágio paroxístico. Devem-se efetuar culturas de amostras da nasofaringe de pacientes com coqueluche que não melhoram com a eritromicina, devido ao relato de casos de resistência.

Infecções por Campylobacter. As fluoroquinolonas substituiram, em grande parte, o uso da eritromicina no tratamento dessa doença em adultos. Ela continua sendo útil no tratamento da gastrenterite por *Campylobacter* em crianças.

Infecção por Helicobacter pylori. Claritromicina, 500 mg, em combinação com omeprazol, 20 mg, e amoxicilina, 1 g, cada uma administrada 2 vezes/dia durante 10 a 14 dias, são eficazes no tratamento da doença ulcerosa péptica causada por *H. pylori*.

Infecções por micobactérias. A claritromicina ou a azitromicina é recomendada como terapia de primeira linha para profilaxia e tratamento da infecção disseminada causada por *M. avium-intracellulare* em pacientes com Aids, bem como no tratamento da doença pulmonar naqueles não infectados pelo HIV. Recomenda-se o uso da azitromicina (1,2 g, 1 vez/semana) ou da claritromicina (500 mg, 2 vezes/dia) para prevenção primária em pacientes com Aids com contagem de células CD4 superiores a 50 por mm^3. Não se deve utilizar a monoterapia no tratamento da doença ativa nem na prevenção secundária nesses pacientes. Um esquema de combinação eficaz consiste em claritromicina (500 mg, 2 vezes/dia) mais etambutol (15 mg/kg, 1 vez/dia), com ou sem rifabutina. A claritromicina também tem sido utilizada com minociclina para o tratamento da infecção por *Mycobacterium leprae* na hanseníase lepromatosa.

Usos profiláticos. A penicilina constitui o fármaco de escolha na profilaxia das recidivas da febre reumática para indivíduos alérgicos à penicilina. Claritromicina ou azitromicina (ou clindamicina) são recomendadas como alternativas para a prevenção de endocardite bacteriana em pacientes submetidos a procedimentos dentários que possuem alto risco de endocardite.

EFEITOS ADVERSOS

Hepatotoxicidade. A hepatite colestática constitui o efeito adverso mais notável. É causada primariamente pelo estolato de eritromicina e raramente pelo etilsuccinato ou pelo estearato. A doença surge após 10 a 20 dias de tratamento e caracteriza-se, a princípio, por náuseas, vômitos e cólicas abdominais. Esses sintomas são logo seguidos por icterícia, que pode ser acompanhada de febre, leucocitose, eosinofilia e elevação das transaminases no plasma. Em geral, esses achados desaparecem dentro de poucos dias após a interrupção da terapia medicamentosa. A hepatotoxicidade também foi observada com claritromicina e azitromicina, embora em frequência menor do que com eritromicina. A telitromicina pode induzir hepatotoxicidade grave e deverá apenas ser usada em circunstâncias nas quais ela representa uma vantagem evidente sobre os agentes alternativos.

Toxicidade GI. A administração oral de eritromicina, particularmente em grandes doses, com frequência é acompanhada de desconforto epigástrico, que pode ser muito intenso. A administração intravenosa de eritromicina pode causar sintomas semelhantes. A eritromicina estimula a motilidade GI ao atuar sobre os receptores de motilina (Capítulo 46). Os sintomas GI, que estão relacionados com a dose, ocorrem mais comumente em crianças e em adultos jovens; podem ser reduzidos ao prolongar o tempo de infusão em 1 hora ou mediante pré-tratamento com glicopirrolato. A infusão intravenosa de doses de 1 g, mesmo quando dissolvidas em grande volume, é frequentemente seguida de tromboflebite. Esse problema pode ser minimizado ao reduzir a velocidade de infusão. Claritromicina, azitromicina e telitromicina também podem causar desconforto GI, mas quase sempre em menor grau que o observado com a eritromicina.

Toxicidade cardíaca. Foi relatado que a eritromicina, a claritromicina e a telitromicina provocam arritmias cardíacas, incluindo prolongamento do QT com taquicardia ventricular. A maioria dos pacientes tinha fatores de risco subjacentes ou estavam recebendo antiarrítmicos ou outros agentes que prolongam o QTc.

Outros efeitos tóxicos e irritantes. Entre as reações alérgicas observadas estão febre, eosinofilia e erupções cutâneas, que desaparecem logo após a interrupção da terapia. O comprometimento auditivo transitório a partir do tratamento com eritromicina foi observado. Foram relatadas perturbações visuais decorrentes da diminuição da acomodação após tratamento com telitromicina. Essa é contraindicada em pacientes com miastenia grave por causa da exacerbação dos sintomas neurológicos. A perda da consciência tem sido associada ao uso da telitromicina.

Interações medicamentosas. A eritromicina, a claritromicina e a telitromicina inibem a CYP3A4 e estão associadas a interações medicamentosas clinicamente significativas. A eritromicina e a claritromicina potencializam os efeitos da carbamazepina, dos corticosteroides, da ciclosporina, da digoxina, dos alcaloides do esporão-do-centeio, da teofilina, do triazolam, do valproato e da varfarina, provavelmente ao interferir no metabolismo desses fármacos mediado por CYP (Capítulo 6). A telitromicina é tanto um substrato quanto um inibidor forte da CYP3A4. A administração simultânea de rifampicina, um potente indutor de CYP, reduz as concentrações séricas de telitromicina em 80%. Os inibidores da CYP3A4 (p. ex., itraconazol) aumentam as concentrações máximas de telitromicina. A azitromicina e a diritromicina parecem estar isentas dessas interações medicamentosas; entretanto, deve-se ter cautela.

LINCOSAMIDAS (CLINDAMICINA)

A clindamicina é um congênere da lincomicina. A clindamicina é usada principalmente no tratamento de infecções anaeróbias.

ATIVIDADE ANTIMICROBIANA. Em geral, a atividade *in vitro* da clindamicina é semelhante à da eritromicina contra cepas sensíveis de pneumococos, *S. pyogenes* e estreptococos *viridans* (Quadro 55-1). Cepas de *S. aureus* sensíveis à meticilina em geral são sensíveis à clindamicina, mas cepas MRSA e estafilococos coagulase-negativos frequentemente são resistentes. A clindamicina é mais ativa do que a eritromicina ou a claritromicina contra bactérias anaeróbias, especialmente *B. fragilis.* Das espécies de clostrídeos, exceto *C. perfringens,* 10 a 20% são resistentes. Resistência à clindamicina em *Bacteroides* spp. é cada vez mais encontrada. Essencialmente todos os bacilos gram-negativos aeróbios são resistentes. Clindamicina mais primaquina e clindamicina mais pirimetamina são esquemas de segunda linha para pneumonia causada por *Pneumocystis jiroveci* e encefalite causada por *T. gondii*, respectivamente.

MECANISMO DE AÇÃO; RESISTÊNCIA. A clindamicina liga-se exclusivamente à subunidade 50S dos ribossomos bacterianos e suprime a síntese de proteínas. Embora a clindamicina, a eritromicina e o cloranfenicol não sejam estruturalmente relacionados, todos os três atuam em locais em estreita proximidade (Figuras 55-2 e 55-3), e a ligação de um desses antibióticos ao ribossomo pode inibir a interação dos outros. A resistência aos macrolídeos, devido à metilação dos ribossomos por enzimas codificadas por *erm,* também pode produzir resistência a clindamicina. Como ela não é um indutor da metilase, só ocorre resistência cruzada se a enzima for produzida constitutivamente. A clindamicina não é um substrato das bombas de efluxo de macrolídeos; por conseguinte, as cepas que são resistentes aos macrolídeos por meio desse mecanismo são sensíveis à clindamicina.

ADME. A clindamicina sofre absorção quase completa após administração oral. As Cp máximas de 2 a 3 μg/mL são alcançadas 1 hora após a ingestão de 150 mg. A presença de alimento no estômago não diminui significativamente a absorção do fármaco. A meia-vida do antibiótico é de aproximadamente 3 horas. O palmitato de clindamicina, uma preparação oral para uso pediátrico, é um pró-fármaco inativo, que é rapidamente hidrolisado *in vivo.* O éster fosfato de clindamicina, que é administrado por via parenteral, também é rapidamente hidrolisado *in vivo* ao composto original ativo.

A clindamicina distribui-se amplamente em muitos líquidos e tecidos, incluindo o osso, porém não no LCS, mesmo quando as meninges estão inflamadas. É possível obter concentrações suficientes para tratar a toxoplasmose cerebral. Ocorre ligação de 90% ou mais da clindamicina às proteínas plasmáticas. A clindamicina acumula-se nos leucócitos polimorfonucleares, nos macrófagos alveolares e nos abscessos.

Apenas aproximadamente 10% da clindamicina administrada é excretada de modo inalterado na urina, e são encontradas pequenas quantidades nas fezes. Entretanto, a atividade antimicrobiana persiste nas fezes durante 5 dias ou mais após interrupção da terapia parenteral e o crescimento de microrganismos sensíveis à clindamicina poderá permanecer suprimido por até duas semanas.

USOS TERAPÊUTICOS E POSOLOGIA. A dose oral de clindamicina (cloridrato de clindamicina para adultos é de 150 a 300 mg, a cada 6 horas; para tratamento das infecções graves, é de 300-600 mg, a cada 6 horas. As crianças devem receber 8 a 12 mg/kg/dia de cloridrato de palmitato de clindamicina, em três ou quatro doses fracionadas, ou 13 a 25 mg/kg/dia para tratamento das infecções graves. Todavia, as crianças com peso de 10 kg ou menos devem receber meia colher de chá de cloridrato de palmitato de clindamicina (37,5 mg) como dose mínima, a cada 8 horas. Para as infecções graves, a administração intravenosa ou intramuscular é recomendada nas doses de 1.200 a 2.400 mg diários, divididos em três ou quatro doses iguais para adultos. As crianças devem receber 15 a 40 mg/kg/dia, em três ou quatro doses fracionadas; na presença de infecções graves, recomenda-se uma dose diária mínima de 300 mg, independentemente do peso corporal.

A clindamicina é o fármaco de escolha para o tratamento de abscesso pulmonar e infecções do espaço pleural. A clindamicina (600 mg IV a cada 8 h, ou 300-400 mg VO a cada 6 h no caso de doenças menos graves) em combinação com primaquina (15 mg de base uma vez ao dia) é útil no tratamento dos casos brandos a moderados de pneumonia por *P. jiroveci* A clindamicina constitui um agente alternativo para o tratamento de infecções cutâneas e de tecidos moles, especialmente em pacientes com alergias causadas por β-lactâmicos. Entretanto, *a elevada incidência de diarreia e a ocorrência de colite pseudomembranosa limitam o uso desse fármaco para infecções em que ela representa uma evidente vantagem terapêutica.*

A clindamicina (600-1.200 IV a cada 6 h) em combinação com pirimetamina (uma dose de ataque de 200 mg, seguida de 75 mg VO, diariamente) e *leucovorina* (ácido folínico, 10 mg/ dia) é eficaz no tratamento agudo da encefalite causada por *T. gondii* em pacientes com Aids. A clindamicina também está disponível na forma de solução tópica, gel ou loção e como creme vaginal. Mostra-se topicamente eficaz (ou por via oral) no tratamento da acne vulgar e da vaginose bacteriana.

EFEITOS ADVERSOS

Efeitos GI. A incidência relatada de diarreia associada ao uso da clindamicina varia de 2 a 20%. Diversos pacientes desenvolveram colite pseudomembranosa causada pela toxina do microrganismo *C. difficile.* Essa colite caracteriza-se por diarreia aquosa, febre e contagem de leucócitos periféricos elevada. *Essa síndrome pode ser fatal.* A interrupção do fármaco, combinada com a administração de metronidazol ou vancomicina por via oral, é habitualmente curativa, todavia, recidivas ocorrrem. Os agentes que inibem o peristaltismo (p. ex., opioides) podem prolongar ou agravar essa condição.

Outros efeitos tóxicos e irritantes. Em aproximadamente 10% dos indivíduos tratados com clindamicina, ocorrem exantemas cutâneos que podem ser mais comuns em pacientes com infecção pelo HIV. Outras reações incomuns, incluem eritema multiforme exsudativo (síndrome de Stevens-Johnson), elevação reversível dos níveis de aspartato aminotransferase e alanina aminotransferase, granulocitopenia, trombocitopenia e reações anafiláticas. A administração intravenosa pode ser seguida de tromboflebite local. A clindamicina pode inibir a transmissão neuromuscular e pode potencializar o efeito de um agente bloqueador neuromuscular administrado concomitantemente.

ESTREPTOGRAMINAS (QUINUPRISTINA/DALFOPRISTINA)

A quinupristina/dalfopristina é uma combinação de quinupristina, uma estreptogramina B, com dalfopristina, uma estreptogramina A, em uma proporção de 30:70. Esses compostos são derivados semissintéticos de pristinamicinas de ocorrência natural, produzidas por *Streptomyces pristinaespiralis.* A quinupristina e a dalfopristina são derivados mais solúveis da pristinamicina IA e da pristinamicina IIA, respectivamente, e, por conseguinte, são apropriadas para administração intravenosa.

ATIVIDADE ANTIMICROBIANA. A quinupristina/dalfopristina mostra-se ativa contra cocos gram-positivos e organismos responsáveis pela pneumonia atípica (*M. pneumoniae, Legionella* spp. e *C. pneumoniae), porém é inativa contra organismos gram-negativos.* A combinação é bactericida contra estreptococos e muitas cepas de estafilococos, porém bacteriostática contra *E. faecium.*

MECANISMO DE AÇÃO. A quinupristina e a dalfopristina são inibidores da síntese de proteínas que se ligam à subunidade 50S do ribossomo. A quinupristina liga-se ao mesmo local dos macrolídeos e exerce efeito semelhante, com inibição do alongamento da cadeia polipeptídica e terminação precoce da síntese de proteínas. A dalfopristina liga-se a um local próximo, resultando em uma alteração da configuração no ribossomo 50S, aumentando sinergicamente a ligação da quinupristina a seu local-alvo. A dalfopristina interfere diretamente na formação da cadeia polipeptídica. O resultado final da ligação cooperativa e sinérgica dessas duas moléculas ao ribossomo consiste em atividade bactericida.

RESISTÊNCIA ÀS ESTREPTOGRAMINAS. A resistência à quinupristina é mediada por genes que codificam uma metilase ribossômica que impede a ligação do fármaco a seu alvo, ou genes que codificam lactonases que inativam as estreptograminas do tipo B. A resistência à dalfopristina é mediada por *genes* que codificam acetiltransferases que inativam as estreptograminas do tipo A, ou por genes estafilocócicos, que codificam proteínas de efluxo de ligação do ATP, que bombeiam as estreptograminas do tipo A para fora da célula. Esses determinantes de resistência localizam-se em plasmídeos. A resistência à quinupristina/dalfopristina está sempre associada a um gene de resistência para as estreptograminas do tipo A. Os genes que codificam a metilase podem fazer com que a combinação seja bacteriostática em vez de bactericida, tornando-a ineficaz em determinadas infecções nas quais é necessária uma atividade bactericida (p. ex., endocardite).

ADME. A combinação quinupristina/dalfopristina é administrada por infusão intravenosa durante pelo menos 1 hora. É incompatível com soro fisiológico e heparina e deve ser dissolvida em soro glicosado a 5%. A meia-vida é de 0,85 horas para a quinupristina e de 0,7 horas para a dalfopristina. O volume de distribuição é de 0,87 L/kg para a quinupristina e de 0,71 L/kg para a dalfopristina. O metabolismo hepático por conjugação constitui o principal meio de depuração de ambos os compostos, com eliminação de 80% de uma dose administrada por excreção biliar. A eliminação renal é responsável pela maior parte do restante do composto ativo. Não há necessidade de ajuste da dose na presença de insuficiência renal. A farmacocinética não é significativamente alterada por diálise peritoneal nem por hemodiálise. A insuficiência hepática eleva a área sob a curva (ASC) de concentração plasmática do componente ativo e seus metabólitos em aproximadamente 180% para quinupristina e 50% para a dalfopristina.

USOS TERAPÊUTICOS E POSOLOGIA. A combinação de quinupristina/dalfopristina foi aprovada nos EUA para o tratamento de infecções causadas por cepas de *E. faecium* resistentes à vancomicina (dose de 7,5 mg/kg a cada 8-12 h) e de infecções complicadas da pele e das estruturas cutâneas causadas por cepas de *S. aureus* ou *S. pyogenes* sensíveis à meticilina. Na Europa, foi aprovada também para o tratamento da pneumonia hospitalar e de infecções causadas por cepas de *S. aureus* resistentes à meticilina (MRSA). A quinupristina/dalfopristina deve ser reservada para o tratamento de infecções graves causadas por microrganismos gram-positivos resistentes a múltiplos fármacos, como *E. faecium* resistente à vancomicina.

EFEITOS ADVERSOS. Os efeitos colaterais mais comuns consistem em eventos relacionados com a infusão, como dor e flebite no local e artralgias e mialgias. A flebite e a dor podem ser minimizadas pela infusão do fármaco por meio de um cateter venoso central. As artralgias e as mialgias, que mais provavelmente representam um problema em pacientes com insuficiência hepática e que podem ser decorrentes do acúmulo de metabólitos, são controladas ao reduzir a frequência da infusão a cada 12 horas.

INTERAÇÕES MEDICAMENTOSAS. A combinação quinupristina/dalfopristina inibe a CYP3A4. A administração concomitante de outros substratos da CYP3A4 com quinupristina/dalfopristina pode aumentar a pressão arterial e/ou resultar em toxicidade significativa. Recomenda-se muita cautela, bem como a monitoração para fármacos cuja janela terapêutica tóxica é estreita ou para aqueles que prolongam o intervalo QTc.

OXAZOLIDINONAS (LINEZOLIDA)

A linezolida é um agente antimicrobiano sintético da classe das oxazolidinonas.

ATIVIDADE ANTIMICROBIANA. A linezolida é ativa contra organismos gram-positivos, incluindo estafilococos, estreptococos, enterococos, cocos gram-positivos anaeróbios e bastonetes gram-positivos, como *Corynebacterium* spp. e *Listeria monocytogenes* (Quadro 55-1). Tem pouca atividade contra a maioria das bactérias gram-negativas aeróbias ou anaeróbias. É bacteriostática contra enterococos e estafilococos e bactericida contra estreptococos. *Mycobacterium tuberculosis* é moderadamente sensível, com CIM de 2 μg/mL.

MECANISMO DE AÇÃO E RESISTÊNCIA ÀS OXAZOLIDINONAS. A linezolida inibe a síntese de proteínas por meio de sua ligação ao local P da subunidade 50S do ribossomo, impedindo a formação do maior complexo fMet-tRNA-ribossômico, que dá início à síntese de proteínas. Por causa de seu mecanismo singular de ação, a linezolida é ativa contra cepas que são resistentes a vários outros agentes, incluindo cepas de *S. pneumoniae* resistentes à penicilina; cepas de estafilococos resistentes à meticilina, com resistência intermediária à vancomicina e resistentes à vancomicina; e cepas de enterococos resistentes à vancomicina. A resistência nos enterococos e estafilococos decorre de mutações puntiformes do rRNA de 23S. Devido à presença de múltiplas cópias de genes de rRNA de 23S em bactérias, a resistência geralmente exige mutações em duas ou mais cópias.

ADME. A linezolida é bem absorvida após administração oral e pode ser administrada com ou sem alimento. A dose para preparações orais e intravenosas é igual. A meia-vida é de aproximadamente 4 a 6 horas. Ocorre ligação de 30% da linezolida às proteínas, e a sua distribuição é ampla pelos tecidos bem perfundidos. A linezolida é metabolizada por oxidação não enzimática aos derivados ácido aminoetoxiacético e hidroxietil glicina. Aproximadamente, 80% de uma dose de linezolida aparecem na urina, 30% na forma do composto ativo e 50% na forma dos dois principais produtos de oxidação. Dez por cento da dose administrada aparece como produto de oxidação nas fezes. Não se recomenda nenhum ajuste da dose em pacientes com insuficiência renal. A linezolida e seus produtos de degradação são eliminados por diálise; por conseguinte, o fármaco deve ser administrado após hemodiálise.

USOS TERAPÊUTICOS E POSOLOGIA. Linezolida (600 mg, 2 vezes/dia) apresentou taxas de cura clínica e microbiológica na faixa de 85 a 90% no tratamento de uma variedade de infecções causadas por *E. faecium* resistente à vancomicina. A linezolida foi aprovada pelo FDA para o tratamento da pele e infecções das estruturas cutâneas (complicadas e não complicadas) causadas por estreptococos e *S. aureus* suscetíveis à meticilina e MRSA. Um regime com uma dose de 400 mg, 2 vezes/dia, é recomendado apenas para tratamentos de infecções da pele e de estruturas cutâneas não complicadas. As taxas de cura com linezolida (~ 60%) foram semelhantes àquelas obtidas com a vancomicina no tratamento da pneumonia hospitalar causada por *S. aureus* tanto resistente quanto sensível à meticilina. A linezolida também pode constituir uma alternativa eficaz para pacientes com infecções causadas por MRSA refratárias à terapia com vancomicina ou cujos microrganismos isolados tiveram diminuição da sensibilidade à vancomicina. A linezolida também está aprovada para o tratamento da pneumonia adquirida na comunidade causada por cepas de *S. pneumoniae* suscetíveis à penicilina.

A linezolida deve ser reservada como agente alternativo para o tratamento de infecções causadas por cepas resistentes a múltiplos fármacos. Não deve ser utilizada quando houver outros agentes provavelmente eficazes. O uso indiscriminado e o emprego excessivo do fármaco irão acelerar a seleção de cepas resistentes, levando à perda desse mais novo valioso agente.

EFEITOS ADVERSOS. Em pacientes tratados com linezolida, foi relatada a ocorrência de mielossupressão, incluindo anemia, leucopenia, pancitopenia e trombocitopenia. As contagens de plaquetas devem ser monitoradas em indivíduos com risco de sangramento, com trombocitopenia preexistente ou distúrbios intrínsecos ou adquiridos da função plaquetária, bem como em pacientes que recebem ciclos de terapia por mais de duas semanas de duração. O fármaco parece ser bem tolerado, geralmente com efeitos adversos mínimos (p. ex., queixas GI, cefaleia, exantema). Os pacientes que receberam tratamento prolongado (p. ex., mais de 8 semanas) com linezolida desenvolveram neuropatia periférica, neurite óptica e acidose láctica. A linezolida não deve ser usada normalmente em terapia prolongada se houver agentes alternativos.

Interações medicamentosas. A linezolida é um inibidor fraco e inespecífico da monoaminoxidase. Os indivíduos que recebem terapia concomitante com um agente adrenérgico ou serotonérgico (incluindo inibidores seletivos de recaptação da serotonina [ISRSs]) ou que consomem mais de 100 mg/dia de tiramina podem desenvolver a síndrome da serotonina (palpitações, cefaleia ou crise hipertensiva). Se possível, é melhor que se evite a administração concomitante desses agentes. Entretanto, em pacientes que recebem ISRSs e necessitam de terapia aguda com linezolida por períodos curtos (10-14 dias), a administração simultânea com monitoramento cuidadoso é razoável porque os ISRSs precisam ser suspensos gradualmente para evitar a síndrome de descontinuação. A linezolida não é substrato nem inibidor de CYP.

AMINOCICLITÓIS (ESPECTINOMICINA)

A espectinomicina é indicada apenas para o tratamento de infecções gonocóccicas, quando um β-lactâmico ou fluoroquinolona não puder ser administrado.

ATIVIDADE ANTIMICROBIANA, MECANISMO DE AÇÃO E RESISTÊNCIA À ESPECTINOMICINA. A espectinomicina inibe seletivamente a síntese de proteínas nas bactérias gram-negativas ligando-se à subunidade 30S do ribossomo. Sua ação assemelha-se à dos aminoglicosídeos; todavia, não é bactericida e não provoca leitura incorreta do RNA-mensageiro. A resistência bacteriana pode ser mediada por mutações no RNA ribossômico 16S ou por modificação do fármaco pela adeniltransferase.

ADME. A espectinomicina é rapidamente absorvida após injeção intramuscular. O fármaco não se liga significativamente às proteínas plasmáticas, e a dose administrada é recuperada na urina dentro de 48 horas.

USOS TERAPÊUTICOS E POSOLOGIA. A espectinomicina é ativa contra várias espécies de bactérias gram-negativas, porém *é inferior a outros fármacos aos quais tais microrganismos são suscetíveis. Seu único uso terapêutico é no tratamento da gonorreia causada por cepas resistentes aos fármacos de primeira linha (ceftriaxona, cefixima) ou se houver contraindicações a esses fármacos.* A espectinomicina é recomendada em pacientes que são intolerantes ou alérgicos a antibióticos β-lactâmicos. O fármaco não está atualmente disponível nos EUA. A dose recomendada para homens e mulheres é uma única injeção intramuscular profunda de 2 g. A espectinomicina não exerce efeito sobre a sífilis em incubação ou estabelecida e não é ativa contra *Chlamydia* spp. Também é menos eficaz em infecções faríngeas.

EFEITOS ADVERSOS. Foi observada a ocorrência de dor local, urticária, calafrios, febre, tontura, náuseas e insônia. A injeção pode ser dolorosa.

POLIMIXINAS

As polimixinas constituem um grupo de antibióticos elaborados por cepas de *Bacillus polymyxa.* A colistina (polimixina E) é produzida pelo *Bacillus colistinus.* A polimixina B consiste em uma mistura de polimixinas B_1 e B_2. Esses fármacos, que são detergentes catiônicos, são peptídeos básicos simples, com massa molecular de aproximadamente 1.000 Da.

ATIVIDADE ANTIMICROBIANA, MECANISMO DE AÇÃO E RESISTÊNCIA ÀS POLIMIXINAS. As atividades antimicrobianas da polimixina B e da colistina são semelhantes e limitam-se às bactérias gram-negativas. As polimixinas são agentes anfipáticos tensoativos. Interagem fortemente com os fosfolipídeos e desorganizam a estrutura das membranas celulares. A permeabilidade da membrana bacteriana modifica-se imediatamente em contato com o fármaco. A sensibilidade à polimixina B está aparentemente relacionada com o conteúdo de fosfolipídeo do complexo parede celular-membrana. A polimixina B liga-se à porção lipídica A da endotoxina (o lipopolissacarídeo da membrana externa das bactérias gram-negativas) e inativa essa molécula. A parede celular de certas bactérias resistentes pode impedir o acesso do fármaco à membrana celular. Embora a resistência às polimixinas entre espécies normalmente sensíveis seja rara, o surgimento de resistência durante o tratamento foi documentado.

ADME. Nem a polimixima B nem a colistina são absorvidas quando administradas por via oral, sendo pouco absorvidas pelas mucosas e pela superfície de grandes queimaduras. São depuradas pelo rim, e é necessário efetuar uma modificação da dose em pacientes com comprometimento da função renal.

USOS TERAPÊUTICOS

Usos tópicos. O sulfato de polimixina B está disponível para uso oftálmico, ótico e tópico em combinação com uma variedade de outros compostos. A colistina está disponível em gotas óticas. Infecções da pele, das mucosas dos olhos e da orelha causadas por microrganismos sensíveis à polimixina B respondem à aplicação local do antibiótico em solução ou pomada. A otite externa, frequentemente causada por *Pseudomonas*, pode ser curada pelo uso tópico do fármaco. A *P. aeruginosa* é uma causa comum de infecção de úlceras da córnea; aplicação local ou injeção subconjuntival de polimixina B quase sempre é curativa.

Usos sistêmicos. A colistina está disponível como sulfato de colistina para uso oral e como colistimetato sódico para administração parenteral. Em decorrência do aparecimento de microrganismos gram-negativos resistentes a diversos fármacos (especialmente *Stenotrophomonas maltophilia*, *Acinetobacter* spp., *P. aeruginosa* e *Klebsiella* spp.), houve um ressurgimento no uso sistêmico de polimixinas, apesar de sua toxicidade quando administrada por essa via. Como a posologia desses agentes varia de acordo com o fármaco (polimixina B ou colistina), com a preparação comercial em particular e com o grau de disfunção renal do paciente, é recomendada uma consulta a um especialista antes de seu uso.

Efeitos adversos. Como as polimixinas são nefrotóxicas quando administradas sistemicamente, esses fármacos raramente são usados, exceto à nível tópico. A polimixina B aplicada à pele intacta ou desnuda ou às mucosas não provoca reações sistêmicas, devido à ausência quase completa de absorção do fármaco nesses locais. A hipersensibilização é rara com a aplicação tópica. As reações neurológicas incluem fraqueza muscular, apneia, parestesias, vertigem e fala arrastada.

GLICOPEPTÍDEOS (VANCOMICINA E TEICOPLANINA)

A vancomicina é um antibiótico glicopeptídico tricíclico produzido por *Streptococcus orientalis*. A teicoplanina é uma mistura de glicopeptídeos relacionados disponível como antibiótico na Europa. Possui similaridade com a vancomicina quanto a estrutura química, mecanismo de ação, espectro de atividade e via de eliminação (i.e., principalmente renal).

ATIVIDADE ANTIMICROBIANA. A vancomicina possui atividade contra um amplo espectro de bactérias gram--positivas (Quadro 55-1). Praticamente todas as espécies de bacilos gram-negativos e micobactérias são resistentes à vancomicina. A teicoplanina é ativa contra estafilococos sensíveis e resistentes à meticilina (MRSA). Algumas cepas de estafilococos, coagulase-positivas e coagulase-negativas, bem como enterococos e outros microrganismos que são intrinsecamente resistentes à vancomicina (p. ex., *Lactobacillus* spp. e *Leuconostoc* spp.), são resistentes à teicoplanina.

MECANISMO DE AÇÃO. A vancomicina e a teicoplanina inibem a síntese da parede celular de bactérias sensíveis por meio de sua ligação de alta afinidade à extremidade terminal D-alanil-D-alanina de unidades precursoras da parede celular (Figura 55-4). Em razão de seu grande tamanho molecular, são incapazes de penetrar na membrana externa de bactérias gram-negativas.

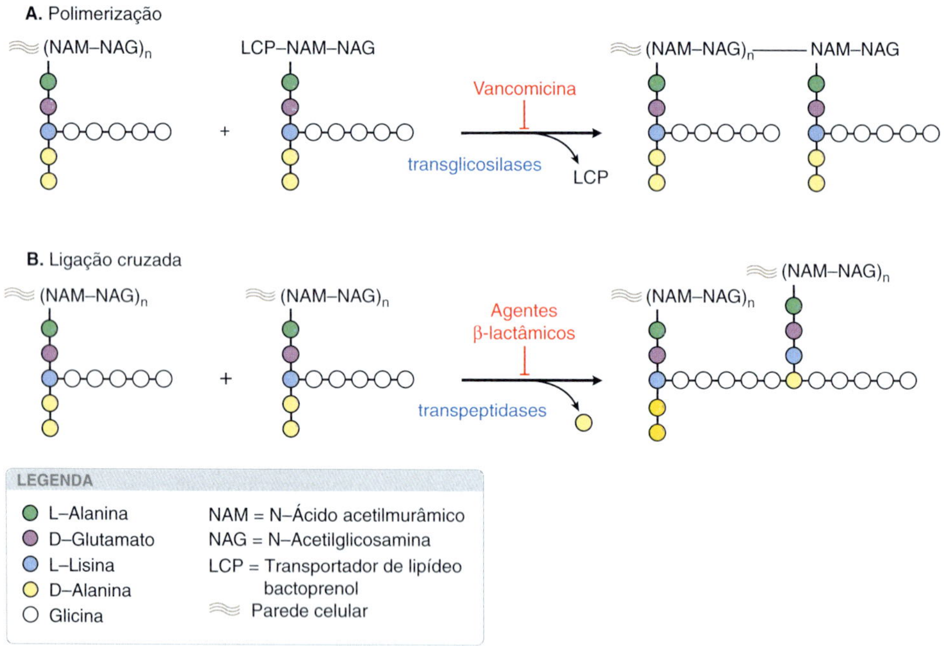

Figura 55-4 *Inibição da síntese da parede celular bacteriana: vancomicina e agentes β-lactâmicos.* A vancomicina inibe a polimerização ou a reação da transglicosilase (A) por ligação à extremidade terminal da D-alanil-D-alanina da unidade precursora da parede celular unida a seu transportador lipídico e por bloqueio da ligação ao polímero glicopeptídico (indicado pela letra subscrita n). Esses polímeros peptidoglicanos ($NAM–NAG_n$) estão localizados no interior da parede celular. A resistência do tipo Van A decorre da expressão de enzimas que modificam precursores da parede celular mediante substituição de uma D-alanina por uma D-alanina terminal, reduzindo a afinidade de ligação da vancomicina em 1.000 vezes. Antibióticos β-lactâmicos inibem a ligação cruzada ou a reação da transpeptidase (B) que une cadeias de polímeros glicopeptídicos por formação de uma ponte cruzada com o peptídeo-tronco (as cinco glicinas nesse exemplo) de uma cadeia, deslocando a D-alanina terminal de uma cadeia adjacente. Ver também a Figura 53-2.

RESISTÊNCIA A GLICOPEPTÍDEOS. As cepas de enterococos resistentes a glicopeptídeos, principalmente *E. faecium,* surgiram como importantes patógenos nosocomiais em hospitais nos EUA. Os determinantes da resistência à vancomicina localizam-se em um transposon que é rapidamente transferível entre enterococos e, potencialmente, outras bactérias gram-positivas. Tipicamente, essas cepas são resistentes a múltiplos antibióticos, incluindo estreptomicina, gentamicina e ampicilina. A resistência à estreptomicina e à gentamicina causa preocupação especial, visto que a combinação de um aminoglicosídeo com um inibidor da síntese da parede celular constitui o único esquema bactericida confiável para o tratamento da endocardite enterocócica.

A resistência dos enterococos a glicopeptídeos resulta de uma alteração do alvo D-alanil-D-alanina em D-alanil-D-lactato ou D-alanil-D-serina, que se liga precariamente a glicopeptídeos. São necessárias várias enzimas dentro do grupo gênico *van* para que ocorra alteração desse alvo. O fenótipo *Van A* confere resistência induzível à teicoplanina e à vancomicina em *E. faecium* e *E. faecalis*. O fenótipo *Van B,* que tende a produzir um nível mais baixo de resistência, também foi identificado em *E. faecium* e *E. faecalis.* O caráter é induzível pela vancomicina, mas não pela teicoplanina e, consequentemente, muitas cepas permanecem sensíveis à teicoplanina. O fenótipo *Van C*, que tem menos importância clínica e está menos caracterizado, confere resistência apenas à vancomicina.

O *S. aureus* e estafilococos coagulase-negativos podem expressar uma sensibilidade reduzida ou "intermediária" à vancomicina (CIM de 4-8 μg/mL) ou resistência de alto nível (CIM de 16 μg/mL). A resistência intermediária está associada a (e pode ser precedida por) um fenótipo heterogêneo, em que uma proporção de células na população (1 em 10^5 a 1 em 10^6) crescerá na presença de concentrações de vancomicina superior a 4 μg/mL. Ciclos anteriores de tratamento e níveis baixos de vancomicina podem predispor os pacientes à infecção e ao insucesso no tratamento em caso de cepas de resistência intermediária à vancomicina. Essas cepas costumam ser resistentes à meticilina e a múltiplos outros antibióticos; seu surgimento constitui uma preocupação principal, visto que até pouco tempo a vancomicina foi o único antibiótico a que estafilococos eram confiavelmente sensíveis. Cepas de *S. aureus* com alto nível de resistência à vancomicina (CIM de 32 μg/mL) possuem um plasmídeo conjugativo, em que o transposon *Van A* está integrado como consequência de uma transferência gênica horizontal entre espécies de *E. faecalis* para uma cepa MRSA. Esses isolados têm sido variavelmente sensíveis à teicoplanina e a lipoglicopeptídeos sob investigação.

ADME. A vancomicina é pouco absorvida após administração oral. O fármaco deve ser administrado por via intravenosa, e nunca por via intramuscular. Aproximadamente, 30% do fármaco liga-se às proteínas plasmáticas. A vancomicina aparece em vários líquidos corporais, incluindo o LCS, quando as meninges estão inflamadas (7-30%), a bile e os líquidos pleural, pericárdico, sinovial e ascítico. Aproximadamente, 90% de uma dose injetada de vancomicina são excretadas por filtração glomerular; sua meia-vida de eliminação sérica é de aproximadamente 6 horas. O fármaco acumula-se se houver comprometimento da função renal, e deve-se efetuar um ajuste da dose nessas circunstâncias. O fármaco pode ser rapidamente depurado do plasma com hemodiálise. A teicoplanina pode ser administrada tanto por via intramuscular quanto intravenosa. Uma dose intravenosa de 1 g em adultos produz concentrações plasmáticas de 15 a 30 μg/mL uma hora após uma infusão de 1 a 2 horas. A teicoplanina se encontra amplamente ligada às proteínas plasmáticas (90-95%) e tem uma meia-vida de eliminação sérica extremamente longa (até 100 h).

USOS TERAPÊUTICOS E POSOLOGIA. A vancomicina e a teicoplanina têm sido usadas para tratar uma ampla variedade de infecções, entre as quais osteomielite e endocardite, causadas por estafilococos, estreptococos e enterococos resistentes e sensíveis à meticilina. A teicoplanina não está liberada para uso nos EUA.

O hidrocloreto de vancomicina (VANCOCIN, outros) é comercializado para uso *intravenoso* na forma de pó estéril para solução. Deve ser diluído e infundido durante um período de pelo menos 60 minutos para evitar a ocorrência de reações adversas relacionadas à infusão; a dose recomendada para adultos é de 30 a 45 mg/kg/dia, em 2 a 3 doses fracionadas. As recomendações atuais consistem em monitorar as concentrações séricas totais (dentro de 30 min que precedem uma dose) em estado de equilíbrio dinâmico, tipicamente antes da quarta dose de um determinado esquema posológico. Uma concentração-alvo sérica total mínima de 10 μg/mL é recomendada. Para pacientes com infecções mais graves (como endocardite, osteomielite, meningite, pneumonia por MRSA), níveis totais de 15 a 20 μg/mL são recomendados. As doses pediátricas são as seguintes: para os recém-nascidos durante a primeira semana de vida, 15 mg/kg no início, sendo essa dose seguida de 10 mg/kg a cada 12 horas; para lactentes de 8 a 30 dias de idade, uma dose de 15 mg/kg seguida de 10 mg/kg, a cada 8 horas; e, para lactentes e crianças de mais idade (> 30 dias), 10 a 15 mg/kg, a cada 6 horas. É necessário modificar a dose em pacientes com comprometimento da função renal. Em pacientes funcionalmente anéfricos e naqueles submetidos à diálise com membranas de fluxo intermediário, a administração de 1 g (~15 mg/kg) a cada 5 a 7 dias tipicamente proporciona níveis séricos adequados. Em pacientes submetidos à diálise de alta eficiência ou de alto fluxo intermitente, são necessárias doses de manutenção administradas após cada seção de diálise. Recomenda-se que os níveis sanguíneos sejam monitorados para decidir os ajustes a serem feitos.

Infecções cutâneas, de tecidos moles e osteoarticulares. A vancomicina é usada no tratamento de infecções cutâneas, de tecidos moles e osteoarticulares, em que microrganismos gram-positivos, incluindo MRSA, são os patógenos causadores.

Infecções do trato respiratório. A vancomicina é empregada no tratamento de pneumonia quando há suspeita de MRSA. Como a penetração da vancomicina no tecido pulmonar é relativamente baixa, uma dose agressiva geralmente é recomendada.

Infecções do SNC. A vancomicina constitui um componente essencial no tratamento empírico inicial de meningite bacteriana adquirida na comunidade em locais onde a existência de *Streptococcus pneumoniae* resistentes à penicilina é comum. A penetração da vancomicina por meio das meninges inflamadas é modesta e inadequada; portanto, uma dose agressiva costuma justificar-se. A vancomicina também é usada para tratar meningite hospitalar, em geral causada por estafilococos.

Endocardite e infecções por cateter vascular. A vancomicina constitui uma terapia-padrão para endocardite estafilocócica quando o isolado é resistente à meticilina ou quando o paciente tem alergia grave à penicilina. A vancomicina é uma alternativa eficaz para o tratamento de endocardite causada por estreptococos do grupo *viridans* em pacientes alérgicos à penicilina. Em combinação com um aminoglicosídeo, pode ser usada para endocardite enterocócica em pacientes com alergia séria à penicilina ou em caso de isolados resistentes à penicilina.

Outras infecções. A vancomicina pode ser administrada por via oral a pacientes com colite pseudomembranosa causada por *C. difficile.* A dose para adultos é de 125 a 250 mg a cada 6 horas; a dose diária total para crianças é de 40 mg/kg, administrada em três ou quatro doses fracionadas. A dose-padrão de teicoplanina em adultos é de 3 a 6 mg/kg/dia, com possíveis doses mais elevadas para tratamento de infecções estafilocócicas graves. A administração de uma única dose diária é possível por causa da meia-vida de eliminação sérica prolongada. As doses de teicoplanina devem ser ajustadas em pacientes com insuficiência renal. No caso de pacientes funcionalmente anéfricos, a administração de uma única dose semanal foi apropriada, mas as concentrações séricas do fármaco devem ser monitoradas para determinar se a faixa terapêutica foi mantida

EFEITOS ADVERSOS. Entre as reações de hipersensibilidade produzidas pela vancomicina e pela teicoplanina estão exantemas cutâneos maculares e anafilaxia. Flebite e dor no local de injeção intravenosa são relativamente incomuns. Calafrios, exantema e febre podem ocorrer. A infusão intravenosa rápida de vancomicina pode causar reações exantemáticas e urticariformes, rubor taquicardia e hipotensão. O rubor extremo que pode ocorrer não representa uma reação alérgica, mas sim um efeito direto da vancomicina sobre os mastócitos, que os induz a liberar histamina. Esta reação geralmente não é observada com teicoplanina. Comprometimento auditivo, algumas vezes permanente, está associado a concentrações excessivamente elevadas desses fármacos no plasma (60-100 μg/mL de vancomicina). A nefrotoxicidade tornou-se menos comum com as formulações modernas em doses-padrão. A posologia e o monitoramento cuidadosos do uso de vancomicina são necessários para equilibrar os riscos e os benefícios. Deve-se ter cautela quando fármacos ototóxicos ou nefrotóxicos, como aminoglicosídeos, são administrados simultaneamente com vancomicina.

LIPOPEPTÍDEOS (DAPTOMICINA)

A daptomicina, um antibiótico lipopeptídico cíclico derivado do *Streptomyces roseosporus,* foi retomada em resposta à necessidade crescente de antibióticos bactericidas eficazes contra as bactérias gram-positivas resistentes à vancomicina.

Atividade antimicrobiana. A daptomicina é um antibiótico bactericida seletivamente ativo contra bactérias gram-positivas aeróbias, facultativas e anaeróbias (Quadro 55-1). A daptomicina pode ser ativa contra cepas resistentes à vancomicina, embora as CIMs tendam a ser mais altas para esses microrganismos do que para as cepas sensíveis à vancomicina.

Mecanismos de ação e resistência à daptomicina. A daptomicina liga-se às membranas bacterianas, levando à sua despolarização, perda do potencial de membrana e morte celular. Possui atividade bactericida que depende da concentração. Foi relatado surgimento de resistência à daptomicina no decorrer de terapia. Os mecanismos de resistência à daptomicina não foram caracterizados completamente.

ADME. A daptomicina é pouco absorvida por via oral e só deve ser administrada por via intravenosa. A toxicidade direta para o músculo impede a sua injeção intramuscular. A meia-vida sérica é de 8 a 9 horas nos indivíduos normais, permitindo a administração de uma dose única ao dia. Aproximadamente, 80% da dose administrada é recuperada na urina; uma pequena quantidade é excretada nas fezes. Embora penetre adequadamente no pulmão, o fármaco é inativado pelo surfactante pulmonar. Se a depuração da creatinina for inferior a 30 mL/minuto, a administração da dose deverá ser feita apenas a cada 48 horas. Para pacientes submetidos à hemodiálise, a dose deve ser administrada imediatamente após a diálise. A daptomicina não afeta as CYPs e não há interações importantes entre fármacos. Recomenda-se cautela quando se administrar daptomicina juntamente com aminoglicosídeos ou estatinas, por causa dos possíveis riscos de nefrotoxicidade e miopatia, respectivamente.

Usos terapêutico e posologia. A daptomicina está indicada para o tratamento de infecções complicadas da pele e de tecidos moles (na dose de 4 mg/kg/dia) e bacteriemia complicada e endocardite localizada no lado direito (na dose de 6 mg/kg/dia). Sua eficácia é comparável à da vancomicina.

Efeitos adversos. Podem ocorrer elevações da creatinocinase; isso não exige a interrupção do fármaco, a não ser que haja achados de miopatia inexplicada. Foi relatada a ocorrência rara de rabdomiólise.

BACITRACINA

A bacitracina é um antibiótico produzido pela cepa Tracy-I de *B. subtilis.* As bacitracinas são um grupo de antibióticos polipeptídicos. Múltiplos componentes têm sido demonstrados nos produtos comerciais; o principal constituinte é a bacitracina A.

Atividade antimicrobiana. A bacitracina inibe a síntese da parede celular bacteriana; diversos cocos e bacilos gram-positivos, *Neisseria, H. influenzae* e *Treponema pallidum* são sensíveis a 0,1 unidade/mL ou menos do fármaco.

O *Actinomyces* e o *Fusobacterium* são inibidos por concentrações de 0,5 a 5 unidades/mL. As Enterobacteriaceae, o *Pseudomonas,* as espécies de *Candida* e *Nocardia* são resistentes ao fármaco. Uma unidade do antibiótico é equivalente à 26 μg do padrão USP.

Usos terapêuticos e posologia. O seu uso atual limita-se à aplicação tópica. A bacitracina está disponível em pomadas oftálmicas e dermatológicas; o antibiótico também encontra-se disponível na forma de pó (BACI-Rx) para os compostos extemporâneos de soluções tópicas. Dispõe-se de diversas preparações tópicas de bacitracina, às quais são adicionadas neomicina ou polimixina. Para as infecções abertas, como o eczema infectado e as úlceras dérmicas infectadas, a aplicação tópica do antibiótico pode auxiliar na erradicação das bactérias sensíveis. A bacitracina raramente provoca hipersensibilidade. A conjuntivite supurativa e a úlcera de córnea infectada respondem de modo satisfatório à sua aplicação tópica, quando essas infecções são causadas por bactérias sensíveis. A bacitracina tem sido utilizada com sucesso limitado na erradicação do estado de portador nasal de estafilococos. A bacitracina oral tem sido utilizada com algum sucesso no tratamento da diarreia associada a antibióticos causada por *C. difficile.*

Efeitos adversos. O uso parenteral desse antibiótico resulta em grave nefrotoxicidade.

MUPIROCINA

Atividade antimicrobiana, mecanismo de ação e resistência. A mupirocina é utilizada apenas na forma tópica. O fármaco é bactericida contra inúmeras bactérias gram-positivas e determinadas bactérias gram-negativas. Possui boa atividade contra *S. pyogenes* e contra cepas de *S. aureus* tanto sensíveis quanto resistentes (MSRA) à meticilina. A mupirocina inibe a síntese de proteínas bacterianas por meio de sua ligação reversível à isoleucil RNA de transferência sintetase, inibindo-a. Não existe nenhuma resistência cruzada com outras classes de antibióticos. A resistência de alto nível é mediada por um plasmídeo, que codifica uma sintase de tRNA de "transposição" que se liga fracamente à mupirocina.

ADME. A absorção sistêmica por meio da pele intacta ou de lesões cutâneas é mínima. Qualquer mupirocina que possa ser absorvida é rapidamente metabolizada a ácido mônico inativo.

Usos terapêuticos e posologia. A mupirocina está disponível na forma de creme a 2% e pomada a 2% para uso dermatológico, bem como na forma de pomada a 2% para uso intranasal. As preparações dermatológicas estão indicadas para o tratamento de lesões cutâneas traumáticas e do impetigo secundariamente infectado por *S. aureus* ou *S. pyogenes.* A pomada de aplicação nasal foi aprovada para erradicação do estado de portador nasal de *S. aureus.* O concenso indica que os pacientes que podem beneficiar-se da profilaxia com mupirocina são aqueles com colonização nasal comprovada por *S. aureus* e fatores de risco para infecções distantes, ou história de infecções da pele ou dos tecidos moles.

Efeitos adversos. A mupirocina pode causar irritação e sensibilização no local de aplicação. O contato com os olhos provoca irritação, cuja resolução pode levar vários dias. O polietilenoglicol presente na pomada pode ser absorvido pela pele lesada. Deve-se evitar a aplicação da pomada em grandes áreas de superfície em pacientes com insuficiência renal moderada a grave, a fim de impedir o acúmulo do polietilenoglicol.

Para uma listagem bibliográfica completa, consulte ***As Bases Farmacológicas da Terapêutica de Goodman e Gilman***, 12ª edição.

Capítulo 56 Quimioterapia da tuberculose, complexo *Mycobacterium avium* e hanseníase

As micobactérias causam tuberculose (TB) e hanseníase. Embora o fardo da hanseníase tenha diminuído, a TB é ainda o agente infeccioso que mais causa morte em humanos. A infecção pelo *Mycobacterium avium-intracellulare* (ou complexo *Mycobacterium avium* [MAC]) continua difícil de ser tratada, principalmente devido a três barreiras naturais:

- **Parede celular** — Mais de 60% da parede celular são lipídeos, principalmente ácidos micólicos compostos por ácidos graxos com duas ramificações 73-hidroxi com cadeias feitas de 76 a 90 átomos de carbono. Este escudo impede que diversos compostos farmacológicos cheguem à membrana celular bacteriana ou ao citossol.
- **Bombas de efluxo** — Essas proteínas de transporte bombeiam para fora agentes químicos potencialmente prejudiciais do citoplasma bacteriano de volta ao espaço extracelular, impedindo o acúmulo de concentrações eficazes do fármaco na célula. Essas proteínas de transporte são responsáveis pela resistência nativa das micobactérias aos vários antibióticos-padrão. Como um exemplo, as permeases do cassete de ligação ao ATP (ABC) compreendem uma extensão de 2,5% do genoma do *Mycobacterium tuberculosis.*
- **Localização no hospedeiro** — Alguns bacilos se escondem no interior das células do paciente, envolvendo-se dessa forma com uma barreira físico-química extra que deverá ser atravessada pelos agentes antimicrobianos para que eles sejam eficazes.

As micobactérias são definidas pela sua taxa de crescimento sobre o ágar como de crescimento *rápido* e *lento* (Quadro 56-1). Os organismos de crescimento lento tendem a ser suscetíveis aos antibióticos especificamente desenvolvidos para as micobactérias; os de crescimento rápido tendem a ser também suscetíveis aos antibióticos usados contra muitas outras bactérias.

Os mecanismos de ação dos fármacos antimicobacterianos estão resumidos na Figura 56-1. Os mecanismos micobacterianos de resistência a esses fármacos estão resumidos na Figura 56-2. Os parâmetros farmacocinéticos dos agentes antimicobacterianos são apresentados nos Quadros 56-2 e 56-3.

FÁRMACOS ANTIBACTERIANOS

RIFAMICINAS: RIFAMPICINA, RIFAPENTINA E RIFABUTINA

A rifampicina ou *rifampina*, a *rifapentina* e a *rifabutina* são importantes para o tratamento das doenças micobacterianas.

MECANISMO DE AÇÃO. O mecanismo de ação das rifamicinas é exemplificado pela ação da rifampicina contra o *M. tuberculosis.* A rifampicina penetra nos bacilos de uma forma dependente da concentração, atingindo concentrações

Quadro 56-1

Micobactérias patogênicas de crescimento rápido e lento (classificação de Runyon)

CRESCIMENTO LENTO
Runyon I: fotocromógenos *Mycobacterium kansasii, Mycobacterium marinum*
Runyon II: escotocromógenos *Mycobacterium scrofulaceum, Mycobacterium szulgai, Mycobacterium gordonae*
Runyon III: não cromógenos Complexo *Mycobacterium avium, Mycobacterium haemophilum, Mycobacterium xenopi*
CRESCIMENTO RÁPIDO
Runyon IV: Complexo do *Mycobacterium fortuitum*, grupo do *Mycobacterium smegmatis*

Os organismos de crescimento lento tendem a ser suscetíveis a antibióticos especificamente desenvolvidos contra *Mycobacterium*; os de crescimento rápido tendem a ser suscetíveis a antibióticos também usados contra diversas outras bactérias.

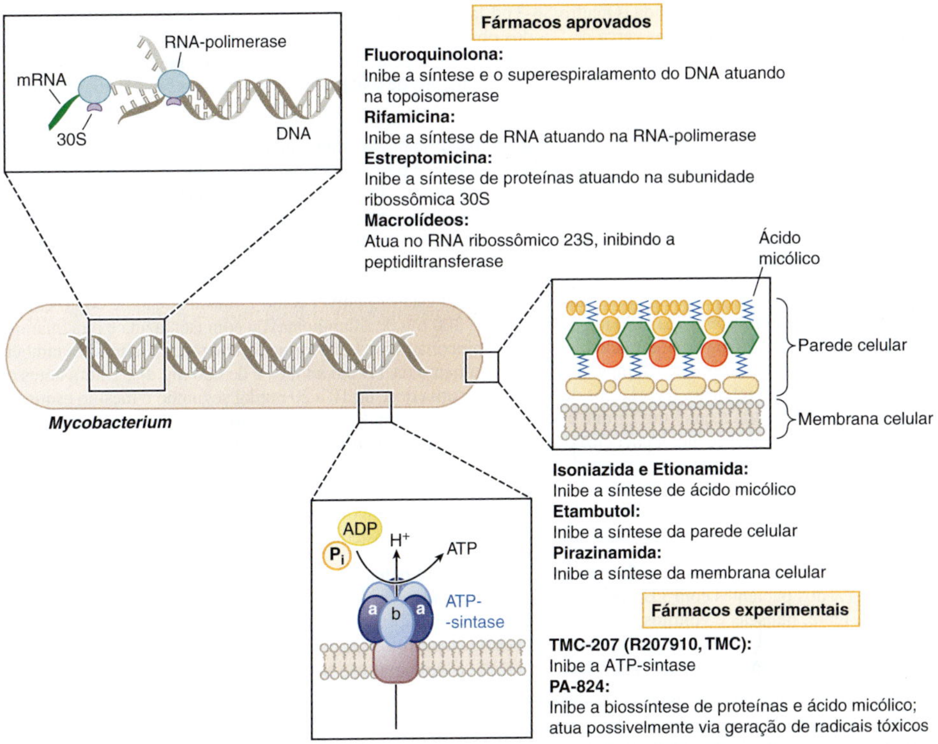

RNA-polimerase
mRNA
30S
DNA
Fármacos aprovados
Fluoroquinolona:
Inibe a síntese e o superespiralamento do DNA atuando na topoisomerase
Rifamicina:
Inibe a síntese de RNA atuando na RNA-polimerase
Estreptomicina:
Inibe a síntese de proteínas atuando na subunidade ribossômica 30S
Macrolídeos:
Atua no RNA ribossômico 23S, inibindo a peptidiltransferase
Ácido micólico
Parede celular
Membrana celular
Mycobacterium
Isoniazida e Etionamida:
Inibe a síntese de ácido micólico
Etambutol:
Inibe a síntese da parede celular
Pirazinamida:
Inibe a síntese da membrana celular
ADP
Pi
H+
ATP
ATP-sintase
a
b
a
Fármacos experimentais
TMC-207 (R207910, TMC):
Inibe a ATP-sintase
PA-824:
Inibe a biossíntese de proteínas e ácido micólico; atua possivelmente via geração de radicais tóxicos

Figura 56-1 *Mecanismos de ação de fármacos experimentais e autorizados usados na quimioterapia de infecções micobacterianas.* Os sítios ativos dos fármacos aprovados para a quimioterapia de doenças micobacterianas são mostrados na parte superior da figura. A rifamicina é usada como termo genérico para diversos fármacos, dos quais o mais frequentemente utilizado é a rifampicina. Também estão incluídos dois fármacos experimentais atualmente sob investigação: TMC-207 e PA-824. A clofazimina, cujo modo de ação não é conhecido, foi omitida.

de equilíbrio em 15 minutos. O fármaco liga-se à subunidade β da RNA-polimerase dependente de DNA (*rpoB*) para formar um complexo fármacoenzima estável, impedindo a formação da cadeia na síntese de RNA.

ATIVIDADE ANTIBACTERIANA. A rifampicina inibe o crescimento da maioria das bactérias gram-positivas e de muitos microrganismos gram-negativos, como *Escherichia coli, Pseudomonas, Proteus* indol-positivo e indol-negativo e *Klebsiella.* A rifampicina mostra-se muito ativa contra *Staphylococcus aureus* e estafilococos coagulase-negativos. O fármaco também possui alta atividade contra *Neisseria meningitidis* e *Haemophilus influenzae.* A rifampicina inibe o crescimento da maioria das bactérias gram-positivas, assim como de diversos microrganismos gram-negativos. A rifampicina inibe o crescimento de vários isolados clínicos de *M. tuberculosis in vitro* em concentrações de 0,06 a 0,25 mg/L. A rifampicina também é bactericida contra o *Mycobacterium leprae.* O *Mycobacterium kansasii* é inibido por 0,25 a 1 mg/L. A maioria das cepas de *Mycobacterium scrofulaceum, Mycobacterium intracellulare* e *M. avium* é suprimida por concentrações de 4 mg/L. O *Mycobacterium fortuitum* mostra-se altamente resistente ao fármaco. A rifabutina inibe o crescimento da maioria dos isolados de MAC em concentrações que oscilam entre 0,25 a 1 mg/L de várias cepas de *M. tuberculosis* em concentrações de 0,125 mg/L ou menos.

RESISTÊNCIA BACTERIANA. A prevalência dos isolados resistentes da rifampicina (um em cada 10^7-10^8 bacilos) deve-se a uma alteração em *rpoB.* As mutações em genes envolvidos nos mecanismos de reparo do DNA comprometerão o reparo de múltiplos genes, o que poderá gerar cepas hipermutáveis (Capítulo 48). Isolados clínicos do genótipo de Pequim do *M. tuberculosis* têm sido associados às taxas mais elevadas de resistência simultânea à rifampicina e à isoniazida, associadas às mutações nos genes de reparo *mut* e *ogt.* Os mutantes indutíveis ou dependentes do ambiente parecem representar um fenômeno mais comum do que os fenótipos mutantes estáveis. Os antibióticos, agentes indutores de estresse metabólico e oxidativo endógeno levam à lesão do DNA, que induz *dnaE2.* A indução está associada à propensão de erro no reparo do DNA e leva a taxas mais elevadas de resistência à rifampicina.

ADME. Após administração oral, as rifamicinas são absorvidas em graus variáveis (Quadro 56-2). O alimento reduz o $C_{Pmáx}$ da rifampicina em um terço; uma refeição com alto teor de gordura aumenta a área sob a curva (ASC) da rifapentina em cerca de 50%. A comida não produz efeito sobre a absorção de rifabutina. A rifapentina deverá ser ingerida juntamente com o alimento, quando possível. As rifamicinas são metabolizadas pelas esterases B e colinesterases microssomais. A CYP3A representa uma via importante para a eliminação da rifabutina. Devido à autoindução, todas as três rifamicinas reduzem a sua própria área sob as curvas de concentração *versus* tempo

(ASC) com a administração repetida (Quadro 56-3). Elas apresentam boa penetração em diversos tecidos, porém os níveis no SNC alcançam apenas cerca de 5% dos observados no plasma, provavelmente devido à atividade da glicoproteína P. Os fármacos e os metabólitos são excretados pela bile e eliminados por meio das fezes, com a eliminação pela urina representando apenas um terço ou menos de metabólitos. Os Quadros 56-2 e 56-3 resumem os parâmetros farmacocinéticos das rifamicinas.

FARMACOCINÉTICA-FARMACODINÂMICA. A atividade bactericida da rifampicina é mais bem exercida com uma alta relação ASC/MIC. Entretanto, a supressão da resistência e o efeito pós-antibiótico duradouro da rifampicina são mais bem exercidos por uma alta $C_{máx}$/MIC. Portanto, o período de tempo que a concentração de rifampicina permanece acima de MIC é menos importante. Esses resultados predizem que a meia-vida de uma rifamicina é menos importante na otimização da terapia e que, se o paciente puder tolerá-las, doses mais elevadas levarão a atividades bactericidas mais altas enquanto suprimem a resistência.

USOS TERAPÊUTICOS. A rifampicina para administração oral está disponível como fármaco isolado e como combinação em dose fixa com isoniazida (150 mg de isoniazida, 300 mg de rifampicina) ou com isoniazida e pirazinamida (50 mg de isoniazida, 120 mg de rifampicina e 300 mg de pirazinamida). Uma forma parenteral da rifampicina também encontra-se disponível. A dose de rifampicina para o tratamento da TB em adultos é de 600 mg/dia, 1 hora antes ou 2 horas depois de uma refeição. As crianças devem receber uma dose de 10 a 20 mg/kg seguindo o mesmo esquema. A rifabutina é administrada em 5 mg/kg/dia, e a rifapentina em 10 mg/kg 1 vez por semana. A rifampicina também é útil para profilaxia da doença meningocócica e da meningite por *Haemophilus influenzae.* Para a prevenção da doença meningocócica, os adultos podem ser tratados com 600 mg, 2 vezes/dia, durante dois dias, ou com 600 mg/dia, durante quatro dias; as crianças com mais de 1 mês de idade devem receber 10 a 15 mg/kg, até uma dose máxima de 600 mg. Combinada com um antibiótico β-lactâmico ou com a vancomicina, a rifampicina poderá ser útil para o tratamento em casos selecionados de endocardite estafilocóccica ou osteomielite.

EFEITOS ADVERSOS. Em geral, a rifampicina é bem tolerada pelos pacientes. As doses habituais resultam em menos de 4% dos pacientes com TB desenvolvendo reações adversas significativas; as mais comuns consistem em exantema, febre, náuseas e vômitos. A presença de doença hepática crônica, alcoolismo e idade avançada parece aumentar a incidência de problemas hepáticos graves. Os distúrbios GI induziram a descontinuação ocasional do fármaco. Vários sintomas inespecíficos relacionados ao sistema nervoso também foram observados.

Reações de hipersensibilidade podem ser observadas. Eventos adversos associados à rifampicina em altas doses são mais comumente observados quando o intervalo entre as doses é longo; portanto, estas não devem ser administradas em esquema de dosagem inferior a 2 vezes/semana; uma administração menos frequente está associada ao desenvolvimento de uma síndrome semelhante à gripe, com febre, calafrios e mialgias em 20% dos pacientes; efeitos adversos também poderão incluir eosinofilia, nefrite intersticial, necrose tubular aguda, trombocitopenia, anemia hemolítica e choque. A proteinúria de cadeia leve, trombocitopenia, leucopenia transitória e anemia também vêm sendo documentadas com o uso de rifampicina. A rifampicina atravessa a placenta e apresenta potencial teratogênico; portanto, é melhor evitar usá-la durante a gravidez.

Quadro 56-2

Parâmetros farmacocinéticos da população estimados para fármacos antimicobacterianos em pacientes adultos

	PARÂMETRO ESTIMADO[c]		
	k_a (h^{-1})	DS (L/h)	V_d (L)
Fármacos de primeira linha			
Rifampicina	1,15	19	53
Rifapentina	0,6	2,03	37,8
Rifabutina	0,2	61	231/1.050[a]
Pirazinamida	3,56	3,4	29,2
Isoniazida	2,3	22,1	35,2
Etambutol	0,7	1,3[b]	6,0[b]
Clofazimina	0,7	0,6/76,7	1,470
Dapsona	1,04	1,83	69,6
Agentes de segunda linha			
Etionamida	0,25	1,9[b]	3,2[b]
Ácido para-aminossalicílico	0,4	0,3[b]	0,9[b]
Ciclosserina	1,9	0,04[b]	0,5[b]

k_a, constante de absorção (Capítulo 48); SCL, depuração sistêmica; V_d, volume de distribuição.
[a]Volume do compartimento central/volume do compartimento periférico.
[b]Expresso por quilograma de peso corporal.
[c]Parâmetros farmacocinéticos estão apresentados nos moldes da Figura 48-1 e da Equação 48-1.

Quadro 56-3

Parâmetros farmacocinéticos da rifampicina, rifabutina e rifapentina

	RIFABUTINA	RIFAMPICINA	RIFAPENTINA
Ligação à proteína (%)	71	85	97
Biodisponibilidade oral (%)	20	68	—
$T_{máx}$ (horas)	2,5-4,0	1,5-2,0	5,0-6,0
$C_{máx}$ total (μg/mL)	0,2-0,6	8-20	8-30
$C_{máx}$ fármaco livre (μg/mL)	0,1	1,5	0,5
Meia-vida (horas)	32-67	2-5	14-18
Penetração intracelular/extracelular	9	5	24-60
Autoindução (queda de ASC)	40%	38%	20%
Indução de CYP3A	Fraca	Pronunciada	Moderada
Substrato de CYP3A	Sim	Não	Não

ASC, área sob a curva.
Parâmetros farmacocinéticos estão apresentados nos moldes da Figura 48-1 e da Equação 48-1.

Em geral, a rifabutina é bem tolerada; as principais razões para a interrupção da terapia incluem: exantema (4%), intolerância gastrintestinal (3%) e neutropenia (2%; 25% em pacientes com infecção grave pelo HIV). Ocorreram uveíte e artralgias em pacientes aos quais foram administradas doses de rifabutina superiores a 450 mg/dia, em combinação com claritromicina ou fluconazol. É preciso avisar ao paciente sobre a necessidade de interromper o fármaco caso apareçam sintomas visuais (dor ou visão embaçada). A exemplo da rifampicina, a rifabutina produz coloração castanho-alaranjada na pele, urina, fezes, saliva, lágrimas e lentes de contato. Raramente, ocorreram trombocitopenia, síndrome semelhante à gripe, dor torácica e hepatite em pacientes tratados com rifabutina. Os efeitos colaterais específicos incluem polimialgia, pseudoicterícia e uveíte anterior.

***OVERDOSE* DE RIFAMICINA.** A *overdose* de rifampicina é rara. Os sintomas mais evidentes são a alteração da cor laranja da pele, fluidos e superfícies mucosas, originando o termo *síndrome do homem vermelho*. A overdose pode ser fatal; o tratamento consiste em medidas de apoio; não existem antídotos.

INTERAÇÕES MEDICAMENTOSAS. Como a rifampicina induz potencialmente as CYPs, a sua administração leva a uma diminuição da meia-vida de vários compostos que são por elas metabolizados. A rifabutina é um indutor de CYPs menos potente que a rifampicina; entretanto, a rifabutina induz enzimas microssomais hepáticas e diminui a meia-vida da zidovudina, prednisona, digitoxina, quinidina, cetoconazol, propranolol, fenitoína, sulfonilureias e varfarina. Ela apresenta menos efeitos do que a rifampicina sobre os níveis séricos de indinavir e nelfinavir. Comparados aos efeitos da rifabutina e da rifampicina, os efeitos indutores de CYP da rifapentina são intermediários.

PIRAZINAMIDA

A pirazinamida é o análogo pirazínico sintético da nicotinamida.

MECANISMO DE AÇÃO. A pirazinamida é ativada por condições acídicas que provavelmente predominam nas margens das cavidades necróticas da TB, onde células inflamatórias produzem ácido láctico. Parte do fármaco inicial se difunde para o interior do *M. tuberculosis,* onde uma nicotinamidase (pirazinamidase) desamina a pirazinamida, transformando-a em ácido pirazinoico (POA^-), que em seguida é transportado para o meio extracelular por uma bomba de efluxo. Em um meio extracelular acídico, uma fração de POA^- é protonada a POAH e penetra no bacilo. O equilíbrio Henderson-Hasselbach (Figura 2-3) favorece progressivamente a formação de POAH, sua homeostase por meio da membrana bacilar e seu acúmulo no interior do bacilo, conforme o pH do meio extracelular cai até atingir o pK_a do ácido pirazinoico, 2,9; tais condições acídicas também potencializam a morte do microrganismo. Embora o mecanismo real de morte microbinana ainda seja desconhecido, foram propostos quatro mecanismos:

- Inibição do ácido graxo sintase tipo I levando à interferência na síntese do ácido micólico;
- Ligação à proteína S1 ribossomal (RpsA) e inibição de trans-translação;
- Redução do pH intracelular;
- Interrupção do transporte de membrana por HPOA.

ATIVIDADE ANTIBACTERIANA. A pirazinamida exibe atividade antimicrobiana *in vitro* apenas em pH ácido. Entre os valores de pH de 5,8 a 5,95, 80 a 90% dos isolados clínicos apresentam um MIC de 100 mg/L ou menos.

MECANISMOS DE RESISTÊNCIA. O *M. tuberculosis* resistente à pirazinamida expressa uma nicotinamidase com afinidade reduzida pela pirazinamida. Essa redução na afinidade diminui a conversão de pirazinamida à POA. Foram encontradas mutações pontuais isoladas no gene *pncA* em até 70% dos isolados clínicos resistentes.

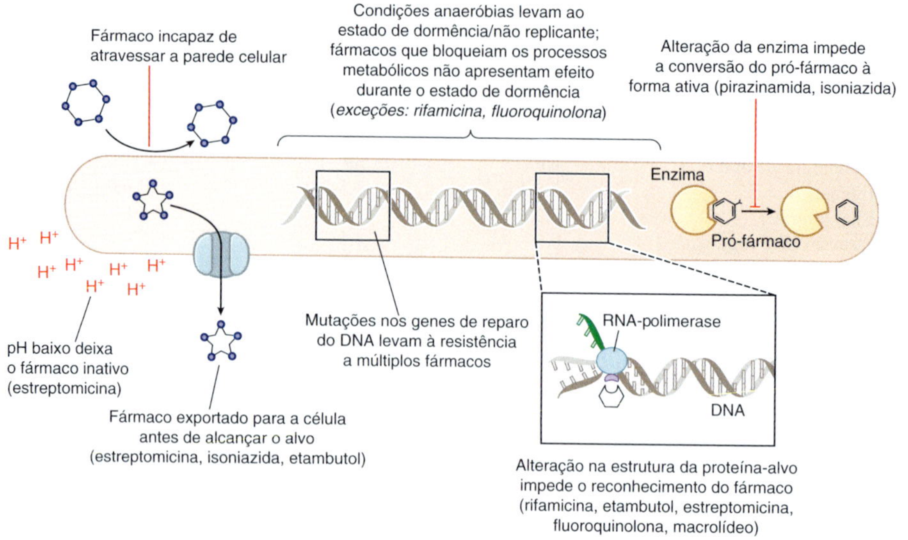

Figura 56-2 *Mecanismos de resistência aos fármacos em micobactérias.*

ADME. A biodisponibilidade oral da pirazinamida é superior a 90%. A absorção GI divide os pacientes em dois grupos: os absorvedores rápidos (56%), com uma taxa de absorção constante de 3,56/hora e os absorvedores lentos (44%), com uma taxa de absorção de 1,25/hora. O fármaco se apresenta 20 vezes concentrado no fluido de revestimento epitelial pulmonar. A pirazinamida é metabolizada pela desamidase microssomal originando POA e, em seguida, hidroxilada a 5-hidroxi-POA, que é então excretada pelos rins. O CL (depuração) e o V_d (volume de distribuição) aumentam de acordo com a massa do paciente (0,5 L/hora e 4,3 L para cada 10 kg acima de 50 kg) e o V_d é maior em homens (em torno de 4,5 L) (Quadro 56-2). Esse fato apresenta algumas implicações: a meia-vida da pirazinamida irá variar consideravelmente com base no peso e no sexo e a $ASC_{0\text{-}24}$ diminuirá com o aumento do peso para a mesma dose (quantidade semelhante do fármaco em mg/kg peso corporal). A depuração da pirazinamida encontra-se reduzida na insuficiência renal; portanto, a frequência da dosagem será reduzida para três vezes por semana em caso de baixas taxas de filtração glomerular. A hemodiálise remove a pirazinamida; assim, o fármaco precisará ser reavaliado após a realização de cada sessão.

FARMACOCINÉTICA-FARMACODINÂMICA MICROBIANAS. O efeito esterilizante da pirazinamida está intimamente associado à relação $ASC_{0\text{-}24}$/MIC. Entretanto, a supressão da resistência está ligada à fração de tempo que a C_P persiste acima de MIC (T > MIC). Como o peso do paciente influencia tanto a DS quanto o volume, tanto a ASC quanto a meia-vida serão impactadas pelo peso corporal elevado. As simulações em ensaios clínicos que consideram o peso do paciente revelam que os valores ótimos de $ASC_{0\text{-}24}$/MIC e T superior a MIC provavelmente serão alcançados apenas por doses muito mais elevadas do que as que são atualmente recomendadas de 15 a 30 mg/kg/dia; a segurança dessas doses mais elevadas em pacientes efetivos é desconhecida.

USOS TERAPÊUTICOS. A coadministração de pirazinamida com isoniazida ou rifampicina levou a uma redução de um terço na duração do tratamento anti-TB e a uma redução de dois terços na sua recorrência. Esse fato levou a uma redução de seis meses na duração da terapia, produzindo a atual quimioterapia de "curso rápido". A pirazinamida é administrada em uma dose oral de 15 a 30 mg/kg/dia.

EFEITOS ADVERSOS. O efeito colateral mais importante da pirazinamida consiste no comprometimento hepático. Quando uma dose oral de 40 a 50 mg/kg é administrada, sinais e sintomas de doença hepática aparecem em aproximadamente 15% dos pacientes, com icterícia em 2 a 3% e morte decorrente de necrose hepática em raros casos. Os regimes utilizados atualmente (15-30 mg/kg/dia) são mais seguros. Antes da administração de pirazinamida, todos os pacientes deverão passar por estudos de função hepática que deverão ser repetidos em intervalos frequentes durante todo o período de tratamento. Se houver evidências de lesão hepática significativa, a terapia deverá ser interrompida. A pirazinamida não deverá ser administrada em indivíduos com disfunção hepática, a menos que seu uso seja absolutamente inevitável.

A pirazinamida inibe a excreção de urato, levando à hiperuricemia em quase todos os pacientes e muitos apresentam episódios agudos de gota. Outros efeitos adversos observados com o uso de pirazinamida incluem artralgias, anorexia, náuseas e vômitos, disúria, mal-estar e febre. Nos EUA, o uso de pirazinamida não está aprovado durante a gravidez, devido à insuficiência de informações a respeito de sua teratogenicidade.

ISONIAZIDA

A isoniazida (hidrazida do ácido isonicotínico, INH é um fármaco primário usado na quimioterapia da TB. Todos os pacientes com cepas sensíveis à isoniazida devem receber o fármaco se forem capazes de tolerá-lo. O uso da terapia de combinação (isoniazida + pirazinamida + rifampicina) fornece a base para a terapia de "curso rápido" com melhores taxas de remissão.

MECANISMO DE AÇÃO. A isoniazida penetra no bacilo por difusão passiva. O fármaco não é diretamente tóxico ao bacilo, porém deve ser convertido em sua forma tóxica no interior do bacilo por KatG, uma catalase-peroxidase multifuncional. O fármaco ativado forma adutos com o NAD^+ e $NADP^+$ micobateriano que inibem passos essenciais na síntese de ácido micólico (parede celular) e na síntese de ácidos nucleicos (Figura 56-3). Outros produtos da ativação de INH por KatG incluem superóxido, H_2O_2, alcil hidroperóxidos e o radical NO, que também podem contribuir para os efeitos bactericidas de INH.

MECANISMOS DE RESISTÊNCIA. A resistência à INH está associada à mutação ou à supressão de katG, superexpressão de genes para inhA (confere resistência de baixo nível à INH e alguma resistência cruzada com a etionamida) e ahpC e mutações no gene *kasA*. A prevalência dos mutantes resistentes aos fármacos é de aproximadamente 1 em 10^6 bacilos. Como as cavidades de TB podem conter até 10^7 a 10^9 microrganismos, pode-se esperar resistência preexistente em cavidades pulmonares de TB de pacientes não tratados. Esses mutantes espontâneos serão selecionados e amplificados por monoterapia. Portanto, dois ou mais agentes são normalmente utilizados. Considerando que as mutações que levam à resistência aos fármacos são eventos independentes, a probabilidade de resistência a dois agentes antimicobacterianos é pequena, cerca de 1 em 10^{12} ($1 \times 10^6 \times 10^6$), uma baixa probabilidade considerando o número de bacilos envolvidos.

ADME. A biodisponibilidade da isoniazida administrada por via oral é de aproximadamente 100% para a dose de 300 mg. A farmacocinética da isoniazida é mais bem descrita por um modelo de compartimento único, com os parâmetros farmacocinéticos no Quadro 56-2. A isoniazida é metabolizada pela arilamina *N*-acetiltransferase do tipo 2 (NAT2) hepática, codificada por uma variedade de alelos NAT2* (Figura 56-3). A depuração da isoniazida em pacientes tem sido tradicionalmente classificada em um dos dois grupos fenotípicos: acetiladores "lentos" e "rápidos" (Figura 56-4) e mais recentemente como três grupos, incluindo os metabolizadores "intermediários"; tal variabilidade reflete amplamente a expressão de diversos alelos NAT2. A maior parte (75-95%) de uma dose de isoniazida é excretada na urina em 24 horas, predominantemente como acetilisoniazida e ácido isonicotínico.

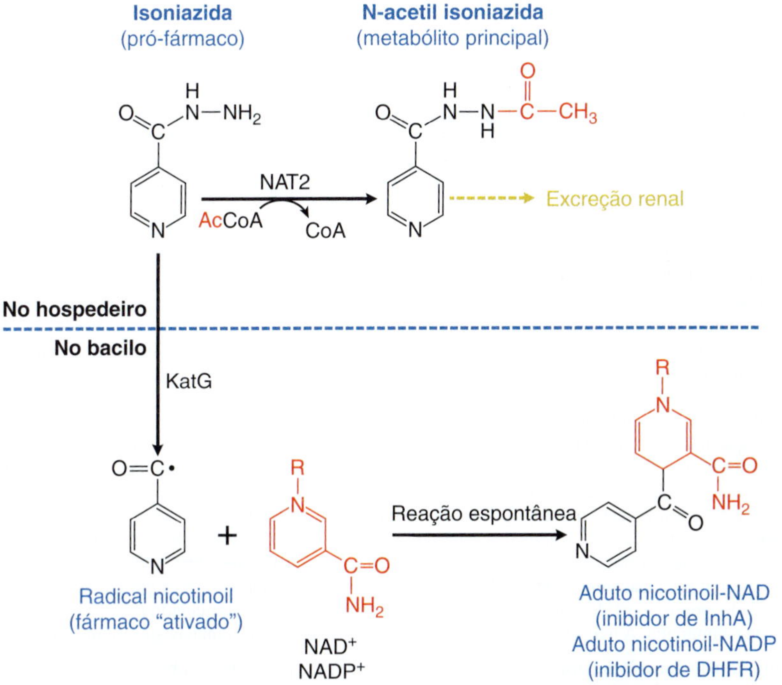

Figura 56-3 *Metabolismo e ativação da isoniazida.* O pró-fármaco isoniazida é metabolizado em humanos pelas isoformas de NAT2 originando seu metabólito principal, a N-acetil isoniazida, que é excretada pelo rim. A isoniazida se difunde no micoplasma onde é "ativada" por KatG (oxidase/peroxidase), originando o radical nicotinoil, que reage espontaneamente com NAD^+ ou $NADP^+$ para produzir adutos que inibem enzimas importantes na síntese da parede celular e de ácidos nucleicos. InhA, proteína carreadora enoil acil; KasA, sintase da proteína carreadora enoil acil; DHFR, di-hidrofolato redutase.

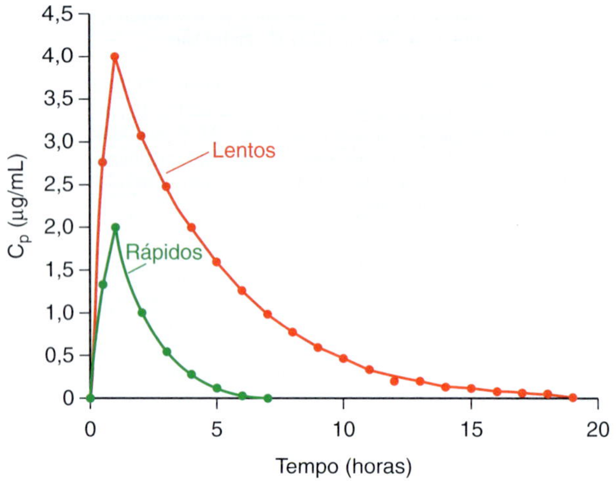

Figura 56-4 *Distribuição multimodal da depuração de INH devido aos polimorfismos de NAT2.* Um grupo de voluntários do sexo masculino receberam INH (250 mg por via oral) e as variações temporais dos níveis plasmáticos (C_p) foram avaliadas. Um terço dos indivíduos apresentou valores de meia-vida inferiores a 1,5 horas; esses são os *acetiladores rápidos. Dois terços apresentaram* valores de meia-vida entre 2,1 a 4,0 horas, sugerindo a existência de grupos múltiplos; estes são os *acetiladores lentos.* Os gráficos dos dados médios (C_p *versus* tempo após a administração) demonstram os efeitos farmacocinéticos da taxa de acetilação. Ambos os grupos alcançam o $C_{Pmáx}$ em 1 hora. Os acetiladores lentos (*linha vermelha*) alcançaram um C_p mais elevado (4 µg/mL) com uma taxa de eliminação média da meia-vida = 3,0 horas; os aceleradores rápidos (*linha verde*) alcançaram um $C_{Pmáx}$ inferior (2 µg/mL) com uma taxa de eliminação média da meia-vida = 1,0 hora. A taxa de acetilação reflete a expressão variável de formas polimórficas ativas e deficientes de NAT2. Os acetiladores lentos podem apresentar um risco mais elevado para efeitos adversos de INH, sulfonamidas e procainamida; os acetiladores rápidos poderão apresentar respostas reduzidas às doses padronizadas desses agentes, porém um maior risco de bioativação por NAT2 dos carcinógenos arilamina/hidrazina. Recentemente, pesquisadores identificaram três subgrupos de eliminação para o metabolismo de INH, *rápidos, lentos* e *intermediários* (alelos rápido e lento codominantes).

FARMACOCINÉTICA-FARMACODINÂMICA MICROBIANAS. A capacidade microbicida da isoniazida é mais bem explicada pela proporção ASC_{0-24}/MIC. O aparecimento da resistência está intimamente relacionado tanto com a relação ASC/MIC quanto com a relação $C_{máx}$/MIC. Como ASC é proporcional à dose/CL, a eficácia depende principalmente da dose do fármaco e do CL e, portanto, da atividade das formas polimórficas de *NAT-2*. Isso também sugere que a divisão da dose de isoniazida em doses mais frequentes poderá ser prejudicial em termos do aparecimento da resistência (Figura 48-4).

USOS TERAPÊUTICOS. A isoniazida está disponível em comprimidos, como elixir e para administração parenteral. A dose diária total de isoniazida utilizada normalmente é de 5 mg/kg com um máximo de 300 mg. As crianças deverão receber 10 a 15 mg/kg/dia (máximo de 330 mg). A piridoxina, vitamina B_6 (10 a 50 mg/dia) deverá ser administrada com isoniazida para minimizar os riscos de toxicidade neurológica em pacientes predispostos à neuropatia (p. ex., os desnutridos, idosos, mulheres grávidas, indivíduos infectados com HIV, diabéticos, alcoolistas e pacientes urêmicos).

EFEITOS ADVERSOS. O metabólito inicial acetilisoniazida poderá ser acetilado em seguida por NAT-2 a diacetil-hidrazina, que não é toxica. Alternativamente, a acetilisoniazida pode ser convertida a acetil-hidrazina e, em seguida, aos metabólitos hepatotóxicos por CYP2E1. Neste cenário, os acetiladores rápidos removerão rapidamente a acetil-hidrazina, enquanto os acetiladores mais lentos ou a indução de CYP2E1 irão gerar metabólitos mais tóxicos. A rifampicina é um potente indutor de CYP2E1 e é por esse motivo que ela potencializa a hepatotoxicidade da isoniazida. Os níveis séricos elevados das aspartato e alanina transaminases normalmente são encontrados em pacientes que estão sendo tratados com isoniazida. O comprometimento hepático grave ocorre em aproximadamente 0,1% de todos os pacientes que recebem o fármaco. A lesão hepática é rara em pacientes com menos de 20 anos de idade, porém a incidência aumenta com a idade. O risco total é aumentado para 3% pela administração simultânea de rifampicina. A maioria dos casos de hepatite ocorre em 4 a 8 semanas após o início da terapia.

Se a piridoxina não for administrada simultaneamente, a neurite periférica é observada em cerca de 2% dos pacientes que recebem 5 mg/kg/dia de isoniazida. A neuropatia é mais frequente nos acetiladores "lentos" e em indivíduos com diabetes melito, má nutrição ou anemia. Outras toxicidades neurológicas incluem convulsões em pacientes com transtornos epiléticos, neurite e atrofia ótica, contração muscular, tontura, ataxia, parestesias, letargia e encefalopatia tóxica. Anormalidades mentais podem aparecer durante o uso deste fármaco.

Os pacientes poderão desenvolver sensibilidade à isoniazida. Também poderão ocorrer reações hematológicas. Os sintomas de artrite têm sido atribuídos a este agente. Diversas reações associadas à terapia com isoniazida incluem secura da boca, desconforto epigástrico, metemoglobinemia, tinito e retenção urinária. Uma síndrome semelhante ao lúpus eritematoso sistêmico, induzida pelo fármaco, também foi relatada.

OVERDOSE DE ISONIAZIDA. A *overdose* de isoniazida tem sido associada à seguinte tríade clínica:

- Convulsões refratárias ao tratamento com fenitoína e barbituratos;
- Acidose metabólica com um intervalo aniônico que é resistente ao tratamento com bicarbonato de sódio;
- Coma.

O tratamento envolve a interrupção da dosagem de isoniazida e a administração de piridoxina intravenosa é administrada por 5 a 15 minutos em um esquema grama a grama com a isoniazida ingerida. Se a dose de isoniazida ingerida for desconhecida, então deverá ser utilizada uma dose de 70 mg/kg de piridoxina. Em pacientes com convulsões, são utilizadas as benzodiazepinas.

INTERAÇÕES MEDICAMENTOSAS. A isoniazida é um potente inibidor de CYP2C19, CYP3A e um fraco inibidor de CYP2D6. Entretanto, a isoniazida induz CYP2E1. Os fármacos que são metabolizados por essas enzimas serão potencialmente afetados (Quadro 56-4).

ETAMBUTOL

O cloridrato de etambutol é um composto hidrossolúvel e termoestável.

MECANISMO DE AÇÃO. O etambutol inibe a arabinosil transferase III (catalisa a transferência da arabinose na biossíntese do arabinogalactan), desarranjando dessa forma a estrutura da parede celular micobacteriana.

ATIVIDADE ANTIBACTERIANA. O etambutol possui atividade contra uma ampla variedade de micobactérias. Os MICs do etambutol se situam entre 0,5 a 2 mg/L nos isolados clínicos de *M. tuberculosis,* aproximadamente 0,8 mg/L em *M. kansasii* e 2 a 7,5 mg/L em *M. avium*. As seguintes espécies também são suscetíveis: *Mycobacterium gordonae, M. marinum, M. scrofulaceum, M. szulgai.* Entretanto, a maioria dos *M. xenopi, M. fortuitum* e *M. chelonae* também têm sido registrados como resistentes.

MECANISMOS DE RESISTÊNCIA. *In vitro,* a resistência das micobactérias aos fármacos se desenvolve por meio de mutações no gene *embB,* que codificam arabinosil transferases. Uma atividade aumentada da bomba de efluxo pode induzir resistência tanto à isoniazida quanto ao etambutol *in vitro*.

ADME. A biodisponibilidade oral do etambutol é de aproximadamente 80%. A queda na sua concentração é biexponencial, com uma meia-vida de 3 horas nas primeiras 12 horas e uma meia-vida de 9 horas entre 12 e 24 horas, devido à redistribuição do fármaco. A depuração e o V_d são maiores em crianças do que em adultos, com base no peso corporal. A absorção lenta e incompleta é comum em crianças, de modo que em geral não se alcançam valores adequados para as concentrações de pico com a dosagem-padrão. Portanto, na insuficiência renal o etambutol deverá ser administrado na dose de 15 a 25 mg/kg, 3 vezes por semana e não diariamente. O restante do etambutol (~20%) é excretado como derivados aldeído e dicarboxílicos (produzidos pelas álcool e aldeído desidrogenases).

FARMACOCINÉTICA-FARMACODINÂMICA MICROBIANAS. A capacidade microbicida do etambutol para o *M. tuberculosis* é otimizada pela relação ASC/MIC, enquanto aquela contra o MAC disseminado é otimizada pela relação $C_{máx}$/MIC. Portanto, para melhorar a atividade microbicida, a administração de altas doses intermitentes de 25 mg/kg, a cada dia entre a administração de 50 mg/kg, 2 vezes por semana, poderá ser superior às doses diárias de 15 mg/kg.

USOS TERAPÊUTICOS. O etambutol está disponível para administração oral em comprimidos contendo o D-isômero. Ele é usado para o tratamento da TB, MAC disseminada e na infecção por *M. kansasii.*

Quadro 56-4

Interações isoniazida-fármaco via inibição e indução de CYPs

FÁRMACO COADMINISTRADO	ISOFORMA DE CYP	EFEITOS ADVERSOS
Carbamazepina	Inibição de CYP3A	Toxicidade neurológica
Diazepam	Inibição de CYP3A e CYP2C19	Sedação e depressão respiratória
Etossuximida	Inibição de CYP3A	Comportamento psicótico
Fenitoína	Inibição de CYP2C19	Toxicidade neurológica
Isoflurano e enflurano	Indução de CYP2E1	Eficácia reduzida
Paracetamol	Inibição/indução de CYP2E1	Hepatotoxicidade
Teofilina	Inibição de CYP3A	Ataques, palpitação, náuseas
Vincristina	Inibição de CYP3A	Fraqueza e formigamento dos membros
Varfarina	Inibição de CYP2C9	Possibilidade de sangramento maior (um único caso registrado)

EFEITOS ADVERSOS. O etambutol produz muito poucas reações adversas sérias: cerca de 1% apresenta acuidade visual reduzida, 0,5% um exantema e 0,3% febre devida ao fármaco. Outros efeitos colaterais observados são prurido, dor articular, desarranjo GI, dor abdominal, mal-estar, dor de cabeça, tontura, confusão mental, desorientação e possíveis alucinações. A terapia com etambutol leva a uma concentração aumentada de urato no sangue em cerca de 50% dos pacientes, devido à excreção renal reduzida de ácido úrico.

AMINOGLICOSÍDEOS: ESTREPTOMICINA, AMICACINA E CANAMICINA

A estreptomicina, a amicacina e a canamicina são usados para o tratamento de doenças micobacterianas. Estes aminoglicosídeos inibem a síntese de proteínas por se ligarem à subunidade ribossômica 30S (Figura 54-2). As propriedades farmacológicas e usos terapêuticos dos aminoglicosídeos foram discutidos em sua totalidade no Capítulo 54.

Os MICs para o *M. tuberculosis* em meio de Middlebrook são de 0,25 a 3,0 mg/L para esses três aminoglicosídeos. Para o *M. avium,* os MICs da estreptomicina e da amicacina são de 1 a 8 mg/L; os da canamicina são de 3 a 12 mg/L. O *M. kansasii* é frequentemente suscetível a esses agentes, porém outras micobactérias não relacionadas à tuberculose são apenas ocasionalmente suscetíveis.

RESISTÊNCIA BACTERIANA. A resistência primária à estreptomicina é encontrada em 2 a 3% dos isolados clínicos de *M. tuberculosis.* A resistência resulta de mutações em dois componentes da subunidade ribossomal 30S, *rpsL* e *rrs;* no gene *gidB* da metiltransferase do rRNA e nas bombas de efluxo.

CLOFAZIMINA

A clofazimina, um corante riminofenazínico lipossolúvel, teve seu uso descontinuado em 2005, porém permanece licenciada como um fármaco-órfão.

MECANISMO DE AÇÃO. A clofazimina apresenta tanto atividade antibacteriana quanto efeitos anti-inflamatórios por meio da inibição de macrófagos, células T, neutrófilos e complemento. A clofazimina é recomendada como um componente da terapia com múltiplos fármacos para hanseníase. O composto também é útil no tratamento de úlceras cutâneas crônicas (úlcera de Buruli) produzida pelo *Mycobacterium ulcerans.* Possíveis mecanismos de ação incluem:

- Rompimento da membrana;
- Inibição da fosfolipase A_2 micobacteriana;
- Inibição do transporte de K^+ microbiano;
- Geração de peróxido de hidrogênio;
- Interferência nas cadeias de transporte de elétrons bacteriana.

ATIVIDADE ANTIBACTERIANA. Os MICs para *M. avium* são de 1 a 5 mg/L. Os MICs para o *M. tuberculosis* são de aproximadamente 1,0 mg/L. Ela também apresenta atividade contra várias bactérias gram-positivas.

ADME. A clofazimina é administrada por via oral em doses de até 300 mg/dia. Sua biodisponibilidade é variável (45-60%) e é duplicada por refeições ricas em gordura e reduzida em 30% pelos antiácidos. Após uma única dose de clofazimina, o $t_{máx}$ é de 5,3 a 7,8 horas. Depois de repetidas doses prolongadas, a meia-vida é de cerca de 70 dias. Para dados sobre o PK, *ver* Quadro 56-2. A clofazimina é metabolizada no fígado.

EFEITOS ADVERSOS. Problemas GI são encontrados em 40 a 50% dos pacientes e incluem dor abdominal, diarreia, náuseas e vômitos. Em pacientes que morreram após a dor abdominal, demonstrou-se a deposição de cristais na mucosa intestinal, fígado, baço e linfonodos abdominais. A alteração da cor da secreção corporal, do olho e da pele ocorre na maioria dos pacientes.

INTERAÇÕES MEDICAMENTOSAS. Os efeitos anti-inflamatórios podem ser inibidos pela dapsona.

FLUOROQUINOLONAS

As fluoroquinolonas são inibidoras da DNA girase (Capítulo 52). Os fármacos como ofloxacino e o ciprofloxacino têm representado por vários anos os agentes anti-TB de segunda linha, porém são limitados pelo rápido desenvolvimento de resistência.

A adição dos grupos halogênio e metóxi em C8 reduzem fortemente a propensão à resistência farmacológica. Entre as C8 metóxi-quinolonas, o moxifloxacino (aprovado pelo FDA para infecções não tuberculosas) encontra-se nas fases mais avançadas dos testes clínicos para um agente anti-TB. O moxifloxacino está sendo estudado como substituto tanto da isoniazida quanto do etambutol.

USOS TERAPÊUTICOS NO TRATAMENTO DA TB. Nos pacientes de TB, o moxiflacino (400 mg/dia) apresenta efeitos bactericidas semelhantes aos observados com doses-padrão de isoniazida. No caso de substituição do etambutol no regime-padrão de múltiplos fármacos, 400 mg/dia de moxiflacino provocam uma conversão mais rápida da saliva, em quatro semanas, do que o etambutol. O moxiflacino está sendo atualmente estudado em um ensaio de fase 3 que poderá levar, eventualmente, a uma terapia anti-TB com quatro meses de duração, no lugar dos atuais seis meses.

MECANISMO DE AÇÃO. O TMC-207 é uma diarilquinona experimental usada no tratamento de TB resistente a múltiplos fármacos. O composto atua tendo como alvo o metabolismo energético do bacilo, na subunidade *c* da ATP sintase do *M. tuberculosis* e levando à inibição da atividade da bomba de próton da ATP sintase. O MIC do TMC-207 para o *M. tuberculosis* é de 0,03 a 0,12 mg/L. Apresenta uma boa atividade contra *MAC, M. leprae, M. bovis, M. marinum, M. kansasii, M. ulcerans, M. fortuitum, M. szulgai* e *M. abscessus*.

FARMACOCINÉTICA, EFICÁCIA E USO TERAPÊUTICO. Um regime de 400 mg diárias de TMC-207 durante duas semanas, seguido por 200 mg, 3 vezes/dia, foi adicionado a um regime inicial de segunda linha de canamicina ou amicacina, ofloxacino com ou sem etambutol, em pacientes com TB resistente tanto à isoniazida quanto à rifampicina (MDR-TB), e foi responsável pela conversão da saliva de cerca de 50% em oito semanas na presença de TMC-207, comparados a 9% na ausência do fármaco.

EFEITOS ADVERSOS. Os efeitos adversos observados no número limitado de pacientes expostos a este agente experimental são brandos e incluem náuseas em 26% dos pacientes e diarreia em 13%, com outros (p. ex., artralgia, dor nas extremidades e hiperuricemia) sendo observados em uma pequena proporção dos pacientes.

PA-824

O PA-824, um agente experimental, é um pró-fármaco nitroimidazopirano que requer ativação pela bactéria por meio de um passo de nitrorredução, da mesma forma que o agente estruturalmente relacionado metronidazol. Sua ativação requer uma glicose-6-fosfato desidrogenase específica, a FGD1.

MECANISMO DE AÇÃO. O PA-824 inibe a síntese de proteínas e de ácido micólico do *M. tuberculosis.* Outro mecanismo envolve a geração de espécies reativas de nitrogênio, como o NO pelo metabólito des-nitro de PA-824, que em seguida aumenta a capacidade bactericida dos bacilos persistentes intracelulares não replicantes pelo sistema imune inato.

ATIVIDADE ANTIBACTERIANA. *In vitro,* o fármaco mata tanto os *M. tuberculosis* não replicantes que estão em condições anaeróbias quanto as bactérias replicantes do ar ambiente. Os MICs de PA-824 contra o *M. tuberculosis* oscilam de 0,015 a 0,25 mg/L, porém o fármaco não possui atividade contra outras micobactérias.

RESISTÊNCIA BACTERIANA. A proporção de mutantes resistentes a 5 mg/L de PA-824 é de 10^{-6}. A resistência aparece devido a alterações na estrutura de FGD, que é decorrente de uma variedade de mutações pontuais no gene *fgd.* Entretanto, também têm sido identificados isolados resistentes que não apresentam mutações em *fgd,* de modo que a resistência também poderá ser decorrente de outros mecanismos.

ETIONAMIDA

A etionamida é um congênere da tioisonicotinamida.

MECANISMO DE AÇÃO. A etionamida é um pró-fármaco que é ativado a um sulfóxido por uma monoxigenase NADPH-específica micobacteriana (EthaA) e, a seguir, à 2-etil-4-aminopiridina. Embora esses produtos não sejam tóxicos para as micobactérias, acredita-se que um intermediário estreitamente relacionado e transitório seja o antibiótico ativo. Assim como a isoniazida, a etionamida inibe o crescimento das micobactérias ao inibir a atividade do produto do gene *inhA,* a enoil-ACP redutase da ácido graxo sintase II. Ambos os fármacos inibem a biossíntese de ácido micólico com consequente comprometimento da síntese da parede celular.

ATIVIDADE ANTIBACTERIANA. A multiplicação do *M. tuberculosis* é suprimida por concentrações de etionamida entre 0,6 a 2,5 mg/L. Uma concentração de 10 mg/L ou menos irá inibir cerca de 75% das micobactérias fotocromogênicas; os escotocromogenos são mais resistentes.

RESISTÊNCIA BACTERIANA. A resistência ocorre principalmente por meio de alterações na enzima que ativa a etionamida. As mutações no gene *inhA* levam à resistência tanto a etionamida quanto a isoniazida.

ADME. A biodisponibilidade oral da etionamida aproxima-se de 100%. A farmacocinética é adequadamente explicada por um modelo de um componente com absorção e eliminação de primeira ordem; ver os valores de PK no Quadro 56-2. A meia-vida é de aproximadamente 2 horas. A etionamida é depurada por metabolismo hepático. Os metabólitos são eliminados pela urina. A etionamida é administrada apenas por via oral. A dose inicial para adultos é de 250 mg, 2 vezes/dia; essa dose é aumentada em 125 mg/dia, a cada cinco dias, até atingir uma dose de 15 a 20 mg/kg/dia. A dose máxima é de 1 g/dia. O fármaco deve ser ingerido nas refeições, em doses fracionadas, para minimizar a irritação gástrica. As crianças devem receber 10 a 20 mg/kg/dia, em duas doses fracionadas, sem ultrapassar 1 g/dia.

EFEITOS ADVERSOS. Aproximadamente, 50% dos pacientes são incapazes de tolerar uma única dose superior a 500 mg devido ao desconforto GI. As reações mais comuns consistem em anorexia, náuseas, vômitos, irritação gástrica e em uma variedade de sintomas neurológicos. É comum a ocorrência de hipotensão postural grave, depressão mental, sonolência e astenia. As convulsões e a neuropatia periférica são raras. Outras reações relacionadas ao sistema nervoso incluem distúrbios olfatórios, visão embaçada, diplopia, tontura, parestesias, cefaleia, inquietação e tremores. A piridoxina (vitamina B_6) alivia os sintomas neurológicos, e recomenda-se sua administração concomitante. Foram também observadas erupções cutâneas alérgicas graves, púrpura, estomatite, ginecomastia, impotência, menorragia, acne e alopecia. Pode-se observar também um gosto metálico. A hepatite tem sido associada ao uso da etionamida em cerca de 5% dos casos. Deve-se avaliar a função hepática a intervalos regulares em pacientes tratados com o fármaco.

ÁCIDO PARA-AMINOSSALICÍLICO

O ácido para-aminossalicílico (PAS) foi o primeiro tratamento eficaz contra a TB.

MECANISMO DE AÇÃO. O PAS é um congênere do ácido *para*-aminobenzoico, o substrato da di-hidropteroato sintase (*fol*P1/P2); tal similaridade estrutural é responsável pela atividade de PAS como um inibidor competitivo da enzima (Figura 56-5). *In vitro,* PAS é um inibidor fraco da di-hidropteroato sintase; além disso, apenas 37% dos isolados clínicos resistentes ao PAS ou a mutantes espontâneos codificam uma mutação em qualquer gene que codifique enzimas da via do folato ou da biossíntese dos nucleotídeos de timina. E ainda, mutações em *thyA* (o gene que codifica a timidilato sintase) levam à resistência ao fármaco em apenas uma minoria dos isolados resistentes ao fármaco. É provável que atividades de PAS ainda não identificadas desempenhem papéis mais importantes nos seus efeitos anti-TB.

ATIVIDADE ANTIBACTERIANA. O PAS é bacteriostático. *In vitro,* a maioria das cepas de *M. tuberculosis* é sensível a uma concentração de 1 mg/L. Ele não possui atividade sobre outras bactérias.

ADME. O PAS é administrado por via oral, em uma dose diária de 12 g, fracionada em três porções iguais. As crianças devem receber 150 a 300 mg/kg/dia, em 3 a 4 doses fracionadas. A biodisponibilidade oral de PAS é superior a 90%. Ver os valores de PK no Quadro 56-2. O $C_{máx}$ aumenta uma vez e meia e ASC aumenta em 1,7 na presença do alimento; na verdade, PAS deve ser administrado com o alimento, o que também reduz fortemente a irritação gástrica. O PAS é N-acetilado no fígado a N-acetil PAS, uma potente hepatotoxina. Mais de 80% do fármaco é excretado pela urina; mais de 50% se encontra sob a forma acetilada. A excreção de PAS é reduzida pela disfunção renal, requerendo uma redução em sua posologia.

EFEITOS ADVERSOS. A incidência de efeitos adversos associados ao uso do PAS é de aproximadamente 10 a 30%. Predominam os problemas GI, frequentemente limitando a adesão do paciente ao tratamento. São observadas reações de hipersensibilidade ao PAS em 5 a 10% dos pacientes, que se manifestam como erupções cutâneas, febre, eosinofilia e outras anormalidades hematológicas.

CICLOSSERINA

A ciclosserina é um antibiótico de amplo espectro produzido pelo *Streptococcus orchidaceus* usado no tratamento de TB com múltiplos fármacos, em caso de falha dos agentes primários.

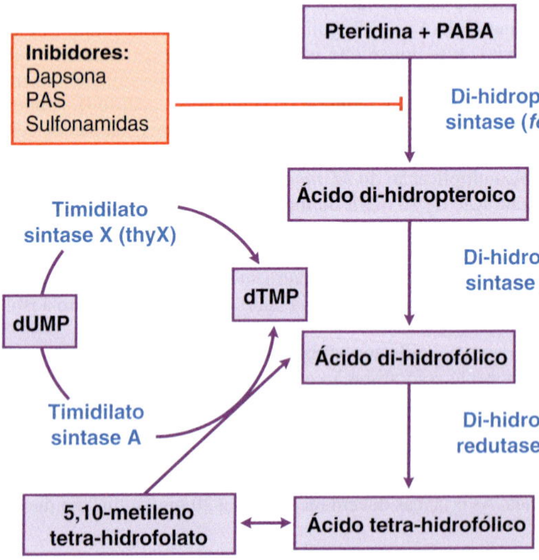

Figura 56-5 *Efeitos de antimicrobianos no metabolismo do folato e na síntese de desoxinucleotídeos.* Duas formas de timidilato sintase são relevantes aqui; a forma humana, thyA (EC 2.1.1.45) e a forma bacteriana, thyX (EC 2.1.1.148); diferenças moleculares podem permitir o desenvolvimento de inibidores específicos para ambas as formas.

MECANISMO DE AÇÃO. A ciclosserina é um congênere da D-alanina. D-alanil-D-alanina é um componente essencial do peptídeoglicano da parede celular bacteriana (Figura 55-4). A ciclosserina inibe duas enzimas necessárias à incorporação de alanina na parede celular: uma racemase que converte L-alanina em D-alanina e uma ligase que une duas alaninas para formar a D-alanil-D-alanina.

ATIVIDADE ANTIBACTERIANA; RESISTÊNCIA. A ciclosserina inibe *M. tuberculosis* em concentrações de 5 a 20 mg/L. Apresenta boa atividade contra MAC, enterococos, *E. coli, S. aureus,* espécies de *Nocardia* e *Chlamydia.* A resistência de *M. tuberculosis* tem sido detectada em 10 a 82% dos isolados. As mutações envolvidas na resistência de micobactérias patogênicas à ciclosserina são atualmente desconhecidas.

ADME. A dose normal para adultos é de 250 a 500 mg por via oral, duas vezes ao dia. A ciclosserina é quase completamente absorvida. A $C_{máx}$ no plasma é alcançada em 45 minutos nos casos mais rápidos, porém poderá demorar até 3,5 horas quando acompanhada de uma refeição rica em gorduras. Ver Quadro 56-2 para os valores de PK. A ciclosserina distribui-se por todo o corpo. Não existe nenhuma barreira apreciável à penetração da ciclosserina no SNC e as concentrações no LCS são aproximadamente iguais às do plasma. Cerca de 50% da ciclosserina são excretados de modo inalterado na urina durante as primeiras 12 horas; é possível recuperar um total de 70% na forma ativa no decorrer de um período de 24 horas. O fármaco pode acumular-se até atingir concentrações tóxicas em pacientes com insuficiência renal. Aproximadamente, 60% desses fármacos são removidos por hemodiálise.

EFEITOS ADVERSOS. Os sintomas neuropsiquiátricos são comuns e ocorrem em 50% dos pacientes que recebem 1 g/dia, tanto que o fármaco recebeu o apelido de "psicosserina". Os sintomas variam de dores de cabeça e sonolência a psicose grave, ataques e ideias suicidas. A ciclosserina em grandes doses ou a ingestão concomitante de álcool aumenta o risco de convulsões. A ciclosserina está contraindicada para indivíduos com história de epilepsia e deve ser utilizada com cautela em indivíduos com história de depressão.

CAPREOMICINA

A capreomicina (CAPASTAT) é um peptídeo cíclico antimicobacteriano. Sua atividade antimicobacteriana é semelhante à dos aminoglicosídeos, assim como os efeitos adversos, e a capreomicina não deverá ser administrada em conjunto com outros fármacos que comprometam o VIII nervo craniano. Verifica-se o desenvolvimento de resistência bacteriana quando a capreomicina é administrada como fármaco isolado; esses microrganismos exibem resistência cruzada à canamicina e neomicina. As reações adversas associadas ao uso da capreomicina consistem em perda da audição, zumbido, proteinúria transitória, cilindrúria e retenção de nitrogênio. A eosinofilia é comum. Foi observada também a ocorrência de leucocitose, leucopenia, erupções cutâneas e febre. A capreomicina é um agente antituberculose de segunda linha. A dose diária recomendada é de 1 g (não mais do que 20 mg/kg) durante 60 a 120 dias, seguida de 1 g 2 a 3 vezes/semana.

MACROLÍDEOS

A farmacologia, atividade bacteriana e os mecanismos de resistência dos macrolídeos foram discutidos no Capítulo 55. A azitromicina e a claritromicina também são usadas para o tratamento de MAC.

DAPSONA

A dapsona é um agente de amplo espectro com efeitos antibacterianos, antiprotozoários e antifúngicos.

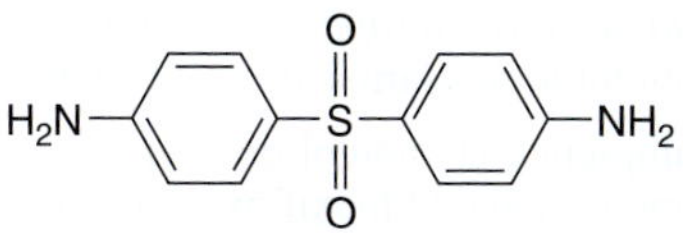

DAPSONA

MECANISMO DE AÇÃO. A dapsona (DDS, diamino-difenilsulfona) é um análogo estrutural do ácido *para*-aminobenzoico (PABA) e um inibidor competitivo da di-hidropteroato sintase (*fol*P1/P2) na via do folato, como mostra a Figura 56-5 (Figura 52-1). Os efeitos anti-inflamatórios da dapsona ocorrem por meio da inibição de lesão tecidual pelos neutrófilos. A dapsona é bastante usada em casos de acne, porém essa terapia não é recomendada.

EFEITOS ANTIMICROBIANOS

Antibacterianos. A dapsona é bacteriostática contra o *M. leprae* nas concentrações de 1 a 10 mg/L. Mais de 90% dos isolados clínicos de MAC e do *M. kansasii* apresentam um MIC de 8 mg/L ou menos, porém os MICs dos isolados de *M. tuberculosis* são elevados. Ela apresenta baixa atividade contra outras bactérias.

Antiparasitários. A dapsona também é altamente eficiente contra o *Plasmodium falciparum* com um IC_{50} de 0,006 a 0,013 mg/mL (0,6-1,3 mg/L), mesmo em cepas resistentes à sulfadoxina-pirimetamina. A dapsona possui um IC_{50} de 0,55 mg/L contra os taquizoítos do *Toxoplasma gondii.*

Antifúngicos. A dapsona é eficiente em concentrações de 0,1 mg/L contra o fungo *Pneumocystis jiroveci.*

RESISTÊNCIA AOS FÁRMACOS. A resistência à dapsona resulta primariamente de mutações nos genes que codificam a di-hidropteroato sintase (Figura 56-5).

ADME. Após administração oral, a absorção é completa; a meia-vida de eliminação é de 20 a 30 horas. A farmacocinética populacional da dapsona está demonstrada no Quadro 56-2. A dapsona sofre N-acetilação por NAT2 e N-oxidação à dapsona hidroxilamina via CYP2E1 e CYP2C. A dapsona hidroxilamina penetra nos eritrócitos, levando à formação da metemoglobina. As sulfonas (p. ex., dapsona) tendem a ser retidas por até três semanas na pele e nos músculos e especialmente no fígado e nos rins. A reabsorção intestinal das sulfonas excretadas pela bile contribui para uma longa retenção na corrente sanguínea; a interrupção periódica do tratamento é, por essa razão, aconselhável. Aproximadamente, 70 a 80% de uma dose de dapsona são excretados na urina como um mono-*N*-glicuronídeo ácido lábel e mono-*N*-sulfamato.

USOS TERAPÊUTICOS. A dapsona é administrada como um agente oral. Os usos terapêuticos da dapsona no tratamento da hanseníase serão descritos mais adiante. A dapsona é combinada com clorproguanila para o tratamento da malária. Os efeitos anti-inflamatórios são a base da terapia para penfigoide, dermatite herpetiforme, dermatose bolhosa de IgA linear, condrite recorrente e úlceras causadas pela aranha marrom reclusa.

DAPSONA E DEFICIÊNCIA DA G6PD. A glicose-6-fosfato desidrogenase (G6PD) protege os eritrócitos contra a lesão oxidativa. Entretanto, a deficiência de G6PD é encontrada em quase meio milhão de pessoas em todo o mundo. A dapsona, um agente oxidante, causa hemólise grave em pacientes com deficiência de G6PD. Portanto, os testes para essa deficiência deverão ser realizados, sempre que possível, antes do uso da dapsona.

OUTROS EFEITOS ADVERSOS. Doses de 100 mg ou menos em indivíduos saudáveis e de 50 mg ou menos em indivíduos saudáveis portadores de deficiência da G6PD não causam hemólise. A hemólise se desenvolve em quase todos os indivíduos tratados com 200 a 300 mg de dapsona por dia; a ocorrência de metemoglobinemia também é comum. Uma deficiência genética na metemoglobina redutase dependente de NADH pode levar à metemoglobinemia grave após a administração de dapsona. Foram relatados episódios isolados de cefaleia, nervosismo, insônia, visão embaçada, parestesias, neuropatia periférica reversível, febre medicamentosa, hematúria, prurido, psicose e uma variedade de exantemas cutâneos. Em certas ocasiões, ocorre uma síndrome semelhante à mononucleose infecciosa, que pode ser fatal.

PRINCÍPIOS DA QUIMIOTERAPIA ANTITUBERCULOSE

A tuberculose não é causada por uma única espécie e sim por uma mistura de espécies com 99,9% de similaridade a nível de nucleotídeo. O complexo inclui o *M. tuberculosis (typus humanus), M. canettii, M. bovis* e *M. microti.* Todos causam tuberculose (TB), com o *M. microti* sendo responsável por apenas uns poucos casos humanos.

TERAPIA ANTITUBERCULOSE. Quando a monoterapia de fármacos anti-TB é administrada aos pacientes, a emergência da resistência determina a ineficiência desses fármacos. A taxa de mutação dos fármacos anti-TB de primeira linha está entre 10^{-7} e 10^{-10}, de modo que a probabilidade de resistência é alta para qualquer fármaco anti-TB, em pacientes com TB cavitária que apresentam aproximadamente 10^9 CFU de bacilos em uma lesão pulmonar de 3 cm. Entretanto, a probabilidade de que os bacilos desenvolvam mutações contra dois ou mais diferentes fármacos é o produto de duas taxas de mutações (entre um em cada 10^{14} e um em cada 10^{20}), o que torna a probabilidade de emergência de resistência aceitavelmente pequena. *Portanto, apenas a terapia de combinação é atualmente recomendada para o tratamento da TB.* A terapia com múltiplos fármacos levou a uma redução na sua duração.

A isoniazida, pirazinamida, rifampicina, etambutol e estreptomicina são atualmente consideradas como os agentes anti-TB de primeira linha. O moxifloxacino está sendo estudado como um agente de primeira linha. Os agentes de primeira linha são mais eficazes e mais bem tolerados, em relação aos agentes de segunda linha. Estes incluem a etionamida, PAS, ciclosserina, amicacina, canamicina e capreomicina.

TIPOS DE TERAPIA ANTITUBERCULOSE

PROFILAXIA. Após a infecção com *M. tuberculosis*, aproximadamente 10% dos indivíduos desenvolvem doença ativa ao longo da vida. O risco mais elevado de reativação da TB é em pacientes que apresentam a reação ao teste cutâneo da tuberculina de Mantoux de 5 mm ou mais e que também se encaixam em uma das seguintes categorias: tenham sido recentemente expostos à TB, apresentem infecção simultânea com HIV ou estejam imunodeprimidos. Se o teste cutâneo da tuberculina for de 10 mm ou mais, observa-se um alto risco de TB em imigrantes recentes (≤ 5 anos) de áreas com alta prevalência da doença, crianças com menos de 4 anos de idade, crianças expostas a adultos com TB, usuários de drogas intravenosas, bem como residentes e funcionários de unidades de tratamento de alto risco. Qualquer indivíduo que apresente um teste cutâneo superior a 15 mm também estará em situação de alto risco. Nos pacientes com alto risco de TB ativa, recomenda-se a profilaxia para impedir a doença ativa. A profilaxia consiste em isoniazida oral, 300 mg diárias ou 2 vezes/semana durante seis meses em adultos. Aqueles que não podem receber isoniazida deverão tomar rifampicina, 10 mg/kg/dia durante quatro meses. Em crianças, são administradas 10 a 15 mg/kg/dia de isoniazida (máximo de 300 mg), 20 a 30 mg/kg, 2 vezes/semana, com observação direta durante nove meses. Em crianças que não toleram a isoniazida, recomenda-se o uso de 10 a 20 mg/kg/dia de rifampicina durante seis meses.

TERAPIA DEFINITIVA. O atual regime padrão para a TB suscetível ao fármaco consiste em isoniazida (5 mg/kg, máximo de 300 mg/dia), rifampicina (10 mg/kg, máximo de 600 mg/dia) e pirazinamida (15 a 30 mg/kg, máximo de 2 g/dia) durante dois meses, seguidos por 10 mg/kg de rifampicina intermitente e 15 mg/kg de isoniazida 2 ou 3 vezes/semana durante quatro meses. As crianças deverão receber 10 a 20 mg/kg de isoniazida por dia (máximo de 300 mg). A rifabutina, 5 mg/kg/dia, poderá ser usada durante todos os seis meses de terapia em pacientes adultos infectados por HIV, porque a rifampicina poderá interagir de forma adversa com alguns agentes antirretrovirais para reduzir sua eficácia. No caso de resistência à isoniazida, a terapia inicial também pode incluir etambutol (15 a 20 mg/kg/dia) ou estreptomicina (1 g/dia) até que a sucetibilidade à isoniazida seja documentada. As doses de etambutol para crianças são de 15 a 20 mg/kg/dia (máximo de 1 g) ou 50 mg/kg, 2 vezes/semana (2,5 g). Como o monitoramento da acuidade visual é difícil de ser realizado em crianças com menos de 5 anos de idade, o etambutol deverá ser usado com cautela nesses casos.

Os primeiros dois meses do regime de tratamento com os quatro fármacos são chamados de fase inicial da terapia e os últimos quatro meses de fase de continuação da terapia. A rifapentina (10 mg/kg uma vez/semana) pode ser substituída pela rifampicina na fase de continuação em pacientes que não apresentem evidência de infecção por HIV ou TB cavitária. A piridoxina, vitamina B_6 (10-50 mg/dia) deve ser administrada com isoniazida para minimizar os riscos de toxicidade neurológica em pacientes predispostos à neuropatia. A duração da terapia para a TB pulmonar sensível ao fármaco é de seis meses. Uma duração de nove meses deverá ser adotada por pacientes com doença cavitária que ainda apresentem cultura de saliva positiva ao segundo mês. A maioria dos casos de TB extrapulmonar é tratada durante seis meses. A meningite da TB é uma exceção que requer uma terapia de 9 a 12 meses de duração. Além disso, os corticosteroides são recomendados para a pericardite da TB e resultados de uma metanálise sugerem que eles também podem ser usados na meningite da TB.

TB RESISTENTE AO FÁRMACO. No caso de resistência confirmada ao fármaco, a terapia deverá ser baseada na evidência de suscetibilidade e deverá incluir:

- Pelos menos três fármacos aos quais o patógeno seja suscetível, com pelo menos um dos agentes anti-TB injetáveis;
- No caso de MDR-TB, usar de 4 a 6 medicações para se obter melhores prognósticos;
- Pelo menos 18 meses de terapia.

A adição de uma fluoroquinolona ao regime e a ressecção cirúrgica das lesões principais têm sido associadas a um melhor prognóstico. Hoje, não existem dados que sustentem a terapia intermitente.

PRINCÍPIOS DA TERAPIA CONTRA O COMPLEXO *MYCOBACTERIUM AVIUM* (MAC)

O *MAC* consiste em pelo menos duas espécies: *M. intracellulare* e *M. avium*. O *M. intracellulare* causa doença pulmonar geralmente em indivíduos imunocompetentes. O *M. avium* se subdivide em uma série de subespécies: o *M. avium* subespécie *hominissuis* que doença disseminada em pacientes imunocomprometidos, o *M. avium* subespécie *paratuberculosis* tem sido implicado na etiologia da doença de Crohn e o *M. avium* subespécie *avium* que causa a TB dos pássaros. Essas bactérias são ubíquas quanto ao ambiente e podem ser encontradas na água, nos alimentos e no solo.

TERAPIA DA INFECÇÃO PULMONAR POR MAC

O *M. intracellulare* geralmente infecta pacientes imunocompetentes. Em pacientes recém-diagnosticados com pneumonia por MAC, recomenda-se a terapia tripla com fármacos: uma rifamicina, o etambutol e um macrolídeo. Para os macrolídeos, pode-se usar claritromicina oral ou azitromicina. A rifampicina costuma ser a rifamicina de escolha. A claritromicina, 1.000 mg, ou a azitromicina, 500 mg, são combinadas com o etambutol, 25 mg/kg e com 600 mg de rifampicina e administradas 3 vezes/semana, para o caso de doença bronquiectásica e nodular. A terapia é mantida por 12 meses após a última cultura negativa. Os mesmos fármacos são administrados para o caso de pacientes com doença cavitária, porém os regimes de dosagem são 250 mg de azitromicina, 15 mg/kg de etambutol e 600 mg de rifampicina. A administração parenteral de 15 mg/kg de estreptomicina ou amicacina é recomendada como quarto fármaco. A duração da terapia é semelhante à utilizada para a doença nodular. No caso de doença pulmonar avançada ou durante um novo tratamento, 330 mg diárias de rifabutina podem substituir a rifampicina. Como a suscetibilidade à claritromicina se correlaciona com o prognóstico, o risco de falha é alto quando são observados MICs elevados de claritromicina. Os pacientes em risco de falha também incluem aqueles com doença cavitária, provavelmente devido à maior carga bacilar. Mesmo no caso dessas terapias, o sucesso a longo prazo ainda é limitado (~50%).

TERAPIA PARA O COMPLEXO DE *M. AVIUM* DISSEMINADO

A doença de MAC disseminada é causada pelo *M. avium* em 95% dos pacientes. Essa é uma doença do paciente imunocomprometido. Os pacientes em risco de infecção são aqueles que contraíram outras infecções oportunistas, estão colonizados com MAC ou tiveram uma carga de RNA do HIV maior que 5 log cópias/mm^3.

Os sintomas e os achados laboratoriais da doença disseminada são inespecíficos e incluem febre, sudorese noturna, perda de peso, fosfatos alcalinos séricos elevados e anemia no momento do diagnóstico. Entretanto, quando a doença ocorre em pacientes que já se encontram em terapia antirretroviral, pode se manifestar como uma doença focal dos linfonodos, osteomielite, pneumonite, pericardite, abscessos cutâneos ou dos tecidos moles, úlceras genitais ou infecção do SNC.

TERAPIA PROFILÁTICA. A monoterapia com 1.200 mg de azitromicina oral 1 vez/semana ou com 500 mg de claritromicina 2 vezes/dia é iniciada quando o paciente apresenta uma contagem de CD4 inferior a $50/mm^3$. No caso dos pacientes intolerantes a macrolídeos, administram-se 300 mg de rifabutina por dia. Uma vez que a contagem de CD4 seja superior a 100 por mm^3 durante 3 meses ou mais, a profilaxia de MAC deverá ser interrompida.

TERAPIA DEFINITIVA E SUPRESSORA. Em pacientes com doença causada por MAC, os objetivos da terapia incluem a supressão de sintomas e a obtenção de culturas de sangue negativas. A própria infecção não é completamente erradicada até que ocorra a reconstituição imunológica. A terapia recomendada consiste em uma combinação de 500 mg de claritromicina, 2 vezes/dia, com 15 mg/kg/dia de etambutol, administrada via oral. A administração de 500 a 600 mg diárias de azitromicina é uma alternativa aceitável para a claritromicina. A adição de 300 mg diárias de rifabutina poderá melhorar os prognósticos. A mortalidade disseminada causada por MAC é alta em pacientes com uma contagem de células CD4 inferior a $50/mm^3$ ou com uma carga de MAC maior que 2 $\log_{10}$ CFU/mm^3 de sangue, ou na ausência de terapia antirretroviral eficaz. Nesses pacientes, um quarto fármaco poderá ser adicionado, com base no teste de suscetibilidade. Potenciais agentes candidatos a esse papel incluem a amicacina, com administração diária intravenosa de 10 a 15 mg/kg, 1 g de estreptomicina diária por via intravenosa ou intramuscular, 500 a 750 mg de ciprofloxacino oral 2 vezes/dia, 500 mg diárias de levofloxacino oral ou 400 g diárias de moxifloxacino oral. Os pacientes deverão ser mantidos em terapia supressora até que sejam alcançados os três seguintes critérios:

- Duração mínima da terapia de 12 meses;
- Contagem de CD4 superior a $100/mm^3$ por um mínimo de seis meses;
- Estejam assintomáticos para infecção por MAC.

PRINCÍPIOS DA TERAPIA ANTI-HANSENÍASE

A prevalência da doença caiu cerca de 90% desde 1985, principalmente devido à iniciativa global da OMS em eliminar a hanseníase (doença de Hansen) como um problema de saúde pública fornecendo a terapia com múltiplos fármacos (rifampicina, clofazimina e dapsona) sem custos.

TIPOS DE TERAPIA ANTI-HANSENÍASE

A terapia para a hanseníase é baseada nos regimes de múltiplos fármacos usando a rifampicina, a clofazimina e a dapsona. As razões para se usar a combinação de agentes incluem a redução no desenvolvimento da resistência, a necessidade de terapia adequada quando a resistência primária já está instalada e a redução na duração da terapia. O fármaco que possui maior efeito bactericida nos regimes atuais é a rifampicina. Devido às elevadas taxas de mortalidade e à liberação maciça de antígenos bacterianos, a rifampicina não é normalmente administrada durante uma reação "reversa" (ver adiante) ou em pacientes com eritema nodoso da hanseníase. A clofazimina é bacteriostática apenas contra o *M. leprae.* Entretanto, também possui efeitos anti-inflamatórios e pode tratar reações reversas e eritema nodoso da hanseníase. O terceiro principal agente no regime de tratamento é a dapsona. O objetivo de se administrar esses fármacos é a cura total.

HANSENÍASE PAUCIBACILAR. O regime de tratamento da OMS consiste em uma única dose de rifampicina oral de 600 mg, combinada com 100 mg de dapsona administradas sob supervisão direta 1 vez/mês durante seis meses e mais 100 mg diárias de dapsona durante os seis meses. Nos EUA, o regime consiste em 100 mg de dapsona e 600 mg de rifampicina, administradas diariamente por seis meses, seguidas pela monoterapia com dapsona durante 3 a 5 anos.

TERAPIA MULTIBACILAR. A OMS recomenda o mesmo regime utilizado para a hanseníase paucibacilar, com duas principais alterações. Primeiro, 300 mg diárias de clofazimina são adicionadas para completar a terapia. Em segundo lugar, o regime dura um ano em vez dos seis meses. Nos EUA, o regime também é o mesmo utilizado para a doença paucibacilar, porém a terapia dupla é mantida por três anos, seguida pela monoterapia com dapsona por 10 anos. A clofazimina (um fármaco órfão) é adicionada quando ocorre resistência à dapsona ou em pacientes cronicamente reacionais. Os bacilos viáveis são mortos em três meses de terapia, sugerindo que a duração da terapia atual para a hanseníase multibacilar possa ser desnecessariamente longa. Recentemente, a OMS propôs que todas as formas de hanseníase sejam tratadas com a mesma dose utilizada para a hanseníase paucibacilar. Esse novo regime de tratamento mais curto promete reduzir drasticamente a duração da terapia.

TRATAMENTO DAS REAÇÕES NA HANSENÍASE. Os pacientes com hanseníase tuberculoide podem desenvolver "reações reversas", manifestações de hipersensibilidade tardia a antígenos do *M. leprae.* A terapia inicial com corticosteroides ou com clofazimina é efetiva. As reações na forma lepromatosa da doença (eritema nodoso da hanseníase) caracterizam-se pelo aparecimento de nódulos intracutâneos elevados e hipersensíveis, sintomas constitucionais graves e febre alta. O tratamento com clofazimina ou talidomida é efetivo.

Quadro 56-5

Fármacos usados no tratamento de micobactérias distintas da tuberculose, hanseníase ou MAC

ESPÉCIES DE MICOBACTÉRIAS	TERAPIA DE PRIMEIRA LINHA	AGENTES ALTERNATIVOS
M. kansasii	Isoniazida + rifampicina[a] + etambutol	Trimetoprima-sulfametoxazol; etionamida; ciclosserina; claritromicina; amicacina; estreptomicina; moxifloxacino ou gatifloxacino
Complexo *M. fortuitum*	Amicacina + doxiciclina	Cefoxitina; rifampicina; uma sulfonamida; moxifloxacino ou gatifloxacino; claritromicina; trimetoprima-sulfametoxazol; imipeném
M. marinum	Rifampicina + etambutol	Trimetoprima-sulfametoxazol; claritromicina; minociclina; doxiciclina
Mycobacterium ulcerans	Rifampicina + estreptomicina[c]	Claritromicina[b]; rifapentina[b]
M. malmoense	Rifampicina + etambutol ± claritromicina	Fluoroquinolona
M. haemophilum	Claritromicina + rifampicina + quinolona	—

[a]Em pacientes infectados por HIV, a substituição de rifabutina por rifampicina minimiza a interação dos fármacos com os inibidores de protease de HIV e com os inibidores da transcriptase reversa não nucleosídicos.
[b]Baseada em modelos animais.
[c]No caso do Mycobacterium ulcerans, a cirurgia é a terapia de escolha.

TERAPIA PARA OUTRAS MICOBACTÉRIAS NÃO TUBERCULOSAS

As micobactérias distintas das que já foram discutidas podem ser recuperadas a partir de uma variedade de lesões em humanos. A terapia para infecções causadas por esses organismos está resumida no Quadro 56-5.

Para uma listagem bibliográfica completa, consulte ***As Bases Farmacológicas da Terapêutica de Goodman e Gilman***, 12ª edição.

Capítulo 57

Agentes antifúngicos

Existem 200.000 espécies conhecidas de fungos, e a estimativa do tamanho total do Reino Fungi oscila bem acima de 1 milhão. Os residentes do reino são bastante diversos e incluem leveduras, mofos, cogumelos, pragas de plantas, os patógenos *Aspergillus fumigatus* e *Candida albicans* e a fonte de penicilina, *Penicillium chrysogenum.* Felizmente, apenas cerca de 400 fungos causam doenças em animais e menos ainda causam doenças significativas em humanos. Entretanto, as infecções fúngicas estão se tornando mais comuns em pacientes com sistema imune comprometido. Os fungos são eucariotos com paredes celulares características contendo glicanos e quitina e sua erradicação requer diferentes estratégias além daquelas utilizadas para o tratamento de infecções bacterianas. Os agentes disponíveis apresentam efeitos sobre a síntese de componentes da parede e da membrana celulares, sobre a permeabilidade da membrana, sobre a síntese de ácidos nucleicos e sobre o funcionamento do fuso de microtúbulos/mitótico (Figura 57-1). Os agentes antifúngicos descritos neste capítulo são discutidos em dois grupos principais, sistêmicos e tópicos, embora essa distinção seja um tanto arbitrária. Os agentes antifúngicos imidazóis, triazóis e poliênicos podem ser ministrados por via sistêmica ou tópica e muitas micoses superficiais podem ser tratadas sistêmica ou topicamente. O Quadro 57-1 resume as micoses comuns e sua farmacoterapia.

AGENTES ANTIFÚNGICOS SISTÊMICOS

FÁRMACOS PARA INFECÇÕES FÚNGICAS FORTEMENTE INVASIVAS

ANFOTERICINA B. A anfotericina B é um macrolídeo poliênico com atividade antifúngica de amplo espectro.

MECANISMO DE AÇÃO. A anfotericina B exibe atividade clínica útil contra um amplo espectro de fungos patogênicos e atividade limitada contra os protozoários *Leishmania braziliensis* e *Naegleria fowleri*. A atividade antifúngica da anfotericina B depende principalmente de sua ligação com a porção esterol, primariamente o ergosterol da membrana dos fungos sensíveis. Em razão de sua interação com esses esteróis, os agentes poliênicos parecem formar poros ou canais que aumentam a permeabilidade da membrana, permitindo o extravasamento de uma variedade de pequenas moléculas (Figura 57-1).

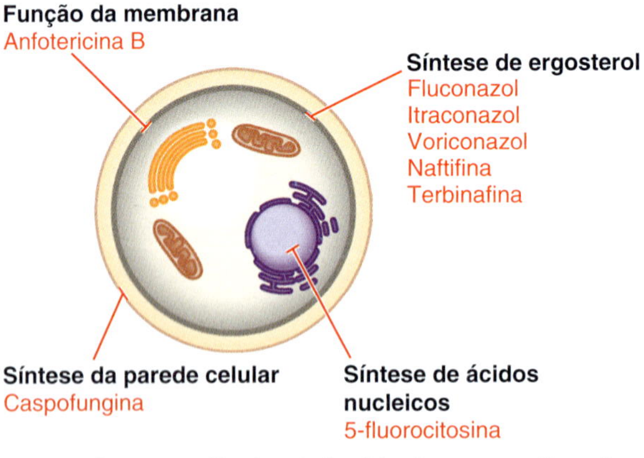

Figura 57-1 *Locais de ação dos fármacos antifúngicos.* Anfotericina B e outros polienos (p. ex., nistatina) ligam-se ao ergosterol nas membranas celulares fúngicas e aumentam a permeabilidade da membrana. Os imidazóis e triazóis (itraconazol e outros) inibem a 14-α-esterol demetilase, impedindo a síntese do ergosterol e levando ao acúmulo de 14-α-metilesteróis. As alilaminas (p. ex., naftifina e terbinafina) inibem a esqualeno epoxidase e impedem a síntese do ergosterol. As equinocandinas, como a caspofungina, inibem a formação de glicanos na parede celular fúngica.

Quadro 57-1

Farmacoterapia de micoses

MICOSES PROFUNDAS	FÁRMACOS	MICOSES SUPERFICIAIS	FÁRMACOS
Aspergilose invasiva		***Candidíase***	
Imunossuprimidas	Voriconazol, anfotericina B	Vulvovaginal	*Tópicos* Butoconazol, clotrimazol, miconazol, nistatina, terconazol, tioconazol *Orais*
Não imunossuprimidas	Voriconazol, anfotericina B, itraconazol	Orofaríngea	Fluconazol *Tópicos* Clotrimazol, nistatina *Orais (sistêmicos)* Fluconazol, itraconazol Posaconazol
Blastomicose			
Rapidamente progressiva ou relacionada ao SNC	Anfotericina B		
Indolente e não relacionada ao SNC	Itraconazol		
Candidíase			
Profundamente invasiva	Anfotericina B, fluconazol, voriconazol, caspofungina, micafungina, anidulafungina	Cutânea	*Tópicos* Anfotericina B, cetoconazol, clotrimazol, ciclopirox, econazol, miconazol, nistatina
Coccidioidomicose		***Dermatófitos***	*Tópicos* Butenafina, cetoconazol, ciclopirox, clotrimazol, econazol, haloprogina, miconazol, naftifina, oxiconazol, sertaconazol, sulconazol, terbinafina, tolnaftato, undecilenato *Sistêmicos* Griseofulvina, itraconazol, terbinafina
Progresso rápido	Anfotericina B		
Indolente	Itraconazol, fluconazol		
Meníngea	Fluconazol, anfotericina B intratecal		
Criptococose			
Não relacionada à Aids e à fase inicial da Aids	Anfotericina B, flucitosina		
Manutenção da Aids	Fluconazol		
Histoplasmose			
Pulmonar crônica	Itraconazol		
Disseminada			
Progressão rápida ou relacionada ao SNC	Anfotericina B		
Indolente não relacionada ao SNC	Itraconazol		
Manutenção da Aids	Itraconazol		
Mucormicose	Anfotericina B		
Pseudalesqueríase	Voriconazol, itraconazol		
Esporotricose			
Cutânea	Itraconazol		
Extracutânea	Anfotericina B, itraconazol		
Profilaxia no hospedeiro imunocomprometido	Fluconazol Posaconazol Micafungina		
Terapia empírica no hospedeiro imunocomprometido *(categoria não reconhecida pelo FDA)*	Anfotericina B Caspofungina Fluconazol		

FORMULAÇÕES. O Quadro 57-2 resume as propriedades farmacocinéticas das quatro preparações disponíveis.

C-AMB (anfotericina B convencional). A anfotericina B é insolúvel em água, mas é formulada para infusão intravenosa por meio da formação de um complexo do fármaco com o sal biliar desoxicolato. O complexo é comercializado como um pó liofilizado para injeção. A C-AMB forma um coloide na água, com partículas cujo diâmetro é,

Quadro 57-2

Parâmetros farmacocinéticos para as formulações de anfotericina B após administrações múltiplas em humanos

PRODUTO	DOSE (mg/kg)	$C_{máx}$ (μg/mL)	$ASC_{(0\text{-}24h)}$ (μg·h/mL)	V (L/kg)	DEPURAÇÃO (mL/h/kg)
L-AMB	5	83 ± 35,2	555 ± 311	0,11 ± 0,08	11 ± 6
ABCD	5	3,1	43	4,3	117
ABLC	5	1,7 ± 0,8	14 ± 7	131 ± 7,7	426 ± 188,5
C-AMB	0,6	1,1 ± 0,2	17,1 ± 5	5 ± 2,8	38 ± 15

Para detalhes, ver Boswell GW, Buell D, Bekersky I. AmBisome (liposomal amphotericin B): A comparative review. J Clin Pharmacol, ***1998,*** 38:583-592. © 1998 The American College of Clinical Pharmacology. Reimpresso com permissão de SAGE Publications.

em grande parte, inferior a 0,4 μm. O uso de filtros no equipamento de infusão intravenosa que retém as partículas superiores a 0,22 μm de diâmetro removerá quantidades significativas do fármaco. A adição de eletrólitos às soluções de infusão provoca agregação do coloide.

ABCD. A dispersão coloidal de anfotericina B contém quantidades aproximadamente equimolares de anfotericina B e de sulfato de colesteril formuladas para injeção. A exemplo da C-AMB, a ABCD forma uma solução coloidal quando dispersa em solução aquosa.

L-AMB. A anfotericina B lipossomal é uma formulação de pequenas vesículas unilamelares. É fornecida na forma de pó liofilizado, que é reconstituído com água estéril para injeção.

ABLC. O complexo lipídico de anfotericina B é um complexo de anfotericina B com lipídeos (dimiristoilfosfatidilcolina e dimiristoilfosfatidilglicerol).

As três formulações de lipídeos parecem reduzir coletivamente o risco da creatinina sérica do paciente sofrer duplicação próxima a 58% durante a terapia. Entretanto, o custo de formulações lipídicas de anfotericina B excede enormemente o de C-AMB, tornando-as inacessíveis em diversos países.

ADME. A absorção GI de todas as formulações de anfotericina B é insignificante e a administração IV é indicada para o uso sistêmico. Mais de 90% da anfotericina B plasmática liga-se às proteínas. Os parâmetros farmacocinéticos variam com a formulação. Azotemia, insuficiência hepática ou hemodiálise não causam impacto mensurável sobre as concentrações plasmáticas. As concentrações de anfotericina B (via C-AMB) nos líquidos da pleura, peritônio, sinóvia e humor aquoso inflamados correspondem a aproximadamente dois terços das concentrações mínimas no plasma. Uma pequena quantidade de anfotericina B de qualquer formulação penetra no líquido cerebrospinal (LCS), no humor vítreo e no líquido amniótico normal.

ATIVIDADE ANTIFÚNGICA; RESISTÊNCIA FÚNGICA. A anfotericina B possui atividade clínica útil contra *Candida* spp., *Cryptococcus neoformans, Blastomyces dermatitidis, Histoplasma capsulatum, Sporothrix schenckii, Coccidioides immitis, Paracoccidioides braziliensis, Aspergillus* spp., *Penicillium marneffei* e contra os agentes da mucormicose. A anfotericina B possui atividade limitada contra os protozoários *Leishmania* spp. E *N. fowleri.* O fármaco não tem nenhuma atividade antibacteriana. Alguns isolados de *Candida lusitaniae* mostraram-se relativamente resistentes à anfotericina B. O *Aspergillus terreus* e, provavelmente, o *Aspergillus nidulans* podem ser mais resistentes à anfotericina B do que outras espécies de *Aspergillus.*

USOS TERAPÊUTICOS. As doses recomendadas para cada formulação estão resumidas no Quadro 57-2. A esofagite por *Candida* responde a doses muito menores que as micoses profundamente invasivas. A infusão intratecal de C-AMB mostra-se útil em pacientes com meningite causada por *Coccidioides.* Sabe-se muito pouco a respeito da administração intratecal de formulações lipídicas para recomendá-las. A C-AMB pode ser injetada no LCS da coluna lombar, na cisterna magna ou no ventrículo cerebral lateral. As reações comuns, que consistem em febre e cefaleia, podem ser diminuídas com a administração intratecal de 10 a 15 mg de hidrocortisona. As injeções locais de anfotericina B em uma articulação ou no líquido de diálise peritoneal comumente provocam irritação e dor. A injeção intraocular após vitrectomia da parte plana tem sido utilizada com sucesso na endoftalmite fúngica. A administração intravenosa de anfotericina B constitui a terapia de escolha para a mucormicose e é utilizada para tratamento inicial da meningite criptocócica, da histoplasmose rapidamente progressiva, da blastomicose, da coccidioidomicose e da peniciliose *marneffei*, bem como para pacientes que não respondem à terapia com agentes azóis na aspergilose invasiva, da esporotricose extracutânea, da fusariose, alternariose e da tricosporonose. A anfotericina B (C-AMB ou L-AMB) é frequentemente administrada a indivíduos selecionados com neutropenia profunda, cuja febre não responde a agentes antibacterianos de amplo espectro administrados durante 5 a 7 dias.

EFEITOS ADVERSOS. As principais reações agudas às *formulações intravenosas de anfotericina B* consistem em febre e calafrios. As reações relacionadas com a infusão são as piores com ABCD e menores com L-AMB. Podem ocorrer também taquipneia e estridor respiratório ou hipotensão moderada, porém o broncospasmo verdadeiro ou a anafilaxia são raros. Os pacientes com cardiopatia ou doença pulmonar preexistentes podem exibir pouca tolerância às demandas metabólicas da reação e desenvolvem hipoxia ou hipotensão. A reação cessa espontaneamente em 30 a 45 minutos; a administração de meperidina pode encurtá-la. O pré-tratamento com paracetamol oral ou o uso de glicocorticoides por via intravenosa no início da infusão, diminuem as reações.

Ocorre azotemia em 80% dos indivíduos que recebem C-AMB para tratamento de micoses profundas. Formulações lipídicas são menos nefrotóxicas, sendo mais fracas com ABLC, menores com L-AMB e mínimas com ABCD. A toxicidade, que depende da dose, é transitória e aumenta com terapia concomitante com outros agentes nefrotóxicos, como os aminoglicosídeos ou a ciclosporina. O comprometimento funcional permanente é incomum em adultos com função renal normal antes do tratamento, a não ser que a dose cumulativa ultrapasse 3 a 4 g. Pode-se observar a ocorrência de acidose tubular e perda renal de K^+ e Mg^{2+} durante a terapia e por várias semanas depois, em geral necessitando de repleção. A administração de 1 L de solução fisiológica normal por via intravenosa, no dia da administração de C-AMB, tem sido recomendada para adultos capazes de tolerar a carga de Na^+.

A anemia normocítica hipocrômica normalmente ocorre durante o tratamento com C-AMB. A anemia é menor com formulações lipídicas e normalmente não é observada durante as primeiras duas semanas. É principalmente decorrente da produção reduzida de eritropoietina. Os pacientes com baixos níveis plasmáticos de eritropoietina podem responder à administração de eritropoietina recombinante. Eventos comuns incluem cefaleia, náuseas, vômitos, mal-estar, perda ponderal e flebite nos locais de infusão periférica. Foi observada a ocorrência de aracnoidite como complicação da injeção de C-AMB no LCS.

FLUCITOSINA

A flucitosina (5-fluorocitosina) apresenta um espectro e atividade antifúngica consideravelmente mais restrito do que a anfotericina B.

MECANISMO DE AÇÃO. Todos os fungos sensíveis são capazes de desaminar a flucitosina para 5-fluorouracila (5-FU) (Figura 57-2), um potente antimetabólito utilizado na quimioterapia do câncer (Capítulo 61). A fluorouracila é inicialmente metabolizada para monofosfato de 5-fluorouracila-ribose (5-FUMP) pela enzima uracila fosforribosil transferase (UPRTase). A 5-FUMP é, em seguida, incorporada ao RNA (por meio da síntese de trifosfato de 5-fluoruridina) ou metabolizada a 5-fluoro-2´-desoxiuridina-5´-monofosfato (5-FdUMP), um potente inibidor da timidilato sintetase e, portanto, da síntese do DNA. A ação seletiva da flucitosina decorre da ausência ou da presença de baixos níveis de citosina desaminase nas células dos mamíferos, que impede o metabolismo da fluorouracila.

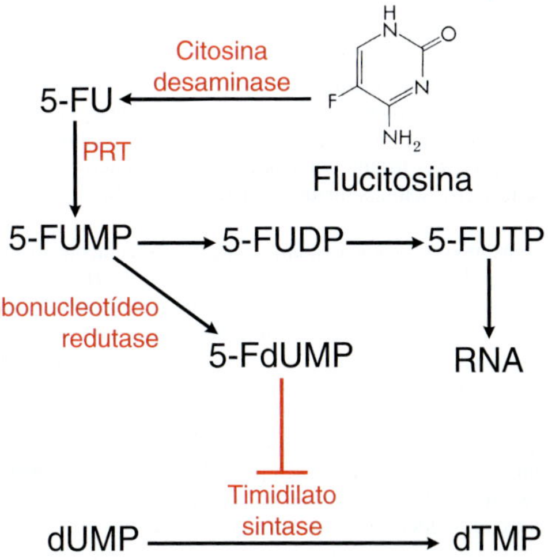

Figura 57-2 *Ação da flucitosina nos fungos.* A flucitosina (5-fluorocitosina) é transportada pela citosina permease na parede do fungo, onde é desaminada a 5-fluorouracila (5-FU). A 5-FU é então convertida em monofosfato de 5-fluorouracila-ribose (5-FUMP) e, a seguir, é convertida ou em trifosfato de 5-fluorouridina (5-FUTP) e incorporada ao RNA ou convertida pela ribonucleotídeo redutase em 5-fluoro-2´-desoxiuridina-5´-monofosfato (5-FdUMP), que é um potente inibidor da timidilato sintetase. 5-FUDP, 5-fluoruridina-5´-difosfato; dUMP, desoxiuridina-5´-monofosfato; dTMP, desoxiuridina-5´-monofosfato, PRT, fosforiborriltransferase.

ATIVIDADE ANTIFÚNGICA. A flucitosina possui atividade clinicamente útil contra *Cryptococcus neoformans, Candida* spp. e os agentes da cromoblastomicose.

RESISTÊNCIA FÚNGICA. A resistência a fármacos que surge durante a terapia (resistência secundária) constitui uma importante causa de fracasso terapêutico quando a flucitosina é utilizada isoladamente no tratamento da criptococose e da candidíase. O mecanismo dessa resistência pode consistir na perda da permease necessária para o transporte da citosina ou na redução da atividade da UPRTase ou da citosina desaminase (Figura 57-2).

ADME. A flucitosina é eficiente e rapidamente absorvida pelo trato GI e distribui-se de forma ampla pelo organismo. Aproximadamente, 80% de uma dose administrada é excretada de modo inalterado na urina. A meia-vida do fármaco é de 3 a 6 horas, porém pode atingir até 200 horas na insuficiência renal. A depuração da flucitosina equivale aproximadamente ao da creatinina. A redução da posologia é necessária em pacientes com redução da função renal, devendo-se proceder uma determinação periódica das concentrações plasmáticas do fármaco (faixa desejável de concentrações máximas, 50-100 μg/mL). A flucitosina é depurada por hemodiálise e os pacientes submetidos a esse tipo de tratamento devem receber dose única de 37,5 mg/kg após a diálise; o fármaco também é removido por diálise peritoneal.

USOS TERAPÊUTICOS. A flucitosina é administrada por via oral, 50 a 150 mg/kg/dia, em quatro doses fracionadas a intervalos de 6 horas. A flucitosina é utilizada predominantemente em combinação com a anfotericina B. Foi também recomendado um esquema, administrado totalmente por via oral, de flucitosina mais *fluconazol* para a terapia de pacientes com Aids acometidos por criptococose, entretanto, a combinação apresenta toxicidade GI considerável, e não há evidências de que a flucitosina possa contribuir com efeito benéfico. A adição de flucitosina à terapia de 6 semanas ou mais com C-AMB está associada a um risco considerável de supressão da medula óssea ou colite, se a dose de flucitosina não for imediatamente reduzida quando ocorrer azotemia induzida pela anfotericina B. As orientações para o tratamento de meningoencefalite criptocóccica recomendam a adição de flucitosina (100 mg/kg oral em quatro doses divididas) é recomendada para as duas primeiras semanas de tratamento com anfotericina B em pacientes com Aids.

Efeitos adversos. A flucitosina pode deprimir a medula óssea e levar ao desenvolvimento de leucopenia. Outros efeitos adversos, incluindo exantema, náuseas, vômitos, diarreia e enterocolite grave. Em aproximadamente 5% dos pacientes, os níveis plasmáticos das enzimas hepáticas estão elevados, porém esse efeito é revertido com a interrupção da terapia. A toxicidade é mais frequente em pacientes com Aids ou com azotemia e quando as concentrações plasmáticas do fármaco ultrapassam 100 μg/mL.

IMIDAZÓIS E TRIAZÓIS

Os antifúngicos azóis abrangem duas grandes classes, os imidazóis e os triazóis. Entre os fármacos atualmente comercializados nos EUA, o clotrimazol, o miconazol, o cetoconazol, o econazol, o butoconazol, o oxiconazol, o sertaconazol e o sulconazol são imidazóis; o terconazol, o itraconazol, o fluconazol, o voriconazol e o posaconazol são triazóis. O uso tópico dos antifúngicos azóis é descrito na segunda seção deste capítulo.

MECANISMO DE AÇÃO. O principal efeito dos imidazóis e dos triazóis sobre os fungos consiste na inibição da 14-α-esterol desmetilase, uma CYP microssomal (Figura 57-1). Por conseguinte, os imidazóis e os triazóis comprometem a biossíntese do ergosterol na membrana citoplasmática e levam ao acúmulo de 14-α-metilesteróis. Esses metilesteróis podem desagregar o arranjo compacto das cadeias acil dos fosfolipídeos, comprometendo as funções de determinados sistemas enzimáticos ligados à membrana, inibindo, assim, o crescimento dos fungos.

ATIVIDADE ANTIFÚNGICA. Os azóis como grupo exibem atividade clinicamente útil contra *C. albicans, C. tropicalis, Candida parapsilosis, Candida glabrata, C. neoformans, B. dermatitidis, H. capsulatum, Coccidioides* spp., *Paracoccidioides brasiliensis* e tinhas (dermatófitos). *Aspergillus* spp., *Scedosporium apiospermum (Pseudallescheria boydii)*, *Fusarium* e *S. schenckii* possuem sensibilidade intermediária. A *Candida krusei* e os agentes causadores da mucormicose mostram-se resistentes. Esses fármacos apresentam efeitos antiprotozoários contra *Leishmania major.* O posaconazol teve a sua atividade *in vitro* levemente melhorada contra os agentes da mucormicose.

RESISTÊNCIA. A resistência aos azóis tem surgido de forma gradual durante a terapia prolongada, causando fracassos clínicos em pacientes com infecção muito avançada pelo HIV e candidíase orofaríngea ou esofágica. O mecanismo primário de resistência em *C. albicans* consiste no acúmulo de mutações no *ERG11,* o gene que codifica a 14-α-esterol desmetilase; ocorre resistência cruzada entre todos os azóis.

INTERAÇÃO DOS ANTIFÚNGICOS AZÓIS COM OUTROS FÁRMACOS.. Os azóis interagem com as CYPs hepáticas como substratos e inibidores (Quadro 57-3), fornecendo diversas possibilidades para a interação dos azóis com muitos outros medicamentos. Portanto, os azóis podem elevar os níveis plasmáticos de alguns fármacos administrados simultaneamente (Quadro 57-4). Outros fármacos administrados em conjunto reduzem as concentrações plasmáticas dos agentes antifúngicos azóis (Quadro 57-5). Como consequência dessas diversas interações, as combinações de certos fármacos com medicamentos antifúngicos azóis poderão ser contraindicadas (Quadro 57-6).

Quadro 57-3

Interação dos agentes azóis antifúngicos com as CYPs hepáticas

FLUCONAZOL	VORICONAZOL	ITRACONAZOL	POSACONAZOL
Inibidor de CYP3A4	Inibidor e substrato de CYP2C9	Inibidor de CYP3A4	Inibidor de CYP3A4
Inibidor de CYP2C9	Inibidor de CYP3A4		
Inibidor de CYP2C19	Inibidor de CYP2C19		

Quadro 57-4

Fármacos exibindo concentrações plasmáticas elevadas quando administrados simultaneamente aos agentes azóis antifúngicos

Alcaloides do ergot	Efavirenz	Imatinibe	Risperidona
Alcaloides da vinca	Eletriptana	Irinotecana	Saquinavir
Alfentanila	Eplerenona	Losartano	Sildenafila
Alprazolam	Erlotinibe	Lovastatina	Sirolimo
Astemizol	Eszopiclona	Metadona	Solifenacina
Buspirona	Felodipina	Metilprednisolona	Sunitinibe
Bussulfano	Fenitoína	Midazolam	Tacrolimo
Carbamazepina	Fexofenadina	Nevirapina	Triazolam
Cisaprida	Gefitinibe	Omeprazol	Vardenafila
Ciclosporina	Glimepirida	Pimozida	Varfarina
Digoxina	Glipizida	Quinidina	Zidovudina
Docetaxel	Halofantrina	Ramelteon	Zolpidem
Dofetilida	Haloperidol	Ranolazina	

O mecanismo de interação ocorre provável e principalmente no nível das CYPs hepáticas, em especial as CYPs 3A4, 2C9 e 2D6, porém também pode envolver a glicoproteína P e outros mecanismos. Nem todos os fármacos listados interagem da mesma forma com os azóis. Para detalhes, ver Capítulo 6 e referência ao Quadro 57-5.

Quadro 57-5

Alguns agentes que reduzem a concentração de triazol

AGENTE COADMINISTRADO	FLUCONAZOL	VORICONAZOL	ITRACONAZOL	POSACONAZOL
Antagonistas do H_2	–	–	+	+
Antiácidos (simultâneo)	–		+	–
Carbamazepina	+	x	+	+
Didanosina			+	
Efavirenz		x	+	
Erva-de-são-joão		+	+	
Fenitoína	–	+	+	+
Fenobarbital		x	+	
Inibidores da bomba de próton	–	–[a]	+	+
Nevirapina		+	+	
Rifabutina		x	+	+
Rifampina	+	x	+	+
Ritonavir		x		

+, causa redução; –, não causa redução, possível aumento; x, combinação contraindicada.

[a]Omeprazol e voriconazol aumentam suas Cp reciprocamente; reduzir a dose de omeprazol em 50% quando for iniciada a terapia com voriconazol. *Fonte*: Reproduzido com permissão de Zonios DI, Bennett JE. Update on azole antifungals. Sem Respir Crit Care Med, 2008;29:192-210, que contém informações adicionais e referências.

Quadro 57-6

Algumas combinações adicionais de azóis contraindicadas

FÁRMACO	FLUCONAZOL	VORICONAZOL	ITRACONAZOL	POSACONAZOL
Alfuzosina		x	x	x
Artemeter	x	x		
Bepridil	x			
Clopidogrel	x			
Conivaptana	x	x	x	x
Dabigatrana			x	
Darunavir		x		
Dronedarona	x	x	x	x
Erva-de-são-joão		x		
Everolimo	x	x	x	x
Lopinavir		x		
Lumefantrina	x	x		
Mesoridazina	x			
Nilotinibe	x	x	x	x
Nisoldipino	Usar com cautela	x	x	x
Quinino	x	x		
Rifapentino		x	Usar com cautela	Usar com cautela
Ritonavir		x	Usar com cautela	
Rivaroxabana		x	x	
Salmeterol		x	x	x
Silodosina		x	x	x
Sinvastatina	Usar com cautela		x	
Tetrabenazina	x	x		
Tioridazina	x	x		
Tolvaptana	x	x	x	x
Topotecana			x	
Ziprasidona	x	x		

CETOCONAZOL

O cetoconazol, administrado por via oral, foi substituído pelo itraconazol no tratamento de todas as micoses, exceto quando o menor custo do cetoconazol supera as vantagens do itraconazol. O cetoconazol algumas vezes é utilizado para inibir a produção excessiva de glicocorticoides em pacientes com síndrome de Cushing (Capítulo 42) e está disponível para uso tópico.

ITRACONAZOL

O itraconazol não apresenta o efeito supressor do cetoconazol sobre os corticosteroides, porém retém a maior parte de suas propriedades farmacológicas e expande o espectro antifúgico. Esse agente triazólico sintético é uma mistura racêmica equimolar de quatro diastereoisômeros.

ADME. O itraconazol está disponível na forma de cápsulas e em uma solução em hidroxipropil-β-ciclodextrina para administração oral. O fármaco em forma de cápsulas é mais bem absorvido no estado pós-prandial, enquanto a solução oral sofre melhor absorção em jejum, produzindo concentrações plasmáticas máximas maiores que 150% daquelas obtidas com as cápsulas. O itraconazol é metabolizado no fígado; trata-se de um substrato e, ao mesmo tempo, de um potente inibidor da CYP3A4. É encontrado no plasma na concentração aproximadamente igual à de um metabólito biologicamente ativo, o hidroxi-itraconazol. Mais de 99% do fármaco nativo e do metabólito ligam-se às proteínas plasmáticas. Nenhum deles aparece na urina nem no LCS. A meia-vida do itraconazol no estado de equilíbrio dinâmico é de cerca de 30 a 40 horas. Os níveis do estado de equilíbrio do itraconazol são alcançados apenas em quatro dias, enquanto os do hidroxi-itraconazol são atingidos em sete dias; por conseguinte, recomenda-se a administração de doses de ataque no tratamento das micoses profundas. A hepatopatia grave aumenta as concentrações plasmáticas de itraconazol, enquanto a azotemia e a hemodiálise não exercem nenhum efeito.

INTERAÇÕES MEDICAMENTOSAS. Os Quadros 57-4, 57-5 e 57-6 fornecem uma relação de interações selecionadas dos azóis com outros fármacos.

USOS TERAPÊUTICOS. O itraconazol constitui o fármaco de escolha para pacientes com infecções não meníngeas indolentes causadas por *B. dermatitidis, H. capsulatum, P. brasiliensis* e *Coccidioides immitis.* O fármaco também é útil no tratamento da aspergilose invasiva indolente fora do SNC, particularmente após estabilização da infecção com anfotericina B. Embora não seja aprovado para esse uso, o itraconazol constitui uma escolha razoável para o tratamento da pseudalesqueríase, uma infecção que não responde à terapia com anfotericina B, bem como da esporotricose cutânea e extracutânea, tinha do corpo e tinha versicolor extensa. Os pacientes infectados pelo HIV com histoplasmose disseminada ou com infecções por *P. marneffei* apresentam uma incidência diminuída de recidiva quando recebem terapia de "manutenção" prolongada com itraconazol (Capítulo 59). O itraconazol não é recomendado para terapia de manutenção da meningite criptocócica em pacientes infectados pelo HIV, devido a uma elevada incidência de recidiva. A terapia a longo prazo tem sido utilizada em pacientes não infectados pelo HIV com aspergilose broncopulmonar alérgica para diminuir a dose de glicocorticoides e reduzir as crises de broncospasmo agudo. A solução de itraconazol mostra-se eficaz e foi aprovada para uso na candidíase orofaríngea e esofágica. Como a solução apresenta mais efeitos colaterais GI do que os comprimidos de fluconazol, a solução de itraconazol costuma ser reservada para pacientes que não respondem ao fluconazol.

Posologia. Para o tratamento das micoses profundas, administra-se uma dose de ataque de 200 mg de itraconazol, 3 vezes/dia nos primeiros três dias. Após as doses de ataque, são administradas duas cápsulas de 100 mg, 2 vezes/dia, associadas ao alimento. As doses fracionadas podem aumentar a área sob a curva (ASC). Para a terapia de manutenção de pacientes infectados pelo HIV com histoplasmose disseminada, utiliza-se uma dose de 200 mg/dia. A onicomicose pode ser tratada com 200 mg, 1 vez/dia durante 12 semanas ou, para os casos de infecções restritas às unhas dos dedos da mão, dois ciclos mensais de 200 mg, 2 vezes/dia durante uma semana, seguidos por um período de três semanas sem terapia — constituindo a denominada terapia em pulsos. O uso de terbinafina (250 mg), 1 vez/dia é superior à terapia em pulsos com itraconazol. Na candidíase orofaríngea, a solução oral de itraconazol deve ser tomada em jejum, na dose de 100 mg (10 mL), 1 vez/dia, que deve ser agitada vigorosamente na boca antes de sua deglutição para otimizar o efeito tópico. Os pacientes com afta não esofágica responsiva ou refratária ao tratamento com fluconazol recebem 100 mg da solução, 2 vezes/dia durante 2 a 4 semanas.

EFEITOS ADVERSOS; PRECAUÇÕES. Podem ocorrer efeitos adversos do itraconazol em consequência de interações com muitos outros fármacos (Quadros 57-3 e 57-4). A hepatotoxicidade grave raramente tem levado à insuficiência hepática e morte. O itraconazol intravenoso provoca efeito inotrópico dependente da dose, que pode resultar em insuficiência cardíaca congestiva em pacientes com comprometimento da função ventricular. Na ausência de fármacos interativos, o itraconazol em forma de cápsulas e em suspensão são bem tolerados na dose de 200 mg/dia. A ocorrência de diarreia, cólicas abdominais, anorexia e náuseas é mais comum com o uso da suspensão do que com o uso de cápsulas. Quando tratados com 50 a 400 mg/dia em cápsulas, foi relatada a ocorrência de náuseas e vômitos, hipertrigliceridemia, hipopotassemia, aumento dos níveis séricos de aminotransferase e exantema em 2 a 10% dos pacientes. Em certas ocasiões, o exantema exige a interrupção do fármaco, porém a maioria dos efeitos adversos pode ser controlada com a redução da dose. Foi observada a ocorrência de hipopotassemia profunda em pacientes tratados com 600 mg ou mais ao dia e naqueles que recentemente receberam terapia prolongada com anfotericina B. A administração de doses de 300 mg, 2 vezes/dia, resultou em outros efeitos colaterais, incluindo insuficiência suprarrenal, edema dos membros inferiores, hipertensão e, em pelo menos um caso, rabdomiólise. As doses superiores a 400 mg/dia não são recomendadas para uso a longo prazo. A anafilaxia raramente tem sido observada, bem como erupções graves, incluindo a síndrome de Stevens-Johnson. O itraconazol pertence à Categoria C para os casos de gravidez e é contraindicado para o tratamento de onicomicose durante a gravidez ou no caso de mulheres que pretendem engravidar.

FLUCONAZOL

ADME. O fluconazol sofre absorção quase completa pelo trato GI. As concentrações plasmáticas são essencialmente iguais, seja quando administrado por via oral ou por via intravenosa; sua biodisponibilidade não é alterada pela presença de alimento nem pela acidez gástrica. A excreção renal é responsável por mais de 90% da eliminação do fármaco; sua meia-vida de eliminação é de 25 a 30 horas. O fluconazol rapidamente difunde-se nos líquidos corporais, incluindo leite materno, escarro e saliva; as concentrações no LCS podem atingir 50 a 90% dos níveis plasmáticos. O intervalo entre as doses deve ser aumentado na insuficência renal. Deve-se administrar uma dose de 100 a 200 mg após cada seção de hemodiálise.

INTERAÇÕES MEDICAMENTOSAS. O fluconazol é um inibidor da CYP3A4 e da CYP2C9 (Quadros 57-3 e 57-4). Os pacientes que recebem mais de 400 mg/dia ou aqueles com azotemia que apresentam níveis sanguíneos elevados de fluconazol podem exibir interações medicamentosas que não são observadas em outras circunstâncias.

USOS TERAPÊUTICOS

Candidíase. O fluconazol, na dose de 200 mg no primeiro dia e, em seguida, 100 mg/dia, durante pelo menos duas semanas, mostra-se eficaz na candidíase orofaríngea. Doses de 100 a 200 mg/dia têm sido utilizadas para diminuir a candidúria em pacientes de alto risco. A administração de uma dose única de 150 mg é eficaz na candidíase vaginal não complicada. Uma dose de 400 mg/dia diminui a incidência de candidíase profunda em receptores de transplante de medula óssea alogênica e mostra-se útil no tratamento da candidemia em pacientes não imunossuprimidos. O fármaco tem sido utilizado com sucesso como tratamento empírico da neutropenia febril em indivíduos que não respondem a agentes antibacterianos e que não são considerados de alto risco para infecções fúngicas. A *C. glabrata* torna-se mais resistente após exposição prolongada ao fluconazol. O uso empírico de fluconazol em caso de suspeita de candidemia pode não ser aconselhável em pacientes que tenham recebido profilaxia com fluconazol a longo prazo e poderão ser colonizados com *C. glabrata* resistente ao azol. Não se deve esperar que *Candida krusei* responda ao fluconazol ou a outros agentes azólicos.

Criptococose. O fluconazol, na dose de 400 mg/dia, é utilizado nas primeiras oito semanas de tratamento da meningite criptocócica em pacientes com Aids, após estabilização do seu estado clínico com pelo menos duas semanas de anfotericina B intravenosa. Depois de oito semanas, em pacientes não mais sintomáticos, a dose é reduzida para 200 mg/dia e mantida indefinidamente. Se o paciente tiver completado 12 meses de tratamento para criptococose, responder à HAART, tiver uma contagem de células CD4 que se mantém superior a 200/mm^3 durante pelo menos seis meses e for assintomático para meningite criptocócica, é razoável suspender o fluconazol de manutenção enquanto a resposta das células CD4 for mantida. O fluconazol, em dose de 400 mg/dia, tem sido recomendado como terapia de continuação em pacientes sem Aids, com meningite criptocócica, que responderam a um ciclo inicial de C-AMB ou L-AMB, bem como para pacientes com criptococose pulmonar.

Outras micoses. O fluconazol constitui o fármaco de escolha para o tratamento da meningite por coccidioide, devido à boa penetração no LCS e à sua morbidade bem menor em comparação com a anfotericina B intratecal. Em outras formas de coccidioidomicose, o fluconazol é comparável ao itraconazol. O fluconazol não possui atividade útil contra a histoplasmose, a blastomicose ou esporotricose e não é eficaz na prevenção nem no tratamento da aspergilose. O fluconazol não apresenta nenhuma atividade na mucormicose.

EFEITOS ADVERSOS. Os efeitos colaterais naqueles que recebem o tratamento durante mais de 7 dias, independentemente da dose, incluem os seguintes: náuseas, cefaleia, exantema, vômitos, dor abdominal e diarreia (todos na faixa de 2-4%). Pode ocorrer alopecia reversível com terapia prolongada, em dose de 400 mg/dia. Foram relatados casos raros de morte por insuficiência hepática ou por síndrome de Stevens-Johnson. O fluconazol tem sido associado às deformidades esqueléticas e cardíacas em alguns lactentes nascidos de duas mulheres que tomaram altas doses durante a gravidez. O fluconazol é um agente de Categoria C que deveria ser evitado durante a gravidez.

POSOLOGIA. O fluconazol é comercializado nos EUA em forma de comprimidos de 50, 100, 150 e 200 mg para administração oral, pó para suspensão oral, de 10 e 40 mg/mL e soluções intravenosas contendo 2 mg/mL em soro fisiológico ou soro glicosado. As dosagens geralmente recomendadas são de 50 a 400 mg diárias para administração oral ou intravenosa. Uma dose de ataque correspondente a duas vezes a dose de manutenção diária geralmente é administrada no primeiro dia de terapia. O tratamento de manutenção prolongada poderá ser necessário para impedir a recorrência. As crianças são tratadas com 3 a 12 mg/kg, 1 vez/dia (máximo: 600 mg/dia).

VORICONAZOL

O voriconazol é um triazol com estrutura semelhante à do fluconazol, porém com espectro ampliado e baixa hidrossolubilidade.

ADME. A biodisponibilidade oral é de 96%. O volume de distribuição apresenta-se elevado (4,6 L/kg), com extensa distribuição do fármaco pelos tecidos. O seu metabolismo ocorre por meio da CYPs 2C19 e 2C9; a CYP3A4 desempenha um papel limitado. A meia-vida de eliminação plasmática é de 6 horas. O voriconazol sofre metabolismo não linear, de modo que o uso de doses mais altas produz aumentos mais que lineares na exposição sistêmica ao fármaco. Os polimorfismos genéticos da CYP2C19 podem produzir diferenças de até quatro vezes na exposição ao fármaco; aproximadamente 20% dos asiáticos são homozigotos para hipometabolização, em comparação com 2% de brancos e afro-americanos. Menos de 2% do fármaco inicial é recuperado na urina; 80% dos metabólitos inativos são excretados pela urina. A dose total não deve ser ajustada em caso de azotemia ou hemodiálise. Os pacientes com cirrose leve a moderada devem receber a mesma dose de ataque de voriconazol, porém metade da dose de manutenção. A formulação intravenosa do voriconazol contém sulfobutil éter β-ciclodextrina (SBECD), que é excretada pelo rim. Ocorre acúmulo significativo de SBECD quando a depuração da creatinina é inferior a 50 mL/minuto; nesse caso, o voriconazol oral é preferido.

INTERAÇÕES MEDICAMENTOSAS. O voriconazol é metabolizado pelas CYPs 2C19, 2C9 e CYP3A4 e também as inibe (em ordem decrescente de potência). O principal metabólito do voriconazol, o voriconazol N-óxido, também inibe estas CYPs. Os inibidores ou os indutores dessas CYPs podem aumentar ou diminuir as concentrações plasmáticas de voriconazol, respectivamente. O voriconazol e seu metabólito principal podem aumentar as concentrações plasmáticas de outros fármacos metabolizados por essas enzimas (Quadros 57-3, 57-4 e 57-5). Como a ASC do sirolimo aumenta em 11 vezes quando o voriconazol é utilizado, a administração simultânea é contraindicada. *Quando for iniciada a administração de voriconazol em um paciente que estiver recebendo 40 mg/dia ou mais de omeprazol, a dose deste último deverá ser reduzida pela metade.*

USOS TERAPÊUTICOS. O voriconazol demonstrou uma eficiência superior à C-AMB na terapia primária da aspergilose invasiva. Embora não aprovado, o voriconazol tem sido usado na terapia empírica de pacientes neutropênicos, cuja febre não respondeu à terapia antibacteriana de mais de 96 horas de duração. O voriconazol é aprovado para o uso em caso de candidíase esofágica. O voriconazol é aprovado para tratamento inicial de candidemia e aspergilose invasiva, bem como para terapia de recuperação em pacientes com infecções causadas por *P. boydii (S. apiospermum)* e por *Fusarium*. A resposta positiva de pacientes com micose cerebral sugere que o fármaco penetra no cérebro infectado.

EFEITOS ADVERSOS. O voriconazol é teratogênico em animais, e seu uso geralmente é contraindicado durante a gravidez (Categoria D). Apesar de ser, em geral, bem tolerado, foram relatados casos esporádicos de hepatotoxicidade; a função hepática deve ser monitorada. O voriconazol pode prolongar o intervalo QTc, que pode se tornar significativo em pacientes com outros fatores de risco para *torsade de pointes*. Alucinações auditivas ou visuais transitórias são frequentes após a primeira dose, normalmente à noite e particularmente com administração intravenosa; os sintomas diminuem com o tempo. Os pacientes, ao receberem sua primeira infusão intravenosa, têm apresentado reações anafilatoides, necessitando que seja feita a interrupção do fármaco. Foi relatada a ocorrência de exantema em 6% dos pacientes.

POSOLOGIA. O tratamento é habitualmente iniciado com infusão intravenosa de 6 mg/kg, a cada 12 horas, em duas doses, seguidas de 3 a 4 mg/kg, a cada 12 horas, administradas com velocidade de até 3 mg/kg/hora. Com a melhora do paciente, continua-se com a administração oral, 200 mg, a cada 12 horas. Os indivíduos que não respondem podem receber 300 mg a cada 12 horas. Como as refeições ricas em gorduras diminuem a biodisponibilidade do voriconazol, o fármaco por via oral deve ser administrado 1 hora antes ou depois das refeições.

POSACONAZOL

O posaconazol é um análogo estrutural sintético do itraconazol, que apresenta o mesmo amplo espectro antifúngico, porém apresenta uma atividade *in vitro* até quatro vezes maior contra leveduras e fungos filamentosos, incluindo os agentes da mucormicose. Como no caso de outros imidazóis, o mecanismo de ação é a inibição da esterol 14-α demetilase.

ADME. A biodisponibilidade é variável e significativamente aumentada pela presença do alimento. O fármaco possui uma longa meia-vida de fase terminal (25-31 h), um amplo volume de distribuição (331-1.341 L) e uma extensa ligação à proteína (98%). A exposição sistêmica é quatro vezes superior nos metabolizadores lentos, com CYP2C19 em homozigose, do que nos metabolizadores homozigotos do tipo selvagem. As concentrações do estado de equilíbrio são alcançadas em 7 a 10 dias no caso de serem administradas quatro doses diárias. O comprometimento renal causa um modesto aumento nas concentrações plasmáticas. Quase 80% do fármaco e seus metábólitos são excretados nas fezes, com 66% da dose inalterada. A principal via metabólica é a glicoronidação hepática de UDP. A hemodiálise não remove quantidades detectáveis desse fármaco altamente ligado à proteína da circulação. O acido gástrico melhora a absorção. Os fármacos que reduzem o ácido gástrico (p. ex., cimetidina e esomeprazol) diminuem a exposição ao posaconazol em 32 a 50%. A diarreia reduziu a concentração plasmática média em 37%.

USO TERAPÊUTICO. O posaconazol é usado para o tratamento da candidíase orofaríngea, embora o fluconazol seja o fármaco preferido devido à segurança e o custo. O posaconazol está aprovado para a profilaxia contra candidíase e aspergilose em pacientes com mais de 13 anos de idade, que apresentam neutropenia prolongada ou doença enxerto *versus* hospedeiro (DEVH) grave. O posaconazol está aprovado na União Europeia como terapia de recuperação para a aspergilose e diversas outras infecções, assim como o itraconazol e o voriconazol. O posaconazol está disponível como uma suspensão aromatizada contendo 40 mg/mL. A dosagem para adultos e crianças com mais de 8 anos de idade é de 200 mg (suspensão de 5 mL), 3 vezes ao dia em caso de profilaxia. O tratamento da infecção ativa se iniciou com 200 mg, 4 vezes ao dia, e foi alterado para 400 mg, 2 vezes ao dia, em caso de melhora da infecção. Todas as doses devem ser administradas durante uma refeição completa.

INTERAÇÕES MEDICAMENTOSAS. O posaconazol inibe a CYP3A4. A administração simultânea com rifabutina ou fenitoína aumenta a concentração plasmática desses fármacos e reduz a exposição ao posaconazol pela metade. O posaconazol não é conhecido por prolongar a repolarização cardíaca, porém ele não deve ser administrado simultaneamente com fármacos que sejam substratos para CYP3A4 e prolonguem o intervalo QTc (Quadros 57-4 e 57-6).

EFEITOS ADVERSOS. Efeitos adversos conmuns incluem náuseas, vômitos, diarreia, dor abdominal e dor de cabeça. Embora os efeitos adversos ocorram pelo menos em um terço dos pacientes, a interrupção do fármaco em estudo de longo prazo devido a estes tem sido de apenas 8%. O posaconazol foi classificado como Categoria C na gravidez.

POSOLOGIA. A dosagem para adultos e crianças com mais de 8 anos de idade é de 200 mg (suspensão de 5 mL), 3 vezes/dia, como profilaxia. O tratamento da infecção ativa é iniciado com 200 mg, 4 vezes/dia, e alterado para 400 mg, 2 vezes/dia, uma vez que a infecção tenha melhorado. Todas as doses deverão ser administradas durante uma refeição completa.

ISAVUCONAZOL

O isavuconazol (BAL8557) é um pró-fármaco hidrossolúvel do triazol sintético, BAL4815, em fase de investigação. O pró-fármaco é rapidamente clivado por esterases no corpo humano para liberar o triazol ativo. Sua atividade *in vitro* é comparável à do voriconazol. Após administração oral, o fármaco apresenta uma meia-vida longa, de aproximadamente 100 horas e é bem tolerado. Ensaios de Fase III estão sendo desenvolvidos em pacientes com candidíase profundamente invasiva e aspergilose.

EQUINOCANDINAS

As *equinocandinas* inibem a formação de 1,3-β-D-glicanos na parede celular, reduzindo sua integridade estrutural (Figura 57-3), levando à instabilidade osmótica e à morte celular. Três equinocandinas estão aprovadas para uso clínico: a caspofungina, a micafungina e a anidulafungina. Todas são lipopeptídeos cíclicos com um núcleo hexapeptídico. Os fungos suscetíveis incluem espécies de *Candida* e de *Aspergillus*.

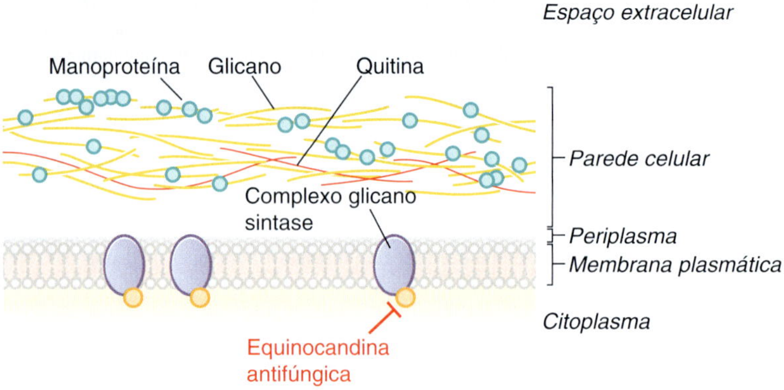

Figura 57-3 *A ação das equinocandinas.* A resistência da parede celular fúngica é mantida pelos polissacarídeos fibrilares, principalmente o β-1,3-glicano e a quitina, que ligam-se de forma covalente um ao outro e às proteínas. Um complexo glicano sintase na membrana plasmática catalisa a síntese do β-1,3-glicano; o glicano é expulso para o interior do periplasma e incorporado à parede celular. As equinocandinas inibem a atividade do complexo glicano sintase, levando à perda da integridade estrutural da parede celular. Uma subunidade da glicano sintase designada Fks1p é tida como alvo da equinocandina. As mutações em Fks1p, codificada por *FSK1*, levam à resistência às equinocandinas.

CARACTERÍSTICAS FARMACOLÓGICAS GERAIS. As equinocandinas diferem um pouco entre si em termos farmacocinéticos (Quadro 57-7), porém compartilham a falta de biodisponibilidade oral, a extensa ligação à proteína (> 97%), a incapacidade de penetrar no LCS, a ausência de depuração renal e o fato de ocasionar apenas um leve a modesto efeito de insuficiência hepática acompanhando a concentração plasmática do fármaco. Os efeitos adversos são mínimos. Todos os três agentes são classificados na Categoria C para gravidez.

CASPOFUNGINA

O acetato de caspofungina é um lipopeptídeo semissintético hidrossolúvel.

FARMACOLOGIA CLÍNICA. O catabolismo ocorre, em grande parte, por hidrólise e *N*-acetilação, sendo os metabólitos excretados na urina e nas fezes. A presença de insuficiência hepática leve e moderada aumenta a ASC em 55 e 76%, respectivamente. A caspofungina aumenta os níveis de tacrolimo em 16%, que deverá ser controlado por monitoramento-padrão. A ciclosporina eleva levemente os níveis de caspofungina. A rifampicina e outros fármacos que ativam CYP3A4 podem causar uma leve redução nos níveis de caspofungina. A caspofungina foi aprovada para terapia inicial da candidíase profundamente invasiva e como terapia de recuperação para pacientes com aspergilose invasiva que não respondem ou que não toleram os fármacos aprovados, como formulações de anfotericina B ou voriconazol. A caspofungina também foi aprovada para a candidíase esofágica e para o tratamento de pacientes persistentemente neutropênicos e febris, com suspeita de infecções fúngicas. A caspofungina tem sido notavelmente bem tolerada, com exceção da ocorrência de flebite no local da infusão. Foram relatados efeitos semelhantes aos da histamina, com a infusão rápida. Outros sintomas foram equivalentes aos observados em pacientes tratados com fluconazol.

A caspofungina é administrada por via intravenosa, 1 vez/dia, durante 1 hora. Na candidemia e na terapia de recuperação da aspergilose, a dose inicial é de 70 mg, seguida de 50 mg/dia. A dose poderá ser aumentada para 70 mg/dia nos pacientes que recebem rifampicina, bem como naqueles que não conseguem responder a 50 mg.

Quadro 57-7

Farmacocinética das equinocandinas em humanos

FÁRMACO	DOSE (mg)	$C_{máx}$ (μg/mL)	ASC_{0-24h} (mg·h/L)	$t_{1/2}$(h)	CL (mL/min/kg)
Caspofungina	70	12	93,5	10	0,15
Micafungina	75	7,1	59,9	13	0,16
Anidulafungina	200	7,5	104,5	25,6	0,16

Para detalhes, ver Wagner C, Graninger W, Presterl E, Joukhadar C. The echinocandins: Comparison of their pharmacokinetics, pharmacodynamics and clinical applications. Pharmacology, 2006;78:161-177.

A candidíase esofágica é tratada com 50 mg/dia. Na insuficiência hepática moderada, a dose deverá ser reduzida para 35 mg diárias.

MICAFUNGINA

A micafungina é uma equinocandina semissintética hidrossolúvel. A micafungina apresenta farmacocinética linear em uma faixa ampla de doses (1-3 mg/kg) e idades. Pequenas quantidades do fármaco são metabolizadas no fígado pela arilsulfatase e a catecol *O*-metiltransferase. Aproximadamente, 71% do fármaco nativo e de seus metabólitos são excretados pelas fezes. A redução da dose na insuficiência hepática moderada não é necessária. A depuração é mais rápida em bebês prematuros e intermediária em crianças de 2 a 8 anos de idade, quando comparado ao observado em crianças mais velhas e em adultos. A micafungina é um fraco inibidor de CYP3A4, aumentando a ASC da nifedipina em 18% e do sirolimo em 21%. A micafungina não apresenta efeito sobre a depuração do tacrolimo.

O fármaco está aprovado para o tratamento da candidíase profundamente invasiva e da candidíase esofageana e para a profilaxia da candidíase profundamente invasiva em receptores de transplantes de células progenitoras hematopoiéticas. A micafungina é administrada por via intravenosa em 100 mg/dia durante 1 hora em adultos, sendo 50 mg recomendadas para profilaxia e 150 mg para a candidíase esofageana.

ANIDULAFUNGINA

A anidulafungina é um composto semissintético hidrossolúvel extraído do fungo *A. nidulans*. O fármaco é depurado do corpo por degradação química lenta. Não ocorre nenhum metabolismo pelo fígado ou excreção renal. Não são conhecidas interações medicamentosas. A anidulafungina não foi inferior ao fluconazol na candidemia de pacientes não neutropênicos e está aprovada para o tratamento da candidíase esofágica. O fármaco dissolvido no diluente fornecido é infundido 1 vez/dia, em soro fisiológico ou em glicose a 5% em água, a uma taxa que não exceda 1,1 mg/minuto. No caso da candidíase profundamente invasiva, a anidulafungina é administrada diariamente com uma dose de ataque de 200 mg, seguidas por 100 mg diárias. Para a candidíase esofageana, a dose de ataque é de 100 mg, seguidos por 50 mg diários.

GRISEOFULVINA

MECANISMO DE AÇÃO. A griseofulvina é um agente fungistático praticamente insolúvel que inibe a função dos microtúbulos e, consequentemente, rompe o arranjo do fuso mitótico. Embora seus efeitos sejam semelhantes aos da *colchicina* e dos alcaloides da vinca, os locais de ação da griseofulvina sobre a proteína microtubular são distintos; a griseofulvina interage com uma proteína associada aos microtúbulos.

ADME. Os níveis sanguíneos observados após a administração oral são muito variáveis. Ocorre uma melhora da absorção quando o fármaco é ingerido com uma refeição gordurosa. Como as taxas de dissolução e de desagregação limitam a biodisponibilidade da griseofulvina, são utilizados atualmente pós em preparações de dimensões microscópicas e ultramicroscópicas. A griseofulvina possui meia-vida plasmática de cerca de um dia, e é possível detectar aproximadamente 50% da dose oral na urina dentro de cinco dias, principalmente na forma de metabólitos; o metabólito primário é a 6-metilgriseofulvina. Os barbitúricos diminuem a absorção da griseofulvina pelo trato GI.

A griseofulvina deposita-se nas células precursoras da ceratina; quando essas células se diferenciam, o fármaco encontra-se firmemente ligado à ceratina, proporcionando uma resistência prolongada à invasão fúngica. Por esse motivo, os cabelos ou as unhas de crescimento recente são os primeiros a ficarem livres da doença. À medida que é eliminada, a ceratina que contém fungos é liberada e substituída por tecido normal. A griseofulvina é detectável no extrato córneo da pele em 4 a 8 horas após sua administração oral. Apenas uma fração muito pequena da dose é encontrada nos líquidos corporais e nos tecidos.

ATIVIDADE ANTIFÚNGICA. A griseofulvina é fungistática *in vitro* para várias espécies dos dermatófitos *Microsporum, Epidermophyton* e *Trichophyton.* O fármaco não apresenta efeito sobre bactérias ou sobre outros fungos.

USOS TERAPÊUTICOS. As doenças micóticas da pele, dos cabelos e das unhas respondem à terapia com griseofulvina. Nos casos infantis de tinha da cabeça, a griseofulvina permanece como fármaco de escolha; a eficácia é melhor no caso de tinha da cabeça causada por *Microsporum canis, Microsporum audouinii, Trichophyton schoenleinii* e *Trichophyton verrucosum.* A griseofulvina também se mostra eficiente nas dermatofitoses da pele glabra, tinha crural e tinha do corpo causadas por *M. canis, Trichophyton rubrum, T. verrucosum* e *Epidermophyton floccosum*, e tinha das mãos (*T. rubrum* e *T. mentagrophytes*) e da barba (espécies de *Trichophyton*). As infecções causadas por *T. rubrum* e *T. mentagrophytes* podem exigir doses mais altas que as convencionais.

POSOLOGIA. A dose diária recomendada de griseofulvina é de 2,3 mg/kg (até 500 mg) para crianças e de 500 mg a 1 g para adultos. Podem-se utilizar doses de 1,5 a 2 g/dia por curtos períodos no tratamento de infecções graves ou extensas. Os melhores resultados são obtidos quando a dose diária é fracionada e administrada a intervalos de 6 horas. O tratamento deve ser mantido até que o tecido infectado seja substituído por cabelos, pele ou unhas normais, o que exige um mês para as dermatofitoses do couro cabeludo e dos cabelos, 6 a 9 meses para as unhas das mãos e pelo menos um ano para as unhas dos pés. O itraconazol ou a terbinafina são mais eficientes para o tratamento da onicomicose.

EFEITOS ADVERSOS. A incidência de reações decorrentes do uso da griseofulvina é muito baixa. A cefaleia é observada em 15% dos pacientes. Outros efeitos colaterais incluem manifestações GI e do sistema nervoso e a exacerbação do efeito do álcool. Foi também observada a ocorrência de hepatotoxicidade. Os efeitos hematológicos incluem leucopenia, neutropenia, basofilia pontilhada e monocitose; com frequência, esses efeitos desaparecem apesar da continuação do tratamento. Devem-se efetuar exames hematológicos pelo menos uma vez por semana durante o primeiro mês de tratamento ou por mais tempo. Os efeitos renais comuns incluem albuminúria e cilindrúria, sem qualquer evidência de insuficiência renal. As reações que acometem a pele consistem em urticária do frio e do calor, fotossensibilidade, líquen plano, eritema, exantema semelhante ao eritema multiforme e erupções vesiculares e morbiliformes. Raramente, verifica-se desenvolvimento de síndromes da doença do soro e angioedema grave durante o tratamento com griseofulvina. Foram observados efeitos semelhantes aos dos estrogênios em crianças. Com o uso crônico do fármaco foi constatada uma elevação moderada, porém inconsistente, das protoporfirinas fecais.

A griseofulvina induz as CYPs, aumentando, assim, a taxa de metabolismo da varfarina; em alguns pacientes, pode ser necessário efetuar um ajuste na dose desta última. O fármaco pode reduzir a eficácia de anticoncepcionais orais com baixo conteúdo de estrogênio, provavelmente por meio de um mecanismo semelhante.

TERBINAFINA

A terbinafina é uma alilamina sintética, estruturalmente semelhante ao agente tópico naftifina (ver adiante). Ela atua inibindo a esqualeno epoxidase fúngica, reduzindo, dessa forma, a biossíntese do ergosterol (Figura 57-1).

A terbinafina é bem absorvida, porém sua biodisponibilidade é reduzida para cerca de 40% em virtude do metabolismo hepático de primeira passagem. O fármaco acumula-se na pele, nas unhas e na gordura. A meia-vida inicial é aproximadamente 12 horas, mas estende-se para 200 a 400 horas no estado de equilíbrio dinâmico. Não se recomenda o uso da terbinafina em pacientes com azotemia pronunciada ou insuficiência hepática. A rifampicina diminui as concentrações plasmáticas de terbinafina, enquanto a cimetidina as aumenta. A terbinafina é bem tolerada, com baixa incidência de desconforto GI, cefaleia ou exantema. Muito raramente, podem ocorrer hepatotoxicidade, neutropenia grave, síndrome de Stevens-Johnson ou necrólise epidérmica tóxica. O fármaco situa-se como Categoria B durante a gravidez e recomenda-se que a terapia sistêmica com terbinafina para a onicomise seja adiada até o seu final. A terbinafina, administrada na forma de comprimido de 250 mg/dia em adultos, é, de certa forma, mais eficaz do que o itraconazol para tratamento da onicomicose das unhas. A duração do tratamento, que varia de acordo com o local tratado, é tipicamente de 6 a 12 semanas. Pode-se melhorar a eficácia na onicomicose pelo uso simultâneo de um esmalte de unhas contendo 5% de amorolfina. A terbinafina também é eficaz no tratamento da tinha da cabeça e é usada informalmente para tratar dermatofitoses em outras partes do corpo.

AGENTES ANTIFÚNGICOS TÓPICOS

O tratamento tópico mostra-se útil em muitas infecções fúngicas superficiais, isto é, aquelas limitadas ao extrato córneo, à mucosa escamosa ou à córnea. Essas doenças incluem as dermatofitoses, a candidíase, a tinha versicolor, a pedra, a tinha negra e a ceratite fúngica.

A formulação preferida para aplicação cutânea consiste habitualmente em creme ou solução. As pomadas são incômodas e muito oclusivas. O uso de pós limita-se, em grande parte, aos pés e às lesões úmidas das virilhas e de outras áreas intertriginosas. A administração tópica de agentes antifúngicos não tem sucesso para as micoses das unhas (onicomicose) e dos cabelos (tinha do couro cabeludo) e não tem nenhuma aplicação no tratamento das micoses subcutâneas, como a esporotricose e a cromoblastomicose. Independentemente da formulação, a penetração dos agentes tópicos nas lesões hiperceratóticas é, com frequência, precária. A remoção da ceratina infectada e espessa é algumas vezes útil na terapia.

IMIDAZÓIS E TRIAZÓIS DE USO TÓPICO

Essas classes de fármacos estritamente relacionadas são agentes antifúngicos sintéticos, utilizados de forma tópica ou sistêmica. As indicações para uso tópico incluem as dermatofitoses, a tinha versicolor e a candidíase mucocutânea. A resistência aos imidazóis ou triazóis é muito rara entre os fungos que causam dermatofitoses.

APLICAÇÃO CUTÂNEA. As preparações para uso cutâneo descritas adiante são eficazes no tratamento da tinha do corpo, tinha do pé, tinha crural, tinha versicolor e candidíase cutânea. Devem ser aplicadas 2 vezes/dia durante 3 a 6 semanas. As formulações cutâneas não são apropriadas para uso oral, vaginal ou ocular.

APLICAÇÃO VAGINAL. Os cremes, os supositórios e os comprimidos vaginais para tratamento da candidíase vaginal são utilizados 1 vez/dia durante 1 a 7 dias, de preferência ao deitar. Nenhum destes se mostra útil na tricomoníase. Os cremes vaginais são administrados, em sua maioria, em quantidades de 5 g. Três formulações vaginais — comprimidos de clotrimazol, supositórios de miconazol e creme de terconazol — são fornecidas em preparações com doses altas e baixas. Recomenda-se menor duração do tratamento para as doses mais elevadas. Essas preparações são administradas durante 3 a 7 dias. Aproximadamente, 3 a 10% da dose vaginal é absorvida. Nenhum efeito adverso sobre o feto humano foi atribuído ao uso vaginal de imidazóis ou triazóis.

USO ORAL. O uso de trociscos* orais de clotrimazol é apropriadamente considerado como terapia tópica. A única indicação para essa pastilha de 10 mg consiste na candidíase orofaríngea.

* N. de R.T. Trocisco – preparação farmacêutica sólida que tem por veículo o açúcar e que assume formas variáveis. Em seu lugar poderíamos usar a palavra pastilha.

CLOTRIMAZOL. A absorção do clotrimazol é inferior a 0,5% após aplicação na pele intacta; na vagina, a absorção é de 3 a 10%. As concentrações fungicidas permanecem na vagina por um período de até três dias após sua aplicação. A pequena quantidade absorvida é metabolizada no fígado e excretada na bile. O clotrimazol aplicado à pele pode causar ardência, eritema, edema, formação de vesículas, descamação, prurido e urticária. Quando aplicado à vagina, cerca de 1,6% das pacientes queixam-se de leve sensação de queimação e, raramente, de cólicas abdominais baixas, ligeiro aumento da frequência urinária ou exantema. O parceiro sexual pode apresentar irritação peniana ou uretral. O clotrimazol por via oral pode causar irritação GI. Nos pacientes que utilizam pastilhas, a incidência desse efeito colateral é de aproximadamente 5%.

USOS TERAPÊUTICOS. O clotrimazol está disponível na forma de creme a 1%, loção, pó, solução aerossol e solução, creme vaginal a 1 ou 2% ou comprimidos vaginais de 100, 200 ou 500 mg e pastilhas de 10 mg. Para aplicação vaginal, os esquemas convencionais consistem em 1 comprimido de 100 mg, 1 vez/dia, ao deitar, durante sete dias, 1 comprimido de 200 mg/dia durante três dias, 1 comprimido de 500 mg inserido apenas 1 vez ou 5 g de creme 1 vez/dia, durante três dias (creme a 2%) ou sete dias (creme a 1%). Para a candidíase orofaríngea, os trociscos devem ser dissolvidos lentamente na boca, 5 vezes/dia durante 14 dias.

O uso tópico do clotrimazol cura as infecções por dermatófitos em 60 a 100% dos casos. Os índices de cura na candidíase cutânea atingem 80 a 100%. Na candidíase vulvovaginal, a taxa de cura é habitualmente superior a 80% quando se utiliza um esquema de sete dias. O esquema de três dias com 200 mg, 1 vez/dia, parece ser igualmente eficaz, assim como o tratamento em dose única (500 mg). As recidivas são comuns após todos os esquemas. O índice de cura com os trociscos no tratamento da candidíase oral e faríngea pode atingir 100% no hospedeiro imunocompetente.

ECONAZOL

O econazol é o derivado descloro do miconazol. O econazol penetra rapidamente no extrato córneo, onde é encontrado em concentrações eficazes até a metade da derme. Menos de 1% de uma dose aplicada parece ser absorvido no sangue. Aproximadamente, 3% dos pacientes apresentam eritema local, queimação, ardência ou prurido. O nitrato de econazol está disponível como creme miscível em água (1%) para ser aplicado duas vezes ao dia.

MICONAZOL

O miconazol penetra rapidamente no extrato córneo da pele e persiste por mais de quatro dias após sua aplicação. Ocorre absorção de menos de 1% no sangue. A absorção não ultrapassa 1,3% quando aplicado à vagina. Os efeitos adversos da aplicação tópica na vagina consistem em queimação, prurido ou irritação em aproximadamente 7% das pacientes e, raramente, cólica pélvica (0,2%), cefaleia, urticária ou exantema cutâneo. A irritação, a queimação e a maceração são raras após aplicação cutânea. O miconazol é considerado seguro durante a gravidez, apesar de alguns autores evitarem seu uso vaginal durante o primeiro trimestre.

USOS TERAPÊUTICOS. O nitrato de miconazol está disponível em forma de creme, pomada, loção, pó, gel, pó em aerossol e solução em aerossol. Para evitar a maceração, apenas a loção deve ser aplicada nas áreas intertriginosas. O miconazol está disponível na forma de creme vaginal a 2 e 4% e como supositórios vaginais de 100, 200 ou 1.200 mg, aplicados na parte alta da vagina ao deitar durante sete, três ou um dias, respectivamente. No tratamento da tinha do pé, tinha crural e tinha versicolor, a taxa de cura pode ser superior a 90%. No tratamento da candidíase vulvovaginal, a taxa de cura micológica ao final de um mês é de aproximadamente 80 a 95%. Algumas vezes, o prurido é aliviado após uma única aplicação. Algumas infecções vaginais causadas por *C. glabrata* também respondem ao tratamento.

TERCONAZOL E BUTOCONAZOL

O terconazol é um triazol com mecanismo de ação semelhante ao dos imidazóis. O supositório vaginal de 80 mg é introduzido ao deitar durante três dias; o creme vaginal a 0,4% é utilizado durante sete dias, e o creme a 0,8%, durante três dias. A eficácia clínica e a aceitação do paciente a ambas as preparações são pelo menos tão boas quanto as do clotrimazol em pacientes com candidíase vaginal.

O butoconazol é um imidazol que, do ponto de vista farmacológico, é muito semelhante ao clotrimazol. O nitrato de butoconazol está disponível como creme vaginal a 2%. Devido à resposta mais lenta durante a gravidez, recomenda-se um período de tratamento de seis dias (durante o segundo e terceiro trimestres).

TIOCONAZOL

O tioconazol é um imidazol comercializado para o tratamento da vulvovaginite causada por *Candida.* Aplica-se uma dose única de 4,6 g de pomada (300 mg) ao deitar.

OXICONAZOL, SULCONAZOL E SERTACONAZOL

Esses derivados imidazólicos são utilizados para tratamento tópico de infecções causadas por dermatófitos patogênicos comuns. O nitrato de oxiconazol está disponível na forma de creme a 1% e loção; o nitrato de sulconazol é fornecido em forma de solução a 1% e/ou creme. O sertaconazol é um creme a 2%, comercializado para o tratamento da tinha do pé.

CETOCONAZOL

Este imidazol está disponível como um creme a 0,5%, espuma, gel e xampu, outros para infecções cutâneas por dermatófitos, tinha versicolor e dermatite seborreica.

AGENTES ANTIFÚNGICOS ESTRUTURALMENTE DIVERSOS

CICLOPIROX OLAMINA

O ciclopirox olamina apresenta atividade antifúngica de amplo espectro. É fungicida para *C. albicans, E. floccosum, M. canis, T. mentagrophytes* e *T. rubrum.* Inibe também o crescimento de *Malassezia furfur.* Após ser aplicado na pele, penetra por meio da epiderme até a derme; entretanto, mesmo sob oclusão, ocorre absorção de menos de 1,5% na circulação sistêmica. Como a meia-vida é de 1,7 horas, não há acúmulo sistêmico do fármaco. O fármaco penetra nos folículos pilosos e nas glândulas sebáceas. Algumas vezes pode causar hipersensibilidade. Está disponível na forma de creme a 0,77%, gel, suspensão e loção para tratamento da candidíase cutânea e para as tinhas do corpo, crural, do pé e versicolor. Uma solução tópica a 8% está disponível para o tratamento da onicomicose. O ciclopirox em gel e xampu a 1% também são usados para o tratamento da dermatite seborreica do couro cabeludo. Foram registradas taxas de cura de 81 a 94% nas dermatomicoses e infecções por *Candida.* Não foi observada nenhuma toxicidade tópica.

HALOPROGINA

A *haloprogina* é um éter fenólico halogenado. É fungicida para várias espécies de *Epidermophyton, Pityrosporum, Microsporum, Trichophyton* e *Candida.* Verifica-se a ocorrência ocasional de irritação, prurido, sensação de queimação, vesiculação, maceração aumentada e "sensibilização" (ou exacerbação da lesão), particularmente no pé, quando são utilizadas meias ou calçados fechados. A haloprogina é pouco absorvida pela pele; é convertida em triclorofenol no corpo; a toxicidade sistêmica da aplicação tópica parece ser baixa. O creme ou a solução de haloprogina é aplicada 2 vezes/dia durante 2 a 4 semanas. O fármaco é utilizado principalmente contra a tinha crural, do corpo, da mão e versicolor. A haloprogina não está mais disponível nos EUA.

TOLNAFTATO

O tolnaftato é um tiocarbamato. Mostra-se eficaz no tratamento da maioria das micoses cutâneas causadas por *T. rubrum, T. mentagrophytes, Tricophyton tonsurans, E. floccosum, M. canis, M. audouinii, Microsporum gypseum* e *M. furfur,* porém é ineficaz contra *Candida.* Na tinha do pé, a taxa de cura é de aproximadamente 80%, em comparação com cerca de 95% para o miconazol. O tolnaftato está disponível em concentração de 1% na forma de creme, gel, pó, pó em aerossol e solução tópica, ou como líquido em aerossol tópico. Em geral, o prurido é aliviado em 24 a 72 horas. A involução das lesões interdigitais causadas por fungos sensíveis está frequentemente completa em 7 a 21 dias. Não foram registradas reações tóxicas ou alérgicas ao tolnaftato.

NAFTIFINA

A naftifina, uma alilamina sintética inibe a esqualeno-2,3-epoxidase, inibindo, portanto, a biossíntese fúngica de ergosterol. O fármaco possui atividade fungicida de amplo espectro *in vitro.* O cloridrato de naftifina está disponível na forma de creme ou gel a 1%. É eficaz no tratamento tópico das tinhas crural e do corpo; recomenda-se aplicar 2 vezes/dia. O fármaco é bem tolerado, embora tenha-se observado a ocorrência de irritação local em 3% dos pacientes tratados. A naftifina também pode ser eficaz no tratamento da candidíase cutânea e da tinha versicolor, embora ainda não esteja aprovada para esses usos.

TERBINAFINA

A terbinafina na forma de creme ou aerossol a 1% é aplicada 2 vezes/dia e mostra-se eficaz nas tinhas do corpo, crural e do pé. A terbinafina é menos ativa contra espécies de *Candida* e *M. furfur,* porém o creme também pode ser utilizado na candidíase cutânea e na tinha versicolor.

BUTENAFINA

O cloridrato de butenafina é um derivado benzilamínico com um mecanismo de ação e espectro de atividade semelhantes aos da terbinafina, naftifina e outras alilaminas.

AGENTES ANTIFÚNGICOS POLIÊNICOS

NISTATINA

A nistatina, um macrolídeo tetraênico produzido pelo *Streptomyces noursei,* é estruturalmente semelhante à anfotericina B e possui o mesmo mecanismo de ação. O fármaco não é absorvido pelo trato GI, pela pele ou pela vagina. A nistatina é útil apenas para a candidíase e é fornecida em preparações para a administração cutânea, vaginal ou oral para esse propósito. As infecções das unhas e as lesões cutâneas hiperceratinisadas ou crostosas não respondem ao fármaco. Os pós são preferidos para as lesões úmidas e são aplicados 2 a 3 vezes/dia. Os cremes ou as pomadas são utilizados 2 vezes/dia. Dispõe-se também de combinações de nistatina com antibacterianos ou corticosteroides. Os imidazóis ou triazóis são agentes mais eficazes para o tratamento da candidíase vaginal. A suspensão de nistatina é normalmente eficaz para o tratamento da candidíase oral de hospedeiros imunocompetentes. Além do gosto amargo e das queixas ocasionais de náuseas, os efeitos adversos são incomuns.

ÁCIDO UNDECILÊNICO

O ácido undecilênico é primariamente fungistático e contra uma variedade de fungos, incluindo os que causam dermatofitoses. O ácido undecilênico está disponível na forma de creme, pó, pó em aerossol, sabão e líquido. O undecilenato de zinco é comercializado em combinação com outros ingredientes. O zinco proporciona uma ação adstringente, que ajuda a suprimir a inflamação. A pomada composta por ácido undecilênico contém tanto o próprio ácido (~ 5%) quanto undecilenato de zinco (~ 20%). O undecilenato de cálcio está disponível sob a forma de pó. As preparações de ácido undecilênico são utilizadas no tratamento de diversas dermatomicoses, particularmente a tinha do pé. Podem-se aplicar à pele concentrações do ácido de até 10%, bem como as do ácido e sal na pomada composta. As preparações não costumam ser irritantes para os tecidos, e a sensibilização a elas é incomum. Na tinha do pé, a infecção frequentemente persiste, apesar do tratamento intensivo e a taxa de "cura" clínica é de aproximadamente 50%, sendo muito menor que a observada com os imidazóis, haloprogina ou tolnaftato. As preparações de ácido undecilênico também foram aprovadas para uso no tratamento da dermatite das fraldas, tinha crural e outras afecções dermatológicas de menor gravidade.

Ácido benzoico e ácido salicílico. Uma pomada contendo os ácidos benzoico e salicílico é conhecida como pomada de Whitfield. Combina a ação fungistática do benzoato com a ação ceratolítica do salicilato (em uma proporção de 2:1, habitualmente 6-3%) e é utilizada principalmente no tratamento da tinha do pé. Como o ácido benzoico é apenas fungistático, a erradicação da infecção apenas ocorre após a eliminação do extrato córneo infectado. Faz-se necessário o uso contínuo da medicação por várias semanas a meses. O ácido salicílico acelera a descamação. A pomada também é utilizada algumas vezes no tratamento da tinha do couro cabeludo. Pode ocorrer uma leve irritação no local da aplicação.

Para uma listagem bibliográfica completa, consulte ***As Bases Farmacológicas da Terapêutica de Goodman e Gilman***, 12ª edição.

Capítulo 58

Agentes antivirais (não retrovirais)

Os vírus são microrganismos simples que consistem em DNA ou RNA de filamento único ou duplo circundado por um envoltório proteico denominado *capsídeo*. Alguns vírus também possuem um envelope lipídico que, da mesma forma que o capsídeo, pode conter glicoproteínas antigênicas. Os agentes antivirais eficazes inibem eventos específicos da replicação do vírus ou inibem preferencialmente a síntese de ácidos nucleicos ou de proteínas *dirigidas pelo vírus, e não pela célula hospedeira* (Quadro 58-1). As moléculas da célula hospedeira que são essenciais para a replicação viral também podem proporcionar alvos para intervenção. A Figura 58-1 fornece um diagrama esquemático do ciclo de replicação de vírus típicos de DNA e RNA.

Os vírus de DNA incluem poxvírus (varíola), herpes-vírus (catapora, herpes-zóster, herpes oral e genital), adenovírus (conjuntivite, faringite), hepadnavírus (hepatite B [HBV]) e papilomavírus (verrugas). A maioria dos vírus de DNA penetra no núcleo da célula hospedeira, onde o DNA viral é transcrito em mRNA pela polimerase da célula hospedeira; o mRNA é traduzido de modo habitual pela célula hospedeira em proteínas específicas do vírus. Uma exceção a essa estratégia são os poxvírus; eles conduzem sua própria RNA-polimerase e replicam-se no citoplasma da célula hospedeira.

Quanto aos vírus de RNA, a estratégia de replicação baseia-se em enzimas no virion para sintetizar mRNA ou o RNA viral passa a atuar como o seu próprio mRNA. O mRNA é traduzido em diversas proteínas virais, incluindo a RNA-polimerase, que dirige a síntese de mais mRNA viral e RNA genômico. A maioria dos vírus de RNA completa sua replicação no citoplasma, porém alguns deles, como o vírus da *influenza*, são transcritos no núcleo da célula hospedeira. Os exemplos de vírus de RNA incluem o vírus da rubéola (sarampo germânico), os rabdovírus (raiva), os picornavírus (poliomielite, meningite, resfriados, hepatite A), os arenavírus (meningite, febre de Lassa), os flavivírus (meningoencefalite do Nilo ocidental, febre amarela, hepatite C), os ortomixovírus (*influenza*), os paramixovírus (sarampo, caxumba) e os coronavírus (resfriados, síndrome respiratória aguda grave [SRAS]). Os retrovírus representam um grupo especial de vírus de RNA que inclui o vírus da imunodeficiência humana (HIV); a quimioterapia para retrovírus é descrita no Capítulo 59.

O Quadro 58-2 resume os fármacos atualmente aprovados para infecções não retrovirais. Suas propriedades farmacológicas são apresentadas adiante, de acordo com sua classe, conforme relacionado no quadro.

AGENTES ANTI-HERPES-VÍRUS

A infecção pelo herpes-vírus simples tipo 1 (HSV-1) causa tipicamente doenças na boca, na face, no esôfago ou no cérebro. O herpes-vírus simples tipo 2 (HSV-2) geralmente provoca infecções na genitália, no reto, na pele, nas mãos ou nas meninges. Ambos causam infecções graves em recém-nascidos. O aciclovir é o protótipo de um grupo de agentes antivirais que são congêneres de glicosídeos, que sofrem fosforilação intracelular por uma cinase viral e que são subsequentemente transformados, por enzimas da célula hospedeira, em inibidores da síntese do DNA viral. Agentes relacionados incluem o penciclovir e o ganciclovir.

ACICLOVIR E VALACICLOVIR. O aciclovir é um análogo acíclico do nucleosídeo guanina, que carece de uma 3′-hidroxila na cadeia lateral. O valaciclovir é o pró-fármaco éster L-valil do aciclovir.

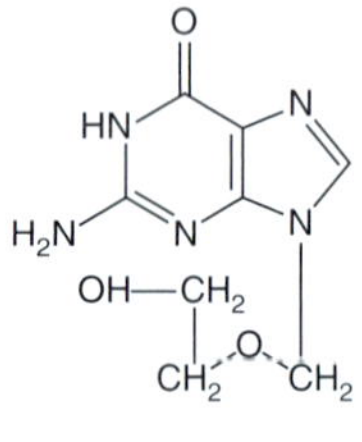

ACICLOVIR

Quadro 58-1

Estágios de replicação viral e possíveis alvos de ação de agentes antivirais

ESTÁGIO DE REPLICAÇÃO	CLASSES DE INIBIDORES SELETIVOS
Entrada na célula	
Fixação	Chamarizes receptores solúveis, anticorpos antirreceptores, inibidores de proteínas de fusão
Penetração	
Desnudamento	Bloqueadores de canais iônicos, estabilizadores do capsídeo
Liberação do genoma viral	
Transcrição do genoma viral[a]	
Transcrição do RNA mensageiro viral	Inibidores da DNA-polimerase, da RNA-polimerase, da transcriptase reversa, da helicase, da primase ou da integrase
Replicação do genoma viral	
Tradução de proteínas virais	Interferons, oligonucleotídeos *antisense*, ribozimas
Proteínas reguladoras (precoces)	Inibidores de proteínas reguladoras
Proteínas estruturais (tardias)	
Modificações pós-traducionais	
Clivagem proteolítica	Inibidores da protease
Miristoilação, glicosilação	
Montagem de componentes do vírion	Interferons, inibidores de proteínas de montagem
Liberação	Inibidores da neuraminidase, anticorpos antivirais, linfócitos citotóxicos
Brotamento, lise celular	

[a]Depende da estratégia específica de replicação do vírus, mas é necessária uma enzima definida pelo vírus para a realização de parte do processo.

O uso clínico do aciclovir limita-se aos herpes-vírus. O aciclovir é mais ativo contra o HSV-1 (0,02-0,9 μg/mL), aproximadamente 2 vezes menos ativo contra o HSV-2 (0,03-2,2 μg/mL), 10 vezes menos potente contra o VZV (0,8-4,0 μg/mL) e o vírus Epstein-Barr (EBV) e menos ativo contra o citomegalovírus (CMV) (em geral, > 20 μg/mL) e o herpes-vírus humano 6 (HHV-6). Em geral, o crescimento de células de mamíferos não infectadas não é afetado por altas concentrações de aciclovir (> 50 μg/mL).

USOS TERAPÊUTICOS. Nos indivíduos imunocompetentes, os benefícios clínicos do aciclovir e do valaciclovir são maiores nas infecções iniciais pelo HSV do que nas recidivantes. Esses fármacos mostram-se particularmente úteis em pacientes imunocomprometidos, visto que esses indivíduos são acometidos por infecções mais frequentes e mais graves por HSV e VZV. Como o VZV é menos sensível ao aciclovir que o HSV, é necessário utilizar doses mais altas para o tratamento de infecções pelo HSV. O valaciclovir oral é tão eficaz quanto o aciclovir oral nas infecções pelo HSV e mais ativo no tratamento do herpes-zóster. O aciclovir é terapeuticamente ineficaz nas infecções estabelecidas por citomegalovírus (CMV), porém tem sido utilizado para profilaxia do CMV em pacientes imunocomprometidos. A leucoplaquia pilosa oral relacionada ao EBV pode melhorar com aciclovir. O aciclovir oral em associação com corticosteroides sistêmicos parece ser benéfico no tratamento da paralisia de Bell, porém o valaciclovir é ineficaz na neurite vestibular aguda. Ver os detalhes dos regimes de dosagem para indicações específicas do tratamento de infecções por HSV, VZV e CMV na 12ª edição do texto original

MECANISMOS DE AÇÃO E RESISTÊNCIA. O aciclovir inibe a síntese de DNA viral por um mecanismo delineado na Figura 58-2. Sua seletividade de ação depende da sua interação com duas proteínas virais distintas: a *timidinacinase* e a *DNA-polimerase* do HSV. A captação celular e a fosforilação inicial são facilitadas pela timidinacinase do HSV. A afinidade do aciclovir pela timidinacinase do HSV é cerca de 200 vezes maior do que pela enzima de mamíferos. As enzimas celulares convertem o monofosfato em trifosfato de aciclovir, competindo pelo dGTP endógeno. O agente imunossupressor micofenolato mofetila (Capítulo 35) potencializa a atividade anti-herpes do aciclovir e de agentes relacionados por depleção das reservas intracelulares de dGTP. O trifosfato de aciclovir inibe competitivamente as DNA-polimerases virais e, em menor grau, as DNA-polimerases celulares. O trifosfato de aciclovir também é incorporado no DNA viral, onde atua como elemento de terminação da cadeia, devido à falta de um grupo 3′-hidroxila. Por meio de um mecanismo denominado *inativação suicida,* o modelo de DNA interrompido que contém aciclovir liga-se à DNA-polimerase viral, resultando em sua inativação irreversível.

A resistência do HSV ao aciclovir poderá advir do comprometimento da produção de timidinacinase viral, da alteração da especificidade do substrato da timidinacinase (p. ex., fosforilação da timidina, mas não do aciclovir) ou da alteração da DNA-polimerase viral. As alterações nas enzimas virais são causadas por mutações pontuais e por inserções ou supressões de bases nos genes correspondentes. Existem variantes resistentes em populações nativas de vírus e em isolados obtidos de pacientes tratados. O mecanismo mais comum de resistência em isolados clínicos de HSV consiste na ausência ou deficiência de atividade da timidinacinase viral; os mutantes de DNA-polimerase viral são raros. Tipicamente, a resistência fenotípica é definida por concentrações inibitórias *in vitro* superiores a

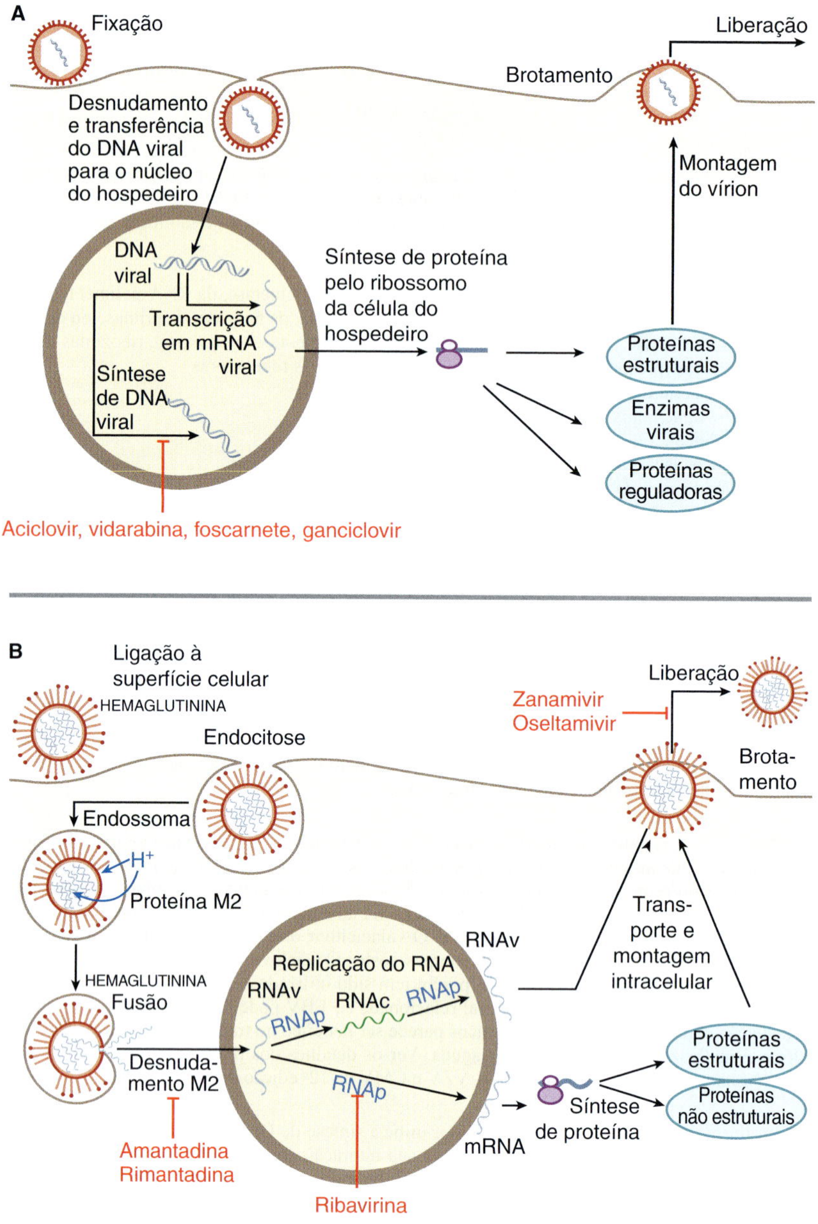

Figura 58-1 *Ciclos de replicação dos vírus de DNA (A) e de RNA (B).* Os ciclos de replicação do herpes-vírus (**A**) e do vírus da *influenza* (**B**) são exemplos de vírus codificados por DNA e RNA, respectivamente. São também indicados os *locais* de atuação dos agentes antivirais. DNAc, DNA complementar; RNAc, RNA complementar; DNAp, DNA-polimerase; mRNA, RNA mensageiro; RNAp, RNA-polimerase; RNAv, RNA viral. O símbolo ——| indica bloqueio do crescimento do vírus. **A.** Ciclo de replicação do herpes-vírus simples, um vírus de DNA, e os prováveis locais de ação dos agentes antivirais. A replicação dos herpes-vírus é um processo regulado em múltiplas etapas. Após infecção, ocorre transcrição de um pequeno número de genes imediatos precoces; esses genes codificam proteínas que regulam a sua própria síntese e são responsáveis pela síntese dos genes precoces envolvidos na replicação do genoma, como as timidinacinases, DNA-polimerases, etc. Após replicação do DNA, a maior parte dos genes do herpes-vírus (denominados *genes tardios*) é expressa e codifica proteínas que são incorporadas nos vírions da progênie ou que ajudam a sua montagem. **B.** Ciclo de replicação do vírus da *influenza*, um vírus de RNA, e os locais dos efeitos dos agentes antivirais. A célula de mamífero ilustrada é uma célula epitelial das vias respiratórias. A proteína M2 do vírus da *influenza* permite o influxo de íons hidrogênio no interior do vírion que, por sua vez, promove a dissociação dos segmentos da RNP (proteína ribonuclear) e sua liberação no citoplasma (desnudamento). A síntese do mRNA do vírus da *influenza* exige um iniciador (*primer*) clivado do mRNA celular e utilizado pelo complexo RNAp viral. Os inibidores da neuraminidase, zanamivir e oseltamivir, inibem especificamente a liberação do vírus da progênie.

Quadro 58-2

Nomenclatura de agentes antivirais

NOME GENÉRICO	OUTROS NOMES	FORMAS POSOLÓGICAS DISPONÍVEIS
Agentes anti-herpes-vírus		
Aciclovir	ACV, acicloguanosina	IV, O, T, oft[a]
Cidofovir	HPMPC, CDV	IV
Fanciclovir	FCV	O
Foscarnete	PFA, fosfonoformato	IV, O[a]
Fomivirseno	ISIS 2922	Intravítrea
Ganciclovir	GCV, DHPG	IV, O, intravítrea
Idoxuridina	IDUR	Oft
Penciclovir	PCV	T, IV[a]
Trifluridina	TFT, trifluorotimidina	Oft
Valaciclovir		O
Valganciclovir		O
Agentes anti-*influenza*		
Amantadina		O
Oseltamivir	GS4104	O
Rimantadina		O
Zanamivir	GC167	Inalação
Agentes anti-hepatite		
Adefovir dipivoxila	Bis-pom-PMEA	O
Entecavir		O
Interferon alfa-N1		Injetável
Interferon alfa-N3		Injetável
Interferon alfacon-1		Injetável
Interferon alfa-2B		Injetável
Interferon alfa-2A		Injetável
Lamivudina	3TC	O
Interferon α-peguilado 2A		SC
Interferon α-peguilado 2B		SC
Outros agentes antivirais		
Ribavirina		O, inalação, IV
Telbivudina		O
Tenofovir disoproxila fumarato	TDF	O
Imiquimode		T

[a]Atualmente não aprovado para uso nos EUA. IV, intravenosa; O, oral; T, tópica; oft, oftálmica.

2 a 3 μg/mL, que prenunciam uma falha terapêutica em pacientes imunocomprometidos. A resistência de isolados de VZV ao aciclovir é causada por mutações da timidinacinase do vírus e, com menos frequência, por mutações na DNA-polimerase viral.

ADME. A biodisponibilidade oral do aciclovir varia de 10 a 30% e diminui com o aumento da dose. O valaciclovir sofre conversão rápida e praticamente completa em aciclovir após administração oral. Acredita-se que essa conversão resulta do metabolismo intestinal e hepático de primeira passagem por meio de hidrólise enzimática. Ao contrário do aciclovir, o valaciclovir é um substrato de transportadores peptídicos intestinais e renais. A biodisponibilidade oral relativa do aciclovir aumenta cerca de 70% após a administração de valaciclovir. As concentrações plasmáticas máximas de valaciclovir correspondem a apenas 4% dos níveis de aciclovir. Menos de 1% de uma dose administrada de valaciclovir é recuperado na urina; sua maior parte é eliminada sob a forma de aciclovir. O aciclovir distribui-se amplamente pelos líquidos corporais, incluindo fluido vesicular, humor aquoso e líquido cerebrospinal (LCS). Em comparação com o plasma, as concentrações salivares são baixas, e as concentrações nas secreções vaginais variam amplamente. O aciclovir concentra-se no leite materno, no líquido amniótico e na placenta. Os níveis plasmáticos em recém-nascidos assemelham-se aos da mãe. A absorção percutânea do aciclovir após administração tópica é baixa. A $t_{1/2}$ plasmática média de eliminação do aciclovir é de aproximadamente 2,5 horas (variação: 1,5-6 h), em adultos com função renal normal. A $t_{1/2}$ de eliminação do aciclovir é de cerca de 4 horas no recém-nascido e aumenta para 20 horas em pacientes anúricos. A excreção renal constitui a principal via de eliminação do fármaco.

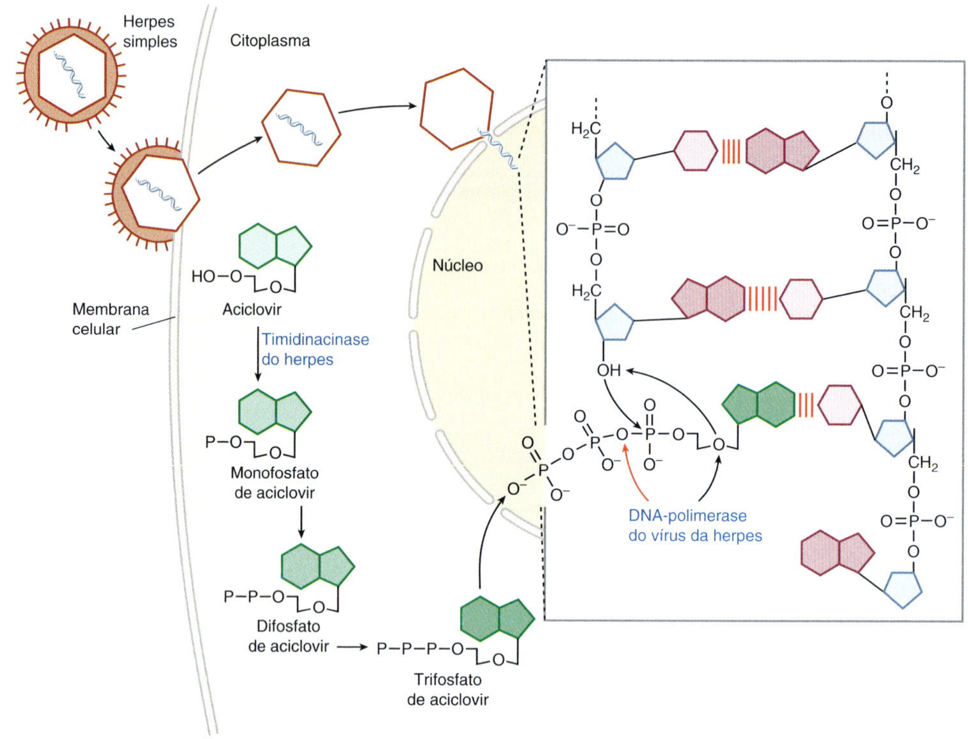

Figura 58-2 *Mecanismo de ação do aciclovir em células infectadas pelo herpes-vírus simples.* É mostrado um vírion do herpes simples fixando-se a uma célula hospedeira suscetível, fundindo seu envoltório com a membrana da célula e liberando capsídeos descobertos que transferem DNA viral para o núcleo, onde ele inicia a síntese de DNA viral. Moléculas de aciclovir que penetram na célula são convertidas em monofosfato de aciclovir pela timidinacinase induzida pelo vírus. Enzimas da célula hospedeira adicionam mais dois fosfatos para formar o trifosfato de aciclovir, que é transportado para o núcleo. Depois que a DNA-polimerase do herpes cliva o pirofosfato a partir de trifosfato de aciclovir (*o que é indicado pela seta vermelha no detalhe*), a DNA-polimerase viral insere o monofosfato de aciclovir, e não o monofosfato de 2´-desoxiguanosina no DNA viral (*o que é indicado pelas setas pretas no detalhe*). Um prolongamento adicional da cadeia é impossível porque o monofosfato de aciclovir carece do grupo 3´-hidroxila necessário para a inserção de um nucleotídeo adicional, e a exonuclease associada à DNA-polimerase viral é incapaz de remover o radical aciclovir. Em contraste, o ganciclovir e o penciclovir possuem um grupo 3´-hidroxila; portanto, é possível uma síntese extra de DNA viral na presença de tais fármacos. O foscarnete atua no local de ligação do pirofosfato da DNA-polimerase viral e impede a clivagem do pirofosfato a partir de pirofosfatos nucleosídicos, bloqueando assim o prolongamento de um molde de *primer* adicional. As linhas vermelhas (III) entre os filamentos do DNA viral no detalhe indicam as pontes de hidrogênio entre os pares de bases. (Adaptada de Balfour HH. Antiviral drugs. *N Engl J Med*, 1999;340:1255–1268.)

EFEITOS ADVERSOS. Em geral, o aciclovir é bem tolerado. O aciclovir tópico em uma base de polietilenoglicol pode causar irritação das mucosas e queimação transitória quando aplicado em lesões genitais. O aciclovir oral raramente é associado a náuseas, diarreia, exantema ou cefaleia e muito raramente a insuficiência renal ou neurotoxicidade. O valaciclovir também pode estar associado à cefaleia, náuseas, diarreia, nefrotoxicidade e sintomas do SNC (confusão, alucinações). Os efeitos colaterais raros incluem síndromes trombocitopênicas graves, algumas vezes fatais, em pacientes imunocomprometidos. O aciclovir tem sido associado à ocorrência de neutropenia em recém-nascidos. A insuficiência renal e os efeitos colaterais no SNC constituem as principais toxicidades que limitam a dose do aciclovir por via intravenosa. Em geral, a nefrotoxicidade desaparece com a interrupção do fármaco e a expansão do volume. A hemodiálise pode ser útil nos casos graves. Podem ocorrer sonolência e letargia intensas com combinações de zidovudina (Capítulo 59) e aciclovir. A administração concomitante de ciclosporina e provavelmente de outros agentes nefrotóxicos potencializa o risco de nefrotoxicidade. O probenecida diminui a depuração do aciclovir e prolonga a $t_{1/2}$ plasmática de eliminação. O aciclovir pode diminuir a depuração renal de outros fármacos eliminados por secreção renal ativa, como o metotrexato.

CIDOFOVIR. O cidofovir é um análogo nucleotídico da citidina com atividade inibitória contra o herpes-vírus humano, o papilomavírus, o poliomavírus, o poxvírus e os adenovírus.

Como o cidofovir é um fosfonato, fosforilado por enzimas celulares, mas não virais, inibe as cepas de HSV ou VZV com deficiência ou alteração da timidinacinase (TK) resistentes ao aciclovir, as cepas de CMV resistentes ao ganciclovir com mutações UL97, mas não aquelas com mutações da DNA-polimerase, e algumas cepas de CMV resistentes ao foscarnete. O cidofovir inibe sinergicamente a replicação do CMV em combinação com o ganciclovir ou o foscarnete.

USOS TERAPÊUTICOS. O cidofovir intravenoso está aprovado para o tratamento da retinite por CMV em pacientes infectados pelo HIV. O cidofovir intravenoso tem sido utilizado no tratamento da infecção mucocutânea por HSV resistente ao aciclovir, da doença por adenovírus em receptores de transplante e de molusco contagioso extenso em pacientes infectados pelo HIV. A administração de doses reduzidas sem probenecida pode ser benéfica na nefropatia por vírus BK em pacientes submetidos a transplante renal. O gel de cidofovir tópico extemporâneo elimina a propagação do vírus e as lesões em alguns pacientes infectados pelo HIV com infecções mucocutâneas por HSV resistente ao aciclovir, e tem sido utilizado no tratamento de verrugas anogenitais e do molusco contagioso em pacientes imunocomprometidos, bem como no tratamento da neoplasia intraepitelial cervical em mulheres. O cidofovir intralesional induz remissões em adultos e em crianças com papilomatose respiratória. Ver a 12ª edição do texto original para detalhes sobre os regimes de dosagem para indicações específicas.

MECANISMOS DE AÇÃO E RESISTÊNCIA. O cidofovir inibe a síntese de DNA viral ao retardar e, eventualmente, interromper o alongamento da cadeia. O cidofovir é metabolizado a sua forma difosfato ativa por enzimas celulares; os níveis dos metabólitos fosforilados são semelhantes nas células infectadas e não infectadas. O difosfato atua tanto como inibidor competitivo em relação ao dCTP quanto como substrato alternativo para a DNA-polimerase viral.

A resistência do CMV ao cidofovir deve-se a mutações na DNA-polimerase viral. Verifica-se o desenvolvimento de resistência de baixo nível ao cidofovir em até cerca de 30% dos pacientes com retinite após três meses de terapia. Os isolados de CMV altamente resistentes ao ganciclovir, que possuem mutações de DNA-polimerase e UL97 cinase, são também resistentes ao cidofovir, podendo a terapia prévia com ganciclovir selecionar cepas com resistência ao cidofovir. Alguns isolados de CMV resistentes ao foscarnete exibem resistência cruzada ao cidofovir, e ocorrem variantes com mutações da DNA-polimerase resistentes a três fármacos.

ADME. O cidofovir apresenta biodisponibilidade oral muito baixa. A penetração no LCS é baixa. O gel de cidofovir tópico pode resultar em baixas concentrações plasmáticas (< 0,5 μg/mL) em pacientes com grandes lesões mucocutâneas. Os níveis plasmáticos após administração intravenosa do fármaco declinam em um padrão bifásico, com $t_{1/2}$ terminal que atinge, em média, 2,6 horas. Sua forma ativa, o cidofovir bifosfato, apresenta uma $t_{1/2}$ intracelular prolongada e inibe competitivamente as DNA-polimerases de CMV e HSV, em concentrações de 0,0018 a 0,0016% daquelas necessárias para inibir as DNAs-polimerases humanas. Um metabólito da fosfocolina também apresenta uma $t_{1/2}$ intracelular longa (~87 h) e pode funcionar como reservatório intracelular do fármaco. A $t_{1/2}$ intracelular prolongada permite regimes de dosagem pouco frequentes. O cidofovir é depurado pelo rim por filtração glomerular e secreção tubular. Mais de 90% da dose são recuperados em sua forma inalterada na urina. O probenecida bloqueia o transporte tubular do cidofovir e diminui a depuração renal e a nefrotoxicidade associada. A eliminação exibe uma relação linear com a depuração da creatinina; a meia-vida aumenta para 32,5 horas em pacientes submetidos à diálise peritoneal ambulatorial crônica (DPAC). A hemodiálise remove mais de 50% da dose administrada.

EFEITOS ADVERSOS. A nefrotoxicidade constitui o principal efeito colateral que limita a dose do cidofovir intravenoso. A administração concomitante de probenecida oral e a pré-hidratação com soro fisiológico diminuem o risco de toxicidade renal; entretanto, o probenecida altera a depuração renal de muitos agentes, porém não o do cidofovir. Por exemplo, o probenecida altera a farmacocinética da zidovudina, de modo que a dose desta última deve ser reduzida quando o probenecida está presente, assim como as doses de outros fármacos cuja secreção renal é inibida pelo probenecida (p. ex., antibióticos β-lactâmicos, anti-inflamatórios não esteroides [AINEs], aciclovir, lorazepam, furosemida, metotrexato, teofilina e rifampicina). Com doses de manutenção de 5 mg/kg, até 50% dos pacientes desenvolvem proteinúria, 10 a 15% apresentam concentração sérica elevada de creatinina e 15 a 20% desenvolvem neutropenia. A uveíte anterior que responde aos corticosteroides tópicos e a ciclopegia são observadas com frequência e a baixa pressão intraocular ocorre com pouca frequência com a administração intravenosa de cidofovir. A administração com o alimento e o pré-tratamento com antieméticos, anti-histamínicos e/ou paracetamol podem melhorar a tolerância. A administração concomitante de agentes nefrotóxicos está contraindicada, e pelo menos sete dias devem transcorrer antes que o início do tratamento com cidofovor seja recomendado, após exposição prévia aos aminoglicosídeos, pentamidina intravenosa, anfotericina B, foscarnete, AINE ou meio de contraste. O cidofovir e o ganciclovir por via oral em combinação são pouco tolerados nas doses integrais.

A aplicação tópica de cidofovir está associada a reações no local de aplicação, relacionadas com a dose (p. ex., queimação, dor e prurido) em até 33% dos pacientes e, em certas ocasiões, a ulceração. O cidofovir é considerado um carcinógeno humano potencial. Pode causar infertilidade e foi classificado como categoria C em caso de gravidez.

FANCICLOVIR E PENCICLOVIR. O fanciclovir é o pró-fármaco éster diacetil do 6-desoxi penciclovir, que carece de atividade antiviral intrínseca. O penciclovir é um análogo acíclico do nucleosídeo guanina. O penciclovir assemelha-se ao aciclovir no seu espectro de atividade e potência contra o HSV e VZV. O fármaco também é inibitório para o HBV.

USOS TERAPÊUTICOS. O fanciclovir oral, o penciclovir tópico e o penciclovir intravenoso são aprovados para o tratamento das infecções causadas por HSV e VZV. Ver a 12ª edição do texto original para detalhes de regimes de dosagem para indicações específicas.

MECANISMOS DE AÇÃO E RESISTÊNCIA. O penciclovir é um inibidor da síntese de DNA viral. Nas células infectadas pelo HSV ou pelo VZV, o penciclovir é inicialmente fosforilado pela timidinacinase viral. O trifosfato de penciclovir atua como inibidor competitivo da DNA-polimerase viral (Figura 58-2). Embora o trifosfato de penciclovir seja cerca de 100 vezes menos potente do que o trifosfato de aciclovir na inibição da DNA-polimerase viral, ocorre em concentrações muito mais elevadas e permanece por períodos mais prolongados nas células infectadas do que este último. A $t_{1/2}$ intracelular prolongada do trifosfato de penciclovir, que é de 7 a 20 horas, está associada a efeitos antivirais prolongados. Em razão da presença de um grupo 3′-hidroxila, o penciclovir não é um elemento obrigatório de interrupção da cadeia, porém inibe o alongamento do DNA. A ocorrência de resistência durante seu uso clínico é baixa; os herpes-vírus com deficiência de timidinacinase e resistentes ao aciclovir exibem resistência cruzada ao penciclovir.

ADME. O penciclovir oral possui baixa biodisponibilidade (< 5%). Em contraste, o fanciclovir é bem absorvido por via oral (biodisponibilidade de ~ 75%) e sofre rápida conversão em penciclovir por desacetilação da cadeia lateral e oxidação do anel de purina durante e após sua absorção. A presença de alimento retarda a absorção, mas não diminui a biodisponibilidade global. A $t_{1/2}$ plasmática de eliminação do penciclovir é de aproximadamente 2 horas, e mais de 90% são excretados de modo inalterado na urina. Após administração oral de fanciclovir, a depuração não renal é responsável por cerca de 10% de cada dose, primariamente por meio de excreção fecal, enquanto o penciclovir (60% da dose) e seu precursor 6-desoxi (< 10% da dose) são eliminados sobretudo na urina. A $t_{1/2}$ plasmática é, em média, de 9,9 horas na presença de insuficiência renal (Cl_{cr} < 30 mL/min); a hemodiálise remove de maneira eficiente o penciclovir.

EFEITOS ADVERSOS. O fanciclovir oral está associado à cefaleia, diarreia e náuseas. Foi relatada a ocorrência de urticária, exantema e alucinações ou estados confusionais (predominantemente no idoso). O penciclovir tópico (~ 1%) está raramente associado a reações no local de aplicação. A tolerância do fanciclovir a curto prazo é comparável à do aciclovir. O penciclovir é mutagênico em altas concentrações. Sua administração a longo prazo (um ano) não afeta a espermatogênese no homem. A segurança do fármaco durante a gravidez ainda não foi estabelecida.

FOMIVIRSENO. O fomivirseno, um fosforotionato oligonucleotídeo de 21 bases, constituiu a primeira terapia com mecanismo *antisense*.

O fármaco é complementar à sequência do RNA mensageiro para a principal região de transcrição imediata precoce do CMV e inibe a replicação desse vírus por mecanismos específicos e não específicos de sequência, incluindo inibição da ligação do vírus às células. O fomivirseno mostra-se ativo contra cepas de CMV resistentes ao ganciclovir, ao foscarnete e ao cidofovir. O fomivirseno é administrado por injeção intravítrea no tratamento da retinite por CMV em pacientes que não toleram ou que não respondem a outras terapias. Após injeção, o fomivirseno é depurado lentamente do vítreo ($t_{1/2}$ ~ 55 h) por meio de sua distribuição pela retina e provável digestão por exonuclease. Em pacientes infectados pelo HIV com retinite por CMV refratária e ameaçando a visão, as injeções de fomivirseno (330 μg/semana durante três semanas, e, a seguir, a cada duas semanas ou nos dias 1 e 15, seguidos de administração mensal) retardam significativamente a progressão da retinite. Os efeitos colaterais oculares incluem irite em até 25% dos pacientes, que pode ser tratada com corticosteroides tópicos, vitreíte, cataratas e aumento da pressão intraocular em 15 a 20% dos pacientes. O uso recente do cidofovir pode aumentar o risco de reações inflamatórias. O fármaco não está mais disponível nos EUA.

FOSCARNETE. O foscarnete (fosfonoformato trissódico) é um análogo do pirofosfato inorgânico que inibe todos os herpes-vírus e o HIV.

USOS TERAPÊUTICOS. O foscarnete intravenoso mostra-se eficaz no tratamento da retinite por CMV, incluindo infecções resistentes ao ganciclovir, de outros tipos de infecção por CMV e das infecções por HSV e VZV resistentes ao aciclovir. Ele é pouco solúvel em soluções aquosas e exige grandes volumes para a sua administração. Ver a 12ª edição do texto original para detalhes de regimes de dosagem para indicações específicas.

MECANISMOS DE AÇÃO E RESISTÊNCIA. O foscarnete inibe a síntese de ácidos nucleicos ao interagir diretamente com a DNA-polimerase dos herpes-vírus ou a transcriptase reversa do HIV (Figuras 58-1ª e 58-2). O foscarnete exerce efeito inibitório cerca de 100 vezes maior contra as DNA-polimerases dos herpes-vírus do que contra a DNA-polimerase-α celular. Os herpes-vírus resistentes ao foscarnete apresentam mutações pontuais na DNA-polimerase viral.

ADME. A biodisponibilidade oral do foscarnete é baixa. Os níveis no vítreo aproximam-se daqueles observados no plasma; os níveis no LCS correspondem, em média, a 66% daqueles encontrados no plasma no estado de equilíbrio dinâmico. Mais de 80% do foscarnete são excretados de modo inalterado na urina. Indica-se um ajuste da dose na presença de pequena redução da função renal. A eliminação plasmática apresenta meia-vida bimodal inicial de 4 a 8 horas e uma $t_{1/2}$ terminal prolongada de eliminação que atinge, em média, 3 a 4 dias. O sequestro do fármaco no osso, com liberação gradual, responde pelo destino de 10 a 20% de uma dose administrada. O foscarnete é removido de modo eficiente por hemodiálise (~ 50% de uma dose).

EFEITOS ADVERSOS. A nefrotoxicidade e a hipocalcemia sintomática constituem as principais toxicidades que limitam a dose de foscarnete. Ocorrem elevações da creatinina sérica em até metade dos pacientes, todavia esse aumento geralmente é reversível após interrupção do fármaco. Os fatores de risco incluem administração de altas doses, infusão rápida, desidratação, insuficiência renal prévia e uso concomitante de fármacos nefrotóxicos. O foscarnete é altamente ionizado em pH fisiológico, e é muito comum a ocorrência de anormalidades metabólicas. Essas anormalidades incluem aumentos ou reduções do Ca^{2+} e do fosfato, hipomagnesemia e hipopotassemia. A administração intravenosa concomitante de pentamidina aumenta o risco de hipocalcemia sintomática. Os efeitos colaterais no SNC incluem cefaleia em aproximadamente 25% dos pacientes, tremor, irritabilidade, convulsões e alucinose. Outros efeitos colaterais relatados consistem em exantema generalizado, febre, náuseas ou vômitos, anemia, leucopenia, anormalidades das provas de função hepática, alterações eletrocardiográficas, tromboflebite relacionada à infusão e ulcerações genitais dolorosas. O foscarnete tópico pode causar irritação e ulceração locais, e o uso do foscarnete oral pode provocar distúrbios GI. Estudos pré-clínicos indicam que o foscarnete em altas concentrações é mutagênico. A segurança do fármaco durante a gravidez ou na infância permanece incerta.

GANCICLOVIR E VALGANCICLOVIR. O ganciclovir é um análogo nucleosídico acíclico da guanina cuja estrutura se assemelha à do aciclovir. O valganciclovir é o pró-fármaco éster L-valil do ganciclovir. O ganciclovir possui atividade inibitória contra todos os herpes-vírus, porém é particularmente ativo contra o CMV.

USOS TERAPÊUTICOS. O ganciclovir mostra-se eficaz no tratamento e na supressão crônica da retinite por CMV em pacientes imunocomprometidos, bem como na prevenção da doença por CMV em pacientes submetidos a transplante. A formulação do gel oftálmico de ganciclovir é eficaz no tratamento de ceratite causada por HSV. Ver a 12ª edição do texto original para detalhes de regimes de dosagem para indicações específicas.

MECANISMOS DE AÇÃO E RESISTÊNCIA. O ganciclovir inibe a síntese de DNA viral. Sofre monofosforilação intracelular pela timidinacinase viral durante a infecção por HSV e por uma fosfotransferase viral codificada pelo gene UL97 durante a infecção pelo CMV. O difosfato e o trifosfato de ganciclovir são formados por enzimas celulares. Verifica-se a presença de concentrações de trifosfato de ganciclovir pelo menos 10 vezes maiores em células infectadas por CMV do que em células não infectadas. O trifosfato é um inibidor competitivo da incorporação do trifosfato de desoxiguanosina no DNA e inibe preferencialmente a DNA-polimerase viral ao invés das DNA-polimerases das células hospedeiras. A incorporação no DNA viral provoca eventual interrupção do alongamento da cadeia de DNA (Figuras 58-1A e 58-32).

O CMV pode tornar-se resistente ao ganciclovir por meio de um de dois mecanismos: redução da fosforilação intracelular do ganciclovir, devido a mutações na fosfotransferase viral codificada pelo gene UL97 e mutações na DNA-polimerase viral. As variantes altamente resistentes com duplas mutações do UL97 e da polimerase exibem resistência cruzada ao cidofovir e resistência cruzada variável ao foscarnete. O ganciclovir também é muito menos ativo contra cepas de HSV com deficiência de timidinacinase e resistentes ao aciclovir.

ADME. A biodisponibilidade oral do ganciclovir é de 6 a 9% após ser administrado com alimento. O valganciclovir oral é bem absorvido e hidrolisado rapidamente a ganciclovir; a biodisponibilidade do ganciclovir atinge, em média, 61% após a administração de valganciclovir. A presença de alimento aumenta a biodisponibilidade do valganciclovir em aproximadamente 25%. Após a administração intravenosa de ganciclovir, os níveis no humor vítreo assemelham-se ou são superiores às concentrações plasmáticas e diminuem de acordo com uma $t_{1/2}$ de 23 a 26 horas. Implantes de ganciclovir intraoculares de liberação prolongada proporcionam níveis no humor vítreo de aproximadamente 4,1 μg/mL. A $t_{1/2}$ plasmática de eliminação é de aproximadamente 2 a 4 horas. As concentrações intracelulares de trifosfato de ganciclovir são 10 vezes maiores do que as observadas com trifosfato de aciclovir e são reduzidas muito mais lentamente, com uma $t_{1/2}$ de eliminação intracelular maior que 24 horas. Mais de 90% do ganciclovir são eliminados de forma inalterada por excreção renal. A $t_{1/2}$ plasmática aumenta em pacientes com insuficiência renal grave.

EFEITOS ADVERSOS. A mielossupressão constitui a principal toxicidade do ganciclovir que limita a sua dose. A neutropenia ocorre em 15 a 40% dos pacientes e é mais comumente observada durante a segunda semana de tratamento e, em geral, mostra-se reversível em uma semana após a interrupção do fármaco. Foi relatada a ocorrência de neutropenia persistente fatal. O fator estimulador de colônias de granulócitos recombinante (G-CSF; filgrastim, lenograstim), pode ser útil no tratamento da neutropenia induzida pelo ganciclovir (Capítulo37). A trombocitopenia ocorre em 5 a 20% dos pacientes. A zidovudina e provavelmente outros agentes citotóxicos aumentam o risco de mielossupressão, assim como os agentes nefrotóxicos que comprometem a excreção do ganciclovir. O probenecida e possivelmente o aciclovir reduzem a depuração renal do ganciclovir. O ganciclovir oral aumenta a absorção e as concentrações plasmáticas máximas de didanosina em aproximadamente 2 vezes e as da zidovudina em cerca de 20%. Os efeitos colaterais no SNC (5-15%) variam quanto à sua gravidade desde a ocorrência de cefaleia até alterações do comportamento, convulsões e coma. Em aproximadamente 33% dos pacientes, foi necessário interromper ou suspender prematuramente a terapia com ganciclovir intravenoso em consequência de toxicidade da medula óssea ou do SNC. Foi também descrita a ocorrência de flebite relacionada à infusão, azotemia, anemia, febre, anormalidades das provas de função hepática, náuseas ou vômitos e eosinofilia. O ganciclovir é classificado como categoria C em caso de gravidez.

DOCONASOL

O docosanol é um álcool saturado de cadeia longa aprovado como um creme a 10%, de venda livre, para o tratamento do herpes orolabial recidivante. O docosanol inibe a replicação *in vitro* de muitos vírus com envoltório de lipídeo, incluindo o HSV. Não inativa o HSV diretamente, mas parece bloquear a fusão entre as membranas celular e do envoltório viral e inibe a entrada do vírus na célula. O tratamento tópico iniciado 12 horas após os sintomas prodrômicos ou o surgimento de lesões reduz o tempo de cicatrização em aproximadamente um dia e é bem tolerado. O início do tratamento em estágio papuloso ou tardio não proporciona nenhum benefício.

A idoxuridina é um análogo iodinado da timidina que inibe a replicação *in vitro* de diversos vírus de DNA, incluindo herpes-vírus e poxvírus. A idoxuridina carece de seletividade, visto que a sua presença em baixas concentrações inibe o crescimento das células não infectadas. O trifosfato inibe a síntese de DNA viral e é incorporado no DNA tanto viral quanto celular. Nos EUA, a idoxuridina apenas está aprovada para o tratamento tópico (oftálmico) da ceratite pelo HSV. A idoxuridina formulada em dimetilsulfóxido está disponível fora dos EUA para tratamento tópico do herpes labial, genital e zóster. As reações adversas consistem em dor, prurido, inflamação e edema acometendo o olho ou as pálpebras; raramente ocorrem reações alérgicas.

TRIFLURIDINA

A trifluridina é um nucleosídeo fluorado de pirimidina que possui atividade inibitória *in vitro* contra o HSV dos tipos 1 e 2, o CMV, a vacínia e, em menor grau, certos adenovírus. A trifluridina inibe a replicação do herpes-vírus, incluindo cepas resistentes ao aciclovir e também inibe a síntese do DNA celular em concentrações relativamente baixas. O monofosfato de trifluridina inibe de modo irreversível a timidilato sintase, e o trifosfato de trifluridina é um inibidor competitivo da incorporação do trifosfato de timidina no DNA; a trifluridina é incorporada no DNA viral e celular. Têm sido descritas cepas de HSV resistentes à trifluridina

Na atualidade, a trifluridina é usada para o tratamento da ceratoconjuntivite primária e ceratite epitelial recorrente por HSV dos tipos 1 e 2. A trifluridina tópica é mais ativa do que a idoxuridina e é comparável à vidarabina nas infecções oculares causadas por HSV. As reações adversas consistem em desconforto durante a instilação e o edema palpebral. É incomum a ocorrência de reações de hipersensibilidade e irritação. A trifluridina tópica também parece ser eficaz em alguns pacientes com infecções cutâneas por HSV resistentes ao aciclovir.

AGENTES ANTI-*INFLUENZA*

Recentemente, houve uma crescente preocupação acerca da possibilidade de novas pandemias de *influenza*, que surgiu por ocasião de pequenos, porém graves, surtos de *influenza* aviária causada pelo H5N1 e da recente *influenza* A H1N1 em 2009, considerada de origem suína. Quatro fármacos estão atualmente aprovados para tratamento e prevenção de infecção pelo vírus da *influenza*: os antivirais derivados da adamantina, amantadina e rimantadina; oseltamivir e zanamivir; e o peramivir, um inibidor da neuraminidase em processo de investigação, que foi disponibilizado para uso intravenoso mediante concessão para uso de emergência (EUA). O desenvolvimento de resistência a tais fármacos, e a disseminação de vírus resistentes, constitui um desafio primordial na quimioterapia e na quimioprofilaxia da *influenza* e provavelmente resultará em futuras recomendações para o uso desses fármacos em populações globais.

AMANTADINA E RIMANTADINA. A amantadina e seu derivado rimantadina são aminas tricíclicas de configuração singular.

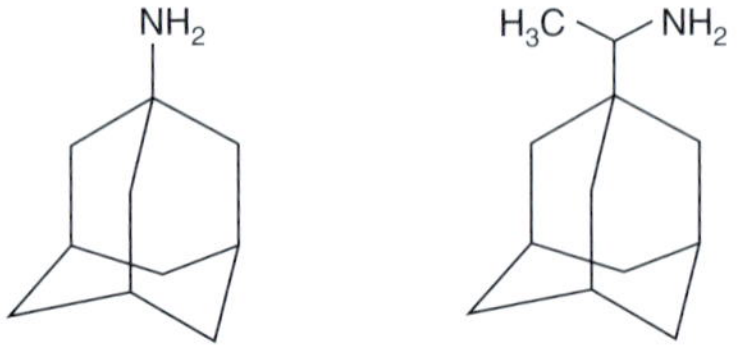

USOS TERAPÊUTICOS. Embora ambos os fármacos sejam úteis para a prevenção e para o tratamento de infecções causadas pelo vírus da *influenza* A, a vacinação contra *influenza* constitui uma medida de maior relação custo-benefício para redução de surtos da doença. A utilidade das amantadinas foi limitada pelo desenvolvimento de resistência. A amantadina e a rimantadina são ativas apenas contra o vírus da *influenza* A sensíveis (e não da *influenza* B); a rimantadina é 4 a 10 vezes mais ativa do que a amantadina. Praticamente todas as cepas H3N2 de *influenza* que circulam pelo mundo são resistentes a tais fármacos.

A profilaxia sazonal tanto com amantadina quanto com rimantadina (um total de 200 mg/dia, em uma ou duas doses fracionadas para adultos jovens) proporciona uma proteção de aproximadamente 70 a 90% contra a doença causada pelo vírus da *influenza* A. Tais agentes são eficazes na prevenção de *influenza* hospitalar e no combate a surtos hospitalares durante a epidemia de *influenza*. Doses de 100 mg/dia são mais bem toleradas e ainda parecem proteger o indivíduo contra a *influenza*. A profilaxia sazonal constitui uma alternativa em pacientes de alto risco, quando a vacina contra a *influenza* não pode ser administrada ou pode ser ineficaz (i.e., em pacientes imunocomprometidos). A profilaxia deve ser iniciada tão logo seja identificada a *influenza* na comunidade ou na região, devendo ser mantida durante todo o período de risco (habitualmente 4-8 semanas), devido à perda de qualquer efeito protetor alguns dias após a interrupção da terapia. Alternativamente, esses dois fármacos podem ser iniciados em associação com a imunização e mantidos por duas semanas até o desenvolvimento de uma resposta imune protetora.

As amantadinas são eficazes contra *influenza* A H1N1, se o tratamento for iniciado em dois dias após o aparecimento dos sintomas. Na doença por *influenza* A não complicada do adulto, o tratamento precoce com amantadina ou com rimantadina (200 mg/dia durante cinco dias) diminui a duração da febre e das queixas sistêmicas em 1 a 2 dias, acelera a recuperação funcional e, algumas vezes, elimina mais rapidamente o vírus. O esquema usual em crianças (≥ 1 ano de idade) é de 5 mg/kg/dia, até 150 mg, administrados 1 ou 2 vezes/dia. Foram isoladas variantes resistentes em cerca de 30% das crianças ou adultos ambulatoriais tratados em cinco dias de terapia

MECANISMOS DE AÇÃO E RESISTÊNCIA. A amantadina e a rimantadina inibem uma etapa inicial da replicação viral, provavelmente o desnudamento do vírus; para algumas cepas, ambos os fármacos também exercem efeito sobre uma etapa final da montagem do vírus, provavelmente mediada por uma alteração do processamento da hemaglutinina. O principal local de ação é a proteína M2 do vírus da *influenza* A, uma proteína de membrana integral, que atua como canal iônico. Por interferir nessa função da proteína M2, os fármacos inibem a dissociação mediada por ácido do complexo ribonucleoproteína, no início da replicação e potencializam alterações induzidas por pH ácido na configuração da hemaglutinina durante seu transporte intracelular, em uma fase posterior da replicação. A resistência a estes fármacos advém de uma mutação na sequência de RNA que codifica o domínio transmembrânico da proteína M2; isolados resistentes surgem tipicamente no paciente tratado, 2 a 3 dias após o início da terapia.

ADME. O Quadro 58-3 resume importantes propriedades farmacocinéticas destes agentes antivirais. As duas adamantanas diferem em diversos aspectos. A amantadina é excretada, em grande parte, na forma não metabolizada na urina ($t_{½}$ de eliminação de 12-18 h em adultos jovens, aumentando em até duas vezes no indivíduo idoso e ainda mais naqueles com comprometimento renal). Em contrapartida, a eliminação da rimantadina depende da função hepática; o fármaco está sujeito às reações de fase 1 e fase 2 antes da excreção renal de metabólitos ($t_{½}$ de eliminação de ~24-36 h; 60-90% são excretados na urina sob a forma de metabólitos). Os mais idosos necessitam apenas da metade da dose de amantidina ajustada pelo peso do que a utilizada em adultos. A amantidina é excretada no leite materno. As concentrações de rimantadina no muco nasal são, em média, 50% superiores às observadas no plasma.

EFEITOS ADVERSOS. Os efeitos colaterais mais comuns provocados pela amantadina e pela rimantadina consistem em queixas GI e do SNC de pouca importância e relacionadas à dose: nervosismo, tontura, dificuldade de concentração, insônia, perda do apetite e náuseas. Ocorrem efeitos colaterais do SNC (5-33%) dos pacientes tratados com amantadina, em doses de 200 mg/dia, porém são significativamente menos frequentes com a rimantadina. Os efeitos neurotóxicos da amantadina parecem aumentar com a ingestão concomitante de anti-histamínicos e agentes psicotrópicos ou anticolinérgicos, particularmente no indivíduo idoso. Em doses comparáveis de 100 mg/dia, a rimantadina é significativamente mais bem tolerada do que a amantadina em residentes de clínicas geriátricas. As concentrações plasmáticas elevadas de amantadina (1,0-5,0 μg/mL) têm sido associadas às reações neurotóxicas graves, incluindo *delirium*, alucinose, convulsões e coma, e arritmias cardíacas. Podem ocorrer exacerbações de

Quadro 58-3

Características farmacológicas dos antivirais contra *influenza*

	AMANTADINA	RIMANTADINA	ZANAMIVIR	OSELTAMIVIR
Espectro (tipos de *influenza*)	A	A	A, B	A, B
Via/formulações	Oral (comprimido/ cápsula/xarope)	Oral (comprimido/ xarope)	Inalação (pó) Intravenosa[a]	Oral (cápsula/ xarope) Intravenosa[a]
Biodisponibilidade oral	> 90%	> 90%	< 5%[b]	80%[c]
Efeito de refeições sobre a ASC	Desprezível	Desprezível	Não aplicável	Desprezível
$t_{½}$ de eliminação plasmática, horas	12-18	24-36	2,5-5	6-10[c]
Ligação à proteína, %	67%	40%	< 10%	3%[c]
Metabolismo, %	< 10%	~ 75%	Desprezível	Desprezível
Excreção renal, % (fármaco original)	> 90%	~ 25%	100%	95%[c]
Ajustes da dose	Cl_{cr} ≤ 50 Idade ≥ 65 anos	Cl_{cr} ≤ 10 Idade ≥ 65 anos	Nenhum[d]	Cl_{cr} ≤ 30

Cl_{cr}, depuração da creatinina.
Um quinto agente, permavir, encontra-se em pesquisa nos EUA e foi aprovado no Japão em uma dose de 600 mg IV, 1 vez/dia, em adultos. É eliminado principalmente pelos rins, sendo necessário ajuste da dose em caso de insuficiência renal.
[a]Em fase de pesquisa no momento atual.
[b]Absorção sistêmica de 4 a 17% após inalação.
[c]Para o carboxilato de oseltamivir com atividade antiviral.
[d]Formulação apenas para inalação.

distúrbios convulsivos preexistentes e sintomas psiquiátricos com o uso da amantadina e, possivelmente, da rimantadina. Ambos os fármacos são considerados como categoria C em caso de gravidez.

OSELTAMIVIR

O carboxilato de oseltamivir é um análogo de estado de transição do ácido siálico que atua como potente inibidor seletivo das neuraminidases dos vírus da *influenza* A e B. O fosfato de oseltamivir é um pró-fármaco éster etil que carece de atividade antiviral. O carboxilato de oseltamivir possui espectro e potência antivirais semelhantes aos do zanamivir; ele inibe os vírus da *influenza* A resistentes à amantadina e à rimantadina, bem como algumas variantes resistentes ao zanamivir.

USOS TERAPÊUTICOS. O oseltamivir oral mostra-se eficaz no tratamento e na prevenção de infecções causadas pelos vírus da *influenza* A e B. O tratamento de adultos previamente sadios (75 mg 2 vezes/dia durante 5 dias) ou de crianças de 1 a 12 anos de idade (dose ajustada para o peso corporal) com *influenza* aguda diminui a duração da doença em cerca de 1 a 2 dias, acelera a recuperação funcional e diminui o risco de complicações que levam ao uso de antibióticos em 40 a 50%. O tratamento está associado a uma redução de aproximadamente 50% na hospitalização subsequente de adultos. Quando utilizado para profilaxia durante a estação típica de *influenza*, o oseltamivir (75 mg 1 vez/dia) mostra-se eficaz (~ 70-90%) na redução da probabilidade de *influenza* em adultos ativos não imunizados e em residentes de clínicas geriátricas imunizados; seu uso a curto prazo protege os contatos domiciliares contra *influenza*.

MECANISMOS DE AÇÃO E RESISTÊNCIA. A neuraminidase do vírus da *influenza* cliva resíduos de ácido siálico terminais e destrói os receptores reconhecidos pela hemaglutinina viral, que estão presentes na superfície celular, em virions da progênie e nas secreções respiratórias. Essa ação enzimática é essencial para a liberação do vírus das células infectadas. A interação do carboxilato de oseltamivir com a neuraminidase provoca uma alteração de configuração no local ativo da enzima, inibindo a sua atividade. A inibição da atividade da neuraminidase resulta em agregação viral na superfície celular e na redução da disseminação do vírus no trato respiratório. As variantes do vírus da *influenza* selecionadas *in vitro* para a resistência ao carboxilato de oseltamivir contêm mutações na hemaglutinina e/ou na neuraminidase. A *influenza* A (H1N1) sazonal tornou-se praticamente 100% resistente ao oseltamivir em todo o mundo. Um aspecto importante é que a recente H1N1 (nH1N1 ou *influenza* suína) permanece sensível ao oseltamivir.

ADME. O Quadro 58-3 resume importantes propriedades farmacocinéticas do carboxilato de oseltamivir. O fosfato de oseltamivir oral é rapidamente absorvido e clivado por esterases no trato GI e hepáticas, transformando-se no carboxilato ativo. A presença de alimento não diminui a disponibilidade do fármaco, mas reduz o risco de intolerância GI. Em animais, os níveis do fármaco no lavado broncoalveolar e, nos seres humanos, as concentrações alcançadas no líquido da orelha média e seios são comparáveis aos níveis plasmáticos. O probenecida aumenta duas vezes a $t_{1/2}$ plasmática do carboxilato, indicando secreção tubular pela via aniônica. As crianças com menos de 2 anos de idade exibem alterações relacionadas à idade na depuração do carboxilato de oseltamivir e na exposição ao fármaco total.

EFEITOS ADVERSOS. O oseltamivir oral está associado a náuseas, a desconforto abdominal e, com menos frequência, a vômitos. Em geral, as queixas GI desaparecem tipicamente em 1 a 2 dias apesar de administração contínua do fármaco, e podem ser evitadas mediante administração com o alimento. Foi relatada uma frequência aumentada de cefaleia em um estudo de profilaxia em indivíduos idosos. O fosfato e o carboxilato de oseltamivir não interagem com CYP *in vitro*. Sua ligação a proteínas é baixa. Até o momento, não foram relatadas interações medicamentosas de importância clínica. O oseltamivir não parece comprometer a fertilidade, porém sua segurança durante a gravidez permanece incerta (categoria C).

ZANAMIVIR. O zanamivir é um análogo do ácido siálico, que atua como inibidor potente e específico das neuraminidases dos vírus da *influenza* A e B. O zanamivir inibe a replicação dos vírus da *influenza* A e B ***in vitro***, incluindo cepas resistentes à amantadina e à rimantadina e diversas variantes resistentes ao oseltamivir.

USOS TERAPÊUTICOS. O zanamivir inalado mostra-se eficaz na prevenção e no tratamento das infecções pelos vírus da *influenza* A e B. O tratamento precoce da *influenza* febril com zanamivir (10 mg [duas inalações] 2 vezes/dia durante cinco dias) em adultos ambulatoriais e crianças de 5 anos de idade ou mais diminui o tempo de resolução da doença em 1 a 3 dias e, em adultos, reduz em 40% o risco de complicações das vias respiratórias inferiores que levam ao uso de antibióticos. O zanamivir inalado 1 vez/dia é extremamente protetor contra a *influenza* adquirida na comunidade e, quando administrado durante 10 dias, protege contra transmissão domiciliar. O zanamivir intravenoso ($t_{1/2}$ ~7 h) está disponível nos EUA como um novo fármaco para emergência em fase de investigação e na Europa em forma de ajuda no caso de *influenza* resistente potencialmente fatal.

MECANISMOS DE AÇÃO E RESISTÊNCIA. O zanamivir inibe a neuraminidase viral e, portanto, provoca agregação viral na superfície celular e redução na disseminação do vírus no trato respiratório. A seleção de vírus resistentes ao zanamivir *in vitro* está associada a mutações na hemaglutinina e/ou neuraminidase virais. As variantes de hemaglutinina exibem resistência cruzada com outros inibidores da neuraminidase. As variantes de neuraminidase contêm mutações no local ativo da enzima, que diminuem a ligação do zanamivir, todavia as enzimas alteradas exibem uma redução de atividade ou estabilidade. Em geral, variantes resistentes ao zanamivir têm redução da infectividade em animais.

ADME. O Quadro 58-3 resume importantes propriedades farmacocinéticas do zanamivir. Sua biodisponibilidade oral é baixa (< 5%) e sua forma comercial é administrada por inalação oral de pó seco em carreador de lactose. O inalador comercial funciona com a respiração e exige a cooperação do paciente. Após inalação do pó seco, ocorre deposição de aproximadamente 15% nas vias respiratórias inferiores e de cerca de 80% na orofaringe. A biodisponibilidade global é de 4 a 17%.

EFEITOS ADVERSOS. Em geral, o zanamivir inalado por via oral é bem tolerado em adultos e crianças ambulatoriais com *influenza*. Foi relatada a ocorrência de sibilos e broncospasmo em alguns pacientes infectados pelo vírus da *influenza* sem doença conhecida das vias respiratórias, e ocorreram deteriorações agudas da função pulmonar, incluindo casos de desfecho fatal, em pacientes com asma ou doença obstrutiva crônica das vias respiratórias subjacentes. Em geral, não se recomenda o zanamivir para tratamento de pacientes com doença subjacente das vias respiratórias em razão do risco de eventos adversos graves. Os estudos pré-clínicos do zanamivir não revelaram nenhuma evidência de efeitos mutagênicos, teratogênicos ou oncogênicos (categoria C na gravidez). Até o momento, não foi identificada nenhuma interação medicamentosa clinicamente significativa. O zanamivir não diminui a resposta imune à injeção de vacina contra a *influenza*.

AGENTES CONTRA O VÍRUS DA HEPATITE

Dispõe-se de vários agentes para o tratamento de infecções causadas pelo HBV e pelo HCV. Diversos agentes (p. ex., interferons, ribavirina e os análogos nucleosídicos/nucleotídicos lamivudina, telbivudina e tenofovir) têm seu uso estendido também a outras situações (Capítulo 59). As estratégias terapêuticas para as hepatites B e C são muito diferentes e serão descritas separadamente.

FÁRMACOS USADOS PRINCIPALMENTE PARA INFECÇÃO PELO VÍRUS DA HEPATITE C

A infecção por HCV está associada à morbidade e mortalidade significativas. Sem tratamento, esse vírus pode causar lesão hepatocelular progressiva com fibrose e eventual cirrose. A infecção crônica pelo HCV é também um fator de risco importante para carcinoma hepatocelular. Embora o vírus seja muito prolífero, produzindo vários bilhões de novas partículas em um período de poucos dias em um indivíduo infectado, esse vírus de RNA não se integra ao DNA cromossômico e não estabelece latência por si só. Portanto, a infecção é, em teoria, curável em todos os indivíduos acometidos. O padrão atual de cuidado para tratamento consiste em uma combinação de interferon α-peguilado e ribavirina, que produz uma elevada taxa de cura apenas em genótipos virais selecionados

INTERFERONS. Os interferons (IFNs) são citocinas potentes que possuem atividades antivirais, imunomoduladoras e antiproliferativas (Capítulo 35). São reconhecidas três classes principais de interferons humanos com atividade antiviral significativa: α, β e γ. Os IFNs-α recombinantes clinicamente utilizados (Quadro 58-2) são proteínas não glicosiladas de aproximadamente 19.500 Da, predominando as formas peguiladas no mercado dos EUA.

O IFN-α e o IFN-β podem ser produzidos por quase todas as células em resposta à infecção viral e a uma variedade de outros estímulos, incluindo RNA de filamento duplo e determinadas citocinas (p. ex., interleucina 1, interleucina 2 e fator de necrose tumoral). A produção de IFN-γ limita-se aos linfócitos T e às células destruidoras naturais (*natural killer*) que respondem a estímulos antigênicos, mitógenos e citocinas específicas. O IFN-α e o IFN-β exibem ações antivirais e antiproliferativas; estimulam a atividade citotóxica dos linfócitos, das células destruidoras naturais e dos macrófagos; e exercem suprarregulação dos antígenos de histocompatibilidade principal (MHC) da classe I e outros marcadores de superfície. O IFN-γ exibe menos atividade antiviral, porém possui efeitos imunorreguladores mais potentes, em particular a ativação dos macrófagos, a expressão de antígenos MHC da classe II e a mediação de respostas inflamatórias locais. Os vírus de animais são inibidos, em sua maioria, pelos IFNs, embora muitos vírus de DNA sejam relativamente insensíveis a estes. Em geral, a atividade biológica do IFN é medida em termos de efeitos antivirais em cultura de células e geralmente é expressa em unidades internacionais (UI) em relação a padrões de referência.

MECANISMOS DE AÇÃO. Após ligação a receptores celulares específicos, os IFNs ativam a via de transdução de sinais JAK/STAT e levam à translocação nuclear de um complexo proteico celular, que liga-se a genes contendo um elemento de resposta específico do IFN. Esse processo, por sua vez, leva à síntese de mais de 24 proteínas, que contribuem para a resistência viral mediada em diferentes estágios de penetração do vírus (Figura 58-3).

Um determinado vírus pode ser inibido em várias etapas, e o principal efeito inibitório difere entre as famílias de vírus. Determinados vírus são capazes de neutralizar os efeitos do IFN ao bloquear a produção ou a atividade de proteínas selecionadas induzíveis por IFN. Por exemplo, a resistência do vírus da hepatite C IFN é atribuível à inibição da proteinocinase induzida por IFN, entre outros mecanismos. Existem interações complexas entre os IFNs e outros componentes do sistema imune, de modo que os IFNs podem melhorar as infecções virais ao exercer efeitos antivirais diretos e/ou ao modificar a resposta imune à infecção. Por exemplo, a expressão de antígenos MHC induzida por IFN pode contribuir para suas propriedades antivirais ao aumentar os efeitos líticos dos linfócitos T

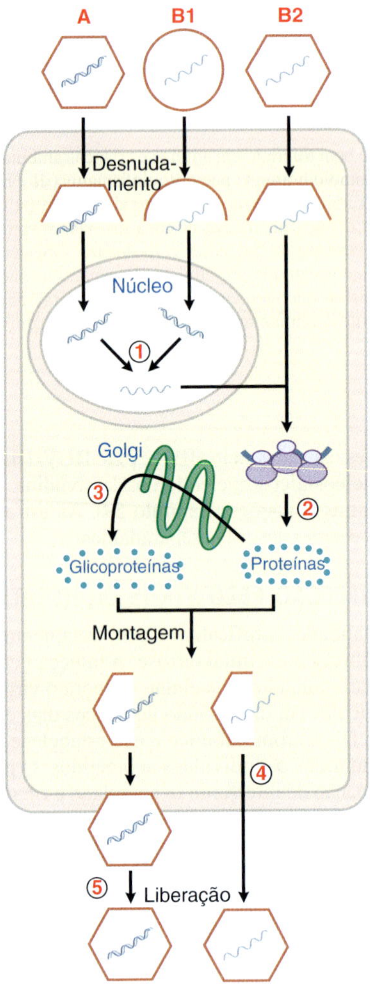

Vírus

A. DNA
B. RNA

1. Ortomixovírus e retrovírus
2. Picornavírus e a maioria dos vírus RNA

Efeitos do IFN

① Inibição da transcrição
Ativa a proteína Mx
Bloqueia a síntese de mRNA

② Inibição da tradução
Ativa a metilase, reduzindo portanto a metilação cap do mRNA

Ativa a 2´-5´-oligoadenilato sintetase ⟶ 2´5´A ⟶ inibe o *splicing* do mRNA e ativa a RNase L ⟶ cliva o RNA viral

Ativa a proteinocinase P1⟶ bloqueia a função do eIF-2α ⟶ inibe a iniciação da tradução do mRNA

Ativa a fosfodiesterase ⟶ bloqueia a função do tRNA

③ Inibição do processamento pós-traducional
Inibe a glicosiltransferase, reduzindo portanto a glicosilação de proteínas

④ Inibição da maturação viral
Inibe a glicosiltransferase, reduzindo portanto a maturação de glicoproteínas

⑤ Inibição da liberação de vírus
Causa alterações na membrana⟶ bloqueia o processo de brotamento

Figura 58-3 *A atividade antiviral mediada por interferon ocorre por meio de mecanismos múltiplos.* A ligação da IFN a moléculas receptoras específicas da superfície celular fornece informação à célula para produzir uma série de proteínas antivirais. São mostrados os estágios de replicação viral que são inibidos por várias proteínas antivirais induzidas pela IFN. Em sua maioria, eles atuam inibindo a transdução de proteínas virais (mecanismo 2), porém, outras etapas na replicação viral também são afetadas (mecanismos 1, 3 e 4). Os papéis desses mecanismos nas outras ações dos IFNs estão em estudo. 2´5´A, 2´-5´--oligoadenilatos; eIF-2α, fator de iniciação da síntese de proteínas; IFN, interferon; mRNA, RNA mensageiro; Mx, proteína celular induzida por IFN com atividade antiviral; RNase L, endorribonuclease celular latente; tRNA, RNA de transferência. (Modificada de Baron S, Copenhaver DH, Dianzani F e cols. *Introduction to the interferon sysyem*. Em: Baron S, Dianzani F, Stanton GJ e col., editores. *Interferons: Principles and Medical Applications*, Glaveston, TX: Universidade do Texas, *Medical Branch Department of Micorbiology*; 1992:1-15. Com permissão.)

citotóxicos. Por outro lado, os IFNs podem mediar alguns dos sintomas sistêmicos associados às infecções virais e contribuir para a lesão tecidual imunologicamente mediada em certas doenças virais.

ADME. Após injeção intramuscular ou subcutânea de IFN-α, a absorção ultrapassa 80%. Os níveis plasmáticos, que estão relacionados à dose, atingem um pico em 4 a 8 horas e retornam a seu valor basal em 18 a 36 horas. Os níveis da 2'-5'-oligoadenilato sintase[2-5(A) sintase] nas células mononucleares do sangue periférico começam a aumentar em 6 horas e persistem por quatro dias após uma injeção única. O estado antiviral alcançado nas células mononucleares do sangue periférico atinge um pico em 24 horas e declina lentamente para valores basais em seis dias após a injeção. Após administração sistêmica, são detectados baixos níveis de IFN nas secreções respiratórias, no LCS, no olho e no cérebro. Como os IFNs induzem efeitos celulares de longa duração, suas atividades não são facilmente previsíveis a partir de medidas habituais de farmacocinética. Após administração intravenosa, a depuração do IFN do plasma ocorre de modo complexo. Com administração de doses subcutâneas ou intramusculares, a $t_{½}$ plasmática do IFN-α varia de aproximadamente 3 a 8 horas devido à sua distribuição nos tecidos, captação celular e catabolismo, principalmente no rim e no fígado. Ocorre excreção de quantidades insignificantes na urina. A depuração do IFN-α2B encontra-se reduzida em aproximadamente 80% nos pacientes submetidos à diálise.

A ligação dos interferons às grandes moléculas de polietilenoglicol inertes (PEG) (peguilação) diminui sua absorção e depuração e acarreta concentrações séricas mais elevadas e mais prolongadas, permitindo a administração do fármaco 1 vez/semana. Dispõe-se no comércio de dois IFNs peguilados: o interferon α-peguilado 2A e o interferon α-peguilado 2B. O pegIFN α-2B possui um tipo de PEG de cadeia retilínea de 12 kDa que aumenta a $t_{½}$ plasmática para aproximadamente 30 a 54 horas. O pegIFN α-2A possui uma cadeia ramificada do PEG de 40 kDa ligada ao IFN α-2A, com $t_{½}$ plasmática média de aproximadamente 80 a 90 horas. O aumento do tamanho da PEG está associado a uma $t_{½}$ mais longa e a uma menor depuração renal. Cerca de 30% do pegIFN α-2B são depurados pelos rins; o pegIFN α-2A também é depurado principalmente pelo fígado. Indica-se uma redução nas doses de ambos os IFNs peguilados na presença de doença renal terminal.

EFEITOS ADVERSOS. A injeção de doses de IFN recombinante de 1 a 2 milhões ou mais de unidades (MU) está habitualmente associada a uma síndrome aguda semelhante à *influenza* que começa várias horas após a injeção. Os sintomas consistem em febre, calafrios, cefaleia, mialgia, artralgia, náuseas, vômitos e diarreia. A febre desaparece habitualmente em 12 horas. Na maioria dos pacientes, verifica-se o desenvolvimento gradual de tolerância. As respostas febris podem ser moderadas por meio de tratamento prévio com antipiréticos. Até metade dos pacientes que recebem terapia intralesional para verrugas genitais apresenta inicialmente a doença por *influenza*, bem como desconforto no local da injeção e leucopenia.

As principais toxicidades do IFN sistêmica que limitam a dose administrada consistem em mielossupressão, neurotoxicidade (sonolência, confusão e depressão), distúrbios autoimunes incluindo tireoidite e hipotireoidismo e, raramente, efeitos cardiovasculares com hipotensão. Podem ocorrer elevações das enzimas hepáticas e triglicerídeos, alopecia, proteinúria e azotemia, nefrite intersticial, formação de autoanticorpos, pneumonia e hepatotoxicidade. A alopecia e as alterações de personalidade são comuns em crianças tratadas com IFN. O desenvolvimento de anticorpos neutralizantes séricos contra os IFNs exógenos raramente pode estar associado a uma perda da resposta clínica. O uso de IFN pode comprometer a fertilidade; sua segurança durante a gravidez não está estabelecida. Os IFNs podem aumentar a toxicidade hematológica de determinados fármacos como zidovudina e ribavirina e também podem aumentar a neurotoxicidade e os efeitos cardiotóxicos de outros fármacos. A função tireóidea e as enzimas hepáticas devem ser monitoradas durante terapia com IFN. Os IFNs peguilados são mais bem tolerados do que os IFNs-padrão, com taxas de interrupção de 2 a 11%, embora a frequência de febre, náuseas, inflamação no local de injeção e neutropenia pareça ser ligeiramente maior. A neutropenia grave e a necessidade de mudança das doses são maiores nos indivíduos coinfectados pelo HIV.

USOS TERAPÊUTICOS. Os IFNs recombinantes, naturais e peguilados estão atualmente aprovados nos EUA para o tratamento do condiloma acuminado, da infecção crônica pelo HCV, da infecção crônica pelo HBV, do sarcoma de Kaposi em pacientes infectados pelo HIV, de outras neoplasias malignas e da esclerose múltipla. Além disso, os interferons têm sido aceitos como fármacos órfãos para uma variedade de estados patológicos raros incluindo fibrose pulmonar idiopática, papilomatose laríngea, artrite reumatoide juvenil e infecções associadas à doença granulomatosa crônica.

Vírus da hepatite B. Em pacientes com infecção crônica pelo HBV, a administração parenteral de vários IFNs está associada à melhora sorológica, bioquímica e histológica em cerca de 25 a 50% dos pacientes. As respostas duradouras exigem doses moderadamente altas de IFN e administração prolongada (tipicamente, 5 MU/dia ou 10 MU em adultos e 6 MU/m^2 em crianças 3 vezes/semana de IFNα-2B durante 4-6 meses). Os níveis séricos baixos de DNA do HBV antes da terapia e os níveis elevados de aminotransferases são indicadores da resposta. O pegIFN α-2A (180 μg uma vez por semana durante 24-48 semanas) parece ser superior ao IFN α-2A convencional em pacientes HBeAg-positivos. O uso de IFN em altas doses pode causar mielossupressão e deterioração clínica em pacientes com hepatopatia descompensada.

Ocorrem efeitos antivirais e melhora em cerca da metade das infecções crônicas pelo vírus da hepatite D (HDV), entretanto, é comum a ocorrência de recidiva, a não ser que o HbsAg desapareça. O IFN não parece ser benéfico nas infecções agudas por HBV ou HDV.

Vírus da hepatite C. Na infecção crônica por HCV, a monoterapia com IFN alfa-2B (3 MU, 3 vezes/semana) está associada a uma taxa de cerca de 50 a 70% de normalização das aminotransferases e perda do RNA viral plasmático, entretanto, a remissão virológica duradoura é observada em apenas aproximadamente 10 a 25% dos pacientes. As respostas virais prolongadas estão associadas a uma melhora histológica a longo prazo e, provavelmente, a uma redução do risco de carcinoma hepatocelular e insuficiência hepática. O genótipo viral e o nível de RNA antes do tratamento influenciam a resposta à terapia, todavia, a eliminação precoce do vírus constitui o melhor indicador de resposta duradoura. Os pacientes que não respondem geralmente não se beneficiam de nova monoterapia com IFN, entretanto esses pacientes e aqueles que sofrem recidiva após monoterapia frequentemente respondem ao tratamento de combinação com IFN peguilado e ribavirina. O tratamento com IFN pode ser benéfico para a crioglobulinemia e glomerulonefrite associadas ao HCV. A administração de IFN durante a infecção aguda por HCV parece reduzir o risco de cronicidade.

O uso de IFNs peguilados é superior à monoterapia convencional com IFN na indução de remissões duradouras em pacientes virgens de tratamento. A monoterapia com pegIFN α-2A (180 μg por via subcutânea, 1 vez/semana durante 48 semanas) ou com pegIFN α-2B (1,5 μg/kg/semana durante 1 ano) está associada às respostas duradouras em 30 a 39% dos casos, incluindo pacientes cirróticos estáveis, constituindo uma opção de tratamento para pacientes incapazes de tomar ribavirina. A eficácia dos IFNs convencionais e peguilados é aumentada pela adição de ribavirina ao esquema de tratamento, particularmente no caso de infecções pelo genótipo 1. A terapia combinada de pegIFN α-2A (180 μg, 1 vez/semana durante 48 semanas) e ribavirina (1.000-1.200 mg/dia, em doses fracionadas) produz uma taxa de resposta viral duradoura mais alta do que as combinações de IFN-ribavirina. A dose e a duração da terapia dependerão do genótipo das infecções por HCV. Aproximadamente, 15 a 20% dos pacientes que não respondem à terapia combinada com IFN-ribavirina apresentam respostas duradouras ao uso combinado de pegIFN-ribavirina.

Papilomavírus. No condiloma acuminado (verrugas genitais) refratário, a injeção intralesional de vários IFNs naturais e recombinantes está associada a uma eliminação completa das verrugas tratadas em 36 a 62% dos pacientes, entretanto outros tratamentos são preferidos. Ocorre recidiva em 20 a 30% dos pacientes. A verruga comum pode responder à administração intralesional de IFN-α. A administração intramuscular ou subcutânea está associada a alguma regressão no tamanho das verrugas, porém observa-se uma maior toxicidade. A administração sistêmica de IFN pode proporcionar benefício complementar na papilomatose laríngea juvenil recorrente, bem como no tratamento da doença laríngea em pacientes de mais idade.

Outros vírus. Foi constatado que os IFNs exercem efeitos virológicos e clínicos em diversas infecções por herpes-vírus, incluindo infecções genitais por HSV, infecção localizada pelo herpes-zóster em pacientes com câncer ou adultos de mais idade, e infecções por CMV em pacientes submetidos a transplante renal. Entretanto, a IFN geralmente está associada a mais efeitos colaterais e a benefícios clínicos inferiores quando comparado às terapias antivirais convencionais. As combinações de IFN e trifluridina de aplicação tópica parecem ser ativas nas infecções mucocutâneas por HSV resistentes ao aciclovir.

Nos indivíduos infectados pelo HIV, os IFNs têm sido associadas aos efeitos antirretrovirais. Entretanto, na infecção avançada, a combinação de zidovudina e IFN está associada a um benefício apenas transitório e a uma toxicidade hematológica excessiva. O IFN-α (3 MU, 3 vezes/semana) mostra-se eficaz no tratamento da trombocitopenia relacionada ao HIV resistente à terapia com zidovudina.

À exceção dos adenovírus, o IFN possui atividade antiviral de amplo espectro contra vírus respiratórios. Entretanto, a profilaxia com IFN-α nasal só é protetora contra os resfriados por rinovírus, e o uso crônico do fármaco é restrito pela ocorrência de efeitos colaterais nasais. O IFN intranasal é terapeuticamente ineficaz nos resfriados por rinovírus já estabelecidos.

RIBAVIRINA. A ribavirina, um análogo do nucleosídeo purina com uma base modificada e um açúcar D-ribose, inibe a replicação de uma ampla variedade de vírus de RNA e de DNA, que incluem ortomixo-, paramixo-, arena-, fumia- e flavivírus. As concentrações terapêuticas podem inibir reversivelmente a síntese de macromoléculas e a proliferação de células não infectadas, suprimir as respostas dos linfócitos e alterar o perfil das citocinas *in vitro*.

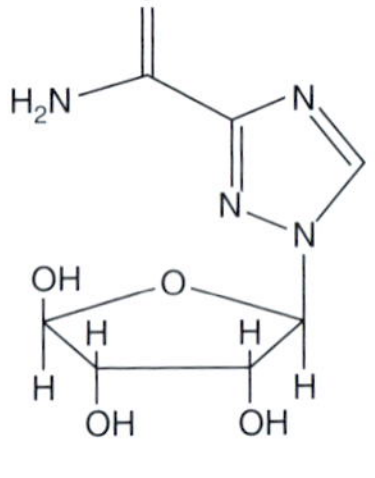

RIBAVIRINA

USOS TERAPÊUTICOS. A ribavirina oral em combinação com injeção de pegIFN α-2A ou -2B tornou-se o tratamento padrão para infecção crônica pelo HCV. A ribavirina em aerossol foi aprovada nos EUA para o tratamento da bronquiolite e da pneumonia por VSR em crianças hospitalizadas. A ribavirina na forma de aerossol (dose habitual de 20 mg/mL como solução inicial no reservatório de fármaco da unidade geradora de aerossóis de pequenas partículas durante uma exposição de 18 h por dia durante 3-7 dias) pode reduzir alguns parâmetros da doença, entretanto o seu uso geralmente não é recomendado. A ribavirina em aerossol combinada com imunoglobulina intravenosa parece reduzir a taxa de mortalidade da infecção por VSR em pacientes submetidos a transplante de medula óssea e em outros pacientes altamente imunocomprometidos.

A ribavirina intravenosa e/ou em aerossol tem sido algumas vezes utilizada no tratamento de infecção grave pelo vírus da *influenza*, bem como no tratamento de pacientes imunossuprimidos com infecções por adenovírus, vacínia, vírus da para*influenza* ou vírus do sarampo. A ribavirina na forma de aerossol está associada à duração reduzida da febre, entretanto não foram observados outros efeitos clínicos ou antivirais nas infecções pelo vírus da *influenza* em crianças hospitalizadas. A ribavirina intravenosa diminui a taxa de mortalidade na febre de Lassa e tem sido utilizada no tratamento de outras febres hemorrágicas relacionadas com arenavírus. Na febre hemorrágica com síndrome renal decorrente de infecção por hantavírus, a ribavirina intravenosa é benéfica, porém parece ser ineficaz na síndrome cardiopulmonar associada à hantavírus ou na SRAG. A ribavirina intravenosa está em fase de investigação nos EUA.

MECANISMOS DE AÇÃO E RESISTÊNCIA. A ribavirina altera os reservatórios de nucleotídeos celulares e inibe a síntese de RNA mensageiro viral. A fosforilação intracelular nos derivados mono, di e trifosfato é mediada por enzimas da célula hospedeira. Tanto nas células não infectadas quanto naquelas infectadas pelo VSR, o derivado predominante (> 80%) é o trifosfato, que tem $t_{½}$ intracelular menor que 2 horas. O monofosfato de ribavirina inibe competitivamente a inosina-5′-fosfato desidrogenase celular e interfere na síntese de GTP e, portanto, na síntese de ácidos nucleicos em geral. O trifosfato de ribavirina também inibe competitivamente o capeamento dependente de GTP da posição 5′ do RNA mensageiro viral e especificamente a atividade da transcriptase do vírus da *influenza*. A ribavirina possui múltiplos locais de ação, e alguns deles (p. ex., inibição da síntese de GTP) podem potencializar outros (p. ex., inibição das enzimas dependentes de GTP). A ribavirina também pode aumentar a mutagênese viral a ponto de alguns vírus poderem sofrer inibição de replicação eficaz, constituindo a denominada mutagênese letal. O aparecimento de resistência viral à ribavirina tem sido relatada em vírus Sindbis e no HCV.

ADME. A ribavirina é ativamente captada por transportadores de nucleosídeos no intestino delgado proximal; a sua biodisponibilidade oral atinge, em média, cerca de 50%. A presença de alimento aumenta consideravelmente os níveis plasmáticos. Com a administração do fármaco na forma de aerossol, os níveis nas secreções respiratórias são muito mais elevados, porém variáveis. A eliminação da ribavirina é complexa. A $t_{½}$ plasmática aumenta para cerca de 200 a 300 horas no estado de equilíbrio dinâmico. Os eritrócitos concentram o trifosfato de ribavirina; o fármaco abandona gradualmente os eritrócitos, com $t_{½}$ de aproximadamente 40 dias. O metabolismo hepático e a excreção renal da ribavirina e de seus metabólitos constituem as principais vias de eliminação. O metabolismo hepático envolve desribosilação e hidrólise, produzindo triazol carboxamida. A ribavirina deve ser utilizada com cautela em pacientes com depuração de creatinina inferior a 50 mL/min.

EFEITOS ADVERSOS. A ribavirina na forma de aerossol pode causar irritação conjuntival, exantema, sibilos transitórios e deterioração reversível ocasional da função pulmonar. Quando utilizada em associação com ventilação mecânica, são necessárias modificações do equipamento, bem como monitoração frequente para evitar o fechamento (por preciptação da ribarina) das valvas do ventilador e da tubulação. Recomenda-se o uso de técnicas para reduzir a exposição ambiental dos profissionais de saúde. Mulheres grávidas não devem cuidar diretamente de pacientes que usam ribavirina na forma de aerossol (categoria X para gravidez, pelo FDA).

A ribavirina sistêmica provoca anemia reversível relacionada à dose, devido à hemólise extravascular e à supressão da medula óssea. São observados aumentos associados nas contagens de reticulócitos e nas concentrações séricas de bilirrubina, ferro e ácido úrico. A infusão intravenosa de bolus poderá causar calafrios. Aproximadamente, 20% dos pacientes com infecção crônica por HCV, que recebem terapia de combinação com IFN-ribavirina, interrompem precocemente o tratamento, devido ao aparecimento de efeitos colaterais. Além da toxicidade do IFN, a ribavirina oral aumenta o risco de fadiga, tosse, exantema, prurido, náuseas, insônia, dispneia, depressão e particularmente, anemia. Estudos pré-clínicos indicam que a ribavirina é teratogênica, embriotóxica, oncogênica e, possivelmente gonadotóxica. Para evitar possíveis efeitos teratogênicos, são necessários até seis meses para a eliminação do fármaco após interrupção de tratamento a longo prazo. A ribavirina inibe a fosforilação e a atividade antiviral dos inibidores nucleosídeos de pirimidina da transcriptase reversa do HIV, como a zidovudina e a estavudina, porém aumenta a atividade dos inibidores da transcriptase reversa dos nucleosídeos de purina (p. ex., didanosina) *in vitro*. Ela parece aumentar o risco de toxicidade mitocondrial causada pela didanosina (Capítulo 59).

BOCEPREVIR. O boceprevir inibe a serina-protease não estrutural proteína 3 (NS3) do vírus da hepatite C.

O boceprevir é indicado para o tratamento da infecção por hepatite crônica causada pelo genótipo 1 em adultos maiores de 18 anos de idade que apresentam insuficiência hepática compensada, incluindo cirrose, que sejam virgens de tratamento ou que não tenham respondido ao tratamento prévio com interferon e ribavirina. O boceprevir é administrado em combinação com o interferon α-peguilado e a ribavirina. Sua dose recomendada é de 800 mg (quatro cápsulas de 200 mg), três vezes ao dia (a cada 7-9 horas), durante as refeições. A $t_{½}$ é de aproximadamente 3 a 4 horas. O fármaco é metabolizado principalmente pela aldocetorredutase e, parcialmente, pela CYP3A4/5, que é fortemente inibida pelo próprio fármaco. Os efeitos colaterais do tratamento combinado incluem fadiga, anemia, náuseas, dor de cabeça e disgeusia. O boceprevir é contraindicado em caso de gravidez.

FÁRMACOS USADOS PARA INFECÇÃO PELO VÍRUS DA HEPATITE B

Ao contrário do HCV, o HBV é transcrito no DNA que pode ser integrado no DNA cromossômico do hospedeiro e é capaz de estabelecer infecção crônica vitalícia em aproximadamente 10% dos pacientes. Aqueles com infecção crônica pelo HBV podem desenvolver hepatite ativa com possibilidade de evoluir para fibrose e cirrose, mas todos esses indivíduos apresentam incidência substancialmente aumentada de carcinoma hepatocelular.

O interferon, ou uma combinação de interferon e ribavirina, pode curar pacientes com infecção crônica, mas está associada à elevada taxa de efeitos colaterais, quase sempre resultando em interrupção prematura do tratamento. Vários inibidores da polimerase análogos nucleosídicos ou nucleotídicos antirretrovirais, incluindo lamivudina, telbivudina e tenofovir, exercem potente atividade anti-HBV e têm proporcionado uma terapia alternativa popular: único agente oral supressor crônico ou tratamento de combinação. Tais esquemas são muito mais bem tolerados do que esquemas contendo IFN, mas em geral não são curativos.

ADEFOVIR. O adefovir dipivoxila é um pró-fármaco do adefovir, um análogo nucleotídico fosfonato acíclico de monofosfato de adenosina.

USOS TERAPÊUTICOS. O adefovir dipivoxila está aprovado para tratamento de infecções crônicas pelo HBV. Em pacientes com hepatite B crônica positiva para o antígeno- e do HBV (HbeAg), o adefovir dipivoxila (10 mg/dia) reduz os níveis séricos de DNA do HBV em 99% e, em aproximadamente metade dos pacientes, melhora a histologia hepática e a normalização dos níveis de aminotransferase em 48 semanas. Em pacientes com infecção crônica pelo HBV negativa para o HbeAg, o adefovir está relacionado a benefícios bioquímicos e histológicos semelhantes. Pode ocorrer regressão de cirrose em alguns pacientes. Em pacientes com infecções pelo HBV resistentes à lamivudina, a monoterapia com adefovir dipivoxila resulta em reduções persistentes nos níveis séricos de DNA do HBV. Em pacientes com infecções simultâneas pelo HBV resistentes à lamivudina e pelo HIV, o adefovir dipivoxila (10 mg/dia) proporciona reduções significativas nos níveis de DNA do HBV.

MECANISMOS DE AÇÃO E RESISTÊNCIA. O adefovir dipivoxila penetra nas células e é desesterificado em adefovir, que é convertido por enzimas celulares em difosfato, um inibidor competitivo de DNA-polimerases e transcriptases reversas virais e também age interrompendo a cadeia da síntese de DNA viral. Sua seletividade está relacionada com uma elevada afinidade pela DNA-polimerase do HBV em comparação com polimerases celulares. A resistência ao adefovir foi detectada em cerca de 4% de pacientes cronicamente infectados pelo HBV, durante três anos de tratamento. Tais variantes apresentam mutações pontuais singulares na polimerase do HBV, porém conservam sensibilidade à lamivudina.

ADME. O pró-fármaco dipivoxila é absorvido rapidamente e hidrolisado a adefovir por esterases no intestino e no sangue com liberação de ácido piválico, proporcionando uma biodisponibilidade de aproximadamente 30 a 60%. A presença de alimento não interfere na biodisponibilidade. O adefovir é eliminado inalterado por excreção renal. Após administração oral de adefovir dipivoxila, um percentual de aproximadamente 30 a 45% são recuperados em 24 horas; a $t_{1/2}$ sérica de eliminação é de 5-7,5 h. Reduções na dose são recomendadas para valores de $Cl_{cr} < 50$ mL/min. O adefovir é removido por hemodiálise.

EFEITOS ADVERSOS. O adefovir dipivoxila causa nefrotoxicidade e disfunção tubular relacionadas com a dose, que manifestam-se por azotemia e hipofosfatemia, acidose, glicosúria e proteinúria, que frequentemente são reversíveis meses após a interrupção. A dose (10 mg/dia) usada em pacientes com infecção crônica pelo HBV tem sido associada a poucos eventos adversos (p. ex., cefaleia, desconforto abdominal diarreia e astenia) e à toxicidade renal não significativa, em comparação com doses mais elevadas. Exacerbações agudas e, por vezes, graves de hepatite podem ocorrer em pacientes que interrompem o tratamento com adefovir ou com outros agentes anti-HBV.

O adefovir é genotóxico e doses elevadas causam hepatotoxicidade, toxicidade linfoide e nefropatia tubular renal em animais. O adefovir dipivoxila não está associado à toxicidade na esfera reprodutiva, embora doses intravenosas elevadas de adefovir causem toxicidade materna e embrionária, com o aparecimento de malformações em ratos (categoria C na gravidez) preexistente. Os fármacos que reduzem a função renal podem reduzir a depuração do adefovir. O ibuprofeno aumenta modestamente a exposição ao adefovir. Pode haver risco aumentado de acidose láctica e esteatose quando o adefovir for usado em combinação com análogos nucleosídicos ou outros agentes antirretrovirais. O adefovir é transportado de maneira eficiente para o epitélio tubular por um transportador de ânion orgânico sensível ao probenecida (hOAT1).

ENTECAVIR. O entecavir é um análogo nucleosídico da guanosina com atividade seletiva contra a polimerase do HBV.

USOS TERAPÊUTICOS. O entecavir é indicado para o tratamento de infecção crônica pelo HBV em adultos com replicação viral ativa e evidência de elevações persistentes nas aminotransferases séricas ou doença histologicamente ativa. A dose recomendada de nucleosídeos para adultos virgens de tratamento é de 0,5 mg, 1 vez/dia. Em pacientes com resistência à lamivudina e à telbivudina, a dose é de 1 mg, 1 vez/dia. O entecavir é superior à lamivudina em relação ao grau de supressão e está associado a uma queda mais frequente no DNA do HBV até níveis indetectáveis. O entecavir é passível de resistência não significativa (≤1%) por até quatro anos e é ativo contra o HBV resistente ao adefovir.

MECANISMOS DE AÇÃO E RESISTÊNCIA. O entecavir requer fosforilação intracelular. O trifosfato de entecavir compete com o trifosfato de desoxiguanosina e inibe todas as três atividades da polimerase do HBV (transcriptase reversa): iniciação da sequência de bases, transcrição reversa da banda negativa a partir do RNA mensageiro pré-genômico e síntese da banda positiva do DNA do HBV. O trifosfato de entecavir é um inibidor fraco das DNA-polimerases celulares α, β e δ e da DNA-polimerase γ mitocondrial. As variantes da transcriptase reversa do HIV contendo a substituição M184V exibem perda de sensibilidade ao entecavir. A resistência à lamivudina e à telbivudina confere sensibilidade diminuída ao entecavir.

ADME. O estado de equilíbrio estável é alcançado após 6 a 10 dias após o início de administração diária. A administração com alimentos reduz a $C_{máx}$ em 44 a 46% e a ASC em 18 a 20%; portanto, o entecavir deve ser administrado com o estômago vazio. É eliminado inalterado principalmente pelos rins. A depuração renal independe da dose, sugerindo que o entecavir é submetido à filtração glomerular e secreção tubular final. O entecavir exibe eliminação bifásica, com $t_{1/2}$ terminal de 128 a 149 horas; o trifosfato ativo apresenta $t_{1/2}$ de eliminação de 15 horas. As reduções na dose se fazem necessárias em pacientes com Cl_{cr} menos de 50 mL/min, em geral por prolongamento do intervalo entre doses.

EFEITOS ADVERSOS. Exacerbações agudas graves de hepatite B têm sido relatadas em pacientes que interromperam a terapia anti-HBV, incluindo entecavir. A função hepática deve ser monitorada rigorosamente com acompanhamento clínico e laboratorial por no mínimo vários meses em pacientes que descontinuaram a terapia anti-HBV. Há um potencial para o desenvolvimento de resistência a inibidores nucleosídicos da transcriptase reversa em coinfecção HBV/HIV, especialmente se a infecção pelo HIV não está sendo tratada. Outras reações adversas comuns incluem cefaleia, fadiga, tontura e náuseas.

LAMIVUDINA. A lamivudina é um análogo nucleosídico que inibe a transcriptase reversa do HIV e a DNA-polimerase do HBV. Ela inibe a replicação do HBV com citotoxicidade celular não significativa. Seu emprego como agente antirretroviral será discutido no Capítulo 59.

USOS TERAPÊUTICOS. A lamivudina está aprovada para o tratamento de hepatite crônica pelo HBV em adultos e em crianças. Em adultos, doses de 100 mg/dia durante um ano causam supressão dos níveis de DNA do HBV, normalização das taxas de aminotransferase em 41% ou mais dos pacientes e reduções na inflamação hepática em 40 a 50% dos pacientes. A soroconversão com anticorpo contra o HbeAg ocorre em menos de 20% dos receptores em um ano. A terapia prolongada está associada à supressão persistente do DNA do HBV e à melhora histológica contínua. A terapia prolongada reduz à metade o risco de progressão clínica e desenvolvimento de carcinoma hepatocelular naqueles com fibrose avançada ou cirrose. A frequência de variantes resistentes à lamivudina aumenta de forma progressiva à medida que a administração do fármaco é continuada, atingindo 67% após quatro anos de tratamento. O risco do desenvolvimento de resistência é mais elevado após transplante e em pacientes coinfectados por HIV/HBV.

O uso combinado de IFN ou pegIFN α-2A com lamivudina não melhorou consistentemente as respostas em pacientes HBeAg-positivos. Em infecções concomitantes por HIV e HBV, doses mais elevadas de lamivudina estão associadas a efeitos antivirais e, raramente, à soroconversão anti-HBe. A administração de lamivudina antes e após o transplante de fígado pode suprimir a infecção por HBV recidivante.

MECANISMOS DE AÇÃO E RESISTÊNCIA. Enzimas celulares convertem a lamivudina ao seu composto trifosfato. O trifosfato de lamivudina é um potente inibidor da DNA-polimerase/transcriptase reversa do HBV e leva à terminação da cadeia. A lamivudina exibe atividade antiviral aumentada em combinação com adefovir ou penciclovir contra hepadnavírus. Mutações pontuais na porção *YMDD* da DNA-polimerase do HBV resultam em uma redução marcante da suscetibilidade. A resistência à lamivudina confere resistência cruzada aos agentes relacionados, como a entricitabina e costuma estar associada a uma mutação adicional não *YMDD* que confere resistência cruzada ao fanciclovir. O HBV resistente à lamivudina conserva sensibilidade ao adefovir, ao tenofovir e, parcialmente, ao entecavir. Os vírus que mantêm mutações *YMDD* têm menos capacidade de replicação do que o HBV do tipo selvagem. Entretanto, resistência à lamivudina está associada a níveis elevados de DNA do HBV, probabilidade diminuída de perda do HbeAg ou soroconversão, exacerbações da hepatite e fibrose progressiva e perda de tecido em receptores de transplante.

ADME. As propriedades farmacocinéticas da lamivudina serão descritas em detalhes no Capítulo 59. A $t_{½}$ intracelular do trifosfato oscila, em média, entre 17 a 19 horas nas células infectadas por HBV, de modo que é possível a administração de uma dose diária. As reduções das doses são indicadas em casos de insuficiência renal moderada. A trimetoprima reduz a depuração renal da lamivudina.

EFEITOS ADVERSOS. Nas doses usadas para infecção crônica pelo HBV, a lamivudina em geral foi bem tolerada. As elevações dos níveis de aminotransferases pós-terapia ocorrem em cerca de 15% dos pacientes subsequentemente à sua interrupção.

TELBIVUDINA. A telbivudina é um análogo nucleosídico sintético da timidina com atividade contra a DNA-polimerase do HBV.

USOS TERAPÊUTICOS. A telbivudina é indicada para o tratamento de infecção crônica pelo HBV em pacientes adultos com evidência de replicação viral e evidência de elevações persistentes nas aminotransferases séricas (ALT ou AST) ou doença histologicamente ativa. A dose recomendada é de 600 mg VO, 1 vez/dia, independentemente de alimento. Uma solução oral também está disponível. A resistência à telbivudina é de 25% após dois anos de tratamento e mais elevada do que a resistência a outros agentes anti-HBV orais. A resistência cruzada e a resistência que surge com o tratamento têm limitado o uso de telbivudina em pacientes com infecção crônica pelo HBV, em comparação com agentes alternativos.

MECANISMOS DE AÇÃO E RESISTÊNCIA. A telbivudina é fosforilada por cinases celulares na forma trifosfato ativa, que apresenta uma $t_{½}$ de 14 horas. O 5′-trifosfato de telbivudina inibe a DNA-polimerase/transcriptase reversa do HBV por competição com o substrato natural, TTP. A incorporação do 5′-trifosfato de telbivudina no DNA viral causa término da cadeia.

Cepas de HBV resistentes à lamivudina que expressam a substituição M204I ou a dupla substituição L180M/M204V tiveram a sensibilidade reduzida em 1.000 vezes ou mais. O HBV que codifica a mutação A181V para adefovir mostrou uma redução de 3 a 5 vezes em sua suscetibilidade. A substituição A181T está associada à resposta clínica diminuída em pacientes com HBV tratados com adefovir e entecavir.

ADME. Na dose de 600 mg, 1 vez/dia, o estado de equilíbrio estável é alcançado após aproximadamente 5 a 7 dias com acumulação de cerca de 1,5 vezes. As concentrações de telbivudina declinam em taxa biexponencial com uma $t_{½}$ de eliminação de 40 a 49 horas. O fármaco é eliminado inalterado na urina. Os pacientes com disfunção renal moderada a grave necessitam de ajustes na dose.

EFEITOS ADVERSOS. A telbivudina é geralmente bem tolerada e segura. Os eventos adversos mais comuns que resultam na descontinuação da telbivudina incluíram aumento da creatinocinase, náuseas, diarreia, fadiga, mialgia e miopatia.

TENOFOVIR. O tenofovir é um análogo nucleotídico com atividade tanto contra ambos os vírus, HIV-1 e HBV. É administrado oralmente como o pró-fármaco disoproxila. Para mais detalhes, ver Capítulo 59.

USOS TERAPÊUTICOS. O tenofovir está aprovado para tratamento de infecção pelo HBV em adultos na dose de 300 mg, 1 vez/dia, sem necessidade de alimento. Em pacientes HBeAg-negativos, o tenofovir reduziu o DNA do HBV para menos de 400 cópias/mL em 93% dos indivíduos em um período de 48 semanas, em comparação com 63% no caso do adefovir. A resistência ao tenofovir não se mostra evidente em 48 semanas de tratamento. Em razão da segurança, da eficácia e do perfil de resistência do tenofovir, ele provavelmente substituirá o uso do adefovir no tratamento de infecção crônica pelo HBV. Acima de tudo, o tenofovir apresenta um perfil de resistência favorável e tem sido eficiente no tratamento de HBV resistente à lamivudina. A dose de tenofovir deve ser ajustada em casos de comprometimento da função renal e durante a hemodiálise.

CLEVUDINA

A clevudina é um análogo nucleosídico com potente atividade contra o HBV. O fármaco oral está aprovado para uso na Coreia do Sul e nas Filipinas. Entretanto, o fármaco causou miopatia em estudos clínicos amplos de Fase 3, lançando dúvida sobre sua futura aprovação nos EUA.

OUTROS AGENTES

IMIQUIMODE. O *imiquimode* é um novo agente imunomodulador eficaz no tratamento tópico do condiloma acuminado, do molusco contagioso e de algumas outras afecções dermatológicas associadas às infecções por vírus de DNA. O fármaco carece de efeitos antivirais ou antiproliferativos diretos *in vitro*, porém induz as citocinas e as quimiocinas com efeitos antivirais e imunomoduladores.

Quando aplicado topicamente, sob a forma de creme a 5% em verrugas genitais de seres humanos, o fármaco induz respostas locais dos IFN-α, -β e -γ e do TNFα e produz reduções da carga viral e do tamanho das verrugas. Quando aplicado topicamente (3 vezes/semana durante um período de até 16 semanas), o creme de imiquimode leva a uma regressão completa das verrugas genitais e perianais em cerca de 50% dos pacientes em 8 a 10 semanas, sendo observadas taxas de resposta mais elevadas em mulheres do que em homens. A aplicação está associada ao eritema local, à escoriação/depuração, ao prurido e, com menos frequência, às erosões ou às ulcerações.

Para uma listagem bibliográfica completa, consulte ***As Bases Farmacológicas da Terapêutica de Goodman e Gilman***, 12ª edição.

Capítulo 59

Agentes antirretrovirais e tratamento da infecção pelo HIV

A farmacoterapia da infecção pelo HIV constitui uma área em rápida expansão. Como o padrão mínimo para o tratamento dessa infecção consiste em combinações de três fármacos, os agentes atualmente disponíveis permitem a elaboração de milhares de esquemas possíveis. Para se desenvolver uma abordagem racional quanto à terapia, é fundamental conhecer as características essenciais da fisiopatologia dessa doença e os mecanismos pelos quais os agentes quimioterápicos são capazes de afetar o vírus e o hospedeiro. *As características exclusivas desta classe de fármacos incluem a necessidade de administração ininterrupta para controlar a replicação do vírus, bem como a possibilidade do rápido aparecimento de resistência permanente a esses fármacos, se não forem utilizados de modo apropriado.*

PATOGÊNESE DA DOENÇA RELACIONADA AO HIV

Os vírus da imunodeficiência humana (HIVs) são lentivírus — uma família de retrovírus que evoluiu para estabelecer infecções persistentes crônicas, com aparecimento gradual dos sintomas clínicos. A replicação do vírus é constante após a infecção e, embora algumas células infectadas possam abrigar vírus que não estejam em fase de replicação durante anos, em geral não existe, na ausência de tratamento, um verdadeiro período de latência viral após a infecção. Seres humanos e primatas não humanos constituem os únicos hospedeiros naturais desses vírus.

Existem duas grandes famílias de HIV. A maioria das epidemias envolve o HIV-1. O HIV-2 é um vírus mais estreitamente relacionado ao vírus da imunodeficiência de símios (SIV), cuja distribuição concentra-se na África Ocidental. O HIV-1 é geneticamente distinto, com pelo menos cinco subfamílias ou ramos distintos. O HIV-1 e o HIV-2 apresentam sensibilidades semelhantes à maioria dos agentes antirretrovirais, embora os inibidores não nucleosídicos da transcriptase reversa (INNTRs) sejam específicos para o HIV-1 e careçam de atividade contra o HIV-2.

ESTRUTURA DO VÍRUS. O HIV é um retrovírus típico com pequeno genoma de RNA de 9.300 pares de bases. O vírus contém duas cópias do genoma dentro de um nucleocapsídeo, circundado por uma dupla camada lipídica ou envelope, que deriva da membrana plasmática da célula hospedeira (Figura 59-1). O genoma viral codifica três fases de leitura aberta principais: o *gag* codifica uma poliproteína processada para liberar as principais proteínas estruturais do vírus; o *pol* superpõe-se ao *gag* e codifica três atividades enzimáticas importantes — uma DNA-polimerase RNA-dependente ou transcriptase reversa com atividade de RNAase, uma protease e a integrase viral; e o *env* codifica a grande proteína transmembrana do envelope, responsável pela fixação à célula e pela entrada do vírus. Vários genes pequenos codificam proteínas reguladoras que aumentam a produção de vírions ou combatem as defesas do hospedeiro. Estes incluem *tat, rev, nef* e *vpr*.

CICLO DE VIDA DO VÍRUS (Figura 59-1). O tropismo do HIV é controlado pela proteína do envelope gp160 (env). O principal alvo de ligação da env é o receptor de CD4 presente nos linfócitos e nos macrófagos, embora a entrada do HIV na célula também exija a sua ligação a um correceptor, geralmente o receptor de quimiocina CCR5 ou CXCR4. O CCR5 é encontrado em células da linhagem dos macrófagos. A maioria dos indivíduos infectados abriga predominantemente o vírus com tropismo CCR5; o HIV com esse tropismo é responsável por quase todas as infecções adquiridas naturalmente. Uma mudança na utilização do CCR5 para o CXCR4 está associada ao progresso da doença e a afinidade aumentada do HIV-1 pelo CXCR4 permite a infecção da linhagem dos linfócitos T. A mudança fenotípica do CCR5 para o CXCR4 anuncia a perda acelerada das células T *helper* $CD4^+$ e o risco aumentado de imunossupressão. Ainda não se sabe se a mudança de correceptor representa uma causa ou uma consequência de progresso da doença, mas é possível desenvolver a doença clínica sem que ocorra essa mudança.

O domínio gp41 de env controla a fusão da dupla camada lipídica do vírus com a da célula hospedeira. Após a fusão, o RNA viral completo penetra no citoplasma, onde sofre replicação, produzindo um duplex RNA-DNA de vida curta; o RNA original é degradado pela RNase H para permitir a produção de uma cópia de DNA do vírus de filamento duplo e comprimento total. Como a transcriptase reversa do HIV está sujeita a erro e carece de uma função de revisão, as mutações são muito frequentes, e estima-se que ocorrem em cerca de três bases em cada replicação completa (9.300 pares de bases). O DNA viral é transportado até o núcleo, onde é integrado em um cromossomo do hospedeiro pela integrase viral, em uma localização randômica ou quase randômica.

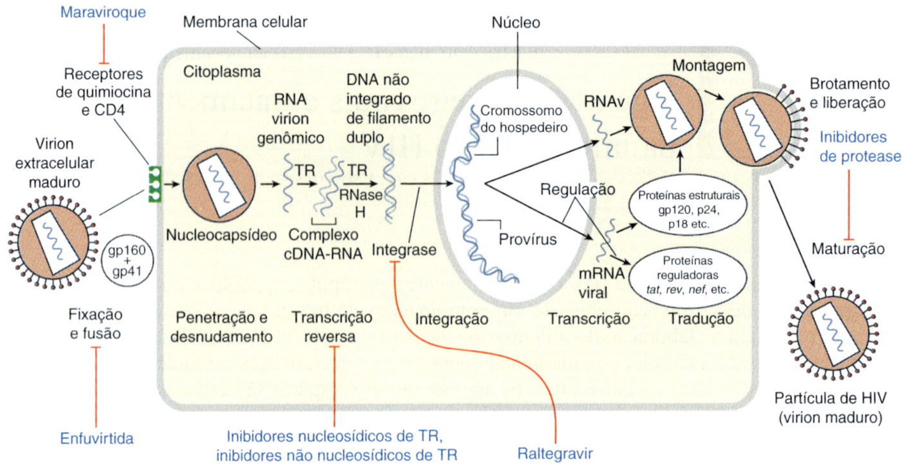

Figura 59-1 *Ciclo de replicação do HIV-1, mostrando os sítios de ação dos agentes antirretrovirais disponíveis.* Os agentes antirretrovirais disponíveis estão indicados em azul. cDNA, DNA complementar; gp120 + gp41, domínios extracelular e intracelular, respectivamente, da glicoproteína do envelope; mRNA, RNA mensageiro; RNase H, ribonuclease H; TR, transcriptase reversa. (Adaptada de Hirsch MS, D'Aquila RT. *Therapy for human immunodeficiency virus infection. N Engl J Med*, 1993; 328:1686-1695.)

Após a sua integração, o vírus pode permanecer em um estado quiescente, sem produção de RNA ou proteína, porém sofrendo replicação com a divisão da célula. Quando uma célula infectada pelo vírus é ativada, ocorre produção de RNA e proteínas virais. As proteínas estruturais organizam-se em torno do RNA genômico completo, formando um nucleocapsídeo. As proteínas do envelope e outras proteínas estruturais organizam-se na superfície da célula, concentradas em balsas lipídicas ricas em colesterol. Os cernes de nucleocapsídeo deslocam-se até esses locais e sofrem brotamento por meio da membrana celular, criando novas partículas de HIV com envelope, que contêm dois genomas de RNA de filamento simples. A transcriptase reversa é incorporada nessas partículas virais, de modo que a replicação pode começar imediatamente após a entrada do vírus em uma nova célula.

COMO O VÍRUS PROVOCA A DOENÇA. Acredita-se que a aquisição sexual do HIV seja mediada por uma ou, no máximo, por algumas partículas virais infecciosas. Pouco depois da infecção, ocorre um rápido surto de replicação, que atinge o seu nível máximo em 2 a 4 semanas, com infecção de 10^9 células ou mais. Esse pico está associado a um declínio transitório no número de linfócitos T (auxiliares) $CD4^+$ periféricos. Em consequência das novas respostas imunes do hospedeiro e da depleção de células-alvo, o número de vírions infecciosos, indicado pela concentração plasmática de RNA do HIV (também conhecida como *carga viral*), declina até um estado de quase equilíbrio dinâmico. Esse nível de atividade viral tem sido denominado *ponto de ajuste* e reflete a interação entre a imunidade do hospedeiro e a patogenicidade do vírus infectante. No indivíduo com infecção média, são produzidos vários bilhões de partículas virais infecciosas em intervalos de poucos dias.

Por fim, a contagem de linfócitos T $CD4^+$ do hospedeiro começa a sofrer um declínio constante, acompanhado de elevação nas concentrações plasmáticas de RNA do HIV. Quando a contagem periférica de células CD4 cai abaixo de 200 células/mm^3, existe um risco cada vez maior de doenças oportunistas e, finalmente, de morte. A aquisição sexual do HIV-1 com tropismo CCR5 está associada a um período mediano da doença clínica de 8 a 10 anos. Alguns pacientes, designados como *indivíduos sem evolução de longo prazo*, podem abrigar o HIV por mais de duas décadas, sem sofrer nenhum declínio significativo na contagem periférica de células CD4 ou imunossupressão clínica; essa característica pode refletir uma combinação da imunogenética e de respostas imunes favoráveis do hospedeiro.

Uma importante questão relativa ao tratamento é estabelecer se a doença causada pelo HIV representa apenas uma consequência da depleção dos linfócitos $CD4^+$ isoladamente. A maioria dos dados obtidos da história natural da doença sugere que isso é verdadeiro. De qualquer modo, a terapia bem-sucedida baseia-se na inibição da replicação do HIV; as intervenções direcionadas especificamente para reforçar a resposta imune do hospedeiro sem exercer um efeito antiviral direto não tiveram nenhum benefício clínico seguro.

PRINCÍPIOS DE QUIMIOTERAPIA ANTI-HIV

O tratamento atual parte do princípio de que todos os aspectos da doença derivam dos efeitos tóxicos diretos do HIV sobre as células do hospedeiro, principalmente os linfócitos T $CD4^+$. A terapia tem por objetivo suprimir a replicação do vírus ao máximo e pelo maior tempo possível. O atual padrão de tratamento utiliza pelo menos três drogas simultaneamente durante todo o período.

As diretrizes atuais nos EUA recomendam iniciar a terapia em todos aqueles que apresentam uma contagem de CD4 de 350 células/mm^3 ou menos. O tratamento é também recomendado para gestantes infectadas pelo HIV, aquelas com nefropatia causada pelo HIV e aquelas com infecção pelo vírus da hepatite B que requerem tratamento independentemente da contagem de CD4. Uma evidência crescente sustenta o valor da terapia antirretroviral na prevenção da transmissão do vírus de indivíduo para indivíduo. No futuro previsível, o tratamento pode ser recomendado para todos os adultos e crianças infectados.

A resistência aos fármacos representa um problema fundamental. Existe uma alta probabilidade de que todos os indivíduos infectados e não tratados venham a abrigar vírus com mutações de um único aminoácido, conferindo algum grau de resistência a qualquer agente antirretroviral conhecido, devido à elevada taxa de mutação do HIV e ao enorme número de vírions infecciosos. Consequentemente, é necessário utilizar uma combinação de fármacos ativos para evitar o desenvolvimento de resistência a fármacos, de modo análogo à estratégia empregada no tratamento da tuberculose (Capítulo 56). A interrupção temporária e deliberada dos fármacos, também conhecida como *interrupção estruturada do tratamento,* permite mais uma vez a replicação do vírus e aumenta o risco de resistência aos fármacos e de progressão da doença, não sendo portanto recomendada.

O resultado esperado da terapia inicial em um paciente anteriormente não tratado é uma carga viral indetectável (nível plasmático de RNA do HIV < 50 cópias/mL) em 24 semanas após a instituição do tratamento. Os modelos matemáticos de replicação do HIV sugerem que o número mínimo de agentes necessários é de três, para assegurar uma supressão efetiva de longo prazo da replicação do HIV sem desenvolvimento de resistência. Em pacientes virgens de tratamento, um esquema constituído por um inibidor não nucleosídico da transcriptase reversa mais dois inibidores nucleosídicos da transcriptase reversa foi tão eficaz quanto um esquema contendo um inibidor nucleosídico adicional, indicando a equivalência dos esquemas de três e de quatro fármacos. Quatro ou mais fármacos podem ser usados simultaneamente em pacientes pré-tratados que abrigam vírus resistentes a fármacos, entretanto o número de agentes que um paciente pode tomar é limitado pela sua toxicidade e inconveniência.

A falha de um esquema antirretroviral é definida como um aumento persistente das concentrações plasmáticas de RNA do HIV em um paciente com vírus previamente indetectável, a despeito de tratamento contínuo com esse esquema. Essa situação indica uma resistência a um ou mais fármacos do esquema e exige uma mudança de tratamento. A seleção de novos agentes é indicada pela história de tratamento do paciente, bem como pelo teste de resistência viral. Em geral, a falha do tratamento exige a implantação de uma combinação totalmente diferente de fármacos. A adição de um único agente ativo a um esquema inadequado consistirá em monoterapia funcional, caso o paciente seja resistente a todos os fármacos do regime de tratamento. O risco de insucesso em um esquema depende da porcentagem das doses prescritas usadas durante qualquer dado período de tratamento.

Conforme a terapia antirretroviral se torna mais eficaz e mais fácil de ser administrada, a toxicidade desses fármacos a longo prazo torna-se mais preocupante. Uma importante consequência da terapia de longo prazo é o desenvolvimento de uma síndrome metabólica (*síndrome lipodistrófica do HIV*) caracterizada pela resistência à insulina, redistribuição de gordura e hiperlipidemia, ocorrendo em 10 a 40% dos pacientes tratados. As características clínicas incluem perda de gordura periférica (lipoatrofia), acúmulo de gordura central incluindo aumento das mamas e giba de búfalo, resistência à insulina, hiperglicemia e elevação dos níveis séricos de colesterol e triglicerídeos. A lipodistrofia tem sido associada a um risco aumentado de infarto do miocárdio em pacientes com controle virológico. Uma preocupação potencial que se aplica a todos os inibidores da protease e à INNTR consiste em interações medicamentosas farmacocinéticas clinicamente significativas. Todos os agentes dessas duas classes de fármacos podem agir como inibidores e/ou indutores de CYP hepáticas e outras enzimas metabolizadoras de fármacos e também como proteínas transportadoras de fármacos.

Uma complicação cada vez mais admitida, associada ao início de terapia antirretroviral, é a reação inflamatória acelerada às infecções oportunistas evidentes ou subclínicas, ou a neoplasias. Isso parece refletir uma inversão da imunodeficiência, resultando em defesas do hospedeiro a novos antimicrobianos. Essa *síndrome inflamatória de reconstituição imune (SIRI)* é mais comumente observada quando se inicia a terapia em indivíduos com contagens baixas de CD4 e/ou doença pelo HIV avançada. As infecções mais comumente associadas à SIRI incluem tuberculose e outras doenças micobacterianas, criptococose, infecções pelo vírus da hepatite e pneumonia por *Pneumocystis.*

Fármacos utilizados no tratamento da infecção pelo HIV

INIBIDORES NUCLEOSÍDICOS E NUCLEOTÍDICOS DA TRANSCRIPTASE REVERSA

A DNA-polimerase RNA-dependente codificada pelo HIV, também denominada *transcriptase reversa,* converte o RNA viral em DNA pró-viral, que é então incorporado em um cromossomo da célula hospedeira. Os inibidores disponíveis dessa enzima são análogos nucleosídicos/nucleotídicos ou inibidores não nucleosídicos (Quadro 59-1). Os inibidores nucleosídicos e nucleotídicos da transcriptase reversa (INNTRs) impedem a infecção de células suscetíveis, porém não erradicam o vírus de células que já abrigam o DNA pró-viral integrado. Quase todos os pacientes que iniciam um tratamento antirretroviral o fazem com o uso de pelo menos 1 agente dessa classe. A Figura 59-2 mostra o mecanismo de ação dos INNTRs, que envolve a sua fosforilação à forma ativa inibidora pelas células do hospedeiro.

Todos os fármacos dessa classe, com exceção de um, são nucleosídeos que devem ser trifosforilados no grupo 5′-hidroxila para exercer a sua atividade. O tenofovir, a única exceção, é um análogo de monofosfato de

Quadro 59-1

Agentes antirretrovirais aprovados para uso nos EUA

NOME GENÉRICO	ABREVIATURA; NOMES QUÍMICOS
Inibidores nucleosídicos da transcriptase reversa	
Zidovudina[a]	ZDV; azidotimidina (AZT)
Didanosina	ddI; didesoxinosina
Estavudina	d4T; didesidrodesoxitimidina
Zalcitabina[c]	DDC; didesoxicitidina
Lamivudina[a]	3TC; didesoxitiacitidina
Abacavir[a]	ABC; ciclopropilaminopurinilciclopenteno
Tenofovir desoproxila[a]	TDF; fosfinilmetoxipropiladenina (PMPA)
Entricitabina[a]	FTC; fluoro-oxatiolanil citosina
Inibidores não nucleosídicos da transcriptase reversa	
Nevirapina	NVP
Efavirenz[a]	EFV
Delavirdina	DLV
Etravirina	ETV
Inibidores de protease	
Saquinavir	SQV
Indinavir	IDV
Ritonavir	RTV
Nelfinavir	NFV
Amprenavir[c]	APV
Lopinavir[b]	LPV/r
Atazanavir	ATV
Fosamprenavir	FPV
Tipranavir	TPV
Darunavir	DRV
Inibidores da penetração	
Enfuvirtida	T-20
Maraviroque	MVC
Inibidor da integrase	
Raltegravir	RAL

[a]Diversas coformulações em dose fixa estão disponíveis: zidovudina + lamivudina; zidovudina + lamivudina + abacavir; abacavir + lamivudina; tenofovir + entricitabina; tenofovir + efavirenz + entricitabina.
[b]O lopinavir está disponível apenas como parte de uma coformulação em dose fixa com ritonavir (KALFTRA/ALUVIA).
[c]*Não mais comercializado mundialmente.*

nucleotídeo que necessita de dois fosfatos adicionais para adquirir toda a sua atividade. Esses compostos inibem tanto o HIV-1 quanto o HIV-2, e vários deles possuem atividade de amplo espectro contra outros retrovírus humanos e de animais; a entricitabina, a lamivudina e o tenofovir mostram-se ativos contra o vírus da hepatite B (HBV), e o tenofovir também possui atividade contra herpesvírus (Capítulo 58).

A toxicidade seletiva desses fármacos depende de sua capacidade de inibir a transcriptase reversa do HIV sem inibir as DNA-polimerases da célula hospedeira. Embora os trifosfatos intracelulares de todos esses fármacos tenham baixa afinidade pela DNA-polimerase α e β humanas, alguns são capazes de inibir a DNA-polimerase-γ humana, que é a enzima mitocondrial. Em consequência, os efeitos tóxicos importantes comuns a essa classe de

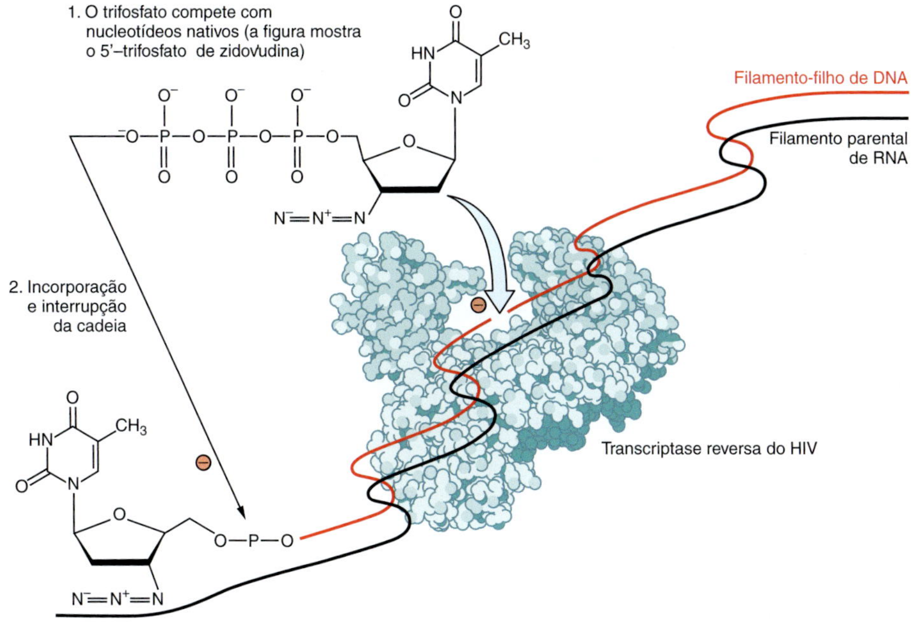

Figura 59-2 *Estruturas e mecanismo dos inibidores nucleosídicos e nucleotídicos da transcriptase reversa (INNTRs).* A zidovudina está sendo mostrada; o Quadro 59-1 relaciona outros agentes da classe dos INTRs. Os análogos dos nucleosídeos e nucleotídeos devem penetrar nas células e serem fosforilados para gerar substratos sintéticos para a transcriptase reversa. Os análogos completamente fosforilados bloqueiam a replicação do genoma viral, tanto por inibir competitivamente a incorporação de nucleotídeos nativos quanto por interromper o alongamento do DNA pró-viral nascente, por não possuírem o grupamento 3'-hidroxila.

fármacos resultam, em parte, da inibição da síntese de DNA mitocondrial. Esses efeitos tóxicos incluem anemia, granulocitopenia, miopatia, neuropatia periférica e pancreatite. A acidose láctica, com ou sem hepatomegalia e esteatose hepática, constitui uma complicação rara, porém potencialmente fatal, observada com o uso de estavudina, zidovudina e didanosina. A entricitabina, a lamivudina e o tenofovir fosforilados têm baixa afinidade pela DNA-polimerase-γ e são, em grande parte, desprovidos de toxicidade mitocondrial.

O Quadro 59-2 resume as propriedades farmacocinéticas dos INNTRs aprovadas para o tratamento da infecção pelo HIV. Uma notável característica farmacológica desses agentes é a eliminação dos di- ou trifosfatos de nucleosídeos, que representam sua forma ativa. Em geral, os anabólitos fosforilados são eliminados das células de modo muito mais gradual do que o fármaco original eliminado do plasma. Por esse motivo, os INNTRs são dosados 1 ou 2 vezes/dia.

Esses fármacos não são substratos importantes de CYPs hepáticas. Presume-se que as interações medicamentosas farmacocinéticas que envolvem o tenofovir e os inibidores da protease sejam explicadas por inibição de transportadores de fármacos do tipo OATP (Capítulo 5). Uma resistência de nível elevado aos INNTRs, especialmente análogos da timidina, ocorre lentamente em comparação com INNTRs e inibidores da protease de primeira geração. A resistência de nível elevado pode ocorrer rapidamente com a lamivudina e a entricitabina. A resistência cruzada é comum, porém limita-se frequentemente a fármacos com estruturas químicas semelhantes. Vários análogos nucleosídicos possuem perfis de segurança e tolerabilidade favoráveis e mostram-se úteis para suprimir o desenvolvimento de isolados de HIV resistentes aos fármacos mais potentes nos esquemas de combinação.

ZIDOVUDINA. A zidovudina (AZT) é um análogo sintético da timidina (*ver* estrutura na Figura 59-2) com potente atividade contra um amplo espectro de retrovírus, incluindo o HIV-1, o HIV-2 e os vírus linfotróficos de células T humanas (HTLV) I e II. A zidovudina mostra-se ativa em linhagens de células linfoblásticas e monocíticas, porém não apresenta impacto sobre células já infectadas pelo HIV. A zidovudina parece ser mais ativa nos linfócitos ativados do que naqueles em repouso, visto que a enzima de fosforilação, a timidinacinase, é específica da fase S. A zidovudina foi aprovada pelo FDA para o tratamento de adultos e crianças com infecção pelo HIV e para prevenção de transmissão da infecção pelo HIV da mãe para o filho; ela ainda é recomendada para profilaxia após exposição de profissionais de saúde ao HIV. A zidovudina é comercializada em comprimidos, cápsulas e soluções e também como uma solução para injeção intravenosa. A zidovudina está disponível em comprimidos coformulada com lamivudina ou com lamivudina e abacavir.

Quadro 59-2

Propriedades farmacocinéticas de inibidores nucleosídicos da transcriptase reversa[a]

PARÂMETRO	ZIDOVUDINA	LAMIVUDINA	ESTAVUDINA[b]	DIDANOSINA[c]	ABACAVIR	TENOFOVIR	ENTRICITABINA
Biodisponibilidade oral, %	64	86-87	86	42	83	25	93
Efeito de refeições sobre a ASC	↓24% (teor elevado de gordura)	↔	↔	↓55% (acidez)	↔	↑40% (teor elevado de gordura)	↔
$t_{½}$ plasmática, elim, h	1,0	5-7	1,1-1,4	1,5	0,8-1,5	14-17	10
$t_{½}$ intracelular, elim de trifosfato, h	3-4	12-18	3,5	25-40	21	10-50	39
Ligação a proteínas plasmáticas, %	20-38	< 35	< 5	< 5	50	< 8	< 4
Metabolismo, %	60-80 (glicuronidação)	< 36	ND	50 (metabolismo de purinas)	> 80 (desidrogenação e glicuronidação)	ND	13
Excreção renal do fármaco original, %	14	71	39	18-36	< 5	70-80	86

ASC, área sob a curva de concentração plasmática-tempo; $t_{½}$, elim, meia-vida de eliminação; ↑, aumento; ↓, diminuição; ↔, nenhum efeito; ND, não determinado.
[a]Valores médios relatados em adultos com funções renal e hepática normais.
[b]Parâmetros relatados para a formulação em cápsulas da estavudina.
[c]Parâmetros relatados para a formulação em comprimidos mastigáveis de didanosina.

MECANISMOS DE AÇÃO E RESISTÊNCIA. A zidovudina intracelular é fosforilada pela timidinacinase à 5′-trifosfato de zidovudina. A zidovudina 5′-trifosfatase interrompe o alongamento do DNA pró-viral, pois ela é incorporada pela transcriptase reversa ao DNA nascente, mas não tem um grupo 3′-hidroxila. O monofosfato inibe competitivamente a timidilatocinase celular, o que pode reduzir a quantidade de timidina trifosfato intracelular. A zidovudina 5′-trifosfato inibe apenas fracamente a DNA-polimerase-α celular, mas é um inibidor potente da polimerase mitocondrial. Como a conversão do 5′-monofosfato de zidovudina em difosfato é muito ineficiente, verifica-se o acúmulo de altas concentrações do monofosfato no interior das células, que pode servir como depósito precursor para a formação de trifosfato. Em consequência, existe pouca correlação entre as concentrações extracelulares do fármaco original e as concentrações intracelulares de trifosfato e concentrações plasmáticas mais elevadas de zidovudina não aumentam proporcionalmente às concentrações intracelulares de trifosfato.

A resistência à zidovudina está associada a mutações nos códons 41, 44, 67, 70, 210, 215 e 219 da transcriptase reversa. Essas mutações são denominadas *mutações de análogos de timidina* (TAMs), devido à sua capacidade de conferir resistência cruzada a outros análogos da timidina, como a estavudina. A substituição M184V no gene da transcriptase reversa associada ao uso de lamivudina ou entricitabina restaura substancialmente a sensibilidade à zidovudina. A combinação de zidovudina e lamivudina produz maior supressão a longo prazo do RNA do HIV plasmático do que a zidovudina isoladamente.

ADME. A zidovudina é rapidamente absorvida e atinge concentrações plasmáticas máximas em 1 hora. O Quadro 59-2 resume o perfil farmacocinético do fármaco, que não sofre alteração significativa durante a gravidez; as concentrações do fármaco no recém-nascido aproximam-se daquelas da mãe. O fármaco original atravessa a barreira hematencefálica relativamente bem e também pode ser detectado no leite materno, no sêmen e nos tecidos fetais.

EFEITOS ADVERSOS. Os pacientes que iniciam o tratamento com zidovudina frequentemente se queixam de fadiga, mal-estar, mialgia, náuseas, anorexia, cefaleia e insônia; em geral, esses sintomas desaparecem nas primeiras semanas de tratamento. A macrocitose eritrocítica é observada em cerca de 90% dos pacientes, porém em geral não está associada à anemia. A administração crônica de zidovudina tem sido associada à hiperpigmentação das unhas. Pode ocorrer miopatia musculoesquelética, associada à depleção do DNA mitocondrial, mais provavelmente em consequência da inibição da DNA-polimerase-γ. A hepatotoxicidade grave, com ou sem esteatose e acidose láctica, é rara, mas pode ser fatal.

PRECAUÇÕES E INTERAÇÕES. A zidovudina não é um substrato nem um inibidor das CYPs. Entretanto, o probenecida, o fluconazol, a atovaquona e o ácido valproico podem aumentar as concentrações plasmáticas de zidovudina, provavelmente pela inibição da glicuronosil transferase. A zidovudina pode causar mielossupressão, devendo ser administrada com cautela a pacientes com anemia ou granulocitopenia preexistentes e àqueles que fazem uso de outros agentes mielossupressores. A estavudina e a zidovudina competem pela fosforilação intracelular e, portanto, não devem ser administradas concomitantemente.

ESTAVUDINA. A estavudina (d4T) é um análogo sintético da timidina, ativo *in vitro* contra o HIV-1 e o HIV-2. A estavudina (ZERIT) tem seu uso aprovado em adultos e crianças infectados pelo HIV, incluindo neonatos.

MECANISMOS DE AÇÃO E RESISTÊNCIA. A estavudina intracelular é sequencialmente fosforilada a 5′-trifosfato de estavudina. A exemplo da zidovudina, a estavudina é mais potente nas células ativadas, provavelmente pelo fato da timidinaquinase, que produz o monofosfato, ser uma enzima específica da fase S. Uma resistência à estavudina é observada mais frequentemente com mutações nos códons 41, 44, 67, 70, 210, 215 e 219 da transcriptase reversa, que são mutações associadas à resistência à zidovudina. As mutações de resistência à estavudina parecem acumular-se lentamente. Foi relatada a ocorrência de resistência cruzada a múltiplos análogos de nucleosídeos após terapia prolongada.

ADME. O Quadro 59-2 resume os dados farmacocinéticos do agente. A estavudina é bem absorvida e atinge concentrações plasmáticas máximas em uma hora; sua biodisponibilidade não é afetada pela presença de alimento. O fármaco penetra bem no LCS, atingindo concentrações que correspondem a aproximadamente 40% dos níveis plasmáticos. As concentrações placentárias de estavudina são cerca da metade daquelas da zidovudina. O fármaco sofre secreção tubular ativa, e a eliminação renal responde por cerca de 40% do fármaco original; portanto, a dose deve ser ajustada em pacientes com insuficiência renal.

EFEITOS ADVERSOS. O efeito tóxico grave mais comum da estavudina consiste na neuropatia periférica. Embora se acredite que isso reflita uma toxicidade mitocondrial, a estavudina é um inibidor menos potente da DNA-polimerase-γ do que a didanosina ou a zalcitabina, sugerindo a atuação de outros mecanismos. A estavudina também está associada a uma neuropatia motora progressiva caracterizada por fraqueza e, em alguns casos, insuficiência respiratória, semelhante à síndrome de Guillain-Barré.

O uso de estavudina tem sido associado ao desenvolvimento de acidose láctica e esteatose hepática e pode ser mais comum com a combinação de estavudina e didanosina. A pancreatite aguda não está altamente associada ao uso de estavudina, porém é mais comum quando o fármaco é combinado com didanosina do que quando esta é administrada isoladamente. Entre todos os análogos nucleosídicos, a estavudina está mais fortemente associada a uma perda de gordura (*lipoatrofia*). O uso da estavudina foi desaprovado, principalmente por causa de sua toxicidade.

PRECAUÇÕES E INTERAÇÕES. A estavudina é depurada principalmente pelos rins e não está sujeita a interações medicamentosas metabólicas. A incidência e a gravidade de neuropatia periférica podem aumentar quando a estavudina é combinada com outras medicações neuropáticas; portanto, o uso de certos fármacos como etambutol, isoniazida, fenitoína e vincristina devem ser evitados. A combinação de estavudina com didanosina resulta em um aumento no risco e na gravidade de neuropatia periférica e pancreatite potencialmente fatal; por isso, *esses dois fármacos não devem ser utilizados concomitantemente*. A estavudina e a zidovudina competem pela fosforilação intracelular e não devem ser administradas concomitantemente.

LAMIVUDINA. A lamivudina é um inibidor da transcriptase reversa análogo da citidina que possui atividade contra o HIV-1, o HIV-2 e o HBV. A lamivudina é aprovada para infecção pelo HIV em adultos e crianças com 3 meses de idade ou mais. A lamivudina tem sido efetiva em associação com outros agentes antirretrovirais em pacientes que não receberam tratamento anterior, bem como naqueles já tratados, sendo um componente comum da terapia, em razão de sua segurança, conveniência e eficácia. A lamivudina também é aprovada para tratamento de hepatite B crônica.

MECANISMOS DE AÇÃO E RESISTÊNCIA. A lamivudina penetra nas células por difusão passiva e é sequencialmente fosforilada a 5´-trifosfato de lamivudina, que é o anabólito ativo. A lamivudina possui baixa afinidade pelas DNA-polimerases humanas, explicando sua baixa toxicidade para o hospedeiro. Verifica-se o aparecimento de resistência de alto nível à lamivudina com mutações de um único aminoácido, M184V ou M184I. Essas mutações podem reduzir a sensibilidade *in vitro* à lamivudina em até 1.000 vezes. A mutação M184V restaura a sensibilidade à zidovudina no HIV resistente a esse fármaco e também restabelece parcialmente a sensibilidade ao tenofovir no HIV resistente a esse fármaco que possui a mutação K65R. Tais efeitos podem contribuir para os benefícios virológicos duradouros da terapia de combinação com zidovudina e lamivudina.

ADME. O Quadro 59-2 resume os parâmetros farmacocinéticos desse fármaco. A lamivudina é excretada primariamente na sua forma inalterada na urina; recomenda-se um ajuste da dose para pacientes cuja depuração de creatinina é inferior a 50 mL/min. A lamivudina atravessa livremente a placenta penetrando na circulação fetal.

EFEITOS ADVERSOS. A lamivudina é um dos agentes antirretrovirais de menor toxicidade. Foi relatada a ocorrência de neutropenia, cefaleia e náuseas com a administração de doses mais altas do que as recomendadas. Foi constatada a ocorrência de pancreatite em pacientes pediátricos.

PRECAUÇÕES E INTERAÇÕES. Como a lamivudina também possui atividade contra o HBV, é preciso ter cautela no uso desse fármaco em pacientes coinfectados com HBV ou em áreas endêmicas do HBV: a interrupção da lamivudina pode estar associada a um rebote da replicação do HBV e à exacerbação da hepatite.

ABACAVIR. O abacavir, um análogo sintético da purina, está aprovado para o tratamento da infecção por HIV-1, em combinação com outros agentes antirretrovirais. O abacavir está disponível em fórmula conjunta com a zidovudina e a lamivudina para administração duas vezes/dia e em formulação combinada com a lamivudina para o uso uma vez/dia. O abacavir está aprovado para o uso em adultos e crianças com 3 meses de idade ou mais, com a dosagem neste último sendo estabelecida com base no peso corporal.

MECANISMOS DE AÇÃO E RESISTÊNCIA. O abacavir é o único agente antirretroviral aprovado ativo como um análogo da guanosina. É sequencialmente fosforilado na célula hospedeira a 5´-trifosfato de carbovir, que interrompe o alongamento do DNA pró-viral, devido à sua incorporação pela transcriptase reversa no DNA nascente; todavia, não possui um grupo 3´-hidroxila. A resistência clínica ao abacavir está associada a quatro substituições específicas de códons: K65R, L74V, Y115F e M184V. Em combinação, estas substituições podem reduzir a sensibilidade em até 10 vezes. A mutação K65R confere resistência cruzada a todos os nucleosídeos, exceto à zidovudina. Uma via alternativa para a resistência ao abacavir envolve mutações nos códons 41, 210 e 215.

ADME. O Quadro 59-2 resume os parâmetros farmacocinéticos desse agente. A biodisponibilidade oral do abacavir não é afetada pela ingestão de alimentos. O abacavir não é substrato nem inibidor das CYPs. Sua ASC da relação LCS-plasma é de cerca de 0,3.

EFEITOS ADVERSOS. O efeito adverso mais importante do abacavir consiste em uma síndrome de hipersensibilidade peculiar e potencialmente fatal caracterizada por febre, dor abdominal e outras queixas GI, exantema maculopapular brando, mal-estar ou fadiga. As queixas respiratórias (tosse, faringite, dispneia), as queixas musculoesqueléticas, a ocorrência de cefaleia e parestesias são relatadas com menos frequência. A presença de febre, dor abdominal e exantema em seis semanas após o início da terapia com abacavir é diagnóstica e exige a interrupção imediata do fármaco. *O abacavir nunca deve ser reiniciado uma vez interrompido pela ocorrência de hipersensibilidade.* A síndrome de hipersensibilidade (em 2-9% dos pacientes) resulta de uma resposta imune geneticamente mediada, ligada ao *locus HLA-B*5701* e ao alelo M493T no *locus* do choque térmico *Hsp70-Hom*. Esse último gene está implicado na apresentação de antígeno e esse haplótipo está associado à liberação aberrante do fator de necrose tumoral-α após exposição de linfócitos humanos ao abacavir *ex vivo*.

PRECAUÇÕES E INTERAÇÕES. O abacavir não está associado a nenhuma interação medicamentosa farmacocinética clinicamente significativa. Entretanto, uma dose elevada de etanol (0,7 g/kg) aumentou em 41% a ASC plasmática do abacavir e prolongou em 26% sua $t_{½}$ de eliminação devido, possivelmente, à competição pela álcool-desidrogenase, que produz o metabólito di-hidro do fármaco (Quadro 59-2).

TENOFOVIR. O tenofovir disoproxila é um derivado do 5′-monofosfato de adenosina, que não possui um anel de ribose completo; trata-se do único análogo nucleotídico atualmente comercializado para o tratamento da infecção pelo HIV. O tenofovir está disponível sob a forma do pró-fármaco disoproxila, que melhora significativamente a absorção oral. Ele mostra-se ativo contra o HIV-1, o HIV-2 e o HBV. O tenofovir está aprovado pelo FDA para o tratamento da infecção pelo HIV em adultos, em combinação com outros agentes antirretrovirais e para o tratamento de hepatite B crônica em adultos.

MECANISMOS DE AÇÃO E RESISTÊNCIA. O tenofovir disoproxila é rapidamente hidrolisado a tenofovir e, a seguir, sofre fosforilação por cinases celulares a seu metabólito ativo, o difosfato de tenofovir (que é, na verdade, um trifosfato: o fármaco original é um monofosfato). O difosfato de tenofovir é um inibidor competitivo de transcriptases reversas virais e é incorporado ao DNA do HIV, resultando em interrupção da cadeia, devido a um anel de ribose incompleto. Embora o difosfato de tenofovir exiba uma atividade de amplo espectro contra as DNA-polimerases virais, possui baixa afinidade pelas DNA-polimerases -α, -β e -γ humanas, constituindo a base de sua toxicidade seletiva.

Observa-se uma resistência específica com uma substituição K65R, que tem sido associada a uma falha terapêutica dos esquemas contendo tenofovir. A sensibilidade ao tenofovir e sua eficácia virológica também estão reduzidas em pacientes que abrigam isolados de HIV com resistência de alto nível à zidovudina ou estavudina. A mutação M184V associada à resistência à lamivudina ou à entricitabina restabelece parcialmente a sensibilidade dos isolados de HIV resistentes ao tenofovir que abrigam a mutação K65R.

ADME. O Quadro 59-2 resume os dados farmacocinéticos do tenofovir. Após uma dose intravenosa, 70 a 80% do fármaco são recuperados em sua forma inalterada na urina; portanto, deve-se reduzir a dose em pacientes com insuficiência renal. O tenofovir não é conhecido por inibir ou induzir as CYPs.

EFEITOS ADVERSOS. Em geral, o tenofovir é bem tolerado, e são observados poucos efeitos adversos significativos, com exceção de flatulência. Foram relatados raros episódios de insuficiência renal aguda e de síndrome de Fanconi com o uso do tenofovir, de modo que esse fármaco deve ser utilizado com cautela em pacientes com doença renal preexistente. O uso de tenofovir está associado a pequenos declínios na depuração de creatinina estimado após meses de tratamento em alguns pacientes; como a dose precisa ser reduzida em caso de insuficiência renal, a função renal (creatinina e fósforo) deve ser monitorada regularmente. Como o tenofovir também possui atividade contra o HBV, é preciso ter cautela quando se administra o fármaco a pacientes coinfectados pelo HBV: a interrupção do tenofovir pode estar associada a um rebote da replicação do HBV e exacerbação de hepatite. O tenofovir pode aumentar a ASC da didanosina e esses dois fármacos provavelmente não devem ser utilizados ao mesmo tempo.

ENTRICITABINA. A entricitabina é um análogo da citidina quimicamente relacionado com a lamivudina e compartilha muitas das propriedades farmacodinâmicas desse fármaco. A entricitabina mostra-se ativa contra o HIV-1, o HIV-2 e o HBV. O fármaco está aprovado pelo FDA para o tratamento da infecção pelo HIV em adultos associada a outros agentes antirretrovirais e está disponível em combinação com tenofovir ± efavirenz.

MECANISMOS DE AÇÃO E RESISTÊNCIA. A entricitabina penetra nas células por difusão passiva e sofre fosforilação sequencial ao seu meatbólito ativo, o 5′-trifosfato de entricitabina. Ocorre resistência de alto nível à entricitabina com as mesmas mutações que afetam a lamivudina (principalmente M184V), embora pareça ocorrer menos frequentemente com a entricitabina. A mutação M184V restabelece a sensibilidade à zidovudina e, no HIV resistente a esse fármaco, restaura parcialmente a sensibilidade ao tenofovir, no HIV resistente a este último que abriga a mutação K65R. A mesma mutação K65R confere resistência à entricitabina e ao outro análogo da citidina, a lamivudina, bem como à didanosina, à estavudina e ao abacavir.

ADME. O Quadro 59-2 resume os dados farmacocinéticos da entricitabina. O fármaco é absorvido bem e rapidamente e pode ser tomado independentemente do horário das refeições. A entricitabina é excretada primariamente em sua forma inalterada na urina e, portanto, a dose deve ser reduzida em pacientes com depuração de creatinina menor que 50 mL/minuto.

EFEITOS ADVERSOS. A entricitabina é um dos agentes antirretrovirais menos tóxicos e exerce poucos efeitos adversos significativos. A exposição prolongada ao fármaco tem sido associada à hiperpigmentação da pele, sobretudo nas áreas expostas ao sol. Como a entricitabina possui atividade *in vitro* contra o HBV, é preciso ter cautela no uso desse fármaco em pacientes coinfectados pelo HBV e em regiões com elevada soroprevalência de HBV.

PRECAUÇÕES E INTERAÇÕES. A entricitabina não é metabolizada em grau significativo pelas CYPs e não apresenta tendência a nenhuma interação medicamentosa metabólica conhecida.

DIDANOSINA. A didanosina (2′,3′-didesoxi-inosina; ddI) é um análogo nucleosídico da purina ativo contra o HIV-1, o HIV-2 e outros retrovírus que incluem o HTLV-1. O fármaco está aprovado pelo

FDA para adultos e crianças com infecção pelo HIV em combinação com outros agentes antirretrovirais. Esse fármaco não mais é prescrito amplamente hoje em dia em razão da disponibilidade de outros agentes menos tóxicos.

MECANISMOS DE AÇÃO E RESISTÊNCIA. A didanosina é conduzida para as células por um transportador de nucleosídeo e sofre fosforilação sequencial ao trifosfato, o metabólito ativo que age como um análogo antiviral da adenosina. A resistência à didanosina está associada a mutações nos códons 65 e 74 da transcriptase reversa. A substituição L74V, que reduz a sensibilidade em 5 a 26 vezes *in vitro*, é observada mais comumente em pacientes que não respondem à didenosina. Outras mutações de análogos nucleosídicos, incluindo TAMs, podem contribuir para resistência à didenosina mesmo que o fármaco não pareça selecionar essas novas mutações. As mutações de inserção na transcriptase reversa no códon 69 produzem resistência cruzada a todos os análogos nucleosídicos atuais, incluindo a didanosina.

ADME. O Quadro 59-2 resume os principais parâmetros farmacocinéticos da didanosina. O fármaco é instável na sua forma ácida e, portanto, é administrado com um tampão antiácido. A presença de alimento reduz a biodisponibilidade da didanosina. Todas as suas formulações devem ser administradas pelo menos 30 minutos antes ou 2 horas após as refeições. Esse fato complica a administração de didanosina em combinação com fármacos antirretrovirais que devem ser fornecidos com alimento, como é o caso da maioria dos inibidores de protease do HIV. A didanosina é excretada tanto por filtração glomerular quanto por secreção tubular; portanto, suas doses devem ser ajustadas em pacientes com insuficiência renal.

EFEITOS ADVERSOS. As toxicidades sérias associadas à didanosina, em sua maioria, incluem neuropatia periférica e pancreatite, ambas as quais parecem ser consequência de toxicidade mitocondrial. A didanosina deve ser evitada em pacientes com uma história de pancreatite ou neuropatia. Os pacientes queixam-se de dor, dormência e formigamento nos membros afetados. Se o fármaco for interrompido imediatamente após o aparecimento dos sintomas, a neuropatia estabilizará e deverá melhorar ou resolver-se. Entretanto, poderá ocorrer neuropatia irreversível se o uso for continuado. Alterações na retina e neurite óptica também têm sido relatadas. A combinação de outros fármacos que causam pancreatite ou neuropatia (i. e, estavudina) também aumentará o risco e a gravidade desses sintomas. Etambutol, isoniazida, vincristina, cisplatina e pentamina também devem ser evitados. A toxicidade hepática grave sobrevém muito raramente, mas pode ser fatal. Outros efeitos adversos relatados incluem transaminases hepáticas elevadas, cefaleia e hiperuricemia e hipertensão portal assintomáticas.

PRECAUÇÕES E INTERAÇÕES. Os agentes de tamponamento incluídos nas formulações de didanosina podem interferir na biodisponibilidade de alguns fármacos administrados concomitantemente em consequência de alteração do pH ou quelação com cátions presentes no tampão. Por exemplo, a ASC do ciprofloxacino e indinavir; concentrações de cetoconazol e itraconazol, cuja absorção depende do pH, também são diminuídas. Tais interações, em geral, podem ser evitadas permitindo-se um intervalo entre a administração de didanosina e a de outros agentes de pelo menos 2 horas após ou 6 horas antes do fármaco associado. A formulação com revestimento entérico não altera a absorção de ciprofloxacino ou de indinavir. A didanosina é excretada pelos rins, e os mecanismos de excreção renal compartilhados fornecem uma base para interações medicamentosas com ganciclovir oral, alopurinol e tenofovir. A metadona diminui a ASC da didanosina em cerca de 60%.

INIBIDORES NÃO NUCLEOSÍDICOS DA TRANSCRIPTASE REVERSA

Os INNTRs incluem uma variedade de substratos químicos que se ligam a uma bolsa hidrofóbica na subunidade p66 da transcriptase reversa do HIV-1, em um sítio distante do sítio ativo (Figura 59-3). Esses compostos induzem uma alteração conformacional na estrutura tridimensional da enzima, que reduz acentuadamente a sua atividade, atuando, dessa maneira, como inibidores não competitivos. Como o sítio de ligação dos INNTRs é específico da cepa viral, os agentes aprovados mostram-se ativos contra o HIV-1, mas não contra o HIV-2 ou outros retrovírus, e, portanto, não devem ser utilizados no tratamento da infecção pelo HIV-2. Esses compostos também carecem de atividade contra as DNA-polimerases da célula hospedeira. Os quatro INNTRs aprovados são a nevirapina, o efavirenz, a etravirina e a delavirdina. Suas propriedades farmacocinéticas estão resumidas no Quadro 59-3.

Os agentes pertencentes a essa classe compartilham uma série de propriedades. Todos os INNTRs aprovados são eliminados do corpo por metabolismo hepático. O efavirenz, a etravirina e a nevirapina são indutores moderadamente potentes das enzimas envolvidas no metabolismo hepático dos fármacos, incluindo a CYP3A4; a delavirdina é principalmente um inibidor da CYP3A4. Por isso, as interações medicamentosas farmacocinéticas constituem um aspecto importante nessa classe de compostos. Todos os INNTRs, com exceção da etravirina, são mais suscetíveis à resistência de alto nível causada por alterações de um único aminoácido no sítio de ligação dos INNTRs (habitualmente nos códons 103 ou 181). Até mesmo a exposição a uma única dose de nevirapina na ausência de outros agentes antirretrovirais está associada a mutações de resistência em até 33% dos pacientes. *Esses agentes são potentes e altamente efetivos, porém devem ser combinados com pelo menos dois outros fármacos ativos para evitar o desenvolvimento de resistência.*

O uso do efavirenz ou da nevirapina em combinação com outros agentes antirretrovirais está associado a uma supressão favorável da viremia a longo prazo e a uma elevação das contagens de linfócitos $CD4^+$. O efavirenz é um componente comum dos primeiros esquemas para pacientes virgens de tratamento, em razão de sua conveniência,

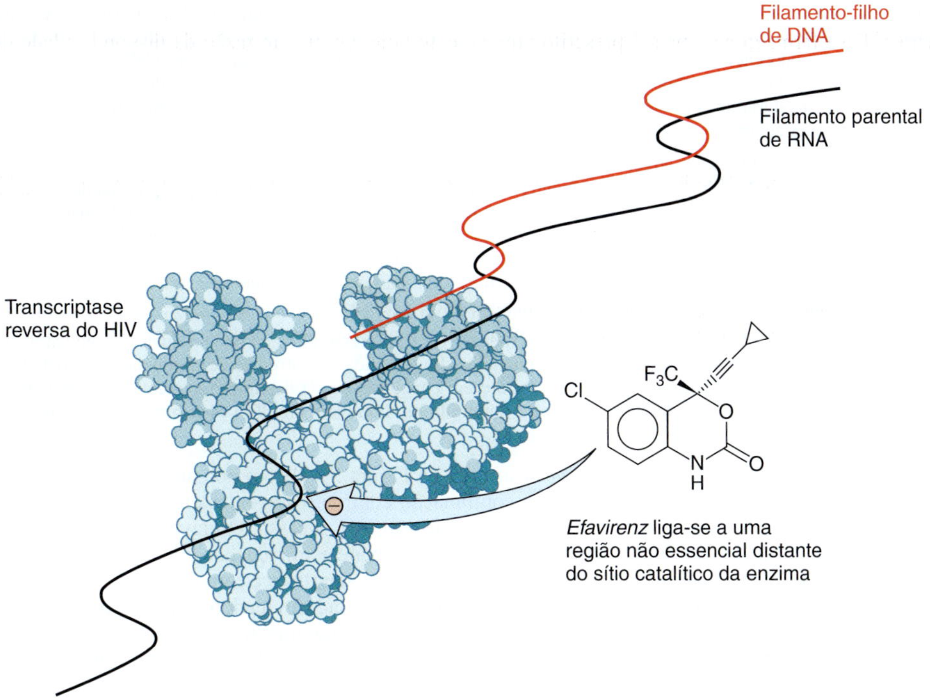

Figura 59-3 *Mecanismo dos inibidores não nucleosídicos da transcriptase reversa (INNTRs).*

tolerabilidade e potência. É frequente a ocorrência de exantema com todos os INNTRs, habitualmente nas primeiras quatro semanas de terapia. Foram relatados raros casos de síndrome de Stevens-Johnson potencialmente fatal com o uso de nevirapina, efavirenz e etravirina. Pode-se observar um acúmulo de gordura após uso a longo prazo de INNTRs e o uso de nevirapina tem sido associado à hepatite fatal.

NEVIRAPINA. A nevirapina é um INNTR dipiridodiazepinona com potente atividade contra o HIV. O fármaco está aprovado pelo FDA para o tratamento da infecção pelo HIV-1 em adultos e crianças, em combinação com outros antirretrovirais. *A nevirapina nunca deve ser usada como um agente isolado ou como o único fármaco destinado a um esquema de tratamento mal sucedido.* A nevirapina está aprovada para uso em lactentes e crianças com 15 dias ou mais de vida, com um esquema de doses com base na área de superfície corporal. A nevirapina em dose única tem sido comumente utilizada em gestantes infectadas pelo HIV para evitar sua transmissão vertical.

Quadro 59-3

Propriedades farmacocinéticas dos inibidores não nucleosídicos da transcriptase reversa[a]

PARÂMETRO	NEVIRAPINA[b]	EFAVIRENZ[b]	ETRAVIRINA
Biodisponibilidade oral, %	90-93	50	NR
Efeito de refeições sobre a *ASC*	↔	↑17-28%	↑33-102%
$t_{1/2}$ plasmática, elim, h	25-30	40-55	41
Ligação a proteínas plasmáticas, %	60	99	99,9
Metabolismo	3A4 > 2B6	2B6 > 3A4	3A4, 2C9, 2C19, UGT
Excreção renal do fármaco original, %	< 3	< 3	1%
Autoindução de metabolismo	Sim	Sim	NR
Inibição de CYP3A	Não	Sim	Não

ASC, área sob a curva de concentração plasmática-tempo; $t_{1/2}$, elim, meia-vida de eliminação; ↑, aumento; ↓, diminuição; ↔, sem efeito. NR, não relatado; CYP, citocromo P450; UGT, UDP-glicuronosiltransferase.
[a]Valores médios publicados para adultos com funções renal e hepática normais.
[b]Valores em estado de equilíbrio dinâmico após múltiplas doses orais.

ADME. O Quadro 59-3 resume os dados farmacocinéticos desse agente. A nevirapina é bem absorvida, e a sua biodisponibilidade não é alterada pela presença de alimentos ou antiácidos. O fármaco atravessa facilmente a placenta e tem sido encontrado no leite materno. A nevirapina é um indutor moderado das CYPs e induz o seu próprio metabolismo. Para compensar essa redução, recomenda-se que o fármaco seja iniciado com uma dose de 200 mg, 1vez/dia, durante 14 dias, sendo a dose então aumentada para 200 mg, 2 vezes/dia se não tiverem ocorrido quaisquer reações adversas.

EFEITOS ADVERSOS. O evento adverso mais frequente associado à nevirapina consiste em exantema (em ~16% dos pacientes) e prurido. Na maioria dos pacientes, o exantema regride com a administração contínua do fármaco; a administração de glicocorticoides pode causar um exantema mais grave. A síndrome de Stevens-Johnson potencialmente fatal é rara, porém ocorre em até 0,3% dos pacientes. Em até 1% dos pacientes, ocorre hepatite clínica. A hepatite grave e fatal tem sido associada ao uso de nevirapina, e a sua ocorrência pode ser mais comum em mulheres com contagens de CD4 superiores a 250 células/mm^3, particularmente durante a gravidez. Outros efeitos colaterais relatados incluem febre, fadiga, cefaleia, sonolência e náuseas.

PRECAUÇÕES E INTERAÇÕES. Como a nevirapina induz a CYP3A4, esse fármaco pode reduzir as concentrações plasmáticas dos substratos da CYP3A4 coadministrados. Foi relatada a ocorrência de abstinência de metadona em pacientes em uso de nevirapina, presumivelmente em consequência da depuração aumentada da metadona. As concentrações plasmáticas de etinilestradiol e noretindrona diminuem em 20% com o uso da nevirapina, e aconselham-se métodos alternativos de contracepção.

EFAVIRENZ. O efavirenz é um INNTR (*ver* estrutura na Figura 59-3) com potente atividade contra o HIV-1. O fármaco só deve ser utilizado em combinação com outros agentes efetivos, não devendo ser adicionado como único agente a um esquema que não teve sucesso. O efavirenz é amplamente utilizado nos países desenvolvidos, em razão de sua conveniência, eficiência e tolerabilidade a longo prazo. Particularmente popular é a coformulação de efavirenz, tenofovir e entricitabina em uma única pílula, 1 vez/dia. O esquema do efavirenz combinado a dois inibidores nucleosídicos da transcriptase reversa permanece como o preferido para pacientes virgens de tratamento. O efavirenz pode ser seguramente combinado com rifampicina e é útil para pacientes que também estão em tratamento de tuberculose. O efavirenz é aprovado para adultos e pacientes pediátricos com 3 anos ou mais de idade e com, no mínimo, 10 kg.

ADME. O Quadro 59-3 resume os dados farmacocinéticos para este agente. O efavirenz é bem absorvido pelo trato GI, porém a absorção do fármaco diminui com doses crescentes. A biodisponibilidade (ASC) aumenta em 22% com uma refeição rica em gordura. A ligação do efavirenz a proteínas plasmáticas é superior a 99% e, como consequência, apresenta uma relação LCS-plasma de 0,01. O significado clínico dessa baixa penetração no SNC é desconhecido, especialmente porque as principais toxicidades do efavirenz envolvem o SNC. O fármaco deve ser tomado inicialmente com o estômago vazio, à hora de dormir, para reduzir os efeitos colaterais. O efavirenz é depurado principalmente pela CYP2B6 e, em menor grau, pela CYP3A4. O fármaco original não é excretado em grau significativo pelos rins. Sua longa $t_{1/2}$ permite a administração de uma única dose ao dia.

EFEITOS ADVERSOS. Os efeitos adversos mais importantes do efavirenz são observados no SNC. Até 53% dos pacientes apresentam alguns efeitos colaterais do SNC ou psiquiátricos, porém menos de 5% interrompem o uso do fármaco por esse motivo. Os pacientes queixam-se comumente de tontura, comprometimento da concentração, disforia, sonhos vívidos ou anormais e insônia. Os efeitos colaterais do SNC tornam-se, em geral, mais toleráveis e regridem no decorrer das primeiras quatro semanas de terapia. Os exantemas ocorrem frequentemente com o uso de efavirenz (27%), em geral nas primeiras semanas de tratamento, mas regridem de forma espontânea e raramente exigem interrupção do fármaco. Erupções cutâneas potencialmente fatais, como a síndrome de Stevens-Johnson são raras. Outros efeitos colaterais relatados com o efavirenz incluem cefaleia, aumento das transaminases hepáticas e níveis séricos elevados de colesterol. O efavirenz é o único agente antirretroviral que é inequivocamente teratogênico em primatas. *Por isso, as mulheres com possibilidade de engravidar devem utilizar dois métodos de contracepção para evitar a gravidez durante o tratamento com efavirenz.*

PRECAUÇÕES E INTERAÇÕES. O efavirenz é um indutor moderado das enzimas hepáticas, particularmente da CYP3A4, mas também um inibidor fraco a moderado de CYP. O efavirenz diminui as concentrações de fenobarbital, fenitoína e carbamazepina; a ASC da metadona é reduzida em 33 a 66% no estado de equilíbrio dinâmico. O efavirenz diminui a ASC da rifabutina em 38% em média. O efavirenz possui um efeito variável sobre os inibidores da protease do HIV: as concentrações de indinavir, saquinavir e amprenavir são reduzidas; ritonavir e nelfinavir têm suas concentrações aumentadas. Pode-se esperar que os fármacos que induzem a CYPs 2B6 ou 3A4 (p. ex., fenobarbital, fenitoína e carbamazepina) aumentem a depuração do efavirenz, de modo que o seu uso deve ser evitado.

ETRAVIRINA. A etravirina é um INNTR diarilpirimidínico que é ativo contra o HIV-1. A etravirina é singular em sua capacidade de inibir a transcriptase reversa que é resistente a outros INNTRs. A etravirina parece ter flexibilidade de conformação e posição nos sítios de ligação dos INNTRs, fato que a permite inibir a função da transcriptase reversa do HIV na presença de mutações de resistência aos INNTRs. A etravirina é aprovada para uso somente em adultos infectados pelo HIV submetidos a tratamento. Os pacientes submetidos a tratamento com INNTR não devem receber etravirina mais INTR isoladamente. A etravirina ainda não foi aprovada para uso pediátrico.

ADME. O Quadro 59-3 resume os dados farmacocinéticos para esse agente. A presença de alimento aumenta a ASC da etravina em 50% e, portanto, recomenda-se que o fármaco seja administrado com alimento. Os metabólitos metil e dimetil-hidroxilados são produzidos no fígado principalmente por CYP 3A4, 2C9 e 2C19, contribuindo para a maior parte da eliminação desse fármaco. Nenhum resíduo do fármaco inalterado foi detectado na urina.

EFEITOS ADVERSOS. O único efeito colateral significativo observado com a etravirina é o exantema (17% *versus* 9% no grupo placebo), quase sempre surgindo poucas semanas após a instituição da terapia e regredindo em 1 a 3 semanas. Diversos tipos de exantemas, incluindo a síndrome de Stevens-Johnson e a necrólise epidérmica tóxica, foram relatados.

PRECAUÇÕES E INTERAÇÕES. A etravirina é um indutor de CYP3A4 e glicuronosil transferases e um inibidor de CYPs 2C9 e 2C19, podendo, portanto, estar envolvida em diversas interações medicamentosas farmacocinéticas clinicamente significativas. A etravirina pode ser combinada com darunavir/ritonavir, lopinavir/ritonavir e saquinavir/ritonavir sem a necessidade de ajustes na dose. A dose de maraviroque deve ser duplicada quando esses dois fármacos são combinados. A etravirina não deve ser administrada com tipranavir/ritonavir, fosamprenavir/ritonavir ou atazanavir/ritonavir na ausência de dados mais adequados para orientar o estabelecimento da dose. A etravirina não deve ser combinada com efavirenz, nevirapina ou delavirdina. Ao contrário de outros INNTRs, a etravirina não parece alterar a depuração da metadona.

DELAVIRDINA

A delavirdina é um INNTR bis-heteroarilpiperazínico que inibe seletivamente o HIV-1. Esse agente compartilha mutações de resistência com efavirenz e nevirapina. A delavirdina é bem absorvida, especialmente em pH inferior a 2. Antiácidos, antagonistas dos H_2 da histamina, inibidores da bomba de prótons e acloridria podem reduzir sua absorção. O fármaco pode ser adminsitrado independentemente de alimento. A depuração da delavirdina ocorre principalmente mediante metabolismo oxidativo pela CYP3A4, com menos de 5% de uma dose recuperada em estado inalterado na urina. Na dose recomendada de 400 mg, 3 vezes/dia, a $t_{½}$ média de eliminação e de 5,8 horas.

O efeito colateral mais comum da delavirdina é o exantema (18-36%), em geral observado nas primeiras semanas de tratamento e regredindo apesar da continuação da terapia. A ocorrência de dermatite intensa, incluindo eritema multiforme e síndrome de Stevens-Johnson, é rara. Transaminases hepáticas elevadas e insuficiência hepática foram igualmente relatadas, assim como a ocorrência de neutropenia (rara). A delavirdina age tanto como um substrato e um inibidor para CYP3A4 e pode alterar o metabolismo de outros substratos para CYP3A4. A delavirdina aumenta as concentrações plasmáticas da maioria dos inibidores da protease do HIV.

INIBIDORES DA PROTEASE DO HIV

Os inibidores da protease do HIV (IPs) são substâncias químicas semelhantes a peptídeos, que inibem competitivamente a ação da aspartil protease viral (Figura 59-4). Essa protease é um homodímero composto por dois monômeros de 99 aminoácidos; cada monômero contribui com um resíduo de ácido aspártico, que é essencial para o processo catalítico. O sítio de clivagem preferido dessa enzima é a porção N-terminal dos resíduos de prolina, particularmente entre a fenilalanina e a prolina. As aspartil proteases humanas (i.e., renina, pepsina, gastricsina e catepsinas D e E) contêm apenas uma cadeia polipeptídica e não são significativamente inibidas pelos IPs do HIV.

O Quadro 59-4 resume as propriedades farmacocinéticas desses agentes. A depuração ocorre principalmente por meio de metabolismo oxidativo hepático. Todos, exceto o nelfinavir, são metabolizados predominantemente pela CYP3A4 (e o principal metabólito do nelfinavir é depurado pela CYP3A4). Todos os IPs do HIV aprovados apresentam potencial para interações medicamentosas metabólicas. A maioria desses fármacos inibe a CYP3A4 nas concentrações clinicamente alcançadas, embora haja uma acentuada variação na magnitude da inibição, sendo o ritonavir, sem dúvida alguma, o mais potente nesse aspecto. É atualmente prática comum combinar os IPs do HIV com uma baixa dose de ritonavir, em razão da notável capacidade desse fármaco de inibir o metabolismo da CYP3A4. A administração de doses de 100 ou 200 mg, 1 ou 2 vezes/dia, é suficiente para inibir a CYP3A4 e aumentar ("potencializar") as concentrações da maioria dos substratos da CYP3A4 administrados concomitantemente. O perfil farmacocinético aumentado dos IPs do HIV administrados com ritonavir reflete a inibição do metabolismo de primeira passagem e da depuração sistêmica, resultando em melhor biodisponibilidade oral e $t_{½}$ de eliminação mais longa do fármaco coadministrado. Esse fato permite uma redução na dose e na frequência de doses do fármaco, enquanto ocorre um aumento das concentrações sistêmicas. As combinações de darunavir, lopinavir, fosamprenavir e atazanavir com ritonavir foram aprovadas para administração 1 vez/dia.

Os IPs do HIV, em sua maioria, são substratos para bomba de efluxo da glicoproteína P (P-gp) (Capítulo 5). Esses agentes em geral penetram menos facilmente no sêmen do que os INTRs e os INNTRs. Os IPs do HIV apresentam uma alta variabilidade interindividual que pode refletir a atividade diferencial das CYPs hepáticas e intestinais. A velocidade com que ocorre desenvolvimento de resistência do HIV aos IPs não potencializados é intermediária entre a dos análogos nucleosídicos e dos INNTRs. As mutações de resistência iniciais (primárias) no local ativo enzimático resultam apenas em um declínio de 3 a 5 vezes na sensibilidade à maioria dos fármacos; essas mutações são seguidas por mutações secundárias frequentemente distantes do sítio ativo, que compensam a redução da eficiência proteolítica. O acúmulo de mutações de resistência secundárias aumenta a probabilidade de resistência cruzada a outros IPs.

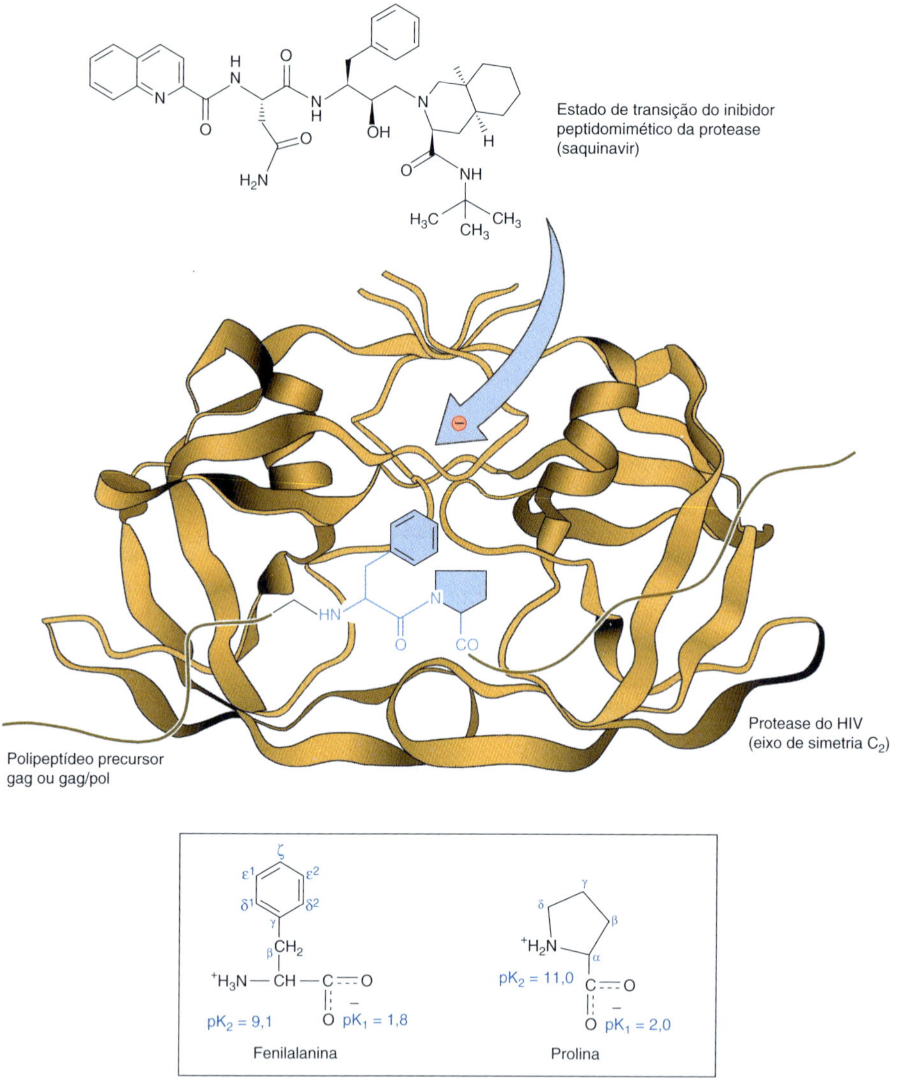

Figura 59-4 *Mecanismo de ação do inibidor da protease do HIV saquinavir.* Aqui é mostrada uma sequência peptídica-alvo de fenilalanina-prolina (em *azul*) para a enzima protease (em *castanho-dourado*) com estruturas químicas do aminoácido nativo (*no box inferior*) para enfatizar a homologia de suas estruturas em relação à do saquinavir (*em cima*).

Efeitos colaterais GI incluindo náuseas, vômito e diarreia são comuns, embora os sintomas desapareçam em quatro semanas após o início do tratamento. Esses fármacos, com perfis de potente atividade e resistência favorável, constituem um componente comum de esquemas para pacientes que já receberam tratamento. Entretanto, os benefícios virológicos desses fármacos devem ser avaliados em relação às toxicidades a curto e longo prazos, incluindo risco de resistência à insulina e lipodistrofia.

SAQUINAVIR. O saquinavir é uma hidroxietilamina peptideomimética que inibe a replicação tanto do HIV-1 quanto do HIV-2 (Figura 59-4). Como é típico dos IPs do HIV, resistência de alto nível requer acúmulo de mutações de multirresistência. O fármaco está disponível como uma cápsula de gelatina dura. Quando combinado com o ritonavir e análogos nucleosídicos, o saquinavir produz reduções da carga viral comparáveis com aquelas obtidas com outros esquemas de IPs do HIV.

ADME. O Quadro 59-4 resume o perfil farmacocinético desse agente. A biodisponibilidade oral fracionada é baixa, principalmente por causa do extenso metabolismo de primeira passagem e, portanto, esse fármaco deve sempre ser administrado em combinação com ritonavir. Doses baixas de ritonavir aumentam a ASC do saquinavir em estado

Quadro 59-4

Propriedades farmacocinéticas dos inibidores da protease do HIV-1[a]

PARÂMETRO	SAQUINAVIR[b]	INDINAVIR	RITONAVIR	NELFINAVIR	FOSAMPRENAVIR	LOPINAVIR[c]	ATAZANAVIR	TIPRANAVIR	DARUNAVIR
Biodisponibilidade oral, %	13	60-65	> 60	20-80 (dependente da formulação e da presença de alimento)	ND	ND	ND	ND	82
Efeito de refeições sobre a *ASC*	↑570% (alto teor de gordura)	↓77% (alto teor de gordura)	↑13% (cápsula)	↑100-200%	↔	↑27% (teor de gordura moderado)	↑70% (refeição leve)	↔	↑30%
$t_{1/2}$ plasmática, h	1-2	1,8	3-5	3,5-5	7,7	5-6	6,5-7,9	4,8-6,0	15
Ligação a proteínas plasmáticas, %	98	60	98-99	> 98	90	98-99	86	99,9	95
Metabolismo por CYPs	3A4	3A4	3A4 > 2D6	2C19 > 3A4	3A4	3A4	3A4	3A4	3A4
Autoindução de metabolismo	Não	Não	Sim	Sim	Não	Sim	Não	Sim	ND
Excreção renal do fármaco original, %	< 3	9-12	3,5	1-2	1	< 3	7	0,5	8
Inibição de CYP3A4	+	++	+++	++	++	+++	++	+++	+++

ASC, área sob a curva de concentração plasmática-tempo; $t_{1/2}$, $t_{1/2}$ de eliminação; ↑, aumento; ↓, redução; ↔, sem efeito; CYP, citocromo P450; ND, não determinado; +, fraco; ++, moderado; +++, substancial.
[a]Valores médios relatados em adultos com funções renal e hepática normais.
[b]Parâmetros relatados para a formulação de saquinavir em cápsulas de gelatina mole.
[c]Os valores para lopinavir, tipranavir e darunavir refletem coadministração com ritonavir.

de equilíbrio estável em 20 a 30 vezes. As substâncias que inibem a CYP3A4 intestinal, mas não a hepática (p. ex., suco de pomelo), podem aumentar a ASC do saquinavir em cerca de 3 vezes.

EFEITOS ADVERSOS. Os efeitos colaterais mais frequentes do saquinavir são de origem GI: náuseas, vômitos, diarreia e desconforto abdominal. Os efeitos colaterais do saquinavir são, em sua maioria, brandos e de curta duração, embora o seu uso a longo prazo esteja associado à lipodistrofia.

PRECAUÇÕES E INTERAÇÕES. A depuração do saquinavir aumenta com a indução da CYP3A4. A coadministração de indutores de CYP3A4, como rifampicina, fenitoína ou carbamazepina, reduz as concentrações de saquinavir e deve ser evitada. O efeito da nevirapina ou do efavirenz sobre o saquinavir pode ser revertido com o ritonavir.

RITONAVIR. O ritonavir é um inibidor da protease do HIV peptideomimético planejado para complementar o eixo de simetria C_2 do sítio ativo da enzima. O ritonavir mostra-se ativo contra o HIV-1 e o HIV-2 (talvez ligeiramente menos ativo contra HIV-2). O ritonavir é principalmente usado como um intensificador farmacocinético (inibidor da CYP3A4); não se sabe se as baixas doses empregadas com esse objetivo induzem mutações de resistência ao ritonavir. O ritonavir é raramente utilizado como único inibidor da protease em esquemas de combinação, devido à toxicidade GI.

ADME. O Quadro 59-4 resume o perfil farmacocinético desse agente. Sua variabilidade interpessoal na farmacocinética é alta, observando-se uma variabilidade que excede em seis vezes as concentrações mínimas do fármaco entre pacientes que recebem 600 mg a cada 12 horas como cápsulas.

EFEITOS ADVERSOS. Os principais efeitos colaterais do ritonavir são GI e incluem náuseas, vômitos, diarreia, anorexia, dor abdominal e alteração do paladar. A toxicidade GI pode ser reduzida se o fármaco for administrado com as refeições. Parestesias periféricas e periorais podem ocorrer na dose terapêutica de 600 mg, 2 vezes/dia. Em geral, esses efeitos colaterais regridem em poucas semanas após o início da terapia. O ritonavir também causa elevações nos níveis séricos de colesterol total e triglicerídeos que dependem da dose, bem como outros sinais de lipodistrofia.

PRECAUÇÕES E INTERAÇÕES. O ritonavir é um dos mais potentes inibidores conhecidos da CYP 3A4. Portanto, o ritonavir deve ser usado com cautela em combinação com qualquer substrato da CYP3A4, não devendo ser combinado com fármacos que tenham um índice terapêutico estreito, como midazolam, triazolam, fentanila e derivados do esporão-do-centeio. O ritonavir é um inibidor misto competitivo e irreversível da CYP 3A4 e seus efeitos podem persistir por 2 a 3 dias após descontinuação do fármaco. O ritonavir também é um inibidor fraco da CYP 2D6. Os indutores potentes da atividade da CYP 3A4, como a rifampicina, podem reduzir as concentrações de ritonavir e devem ser evitados, ou deve-se considerar um ajuste da dose. As formulações de ritonavir em cápsulas e em solução contêm álcool e não devem ser administradas com dissulfiram ou metronidazol. O ritonavir é também um indutor moderado da CYP 3A4, da glicuronosil *S*-transferase e possivelmente de outras enzimas hepáticas e proteínas de transporte de fármacos. Em consequência, as concentrações de alguns fármacos irão diminuir na presença de ritonavir. O ritonavir diminui em 40% a *ASC* do etinilestradiol, devendo-se utilizar formas alternativas de contracepção.

Uso do ritonavir como inibidor da CYP3A4. O ritonavir inibe o metabolismo de todos os IPs do HIV atualmente disponíveis e, com frequência, é usado em combinação com a maioria desses fármacos, com exceção do nelfinavir, para aumentar o seu perfil farmacocinético e permitir uma redução da dose e da frequência de doses do fármaco coadministrado. O ritonavir também supera os efeitos deletérios do alimento sobre a biodisponibilidade do indinavir. A administração de ritonavir em baixas doses (100 ou 200 mg, 1 ou 2 vezes/dia) é do mesmo modo eficaz na inibição da CYP3A4 e muito mais bem tolerada do que a dose de 600 mg, 2 vezes/dia.

FOSAMPRENAVIR. O fosamprenavir é um pró-fármaco fosfonoxi do amprenavir que apresenta hidrossolubilidade substancialmente aumentada e biodisponibilidade oral melhorada. O fosamprenavir é tão eficaz quanto e, em geral, mais bem tolerado do que o amprenavir e como resultado, este último não é mais comercializado. O fármaco mostra-se ativo contra o HIV-1 e o HIV-2. O fosamprenavir demonstra um benefício virológico a longo prazo em pacientes virgens de tratamento em pacientes tratados, com ou sem ritonavir, em combinação com análogos nucleosídicos. Uma associação fosamprenavir/ritonavir, 2 vezes/dia, produz resultados virológicos equivalentes a uma associação lopinavir/ritonavir, tanto em pacientes virgens de tratamento quanto naqueles que se encontram em tratamento. O fosamprenavir é aprovado para uso em pacientes pediátricos com 2 anos ou mais de idade virgens de tratamento e em pacientes com 6 anos ou mais em tratamento, em uma dose de 30 mg/kg 2 vezes/dia ou 18 mg/kg mais ritonavir, 3 mg/kg, 2 vezes/dia.

Ocorre uma mutação responsável pela resistência primária ao amprenavir no códon 50 da protease do HIV. Ocorre resistência primária menos frequentemente no códon 84.

ADME. O Quadro 59-4 resume o perfil farmacocinético deste agente. O pró-fármaco fosforilado é aproximadamente 2.000 vezes mais hidrossolúvel do que o amprenavir. O fosamprenavir é rapidamente desfosforilado em amprenavir na mucosa intestinal. As refeições não têm nenhum efeito significativo sobre a farmacocinética do fosamprenavir.

EFEITOS ADVERSOS. Os efeitos adversos mais comuns associados são GI e incluem diarreia, náuseas e vômitos. Foi também relatada a ocorrência de hiperglicemia, fadiga, parestesias e cefaleia. O fosamprenavir pode produzir erupções cutâneas; pode-se observar exantema moderado a intenso (em até 8% dos pacientes), surgindo em duas semanas após o início da terapia. O fosamprenavir tem menos efeitos sobre os perfis dos lipídeos plasmáticos do que esquemas à base de lopinavir.

PRECAUÇÕES E INTERAÇÕES. Os indutores da atividade da CYP3A4 hepática (p. ex., rifampicina e efavirenz) podem reduzir as concentrações plasmáticas de amprenavir. Como o amprenavir é tanto inibidor quanto indutor da CYP3A4, podem ocorrer interações medicamentosas farmacocinéticas, que podem ser imprevisíveis, especialmente se o fármaco for administrado na ausência de ritonavir.

LOPINAVIR. O lopinavir é estruturalmente semelhante ao ritonavir, porém 3 a 10 vezes mais potente contra o HIV-1. Esse agente mostra-se ativo contra o HIV-1 e o HIV-2. O lopinavir só está disponível em coformulação com baixas doses de ritonavir, como um inibidor de CYP3A4. O lopinavir possui atividade antirretroviral pelo menos comparável àquela de outros potentes inibidores da protease do HIV e atividade superior à do nelfinavir. O lopinavir também possui atividade antirretroviral considerável e duradoura em pacientes que não responderam a esquemas anteriores contendo inibidores da protease do HIV.

Os pacientes virgens de tratamento que não respondem a um primeiro esquema contendo lopinavir geralmente não apresentam mutações de protease do HIV, mas podem ter resistência genética aos outros fármacos incluídos no esquema. Para os pacientes que já receberam tratamento, o acúmulo de quatro ou mais mutações de resistência a inibidores da protease do HIV está associado a uma probabilidade reduzida de supressão viral após iniciar o lopinavir.

ADME. O Quadro 59-4 resume o perfil farmacocinético deste agente. A dose de lopinavir/ritonavir para adultos é de 400/100 mg (dois comprimidos) 2 vezes/dia, ou 800/200 mg (quatro comprimidos) 1 vez/dia. A associação lopinavir/ritonavir não deve ser administrada 1 vez/dia a pacientes que já foram tratados. A associação lopinavir/ritonavir está aprovada para uso em pacientes pediátricos de 14 dias ou mais, com a posologia com base ou no peso corpóreo ou na área de superfície corpórea. Uma formulação pediátrica em comprimidos está disponível para uso em crianças com mais de 6 meses de idade. O lopinavir é absorvido rapidamente após administração oral. A presença de alimento exerce um efeito mínimo sobre a biodisponibilidade dos comprimidos de lopinavir/ritonavir, e o fármaco pode ser tomado com ou sem alimento. Embora os comprimidos contenham lopinavir/ritonavir em uma proporção fixa de 4:1, a proporção da concentração plasmática observada para esses dois fármacos após administração oral é próxima de 20:1, indicando a sensibilidade do lopinavir ao efeito inibitório do ritonavir sobre a CYP3A4. Tanto o lopinavir quanto o ritonavir estão altamente ligados a proteínas plasmáticas, principalmente a α_1-glicoproteína ácida, e têm penetração fracionada baixa no LCS e no sêmen.

EFEITOS ADVERSOS. Os eventos adversos mais comuns relatados com a coformulação de lopinavir/ritonavir são GI: evacuação de fezes moles, diarreia, náuseas e vômitos. As anormalidades laboratoriais consistem em elevações dos níveis totais de colesterol e triglicerídeos. Não se sabe se esses efeitos colaterais são devidos ao ritonavir, ao lopinavir ou a ambos.

PRECAUÇÕES E INTERAÇÕES. A administração concomitante de agentes que induzem a CYP3A4, como a rifampicina, pode reduzir consideravelmente as concentrações plasmáticas de lopinavir. A erva-de-são-joão é um indutor conhecido da CYP3A4, resultando em concentrações mais baixas de lopinavir e possível perda da eficiência antiviral. A coadministração de outros agentes antirretrovirais passíveis de induzir a CYP3A4, incluindo amprenavir, nevirapina ou efavirenz, pode exigir um aumento na dose de lopinavir. A formulação líquida de lopinavir contém 42% de etanol e não deve ser administrada com dissulfiram ou metronidazol. O ritonavir também é um indutor moderado da CYP na dose empregada na coformulação e pode diminuir adversamente as concentrações de alguns fármacos coadministrados (p. ex., anticoncepcionais orais). Não há nenhuma prova direta de que o lopinavir seja um indutor da CYP *in vivo*; entretanto, as concentrações de alguns fármacos coadministrados (p. ex., amprenavir e fenitoína) são mais baixas com a coformulação lopinavir/ritonavir do que seria esperado com baixas doses isoladas de ritonavir.

ATAZANAVIR. O atazanavir é um inibidor da protease azapeptídico ativo contra o HIV-1 e o HIV-2.

USO TERAPÊUTICO. Em pacientes que já receberam tratamento, a administração de 400 mg de atazanavir, 1 vez/dia, sem ritonavir foi inferior à coformulação de lopinavir-ritonavir administrada 2 vezes/dia. A combinação de atazanavir com ritonavir em baixas doses teve um efeito sobre a carga viral semelhante ao da coformulação de lopinavir/ritonavir em um estudo, sugerindo que esse fármaco deve ser combinado com ritonavir em pacientes que já receberam tratamento e, talvez, em pacientes virgens de tratamento com elevada carga viral em condições basais. O atazanavir, em combinação com ritonavir, está aprovado para tratamento de pacientes pediátricos com mais de 6 anos de idade, sendo a posologia estabelecida com base no peso. Ocorre mutação de resistência primária ao atazanavir no códon 50 da protease do HIV, conferindo uma redução de aproximadamente 9 vezes na sua sensibilidade. É mais provável a ocorrência de resistência de alto nível na presença de cinco ou mais mutações adicionais.

ADME. O Quadro 59-4 resume o perfil farmacinético desse agente. O atazanavir é absorvido rapidamente após administração oral. Uma refeição leve aumenta em 70% a ASC; uma refeição rica em gordura produz um aumento de 35% na ASC. Por isso, recomenda-se que o atazanavir seja administrado com alimentos. A absorção depende do pH, e inibidores da bomba de prótons ou outros agentes acidorredutores diminuem consideravelmente as concentrações do atazanavir após administração oral. A $t_{1/2}$ de eliminação do atazanavir aumenta com a dose, desde 7 horas na dose-padrão de 400 mg, 1 vez/dia, até quase 10 horas com uma dose de 600 mg. O fármaco é encontrado no LCS em uma concentração de menos de 3% dos níveis plasmáticos, porém apresenta excelente penetração no líquido seminal.

EFEITOS ADVERSOS. A exemplo do indinavir, o atazanavir provoca, com frequência, hiperbilirrubinemia não conjugada, embora esta não esteja associada à hepatotoxicidade. Relatos pós-comercialização incluem reações adversas hepáticas como colecistite, colelitíase, colestase e outras anormalidades da função hepática. Outros efeitos colaterais relatados com o uso do atazanavir incluem diarreia e náuseas, principalmente durante as primeiras semanas de terapia. De modo global, 6% dos pacientes interromperam o uso do atazanavir, devido ao aparecimento de efeitos colaterais durante 48 semanas de tratamento. Os pacientes tratados com atazanavir apresentaram concentrações significativamente mais baixas de colesterol e triglicerídeos em jejum do que pacientes tratados com nelfinavir, lopinavir ou efavirenz. O atazanavir não é conhecido por provocar intolerância à glicose e nem alterações na sensibilidade à insulina.

PRECAUÇÕES E INTERAÇÕES. Como o atazanavir é metabolizado pela CYP3A4, a administração concomitante de agentes que induzem essa enzima (p. ex., rifampicina) está contraindicada. O atazanavir também é um inibidor moderado de CYP3A4 e pode alterar concentrações plasmáticas de outros substratos dessa enzima. O atazanavir é um inibidor moderado da UGT1A1 e aumenta em 41 a 72% a ASC do raltegravir. O ritonavir aumenta significativamente a ASC do atazanavir e diminui sua depuração sistêmica. Os inibidores da bomba de prótons (IBPs) reduzem consideravelmente as concentrações de atazanavir com administração concomitante. IBPs e bloqueadores de H_2 devem ser evitados em pacientes tratados com atazanavir.

DURANAVIR. O darunavir é um inibidor não peptídico da protease que é ativo contra o HIV-1 e o HIV-2. O darunavir liga-se firmemente, porém de modo reversível, ao local ativo da protease do HIV, mas também foi verificado que impede a dimerização da protease. Pelo menos três mutações de resistência associada ao darunavir são necessárias para conferir resistência. O darunavir em combinação com ritonavir está aprovado para uso em adultos infectados pelo HIV.

ADME. O Quadro 59-4 resume o perfil farmacocinético desse agente. A associação darunavir/ritonavir pode ser usada como um esquema de 1 vez/dia (800/100 mg) ou 2 vezes/dia (600/100 mg) com nucleosídeos em adultos virgens de tratamento e como um esquema de 2 vezes/dia (juntamente com alimentos) em adultos que já receberam tratamento. A associação darunavir/ritonavir, 2 vezes/dia, está aprovada para uso em pacientes pediátricos com mais de 6 anos de idade, sendo a posologia estabelecida com base no peso. O darunavir é absorvido rapidamente após administração oral com ritonavir, e concentrações máximas ocorrem 2 a 4 horas depois. O ritonavir aumenta a biodisponibilidade do darunavir em até 14 vezes. Quando combinado com ritonavir, a $t_{½}$ média de elimiminação do darunavir é de aproximadamente 15 horas e a ASC é aumentada em uma ordem de magnitude.

EFEITOS ADVERSOS. Como o darunavir deve ser combinado com uma dose baixa de ritonavir, a administração do fármaco deve estar acompanhada por todos os efeitos colaterais causados pelo ritonavir, incluindo queixas GI em até 20% dos pacientes. O darunavir, do mesmo modo que o fosamprenavir, contém um radical sulfa, e o aparecimento de exantema foi relatado em até 10% dos pacientes que dele fizeram uso. A associação darunavir/ritonavir está relacionada com aumento nas concentrações plasmáticas de triglicerídeos e colesterol, embora a magnitude do aumento seja inferior àquela observada com lopinavir/ritonavir. O darunavir tem sido associado a episódios de hepatotoxicidade.

PRECAUÇÕES E INTERAÇÕES. Como o darunavir é metabolizado pela CYP3A4, a administração concomitante de agentes que induzem essa enzima (p. ex., rifampicina) é contraindicada. O perfil de interação medicamentosa da associação darunavir/ritonavir é dominado por aqueles esperados com a administração do ritonavir. A associação darunavir/ritonavir, 600/100 mg 2 vezes/dia, aumentou a ASC do maraviroque em 340%; a dose do maraviroque deve ser reduzida para 150 mg, 2 vezes/dia, quando combinado com darunavir.

INDINAVIR. O indinavir é um inibidor da protease do HIV peptidomimético. O indinavir não possui vantagens significativas em relação a outros IPs do HIV e não é mais amplamente prescrito em razão de problemas com nefrolitíase e outras nefrotoxicidades.

ADME. O Quadro 59-4 resume o perfil farmacocinético desse agente. O indinavir é absorvido rapidamente após administração oral, com concentrações máximas alcançadas em cerca de 1 hora. Uma refeição com alto conteúdo de calorias e gordura reduz as concentrações plasmáticas em aproximadamente 75%; portanto, o indinavir deve ser administrado com ritonavir, em jejum ou com uma refeição leve com baixo teor de gordura. O indinavir apresenta a mais baixa ligação a proteínas de todos os inibidores da protease, com um percentual de apenas 60% ligado a proteínas plasmáticas. Como consequência, o indinavir é dotado de uma penetração fracionada no LCS mais elevada do que outros fármacos dessa classe. A $t_{½}$ curta do indinavir torna necessária a sua administração por 3 vezes/dia (a cada 8 h), a menos que o fármaco seja combinado com ritonavir, o que reduz a depuração do indinavir e permite sua administração 2 vezes/dia, independentemente de refeições.

EFEITOS ADVERSOS. O efeito adverso singular e comum do indinavir consiste em cristalúria e nefrolitíase, derivadas da pouca solubilidade do fármaco (mais baixa em pH 7,4 do que em pH 3,5). A nefrolitíase ocorre em aproximadamente 3% dos pacientes. Os pacientes devem ingerir líquidos suficientes para manter a urina diluída e evitar complicações renais. O risco de nefrolitíase está relacionado com concentrações plasmáticas mais elevadas do fármaco. O indinavir frequentemente causa hiperbilirrubinemia não conjugada. Tal fato costuma ser assintomático e não está associado às sequelas importantes no futuro. A administração prolongada de indinavir está relacionada com a síndrome de lipodistrofia associada ao HIV. O indinavir tem sido associado à hiperglicemia e pode induzir um estado relativo de resistência à insulina. Complicações dermatológicas foram relatadas, incluindo perda capilar, ressecamento da pele e lábios fendidos e crescimento das unhas dos dedos do pé voltadas para dentro.

PRECAUÇÕES E INTERAÇÕES. Os pacientes em uso de indinavir devem ingerir pelo menos 2 litros de água diariamente para evitar complicações renais. *Isso é especialmente problemático para aqueles que residem em locais de clima quente.* Como a solubilidade do indinavir diminui em pH elevado, antiácidos ou outros agentes de tamponamento *não devem* ser administrados concomitantemente. As formulações de didanosina contendo um tampão antiácido não devem ser administradas 2 horas antes ou até 1 hora após a administração de indinavir. O indinavir é metabolizado pela CYP3A4 e constitui um inibidor moderadamente potente da CYP3A4. O indinavir não deve ser administrado simultaneamente a outros substratos da CYP3A4 que possuem índice terapêutico estreito.

NELFINAVIR. O nelfinavir é um inibidor de protease não peptídico, ativo tanto contra o HIV-1 quanto contra o HIV-2. O nelfinavir está aprovado para o tratamento de infecção pelo HIV de adultos e crianças em combinação com outros fármacos antirretrovirais. A supressão virológica a longo prazo com esquemas de combinação à base de nelfinavir é significativamente inferior a esquemas à base de lopinavir/ritonavir, atazanavir ou efavirenz. O nelfinavir é bem tolerado em gestantes infectadas pelo HIV, porém a detecção de um contaminante potencialmente carcinogênico resultou em uma recomendação de que este fármaco não deve ser usado por gestantes.

A principal mutação de resistência ao nelfinavir (D30N) é única para esse fármaco e resulta em uma redução de sete vezes na suscetibilidade. Isolados com apenas essa mutação conservam sensibilidade completa a outros IPs do HIV. Menos comumente, uma mutação de resistência primária ocorre na posição 90, que pode conferir resistência cruzada. Mutações de resistência secundária podem acumular-se e estão associadas à resistência adicional ao nelfinavir, bem como à resistência cruzada a outros IPs do HIV.

ADME. O Quadro 59-4 resume o perfil farmacocinético desse agente. Uma refeição com conteúdo moderado de gordura aumenta a ASC em 2 a 3 vezes; concentrações mais elevadas são alcançadas com refeições ricas em gordura. Variabilidades nas concentrações plasmáticas de nelfinavir em um mesmo indivíduo e entre indivíduos são grandes como consequência da absorção irregular. O nelfinavir é o único inibidor da protease do HIV cuja farmacocinética não é substancialmente melhorada pelo ritonavir. Seu principal metabólito hidroxi-*t*-butilamida, M8, é formado pela CYP2C19 e possui atividade antirretroviral similar à do fármaco original. Esse é o único metabólito ativo conhecido de qualquer inibidor da protease do HIV. O nelfinavir induz o seu próprio metabolismo.

EFEITOS ADVERSOS. O efeito colateral mais importante do nelfinavir consiste em diarreia e fezes soltas, que voltam ao normal nas primeiras quatro semanas de tratamento. Sob os demais aspectos, o nelfinavir em geral é bem tolerado. Tem sido associado à intolerância à glicose, níveis elevados de colesterol e aumento de triglicerídeos.

PRECAUÇÕES E INTERAÇÕES. Como o nelfinavir é metabolizado pelas CYPs 2C19 e 3A4, a administração concomitante de agentes que induzem tais enzimas pode ser contraindicada (como ocorre com a rifampicina) ou pode ser necessário um aumento na dose de nelfinavir (a exemplo da rifabutina). O nelfinavir é um inibidor moderado da CYP3A4 e pode alterar as concentrações plasmáticas de outros substratos da CYP3A4. O nelfinavir também induz enzimas hepáticas metabolizadoras de fármacos, reduzindo a ASC do etinilestradiol em 47% e da noretindrona em 18%. A combinação de anticoncepcionais orais, portanto, não deve ser usada como a única forma de contracepção em pacientes que fazem uso do nelfinavir. O nelfinavir reduz a ASC da zidovudina em 35%.

TIPRANAVIR. O tipranavir é um inibidor de protease não peptídico ativo tanto contra o HIV-1 quanto contra o HIV-2. O tipranavir está aprovado para uso apenas no tratamento de pacientes adultos e pediátricos que já receberam tratamento, cujo HIV é resistente a um ou mais IPs. A combinação de tipranavir com pelo menos um outro fármaco antirretroviral ativo, em geral enfuvirtida, melhorou sobremaneira as respostas virológicas. A associação tipranavir/ritonavir está aprovada para uso em pacientes adultos e pediátricos com mais de 2 anos de idade, com a posologia pediátrica baseada no peso ou na área de superfície corporal.

Como as cepas de HIV sensíveis ao tipranavir, em sua maioria, são também sensíveis ao darunavir, este último fármaco é preferível para a maior parte dos pacientes que já receberam tratamento por causa de sua melhor tolerabilidade e do seu perfil de toxicidade.

ADME. O Quadro 59-4 resume o perfil farmacocinético desse agente. O tipranavir deve ser administrado com ritonavir em razão de sua pequena biodisponibilidade oral. O esquema recomendado de tipranavir/ritonavir de 500/200 mg, 2 vezes/dia, inclui uma dose de ritonavir mais elevada do que a de outros IPs do HIV potencializados; doses menores de ritonavir não devem ser usadas. Os alimentos não alteram a sua farmacocinética na presença de ritonavir, mas podem reduzir os efeitos colaterais GI.

EFEITOS ADVERSOS. O uso de tipranavir tem sido raramente associado à hepatotoxicidade fatal e também à hemorragia intracraniana rara (incluindo fatalidades) e a episódios de sangramento em pacientes com hemofilia. O fármaco é dotado de propriedades anticoagulantes *in vitro* e em modelos animais, e tais efeitos são potencializados pela vitamina E. O tipranavir tem mais probabilidade de causar elevação nos lipídeos e triglicerídeos do que outros IPs potencializados, possivelmente em decorrência da dose elevada de ritonavir. O tipranavir contém um radical sulfa, e cerca de 10% dos pacientes tratados relatam exantema transitório. A formulação atual contém uma elevada quantidade de vitamina E; os pacientes não devem fazer uso de suplementos contendo essa vitamina.

PRECAUÇÕES E INTERAÇÕES. A exemplo do ritonavir, o tipranavir é um substrato, um inibidor e um indutor de enzimas CYPs. A associação tipranavir/ritonavir reduz as concentrações (ASC) de todos os IPs coadministrados em 44 a 76% e não deve ser usada com nenhum desses agentes. Isso reflete o efeito combinado da dose de ritonavir aumentada, bem como a capacidade singular do tipranavir entre os IPs de induzir expressão do transportador farmacológico glicoproteína P.

INIBIDORES DA PENETRAÇÃO

Os dois fármacos disponíveis nessa classe, enfuvirtida e maraviroque, apresentam diferentes mecanismos de ação (Figura 59-1). A enfuvirtida inibe a fusão das membranas virais e celulares, mediada por interações entre gp41 e CD4. O maraviroque é um antagonista dos receptores de quimiocinas e se liga ao receptor CCR5 da célula hospedeira para bloquear a ligação da gp120 viral.

MARAVIROQUE. O maraviroque bloqueia a ligação da proteína gp120 do envoltório externo do HIV ao receptor de quimiocina CCR5 (Figura 59-5). O maraviroque está aprovado para uso em adultos infectados pelo HIV que tenham evidência basal de vírus predominantemente trópicos por CCR5. O fármaco não exerce atividade contra vírus que têm tropismo ou duplo tropismo por CXCR4. O maraviroque mantém atividade contra vírus que tenham se tornado resistentes aos agentes antirretrovirais de outras classes, em razão de seu mecanismo de ação singular.

O HIV pode desenvolver resistência a esse fármaco por meio de duas vias distintas. Um paciente que inicia terapia com maraviroque para HIV predominantemente trópico por CCR5 pode sofrer uma troca no tropismo, ou tropismo duplo/misto por CXCR4. Isso é especialmente provável em pacientes portadores de vírus com tropismo por CXCR4 ou com tropismo duplo/misto por CXCR4 de nível baixo, mas não detectados antes do início do tratamento com maraviroque. Alternativamente, o HIV pode manter seu tropismo por CCR5, mas ganhar resistência ao fármaco mediante mutações específicas na alça V3 da gp120 que permitem a ligação do vírus na presença de inibidor.

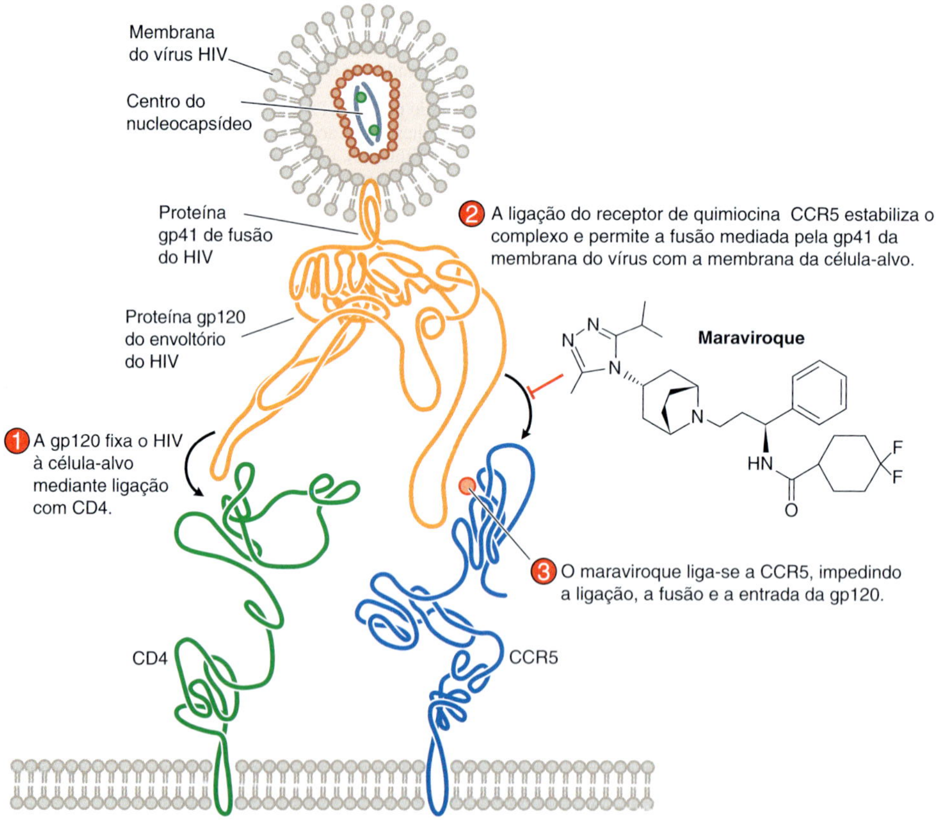

Figura 59-5 *Mecanismo de ação do inibidor de fusão do HIV maraviroque.*

ADME. O maraviroque é o único fármaco antirretroviral aprovado em três diferentes doses para início de tratamento, dependendo das medicações concomitantes. Quando combinado com a maioria dos inibidores da CYP3A, a dose inicial é de 150 mg, 2 vezes/dia; quando combinado com a maioria dos indutores da CYP3A, a dose inicial é de 600 mg, 2 vezes/dia; no caso de outras medicações concomitantes, a dose inicial é de 300 mg, 2 vezes/dia. A biodisponibilidade oral do maraviroque, 23 a 33%, é dependente da dose. A presença de alimento reduz a biodisponibilidade, mas não há exigência alimentar para administração do fármaco. A eliminação é feita principalmente por meio da CYP3A4 com $t_{1/2}$ de eliminação de 10,6 horas.

EFEITOS ADVERSOS. O maraviroque geralmente é bem tolerado. Um caso de hepatotoxicidade grave com características alérgicas foi relatado, porém em estudos controlados (grau 3 ou 4) a frequência de hepatotoxicidade não foi maior com o uso de maraviroque do que com placebo.

PRECAUÇÕES E INTERAÇÕES. O maraviroque é um substrato da CYP3A4 suscetível às interações medicamentosas farmacocinéticas relacionadas com inibidores e indutores da CYP3A4. O maraviroque não é propriamente um inibidor ou indutor de CYP *in vivo*, embora doses elevadas de maraviroque (600 mg diárias) tenham aumentado as concentrações do substrato da CYP2D6, a debrisoquina.

ENFUVIRTIDA. A enfuvirtida é um peptídeo sintético de 36 aminoácidos que não é ativa contra o HIV-2, porém é amplamente eficaz contra isolados laboratoriais e clínicos do HIV-1. A enfuvirtida foi aprovada para uso pelo FDA apenas em adultos que já receberam tratamento e apresentam evidência de replicação do HIV, apesar de terapia antirretroviral contínua. O alto custo e a via de administração do fármaco (injeção subcutânea, 2 vezes/dia) limitam seu uso àqueles sem nenhuma outra opção de tratamento.

MECANISMOS DE AÇÃO E RESISTÊNCIA. A sequência de aminoácidos da região transmembrânica da gp41 do HIV-1, que está envolvida na fusão da bicamada de lipídeos da membrana do vírus com a membrana celular do hospedeiro. O peptídeo bloqueia a interação entre as sequências N36 e C34 da glicoproteína gp41 ao ligar-se a um sulco hidrofóbico na espiral N36. Essa ligação impede a formação de um feixe de seis hélices, crítico para a fusão de membrana e a entrada do vírus na célula do hospedeiro. A enfuvirtida inibe a infecção das células $CD4^+$ por partículas virais livres. A enfuvirtida mantém a sua atividade contra os vírus, que se tornaram resistentes a agentes antirretrovirais de outras classes. O HIV pode desenvolver resistência a esse fármaco por meio de mutações específicas no domínio de ligação da enfuvirtida da gp41.

ADME. A enfuvirtida é o único agente antirretroviral aprovado que precisa ser administrado por via parenteral. A biodisponibilidade da enfuvirtida por via subcutânea é de 84%, em comparação com uma dose intravenosa. A farmacocinética do fármaco por via subcutânea não é afetada pelo local de injeção. A principal via de eliminação do fármaco ainda não foi estabelecida. A $t_{1/2}$ de eliminação da enfuvirtida parenteral é, em média, de 3,8 horas, exigindo a sua administração 2 vezes/dia.

EFEITOS ADVERSOS. Os efeitos adversos mais notáveis da enfuvirtida são as reações observadas no local de injeção. A maioria dos pacientes (98%) desenvolve efeitos colaterais localizados incluindo dor, eritema e enduração no local de injeção; 80% dos pacientes desenvolvem nódulos ou cistos. O uso da enfuvirtida foi associado a uma alta incidência de linfadenopatia e pneumonia. A enfuvirtida não é conhecida por alterar as concentrações de quaisquer fármacos coadministrados.

INIBIDORES DA INTEGRASE

A integração cromossômica é uma característica definidora dos ciclos de vida dos retrovírus e permite que o DNA viral permaneça no núcleo da célula hospedeira por um período prolongado de inatividade ou latência (Figura 59-1). Como não se sabe se o DNA humano sofre excisão ou reintegração, esse é um excelente objetivo para intervenção antiviral. O inibidor da integrase do HIV, o raltegravir, impede a formação de ligações covalentes entre o DNA do hospedeiro e o DNA viral — um processo conhecido como *transferência de filamento* — provavelmente por interferir em cátions divalentes essenciais no centro catalítico da enzima.

RALTEGRAVIR. O raltegravir bloqueia a atividade catalítica da integrase codificada pelo HIV, impedindo, assim, a integração do DNA do vírus ao cromossomo do hospedeiro (Figura 59-6). O raltegravir exerce atividade potente contra o HIV-1 e o HIV-2. O raltegravir mantém atividade contra vírus que se tornaram resistentes a agentes antirretrovirais de outras classes, em razão de seu mecanismo de ação singular. O raltegravir está aprovado para o uso em adultos infectados pelo HIV.

ADME. Concentrações máximas de raltegravir são alcançadas cerca de 1 hora após administração oral. A eliminação é bifásica, com uma $t_{1/2}$ de fase α de aproximadamente 1 hora e uma $t_{1/2}$ de fase β terminal de aproximadamente 12 horas, com predomínio da fase α. A farmacocinética do raltegravir é altamente variável. As refeições com conteúdo moderado a elevado de gordura aumentam a biodisponibilidade (ASC) aparente do raltegravir em até duas vezes; uma refeição com baixo conteúdo de gordura reduz a ASC modestamente (46%); entretanto, não há exigências alimentares para administração do raltegravir. O fármaco encontra-se ligado, em uma proporção de 83%, às proteínas no plasma humano. O raltegravir é eliminado principalmente por glicuronidação pela UGT1A1.

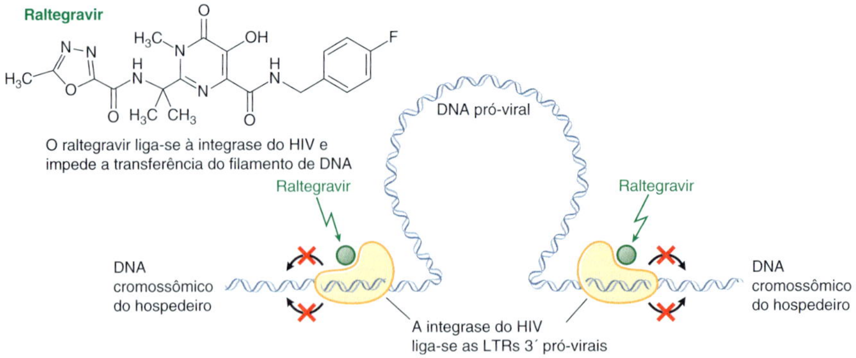

Figura 59-6 *Mecanismo de ação do inibidor da integrase do HIV raltegravir.*

EFEITOS ADVERSOS. O raltegravir geralmente é bem tolerado, com pouca toxicidade clínica. As queixas mais comuns são cefaleia, náuseas, astenia e fadiga. As elevações da creatinocinase, miopatia e rabdomiólise foram relatadas, assim como a exacerbação de depressão.

PRECAUÇÕES E INTERAÇÕES. Como um substrato da UGT1A1, o raltegravir é suscetível a interações que envolvem inibidores ou indutores dessa enzima. O atazanavir, um inibidor moderado da UGT1A1, aumenta a ASC do raltegravir em 41 a 72%. O tenofovir aumenta a ASC do raltegravir em 49%, porém o mecanismo para essa interação é desconhecido. Quando o raltegravir é combinado com a rifampicina indutora de CYP, a dose de raltegravir deve ser duplicada para 800 mg, 2 vezes/dia. O raltegravir apresenta pouco efeito sobre a farmacocinética de fármacos coadministrados.

Futuras orientações de tratamento

Vários grupos de especialistas publicam recomendações periódicas sobre as melhores combinações de agentes antirretrovirais para adultos e crianças virgens de tratamento e para aqueles que já receberam tratamento. Nos EUA, o *Panel on clinical practices for treatment of HIV infection* publica diretrizes atualizadas a cada seis meses, aproximadamente; suas diretrizes mais recentes podem ser acessadas em http:/www.aidsinfo.nih.gov/Guidelines (*Department of Health and Human Services*).

As atuais recomendações de tratamento dizem respeito à maneira de como tomar duas importantes decisões:

- **O momento de iniciar a terapia em pacientes virgens de tratamento;**
- **Quando modificar a terapia em pacientes que não respondem ao esquema ministrado.**

Os fármacos específicos recomendados podem mudar de um ano para outro à medida que surgem novas escolhas disponíveis e vão sendo acumulados dados de pesquisa clínica. Atualmente, a seleção de fármacos será orientada por testes de resistência genotípica e fenotípica. Entretanto, é provável que as diretrizes futuras de tratamento continuem sendo determinadas por três princípios:

- **Uso de terapia de combinação para impedir o aparecimento de vírus resistentes;**
- **Ênfase na conveniência e na tolerabilidade do esquema e na aderência do paciente ao esquema, para obter uma supressão crônica da replicação do HIV;**
- **Realização da necessidade de tratamento permanente na maioria das circunstâncias.**

As diretrizes de tratamento não são suficientes para determinar todos os aspectos do tratamento do paciente. Os médicos que prescrevem a terapia antirretroviral devem manter um conhecimento abrangente e atualizado sobre essa doença e sobre sua farmacoterapia. Como o tratamento de infecção pelo HIV é um assunto complexo que se estende por toda a vida do paciente, e visto que qualquer erro pode gerar consequências sombrias e irreversíveis para o paciente, a prescrição desses fármacos deve ser limitada àqueles que possuem treinamento especializado.

Para uma listagem bibliográfica completa, consulte ***As Bases Farmacológicas da Terapêutica de Goodman e Gilman***, 12ª edição.

Seção VIII Quimioterapia das doenças neoplásicas

Capítulo 60 Princípios gerais da quimioterapia do câncer

INTRODUÇÃO. A farmacologia do câncer passou por mudanças radicais com a identificação de tratamentos curativos para muitas neoplasias malignas anteriormente fatais, como câncer testicular, linfomas e leucemia. A quimioterapia adjuvante e a terapia hormonal podem prolongar a vida e impedir a recidiva da doença após ressecção cirúrgica de cânceres localizados de mama, colorretal e de pulmão. A quimioterapia também é utilizada como parte de uma abordagem multimodal no tratamento de cânceres localmente avançados de cabeça e pescoço, mama, pulmão e esôfago, sarcomas de tecidos moles e tumores sólidos pediátricos, permitindo, assim, uma cirurgia mais limitada e até mesmo a cura desses casos que antigamente eram incuráveis. Os fatores de estimulação de colônias restauram a função da medula óssea e expandem a utilidade da quimioterapia em altas doses. Os agentes quimioterápicos estão sendo cada vez mais utilizados no tratamento de doenças não malignas: os agentes antitumorais citotóxicos tornaram-se fármacos-padrão no tratamento de doenças autoimunes, incluindo artrite reumatoide (metotrexato e ciclofosfamida), doença de Crohn (6-mercaptopurina), transplante de órgãos (metotrexato e azatioprina), anemia falciforme (hidroxiureia) e psoríase (metotrexato). Apesar desses sucessos terapêuticos, poucas categorias de fármacos apresentam um índice terapêutico mais estreito e maior potencial de causar efeitos prejudiciais do que os agentes antineoplásicos citotóxicos. É essencial adquirir uma compreensão completa de sua farmacologia, incluindo interações medicamentosas e farmacocinética clínica, para seu uso seguro e efetivo nos seres humanos.

Os compostos utilizados na quimioterapia de doenças neoplásicas exibem acentuada variação em sua estrutura e no seu mecanismo de ação, incluindo agentes alquilantes; análogos antimetabólitos do ácido fólico, das pirimidinas e das purinas; produtos naturais, hormônios e antagonistas hormonais; e uma variedade de agentes dirigidos para alvos moleculares específicos. Os Quadros 60-1 a 60-5 fornecem um resumo das principais classes e exemplos desses fármacos. A Figura 60-1 mostra os alvos celulares dos agentes quimioterápicos.

A rápida aquisição de conhecimentos sobre a biologia do câncer levou à descoberta de alvos totalmente novos e mais específicos do câncer (p. ex., receptores de fatores de crescimento, vias de sinalização intracelulares, processos epigenéticos, vascularidade dos tumores, defeitos no reparo do DNA e vias de morte celular). Por exemplo, em muitos tumores, a proliferação e a sobrevida dependem da atividade constitutiva de uma única via de fatores de crescimento ou a denominada adicção de oncogenes (i.e., o "calcanhar de Aquiles"), de modo que a inibição dessa via específica leva à morte celular. Assim, o imatinibe ataca a translocação *bcr-abl* singular e específica na leucemia mielocítica crônica. O imatinibe também inibe a c-*kit* e produz controle prolongado de tumores de estroma GI, que expressam uma forma de c-*kit* com mutação e constitutivamente ativada. Os anticorpos monoclonais inibem efetivamente antígenos associados a tumores, como o receptor her-2/neu amplificado em células de câncer de mama. Esses exemplos ressaltam que os novos conhecimentos da biologia do câncer resultarão em estratégias totalmente novas para a descoberta e o desenvolvimento de fármacos e em avanços no tratamento dos pacientes.

Os novos planos de ensaios clínicos, destinados a estabelecer os efeitos de novos fármacos em nível molecular, empregam cada vez mais biomarcadores obtidos de amostras de líquidos biológicos ou tumores para avaliar os efeitos desses novos agentes sobre as vias de sinalização, a proliferação e a morte celular de tumores e a angiogênese. A obtenção de imagens dos efeitos moleculares, metabólicos e fisiológicos dos fármacos se tornará cada vez mais importante na comprovação de que os fármacos alcançam efetivamente os seus alvos.

É pouco provável que as novas terapias substituam os agentes citotóxicos no futuro próximo. Na verdade, os fármacos dirigidos para alvos e os agentes citotóxicos continuarão sendo utilizados em combinação. Por exemplo, os anticorpos monoclonais ou pequenas moléculas dirigidas para alvos, quando utilizados como monoterapia

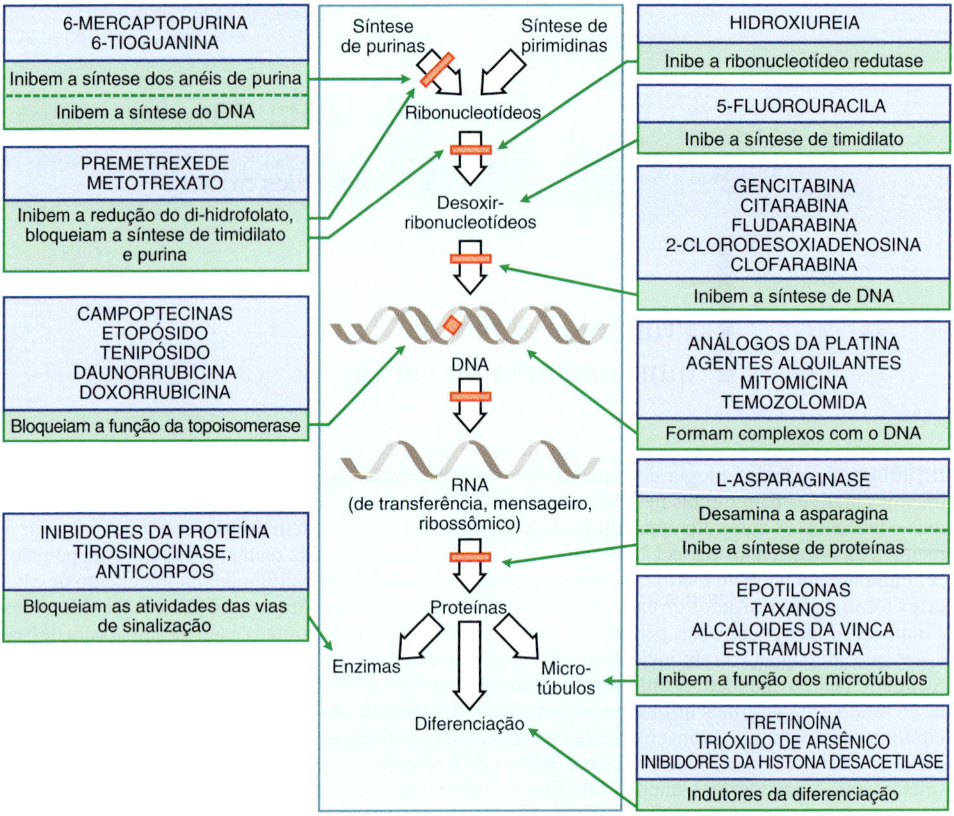

Figura 60-1 *Mecanismos e locais de ação de alguns agentes quimioterápicos para doenças neoplásicas.*

contra tumores sólidos, produzem baixos índices de resposta e benefícios modestos; entretanto, quando usados em combinação com agentes citotóxicos e nos estágios iniciais da doença, os anticorpos monoclonais, como o trastuzumabe e o bevacizumabe, são extremamente efetivos. Ao mesmo tempo, as toxicidades dos agentes citotóxicos tornaram-se mais controláveis com o desenvolvimento de medicamentos antieméticos mais apropriados (Capítulos 13 e 46) e com o fator de estimulação de colônias de granulócitos e a eritropoietina para restaurar a função da medula óssea (Capítulos 37 e 62). Por fim, os fármacos dirigidos para alvos estão ajudando a vencer a resistência aos agentes quimioterápicos por meio de normalização do fluxo sanguíneo, promoção da apoptose e inibição de sinais das vias de fatores de crescimento para a sobrevida. A angiogênese tumoral resulta em aumento da pressão intersticial e diminui a liberação de fármacos nas células tumorais; os inibidores da angiogênese (p. ex., bevacizumabe) normalizam o fluxo sanguíneo e a pressão intersticial, melhoram a liberação do fármaco e, portanto, atuam de modo sinérgico com os agentes citotóxicos no tratamento dos cânceres de pulmão, mama e outros tipos de câncer.

A *resistência a fármacos* continua sendo um grande obstáculo ao tratamento bem-sucedido do câncer.

A resistência resulta de uma variedade de alterações farmacocinéticas e moleculares, que podem invalidar os tratamentos mais bem planejados, incluindo absorção e liberação deficientes do fármaco, variabilidade geneticamente determinada no transporte, ativação e depuração do fármaco, e mutações, amplificações ou supressões nos alvos dos fármacos. O processo de resistência é mais bem compreendido para os agentes dirigidos para alvos. Os tumores que desenvolvem resistência a inibidores do bcr-abl e a inibidores do receptor do fator de crescimento epidérmico (EGFR) expressam mutações na enzima-alvo. Existem células que apresentam mutações de resistência a fármacos no paciente antes do tratamento farmacológico, que são então selecionadas com a exposição ao fármaco. Pode ocorrer resistência a inibidores do EGFR por meio da expressão de um receptor alternativo, *c-met*, que transpõe o bloqueio do EGFR e estimula a proliferação. Os defeitos no reconhecimento de quebras do DNA e a hiperexpressão de enzimas de reparo específicas também podem contribuir para a resistência aos agentes citotóxicos, e a perda das vias apoptóticas pode levar a uma resistência a agentes tanto citotóxicos quanto dirigidos para alvos.

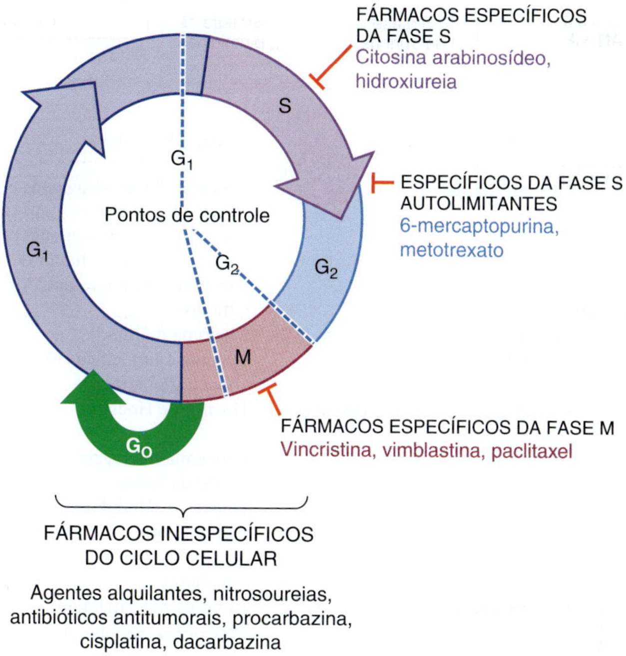

Figura 60-2 *Especificidade dos agentes antineoplásicos no ciclo celular.*

Os fármacos em combinação podem anular os efeitos de um mecanismo de resistência específico a determinado agente, e podem ser sinérgicos em razão de suas interações bioquímicas.

Em condições ideais, as combinações de fármacos não devem levar a uma superposição de suas principais toxicidades. Em geral, os agentes citotóxicos são utilizados em doses o mais próximo possível das doses máximas individuais toleradas e devem ser administrados com a maior frequência possível para desestimular o novo crescimento tumoral. Como a população de células tumorais em pacientes com doença clinicamente detectável ultrapassa 1 g ou 10^9 células, e visto que cada ciclo de terapia mata menos de 99% das células, é necessário repetir os tratamentos em ciclos múltiplos e de duração cuidadosamente estabelecida para obter a cura.

O CICLO CELULAR. A compreensão do ciclo celular dos tumores é essencial para o uso racional dos agentes antineoplásicos (Figura 60-2).

Muitos agentes citotóxicos atuam por meio de lesão do DNA. Sua toxicidade é máxima durante a fase S ou de síntese do DNA do ciclo celular. Outros agentes, como os alcaloides da vinca e os taxanos, bloqueiam a formação de um fuso mitótico funcional na fase M. Esses agentes mostram-se mais efetivos contra células que estão sofrendo mitose, ou seja, que estão na fase mais vulnerável do ciclo celular. Por conseguinte, as neoplasias humanas mais suscetíveis ao tratamento quimioterápico são aquelas que exibem uma elevada porcentagem de células em fase de proliferação. Como consequência, os tecidos normais que proliferam rapidamente (medula óssea, folículos pilosos e epitélio intestinal) mostram-se altamente suscetíveis à lesão por agentes citotóxicos.

Os tumores de crescimento lento, com pequena fração de crescimento (p. ex., carcinomas do colo ou câncer de pulmão de células não pequenas), são menos responsivos aos fármacos específicos do ciclo. Os agentes mais efetivos são aqueles que produzem altos níveis de lesão do DNA (p. ex., agentes alquilantes) ou aqueles que permanecem em altas concentrações no interior da célula por períodos prolongados de tempo (p. ex., fluoropirimidinas).

O benefício clínico dos agentes citotóxicos era principalmente determinado por avaliação radiológica dos efeitos dos fármacos sobre o tamanho do tumor; entretanto, os novos agentes dirigidos para alvos podem simplesmente alentecer ou interromper o crescimento do tumor, de modo que seus efeitos podem ser mais bem determinados pela avaliação do tempo de progressão da doença. Mais recentemente, houve crescente interesse pelo desenvolvimento de fármacos capazes de matar seletivamente o componente de células-tronco dos tumores, visto que se acredita que essas células sejam responsáveis pela contínua proliferação e pelo repovoamento de tumores após exposição tóxica à quimioterapia ou à terapia dirigida para alvos. Por exemplo, a medula óssea e os tecidos epiteliais contêm um compartimento de células-tronco normais que não se dividem; essas células exibem resistência aos agentes citotóxicos e retêm a capacidade de regenerar a população de células normais. As células-tronco dos tumores exibem a mesma resistência à quimioterapia, radioterapia e agressões oxidativas e, portanto, podem representar uma barreira significativa à cura das neoplasias.

Quadro 60-1

Agentes alquilantes

TIPO DE AGENTE	NOMES GENÉRICOS	DOENÇA
Mostardas nitrogenadas	Mecloretamina	Doença de Hodgkin
	Ciclofosfamida Ifosfamida	Leucemia linfocítica aguda e crônica; doença de Hodgkin; linfoma não Hodgkin; mieloma múltiplo; neuroblastoma; cânceres de mama, ovário e pulmão; tumor de Wilms; cânceres de colo uterino, testículo; sarcoma de tecidos moles
	Melfalano	Mieloma múltiplo
	Clorambucila	Leucemia linfocítica crônica; macroglobulinemia
Derivado da metil--hidrazina	Procarbazina (*N*-metil-hidrazina, MIH)	Doença de Hodgkin
Alquil sulfonato	Bussulfano	Leucemia mielógena crônica, transplante de medula óssea
Nitrosureias	Carmustina (BCNU)	Doença de Hodgkin; linfoma não Hodgkin; glioblastoma
	Estreptozocina (estreptozotocina)	Insulinoma pancreático maligno; carcinoide maligno
	Bendamustina	Linfoma não Hodgkin
Triazenos	Dacarbazina (DTIC; dimetiltriazenoimidazol carboxamida),	Melanoma maligno; doença de Hodgkin; sarcomas de tecidos moles; melanoma
	Temozolomida	Gliomas malignos
Complexos de coordenação da platina	Cisplatina, carboplatina, oxaliplatina	Cânceres de testículo, ovário, bexiga, esôfago, cabeça e pescoço, colo e mama

Embora as células de diferentes tumores exibam diferenças na duração de seu trânsito pelo ciclo celular e na fração de células que se encontram em proliferação ativa, todas apresentam um padrão semelhante de progressão pelo ciclo celular (Figura 60-2):

- uma fase que precede a síntese de DNA (G_1);
- uma fase de síntese de DNA (S);
- um intervalo após o término da síntese de DNA (G_2);
- a fase mitótica (M) durante a qual a célula, que contém um duplo complemento de DNA, divide-se em duas células-filhas G_1;
- probabilidade de passar para um estado quiescente (G_0) e permanecer imóvel por longos períodos de tempo.

Em cada ponto de transição do ciclo celular, proteínas específicas, como *p53* e *chk-1* e *2*, monitoram a integridade do DNA; caso venham a detectar uma lesão do DNA, essas proteínas podem iniciar processos de reparo do DNA ou, na presença de lesão maciça, direcionar as células para a via da morte celular (apoptose). Alguns agentes quimioterápicos contra o câncer atuam em fases específicas do ciclo celular, principalmente na fase S e na fase M; outros agentes são citotóxicos em qualquer ponto do ciclo celular e são denominados *agentes inespecíficos do ciclo celular*.

Cada fase de transição no ciclo celular requer a ativação de *cinases dependentes de ciclinas (CDK)* específicas, que, em suas formas ativas, acoplam-se a proteínas reguladoras correspondentes, denominadas *ciclinas*. Por sua vez, o impacto proliferativo das CDK é atenuado por proteínas inibitórias, como *p16*. Com frequência, as células tumorais exibem alterações na regulação do ciclo celular, que levam a uma proliferação inexorável (p. ex., mutações ou perda de p16 ou outros componentes inibitórios da denominada via do retinoblastoma, aumento da atividade da ciclina ou CDK). Em consequência, as CDK e suas proteínas efetoras tornaram-se alvos atraentes para o desenvolvimento de agentes antineoplásicos.

Devido à importância central do DNA na identidade e funcionalidade de uma célula, mecanismos elaborados ("pontos de controle") evoluíram para monitorar a integridade do DNA. Se uma célula tiver uma função de controle normal, a lesão do DNA induzida por fármacos ativará a apoptose quando

Quadro 60-2

Antimetabólitos

TIPO DE AGENTE	NOMES GENÉRICOS	DOENÇA
Análogos do ácido fólico	Metotrexato (ametopterina)	Leucemia linfocítica aguda; coriocarcinoma; cânceres de mama, cabeça e pescoço e pulmão; sarcoma osteogênico; câncer de bexiga
	Pemetrexede	Mesotelioma, câncer de pulmão
Análogos da pirimidina	Fluorouracila (5-fluorouracila; 5-FU), capecitabina	Cânceres de mama, colo, esôfago, estômago, pâncreas, cabeça e pescoço; lesão cutânea pré-maligna (tópica)
	Citarabina (citosina arabinosídeo)	Leucemia mielógena aguda e linfocítica aguda; linfoma não Hodgkin
	Gencitabina	Cânceres de pâncreas, ovário e pulmão
	5-azacitidina	Mielodisplasia
	Desoxi-5-azacitidina	Mielodisplasia
Análogos da purina e inibidores relacionados	Mercaptopurina (6-mercaptopurina; 6-MP)	Leucemia mielógena e linfocítica aguda; linfoma não Hodgkin de células pequenas
	Pentostatina (2′-desoxicoformicina)	Leucemia de células pilosas; leucemia linfocítica crônica; linfoma não Hodgkin de células pequenas
	Fludarabina	Leucemia linfocítica crônica
	Clofarabina	Leucemia mielógena aguda
	Nelarabina	Leucemia de células T, linfoma

a célula alcançar o limite G_1/S ou G_2/M. Em caso de mutação ou de ausência do produto do gene p53 ou de outras proteínas do ponto de controle, e se a função dos pontos de controle falhar, as células lesionadas não serão desviadas para a via da apoptose, mas prosseguirão pela fase S e mitose. As células-filhas aparecerão como uma população de células com mutação e potencialmente resistentes a fármacos. Por conseguinte, as alterações na regulação da cinética do ciclo celular e dos pontos de controle constituem fatores de importância crítica na determinação da sensibilidade a agentes citotóxicos e compreensão do sucesso ou fracasso de novos agentes.

OBTENÇÃO DA INTEGRAÇÃO E EFICÁCIA TERAPÊUTICAS

O tratamento dos pacientes com câncer exige uma habilidosa interação da farmacoterapia com outras modalidades de tratamento (p. ex., cirurgia e radiação). Cada modalidade de tratamento apresenta seus próprios riscos e benefícios, com o potencial de interações tanto antagonistas quanto sinérgicas entre as modalidades, particularmente entre fármacos e irradiação. Além disso, as características individuais de cada paciente determinam a escolha das modalidades. Nem todos os pacientes conseguem tolerar fármacos, e nem todos os esquemas farmacológicos são apropriados para determinado paciente. As funções renal e hepática, a reserva da medula óssea, o estado físico geral e os problemas clínicos concomitantes devem ser todos considerados na realização de um plano terapêutico. Outras considerações menos quantificáveis entram na equação, como a história natural do tumor, a disposição do paciente a enfrentar tratamentos difíceis e potencialmente perigosos e a tolerância física e emocional do paciente quanto aos efeitos colaterais, com o objetivo de atingir um equilíbrio entre os prováveis ganhos e riscos a longo prazo para cada paciente.

Um dos maiores desafios da terapia consiste em ajustar os esquemas de fármacos para obter um resultado terapêutico, porém sem toxicidade. Hoje, os fármacos de administração oral são frequentemente prescritos utilizando uma dose uniforme para todos os pacientes adultos. O ajuste da dose com base na função renal, na função hepática ou na monitoração farmacocinética facilita alcançar alvos específicos, como a concentração plasmática desejada do fármaco ou a área sob a curva (ASC) de concentração-tempo. Existem poucas diretrizes satisfatórias para ajustar a dose com base na obesidade ou na idade do indivíduo. Os pacientes idosos, particularmente aqueles com mais de 70 anos de idade, apresentam menos tolerância à quimioterapia, devido à diminuição da depuração renal e hepática dos fármacos, menor ligação às proteínas e menor reserva da medula óssea. A depuração dos fármacos diminui em pacientes com obesidade mórbida, e a dose nesses pacientes provavelmente não deve exceder 150% da dose usada para pacientes com área de superfície corporal média (1,73 m^2), com aumento do ajuste para a tolerância depois de cada dose subsequente.

Quadro 60-3

Produtos naturais

TIPO DE AGENTE	NOMES GENÉRICOS	DOENÇA
Alcaloides da vinca	Vimblastina	Doença de Hodgkin; linfoma não Hodgkin; câncer de testículo
	Vinorelbina	Câncer de mama e de pulmão
	Vincristina	Leucemia linfocítica aguda; neuroblastoma; tumor de Wilms; rabdomiossarcoma; doença de Hodgkin; linfoma não Hodgkin
Taxanos	Paclitaxel, docetaxel	Cânceres de ovário, mama, pulmão, próstata, bexiga, cabeça e pescoço
Epipodofilotoxinas	Etopósido	Cânceres de testículo, de pulmão de células pequenas e outros cânceres de pulmão; câncer de mama; doença de Hodgkin; linfomas não Hodgkin; leucemia mielógena aguda; sarcoma de Kaposi
	Tenopósido	Leucemia linfoblástica aguda em crianças
Camptotecinas	Topotecana, irinotecana	Câncer de ovário; câncer de pulmão de células pequenas Câncer de colo
Antibióticos	Dactinomicina (actinomicina D)	Coriocacinoma; tumor de Wilms; rabdomiossarcoma; câncer de testículo; sarcoma de Kaposi
	Daunorrubicina (daunomicina, rubidomicina)	Leucemias mielógena aguda e linfocítica aguda
	Doxorrubicina	Sarcomas de tecidos moles, osteogênico e outros sarcomas; doença de Hodgkin; linfoma não Hodgkin; leucemia aguda; cânceres de mama, geniturinário, de tireoide, pulmão e estômago; neuroblastoma e outros sarcomas da infância e do adulto
Equinocandinas	Yondelis	Sarcomas de tecidos moles, câncer de ovário
Antracenediona	Mitoxantrona	Leucemia mielógena aguda; cânceres de mama e de próstata
	Bleomicina	Cânceres de testículo e colo uterino; doença de Hodgkin; linfoma não Hodgkin
	Mitomicina C	Cânceres de estômago, anal e de pulmão
Enzimas	L-Asparaginase	Leucemia linfocítica aguda

Até mesmo os pacientes com funções renal e hepática normais exibem uma variabilidade significativa na farmacocinética dos agentes antineoplásicos, podendo reduzir sua eficácia e causar toxicidade excessiva. Os seguintes exemplos ilustram o potencial do uso de alvos farmacocinéticos para melhorar a terapia:

- A trombocitopenia causada pela carboplatina é uma função direta da ASC, que, por sua vez, é determinada pela depuração renal do fármaco original. Pode-se obter uma ASC desejada, com base na depuração da creatinina.
- A monitoração dos níveis plasmáticos de 5-fluorouracila permite um ajuste da dose para melhorar a taxa de resposta em pacientes com rápida depuração do fármaco e para evitar a toxicidade naqueles com depuração lenta do fármaco.
- A terapia com metotrexato em altas doses exige uma monitoração dos níveis do fármaco para detectar pacientes com alto risco de insuficiência renal e mielossupressão grave. Os pacientes com concentrações inapropriadamente elevadas de metotrexato em momentos específicos podem ser recuperados dos efeitos tóxicos pela administração de leucovorina e, nos casos extremos, por diálise ou administração de uma enzima de clivagem do metotrexato e fármaco órfão, a glucarpidase (carboxipeptidase G2 recombinante).

TESTES MOLECULARES PARA A SELEÇÃO DE PACIENTES PARA QUIMIOTERAPIA. Os testes moleculares estão sendo cada vez mais empregados para identificar pacientes passíveis de se beneficiar do tratamento, bem como aqueles que correm maior risco de toxicidade.

A realização de testes antes do tratamento tornou-se uma prática padrão para selecionar pacientes para a terapia hormonal do câncer de mama e para o tratamento com anticorpos, como o trastuzumabe (*receptor her-2/neu*) e o rituximabe (*CD20*). A presença de mutação do gene *k-ras* indica que o tumor em um paciente portador de câncer

Quadro 60-4

Hormônios e antagonistas

TIPO DE AGENTE	NOMES GENÉRICOS	DOENÇA
Supressores adrenocorticais	Mitotano (*o,p′*-DDD)	Câncer do córtex suprarrenal
Esteroides adrenocorticais	Prednisona (outras preparações equivalentes disponíveis)	Leucemia linfocítica aguda e crônica; linfoma não Hodgkin; doença de Hodgkin; câncer de mama, mieloma múltiplo
Progestinas	Caproato de hidroxiprogesterona, acetato de medroxiprogesterona, acetato de megestrol	Câncer endometrial, de mama
Estrogênios	Dietilestilbestrol, etinilestradiol (outras preparações disponíveis)	Cânceres de mama, próstata
Antiestrogênios	Tamoxifeno, toremifeno	Câncer de mama
Inibidores da aromatase	Anastrozol, letrozol, exemestano	Câncer de mama
Androgênios	Propionato de testosterona, fluoximesterona (outras preparações disponíveis)	Câncer de mama
Antiandrogênio	Flutamida, bicalutamida	Câncer de próstata
Análogo do GnRH	Leuprolida	Câncer de próstata

colorretal não responderá a anticorpos anti-EGFR; as mutações do EGFR indicam uma probabilidade de 70% de resposta ao erlotinibe e ao gefitinibe, ambos inibidores desse receptor. Embora ainda *não* sejam utilizados rotineiramente na terapia citotóxica tradicional, os testes moleculares para tumores podem melhorar os resultados ao identificar os pacientes para os quais os fármacos provavelmente serão efetivos contra mutações que estimulam a proliferação ou a sobrevida do tumor. As mutações de *b-Raf, HER 2/neu* e *Alk,* encontradas em subgrupos de tumores sólidos em seres humanos, representam exemplos de alvos promissores para a quimioterapia de tumores sólidos.

A ocorrência de diferenças herdadas em polimorfismos de sequência de proteínas ou nos níveis de expressão do RNA influencia tanto a toxicidade quanto a resposta aos agentes antitumorais. Por exemplo, as repetições em série na região promotora do gene que codifica a timidilato sintase, o alvo da 5-fluorouracila, determinam o nível de expressão da enzima. A presença de números aumentados de repetições está associada a um aumento da expressão gênica, menor incidência de toxicidade e diminuição da taxa de resposta em pacientes com câncer colorretal. Os polimorfismos do gene da di-hidropirimidina desidrogenase, cujo produto é responsável pela degradação da 5-fluorouracila, estão associados a uma redução da atividade enzimática e a um risco significativo de toxicidade farmacológica maciça, particularmente nos casos raros de homozigotos para os genes polimórficos. Outros polimorfismos parecem afetar a depuração e a atividade terapêutica de agentes antineoplásicos, incluindo tamoxifeno, metotrexato, irinotecana e 6-mercaptopurina.

O perfil de expressão gênica, em que os níveis de RNA mensageiro de milhares de genes são randomicamente pesquisados utilizando séries de genes, revelou a existência de perfis tumorais altamente associados a metástases. A expressão do fator de transcrição HOX B13 correlaciona-se com a recidiva da doença em pacientes com câncer de mama submetidas à terapia hormonal adjuvante. Os perfis de expressão gênica também fornecem uma previsão quanto ao benefício da quimioterapia adjuvante para pacientes com câncer de mama e resposta do câncer de ovário à terapia baseada em platina. Os novos testes moleculares e sua aplicação mais disseminada provavelmente irão reduzir o tempo necessário para o desenvolvimento e a aprovação de fármacos, ajudar a evitar o custo e a toxicidade de agentes ineficazes e, por fim, melhorar os resultados para o paciente.

NOTA DE PRECAUÇÃO. Embora os avanços na descoberta de fármacos e no perfil molecular de tumores representem uma grande promessa para melhorar os resultados do tratamento do câncer, uma nota final de precaução acerca de todos os esquemas de tratamento merece ênfase. *A farmacocinética e as toxicidades dos agentes antineoplásicos variam de paciente para paciente.* É imperativo *reconhecer precocemente os efeitos tóxicos, alterar as doses ou interromper o medicamento agressor* para aliviar os sintomas e reduzir os riscos, bem como *proporcionar tratamento de suporte vigoroso* (transfusões de plaquetas, antibióticos e fatores de crescimento hematopoiéticos). As toxicidades que afetam o coração, os pulmões ou os rins podem ser irreversíveis se forem reconhecidas em uma fase tardia de sua evolução, produzindo lesão orgânica permanente ou morte. Felizmente, essas toxicidades podem ser minimizadas com o reconhecimento precoce e a adesão aos protocolos padronizados e diretrizes para uso dos fármacos.

Quadro 60-5

Agentes diversos

TIPO DE AGENTE	NOMES GENÉRICOS	DOENÇA
Ureia substituída	Hidroxiureia	Leucemia mielógena crônica; policitemia vera; trombocitose essencial
Agentes de diferenciação	Tretinoína, trióxido arsênico	Leucemia promielocítica aguda
	Inibidor da histona desacetilase (vorinostate)	Linfoma de células T cutâneo
Inibidores da proteína tirosinocinase	Imatinibe	Leucemia mielógena crônica; tumores de estroma GI (GIST); síndrome de hipereosinofilia
	Dasatinibe, nilotinibe	Leucemia mielógena crônica
	Gefitinibe, erlotinibe	Inibidores do EGFR: Câncer de pulmão de células não pequenas
	Sorafenibe	Câncer hepatocelular, câncer renal
	Sunitinibe	GIST, câncer renal
	Lapatinibe	Câncer de mama
Inibidor do proteassoma	Bortezomibe	Mieloma múltiplo
Modificadores da resposta biológica	Interferon α, interleucina-2	Leucemia de células pilosas; sarcoma de Kaposi; melanoma; carcinoides; câncer de células renais; linfoma não Hodgkin, micose fungoide; leucemia mielógena crônica
Imunomoduladores	Talidomida	Mieloma múltiplo
	Lenalidomida	Mielodisplasia (síndrome de 5q⁻); mieloma múltiplo
Inibidores do mTOR	Tensirolimo, everolimo	Câncer renal
Anticorpos monoclonais		(Quadros 62-1 e 62-2)

Para uma listagem bibliográfica completa, consulte ***As Bases Farmacológicas da Terapêutica de Goodman e Gilman***, 12ª edição.

Capítulo 61

Agentes citotóxicos

I. Agentes alquilantes e complexos de coordenação da platina

Em 1942, Louis Goodmam e Alfred Gilman, os criadores deste livro, iniciaram estudos clínicos sobre as mostardas nitrogenadas intravenosas em pacientes portadores de linfoma, inaugurando a era moderna da quimioterapia do câncer. São utilizados seis tipos principais de agentes alquilantes na quimioterapia das doenças neoplásicas:

- Mostardas nitrogenadas
- Etilenoiminas
- Alquilsulfonatos
- Nitrosureias
- Triazenos
- Agentes de metilação do DNA, incluindo procarbazina, temozolomida e dacarbazina

Além disso, devido às semelhanças nos seus mecanismos de ação e de resistência, os complexos da platina são discutidos com os agentes alquilantes clássicos, apesar de não produzirem alquilação do DNA, mas sim a formação de complexos de metais covalentes com o DNA.

Os agentes alquilantes quimioterápicos compartilham a propriedade de formar intermediários de íon carbônio altamente reativos. Esses intermediários reativos ligam-se de modo covalente a locais de alta densidade de elétrons, como fosfatos, aminas, grupos sulfidrila e hidroxila. Os efeitos quimioterápicos e citotóxicos estão diretamente relacionados com a alquilação de aminas reativas, oxigênio ou fosfatos no DNA. Os mecanismos gerais de ação dos agentes alquilantes sobre o DNA estão ilustradas na Figura 61-1 com a mecloretamina (mostarda

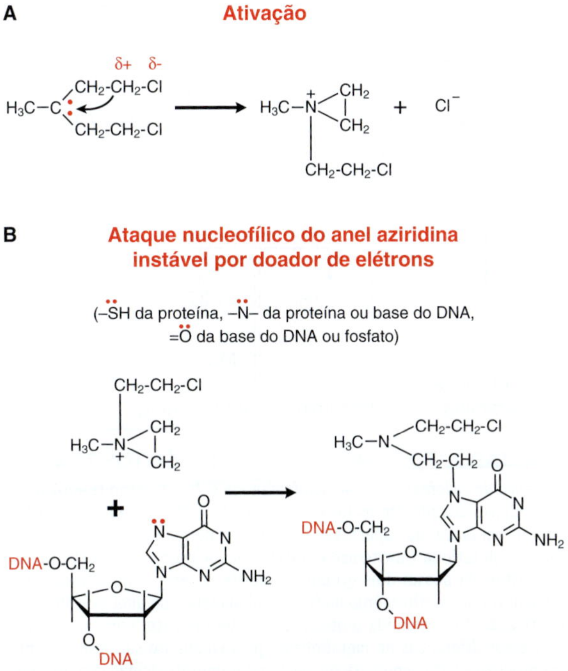

Figura 61-1 *Mecanismo de ação dos agentes alquilantes.* (**A**) Reação de ativação. (**B**) Alquilação do N7 da guanina.

 nitrogenada). A citotoxicidade extrema dos agentes alquilantes bifuncionais correlaciona-se de modo muito estreito com a ligação cruzada entre filamentos de DNA.

A causa final da morte celular relacionada com a lesão do DNA permanece desconhecida. As respostas celulares específicas consistem em parada do ciclo celular e tentativas de reparo do DNA. O complexo enzimático específico de reparo utilizado dependerá de dois fatores: da química do complexo formado e da capacidade de reparo da célula envolvida. O processo de reconhecimento e de reparo do DNA, geralmente, exige a presença de um complexo de reparo de excisão de nucleotídeos (NER) intacto; entretanto, ele pode diferir com cada fármaco e cada tumor. Alternativamente, o reconhecimento da lesão extensa do DNA pela p53 pode deflagrar o processo de apoptose. As mutações de p53 resultam em resistência aos agentes alquilantes.

Relações entre estrutura e atividade. Embora esses agentes alquilantes compartilhem a capacidade de alquilar moléculas biologicamente importantes, a modificação da estrutura básica cloroetilamino modifica a reatividade, a lipofilicidade, o transporte ativo por meio das membranas biológicas, os locais de ataque macromolecular e os mecanismos de reparo do DNA, que determinam, todos eles, a atividade do fármaco *in vivo*. No caso de vários dos fármacos mais importantes (p. ex., ciclofosfamida, ifosfamida), os componentes alquilantes ativos são gerados *in vivo* por meio do metabolismo hepático (Figura 61-2). Consultar o Capítulo 61 da 12ª edição o texto original para detalhes sobre a ativação e as relações entre estrutura e atividade desses compostos.

O mais novo agente alquilante aprovado, a **bendamustina**, tem os grupos reativos cloroetila típicos ligados a um arcabouço benzimidazol. As propriedades singulares e a atividade desse fármaco podem resultar de sua estrutura semelhante à purina; a bendamustina produz ligações cruzadas do DNA de reparo lento, carece de resistência cruzada com outros agentes alquilantes clássicos e possui atividade significativa na leucemia linfocítica crônica (LLC) e nos linfomas de grandes células refratários aos agentes alquilantes padrões. Uma classe de agentes alquilantes transfere grupos metila em lugar de etila para o DNA. O derivado **triazeno**

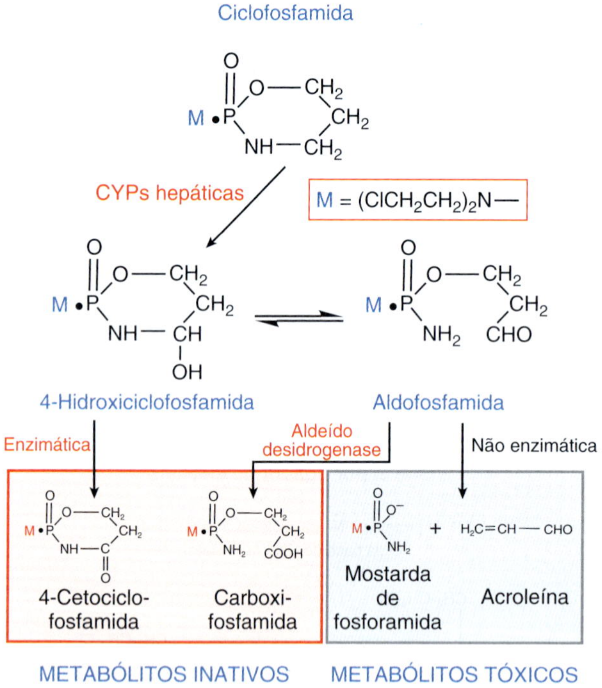

Figura 61-2 *Ativação metabólica da ciclofosfamida.* A ciclofosfamida sofre ativação (hidroxilação) pela CYP2B, com transporte subsequente do intermediário ativado até os locais de ação. A seletividade da ciclofosfamida contra determinados tecidos malignos pode resultar, em parte, da capacidade dos tecidos normais de degradar os intermediários ativados por meio da aldeído desidrogenase, glutationa transferase e outras vias. A ifosfamida é estruturalmente semelhante à ciclofosfamida: enquanto a ciclofosfamida possui dois grupos cloroetila no átomo de nitrogênio exocíclico, um dos grupos 2-cloroetila da ifosfamida encontra-se no nitrogênio da fosforamida cíclica do anel oxazafosforina. A ifosfamida é ativada no fígado pela CYP3A4. A ativação da ifosfamida prossegue mais lentamente, com maior produção de metabólitos desclorados e cloroacetaldeído. Essas diferenças no metabolismo provavelmente são responsáveis pela doses mais altas de ifosfamida necessárias para produzir efeitos equitóxicos, pela maior neurotoxicidade da ifosfamida e talvez por diferenças no espectro antitumoral dos dois agentes.

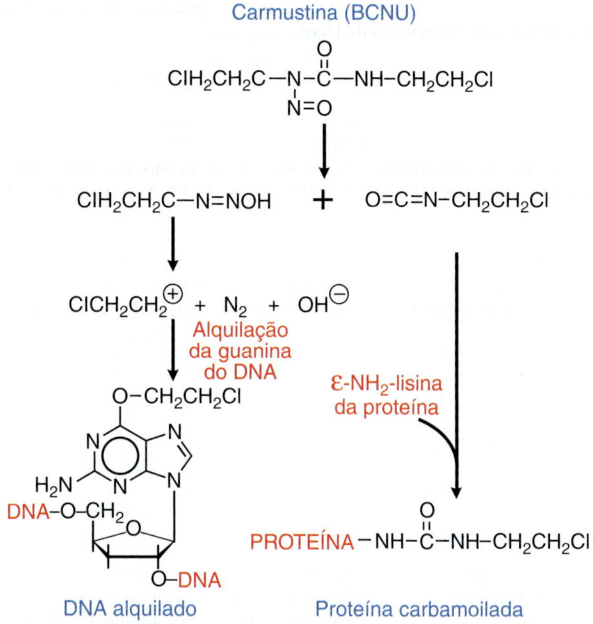

Figura 61-3 *Geração de intermediários alquilantes e carbamilantes a partir da carmustina (BCNU).* O íon 2-cloroetil--diazônio, que é um eletrófilo forte, tem a capacidade de alquilar as bases guanina, citidina e adenina. O deslocamento do átomo de halogênio pode, então, levar à ligação cruzada interfilamentar ou intrafilamentar do DNA. A formação de ligações cruzadas após a reação de alquilação inicial é relativamente lenta e pode ser revertida pela enzima de reparo do DNA, a O^6-alquil metilguanina metiltransferase (MGMT), que desloca o complexo cloroetila de sua ligação à guanina em uma reação suicida. A mesma enzima, quando expressa em gliomas humanos, produz resistência às nitrosureias e a outros agentes alquilantes, incluindo DTIC, temozolomida e procarbazina.

5-(3,3-dimetil-1-triazeno)-imidazol-4-carboxamida, habitualmente denominado **dacarbazina** ou **DTIC**, é o protótipo dos agentes metilantes. A dacarbazina exige ativação inicial pelas CYP hepáticas por meio de uma reação de *N*-desmetilação. Na célula alvo, a clivagem espontânea do metabólito, a metil-triazeno-imidazol-carboxamida (MTIC), produz um componente alquilante, o íon metil diazônio. Um triazeno relacionado, a temozolomida, sofre ativação não enzimática espontânea para MTIC e possui atividade significativa contra gliomas.

As **nitrosureias**, que incluem compostos como a 1,3-*bis*-(2-cloroetil)-1-nitrosureia (carmustina [BCNU]), a 1-(2-cloroetil)-3-ciclo-hexil-1-nitrosureia (lomustina [CCNU]) e seu derivado metila (semustina [metil-CCNU]), bem como o antibiótico estreptozocina (estreptozotocina), exercem sua citotoxicidade por meio da degradação espontânea em um intermediário alquilante, o íon 2-cloroetil diazônio. À semelhança das mostardas nitrogenadas, a ligação cruzada entre filamentos parece constituir a lesão primária responsável pela citotoxicidade das nitrosureias. As reações das nitrosureias com macromoléculas são mostradas na Figura 61-3.

Os **derivados estáveis de etilenoimina** têm atividade antitumoral; a trietilenomelamina (**TEM**) e a trietilenotiofosforamida (**tiotepa**) foram utilizados clinicamente. Quando administrada em doses padrão, a tiotepa produz pouca toxicidade, além de mielossupressão; é também utilizada para esquemas de quimioterapia em altas doses, quando provoca toxicidade tanto da mucosa quanto do SNC. A altretamina (hexametilmelamina [**HMM**]) exibe semelhança química com a TEM. As metilmelaminas são *N*-desmetiladas pelos microssomos hepáticos, com liberação de formaldeído, e existe uma relação direta entre o grau de desmetilação e sua atividade antitumoral em sistemas modelos.

Os **ésteres de ácidos alcanossulfônicos** alquilam o DNA por meio da liberação de radicais metila. O bussulfano possui valor na quimioterapia em altas doses.

AÇÕES FARMACOLÓGICAS GERAIS

Ações citotóxicas. A capacidade dos agentes alquilantes de interferir na integridade e na função do DNA e de induzir morte celular nos tecidos de proliferação rápida fornece a base para suas propriedades terapêuticas e tóxicas. Os efeitos agudos manifestam-se principalmente nos tecidos de proliferação rápida; entretanto, determinados agentes alquilantes podem ter efeitos lesivos sobre tecidos com índices mitóticos baixos (p. ex., fígado, rim e linfócitos maduros), que são habitualmente afetados de modo tardio. A letalidade da alquilação do DNA depende do reconhecimento do complexo, da criação de rupturas nos filamentos do DNA por enzimas de reparo e de uma resposta apoptótica intacta. Nas células que não sofrem divisão, a lesão do DNA ativa um ponto de controle, que depende da presença de um gene p53 normal. Por conseguinte, as células bloqueadas na interface G_1/S efetuam o reparo da alquilação do DNA ou sofrem apoptose. As células malignas com p53 mutante ou ausente não conseguem interromper a progressão do ciclo celular, não sofrem apoptose e exibem resistência a esses fármacos.

Apesar de o DNA ser o alvo final de todos os agentes alquilantes, é preciso estabelecer uma distinção fundamental entre os agentes bifuncionais, nos quais predominam os efeitos citotóxicos, e os agentes metilantes monofuncionais (procarbazina, temozolomida), que possuem maior capacidade de mutagênese e carcinogênese. Isso sugere que a ligação cruzada dos filamentos de DNA representa uma ameaça muito maior à sobrevida da célula do que outros efeitos, como a alquilação de uma única base e a despurinação resultante e a cisão de cadeia simples. Por outro lado, a metilação simples pode ser transposta por DNA-polimerases, resultando em reações de emparelhamento incorreto, que modificam permanentemente a sequência do DNA. Essas novas sequências são transmitidas a gerações subsequentes e podem resultar em mutagênese ou carcinogênese. Alguns agentes metilantes, como a procarbazina, são altamente carcinogênicos.

Os sistemas de reconhecimento de complexos e os sistemas de reparo do DNA desempenham um importante papel na remoção de complexos e, por conseguinte, determinam a seletividade de ação contra tipos específicos de células e resistência adquirida a agentes alquilantes. A alquilação de um único filamento de DNA (monocomplexos) é corrigida pela via de reparo de excisão de nucleotídeos; as ligações cruzadas menos frequentes exigem a participação de junção terminal não homóloga, uma via sujeita a erro, ou a via de recombinação homóloga isenta de erro. Após a infusão do fármaco em seres humanos, aparecem rapidamente monocomplexos, que atingem níveis máximos em 2 h após a exposição ao fármaco, enquanto as ligações cruzadas atingem o seu pico em 8 h. A $t_{1/2}$ para o reparo de complexos de adição varia entre os tecidos normais e os tumores; nas células mononucleares do sangue periférico, tanto os monocomplexos de adição quanto as ligações cruzadas desaparecem com uma $t_{1/2}$ de 12-16 h.

O processo de reparo depende da presença e do funcionamento acurado de múltiplas proteínas. A sua ausência ou mutação, como na anemia de Fanconi ou ataxia, telangiectasia, levam a uma sensibilidade extrema aos agentes de ligação cruzada do DNA, como a mitomicina, a cisplatina ou os agentes alquilantes clássicos. Outras enzimas de reparo são específicas para a remoção de complexos de adição de metila e etila do O-6 da guanina (MGMT) e para o reparo da alquilação do N-3 da adenina e do N-7 da guanina (3-metiladenina-DNA glicosilase). A alta expressão de MGMT protege as células dos efeitos tóxicos das nitrosureias e dos agentes metilantes e confere resistência aos fármacos, enquanto a metilação e o silenciamento do gene em tumores cerebrais estão associados a uma resposta clínica ao BCNU e à temozolomida. A bendamustina difere dos agentes cloroetil alquilantes clássicos na ativação do reparo de excisão de bases, em lugar do reparo mais complexo de quebra de filamentos duplos ou MGMT. Compromete a parada fisiológica das células contendo complexos de adição em pontos de controle mitóticos e resulta mais em catástrofe mitótica do que em apoptose; além disso, não exige a presença de p53 intacta para causar citotoxicidade.

O reconhecimento de produtos de adição do DNA constitui uma etapa essencial na tentativa de reparo e, por fim, na produção de apoptose. A via de Fanconi, que consiste em 12 proteínas, reconhece complexos de adição e sinaliza a necessidade de reparo de uma ampla variedade de fármacos e irradiação causadores de lesão do DNA. A ausência ou a inativação de componentes dessa via resultam em aumento da sensibilidade à lesão do DNA. Por outro lado, no caso dos agentes metilantes, das nitrosureias, da cisplatina e carboplatina e dos análogos da tiopurina, a via do reparo de emparelhamento incorreto (MMR) é essencial para a citotoxicidade, causando quebras de filamentos em locais de formação de complexos de adição, produzindo emparelhamento incorreto de resíduos de timina e deflagrando a apoptose.

Mecanismos de resistência aos agentes alquilantes. A resistência a determinado agente alquilante desenvolve-se rapidamente quando o fármaco é utilizado como monoterapia. As alterações bioquímicas específicas implicadas no desenvolvimento da resistência incluem:

- Diminuição da penetração dos fármacos transportados ativamente (mecloretamina e melfalano)
- Aumento nas concentrações intracelulares de substâncias nucleofílicas, principalmente tióis, como a glutationa, que podem conjugar-se com intermediários eletrofílicos e destoxificá-los
- Aumento nas atividades das vias de reparo do DNA, que podem diferir para os vários agentes alquilantes
- Aumento nas taxas de degradação metabólica das formas ativadas da ciclofosfamida e da ifosfamida a seus metabólitos inativos ceto e carboxi pela aldeído desidrogenase (Figura 61-2), e destoxificação da maioria dos intermediários alquilantes por glutationa transferases
- A perda da capacidade de reconhecer complexos de adição formados pelas nitrosureias e por agentes metilantes, em consequência da capacidade deficiente de reparo de emparelhamento incorreto (MMR), confere resistência, assim como a função deficiente do ponto de controle, para praticamente todos os agentes alquilantes
- O comprometimento das vias de apoptose, com hiperexpressão de bcl-2, por exemplo, confere resistência

TOXICIDADE DOS AGENTES ALQUILANTES

MEDULA ÓSSEA. Os agentes alquilantes diferem nos seus padrões de atividade antitumoral e nos locais e gravidade de seus efeitos colaterais. A maioria provoca toxicidade dos elementos da medula óssea que limita a dose do fármaco e, em menor grau, da mucosa intestinal. Os agentes alquilantes (p. ex., melfalano, clorambucila, ciclofosfamida e ifosfamida) causam, em sua maioria, mielossupressão aguda, com contagem mínima de granulócitos

Quadro 61-1

Toxicidades extramedulares de agentes alquilantes isolados que limitam a dose administrada

FÁRMACO	DMT[a] (mg/m^2)	AUMENTO EM RELAÇÃO À DOSE-PADRÃO	PRINCIPAIS TOXICIDADES ORGÂNICAS
Ciclofosfamida	7.000	7 vezes	Cardíaca, DVO hepática
Ifosfamida	16.000	2,7 vezes	Renal, SNC, DVO hepática
Tiotepa	1.000	18 vezes	GI, SNC, DVO hepática
Melfalano	180	5,6 vezes	GI, DVO hepática
Bussulfano	640	9 vezes	GI, DVO hepática
Carmustina (BCNU)	1.050	5,3 vezes	Pulmonar, DVO hepática
Cisplatina	200	2 vezes	NP, renal
Carboplatina	2.000	5 vezes	Renal, NP, DVO hepática

SNC, sistema nervoso central; GI, gastrintestinal; NP, neuropatia periférica; DVO, doença venoclusiva.
[a]Dose máxima tolerada (DMT; cumulativa) nos protocolos de tratamento.

do sangue periférico em 6-10 dias e recuperação em 14-21 dias. A ciclofosfamida exerce menos efeitos sobre as contagens de plaquetas do sangue periférico do que outros agentes. O bussulfano suprime todos os elementos do sangue, particularmente as células-tronco, e pode provocar mielossupressão prolongada e cumulativa, de vários meses ou até mesmo anos de duração. Por esse motivo, é utilizado como esquema preparatório no transplante de medula óssea alogênica. A carmustina e outras cloroetilnitrosureias causam supressão tardia e prolongada das plaquetas e dos granulócitos, que atingem uma contagem mínima em 4-6 semanas após administração do fármaco, com recuperação subsequente lenta. Tanto a imunidade celular quanto a humoral são suprimidas pelos agentes alquilantes, que têm sido utilizados no tratamento de várias doenças autoimunes. A imunossupressão é reversível em doses habituais; entretanto, podem ocorrer infecções oportunistas com tratamento extenso.

MUCOSA. Os agentes alquilantes são altamente tóxicos para as células da mucosa em divisão e folículos pilosos, resultando em ulceração da mucosa oral, desnudação intestinal e alopecia. Os efeitos sobre a mucosa são particularmente lesivos nos protocolos de quimioterapia em altas doses associados à reconstituição da medula óssea, visto que eles predispõem à sepse bacteriana proveniente do trato GI. Nesses protocolos, a ciclofosfamida, o melfalano e o tiotepa têm a vantagem de causar menos lesão da mucosa do que outros fármacos. Entretanto, nos protocolos com altas doses, outras toxicidades passam a constituir um fator limitante (Quadro 61-1).

SISTEMA NERVOSO. A administração de mostarda nitrogenada ou de BCNU frequentemente ocasiona náuseas e vômitos. A ifosfamida é o agente mais neurotóxico dessa classe de fármacos e pode provocar alteração do estado mental, coma, convulsões generalizadas e ataxia cerebelar. Esses efeitos colaterais resultam da liberação de cloroacetaldeído da cadeia lateral cloroetil ligada ao fosfato da ifosfamida. O bussulfano em altas doses pode provocar convulsões; além disso, ele acelera a depuração da fenitoína, um medicamento anticonvulsivante.

OUTROS ÓRGÃOS. Todos os agentes alquilantes, incluindo a temozolomida, já causaram fibrose pulmonar, habitualmente em vários meses após o tratamento. Em esquemas com altas doses, particularmente naqueles que empregam bussulfano ou BCNU, a lesão endotelial vascular pode precipitar doença venoclusiva (DVO) hepática, um efeito colateral frequentemente fatal, que é revertido com sucesso por meio do uso de um fármaco em fase de investigação, a defibrotida. As nitrosureias e a ifosfamida, depois de múltiplos ciclos de terapia, podem levar à insuficiência renal. A ciclofosfamida e a ifosfamida liberam um metabólito nefrotóxico e urotóxico, a acroleína, que provoca cistite hemorrágica grave em esquemas com altas doses. É possível evitar esse efeito adverso pela coadministração de 2-mercaptoetanossulfonato (mesna), que conjuga a acroleína na urina. A ifosfamida, quando administrada em altas doses para transplante, causa toxicidade renal crônica e frequentemente irreversível. A nefrotoxicidade está correlacionada com a dose total do fármaco, e a sua frequência aumenta em crianças com < 5 anos de idade. A síndrome pode ser decorrente do cloroacetaldeído e/ou da acroleína excretados na urina.

Os agentes alquilantes mais instáveis (p. ex., a mecloretamina e as nitrosureias) possuem propriedades vesicantes acentuadas, causam lesão das veias com uso repetido e, se houver extravasamento, provocam ulceração. Todos os agentes alquilantes possuem efeitos tóxicos sobre os sistemas reprodutores masculino e feminino, causando amenorreia frequentemente permanente, sobretudo em mulheres na perimenopausa, e azoospermia irreversível nos homens.

Leucemogênese. Os agentes alquilantes são altamente leucemogênicos. A leucemia não linfocítica aguda, que frequentemente está associada a deleções parciais ou totais dos cromossomos 5 ou 7, atinge a sua incidência máxima em ~ 4 anos após a terapia e pode acometer até 5% dos pacientes tratados com esquemas contendo agentes alquilantes. Com frequência, a leucemia é precedida de um período de neutropenia ou anemia e de morfologia da medula óssea compatível com mielodisplasia. O melfalano, as nitrosureias e o agente metilante procarbazina têm maior propensão a causar leucemia, cuja ocorrência é menos comum após o uso da ciclofosfamida.

MECLORETAMINA

O cloridrato de mecloretamina HCl foi a primeira mostarda nitrogenada de uso clínico e é a mais reativa entre os fármacos desta classe. É utilizada topicamente para o tratamento do linfoma de células T cutâneo (LCTC), na forma de solução, que é rapidamente misturada e aplicada às áreas afetadas da pele. Foi substituída, em grande parte, pela ciclofosfamida, pelo melfalano e por outros agentes alquilantes mais estáveis.

As reações locais graves dos tecidos expostos exigem a injeção intravenosa rápida da mecloretamina para a maioria dos usos clínicos. A mecloretamina sofre, em poucos minutos, degradação química rápida (acentuadamente afetada pelo pH) por meio de sua combinação com água ou nucleófilos celulares. As principais manifestações tóxicas agudas da mecloretamina consistem em náuseas, vômitos, lacrimejamento e mielossupressão. A leucopenia e a trombocitopenia limitam a quantidade do fármaco que pode ser administrada em um único ciclo.

CICLOFOSFAMIDA

ADME. A ciclofosfamida é bem absorvida por via oral e ativada ao intermediário 4-hidroxi (Figura 61-2). Sua taxa de ativação metabólica exibe uma variabilidade significativa entre pacientes e aumenta com doses sucessivas em esquemas de altas doses; todavia, parece ser saturável com taxas de infusão de > 4 g/90 min e concentrações do composto original > 150 μM. A 4-hidroxiciclofosfamida pode ser ainda oxidada pela aldeído oxidase no fígado ou no tecido tumoral a metabólitos inativos. O metabólito hidroxila da ifosfamida é inativado, de modo semelhante, pela aldeído desidrogenase. A 4-hidroxiciclofosfamida e seu tautômero, a aldofosfamida, são transportados na circulação até as células tumorais, em que a aldofosfamida sofre clivagem espontânea, produzindo quantidades estequiométricas de mostarda de fosforamida e acroleína. A mostarda de fosforamida é responsável pelos efeitos antitumorais, enquanto a acroleína provoca cistite hemorrágica, que é frequentemente observada durante a terapia com ciclofosfamida. Os pacientes devem receber hidratação intravenosa vigorosa durante o tratamento com altas doses. A ocorrência de hematúria pronunciada em um paciente submetido a terapia oral diária deve levar à interrupção imediata do fármaco. A hemorragia vesical refratária pode comportar risco de vida, e a cistectomia pode ser necessária para o controle do sangramento. A secreção inapropriada de hormônio antidiurético tem sido observada em pacientes tratados com ciclofosfamida, habitualmente em doses > 50 mg/kg (Capítulo 25). É importante estar atento para a possibilidade de intoxicação hídrica, visto que esses pacientes costumam ser vigorosamente hidratados.

O tratamento prévio com indutores da CYP, como fenobarbital, aumenta a taxa de ativação dos azoxifosforenos, porém não altera a exposição total aos metabólitos ativos com o passar do tempo, nem afeta a toxicidade ou a eficácia. A ciclofosfamida pode ser utilizada em doses totais em pacientes com disfunção renal, visto que ela é eliminada por metabolismo hepático. Os pacientes com disfunção hepática significativa (nível de bilirrubina < 3 mg/dL) devem ter sua dose reduzida. A C_p máxima é alcançada 1 hora após a administração oral, e a $t_{1/2}$ do fármaco original no plasma é ~ 7 h.

Usos terapêuticos. A ciclofosfamida é administrada por via oral ou intravenosa. As doses recomendadas variam amplamente, e, é preciso consultar os protocolos padrões para determinar os horários e a dose de ciclofosfamida em combinação com outros agentes quimioterápicos. Quando utilizada como único agente, tem-se recomendado uma dose oral diária de 100 mg/m^2 durante 14 dias, para pacientes portadores de linfomas e LLC. São utilizadas doses mais altas de 500 mg/m^2 por via intravenosa, a cada 2-4 semanas, em combinação com outros fármacos no tratamento do câncer de mama e linfomas. Em geral, a contagem mínima dos neutrófilos de 500-1.000 células/mm^3 serve como limite inferior para o ajuste da dose na terapia prolongada. Nos esquemas associados ao resgate da medula óssea ou de células-tronco periféricas, a ciclofosfamida pode ser administrada em doses totais de 5-7 g/m^2, durante um período de 3-5 dias. Após terapia em altas doses, com doses totais de > 200 mg/kg, podem ocorrer ulceração GI, cistite (controlada com mesna e diurese) e, menos comumente, toxicidades pulmonar, renal, hepática e cardíaca (necrose hemorrágica do miocárdio).

O espectro clínico de atividade da ciclofosfamida é muito amplo. Trata-se de um componente essencial de muitas combinações efetivas de fármacos para linfomas não Hodgkin, outras neoplasias malignas linfoides, cânceres de mama e ovário e tumores sólidos em crianças. Foram relatadas remissões completas e supostas curas quando a ciclofosfamida foi administrada como único agente no tratamento do linfoma de Burkitt. Com frequência, é utilizada em combinação com doxorrubicina e com um taxano como terapia adjuvante após cirurgia para carcinoma de mama. Em virtude de suas potentes propriedades imunossupressoras, a ciclofosfamida tem sido utilizada para o tratamento de distúrbios autoimunes, incluindo granulomatose de Wegener, artrite reumatoide e síndrome nefrótica. Aconselha-se ter cautela quando o fármaco é considerado para uso em condições não neoplásicas, não apenas devido a seus efeitos tóxicos agudos, mas também devido a seu potencial de induzir esterilidade, efeitos teratogênicos e leucemia.

IFOSFAMIDA

A ifosfamida é um análogo da ciclofosfamida. A ocorrência de toxicidade grave do trato urinário e do SNC limitou inicialmente o uso da ifosfamida, porém a hidratação adequada e a coadministração de mesna reduziram sua toxicidade vesical.

Usos terapêuticos. A ifosfamida foi aprovada para o tratamento da recidiva do câncer testicular de células germinativas e, é frequentemente utilizada como tratamento de primeira linha para sarcomas em crianças e adultos. Trata-se de um componente comum de esquemas de quimioterapia em altas doses com resgate da medula óssea ou de células tronco; nesses esquemas, quando administrada em doses totais de 12-14 g/m², pode causar toxicidade neurológica grave, incluindo alucinações, coma e morte, com aparecimento de sintomas em 12 h a 7 dias após o início da infusão. Essa toxicidade pode decorrer de um metabólito, o cloroacetaldeído. Além disso, a ifosfamida provoca náuseas, vômitos, anorexia, leucopenia, nefrotoxicidade e DVO hepática. Em esquemas não mieloablativos, a ifosfamida é administrada na forma de infusão intravenosa durante pelo menos 30 min, em uma dose de ≤1,2 g/m²/dia durante 5 dias. Administra-se concomitantemente mesna na forma de injeções intravenosas, em uma dose igual a 20% da dose de ifosfamida, e administra-se uma dose adicional de 20% em 4 e 8 h, para uma dose total de mesna de 60% da dose de ifosfamida. Como alternativa, a mesna pode ser administrada concomitantemente em dose única igual à dose de ifosfamida. Os pacientes também devem receber pelo menos 2 L de hidratação oral ou intravenosa diariamente. Os ciclos de tratamento são repetidos a cada 3-4 semanas.

Farmacocinética. O composto original, a ifosfamida, possui uma meia-vida plasmática de eliminação de ~ 1,5 hora após doses de 3,8-5 g/m² e uma meia-vida ligeiramente mais curta em doses mais baixas, embora sua farmacocinética seja altamente variável de um paciente para outro, em decorrência das taxas variáveis de seu metabolismo hepático (Figura 61-2).

Toxicidade. A ifosfamida tem praticamente o mesmo perfil de toxicidade da ciclofosfamida, embora produza maior supressão das plaquetas, neurotoxicidade, nefrotoxicidade e, na ausência de mesna, lesão urotelial.

MELFALANO

Esse agente alquilante é utilizado principalmente para o tratamento do mieloma múltiplo e, menos comumente, na quimioterapia em altas doses com transplante de medula. As ações farmacológicas e citotóxicas gerais do melfalano assemelham-se àquelas de outros agentes alquilantes bifuncionais. O fármaco não é vesicante.

ADME. O melfalano oral é absorvido de modo inconsistente e, para a maioria das indicações, é administrado por infusão intravenosa. O fármaco possui uma $t_{1/2}$ plasmática de ~ 45-90 min, e ocorre excreção de 10-15% da dose administrada em sua forma inalterada na urina. Os pacientes com diminuição da função renal podem desenvolver mielossupressão inesperadamente grave.

Usos terapêuticos. O melfalano para tratamento do mieloma múltiplo é administrado em doses de 4-10 mg por via oral, por um período de 4-7 dias, a cada 28 dias, com dexametasona ou talidomida. O tratamento é repetido a intervalos de quatro semanas, com base na resposta e tolerância do paciente. O ajuste da dose deve ser baseado nas contagens de células sanguíneas. O melfalano também pode ser utilizado em esquemas mieloablativos, seguidos de reconstituição com células tronco do medulo óssea ou do sangue periférico, em uma dose é de 180-200 mg/m². A toxicidade clínica do melfalano é, em grande parte, hematológica e assemelha-se àquela de outros agentes alquilantes. As náuseas e os vômitos são menos frequentes. O fármaco provoca menos alopecia e, raramente, disfunção renal ou hepática.

CLORAMBUCILA

Os efeitos tóxicos da clorambucila sobre a medula óssea, os órgãos linfoides e os tecidos epiteliais assemelham-se aos observados com as mostardas nitrogenadas. Como agente administrado por via oral, a clorambucila é bem tolerada em pequenas doses diárias e proporciona uma titulação flexível das contagens hematológicas. Podem ocorrer náuseas e vômitos com doses orais únicas de ≥20 mg.

ADME. A absorção oral da clorambucila é adequada e confiável. O fármaco possui $t_{1/2}$ plasmática de aproximadamente 1,5 hora e é hidrolisado a produtos inativos.

Usos terapêuticos. A clorambucila é quase exclusivamente usada no tratamento da LLC, para a qual foi substituída, em grande parte, pela fludarabina e ciclofosfamida. No tratamento da LLC, a dose inicial diária de clorambucila é de 0,1-0,2 mg/kg, administrada 1 vez/dia e mantida por 3-6 semanas. Quando se constata uma queda das contagens totais de leucócitos periféricos, ou quando ocorre melhora clínica, a dose é titulada para manter os neutrófilos e as plaquetas em níveis aceitáveis. Com frequência, a terapia de manutenção (habitualmente 2 mg/dia) é necessária para manter a resposta clínica. O tratamento com clorambucila pode ser continuado durante meses ou anos; o fármaco alcança seus efeitos gradualmente e, com frequência, sem toxicidade significativa para a medula óssea comprometida. Embora seja possível induzir hipoplasia acentuada da medula óssea com doses excessivas de clorambucila, seus efeitos mielossupressores são moderados, graduais e rapidamente reversíveis. Raramente, podem ocorrer desconforto GI, azoospermia, amenorreia, fibrose pulmonar, convulsões, dermatite e hepatotoxicidade. Foi observado um acentuado aumento na incidência de leucemia mielocítica aguda (LMA) e de outros tumores no tratamento da policitemia vera, bem como em pacientes com câncer de mama em uso de clorambucila como quimioterapia adjuvante.

BENDAMUSTINA

Esse fármaco foi aprovado para o tratamento da LLC e do linfoma não Hodgkin. A bendamustina é administrada na forma de infusão intravenosa de 30 min, em doses de 100 mg/m² nos dias 1 e 2 de um ciclo de 28 dias. Pode-se indicar o uso de doses menores em pacientes com tratamento prévio maciço. A bendamustina é rapidamente degradada por meio de interação com sulfidrila e formação de complexos de adição com macromoléculas, e < 5% do fármaco original são excretados em sua forma intacta na urina. A *N*-desmetilação e a oxidação produzem metabólitos que possuem atividade antitumoral, porém menor que a da molécula original. O fármaco original apresenta $t_{1/2}$ no plasma de aproximadamente 30 min. O padrão de toxicidade clínica da bendamustina é típico dos agentes alquilantes clássicos, com mielossupressão e mucosite rapidamente reversíveis, porém geralmente toleráveis.

AGENTES ALQUILANTES DIVERSOS

Embora as mostardas nitrogenadas contendo grupos cloroetila constituam a classe de agentes alquilantes mais amplamente utilizada, os agentes alquilantes alternativos com maior estabilidade química e atividade bem definida em tipos específicos de cânceres possuem valor na prática clínica.

ETILENOIMINAS E METILMELAMINAS

ALTRETAMINA

A altretamina (hexametilmelamina) assemelha-se estruturalmente à TEM (tretamina). O seu mecanismo preciso de ação citotóxica permanece desconhecido. O fármaco fornece um tratamento paliativo para o câncer de ovário persistente ou recorrente, após terapia de combinação baseada em cisplatina. A dose habitual de altretamina como monoterapia no câncer de ovário é de 260 mg/m^2/dia, em quatro doses fracionadas, durante 14 ou 21 dias consecutivos de um ciclo de 28 dias, por até 12 ciclos.

ADME. A altretamina é bem absorvida pelo trato GI; sua $t_{1/2}$ de eliminação é de 4-10 h. O fármaco e sofre rápida desmetilação no fígado. Os principais metabólitos consistem em pentametilmelamina e tetrametilmelamina.

Toxicidades clínicas. As principais toxicidades da altretamina consistem em mielossupressão e neurotoxicidade. A altretamina provoca neurotoxicidade tanto periférica quanto central (ataxia, depressão, confusão, sonolência, alucinações, tontura e vertigem). Os sintomas neurológicos desaparecem com a interrupção da terapia. Devem-se efetuar contagens hematológicas do sangue periférico, bem como um exame neurológico, antes de iniciar cada ciclo de terapia. O tratamento deve ser interrompido durante pelo menos 14 dias e, subsequentemente, reiniciado com uma dose mais baixa de 200 mg/m^2/dia, se a contagem de leucócitos cair para < 2.000 células/mm^3, ou se houver queda das contagens plaquetárias para < 75.000 células/mm^3, ou se surgirem sintomas neurotóxicos ou GI intoleráveis. Quando os sintomas neurológicos não conseguem se estabilizar com o esquema de dose reduzida, o fármaco deve ser interrompido. As náuseas e os vômitos, que também constituem efeitos colaterais comuns, podem limitar a dose administrada. A disfunção renal pode exigir a suspensão do fármaco. Outros efeitos adversos raros incluem exantema, alopecia e hepatotoxicidade. Pode-se verificar o desenvolvimento de hipotensão ortostática grave e potencialmente fatal em pacientes em uso de inibidores da MAO, amitriptilina, imipramina ou fenelzina concomitantemente com a altretamina.

TIOTEPA

A tiotepa consiste em três grupos etilenoimina estabilizados pela sua fixação à base tiofosforil nucleofílica. Na atualidade, é utilizada principalmente em esquemas de quimioterapia em altas doses. Tanto a tiotepa quanto o seu metabólito primário dessulfurado, a trietilenofosforamida (TEPA), na qual é rapidamente convertida pelas CYP hepáticas, formam ligações cruzadas com o DNA.

ADME. A TEPA passa a constituir a forma predominante do fármaco presente no plasma em poucas horas após a administração de tiotepa. O composto original possui $t_{1/2}$ plasmática e 1,2-2 h, em comparação com a $t_{1/2}$ mais longa de 3-24 h da TEPA. A farmacocinética da tiotepa é essencialmente igual em crianças e adultos nas doses convencionais ($\leq$80 mg/m^2), e as $t_{1/2}$ do fármaco e do metabólito permanecem inalteradas em crianças que recebem terapia em altas doses, de 300 mg/m^2/dia durante três dias. Menos de 10% do fármaco administrado aparece na urina como composto original ou como metabólito primário.

Toxicidades clínicas. As toxicidades da tiotepa incluem mielossupressão e, em menor grau, mucosite. A mielossupressão tende a desenvolver-se um pouco mais tarde em comparação com a ciclofosfamida, com valores leucopênicos mínimos em 2 semanas e contagem mínima de plaquetas em 3 semanas. Nos esquemas em altas doses, a tiotepa pode causar sintomas neurotóxicos, incluindo coma e convulsões.

ALQUILSULFONATOS

BUSSULFANO

O bussulfano exerce poucas ações farmacológicas, além da mielossupressão em doses convencionais, e, antes do advento do mesilato de imatinibe, era um agente-padrão para pacientes na fase crônica da leucemia mielocítica e causava pancitopenia grave e prolongada em alguns pacientes. Na atualidade, o bussulfano é principalmente utilizado em esquemas de altas doses, cujas toxicidades importantes consistem em fibrose pulmonar, lesão da mucosa GI e doença venoclusiva (DVO) hepática.

ADME. O bussulfano é bem absorvido após administração oral, em doses de 2-6 mg/dia, com $t_{1/2}$ plasmática de 2-3 h. O fármaco é conjugado com GSH pela GSTA1A e metabolizado subsequentemente por vias dependentes de CYP; o principal metabólito urinário é o ácido metanossulfônico. Em altas doses, as crianças com < 18 anos de idade depuram o fármaco 2-4 vezes mais rapidamente do que os adultos e toleram doses mais altas. A depuração do bussulfano varia de modo considerável entre pacientes. A DVO está associada a uma área sob a curva (ASC) alta (ASC > 1.500 × μM min) com níveis máximos do fármaco e depuração lenta, levando à recomendação de um ajuste da dose com base na monitoração dos níveis do fármaco. Uma concentração-alvo no estado de equilíbrio dinâmico de 600-900 ng/mL no plasma de adultos ou ASC < 1.000 μM × min em crianças alcançam um equilíbrio apropriado entre toxicidade e benefício terapêutico.

Usos terapêuticos. No tratamento da leucemia mielógena crônica (LMC), a dose inicial oral de bussulfano varia de acordo com a contagem total de leucócitos e a gravidade da doença. São utilizadas doses diárias de 2-8 mg em adultos (~ 60 μg/kg ou 1,8 mg/m² para crianças) para iniciar a terapia, e essas doses são ajustadas apropriadamente com base nas respostas hematológicas e clínicas subsequentes, com o objetivo de reduzir a contagem total de leucócitos para ≤10.000 células/mm³. Em geral, não se observa redução da contagem de leucócitos durante os primeiros 10-15 dias de tratamento, e, na verdade, a contagem de leucócitos pode aumentar; durante esse período. Como a contagem de leucócitos pode cair durante > 1 mês após a interrupção do fármaco, recomenda-se que o bussulfano seja interrompido quando a contagem total de leucócitos tiver caído para ~ 15.000 células/mm³. Em geral, obtém-se uma contagem normal de leucócitos em 12-20 semanas. Durante a remissão, o tratamento diário é reinstituído quando a contagem total de leucócitos atinge ~ 50.000 células/mm³. As doses de manutenção diárias são de 1-3 mg.

Na terapia com altas doses, são administradas doses de 1 mg/kg, a cada 6 h, durante quatro dias, com ajuste da dose baseado na farmacocinética. Devem-se administrar anticonvulsivantes concomitantemente para proteger o paciente das toxicidades agudas do SNC, incluindo convulsões tônicoclônicas, que podem ocorrer várias horas após cada dose. Embora a fenitoína seja uma escolha frequente, ela induz as GST que metabolizam o bussulfano, reduzindo a sua ASC em ~ 20%. Em pacientes que necessitam de medicação anticonvulsivante concomitante, recomenda-se o uso de benzodiazepínicos não indutores de enzimas, como o lorazepam e clonazepam, como alternativa da fenitoína. Quando a fenitoína é utilizada concomitantemente, os níveis plasmáticos de bussulfano devem ser monitorados, e deve-se ajustar sua dose de acordo.

Toxicidade clínica. Os efeitos tóxicos do bussulfano estão relacionados às suas propriedades mielossupressoras, e pode ocorrer trombocitopenia prolongada. Em certas ocasiões, os pacientes apresentam náuseas, vômitos e diarreia. Seu uso a longo prazo leva à impotência, esterilidade, amenorreia e malformações fetais. Raramente, os pacientes desenvolvem astenia e hipotensão. O bussulfano em altas doses provoca DVO hepática em ≤10% dos pacientes, bem como convulsões, cistite hemorrágica, alopecia permanente e cataratas. A coincidência de DVO e hepatotoxicidade aumenta com a sua coadministração com fármacos que inibem as CYP, incluindo imidazólicos e metronidazol, possivelmente pela inibição da depuração do bussulfano e/ou de seus metabólitos tóxicos.

NITROSUREIAS

As nitrosureias desempenham um papel importante no tratamento dos tumores cerebrais e são utilizadas, em certas ocasiões, no tratamento de linfomas e em esquemas de altas doses com reconstituição da medula óssea. Funcionam como agentes alquilantes bifuncionais, porém diferem das mostardas nitrogenadas convencionais nas suas propriedades tanto farmacológicas quanto toxicológicas.

A carmustina (BCNU) e a lomustina (CCNU) são altamente lipofílicas e, portanto, atravessam facilmente a barreira hematencefálica, representando uma importante propriedade no tratamento dos tumores cerebrais. Infelizmente, com exceção da estreptozocina, as nitrosureias causam mielossupressão profunda e tardia, com recuperação em 4-6 semanas após uma dose única. O tratamento em longo prazo com nitrosureias, particularmente a semustina (metil-CCNU), resultou em insuficiência renal. À semelhança de outros agentes alquilantes, as nitrosureias são altamente carcinogênicas e mutagênicas. Produzem componentes tanto alquilantes quanto carbamoilantes (Figura 61-3).

CARMUSTINA (BCNU)

A principal ação da carmustina consiste na alquilação do DNA na posição da O^6-guanina, um complexo de adição cujo reparo é efetuado pela MGMT. A metilação do promotor da MGMT inibe sua expressão em ~ 30% dos gliomas primários e está associada a uma sensibilidade às nitrosureias. Em altas doses com resgate da medula óssea, a carmustina produz DVO hepática, fibrose pulmonar, insuficiência renal e leucemia secundária.

ADME. A carmustina é instável em solução aquosa e nos líquidos corporais. Após infusão intravenosa, a carmustina desaparece do plasma, com $t_{1/2}$ altamente variável de ≥ 15-90 min. Cerca de 30-80% do fármaco aparece na urina em 24 h, na forma de produtos de degradação. Os metabólitos alquilantes entram rapidamente no líquido cerebrospinal (LCS), e as suas concentrações no LCS alcançam 15-30% dos valores plasmáticos concomitantes.

Usos terapêuticos. A carmustina (BCNU) é administrada por via intravenosa, em doses de 150-200 mg/m², por infusão durante 1-2 h, sendo repetida a cada seis semanas. Em virtude de sua capacidade de atravessar a barreira hematencefálica, a carmustina tem sido utilizada no tratamento dos gliomas malignos. Dispõe-se de uma hóstia (obreia [*wafer*]) de carmustina implantável para uso como adjuvante da cirurgia e radioterapia em pacientes com glioma maligno de alto grau recentemente diagnosticado, e como adjuvante da cirurgia para o glioblastoma multiforme recorrente.

ESTREPTOZOCINA

A estreptozocina (ou estreptozotocina) possui uma metilnitrosureia (MNU) fixada ao carbono 2 da glicose. Apresenta alta afinidade pelas células das ilhotas de Langerhans e provoca diabetes em animais de laboratório.

ADME. A estreptozocina sofre rápida degradação após sua administração intravenosa. A $t_{1/2}$ do fármaco é de ~ 15 min. Apenas 10-20% de uma dose é recuperada em sua forma intacta na urina.

Usos terapêuticos. A estreptozocina é utilizada no tratamento do carcinoma de células das ilhotas pancreáticas humano e em tumores carcinoides malignos. É administrada por via intravenosa, em uma dose de 500 mg/m², 1 vez/dia durante cinco dias; esse ciclo é repetido a cada seis semanas. Alternativamente, podem ser administrados 1.000 mg/m² por semana, durante duas semanas; a seguir, a dose semanal pode ser aumentada até uma dose máxima de 1.500 mg/m^2, dependendo da tolerância. As náuseas são frequentes. Em cerca de 66% dos casos, ocorrem toxicidades renal ou hepática leves e reversíveis; em < 10% dos pacientes, a toxicidade renal pode ser cumulativa com cada dose, podendo levar à insuficiência renal irreversível. A estreptozocina não deve ser administrada com outros fármacos nefrotóxicos. Em 20% dos pacientes, ocorre toxicidade hematológica (anemia, leucopenia ou trombocitopenia).

TRIAZENOS

DACARBAZINA (DTIC)

A dacarbazina atua como agente metilante após ativação metabólica no metabólito monometil-triazeno, MTIC. Mata as células em todas as fases do ciclo celular. A resistência foi atribuída à remoção de grupos metila das bases de *O*^{6}-guanina do DNA pela MGMT.

ADME. A dacarbazina é administrada por via intravenosa. Após uma rápida fase inicial ($t_{1/2}$ de ~ 20 min), a dacarbazina é depurada do plasma com $t_{1/2}$ terminal de ~ 5 h. A $t_{1/2}$ é prolongada na presença de doença hepática ou renal. Quase 50% do composto são excretados em sua forma intacta na urina por secreção tubular.

Usos terapêuticos. A principal indicação clínica da dacarbazina consiste na quimioterapia para a doença de Hodgkin. Em associação com outros fármacos para o tratamento da doença de Hodgkin, a dacarbazina é administrada em doses de 150 mg/m^2/dia durante cinco dias, sendo o esquema repetido a cada quatro semanas; pode ser administrada em uma dose única de 375 mg/m^2, que é repetida a cada 15 dias. É modestamente efetiva contra o melanoma maligno e os sarcomas do adulto. A dacarbazina para tratamento do melanoma maligno é administrada em doses de 2-4,5 mg/kg/dia, durante um período de 10 dias, que é repetido a cada 28 dias. Alternativamente, podem ser administrados 250 mg/m^2 diariamente, durante 5 dias, sendo o esquema repetido a cada três semanas. O extravasamento do fármaco pode causar lesão tecidual e dor intensa.

Toxicidade. A DTIC provoca náuseas e vômitos em > 90% dos pacientes; em geral, os vômitos ocorrem em 1-3 h após o tratamento e podem perdurar por até 12 h. A mielossupressão, com leucopenia e trombocitopenia, é leve e prontamente reversível em 1-2 semanas. Pode ocorrer uma síndrome semelhante à gripe. Os efeitos adversos menos comuns incluem hepatotoxicidade, alopecia, rubor facial, neurotoxicidade e reações dermatológicas.

TEMOZOLOMIDA

A temozolomida é o agente padrão em combinação com radioterapia para pacientes portadores de glioma maligno e astrocitoma. A exemplo da dacarbazina, a temozolomida forma o metabólito metilante MTIC e mata as células em todas as fases do ciclo celular.

ADME. A temozolomida é administrada por via oral ou intravenosa, em doses de ~ 200 mg/dia; possui uma biodisponibilidade que se aproxima de 100%. Os níveis plasmáticos do fármaco original declinam com uma $t_{1/2}$ de 1-2 h. O principal metabólito ativo MTIC atinge uma concentração plasmática máxima (150 ng/mL) 90 min após a administração de uma dose, e declina com $t_{1/2}$ de 2 h. Apenas uma pequena quantidade intacta do fármaco é recuperada na urina, e o principal metabólito urinário é a imidazol carboxamida inativa.

Toxicidade. As toxicidades da temozolomida assemelham-se àquelas da DTIC. É necessário proceder a uma monitoração hematológica para orientar os ajustes da dose.

METIL-HIDRAZINAS

PROCARBAZINA

A procarbazina é usada como terapia de segunda linha para tumores cerebrais malignos.

Ação citotóxica. A atividade antineoplásica da procarbazina resulta de sua conversão, por meio de metabolismo oxidativo hepático mediado por CYP, em espécies alquilantes altamente reativas, que metilam o DNA. A procarbazina ativada pode produzir lesão cromossômica, incluindo quebras e translocações de cromátides, sendo esses efeitos compatíveis com suas ações mutagênicas e carcinogênicas. A resistência à procarbazina surge rapidamente quando utilizada como agente isolado. Um mecanismo de resistência resulta da expressão aumentada da MGMT, que realiza o reparo da metilação da guanina.

Farmacocinética. O comportamento farmacocinético da procarbazina ainda não foi totalmente definido. O fármaco é extensamente metabolizado por isoenzimas CYP a intermediários azo, metilazoxi e benzilazoxi, que são encontrados no plasma e que produzem os metabólitos alquilantes nas células tumorais. Em pacientes com câncer cerebral, o uso concomitante de agentes anticonvulsivantes, que induzem as CYP hepáticas, não altera significativamente a farmacocinética do fármaco original.

Usos terapêuticos. A dose recomendada de procarbazina para adultos é de 100 mg/m^2/dia, durante 10-14 dias em esquemas de combinação, como o MOPP (mostarda nitrogenada, oncovin, procarbazina e prednisona) para o tratamento da doença de Hodgkin. A procarbazina é raramente utilizada na prática atual.

Toxicidade. Os efeitos tóxicos mais comuns consistem em leucopenia e trombocitopenia, que surgem durante a segunda semana de terapia e regridem em duas semanas sem tratamento. Na maioria dos pacientes, ocorrem sintomas GI, como náuseas e vômitos discretos; em 5-10% dos casos, observa-se a ocorrência de diarreia e exantema. Foram também relatados distúrbios do comportamento. Como a procarbazina aumenta os efeitos sedativos, deve-se evitar o uso concomitante de depressores do SNC. O fármaco é um inibidor fraco da MAO; bloqueia o metabolismo das catecolaminas, dos simpatomiméticos e da tiramina da dieta e pode provocar hipertensão em pacientes expostos concomitantemente a essas substâncias. A procarbazina possui ações semelhantes ao dissulfiram, e, por conseguinte, deve-se evitar o consumo de álcool. A procarbazina é altamente carcinogênica, mutagênica e teratogênica e está associada a um risco de 5-10% de leucemia aguda em pacientes tratados com MOPP. O maior risco é observado em pacientes que também são submetidos à radioterapia. A procarbazina é um potente agente imunossupressor. Causa infertilidade, particularmente nos homens.

COMPLEXOS DE COORDENAÇÃO DA PLATINA

Os complexos de coordenação da platina possuem ampla atividade antineoplásica e tornaram-se a base para o tratamento dos cânceres de ovário, cabeça e pescoço, bexiga, esôfago, pulmão e colo. Apesar de a cisplatina e outros complexos de platina não formarem intermediários de íon carbônio, como outros agentes alquilantes, ou alquilar formalmente o DNA, eles ligam-se de forma covalente a sítios nucleofílicos no DNA e compartilham muitos atributos farmacológicos com os agentes alquilantes.

MECANISMO DE AÇÃO. A cisplatina, a carboplatina e a oxaliplatina penetram nas células por meio de um transportador ativo de Cu^{2+}, o CTR1, e, ao fazê-lo, degradam rapidamente o transportador. Os compostos são ativamente expulsos das células por transportadores de cobre ATP7A e ATP7B e pela proteína de resistência a múltiplos fármacos 1 (MRP 1); a expressão variável desses transportadores pode contribuir para a resistência clínica. No interior da célula, os ligantes cloreto, ciclo-hexano ou oxalato dos análogos são deslocados por moléculas de água, produzindo uma molécula de carga positiva que reage com sítios nucleofílicos no DNA e em proteínas.

A introdução de água na cisplatina é favorecida na presença de baixas concentrações de Cl^- no interior da célula e na urina. As altas concentrações de Cl^- estabilizam o fármaco, explicando a eficiência da diurese de Cl^- na prevenção da nefrotoxicidade. Os complexos de platina ativados são capazes de reagir com moléculas ricas em elétrons, como as sulfidrilas, e com vários locais no DNA, formando ligações cruzadas intrafilamentares e interfilamentares. Os complexos de adição de platina-DNA inibem a replicação e a transcrição, resultando em quebras de filamento único e de duplo filamento e em erros de codificação e, se forem reconhecidos pela p53 e por outras proteínas de controle, causam indução da apoptose. A formação de complexos de adição constitui um importante indicador de resposta clínica. Os análogos diferem na conformação dos complexos de adição e nos efeitos do complexo sobre a estrutura e a função do DNA. A oxiplatina e a carboplatina são mais lentas na formação de complexos de adição. Os complexos de oxaliplatinas são mais volumosos, e seu reparo é realizado com menos facilidade; criam um padrão diferente de distorção da hélice de DNA e diferem dos complexos de adição de cisplatina no padrão de ligação do hidrogênio a segmentos adjacentes de DNA.

Ao contrário dos outros análogos de platina, a oxaliplatina possui citotoxicidade que não depende de um sistema de MMR ativo, o que pode explicar a sua maior atividade no câncer colorretal. Além disso, parece ser menos dependente da presença de proteínas de grupo de mobilidade alto (HMG), que são necessárias para os outros derivados da platina. Os cânceres testiculares apresentam uma concentração elevada de proteínas HMG e são muito sensíveis à cisplatina. Os cânceres de mama do tipo basal, como aqueles que apresentam mutações *BRCA1* e *BRCA2*, carecem de amplificação *Her 2* e expressão de receptores hormonais e parecem ser singularmente suscetíveis à cisplatina, pela suprarregulação das vias apoptóticas governadas pela p63 e p73. A especificidade da cisplatina em relação ao ciclo celular difere entre os tipos de células, embora os efeitos da ligação cruzada sejam mais pronunciados durante a fase S. Os análogos da platina são mutagênicos, teratogênicos e carcinogênicos. A quimioterapia a base de cisplatina ou de carboplatina para o câncer de ovário está associada a um aumento de quatro vezes no risco de desenvolvimento de leucemia secundária.

Resistência aos análogos da platina. A resistência aos análogos da platina é provavelmente multifatorial, e os compostos diferem quanto ao grau de resistência cruzada. A carboplatina compartilha uma resistência cruzada com a cisplatina na maioria dos tumores experimentais, o que não ocorre com a oxaliplatina. Diversos fatores influenciam a sensibilidade aos análogos da platina em células experimentais, incluindo acúmulo intracelular do fármaco e níveis intracelulares de glutationa e outras sulfidrilas, como a metalotioneína, que se ligam ao fármaco e o inativam, e taxas de reparo de complexos de adição do DNA. O reparo de complexos de adição de platina-DNA requer a participação da via NER. A inibição ou a perda do NER aumentam a sensibilidade à cisplatina em pacientes com câncer de ovário, enquanto a hiperexpressão de componentes do NER está associada a uma resposta precária à terapia baseada em cisplatina ou oxaliplatina nos cânceres de pulmão, colo e gástrico.

A resistência à cisplatina, mas não à oxaliplatina, parece ser mediada, em parte, pela perda de função das proteínas de MMR. Na ausência de reparo efetivo de complexos de adição de platina-DNA, as células sensíveis são incapazes de se replicar ou de transcrever porções afetadas do filamento de DNA. Algumas DNA-polimerases podem transpor os complexos de adição, contribuindo possivelmente para a resistência. A hiperexpressão de transportadores de efluxo de cobre, ATP7A e ATP7B, correlaciona-se com uma sobrevida precária após terapia baseada em cisplatina para o câncer ovariano.

CISPLATINA

ADME. Após administração intravenosa, a cisplatina apresenta uma $t_{1/2}$ de eliminação plasmática inicial de 25-50 min; em seguida, as concentrações do fármaco total (ligado e não ligado) declinam, com $t_{1/2}$ de $\geq$ 24 h. Mais de 90% da platina no sangue estão ligados de modo covalente às proteínas plasmáticas. São encontradas altas concentrações de cisplatina no rim, fígado, intestino e testículos; todavia, ocorre pouca penetração do fármaco no

SNC. Apenas uma pequena parte do fármaco é excretada pelos rins durante as primeiras 6 h; em 24 h, são excretados até 25%, e, em cinco dias, até 43% da dose administrada são recuperados na urina, principalmente na forma ligada de modo covalente a proteínas e peptídeos. A excreção bilial ou intestinal da cisplatina é mínima.

Usos terapêuticos. A cisplatina é administrada apenas por via intravenosa. A dose habitual é de 20 mg/m^2/dia, durante cinco dias, de 20-30 mg/semana, durante 3-4 semanas, ou de 100 mg/m^2, 1 vez a cada quatro semanas. *Para evitar a toxicidade renal, é importante estabelecer uma diurese de cloreto pela infusão de 1-2 L de soro fisiológico antes do tratamento.* A seguir, a quantidade apropriada de cisplatina é diluída em uma solução contendo glicose, soro fisiológico e manitol e administrada por via intravenosa durante 4-6 h. Como o alumínio inativa a cisplatina, o fármaco não deve entrar em contato com agulhas ou outro equipamento de infusão que contenham alumínio durante sua preparação ou administração.

A cisplatina, em combinação com a bleomicina, etopósido, ifosfamida ou vimblastina, cura 90% dos pacientes com câncer testicular. Quando utilizadas com o paclitaxel, a cisplatina ou a carboplatina induzem uma resposta completa na maioria das pacientes com carcinoma de ovário. A cisplatina produz respostas em pacientes portadores de cânceres de bexiga, cabeça e pescoço, colo do útero e endométrio, em todas as formas de carcinoma de pulmão, carcinomas anal e retal e neoplasias da infância. O fármaco também sensibiliza as células à radioterapia e aumenta o controle de tumores de pulmão, esôfago, cabeça e pescoço localmente avançados, quando administrado com irradiação.

TOXICIDADES. A nefrotoxicidade induzida pela cisplatina foi, em grande parte, abolida por meio de tratamento prévio adequado com hidratação e diurese de cloreto. A amifostina é um agente citoprotetor de tiofosfato, que reduz a toxicidade renal associada à administração repetida de cisplatina. A ototoxicidade causada pela cisplatina não é afetada pela diurese e manifesta-se por zumbido e perda auditiva de alta frequência. Em quase todos os pacientes, ocorrem náuseas e vômitos pronunciados, que habitualmente podem ser controlados com antagonistas da 5-HT_3, antagonistas do receptor NK1 e corticosteroides em altas doses (Quadro 46-6).

Em doses mais altas, ou após múltiplos ciclos de tratamento, a cisplatina provoca neuropatia sensorial e motora periférica progressiva, que pode agravar-se após a suspensão do fármaco e que também pode ser agravada pelo tratamento simultâneo ou subsequente com taxanos ou outros agentes neurotóxicos. A cisplatina provoca mielossupressão leve a moderada, com leucopenia e trombocitopenia transitórias. A anemia pode tornar-se proeminente após múltiplos ciclos de tratamento. Os distúrbios eletrolíticos são comuns, incluindo hipomagnesemia, hipocalcemia, hipopotassemia e hipofosfatemia. A hipocalcemia e a hipomagnesemia secundárias à lesão tubular e perda renal de eletrólitos podem produzir tetania se não forem tratadas. Recomenda-se a determinação rotineira das concentrações plasmáticas de Mg^{2+}. A hiperuricemia, a anemia hemolítica e as anormalidades cardíacas constituem efeitos colaterais raros. Poucos minutos após a administração, podem ocorrer reações de tipo anafilático, caracterizadas por edema facial, broncoconstrição, taquicardia e hipotensão, que devem ser tratadas mediante injeção intravenosa de epinefrina e com corticosteroides ou anti-histamínicos. A cisplatina tem sido associada ao desenvolvimento de LMA, habitualmente ≥4 anos após o tratamento.

CARBOPLATINA

Os mecanismos de ação e resistência e o espectro de atividade clínica da carboplatina (CBDCA, JM-8) assemelham-se aos da cisplatina. Entretanto, os dois fármacos diferem significativamente nas suas propriedades químicas, farmacocinéticas e toxicológicas.

ADME. Como a carboplatina é muito menos reativa do que a cisplatina, a maior parte do fármaco no plasma permanece em sua forma original, não ligada às proteínas. O fármaco é eliminado, em sua maior parte, por excreção renal, com $t_{1/2}$ plasmática de ~ 2 h. Uma pequena fração da platina liga-se de modo irreversível às proteínas plasmáticas e desaparece lentamente, com $t_{1/2}$ de ≥5 dias.

Usos terapêuticos. A carboplatina e a cisplatina são igualmente efetivas no tratamento do câncer ovariano não totalmente extirpado, câncer de pulmão de células não pequenas e câncer de pulmão de células pequenas em estágio avançado; todavia, a carboplatina pode ser menos efetiva do que a cisplatina nos cânceres de células germinativas, de cabeça e pescoço, e de esôfago. A carboplatina constitui uma alternativa efetiva para tumores responsivos em pacientes incapazes de tolerar a cisplatina, devido ao comprometimento da função renal, náuseas refratárias, comprometimento auditivo significativo ou neuropatia; entretanto, é preciso ajustar as doses para a função renal. Além disso, a carboplatina pode ser utilizada na terapia em altas doses com resgate de células tronco da medula óssea ou periféricas. A carboplatina é administrada na forma de infusão intravenosa durante pelo menos 15 min, e administrada uma vez a cada 21-28 dias. A dose de carboplatina deve ser ajustada proporcionalmente à redução da depuração da creatinina (CrCl) em pacientes com CrCl < 60 mL/min.

Toxicidade. A carboplatina é relativamente bem tolerada para uso clínico, causando menos náuseas, neurotoxicidade, ototoxicidade e nefrotoxicidade do que a cisplatina. A toxicidade que limita a dose de carboplatina é a mielossupressão, principalmente a trombocitopenia. Pode causar reação de hipersensibilidade; em pacientes com reação leve, a pré-medicação, as doses graduadas do fármaco e a infusão mais prolongada levam à dessensibilização.

OXALIPLATINA

ADME. A oxaliplatina apresenta uma $t_{1/2}$ plasmática muito curta, provavelmente em consequência de sua rápida captação pelos tecidos e de sua reatividade; a $t_{1/2}$ inicial é de ~ 17 min. Não há necessidade de ajuste da dose para pacientes com CrCl ≥20 mL/min.

Usos terapêuticos. A oxaliplatina exibe uma faixa de atividade antitumoral (cânceres colorretal e gástrico) que difere daquela de outros agentes de platina. A eficiência da oxaliplatina no câncer colorretal deve-se, talvez, a seus efeitos independentes de MMR e HMG. Além disso, suprime a expressão da timidilato sintase (TS), a enzima alvo da ação da 5-fluorouracila (5-FU), o que pode promover um sinergismo desses dois fármacos. Em combinação com a 5-FU, foi aprovada para o tratamento de pacientes com câncer colorretal.

Toxicidade. A neuropatia periférica constitui a toxicidade que limita a dose de oxaliplatina. Com frequência, uma forma aguda é desencadeada pela exposição a líquidos frios e manifesta-se na forma de parestesias e/ou disestesias nos membros superiores e inferiores, na boca e na garganta. Um segundo tipo de neuropatia periférica está relacionado com a dose cumulativa e exibe características semelhantes à neuropatia induzida por cisplatina; 75% dos pacientes que recebem uma dose cumulativa de 1.560 mg/m^2 apresentam alguma neurotoxicidade sensorial progressiva, com disestesias, ataxia e dormência das extremidades. A toxicidade hematológica é leve a moderada, exceto pelas citopenias raras e imunologicamente mediadas, e as náuseas são bem controladas com antagonistas do receptor 5-HT$_3$. A oxaliplatina causa leucemia e fibrose pulmonar vários meses a anos após a sua administração. A oxaliplatina pode causar uma resposta alérgica aguda, com urticária, hipotensão e broncoconstrição.

II. Antimetabólitos

ANÁLOGOS DO ÁCIDO FÓLICO

O ácido fólico é um fator nutricional essencial, que é convertido, por redução enzimática, em uma série de cofatores de tetra-hidrofolato (FH$_4$), que fornecem grupos metila para a síntese de precursores do DNA (timidilato e purinas) e RNA (purinas). A interferência no metabolismo do FH$_4$ reduz a capacidade celular de transferência de um carbono e a necessidade das reações de metilação na síntese de ribonucleotídeos de purina e monofosfato de timidina (TMP), inibindo, assim, a replicação do DNA.

A quimioterapia com antifolato produziu as primeiras remissões notáveis, ainda que temporárias, na leucemia e a primeira cura de um tumor sólido, o coriocarcinoma. O reconhecimento de que o metotrexato (MTX), um inibidor da di-hidrofolato redutase (DHFR), também inibe diretamente as enzimas dependentes de folato de nova síntese de purina, e timidilato levou ao desenvolvimento de análogos de antifolato, que são especificamente dirigidos contra essas outras enzimas dependentes de folato (Figura 61-4). Os novos agentes possuem maior capacidade de transporte no interior das células tumorais (pralatrexato) e exercem seu efeito inibitório primário sobre a TS (raltitrexede), nas primeiras etapas da biossíntese de purinas (lometrexol) ou ambas (antifolato de múltiplos alvos, pemetrexede).

Mecanismo de ação. O principal alvo do metotrexato é a enzima DHFR (Figura 61-4). Para atuar como cofator em reações de transferência de um carbono, o folato precisa ser reduzido pela DHFR a FH$_4$. Os inibidores, como o MTX, com alta afinidade pela DHFR ($K_i \sim 0{,}01$-$0{,}2$ nM), causam depleção parcial dos cofatores do FH$_4$ (ácido 5-10 metilenotetra-hidrofólico e ácido N-10 formiltetrai-hidrofólico), que são necessários para a síntese de timidilato e purinas. Além disso, o MTX sofre conversão em uma série de poliglutamatos (MTX-PG) nas células tanto normais quanto tumorais. Esses MTX-PG representam uma forma de armazenamento intracelular de folatos e de análogos do folato, que aumentam notavelmente a potência inibitória do análogo em sítios adicionais, incluindo a TS e duas enzimas iniciais na via de biossíntese das purinas. Os poliglutamatos de ácido di-hidrofólico que se acumulam nas células, em virtude da reação da DHFR bloqueada, também atuam como inibidores da TS e de outras enzimas (Figura 61-4).

Toxicidade seletiva; Resgate. A exemplo da maioria dos antimetabólitos, o MTX é apenas parcialmente seletivo para as células tumorais e mata rapidamente as células normais em divisão, como as do epitélio intestinal e da medula óssea. Os antagonistas do folato matam as células durante a fase S do ciclo celular e são mais efetivos quando as células estão em rápida proliferação. Os efeitos tóxicos do MTX podem ser interrompidos pela administração de leucovorina, uma coenzima do folato totalmente reduzida, cuja função consiste na repleção do reservatório intracelular de cofatores de FH$_4$.

Entrada celular e retenção. Como o ácido fólico e muitos de seus análogos são polares, eles atravessam precariamente a barreira hematencefálica e necessitam de mecanismos de transporte específicos para penetrar nas células dos mamíferos. São encontrados três sistemas de transporte de folato para o interior das células dos mamíferos: (1) um receptor de folato, que possui alta afinidade pelo ácido fólico, porém capacidade muito reduzida de transportar o MRX e outros análogos; (2) o transportador de folato reduzido, a principal proteína de trânsito do MTX, do raltitrexede, do pemetrexede e da maioria dos análogos; e (3) um transportador ativo em pH baixo. O transportador de folato reduzido está altamente expresso no subtipo hiperdiploide de leucemia linfoblástica aguda (LLA), que exibe extrema sensibilidade ao MTX. Uma vez no interior da célula, a enzima folilpoliglutamato sintetase adiciona resíduos de glutamil adicionais à molécula. Como esses poliglutamatos superiores apresentam uma intensa carga e atravessam as membranas celulares de modo precário, a poliglutamação serve como mecanismo de aprisionamento e pode explicar a retenção prolongada do MTX no epitélio coriônico (onde atua como potente abortivo); em tumores derivados desse tecido, como células do coriocarcinoma; e em tecidos normais sujeitos a toxicidade farmacológica cumulativa, como o fígado. Os folatos poliglutamilados e análogos exibem afinidade consideravelmente maior do que a forma monoglutamato para as enzimas dependentes de folato, que são necessárias para a síntese de purinas e de timidilato, exibindo uma afinidade pelo menos igual pela DHFR.

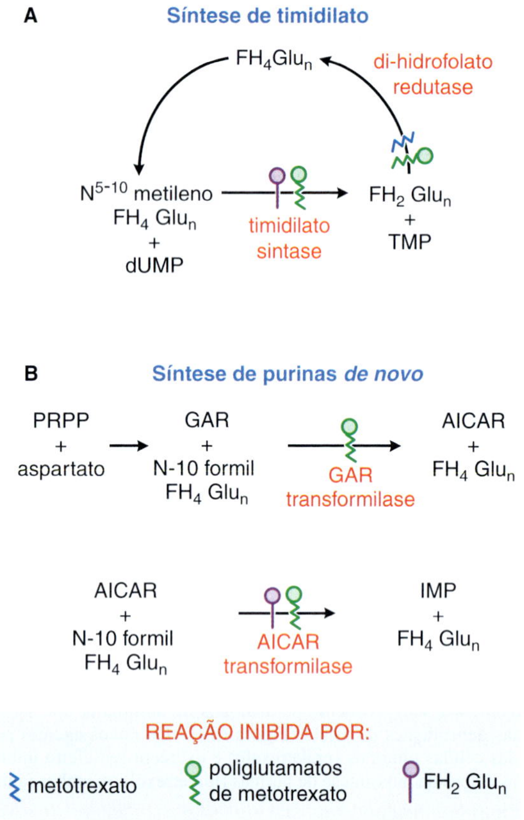

Figura 61-4 *Ações do metotrexato e seus poliglutamatos.* AICAR, aminoimidazol carboxamida; dUMP, monofosfato de desoxiuridina; FH_2Glu_n/FH_4Glu_n, di-hidro/tetra-hidrofolato poliglutamatos; GAR, glicinamida ribunucleotídeo; IMP, monofosfato de inosina; PRPP, 5-fosforribosil-1-pirofosfato; TMP, monofosfato de timidina.

Novos congêneres. Foram identificados novos antagonistas do folato, que são substratos mais adequados para o transportador de folato reduzido. Em um esforço de transpor o sistema obrigatório de transporte da membrana e facilitar a penetração por meio da barreira hematencefálica, foram também sintetizados antagonistas do folato lipossolúveis. O trimetrexato, um análogo lipossolúvel que carece de um glutamato terminal, possui atividade antitumoral modesta, principalmente em combinação com leucovorina como resgate. Todavia, mostra-se benéfico no tratamento da pneumonia por *Pneumocystis jiroveci* (*Pneumocystis carinii*), no qual a leucovorina proporciona um resgate diferencial para o hospedeiro, mais não para o parasito. O novo análogo de folato mais importante, o MTA ou pemetrexede, possui uma estrutura de pirrol-pirimidina. É avidamente transportado para o interior das células por meio do carreador de folato reduzido. É convertido em poliglutamatos, que inibem a TS e a glicina amida ribonucleotídeo transformilase, bem como a DHFR. Tem atividade contra o câncer de ovário, o mesotelioma e os adenocarcinomas de células não pequenas do pulmão. O pemetrexede e seus poliglutamatos possuem um espectro ligeiramente diferente de ações bioquímicas. À semelhança do MTX, o pemetrexede inibe a DHFR; entretanto, como poliglutamato, ele inibe ainda mais poderosamente a glicinamida ribonucleotídeo formiltransferase (GART) e a TS. Ao contrário do MTX, provoca pouca alteração no reservatório de folatos reduzidos, indicando o predomínio dos locais distais de inibição (TS e GART). Seu padrão de depleção de desoxinucleotídeos também difere, visto que ele causa uma maior queda do trifosfato de timidina (TTP) do que outros trifosfatos. À semelhança do MTX, o pemetrexede induz a p53 e a parada do ciclo celular, porém esse efeito não parece depender da indução da p21. O pralatrexato, um congênere mais recente, é captado e sofre poliglutamação de forma mais efetiva do que o MTX e foi aprovado para o tratamento do linfoma de células T cutâneo.

MECANISMOS DE RESISTÊNCIA AOS ANTIFOLATOS. A resistência ao MTX pode envolver alterações em cada etapa conhecida de sua ação, incluindo:

- Comprometimento do transporte do MTX no interior das células
- Produção de formas alteradas de DHFR, que exibem afinidade diminuída pelo inibidor
- Aumento das concentrações de DHFR intracelular por amplificação gênica ou alteração da regulação gênica
- Capacidade diminuída de sintetizar poliglutamatos de MTX
- Expressão aumentada de um transportador de efluxo do fármaco da classe MRP (Capítulo 5)

Os níveis de DHFR nas células leucêmicas aumentam em 24 h após o tratamento de pacientes com MTX, o que provavelmente reflete a indução da síntese de DHFR. A proteína DHFR não ligada pode ligar-se a seu próprio mensageiro e reduzir a sua própria de tradução, enquanto o complexo DHFR-MTX é ineficaz no bloqueio da tradução da DHFR. Durante períodos mais prolongados de exposição ao fármaco, surgem populações de células tumorais que contêm níveis acentuadamente elevados de DHFR. Essas células contêm múltiplas cópias do gene da DHFR em cromossomos pequenos duplos mitoticamente instáveis (elementos extracromossômicos) ou em regiões cromossômicas integradas, estáveis e de coloração homogênea ou amplicons. Uma amplificação gênica semelhante de proteínas-alvo foi implicada na resistência a muitos agentes antitumorais, incluindo a 5-FU e a pentostatina (2′-desoxicoformicina).

O MTX em altas doses pode permitir a entrada do fármaco em células com transporte deficiente e pode possibilitar o acúmulo intracelular de MTX em concentrações que inativam níveis elevados da DHFR. A compreensão da resistência ao pemetrexede permanece incompleta. Em várias linhagens celulares, a resistência a esse fármaco parece surgir em decorrência da perda do transporte de influxo, amplificação da TS, alterações nas vias de biossíntese das purinas ou perda da poliglutamação.

ADME. O metotrexato é prontamente absorvido pelo trato GI em doses < 25 mg/m^2; ocorre absorção incompleta de doses maiores, que são rotineiramente administradas por via intravenosa. Após administração intravenosa, o fármaco desaparece do plasma de maneira trifásica. A fase de distribuição rápida é seguida de uma segunda fase, que reflete a depuração renal ($t_{1/2}$ de ~ 2-3 h). A terceira fase apresenta uma $t_{1/2}$ de ~ 8-10 h. Essa fase terminal de desaparecimento, quando indevidamente prolongada pela presença de insuficiência renal, pode ser responsável por efeitos tóxicos importantes do fármaco sobre a medula óssea, o epitélio GI e a pele. A distribuição do MTX nos espaços corporais, como a cavidade pleural ou peritoneal, ocorre lentamente. Todavia, se houver expansão desses espaços (p. ex., por ascite ou por derrame pleural), eles podem atuar como local de armazenamento e liberação lenta do fármaco, com consequente elevação prolongada das concentrações plasmáticas e toxicidade mais grave da medula óssea.

Cerca de 50% do MTX estão ligados às proteínas plasmáticas e podem ser deslocados da albumina plasmática por diversos fármacos (p. ex., sulfonamidas, salicilatos, tetraciclina, cloranfenicol e fenitoína); é preciso ter cautela se esses fármacos forem administrados concomitantemente. Até 90% de uma dose administrada são excretados de modo inalterado na urina, principalmente nas primeiras 8-12 h. O metabolismo do MTX nos seres humanos é habitualmente mínimo. Entretanto, após a administração de altas doses, os metabólitos são prontamente detectáveis, incluindo o 7-hidroxi-MTX, que é potencialmente nefrotóxico. A excreção renal de MTX ocorre por uma combinação de filtração glomerular e secreção tubular ativa. Por conseguinte, o uso concomitante de fármacos que reduzem o fluxo sanguíneo renal (p. ex., AINE), que são nefrotóxicos (p. ex., cisplatina) ou que são ácidos orgânicos fracos (p. ex., ácido acetilsalicílico, piperacilina), pode retardar a excreção do fármaco e resultar em mielossupressão grave. Em pacientes com insuficiência renal, a dose deve ser ajustada proporcionalmente ao declínio da função renal, e deve-se evitar o uso de esquemas de altas doses. As concentrações de metotrexato no LCS correspondem a apenas 3% daquelas encontradas na circulação sistêmica no estado de equilíbrio dinâmico. Por conseguinte, as células neoplásicas no SNC provavelmente não são destruídas pelos esquemas posológicos convencionais. Quando são administradas altas doses de MTX, o fármaco alcança concentrações citotóxicas no SNC. O MTX é retido na forma de poliglutamatos por longos períodos (p. ex., semanas nos rins, vários meses no fígado).

A farmacogenética pode influenciar a resposta aos antifolatos e sua toxicidade. A substituição C677T na metilenotetra-hidrofolato redutase diminui a atividade da enzima que gera metilenotetra-hidrofolato, o cofator da TS, com consequente aumento da toxicidade do MTX. A presença desse polimorfismo nas células leucêmicas confere maior sensibilidade ao MTX e também pode modular a toxicidade e o efeito terapêutico do pemetrexede, um inibidor predominante da TS. De forma semelhante, os polimorfismos na região promotora da TS afetam a sua expressão e, ao alterar os níveis intracelulares de TS, modulam a resposta e a toxicidade dos antifolatos e das fluoropirimidinas.

Usos terapêuticos. O MTX é um fármaco essencial no tratamento da LLA em crianças. O MTX em altas doses possui grande valor na indução de remissões e consolidação, bem como na manutenção das remissões nessa doença altamente curável. Uma infusão de doses relativamente grandes de MTX de 6-24 h pode ser utilizada a cada 2-4 semanas (≥1-7,5 g/m^2), porém apenas quando a infusão de MTX é seguida, em 24 h, de resgate com leucovorina. Para a terapia de manutenção, o MTX é administrado semanalmente, em doses de 20 mg/m^2 por via oral. O resultado do tratamento em crianças correlaciona-se inversamente com a taxa de depuração do fármaco. Durante a infusão de MTX, os níveis elevados em estado de equilíbrio dinâmico estão associados a uma menor taxa de recidiva da leucemia. O MTX possui valor limitado em adultos com LMA, exceto para o tratamento e a prevenção da meningite leucêmica. A administração intratecal de MTX tem sido empregada no tratamento ou na profilaxia da leucemia ou do linfoma meníngeos, bem como para o tratamento da carcinomatose meníngea. Essa via de administração proporciona altas concentrações do fármaco no LCS e mostra-se também efetiva em pacientes cuja doença sistêmica tornou-se resistente ao MTX. A dose intratecal recomendada para todos os pacientes com > 3 anos de idade é de 12 mg. A dose é repetida a cada quatro dias, até não haver mais nenhuma célula maligna evidente no LCS. A leucovorina pode ser administrada para contrabalançar a toxicidade potencial do MTX que escapa na circulação sistêmica, embora isso geralmente não seja necessário. Como o MTX administrado no espaço lombar distribui-se precariamente nas convexidades cerebrais, o fármaco pode ser administrado por meio de um reservatório de Ommaya intraventricular no tratamento da doença intratecal ativa. O MTX tem valor estabelecido no tratamento do coriocarcinoma e tumores trofoblásticos relacionados em mulheres; obtêm-se cura em ~ 75% dos casos avançados tratados de modo sequencial com MTX e dactinomicina e em > 90% dos casos quando se estabelece um diagnóstico precoce. No tratamento do coriocarcinoma, administra-se 1 mg/kg de MTX por via intramuscular, em dias alternados, até quatro doses, alternando com leucovorina (0,1 mg/kg em dias alternados). Os ciclos são repetidos a intervalos de três semanas, se a toxicidade permitir, e os títulos urinários de gonadotrofina coriônica β-humana são utilizados como guia para a persistência da doença.

São também observados efeitos benéficos na terapia de combinação para o linfoma de Burkitt e outros linfomas não Hodgkin. O MTX é um componente de esquemas para tratamento de carcinomas de mama, cabeça e pescoço, ovário e bexiga. O MTX em altas doses com leucovorina como resgate (HDM-L) constitui um agente-padrão para a terapia adjuvante do osteossarcoma e produz uma elevada taxa de resposta completa nos linfomas do SNC. A administração de HDM-L tem um potencial de toxicidade renal, provavelmente relacionada com a precipitação do fármaco, um ácido fraco, no líquido tubular ácido. Por conseguinte, a hidratação vigorosa e a alcalinização do pH urinário são necessárias antes da administração do fármaco. Se os valores do MTX determinados em 48 h após a administração do fármaco forem de 1 μM ou mais, devem-se administrar doses mais altas (100 mg/m^2) de leucovorina até que a concentração plasmática de MTX sofra uma queda para < 50 nM. Com hidratação e alcalinização urinária apropriadas em pacientes com função renal normal, a incidência de nefrotoxicidade após a administração de HDM-L é < 2%. Nos pacientes que se tornam oligúricos, a hemodiálise intermitente é ineficaz na redução dos níveis de MTX. A hemodiálise de fluxo contínuo pode eliminar o MTX em ~ 50% da taxa de depuração em pacientes com função renal intacta. Alternativamente, pode-se obter uma enzima de clivagem do MTX, a carboxipeptidase G2, no Cancer Therapy Evaluation Program, no National Cancer Institute. As concentrações plasmáticas de MTX caem em ≥99% em 5-15 min após a administração da enzima, com rebote insignificante. A carboxipeptidase G2 administrada de modo sistêmico tem pouco efeito sobre os níveis de MTX no LCS.

O MTX (ametopterina) é utilizado no tratamento da psoríase incapacitante grave (Capítulo 65), em doses de 2,5 mg por via oral durante cinco dias, seguidos de um período de repouso de pelo menos dois dias, ou 10-25 mg IV, semanalmente. É também utilizado em baixas doses para induzir remissão na artrite reumatoide refratária. O MTX inibe as reações imunes celulares e é empregado para suprimir a doença de enxerto *versus* hospedeiro no transplante de medula óssea alogênica e transplante de órgãos, bem como no tratamento da dermatomiosite, da granulomatose de Wegener e da doença de Crohn (Capítulos 35 e 47). O MTX também é usado como abortivo, geralmente, em associação com uma prostaglandina (Capítulo 66).

TOXICIDADES CLÍNICAS. As principais toxicidades dos antifolatos afetam a medula óssea e o epitélio intestinal. Os pacientes podem correr risco de hemorragia espontânea ou infecção potencialmente fatal, podendo exigir a transfusão profilática de plaquetas e a administração de antibióticos de amplo espectro se o indivíduo estiver febril. Em geral, os efeitos colaterais desaparecem completamente em duas semanas; entretanto, pode ocorrer mielossupressão prolongada em pacientes com comprometimento da função renal, que apresentam excreção tardia do fármaco. A dose de MTX (e, provavelmente, de pemetrexede) deve ser reduzida proporcionalmente a qualquer redução da CrCl. Outros efeitos tóxicos do MTX incluem alopecia, dermatite, pneumonite intersticial alérgica, nefrotoxicidade (após terapia com altas doses), ovogênese ou espermatogênese deficientes, aborto e teratogênese. O MTX em baixas doses pode resultar em cirrose após tratamento contínuo em longo prazo, como aquele ministrado a pacientes com psoríase. Com frequência, a administração intratecal de MTX causa meningismo e resposta inflamatória no LCS. Raramente, podem ocorrer convulsões, coma e morte. A leucovorina não reverte a neurotoxicidade.

A toxicidade do pemetrexede assemelha-se àquela do MTX, com a característica adicional de exantema eritematoso e pruriginoso proeminente em 40% dos pacientes. A dexametasona, na dose de 4 mg 2 vezes/dia, nos dias -1, 0 e +1, diminui acentuadamente essa toxicidade. A mielossupressão imprevisivelmente grave que ocorre com o uso do pemetrexede, observada particularmente em pacientes com homocistinemia preexistente, é eliminada, em grande parte, pela administração concomitante de baixas doses de ácido fólico, 350-1.000 mg/dia, iniciando 1-2 semanas antes do pemetrexede e prosseguindo enquanto o fármaco for administrado. Os pacientes devem receber vitamina B_{12} intramuscular (1 mg) com a primeira dose de pemetrexede para corrigir uma possível deficiência desta vitamina. Essas pequenas doses de folato e de vitamina B_{12} não comprometem o efeito terapêutico.

ANÁLOGOS DAS PIRIMIDINAS

Os antimetabólitos pirimidínicos abrangem um grupo diverso de fármacos que inibem a função do RNA e do DNA. As fluoropirimidinas e certos análogos das urinas (6-mercaptopurina e 6-tioguanina) inibem a síntese de precursores essenciais do DNA. Outros, como os análogos nucleosídeos da citidina e da adenosina, incorporam-se no DNA e bloqueiam seu alongamento e sua função. Outros efeitos inibitórios desses análogos podem contribuir para a sua citotoxicidade e para a sua capacidade de induzir a diferenciação.

Ações celulares dos antimetabólitos pirimidínicos. O DNA é formado de quatro bases (Figura 61-5): duas pirimidinas (a timina e a citosina) e duas purinas (a guanina e a adenina). O RNA difere, visto que possui uracila em lugar de timina como uma de suas bases. As estratégias para inibir a síntese de DNA baseiam-se na capacidade de

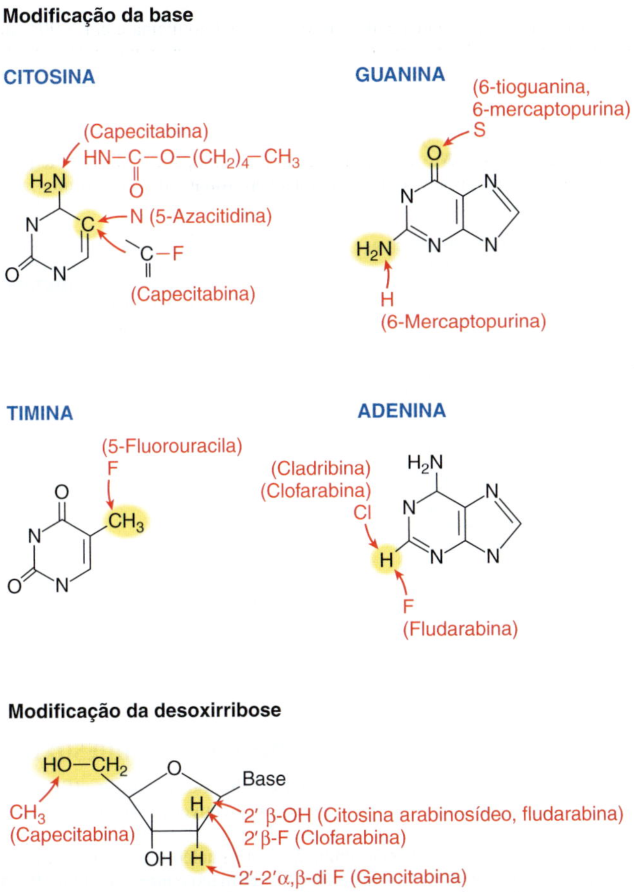

Figura 61-5 *Modificação estrutural da base e análogos desoxirribonucleosídeos.* As elipses em amarelo indicam os locais modificados para criar antimetabólitos. As substituições específicas estão indicadas em vermelho para cada fármaco. Ocorrem modificações nos sistemas de anéis das bases, nos grupos laterais amino ou hidroxila e no açúcar desoxirribose encontrado nos desoxirribonucleosídeos. Ver estruturas na Figura 61-6.

criar análogos desses precursores, capazes de entrar facilmente nas células tumorais e sofrer ativação por enzimas intracelulares. Por exemplo, o análogo das pirimidinas, a 5-FU, é convertido em desoxinucleotídeo, o monofosfato de fluorodesoxiuridina (FdUMP), que, por sua vez, bloqueia a enzima, a TS, necessária para a conversão fisiológica de dUMP em dTMP, um componente do DNA. Outros análogos incorporam-se no próprio DNA e, portanto, bloqueiam a sua função.

As células podem sintetizar novas bases de purinas e pirimidinas e convertê-las em seus trifosfatos ativos (dNTP), proporcionando substratos para a DNA-polimerase. Como alternativa, as células podem recuperar bases livres ou seus desoxinucleosídeos a partir da corrente sanguínea. A uracila, a guanina e seus análogos podem ser captados pelas células e convertidos em (desoxi) nucleotídeos pela adição de grupos de desoxirribose e fosfato. Os análogos antitumorais dessas bases (5-FU, 6-tioguanina) podem ser formulados como bases substituídas simples. Outras bases, incluindo a citosina, a timina e a adenina, e seus análogos só podem ser utilizados como desoxinucleosídeos, que são prontamente transportados no interior das células e ativados a desoxinucleotídeos por cinases intracelulares. Assim, a citarabina (citosina arabinosídeo; Ara-C) a gencitabina, a 5-azacitidina e os análogos da adenosina (cladribina) (Figuras 61-5 e 61-6) são nucleosídeos facilmente captados pelas células, convertidos em nucleotídeos e incorporados no DNA.

O fosfato de fludarabina, um nucleotídeo, sofre rápida desfosforilação no plasma, liberando o nucleosídeo, que é rapidamente captado pelas células. Os análogos podem diferir das bases fisiológicas em uma variedade de maneiras: por meio de alteração no anel de purina ou de pirimidina; alteração do açúcar fixado à base, como no arabinosídeo, Ara-C; ou alteração da base e do açúcar, como no fosfato de fludarabina (Figura 61-5). Essas alterações produzem efeitos inibitórios sobre vias enzimáticas vitais e impedem a síntese de DNA.

Análogos das fluoropirimidinas

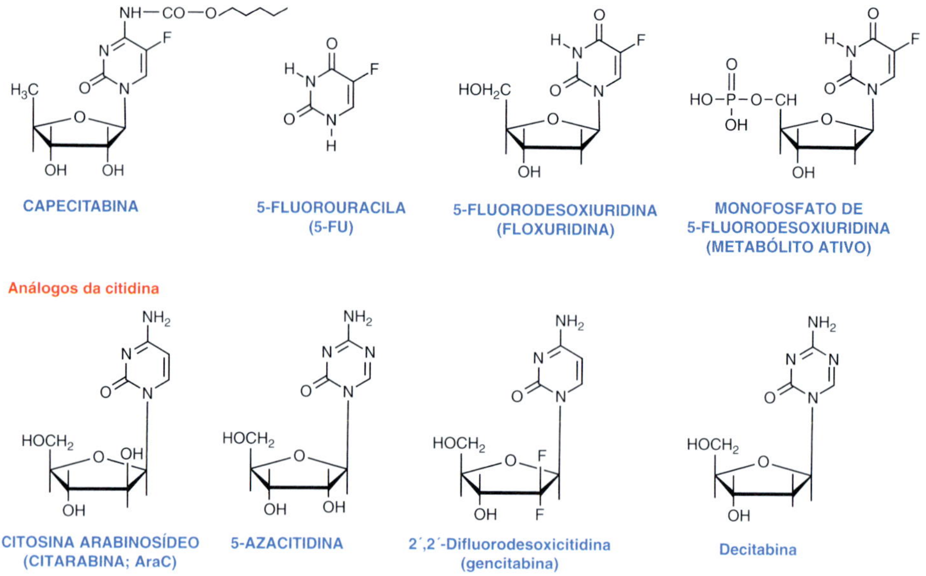

Figura 61-6 *Análogos das pirimidinas.*

FLUOROURACILA, CAPECITABINA E FLOXURIDINA (FLUORODESOXIURIDINA)

A fluorouracila está disponível na forma de 5-FU, como derivado fluorodesoxiuridina (FUdR, que não é frequente usado na prática clínica), e como profármaco, a capecitabina, que é convertida finalmente em 5-FU.

Mecanismo de ação. A 5-FU exige sua conversão enzimática no nucleotídeo (ribosilação e fosforilação) para exercer sua atividade citotóxica. Na forma de trifosfato FUTP, o fármaco é incorporado no RNA. Reações alternativas podem produzir o derivado desoxi FdUMP. O FdUMP inibe a TS e bloqueia a síntese de TTP, um constituinte necessário do DNA (Figura 61-7). O cofator de folato, o 5,10-metilenotetraidrofolato, e o FdUMP formam um complexo ternário de ligação covalente com a TS. Esse complexo inibido assemelha-se ao estado de transição formado durante a conversão enzimática de dUMP em timidilato. O complexo fisiológico de TS-folato-dUMP progride para a síntese de timidilato por meio da transferência do grupo metileno e de dois átomos de hidrogênio do folato para o dUMP; todavia, essa reação é bloqueada no complexo inibido de TS-FdUMP-folato pela estabilidade da ligação de flúor-carbono no FdUMP; em consequência, ocorre inibição sustentada da enzima.

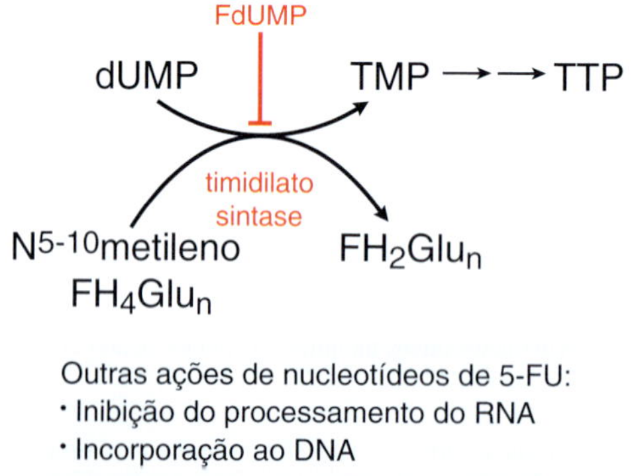

Figura 61-7 *Ações do 5-fluoro-2´-desoxiuridina-5´-fosfato (5-FdUMP) e dos 5-FU nucleotídios.* 5-FU, 5-fluorouracila; dUMP FdUMP, monofosfato de desoxiuridina/fluoro dUMP; FH_2Glu_n / FH_4Glu_n, poliglutamatos de di-hidro/tetra-hidrofolato; TMP/TTP, monofosfato/trifosfato de timidina.

A 5-FU é incorporada tanto ao RNA quanto ao DNA. Em células tratadas com 5-FU, tanto o FdUTP quanto o dUTP (que se acumula antes da reação bloqueada da TS) incorporam-se ao DNA, em lugar do TTP que sofreu depleção fisiológica. Presumivelmente, essa incorporação ao DNA desencadeia o processo de excisão-reparo, que pode resultar em quebra dos filamentos de DNA, visto que o reparo do DNA necessita de TTP, o qual está ausente em consequência da inibição da TS. A incorporação da 5-FU ao RNA também provoca toxicidade, em consequência dos principais efeitos observados sobre o processamento e as funções do RNA.

Mecanismos de resistência. A resistência aos efeitos tóxicos da 5-FU ou da FUdR foi atribuída a uma perda ou diminuição da atividade das enzimas necessárias para a ativação da 5-FU, amplificação da TS, mutação da TS em uma forma que não é inibida pelo FdUMP e altos níveis das enzimas de degradação, a di-hidrouracila desidrogenase e a timidina fosforilase. Os níveis de TS são primorosamente controlados por um mecanismo de retroalimentação autorregulador, no qual a enzima não ligada interage com a eficiência de tradução de seu próprio mRNA, inibindo-a, o que proporciona a rápida modulação da TS necessária para a divisão celular. Quando a TS está ligada ao FdUMP, a inibição da tradução é liberada, e observa-se uma elevação dos níveis de TS livre, restabelecendo a síntese de timidilato. Por conseguinte, a autorregulação da TS pode constituir um importante mecanismo pelo qual as células malignas tornam-se insensíveis aos efeitos da 5-FU.

Algumas células malignas parecem ter concentrações insuficientes de 5,10-metilenotetra-hidrofolato e, por conseguinte, não são capazes de produzir níveis máximos do complexo ternário inibido com a TS. A adição de folato exógeno na forma de leucovorina aumenta a formação do complexo, bem como as respostas à 5-FU. Vários outros agentes foram combinados com a 5-FU, na tentativa de aumentar a atividade citotóxica por meio de modulação bioquímica. O MTX, ao inibir a síntese de purinas e aumentar os reservatórios celulares de 5-fosforribosil-1-pirofosfato (PRPP), aumenta a ativação e a atividade antitumoral da 5-FU, quando administrado antes da 5-FU, mas não depois. A combinação de cisplatina e 5-FU produziu respostas impressionantes em tumores das vias respiratórias e trato digestório superiores, porém a base molecular de sua interação ainda não está bem elucidada. A oxaliplatina, que infrarregula a expressão da TS é comumente utilizada com 5-FU e com leucovorina no tratamento do câncer colorretal metastático. Uma interação mais importante é o aumento da irradiação pelas fluoropirimidinas, cuja base ainda não foi esclarecida. A 5-FU com irradiação simultânea leva à cura do câncer anal e melhora o controle tumoral local nos cânceres de cabeça e pescoço, colo do útero, reto, gastresofágico e pancreático.

ADME. A 5-FU é administrada por via parenteral, visto que a absorção após a ingestão oral do fármaco é imprevisível e incompleta. A 5-FU é inativada por redução do anel de pirimidina, em uma reação realizada pela di-hidropirimidina desidrogenase (DPD), que é encontrada no fígado, na mucosa intestinal, em células tumorais e em outros tecidos. A deficiência hereditária dessa enzima leva a um acentuado aumento da sensibilidade ao fármaco. A deficiência de DPD pode ser detectada por ensaios enzimáticos ou moleculares, utilizando leucócitos periféricos, ou pela determinação da razão entre a 5-FU e o seu metabólito, a 5-fluoro-5,6-di-hidrourocila, no plasma.

A depuração plasmática é rápida (com $t_{1/2}$ de 10-20 min). Apenas 5-10% de uma dose intravenosa única de 5-FU são excretados de forma intacta na urina. A dose não precisa ser modificada em pacientes portadores de disfunção hepática, presumivelmente devido à degradação suficiente do fármaco em locais extra-hepáticos. A 5-FU penetra no LCS em quantidades mínimas.

USOS TERAPÊUTICOS

5-FLUOROURACILA. A 5-FU produz respostas parciais em 10-20% dos pacientes com carcinomas metastáticos do colo, carcinomas do trato GI superior e carcinomas de mama, porém é raramente utilizada como monoterapia. A 5-FU em combinação com leucovorina e oxaliplatina ou irinotecana no contexto da terapia adjuvante está associada a uma vantagem em termos de sobrevida em pacientes com cânceres colorretais. Para pacientes de risco médio, que se encontram em estado nutricional satisfatório, com função hematopoiética adequada, o esquema posológico semanal emprega 500-600 mg/m^2, com leucovorina, 1 vez por semana durante 6-8 semanas. Outros esquemas utilizam doses diárias de 500 mg/m^2 durante cinco dias, repetidas em ciclos mensais. Quando utilizadas com leucovorina, as doses diárias de 5-FU, durante cinco dias, precisam ser reduzidas para 375-425 mg/m^2, devido à ocorrência de mucosite e diarreia. A 5-FU está sendo cada vez mais utilizada em uma infusão 2 vezes por semana, um esquema que possui menos toxicidade global, bem como taxa de resposta superior e sobrevida livre de progressão para pacientes portadores de câncer de colo metastático.

FLOXURIDINA (FUdR). A FUdR (fluorodesoxouridina [FUDR]) é convertida diretamente em FdUMP pela timidina cinase. O fármaco é utilizado principalmente por infusão contínua na artéria hepática para o tratamento do carcinoma metastático do colo ou após ressecção de metástases hepáticas; a taxa de resposta a essa infusão é de 40-50%, ou o dobro daquela observada com a administração intravenosa. A infusão arterial intra-hepática durante 14-21 dias causa toxicidade sistêmica mínima; entretanto, existe um risco significativo de esclerose biliar se essa via for utilizada para múltiplos ciclos de terapia. O tratamento deve ser interrompido com o aparecimento das primeiras manifestações de toxicidade (habitualmente estomatite ou diarreia), visto que os efeitos máximos de supressão da medula óssea e toxicidade intestinal só se tornam evidentes nos dias 7-14.

CAPECITABINA. A capecitabina, um pró-fármaco da 5-FU administrado por via oral, foi aprovada para o tratamento do (1) câncer de mama metastático em pacientes que não responderam a um esquema de paclitaxel e a um antibiótico antraciclínico; (2) câncer de mama metastático, quando utilizada em combinação com docetaxel em pacientes que anteriormente receberam um esquema contendo antraciclinas; e (3) câncer colorretal metastático. A dose recomendada é de 2.500 mg/m^2/dia, administrada em duas doses fracionadas com alimento durante duas semanas, seguida de um período de repouso de uma semana. A capecitabina é bem absorvida por via oral. É rapidamente desesterificada e desaminada, produzindo concentrações plasmáticas elevadas de um pró-fármaco inativo, a 5´-desoxifluorodesoxiuridina (5´-dFdU), que desaparece com uma $t_{1/2}$ de ~ 1 hora. A conversão da 5´-dFdU em 5-FU pela timidina fosforilase ocorre nos tecidos hepáticos, tecidos periféricos e tumores. Os níveis de 5-FU são < 10% daqueles da 5´-dFdU, alcançando um nível máximo de 0,3 mg/L ou 1 μM em 2 h. A disfunção hepática retarda a conversão do composto original em 5´-dFdU e 5-FU, porém não há nenhum efeito consistente sobre a toxicidade.

Terapia de combinação. São observadas taxas mais altas de resposta quando a 5-FU ou a capecitabina são administradas em combinação com outros agentes (p. ex., com cisplatina no câncer de cabeça e pescoço, com oxaliplatina ou irinotecana no câncer de colo). A combinação de 5-FU e da oxaliplatina ou irinotecana tornou-se o tratamento padrão de primeira linha para pacientes com câncer colorretal metastático. O uso da 5-FU em esquemas de combinação melhorou a sobrevida no tratamento adjuvante do câncer de mama e, com oxaliplatina e leucovorina, no câncer colorretal. A 5-FU também é um potente sensibilizador da irradiação. Foram também relatados efeitos benéficos com a combinação da 5-FU com radioterapia como tratamento primário de cânceres localmente avançados de esôfago, estômago, pâncreas, colo do útero, ânus, cabeça e pescoço. A 5-FU produz resultados muito favoráveis no tratamento tópico das ceratoses pré-malignas da pele e de carcinomas basocelulares superficiais múltiplos.

Toxicidades clínicas. As manifestações clínicas da toxicidade produzida pela 5-FU e pela floxuridina são semelhantes. Os primeiros sintomas adversos durante um ciclo de terapia consistem em anorexia e náuseas, seguidos de estomatite e diarreia, que constituem sinais de alerta confiáveis, indicando a administração de uma dose suficiente. Ocorrem ulcerações da mucosa em todo o trato GI, podendo resultar em diarreia fulminante, choque e morte, particularmente em pacientes com deficiência de DPD. Os principais efeitos tóxicos de esquemas com injeções intravenosas diretas resultam da ação mielossupressora da 5-FU. A leucopenia máxima é habitualmente observada entre 9 e 14 dias após a primeira injeção do fármaco. Além disso, podem ocorrer trombocitopenia e anemia. bem como queda dos cabelos (que progride, ocasionalmente, para a alopecia total), alterações ungueais, dermatite, pigmentação aumentada e atrofia da pele. A síndrome de mão-pé, que constitui um efeito adverso particularmente proeminente da capecitabina, consiste em eritema, descamação, dor e sensibilidade das palmas das mãos e plantas dos pés ao toque. A dor torácica aguda com evidência de isquemia no eletrocardiograma pode resultar de vasospasmos das artérias coronárias durante ou pouco depois da infusão de 5-FU. Em geral, a mielossupressão, a mucosite e a diarreia ocorrem menos frequentemente com esquemas de infusão do que com esquemas que utilizam injeções intravenosas diretas, enquanto a síndrome de mão-pé é observada com mais frequência com o uso de esquemas de infusão do que com esquemas de injeções intravenosas diretas. O risco significativo de toxicidade das fluoropirimidinas ressalta a necessidade de uma supervisão muito cuidadosa por médicos familiarizados nas ações e possíveis riscos.

A capecitabina produz um espectro semelhante de toxicidades da 5-FU (diarreia, mielossupressão); todavia, a síndrome de mão-pé ocorre com mais frequência e pode exigir uma redução da dose ou a interrupção da terapia.

ANÁLOGOS DA CITIDINA

CITARABINA (CITOSINA ARABINOSÍDEO; ARA-C)

A citarabina (1-β-D-arabinofuranosilcitosina; Ara-C) é o antimetabólito mais importante empregado na terapia da LMA. Trata-se do único agente mais efetivo para indução de uma remissão nessa doença.

MECANISMO DE AÇÃO. A Ara-C é um análogo da 2´-desoxicitidina; a 2´-hidroxila em uma posição *trans* à 3´-hidroxila do açúcar (Figuras 61-5 e 61-6) dificulta a rotação da base pirimidina em torno da ligação nucleosídica e interfere no emparelhamento das bases. O fármaco penetra nas células por meio de um transportador de nucleosídeos; o transportador hENT1 parece constituir o principal mediador do influxo de Ara-C. Na célula, a Ara-C é convertida em sua forma ativa, o ribonucleotídeo 5´-monofosfato, pela desoxicitidina cinase (CdK), uma enzima que exibe expressão polimórfica entre pacientes (ver adiante). Em seguida, o Ara-CMP reage com desoxinucleotídeo cinases, formando os difosfato e trifosfato (Ara-CDP e Ara-CTP). O Ara-CTP compete com o o 5´-trifosfato (dCTP) pela sua incorporação ao DNA por DNA-polimerases. O resíduo de Ara-CMP incorporado é um potente inibidor da DNA-polimerase, tanto na replicação quanto na síntese para reparo, e bloqueia o alongamento posterior da molécula de DNA nascente. Se não houver reparo das rupturas do DNA, ocorre apoptose. A citotoxicidade da Ara-C correlaciona-se com a Ara-C total incorporada ao DNA; a incorporação ~ 5 moléculas de Ara-C por 10^4 bases de DNA diminui a clonogenicidade celular em ~ 50%.

Em lactentes e adultos com LLA e translocação da leucemia de linhagem mista (LLM) t(4; 11), a Ara-C em altas doses mostra-se particularmente efetiva; nesses pacientes, o transportador de nucleosídeos, hENT1, está altamente expresso, e sua expressão correlaciona-se com a sensibilidade à Ara-C. Em concentrações extracelulares do fármaco > 10 μM (níveis que podem ser obtidos com altas doses de Ara-C), o transportador de nucleosídeos não limita mais o acúmulo do fármaco, e o metabolismo intracelular a trifosfato passa a limitar a velocidade do processo. Os subtipos particulares de LMA beneficiam-se do tratamento com Ara-C em altas doses, incluindo t(8;21), inv(16), t(9;16) e del(16). Cerca de 20% dos pacientes portadores de LMA apresentam células leucêmicas com uma mutação *k-RAS*, e esses pacientes parecem obter maior benefício dos esquemas com Ara-C em altas doses do que os pacientes com *k-RAS* de tipo selvagem.

MECANISMOS DE RESISTÊNCIA. A resposta à Ara-C é fortemente influenciada pelas atividades relativas das enzimas anabólicas e catabólicas que determinam a proporção do fármaco convertido em Ara-CTP. A enzima ativadora que limita a velocidade do processo, a CdK, produz Ara-CMP. Sua ação é contraposta pela enzima de degradação, a citidina desaminase, que converte a Ara-C em um metabólito atóxico, a ara-uridina (Ara-U). A atividade da citidina desaminase apresenta-se elevada em muitos tecidos normais, incluindo a mucosa intestinal, o fígado e os neutrófilos, enquanto é mais baixa em células da LMA e em outros tumores humanos. Uma segunda enzima de degradação, a dCMP desaminase, converte o Ara-CMP no metabólito inativo, Ara-UMP. O aumento na síntese e retenção de Ara-CTP nas células leucêmicas leva a uma maior duração da remissão completa em pacientes com LMA. A capacidade das células de transportar a Ara-C também pode afetar a resposta. Os estudos clínicos realizados implicaram uma perda da CdK como principal mecanismo de resistência à Ara-C na LMA.

ADME. Em razão da presença de altas concentrações de citidina desaminase na mucosa GI e no fígado, apenas ~ 20% do fármaco alcançam a circulação após a administração *oral* de Ara-C; por conseguinte, o fármaco precisa ser administrado por via intravenosa. As concentrações plasmáticas máximas de 2-50 μM podem ser determinadas no plasma após uma injeção intravenosa de 30-300 mg/m², porém caem rapidamente ($t_{1/2}$ ~10 min). Menos de 10% da dose injetada são excretados de modo inalterado na urina em 12-24 h, enquanto a maior parte aparece na forma do produto desaminado inativo, a Ara-U. São encontradas concentrações mais altas de Ara-C no LCS após infusão contínua do que após injeção intravenosa rápida, porém essas concentrações correspondem a ≤ 10% das concentrações no plasma. Após administração *intratecal* de uma dose de 50 mg/m², a desaminação do fármaco ocorre lentamente, com $t_{1/2}$ de 3-4 h, e são obtidas concentrações máximas de 1-2 μM. As concentrações no LCS permanecem acima do limiar para citotoxicidade (0,4 μM) durante ≥ 24 h. A formulação lipossomal de depósito da Ara-C proporciona uma liberação prolongada no LCS. Após a administração de uma dose-padrão de 50 mg, a Ara-C lipossomal permanece acima dos níveis tóxicos durante um período médio de 12 dias, evitando, assim, a necessidade de punções lombares frequentes.

Usos terapêuticos. A inibição contínua da síntese de DNA por um tempo equivalente a pelo menos um ciclo celular ou 24 h é necessária para expor a maioria das células tumorais durante a fase S do ciclo ou a fase de síntese de DNA. O intervalo ideal entre as doses de Ara-C em injeção intravenosa é de ~ 8-12 h, um esquema que mantém as concentrações intracelulares de Ara-CTP em níveis inibitórios durante um ciclo de tratamento de vários dias. Os esquemas típicos de administração de Ara-C empregam injeções intravenosas diretas, a cada 12 h, ou infusão contínua durante 5-7 dias. São recomendados dois esquemas posológicos para a administração da citarabina: (1) infusão intravenosa rápida de 100 mg/m², a cada 12 h, durante 5-7 dias ou (2) infusão intravenosa contínua de 100-200 mg/m²/dia durante 5-7 dias. Em geral, as crianças toleram doses mais altas do que os adultos. Foram utilizadas doses intratecais de 30 mg/m², a cada 4 dias, para o tratamento da leucemia meníngea ou linfomatosa. A administração intratecal de 50 mg para adultos (ou de 35 mg para crianças) de citarabina lipossomal, a cada duas semanas, parece ser igualmente efetiva, em comparação com o esquema com o fármaco padrão, a cada 4 dias. A Ara-C está indicada para indução e manutenção da remissão na LMA e mostra-se útil no tratamento de outras leucemias, como a LLA, a LMC na fase blástica, a leucemia promielocítica aguda e os linfomas de alto grau. Como a concentração do fármaco no plasma declina rapidamente abaixo do nível necessário para saturar o transporte e a ativação intercelular, os médicos têm utilizado esquemas em altas doses (2-3 g/m² a cada 12 h, para 6-8 doses) para obter níveis séricos 20-50 vezes mais altos, com melhores resultados na indução da remissão e consolidação da LMA. A injeção da formulação lipossomal está indicada para o tratamento intratecal da meningite linfomatosa.

TOXICIDADES CLÍNICAS. A citarabina é um potente agente mielossupressor capaz de produzir leucopenia, trombocitopenia e anemia graves agudas, com alterações megaloblásticas notáveis. Outras manifestações tóxicas incluem distúrbios GI, estomatite, conjuntivite, elevações reversíveis das enzimas hepáticas, edema pulmonar não cardiogênico e dermatite. Cerca de 1-2 semanas após a administração de Ara-C em altas doses, podem ocorrer início de dispneia, febre e infiltrados pulmonares na tomografia computadorizada de tórax, que podem ser fatais em 10-20% dos pacientes, particularmente naqueles que estão sendo tratados para a recidiva de leucemia. Nenhuma terapia específica está indicada, a não ser a interrupção da Ara-C. A Ara-C administrada por via intratecal, seja o fármaco livre ou a preparação lipossomal, pode causar aracnoidite, convulsões, *delirium*, mielopatia ou coma, particularmente quando administrada concomitantemente com MTX em altas doses por via sistêmica ou Ara-C por via sistêmica. A administração intratecal ou a administração sistêmica de altas doses podem ser acompanhadas de toxicidade cerebelar, que se manifesta na forma de ataxia e fala arrastada, e toxicidade cerebral (convulsões, demência e coma), particularmente em pacientes com > 40 anos de idade e/ou pacientes com função renal deficiente.

AZACITIDINA (5-AZACITIDINA)

A 5-azacitidina (Figura 61-6) e a decitabina (2′-desoxi-5-azacitidina) possuem atividade antileucêmica e induzem o processo de diferenciação em virtude da inibição da atividade da DNA citosina metiltransferase. Ambos os fármacos foram aprovados para o tratamento da mielodisplasia, induzindo normalização da medula óssea em 15-20% dos pacientes e reduzindo a necessidade de transfusão em cerca de 33% dos pacientes. A 5-azacitidina melhora a sobrevida.

Mecabismo de ação. Os azanucleosídeos penetram nas células por meio do transportador equilibrador humano. Os fármacos incorporam-se ao DNA, onde se ligam de modo covalente à metiltransferase, causando depleção da enzima intracelular e resultando em desmetilação global do DNA e diferenciação e apoptose das células tumorais. A decitabina também induz quebras do DNA de filamento duplo, talvez em consequência do esforço para efetuar o reparo do complexo de adição proteína-DNA.

Farmacocinética. Após administração subcutânea da dose-padrão de 75 mg/m², a 5-azacitidina sofre desaminação rápida pela citidina desaminase ($t_{1/2}$ plasmática de 20-40 min). Devido à formação de nucleotídeos intracelulares, que se incorporam ao DNA, os efeitos dos azanucleosídeos persistem por muitas horas.

Uso terapêutico. O esquema habitual para a 5-azacitidina na síndrome mielodisplásica (SMD) é de 75 mg/m²/dia durante sete dias, a cada 28 dias, enquanto a decitabina é administrada em uma dose de 20 mg/dia por via intravenosa durante cinco dias, a cada 4 semanas. As melhores respostas só se tornam aparentes depois de 2 a 5 ciclos de tratamento.

Toxicidade. As principais toxicidades dos azanucleosídeos consistem em mielossupressão e sintomas GI discretos. A 5-azacitidina provoca náuseas e vômitos bastante intensos quando administrada em grandes doses por via intravenosa (150-200 mg/m²/dia durante cinco dias).

GENCITABINA

A gencitabina (2´,2´-difluorodesoxicitidina; dFdC) (Figura 61-6), um análogo difluoro da desoxicitidina, é usada em pacientes com câncer pancreático metastático, câncer de pulmão não escamoso de células não pequenas, câncer ovariano e câncer vesical.

Mecanismo de ação. A gencitabina é transportada para dentro das células por três transportadores de nucleosídeos distintos: hENT (a principal via), hCNT e um transportador de nucleobase encontrado em células do mesotelioma maligno. No interior da célula, a CdK fosforila a gencitabina, produzindo o monofosfato (dFdCMP), que é convertido em di e trifosfatos (dFdCDP e dFdCTP). Embora o anabolismo e os efeitos da gencitabina sobre o DNA simulem, em geral, os da citarabina, existem diferenças definidas na cinética de inibição, locais enzimáticos adicionais de ação, efeitos diferentes de sua incorporação ao DNA e espectro distinto de atividade clínica. Ao contrário da citarabina, a citotoxicidade da gencitabina não se limita à fase S do ciclo celular. A atividade citotóxica pode resultar de várias ações sobre a síntese de DNA. O dFdCTP compete com o dCTP como inibidor fraco da DNA--polimerase. O dFdCDP é um inibidor estequiométrico da ribonucleotídeo redutase (RNR), resultando em depleção das reservas de desoxirribonucleotídeos necessárias para a síntese de DNA. A incorporação do dFdCTP ao DNA causa a interrupção do filamento de DNA e parece ser resistente ao reparo. A capacidade das células de incorporar o dFdCTP ao DNA é decisiva no processo de apoptose induzido pela gencitabina. A gencitabina é inativada pela citidina desaminase, que é encontrada tanto em células tumorais quanto em todo o corpo.

ADME. A gencitabina é administrada na forma de infusão intravenosa. A farmacocinética do composto original é determinada, em grande parte, por desaminação no fígado, no plasma e em outros órgãos, e o produto de eliminação urinária predominante é a dFdU. Em pacientes com disfunção renal significativa, a dFdU e o seu trifosfato acumulam-se até níveis elevados e potencialmente tóxicos. A gencitabina apresenta uma $t_{1/2}$ plasmática curta (~ 15 min), e as mulheres e os pacientes idosos possuem uma depuração mais lenta do fármaco.

Usos terapêuticos. O esquema posológico padrão para a gencitabina consiste em uma infusão intravenosa de 30 min de 1-1,25 g/m² nos dias 1, 8 e 15 de cada ciclo de 21-28 dias, dependendo da indicação. A conversão da gencitabina em dFdCMP pela CdK é saturada em uma taxa de infusão de ~ 10 mg/m²/min. Em uma tentativa de aumentar a formação de dFdCTP, a duração da infusão nessa concentração máxima foi estendida para 100-150 min, em uma velocidade fixa de 10 mg/min. A infusão de 150 min produz níveis mais elevados de dFdCTP nas células mononucleares do sangue periférico e aumenta o grau de mielossupressão, porém não melhora a atividade antitumoral. A inibição do reparo do DNA pela gencitabina pode aumentar a citotoxicidade de outros agentes, particularmente dos compostos de platina, e radioterapia.

Toxicidades clínicas. A mielossupressão constitui a principal toxicidade da gencitabina. As infusões de duração mais longa resultam em maior mielossupressão e hepatotoxicidade. As toxicidades não hematológicas incluem síndrome semelhante à gripe, astenia e, raramente, síndrome de leucoencefalopatia posterior. Pode ocorrer elevação discreta das transaminases hepáticas em ≥ 40% dos pacientes. A pneumonite intersticial, que algumas vezes evolui para a síndrome do desconforto respiratório agudo (SDRA), pode ocorrer nos dois primeiros ciclos de tratamento e, em geral, responde aos corticosteroides. Raramente, os pacientes tratados com gencitabina durante muitos meses podem desenvolver uma síndrome hemolítico-urêmica lentamente progressiva, exigindo a interrupção do fármaco. A gencitabina é um radiossensibilizador muito potente e não deve ser utilizada com radioterapia.

ANÁLOGOS DAS PURINAS

Os estudos pioneiros de Hitchings e Elion levaram à identificação de análogos de bases purínicas de ocorrência natural com propriedades antileucêmicas e imunossupressoras. A Figura 61-8 apresenta fórmulas estruturais de vários desses análogos, tendo a adenosina para comparação.

Outros análogos das purinas desempenham papéis valiosos na leucemia e neoplasia malignas linfoides incluem a cladribina (terapia-padrão para a leucemia de células pilosas), o fosfato de fludarabina (tratamento-padrão para a LLC), a nelarabina (LLA infantil) e a clofarabina (leucemia/linfoma de células T). A seletividade aparente desses fármacos pode estar relacionada com a sua captação efetiva, ativação e efeitos apoptóticos no tecido linfoide.

ANÁLOGOS DA 6-TIOPURINA

A 6-mercaptopurina (6-MP) e a 6-tioguanina (6-TG) são agentes aprovados para o tratamento das leucemias humanas, que atuam como análogos das purinas naturais, a hipoxantina e a guanina. A substituição do oxigênio pelo enxofre no C6 do anel de purina cria compostos que são rapidamente transportados ao interior das células, incluindo células malignas ativadas. Os nucleotídeos formados a partir da 6-MP e da 6-TG inibem a nova síntese de purinas e também tornam-se incorporados aos ácidos nucleicos.

Mecanismo de ação. A hipoxantina guanina fosforribosil transferase (HGPRT) converte a 6-TG e a 6-MP nos ribonucleotídeos 6-tioguanosina-5´-monofosfato (6-tioGMP) e 6-tioinosina-5´-monofosfato (T-IMP), respectivamente.

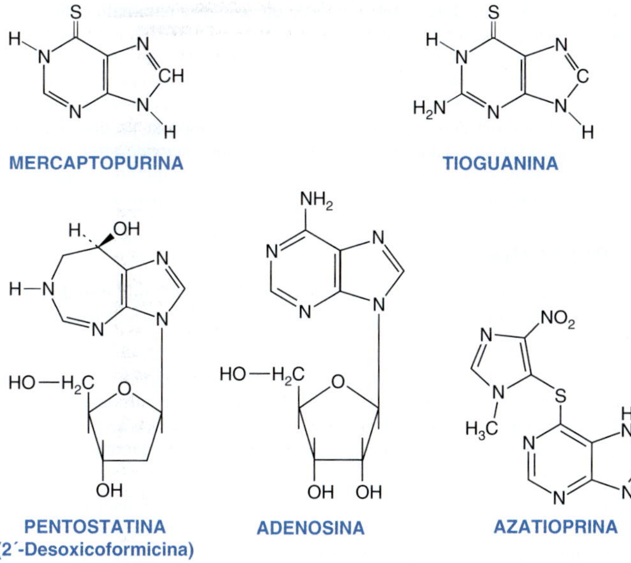

Figura 61-8 *Adenosina e vários análogos das purinas.*

Como o T-IMP é um substrato fraco para guanilatocinase (a enzima que converte o GMP em GMP), ocorre acúmulo intracelular de T-IMP. O T-IMP inibe a nova formação de ribosil-5-fosfato, bem como a conversão de IMP em nucleotídeos de adenina e guanina. O ponto mais importante de ataque parece ser a reação da glutamina e do PRPP para formar ribosil-5-fosfato, a primeira etapa condicionada na via *de novo*. O nucleotídeo de 6-tioguanina é incorporado ao DNA, em que ele induz quebras de filamentos e emparelhamento incorreto de bases.

Mecanismos de resistência. O mecanismo mais comum de resistência à 6-MP observado *in vitro* é a deficiência ou ausência completa da enzima de ativação, a HGPRT, ou o aumento de atividade da fosfatase alcalina. Outros mecanismos de resistência incluem (1) redução da captação do fármaco ou efluxo aumentado, devido aos transportadores ativos; (2) alteração na inibição alostérica da ribosilamina 5-fosfato sintase; e (3) comprometimento do reconhecimento de quebras de DNA e emparelhamento incorreto, devido à perda de um componente (MSH6) do MMR.

Farmacocinética e toxicidade. A absorção da mercaptopurina é incompleta (10-50%); o fármaco está sujeito ao metabolismo de primeira passagem pela xantina oxidase no fígado. A absorção da mercaptopurina é diminuída pela presença de alimento ou por antibióticos orais. A biodisponibilidade oral aumenta quando a mercaptopurina é combinada com MTX em altas doses. Após uma dose intravenosa, a $t_{1/2}$ do fármaco é de ~50 min nos adultos, devido à rápida degradação metabólica pela xantina oxidase e pela tiopurina metiltransferase (TPMT). A distribuição restrita da mercaptopurina no cérebro resulta de um sistema de transporte de efluxo eficiente na barreira hematencefálica. Além do anabolismo da mercaptopurina catalisado pela HGPRT, existem duas outras vias para o seu metabolismo. A primeira envolve a metilação do grupo sulfidrila e a oxidação subsequente dos derivados metilados. A atividade da enzima TPMT reflete a herança de alelos polimórficos; até 15% da população branca apresentam uma diminuição da atividade enzimática. Os baixos níveis de atividade da TPMT nos eritrócitos estão associados a um aumento da toxicidade do fármaco em determinados pacientes e a um risco menor de recidiva. Nos pacientes com doença autoimune tratados com mercaptopurina, aqueles que apresentam alelos polimórficos podem ter aplasia da medula óssea e toxicidade potencialmente fatal. Recomenda-se a realização de um teste para esses polimorfismos antes de iniciar o tratamento nessa população de pacientes.

Uma porcentagem relativamente grande do enxofre administrado aparece na urina como sulfato inorgânico. A segunda via importante do metabolismo da 6-MP envolve a sua oxidação pela xantina oxidase a 6-tiourato, um metabólito inativo. Em pacientes que recebem o inibidor da xantina oxidase, o alopurinol, deve-se reduzir a dose oral de 6-MP em 75%. Não há necessidade de nenhum ajuste da dose quando o fármaco é administrado por via intravenosa.

Usos terapêuticos. Na terapia de manutenção da LLA, a dose oral diária inicial de 6-MP é de 50-100 mg/m^2; posteriormente, essa dose é ajustada de acordo com as contagens de leucócitos e de plaquetas. A combinação do MTX com 6-MP parece ser sinérgica. Ao inibir as etapas iniciais na síntese de purinas, o MTX provoca elevação da concentração intracelular de PRPP, um cofator necessário para a ativação da 6-MP.

TOXICIDADES CLÍNICAS. A principal toxicidade da 6-MP consiste em depressão da medula óssea; a trombocitopenia, a granulocitopenia ou a anemia podem tornar-se evidentes apenas em algumas semanas. Quando ocorre depressão dos elementos normais da medula óssea, a redução da dose leva habitualmente a uma recuperação imediata, embora a mielossupressão possa ser grave e prolongada em pacientes com polimorfismo que afeta a TPMT. Em ~ 25% dos adultos, observa-se a ocorrência de anorexia, náuseas ou vômitos, porém a estomatite e diarreia são raras. As manifestações dos efeitos GI são menos frequentes em crianças do que em adultos. Ocorrem icterícia e elevações das enzimas hepáticas em até 33% dos pacientes adultos tratados com 6-MP; em geral, observa-se a sua resolução com a interrupção da terapia. A 6-MP e o seu derivado, a azatioprina, predispõem a infecções oportunistas, (p. ex., reativação da hepatite B, infecção fúngica e pneumonia por *Pneumocystis)*, com incidência aumentada de neoplasias espinocelulares da pele. A 6-MP possui efeitos teratogênicos durante o primeiro trimestre de gravidez, e foi relatada a ocorrência de LMA após terapia prolongada com 6-MP para a doença de Crohn.

FOSFATO DE FLUDARABINA

O fosfato de fludarabina é um análogo fosforilado, fluorado e resistente à desaminação do agente antiviral, a vidarabina (9-β-D-arabinofuranosil-adenina). Mostra-se ativo na LLC e nos linfomas de baixo grau e também é efetivo como imunossupressor potente.

Mecanismos de ação e resistência. O fármaco sofre desfosforilação extracelular ao nucleosídeo fludarabina, que entra na célula, onde ocorre refosforilação pela CdK ao trifosfato ativo. Esse antimetabólito inibe a DNA-polimerase, a DNA-primase, a DNA-ligase e o RNR e torna-se incorporado ao DNA e ao RNA. O nucleotídeo é efetivo na interrupção da cadeia quando incorporado ao DNA. A incorporação da fludarabina ao RNA inibe a função e o processamento do RNA e a tradução do mRNA.

Em tumores experimentais, a resistência à fludarabina está associada a uma atividade diminuída da CdK (a enzima que fosforila o fármaco), ao aumento do efluxo do fármaco e a uma atividade aumentada do RNR. Seu mecanismo de imunossupressão e estimulação paradoxal da autoimunidade baseia-se na suscetibilidade particular das células linfoides a análogos das purinas e nos efeitos específicos sobre o subgrupo $CD4^+$ de células T, bem como na inibição das respostas reguladoras das células T.

ADME. O fosfato de fludarabina é administrado por via intravenosa e por via oral e é rapidamente convertido em fludarabina no plasma. O tempo mediano para alcançar concentrações máximas do fármaco no plasma após a sua administração oral é de 1,5 hora, e a biodisponibilidade oral é, em média, de 55-60%. A $t_{1/2}$ da fludarabina no plasma é de ~ 10 h. O composto é principalmente eliminado por excreção renal.

USOS TERAPÊUTICOS. O fosfato de fludarabina foi aprovado para uso intravenoso e oral e mostra-se igualmente ativo por ambas as vias. A dose recomendada é de 25 mg/m^2 ao dia durante 5 dias, por infusão intravenosa, ou de 40 mg/m^2 ao dia durante 5 dias, por via oral. O fármaco é administrado por via intravenosa durante 30-120 min. Deve-se reduzir a dose em pacientes com comprometimento renal, sendo essa a redução proporcional à diminuição da CrCl. O tratamento pode ser repetido a cada quatro semanas, e, em geral, obtém-se uma melhora gradual da LLC em 2-3 ciclos. O fosfato de fludarabina mostra-se muito ativo isoladamente ou com rituximabe e ciclofosfamida no tratamento de pacientes com LLC; as taxas de resposta global em pacientes anteriormente não tratados aproximam-se de 80%, e a duração da resposta é, em média, de 22 meses. O sinergismo da fludarabina com agentes alquilantes pode derivar da observação de sua capacidade de bloquear o reparo de quebras do DNA de filamento duplo e ligações cruzadas entre filamentos induzidas pelos agentes alquilantes. Além disso, é efetivo em linfomas de células B foliculares refratários à terapia convencional. Está sendo cada vez mais utilizado como potente agente imunossupressor no transplante de medula óssea alogênico não mieloablativo.

TOXICIDADES CLÍNICAS. As terapias oral e intravenosa causam mielossupressão em ~ 50% dos pacientes, náuseas e vômitos em uma pequena fração e, raramente, calafrios, febre, mal-estar, anorexia, neuropatia periférica e fraqueza. Espera-se a ocorrência de linfopenia e trombocitopenia e efeitos colaterais cumulativos. A depleção das células T $CD4^+$ com a terapia predispõe a infecções oportunistas. A síndrome de lise tumoral, uma complicação rara, ocorre principalmente em pacientes portadores de LLC anteriormente não tratados. Foi observada a ocorrência de alteração do estado mental, convulsões, neurite óptica e coma com doses mais altas e em pacientes idosos. Podem ocorrer eventos autoimunes após tratamento com fludarabina. Os pacientes com LLC podem desenvolver anemia hemolítica aguda ou aplasia eritroide pura durante ou após o tratamento com fludarabina. O tratamento com fludarabina também é complicado por citopenias prolongadas, provavelmente mediadas por autoimunidade. A mielodisplasia e as leucemias agudas podem surgir como complicações tardias. A pneumonite é um efeito colateral ocasional, que responde aos corticosteroides. Em pacientes com comprometimento da função renal, e as doses iniciais devem ser reduzidas proporcionalmente à redução da CrCl.

CLADRIBINA

A cladribina (2-clorodesoxiadenosina [2-CdA]), um análogo de purina resistente à adenosina desaminase, possui atividade potente e provavelmente curativa na leucemia de células pilosas, na LLC e nos linfomas de baixo grau.

Mecanismos de ação e resistência. A cladribina penetra nas células por transporte de nucleosídeo ativo. Após sofrer fosforilação pela CdK e conversão em trifosfato de cladribina, é incorporada ao DNA. Produz quebras dos filamentos de DNA e depleção de NAD e ATP, levando à apoptose. Trata-se de um potente inibidor da RNR. O fármaco não exige a ocorrência de divisão celular para ser citotóxico. A resistência está associada à perda da enzima de ativação, a CdK; aumento da expressão da RNR; ou aumento do efluxo ativo por ABCG2 ou por outros membros da família de transportadores de cassete ABC.

ADME. A cladribina é absorvida moderadamente bem por via oral (55%), porém é rotineiramente administrada por via intravenosa. O fármaco é excretado pelos rins, com $t_{1/2}$ terminal no plasma de 6,7 h. A cladribina atravessa a barreira hematencefálica e alcança concentrações no LCS que correspondem a ~ 25% daquelas observadas no plasma. Deve-se ajustar a dose na presença de disfunção renal.

Usos terapêuticos. A cladribina é administrada em ciclo único de 0,09 mg/kg/dia, durante 7 dias, por infusão intravenosa contínua. Trata-se do fármaco de escolha na leucemia de células pilosas. Em 80% dos pacientes, obtém-se uma resposta completa depois de um único ciclo de terapia. A cladribina também é ativa na LLC, nos linfomas de baixo grau, na histiocitose de células de Langerhans, nos LCCT, incluindo micose fungoide e síndrome de Sézary, e na macroglobulinemia de Waldenström.

Toxicidades clínicas. A mielossupressão constitui a principal toxicidade que limita a dose de cladribina. Pode ocorrer trombocitopenia cumulativa com ciclos repetidos. As infecções oportunistas são comuns e correlacionam-se com a redução das contagens de células $CD4^+$. Outros efeitos tóxicos incluem náuseas, infecções, febre alta, cefaleia, fadiga, exantemas e síndrome de lise tumoral.

CLOFARABINA (2-CLORO-2´-FLUORO-ARABINOSILADENINA)

Esse análogo incorpora o substituinte 2-cloro resistente à glicosilase da cladribina e de uma substituição 2´-fluoro-arabinosil, que fortalece ainda mais a estabilidade e aumenta a captação e a fosforilação. O composto resultante foi aprovado para a LLA infantil após fracasso de duas terapias anteriores. A clofarabina produz remissões completas em 20-30% desses pacientes. Possui atividade na LMA tanto infantil quanto do adulto e na mielodisplasia. A sua captação e ativação metabólica nas células tumorais seguem a mesma via da cladribina e de outros nucleosídeos de purina, embora seja mais rapidamente fosforilada pela dCK. O trifosfato de clodarabina apresenta $t_{1/2}$ intracelular longa (24 h). Incorpora-se ao DNA, resultando em interrupção da síntese de DNA, e leva à apoptose. A clofarabina também inibe a RNR.

Farmacologia clínica. Em crianças, é administrada em doses de 52 mg/m^2, na forma de infusão diária de 2 h durante 5 dias. A $t_{1/2}$ de eliminação primária no plasma é de 6,5 h. A maior parte do fármaco é excretada em sua forma inalterada na urina. Deve-se ajustar a dose de acordo com as reduções da CrCl. As principais toxicidades consistem em mielossupressão; síndrome clínica de hipotensão, taquifemia, edema pulmonar, disfunção de órgãos e febre, sugerindo a síndrome de extravasamento capilar e liberação de citocinas, que exige a suspensão imediata do fármaco; elevação das enzimas hepáticas e da bilirrubina; náuseas, vômitos e diarreia; e hipopotassemia e hipofosfatemia.

NELARABINA (6-METOXI-ARABINOSIL-GUANINA)

A nelarabina é o único nucleosídeo de guanina de uso clínico. Possui atividade seletiva contra a leucemia de células T aguda (20% de respostas completas) e o linfoma linfoblástico de células T estreitamente relacionado. O fármaco foi aprovado para uso em pacientes com recidiva/refratários. Seu mecanismo de ação básico assemelha-se estreitamente àquele dos outros nucleosídeos de purina, visto que ele se incorpora ao DNA e interrompe sua síntese.

ADME. Após sua infusão, o composto metoxi original é rapidamente ativado no sangue e nos tecidos por clivagem do grupo metila mediada pela adenosina desaminase, produzindo a Ara-G resistente à fosforilase, que apresenta uma $t_{1/2}$ plasmática de 3 h. O metabólito ativo é transportado dentro das células tumorais, em que é ativado pela CdK ao trifosfato de Ara-G (Ara-GTP), que se incorpora ao DNA e interrompe a sua síntese. O fármaco e seu metabólito, Ara-G, são eliminados principalmente por metabolismo a guanina, e uma fração menor é eliminada por excreção renal da Ara-G. A dose deve ser usada com rigorosa monitoração clínica em pacientes com comprometimento renal grave (CrCl > 50 mg/mL). Os adultos recebem uma dose de 1.500 mg/m^2 por via intravenosa, na forma de infusão de 2 h, nos dias 1, 3 e 5 de um ciclo de 21 dias, enquanto as crianças recebem uma dose menor de 650 mg/m^2/dia por via intravenosa durante 5 dias, repetida a cada 21 dias.

Toxicidade clínica. Os efeitos colaterais consistem em mielossupressão e anormalidades das provas de função hepática, bem como sequelas neurológicas graves e frequentes, incluindo convulsões, *delirium*, sonolência, neuropatia periférica ou síndrome de Guillain-Barré. Os efeitos colaterais neurológicos podem não ser reversíveis.

PENTOSTATINA (2′-DESOXICOFORMICINA)

A pentostatina (2'-desoxicoformicina; ver Figura 61-8), um análogo em estado de transição do intermediário na reação da adenosina desaminase (ADA), inibe poderosamente a ADA. Seus efeitos imitam o fenótipo da deficiência genética de ADA (imunodeficiência grave que afeta as funções das células T e das células B).

Mecanismo de ação. A inibição da ADA pela pentostatina leva ao acúmulo intracelular de nucleotídeos de adenosina e desoxiadenosina, que podem bloquear a síntese de DNA ao inibir a RNR. A desoxiadenosina também inativa a *S*-adenosil homocisteína hidrolase. O consequente acúmulo de *S*-adenosil homocisteína é particularmente tóxico para os linfócitos. A pentostatina também pode inibir a síntese de RNA, e o seu derivado trifosfato é incorporado ao DNA, resultando em quebra dos filamentos. Embora não se conheça o mecanismo preciso de citotoxicidade, é provável que o desequilíbrio nas reservas de nucleotídeos de purina seja responsável pelo seu efeito antineoplásico na leucemia de células pilosas e nos linfomas de células T.

ADME. A pentostatina é administrada por via intravenosa e possui uma $t_{1/2}$ terminal média de 5,7 h. A dose recomendada é de 4 mg/m² por via intravenosa, administrada em semanas alternadas. Após hidratação com 500-1.000 mL de glicose a 5% em soro fisiológico a 0,45%, o fármaco é administrado por injeção intravenosa rápida ou por infusão durante um período de ≤ 30 min, seguida de 500 mL adicionais de líquidos. O fármaco é eliminado quase totalmente por excreção renal. Recomenda-se uma redução proporcional da dose em pacientes com comprometimento renal, com base na redução da CrCl.

Uso clínico. A pentostatina é efetiva na produção de remissões completas (58%) e obtenção de respostas parciais (28%) na leucemia de células pilosas. Foi substituída, em grande parte, pela cladribina. As manifestações tóxicas consistem em mielossupressão, sintomas GI, exantemas cutâneos e anormalidades nas provas de função hepática. Ocorre depleção das células T normais, podendo resultar em febre neutropênica e infecções oportunistas. A imunossupressão pode persistir por vários anos após a interrupção da terapia com pentostatina. Com a administração de altas doses (10 mg/m²), surgem complicações renais e neurológicas importantes. A pentostatina em combinação com fosfato de fludarabina pode resultar em toxicidade pulmonar grave ou até mesmo fatal.

III. Produtos naturais

AGENTES QUE CAUSAM LESÃO DOS MICROTÚBULOS

ALCALOIDES DA VINCA

Os alcaloides purificados da planta pervinca, incluindo a *vimblastina* e a *vincristina*, estão entre os primeiros agentes clínicos usados no tratamento de leucemias, linfomas e câncer testicular. A vinorelbina, um derivado estreitamente relacionado, possui atividade importante contra o câncer de pulmão e o câncer de mama.

Mecanismo de ação. Os alcaloides da vinca são agentes específicos do ciclo celular que, em comum com outros fármacos, como a colchicina, a podofilotoxina, os taxanos e as epotilonas, bloqueiam as células em mitose. As atividades biológicas dos alcaloides da vinca podem ser explicadas pela sua capacidade de ligar-se especificamente à β tubulina e bloquear a sua polimerização com a α tubulina em microtúbulos. Não pode haver formação do fuso mitótico intacto, os cromossomos duplicados não podem alinhar-se ao longo da placa equatorial, e a divisão celular é interrompida na metáfase. As células bloqueadas durante a mitose sofrem alterações características do processo de apoptose. Os microtúbulos são encontrados em alta concentração no cérebro e contribuem para outras funções celulares, como movimento, fagocitose e transporte axônico. Os efeitos colaterais dos alcaloides da vinca, como a neurotoxicidade, podem estar relacionados com a ruptura dessas funções.

Resistência. Apesar de sua semelhança estrutural, os alcaloides da vinca possuem padrões individuais peculiares de eficácia clínica (ver adiante). Entretanto, na maioria dos sistemas experimentais, esses fármacos compartilham uma resistência cruzada. Seus efeitos antitumorais são bloqueados por resistência a múltiplos fármacos, mediada pelo gene *mdr*/glicoproteína P, que confere resistência a uma ampla variedade de agentes (alcaloides da vinca, epipodofilotoxinas, antraciclinas e taxanos). Foram observadas anormalidades cromossômicas compatíveis com amplificação gênica e níveis acentuadamente elevados da glicoproteína P (um transportador de efluxo da membrana) em células resistentes em culturas. Outros transportadores de membrana, como a MRP e a proteína de resistência do câncer de mama estreitamente relacionada, podem contribuir para a resistência. Outras formas de resistência aos alcaloides da vinca envolvem ainda mutações na β tubulina ou na expressão relativa de isoformas da β tubulina, que impedem a ligação efetiva dos inibidores a seus alvos.

Ações citotóxicas. Em virtude de sua ação mielossupressora muito limitada, a vincristina é um valioso componente de vários esquemas de terapia de combinação para a leucemia e o linfoma, enquanto a ausência de neurotoxicidade grave da vimblastina constitui uma vantagem definida no tratamento de linfomas e, em combinação com a cisplatina, contra o câncer testicular. A vinorelbina, que provoca neurotoxicidade leve, bem como mielossupressão, exibe um perfil de toxicidade intermediário.

Metabolismo e excreção. Os citocromos hepáticos metabolizam extensamente todos os três agentes, e os metabólitos são excretados na bile. Apenas uma pequena fração de uma dose (< 15%) é encontrada na urina em sua forma inalterada. Em pacientes com disfunção hepática (bilirrubina > 3 mg/dL), é aconselhável uma redução de 50-75% na dose de qualquer um dos alcaloides da vinca. A $t_{1/2}$ de eliminação é de 20 h para a vincristina, de 23 h para a vimblastina e de 24 h para a vinorelbina.

VIMBLASTINA

Usos terapêuticos. O sulfato de vimblastina é administrado por via intravenosa; é preciso ter precauções especiais para evitar o extravasamento subcutâneo do fármaco, visto que isso pode causar irritação dolorosa e ulceração. A vimblastina não deve ser injetada em um membro com circulação comprometida. Após a administração de uma dose única de 0,3 mg/kg de peso corporal, a mielossupressão atinge o seu nível máximo em 7-10 dias. Se não for alcançado um nível moderado de leucopenia (~ 3.000 células/mm³), pode-se aumentar gradualmente a dose semanal em incrementos de 0,05 mg/kg de peso corporal. No câncer testicular, a vimblastina é utilizada em doses de 0,3 mg/kg, a cada três semanas. As doses devem ser reduzidas em 50% para pacientes com níveis plasmáticos de bilirrubina > 1,5 mg/dL. A vimblastina é usada com bleomicina e cisplatina na terapia curativa de tumores testiculares metastáticos, embora tenha sido suplantada pelo etopósido ou pela ifosfamida. Trata-se de um componente do esquema curativo padrão para a doença de Hodgkin (doxorrubicina, bleomicina, vimblastina e dacarbazina [ABVD]). Mostra-se também ativa no sarcoma no Kaposi, no neuroblastoma, na histiocitose de células de Langerhans, no carcinoma de mama e no coriocarcinoma.

Toxicidades clínicas. O nível mais baixo de leucopenia ocorre dentro de 7-10 dias, seguido de recuperação em sete dias. Outros efeitos tóxicos da vimblastina incluem manifestações neurológicas discretas. Podem ser observados distúrbios GI, como náuseas, vômitos, anorexia e diarreia. Foi relatada a ocorrência da síndrome de secreção inapropriada de hormônio antidiurético. Raramente, ocorrem queda dos cabelos, estomatite e dermatite. O extravasamento durante a injeção do fármaco pode levar ao desenvolvimento de celulite e flebite.

VINCRISTINA

Usos terapêuticos. A vincristina é um componente padrão de esquemas utilizados no tratamento de leucemias pediátricas, linfomas e tumores sólidos, como o tumor de Wilms, o neuroblastoma e o rabdomiossarcoma. Nos linfomas não Hodgkin de células grandes, a vincristina continua sendo um fármaco importante, particularmente quando utilizada no esquema CHOP com ciclofosfamida, doxorrubicina e prednisona. O sulfato de vincristina, quando utilizado com glicocorticoides, constitui o tratamento de escolha para induzir remissões na leucemia infantil e, em associação com agentes alquilantes e antraciclina, para os sarcomas pediátricos. A dose intravenosa comum de vincristina é de 2 mg/m^2 de área de superfície corporal por semana, ou a intervalos mais longos. A vincristina é mais bem tolerada pelas crianças do que pelos adultos, que podem apresentar grave toxicidade neurológica progressiva, exigindo uma dose menor de 1,4 mg/m^2. A administração do fármaco com frequência maior do que a cada sete dias ou em doses mais altas aumenta as manifestações tóxicas, sem produzir melhora proporcional na taxa de resposta. Além disso, deve-se ter muita precaução para evitar o extravasamento durante a administração intravenosa de vincristina. As doses devem ser reduzidas para pacientes com níveis plasmáticos de bilirrubina.

Toxicidades clínicas. A toxicidade clínica da vincristina é, em sua maior parte, neurológica. As manifestações neurológicas graves podem ser revertidas com a suspensão da terapia ou com a redução da dose na primeira evidência de disfunção motora. A constipação intestinal grave, que algumas vezes resulta em dor abdominal em cólica e obstrução, pode ser evitada por um programa profilático de laxativos e agentes hidrofílicos (formadores de massa) e, em geral, só se torna um problema com o uso de doses > 2 mg/m^2. Ocorre alopecia reversível em ~ 20% dos pacientes. Pode ocorrer leucopenia modesta. Os efeitos adversos menos comuns consistem em trombocitopenia, anemia, cólica e síndrome de secreção inapropriada de ADH. A injeção inadvertida de vincristina no LCS provoca coma irreversível devastador frequentemente fatal e convulsões.

VINORELBINA

A vinorelbina possui atividade contra o câncer de pulmão de células não pequenas e contra o câncer de mama. A vinorelbina é administrada em soro fisiológico, na forma de infusão intravenosa durante 6-10 min. Quando utilizada como monoterapia, é administrada em doses de 30 mg/m^2, a cada semana ou durante duas semanas a cada três semanas. Quando utilizada com cisplatina para o tratamento do câncer de pulmão de células não pequenas, é administrada em doses de 25 mg/m^2, semanalmente ou por três semanas a cada quatro semanas. Pode ser necessário uma dose menor (20-25 mg/m^2) para pacientes que já receberam quimioterapia e para a toxicidade hematológica. A principal toxicidade da vinorelbina consiste em granulocitopenia, com trombocitopenia apenas moderada e menos neurotoxicidade do que outros alcaloides da vinca. A vinorelbina pode causar reações alérgicas e alterações reversíveis e discretas das enzimas hepáticas. É preciso reduzir a dose em pacientes com níveis plasmáticos de bilirrubina.

TAXANOS

O paclitaxel foi isolado pela primeira vez da casca do teixo ocidental. O paclitaxel e seu congênere semissintético, o docetaxel, exibem propriedades farmacológicas peculiares como inibidores da mitose, diferindo dos alcaloides da vinca e dos derivados da colchicina pela ligação a um local diferente da β-tubulina, bem como pela sua propriedade de promover a formação de microtúbulos, em vez de inibi-la. Os taxanos desempenham um papel central na terapia dos cânceres de ovário, mama, pulmão, GI, geniturinário e de cabeça e pescoço.

O paclitaxel possui hidrossolubilidade muito limitada e é administrado em um veículo de etanol a 50% e óleo de rícino polietoxilado a 50%; esse veículo é provavelmente responsável pela elevada taxa de reações de hipersensibilidade. Os pacientes que recebem essa formulação são protegidos mediante tratamento prévio com um antagonista dos receptores H_1, como a difenidramina, um antagonista dos receptores H_2, como a cimetidina (Capítulo 32), e um glicocorticoide, como a dexametasona (Capítulo 42).

Uma solução de nanopartículas ligadas à albumina (nab-paclitaxel) é solúvel em soluções aquosas e pode ser administrada de modo seguro sem anti-histamínicos ou esteroides profiláticos. Essa forma de paclitaxel aumentou a captação celular por meio de um mecanismo específico da albumina. O docetaxel, que é ligeiramente mais solúvel do que o paclitaxel, é administrado em polissorbato 80 e está associado a uma menor incidência de reações de hipersensibilidade do que o paclitaxel dissolvido. Entretanto, é necessário o tratamento prévio com dexametasona durante 3 dias, iniciando um dia antes da terapia, para evitar a retenção hídrica progressiva e minimizar a gravidade das reações de hipersensibilidade.

Mecanismo de ação; Interações medicamentosas; Resistência. O paclitaxel liga-se especificamente à subunidade β-tubulina dos microtúbulos e antagoniza o seu desmonte, resultando no aparecimento de feixes de microtúbulos e estruturas aberrantes derivadas de microtúbulos na fase mitótica do ciclo celular. Em consequência, ocorre interrupção da mitose. A morte celular por apoptose depende tanto da concentração do fármaco quanto da duração da exposição da célula. Os fármacos que bloqueiam a progressão do ciclo celular antes da mitose antagonizam os efeitos tóxicos dos taxanos.

Foram observadas interações medicamentosas; a sequência da cisplatina precedendo o paclitaxel diminui a depuração do paclitaxel e provoca maior toxicidade do que o protocolo oposto. O paclitaxel reduz a depuração da doxorubicina, enquanto o docetaxel não tem nenhum efeito aparente sobre a farmacocinética da antraciclina.

A base da resistência clínica ao fármaco não é conhecida. A resistência aos taxanos está associada, em algumas células tumorais cultivadas, a um aumento da expressão do gene *mdr-1* e de seu produto, a glicoproteína P; outras células resistentes apresentam mutações da β-tubulina, e estas células podem exibir maior sensibilidade aos alcaloides da vinca. Outras linhagens de células resistentes apresentam aumento da survivina, um fator antiapoptótico, ou da α auroracinase, que promove a conclusão da mitose. Os taxanos ligam-se preferencialmente à subunidade β II-tubulina dos microtúbulos; por conseguinte, as células podem tornar-se resistentes por meio da suprarregulação da isoforma β III da tubulina.

ADME. O paclitaxel é administrado na forma de infusão de 135-175 mg/m^2 durante 3 h, a cada três semanas, ou como infusão semanal de 80-100 mg/m^2 de 1 hora. As infusões prolongadas (96 h) também são ativas. O fármaco sofre extenso metabolismo pelas CYP hepáticas (principalmente pela CYP2C8, secundariamente pela CYP3A4). O principal metabólito é o 6-OH-paclitaxel, que é inativo; são encontrados múltiplos produtos de hidroxilação adicionais no plasma; < 10% de uma dose são excretados de modo inalterado na urina. Foram sugeridas reduções da dose em pacientes com função hepática anormal, e devem-se utilizar 50-75% das doses de taxanos na presença de metástases hepáticas de > 2 cm de tamanho ou em pacientes com níveis séricos anormais de bilirrubina. Os fármacos que induzem a CYP2C8 ou a CYP3A4, como a fenitoína e o fenobarbital, ou aqueles que inibem essas CYP, como os antifúngicos imidazólicos, alteram significativamente a depuração e a toxicidade dos taxanos.

A depuração do paclitaxel não é linear e diminui com o aumento da dose ou a taxa de administração da dose. A $t_{1/2}$ plasmática é de ~ 10-14 h, e a depuração de 15-18 L/h/m^2. A concentração plasmática crítica para inibir os elementos da medula óssea depende da duração da exposição, porém situa-se provavelmente em ~ 50-100 nM. A depuração do paclitaxel é acentuadamente retardada pela ciclosporina A e por outros fármacos que inibem a glicoproteína P.

O nab-paclitaxel alcança uma concentração sérica mais alta de paclitaxel em comparação com o paclitaxel solubilizado, porém a depuração aumentada do nab-paclitaxel resulta em uma exposição semelhante ao fármaco. O nab-paclitaxel é administrado mais frequentemente por via intravenosa durante 30 min, em uma dose de 260 mg/m^2 a cada três semanas. À semelhança dos outros taxanos, o nab-paclitaxel não deve ser administrado a pacientes com contagem absoluta de neutrófilos de < 1.500 células/mm^3.

A farmacocinética do docetaxel assemelha-se à do paclitaxel, com $t_{1/2}$ de eliminação de ~ 12 h. A depuração ocorre principalmente por meio de hidroxilação mediada pela CYP3A4 e pela CYP3A5, resultando na formação de metabólitos inativos. Em contrapartida ao paclitaxel, a farmacocinética do docetaxel é linear para doses de ≤ 115 mg/m^2.

Usos terapêuticos. Os taxanos tornaram-se componentes centrais de esquemas utilizados no tratamento dos cânceres de ovário, mama, pulmão, GI, geniturinário e de cabeça e pescoço metastáticos. Esses fármacos são administrados 1 vez/semana, ou 1 vez a cada três semanas. O uso apropriado do nab-paclitaxel poupador de esteroide ainda está sendo avaliado em estudos clínicos.

Toxicidades clínicas. O paclitaxel exerce seus efeitos tóxicos primários sobre a medula óssea. Em geral, ocorre neutropenia em 8-11 dias após a administração de uma dose, com regressão rápida nos dias 15-21. Quando utilizado com filgrastim (fator de estimulação de colônias de granulócitos [G-CSF]), o paclitaxel em doses altas de até 250 mg/m^2 durante 24 h é bem tolerado, e a neuropatia periférica passa a limitar a dose. Muitos pacientes apresentam mialgias após a administração de paclitaxel. Nos esquemas de altas doses, ou com uso prolongado, ocorre uma neuropatia sensorial em meia-luva, que pode ser incapacitante, particularmente em pacientes com neuropatia diabética subjacente ou terapia concomitante com cisplatina. A mucosite é proeminente com infusões de 72 ou 96 h, bem como no esquema semanal. Podem ocorrer reações de hipersensibilidade em pacientes que receberam infusões de paclitaxel de curta duração (1-6 h); todavia, essas reações são evitadas, em grande parte, mediante tratamento prévio com dexametasona, difenidramina e antagonistas dos receptores H_2 de histamina, conforme descrito anteriormente. Não há necessidade de pré-medicação com as infusões de 96 h. Muitos pacientes apresentam bradicardia assintomática, e ocorrem também episódios ocasionais de taquicardia ventricular silenciosa, que regridem de modo espontâneo durante as infusões de 3 ou de 24 h. O nab-paclitaxel produz taxas aumentadas de neuropatia periférica em comparação com o paclitaxel dissolvido; entretanto, raramente causa reações de hipersensibilidade.

O docetaxel causa maiores graus de neutropenia do que o paclitaxel, porém menos neuropatia periférica e astenia, e hipersensibilidade menos frequente. A retenção hídrica constitui um problema progressivo com múltiplos ciclos de terapia com docetaxel, levando à formação de edema periférico, líquido pleural e peritoneal e edema pulmonar em casos extremos. A dexametasona oral, em uma dose de 8 mg/dia, iniciada um dia antes da infusão do fármaco e mantida por três dias, melhora acentuadamente a retenção hídrica. Em casos raros, o docetaxel pode causar pneumonite intersticial progressiva, com desenvolvimento de insuficiência respiratória se o fármaco não for interrompido.

ESTRAMUSTINA

A estramustina (fosfato de estramustina) é uma combinação de estradiol e normustina (mostarda nornitrogenada) por meio de uma ligação carbamato. Embora o propósito da combinação tenha sido aumentar a captação do agente alquilante por células de câncer de próstata sensíveis ao estradiol, a estramustina não funciona *in vivo* como agente alquilante, porém liga-se à β-tubulina e às proteínas associadas aos microtúbulos, provocando desorganização dos microtúbulos e ações antimitóticas.

Uso terapêutico. A estramustina é utilizada isoladamente no tratamento do câncer de próstata metastático refratário a hormônio ou localmente avançado, em uma dose inicial de 14 mg/kg/dia, em três ou quatro doses fracionadas.

ADME. Após administração oral, pelo menos 75% de uma dose de fosfato de estramustina são absorvidos pelo trato GI e rapidamente desfosforilados. A estramustina sofre extenso metabolismo de primeira passagem por CYP hepáticas a um derivado 17-ceto ativo, a estromustina, e a múltiplos produtos inativos; as formas ativas acumulam-se na próstata. Ocorre alguma hidrólise da ligação carbamato no fígado, com liberação de estradiol, estrona e grupo normustina. A estramustina e a estromustina apresentam $t_{1/2}$ plasmática de 10 e 14 h, respectivamente, e são excretadas como metabólitos inativos, principalmente nas fezes.

Toxicidades clínicas; Interações medicamentosas. Além da mielossupressão, a estramustina também possui efeitos colaterais estrogênicos (ginecomastia, impotência, risco elevado de trombose e retenção hídrica) e está associada à hipercalcemia, ataques agudos de porfiria, comprometimento da tolerância à glicose e reações de hipersensibilidade, incluindo angioedema. A estramustina inibe a depuração dos taxanos.

EPOTILONAS

As epotilonas são policetídeos de 16 membros descobertos como metabólitos citotóxicos a partir de uma cepa de *Sorangium cellulosum,* uma mixobactéria originalmente isolada do solo no banco do Rio Zambezi na África do Sul. Esses compostos superam alguns dos problemas de outros agentes que provocam ruptura dos microtúbulos e estabilizadores, como dificuldades na formulação, administração do fármaco e suscetibilidade à resistência a múltiplos fármacos. A ixabepilona foi aprovada para o tratamento de câncer de mama.

Outras em fase de desenvolvimento incluem os análogos da epotilona B, a patupilona (EPO906) e 21-aminoepotilona B (BMS-310705), o análogo da epotilona D KOS-1584 (R1645) e a sagopilona sintética.

Mecanismo de ação; Resistência. As epotilonas ligam-se à β-tubulina e desencadeiam a nucleação dos microtúbulos em múltiplos locais distantes do centríolo. Essa estabilização caótica dos microtúbulos deflagra a parada do ciclo celular na interface G2-M e resulta em apoptose. As epotilonas ligam-se a um sítio distinto daquele dos taxanos. Em linhagens de células do câncer de colo, a p53 e Bax deflagram a apoptose nas células tratadas com ixabepilona. Estudos *in vitro* sugerem que a ixabepilona é menos suscetível à resistência a múltiplos fármacos mediada pela glicoproteína P do que os taxanos. Outros mecanismos implicados na resistência às epotilonas incluem a mutação do sítio de ligação da β-tubulina e a suprarregulação de isoformas da β-tubulina.

ADME. A ixabepilona é administrada por via intravenosa. Em virtude de sua solubilidade aquosa mínima, é administrada no agente solubilizante, óleo de rícino polioxietilado/etanol. Essa preparação foi implicada como causa de reações à infusão associadas ao paclitaxel e a outras formulações; entretanto, essas reações são infrequentes quando a administração é precedida de medicação prévia com antagonistas H_1 e H_2. O fármaco é depurado por CYP hepáticas e possui uma $t_{1/2}$ plasmática de 52 h.

Usos terapêuticos. Em pacientes com câncer de mama metastático resistente às antraciclinas ou com tratamento prévio com antraciclinas e resistente aos taxanos, a ixabepilona em associação com capecitabina proporciona uma melhora da sobrevida sem progressão da doença de 1,6 mês em comparação com a capecitabina isoladamente. A ixabepilona também está indicada como monoterapia para o câncer de mama metastático em pacientes que progrediram previamente com tratamento com antraciclinas, taxanos e capecitabina. A dose recomendada de ixabepilona como monoterapia ou em combinação com capecitabina é de 40 mg/m^2, administrada durante 3 h, a cada três semanas. Em virtude da mielossupressão aditiva, o estudo clínico de fase III utilizou uma dose atenuada de capecitabina (2.000 mg/m^2) administrada com ixabepilona. Os pacientes devem ser pré-medicados com antagonista H_1 e H_2 antes da administração da ixabepilona para minimizar as reações de hipersensibilidade.

A combinação de ixabepilona e capecitabina está contraindicada para pacientes com contagem basal de neutrófilos < 1.500 células/mm^3, contagem de plaquetas < 100.000 células/mm^3, níveis séricos de transaminases > 2,5 × ULN ou bilirrubina acima do normal. Em pacientes que recebem monoterapia com ixabepilona e que apresentam disfunção hepática leve a moderada (bilirrubina < 1,5 × ULN ou 1,5-3 × ULN, respectivamente), são recomendadas doses iniciais de 32 e 20 mg/m^2, devido à depuração tardia do fármaco.

Toxicidades. As epotilonas apresentam toxicidades semelhantes àquelas dos taxanos: neutropenia periférica, neuropatia sensorial, fadiga, diarreia e astenia.

ANÁLOGOS DA CAMPTOTECINA

As camptotecinas são agentes antineoplásicos citotóxicos potentes, cujo alvo é a enzima nuclear *topoisomerase I*. O principal composto dessa classe, a camptotecina, foi isolado da árvore *Camptotheca acuminata*. A irinotecana e a topotecana, que atualmente constituem os únicos análogos da camptotecina aprovados para uso clínico, possuem atividade nos cânceres colorretal, de ovário e de pulmão de células pequenas.

Química. Todas as camptotecinas possuem um arcabouço de cinco anéis unidos, que inclui um anel lactona lábil (*ver* as Figuras 6-5 e 6-6 para exemplos). O grupo hidroxila e a conformação S do centro quiral em C20 do anel lactona são necessários para a atividade biológica. As substituições apropriadas nos anéis A e B da subunidade de quinolina aumentam a hidrossolubilidade e a potência para inibir a topoisomerase I. A topotecana é uma molécula semissintética com um grupo dimetilamino básico, que aumenta a sua hidrossolubilidade. A irinotecana (CPT-11) difere da topotecana por ser um pró-fármaco. A ligação carbamato entre a captotecina e a cadeia lateral bispiperidina dibásica na posição C10 (que torna a molécula hidrossolúvel) é clivada por uma carboxilesterase, formando o metabólito ativo, SN-38 (Figura 6-5).

Mecanismo de ação. As DNA topoisomerases são enzimas nucleares, que reduzem o estresse de torção do DNA superespiralado, permitindo que regiões selecionadas do DNA se tornem relaxadas o suficiente para possibilitar a ocorrência de replicação, reparo e transcrição. Duas classes de topoisomerase (I e II) medeiam a quebra e o reparo de filamentos de DNA. Os análogos da camptotecina inibem a função da topoisomerase I, enquanto várias outras entidades químicas (p. ex., antraciclinas, epipodofilotoxinas, acridinas) inibem a topoisomerase II. As camptotecinas ligam-se ao complexo de clivagem DNA-topoisomerase I normalmente transitório e o estabilizam. Embora a ação de clivagem inicial da topoisomerase I não seja afetada, a etapa de religação é inibida, levando ao acúmulo de quebras de filamento único no DNA. Essas lesões são reversíveis e por si só não são tóxicas para a célula. Entretanto, a colisão de um garfo de replicação do DNA com esse filamento clivado causa uma quebra irreversível do DNA de filamento duplo, levando finalmente à morte celular. A sequência precisa de eventos que levam da lesão do DNA induzida pelo fármaco até a morte celular não foi totalmente elucidada; ocorre fragmentação internucleossômica do DNA, uma característica da morte celular programada.

As camptotecinas são *fármacos específicos da fase S*, visto que é necessária a síntese contínua de DNA para a sua citotoxicidade. Isso possui implicações clínicas importantes. Em geral, os agentes citotóxicos específicos da fase S necessitam de uma exposição prolongada das células tumorais a concentrações do fármaco acima de um limiar mínimo para otimizar a eficácia terapêutica. Com efeito, a administração prolongada de análogos da camptotecina em baixas doses tem menos toxicidade e uma atividade antitumoral igual ou maior do que ciclos mais intensos e mais curtos.

Mecanismos de resistência. Uma diminuição do acúmulo intracelular do fármaco pode estar na base da resistência observada em linhagens celulares. A topotecana, mas não o SN-38 ou irinotecana, é um substrato da glicoproteína P; entretanto, em comparação com outros substratos, como etopósido ou doxorrubicina, a topotecana é um substrato relativamente pobre. Outros relatos associaram a resistência à topotecana e à irinotecana com a classe de transportadores de MRP. As linhagens celulares que carecem de atividade de carboxilesterase demonstram resistência à irinotecana; entretanto, o fígado e os eritrócitos podem ter atividade de carboxilesterase suficiente para converter a irinotecana em SN-38. A resistência à camptotecina também pode resultar da expressão diminuída ou da mutação da topoisomerase I. Foi demonstrada uma infrarregulação transitória da topoisomerase I após exposição prolongada às camptotecinas *in vitro* e *in vivo*. As mutações que levam a uma redução da atividade catalítica enzimática da topoisomerase I ou da afinidade de ligação do DNA têm sido associadas a uma resistência experimental à camptotecina. Por fim, a exposição de células a agentes dirigidos contra a topoisomerase I suprarregula a topoisomerase II, uma enzima alternativa para a passagem dos filamentos de DNA.

TOPOTECANA

ADME. A topotecana foi aprovada para administração intravenosa. Uma forma posológica oral do fármaco em fase de desenvolvimento possui biodisponibilidade de 30-40% em pacientes com câncer. A topotecana exibe farmacocinética linear e é rapidamente eliminada da circulação sistêmica, com $t_{1/2}$ de 3,5-4,1 h. Apenas 20-35% do fármaco total no plasma encontram-se na forma lactona ativa. Em 24 h, 30-40% da dose administrada aparecem na urina. É necessário reduzir as doses proporcionalmente à redução da CrCl. O metabolismo hepático parece constituir uma via relativamente menor de eliminação do fármaco. A ligação da topotecana às proteínas plasmáticas é baixa (7-35%), que pode explicar sua penetração relativamente maior no SNC.

Usos terapêuticos. A topotecana está indicada para pacientes com câncer de ovário previamente tratadas e pacientes com câncer de pulmão de células pequenas. Sua toxicidade hematológica significativa limita o seu uso em associação com outros agentes ativos no tratamento dessas doenças (p. ex., cisplatina). O esquema posológico recomendado de topotecana para o câncer de ovário e o câncer de pulmão de células pequenas consiste em uma infusão de 1,5 mg/m²/dia de 30 min, durante cinco dias consecutivos, a cada três semanas. Para o câncer cervical em associação com cisplatina, a dose de topotecana é de 0,75 mg/m² nos dias 1, 2 e 3, sendo repetida a cada 21 dias. É necessário reduzir a dose de topotecana para 0,75 mg/m²/dia em pacientes com disfunção renal moderada (CrCl de 20-40 mL/min), e o fármaco não deve ser administrado a pacientes com grave comprometimento renal (CrCl < 20 mL/min). A disfunção hepática não altera a depuração e a toxicidade da topotecana. Uma contagem basal de neutrófilos de > 1.500 células/mm³ e uma contagem de plaquetas de > 100.000 são necessárias antes da administração de topotecana.

Toxicidades clínicas. A toxicidade que limita a dose administrada em todos os esquemas posológicos consiste em neutropenia, com ou sem trombocitopenia. A incidência de neutropenia grave na dose de 1,5 mg/m² ao dia durante 5 dias, a cada três semanas, pode atingir 81%, com incidência de 26% de neutropenia febril. Em pacientes com neoplasias hematológicas, os efeitos colaterais GI, como mucosite e diarreia, passam a limitar a dose administrada. Outras toxicidades menos comuns e geralmente leves relacionadas com a topotecana incluem náuseas, vômitos, elevação das transaminases hepáticas, febre, fadiga e exantema.

IRINOTECANA

ADME. A conversão da irinotecana em SN-38 é mediada predominantemente por carboxilesterases no fígado (Figura 6-5). Embora o SN-38 possa ser determinado no plasma pouco depois do início de uma infusão intravenosa de irinotecana, a ASC do SN-38 corresponde a apenas ~4% da ASC da irinotecana, sugerindo que apenas uma fração relativamente pequena da dose é convertida, em última análise, na forma ativa do fármaco. A irinotecana possui farmacocinética linear. Em comparação com a topotecana, verifica-se a presença de uma fração relativamente grande de irinotecana e de SN-38 no plasma, na forma de lactona intacta biologicamente ativa. A $t_{1/2}$ do SN-38, que é de 11,5 h, ou seja, 3 vezes a da topotecana. Nos humanos, a penetração do SN-38 no LCS ainda não foi caracterizada.

Em contrapartida com a topotecana, o metabolismo hepático da irinotecana e do SN-38 constitui uma importante via de eliminação para ambos. Foram identificados metabólitos oxidativos no plasma, que resultam de reações mediadas pela CYP3A dirigidas para a cadeia lateral bispiperidina. Esses metabólitos não são convertidos significativamente em SN-38. Foi constatado que a depuração corporal total da irinotecana é duas vezes maior em pacientes com câncer cerebral em uso de agentes anticonvulsivantes que induzem as CYP hepáticas.

A glicuronidação do grupo hidroxila na posição C10 (resultante da clivagem do pró-componente bispiperidina) pela UGT1A1 produz o metabólito inativo SN-38G (Figura 6-6). A excreção biliar parece constituir a principal via de eliminação da irinotecana, do SN-38 e de seus metabólitos, embora a excreção urinária também contribua de modo significativo (14-37%). A extensão da glicuronidação do SN-38 correlaciona-se inversamente com o risco de diarreia grave após terapia com irinotecana. Os polimorfismos da UGT1A1 associados a síndromes de hiperbilirrubinemia familiar podem ter grande impacto sobre o uso clínico da irinotecana. Foi constatada uma correlação positiva entre a concentração sérica basal de bilirrubina não conjugada e a gravidade da neutropenia e a ASC da irinotecana e do SN-38 em pacientes tratados com irinotecana. Além disso, foi observada uma grave toxicidade da irinotecana em pacientes portadores de câncer com síndrome de Gilbert, presumivelmente devido a uma diminuição da glicuronidação do SN-38. A presença de glicuronidase bacteriana no lúmen intestinal pode contribuir potencialmente para a toxicidade GI da irinotecana por meio da liberação de SN-38 não conjugado do metabólito glicuronídeo inativo.

Usos terapêuticos. Nos EUA, os esquemas posológicos aprovados da irinotecana como monoterapia incluem 125 mg/m^2 na forma de infusão de 90 min administrada semanalmente (nos dias 1, 8, 15 e 22) durante quatro de seis semanas, e 350 mg/m^2, a cada três semanas. Em pacientes com câncer colorretal avançado, a irinotecana é utilizada como terapia de primeira linha em associação com fluoropirimidinas ou como monoterapia ou em combinação com cetuximabe após fracasso do esquema 5-FU/oxaliplatina.

Toxicidades clínicas. A toxicidade que limita a dose administrada em todos os esquemas posológicos consiste em diarreia tardia (35%), com ou sem neutropenia. O uso de um esquema intensivo com loperamida (4 mg de loperamida administrada no início de qualquer evacuação de fezes moles, começando algumas horas após receber a terapia, seguida de 2 mg, a cada 2 h; ver Capítulo 47) reduz essa incidência em mais de 50%. Entretanto, uma vez instalada a diarreia intensa, as doses-padrão de agentes antidiarreicos tendem a ser ineficazes. Em geral, a diarreia regride em uma semana e raramente é fatal, a não ser que esteja associada a febre e neutropenia.

A mielossupressão constitui a segunda toxicidade mais comum associada à irinotecana. Ocorre neutropenia grave em 14-47% dos pacientes tratados com o esquema de administração a cada três semanas, sendo observada com menos frequência entre pacientes tratados com o esquema semanal. A neutropenia febril, que é observada em 3% dos pacientes, pode ser fatal, particularmente quando associada a diarreia concomitante. Nas primeiras 24 h após a administração de irinotecana, pode ocorrer uma síndrome colinérgica, em consequência da inibição da atividade da acetilcolinesterase pela irinotecana. Os sintomas consistem em diarreia aguda, diaforese, hipersalivação, cólicas abdominais, distúrbios de acomodação visual, lacrimejamento, rinorreia e, com menos frequência, bradicardia assintomática. Esses efeitos, que são de curta duração, respondem em poucos minutos à atropina. Outros efeitos tóxicos comuns incluem náuseas, vômitos, fadiga, vasodilatação ou rubor cutâneo, mucosite, elevação das transaminases hepáticas e alopecia. Por fim, houve relatos de casos de dispneia e de pneumonite intersticial associadas à terapia com irinotecana.

ANTIBIÓTICOS

DACTINOMICINA (ACTINOMICINA D)

A actinomicina D possui efeitos benéficos no tratamento de tumores sólidos em crianças e do coriocarcinoma em mulheres adultas.

As actinomicinas são cromopeptídeos. A maioria contém o mesmo cromóforo, a fenoxazona planar, actinosina, que é responsável pela cor amarelo-avermelhada. As diferenças entre as actinomicinas de ocorrência natural limitam-se a variações na estrutura dos aminoácidos das cadeias laterais peptídicas.

Mecanismo de ação. A capacidade das actinomicinas de ligar-se ao DNA de dupla hélice é responsável pela sua atividade biológica e citotoxicidade. O anel fenoxazona planar intercala-se entre pares de bases de guanina-citosina adjacentes do DNA, enquanto as cadeias polipeptídicas estendem-se ao longo do sulco menor da hélice, resultando em um complexo dactinomicina-DNA, com estabilidade suficiente para bloquear a transcrição do DNA pela RNA-polimerase. As RNA-polimerases dependentes de DNA são muito mais sensíveis aos efeitos da dactinomicina do que as DNA-polimerases. Além disso, a dactinomicina provoca quebras de filamentos simples no DNA, possivelmente por meio de um radical livre intermediário ou em consequência da ação da topoisomerase II. A dactinomicina inibe as células em rápida proliferação de origem normal e neoplásica e está entre os mais potentes agentes antitumorais conhecidos.

ADME. A dactinomicina é administrada por injeção intravenosa. O metabolismo do fármaco é mínimo. O fármaco é excretado tanto na bile quanto na urina e desaparece do plasma com $t_{1/2}$ terminal de 36 h. A dactinomicina não atravessa a barreira hematencefálica.

Usos terapêuticos. A dose diária habitual de dactinomicina (actinomicina D) é de 10-15 μg/kg, administrada por via intravenosa durante cinco dias, Se não for observada nenhuma manifestação de toxicidade, podem ser administrados ciclos adicionais, a intervalos de 2-4 semanas. Em outros esquemas, foram utilizados 3-6 μg/kg/dia, até um total de 125 μg/kg, bem como doses de manutenção semanais de 7,5 μg/kg. O principal uso clínico da dactinomicina consiste no tratamento do rabdomiossarcoma e do tumor de Wilms em crianças, para os quais é curativa em combinação com cirurgia primária, radioterapia e outros fármacos, particularmente a vincristina e a ciclofosfamida. Os sarcomas de Ewing, de Kaposi e de tecidos moles também respondem ao fármaco. A dactinomicina e o MTX constituem uma terapia curativa para o coriocarcinoma.

Toxicidades clínicas. As manifestações tóxicas consistem em anorexia, náuseas e vômitos, que habitualmente começam em poucas horas após a administração do fármaco. Pode ocorrer supressão hematopoiética com pancitopenia na primeira semana após o término da terapia. É comum a ocorrência de proctite, diarreia, glossite, queilite e ulcerações da mucosa oral. As manifestações dermatológicas incluem alopecia, bem como eritema, descamação e aumento da inflamação e da pigmentação em áreas submetidas anterior ou concomitantemente à irradiação. Pode ocorrer lesão grave em consequência do extravasamento local do fármaco, que é extremamente corrosivo para os tecidos moles.

ANTRACICLINAS E ANTRACENEDIONAS

As antraciclinas são derivados do fungo *Streptomyces peucetius* var. *caesius.* A idarrubicina e a epirrubicina são análogos das antraciclinas naturais, a doxorrubicina e a daunorrubicina, diferindo apenas ligeiramente na sua estrutura química, porém apresentando padrões ligeiramente distintos de atividade clínica. A daunorrubicina e a idarrubicina foram utilizadas principalmente nas leucemias agudas, enquanto a doxorrubicina e a epirrubicina exibem atividade mais ampla contra tumores sólidos humanos. Esses agentes, que possuem potencial para a geração de radicais livres, causam miocardiopatia incomum e, com frequência, irreversível, cuja ocorrência está relacionada com a dose total do fármaco. A *mitoxantrona*, um agente estruturalmente semelhante, provoca menos cardiotoxicidade e mostra-se útil contra o câncer de próstata e a LMA; é utilizada na quimioterapia em altas doses.

Mecanismo de ação e resistência. As antraciclinas e as antracenedionas podem intercalar-se com o DNA, afetando diretamente a transcrição e a replicação. Uma ação mais importante desses fármacos consiste na sua capacidade de formar um complexo heterotrimérico com a topoisomerase II e o DNA. A topoisomerase II produz quebras de filamentos duplos no arcabouço 3'-fosfato, permitindo a passagem de filamentos e desespiralando o DNA superespiralado. Após a passagem do filamento, a topoisomerase II religa os filamentos de DNA. Essa função enzimática é essencial para a replicação e o reparo do DNA. A formação do complexo ternário com antraciclinas ou com etopósido inibe a religação dos filamentos rompidos de DNA, levando à apoptose. Os defeitos no reparo de quebras de filamentos duplos do DNA sensibilizam as células à lesão por esses fármacos, enquanto a hiperexpressão do reparo do DNA ligado à transcrição pode contribuir para a resistência.

Os grupos de quinona das antraciclinas podem formar intermediários de radicais, que reagem com O_2 para produzir radicais de ânion superóxido. Esses podem gerar H2O2 e ·OH, que atacam o DNA e oxidam suas bases, levando à apoptose. A produção de radicais livres é significativamente estimulada pela interação da doxorrubicina com ferro. As defesas enzimáticas, como a superóxido dismutase e a catalase, protegem as células contra a toxicidade das antraciclinas, e essas defesas podem ser aumentadas por antioxidantes exógenos, como o alfa tocoferol, ou por um quelante do ferro, o dexrazoxano, que protege contra a cardiotoxicidade. A resistência a múltiplos fármacos é observada em populações de células tumorais expostas às antraciclinas. As antraciclinas também são removidas das células tumorais por membros da família do transportador MRP e pela ABCG2 (a proteína de resistência do câncer de mama). Outras alterações bioquímicas observadas nas células resistentes incluem aumento da atividade da glutationa peroxidase, diminuição da atividade ou mutação da topoisomerase II e capacidade aumentada de reparo de quebras de filamentos do DNA.

ADME. Em geral, a daunorrubicina, a doxorrubicina, a epirrubicina e a idarrubicina são administradas por via intravenosa e depuradas por um complexo padrão de metabolismo hepático e excreção biliar. Todas as antraciclinas são convertidas em um intermediário álcool ativo, que desempenha um papel variável na atividade terapêutica. As curvas de desaparecimento plasmático para a doxorrubicina e a daunorrubicina são multifásicas, com $t_{1/2}$ terminal de 30 h. A idarrubicina apresenta $t_{1/2}$ de 15 h, enquanto o seu metabólito ativo, o idarrubicinol, possui uma $t_{1/2}$ de 40 h. Os fármacos penetram rapidamente no coração, nos rins, nos pulmões, no fígado e no baço. Não atravessam a barreira hematencefálica. A depuração é retardada na presença de disfunção hepática, e deve-se considerar uma redução inicial de pelo menos 50% da dose em pacientes com níveis séricos elevados de bilirrubina.

IDARRUBICINA E DAUNORRUBICINA

Uso terapêutico. A dose recomendada de idarrubicina é de 12 mg/m²/dia durante três dias, por injeção intravenosa, em combinação com citarabina. Recomenda-se uma injeção lenta durante 10-15 min para evitar o extravasamento. A idarrubicina apresenta menos cardiotoxicidade do que as outras antraciclinas.

A daunorrubicina (daunomicina, rubidomicina) está disponível para uso intravenoso. A dose recomendada é de 25-45 mg/m^2/dia, durante três dias. O agente é administrado com cuidado para evitar qualquer extravasamento. As doses totais > 1.000 mg/m^2 estão associadas a um alto risco de cardiotoxicidade. A daunorrubicina pode conferir uma cor vermelha à urina. A daunorrubicina e a idarrubicina são também utilizadas no tratamento da LMA em combinação com Ara-C.

Toxicidades clínicas. Os efeitos tóxicos da daunorrubicina e da idarrubicina consistem em depressão da medula óssea, estomatite, alopecia, distúrbios GI, exantema e cardiotoxicidade. A cardiotoxicidade caracteriza-se por taquicardia, arritmias, dispneia, hipotensão, derrame pericárdico e insuficiência cardíaca congestiva, que é pouco responsiva aos digitálicos.

DOXORRUBICINA

Usos terapêuticos. A dose recomendada é de 60-75 mg/m^2, administrada na forma de infusão intravenosa rápida única, que é repetida depois de 21 dias. Dispõe-se de um produto lipossomal de doxorrubicina para o tratamento do sarcoma de Kaposi relacionado com a Aids, que é administrado por via intravenosa, em uma dose de 20 mg/m^2, durante 60 min, e repetido a cada três semanas. A formulação lipossomal também foi aprovada para o câncer de ovário, em uma dose de 50 mg/m^2, a cada quatro semanas, e para tratamento do mieloma múltiplo (em combinação com o bortezomibe), para o qual é administrada em uma dose de 30 mg/m^2 no dia 4 de cada ciclo de 21 dias. Os pacientes devem ser avisados de que o fármaco pode conferir uma cor vermelha à urina. A doxorrubicina mostra-se efetiva nos linfomas malignos. Quando utilizada em combinação com a ciclofosfamida, os alcaloides da vinca e outros agentes, constitui um importante componente para o tratamento bem-sucedido dos linfomas. Trata-se de um valioso componente de vários esquemas de quimioterapia para o carcinoma de mama metastático. O fármaco também é benéfico no tratamento de sarcomas pediátricos e adultos, incluindo os sarcomas osteogênico, de Ewing e de tecidos moles.

Toxicidades clínicas. As manifestações tóxicas da doxorrubicina assemelham-se àquelas da daunorrubicina. A mielossupressão constitui uma importante complicação que limita a dose administrada, e a leucopenia atinge habitualmente níveis mínimos durante a segunda semana de terapia, com recuperação na quarta semana. A trombocitopenia e a anemia seguem um padrão semelhante, porém são habitualmente menos pronunciadas. A estomatite, a mucosite, a diarreia e a alopecia são comuns, porém reversíveis. O aparecimento de estrias eritematosas próximo ao local de infusão ("rubor da adriamicina") é uma reação alérgica local benigna, que não deve ser confundida com o extravasamento. Raramente, podem ocorrer rubor facial, conjuntivite e lacrimejamento. O fármaco pode produzir toxicidade local grave nos tecidos irradiados (por exemplo, pele, coração, pulmão, esôfago e mucosa GI), mesmo quando as duas terapias não são administradas concomitantemente.

A miocardiopatia constitui a toxicidade em longo prazo mais importante. Podem ocorrer duas formas:

- **Uma forma aguda, caracterizada por alterações eletrocardiográficas anormais, incluindo alterações de ST e da onda T e arritmias.** Essa forma é de curta duração e raramente representa um problema grave. Em alguns pacientes, observa-se uma redução reversível aguda da fração de ejeção 24 h após uma dose única, e a troponina T plasmática pode aumentar em uma minoria de pacientes nos primeiros dias após a administração do fármaco. Uma lesão aguda do miocárdio, a "síndrome de pericardite-miocardite", pode surgir vários dias após a infusão do fármaco e caracteriza-se por distúrbios graves na condução dos impulsos e por insuficiência cardíaca congestiva franca, frequentemente associada a derrame pericárdico.
- **A toxicidade cumulativa crônica relacionada com a dose (habitualmente com doses totais de ≥ 550 mg/m^2) progride para a insuficiência cardíaca congestiva.** A taxa de mortalidade nos pacientes com insuficiência congestiva aproxima-se de 50%. O risco aumenta acentuadamente, com estimativas de até 20%, com doses totais de 550 mg/m^2 (aconselha-se uma dose total máxima de 300 mg/m^2 para os casos pediátricos). Essas doses totais só devem ser ultrapassadas em circunstâncias excepcionais ou com o uso concomitante de dexrazoxano, um agente quelante do ferro cardioprotetor. A irradiação cardíaca, a administração de altas doses de ciclofosfamida ou de outra antraciclinia ou o uso concomitante de trastuzumabe aumentam o risco de cardiotoxicidade. Pode ocorrer cardiotoxicidade de início tardio, com insuficiência cardíaca congestiva, anos após o tratamento em populações tanto pediátricas quanto adultas. Nas crianças tratadas com antraciclinas, verifica-se um aumento de 3-10 vezes no risco de arritmias, insuficiência cardíaca congestiva e morte súbita na vida adulta. A administração concomitante de dexrazoxano pode reduzir as elevações da troponina T e impedir a cardiotoxicidade posterior.

EPIRRUBICINA

Essa antraciclina está indicada como componente da terapia adjuvante para o tratamento do câncer de mama. É administrada em doses de 100-120 mg/m^2 por via intravenosa, a cada 3-4 semanas. As doses totais > 900 mg/m^2 aumentam acentuadamente o risco de cardiotoxicidade. O seu perfil de toxicidade é o mesmo da doxorrubicina.

VALRUBICINA

A valrubicina é um análogo semissintético da doxorrubicina, que é utilizada exclusivamente para o tratamento intravesical do câncer de bexiga. São instilados 800 mg na bexiga, 1 vez por semana durante 6 semanas. Menos de 10% do fármaco instilado sofre absorção sistêmica. Os efeitos colaterais estão relacionados com a irritação vesical.

MITOXANTRONA

A mitoxantrona foi aprovada para uso na LMA, no câncer de próstata e na esclerose múltipla progressiva secundária de estágio tardio. A mitoxantrona tem capacidade limitada de produzir radicais livres do tipo quinona e provoca menos cardiotoxicidade do que a doxorrubicina. A mitoxantrona provoca mielossupressão aguda, cardiotoxicidade (menos do que a doxorrubicina) e mucosite como principais efeitos tóxicos; o fármaco causa menos náuseas, vômitos e alopecia do que a doxorrubicina. A mitoxantrona é administrada por infusão intravenosa. Para induzir remissão na leucemia não linfocítica aguda em adultos, o fármaco é administrado em uma dose diária de 12 mg/m^2 durante três dias, com citarabina. A mitoxantrona também é utilizada no câncer de próstata avançado resistente a hormônios, em uma dose de 12-14 mg/m^2 a cada 21 dias.

EPIPODOFILOTOXINAS

ETOPÓSIDO E TENIPÓSIDO

Dois derivados sintéticos das podofilotoxinas possuem atividade terapêutica significativa na leucemia pediátrica, nos carcinomas de pulmão de células pequenas, tumores testiculares, doença de Hodgkin e linfomas de células grandes. Esses derivados são o etopósido (VP-16-213) e o tenipósido (VM-26). Apesar de a podofilotoxina ligar-se à tubulina, o etopósido e o tenipósido não exercem nenhum efeito sobre a estrutura ou a função dos microtúbulos nas concentrações habituais.

Mecanismo de ação e resistência. O etopósido e o tenipósido formam um complexo ternário com a topoisomerase II e o DNA e impedem o reparo da quebra que normalmente ocorre após a ligação da topoisomerase ao DNA. A enzima permanece ligada à extremidade livre do filamento de DNA rompido, resultando em acúmulo de quebras do DNA e morte celular. As células que se encontram nas fases S e G_2 do ciclo celular são mais sensíveis ao etopósido e ao tenipósido. As células resistentes demonstram: (1) amplificação do gene *mdr*-1, que codifica o transportador de efluxo de fármacos, a glicoproteína P; (2) mutação ou diminuição da expressão da topoisomerase II; ou (3) mutações do gene supressor tumoral p53, um componente necessário da via apoptótica.

ETOPÓSIDO

ADME. A administração oral de etopósido resulta em absorção variável, que atinge, em média, ~ 50%. Após a sua injeção intravenosa, observa-se um padrão bifásico de depuração, com $t_{1/2}$ terminal de ~ 6-8 h em pacientes com função renal normal. Cerca de 40% de uma dose administrada são excretados em sua forma intacta na urina. Em pacientes com comprometimento da função renal, deve-se reduzir a dose proporcionalmente à redução da CrCl. Nos pacientes com doença hepática avançada, os baixos níveis séricos de albumina (com diminuição da ligação do fármaco) e os níveis elevados de bilirrubina (que desloca o etopósido da albumina) podem resultar em aumento da toxicidade; não foram definidas diretrizes para a redução da dose nessa circunstância. As concentrações do fármaco no LCS correspondem, em média, a 1-10% daquelas alcançadas no plasma.

Usos terapêuticos. A dose intravenosa de etopósido para o câncer testicular na terapia de combinação (com bleomicina e cisplatina) é de 50-100 mg/m^2 durante 5 dias, ou 100 mg/m^2, em dias alternados, até três doses. Para o tratamento do carcinoma de pulmão de células pequenas, a dose na terapia de combinação (com bleomicina e cisplatina) é de 35 mg/m^2 por via intravenosa durante 4 dias, ou de 50 mg/m^2/dia por via intravenosa durante 5 dias. A dose oral para o câncer de pulmão de células pequenas é duas vezes a dose IV. Em geral, os ciclos de terapia são repetidos a cada 3-4 semanas. Quando utilizado por via intravenosa, o fármaco deve ser administrado lentamente durante um período de 30-60 min para evitar a hipotensão e o broncospasmo, que tendem a ocorrer em consequência dos aditivos empregados para dissolver o etopósido.

O etopósido mostra-se também ativo contra linfomas não Hodgkin, contra a leucemia não linfocítica aguda e contra o sarcoma de Kaposi associado à Aids. O etopósido possui um perfil de toxicidade favorável para o escalonamento das doses, visto que a sua principal toxicidade aguda consiste em mielossupressão. Quando utilizado em combinação com ifosfamida e carboplatina, o etopósido é frequentemente administrado na quimioterapia de altas doses, em doses totais de 1.500-2.000 mg/m^2.

Toxicidades clínicas. A toxicidade do etopósido que limita a dose administrada consiste em leucopenia (com nível mais baixo em 10-14 dias e recuperação em três semanas). Com menos frequência, ocorre trombocitopenia, que habitualmente não é grave. Em ~15% dos pacientes, o tratamento é complicado pela ocorrência de náuseas, vômitos, estomatite e diarreia. A alopecia é comum, porém reversível. A hepatotoxicidade é particularmente evidente após tratamento com altas doses. A toxicidade tanto do etopósido quanto do tenipósido aumenta em pacientes com níveis séricos diminuídos de albumina, um efeito relacionado com a diminuição da ligação do fármaco às proteínas. Uma complicação perturbadora da terapia com etopósido consiste no desenvolvimento de uma forma incomum de leucemia não linfocítica aguda, com translocação no cromossomo 11q23. Neste *locus*, existe um gene (o gene da LLM) que regula a proliferação das células tronco pluripotentes. As células leucêmicas possuem o aspecto citológico da leucemia monocítica ou monomielocítica aguda. Outra característica distintiva da leucemia relacionada ao etopósido consiste no curto intervalo de tempo entre o término do tratamento e o início da leucemia (1-3 anos), em comparação com o intervalo de 4-5 anos observado nas leucemias secundárias relacionadas com agentes alquilantes, bem como a ausência de um período mielodisplásico que precede a leucemia. Os pacientes que recebem doses de etopósido uma ou duas vezes por semana, com doses cumulativas > 2.000 mg/m^2, parecem correr maior risco de leucemia.

TENIPÓSIDO

O tenipósido é administrado por via intravenosa. Possui um padrão multifásico de depuração do plasma; após a sua distribuição, são observadas uma $t_{1/2}$ de 4 h e outra $t_{1/2}$ de 10-40 h. Cerca de 45% do fármaco são excretados na urina; todavia, em contrapartida ao etopósido, até 80% são recuperados na forma de metabólitos. Os anticonvulsivantes, como a fenitoína, aumentam o metabolismo hepático do tenipósido e reduzem a exposição sistêmica. A dose não precisa ser reduzida em pacientes com comprometimento da função renal. Menos de 1% do fármaco atravessa a barreira hematencefálica. O tenipósido está disponível para o tratamento da LLA refratária em crianças e exibe um efeito sinérgico com a citarabina. É administrado por infusão intravenosa, em doses que variam de 50 mg/m^2/dia durante 5 dias, a 165 mg/m^2/dia, 2 vezes/semana. O fármaco possui utilidade limitada e é administrado principalmente para o tratamento da leucemia aguda em crianças e leucemia monocítica em lactentes, bem como para tratamento do glioblastoma, neuroblastoma e metástases cerebrais do carcinoma de pulmão de células pequenas. Os principais efeitos tóxicos consistem em mielossupressão, náuseas e vômitos.

FÁRMACOS COM MECANISMOS DE AÇÃO DIVERSOS

BLEOMICINA

As bleomicinas, que formam um grupo singular de antibióticos que clivam o DNA, são produtos de fermentação do *Streptomyces verticillus*. Hoje, o fármaco utilizado clinicamente consiste em uma mistura de dois peptídeos quelantes de cobre, as bleomicinas A_2 e B_2, que diferem apenas no seu aminoácido terminal. Como a sua toxicidade não se superpõe à de outros fármacos citotóxicos, e em virtude de seu mecanismo singular de ação, a bleomicina continua desempenhando um importante papel no tratamento da doença de Hodgkin e câncer testicular.

Mecanismo de ação e resistência. A citotoxicidade da bleomicina resulta de sua capacidade de causar lesão oxidativa da desoxirribose do timidilato e de outros nucleotídeos, resultando em quebras de filamentos simples e filamentos duplos no DNA. A bleomicina provoca acúmulo de células na fase G_2 do ciclo celular, e muitas dessas células exibem aberrações cromossômicas, incluindo quebras de cromátides, lacunas e fragmentos, bem como translocações. A bleomicina cliva o DNA por meio da geração de radicais livres. Na presença de O_2 e de um agente redutor, o complexo metal-fármaco torna-se ativado e funciona como oxidase ferrosa, transferindo elétrons do Fe^{2+} para oxigênio molecular, produzindo radicais de oxigênio. Os complexos de metalobleomicina podem ser ativados por meio de sua reação com a enzima flavina, a NADPH-CYP_{450} redutase. A bleomicina liga-se ao DNA, e o complexo ativado gera radicais livres, que são responsáveis pela retirada de um próton da posição 3' do arcabouço de desoxirribose da cadeia de DNA, abrindo o anel de desoxirribose e produzindo uma ruptura de filamento no DNA. O excesso de quebras leva à apoptose.

A bleomicina é degradada por uma hidrolase específica encontrada em vários tecidos normais, incluindo o fígado. A atividade de hidrolase é baixa na pele e nos pulmões, contribuindo, talvez, para a toxicidade grave. Algumas células resistentes à bleomicina contêm níveis elevados de atividade da hidrolase. Em outras linhagens celulares, a resistência tem sido atribuída a uma redução da captação, reparo de quebras de filamentos ou inativação do fármaco por tióis ou proteínas ricas em tióis.

ADME. A bleomicina é administrada por via intravenosa, intramuscular ou subcutânea, ou instilada na bexiga para o tratamento local do câncer vesical. Em virtude de sua elevada massa molecular, a bleomicina atravessa pouco a barreira hematencefálica. A $t_{1/2}$ de eliminação é de ~ 3 h. Cerca de 66% do fármaco são excretados de modo intacto na urina. Ocorrem elevações acentuadas das concentrações plasmáticas em pacientes com comprometimento renal, e as doses de bleomicina devem ser reduzidas na presença de uma CrCl < 60 mL/min.

Usos terapêuticos. A dose recomendada de bleomicina é de 10-20 unidades/m^2 administrada 1 ou 2 vezes/semana por via intravenosa, intramuscular ou subcutânea. Para pacientes portadores de linfoma, recomenda-se o uso de uma dose teste de ≤ 2 unidades. São utilizados diversos esquemas clinicamente, sendo as doses de bleomicina expressas em unidades. Os ciclos totais que ultrapassam 250 mg devem ser administrados com cautela e, em geral, apenas no tratamento do câncer testicular de alto risco, devido a um aumento acentuado do risco de toxicidade pulmonar. A bleomicina também pode ser instilada na cavidade pleural, em doses de 5-60 mg para ablação do espaco pleural em pacientes com derrames malignos. A bleomicina mostra-se altamente efetiva contra tumores de células germinativas do testículo e do ovário. No câncer testicular, é curativa quando utilizada com cisplatina e vimblastina ou com cisplatina e etopósido. Trata-se de um componente do esquema ABVD curativo padrão (doxorrubicina [adriamicina], bleomicina, vimblastina e dacarbazina) para tratamento do linfoma de Hodgkin.

Toxicidades clínicas. Como a bleomicina causa pouca mielossupressão, apresenta vantagens significativas quando utilizada em combinação com outros agentes citotóxicos. Entretanto, provoca inúmeras toxicidades cutâneas, incluindo hiperpigmentação, hiperceratose, eritema e até mesmo ulceração e, raramente, fenômeno de Raynaud. As lesões cutâneas podem sofrer recidiva quando os pacientes são tratados com outros agentes antineoplásicos. Raramente, a bleomicina provoca uma dermatite flagelada, que consiste em faixas de eritema pruriginoso nos braços, nas costas, no couro cabeludo e nas mãos. Esse exantema responde prontamente aos corticosteroides tópicos.

A reação adversa mais grave à bleomicina consiste em toxicidade pulmonar, que começa com tosse seca, estertores finos e infiltrados basilares difusos na radiografia, podendo evoluir para a fibrose pulmonar potencialmente fatal. Cerca de 5-10% dos pacientes tratados com bleomicina desenvolvem toxicidade pulmonar clinicamente aparente, e ~ 1% morre dessa complicação. A maioria dos pacientes que se recupera apresenta uma melhora significativa da função pulmonar, porém a fibrose pode ser irreversível. As provas de função pulmonar carecem de valor preditivo para a detecção do início precoce dessa complicação. O risco de toxicidade pulmonar está relacionado com a dose total, com aumento significativo do risco com doses totais > 250 mg e em pacientes com > 40 anos de idade, bem como naqueles com CrCl < 80 mL/min e em pacientes com doença pulmonar subjacente; doses únicas de ≥ 30 mg/m² também estão associadas a um risco aumentado de toxicidade pulmonar. A administração de altas concentrações de O_2 durante a anestesia ou a terapia respiratória pode agravar ou precipitar a toxicidade pulmonar em pacientes previamente tratados com o fármaco. Não existe nenhuma terapia específica conhecida para a lesão pulmonar induzida pela bleomicina, exceto tratamento sintomático e cuidados pulmonares convencionais. Os esteroides possuem benefício variável, e a sua maior eficiência é observada nos estágios inflamatórios mais iniciais da lesão.

Outras reações tóxicas à bleomicina incluem hipertermia, cefaleia, náuseas, vômitos e uma reação fulminante aguda e peculiar observada em pacientes com linfomas. Essa reação caracteriza-se por hipertermia profunda, hipotensão e colapso cardiorrespiratório duradouro; não parece constituir uma reação anafilática clássica e pode estar relacionada com a liberação de um pirógeno endógeno. Essa reação tem ocorrido em ~ 1% dos pacientes portadores de linfomas ou câncer testicular.

MITOMICINA

A mitomicina possui utilidade clínica limitada e foi substituída por fármacos menos tóxicos e mais efetivos, com exceção do câncer anal para o qual é curativa.

Mecanismos de ação e resistência. Após alteração enzimática intracelular ou química espontânea, a mitomicina torna-se um agente alquilante bifuncional ou trifuncional. O fármaco inibe a síntese de DNA e estabelece ligações cruzadas no DNA na posição N6 da adenina e nas posições O6 e N7 da guanina. As tentativas de reparo do DNA levam a quebras de filamentos. A mitomicina é um potente radiossensibilizante, teratógeno e carcinógeno em roedores. A resistência tem sido atribuída à ativação deficiente, inativação intracelular da forma Q reduzida e efluxo do fármaco mediado pela glicoproteína P.

ADME. A mitomicina é administrada por via intravenosa. Apresenta $t_{1/2}$ de 25-90 min. O fármaco distribui-se amplamente por todo o corpo, porém não é detectado no SNC. Ocorre inativação por metabolismo hepático ou conjugação química com sulfidrilas. Menos de 10% do fármaco ativo são excretados na urina ou na bile.

Usos terapêuticos. A mitomicina (mitomicina-C) é administrada em uma dose de 6-20 mg/m², na forma de injeção intravenosa única a cada 6-8 semanas. A dose é modificada com base na recuperação hematológica. A mitomicina também pode ser utilizada por instilação direta na bexiga para o tratamento de carcinomas superficiais. A mitomicina é utilizada em combinação cm a 5-FU e a cisplatina no tratamento do câncer anal. A mitomicina é usada fora da bula (na forma de gota oftálmica extemporaneamente composta) como adjuvante da cirurgia para inibir a cicatrização da ferida e reduzir a fibrose).

Toxicidades clínicas. O principal efeito tóxico consiste em mielossupressão, caracterizada por acentuada leucopenia e trombocitopenia; após o uso de doses mais altas, a supressão máxima pode ser tardia e cumulativa, e a recuperação só é observada depois de 6-8 semanas de pancitopenia. Verifica-se também a ocorrência de náuseas, vômitos, diarreia, estomatite, exantema, febre e mal-estar. Os pacientes que receberam uma dose total de > 50 mg/m² podem desenvolver hemólise aguda, anormalidades neurológicas, pneumonia intersticial e lesão glomerular, resultando em insuficiência renal. A incidência de insuficiência renal aumenta para 28% em pacientes que recebem doses totais de ≥70 mg/m². Não existe nenhum tratamento efetivo para o distúrbio. Deve ser reconhecido precocemente, e deve-se suspender imediatamente a mitomicina. A mitomicina provoca fibrose pulmonar intersticial, e a administração de doses totais > 30 mg/m² raramente leva ao desenvolvimento de insuficiência cardíaca congestiva. A mitomiicina pode potencializar a cardiotoxicidade da doxorrubicina.

MITOTANO

O mitotano (*o,p'*-DDD), um composto quimicamente semelhante aos inseticidas DDT e DDD, é utilizado no tratamento de neoplasias derivadas do córtex suprarrenal.

O mecanismo de ação do mitotano não foi elucidado, porém a sua capacidade de destruição relativamente seletiva das células adrenocorticais, tanto normais quanto neoplásicas, está bem estabelecida. Assim, a administração do fármaco provoca uma rápida redução dos níveis de adrenocorticosteroides e seus metabólitos no sangue e na urina, uma resposta útil para orientar a dose e acompanhar a evolução do hiperadrenocorticismo (síndrome de Cushing) resultante de tumor suprarrenal ou de hiperplasia suprarrenal. O fármaco não provoca lesão de outros órgãos.

ADME. Após administração oral, cerca de 40% do mitotano são absorvidos. Após a interrupção da terapia, as concentrações plasmáticas de mitotano são ainda mensuráveis durante 6-9 semanas. Embora o fármaco seja encontrado em todos os tecidos, a gordura constitui o principal local de armazenamento. Um metabólito hidrossolúvel do mitotano encontrado na urina constitui 25% de uma dose oral ou parenteral. Cerca de 60% de uma dose oral são excretados de modo inalterado nas fezes.

Usos terapêuticos. O mitotano é administrado em doses orais diárias iniciais de 2-6 g, habitualmente em 3 ou 4 doses fracionadas; em geral, a dose é aumentada para 9-10 g/dia, quando tolerada. A dose tolerada máxima pode variar de 2-16 g/dia. O tratamento deve prosseguir durante pelo menos três meses; se forem observados efeitos benéficos, a terapia deve ser mantida indefinidamente. A espironolactona não deve ser administrada concomitantemente, visto que ela interfere na supressão suprarrenal produzida pelo mitotano. O mitotano está indicado para tratamento paliativo do carcinoma adrenocortical inoperável, produzindo benefício sintomático em 30-50% desses pacientes.

Toxicidade clínica. Embora a administração do mitotano produza anorexia e náusea na maioria dos pacientes, sonolência e letargia em ~ 34% e dermatite em 15-20%, esses efeitos não constituem uma contraindicação para o uso do fármaco em doses mais baixas. Como o mitotano provoca lesão do córtex suprarrenal, é necessária a administração de doses de reposição de adrenocorticosteroides.

A trabectedina é o único fármaco utilizado clinicamente que deriva de um animal marinho, o tunicado marinho, *Ecteinascidin turbinate*.

A trabectedina liga-se ao sulco menor do DNA, permitindo a alquilação da posição N2 da guanina e a inclinação da hélice para o sulco maior. O complexo de adição do DNA volumoso é reconhecido pelo complexo de reparo de excisão de nucleotídeos acoplado à transcrição, e essas proteínas iniciam tentativas de reparo do filamento danificado, convertendo o complexo em uma quebra de filamento duplo. A trabectedina exerce determinados efeitos citotóxicos sobre as células que carecem de componentes do complexo da anemia de Fanconi ou sobre as que carecem da capacidade de reparo de quebras de DNA de filamento duplo por meio dede recombinação homóloga. Ao contrário da cisplatina e de outros fármacos que formam complexos de adição com o DNA, sua atividade exige a presença de componentes intactos de NER, incluindo XPG, que pode ser importante para a iniciação de quebras simples e tentativas de remoção do complexo de adição.

ADME. A trabectedina é administrada como infusão de 1,3 mg/m^2 durante 24 h, a cada 3 semanas. A trabectedina é administrada com dexametasona, 4 mg 2 vezes/dia, iniciando 24 h antes da infusão do fármaco para diminuir a toxicidade hepática. O fármaco é depurado lentamente pela CYP3A4, com $t_{1/2}$ plasmática de ~ 24-40 h.

Usos terapêuticos. A trabectedina é designada como fármaco órfão nos EUA para o câncer de ovário, o sarcoma e o câncer pancreático. É aprovada fora dos EUA para tratamento de segunda linha dos sarcomas de tecidos moles e câncer de ovário, em combinação com uma formulação de doxorrubicina. Produz uma taxa de controle da doença muito elevada (> 50%) nos lipossarcomas mixoides.

Toxicidade clínica. Na ausência de tratamento prévio com dexametasona, a trabectedina provoca elevações significativas das enzimas hepáticas e fadiga em pelo menos 33% dos pacientes. Com o uso do esteroide, os aumentos das transaminases são menos pronunciados, e rapidamente revertidos. Outras toxicidades incluem mielossupressão leve e, raramente, rabdomiólise.

ENZIMAS

L-ASPARAGINASE

As células linfoides malignas dependem de fontes exógenas de L-asparaginase. Por conseguinte, enzima tornou-se um agente padrão no tratamento da LLA.

Mecanismo de ação. A maioria dos tecidos normais tem a capacidade de sintetizar L-asparaginase em quantidades suficientes para a síntese de proteínas, porém as leucemias linfocíticas carecem de quantidades adequadas de asparaginase sintetase e obtêm o aminoácido necessário do plasma. A L-ASP, ao catalisar a hidrólise da asparagina circulante a ácido aspártico e amônia, priva essas células malignas da asparagina, levando à morte celular. A L-ASP é utilizada em combinação com outros agentes, incluindo metotrexato, doxorrubicina, vincristina e prednisona, para o tratamento da LLA e dos linfomas de alto grau. Ocorre resistência por meio da indução da asparagina sintetase nas células tumorais.

ADME e uso terapêutico. A L-ASP é administrada por via intramuscular ou intravenosa. Após administração intravenosa, a L-ASP derivada de *E. coli* apresenta uma taxa de depuração do plasma de 0,035 mL/min/kg, um volume de distribuição que se aproxima do volume do plasma nos seres humanos e uma $t_{1/2}$ de 1 dia. É administrada em doses de 6.000-10.000 UI, a cada três dias durante 3-4 semanas. A pegaspargase (PEG-L-asparaginase), uma preparação em que a enzima é conjugada com 5.000 unidades Da de monometoxi-polietilenoglicol, apresenta uma depuração muito mais lenta do plasma ($t_{1/2}$ 6-7 dias) e é administrada em doses de 2.500 UI/m^2 por via intramuscular, não mais frequentemente do que a cada 14 dias; produz uma depleção rápida e completa da asparagina do plasma e das células tumorais durante 21 dias na maioria dos pacientes. A pegaspargase apresenta uma imunogenicidade muito reduzida (< 20% dos pacientes desenvolvem anticorpos) e foi aprovada para a terapia de primeira linha da LLA.

Os esquemas posológicos intermitentes e a maior duração do tratamento aumentam o risco de induzir hipersensibilidade. Nos pacientes hipersensíveis, os anticorpos neutralizantes inativam a L-ASP. Nem todos os pacientes com anticorpos neutralizantes apresentam hipersensibilidade clínica, embora a enzima possa ser inativada, e a terapia possa ser ineficaz. Na LLA previamente não tratada, a pegaspargase determina uma remoção mais rápida dos linfoblastos da medula óssea do que a preparação derivada de *E. coli* e evita a rápida depuração mediada por anticorpos observada com a enzima derivada de *E. coli* em pacientes que sofrem recidiva. As preparações de asparaginase produzem apenas depleção parcial da asparagina do LCS.

Toxicidade clínica. As toxicidades da L-ASP resultam de sua antigenicidade como proteína estranha e da inibição da síntese de proteínas. Em 5-20% dos pacientes, ocorrem reações de hipersensibilidade, incluindo urticária e anafilaxia totalmente desenvolvida, que podem ser fatais. Nesses pacientes, a pegaspargase constitui uma alternativa segura e efetiva. A denominada inativação "silenciosa" da enzima por anticorpos ocorre em uma maior porcentagem de pacientes do que a hipersensibilidade franca e pode estar associada a um desfecho clínico negativo, particularmente em pacientes com LLA de alto risco.

Outras toxicidades resultam da inibição da síntese de proteínas nos tecidos normais (p. ex., hiperglicemia devido à deficiência de insulina, anormalidades da coagulação devido à deficiência de fatores da coagulação, hipertrigliceridemia devido aos efeitos sobre a produção de lipoproteína e hipoalbuminemia). Foi também observada a ocorrência de pancreatite. Os problemas de coagulação podem assumir a forma de trombose espontânea ou, com menos frequência, de episódios hemorrágicos. Deve-se considerar a realização de exames de imagem por ressonância magnética do cérebro em pacientes tratados com L-ASP que apresentam convulsões, cefaleia ou alteração do estado mental. A hemorragia intracraniana durante a primeira semana de tratamento com L-ASP constitui uma complicação rara, porém devastadora. A L-ASP também suprime a função imunológica. A L-ASP interrompe a atividade antitumoral do MTX quando administrada pouco depois do antimetabólito. Ao reduzir as concentrações séricas de albumina, a L-ASP pode diminuir a ligação às proteínas e acelerar a depuração plasmática de outros fármacos.

HIDROXIUREIA

A hidroxiureia (HU) exerce efeitos biológicos singulares e diversos como agente antileucêmico, radiossensibilizante e indutor da hemoglobina fetal em pacientes com doença falciforme. O fármaco é administrado por via oral, e sua toxicidade é modesta e limita-se à mielossupressão.

Mecanismos de ação e resistência. A HU inibe a enzima ribonucleosídeo difosfato redutase, que catalisa a conversão redutiva de ribonucleotídeos em desoxirribonucleotídeos, uma etapa limitadora de velocidade na biossíntese do DNA. A HU liga-se às moléculas de ferro que são essenciais para a ativação de um radical tirosila na subunidade catalítica da RNR. A HU é específica para a fase S do ciclo celular, durante a qual as concentrações de RNR são máximas. Provoca parada na interface G_1-S ou próximo a ela por meio de mecanismos tanto dependentes quanto independentes da p53. Como as células são altamente sensíveis à irradiação na interface G_1-S, a HU e a irradiação causam efeitos antitumorais sinérgicos. Por meio da depleção de desoxinucleotídeos, a HU potencializa os efeitos antiproliferativos de agentes que provocam lesão no DNA, como cisplatina, agentes alquilantes ou inibidores da topoisomerase II, e facilita a incorporação de antimetabólitos, como Ara-C, gencitabina e fludarabina ao DNA. A HU também promove a degradação do ponto de controle do ciclo celular p21 e, dessa maneira, aumenta os efeitos dos inibidores da HDAC (histona desacetilase) *in vitro*.

A HU tornou-se o principal fármaco para melhorar o controle da anemia falciforme (HbS) em adultos e também é utilizada para induzir a hemoglobina fetal (HbF) em pacientes com talassemia HbC e HbC/S. A HU reduz os eventos vasoclusivos, as crises dolorosas, as hospitalizações e a necessidade de transfusão sanguínea em pacientes com anemia falciforme. O mecanismo de produção estimulada da HbF é incerto. A HU estimula a produção de NO, causando nitrosilação das GTPases de pequeno peso molecular, um processo que estimula a produção de γ-globina nos precursores eritroides. Outra propriedade da HU que pode ser terapeuticamente relevante é a sua capacidade de reduzir a expressão da L-selectina, diminuindo, assim, a adesão dos eritrócitos e dos neutrófilos ao endotélio vascular. Além disso, ao suprimir a produção de neutrófilos, a HU diminui a sua contribuição na oclusão vascular. As células tumorais tornam-se resistentes à HU por meio da síntese aumentada da subunidade catalítica da RNR, restaurando, assim, a atividade da enzima.

ADME. A biodisponibilidade oral da HU é de 80-100%, e são observadas concentrações plasmáticas comparáveis após administração oral ou intravenosa. A HU desaparece do plasma com $t_{1/2}$ de 3,5-4,5 h. O fármaco atravessa facilmente a barreira hematencefálica e aparece em quantidades significativas no leite humano. Cerca de 40-80% do fármaco são recuperados na urina em 12 h após a sua administração. É aconselhável modificar as doses iniciais em pacientes com disfunção renal.

Usos terapêuticos. No tratamento do câncer, dois esquemas posológicos para a HU, isoladamente ou em combinação com outros fármacos, são mais comumente empregados em uma variedade de tumores sólidos: (1) terapia intermitente com 80 mg/kg em dose única por via oral, a cada terceiro dia, ou (2) terapia contínua com administração de 20-30 mg/kg em dose única diária. Nos pacientes com trombocitemia essencial e doença falciforme, a HU é administrada em uma dose diária de 15 mg/kg, com ajuste da dose para cima ou para baixo, de acordo com as contagens hematológicas. A contagem de neutrófilos responde em 1-2 semanas após a interrupção do fármaco. Durante o tratamento de pacientes com anemia falciforme e doenças relacionadas, deve-se manter uma contagem de neutrófilos de pelo menos 2.500 células/mL. Tipicamente, o tratamento é continuado por um período de seis semanas, a fim de determinar a sua eficiência; se forem obtidos resultados satisfatórios, a terapia pode ser mantida indefinidamente, embora seja aconselhável efetuar contagens de leucócitos a intervalos semanais.

A HU tem sido utilizada principalmente como agente mielossupressor em várias síndromes mieloproliferativas, particularmente a LMC, a policitemia vera, a metaplasia mieloide e a trombocitose essencial, para controle das contagens elevadas de leucócitos ou plaquetas. Muitas das síndromes mieloproliferativas abrigam mutações de ativação do JAK2, um gene que é infrarregulado pela HU. Na trombocitemia essencial, constitui o fármaco de escolha para pacientes com contagens plaquetárias > 1,5 milhão de células/mm^3 ou com história de trombose arterial ou venosa. Na LMC, a HU foi substituída, em grande parte, pelo imatinibe. A HU é um potente radiossensibilizante em consequência de sua inibição da RNR e foi incorporada em diversos esquemas de tratamento com irradiação concomitante (i.e., carcinoma cervical, tumores cerebrais primários, câncer de cabeça e pescoço, câncer de pulmão de células não pequenas).

Toxicidade clínica. Os principais efeitos tóxicos consistem em leucopenia, anemia e, em certas ocasiões, trombocitopenia; a recuperação da medula óssea é imediata se o fármaco for interrompido durante alguns dias. Outras reações adversas incluem pneumonite intersticial descamativa, distúrbios GI e reações dermatológicas leves e, mais raramente, estomatite, alopecia e manifestações neurológicas. Pode ocorrer aumento da pigmentação da pele e das unhas das mãos, bem como úlceras de perna dolorosas, particularmente em pacientes idosos ou naqueles com disfunção renal. A HU não aumenta o risco de leucemia secundária em pacientes com distúrbios mieloproliferativos ou com doença falciforme. Trata-se de um potente teratógeno em animais e não deve ser utilizada em mulheres em idade reprodutiva.

Uma das características fundamentais da transformação maligna consiste em bloqueio da diferenciação. Diversas entidades químicas (vitamina D e seus análogos, retinoides, benzamidas e outros inibidores da histona desacetilase, vários agentes citotóxicos e biológicos e inibidores da metilação do DNA) podem induzir diferenciação de linhagens de células tumorais.

RETINOIDES

A biologia e a farmacologia dos retinoides são discutidas com mais detalhes no Capítulo 65. O mais importante desses agentes para o tratamento do câncer é a tretinoína (ácido totalmente-trans retinoico [ATRA]), que induz uma elevada taxa de remissão completa na leucemia promielocítica aguda (LPA) como monoterapia e, em combinação com antraciclinas, cura a maioria dos pacientes com essa doença.

TRETINOÍNA (ATRA)

Mecanismo de ação. Em condições fisiológicas, o receptor do ácido retinoico α (RAR-α) dimeriza com o receptor de retinoides X, formando um complexo que se liga firmemente ao ATRA. A ligação do ATRA desloca um repressor do complexo e promove a diferenciação de células de múltiplas linhagens. Nas células da LPA, as concentrações fisiológicas de retinoides são inadequadas para deslocar o repressor. Entretanto, as concentrações farmacológicas mostram-se efetivas para ativar o programa de diferenciação e promover a degradação do gene de fusão LMP-RAR-α. O gene da LPM codifica um fator de transcrição (fator da leucemia promielocítica) importante na inibição da proliferação e promoção da diferenciação mieloide. O gene LMP-RAR-α oncogênico produz uma proteína que se liga aos retinoides com afinidade muito diminuída, carece de função reguladora da LMP e não suprarregula os fatores de transcrição (C/EBP e PU.1) que promovem a diferenciação mieloide. O ATRA liga-se também ao RAR-γ e o ativa, promovendo, assim, a renovação de células tronco, e essa ação pode ajudar a restaurar a renovação normal da medula óssea. A resistência ao ATRA surge em consequência de mutação adicional do gene de fusão, abolindo a ligação do ATRA, ou por meio da indução da CYP26A1 , ou pela perda da expressão do gene de fusão LMP-RAR-α.

Farmacologia clínica. O esquema posológico do ATRA administrado por via oral é de 45 mg/m^2/dia até 30 dias após a obtenção da remissão (o ciclo máximo de terapia é de 90 dias). O ATRA como agente isolado reverte a diátese hemorrágica associada à LPA e induz uma elevada taxa de remissão temporária. O ATRA em combinação com uma antraciclina induz remissão, com sobrevida a longo prazo isenta de recidiva de ≥80%.

O ATRA é depurado por meio de sua eliminação mediada pela CYP3A4, com $t_{1/2}$ de < 1 hora. O tratamento com indutores da CYP3A4 leva ao desaparecimento mais rápido do fármaco e a uma resistência ao ATRA. Os inibidores, como os antifúngicos imidazólicos, bloqueiam sua degradação e podem levar ao desenvolvimento de hipercalcemia e insuficiência renal, que responde à diurese, uso de bifosfonatos e suspensão do ATRA. Os corticosteroides e a quimioterapia diminuem acentuadamente a ocorrência da "síndrome do ácido retinoico", que se caracteriza por febre, dispneia, ganho de peso, infiltrados pulmonares e derrames pleurais ou pericárdicos. Quando utilizado como único agente para indução da remissão, particularmente em pacientes com > 5.000 células leucêmicas/mm^3 no sangue periférico, o ATRA induz a liberação de citocinas e de neutrófilos de aspecto maduro de origem leucêmica. Essas células expressam altas concentrações de integrinas e outras moléculas de adesão em sua superfície e causam obstrução de pequenos vasos na circulação pulmonar, resultando em considerável morbidade em 15-20% dos pacientes. A síndrome de angústia respiratória do adulto, os derrames pleurais e pericárdicos e as alterações do estado mental podem ter um desfecho fatal. Os retinoides também causam ressecamento da pele, queilite, anormalidades reversíveis das enzimas hepáticas, hipersensibilidade óssea, pseudotumor cerebral, hipercalcemia, hiperlipidemia.

TRIÓXIDO DE ARSÊNICO (ATO)

O ATO é um tratamento altamente efetivo para a recidiva da LPA, produzindo respostas completas em > 85% dos pacientes. A química e a toxicidade do arsênico são consideradas no Capítulo 67.

Mecanismo de ação. A base da atividade antitumoral do ATO permanece incerta. As células da LPA apresentam níveis elevados de espécies reativas de oxigênio (ERO) e são muito sensíveis à indução adicional de ERO. O ATO inibe a tiorredoxina redutase e, portanto, gera ERO. Inativa a glutationa e outras sulfidrilas que removem as ERO e, por isso, agrava a lesão por ERO. Nas células expostas ao ATO, ocorre suprarregulação de p53, Jun cinase e caspases associadas à via intrínseca da apoptose, bem como infrarregulação de proteínas antiapoptóticas, como bcl-2. Os efeitos citotóxicos do ATO são antagonizados por sinais de sobrevida celular que surgem da ativação de componentes da via de sobrevida celular da PI3 cinase, incluindo a Akt cinase, S6 cinase e o alvo da rapamicina em mamíferos (mTOR). O ATO também induz a diferenciação de linhagens de células leucêmicas e nas leucemias tanto experimentais quanto humanas.

Farmacologia clínica. O ATO é bem absorvido por via oral; todavia, no tratamento do câncer, é administrado na forma de infusão intravenosa de 2 h, em doses de 0,15 mg/kg/dia, por um período de até 60 dias, até comprovação da remissão. O ATO penetra nas células por meio de um dos vários transportadores de glicose. O principal mecanismo de eliminação é por meio de metilação enzimática. Verifica-se a rápida formação de múltiplos metabólitos metilados, que são excretados na urina. Menos de 20% do fármaco administrado são excretados de modo inalterado na urina. Nenhuma redução da dose está indicada para pacientes com disfunção hepática ou renal.

Toxicidade. As doses farmacológicas de ATO são bem toleradas. Os pacientes podem apresentar efeitos colaterais reversíveis, que consistem em hiperglicemia, elevações das enzimas hepáticas, fadiga, disestesias e tontura. Em menos de 10% dos pacientes, verifica-se uma síndrome de maturação dos leucócitos semelhante àquela observada com ATRA, incluindo distúrbio pulmonar, derrames e alterações do estado mental. A administração de oxigênio e de corticosteroides e a interrupção temporária do ATO levam a uma reversão completa dessa síndrome. Ocorre alongamento do intervalo QT do eletrocardiograma em 40% dos pacientes; entretanto, raramente esses pacientes desenvolvem *torsade de pointes*. Deve-se evitar o tratamento simultâneo com outros fármacos que prolongam o intervalo QT. A monitoração dos eletrólitos séricos e a repleção do nível sérico de K^+ em pacientes com hipopotassemia constituem medidas de precaução em pacientes que recebem terapia com ATO. Nos pacientes que exibem prolongamento significativo do intervalo QT (> 470 ms), o tratamento deve ser interrompido, deve-se administrar K^+ suplementar, e o tratamento só deve ser reiniciado se houver normalização do intervalo QT.

INIBIDORES DA HISTONA DESACETILASE

VORINOSTATE

O vorinostate, também conhecido como *ácido suberoilanilida hidroxâmico* (SAHA), é singular como modificador epigenético, que afeta diretamente a função das histonas.

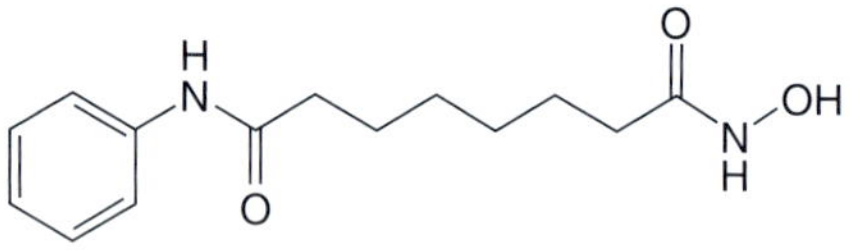

VORINOSTATE

Mecanismo de ação. A acetilação de resíduos de lisina nas histonas aumenta a distância espacial entre os filamentos de DNA e o cerne de proteína, permitindo o acesso a complexos de fatores de transcrição, com consequente aumento da atividade de transcrição. Grupos acetila são adicionados por histona acetiltransferases (HAC) e removidos por histona desacetilases (HDAC). Os inibidores da HDAC, como o vorinostate, aumentam a acetilação das histonas e, portanto, intensificam a transcrição gênica. Muitas proteínas não histona também estão sujeitas à acetilação da lisina e, portanto, são afetadas pelo tratamento com inibidores da HDAC. O papel de seu estado de acetilação na ação antitumoral dos inibidores da HDAC não está bem esclarecido.

O vorinostate é um ácido hidroxâmico modelado de acordo com compostos polares híbridos, que causam diferenciação das células malignas *in vitro,* assim como outras classes de compostos com atividade inibitória da HDAC. Esses compostos ligam-se a um íon Zn^{++} crítico no sítio ativo das enzimas HDAC. Uma importante distinção entre o vorinostate e outros inibidores da HDAC reside no fato de que o vorinostate e os hidroximatos são inibidores pan-HDAC, enquanto outros compostos exibem seletividade por subgrupos de isoenzimas da HDAC. Os inibidores da HDAC induzem parada do ciclo celular, diferenciação e apoptose das células cancerosas; as células não malignas são relativamente resistentes a esses efeitos. Esses agentes aumentam a transcrição dos reguladores do ciclo celular, afetam os níveis dos fatores de transcrição nucleares e induzem os genes pró-apoptóticos. A inibição da HDAC bloqueia diretamente a função da chaperone HSP90 e estabiliza o supressor tumoral p53.

ADME. O vorinostate é administrado em dose oral de 400 mg, 1 vez/dia. É inativado por glicuronidação do grupo hidroxilamina, seguida de hidrólise da ligação carboxamida terminal e oxidação adicional da cadeia lateral alifática. Os metabólitos são farmacologicamente inativos. A $t_{1/2}$ terminal do vorinostate no plasma é de ~ 2 h. As histonas permanecem hiperacetiladas por um período de até 10 h após a administração de uma dose oral de vorinostate, sugerindo a persistência de seus efeitos por mais tempo do que a sua presença mensurável no plasma.

Usos terapêuticos. Em pacientes com linfoma de células T cutâneo (LCTC) refratário, o vorinostate produz uma taxa de resposta global de 30%, com tempo mediano de progressão de cinco meses. O vorinostate e outros inibidores da HDAC, incluindo a romidepsina (depsipeptídeo; FK228) e MGCD 0103, demonstraram ter atividade na LCTC, em outros linfomas de células B e de células T e na leucemia mieloide.

Toxicidade. Os efeitos colaterais mais comuns do vorinostate consistem em fadiga, náuseas, diarreia e trombocitopenia. A trombose venosa profunda e a embolia pulmonar são eventos adversos raros, porém graves. Aconselha-se ter cautela em pacientes com anormalidades cardíacas subjacentes, e é necessário cuidadosa monitoração do intervalo QTc e dos eletrólitos (K^+, Mg^{++}).

Para uma listagem bibliográfica completa, consulte ***As Bases Farmacológicas da Terapêutica de Goodman e Gilman***, 12ª edição.

Capítulo 62 Terapias dirigidas para alvos: inibidores da tirosinocinase, anticorpos monoclonais e citocinas

Muitos fármacos novos estão disponíveis para bloquear as mutações fundamentais que causam cânceres específicos: receptores aberrantes de fatores de crescimento, desregulação de vias de sinalização intracelulares, defeitos no reparo do DNA e na apoptose e angiogênese tumoral. Os principais instrumentos para inibir esses novos alvos consistem em *anticorpos monoclonais*, que atacam receptores de superfície celular e antígenos, ou em *pequenas moléculas sintéticas* que penetram nas células e se ligam a enzimas críticas. Essas duas classes de fármacos possuem propriedades farmacológicas muito diferentes.

Os anticorpos monoclonais matam as células tumorais ao bloquear a função dos receptores de superfície celular e ao recrutar células imunes e o complemento para o complexo antígeno-anticorpo. Eles podem ser preparados para transportar toxinas ou radionuclídeos até as células de interesse, aumentando, assim, seus efeitos citotóxicos. Em geral, são específicos para um único receptor, apresentam $t_{1/2}$ plasmática prolongada e só exigem administração intermitente. As pequenas moléculas podem atacar os mesmos alvos e as mesmas vias que os anticorpos monoclonais, mas também podem exercer seus efeitos entrando nas células e inibindo determinadas funções enzimáticas (habitualmente, reações de tirosinocinase). Com frequência, as pequenas moléculas inibem múltiplos sítios enzimáticos, possuem amplo espectro de cinases alvo e tendem a ser substratos das CYPs hepáticas, com $t_{1/2}$ de 12-24 h, exigindo, portanto, a sua administração oral diária.

As duas classes de fármacos, quando dirigidas contra a mesma via, podem ter espectros de atividade antitumoral significativamente diferentes. Assim, os anticorpos monoclonais contra o receptor do fator de crescimento epidérmico (EGFR) mostram-se efetivos no tratamento dos cânceres de cabeça e pescoço e de colo, enquanto as pequenas moléculas, como *erlotinibe* e *gefitinibe*, atacam a função de tirosinocinase intracelular do mesmo receptor e possuem um espectro diferente de atividade antitumoral (câncer de pulmão de células não pequenas). O alvo específico do fármaco é de importância central na quimioterapia do câncer e forma a base para a organização da discussão que se segue.

INIBIDORES DAS PROTEÍNAS TIROSINOCINASES

As proteinocinases são classificadas em três tipos básicos (Capítulo 3):

- As cinases que fosforilam especificamente resíduos de tirosina
- As cinases que fosforilam resíduos de serina e treonina
- As cinases com atividade sobre os três resíduos

As tirosinocinases podem ser ainda subdivididas em proteínas que possuem um domínio de ligação do ligante extracelular (*tirosinocinases receptoras, associadas aos receptores de fatores de crescimento, Figura 62-1*) e enzimas intracelulares (tirosinocinases não receptoras, p. ex. src, abl, jak, fak, srm). Em um número crescente de neoplasias humanas, as mutações que ativam constitutivamente proteínas de tirosinocinases estão implicadas na transformação maligna.

INIBIDORES DA BCR-ABL CINASE: IMATINIBE, DASATINIBE E NILOTINIBE

O mesilato de imatinibe (STI 571) tem como alvo a BCR-ABL tirosinocinase, que está na base da leucemia mielógena crônica (LMC). Um único evento molecular, neste caso a translocação 9:22, leva à expressão do proto-oncogene cinase de Abelson ABL fundido com a BCR (região de grupo de pontos de quebra), produzindo uma proteinocinase constitutivamente ativada, a BCR-ABL, e, a seguir, o fenótipo maligno.

O imatinibe e os compostos correlatos, o dasatinibe e o nilotinibe, induzem remissões clínicas e moleculares em > 90% dos pacientes com LMC na fase crônica da doença. O imatinibe trata efetivamente outros tumores que apresentam mutações relacionadas de tirosinocinase, incluindo tumores do estroma GI (impulsionados pela mutação c-KIT), e a síndrome de hipereosinofilia, a leucemia mielomonocítica crônica e o dermatofibrossarcoma protuberante (todos induzidos por mutações que ativam o receptor do PDGF [PDGFR]).

CARACTERÍSTICAS E MECANISMO DE AÇÃO. O imatinibe foi identificado por meio de rastreamento de alta produtividade contra a BCR-ABL cinase. O dasatinibe (BMS-354825), um inibidor da BCR-ABL de segunda geração, inibe a Src cinase e, ao contrário do imatinibe, liga-se a ambas as configurações aberta e fechada da BCR-ABL cinase. O nilotinibe (AMN107) foi desenvolvido para ter maior potência e maior especificidade em comparação

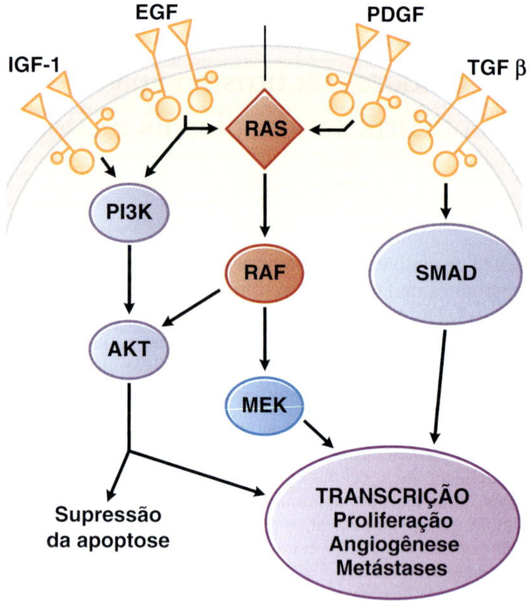

Figura 62-1 *Sinalização dos fatores de crescimento.* A ligação de ligantes agonistas a receptores de fatores de crescimento (proteínas que atravessam uma vez a membrana) provoca dimerização do receptor e ativação de domínios citosólicos da proteína cinase, levando à ativação de múltiplas vias de sinalização. A figura mostra as vias RAS/MAPK/ERK, PI3K e SMAD, cada uma delas ativadas por receptores ou intercomunicação de vias adjacentes. Seus sinais regulam a proliferação, o metabolismo, a sobrevida e a síntese de outros fatores de crescimento, como o fator de crescimento endotelial vascular (VEGF).

com o imanitibe. Sua estrutura supera as mutações que provocam resistência ao imatinibe. O imatinibe e o nilotinibe ligam-se a um segmento do domínio da cinase que fixa a enzima em um estado fechado ou não funcional, no qual a proteína é incapaz de se ligar a seu substrato/doador de fosfato, o ATP. Os três inibidores da BCR-ABL cinase diferem na sua potência de inibição, nas suas especificidades de ligação e na sua suscetibilidade às mutações de resistência na enzima-alvo. O dasatinibe [(IC_{50}) = < 1 nM] e o nilotinibe [(IC_{50}) = < 20 nM] inibem a BCR-ABL cinase com mais potência que o imatinibe [(IC_{50}) = 100 nM].

MECANISMOS DE RESISTÊNCIA. A resistência aos inibidores da tirosinocinase surge como resultado de mutações pontuais em três segmentos separados do domínio da cinase (Figura 62-1 na 12ª edição do texto original). Os pontos de contato entre o imatinibe e a enzima tornam-se locais de mutações nas células leucêmicas resistentes ao fármaco. Essas mutações impedem a ligação firme do fármaco e bloqueiam a enzima em sua configuração aberta, isto é, a configuração na qual ela tem acesso ao substrato e é enzimaticamente ativa. O nilotinibe retém a sua atividade inibitória na presença da maioria das mutações pontuais que conferem resistência ao imatinibe. Outras mutações afetam a região de ligação do fosfato e a "alça de ativação" do domínio com graus variáveis de resistência associada. Algumas mutações, como aquelas nos aminoácidos 351 e 355, conferem baixos níveis de resistência ao imatinibe, explicando possivelmente a resposta clínica de alguns pacientes resistentes a um escalonamento da dose do imatinibe.

Os estudos moleculares detectaram mutações da cinase mediadoras de resistência *antes* do início da terapia, particularmente em pacientes com leucemia linfoblástica aguda (LLA) Ph^+ ou com LMC durante uma crise blástica. Esse achado sustenta fortemente a hipótese de que as células resistentes a fármacos surgem por meio de mutações espontâneas e sofrem expansão sob a pressão seletiva da exposição a fármacos. Outros mecanismos, além das mutações da BCR-ABL cinase, desempenham um papel menor na resistência ao imatinibe. Em amostras de tumores de pacientes resistentes ao tratamento, foi identificada uma amplificação do gene da cinase tipo selvagem, levando à hiperexpressão da enzima. O gene de resistência a múltiplos fármacos (*MDR*), confere resistência em condições experimentais, porém não foi implicado na resistência clínica. Os clones com cromossomo Filadélfia negativo, que carecem da translocação BCR-ABL e exibem o cariótipo de células mielodisplásicas, podem surgir em pacientes tratados com imatinibe para a LMC, podendo evoluir para a mielodisplasia (MDS) e para a leucemia mielocítica aguda (LMA). A sua origem não está ainda bem esclarecida.

ADME

Imatinibe. O imatinibe é bem absorvido após administração oral e alcança concentrações plasmáticas máximas em 2-4 h. A $t_{1/2}$ de eliminação do imatinibe e a de seu principal metabólito ativo, o derivado *N*-desmetil, são de ~18 e 40 h, respectivamente. A ingestão de alimento não modifica o perfil farmacocinético do imatinibe. Com doses de > 300 mg/dia, são obtidos níveis mínimos de 1 μM, que correspondem a níveis *in vitro* necessários para matar células que expressam BCR-ABL. No tratamento de tumores de células do estroma GI (TEGI), a administração de doses mais altas (600 mg/dia) pode melhorar as taxas de resposta. A CYP3A4 constitui a principal enzima responsável pelo metabolismo do imatinibe; por conseguinte, os fármacos que induzem ou que interagem com a CYP3A4 podem alterar a farmacocinética do imatinibe. A coadministração de inatinibe e rifampicina, um indutor da CYP3A4, reduz a ASC plasmática do imatinibe em 70%. O imatinibe, por ser um substrato competitivo da CYP3A4, inibe o metabolismo da sinvastatina e aumenta a sua ASC plasmática em 3,5 vezes.

Dasatinibe. O dasatinibe também é bem absorvido; a sua biodisponibilidade é significativamente reduzida no pH gástrico neutro (isto é, após o uso de antiácidos e bloqueadores H_2), porém não é afetada pela presença de alimento. A $t_{1/2}$ plasmática do desatinibe é de 3-5 h. O dasatinibe exibe aumentos da ASC proporcionais à dose, e a sua depuração permanece constante em uma faixa posológica de 15-240 mg/dia. As doses de dasatinibe de 70 mg, 2 vezes/dia, 100 mg/dia e 140 mg/dia são igualmente efetivas em pacientes com LMC, embora a dose de 100 mg/dia tenha melhorado a sobrevida sem progressão da doença. O dasatinibe é metabolizado principalmente pela CYP3A4, embora FMO3 e UGT possam contribuir em menor grau. As concentrações plasmáticas do dasatinibe são afetadas por indutores e inibidores da CYP3A4, de modo semelhante ao imatinibe.

Nilotinibe. Cerca de 30% de uma dose oral de nilotinibe (400 mg 2 vezes/dia) são absorvidos após a administração do fármaco, que alcança concentrações máximas no plasma em 3 h após a sua administração. Ao contrário dos outros inibidores da BCR-ABL, a biodisponibilidade do nilotinibe aumenta significativamente na presença de alimento. O fármaco apresenta uma $t_{1/2}$ plasmática prolongada (~17 h), e as concentrações plasmáticas só alcançam um estado de equilíbrio dinâmico depois de 8 dias de doses diárias. O nilotinibe é metabolizado pela CYP3A4, com alterações previsíveis por indutores, inibidores e competidores da CYP3A4. O nilotinibe é um substrato e inibidor da P-glicoproteína.

USOS TERAPÊUTICOS. Esses inibidores das proteínas tirosinocinases possuem eficácia em doenças nas quais a ABL, a *kit* ou o PDGFR desempenham papéis dominantes na estimulação da proliferação do tumor, refletindo a presença de uma mutação que resulta em ativação constitutiva da cinase. O imatinibe possui notáveis benefícios terapêuticos em pacientes com LMC na fase crônica (BCR-ABL), TEGI (mutação positiva para *kit*), leucemia mielomonocítica crônica (translocação de EVT6-PDGFR), síndrome de hipereosinofilia (FIP1L1-PDGFR) e dermatofibrossarcoma protuberante (produção constitutiva do ligante do PDGFR). Trata-se do agente de escolha para pacientes portadores de TEGI com doença metastática e constitui uma terapia adjuvante para o TEGI *c-kit*-positivo. A dose atualmente recomendada de imatinibe é de 400-600 mg/dia. O dasatinibe foi aprovado para pacientes portadores de LMC que são resistentes ou intolerantes ao imatinibe nas fases tanto crônica (100 mg/dia) quanto avançada da doença (70 mg, 2 vezes/dia), bem como para uso combinado com quimioterapia citotóxica em pacientes com LLA Ph^+ que são resistentes ou intolerantes a terapias anteriores. O nilotinibe foi aprovado para pacientes portadores de LMC que são resistentes ou intolerantes à terapia prévia com imatinibe.

TOXICIDADE. O imatinibe, o dasatinibe e o nilotinibe causam sintomas GI (diarreia, náuseas e vômitos), porém esses sintomas são, em geral, facilmente controlados. Todos os três fármacos promovem retenção de líquido, edema e edema periorbitário. O dasatinibe pode causar derrames pleurais. O nilotinibe pode prolongar o intervalo QT. Raramente, ocorre mielossupressão, podendo exigir suporte transfusional, redução da dose ou interrupção do fármaco. Todos os três fármacos podem estar associados à hepatotoxicidade. As reações adversas não hematológicas são, em sua maioria, autolimitadas e respondem a um ajuste da dose. Após a resolução das reações adversas, o fármaco pode ser reiniciado e novamente titulado para doses efetivas.

INIBIDORES DO RECEPTOR DO FATOR DE CRESCIMENTO DA EPIDERME

O EGFR pertence à família ErbB de receptores transmembrana de tirosinocinases. O EGFR, também conhecido como ErbB1 ou HER1, é essencial para o crescimento e a diferenciação das células epiteliais. A ligação de ligante ao domínio extracelular dos membros da família do EGFR provoca dimerização do receptor e estimula a atividade da proteína tirosinocinase do domínio intracelular, resultando em autofosforilação de vários resíduos Tir no domínio C-terminal. O reconhecimento das fosfotirosinas por outras proteínas dá início a interações proteína-proteína, que resultam na estimulação de uma variedade de vias de sinalização, incluindo as vias MAPK, PI3K/Akt e STAT (Figura 62-1). Nos cânceres epiteliais, a hiperexpressão e a ativação por mutação do EGFR constituem um achado comum e criam uma dependência na sinalização do EGFR nesses tumores.

Duas classes distintas de fármacos tendo como alvo a via do EGFR tornaram-se agentes importantes na terapia de tumores sólidos. Os inibidores da EGFR tirosinocinase, o *erlotinibe* e o *gefitinibe*, ligam-se ao domínio da cinase e bloqueiam a função enzimática do EGFR. Os anticorpos monoclonais *cetuximabe* e *panitumumabe* ligam-se especificamente ao domínio extracelular do EGFR e inibem a sinalização dependente do EGFR.

GEFITINIBE

Mecanismo de ação. O gefitinibe inibe a EGFR tirosinocinase em virtude do bloqueio competitivo da ligação do ATP. O gefitinibe apresenta um valor de IC_{50} de 20-80 nM para a enzima do EGFR, porém é significativamente menos potente contra a HER2 (ErbB2/neu). O gefitinibe possui atividade antitumoral em tumores de xenoenxerto humanos que exibem altos níveis de expressão do EGFR.

ADME. A biodisponibilidade oral é de ~ 60%; as concentrações plasmáticas máximas são alcançadas em 3-7 h. A absorção do gefitinibe não é significativamente alterado pela presença de alimento, porém é reduzida por fármacos que provocam elevações do pH gástrico. O metabolismo do gefitinibe ocorre predominantemente por meio da CYP3A4, com $t_{1/2}$ terminal de 41 h. As substâncias que induzem a atividade da CYP3A4 diminuem as concentrações plasmáticas e a eficácia do gefitinibe; por outro lado, os inibidores da CYP3A4 aumentam as concentrações plasmáticas do fármaco.

Usos terapêuticos. O gefitinibe foi inicialmente aprovado para o tratamento de terceira linha de pacientes com câncer de pulmão de células não pequenas. Entretanto, um estudo clínico de grande porte não conseguiu demonstrar qualquer efeito sobre a sobrevida, levando o FDA a restringir o seu uso a pacientes que previamente obtiveram um benefício clínico com o fármaco. Dois estudos clínicos de grande porte não conseguiram demonstrar um benefício do gefitinibe em associação com a quimioterapia: os pacientes que não eram fumantes, eram asiáticos ou mulheres tiveram mais probabilidade de responder ao gefitinibe. Os tumores nesses pacientes frequentemente apresentam mutações ativadoras características no *EGFR*. A dose-padrão é de 250 mg/dia.

Efeitos adversos e interações medicamentosas. Ocorrem diarreia e exantema pustuloso/papuloso em ~ 50% dos pacientes. Outros efeitos colaterais incluem ressecamento da pele, náuseas, vômitos, prurido, anorexia e fadiga. Os efeitos adversos ocorrem, em sua maioria, no primeiro mês de terapia e são toleráveis quando controlados com medicações e redução das doses. As elevações assintomáticas das transaminases hepáticas podem exigir uma redução da dose ou a interrupção da terapia. A doença pulmonar intersticial, que ocorre em < 2% dos pacientes, pode ter um desfecho fatal. Os indutores e inibidores da CYP3A4 alteram as concentrações plasmáticas do fármaco. Os pacientes em uso de varfarina devem ser rigorosamente monitorados para qualquer elevação da razão normalizada internacional (INR) enquanto estiverem em uso do gefitinibe.

ERLOTINIBE

Mecanismo de ação. O erlotinibe é um potente inibidor da EGFR tirosinocinase, inibindo competitivamente a ligação do ATP ao sítio ativo da cinase. O erlotinibe apresenta um valor de IC_{50} de 2 nM para a EGFR cinase. Os tumores que abrigam mutações de *k-ras* e translocações de *EML4-ALK* não respondem aos inibidores da EGFR cinase.

ADME. A absorção do erlotinibe é de ~ 60% após administração oral; entretanto, não deve ser tomado com alimentos, os quais aumentam a sua biodisponibilidade para ~ 100%. São observados níveis plasmáticos máximos depois de 4 h. O erlotinibe, cuja $t_{1/2}$ é de 36 h, é metabolizado pela CYP3A4 e, em menor grau, pela CYP1A2 e pela CYP1A1. A dose-padrão diária de erlotinibe resulta em uma ASC plasmática ~10 vezes maior que a ASC do gefitinibe.

Usos terapêuticos. O erlotinibe foi aprovado para tratamento de segunda linha em pacientes com câncer de pulmão de células não pequenas localmente avançado ou metastático. O erlotinibe também foi aprovado para tratamento de primeira linha de pacientes com câncer pancreático localmente avançado, não ressecável ou metastático, em combinação com gencitabina. A dose recomendada de erlotinibe no câncer de pulmão de células não pequenas é de um comprimido de 150 mg/dia. No câncer pancreático, a dose é de um comprimido de 100 mg/dia, tomado pelo menos 1 hora antes ou 2 h depois de uma refeição.

Efeitos adversos e interações medicamentosas. As reações adversas mais comuns consistem em diarreia, exantema acneiforme, anorexia e fadiga. Ocorre doença pulmonar intersticial grave ou fatal com frequência de 0,7-2,5%. Foi relatada a ocorrência de insuficiência hepática grave ou fatal devido ao uso do erlotinibe, particularmente em pacientes com disfunção hepática basal. Outros efeitos tóxicos raros, porém graves, incluem perfuração GI, insuficiência renal, trombose arterial, anemia hemolítica microangiopática, reação cutânea mão-pé e perfuração ou ulceração da córnea. A terapia com erlotinibe pode provocar casos raros de síndrome de Stevens-Johnson/necrólise epidérmica tóxica.

O uso concomitante de inibidores da bomba de prótons diminui a biodisponibilidade do erlotinibe em 50%. Os níveis plasmáticos podem variar devido a interações medicamentosas com indutores ou inibidores da CYP3A4. Os pacientes em uso de varfarina podem apresentar elevações do INR enquanto estão tomando erlotinibe. O tabagismo acelera a depuração metabólica do erlotinibe e pode diminuir seus efeitos antitumorais.

RESISTÊNCIA AO GEFITINIBE E AO ERLOTINIBE

Os pacientes com câncer de pulmão de células não pequenas que inicialmente respondem ao erlotinibe ou ao gefitinibe apresentam tumores que são dependentes da via de sinalização do EGFR. Os tumores que contêm mutações no *EGFR* respondem inicialmente ao erlotinibe e ao gefitinibe, porém acabam progredindo. Uma mutação secundária no resíduo de guarda do *EGFR*, T790M, impede a ligação do fármaco ao domínio da cinase que confere resistência. Outros mecanismos potenciais de resistência incluem a ativação de mediadores distais, o efluxo do fármaco e a alteração do transporte do receptor. A terapia direcionada para o EGFR pode retardar a evolução da doença em pacientes com câncer de pulmão de células não pequenas que carecem de mutações ativadoras do *EGFR*, embora as taxas de respostas se aproximem de zero nesses pacientes.

CETUXIMABE

O cetuximabe é um anticorpo imunoglobulina G1 (IgG_1) humano/murino quimérico recombinante, que se liga ao domínio extracelular do EGFR. Esses anticorpos, apesar de compartilharem o mesmo alvo com o erlotinibe e o gefitinibe e apresentarem um perfil similar de efeitos colaterais, possuem um espectro de atividade antitumoral diferente.

Mecanismo de ação. O cetuximabe liga-se especificamente ao domínio extracelular do EGFR e impede a sinalização e a dimerização do receptor dependente de ligante, bloqueando, assim, os sinais de crescimento celular e sobrevida. O cetuximabe também pode mediar a citotoxicidade celular dependente de anticorpos contra células tumorais.

ADME. O cetuximabe exibe características farmacocinéticas não lineares. Após a sua administração intravenosa, os níveis em estado de equilíbrio dinâmico são alcançados na terceira infusão semanal. As doses terapêuticas que saturam os reservatórios receptores corporais totais do EGFR seguem a cinética de ordem zero para a eliminação. A depuração ocorre por meio da ligação do EGFR e internalização e por degradação no sistema reticuloendotelial.

Usos terapêuticos

Câncer de cabeça e pescoço. O cetuximabe é utilizado em combinação com radioterapia para o carcinoma espinocelular de cabeça e pescoço (CECCP) local ou regionalmente avançado. O cetuximabe também está indicado como monoterapia para pacientes com CECCP metastático ou recorrente que não responderam à quimioterapia à base de platina. Trata-se de um agente útil em associação com quimioterapia à base de cisplatina.

Câncer de colo metastático. O cetuximabe foi aprovado como único agente para o tratamento do câncer colorretal metastático EGFR-positivo. O cetuximabe é utilizado em pacientes que não conseguem tolerar a terapia à base de irinotecana, bem como em associação com a irinotecana para pacientes refratários à oxaliplatina, irinotecana e 5-fluorouracila (5-FU). Como agente de primeira linha, o cetuximabe pode melhorar a sobrevida em associação com 5FU/leucovorina e irinotecana ou oxaliplatina. Cerca de 40-50% dos tumores colorretais apresentam mutações no oncogene *k-ras* e são resistentes aos efeitos do cetuximabe. O cetuximabe aumenta a efetividade da quimioterapia em pacientes portadores de tumores com *k-ras* mutante, mas não nos tumores com *k-ras* tipo selvagem. A dose padrão de cetuximabe consiste em uma dose de ataque única de 400 mg/m^2 por via intravenosa, seguida de doses semanais de 250 mg/m^2 por via intravenosa durante a duração do tratamento.

Efeitos adversos. Os efeitos colaterais incluem exantema acneiforme (na maioria dos pacientes), prurido, alterações ungueais, cefaleia e diarreia. Outros efeitos adversos raros, porém graves, consistem em parada cardiopulmonar, doença pulmonar intersticial e hipomagnesemia. Além disso, os pacientes podem desenvolver reações anafilactoides durante a infusão, que podem estar relacionadas a anticorpos IgE preexistentes que são mais prevalentes em pacientes do sul dos EUA.

PANITUMUMABE

O panitumumabe é um anticorpo $IgG_{2\kappa}$ totalmente humanizado recombinante, que se liga especificamente ao domínio extracelular do EGFR. Ao contrário do cetuximabe, o panitumumabe não medeia a citotoxicidade mediada por células dependentes de anticorpo.

O panitumumabe exibe características farmacocinéticas não lineares. Após a sua administração intravenosa a cada 2 semanas, são alcançados níveis em estado de equilíbrio dinâmico na terceira infusão. A $t_{1/2}$ média é de 7,5 dias. O panitumumabe melhora a sobrevida sem progressão da doença em pacientes com carcinoma colorretal metastático. A dose de panitumumabe é de 6 mg/kg por via intravenosa, 1 vez a cada 2 semanas. Os efeitos adversos do panitumumabe assemelham-se aos do cetuximabe e consistem em exantema, toxicidade dermatológica, reações graves à infusão, fibrose pulmonar e anormalidades eletrolíticas.

INIBIDORES DO HER2/NEU

Tanto os anticorpos (trastuzumabe, pentuzumabe) quanto as pequenas moléculas (lapatinibe) exercem efeitos antitumorais notáveis em pacientes com câncer de mama HER2-positivo e tornaram-se agentes terapêuticos essenciais em associação com a quimioterapia citotóxica para essa neoplasia maligna agressiva.

Trastuzumabe. O trastuzumabe é um anticorpo monoclonal humanizado, que se liga ao domínio externo do HER2/neu (ErbB2).

Trinta por cento dos cânceres de mama hiperexpressam esse receptor, devido à amplificação gênica no cromossomo 17. A amplificação do receptor está associada a taxas de resposta mais baixas às terapias hormonais e à maioria dos agentes citotóxicos, com a exceção das antraciclinas. Os pacientes portadores de tumores com amplificação de HER2/neu apresentam maiores taxas de recidiva após terapia adjuvante-padrão e menor sobrevida global. O domínio interno da glicoproteína HER2/neu codifica uma tirosinocinase, que ativa sinais distais, aumenta o potencial metastático e inibe a apoptose. O trastuzumabe exerce seus efeitos antitumorais por meio de: inibição da homo ou heterodimerização do receptor, impedindo, assim, a ativação do receptor cinase e a sinalização distal; iniciação da citotoxicidade celular dependente de anticorpos mediada pelo receptor Fcγ; e bloqueio dos efeitos angiogênicos da sinalização do HER2.

Usos terapêuticos. O trastuzumabe está aprovado para o tratamento do câncer de mama metastático com hiperexpressão de HER2/neu, em associação com o paclitaxel como tratamento inicial ou como monoterapia após recidiva da quimioterapia. O trastuzumabe possui ação sinérgica com outros agentes citotóxicos nos cânceres com hiperexpressão de HER2/neu.

Farmacocinética e toxicidade. O trastuzumabe apresenta uma farmacocinética que depende da dose, com $t_{1/2}$ média de 5,8 dias após a administração de uma dose de manutenção de 2 mg/kg. Os níveis no estado de equilíbrio dinâmico são obtidos entre 16 e 32 semanas. Os efeitos da infusão de trastuzumabe são típicos de outros anticorpos monoclonais e consistem em febre, calafrios, náuseas, dispneia e exantemas. Indica-se uma pré-medicação com difenidramina e paracetamol. O efeito tóxico mais grave do trastuzumabe consiste em insuficiência cardíaca; os motivos de sua cardiotoxicidade não estão bem elucidados. Antes de iniciar a terapia, devem-se obter um eletrocardiograma basal e medidas da fração de ejeção cardíaca para excluir a possibilidade de doença cardíaca subjacente, e, em seguida, os pacientes devem ter um cuidadoso acompanhamento clínico à procura de sinais ou sintomas de insuficiência cardíaca congestiva. Quando o trastuzumabe é utilizado como monoterapia, < 5% dos pacientes apresentam uma redução da fração de ejeção ventricular esquerda, e 1% exibe sinais clínicos de insuficiência cardíaca congestiva. Ocorre disfunção ventricular esquerda em até 20% dos pacientes que recebem o anticorpo em associação com doxorrubicina e ciclofosfamida. O risco de cardiotoxicidade é acentuadamente reduzido com associações de taxano-trastuzumabe.

LAPATINIBE. O lapatinibe e outros inibidores pan-HER bloqueiam tanto o ErbB1 quanto o ErbB2 e se ligam a um sítio interno no receptor (habitualmente a bolsa de ligação do ATP), em comparação com o sítio de ligação externo do trastuzumabe. O lapatinibe também inibe uma forma truncada do receptor HER2 que carece de um domínio de ligação para o trastuzumabe. Essas diferenças podem explicar a atividade do lapatinibe em pacientes resistentes ao trastuzumabe.

Usos terapêuticos. O lapatinibe foi aprovado para o tratamento do câncer de mama com amplificação do HER2, refratário ao trastuzumabe, em associação com o análogo da fluoropirimidina, a capecitabina. O lapatinibe, por ser uma pequena molécula, atravessa a barreira hematencefálica mais facilmente do que os anticorpos inibidores e tem produzido respostas em pacientes com metástases cerebrais em seu estudo clínico de fase III.

Farmacocinética e toxicidade. O lapatinibe é administrado por via oral, em uma dose de 1.250 mg/dia. É metabolizado pela CYP3A4 a produtos inativos e oxidado a um intermediário, que possui atividade contra o ErbB1, mas não contra o ErbB2. A $t_{1/2}$ plasmática é de 14 h. A administração concomitante de indutores e de inibidores da CYP3A4 pode exigir um ajuste da dose. Os efeitos tóxicos do lapatinibe consistem em diarreia leve, cólicas e exacerbação do refluxo gastresofágico. Quando o lapatinibe é associado à capecitabina, a diarreia torna-se um efeito colateral significativo (33%). O lapatinibe provoca exantema acneiforme em um terço dos pacientes, que pode ser controlado com gel tópico de peróxido de benzoíla. O lapatinibe não produz sinais definidos de cardiotoxicidade; entretanto, como é dirigido contra o ErbB2, o lapatinibe deve ser utilizado com cautela em associação com outros agentes cardiotóxicos e com cuidadosa vigilância em pacientes portadores de cardiopatia.

INIBIDORES DA ANGIOGÊNESE

As células cancerosas secretam fatores angiogênicos que induzem a formação de novos vasos sanguíneos, assegurando o fluxo de nutrientes para as células tumorais. Os fatores angiogênicos secretados pelos tumores incluem o VEGF (fator de crescimento *vascular endotelial*), o FGF (fator de crescimento dos *fibroblastos*), o TGF-β (fator *transformador* de crescimento β) e o PDGF (fator de crescimento derivado das *plaquetas*). Diversos tipos de tumores hiperexpressam esses fatores angiogênicos. A secreção tumoral de fatores pró-angiogênicos ativa um "comutador angiogênico", um processo essencial para o crescimento e a metástase do tumor. Em diversos modelos experimentais, o bloqueio dessas moléculas pró-angiogênicas interrompe o crescimento tumoral, e, nos cânceres humanos, os agentes antiangiogênicos também possuem efeitos inibitórios.

Os capilares que extravasam dentro dos tumores apresentam permeabilidade aumentada e causam um aumento na pressão intersticial do tumor, que inibe o fluxo sanguíneo, diminui a oxigenação e impede a liberação do fármaco dentro do tumor. Os anticorpos dirigidos contra o fator angiogênico principal, o VEGF, "normalizam" a pressão intersticial, melhoram o fluxo sanguíneo e aumentam a capacidade dos agentes quimioterápicos de alcançar o tumor. Por isso, um benefício adicional das moléculas antiangiogênicas pode residir na sua capacidade de aumentar a liberação da quimioterapia no tumor. Essa hipótese parece ser validada no sinergismo observado quando a quimioterapia citotóxica é associada a anticorpos anti-VEGF.

O VEGF inicia a proliferação das células endoteliais quando se liga a um membro da família dos receptores de VEGF (VEGFR), um grupo de receptores altamente homólogos com domínios intracelulares de tirosinocinase, que compreende o VEGFR1 (FLT1), VEGFR2 (KDR) e o VEGFR3 (FLT4). A ligação do VEGF a seu receptor ativa a atividade intracelular da VEGFR tirosinocinase e desencadeia vias de sinalização mitogênicas e antiapoptóticas. Os anticorpos dirigidos contra o alvo VEGF, como o *bevacizumabe*, impedem estericamente a interação do VEGF com o seu receptor. O *aflibercepte* atua como VEGF Trap; trata-se de uma molécula recombinante, que utiliza o domínio de ligação do VEGFR1 para sequestrar o VEGF e atua como "receptor chamariz solúvel" para o VEGF. Três pequenas moléculas (*pazopanibe, sorafenibe* e *sunitinibe*) que inibem a função de cinase do VEGFR-2 foram aprovadas para uso clínico. Embora o bevacizumabe e as pequenas moléculas compartilhem um espectro similar de efeitos tóxicos, eles apresentam espectros de atividade clínica e farmacocinética diferentes.

BEVACIZUMABE

O bevacizumabe, um anticorpo humanizado dirigido contra o VEGF-A, retarda a progressão do câncer de células renais e, em associação com quimioterapia citotóxica, trata efetivamente os cânceres de pulmão, colorretal e de mama.

ADME. O bevacizumabe é administrado por via intravenosa, na forma de infusão durante 30-90 min. No câncer de colo metastático, em associação com poliquimioterapia, a dose de bevacizumabe é de 5 mg/kg, a cada 2 semanas. No câncer de pulmão metastático de células não pequenas, são administradas doses de 15 mg/kg, a cada

3 semanas, com quimioterapia. Para o tratamento do câncer de mama metastático, as pacientes recebem 10 mg/kg de bevacizumabe, a cada 2 semanas, em combinação com paclitaxel ou docetaxel. O anticorpo possui uma $t_{1/2}$ plasmática de 4 semanas.

Usos terapêuticos. No carcinoma de células renais de células claras, um câncer notavelmente resistente aos agentes quimioterápicos tradicionais, o bevacizumabe como monoterapia aumenta a sobrevida em 3 meses. O bevacizumabe foi aprovado em associação com interferon α para o tratamento do carcinoma de células renais metastático. O bevacizumabe foi aprovado como monoterapia após terapia prévia para o glioblastoma. Em todos os outros cânceres, o bevacizumabe tem pouca atividade aparente como agente isolado, porém melhora a sobrevida nos cânceres epiteliais em combinação com agentes quimioterápicos-padrão. O bevacizumabe em associação com carboplatina e paclitaxel aumenta a sobrevida em 2 meses em pacientes com câncer de pulmão de células não pequenas. De forma semelhante, o bevacizumabe combinado com FOLFOX (5-FU, leucovorina e oxaliplatina) ou FOLFIRI (5-FU, leucovorina e irinotecana) melhora a sobrevida em 6 meses em pacientes com câncer de colo metastático. Por fim, a combinação do bevacizumabe com docetaxel aumenta a sobrevida sem progressão da doença em pacientes com câncer de mama metastático.

Uma versão ligeiramente alterada do bevacizumabe, o ranibizumabe, em que houve supressão da região Fc, trata efetivamente a forma úmida da degeneração macular. O bevacizumabe restaura a audição de pacientes com surdez progressiva em decorrência de tumores relacionados à neurofibromatose tipo 2.

Toxicidade. O bevacizumabe exibe uma ampla variedade de efeitos adversos relacionados com a classe. Uma forte preocupação está relacionada com o potencial de lesão vascular e sangramento em pacientes com câncer de pulmão de células escamosas. O bevacizumabe está contraindicado para pacientes com história de hemoptise, metástases cerebrais ou diátese hemorrágica; todavia, em pacientes apropriadamente selecionados, a taxa de hemorragia pulmonar potencialmente fatal é de < 2%. A toxicidade vascular mais temida dos agentes antiangiogênicos consiste em evento tromboembólico arterial (i.e., acidente vascular encefálico ou infarto do miocárdio). A taxa de eventos tromboembólicos arteriais em pacientes tratados com esquemas contendo bevacizumabe alcançou 3,8%, em comparação com a taxa de controle de 1,7%. Para reduzir o risco de eventos tromboembólicos arteriais, os médicos devem avaliar os fatores de risco do paciente (idade > 65 anos, história pregressa de eventos tromboembólicos arteriais) antes de iniciar o fármaco.

Outros efeitos tóxicos característicos dos agentes antiangiogênicos incluem hipertensão e proteinúria. A maioria dos pacientes tratados com esse fármaco necessita de terapia anti-hipertensiva, particularmente os que recebem doses mais altas e aqueles submetidos a tratamento mais prolongado. O bevacizumabe também está raramente associado à insuficiência cardíaca congestiva, provavelmente secundária à hipertensão, e à leucoencefalopatia posterior reversível em pacientes com hipertensão inadequadamente controlada. A perfuração GI, uma complicação que potencialmente comporta risco de vida, tem sido observada (até 11%) em pacientes com câncer ovariano. Em pacientes com câncer de colo, a perfuração colônica ocorre raramente durante o tratamento com bevacizumabe, porém a sua frequência aumenta em pacientes com tumores colônicos primários intactos, carcinomatose peritoneal, úlcera péptica, colite associada à quimioterapia, diverticulite ou radioterapia prévia do abdome. A taxa de perfuração do colo é de < 1% em pacientes com câncer de mama e câncer de pulmão. A cirurgia para câncer de colo em pacientes que estavam sendo tratados com bevacizumabe teve uma maior taxa (13% *versus* 3,4%) de complicações graves relacionadas com a cicatrização da ferida. Tendo em vista a $t_{1/2}$ longa do bevacizumabe, a cirurgia eletiva deve ser adiada durante pelo menos 4 semanas a partir da última dose do anticorpo, e o tratamento só deve ser reiniciado dentro de pelo menos 4 semanas após a cirurgia.

SUNITINIBE

O sunitinibe inibe competitivamente a ligação do ATP ao domínio de tirosinocinase no receptor-2 do VEGF, um mecanismo que ele compartilha com o *sorafenibe*. O sunitinibe também inibe outras proteínas tirosinocinases em concentrações de 5-100 nM.

Farmacocinética. O sunitinibe é administrado por via oral, em doses de 50 mg 1 vez/dia. O ciclo típico do sunitinibe consiste em 4 semanas de tratamento, seguidas de 2 semanas sem tratamento. A dose e a frequência de administração do sunitinibe podem ser aumentadas ou diminuídas, de acordo com os efeitos tóxicos (hipertensão, fadiga). Tipicamente, as doses de < 25 mg/dia não são efetivas. O sunitinibe é metabolizado pela CYP3A4, produzindo um metabólito ativo, o SU12662, cuja $t_{1/2}$ é de 80-110 h; os níveis do metabólito no estado de equilíbrio dinâmico são alcançados depois de ~ 2 semanas de administração repetida do fármaco original. O metabolismo adicional resulta na formação de produtos inativos. A farmacocinética do sunitinibe não é afetada pela ingestão de alimento.

Usos terapêuticos. O sunitinibe possui atividade no câncer de células renais metastático, produzindo uma maior taxa de resposta (31%) e uma sobrevida mais longa sem progressão da doença do que qualquer outro agente antiangiogênico aprovado. O sunitinibe também foi aprovado para o tratamento do carcinoma de células renais avançado, do TEGI que desenvolveu resistência ao imatinibe em consequência de mutações do *c-KIT* e de tumores neuroendócrinos do pâncreas. Mutações específicas do *c-KIT* correlacionam-se com o grau de resposta ao sunitinibe (p. ex., os pacientes com mutações do *c-KIT* do éxon 9 apresentam uma taxa de resposta de 37%, enquanto aqueles com mutações do *c-KIT* do éxon 11 exibem apenas uma taxa de resposta de 5%).

Toxicidade. Os principais efeitos tóxicos do bevacizumabe são compartilhados com todos os inibidores antiangiogênicos: sangramento, hipertensão, proteinúria e, raramente, eventos tromboembólicos arteriais e perfuração intestinal. Contudo, como o sunitinibe é um inibidor com múltiplos alvos de tirosinocinase, ele apresenta um perfil de efeitos colaterais mais amplos do que o bevacizumabe. A fadiga afeta 50-70% dos pacientes e pode ser incapacitante. Ocorre hipotireoidismo em 40-60% dos casos. A supressão da medula óssea e a diarreia também constituem efeitos colaterais comuns; verifica-se o desenvolvimento de neutropenia grave (neutrófilos < 1.000/mL) em 10% dos pacientes. Os efeitos colaterais menos comuns incluem insuficiência cardíaca congestiva (habitualmente em associação com hipertensão) e síndrome de mão-pé. É essencial verificar as contagens hematológicas e avaliar a função da tireoide a intervalos regulares. Recomenda-se também a realização periódica de ecocardiogramas.

SORAFENIBE

O sorafenibe, à semelhança do sunitinibe, tem como alvo múltiplas proteínas de tirosinocinases e inibe suas atividades catalíticas em concentrações de 20-90 nM. O sorafenibe é o único fármaco atualmente aprovado para o tratamento do carcinoma hepatocelular. O sorafenibe também foi aprovado para o câncer de células renais metastático, para o qual o sunitinibe constitui geralmente a terapia de primeira linha preferida.

ADME. O sorafenibe é administrado por via oral, começando com 200 mg, 1 vez/dia, sendo a dose então aumentada para 400 mg duas vezes ao dia, quando tolerada. O sorafenibe é administrado diariamente, sem interrupção do tratamento. O sorafenibe é metabolizado a produtos inativos pela CYP3A4, com $t_{1/2}$ de 20-27 h; com administração repetida, as concentrações no estado de equilíbrio dinâmico são alcançadas dentro de 1 semana.

Efeitos adversos. Os pacientes tratados com sorafenibe podem apresentar as toxicidades vasculares observadas com outros fármacos antiangiogênicos. Os efeitos adversos mais comuns consistem em fadiga, náuseas, diarreia, anorexia e exantema; raramente, pode-se observar a ocorrência de supressão da medula óssea e perfuração GI.

IMUNOMODULADORES (IMID)

Entre os agentes com atividade antiangiogênica, os análogos imunomoduladores (IMiD), talidomida e lenalidomida, possuem uma história extremamente incomum, bem como uma multiplicidade de efeitos biológicos e imunológicos. A talidomida foi originalmente usada para o tratamento do enjoo matinal associado à gravidez, porém foi retirada do mercado em decorrência da teratogenicidade e dismelia (interrupção do crescimento dos membros). Ela foi reintroduzida na prática clínica para o tratamento do eritema nodoso da hanseníase (Capítulo 56). Pesquisas adicionais revelaram seus efeitos antiangiogênicos e imunomoduladores. Foram propostos pelo menos quatro mecanismos distintos para explicar a atividade antitumoral dos IMiD, conforme resumido na Figura 62-2 e listados na legenda.

Tanto a talidomida quanto a lenalidomida possuem potente atividade em pacientes com mieloma múltiplo (MM) recém-diagnosticado e intensamente pré-tratado, com recidiva/refratário. A lenalidomida também foi aprovada pela sua atividade no subgrupo 5q- da SMD. Um perfil específico de disposição de genes identifica pacientes portadores de SMD que não possuem a anormalidade 5q-, mas que respondem à lenalidomida.

TALIDOMIDA

ADME. A talidomida, em pH fisiológico, existe como mistura racêmica de isômeros não polares S(-) e R(+) permeáveis a células e de rápida interconversão. O enantiômero R está associado às atividades teratogênicas e biológicas, enquanto o enantiômero S responde pelas propriedades sedativas da talidomida. A talidomida é administrada em doses de 200-1.200 mg/dia. No tratamento do MM, as doses são habitualmente escalonadas em 200 mg/dia, a cada 2 semanas, até o aparecimento de efeitos colaterais que limitam a dose (sedação, fadiga, constipação intestinal ou neuropatia sensorial). Com a extensão do tratamento, a neuropatia pode exigir uma redução da dose ou a interrupção do tratamento por um certo período de tempo. A absorção da talidomida pelo trato GI é lenta e altamente variável. A talidomida distribui-se pela maioria dos tecidos e órgãos, sem ligação significativa às proteínas plasmáticas. Os enantiômeros são eliminados com $t_{1/2}$ de ~ 6 h, principalmente por hidrólise espontânea em todos os líquidos corporais; o enantiômero S é depurado mais rapidamente do que o enantiômero R. A talidomida e seus metabólitos são excretados na urina, e a porção não absorvida do fármaco é excretada de modo inalterado nas fezes. Os produtos inativos da hidrólise sofrem metabolismo mediado pela CYP. Foi relatada uma $t_{1/2}$ plasmática mais longa com doses mais altas (1.200 mg/dia). Não há necessidade de nenhum ajuste da dose na presença de insuficiência renal.

A talidomida aumenta os efeitos sedativos dos barbitúricos e do álcool e os efeitos catatônicos da clorpromazina e da reserpina. Por outro lado, os estimulantes do SNC (como a metanfetamina e o metilfenidato) anulam os efeitos depressores da talidomida.

LENALIDOMIDA

A lenalidomida constitui o principal composto dos derivados imunomoduladores da talidomida. As propriedades farmacológicas incluem: supressão direta do crescimento de células tumorais em cultura, ativação das células T e das células NK, supressão do TNF-α e de outras citocinas, antiangiogênese e promoção da diferenciação das células-tronco hematopoiéticas.

ADME. A dose padrão de lenalidomida de 25 mg/dia durante 21 dias de um ciclo de 28 dias. O fármaco é rapidamente absorvido após administração oral, e os níveis plasmáticos máximos são alcançados em 1,5 hora. A $t_{1/2}$ do fármaco original no plasma é de 9 h. Cerca de 70% da dose de lenalidomida administrada por via oral são excretados na forma intacta pelos rins. São recomendados ajustes da dose para 10 mg/dia com uma depuração da creatinina de 30-50 mL/h e para a mesma dose, a cada 2 dias, para uma depuração da creatinina < 30 mL/h em pacientes com insuficiência renal.

Uso terapêutico. A lenalidomida exibe uma potente atividade antitumoral no MM, na SMD e na leucemia linfocítica crônica (LLC); além disso, causa menos efeitos colaterais adversos e não possui a teratogenicida da talidomida.

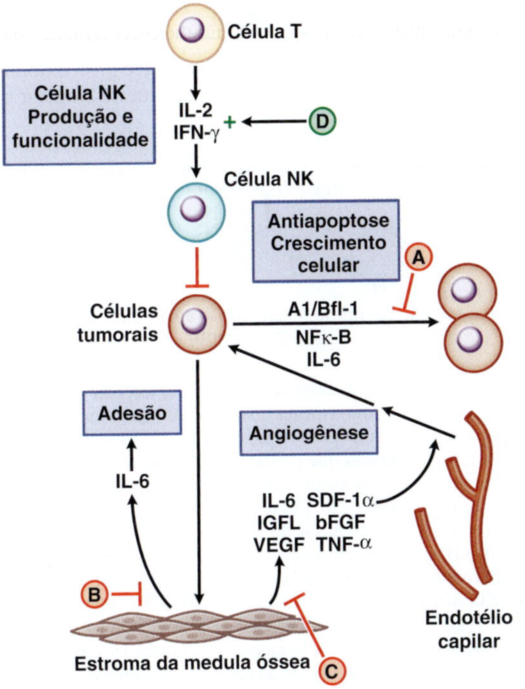

Figura 62-2 *Visão geral esquemática dos mecanismos propostos para a atividade da talidomida e seus derivados contra o mieloma.* Algumas características biológicas essenciais do fenótipo maligno estão indicadas nos boxes de cor azul. Foi formulada a hipótese de que os locais propostos de ação da talidomida (letras dentro dos círculos vermelhos e verdes) também são atuantes para os derivados da talidomida. (**A**) Efeito antimieloma múltiplo (MM) direto sobre as células tumorais, incluindo parada do crescimento em G_1 e/ou apoptose, mesmo contra as células de MM resistentes à terapia convencional. Isso se deve à ruptura do efeito antiapoptótico de membros da família BCL-2, bloqueando a sinalização do NF-κB, e à inibição da produção da interleucina-6 (IL-6). (**B**) Inibição da adesão das células do MM às células do estroma da medula óssea, devido, em parte, à redução da liberação de IL-6. (**C**) Diminuição da angiogênese, devido à inibição da produção e da liberação de citocinas e fatores de crescimento. (**D**) Aumento da produção de citocinas pelas células T, como a IL-2 e o interferon γ (IFN-γ), que aumentam o número e a funcionalidade citotóxica das células destruidoras naturais (NK). VEGF, fator de crescimento vascular endotelial.

EFEITOS ADVERSOS DA TALIDOMIDA E DA LENALIDOMIDA

A talidomida é bem tolerada em doses < 200 mg/dia. Os efeitos adversos mais comuns consistem em sedação e constipação intestinal; o efeito adverso mais grave é a neuropatia sensorial periférica, que ocorre em 10-30% dos pacientes com MM ou outras neoplasias malignas, por meio de um processo que depende da dose e do tempo. A neuropatia relacionada com a talidomida consiste em parestesias periféricas dolorosas e assimétricas, com perda sensorial, que se manifesta comumente na forma de dormência nos dedos dos pés e nos pés, cãibras musculares, fraqueza, sinais de comprometimento do trato piramidal e síndrome do túnel do carpo. Embora ocorra melhora dos sintomas com a interrupção do fármaco, a perda sensorial de longa duração pode não desaparecer. É preciso ter muita cautela em pacientes com câncer portadores de neuropatia preexistente (p. ex., relacionada com o diabetes) ou com exposição anterior a fármacos passíveis de causar neuropatia periférica (p. ex., alcaloides da vinca, bortezomibe).

Os efeitos adversos da lenalidomida são menos graves, visto que o fármaco causa pouca sedação, constipação intestinal ou neuropatia. A lenalidomida causa depressão da função da medula óssea e está associada a leucopenia significativa (20% dos pacientes). A hepatotoxicidade e a disfunção renal são raras. Em alguns pacientes com LLC, a lenalidomida causa edema pronunciado dos linfonodos e lise tumoral (reação de exacerbação tumoral). Os pacientes com disfunção renal são sujeitos a essa reação; em consequência, os pacientes com LLC devem iniciar com doses mais baixas de 10 mg/dia, com escalonamento da dose, quando tolerado. Os pacientes portadores de LLC devem receber hidratação e alopurinol antes do tratamento para evitar as consequências do edema e da lise tumoral. Uma interação negativa com o rituximabe, um anticorpo anti-CD20, pode resultar da infrarregulação de CD20 pela lenalidomida, uma interação que possui implicações clínicas em virtude de seu uso combinado em neoplasias malignas linfoides.

Ocorrem eventos tromboembólicos com frequência aumentada em pacientes tratados com talidomida ou com lenalidomida, porém particularmente em associação com glicocorticoides e com antraciclinas. A anticoagulação reduz esse risco e parece estar indicada para pacientes que apresentam fatores de risco para a coagulação.

INIBIÇÃO DO PROTEASSOMA: BORTEZOMIBE

O bortezomibe, um inibidor da degradação proteica mediada pelo proteassoma, desempenha um papel central no tratamento do MM. O bortezomibe possui uma estrutura singular contendo boro:

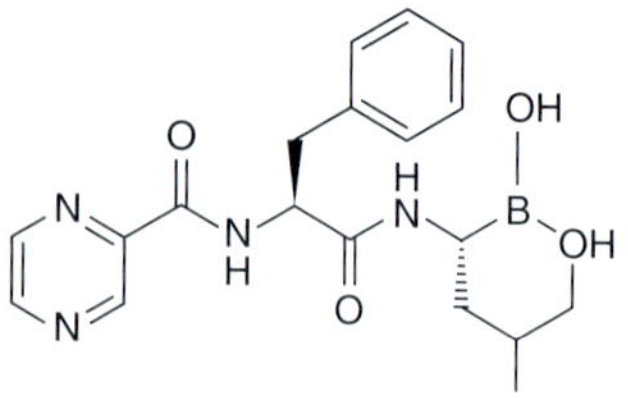

BORTEZOMIBE

Mecanismo de ação. O bortezomibe liga-se à subunidade β5 do núcleo 20S do proteassoma 26S e inibe reversivelmente a sua atividade semelhante à quimiotripsina. Esse evento interrompe múltiplas cascatas de sinalização intracelulares, levando à apoptose. Uma importante consequência da inibição do proteassoma consiste em seu efeito sobre o NF-κB, um fator de transcrição que promove a resposta à lesão celular e a sobrevida da célula. O NF-κB é encontrado, em sua maior parte, no citosol ligado ao IκB; nesta forma, o NF-κB é restrito ao citosol e não pode penetrar no núcleo para regular a transcrição. Em resposta a sinais de estresse em decorrência de hipoxia, quimioterapia e lesão do DNA, o IκB torna-se ubiquitinado e, em seguida, sofre degradação por meio do proteassoma. A sua degradação libera o NF-κB, que entra no núcleo, onde ativa, por transcrição, inúmeros genes envolvidos na sobrevida celular (p. ex., proteínas de adesão celular E-selectina, ICAM-1 e VCAM-1), bem na proliferação (p. ex., ciclina-D1) ou antiapoptose (p. ex., cIAP, BCL-2). O NF-κB é altamente expresso em muitos tumores humanos, incluindo o MM, e pode constituir um fator chave na sobrevida das células tumorais em um ambiente hipóxico e durante a quimioterapia. O bortezomibe bloqueia a degradação proteassomal do IκB, impedindo, assim, a atividade de transcrição do NF-κB e infrarregulando as respostas de sobrevida.

O bortezomibe também interrompe a degradação pela ubiquitina-proteassoma de p21, p27, p53 e de outros reguladores-chave do ciclo celular e iniciadores da apoptose. O bortezomibe ativa a "resposta à proteína não dobrada" ou UPR estereotípica da célula, em que a conformação anormal da proteína ativa vias de sinalização adaptativas na célula. O efeito combinado leva ao condicionamento irreversível das células do MM para a apoptose. O bortezomibe também sensibiliza as células tumorais aos agentes citotóxicos, incluindo agentes alquilantes e antraciclinas, e aos IMiD e inibidores da histona desacetilase.

ADME. A dose inicial recomendada de bortezomibe é de 1,3 mg/m^2 administrada em injeção intravenosa nos dias 1, 4, 8 e 11 de cada ciclo de 21 dias (com um período de repouso de 10 dias por ciclo). O intervalo entre as doses deve ser de pelo menos 72 h. A administração do fármaco deve ser suspensa até resolução de qualquer toxicidade não hematológica de grau 3 ou toxicidade hematológica de grau 4, e as doses subsequentes devem ser reduzidas em 25%. O bortezomibe exibe $t_{1/2}$ terminal no plasma de 5,5 h. A inibição máxima do proteassoma atinge 60% em 1 hora e, em seguida, declina, com $t_{1/2}$ de ~24 h. A depuração do bortezomibe resulta da desboronação do composto original (90%), seguida de hidroxilação do produto livre de boro pela CYP3A4 e CYP2D6. A administração desse fármaco com indutores ou inibidores potentes/substratos da CYP3A4 exige cautela. Não há necessidade de ajuste da dose em pacientes com disfunção renal.

Usos terapêuticos. O bortezomibe é usado como terapia inicial para o MM e como terapia para o MM após recidiva com outros fármacos. O bortezomibe também teve o seu uso aprovado para o linfoma de células do manto refratário ou que sofre recidiva. O fármaco mostra-se ativo no mieloma, incluindo a indução de respostas completas em até 30% dos pacientes, quando utilizado em combinação com outros fármacos (i.e., talidomida, lenalidomida, doxorrubicina lipossomal ou dexametasona).

Toxicidade. Os efeitos tóxicos do bortezomibe consistem em trombocitopenia (28%), fadiga (12%), neuropatia periférica (12%) e neutropenia, anemia, vômitos, diarreia, dor nos membros, desidratação, náuseas ou fraqueza. A neuropatia periférica, a mais crônica das toxicidades, desenvolve-se mais frequentemente em pacientes com história pregressa de neuropatia secundária a tratamento farmacológico prévio (p. ex., talidomida) ou diabetes, ou com uso prolongado. A redução da dose ou a interrupção do fármaco melhora os sintomas neuropáticos. A injeção de bortezomibe pode precipitar hipotensão, particularmente em pacientes com depleção de volume, naqueles com história de síncope ou em pacientes em uso de medicamentos anti-hipertensivos. A cardiotoxicidade é rara, porém foi relatada a ocorrência de insuficiência congestiva e prolongamento do intervalo QT.

INIBIDORES DO mTOR: ANÁLOGOS DA RAPAMICINA

A rapamicina (sirolimo) é um produto de fermentação de um fungo, que inibe a serina/treonina proteinocinase em células de mamíferos, designada pelo epônimo de *alvo da rapamicina dos mamíferos*, ou mTOR. A via PI3K/PKB (Akt)/mTOR responde a uma variedade de sinais transmitidos por fatores de crescimento. A ativação da via PI3K é anulada pela atividade de fosfatase do supressor tumoral, PTEN. Com frequência, ocorrem mutações ativadoras e amplificação de genes na via do receptor-PI3K e perda de alterações de função no PTEN em células cancerosas. Em consequência, a sinalização da PI3K é exagerada e as células exibem um aumento da sobrevida.

A rapamicina e seus congêneres, o tensirolimo e o everolimo, são fármacos de primeira linha na imunossupressão pós-transplante (Figura 35-1). Os inibidores do mTOR têm aplicações importantes em oncologia para o tratamento do câncer renal e hepatocelular e linfomas de células do manto. O everolimo foi recentemente aprovado pelo FDA para o tratamento de tumores neuroendócrinos avançados do pâncreas.

Mecanismos de ação e resistência. As rapamicinas inibem um complexo enzimático, mTORC1, que ocupa uma posição distal na via da PI3 cinase (Figura 62-3). O mTOR forma o complexo mTORC1 com um membro da família da proteína de ligação de FK-506, a FKBP12. Entre outras ações, o complexo mTORC1 fosforila a S6 cinase e também retira o efeito inibitório da 4EBP sobre o fator de iniciação eif-4E, promovendo, assim, a síntese de proteína e o metabolismo. As ações antitumorais das rapamicinas resultam de sua ligação à FKBP12 e inibição do mTORC1. A rapamicina e seus congêneres exercem efeitos imunossupressores, inibem a progressão do ciclo celular e a angiogênese e promovem a apoptose. A resistência aos inibidores do mTOR não está totalmente elucidada, mas pode surgir por meio da ação de um segundo complexo do mTOR, o mTORC2, que não é afetado pelas rapamicinas e que regula a Akt.

ADME. Para o câncer de células renais, o tensirolimo é administrado por via intravenosa, em doses semanais de 25 mg, e o everolimo é administrado por via oral, em doses de 10 mg/dia. Ambos os fármacos devem ser administrados em jejum, pelo menos 1 hora antes de uma refeição. Ambas as moléculas originais são metabolizadas pela CYP3A4. O tensirolimo possui uma $t_{1/2}$ plasmática de 30 h; o seu principal metabólito, o sirolimo, apresenta uma $t_{1/2}$ mais longa de 53 h. Como o sirolimo possui atividade equivalente como inibidor do mTORC1 e exibe uma ASC maior, ele provavelmente constitui o agente contribuinte mais importante para a ação antitumoral. O everolimo

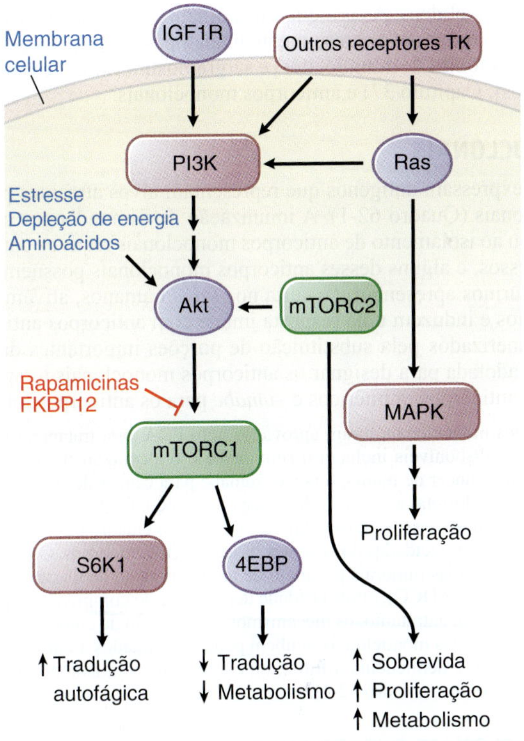

Figura 62-3 *Efeito da rapamicina sobre a sinalização do fator de crescimento.* Uma via chave é regulada pela fosfatidilinositol-3-cinase (PI3K) e seu par distal, o alvo da rapamicina de mamíferos (mTOR). As rapamicinas formam um complexo com FKBPP12 para inibir o complexo mTORC1. O mTORC2 não é afetado e responde pela suprarregulação de Akt, estimulando sinais por meio do mTORC1 inibido. A figura mostra as várias saídas distais dos dois complexos. A fosforilação da 4EBP pelo mTOR inibe a capacidade da 4EBP de inibir eif-4E e retarda o metabolismo. 4EBP, proteína de ligação do fator de iniciação eucariótico 4e (eif-4E); FKBP12, o alvo de imunofilina (proteína de ligação) para o tacrolimo (FK506); IGF1R, receptor do fator de crescimento semelhante à insulina 1; S6K1, S6 cinase 1.

apresenta uma $t_{1/2}$ plasmática de 30 h e, em um esquema semanal com doses de 20 mg, ele mantém a inibição do mTORC1 durante 7 dias nos leucócitos. Ambos os fármacos são suscetíveis a interações com outros agentes que afetam a atividade da CYP3A4. A dose de tensirolimo deve ser duplicada na presença de indutores e reduzida à metade na presença de cetoconazol. Para o everolimo, a dose deve ser reduzida para 5 mg/dia em pacientes com comprometimento hepático moderado (classe B de Child-Pugh), porém as diretrizes para a redução da dose de tensirolimo nesses pacientes ainda não foram estabelecidas. A farmacocinética de ambos os fármacos não depende da função renal, e a hemodiálise não acelera a depuração do tensirolimo.

Usos terapêuticos. O tensirolimo e o everolimo foram aprovados para o tratamento do câncer renal. O tensirolimo prolonga a sobrevida e retarda a progressão da doença em pacientes com câncer renal avançado e de risco baixo ou intermediário, em comparação com o tratamento-padrão com interferon α. O everolimo, em comparação com o placebo, prolonga a sobrevida em pacientes que não responderam ao tratamento inicial com agentes antiangiogênicos. Os inibidores do mTOR também possuem atividade antitumoral contra linfomas de células do manto.

Toxicidade. Os análogos da rapamicina apresentam padrões de toxicidade muito semelhantes. Os efeitos colaterais, como exantema maculopapular discreto, mucosite, anemia e fadiga, ocorrem em 30-50% dos pacientes. Em alguns pacientes, verifica-se o desenvolvimento de leucopenia ou de trombocitopenia, porém esses efeitos são revertidos com a interrupção da terapia. Os efeitos colaterais menos comuns consistem em hiperglicemia, hipertrigliceridemia e, raramente, infiltrados pulmonares e doença pulmonar intersticial. Surgem infiltrados pulmonares em 8% dos pacientes tratados com everolimo e em uma menor porcentagem daqueles tratados com tensirolimo. Quando surgem sintomas como tosse ou dispneia, ou as alterações radiológicas progridem, é necessário interromper o fármaco. A prednisona pode acelerar a resolução das alterações radiológicas e dos sintomas.

MODIFICADORES DA RESPOSTA BIOLÓGICA

Os modificadores da resposta biológica incluem citocinas ou anticorpos monoclonais que afetam de modo benéfico a resposta biológica do paciente a determinada neoplasia. Esses agentes podem atuar indiretamente para mediar seus efeitos antitumorais (p. ex., intensificando a resposta imunológica às células neoplásicas) ou diretamente, por meio de sua ligação a receptores nas células tumorais, liberando toxinas ou radionuclídeos. As proteínas que atualmente estão em uso clínico incluem os interferons, as interleucinas, os fatores de crescimento hematopoiéticos (p. ex., eritropoietina, filgrastim [fator de estimulação de colônias de granulócitos] e sargramostim [fator de estimulação de colônias de granulócitos-macrófagos]; Capítulo 37) e anticorpos monoclonais.

ANTICORPOS MONOCLONAIS

As células cancerosas expressam antígenos que representam alvos atraentes para a terapia com base em anticorpos monoclonais (Quadro 62-1). A imunização de camundongos com extratos de células tumorais humanas levou ao isolamento de anticorpos monoclonais reativos contra antígenos alvo únicos ou altamente expressos, e alguns desses anticorpos monoclonais possuem atividade antitumoral. Como os anticorpos murinos apresentam $t_{1/2}$ curta nos seres humanos, ativam pouco os mecanismos efetores imunes humanos e induzem uma resposta imune com anticorpos antimurinos humanos, eles são habitualmente quimerizados pela substituição de porções importantes da molécula de IgG humana. A nomenclatura adotada para designar os anticorpos monoclonais terapêuticos utiliza a terminação *–ximabe* para os anticorpos quiméricos e *–umabe* para os anticorpos totalmente humanizados.

Na atualidade, os anticorpos monoclonais foram aprovados pelo FDA para tratamento de neoplasias linfoides e tumores sólidos. Os agentes disponíveis incluem o rituximabe e o alentuzumabe para neoplasias malignas linfoides, o trastuzumabe para o câncer de mama, o bevacizumabe para câncer de colo e de pulmão e cetuximabe e panitumumabe para o câncer colorretal e o câncer de cabeça e pescoço. O Quadro 62-1 apresenta um resumo dos anticorpos monoclonais disponíveis e seus alvos celulares tumorais; o Quadro 62-2 fornece um resumo dos mecanismos, esquemas posológicos e toxicidades dos agentes baseados em anticorpos. Os anticorpos monoclonais não modificados podem matar as células tumorais por meio de uma variedade de mecanismos (p. ex., citotoxicidade celular dependente de anticorpos [ADCC], citotoxicidade dependente do complemento [CDC] e indução direta da apoptose por ligação ao antígeno); entretanto, os mecanismos de importância clínica para a maioria dos anticorpos permanecem incertos. Os anticorpos monoclonais também podem ser ligados a uma toxina (imunotoxinas), como o gentuzumabe ozogamicina ou a denileucina diftitox, ou conjugados com isótopo radioativo, como no caso do *ítrio^{90} (Y^{90})-ibritumomabe tiuxetana* (Quadro 62-1).

ANTICORPOS MONOCLONAIS DESARMADOS

RITUXIMABE. O rituximabe é um anticorpo monoclonal quimérico cujo alvo é o antígeno CD20 das células B (Quadros 62-1 e 62-2).

O antígeno CD20 é encontrado em células desde o estágio de célula pré-B até a sua diferenciação final em plasmócitos, sendo expresso em 90% das neoplasias de células B. A ligação do anticorpo monoclonal ao CD20 gera sinais transmembrana, que produzem autofosforilação e ativação de serina/tirosina proteinocinases, bem como indução da

Quadro 62-1

Anticorpos monoclonais aprovados para tumores hematopoiéticos e sólidos

ANTÍGENOS E CÉLULAS TUMORAIS COMO ALVOS	FUNÇÃO DO ANTÍGENO	ANTICORPOS DESARMADOS	ANTICORPOS COM BASE EM RADIOISÓTOPOS	ANTICORPOS COM BASE EM TOXINA
CD20 linfoma de células B, LLC	Proliferação/ diferenciação	Rituximabe (quimérico)	I^{131}-tositumomabe; Y^{90}-ibritumomabe tiuxetana	Nenhum
CD52 LLC de células B, linfoma de células T	Desconhecida	Alentuzumabe (humanizado)	Nenhum	Nenhum
CD33 leucemia mielocítica aguda	Desconhecida	Gentuzumabe (humanizado)	Nenhum	Gentuzumabe ozogamicina
HER2/neu (ErbB2) câncer de mama	Tirosinocinase	Trastuzumabe (humanizado)	Nenhum	Nenhum
EGFR (ErbB1) colorretal, CPCNP, pancreático, de mama	Tirosinocinase	Cetuximabe (quimérico)	Nenhum	Nenhum
VEGF câncer colorretal	Angiogênese	Bevacizumabe (humanizado)	Nenhum	Nenhum

LLC, leucemia linfocítica crônica; EGFR, receptor do fator de crescimento da epiderme; CPCNP, câncer de pulmão de células não pequenas; VEGF, fator de crescimento vascular endotelial.

excreção do oncogene *c-myc* e expressão de moléculas do complexo principal de histocompatibilidade da classe II. O antígeno CD20 também pode regular a condutância transmembrana do Ca^{2+} por meio de sua função como canal de Ca^{2+}. Não se sabe ao certo qual dessas ações está relacionada com os efeitos farmacológicos do rituximabe.

ADME. O rituximabe apresenta uma meia-vida de ~ 22 dias. O fármaco é administrado por infusão intravenosa, como monoterapia ou em combinação com quimioterapia, em uma dose de 375 mg/m^2. Como monoterapia, o rituximabe é administrado semanalmente, durante 4 semanas, com dose de manutenção a cada 3-6 meses. Nos esquemas de combinação, o fármaco pode ser administrado a cada 3-4 semanas com quimioterapia, em um total de até oito doses. Como terapia de manutenção, depois de 6-8 ciclos de quimioterapia de combinação, o rituximabe pode ser administrado uma vez por semana para quatro doses, a intervalos de 6 meses, até um total de 16 doses. A velocidade de infusão deve ser aumentada lentamente para evitar reações de hipersensibilidade graves. A infusão deve ser iniciada em 50 mg/h, e, na ausência de reações à infusão, a taxa pode ser aumentada em incrementos de 50 mg/h, a cada 30 min, até uma taxa máxima de 400 mg/h. O pré-tratamento com anti-histamínicos, paracetamol e glicocorticoides diminui o risco de reações de hipersensibilidade. Os pacientes com grandes números de células tumorais circulantes (como na LLC) correm risco aumentado de síndrome de lise tumoral. Nesses pacientes, a dose inicial não deve ultrapassar 50 mg/m^2 no dia 1 do tratamento, e os pacientes devem receber profilaxia-padrão contra a lise tumoral. O restante da dose pode ser então administrado no dia 3.

Usos terapêuticos. O rituximabe foi aprovado como monoterapia para a recidiva de linfomas indolentes e aumenta significativamente a resposta e a sobrevida quando usado em combinação com quimioterapia para o tratamento inicial do linfoma difuso de grandes células B. O rituximabe melhora as taxas de resposta quando acrescentado à quimioterapia de combinação para outros linfomas não Hodgkin (LNH) de células B indolentes, incluindo LLC, linfoma de células do manto, macroglobulinemia de Waldenström e linfomas de zona marginal. A manutenção da remissão com rituximabe retarda a progressão e melhora a taxa de sobrevida global no LNH indolente. O rituximabe está sendo cada vez mais utilizado para o tratamento de doenças autoimunes, como doença reumatológica, púrpura trombocitopênica trombótica, anemias hemolíticas autoimunes, doença renal induzida por crioglobulinas e esclerose múltipla.

Resistência e toxicidade. Pode ocorrer resistência ao rituximabe por meio de infrarregulação do CD20, comprometimento da citotoxicidade celular dependente de anticorpos, diminuição da ativação do complemento, efeitos limitados sobre a sinalização e a indução da apoptose e níveis sanguíneos inadequados. Os polimorfismos em dois dos receptores da região Fc do anticorpo responsáveis pela ativação do complemento podem prever a resposta clínica à monoterapia com rituximabe em pacientes portadores de linfoma folicular, mas não de LLC.

Quadro 62-2

Mecanismo, esquema posológico e toxicidade dos fármacos com base em anticorpos monoclonais

FÁRMACO	MECANISMO	DOSE E ESQUEMA	PRINCIPAL TOXICIDADE
Rituximabe	ADCC; CDC; apoptose	Infusão IV de 375 mg/m² por semana durante 4 semanas	Toxicidade relacionada com a infusão, febre, exantema e dispneia; depleção das células B; neutropenia de início tardio
Alentuzumabe	ADCC; CDC; apoptose	Escalonamento das doses de 3, 10, 30 mg/m² IV 3 vezes/semana, seguidas de 30 mg/m² 3 vezes/semana durante 4-12 semanas	Toxicidade relacionada com a infusão, depleção das células T com aumento da incidência de infecção; supressão hematopoiética; pancitopenia
Trastuzumabe	ADCC; apoptose; inibição da sinalização do HER2 com parada em G_1	Dose de ataque de 4 mg/kg em infusão, seguida de 2 mg/kg por semana	Miocardiopatia, toxicidade relacionada com a infusão
Cetuximabe	Inibição da sinalização do EGFR; apoptose; ADCC	Dose de ataque de 400 mg/kg em infusão, seguida de 250 mg/kg por semana	Toxicidade relacionada com a infusão; exantema em 75%
Bevacizumabe	Inibição da angiogênese/neovascularização	5 mg/kg IV a cada 14 dias, até haver progressão da doença	Hipertensão; hemorragia pulmonar, perfuração GI; proteinúria; insuficiência cardíaca congestiva
Denileucina diftitox	Alvo de toxina diftérica com inibição da síntese de proteína	9-18 µg/kg/dia IV durante os primeiros 5 dias, a cada 3 semanas	Febre; artralgia; astenia; hipotensão
Gentuzumabe ozogamicina	Quebras do DNA de filamento duplo e apoptose	Duas doses de 9 mg/m² IV a intervalo de 14 dias	Toxicidade relacionada com a infusão; supressão hematopoiética; hepática mucosa (DVO); toxicidade cutânea
Y^{90}-ibritumomabe tiuxetana	Radioterapia com alvo	0,4 mCi/kg IV	Toxicidade hematológica; mielodisplasia
I^{131}-tositumomabe	Radioterapia com alvo	Dosimetria específica para cada paciente	Toxicidade hematológica; mielodisplasia

ADCC, citotoxicidade celular dependente de anticorpos; CDC, citotoxicidade dependente do complemento; EGFR, receptor do fator de crescimento da epiderme; IV, intravenosa; DVO, doença venoclusiva.

As reações à infusão de rituximabe podem ser potencialmente fatais; todavia, com pré-tratamento, são habitualmente discretas e limitam-se à ocorrência de febre, calafrios, prurido da faringe, urticária e hipotensão leve. Todas respondem a uma diminuição da velocidade de infusão e administração de anti-histamínicos. Raramente, os pacientes podem desenvolver reações mucocutâneas graves, incluindo síndrome de Stevens-Johnson. O rituximabe pode causar reativação do vírus da hepatite B ou, raramente, do vírus JC (com leucoencefalopatia multifocal progressiva). Pode-se verificar o desenvolvimento de hipogamaglobulinemia e síndromes autoimunes (púrpura trombocitopênica idiopática), púrpura trombocitopênica trombótica, anemia hemolítica autoimune, aplasia eritroide pura e neutropenia tardia) em 1-5 meses após a administração (Quadro 62-2).

OFATUMUMABE

O ofatumumabe é um segundo anticorpo monoclonal, que se liga ao antígeno CD20 em sítios nas alças extracelulares maior e menor do CD20, distintos do sítio alvo do rituximabe. A ligação do fármaco resulta em lise das células B (tanto por CDC quanto por ADCC). O ofatumumabe foi aprovado para o tratamento de pacientes portadores de LLC após ausência de resposta à fludarabina e alentuzumabe. Utiliza-se um complexo esquema posológico, que inicia com pequenas doses (300 mg) no dia 1, seguidas de doses mais altas (até 2 g/semana) durante 7 semanas, seguidas de doses de 2 g, a cada 4 semanas, para quatro doses adicionais. Os principais efeitos tóxicos do ofatumumabe consistem em imunossupressão e infecções oportunistas, reações de hipersensibilidade durante a infusão do anticorpo e mielossupressão. As contagens hematológicas devem ser monitoradas durante o tratamento. Raramente, os pacientes podem desenvolver reativação de infecções virais. O fármaco não deve ser administrado a pacientes com hepatite B ativa; a função hepática precisa ser monitorada nos portadores do vírus da hepatite B.

ALENTUZUMABE

O alentuzumabe é um anticorpo monoclonal humanizado IgG-κ. O fármaco liga-se ao antígeno CD52 presente na superfície de um subgrupo de neutrófilos normais e em todos os linfócitos B e T, em elementos testiculares e nos espermatozoides e na maioria dos linfomas de células B e de células T. Os níveis consistentemente elevados de expressão do CD52 em células de tumores linfoides e a ausência de modulação do CD52 com ligação de anticorpos fazem com que este antígeno seja um alvo favorável para anticorpos monoclonais não conjugados. O alentuzumabe pode induzir a morte das células tumorais por meio de ADCC e CDC.

ADME; Usos terapêuticos. O alentuzumabe é administrado por via intravenosa em doses de 30 mg/dia, 3 vezes por semana. A infusão do fármaco deve ser precedida de pré-medicação com difenidramina (50 mg) e paracetamol (650 mg). A administração do fármaco deve começar com uma infusão de 3 mg, seguida de uma dose de 10 mg dentro de 2 dias e, quando bem tolerada, uma dose de 30 mg 2 dias mais tarde. O alentuzumabe apresenta uma $t_{1/2}$ média inicial de 1 hora; entretanto, depois de múltiplas doses, a $t_{1/2}$ estende-se para 12 dias, e os níveis plasmáticos no estado de equilíbrio dinâmico são alcançados, aproximadamente, na sexta semana de tratamento, presumivelmente em consequência da saturação dos sítios de ligação do CD52. Foi demonstrada a atividade clínica do fármaco em linfomas de baixo grau de células B e de células T e na LLC, incluindo pacientes com doença refratária a análogos das purinas. Na LLC refratária à quimioterapia, as taxas de resposta globais são de ~4%, com respostas completas de 6% em múltiplas séries. As taxas de resposta em pacientes com LLC não tratada são maiores (taxa de resposta global de 83%, e respostas completas, de 24%).

Toxicidade. Os efeitos tóxicos incluem reações agudas à infusão e depleção dos neutrófilos normais e das células T (Quadro 62-2). Ocorre mielossupressão, com depleção de todas as linhagens celulares do sangue, na maioria dos pacientes, podendo representar uma mielotoxicidade direta ou uma resposta autoimune. A imunossupressão leva a um risco significativo de infecções fúngicas, virais e outras infecções oportunistas, particularmente em pacientes que já foram tratados com análogos das purinas. Os pacientes devem receber profilaxia antibiótica contra o *Pneumocystis carinii* e o herpesvírus durante o tratamento e pelo menos 2 meses após a terapia com alentuzumabe. Como o uso do anticorpo pode ser seguido de reativação da infecção pelo citomegalovírus (CMV), é preciso proceder a uma monitoração dos pacientes à procura de sinais e sintomas de viremia, hepatite e pneumonia. As contagens de células T $CD4^+$ podem apresentar depleção profunda (< 200 células/μL) durante 1 ano. O alentuzumabe não se combina bem com a quimioterapia em esquemas padrões, devido a complicações infecciosas significativas.

IPILIMUMABE

O ipilimumabe é um anticorpo monoclonal humano dirigido contra CTLA-4, aprovado para o tratamento do estágio avançado do mieloma inoperável. O agente potencializa a proliferação de células T ao remover a inibição pelo antígeno linfocítico T citotóxico-4 (CTLA-4). O tratamento com ipilimumabe está associado a efeitos adversos imunológicos graves e fatais.

CONJUGADOS DE ANTICORPO MONOCLONAL-CITOTOXINA

GENTUZUMABE OZOGAMICINA

O gentuzumabe ozogamicina consiste em um anticorpo monoclonal humanizado dirigido contra o CD33, ligado de forma covalente a um derivado semissintético da caliqueamicina, um potente antibiótico antitumoral. O antígeno CD33 é encontrado na maioria das células hematopoiéticas, em > 80% dos casos de LMA e na maioria das células mieloides em pacientes com mielodisplasias. Todavia, outros tipos celulares normais carecem da expressão do CD33, tornando este antígeno atraente para a terapia dirigida contra alvos. O CD33 não tem nenhuma função biológica conhecida; no entanto, a ligação cruzada do anticorpo monoclonal inibe a proliferação de células normais e das células da leucemia mieloide. Após a sua ligação ao CD33, o gentuzumabe ozogamicina sofre endocitose, e a clivagem da caliqueamicina do anticorpo ocorre dentro do lisossomo. Em seguida, a toxina potente penetra no núcleo, liga-se ao sulco menor do DNA e provoca quebras do DNA de filamento duplo e morte celular.

Farmacologia clínica. O conjugado de anticorpo produz uma taxa de resposta completa de 30% na recidiva da LMA, quando administrado em uma dose de 9 mg/m², por até 3 doses, a intervalos de 2 semanas. As $t_{1/2}$ do composto total e da caliqueamicina não conjugada são de 41 e 143 h, respectivamente. Após uma segunda dose, a $t_{1/2}$ do conjugado de anticorpo-fármaco aumenta para 64 h. A maioria dos pacientes necessita de duas a três doses para obter uma remissão. O fármaco está aprovado para pacientes com > 60 anos de idade portadores de LMA em sua primeira recidiva. Os principais efeitos tóxicos do gentuzumabe ozogamicina consistem em mielossupressão de todos os pacientes tratados e em lesão hepatocelular em 30-40% dos pacientes, que se manifesta por hiperbilirrubinemia e elevações das enzimas. Além disso, provoca uma síndrome que se assemelha à doença venoclusiva hepática quando os pacientes subsequentemente são submetidos à terapia mieloablativa, ou quando o gentuzumabe ozogamicina é administrado após quimioterapia em altas doses. A defibrotida, um fármaco órfão, pode impedir a ocorrência de lesão hepática grave ou fatal em pacientes que desenvolvem sinais de insuficiência hepática enquanto estão sendo submetidos a transplante de células-tronco após a administração de gentuzumabe ozogamicina. A mielossupressão prolongada pode complicar a evolução do paciente após a indução de remissão com gentuzumabe ozogamicina.

RADIOIMUNOCONJUGADOS

Os radioimunoconjugados propiciam a liberação direcionada para alvos de radionuclídeos para as células tumorais (Quadros 62-1 e 62-2). O iodo 131 (I^{131}) é o radioisótopo preferido, devido a sua fácil disponibilidade, custo relativamente baixo e conjugação fácil com um anticorpo monoclonal. As partículas γ emitidas pelo I^{131} podem ser utilizadas, tanto para exame de imagem quanto para terapia; entretanto, os conjugados de proteína-iodo têm a desvantagem de liberar I^{131} livre e I^{131}-tirosina no sangue, representando, assim, um risco para a saúde das pessoas que têm contato com o paciente. O emissor β, o Y^{90}, surgiu como alternativa interessante ao I^{131}, com base em sua maior energia e maior comprimento de trajeto. Essas características sugerem que ele pode ser mais efetivo em tumores com diâmetros maiores. Além disso, apresenta $t_{1/2}$ curta e permanece conjugado, mesmo após endocitose, proporcionando um perfil de maior segurança para uso ambulatorial.

Os radioimunoconjugados atualmente disponíveis consistem em anticorpos monoclonais murinos contra o CD20, conjugados com I^{131}(tositumomabe) ou Y^{90} (ibritumomabe tiuxetana). Ambos os fármacos apresentaram taxas de resposta de 65-80% na recidiva de linfoma. Quando se utiliza o ibritumomabe tiuxetana, administra-se uma dose inicial de rituximabe não marcado, seguida de dose para imagem de ibritumomabe tiuxetana marcado com índio 111. A biodistribuição é determinada, o que permite o cálculo de uma dose terapêutica de Y^{90} ibritumomabe tiuxetana. Em seguida, administra-se uma dose de pré-tratamento de rituximabe para saturar os sítios de ligação inespecíficos, seguida da dose terapêutica de Y^{90} ibritumomabe tiuxetana. As etapas na administração do tositumomabe seguem rigorosamente àquelas do ibritumomabe tiuxetana. Uma dose para obtenção de imagem precede a dose terapêutica administrada em 1 semana. Esses agentes causam hipersensibilidade relacionada ao anticorpo, supressão da medula óssea e leucemias secundárias.

INTERLEUCINA-2

A IL-2 é uma glicoproteína de 133 aminoácidos (PM ~ 15 kDa, produzida pelas células T e células NK ativadas; promove a proliferação das células T ativadas e aumenta a destruição pelas células NK. A responsividade depende da expressão do receptor de IL-2. As células T em repouso e quase todos os tipos de células tumorais carecem da expressão do receptor e não são responsivos à IL-2.

O receptor de IL-2 possui três componentes: (1) uma cadeia α, uma proteína de 55-kDa (CD25) envolvida principalmente na ligação da IL-2; (2) uma cadeia β, uma proteína de 75 kDa envolvida na sinalização intracelular; e (3) uma cadeia γ, uma proteína de 64 kDa, que é um componente de muitos receptores de citocinas (IL-2, IL-4, IL-7, IL-9, IL-15 e IL-21) e que também está envolvida na sinalização. Na ausência da cadeia α, a afinidade de ligação da IL-2 é reduzida por um fator de 100.

Mecanismo de ação. A IL-2 estimula a proliferação das células T ativadas e a secreção de citocinas pelas células NK e pelos monócitos. A estimulação da IL-2 aumenta a destruição citotóxica pelas células T e células NK. O mecanismo de morte das células tumorais ainda não está precisamente definido.

Farmacocinética. A $t_{1/2}$ sérica da IL-2, após a sua administração intravenosa, apresenta uma fase α de cerca de 13 min e uma fase β de cerca de 90 min. A IL-2 é excretada como metabólito inativo na urina.

Uso terapêutico. A aldesleucina possui as atividades biológicas da IL-2 nativa humana. O fármaco foi aprovado para uso no câncer de células renais metastático e no melanoma metastático. A IL-2 em altas doses produz uma taxa de resposta global de ~ 19% em pacientes com câncer de células renais, e 8% obtêm uma resposta completa. A resposta tem uma duração mediana de 8-9 anos. A IL-2 em altas doses induz uma taxa de resposta global de ~ 16% em pacientes com melanoma metastático, e 6% obtêm uma resposta completa. As respostas têm uma duração mediana de ~ 5 anos. A IL-2 em doses baixas também produz respostas, porém a sua duração é menor que aquela obtida com altas doses de IL-2. A aldesleucina pode ser administrada de diversas maneiras. Administra-se IL-2 em altas doses, de 600.000-720.000 UI/kg, por injeção intravenosa, a cada 8 h, até o aparecimento de toxicidade que limita a dose, ou após a administração de um total de 14 doses. O esquema pode ser repetido depois de 9 dias de repouso, até 28 doses, no máximo. A IL-2 em dose baixa, de 60.000 ou 72.000 UI/kg, é administrada por injeção intravenosa, a cada 8 h, para 15 doses. Um terceiro esquema consiste na administração de 18 milhões de unidades/m^2 ao dia por infusão intravenosa contínua durante 5 dias. As doses para administração crônica são de 250.000 UI/kg por via subcutânea, diariamente, durante 5 dias, seguidas de 125.000 UI/kg ao dia durante 6 semanas.

Toxicidade. Os efeitos tóxicos da IL-2 são dominados pela síndrome de extravasamento capilar, em que o líquido intravascular extravasa no espaço extravascular, produzindo hipotensão, edema, dificuldades respiratórias, confusão, taquicardia, insuficiência renal oligúrica e problemas eletrolíticos. Os sintomas consistem em febre, calafrios, mal-estar, náuseas, vômitos e diarreia. As anormalidades laboratoriais incluem trombocitopenia, anormalidades das provas de função hepática e neutropenia. Na maioria dos pacientes, ocorre desenvolvimento de exantema pruriginoso. Pode ocorrer hipotireoidismo. As arritmias constituem uma complicação rara. Esses efeitos tóxicos podem comportar risco de vida para o paciente; todavia, quase todos são reversíveis em 24-48 h após a interrupção da terapia. Os pacientes devem ter funções renal e hepática normais antes de iniciar o tratamento; além disso, é preciso efetuar uma rigorosa supervisão durante a administração do fármaco.

DENILEUCINA DIFTITOX

A denileucina diftitox é uma imunotoxina obtida a partir da recombinação genética da IL-2 e do fragmento cataliticamente ativo da toxina diftérica. O IL-2R de alta afinidade tem expressão tecidual limitada e constitui um alvo atraente para uma imunotoxina. A introdução do fragmento de toxina diftérica nas células leva à ribosilação do ADP e inativação do fator de alongamento eucariótico EF-2, inibição da síntese de proteínas e, consequentemente, morte celular.

Farmacologia clínica. A denileucina diftitox foi aprovada para o tratamento de linfomas de células T cutâneos recorrentes/refratários. Deve ser administrada em uma dose de 9 ou 18 μg/kg/dia por infusão intravenosa durante 30-60 min, por 5 dias consecutivos, a cada 21 dias para oito ciclos. Nesses pacientes, foram obtidas taxas de resposta de 30-37%, com duração mediana da resposta de 6,9 meses. O fármaco distribui-se rapidamente e apresenta uma $t_{1/2}$ terminal de ~ 70 min. A depuração da denileucina diftitox em ciclos subsequentes de tratamento é acelerada em 2-3 vezes, em consequência do desenvolvimento de anticorpos, mas os níveis séricos ultrapassam aqueles necessários para produzir morte celular nas linhagens de células que expressam o IL-2R (1-10 ng/mL durante > 90 min). Os pacientes com história de reações de hipersensibilidade à toxina diftérica ou à IL-2 não devem ser tratados. As toxidades significativas consistem em reações de hipersensibilidade aguda, síndrome de extravasamento vascular e toxicidades constitucionais; a pré-medicação com glicocorticoides diminui significativamente a toxicidade.

FATORES DE ESTIMULAÇÃO DE COLÔNIAS

Muitos agentes empregados na quimioterapia do câncer suprimem a produção de diversos tipos de células hematopoiéticas, e a supressão da medula óssea pode limitar o uso da quimioterapia em esquemas e nas doses prescritas. A disponibilidade de fatores de crescimento recombinantes para os eritrócitos (isto é, eritropoietina), os granulócitos (isto é, G-CSF) e os granulócitos e macrófagos (i.e., GM-CSF) ampliou a capacidade de utilizar a terapia de combinação ou a terapia em altas doses com redução das complicações, como a neutropenia febril (Capítulo 37).

FÁRMACOS RECÉM-APROVADOS COMO PRIMEIROS DE NOVA CLASSE

O **vemurafenibe** é um inibidor seletivo da BRAF serina-treonina cinase administrado por via oral, que foi aprovado pelo FDA para o tratamentodo melanoma metastático que apresenta mutações ativadoras do BRAF (V600E).

O **crizotinibe** é uma pequena molécula oral competitiva com ATP, que atua como inibidor da cinase do linfoma anaplásico (ALK) e da tirosinocinase do fator de transição mesenquimatoso-epitelial (c-MET). O FDA acelerou a aprovação do crizotinibe para o tratamento de pacientes com câncer de pulmão não de células pequenas localmente avançado ou metastático que apresenta rearranjos do gene ALK.

O **mepessuccinato de omacetaxina** administrado em injeção é um alcalóide que inibe a tradução de proteínas ao impedir o alongamento inicial na síntese de proteínas. Foi aprovado para o tratamento de adultos com leucemia mieloide crônica (LMC) e com resistência a dois ou mais inibidores da tirosinocinase.

O **vismodegibe** é o primeiro de uma classe de fármacos, que atua como inibidor da via de sinalização *hedgehog*, que foi aprovado para o tratamento de pacientes adultos com carcinoma basocelular. Atua como antagonista competitivo do receptor SMO, impedindo a ativação dos fatores de transcrição da família GLI.

Para uma listagem bibliográfica completa, consulte ***As Bases Farmacológicas da Terapêutica de Goodman e Gilman***, 12ª edição.

Capítulo 63 Produtos naturais na quimioterapia do câncer: hormônios e agentes relacionados

O crescimento de vários tipos de câncer depende da presença de hormônio ou é regulado por hormônios. Os glicocorticoides são usados pelas suas propriedades antiproliferativas e linfolíticas, bem como para melhorar as respostas indesejáveis a outros tratamentos. Os análogos e antagonistas dos estrogênios, androgênios e do GnRH mostram-se efetivos para aumentar a sobrevida e retardar ou prevenir a recidiva do tumor tanto no câncer de mama quanto no câncer de próstata. Essas moléculas interrompem o eixo estimulador criado por reservatórios sistêmicos de androgênios e estrogênios, inibem a produção de hormônios ou a ligação a seus receptores e, por fim, bloqueiam a expressão de genes que promovem o crescimento e a sobrevida de tumores.

GLICOCORTICOIDES

A farmacologia, os principais usos terapêuticos e os efeitos tóxicos dos glicocorticoides são discutidos no Capítulo 42. Neste capítulo, são consideradas apenas as aplicações desses fármacos no tratamento da doença neoplásica.

Os glicocorticoides atuam por meio de sua ligação a um receptor fisiológico específico, que é translocado para o núcleo e que induz respostas antiproliferativas e apoptóticas nas células sensíveis. Em virtude de seus efeitos linfolíticos e de sua capacidade de suprimir a mitose nos linfócitos, os glicocorticoides são utilizados como agentes citotóxicos no tratamento da leucemia aguda em crianças e do linfoma maligno em crianças e adultos. Na leucemia linfoblástica aguda ou indiferenciada da infância, os glicocorticoides podem produzir melhora clínica imediata e remissões hematológicas objetivas em ≤30% das crianças. Entretanto, a duração da remissão é breve. As remissões ocorrem mais rapidamente com os glicocorticoides do que com os antimetabólitos, e não há evidência de resistência cruzada a agentes não relacionados. Por esses motivos, a terapia é iniciada com *prednisona* e *vincristina*, frequentemente seguidas de uma antraciclina ou *metotrexato* e *L-asparaginase*. Os glicocorticoides constituem um valioso componente de esquemas curativos para outras neoplasias malignas linfoides, incluindo a doença de Hodgkin, o linfoma não Hodgkin, o mieloma múltiplo e a leucemia linfocítica crônica (LLC). Os glicocorticoides são extremamente úteis no controle da anemia hemolítica autoimune e da trombocitopenia associada à LLC.

Dispõe-se de vários glicocorticoides que exercem efeitos semelhantes em doses equivalentes (Capítulo 42). Por exemplo, a prednisona é habitualmente administrada por via oral, em doses altas de até 60-100 mg, durante os primeiros dias, sendo então reduzida de modo gradual para níveis de 20-40 mg/dia, utilizando a menor dose efetiva possível. Os efeitos colaterais desses agentes incluem intolerância à glicose, imunossupressão, osteoporose e psicose (Capítulo 42). A dexametasona constitui o agente preferido para a indução de remissão no mieloma múltiplo, habitualmente em associação com melfalano, antraciclina, vincristina, bortezomibe ou talidomida. Os glicocorticoides, particularmente a dexametasona, são utilizados em associação com radioterapia para reduzir o edema relacionado com tumores em áreas críticas, como o mediastino superior, o encéfalo e a medula espinal. A administração, a cada 6 h, de doses de 4-6 mg, possui efeitos notáveis na restauração da função neurológica em pacientes com metástases cerebrais; todavia, esses efeitos são temporários. Mudanças agudas na dose de dexametasona podem levar a uma rápida recrudescência dos sintomas. A dexametasona não deve ser interrompida de modo abrupto em pacientes submetidos a radioterapia ou a quimioterapia para metástases cerebrais.

PROGESTINAS

Os agentes progestacionais (Capítulos 40 e 66) são utilizados como terapia hormonal de segunda linha no câncer de mama metastático dependente de hormônio, bem como no controle do carcinoma endometrial previamente tratado com cirurgia e radioterapia. Além disso, as progestinas estimulam o apetite e restauram uma sensação de bem estar em pacientes caquéticos com estágios avançados de câncer e Aids.

A ***medroxiprogesterona*** pode ser administrada por via intramuscular, em doses de 400-1.000 mg/semana. O ***acetato de megestrol*** (40-320 mg/dia, em doses fracionadas) é um agente oral alternativo. A *hidroxiprogesterona* (não disponível nos EUA) é habitualmente administrada por via intramuscular, em doses de 1.000 mg, 1 ou mais vezes/semana. Foram observados efeitos benéficos em cerca de um terço das pacientes portadoras de câncer endometrial. A resposta do câncer de mama ao megestrol é prevista pela presença de receptores de estrogênio (RE) e pela evidência de resposta ao tratamento hormonal anterior. O efeito da terapia com progestina no câncer de mama parece depender da dose, e algumas pacientes apresentam segundas respostas após um escalonamento do megestrol para 1.600 mg/dia. O uso clínico das progestinas no câncer de mama foi suplantado, em grande parte, pelo advento do tamoxifeno e dos inibidores da aromatase (IA).

ESTROGÊNIOS E ANDROGÊNIOS

A farmacologia dos estrogênios e dos androgênios é discutida nos Capítulos 40, 41 e 66. Esses agentes são valiosos em determinadas doenças neoplásicas, notavelmente as que acometem a próstata e a glândula mamária, visto que esses órgãos dependem de hormônios para seu crescimento, sua função e sua integridade morfológica.

Há muito tempo, o uso de altas doses de estrogênio vem sendo reconhecido como tratamento efetivo para o câncer de mama. Paradoxalmente, os antiestrogênios também são efetivos. Por conseguinte, em virtude de sua eficácia equivalente e de seus efeitos colaterais mais favoráveis, os antiestrogênios, como o tamoxifeno e os IA substituíram os estrogênios ou androgênios para o câncer de mama. Os RE e os receptores de progesterona (RP) presentes no tecido tumoral servem como biomarcadores para a resposta à terapia hormonal no câncer de mama e identificam o subgrupo de pacientes com probabilidade de resposta de ≥60%. A taxa de resposta ao tratamento com antiestrogênio é ligeiramente menor no subgrupo de pacientes com tumores que são RE+ ou RP+, mas também positivos para os receptores do fator de crescimento epidérmico humano HER1/amplificação neu. Por outro lado, os carcinomas renegativos e RP-negativos não respondem à terapia hormonal. As respostas à terapia hormonal podem não aparecer clinicamente ou em imagens durante 8-12 semanas. A medicação tipicamente deve ser mantida até a doença progredir ou até surgirem efeitos tóxicos indesejáveis. A duração de uma remissão induzida em pacientes com doença metastática é, em média, de 6-12 meses, mas pode algumas estender-se por muitos anos.

TERAPIA COM ANTIESTROGÊNIOS

As abordagens antiestrogênicas para a terapia do câncer de mama com receptores hormonais positivos incluem o uso dos *moduladores seletivos dos receptores de estrogênio* (MSRE), os *infrarreguladores dos receptores de estrogênios* (ISRE) e os IA (Quadro 63-1).

MODULADORES SELETIVOS DOS RECEPTORES DE ESTROGÊNIO

Os MSRE ligam-se ao RE e exercem seus efeitos estrogênicos ou antiestrogênicos, dependendo do órgão específico. O citrato de tamoxifeno é o tratamento antiestrogênico mais amplamente estudado no câncer de mama. Entretanto, o tamoxifeno também exerce efeitos agonistas estrogênicos em tecidos não mamários, o que influencia o índice terapêutico global do fármaco. Por conseguinte, foram desenvolvidos vários novos compostos antiestrogênicos que oferecem o potencial de maior eficácia e redução da toxicidade em comparação com o tamoxifeno. Esses novos antiestrogênicos podem ser divididos em análogos do tamoxifeno (p. ex., toremifeno, droloxifeno e idoxifeno), compostos com “anel fixo” (p. ex., raloxifeno, lasofoxifeno, arzoxifeno, miproxifeno, levormeloxifeno, EM652), e

Quadro 63-1

Usos clínicos da terapia antiestrogênica no câncer de mama RE+

	CONTEXTO DA DOENÇA			
FÁRMACO	ADJUVANTE (pré-men)	ADJUVANTE (pós-men)	METASTÁTICA (pré-men)	METASTÁTICA (pós-men)
Tamoxifeno	Sim (5 anos)	Sim (antes de IA durante 2 a 5 anos)	Sim	Sim
Fulvestranto	Não	Não	Não	Sim (DP com TAM ou IA)
Anastrozol	Não	Sim (antes ou depois do TAM)	Não	Sim
Letrozol	Não	Sim (antes ou depois do TAM)	Não	Sim
Exemestano	Não	Sim (antes ou depois do TAM)	Não	Sim
Toremifeno	Não	Sim	Não	Sim

Pré-men, pré-menopausa; Pós-men, pós-menopausa; IA, inibidor da aromatase; DP, doença progressiva; TAM, tamoxifeno; RE, receptor de estrogênio.

 os ISRE (p. ex., fulvestranto, SR 16234 e ZK 191703, sendo estes últimos também denominados "antiestrogênios puros")

TAMOXIFENO

O tamoxifeno foi desenvolvido como contraceptivo oral; entretanto, constatou-se que ele induz a ovulação e exerce efeitos antiproliferativos sobre as linhagens celulares do câncer de mama dependente de estrogênio. O tamoxifeno é prescrito para a prevenção do câncer de mama em pacientes de alto risco, como terapia adjuvante no estágio inicial do câncer de mama e para tratamento do câncer de mama avançado. Além disso, impede o desenvolvimento do câncer de mama em mulheres de alto risco com base em uma forte história familiar, patologia não maligna anterior da mama ou herança dos genes BRCA1 ou BRCA2.

Mecanismo de ação. O tamoxifeno é um inibidor competitivo da ligação do estradiol ao RE. Existem dois subtipos de receptores de estrogênio: o REα e o REβ que apresentam diferentes distribuições teciduais e que podem sofrer homo ou heterodimerização. A ligação do estradiol e dos MSRE aos sítios de ligação do estrogênio dos RE desencadeia uma mudança na conformação do RE, dissociação do RE das proteínas de choque térmico e inibição da dimerização do RE. A dimerização facilita a ligação do RE a elementos de resposta ao estrogênio (ERE) específicos do DNA, na vizinhança dos genes regulados pelos estrogênios. As proteínas correguladoras interagem com o receptor, atuando como correpressores ou coativadores da expressão gênica. As diferenças na distribuição tecidual dos subtipos de RE, a função das proteínas correguladoras e os diversos fatores de ativação da transcrição provavelmente explicam a variabilidade da resposta ao tamoxifeno no câncer de mama com receptores hormonais positivos (RE^+) e suas atividades de agonista e antagonista em tecidos não cancerosos. Outros órgãos que sofrem os efeitos agonistas do tamoxifeno incluem o endométrio uterino (hipertrofia endometrial, sangramento vaginal e câncer endometrial), o sistema da coagulação (tromboembolia), o metabolismo ósseo (aumento da densidade mineral óssea [DMO]) e o fígado (o tamoxifeno reduz os níveis séricos totais de colesterol, o colesterol das lipoproteínas de baixa densidade e as lipoproteínas e eleva os níveis de apolipoproteína A-1).

ADME. O tamoxifeno é rapidamente absorvido após administração oral, com concentrações máximas detectáveis em 3-7 h e níveis no estado de equilíbrio dinâmico alcançados em 4-6 semanas. O metabolismo do tamoxifeno é complexo e envolve principalmente as CYPs 3A4/5 e 2D6 na formação do *N*-desmetiltamoxifeno e a CYP2D6 na formação do 4-hidroxitamoxifeno, um metabólito mais potente (Figura 63-1). Ambos os metabólitos podem ser ainda convertidos em 4-hidroxi-*N*-desmetiltamoxifeno, que conserva uma alta afinidade pelo RE. O fármaco original possui uma $t_{1/2}$ terminal de sete dias; as $t_{1/2}$ do *N*-desmetiltamoxifeno e do 4-hidroxitamoxifeno são significativamente mais longas (14 dias). Após a circulação êntero-hepática, os glicuronídeos e outros metabólitos são excretados nas fezes; a excreção na urina é mínima.

Usos terapêuticos. Nos EUA, a dose oral habitual de tamoxifeno é de 20 mg 1 vez/dia. O tamoxifeno é utilizado no tratamento endócrino de mulheres portadoras de câncer de mama metastático com RE^+ ou após excisão do tumor primário, como terapia adjuvante. Para o tratamento adjuvante de mulheres na pré-menopausa, o tamoxifeno é administrado durante cinco anos; nas mulheres na pós-menopausa, é utilizado durante dois anos, seguido de um IA. Em pacientes com alto risco de recidiva, pode ser utilizado após quimioterapia adjuvante. O tamoxifeno é administrado a mulheres na pré-menopausa com tumores RE^+. A ooforectomia ou o uso de análogos do hormônio de liberação das gonadotrofinas representam alternativas ou estratégias antiestrogênicas adicionais em mulheres na pré-menopausa. O uso combinado do tamoxifeno e de um análogo do GnRH em mulheres na pré-menopausa (para reduzir os níveis elevados de estrogênio em decorrência dos efeitos do tamoxifeno sobre o eixo gônada-hipófise) produz uma melhor taxa de resposta e melhora da sobrevida global, em comparação com qualquer um dos fármacos isoladamente. O tamoxifeno também demonstrou ser efetivo (redução de 40-50% na incidência de tumores) em estudos clínicos iniciais para prevenção do câncer de mama em mulheres de alto risco. O tamoxifeno só reduz os tumores RE^+, sem afetar os tumores renegativos, o que contribui desproporcionalmente para a taxa de mortalidade do câncer de mama.

Toxicidade. As reações adversas comuns ao tamoxifeno consistem em sintomas vasomotores (ondas de calor), atrofia do revestimento da vagina, queda dos cabelos, náuseas e vômitos. Ocorrem irregularidades menstruais, sangramento e corrimento vaginais, prurido vulvar e dermatite com gravidade crescente em mulheres na pós-menopausa. O tamoxifeno também aumenta em 2 a 3 vezes a incidência de câncer endometrial, particularmente em mulheres na pós-menopausa, que recebem 20 mg/dia durante ≥2 anos. O tamoxifeno aumenta o risco de eventos tromboembólicos, que aumenta com a idade da paciente, bem como no período perioperatório. Por conseguinte, recomenda-se frequentemente suspender o uso do tamoxifeno antes de uma cirurgia eletiva. O tamoxifeno causa depósitos na retina, diminuição da acuidade visual e cataratas, embora a frequência dessas alterações seja mais comum em pacientes que tomam altas doses do fármaco.

Resistência ao tamoxifeno. É frequente a ocorrência de resistência inicial ou adquirida ao tamoxifeno. A CYP2D6 é necessária para a ativação do tamoxifeno a seu metabólito ativo, o endoxifeno (Figura 63-1). Os polimorfismos da CYP2D6 que reduzem a sua atividade levam a níveis plasmáticos mais baixos dos metabólitos potentes, o 4-OH tamoxifeno e o endoxifeno, e estão associados a maior risco de recidiva da doença e menor incidência de ondas de calor. A ocorrência de intercomunicação entre o RE e a via HER2/neu também foi implicada na resistência ao tamoxifeno. O produto gênico de boxe pareado 2 (PAX2) foi identificado como mediador crucial da

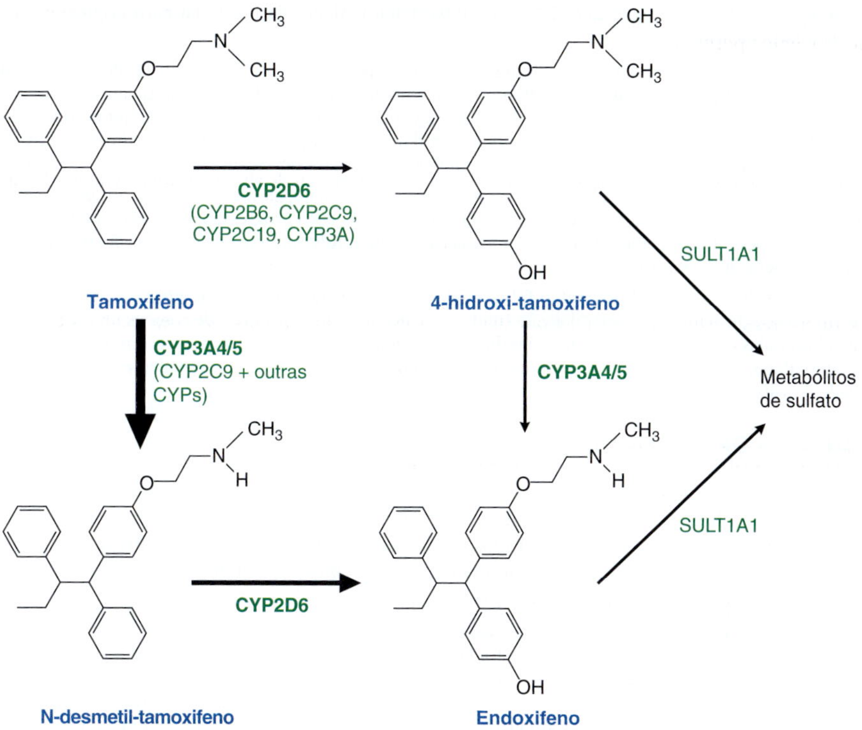

Figura 63-1 *Tamoxifeno e seus metabólitos.*

repressão do RE do ErbB2 pelo tamoxifeno. Interações entre o PAX2 e o coativador do RE AIB-1/SRC-3 determinam a resposta do tamoxifeno nas células do câncer de mama.

TOREMIFENO

O toremifeno é um derivado trifeniletileno do tamoxifeno, com perfil farmacológico semelhante. O toremifeno está indicado para o tratamento do câncer de mama em mulheres com tumores RE^+ ou com presença ou ausência do receptor desconhecida.

INFRARREGULADORES SELETIVOS DOS RECEPTORES DE ESTROGÊNIO

Os ISREs, também denominados "antiestrogênios puros", incluem o fulvestranto e inúmeros agentes em fase de estudos clínicos experimentais (RU 58668, SR 16234, ZD 164384 e ZK 191703). Os ISREs, ao contrário dos MSRE, são desprovidos de qualquer atividade agonista estrogênica.

FULVESTRANTO

O fulvestranto foi aprovado para mulheres na pós-menopausa portadoras de câncer de mama metastático positivo para receptores hormonais, que progrediu a despeito da administração de tamoxifeno.

Mecanismo de ação. O fulvestranto é um antiestrogênio esteroide, que liga-se ao RE com afinidade > 100 vezes em comparação com o tamoxifeno. O fármaco inibe a ligação do estrogênio, mas também altera a estrutura do receptor, de tal modo que o receptor passa a ser um alvo de degradação proteassômica. O fulvestranto também pode inibir a dimerização do receptor. Ao contrário do tamoxifeno, que estabiliza ou até mesmo aumenta a expressão do RE, o fulvestranto diminui o número de moléculas de RE nas células. Em consequência dessa infrarregulação dos RE, a transcrição dos genes dependentes de estrogênio mediada por RE é abolida pelo fármaco.

ADME e posologia. As concentrações plasmáticas máximas são alcançadas em ~ sete dias após a administração intramuscular de fulvestranto e mantidas durante um período de um mês. A $t_{1/2}$ plasmática é de ~ 40 dias. As concentrações no estado de equilíbrio dinâmico são alcançadas depois de 3 a 6 injeções mensais. Ocorrem distribuição rápida e extensa ligação desse fármaco altamente lipofílico às proteínas. O fulvestranto é extensamente metabolizado por meio de diversas vias, semelhantes àquelas do metabolismo dos esteroides (oxidação, hidroxilação aromática e conjugação). A CYP3A4 parece constituir a única isoenzima CYP envolvida no metabolismo do fulvestranto. Os supostos metabólitos não apresentam atividade estrogênica, e apenas o composto 17-ceto exibe um nível de atividade antiestrogênica (~ 22% a do fulvestranto). Menos de 1% do fármaco original é excretado em forma intacta na urina.

A dose aprovada para o fulvestranto é de 250 mg mensalmente por injeção intramuscular. Tendo em vista que são necessários ~ 3 a 6 meses para que o fulvestranto alcance níveis em estado de equilíbrio dinâmico com as doses mensais, foram estudados esquemas alternativos. Um esquema com dose de ataque de 500 mg no dia 0, 250 mg nos dias 14 e 28 e, em seguida, 250 mg mensalmente produz concentrações plasmáticas máximas de fulvestranto em 12 dias, em média, após a primeira dose, com manutenção posterior desses níveis.

Usos terapêuticos. O fulvestranto é utilizado em mulheres na pós-menopausa como terapia antiestrogênica para o câncer de mama metastático com receptores hormonais positivos após progressão, a despeito da terapia antiestrogênica de primeira linha, como o tamoxifeno. Nessa situação, o fulvestranto é pelo menos tão efetivo quanto o IA de terceira geração, o anastrozol.

Toxicidade e efeitos adversos. Em geral, o fulvestranto é bem tolerado, e os eventos adversos mais comuns consistem em náuseas, astenia, dor, vasodilatação (ondas de calor) e cefaleia. O risco de reações no local de injeção, que são observadas em ~ 7% das pacientes, é reduzido pela administração lenta da injeção. Em pacientes resistentes ao tamoxifeno, o anastrozol e o fulvestranto produzem medidas de resultados equivalentes no que concerne à qualidade de vida.

INIBIDORES DA AROMATASE

A aromatase converte androgênios em estrogênios (p. ex., androstenediona em estrona). Os inibidores da aromatase (IA; Figura 63-2) bloqueiam a a atividade dessa enzima, reduzindo a produção de estrogênio. Atualmente, os IA são considerados como padrão para o tratamento adjuvante de mulheres na pós-menopausa portadoras de câncer de mama com receptores hormonais positivos, como terapia inicial ou administrados em sequência após o tamoxifeno.

A aromatase (CYP19) é responsável pela conversão dos androgênios suprarrenais e da androstenediona e testosterona gonadais nos estrogênios, estrona (E1) e estradiol (E2), respectivamente (Figuras 63-2 e 63-3). Nas mulheres após a menopausa, essa conversão constitui a principal fonte de estrogênios circulantes, enquanto a produção de estrogênio em mulheres na pré-menopausa ocorre principalmente nos ovários. Em mulheres na pós-menopausa, os IA podem suprimir a maior parte da atividade da aromatase periférica, resultando em profunda privação de estrogênio. Os IA são classificados em primeira, segunda ou terceira gerações. Além disso, são ainda classificados em IA tipo 1 (esteroides) ou tipo 2 (não esteroides), de acordo com sua estrutura e seu mecanismo de ação. Os inibidores tipo 1 são análogos esteroides da androstenediona (Figura 63-2), que se ligam de modo covalente e

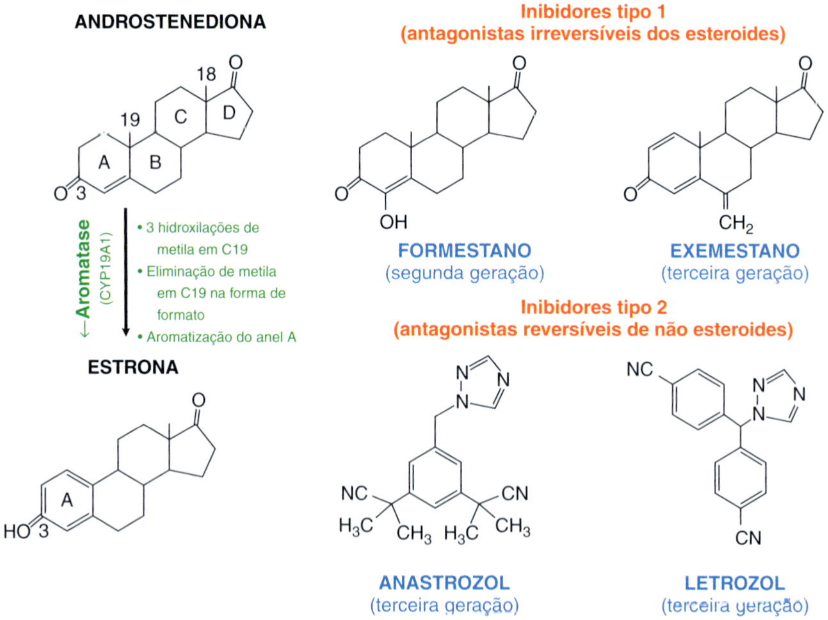

Figura 63-2 *Aromatase e seus inibidores.* A aromatase tri-hidroxila o grupo metila em C19, eliminando-o na forma de formato e aromarizando o anel A do substrato androgênio. Os inibidores da aromatase tipo 1 são análogos esteroides da androstenediona, que se ligam de modo covalente e irreversivelmente ao sítio do substrato esteroide na enzima e são conhecidos como inativadores da aromatase. Os inibidores tipo 2 são não esteroides, ligam-se reversivelmente ao grupo heme da enzima, produzindo inibição reversível.

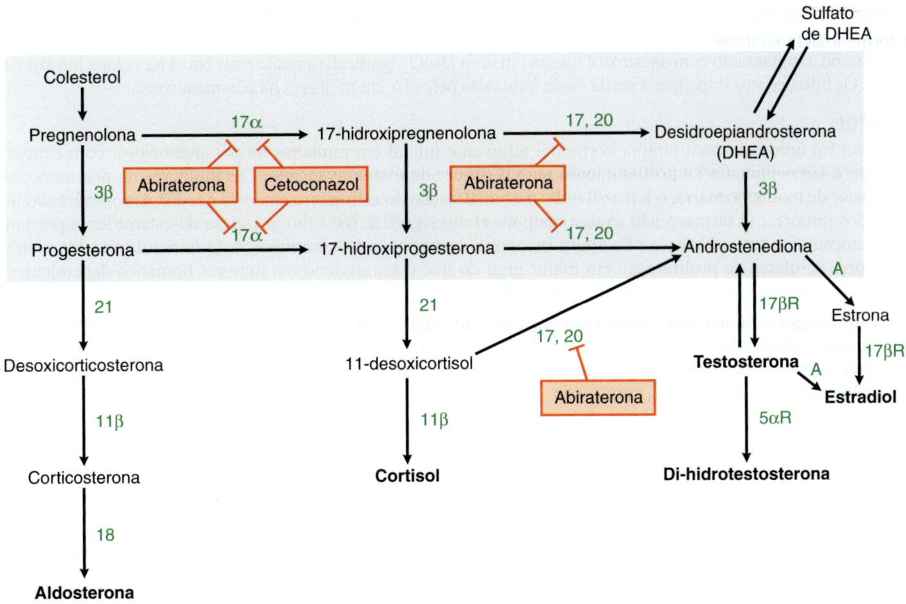

Figura 63-3 *Vias de síntese dos esteroides.* A área delimitada contém as vias utilizadas pelas glândulas suprarrenais e pelas gônadas. As enzimas estão indicadas em verde, e os inibidores, em vermelho. A, aromatase; 3β, 3β-hidroxiesteroide desidrogenase; 5αR, 5α-redutase; 11β, 11β-hidroxilase; 17,20: C-17,20-liase (também CYP17); 17α, 17α-hidroxilase (CYP17); 17βR, 17β-redutase; 18, aldosterona sintase; 21, 21-hidroxilase.

irreversivelmente ao mesmo sítio na molécula de aromatase irreversível, devido à sua conversão em intermediários reativos pela aromatase. Por conseguinte, são comumente conhecidos como inativadores da aromatase. Os inibidores tipo 2 são não esteroides e ligam-se reversivelmente ao grupo heme da enzima, produzindo inibição reversível.

INIBIDORES DA AROMATASE DE TERCEIRA GERAÇÃO

Os inibidores de terceira geração incluem o agente esteroide tipo 1, o *exemestano*, e os imidazóis não esteroides tipo 2, o *anastrozol* e o *letrozol*. Os IA de terceira geração são utilizados como parte do tratamento do câncer de mama de estágio inicial e avançado em mulheres na pós-menopausa.

ANASTROZOL

O anastrozol é um IA triazólico potente e seletivo. A exemplo do letrozol, o anastrozol liga-se competitivamente e de modo específico ao heme da CYP19. O anastrozol, na dose de 1 mg, administrada 1 vez/dia durante 28 dias, reduz a aromatização dos androgênios corporais totais em 96,7. Além disso, o anastrozol diminui a aromatização nos grandes tumores de mama RE^+.

ADME. O anastrozol sofre absorção rápida após sua administração oral. O estado de equilíbrio dinâmico é alcançado depois de sete dias de administração. O anastrozol é metabolizado por *N*-desalquilação, hidroxilação e glicuronidação. O principal metabólito do anastrozol é um triazol. Menos de 10% do fármaco são excretados na forma do composto original não metabolizado. O fígado e o trato biliar constituem a principal via excretora. A $t_{1/2}$ de eliminação é ~ 50 h. A farmacocinética do anastrozol, que pode ser afetada por interações medicamentosas por meio do sistema CYP, não é alterada pela coadministração de tamoxifeno ou de cimetidina.

Usos terapêuticos. O anastrozol, em uma dose de 1 mg/dia por via oral, foi aprovado para terapia hormonal adjuvante inicial em mulheres na pós-menopausa portadoras de câncer de mama em estágio inicial e como tratamento para o câncer de mama avançado. No câncer de mama de estágio inicial, o anastrozol é significativamente mais efetivo do que o tamoxifeno ao retardar o tempo de recidiva do tumor e ao diminuir a probabilidade de tumor contralateral primário. No câncer de mama avançado, as mulheres na pós-menopausa com progressão da doença durante o uso de tamoxifeno mostraram uma vantagem estatisticamente significativa em termos de sobrevida com o anastrozol, 1 mg/dia, em comparação com o acetato de megestrol, 40 mg 4 vezes/dia. Em mulheres portadoras de câncer de mama metastático RE^+ ou RP^+, o anastrozol mostrou uma vantagem estatisticamente significativa sobre o tamoxifeno em termos do tempo mediano levado para a progressão da doença.

Efeitos adversos e toxicidade. Em comparação com o tamoxifeno, o anastrozol tem sido associado a uma incidência significativamente mais baixa de sangramento e corrimento vaginais, ondas de calor, câncer endometrial, eventos vasculares encefálicos isquêmicos, eventos tromboembólicos venosos e trombose venosa profunda, incluindo embolia pulmonar. O anastrozol está associado a uma incidência mais alta de distúrbios musculoesqueléticos e fraturas do que o tamoxifeno. Na doença avançada, o anastrozol é tão bem tolerado quanto o megestrol e causa menos ganho de peso. A depleção de estrogênio causada pelo anastrozol e por outros IA leva à preocupação da perda óssea. Em comparação com o tamoxifeno, o tratamento com anastrozol resulta em uma DMO significativamente mais baixa na coluna lombar e nos quadris. Os bifosfonatos impedem a perda óssea induzidas pelos IA em mulheres na pós-menopausa.

LETROZOL

O letrozol foi aprovado para terapia hormonal adjuvante inicial em mulheres na pós-menopausa com câncer de mama de estágio inicial e como tratamento para o câncer de mama avançado. Em mulheres na pós-menopausa com câncer de mama primário, o letrozol inibe a aromatização do estrogênio em 99% e reduz a aromatização local dentro dos tumores. O fármaco não exerce nenhum efeito significativo sobre a síntese de esteroides suprarrenais ou dos hormônios tireoidianos e não altera os níveis de vários outros hormônios. O letrozol também reduz os marcadores celulares de proliferação em maior grau do que o tamoxifeno em tumores humanos dependentes de estrogênio com hiperexpressão de HER1 e de HER2/neu.

ADME. O letrozol é rapidamente absorvido após administração oral, com uma biodisponibilidade de 99,9%. As concentrações plasmáticas de letrozol no estado de equilíbrio dinâmico são alcançadas após 2 a 6 semanas de tratamento. Após o seu metabolismo pelas CYP2A6 e CYP3A4, o letrozol é eliminado como metabólito inativo, principalmente por meio dos rins, com $t_{1/2}$ de ~ 41 h.

Usos terapêuticos. A dose habitual de letrozol é de 2,5 mg administrada por via oral, 1 vez/dia. No câncer de mama de estágio inicial, a continuação da terapia endócrina adjuvante com letrozol (além do período padrão de cinco anos de tamoxifeno) melhora a sobrevida livre de doença, em comparação com o placebo, e também produz uma melhora da sobrevida global no subgrupo de pacientes com linfonodos axilares positivos. Além disso, o letrozol como terapia inicial é significativamente mais efetivo que o tamoxifeno em termos de tempo de recidiva do tumor e probabilidade de tumor contralateral primário. No câncer de mama avançado, o letrozol é superior ao tamoxifeno como tratamento de primeira linha; o tempo levado para a progressão da doença é significativamente maior, e a taxa de respostas objetivas também é significativamente maior com o letrozol, porém a sobrevida global mediana é semelhante em ambos os grupos. Como terapia de segunda linha do câncer de mama avançado que progrediu apesar do uso do tamoxifeno ou após ooforectomia, o letrozol possui eficácia igual à do anastrozol e mostra-se semelhante ou superior ao megestrol.

Efeitos adversos e toxicidade. O letrozol é bem tolerado, e os eventos adversos mais comuns relacionados ao tratamento consistem em ondas de calor, náuseas e adelgaçamento dos cabelos. No estudo clínico de terapia adjuvante extensa, os efeitos adversos consistiram em ondas de calor, artralgia, mialgia e artrite. O letrozol apresenta uma baixa incidência global de efeitos colaterais cardiovasculares. Em comparação com o tamoxifeno, o uso do letrozol como terapia inicial resulta em um número significativamente maior de fraturas clínicas. Os bifosfonatos evitam a perda óssea induzida pelo letrozol em mulheres na pós-menopausa.

EXEMESTANO

O exemestano, administrado por via oral, é um análogo mais potente do substrato natural da aromatase, a androstenediona, e diminui os níveis de estrogênio mais efetivamente do que o seu predecessor, o formestano. O exemestano inativa de modo irreversível a enzima e é designado como "substrato suicida". Sua administração em doses de 25 mg/dia inibe a atividade da aromatase em 98% e reduz os níveis plasmáticos de estrona e de estradiol em ~ 90% em mulheres na pós-menopsausa.

ADME. O exemestano administrado por via oral é rapidamente absorvido pelo trato GI; sua absorção aumenta em 40% após uma refeição rica em gordura. O exemestano apresenta $t_{1/2}$ terminal de ~ 24 h. É extensamente metabolizado no fígado a metabólitos inativos. Um metabólito, o 17-hidroxiexemestano, possui atividade androgênica fraca, o que também pode contribuir para a atividade antitumoral do fármaco. Embora os metabólitos ativos sejam excretadas na urina, não é recomendado nenhum ajuste da dose em pacientes com disfunção renal.

Usos terapêuticos. O exemestano, na dose de 25 mg administrada por via oral, 1 vez/dia, foi aprovado para tratamento da progressão da doença em mulheres na pós-menopausa que concluíram um tratamento adjuvante com tamoxifeno de 2 a 3 anos de duração (com base em um estudo clínico conduzido em mulheres portadoras de câncer de mama RE). No câncer de mama avançado, o exemestano melhora o tempo de progressão da doença em comparação com o tamoxifeno como tratamento de primeira linha. Em um estudo clínico de fase III em comparação com o megestrol em mulheres cuja doença progrediu apesar da terapia antiestrogênica anterior, as pacientes que receberam exemestano tiveram uma taxa de resposta semelhante, porém houve uma melhora no tempo de progressão da doença e no tempo de falha do tratamento e maior duração da sobrevida em comparação com aquelas que tomaram acetato de megestrol.

Toxicidade clínica. Em geral, o exemestano é bem tolerado. A interrupção devido aos efeitos tóxicos do fármaco é incomum (2,8%). Foi relatada a ocorrência de ondas de calor, náuseas, fadiga, aumento da sudorese, edema periférico e aumento do apetite. Quando comparado com o tamoxifeno no câncer de mama de estágio inicial, o exemestano causou mais frequentemente artralgia e diarreia, porém sangramento vaginal e cãibras musculares com menos frequência. Os distúrbios visuais e as fraturas clínicas foram mais comuns com o exemestano.

TERAPIA HORMONAL NO CÂNCER DE PRÓSTATA

Os androgênios estimulam o crescimento das células normais e de células cancerosas da próstata. A terapia de privação androgênica (TPA) constitui a base do tratamento de pacientes portadores de câncer de próstata avançado.

O câncer de próstata localizado é frequentemente passível de cura com cirurgia ou radioterapia. Entretanto, quando surgem metástases distantes, a terapia hormonal passa a constituir o principal tratamento. A TPA constitui o tratamento-padrão de primeira linha. A TPA é realizada por meio de castração cirúrgica (orquiectomia bilateral) ou castração clínica (utilizando agonistas ou antagonistas do hormônio de liberação das gonadotrofinas [GnRH]). Outras abordagens com terapia hormonal são utilizadas como tratamento de segunda linha e incluem antiandrogênios, estrogênios e inibidores da esteroidogênese. A TPA não é um tratamento curativo. A TPA pode aliviar os sintomas relacionados ao câncer e normalizar o nível sérico de antígeno prostático específico (PSA) em > 90% dos pacientes. A TPA proporciona importantes benefícios em termos de qualidade de vida, incluindo redução da dor óssea e diminuição nas taxas de fraturas patológicas, compressão da medula espinal e obstrução ureteral. Além disso, prolonga a sobrevida dos pacientes.

A duração da resposta à TPA para pacientes com doença metastática mostra-se variável, porém tipicamente é de 14 a 20 meses. A progressão da doença apesar do uso da TPA significa um estado resistente à castração. Apesar dos níveis de castração de testosterona, a síntese de baixos níveis de androgênio (DHEA) pelas glândulas suprarrenais pode permitir o crescimento contínuo das células do câncer prostático impulsionado pelo androgênio. Por esse motivo, os antiandrogênios (que se ligam competitivamente ao receptor de androgênio [RA]), os inibidores da esteroidogênese (como o cetoconazol) e os estrogênios são frequentemente empregados como terapias hormonais secundárias. Diferentemente da resposta à TPA, apenas a minoria de pacientes apresenta um alívio sintomático ou uma regressão do tumor quando tratados com terapias hormonais secundárias. Quando o paciente se torna refratário a qualquer tipo adicional de terapia hormonal, sua doença é considerada independente de androgênio. Nesses pacientes, a opção seguinte de tratamento consiste habitualmente em quimioterapia citotóxica; o docetaxel demonstrou ter benefício em termos de sobrevida, com uma sobrevida global média de 18 meses.

Os efeitos colaterais comuns da privação androgênica consistem em rubor vasomotor, perda da libido, impotência, ginecomastia, fadiga, anemia, ganho de peso, diminuição da sensibilidade à insulina, alteração dos perfis lipídicos, osteoporose, fraturas e perda da massa muscular. A TPA está associada a um aumento no risco de diabetes e doença cardíaca coronária. Entretanto, análises retrospectivas não revelaram nenhum aumento convincente na taxa de mortalidade cardiovascular por agonistas do GnRH. Os eventos esqueléticos associados à TPA, podem ser reduzidos por meio de terapia com bifosfonatos, como o ácido zoledrônico, ou inibidores da ativação dos osteoclastos, como o denosumabe. Os antiandrogênios, quando comparados com os agonistas do GnRH, provocam mais ginecomastia, mastodinia e hepatotoxicidade, porém menos rubor vasomotor e perda da DMO. Os estrogênios causam um estado de hipercoagulabilidade e aumentam a mortalidade cardiovascular em pacientes com câncer de próstata e, portanto, não estão mais entre as opções de tratamento-padrão.

AGONISTAS E ANTAGONISTAS DO HORMÔNIO DE LIBERAÇÃO DAS GONADOTROFINAS

A forma mais comum de TPA envolve a supressão química da hipófise com agonistas do GnRH. Os análogos sintéticos do GnRH (Quadro 63-2) exibem maior afinidade pelos receptores e suscetibilidade reduzida à degradação enzimática em comparação com a molécula natural de GnRH e são 100 vezes mais potentes. Dispõe-se de várias preparações de ação longa em doses que são aprovadas para 3, 4 e 6 meses de administração.

Os agonistas do GnRH ligam-se aos receptores de GnRH nas células produtoras de gonadotrofinas hipofisárias, causando uma liberação inicial, tanto de LH quanto de FSH e aumento subsequente da produção de testosterona pelas células de Leydig testiculares. Após ~ 1 semana de terapia, os receptores de GnRH são infrarregulados nas células produtoras de gonadotrofinas, causando um declínio na resposta da hipófise. A queda dos níveis séricos de LH leva a uma redução da produção de testosterona para níveis de castração em 3 a 4 semanas do primeiro tratamento. Os tratamentos subsequentes mantêm a testosterona em níveis de castração.

Durante a elevação transitória do LH, o consequente surto de testosterona pode induzir uma estimulação aguda no crescimento do câncer de próstata e uma "exacerbação" dos sintomas devido aos depósitos metastáticos. Os pacientes podem apresentar aumento da dor óssea ou sintomas obstrutivos da bexiga, que perduram por 2 a 3 semanas. O fenômeno de exacerbação pode ser contrabalançado efetivamente com a administração concomitante de terapia antiandrogênica oral durante 2 a 4 semanas, que pode inibir a ação dos níveis séricos elevados de testosterona. Além de evitar a exacerbação inicial, a terapia com antagonistas do GnRH não oferece nenhuma vantagem aparente quando comparada com agonistas do GnRH. O antagonista do GnRH, o degarelix, não está associado a reações alérgicas sistêmicas e foi aprovado nos EUA para tratamento do câncer de próstata.

O bloqueio androgênico combinado (BAC) requer a administração de TPA com um antiandrogênio. A vantagem teórica do BAC é o fato de que o agonista do GnRH causará depleção dos androgênios testiculares, enquanto o componente antiandrogênico competirá com os androgênios residuais produzidos pelas glândulas suprarrenais pelo receptor. O BAC proporciona alívio máximo da estimulação androgênica. Vários ensaios clínicos sugerem um benefício do BAC em termos de sobrevida de cinco anos, mas não em pontos cronológicos anteriores. Os efeitos tóxicos e os custos associados ao BAC são maiores do que os da TPA como monoterapia.

ANTIANDROGÊNIOS

Os antiandrogênios ligam-se aos RA e inibem competitivamente a ligação da testosterona e da di-hidrotestosterona. Diferentemente da castração, a terapia antiandrogênica por si só não diminui a produção de LH; por conseguinte, os níveis de testosterona estão normais ou elevados. Homens tratados com monoterapia antiandrogênica mantêm um certo grau de potência e de libido e não apresentam o

Quadro 63-2

Estruturas do GnRH e de análogos do GnRH decapeptídicos

RESÍDUO DE AMINOÁCIDO	1	2	3	4	5	6	7	8	9	10	FORMA POSOLÓGICA
Agonistas											
GnRH	PiroGlu	His	Trp	Ser	Tir	Gli	Leu	Arg	Pro	Gli-NH_2	
Leuprolida	___	___	___	___	___	D-Leu	___	___	Pro-NHEt		IM, SC, depósito
Busserrelina	___	___	___	___	___	D-Ser(tBu)	___	___	Pro-NHEt		SC, IN
Nafarrelina	___	___	___	___	___	D-Nal	___	___	___	Gli-NH_2	IN
Deslorrelina (não disponível nos EUA)	___	___	___	___	___	D-Trp	___	___	Pro-NHEt		SC, IM, depósito
Histrelina	___	___	___	___	___	D-His (ImBzl)	___	___	Pro-NHEt		SC depósito
Triptorrelina	___	___	___	___	___	D-Trp	___	___	___	Gli-NH_2	IM, depósito
Goserrelina	___	___	___	___	___	D-Ser(tBu)	___	___	___	AzGli-NH_2	SC implante
Antagonistas											
Cetrorelix	Ac-D-Nal	D-Cpa	D-Pal	___	___	D-Cit	___	___	___	D-Ala-NH_2	SC
Ganirelix (não disponível nos EUA)	Ac-D-Nal	D-Cpa	D-Pal	___	___	D-hArg$(Et)_2$	___	D-hArg $(Et)_2$	___	D-Ala-NH_2	SC
Abarelix	Ac-D-Nal	D-Cpa	D-Pal	___	Tir(N-Me)	D-Asn	___	Lis(iPr)	___	D-Ala-NH_2	SC depósito
Degarelix	Ac-D-Nal	D-Cpa	D-Pal	___	4Aph HO	4Aph (Cbm)	___	I lis	___	D-Ala-NH_2	SC

A linha (_____) indica uma identidade com o aminoácido do composto original, GnRH.
Ac, acetil; NHEt, *N*-etilamida; tBu, t butila; D-Nal, 3-(2-naftil)-D-alanil; ImBzl, imidobenzil; Cpa, clorofenilalanil; Pal, 3-piridilalanil; AzGli, azaglicil; hArg$(Et)_2$, etil homoarginina; 4Aph (Cbm), 4 acetil fenilalanina (carbamoil); I, imido; IV, via intravenosa; SC, via subcutânea; IN, intranasal; IM, intramuscular.

mesmo espectro de efeitos colaterais observado com a castração. Na atualidade, a monoterapia com antiandrogênio não está indicada como tratamento de primeira linha para pacientes com câncer de próstata avançado. Os antiandrogênios são utilizados mais comumente na prática clínica como terapia hormonal secundária ou no BAC.

MECANISMO DE AÇÃO DOS ANTIANDROGÊNIOS NÃO ESTEROIDES. Os antiandrogênios não esteroides são administrados por via oral e inibem a ligação do ligante e a consequente translocação do RA do citoplasma para o núcleo.

ANTIANDROGÊNIOS DISPONÍVEIS. Os antiandrogênios são classificados em esteroides, incluindo ciproterona e megestrol, ou em não esteroides, incluindo flutamida, bicalutamida e nilutamida. A ciproterona está associada a hepatotoxicidade e possui eficácia inferior em comparação com outras formas de TPA. A ciproterona não está disponível nos EUA. Nem a bicalutamida nem a flutamida foram aprovadas como monoterapia em qualquer dose para o tratamento do câncer de próstata nos EUA.

Flutamida. A flutamida é administrada em uma dose de 250 mg, a cada 8 h. Possui $t_{1/2}$ de 5 h; o seu principal metabólito, a hidroxiflutamida, é biologicamente ativo. Os efeitos colaterais comuns consistem em diarreia, hipersensibilidade das mamas e dos mamilos. Com menos frequência, ocorrem náuseas, vômitos e hepatotoxicidade.

Bicalutamida. A bicalutamida é administrada 1 vez/dia, em uma dose de 50 mg/dia quando associada a um agonista do GnRH; possui $t_{1/2}$ de 5 a 6 dias. Ambos os enantiômeros da bicalutamida sofrem glicuronidação a metabólitos inativos, e tanto os compostos originais quanto os metabólitos são eliminados na bile e na urina. A $t_{1/2}$ de eliminação da bicalutamida apresenta-se aumentada na insuficiência hepática grave, porém não é alterada na presença de insuficiência renal. A bicalutamida é bem tolerada em doses maiores. A bicalutamida administrada diariamente é significativamente inferior em comparação com a castração cirúrgica ou clínica.

Nilutamida. A nilutamida é um antiandrogênio de segunda geração, que é administrada em dose única de 150 mg/dia. Apresenta $t_{1/2}$ de eliminação de 45 h e é metabolizada a cinco produtos, todos eles excretados na urina. Os efeitos colaterais comuns consistem em náuseas leves, intolerância ao álcool (5-20%) e diminuição da adaptação à escuridão (25-40%); raramente, ocorre pneumonite intersticial. A nilutamida parece não oferecer nenhum benefício em relação aos agentes de primeira geração e apresenta um perfil de toxicidade menos favorável.

ESTROGÊNIOS

Os níveis elevados de estrogênios podem reduzir a testosterona para níveis de castração em 1 a 2 semanas por meio de retroalimentação negativa sobre o eixo hipotálamo-hipófise. O estrogênio também pode competir com os androgênios pelos receptores de hormônios esteroides e, por conseguinte, pode exercer um efeito citotóxico sobre as células do câncer de próstata. Os estrogênios estão associados a um aumento dos infartos do miocárdio, acidentes vasculares encefálicos e embolia pulmonar e a um aumento da taxa de mortalidade, bem como impotência e letargia. Um benefício é a capacidade dos estrogênios de evitar a perda óssea.

INIBIDORES DA ESTEROIDOGÊNESE

No estado de castração, a sinalização dos RA, apesar dos baixos níveis de esteroides, sustenta o crescimento continuado do câncer de próstata. A sinalização do RA pode ocorrer devido aos androgênios produzidos a partir de fontes não gonadais, mutações do gene RA ou amplificação do gene RA. As fontes não gonadais de androgênios incluem as glândulas suprarrenais e as próprias células do câncer de próstata (Figura 63-3). A androstenediona, produzida pelas glândulas suprarrenais, é convertida em testosterona nos tecidos periféricos e nos tumores. A síntese de androgênios nova intratumoral também pode fornecer uma quantidade suficiente de androgênio para proliferação celular impulsionada pelos RA. Por conseguinte, os inibidores da síntese de androgênios podem constituir uma terapia secundária útil para reduzir a sinalização do RA.

Cetoconazol. O cetoconazol é um agente antifúngico, que também inibe a esteroidogênese, tanto testicular quanto suprarrenal por meio do bloqueio das CYP, principalmente da CYP17 (17α-hidroxilase). O cetoconazol é administrado como terapia hormonal secundária "sem indicação da bula" para reduzir a síntese de androgênios suprarrenais no câncer de próstata resistente à castração. A ocorrência de diarreia e as elevações das enzimas hepáticas limitam o seu uso como terapia hormonal inicial; a baixa adesão consequente do paciente a esse fármaco diminui a sua eficácia. O cetoconazol é administrado em doses de 200 ou 400 mg, 3 vezes/dia. A hidrocortisona (dose de 400 mg) é coadministrada para compensar a inibição da esteroidogênese suprarrenal. Um composto correlato, o itraconazol, inibe a ativação de Smoothened (SMO), um componente da via de sinalização de Hedgehog (Hh), que é francamente ativo em determinados cânceres. Por conseguinte, essa classe de agentes antifúngicos pode atuar por meio de vários mecanismos distintos, podendo ser útil no tratamento de outros cânceres.

Abiraterona. A abiraterona é um inibidor irreversível da atividade da 17α-hidroxilase e da C-17,20-liase (CYP17), com maior potência e seletividade em comparação com o cetoconazol. O profármaco, o acetato de abiraterona, foi aprovado para uso com prednisona no câncer de próstata metastático resistente à castração. Com administração contínua, a abiraterona aumenta os níveis de ACTH, resultando em excesso de mineralocorticoides. A dose oral recomendada de acetato de abiraterona é de 1.000 mg uma vez ao dia (com estômago vazio), com 5 mg de prednisona, duas vezes ao dia. Os efeitos colaterais consistem em edema das articulações, hipopotassemia, ondas de calor, diarreia, tosse, hipertensão, arritmias, polaciúria, dispepsia e infecção das vias respiratórias superiores.

Para uma listagem bibliográfica completa, consulte ***As Bases Farmacológicas da Terapêutica de Goodman e Gilman***, 12ª edição.

Seção IX Farmacologia de sistemas especiais

Capítulo 64 Farmacologia ocular

O olho é um órgão sensorial especializado que se encontra relativamente isolado do acesso sistêmico pelas barreiras hematorretiniana, hematoaquosa e hematovítrea; como consequência, o olho exibe algumas propriedades farmacodinâmicas e farmacocinéticas incomuns.

ESTRUTURAS EXTRAOCULARES

O olho é protegido pelas pálpebras e órbita, que forma uma cavidade óssea no crânio com várias fissuras e foramens que permitem a passagem dos nervos, músculos e vasos (Figura 64-1). Na órbita, os tecidos conectivo (i.e., cápsula de Tenon) e adiposo e seis músculos extraoculares sustentam e alinham os olhos para a visão. A região retrobulbar está situada logo atrás do olho (ou *globo*). O conhecimento da anatomia docular e orbital é importante para a aplicação periocular segura dos fármacos, inclusive injeções subconjuntivais, subtenonianas e retrobulbares.

A superfície externa das pálpebras é coberta por uma camada fina de pele; a superfície interna é revestida pela parte palpebral da conjuntiva, uma mucosa vascularizada em continuidade com a conjuntiva bulbar. Na reflexão das conjuntivas palpebral e bulbar, há um espaço conhecido como fórnice, que se localiza em posições superior e inferior por trás das pálpebras superior e inferior, respectivamente. Em geral, os fármacos tópicos são aplicados no fórnice inferior, também conhecido como *fundo-de-saco inferior*.

O sistema lacrimal consiste em componentes glandulares secretores e ductais excretores (Figura 64-2). O sistema secretor é formado pela *glândula lacrimal* principal, que se localiza na região externa temporal da órbita, assim como pelas glândulas acessórias localizadas na conjuntiva. A glândula lacrimal é inervada pelo sistema nervoso autônomo (Quadro 64-1 e Capítulo 8). A inervação parassimpática é importante do ponto de vista clínico, porque o paciente pode queixar-se de ressecamento ocular quando utiliza fármacos com efeitos colaterais anticolinérgicos, como os antidepressivos tricíclicos (Capítulo 15), anti-histamínicos (Capítulo 32) e fármacos empregados no tratamento da doença de Parkinson (Capítulo 22).

As lágrimas constituem uma barreira de lubrificação trilaminar que cobre a conjuntiva e a córnea. A camada anterior é formada principalmente pelos lipídeos; a camada aquosa intermediária, produzida pela glândula lacrimal principal e glândulas lacrimais acessórias, constitui ~ 98% da película lacrimal. A camada posterior aderida ao epitélio córneo é formada por uma mistura de mucinas produzidas pelas células caliciformes da conjuntiva. As lágrimas também contêm nutrientes, enzimas e imunoglobulinas que sustentam e protegem a córnea. O sistema drenante da lágrima se inicia por meio dos pequenos pontos lacrimais localizados nos aspectos medianos da ambas as pálpebras superior e inferior (Figura 64-2). Ao ato de piscar, as lágrimas penetram nos pontos e continuam a ser drenadas por meio dos canalículos, saco lacrimal, ducto nasolacrimal e, em seguida, no nariz. O nariz é delimitado por um epitélio mucoso altamente vascularizado; em consequência, médicos tópicos aplicados que atravessam este sistema nasolacrimal têm acesso direto à circulação sistêmica.

ESTRUTURAS OCULARES

O olho é dividido em segmentos anterior e posterior (Figura 64-3A). Entre as estruturas do segmento anterior, estão a córnea, o limbo, as câmaras anterior e posterior, a rede trabecular, o canal de Schlemm, a íris, o cristalino, a zônula e o corpo ciliar. O segmento posterior inclui o vítreo, a retina, a coroide, a esclerótica e o nervo óptico.

SEGMENTO ANTERIOR

Córnea e acesso de fármacos. A córnea é um tecido avascular transparente organizado em cinco camadas (Figura 64-3B). A camada epitelial hidrofóbica constitui uma barreira importante a substâncias estranhas e, é formada por cinco a seis camadas de células. As células epiteliais basais repousam sobre a membrana basal, adjacente à membrana de Bowman, uma camada de fibras de colágeno. O estroma constitui ~ 90% da espessura da córnea,

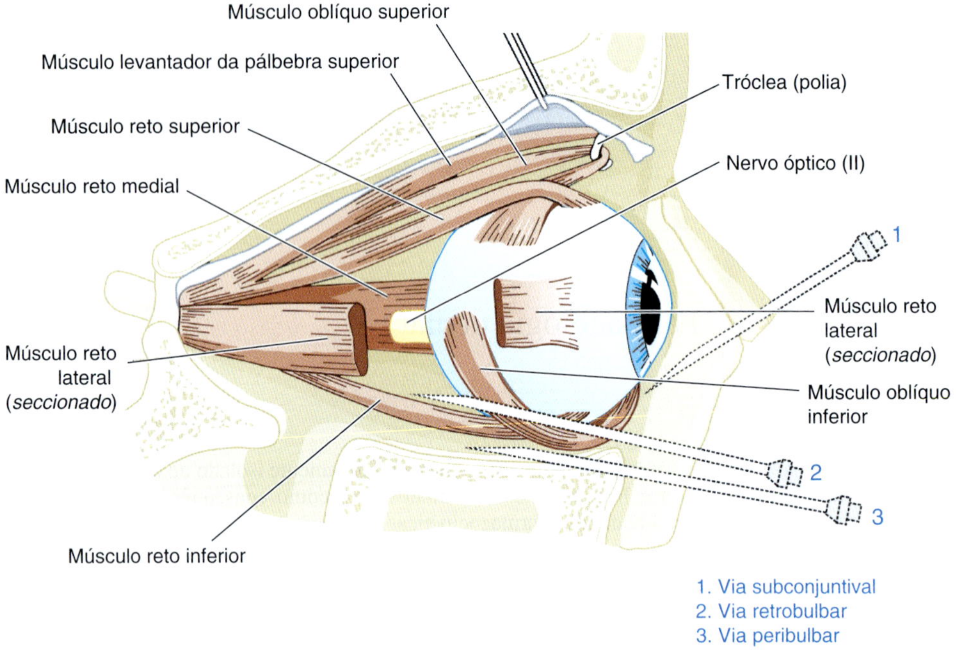

Figura 64-1 *Anatomia do bulbo ocular em relação à órbita e às pálpebras.* Diversas vias de administração de anestesia estão assinaladas pelas agulhas azuis.

forma uma camada hidrofílica e organiza-se singularmente em lamelas de colágeno sintetizado pelos ceratinócitos. A membrana de Descemet está situada sob o estroma e forma a membrana basal do endotélio da córnea. O endotélio está situado mais posteriormente e forma uma camada simples de células aderidas entre si por junções estreitas ("*tight junctions*"). Tais células mantêm a integridade da córnea por processos de transporte ativo e funcionam como uma barreira hidrofóbica. Desse modo, a absorção dos fármacos pela córnea depende da penetração nas estruturas hidrofílico-hidrofóbicas trilaminares das diversas camadas anatômicas.

Na periferia da córnea e nas proximidades da esclerótica, há uma zona de transição (1-2 mm de largura) conhecida como *limbo*. As estruturas límbicas incluem o epitélio conjuntival, que contém as células tronco, a cápsula de Tenon, a episclerótica, o estroma corneoesclerótico, o canal de Schlemm e a rede trabecular (Figura 64-3B). Os vasos sanguíneos do limbo fornecem nutrientes e mecanismos de defesa imunológica importantes para a córnea.

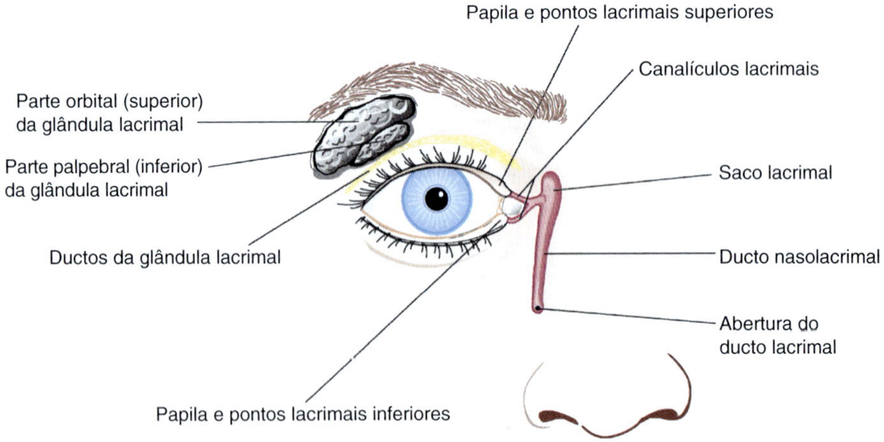

Figura 64-2 *Anatomia do sistema lacrimal.*

Quadro 64-1

Farmacologia autonômica dos olhos e de estruturas relacionadas

	RECEPTORES ADRENÉRGICOS		RECEPTORES COLINÉRGICOS	
TECIDO	SUBTIPO	RESPOSTA	SUBTIPO	RESPOSTA
Epitélio corneal	β_2	Desconhecida	M[a]	Desconhecida
Endotélio corneal	β_2	Desconhecida	Indefinido	Desconhecida
Músculo radial da íris	α_1	Midríase		
Músculo esfincteriano da íris			M_3	Miose
Redes trabeculares	β_2	Desconhecida		
Epitélio ciliar[b]	α_2/β_2	Produção aquosa		
Músculo ciliar	β_2	Relaxamento[c]	M_3	Acomodação
Glândula lacrimal	α_1	Secreção	M_2, M_3	Secreção
Epitélio pigmentar da retina	α_1/β_2	Transporte de H_2O/ desconhecida		

[a]Embora acetilcolina e colina acetiltransferase sejam abundantes no epitéio corneal da maioria das espécies, a função de tal neurotransmissor nesse tecido é desconhecida.
[b]O epitélio ciliar também é o alvo de inibidores da anidrase carbônica. A isoenzima II da anidrase carbônica está localizada tanto no epitélio ciliar pigmentado quanto no não pigmentado.
[c]Embora receptores β_2-adrenérgicos atuem como mediadores de relaxamento do músculo liso do corpo ciliar, não há efeito clinicamente significativo sobre a acomodação.

A câmara anterior abriga ~ 250 μL de humor aquoso. O ângulo da câmara anterior periférica é formado pela córnea e pela raiz da íris. A rede trabecular e o canal de Schlemm estão situados pouco acima do ápice desse ângulo. A câmara posterior, que abriga ~ 50 μL de humor aquoso, é definida pelos limites dos processos do corpo celular, pela superfície posterior da íris e pela superfície do cristalino.

Dinâmica do humor aquoso e regulação da pressão intraocular (PIO). O humor aquoso é secretado pelos processos do corpo ciliar e flui da câmara posterior, atravessa a pupila e chega à câmara anterior, de onde sai do olho principalmente pela rede trabecular e pelo canal de Schlemm, daí ao plexo venoso episcleral e à circulação sistêmica. Tal via convencional é responsável por 80-95% da drenagem do humor aquoso, sendo o alvo principal dos agentes colinérgicos utilizados no tratamento do glaucoma. Outra via de drenagem é a uveoescleral (i.e., o líquido flui pelos músculos ciliares e entra no espaço supracoroidal), o alvo dos prostanoides seletivos (ver "Glaucoma" e Capítulo 33).

O ângulo periférico da câmara anterior é uma estrutura anatômica importante porque define os dois tipos de glaucoma: *glaucoma de ângulo aberto*, seguramente o tipo mais comum nos EUA, e *glaucoma de ângulo fechado*. O tratamento clínico moderno do glaucoma de ângulo aberto tem como objetivo reduzir a produção e/ou aumentar a drenagem do humor aquoso. O tratamento preferido para o glaucoma de ângulo fechado é a iridectomia cirúrgica, por *laser* ou incisão, porém o tratamento clínico temporário poderá ser necessário para reduzir a elevação aguda da pressão intraocular (PIO) e promover a limpeza da córnea antes da operação. Redução prolongada da PIO poderá ser necessária, especialmente se a íris periférica tiver sido coberta permanentemente pela rede trabecular.

Em olhos anatomicamente suscetíveis, fármacos anticolinérgicos, simpatomiméticos e anti-histamínicos podem causar dilatação parcial da pupila e alterar os vetores de força entre a íris e o cristalino. Nesse caso, o humor aquoso proveniente da câmara posterior fica impedido de passar pela pupila e de entrar na câmara anterior. A alteração da relação entre o cristalino e a íris aumenta a pressão da câmara posterior e faz com que a base da íris seja pressionada contra a parede do ângulo cobrindo, portanto, a rede trabecular, fechando o ângulo de filtração e aumentando significativamente a PIO. O resultado é conhecido como um ataque agudo de *glaucoma de ângulo fechado com bloqueio pupilar*.

Íris e pupila. A íris é a parte mais anterior do trato uveal, que também inclui o corpo ciliar e a coroide. A superfície anterior da íris é o estroma, uma estrutura que se organiza frouxamente e contém melanócitos, vasos sanguíneos, músculo liso, bem como nervos parassimpáticos e simpáticos. As diferenças de cor da íris refletem as variações individuais da quantidade de melanócitos localizados no estroma. A variação individual pode ser um aspecto importante para a distribuição dos fármacos oculares, tendo em vista sua ligação à melanina (ver "Distribuição"). A superfície posterior da íris é uma camada dupla de células epiteliais densamente pigmentadas. À frente do epitélio pigmentado, o músculo liso dilatador está orientado radialmente e é inervado pelo sistema nervoso simpático (Figura 64-4), que causa *midríase* (dilatação). Na margem pupilar, o músculo liso esfinctérico está organizado em uma faixa circular com inervação parassimpática, que leva à *miose* (constrição) quando estimulada. A utilização dos fármacos para dilatar as pupilas normais e avaliar a resposta farmacológica da pupila está resumida no

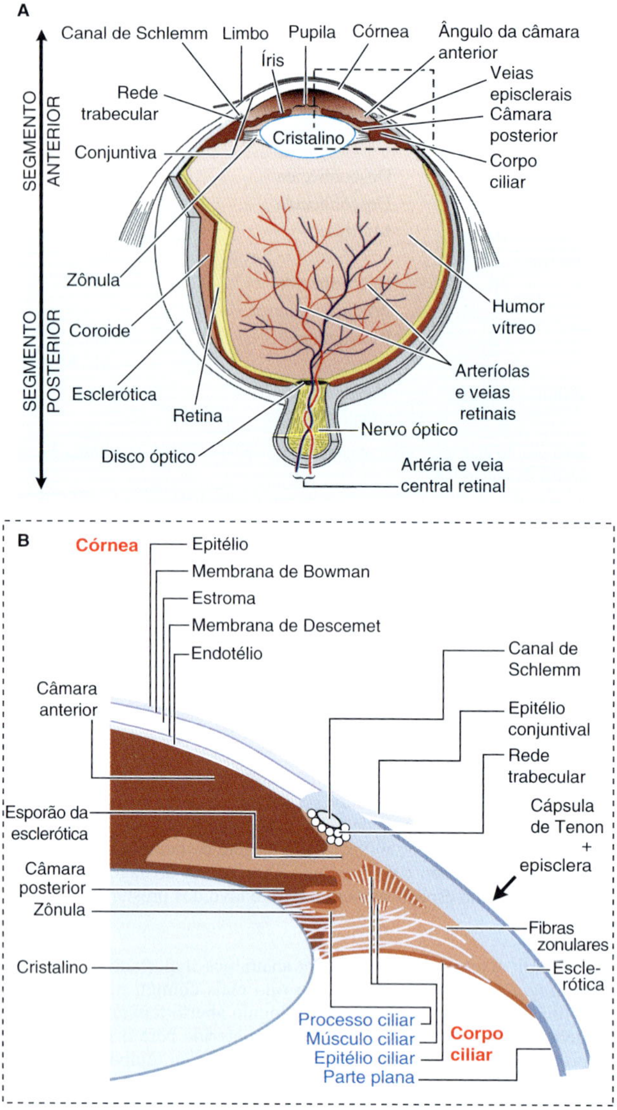

Figura 64-3 (**A**) Anatomia do olho. (**B**) Ampliação do segmento anterior, revelando a córnea, as estruturas angulares, o cristalino e o corpo ciliar. (Adaptada com permissão de Riordan-Eva, P. Anatomy and embryology of the eye. Em: Riordan-Eva, P. Whitcher JP, eds. *Vaughan & Asbury's General Ophthalmology*, 17th ed. Nova York: McGraw-Hill; 2008. Copyright © 2008 by McGraw-Hill Companies, Inc. Todos os direitos reservados.)

Quadro 64-2. Agentes farmacológicos também são usados para a avaliação diagnóstica da anisocoria (Figura 64-5 na 12ª edição do texto original).

Corpo ciliar. O corpo ciliar desempenha duas funções bastante específicas:

- Secreção de humor aquoso pela dupla camada epitelial
- Acomodação pelo músculo ciliar

A parte anterior do corpo ciliar (*parte pregueada*) é formada por 70-80 processos ciliares com dobras intrincadas. A região posterior é a *parte plana*. O músculo ciliar está organizado em camadas longitudinal externa, radial intermediária e circular interna. A contração coordenada dessa musculatura lisa pelo sistema nervoso parassimpático faz com que a zônula que suspende o cristalino relaxe, permitindo que fique mais convexo e desvie ligeiramente para a frente. Tal processo, conhecido como *acomodação*, permite a focalização dos objetos próximos e pode ser bloqueado farmacologicamente pelos antagonistas colinérgicos muscarínicos, por um processo denominado *cicloplegia*. A contração do músculo ciliar também traciona o esporão da esclera e, desse modo, amplia os espaços

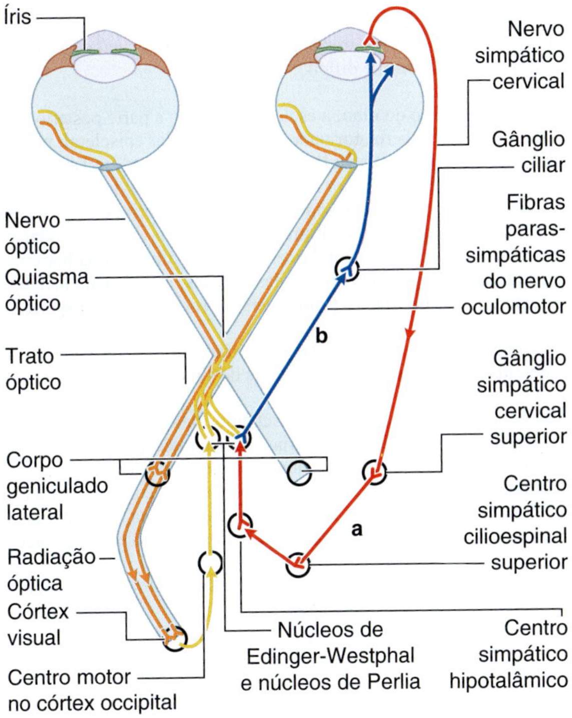

Figura 64-4 *Inervação autonômica do olho pelos sistemas nervosos simpático (a) e parassimpático (b).* (Adaptada, com permissão, de Wybar KC, Kerr-Muir M. *Bailliere's Concise Medical Textbooks, Ophtalmology*, 3rd ed. Nova York Bailliere Tindall; 1984. Copyright © Elsevier.)

dentro da rede trabecular. Esse último efeito explica pelo menos parte do efeito de redução da PIO pelas ações direta e indireta dos fármacos parassimpatomiméticos.

Cristalino. O cristalino é suspenso por *zônulas*, fibras especializadas originadas do corpo ciliar. O cristalino possui ~ 10 mm de diâmetro e é envolvido por uma cápsula. A maior parte do cristalino é formada por fibras derivadas das células proliferativas do cristalino que se localizam sob a parte anterior da cápsula. Essas fibras são produzidas continuamente ao longo de toda a vida. O envelhecimento e determinados fármacos, como corticosteróides, e algumas doenças, como diabetes melito, causam a opacificação do cristalino, conhecida como *catarata*.

Quadro 64-2

Efeitos de agentes farmacológicos sobre a pupila

EVENTO CLÍNICO	DROGA	RESPOSTA PUPILAR
Normal	Fármacos simpatomiméticos	Dilatação (midríase)
Normal	Fármacos parassimpatomiméticos	Constrição (miose)
Síndrome de Horner	Cocaína a 4-10%	Sem dilatação
Horner pré-ganglionar	Hidroxianfetamina a 1%	Dilatação
Horner pós-ganglionar	Hidroxianfetamina a 1%	Sem dilatação
Pupila de Adie	Pilocarpina a 0,05-0,1%[a]	Constrição
Normal	Opioides (orais ou intravenosos)	Pupilas minúsculas

Fármacos oftálmicos aplicados por via tópica salvo menção distinta.

[a]Essa porcentagem de pilocarpina não está comercialmente disponível e, em geral, é preparada pelo médico que administra o teste ou por um farmacêutico. Esse teste também requer que nenhuma manipulação prévia da córnea (i.e., tonometria para determinação da pressão intraocular ou teste de sensação da córnea) seja realizada para que a integridade normal da barreira corneal esteja intacta. Pupilas normais não responderão a essa diluição fraca de pilocarpina; entretanto, uma pupila de Adie manifesta-se como supersensibilidade à desnervação e responde, por conseguinte, farmacodinamicamente a essa diluição do agente colinérgico.

Tendo em vista as barreiras anatômicas e vasculares impostas aos acessos local e sistêmico, a aplicação de fármacos no polo posterior do olho é particularmente difícil.

Esclerótica. O revestimento mais externo do olho, a esclerótica, cobre a parte posterior do bulbo ocular. A superfície externa da concha esclerótica é recoberta por uma camada vascular episcleral, pela cápsula de Tenon e pela conjuntiva. Os tendões dos seis músculos extraoculares têm suas inserções em fibras de colágeno da esclerótica superficial. Numerosos vasos sanguíneos perfuram a esclerótica por meio de seus emissários, tanto para irrigar quanto para drenar a coroide, o corpo ciliar, o nervo óptico e a íris. No interior da concha escleral, uma rede capilar (coroide vascular) nutre a camada externa da retina. Entre a retina externa e a rede capilar, está situada a membrana de Bruch e o epitélio pigmentar da retina, cujas funções estreitas constituem uma barreira externa entre a retina e a coroide. O epitélio pigmentar da retina desempenha muitas funções, inclusive no metabolismo da vitamina A, na fagocitose dos segmentos externos dos bastonetes e em diversos processos de transporte.

Retina. A retina é uma estrutura altamente organizada, fina e transparente, formada por neurônios, células gliais e vasos sanguíneos; ela contém os fotorreceptores e o sistema de sinalização da proteína G baseado na rodopsina.

Humor vítreo. Cerca de 80% do volume ocular são representados pelo humor vítreo, um meio límpido contendo colágeno tipo II, ácido hialurônico, proteoglicanos e várias macromoléculas como glicose, ácido ascórbico, aminoácidos e alguns sais inorgânicos. O glutamato presente no humor vítreo pode apresentar alguma relação com o glaucoma; as células ganglionares parecem morrer por apoptose no glaucoma, um processo que pode ser estimulado pelo glutamato atuando sobre os receptores de NMDA. A memantina, um antagonista não competitivo dos receptores NMDA, está sendo investigado atualmente como um tratamento para o glaucoma.

Nervo óptico. O nervo óptico é um nervo mielinizado que conduz os estímulos da retina para o sistema nervoso central (SNC), sendo formado por:

- Uma porção intraocular, visível como o disco óptico na retina
- Uma porção intraorbital
- Uma porção intracanalicular
- Uma porção intracraniana

O nervo óptico está envolvido pelas meninges que se encontram em continuidade com o cérebro. Hoje, o tratamento farmacológico de neuropatias ópticas, em geral, se baseia no controle da doença subjacente. Por exemplo, a neuropatia óptica isquêmica não arterítica pode ser melhor tratada com glicocorticoides intravítreos e a neurite óptica com glicocorticoides intravenosos. A neuropatia óptica galucomatosa é clinicamente controlada por redução da PIO.

FARMACOCINÉTICA E TOXICOLOGIA DE AGENTES TERAPÊUTICOS OCULARES

TÉCNICAS DE APLICAÇÃO DE FÁRMACOS. A Figura 64-1 e o Quadro 64-3 descrevem as propriedades das várias vias de administração ocular.

Várias preparações prolongam o tempo durante o qual o fármaco permanece na superfície do olho. Essas incluem géis, pomadas, implantes sólidos, lentes de contato gelatinosas e escudos de colágeno. *O prolongamento do tempo de permanência no fundo-de-saco facilita a absorção dos fármacos.* Os géis oftálmicos (p. ex., gel de pilocarpina a 4%) liberam os fármacos por difusão após a erosão dos polímeros solúveis. Em geral, as pomadas contêm óleo mineral e uma base de vaselina, sendo úteis à aplicação de antibióticos, agentes cicloplégicos ou mióticos. Os implantes sólidos, como o implante intravítreo de ganciclovir, possibilitam uma cinética de liberação de *ordem zero* por difusão estável, por meio da qual o fármaco é liberado a uma taxa mais constante durante um período prolongado em vez da liberação rápida.

FARMACOCINÉTICA. Os princípios farmacocinéticos de absorção, distribuição, metabolismo e excreção determinam o tempo de atuação do fármaco no olho, entretanto as vias de administração ocular, o fluxo de fluidos oculares e a arquitetura do olho introduzem outras variáveis específicas ao olho. A maioria dos fármacos de uso oftálmico é preparada para aplicação tópica. Os fármacos também podem ser injetados por vias subconjuntival, subtenoniana e retrobulbar.

ABSORÇÃO. Após a instilação tópica de um fármaco, a taxa e a amplitude da absorção são determinadas pelo intervalo durante o qual ele permanece no fundo-de-saco e na película lacrimal pré-corneal, pela eliminação por drenagem nasolacrimal, pela ligação do fármaco às proteínas das lágrimas, pelo metabolismo das proteínas teciduais e lacrimais e pela difusão por meio da córnea e da conjuntiva. O tempo de permanência de um fármaco pode ser prolongado por alterações em sua formulação. O tempo de permanência também pode ser ampliado por bloqueio da saída das lágrimas do olho por meio do fechamento dos ductos de drenagem lacrimal com tampões flexíveis de silicone (puntiformes). A drenagem nasolacrimal contribui para a absorção sistêmica dos fármacos oftálmicos aplicados topicamente. A absorção pela mucosa nasal impede o metabolismo hepático de primeira passagem; desse modo, efeitos colaterais sistêmicos significativos podem ser causados pelos fármacos tópicos, especialmente

Quadro 64-3

Algumas características de vias oculares de administração de fármacos

VIA DE ADMINISTRAÇÃO	PADRÃO DE ABSORÇÃO	UTILIDADE ESPECIAL	LIMITAÇÕES E PRECAUÇÕES
Tópica	Imediata, dependendo da formulação	Conveniente, econômica e relativamente segura	Adesão do paciente, toxicidade corneal e conjuntival, toxicidade da mucosa nasal, efeitos colaterais sistêmicos decorrentes de absorção nasolacrimal
Subconjuntival, subtenoniana e por injeções retrobulbares	Imediata ou contínua, dependendo da formulação	Infecções do segmento anterior, uveíte posterior, edema macular cistoide	Toxicidade local, lesão tecidual, perfuração do globo ocular, traumatismo do nervo óptico, oclusão da artéria e/ou veia central da retina, toxicidade medicamentosa direta sobre a retina com perfuração inadvertida do globo ocular, traumatismo de músculo ocular, efeito medicamentoso prolongado
Injeções intraoculares (intracâmara)	Imediata	Cirurgia, infecções do segmento anterior	Toxicidade corneal, toxicidade intraocular, duração de ação relativamente curta
Injeção ou dispositivo intravítreos	Falha na absorção, efeito local imediato, possível efeito contínuo	Endoftalmite, retinite, degeneração da mácula relacionada com a idade	Toxicidade sobre a retina

quando utilizados por períodos longos. A Figura 64-5 ilustra esquematicamente as possíveis vias de absorção de um fármaco oftálmico após aplicação tópica no olho.

As absorções transcorneal e transconjuntival/transescleral são as vias preferidas para produzir efeitos farmacológicos oculares localizados. O gradiente de concentração do fármaco entre a película lacrimal e os epitélios da córnea e da conjuntiva geram a força motriz necessária à difusão passiva por meio desses tecidos. Outros fatores que afetam a capacidade de difusão de um fármaco são o tamanho, a estrutura química e a configuração estérica da molécula. A penetração transcorneal de um fármaco representa um processo de solubilidade diferencial; a córnea pode ser entendida como uma estrutura trilaminar formada por "gordura-água-gordura", que corresponde às camadas epitelial, estromal e endotelial. O epitélio e o endotélio constituem barreiras às substâncias hidrofílicas; o estroma forma uma barreira para os compostos hidrofóbicos. Por essa razão, os fármacos com propriedades hidrofílicas e lipofílicas seriam mais apropriados para absorção transcorneal. A absorção do fármaco é ampliada quando uma barreira anatômica está comprometida ou é eliminada.

DISTRIBUIÇÃO. Os fármacos administrados topicamente podem ser distribuídos sistemicamente por meio da absorção pela mucosa nasal e possivelmente pela distribuição ocular local, após absorções transcorneal/transconjuntival. Após a absorção transcorneal, o humor aquoso acumula o fármaco que é em seguida distribuído para as estruturas intraoculares e, potencialmente, para a circulação sistêmica via rede trabecular (Figura 64-3B). A ligação de alguns fármacos à melanina é um fator importante em alguns compartimentos oculares. Por exemplo, o efeito midriático dos agonistas dos receptores α-adrenérgicos tem início mais lento nos voluntários humanos com íris densamente pigmentada, em comparação com os indivíduos com íris ligeiramente pigmentada; a ligação do fármaco-melanina constitui um reservatório potencial para sua liberação prolongada. Outro aspecto clinicamente importante da ligação fármaco-melanina envolve o epitélio pigmentar da retina. Nesse epitélio, o acúmulo da cloroquina (Capítulo 49) causa uma lesão tóxica retiniana conhecida como maculopatia em "olho-de-touro", que está associada à redução da acuidade visual.

METABOLISMO. A biotransformação dos fármacos oculares pode ser significativa; uma variedade de enzimas, incluindo esterases, oxidorredutases, enzimas lisossômicas, peptidases, glicuronídeo e sulfatotransferases, enzimas de conjugação da glutationa, COMT, MAO e 11-β-hidroxiesteroide desidrogenases são encontradas no olho. As esterases suscitam interesse especial em vista do desenvolvimento de pró-fármacos que aumentam a permeabilidade da córnea (p. ex., o *cloridrato de dipivefrina* é um pró-fármaco da epinefrina e a latanoprosta é um pró-fármaco $PGF_{2\alpha}$; ambos os fármacos são utilizados no tratamento do glaucoma).

TOXICOLOGIA. A maioria dos efeitos tóxicos locais são devidos às reações de hiperssenbilidade ou a efeitos tóxicos diretos na córnea, conjuntiva, pele periocular e mucosa nasal. Os colírios e as soluções para lentes de contato comumente contêm preservativos como cloreto de benzalcônio, clorobutanol, agentes quelantes e, raramente, timerosal. Em especial, o cloreto de benzalcônio pode causar ceratopatia puntiforme ou ceratopatia ulcerativa

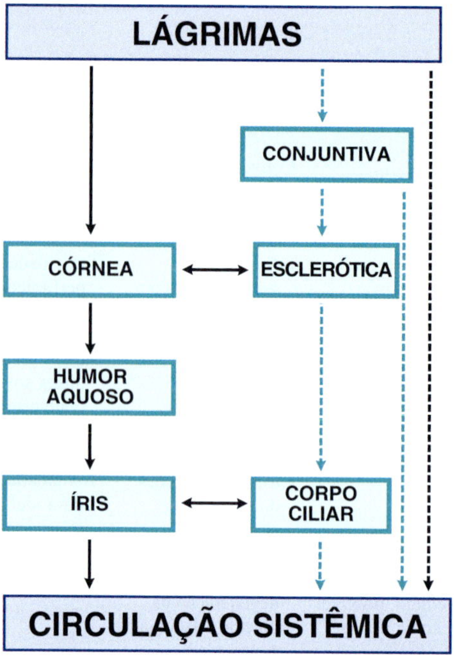

Figura 64-5 *Vias de absorção possíveis de um fármaco oftálmico após aplicação tópica ao olho.* As *setas em negrito cheias* representam a via corneal; as *setas azuis tracejadas* representam a via conjuntival/escleral; as *setas em negrito tracejadas* representam a via de absorção nasolacrimal. (Adaptada, com permissão, de Chien D-S, et. al. *Curr Eye Res*, 1990;9(11):1051-1059. Copyright © 1990 Informa Healthcare.)

tóxica. Todas as medicações oftálmicas são potencialmente absorvidas para o interior da circulação sistêmica (Figura 64-5), de forma que podem ocorrer efeitos colaterais sistêmicos.

APLICAÇÕES DE FÁRMACOS EM OFTALMOLOGIA

QUIMIOTERAPIA DE DOENÇAS MICROBIANAS OCULARES

AGENTES ANTIBACTERIANOS. Diversos antibióticos foram formulados para aplicação tópica ocular (Quadro 64-4).

USOS TERAPÊUTICOS DE AGENTES ANTIMICROBIANOS OFTÁLMICOS. Doenças infecciosas da pele, das pálpebras, da conjuntiva e do sistema excretor lacrimal são encontradas frequentemente. As infecções da pele periocular são divididas em celulites pré-septal e pós-septal ou orbitária. Conforme o contexto clínico (i.e., história de traumatismo, sinusite, idade do paciente e imunossupressão relativa), os antibióticos podem ser administrados por via oral ou parenteral.

A ***dacrioadenite***, uma infecção da glândula lacrimal, é mais comum em crianças e em adultos jovens; pode ser de origem bacteriana (geralmente *Staphylococcus aureus*, *Streptococcus* spp.) ou viral (observada mais comumente na caxumba, na mononucleose infecciosa, na *influenza* e no herpes-zóster). Quando há suspeita de infecção bacteriana, os antibióticos sistêmicos geralmente são indicados.

A ***dacriocistite*** é uma infecção do saco lacrimal. Nos lactentes e crianças, a doença costuma ser unilateral e secundária à obstrução de um ducto nasolacrimal. Nos adultos, a dacriocistite e as infecções canaliculares podem ser causadas por *S. aureus*, *Streptococcus* spp. difteroides, *Candida* spp. e *Actinomyces israelii*. Qualquer secreção proveniente do saco lacrimal deve ser enviada para bacterioscopia e culturas. Em geral, os antibióticos sistêmicos são indicados.

Os processos infecciosos das pálpebras incluem *hordéolo* e *blefarite*. O hordéolo, ou terçol, é uma infecção das glândulas meibomianas, de Zeis ou de Moll situadas nas margens palpebrais. O agente etiológico bacteriano típico é o *S. aureus* e o tratamento habitual consiste em compressas mornas e antibióticos tópicos (gel, gotas ou pomada). A blefarite é um processo inflamatório bilateral comum das pálpebras que se caracteriza por irritação e ardência e

Quadro 64-4

Agentes antibacterianos tópicos comercialmente disponíveis para uso oftálmico

NOME GENÉRICO	FORMULAÇÃO[a]	TOXICIDADE	INDICAÇÕES PARA USO
Azitromicina	Solução a 1%	H	Conjuntivite
Bacitracina	Pomada com 500 unidades/g	H	Conjuntivite, blefarite, ceratite, ceratoconjuntivite, úlceras da córnea, blefaroconjuntivite, meibomianite, dacriocistite
Besifloxacino	Suspensão a 0,6%		Conjuntivite
Cloranfenicol	Pomada a 1%	H, DS	Conjuntivite, ceratite
Cloridrato de ciprofloxacino	Solução a 0,3%; pomada a 0,3%	H, DCRF	Conjuntivite, ceratite, ceratoconjuntivite, úlceras da córnea, blefarite, blefaroconjuntivite, meibomianite, dacriocistite
Eritromicina	Pomada a 0,5%	H	Infecções oculares superficiais envolvendo a conjuntiva ou a córnea; profilaxia de oftalmia neonatal
Gatifloxacino	Solução a 0,3%	H	Conjuntivite
Sulfato de gentamicina	Solução a 0,3%; pomada a 0,3%	H	Conjuntivite, blefarite, ceratite, ceratoconjuntivite, úlceras da córnea, blefaroconjuntivite, meibomianite, dacriocistite
Levofloxacino	Solução a 0,5%	H	Conjuntivite
	Solução a 1,5%	H	Úlceras da córnea
Moxifloxacino	Solução a 0,5%	H	Conjuntivite
Ofloxacino	Solução a 0,3%	H	Conjuntivite, úlceras da córnea
Sulfacetamida sódica	Solução a 1%, a 10%, a 15% e a 30%; pomada a 10%	H, DS	Conjuntivite, outras infecções oculares superficiais
Combinações de polimixina B[b]	Várias soluções e pomadas		Conjuntivite, blefarite, ceratite
Sulfato de tobramicina[c]	Solução a 0,3%; pomada a 0,3%	H	Infecções externas do olho e de seus anexos

H, hipersensibilidade; DS, discrasia sanguínea; DCRF, depósitos corneais relacionados a fármacos.
[a]Para obter informações específicas sobre posologia, formulação e nomes comerciais, consulte Physicians' Desk Reference for Ophthalmic Medicines, que tem publicação anual.
[b]A polimixina B é formulada para administração ocular em combinação com bacitracina, neomicina, gramicidina, oxitetraciclina ou trimetoprima. Ver Capítulos 52-55 para discussão mais detalhada sobre os agentes antibacterianos.
[c]A tobramicina é formulada para administração ocular em combinação com dexametasona, ou etabonato de loteprednol.

também está associado, em geral, ao *Staphylococcus* sp. As medidas de higiene local constituem a base do tratamento; antibióticos tópicos são utilizados com frequência. A tetraciclina, doxiciclina, minociclina e eritromicina por via sistêmica geralmente são eficazes para reduzir a inflamação palpebral grave, porém devem ser utilizadas por semanas a meses.

A ***conjuntivite*** é um processo inflamatório da conjuntiva, cuja gravidade varia de da hiperemia suave até uma secreção purulenta profusa. As causas mais comuns da conjuntivite são os vírus, alergias, irritantes ambientais, lentes de contato e compostos químicos. Entre as causas menos comuns incluem-se outros patógenos infecciosos, reações mediadas imunologicamente, doenças sistêmicas associadas e tumores da conjuntiva ou da pálpebra. Os agentes infecciosos relatados mais comumente são adenovírus e herpes vírus simples, seguidos por outros agentes virais (p. ex., enterovírus, vírus Coxsackie, vírus do sarampo, vírus da varicela-zóster, vírus da vacínia-varíola) e bacterianos (p. ex., *Neisseria* spp., *Streptococcus pneumoniae, Haemophilus* spp., *S. aureus*, *Moraxella lacunata* e espécies de clamídeas spp.). *Rickettsia*, fungos e parasitos, tanto na forma de cistos quanto de trofozoítos, são causas raras de conjuntivite. O tratamento eficaz depende da seleção de um antibiótico apropriado para os patógenos bacterianos suspeitos. A menos que haja suspeita de um agente etiológico incomum, a conjuntivite bacteriana é tratada empiricamente com um antibiótico tópico de largo espectro, sem necessidade de que seja realizada uma cultura.

A ***ceratite***, ou inflamação da córnea, pode afetar qualquer parte da córnea. Vários agentes microbianos foram identificados como causadores da ceratite infecciosa, tais como bactérias, vírus, fungos, espiroquetas e cistos, bem como trofozoítos. Em geral, as infecções graves com perda de tecidos (úlceras da córnea) são tratadas com medidas mais agressivas do que as infecções sem perda tecidual (infiltrados da córnea). As infecções brandas, pequenas e mais periféricas geralmente não são avaliadas por cultura, e os olhos são tratados com antibióticos tópicos de amplo espectro. Nas infecções mais graves, centrais ou mais extensas, é necessário fazer raspagem da córnea para preparação de esfregaços, culturas e testes de sensibilidade, devendo o paciente começar a aplicar antibióticos tópicos de hora em hora ao longo de 24 h. Os objetivos do tratamento são erradicar a infecção e reduzir a quantidade de fibrose corneal, bem como as chances de ocorrer perfuração da córnea com perda visual grave ou cegueira. A escolha do fármaco inicial e a posologia são ajustadas de acordo com a resposta clínica, assim como os resultados das culturas e dos testes de sensibilidade.

A ***endoftalmite*** é um processo inflamatório em geral infeccioso, potencialmente devastador e grave, envolvendo os tecidos intraoculares. Quando o processo inflamatório afeta todo o bulbo ocular, é conhecido como *panoftalmite*. A endoftalmite é, em geral, causada por bactérias ou fungos, ou raramente por espiroquetas. Os casos típicos ocorrem no pós-operatório imediato (p. ex., subsequentemente a cirurgias de catarata, glaucoma, córnea ou retina), após traumatismo ou por implantação endógena em um paciente imunossuprimido ou em usuários de drogas intravenosas. A endoftalmite pós-operatória aguda requer punção imediata do vítreo para que seja obtido material destinado a esfregaços e culturas, bem como injeção de antibióticos intravítreos selecionados empiricamente. A vitrectomia imediata (i.e., remoção cirúrgica especializada do vítreo) é benéfica aos pacientes que conseguem perceber apenas luzes. A vitrectomia também pode ser benéfica para outras causas de endoftalmite (p. ex., com bolhas associadas a glaucoma, pós-traumática ou endógena). Nos casos de disseminação endógena, os antibióticos parenterais são úteis para erradicar o foco infeccioso, porém a eficácia dos antibióticos sistêmicos nos casos traumáticos não está bem demonstrada.

AGENTES ANTIVIRAIS. Os fármacos antivirais utilizados em oftalmologia estão resumidos no Quadro 64-5 (detalhes adicionais sobre esses fármacos no Capítulo 58).

USOS TERAPÊUTICOS. As principais indicações para o uso dos agentes antivirais em oftalmologia são a ceratite viral, herpes-zóster oftálmico e retinite. Hoje, não existem antivirais para o tratamento da conjuntivite viral causada por adenovírus, que geralmente tem evolução autolimitada e habitualmente é tratada com medidas sintomáticas para aliviar a irritação.

A ***ceratite viral***, uma infecção da córnea que pode envolver o epitélio ou o estroma é, na maioria dos casos, causada pelo herpes simples tipo I e pelo vírus da varicela-zóster. As etiologias virais menos comuns incluem os herpes-vírus simples tipo II, vírus Epstein-Barr e CMV. Os agentes antivirais tópicos são indicados para o tratamento da doença epitelial causada pela infecção por herpes-vírus simples. *Durante o tratamento tópico da ceratite viral, a margem entre a atividade antiviral tópica terapêutica e os efeitos tóxicos na córnea é muito estreita*; por essa razão, os pacientes devem ser acompanhados cuidadosamente. Os glicocorticoides tópicos estão contraindicados na ceratite epitelial herpética em virtude da replicação viral ativa. Por outro lado, na ceratite disciforme herpética (que se presume o envolvimento predominante de uma reação imune celular), os glicocorticoides tópicos aceleram

Quadro 64-5

Agentes antivirais para uso oftálmico

NOME GENÉRICO	VIA DE ADMINISTRAÇÃO	TOXICIDADE OCULAR	INDICAÇÕES PARA USO
Trifluridina	Tópica (solução a 1%)	CP, H	Ceratite e ceratoconjuntivite pelo herpes-vírus simples
Aciclovir	Oral, intravenosa (cápsulas de 200 mg, comprimidos de 400 e 800 mg)		Herpes-zóster oftálmico[a] Iridociclite pelo herpes-vírus simples
Valaciclovir	Oral (comprimidos de 500 e 1.000 mg)		Ceratite pelo herpes-vírus simples[a] Herpes-zóster oftálmico[a]
Fanciclovir	Oral (comprimidos de 125, 250 e 500 mg)		Ceratite pelo herpes-vírus simples[a] Herpes-zóster oftálmico[a]
Foscarnete	Intravenosa Intravítrea[a]		Retinite por citomegalovírus
Ganciclovir	Intravenosa, oral Implante intravítreo		Retinite por citomegalovírus
Valganciclovir	Oral		Retinite por citomegalovírus
Cidofovir	Intravenosa		Retinite por citomegalovírus

CP, ceratopatia puntiforme; H, hipersensibilidade.
[a]Uso sem indicação terapêutica formal. Para detalhes adicionais, ver Capítulo 58.

a recuperação. Em casos de recidivas da ceratite estromal herpética, o tratamento com aciclovir oral produz benefícios comprovados na redução do risco de recidivas.

O ***herpes-zóster oftálmico*** é uma reativação latente de uma infecção pelo vírus varicela-zóster no primeiro ramo do nervo craniano trigêmeo. O tratamento sistêmico com aciclovir, valaciclovir ou fanciclovir é eficaz para atenuar a gravidade e as complicações do herpes-zóster oftálmico. Hoje, não existem preparações oftálmicas do aciclovir aprovadas pelo FDA, embora haja uma pomada oftálmica disponível para uso experimental.

A ***retinite viral*** pode ser causada pelo vírus da herpes simples, CMV, adenovírus e vírus da varicela-zóster. Com o tratamento antirretroviral altamente eficaz (HAART; ver Capítulo 59), a retinite causada pelo CMV não parece progredir quando o tratamento anti-CMV específico é interrompido, porém alguns pacientes desenvolvem uveíte associada à recuperação imune. Em geral, o tratamento envolve a administração parenteral prolongada de fármacos antivirais. A administração intravítrea do ganciclovir tem sido usada como uma alternativa eficaz ao tratamento sistêmico. A necrose aguda da retina e a necrose progressiva da camada retiniana externa, na maioria dos casos causada pelo vírus da varicela-zoster, podem ser tratadas com várias combinações de fármacos orais, intravenosos e intravítreos, assim como com implantes intravítreos de agentes antivirais.

AGENTES ANTIFÚNGICOS

A única preparação antifúngica tópica disponível atualmente para uso oftálmico é um derivado poliênico, a natamicina. Outros agentes antifúngicos podem ser preparados extemporaneamente para aplicação tópica, subconjuntival ou intravítrea (Quadro 64-6; ver também Capítulo 57).

USOS TERAPÊUTICOS. Assim como ocorreu com as infecções fúngicas sistêmicas, a incidência das infecções fúngicas oftálmicas tem aumentado com a ampliação crescente da população de pacientes imunossuprimidos. As indicações oftálmicas dos agentes antifúngicos são a ceratite, esclerite e endoftalmite fúngicas, mucormicose e canaliculite. Os fatores de risco para ceratite fúngica incluem traumatismo, doença ocular superficial crônica, uso de lentes de contato e imunossupressão (incluindo aplicação de esteroides tópicos). Frente à suspeita de uma infecção fúngica, devem ser recolhidas amostras dos tecidos envolvidos para preparação de esfregaços, culturas e testes de sensibilidade, sendo as informações obtidas utilizadas para guiar a escolha dos fármacos.

AGENTES ANTIPROTOZOÁRIOS

As infecções oculares parasitárias geralmente se evidenciam na forma de *uveíte*, um processo inflamatório dos segmentos anterior ou posterior e, menos comumente, como conjuntivite, ceratite e retinite.

USOS TERAPÊUTICOS. Nos EUA, as infecções por protozoários encontradas mais comumente são causadas pela *Acanthamoeba* e pelo *Toxoplasma gondii*. Em usuários de lentes de contato que desenvolvem ceratite, deve haver alta suspeita por parte dos médicos de infecção por *Acanthamoeba*. Outros fatores de risco para a ceratite por

Quadro 64-6
Agentes antifúngicos para uso oftálmico

CLASSE FARMACOLÓGICA/ AGENTE	MÉTODO DE ADMINISTRAÇÃO	INDICAÇÕES PARA USO
Poliênicos		
Anfotericina B[a]	Solução tópica a 0,1-0,5% (em geral, 0,15%)	Ceratite e endoftalmite por leveduras e fungos
	0,8-1 mg por via subconjuntival	Endoftalmite por leveduras e fungos
	Injeção intravítrea de 5 µg	Endoftalmite por leveduras e fungos
	Intravenoso	Endoftalmite por leveduras e fungos
Natamicina	Suspensão tópica a 5%	Blefarite, conjuntivite, ceratite por leveduras e fungos
Imidazólicos		
Fluconazol[a]	Oral, intravenoso	Ceratite e endoftalmite por leveduras
Itraconazol[a]	Oral	Ceratite e endoftalmite por leveduras e fungos
Cetoconazol[a]	Oral	Ceratite e endoftalmite por leveduras
Miconazol[a]	Solução tópica a 1%	Ceratite por leveduras e fungos
	5-10 mg por via subconjuntival	Endoftalmite por leveduras e fungos
	Injeção intravítrea de 10 µg	Endoftalmite por leveduras e fungos

[a]Uso sem indicação terapêutica formal. Somente a natamicina está comercialmente disponível e indicada para uso oftálmico. Os demais fármacos antifúngicos não são indicados para uso oftálmico e devem ser formulados de acordo com o método de administração determinado. Para obter informação adicional sobre posologia, consultar Physicians' Desk Reference for Ophthalmic Medicines. Para discussões adicionais sobre esses agentes fúngicos, ver Capítulo 57.

Acanthamoeba são a higiene precária das lentes de contato, utilização das lentes de contato em piscinas ou saunas e traumatismo ocular. Em geral, o tratamento consiste em uma combinação de agentes tópicos. As diamidinas aromáticas (i.e., isetionato de propamidina nas formas tópicas de solução e pomada, não disponíveis nos EUA) têm sido utilizadas com sucesso para tratar esta ceratite infecciosa relativamente resistente. O agente antisséptico catiônico poli-hexametileno biguanida (PHMB) também é utilizado na forma de colírio para o tratamento da ceratite por *Acanthamoeba*. A clorexidina tópica pode ser utilizada como alternativa ao PHMB. Os imidazóis orais (p. ex., itraconazol, fluconazol, cetoconazol, voriconazol) são utilizados comumente em combinação com medicações tópicas. A regressão da ceratite por *Acanthamoeba* pode exigir vários meses de tratamento.

O tratamento da *toxoplasmose* é indicado quando as lesões inflamatórias envolvem a mácula e ameaçam a acuidade visual central. Vários esquemas têm sido recomendados com o uso concomitante de esteroides sistêmicos: (1) pirimetamina, sulfadiazina e ácido folínico (leucovorina); (2) pirimetamina, sulfadiazina, clindamicina e ácido folínico; (3) sulfadiazina e clindamicina; (4) clindamicina; (5) trimetoprima-sulfametoxazol ± clindamicina. Outras infecções causadas por protozoários (p. ex., giardíase, leishmaniose, malária) e helmintos afetam menos comumente as estruturas oculares nos EUA. O tratamento farmacológico sistêmico, bem com a vitrectomia, podem ser indicados para algumas infecções parasitárias.

AGENTES AUTONÔMICOS

USOS TERAPÊUTICOS. Os agentes autonômicos são amplamente utilizados com finalidades diagnósticas e cirúrgicas, bem como no tratamento do glaucoma, da uveíte e do estrabismo. Os agentes autonômicos utilizados em oftalmologia e as respostas (i.e., midríase, cicloplegia) a antagonistas colinérgicos muscarínicos estão resumidos no Quadro 64-7.

Quadro 64-7

Fármacos com ação sobre o sistema nervoso autônomo para uso oftálmico

CLASSE FARMACOLÓGICA	FORMULAÇÃO	INDICAÇÕES	EFEITOS COLATERAIS
Agonistas colinérgicos			
Acetilcolina	Solução a 1%	Miose em cirurgia	Edema da córnea
Carbacol	Solução a 0,01-3%	Miose em cirurgia, glaucoma[a]	Edema da córnea, miose, miopia induzida, visão diminuída, dor no supercílio, descolamento da retina
Pilocarpina	Solução a 0,5%, 1%, 2%, 4% e 6%; gel a 4%	Glaucoma	Os mesmos do carbacol
Agentes anticolinesterásicos			
Ecotiofato	Solução a 0,125%	Glaucoma, esotropia acomodativa	Descolamento da retina, miose, catarata, cistos na íris glautomatosa com bloqueio pupilar, dor no supercílio, estenose puntiforme do sistema lacrimal
Antagonistas muscarínicos			
Atropina	Solução a 0,5%, 1% e 2%; pomada a 1%	Cicloplegia, midríase,[b] retinoscopia cicloplégica,[a] exame fundoscópico dilatado	Fotossensibilidade, turvação da visão
Escopolamina	Solução a 0,25%	Cicloplegia, midríase[b]	Os mesmos da atropina
Homatropina	Solução a 2% e 5%	Cicloplegia, midríase[b]	Os mesmos da atropina
Ciclopentolato	Solução a 0,5%, 1% e 2%	Cicloplegia, midríase[b]	Os mesmos da atropina
Tropicamida	Solução a 0,5% e 1%	Cicloplegia, midríase[b]	Os mesmos da atropina

(continua)

Quadro 64-7

Fármacos com ação sobre o sistema nervoso autônomo para uso oftálmico (*Continuação*)

CLASSE FARMACOLÓGICA	FORMULAÇÃO	INDICAÇÕES	EFEITOS COLATERAIS
Agonistas α-adrenérgicos			
Dipivefrina	Solução a 0,1%	Glaucoma	Fotossensibilidade, hiperemia e hipersensibilidade da conjuntiva
Fenilefrina	Solução a 0,12%, 2,5% e 10%	Midríase, vasoconstrição, descongestionamento	Os mesmos da dipivefrina
Apraclonidina	Solução a 0,5% e 1%	Hipertensão ocular	Os mesmos da dipivefrina
Brimonidina	Solução a 0,1%, 0,15% e 0,2%	Glaucoma, hipertensão ocular	Os mesmos da dipivefrina
Nafazolina	Solução a 0,012%, 0,03% e 0,1%	Descongestionante	Os mesmos da dipivefrina
Tetra-hidrozolina	Solução a 0,05%	Descongestionante	Os mesmos da dipivefrina
Antagonistas β-adrenérgicos			
Betaxolol (β_1-seletivo)	Suspensão a 0,25% e 0,5%	Glaucoma, hipertensão ocular	
Carteolol (β)	Solução a 1%	Glaucoma, hipertensão ocular	
Levobunolol (β)	Solução a 0,25% e 0,5%	Glaucoma, hipertensão ocular	
Metipranolol (β)	Solução a 0,3%	Glaucoma, hipertensão ocular	
Timolol (β)	Solução e gel a 0,25% e 0,5%	Glaucoma, hipertensão ocular	

[a]Uso sem indicação terapêutica formal. Para indicações específicas e posologia, consultar Physicians' Desk Reference for Ophthalmic Medicines. [b]Midríase e cicloplegia, ou paralisia da acomodação, do olho humano ocorrem após a administração de uma gota de atropina a 1%, escopolamina a 0,5%, homatropina a 1%, ciclopentolato a 0,5% ou 1% e tropicamida a 0,5% ou 1%. A regressão de midríase é definida como o retorno da pupila ao tamanho normal, não superior a 1 mm. A regressão de cicloplegia é definida como o retorno a não mais que 2 dioptrias de capacidade normal de acomodação. O efeito midriático máximo da homatropina é alcançado com uma solução a 5%, mas a cicloplegia pode ser incompleta. Cicloplegia máxima com tropicamida pode ser alcançada com uma solução a 1%. Os períodos de tempo para o desenvolvimento de midríase máxima e regressão, respectivamente, são: para atropina, 30-40 min e 7-10 dias; para escopolamina, 20-30 min e 3-7 dias; para homatropina, 40-60 min e 1-3 dias; para ciclopentolato, 30-60 min e 1 dia; para tropicamida, 20-40 min e 6 h. Os períodos de tempo para o desenvolvimento de cicloplegia máxima e regressão, respectivamente, são: para atropina, 60-180 min e 6-12 dias; para escopolamina, 30-60 min e 3-7 dias; para homatropina, 30-60 min e 1-3 dias; para ciclopentolato, 25-75 min e 6 h a 1 dia; para tropicamida, 30 min e 6 h.

Glaucoma. O glaucoma caracteriza-se por depressão da papila do nervo óptico e redução progressiva do campo visual. Os fatores de risco incluem a elevação da PIO, história familiar positiva de glaucoma, afrodescendência e possivelmente miopia e hipertensão. A redução da PIO pode retardar a lesão glaucomatosa do nervo óptico ou a perda do campo visual. Embora PIOs acentuadamente elevadas (p. ex., > 30 mmHg) causem em geral lesão do nervo óptico, os nervos óticos de alguns pacientes (*hipertensos oculares)* podem aparentemente tolerar PIOs de ~20 mmHg. Outros pacientes apresentam lesão glaucomatosa progressiva do nervo óptico, apesar de suas PIOs se encontrarem na faixa normal, e essa apresentação da doença ocasionalmente é descrita como glaucoma de *pressão normal* ou *baixa*. Uma redução da PIO de 30% diminui a progressão da doença de ~ 35-10%, mesmo em pacientes com glaucoma de pressão normal. Até hoje, os processos fisiopatológicos envolvidos na lesão glaucomatosa do nervo óptico e sua relação com a dinâmica do humor aquoso não estão esclarecidos. Os tratamentos farmacológicos modernos têm como objetivo reduzir a produção do humor aquoso no corpo ciliar e melhorar sua drenagem pela rede trabecular e pelas vias uveosclerais. Não há consenso quanto à melhor técnica para reduzir a PIO como parte do tratamento do glaucoma.

Uma abordagem clínica progressiva depende da idade, das condições de saúde e da função ocular do paciente, com conhecimento dos efeitos sistêmicos e das contraindicações de todos os medicamentos. A abordagem clínica escalonada pode começar com um análogo das **prostaglandinas (PGs)** tópico. Em vista da possibilidade de aplicar uma única dose diária, da baixa incidência de efeitos colaterais sistêmicos e do potente efeito de redução da PIO, os análogos das PGs praticamente substituíram os antagonistas dos receptores β-adrenérgicos como primeira opção de tratamento do glaucoma. Os análogos das PGs são a latanoprosta, a travoprosta, a bimatoprosta e a tafluprosta. A $PGF_{2\alpha}$ reduz a PIO, mas causa efeitos colaterais locais intoleráveis. Modificações na estrutura química da $PGF_{2\alpha}$ resultaram em alguns análogos com perfis de efeitos colaterais mais aceitáveis. O mecanismo pelo qual isso ocorre não está esclarecido. A $PGF_{2\alpha}$ e seus análogos (pró-fármacos hidrolisados em $PGF_{2\alpha}$) ligam-se aos receptores FP que se combinam com a G_{q11} e então ativam a via PLC-IP_3-Ca^{2+}. Tal via é ativa nas células musculares dos corpos ciliares humanos. Outras células do olho também podem expressar receptores FP. As teorias propostas para explicar a redução da PIO pela $PGF_{2\alpha}$ variam desde a alteração da tensão do músculo ciliar aos efeitos em células da rede trabecular, que liberam metaloproteinases da matriz e digerem materiais da matriz extracelular que bloqueiam os tratos de drenagem.

Atualmente, os **antagonistas do receptor** β são comumente utilizados como segunda opção para o tratamento clínico tópico. Os β-bloqueadores não seletivos ligam-se a receptores β_1 e β_2 e incluem timolol, levobunolol, metipranolol e carteolol. O antagonista β_1-seletivo, betaxolol, está disponível para uso oftálmico, mas é menos eficaz do que os β-bloqueadores não seletivos porque os β-receptores do olho são predominantemente do subtipo β_2. Entretanto, o betaxolol tem menos probabilidade de causar problemas respiratórios devido ao bloqueio de receptores pulmonares β_2. No olho, os tecidos alvos são o epitélio e os vasos sanguíneos do corpo ciliar, nos quais os receptores β_2 representam 75-90% da população total. Ainda não está claro como o β-bloqueio diminui a produção do humor aquoso e reduz a PIO. A produção do humor aquoso parece ser ativada por uma via que envolve AMP cíclico-PKA mediada por β-receptores; o β-bloqueio atenua a ativação adrenérgica dessa via. Outra hipótese é de que os β-bloqueadores reduzam o fluxo sanguíneo ocular, diminuindo a ultrafiltração responsável pela produção do humor aquoso.

Quando há contraindicações clínicas à administração de análogos das PG ou de antagonistas de β-receptores, outros fármacos, a exemplo de **agonistas dos receptores α_2-adrenérgicos** ou **inibidores da anidrase carbônica tópicos (IAC)**, podem ser utilizados como primeira opção terapêutica. Os agonistas α_2-adrenérgicos parecem reduzir a PIO diminuindo a produção de humor aquoso e aumentando a drenagem ocular pelas vias convencional (via um mecanismo α_2-receptor) e uveoescleral (talvez via produção de PG). Embora seja eficaz, a epinefrina não é bem tolerada, principalmente porque causa irritação e hiperemia localizadas. A dipivefrina é um pró-fármaco da epinefrina que é convertido em epinefrina por esterases da córnea; ela é muito mais bem tolerada, porém ainda tende a causar efeitos colaterais semelhantes aos da epinefrina. O agonista α_2-adrenérgico e derivado da clonidina, a apraclonidina, é um agonista α_2-adrenérgico relativamente seletivo que se encontra predominantemente na forma ionizada em pH fisiológico e, portanto, não atravessa a barreira hematencefálica e se mantém relativamente livre dos efeitos da clonidina do SNC. A brimonidina é um agonista α_2-adrenérgico seletivo porém é lipofílica, o que facilita a penetração local na córnea. A apraclonidina e a brimonidina reduzem a produção do humor aquoso e podem promover alguma drenagem uveoescleral. Esses dois fármacos parecem ligar-se aos α_2-receptores pré- e pós-sinápticos. Mediante ligação a receptores pré-sinápticos, tais fármacos reduzem a quantidade de neurotransmissor liberado pela estimulação dos nervos simpáticos e, dessa forma, diminuem a PIO. Por meio de ligação a α_2-receptores pós-sinápticos, tais fármacos estimulam a via da proteína G_i, reduzindo a produção celular de AMP cíclico e, deste modo, diminuindo a secreção de humor aquoso.

O desenvolvimento de um **IAC tópico** foi possível porque os IACs orais apresentam poucos efeitos colaterais. A dorzolamida e a brinzolamida atuam inibindo a anidrase carbônica (isoforma II), presente no epitélio do corpo ciliar. Isso diminui a produção de íons bicarbonato, que reduz o transporte de líquidos e, portanto, a PIO.

Qualquer uma dessas quatro classes farmacológicas pode ser utilizada como segunda ou terceira opção de tratamento. De fato, o antagonista de β-receptor timolol foi combinado com o IAC dorzolamida em uma preparação única e com o agonista α_2 adrenérgico brimonidina. Tais combinações reduzem a quantidade de gotas necessárias e podem aumentar a receptividade dos pacientes.

Os **agentes mióticos tópicos** são menos utilizados atualmente devido aos seus numerosos efeitos colaterais e à posologia inconveniente. Os agentes mióticos reduzem a PIO por causar a contração do músculo ciliar induzida pelos receptores muscarínicos, facilitando a drenagem do humor aquoso. Esses fármacos não interferem na produção do humor aquoso. A pilocarpina e o carbacol são colinomiméticos que estimulam os receptores muscarínicos. O ecotiofato é um inibidor organofosforado da acetilcolinesterase; esse fármaco é relativamente estável em solução aquosa e, em virtude de sua estrutura de amônio quaternário, sua carga é positiva e ele não é bem absorvido. Se o tratamento tópico combinado não conseguir reduzir a PIO até o nível desejável ou não suspender a lesão glaucomatosa do nervo óptico, então o **tratamento sistêmico com IAC** será a última opção farmacológica antes de se recorrer ao tratamento cirúrgico com *laser* ou incisão. A preparação oral mais bem tolerada é a acetazolamida em cápsulas de liberação lenta (Capítulo 25), seguida da metazolamida. Os comprimidos de acetazolamida estão associados à pior tolerância.

TOXICIDADE DE AGENTES ANTI-GLAUCOMA. O espasmo do corpo ciliar é um efeito colinérgico muscarínico que pode causar miopia secundária e alterar a refração em virtude da contração da íris e do corpo ciliar, à medida que ocorrem flutuações no efeito do fármaco entre as doses. As contrações do corpo ciliar e da íris podem causar cefaleia. Os agonistas α2, eficazes na redução da PIO, podem causar um fenômeno de vasoconstrição-vasodilatação de rebote com hiperemia ocular. É comum ocorrerem alergias oculares e cutâneas à epinefrina tópica, a preparações semelhantes a este fármaco, à apraclonidina e à brimonidina. Esse último fármaco tem menos tendência a causar alergia ocular e, por isso, é mais comumente utilizado. Tais agentes podem causar depressão do SNC e apneia em recém-nascidos e são contraindicados em crianças com menos de 2 anos de idade. A absorção sistêmica de agonistas $\alpha 2$ e de antagonistas β-adrenérgicos pode causar todos os efeitos colaterais da administração sistêmica. O uso sistêmico de IACs pode causar distúrbios como mal-estar, fadiga, depressão, parestesias e nefrolitíase; os IACs tópicos podem reduzir a incidência desses efeitos colaterais relativamente comuns.

Uveíte. A inflamação da úvea, ou uveíte, pode ser de origem infecciosa ou não infecciosa, e o tratamento clínico da causa subjacente (se conhecida), além do uso de terapia tópica, é essencial. O ciclopentolato, a tropicamida ou, em alguns casos, agentes antimuscarínicos de ação ainda mais prolongada como atropina, escopolamina e homatropina são utilizados comumente para evitar a formação de sinéquias posteriores entre o cristalino e a margem da íris, bem como para reduzir o espasmo do músculo ciliar, responsável por grande parte da dor associada à uveíte anterior.

Se sinéquias posteriores já estiverem formadas, pode-se administrar um agonista α-adrenérgico para dissolvê-las por ampliação da dilatação pupilar. Uma solução contendo escopolamina a 0,3% em combinação com fenilefrina a 10% encontra-se disponível para esta finalidade. Duas outras, bromidrato de hidroxianfetamina a 1% em combinação com tropicamida a 0,25% e fenilefrina a 1% em combinação com ciclopentolato a 0,2%, estão apenas indicadas para indução de midríase. Em geral, os esteroides tópicos são eficazes para reduzir a inflamação, porém em alguns casos precisam ser suplementados com esteroides sistêmicos.

Estrabismo. O *estrabismo*, ou desalinhamento ocular, tem várias causas e pode ocorrer em qualquer idade. Além de causar *diplopia* (visão dupla), o estrabismo em crianças pode resultar em *ambliopia* (redução da visão). As medidas não cirúrgicas para tratar a ambliopia incluem terapia de oclusão, ortótica, dispositivos ópticos e agentes farmacológicos.

Qualquer olho com *hiperopia,* ou hipermetropia, precisa constantemente acomodar-se para focar imagens à distância. Em algumas crianças hipermétropes, a resposta sincinética de acomodação-convergência causa convergência excessiva e evidencia-se por *esotropia* (olho virado para dentro). O cérebro rejeita a diplopia e suprime a imagem gerada pelo olho desviado. Se a visão normal não for recuperada até ~7 anos de idade, o cérebro jamais aprenderá a processar as informações visuais formadas neste olho. O resultado é que o olho parecerá estruturalmente normal, porém não desenvolverá acuidade visual normal sendo, portanto, ambliótico. Essa é uma causa muito comum de incapacidade visual. Em tais casos, a instilação de atropina (1%) no olho dominante causa cicloplegia e impede a sua acomodação forçando, assim, a criança a utilizar o olho ambliótico. O iodeto de ecotiofato também tem sido utilizado nos casos de estrabismo acomodativo. A acomodação provoca o reflexo de proximidade, cuja tríade é composta de miose, acomodação e convergência. Um inibidor irreversível da colinesterase como o ecotiofato causa miose e uma alteração acomodativa no formato do cristalino; desse modo, o estímulo acomodativo para desencadear o reflexo de proximidade é reduzido e o paciente apresenta menos convergência.

Cirurgia e exames diagnósticos. Para alguns procedimentos cirúrgicos e para o exame clínico do fundo do olho, é desejável ampliar a visão da retina e do cristalino. Antagonistas colinérgicos muscarínicos e agentes simpatomiméticos são utilizados isoladamente ou em combinação para essa finalidade (Quadro 64-7). Do ponto de vista cirúrgico, existem casos em que a miose é preferida, e os dois agonistas colinérgicos disponíveis para uso intraocular são acetilcolina e carbacol. Pacientes com *miastenia grave* podem primeiramente procurar um oftalmologista com a queixa de visão dupla (diplopia) ou queda da pálpebra (ptose); o *teste do edrofônio* ajuda a confirmar o diagnóstico nesses casos (Capítulo 10). O azul de tripan é comercializado para visualização cirúrgica do cristalino e para coloração durante procedimentos de vitrectomia com o objetivo de guiar a excisão tecidual.

FÁRMACOS ANTIMITÓTICOS, IMUNOMODULADORES E ANTI-INFLAMATÓRIOS

GLICOCORTICOIDES. Os glicocorticoides desempenham uma função importante no tratamento das doenças oculares inflamatórias; suas estruturas químicas e farmacologia estão descritas no Capítulo 42.

Usos terapêuticos. Os glicocorticoides formulados para administração ocular tópica são dexametasona, prednisolona, fluorometolona, loteprednol, rimexolona e difluprednato. Em razão dos seus efeitos anti-inflamatórios, corticosteróides tópicos são utilizados no tratamento de alergias oculares significativas, uveíte anterior, doenças inflamatórias oculares externas associadas a algumas infecções, penfigóide cicatricial ocular e inflamação pós-operatória subsequente a cirurgias intraoculares, corneais e de refração. Após cirurgia de filtração do glaucoma, os esteroides tópicos podem retardar o processo de cicatrização de feridas por atenuação de infiltração com fibroblastos reduzindo, portanto, a possibilidade de retração fibrótica no local da cirurgia. Esteroides comumente são administrados por via sistêmica e por injeções sob a cápsula de Tenon para tratar uveíte posterior. Atualmente, injeções intravítreas de esteroides estão sendo utilizadas para tratar vários distúrbios da retina incluindo degeneração macular associada à idade, retinopatia diabética e edema macular cistoide. Duas formulações de triancinolona intravítreas, estão aprovadas para condições inflamatórias oculares que não respondem a corticosteroides tópicos e para visualização durante vitrectomia, respectivamente. Esteroides parenterais seguidos de tratamento oral em doses progressivamente menores são as opções preferidas para pacientes com neurite ótica. Um implante oftálmico de fluocinolona é comercializado para o tratamento de uveíte crônica não infecciosa.

Toxicidade dos esteroides. As complicações oculares incluem as cataratas subcapsulares posteriores, infecções secundárias e glaucoma de ângulo aberto secundário. Haverá aumento significativo no risco de desenvolvimento de glaucoma secundário se o paciente tiver história familiar de glaucoma. Na ausência de história familiar de glaucoma de ângulo aberto, apenas ~ 5% dos indivíduos sadios respondem a esteroides tópicos ou sistêmicos por períodos longos com um aumento acentuado na PIO. Entretanto, com história familiar positiva, até 90% dos pacientes desenvolvem elevações da PIO moderadas a marcantes, induzidas por esteroides. Esteroides tópicos mais modernos, também conhecidos como "esteroides leves" (p. ex., loteprednol), foram desenvolvidos com a finalidade de reduzir, embora sem eliminar, o risco de elevação da PIO.

AGENTES ANTI-INFLAMATÓRIOS NÃO ESTEROIDES. As propriedades farmacológicas dos fármacos anti-inflamatórios não esteroides (AINEs) foram apresentadas no Capítulo 34.

Usos terapêuticos. Existem cinco AINEs tópicos aprovados para uso ocular: flurbiprofeno, cetorolaco, diclofenaco, bronfenaco e nepafenaco. O flurbiprofeno é utilizado para atenuar a miose intraoperatória indesejável durante cirurgia de catarata. O cetorolaco é administrado para tratar conjuntivite alérgica sazonal. O diclofenaco é usado para casos de inflamação pós-operatória. O cetorolaco e o diclofenaco são eficazes no tratamento do edema macular cistoide que ocorre após cirurgia de catarata. O bronfenaco e o nepafenaco são indicados para tratamento de dor e inflamação pós-operatórias subsequentes a cirurgia de catarata. O uso de AINEs tópicos e sistêmicos ocasionalmente foi associado às perfurações e liquefação estéril da córnea, principalmente em pacientes idosos com doença ocular superficial, como a síndrome do olho seco.

ANTI-HISTAMÍNICOS E ESTABILIZADORES DE MASTÓCITOS

A feniramina (Capítulo 32) e a antazolina, ambas antagonistas dos receptores H_1, são formuladas em combinação com a nafazolina, um vasoconstritor, para tratar conjuntivite alérgica; o difumarato de emedastina também é usado. O cromoglicato dissódico tem seu uso limitado ao tratamento de conjuntivite com aparente etiologia alérgica, como ocorre na conjuntivite da primavera. Os estabilizadores de mastócitos, como a lodoxamida trometamina e o pemirolaste, igualmente estão disponíveis para administração ocular. O nedocromil também é basicamente um estabilizador de mastócitos com algumas propriedades anti-histamínicas. O cloridrato de olopatadina, o fumarato de cetotifeno, a bepotastina e a azelastina são antagonistas H_1 com propriedades estabilizadoras de mastócitos. A epinastina antagoniza os receptores H_1 e H_2 e exibe atividade estabilizadora de mastócitos.

AGENTES IMUNOSSUPRESSORES

O uso tópico da *ciclosporina* (ciclosporina A) está aprovado para o tratamento do ressecamento ocular crônico associado à inflamação. A administração desse fármaco está associada à redução dos marcadores inflamatórios na glândula lacrimal, aumento da produção de lágrimas e melhora da visão e do conforto visual. O *interferon α-2b* é usado no tratamento do papiloma e em certos tumores da conjuntiva.

AGENTES ANTIMITÓTICOS. Na cirurgia de glaucoma, os agentes neoplásicos fluorouracila e mitomicina (Capítulo 61) aumentam os índices de sucesso da cirurgia para facilitar a filtração por reduzirem o processo de cicatrização pós-operatória.

Usos terapêuticos. A mitomicina é administrada durante a operação na forma de uma única aplicação subconjuntival no local da trabeculectomia. A fluorouracila pode ser aplicada durante a operação no local da trabeculectomia e/ou por via subconjunvital no período pós-operatório. Ambos os fármacos atuam atenuando o processo cicatricial; em alguns casos este fato pode levar à formação de tecidos avasculares isquêmicos e finos que tendem a romper-se. O extravasamento resultante pode causar hipotonia (PIO baixa) e aumentar o risco de infecção. Nas cirurgias de córnea, a mitomicina tem sido utilizada em aplicação tópica. A mitomicina pode ser utilizada para reduzir o risco de retração fibrótica depois de alguns procedimentos para remover opacidades da córnea e, profilaticamente, para evitar também a retração fibrótica da córnea após ceratectomias fotorrefrativa e fototerapêutica. É, ainda, usada para tratar alguns tumores da conjuntiva e córnea. Recomenda-se cautela no uso da mitomicina em virtude das complicações oculares tardias e potencialmente graves.

O metotrexato intraocular (Capítulo 61) é usado para tratar uveíte e edema macular cistoide uveítico. Também tem sido usado no tratamento da complicação incomum de linfoma no vítreo, um compartimento inacessível à maioria dos fármacos antineoplásicos.

AGENTES USADOS EM CIRURGIA OFTÁLMICA

Antissépticos pré-cirúrgicos. A iodopovidona é formulada como uma solução oftálmica estéril a 5% usada antes de procedimentos cirúrgicos para preparar a pele periocular e irrigar as superfícies oculares, incluindo a córnea, a conjuntiva e os fórnices palpebrais. Após irrigação, os tecidos expostos são lavados com soro fisiológico estéril. A hipersensibilidade ao iodo representa uma contraindicação.

Substâncias viscoelásticas. Tais agentes são úteis em cirurgias oculares para manter os espaços, movimentar tecidos e proteger superfícies. Essas substâncias são preparadas com hialuronato, sulfato de condroitina ou hidroxipropilmetilcelulose, e têm em comum as seguintes características físicas importantes: viscosidade, fluxo laminar, elasticidade, coesão e capacidade de revestimento. As complicações associadas ao uso de substâncias viscoelásticas estão relacionadas com elevação transitória da PIO após o procedimento cirúrgico.

Adesivo oftálmico. Embora não tenha sido aprovado pelo FDA para uso ocular, o adesivo tecidual de cianoacrilato é amplamente utilizado no tratamento de úlceras e perfurações da córnea. A cola de fibrinogênio está sendo utilizada na superfície ocular para firmar enxertos de tecidos, como a conjuntiva, membrana amniótica e córnea lamelar.

Gases do segmento anterior. Os gases hexafluoreto de enxofre (SF_6) e perfluoropropano têm sido utilizados como substitutos do vítreo durante as operações de retina. São usados em concentrações não expansíveis para tratar os descolamentos da membrana de Descemet, geralmente após a cirurgia de catarata. Esses descolamentos podem causar edema corneal brando ou grave. O gás é injetado dentro da câmara anterior para empurrar a membrana de Descemet contra o estroma, ao qual ela adere e permite a regressão do edema da córnea.

Substitutos do vítreo (Quadro 64-8). Vários compostos, incluindo gases, perfluorocarbonos líquidos e óleo de silicone encontram-se disponíveis. Seu emprego principal reside na reintegração da retina após os procedimentos de vitrectomia e soltura da membrana, em casos de vitreorretinopatia proliferativa complicada e deslocamentos da retina por tração. A utilização dos gases expansíveis acarreta risco de complicações, como elevação da PIO, infiltração subretiniana do gás, edema da córnea e formação de cataratas. Os gases são absorvidos depois de alguns dias (no caso do ar) ou dois meses (no caso do perfluoropropano).

Os perfluorocarbonos líquidos (gravidade específica, 1,76-1,94) são mais densos que o vítreo e ajudam a aplainar a retina quando o vítreo está presente. O óleo de silicone (polidimetilsiloxanos) é utilizado para tamponamento prolongado da retina. As complicações associadas ao uso do óleo de silicone incluem glaucoma, formação de catarata, edema da córnea, ceratopatia da faixa corneal e toxicidade retiniana.

Hemostasia cirúrgica e agentes trombolíticos. A hemostasia tem um papel importante na maioria dos procedimentos cirúrgicos e, geralmente, é conseguida por coagulação térmica. A administração intravítrea da trombina pode ajudar a controlar a hemorragia intraocular durante a vitrectomia. Quando utilizada por via intraocular, pode haver resposta inflamatória potencialmente significativa que pode ser atenuada pela irrigação copiosa depois da hemostasia.

O *ativador do plasminogênio tecidual recombinante* (AP-t; alteplase) (Capítulo 30) tem sido utilizado em cirurgias intraoculares para facilitar a evacuação de hifemas, trombos subretinianos ou hemorragias vítreas persistentes. Também se administrou alteplase por vias subconjuntival e intracameral (i.e., administração intraocular controlada no segmento anterior) para dissolver trombos que estejam obstruindo uma área de filtração no glaucoma. A principal complicação relacionada ao uso do AP-t é a hemorragia.

Quadro 64-8
Substitutos do humor vítreo

AGENTE	DURAÇÃO OU VISCOSIDADE
Gases não expansíveis	
Ar	Para o Ar: Duração, 5-7 dias
Ar, CO_2, He, Kr, N_2, O_2	Para o Xe: Duração, 1 dia
Xe	
Gases expansíveis	
Hexafluoreto de enxofre (SF_6)	Duração de 10-14 dias
Octafluorociclobutano (C_4F_8)	
Perfluorometano (CF_4)	Duração de 10-14 dias
Perfluoroetano (C_2F_6)	Duração de 30-35 dias
Perfluoropropano (C_3F_8)	Duração de 55-65 dias
Perfluoro-*n*-butano (C_4F_{10})	
Perfluoropentano (C_5F_{12})	
Óleos de silicone não fluorados	Variação da viscosidade de 1.000-30.000 cs
Fluorossilicone	Variação da viscosidade de 1.000-10.000 cs
Óleos de silicone	
Óleos de silicone não fluorados	Faixa de viscosidade de 1.000-30.000 cs
Fluorossilicone	Faixa de viscosidade de 1.000-10.000 cs
Óleos de silicone de alta tecnologia	Pode terminar como trimetilsiloxi ou polifenilmetilsiloxano; viscosidade não relatada

cs, centistoke (unidade de viscosidade).

Toxina botulínica tipo A no tratamento de estrabismo, blefarospasmo e distúrbios relacionados. A toxina botulínica do tipo A é aprovada pelo FDA para o tratamento de estrabismo e blefarospasmo associados à distonia, rugas faciais (linhas glabelares), hiperidrose axilar e torcicolo espasmódico (distonia cervical). Duas preparações de toxina botulínica do tipo A são comercializadas nos EUA: onabotulinuntoxina A e abobotulinintoxina A. Por impedir a liberação de acetilcolina na junção neuromuscular, a toxina botulínica A em geral causa uma paralisia transitória nos músculos localmente injetados. As complicações relacionadas com essa toxina incluem visão dupla (diplopia), ptose palpebral e, raramente, disseminação à distância do efeito da toxina, potencialmente fatal, a partir do local de injeção (horas a semanas após a administração).

Agentes usados para tratar cegueira e dor ocular. A injeção retrobulbar de etanol absoluto ou a 95% pode oferecer alívio da dor crônica associada a um olho cego ou dolorido. A injeção retrobulbar da clorpromazina também tem sido realizada. Esse tratamento é precedido da administração de anestésicos locais. A infiltração local dos nervos ciliares proporciona o alívio sintomático da dor, mas outras fibras nervosas podem ser lesadas com a paralisia dos músculos extraoculares, incluindo os palpebrais, ou ceratite neuroparalítica. As fibras sensoriais dos nervos ciliares podem regenerar-se e, em alguns casos, são necessárias injeções repetidas para controlar a dor.

FÁRMACOS SISTÊMICOS COM EFEITOS COLATERAIS OCULARES

Determinados fármacos administrados por via sistêmica produzem efeitos colaterais oculares, que podem variar de brandos e irrelevantes a graves e ameaçadores à visão. Os exemplos estão relacionados nas seções seguintes.

Glaucoma. O fármaco anticonvulsivante topiramato causa efusões coroidais levando ao glaucoma de ângulo fechado.

Retina. Vários fármacos produzem efeitos colaterais tóxicos à retina. Os agentes antimaláricos e antiartríticos hidroxicloroquina e cloroquina podem causar toxicidade retiniana central por mecanismos desconhecidos. Nas doses habituais, a toxicidade não ocorre antes de ~ 6 anos após o início do tratamento. A interrupção do tratamento não reverte a lesão, mas evita lesão tóxica adicional. O tamoxifeno pode causar uma maculopatia cristalina. O fármaco anticonvulsivante vigabatrina causa constrição do campo visual concêntrica bilateral progressiva e permanente em alta porcentagem de pacientes.

Nervo óptico. Os três inibidores da PDE5, sildenafila, vardenafila e tadalafila, impedem a ação da PDE5 no corpo cavernoso, ajudando, assim, a alcançar e manter a ereção peniana. Esses fármacos também inibem ligeiramente a PDE6 que controla os níveis do GMP cíclico na retina, produzindo halos azulados ou hipersensibilidade à luz. Vários fármacos podem causar neuropatia ótica tóxica, que se caracteriza por escotomas centrais bem como perda visual bilateral e progressiva, incluindo etambutol, cloranfenicol e rifampicina. Esteroides administrados por via sistêmica ou ocular podem originar PIO elevada e glaucoma. Se não for possível interromper o tratamento com esteroides, poderá ser necessária a medicação para o glaucoma ou mesmo cirurgia para facilitar a filtração.

Segmento anterior. Os esteroides também foram implicados na formação de cataratas. A rifabutina, se utilizada simultaneamente à claritromicina ou fluconazol para o tratamento do complexo *Mycobacterium avium* (MAC) em pacientes positivos para o vírus da imunodeficiência humana (HIV), foi associada à iridociclite e mesmo ao hipópio. Essa complicação regride com esteroides ou com a interrupção do tratamento.

Superfície ocular. A isotretinoína produz um efeito de ressecamento de mucosas e é associada à queixa de olho seco e disfunção das glândulas de Meibomio.

Córnea, conjuntiva e pálpebras. A córnea, a conjuntiva e as pálpebras podem ser afetadas por medicações sistêmicas. Uma das deposições de fármacos encontradas mais comumente na córnea é a da *amiodarona*, proveniente da medicação cardíaca. Ela se deposita nas áreas inferiores e centrais da córnea formando um padrão de redemoinho conhecido como *córnea verticilada,* evidenciam-se por pigmentação fina marrom ou castanha no epitélio. Tais depósitos raramente afetam a visão, e, portanto, não costuma ser necessária a interrupção do tratamento. Os depósitos desaparecem lentamente quando a medicação é interrompida. Outras medicações, incluindo indometacina, atovaquona, cloroquina e hidroxicloroquina, podem causar padrão semelhante. As fenotiazinas, como clorpromazina e tioridazina, podem formar depósitos pigmentados marrons na córnea, na conjuntiva e nas pálpebras. Em geral, estes não afetam a visão. Os depósitos oculares geralmente persistem depois da interrupção do tratamento, podendo inclusive piorar. As tetraciclinas podem causar coloração amarelada da conjuntiva exposta à luz. A minociclina sistêmica pode formar pigmentação esclerótica azul-acinzentada, mais proeminente na zona interpalpebral.

FÁRMACOS UTILIZADOS COMO ADJUVANTES NO DIAGNÓSTICO DE DOENÇAS OCULARES

Alguns fármacos são usados para realizar exames oculares (p. ex., agentes midriáticos, anestésicos tópicos e corantes para avaliar a integridade da superfície da córnea), facilitar cirurgias intraoculares (p. ex., agentes mióticos e midriáticos, anestésicos tópicos e locais) e auxiliar no estabelecimento do diagnóstico em casos de anisocoria e anormalidades da retina (p. ex., agentes para contraste intravenoso). Os fármacos que atuam no sistema nervoso autônomo foram analisados anteriormente. O diagnóstico e os usos terapêuticos de corantes tópicos e intravenosos e de anestésicos tópicos serão discutidos adiante.

Segmento anterior e usos diagnósticos externos. A epífora (lacrimejamento excessivo) e problemas superficiais da córnea e da conjuntiva representam distúrbios oculares externos comumente encontrados. Os corantes fluoresceína, rosa bengala e verde lissamina são utilizados para avaliar esses problemas. A ***fluoresceína*** (disponível em solução alcalina a 2%, em soluções para injeção a 10 e 25% e na forma de fita de papel impregnado) revela falhas epiteliais da córnea e conjuntiva, assim como o extravasamento do humor aquoso, que pode ocorrer depois de traumatismo ou cirurgia ocular. No caso de epífora, a fluoresceína é utilizada para ajudar a avaliar a patência do sistema nasolacrimal. Além disso, esse corante é utilizado como parte do procedimento de *tonometria de aplanação* (aferição da PIO) e para ajudar a confirmar a adaptação apropriada das lentes de contato rígidas e semirrígidas. A fluoresceína, em combinação com a proparacaína ou benoxinato, está disponível para procedimentos nos quais é necessário utilizar um agente revelador e um anestésico tópico. A fluorexona, uma solução fluorescente de elevado peso molecular, é utilizada quando a fluoresceína está contraindicada (p. ex., com o uso de lentes de contato gelatinosas). Os corantes ***rosa bengala*** e ***verde lissamina*** (disponíveis em fitas de papel impregnado) coram os tecidos desvitalizados da córnea e da conjuntiva.

Usos diagnósticos no segmento posterior. A integridade das barreiras hematorretiniana e epiteliais pigmentares da retina pode ser avaliada diretamente por angiografia retiniana efetuando-se a administração intravenosa de ***fluoresceína sódica*** ou de ***verde indocianina***. Em geral, esses agentes causam náuseas e podem provocar reações alérgicas graves em pacientes suscetíveis.

TRATAMENTO DA NEOVASCULARIZAÇÃO E DEGENERAÇÃO MACULAR DA RETINA

A verteporfina está aprovada para o tratamento fotodinâmico da forma exsudativa de DMAI em que predominam membranas de neovascularização coroidal clássicas. A verteporfina também é utilizada no tratamento da neovascularização predominantemente coroidal clássica causada por distúrbios como miopatia patológica e provável síndrome ocular de histoplasmose. A verteporfina é administrada por via intravenosa; uma vez na circulação coroidal, o fármaco é ativado pela luz emitida por uma fonte de *laser* não térmico. A ativação do fármaco em presença do oxigênio gera radicais livres que causam lesão vascular seguida de ativação das plaquetas, trombose e obstrução da neovascularização coroidal. A t½ do fármaco é de 5-6 h; é eliminado principalmente nas fezes. Seus efeitos colaterais potenciais incluem cefaléia, reações no local da injeção e distúrbios visuais. O fármaco causa fotossensibilização temporária, devendo os pacientes evitar exposição da pele ou dos olhos a luz solar direta ou a luzes fortes em ambientes fechados por cinco dias após a aplicação do fármaco.

A pegaptaniba é uma antagonista seletiva do fator de crescimento epitelial vascular (VEGF), está aprovada para DMAI neovascular (úmida). O $VEGF_{165}$ induz angiogênese e aumenta a permeabilidade vascular e o processo de inflamação, possivelmente contribuindo para a progressão da forma neovascular (úmida) de DMAI, uma causa indutora de cegueira. A pegaptaniba inibe a ligação do $VEGF_{165}$ aos receptores de VEGF. A pregaptanibe (0,3 mg) é administrada 1 vez a cada 6 semanas por injeção intravítrea no olho a ser tratado. Após a injeção, os pacientes devem ser monitorados quanto à elevação da PIO e à endoftalmite. Casos raros de reações anafiláticas/anafilactoides têm sido relatados.

A eilea é uma proteína de fusão recombinante constituída de porções dos receptores de VEGF humanos 1 e 2, que atua como um receptor solúvel chamariz para o VEGF-A. Está aprovada para a forma neovascular (úmida) da DMAI. A eilea (2 mg) é administrada uma vez a cada 4 semanas por injeção intravítrea ocular durante 12 semanas, seguidas por 2 mg a cada 8 semanas. Efeitos colaterais graves podem incluir dor ou vermelhidão no olho, inchaço, problemas visuais, fotossensibilidade, cefaleia, entorpecimento unilateral, confusão e problemas de fala e equilíbrio. O fármaco é contraindicado para pacientes que apresentam uma inflamação ocular ativa.

O bevacizumabe é um anticorpo murino monoclonal que tem como alvo o VEGF-A e, portanto inibe a proliferação vascular e o crecimento tumoral (Capítulo 62).

O ranibizumabe é uma variante do bevacizumabe que teve a afinidade do domínio Fab desenvolvida. Ambos os fármacos são administrados por injeção intravítrea e costumam ser usados semanal ou mensalmente para terapia de manutenção. Ambos têm sido associados ao risco de acidente vascular encefálico.

USO DE ANESTÉSICOS EM PROCEDIMENTOS OFTÁLMICOS

Os anestésicos tópicos utilizados clinicamente em oftalmologia incluem gotas de proparacaína e tetracaína, geleia de lidocaína (Capítulo 20) e cocaína intranasal.

A cocaína pode ser aplicada por via intranasal em combinação com anestésicos tópicos para facilitar a cateterização do sistema nasolacrimal. A lidocaína e a bupivacaína são utilizadas nas anestesias por infiltração e bloqueio retrobulbar. As complicações e os riscos potenciais referem-se às reações alérgicas, à perfuração do bulbo ocular, às hemorragias, bem como às injeções vasculares e subdurais. Tanto a lidocaína livre de preservativos (1%), introduzida na câmara anterior, quanto a geléia de lidocaína (2%), aplicada na superfície ocular durante a preparação pré-operatória dos pacientes, são utilizadas em cirurgias de catarata com anestesia tópica. A maioria dos agentes

Quadro 64-9

Efeitos oftálmicos de deficiências de vitaminas selecionadas e da deficiência de zinco

DEFICIÊNCIA	EFEITOS SOBRE O SEGMENTO ANTERIOR	EFEITOS SOBRE O SEGMENTO POSTEROR
Vitamina		
A (retinol)	Conjuntiva (manchas de Bitot, xerose) Córnea (ceratomalacia, ceratopatia puntiforme)	Retina (nictalopia, comprometimento da síntese de rodopsina), epitélio pigmentar da retina (hipopigmentação)
B_1 (tiamina)	-----	Nervo óptico (atrofia temporal com defeitos do campo visual correspondente)
B_6 (piridoxina)	Córnea (neovascularização)	Retina (atrofia convoluta)
B_{12} (cianocobalamina)	-----	Nervo óptico (atrofia temporal com defeitos do campo visual correspondente)
C (ácido ascórbico)	Cristalino (?formação de catarata)	-----
E (tocoferol)	-----	Retina e epitélio pigmentar da retina (?degeneração macular)
Ácido fólico	-----	Oclusão venosa
K	Conjuntiva (hemorragia) Câmara anterior (hifema)	Retina (hemorragia)
Zinco	-----	Retina e epitélio pigmentar da retina (?degeneração macular)

inalatórios e dos depressores do SNC está associada à redução da PIO. Uma exceção é a cetamina, que foi associada à elevação da PIO. Em pacientes com perfurações do bulbo ocular, a anestesia deve ser selecionada cuidadosamente para evitar que os fármacos despolarizem os músculos extraoculares, o que poderia resultar na expulsão do conteúdo intraocular.

VITAMINA A

As deficiências vitamínicas podem alterar a função ocular, em especial uma deficiência de vitamina A (Quadro 64-9). Na visão, a forma funcional da vitamina A é o *retinal;* sua deficiência interfere na visão sob luz fraca, contribuindo para uma condição conhecida como *cegueira noturna* (nictalopia).

Química e terminologia. O termo *retinoide* refere-se ao composto químico retinol e a outros derivados naturais muito semelhantes. Os retinoides, que produzem a maioria dos seus efeitos depois da ligação aos receptores nucleares específicos e à modulação da expressão dos genes, também incluem análogos sintéticos estruturalmente relacionados que não precisam ter atividade semelhante à dos retinoides (vitamina A). O pigmento vegetal purificado caroteno (pró-vitamina A) é uma fonte extremamente abundante de vitamina A. O β-caroteno é o carotenoide mais ativo encontrado nas plantas. As fórmulas estruturais do β-caroteno e da família da vitamina A estão ilustradas na Figura 64-6. Os análogos do ácido retinoico usados clinicamente serão discutidos em detalhes no Capítulo 65.

O RETINAL E O CICLO VISUAL

A fotorrecepção é realizada por dois tipos de células retinianas especializadas, conhecidas como *cones* e *bastonetes*. Os bastonetes são especialmente sensíveis à luz de baixa intensidade; os cones atuam como receptores da luz de alta intensidade e são responsáveis pela visão das cores. O cromóforo dos cones e dos bastonetes é o 11-*cis*-retinal. O holorreceptor dos bastonetes é conhecido como *rodopsina* — uma combinação da proteína opsina e do 11-*cis*-retinal ligados sob a forma de um grupo prostético. Os três tipos diferentes de células dos cones (vermelhas, verdes e azuis) contêm proteínas fotorreceptoras diferentes e relacionadas, respondendo preferencialmente à luz com diferentes comprimentos de ondas. A Figura 64-7 resume a via de sinalização iniciada pela absorção de um fóton pelo 11-*cis*-retinal nos bastonetes.

DEFICIÊNCIA DE VITAMINA A E VISÃO. Os humanos com deficiência de vitamina A perdem a capacidade de adaptar-se ao escuro. A visão formada pelos bastonetes é mais afetada do que a dependente dos cones. Com o esgotamento das reservas de retinol do fígado e do sangue, geralmente com concentrações plasmáticas de retinol $< 0,2$ mg/L (0,70 μM), as concentrações do retinol e da rodopsina na retina diminuem. A menos que a deficiência seja corrigida, a opsina, que não produz o efeito estabilizador do retinal, é degradada e há deterioração anatômica dos segmentos externos do bastonete.

Vitamina A e estruturas epiteliais. Em presença do retinol ou ácido retinoico, as células epiteliais basais são estimuladas a produzir muco. As concentrações excessivas dos retinoides resultam na formação de uma camada

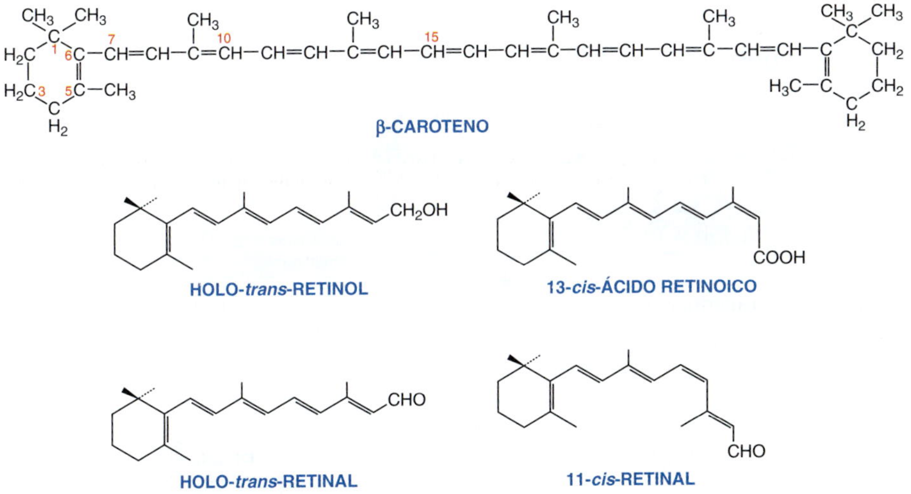

Figura 64-6 *Fórmula estrutural do β-caroteno e alguns retinoides da família da vitamina A.*

mais espessa de mucina, na inibição da ceratinização e no aparecimento de células caliciformes. Na ausência de vitamina A, as células caliciformes produtoras de muco desaparecem e são substituídas pelas células basais que foram estimuladas a proliferar. Essas células basais enfraquecem e substituem o epitélio original por um epitélio ceratinizado estratificado. A supressão de secreções normais causa irritação e infecção. A reversão dessas alterações é conseguida com a administração do retinol, do ácido retinoico ou de outros retinoides. Quando esse processo envolve a córnea, a hiperceratinização grave (xeroftalmia) pode causar cegueira irreversível. Causas comuns de deficiência de vitamina A incluem desnutrição e cirurgia bariátrica.

O ácido retinoico afeta a expressão dos genes quando combinado com receptores nucleares (Figuras 3-12 e 6-8). Existem duas famílias de receptores retinoides: os receptores do ácido retinoico (RAR) e os receptores retinoides X (RXR). O ligante endógeno do RXR é o ácido 9-*cis*-retinoico.

Usos terapêuticos. A deficiência nutricional de vitamina A causa *xeroftalmia*, uma doença progressiva caracterizada por *nictalopia* (cegueira noturna), *xerose* (ressecamento) e *ceratomalacia* (adelgaçamento da córnea), podendo levar à perfuração da córnea. A xeroftalmia pode ser revertida pela reposição da vitamina A; entretanto, a cegueira rápida e irreversível ocorre quando a córnea é perfurada. A vitamina A também participa da diferenciação epitelial e pode desempenhar alguma função na cicatrização das feridas do epitélio da córnea. As recomendações atuais para os pacientes com retinite pigmentar são a administração de 15.000 UI de palmitato de vitamina A por dia, sob a supervisão de um oftalmologista e evitar doses altas de vitamina E. Estudos clínicos sugerem uma redução do risco de progressão de alguns tipos de DMAI pelo uso de altas doses das vitaminas C (500 mg), E (400 UI), β-caroteno (15 mg), óxido cúprico (2 mg) e zinco (80 mg).

AGENTES UMECTANTES E SUBSTITUTOS DA LÁGRIMA

O tratamento moderno do ressecamento ocular geralmente inclui a instilação de lágrimas artificiais e lubrificantes oftálmicos. Em geral, os substitutos das lágrimas são soluções hipotônicas ou isotônicas compostas de eletrólitos, surfactantes, conservantes e algum agente que aumenta a viscosidade e prolonga a permanência no fundo-de-saco e na película lacrimal pré-corneal.

Os agentes viscosos usados comumente são os polímeros de celulose, álcool polivinílico, polietilenoglicol, polissorbato, óleo mineral, glicerina e dextrano. Os substitutos das lágrimas estão disponíveis em preparações com ou sem conservantes. A viscosidade dos substitutos da lágrima depende da sua formulação exata e pode variar de aquosa a gelatinosa. Algumas formulações lacrimais também são combinadas com um vasoconstritor, como nafazolina, fenilefrina ou tetraidrozolina. O ***tiloxapol*** é comercializado como uma preparação oftálmica de venda livre usada para facilitar o conforto de indivíduos que fazem uso de olhos artificiais. As pomadas lubrificantes são compostas de uma mistura de vaselina branca, óleo mineral, lanolina líquida ou alcoólica e, em alguns casos, um conservante. Essas formulações altamente viscosas causam turvação significativa da visão e, por esta razão, são utilizadas principalmente na hora de deitar, em pacientes em estado crítico ou nos distúrbios que causam ressecamento ocular muito grave. Um implante oftálmico à base de hidroxipropilcelulose, colocado no fundo-de-saco inferior e que se dissolve durante o dia, está disponível para o tratamento de olhos secos.

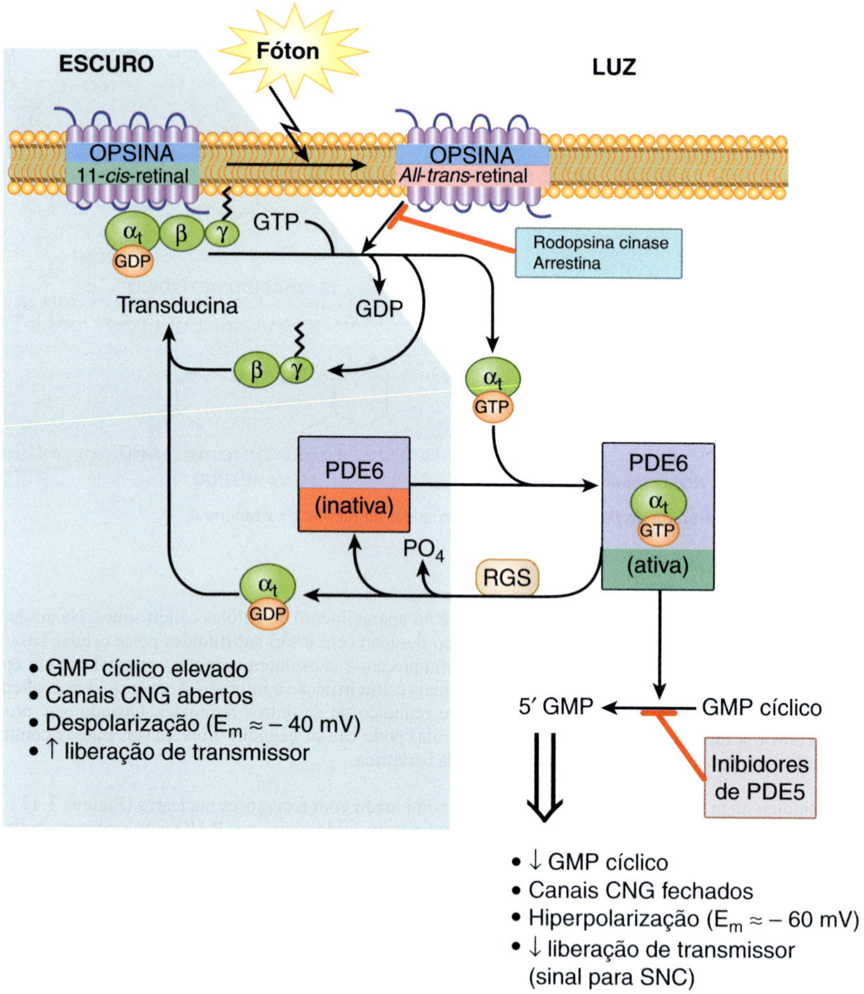

Figura 64-7 *A sinalização fotorreceptora vista por um farmacologista.* O sistema é um exemplo de sinalização por GPCR. O estado basal (ESCURO) está representado pela área sombreada à esquerda. O sinal, um fóton, ativa o receptor, a rodopsina, levando à isomerização do 11-*cis*-retinal a *all-trans*-retinal e iniciando as reações de LUZ (ao lado direito da figura). As principais características dos estados de ESCURO e LUZ estão resumidas nos boxes na parte inferior de cada seção. A atividade do guanilato-ciclase é constitutivamente ativa e aumentada pelo Ca^{2+}. A maior parte do Na^+ e algum Ca^{2+} penetram via canais CNG, contribuindo para a despolarização. O permutador Na^+/Ca^{2+} (NCX), a Na^+/K^+-ATPase e as correntes de K^+ estão ativas e contribuem para a hiperpolarização. Os inibidores de PDE5, como a sildenafila, também inibem PDE6, dando um aspecto azulado à visão. α_t, a subunidade α da transducina; CNG, canais ligados a nucleotídeos cíclicos.

Usos terapêuticos. Doenças oculares localizadas, como blefarite, rosácea ocular, penfigóide ocular, queimaduras químicas ou distrofias da córnea, podem alterar a superfície ocular e modificar a composição da lágrima. O tratamento apropriado do ressecamento ocular sintomático inclui controle da doença associada e, possivelmente, a administração de substitutos da lágrima, tampões puntiformes (ver “Absorção”) ou ciclosporina oftálmica (ver “Imunossupressores”). Também existem alguns distúrbios sistêmicos que se evidenciam por ressecamento ocular sintomático, inclusive a síndrome de Sjögren, artrite reumatóide, deficiência de vitamina A, síndrome de Stevens-Johnson e tracoma. O tratamento da doença sistêmica pode eliminar as queixas de ressecamento ocular sintomático; tratamento prolongado com substitutos da lágrima, ciclosporina oftálmica, inserção de tampões puntiformes, colocação de implantes à base de colágeno dissolvível ou obstrução cirúrgica do sistema de drenagem lacrimal pode ser indicado. Ciclosporina oftálmica pode ser usada para aumentar a produção de lágrima em pacientes com inflamação ocular associada à ceratoconjuntivite seca.

AGENTES OSMÓTICOS

Os principais agentes osmóticos para uso ocular são glicerina, manitol e soro fisiológico hipertônico. A glicerina e o manitol são usados como tratamento de curta duração para a elevação súbita da PIO. Em casos esporádicos, esses fármacos são utilizados durante procedimentos cirúrgicos para desidratar o humor vítreo antes das cirurgias no segmento anterior. Alguns pacientes com glaucoma agudo não toleram fármacos orais porque têm náuseas; desse modo, a administração intravenosa do manitol e/ou da acetazolamida pode ser preferível ao tratamento com glicerina oral. Esses fármacos devem ser utilizados com cuidado em pacientes portadores de insuficiência cardíaca congestiva ou insuficiência renal.

O edema da córnea é um sinal clínico de disfunção do endotélio corneal e os agentes osmóticos tópicos podem ser eficazes para desidratar a córnea. O cloreto de sódio está disponível em preparações líquidas ou pomadas. A glicerina também está disponível; porém, como causa dor ao entrar em contato com a córnea e conjuntiva, sua aplicação limita-se à urgente avaliação das estruturas angulares de filtração. Em geral, quando o edema da córnea é secundário a um glaucoma agudo, a administração de um agente osmótico oral para ajudar a reduzir a PIO é preferível à glicerina tópica, que apenas limpa a córnea por algum tempo. A redução da PIO ajuda a limpar a córnea de forma mais permanente para possibilitar a visão do ângulo de filtração por gonioscopia e uma visão clara da íris, quando necessária para iridotomia com *laser*.

Para uma listagem bibliográfica completa, consulte ***As Bases Farmacológicas da Terapêutica de Goodman e Gilman***, 12ª edição.

Capítulo 65 Farmacologia dermatológica

A pele é um órgão multifuncional e de múltiplos compartimentos. A Figura 65-1 exibe as características gerais da estrutura da pele e as vias percutâneas de absorção. Fármacos podem ser aplicados à pele com dois propósitos: tratar diretamente distúrbios da pele e enviar substâncias para outros tecidos.

A terapia não farmacológica para doenças cutâneas inclui todo o espectro eletromagnético aplicado por muitas fontes, como *laser*, raios X, luz visível e luz infravermelha. Tais condutas podem ser empregadas isoladamente ou para aumentar a penetração ou alterar a natureza de fármacos e pró-fármacos. O congelamento e o ultrassom constituem outras modalidades de terapias físicas que alteram a estrutura epidérmica para tratamento direto ou para aumentar a absorção percutânea de fármacos. As substâncias químicas são usadas para reduzir o efeito de vários comprimentos de onda da luz ultravioleta (UV) e da radiação ionizante.

Estrato córneo. O estrato córneo (5-600 μm externos) é a principal barreira à absorção percutânea de fármacos e à perda de água corpórea. Diversos fármacos podem distribuir-se no estrato córneo e atuar como reservatório para agentes que irão difundir-se para o restante da pele mesmo *depois* de cessada a aplicação tópica do agente. A espessura do estrato córneo é variável, sendo as palmas das mãos e as plantas dos pés as mais espessas (400-600 μm), seguindo-se o estrato córneo do corpo em geral (10-16 μm) e o escroto (5 μm). As regiões facial e pós-auricular têm o mais fino estrato córneo.

Epiderme ativa. As camadas vivas da epiderme com células metabolicamente atuantes compreendem uma espessa camada de ~ 100 μm (Figura 65-2). Intercaladas na epiderme ativa estão células produtoras de pigmentos (melanócitos), células apresentadoras de antígenos dendríticas (células de Langerhans) e outras células imunes (células γ-δ T); na epiderme enferma, muitas células imunes, incluindo linfócitos e leucócitos polimorfonucleares, podem estar presentes e ser diretamente afetadas por fármacos aplicados.

A derme e seus vasos sanguíneos. O plexo capilar superficial entre a epiderme e a derme é o local em que ocorre a maioria dos processos de absorção sistêmica de fármacos cutâneos (Figura 65-1). Há também grande número de linfáticos. Abaixo dos 1,2 mm de espessura da derme, em que seu colágeno e proteoglicanos podem se ligar aos fármacos, as células alvo para medicamentos incluem mastócitos (residentes e produtores permanentes de muitos mediadores inflamatórios) e células imunes infiltrantes produtoras de citocinas. Os folículos pilosos formam uma via rica em lipídeos para absorção de fármacos. As glândulas sudoríparas não são consideradas uma via para a absorção de fármacos. Alguns deles (p. ex., griseofulvina, cetoconazol) são excretados para a pele por essa via.

MECANISMOS DE ABSORÇÃO PERCUTÂNEA. A passagem por meio da camada mais externa constitui a etapa limitante da velocidade para a absorção percutânea. As características ideais de fármacos tópicos incluem massa molecular pequena (≤ 600 Da), solubilidade adequada tanto em óleo quanto em água e elevado coeficiente de partição, de modo que o medicamento se distribua seletivamente do veículo para o estrato córneo. Exceto em caso de partículas muito pequenas, íons hidrossolúveis e moléculas polares não penetram de modo significativo por meio do estrato córneo. A quantidade exata do fármaco que penetra ou deixa a pele em situações clínicas, em geral, não é determinada; em vez disso, o objetivo clínico final (p. ex., redução na inflamação) frequentemente é o efeito desejado.

Um estrato córneo hidratado permite maior absorção percutânea e costuma ser alcançado por meio da seleção de fármacos formulados em veículos de oclusão, como pomadas, do uso de películas plásticas, coberturas ou bolsas para as mãos e pés e toucas de banho para o couro cabeludo ou do uso de medicamentos que são impregnados em fitas ou adesivos. A oclusão pode estar associada a crescimento aumentado de bactérias com consequente infecção (foliculite) ou maceração e rompimento da integridade da epiderme. O transporte da maioria dos fármacos é um processo termodinâmico passivo, e o calor geralmente aumenta a penetração. Energia ultrassônica ou vibração induzida por *laser* também podem ser utilizadas para aumentar a absorção percutânea. A última pode agir por meio da produção de lacunas no estrato córneo.

A epiderme contém uma variedade de sistemas enzimáticos capazes de metabolizar fármacos que alcançam este compartimento. Uma isoforma específica de CYP, a CYP26A1, metaboliza o ácido retinoico e pode controlar seu nível na pele. Além disso, proteínas transportadoras que influenciam o influxo (OATP) ou o efluxo (MDR, P-glicoproteína) de certos xenobióticos estão presentes nos ceratinócitos humanos. Variantes genéticas de enzimas que regulam o influxo e o efluxo celular de metotrexato foram associadas à toxicidade e eficácia em pacientes com psoríase.

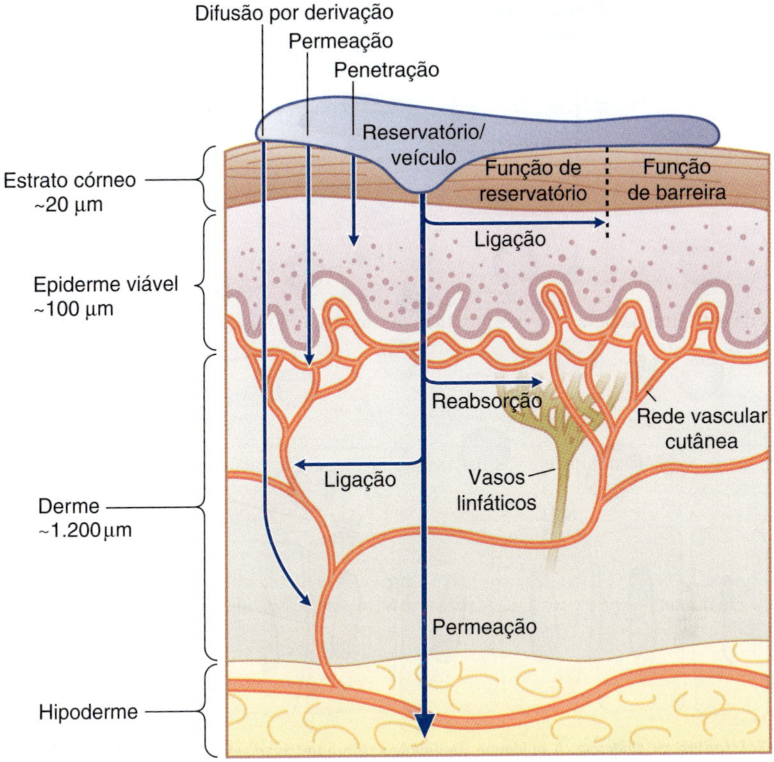

Figura 65-1 *Liberação cutânea de fármacos.* Representação diagramática dos três compartimentos da pele da maneira como eles se relacionam com a liberação de fármacos: superfície, estrato (Est.) e tecidos viáveis. Após aplicação de fármacos à superfície, ocorrem na formulação aplicada evaporação e alterações estruturais e de composição, que determinam a biodisponibilidade dos fármacos. O estrato córneo limita a difusão de compostos para a pele viável e o corpo. Após absorção, os compostos ou se ligam a alvos em tecidos viáveis, ou se difundem para os tecidos viáveis ou para a rede vascular cutânea, de onde podem ser transportados para células e órgãos internos. (Reproduzida, com permissão, de Wolff K, et. al., eds. *Fitzpatrick's Dermatology in General Medicine*, 7th ed. Nova York: McGraw-Hill; 2008. Figura 215-1. Copyright 2008 por The McGraw-Hill Companies, Inc. Todos os direitos reservados.)

IMPLICAÇÕES FARMACOLÓGICAS DA ESTRUTURA EPIDÉRMICA. O profissional de saúde deve formular diversas questões quando sugerir a aplicação tópica de fármacos (Quadro 65-1), que incluem consideração sobre a posologia e a frequência apropriadas de aplicação, o grau e a condição da barreira de permeabilidade, a idade e o peso do paciente, a forma física da preparação a ser aplicada e se administração intralesional ou sistêmica deve ser usada. Diversos veículos de fármacos apresentam vantagens e desvantagens específicas (Quadro 65-2). Veículos mais recentes incluem as formulações em lipossomas e microgel que podem aumentar a solubilização de determinados fármacos, intensificando, assim, a penetração tópica e diminuindo a irritação. *A proporção entre a área de superfície e a massa corporal é maior em crianças que em adultos, de modo que a mesma quantidade de fármaco tópico pode resultar em grande exposição sistêmica.*

GLICOCORTICOIDES

Os glicocorticoides apresentam propriedades imunossupressoras e anti-inflamatórias. Sua administração local é tópica e intralesional, sendo a sistêmica feita por vias intramuscular, intravenosa e oral. Os mecanismos de ação dos glicocorticoides foram discutidos no Capítulo 42.

GLICOCORTICOIDES TÓPICOS. Os glicocorticoides tópicos foram agrupados em sete classes, em ordem decrescente de potência (Quadro 65-3).

Usos terapêuticos. Muitas doenças inflamatórias da pele respondem à administração tópica ou intralesional de glicocorticoides. A absorção varia conforme a área corporal; o esteroide é selecionado com base na sua potência, no local do envolvimento e na gravidade da doença cutânea. Em geral, os esteroides mais potentes são usados inicialmente, sendo então seguidos por um agente menos potente. A aplicação 2 vezes/dia de glicocorticoides tópicos é suficiente, e a aplicação mais frequente não melhora a resposta. Em geral, apenas glicocorticoides não fluorados

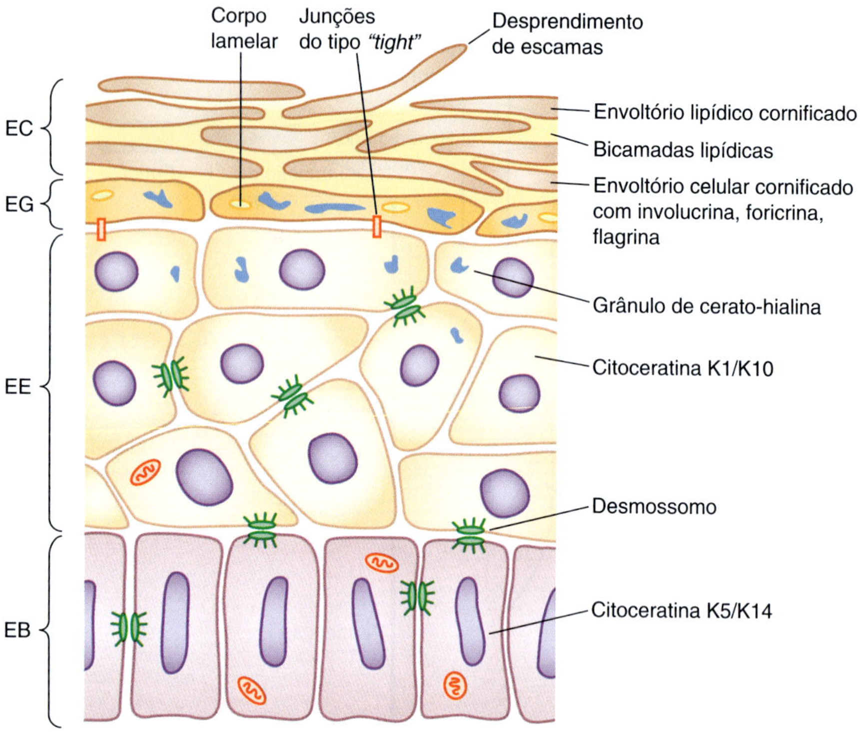

Figura 65-2 *Estrutura da epiderme.* A epiderme desenvolve-se progressivamente do estrato basal (EB) para o estrato espinhoso (EE), o estrato granuloso (EG) e o estrato córneo (EC). Proteínas estruturais e metabólicas importantes são produzidas em camadas específicas da epiderme. (Reproduzida, com permissão, de Wolff K, et al., eds. *Fitzpatrick's Dermatology in General Medicine*, 7th ed. Nova York: McGraw-Hill; 2008. Figura 45-2. Copyright 2008 por The McGraw-Hill Companies, Inc. Todos os direitos reservados.)

devem ser usados na face ou em áreas cobertas, como axilas ou virilhas. As preparações intralesionais de glicocorticoides incluem preparações insolúveis de acetonido de triancinolona e hexacetonido de triancinolona que se solubilizam gradualmente e, portanto, têm ação de longa duração.

Toxicidade. O uso crônico de glicocorticoides tópicos da classe 1 pode causar atrofia cutânea, estrias, telangiectasias, púrpura e erupções acneiformes. Já que após o uso de compostos fluorados sobre a face podem surgir dermatites perioral e rosácea, eles não devem ser usados neste local. A obstrução aumenta o risco de supressão do HIA.

GLICOCORTICOIDES SISTÊMICOS. Os glicocorticoides sistêmicos são empregados nas doenças dermatológicas graves e, em geral, reservados para dermatites de contato alérgicas produzidas por plantas (p. ex., toxicodendros) e para dermatoses vesicobolhosas potencialmente fatais, como o pênfigo vulgar e o penfigoide bolhoso. A administração crônica de glicocorticoides orais é problemática em razão dos efeitos colaterais associados ao seu uso prolongado (Capítulo 42).

Doses matinais diárias de prednisona são, em geral, preferidas, embora doses fracionadas ocasionalmente sejam usadas para intensificar a eficácia. Observam-se menos efeitos colaterais com a administração em dias alternados;

Quadro 65-1

Considerações importantes quando um fármaco for aplicado à pele

Quais são as vias de absorção da pele intacta e da pele enferma?
De que maneira a substância química do fármaco afeta a penetração?

De que maneira o veículo afeta a penetração?
Que volume do fármaco penetra na pele?
Quais são os alvos farmacológicos pretendidos?
Que hospedeiro e que fatores genéticos influenciam a ação do fármaco na pele?

Quadro 65-2
Veículos para fármacos aplicados por via tópica

	CREME	POMADA	GEL/ESPUMA	LOÇÃO/SOLUÇÃO/ESPUMA
Base física	Emulsão de óleo em água	Água em óleo	Emulsão hidrossolúvel	Base do fármaco dissolvida em solução Fármaco suspenso em solução Propelente em aerossol com o fármaco Fármaco em espuma com surfactante como agente espumante e propelente
Solubilização média	> 31% de água (até 80%)	< 25% de água	Contém glicóis de polietileno solúveis em água	Pode ser aquoso ou alcoólico
Vantagem farmacológica	Deixa o fármaco concentrado na superfície cutânea	Película oleosa protetora sobre a pele	Concentra o fármaco na superfície após evaporação	
Vantagens para o paciente	Distribui-se e é removido facilmente Nenhuma sensação oleosa	Distribui-se facilmente Retarda a evaporação de água Proporciona um efeito refrescante	Nenhuma coloração Não deixa sensação oleosa Aparência clara	Pouco efeito residual no couro cabeludo
Localizações no corpo	A maioria das localizações	Evitar áreas intertriginosas	Produz espuma abundante no couro cabeludo	Soluções e espumas são bem aceitas no couro cabeludo
Desvantagens	Requer conservantes	Sensação oleosa a muito oleosa Produz coloração em roupas	Requer conservantes Alto conteúdo de álcool pode produzir ressecamento	
Oclusão	Baixa	Moderada a alta Aumenta a umidade da pele		
Características da composição	Requer humectantes (glicerina, propilenoglicol, polietilenoglicol) para manter umidade quando aplicado Fase oleosa com álcool de cadeia longa para proporcionar estabilidade e sensação de suavidade Possui bases para absorção — petrolato hidrofílico	Requer surfactentes para impedir separação de fase Hidrocarbono (Petrolato)	Microesferas ou microesponjas podem ser formuladas em géis	

quando for necessário tratamento crônico, as doses de prednisona deverão passar, tão logo seja possível, a ser administradas em dias alternados. O tratamento em pulso, usando grandes doses intravenosas de succinato sódico de metilprednisolona, é uma opção para as formas graves e resistentes de piodermia gangrenosa, pênfigo vulgar, lúpus eritematoso sistêmico com doença multissistêmica e dermatomiosite. A dose é habitualmente de 0,5-1 g administrada durante 2-3 h. A infusão mais rápida foi associada a maiores taxas de hipotensão, desvios eletrolíticos e arritmias cardíacas.

Quadro 65-3

Potência de glicocorticoides selecionados para uso tópico

CLASSE DO FÁRMACO[a]	NOME GENÉRICO, FORMULAÇÃO
1	Dipropionato de betametasona, creme, pomada a 0,05% (em veículo otimizado) Propionato de clobetasol, creme, pomada a 0,05% Diacetato de diflorasona, pomada a 0,05% Propionato de halobetasol, pomada a 0,05%
2	Ancinonida, pomada a 0,1% Dipropionato de betametasona, pomada a 0,05% Desoximetasona, creme, pomada a 0,25%, gel a 0,05% Diacetato de diflorasona, pomada a 0,05% Fluocinonida, creme, pomada, gel a 0,05% Halcinonida, creme, pomada a 0,1%
3	Dipropionato de betametasona, creme a 0,05% Valerato de betametasona, pomada a 0,1% Diacetato de diflorasona, creme a 0,05% Acetonido de triancinolona, pomada a 0,1%, creme a 0,5%
4	Ancinonida, creme a 0,1% Desoximetasona, creme a 0,05% Acetonido de fluocinolona, creme a 0,2% Acetonido de fluocinolona, pomada a 0,025% Flurandrenolida, pomada a 0,05%, fita com 4 μg/cm^2 Valerato de hidrocortisona, pomada a 0,2% Acetonido de triancinolona, pomada a 0,1% Furoato de mometasona, creme, pomada a 0,1%
5	Dipropionato de betametasona, loção a 0,05% Valerato de betametasona, creme, loção a 0,1% Acetonido de fluocinolona, creme a 0,025% Flurandrenolida, creme a 0,05% Butirato de hidrocortisona, creme a 0,1% Valerato de hidrocortisona, creme a 0,2% Acetonido de triancinolona, creme, loção a 0,1 Acetonido de triancinolona, creme a 0,025%
6	Dipropionato de alclometasona, creme ou pomada a 0,05% Desonida, creme a 0,05% Acetonido de fluocinolona, creme ou solução a 0,01%
7	Fosfato de dexametasona sódica, creme a 0,1% Hidrocortisona em creme, pomada, loção a 0,5%, 1,0%, 2,5%

[a]A classe 1 é a mais potente; a classe 7, a menos potente.

Toxicidade e monitoração. Os glicocorticoides orais apresentam inúmeros efeitos sistêmicos, como discutido no Capítulo 42. A maior parte dos efeitos colaterais é dependente da dose.

RETINOIDES

Os *retinoides* são definidos como compostos naturais e sintéticos com atividade biológica semelhante à da vitamina A ou se ligam a receptores nucleares para retinoides (Figuras 3-12 e 6-8). As características de retinoides tópicos e sistêmicos estão resumidas nos Quadros 65-4 e 65-5. Os retinoides sistêmicos são usados para tratar acne e distúrbios de ceratinização.

Retinoides de primeira geração incluem o retinol (vitamina A), a tretinoína (ácido holo-*trans*-retinoico; ácido da vitamina A), a isotretinoína (ácido 13-*cis*-retinoico) e a alitretinoína (ácido 9-*cis*-retinoico). Os *retinoides de segunda geração*, também conhecidos como retinoides aromáticos, incluem a acitretina e o metoxsaleno (também conhecido como etretinato; não comercializado nos EUA). Os *retinoides de terceira geração* foram criados para tornar ideal a ligação seletiva do receptor e incluem o tazaroteno, o bexaroteno e o adapaleno.

Mecanismo de ação. Os retinoides exercem seus efeitos sobre a expressão gênica por ativação de duas famílias receptores — *receptores do ácido retinoico* (RARs) e *receptores retinoides X* (RXRs) — que são membros da superfamília de receptores esteroides. Mediante a ligação a um retinoide, RARs e RXRs formam heterodímeros (RAR-RXR), que subsequentemente unem sequências de DNA específicas denominadas elementos responsivos ao ácido retinoico (ERARs), que ativam a transcrição de genes cujos produtos dão origem aos efeitos farmacológicos desejáveis desses compostos e a seus efeitos colaterais indesejados (Quadro 6-5 e Figuras 3-12 e 6-8).

Efeitos terapêuticos direcionados. Os retinoides que têm como alvo os RARs afetam predominantemente a diferenciação celular e a proliferação; retinoides que têm como alvo os RXRs predominantemente induzem apoptose. Assim, tretinoína, adapaleno e tazaroteno, que têm como alvo os RARs, são usados para tratar acne, psoríase e fotoenvelhecimento (distúrbios de diferenciação e proliferação), ao passo que bexaroteno e alitretinoína, que têm como alvo os RXRs, são usados no tratamento de micoses fungoides e sarcoma de Kaposi (para induzir apoptose de células malignas).

Toxicidade retinoide. A toxicidade aguda por retinoides é similar à intoxicação por vitamina A. Os efeitos colaterais dos retinoides sistêmicos incluem pele seca, sangramentos nasais por ressecamento das membranas mucosas, conjuntivite e diminuição da visão noturna, perda de pelos, alterações em lipídeos e transaminases séricos, hipotireoidismo, rubor decorrente de doença inflamatória intestinal, dor musculoesquelética, pseudotumor cerebral e alterações do humor. Os retinoides seletivos para RARs estão mais associados aos sintomas mucocutâneos e musculoesqueléticos, ao passo que os retinoides seletivos para RXRs induzem mais alterações físico-químicas. Como todos os retinoides orais são potentes teratógenos, eles devem ser usados cuidadosamente em mulheres com potencial para engravidar e não devem ser usados em gestantes. Suicídios e tentativas de suicídio foram associados ao uso de isotretinoína.

RETINOIDES TÓPICOS

Mediante mecanismos incompletamente compreendidos, os retinoides tópicos corrigem a ceratinização folicular anormal, reduzem as contagens de *P. acnes* e diminuem a inflamação, o que os torna a base da terapia da acne. Retinoides tópicos representam os agentes de primeira linha para a acne não inflamatória (comedões) e, em geral, são combinados com outros agentes no tratamento de acne inflamatória.

Rugas finas e despigmentação, duas importantes características do fotoenvelhecimento, também são melhoradas com o uso de retinoides tópicos. Dentro da derme, acredita-se que isto resulte de inibição da proteína-1 ativadora (AP-1) que normalmente ativa a síntese de metaloproteinases em resposta à irradiação UV. Na epiderme, os retinoides induzem hiperplasia epidérmica na pele atrófica e reduzem a atipia de ceratinócitos.

Toxicidade e monitoração. Os efeitos adversos de todos os retinoides tópicos incluem eritema, descamação, queimação e agulhadas (*ver* irritabilidade relativa no Quadro 65-4). Esses efeitos, em geral, diminuem com o tempo ou são reduzidos pelo uso concomitante de emolientes. Os pacientes também podem ser acometidos de reações de fotossensibilidade em consequência de aumento de reatividade à radiação UV e estão em risco significativo de queimaduras solares graves. Embora haja pouca absorção sistêmica de retinoides tópicos e nenhuma alteração nos níveis plasmáticos de vitamina A com o seu uso, recomenda-se evitar exposição a retinoides durante a gestação.

Quadro 65-4

Retinoides para uso tópico

FÁRMACO	FORMULAÇÃO	ESPECIFICIDADE DO RECEPTOR	CATEGORIA NA GESTAÇÃO	IRRITAÇÃO
Tretinoína	Creme a 0,02%, 0,025%, 0,05%, 0,1% Gel a 0,01%, 0,025%, 0,04% Solução a 0,05%, 0,1%	RAR-α, RAR-β, RAR-γ	C	++
Tazaroteno	Creme a 0,05%, 0,1% Gel a 0,05%, 0,01%	RAR-α, RAR-β, RAR-γ	X	++++
Adapaleno	Creme a 0,1%, 0,3% Gel a 0,1%, 0,3% Solução a 0,1%	RAR-β, RAR-γ	C	+
Alitretinoína	Gel a 0,1%	RAR-α, RAR-β, RAR-γ	D	++
Bexaroteno	Gel a 1%	RXR-α, RXR-β, RXR-γ	X	+++

TRETINOÍNA

A tretinoína tópica (ácido-holo-*trans* retinoico) é fotoinstável e portanto deve ser aplicada uma vez à noite em caso de acne e fotoenvelhecimento. O peróxido de benzoíla também inativa a tretinoína e não deve ser aplicado simultaneamente. Encontram-se disponíveis formulações com microesferas do copolímero ou prepoliolprepolímero-2 que gradualmente liberam tretinoína para reduzir a irritação.

ADAPALENO

O adapaleno é dotado de eficácia similar à da tretinoína, porém, ao contrário desta, é estável à luz solar, estável na presença de peróxido de benzoíla e tende a ser menos irritante na concentração de 0,1%.

TAZAROTENO

O tazaroteno está aprovado para o tratamento de psoríase, fotoenvelhecimento e acne vulgar. O gel de tazaroteno, aplicado 1 vez/dia, pode ser usado como monoterapia ou em combinação com outros medicamentos, como corticosteroides tópicos, para o tratamento de psoríase em placa localizada. Corticosteroides tópicos melhoram a eficácia da terapia e reduzem os efeitos colaterais de queimação, prurido e irritação cutânea que estão comumente associados ao uso de tazaroteno.

ALITRETINOÍNA

A alitretinoína é um retinoide que se liga a todos os tipos de receptores retinoides e é aplicado 2-4 vezes/dia em caso de lesões cutâneas do sarcoma de Kaposi. A alitretinoína não deve ser aplicada concomitantemente com repelentes de insetos contendo dietiltoluamida (DEET, N,N-dietil-m-toluamida), porque ela pode aumentar a absorção de DEET.

BEXAROTENO

O bexaroteno tópico está aprovado para linfoma cutâneo de células T de estágio inicial (IA e IB). Sua aplicação é ajustada variando de dias alternados até 2-4 vezes/dia durante várias semanas para melhorar a tolerância do paciente. Pacientes em uso de bexaroteno devem evitar produtos contendo DEET em virtude do risco aumentado de toxicidade por DEET.

RETINOIDES SISTÊMICOS

Os retinoides sistêmicos (Quadro 65-5) estão aprovados para o tratamento de acne, de psoríase e do linfoma de lélulas T cutâneas.

Usos terapêuticos; contraindicações. Usos fora de bula incluem ictiose, doença de Darier, ptiríase rubra pilosa, rosácea, hidradenite supurativa, quimioprevenção de neoplasias, líquen escleroso, lúpus eritematoso subagudo e lúpus eritematoso discoide. Contraindicações relativas abrangem leucopenia, alcoolismo, hiperlipidemia, hipercolesterolemia, hipotireoidismo e doença hepática ou renal significativa.

Toxicidade e monitoramento. Toxicidades agudas dos retinoides podem incluir anormalidades mucocutâneas ou laboratoriais; alterações ósseas podem ocorrer após uso crônico em doses elevadas. Os efeitos colaterais mucocutâneos podem compreender queilite, xerose, blefaroconjuntivite, fotossensibilidade cutânea, fotofobia, mialgia, artralgia, cefaleias, alopecia, fragilidade das unhas e suscetibilidade aumentada às infecções estafilocóccicas. Alguns pacientes desenvolvem "dermatite retinoide" caracterizada por eritema, prurido e descamação. Muito raramente, pacientes podem desenvolver pseudotumor cerebral, especialmente quando retinoides sistêmicos são combinados com tetraciclinas. Existem relatos de que a administração crônica em doses elevadas pode causar síndrome de hiperostose esquelética idiopática difusa (DISH), fechamento epifiseal prematuro e outras anormalidades esqueléticas.

Os retinoides sistêmicos são altamente teratogênicos. Não há dose segura durante a gestação. Embora o risco pareça ser mínimo, homens que estão tentando ativamente ser pais devem evitar a terapia com retinoides. A prescrição de isotretinoína nos EUA é restrita pelo sistema iPLEDGE de atenuação de risco. A elevação de lipídeos

Quadro 65-5

Retinoides para uso sistêmico

FÁRMACO	ESPECIFICIDADE DO RECEPTOR	VARIAÇÃO-PADRÃO DA POSOLOGIA	MEIA-VIDA
Isotretinoína	Nenhuma afinidade aparente pelo receptor	0,5-2 mg/kg/dia	10-20 h
Etretinato	RAR-α, RAR-β, RAR-γ	0,25-1 mg/kg/dia	80-160 dias
Acitretina	RAR-α, RAR-β, RAR-γ	0,5-1 mg/kg/dia	50 h
Bexaroteno	RXR-α, RXR-β, RXR-γ	300 mg/m²/dia	7-9 h

séricos é a anormalidade laboratorial mais comum. Outras anormalidades laboratoriais menos comuns incluem elevação de transaminases, diminuição dos níveis de hormônio da tireoide e leucopenia. Uma avaliação básica de lipídeos séricos e de transaminases séricas, bem como hemograma completo e um teste de gravidez devem ser obtidos antes de se iniciar terapia com quaisquer retinoides sistêmicos. Os valores laboratoriais devem ser verificados mensalmente nos primeiros 3-6 meses e, posteriormente, uma vez a cada 3 meses.

ISOTRETINOÍNA

A isotretinoína está aprovada para tratamento de acne vulgar recalcitrante e nodular. O fármaco tem notável eficácia na acne grave e pode induzir prolongadas remissões após um único curso de tratamento. Os efeitos clínicos geralmente são notados 1-3 meses após o início da terapia. Embora as recidivas, em sua maioria, sejam discretas e respondam ao tratamento convencional com agentes antiacne tópicos e sistêmicos, algumas podem exigir um segundo curso de isotretinoína. Existem diversos relatos de pacientes que desenvolvem sinais de depressão enquanto estão em uso de isotretinoína. As orientações atuais recomendam monitoração mensal de todos os pacientes em uso de isotretinoína quanto a sinais de depressão.

ACITRETINA

A acitretina está aprovada para uso nas manifestações cutâneas de psoríase. O benefício clínico máximo ocorre em 3-4 meses. Embora a meia-vida da acitretina seja de ~50 h, quando combinada com álcool, a acitretina é esterificada *in vivo* produzindo etretinato, que possui meia-vida de > 3 meses. Por essa razão, mulheres em idade de engravidar devem evitar gestação durante um período de 3 anos após ter recebido acitretina para impossibilitar risco de embriopatia induzida por retinoide.

BEXAROTENO

O bexaroteno é um retinoide que se liga seletivamente aos RXRs. As formulações orais e tópicas de bexaroteno são aprovadas para uso em pacientes com linfoma cutâneo de células T. Estudos sugerem que o bexaroteno induz apoptose de células malignas. Como ele é metabolizado pela CYP3A4, inibidores da CYP3A4 (p. ex., antifúngicos imidazólicos, antibióticos macrolídeos) aumentarão, e indutores da CYP3A4 (p. ex., rifamicinas, carbamazepina, dexametasona, efavirenz, fenobarbital) reduzirão os níveis plasmáticos de bexaroteno. Efeitos colaterais são mais comuns do que aqueles associados a outros retinoides, com incidência aumentada de anormalidades lipídicas significativas e hipotireoidismo secundário a uma supressão reversível da expressão do gene *TSH* mediada por RXRs, pancreatite, leucopenia e sintomas GI. A função tireoidea deve ser medida antes que o tratamento tenha início e periodicamente daí em diante.

ANÁLOGOS VITAMÍNICOS

CALCIPOTRIENO. O calcipotrieno é um análogo da vitamina D tópico usado no tratamento de psoríase.

Mecanismo de ação. O calcipotrieno exerce seus efeitos por meio do receptor da vitamina D (VDR) (Capítulo 44). Mediante ligação ao VDR, o complexo fármacorreceptor associa-se ao RXR-α e se liga a elementos de resposta da vitamina D no DNA, aumentando a expressão de genes que modulam a diferenciação epidérmica e a inflamação levam à melhora das placas psoriáticas.

Uso terapêutico. O calcipotrieno é aplicado 2 vezes/dia para psoríase em placa no corpo, frequentemente em combinação com corticosteroides tópicos. Hipercalcemia e hipercalciúria podem desenvolver-se quando a dose semanal cumulativa excede o limite recomendado de 100 g/semana e desaparecem alguns dias após interrupção do calcipotrieno. O calcipotrieno também causa irritação ao redor da lesão e fotossensibilidade discreta.

β-CAROTENO. O *β-caroteno* (Figura 64-6) é um precursor da vitamina A presente em vegetais verdes e amarelos. Nenhum dos produtos à base de β-caroteno está atualmente aprovado pelo FDA. A suplementação de dietas com β-caroteno é usada em dermatologia para reduzir a fotossensibilidade cutânea em pacientes com protoporfiria eritropoiética. O mecanismo de ação não está estabelecido, mas pode envolver um efeito antioxidante que reduz a produção de radicais livres ou de oxigênio singleto. Entretanto, uma metanálise recente concluiu que o β-caroteno, a vitamina A e a vitamina E administrados isoladamente ou em combinação com outros suplementos antioxidantes verdadeiramente aumentam a mortalidade. A dose terapêutica máxima recomendada (MRTD, do inglês *Maximum Recommended Therapeutic Dose*) pelo FDA para o β-caroteno é de 0,05 mg/kg/dia.

FOTOQUIMIOTERAPIA

A fototerapia e a fotoquimioterapia são métodos de tratamento em que a radiação UV ou visível é usada para induzir uma resposta terapêutica, seja de forma isolada (fototerapia), seja na presença de um fármaco fotossensibilizante exógeno (fotoquimioterapia), como um derivado do psoraleno (furocumarina) que absorve energia UV e se torna reativo (Quadro 65-6). Os pacientes tratados com estas modalidades terapêuticas devem ser monitorados quanto ao uso concomitante de outros fármacos potencialmente fotossensibilizantes, tais como as fenotiazinas, tiazidas, sulfonamidas, anti-inflamatórios não esteroides, sulfonilureias, tetraciclinas e benzodiazepínicos.

Os dermatologistas subdividem a região UV em radiação UVB (290-320 nm), UVA2 (320-340 nm), UVA1 (340-400 nm) e UVC (100-290 nm). A radiação UVC é quase completamente absorvida pelo ozônio estratosférico.

Quadro 65-6

Métodos fotoquimioterápicos

	PUVA	TERAPIA FOTODINÂMICA	FOTOFÉRESE
Alvo	Área cutânea extensa	Locais cutâneos focais	Leucócitos sanguíneos periféricos
Agente fotossensibilizante	Metoxsaleno (8-metoxipsoraleno) Trioxsaleno (4,5′,8-trimetilpsoraleno) Bergapteno (5-metoxipsoraleno)	Protoporfirina IX	Metoxsaleno
Método de administração do fármaco	Oral Loção tópica Água de banho	Creme ou solução tópica de um pró-fármaco (ácido aminolevulínico ou metilaminolevulinato)	Para plasma isolado dentro de dispositivo de fotoférese
Indicações aprovadas pelo FDA	Psoríase Vitiligo	Ceratose actínica	Linfoma cutâneo de células T
Comprimento de onda de ativação	UVA2 (320-340 nm)	417 nm e 630 nm	UVA2 (320-340 nm)
Efeitos adversos (agudos)	Reações fototóxicas Prurido Hipertricose Distúrbio GI Distúrbo do SNC Broncoconstrição Toxicidade hepática Herpes simples recorrente Lesão da retina	Reações fototóxicas Despigmentação temporária	Reações fototóxicas Distúrbio GI Hipotensão Insuficiência cardíaca congestiva
Efeitos adversos (crônicos)	Fotoenvelhecimento Câncer de pele, exceto melanoma Melanoma[a] Cataratas[a]	Cicatrizes potenciais	Perda de acesso venoso após punção venosa repetida
Categoria da gestação	C[b]	C[b]	Não determinada pelo FDA

[a]Discutível. [b]Ver no Quadro 66-3 a categoria referente à gestação.

A UVB é o tipo mais eritrogênico e melanogênico de radiação. É a principal parte do espectro que determina queimaduras solares, bronzeamento, câncer de pele e fotoenvelhecimento. A radiação UVA é mil vezes menos eritrogênica do que a UVB, mas penetra mais profundamente na pele e contribui substancialmente para fotoenvelhecimento e doenças de fotossensibilidade.

PUVA: PSORALENOS E UVA. A administração oral de 8-metoxipsoraleno seguida da aplicação de UVA (PUVA) está aprovada pelo FDA para o tratamento de vitiligo e psoríase.

Farmacocinética. Os psoralenos dissolvidos são rapidamente absorvidos após administração oral, e as formas cristalizadas (p. ex., 8-MOP) são absorvidas lenta e incompletamente. Alimentos gordurosos também reduzem a absorção. Observa-se uma significativa, porém saturável, eliminação de primeira passagem no fígado. Por essas razões, o grau mais elevado de fotossensibilidade varia significativamente entre indivíduos, mas costuma ser máximo 1-2 h após ingestão. O metoxsaleno apresenta uma t½ sérica de ~1 h, porém a pele continua sensível à luz por 8-12 h.

Mecanismo de ação. O espectro de ação da PUVA oral está entre 320-340 nm. Ocorrem duas fotorreações diferentes. As reações tipo I envolvem a fotoadição independente de oxigênio de psoralenos às bases pirimidínicas no DNA. As reações tipo II são dependentes de oxigênio e envolvem a transferência de energia para o oxigênio molecular, criando espécies de oxigênio reativo. Por meio de mecanismos incompletamente compreendidos, essas reações fototóxicas estimulam melanócitos e induzem efeitos antiproliferativos, imunossupressores e anti-inflamatórios.

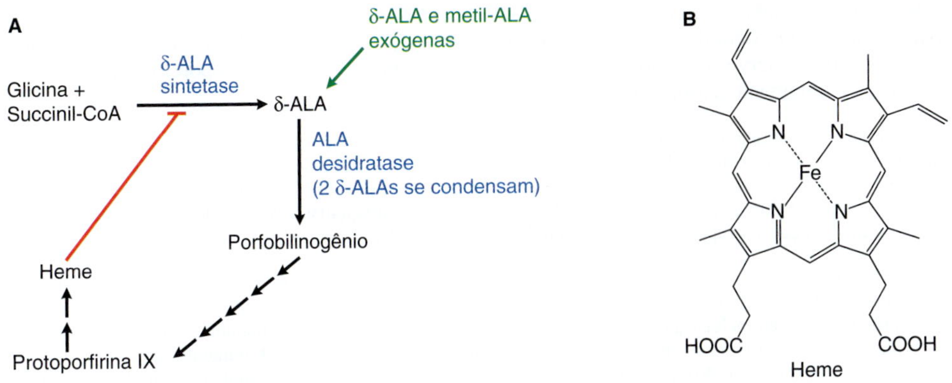

Figura 65-3 *Via de biossíntese do heme.* (**A**) Em condições fisiológicas, o heme inibe a enzima δ ácido aminolevulínico (δ-ALA) sintetase por retroalimentação negativa. Entretanto, quando δ-ALA é fornecida por via exógena, esse ponto de controle é desviado, resultando em acúmulo excessivo de heme. (**B**) Heme.

Usos terapêuticos. O metoxsaleno é fornecido em cápsulas de gelatina mole e cápsulas de gelatina dura para uso oral. A dose é de 10-70 mg, dependendo do peso (0,4-0,6 mg/kg), ingerida ~2 h após exposição a UVA. Há também uma loção contendo metoxsaleno a 1%, disponível em aplicação tópica para vitiligo, que pode ser diluída para uso na água do banho, de modo a minimizar a absorção sistêmica. Uma solução extracorpórea está disponível para linfoma cutâneo de células T (ver "Fotoférese").

Aproximadamente, 90% dos pacientes com psoríase apresentaram remissão ou remissão virtual da doença cutânea em um curso de 30 tratamentos com metoxsaleno. Os sintomas costumam desaparecer em 3-6 meses; de modo que os pacientes em geral requerem terapia de manutenção intermitente com PUVA e outros agentes. O vitiligo tipicamente requer 150-300 tratamentos. O vitiligo localizado pode ser tratado com PUVA por via tópica e, a doença mais extensa, por administração sistêmica. A associação PUVA também é empregada — sem indicação terapêutica formal — no tratamento da dermatite atópica, alopecia areata, líquen plano e urticária pigmentar.

Toxicidade e monitoração. Os principais efeitos colaterais da associação PUVA estão relacionados no Quadro 65-6. A toxicidade ocular pode ser evitada mediante o uso de óculos que bloqueiam a UVA no dia de tratamento.

Fotoférese. A fotoférese extracorpórea (FEC) é um processo em que células mononucleares sanguíneas periféricas extracorpóreas são expostas à radiação UVA na presença de metoxsaleno. O metoxsaleno é hoje injetado diretamente no plasma extracorpóreo antes da radiação e reinfusão. Os linfócitos tratados retornam ao pacientes e sofrem apoptose em 48-72 h. A FEC é usada para tratamento de linfoma cutâneo de células T e, sem indicação terapêutica formal, para outras doenças mediadas por células T, como doença do enxerto *versus* hospedeiro, rejeição de transplantes, esclerodermia e diabetes melito tipo I. Inicialmente, os pacientes recebem terapia a cada 1-4 semanas, e os intervalos são aumentados à medida que o paciente melhora. A FEC pode ser combinada com terapias adjuvantes, como PUVA, quimioterapia tópica, quimioterapia sistêmica, radiação, agentes biológicos e retinoides.

Terapia fotodinâmica (TFD). A TFD combina o uso de fármacos fotossensibilizantes e de luz visível no tratamento de vários distúrbios dermatológicos. Dois fármacos estão aprovados para TFD tópica: ácido aminolevulínico e metilaminolevulinato (MAL). Ambos são pró-fármacos que sofrem conversão em protoporfirina IX no interior de células vivas (Figura 65-3). Na presença de comprimentos de ondas de luz específicos (Quadro 65-6) e oxigênio, a protoporfirina produz oxigênio singleto, que oxida membranas celulares, proteínas e estruturas mitocondriais, levando à apoptose. A TFD está aprovada para uso em ceratoses actínicas pré-cancerosas e também é comumente usada em cânceres cutâneos sem profundidade, com exceção de melanoma, acne e fotorrejuvenecimento. Fontes luminosas incoerentes (não *laser*) e *laser* já foram usadas na TFD. Os comprimentos de onda escolhidos devem incluir os do espectro de ação da protoporfirina (Quadro 65-6) e idealmente os que resultam no máximo de penetração cutânea. As fontes luminosas em uso emitem energia que predomina ora na porção azul (máxima absorção pela porfirina) ora na porção vermelha (melhor penetração tecidual) do espectro visível. Como a t½ das porfirinas acumuladas é de ~ 30 h, os pacientes devem proteger sua pele de luz solar e luz intensa por pelo menos 48 h após tratamento para evitar reações tóxicas.

ANTI-HISTAMÍNICOS

A *histamina* (Capítulo 32) é um potente vasodilatador, constritor do músculo liso brônquico e estimulante dos receptores nociceptivos do prurido. Mediadores químicos do prurido adicionais podem agir como prurígenos sobre as fibras C, entre eles *neuropeptídeos*, *prostaglandinas*, *serotonina*, *acetilcolina* e *bradicinina*. Além disso, sistemas receptores (p. ex., receptores vaniloides, opioides e canabinoides) em fibras nervosas sensoriais cutâneas podem modular o prurido e proporcionar novos alvos futuros para tratamento antipruriginoso.

A histamina é encontrada nos mastócitos, basófilos e plaquetas. Os mastócitos da pele humana expressam receptores H_1, H_2 e H_4. Os receptores H_1 e H_2 estão envolvidos na formação das placas e do eritema na urticária, porém somente os agonistas do receptor H_1 causam prurido (Capítulo 32). Entretanto, o bloqueio completo de receptores H_1 não alivia totalmente o prurido, e a terapia de combinação com antagonistas H_1 (Quadro 32-2) e bloqueadores H_2 (Capítulo 45) pode ser superior ao uso isolado de bloqueadores H_1.

Os anti-histamínicos orais, particularmente os antagonistas do receptor H_1, têm atividade anticolinérgica e são sedativos (Capítulo 32), o que os torna úteis para o controle do prurido. Os sedativos antagonistas do receptor H_1 de primeira geração incluem hidroxizina, difenidramina, prometazina e ciproeptadina. A doxepina é uma boa alternativa para os tradicionais anti-histamínicos administrados por via oral no tratamento de prurido intenso. Uma formulação tópica de doxepina como creme a 5%, que pode ser usada em conjunto com glicocorticoides tópicos de potência baixa a moderada, também está disponível. Já foi relatada dermatite de contato por alergia à doxepina. O efeito antipruriginoso da doxepina tópica é comparável ao da terapia oral com doxepina em dose baixa.

Os antagonistas do receptor H_1 de segunda geração carecem de efeitos colaterais anticolinérgicos e são considerados não sedativos, em grande parte porque não cruzam a barreira hematencefálica. Esses incluem a cetirizina, o dicloreto de levocetirizina, a loratadina, a desloratadina e o cloridrato de fexofenadina. Embora sejam tão eficazes quanto os bloqueadores H_1 de primeira geração, os bloqueadores do receptor H_1 de segunda geração "não sedativos" são metabolizados por CYP3A4 e, em menor extensão, por CYP2D6 e não devem ser coadministrados com fármacos que inibem estas enzimas (p. ex., antifúngicos imidazólicos, antibióticos macrolídeos).

AGENTES ANTIMICROBIANOS

ANTIBIÓTICOS

Os agentes tópicos são muito eficazes para o tratamento de infecções bacterianas superficiais e acne vulgar. Os antibióticos sistêmicos são também comumente prescritos para acne e infecções bacterianas mais profundas. A farmacologia de cada um dos agentes antibacterianos foi discutida na Seção VI, Quimioterapia das Doenças Infecciosas (Capítulos 53-56). Apenas os agentes antibacterianos tópicos e sistêmicos usados principalmente em dermatologia serão discutidos aqui.

Acne. A acne vulgar é o distúrbio dermatológico mais comum tratado com antibióticos tópicos ou sistêmicos. O anaeróbio *P. acnes* é um componente da flora normal da pele que prolifera no lúmen da unidade pilossebácea, obstruída e rica em lipídeos, em que a tensão de O_2 é baixa. O *P. acnes* gera ácidos graxos livres que são irritantes e podem levar à formação de microcomedões e dar origem a lesões inflamatórias. A supressão do *P. acnes* cutâneo com tratamento antibiótico correlaciona-se com a melhora clínica. Os antimicrobianos tópicos comumente usados na acne incluem clindamicina, eritromicina, peróxido de benzoíla e combinações de antibióticos com peróxido de benzoila. Antimicrobianos adicionais usados para tratar acne incluem sulfacetamida, as combinações sulfacetamida/enxofre, metronidazol e ácido azelaico. *Tratamentos sistêmicos* são prescritos para pacientes com doença mais extensa e acne resistente ao tratamento tópico. Agentes eficazes incluem tetraciclina, doxiciclina, minociclina e a associação trimetoprima-sulfametoxazol. Os antibióticos são habitualmente administrados 2 vezes/dia, e as doses são reduzidas depois que se obtém controle.

As tetraciclinas são os antibióticos mais comumente empregados, pois são de baixo custo, seguros e eficazes. A dose inicial habitualmente é de 1 g em doses fracionadas. Embora as tetraciclinas sejam agentes antimicrobianos, a sua eficácia na acne pode ser mais dependente de atividade anti-inflamatória. A minociclina apresenta melhor absorção GI do que a tetraciclina e pode ser menos fotossensibilizante que a tetraciclina e a doxiciclina. Os efeitos colaterais da minociclina incluem tonturas e hiperpigmentação da pele e das mucosas, reações semelhantes à doença do soro e lúpus eritematoso induzido por fármaco. Como ocorre com todas as tetraciclinas, a candidíase vaginal é uma complicação comum, mas que pode ser prontamente tratada pela administração local de fármacos antifúngicos.

Infecções cutâneas. Organismos gram-positivos, incluindo *Staphylococcus aureus* e *Streptococcus pyogenes*, são as causas mais comuns de piodermite. Infecções cutâneas com bacilos gram-negativos são raras, embora possam ocorrer em pacientes diabéticos e imunossuprimidos; o uso apropriado de antibióticos parenterais é necessário para o seu tratamento.

O *tratamento tópico* frequentemente é adequado para o impetigo, a infecção bacteriana mais superficial da pele causada por *S. aureus* e *S. pyogenes*. A mupirocina (ácido pseudomônico) é eficaz para tais infecções localizadas. Inibe a síntese de proteínas por ligação à isoleucil-tRNA sintetase bacteriana. A mupirocina é inativa contra a flora normal da pele. A mupirocina está disponível como pomada ou creme a 2% e, é aplicada 3 vezes/dia.

Quadro 65-7

Terapia antifúngica cutânea recomendada

CONDIÇÃO	TERAPIA TÓPICA	TERAPIA ORAL
Tínea do corpo, localizada	Azóis, alilaminas	—
Tínea do corpo, disseminada	—	Griseofulvina, terbinafina, itraconazol, fluconazol
Tínea dos pés	Azóis, alilaminas	Griseofulvina, terbinafina, itraconazol, fluconazol
Onicomicose	—	Griseofulvina, terbinafina, itraconazol, fluconazol
Candidíase, localizada	Azóis	—
Candidíase, disseminada e mucocutânea	—	Cetoconazol, itraconazol, fluconazol
Tínea versicolor, localizada	Azóis, alilaminas	
Tínea versicolor, disseminada	—	Cetoconazol, itraconazol, fluconazol

Uma formulação nasal é indicada para erradicar colonização nasal por *S. aureus* resistente à meticilina (MRSA). A pomada de retapamulina a 1% também está aprovada pelo FDA para o tratamento tópico de impetigo causado por cepas de *S. aureus* ou *S. pyogenes* sensíveis em pacientes ≥9 meses de idade. A retapamulina inibe seletivamente a síntese proteica bacteriana por interação em um local na subunidade 50S de ribossomos bacterianos.

A neomicina é ativa contra estafilococos e contra a maior parte dos bacilos gram-negativos, entretanto pode causar dermatite de contato alérgica, especialmente na pele lesada. A bacitracina inibe estafilococos, estreptococos e bacilos gram-positivos. A polimixina B é ativa contra bacilos gram-negativos aeróbios. Neomicina, bacitracina e polimixina B são comercializados isoladamente ou em várias combinações com outros ingredientes (p. ex., hidrocortisona, lidocaína ou pramoxina) em diversas formulações de venda liberada.

Infecções cutâneas profundas. Como espécies de estreptococos e estafilococos também são as causas mais comuns das infecções cutâneas profundas, penicilinas (especialmente β-lactâmicos resistentes à β-lactamases) e cefalosporinas são os antibióticos sistêmicos mais frequentemente usados no seu tratamento (Capítulo 53). Uma crescente preocupação é a maior incidência de infecções de pele e de tecidos moles por MRSA e pneumococos resistentes a fármacos. As infecções por MRSA adquiridas na comunidade são frequentemente sensíveis a trimetoprima-sulfametoxazol. Além dos vários antibióticos sistêmicos tradicionais (como eritromicina), novos agentes antibacterianos, como linezolida, quinupristina-dalfopristina e daptomicina, também já foram aprovados para o tratamento de infecções complicadas de pele e estruturas cutâneas (Capítulo 53).

AGENTES ANTIFÚNGICOS

As infecções fúngicas estão entre as causas mais comuns de doença de pele nos EUA, e inúmeros agentes antifúngicos eficazes, tópicos e orais foram desenvolvidos. A *griseofulvina*, os *imidazóis* tópicos e orais, os *triazóis* e as *alilaminas* são os agentes mais eficazes disponíveis. A farmacologia, os usos e as toxicidades dos fármacos antifúngicos foram discutidos no Capítulo 57. As recomendações para o tratamento antifúngico cutâneo estão resumidas no Quadro 65-7.

Os azóis miconazol e econazol e as alilaminas naftifina e terbinafina são agentes tópicos eficazes para o tratamento de tínea do corpo localizada e tinha dos pés não complicada. Terapia tópica com azóis é preferida para candidíase cutânea localizada e tínea versicolor. O emprego sistêmico é necessário para o tratamento de tínea do couro cabeludo ou de infecções fúngicas foliculares. A griseofulvina oral tem sido o fármaco tradicional para o tratamento de tínea do couro cabeludo. A terbinafina oral é uma alternativa segura e eficaz para a griseofulvina no tratamento da tínea do couro cabeludo em crianças.

AGENTES ANTIVIRAIS

As infecções virais da pele são muito comuns e incluem o papilomavírus humano (HPV), herpes simples (HSV), condiloma acuminado (HPV), molusco contagioso (poxvírus) e catapora (vírus da varicela-zóster [VZV]). O aciclovir, o fanciclovir e o valaciclovir são frequentemente usados por via sistêmica para tratar infecções por HSV e VZV (Capítulo 58). O cidofovir pode ser útil para tratar infecções por HSV ou VZV resistentes ao aciclovir e outras infecções cutâneas virais. Para emprego tópico, o aciclovir, o docosanol e o penciclovir estão disponíveis para tratar infecção mucocutânea por HSV. A podofilina (solução a 25%) e a solução a 0,5% de podofilox são usadas para tratar condiloma. O modificador da resposta imune imiquimode será discutido adiante. Os interferon α-2b, α-n1 (não disponível comercialmente nos EUA) e α-n3 podem ser úteis para tratar verrugas refratárias ou recorrentes.

AGENTES USADOS PARA TRATAR INFESTAÇÕES

Infestações por ectoparasitas, como piolho e ácaros da sarna, são comuns. Essas condições têm um significativo impacto sobre a saúde pública, na forma de prurido incapacitante, infecção secundária e, no caso do piolho do corpo, transmissão de doenças potencialmente fatais, como o tifo. Existem fármacos tópicos e orais disponíveis para tratar estas infestações.

A **permetrina** é um piretroide sintético que interfere em proteínas transportadoras de sódio em insetos, causando neurotoxicidade e paralisia. A resistência decorrente de mutações nas proteínas transportadoras foi relatada em *Cimex* (percevejos) e outros insetos. Um creme a 5% encontra-se disponível para o tratamento de escabiose, e um creme a 1%, um condicionador e soluções tópicas estão disponíveis, como produtos de venda livre, para o tratamento de pediculose. A permetrina é aprovada para uso em lactentes ≥ 2 meses de idade. Outros agentes empregados no tratamento de pediculose são piretrinas + butóxido de piperonila (loção, gel, xampu e musse) e um xampu com ácido acético + isopropanol.

O **lindano** já foi usado como inseticida comercial e como medicação tópica. Em consequência de diversos casos de neurotoxicidade em humanos, o FDA classificou o lindano como um fármaco de segunda linha no tratamento da pediculose e da escabiose e enfatizou a potencial neurotoxicidade em crianças e adultos < 50 quilos. O lindano é contraindicado em lactentes prematuros e em pacientes com distúrbios convulsivos.

O **malation** é um organofosforado que se liga à acetilcolinesterase de piolhos, causando paralisia e morte. Está aprovado para o tratamento de piolhos da cabeça em crianças ≥ 6 anos de idade.

Uma loção de **álcool benzílico** a 5% está aprovada para o tratamento do piolho. O álcool bezílico impede que o piolho feche seus espiráculos respiratórios, permitindo que o veículo obstrua os espiráculos, o que resulta em asfixia do parasito.

A **ivermectina** é um fármaco anti-helmíntico oral (Capítulo 51) aprovado para tratar oncocercose e estrongiloidose. Recentemente, a loção de ivermectina foi aprovada para o tratamento de piolho. Ela também eficaz, embora sem indicação formal, no tratamento de escabiose. Efeitos colaterais de menor relevância para o SNC incluem tontura, sonolência, vertigem e tremores. Tanto para escabiose quanto para pediculose, a ivermectina costuma ser administrada na dose de 200 μg/kg, que pode ser repetida 1 semana após. Não deve ser usada em crianças com peso < 15 kg.

Outros tratamentos tópicos menos eficazes para escabiose e pediculose incluem creme ou loção de crotamitona a 10% e enxofre precipitado a 5% composto extemporaneamente em petrolato. O uso de crotamitona e enxofre pode ser considerado em pacientes em que há contraindicação para o emprego de lindano ou permetrina.

AGENTES ANTIMALÁRICOS

Os antimaláricos usados em dermatologia incluem cloroquina, hidroxicloroquina e quinacrina (Capítulo 49). As dermatoses comuns tratadas com antimaláricos incluem lúpus eritematoso cutâneo, dermatomiosite cutânea, erupção polimorfa lumínica, porfiria cutânea tardia e sarcoidose. O mecanismo por meio do qual os agentes antimaláricos exercem seus efeitos terapêuticos anti-inflamatórios é desconhecido. As doses usuais de antimaláricos consistem em 200 mg 2 vezes/dia (máximo de 6,5 mg/kg/dia) de hidroxicloroquina, 250-500 mg/dia (máximo de 3 mg/kg/dia) de cloroquina e 100-200 mg/dia de quinacrina. A melhora clínica pode ser prolongada por vários meses. A hidroxicloroquina é o antimalárico mais comum usado em dermatologia. Pacientes com porfiria cutânea tardia requerem doses menores de antimaláricos para evitar a hepatotoxicidade grave.

FÁRMACOS CITOTÓXICOS E IMUNOSSUPRESSORES

Fármacos citotóxicos e imunossupressores são usados em dermatologia para o tratamento de doenças mediadas pelo sistema imune, como psoríase, doenças vesiculosas autoimunes e vasculites leucocitoclásticas. Seus mecanismos de ação estão descritos no Quadro 65-8.

ANTIMETABÓLITOS

METOTREXATO. O metotrexato é usado para casos de psoríase moderada a grave. O fármaco suprime as células imunocompetentes na pele e também reduz a expressão de células T positivas para o antígeno associado aos linfócitos cutâneos (CLA) e da E-selectina das células endoteliais, o que pode responder por sua eficácia. O metotrexato é útil para tratar diversas outras condições dermatológicas, incluindo as pitiríases líquenoide e varioliforme, a papulose linfomatoide, sarcoidose, pênfigo vulgar, pitiríase rubra pilaris, lúpus eritematoso, dermatomiosite e linfoma cutâneo de células T.

O metotrexato frequentemente é combinado com fototerapia e fotoquimioterapia ou com outros agentes sistêmicos. Os regimes amplamente usados incluem 3 doses orais de 2,5 mg administradas com intervalos de 12 h 1 vez/semana, ou injeções intramusculares semanais de 10-25 mg (máximo de 30 mg/semana). As doses devem ser reduzidas em pacientes com comprometimento da depuração renal. *O metotrexato nunca deve ser coadministrado com probenecida, trimetoprima-sulfametoxazol, salicilatos ou outros fármacos que competem com o metotrexato pela ligação proteica e que, desse modo, elevam as concentrações plasmáticas para níveis capazes de suprimir a medula óssea.* Já ocorreram mortes decorrentes do tratamento simultâneo com metotrexato e agentes anti-inflamatórios não esteroidais. O metotrexato apresenta significativos efeitos antiproliferativos sobre a medula óssea; portanto, hemogramas completos devem ser realizados periodicamente. Os médicos que administram metotrexato devem estar familiarizados com o uso de ácido folínico (leucovorina) para recuperar pacientes com crises hematológicas causadas por supressão da medula óssea induzida por metotrexato. Uma monitoração cuidadosa da função hepática se faz necessária. Fibrose hepática induzida por metotrexato pode ocorrer mais comumente em pacientes

Quadro 65-8

Mecanismo de ação de fármacos citotóxicos e imunossupressores selecionados

Metotrexato	Inibidor da di-hidrofolato redutase
Azatioprina	Inibidor da síntese de purina
Fluorouracila	Bloqueia metilação na síntese de DNA
Ciclofosfamida	Alquila e estabelece ligações cruzadas com o DNA
Cloridrato de mecloretamina	Agente alquilante
Carmustina	Estabelece ligação cruzada no DNA e no RNA
Ciclosporina Tacrolimo Pimecrolimo	Inibidor da calcineurina (ver Figura 35-1)
Micofenolato mofetila	Inibidor da inosina monofosfato desidrogenase
Imiquimode	Indução de interferon-α
Vimblastina	Inibe a formação de microtúbulos
Bleomicina	Indução de rupturas no filamento de DNA
Dapsona	Inibe migração de leucócitos, queima oxidativa
Talidomida	Modulação de citocinas (ver Figura 62-2)

com psoríase do que em pacientes com artrite reumatoide. Consequentemente, biópsia de fígado é recomendada quando as doses cumulativas alcançam 1-1,5 g. Pacientes com testes de função hepática significativamente anormais, doença hepática sintomática ou evidência de fibrose hepática não devem usar este fármaco. Muitos médicos administram rotineiramente ácido fólico juntamente com metotrexato para abrandar os efeitos colaterais. Gestação e lactação representam contraindicações para o uso de metotrexato.

AZATIOPRINA. A azatioprina foi discutida em detalhe no Capítulo 35. Na prática dermatológica, o fármaco é usado, sem indicação terapêutica formal, como agente poupador de esteroides em dermatoses autoimunes e inflamatórias, incluindo pênfigo vulgar, penfigoide bolhoso, dermatomiosite, dermatite atópica, dermatite actínica crônica, lúpus eritematoso, psoríase, piodermia gangrenosa e doença de Behçet.

A dose inicial habitual é de 1-2 mg/kg/dia. Como são em geral necessárias 6-8 semanas para que se obtenha um efeito terapêutico, a azatioprina é frequentemente administrada no início do tratamento. É importante a cuidadosa monitoração laboratorial. A atividade da tiopurina *S*-metiltransferase (TPMT) deve ser determinada antes se de iniciar o tratamento com azatioprina (Capítulo 35).

FLUOROURACILA. Formulações tópicas de fluorouracila (5-FU) são usadas nas ceratoses actínicas múltiplas, queilite actínica, doença de Bowen e carcinomas superficiais de células basais que não respondem a outros tratamentos.

A fluorouracila é aplicada 1 ou 2 vezes/dia durante 2-8 semanas, dependendo da indicação. As áreas tratadas podem tornar-se gravemente inflamadas durante o tratamento, mas a inflamação cede após a interrupção do fármaco. A injeção intralesional de 5-FU já foi usada para ceratoacantomas, verrugas e poroceratoses.

MEBUTATO DE INGENOL. O gel de mebutato de ingenol, extraído da planta *Euphorbia peplus,* está aprovado para o tratamento das ceratoses actínicas.

Em estudos experimentais, induziu rapidamente o intumescimento da mitocôndria e a apoptose de queratinócitos displásicos. O gel é aplicado 1 vez/dia por 2-3 dias consecutivos. Seus efeitos adversos podem incluir irritação cutânea, dor, prurido e infecção no local da aplicação, edema periorbital, nasofaringite e cefaleia.

AGENTES ALQUILANTES

A **ciclofosfamida** é um eficaz agente citotóxico e imunossupressor. Preparações orais e intravenosas de ciclofosfamida são usadas em dermatologia. A ciclofosfamida foi aprovada pelo FDA para tratamento do linfoma cutâneo avançado de células T.

Outros usos incluem o tratamento de pênfigo vulgar, penfigoide bolhoso, penfigoide cicatricial, pênfigo paraneoplásico, piodermia gangrenosa, necrólise epidérmica tóxica, granulomatose de Wegener, poliarterite nodosa, angiite de Churg-Strauss, doença de Behçet, escleromixedema e paniculite histiocítica citofágica. A dose oral habitual é de 2-3 mg/kg/dia em doses fracionadas e há frequentemente um retardo de 4-6 semanas no início da ação. Alternativamente, a administração de ciclofosfamida em pulsos intravenosos pode oferecer vantagens, incluindo doses cumulativas mais baixas e menor risco de câncer de bexiga. A ciclofosfamida tem muitos efeitos adversos, incluindo o risco de doença maligna secundária e mielossupressão e é usada apenas nas doenças dermatológicas mais graves e recalcitrantes.

O **cloridrato de mecloretamina** e a **carmustina** (BICNU) são usados topicamente para tratar o linfoma cutâneo de células T.

Ambos podem ser aplicados por via tópica ou como solução ou na forma de pomada produzida extemporaneamente. É importante monitorar hemogramas completos e testes de função hepática, pois a absorção sistêmica pode causar supressão da medula óssea e hepatite. Outros efeitos colaterais incluem dermatite de contato alérgica, dermatite irritante, doenças malignas cutâneas secundárias e alterações pigmentares. A carmustina também pode causar eritema e telangiectasias pós-tratamento.

INIBIDORES DE CALCINEURINA

O Capítulo 35 descreveu os mecanismos de ação e a farmacologia clínica destes agentes. A Figura 35-1 mostra seus principais efeitos moleculares como imunossupressores.

Ciclosporina. A ciclosporina é um potente imunossupressor isolado do fungo *Tolypocladium inflatum*. A ciclosporina foi aprovada pelo FDA para o tratamento da psoríase. Outros distúrbios cutâneos que respondem tipicamente bem à ciclosporina são dermatite atópica, alopecia areata, epidermólise bolhosa adquirida, pênfigo vulgar, penfigoide bolhoso, líquen plano e piodermia gangrenosa. A dose oral inicial é habitualmente de 2,5 mg/kg/dia em duas doses fracionadas.

Os principais efeitos adversos associados ao uso de ciclosporina são hipertensão e disfunção renal. O risco pode ser reduzido mediante monitoração da creatinina sérica (que não deve elevar-se > 30% acima do nível basal), cálculo da depuração de creatinina ou da taxa de filtração glomerular em pacientes sob tratamento em longo prazo ou com creatinina em ascensão ou manutenção de uma dose diária < 5 mg/kg; e monitoração periódica da pressão arterial. A alternância com outras modalidades terapêuticas pode diminuir a toxicidade da ciclosporina. Pacientes com psoríase que são tratados com ciclosporina estão sob maior risco de doenças malignas da pele ou dos órgãos sólidos, bem como de doenças linfoproliferativas. O risco de doenças malignas cutâneas é ainda maior quando os pacientes receberam fototerapia com PUVA.

Tacrolimo. O tacrolimo está disponível na forma tópica para o tratamento de doenças de pele e também é comercializado nas formulações oral e injetável. O uso sistêmico de tacrolimo também mostrou alguma eficácia no tratamento de doenças cutâneas inflamatórias, como psoríase, piodermia gangrenosa e doença de Behçet. Os efeitos colaterais mais comuns da administração sistêmica são hipertensão, nefrotoxicidade, neurotoxicidade, sintomas GI, hiperglicemia e hiperlipidemia.

Formulações tópicas (0,03 e 0,1%) de pomada de tacrolimo estão aprovadas para tratamento de dermatite atópica em adultos e crianças (0,03%) > 2 anos de idade. Outros usos dermatológicos incluem psoríase intertriginosa, vitiligo, líquen plano mucoso, doença do enxerto *versus* hospedeiro, dermatite de contato alérgica e rosácea. A pomada é aplicada na área afetada 2 vezes/dia e geralmente é bem tolerada. Um importante benefício do tacrolimo tópico é que, em comparação com os glicocorticoides tópicos, não causa atrofia da pele e pode, portanto, ser usado com segurança em locais como face e áreas intertriginosas. Os efeitos colaterais comuns no local da aplicação são eritema, queimação e prurido transitórios. Outros efeitos adversos descritos incluem formigamento da pele, sintomas gripais e hiperestesia. A absorção sistêmica é geralmente muito pequena e diminui com a resolução da dermatite. O tacrolimo tópico deve se usado com extrema cautela em pacientes com síndrome de Netherton, pois já se demonstrou que estes pacientes desenvolvem níveis elevados do fármaco após a aplicação tópica.

Pimecrolimo. O creme pimecrolimo a 1% é um macrolídeo aprovado pelo FDA para o tratamento de dermatite atópica em pacientes com > 2 anos de idade. Seu mecanismo de ação e o perfil de efeitos colaterais são similares aos do tacrolimo. O pimecrolimo apresenta menor absorção sistêmica. Precauções similares com respeito à exposição à luz UV devem ser tomadas durante o tratamento com pimecrolimo. O tacrolimo e o pimecrolimo devem apenas ser usados como agentes de segunda linha para tratamento de curto prazo e intermitente da dermatite atópica (eczema) em pacientes que não respondem ou são intolerantes a outros tratamentos. Tais fármacos devem ser evitados em crianças < 2 anos de idade.

OUTROS AGENTES IMUNOSSUPRESSORES E ANTI-INFLAMATÓRIOS

MICOFENOLATO DE MOFETILA. O micofenolato de mofetila, um pró-fármaco, e o micofenolato sódico são imunossupressores aprovados para profilaxia da rejeição de órgãos em pacientes com transplantes renais, cardíacos e hepáticos (Capítulo 35).

O ácido micofenólico atua como um inibidor específico da ativação e proliferação de linfócitos T e B. O fármaco também pode intensificar a apoptose. O micofenolato mofetila é cada vez mais usado para tratar doenças inflamatórias e autoimunes em dermatologia em doses que variam de 1-2 g/dia por via oral; este agente é particularmente útil como agente poupador de corticosteroides no tratamento de distúrbios vesiculosos autoimunes e tem sido usado de maneira eficaz no tratamento de doenças inflamatórias, como psoríase, dermatite atópica e piodermia gangrenosa.

Casos isolados de leucoencefalopatia multifocal progressiva (PML) e aplasia eritrocitária pura foram relatados em pacientes submetidos a transplante de órgão sólido que estavam recebendo micofenolato mofetila.

IMIQUIMODE. O imiquimode exerce efeitos imunomoduladores atuando como um ligante para receptores do tipo *toll* no sistema imune inato e induzir as citocinas interferon α (IFN-α), fator de necrose tumoral-α (TNF-α) e IL-1, IL-6, IL-8, IL-10 e IL-12.

Aprovado para o tratamento de verrugas genitais, o imiquimode é aplicado nas lesões genitais e perianais 2 vezes/semana habitualmente por um período de 16 semanas, que pode ser repetido conforme necessário. O imiquimode também foi aprovado para o tratamento de ceratoses actínicas. O fármaco está aprovado pelo FDA para o tratamento de carcinomas superficiais e nodulares de células basais em uma dose de cinco aplicações por semana durante 6 semanas. As aplicações fora das indicações terapêuticas formais incluem o tratamento de verrugas não genitais, molusco contagioso, doença de Paget extramamária e doença de Bowen. Reações irritantes ocorrem em quase todos os pacientes; o grau de inflamação guarda paralelismo com a eficácia terapêutica.

VIMBLASTINA

O uso sistêmico de vimblastina foi aprovado para tratamento do sarcoma de Kaposi e do linfoma cutâneo avançado de células T. A vimblastina intralesional também é usada para tratar o sarcoma de Kaposi. A bleomicina intralesional é usada o tratamento paliativo do carcinoma de células escamosas e verrugas recalcitrantes e apresenta efeitos citotóxicos e pró-inflamatórios. A injeção intralesional de bleomicina nos dedos já foi associada às respostas vasospásticas que mimetizam o fenômeno de Raynaud, as necroses cutâneas localizadas e a hiperpigmentação flagelada. A bleomicina sistêmica já foi usada para o tratamento do sarcoma de Kaposi (Capítulo 61). Antraciclinas lipossômicas (especificamente a doxorrubicina são fármacos de primeira linha que podem ser usados na monoterapia do sarcoma de Kaposi avançado.

DAPSONA

A dapsona é usada em dermatologia por suas propriedades anti-inflamatórias, particularmente nas doenças pustulosas estéreis (não infecciosas) da pele. A dapsona previne a explosão respiratória da mieloperoxidase, suprime a migração de neutrófilos pelo bloqueio da aderência mediada pelas integrinas, inibe a aderência dos anticorpos aos neutrófilos, diminui a liberação de eicosanoides, bem como bloqueia seus efeitos inflamatórios. *Ver* também a Figura 56-5 e o texto anexo no Capítulo 56.

A dapsona está aprovada para uso na dermatite herpetiforme e na hanseníase. É particularmente útil no tratamento da dermatose linear por imunoglobulina A (IgA), lúpus eritematoso sistêmico bolhoso, eritema elevado diuturno e dermatose pustulosa subcórnea. Além disso, há relatos que indicam eficácia em pacientes com acne *fulminans*, psoríase pustulosa, líquen plano, doença de Hailey-Hailey, pênfigo vulgar, penfigoide bolhoso, penfigoide cicatricial, vasculite leucocitoclástica, síndrome de Sweet, granuloma facial, policondrite recidivante, doença de Behçet, vasculite urticariforme, piodermia gangrenosa e granuloma anular.

Uma dose inicial de 50 mg/dia é prescrita, seguida de aumentos de 25 mg/dia em intervalos semanais e reduzida até a dose mínima necessária para alcançar o efeito desejado. Os efeitos colaterais possíveis da dapsona incluem metaemoglobinemia e hemólise. O nível de glicose-6-fosfato desidrogenase (G6PD) deve ser verificado em todos os pacientes. A cimetidina, um bloqueador H_2, na dose de 400 mg 3 vezes/dia, altera o grau de metemoglobinemia ao competir com a dapsona pelas CYPs. As toxicidades incluem agranulocitose, neuropatia periférica e psicose.

TALIDOMIDA. A talidomida é um agente anti-inflamatório, imunomodulador e antiangiogênico que está novamente emergindo no cenário do tratamento de doenças dermatológicas. Em busca de mais detalhes sobre suas formas de ação, *ver* a sessão "Imunomoduladores" no Capítulo 35 e a Figura 62-2 com seu texto anexo.

A talidomida é aprovada pelo FDA para o tratamento de eritema nodoso leproso. Há relatos sugerindo sua eficácia no prurigo actínico, estomatite aftosa, doença de Behçet, sarcoma de Kaposi e manifestações cutâneas do lúpus eritematoso, bem como no prurigo nodular e no prurigo urêmico. Quando usada para tratar necrólise epidérmica tóxica, a talidomida foi associada a uma maior letalidade. A exposição *in utero* pode causar anormalidades dos membros (focomelia), assim como outras anormalidades congênitas. Pode também causar uma neuropatia irreversível. *Por causa dos seus efeitos teratogênicos, o uso de talidomida é restrito a médicos especialmente licenciados e com pleno entendimento dos riscos que acarreta. A talidomida jamais deve ser administrada a gestantes ou mulheres que possam engravidar durante a sua utilização.*

AGENTES BIOLÓGICOS

Os agentes biológicos (Capítulos 35 e 62) incluem citocinas recombinantes, interleucinas, fatores de crescimento, anticorpos e proteínas de fusão.

Cinco agentes biológicos estão aprovados para o tratamento de psoríase (Quadro 65-9). A psoríase é um distúrbio da imunidade mediado por células Th1 (Figura 65-4), sendo as alterações epidérmicas secundárias ao efeito das citocinas liberadas. As terapias biológicas modificam a resposta imune na psoríase por meio de (1) redução de células T patogênicas, (2) inibição da ativação de células T, (3) desvio da resposta imune imune (Th1 para Th2), e (4) bloqueio da atividade de citocinas inflamatórias. O atrativo dos agentes biológicos é que eles têm

Quadro 65-9

Agentes biológicos comumente usados em dermatologia

FÁRMACO	ALEFACEPTE	EFALIZUMABE	ADALIMUMABE	ETANERCEPTE	INFLIXIMABE
Classe estrutural	Proteína de fusão receptor-anticorpo	Anticorpo monoclonal humano	Anticorpo monoclonal humano	Proteína de fusão receptor-anticorpo	Anticorpo monoclonal quimérico
Componentes	LFA-3 e Fc de IgG1	Complementaridade determinando a região de anticorpo monoclonal de camundongo em IgG1 humana	IgG1	Receptor p75 do TNF e Fc de IgG1	Região variável de anticorpo monoclonal de camundongo em IgG1 humana
Local de ligação	CD2	Subunidade de CD11a do LFA-1	TNF-α	TNF-α	TNF-α
Método de administração	IM	SC	SC	SC	IV
Posologia para psoríase	15 mg/semana × 12 semanas; interromper durante 12 semanas e em seguida repetir	0,7 mg/kg na primeira semana; em seguida, 1 mg/kg semana	Dose inicial de 80 mg; em seguida, 40 mg a cada 2 semanas	50 mg 2 vezes/semana × 3 meses; em seguida, 50 mg/semana	5 mg/kg nas semanas 0, 2 e 6; em seguida, a cada 6-8 semanas
Indicações do FDA	Psoríase moderada a grave	Psoríase moderada a grave	Psoríase moderada a grave; artrite psoriática moderada a grave; artrite reumatoide do adulto e juvenil; espondilite ancilosante; doença de Crohn	Psoríase moderada a grave artrite psoriática moderada a grave; artrite reumatoide do adulto e juvenil; espondilite ancilosante	Psoríase grave; artrite psoriática moderada a grave; artrite reumatoide do adulto; espondilite ancilosante; colite ulcerativa; doença de Crohn
Categoria na gravidez	B	C	B	B	B
Eficácia na psoríase[a]	28-33%	27-39%	53%	47%	76-80%

LFA, antígeno associado à função linfocítica; IgG, imunoglobulina G; TNF, fator de necrose tumoral; IM, intramuscular; SC, subcutâneo; IV, intravenoso.
[a]Os valores de eficácia são valores citados na literatura por Tzu J e Kerdel F, From convenctional to cutting edge: The new era of biologics in treatment o psoriasis. Dermatol Ther; 2008,21:131-141.

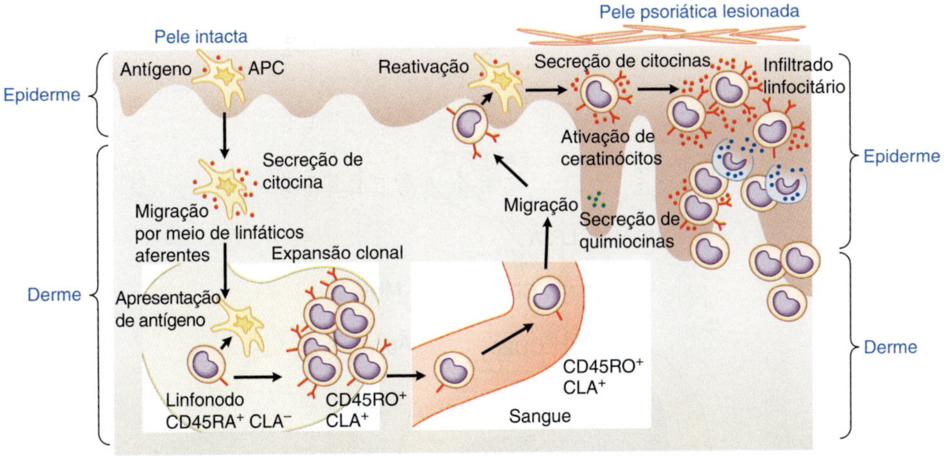

Figura 65-4 *Imunopatogenia da psoríase.* A psoríase é um distúrbio cutâneo prototípico em que populações de células T específicas são estimuladas por antígeno(s) até agora indefinido(s) apresentado(s) por células apresentadoras de antígenos (APCs). As células T liberam citocinas pró-inflamatórias, como fator de necrose tumoral-α (TNF-α) e interferon-γ (IFN-γ), que induzem ceratinócitos e proliferação de células endoteliais. CLA, antígeno associado a linfócitos cutâneos.

especificamente como alvo as atividades de linfócitos T e citocinas que modulam a inflamação *versus* as terapias sistêmicas tradicionais que são substancialmente imunossupressoras ou citotóxicas.

INIBIDORES DE ATIVAÇÃO DAS CÉLULAS T

ALEFACEPTE. O alefacepte é um agente imunobiológico aprovado para o tratamento da psoríase moderada a grave.

O alefacepte consiste em uma proteína fusionada humana totalmente recombinante, composta pelo local de ligação da proteína do antígeno 3 associado à função dos leucócitos (LFA-3) e de um domínio Fc da IgG_1 humana. A porção LFA-3 da molécula de alefacepte liga-se ao CD2 na superfície das células T, bloqueando, assim, um passo de coestimulação necessário à ativação da célula T (Figura 65-5). A importância desse mecanismo é que, como o CD2 é expresso preferencialmente sobre células T efetoras de memória, as células T simples não são substancialmente afetadas pelo alefacepte. Uma segunda ação importante do alefacepte é sua capacidade de induzir apoptose das células T efetoras de memória por meio da ligação simultânea de sua porção IgG_1 a receptores de imunoglobulina presentes sobre as células citotóxicas e de sua porção LFA-3 a moléculas CD2 presentes sobre as células T, induzindo, assim, a apoptose mediada por granzimas das células T efetoras de memória. Esse fato pode levar à redução das contagens de linfócitos $CD4^+$, exigindo que esses sejam avaliados antes que o tratamento com alefacepte seja iniciado e, em seguida, bissemanalmente durante a terapia.

EFALIZUMABE. O efalizumabe é um anticorpo monoclonal humano contra a molécula CD11a do LFA-1.

Mediante ligação a CD11a sobre as células T, o efalizumabe impede a ligação do LFA-1 à molécula de adesão intercelular 1 (ICAM)-1 sobre a superfície de células apresentadoras de antígenos, células endoteliais e células da derme e da epiderme (Figura 65-5), interferindo, desse modo, na ativação e na migração de células T e na função de células T citotóxicas. Uma leucocitose periférica transitória ocorre em alguns pacientes que estão recebendo efalizumabe, que pode ser consequência da inibição do trânsito de células T. Outros efeitos colaterais incluem trombocitopenia e exacerbação de psoríase. Portanto, hemogramas completos devem ser obtidos no início do tratamento e periodicamente daí em diante. Deve-se ter cautela redobrada com pacientes que desenvolvem sinais neurológicos no período em que estão recebendo efalizumabe.

INIBIDORES DO FATOR DE NECROSE TUMORAL

O TNF-α é fundamental para a resposta de T_H1 na psoríase ativa, induzindo citocinas inflamatórias suplementares, suprarregulando moléculas de adesão intracelular, inibindo apoptose de ceratinócitos e induzindo a proliferação de ceratinócitos. O bloqueio de TNF-α reduz a inflamação, diminui a proliferação de ceratinócitos e a adesão vascular, resultando em melhora das lesões psoriáticas.

Como os inibidores do TNF-α alteram as respostas imunes, pacientes em uso de todos os agentes anti-TNF-α apresentam risco aumentado de infecção séria e neoplasias. Outros eventos adversos incluem exacerbação de insuficiência cardíaca congestiva e doença desmielinizante em pacientes predispostos. Todos os pacientes devem ser

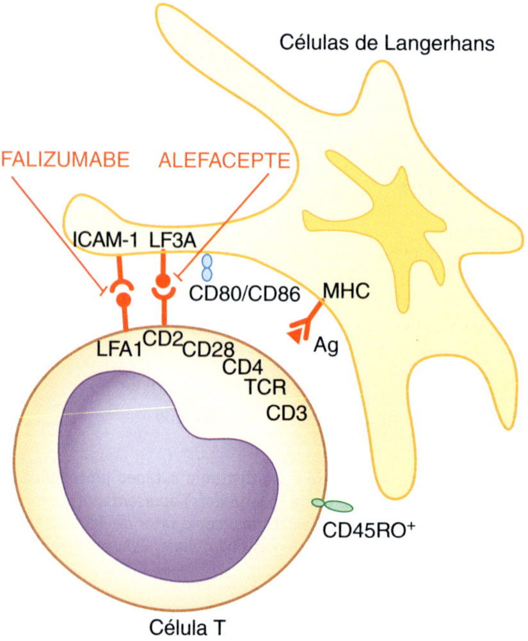

Figura 65-5 *Mecanismos de ação de agentes biológicos selecionados na psoríase.* Os agentes biológicos mais novos podem interferir em uma ou mais etapas na patogenia da psoríase, resultando em melhora clínica. Ver mais detalhes no texto. ICAM-1, molécula de adesão intracelular 1; LFA, antígeno associado à função linfocítica; MHC, complexo principal de histocompatibilidade; TCR, receptor da célula T.

avaliados quanto à presença de tuberculose, história pessoal ou familiar de distúrbio desmielinizante, insuficiência cardíaca, infecção ativa ou neoplasia, antes que seja iniciada a terapia anti-TNF-α.

ETANERCEPTE. O etanercepte é uma proteína de fusão do receptor do TNF humano, recombinante e solúvel, formada por duas moléculas do sítio de ligação do receptor de TNF (p75) fusionada à porção Fc da IgG_1. O etanercepte liga-se ao TNF solúvel e ligado à membrana, inibindo, desse modo, a sua ação. O uso do etanercepte na dose de 0,4 mg/kg 2 vezes/semana para psoríase pediátrica é seguro e eficaz. O uso de etanercepte está associado a um aumento no risco de infecções (sepse bacteriana, tuberculose), incluindo uma possível hospitalização ou morte.

INFLIXIMABE. O infliximabe é um anticorpo monoclonal IgG_1 quimérico, murino-humano, que se liga ao TNF-α solúvel e ligado à membrana. O infliximabe é um anticorpo que fixa complemento e induz lise dependente de complemento e mediada por células, quando se liga ao TNF-α ligado à membrana. Anticorpos neutralizantes anti-infliximabe podem ser gerados. A administração concomitante de metotrexato ou glicocorticoides pode suprimir essa formação de anticorpos.

ADALIMUMABE. O adalimumabe é um anticorpo monoclonal IgG_1 humano que se liga ao TNF-α solúvel e ligado à membrana. Do mesmo modo que o infliximabe, ele pode mediar citólise de células que expressam TNF. Ao contrário do infliximabe, ele é totalmente humano, o que reduz o risco do desenvolvimento de anticorpos neutralizantes.

UMA PROTEÍNA DE FUSÃO DIRECIONADA PARA O LINFOMA CUTÂNEO DE CÉLULAS T

DENILEUCINA DIFTITOX. A denileucina diftitox ou DAB_{389}–IL-2 é uma proteína de fusão composta dos fragmentos A e B da toxina diftérica e da porção de ligação do receptor de IL-2. A DAB_{389}–IL-2 é indicada para o tratamento do linfoma cutâneo de células T avançado em pacientes que apresentam > 20% de células T expressando o marcador de superfície CD25.

O receptor de IL-2 (IL-2R) está presente em células T malignas e ativadas, mas não em células B e T em repouso. Após ligação ao IL-2R, a DAB_{389}–IL-2R é internalizada por endocitose. O fragmento ativo da toxina diftérica então é, em seguida, liberado para o citossol, em que inibe a síntese proteica via ribosilação do fator de alongamento-2 (EF-2), levando à morte celular. A taxa de resposta é de 30%. Efeitos adversos incluem dor, febre, calafrios, náuseas, vômitos e diarreia; reação de hipersensibilidade imediata em 60% dos pacientes; e síndrome de derrame capilar em 20-30% dos pacientes.

IMUNOGLOBULINA INTRAVENOSA

A imunoglobulina intravenosa (IVIG) é preparada a partir do fracionamento de misturas de soros humanos obtidos de milhares de doadores submetidos a várias exposições antigênicas (Capítulo 35). As preparações comerciais de IVIG são compostas de > 90% de IgG, com quantidades mínimas de IgA, CD4 solúvel, CD8, moléculas de HLA e citocinas. Em dermatologia, a IVIG é usada sem prescrição terapêutica formal como um adjuvante ou como terapia de apoio para doenças vesiculosas autoimunes, necrólise epidérmica tóxica, doenças do tecido conectivo, vasculite, urticária, dermatite atópica e doença do enxerto *versus* hospedeiro.

Apesar do mecanismo de ação da IVIG não ser plenamente compreendido, os mecanismos propostos incluem supressão da produção de IgG, catabolismo acelerado de IgG, neutralização de reações mediadas por complemento, neutralização de anticorpos patogênicos, inibição de citocinas inflamatórias, inibição de linfócitos T autorreativos, inibição do trânsito de células imunes e bloqueio de interações Fas/ligante/Fas-receptor. IVIG é contraindicada em pacientes com deficiência grave de IgA seletiva (IgA < 0,05 g/L). Esses pacientes podem possuir anticorpos anti-IgA que os colocam em risco de reações anafiláticas graves. Outras contraindicações relativas incluem insuficiência cardíaca congestiva e insuficiência renal.

PROTETORES SOLARES

A fotoproteção dos efeitos agudos e crônicos da exposição solar está prontamente disponível por meio de protetores solares. Os principais ingredientes ativos dos protetores solares disponíveis incluem agentes químicos que absorvem a radiação solar incidente nas faixas UVB e/ou UVA e agentes físicos que contêm materiais particulados que podem bloquear ou refletir a energia incidente, bem como reduzir a sua transmissão para a pele.

Há evidências de que o uso regular de protetores solares pode reduzir o risco de ceratoses actínicas e de carcinomas de células escamosas da pele. Com exceção de total privação de sol, o protetor solar é o melhor método isolado para proteção contra a lesão cutânea induzida por UV. Contudo, há necessidade de respostas mais definitivas para questões relacionadas com a eficácia dos protetores solares em reduzir o risco de cânceres de pele.

Protetores solares contra UVA. Os filtros solares contra UVA atualmente disponíveis incluem: (1) avobenzona, também conhecida como Parsol 1789; (2) oxibenzona; (3) dióxido de titânio; (4) óxido de zinco; e (5) ecansule. Protetores solares contra UVA adicionais, como bemotrizinol e bisoctrizol, não estão disponíveis nos EUA.

Protetores solares contra UVB. Há inúmeros filtros para UVB, incluindo ésteres do ácido p-aminobenzoico (PABA) (p. ex., padimato O), cinamatos (p. ex., octinoxato), octocrileno e salicilatos (p. ex., octissalato).

TRATAMENTO DO PRURIDO

O prurido (coceira) ocorre em uma infinidade de distúrbios dermatológicos, incluindo pele seca ou xerose, eczema atópico, urticária e infestações. A coceira também pode ser sinal de distúrbios internos, incluindo neoplasias malignas, insuficiência renal crônica e doença hepatobiliar. Além de tratar o distúrbio subjacente, uma conduta geral para o tratamento do prurido pode ser feita classificando-o em uma entre quatro categorias clínicas (Quadro 65-10).

FÁRMACOS USADOS EM DISTÚRBIOS HIPERCERATÓTICOS

Agentes ceratolíticos reduzem a hiperceratose por meio de uma variedade de mecanismos (p. ex., rompimento de junções intercelulares, aumento do conteúdo de água do estrato córneo, aumento da descamação). Distúrbios comuns tratados com ceratolíticos incluem psoríase, dermatite seborreica, xerose, ictioses e verrugas.

Os **α-hidroxiácidos** podem reduzir a espessura do estrato córneo mediante solubilização de componentes do desmossomo, ativação de enzimas hidrolíticas endógenas e atração de água para o estrato córneo, permitindo que ocorra separação celular. Eles também parecem aumentar o conteúdo de glicosaminoglicanos, colágeno e fibras elásticas na derme e são usados em diversas formulações para reverter fotoenvelhecimento. O FDA exige que cosméticos contendo α-hidroxiácidos sejam rotulados com um alerta de que o produto pode aumentar a sensibilidade

Quadro 65-10

Agentes usados no tratamento do prurido

Prurido pruridoceptivo: Prurido que se origina na pele em decorrência de inflamação ou outras doenças cutâneas
- Emolientes — Reparo da função de barreira
- Substâncias refrigerantes (mentol, cânfora, calamina) — Contrairritantes
- Capsaicina — Contrairritantes
- Anti-histamínicos — Inibem o prurido induzido por histamina
- Esteroides tópicos — Efeitos antipruriginoso e anti-inflamatório diretos
- Imunomoduladores tópicos — Anti-inflamatórios
- Fototerapia — Reatividade reduzida de mastócitos e efeitos anti-inflamatórios
- Talidomida — Efeito anti-inflamatório por supressão de fator α de necrose tumoral excessivo

Prurido neuropático: Prurido causado por doença de nervos aferentes
- Carbamazepina — Bloqueio da transmissão sináptica e de canais de sódio dependentes do uso
- Gabapentina — Suprime a hiperexcitabilidade por inibição de canais de cálcio dependentes de voltagem
- Anestésicos tópicos (EMLA, benzocaína, pramoxina) — ↓ Inibem a condução nervosa mediante diminuição da permeabilidade da membrana de nervos

Prurido neurogênico: Prurido que se origina a partir do sistema nervoso sem evidência de patologia neural
- Talidomida — Depressivo central
- Antagonistas do receptor de opioides (naloxona, naltrexona) — ↓ Tônus opioidérgico reduzido
- Antidepressivos tricíclicos — ↓ Reduzem o prurido sinalizando mediante alterações na concentração de neurotransmissores
- Inibidores seletivos da recaptação de serotonina (ISRSs) — ↓ Reduzem o prurido sinalizando por meio de alteração nas concentrações de neurotransmissores

Prurido patogênico: Prurido resultante de distúrbio psicológico
- Ansiolíticos (alprazolam, clonazepam, benzodiazepínicos) — Aliviam o prurido de reação a estresse
- Agentes antipsicóticos (clorpromazina, tioridazina, tiotixeno, olanzapina) — Aliviam o prurido com qualidades impulsivas
- Antidepressivos tricíclicos — Aliviam depressão e insônia relacionadas com prurido
- ISRSs — Aliviam o prurido com qualidades compulsivas

aos raios solares. Os α-hidroxiácidos incluem os ácidos glicólico, láctico, málico, cítrico, hidroxicaprílico, hidroxicáprico e mandélico.

O **ácido salicílico** age mediante solubilização do cimento intercelular, reduzindo a adesão de corneócitos e amolecendo o estrato córneo. Pode ocorrer salicilismo decorrente do uso disseminado e prolongado, especialmente em crianças e pacientes com comprometimento renal ou hepático, e o uso deve limitar-se a < 2 g na superfície cutânea em um período de 24 h. O ácido salicílico, que quimicamente não é um verdadeiro β-hidroxiácido, frequentemente é classificado como cosmético. Outros ingredientes β-hidroxiácidos usados como cosméticos incluem o ácido β-hidroxibutanoico, o ácido δ-trópico e o ácido tretocânico. A proteção solar deve seguir-se à aplicação tópica desses agentes.

Em baixas concentrações, a **ureia** aumenta a absorção e a retenção de água na pele, resultando em maior flexibilidade e suavidade cutânea. Em concentrações > 40%, a ureia desnatura e dissolve proteínas, sendo usada para desagregar calosidades e unhas distróficas.

O **enxofre** tem ação aintisséptica, antiparasitária, antisseborreica e ceratolítica. Exerce seu efeito ceratolítico mediante reação com a cisteína no interior dos ceratinócitos, produzindo cistina de sulfeto de hidrogênio (H_2S). O H_2S degrada a ceratina, causando dissolução do estrato córneo.

O **propilenoglicol** (como solução aquosa a 60-100%) aumenta o conteúdo de água do estrato córneo e acelera a descamação. Ele é mais eficaz em distúrbios de retenção hiperceratótica.

FÁRMACOS PARA A ALOPECIA ANDROGÊNICA

A alopecia androgênica, comumente conhecida como calvície de padrões masculino e feminino, é a causa mais comum de perda de cabelos em adultos com > 40 anos de idade. Ela é um traço herdado geneticamente, com expressão variável. Nos folículos pilosos suscetíveis, a di-hidrotestosterona liga-se ao receptor de androgênio, e o complexo receptor-hormônio ativa os genes responsáveis pela gradual transformação de um grande folículo terminal em um folículo miniaturizado de velo. O tratamento da alopecia androgênica visa a reduzir a perda dos cabelos e manter o cabelo ainda existente. A capacidade de estimular um novo e substancial crescimento do cabelo humano é ainda um formidável desafio farmacológico.

Minoxidil. O minoxidil foi inicialmente desenvolvido como um agente anti-hipertensivo (Capítulo 27) e, em alguns pacientes foi associado à hipertricose. O minoxidil tópico está disponível em solução a 2% ou a 5%. O minoxidil aumenta o tamanho do folículo, resultando em hastes de cabelo mais grossas, estimulando e prolongando a fase anagênica do ciclo do cabelo, originando cabelos mais longos e em maior número. O tratamento deve ser mantido para sempre, ou qualquer crescimento de cabelo induzido pelo fármaco será perdido. Pode ocorrer dermatite de contato alérgica ou irritante e deve-se ter cuidado na aplicação do fármaco, pois pode ocorrer crescimento de cabelo em locais indesejados. Esse fato é reversível com a interrupção do fármaco. Os pacientes devem ser instruídos para lavar as mãos após a aplicação de minoxidil.

Finasterida. A finasterida inibe a isozima tipo II da 5α-redutase, a enzima que converte a testosterona em di-hidrotestosterona (Capítulo 41) e que é encontrada nos folículos pilosos. As áreas calvas do couro cabeludo associam-se, em comparação com as áreas não calvas, a maiores níveis de di-hidrotestosterona e folículos pilosos menores. Já foi demonstrado que a finasterida administrada por via oral (1 mg/dia) aumenta de modo variável o crescimento dos cabelos em homens durante um período de dois anos. A finasterida foi aprovada apenas para uso masculino. As gestantes não devem ser expostas ao fármaco, pelo seu potencial de induzir anormalidades genitais em fetos do sexo masculino. Os efeitos adversos da finasterida incluem redução da libido, disfunção erétil, distúrbios da ejaculação e diminuição do volume de ejaculação. Tal como o minoxidil, o tratamento com finasterida deve ser mantido, ou o recente crescimento dos cabelos será perdido.

TRATAMENTO DA HIPERPIGMENTAÇÃO

Esses agentes são mais eficazes na pigmentação da epiderme induzida por hormônios ou pela luz. Eles apresentam eficácia limitada na pigmentação da derme pós-inflamatória.

Hidroquinona. A hidroquinona (1,4-di-hidrobenzeno) reduz a produção do pigmento melanocítico, inibindo a conversão de dopa em melanina por inibição da enzima tirosinase. Outros mecanismos incluem inibição da síntese de RNA e DNA, degradação de melanossomas e destruição de melanócitos. Existem diversas formulações, às quais são adicionados aceleradores da penetração, microesponjas e componentes de protetores solares. Os efeitos adversos podem incluir dermatite e ocronose.

Monobenzona. A monobenzona causa hipopigmentação permanente e *não* deve ser usada para tratar rotineiramente hiperpigmentação induzida por hormônio ou pós-inflamatória.

Ácido azelaico. O ácido azelaico inibe a atividade da tirosinase, porém é menos eficaz do que a hidroquinona. Como é dotado de propriedades comedolítica, antimicrobiana e anti-inflamatória discretas, também costuma ser usado no tratamento de acne e rosácea papulopustular.

Mequinol. O mequinol (4-hidroxianisol, metoxifenol, éter monometílico de hidroquinona ou p-hidroxianisol) é um inibidor competitivo da tirosinase. Encontra-se disponível como um produto para prescrição a 2% em combinação com tretinoína a 0,01% e vitamina C para realçar o clareamento da pele.

OUTROS AGENTES

A **capsaicina** é um alcaloide derivado de plantas da família *Solanaceae* (i.e., pimentas picantes fortes). A capsaicina interage com o receptor vaniloide potencial transitório (TRPV1) presente em neurônios sensoriais de fibras C. O TRPV1 é um canal de cátion não seletivo controlado por ligante da família TRP, modulado por uma variedade de estímulos nocivos. A exposição crônica à capsaicina primeiramente estimula e, em seguida, dessensibiliza este canal para capsaicina e diversos outros estímulos nocivos. A capsaicina também causa depleção local da substância P, um neuropeptídeo endógeno envolvido na percepção sensorial e na transmissão da dor. A capsaicina está disponível como creme em diversas concentrações, loção, gel, *roll-on* e como adesivo transdérmico. A capsaicina foi aprovada pelo FDA para alívio temporário de dores discretas e desconforto associado a dores lombares, esforço físico e artrite e é usada para tratamento sem indicação terapêutica formal da neuralgia pós-herpética e neuropatia diabética dolorosa.

A **podofilina,** resina do podófilo, é uma mistura de substâncias químicas oriundas da planta *Podophyllum peltatum* (mandrágora ou maçã-de-maio), contém podofilotoxina (podofilox) que se liga aos microtúbulos e causa parada mitótica na metáfase. A resina do podófilo (10-40%) é aplicada por um médico e deixada no local por não mais que 2-6 h semanalmente para o tratamento de verrugas anogenitais. Irritação e reações ulcerativas locais constituem o principal efeito colateral. Não deve ser usada na boca ou durante a gestação. Podofilox está disponível como uma solução a 0,5%, para aplicação caseira 2 vezes/dia durante três dias consecutivos, repetidos semanalmente conforme o necessário por um máximo de quatro ciclos.

Para uma listagem bibliográfica completa, consulte ***As Bases Farmacológicas da Terapêutica de Goodman e Gilman***, 12ª edição.

Capítulo 66

Contracepção e farmacoterapia de distúrbios ginecológicos e obstétricos

Os fármacos usados para controlar a fertilidade e tratar distúrbios dos órgãos reprodutores femininos se encontram, coletivamente, entre os agentes prescritos com maior frequência na prática clínica. Esse capítulo discute diversas condições clínicas comuns e suas terapias farmacológicas, que são fundamentais na saúde da mulher. A ênfase está dirigida aos distúrbios reprodutores e aos aspectos da terapia, e não a uma análise compreensiva dos fármacos em particular, que são descritos com mais detalhes em outras sessões (p. ex., Capítulo 33 para prostaglandinas; Capítulo 38 para as gonadotrofinas, agonistas e antagonistas do hormônio liberador de gonadotrofina [GnRH] e ocitocina; Capítulo 40 para estrogênios e progestinas; Seção VII para antibióticos).

CONTRACEPÇÃO

A contracepção pode ser administrada como profilaxia planejada ou como emergência no período pós-coito (i.e., pílulas contraceptivas orais contendo doses elevadas de estrogênios, pílulas de progestina em altas doses, um antagonista da progesterona, dispositivos intrauterinos). Um antagonista da progesterona também pode ser usado para interromper uma gestação estabelecida.

CONTRACEPÇÃO PLANEJADA

ASSOCIAÇÃO DE CONTRACEPTIVOS ORAIS. As pílulas constituídas de um estrogênio e uma progestina são as mais amplamente usadas (Quadro 66-1); elas agem principalmente por supressão da onda do hormônio luteinizante (LH) e, portanto, impedindo a ovulação. Uma ampla variedade de preparações encontra-se disponível para administração oral, transdérmica e vaginal (Quadro 66-2 na 12ª edição do texto original, uma lista de formulações comercializadas, estando muitas delas disponíveis como medicamentos genéricos). Quase todas contêm *etinilestradiol* como o estrogênio e um derivado da *17α-alquil-19-nortestosterona* como a progestina, e são administradas nos primeiros 21-24 dias de um ciclo de 28 dias.

MECANISMOS DE AÇÃO. O estrogênio sensibiliza o hipotálamo e os gonadotrofos hipofisários aos efeitos inibidores por retroalimentação da progestina e minimiza o sangramento anormal entre períodos menstruais. A progestina exerce retroalimentação negativa, que suprime a onda de LH e, portanto, impede a ovulação e protege contra o câncer de útero, mediante oposição aos efeitos proliferativos estrogênicos sobre o endométrio uterino.

FORMULAÇÕES. As formulações mais recentes proporcionam contracepção eficaz com melhores perfis de atividade. Elas contêm quantidades menores de hormônios para reduzir os efeitos adversos; algumas incorporam progestinas com menos atividade androgênica (p. ex., *gestodeno, desogestrel*) ou que antagonizam o receptor de mineralocorticoide diminuindo, desse modo, a tendência à formação de edema (p. ex., *drospirenona*). Tradicionalmente, os contraceptivos orais combinados eram comercializados em cartelas com 21 pílulas contendo hormônio ativo e sete comprimidos placebo; cada pílula ativa continha uma quantidade constante do estrogênio e da progestina (i.e., formulação monofásica). Em um esforço para maximizar os efeitos antiovulatórios e impedir sangramentos entre ciclos, ao mesmo tempo diminuindo a exposição total aos hormônios, algumas formulações fornecem pílulas ativas com duas (bifásicas) ou três (trifásicas) quantidades diferentes de um ou de ambos os hormônios a serem usados sequencialmente durante cada ciclo.

Os contraceptivos de "ciclos prolongados" aumentam o número de pílulas ativas por ciclo e assim reduzem a duração do sangramento menstrual. Dois produtos contêm 24 pílulas ativas com apenas quatro comprimidos placebo. Dois produtos são comercializados como embalagens para 91 dias, com 84 comprimidos de estrogênio/progestina e sete comprimidos placebo ou sete comprimidos contendo uma dose menor de etinilestradiol isolado. Por fim, um outro é fornecido em embalagens para 28 dias, com apenas pílulas de hormônio e nenhum placebo. Todas essas formulações de ciclo prolongado parecem ser comparáveis como contraceptivos aos produtos tradicionais, e, à exceção de uma frequência aumentada de sangramento inicial entre ciclos, nenhum efeito adverso inesperado foi observado.

Um adesivo contraceptivo transdérmico semanal libera etinilestradiol (20 μg/dia) e norelgestromina (que é metabolizada a norgestimato; 150 μg/dia). Em resposta aos dados farmacocinéticos, segundo os quais esse adesivo fornece maior exposição estrogênica (ASC) do que pílulas contraceptivas orais em dose baixa, o FDA adicionou

Quadro 66-1

Taxa de insucesso anual com várias formas de contracepção

MÉTODO DE CONTROLE DE NASCIMENTO	TAXA DE INSUCESSO (*Uso perfeito*)	TAXA DE INSUCESSO (*Uso típico*)
Pílulas contraceptivas orais combinadas	0,3%	8%
Minipílula com progestina isolada	0,5%	8%
Acetato de medroxiprogesterona de depósito (IM ou SC)	0,3%	3%
Dispositivo intrauterino à base de cobre	0,6%	0,8%
Dispositivo intrauterino com progestina	0,2%	0,2%
Implante subdérmico	0,05%	0,05%
Adesivo tranadérmico semanal	0,3%	8%
Anel vaginal	0,3%	8%
Preservativos/diafragmas	2%	15%
Espermicidas	18%	29%
Ligação tubária	0,5%	0,5%
Vasectomia	0,1%	0,15%
Nenhum	85%	85%

uma tarja preta de alerta destacando essa diferença farmacocinética e advertindo sobre um possível aumento no risco de tromboembolismo venoso. Reações locais ao adesivo ocorrem em aproximadamente 5-15% das usuárias e podem ser reduzidas por pré-aplicação de um glicocorticoide tópico. Também está disponível um anel vaginal que libera etinilestradiol (15 µg/dia) e etonogestrel (um metabólito ativo do desogestrel; 120 µg/dia). Cada anel é usado por três semanas, seguidas por um intervalo de duas semanas sem o anel.

Além de proporcionar contracepção altamente eficaz (~ 99%), as formulações à base de estrogênio/progestina combinados são dotadas de diversos benefícios não contraceptivos, incluindo proteção contra determinados cânceres (p. ex., ovariano, endometrial, colorretal), diminuição de anemia por deficiência de ferro secundária à perda de sangue menstrual e redução do risco de fraturas acarretadas por osteoporose. Contraceptivos orais combinados também são amplamente usados em condições como endometriose, dismenorreia, menorragia, ciclos menstruais irregulares, distúrbio disfórico pré-menstrual, acne e hirsutismo.

EFEITOS ADVERSOS. Os efeitos adversos graves provocados pelos agentes contraceptivos combinados estrogênio/progestina são relativamente raros. A doença tromboembólica, predominantemente em consequência do componente estrogênico, constitui o efeito colateral importante mais comum. A concentração de estrogênio, a idade da paciente, tabagismo e trombofilias hereditárias influenciam o risco de desenvolvimento de doença tromboembólica. O impacto da associação de contraceptivos orais sobre o câncer de mama tem sido muito debatido; embora uma metanálise de estudos epidemiológicos tenha concluído que a associação de contraceptivos orais aumenta o risco de câncer de mama, estudos realizados com doses hormonais mais baixas incluídas nas formulações atuais sugerem que não há aumento no risco de câncer de mama.

Outros efeitos adversos compreendem hipertensão, edema, doença da vesícula biliar e elevações em triglicerídeos séricos (Capítulo 40). No caso de pílulas contendo drospirenona, que antagoniza os receptores de mineralocorticoides, a concentração sérica de K^+ deve ser monitorada em mulheres com risco de hiperpotassemia (p. ex., aquelas em uso de diuréticos poupadores de potássio ou de fármacos que inibem o sistema renina-angiotensina). Contraceptivos orais combinados são contraindicados para mulheres com uma história de doença tromboembólica, doença cerebrovascular, cefaleias com aura, câncer dependente de estrogênio, comprometimento da função hepática ou hepatopatia ativa, sangramento uterino não diagnosticado e suspeita de gravidez. Pacientes com história de diabetes gestacional devem ser monitoradas rigorosamente, e a interrupção do fármaco deve ser seriamente considerada diante de eventos associados ao risco aumentado de tromboembolismo venoso (p. ex., cirurgia eletiva).

CONTRACEPTIVOS DE PROGESTINA ISOLADA. As minipílulas de progestina isolada contêm derivados da 17α-19-nortestosterona, porém não contêm um estrogênio. Embora inibam a ovulação em determinado grau, sua eficácia também reflete as alterações no muco cervical que inibem a fertilização e as alterações no endométrio, que impedem a implantação. Elas são ligeiramente menos eficazes do que as formulações combinadas estrogênio/progestina. Seu principal efeito adverso é o sangramento entre ciclos menstruais.

Progestinas também são usadas para contracepção prolongada. Uma formulação de medroxiprogesterona de depósito administrada por via subcutânea ou intramuscular proporciona contracepção eficaz por três meses. Seu uso tem sido associado à densidade mineral óssea reduzida. Implantes subdérmicos de bastões contendo progestina garantem contracepção eficaz por vários dias. Há um único sistema de implante atualmente aprovado nos EUA, que incorpora 3-cetodesogestrel, um metabólito ativo do desogestrel, em uma matriz inerte. Um dispositivo intrauterino que libera levonorgestrel assegura contracepção altamente eficaz por até cinco anos. Ele atua predominantemente inibindo a função e a sobrevida dos gametas mediante alterações locais no muco cervical.

CONTRACEPÇÃO PÓS-COITO

A contracepção pós-coito (ou de emergência) está indicada para uso em casos de falha mecânica de dispositivos de barreira ou em circunstâncias de intercurso sem utilização de protetores. Ela não é indicada como um método regular de contracepção. Os mecanismos de ação dos contraceptivos pós-coito não são completamente compreendidos.

Um desses contraceptivos pós-coito em um passo é constituído de dois comprimidos da progestina levonorgestrel (0,75 mg cada), e é comercializado especificamente para contracepção pós-coito e pode ser obtido nos EUA sem prescrição por mulheres ≥18 anos de idade. O tratamento é mais eficaz se a primeira dose for tomada em até 72 h após o intercurso, seguida por uma segunda dose 12 h mais tarde; a administração de uma única dose de 1,5 mg em até 72 h após o intercurso parece ser igualmente eficaz. Outras opções para concepção pós-coito incluem a mifepristona, que não está aprovado pelo FDA para esta indicação, mas é altamente eficaz em doses orais que variam de 10-50 mg quando administrada em até cinco dias após intercurso sem uso de proteção, e os dispositivos intrauterinos à base de cobre quando inseridos quatro dias após intercurso sem uso de proteção. A mifepristona também apresenta atividade abortiva quando usada em um esquema de tratamento distinto. O modulador do receptor seletivo de progesterona ulipristal foi recentemente aprovado como um contraceptivo de emergência, eficaz em até 120 h após intercurso sem uso de proteção; *ver* detalhes no Capítulo 40.

INTERRUPÇÃO DA GRAVIDEZ

Se a contracepção não for usada ou falhar, agentes como *mifepristona* (ru-486) ou *metotrexato* (50 mg/m^2 por via intramuscular ou oral) podem ser usados para interromper uma gravidez indesejada, em locais fora de centros cirúrgicos. Em seguida, uma prostaglandina é administrada para estimular as contrações uterinas e expelir o concepto desprendido; nos EUA, as prostaglandinas usadas incluem a dinoprostona (PGE_2) administrada por via vaginal ou o análogo da PGE_1 misoprostol administrado por via oral ou vaginal, ambos usados sem indicação terapêutica formal para tal propósito. Prostaglandinas usadas em outros países incluem o análogo da PGE_2 sulprostona e o análogo da PGE_1 gemeprost.

MIFEPRISTONA. A mifepristona é um derivado da 17α-alquil-19-nortestosterona que age como um antagonista competitivo no receptor de progesterona. Suas ações estão associadas à hemorragia focal e à desorganização da matriz extracelular do estroma, que consequentemente resulta em perda da integridade do endométrio. Além disso, a mifepristona aumenta a sensibilidade do útero aos efeitos uterotônicos das prostaglandinas. A mifepristona é metabolizada por meio de uma série de reações iniciadas pela CYP3A4. Mulheres em terapia crônica com glicocorticoides não devem fazer uso de mifepristona em função de sua atividade antiglicocorticoide, e o fármaco deve ser empregado cautelosamente em mulheres anêmicas ou que estejam recebendo anticoagulantes.

Conforme aprovado pelo FDA, a mifepristona (600 mg) é indicada para interrupção da gestação em um prazo de 49 dias após o início do último período menstrual da mulher. O análogo sintético da PGE_1 misoprostol (400 μg) é administrado por via oral 48 h mais tarde; a administração vaginal é no mínimo igualmente eficaz, porém não está aprovada pelo FDA. O aborto completo com o emprego deste procedimento excede 90%; quando há falha na interrupção da gestação ou o aborto não é concluído satisfatoriamente, a intervenção cirúrgica se faz necessária. Doses repetidas de misoprostol isolado (p. ex., 800 μg por via vaginal ou sublingual a cada 3 h ou a cada 12 h em três doses) também foram eficazes em circunstâncias nas quais a mifepristona não se encontra disponível. Ocorre sangramento vaginal após interrupção de uma gestação, que em geral permanece por 1-2 semanas, mas raramente (em 0,1% das pacientes) é grave o bastante para necessitar de transfusão de sangue. Uma alta porcentagem de mulheres também se queixa de dores abdominais e cólicas uterinas, náuseas, vômito e diarreia secundária à prostaglandina. Como a mifepristona implica risco de infecções e sangramentos graves, e às vezes fatais, após seu uso para aborto clínico, uma tarja preta de advertência foi acrescentada à embalagem do produto. Mulheres em uso de mifepristona devem ser informadas sobre tais riscos e aconselhadas a procurar atenção médica imediata caso haja manifestação de sinais e sintomas dessas condições. Pode ocorrer choque séptico fulminante associado às infecções por *Clostridium sordellii*, que é atribuído aos efeitos combinados de infecção uterina e inibição da ação de glicocorticoides pela mifepristona.

METOTREXATO. O metotrexato é um potente agente abortivo, provavelmente como resultado da capacidade da placenta de concentrar FH_2Glu_n (di-hidrofolato poliglutamato) e seus análogos (Capítulo 61).

TERAPIA FARMACOLÓGICA EM GINECOLOGIA

INDUÇÃO DE MATURAÇÃO SEXUAL

Vários distúrbios clínicos, que incluem a síndrome de Turner e outras formas de disgenesia gonadal, estão associados ao comprometimento da produção de esteroides ovarianos em pacientes fenotípicas. Em tais pacientes, não há desenvolvimento de características sexuais secundárias no período normal da puberdade (infantilismo sexual) ou não ocorre menstruação (amenorreia primária). Nesses casos, são administrados hormônios esteroides para induzir o desenvolvimento das características sexuais secundárias; entretanto, o tratamento é iniciado somente após o estabelecimento do diagnóstico e de terem sido excluídos distúrbios subjacentes que poderiam responder à terapia mais específica (p. ex., prolactinomas) (Capítulo 38).

Os tipos de estrogênios usados e os esquemas de tratamento podem variar dependendo da localização geográfica ou da preferência individual. Exemplos incluem estrogênios conjugados, 0,3-1,25 mg; 17β-estradiol micronizado, 0,5-2,0 mg; etinilestradiol, 5-20 μg; e 17β-estradiol transdérmico, 25-50 μg. Para alcançar desenvolvimento mamário apropriado, em geral o tratamento é iniciado com uma dose baixa de estrogênio (p. ex., estrogênios conjugados em uma dose inicial de 0,3 mg/dia ou etinilestradiol na dose de 5 μg/dia) em pacientes entre as idades de 10 e 12 anos ou imediatamente, caso o diagnóstico seja estabelecido posteriormente a essa idade. Após 3-6 meses, a dose é aumentada (p. ex., 0,9-1,25 mg/dia de estrogênios conjugados ou 20 μg/dia de estinilestradiol). Subsequentemente, uma progestina (p. ex., medroxiprogesterona, 10 mg/dia, ou progesterona micronizada, 200-400 μg/dia) em ciclos de 12 dias é acrescentada ao esquema, para otimizar o desenvolvimento mamário e permitir menstruações cíclicas, evitando portanto hiperplasia endometrial e seu risco consequente de câncer uterino. Uma vez estabelecidas as menstruações, muitos clínicos preferem alterar o esquema para um contraceptivo em dose baixa ou podem mesmo usar uma formulação para prolongamento do ciclo.

A estatura baixa, uma característica universal da síndrome de Turner não quimérica, em geral é tratada com hormônio do crescimento humano, frequentemente associado a um androgênio como a oxandrolona (Capítulo 41). Algumas medidas, como iniciar o tratamento com hormônio do crescimento humano associado a um androgênio e adiar o início da terapia com estrogênio, produzem melhor resposta ao crescimento (Capítulo 38).

MENOPAUSA

Menopausa refere-se à cessação permanente dos períodos menstruais (i.e., por mais de 12 meses) resultante da perda de atividade folicular ovariana; em geral, ocorre quando a mulher está entre 45 e 60 anos de idade.

O declínio nos níveis de estradiol produz uma variedade de sinais e sintomas, incluindo distúrbios vasomotores (ondas de calor ou rubores), sudorese, irritabilidade, distúrbios do sono e atrofia de tecidos dependentes de estrogênio. Além disso, mulheres pós-menopausa têm um aumento no risco de desenvolver osteoporose, fraturas ósseas, distúrbios cardíacos coronarianos, perda de memória e outros distúrbios cognitivos.

TERAPIA COM ESTROGÊNIO. A deficiência de estrogênio observada em associação à menopausa, bem como diversos estudos de investigação que mostram efeitos positivos da terapia de reposição estrogênica sobre tais parâmetros, resultou no emprego disseminado da terapia de reposição hormonal em mulheres peri e pós-menopausa.

A publicação inicial de dados do movimento da Women's Health Initiative (WHI), um grande estudo randomizado e controlado por placebo, alterou drasticamente as condutas terapêuticas para a menopausa. Conforme esperado, o tratamento de mulheres pós-menopausa com 0,625 mg de estrogênio conjugado mais 2,5 mg de medroxiprogesterona (em mulheres que não foram submetidas à retirada do útero) ou com 0,625 mg de estrogênio conjugado isoladamente (em mulheres que foram submetidas à retirada do útero) melhorou a densidade mineral óssea e reduziu o risco de fraturas e de câncer colorretal. Além disso, a terapia com estrogênio em grupos que receberam tanto estrogênio associado à progestina quanto estrogênio isolado foi associada à incidência aumentada de trombose venosa profunda e acidente vascular; e a incidência de câncer de mama e de cardiopatia coronariana também aumentou em mulheres que receberam estrogênio e progestina. Em mulheres com >65 anos de idade, a terapia hormonal não melhorou a função cognitiva nem protegeu contra demência. Baseadas nestes achados, foi recomendado que a terapia de reposição hormonal não deve ser usada para diminuir o risco de doença coronariana piora da condição cognitiva ou demência. Análises subsequentes de subgrupos dos dados do WHI sugerem que o risco cardiovascular não foi aumentado quando a terapia hormonal foi iniciada em um prazo de 10 anos após a menopausa e que os riscos da terapia estrogênica podem ser mínimos em mulheres que estão na iminência de entrar na menopausa ou que entraram na menopausa em período recente.

Os métodos de administração de estrogênio para terapia de reposição hormonal disponíveis incluem as vias oral, transdérmica (adesivos, géis e aerossóis) e vaginal (cremes, anéis e comprimidos) (ver Quadro 66-3 na 12ª edição do texto original). Em mulheres que foram submetidas à histerectomia, a terapia consiste em estrogênio isolado. Em mulheres com útero intacto, uma progestina também é administrada para servir de obstáculo ao efeito proliferativo do estrogênio sobre o endométrio uterino.

Outras terapias para sintomas vasomotores incluem fitoestrogênios (p. ex., produtos à base de soja), extratos de ervas (p. ex., cimífuga), inibidores seletivos de recaptação de serotonina (p. ex., fluoxetina, paroxetina de liberação controlada, sertralina), clonidina e gabapentina. Entretanto, a reposição hormonal permanece a terapia mais eficaz para sintomas vasomotores em mulheres na menopausa. Recomendações atuais aconselham usar a reposição estrogênica na dose eficaz mais baixa possível e na duração mais curta para tratar sintomas vasomotores moderados a graves e ressecamento vaginal. Para se tratar o ressecamento vaginal isoladamente, são preferidas preparações tópicas.

ENDOMETRIOSE

A endometriose é um distúrbio dependente de estrogênio que resulta de tecido endometrial ectopicamente localizado fora da cavidade uterina. Ela afeta predominantemente mulheres durante seus anos reprodutores, com uma prevalência de 0,5-5% em mulheres férteis e 25-40% naquelas inférteis.

O diagnóstico é estabelecido por laparoscopia, seja realizada por queixa de dor pélvica inexplicada (dismenorreia ou dispareunia), seja por infertilidade. A infertilidade parece refletir envolvimento das trompas uterinas com o processo subjacente e, possivelmente, comprometimento da maturação de oócitos.

Como a proliferação de tecido endometrial ectópico responde a hormônios esteroides ovarianos, muitas abordagens para terapia sintomática visam a produção de um estado relativamente hipoestrogênico. A associação de contraceptivos orais foi o tratamento padrão de primeira linha para sintomas de endometriose, e evidências substanciais originadas de estudos observacionais garantem seu benefício. Acredita-se que o mecanismo de ação predominante consista em suprimir a secreção de gonadotrofina, com subsequente inibição da biossíntese de estrogênio. Progestinas (p. ex., medroxiprogesterona, dienogesta) também têm sido usadas para promover decidualização do tecido endometrial ectópico. O sistema intrauterino à base de levonorgestrel, que é aprovado para contracepção, também foi usado, sem indicação terapêutica formal, para este propósito, bem como para menorragia.

Os agonistas estáveis do GnRH podem suprimir a secreção de gonadotrofina e, portanto, efetuar esterilização médica. Fármacos com indicação para endometriose incluem leuprolida, goserrelina e nafarrelina; outros agonistas do GnRH também podem ser usados sem indicação terapêutica formal para este propósito (Capítulo 38). Em decorrência de reduções significativas na densidade óssea e de sintomas de abstinência de estrogênio, a "terapia de reposição" (*add-back*) com um estrogênio sintético em dose baixa (p. ex., estrogênios equinos conjugados, 0,625-1,25 mg) ou uma progestina em dose elevada (p. ex., noretindrona, 5 mg) tem sido usada quando a duração da terapia ultrapassou seis meses. O danazol, um androgênio sintético que inibe a produção de gonadotrofina mediante inibição por retroalimentação do eixo hipofisário-ovariano, também está aprovado pelo FDA para tratamento de endometriose; hoje, raramente é usado em consequência dos seus efeitos adversos significativos, incluindo hirsutismo e elevação de transaminases hepáticas. Na Europa, e em outros locais, a antiprogestina gestrinona tem sido utilizada.

HIRSUTISMO

O hirsutismo, aumento do crescimento de pelos no padrão masculino, acomete aproximadamente 10% de mulheres em idade reprodutiva. Pode ser um processo idiopático relativamente benigno ou parte de um distúrbio mais grave por excesso de androgênio, que inclui virilização franca (intensificação da profundidade da voz, aumento da massa muscular, calvície de padrão masculino, clitoromegalia) e frequentemente resulta de tumores ovarianos ou suprarrenais. Etiologias específicas associadas ao hirsutismo compreendem a hiperplasia suprarrenal, síndrome do ovário policístico (SOP) e síndrome de Cushing. Após a exclusão de patologias de caráter grave como neoplasias produtoras de esteroides, o tratamento torna-se substancialmente empírico.

A farmacoterapia é direcionada para a redução da produção e da atividade androgênica. A terapia inicial geralmente envolve tratamento com pílulas contraceptivas orais combinadas, que suprimem a secreção de gonadotrofina e, consequentemente, a produção de androgênios ovarianos. O estrogênio também aumenta a concentração da globulina de ligação a hormônios sexuais diminuindo, portanto, a concentração de testosterona livre. O efeito pleno dessa supressão pode levar até 6-9 meses. Os agonistas do GnRH subregulam a secreção de gonadotrofina e também podem ser empregados para suprimir a produção de esteroides ovarianos.

Em pacientes que não respondem à supressão ovariana, esforços para bloquear a ação androgênica podem ser eficazes. A espironolactona, um antagonista dos receptores de mineralocorticoides, e a flutamida, (Capítulo 41) inibem o receptor de androgênio. Na Europa e em outros locais, a ciproterona (50-100 mg/dia) é usada como um bloqueador dos receptores de androgênio, geralmente em conjunto com um contraceptivo oral combinado. Proles do sexo masculino de mulheres que engravidaram enquanto estavam em uso de qualquer um desses inibidores de androgênios encontram-se em risco de comprometimento da virilização, secundário à diminuição da síntese e da ação de di-hidrotestosterona (categoria X para o Risco de Gravidez, *ver* Quadro 66-3). O antifúngico cetoconazol, que inibe as esteroides hidroxilases de CYP (Capítulos 42 e 57), também pode bloquear a biossíntese de androgênios, porém pode causar toxicidade hepática. A eflornitina tópica, um inibidor da ornitina descarboxilase, tem sido usada com algum sucesso para reduzir a taxa de crescimento capilar facial.

Abordagens não farmacológicas incluem descoramento, tratamentos depilatórios (p. ex., barbeação, tratamento com substâncias químicas removedoras de pelos), ou métodos que removem o folículo piloso completo (p. ex., arrancadura [*plucking*], eletrólise, ablação com *laser*).

INFECÇÕES DO APARELHO REPRODUTOR FEMININO

Uma variedade de patógenos pode causar infecções no aparelho reprodutor feminino, que variam de vaginite à doença inflamatória pélvica; o Quadro 66-2 contém recomendações atuais para farmacoterapia de infecções ginecológicas sexualmente transmitidas selecionadas conforme notificado pelos Centers for Disease Control and Prevention.

Os fármacos individuais usados para terapia sistêmica ou tópica são descritos em mais detalhes na Seção VII. Infecções têm sido implicadas como fatores importantes em partos prematuros, conforme será discutido mais adiante em "Prevenção ou Interrupção do Parto Prematuro".

Quadro 66-2
Infecções ginecológicas sexualmente transmitidas e terapias recomendadas

Úlceras genitais	
Cancroide	Azitromicina, 1 g oral em dose única *ou* Ceftriaxona, 250 mg IM em dose única *ou* Ciprofloxacino, 500 mg oral 2 vezes/dia × 3 dias *ou* Eritromicina base, 500 mg oral 3 vezes/dia × 7 dias
Herpes genital	
Primeira infecção	Aciclovir, 400 mg oral 3 vezes/dia × 7-10 dias *ou* Aciclovir, 200 mg oral 5 vezes/dia × 7-10 dias *ou* Fanciclovir, 250 mg oral 3 vezes/dia × 7-10 dias *ou* Valaciclovir, 1 g oral 2 vezes/dia x 7-10 dias
Supressão	Aciclovir, 400 mg oral 2 vezes/dia *ou* Fanciclovir, 250 mg oral 2 vezes/dia *ou* Valaciclovir, 500 mg oral 1 vez/dia
Recorrente	Os mesmos fármacos em dose mais baixa por duração mais prolongada
Granuloma inguinal	Doxiciclina, 100 mg oral 2 vezes/dia × > 21 dias
Linfogranuloma venéreo	Doxiciclina, 100 mg/ oral 2 vezes/dia × 21 dias
Sífilis	
Primária/secundária	Penicilina benzatínica, 2,4 milhões de unidades IM em dose única
Terciária	Penicilina benzatínica, 2,4 milhões de unidades IM semanalmente × 3 semanas
Corrimento vaginal	
Trichomonas	Metronidazol, 2 g oral em dose única *ou* Tinidazol, 2 g oral em dose única
Vaginose bacteriana	Metronidazol, 500 mg oral 2 vezes/dia × 7 dias *ou* Metronidazol gel, 5 g por via intravaginal diariamente × 5 dias *ou* Clindamicina creme, 5 g por via intravaginal ao deitar-se × 7 dias
Candida	Via tópica: Butoconazol, clotrimazol, miconazol, nistatina, tioconazol, terconazol Via oral: Fluconazol, 150 mg oral em dose única
Uretrite/cervicite	
Não gonocócica	Azitromicina, 1 g oral em dose única *ou* Doxiciclina, 100 mg oral 2 vezes/dia × 7dias
Clamídia	Azitromicina, 1 g oral em dose única *ou* Doxiciclina, 100 mg oral × 7 dias
Gonocócica	Ceftriaxona, 125 mg IM em dose única *ou* Cefixima, 400 mg oral em dose única
Doença inflamatória pélvica	
Esquema parenteral	Cefotetana, 2 g IV a cada 12 h *ou* Cefoxitina, 2 g IV a cada 6 h + Doxiciclina, 100 mg oral ou IV a cada 12 h × 14 dias
Esquema oral	Ceftriaxona, 250 mg IM em dose única + Doxiciclina, 100 mg oral 2 vezes/dia × 14 dias *ou* Cefoxitina, 2 g IV em dose única + Probenecida + Doxiciclina, 100 mg oral 2 vezes/dia × 14 dias

IM, via intramuscular; IV, via intravenosa.

INDUÇÃO DE FERTILIDADE

A infertilidade (i.e., incapacidade de conceber após um ano de atividade sexual sem proteção) afeta aproximadamente 10-15% de casais em nações desenvolvidas, e sua incidência está aumentando à medida que mais mulheres escolhem adiar a gravidez para um período posterior da vida. O principal impedimento à gestação em um casal infértil pode ser atribuído à mulher em aproximadamente um terço dos casos, ao homem em aproximadamente um terço e a ambos no terço restante. A probabilidade de uma indução farmacológica de fertilidade bem-sucedida nesses casais depende em grande parte da razão para a infertilidade.

Anormalidades definidas no parceiro masculino que resultam em comprometimento da fertilidade (p. ex., hipogonadismo, microssupressões do cromossomo Y, síndrome de Klinefelter) em geral são detectadas por análise de uma amostra de sêmen; mais frequentemente, a infertilidade masculina é idiopática. A terapia médica para algumas dessas condições foi discutida nos Capítulos 38 e 41.

A anovulação contribui em cerca 50% para a infertilidade feminina e constitui um alvo principal de intervenção farmacológica usado para se alcançar a concepção. Assim, o questionamento sobre a ovulação da mulher constitui um tema fundamental. Em mulheres inférteis que ovulam, a análise da permeabilidade das trompas uterinas e da estrutura do útero é uma importante parte da avaliação diagnóstica. Diversas abordagens têm sido usadas para estimular a ovulação em mulheres que não ovulam. Frequentemente, uma abordagem gradual é adotada, inicialmente sendo utilizados tratamentos mais simples e menos onerosos, seguidos de esquemas mais complexos e mais dispendiosos se houver insucesso na terapia inicial. Em pacientes obesas com SOP, a inclusão de modificações no estilo de vida que visem à perda de peso é justificada com base na associação da obesidade com anovulação, perda da gestação e gestações complicadas (p. ex., diabetes gestacional, pré-eclâmpsia). Evidências definitivas de que a perda de peso melhora a fertilidade ainda não estão disponíveis.

CLOMIFENO. O citrato de clomifeno é um potente antiestrogênio usado principalmente para tratamento de anovulação em casos de eixo hipotalâmico-hipofisário intacto e produção adequada de estrogênio (p. ex., SOP). Por inibir os efeitos da retroalimentação negativa dos níveis de estrogênio no hipotálamo e na hipófise, o clomifeno aumenta os níveis do hormônio folículo-estimulante (FSH) — tipicamente em ~ 50% — e, portanto, aumenta a maturação folicular (Capítulo 40). Um esquema comum consiste em 50 mg/dia por via oral durante cinco dias consecutivos começando entre os dias 2 e 5 do ciclo. Se esse esquema não induzir ovulação, a dose de clomifeno é aumentada, primeiro para a dose máxima de 100 mg/dia aprovada pelo FDA e possivelmente para níveis mais elevados de 150 ou 200 mg/dia. Embora o clomifeno seja eficaz na indução de ovulação em talvez 75% das mulheres, gravidez bem sucedida ocorre em apenas 40-45% daquelas que ovulam.

Os efeitos indesejáveis do clomifeno incluem a síndrome de hiperestimulação ovariana (OHSS) e incidências aumentadas de gestações multifetais (gêmeos em ~ 5-10% e mais de dois neonatos em ~ 0,3% de gestações), cistos ovarianos, ondas de calor, cefaleias e turvação da visão. Alguns estudos têm sugerido que o uso prolongado (p. ex., ≥ 12 ciclos) pode aumentar o risco de cânceres ovariano e endometrial; assim, o número máximo de ciclos recomendado é de seis. O clomifeno não deve ser administrado a mulheres grávidas (categoria X do FDA).

O ***tamoxifeno*** parece ser tão eficaz quanto o clomifeno na indução de ovulação, porém não está aprovado pelo FDA para essa indicação.

GONADOTROFINAS. As preparações de gonadotrofinas disponíveis para uso clínico estão detalhadas no Capítulo 38. As gonadotrofinas são indicadas para indução de ovulação em mulheres anovulatórias com *hipogonadismo hipogonadotrófico* secundário à disfunção hipotalâmica ou hipofisária, e também são usadas para induzir ovulação em mulheres com SOP que não respondem ao clomifeno (ver Clomifeno) e também são empregadas, geralmente após uma tentativa com clomifeno. A Figura 66-1 mostra um esquema típico para indução de ovulação. A ovulação induzida por gonadotrofina resulta em nascimentos múltiplos em até 10-20% dos casos em razão do desenvolvimento farmacologicamente induzido de mais de um folículo pré-ovulatório e da liberação de mais de um óvulo.

A indução por gonadotrofina também é usada para estimulação ovariana em conjunto com fertilização *in vitro* (FIV; Figura 66-1). Nesse contexto, grandes doses de FSH (em geral, 225-300 UI/dia) são administradas para induzir a maturação de múltiplos oócitos (em condições ideais, pelo menos cinco e até 20) que podem ser recuperados para FIV e transferência intrauterina. Para impedir a onda de LH e a subsequente luteinização prematura dos folículos ovarianos, gonadotrofinas geralmente são administradas em associação a um agonista do GnRH.

Antagonistas do GnRH também podem ser usados para inibir a secreção de LH endógeno. Como eles não aumentam transitoriamente a secreção de gonadotrofina, podem ser iniciados em um período mais tardio do ciclo em um "protocolo curto". Os esquemas atuais incluem injeção diária na dose de 0,25 mg (ganirelix ou cetrorelix) começando no quinto ou sexto dia de estimulação com gonadotrofina, ou uma dose única de 3 mg de cetrorelix administrada no dia 8 ou 9 da última fase folicular. Usando-se protocolos longos ou curtos, a hCG (em doses típicas de 5.000-10.000 UI do produto derivado de urina ou 250 μg de hCG recombinante) é administrada para induzir o desenvolvimento final do oócito, e os óvulos maduros são recuperados dos folículos pré-ovulatórios após 32-36 h. Os óvulos são recuperados são fertilizados *in vitro* com espermatozóides (FIV) ou por injeção intracitoplasmática de espermatozóides; um ou dois embriões, então, são transferidos para o útero 3-5 dias após a fertilização.

Injeções repetidas de hCG, enquanto mantêm o corpo lúteo, podem aumentar o risco de OHSS. Assim, os esquemas padrões de FIV costumam fornecer reposição de progesterona exógena para dar sustentação ao feto até que a placenta adquira a capacidade biossintética para realizar esta função; os esquemas incluem progesterona em óleo (50-100 mg/dia por via intramuscular) ou progesterona micronizada (180-300 mg 2 vezes/dia por via vaginal). Preparações vaginais contendo 100 mg ou 90 mg de progesterona micronizada estão aprovadas para administração 2 ou 3 vezes/dia, como parte da FIV ou de outras tecnologias de fertilidade.

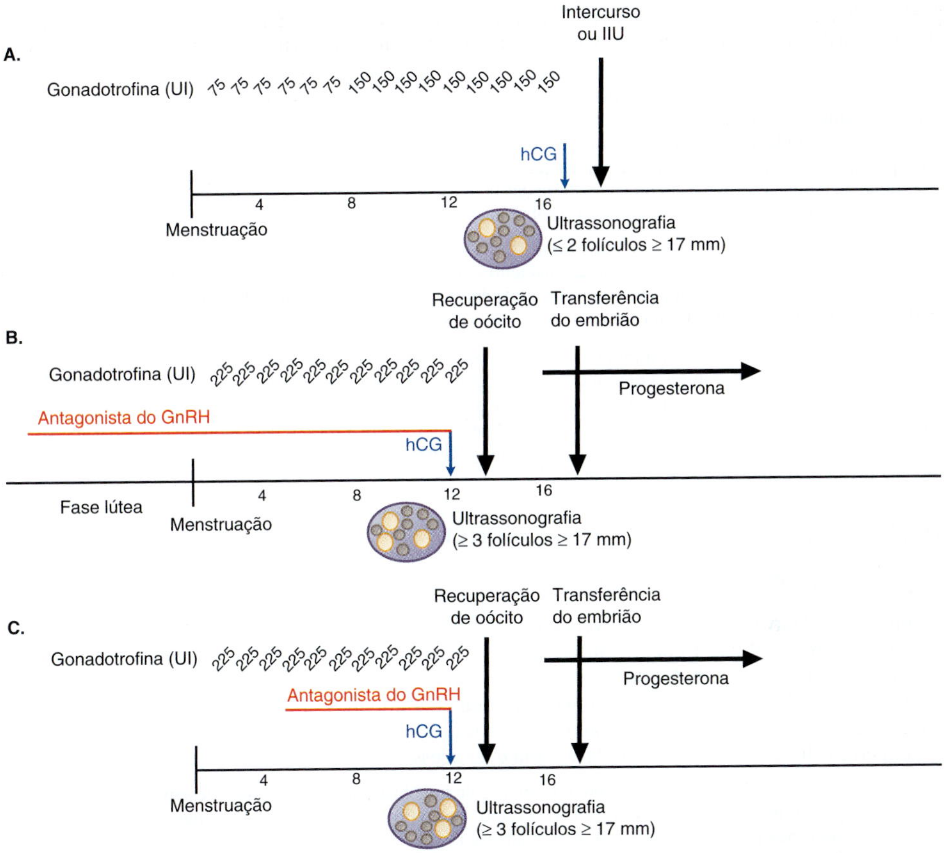

Figura 66-1 *Esquemas idealizados usando gonadotrofinas exógenas para indução de fertilidade.* (**A**) Esquema crescente para indução da ovulação. Após a menstruação, injeções diárias de gonadotrofina (75 UI) são iniciadas. A maturação do folículo é avaliada por determinação seriada do estradiol plasmático e do tamanho do folículo, conforme discutido no texto. Se for observada resposta inadequada, a dose de gonadotrofina é aumentada para 112 ou 150 UI/dia. Quando um ou dois folículos alcançam um tamanho ≥ 17 mm de diâmetro, a maturação final do folículo e a ovulação são induzidas por injeção de gonadotrofina coriônica humana (hCG). A fertilização, então, é conseguida em 36 h após injeção de hCG mediante intercurso ou inseminação intrauterina (IIU). Se forem observados mais de dois folículos maduros, o ciclo é terminado e a contracepção por barreira é utilizada para evitar o desenvolvimento de trigêmeos ou graus mais elevados de gestação multifetal. (**B**) *Protocolo longo para hiperestimulação ovariana usando-se um agonista do hormônio de liberação de gonadotropoina (GnRH) para inibir ovulação prematura, seguido por fertilização in vitro (FIV).* Após a inibição da secreção endógena de gonadotrofinas pelo agonista do GnRH, a terapia com gonadotrofinas exógenas é iniciada. A maturação dos folículos é avaliada por determinações seriadas do estradiol plasmático e do tamanho do folículo por ultrassonografia. Quando três ou mais folículos têm ≥ 17 mm de diâmetro, então a ovulação é induzida por injeção de hCG. Em 32-36 h após a injeção de hCG, os óvulos são recuperados e submetidos à FIV. Progesterona exógena é fornecida para promover um endométrio receptivo, seguida por transferência do embrião em 3-5 dias após a fertilização. (**C**) *Protocolo para estimulação ovariana em um protocolo de FIV usando um antagonista da GnRH.* A duração do ciclo é mais curta porque o antagonista do GnRH não induz uma exacerbação transitória da secreção de gonadotrofina que pode causar ruptura na sincronização do ciclo, mas muitos outros elementos do ciclo são análogos àqueles do item **B**. IU, intrauterino.

Além das complicações que acompanham a gestação multifetal, o principal efeito colateral do tratamento com gonadotrofina é OHSS. Os sinais e sintomas incluem dor e/ou distensão abdominal, náuseas e vômitos, diarreia, dispneia, oligúria e aumento ovariano substancial na ultrassonografia. A OHSS pode provocar hipovolemia, anormalidades eletrolíticas, síndrome de angústia respiratória do adulto, eventos tromboembólicos e disfunção hepática. Na indução de ovulação, deve-se suspeitar de OHSS se a investigação laboratorial de rotina revelar a presença de mais de 4-6 folículos > 17 mm ou de um nível sérico de estradiol > 1.500 pg/mL; nesta circunstância, a hCG deve ser descontinuada e instituída a contracepção por barreira. Em um esforço para evitar hiperestimulação evidente, o FSH pode ser interrompido por um ou dois dias ("*coasting*" [afastamento]) se o nível plasmático de estradiol estiver próximo do limite superior desta faixa. Em ambos os casos, a indução da ovulação com LH recombinante, cuja $t_{1/2}$ é consideravelmente mais curta do que a da hCG, ou com um agonista do GnRH, pode diminuir a incidência de OHSS. Os potenciais efeitos deletérios das gonadotrofinas são motivo de controvérsia. Não há evidências de que as gonadotrofinas em si ou componentes dos processo de FIV aumentem a taxa de anormalidades congênitas em bebês nascidos de oócitos estimulados.

SENSIBILIZADORES DE INSULINA. A SOP afeta 4-7% de mulheres em idade reprodutiva e é a causa mais frequente de infertilidade anovulatória. Uma vez que pacientes com SOP em geral exibem hiperinsulinemia e resistência à insulina, sensibilizadores de insulina como a metformina têm sido avaliados quanto a seus efeitos sobre a ovulação e a fertilidade (Capítulo 43). Embora diversos estudos de pequeno porte tenham sugerido que a metformina promoveu aumento na ovulação em pacientes com SOP em relação ao placebo, ela foi menos eficaz do que o clomifeno na indução de ovulação ou na melhora das taxas de nascidos vivos, não tendo havido nenhum benefício na combinação de metformina com clomifeno sobre nascidos vivos.

Resultados preliminares sugerem que o uso de rosiglitazona, pioglitazona e outros membros da família das tiazolidinodionas pode aumentar a ovulação em pacientes com SOP; entretanto, há considerável relutância no uso destes fármacos em tais circunstâncias em decorrência de sua associação com um risco aumentado de insuficiência cardíaca congestiva e isquemia miocárdica.

INIBIDORES DA AROMATASE. Os inibidores da aromatase se encontram sob avaliação como possíveis fármacos para tratar infertilidade. Por inibir a biossíntese de estrogênio, tais fármacos diminuem a retroalimenação negativa do estrogênio e, consequentemente, aumentam os níveis de FSH e estimulam o desenvolvimento folicular. O inibidor da aromatase anastrozol tem sido usado sem indicação terapêutica formal para indução de ovulação. Alguns dados sugerem que o anastrozol é menos eficaz do que o clomifeno para induzir maturação folicular, porém seu uso tem maior probabilidade de resultar em gravidez.

TERAPIA FRAMACOLÓGICA EM OBSTETRÍCIA

PRINCÍPIOS GERAIS DA TERAPIA FARMACOLÓGICA EM MULHERES GRÁVIDAS

Os processos de avaliação dos possíveis efeitos adversos de vários fármacos, conforme descritos no Capítulo 1, em geral não fornecem informação suficiente a respeito de sua segurança em mulheres grávidas ou em crianças. Indivíduos em faixas etárias extremas são particularmente vulneráveis aos efeitos tóxicos de fármacos (Capítulo 4). Em mulheres grávidas, a placenta proporciona uma barreira para a transferência de determinados fármacos da mãe para o feto; entretanto, muitos compostos podem cruzar livremente a barreira placentária e ter acesso à circulação fetal.

Os efeitos teratogênicos da talidomida sobre a formação de membros, do álcool sobre o desenvolvimento do SNC e sobre a cognição e do dietilestilbestrol (DES) sobre o desenvolvimento genital masculino e feminino são lembranças sombrias dos perigos da exposição fetal a fármacos.

PRECAUÇÕES E RECOMENDAÇÕES. Com base na escassez relativa de dados humanos sobre os efeitos teratogênicos de fármacos e da confiabilidade limitada de modelos animais, um princípio fundamental no tratamento de mulheres grávidas consiste em minimizar, sempre que possível, a exposição da mãe e do feto a fármacos. De igual importância, substâncias de uso abusivo (p. ex., cigarros, álcool, drogas ilícitas) devem ser evitadas e, sempre que possível, eliminadas antes da concepção. Além disso, toda gestante deve fazer uso de um multivitamínico contendo 400 μg de ácido fólico diariamente para reduzir a incidência de defeitos do tubo neural.

A maior preocupação é durante o período de organogênese no primeiro trimestre, quando vários dos tecidos mais vulneráveis são formados. Fármacos usados em quimioterapia do câncer não podem ser administrados com segurança razoável durante o primeiro trimestre, mas a maioria dos citotóxicos pode ser administrada sem efeitos teratogênicos e com manutenção da gestação no terceiro trimestre (Capítulos 61-63). Fármacos que são usados para promover fertilidade constituem um caso especial, visto que eles, pela natureza de seu uso, estarão presentes na mãe no período da concepção.

LISTA DE FÁRMACOS LIBERADOS DURANTE A GRAVIDEZ. O FDA fixa diferentes níveis de risco associados a fármacos para o seu uso em gestantes, conforme relacionado no Quadro 66-3.

Determinados fármacos são tão tóxicos para o feto em desenvolvimento que nunca devem ser administrados em gestantes (categoria X); em alguns casos (p. ex., talidomida, retinóides), o potencial para dano fetal é tão grande que diversas formas de contracepção eficaz devem estar fixadas antes que o fármaco seja iniciado. No caso de outros fármacos, o risco de efeitos adversos sobre o feto pode variar da categoria A (fármacos cujos efeitos adversos sobre o feto não foram comprovados apesar de investigação adequada) à categoria D (fármacos com riscos que por vezes podem ser justificados com base na gravidade da condição subjacente; ver "Hipertensão Induzida pela Gestação /Pré-eclâmpsia" e "Terapia Tocolítica para Parto Prematuro Estabelecido"). Infelizmente, a relação do FDA pode estar demasiadamente modesta ou desatualizada para um determinado fármaco; por exemplo, contraceptivos orais são fixados como categoria X, embora dados consideráveis atualmente indiquem que defeitos ao nascimento não são aumentados em mulheres que fizeram uso de contraceptivos orais no período da concepção.

Mães lactantes constituem uma segunda situação especial com respeito a possíveis efeitos adversos farmacológicos. Alguns fármacos podem interferir na produção e/ou na secreção de leite (p. ex., contraceptivos orais contendo

Quadro 66-3

Categorias fixadas pelo FDA para uso na gestação

Categoria A: Estudos controlados não revelam risco. Estudos adequados bem controlados em gestantes não demonstraram risco para o feto em nenhum trimestre da gestação.

Categoria B: Nenhuma evidência de risco em humanos. Estudos adequados bem controlados em gestantes não mostraram risco aumentado de anormalidades fetais não obstante achados adversos em animais, ou, na ausência de estudos adequados em humanos, estudos em animais não revelaram nenhum risco fetal. A chance de dano fetal é remota, mas permanece uma possibilidade.

Categoria C: Risco não pode ser excluído. Não existem estudos adequados bem controlados em humanos, e estudos em animais mostraram risco para o feto ou não foram realizados. Há uma chance de dano fetal se o fármaco for administrado durante a gestação, mas os possíveis benefícios podem superar o risco potencial.

Categoria D: Evidência positiva de risco. Estudos em humanos, ou dados oriundos de investigação ou pós-comercialização, demonstraram risco fetal. No entanto, os possíveis benefícios provenientes do uso do fármaco podem superar o risco potencial. Por exemplo, o fármaco pode ser aceitável se necessário em uma situação ameaçadora à vida ou em doenças de caráter sério para as quais fármacos mais seguros não podem ser usados ou são ineficazes.

Categoria X: Contraindicada na gestação. Estudos em animais ou em humanos, ou relatos oriundos de investigação ou pós-comercialização demonstraram evidência positiva de anormalidades fetais ou risco que nitidamente supera quaisquer benefícios para o paciente.

estrogênio) e, portanto, devem ser evitados quando possível em mães que desejam amamentar. Outros fármacos podem ser secretados pelo leite da mama e expor o lactente a níveis potencialmente tóxicos durante o período perinatal vulnerável.

HIPERTENSÃO INDUZIDA PELA GESTAÇÃO/PRÉ-ECLÂMPSIA

A hipertensão acomete até 10% das gestantes nos EUA.

Acredita-se que a hipertensão que precede a gravidez ou que se manifesta antes de 20 semanas de gestação se sobreponha consideravelmente, do ponto de vista da patogenia, à hipertensão essencial. Tais pacientes parecem estar sob risco aumentado de diabetes gestacional e necessitam de monitoração cuidadosa. Por outro lado, a hipertensão induzida pela gestação, ou pré-eclâmpsia, em geral surge após 20 semanas de gestação como uma hipertensão de início recente com proteinúria (> 300 mg de proteína urinária/24 h); presume-se que a pré-eclâmpsia envolva fatores derivados da placenta que afetam a integridade vascular e a função endotelial na mãe, causando por conseguinte edema periférico, disfunções renal e hepática e, em casos graves, convulsões. Hipertensão crônica constitui um fator de risco estabelecido para pré-eclâmpsia. O painel de consenso recomendou iniciar-se terapia farmacológica em mulheres com pressão arterial diastólica > 105 mmHg ou com pressão arterial sistólica > 160 mmHg. Caso haja manifestação de pré-eclâmpsia grave, com hipertensão acentuada e evidência de lesão de órgãos terminais, então a interrupção da gestação por meio de parto prematuro é o tratamento de escolha, desde que o feto esteja suficientemente desenvolvido para viver fora do útero. Se o feto estiver em um período muito prematuro, então medidas como hospitalização e farmacoterapia podem ser empregadas em um esforço para permitir maturação complementar do feto *in utero*.

Alguns fármacos que comumente são usados para hipertensão em pacientes não grávidas (p. ex., inibidores da enzima conversora de angiotensina, antagonistas dos receptores de angiotensina) não devem ser empregados em razão de evidência inequívoca de efeitos adversos fetais. Muitos especialistas modificarão a medicação da paciente para o agonista α-adrenérgico de ação central α-metildopa (250 mg 2 vezes/dia) (categoria B pelo FDA), que raramente é usado para hipertensão em pacientes não grávidas. Outros fármacos com evidência razoável de segurança (categoria C) também podem ser usados, incluindo a associação do antagonista adrenérgico α_1-seletivo, β-não seletivo labetalol (100 mg 2 vezes/dia) com o bloqueador dos canais de Ca^{2+} nifedipino (30 mg 1 vez/dia).

Se houver exigência de hospitalização em decorrência de pré-eclâmpsia de caráter grave ou parto iminente, a pressão arterial pode ser controlada na fase aguda com hidralazina (5 ou 10 mg IV ou intramuscular, podendo a dose ser repetida em intervalos de 20 min de acordo com a resposta da pressão arterial) ou labetalol (20 mg IV, com aumento escalonado da dose para 40 mg em 10 min se o controle da pressão arterial for inadequado). Além dos fármacos para controle da pressão arterial, mulheres com pré-eclâmpsia de caráter grave ou aquelas com manifestações do SNC (p. ex., cefaleia, distúrbios visuais ou alteração do estado mental), são tratadas como pacientes hospitalizadas com sulfato de magnésio, em virtude de sua eficácia documentada na prevenção de convulsões e da ausência de efeitos adversos sobre a mãe e o concepto. Esse tratamento também deve ser considerado para mulheres pós-parto com manifestações do SNC: ~ 20% dos episódios de eclâmpsia ocorrem em mulheres até 48 h após o parto.

PREVENÇÃO OU INTERRUPÇÃO DO TRABALHO DE PARTO

O nascimento prematuro, definido como parto antes de 37 semanas de gestação, ocorre em mais de 10% de gestações nos EUA e está gradativamente aumentando em frequência; está associado a complicações significativas, como síndrome do desconforto respiratório neonatal, hipertensão pulmonar e hemorragia intracraniana. Os fatores de risco para parto prematuro incluem gestação multifetal, ruptura prematura das membranas, infecção intrauterina e insuficiência placentária. Quanto mais prematuro o recém-nascido, maior o risco de complicações, justificando esforços para impedir ou interromper o parto prematuro.

O objetivo terapêutico no parto prematuro é retardar o parto, de modo que a mãe possa ser transportada para uma instituição regional especializada no tratamento de recém-nascidos prematuros e agentes de suporte possam ser administrados, tais como glicocorticoides para estimular a maturação pulmonar (Capítulo 42) e antibióticos (eritromicia, ampicilina) para diminuir a frequência de infecção neonatal por *Streptococcus* β-hemolíticos do grupo B. Em decorrência de preocupações acerca de efeitos deletérios causados por terapia com antibióticos, é essencial que antibióticos não sejam administrados indiscriminadamente a todas as mulheres com suspeita de parto prematuro, e sim que sejam reservados para aquelas com ruptura prematura das membranas e evidência de infecção.

PREVENÇÃO DO PARTO PREMATURO: TERAPIA COM PROGESTERONA. Os níveis de progesterona diminuem consideravelmente em associação ao parto, enquanto a administração de progesterona inibe a secreção de citocinas pró-inflamatórias e retarda o amadurecimento cervical. Embora a progesterona e seus derivados tenham sido há muito defendidos por diminuir o início do parto prematuro, os resultados apresentados por ensaios clínicos têm apresentado controvérsias e o papel da profilaxia com progesterona ainda está por ser estabelecido.

TERAPIA TOCOLÍTICA PARA PARTO PREMATURO ESTABELECIDO. A inibição de contrações uterinas no trabalho de parto, ou *tocólise*, tem representado um alvo de terapia. Embora agentes tocolíticos retardem o trabalho de parto em ~ 80% das mulheres, eles não impedem nascimentos prematuros nem melhoram evoluções fetais adversas como a síndrome do desconforto respiratório. Os agentes tocolíticos específicos incluem agonistas dos receptores β-adrenérgicos, $MgSO_4$, bloqueadores dos canais de Ca^{2+}, inibidores de COX, antagonistas dos receptores de ocitocina e doadores de oxido nítrico (Figura 66-2).

Com base no papel das prostaglandinas sobre a contração uterina, inibidores de COX (p. ex., *indometacina*) têm sido usados para inibir o parto prematuro. Como também podem inibir a função plaquetária e induzir fechamento *in utero* do canal arterial, esses inibidores não devem ser empregados em caso de gestações prematuras (ou em gestações que excedam 32 semanas). O atosibano, um análogo nonapeptídico da ocitocina, inibe competitivamente a interação da ocitocina com seus receptores de membrana localizados nas células uterinas e, dessa maneira, diminuem a frequência de contrações uterinas. O atosibano é usado amplamente na Europa, porém não está aprovado pelo FDA nos EUA. Não obstante a realização de inúmeros estudos clínicos, a superioridade de qualquer uma das terapias não foi estabelecida, e nenhum dos fármacos teve comprovada a sua atuação na melhora do prognóstico fetal. Os bloqueadores dos canais de Ca^{2+} e o atosibano (não disponível nos EUA) parecem representar o melhor equilíbrio para o sucesso do atraso dos trabalhos de parto com menores riscos para a mãe e o concepto.

INDUÇÃO DO PARTO

A indução do parto é indicada quando o risco percebido de prosseguimento da gestação para a mãe e para o feto excede os riscos de parto ou de indução farmacológica. Tais circunstâncias incluem ruptura prematura das membranas, isoimunização, restrição do crescimento fetal, insuficiência uteroplacentária (como na ocorrência de diabetes, pré-eclâmpsia ou eclâmpsia) e gestação superior a 42 semanas.

PROSTAGLANDINAS E AMADURECIMENTO CERVICAL. As prostaglandinas desempenham papéis fundamentais no trabalho de parto (Capítulo 33). Assim, PGE_1, PGE_2 e $PGF_{2\alpha}$ são usadas para facilitar o parto, promovendo amadurecimento e dilatação da cérvice. Elas podem ser administradas por via oral ou por administração local (vaginal ou intracervical). A capacidade de determinadas prostaglandinas de estimular contrações uterinas também as torna agentes valiosos na terapia da hemorragia pós-parto.

As preparações disponíveis incluem dinoprostona (PGE_2), aprovada pelo FDA para facilitar o amadurecimento cervical. A dinoprostona é formulada como um gel para administração intracervical com seringa na dose de 0,5 mg ou como um dispositivo para ser introduzido na vagina (pessário) na dose de 10 mg; o último destina-se a liberar PGE_2 ativa em uma taxa de 0,3 mg/h por até 12 h. A dinoprostona não deve ser usada em mulheres com história de asma, glaucoma ou infarto miocárdico. O principal efeito adverso é hiperestimulação uterina.

O misoprostol, um derivado sintético da PGE_1, é usado sem indicação terapêutica formal por via oral ou vaginal para induzir amadurecimento da cérvice; as doses típicas são 100 μg (por via oral) ou 25 μg (por via vaginal); uma vantagem do misoprostol nesse caso é seu custo consideravelmente baixo. Efeitos adversos incluem hiperestimulação uterina e, raramente, ruptura uterina. O misoprostol deve ser descontinuado por pelo menos 3 h antes do início da terapia com ocitocina.

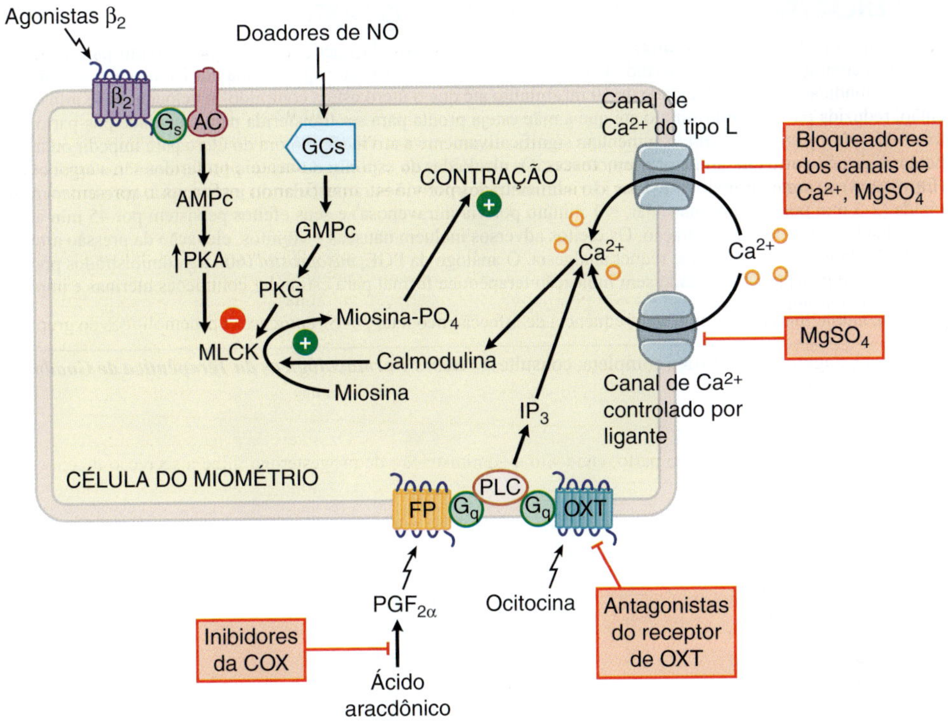

Figura 66-2 *Locais de ação de fármacos tocolíticos no miométrio uterino.* A elevação do Ca^{2+} celular promove contração por meio da ativação dependente de Ca^{2+}/calmodulina da cadeia leve da miosina cinase (MLCK). O relaxamento é promovido pela elevação de nucleotídeos cíclicos (AMPc e GMPc) e sua ativação de proteínas cinases, o que causa fosforilação/inativação da MLCK. Manipulações farmacológicas para reduzir contrações miométricas incluem:

- Inibição da entrada de Ca^{2+} (bloqueadores de canais de Ca^{2+}, Mg_2SO_4)
- Redução da mobilização de Ca^{2+} intracelular mediante antagonismo da ativação da via G_q-PLC-IP_3-Ca^{2+} mediado por GPCR (com antagonistas dos receptores de FP e OXT) ou redução da produção do agonista de FP, $PGF_{2\alpha}$ (com inibidores de COX)
- Aumento do relaxamento por elevação do AMP cíclico celular (com agonistas β_2-adrenérgicos que ativam G_s-AC) e GMP cíclico (com doadores de NO que estimulam guanilato-ciclase solúvel)

AC, adenilato-ciclase; COX, ciclo-oxigenase; FP, o receptor de $PGF_{2\alpha}$; OXT, o receptor de ocitocina; PLC, fosfolipase C; GCs, guanilato-ciclase solúvel.

OCITOCINA. A estrutura e a fisiologia da ocitocina foram discutidas no Capítulo 38. Os usos terapêuticos da ocitocina em obstetrícia incluem indução de parto, extensão do parto que não está em progressão e profilaxia e/ou tratamento de hemorragia pós-parto. Embora amplamente utilizada, a ocitocina recentemente foi acrescentada a uma lista de fármacos que "trazem consigo um risco elevado de danos".

Indução do parto. A ocitocina é o fármaco de escolha para a indução do parto. É administrada como infusão intravenosa de uma solução diluída, preferivelmente por uma bomba de infusão. Os protocolos atuais recomendam iniciar com uma dose de ocitocina de 6 mUI/minuto, seguida de incrementos da dose conforme a necessidade até 40 mUI/min. A hiperestimulação uterina deve ser evitada. Como a t½ da ocitocina intravenosa é relativamente curta (12-15 min), seus efeitos hiperestimuladores irão dissipar-se de maneira completa muito rapidamente após descontinuação da infusão. A ocitocina, em doses elevadas, ativa os receptores V2 de vasopressina e exerce efeitos antidiuréticos. Ações vasodilatadoras da ocitocina também foram observadas, que podem provocar hipotensão e taquicardia reflexa. Anestesia profunda pode exacerbar o efeito hipotensivo da ocitocina por impedir taquicardia reflexa.

Extensão do parto disfuncional. A ocitocina também é usada quando o parto espontâneo não está progredindo de forma aceitável. Para aumentar as contrações hipotônicas, uma velocidade de infusão de 10 mUI/minuto costuma ser suficiente. De forma semelhante à indução do parto, possíveis complicações de hiperestimulação uterina incluem traumatismo da mãe ou do feto em consequência de passagem forçada por meio de uma cérvice incompletamente dilatada, ruptura uterina e comprometimento da oxigenação fetal por diminuição da perfusão uterina.

PREVENÇÃO/TRATAMENTO DA HERMORRAGIA PÓS-PARTO

A *ocitocina* (10 UI por via intramuscular) costuma ser administrada imediatamente após o parto para ajudar a manter as contrações e o tônus uterino. Alternativamente, a ocitocina (20 UI) é diluída em 1 L de solução intravenosa e infundida em uma velocidade de 10 mL/minuto até que o útero esteja contraído. A velocidade de infusão é, então, reduzida para 1-2 mL/minuto até que a mãe esteja pronta para ser transferida para a unidade pós-parto. Os *alcaloides do esporão-do-centeio* aumentam significativamente a atividade motora do útero para impedir ou tratar hemorragia pós-parto em mulheres normotensas. Os alcalóides do esporão-do-centeio preferidos são a ergonovina (ERGOTRAT) ou a metilergonovina. Eles são administrados por via intramuscular ou intravenosa, apresentam ação rápida (2-3 min por via intramuscular, < 1 minuto por via intravenosa) e seus efeitos persistem por 45 min a 3 h dependendo da via de administração. Os efeitos adversos incluem náuseas e vômitos, elevação da pressão arterial e redução do limiar de dor, o que requer analgesia. O análogo da PGE_1 *misoprostol* (600 µg administrados por via oral ou sublingual) pode ser usado sem indicação terapêutica formal para estimular contrações uterinas e impedir ou tratar hemorragia pós-parto.

Para uma listagem bibliográfica completa, consulte ***As Bases Farmacológicas da Terapêutica de Goodman e Gilman***, 12ª edição.

67 Capítulo

Toxicologia ambiental: carcinógenos e metais pesados

Estão disponíveis livros texto especializados na área da toxicologia ambiental. Este capítulo não pretende ser uma cobertura completa, mas apresenta alguns princípios básicos e uma breve discussão sobre carcinógenicos e quimioprevenção e, então, focaliza na farmacoterapia da intoxicação por metais pesados.

AVALIAÇÃO DOS RISCOS AMBIENTAIS E GESTÃO DE RISCO

Ao avaliar os riscos da exposição ambiental aos xenobióticos deve-se considerar a exposição populacional a doses (concentrações) baixas dos toxicantes, mas por longos períodos. Assim, deve-se dar mais atenção a extremidade inicial da curva dose-resposta usando experimentos baseados na exposição crônica. Diferente dos fármacos, que são administrados para tratar uma doença específica e devem ter vantagens que superam os riscos, os tóxicos ambientais em geral só são prejudiciais. Além disso, a exposição aos toxicantes ambientais usualmente é involuntário, existe incerteza sobre a gravidade dos seus efeitos e a população está menos receptiva a aceitar os riscos associados.

Epidemiologia e *toxicologia* são duas abordagens usadas para prever os efeitos tóxicos das exposições ambientais. Os epidemiologistas monitoram os efeitos na saúde de humanos e usam estatística para associar esses efeitos com a exposição a um estresse ambiental, tal como um toxicante. Os toxicologistas realizam estudos laboratoriais para tentar entender os possíveis mecanismos tóxicos de uma substância para prever se ela é provavelmente tóxica aos humanos. As informações das duas abordagens são integradas na *avaliação do risco ambiental*. A avaliação de risco é usada para desenvolver leis e regulamentações para limitar a exposição ambiental aos toxicantes a um nível considerado seguro.

ENFOQUE EPIDEMIOLÓGICO NA AVALIAÇÃO DE RISCO

Avaliar a exposição de humanos por longo tempo e extrair conclusões sobre os efeitos na saúde de uma única substância tóxica constitui um grande desafio. Os epidemiologistas dependem de biomarcadores na avaliação do risco. Há três tipos de biomarcadores:

- *Biomarcadores de exposição* em geral são mensurações dos toxicantes ou de seus metabólitos no sangue, urina ou cabelos. As concentrações no sangue e na urina medem exposições recentes, enquanto os níveis nos cabelos medem a exposição de um período de meses. Um exemplo de uma exposição incomum de biomarcador é a mensuração de chumbo em ossos por raios X fluorescentes, o que estima a exposição ao chumbo por toda a vida.
- *Biomarcadores de toxicidade* são usados para medir os efeitos tóxicos em nível subclínico e incluem a mensuração de enzimas hepáticas no soro, alterações na quantidade e/ou composição da urina e performance em exames especializados das funções neurológicas e cognitivas.
- *Biomarcadores de suscetibilidade* são usados para prever quais indivíduos são propensos a desenvolver toxicidade em resposta a uma dada substância. Os exemplos incluem polimorfismos nucleotídicos simples em genes de enzimas metabolizadoras envolvidas na ativação ou desintoxicação de um toxicante. Alguns biomarcadores fornecem informações quanto à exposição, toxicidade e suscetibilidade simultaneamente. Por exemplo, a mensuração na urina de adutos de N7-guanina de aflatoxina B_1 fornece evidências da exposição e dos efeitos tóxicos (neste caso, lesão no DNA). Tais biomarcadores são valiosos pois podem apoiar um mecanismo de toxicologia proposto.

Vários tipos de estudos epidemiológicos são usados para avaliar riscos, cada um deles com seu próprio grupo de pontos fortes e fraquezas. Os estudos ecológicos correlacionam resultados de frequências de exposição e saúde entre diferentes regiões geográficas. Estes estudos podem detectar resultados raros, mas são passíveis da presença de variáveis que dificultam a interpretação, incluindo a migração populacional. Estudos transversais* examinam a prevalência das exposições e os resultados em um tempo limitado. Tais estudos determinam a associação, mas não informam a relação temporal e não são eficazes para estabelecer causalidade. Estudos de casos-controle** iniciam

* N. de R.T. Estudos transversais (*cross-sectional studies*) — em estatística, são os "estudos transversais", nos quais os vários "sujeitos" são observados no mesmo momento.

** N. de R.T. Caso-controle é definido como uma forma de pesquisa observacional, longitudinal, em geral retrospectiva e analítica, em que se comparam dois grupos expostos a um determinado fator, o primeiro em indivíduos com determinada doença e o segundo em indivíduos sem aquela doença.

com um grupo de indivíduos afetados por uma doença, confrontado com outro grupo, de indivíduos não afetados, à procura de variáveis de confusão. Com frequência são usados questionários para avaliar exposições passadas. Este método é bom também para examinar resultados raros porque o objetivo é conhecido. Contudo, os estudos de casos-controle dependem da avaliação de exposições passadas que, com frequência, não são confiáveis e podem gerar enganos. Estudos de coorte prospectivos medem exposições em grande grupo de pessoas e acompanham este grupo por longo período mensurando os resultados na saúde. Esses estudos são bons para estabelecer causalidade, mas eles são extremamente dispendiosos, particularmente quando mensurando resultados muito raros, porque é necessária uma amostra populacional muito grande para observar a doença o suficiente e obter significado estatístico. Um dos modelos de estudos em humanos, usado no desenvolvimento de fármacos, é o ensaio clínico randomizado (Capítulo 1). Esses estudos não podem ser usados para medir diretamente os efeitos de tóxicos ambientais (por óbvias razões éticas), mas podem ser usados para examinar a eficácia de uma estratégia de intervenção para reduzir a exposição e, assim, a doença.

ENFOQUE TOXICOLÓGICO NA AVALIAÇÃO DE RISCO

Os toxicologistas usam sistemas de modelos, incluindo animais de laboratório para examinar a toxicidade de substâncias químicas e prever seus efeitos em humanos. O significado destes modelos para a saúde humana não está definitivamente estabelecido. Os toxicologistas também testam substâncias químicas na porção terminal alta da curva dose-resposta com objetivo de ter ocorrências suficientes de um resultado e obter significado estatístico. Como resultado, sempre há incertezas sobre os efeitos de doses muito baixas destas substâncias. Para determinar a aplicabilidade dos modelos de estudo, os toxicologistas estudam os mecanismos envolvidos nos efeitos tóxicos das substâncias.

Para avaliar os efeitos tóxicos de substâncias no ambiente, os toxicologistas realizam experimentos subcrônicos (3 meses de tratamento em roedores) e crônicos (2 anos em roedores) em pelo menos dois modelos animais diferentes. Os experimentos subcrônicos constituem modelo para exposição ocupacional enquanto os experimentos crônicos são usados para prever os efeitos de exposição por toda a vida a substâncias presentes nos alimentos ou no ambiente. As doses são escolhidas com objetivo de ter uma concentração que não tem efeito significativo, uma concentração que resulta em toxicidade significativa estatisticamente situada na extremidade inicial da curva dose-resposta e uma ou mais concentrações que apresentam níveis de toxicidade moderada a alta. Uma curva dose-resposta teórica para um estudo em animais é mostrada na Figura 67-1. O estudo em animais fornece dois números que estimam o risco de uma substância. O *nível de efeito adverso não observado* (NOAEL, do inglês *no observed adverse effect level*) é a maior dose usada que não resulta em aumento significativo estatisticamente em efeitos negativos para a saúde. O *nível mínimo de efeito adverso observado* (LOAEL, do inglês *lowest observed adverse effect level*) é a menor dose que resulta em um aumento significativo da toxicidade. A NOAEL é dividida

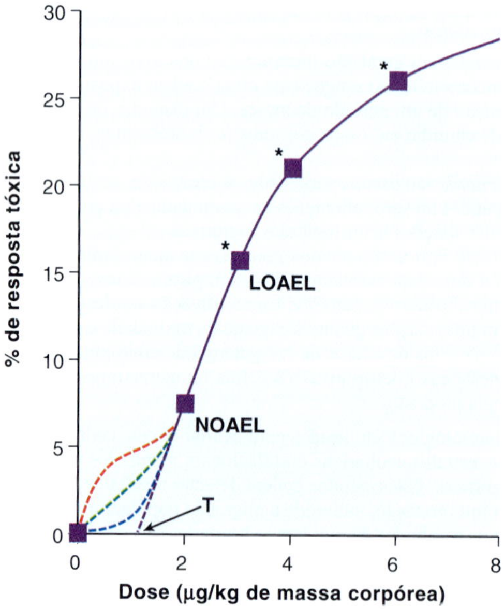

Figura 67-1 *LOAEL e NOAEL.* Curva dose-resposta teórica de um estudo em animais demonstrando o *nível de efeito adverso não observado* (NOAEL) e o *nível mínimo de efeito adverso observado* (LOAEL). Abaixo do nível NOAEL há considerável incerteza do formato da curva de respostas. Ela pode continuar linear até alcançar a dose limiar (T) onde não deve existir efeito prejudicial do tóxico ou ela pode ter inúmeros pontos diferentes de possíveis inflexões. Cada uma destas curvas tem impactos muito distintos na população humana. *Estatisticamente significativo.

por 10 para cada fonte de incerteza, para determinar a dose de referência (DRf), que é usada comumente como ponto de partida para determinar as regulamentações da exposição humana às substâncias químicas. Os modificadores usados para determinar a DRf são baseados na incertezas entre a exposição experimental e a humana. Os modificadores mais comumente usados incluem a variabilidade interespécies (humana — animal) e a variabilidade individual (humana — humana), em cujo caso a DRf = NOAEL/100. Quando a NOAEL não está disponível, a LOAEL pode ser usada e, neste caso, outro fator 10 de incerteza é usado. O uso de fatores de 10 no denominador para determinação da DRf é a aplicação do "princípio de precaução" que tenta limitar a exposição humana assumindo o pior cenário para cada variável desconhecida. Os estudos em animais são planejados tipicamente para obter significado estatístico com aumento de 10% em um resultado. Como consequência há considerável incerteza sobre o que ocorre abaixo daquele nível, como demonstrado na Figura 67-1. Os toxicologistas com frequência aceitam que existe uma dose limiar (T), abaixo da qual não há toxicidade. Entretanto vários carcinógenos e outras substâncias com alvos moleculares específicos (p. ex., chumbo) não exibem limiar. Os estudos mecanísticos devem ser feitos para prever a curva dose-resposta mais provável para uma dada substância.

Os toxicologistas realizam vários estudos mecanísticos para entender como a substância pode causar toxicidade. Modelagem computadorizada usando estruturas tridimensionais dos compostos para determinar relações estrutura-atividade quantitativas (REAQ) é feita comumente em substâncias ambientais e em fármacos. A abordagem por REAQs pode determinar que substâncias provavelmente exibem toxicidade ou se ligam a alvos moleculares específicos. Experimentos em células procariotas e eucariotas são usados para determinar se um composto lesa o DNA ou causa citotoxicidade. Lesões no DNA e a mutagênese resultante são determinados pelo teste de Ames. O teste de Ames usa cepas de *Salmonella typhimurium* com mutações específicas no gene necessário para sintetizar histidina. Essas cepas são tratadas com substâncias na presença ou ausência de um sistema ativador metabólico, em geral a fração sobrenadante de homogenato de fígado de rato. Se o composto é mutagênico no teste de Ames, ele reverte a mutação do óperon de histidina e permite que a bactéria forme colônias nas placas com falta de histidina. Microarranjos de genes avaliam a expressão de genes em células ou tecidos de animais tratados com um tóxico e constituem uma ferramenta muito útil para identificar os alvos e vias moleculares alteradas pela exposição à substância tóxica. A suscetibilidade de camundongos nocaute (com genes desligados), a um tóxico pode ajudar a determinar se o gene desligado está envolvido na ativação metabólica e desintoxicação de uma dada substância.

CARCINÓGENOS E QUIMIOPREVENÇÃO

CARCINOGÊNESE

A International Agency for Research on Cancer (IARC) classifica os compostos em grupos com base na avaliação de risco usando dados humanos, animais e de mecanismos. As substâncias do grupo 1 são carcinógenos em humanos; o grupo 2A inclui as substâncias que provavelmente são carcinógenos em humanos; o grupo 2B substâncias que possivelmente são carcinógenos em humanos; o grupo 3 substâncias das quais faltam resultados que sugiram papel na carcinogênese e grupo 4 inclui aquelas cujos dados indicam improbabilidade de serem carcinogênicas. Alguns carcinógenos importantes do grupo 1 e suas fontes são apresentadas na Quadro 67-1.

A transformação de uma célula normal em maligna é um processo de múltiplos estágios e as substâncias exógenas podem atuar em um ou mais destes estágios (Figura 67-2). O modelo clássico de carcinogênese química é a iniciação do tumor seguido da sua promoção. Um iniciador de tumor provoca a mutação do gene que aumenta a capacidade das células proliferarem e evita a apoptose. O promotor do tumor não modifica diretamente o gene, mas altera vias sinalizadoras e/ou o meio extracelular para causar a proliferação das células iniciadas. Embora este modelo seja uma super simplificação, ele demonstra o tipo de mudanças que devem ocorrer para mudar uma célula normal e tumorigênica.

Os carcinógenos químicos causam câncer por meio de mecanismos genotóxicos e não genotóxicos (Figura 67-2). Os carcinógenos genotóxicos induzem a formação de tumor por meio de lesão no DNA. Tipicamente um carcinógeno genotóxico sofre metabolismo em tecidos alvo resultando em um intermediário reativo. Esse intermediário pode lesar diretamente o DNA por reação covalente formando um ducto de DNA. Alternativamente ele pode lesar indiretamente o DNA pela formação de espécies reativas de oxigênio (ERO) que podem oxidar o DNA ou formar produtos de lipídeo peroxidação que reagem com o DNA. Se o DNA lesado por um carcinógeno genotóxico não for reparado antes de sua replicação, resulta uma mutação. Se esta mutação ocorre em um gene chave de supressão de tumor ou proto-oncogene, ele propicia a vantagem da proliferação ou sobrevivência. Alternativamente, se a mutação acontece em um gene de reparação do DNA, a mutação aumenta a probabilidade de ocorrerem outras mutações. Carcinogênicos genotóxicos são iniciadores tumorais.

O benzo[a]pireno, um carcinógeno presente na fumaça do tabaco, é um exemplo de carcinógeno genotóxico que forma aductos diretos de DNA e ERO. O benzo[a]pireno é oxidado pelas CYPs a 7,8-di-hidrodiol que representa um carcinógeno proximado (um metabólito mais carcinogênico). Esse metabólito pode sofrer uma segunda oxidação pelas CYPs formando o diolepóxido, que facilmente reage com DNA ou pode ser oxidado pela aldoceto redutase e formar catecol, que resulta em ERO por ciclo redox.

Carcinógenos não genotóxicos aumentam a incidência de câncer sem lesar o DNA. Vários carcinógenos não genotóxicos se ligam a receptores que estimulam a proliferação ou outros efeitos que promovem os tumores como a invasão tecidual ou angiogênese. Por exemplo, os ésteres de forbol mimetizam o diacilglicerol e ativam

Quadro 67-1

Exemplos de carcinogênicos importantes[a]

CLASSE DO CARCINOGÊNICO	EXEMPLOS	FONTE	MECANISMO
Genotóxico			
Nitrosaminas	Derivados da nicotina, nitrosaminocetonas (NNK)	Produtos de tabaco	Ativação metabólica formando adutos de DNA
Hidrocarbonetos policíclicos aromáticos	Benzo[a]pireno	Combustíveis fósseis, fumaça de tabaco, alimentos grelhados (*charbroiled* food*)	Ativação metabólica formando adutos de DNA ou ERO
Aminas aromáticas	2-Aminonaftaleno	Corantes	Ativação metabólica formando adutos de DNA
Toxinas de fungos	Aflatoxina B_1	Milho, amendoim e outros alimentos	Ativação metabólica formando adutos de DNA
Não genotóxicos			
Tóxicos hepáticos	Etanol	Bebidas, ambiente	Toxicidade e proliferação compensatórias; depleção de GSH
Ésteres do forbol**	Acetato de tetradecanoil forbol	Horticultura, produção de borracha e gasolina	Ativação de isoformas de FKC
Estrogênios	Dietilestilbestrol	Fármacos e ambiente	Ativação da sinalização estrogênio-receptor
Metais	Arsênico	Ambiente, trabalho	Inibição dos reparos de DNA, ativação das vias de transdução de sinal
Irritantes	Asbestos	Ambiente, trabalho	Estimulação de inflamação; formação de ERO
Dioxinas	TCDD	Queima do lixo, herbicidas, descoramento da polpa de papel	Ativação do receptor aril-carboidrato

[a]Os compostos deste Quadro estão classificados como carcinógenos do grupo 1 pela IARC, com exceção dos ésteres de forbol, qua não foram examinados. TCDD, 2,3,7,8 tetraclorodibenzo-*p*-dioxina; ERO, espécie reativa de oxigênio; GSH, glutationa; FKC, fosfocinase C.
*N. de R.T. *Charbroiles* é um tipo de grelha.
**N. de R.T. O forbol é um composto orgânico encontrado em algumas plantas. Alguns deles promovem tumores.

isoformas de fosfocinase C (FKC). Essa, por sua vez, estimula a via MAP cinase levando a proliferação, invasividade e angiogênese (Capítulo 3). Na maioria das células normais, a ativação prolongada desta via estimula a apoptose, mas as células com mecanismos apoptóticos defeituosos devido a mutações precedentes são resistentes a este efeito. Os carcinógenos estrogênicos ativam o receptor de estrogênio α (REα) e estimulam a proliferação e invasividade das células responsivas a estrogênios. A inflamação crônica é outro mecanismo de carcinogênese não genotóxica. As citocinas inflamatórias estimulam a sinalização por FKC levando a proliferação, invasividade e angiogênese. Os irritantes como os asbestos são exemplos de carcinógenos que atuam por meio de inflamações. A exposição crônica a substâncias hepatotóxicas (ou doença hepática crônica) também causam carcinogênese não genotóxica estimulando a proliferação compensatória para reparar a lesão hepática. Essa lesão e o processo de reparação aumentam a probabilidade da lesão no DNA se tornar uma mutação, de causar inflamação crônica e selecionar as células que proliferam mais rapidamente ou que são menos suscetíveis a apoptose.

A iniciação tumoral também pode ocorrer por meio de mecanismos não genotóxicos. Por exemplo, alguns metais pesados não reagem diretamente com o DNA, mas interferem com as proteínas envolvidas na síntese e reparo de DNA aumentando a probabilidade de acontecer um erro durante a replicação. Carcinógenos não genotóxicos também podem causar mudanças herdáveis na expressão gênica modificando o estado de metilação das citosinas em ilhas de promotores gênicos 5'-CpG-3, atuando assim como iniciadores tumorais. A metilação pode silenciar os genes supressores de tumores enquanto a desmetilação dos proto-oncogenes pode aumentar sua expressão.

QUIMIOPREVENÇÃO

Os fármacos que interferem com o processo carcinogênico prevenindo o câncer antes que seja diagnosticado são denominados de *fármacos quimiopreventivos*. As estratégias de quimioproteção com

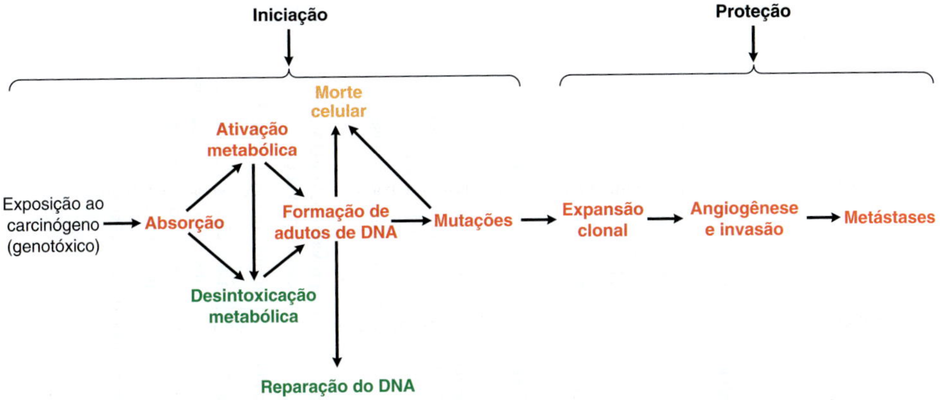

Figura 67-2 *Carcinogênese: início e promoção.* Há várias etapas que ocorrem entre a exposição a um carcinógeno genotóxico e o desenvolvimento do câncer. Os processos em vermelho levam ao desenvolvimento do câncer enquanto os em verde diminuem o risco. Os carcinógenos não genotóxicos atuam potencializando as etapas que levam ao câncer e/ou inibem os processos de proteção. Os fármacos quimioprotetores atuam inibindo as etapas que levam ao câncer ou potencializam os processos protetores.

frequência são baseadas em estudos epidemiológicos sobre nutrição, onde há vários e claros exemplos de efeitos protetores de alimentos e bebidas com base em plantas na incidência de vários tipos de câncer. Inúmeros compostos para a prevenção do câncer estão sob ensaio clínico (Quadro 67-2). Atualmente não existe nenhum fármaco aprovado para a quimioprevenção da carcinogênese ambiental, mas há fármacos aprovados para prevenir a carcinogênese devida a estrogênio endógeno (tamoxifeno e raloxifeno) e vírus (vacinas contra hepatite B e papiloma vírus humano).

Os fármacos quimioprotetores interferem com o processo de iniciação e promoção (Figura 67-2). Um mecanismo de anti-iniciação é a prevenção da ativação do carcinógeno. Isotiocianatos e compostos similares inibem as CYPs envolvidas na ativação de vários carcinógenos e também super-regulam (*upregulate*) os genes controlados pelo elemento de resposta antioxidante (ERA); o grupo responsivo ERA inclui a cadeia leve da 3-glutamilcisteína sintase (o gene responsável pela etapa determinante da velocidade na síntese de GSH) e quinona redutase (NQO1). O aumento da expressão dos genes regulados por ERA prevê aumento da desintoxicação dos carcinógenos próximos. O isotiocianato também estimula a apoptose de células deficientes p53 por meio da formação de adutos de DNA citotóxicos. Compostos que atuam como antioxidantes podem dar proteção porque vários carcinógenos atuam por meio de geração de ERO. Alguns compostos previnem simultaneamente a ativação de carcinógenos e atuam como antioxidantes. Por exemplo, os flavonoides e outros polifenóis encontrados em ampla variedade de plantas são potentes antioxidantes que inibem as CYPs e induzem a expressão de genes regulados por ERA. A clorofila e outros compostos podem proteger contra carcinógenos ligando-se ou reagindo com carcinógenos ou seus metabólitos e evitando que alcancem o seu alvo molecular.

A inflamação é alvo potencial para a quimioproteção interferindo com a promoção. O inibidor de COX-2 celecoxibe demonstrou eficácia na redução do risco de câncer colorretal. Entretanto este benefício foi obscurecido por um aumento do risco de morte devido a eventos cardiovasculares, forçando o encerramento precoce do rastreamento. Estudos que examinam o tratamento em longo prazo com ácido acetilsalicílico por benefícios cardiovasculares observaram que ele também reduz a incidência de adenomas colorretais. Um ensaio clínico de fase 3 está em andamento para examinar este efeito. Compostos naturais, como o α-tocoferol, também exercem quimioproteção reduzindo a inflamação.

Uma abordagem de sucesso na quimioproteção é a modificação da sinalização do receptor nuclear. Dados preliminares promissores sugerem que os retinoides podem ser benéficos na prevenção de câncer pulmonar e outros. Os moduladores seletivos de RE tamoxifeno e raloxifeno reduziram a incidência de câncer de mama em mulheres de alto risco e são aprovados para a quimioproteção nestas pacientes.

AFLATOXINA B_1. Fármacos promissores estão sendo desenvolvidos para a quimioproteção de hepatocarcinogênese mediada pela aflatoxina B_1. As aflatoxinas são produzidas por *Aspergillus flavus*, um fungo que é contaminante comum de alimentos, especialmente milho, amendoim, sementes de algodão e nozes. O *A. flavus* é abundante em regiões quentes.

ADME. A aflatoxina B_1 é facilmente absorvida do trato GI e distribuida inicialmente pelo fígado, em que sofre extensa biotransformação de primeira passagem. A aflatoxina B_1 é biotransformada pelas CYPs, incluindo a 1A2 e 3A4, resultando em um 8,9-epóxido ou produtos hidroxilados na posição 9 (aflatoxina M_1) ou posição 3 (aflatoxina Q_1; Figura 67-3). Os produtos de hidroxilação são menos suscetíveis a epoxidação e por isso são produtos

Quadro 67-2

Agentes quimiopreventivos em estudo em humanos

CLASSE DE QUIMIOPREVENTIVO	COMPOSTO EXEMPLO	FONTE NATURAL OU TIPO DE FÁRMACO	TIPO(S) DE CÂNCER	MECANISMO	SITUAÇÃO ATUAL
Isotiocianatos	Fenetil-iso-tiocianato	Vegetais crucíferos	Fígado, pulmão, mama etc.	↓ CYP, ↑ GSH, ↑ NQO1, ↑ apoptose	Ensaio clínico de fase 2
Fármacos sintéticos que modificam o metabolismo	Oltipraz	Fármacos antiesquistossomose	Fígado, pulmão	↓ CYP, ↑ GSH, ↑ NQO1	Efeitos benéficos nos biomarcadores no ensaio clínico de fase 2
Flavonoides e outros polifenois	Catequina	Chá verde, vinho tinto, bagas etc.	Pulmão, cervical etc.	↓ ERO, ↓ CYP, ↑ GSH, ↑ NQO1	Ensaio clínico de fase 2
Outros compostos vegetais	Curcumina	Açafrão da Índia (*curry*)	Colorretal, pancreático etc.	↓ ERO, ↓ CYP, ↑ GSH, ↓ NQO1	Ensaio clínico de fase 2
Outros compostos vegetais	Clorofilina	Todas as plantas	Fígado	Reação com intermediários ativos, ↓ ERO, ↓CYP	Efeitos benéficos nos biomarcadores no ensaio clínico de fase 2
Outros antioxidantes	α-Tocoferol (vitamina E)	Alimentos	Próstata	Antioxidante, anti-inflamatório	Ensaio clínico de fase 3
Tratamento anti-hormonal	Tamoxifeno	Auxiliar contra o câncer de mama	Mama	Inibe REα na mama	Aprovado pelo FDA para quimioprevenção
AINEs (ver o Capítulo 34)	Ácido acetilsalicílico	Fármacos anti-inflamatórios	Colorretal etc.	Inibe a formação de PG	Ensaio clínico de fase 3
Inibidores seletivos de COX-2 (ver Capítulo 34)	Celecoxibe	Fármacos anti-inflamatórios	Colorretal etc.	Inibe a formação de PG	Ensaio clínico de fase 3 e observou-se ↓ câncer, mas efeitos adversos inaceitáveis para prevenção

CYP, citocromo P450; GSH, glutationa; NQO1, quinona redutase; ERO, espécie reativa de oxigênio; REα, receptor de estrogênio α; FDA, U.S. Food and Drug Administration; AINEs, anti-inflamatórios não esteroides; COX-2, ciclo-oxigenase-2; PG, prostaglandina.

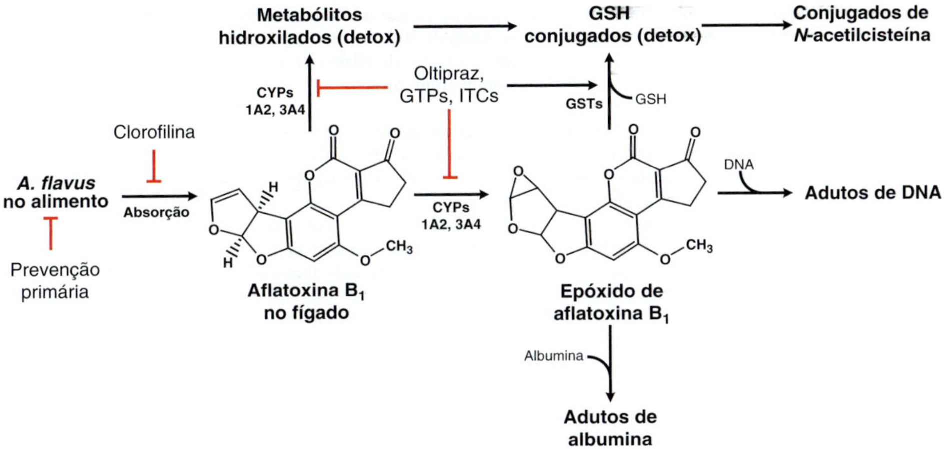

Figura 67-3 *Metabolismo e ações da aflatoxina B_1.* Após ingestão e absorção de alimento contendo *A. flavus*, a aflatoxina B_1 sofre ativação pelas CYPs em 8,9-epóxido, que pode ser detoxificado por glutationas-S-transferases (GSTs) ou por hidração espontânea. Alternativamente, pode reagir com macromoléculas celulares como DNA e proteínas, levando a toxicidade e câncer. Oltipraz, polifenóis do chá verde (GTPs) e isotiocianatos (ITCs) diminuem a carcinogênese da aflatoxina inibindo as CYPs envolvidas na bioativação da aflatoxina e aumentando a síntese de GSH para GSTs envolvidos na desintoxicação.

de detoxificação. O 8,9-epóxido é altamente reativo com DNA e é o intermediário reativo responsável pela carcinogenicidade da aflatoxina. O 8,9-epóxido tem vida curta e sofre detoxificação por hidrólise não enzimática ou conjugação com GSH. A aflatoxina M_1 entra na circulação e é excretada na urina e no leite. Os metabólitos hidroxilados da aflatoxina também entram em várias vias metabólicas de fase 1 e fase 2 adicionais antes da excreção na urina ou na bile.

Toxicidade. A aflatoxina B_1 primariamente atua no fígado, embora também seja tóxica para o trato GI e sistema hematológico. A exposição a altas doses resulta em necrose aguda do fígado, levando a icterícia e, em muitos casos, morte. A toxicidade aguda em humanos é relativamente rara e requer o consumo de miligramas de aflatoxina por dia durante várias semanas. A exposição crônica a aflatoxinas resulta em cirrose do fígado e imunossupressão.

Carcinogenicidade. Com base no aumento da incidência de carcinoma hepatocelular em humanos expostos a aflatoxina e dados de reforço obtidos de animais, o IARC classificou a aflatoxina B1 e vários outras aflatoxinas naturais como carcinógenos humanos (grupo I). A exposição à aflatoxina e o vírus da hepatite B atuam sinergicamente no carcinoma hepatocelular. Separados, aflatoxina ou hepatite B aumentam o risco de carcinoma hepatocelular em 3,4 ou 7,3 vezes respectivamente; indivíduos expostos a ambos têm risco 59 vezes maior de câncer comparado com os não expostos. A aflatoxina primariamente forma aductos de DNA nos resíduos desoxiguanosina, reagindo na posição N1 ou N7. O aduto N7-guanosina faz par errado com adenina gerando transversões G → T. A exposição humana a aflatoxina está associada a carcinomas hepatocelulares tendo uma mutação AGG para AGT no códon 249 do gene supressor de tumor p53, resultando na substituição de arginina com cisteína.

As interações entre aflatoxina e hepatite B que são responsáveis pelo aumento da incidência do carcinoma hepatocelular não estão bem compreendidas. A hepatite B influencia a biotransformação da aflatoxina B_1 sensibilizando as CYPs, inclusive 3A4, e diminuindo a atividade da glutationa S-transferase. Além disso, a proliferação hepatocelular para reparar as lesões feitas pela infecção por hepatite B aumenta a probabilidade dos aductos de DNA induzidos por aflatoxina causarem mutações. Os efeitos hepatotóxicos e promotores tumorais da hepatite B também podem criar ambiente mais favorável para a proliferação e invasão das células iniciadas.

Quimioprevenção do carcinoma hepatocelular induzido por aflatoxina. Inibindo a atividade da CYP ou aumentando a conjugação com glutationa diminui a concentração intracelular do 8,9-epóxido e assim previne a formação de aductos de DNA. Um fármaco testado para modificar a biotransformação da aflatoxina é o oltipraz. O oltipraz é um fármaco antiesquistossoma que potencialmente inibe as CYPs e induz genes regulados pela ERA. O oltipraz aumentou a excreção de aflatoxina *N*-acetilcisteína, indicando aumento da conjugação do epóxido com glutationa. Na dose de 500 mg/semana o oltipraz reduziu os níveis de aflatoxina M_1 de modo consistente com inibição da atividade CYP.

Os polifenóis do chá verde também têm sido usados para modificar a biotransformação da aflatoxina em populações humanas expostas. Indivíduos que recebem dose diária de 500 ou 1.000 mg (equivalente a 1 ou 2 litros de chá verde) demonstram um pequeno declínio na formação de aductos de aflatoxina-albumina e um grande aumento na excreção de aflatoxina *N*-acetilcisteína, consistente com o efeito protetor.

Outra forma usada na quimioproteção da hepatocarcinogenese da aflatoxina é o uso de "moléculas interceptoras". A clorofilina, uma mistura de venda livre de sais hidrossolúveis de clorofila, se liga fortemente a aflatoxina no TGI, formando um complexo que não é absorvido. *In vitro* a clorofilina inibe a atividade da CYP e atua como antioxidante. Na fase 2 do ensaio, a administração de 100 mg de clorofilina em cada refeição diminuiu os níveis de aductos de aflatoxina-N7-guanina na urina em > 50%. Devido à forte interação entre hepatite B e aflatoxina na carcinogênese, a vacina contra hepatite B reduz a sensibilidade das pessoas para a indução de câncer por aflatoxina. A prevenção primária da exposição à aflatoxina por meio da seleção manual ou fluorescente de safras para remover os contaminados com fungos também pode reduzir a exposição humana. Uma forma mais econômica de prevenção primária é melhorar as condições de armazenamento dos alimentos limitando a difusão e contaminação por *A. flavus* que requer ambiente quente e úmido.

METAIS

O arsênico, chumbo e mercúrio são as três substâncias que preocupam devido sua toxicidade e pela probabilidade de exposição humana relacionadas no documento *Comprehensive Environmental Response, Compensation, and Liability Act* (CERCLA, também conhecido como *Superfund*).

Vários dos metais tóxicos no ambiente também são carcinogênicos (Quadro 67-3). Além dos metais ambientais tóxicos, vários metais essenciais também são tóxicos sob condições de dose excessiva. O cobre e especialmente o ferro estão associados a toxicidades, primariamente atingindo o fígado por meio da geração de espécies ativas de oxigênio.

No Quadro 67-3 não aparece o metal ouro o qual tem seus próprios usos e toxicidade.

Quadro 67-3

Metais tóxicos com exposição ambiental ou ocupacional frequente[a]

METAL	PRIORIDADE CERCLA	FONTE COMUM DE EXPOSIÇÃO	SISTEMAS ORGÂNICOS MAIS SENSÍVEIS A TOXICIDADE	CLASSIFICAÇÃO DE CARCINOGENICIDADE (CONFORME IARCS)
As	1	Água potável	CV, pele, múltiplos outros	Grupo 1, carcinogênico para humanos — fígado, bexiga e pulmões
Pb	2	Tintas, solo	SNC, sangue, CV, renal	Grupo 2A, provavelmente carcinogênico
Hg	3	Ar, alimentos	SNA, renal	Grupo 2B, possivelmente carcinogênico ($MeHg^{+}$); grupo 3, não classificável (Hg^{0}, Hg^{2+})
Cd	7	Ocupacional, alimentos, fumo	Renal, respiratório	Grupo 1, carcinogênico para humanos — pulmões (Cd, Cr6+, Be)
Cr6+	18	Ocupacional	Respiratório	
Be	42	Ocupacional, água	Respiratório	
Co	49	Ocupacional, alimento, água	Respiratório, CV	Grupo 2B, possivelmente carcinogênico
Ni	53	Ocupacional	Respiratório, pele (alergia)	Grupo 1, carcinogênico (compostos de Ni solúveis); grupo 2B, possivelmente carcinogênico (Ni metálico) — pulmões

[a]A Agency for Toxic Substances and Disease Registry (ATSDR) oferece monografias detalhadas e pequenos resumos de cada um destes compostos, disponíveis em http://www.atsdr.cedc.gov. A International Agency for Research on Cancer (IARC) também disponibiliza monografias em http://monograph.iarc.fr. (CERCLA, Comprehensive Environmental Response, Compensation, and Liability Act; SNC; sistema nervoso central; CV, cardiovascular.)

CHUMBO (Pb). A exposição crônica, mesmo a muito baixas concentrações, tem efeitos prejudiciais graves que somente agora começam ser entendidos.

Exposição. Até o final do século XX o potencial de exposição ao chumbo era elevado. Nos EUA, tintas contendo chumbo para uso no interior e exterior das casas foram banidas em 1978, enquanto o uso do chumbo tetraetila na gasolina foi eliminado em 1996. Apesar desses banimentos, o uso no passado de carbonato de chumbo e óxido de chumbo em tintas e do chumbo tetraetila na gasolina permanece como origem primária de fontes de exposição ao chumbo. O chumbo não é degradável e permanece no ambiente empoeirado, no solo, e nas tintas das velhas casas. Crianças são expostas ao chumbo, com frequência, mastigando brinquedos de gosto adocicado e pintados com tintas que contêm chumbo e/ou comendo pó e solo no interior e ao redor de velhas casas. As reformas ou demolições dos velhos edifícios podem causar substancial exposição ao chumbo. A retirada do Pb da gasolina reduziu a poluição do ar em mais de 90% entre 1982 e 2002. Alimentos e bebidas ácidas dissolvem o chumbo quando armazenado em recipientes com chumbo na sua liga ou nas extremidades soldadas. A exposição ao chumbo também ocorre com outras fontes como brinquedos de chumbo, medicamentos populares orientais, cosméticos, projéteis retidos, pigmentos de tintas de artistas, cinzas e fumaça de madeiras pintadas, resíduos de joalheiros, fabricação de baterias domésticas e tipos de chumbo. O Centers for Disease Control and Prevention (CDC) recomenda o acompanhamento de crianças aos 6 meses de idade e o uso agressivo de redutores de chumbo para aquelas que apresentam níveis acima de 10 μg/dL.

Química e modo de ação. O Pb existe em forma metálica e como cátion di e tetravalente. O chumbo divalente é a forma ambiental primária; compostos inorgânicos de Pb tetravalente não são encontrados comumente. Complexos orgânicos de chumbo ocorrem primariamente com chumbo tetravalente e inclui o aditivo da gasolina, chumbo tetraetila. A toxicidade por Pb resulta da mimetização molecular de outros metais divalentes. O Pb toma o lugar do zinco ou do cálcio em várias proteínas importantes. Devido ao seu tamanho e afinidade elétrica, o chumbo altera a estrutura da proteína e pode ativar ou inibir impropriamente a função proteica. Alvos moleculares específicos para o chumbo são discutidos adiante.

Absorção, distribuição e excreção. A exposição ao Pb ocorre por a ingestão ou inalação. As crianças absorvem proporção muito maior do Pb ingerido (~ 40% em média) que os adultos (menos de 20%). A absorção do chumbo ingerido aumenta dramaticamente com o jejum. As deficiências de cálcio e ferro na dieta aumentam a absorção de Pb, sugerindo que o chumbo é absorvido por meio de transportadores de metais divalentes. A absorção do chumbo inalado, em geral, é muito mais eficiente (~ 90%). O chumbo tetraetila é facilmente absorvido por meio da pele, mas isso não é a via de exposição para o chumbo inorgânico.

Cerca de 99% do Pb na corrente circulatória se liga à hemoglobina. O Pb inicialmente se distribui aos tecidos moles, particularmente no epitélio tubular renal e no fígado. Com passar do tempo, o chumbo é redistribuído e depositado em ossos, dentes e cabelos. Cerca de 95% do estoque total de chumbo no organismo adulto é encontrado nos ossos. Ossos em crescimento acumulam maiores quantidades de chumbo e podem formar linhas de Pb visíveis em radiografias. O Pb ósseo é absorvido muito lentamente para a corrente sanguínea. Pequenas quantidades de Pb se acumulam no cérebro. O Pb atravessa facilmente a placenta. O Pb é excretado primariamente pela urina. A concentração de chumbo na urina é diretamente proporcional a sua concentração no plasma. O Pb é excretado no leite, glândulas de suor e depositado nos cabelos e unhas. A meia-vida do chumbo no soro é de 1-2 meses com estado de equilíbrio alcançado em ~ 6 meses. O Pb acumula nos ossos, onde sua meia-vida é estimada em 20-30 anos.

Efeitos na saúde. Os sistemas mais sensíveis são o nervoso, hematológico, cardiovascular e renal.

Efeitos neurotóxicos. A maior preocupação com a exposição a baixas concentrações de chumbo é o atraso cognitivo e as alterações comportamentais em crianças. O Pb interfere com a formação das sinapses, a migração neuronal e as interações entre neurônios e células gliais. Juntas, estas alterações no desenvolvimento cerebral resultam em diminuição do QI, baixo desempenho em avaliações e problemas comportamentais como distração, impulsividade, baixa capacidade de concentração e incapacidade de seguir mesmo uma sequência simples de instruções. Devido às diferenças nas áreas de amadurecimento cerebral, as alterações neurocomportamentais variam entre crianças dependendo do momento da exposição ao chumbo. Crianças com níveis muito altos (acima de 70 μg/dL) estão sob risco de encefalopatia. Os sintomas de encefalopatia induzida por Pb incluem letargia, êmese, irritabilidade, anorexia e vertigens o que evolui para ataxia, *delirium* e eventualmente coma e morte. As taxas de mortalidade para a encefalopatia induzida por chumbo são ~ 25%, e a maioria dos sobreviventes desenvolve sequelas em longo prazo como convulsões ou graves déficits cognitivos.

A encefalopatia em adultos requer níveis séricos de chumbo acima de 100 μg/dL. Os sintomas são similares aos observados em crianças. O Pb induz degeneração dos neurônios motores, em geral sem afetar os neurônios sensoriais. Os estudos em adultos mais velhos mostram associação entre a exposição ao chumbo e diminuição do desempenho em testes de função cognitiva. Os efeitos do chumbo no neurodesenvolvimento resultam primariamente da inibição dos transportadores e canais de cálcio e alteração das proteínas que respondem ao cálcio, incluindo a FCC e calmodulina. Essas ações limitam a ativação normal dos neurônios causado pela liberação de cálcio e causam produção imprópria e/ou liberação de neurotransmissores. Em concentração elevadas, o chumbo causa ruptura de membranas incluindo a barreira hematencefálica, aumentando sua permeabilidade a íons. Provavelmente este efeito é responsável pela encefalopatia.

Efeitos cardiovasculares e renais. A exposição ao Pb aumenta a pressão arterial. A exposição ao Pb também está associada a aumento do risco de morte devido a doenças cardiovasculares e cerebrovasculares. Nos rins mesmo uma baixa exposição ao Pb (concentrações no sangue < 10 μg/dL) deprimem a filtração glomerular. Níveis mais elevados (acima de 30 μg/dL) causam proteinúria e prejudicam o transporte, enquanto níveis muito altos (acima de 50 μg/dL) causam proteinúria e insuficiência de transporte enquanto concentrações muito elevadas (> 50 μg/dL) causam lesão física permanente, incluindo nefropatia tubular proximal e glomeruloesclerose. Os efeitos cardiovasculares do Pb parecem envolver a produção de EROs pelo Pb por meio de mecanismo desconhecido. O Pb também forma corpos de inclusão com várias proteínas, incluindo metalotioneína, nos rins. A formação destes corpos essencialmente quela o Pb e parece ser protetora.

Efeitos hematológicos. A intoxicação crônica com Pb está associada à anemia microcítica hipocrômica, observada mais frequentemente em crianças e é morfologicamente similar a anemia por deficiência de ferro. A anemia parece resultar da redução da vida das hemácias e por inibição de várias enzimas envolvidas na síntese da heme, que são observados mesmo com níveis muito baixos de Pb (Figura 67-4 e 67-5). O Pb também causa imunossupressão e aumento da inflamação, primariamente por meio de alterações nas células auxiliares T e na sinalização dos macrófagos.

Efeitos GI. O Pb afeta os músculos lisos intestinais produzindo sintomas que são o sinal precoce de exposição a níveis elevados do metal. A síndrome abdominal com frequência inicia com gosto metálico persistente, leve anorexia, desconforto muscular, mal-estar, cefaleia e constipação (ocasionalmente a diarreia). Conforme a intoxicação avança, os sintomas se agravam e incluem espasmos intestinais que causam dor intestinal intensa (cólica por Pb). A administração IV de gliconato de cálcio alivia esta dor.

Carcinogênese. O IARC recentemente promoveu o Pb a "provavelmente carcinogênico em humanos" (grupo 2A). Estudos epidemiológicos associaram a exposição ao chumbo e cânceres nos pulmões, cérebro, rins e estômago. Roedores expostos ao Pb desenvolveram tumores renais e alguns ratos apresentaram gliomas. O Pb não é mutagênico, mas aumenta os eventos clastogênicos. A carcinogênese por Pb pode resultar da inibição da ligação de proteínas "dedo de zinco" ao DNA, incluindo aquelas envolvidas no reparo e síntese de DNA. O Pb é um bom exemplo de carcinógeno não genotóxico.

Tratamento. A resposta mais importante ao envenenamento com Pb é a remoção da fonte de exposição. Medidas de apoio devem ser tomadas para aliviar os sintomas. O tratamento por quelação se justifica para crianças e adultos com níveis séricos de Pb acima de 45 e 70 μg/dL, respectivamente e/ou com sintomas agudos de envenenamento por Pb. Ainda que a quelação seja eficaz em diminuir os níveis séricos de chumbo e aliviar imediatamente os sintomas, ela não reduz os efeitos crônicos do Pb, além do benefício de diminuir sua presença.

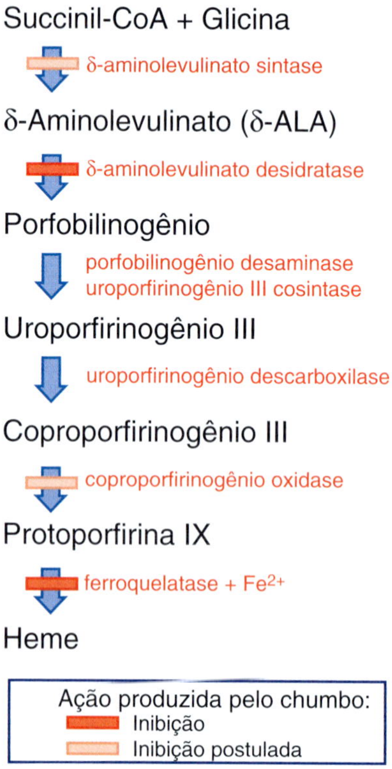

Figura 67-4 *Ações do chumbo na biossíntese do heme.*

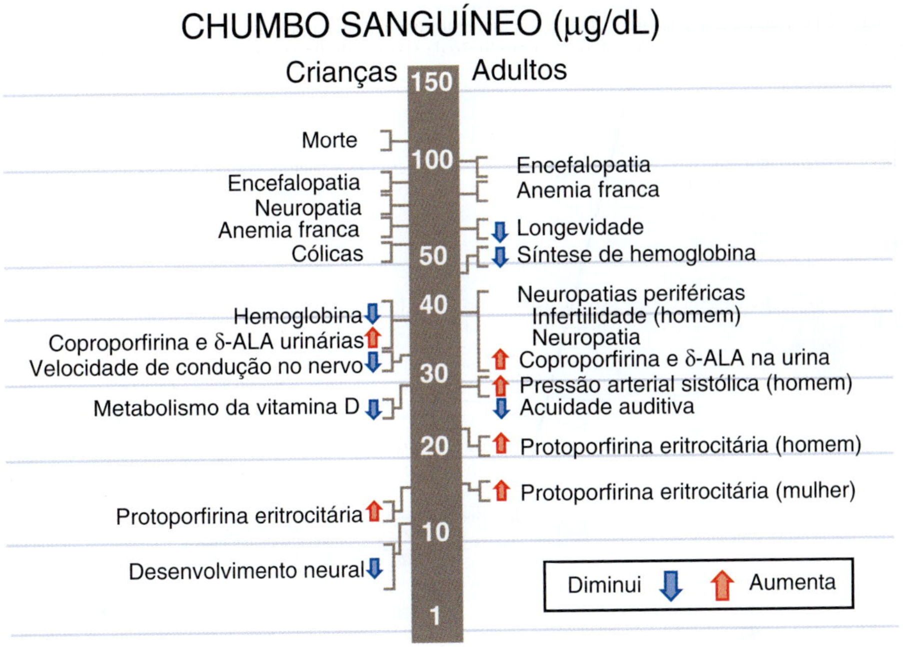

Figura 67-5 *Concentrações de chumbo no sangue e as manifestações da toxicidade pelo chumbo em crianças e adultos.* (δ-ALA, δ-aminolevulinato.)

Mercúrio. O mercúrio (Hg) tem sido usado industrialmente desde a antiga Grécia devido sua propriedade de amalgamar com outros metais. O Hg foi usado como fármaco terapêutico durante séculos. Seu emprego no tratamento da sífilis inspirou a observação de Paracelso de que a "dose faz o veneno", um dos conceitos centrais da toxicologia, e também originou a advertência "uma noite com Vênus, um ano com Mercúrio." A frase "louco como um chapeleiro" se originou da exposição de chapeleiros ao vapor de mercúrio metálico durante a produção de feltro para chapéus usando nitrato de Hg.

Exposição. O vapor de Hg é liberado naturalmente no ambiente por meio de atividade vulcânica e emitido por gases do solo. O Hg também entra na atmosfera por meio da atividade humana como a queima de combustíveis fósseis. Uma vez no ar, o Hg metálico é foto-oxidado a Hg inorgânico que, então, pode se depositar em ambientes aquáticos durante as chuvas. Os microrganismos podem conjugar o Hg inorgânico formando metilmercúrio. O metilmercúrio concentra em lipídeos e bioacumula na cadeia alimentar, de forma que a concentração nos organismos aquáticos, no topo de cadeia alimentar, como espadarte e tubarões, é bem elevada (Figura 67-6).

A fonte primária de exposição ao Hg metálico na população em geral é a vaporização do Hg no amálgama dentário. Também existe exposição limitada por meio de termômetros quebrados e outros aparelhos contendo Hg. A exposição humana ao Hg orgânico ocorre primariamente pelo consumo de peixe. Os trabalhadores estão expostos ao Hg metálico e inorgânico, mais comumente pela exposição a vapores. O maior risco para exposição é na indústria de alcalinos clorados (i.e., alvejantes) e em outros processos químicos nos quais o Hg é usado como catalisador. O Hg é componente de vários aparelhos, incluindo baterias alcalinas, lâmpadas fluorescentes, termômetros e equipamentos científicos. A exposição ocorre durante a produção destes aparelhos. Odontólogos estão expostos ao Hg do amálgama. O Hg pode ser usado para extrair ouro na mineração. Os sais de Hg são usados como pigmentos em tintas.

O timerosal é um antimicrobiano usado como preservativo em vacinas. Seu uso é controverso porque libera etilmercúrio, que é quimicamente similar ao metilmercúrio. Levantou-se a suspeita que o timerosal pode contribuir para o autismo, mas estudos não encontraram associação entre o uso de timerosal nas vacinas e efeitos prejudiciais à saúde. Apesar disso, com exceção das vacinas contra gripe, o timerosal não é mais usado como preservativo em vacinas normalmente recomendadas às crianças.

Química e modo de ação. Há três formas gerais de Hg de interesse à saúde humana. O Hg metálico ou elemental (Hg^0) é o líquido presente nos termômetros e amálgama dentário; é bem volátil e a exposição é frequentemente na forma de vapor. O Hg inorgânico pode ser monovalente (mercuroso, Hg^{1+}) ou divalente (mercúrico, Hg^{2+}) e forma uma variedade de sais. Os compostos mercuriais orgânicos consistem em Hg divalente complexado com um ou ocasionalmente dois grupo alquila. O composto de Hg orgânico de maior preocupação é o metilmercúrio ($MeHg^+$)

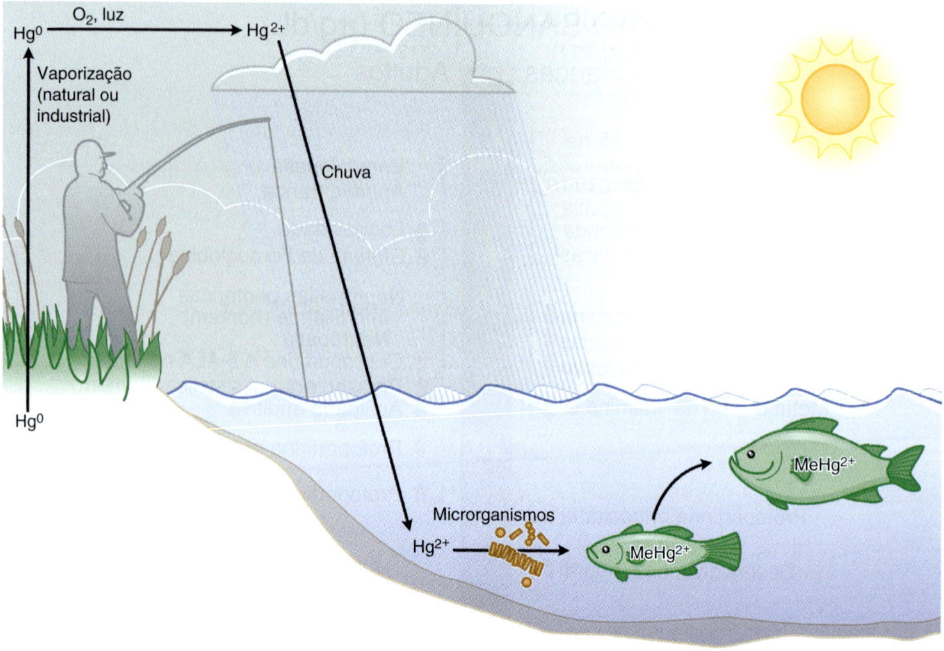

Figura 67-6 *Movimentação do mercúrio no ambiente.* O mercúrio metálico (Hg^0) é vaporizado da superfície da terra naturalmente ou por meio das atividades humanas, como a queima de carvão. Na atmosfera, o Hg^0 é oxidado formando mercúrio inorgânico divalente (Hg^{2+}). O Hg^{2+} cai na superfície com as chuvas. Bactérias aquáticas podem metilar o Hg^{2+} formando metilmercúrio ($MeHg^+$). O $MeHg^+$ no plancton é consumido por peixes. Devido a lipofilicidade, o $MeHg^+$ bioacumula no topo da cadeia alimentar.

que se forma no ambiente a partir de Hg inorgânico pelos microrganismos aquáticos. Ambos, Hg^{2+} e $MeHg^+$, facilmente formam ligações covalentes com enxofre, que causa a maioria dos efeitos biológicos do mercúrio. Em concentrações muito baixas, o Hg reage com resíduos sulfidrila das proteínas e perturba suas funções. Também pode haver um componente autoimune na toxicidade do Hg.

ADME. O vapor de Hg^0 é facilmente absorvido por meio dos pulmões (~ 70-80%), mas a absorção GI do Hg metálico é desprezível. Absorvido, o Hg^0 se distribui por todo o organismo e atravessa as membranas como a hematencefálica e a placenta, por difusão. O Hg^0 é oxidado pelas catalases nos eritrócitos e outras células formando Hg^{2+}. Logo após a exposição, algum Hg^0 é eliminado pelo ar exalado. Após poucas horas, a distribuição e eliminação do Hg^0 lembra as propriedades do Hg^{2+}. Após exposição ao vapor de Hg^0, ele é oxidado a Hg^{2+} e retido no cérebro.

A absorção GI dos sais de Hg depende do indivíduo e do tipo particular de sal variando entre 10 e 15%. O Hg^+ forma Hg^0 ou Hg^{2+} na presença de grupos sulfidrila. O Hg^{2+} é excretado primariamente na urina e fezes; pequena quantidade pode ser reduzida a Hg^0 e exalada. Com a exposição aguda, a via fecal predomina, mas na exposição crônica, a excreção urinária se torna mais importante. Todas as formas de Hg também são excretadas no suor, leite e depositadas nos cabelos e unhas. A meia-vida do Hg inorgânico é ~ 1-2 meses (ATSDR, 1999). O $MeHg^+$ ingerido por via oral é quase totalmente absorvido no TGI. O $MeHg^+$ atravessa facilmente a barreira hematencefálica e a placenta e se distribui bastante uniformemente nos tecidos, embora as concentrações sejam maiores nos rins. A $MeHg^+$ pode ser desmetilada formando Hg^{2+} inorgânico. Fígado e rins exibem as maiores taxas de desmetilação, mas isso também ocorre no cérebro. O $MeHg^+$ é excretado na urina e fezes, predominando a via fecal. A meia-vida do $MeHg^+$ é ~ 2 meses. Complexos entre $MeHg^+$ e cisteína lembram a metionina e podem ser reconhecidos pelos transportadores como aquele aminoácido e transportados por meio das membranas.

Efeitos na saúde

Mercúrio metálico. A inalação de níveis elevados de vapores de Hg durante um breve período é agudamente tóxica para os pulmões. Os sintomas respiratórios da exposição ao Hg iniciam com tosse e aperto no tórax e podem evoluir para pneumonite intersticial e comprometimento grave da função respiratória. Outros sintomas iniciais incluem fraqueza, calafrios, gosto metálico, náuseas, êmese, diarreia e dispneia. A exposição aguda a doses elevadas de Hg também é tóxica para o SNC (Figura 67-7).

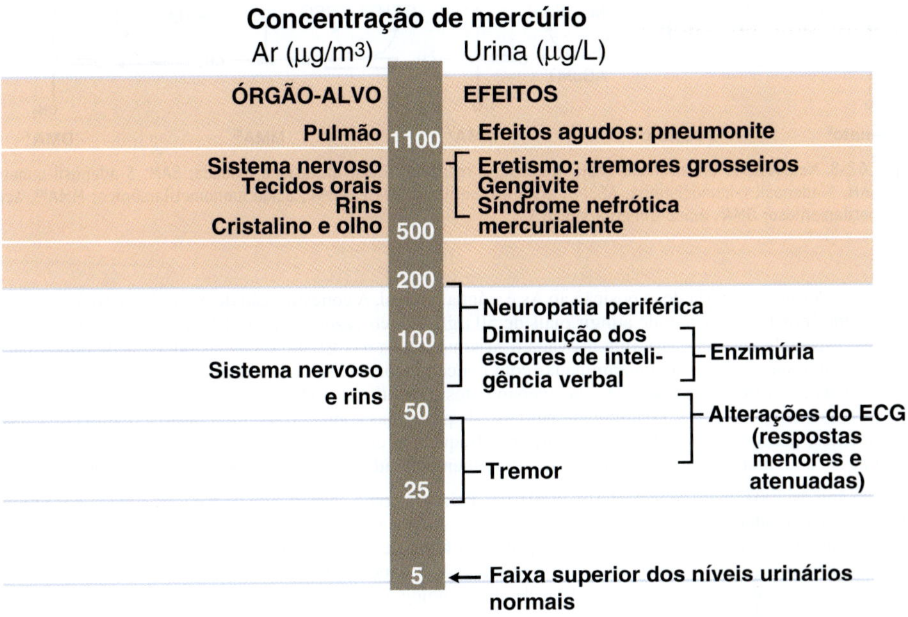

Figura 67-7 *A concentração de mercúrio no ar e na urina associadas a uma variedade de efeitos tóxicos.*

A preocupação primária na exposição crônica aos vapores de Hg é a toxicidade para o SN. Os sintomas incluem tremores (particularmente das mãos), fragilidade emocional (irritabilidade, timidez, perda de confiança e nervosismo), insônia, perda de memória, atrofia muscular, fraqueza, parestesia e déficit cognitivo. Esses sintomas intensificam e se tornam irreversíveis com aumento na duração e concentração da exposição. Outros sintomas comuns da exposição crônica ao Hg incluem taquicardia, pulso fraco, salivação intenas, gengivite e lesão renal.

Sais inorgânicos de mercúrio. A ingestão de sais de Hg^{2+} é intensamente irritante ao trato GI provocando êmese, diarreia e dor abdominal. A exposição aguda aos sais de Hg (tipicamente em tentativas de suicídio) causa necrose tubular, resultando em diminuição do débito urinário e, frequentemente, insuficiência renal aguda. A exposição crônica também atinge os rins, predominando a lesão glomerular.

Mercúrio orgânico. O SNC é o alvo primário da toxicidade do metilmercúrio. Os sintomas da exposição incluem distúrbios visuais, ataxia, parestesia, fadiga, perda de audição, fala arrastada, déficit cognitivo, tremor muscular, distúrbios do movimento e, após exposição grave, paralisia e morte. Crianças expostas *in utero* podem desenvolver sintomas graves, incluindo retardo mental e déficits neuromusculares, mesmo na ausência de sintomas na mãe.

Tratamento. Com exposição ao Hg metálico, acabar com a exposição é crítico e pode ser necessária assistência respiratória. Êmese pode ser usada até 30-60 min da exposição ao Hg inorgânico, desde que o paciente esteja acordado, alerta e não haja lesão corrosiva. A manutenção do equilíbrio eletrolítico e líquido é importante nos pacientes expostos ao Hg inorgânico. A quelação é benéfica nos pacientes com exposição aguda ao Hg inorgânico ou metálico. As opções de tratamento ao metilmercúrio são limitadas. A quelação não oferece vantagens e vários quelantes potencializam os efeitos tóxicos do metilmercúrio. Resinas tióis não absorvíveis podem ser úteis para evitar a absorção do metilmercúrio do trato GI.

Devido aos efeitos conflitantes do Hg e os ácidos graxos ω-3, há considerável controvérsia com relação às restrições ao consumo de peixe por mulheres em idade reprodutiva e crianças. A EPA recomenda limitar a ingestão de peixe a 350 g por semana (duas refeições). Vários especialistas consideram esta recomendação muito conservadora e o FDA considera revisar sua recomendação afirmando que os benefícios do consumo de peixe superam os riscos. A recomendação para que as mulheres consumam peixes com menor conteúdo de Hg (p. ex., atum *light* em lata, salmão, pescada-polaca, bagre) e evitem os grandes predadores (espadarte, cação e lofolátilo [*tilefish*]), não é alvo de controvérsias.

ARSÊNICO. O arsênico (As) é um metaloide comum em rochas e no solo. O uso do As em medicamentos praticamente desapareceu, mas o trióxido de arsênico (TOA) continua sendo empregado como fármaco quimioterápico eficaz contra a leucemia promielocítica (Capítulo 61).

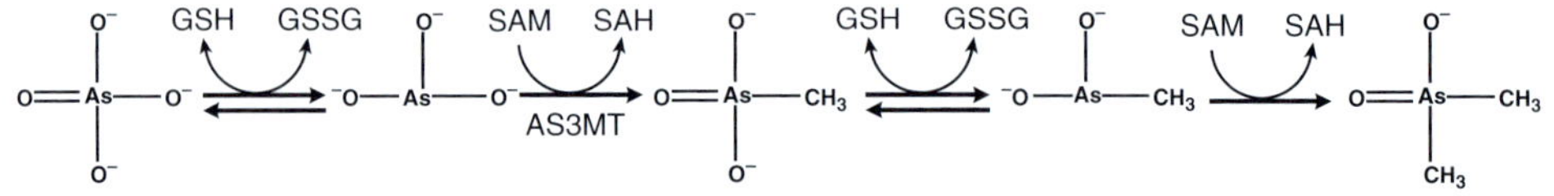

Arsenato^{V} **Arsenito**^{III} **MMA**^{V} **MMA**^{III} **DMA**^{V}

Figura 67-8 *Metabolismo do arsênico.* (GSH, glutationa reduzida; GSSG, glutationa oxidada; SAM, *S*-adenosil-L-metionina; SAH, *S*-adenosil-L-homocisteína; AS3MT, arsenito metiltransferase; MMA^{V}, ácido monometilarsônico; MMA^{III}, ácido monometilarsonioso; DMA^{V}, ácido dimetilarsínico.)

Exposição. A fonte primária de exposição ao As é a água potável. A concentração de As na água potável alcança 2 μg/L (ppb) nos EUA, mas pode atingir mais de 50 μg/L (cinco vezes o padrão EPA) em fontes de água particulares, especialmente na Califórnia, Nevada e Arizona (todos nos EUA). As águas potáveis de outras partes do mundo algumas vezes estão contaminadas com concentrações de As muito maiores (até várias centenas de microgramas por litro) tendo ocorrido envenenamentos generalizados (Figura 67-8 na 12ª ed. do texto completo). O arsênico pode entrar no ambiente pelo uso de pesticidas contendo As, mineração e queima de carvão. Os alimentos, particularmente frutos do mar, com frequência estão contaminados com As. A ingestão diária média de As do humano é de 10 μg/dia quase inteiramente devido a alimento e água.

Antes do ano de 2003, mais de 90% do As usado nos EUA era como conservante de madeira tratada por pressão, mas a indústria madeireira voluntariamente substituiu o As por outros conservantes. A madeira tratada com As parece segura a menos que seja queimada. A principal fonte de exposição ocupacional ao As é na produção e uso de arsenicais orgânicos como herbicidas e inseticidas. A exposição ao As metálico, arsina, trióxido de As e arsenito de gálio também ocorre em indústrias de alta tecnologia, como as fábricas de semicondutores e de *chips* para computadores.

Química e modo de ação. O As existe na forma elementar, trivalente (arsenito, ácido arsenioso) e pentavalente (arsenatos, ácido As). A arsina é o hidrito gasoso do As trivalente que exibe toxicidade distinta das outras formas. A toxicidade de um dado arsenical está relacionada com a velocidade de sua depuração do organismo e sua capacidade de concentrar-se nos tecidos. Em geral, a toxicidade aumenta na sequência: arsenicais orgânicos $< As^{5+} < As^{3+}$ < gás arsina (AsH_3). Como ocorre com o Hg, os compostos de As trivalente formam ligações covalentes com grupos sulfidrila. O sistema piruvato desidrogenase é particularmente sensível à inibição pelos arsenicais trivalentes porque os dois grupos sulfidrila do ácido lipoico reagem com o As formando um anel de seis membros. O arsenato inorgânico (pentavalente) inibe a cadeia de transporte de elétrons. O arsenato parece substituir competitivamente o fosfato durante a formação de ATP, formando um éster instável de arsenato que rapidamente é hidrolisado.

ADME. As formas pouco hidrossolúveis como o sulfeto de As, arsenato de chumbo e trióxido de As não são bem absorvidos. Os arsenicais hidrossolúveis são facilmente absorvidos após inalação ou ingestão. A absorção GI do As dissolvido na água potável é maior que 90%. Em doses baixas o As se distribui de modo bastante uniforme pelos tecidos do organismo. Unhas e pelos, devido ao alto conteúdo de sulfidrilas, exibem concentrações mais elevadas. Após uma dose aguda e alta de As (i.e., envenenamento fatal), o As se deposita preferencialmente no fígado e em menor extensão nos rins. Níveis elevados também são encontrados nos músculos, coração, baço, pâncreas, pulmões e cerebelo. O As atravessa facilmente a placenta e a barreira hematencefálica.

O As sofre biotransformação em humanos e nos animais (Figura 67-8). Os compostos trivalentes podem ser oxidados a pentavalentes, mas não há evidências de desmetilação dos arsenicais metilados. Os humanos excretam níveis maiores de compostos monometilarsênicos (MMA) do que a maioria dos outros animais. Os arsenicais trivalentes metilados são mais tóxicos do que o arsenito inorgânico devido à maior afinidade pelos grupos sulfidrila; a formação de MMA^{III} atualmente é considerada uma via de bioativação. A eliminação dos arsenicais pelos humanos é, primariamente, pela urina embora parte também seja excretado nas fezes, suor, unhas, cabelos, pele e ar exalado. Comparado com a maioria dos outros metais tóxicos, o As é excretado rapidamente, com meia-vida de 1-3 dias. Em humanos, do As inorgânico ingerido, uma mistura de 10-30% de arsenicais inorgânicos, é excretada na urina, 10-20% de formas monometiladas e 60-80% de formas dimetiladas.

Efeitos na saúde. Com exceção do gás arsina (discutido sob "gás arsina", adiante) as várias formas de As inorgânico exibem efeitos tóxicos similares. O As inorgânico tem ampla faixa de toxicidade e está associado a efeitos em cada sistema orgânico testado. A exposição aguda a doses elevadas de As (> 70-180 mg) em geral é fatal. A morte imediatamente após o envenenamento com As resulta dos efeitos no coração e trato GI. Às vezes, a morte ocorre tardiamente como resultado de efeitos combinados do arsênico em múltiplos órgãos.

Sistema cardiovascular. A exposição aguda e crônica ao As causa despolarização do miocárdio, arritmias e doença cardíaca isquêmica; estes são os efeitos adversos conhecidos do trióxido de As no tratamento da leucemia. A exposição crônica ao As causa doença vascular periférica das quais o exemplo mais dramático é a "doença dos pés pretos", condição caracterizada por cianose das extremidades particularmente dos pés e que evolui para gangrena. O As dilata os capilares e aumenta sua permeabilidade o que causa edema, um efeito responsável provavelmente pela doença vascular periférica que segue à exposição crônica.

Pele. A pele é muito sensível a exposição crônica ao As. O As induz hiperceratinização da pele (incluindo a formação de múltiplos calos ou verrugas), particularmente nas palmas das mãos e solas dos pés. Ele também causa áreas de hiperpigmentação intercaladas com pontos de hipopigmentação. Esses sintomas podem ser observados em indivíduos expostos a água potável com concentrações de As de no mínimo 100 μg/L e são típicas naqueles expostos cronicamente a níveis muito elevados. A hiperpigmentação pode ser observada após 6 meses de exposição, enquanto a hiperceratinização necessita anos. As crianças são mais propensas a desenvolver estes efeitos do que os adultos.

Trato GI. A exposição aguda ou subaguda a doses altas de As por ingestão está associada a sintomas GI que vão desde leves cólicas, diarreia e êmese até hemorragias GI e morte. Os sintomas GI são causados pelo aumento de permeabilidade capilar levando à perda de líquidos. Em doses maiores, o líquido forma vesículas que podem romper levando a inflamação e necrose da submucosa e então romper a parede intestinal. Os sintomas GI não são observados com exposição crônica a níveis baixos de As.

Sistema nervoso. O efeito neurológico mais comum da exposição aguda ou crônica ao As é neuropatia periférica envolvendo neurônios sensoriais e motores. Esse efeito é caracterizado pela perda de sensações nas mãos e pés, seguido de fraqueza muscular. A neuropatia ocorre vários dias após a exposição ao As e pode ser revertida após cessação da exposição, embora a recuperação em geral não seja completa. A exposição ao As pode causar déficit intelectual em crianças. Doses altas e agudas de As causam encefalopatia em casos raros com sintomas que incluem cefaleia, letargia, confusão mental, alucinações, convulsões e coma.

Outras toxicidades não câncer. Exposição aguda e crônica ao As induz anemia e leucopenia, provavelmente por meio de efeitos citotóxicos diretos e supressão da eritropoiese. O As também pode inibir a síntese de heme e causar infiltrações gordurosas, necrose central e cirrose no fígado. O As pode causar grave lesão renal. O As inalado é irritante aos pulmões, e o As ingerido pode induzir bronquite que evolui para broncopneumonia em alguns indivíduos. A exposição crônica ao As está associada a aumento do risco de diabetes.

Carcinogênese. Em regiões com níveis muito elevados de As na água potável observam taxas substancialmente maiores de câncer de pele, câncer de bexiga e de pulmões. Também há associação entre a exposição ao As e outros cânceres incluindo tumores hepático, renais e de próstata. A IARC classifica o As como "carcinogênico aos humanos (grupo I)". Humanos expostos ao As no útero e na primeira infância tem elevado risco de câncer pulmonar.

O As não lesa diretamente o DNA. Ao contrário, o As parece atuar alterando a expressão do gene, metilação do DNA, inibição da reparação do DNA, geração de estresse oxidativo e/ou alteração das vias de transdução de sinal. Em humanos, a exposição ao As pelo fumo potencializa a tumorigênese pulmonar (aumento de 5 vezes). A cocarcinogênese do As pode envolver a inibição de proteínas envolvidas na reparação de nucleotídeos por excisão. O As tem atividade de desorganização endócrina sobre vários receptores de hormônios esteroidais nucleares, aumentando a transcrição hormônio-dependente em concentrações muito baixas e inibindo em nível sérico ligeiramente maior.

Gás arsina. A arsina é uma causa rara de envenenamento industrial. A arsina induz rápida hemólise frequentemente fatal que resulta provavelmente da combinação da arsina com hemoglobina e reação com O_2. Poucas horas após a exposição, o paciente desenvolve cefaleia, anorexia, êmese, parestesia, dor abdominal, calafrios, hemoglobinúria, bilirrubinemia e anúria. A icterícia aparece depois de 24 h. A arsina induz toxicidade renal que pode evoluir para insuficiência renal. Cerca de 25% dos casos de exposição à arsina resultam em morte.

Tratamento. Após exposição aguda ao As, o paciente deve ser estabilizado e tratar de prevenir absorção adicional do veneno. A monitoração próxima dos níveis de líquidos é importante porque o As pode causar choque hipovolêmico fatal. O tratamento por quelação é eficaz após exposição de curta duração ao As, mas tem pouco ou nenhum valor em indivíduos expostos cronicamente. Transfusão de troca para restabelecer a contagem celular sanguínea e a remoção do As com frequência se justificam após a exposição ao gás arsina.

CÁDMIO. O cádmio (Cd) é usado em galvanoplastia, galvanização, plásticos, pigmentos corados e baterias de níquel-cádmio.

Exposição. A exposição ao Cd é pelo alimento (com uma ingestão média estimada em 50 μg/dia) e pelo tabaco (1 cigarro tem de 1-2 μg de Cd). Trabalhadores em indústrias processadoras de metais podem expor-se a altos níveis de Cd, particularmente por inalação.

Química e modo de ação. O Cd existe como Cd^{2+} e não sofre reações de oxidação-redução. O mecanismo da toxicidade por Cd não está completamente entendido. Como o chumbo e outros metais divalentes, o Cd pode substituir o zinco nos domínios dedos-de-zinco em proteínas e desorganizá-las. O Cd induz a formação de espécies ativas de oxigênio, resultando em peroxidação lipídica e esgotamento de glutationa, sensibiliza às citocinas inflamatórias e pode desorganizar o efeito benéfico do NO.

Absorção, distribuição e excreção. O Cd não é bem absorvido do TGI (1,5-5%), mas é mais bem absorvido por inalação (~ 10%). O Cd se distribui primeiro no fígado e depois nos rins, com estes órgãos acomodando ~ 50% da quantidade absorvida. O Cd pouco atravessa as barreiras hematencefalica e placentária. O Cd é excretado principalmente na urina e tem meia-vida de 10-30 anos.

Toxicidade. A toxicidade aguda primária do Cd é decorrente da irritação local ao longo da via de absorção. O Cd inalado causa irritação do trato respiratório com grave pneumonite inicial acompanhada de dor torácica, náuseas, tonturas e diarreia. A toxicidade pode progredir para edema pulmonar fatal. O Cd ingerido induz náuseas, êmese, salivação, diarreia e cólicas abdominais; êmese e diarreia são frequentemente sanguinolentas. O Cd ligado a metalotioneina é transportado até os rins onde pode ser liberado. O efeito tóxico inicial do Cd nos rins é o aumento da excreção de proteínas de baixa massa molecular, especialmente a β_2-microglobulina e a proteína ligadora de retinol. O Cd também causa lesão glomerular e diminuição na filtração. A exposição ocupacional crônica ao Cd está associada a aumento do risco de insuficiência renal e morte. Níveis de Cd consistentes com a exposição na dieta normal podem causar toxicidade renal. Os trabalhadores sujeitos a inalação prolongada de Cd apresentam diminuição da função pulmonar. Os sintomas iniciais incluem bronquite e fibrose pulmonar levando ao enfisema. A DPOC aumenta a mortalidade em trabalhadores expostos ao Cd. Quando acompanhado de deficiência de vitamina D, a exposição ao Cd aumenta o risco de fraturas e osteoporose, possivelmente por interferência com a regulação de cálcio e fósforo renal.

Carcinogenicidade. A inalação ocupacional crônica ao Cd aumenta o risco de desenvolver câncer pulmonar. O Cd causa aberrações cromossomais em trabalhadores e células humanas expostas. O Cd também aumenta as mutações e impede a reparação do DNA em células humanas. O Cd substitui o zinco nas proteínas e polimerases de reparo de DNA, e pode inibir a reparação do nucleotídeo por excisão, a reparação por excisão da base e a DNA-polimerase responsável por recuperar rupturas de fitas simples. O Cd também altera a via de sinalização celular e desorganiza o controle celular de proliferação. O Cd atua como um carcinógeno não genotóxico.

Tratamento. Pacientes que sofrem pelo Cd inalado podem necessitar de ventilação assistida. Os pacientes que padecem de insuficiência renal devido ao envenenamento com Cd podem precisar de transplante. Não há benefícios clínicos com o tratamento por quelação no enveneamento por Cd, e o quelante pode resultar em efeitos adversos.

CROMO. O cromo (Cr) é um metal importante na indústria usado em inúmeras ligas, particularmente aço inoxidável (tem 11% de Cr no mínimo). O Cr pode ser oxidado a múltiplos estados de valência, sendo que as formas trivalente (Cr^{III}) e hexavalente (Cr^{VI}) são as que têm importância biológica. Na natureza o Cr existe quase exclusivamente na forma trivalente e o Cr^{III} é um metal essencial envolvido na regulação do metabolismo da glicose. O Cr^{VI} é tido como responsável pelos efeitos tóxicos da exposição ao Cr.

Exposição. A exposição ao Cr na população geral decorre da ingestão de alimentos, primariamente, embora também haja exposição pela água potável e ar. Os trabalhadores são expostos ao Cr durante a produção de cromatos, aço inox e soldagem, revestimento de Cr, soldas de ferro- Cr e produção de pigmentos com Cr e nos curtumes. A exposição em geral é a uma mistura de Cr^{III} e Cr^{VI}.

Química e modo de ação. O Cr ocorre em seu estado metálico ou em qualquer valência entre di e hexavalente. O Cr^{III} é a forma mais estável e comum. O Cr^{VI} é corrosivo e facilmente reduzido a valências menores. A razão primária para as diferenças toxicológicas do Cr^{III} e Cr^{VI} parece ser a diferença nas suas absorções e distribuições. O Cr^{VI} lembra o sulfato e fosfato e pode ser levado por meio das membranas por transportador de ânions. Uma vez no interior da célula, o Cr^{VI} sofre uma série de passos de redução, formando afinal o Cr^{III}, que causa a maioria dos efeitos tóxicos. O Cr^{III} facilmente interage covalentemente com DNA. O Cr^{VI} também induz estresse oxidativo e reações de hipersensibilidade.

ADME. Partículas menores se depositam melhor nos pulmões. A absorção para a corrente sanguínea das formas hexavalente e solúvel é maior que a trivalente ou insolúveis, sendo o restante retido nos pulmões. Cerca de 50-85% das partículas de Cr^{VI} inalado ($< 5\ \mu m$) são absorvidas. A absorção do Cr ingerido é $< 10\%$. O Cr^{VI} atravessa as membranas por transporte facilitado, o Cr^{III} atravessa por difusão. O Cr^{VI} se distribui por todos os tecidos e atravessa a placenta. As maiores concentrações ocorrem no fígado, rins e ossos; o Cr^{VI} também é retido nos eritrócitos. A excreção primária é pela urina com pequenas quantidades excretadas pela bile e leite ou depositadas em cabelos e unhas. A meia-vida do Cr^{VI} ingerida é ~ 40 h, a do Cr^{III} é ~ 10 h.

Toxicidade. A exposição aguda a concentrações muito elevadas de Cr causam morte por meio da lesão a múltiplos órgãos, particularmente os rins. A exposição crônica a baixas doses de Cr causam primariamente toxicidade no local de contato. Assim, trabalhadores expostos ao Cr por inalação desenvolvem sintomas de irritação pulmonar e do trato respiratório superior, diminuição da função pulmonar e pneumonia. A exposição crônica ao Cr por ingestão causa sintomas de irritação do TGI (p. ex., úlceras orais, diarreia, dor abdominal, indigestão e êmese). O Cr^{VI} é irritante à pele e pode causar ulcerações ou queimaduras. Alguns indivíduos desenvolvem dermatite alérgica por exposição cutânea ao Cr. Operários sensibilizados ao Cr com frequência desenvolvem asma.

Carcinogenicidade. Os compostos de Cr^{VI} são carcinogênicos humanos conhecidos (grupo I). As evidências de carcinogenicidade do cromo metálico e do Cr^{3+}são insuficientes (grupo 3). Trabalhadores expostos ao Cr^{VI} por inalação apresentam índices elevados e mortes decorrentes de cânceres pulmonar e nasal. A exposição ambiental ao Cr^{VI} na água de bebida aumenta o risco de desenvolver câncer de estômago. Há múltiplos mecanismos potenciais para a carcinogenicidade do Cr^{VI}. A redução do Cr^{VI} para Cr^{III} no interior da célula ocorre com oxidação concomitante das moléculas celulares. Os adutos de DNA não são muito mutagênicos e são reparados por excisão do nucleotídeo. Parece que o alto nível de atividade reparadora de nucleotídeos por excisão após a exposição ao Cr contribui para a carcinogênese, seja por impedir a reparação das lesões mutagênicas formadas por outros carcinógenos ou por meio da formação de quebras de fitas simples devido a reparação incompleta. O Cr também forma ligações cruzadas tóxicas entre DNA e proteínas. A inflamação crônica devido à irritação provocada pelo Cr também pode promover a formação de tumores.

Tratamento. Não há protocolo-padrão para o tratamento do envenenamento agudo com Cr. Uma conduta promissora mostrada em roedores é o uso de redutores como ascorbato, glutationa ou *N*-acetilcisteína para reduzir o Cr^{VI} e Cr^{III} após a exposição, mas antes da absorção, para limitar a biodisponibilidade. Esses compostos e o EDTA também aumentam a excreção urinária de Cr após a exposição a doses elevadas, particularmente se administrados precocemente. A transfusão de sangue de troca, para remover o cromo do plasma e dos eritrócitos, pode ser benéfica.

TRATAMENTO DA EXPOSIÇÃO A METAIS

A resposta mais importante a exposição ocupacional ou ambiental a metais é eliminar a fonte de contaminação. Também é importante estabilizar o paciente e providenciar tratamento sintomático.

O tratamento da intoxicação por metal aguda com frequência necessita do uso de quelantes. Quelante é um composto que forma complexos estáveis com metais, tipicamente como anéis de cinco ou seis membros. O quelante ideal deve ter as seguintes propriedades: *elevada solubilidade em água, resistência a biotransformação, capacidade de alcançar os locais de armazenamento do metal, capacidade de formar um complexo estável e não tóxico com o(s) metal(ais) tóxico(s) e ter o complexo facilmente excretado*. Também é desejável que o quelante tenha baixa afinidade pelos metais essenciais cálcio e zinco, pois os metais tóxicos com frequência atuam competindo com estes metais na ligação às proteínas. A estrutura dos quelantes mais comuns é apresentada na Figura 67-9.

Em caso de exposição aguda a doses elevadas da maioria dos metais o tratamento com quelante reduz a toxicidade. Entretanto, após exposição crônica, a quelação não mostra benefícios clínicos além dos obtidos somente com a cessação da exposição e, em alguns casos, prejudicam mais do que ajudam. O tratamento com quelante pode aumentar os efeitos neurotóxicos dos metais pesados e só é recomendada para intoxicações agudas.

ÁCIDO ETILENODIAMINOTETRACÉTICO (EDTA). O EDTA e seus vários sais são quelantes eficazes de metais di e trivalentes. O EDTA cálcico dissódico (EDTA-$CaNa_2$) é o sal de EDTA preferido para a intoxicação por metais, desde que o metal tenha maior afinidade pelo EDTA que o cálcio. O EDTA-$CaNa_2$ é eficaz para o tratamento da intoxicação aguda por chumbo, particularmente associado a dimercaprol, mas não é quelante eficaz para o Hg ou As *in vivo*.

Química e mecanismo de ação. Os íons metálicos acessíveis com maior afinidade pelo EDTA-$CaNa_2$ que o Ca^{2+} são quelados, mobilizados e em geral excretados. Como o EDTA é ionizado no pH fisiológico, ele não penetra significativamente nas células. O EDTA-$CaNa_2$ mobiliza vários cátions metálicos endógenos, incluindo os de zinco, manganês e ferro. Pode ser benéfica a suplementação adicional com zinco após o tratamento com o quelante. O uso terapêutico mais comum do EDTA-$CaNa_2$ é a intoxicação aguda por chumbo. O EDTA-$CaNa_2$ não produz efeitos clínicos benéficos para tratar envenenamento crônico por chumbo.

O EDTA-$CaNa_2$ está disponível como edeteato de cálcio dissódico. A administração IM do EDTA-$CaNa_2$ resulta em boa absorção, mas ocorre dor no local da injeção; em consequência a injeção do quelante com frequência é misturada com anestésico local ou administrada IV. Para o uso IV o EDTA-$CaNa_2$ é diluído em glicose a 5% ou soro fisiológico a 0,9% e administrado lentamente por gotejamento IV. A solução diluída é necessária para evitar tromboflebite. Para minimizar a nefrotoxicidade, deve ser estabelecida uma produção adequada de urina antes e durante o tratamento com EDTA-$CaNa_2$. Entretanto, em pacientes com encefalopatia e aumento da pressão intracraniana devido ao chumbo, o excesso de líquido deve ser evitado. Em tais casos a administração do EDTA-$CaNa_2$ deve ser IM.

ADME. Menos de 5% do EDTA-$CaNa_2$ é absorvido do TGI. Após administração IV o EDTA-$CaNa_2$ tem meia-vida de 20-60 min. No sangue o EDTA-$CaNa_2$ é encontrado somente no plasma e é excretado na urina por filtração glomerular. Alterar o pH ou o fluxo urinário não altera a velocidade de excreção. Há pouca degradação metabólica do EDTA-$CaNa_2$ que se distribui principalmente em vários líquidos extracelulares; pouco EDTA-$CaNa_2$ tem acesso ao líquido cerebrospinal (5% da concentração plasmática).

Toxicidade. A administração IV rápida do EDTA-Na_2 causa tetania hipocalcêmica. A infusão lenta (menos de 15 mg/min) no indivíduo normal não provoca sintomas de hipocalcemia devido a disponibilidade de estoques extracirculatórios de Ca^{2+}. O EDTA-$CaNa_2$ pode ser administrado por via IV sem efeitos indesejados porque a alteração na concentração de Ca^{2+} no plasma e organismo total é desprezível. O principal efeito tóxico do EDTA-$CaNa_2$ é nos rins provavelmente devido a quelação de metais essenciais, particularmente zinco nas células

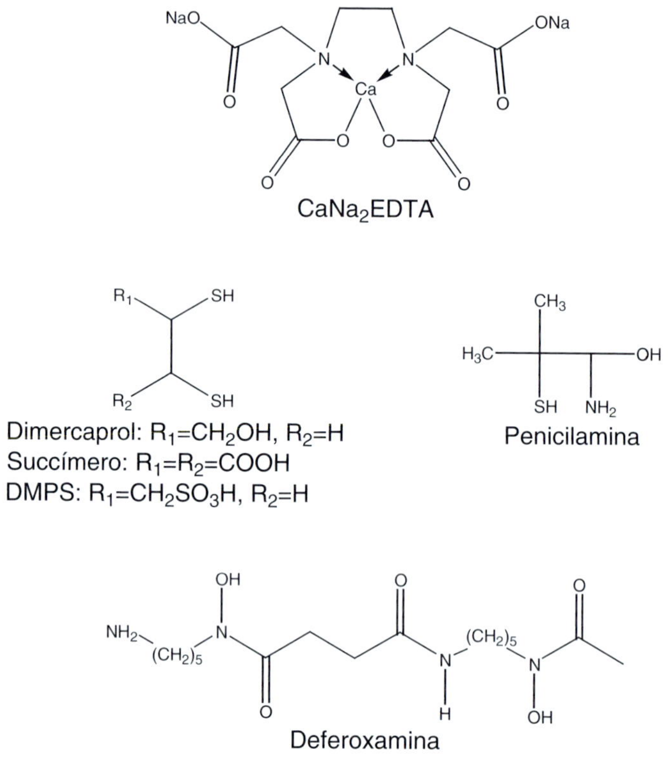

Figura 67-9 *Estrutura dos quelantes comumente usados para tratar intoxicações agudas por metais.* (EDTA-$CaNa_2$, ácido dietilenodiaminotetracético de cálcio e sódio; DMPS, 2,3-dimercaptopropano sulfonato de sódio.)

tubulares proximais. Os efeitos renais precoces em geral são reversíveis e as anormalidades urinárias desaparecem rapidamente com o fim do tratamento. Outros efeitos adversos associados a EDTA-$CaNa_2$ incluem mal-estar, fadiga e sede excessiva seguida do aparecimento súbito de calafrios, febre e subsequente mialgia, cefaleia frontal, anorexia, náuseas e êmese ocasionais e, raramente, aumento da frequência e urgência urinária. O EDTA-$CaNa_2$ é teratogênico em animais de laboratórioe só deve ser usado em gestantes sob condições em que os benefícios claramente extrapolam o risco. Outros possíveis efeitos indesejados incluem espirros, congestão nasal e lacrimação, glicosúria, anemias, dermatite com lesões similares às de deficiência de vitamina B_6; redução transitória da pressão arterial sistólica e diastólica; aumento do tempo de protrombina e inversão da onda T no ECG.

DIMERCAPROL. O dimercaprol foi desenvolvido durante a Segunda Guerra Mundial como um antídoto para a lewisita, um gás de guerra vesicante arsenical; daí seu nome alternativo *British* anti-lewisite (BAL, anti-levisita britânico). Os arsenicais formam um quelato anelar estável e relativamente não tóxico com o dimercaprol. O dimercaprol também interage com outros metais pesados.

Quimica e mecanismo de ação. As ações farmacológicas do dimercaprol resultam da formação de complexos quelatos entre seus grupos sulfidrila e os metais. A ligação enxofre-metal pode ser lábil na urina tubular ácida o que aumenta a oferta de metal ao tecido renal e aumenta a toxicidade. O regime de dosagem deve manter adequada concentração de dimercaprol no plasma para favorecer a formação contínua do complexo mais estável 2:1 (BAL--metal). Contudo, por causa dos efeitos adversos pronunciados e dose-dependentes, a concentração plasmática excessiva deve ser evitada. A concentração no plasma deve ser mantida por dosificações repetidas até que o metal seja excretado. O dimercaprol é mais benéfico quando administrado logo após a exposição ao metal porque ele é mais eficaz em prevenir a inibição das enzimas sulfidrilas do que em reativá-las. O dimercaprol limita a toxicidade do As, Au e Hg, os quais formam mercaptídeos com grupos sulfidrila celulares essenciais. Ele também é usado associado ao EDTA-$CaNa_2$ no tratamento do envenenamento por Pb.

ADME e usos terapêuticos. O dimercaprol é administrado por via IM profunda em solução a 100 mg/mL em óleo de amendoim e não deve ser usado em pacientes alérgicos a amendoim ou derivados. O pico de concentração no sangue é alcançado em 30-60 min. A meia-vida é breve, a biotransformação e excreção essencialmente se completam em 4 h. O dimercaprol e seus quelatos são excretados na urina e com a bile. O dimercaprol é contraindicado para uso após a exposição crônica de metais pesados porque ele não evita os efeitos neurotóxicos e não deve ser usado em pacientes com insuficiência hepática, exceto quando esta condição resulta da intoxicação com As.

Toxicidade. Efeitos adversos ocorrem em ~ 50% dos indivíduos que recebem 5 mg/kg IM. O dimercaprol causa aumento imediato da pressão arterial sistólica e da diastólica, acompanhado de taquicardia, mas estes sintomas retornam ao normal em 2 h. O dimercaprol também pode causar ansiedade, náuseas e êmese, cefaleia e sensação de queimação na boca e garganta, a sensação de constrição ou dor na garganta e tórax, conjuntivite, blefarospasmo, lacrimejamento, rinorreia, salivação, formigamento nas mãos, sensação de queimação no pênis, sudoração, dor abdominal e aparecimento ocasional de abscesso estéril e doloroso no local de injeção. O complexo dimercaprol-metal se desfaz facilmente em meio ácido; a produção de urina alcalina protege os rins durante o tratamento. As crianças reagem de modo similar aos adultos, embora ~ 30% também possam experimentar febre que desaparece com a retirada do fármaco.

SUCCÍMERO. O succímero (ácido 2,3-dimercaptosuccínico [DMSA]) é um quelante eficaz por via oral, similar ao dimercaprol, mas contém dois ácidos carboxílicos que modificam o seu espectro de absorção, distribuição e quelação.

ADME. Após a absorção, o succímero é biotransformado a um dissulfeto misto com cisteína. O succímero reduz os níveis de Pb no sangue e atenua a toxicidade. O quelato succímero-Pb é eliminado na urina e na bile. A fração eliminada na bile pode percorrer a circulação êntero-hepática. O *succímero tem várias propriedades favoráveis ante outros quelantes*. É ativo por via oral e, devido a sua natureza hidrofílica, não mobiliza os metais para o cérebro ou entra nas células. Também não quela significativamente os metais essenciais como Zn, Cu e Fe. Assim, o succímero exibe perfil mais favorável do que outros quelantes. O succímero também é eficaz quelante de As, Cd, Hg e outros metais tóxicos.

Uso terapêutico. Nos EUA, o succímero está aprovado para o tratamento de crianças com níveis sanguíneos de Pb acima dos 45 μg/dL. O succímero também é usado fora das indicações da bula no tratamento de adultos intoxicados com Pb e para o tratamento de intoxicações com As e Hg.

Toxicidade. O succímero é muito menos tóxico do que o dimercaprol. Os efeitos adversos mais comuns são náuseas, êmese, diarreia e perda do apetite. Aumento transitório das transaminases hepáticas foi observado com o uso de succímero. Em poucos pacientes os exantemas obrigaram a interrupção do tratamento.

2,3-DIMERCAPTOPROPANO SULFONATO DE SÓDIO (DMPS). O DMPS é outro composto dimercapto usado para a quelação de metais pesados. O DMPS não está aprovado pelo FDA, mas é aprovado para uso na Alemanha. O DMPS está disponível em farmácias de manipulação, sendo usado por alguns médicos nos EUA.

Quimica e mecanismo de ação. O DMPS é um quelante eficaz clinicamente para Pb, As e especialmente Hg. É biodisponível por via oral e rapidamente excretado, primariamente pelos rins. Tem carga negativa e mostra distribuição similar à do succímero. O DMPS é menos tóxico que o dimercaprol, mas mobiliza Zn e Cu e assim é mais tóxico do que o succímero. Há evidências sugerindo que o DMPS pode ser eficaz no tratamento de envenenamento crônico por metais pesados.

PENICILAMINA; TRIENTINA. A penicilamina é um quelante eficaz do Cu, Hg, Zn e Pb e promove a excreção destes metais na urina.

As propriedades quelantes da penicilamina levaram ao seu emprego em pacientes com doença de Wilson (excesso de cobre devido à excreção diminuída) e intoxicações por metais pesados. A penicilamina é mais tóxica e menos potente e seletiva para quelar metais pesados do que outros fármacos quelantes. Portanto, não é tratamento de primeira escolha na intoxicação aguda por Pb, Hg ou As. Entretanto, por ser barata e biodisponível por via oral, é usada com frequência e em doses baixas, após o tratamento com EDTA-$CaNa_2$ e/ou dimercaprol para assegurar que a concentração do metal no sangue permaneça baixa depois que o paciente deixa o hospital.

ADME. A penicilamina é bem absorvida (40-70%) do TGI. Alimentos, antiácidos e ferro reduzem a absorção. A concentração máxima no sangue é alcançada entre 1 e 3 h da administração. É relativamente estável *in vivo* comparada com o composto aparentado não metilado, cisteína. A biotransformação hepática é responsável primária pela degradação e pouco é excretado inalterado. Os metabólitos se encontram na urina e fezes. A *N*-acetilpenicilamina é mais eficaz que a penicilamina na proteção contra os efeitos tóxicos de Hg, presumidamente por ser mais resistente ao metabolismo.

Uso terapêutico. A penicilamina está disponível para uso oral. Como quelante a dose usual de adulto é 1-1,5 g/dia fracionado em quatro doses. Deve ser administrada com o estômago vazio para evitar a interferência com os metais da alimentação. A penicilamina é usada na doença de Wilson, cistinúria e artrite reumatoide (raramente). No tratamento da doença de Wilson é administrada 1-2 g/dia dividido usualmente em quatro doses. A excreção urinária do cobre deve ser monitorizada para determinar se a dosagem de penicilamina é adequada.

Toxicidade. A penicilamina induz lesões cutâneas, incluindo urticária e reação papulosa ou macular, lesões penfigoides, lúpus eritematoso, dermatomiosite e efeitos adversos no colágeno, desidratação e descamação. A reação cruzada com penicilina pode ser responsável por algumas reações de urticária e maculopapulares com edema generalizado, prurido e febre que ocorre em até 1/3 dos pacientes que fazem uso da penicilamina. Reações hematológicas incluem leucopenia, anemia aplástica e agranulocitose, que pode ser fatal. A toxicidade renal se manifesta por proteinúria e hematúria reversíveis, mas pode avançar para síndrome nefrótica com glomerulopatia membranosa. Mais raramente, foram registradas fatalidades devido à síndrome de *Goodpasture*. A toxicidade para o sistema pulmonar é incomum, mas foi descrita dispneia grave na broncoalveolite induzida por penicilamina. Miastenia grave foi induzida pelo uso prolongado. A penicilamina é teratogênica em animais de laboratório, mas para gestantes com doença de Wilson a vantagem parece superar o risco. Efeitos adversos menos graves incluem náuseas, êmese, diarreia, dispepsia, anorexia e perda temporária do gosto doce e salgado. As contraindicações da penicilamina incluem gestação, insuficiência renal ou a história prévia de agranulocitose ou anemia aplástica causadas por penicilamina.

TRIENTINA. A penicilamina é o fármaco de escolha para o tratamento da doença de Wilson. A trientina (dicloridrato de trietilenotetramina) é uma alternativa aceitável para pacientes que não toleram a penicilamina (ver Toxicidade, anteriormente). A trientina é eficaz por via oral. A dose máxima diária para adultos é de 2 g e 1,5 g para crianças divididas em duas a quatro doses com o estômago vazio. A trientina pode causar deficiência de ferro o que pode ser superado com breves cursos de tratamento com o metal, mas o ferro e a trientina não devem ser administrados com intervalo menor de 2 h entre ambos.

DEFEROXAMINA; DEFERASIROX. A deferoxamina tem elevada afinidade pelo ferro férrico (K_a = 1031) associado à afinidade muito baixa pelo cálcio (K_a = 102). Ela remove o ferro da hemosiderina e ferritina e, com menor intensidade, da transferritina. O ferro da hemoglobina e dos citocromos não é removido pela deferoxamina.

ADME e uso terapêutico. A deferoxamina é mal absorvida por administração oral sendo necessária a via parenteral. Em intoxicações graves por Fe (níveis séricos acima de 500 µg/dL), prefere-se a via IV. O fármaco é administrado na dose/velocidade de 10-15 mg/kg/h em infusão constante. Bolos rápidos em geral se associam com hipotensão. A deferoxamina pode ser administrada IM nos casos de intoxicação moderada (ferro sérico entre 350 e 500 µg/dL) na dose de 50 mg/kg com a dose máxima de 1 g. Pode ocorrer hipotensão também com o uso IM. Na intoxicação crônica com Fe (p. ex. talassemia), é recomendada a dose IM de 0,5-1,0 g/dia. A administração SC contínua (1-2 g/dia) é quase tão eficaz quando a administração IV. A deferoxamina não é recomendada na hemocromatose primária; a flebotomia é o tratamento de escolha. A deferoxamina também é usada para a quelação de Al em pacientes sob diálise. A metabolização da deferoxamina é feita por enzimas plasmáticase e ela é excretada na urina.

Toxicidade. A deferoxamina causa inúmeras reações alérgicas, incluindo pruridos, edemas, erupções cutâneas e anafilaxia. Outros efeitos adversos incluem disúria, desconforto abdominal, diarreia, febre, câibras nas pernas e taquicardia. Casos esporádicos de formação de catarata foram relatados. A deferoxamina pode causar neurotoxicidade durante o tratamento prolongado e altas doses ; foram descritas alterações visuais e auditivas. A "síndrome pulmonar" foi associada a doses altas (10-25 mg/kg/h); taquipneia, hipoxemia, febre e eosinofilia são os sintomas proeminentes. As contraindicações ao uso de deferoxamina incluem insuficiência renal e anúria; durante a gestação a deferoxamina só deve ser usada se estritamente indicada.

DEFERASIROX. Deferasirox é um quelante de ferro administrado por via oral. É aprovado pelo FDA para o tratamento de sobrecarga de ferro crônica em pacientes que recebem transfusões de sangue terapêuticas. É administrado por via oral.

DEFERIPRONA. A deferiprona é um quelante de Fe de uso oral aprovado pelo FDA para o tratamento da sobrecarga de Fe em pacientes com talassemia que recebem transfusões terapêuticas de sangue.

Para uma listagem bibliográfica completa, consulte ***As Bases Farmacológicas da Terapêutica de Goodman e Gilman***, 12ª edição.

Apêndice I Fundamentos da elaboração da prescrição e seu cumprimento pelo paciente*

O LATIM NÃO É FALADO AQUI

Ao redigir prescrições, use a língua dominante do paciente. O latim não é mais a linguagem internacional da medicina, mas algumas abreviaturas utilizadas comumente derivam do emprego do latim obsoleto e persistem na redação de prescrições. Evite usá-las.

Um pouco de latim parece firmemente encrustado à prática farmacêutica. O símbolo "Rx" é usado como uma abreviatura para a palavra em Latim *recipere*, que significa "tomar" ou "tomar desse modo", como orientação ao farmacêutico que precedia a "receita" do médico para preparar um medicamento. A abreviatura "Sig" do latim *Signatura* é usada na prescrição para destacar as instruções para administração do medicamento.

QUEM PODE PRESCREVER MEDICAMENTOS?

Em muitos Estados dos EUA, os profissionais de saúde que não os médicos M.D. (Doctor of Medicine) e D.O. (Doctor of Osteopathic Medicine ou Doctor of Optometry) podem prescrever. Os assistentes de médicos licenciados (P.A.), enfermeiros e psicólogos clínicos podem prescrever medicamentos sob várias circunstâncias.**

PRÁTICA MODERNA

A prescrição consiste em *sobrescrição*, *inscrição*, *subscrição*, *signa* e *nome* e *assinatura do médico que prescreve*, todos incluídos em uma mesma folha impressa (Figura AI-1).

A *sobrescrição* inclui a data na qual a prescrição foi escrita; nome, endereço, peso e idade do paciente, e a prescrição propriamente dita (Rx - Tomar). A parte principal da prescrição, ou *inscrição*, contém o nome e a quantidade ou concentração do fármaco a ser dispensado, ou o nome e a concentração de cada composto a ser preparado.

A *subscrição* é a instrução ao farmacêutico, que geralmente consiste em uma frase curta, como "dispensar 30 comprimidos". O *signa,* ou *Sig*, é a instrução para o paciente sobre como ele deve usar a prescrição, interpretada e transcrita no rótulo da prescrição pelo farmacêutico. Nos EUA, as prescrições devem ser escritas sempre em inglês. Muitos médicos continuam a utilizar abreviaturas em latim; por exemplo, "1 cápsula *tid pc*" poderia ser interpretada pelo farmacêutico como "tomar uma cápsula 3 vezes/dia depois das refeições". Entretanto, a utilização das abreviaturas latinas nessas instruções apenas mistifica a prescrição e é desestimulada. O farmacêutico deve sempre escrever o rótulo em inglês (ou no idioma do paciente, quando for apropriado). A utilização dessas abreviaturas ou desses símbolos é uma prática que confunde; vários casos graves de erro de dispensação podem ser atribuídos ao uso de abreviaturas.

Evite a instrução "tomar conforme orientação". Essas instruções pressupõem um entendimento da parte do paciente que pode não ser real e são inadequadas para o farmacêutico, que deve determinar a intenção do médico antes de dispensar o fármaco. As melhores instruções ao paciente incluem um lembrete quanto à finalidade pretendida do fármaco, que é expressa em frases como "para o alívio da dor" ou "para atenuar o prurido". A via correta de administração é enfatizada pela escolha das primeiras duas palavras das instruções. No caso de uma preparação oral, as instruções devem começar com "tomar" ou "administrar"; para os produtos aplicados externamente, o termo "aplicar"; para os supositórios, "inserir"; e para as soluções oculares, otológicas ou nasais, prefere-se o termo "colocar", em vez de "instilar".

Incluir informação sobre o paciente e cálculos de dosagem. O nome e o endereço do paciente são necessários na prescrição para assegurar que o fármaco correto chegue ao paciente específico e também para fins de identificação e armazenamento dos dados. Para os fármacos cujas doses precisam ser calculadas, os fatores pertinentes ao paciente, como peso, idade ou superfície corporal, também devem ser incluídos na prescrição; tanto a dose calculada como a fórmula de dosagem usada, como "240 mg cada 8 horas (40 mg/kg/dia)", devem ser incluídas para possibilitar que outro profissional de saúde verifique novamente a dosagem prescrita. Os farmacêuticos sempre devem refazer as equações posológicas quando aviam tais prescrições. As prescrições em hospitais e em algumas situações clínicas, como as de antibióticos ou anticonvulsivantes que, em alguns casos, têm doses difíceis

---

* N. de R.T. Grande parte dos tópicos deste Apêndice aplica-se apenas aos EUA. Entretanto, eles foram mantidos em respeito ao texto original como referência para os profissionais de língua portuguesa.

**N. de R.T. No Brasil, apenas médicos e dentistas podem prescrever. O Ministério da Saúde autoriza também enfermeiras a receitarem medicamentos pertinentes a determinados Programas ou Campanhas, mas tal fato é, até hoje, contestado pelos médicos.

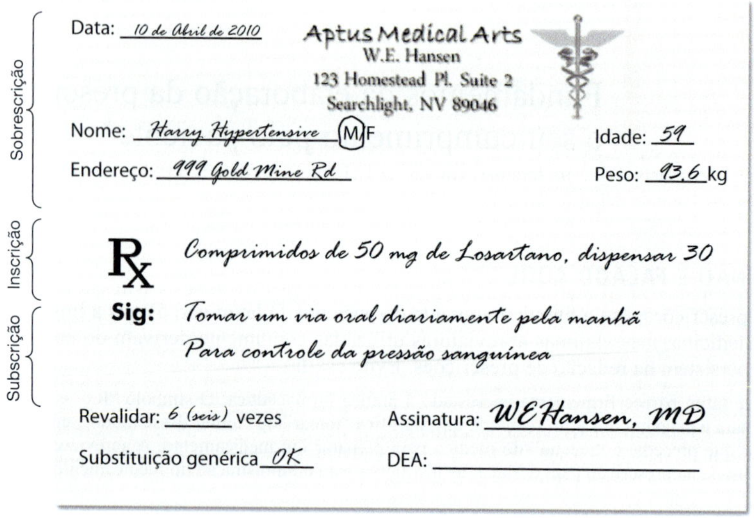
Sobrescrição
Data: 10 de Abril de 2010
Aptus Medical Arts
W.E. Hansen
123 Homestead Pl. Suite 2
Searchlight, NV 89046
Nome: Harry Hypertensive (M) F Idade: 59
Endereço: 999 Gold Mine Rd Peso: 93,6 kg
Inscrição
Rx Comprimidos de 50 mg de Losartano, dispensar 30
Subscrição
Sig: Tomar um via oral diariamente pela manhã
Para controle da pressão sanguínea
Revalidar: 6 (seis) vezes Assinatura: WE Hansen, MD
Substituição genérica OK DEA:

Figura AI-1 *A prescrição.* A prescrição deve ser preparada cuidadosamente e de maneira legível para identificar o paciente e o fármaco a ser dispensado, assim como a forma na qual ele deve ser administrado. Evite abreviaturas e latim; isso leva a erros de dispensação. Inclua o propósito da prescrição na subscrição (p. ex., *"para o controle da pressão arterial"*) para evitar erros de dispensação. Por exemplo, a utilização do losartano para o *tratamento da hipertensão* pode necessitar de 100 mg/dia (1,4 mg/kg/dia), enquanto para o *tratamento da insuficiência cardíaca congestiva*, a dose desseantagonista dos receptores da angiotensina II geralmente não deve ultrapassar 50 mg/dia. A inclusão do propósito da prescrição também pode ajudar os pacientes na organização e compreensão da finalidade de seus fármacos. A inclusão do peso do paciente na prescrição pode ser útil para evitar erros de cálculo da dose, principalmente quando são prescritos fármacos para crianças.

de calcular (p. ex., fenitoína), podem especificar o diagnóstico do paciente, o fármaco desejado e a posologia solicitada pelo farmacêutico clínico.

Práticas adequadas de prescrição podem ajudar a evitar eventos medicamentosos adversos. O Institute of Medicine (IOM) estima que o número anual de erros médicos nos EUA que resulta em morte encontra-se entre 44.000 e 98.000. Os eventos medicamentosos adversos ocorrem em aproximadamente 3% das internações. As boas práticas (Quadro AI-1) podem minimizar esses eventos medicamentosos adversos.

USO ADEQUADO DO BLOCO DE RECEITUÁRIO

Todas as prescrições devem ser escritas à caneta; nos EUA, essa prática é obrigatória para os fármacos do grupo II, de acordo com a lei Controlled Substances Act, de 1970. Os blocos de receituário normalmente são impressos com um cabeçalho que inclui o nome do médico, seu endereço e número do telefone em que ele trabalha (Figura AI-1). Quando se utilizam blocos de instituições hospitalares que não trazem informações sobre o médico, ele sempre deve imprimir seu nome e seu número de telefone na frente da prescrição para facilitar a comunicação com outros profissionais de saúde, caso surjam dúvidas. As leis norte-americanas exigem que as prescrições de substâncias controladas incluam o nome, o endereço e o número de registro do médico junto à Drug Enforcement Administration (DEA).

A data da prescrição é um componente importante do prontuário médico do paciente e pode ajudar o farmacêutico a detectar possíveis problemas. Por exemplo, quando se prescreve um opioide para aliviar a dor de uma lesão e a prescrição é apresentada a um farmacêutico 2 semanas depois da sua emissão, o fármaco possivelmente não estaria mais indicado. A adesão do paciente também pode ser avaliada a partir das datas em que a prescrição foi emitida e revalidada. A lei americana CSA* exige que todas as prescrições de substâncias controladas (Quadro AI-1) sejam datadas e assinadas no dia em que foram emitidas e proíbe o aviamento ou a revalidação de receitas para as substâncias dos grupos III e IV por > 6 meses após a data de emissão. Quando se escreve a prescrição original, o médico deve designar o número de revalidações permitidas. Para o tratamento de manutenção com fármacos que não têm potencial de uso abusivo, é razoável prescrever uma quantidade suficiente para um mês e assinalar na prescrição as revalidações a serem dispensadas por um período suficiente, a fim de suprir o paciente até a próxima consulta agendada com o médico. A determinação de "revalidar prn" (de acordo com a necessidade) não é conveniente, porque poderia levar o paciente a utilizar o fármaco abusivamente, ou deixar de comparecer às consultas médicas agendadas. Se as revalidações não forem desejáveis, o médico deve escrever "*zero*" (não "0") no espaço para revalidações da receita, a fim de evitar alteração das suas intenções. As revalidações para substâncias controladas serão analisadas adiante em "Revalidações" na seção "Substâncias Controladas".

---

* N. de R.T. No Brasil, com exceção dos opiáceos, a legislação permite uma receita, em formulários diferentes, de acordo com o fármaco, de até 3 caixas. Uma via fica retida na farmácia. A validade da receita é de um mês. Não há revalidação em nenhum caso. Se houver ainda necessidade de uso, deve-se voltar ao médico para nova consulta.

Quadro AI-1

Práticas de prescrição para evitar eventos farmacológicos adversos

- Escreva todas as prescrições de maneira legível com medidas métricas de peso e volume.
- Inclua a idade e o peso do paciente na prescrição, quando adequado, para que a dose seja verificada.
- Use os numerais arábicos (decimais), em vez dos romanos (p. ex., "IL-II" significa "IL-11"ou "IL-2"?); em algumas situações, é preferível escrever os números por extenso.
- Utilize zeros decimais (0,125 miligramas, em vez de 125 miligramas); nunca utilize zeros à direita (5 miligramas, em vez de 5,0 miligramas).
- Evite abreviar os nomes dos fármacos; as abreviaturas podem levar à interpretação errada.
- Evite abreviar as instruções quanto à administração dos fármacos; escreva claramente as instruções.
- Esteja ciente das possibilidades de confusão nos nomes dos fármacos. Alguns nomes de fármacos parecem semelhantes quando são pronunciados e podem também ser parecidos quando soletrados. O United States Phamacopeial Convention Medication Error Reporting Program mantém uma lista atualizada de 750 nomes de fármacos que podem ser confundidos (http://www.usp.org). Os nomes de fármacos aliterativos podem ser particularmente problemáticos quando são transmitidas prescrições verbais aos farmacêuticos ou a outros profissionais de saúde.
- Indique o diagnóstico do paciente na prescrição para evitar erros de dispensação causados pelos nomes de fármacos de grafia parecida ou que têm pronúncia semelhante. Por exemplo, a prescrição para a administração do sulfato de magnésio não deve ser abreviada por "SM", pois isso poderia resultar na administração do sulfato de morfina. A inclusão do objetivo terapêutico e/ou do diagnóstico do paciente pode evitar esse tipo de erro.
- Escreva de maneira clara. O médico e o farmacêutico compartilham da responsabilidade de evitar eventos adversos aos fármacos por meio da redação de prescrições claras (*se tiver dúvida, escreva por extenso*!) e da confirmação da intenção quando uma prescrição é ambígua (*quando em dúvida confira!*). *Os farmacêuticos devem esclarecer suas preocupações com o profissional que prescreveu, não com os pacientes.*
- Pense.
- Pense novamente.

As preocupações quanto ao custo crescente da assistência à saúde têm favorecido a dispensação dos chamados fármacos "genéricos". Um fármaco é conhecido por seu nome genérico (nos EUA, isto equivale ao U.S. Adopted Name, ou USAN) ou por seu nome comercial, também conhecido como *nome comercial, marca registrada* ou de *fábrica*. Na maioria dos estados norte-americanos, os farmacêuticos têm autoridade para dispensar fármacos genéricos, em vez dos fármacos de marca registrada. O médico pode solicitar que o farmacêutico não substitua um fármaco de marca registrada pelo genérico, indicando isso na prescrição ("não substituir"), embora isto geralmente seja desnecessário, pois o FDA exige que os fármacos genéricos atendam aos mesmos padrões de bioequivalência dos seus correspondentes de marca. Em algumas jurisdições, as prescrições não podem ser preparadas com uma substituição genérica, a menos que seja especificamente autorizado na prescrição. As situações nas quais a substituição dos fármacos genéricos é desaconselhável limitam-se aos produtos com sistemas de liberação especiais e índices terapêuticos estreitos, ou quando a substituição pode acarretar confusão significativa e levar o paciente a não utilizar o fármaco.

ESCOLHA E QUANTIDADE DO PRODUTO FARMACÊUTICO DISPENSADO

A escolha inadequada dos fármacos pelos médicos é um dos problemas encontrados na prescrição. Os médicos devem basear-se em fontes imparciais quando buscam informações sobre os fármacos, que possam embasar suas práticas de prescrição. O uso da literatura médica original assegura a orientação para a melhor decisão do médico. A quantidade do fármaco a ser dispensada deve ser especificada claramente e ser apenas aquela que o paciente necessita. Quantidades excessivas nunca devem ser dispensadas, pois além de gerar custos desnecessários para o paciente, também podem resultar no acúmulo de fármacos, o que pode ser perigoso para o paciente ou seus familiares se usado inadequadamente. *É muito melhor fazer várias revalidações de uma prescrição que dispensar mais fármacos do que seriam necessários para cada vez.*

PRESCRIÇÃO COMO MERCADORIA

Os profissionais de saúde que prescrevem devem estar conscientes de que os pacientes podem procurar seus médicos para "pegar" uma receita. Os médicos devem ter o cuidado de orientar seus pacientes quanto à importância de considerar a utilização dos fármacos apenas quando realmente necessário e que a manutenção de um fármaco específico, quando sua condição está estabilizada, pode ser muito melhor do que buscar as mais novas opções terapêuticas disponíveis. A lei Federal Food and Drug Administration Modernization Act, de 1997 permite a utilização da imprensa e da televisão na propaganda dos fármacos vendidos sob prescrição. A lei estabelece que todas as propagandas de fármacos contenham (entre outras coisas) informações resumidas sobre efeitos colaterais, contraindicações e eficácia. Os benefícios desses tipos de propaganda direta ao consumidor (PDC) são controversos. As propagandas dos fármacos vendidos sob prescrição alertam os consumidos para a existência de fármacos novos e os distúrbios que eles tratam, mas também têm aumentado a demanda dos fármacos pelo consumidor. Essa demanda tem elevado o número de prescrições dispensadas (aumentando os lucros de venda) e contribuído para a elevação dos custos farmacêuticos assumidos pelas seguradoras de saúde, pelo governo e pelos consumidores. Em face da demanda crescente por determinadas marcas comerciais estimuladas pela propaganda, médicos e farmacêuticos devem estar aptos a orientar de maneira eficaz seus pacientes e fornecer informações baseadas em evidências sobre os fármacos que utilizam.

Nos EUA, o DEA dentro do Department of Justice norte-americano é responsável pela execução da lei Federal Controlled Substances Act (CSA). A DEA regula todas as etapas do manuseio de substâncias controladas, desde a fabricação até a dispensação (21 USC § 811). Essa lei implementa um sistema que tem como finalidade evitar o desvio de substâncias controladas para uso ilícito. As substâncias incluídas na jurisdição da CSA são divididas em cinco grupos (Quadro AI-2); alguns Estados podem ter classificações adicionais. Os médicos devem estar autorizados a prescrever substâncias controladas pela jurisdição na qual estão inscritos e devem estar registrados junto à DEA ou isentos de registro, conforme definido pela CSA. O número do certificado de registro deve ser assinalado em todas as prescrições de substâncias controladas. Os processos criminais e as penalidades por uso indevido geralmente dependem da classificação de uma substância, assim como da quantidade do fármaco em questão.

Quadro AI-2

Classificação das substâncias controladas

Grupo I (exemplos: heroína, metileno-dioximetanfetamina, dietilamida do ácido lisérgico, mescalina e todos os sais e isômeros derivados):
1. Alto potencial de uso abusivo
2. Nenhuma indicação médica aceitável nos EUA, ou não tem segurança aceitável para utilização com finalidades terapêuticas neste país. Podem ser utilizados para fins experimentais por profissionais adequadamente registrados

Grupo II (exemplos: morfina, oxicodona, fentanila, meperidina, dextroanfetamina, cocaína, amobarbital):
1. Alto potencial de uso abusivo
2. Têm indicações médicas aceitas atualmente nos EUA
3. O uso abusivo dessas substâncias pode causar dependência física ou psicológica grave

Grupo III (exemplos: esteroides anabolizantes, nalorfina, cetamina, algumas substâncias do grupo II em supositórios, misturas ou quantidades limitadas por unidade posológica):
1. Menor potencial de uso abusivo do que as substâncias dos grupos I ou II.
2. Têm indicações médicas aceitas atualmente nos EUA.
3. O uso abusivo dessas substâncias pode causar dependência física leve a moderada ou dependência psicológica grave.

Grupo IV (exemplos: alprazolam, fenobarbital, meprobamato, modafinila):
1. Menor potencial de uso abusivo do que as substâncias do grupo III.
2. Têm indicações médicas aceitas atualmente nos EUA.
3. O uso abusivo dessas substâncias pode causar dependência física ou psicológica leve, em comparação com as substâncias do grupo III.

Grupo V (exemplos: buprenorfina, produtos contendo doses baixas de um opioide e um ingrediente não narcótico, como o xarope para tosse com codeína[a] e guaifenesina, ou os comprimidos de difenoxilato com atropina):
1. Pouco potencial de uso abusivo em comparação com as substâncias do grupo IV.
2. Têm indicações médicas aceitas atualmente nos EUA.
3. Alguns produtos do grupo V podem ser vendidos em quantidades limitadas sem prescrição e a critério do farmacêutico; contudo, se o médico quiser que o paciente receba um desses produtos, é preferível fornecer a prescrição.

[a]Apesar da codeína ser um fármaco do grupo IV, sua dosagem como xarope para tosse é vista como suficientemente baixa de modo a permitir sua classificação entre as substâncias do grupo V.

Os órgãos estaduais podem impor regulamentações adicionais, como exigir que as prescrições de substâncias controladas sejam impressas em triplicata, ou blocos de receituário impressos pelos Estados, ou ainda a restrição do uso de uma classe específica de fármacos para indicações especiais. Alguns Estados dos EUA, como Califórnia, incluíram a maconha, classificada pelo FDA** como substância grupo I, em uma categoria especial ao descriminalizar sua posse e venda para uso médico. De acordo com as leis da Califórnia para maconha na medicina, os

* N. de R.T. No Brasil, existem impressos científicos para substâncias controladas, sem renovação: um para morfina e outros entorpecentes injetáveis (1ª via – retida), outro para benzodiazepímicos e equivalentes ansiolíticos e anfetaminas (1ª via – retida) e outro para antiepilépticos, antidepressivos, antiparksonianas e antipsicóticos (2 ªvia – 1 retido). As quantidades também são limitadas. O uso de coperamida e difenoxilato também exige a apresentação, mas não retenção das receitas. Fora do âmbito das substâncias controladas, os antibióticos, devem ser receitadas em 2 vias (1ª retida) e existem também receituários especiais para antirretravisóticos e retinoides.

**N. de R.T. O leitor deve consultar a Portaria MS/ANVISA nº 344, de 12 de maio de 1998, e suas atualizações para conhecer o sistema usado para substâncias controladas no Brasil.

pacientes e cuidadores estão livres de processo por este Estado, embora contrariem a lei federal. Essa diferença legal de decisão entre regulamento Estadual e Federal é fonte de muita controvérsia. Em geral, a lei mais estrita tem prioridade, seja Federal, Estadual ou local.

PRESCRIÇÕES DE SUBSTÂNCIAS CONTROLADAS. Para ter validade, a prescrição de uma substância controlada deve ser emitida para uma *finalidade médica legítima* por um *profissional* que atue no *âmbito habitual de sua prática médica*. As prescrições que não atendem a esses critérios não são consideradas legítimas nos termos da lei e, por essa razão, não protegem os médicos que a emitiram ou os farmacêuticos que as dispensaram. A maioria dos Estados proíbe que os médicos prescrevam substâncias controladas para si próprios; é recomendável seguir essa diretriz, mesmo que não seja exigida por lei.

EXECUÇÃO DA PRESCRIÇÃO. As prescrições de substâncias controladas devem ser datadas e assinadas no dia em que forem emitidas, contendo o nome completo e o endereço do paciente, assim como o nome, o endereço e o número da DEA do profissional impressos, devendo ser assinadas da mesma forma como seria um documento legal. As prescrições pré-impressas são proibidas em muitos Estados e os blocos pré-assinados são proibidos por lei federal. Quando as prescrições orais não forem permitidas (grupo II), elas devem ser escritas à tinta ou digitadas no computador. A prescrição pode ser preparada por um membro da equipe do médico, mas aquele que prescreve é responsável pela assinatura e por quaisquer erros que a prescrição possa conter.

PRESCRIÇÕES ORAIS. As prescrições dos fármacos dos grupos III, IV e V podem ser transmitidas por telefone pelo médico ao farmacêutico, da mesma forma que a prescrição de uma substância não controlada, embora seja recomendável que o médico mantenha tanto quanto possível seu número da DEA em sigilo (ver "Como evitar desvios"). As prescrições dos fármacos do grupo II podem ser transmitidas por telefone a um farmacêutico apenas em situações de *emergência,* ou seja:

- É necessária a administração imediata;
- Não existe tratamento alternativo apropriado;
- Não é razoavelmente possível para o médico fornecer uma prescrição por escrito antes de dispensar o fármaco.

Para uma prescrição de emergência, a quantidade deve ser limitada a que seria suficiente para tratar o paciente durante o período de emergência, e o médico deve enviar à farmácia uma prescrição de emergência por escrito em 72 h. Se for enviada pelos correios, a prescrição precisa ser dispensada no período de 72 h. O farmacêutico deve notificar à DEA, caso não receba essa prescrição.

REVALIDAÇÕES. Nenhuma prescrição de fármacos do grupo II pode ser revalidada em qualquer circunstância. No caso dos fármacos dos grupos III e IV, as revalidações podem ser autorizadas verbalmente ou por escrito, desde que não ultrapassem cinco revalidações ou 6 meses depois da data em que a prescrição foi emitida, o que ocorrer primeiro. Depois desse período, deve-se fazer nova prescrição. Para os fármacos do grupo V, não há restrições quanto ao número de revalidações permitidas, mas se não forem autorizadas revalidações por ocasião da emissão, deve-se fazer uma nova prescrição para dispensar mais fármacos.

COMO EVITAR DESVIOS. Os blocos de prescrição comumente são roubados e utilizados para manter o uso abusivo de substâncias controladas. Para evitar esse tipo de desvio, os blocos de prescrição devem ser protegidos da mesma forma como se protegeria o talonário de cheques pessoais. O bloco de prescrição nunca deve ser pré-assinado por um membro da equipe para ser preenchido mais tarde. Além disso, deve-se armazenar um número mínimo de blocos, que devem ser mantidos em um local seguro e chaveado. Se estiver faltando um bloco de receituário, o fato deve ser notificado imediatamente às autoridades e farmácias locais. Em condições ideais, o número completo de inscrição do médico junto à DEA não deve estar pré-impresso no bloco de prescrição, porque a maioria das prescrições não será para substâncias controladas e não exigirá o número de registro e qualquer pessoa na posse de um número válido junto à DEA pode achar mais fácil cometer fraudes de prescrição. Alguns médicos podem omitir intencionalmente parte ou todo o seu número de registro junto à DEA na prescrição e, em vez disto, escrever "farmacêutico: ligar para confirmar" ou "ligar para obter o número de registro". Essa prática funciona apenas quando o farmacêutico pode verificar independentemente a autenticidade da prescrição, e os pacientes precisam ser avisados para aviarem a receita durante o horário de funcionamento do consultório médico. Os farmacêuticos podem assegurar a autenticidade provável do número de registro do médico junto à DEA por meio de um algoritmo.

Outro método utilizado pelos indivíduos que buscam desviar fármacos é adulterar uma prescrição válida com o objetivo de aumentar o número de unidades ou revalidações. Com a descrição por extenso do número de unidades e revalidações permitidas, em vez de usar números, o profissional que prescreve praticamente anula essa possibilidade. As substâncias controladas não devem ser prescritas em quantidades excessivas ou por períodos prolongados, tendo em vista que a continuidade da dependência do paciente não é uma finalidade médica legítima.

PADRÕES E CLASSIFICAÇÃO DOS FÁRMACOS

A U.S. Pharmacopeial Convention Inc. é uma organização não governamental que dissemina padrões e informações autorizados sobre fármacos e outras tecnologias de assistência à saúde. Essa organização faz parte da U.S. Phamacopeia (USP) que, junto com o FDA, a indústria farmacêutica e os profissionais de saúde, estabelecem os padrões oficiais dos fármacos. Esses padrões são fiscalizados pelo FDA e pelos governos de outros países e são mundialmente reconhecidos. As monografias sobre os fármacos são publicadas no USP/National Formulary (USP-NF), compêndios de padronização oficial dos fármacos, que os organiza em grupos com base em suas ações farmacológicas e em suas indicações terapêuticas. A USP também fornece padrões de referência química para realizar os testes especificados no USP-NF. Por exemplo, um fármaco a ser fabricado e rotulado em unidades precisa atender ao padrão da USP quanto às unidades desse composto. Esses padrões são essenciais aos fármacos que possuem atividade biológica, como a insulina.

A USP também abriga o USP Dictionary of U.S. Adapted Names (USAN) e International Drug Names. Esse compêndio é reconhecido por toda a indústria de assistência à saúde como o dicionário autorizado dos fármacos. As entradas incluem um ou mais dos seguintes parâmetros: nomes adotados nos EUA (USAN), nomes oficiais dos fármacos para o National Formulary (NF), nomes oficiais utilizados no passado, denominações comuns internacionais, nomes aprovados na Inglaterra, nomes aceitos no Japão, nomes comerciais e outros sinônimos. Além dos nomes, os registros desse arquivo contêm outras informações sobre fármacos, como o Chemical Abstract Service (CAS), o número de registros (NR), a fórmula e o peso molecular, o grupo farmacológico e/ou terapêutico, a instituição responsável pelo fármaco, informações de referência e o diagrama estrutural, caso exista. A USP mantém um *site* na Internet que pode ser acessado para consultas aos nomes, à classificação e às informações sobre os padrões dos fármacos (www.usp.org).

Nos EUA, os produtos farmacêuticos também são codificados pelo National Drug Code. Nos EUA, o NDC funciona como identificador universal dos produtos farmacológicos utilizados nas pessoas. A edição atual do *National Drug Code Directory* limita-se aos fármacos vendidos sob prescrição e a alguns poucos produtos vendidos sem prescrição. Cada produto farmacêutico listado pela lei Federal Food, Drug and Cosmetic Act recebe um número especial de 10 dígitos em três segmentos. Esse número, conhecido como número do NDC, identifica o fabricante-vendedor, o produto e o número de unidades na embalagem. O código do fabricante-vendedor é atribuído pelo FDA. O segundo segmento — código do produto — identifica uma concentração específica, a preparação posológica e a formulação para determinada indústria farmacêutica. O terceiro segmento — código da embalagem — identifica os componentes da embalagem. Os códigos do produto e da embalagem são atribuídos pelo fabricante. Além da classificação dos fármacos por grupo terapêutico, eles também são classificados por Tabela de controle. Os grupos farmacológicos existentes nos EUA estão listados no Quadro AI-2 e são analisados adiante como "Substâncias Controladas".

O FDA também classifica os fármacos que podem ser usados por gestantes. Essas classes são semelhantes às usadas em outros países e fornecem orientação baseada nos dados científicos disponíveis. As categorias variam de A a X, em ordem crescente de preocupação, como descrito adiante:

Gravidez Categoria A: Estudos adequados e bem controlados não conseguiram demonstrar o risco para o feto no primeiro trimestre de gravidez (e não existe evidência de risco nos últimos trimestres). Por causa da clara natureza do risco associado ao uso de medicamentos durante a gestação, o FDA requer um conjunto de dados de alta qualidade sobre um fármaco antes de este ser considerado para Gravidez Categoria A.

Gravidez Categoria B: Estudos de reprodução com animais não conseguiram demonstrar o risco para o feto e não existem estudos adequados e bem controlados em gestantes ou os estudos com animais demonstraram um efeito adverso, mas estudos adequados e bem controlados com gestantes não conseguiram demonstrar um risco para o feto em nenhum dos três trimestres.

Gravidez Categoria C: Estudos de reprodução com animais demonstraram efeito adverso no feto e não existem estudos adequados e bem controlados em humanos, mas os potenciais benefícios podem justificar o uso do fármaco nas gestantes, apesar dos potenciais riscos.

Gravidez Categoria D: Existe evidência positiva de risco para o feto humano baseada nos dados de reação adversa a partir de investigação ou experiência no mercado ou estudos em seres humanos, mas os potenciais benefícios justificam o uso do fármaco nas gestantes, apesar dos potenciais riscos.

Gravidez Classe X: Estudos em animais ou seres humanos demonstraram anormalidades fetais e/ou existe evidência positiva de risco para o feto humano com base nos dados de reação adversa a partir de investigação ou experiência no mercado e os riscos envolvidos com o uso do fármaco em gestantes claramente superam os potenciais benefícios.

Os médicos devem perceber que as categorias de gravidez por si só fornecem pouca orientação para o tratamento médico das gestantes. Por exemplo, os inibidores da enzima conversora de angiotensina (ECA), como captopril, provocam toxicidade no desenvolvimento (Categoria X) apenas após o primeiro trimestre. A principal responsabilidade dos médicos é tratar a paciente grávida. Entretanto, os riscos em manter o tratamento para a mãe também devem ser considerados por causa dos possíveis riscos para o feto.

Os fármacos também são agrupados por seu potencial de uso abusivo nas classificações legais da Inglaterra e das Nações Unidas (ONU) como classes A, B ou C. As classes estão relacionadas com as penalidades legais máximas em ordem decrescente de gravidade de A para C.

A adesão é o grau com que o paciente segue o esquema prescrito pelo profissional de saúde. O paciente é o determinante final e mais importante do grau de sucesso que um esquema terapêutico alcançará e ele deve ser engajado como participante ativo que tem interesse em seu sucesso. Qualquer que seja o termo utilizado — *complacência, adesão, aliança terapêutica* ou *concordância* —, os médicos devem promover a interação colaborativa entre o profissional e o paciente, na qual cada um traz uma experiência que ajuda a determinar a evolução do tratamento. As crenças do paciente com relação à qualidade de vida podem ser diferentes dos objetivos terapêuticos do médico, e caberá ao paciente a última palavra todas as vezes que houver um conflito não solucionado.

Centenas de variáveis que podem influenciar o comportamento de adesão de um paciente foram identificadas. Algumas das variáveis citadas mais comumente citadas estão discutidas aqui, assim como algumas sugestões para aumentar a adesão, embora nenhuma assegure 100% de adesão (Quadro A1-3).

A falta de adesão pode ser evidenciada no tratamento farmacológico como erros intencionais ou acidentais nas doses ou esquemas, uso excessivo ou insuficiente, interrupção prematura do tratamento ou não providenciar para que a prescrição seja aviada; podem surgir fracassos terapêuticos. A falta de adesão sempre deve ser considerada na avaliação das possíveis causas de respostas inconsistentes ou nulas ao tratamento. A incidência relatada para a falta de adesão do paciente varia amplamente, mas em geral oscila na faixa de 30-60%; o índice para esquemas prolongados é ~ 50%.

RELAÇÃO MÉDICO-PACIENTE

A satisfação do paciente com seu médico tem impacto significativo no comportamento de adesão. Os pacientes mostram mais tendência de seguir as instruções e recomendações quando suas expectativas quanto à relação médico-paciente e ao seu tratamento são atendidas. Essas expectativas incluem não apenas a competência clínica, mas também interpessoal; assim, cultivar habilidades de comunicação e inter-relação pessoal adequada é essencial.

Quando se decide quanto à duração do tratamento, pode ser útil conversar com o paciente sobre seus hábitos e rotinas diárias, bem como sobre as opções terapêuticas disponíveis. Essas informações podem sugerir indícios para a memorização. A falta de informações sobre o estilo de vida do paciente pode gerar situações como a prescrição de um fármaco para ser utilizado 3 vezes/dia junto com as refeições para um paciente que faz apenas duas refeições diárias, ou de um medicamento para ser tomado pela manhã para um paciente que trabalha em turno noturno e dorme durante o dia. Raramente, há apenas uma opção terapêutica para determinado problema e pode ser melhor prescrever um esquema adequado que o paciente seguirá, em vez do esquema ideal que ele não fará. Devem ser envidados esforços no sentido de tentar resolver consensualmente os conflitos que possam dificultar a adesão ao tratamento.

OS PACIENTES E SUAS CRENÇAS

Os pacientes tendem a aderir ao tratamento quando *percebem* que são suscetíveis à doença, que a doença pode ter um impacto negativo grave, que o tratamento será eficaz e que os benefícios superam os custos e quando acreditam em sua própria capacidade de segui-lo. A gravidade *real* e a suscetibilidade a uma doença não são necessariamente

Quadro AI-3
Sugestões para aumentar a adesão dos pacientes

Mantenha a comunicação respeitosa; pergunte aos pacientes como eles utilizam o fármaco
Desenvolva relações satisfatórias e cooperativas com os pacientes; estimule a participação do farmacêutico
Forneça orientações e estimule a busca de informações sobre os fármacos
Dê instruções claras e precisas, apresentando primeiramente as informações mais importantes
Complemente as instruções verbais com informações escritas fáceis de ler
Sempre que possível, simplifique
Utilize dispositivos auxiliares mecânicos quando necessário (caixas ou bandejas com divisões para comprimidos, embalagens que favorecem a adesão, códigos de cores)
Prescreva a preparação e o esquema posológico ideal para cada paciente
Avalie o grau de instrução e a capacidade de compreensão do paciente e modifique as informações educativas de acordo com a necessidade. Seja culturalmente consciente e sensível. Para aumentar a adesão, não se baseie apenas nos conhecimentos do paciente sobre sua doença
Descubra soluções quando houver limitações físicas ou sensoriais (utilize tampas sem trava de segurança nos frascos; utilize letras grandes nos rótulos e materiais impressos; coloque marcas de fitas nas seringas)
Solicite o apoio e a ajuda de familiares ou cuidadores
Utilize técnicas comportamentais como estabelecimento de metas, automonitoração, reestruturação cognitiva, treinamento de habilidades, contratos e reforço positivo

importantes; pelo contrário, a percepção da gravidade pelo paciente influencia sua adesão. As crenças do paciente podem levá-lo deliberadamente a alterar seu tratamento, seja por conveniência, por experiências pessoais, pelo desejo de se verem livres do papel de doentes, como uma forma de exercitar o sentimento de controle sobre sua situação, ou por outras razões. Isso reforça a necessidade de haver comunicação excelente e uma relação médico-paciente satisfatória para facilitar a transmissão de informações adicionais ou corretivas, quando as crenças sugerirem que o resultado não será a adesão.

Os farmacêuticos têm responsabilidades legal e profissional de oferecer informações sobre os fármacos e orientar e apoiar os pacientes quando conversam sobre os fármacos prescritos e sua utilização. Como eles geralmente veem os pacientes com mais frequência do que o médico, os farmacêuticos que despendem tempo para perguntar sobre o tratamento do paciente podem ajudar a detectar falta de adesão e outros problemas, orientar o paciente e avisar ao médico, se necessário. De fato, os dados do Asheville Project indicam que o programa de manejo de medicamentos pelo farmacêutico fornece vantagens significativas com relação à adesão, aos desfechos para saúde e o custo.

Os pacientes idosos frequentemente encontram alguns obstáculos à adesão, relacionados com sua idade:acentuação dos déficits de memória e da confusão; alterações da disposição dos fármacos e sua sensibilidade maior a alguns efeitos terapêuticos; redução dos suportes social e financeiro; redução da destreza, mobilidade ou funções sensoriais; e o uso de um maior número de fármacos ao mesmo tempo (tanto sob prescrição quanto sem prescrição), cujos efeitos tóxicos e interações simultâneas podem deprimir o estado mental ou causar efeitos colaterais intoleráveis. Existem fármacos que reconhecidamente não são adequados para pacientes idosos e alguns que podem afetar negativamente a adesão. Apesar desses obstáculos, nenhuma evidência demonstra que os pacientes idosos em geral tenham significativamente menos adesão do que qualquer outra faixa etária. Os médicos precisam ser cuidadosos ao escolherem fármacos para pacientes idosos. Os farmacêuticos devem prestar atenção especial à orientação detalhada e atenciosa prestada aos pacientes idosos e ajudá-los a encontrar soluções práticas quando ocorrerem problemas, entre eles a polifarmácia.

O TRATAMENTO

Os aumentos da complexidade e da duração do tratamento talvez sejam os obstáculos mais bem documentados à adesão. O paciente ao qual são prescritos vários fármacos para determinada doença, ou que tem várias doenças que requerem tratamento farmacológico, tem risco maior de não aderir ao esquema prescrito, assim como ocorre com os indivíduos com doenças crônicas. A frequência com que as doses de cada fármaco são administradas também pode influenciar o comportamento de adesão. Sempre que for possível e apropriado, a simplificação é desejável.

Os efeitos do fármaco podem tornar a adesão menos provável, como ocorre nos pacientes cujos fármacos causam confusão ou outras alterações do estado mental. Os efeitos colaterais desagradáveis dos fármacos podem influenciar a adesão em alguns casos, mas não são necessariamente indicadores desse desfecho, especialmente se o paciente acreditar ou outros fatores positivos tenderem a reforçar a adesão ao esquema proposto. Um efeito colateral intolerável para um indivíduo pode ser pouco incômodo para outro. O custo do medicamento pode ser um ônus pesado para os pacientes com poucos recursos econômicos, e os profissionais de saúde devem ser sensíveis a esse fato. Telefones celulares e *tablets* com aplicativos de formulário/terapêutica de fármacos podem fornecer os custos dos medicamentos, assim como os médicos que estão familiarizados com o plano de seguro do paciente. Os sistemas de telefonia móvel que fornecem lembretes e coletam informações sobre a resposta do paciente vêm sendo introduzidos e podem se tornar mais populares à medida que os pacientes dominam a tecnologia.

PRESCRIÇÃO ELETRÔNICA

A era da *e*-prescrição começou. A prescrição computadorizada elimina algumas das suas características subjetivas. Assim, se as informações adequadas forem inseridas corretamente no sistema eletrônico, os erros de medicamento por causa da caligrafia ilegível, dose errada, medicamento errado para o quadro médico e interações medicamentosas podem ser reduzidos, pois cada prescrição pode ser ligada a bancos de dados de fármacos de alta qualidade que verificam se as informações sobre prescrição são adequadas para o paciente (p. ex., idade, peso, sexo, condição, valores laboratoriais, doença a ser tratada, medicamentos concomitantes) e que os avisos conhecidos e potenciais problemas chamam a atenção do médico, farmacêutico e paciente. Esses sistemas não devem ser usados como um substituto para a atenção pessoal ao paciente individual pelos profissionais de saúde, mas sim como uma medida auxiliar que garante segurança, alta qualidade e cuidado eficiente.

Para uma listagem bibliográfica completa, consulte ***As Bases Farmacológicas da Terapêutica de Goodman e Gilman***, 12ª edição.

Índice

Os números de páginas seguidos de *f* ou *q* identificam figuras e quadros respectivamente.

C

ÍNDICE

ÍNDICE

F

I

ÍNDICE

J

K

L

Q

S

T

ÍNDICE

U

V

W

X

Y

Z